CHINESE
OPHTHALMOLOGY

中华眼科学

本书荣获

第八届全国优秀科技图书奖
二等奖(1997)

卫生部医药卫生杰出科技著作科学技术进步奖
一等奖(1998)

"十二五"国家重点图书出版规划项目

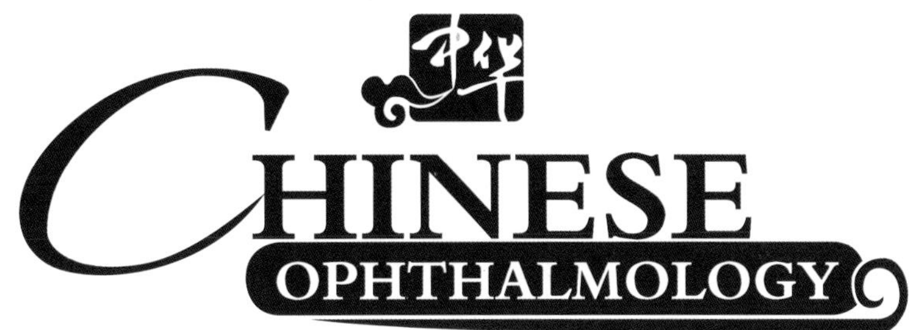


# 中华眼科学

原《眼科全书》

**第3版**

**下册**

主　编　李凤鸣　谢立信

副主编　朱秀安　赵家良　黎晓新
赵堪兴　王宁利

人民卫生出版社

**图书在版编目(CIP)数据**

中华眼科学:全3册/李凤鸣,谢立信主编. —3版. —北京:人民卫生出版社,2014

ISBN 978-7-117-18948-4

Ⅰ. ①中… Ⅱ. ①李…②谢… Ⅲ. ①眼科学 Ⅳ. ①R77

中国版本图书馆 CIP 数据核字(2014)第 129777 号

**中华眼科学**

(上、中、下册)

第 3 版

**主　　编**:李凤鸣　谢立信
**出版发行**:人民卫生出版社(中继线 010-59780011)
**地　　址**:北京市朝阳区潘家园南里 19 号
**邮　　编**:100021
**E - mail**:pmph @ pmph.com
**购书热线**:010-59787592　010-59787584　010-65264830
**印　　刷**:北京华联印刷有限公司
**经　　销**:新华书店
**开　　本**:889 × 1194　1/16　**总印张**:250　**总插页**:80
**总 字 数**:7920 千字
**版　　次**:1996 年 6 月第 1 版　2014 年 9 月第 3 版
2024 年 6 月第 3 版第 3 次印刷(总第 10 次印刷)
**标准书号**:ISBN 978-7-117-18948-4/R · 18949
**定价**(上、中、下):668.00 元
**打击盗版举报电话:010-59787491　E-mail:WQ @ pmph.com**
(凡属印装质量问题请与本社市场营销中心联系退换)

# 主 编 简 介

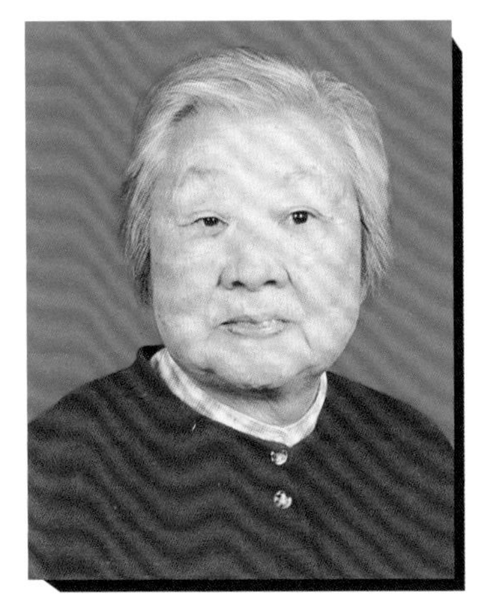

李凤鸣，出生于1915年8月15日，四川省成都市人，是我国著名的眼科学家、眼科病理学家及医学教育家。1941年毕业于华西协和大学医学院，获医学博士学位。毕业后留校任眼科住院医师、总住院医师、主治医师、讲师。1947年赴英国伦敦大学皇家眼科研究所留学，并获伦敦眼内科、外科专科学位（D.O.M.S.London）。1950年初回国，历任北京医学院第一附属医院眼科副教授、北京医学院第三医院眼科教授、科主任，北京医科大学学术委员会委员、校务委员会委员。兼任国家职业病诊断标准委员会委员，《中华眼科杂志》副主编，中华眼科学会副主席、主席、名誉主席，《美国医学会眼科杂志》中文版主编，美国伊利诺伊大学客座教授。半个世纪以来，从事眼科临床、眼科病理、胚胎的科学研究及教学工作。20世纪五六十年代，致力于农村防盲治盲工作，为北京郊区40万农民防治沙眼做出了贡献。六七十年代，随着国家工业化的发展，职业性眼病成为主要课题，她对我国13个省、市有关厂矿的化学、物理因素所致职业性眼病进行了流行病学、临床医学及毒理学研究，对TNT中毒性白内障、放射性白内障、微波对眼部损伤及眼部化学烧伤、二硫化碳中毒等的发病机理及防治措施发表了有创见性的学术论文，研制了眼职业病诊断及防治标准，被国家标准局审定为国家标准并颁布实施。她协助创建了中华眼科学会职业眼病与眼外伤学术委员会及《眼外伤职业眼病杂志》。“TNT中毒白内障的研究”获卫生部科技进步优秀奖。八十年代，她培养了硕士研究生10余名，在中国科学院基金、国家自然科学基金和国家教委博士点基金资助下，对“视网膜色素上皮进行基础理论研究”，3次获得卫生部科技成果奖，1次获国家教委科技成果奖，并获日本、马来西亚、新加坡的国际学术奖。专著有《眼的胚胎学》《眼的先天畸形》。九十年代初，李凤鸣教授70多岁高龄，她已办退休手续，但实际上她的思想与行动没有退休，她一如既往地参加国内外及科室的眼科学术活动，专注于我国及科室的眼科学发展和中青年干部的培养，使其跟上眼科国际先进水平的发展。为此，近十年来她不辞辛苦

地为眼科做了两项大的工程：其一，她用八年时间组织全国130多名眼科专家编纂了我国第一部《眼科全书》。这部500余万字的巨著，荟萃了新中国成立以来，特别是改革开放以来，包括李凤鸣教授在内的我国著名眼科专家在眼科基础理论及临床技能领域所获得的成就和国外眼科学的最新进展。李凤鸣教授主编的《眼科全书》于1996年出版，1998年获卫生部医药卫生杰出科技著作科技进步一等奖。李凤鸣教授于2002年亲自主持召开了《眼科全书》第2版修订编委会，组织全国眼科专家用了2年时间完成了修订工作，并将《眼科全书》更名为《中华眼科学》。她为之奋斗的第二项工程为兴建北京医科大学眼科中心。为兴建眼科中心，近几年来她在国内、国外及香港四处奔走，拜访与会晤领导、同事、同学及她的学生，寻求支持与赞助。在她的努力下，眼科中心大楼落成开业。眼科中心为跨世纪的光明工程，将为我国防盲治盲及培训干部作出新的贡献。李凤鸣教授曾获全国先进工作者、北京市劳动模范、北京市“三八”红旗手等荣誉称号，1990年获北京医科大学“桃李奖”，1992年获美国中美眼科学会金苹果奖，1993年获英国剑桥世界名人传记中心世界名人称号，是中华医学会资深会员并获表彰奖，为我国眼科学的发展作出了卓越的贡献。1991年开始享受国务院颁发的政府特殊津贴待遇。

# 主编简介

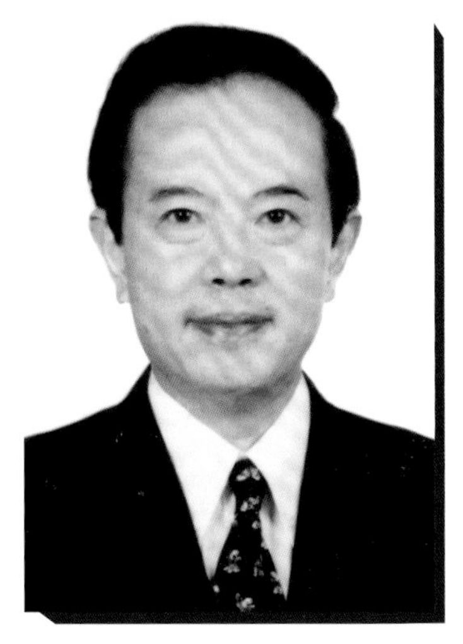

谢立信，男，1942年12月出生，1965年毕业于山东医学院医疗系，同年分配到潍坊医学院，历任助教、讲师、副教授和教授，1987～1988年获防盲基金会（RPB）资助在美国路易斯安那州立大学眼科中心从事角膜病研究，1991年在青岛创建山东省眼科研究所，发展至今，成为拥有青岛眼科医院、山东省眼科医院（济南）、省部共建国家眼科学重点实验室培育基地和山东省眼科验光配镜中心，集科研、医疗、教学为一体的眼科专业机构。2001年当选中国工程院院士。现任山东省医学科学院名誉院长、山东省眼科研究所所长。

谢立信教授主要从事眼科角膜病、白内障的应用基础研究和临床诊治，特别在角膜内皮细胞应用理论、感染性角膜病、白内障手术和眼内植入缓释药物等方面作出了突出贡献，是目前我国角膜病专业的领军者、我国白内障超声乳化手术的开拓者、我国眼库建设的主要创始人之一。谢立信教授是中央保健委员会专家，始终坚持在医疗一线，现每年仍主刀完成约1500例复明手术，为提高人民健康水平做出了积极贡献。谢立信教授为首获国家和省级科学技术进步奖17项，学术原创著作4部，主编、主译和参编书籍28部。发表学术论文500余篇，其中第一或通讯作者发表SCI收录论文104篇。现为北京大学、浙江大学、武汉大学、华中科技大学和青岛大学博士生导师，培养的研究生、进修医师遍布全国各地，为我国眼科学教育事业做出了重要贡献。

谢立信教授先后被授予全国“五•一”劳动奖章、全国劳动模范、卫生部优秀留学回国人员称号，是第八、九届全国人大代表、中国共产党十六大代表。1998年获中华眼科学会奖，1999年获美国路易斯安那州立大学眼科中心国际杰出成就奖，2004年获中美眼科学会“金钥匙奖”，2005年获青岛市科学技术功勋奖，2006年被评为“山东省十大自主创新人物”，2006年获中华眼科杰出成就奖，2008年获得山东省科学技术最高奖，2008年获得美国眼科学会成就奖，2009年获得亚太地区眼科学会Arthur Lim奖，2012年获得何梁何利基金科学与技术进步奖。

AUTHORS

# 编写委员会

主　　编　李凤鸣　谢立信

副 主 编　朱秀安　赵家良　黎晓新　赵堪兴　王宁利

主编助理　朱秀安

编　　委（以姓氏拼音为序）

陈　松　陈家祺　陈晓明　陈友信　陈跃国　褚仁远　范先群
葛　坚　郝燕生　何守志　黄时洲　惠延年　瞿　佳　黎晓新
李凤鸣　李美玉　廖菊生　刘奕志　刘祖国　马志中　潘志强
史伟云　宋国祥　孙为荣　孙兴怀　孙旭光　唐仕波　童　绎
王乐今　王丽娅　王宁利　王勤美　王文吉　王智崇　魏世辉
吴　晓　吴乐正　肖利华　谢立信　徐　亮　徐格致　晏晓明
杨培增　姚　克　袁援生　张方华　张劲松　张明昌　张效房
张作明　赵家良　赵堪兴　周安寿　朱　豫　朱秀安

# 分 卷 主 编

|  |  |  |
|---|---|---|
| 第 一 卷 | 眼科学基础 | 吴乐正 黄时洲 |
| 第 二 卷 | 眼科学总论 | 赵家良 杨培增 |
| 第 三 卷 | 眼睑、泪器和眼眶疾病 | 宋国祥 肖利华 范先群 |
| 第 四 卷 | 结膜、角膜和巩膜疾病 | 陈家祺 谢立信 刘祖国 |
| 第 五 卷 | 晶状体病 | 何守志 姚 克 郝燕生 |
| 第 六 卷 | 青光眼 | 李美玉 葛 坚 徐 亮 孙兴怀 |
| 第 七 卷 | 葡萄膜、视网膜和玻璃体病 | 王文吉 黎晓新 杨培增 |
| 第 八 卷 | 眼屈光学 | 瞿 佳 陈跃国 褚仁远 |
| 第 九 卷 | 斜视与弱视 | 赵堪兴 张方华 |
| 第 十 卷 | 神经眼科学 | 童 绎 |
| 第十一卷 | 眼外伤与职业性眼病 | 李凤鸣 朱秀安 马志中 |
| 第十二卷 | 眼与全身病 | 王宁利 |

AUTHORS LIST

# 编 者 名 单

（以姓氏拼音为序）

才　瑜　北京大学第一医院眼科

蔡用舒　第四军医大学

曹　凯　江苏省人民医院眼科

曹安民（Mark O.M. Tso）　美国 Johns Hopkins 大学 Wilmer 眼科研究所

常　青　复旦大学附属眼耳鼻喉科医院眼科

陈　浩　温州医科大学

陈　洁　浙江省眼科医院

陈　玲　复旦大学附属眼耳鼻喉科医院

陈　松　天津眼科医院

陈家祺　中山大学中山眼科中心

陈建苏　暨南大学医学院眼科研究所

陈钦元　复旦大学附属眼耳鼻喉科医院眼科

陈　霞　天津眼科医院

陈晓明　四川大学华西医院眼科

陈有信　北京协和医院眼科

陈又昭　中山大学中山眼科中心

陈跃国　北京大学第三医院眼科，北京大学眼科中心

陈之昭　美国国立眼科研究所

陈祖基　河南省眼科研究所

褚仁远　复旦大学附属眼耳鼻喉科医院眼科

戴　虹　卫生部北京医院眼科

戴锦晖　复旦大学附属眼耳鼻喉科医院眼科

丁小燕　中山大学中山眼科中心

范先群　上海交通大学医学院附属第九人民医院眼科

傅守静　首都医科大学附属北京同仁医院眼科

葛　坚　中山大学中山眼科中心

古洵清　深圳市眼科医院眼科

顾瑞华　天津眼科医院麻醉科

顾欣祖　中山大学中山眼科中心

关征实　中山大学中山眼科中心

管怀进　江苏南通大学附属医院眼科

郭静秋　北京大学第一医院眼科

郭守一　第四军医大学

郭希让　郑州普瑞眼科医院

郭向明　中山大学中山眼科中心

韩德民　首都医科大学附属北京同仁医院眼科

郝燕生　北京大学第三医院，北京大学眼科中心

何守志　解放军总医院眼科

何彦津　天津医科大学眼科中心

何玉兰　华中科技大学同济医学院协和医院眼科

贺　燚　河南省人民医院眼科

侯　川　四川大学华西医院眼科

胡春枝　华中科技大学　同济医学院

胡诞宁　New York Eye and Ear Infirmary，New York Medical College

胡燕华　华中科技大学同济医学院协和医院眼科

黄　挺　中山大学中山眼科中心

黄菊天　暨南大学医学院第二附属医院眼科

黄厚斌　中国人军解放军总医院眼科

黄丽娜　深圳市眼科医院

黄时洲　中山大学中山眼科中心

黄天荫（Tien Yin Wong）　新加坡国立大学

惠延年　西安第四军医大学西京医院眼科

稽训传　复旦大学附属眼耳鼻喉科医院眼科

江　睿　复旦大学附属眼耳鼻喉科医院眼科

姜发纲　华中科技大学　同济医学院

姜燕荣　北京大学人民医院眼科

蒋　华　济南军区总医院

蒋幼琴　中南大学湘雅二医院眼科

焦永红　首都医科大学附属北京同仁医院眼科

金秀英　首都医科大学附属北京同仁医院眼科

瞿　佳　温州医科大学

亢晓丽　上海交通大学附属新华医院

劳远琇　北京协和医院眼科

雷　博　重庆医科大学附属第一医院眼科

雷嘉启　北京大学第三医院，北京大学眼科中心

李　鸿　重庆医科大学附属第一医院

李冬梅　首都医科大学附属北京同仁医院眼科

李凤鸣　北京大学第三医院，北京大学眼科中心

李季华　河南省人民医院眼科

李丽华　天津眼科医院

李美玉　北京大学第一医院眼科

李宁东　天津眼科医院

李筱荣　天津医科大学眼科中心

李永平　中山大学中山眼科中心

李子良　北京大学第三医院，北京大学眼科中心

李宗仪　北京大学第三医院，北京大学眼科中心

厉以宇　新境界视光科技有限公司

陆　方　四川大学华西医院

# AUTHORS LIST

梁建宏 北京大学附属人民医院眼科
梁庆丰 首都医科大学附属北京同仁医院眼科
梁小玲 广州中山大学中山眼科中心
廖菊生 河北医科大学第二医院眼科
林　明 上海交通大学医学院附属第九人民医院眼科
刘　虎 南京医科大学江苏省人民医院眼科
刘　杏 中山大学中山眼科中心
刘党会 Lasersight Technologies，Inc.
刘家琦 北京大学第一医院眼科
刘陇黔 四川大学华西医院眼科
刘明铎 广州军区广州总医院神经外科
刘宁朴 首都医科大学附属北京同仁医院眼科
刘旭阳 暨南大学附属深圳眼科医院
刘奕志 中山大学中山眼科中心
刘瑜玲 四川大学华西医院
刘正中 青海卫校附属医院
刘祖国 厦门大学医学院，厦门眼科中心
龙时先 中山大学中山眼科中心
楼苏生 杭州浙江医院眼科
卢信义 济南市立二院眼科
吕　帆 温州医科大学
吕　岚 首都医科大学附属北京同仁医院眼科
吕　林 广州中山大学中山眼科中心
罗成仁 华西医科大学附一院眼科
罗光伟 中山大学中山眼科中心
罗清礼 四川大学华西医院眼科中心
罗时运 首都医科大学附属北京同仁医院眼科
罗文彬 四川省人民医院眼科
罗忠悃 浙江省杭州市闲林区精神卫生所
马　辛 首都医科大学附属北京安定医院
马巧云 广州中山大学中山眼科中心
马志中 北京大学第三医院，北京大学眼科中心
麦才铿 华中科技大学同济医学院协和医院眼科
麦光焕 中山大学中山眼科中心
满凤媛 首都医科大学附属北京同仁医院
毛欣杰 温州医科大学附属眼视光医院
孟祥成 哈尔滨医科大学第一医院眼科
闵　燕 北京大学第三医院，北京大学眼科中心
闵寒毅 北京协和医院
聂爱光 中南大学湘雅二医院眼科
牛兰俊 北京大学人民医院眼科
潘苏华 中山大学中山眼科中心
潘英姿 北京大学第一医院眼科
潘志强 首都医科大学附属北京同仁医院眼科
庞国祥 北京协和医院眼科
彭晓燕 首都医科大学附属北京同仁医院眼科
钱　江 上海复旦大学眼耳鼻喉医院眼科
秦　波 深圳市眼科医院
邱孝芝 复旦大学附属眼耳鼻喉科医院眼科
任泽钦 北京大学人民医院眼科
施明光 温州医科大学附属第二医院眼科
石珍荣 青岛大学医学院眼科
史季桐 首都医科大学附属北京同仁医院眼科
史伟云 山东省眼科研究所，山东省眼科医院
宋　琛 中国人民解放军总医院
宋广瑶 四川大学华西医院眼科
宋国祥 天津医科大学第二医院眼科
宋振英 济南军区总医院
睢瑞芳 北京协和医院眼科
孙葆忱 首都医科大学附属北京同仁医院眼科
孙秉基 河南省人民医院眼科
孙丰源 天津市第一中心医院眼科
孙世珉 北京大学第一医院眼科
孙为荣 青岛大学医学院附属医院
孙兴怀 复旦大学附属眼耳鼻喉科医院眼科
孙旭光 首都医科大学附属北京同仁医院眼科
唐东润 天津市第一中心医院眼科
唐国藩 浙江省人民医院眼科
唐仕波 中南大学爱尔医院 / 爱尔眼科医院集团
章　绎 福建医科大学附属第一医院眼科
万光明 郑州大学第一医院眼科
汪芳润 上海市眼病防治中心
王　红 首都医科大学附属北京同仁医院眼科
王　剑 首都医科大学天坛医院
王　青 青海大学附属医院
王光霁 美国新英格兰视光学院
王光璐 首都医科大学附属北京同仁医院眼科
王剑勇 浙江大学附属第一医院
王景昭 首都医科大学附属北京同仁医院眼科
王开力 中山大学中山眼科中心
王乐今 北京大学第三医院，北京大学眼科中心
王丽娅 河南省人民医院眼科，河南省眼科研究所
王利华 山东大学山东省立医院眼科
王宁利 首都医科大学附属北京同仁医院眼科
王勤美 温州医科大学附属眼视光医院
王文吉 复旦大学附属眼耳鼻喉科医院眼科
王晓然 中山大学中山眼科中心
王延华 天津医科大学第一附属医院
王艳玲 首都医科大学附属北京友谊医院
王永龄 上海交通大学附属仁济医院眼科
王雨生 西安第四军医大学西京医院眼科
王振常 首都医科大学附属北京同仁医院
王智崇 中山大学中山眼科中心
魏锐利 上海第二军医大学长征医院眼科
魏世辉 中国人民解放军总医院眼科
魏文斌 首都医科大学附属北京同仁医院眼科

# AUTHORS LIST

文　峰　中山大学中山眼科中心
吴　晓　首都医科大学附属北京同仁医院眼科
吴德正　中山大学中山眼科中心
吴静安　北京大学第一医院眼科中心
吴开力　中山大学中山眼科中心
吴乐正　中山大学中山眼科中心
吴欣怡　山东大学齐鲁医院眼科
项　楠　华中科技大学同济医院眼科
肖利华　北京市武警总医院眼眶病研究所
谢立信　山东省眼科研究所
谢培英　北京北医眼视光学研究中心
徐　丹　浙江省眼科医院
徐　亮　首都医科大学附属北京同仁医院眼科
徐格致　复旦大学附属眼耳鼻喉科医院眼科
徐建江　复旦大学附属眼耳鼻喉科医院眼科
徐碣敏　中国军事医学科学院
徐锦堂　暨南大学医学院眼科研究所
许　迅　上海交通大学附属第一人民医院眼科
严　宏　第四军医大学唐都医院眼科
严　密　四川大学华西医院眼科
阎洪禄　青岛市市立医院眼科
阎晓然　青岛市市立医院眼科
颜　华　天津医科大学总医院眼科
颜建华　中山大学中山眼科中心
晏晓明　北京大学第一医院眼科中心
杨　钧　中国中医研究院广安门医院眼科
杨　柳　北京大学第一医院眼科
杨　薇　中国医学科学院眼科医院
杨国华　河南省眼科研究所
杨华胜　中山大学中山眼科中心
杨乃华　沈阳军区总医院
杨培增　重庆医科大学附属第一医院
杨少梅　中山大学中山眼科中心
杨正林　四川省人民医院眼科
杨智宽　爱尔眼科医院集团
姚　克　浙江大学附属二院眼科
叶　娟　浙江大学第二附属医院眼科
叶俊杰　北京协和医院眼科
叶天才　中山大学中山眼科中心
易玉珍　中山大学中山眼科中心
阴正勤　第三军医大学西南医院眼科
尹素云　中国人民解放军总医院眼科
俞自萍　南京医科大学眼科学教研组
袁　进　中山大学中山眼科中心
袁佳琴　天津医科大学总医院眼科
袁援生　昆明医科大学第一附属医院眼科
臧英芬　北京大学第一医院
曾丽芳　四川大学华西医院眼科
曾凌华　广州中山大学中山眼科中心
张　风　首都医科大学附属北京同仁医院眼科
张　虹　天津医科大学第二医院眼科
张　梅　广州中山大学中山眼科中心
张　明　四川大学华西医院
张　平　中山大学中山眼科中心
张　伟　天津市眼科医院
张方华　首都医科大学附属北京同仁医院眼科
张惠蓉　北京大学第三医院眼科，北京大学眼科中心
张劲松　中国医大附属四院眼科
张敬娥　首都医科大学附属北京同仁医院眼科
张军军　四川大学华西医院眼科
张开伯　天津眼科医院
张美芬　北京协和医院眼科
张美霞　四川大学华西医院眼科
张明昌　华中科技大学同济医学院协和医院眼科
张士元　首都医科大学附属北京同仁医院眼科
张顺华　北京协和医院
张文华　首都医科大学附属北京同仁医院眼科
张晓君　首都医科大学附属北京同仁医院眼科
张效房　郑州大学第一医院眼科
张学东　重庆医科大学第一附属医院眼科
张艳蕾（Carol Yim-lui Cheung）　新加坡国立大学
张作明　第四军医大学
章应华　第四军医大学唐都医院眼科
赵　晨　南京医科大学江苏省人民医院眼科
赵光喜　北京大学第三医院，北京大学眼科中心
赵桂秋　青岛大学医学院附属医院眼科
赵家良　北京协和医院眼科
赵堪兴　天津医科大学　天津眼科医院
赵明威　北京大学人民医院眼科
赵培泉　上海交通大学医学院附属新华医院眼科
赵少贞　天津医科大学眼科中心
郑邦和　首都医科大学附属北京同仁医院眼科
郑一仁　同济大学第十人民医院眼科
郑远远　首都医科大学附属北京同仁医院眼科
郑曰忠　天津市眼科医院
郑中立　北京大学第一医院
周安寿　中国疾病预防中心　职业卫生与中毒控制所
周世有　中山大学中山眼科中心
周翔天　卫生部视光学研究中心
朱　豫　郑州大学第一医院，北京大学眼科中心
朱鹏汉　沈阳军区总医院
朱秀安　北京大学第三医院，北京大学眼科中心
朱益华　福建医科大学附属第一医院
朱志忠　复旦大学附属中山医院眼科
庄依兰　沈阳军区总医院
邹留河　首都医科大学附属北京同仁医院眼科

# 第 3 版前言

《眼科全书》1996 年出版，2004 年第 2 版时更名为《中华眼科学》，使其成为中华系列大型学术专著之一，内容系统全面，代表了当时我国眼科学专业领域的最高学术水平。

近年来，我国的临床医学发展迅速，其中眼科学从基本概念、理论创新到临床诊疗方法，都有了深刻的变化，大量新知识、新技术转化为临床应用，迅速提升了我国眼科的诊疗水平。第 3 版《中华眼科学》就是在我国科学技术快速发展，实施创新驱动战略，科技创新促发展，实现国人“健康梦”的背景下，由人民卫生出版社组织再版编写工作的。该书的作者既有参加过第二版编写的老专家，也有这些年在学术上涌现出来的优秀中青年学者，他们既有多年从事眼科临床诊疗的丰富经验，很多人又有在国外工作或者学习经历，所以，在学术上能充分体现中国特色和当代国际学术水平。

《中华眼科学》第 3 版修订的内容为第 2 版内容的 30%，主要增加了新理论和新技术，使其具有与时俱进的学术内容，同时在整体上查缺补漏，修订第 2 版中的交叉重复和文字表述存在的问题。修订后的文字由原来 600 余万字扩展到 700 余万字，本书编委会成员由原来的 41 位增补为 55 位，作者由原来的 190 位，调整增补为 270 余位。第 3 版的修订保持了原著风格，注重基础理论和实践的联系，突出临床指导性，以紧跟学科的发展，其内容的深度和广度超过了一般的综合性眼科参考书，即一般参考书中查不到的内容能在此书中查到，但又有别于专著中对每个学术细节的深入表述，充分体现该书在学术上的深度和广度，力争使其成为眼科医师的“百科全书”。

在《中华眼科学》再版之际，要特别感谢我国老一辈专家对眼科学发展的贡献，也特别对已辞世的副主编杨钧教授、李子良教授和其他编写专家表示深切的怀念，虽然有的专家年事已高，没有直接参加第 3 版的组稿，但我们在书中全部都保留了他们的名分，表示感谢。《中华眼科学》第 3 版的出版，也特别对人民卫生出版社表示衷心的感谢，真诚希望能为我国眼科事业的发展做出新的贡献。

**李凤鸣　谢立信**

二零一四年三月于北京

## 《中华眼科学》第3版编委会 2011年11月20日 · 北京

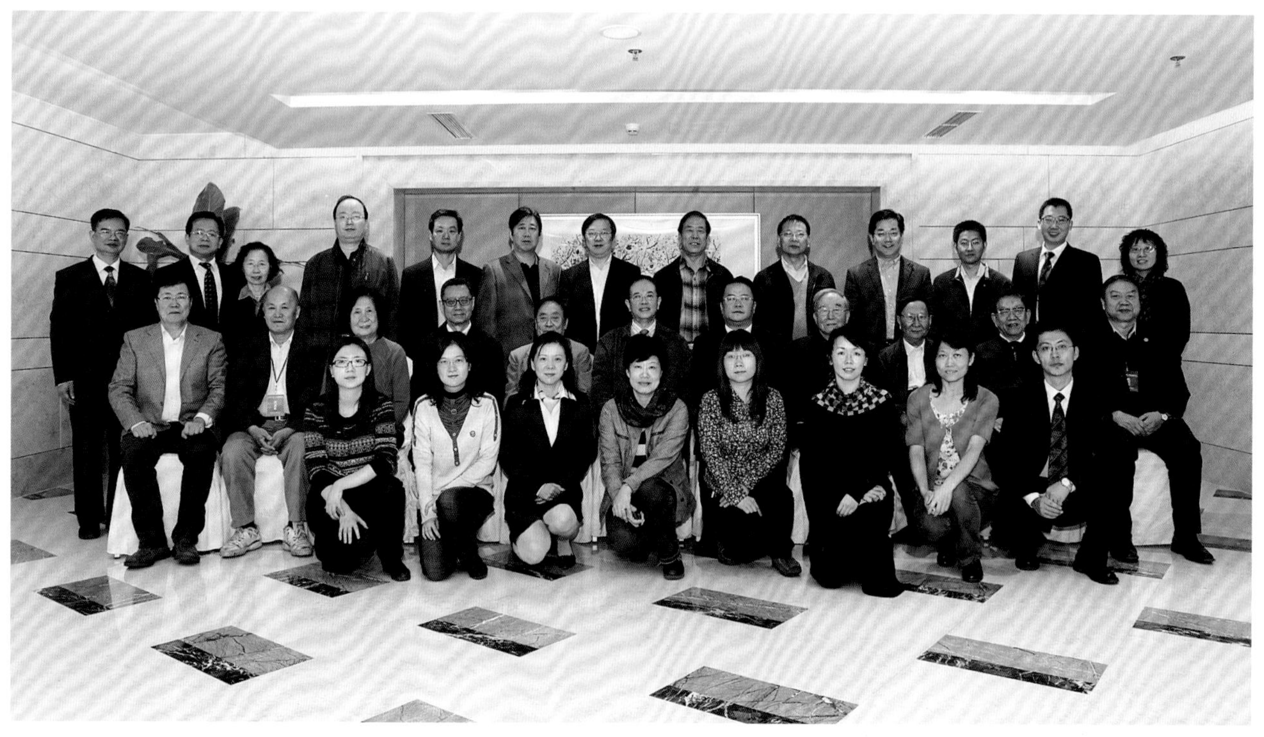

# 第 2 版前言

《眼科全书》自1996年出版以来，发行量逾万套，深受全国眼科界的关注和喜爱，推动了我国眼科学的发展，并因此而荣获新闻出版署颁发的“第八届全国优秀科技图书二等奖（1997）”，“卫生部医药卫生杰出科技著作科技进步一等奖（1998）”。如果说现代自然科学的发展5年为一周期，那么《眼科全书》问世8年来，国内外眼科基础理论、基本知识及眼科临床技能发展已进入新的里程碑，特别是眼科临床学的进展尤为突出，主要表现在眼科现代化的医疗设备不断更新换代，并有新的医疗设备推出，随着现代化新的医疗设备应用于临床，推动了眼科临床在诊断、治疗及手术等方面快速发展，眼科医疗水平提高到新的阶段。与此同时，随着细胞生物学、分子生物学、免疫组织化学的发展，眼科基础理论研究亦有新的突破，对诸多眼病的发病机制有了新的认识。

20世纪末及21世纪初，随着我国经济建设高速的发展，我国科学技术、文化教育及卫生事业的发展达到新的高度。我国眼科学，特别是眼科临床学已和国际接轨，跻身于国际先进行列。时值21世纪初期，8年前出版的《眼科全书》，有些篇章内容已落后于时代，2002年在西安举行的《眼科全书》编委会议，一致决定着手修订《眼科全书》，其指导思想为：把国内外眼科公认的新理论、新知识、新技能撰写增补，把过时的压缩、删除。可喜的是，21世纪新时代到来之际，我国涌现出一批眼科中青年后起之秀，他（她）们在我国老一代眼科学家的指引下，掌握国内外眼科新的临床技能及基础理论，这次眼科全书的修订，在老一代眼科专家的带领下，新兴的中青年眼科专家共同担负起修订、编写工作。新修订出版的《眼科全书》为我国老、中、青眼科专家三结合共同完成的一部眼科巨著，代表我国最高水平的眼科经典著作，这部巨著将为我国眼科学的发展做出新的贡献。

这次《眼科全书》修订的内容为全部内容的35%～40%，修订后的文字由原来的560万字扩展到600余万字；《眼科全书》第一版的卷、篇、章、节的框架结构保持原貌未变。第一版《眼科全书》分卷主编、编委及作者成员略有调整，新增补的分卷主编、编委及作者为我国眼科学界有影响的新生代眼科专家，本书作者由原来的130余位专家，调整增补到190余位。

深感遗憾的是《眼科全书》再版之际，副主编胡铮教授、分卷主编蔡用舒教授先后辞世，在此向他们表示深切的怀念。

《眼科全书》主编、副主编及编委接纳人民卫生出版社的建议，把第二版修订的《眼科全书》更名为《中华眼科学》，使其列为中华系列大型学术专著之一，以志我国21世纪初期眼科学的最高学术水平。

李凤鸣

二零零四年十二月于北京

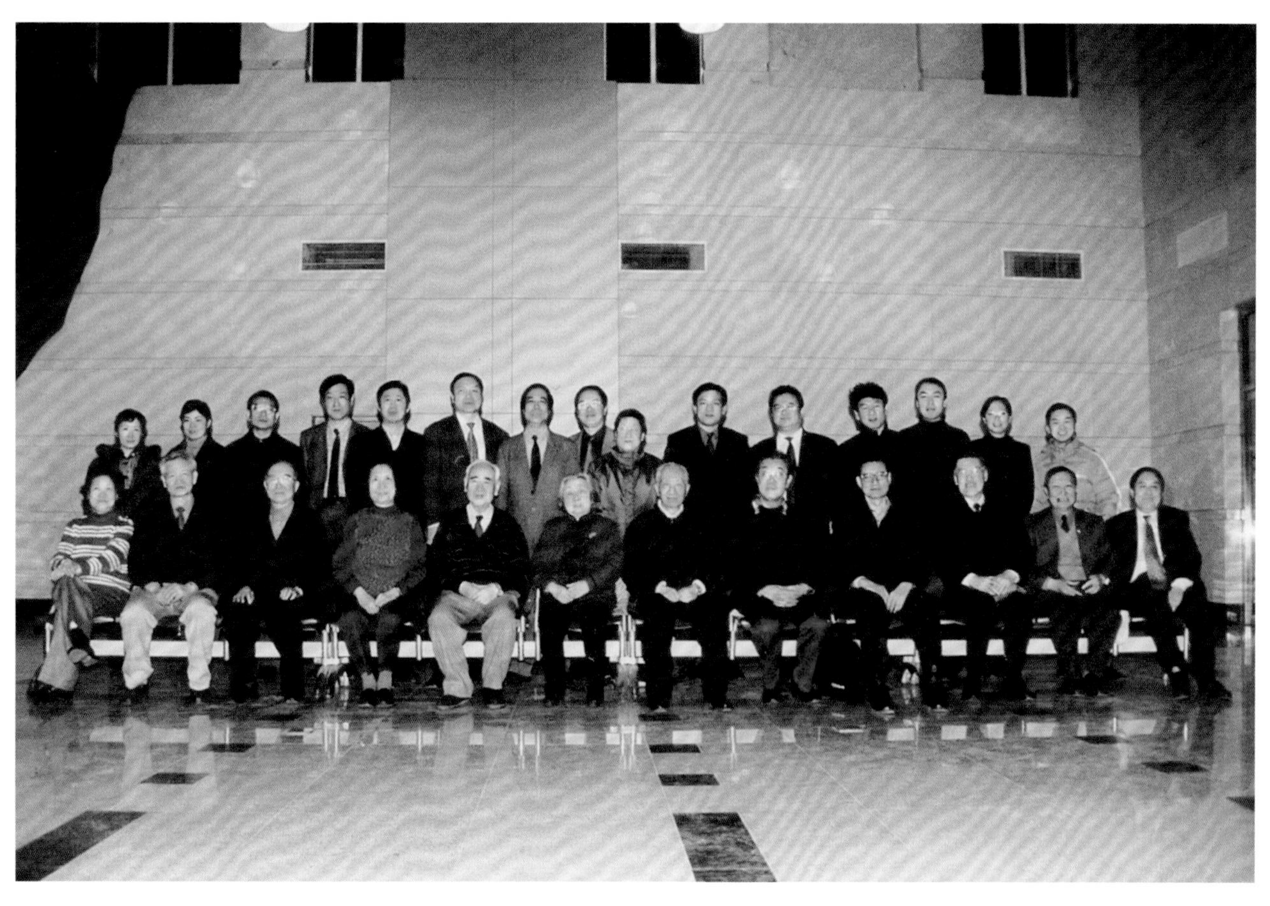

《中华眼科学》第 2 版部分编委及人民卫生出版社编辑合影（2003 年）

# 第 1 版前言

随着社会的进步和科学技术的发展，我国眼科事业在基础理论、临床医疗、仪器设备等方面都有了迅速的发展和提高，近年来在有些领域已接近或达到国际先进水平。为全面反映我国眼科学的现状，为了给担负着十多亿人口眼科保健和眼病防治的我国眼科工作者提供权威性的眼科专业参考著作，在眼科各专业领域有造诣的我国眼科 130 余位专家经过长期努力，共同编写出了这部《眼科全书》。

编写我国的《眼科全书》是眼科老前辈和我国眼科界的夙愿。20 世纪 60 年代初，当时的中华医学会眼科学会主任委员、中华眼科杂志主编、原北京医学院眼科教研室主任毕华德教授代表一代眼科同仁的心愿，曾组织过《眼科全书》的编写，并于 1965 年出版了第一卷。时隔 30 年之后，当我们再次编写《眼科全书》时，其总体构思、体例设计和编写格局及内容均难与原版本相衔接。但为了尊重历史，缅怀前辈，我们仍以《眼科全书》为书名，所以今天编写与出版的《眼科全书》实际上是我国眼科界几代人的共同心愿和心血的结晶。并且这本书的出版，是为了我国眼科事业发展的需要，这些都是我们对以毕华德教授为代表的老一辈眼科专家宏伟事业的继承和对他们的最好怀念。

《眼科全书》荟萃了我国眼科医疗和科研的新成就，吸收了国际眼科学的新进展，反映了当代眼科学的概貌；对眼科基本理论、基础知识和基本技能有较为详尽的论述；在对眼科常见病和多发病详细论述的同时，对罕见病种也有详简不同的介绍。与眼部有关的综合征及某些全身病的眼部表现也有系统的综合介绍。全书在编写过程中文字表述，图表设计，统计数据，病例资料都尽可能引用了我国眼科工作者在实践中所积累的资料。全书共为 12 卷，分上、中、下三册，约 560 万字。每章后列有主要的参考文献，书末附有中英文索引。本书将成为我国眼科专业工作者和其他相关学科医师参阅的大型眼科专著。

在《眼科全书》的编写过程中，得到了北京医科大学和全体作者所在单位的全力支持，在此一并表示衷心的感谢！

李凤鸣

一九九五年冬于北京

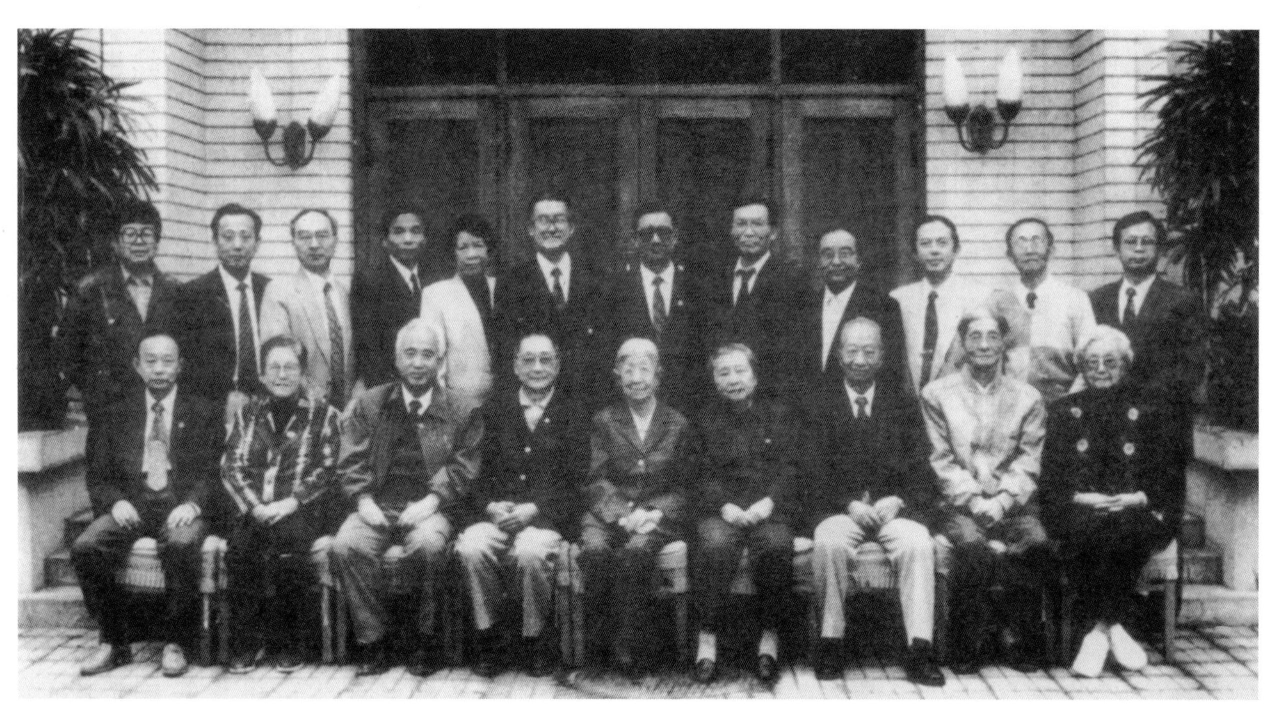

《眼科全书》部分编委及责任编辑合影

# 总　目　录

## 上　册


**第一卷　眼科学基础**

**分卷主编：**吴乐正　黄时洲

第一篇　眼科学发展史
第二篇　眼的胚胎发育和比较解剖学
第三篇　眼的解剖组织学
第四篇　眼的生理生化
第五篇　视觉生理
第六篇　眼科微生物学
第七篇　眼科病理学

**第二卷　眼科学总论**

**分卷主编：**赵家良　杨培增

第一篇　眼免疫学概论
第二篇　眼的遗传学概论
第三篇　眼科药物学
第四篇　眼科诊断学概论
第五篇　眼病治疗学概论
第六篇　公共卫生眼科学和眼科流行病学

**第三卷　眼睑、泪器和眼眶疾病**

**分卷主编：**宋国祥　肖利华　范先群

第一篇　眼睑疾病
第二篇　泪器疾病
第三篇　眼眶疾病


## 中　册


**第四卷　结膜、角膜和巩膜疾病**

**分卷主编：**陈家祺　谢立信　刘祖国

第一篇　结膜病
第二篇　角膜病
第三篇　巩膜病

**第五卷　晶状体病**

**分卷主编：**何守志　姚　克　郝燕生

第一篇　基础篇
第二篇　晶状体异位与脱位
第三篇　白内障
第四篇　白内障治疗

**第六卷　青光眼**

**分卷主编：**李美玉　葛　坚　徐　亮　孙兴怀

**第七卷　葡萄膜、视网膜和玻璃体病**

**分卷主编：**王文吉　黎晓新　杨培增

第一篇　葡萄膜疾病
第二篇　视网膜疾病
第三篇　玻璃体疾病

CATALOG

# 下　册


## 第八卷　眼屈光学

**分卷主编:** 瞿　佳　陈跃国　褚仁远

第一篇　基础光学和眼的生理光学

第二篇　眼球光学和眼科光学器械

第三篇　眼屈光和屈光不正

第四篇　眼的调节与集合

第五篇　眼屈光检查法

第六篇　屈光非手术矫正

第七篇　屈光手术

第八篇　低视力

## 第九卷　斜视与弱视

**分卷主编:** 赵堪兴　张方华

第一篇　斜视

第二篇　弱视

## 第十卷　神经眼科学

**分卷主编:** 童　绎

## 第十一卷　眼外伤与职业性眼病

**分卷主编:** 李凤鸣　朱秀安　马志中

**第一部分　眼外伤**

第一篇　眼外伤概论

第二篇　眼附属器外伤

第三篇　眼前段外伤

第四篇　眼后段外伤

第五篇　眼内异物伤

**第二部分　职业性眼病及其他**

第一篇　职业性眼病

第二篇　特种眼外伤

## 第十二卷　眼与全身病

**分卷主编:** 王宁利

第一篇　全身病在眼部的表现

第二篇　与眼有关的综合征

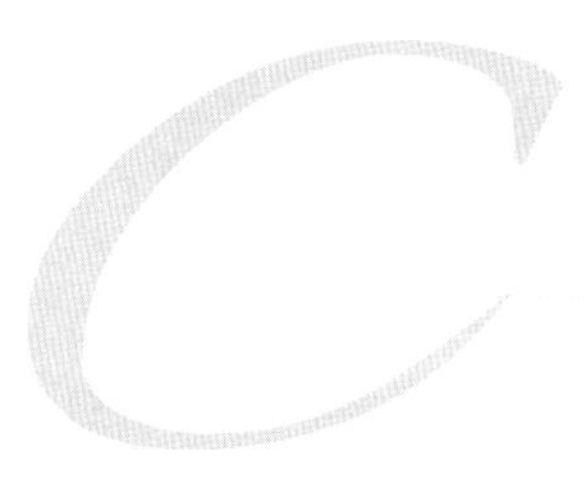

# 下册目录

## 第八卷 眼屈光学


**第一篇 基础光学和眼的生理光学**……2459
**第一章 光的性质及其传播**……2459
第一节 光的本质 ……2459
第二节 光的传播 ……2460
第三节 波阵面和光的其他特性 ……2461
一、波阵面 ……2461
二、干涉 ……2461
三、衍射 ……2463
四、偏振 ……2464
五、热辐射 ……2466
六、光电效应 ……2466
七、荧光和磷光 ……2466
第四节 光的度量单位 ……2466
一、发光强度和光通量 ……2466
二、照度 ……2467
三、亮度 ……2467
四、视网膜照度 ……2468
**第二章 几何光学**……2469
第一节 几何光学基本概念 ……2469
一、几何光学的三大定律 ……2469
二、基本概念 ……2470
第二节 平面和球面反射 ……2473
一、平面镜及其成像 ……2473
二、球面镜及其成像 ……2475
第三节 光的折射 ……2478
一、折射、折射率与折射定律……2478
二、光路可逆原理 ……2479
三、全内反射与临界角 ……2479
四、两平行面的折射 ……2479
第四节 棱镜 ……2479
一、棱镜的构造 ……2479
二、棱镜折射和色散 ……2480
三、棱镜的单位和测量 ……2480
四、棱镜的方位表示法 ……2481
五、棱镜的合成和分解 ……2481
六、旋转棱镜 ……2481
七、Fresnel棱镜 ……2481
第五节 单一球面的折射 ……2482
一、球面与曲率 ……2482
二、单一球面折射成像 ……2482
三、屈光力和聚散度 ……2482
四、像的几何作图法 ……2483
五、物像关系和放大率 ……2483
六、图解光线追迹法 ……2484
第六节 球面透镜 ……2484
一、球面透镜的构成及其种类 ……2484
二、球面透镜的一般公式 ……2484
三、球面透镜的成像 ……2484
四、球面透镜的棱镜效果 ……2485
五、球面透镜的识别和测量 ……2485
六、Fresnel球面透镜 ……2486
第七节 圆柱面透镜 ……2486
一、圆柱面与圆柱面透镜 ……2486
二、复曲面与复曲面透镜 ……2486
三、像的形成：散光光束……2487
四、眼镜处方的规定及其轴向标记 ……2487
五、圆柱面透镜的棱镜效果 ……2487
六、圆柱透镜的识别和测量 ……2488
第八节 薄透镜的联合 ……2488
一、若干薄透镜的紧密联合 ……2488
二、相隔一定距离的联合 ……2488
三、圆柱镜片的合成 ……2488
四、旋转柱镜和Alvarez透镜 ……2488
第九节 光学系统 ……2489
一、高斯光学理论 ……2489
二、等焦系统和不等焦系统 ……2489
三、共轴光学系统的三对基点 ……2489
四、等价屈光力 ……2489

五、像的作图法和图解光线追迹法 ……… 2490
六、三种放大率 ……… 2490
七、厚透镜 ……… 2491
八、无焦系统 ……… 2491
九、透镜 - 反射镜系统 ……… 2491
十、矩阵方法 ……… 2492
第十节 光学像差 ……… 2492
一、球面像差 ……… 2492
二、彗形像差 ……… 2492
三、斜射像散 ……… 2493
四、像的场曲 ……… 2493
五、像的畸变 ……… 2493
六、色像差 ……… 2494
**第三章 眼的生理光学** ……… 2495
第一节 眼球光学常数的测量 ……… 2495
一、眼球光学常数的测量方法 ……… 2495
二、Purkinje 像 ……… 2495
三、角膜曲率和厚度的测量 ……… 2496
四、前房深度测量 ……… 2496
五、晶状体曲率和厚度的测量 ……… 2497
六、各屈光介质折射率的测量 ……… 2497
七、瞳孔的测量 ……… 2498
第二节 模型眼与简略眼 ……… 2498
一、模型眼 ……… 2498
二、简略眼 ……… 2499
三、广角光学模型眼 ……… 2499
第三节 视力和对比敏感度 ……… 2500
一、视网膜成像过程 ……… 2500
二、最小可见视力、最小可分视力、游标视力和最小可认视力 ……… 2501
三、对比敏感度 ……… 2502
第四节 眼球的光学缺陷 ……… 2503
一、球面像差 ……… 2503
二、色像差 ……… 2504
三、斜光束像差 ……… 2504
第五节 视觉质量 ……… 2505
一、视觉质量的指标 ……… 2505
二、瞳孔与视觉质量 ……… 2507

**第二篇 眼球光学和眼科光学器械** ……… 2508
**第一章 角膜光学** ……… 2508
第一节 角膜对入射光的作用和影响 ……… 2508
一、影响角膜光学性的主要因素 ……… 2508
二、角膜形态 ……… 2509
三、泪膜 ……… 2510
第二节 角膜在角膜屈光手术的光学 ……… 2510
一、光学理论基础 ……… 2510
二、激光原理 ……… 2510
三、激光角膜切削与屈光矫治的关系 ……… 2511
第三节 角膜在角膜塑形术中的光学 ……… 2511
一、光学原理 ……… 2511
二、设计的特殊性 ……… 2512
**第二章 晶状体光学** ……… 2513
第一节 晶状体光学 ……… 2513
一、晶状体的形态、大小、颜色与屈光 ……… 2513
二、晶状体散射 ……… 2513
三、折射率 ……… 2513
四、晶状体透光率和透过光谱 ……… 2513
第二节 晶状体组织光学 ……… 2514
一、晶状体囊的组织光学 ……… 2514
二、晶状体上皮的组织光学 ……… 2514
三、晶状体纤维的组织光学 ……… 2514
四、晶状体核的组织光学 ……… 2514
第三节 晶状体形状和位置异常时的光学特征 ……… 2514
一、晶状体异位 ……… 2514
二、晶状体异常形状 ……… 2515
第四节 晶状体手术光学 ……… 2516
一、照明角度和红反光的产生 ……… 2516
二、临床常用显微镜的光源和红反光特点 ……… 2517
三、其他获得良好反光的方法 ……… 2517
四、眩光 ……… 2517
五、白内障手术光学特征 ……… 2518
**第三章 玻璃体光学** ……… 2519
第一节 玻璃体光学基础 ……… 2519
一、正常眼球的玻璃体光学特性 ……… 2519
二、玻璃体腔内填充物对眼球光学的影响 ……… 2519
第二节 玻璃体腔内填充术后眼球屈光状态的变化 ……… 2520
一、非调节状态下正常眼球和填充术后眼球的屈光状态比较 ……… 2520
二、无晶状体眼玻璃体腔内填充术后的屈光状态 ……… 2521
三、调节状态下正常眼球与填充术后眼球的屈光状态比较 ……… 2522
第三节 玻璃体腔内填充术后眼底像的变化 ……… 2523
一、正常眼球的视网膜像放大率 ……… 2523
二、玻璃体腔内填充术后的视网膜像放大率 ……… 2523

第四节　玻璃体腔内填充术后眼底检查所产生的问题和解决方法 …… 2524
一、与裂隙灯配合检查眼底的接触镜 …… 2524
二、与裂隙灯配合检查眼底的前置镜 …… 2524
三、间接检眼镜 …… 2524
**第四章　眼科光学器械** …… 2527
第一节　检影镜 …… 2527
一、检影镜结构 …… 2527
二、检影原理 …… 2528
三、概念的理解 …… 2529
第二节　验光仪 …… 2531
一、主观验光仪 …… 2531
二、客观验光仪 …… 2532
三、红外线验光仪 …… 2534
第三节　摄影验光器械 …… 2536
一、摄影验光的分类及器械特点 …… 2536
二、摄影验光的光学原理 …… 2537
第四节　角膜曲率计 …… 2539
一、角膜曲率计的原理 …… 2539
二、角膜曲率计的设计类型 …… 2541
第五节　角膜地形分析系统 …… 2542
一、计算机辅助角膜地形图分析系统 …… 2542
二、OrbScan 和 Pentacam 角膜地形图系统 …… 2543
三、WinMax 角膜地形图系统 …… 2544
第六节　镜片焦度计 …… 2548
一、镜片焦度计 …… 2548
二、镜片测度表 …… 2549
第七节　裂隙灯显微镜 …… 2550
一、基本结构和光学原理 …… 2550
二、裂隙灯显微镜数字化图像系统 …… 2552
第八节　检眼镜 …… 2553
一、直接检眼镜 …… 2553
二、间接检眼镜 …… 2554
三、与裂隙灯合并使用的间接检眼镜 …… 2555
第九节　眼底照相机 …… 2557
第十节　激光扫描检眼镜 …… 2558
第十一节　偏振激光扫描仪 …… 2559
第十二节　立体视盘分析仪 …… 2559
第十三节　光学相干断层扫描仪 …… 2560
一、OCT 的光学原理和基本构成 …… 2560
二、OCT 的成像及其功能 …… 2562
三、OCT 的临床应用 …… 2563
第十四节　眼用共焦显微镜 …… 2564
一、共焦显微镜的原理及性能特征 …… 2564
二、成像特点及比较 …… 2565
三、临床应用 …… 2565
第十五节　波阵面像差检测仪 …… 2566
一、波阵面像差 …… 2566
二、Zernike 多项式 …… 2566
三、波阵面像差的临床意义 …… 2567
四、全眼波阵面像差测量仪特点分析 …… 2567

**第三篇　眼屈光和屈光不正** …… 2571
**第一章　总论** …… 2571
第一节　屈光不正的分类 …… 2571
一、屈光不正的分类总则 …… 2571
二、按眼屈光系统各结构因子的改变分类 …… 2571
第二节　屈光力和屈光不正度 …… 2572
第三节　眼屈光不正的发生率 …… 2572
一、眼屈光不正发生率和地区、种族的关系 …… 2572
二、眼屈光状态与年龄的关系 …… 2573
第四节　屈光因子和屈光状态的关系 …… 2575
一、屈光不正的影响因子 …… 2575
二、各屈光因子和正视化 …… 2575
**第二章　远视眼** …… 2577
第一节　远视眼的屈光性质 …… 2577
第二节　远视眼的病因及分类 …… 2577
一、按解剖特点分类 …… 2577
二、按远视度数分类 …… 2578
三、按病理生理学分类 …… 2578
四、按调节状态分类 …… 2578
第三节　远视眼的症状和体征 …… 2578
一、视力及视力障碍 …… 2578
二、视疲劳及全身症状 …… 2579
三、调节和集合联动失调 …… 2579
四、远视与弱视 …… 2579
五、远视眼的前部和眼底变化 …… 2579
第四节　远视眼的病理变化 …… 2579
第五节　远视眼与调节的关系 …… 2580
一、远视眼的调节力 …… 2580
二、远视眼的调节范围 …… 2580
第六节　远视的诊断和处理 …… 2580
一、远视的诊断 …… 2580
二、鉴别诊断 …… 2580
三、处理 …… 2581
**第三章　近视眼** …… 2583
第一节　近视眼的屈光性质 …… 2583
一、近视眼的器质性改变 …… 2583
二、功能性改变 …… 2584

第二节　近视眼的分类 …… 2584
一、单纯性近视眼与病理性近视眼 …… 2584
二、近视眼的度数与程度 …… 2584
三、轴性近视眼与屈光性近视眼 …… 2584
四、其他类型近视眼 …… 2584
第三节　近视眼的症状与体征 …… 2585
一、单纯性近视眼 …… 2585
二、病理性近视眼 …… 2585
第四节　近视眼的并发症 …… 2587
一、白内障 …… 2587
二、青光眼 …… 2587
三、黄斑裂孔及其引起的视网膜脱离 …… 2588
四、周边裂孔及其引起的视网膜脱离 …… 2588
五、弱视 …… 2588
六、斜视 …… 2588
第五节　近视眼的发病机制 …… 2588
一、单纯性近视眼 …… 2588
二、病理性近视眼 …… 2590
三、用于近视发病机制研究的动物模型 …… 2591
四、色觉与近视 …… 2593
第六节　高度近视眼的眼球病理 …… 2594
第七节　近视眼的诊断 …… 2595
第八节　近视眼的预防 …… 2596
一、预防近视眼的发生 …… 2596
二、预防近视眼的发展 …… 2596
三、预防病理性近视眼及其并发症 …… 2597
第九节　近视眼的治疗 …… 2597
一、光学镜片和接触镜矫正 …… 2597
二、手术治疗 …… 2598
三、药物治疗 …… 2599
四、其他治疗 …… 2599
五、病理性近视并发症的治疗 …… 2599
**第四章　散光眼** …… 2601
第一节　散光概论 …… 2601
一、散光的定义和光学特性 …… 2601
二、眼球发育与散光 …… 2602
第二节　眼散光光学 …… 2602
一、眼散光的构成 …… 2602
二、眼散光光锥 …… 2602
三、眼散光分类与分布 …… 2603
四、眼散光屈光学意义 …… 2604
第三节　眼散光临床诊断和处理 …… 2604
一、临床表现 …… 2604
二、检查与诊断 …… 2604
三、眼散光的光学矫正 …… 2606
四、眼散光的手术治疗 …… 2607
**第五章　屈光参差和视像不等** …… 2608
第一节　屈光参差 …… 2608
一、概况 …… 2608
二、发病率和病因 …… 2609
三、处理原则 …… 2610
第二节　视像不等 …… 2611
一、概述 …… 2611
二、视像不等的原因和分类 …… 2611
三、视像不等的检查方法 …… 2612
四、视像不等的诊断和处理 …… 2614
**第六章　无晶状体眼** …… 2615
第一节　概述 …… 2615
一、定义 …… 2615
二、历史 …… 2615
三、病因 …… 2615
第二节　无晶状体眼的光学特点与功能缺陷 …… 2615
一、光学模型眼 …… 2615
二、症状和体征 …… 2615
第三节　无晶状体眼的临床表现 …… 2618
第四节　无晶状体眼的矫正 …… 2618
一、眼镜 …… 2618
二、接触镜 …… 2618
三、角膜屈光手术 …… 2618
四、人工晶状体 …… 2619

**第四篇　眼的调节与集合** …… 2621
**第一章　眼的调节作用** …… 2621
第一节　调节的定义 …… 2621
第二节　调节的分类 …… 2621
第三节　对调节问题认识的历史发展 …… 2621
第四节　调节的机制 …… 2622
一、相关解剖 …… 2622
二、经典的调节学说 …… 2623
三、新调节学说 …… 2624
第五节　调节的神经机制 …… 2624
第六节　调节的光学作用 …… 2625
一、调节与注视距离 …… 2625
二、调节眼的光学改变 …… 2625
第七节　影响调节的因素 …… 2625
一、不同屈光状态眼的调节 …… 2625
二、调节的年龄性改变 …… 2626
三、其他影响因素 …… 2627
第八节　调节幅度的测定 …… 2627
一、推进法 …… 2627

二、负镜法 …… 2627
第九节 调节刺激与调节反应 …… 2627
第十节 调节灵敏度 …… 2628
**第二章 非老视性调节异常** …… 2630
第一节 调节不足 …… 2630
一、调节不足症状 …… 2630
二、调节不足体征 …… 2631
三、调节不足处理原则 …… 2631
四、病例研究 …… 2632
第二节 调节过度 …… 2633
一、调节过度症状 …… 2633
二、调节过度体征 …… 2633
三、调节过度处理原则 …… 2633
四、病例研究 …… 2634
第三节 调节灵活度下降 …… 2635
一、调节灵活度下降症状 …… 2635
二、调节灵活度下降体征 …… 2635
三、调节灵活度下降处理原则 …… 2636
四、病例研究 …… 2636
**第三章 老视** …… 2638
第一节 老视及其发生发展 …… 2638
一、年龄与调节 …… 2638
二、与老视发生发展相关的其他因素 …… 2638
三、老视的临床表现 …… 2639
第二节 老视检测 …… 2639
一、试验性近附加的确定 …… 2639
二、精确近附加的确定 …… 2641
三、综合阐述老视的验配流程 …… 2641
第三节 老视的矫正 …… 2641
一、框架眼镜 …… 2641
二、接触镜 …… 2642
三、手术治疗 …… 2643
**第四章 眼的集合** …… 2645
第一节 基本概念 …… 2645
一、集合的定义 …… 2645
二、集合的表示方法 …… 2645
三、集合的分类 …… 2646
四、集合的机制 …… 2647
第二节 集合的测定 …… 2647
第三节 调节与集合的关系 …… 2648
一、相对性调节 …… 2648
二、相对性集合 …… 2649
三、调节性集合与调节的比值 …… 2650
**第五章 集合功能异常** …… 2652
第一节 集合功能不全 …… 2652
一、发病率 …… 2652
二、病因 …… 2652
三、症状 …… 2652
四、体征 …… 2653
五、诊断 …… 2653
六、鉴别诊断 …… 2653
七、治疗 …… 2653
八、治疗效果 …… 2654
第二节 集合功能过度 …… 2654
一、病因 …… 2654
二、症状 …… 2654
三、体征 …… 2654
四、诊断 …… 2654
五、治疗 …… 2655
第三节 散开功能不足 …… 2655
一、症状 …… 2655
二、体征 …… 2655
三、诊断 …… 2655
四、治疗 …… 2655
第四节 散开功能过度 …… 2655
一、症状 …… 2655
二、体征 …… 2655
三、诊断及鉴别诊断 …… 2655
四、治疗 …… 2655
第五节 其他集合功能异常 …… 2656
一、基本型内隐斜 …… 2656
二、基本型外隐斜 …… 2656
三、融像性聚散功能失常 …… 2656
四、集合痉挛 …… 2656
五、集合疲劳 …… 2656
第六节 集合功能异常的诊断及治疗原则 …… 2657
一、通用诊断处理标准 …… 2657
二、集合功能异常治疗原则 …… 2657
三、正常对照值 …… 2659
**第六章 视疲劳** …… 2660
第一节 视疲劳的原因 …… 2660
一、引起视疲劳的眼部因素 …… 2660
二、引起视疲劳的环境因素 …… 2661
三、引起视疲劳的全身因素 …… 2661
第二节 视疲劳的临床症状 …… 2661
一、视力障碍和眼部症状 …… 2662
二、全身症状 …… 2662
第三节 视疲劳的诊断 …… 2662
第四节 视疲劳的治疗 …… 2662

**第五篇　眼屈光检查法**……2664
**第一章　与眼屈光相关的检测**……2664
第一节　视力和视力检查……2665
一、视角和视力……2665
二、视力表设计……2667
三、视觉分辨力极限理论……2670
四、近视力和近视力表……2671
五、视力检测及分析……2676
第二节　视功能基本检查……2680
一、视野检查……2680
二、色觉检查……2682
三、立体视觉检查……2684
四、瞳孔检查……2686
五、对比敏感度检查……2688
**第二章　眼屈光检查法**……2691
第一节　检影验光……2691
一、检影镜结构与工作原理……2691
二、检影概念的理解……2691
三、静态检影……2692
第二节　相关客观屈光检查法……2694
一、角膜曲率计在验光中的应用……2694
二、镜片测度仪（焦度计）在屈光检查中的应用……2694
三、电脑验光仪……2695
第三节　屈光的主观检查……2695
一、综合验光仪结构……2696
二、使用综合验光仪作主观验光……2697
三、主觉验光具体工作程序……2698
第四节　主觉验光的其他方法……2700
一、遗漏的散光……2700
二、双眼平衡……2702
三、注视优势眼……2702
四、小裂隙验光……2702
五、在验光过程中控制调节方法……2702
六、试戴镜片箱和试镜架……2703

**第六篇　屈光非手术矫正**……2705
**第一章　框架眼镜**……2705
第一节　眼用透镜……2705
一、概述……2705
二、球面透镜……2705
第二节　圆柱面透镜与球柱面透镜……2706
一、柱面透镜……2707
二、球柱面透镜……2707
三、球柱面透镜的形式转换……2708
四、环曲面透镜……2708
五、散光透镜的轴向……2708
第三节　眼用棱镜……2709
一、概述……2709
二、棱镜的单位……2710
三、底尖线的标记……2710
四、移心的棱镜效果……2710
五、移心透镜……2710
六、球柱面透镜的移心……2711
第四节　基本镜片材料……2711
一、无机材料……2711
二、有机材料……2712
第五节　镜片镀膜……2713
一、抗磨损膜……2713
二、减反射膜……2713
三、抗污膜……2715
四、镜片镀膜的要求……2715
第六节　镜架……2715
一、镜架结构……2715
二、镜架材料及特性……2716
三、镜架参数……2717
第七节　双光眼镜和渐进多焦点镜片……2718
一、双光眼镜……2718
二、渐变多焦点镜片……2722
三、旁中心离焦镜片……2726
**第二章　接触镜**……2728
第一节　接触镜的历史简介……2728
一、早期的萌芽概念……2728
二、早期的接触镜片……2728
三、硬性接触镜的开发……2728
四、水凝胶及硅胶接触镜的开发……2729
五、透气性硬性接触镜的开发……2729
第二节　接触镜的种类……2729
一、接触镜的材料……2729
二、接触镜的设计与加工……2732
三、接触镜的使用功能……2732
四、接触镜的配戴方法……2733
第三节　接触镜的护理……2733
一、接触镜护理系统……2733
二、接触镜消毒……2734
三、表面清洁剂……2735
四、生理盐水……2735
五、蛋白酶清洁剂……2735
六、湿润剂……2736
七、多功能护理液……2736

第四节 接触镜光学 ……………………… 2736
一、接触镜屈光力的计算 ……………………… 2736
二、泪液镜的计算 ……………………… 2737
三、球性硬性接触镜矫正散光的计算 …… 2738
四、接触镜与视功能 ……………………… 2739
第五节 接触镜验配 ……………………… 2742
一、病史 ……………………… 2742
二、视力检查和验光 ……………………… 2742
三、视功能检查 ……………………… 2743
四、眼部配镜参数测量 ……………………… 2743
五、裂隙灯显微镜检查 ……………………… 2743
六、泪液和泪膜评价 ……………………… 2744
七、配戴者情况总结和接触镜选择 ……… 2744
八、试戴评估和处方确定 ……………………… 2744
第六节 与接触镜有关问题发现和处理 …… 2745
一、接触镜配戴前已存在的问题 ………… 2745
二、与接触镜配戴有关的问题 ………… 2745
第七节 特殊接触镜及其验配 ……………… 2747
一、圆锥角膜的接触镜及其验配 ………… 2747
二、角膜塑形镜及其验配 ……………… 2749
三、接触镜与近视进展的控制研究 ……… 2751
第八节 治疗性软性接触镜 ……………… 2752
一、治疗性软性接触镜适应证 ………… 2752
二、治疗性软性接触镜分类 ………… 2752
三、镜片选择和配戴 ……………………… 2753
四、治疗性软性接触镜使用的注意点 …… 2753

**第七篇 屈光手术** ……………………… 2755
**第一章 角膜屈光手术概论** ……………… 2755
第一节 角膜屈光手术的分类 …………… 2755
第二节 角膜屈光手术历史回顾 ………… 2755
第三节 准分子激光设备发展趋势 ……… 2756
第四节 个体化切削简介 ……………………… 2757
**第二章 激光角膜屈光手术** ……………… 2758
第一节 准分子激光角膜表层切削术 ……… 2758
一、准分子激光屈光性角膜切削术 ……… 2758
二、准分子激光上皮下角膜磨镶术 ……… 2759
第二节 准分子激光原位角膜磨镶术 ……… 2760
一、基本原理 ……………………… 2761
二、手术方法 ……………………… 2761
第三节 飞秒激光及其在屈光手术中的应用 … 2761
一、飞秒激光的原理 ……………………… 2761
二、飞秒激光辅助的 LASIK ……………… 2761
第四节 角膜地形图或波阵面像差引导
个体化切削 ……………………… 2762
第五节 其他激光角膜屈光术 ……………… 2763
一、激光角膜热成形术 ……………… 2763
二、传导性角膜成形术 ……………… 2763
第六节 激光角膜屈光手术适应证、并发症
与处理 ……………………… 2764
一、适应证和禁忌证 ……………………… 2764
二、手术并发症及其预防和处理 ………… 2764
**第三章 其他相关手术** ……………………… 2766
第一节 老视逆转手术 ……………………… 2766
一、老视机制和手术原理 ……………… 2766
二、老视手术的分类 ……………………… 2766
三、激光老视逆转术 ……………………… 2767
第二节 矫正远视的手术 ……………………… 2768
一、以角膜手术矫正远视 ……………… 2768
二、以巩膜手术矫正远视 ……………… 2768
三、以眼内手术矫正远视 ……………… 2768
第三节 矫正散光的手术 ……………………… 2769
一、角膜 T 形切开术 ……………………… 2769
二、角膜热成形术 ……………………… 2769
第四节 后巩膜加固术 ……………………… 2769

**第八篇 低视力** ……………………… 2772
**第一章 低视力诊断和检查** ……………… 2772
第一节 概述 ……………………… 2772
一、我国残疾人联合会制定的盲及低
视力标准 ……………………… 2772
二、世界卫生组织历年来制定或推荐的
视力损害标准 ……………………… 2772
第二节 解决低视力问题的重要性与迫切性 … 2773
第三节 视力残疾的患病率与病因 ……… 2774
一、我国视力残疾的患病率与病因 ……… 2774
二、全球视力残疾的患病率与病因 ……… 2775
第四节 低视力的视功能评估 ……………… 2778
一、病史 ……………………… 2778
二、眼科检查 ……………………… 2778
三、功能性视力评估 ……………………… 2782
第五节 儿童低视力 ……………………… 2784
一、儿童低视力的重要性 ……………… 2784
二、儿童低视力的患病率与病因 ………… 2784
三、低视力儿童的特点 ……………………… 2786
四、低视力儿童的检查 ……………………… 2786
第六节 成人低视力 ……………………… 2790
一、成人低视力的流行病学 ……………… 2790
二、成人低视力与生存质量 ……………… 2793
三、成年人视力损害造成的经济负担 …… 2795

第七节　老年低视力 …………………………2795
一、全球及我国老龄化 ……………………2796
二、老年人眼部生理变化与视力损害状况 ……………………………………2797
三、老年人常见致视力残疾的眼病 ………2799
四、老年视力损害与全身疾病 ……………2799
**第二章　助视器**………………………………2803
第一节　助视器基本原理 …………………2803
第二节　视觉性助视器与非视觉性助视器 …2803
一、视觉性助视器 …………………………2803
二、非视觉性助视器 ………………………2804
第三节　远用助视器和近用助视器 ………2804
一、远用光学性助视器 ……………………2804
二、近用光学性助视器 ……………………2805
三、电子助视器 ……………………………2807
第四节　助视器的选择与训练 ……………2808
**第三章　低视力康复与教育**………………2810
第一节　低视力康复 ………………………2810
一、康复的定义 ……………………………2810
二、视力康复 ………………………………2810
第二节　低视力教育 ………………………2812
一、我国的低视力教育 ……………………2812
二、国外视力残疾儿童的教育 ……………2815
第三节　低视力与社会心理学 ……………2815
一、影响视力损害因素的调整 ……………2815
二、视力损害与抑郁 ………………………2817

## 第九卷　斜视与弱视

**第一篇　斜视**…………………………………2823
**第一章　眼外肌的临床解剖学**……………2823
第一节　眼眶 ………………………………2823
第二节　筋膜系统 …………………………2824
一、Zinn 总腱环 …………………………2824
二、眼球筋膜 ………………………………2824
三、肌鞘 ……………………………………2825
四、肌间膜 …………………………………2826
五、肌圆锥 …………………………………2826
六、节制韧带 ………………………………2826
七、Lockwood 悬韧带 ……………………2827
八、眼外肌的筋膜囊内部分 ………………2827
九、直肌的滑车结构及其临床意义 ………2827
第三节　眼外肌 ……………………………2828
一、直肌 ……………………………………2828
二、斜肌 ……………………………………2829
三、各眼外肌的单独作用 …………………2832
四、诊断眼位 ………………………………2834
五、临床应用要点 …………………………2834
第四节　主动肌、协同肌、拮抗肌和配偶肌 …2835
**第二章　眼球运动**……………………………2836
第一节　单眼运动及眼位 …………………2836
一、单眼运动 ………………………………2836
二、眼位 ……………………………………2837
第二节　双眼运动 …………………………2838
一、双眼眼外肌运动的协同及拮抗 ………2839
二、双眼同向及异向眼球运动 ……………2839
三、扫视运动及追随运动 …………………2840
第三节　眼球运动法则 ……………………2841
一、Donder 法则 …………………………2841
二、Listing 法则 …………………………2842
三、Sherrington 法则 ……………………2842
四、Hering 法则 …………………………2842
**第三章　双眼视觉**……………………………2844
第一节　正常双眼视觉 ……………………2844
一、双眼视觉的形成及其发育 ……………2844
二、双眼视觉的生理基础 …………………2844
第二节　双眼视野、注视野和双眼视觉 ………2845
一、双眼视野 ………………………………2845
二、注视野 …………………………………2845
三、双眼视觉 ………………………………2845
第三节　视网膜对应和生理复视 …………2846
第四节　双眼单视界 ………………………2847
第五节　视空间和双眼视差 ………………2848
第六节　立体视觉 …………………………2849
第七节　异常双眼视觉 ……………………2849
一、复视 ……………………………………2850
二、视觉抑制 ………………………………2850
三、混淆视 …………………………………2850
四、异常视网膜对应 ………………………2850
五、注视异常 ………………………………2851
六、融合及立体视觉障碍 …………………2852
**第四章　斜视弱视临床检查**………………2853
第一节　病史 ………………………………2853
第二节　婴儿及儿童的视力检查 …………2853
一、觉察视力检测 …………………………2854
二、分辨视力 ………………………………2854
三、认知视力 ………………………………2855

四、视觉诱发电位（visual evoked potential，VEP）…… 2855
五、注视性质检查 …… 2856
第三节 眼球运动的客观检查 …… 2856
一、眼睑望诊 …… 2856
二、头位望诊 …… 2856
三、kappa 角测定 …… 2857
四、注视眼位（position of gaze）…… 2857
五、角膜映光法 …… 2860
六、同视机测定他觉斜视度 …… 2860
七、单眼运动（duction）…… 2861
八、双眼同向运动（version）…… 2861
九、双眼异向运动（vergence）…… 2861
十、调节性集合与调节的比例测定 …… 2862
十一、代偿头位的分析 …… 2862
十二、Bieschowsky 歪头试验 …… 2862
十三、Parks 三步法 …… 2863
十四、被动牵拉试验 …… 2864
十五、主动收缩试验 …… 2864
十六、眼底照相检查旋转斜视 …… 2864
第四节 斜视的主观法检查 …… 2865
一、Maddox 杆试验 …… 2865
二、红绿眼镜检查 …… 2865
三、双 Maddox 杆检查旋转斜视 …… 2868
第五节 双眼视功能检查 …… 2869
一、红玻璃片试验 …… 2869
二、Worth 四点试验 …… 2869
三、$4^{\triangle}$基底朝外三棱镜试验 …… 2870
四、Bagolini 线状镜试验 …… 2870
五、后像试验测定视网膜对应 …… 2871
六、同视机测定视网膜对应 …… 2871
七、立体视觉测定 …… 2872
**第五章 共同性斜视** …… 2873
第一节 内斜视 …… 2873
一、内隐斜 …… 2873
二、先天性内斜视 …… 2874
三、后天性内斜视 …… 2879
四、继发性内斜视 …… 2884
五、微小斜视 …… 2884
六、急性共同性内斜视 …… 2886
第二节 外斜视 …… 2887
一、外隐斜 …… 2887
二、先天性外斜视 …… 2889
三、间歇性外斜视 …… 2890
四、恒定性外斜视 …… 2894
五、连续性外斜视 …… 2894
六、继发性外斜视 …… 2895
七、急性共同性外斜视 …… 2895
**第六章 旋转性垂直性斜视** …… 2896
一、垂直性隐斜 …… 2896
二、旋转隐斜 …… 2896
三、分离性垂直偏斜 …… 2897
四、分离性水平斜视 …… 2898
五、旋转斜视 …… 2898
**第七章 A-V 综合征** …… 2900
**第八章 麻痹性斜视** …… 2904
第一节 总论 …… 2904
一、麻痹性斜视与共同性斜视的鉴别诊断 …… 2904
二、麻痹性斜视与限制性斜视的鉴别 …… 2904
第二节 麻痹性斜视的特征 …… 2904
一、自觉症状 …… 2904
二、他觉症状 …… 2905
第三节 麻痹性斜视的分类 …… 2906
一、先天性婴儿性麻痹性斜视 …… 2906
二、后天性麻痹性斜视 …… 2907
第四节 动眼神经麻痹 …… 2908
一、先天性动眼神经麻痹 …… 2908
二、后天性动眼神经麻痹 …… 2909
三、单一眼外肌麻痹 …… 2910
第五节 滑车神经麻痹 …… 2913
第六节 外展神经麻痹 …… 2914
第七节 双上转肌麻痹 …… 2915
第八节 双下转肌麻痹 …… 2916
第九节 伴中枢神经系统病变的麻痹性斜视 …… 2916
**第九章 特殊类型斜视** …… 2918
第一节 Duane 眼球后退综合征 …… 2918
第二节 Brown 上斜肌肌鞘综合征 …… 2920
第三节 眼外肌纤维化 …… 2922
一、广泛性纤维化综合征 …… 2922
二、固定性斜视 …… 2922
三、垂直后退综合征 …… 2923
第四节 慢性进行性眼外肌麻痹 …… 2923
第五节 甲状腺相关眼病 …… 2923
第六节 重症肌无力 …… 2924
第七节 周期性斜视 …… 2925
第八节 外伤性麻痹性斜视 …… 2925
一、肌肉撕裂伤 …… 2925
二、眶骨骨折所致的麻痹性斜视 …… 2925

第十章　集合与分开异常……………………………2927
第一节　集合异常 ……………………………2927
一、集合不足 ……………………………2927
二、集合麻痹 ……………………………2928
三、集合过强 ……………………………2928
第二节　分开异常 ……………………………2928
一、分开不足 ……………………………2928
二、分开麻痹 ……………………………2928
三、分开过强 ……………………………2929
第十一章　眼球震颤……………………………2930
第一节　眼球震颤 ……………………………2930
一、眼震的类型 ……………………………2930
二、病因 ……………………………2930
三、临床特征 ……………………………2930
四、治疗 ……………………………2932
第二节　眼球震颤阻滞综合征 ……………………………2932
一、发病率 ……………………………2933
二、临床特征 ……………………………2933
三、检查 ……………………………2933
四、鉴别诊断 ……………………………2934
五、治疗 ……………………………2934
第十二章　化学去神经疗法——A型肉毒毒素的应用……………………………2936
第一节　A型肉毒毒素应用的历史……………………………2936
第二节　A型肉毒毒素的药理学……………………………2936
一、A型肉毒毒素的生物特性……………………………2936
二、作用机制 ……………………………2936
三、A型肉毒毒素的制备……………………………2936
第三节　A型肉毒毒素的临床应用……………………………2937
一、基本原理 ……………………………2937
二、A型肉毒毒素在治疗斜视中的应用……2937
三、A型肉毒毒素在治疗眼睑及面肌痉挛中的应用 ……………………………2939
第四节　A型肉毒毒素的免疫反应……………………………2940
第十三章　斜视与遗传……………………………2941
第一节　先天性脑神经异常支配眼病的遗传机制 ……………………………2941
一、先天性眼外肌纤维化 ……………………………2941
二、单纯型Duane眼球后退综合征 ………2942
三、Möbius综合征 ……………………………2942
四、水平注视麻痹伴进行性脊柱侧弯 ……2943
第二节　眼球震颤遗传背景 ……………………………2943
一、性连锁的先天性特发眼球震颤 ………2943
二、常染色体显性遗传的先天性特发眼球震颤 ……………………………2944
三、合并眼球震颤疾病的遗传因素 ………2944
第十四章　斜视的影像学诊断……………………………2947
第一节　概述 ……………………………2947
第二节　眼球运动系统影像检查 ……………………………2947
一、眼球运动神经脑池段 ……………………………2947
二、眼球运动神经海绵窦段及眶内段 ……2948
三、观察技巧 ……………………………2948
第三节　眼球运动系统影像解剖 ……………………………2948
一、脑池段眼球运动神经影像解剖 ………2948
二、海绵窦段眼球运动神经影像解剖 ……2950
三、眶内段眼球运动神经影像解剖 ………2950
第四节　眼球运动异常相关疾病的影像学表现 ……………………………2952
一、非共同性斜视 ……………………………2952
二、神经支配异常性斜视 ……………………………2953
三、继发性病变 ……………………………2960
第五节　展望 ……………………………2963
第十五章　斜视手术……………………………2964
第一节　手术目的和原则 ……………………………2964
第二节　斜视手术的实用解剖 ……………………………2964
一、睑裂 ……………………………2964
二、结膜 ……………………………2965
三、眼球筋膜及节制韧带 ……………………………2965
四、巩膜 ……………………………2965
五、眼外肌 ……………………………2965
第三节　斜视的术前检查 ……………………………2966
第四节　麻醉 ……………………………2967
一、局部麻醉 ……………………………2967
二、全身麻醉 ……………………………2967
第五节　斜视手术器械 ……………………………2968
第六节　斜视手术的设计和手术量 ……………………………2969
第七节　手术方法和技巧 ……………………………2971
一、结膜切口 ……………………………2971
二、水平肌后徙术 ……………………………2973
三、水平肌截除术 ……………………………2974
四、调整缝线术 ……………………………2974
五、肌腱延长术 ……………………………2976
六、水平肌肌腱垂直移位术 ……………………………2977
七、直肌移位术及联结术 ……………………………2977
八、后巩膜固定缝线术 ……………………………2978
九、下斜肌手术 ……………………………2979
十、上斜肌手术 ……………………………2982
十一、Yokoyama术 ……………………………2984
十二、Scott术（一条直肌的缩短联合后徙术）……………………………2984

第八节 斜视的显微手术 …………………… 2985
一、斜视显微手术的优缺点比较 ………… 2985
二、斜视显微手术的适应证 ……………… 2985
三、斜视手术显微镜的放大倍率 ………… 2986
第九节 斜视手术的并发症 ……………… 2987
一、麻醉导致的意外 ……………………… 2987
二、眼球壁损伤 …………………………… 2987
三、眼内炎 ………………………………… 2987
四、眼-心反射 …………………………… 2987
五、眼前节缺血 …………………………… 2988
六、肌肉滑脱 ……………………………… 2988
七、复视 …………………………………… 2988
八、角膜上皮剥脱 ………………………… 2989
九、粘连综合征 …………………………… 2989
十、急性过敏性缝线反应 ………………… 2989
十一、缝线脓肿 …………………………… 2989
十二、结膜囊肿 …………………………… 2989
十三、角膜小凹 …………………………… 2989
十四、睑裂异常 …………………………… 2989
十五、下斜肌持续性亢进 ………………… 2990
十六、出血 ………………………………… 2990
十七、术后过矫或欠矫 …………………… 2990
**第十六章 斜视手术麻醉**…………………… 2992
一、术前访视 ……………………………… 2992
二、术前并存全身疾病 …………………… 2992
三、术中生命体征监测 …………………… 2993
四、局部麻醉 ……………………………… 2993
五、监测下麻醉管理与镇静镇痛术 ……… 2993
六、全身麻醉 ……………………………… 2994
七、唤醒麻醉 ……………………………… 2995
八、肾上腺素(adrenalin)液眼表使用 …… 2998
九、麻醉术后恢复室 ……………………… 2998
十、眼迷走神经反射 ……………………… 2998
十一、术后手术眼无敷料遮盖 …………… 2999
十二、术后常见并发症 …………………… 3000

**第二篇 弱视**…………………………………… 3002
**第一章 概述**…………………………………… 3002
**第二章 视锐的成熟**…………………………… 3004
第一节 行为学研究 ……………………… 3004
第二节 电生理研究 ……………………… 3004
第三节 视觉发育可塑性机制的研究 …… 3005
**第三章 弱视的定义、标准及分类** ………… 3007
第一节 定义及其标准 …………………… 3007
第二节 弱视的分类 ……………………… 3008
一、斜视性弱视 …………………………… 3008
二、屈光参差性弱视 ……………………… 3008
三、形觉剥夺性弱视 ……………………… 3009
四、屈光不正性弱视 ……………………… 3009
**第四章 弱视的发病机制**…………………… 3011
第一节 弱视的病理生理学 ……………… 3011
第二节 产生弱视的因素 ………………… 3011
一、形觉剥夺 ……………………………… 3011
二、双眼异常相互作用 …………………… 3012
三、脑皮层主动抑制 ……………………… 3012
第三节 视觉分子病理机制 ……………… 3012
第四节 视觉功能研究 …………………… 3013
一、眼电图 ………………………………… 3013
二、视网膜电图 …………………………… 3013
三、视觉诱发电位 ………………………… 3014
四、多焦视网膜电图与多焦视觉诱发电位 ………………………………… 3014
第五节 视觉认知研究 …………………… 3015
一、视知觉认知与视觉训练 ……………… 3015
二、心理学研究与弱视 …………………… 3016
**第五章 弱视的临床体征**…………………… 3018
第一节 光觉 ……………………………… 3018
第二节 对比敏感度 ……………………… 3018
第三节 拥挤现象 ………………………… 3018
第四节 注视性质 ………………………… 3019
第五节 电生理研究 ……………………… 3020
**第六章 弱视的临床估计法及诊断**………… 3022
第一节 临床评估视力方法 ……………… 3022
第二节 诊断 ……………………………… 3023
**第七章 弱视的治疗**………………………… 3024
第一节 治疗中心注视性弱视 …………… 3024
一、光学矫正 ……………………………… 3024
二、遮盖法 ………………………………… 3024
三、压抑疗法 ……………………………… 3027
四、视刺激疗法(CAM) …………………… 3028
第二节 治疗旁中心注视性弱视 ………… 3029
一、后像疗法 ……………………………… 3029
二、红色滤光片疗法 ……………………… 3030
三、海丁格光刷疗法 ……………………… 3030
四、传统遮盖法 …………………………… 3031
五、综合疗法 ……………………………… 3031
**第八章 影响弱视疗效的因素及预后**……… 3033
第一节 影响弱视疗效的因素 …………… 3033
一、视力提高方面 ………………………… 3033
二、建立立体视方面 ……………………… 3033

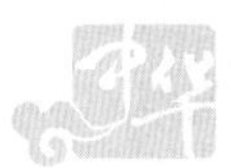




第二节　预后 ……3034

**第九章　弱视治疗的注意事项**……3035

第一节　盖眼问题 ……3035

第二节　警惕发生遮盖性弱视 ……3035

第三节　斜视 ……3035

第四节　弱视复发 ……3035

第五节　患儿家长的合作问题 ……3036

第六节　随访评估 ……3036


# 第十卷　神经眼科学


**第一章　神经眼科检查**……3039

第一节　神经眼科的解剖生理 ……3039

一、视神经 ……3039

二、视交叉 ……3040

三、视束 ……3041

四、外侧膝状体 ……3042

五、视放射 ……3043

六、视皮质 ……3044

第二节　视野检查的方法 ……3044

一、周围视野的检查 ……3045

二、中央视野的检查 ……3045

三、视野缺损的类型 ……3045

四、颜色视野在视野检查中的作用 ……3047

五、视路各段病变所致的视野缺损 ……3047

第三节　神经眼科影像学检查 ……3048

一、神经眼科常用的影像学检查方法 ……3048

二、合理选择影像学检查方法 ……3057

第四节　眼球运动 ……3058

一、眼球运动神经 ……3058

二、单个眼肌的作用 ……3061

三、眼球运动功能的检查 ……3061

**第二章　视乳头疾病**……3066

第一节　视乳头的正常形态 ……3066

一、视乳头的解剖 ……3066

二、视乳头的正常形态 ……3067

第二节　视乳头常见的变异 ……3068

一、视神经发育不良 ……3068

二、视盘形态和位置异常 ……3070

三、大视盘 ……3070

四、双视盘 ……3070

五、先天性视盘弧形斑 ……3070

六、先天性视盘凹陷 ……3070

七、假性视乳头炎和假性视乳头水肿 ……3071

八、先天性视盘色素沉着 ……3071

九、视盘玻璃膜疣 ……3071

十、视盘前膜 ……3072

十一、凹陷性视盘异常 ……3072

十二、先天性视神经萎缩 ……3074

十三、有髓鞘视神经纤维 ……3074

十四、永存玻璃体动脉 ……3074

第三节　视乳头水肿及视盘水肿 ……3075

第四节　视乳头静脉炎 ……3080

第五节　视乳头炎 ……3081

第六节　缺血性视神经病变 ……3082

第七节　视盘的肿瘤 ……3084

一、视盘黑色素细胞瘤 ……3084

二、视盘血管瘤 ……3084

三、视盘星形细胞错构瘤 ……3085

四、视盘色素上皮及视网膜联合性错构瘤……3085

**第三章　视路疾病**……3087

第一节　视神经疾病 ……3087

一、视神经炎 ……3087

二、视神经萎缩 ……3091

三、遗传性视神经病变 ……3092

四、外伤性视神经病变 ……3099

五、中毒性和营养缺乏性视神经病变 ……3105

六、视神经肿瘤 ……3110

第二节　视交叉病变 ……3111

一、视交叉体部病变 ……3111

二、视交叉前角处病变 ……3112

三、视交叉后角处病变 ……3112

四、视交叉体部外侧份的病变 ……3112

第三节　视束病变 ……3112

第四节　外侧膝状体病变 ……3113

第五节　视放射病变 ……3113

一、内囊病变 ……3113

二、颞叶病变 ……3113

三、顶叶病变 ……3113

第六节　枕叶皮质病变 ……3113

**第四章　颅内炎症**……3116

第一节　脑膜炎 ……3116

一、概述 ……3116

二、化脓性脑膜炎 ……3116

三、结核性脑膜炎 ……3117

四、脑结核瘤 ……3117

第二节　脑炎与脑病 ……3118

一、概述 ······ 3118
二、流行性乙型脑炎 ······ 3118
三、亚急性硬化性全脑炎 ······ 3118
四、急性中毒性脑病 ······ 3119
第三节 脑脓肿 ······ 3119
第四节 脑型寄生虫病 ······ 3121
**第五章 颅内肿瘤** ······ 3124
第一节 幕上肿瘤 ······ 3125
一、额叶肿瘤 ······ 3125
二、颞叶肿瘤 ······ 3125
三、顶叶肿瘤 ······ 3126
四、枕叶肿瘤 ······ 3126
五、胼胝体肿瘤 ······ 3127
六、矢状窦旁和大脑镰脑膜瘤 ······ 3127
七、鞍区肿瘤 ······ 3127
八、嗅沟脑膜瘤 ······ 3135
九、海绵窦肿瘤 ······ 3135
十、颅眶脑膜瘤 ······ 3135
十一、第三脑室肿瘤 ······ 3136
十二、丘脑肿瘤 ······ 3136
十三、松果体瘤 ······ 3136
第二节 幕下肿瘤 ······ 3137
一、小脑肿瘤 ······ 3137
二、第四脑室肿瘤 ······ 3137
三、小脑脑桥角肿瘤 ······ 3137
四、脑干肿瘤 ······ 3138
**第六章 脑血管疾病** ······ 3140
第一节 总论 ······ 3140
一、脑血管病的流行病学特点 ······ 3140
二、脑血管病的危险因素 ······ 3140
三、眼部相关脑血管疾病的常用诊断技术 ······ 3141
第二节 颈内动脉狭窄相关眼病 ······ 3143
一、解剖基础 ······ 3143
二、病因及流行病学特点 ······ 3143
三、发病机制 ······ 3144
四、临床表现 ······ 3144
五、辅助检查 ······ 3144
六、治疗 ······ 3145
第三节 椎基底动脉狭窄相关眼病 ······ 3145
一、解剖基础 ······ 3145
二、病因及流行病学特点 ······ 3146
三、临床表现 ······ 3146
四、辅助检查 ······ 3146
五、治疗 ······ 3147
第四节 颅内动脉瘤相关眼病 ······ 3147
一、解剖基础 ······ 3147
二、病因及流行病学特点 ······ 3148
三、发病机制 ······ 3148
四、临床表现 ······ 3148
五、辅助检查 ······ 3149
六、治疗 ······ 3150
第五节 颅内静脉窦血栓形成相关眼病 ······ 3150
一、解剖基础 ······ 3150
二、病因及流行病学特点 ······ 3151
三、临床表现 ······ 3151
四、辅助检查 ······ 3152
五、治疗 ······ 3152
**第七章 颅脑损伤** ······ 3154
第一节 颅脑损伤方式 ······ 3154
第二节 头皮损伤 ······ 3155
第三节 颅骨骨折 ······ 3156
第四节 原发性脑损伤 ······ 3157
一、脑震荡 ······ 3157
二、弥漫轴索损伤 ······ 3157
三、脑挫裂伤 ······ 3157
四、脑干损伤 ······ 3159
第五节 继发性脑损伤 ······ 3159
一、颅内血肿 ······ 3159
二、脑神经损伤 ······ 3161
**第八章 神经系统疾病引起的其他眼部变化** ······ 3164
第一节 睑裂 ······ 3164
一、面神经损害对睑裂的影响 ······ 3164
二、动眼神经麻痹性上睑下垂 ······ 3164
三、交感神经麻痹性上睑下垂 ······ 3164
四、重症肌无力对睑裂的影响 ······ 3164
第二节 眼眶与眼球突出 ······ 3164
一、颅骨面骨发育不全症 ······ 3164
二、尖头并指(趾)畸形 ······ 3164
三、下颌面骨发育不全 ······ 3165
四、舟状头 ······ 3165
五、面部正中裂综合征 ······ 3165
六、短头畸形 ······ 3165
七、畸形性骨炎 ······ 3165
八、Sturge-Weber 综合征 ······ 3165
九、黄色瘤病 ······ 3165
十、海绵窦血栓形成 ······ 3165
十一、蝶骨嵴脑膜瘤 ······ 3165
第三节 角膜 ······ 3165
一、神经麻痹性角膜炎 ······ 3165
二、肝豆状核变性 ······ 3166

三、带状疱疹 …… 3166
第四节 晶状体 …… 3166
一、肌强直性营养不良 …… 3166
二、非典型性外胚叶发育不全 …… 3166
三、共济失调-白内障综合征 …… 3166
四、Marfan 综合征 …… 3166
第五节 眼底 …… 3166
一、视网膜色素变性-肥胖-多指畸形综合征 …… 3166
二、视网膜色素变性-耳聋-共济失调-智力低下综合征 …… 3166
三、Pelizaeus-Merzbacher 综合征 …… 3166
四、von Hippel-Lindau 病 …… 3167
五、神经鞘髓磷脂沉积病 …… 3167
六、遗传性共济失调多发性神经炎 …… 3167
**第九章 瞳孔** …… 3168
第一节 瞳孔的解剖生理基础 …… 3168
一、瞳孔的正常形态及影响因素 …… 3168
二、瞳孔运动的肌肉 …… 3168
三、瞳孔的神经支配 …… 3169
四、瞳孔的神经反射 …… 3171
五、瞳孔的功能 …… 3175
六、瞳孔的发育 …… 3175
第二节 瞳孔的检查 …… 3175
一、瞳孔大小、形态和功能的评估 …… 3175
二、调节和会聚的评估 …… 3182
第三节 瞳孔和调节异常 …… 3184
一、瞳孔功能障碍 …… 3184
二、瞳孔的大小和形态异常 …… 3200
三、调节功能障碍 …… 3205
**第十章 视觉传出性疾病** …… 3209
第一节 先天性及发育性眼球运动异常 …… 3209
第二节 眼球运动神经损害的定位诊断 …… 3209
一、眼外肌麻痹 …… 3209
二、动眼神经损害的定位诊断 …… 3210
三、滑车神经损害的定位诊断 …… 3212
四、展神经损害的定位诊断 …… 3212
五、多发性眼运动神经麻痹 …… 3214
六、周围神经病变 …… 3214
第三节 核上性及核间性眼肌麻痹 …… 3214
一、内侧纵束 …… 3214
二、核间性眼肌麻痹 …… 3215
第四节 眼性眼球震颤 …… 3216
一、视觉性眼球震颤 …… 3216
二、眼肌性眼球震颤 …… 3217
三、少见的眼性眼球震颤 …… 3218
**第十一章 肌病** …… 3220
第一节 重症肌无力 …… 3220
第二节 肌营养不良 …… 3224
一、Duchenne 型肌营养不良 …… 3224
二、肌强直性营养不良 …… 3225
三、眼咽型肌营养不良 …… 3225
第三节 先天性肌强直 …… 3225
**第十二章 视功能障碍性疾病** …… 3227
第一节 癔症 …… 3227
第二节 幻视症 …… 3227
第三节 失视症和失读症 …… 3228
第四节 伪盲 …… 3228
一、伪装单眼全盲的检查法 …… 3228
二、伪装单眼视力减退的检查法 …… 3229
三、伪装双眼全盲的检查法 …… 3230
第五节 偏头痛 …… 3230
第六节 癫痫 …… 3231

## 第十一卷 眼外伤与职业性眼病

**第一部分 眼外伤** …… 3235
第一篇 眼外伤概论 …… 3235
第一章 眼外伤史及现代眼外伤进展 …… 3235
一、古代和近代眼外伤记载 …… 3235
二、战伤 …… 3235
三、现代眼外伤进展 …… 3236
**第二章 眼外伤病史的采集和记录** …… 3240
一、受伤的时间 …… 3240
二、致伤地点和周围环境 …… 3240
三、致伤物体和伤者体位 …… 3240
四、眼外伤的种类和性质 …… 3240
五、伤前病史 …… 3241
六、伤后处理 …… 3241
**第三章 眼外伤的常规检查** …… 3242
第一节 一般检查 …… 3242
第二节 特殊检查 …… 3243
一、眼和眶部的 X 线检查 …… 3243
二、眼和眶壁的 CT 检查 …… 3244
三、眼和眶壁的磁共振检查 …… 3244
四、眼外伤的超声诊断 …… 3244

五、视觉电生理检查 …… 3244
六、眼底荧光血管造影脉络膜血管造影与眼底照相 …… 3245
七、光学断层相干术(OCT) …… 3245
八、角膜地形图和波前像差仪 …… 3245
**第四章 眼外伤的急诊及处置** …… 3246
第一节 分类 …… 3246
一、根据全身伤情的分类和处理 …… 3246
二、按照眼外伤的分类和处理 …… 3246
第二节 初期急救处理 …… 3246
第三节 眼外伤患者的转送 …… 3247
一、护送前的准备工作 …… 3247
二、运送方式 …… 3247
第四节 眼外伤后的抗感染 …… 3248
一、眼外伤后感染的影响因素 …… 3248
二、抗生素的应用 …… 3248

**第二篇 眼附属器外伤** …… 3249
**第一章 眼睑外伤** …… 3249
第一节 近期眼睑挫伤 …… 3249
第二节 近期眼睑切裂伤 …… 3250
第三节 晚期眼睑切裂伤 …… 3252
一、陈旧性眼睑内眦部切裂伤 …… 3252
二、陈旧性眼睑外眦部切裂伤 …… 3253
三、外伤性上睑下垂 …… 3253
四、睑缘切迹 …… 3253
五、眼睑缺损 …… 3254
六、眼睑缝合的几种术式 …… 3254
七、Z成形术 …… 3255
**第二章 泪器外伤** …… 3259
第一节 泪腺外伤 …… 3259
一、泪腺震荡伤 …… 3259
二、泪腺穿通伤 …… 3259
三、外伤性泪腺瘘 …… 3259
四、外伤性泪腺萎缩 …… 3260
第二节 泪道外伤 …… 3260
一、泪道挫裂伤 …… 3260
二、泪道穿通伤 …… 3260
第三节 泪道异物 …… 3262
一、泪点和泪小管异物 …… 3262
二、泪囊异物 …… 3262
三、鼻泪管异物 …… 3262
**第三章 眼外肌外伤** …… 3263
第一节 致伤原因 …… 3263
第二节 临床表现 …… 3263
一、眼外肌的直接损伤 …… 3263
二、眶骨骨折所致的眼外肌麻痹 …… 3266
三、支配眼外肌的神经损伤 …… 3266
第三节 诊断与鉴别诊断 …… 3270
一、诊断 …… 3270
二、鉴别诊断 …… 3271
第四节 治疗 …… 3271
一、非手术治疗 …… 3271
二、手术治疗 …… 3271
**第四章 眼眶外伤** …… 3273
第一节 眶软组织挫伤 …… 3273
一、眶软组织挫伤 …… 3273
二、外伤性眶内出血和血肿 …… 3274
三、眼外肌损伤或麻痹 …… 3276
第二节 眶穿通伤和眶内异物 …… 3277
第三节 眶挤压伤 …… 3282
第四节 眼眶骨折 …… 3283
一、眼眶气肿 …… 3283
二、眶缘骨折 …… 3284
三、爆裂性眼眶骨折 …… 3285
第五节 开放性眼眶和眶周损伤 …… 3288
第六节 眶颅联合损伤 …… 3289
一、眶顶骨折和眶颅联合伤 …… 3289
二、创伤性颈动脉海绵窦瘘 …… 3290

**第三篇 眼前段外伤** …… 3292
**第一章 角膜外伤** …… 3292
第一节 概述 …… 3292
第二节 角膜擦伤和角结膜异物 …… 3293
第三节 手术性外伤 …… 3294
第四节 角巩膜裂伤 …… 3294
一、病史、检查和评价 …… 3294
二、修复原则 …… 3295
**第二章 虹膜及睫状体外伤** …… 3297
第一节 虹膜挫伤 …… 3297
一、外伤性瞳孔缩小 …… 3297
二、挫伤性虹膜炎 …… 3297
三、外伤性瞳孔散大(虹膜麻痹及睫状肌麻痹) …… 3297
第二节 虹膜裂伤 …… 3297
一、瞳孔括约肌撕裂伤 …… 3297
二、虹膜断离 …… 3297
三、外伤性无虹膜症 …… 3298
四、虹膜外伤手术 …… 3298
第三节 外伤性睫状体解离 …… 3298

第四节　外伤性前房积血 …………………… 3299
**第三章　晶状体外伤** …………………… 3301
第一节　挫伤性白内障 …………………… 3301
一、Vossius 环 …………………… 3301
二、外伤性播散型上皮下混浊 …………………… 3301
三、外伤性玫瑰花状混浊 …………………… 3301
四、弥散性挫伤性白内障 …………………… 3301
第二节　晶状体脱位 …………………… 3301
一、晶状体全脱位 …………………… 3302
二、晶状体不全脱位（半脱位） …………………… 3302
第三节　晶状体穿破伤 …………………… 3302
一、限局性静止性白内障 …………………… 3302
二、完全性外伤性白内障 …………………… 3303
第四节　晶状体外伤的处理 …………………… 3303

**第四篇　眼后段外伤** …………………… 3304
**第一章　开放性巩膜外伤** …………………… 3304
第一节　病因病理学 …………………… 3304
第二节　临床表现和诊断 …………………… 3307
第三节　治疗 …………………… 3308
第四节　巩膜破裂 …………………… 3310
一、发病机制与破裂部位 …………………… 3310
二、临床表现与诊断 …………………… 3310
三、手术处理 …………………… 3311
**第二章　外伤性葡萄膜炎症** …………………… 3313
第一节　外伤性炎症及外伤性葡萄膜炎 …… 3313
一、外伤后炎症 …………………… 3313
二、眼外伤后的炎症过程 …………………… 3313
三、外伤性葡萄膜炎的临床表现和治疗 … 3314
第二节　外伤性感染性眼内炎 …………………… 3314
第三节　交感性眼炎 …………………… 3316
一、发病率 …………………… 3317
二、病因和病理学 …………………… 3317
三、临床表现 …………………… 3318
四、诊断和鉴别诊断 …………………… 3318
五、治疗 …………………… 3319
**第三章　眼后段外伤的玻璃体手术** …………………… 3321
第一节　伴玻璃体积血或视网膜脱离的玻璃体手术 …………………… 3321
第二节　眼球贯通伤的玻璃体手术 …………………… 3323
第三节　外伤性感染性眼内炎的玻璃体手术… 3324
第四节　晶状体脱入玻璃体的玻璃体手术 … 3324
第五节　合并眼后段异物的玻璃体手术 …… 3325
第六节　外伤后无光感眼的探查性玻璃体手术 …………………… 3327
**第四章　外伤性视网膜脉络膜病变** …………………… 3331
第一节　概述 …………………… 3331
一、眼球挫伤的力学致伤学说 …………………… 3331
二、眼球挫伤的组织损伤机制 …………………… 3332
第二节　视网膜震荡和挫伤 …………………… 3333
一、两类不同的挫伤性视网膜水肿 ……… 3333
二、挫伤性视网膜水肿的病理研究 ……… 3333
三、临床处理 …………………… 3335
第三节　脉络膜破裂 …………………… 3336
一、概述 …………………… 3336
二、损伤因素与类型 …………………… 3337
三、弹伤性脉络膜视网膜病变 …………………… 3338
四、视网膜色素上皮撕裂 …………………… 3338
五、预后与临床处理 …………………… 3338
第四节　黄斑裂孔 …………………… 3338
一、病因病理 …………………… 3339
二、临床表现与诊断 …………………… 3339
三、临床处理 …………………… 3339
第五节　视网膜裂孔及视网膜脱离 …………………… 3339
一、视网膜裂孔的病因和类型 …………………… 3339
二、视网膜脱离 …………………… 3340
第六节　眼部挤压伤的视网膜脉络膜病变 … 3340
第七节　间接性眼损伤 …………………… 3340
一、Purtscher 视网膜病变 …………………… 3340
二、Terson 综合征 …………………… 3341
三、Valsalva 视网膜病变 …………………… 3341
四、摇晃婴儿综合征 …………………… 3341

**第五篇　眼内异物伤** …………………… 3342
**第一章　眼内异物的诊断** …………………… 3342
一、病史 …………………… 3342
二、眼球穿孔伤 …………………… 3342
三、异物的发现 …………………… 3343
四、异物通道的发现 …………………… 3343
五、视网膜损伤 …………………… 3343
六、眼内异物并发症的出现 …………………… 3343
七、眼内异物的特殊检查方法 …………………… 3344
**第二章　眼内异物的定位** …………………… 3346
第一节　检眼镜定位法 …………………… 3346
一、定位方法 …………………… 3346
二、磁性试验 …………………… 3348
第二节　X 线摄片定位法 …………………… 3348
一、X 线直接定位法 …………………… 3349
二、几何学定位法 …………………… 3354
三、生理学定位法 …………………… 3354

四、薄骨定位法 …… 3356
五、无骨定位法 …… 3357
六、方格定位法 …… 3358
七、DR摄片 …… 3358
八、其他定位方法 …… 3359
第三节　眼内异物的CT诊断 …… 3359
一、CT眼内异物诊断的发展 …… 3359
二、眼内异物CT诊断技术 …… 3359
三、眼内异物的CT诊断 …… 3360
四、眼内异物CT定位测量 …… 3361
五、CT在眼内异物诊断、定位中的优缺点及注意事项 …… 3362
第四节　眼内异物的超声诊断 …… 3362
一、眼内异物超声诊断的发展 …… 3362
二、眼内异物的A型超声诊断 …… 3362
三、眼内异物的B型超声诊断 …… 3363
四、超声生物显微镜眼前段异物定位诊断 …… 3364
第五节　眼内异物的磁共振成像诊断 …… 3365
一、磁共振成像在眼部异物诊断应用的发展史 …… 3365
二、眼部异物磁共振表现及定位 …… 3365
**第三章　眼内异物摘出** …… 3371
第一节　术前准备 …… 3371
一、器械准备 …… 3371
二、消毒与麻醉 …… 3372
第二节　眼前段异物的摘出 …… 3372
一、眼前段磁性异物的摘出 …… 3372
二、眼前段非磁性异物的摘出 …… 3375
第三节　眼后段异物的摘出 …… 3376
一、经玻璃体的眼内异物摘出术 …… 3376
二、常规后径摘出法 …… 3378
三、常规后径异物摘出术中的辅助定位方法 …… 3382
四、睫状体磁性异物简易摘出法 …… 3385
五、眼内镜眼内异物摘出术 …… 3386

**第二部分　职业性眼病及其他** …… 3387
**第一篇　职业性眼病** …… 3387
**第一章　眼部烧伤** …… 3387
第一节　概述 …… 3387
第二节　眼烧伤的分度 …… 3387
一、国际通用Hughes分度法 …… 3387
二、我国1982年眼外伤与职业性眼病协作小组通过的分度标准 …… 3388
三、烧伤面积计算法 …… 3388
第三节　热烧伤 …… 3388
一、火焰烧伤 …… 3388
二、接触性烧伤 …… 3389
三、热烧伤的急救和治疗 …… 3389
第四节　化学性眼灼伤 …… 3389
一、概述 …… 3389
二、发病机制 …… 3390
三、临床表现 …… 3390
四、病理变化 …… 3391
五、常规治疗 …… 3392
六、特殊治疗 …… 3392
七、化学烧伤的预防 …… 3393
第五节　化学武器伤 …… 3394
**第二章　化学物质中毒** …… 3397
第一节　无机化合物中毒 …… 3397
一、铅 …… 3397
二、汞 …… 3398
三、锰 …… 3399
四、铬 …… 3400
五、铊 …… 3400
六、砷 …… 3401
七、磷 …… 3402
第二节　有机化合物中毒 …… 3403
一、三硝基甲苯 …… 3403
二、二硝基酚和二硝基萘 …… 3405
三、二硫化碳 …… 3405
四、甲醇 …… 3408
五、一氧化碳 …… 3410
六、萘 …… 3411
七、苯 …… 3412
八、三氯乙烯 …… 3412
九、四氯化碳(四氯甲烷) …… 3413
十、氢氰酸和氰化物 …… 3413

**第二篇　特种眼外伤** …… 3414
**第一章　非电离辐射性光损伤** …… 3414
第一节　概论 …… 3414
一、非电离辐射的分类 …… 3414
二、热源与热辐射 …… 3414
三、辐射线对机体的作用 …… 3415
第二节　紫外线 …… 3416
一、紫外线的性能和分段 …… 3416
二、紫外线的生物效应 …… 3416
三、紫外线对眼的损伤 …… 3417
四、紫外线防护与安全标准 …… 3419
第三节　可见光 …… 3421

第四节　红外线 …… 3421
一、红外线的性能和分段 …… 3421
二、红外线的生物效应 …… 3421
三、红外线对眼的损伤 …… 3421
四、远红外辐射 …… 3423
第五节　微波和射频 …… 3423
第六节　超声波 …… 3423
**第二章　电离辐射对眼部的损伤** …… 3425
一、概述 …… 3425
二、生物学作用 …… 3425
三、临床表现 …… 3425
四、诊断与分期 …… 3426
五、鉴别诊断 …… 3426
六、治疗 …… 3427
七、阈值剂量与防护 …… 3427
八、电离辐射对眼部其他组织的损伤 …… 3427
**第三章　核爆炸所致眼损伤** …… 3428
一、核武器的杀伤作用 …… 3428
二、核爆炸光辐射所致角膜烧伤 …… 3428
三、核爆炸所致晶状体损伤 …… 3428
四、核爆炸光辐射所致视网膜烧伤 …… 3429
五、核爆炸闪光盲效应 …… 3429
**第四章　激光对眼部的损害** …… 3431
一、概述 …… 3431
二、生物学作用 …… 3431
三、临床表现 …… 3432
四、阈值剂量与防护 …… 3432
**第五章　冷伤** …… 3434
第一节　致伤原因及易冻部位 …… 3434
第二节　冷伤的生理病理 …… 3434
一、生理调节阶段 …… 3434
二、组织冻结阶段 …… 3435
三、复温融化阶段 …… 3435
第三节　临床表现和诊断 …… 3435
第四节　分级救治 …… 3436
第五节　预防 …… 3437
**第六章　电击伤与雷击伤** …… 3438
第一节　概论 …… 3438
第二节　皮肤与眼睑损伤 …… 3438
第三节　电击性白内障 …… 3439
第四节　视网膜脉络膜损伤 …… 3439
**第七章　应激性损伤** …… 3440
第一节　高空飞行环境对视觉功能的影响 …… 3440
一、高空缺氧对视觉系统的影响 …… 3440
二、高空减压对视觉系统的影响 …… 3441
三、氧中毒 …… 3442
第二节　高空飞行速度因素对视觉功能的影响 …… 3443
一、高速飞行对视觉功能的影响 …… 3443
二、加速度飞行对视觉功能的影响 …… 3443
第三节　其他高空飞行因素对视觉系统的影响 …… 3445
一、高空近视 …… 3445
二、飞机座舱显示环境 …… 3445
三、暗视觉与眩光 …… 3445
四、飞行中的振动与噪声对视觉系统的影响 …… 3446
第四节　航天环境对视觉系统的影响 …… 3446
**第八章　微波对眼的损害** …… 3448
一、概论 …… 3448
二、生物学作用 …… 3448
三、临床表现 …… 3448
四、治疗 …… 3450
五、卫生标准与防护 …… 3450
**第九章　视网膜光损伤和老年性黄斑变性的病因** …… 3452
第一节　概述 …… 3452
第二节　环境光和视网膜 …… 3452
一、注视日光引起的日光性黄斑病变 …… 3453
二、白内障术后的光照性黄斑病变 …… 3455
第三节　视网膜光化学损伤的病理改变 …… 3455
第四节　影响视网膜光损伤的生理因素 …… 3456
第五节　眼科仪器光的物理学指标 …… 3457
第六节　视网膜光损伤的机制 …… 3457
第七节　光损伤和老年性黄斑变性 …… 3458

## 第十二卷　眼与全身病

**第一篇　全身病在眼部的表现** …… 3463
**第一章　有眼部表现的全身性遗传病** …… 3463
第一节　染色体病 …… 3463
一、常染色体异常 …… 3463
二、性染色体异常 …… 3464
第二节　代谢病 …… 3464
一、糖代谢病 …… 3464
二、氨基酸代谢病 …… 3466

三、脂代谢病 …… 3466
四、其他代谢病 …… 3467
第三节 神经系统遗传病 …… 3468
一、遗传性共济失调 …… 3468
二、肌肉疾病 …… 3468
三、神经皮肤综合征 …… 3469
四、其他综合征 …… 3469
第四节 骨和结缔组织遗传病 …… 3470
一、颅面骨发育不全 …… 3470
二、指趾骨发育异常 …… 3470
三、结缔组织疾病 …… 3470
第五节 遗传性皮肤病 …… 3471
一、角化异常 …… 3471
二、色素沉着异常 …… 3471
三、光敏感疾病 …… 3472
四、皮肤发育异常 …… 3472
第六节 伴耳聋的综合征 …… 3472
第七节 伴牙异常综合征 …… 3472
第八节 线粒体遗传病 …… 3473
**第二章 全身性免疫异常在眼部的表现** …… 3474
第一节 超敏反应疾病与眼 …… 3474
一、Ⅰ型超敏反应 …… 3474
二、Ⅱ型超敏反应 …… 3475
三、Ⅲ型超敏反应 …… 3476
四、Ⅳ型超敏反应 …… 3477
第二节 自身免疫性疾病与眼 …… 3477
一、存在自身抗体的自身免疫性疾病 …… 3477
二、自身免疫性神经系统疾病 …… 3483
三、自身免疫性淋巴增殖性疾病 …… 3485
四、其他自身免疫性疾病 …… 3485
第三节 免疫缺陷病与眼 …… 3487
一、婴幼儿无丙种球蛋白血症 …… 3488
二、先天性胸腺发育不良 …… 3488
三、毛细血管扩张性共济失调症 …… 3488
四、免疫缺陷伴湿疹 - 血小板减少病 …… 3488
五、Chediak-Higashi 综合征 …… 3489
六、获得性免疫缺陷综合征 …… 3489
第四节 免疫增生病与眼 …… 3491
一、淋巴细胞性肿瘤 …… 3492
二、白血病 …… 3493
三、浆细胞肿瘤 …… 3494
四、组织细胞增多症 …… 3494
**第三章 精神病患者的眼部表现** …… 3497
第一节 概述 …… 3497
第二节 与视觉相关的精神症状 …… 3497
一、眼神 …… 3497
二、视错觉 …… 3497
三、视幻觉 …… 3498
四、视物显大、视物显小和视物变形 …… 3498
五、空间知觉障碍 …… 3499
第三节 与视知觉障碍相关的各类精神疾病 … 3499
一、精神分裂症 …… 3499
二、心境障碍 …… 3499
三、脑器质性精神障碍 …… 3499
四、躯体疾病所致精神障碍 …… 3500
五、精神活性物质所致精神障碍 …… 3500
六、癔症性精神病与癔症性失明 …… 3501
**第四章 心血管病在眼科的表现** …… 3502
第一节 心脏疾病 …… 3502
一、先天性心脏病 …… 3502
二、肺源性心脏病 …… 3503
三、瓣膜性心脏病 …… 3503
四、感染性心内膜炎 …… 3504
第二节 血管疾病 …… 3504
一、高血压 …… 3504
二、动脉硬化 …… 3507
三、眼缺血综合征 …… 3508
四、多发性大动脉炎 …… 3509
五、椎基底动脉供血不足 …… 3510
六、Raynaud 病 …… 3510
**第五章 耳鼻喉科疾病的眼部表现** …… 3512
一、先天畸形 …… 3512
二、炎症 …… 3512
三、外伤 …… 3513
四、肿物 …… 3514
五、眼球突出 …… 3514
六、失明 …… 3514
七、流泪 …… 3515
**第六章 结核病的眼部表现** …… 3516
第一节 概况 …… 3516
一、病原菌 …… 3516
二、流行病学 …… 3516
三、发病机制 …… 3517
四、组织病理学 …… 3517
五、临床表现及诊断 …… 3518
六、治疗 …… 3518
七、预防 …… 3518
第二节 眼部结核感染 …… 3519
一、眼眶结核 …… 3519
二、眼睑结核 …… 3519

三、泪器结核 …… 3520
四、结膜结核 …… 3520
五、角膜结核 …… 3520
六、巩膜结核 …… 3521
七、结核性葡萄膜炎 …… 3521
八、视网膜结核 …… 3523
九、视神经结核 …… 3524
**第七章 麻风眼病** …… 3525
第一节 麻风病概要 …… 3525
一、历史回顾 …… 3525
二、流行病学 …… 3525
三、病原 …… 3525
四、传染途径及潜伏期 …… 3526
五、分类 …… 3526
六、麻风反应 …… 3527
七、诊断与治疗 …… 3527
八、预防 …… 3527
第二节 眼各部麻风的临床表现 …… 3528
一、眼附属器病变 …… 3528
二、眼球的病变 …… 3528
第三节 麻风眼病的治疗 …… 3531
一、全身抗麻风治疗 …… 3531
二、局部治疗 …… 3531
**第八章 病毒感染性疾病在视网膜和脉络膜中的表现** …… 3533
一、麻疹 …… 3533
二、风疹 …… 3534
三、急性流行性腮腺炎 …… 3534
四、疱疹病毒 …… 3534
五、急性视网膜坏死 …… 3536
六、巨细胞病毒性视网膜炎 …… 3537
七、裂谷热 …… 3538
八、获得性免疫缺陷综合征 …… 3539
**第九章 性病传染性眼病** …… 3541
第一节 梅毒 …… 3541
第二节 淋病 …… 3543
第三节 包涵体性结膜炎 …… 3545
第四节 性病淋巴肉芽肿性结膜炎 …… 3546
第五节 获得性免疫缺陷综合征及其眼部并发症 …… 3546
**第十章 眼部的弹力纤维及有关疾病** …… 3552
第一节 弹力纤维系统的成分与结构 …… 3552
第二节 弹力纤维在眼部不同组织内的分布及其异常 …… 3553
第三节 弹性假黄色瘤 …… 3556
第四节 Marfan 综合征 …… 3557
第五节 假性剥脱综合征 …… 3558
一、流行病学 …… 3558
二、病理生理学 …… 3558
三、病因学 …… 3559
四、临床表现 …… 3559
五、治疗 …… 3560
六、并发症的预防 …… 3560
**第十一章 高原眼病** …… 3563
第一节 概述 …… 3563
一、高原概况 …… 3563
二、光敏度、视敏度与色觉 …… 3564
三、视野 …… 3564
第二节 高原与结膜角膜病变 …… 3564
一、慢性结膜血管扩张症 …… 3564
二、春季卡他性结膜炎 …… 3564
三、结膜微循环 …… 3564
四、高原紫外线角膜结膜炎 …… 3565
五、翼状胬肉 …… 3566
第三节 高原与眼底病变 …… 3567
一、眼底表现 …… 3567
二、日光性视网膜灼伤 …… 3567
三、高原红细胞增多症 …… 3568
四、急进高海拔地区眼底改变 …… 3569
五、新生儿视网膜出血 …… 3569
第四节 白内障 …… 3570
第五节 青光眼 …… 3571
第六节 高原的屈光状态 …… 3571
**第十二章 颅眼压力相关性视神经病变** …… 3573
第一节 概述 …… 3573
第二节 视盘水肿 …… 3573
第三节 视盘凹陷 …… 3573

**第二篇 与眼有关的综合征** …… 3576

**中文索引** …… 1

**英文索引** …… 58

# 第八卷

# 眼屈光学

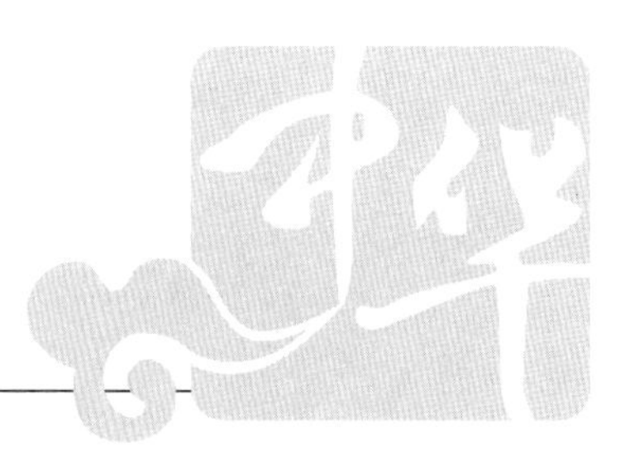

# 第一篇　基础光学和眼的生理光学

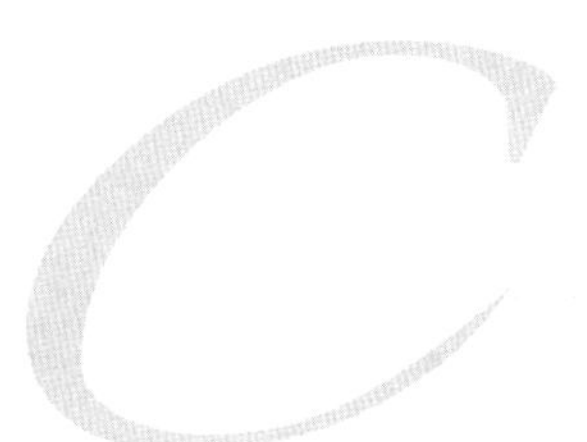

# 第一章
## 光的性质及其传播

### 第一节　光 的 本 质

光是一种重要的自然现象，我们所以能够看到客观世界中斑驳陆离、瞬息万变的景象，是因为眼睛接受物体发射、反射或散射的光。据统计，人类感官收到外部世界的总信息量中，有 80% 以上通过眼睛获得。由于光与人类生活和社会实践的密切联系，光学也和天文学、力学一样，是一门最早发展起来的学科。然而，人类对光的本性的认真探讨，应该说是从 17 世纪开始的。当时有两个学说并立，一方面，以牛顿为代表的一些人提出了微粒理论，认为光是按照惯性沿直线飞行的微粒流，这一学说直接说明了光的直线传播定律，并能对光的反射和折射作一定的解释。但是，用微粒学研究光的折射定律时，得出了光在火种中的速度比在空气中大的错误结论。另一方面，和牛顿同时代的惠更斯认为光是机械振动在“以太”这种特殊媒质中传播的纵波，他的理论是很不完善的。19 世纪初，托马斯•杨和菲涅尔等人的实验和理论工作，推动了光的波动理论前进，解释了光的干涉、衍射现象，初步测定了光的波长，并根据光的偏振现象确认光是横波。根据光的波动理论研究光的折射，得出的结论是光在媒质中的速度应小于在空气中的速度，这一点在 1862 年为傅科的实验所证实。1864 年麦克斯韦建立了完整的经典电磁理论，同时指出光也是一种电磁波，从而产生了光的电磁理论。由于电磁波理论在阐述光学现象方面非常成功，所以人们就自然抛弃了基于“以太”这种假想媒质的机械波理论，而代之以电磁波理论。

其实，“粒子”和“波动”都是经典物理的概念。近代科学实践证明，光是个非常复杂的客体，对于它的本性问题，只能用它所表现的性质和规律来回答：光的某些方面的行为像经典的“波动”，另一方面的行为却像经典的“粒子”，这就是所谓“光的波粒二象性”，任何经典的概念都不能完全概括光的本性。自然，我们对光的本性的这种认识只具有相对真理性，对光的认识并没有完结。

按照波长和频率不同，可将所有电磁波排列成图，称为电磁谱（图 8-1）。人眼可见的光，只是谱中的一小部分。它的波长在 380～780nm 之间。

可见光波的波长一般用 μm（micrometer）和 nm（nanometer）为长度单位。

$$1\mu m = 10^{-6}m = 10^{-4}cm$$

$$1nm = 10^{-9}m = 10^{-7}cm$$

可见光依波长不同，显现各种色调，大体上可分为红、橙、黄、绿、青、蓝、紫（表 8-1）。

**表 8-1　波长与色彩**

| 波长范围（nm） | 大致波长（nm） | 色调 |
|---|---|---|
| 723～647 | 700 | 红 |
| 647～585 | 616 | 橙 |
| 585～575 | 580 | 黄 |
| 575～492 | 510 | 绿 |
| 492～455 | 470 | 青 |
| 455～424 | 440 | 蓝 |
| 424～397 | 420 | 紫 |

各色光互相混合，可形成新的色调。日光中包含各种波长的光，应用三棱镜色散分光，可使各不同波长的光依次排列显现。

波长大于 723nm（723nm～1mm）的光称为红外光（或称红外线）。波长短于 397nm（10nm～397nm）的光称为紫外光（或称紫外线）。

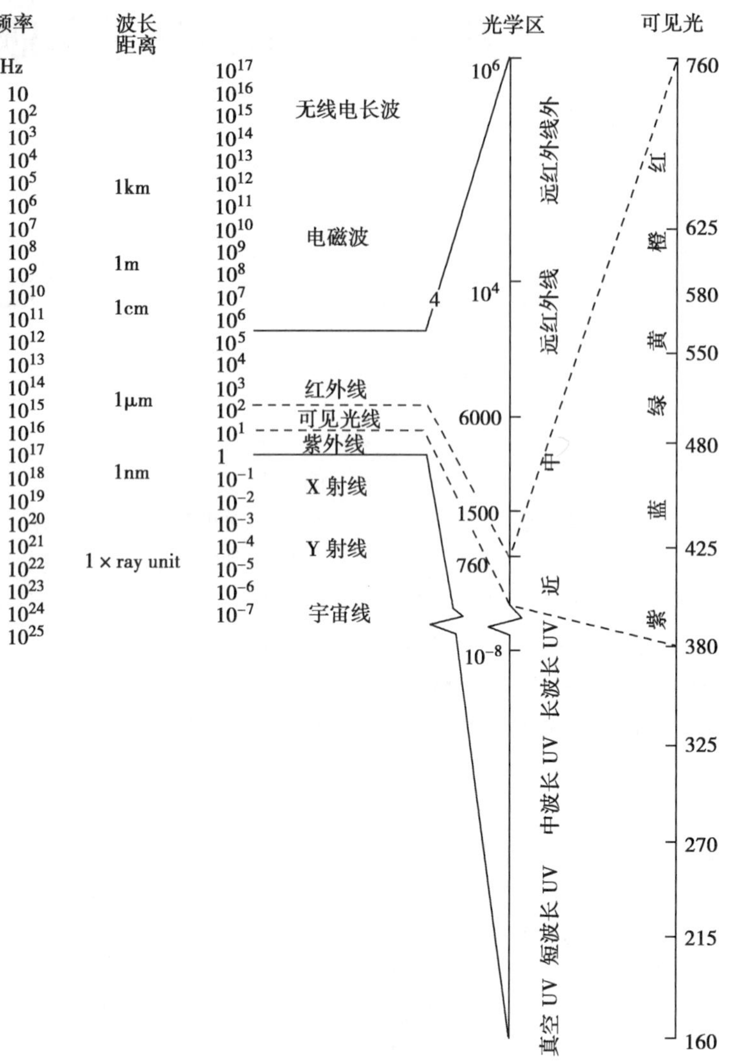


图 8-1 电磁波谱

## 第二节 光的传播

任何发光的物体，都可以叫作光源。太阳、蜡烛和火焰、钨丝灯、日光灯，都是我们日常生活中熟悉的光源，光源不仅用来照明，在实验室中为了各种科学研究的需要，人们常使用形式多样的特殊光源，如各种气体弧光放电和辉光放电管、发光二极管等崭新光源。

发光点发出的光波向四周传播时，某一时刻其振动位相相同的点所构成的等相位面称为波阵面。通常，波阵面分为平面波、球面波和任意曲面波。自点光源发出的光，以点光源为中心的同心球面表示它的波阵面。波阵面曲度半径由近及远逐渐增大，无穷远的波阵面可以当作平面波。在一般情况下，光的传播常用直线表示，这就是光线。光线事实上就是波阵面上某点的法线方向。因此，波阵面法线即为光线。与波阵面对应的所有光线的集合，称为光束。任何自点光源发出的光束中各光线走向散开，这种光束称为发散光束。光束中各光线互相平行的光束，称为平行光束。光束中各光线如向空间某一点集合，则此光束称为会聚光束（图 8-2）。

光的传播速度很快，在真空中光每秒钟的行程为 $2.997\,925\,0 \times 10^8$m，一般用其近似值通称光速为每秒钟 $3 \times 10^8$m。光波每秒钟振动的次数称为频率，频率以赫兹（Hz）为单位。

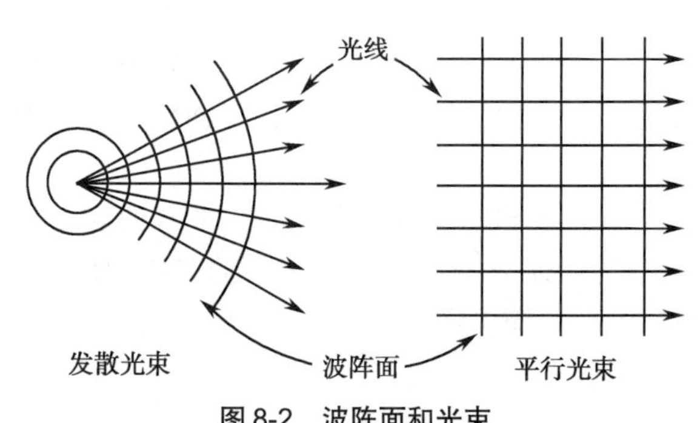


图 8-2 波阵面和光束

$$频率=\frac{光速}{波长}$$

以 $v$ 代表频率，$c$ 代表光速，$\lambda$ 代表光的波长，则：

$$v=\frac{c}{\lambda} \quad (8\text{-}1)$$

例如红光波长为 647nm，它的频率就是：

$$v=\frac{3\times10^{8}\text{m}}{647\times10^{-9}\text{m}}=4.6\times10^{14}\text{Hz}$$

如绿光波长为 575nm，它的频率就是：

$$v=\frac{3\times10^{8}\text{m}}{575\times10^{-9}\text{m}}=5.2\times10^{14}\text{Hz}$$

一个光量子的能量（$E$）是：

$$E=hv \quad (8\text{-}2)$$

$h$ 代表 Plank 常数，$h=6.626\,069\,57\times10^{-34}\text{J}\cdot\text{s}$。所以由式（8-1）得：

$$E=6.626\,069\,57\times10^{-34}\times\frac{c}{\lambda}$$

如 $\lambda=700$nm 的红光，每一光量子的能量为：

$$E=\frac{6.626\,069\,57\times10^{-34}\text{J}\cdot\text{s}\times3\times10^{8}\text{m/s}}{700\times10^{-9}\text{m}}=2.84\times10^{-19}\text{J}$$

$\lambda=500$nm 的绿光，每一光量子的能量为：

$$E=\frac{6.626\,069\,57\times10^{-34}\text{J}\cdot\text{s}\times3\times10^{8}\text{m/s}}{500\times10^{-9}\text{m}}=3.98\times10^{-19}\text{J}$$

由此可见光的波长越短，每一光量子的能量就越大。

光在传播过程中如遇到物体，可发生透射、反射和吸收三种现象。凡能透过光的物质，统称为媒质。在各向同性的均匀的媒质中，光线一般仍作直线方向行进，但在经过两种不同媒质的界面时，按媒质折射率（或称屈光指数）不同，光线在界面两侧的行进方向会出现一定角度的偏折，这就是光的折射，因而媒质一般又称为“屈光媒质”。在两种媒质交界面上，有一部分光将折回第一媒质，这就是反射。此外还有一部分光被物质吸收，按照能量守恒定律，吸收的光能就转化为其他形式的能量。按照物质的性质、光的波长、光的入射情况不同，光透过、反射和吸收的份量亦各不相同。

## 第三节　波阵面和光的其他特性

光是电磁波的一种。光的传播是电场振动与磁场振动在空间中交替变化、互相激发所形成的。振动在空间的传播形成波动，波场中每点的物理状态随时间做周期性的变化，而在每一瞬间波场中各点物理状态的空间分布也呈一定的周期性，因此，我们说波动具有时空双重周期性。此外，伴随着波动，总有能量的传输。具有时空双重周期性的运动形式和能量的传输，是一切波动的基本特性。因而光具有干涉、衍射、偏振等一切波动的特性。

### 一、波　阵　面

“波阵面”（wavefront）一词，过去常用来指一个等相面（波面），或走在最前面的波面，这一种含义只对冲击波一类非定态波有意义。目前我们常用的“波阵面”概念，是泛指波场中任一曲面，更多地是指一个平面。在实际问题中人们有时不必泛泛地讨论三维波场里复振幅的分布，也无需追求复杂波场中波面的形状和波线的轨迹，而只关心某一特定波阵面上复振幅的二维分布。一列波携带着许多信息，如频率 $v$、波长 $\lambda$ 和传播方向（二者包含在波矢 k 中），振幅分布，位相分布，传播速度，等等（图 8-3）。对于单色的定态波场，这些信息全部包含在三维的复振幅分布函数中了，然而通常光学系统中的一个元件只和波场中某个波阵面打交道，就是说，与它有关的只是这个波阵面上的信息。至于波阵面上各种信息中哪些被接受，或引起什么效果，则取决于接受器件的性能。因此，复振幅在波阵面上的二维分布问题是非常值得关注。

### 二、干　　涉

由实际光源发出的光包括了由大量分子或原子所发的各种频率的光，称为复色光。单一频率即单一波长

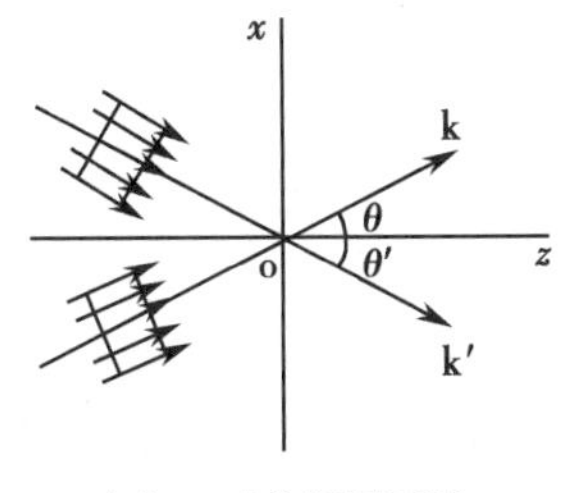

(a) 一对共轭平面波

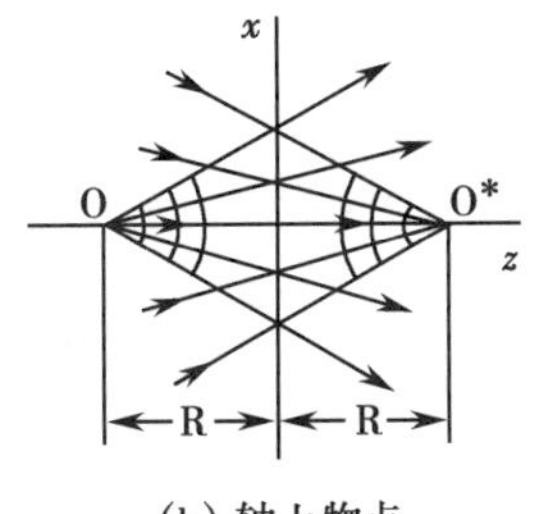

(b) 轴上物点

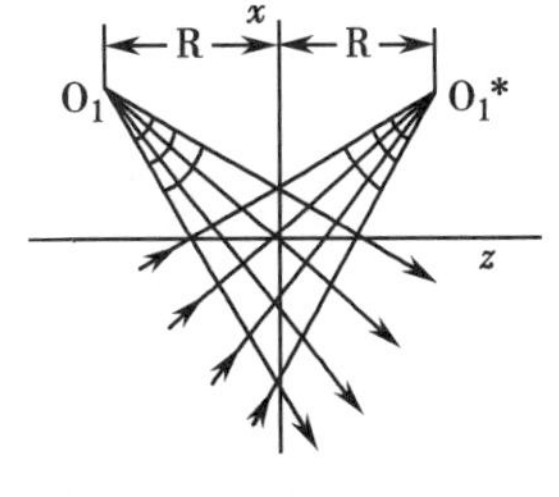

(c) 轴外物点

图 8-3　列波携带的信息

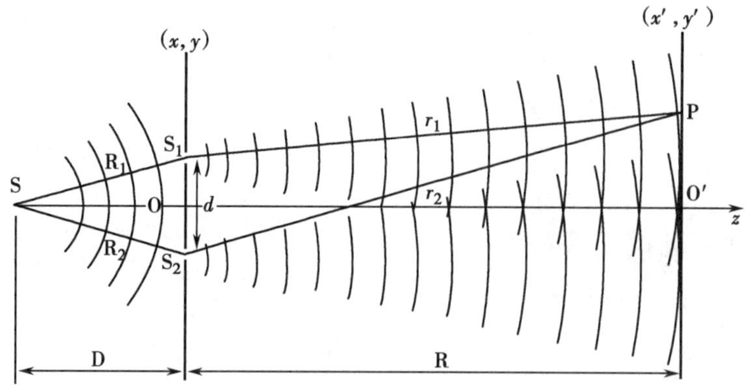

图 8-4　杨氏实验：光波干涉

的光，称为单色光。单色光波和其他电磁波一样，也是简谐波。绝对单一的单色光波很难求得，目前以激光光波的单色性最好。例如氦氖激光的波长为 632.8nm，带宽小于 0.002nm。两个以上的单色光波在空间相遇，则波与波每点互迭，在每个相遇点产生的合振动是各个光波单独产生的振动的矢量和，即波的正相相遇或负相相遇则加强，正相与负相相遇时则互相抵消，这种现象称为光波的叠加。如果相遇时两单色光波具有相同的频率和振动方向，且在叠加区域内任一点具有恒定的位相差值，则于接收屏幕上出现明暗相间的条纹，这种现象称为光的干涉。实验时，要从普通光源上获得相干光，只要将同一光源发出的同一波阵面分成两列（或多列）光波，经过不同路径在空间任意位置叠加，就能满足上述要求，出现干涉现象。通常有两种方法可以获得相干光，一种是分波阵面法，另一种是分振幅法。

演示分波阵面法干涉最著名的实验是 Thomas Young 的双缝干涉实验（图 8-4）。

将自点光源发出的单色光波通过一遮板上两条非常靠近的平行隙缝（图 8-4 中 $S_1$ 和 $S_2$），再投射到接收屏幕上。图 8-4 双缝干涉实验中，狭缝 $S_1$ 和 $S_2$ 的宽度各为 0.1mm，间距 $d$ 为 0.5mm，$S_1$ 和 $S_2$ 到屏幕的距离 R 要远大于间距 $d$。则接收屏幕上就可出现明暗相间的干涉条纹。

屏上任意一点 P 到 $S_1$ 的距离为 $r_1$，P 到 $S_2$ 的距离为 $r_2$（图 8-5），则自 $S_1$ 和 $S_2$ 所发出的光波到 P 点的光程差为：

$$r_1 - r_2 = S_1B \qquad (8\text{-}3)$$

$\angle APS_1 \approx \angle S_1S_2B = \angle\theta$。由图可知：

$$S_1B = d\sin\theta \qquad (8\text{-}4)$$

如 P 位于一明条纹的中心，则：

$$d\sin\theta = m\lambda$$

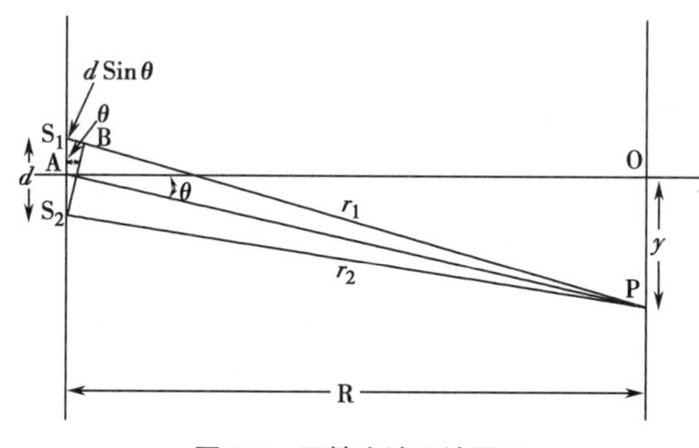

图 8-5　双缝光波干涉原理

$$\sin\theta = \frac{m\lambda}{d} \quad (m = 0, 1, 2, 3\cdots\cdots)$$

当 $m=0$ 时，$\theta=0$，$r_1-r_2=0$，即在 O 点处出现亮条纹称为中央亮条纹或零级亮条纹。

如 P 位于第 $m$ 条纹的中央，PO 间距为 $Y_m$，

$$Y_m = R\sin\theta = R\cdot\frac{m\lambda}{d}$$

$$\lambda = \frac{Y_m d}{mR} \qquad (8\text{-}5)$$

因而 Thomas Young 的双缝干涉实验不但可演示干涉现象，证实光的波动性，还可用于求单色光波的波长。

在玻璃表面镀一层折射率不同于玻璃的薄膜材料，薄膜两界面的反射光来自于同一光源，只是经历了不同的路径而有恒定的相位差，因此它们是相干光，相遇时将会产生干涉，称为“薄膜干涉”，属于分振幅法干涉类型。透镜或棱镜等光学元件常通过表面镀膜，利用薄膜干涉原理来减少对入射光的反射损失。

图 8-6 为玻璃表面镀膜后的情况。入射光一部分自空气 - 薄膜界面反射，一部分自薄膜 - 玻璃界面反射。如薄膜材料的折射率（$n_c$）小于玻璃的折射率（$n_g$），且薄膜厚度为入射光波长的 1/4，则两个不同界面的

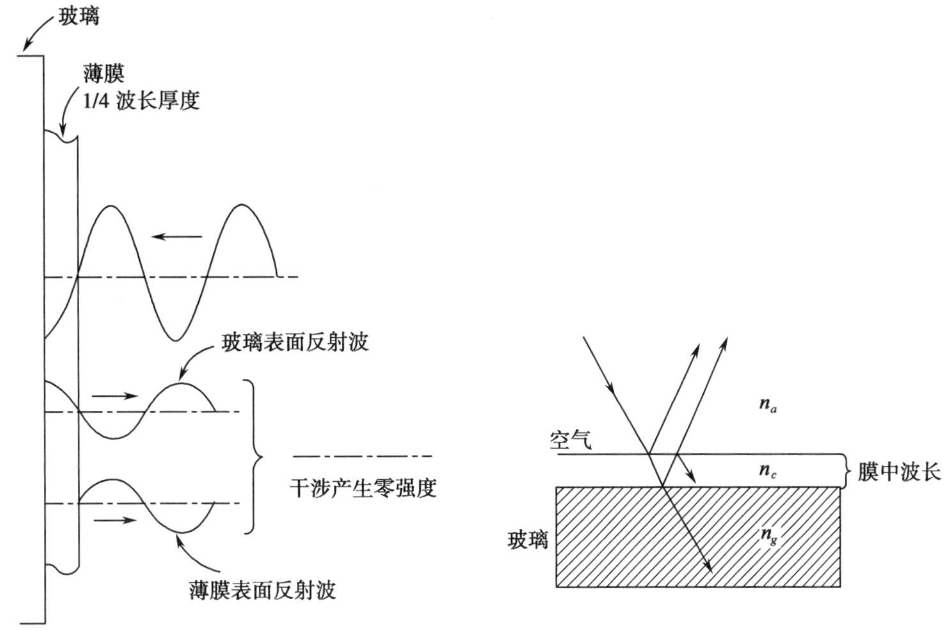


图 8-6　镀膜与相消干涉

反射光波之间存在 π 的相位差，可致完全的相消干涉。要产生完全相消的干涉，薄膜材料的折射率 $n_c$ 必须是：

$$n_c=\sqrt{n_a \cdot n_g} \tag{8-6}$$

其中，$n_a$ 代表空气的折射率。以 $n_a=1.000$，$n_g=1.500$ 则

$$n_c=\sqrt{1.000\times1.500}=1.225$$

目前还没有找到折射率为 1.225 的薄膜材料。常用的低折射率薄膜材料氟化镁（$MgF_2$）的折射率为 1.380。如入射光波长为 $\lambda_a=550\text{nm}$，则在氟化镁薄膜中的波长为：

$$\lambda_c=\frac{\lambda_a}{n_c}=\frac{550}{1.380}=398.6\text{nm}$$

归纳起来，产生干涉的必要条件有三条：

1. 频率相同
2. 存在相互平行的振动分量
3. 位相差 δ(P) 稳定

利用光的干涉现象，不但可以准确地检测光学仪器中玻璃表面曲率半径是否符合要求，轴承钢珠质量优劣，测定微小的厚度改变，还可以进行非接触式生物组织成像，具有实用价值。

## 三、衍　　射

除了干涉现象外，波动的另一重要特征是衍射现象。

在日常生活经验中，人们对水波和声波的衍射是比较熟悉的，在房间里，人们即使不能直接看见窗外的发声物体，却能听到从窗外传来的喧闹声，这些现象表明，声波能绕过障碍物传播，简单地说，当波遇到障碍物时，它将偏离直线传播，这种现象叫作波的衍射（diffraction）。

如光通过遮板上一小圆孔，根据光的直线传播定律，接收屏幕上应是一边界清晰的圆形小亮斑。但事实上却并非如此，因为出现光向影内绕射，在原应完全黑暗的部位，出现淡淡的明纹环，这些环越向外越变暗。在相应于小圆孔直径范围内的明亮部，亦呈现一组明暗相间的同心圆环，而且只有中心呈均匀的明圆斑。这种现象好像光线绕过了小孔边缘，称为光的衍射现象。衍射是光通过狭缝或小孔时，子波向各方向传播及各子波互相干涉的结果。在遮板小孔后面安放一凸透镜，使衍射图像成像于透镜像方焦平面处的接收屏幕上，这一衍射图像就易于观察。这种图像称为 J.V.Fraunhofer 衍射图（图 8-7）。

其图形中央为一亮圆斑，中心最亮四周稍暗，称为艾里斑（Airy pattern）。外绕以第一暗环，第一暗环之外为第一明环。其外依次为第二暗环、第二明环、第三暗环等等，但第三暗环以外各环常因不够明显而不能看见。艾里斑和各明暗环的半径大小，常以其与透镜中心所形成的角半径 θ 表示之。

第一暗环的角半径同时也是艾里斑的角半径为 $\theta=1.22\lambda/d$；第二暗环角半径为 $2.24\lambda/d$。其中 $\lambda$ 为光波波长，$d$ 为孔径。由此可见光的波长越长，或者圆孔孔径越小则衍射现象越明显。如透镜焦距为 $f'$，则衍射图中各环的实际半径 $r$ 可由公式求得：

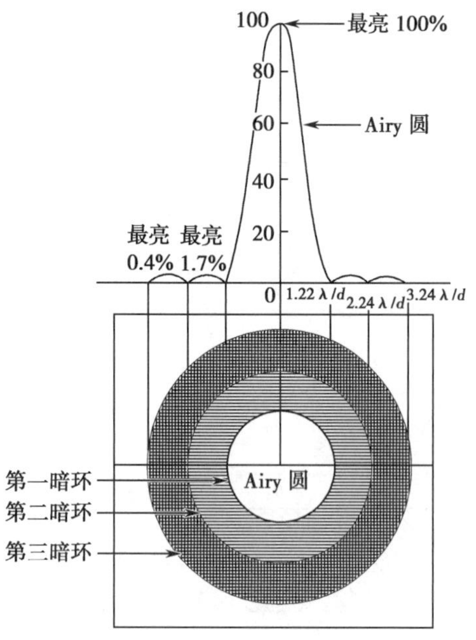


图 8-7　圆孔衍射能量分布图

$$r=f'\tan\theta \qquad (8\text{-}7)$$

例如：眼球屈光系统的焦距为：$f'=17.05$mm；入射光波长为 $\lambda=555$nm；瞳孔直径为 3mm，则形成衍射图的第一暗环的角半径为：

$$\theta=\frac{1.22\times0.000\,555}{3}=0.000\,225 \text{ 弧度}$$

$$\approx\frac{0.000\,225}{0.000\,29}=0.78'=47''$$

第一暗环的实际半径为：

$$r=17.05\times\tan47''=0.003\,885\text{mm}$$

也就是艾里斑的半径为 0.003 885mm。

如以艾里斑中心最亮处的亮度作为 100%，则第一明环最亮处的亮度为 1.7%，第二明环最亮处亮度仅为 0.4%。透过圆孔的整个光能的 84% 集中于衍射图的艾里斑内，分布在第一明环内的能量为 7.1%，分布在第二明环内的光能为 2.8%。

显微镜、望远镜等光学仪器，通过调整各透镜的屈光度和透镜间距，可以增加它的放大倍率。但放大倍率到一定限度以后，即使能够消除透镜的所有像差，由于衍射作用的存在，光学仪器始终不能详尽无疑地反映出物体的细节。这种最高限度分辨细节的能力，称为光学系统的分辨力。按照 Rayleigh 的理论，当空间两个等亮度的点光源互相靠近时，通过光学系统在焦平面处形成的两个对应的衍射图像也互相靠近。当甲衍射图中艾里斑中央极亮和乙衍射图中第一暗环正好重叠时，光学系统刚好能分辨出这两个亮点。当两物点继续移近，对应的两个衍射图的艾里斑中心间距小于艾里斑的半径时，就超过了光学系统的分辨能力，光学系统不能再分辨出它们是分离开的两点（图 8-8）。分辨力和光学系统光阑的孔径有关。孔径适当增大，可使艾里斑的半径缩短，因而可以提高光学系统的分辨力。

## 四、偏　振

光的干涉和衍射现象有力地说明了光的波动性，但这些现象还不能说明光是纵波还是横波。光的偏振现象清楚地显示光的横波性，这一点是和光的电磁理论完全一致的，或者说，这也是光的电磁理论的一个有力证明。

举一个机械波的例子：如图 8-9 所示，将橡皮绳的一端固定，手拿着另一端上下抖动，于是就有横波沿绳传播。在波的传播路径中放置两个栏杆 $G_1$ 和 $G_2$，如果两者缝隙的方向一致，则通过 $G_1$ 的振动可以无阻碍地通过 $G_2$；如果缝隙的方向互相垂直，通过 $G_1$ 的振动传到 $G_2$ 之后不再有波动。显然，这种现象只可能在横波的情况下发生。纵波的振动方向与传播方向一致，栏杆的任何取向都不会对它有影响。

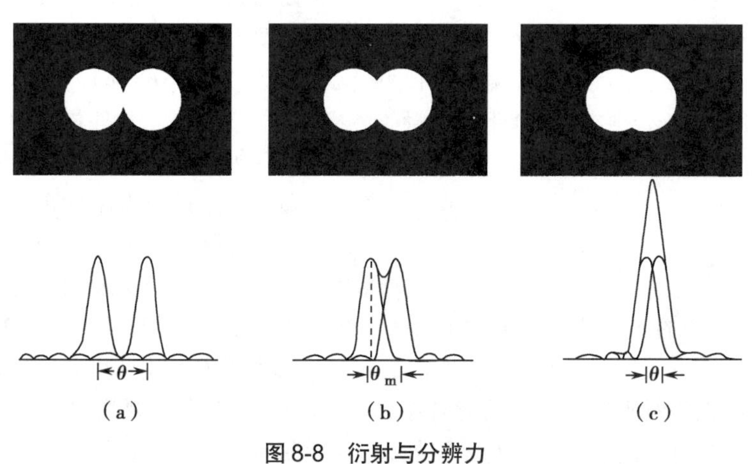


图 8-8　衍射与分辨力

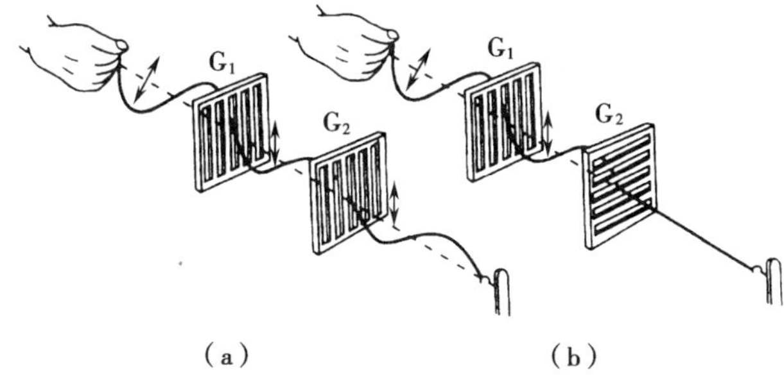

图 8-9　用机械横波模拟光的偏振现象

举例偏振片的光学实验，如图 8-10 所示，让光线依次通过两块偏振片 $P_1$ 和 $P_2$，$P_1$ 固定不动，以光线为轴转动 $P_2$，实验发现，随着 $P_2$ 的取向不同，透射光的强度发生变化，当 $P_2$ 处于某一位置时透射光的强度最大，由此位置转过 90° 后，透射光的强度减为零，即光线完全被 $P_2$ 所阻挡，这种现象叫作“消光”，若继续将 $P_2$ 转过 90°，透射光又变为最亮，再转过 90°，又复为消光，如此等等。该实验直接反映了光波本身的性质，即它的振动方向与传播方向垂直，光波是横波。

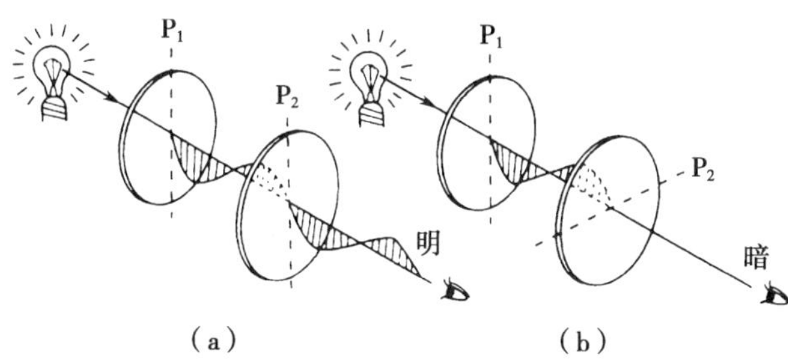

图 8-10　光的偏振现象的演示

如果在传播过程中，光波的振动方向保持不变，只是它的大小随位相改变，这种光称为线偏振光。从普通光源发出的光不是偏振光，而是自然光。自然光可以看作具有一切可能的振动方向的许多光波的总合。

线偏振光不能从光源中直接得到，只能通过某些途径从普通光源发出的自然光中获得，具体有下列几种方式：

1. 反射　自然光以一定角度入射到一平面时，一部分光透过，另一部分光被平面反射。当入射角达到一定大小时，反射光就成为完全的线偏振光，其光波振动方向与入射面（包含入射光线和法线的面）垂直。反射的线偏振光只占总入射光能量的 8%，光强较弱。透射光中则包含了所有振动方向与入射面平行的线偏振光和剩余的垂直于入射面振动的线偏振光，所以透射光是部分偏振光，且光强较强。按照 David Brewster 的研究，引起这种偏振现象的光波入射角大小为：

$$\tan\Phi_P = \frac{n'}{n} \qquad (8\text{-}8)$$

其中 $\Phi_P$ 是入射角，称为布儒斯特角（图 8-11），$n'$ 是平板透明体的折射率，$n$ 是空气的折射率。

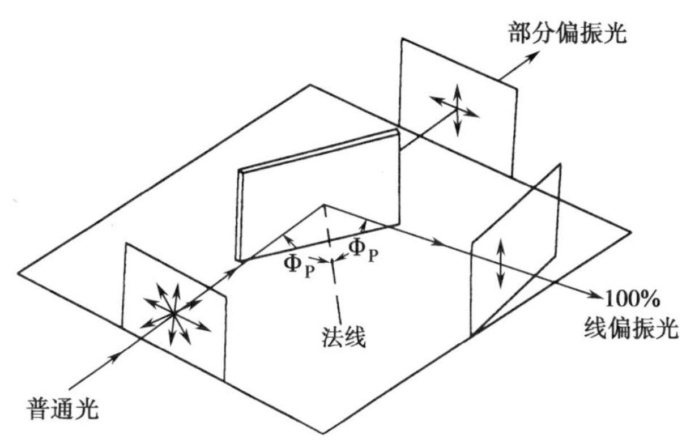

图 8-11　反射光的偏振

2. 二向色性　普通的透明媒质（如玻璃）不会对光波起偏振作用，只有某些各向异性的晶体，对某一振动方向的偏振光吸收较大，而对另一振动方向的偏振光吸收很少，这种特性称为晶体的二向色性。在天然晶体中，电气石具有很强的二向色性。自然光通过增厚的电气石后，一个方向振动的光全部被吸收掉，透射光成为振动方向与该方向垂直的线偏振光（图 8-12）。

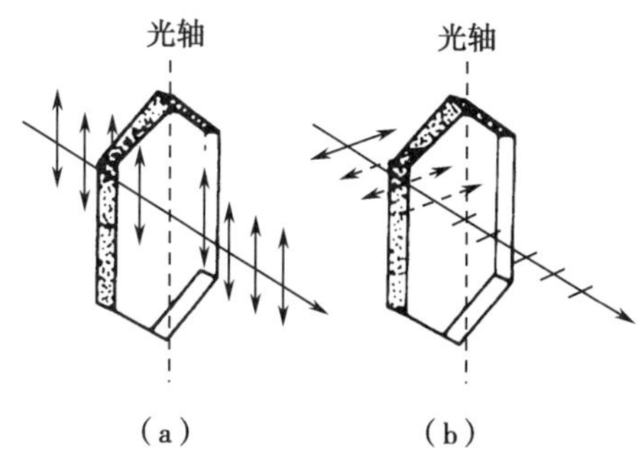

图 8-12　二向色性双折射晶体致成线状偏振光

一些各向同性的媒质在受到外界作用时也会具有二向色性。利用这一特性可以得到人造偏振片。例如将聚乙烯醇（polyvinyl alcohol，PVA）薄膜浸泡在碘溶液中，然后在较高温度下拉伸，层叠在醋酸纤维素丁酸所制成的支撑片上，就是目前广为应用的人造偏振片。它能使普通光通过后变成线偏振光，在整个可见光范围内偏振度可达 98%。

3. 双折射晶体　在双折射晶体内，入射的自然光被分解成两束光波振动方向互相垂直的线偏振光传播，将其中一束光拦截掉，便得到线偏振光。双折射晶体是最重要的偏振器件。

所有能使自然光透过后变成偏振光的器件，统称为起偏器。

自然光通过良好的起偏器 A 后，成为偏振光，如

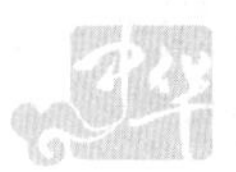


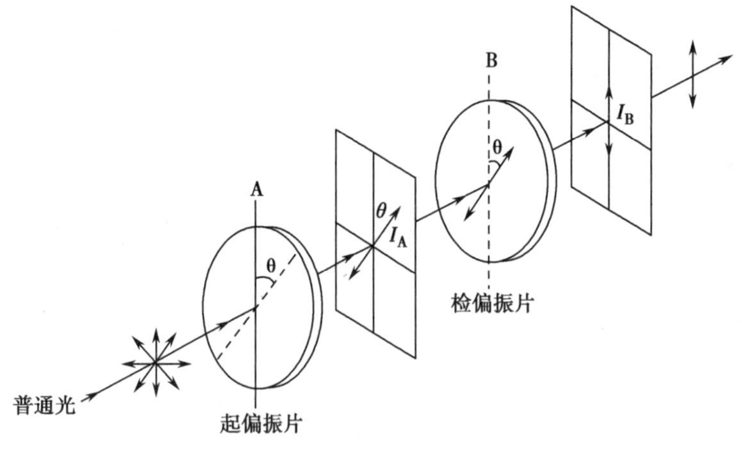

图 8-13 透射光强

再通过一偏振片 B（图 8-13），则最后出射的偏振光的强度，可用下列公式求得：

$$I_B=I_A\cos^2\theta \quad (8\text{-}9)$$

其中 $I_A$ 为透过起偏器 A 后的偏振光强度，$I_B$ 为最后出射光的强度，$\theta$ 角为起偏器 A 的偏振化方向和偏振片 B 的偏振化方向间的夹角。偏振片 B 又称为检偏器。

如起偏器 A 和检偏器 B 的偏振化方向一致，则：

$$\theta=0° 或 180°$$

$$I_B=I_A\cos^2\theta=I_A$$

出射的偏振光最强。如起偏器 A 和检偏器 B 的偏振化方向互相垂直，则：

$$\theta=90°$$

$$I_B=I_A\cos^2\theta=0$$

即最后无偏振光透过。

起偏器和检偏器常用于眼科各种诊疗仪器（如检眼镜、眼底照相仪、裂隙灯显微镜、同视机、体视镜等）。在日常生活中则用于观看立体影像。偏振片也常用作太阳眼镜。当日光斜照时，水面反射大量水平径向振动的偏振光使人“眩光”，戴上一副垂直径向偏振的偏振片眼镜，可阻止水平径向振动的偏振光透过，从而避免了眩光感。

### 五、热 辐 射

所有物体在任何温度（除了绝对零度）都在辐射光“线”。如果物体的温度不太高，它实际上只辐射长波长的红外线。在高温度时，与红外线一起发射的，还有一定量的可见光（即红、橙、黄、绿、青、蓝、紫）和紫外线。这种现象叫作热辐射。

### 六、光 电 效 应

当金属表面受到光“线”照射时，金属就发射电子，因此金属本身带正电。这种现象叫作光电效应。产生光电效应的光波频率必须超过一定限度。光电子的初动能与辐射强度无关，而只由光波的频率决定，并且随频率的增高而增加。根据光电效应的原理做成的一种仪器，叫作光电倍增管。现在光电倍增管已被广泛地应用于光谱探测和光子计数方面，在眼科中，现代化的屈光计、共焦扫描激光检眼镜应用到它。

### 七、荧光和磷光

辐射能所引起的另一种现象，就是发光现象。有许多物体，在辐射能的作用下，吸收了辐射能，其温度并无显著的升高，但能发光，这种现象叫作光致发光现象，又叫微光或冷光现象。光致发光大致可区分为两种，其一是物体的发光随着照射的停止而几乎立即停止者，这叫作荧光；其二是在照射停止之后发光还继续相当时间者，这叫作磷光。荧光物质所发射出来的光的波长，在大部分情况下，比激发光的波长要长。荧光技术已被应用到眼底血管造影术中。

## 第四节　光的度量单位

由于视觉的特殊性和可见光的一些特殊情况，光的度量有一套不同于一般电磁辐射的常用单位。

### 一、发光强度和光通量

点光源的发光强度，一向以“烛光”(candle) 为单位。所谓一“烛光”，是以一支用鲸蜡制成的蜡烛，每小时内燃烧鲸蜡 120grain（1grain＝0.065g）时所发出的光强。这一标准，后经精确校订，称为国际烛光（international candle）。

一国际烛光的点光源发出的光，向四面八方辐射，单位立体角内的光通量，称为一“流明”(lumen，lm)。

一圆球的立体角为 4π，因而一烛光点光源共发出的光通量为：4π = 12.566lm。

以单位立体角内的光通量表示光源的发光强度，发光强度的单位为“坎德拉”(candela)，简称为“坎”，符号为 cd。1 立体角内通过的光通量为 1lm 时的光强为 1cd。

## 二、照　　度

入射到单位面积上的光通量，称为照度。照度的单位是勒克斯(lux，lx)。每平方米面积上接收的光通量为 1 流明时的照度，为 1lx。

勒克斯亦称米烛光。英制以呎为单位，每平方呎面积上接受 1lm 光流量的照度，称为 1 呎烛。因

$$1\text{呎} = 30.48\text{cm}$$

$$1\text{m} = 3.28\text{呎}$$

$$1\text{m}^2 = 10.76\text{呎}^2$$

所以 1lx = 1/10.76 呎烛 = 0.093 呎烛。

点光源在单位面积上的照度与距离平方的倒数成正比(图 8-14)。距离增大，照度迅速下降。

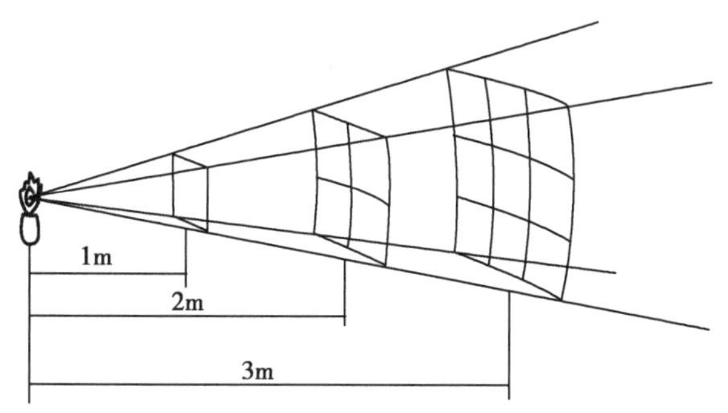


图 8-14　照度与距离平方的倒数成正比

## 三、亮　　度

被光照射物体的亮度(brightness)，亦称明度，不但和照度有关，还和物体表面反射性能和光的入射方向有关。亮度是眼对物体表面明暗感觉的依据。亮度的单位较多，常用的有尼特、朗伯和呎朗伯等。

尼特(Nit)：每平方米面积光强的坎德拉值，称为尼特。$1\text{m}^2$ 面积 1 坎德拉光强时的亮度为 1 尼特。

朗伯(Lambert)：$1\text{cm}^2$ 面积反射出 1 流明的光通量时，这一物体表面的亮度称为 1 朗伯，简写为 1L。朗伯的千分之一称为毫朗伯(milli-Lambert，m-L)。

呎朗伯(foot-Lambert)：1 平方呎面积反射出 1 流明的亮度，称为 1 呎朗伯，简写为 ft-L。

由于　$1\text{ft}^2 = (30.48\text{cm})^2 = 929.0304\text{cm}^2$

所以　1ft-L = 0.001 076L = 1.076 39m-L

此外还有熙提(Stilb)、阿熙提(Apostilb)等亮度单位，其相互间的等价值如表 8-2。光的测量类型见表 8-3。

表 8-3　各种光的测量类型

| | 描述 |
|---|---|
| | 从点光源发出 |
| | 单位固定角发出 |
| | 以一定角度在单位面积的光量 |
| | 由表面反射或由表面发出的光，以每单位固定角和单位面积形式 |
| | 对视网膜的照明，由瞳孔调节光量 |

表 8-2　各种亮度单位换算表

| | Nit | Lambert (L) | milli-Lambert (m-L) | foot-Lambert (ft-L) | Stilb (Sb) | Apostilb (Asb) |
|---|---|---|---|---|---|---|
| Nit | 1 | 0.000 314 2 | 0.3142 | 0.2919 | 0.0001 | 3.142 |
| Lambert | 3184 | 1 | 1000 | 929 | 0.3184 | 10 000 |
| milli-Lambert | 3.184 | 0.001 | 1 | 0.929 | 0.000 318 4 | 10 |
| Foot-Lambert | 3.426 | 0.001 076 | 1.076 | 1 | 0.000 342 6 | 10.76 |
| Stilb | 10 000 | 3.142 | 3142 | 2919 | 1 | 31 420 |
| Apostilb | 0.3184 | 0.0001 | 0.1 | 0.0929 | 0.000 0318 4 | 1 |
| Candela/$\text{ft}^2$ | 10.76 | 0.003 382 | 3.382 | 3.142 | 0.001 076 | 33.82 |
| Candela/$\text{in}^2$ | 1550 | 0.4869 | 486.9 | 452.4 | 0.155 | 4869 |

## 四、视网膜照度

光进入眼内到达视网膜，视网膜上被照明区的照度，不但和外界物的亮度有关，还和眼瞳孔的大小有关。以 $mm^2$ 作瞳孔面积大小的单位，以尼特作外界物面亮度单位，则视网膜照度单位为特罗兰（Troland）。

视网膜照度（$Er$）= 瞳孔面积（$S$）× 物亮度（$L$）

（Troland）　　（$mm^2$）　　（$cd/m^2$）

如外界物面亮度为 $5cd/m^2$，瞳孔面积为 $6mm^2$，则视网膜上的照度是

$$6 \times 5 = 30 \text{特罗兰}$$

如外界物面亮度为 $12cd/m^2$，瞳孔直径为 3mm，则视网膜上的照度是

$$12 \times 1.5^2 \times 3.1416 = 84.82 \text{特罗兰}$$

（瞿　佳）

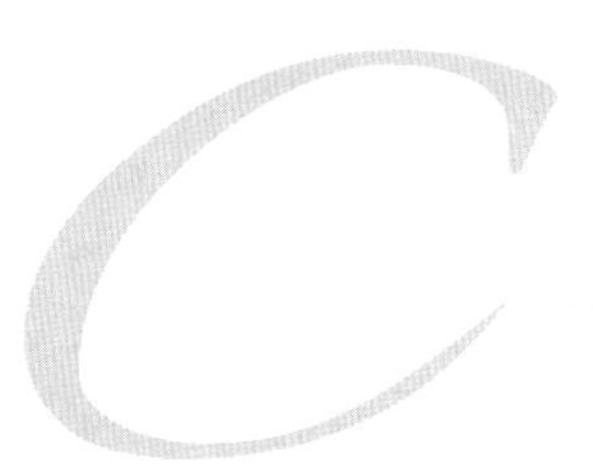

# 第二章 几何光学

## 第一节 几何光学基本概念

### 一、几何光学的三大定律

几何光学是以光线作为基础概念，忽略了光的波动性质，用几何的方法研究光在媒质中的传播规律和光学系统的成像特性。眼球相当于一个精密的光学器具，物体通过眼球的光学系统成像在眼视网膜上，光通过各眼屈光面的运行和成像，遵循了几何光学的定律。

1. 光的直线传播定律　在点光源的照射下，在不透明的物体背后出现清晰的影子，影子的形状与光源为中心发出的直线所构成的几何投影形状一致，如果在一个暗箱的前壁上开一小孔，由物体上各点发出的光线将沿直线通过小孔，在暗箱的后壁上形成一倒立的像，这两个例子都表明光线在各向同性的均匀媒质中是沿直线传播的基本事实（图 8-15）。

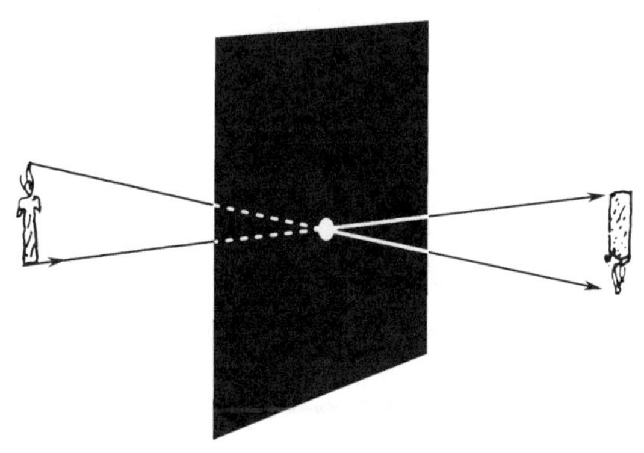

图 8-15　光的直线传播现象

2. 光的独立传播定律　不同光源发出的光在空间某点相遇，彼此互不影响，各光束独立传播，在交会点上光的强度是各光束强度的简单叠加，离开交会点后，各光束仍按原来的方向传播。

3. 反射定律和折射定律　当光线入射在两种均匀媒质的分界面上，其中一部分光线在分界面上射回到原来媒质中，称为“反射光线”；另一部分光线透过分界面进入第二种媒质中，称为“折射光线”。反射光线和折射光线的传播规律，就是反射定律（图 8-16）和折射定律（图 8-17）。为了便于表达这些定律，引入以下几个名称。

如图 8-16 和图 8-17 所示，通过入射光线与分界面的交点 A，引垂直于分界面的直线 AN，AN 就称为法线；入射光线 AB 与法线所成的夹角 $i$，称为“入射角”；反射光线 AE 与法线所成的夹角 $-i''$，称为“反射角”；折射光线 AG 与法线所成的夹角 $i'$ 称为“折射角”。

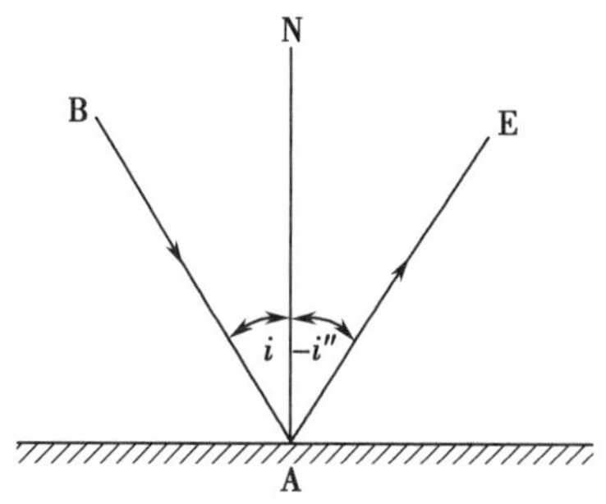


图 8-16　光的反射

BA = 入射线；AN = 分界面在 A 点的法线；AE = 反射线；$i$ = 入射角；$-i''$ = 反射角

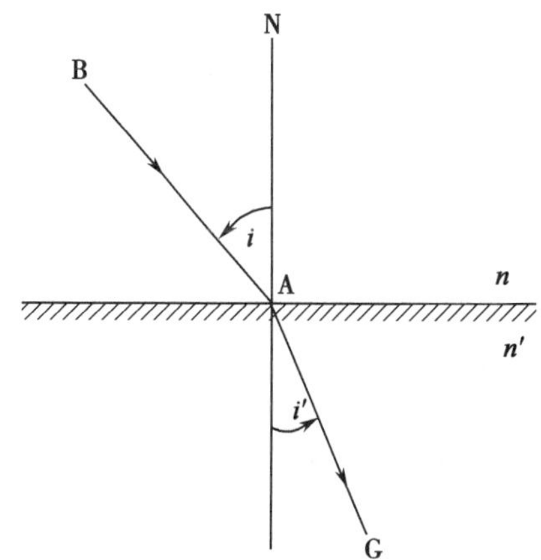


图 8-17　光的折射

BA = 入射线；AN = 分界面在 A 点的法线；AG = 折射线；$i$ = 入射角；$i'$ = 折射角；$n$ = 第一媒质的折射率；$n'$ = 第二媒质的折射率

反射定律：

（1）反射光线与入射光线、法线在同一平面上，即入射面内；

（2）入射光线与反射光线位于法线的两侧，入射角与反射角绝对值相等，符号相反，即 $i=-i''$。

折射定律：

（1）折射光线与入射线、法线在同一平面上，即入射面内；

（2）入射角的正弦值与折射角的正弦值之比，和第一媒质折射率 $n$ 与第二媒质折射率 $n'$ 之比成反比，代数表达式如下：

$$\sin i/\sin i'=n'/n \tag{8-10}$$

或
$$n\sin i=n'\sin i' \tag{8-11}$$

直线传播定律、独立传播定律、反射定律和折射定律是几何光学中仅有的物理定律。因此，称为几何光学的基本定律。几何光学的全部内容，就是在这三个定律的基础上，用数学方法研究光的传播问题。

## 二、基本概念

在研究几何光学时，为了能够充分理解下面部分内容，首先应该简要地讨论它的基本概念。

### （一）符号规则

对于距离、高度、角度的正负符号，都必须根据其被度量的方向，规定一套符号规则。遵守这种一致的符号规则，才有可能使归纳出的规律和所得到的一般表达式，应用于所有的情况。符号及符号规则开始时是约定俗成，人为规定的，但现在已成为国家标准（参考 GB/T 1224—1999），必须严格遵守。该符号规则在眼科界同样适用。

入射光线：尽可能使它从左向右。

沿轴线段（如物距、像距、焦距以及曲率半径）：规定光线的传播方向自左向右为正方向，以折射面顶点为原点，由顶点到光线与光轴交点或球心或焦点的方向与光线的进行方向一致（顺光线），则为正号，若方向相反（逆光线），则为负号。焦物距（$x$）、焦像距（$x'$）由各自的物方焦点、像方焦点出发，正负符号规定同上。

垂轴线段（如物、像的高度）：以光轴为基准，在主轴上方正立者为正，下方倒立为负。

光轴与光线的夹角（如孔径角和视场角）：由光轴以锐角方向转向光线，顺时针为正，逆时针为负。

光线与法线的夹角（如入射角、折射角和反射角）：由光线以锐角方向转向法线，顺时针为正，逆时针为负。

光轴与法线的夹角：由光轴以锐角方向转向法线，顺时针为正，逆时针为负。

相邻两折射面的间隔：由前一折射面的顶点到后一折射面的顶点，顺光线方向为正，逆光线方向为负。

字母意义表示法：点的位置用大写正体字母（例如 A、F、N 等）表示；屈光度、聚散度用大写斜体字母（例如 $D$、$V$ 等）表示；距离、线段用小写斜体字母（例如 $f$、$s$、$r$ 等）表示。

### （二）折射率

某一媒质的绝对折射率是指光线从真空折射入此媒质时比值（$\sin i/\sin i'$），用 $n$ 表示，对某特定波长而言，是个恒量：$n=c/v$（$c$ 为光在真空中的速度，$v$ 为光在某媒质中的速度），空气的绝对折射率约为 1.0003，很接近 1。因为空气是外界包围着的媒质，故比真空是更常用、更便利的测量基础。所以用空气作为第一媒质，测量比值 $\sin i/\sin i'$，作为第二媒质的折射率。但是，绝对折射率的“绝对”一词的意义降低了。

随着光的波长不同，折射率也稍有不同。从可见光谱的紫端到红端折射率逐渐减小，其中以特征谱线 D 线（589.3nm）的折射率 $n_D$ 以及 F 线（486.1nm）和 C 线（656.3nm）的折射率差 $n_F-n_C$ 作为媒质的主要光学性能参数。这是因为 F 线和 C 线接近于人眼光谱灵敏极限的两端，而 D 线恰在其中间，接近人眼最敏感的波长。$n_D$ 称为媒质的平均折射率（mean refractive index），$n_F-n_C$ 称为平均色散（mean dispersion）。此外，将 $v_D=(n_D-1)/(n_F-n_C)$ 称为阿贝常数。

严格地说，名词“折射率”的使用必须考虑某一特殊的波长，但通常我们所讲的折射率是指平均折射率。

### （三）像的形成

一个发光点 B，向各方向放射光线（图 8-18）。一个具有小孔的遮屏，限制了一边的放射光线，使成狭窄的圆锥，这叫光锥（pencil）。如果在光束的通路上对称地放置透镜（L）或反射镜，可以容易地想象到，光束引起有规律的变形，变得比原来更加发散或减少发散

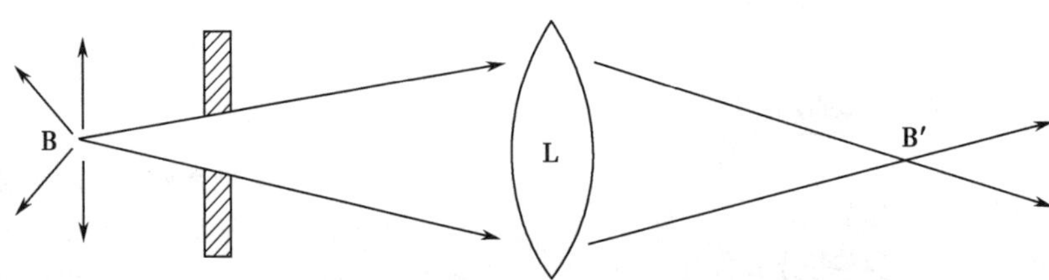


图 8-18 由发光点 B 发散的光束，经透镜 L 会聚到像点 B′

甚至会聚（图 8-18 所示是会聚）。结果光束好像是从新的一点 B′ 发散，实际上点 B′ 是之前的光束会聚形成。可以说 B′ 是 B 的像（image）。而且，能容易地看到，B 附近的另一些点在 B′ 邻近也将有相应的像。于是形成一个物体（由无数物点组成）的像。

对应的物点和像点，例如 B 和 B′，叫作共轭点（conjugate point）。

探讨像的形成，有两种根本不同的途径，即“光线法”（ray method）和“曲率法”（curvature method）。

两种方法的推导方式不同。下面各举一例，说明其应用于单一折射球面的重要情况。

1. 光线法　如图 8-19 所示，光线法基于像点的定义，即像点是物点发出的两条分开的光线经反射或折射后的交点。此例是折射的情况。

在图中，B 是发光点，位于折射率为 $n$ 的媒质中，EAG 是曲率半径为 $r$ 的球面的截面，球面曲率中心在 C，$n'$ 是光密媒质的折射率。从 B 发出一条沿光轴方向直接入射球面顶点 A 的光线，因是垂直入射，故经折射后无偏向。此光线也作为对称轴，并可以被认为是沿光轴细光束的主光线或中心光线。BE 是此光束的边缘光线，是所选择的第二条光线。经折射后，它交光轴的延长线于 B′。根据定义，B′ 是 B 的像。物距 AB 和像距 AB′ 各以字母 $l$ 和 $l'$ 表示。应该注意，在此例中，根据符号规则取 l 为负值。

如果所有角度都很小，这时，光线在光轴附近很小的区域，这个区域称为近轴区。在该区域内，能够应用下面近似值：

$$\theta(\text{以弧度为单位})=\sin\theta=\tan\theta \tag{8-12}$$

如果高度 E 在 BC 上方，标为 $y$，则可写成：

$$u=y/l,\ u'=y/l',\ \rho=y/r$$

从而，折射定律（8-11）变为更简单形式：

$$ni=n'i' \tag{8-13}$$

根据三角形外角等于两内角之和定理，则得出：

$$i'=\rho-u',\ i=\rho-u$$

代入式（8-13）得：

$$n'(\rho-u')=n(\rho-u)$$

角度以线段比值表示时，则为：

$$n'(y/r-y/l')=n(y/r-y/l)$$

从而，
$$\frac{n'}{l'}-\frac{n}{l}=\frac{n'-n}{r} \tag{8-14}$$

此式是能够应用于所有单一折射球面的基本表达式，其应用条件是入射光束狭窄，且位于近轴区域内。式（8-14）中右边的量称为面折射力（surface power），以 D 表示。

2. 曲率法　曲率是基于光的波动性质。从发光点发射的能量在某一时刻以同一速度向所有方向传播，所以波阵面是一个随时扩大着的球面。波阵面的曲率半径等于它从起点出发度量的距离。图 8-20 显示一个前进中的波阵面的截面，它从 B 发出，并由 BE 和 BG

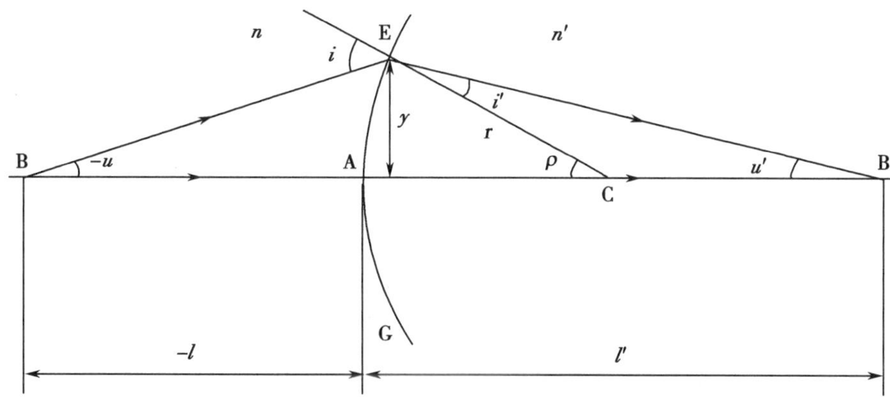

图 8-19　单一球面折射：光线法

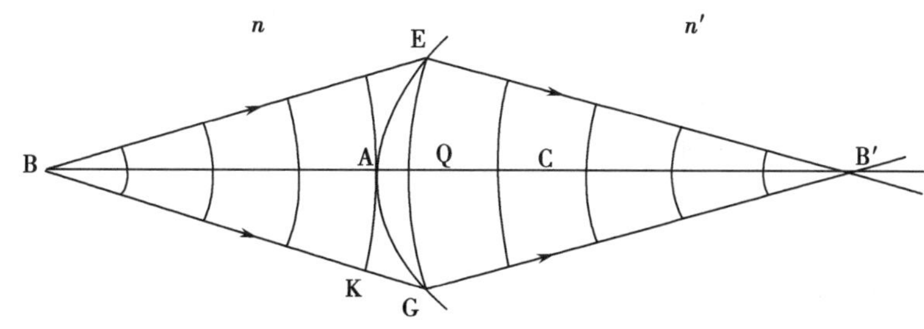

图 8-20　单一球面折射：曲率法

形成的圆锥所限界。当波阵面首先在BC线上触及折射球面顶点A时，其周边区将前进到J和K点，A、J、K三点落在以B为中心的波阵面上。在进入光密媒质时，波阵面的中心将减速。结果，在周边区到达折射球面E和G的同时，中心区仅到达Q。

经折射后，波阵面的曲率直接由E、Q、G三点决定。如果假定这三点在一个球面上，就容易地决定其球面中心的位置——像点B′——此波阵面是向着中心会聚。

这里应用“测球公式”。图8-21显示半径为$r$、曲率中心位于C的圆弧。AB为弦，长度为$2y$，中点在M。相应的矢高（sag）MD以$s$表示。根据图形，从几何学方法容易得到：

$$r^2=y^2+(r-s)^2 \quad \text{（勾股定律）}$$

化得：$r=\dfrac{y^2}{2s}+\dfrac{s}{2}\approx\dfrac{y^2}{2s}$　（当$s$比较小时，略去$\dfrac{s}{2}$）

此表达式可以重新排列如下：

$$s\approx\frac{y^2}{2r} \tag{8-15}$$

此式显示出，对某特定的$y$值，矢高（$s$）与曲率半径（$r$）成反比。

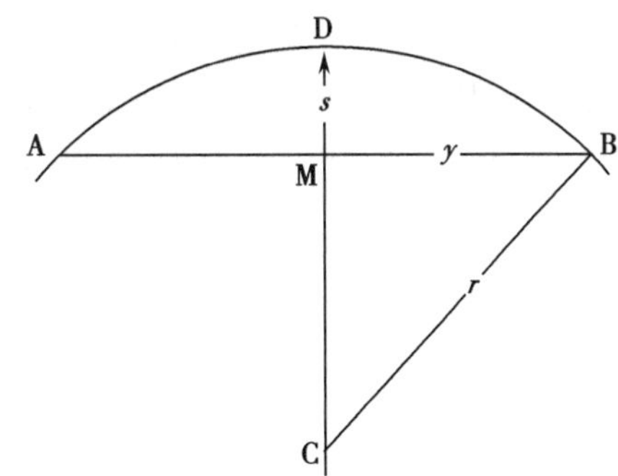


图8-21　测球公式示意图

图8-22是图8-20中央部分的放大，再添加弦JK和弦EG，其中点分别在V和W。如果光束相当狭窄，就可以假定：JK＝EG＝2y，JE＝VW。然后，依次应用表达式（8-15）于入射波阵面、球面和折射波阵面，得到：

$VA=y^2/(-2l)$

$AW=y^2/2r$

$QW=y^2/2l'$　（此处$l'$从Q起算，但作为像距时应从A起算，因为AQ较之$l'$一般是极小的，可略去）

在周边区，波阵面在原来媒质中J前进到E，而中心区在光密媒质中从A前进到Q。根据表达式（8-12），于是得到：

$$n'\cdot AQ=n\cdot JE$$

或　$n'(AW-QW)=n\cdot VW=n(VA+AW)$

从而　$n'(y^2/2r-y^2/2l')=n(-y^2/2l+y^2/2r)$

消去公项$y^2/2$后，此表达式可重新排成：

$$\frac{n'}{l'}-\frac{n}{l}=\frac{n'-n}{r}$$

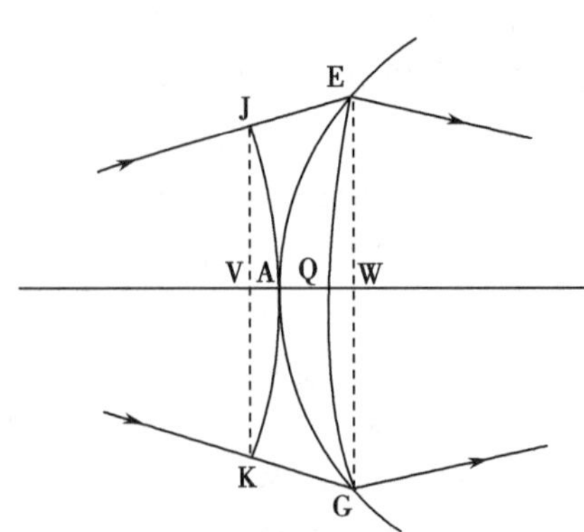


图8-22　被折射的波阵面曲率的图示

3．近轴限制　到此阶段，必须述及一个重要点。在用上述任何方法来推导表达式时，都必须取某些近似值，这仅在成像光束限制在光轴周围比较狭窄区域——所谓“近轴区域”时才有效。在此狭窄区域中，可以认为，组成光束的所有光线经折射后重新联合而形成单个像点。在此近轴区域之外，此假设便不成立，从而将碰到许多“像差”，这在后面作简短讨论。

4．物和像的分类　现在，必须弄清“实”的物和像与“虚”的物和像之间的基本区别。在图8-20中，B是实物点，因为光线确实从它发出，B′是实像点，因为光线确实通过它。但是，也有可能存在着虚物和虚像。例如图8-23中，如果将透镜置于会聚于B点的光束通路中，此光束经透镜的折射，将成像点B′。在此情况，B是虚物，因为光线并不真正通过它。在图8-24，B点发出的光束被平面反射镜反射，反射光束好似从反射镜后方的像点B′发散。因为光线并不真正从B′发散，所以像点B′是“虚”的。实像不仅能为人眼所观察，而且还能用屏幕或光电成像器件记录，而虚像只能为人眼所观察，不能用屏幕直接记录。

从图8-23可以看出，虚物、实像对应会聚同心光束，从图8-24可以看出，实物、虚像对应发散同心光

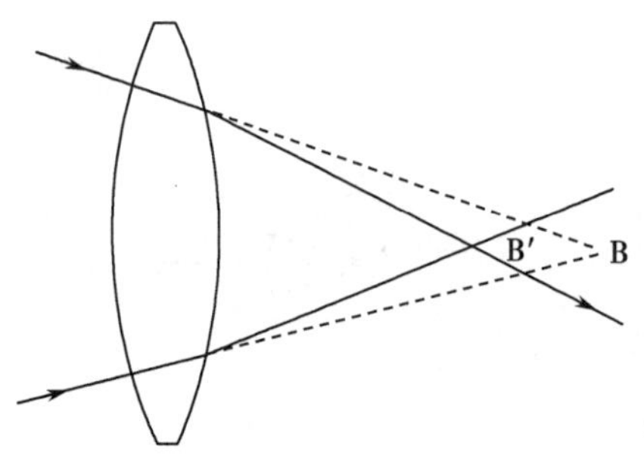


图8-23　虚物点（B）

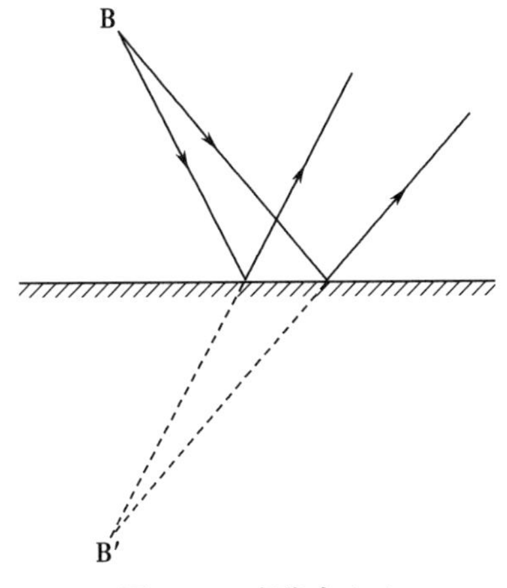


图 8-24　虚像点（B′）

束。因此，几个光学系统组合在一起，前一系统形成的虚像应看作当前系统的实物。无论像是实的还是虚的，都可以是正立的（erect）或倒置的（inverted）即转了180°的。

**（四）折射力、聚散度和折合聚散度**

几何光学，尤其在眼科学中的应用，由于引进折射力和聚散度的概念，而极大地简化。光学元件的折射力 $D$ 可以定义为其焦距 $f'$（focal length）的倒数。也就是 $D=1/f'$。焦距这一名词有各种意义，将在下文中作正确定义，但其本质上是表示当物在光轴上无穷远处时所对应的像距。当焦距的单位为米时，折射力的单位为屈光度（dioptre），以 D 表示。

以屈光度为折射力单位来计量眼镜和眼科试验镜片的方法，由 Monoyer 在 1872 年首先提出。此方法的实践应用优点之一是透镜折射力能够相加，而焦距不能相加。

如同折射力对于焦距的关系一样，聚散度对于物距和像距也有相同的关系。也就是说，当物距为 $l$ 时，则其聚散度 V（vergence）为 $1/l$。同样，在像空间的聚散度 $V'=l/l'$（$l'$ 为像距）。

如同折射力一样，当相应的距离以米为单位时，聚散度的单位也是屈光度。

以距离表达时，在空气中薄透镜的物像共轭点关系如下：

$$\frac{1}{l'}-\frac{1}{l}=\frac{1}{f'} \qquad (8\text{-}16)$$

此式在形式上不适用于简单的计算和公式的推导。当应用屈光度表示法时，此表达式变为：

$$V'-V=D \qquad (8\text{-}17)$$

或

$$V'=V+D \qquad (8\text{-}18)$$

这不仅将计算简化为简单的加法，而且在形式上表达了共轭点的显而易见的关系，即折射光束的聚散度等于入射光束的聚散度和透镜折射力的代数和。把光束在其中传播的媒质折射率也列入计算，于是物空间的折合聚散度 V 定义为 $n/l$，而在像空间的折合聚散度定义为 $V'=n'/l'$ 代入表达式（8-13），式的右边用 D 代替，则在形式上变为：

$$V'=V+D$$

这与空气中的表达式在形式上一致。于是，折合聚散度的概念给予这种简单的近轴表达式以更大的普遍性，使它不仅能应用于空气中的薄透镜，也能应用于任何两媒质间的单一折射球面。

为了简略起见，以后仍用“聚散度”及其字母符号 V 来表示折合聚散度。

# 第二节　平面和球面反射

## 一、平面镜及其成像

能发生反射的光滑平面称为平面镜。根据光的反射定律，可以求出发光点或物体在平面镜里的像。

**（一）成像原理**

在图 8-25 中：设一光源 S 位于平面镜前，光线 SA、SC 经镜面反射后，分别依 AB、CD 方向前进。AB 光线进入眼内时，将感觉光源似在 AB 的延长线上；同样 CD 光线射入眼内时，则感觉光源似在 CD 延长线上。若眼同时看到 AB、CD 两条光线，则光源恰好位于这两条反射光线的交点 S′。SS′ 直线与镜面交于 E。由反射定律及镜前与镜后的三角形相似，即可推出：SS′ 与镜面成直角，S 与 S′ 对镜面的距离相等。换言之，S 与 S′ 对镜面而言是对称的。

S′ 称为 S的虚像，因为实际上并无任何光线自 S′ 发出，而仅是人们在感觉上认为如此。S′ 为射入眼内的

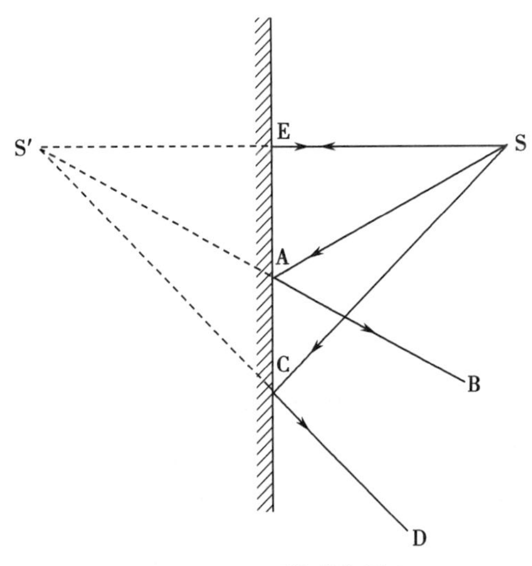


图 8-25　平面镜成像原理

光线逆方向延长后之交点，而实际光线并未在 S′ 相交。之所以会有这种感觉，是因为眼所接受的光线与假想将一点光源置于 S′ 时所可能接受的光线完全相同。

因此，平面镜的成像原理可以归结于下：

共轭的物点和像点位于垂直于镜面的共同法线上，它们处于相反侧，且距镜面为同等距离。同时，如物是实的，则其像是虚的，反之亦然。

平面镜成像恒为直立的，与物等大的虚像，像与物完全对称于平面镜。由于这种对称性，使一个右手坐标系的物体，变换成左手坐标系的像，称之为镜像。就像当人们站在镜前举起右手时，镜里的像则举起左手；在镜前置一字片，镜里的像即显左右倒转。视力检查及视力矫正时，常利用平面镜的成像原理，将视力表和平面反射镜分别安置在相距 2.5m（或 3m）的对面墙上或屏障上，这不仅可以缩减使用房间的空间，更便于视力检查和验光试镜的操作。

### （二）平面镜旋转特性

当平面镜转动时，由平面镜反射的光线方向也要发生改变，其转向角度等于平面镜转动角度的二倍：

1. 光线垂直入射平面镜　在图 8-26 中，AB 为一平面反射镜，SC 表示垂直于镜面的入射光线，此时的入射角和反射角均为零。当平面镜转到 AB′ 的位置时，平面镜的转动角度为 α，NC′ 为 AB′ 的法线。由图可以清楚地看出，转动后平面镜所反射的光线 C′R，其转向的角度恰为 2α。

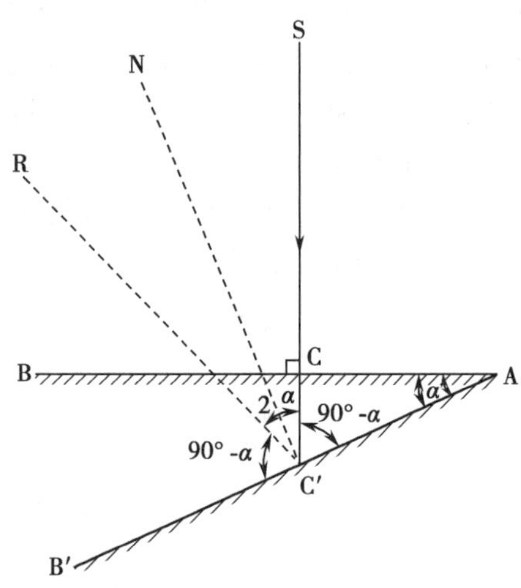

图 8-26　入射线垂直时随镜面转动反射光线的转动规律

2. 光线倾斜入射平面镜　在图 8-27 中，当平面镜由 AB 的位置转到 A′B′ 的位置，即转动角度为 α 时，法线也由 $N_1C$ 转到 $N_2C$，转动角度 $\angle N_1CN_2=\alpha$，以 $\angle R_1CR_2$ 表示反射光线的转动角度，则 $\angle R_1CR_2=\angle 2\alpha$。

因为　$\angle R_1CR_2=\angle SCR_2-\angle SCR_1$

$=2\angle SCN_2-2\angle SCN_1$

$=2\angle N_1CN_2$

所以　$\angle R_1CR_2=2\angle\alpha$　(8-19)

上述理论有一定的实用价值。例如在微小偏向角测量上或在研究视网膜镜的检查等方面，这一理论常被应用。

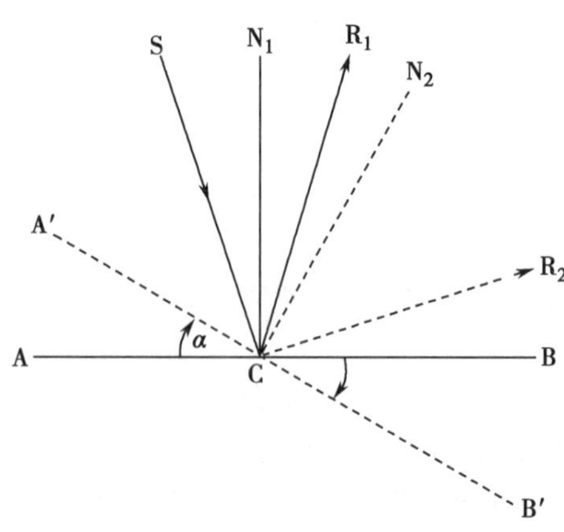

图 8-27　入射线倾斜时随镜面转动反射光线的转动规律

### （三）双面镜成像

设有两平面镜 OA、OB 交成一角构成双面镜（图 8-28）：在交角∠AOB 之中有物如 P。显而易见 P 在双面镜中所成之像，应都在以 OP 为半径的圆周上。以 OP 为半径作一圆。

1. P 在 OA 镜中的成像为 $P_1$，此时 $AP_1=AP$；
2. P 在 OB 镜中的成像为 P′，此时 BP′=BP；
3. $P_1$ 在 OB 镜中的成像为 P″，此时 $BP''=BP_1$；
4. P′ 在 OA 镜中的成像为 $P_2$，此时 $AP_2=AP'$。

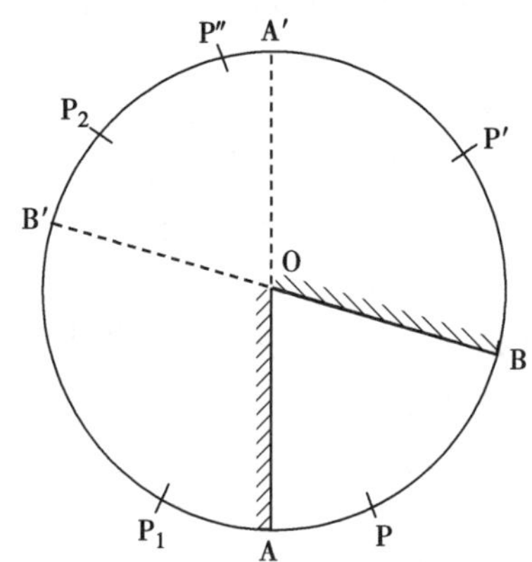

图 8-28　两平面镜以不同角度相交时成像情形

至此，两像 P″、$P_2$ 都到了 OA、OB 两镜延长线的交角之 A′OB′ 中；显然，P″、$P_2$ 都不能在双面镜的任何一镜中成像。故 P 在 OA、OB 两镜中的成像为 $P_1$、$P_2$、P′、P″。

可以看出，物在双面镜中的成像个数。不仅和两镜的夹角大小有关，也和物在两镜夹角中的位置有关。

## 二、球面镜及其成像

假如分隔两媒质的界面为能反射光线的球面，则称其为球面镜。球面镜分为两种：凹面镜及凸面镜。

以下所讨论的限于球面镜的线度远较它的曲率半径为小的条件。

### （一）球面镜的三个基点

1. 光学中心　无论凹面镜或凸面镜均有一个光学中心（简称光心）。光心的特征是：它的位置与该球面镜曲率中心的位置相一致；凡通过它或入射光线的延长线通过它的光线，遇球面反射后的反射光线，必沿入射光线的原路射回。

2. 焦点　通过球面中心与球面相遇的直线称为主轴。主轴与球面相遇之点称为顶点。球面镜焦点的特征是：凡平行于球面镜主轴的光线，在被球面镜反射后，其反射光线或其延长线，必会聚在主轴上某一点，此点就是球面镜的焦点。无论凹面镜或凸面镜都有一个焦点，位于曲率中心和顶点间直线（即半径）的中点上。

3. 主点　是测定主面位置的重要之点。球面镜的主点与球面镜的顶点位置相一致。通过主点垂直于主轴的平面称为主平面。所以球面镜顶点的切面即代表主平面。

### （二）球面镜成像的几何作图法

为了要知道球面镜对近轴物体的成像情形，只需要求出物体发出的几条特定的光线，经球面镜反射后的交点即可。球面镜的反射原理有：

1. 平行于主轴的入射光线经球面镜反射后，其光线的进行方向，必通过焦点；

2. 通过焦点的入射光线，经球面镜反射后，其光线的进行方向，必与主轴平行；

3. 通过球面镜的光心（曲率中心）的入射光线，在到达镜面后，其反射光线必沿原路射回；

4. 向反射镜顶点入射的光线，必依以主轴为法线，按反射角等于入射角的方向而反射。

要求出某一点的像，可由上述四条光线的反射线中，任选两条，并找出它们的交点即可。

如图 8-29 中：物体垂直于主轴上。先由物体一端 A 点引平行于主轴 OC 的入射光线，它与镜面相交于 $P_1$，其反射光线 $P_1R_1$ 必通过焦点 F；次由物体同一端 A 点引通过焦点 F 的入射光线，它与镜面相交于 $P_2$，其反射光线 $P_2R_2$ 必与主轴平行；再由物体同一端 A 点引通过曲率中心的入射光线，达镜面后在 $P_3$ 处发生反射，反射光线沿 $P_3A$ 方向射回；最后由物体同一端 A 点引向镜面顶点 O 行进的光线，其反射光线 $OR_3$ 必以主轴为法线，按反射角等于入射角的方向而射回。

由图 8-29 可以明显地看出，由上述四条反射光线：$P_1R_1$、$P_2R_2$、$P_3A$、$OR_3$ 中任选两条，并求出它们的交点 A′，此 A′ 即为物体一端 A 点的像。依同法可求出物体另一端 B 点的像 B′。连接 A′ 与 B′，则 A′B′ 便是物体 AB 的像，为倒立的实像。

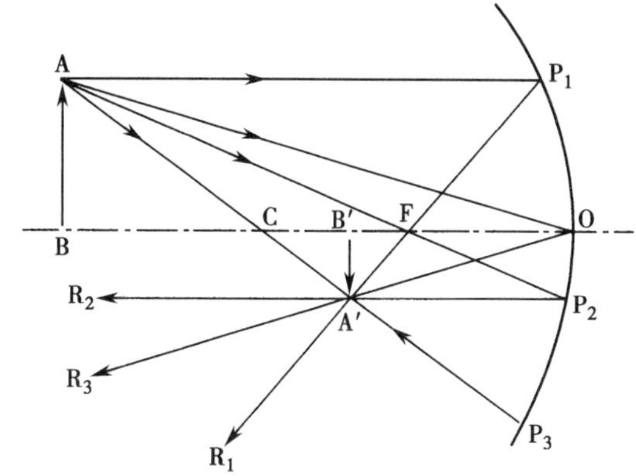


图 8-29　凹面镜的作图成像法

值得注意的是用凸面镜时，反射后的光线不能会聚于一点，故须向焦点 F 方向将其光线延长之，则同样可求出凸面镜的成像。

### （三）球面镜的近轴成像原理

1. 成像原理　前面已经指出，反射是折射的特例。因此，令 $n'=-n$，即可由单个折射球面的成像结论，导出球面反射镜的成像特性。

将 $n'=-n$ 代入表达式（8-14），则得到球面镜的物像关系式如下：

$$\frac{1}{l'}+\frac{1}{l}=\frac{2}{r}$$

通常，球面镜分凸面镜（$r>0$）和凹面镜（$r<0$），在运用物像关系式时要特别注意符号规则。

2. 像的位置　在图 8-30 中，MN 表示一凹面镜，O 为凹面镜的顶点（主点），C 为凹面镜曲率中心，OC 相连之直线为主轴。设由光源 S 所发出的平行于主轴的光线 SP 十分靠近主轴（即近轴光线），在镜上的 P 点发生反射后，其光线沿 PR 方向进行，PR 必与主轴相交于一点 F（焦点），即相当于主轴上无限远处发光点的像点。又依光路可逆原理，F 也可以看作主轴上的发光点（物体），它的像是在无限远处。

此时通过入射点 P 的球面半径 PC 就是垂直于凹面镜的法线。已知入射光线 SP 与法线 PC 所成的入射角 $i$ 和反射光线 PR 与法线 PC 所成的反射角 $r$ 相等。因 SP∥OC，故由图 8-30 可以看出三角形 PFC 为一等腰三角形。因此，PF＝FC。设由光源 S 发出的光线 SP

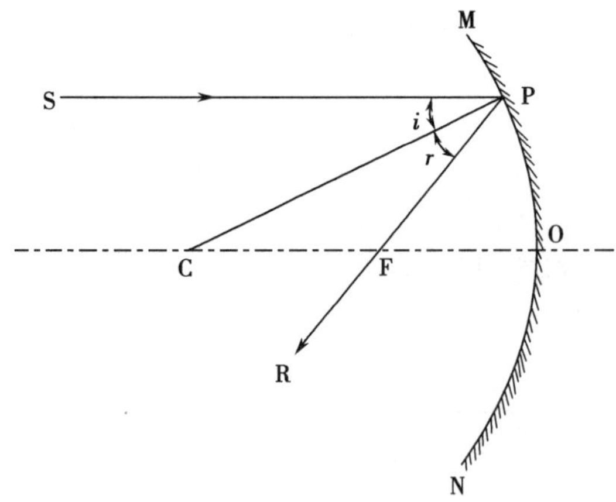

图 8-30　凹面镜及其主焦点

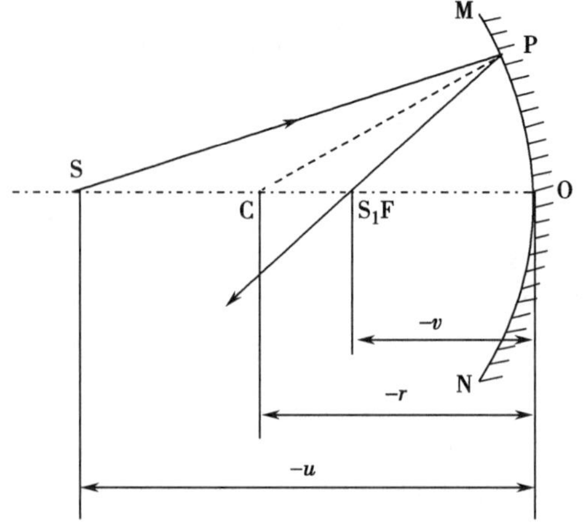

图 8-31　凹面镜的反射及其物像的共轭点

十分靠近主轴（即近轴光线），则 CF＋FO＝CF＋FP，可以认为 PF＝OF，即如前所规定，在近轴区域内镜面面积很小时，可得 OF＝FC。这表明 F 是半径 OC 的中点。同理：所有平行于主轴的近轴光线，被球面镜反射后，其反射光线必与主轴相交于半径 $r$ 的中点（即焦点）。现以 F 为焦点，O 为顶点（主点），则 OF 即可表示球面镜的焦距 $f'$，公式为：

$$f'=\frac{r}{2} \tag{8-20}$$

在图 8-31 中，以 $u$ 表示光源 S 到球面镜顶点的物距；以 $v$ 表示像点 $S_1$ 到球面镜顶点的像距；以 $r$ 为曲率半径，则：$SC=-u+r$；$CS_1=-r+v$，将此两式代入比例式：$SC:CS_1=SP:S_1P$ 中，则得：

$$(-u+r):(-r+v)=(-u):(-v)$$

再将此式加以整理后，则得出下面等式：

$$\frac{1}{u}+\frac{1}{v}=\frac{2}{r} \tag{8-21}$$

这个公式提供了物距和像距同球面镜曲率半径之间的一般关系。

又从公式（8-20），上式更可产生如下等式：

$$\frac{1}{u}+\frac{1}{v}=\frac{1}{f'} \tag{8-22}$$

如以同样方法来研究由同一光源 S 向球面镜发射的另外一条近轴光线，也可以获得相同的等式。对这条光线来说，$u$ 和 $f'$ 的值也和上述情形相同，所以计算出的 $v$ 值也一定相同。由此可知，由位于球心外主轴上的同一光源所发出的近轴光线，被凹面镜反射后必与主轴相交于同一点，这一点的位置是在曲率中心和焦点之间。如图 8-31 所示，$S_1$ 就是光源 S 的像。根据光路可逆原理，如将光源放在 $S_1$ 处，则其像必在 S 处形成。主轴上这两个点是共轭点。

在凸面镜时，如图 8-32 所示：当光源 S 位于球面镜 MN 凸面的外侧主轴上时，则由光源发出的光线到达镜面 P 点后将被反射，反射光线 PR 远离主轴而去，故不能和主轴相交，但其光线的逆延长线必与主轴相交于 $S_1$ 处。此时的球面曲率中心和 $S_1$，均以镜面为界，在光源 S 的另一侧，故其值规定为正。

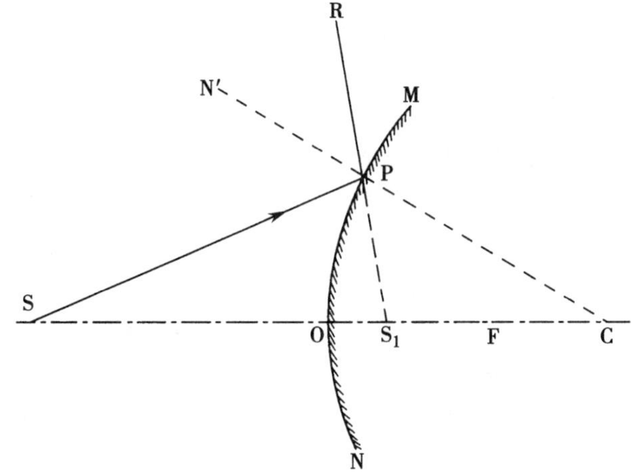

图 8-32　凸面镜的反射及其物像的共轭点

现如仍沿用在凹面镜时的各代表符号，在图 8-32 中：依反射定律则 CPN′ 为 $\triangle S_1PS$ 的外角 SPR 的平分线，用同样几何学方法，可获得与表达式（8-21）和（8-22）相同的公式：

$$\frac{1}{v}+\frac{1}{u}=\frac{2}{r}=\frac{1}{f'} \tag{8-23}$$

所以，凹面镜与凸面镜的成像原理遵循一个普遍方程式。

假如物和像到焦点的距离分别用 $x_1$、$x_2$ 表示，在图 8-31 及图 8-32 所示的凹面镜和凸面镜中（为了表示方向保持必要的符号），下记等式可以成立：

现由公式（8-22）和（8-23）可得：

$$x_1=u-f',\ x_2=v-f' \quad (8\text{-}24)$$

$$f'(u+v)=uv$$

即　$$uv-uf'-vf'+f'^2=f'^2$$

所以　$$(u-f')(v-f')=f'^2$$

故得　$$x_1x_2=f'^2 \quad (8\text{-}25)$$

因为不论正数或负数，它的平方常为正，所以 $x_1$ 和 $x_2$ 的乘积必为正。即像与物（是一对共轭点）必位于焦点的同侧，而且必位于这样的距离：它们的乘积必等于焦距的平方。这是牛顿关系式在球面反射镜成像中得到的表达形式。

因此，知道物到焦点的长度 $x_1$，则可求出像到焦点的长度 $x_2$，并决定它的性质。因此，由公式（8-25）可得：

$$x_2=\frac{f'^2}{x_1} \quad (8\text{-}26)$$

3. 像的大小

（1）像的大小与物距、像距之间的关系：在图 8-33 中，如设 A′ 为 A 的像，则沿 AO 方向入射的光线，必沿 OA′ 方向反射而回。这样，则∠AOC＝∠COA′，即∠i＝∠r。通过曲率中心 C 由 A 点发射的光线，垂直到达镜面于 P 点后必沿原路射回。由图中可以看出，△ABO 和△A′B′O 相似，故 A′B′∶AB＝OB′∶OB。设物体大小为 $y$，像大小为 $y'$，则可得如下公式：

$$\frac{y'}{y}=-\frac{v}{u} \quad (8\text{-}27)$$

依据光学的符号规则、物体在光轴上方定为正，像在光轴下测定为负。由此可知，像大小和物大小之比与它们的像距和物距之比相同，这就是垂轴放大率。

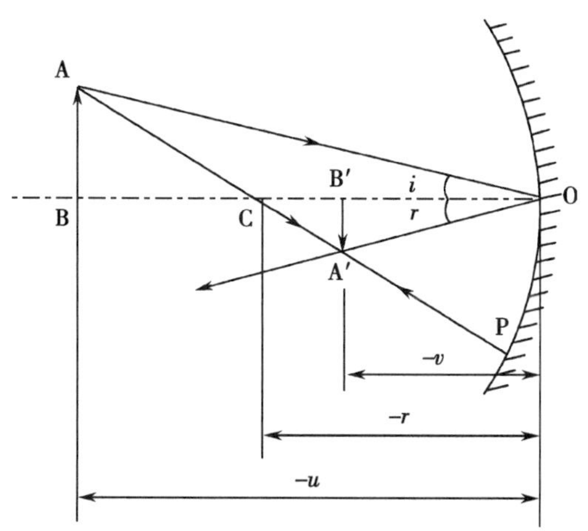


图 8-33　凹面镜的成像大小与镜面距离的关系

（2）像的大小与物及像距离曲率中心间的关系：在图 8-33 中：△ACB 和△A′CB′ 相似，所以：AB∶BC＝A′B′∶B′C，

或　$$y:(-u+r)=-y':(-r+v)$$

即　$$\frac{y'}{y}=-\frac{r-v}{u-r} \quad (8\text{-}28)$$

因此，像的大小和物体大小之比是和它们距曲率中心的远近具有同样比的关系。

（3）像的大小与物及像距焦点之间的关系：由公式（8-22）可得如下等式：

$$\frac{1}{v}=\frac{1}{f'}-\frac{1}{u}=\frac{u-f'}{uf'}$$

所以　$$\frac{v}{u}=\frac{f'}{u-f'}=-\frac{f'}{x_1}$$

再由公式（8-27）及公式（8-20），可得：

$$\frac{y'}{y}=-\frac{v}{u}=-\frac{f'}{x_1}$$

即　$$\frac{y'}{y}=-\frac{f'}{x_1}=-\frac{r}{2x_1} \quad (8\text{-}29)$$

同理　$$\frac{v}{u}=\frac{v-f'}{f'}=\frac{x_2}{f'}$$

即　$$\frac{y'}{y}=-\frac{x_2}{f'}=-\frac{2x_2}{r} \quad (8\text{-}30)$$

（4）像的大小在发散光线时的情形：在图 8-34 中，SP 为向凸镜面 MN 上的 P 点入射的光线，它与光轴的聚散角度为 $\omega$，假如 PR 为反射光线，则它与光轴的聚散角度为 $\omega'$。

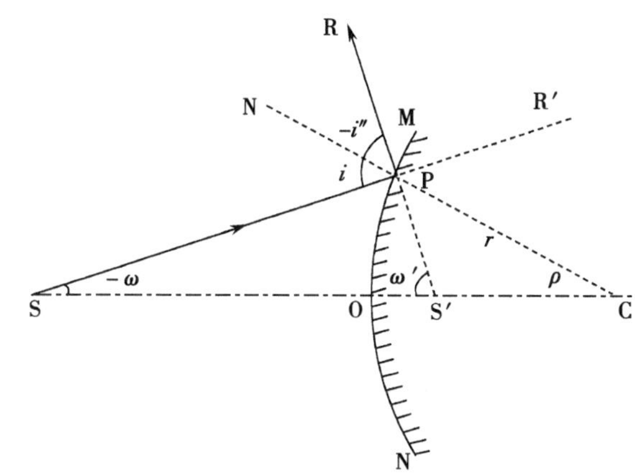


图 8-34　在发散光线时像的形成大小情形

如果取的是近轴光线，则 PO 可视为垂直于光轴上的短线。这样，依据符号规则，$\frac{PO}{SO}=-\text{tg}\omega$；由此式可得：

$$PO=u\cdot \text{tg}\omega$$

同理　$$PO=v\cdot \text{tg}\omega'$$

所以 $\frac{v}{u}=\frac{\text{tg}\omega}{\text{tg}\omega'}$

对凹面镜来说也一样。因此，由公式(8-27)可得如下公式：

$$\frac{y'}{y}=-\frac{v}{u}=-\frac{\text{tg}\omega}{\text{tg}\omega'}$$

或 $$y\cdot\text{tg}\omega=-y'\cdot\text{tg}\omega' \qquad (8\text{-}31)$$

因此，物体大小同像大小之比例，是和光线在反射后及反射前同主轴所形成的聚散角度的正切之比，具有相同关系。这个公式提供了角度放大率。

因为由公式 $\frac{v}{u}=\frac{\text{tg}\omega}{\text{tg}\omega'}$，得：

$$u\cdot\text{tg}\omega=v\cdot\text{tg}\omega' \qquad (8\text{-}32)$$

再由图 8-34：$\angle NPR=\angle CPS'$

所以 $\omega'=\angle S'CP+\angle CPS'=\angle S'CP+\angle NPR$

$=\angle S'CP+\angle NPS$

$=\angle S'CP+\angle SCP+\angle PSC$

设通过入射点的法线同主轴的聚散角度∠NCS 为 $\rho$，则：

$$\omega'=2\rho-\omega$$

$$\omega'+\omega=2\rho \qquad (8\text{-}33)$$

由此可知：入射光线、反射光线与主轴的聚散角度之和，为通过其入射点的法线与主轴的聚散角度的二倍。

4. 像的性质

(1) 凹面镜成像的性质(图 8-35)：根据公式(8-26)：$x_2=\frac{f'^2}{x_1}$，结合几何学的作图，我们可以把凹面镜成像的结果，归纳于表 8-4。

表 8-4 凹面镜成像的情形

| 物体位置 | 像的位置 | 像的性质 |
|---|---|---|
| −∞ | F′ | 实像 |
| −∞与 C 之间 | F′与 C 之间 | 实像、倒立、缩小 |
| C | C | 实像、倒立、等大 |
| C 与 F 之间 | C 与 −∞之间 | 实像、倒立、放大 |
| F′ | −∞ | |
| F 与镜之间 | 镜与 +∞间 | 虚像、正立、放大 |
| 镜面上 | 镜面上 | 正立、等大 |

(2) 凸面镜的成像性质(图 8-36)：根据公式(8-26)和图 8-36 可知：凡位于凸面镜前任何位置的物体，经凸面镜反射后所成的像，总是位于镜后，较实物小，且永远为虚像。如将凸面镜对物体成像性质加以归纳，则有以下几个特点：

1) 物体愈向镜面接近，则像亦愈向镜面接近。如

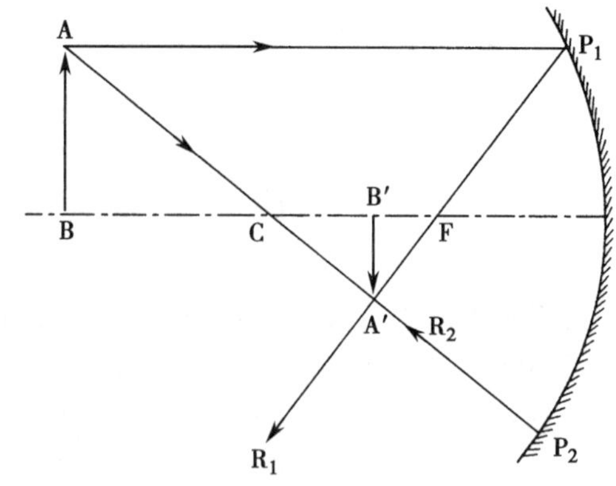

图 8-35 物体位于凹面镜曲率中心以外有限远处所成之像

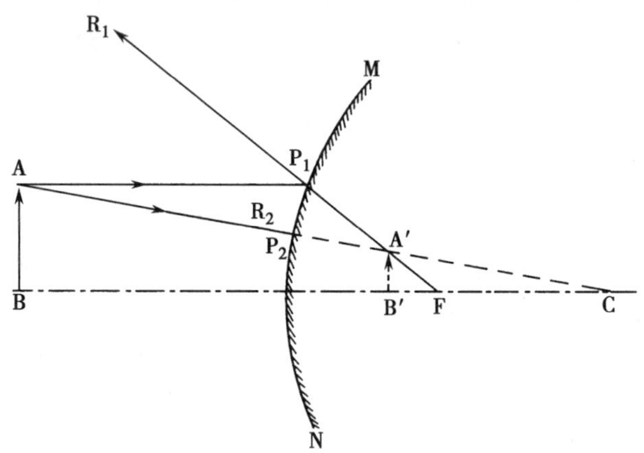

图 8-36 凸面镜的反射及其成像

物体和像与镜面顶点之主平面十分接近，则两者趋于完全一致；

2) 物体距镜面愈近、则像愈变大，但它始终不能比物体更大；反之，物体愈远离镜面，则其像愈小，当物体移至无限远处时，则像变得很小而趋于一点；

3) 如物体由镜面前有限距离逐渐向无限远处移动，则像必逐渐向焦点靠近，当物体移至无限远处后，则像便在焦点处产生；

4) 物体的像总位于镜后，永远是直立的虚像。

凸面镜的成像理论在眼科临床理论和实践上是很重要的。如角膜散光计原理、Purkinje 映像理论和角膜地形图分析中的 Placido 盘反射影像原理等都是离不开凸球面镜理论的。

## 第三节 光的折射

### 一、折射、折射率与折射定律

当光到达两种媒质的界面时，一部分光改变传播方向进入第二媒质，这称为光的折射。

折射率 $n$ 是光在真空中的传播速度 $c$ 与在某媒质中

的传播速度 $v$ 之比值。常见媒质的折射率：真空 1.0000，空气 1.0003，水 1.3333，有机玻璃（CR-39）1.490，冕牌玻璃 1.523。

折射定律为（图 8-37）：①折射光线 AC 与入射光线 BA 和法线 NA 位于同一平面；②入射光线和折射光线位于法线的两侧，入射角 $i$ 与折射角 $i'$ 的正弦值之比和第一媒质折射率 $n$ 与第二媒质折射率 $n'$ 之比成反比，即：

$$\sin i/\sin i'=n'/n \qquad (8\text{-}34)$$

或

$$n\sin i=n'/\sin i' \qquad (8\text{-}35)$$

图 8-37　光线在两媒质界面的折射

## 二、光路可逆原理

在图 8-37 中，如果光线在折射率为 $n'$ 的媒质中沿 CA 方向入射，由折射定律可知，折射光线必定同样能沿着 AB 方向出射。同样，如果光线在折射率为 $n$ 的媒质中沿 DA 方向入射，则由反射定律可知，反射光线也一定沿着 AB 方向出射。这称为光路可逆原理。这一原理在研究光线在眼球光学系统和光学仪器的成像时有极其重要的作用。

## 三、全内反射与临界角

光线从光密媒质折射到光疏媒质时，折射角大于入射角。随着入射角 $i$ 的增大，折射角 $i'$ 也逐渐增大，当折射角增大至极限 90° 时，则所有光线反射回原光密媒质，这称为全内反射（图 8-38），此时的入射角称为临界角。

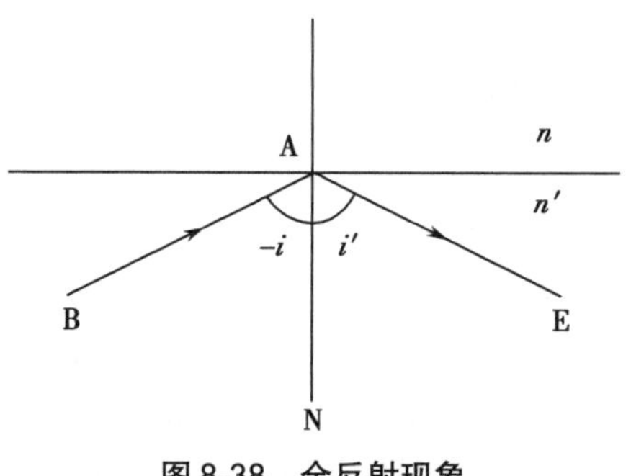


图 8-38　全反射现象

人眼中来自前房角的光线从折射率较高的房水进入折射率较低的空气，其入射角大于临界角，光线在角膜 - 空气界面发生全反射，需要借助房角镜来抑制这种全反射，使光线到达检查者的眼内。

## 四、两平行面的折射

虽然两平行面各无折射力，但当置于会聚或发散光锥中时，能使像发生位移。

在图 8-39 中，厚度为 $t$ 折射率为 $n_2$ 的平行平板分隔折射率分别为 $n_1$、$n_3$ 两媒质。光锥从 B 发散到第一面的距离为 $l_1$，经两平面的折射后，在离第二面 $l_2'$ 处形成虚像 B′。像的位移 $BB'$ 为

$$BB'=\left(\frac{n_3-n_1}{n_1}\right)l_1+\left(\frac{n_2-n_3}{n_2}\right)t \qquad (8\text{-}36)$$

如果 $n_3=n_1$，即该平行板置于同一媒质中，则

$$BB'=\left(\frac{n_2-n_1}{n_2}\right)t \qquad (8\text{-}37)$$

如果平行板置于空气中，则

$$BB'=\left(\frac{n_2-1}{n_2}\right)t \qquad (8\text{-}38)$$

平行玻璃板置于空气中，将使物像向前位移约 1/3 玻璃板的厚度。

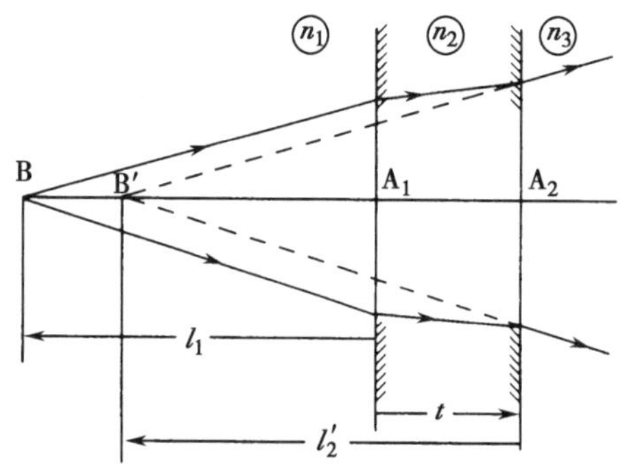


图 8-39　平行板折射：像、物位移

# 第四节　棱　　镜

## 一、棱镜的构造

棱镜是由两个互不平行的平面所构成的光学元件。两平面所相交的直线称为棱。任何通过棱镜并垂直于棱的截面称为主截面（ABC）。主截面的薄缘称为尖（A），其厚缘称为底（BC），通过底和尖并垂直于棱的直线为底尖线（AD），棱镜两面所夹角为折射角或顶角（α）（图 8-40）。

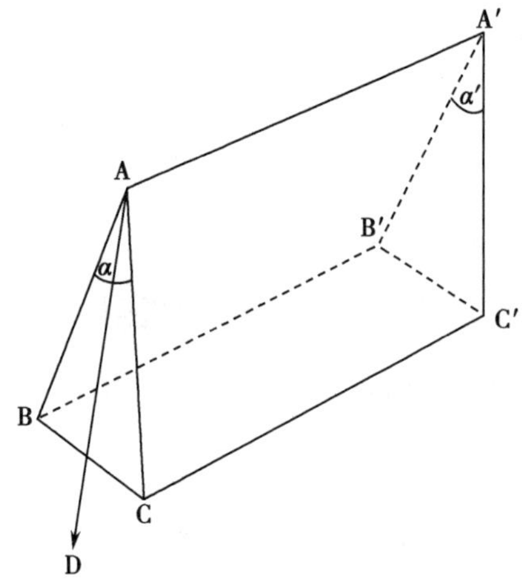

图 8-40 棱镜的构造

## 二、棱镜折射和色散

光线经过棱镜两面的折射，向底方向偏离，其总偏离角 $d$ 为第一、二面偏离角 $d_1$、$d_2$ 之和(图 8-41)：

$$d = d_1 + d_2 = i_1 - i_1' + (-i_2') - (-i_2)$$
$$= i_1 - i_2' - (i_1' - i_2) = i_1 - i_2' - \alpha \qquad (8\text{-}39)$$

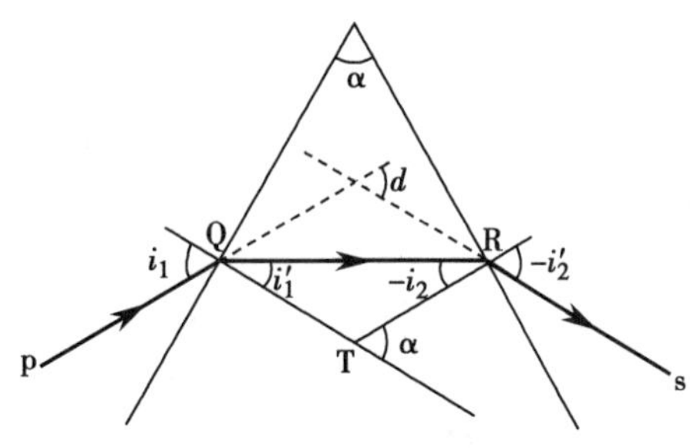

图 8-41 棱镜的折射

利用折射定律和三角函数运算公式，可以进一步得到偏离角 $d$ 的表达式

$$\sin\frac{1}{2}(\alpha + d) = n\sin\frac{\alpha}{2}\cdot\frac{\cos\frac{1}{2}(i_1' + i_2)}{\cos\frac{1}{2}(i_1 + i_2')}$$

可见，光经过棱镜折射后，产生的偏离角 $d$ 与顶角 $\alpha$、折射率 $n$ 和入射角 $i_1$ 有关。对于给定的棱镜，$\alpha$ 和 $n$ 是定值。所以，偏离角 $d$ 只随光线的入射角而变化。

最大偏离角与最小偏离角：当光线进入棱镜的入射角 $i_1$ 或出射角 $-i_2'$ 等于 90° 时，产生最大偏离角。当入射角 $i_1$ 与出射角 $-i_2'$ 相等时，产生最小偏离角，此时，光线对称地通过棱镜。

然而，通过棱镜所见到的物像向棱镜尖偏离(图 8-42)。

当白光通过棱镜时，由于白光是由许多不同波长的单色光组成的，同一媒质对不同波长的单色光具有不同的折射率，所以不同波长的单色光发生不同程度的折射而出现色散。波长越短，越向底偏离，故白光被分解成光谱色光，从棱镜尖向底方向排列为红、橙、黄、绿、青、蓝、紫(图 8-43)。

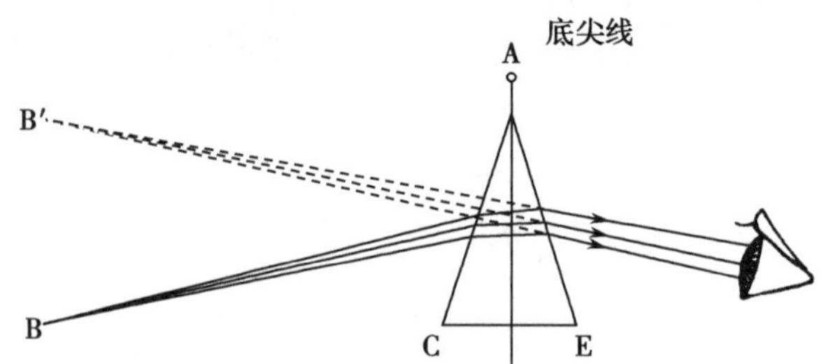

图 8-42 通过棱镜所见像偏向棱镜尖

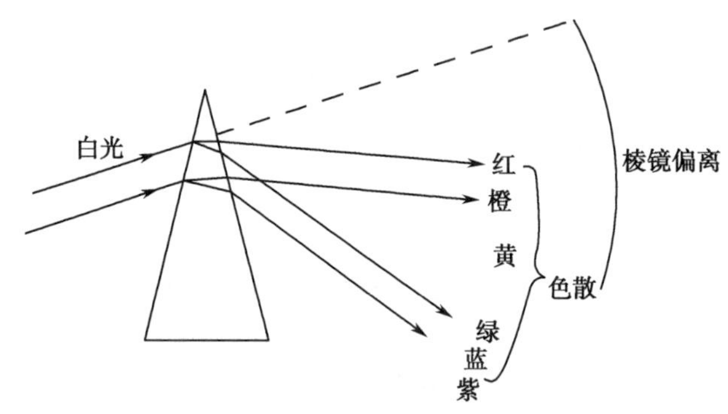

图 8-43 白光通过棱镜后发生色散

## 三、棱镜的单位和测量

至少有四种棱镜单位在使用：

1. 棱镜度(△) 这是国际眼科界公用的单位。它表达了在已知距离处物、像所出现的位移。如图 8-44 所示：光线 PQ 垂直入射于棱镜而以 RS 方向射出，若眼位于 S 处，则看到 PQ 上的 B 点移位于 B′ 上。若 B 点离棱镜的距离为 $x$，物像位移 BB′ 以 $y$ 表示，则棱镜的折射力为 $100y/x$ 棱镜度，即棱镜偏离角 $d$ 的正切值的 100 倍：$1\triangle = 100 \times \mathrm{tg}0.57°$。在偏离角小时，1△相当于 0.57° 偏离。

在测量棱镜的棱镜度时，可将刻度尺置于离棱镜 1m 处，通过棱镜内、外读出刻度 0 点的位移(以 cm 为单位)，即为该棱镜的棱镜度。

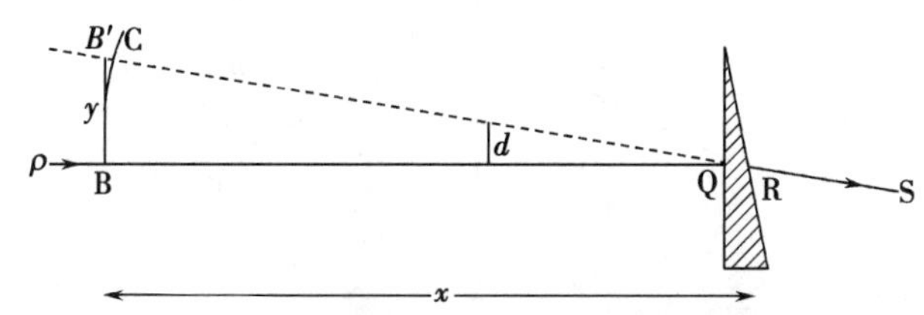

图 8-44 棱镜的单位：棱镜度和厘弧度

2. 厘弧度（▽）　在图 8-44 中，沿着半径 $x$ 的圆弧 BC 测量像的位移 $y$，则 $100y/x$ 表达以 0.01 弧度即厘弧度为单位的棱镜偏离。$1\bigtriangledown=0.573^\circ$。不同于棱镜度。厘弧度是均一严密的单位，40 厘弧度恰为 1 厘弧度的 40 倍。曾一度欲将厘弧度取代棱镜度，但始终未如愿。

3. 偏离角度（°d）和顶角（°a）　这两种单位已废而不用。在一些古老的镜片中，以棱镜的偏离角度数来标志该棱镜；还有以其顶角度数来标志者。后一单位因忽略了构成棱镜物质的折射率，故不正确。

## 四、棱镜的方位表示法

棱镜以其底尖线来标明其方位，有两种不同的标示系统。

1. 习用标示法　底尖线位于垂直方向的棱镜以其底朝上或朝下标示；底尖线位于水平方向的棱镜，若底朝向鼻侧，则以底朝内标示，若底向颞侧，则以底朝外标示；底尖线位于斜向的棱镜，以标准柱镜轴向表示（图 8-45），再清楚地标上底朝内上、底朝外上等等。

2. 360°量角器标示法　在某些欧洲国家采用这更严密的标示法。它基于数学上的极坐标法，整个圆周等分为 360°，以水平经右边为起点以逆时针方向计数（图 8-46）。如底 230°，将完整标示棱镜的方位。

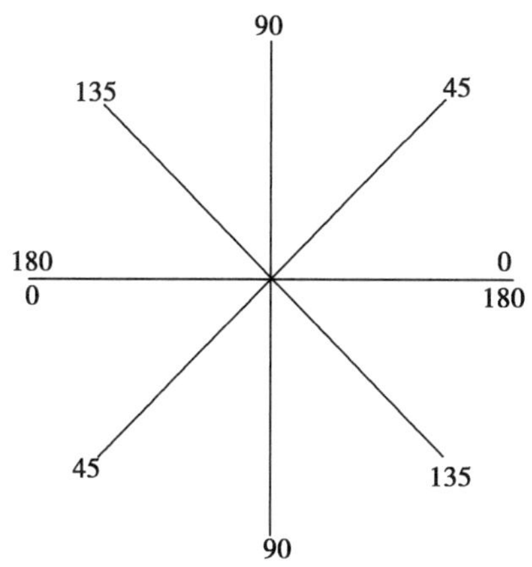


图 8-45　标准柱镜方位标记法也作棱镜方位准记法

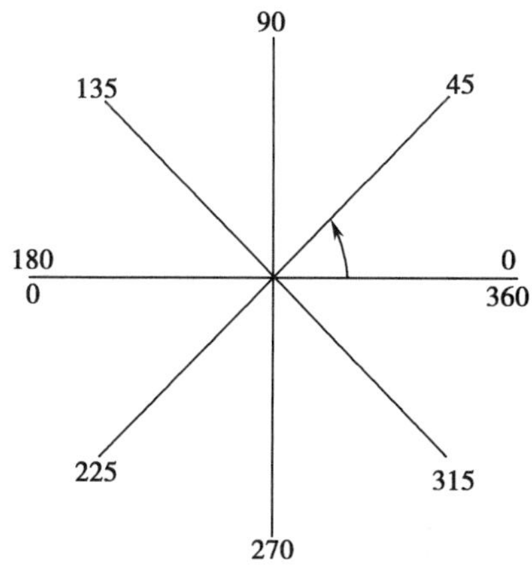


图 8-46　棱镜方位的 360°标记法

应该注意，上面两图的方位标示，均以观察者的观点出发，而不是根据被检者的观点；同时对于被检眼的左右眼应用相同标示法。0°一般不用，而用 180°或 360°。

## 五、棱镜的合成和分解

两个棱镜的合成可以应用向量图解法。如图 8-47 所示，线段 OA 和 OB 分别表示两棱镜，其方向与棱镜的底尖线一致，其长度与棱镜折射力成正比，由 OA 和 OB 构成平行四边形，则对角线 OR 表示合成棱镜，其方向和长度分别为合成棱镜的方位和折射力。

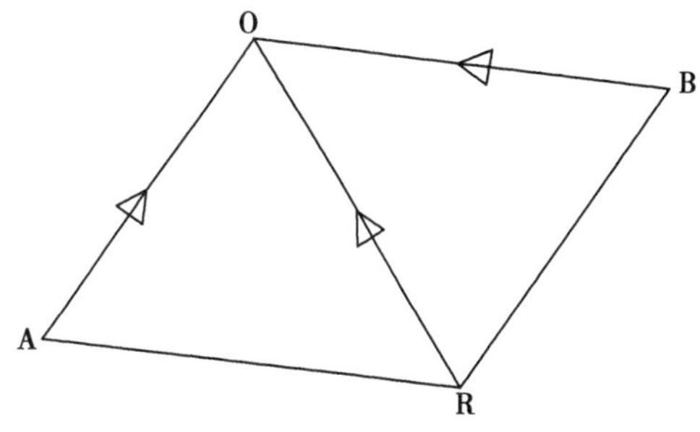


图 8-47　棱镜合成的向量图解法

通过与上述合成相反的过程，任何一个棱镜可以分解成两个底尖线在任何方位上的棱镜。

## 六、旋 转 棱 镜

顶角 $\alpha$ 很小的棱镜称为光楔。因为折射角很小，其偏离角计算公式可以大大简化，并用偏离角 $d$ 与顶角 $\alpha$ 的弧度值代替相应的正弦值，有

$$d=(n-1)\alpha$$

旋转棱镜由两个相同折射力（P）的光楔构成，通过控制螺旋使两棱镜以相等角度作相反方向旋转。当棱镜的底旋转至对侧时，合成折射力为 O，当两底旋至一致时，合成折射力达最大，为 2P。

合成棱镜的底尖线总位于两棱镜底尖线夹角（$2\theta$）的角平分线上，其合成折射力为 $2P\cos\theta$。

旋转棱镜是产生可变棱镜折射力的有用设计，由 Risley 首先将之应用于眼科，故又名 Risley 棱镜。

## 七、Fresnel 棱镜

棱镜或透镜的重量随着折射力和直径的增大而加重。这就限制了大口径、高折射力棱镜或透镜的应用。其实，折射力决定于棱镜或透镜两面的夹角，而与厚

度关系甚小。Fresnel原理就是去除习用棱镜或透镜的非屈光部分，以减轻重量，增大口径。

从图8-48可以看出Fresnel棱镜比习用棱镜要轻得多。将习用棱镜的宽度从40mm缩至2mm时，其底厚度缩至0.5mm（阴影部分），可以想象Fresnel棱镜是由一系列缩小的习用棱镜紧密地排列于平板之上而构成的。

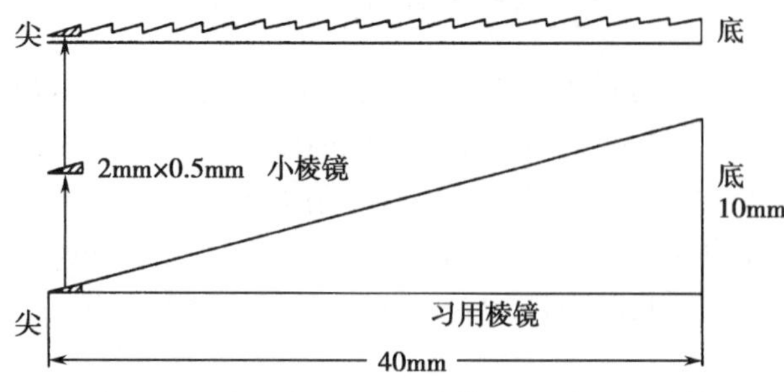


图8-48 上图为Fresnel棱镜；下图为习用棱镜

Fresnel棱镜（或透镜）的主要缺点是明显的Fresnel沟，对像质有所影响。

## 第五节 单一球面的折射

### 一、球面与曲率

在光学上最常应用的折射面是球面，其曲率为单位弧长所含的角。在图8-49中，$\widehat{DAE}$为圆的一部分，圆的半径为$r$，圆心于C处。D点和E点的切线分别为DF和EG，其交角为∠FBE＝$\alpha$，根据几何学原理，DE所含角∠DCE＝$\alpha$，那么该球面的曲率$R=\dfrac{\alpha}{\widehat{DE}}$，$\alpha$（以弧度为单位）$=\dfrac{\widehat{DE}}{r}$，故曲率$R=\dfrac{1}{r}$，即球面曲率为曲率半径的倒数。

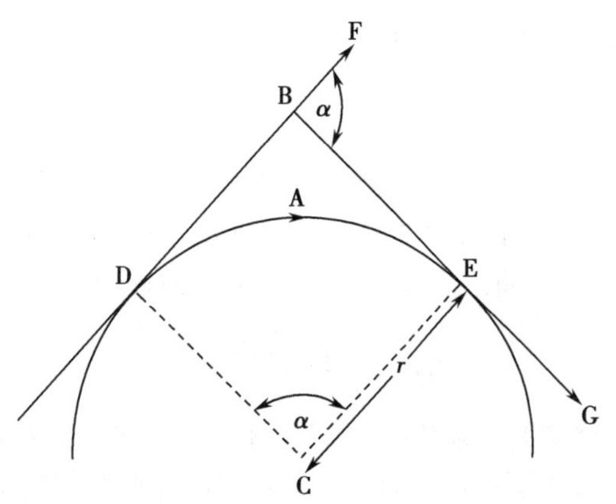


图8-49 球面和曲率、曲率半径

### 二、单一球面折射成像

在图8-50中，B为位于折射率$n$的媒质中的物点、EAG为球面的一部分，其半径为$r$，圆心于C。折射面右边为光密媒质，折射率为$n'$。从B发出光线向C行进，交折射面于A，由于垂直入射，故折射后方向不变。此光线位于球面的对称轴上，又称为主光线。BE是从B发出的另一光线，经折射后交BC于B′，B′即为B的像。AB和AB′分别为物距和像距，以$u$和$v$表示。

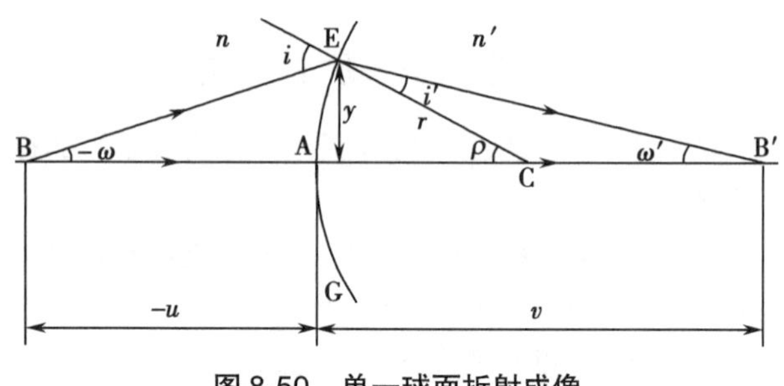


图8-50 单一球面折射成像

如果所有的角都足够小，则可以近似值表达：

$$\theta\text{（以弧度为单位）}=\sin\theta=\tan\theta$$

那么折射定律可以简单方式表达：$ni=n'i'$

如果E在BC上的高度以$y$表示，则：

$$\omega=y/u,\ \omega'=y/v,\ \rho=y/r$$

$$\because\quad i'=\rho-\omega',\ i=\rho-\omega$$

$$\therefore\quad n'(\rho-\omega')=n(\rho-\omega)$$

$$n'(y/r-y/v)=n(y/r-y/u)$$

$$\frac{n'}{v}-\frac{n}{u}=\frac{n'-n}{r}\tag{8-40}$$

这是近轴光线在球面成像的基本表达式。

### 三、屈光力和聚散度

如图8-51和图8-52所示，当物点位于光轴上无限远处，从它发出的所有入射光线都平行于光轴，任一光线如DE，经球面折射后，都通过或延长通过光轴上一点F′，该点称为像方焦点（也叫第二焦点），该点至折射面的距离$f'$称为像方焦距。

由于物距无穷大，故式（8-40）中$\dfrac{n}{u}=0$，而$v$以$f'$代之，则为：

$$\frac{n'}{f'}=\frac{n'-n}{r}\tag{8-41}$$

同样，在光轴上存在F点。通过它或延长通过它的所有光线如FG，经球面折射后都平行于光轴，则F

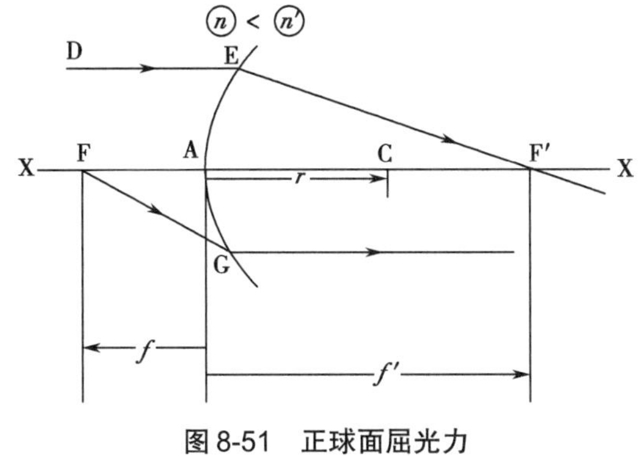

图 8-51　正球面屈光力

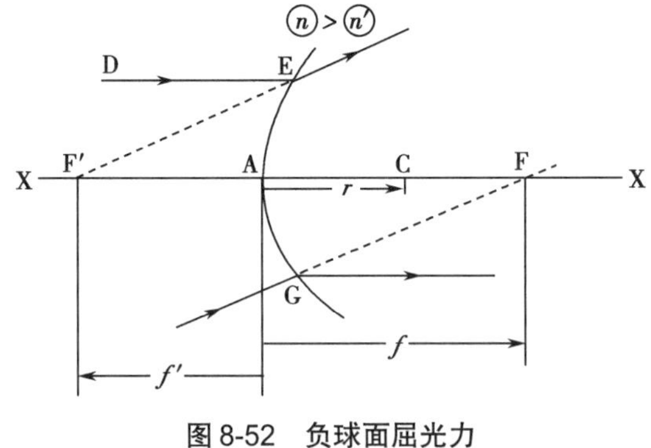

图 8-52　负球面屈光力

为物方焦点（也叫第一焦点），它至球面的距离 $f$ 为物方焦距。

由于像距无穷大，式(8-40)中 $\frac{n'}{v}=0$，故可得：

$$\frac{-n}{f}=\frac{n'-n}{r} \tag{8-42}$$

球面屈光力(或称折射力)D 等于式(8-40)、式(8-41)的右边项：

$$D=\frac{n'-n}{r}=\frac{n'}{f'}=\frac{-n}{f} \tag{8-43}$$

当 $r$、$f$ 和 $f'$ 以 m 为单位时，屈光力的单位为屈光度。

物距、像距也可以如同屈光力一样，采用屈光度为单位，那么它们分别为物聚散度和像聚散度，以大写字母 U、V 表示，则式(8-40)为：

$$\mathrm{V}-\mathrm{U}=\mathrm{D} \tag{8-44}$$

## 四、像的几何作图法

如图 8-53 所示，BQ 为物，折射面以通过其顶点 A 的直线 YY 表示。Q 的像 Q′ 可以由下面三条光线中任意二条的交点所确定：①从 Q 发出光线通过物方焦点下交 YY 于 G、折射后平行于光轴；②从 Q 发出光线平行于光轴交 YY 于 E，折射后通过像方焦点 F′；③从 Q 发出光线通过圆心 C，因垂直入射，故折射后方向不变。上述三条光线均交于像点 Q′。从 Q′ 作光轴垂线交之于 B′，即为光轴上物点的像。

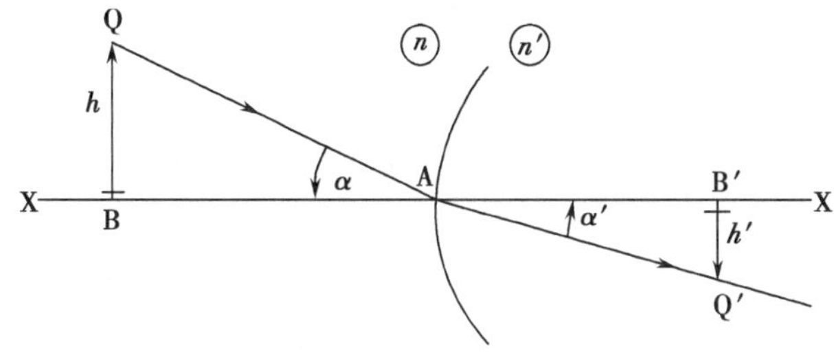

图 8-53　横向放大率

当应用几何作图法于负屈光力球面时，光线需延长通过焦点和像点。

按比例作图，可定量解出像距和像高。水平和垂直的距离在作图时可用不同的比例。

## 五、物像关系和放大率

物和像为共轭关系，牛顿关系式是表达物像关系的另一种方式，物距以物方焦点起算，像距以像方焦点起算，称为焦外距，分别以 $x$ 和 $x'$ 表示(图 8-54)。牛顿关系式为：

$$xx'=ff' \tag{8-45}$$

像高 $h'$ 与物高 $h$ 之比为垂轴放大率 $\beta$：

$$\beta=h'/h \tag{8-46}$$

如图 8-54 所示，$h$ 和 $h'$ 的符号相反，故 $\beta$ 为负值，表示所成像为倒立的实像。在近轴区内，可用近似值表达 $\alpha$ 和 $\alpha'$：$\alpha=-h/u$，$\alpha'=-h'/v$，应用简化折射定律，则得：

$$n\frac{h}{u}=n'\frac{h'}{v}$$

$$\beta=\frac{h'}{h}=\frac{n}{u}\cdot\frac{v}{n'}=-\frac{f}{x}=-\frac{x'}{f'} \tag{8-47}$$

这表达了放大率与物距、像距的关系。若以聚散度表达，则：

$$\beta=U/V \tag{8-48}$$

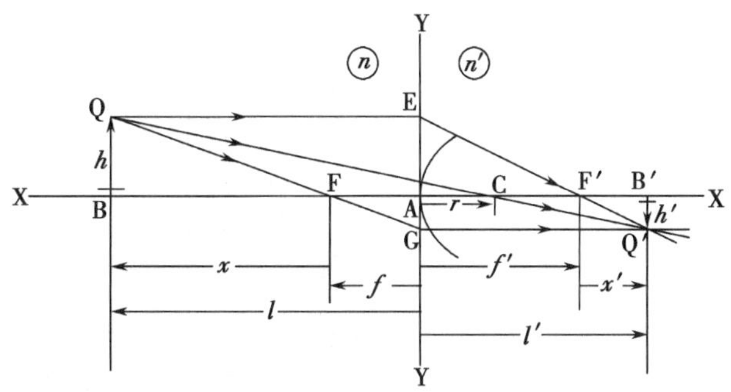

图 8-54　像的几何图解法

### 六、图解光线追迹法

上述的球面折射成像公式和几何作图法，都是限于近轴区的近似方法。图解光线追迹法是一种精确的方法，它是基于波动光学理论中折射光波波矢与入射光波波矢在媒质分界面上切向分量连续条件。

图 8-55 显示图解光线追迹法。AE 为折射球面，BE 为入射线。在图旁（上方）作两同心圆，其半径之比为 $n_1$∶$n_2$（1∶1.523），内圆为光疏媒质，外圆为光密媒质。从圆心 B′ 作 BE 的平行线，交内圆于 E′。从 E′ 作折射球面半径 EC 的平行线交外圆于 C′。连接 B′ 和 C′。从 E 作 B′C′ 的平行线 ED，ED 即为折射线的真正行径。如有多个折射面，应用相同方法依次追迹。

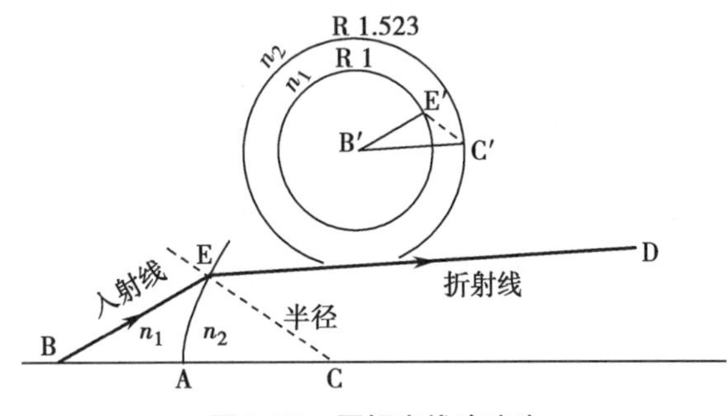

图 8-55 图解光线追迹法

现代光线追迹法则是采用更为复杂的空间光线光路计算公式，借助计算机编程运算。

## 第六节 球面透镜

### 一、球面透镜的构成及其种类

球面透镜（简称球镜）是由两个球面所构成的光学元件，其中一个面可以是平的，即曲率半径无穷大。光轴 XX 是两球心 $C_1$、$C_2$ 的连线（图 8-56），若其中一面是平的，则光轴为垂直于该平面并通过另一面球心的直线。

光轴与透镜前面的交点称为前顶点（$A_1$），与后面的交点为后顶点（$A_2$）。

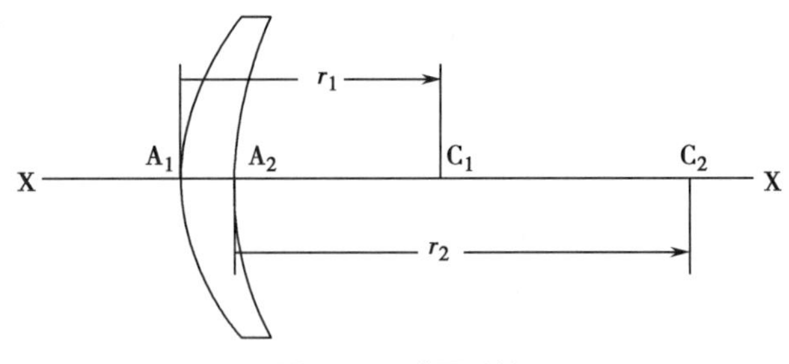

图 8-56 球面透镜

在透镜的光轴上有一点称为光心，通过光心的光线在折射前后方向不变。

根据透镜两面形状的不同组合，可分为六大类（图 8-57）：①双凸；②平凸；③凸弦月；④双凹；⑤平凹；⑥凹弦月。

### 二、球面透镜的一般公式

置于空气中的球面透镜的两面屈光力 $D_1$ 和 $D_2$ 决定于两面曲率 $R_1$、$R_2$ 和其材料的折射率 $n$：

$$D_1=\frac{n-1}{r_1}=(n-1)R_1$$

$$D_2=\frac{1-n}{r_2}=(1-n)R_2$$

若为薄球面透镜，则其总屈光力等于两面屈光力之和：

$$D=D_1+D_2=(n-1)\left(\frac{1}{r_1}-\frac{1}{r_2}\right)=(n-1)(R_1-R_2) \tag{8-49}$$

厚球面透镜见第七节光学系统。

### 三、球面透镜的成像

球面透镜成像类似于单一球面折射成像，轴外物点 Q 的像 Q′ 为下面三条光线的任意两条的交点：①从 Q 发出光线，通过物方焦点 F 交透镜于 G，折射后平行于光轴；②从 Q 发出光线平行于光轴、交透镜于 E，折射后通过像方焦点 F′；③通过光心 O 的光线方向不变。

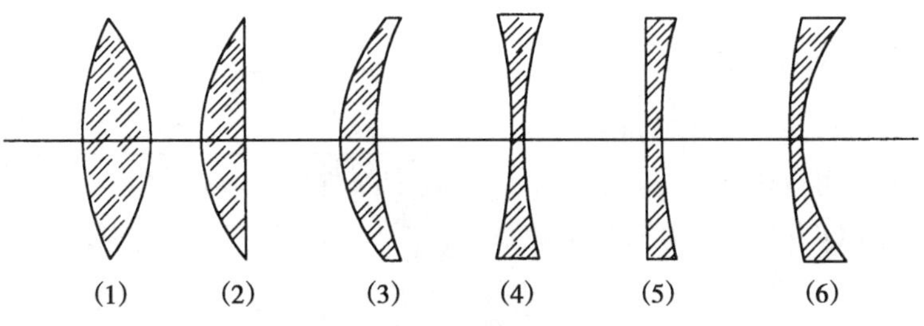

图 8-57 球镜的种类

（1）双凸 （2）平凸 （3）凸弦月 （4）双凹 （5）平凹 （6）凹弦月

图 8-58 显示物位于物方焦点之外的正透镜成像，像为倒立的实像，其大小可以比物大或小。

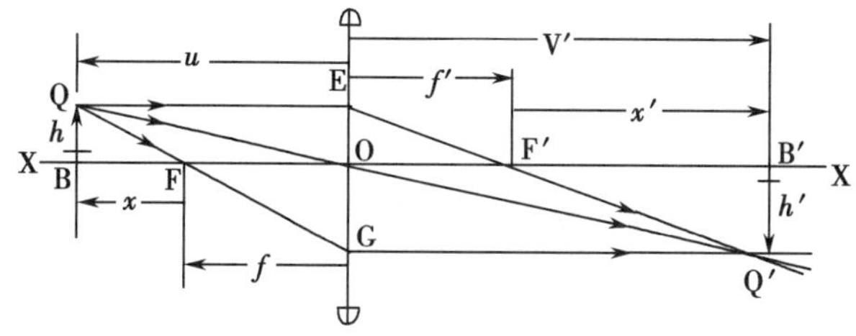

图 8-58　正球镜：物位于第一焦点之外

图 8-59 显示物位于物方焦点之内的正透镜成像，像为正立的放大的虚像，与物位于同侧，而且更远离透镜。

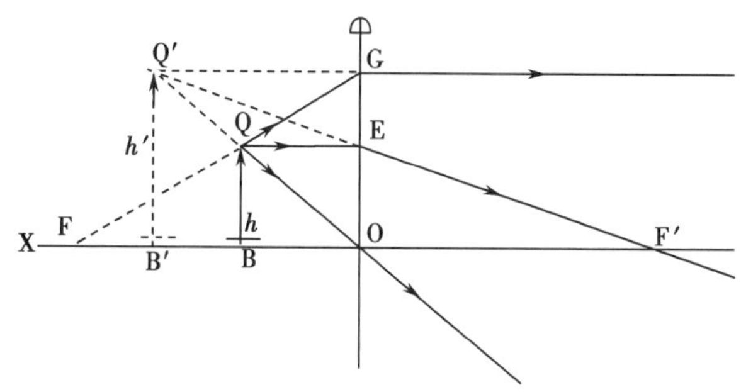

图 8-59　正球镜物位于第一焦点之内

图 8-60 显示物位于任何距离上的负透镜成像，像为正立的缩小的虚像，与物位于同侧，更接近于透镜。

图 8-61 显示虚物的成像。前一透镜所成的实像被后一透镜中途截断，则该实像成为后一透镜的虚物，

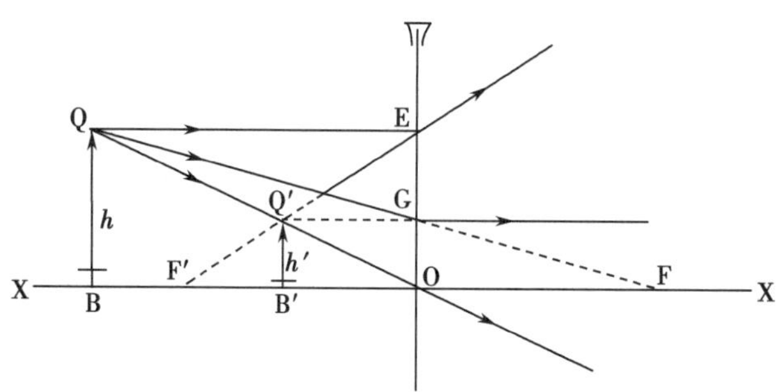

图 8-60　负球镜：物位于任何位置

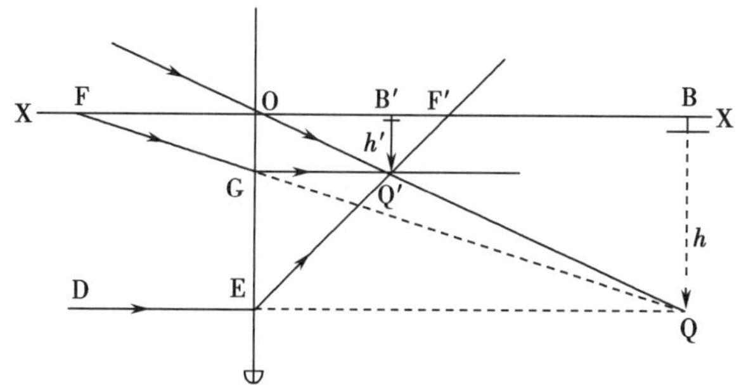

图 8-61　正球镜：虚物

这时物距 $u$ 和物聚散度均为正值。作图时三条光线均指向虚物点 Q，其成像过程与上述三种情况相似。

## 四、球面透镜的棱镜效果

光线不通过球面透镜的光心时都会发生偏离。透镜的这种作用称为棱镜效果，它发生于透镜几何中心偏离其光心，即偏心时。

图 8-62 显示偏心与棱镜效果，平行于光轴的光线入射于离光心 C cm 处的 B 点，折射后通过像方焦点 F′，即经过 $f$ 距离光线偏离 C cm，因此棱镜效果 P 为：

$$P=\frac{C}{f}=CD \qquad (8\text{-}50)$$

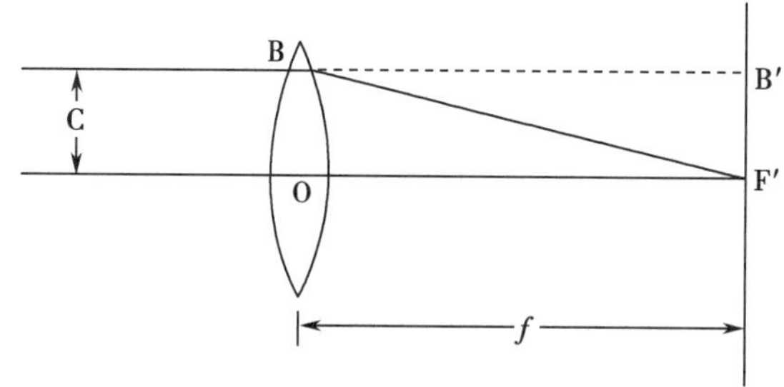

图 8-62　偏心与棱镜效果

透镜偏心所致棱镜效果的方位决定于透镜的符号，正透镜的棱镜底朝向光心，负透镜偏离光心。

## 五、球面透镜的识别和测量

识别透镜正负性质的方法：将透镜持于眼前作侧方移动，观察远物移动方向与透镜移动方向的相对关系，若作逆向运动，则为正透镜，若作顺向运动，则为负透镜。在识别高屈光力正透镜时，应注意别让远物的像成于透镜与眼之间，否则将出现顺动。

测量透镜屈光力的方法，一般有三种：

1. 中和法　在识别透镜正负之后，将符号与之相反的已知屈光力透镜重叠于上，作侧方移动，若顺动则加正透镜，若逆动则加负透镜，直至无移动，这时被测量透镜的屈光力与已知透镜相等，但符号相反。

2. 球面屈光力测量　应用镜片测度表（图 8-63）测量球镜两面的曲率而根据折射率换算为屈光力。两面屈光力之代数和为球镜屈光力。曲率决定于特定弦长 $2y$（测度表两外侧脚的距离）的矢高 $S$（中间脚至两外侧脚连线的距离）：

$$R=\frac{1}{r}=\frac{2S}{y^2+S^2}\approx\frac{2S}{y^2}$$

3. 顶点屈光力测量　在眼科中，透镜的后顶点屈光力极其重要，应用镜片测度仪可测量。图 8-64 显示

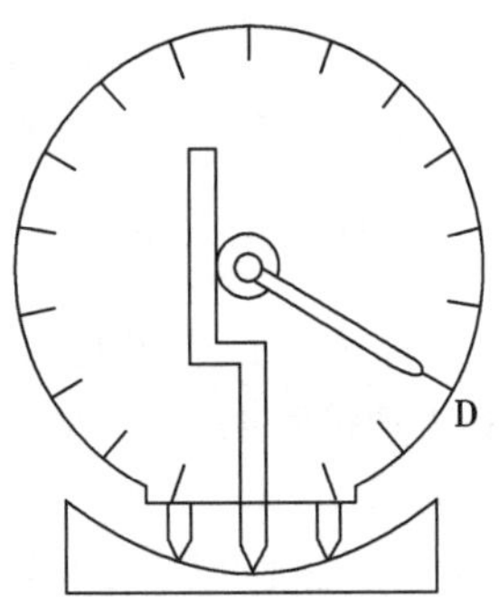

图 8-63 镜片测度表原理

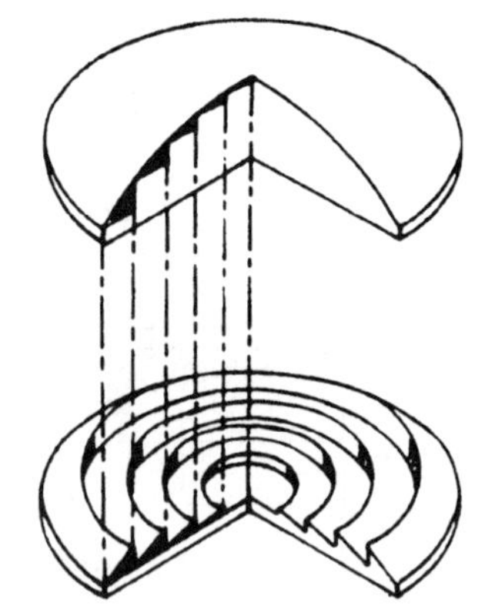
图 8-65 上图习用球镜；下图 Fresnel 球镜

其光学原理。在被测透镜置入前，被照明的目标分划板位于标准透镜的物方焦点 $F_0$，经望远镜后在目镜的分划板 G 上清晰成像，当被测（正）透镜 A 置于标准透镜的像方焦点 $F_0'$ 时（后顶点朝向标准透镜），目标分划板必须移向标准透镜到位置 B，才能使光线在经过被测透镜 A 之后保持平行，目标分划板才能再次清晰成像于 G。此时，目标分划板经标准透镜所成的虚像位置 F 正是被测透镜 A 的物方焦点。目标分划板从 $F_0$ 移离的距离和方向分别表达被测透镜的屈光力和符号，移向标准透镜为正，远离标准透镜为负。

### 六、Fresnel 球面透镜

与 Fresnel 棱镜相似，为减轻重量，习用球面透镜的非屈光部分被除去而成 Fresnel 球面透镜，所不同的是 Fresnel 棱镜的 Fresnel 沟互相平行，而 Fresnel 球面透镜的 Fresnel 沟互为同心圆（图 8-65）。

## 第七节 圆柱面透镜

### 一、圆柱面与圆柱面透镜

图 8-66 显示一段圆柱，YY 为其几何轴，其表面（如虚线所画）为圆柱面。圆柱面透镜（简称柱镜）的一面由圆柱面（凸或凹圆柱面）构成。任何与 YY 平行的直线 AA 为柱镜的轴，沿轴方向的曲率为 O，无屈光力；与轴垂直方向 PP 的曲率最大，为屈光力子午线，它与轴是柱镜的两子午线。圆柱面的屈光力计算与球面相同。

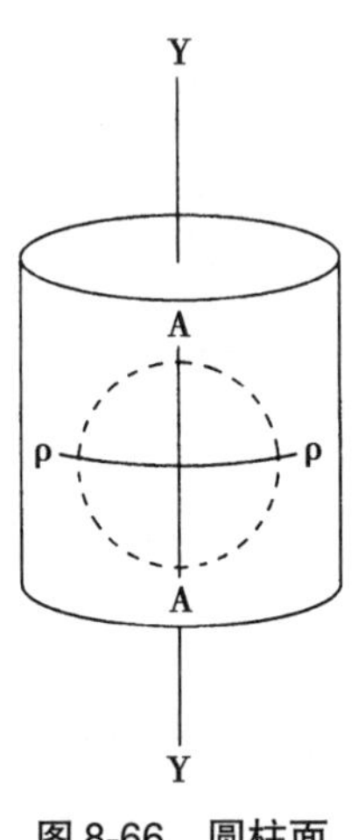

图 8-66 圆柱面

### 二、复曲面与复曲面透镜

复曲面由圆弧绕着与圆弧位于同一平面但不通过它的中心的直线旋转而成。它有两种类型：①车轮型（图 8-67）：横向径（$r_T$）小于赤道径（$r_E$）；②桶型（图 8-68）：$r_T > r_E$。

一面为复曲面、另一面为球面的透镜为复曲面透镜，常用于矫正散光。

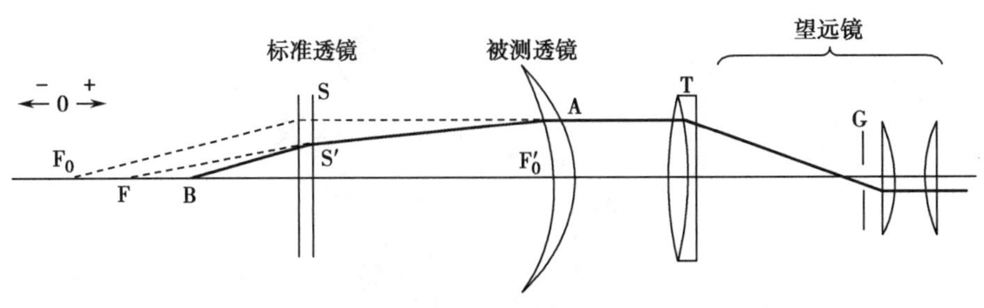

图 8-64 镜片测度仪原理

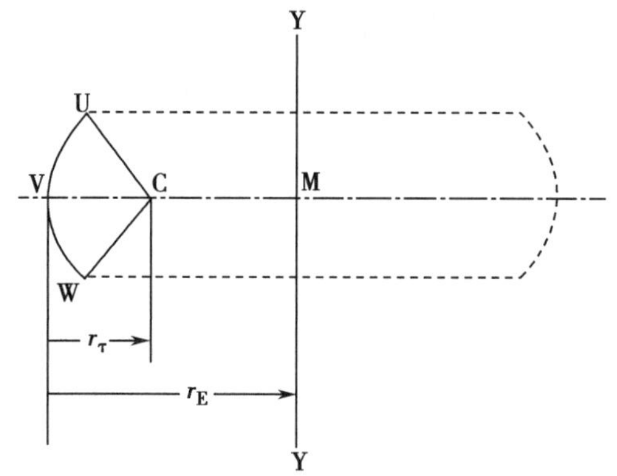


图 8-67　车轮型复曲面

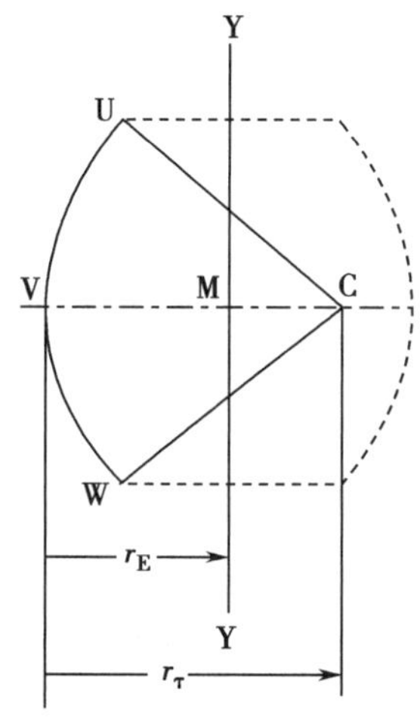


图 8-68　桶型复曲面

## 三、像的形成：散光光束

图 8-69 显示散光光束（sturm 光锥）的成像，一束圆柱形平行光束，经散光透镜（复曲面透镜）折射后，形成两条互为垂直的焦线。第一焦线 QQ 与最大屈光力子午线 KK 垂直，到透镜的距离 $A_2F_K'$（以 m 为单位）为最大屈光力 K 的倒数。第二焦线 PP 与最小屈光力子午线 JJ 垂直，到透镜的距离 $A_2F_J'$ 为最小屈光力 J 的倒数。在两焦线之间某处，光束为圆形，称为最小弥散圆。两焦线的长度 $J$、$K$ 和最小弥散圆的直径 $Z$ 及离透镜的屈光度距离 $Vc$ 可由下列公式表达：

$$J=PP=d\left[\frac{V_K-V_J}{V_J}\right] \tag{8-51}$$

$$K=QQ=d\left[\frac{V_K-V_J}{V_K}\right] \tag{8-52}$$

$$Z=d\left[\frac{V_K-V_J}{V_K+V_J}\right] \tag{8-53}$$

$$V_C=\frac{V_K+V_J}{2} \tag{8-54}$$

上述式中 $V_K$、$V_J$ 分别为最大屈光力和最小屈光力子午线上的像聚散度，$d$ 为光束离开透镜时的直径。

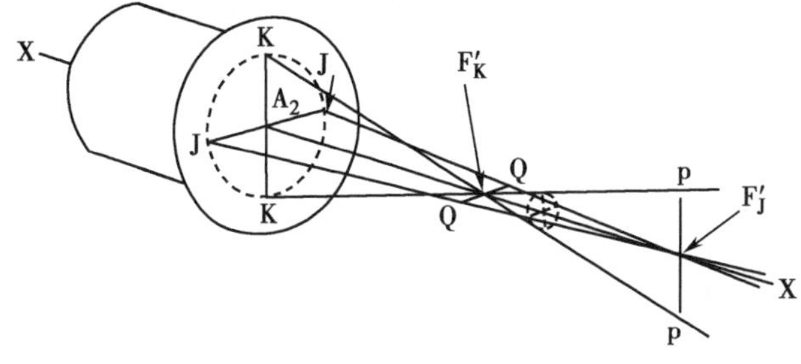


图 8-69　散光光束

## 四、眼镜处方的规定及其轴向标记

在开眼镜处方时，柱镜不仅要注明屈光力和符号，还要注明轴向。轴向标记类似棱镜的习用标记法，水平方向标为 180 而不标 0，若含有球镜，则标于前，如 +1.00DS/−0.50DC×45，应注意：屈光力前的正负符号均不能省略，屈光力即使为整数也以两位小数表示，轴向前的“×”表示轴的意思，省去角度符号“°”，以免使 10° 误认为是 100，如：+1.50/+1.25×90。

## 五、圆柱面透镜的棱镜效果

柱镜在偏离它的轴时同样产生棱镜效果，计算公式同于球镜，P=CD，但式中的 C 为偏心点至轴的距离。

复曲面透镜的棱镜效果的计算较为复杂。可以将它分解成球镜和柱镜，分别计算出偏心点由球镜和柱镜所产生的棱镜效果，然后应用两个棱镜的合成法将它们拼成一个棱镜。此外，也可以应用公式：

$$\text{tg}\pi=\frac{K}{J}\text{tg}\delta \tag{8-55}$$

$$P=CJ\frac{\cos\delta}{\cos\pi} \tag{8-56}$$

上述式中 $\delta$ 为偏心点 N 与光心 O 连线 ON 和一条主子午线 JJ 的夹角（图 8-70），$\pi$ 为棱镜效果底尖线和

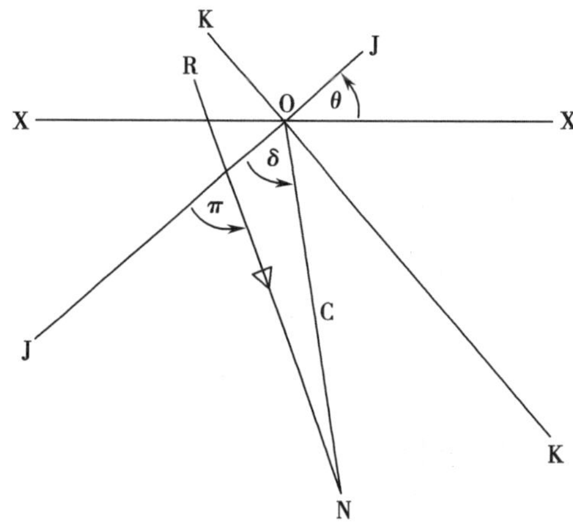


图 8-70　散光透镜偏心点 N 处的棱镜效果

JJ 的夹角，J 为 JJ 子午线上的屈光力，K 为另一主子午线 KK 上的屈光力，C 为偏心距离，单位为 cm。

## 六、圆柱透镜的识别和测量

持透镜于眼前，对着远方的十字线作旋转，若十字出现“剪动”(图 8-71)，则为柱镜。当旋至柱镜轴与十字线其中一划平行时，十字线方向不变，这时可将柱镜沿十字线的一划方向作侧方移动，观察另一划的运动方向，若顺动为负柱镜，若逆动为正柱镜。

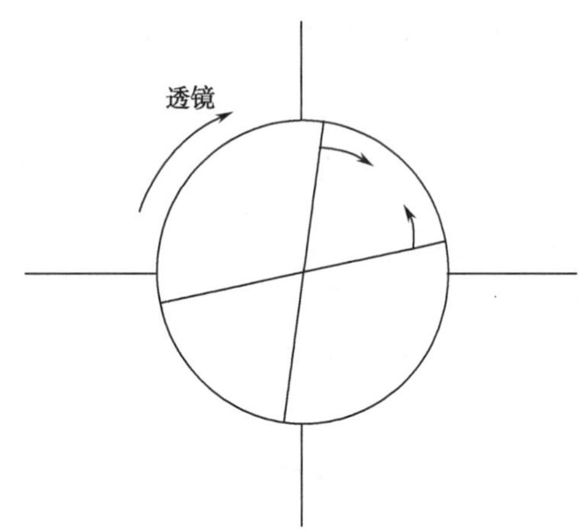


图 8-71　散光透镜旋转时出现“剪动”

柱镜的测量也可以应用中和法、镜片测度表和镜片测度仪，与球镜不同的是要测出两主子午线上的屈光力，并标出轴向。

# 第八节　薄透镜的联合

## 一、若干薄透镜的紧密联合

屈光力为 $D_1$、$D_2$、$D_3$……若干薄透镜紧密重叠在一起时，其厚度和间距可以忽略不计，其联合后的屈光力 D 为它们的代数和：

$$D = D_1 + D_2 + D_3 + \cdots\cdots \qquad (8\text{-}57)$$

## 二、相隔一定距离的联合

当两个薄透镜相隔一定距离 d 时，其联合后的屈光力不再为它们的代数和，而以下式表达：

$$D = D_1 + D_2 - dD_1D_2 \qquad (8\text{-}58)$$

这种联合构成光学系统，详见第七节。

## 三、圆柱镜片的合成

当若干薄柱镜轴向相同重叠一起，联合后的屈光力为它们的代数和。

当两个柱镜 $C_1$、$C_2$ 的轴成一定角度 $\alpha$ 时，其联合称为柱镜斜交合成(图 8-72)，应用下列公式：

$$C_R = \sqrt{C_1^2 + C_2^2 + 2C_1C_2\cos 2\alpha}$$

$$S_R = \frac{1}{2}(C_1 + C_2 - C_R)$$

$$\sin 2\varphi = \frac{C_2 \sin 2\alpha}{C_R} \qquad (8\text{-}59)$$

式中，$C_R$ 为合成柱镜屈光力，$S_R$ 为合成后球镜屈光力，$\varphi$ 为合成柱镜与 $C_1$ 的夹角。

当两柱镜屈光力相同并直角相交时，代入上述公式，$C_R = 0$，$S_R = C_1 = C_2$，则合成为一个屈光力与柱镜相同的球镜。

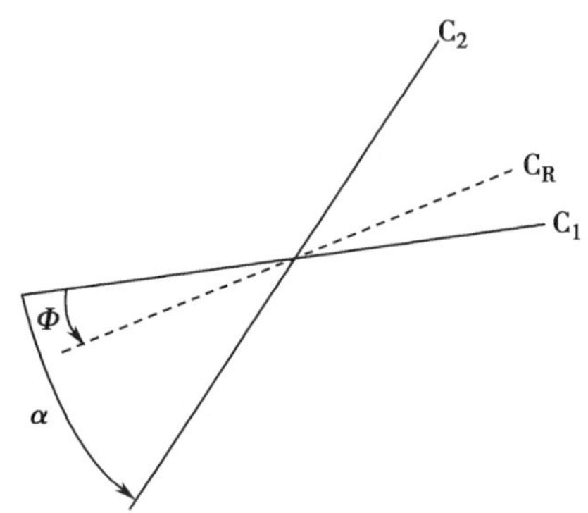


图 8-72　两柱镜斜交合成

## 四、旋转柱镜和 Alvarez 透镜

旋转柱镜与旋转棱镜相似，由两个屈光力相同的柱镜(C)构成，通过控制螺旋使它们作等角速度但相反方向的旋转，以产生从最小屈光度(C)至最大屈光力(2C)的可变屈光力。所不同的是旋转柱镜的变化周期为 90°，而旋转棱镜为 180°。

常用的旋转柱镜是由两个屈光力相等但符号相反的柱镜构成，又称 Stokes 透镜。旋转柱镜的球镜成分总是为合成柱镜的 1/2，而且符号相反，这就使得最小弥散圆的位置保持不变，这是该旋转柱镜的优点。

Alvarez 透镜是由两个具有复杂曲面的透镜构成(图 8-73)，复杂曲面由三次多项式表示，两个曲面的面

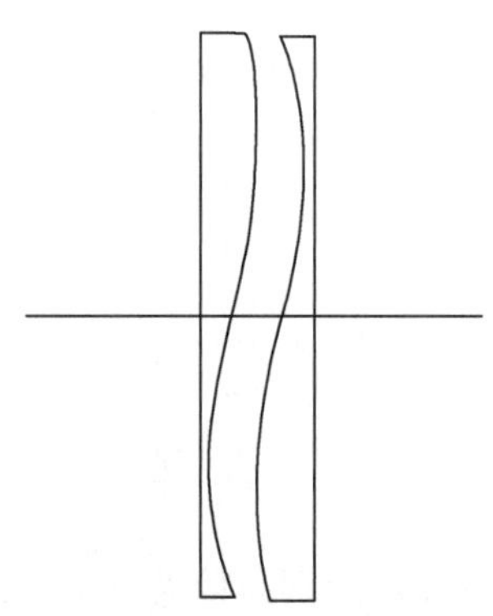

图 8-73　Alvarez 透镜

型互补。将两透镜作垂直相向移动时，整个透镜产生球镜屈光力；作水平相向移动时，整个透镜产生柱镜屈光力。屈光力与移动距离成正比，正负号决定于移动方向。球、柱屈光力的改变具独立性。这种奥妙的设计突破性地应用于 Humphrey 视力分析仪（主观验光仪）。

（王光霁）

## 第九节　光学系统

### 一、高斯光学理论

靠近折射面光轴的光线，经折射后，几乎全会聚于一点，或从一点发散，这种光线称为近轴光线，靠近光轴的区域称为近轴区。

近轴区的光线的入射角和折射角都极小，其角度（以弧度为单位）近似等于其正弦值和正切值。位于近轴区的折射面极小，故可用通过折射面顶点的平面表达。

若干折射面的球心排列于同一光轴上时，称为同心光学系统或共轴光学系统。近轴光学理论首先由德国数学家 Karl Friedrich Gauss 充分应用于共轴光学系统，故称为高斯光学理论；在近轴区内可以只采用折射定律（$n\sin i=n'\sin i'$）展开式的第一项（$ni=n'i'$），故又称为一阶光学。

### 二、等焦系统和不等焦系统

若光系前后所处媒质折射率相等（$n=n'$），则物方焦距与像方焦距相等而符号相反（$f=-f'$）。此光系称为等焦光系。

若光系前后媒质折射率不等，则物方焦距不等于像方焦距，其比值为

$$\frac{f}{f'}=-\frac{n}{n'}$$

此光系称为不等焦光系。

### 三、共轴光学系统的三对基点

共轴光学系统并不像薄球镜有一个简单的光心，除了一对焦点之外，它还有一对主点和一对结点。

图 8-74 显示不等焦光系的三对基点。通过物方焦点 F 和像方焦点 F′ 垂直于光轴的平面分别为物方焦面和像方焦面。由物方焦面上任一点发出的光束经光系折射后变为平行光束；平行入射光束（可以与光轴成某一角度）经光系折射后聚焦于像方焦面上。

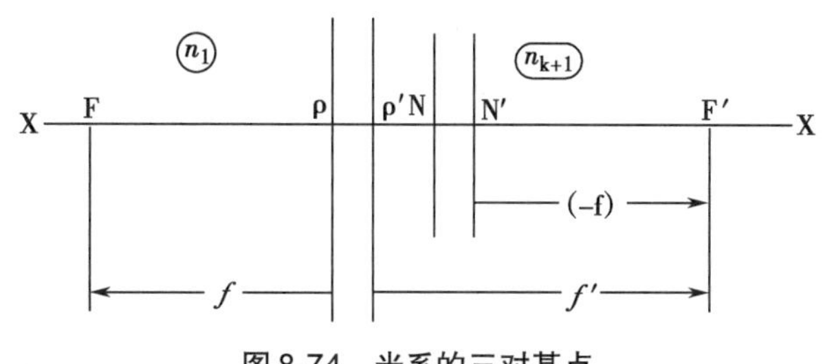

图 8-74　光系的三对基点

P 和 P′ 分别为第一主点和第二主点，$PF=f$，$P'F'=f'$。通过 P 和 P′ 垂直于光轴的平面分别为物方主平面和像方主平面。两主面不仅为共轭关系而且放大率为 1，这就是入射光线与物方主平面的交点，将平行于光轴地“跃”至像方主平面上的相应点，再折射出去。两主平面间距 PP′ 为隙距。

N 和 N′ 分别为物方结点和像方结点。通过 N 和 N′ 垂直于光轴的平面分别为物方结平面和像方结平面。两结平面也为共轭关系，且放大率为 1，入射光线与物方结平面的交点，也平行于光轴地“跃”向像方结平面相应点，再平行于入射线（方向不变）而射出。两结面间距也为隙距，NN′＝PP′。

若光系为等焦光系，$f=-f'$，则 N 与 P 同位，N′ 与 P′ 同位。

### 四、等价屈光力

图 8-75 显示两个折射面组成的光系，屈光力分别为 $D_1$ 和 $D_2$。平行于光轴的光 BC 经第一面折射后方向朝向其像方焦点 $F_1'$，交第二面于 E，经折射后交光轴于 F′。延长 BC 和 F′E 相交于 H′，通过 H′ 垂直于光轴的平面即为光系的像方主平面。平行光线 BC，相当于从 H′ 折射向 F′，F′ 至像方主点 P′ 的距离 P′F′ 为等价焦距 $f'$，$D=n'/f'$ 为等价屈光力。同样，平行光线从右向左入射，可确定光系的物方焦点和物方主点。

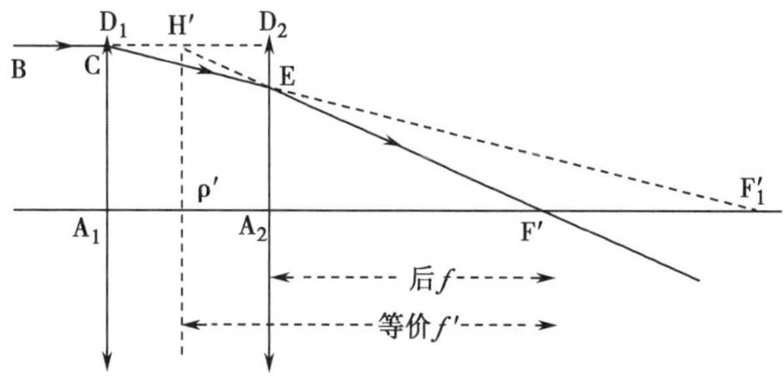

图 8-75　光系的等价屈光力

等价屈光力相当于两折射面屈光力联合，与两薄透镜相隔一定距离时的联合相似：

$$D=D_1+D_2-\frac{d}{n}D_1D_2$$

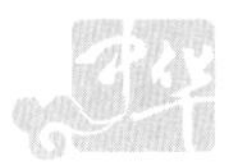


上式中 $n$ 为两折射面之间媒质的折射率。该公式同样可用于两光系的联合。

## 五、像的作图法和图解光线追迹法

图 8-76 显示正光系成像作图法。物点 A 的像 A′ 为下列三条光线中任两条的交点：①由 A 发出平行光线交物方主平面于 T，"跃"至像方主平面上相应点 Q 再折向像方焦点 F′；②由 A 发出光线通过物方焦点 F 交物方主平面于 R，"跃"至像方主平面相应点 S 变平行光射出；③由 A 发出通过物方结点 N 的光线，"跃"至像方结点 N′，方向不变射出。

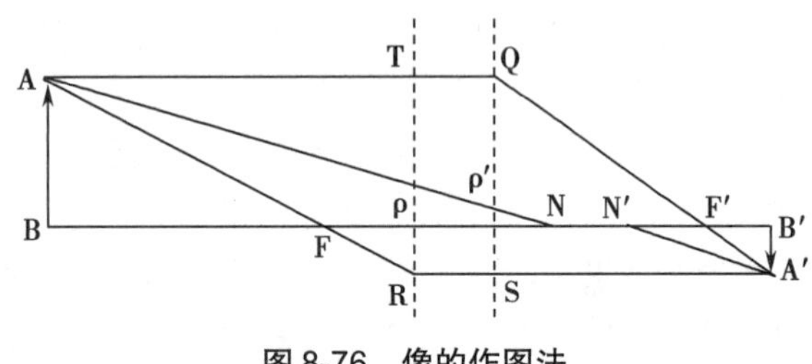


图 8-76 像的作图法

有可能物方主、结点（面）位于像方主、结点（面）的右侧，则入射光线总是先至物方主、结点（面），再"跃"回至像方主、结点（面）。

负光系的作图法可根据上述原则类推。

光系的每一折射面的光线追迹法同单一球面，前一折射面的折射光线作后一折射面的入射光线，逐个追迹。

## 六、三种放大率

1．垂轴放大率（$\beta$） 是像高和物高之比，计算公式同于第三节所述：

$$\beta=\frac{h'}{h}=-\frac{f}{x}=-\frac{x'}{f'}=\frac{h}{u}\cdot\frac{v}{n'}=\frac{U}{V} \tag{8-60}$$

2．纵向（轴向）放大率（$\alpha$） 当物沿光轴微量移动 $dx$ 时，则像沿光轴相应移动 $dx'$，$dx'$ 与 $dx$ 之比为纵向放大率，或称深度比，它可由牛顿公式的微分来推导出。微分牛顿公式可得：

$$x\mathrm{d}x'+x'\mathrm{d}x=0$$

$$\alpha=\frac{\mathrm{d}x'}{\mathrm{d}x}=-\frac{x'}{x} \tag{8-61}$$

将牛顿公式形式的垂轴放大率公式（8-60）以及物方焦距与像方焦距之间的关系式 $f/f'=-n/n'$ 代入得：

$$\alpha=-\frac{f'}{f}\beta^2=\frac{n'}{n}\beta^2 \tag{8-62}$$

纵向放大率与垂轴放大率的平方成正比。

图 8-77 显示纵向、横向放大率的关系，相等大小物 1、2、3…之间距相等，但其相应的像 1′、2′、3′…的大小和间距递增，其间距递增更快。

3．角放大率（$\gamma$） 在图 8-78 中，$\theta$ 和 $\theta'$ 分别为入射光线和折射光线与光轴的夹角，$\gamma=\dfrac{\theta'}{\theta}\approx\dfrac{\mathrm{tg}\theta'}{\mathrm{tg}\theta}$。

$$\because \qquad \mathrm{tg}\theta=\frac{F'I'}{f},\ \mathrm{tg}\theta'=\frac{FJ}{f'}$$

$$\therefore \qquad \gamma=\frac{\mathrm{tg}\theta'}{\mathrm{tg}\theta}=\frac{x}{f'}=\frac{f}{x'} \tag{8-63}$$

三种放大率由下式相关：

$$\frac{\beta}{\alpha\gamma}=1 \tag{8-64}$$

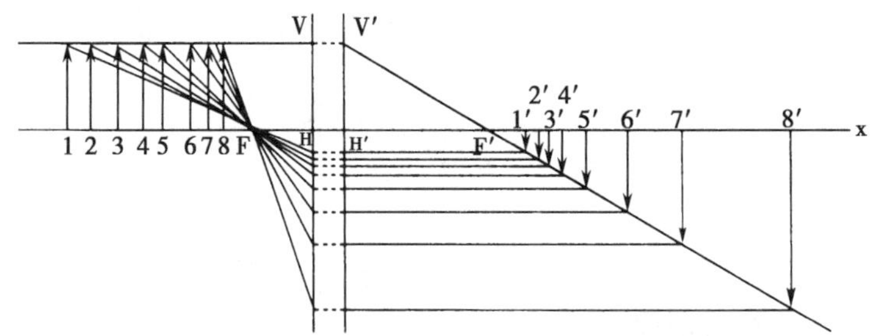


图 8-77 横向放大率与纵向放大率的关系

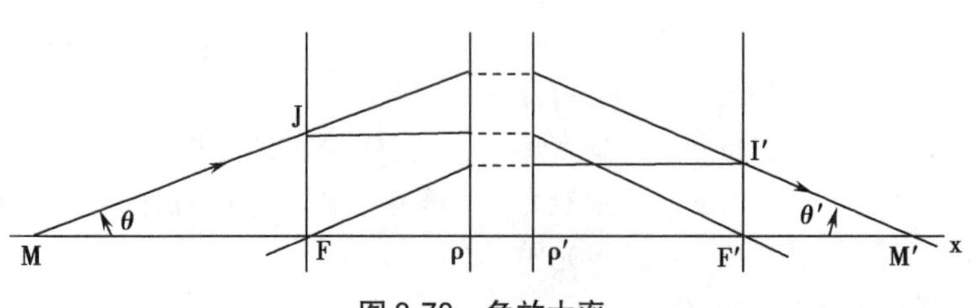


图 8-78 角放大率

## 七、厚　透　镜

厚透镜的厚度 $t$ 对其结焦具有相当的影响，故其总屈光力 $D$ 不等于两面屈光力 $D_1$ 和 $D_2$ 之和，而应以光系的公式计算：

$$D=D_1+D_2-\frac{t}{n}D_1D_2 \tag{8-65}$$

眼科透镜常用后顶点屈光力 $D_V'$，其公式为：

$$D_V'=\frac{D}{1-\frac{t}{n}D_1} \tag{8-66}$$

前顶点屈光力 $D_V$ 为：

$$D_V=\frac{D}{1-\frac{t}{n}D_2}$$

前顶点 $A_1$ 至物方主点 P 的距离 $e$（图 8-79）为：

$$e=\frac{t}{n}\frac{D_2}{D}$$

后顶点 $A_2$ 至像方主点 P′ 的距离 $e'$ 为：

$$e'=\frac{-t}{n}\frac{D_1}{D} \tag{8-67}$$

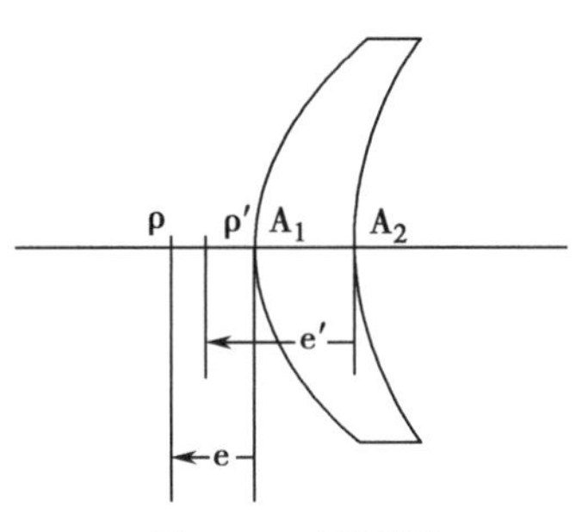


图 8-79　厚透镜

## 八、无 焦 系 统

无焦系统又称望远镜系统，对远物不成真正的像，不改变通过它的光束聚散度，但改变光束的视角。它由两个透镜（折射面或光系）构成（图 8-80，图 8-81），前一透镜的像方焦点 $F_1'$ 和后一透镜的物方焦点 $F_2$ 重合。无焦系统的视角放大率 $m$ 等于像方视场角 $\alpha'$ 的正切值和物方视场角 $\alpha$ 的正切值之比：

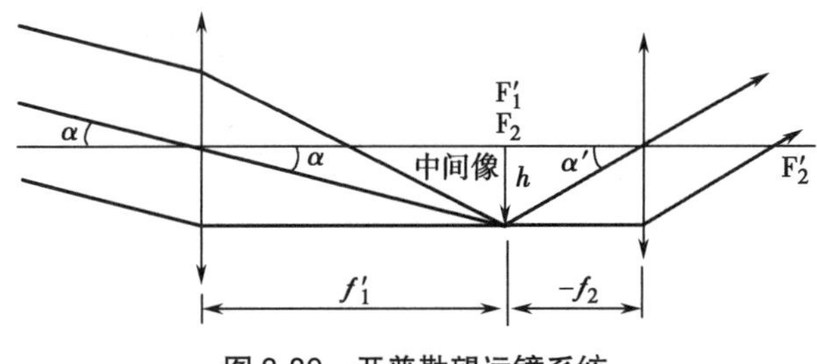


图 8-80　开普勒望远镜系统

$$m=\frac{\text{tg}\alpha'}{\text{tg}\alpha}=-\frac{f_1'}{f_2}=-\frac{D_2}{D_1} \tag{8-68}$$

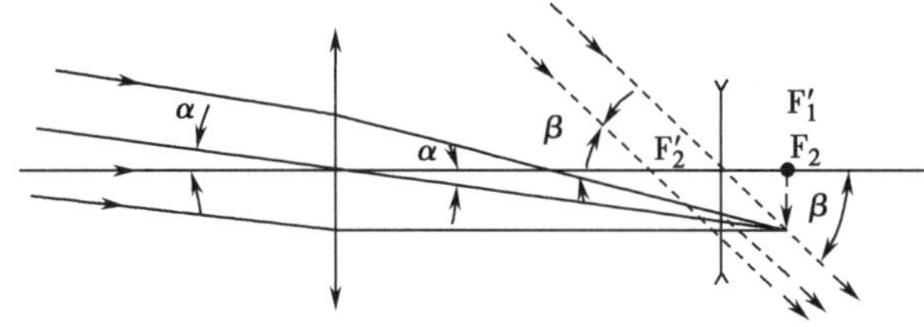


图 8-81　伽利略望远镜

## 九、透镜 - 反射镜系统

在反射面之前置以一个或若干个折射面，构成透镜 - 反射镜系统，它可以被简化成等价反射镜。

图 8-82 显示等价反射镜的形成。图之上半为真实的透镜 - 反射镜系统，凸面镜顶点为 A，球心为 C，半径为 $r$。A′ 和 C′ 为 A 和 C 经透镜所成像（图之下半），A′C′ 即为等价反射镜的半径 $r'$。

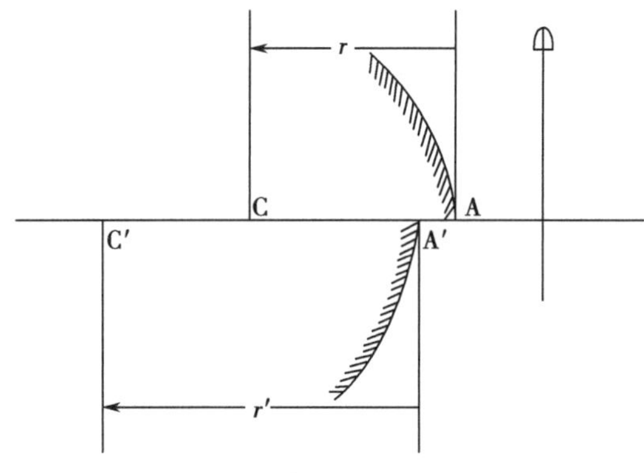


图 8-82　等价反射镜的构成

图 8-83 显示凹面镜球心位于球镜之前的情况，这时球心 C 作为球镜的虚物成像于 C′，余同上。

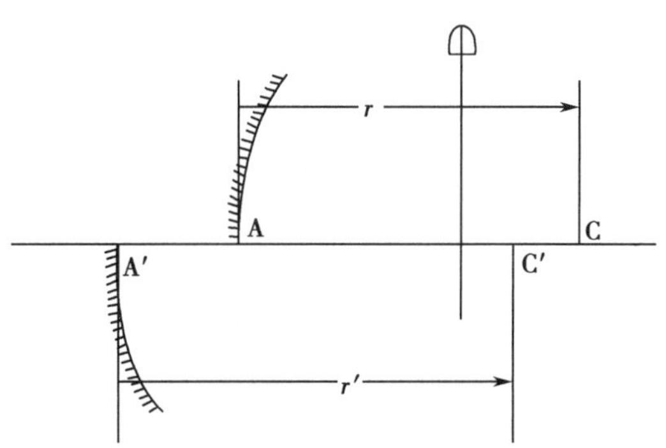


图 8-83　反射镜球心为虚物时的等价反射镜的构成

## 十、矩阵方法

应用矩阵方法计算光系，具有三大优点：①以简单的矩阵表达复杂的光系；②公式少，计算步骤简单；③能应用计算机计算。

任何光系都由多个相隔一定距离媒质的折（反）射面构成。用一个2×2矩阵表示折射面，此矩阵称为折射矩阵 $R$：

$$R=\begin{bmatrix}1 & -D\\0 & 1\end{bmatrix}$$

式中，$D$ 为折射面屈光力。

同样，用一个2×2矩阵表示两相邻折射面的过渡关系，此矩阵称为过渡矩阵 $T$：

$$T=\begin{bmatrix}1 & 0\\t/n & 1\end{bmatrix}$$

式中，$t$ 为两折射面的间距，$n$ 为其间媒质的折射率，$t/n$ 为折合距离。

整个光系也用2×2系统矩阵 $S$ 表示：

$$S=\begin{bmatrix}b & -a\\-d & c\end{bmatrix}$$

若光系由 $m$ 个折射面构成，则其 $m$ 个折射矩阵为 $R_1$、$R_2$……$R_m$，同时 $m-1$ 个光学间距以 $T_{1.2}$，$T_{2.3}$……$T_{m-1、m}$ 共 $m-1$ 个过渡矩阵表示。根据光线行进的顺序，各个矩阵依次左乘得到系统矩阵 $S$ 的结果：

$$S=R_m \cdot T_{m-1.m} \cdots\cdots R_2 \cdot T_{1.2} \cdot R_1$$

2×2矩阵的乘法规则如下：

当 $\begin{bmatrix}e & f\\g & h\end{bmatrix}=\begin{bmatrix}s & t\\u & v\end{bmatrix}\cdot\begin{bmatrix}w & x\\y & z\end{bmatrix}$ 时，则：

$$e=sw+ty,\ f=sx+tz,\ g=uw+vy,\ h=ux+vz$$

系统矩阵包含了光系的所有信息：等价屈光力D，各基点位置，即前顶点至物方焦点的距离fs、至物方主点的距离SP、至物方结点的距离SN，后顶点至像方焦点、主点、结点的距离f′s、S′P′、S′N′，其计算公式如下：

$$\mathrm{D}=a$$

$$\mathrm{fs}=\frac{n \cdot b}{a}$$

$$\mathrm{f's}=\frac{n_m \cdot c}{a}$$

$$\mathrm{SP}=-\frac{n \cdot (b-1)}{a}$$

$$\mathrm{S'P'}=-\frac{n_m \cdot (c-1)}{a}$$

$$\mathrm{SN}=\frac{n \cdot b-n_m}{a}$$

$$\mathrm{S'N'}=\frac{n_m \cdot c-n}{a}$$

上述式中 $n$ 为光系物方媒质的折射率，$n_m$ 为最后像方媒质的折射率。

光系的垂轴放大率 $\beta$ 为：

$$\beta=c-\frac{av}{n_m}$$

# 第十节 光学像差

上面所述均为近轴区域内理想的光学成像，实际光学系统并非理想，即物空间一个物点发出的光线经过实际光学系统后，不再会聚于像空间的一点，而是形成一个弥散斑，弥散斑的大小与光系的各种像差有关。

## 一、球面像差

图8-84显示从远处轴上点发出的平行与光轴的宽光束，经球面近轴区和边缘区折射后会聚于轴上不同点M和P，这就是球面像差（简称球差）。

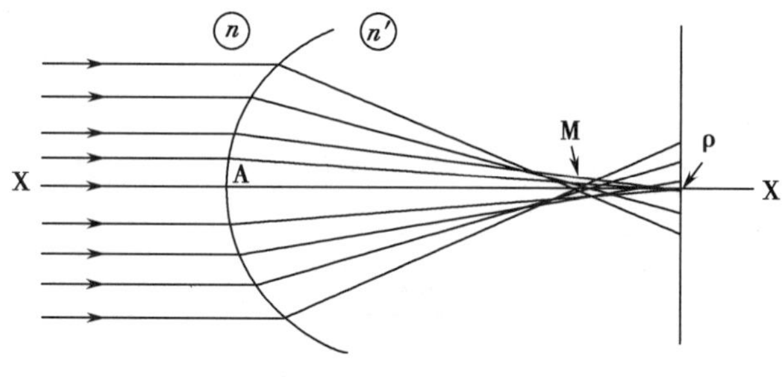


图8-84 球面像差

球差有两种表达方式：①纵向球差，以边缘物点M到近轴物点P的距离MP表达；②以边缘聚散度n′/AM和近轴聚散度n′/AP之差（n′/AM－n′/AP）表达。

## 二、彗形像差

彗形像差为轴外球差，轴外物点发出的宽光束经折射后不形成像点而形成彗星形的弥散斑（图8-85），故称彗形像差，简称彗差。

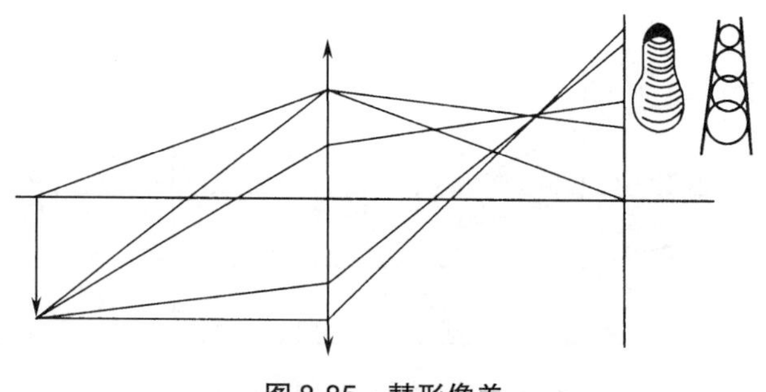

图8-85 彗形像差

## 三、斜射像散

图 8-86 显示轴外点发出的细光束斜向入射光系时，会聚于前后互为垂直的两条焦线，靠近光系的为子午焦线 $F_m'$，远离光系的为弧矢焦线 $F_s'$，其差异为散光，这种像差称为斜射像散。

斜射像散所致的散光的球镜成分屈光力 $S$ 和柱镜成分屈光力 $C$ 可由下式表达：

$$S=D\left(1+\frac{1}{3}\sin^2\theta\right)$$

$$C=D\tan^2\theta$$

式中，$\theta$ 为斜射细光束与光轴的夹角。改变夹角 $\theta$，斜射细光束将经过光系内各个折射面上不同的工作区域，得到不同的像散结果。眼科屈光学中眼睛的散光是眼球光系以宽光束成像时出现的成像缺陷，与斜射像散中细光束的散光现象是不同的。

## 四、像的场曲

即使光系没有其他像差，平面物体经其折射后也成为弯曲的像，这称为像面弯曲，简称场曲。在图 8-87 中，光阑置于折射球面的球心 C，半径为 $r$。远处平面物体的所有像点离球面的距离均为其第二焦距 $f'$，像面的曲率 $r_1=r-f'=\dfrac{nr}{n-n'}$，其曲率 $R_I$ 为：

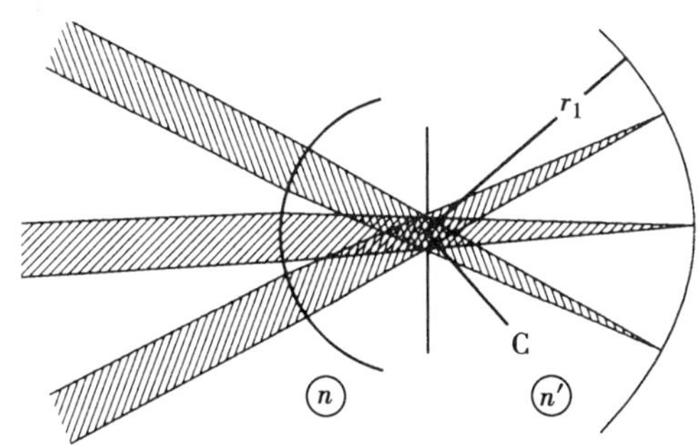

图 8-87　像的场曲

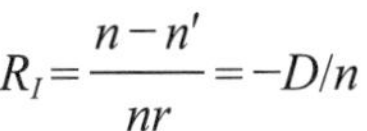

$$R_I=\frac{n-n'}{nr}=-D/n$$

$R_I$ 称为弯曲像面的 Petzeval 曲率，该像面又称为 Petzeval 像面。

## 五、像的畸变

与其他像差不同，畸变仅涉及像的形状，而不涉及像的清晰度。在球差中已述及，透镜周边的聚散度大于中央，故不同区域具有不同的放大率，导致像的变形。

畸变分两种：①枕形畸变（图 8-88），也称正畸变；②桶形畸变（图 8-89），也称负畸变。

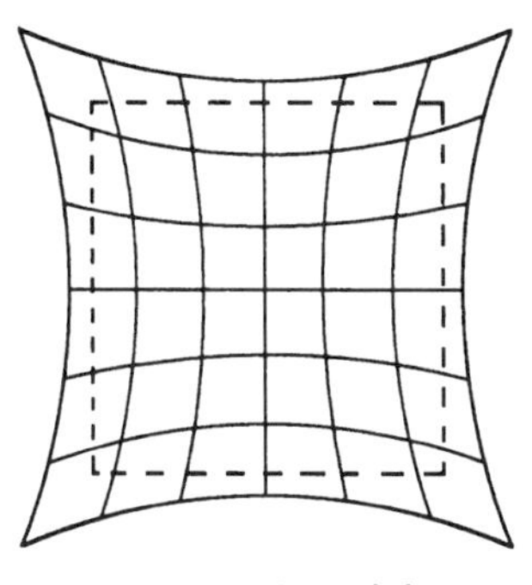
图 8-88　枕形畸变

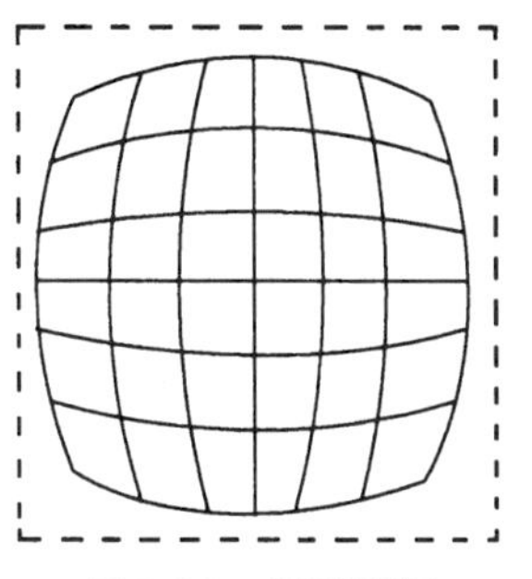
图 8-89　桶形畸变

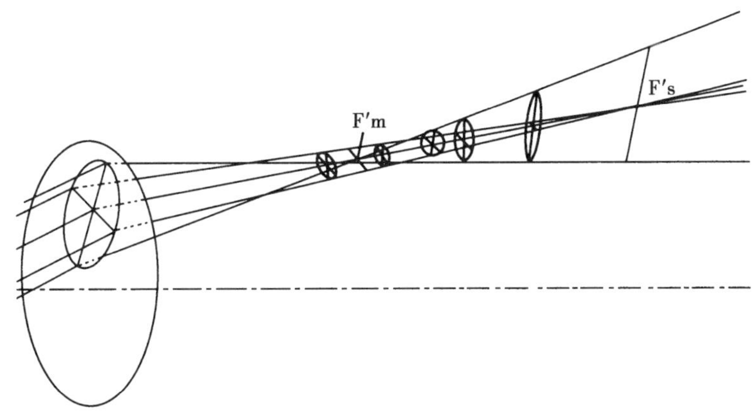

图 8-86　斜射像散

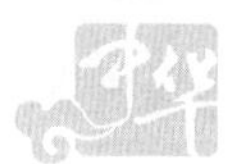
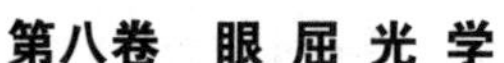

畸变与孔径光阑的位置有关。对于正透镜，当孔径光阑位于透镜之前，则产生负畸变；孔径光阑位于透镜之后，则产生正畸变。

## 六、色　像　差

图 8-90 显示白光经透镜折射后，由于媒质对不同波长的色光有不同的折射率，所以不同色光结交于光轴上不同处，波长越短，其像点越靠近透镜，放大率也会因色光而不同，这就是色像差。若将成像屏移向透镜，则像外缘为红色，若将成像屏移离透镜，则像外缘为蓝色。

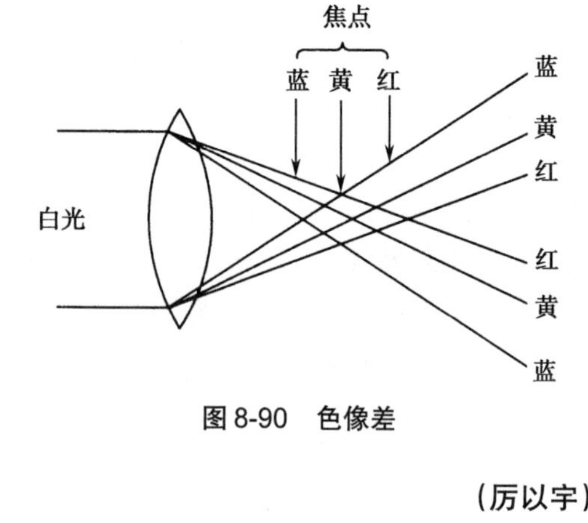


图 8-90　色像差

（厉以宇）

# 第三章
# 眼的生理光学

## 第一节　眼球光学常数的测量

### 一、眼球光学常数的测量方法

眼球光学常数包括眼球各折射面的曲率、折射面之间的距离和屈光介质的折射率。所需测量的曲率为角膜前、后表面曲率和晶状体前、后表面曲率，间距为角膜厚度、前房深度、晶状体厚度和眼轴长度，折射率为角膜、房水、晶状体（皮质和核）和玻璃体折射率。测量方法一般为四种：

1. 光学法　此法利用了眼球成像性质及其 Purkinje 像的原理。当测量角膜后表面及晶状体等内部折射面的数据时，由于它们是经角膜前表面折射的，故其精确度取决于角膜前表面的测量精确度。

2. X 线法　X 线能穿透眼及其周围组织而不发生偏折，同时能刺激视网膜产生视觉。将一束狭窄的 X 线束，垂直于眼球的光轴，从眼前向眼后移动。开始被测者能看到光环，当 X 线束移到眼后极时，光环缩小至小光斑，这时 X 线束至角膜顶点的距离即为眼轴长度。由于 X 线对人体有害，该法已不被采用。

3. 超声波法　此法根据超声波从眼各折射面反射回来所需时间，来计算它们的距离。超声波法可确定角膜、晶状体前后表面和视网膜的位置。超声波分 A 型和 B 型：A 型仅测一维空间，即距离；B 型可显示两维空间。近来还出现 M 型，可显示三维空间。眼科常用的超声波频率为 10～20MHz，频率越高，分辨力越高，但对组织的穿透性越低。

4. 光学相干断层成像法（OCT）　此法通过检测组织的后向反射或散射光来获得组织的断层图像，从而获得折射面曲率和各折射面之间的距离等。目前的 OCT 技术最高分辨率可达到 3μm，深度可达到包括晶状体在内的距离，OCT 技术在眼科的应用在迅速发展中。

### 二、Purkinje 像

物体发出的光线到达眼球各折射面时，一部分光线反射回来，形成反射像。Purkinje 首先研究这些反射像，故这些反射像称 Purkinje 像。Purkinje 像共有 4 个：

1. 第 1 Purkinje 像（Ⅰ）　它由角膜前表面所成，为缩小的正立的虚向，它一般位于晶状体内（图 8-91），它的亮度最大。

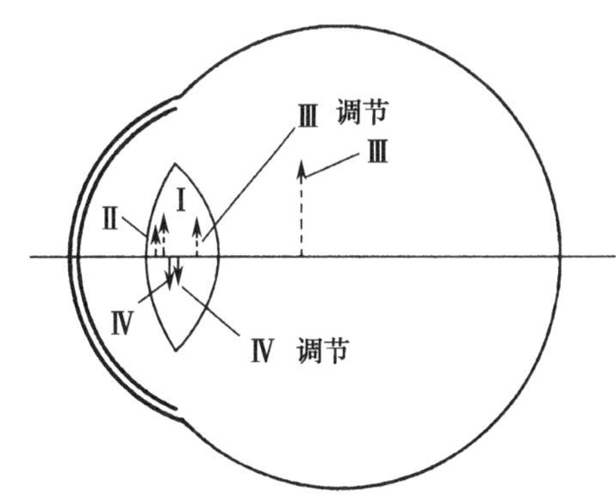


图 8-91　Purkinje 像的位和相对大小

2. 第 2 Purkinje 像（Ⅱ）　它由光线经角膜前表面折射后经角膜后表面反射，再经角膜前表面折射所成的像。它也是正立的虚像，比第 1 Purkinje 像稍小，且亮度低得多。它也位于晶状体内，一般比第 1 Purkinje 像稍靠前（图 8-91）。

3. 第 3 Purkinje 像（Ⅲ）　它由光线经角膜折射后，经晶状体前表面反射，再经角膜折射所成的像。它也是正立的虚像，亮度比第 1 Purkinje 像低得多。它的大小和位置与调节有关，无调节时位于玻璃体内，像大；调节时位于晶状体内，像小。

4. 第 4 Purkinje 像（Ⅳ）　它由光线经角膜、晶状体前表面折射后，经晶状体后表面反射，再经晶状体前表面和角膜折射所成的像。它为倒立的实像，亮度低。它的大小和位置也与调节有关，均位于晶状体内。

第 2、3 和 4 Purkinje 像是经折射和反射而形成的像，故其成像光源为透镜 - 反射镜系统，在作图和计

算时可将之简化为等价反射镜。表 8-5 扼要说明 4 个 Purkinje 像的相对大小，亮度和离角膜前顶点的距离。

表 8-5　Purkinje 像的相对大小、亮度和离角膜前顶点的距离

| Purkinje 像 | 相对亮度 | 无调节时 | | 调节 8.62D 时 | |
|---|---|---|---|---|---|
| | | 至角膜顶点距离（mm） | 相对大小 | 至角膜顶点距离（mm） | 相对大小 |
| Ⅰ | 1.000 | 3.85 | 1.00 | 3.85 | 1.00 |
| Ⅱ | 0.010 | 3.77 | 0.88 | 3.77 | 0.88 |
| Ⅲ | 0.008 | 10.59 | 1.96 | 5.51 | 0.74 |
| Ⅳ | 0.008 | 3.96 | −0.75 | 4.30 | −0.67 |

Purkinje 像广泛地应用于角膜和晶状体表面曲率的测量，可以用照相法把 Purkinje 像拍摄下来，便于精确地测量。

## 三、角膜曲率和厚度的测量

测量角膜前表面曲率的仪器称为角膜曲率计，其原理是通过测量一定大小物体的第 1 Purkinje 像的大小来获得角膜前表面曲率。在图 8-92 中，物体 BY 的大小为 $h$，从 Y 发出向着角膜曲率中心 C 的光线，经角膜反射后沿原光路返回，从 Y 发出向着角膜前反射面主焦点 F′（焦距 $f'=AF'=\frac{1}{2}AC=\frac{1}{2}r$）的光线，反射后平行于光轴，两光线交于 Y′，即为 Y 的像。像高 $Y'B'=ZA=h'$，可以推导得角膜曲率半径 $r$：

$$r=\frac{2b}{h}h'=K\cdot h' \tag{8-69}$$

式中，$b$ 为物体至角膜反射像 B′ 的距离 BB′，由于 B′ 和角膜反射面焦点 F′ 很近，故 $b=BB'\approx BF'$。

由于特定角膜曲率计的 $b$ 和 $h$ 固定，故 $\frac{2b}{h}$ 为常数 $K$。

由于角膜反射像随眼球运动而不断移动，故实际上要测量 $h'$ 十分困难。这个难题采用复像方法解决。复像方法分两种：①固定复像，改变物标大小（如 Javal-Schiötz 角膜曲率计）；②固定物标大小，改变复像程度（如 Baush and Lomb 角膜曲率计）。虽然复像也在不断移动，但它们之间的间距保持不变，改变物标大小或复像程度，使复像相邻边缘重叠，即可测出 $h'$，从而测算得 $r$。有时，角膜的不同子午线上的 $r$ 不同，应测出最大值和最小值，其差可测算角膜散光。

角膜曲率计仅测量角膜中心区（约 3mm 直径），要测量大面积角膜轮廓，需应用角膜镜。最简单的角膜镜为 Placido 盘，由若干黑白相间的同心圆构成。通过其中心窥孔观察角膜成像形态。现代角膜镜应用电子

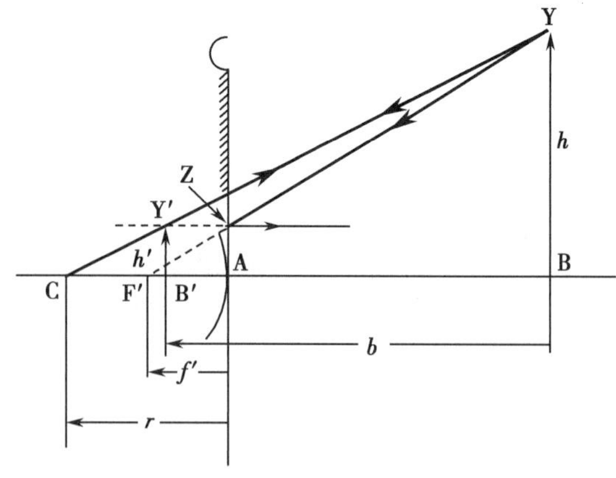


图 8-92　角膜曲率计的反射现象形成原理

计算机，可测出整个角膜的立体轮廓。

角膜后表面曲率由测量第 2 Purkinje 像而换算得知。由于第 2 Purkinje 像亮度极低，离第 1 Purkinje 像很近，故临床上不测量角膜后表面曲率，而在测得前表面曲率后，以低于角膜真实折射率（1.376）的折中值来换算整个角膜屈光力。折中的角膜折射率，各家所采用值不同：1.3375（Baush and Lomb 角膜曲率计），1.3360（AO 角膜曲率计），1.3320（Oguchi 等），1.3314（Zeiss 角膜曲率计）。根据 Gullstrand 模型眼算得值应为 1.3315。

角膜厚度的测量可应用 Jaeger 厚度计（图 8-93），它置于裂隙灯上，通过倾斜的平行玻璃板使上部角膜光学切片发生位移，当角膜后表面与下部角膜光学切片的角膜前表面对齐时，从平行玻璃板的倾斜角度 $\varphi$ 可测得角膜厚度 $A_1A_2$。

角膜前表面曲率半径平均约 7.7mm，后面为 6.8mm，中心厚度为 0.5mm。

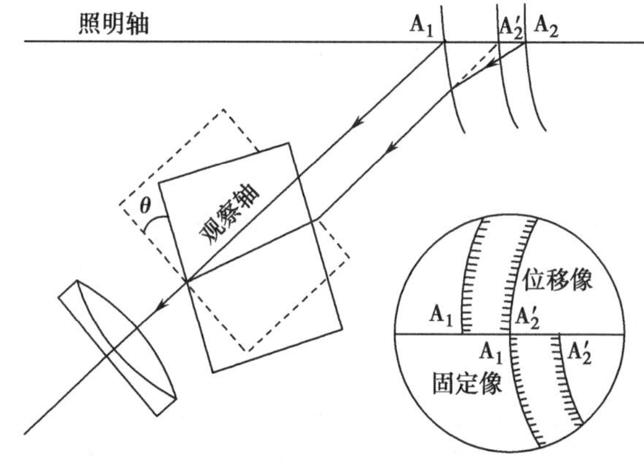


图 8-93　Jaeger 厚度计测量角膜厚度的原理

## 四、前房深度测量

前房深度是角膜后表面至晶状体前表面的距离，可由多种方法测量。图 8-94 显示 Fincham 法，裂隙灯

的裂隙光束对准被测眼的光轴 $A_1A'_2$。显微镜与光束成一定角度，沿眼光轴移动裂隙灯至 M，使角膜后表面 $A_1$ 出现于显微镜的十字读标上，再向前移动裂隙灯至 M′，使晶状体前表面 $A'_2$ 出现于显微镜的十字读标上，MM′ 为显现的前房深度，可根据角膜屈光力和房水折射率换算出真正的前房深度。

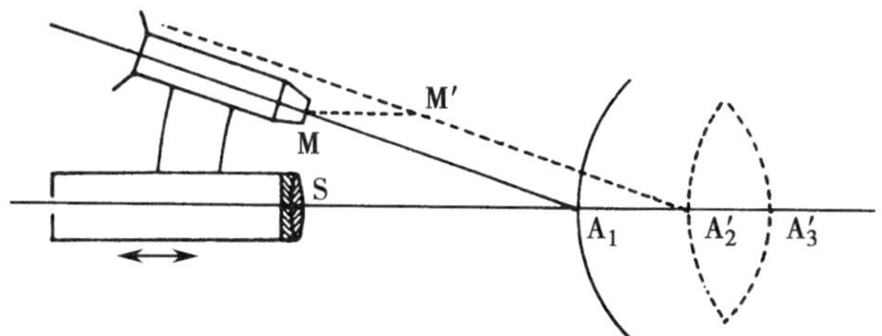


图 8-94　前房深度测量：Fincham 法

Smith 法也应用裂隙灯，将裂隙光束置水平方向，从被测眼颞侧与光轴呈 60°射入，显微镜沿光轴观察，对焦于角膜。改变裂隙光束的长度，使之两端分别与角膜后表面和晶状体前表面相接，这时的裂隙长度 $h$ 可换算成前房深度 $d$，$d=1.117h+0.5079$mm。

照相法也可用以测量前房深度（图 8-95），可避免眼球在测量过程中的运动所致的误差。测量相片上的前房深度，根据裂隙光束与照相机光轴所成的角度、照相机放大率、角膜屈光力和房水折射率，可换算成真实的前房深度。

前房深度约为 3mm。

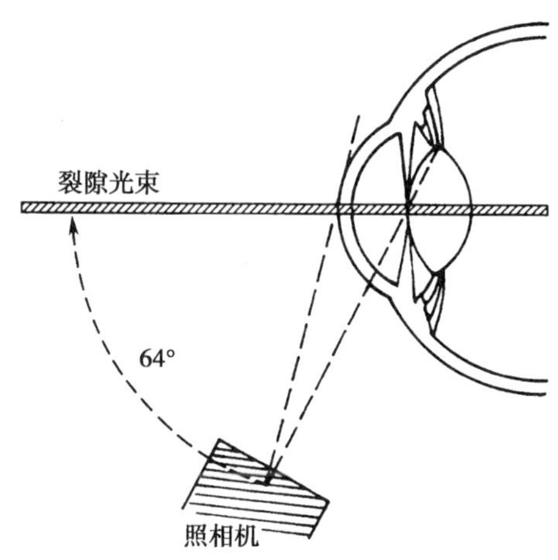


图 8-95　照相法测量前房深度

## 五、晶状体曲率和厚度的测量

测量晶状体前、后表面曲率可应用比较第 3、4 Purkinje 像和第 1 Purkinje 像大小的比较法。两个圆形光源垂直排列于眼前，产生成对的第 1、3 和 4 Purkinje 像（图 8-96），各对像的间距 $h_1'$、$h_3'$ 和 $h_4'$ 分别为各 Purkinje 像的大小。角膜前表面曲率半径 $r_1$ 由角膜曲率计测得，则由晶状体前面和后面所形成的等价反射镜的半径 $r_3'$ 和 $r_4'$ 可由下列公式计算得：

$$r_3'=r_1(h_3'/h') \quad (8\text{-}70)$$

$$r_4'=r_1(h_4'/h_1') \quad (8\text{-}71)$$

然后再由 $r_3'$ 和 $r_4'$ 计算出真实的晶状体前后面曲率半径。

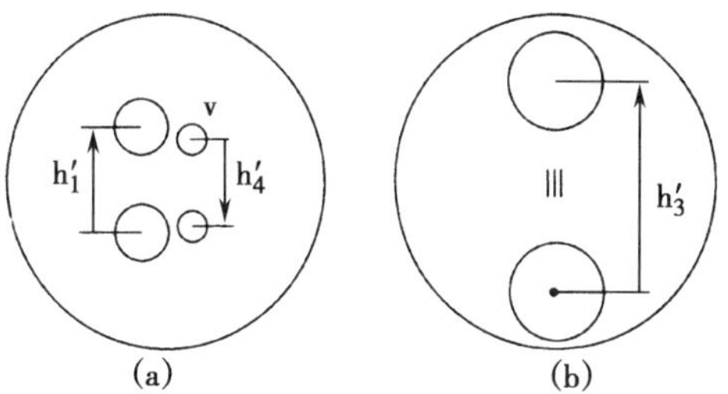


图 8-96　晶状体后面（a）和前面（b）的曲率测量原理

Tscherning 法与上述比较法相反（图 8-97），由一对固定位置的亮灯 BB（间距为 $h$）产生第 3（或第 4）Purkinje 像，而另一对产生第 1Purkinje 像的暗弱灯 DD 位置可调节至其像与第 3（或第 4）Purkinje 像等大，这时 $r_3'$ 和 $r_4'$ 与 DD 的间距 $h_3$（测量第 3 Purkinje 像时）和 $h_4$（测量第 4 Purkinje 像时）有关。

$$r_3'=r_1(h_3/h) \quad (8\text{-}72)$$

$$r_4'=r_1(h_4/h) \quad (8\text{-}73)$$

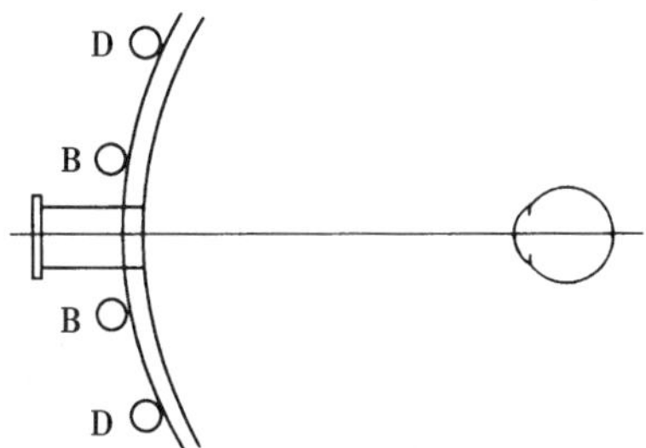


图 8-97　Tscherning 法测量晶体曲率

晶状体厚度的测量也可以应用 Fincham 法，将裂隙灯移至 $A_3'$，可确定晶状体后表面的显现位置，然后校正其前表面光系（角膜和晶状体前表面）的放大率，即可算出晶状体厚度。

晶状体厚度和前房深度均可应用超声波或眼前节 OCT 测量。

晶状体厚度在无调节时约为 3.6mm，极度调节时增至 4.0mm。

## 六、各屈光介质折射率的测量

眼的屈光质的折射率，是应用折射率测量计对离体组织所测得的平均值。目前尚无临床上直接测量活体组织折射率的方法。

确定角膜、房水和玻璃体的折射率比较简单，这些介质的折射率是均匀的。Gullstrand 测得角膜折射率为 1.376，而房水和玻璃体均为 1.336。

由于晶状体的折射率的不均一性，故难以测量。Freytag 测量得最可靠的数值是：晶状体前皮质为 1.387，后皮质为 1.385，核为 1.406。晶状体的非均质结构使之具有较高的屈光力，约 19D。假若晶状体为均匀质结构，则其折射率需高至 1.44 方能获同样的屈光力。

### 七、瞳孔的测量

瞳孔是眼球光系的光阑，直接影响进入视网膜的光量和成像，它的测量在临床上和视觉心理物理学研究上都具重要意义。

由于照明亮度、不自主的调节和对侧瞳孔反射均影响被测眼的瞳孔反射，故致瞳孔测量有一定困难。同时瞳孔经角膜而被测，故所测得的是眼的入射光瞳，而非真实瞳孔。

测量瞳孔大小有多种方法，最简单的方法为直接比较法，如 Haab 瞳孔计，将一系列大小逐增的圆排于直尺上，将之逐个与瞳孔作比较，与瞳孔等大的圆直径即为瞳孔直径的测量值。

应用红外线作连续摄影或配上闭路电视，可观察测量瞳孔的变化情况，且避免照明的影响。

近来有应用复像法测量瞳孔直径，具较高精确度（0.1mm）。其原理是用双棱镜将被测瞳孔形成双像，移动双棱镜改变它与被测眼的距离 $d$ 直至双瞳孔像缘恰好接触，则瞳孔大小可由 $d$ 计算得出。

## 第二节　模型眼与简略眼

### 一、模　型　眼

模型眼为眼球光学系统的理论研究提供基础。从光学观点看，眼球由两个光学系统构成：角膜和晶状体。角膜屈光力占眼球总屈光力的 70% 以上。模型眼种类很多，这里主要介绍较为精密的 Gullstrand（Ⅰ号）模型眼，即 Gullstrand 精密模型眼。

Gullstrand 精密模型眼包括 6 个折射面，其中角膜前、后表面，晶状体皮质前、后表面和晶状体核前、后表面。其结构和光学数据见图 8-98 和表 8-6。

模型眼的折射面曲率、位置和介质折射率为测量值，其他光学数据如屈光力、主点和焦点等为计算值。计算可应用公式或作图法，应用矩阵法则更为方便。

真实瞳孔位于模型眼的晶状体前面，它经角膜所

表 8-6　Gullstrand 精密模型眼数据

| | 调节放松时 | 最大调节时 |
|---|---|---|
| **折射率** | | |
| 角膜 | 1.376 | 1.376 |
| 房水、玻璃体 | 1.336 | 1.336 |
| 晶状体皮质 | 1.386 | 1.386 |
| 晶状体核 | 1.406 | 1.406 |
| **折射面位置**（至角膜前顶点） | | |
| 角膜前表面 | 0 | 0 |
| 角膜后表面 | 0.5 | 0.5 |
| 晶状体皮质前表面 | 3.6 | 3.2 |
| 晶状体核前表面 | 4.146 | 3.8725 |
| 晶状体核后表面 | 6.565 | 6.5275 |
| 晶状体皮质后表面 | 7.2 | 7.2 |
| **折射面曲率半径** | | |
| 角膜前表面 | 7.7 | 7.7 |
| 角膜后表面 | 6.8 | 6.8 |
| 晶状体皮质前表面 | 10.0 | 5.33 |
| 晶状体核前表面 | 7.911 | 2.655 |
| 晶状体核后表面 | −5.76 | −2.655 |
| 晶状体皮质后表面 | −6.0 | −5.33 |
| **屈光力** | | |
| 角膜前表面 | 48.83 | 48.83 |
| 角膜后表面 | −5.88 | −5.88 |
| 晶状体皮质前表面 | 5.0 | 9.375 |
| 晶状体核 | 5.985 | 14.96 |
| 晶状体皮质后表面 | 8.33 | 9.375 |
| **角膜系统** | | |
| 屈光力 | 43.05 | 43.05 |
| 第 1 主点位置 | −0.0496 | −0.0496 |
| 第 2 主点位置 | −0.0506 | −0.0506 |
| 第 1 焦距 | −23.227 | −23.227 |
| 第 2 焦距 | 31.031 | 31.031 |
| **晶状体系统** | | |
| 屈光力 | 19.11 | 33.06 |
| 第 1 主点位置 | 5.678 | 5.145 |
| 第 2 主点位置 | 5.808 | 5.255 |
| 焦距 | 69.908 | 40.416 |
| **整个眼球光学系统** | | |
| 屈光力 | 58.64 | 70.57 |
| 第 1 主点位置 | 1.348 | 1.772 |
| 第 2 主点位置 | 1.602 | 2.086 |
| 第 1 焦点位置 | −15.707 | −12.397 |
| 第 2 焦点位置 | 24.387 | 21.016 |
| 第 1 焦距 | −17.055 | −14.169 |
| 第 2 焦距 | 22.785 | 18.930 |
| 视网膜中心位置 | 24.0 | 24.0 |
| 轴屈光方位 | +1.0 | −9.6 |
| 近点位置 | | −102.3 |

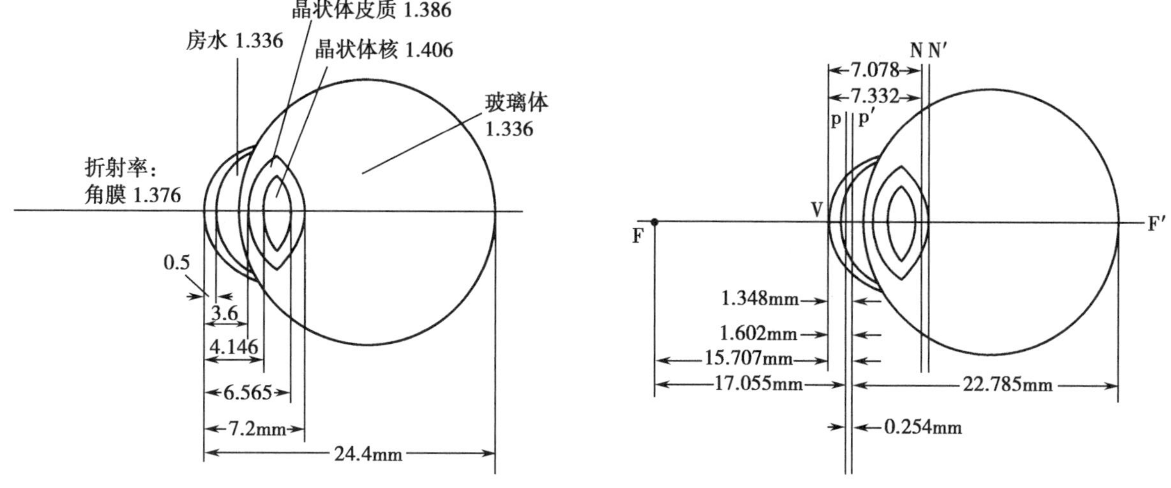


图 8-98　Gullstrand（Ⅰ号）模型眼

成的像为入射光瞳，经晶状体所成的像为出射光瞳。视网膜在离焦时的像为模糊的朦像，它与出射光瞳的大小有关（图 8-99）：

$$h_b'=(W'/V')h' \tag{8-74}$$

$$j=g'\left(\frac{V'-W'}{V'}\right) \tag{8-75}$$

式中，$h_b'$ 为视网膜朦像基本大小，$j$ 为朦像点图的直径，$h'$ 为眼球光系的光学像 B′Q′ 的大小，$W'$ 为出射光瞳至视网膜的距离 E′M′，$V'$ 为出射光瞳至光学像的距离 E′B′，$g'$ 为出射光瞳 H′J′ 的直径。

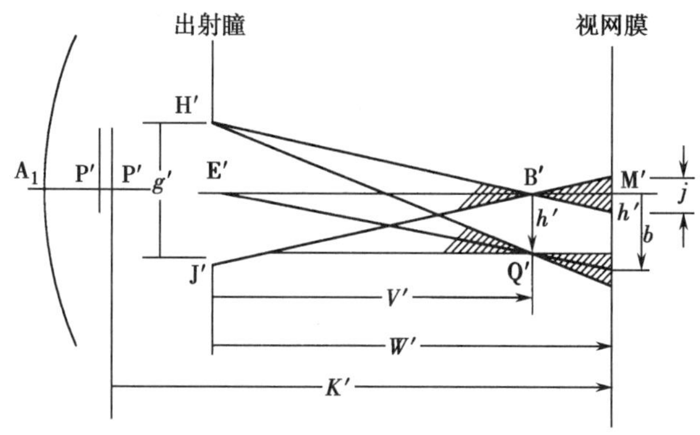


图 8-99　朦像与出射瞳的关系

## 二、简　略　眼

为了便于理解和计算，眼球光学系统可以简略为单一折射球面而又保持其基本光学性质，即为简略眼。简略眼也有多种，这里仅介绍 Emsley 简略眼（图 8-100）。

Emsley 简略眼的折射球面的曲率半径为 50/9mm，折射率为 4，眼轴长度为 200/9mm，其屈光力为 +60D，这些数据便于记忆。假设的瞳孔位于主面上。由此可

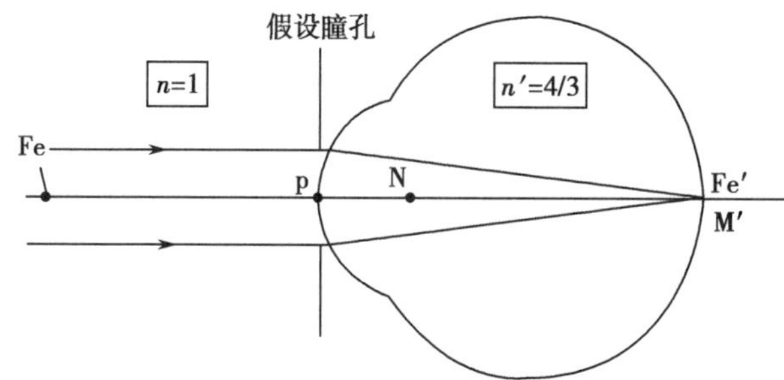


图 8-100　Emsley 简略眼

见，简略眼极为简化，但是它能用以计算视网膜成像的大小和研究屈光不正的成像过程。

## 三、广角光学模型眼

无论是简略眼或是模型眼，都只适合于研究眼球光系的近轴区。若研究周边部分的成像，则它们与真实眼球光系均有较大的误差。这里介绍一种能用于研究眼球极周边的广角光学模型眼，它由 Pomerantzeff 等应用现代计算机所设计的。

真实的角膜并非球面，而是非球面。在大量测量基础上，广角光学模型眼采用非球面的角膜前、后表面。

真实的晶状体是一个极其复杂的光学系统，从皮质至核的折射率和曲率均逐渐变化，而且晶状体的各折射面也非球面。广角光学模型眼的晶状体由 400 多个非球面构成，每个折射面之间的屈光介质折射率从皮质至核逐增（图 8-101）。

应用计算机对广角光学模型眼进行光线追迹法，其像差曲线与真实眼球所测的像差曲线一致（图 8-102）。

应用广角光学模型眼已设计出 148° 的超赤道眼底照相机。

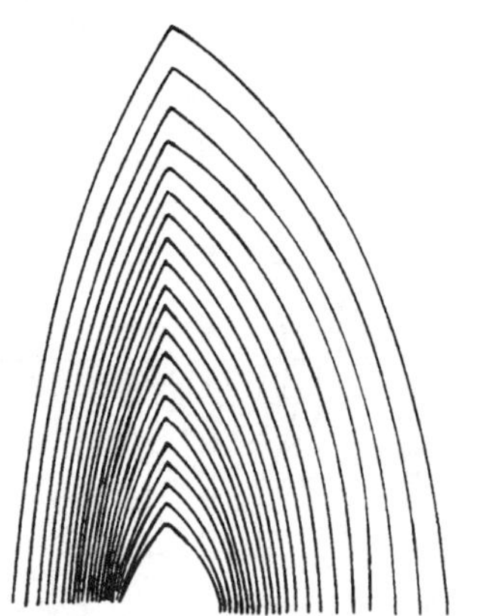
图 8-101 广角光学模型眼的晶体由400多个折射面构成（图中仅显示折射面数的1/10）

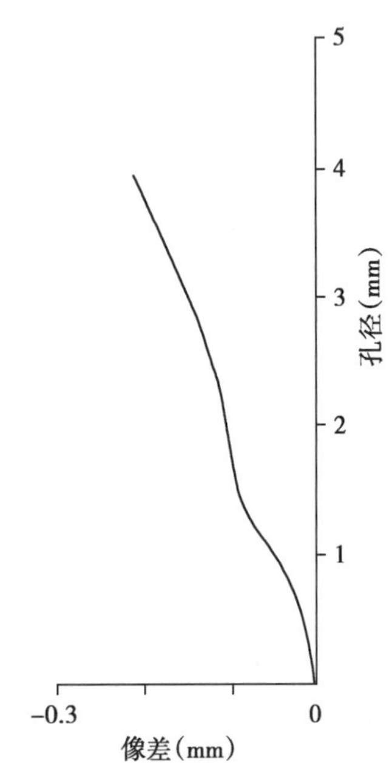

图 8-102 广角光学模型眼的像差曲线

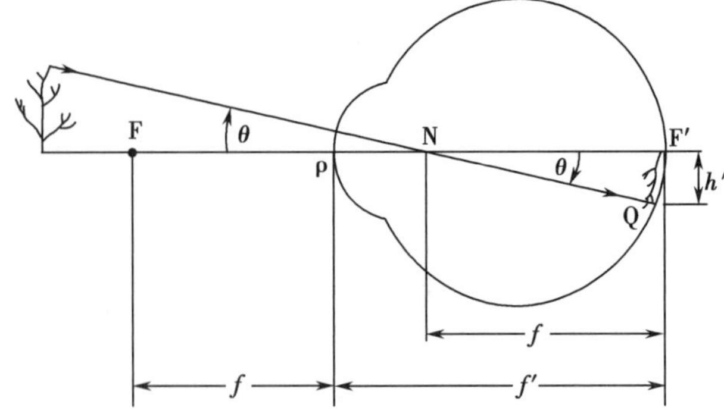

图 8-103 视网膜像的大小与视角的关系

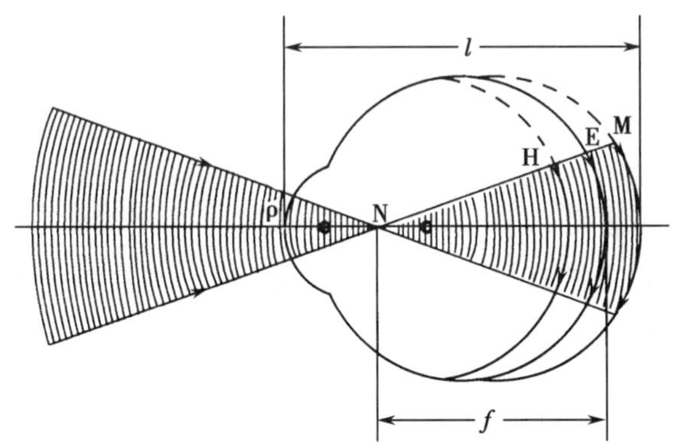

图 8-104 轴性屈光不正的视网膜像大小

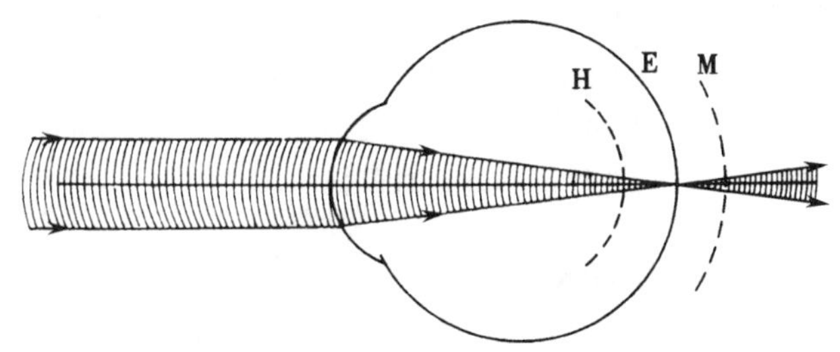

图 8-105 屈光不正的朦像点圆大小

# 第三节 视力和对比敏感度

## 一、视网膜成像过程

视网膜像的大小可以应用简略眼方便地求得。在图 8-103 中，远物（树）的两端在眼结点 N 所成角 $\theta$ 为视角，视网膜像大小 $h'$ 为：

$$h'=f\cdot\theta$$

式中，$f$ 为眼的第一焦距。

轴性屈光不正的视网膜像还与眼轴长度 $L$ 有关。近视眼的眼轴长则视网膜像大，而远视眼的眼轴短则视网膜像小（图 8-104）。

屈光不正的视网膜朦像点圆直径与进入眼的光束直径和屈光不正度有关。直径越大，屈光不正度越高，则朦像点圆直径越大（图 8-105）。

从图 8-105 可以看出，限制光束进入眼球的光阑越小，视网膜朦像点圆也越小。但随着光阑的缩小，光的衍射现象也越来越明显，使得物点不再形成像点，而形成衍射斑。衍射斑由明暗相间的同心圆构成，其中心亮盘称为 Airy 盘，占衍射斑总能量的 84%，故视角分辨力 RP 取决于 Airy 盘半径对于眼结点所成角 $\theta$：

$$RP=\frac{1.22\lambda}{d}\quad（单位为弧度）\qquad(8\text{-}76)$$

式中，$\lambda$ 为光的波长，$d$ 为光阑直径。

视网膜是眼球光学系统的成像屏，与视网膜共轭的物点能清晰聚聚焦于视网膜上。然而，在该物点前、后一定距离的物点也能清晰地成像于视网膜上，前后的这段距离称为景深，与之相应的像在光轴上的这段距离称为焦深。景深和焦深随光阑的增大而缩短（图 8-106）。

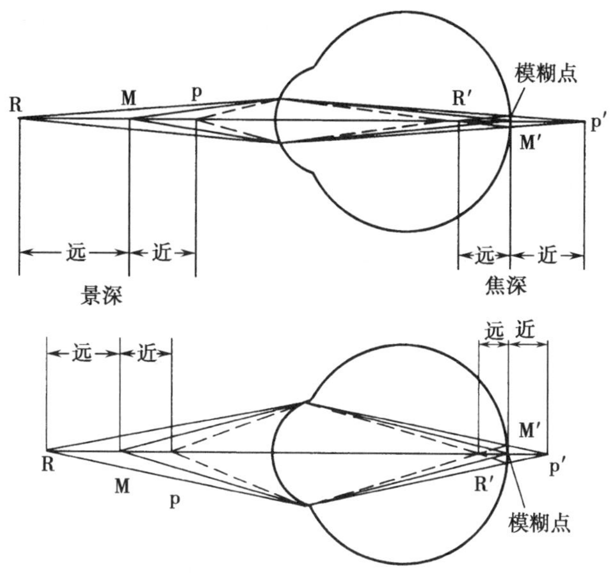


图 8-106　景深、焦深与光阑大小的关系

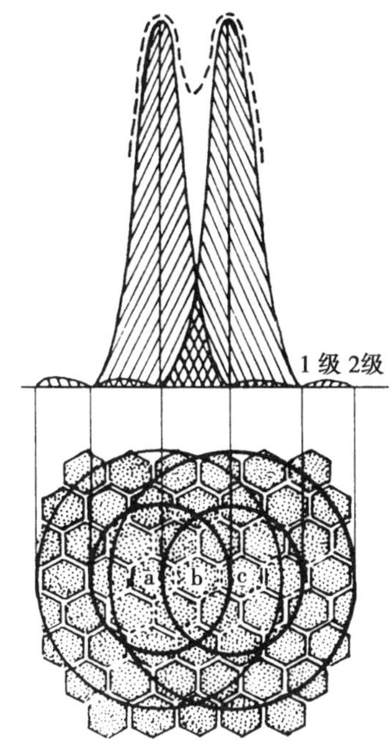


图 8-107　最小可分视力决定于两衍射斑与两锥体胞（中间隔一个锥体胞）的关系

## 二、最小可见视力、最小可分视力、游标视力和最小可认视力

视觉辨别力可分为三大类：①光辨别力（光和色发觉力）；②空间辨别力（辨别形状和空间关系的能力）；③时间辨别力（与刺激的时间变化有关）。第①、③类视觉辨别力属于眼生理范畴，视力表达为第②类视觉辨别力，与生理光学关系密切。

1. 最小可见视力　实质上是亮度辨别力，它表示视网膜极小区域所能发觉光的能力。它不取决于物体的大小，而取决于物体的亮度。一个点物体如星星，由于衍射而使视网膜较多视觉细胞受刺激，星星越亮，看起来越大。在夜空中所能见到的最暗的星为 6 级星，但若在暗室中通过细长管观察，则可见 7 级或 8 级星，这是由于增加对比度之故。对于处于白色背景中的黑点或处于黑色背景中的白点的最小可见视力，也同观察星星一样，由于衍射结果使像的亮度下降。物象与背景像的亮度之差在 1% 以上，物才能可见。

2. 最小可分视力　当两物的衍射像落于视网膜中央凹 1 个视锥细胞上时，则仅看到一个物。若两衍射像落在两相邻的视锥细胞上时，也被看成一个物。只有当 1 个像的峰与另一个像的 1 级暗环重合时，才能看成两个物。这时两个像的峰刺激的视锥细胞 a 和 c 之间隔着受足够低刺激的视锥细胞 b（图 8-107）。在中央凹处两视锥细胞隔着 1 个视锥细胞的间距约为 3μm，而衍射像的最小可分间距约为 3.2μm，可见眼的解剖上和光学上的最小可分视力的极限基本一致。

临床上测量最小可分视力采用 Landolt 环（图 8-108）。环的缺口宽度和画粗为环的直径的 1/5，环的缺口朝向 4 个或 8 个方向。要求被测者辨认最小 Landolt 环的缺口方向，这时缺口所含视角的倒数，即为被测者的最小可分视力。标准视力者能辨认小于或等于 1′ 的视角。若仅能辨认 2′ 视角，则其最小可分视力为 0.5。

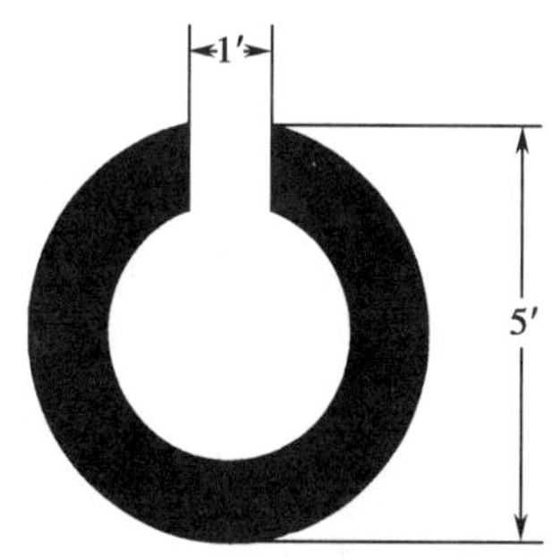


图 8-108　Landolt 环：用于测量最小可分视力

黑白相间的条纹（图 8-109）也可用以测量最小可分视力。尤其当它作横向运动时可激发被测眼的视动眼震，故常用以客观地测量视力。

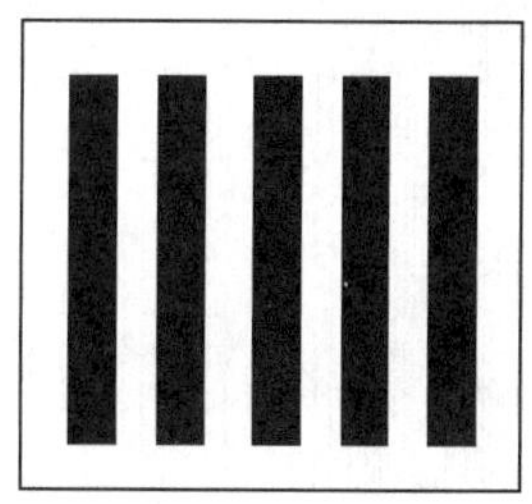

图 8-109　黑白相间的条纹：用来测量最小可分视力

我国缪天荣教授设计的对数视力表，采用三划等长的“E”视标，也用以测量最小可分视力（图 8-110）。其视标以几何级数增加，视力以算术级数记录，符合心理物理学的 Weber-Fechner 定律，即感觉的增减与刺激强度的增减有一定的比率关系，并将此感觉生理定律推演成公式。S＝Klogl＋K′，具体表达为：刺激强度按等比级数增加时，感觉按等差级数相应地增加，即感觉与刺激强度的对数成比率。缪天荣教授依据此定律发明并研制出标准对数视力表，并巧妙地设计出五分记录法，适合统计处理，1989 年被定为国家强制性标准（GB 11533—89）。2011 年，标准对数视力表经王勤美等人修订，成为强制性新版视力表国家标准（GB 11533—2011）。

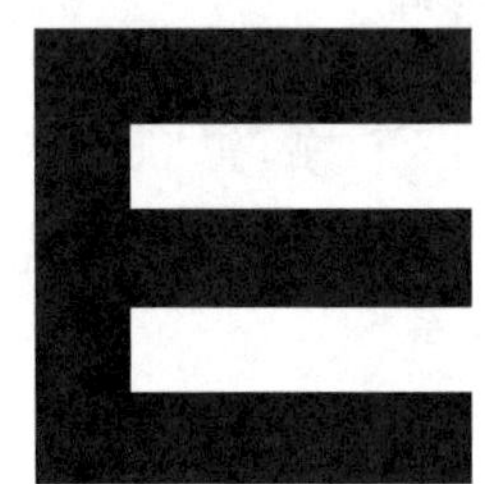

图 8-110　三划等长的 E 形视标：用于测量最小可分视力

3. 游标视力　游标视力是指发觉直线不连续性的能力。它可以小至 3″～5″ 视角，远小于视锥细胞在结点所含的角。这种视力基于不连续直线在视网膜上所产生的亮度差。图 8-111 显示直线在视网膜上所成衍射像的照明度曲线（上图）和分布（下图），接受直线不连续处上部衍射像的视锥细胞比下部细胞的照明度高，这种差异产生不同的神经冲动频率，从而产生精细的游标视力。

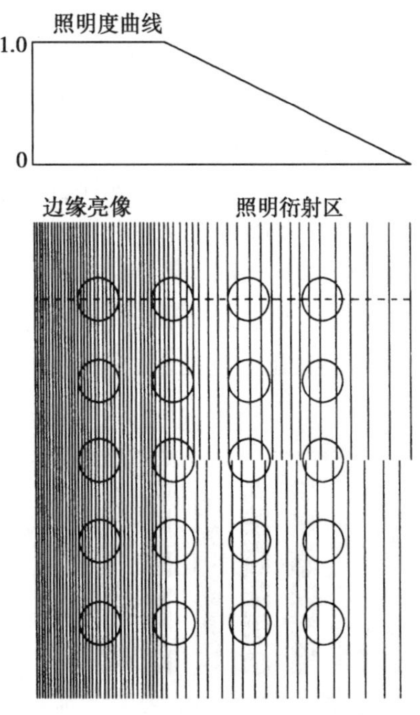


图 8-111　游标视力的形成机制

4. 最小可认视力　1862 年荷兰眼科医师 Snellen 首先设计出视力表（称 Snellen 视力表）。它采用各种字母，所设计的字母的长、宽所含视角各为 5′，每画粗含 1′（图 8-112）。视力 $=\frac{\text{检查距离}}{\text{设计距离}}$。视力为 20/40 时，表示检查距离为 20 呎（6m），而所能辨认的视标在 40 呎（12m）时含标准视角 1′。美国采用这种分数制记录，欧洲大多采用小数制记录，如 0.5（＝20/40），我国也常用小数制记录，因此我国国家标准对数视力表在五分记录下面也标注相应的小数，以符合一些习惯的需求。

以字母为视标的视力表所测视力，不仅取决于字母画粗的视角，而且取决于被测者的认读字母的能力及字母本身的结构，所以这种视力并非测量分辨两点的最小可分视力，而是最小可认视力。

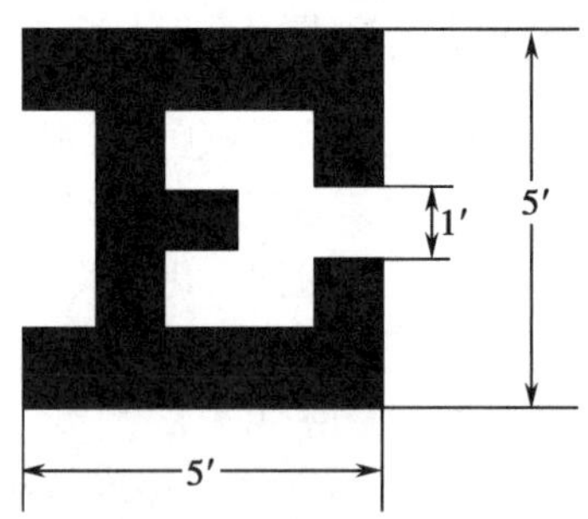


图 8-112　Snellen 视力表的字母：用于测量最小可认视力

## 三、对比敏感度

视力表达视觉系统对所视物体的空间频率（即单位长度空间所含物体数）的辨别能力，而对比敏感度还表达了视觉系统对所视物体与其背景之间的亮度差的辨别能力。因此，在测量对比敏感度时，被测物不仅要有空间频率的变化，还要有对比度的变化。

测量对比敏感度一般采用条纹视标，它分为两种：①方波条纹，其黑白分明，之间无移行区；②正弦波条纹，其黑白逐渐移行。图 8-113 显示方波条纹和正弦波条纹的亮度分布。对比度 $C$ 为：

$$C=\frac{L_{max}-L_{min}}{L_{max}+L_{min}}$$

式中，$L_{max}$、$L_{min}$ 分别为最高亮度和最低亮度。

对比敏感度是对比度的倒数。在不同空间频率时所测得的对比敏感度不同。若以空间频率为横坐标，以对比敏感度为纵坐标，则所测得的曲线为对比敏感度函数（图 8-114）。

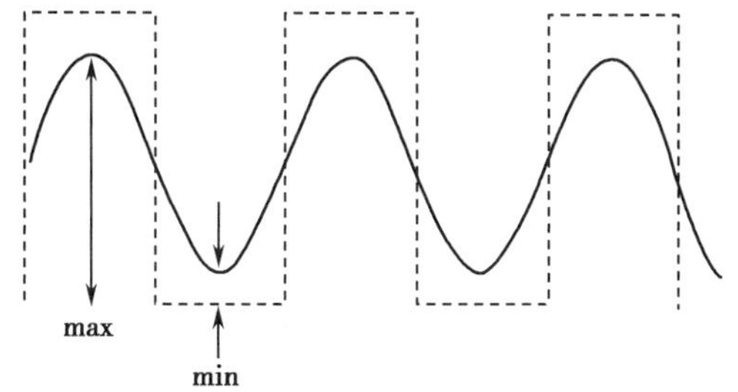

图 8-113　方波条纹和正弦波条纹的亮度分布

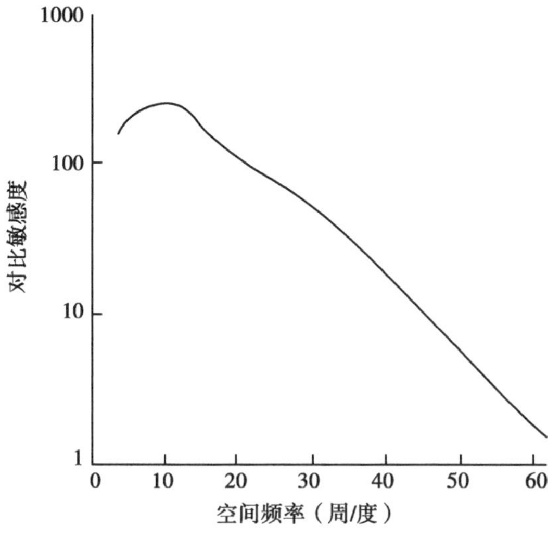

图 8-114　对比敏感度函数

实际上，视力是在高对比度下所测得的对比敏感度函数上的一点，在视觉生理和病理上它所给的信息远不及对比敏感度函数。

当方波条纹的空间频率高于视觉系统的分辨阈值时，可出现假性分辨力，这常发生于离焦时。图 8-115 黑白相间的放射状条纹圆盘，越向圆心处的空间频率越高，当观察眼逐渐接近圆盘时，由于离焦条纹的中心部分逐渐模糊不清，而再向之靠近时，条纹中心反而又变得可见了；当逐渐远离该圆盘时，也发生相同现象，条纹中心先模糊而后变清。可以注意到，条纹中心再变清时的黑白条纹位置恰与其真实位置相反。

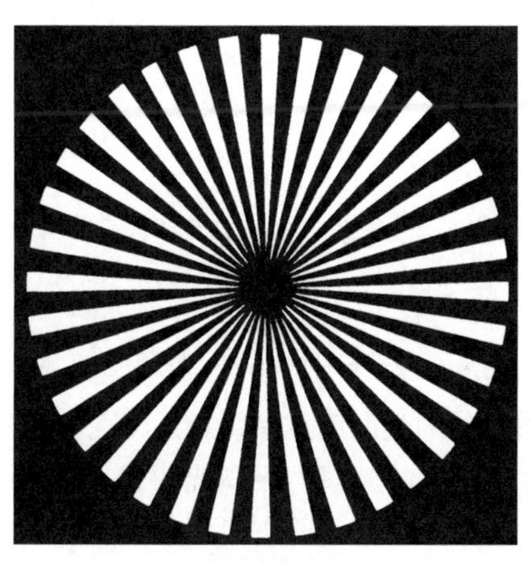
图 8-115　放射状条纹：显示假性分辨力

（王光霁）

# 第四节　眼球的光学缺陷

## 一、球 面 像 差

眼球光学系统同样具有球面像差（简称球差）。当调节放松时，眼球的球差为矫正不足型，即边缘光线 CD 聚聚焦于近轴光线 AB 之前（图 8-116），而当调节时，眼球的球差为矫正过度型，即边缘光线聚聚焦于近轴光线之后。

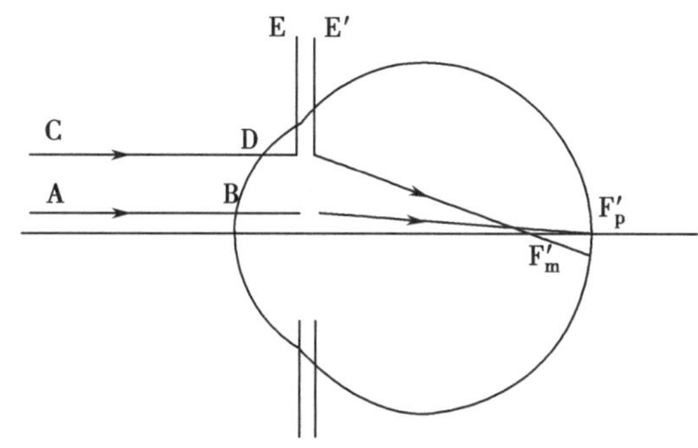

图 8-116　眼球的球差：矫正不足型

要证明眼球存在球差的方法相当简单，当眼睛观看远物时（调节放松），将一狭裂隙在眼前（从下向上）移动（图 8-117），远物的视网膜像以与裂隙移动相反方向移动（从上向下），而大脑感觉到物体的移动与裂隙移动方向相同。这证明调节放松时眼球存在矫正不足型球差。当观看近物时（调节时），则看到物体的移动方向与裂隙移动的方向相反，这证明调节时眼球存在矫正过度型球差。

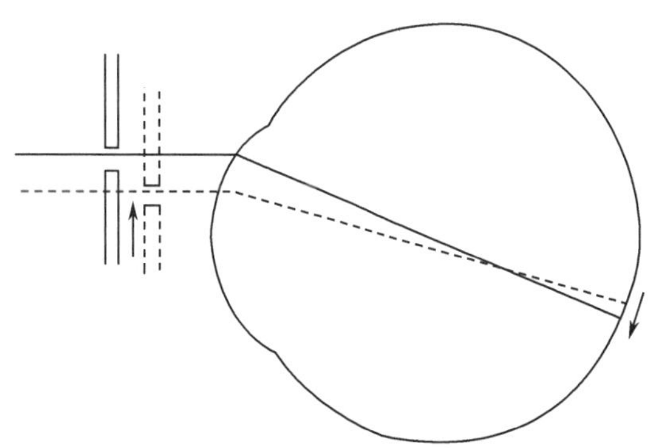
图 8-117　证明眼球球差存在的方法

Ivanoff 曾测量眼的球差与调节的关系，发现调节在 1D 至 2D 之间，球差从矫正不足型转变为矫正过度型（图 8-118）。

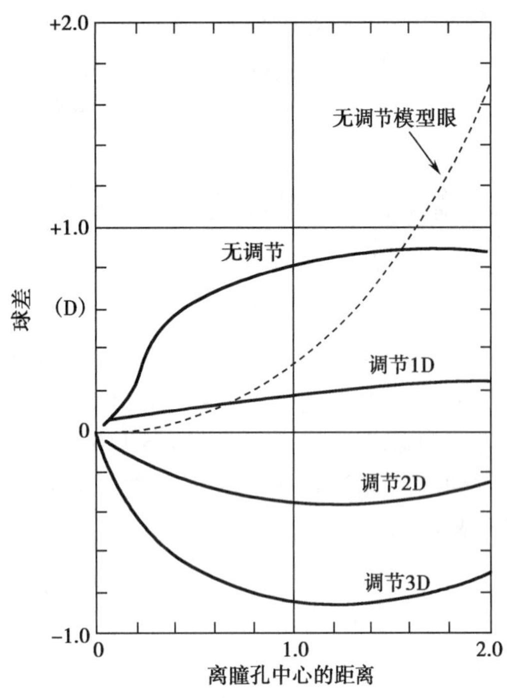


图 8-118 眼球的球差与调节的关系

## 二、色 像 差

眼球光学系统也同样存在色像差。当眼对黄色光聚聚焦时，蓝色光聚聚焦于视网膜之前（$F_B'$），而红色光聚聚焦于视网膜之后（$F_R'$）（图 8-119）。

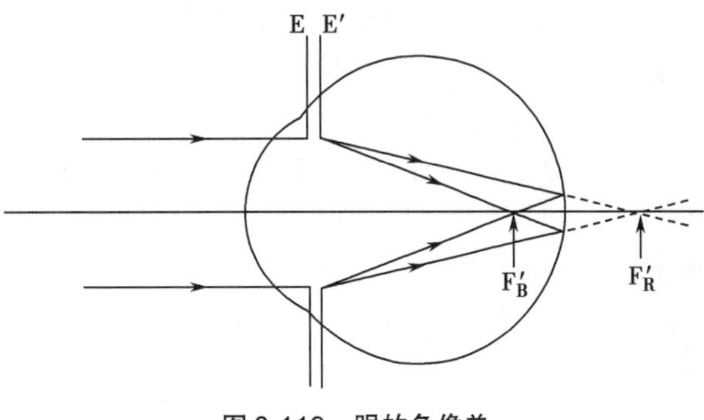


图 8-119 眼的色像差

Ivanoff 测得的眼色像差与计算值相当接近，长波长色光的色像差为负值，而短波长色光的色像差为正值（图 8-120）。

Ivanoff 还研究了聚焦于视网膜的色光波长与眼调节的关系（图 8-121）。当眼调节放松时，近红色波长光聚聚焦于视网膜，而当眼调节 2.5D 时，则恰相反，近蓝、绿色波长光聚聚焦于视网膜。这说明眼实际调节量比调节刺激量（物距需要眼的调节量）低，形成了调节滞后。

当入射光束与眼的光轴成角度时，不同色光的折射角不同，产生不同的色放大率（图 8-122）。若该现象出现于两眼时，则由于视差角不同，出现色立体视觉。

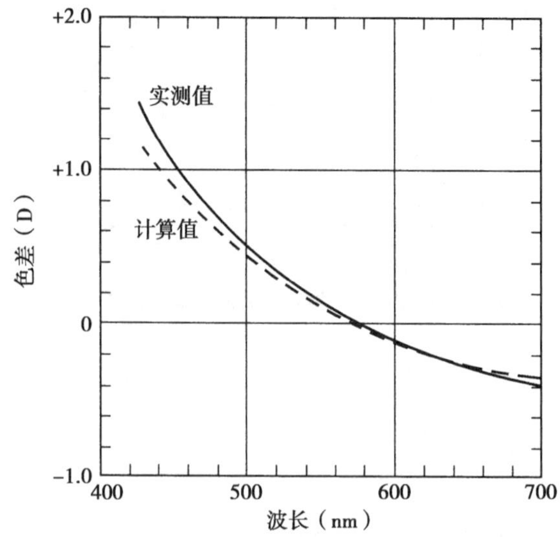


图 8-120 眼的色差与波长的关系

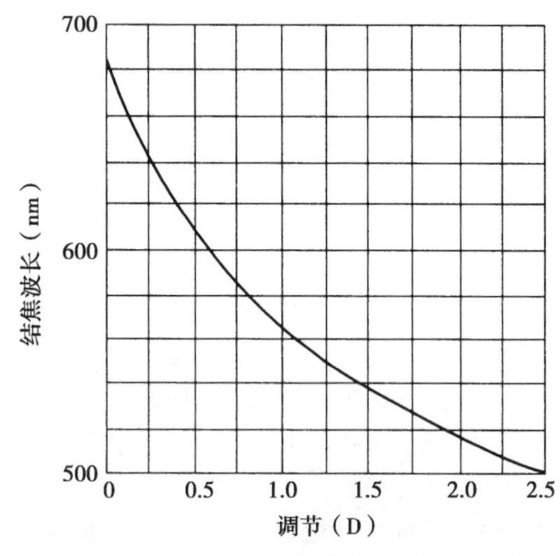


图 8-121 结焦点于视网膜的色光波长与调节的关系

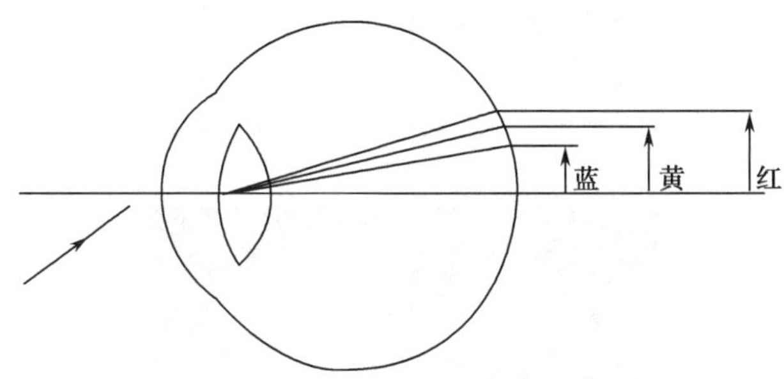


图 8-122 色放大率和色立体视觉的机制

## 三、斜光束像差

周边物体的视网膜像是由通过瞳孔的斜光束形成的，从而折射后的光束产生斜光束像差，主要为斜光束散光（斜射像散）。每一成像光束都有两个主截面：①子午面，是包含光束主光线和眼光轴的平面；②弧矢面，与子午面垂直。于是，从角膜中心的上方入射的光束具有垂直位的子午面和水平位的弧矢面。如同所有散光光束一样，该折射光束的两条焦线各与其相应的主截面垂直，即子午焦线 T 呈水平位，而弧矢焦线 S 呈垂直位（图 8-123）。

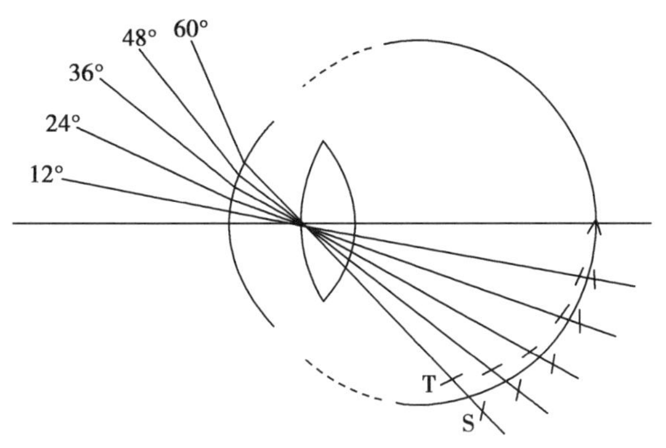


图 8-123 斜光束散光：子午焦线和弧矢焦线

眼球光学系统对于远物的子午焦线和弧矢焦线形成两个曲面，分别称为子午像面和弧矢像面。图 8-124 显示由广角光学模型眼计算得的子午像面和弧矢像面的位置，前者位于视网膜之前，而后者位于视网膜之后。由最小弥散圆组成的曲面恰好落在视网膜之上，这说明视网膜的曲率是光学上的最佳设计。

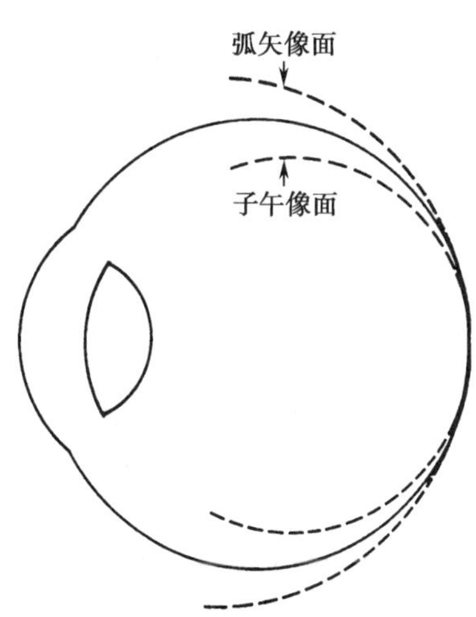


图 8-124 眼光系的子午像面和弧矢像面与视网膜的关系，最小弥散圆组成的曲面与视网膜一致

从周边视网膜发出的经瞳孔至眼外的光束，同样发生斜光束像差。图 8-125 显示由广角光学模型眼计算得的光束聚散度。沿子午面的光线均为会聚的，而沿弧矢面的光线均为发散的，随着斜角的增大，聚散度也增大。计算值与实测值极为相近。

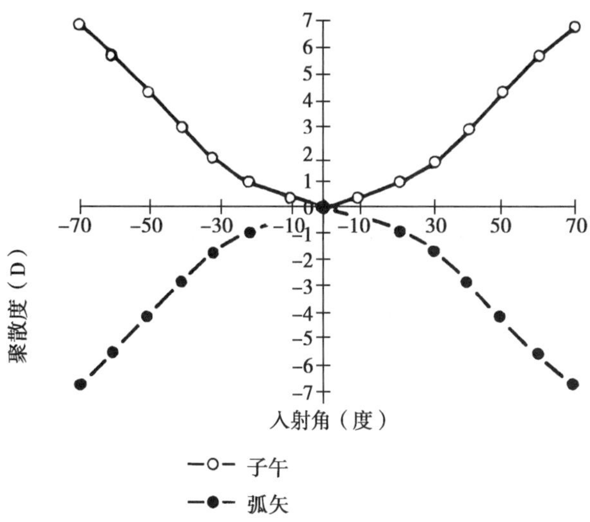


图 8-125 从周边视网膜发出至眼外的斜光束散光与斜角度数的关系

（王光霁 陈 浩）

# 第五节 视觉质量

## 一、视觉质量的指标

### （一）光学传递函数（OTF）

根据傅里叶原理，复杂的图像可分解为不同频率、方向、相位的正弦光栅，故正弦光栅包含空间对比度和空间相位信息。光学传递函数可分为调制传递函数（modulation transfer function，MTF）和相位传递函数（phase transfer function，PTF）。其中 MTF 是评估光学系统成像质量的常用指标。MTF 是由像的对比度与物的对比度的比值计算得到。人眼是一个低通滤波系统（随着空间频率的增加，对比度丢失增加），不同正弦方向 MTF 值亦不同。MTF 是客观的评估某一光学系统的成像质量的指标，只是测量人眼光学部分对视网膜像对比度的失真度。PTF 是指正弦光栅相位的失真度。由于仪器的限制，临床上很少测量 PTF，但是并不是说相位的改变对成像质量影响小。由于像差的存在，导致像相位的移位，特别是离焦，使得正弦黑白条栅经实际的光学系统后，黑条栅转变为白色条栅，白色条栅转变为黑色条栅，这就是所谓的“假分辨力”（spurious resolution）。除离焦外，其他像差也会引起类似的变化。像差对不同空间频率的空间条栅引起的相位影响不一致，对于空间频率高的影响大。

### （二）点扩散函数（point spread function，PSF）

PSF 也是描述光学系统成像质量的另一常用指标。光学系统的理想状态是物空间一点发出的光能量在像空间也集中在一点上。但实际的光学系统成像时，物空间一点发出的光在像空间总是分散在一定的区域内，是一个弥散斑，而不是一点，这种分布的情况称为点扩散函数，描述的是经过光学系统后像点的光强度分布，其像点总光强度是由点光源的光强度、瞳孔大小和在眼内介质中的吸收丢失量决定的。伴有小孔装置的衍射限制（diffraction-limited）的光学系统的 PSF 就是 Airy 斑。影响像点的弥散主要是像差和散射。小瞳孔（大约 1mm）者，主要是衍射影响 PSF；而对于大瞳孔者，主要是像差导致像质下降。图 8-126 显示的是无像差（衍射限制）和有像差光学系统分别在 3 种不同瞳孔大小下的 PSF。由于 PSF 和 MTF 描述的是光学系统的像的质量，因此，通常被称为成像质量函数。

### （三）Strehl ratio 值

Strehl ratio 值也是视光学中衡量视网膜成像质量的一种重要的客观评判指标。Strehl ratio 值定义为存在像差的光学系统的点扩散函数的中心峰值强度与相应的衍射受限系统的点扩展函数中心峰值强度的比值，值在 0～1 之间。也可以由实际像的 MTF 曲线下的面积与同一瞳孔大小下的理想像的 MTF 曲线下的面积计算得到。若某一光学系统的 Strehl ratio 值大于 0.8，则可以认为此光学系统为衍射限制（无像差）（瑞利判据）。

### （四）像差

如果眼球是一个完美的光学系统，根据高斯理论：光线从一点状物体发出经过眼球后，最终成像在视网膜上也应该是一个点。如果屈光介质是同质同轴的，波阵面与光线将总是垂直，形成球形波阵面。事实上，眼球并非完美的光学系统，光线通过眼球后并不会理想地会聚在视网膜上，波阵面也不是完美的弧形。因此波阵面像差（wave aberration）被定义为实际波阵面与理想波阵面之间的光程差（通常用微米表示）。Zernike 多项式是最常用的波阵面像差定量表达方法，是描述眼光学系统像差的理想的数学模型。实际和理想波阵面的差异用 Zernike 系数表示，波阵面像差的值等于所有 Zernike 系数的平方和。Zernike 多项式由三部分组成：①标准化系数；②半径依赖性成分，为多项式；③方位角依赖性成分，为正弦曲线。常用的 Zernike 多项式为 7 阶 36 项，其中 1～2 阶为低阶像差（倾斜、离焦、散光）；可以用框架眼镜、隐形眼镜或传统的屈光手术矫正；3 阶以上为高阶像差，3 阶像差包括彗差等，为非对称性像差，4 阶像差包括球差等，其中球差是由于随着瞳孔大小不同焦点改变而产生的，5 阶像差包括次级彗差等。对于人眼，6 阶以上的高阶像差对视觉影响很小，尤其在日间，可以忽略不计。像差均方根（RMS）可由波阵面像差图的 Zernike 系数平方和的平方根计算得到，RMS 是评价光学系统成像质量的公认的指标。

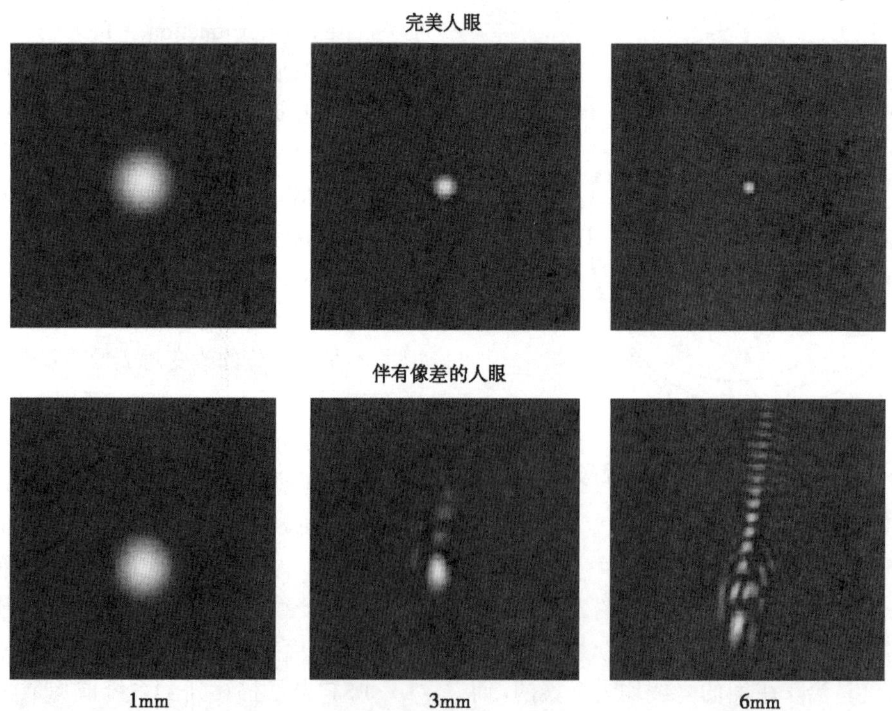


图 8-126 显示的是理想的完美人眼（上）和伴有像差的人眼（下）在 3 种不同瞳孔大小下的点扩散函数（点光源在视网膜上的像）

## 二、瞳孔与视觉质量

瞳孔大小决定了衍射和像差对成像质量影响的相对比例。对于小瞳者而言，成像质量主要受衍射影响，像差作用很小，但是空间分辨力低。对于有像差眼和大瞳孔者，衍射作用小，像差的作用占主导。在已矫正屈光不正的正常人眼中，在瞳孔直径大于3mm时，高阶像差降低成像质量的作用大于衍射作用。图1-3-36显示的是理想光学系统（无像差）与有像差的实际人眼的PSFs。最佳的瞳孔大小（提供最好的分辨力）取决于波阵面像差的实际量、分布及波长（色像差），一般认为3mm左右。若眼球无像差或像差能完全被矫正，则随着瞳孔的增大，人眼的分辨力亦增加。

双路径的MTF或人眼波阵面像差可以根据不同的参考轴测量。参考轴包括黄斑无色差轴（视轴）、角膜曲率轴（keratometric axis）、光轴。而由像差转换而来的MTF或PSF不同，参考于出瞳中心。采用双路径技术测量MTF时，若人工瞳孔与自然瞳孔中心不一致，成像质量迅速下降。美国光学协会标准委员会推荐采用光轴（黄斑与自然瞳孔中心的连线）作为人眼测量像差的参考轴。

人眼的焦深与瞳孔大小密切相关。然而，对于衍射限制的光学系统（无像差）来说，随着瞳孔的增大，焦深下降。像差的存在，使焦深增加接近0.3D、超过4mm。

通常认为人眼自然瞳孔大小为有效孔径，然而事实并非如此。由于光感受器细胞的方向性导致瞳孔区的光有效性不一致。若照明沿着光感受器轴，则光线吸收更为有效。这就是所谓的Stiles-Crawford效应，因此高斯有效瞳孔大小由此诞生。Stiles-Crawford效应的峰值不一定位于瞳孔中心，因为在某些人群中，视锥细胞根据偏心的瞳孔对称排列，但是同一个体左右眼的Stiles-Crawford效应一般呈镜像对称的。总的来说，Stiles-Crawford效应减少像差降质作用（提高成像质量），特别对于大瞳孔者。Atchison等研究表明，用特殊的滤光片消除Stiles-Crawford效应时，视力下降；反之，若人为增强Stiles-Crawford效应，特别在离焦的状态下，视力提高。同时发现，若移动Stiles-Crawford效应效应的峰位置，视力同样会改变（一般实际的峰位置的两侧，其视力对称下降）。

（陈　浩）

## 主要参考文献


1. 姚启钧. 光学教程. 第3版. 北京：高等教育出版社，2002.
2. 崔庆印，黄泉保. 大学物理学（下册）. 西安：西安交通大学出版社，1989：100-142.
3. 程守珠，江之永. 普通物理学3. 第5版. 北京：高等教育出版社，1998：1-99.
4. 徐广第. 眼科屈光学. 修订版. 北京：军事医学科学出版社，2001：1-4.
5. 刘家琦，李凤鸣. 实用眼科学. 北京：人民卫生出版社，1993：471-474.
6. GB11533-2011. 新标准对数视力表[S].
7. Yuan YM，Chen F，Shen MX，et al. Repeated measurements of the anterior segment during accommodation using long scan depth optical coherence tomography. Eye Contact Lens，2012，38（2）：102-108.
8. Shen MX，Wang MR，Yuan YM，et al. SD-OCT with prolonged scan depth for imaging the anterior segment of the eye. Ophthalmic Surg Lasers Imaging，2010，41 Suppl：S65-69.
9. Davson H. The Eye. New York，London：Academic Press，1984.
10. Bennett AG，Rabbetts RB. Bennett and Rabbett's Clinical Visual Optics：4th Edition. London：Butter Worths，1984.
11. Michaeles DD. Visual Optics and Refraction：A Clinical Approach. 2nd ed. St Louis：The CV Mosby Company，1980.
12. Pomerantzeff O，Pankratov M，Wang GJ，et al. Wide-angle Optical model of the eye. Am J Optom Physiol Optics，1984，61：166.
13. Wang GJ，Pomerantzeff O，Miao TY. A Slide rule for calculating the power of an intraocular lens. J Am Intraocul Implant Soc，1983，9：335.
14. Wang GJ，Pomerantzeff O，Pankratov MM. Astigmatism of oblique in the human model eye. Vision Res，1983，23：1079.
15. Duane TD，Jaeger EA. Clinical Ophthalmology. Vol 1. Philadelphia：JB Lippincott company，1988.
16. Vaughan D，Asbury T. General Ophthalmology. 10th ed. Los Altos：Lange Medical Publications，1983.
17. Duke-Elder. SS. System of Ophthalmology. Vol. V. St. Louis：The CV Mosby Company，1970.21-26.

# 第二篇　眼球光学和眼科光学器械

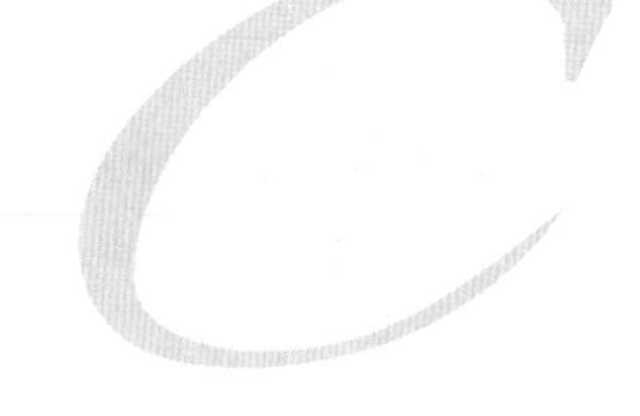

## 第一章 角膜光学

角膜前表面呈非球面形态，垂直直径为 10～11mm，水平直径为 11～12mm。角膜中央厚度 0.56mm，周边厚度约 1mm。前顶点曲率半径平均值为 7.70mm，后顶点曲率半径均值为 6.8mm。角膜中央部基本呈圆形，属于角膜的光学区，周边角膜向外逐渐平坦，但其平坦率并不对称，鼻侧、上侧较颞侧、下侧变化较快些。

角膜透明、无血管，折射率为 1.376，屈光力为 43.05D，是眼球主要的光学成分，角膜的结构和形态的变化极大影响眼球总的光学性能和视觉质量。

举例说明：假设角膜前表面分别为 45.00D 和 43.00D（图 8-127），垂直线的标号离开光轴的距离，横线的标号为该距离偏离角膜的距离（μm），红细胞的直径为 7μm，说明角膜的参数相差很少，但这两个角膜的形状的微量相差会造成很大屈光差异。

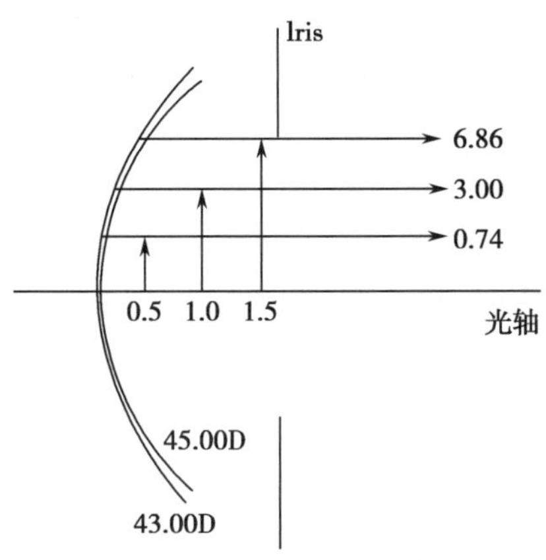


图 8-127　角膜差异所致的屈光变化

正由于角膜承担了眼球的大部分屈光作用，极其微小的参数变化会产生较大的屈光变化，因而，矫治屈光不正的作用点往往选择了角膜，如准分子激光角膜屈光手术、角膜塑形术等。

### 第一节　角膜对入射光的作用和影响

#### 一、影响角膜光学性的主要因素

虽然角膜是透明的，但是实际上角膜散射（corneal scatter）了 10% 的入射光，散射主要发生在角膜的基质层，将人眼角膜基质与鹰的角膜基质比较，鹰的角膜基质几乎与玻璃相似，这个事实可以解释为什么鹰的视敏度可以达到相当于 20/5 的视力。

角膜上皮和胶原纤维的折射率为 1.47，其他物质的折射率接近水（1.333），角膜上皮层每个细胞相互之间紧密连接，几乎没有细胞见液体和水分堆积，使得该层面无屈光折射指数的变化。

所有的胶原纤维直径相同，胶原纤维间的间隙距离小并且相等，使得经胶原纤维散射的光线相互干涉抵消，从而保证角膜的透明性，即胶原纤维间的距离小于光波一半是保证角膜透明的重要前提。在角膜基质层，胶原纤维直径约为 25nm，每对纤维间的间隙为 60nm，这些参数大大小于黄波的波长（600nm），因而造成比较小的散射（图 8-128）。对于 700～400nm 的可见光波，随着光波波长的缩短，通过角膜的光的透过率也逐渐降低。

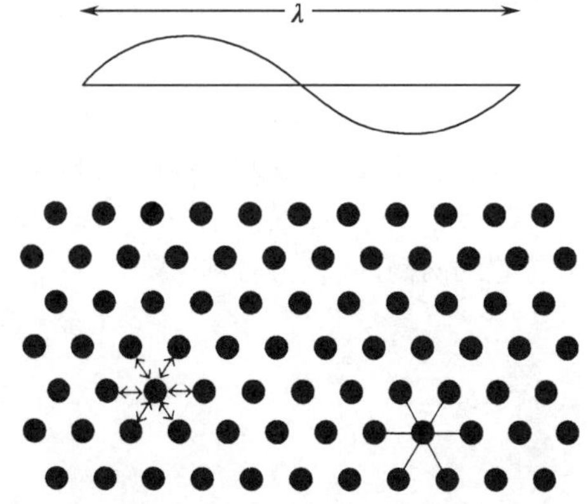


图 8-128　角膜基质胶原纤维的直径和间隙与光的波长比较

在角膜内皮受损的情况下，内皮泵水功能减退，液体进入角膜基质，随着纤维间液体的增加，胶原纤维被分离，若胶原纤维间液体的宽度超过光波的半个波长，散射增加，从而使得角膜呈灰色观。角膜上皮在严重受损的情况下，细胞间会出现大量的液体，出现屈光指数波动，散射现象增加。Potts报道，在全角膜水肿情况下，上皮产生散射占了散射的大部分。

## 二、角膜形态

角膜形态（corneal topography）的特性使得角膜从光学严格意义上讲为非球面性。

### （一）角膜顶部（corneal apex）

指角膜的最前面的点，通常也是角膜曲率最大的位置，一般位于中心位置，但也可能略偏心，一般向下、颞侧偏心。

### （二）非球面性（asphericity）

非球面是指椭圆、抛物线、双曲线等二次曲线围绕对称轴旋转形成的表面，圆可以被认为是离心率为零的特殊的非球面。角膜并不是在所有点都有球面曲率，属于非球面。角膜曲率连续改变，正常的角膜在顶部最陡峭，然后逐渐向周边部平坦。

离心率（eccentricity，e）是曲率自角膜顶部向周边变化的速率，在角膜各点离心率各不相同。角膜中央近似椭圆（$e \approx 0.50$）。正常的角膜自中央向周边渐趋平坦，所以近角膜顶部平坦化速率较慢，即离心率较小，而近角巩缘处则越快，即离心率较大。形式因子$p=1-e^2$。

### （三）环曲面性（toricity）

指曲率的子午线变化，散光角膜各子午线曲率半径不相同。散光包括规则散光和不规则散光两大类。

1. 规则散光

（1）顺规散光：屈光力最大子午线在90°±30°；

（2）逆规散光：屈光力最大子午线在180°±30°；

（3）斜轴散光：屈光力最大子午线在30°～60°，120°～150°。

2. 不规则散光

（1）“正常”型不规则散光：两主子午线并不互相垂直，角膜并无其他异常，但不符合上述规则散光中的任何一种分类。

（2）病理型不规则散光：角膜表面不规则是由变性、疾病或外伤引起，导致异常屈光不正。

### （四）对称性

1. 正交对称　两主子午线互相垂直。

2. 上-下对称　在大多数情况下，角膜上下两部分是对称的，但是有可能发生上或下偏移，如圆锥角膜。

3. 鼻-颞对称　在大多数正常角膜，鼻侧角膜比颞侧角膜平坦化的速率更快，即离心率更大。

4. 左右对称　在大多数正常人，左眼角膜和右眼角膜是对称的，互成镜像。

### （五）角膜到角巩缘的移行区

从角膜过渡到角巩缘，曲率稍微变得陡峭，进入巩膜后则又明显平坦。

大部分的球性散光来源于角膜，从理论角度分析，Gullstrand-Emsley模型眼的角膜为球性、椭圆性或抛物线性，对于4mm瞳孔状态下，球性像差为+0.21～+1.62。

### （六）角膜与像差

以上角膜的形态特征可以产生各种像差，像差对人的视觉质量具有重要影响，在正常人眼的像差中，球差和色差是影响视网膜成像的重要因素，而像散和彗差等轴外像差居次要地位。人眼系统像差主要来源于：①角膜和晶状体表面不理想，其表面曲率存在局部偏差；②角膜与晶状体玻璃体不同轴；③角膜和晶状体以及玻璃体的内含物不均匀，以致折射率有局部偏差；④人眼屈光系统对各种色光的折射率不同，因而不可避免地要出现色差。正是由于这些缺陷的限制，使得人眼视觉质量达不到极限值。

### （七）角膜地形和像差的测量方法

1. 角膜曲率计法（keratometry）　使用角膜曲率计进行测量。优点是角膜曲率计比较普及，设备费用不高，容易使用、精确度较高，所获得信息基本满足大多数接触镜验配需要。其缺点是测量范围小，只能测量角膜中央直径3mm的区域。不能测量周边角膜和角膜顶部，这种方法假设角膜是球面的，不能表达角膜周边或旁周边的情况，而且不能特异性地描述角膜改变。

2. 摄影角膜镜法（photokeratoscopy）　将一个适宜大小的Placido盘图像投照到角膜上，通过观察Placido像或将角膜表面上反射的Placido盘像用Polaroid照片拍摄下来，用专门设备或软件对照片进行分析，这种方法的优点是可以测量比较大的区域，包括角膜顶部和周边角膜的点，可以发现角膜表面的不规则形态。缺点是设备不如角膜曲率计普及，操作较复杂，使用难度较大，且对照片的分析时间长，有时候拍摄的照片不够清晰，影响分析的准确性。

3. 计算机辅助角膜地形图（computer-assisted videokeratography）　在将一视标或者照明系统从角膜表面反射后捕捉角膜图像，然后用计算机软件分析图像，并通过复杂的运算将数据转换为角膜曲率数值。用预先设定的颜色可以显示彩色地形图，并可用这些数据形成不同的显示模式。如果根据角膜地形图来设计接触镜，也可利用接触镜验配程序模式。

计算机辅助角膜地形图的临床使用正在逐渐增加，其优点是可以获得大量的数据，可以获得周边角膜的数据，可以发现角膜地形特征，使用容易、直观，借助计算机软件，容易分析。角膜地形图的分析一般是根据不同坐标的颜色或数值，结合图像形态进行分析。

### 三、泪　膜

角膜前覆盖着一层泪膜，从光学角度看，泪膜层为一透明的平光透镜，前后表面的曲率与角膜前表面相同，被称为泪液镜（tear lens），该泪液存在的完整性，是保证视觉成像的光学质量的因素之一，角膜上的一些微小凹凸，通过泪膜的有效填充，使得角膜面光滑，保证角膜光学成像的质量，因此，泪膜亦是角膜光学中不可分割的内容。

配戴接触镜，特别是配戴硬镜时，接触镜对眼的总有效度数是镜片屈光度加上镜片与角膜之间泪液层所产生的有效度数的总和，这时候的泪液镜的性质取决于镜片的后表面与角膜前表面的关系（图 8-129），镜片的曲率大于角膜曲率时，会产生一个负屈光度的泪液镜效果，反之则产生正屈光度的泪液镜效果。

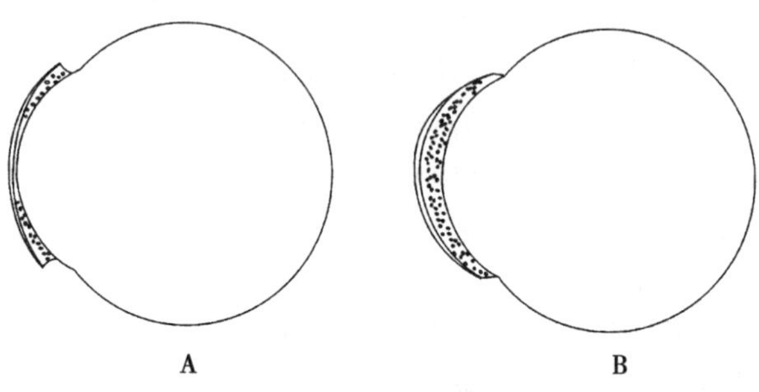


**图 8-129　泪液镜**
A. 负泪液镜　B. 正泪液镜

例如：硬镜的 BOZR 为 8.0mm，配戴在角膜上，该角膜的角膜曲率计读数为 7.8mm，这时计算泪液镜的度数，我们首先要考虑泪液的折射率，一般取 1.336，这样在空气：

泪液前表面的屈光度 $=1000(n-1)/r_o=336/8.0=$ +42.00D；

泪液后表面的屈光度 $=1000(1-n)/r_o=-336/7.8=$ −43.08D；

所以泪液镜的屈光度数为 −1.08D，如果这时硬镜的度数为 −4.00D，戴在角膜上的有效屈光度为 −5.08D。

泪液镜的存在为我们矫正角膜性散光带来机会。应用球性硬镜矫正角膜散光时，效果极佳。角膜的折射率为 1.376，泪液的折射率为 1.336，从这个关系式中我们可以看出，球性镜片只能中和 336/376×100%＝90% 的角膜散光，但是，一般都这样认为，角膜的后表面中和了大约 10% 由角膜前面产生的散光。

例如：一球性硬镜的 BOZR 为 8.00D，角膜的曲率读数 7.50 和 8.00mm。由于镜片的后表面和泪液镜的前表面均为球性，所以在计算散光时不必将它们考虑在内。

| | 折射率 | 散光 |
|---|---|---|
| 角膜 | 1.376 | (50.13－47.00)＝3.13D |
| 泪液后面 | 1.336 | －(44.80－42.00)＝−2.80D |

据估计角膜散光的 10%（−0.31D）由角膜的后表面来矫正。在这种情况下，未被隐形眼镜矫正的散光称为残余散光。

但是球性硬镜并不能矫正所有的散光，在这种情况下可以用环曲面接触镜，这种镜片的后曲率与角膜匹配，此时可以忽略泪液镜的度数。

| | 折射率 | 散光 |
|---|---|---|
| 角膜 | 1.376 | (50.13－47.00)＝3.13D |
| 接触镜后面 | 1.490 | －(65.33－61.25)＝−4.08D |

在这种情况下，镜片的折射率越高，诱发产生的散光越高，所以只好在镜片前面加环曲面来矫正剩余的散光。

## 第二节　角膜在角膜屈光手术的光学

### 一、光学理论基础

根据 Gullstrand 的测量，眼的全部静态屈光力是 58.64D。角膜的屈光力范围通常在 40.00～45.00D（42.84D±0.04D），角膜屈光手术通过改变角膜的屈光力，矫正了眼睛的成像能力。根据屈光力公式：$D=1000(n-1)/r$（$n$ 代表角膜折射率，1 为空气的折射率，$r$ 为角膜曲率半径），角膜的有效折射率为 $n=1.3375$，因此，角膜曲率半径为 7～8mm 范围内，每 0.1mm 的曲率半径差异会导致约 2/3D 的屈光力的改变。

### 二、激光原理

准分子（excimer）原意是“被激发的二聚体”（excited-dimer）。准分子激光是指受激二聚体所产生的激光。PRK 手术应用的为波长为 193nm 氟化氩（ArF）准分子激光。具有光子能量大，穿透深度浅，无明显热效应等特点。可产生高能光子束每个光束具有 6.4eV 的能量，大于角膜组织中肽链与碳链分子的 3.4eV 的维持能量。当角膜受到准分子激光照射时，其表面组织分子键被打断，并分离或小片段汽化分解，最终达到切削组织，重塑角膜弯曲度的目的。角膜中央被削薄，可以得到配戴凹透镜效果；周边部被削薄，可形成配戴凸透镜的效果。

飞秒激光是一种以脉冲形式运转的红外线激光，其波长 1053nm、1045nm、1043nm、1000nm 不等。飞秒是时间概念，1 飞秒（femto-second，fs）等于 $1\times10^{-15}$ 秒。由于脉冲持续的时间如此短暂，能量可在瞬间释放，因此飞秒具有非常高的瞬间功率，可达到百万亿瓦。准分子激光与角膜组织相互作用是通过激光导致组织断键作用，而飞秒激光与角膜组织间是一种激光导致组织分解作用。飞秒激光能在非常短的时间里聚焦于组织内极狭小的空间，产生巨大的能量，使角膜组织电离并形成等离子体，最终使角膜组织通过光裂解爆破产生含二氧化碳和水的微小气泡，达到切割角膜组织的目的。

准分子激光在眼科主要用于切削角膜组织，改变角膜屈光。每一个脉冲约切削 0.25μm 厚度的生物组织，具有超细微的精确度，切削组织后角膜切削平面均匀一致，切口整齐，对邻近组织影响小。飞秒激光目前在眼科主要用于切割角膜组织，其可精确到 1μm 的切割，从而达到极其精密的组织切割效应，如用于制作角膜基质瓣的飞秒激光辅助下的角膜磨镶术、角膜基质环植入术中制作植入通道、角膜基质内透镜切割以及角膜移植手术等。

### 三、激光角膜切削与屈光矫治的关系

前已阐述，人眼角膜曲率半径的轻微改变，即可引起明显的屈光度改变。PRK 手术所产生的屈光度变化是通过激光水平切削改变了角膜前曲率。理论上，屈光度（D）的改变计算是基于下列公式：

$$D=(n-1)(1/R_1-1/R_2)$$

式中，$n$ 为角膜折射率，$R_1$ 为切削前角膜曲率半径，$R_2$ 为切削后角膜表面曲率半径。

近视性 PRK 通过切削角膜中心，角膜前表面曲率半径增加，中心变扁平，导致角膜屈光力削弱，外界物体的光线通过减弱的曲折力使物像向后移，恰落于视网膜上。中心切削厚度 $T$ 可以通过下列公式求出：

$$T\approx -S^2 D/8(n-1)$$

式中，$S$ 为切削区直径，D 屈光度，$n$ 为角膜折射率。根据公式：在单位屈光度下，切削直径为 6mm，切削深度为 11.9μm；切削直径为 5mm，切削深度为 8.3μm；切削直径缩为 4mm，切削深度仅为 5.3μm。

由此可见，屈光度的改变与切削深度成正比，即近视矫正度可通过切削深度控制（图 8-130）。

矫治远视时，中央区几无组织的切削，仅对周边组织进行切削。矫治散光是通过椭圆形或圆枕状切

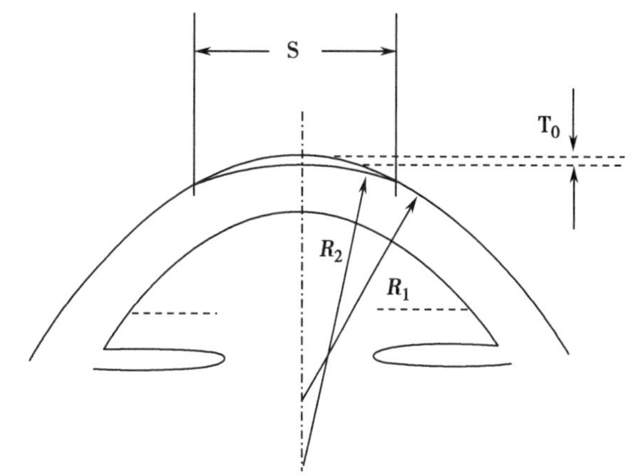


图 8-130A　PRK 矫治近视的光学原理

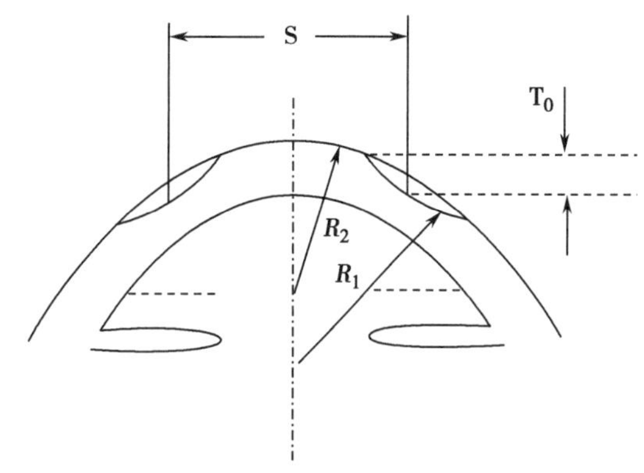


图 8-130B　PRK 矫治远视的光学原理

削陡峭子午线角膜表面达到矫治结果，切削深度另行计算。

## 第三节　角膜在角膜塑形术中的光学

角膜塑形镜是一种特殊设计的硬性隐形眼镜，中央部平坦、旁周边较陡，镜片戴在角膜上后，通过眼睑的压迫作用和泪液的冲击和按摩的作用，将角膜中央变平坦，达到降低近视度数的效果。

### 一、光学原理

大量研究文献确定，角膜塑形镜所产生效果以改变角膜前表面曲率为主，部分研究认为，镜片下泪液层在角膜上皮层的切线方向形成垂直作用力，从而造成角膜上皮组织从中央移向周边，使得角膜中央的曲率变平坦；也有一些研究发现角膜后表面也发生了变化，但主要还是角膜前表面曲率变平坦（图 8-131）。角膜中央平坦的变化与近视降低量的关系，可以通过 Munnerlyn 公式获得：

$$压平深度=\frac{(光学区直径)^2\times 近视度数}{3}$$

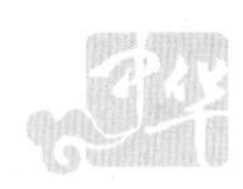



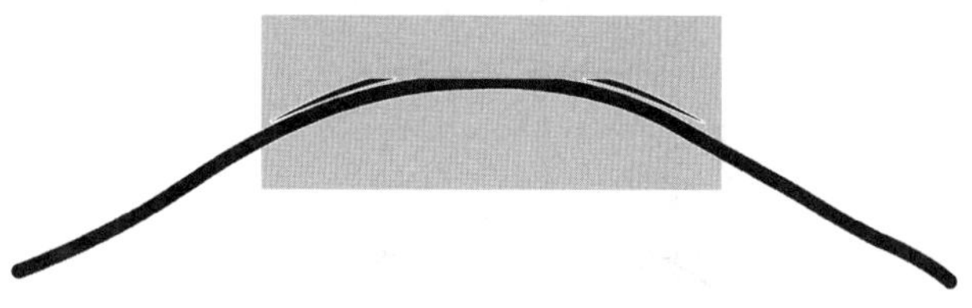

图 8-131 角膜塑型光学原理

举例：被接触并被压平的直径：6.0mm；期望治疗的近视度数：−2.50D。则：

$$压平深度=\frac{6^2\times 2.50}{3}=30(\text{microns})$$

## 二、设计的特殊性

角膜塑形镜片采用倒几何（reverse geometry）的设计方式，镜片的光学后表面曲率（基弧）比角膜平坦得多，镜片的第二弧比镜片基弧陡峭，如图 8-132 所示。镜片的平坦基弧达到压平角膜中央形状，即将角膜中央曲率半径变大，达到减低近视度数的作用；陡峭的第二弧可以帮助镜片中心定位，同时积聚泪液，湿润角膜表面，增加镜片中心部分与角膜中央相互作用的安全性和有效性。随着材料科学的进步和设计技术的发展，角膜塑形镜的设计也在改进中。

因此角膜塑形镜是通过以下因素的共同作用达到矫治近视的效果：

1. 硬镜片的机械压迫作用　一定厚度的硬镜片且中央平坦，对角膜产生了一定量的机械压迫，使角膜变平坦。

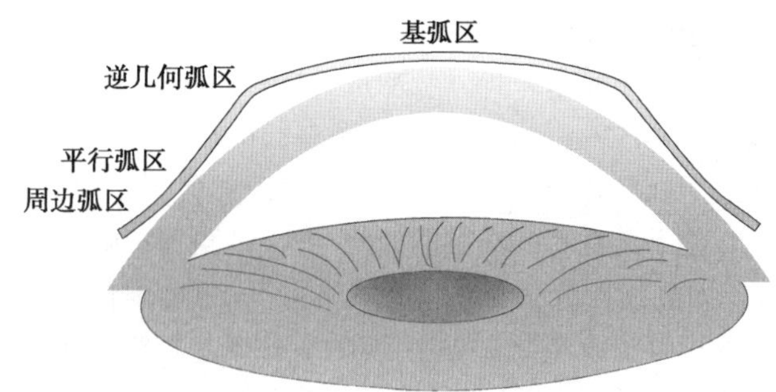


图 8-132 镜片的设计原理示意图

2. 按摩作用机制　眼睑的活动引起镜片的活动，使镜片在角膜上产生类似于按摩的作用，导致角膜变平坦。

3. 液压机制　镜片与角膜之间的泪液承受眼睑和镜片传递的压力，形成均匀的液压，改变角膜表面形状。

4. 角膜形态因素改变　硬镜引起中央区角膜变平坦，旁中央区角膜变陡峭，使角膜形态因素值接近零（球性）。

人的角膜形状为近似圆弧形，角膜塑形镜将角膜中央区变平坦而达到了近视矫正的目的，但是角膜是有“记忆”功能的，一旦停止镜片的配戴，角膜没有了镜片的压迫，角膜很快恢复原来的形状，近视度数就又回来了，称为“近视回退”。因此使用 OK 镜达到矫治目的后，必须终生使用“保持镜”，定期配戴，维持角膜的形状，巩固已获得的近视下降度数。

（瞿　佳）

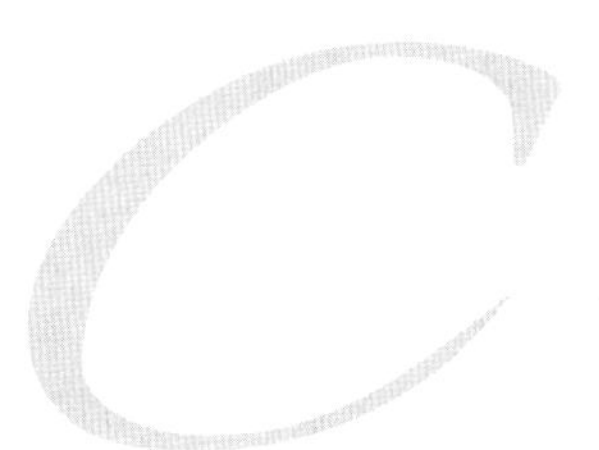

# 第二章 晶状体光学

## 第一节 晶状体光学

### 一、晶状体的形态、大小、颜色与屈光

晶状体（lens）是一个极富弹性的透明体，形如双凸透镜，前表面中心称前极；后表面中心称后极。连接前后极间的直线称为晶状体的轴，即晶状体的厚度。晶状体前、后两面结合部分称为赤道部。是一个与轴呈垂直角度的环形表面，有与悬韧带相符的齿状隆起。晶状体的直径为9～10mm，厚度为4～5mm。不同屈光状态眼的晶状体厚度与晶状体直径亦不同。近视眼的晶状体厚度比正视眼厚，而晶状体直径比正视眼小；远视眼的晶状体厚度比正视眼薄，晶状体直径比正视眼大；晶状体的前表面为扁平椭圆形，曲率半径为10mm，+4.4D；后表面是一抛物面，曲率半径为6mm，+7.3D。在空气中分别为+38D和+63.3D。

婴儿和幼儿的晶状体，基本上是无色透明的；35岁以上的成年人，晶状体中央部稍呈淡黄色，随年龄的增长而黄色加重，范围扩大；老年人则呈淡琥珀色或淡灰白色，用灯光侧照时，容易误诊为白内障。此黄色物质为非溶性物质。无论是正常眼或白内障眼，晶状体的这种黄色物质都与蛋白荧光有关。Dilley和Pirie（1974年）认为，这种荧光并非色氨酸所致。目前已证实，晶状体因Maillard反应，在反应中经过很多脱水与重排，形成黄褐色荧光性色素。目前已有一种色素的化学结构被确定，即呋喃酰咪唑化合物，简称FFT。

### 二、晶状体散射

正常晶状体由蛋白和液体组成。蛋白以规律的形状紧密排列。晶状体纤维以同心圆规律排列，因而是透明的。透光率可达90%以上。

但晶状体不像角膜那样透明，在光照下所看到的晶状体形态和色泽均由分子散射光所产生。在裂隙灯照明下，不同组织密度和排列有一定差异，散射强度有所不同，晶状体皮质显示浅灰色或淡蓝色。晶状体成人核色稍深胚胎核散射最少。随着年龄增长，晶状体密度增加，黄色素增多，散射更多的黄光，吸收10%～40%的蓝光，因而晶状体核逐渐显现为黄色，晶状体纤维中蛋白质聚合成较大的聚合体，分子量可达到$5\times10^7$。散射将会明显增强，外观显示灰白色加重，导致对比敏感度减弱。散射减弱透入眼内的光。

### 三、折　射　率

晶状体各层组织的密度不一样，因而晶状体折射率（refractive index）也不一样，囊膜折射率大约在1.4，上皮折射率与角膜上皮相似，也在1.4左右，而晶状体皮质与核的折射率变化较大。Freytag测量得最可靠的数值是：晶状体前皮质为1.387，后皮质为1.385，核为1.406。晶状体总体折射率的变化主要在于核折射率的变化和核大小的变化。每层间纤维折射率完全一致，但各层间折射率由外向内逐渐增大，显示出折射率的不均匀性。核的折射率在1.40～1.42之间。整体看，晶状体是一个梯度折射率系统。为方便计算，通常所讲的晶状体折射率指平均折射率。晶状体的这种梯度折射率部分补偿老年人屈光力不足。

### 四、晶状体透光率和透过光谱

晶状体透光因年龄变化而改变。正常晶状体透光率为90%，可透过400～740nm的可见光。角膜吸收380nm以下的紫外光，晶状体可吸收380～400nm的紫外光，防止其对视网膜的损伤。当摘除晶状体或晶状体脱位后，视网膜可能受到紫外光损伤。现有的人工晶状体材料均添加紫外光吸收剂，可以防止紫外光对视网膜的损伤。

随着年龄增长，晶状体密度增大，黄色素加深，透光度逐渐降低。严重核性白内障的透光度可低于10%。晶状体黄色起了深色滤色镜效果，黄色以外的其他色光被少部分滤过，蓝光完全滤过。因此晚期核性白内障患者可出现蓝色盲或黄视症。

## 第二节　晶状体组织光学

### 一、晶状体囊的组织光学

晶状体囊（lens capsule）是全身组织中最厚的基底膜，完整地包在晶状体周围，是由以Ⅳ型胶原为主的立体网架结构，其间隙充满黏多糖（mucopolysaccharide）的一层无结构、富有弹性的透明膜所组成。晶状体囊的成分包括脯氨酸（proline）、羟脯氨酸（hydroxyproline）及其他氨基酸。

这种胶原立体网架结构有很好的均匀性，没有方向性，因而富于弹性，最大伸展度可达 160%～190%，足以适应晶状体厚度的变化，使表面连续而平滑，也保证了囊的最大透光度。

晶状体囊的厚度因年龄变化而有所增厚。新生儿为 6μm；40 岁时为 16μm，最厚则达 20μm。晶状体囊各部分厚薄不一，后囊较前囊薄，而后极更薄些，最薄为 2μm。由于囊的厚度只占晶状体很小部分，各部位光学差异可以忽略。

在裂隙灯下，人通常只能看到前囊微弱的淡灰色反光带，无法分辨囊的厚度差异，晶状体囊膜的光学作用在于给予整个晶状体最平滑而连续的表面，并维持了晶状体的几何形状，保证了光学成像质量。

### 二、晶状体上皮的组织光学

晶状体上皮细胞（lens epithelium）是一单层的立方上皮，宽 11～17μm，高 5～8μm，分布在前囊下到赤道部为止的一段距离内。细胞侧面不规则，细胞与细胞有复杂的交错对插。上皮细胞的基底部与晶状体囊紧密连接，两者之间没有间隙，保证了最大的透光率和最低的散射。在裂隙灯下前囊和皮质之间可以看到一条纤细的黑色带即为上皮细胞层，如果某个部位上皮水肿混浊，黑色带中断。赤道部上皮细胞逐渐变长，核圆形，常有分裂象。

### 三、晶状体纤维的组织光学

晶状体纤维（lens fibers）或晶状体细胞是一些有棱角的六边形长带，细胞的横断面呈六边形，皮质部的晶状体细胞长 8～12μm，宽 7μm，厚 4～6μm。表层的细胞比深层的长，最年轻的细胞位于囊下。晶状体细胞有规则地排列成行，呈一层层向心排列的长纤维。同一板层中的纤维长度相同。最新的（浅层的）纤维细胞核的位置邻近于赤道部。纤维的两侧相当平滑，终止于囊下不同深度的前皮质缝和后皮质缝。

晶状体细胞与细胞之间的连接　晶状体细胞的横断面呈六边形，其短边为同一层（同一代）细胞之间的连接，其长边为细胞层与层之间的连接。晶状体前表层皮质的 8～10 层细胞，细胞连接突起主要在六边形的短边上，长边几乎没有连接。所以，晶状体层与层之间的连接是松散的，为表层细胞的延展性提供了条件。前部深层皮质及后皮质，晶状体细胞六边形的长边有球与凹的连接，使细胞层与层之间（带与带之间）的连接紧密牢固。

晶状体纤维的结构在光学上有重要作用。所有纤维均采用与囊平行的近似同心圆排列，每一层纤维均表现出规律的层状结构，具有相同的屈光指数，保持了晶状体透明性。在裂隙灯下显示的晶状体散射主要由六边形斜边球凹连接和不均匀性产生。

由外向内晶状体纤维不同年龄的差别造成了屈光指数也有细微的差异。这种同心圆排列，以视轴为中心充分利用了所有晶状体纤维的屈光能力，不会出现屈光指数不等的现象。

晶状体纤维六边形长边与囊平行，最大限度利用纤维的光学面积，降低了由于斜边不规则表面产生的散射，有利于在调节过程中，各层纤维之间活动变形，适应曲率的变化。

### 四、晶状体核的组织光学

晶状体核密度和均质性随着年龄增长不断变化。20 岁之前，晶状体核保持光学均质性。20 岁开始密度轻微变化，40 岁之后明显增加。核密度由外层向内逐渐增大，折射率也依次增加，致密的晶状体核折射率可达 1.42。整体看，晶状体是一个梯度折射率系统。部分补偿老年人屈光力不足。但同时也使晶状体像差由负变正，增大了眼的总像差。从光学角度，有时很难界定密度增加到什么程度可以定为早期核性白内障，更多的是依靠临床症状和体征。

## 第三节　晶状体形状和位置异常时的光学特征

### 一、晶状体异位

晶状体悬韧带病变引起晶状体异位。

晶状体借悬韧带悬挂于睫状体上，维持在虹膜与玻璃体之间的一定位置，且赋予虹膜以有力的支持。晶状体的悬韧带如遇外力或手术损伤，易发生离断，造成晶状体脱位。脱位的晶状体形状和位置将会发生明显变化。①没有悬韧带牵引的晶状体赤道部弹性回缩，半径变短，增厚，局部表面曲率增大，屈光力增强；②晶状体光轴与眼的视轴共轴关系破坏，或平行分离或呈一定夹角；③晶状体囊的张力减弱，前后囊的曲面没有正常时那样对称，平滑。以上三种变化都会严重影响眼的光学成像质量。按照光学特征，晶状体脱位可以分为以下几种类型。

### （一）晶状体在眼视轴上偏位

是指晶状体离开正常解剖位置，但仍保持在眼的视轴上的一类脱位，包括前脱位和后脱位。

晶状体前脱位是因为附着在晶状体前表面的悬韧带断裂产生的。晶状体整体前移，中央厚度增加，前曲率明显增大，前房变浅，裂隙光前房断层失去了新月形形状，变形为近似同心圆。当瞳孔散大时，晶状体有可能完全移位到瞳孔前。虹膜括约肌收缩时形成嵌顿，房水通道被阻断，引起瞳孔阻滞性青光眼。此时的光学状态是近视屈光度增大，像差增大。如果晶状体完全到达前房，与内皮接触，前房消失，内皮损失是很严重的，应当尽早手术摘除晶状体。此时的屈光状态是晶状体前表面的屈光力基本丧失，近视屈光力又会减弱。前脱位的晶状体丧失了调节。

晶状体后脱位多半是因为睫状体撕裂，房角后退或附着于晶状体后囊的悬韧带断裂，使晶状体向后移位，通常表现为前房加深，虹膜震颤，瞳孔缩小，晶状体震颤。后脱位的晶状体保持在视轴上，凸度增加不明显，通常表现为相对屈光力不足，呈远视状态。如果伴有悬韧带广泛断裂，晶状体凸度增加，也可表现为中度近视。

### （二）晶状体平移位偏离眼视轴

是指晶状体光轴与眼视轴平行分离一段距离不能重合的一类脱位。移位方向可以是上下左右任何一个部位，常见的马方综合征多表现为鼻上方移位、外伤性晶状体脱位移位以下方多见，原因是晶状体一侧悬韧带溶解或断裂，不足以牵拉固定晶状体在原位。偏位晶状体引起高度散光，高阶彗差增加，成像质量明显下降。当晶状体赤道区位于瞳孔区时，还可能产生单眼复视和严重眩光。通常需要摘除晶状体。

### （三）晶状体倾斜偏离眼视轴

是指悬韧带大部分断裂，晶状体光轴与眼视轴呈现一定夹角的一种脱位类型。至少在 2 个象限悬韧带完全断裂，才能出现这种情况。如果下方悬韧带断裂，仅上方残留少许悬韧带，晶状体下方随眼球上转或身体后仰产生向后倾斜，甚至平卧时可以完全移出光轴。上方悬韧带断裂可以发生晶状体上半部后仰倾斜。晶状体与虹膜之间有玻璃体嵌顿，挤压晶状体向后倾斜。晶状体倾斜产生高阶像差其中最主要的是彗差，很难用柱面镜眼镜矫正。倾斜角度大，矫正视力低下者，应及时手术摘除晶状体。

### （四）晶状体完全脱出眼视轴

其光学效果相当于无晶状体眼。

在多数情况下，往往几种类型晶状体脱位同时存在，需要仔细分析鉴别，才能找到最佳的治疗方法。

## 二、晶状体异常形状

### （一）先天性小晶状体

先天性小晶状体（microphakia）也称球形晶状体（spherophakia）、小球形晶状体（microspherophakia）。

晶状体发育异常或悬韧带异常，晶状体形状近似球形，赤道区直径短于 8mm，前后表面曲率增大，因而晶状体总屈光力增加，眼的屈光系统表现为晶状体屈光性高度近视，30～50D 或更高。如果患者同时合并有小眼球，眼轴偏短，会部分抵消近视屈光度。球形晶状体的调节力很弱。

### （二）晶状体脐形凹陷

晶状体脐形凹陷（umbilication of lens）为晶状体罕见的先天性异常，可表现为局限性凹陷或晶状体表面凹陷。绝大多数病例均发生在后囊表面。若晶状体混浊在出生后出现，则临床上不易发现。可能在胎儿 5 个月后，由于晶状体纤维发育过程异常停滞，使一些晶状体纤维未长至应有的长度，故不能达到缝合处而遗留下凹陷。脐状凹陷将会产生明显的像差，甚至不能在视网膜上成像。患儿多没有视力。手术是唯一的诊治方法。

### （三）晶状体表面皱褶

皱褶的原因有，一侧悬韧带完全断裂，晶状体囊松弛；另一子午线方向有较强的牵拉，例如前部增殖增生性纤维膜，晶状体前囊下或后囊下纤维膜牵拉。前囊失去平滑均匀的表面，代之以凹凸不平或波浪状或向心形皱褶，通常伴有皮质或核混浊，即使在透明状态下，囊皱折也会产生严重的像差，无法清晰成像。手术摘除是唯一的治疗方法。

### （四）圆锥形晶状体

是指晶状体前囊或后囊分别向外膨出的一种畸形晶状体。向前膨出者称为前圆锥形晶状体（anterior lenticonus），向后膨出者称为后圆锥形晶状体（posterior lenticonus）。在临床上很难区分其形态为圆锥形、近似球形或球形。故往往统称为圆锥形晶状体。前圆锥形晶状体比后圆锥形晶状体少见。偶尔可见双眼罹患。较少合并其他眼部先天性畸形。后圆锥形晶状体比前圆锥形晶状体多 3 倍。主要为单侧，双侧性少见。女多于男，为 2∶1。先天性多见，有时伴有玻璃体动脉残迹。

光学特点为在裂隙灯下，前圆锥形晶状体前表面的为圆锥和球形，曲率半径小，前房浅，晶状体前表面反射像明显小于正常眼晶状体。透照下可见晶状体中央呈油滴状。后圆锥形晶状体后极向后突出，球形多于圆锥形，检眼镜下可见圆锥的基底与周边正常曲率后囊之间有一亮光圈反射，是后圆锥晶状体的典型特征。圆锥形晶状体凸出部位，近视度数可高达 -30D 以上。以裂隙灯光束通过圆锥处，能见到典型的光束剪状运动。晶状体圆锥并不十分规则，顶点也不一定在光轴上。因而会产生明显的光学像差。检眼镜下观察眼底除了中心与周边巨大的屈光度差之外，眼底图像有明显的枕形畸变和动态变形。圆锥形晶状体的光学诊断程序是，先做检影验光、角膜地形图检查、曲率测定和眼轴测量，按人工晶状体公式计算得出相当的晶状体屈光度。如果角膜曲率正常，眼轴正常，公式计算出的人工晶状体屈光度应当是在正常值（+20～+22D）。检影验光屈光度即为圆锥形晶状体所增加的屈光度。如果计算人工晶状体屈光度低于正常值，可以按照 1.25D 人工晶状体屈光度相当于 1.0D 眼镜屈光度粗略换算，得出圆锥形晶状体的大概屈光度。手术摘除是唯一有效的治疗方式，术中植入人工晶状体。

## 第四节 晶状体手术光学

眼科屈光介质显微手术中，清晰看到深层次眼组织结构对精确手术操作和安全都有重要意义。为了看清眼前节透明的屈光介质组织，需要利用照明光经视网膜脉络膜产生的红光反射。

实验室内半透明标本最好由下方发出的透射光照明。眼科手术光源位于组织后方是不可能。视网膜脉络膜可当作光反射器，从晶状体后方提供透射光照明。因此，患者眼实际上也是显微手术光学系统的组成部分。

### 一、照明角度和红反光的产生

晶状体手术应在同轴光或接近同轴光显微镜下完成。显微镜光轴与照光光轴之间有 0°～4° 夹角。手术中应保持术眼眼轴与显微镜光轴重合或平行。有 3 种光线与手术有关，即直射光、反射光和斜照光。

#### （一）同轴直射光

是指与显微镜视轴重合或有很小夹角的入射光。在直射光照明下，组织反射显示出本色，是手术操作直接看到的部分。晶状体散射显示出相应的混浊和部位，乳化皮质为白色，纤维膜为白色，晶状体核为黄色，不透明异物显示为本色。直射光容易受到操作者手指和器械遮挡，而且立体感很差，需要双眼同时注视才有深度觉。来自角膜白斑、巩膜、结膜囊积存液体产生强烈的反射光，都是干扰性的眩光光源，干扰手术者观察，应当尽量消除。

#### （二）斜照光

是指与显微镜视轴以大约 20° 夹角的入射光。用斜照光照明表浅的组织可并获得很好的质感、色彩、对比度和分辨率。斜照光下瞳孔区为棕黄色或乳白色反光。但透明的部分表现为黑色的区域，需在反射光线中看清其中结构。斜照光主要用于眼睑、结膜、角膜、巩膜、虹膜和前部纤维膜组织手术照明。

#### （三）眼底反射光

同轴照明光从眼底返回后呈橘红反光背景，术者可以清楚地观察到在红反光衬托下晶状体混浊部位，保证了直视下的精确操作。是白内障手术最主要的用光方式。

位于深层的组织需要用同轴光照明。一束光线射入眼内到达眼的角膜、晶状体、玻璃体，如果这些屈光介质出现混浊，手术医师可以看到混浊产生的光散射成像。透入的部分光线继续穿过这些屈光组织照亮眼底，视网膜脉络膜反射光从原路再透过玻璃体，晶状体，角膜返回进入显微镜。医师还可以看到在眼底红反光衬托下的任何屈光介质混浊。因此同轴光照明下，手术医师看到的既有散射光成像，又有透射光成像，深部组织亮度高，但对比度和分辨率下降。这种现象在照相术中广泛知晓，正面照明很难获得满意对比度的照片。

根据屈光组织透光率大小，每只眼反射光和透射光保持一定比例。透射光强度受到屈光介质混浊程度和视网膜脉络膜反光率的影响，衰减严重。入射光穿过屈光介质时衰减 8%～90%，正常人视网膜脉络膜反射率约为 1%，由眼底反射第二次透过屈光介质的光线又衰减 8%～90%，加上显微镜光学系统衰减，最后射入医师眼中的光线强度仅仅相当于入射光强的千分之几或万分之几。例如，先天性后极性白内障晶状体透光率于透明晶状体相差无几，从眼底透射出的光强不到入射光强的 1%。重度核性白内障或乳化皮质白内障，同轴光下晶状体反射光强度较大，透入眼底的光线明显减少，眼底红反光十分微弱。在高度近视眼后极部脉络膜萎缩，其后方的巩膜反射率高于脉络膜，视盘反射率也高于脉络膜。

现代显微镜视轴与照明光轴有 2°～4° 夹角。被照亮的眼底略偏视轴对侧，因而光源同侧瞳孔区发暗，对侧较亮。双眼观察影响不大。不同型号显微镜照明光源设计不同。ZEISS-S200 显微镜照明光可在视轴两侧 ±2° 角度变换，明暗部位转换，满足手术照明要求。

**（四）完全同轴光**

是指视轴与照明光轴完全同轴。最新型的显微镜设计有完全同轴光，利用半反半透镜将光线导入视轴同轴。即使通过很小瞳孔照明眼底，也可以获得全瞳孔面积的红反光，有利于小瞳孔下的精细操作。完全同轴光是今后屈光介质手术的主流照明方法。

适当散发角度的同轴光在视网膜产生较大的照射面积，高度近视眼眼轴长较长，照明面积更大，避免了过度聚焦视网膜光损伤。

实际上无法对显微镜的照明有更多选择。手术医师应当十分熟悉现有显微镜的光学设计特点，最大限度发挥显微镜照明优势。

## 二、临床常用显微镜的光源和红反光特点

1. Zeiss 系列手术显微镜　MPXC 系列显微镜为 4°同轴照明光，光源为矩形位于视轴前方，多数情况下光源同侧瞳孔区发暗，对侧较亮。很难改变，增大放大率略微补偿。CS 系列显微镜为 4°同轴照明光，光源分布成几个较小的矩形，两个固定视轴前方，一个位于两眼视轴之间。双眼观察，眼底红反光比较满意，高倍放大时影响很小。S 系列显微镜为 0°同轴照明光，光源分布成几个较小的矩形，两个固定视轴前方，一个位于两眼视轴之间。可在视轴两侧 ±2°角度变换，双眼和单眼观察，眼底红反光都十分满意，满足手术照明要求。Lumera 系列显微镜为完全同轴照明光，光轴与视轴完全重合，在任意角度，双眼都能看到完整的红反光视野。

2. Leica 系列手术显微镜　M500、M690 系列显微镜为可变 4°同轴照明光，光源为矩形位于视轴前方，多数情况下光源对侧眼底较亮。旋转物镜 180°可将中央三棱镜转至视轴中央，加强了眼底红反光。M840 系列显微镜有两块斜向放置的反光镜可以获得很好的红反光。M844 系列显微镜为完全同轴照明光，光轴与视轴完全重合，与 Zeiss Lumera 系列相同。

3. Topcon 系列显微镜　600、610 系列显微镜为 4°同轴照明光，光源为矩形位于视轴前方，光源对侧瞳孔区较亮。

4. Muller 系列显微镜　为 4°同轴照明光，光源为矩形位于视轴前方，多数情况下光源对侧眼底较亮。将三棱镜插入光路后加强了眼底红反光。角膜反光点为 4 个小矩形，眩光偏大。

## 三、其他获得良好反光的方法

1. 适当增大放大率　红反光完全占据视野范围，减少背景中白色手术巾或液体反光。

2. 缩小照明光束发散角。

3. 将接有录像头的分光镜自动光圈改为手动光圈，增大摄入光亮，在自动光圈时，可增大放大率减弱反光而提高红反光。

4. 适当改变眼轴与照明光的夹角。当视盘与视轴重合时，眼底反光最强。

5. 适当改变角膜曲率。加用特殊接触镜或用黏弹剂做接触镜，可增加红反光亮度。

6. 注射高内聚黏弹剂扩大并固定瞳孔。

7. 关闭斜轴照明光。

## 四、眩　　光

眩光（glare）是指视轴区以外另一光源直射眼底造成的影像对比度下降一种光学现象。生活中有许多眩光的例子：在电影院看电影，在房间看电视和幻灯时，未遮严窗帘的漏光；夜间迎面开来汽车的前灯，干扰了影像的对比度。光散射、眩光和视力都是相关的。眩光敏感性也随年龄增加。

显微手术中的眩光是在视轴以外有一额外光源照射在术者眼底上，降低被观察物体在视网膜成像的对比度、颜色饱和度、对比度敏感度，降低中心分辨率；眩光还促进瞳孔收缩，使视网膜成像亮度降低；眩光晃动更会干扰术者的定位和判断力。

**（一）眼科手术中产生眩光的原因**

眼科手术中产生眩光的原因有两类：一是手术医师自身的原因，另一个是手术显微镜视野中的眩光。

1. 手术医师眩光原因　当手术医师角膜上皮有缺损或水肿（例如戴接触镜时），角膜散射增强；高年医师周边角膜混浊、晶状体混浊日渐加重，角膜和晶状体散射增加，由晶状体散射至手术医师的黄斑区，因此不能看清深部切口结构。已行 ECCE+IOL 的人，人工晶状体边缘散射，医师做手术有一定困难。

2. 手术显微镜视野中的眩光　虹膜组织色深，巩膜瓷白色，对比大，过度增大照明只会使巩膜散射更多的光线，眩光增加。切口周围的白色手术巾在无影灯下将成为一个眩光光源。手术野中的各种反光如盐水表面、器械反光、镜头的雾气均可产生眩光。观察晶状体深处时，角膜反光点成为眩光光源。

对眩光的敏感性可以被显微镜放大。显微镜视野中，术者的周边视野已被镜筒遮挡，瞳孔中等散大，视野内的对比度会因显微镜入瞳孔径增大而增加，故镜下的反射均增强，造成眩光，使术者看不清手术部位。

**（二）眩光消除方法**

1. 关闭室灯和无影灯，若需照明可在术者背后给一光源；加显微镜目镜遮光罩，在术者上方加一遮光

帽，减少来自上方的眩光。

2. 加用偏振镜消除光源的反射眩光。

3. 在无法消除高反光的地方加盖黑色遮罩布；将白色手术巾换成深绿或深蓝手术巾。

4. 使用粗糙面手术贴膜；使用低反射光器械，及时引流积存于结膜囊的灌注盐水。

5. 可以滴高渗眼液减轻上皮水肿。

6. 增大显微镜放大率，使光源位于视野之外。

7. 消除目镜和物镜水雾；消除物镜表面附着的盐结晶。

8. 适当转动眼球避开角膜反光。

9. 加用低度三棱镜改变反光角，消除角膜反光。

10. 玻璃体手术中改变眼内照明角度，深度，减弱眼内气体界面反光。

11. 适当增大对比度和照明度减弱高龄医师晶状体散射的影响。

## 五、白内障手术光学特征

各种透明材料在红反光下显示出各自的光学轮廓，是手术中判断的光学依据。

1. 在透射光下，高折射率的囊膜后弹力层，其边缘可以显示为一条均匀的光线或暗线，代表了囊膜撕裂的形状。线宽度由膜厚度决定，前囊膜最厚，后弹力层次之，后囊最薄最细。后弹力层脱离起点多发生于切口，向瞳孔区反折形成漂动的透明膜。后囊破裂边缘呈圆形或弧形，受玻璃体限制漂动度小。前囊边缘稍宽，不规则连续线，基底部向外，漂动度大。

2. 透明皮质在红反光下均匀透光，当用器械扰乱了皮质的结构后，皮质显示出宽窄不均的暗色低折光区，核娩出之后的残留皮质壳松弛会显示出波纹状或放射状阴影，残留的少量皮质在均匀的红反光背景中显示为不均匀的轮廓。

3. 透光异物例如玻璃、有机玻璃碎屑，在红反光背景中为高折光变幻的透明形状。

4. 晶状体悬韧带在直射照明下不明显。赤道区囊的弧形边界可以协助确认悬韧带是否存在。波浪状赤道边缘向外突起的部分通常有悬韧带前拉。向中心方向凹下去的部位悬韧带断裂或松弛。

5. 人工晶状体边缘为高折光或低折光圆形影。椭圆形边界轮廓表示有明显的倾斜。其内部的裂纹斑点表现为暗色折裂形状暗影，人工晶状体表面的环形反光轮廓为切削加工痕迹。人工晶状体未完全展开或受到挤压后光学面变形，表面反光会一同变形。当角膜、人工晶状体前后表面反光完全重合时表明人工晶状体与光轴接近完全重合。

6. 透明的黏弹剂折射率略大于水，在红反光下显示为轻微发暗的轮廓。从注射器注入前房后为不断变形的面条状形态，在一定时间内均化。分散性黏弹剂比内聚性黏弹剂明显。在注吸过程中，可以看到残留的黏弹剂片段在液体中漂动。

7. 硅油折射率在 1.4 以上，漏入前房的硅油表现为细小的透明油滴，漂浮在房水上层。如贴附在人工晶状体表面则形成半球形油滴，产生新的高屈光力界面，降低人工晶状体成像质量，产生严重的术后眩光。

8. 气体经常用于前房成型和视网膜顶压。偶尔有玻璃体注气例如 $C_3F_8$、$SF_6$ 等漏入前房。气体折射率为 1.0，在前房中形成负透镜，其边缘的液体产生折射为亮环形或暗环形。气泡干扰术者直视其后方的结构，应当及时吸出。在特定情况下气泡有辅助诊断作用，停留于黏弹剂中的气泡不容易排出，如果在手术中气泡持续稳定在角膜附近，表明位于角膜内表面的黏弹剂仍保留在位，起内皮保护作用。气泡也可用于判断前房玻璃体是否被清除干净，如果向前房注气后，不能形成一个大的圆形气泡，瞳孔变形，表明在这一部位仍有残留的玻璃体骑跨于虹膜上，需要进一步处理。气泡还有占据空间保证注入前房的液体浓度不被稀释的作用，例如前房染色剂、缩瞳药，加强了这些溶液的直接效果。气泡可以用来判定组织结构和表面形态，当无法判定角膜后面的透明膜是后弹力层还是前囊膜时，注入空气于前房，可以做出确切的判定。

（郝燕生）

# 第三章
# 玻璃体光学

从角膜到眼底视网膜前的每一界面都是该复合光学系统的组成部分，眼球屈光系统的构造如同精密的光学仪器，包含着复杂的光学原理。玻璃体和视网膜作为眼球光学器官的重要成分，也包含了复杂的光学原理。在临床手术，特别是当视网膜脱离修复术采用硅油、膨胀气体等时，由于填充物与原玻璃体内容物的折射率不同，从而改变了整个眼球的屈光状态。这些改变，不仅在一定时间内影响手术患者的视力，同时对手术后的眼底检查也会产生影响。

## 第一节　玻璃体光学基础

### 一、正常眼球的玻璃体光学特性

玻璃体腔主要是通过物质折射率的变化而影响了晶状体后表面的屈光力，从而影响了整个眼球的屈光状态。

从光学意义上，可以将晶状体表示为一个双凸形式的透镜，其前曲率半径为+7.911mm，后表面曲率为-5.76mm，折射率为1.413，光线通过晶状体之后，行进于玻璃体而到达视网膜。玻璃体的折射率一般取1.336，与房水的折射率相同。综合计算其等价屈光力为20.533D。

### 二、玻璃体腔内填充物对眼球光学的影响

玻璃体因手术切除后需要一定的物质注入玻璃体腔作暂时或长期的玻璃体替代物，即玻璃体腔内填充物。常用的填充物包括气体、灌注液、硅油和氟碳液体等。

最早在玻璃体切割手术后使用的填充气体为消毒空气，后来则使用具有膨胀性的特殊气体。由于它们在玻璃体腔内维持的时间仅为数天，对术后眼球屈光参数的影响可不作考虑。但由于空气的折射率为1，它所产生的眼球屈光状态的变化将很大，会影响手术后数天内的眼底检查。

灌注液可以在术后保留在玻璃体腔内替代玻璃体，常用的有平衡盐溶液、乳酸林格液、林格液和生理盐水等。

硅油是一组二甲基硅氧烷系列物质，是比较常用的玻璃体腔填充物，通常术后3～6个月取出。由于硅油在眼球中停留的时间比较长，折射率为1.400～1.405之间，在术后相当长的时间内将影响眼球的屈光状态，进而影响患者的术后视力和眼底检查。

Gullstrand简化模型眼将角膜表达为单面镜，晶状体为一个双面的薄透镜，其特点就是参数基本接近正视眼，计算应用时相对简便。因此，Gullstrand简化模型眼常被用作人眼屈光状态研究和计算的依据。

正常状态下，玻璃体的折射率为1.336，基本与泪液和房水的折射率相同，而晶状体的折射率相对较高（$n=1.413$），这样晶状体与玻璃体之间就形成了一个折射界面。当用硅油（$n=1.400$～$1.405$）置换玻璃体介质时，它的折射率值非常接近晶状体的折射率，此时晶状体与玻璃体腔之间的折射率差就变小，因此整个眼球屈光系统的屈光力将明显减少；当使用空气（$n=1.00$）作为填充物时，它的折射率非常小，与晶状体的折射率相差很大，此时整个眼球的屈光力将非常大，几乎是原正视眼的两倍；如果使用生理盐水（$n=1.333$）作为填充物，同玻璃体的折射率比较接近，总眼球屈光力将稍增高（表8-7）。

**表8-7　填充硅油、空气和生理盐水等物质后眼球屈光介质参数变化比较**

| 屈光面 | | 正常眼球 | 硅油填充 | 空气 | 生理盐水 |
|---|---|---|---|---|---|
| 角膜 | 前面 | 7.8（7.7～8.0）mm | 7.8（7.7～8.0）mm | 7.8（7.7～8.0）mm | 7.8（7.7～8.0）mm |
| | 后面 | 6.6（6.2～6.8）mm | 6.6（6.2～6.8）mm | 6.6（6.2～6.8）mm | 6.6（6.2～6.8）mm |

续表

| 屈光面 | | 正常眼球 | 硅油填充 | 空气 | 生理盐水 |
|---|---|---|---|---|---|
| 晶状体(不调节) | 前面 | 10mm | 10mm | 10mm | 10mm |
| | 后面 | 6mm | 6mm | 6mm | 6mm |
| 晶状体(调节) | 前面 | 5.33mm | 5.33mm | 5.33mm | 5.33mm |
| | 后面 | 5.33mm | 5.33mm | 5.33mm | 5.33mm |
| 角膜折射率 | | 1.376 | 1.376 | 1.376 | 1.376 |
| 房水 | | 1.336 | 1.336 | 1.336 | 1.336 |
| 晶状体(不调节) | | 1.413 | 1.413 | 1.413 | 1.413 |
| 晶状体(调节) | | 1.424 | 1.424 | 1.424 | 1.424 |
| 玻璃体 | | 1.336 | 1.404(1.400～1.405) | 1.000 | 1.333 |

## 第二节 玻璃体腔内填充术后眼球屈光状态的变化

### 一、非调节状态下正常眼球和填充术后眼球的屈光状态比较

#### (一)正常眼球与填充硅油(以 $n=1.404$ 为例)后眼球的屈光状态比较

应用 Gullstrand 模型眼，将正常眼球的光学成像过程和填充硅油后眼球的光学成像过程作一比较和分析(图 8-133，表 8-8)，可以发现硅油填充后，眼球的屈光状态趋向于远视化。

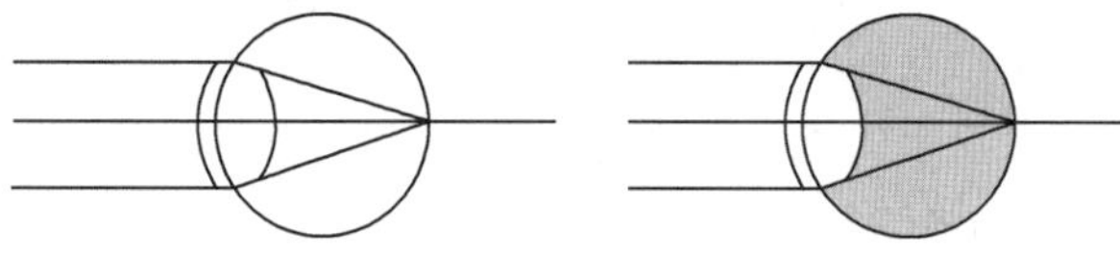


图 8-133 硅油填充后眼球屈光变化示意图

可见填充硅油后眼球总屈光力减少 +9.20D。通常屈光检测以框架平面为参考点，若此时屈光检测的框架平面离角膜顶点 15mm，此时的眼球总屈光不正度数则为 +8.08D，明显远视化。

#### (二)填充空气后的眼球总屈光力变化及计算

角膜系统：

$$D_{角}=\frac{n_{角}-n_{空}}{r_{角前}}=\frac{1.336-1}{7.8}\times 1000=43.08D$$

晶状体系统：

$$D_{晶前}=\frac{n_{晶}-n_{房}}{r_{晶前}}=\frac{1.413-1.336}{10}\times 1000=7.7D$$

$$D_{晶后}=\frac{n_{玻}-n_{晶}}{r_{晶后}}=\frac{1-1.413}{-6}\times 1000=68.83D$$

$$D_{晶}=D_{晶前}+D_{晶后}=7.7+68.83=76.53D$$

整个眼球系统：

$$D_{总}=D_{角}+D_{晶}-\frac{d}{n}D_{角}D_{晶}$$

$$=43.08+76.53-\frac{0.005\,85}{1.336}43.08\times 76.53$$

$$=105.17D$$

从上述计算结果及与模型眼比较可以发现，填充空气后，眼球的屈光力增加了，即向高度近视的方向变化(图 8-134)。

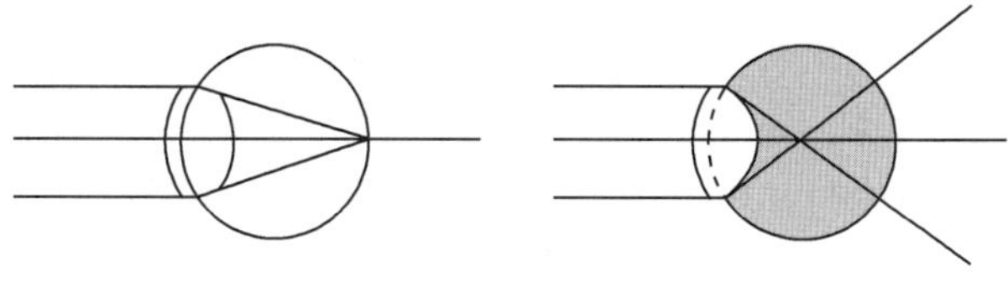


图 8-134 模型眼与填充空气后比较

#### (三)填充生理盐水后的眼球总屈光度变化和计算

角膜系统：

$$D_{角}=\frac{n_{角}-n_{空}}{r_{角前}}=\frac{1.336-1}{7.8}\times 1000=43.08D$$

晶状体系统：

$$D_{晶前}=\frac{n_{晶}-n_{房}}{r_{晶前}}=\frac{1.413-1.336}{10}\times 1000=7.7D$$

$$D_{晶后}=\frac{n_{玻}-n_{晶}}{r_{晶后}}=\frac{1.333-1.413}{-6}\times 1000=13.33D$$

$$D_{晶}=D_{晶前}+D_{晶后}=7.7+13.33=21.03D$$

表 8-8 非调节情况下正常眼球与硅油填充后眼球的屈光状态比较分析

| 正常静态眼球屈光状态 | 硅油填充后静态眼球屈光状态 |
|---|---|
| 角膜系统： | 角膜系统： |
| 根据公式： | 根据公式： |
| $D_{角}=\frac{n_{角}-n_{空}}{r_{角前}}$ | $D_{角}=\frac{n_{角}-n_{空}}{r_{角前}}$ |
| 则： | 则： |
| $D_{角}=\frac{1.336-1}{7.8}\times 1000=43.08D$ | $D_{角}=\frac{1.336-1}{7.8}\times 1000=43.08D$ |
| 晶状体系统： | 晶状体系统： |
| 根据公式： | 根据公式： |
| $D_{晶前}=\frac{n_{晶}-n_{房}}{r_{晶前}}$ | $D_{晶前}=\frac{n_{晶}-n_{房}}{r_{晶前}}$ |
| $D_{晶后}=\frac{n_{玻}-n_{晶}}{r_{晶后}}$ | $D_{晶后}=\frac{n_{玻}-n_{晶}}{r_{晶后}}$ |
| $D_{晶前}=\frac{1.413-1.336}{10}\times 1000=7.7D$ | $D_{晶前}=\frac{1.413-1.336}{10}\times 1000=7.7D$ |
| $D_{晶后}=\frac{1.336-1.413}{-6}\times 1000=12.833D$ | $D_{晶后}=\frac{1.404-1.413}{-6}\times 1000=1.5D$ |
| $D_{晶}=D_{晶前}+D_{晶后}=7.7+12.833=20.533D$ | $D_{晶}=D_{晶前}+D_{晶后}=7.7+1.5=9.2D$ |
| 整个眼球系统： | 整个眼球系统： |
| 根据公式： | 根据公式： |
| $D_{总}=D_{角}+D_{晶}-\frac{d}{n}D_{角}D_{晶}$ | $D_{总}=D_{角}+D_{晶}-\frac{d}{n}D_{角}D_{晶}$ |
| $=43.08+20.533-\frac{0.00585}{1.336}43.08\times 20.533$ | $=43.08+9.2-\frac{0.00585}{1.336}43.08\times 9.2$ |
| $=59.74D$ | $=50.54D$ |
| 前主点： | 前主点： |
| $SH=\frac{5.85}{1.336}\times\frac{20.533}{59.74}=1.505mm$ | $SH=\frac{5.85}{1.336}\times\frac{9.2}{50.54}=0.797mm$ |
| 后主点： | 后主点： |
| $S'H'=5.85\times\frac{43.08}{59.74}=4.219mm$ | $S'H'=5.85\times\frac{43.08}{50.54}=4.987mm$ |
| 前焦距：$f=-1000/59.74=-16.74mm$ | 前焦距：$f=-1000/50.54=-19.79mm$ |
| 后焦距：$f'=16.74\times 1.336=22.36mm$ | 后焦距：$f'=19.79\times 1.404=27.77mm$ |

整个眼球系统：

$$D_{总}=D_{角}+D_{晶}-\frac{d}{n}D_{角}D_{晶}$$

$$=43.08+21.03-\frac{0.00585}{1.336}43.08\times 21.03$$

$$=60.14D$$

从上述计算结果并与模型眼比较，填充生理盐水后，眼球微微增加了一点屈光度，但非常接近模型眼。

## 二、无晶状体眼玻璃体腔内填充术后的屈光状态

无晶状体眼硅油填充后的屈光状态可能有以下四种情况：①房水硅油界面为平面；②硅油于玻璃体腔内形成半径与其相同的球体，此时眼球屈光系统由角膜和房水 / 硅油界面组成；③硅油过度充填时，硅油泡在眼内形成一个向前方突出于瞳孔外的小球冠和后方

玻璃体腔内的大球冠组成的立体形状；④硅油填充量不足时，在玻璃体腔内形成一个在上方与眼球壁相切的球体。以第一种情况为例，若无晶状体眼保持完整的后囊膜，前房里房水充盈，后囊膜后玻璃体腔虽然填充了不同的物质，但此时的后囊膜可以被看成无任何曲率，其与玻璃体腔构成的屈光体可以被看成为一个后平面镜，不发生光线的曲折，因此，此时眼球的总屈光度全部由角膜担任，利用精密模型眼计算可以确认为43.05D。

角膜前表面屈光力 $D_1=\frac{1.376-1}{7.7}\times1000=48.83D$

角膜后表面屈光力 $D_2=\frac{1.336-1.376}{6.8}\times1000=-5.88D$

角膜主点屈光力（角膜总屈光力）$D=D_1+D_2-\frac{d}{n}D_1D_2$

$$=48.83+(-5.88)-\frac{0.0005}{1.376}\times48.83\times(-5.88)$$

$$=43.05D$$

眼球总屈光力是以主点为参考点。检查眼球屈光状态通常是在框架平面（距离角膜12～25mm），以正常眼球（模型眼）为参考（其屈光不正状态为零），各种填充物填充玻璃体腔后或同一物质不同折射率情况下，以及有无晶状体状况下，在不同框架平面做检测时的屈光不正度数罗列如表8-9。

## 三、调节状态下正常眼球与填充术后眼球的屈光状态比较

当眼睛最大调节时，晶状体前面的曲率变陡，其曲率半径从10.00mm减至5.33mm，此改变伴随着晶状体在轴上的厚度从3.00mm增至4.00mm，晶状体后面曲率少量增加。于是，晶状体的等价屈光力从静态的20.53D变更至33D。若此时玻璃体腔内的物质被替换，同样，由于折射率的关系，晶状体的后表面屈光力也会发生变化，使调节幅度也发生了变化。以填充折射率为1.404的硅油为例（表8-10），经计算分析，最大调节时，硅油填充后眼球的屈光状态更加趋向正，与非调节状态下相比，增加了+9.39D，这也说明硅油填充后，即使屈光矫正达正视的状态下，调节幅度仍比正常眼减少了1.41D。

表8-9 总结各种填充物状态下的眼球总屈光状态

| 角膜 | 房水 | 晶状体 | 玻璃体 | 眼球总屈光力 | 框架平面屈光不正度数（15mm） | 框架平面屈光不正度数（25mm） |
|---|---|---|---|---|---|---|
| 正常 | 正常 | 正常 | 正常 | 59.75 | 0 | 0 |
| 正常 | 正常 | 正常 | 硅油（$n$=1.400） | +51.084 | +7.669 | +6.98 |
| | | | 硅油（$n$=1.401） | +50.95 | +7.774 | +7.06 |
| | | | 硅油（$n$=1.402） | +50.815 | +7.879 | +7.14 |
| | | | 硅油（$n$=1.403） | +50.68 | +7.984 | +7.23 |
| | | | 硅油（$n$=1.404） | +50.55 | +8.08 | +7.31 |
| | | | 硅油（$n$=1.405） | +50.409 | +8.19 | +7.41 |
| 正常 | 正常 | 正常 | 空气（$n$=1.000） | +105.17 | −142.5 | |
| 正常 | 正常 | 正常 | 生理盐水（1.333） | +60.145 | ～0 | ～0 |
| 正常 | 正常 | 无 | 硅油（$n$=1.404） | +43.08 | +13.34 | +11.34 |
| 正常 | 正常 | 无 | 空气（$n$=1.000） | +43.08 | +13.34 | +11.34 |

表8-10 最大调节状态下正常眼球和硅油填充后眼球的屈光状态比较

| 正常眼球最大调节状态下屈光状态 | 硅油填充后眼球最大调节状态下屈光状态 |
|---|---|
| 角膜系统： | 角膜系统： |
| $D_角=\frac{1.336-1}{7.8}\times1000=43.08$ | $D_角=\frac{1.336-1}{7.8}\times1000=43.08$ |
| 晶状体系统： | 晶状体系统： |
| $D_晶=\frac{1.413-1.336}{5.33}\times1000=14.45D$ | $D_晶=\frac{1.413-1.336}{5.33}\times1000=14.45D$ |

续表

| 正常眼球最大调节状态下屈光状态 | 硅油填充后眼球最大调节状态下屈光状态 |
|---|---|
| $D_{晶}=\frac{1.336-1.413}{-5.33}\times 1000=14.45D$ | $D_{晶后}=\frac{1.404-1.413}{-5.33}\times 1000=1.69D$ |
| $D_{晶}=D_{晶前}+D_{晶后}=28.90D$ | $D_{晶}=D_{晶前}+D_{晶后}=16.14D$ |
| 整个眼球系统： | 整个眼球系统： |
| $D_{总}=D_{角}+D_{晶}-\frac{d}{n}D_{角}D_{晶}$ | $D_{总}=D_{角}+D_{晶}-\frac{d}{n}D_{角}D_{晶}$ |
| $=43.08+28.90-\frac{0.0052}{1.336}\times 43.08\times 28.90$ | $=43.08+16.14-\frac{0.0052}{1.336}\times 43.08\times 16.14$ |
| $=70.54D$ | $=59.93D$ |

注：最大调节状态下填充硅油后眼球屈光力将减少+10.61D

## 第三节 玻璃体腔内填充术后眼底像的变化

填充术后视网膜像放大情况因填充物的折射率不同而发生了变化。在分析玻璃体腔内填充术后的视网膜成像情况前，有必要先了解正常状态下视网膜像的放大率及其表达方式。

视网膜像的放大分两种类型：眼镜放大率和相对眼镜放大率。

### 一、正常眼球的视网膜像放大率

#### （一）眼镜放大率

观察无穷远物体时，已矫正的非正视眼中的视网膜像大小与该眼未矫正时的视网膜像大小之比，在具体分析或计算时，可以采用以下公式来表达眼镜放大率：

$$眼镜放大率=\frac{像在入射光瞳中心所对的角度(\omega')}{物在入射光瞳中心所对的角度(\omega)}$$

令在 F′ 处的虚像高度为 $h'$，框架眼镜至入瞳中心距离为 $a$。则：

$$tg\omega'=\frac{h'}{-f'+a} \qquad tg\omega=\frac{h'}{-f'}$$

从而眼镜放大率：

$$眼镜放大率=\frac{tg\omega'}{tg\omega}=\frac{-f}{-f'+a}=\frac{1}{1-aD}=1+aD$$

#### （二）相对眼镜放大率

观看远物时，将通过矫正后的非正视眼中的视网膜像大小与正视模型眼的视网膜像大小比较，称为相对眼镜放大率，具体可表达如下：

$$相对眼镜放大率=\frac{D_0}{D}$$

此时，$D_0$= 正视模型眼的等价屈光力；

D= 由非正视眼和其矫正眼镜所组成的光学系统的等价屈光力

令 $D_s$= 眼镜屈光力

d= 框架平面至眼睛第一主点的距离

$D_e$= 眼睛的等价屈光力

则 $D=D_s+D_e-dD_sD_e$

$$相对眼镜放大率=\frac{D_0}{D}=\frac{D_0}{D_s+D_e-dD_sD_e}$$

由于相对眼镜放大率容易获取，因此，研究分析时，常常采用“相对眼镜放大率”。

### 二、玻璃体腔内填充术后的视网膜像放大率

相对视网膜像放大率是较常用于评价玻璃体腔内填充术后的视网膜像放大率情况的。现我们把晶状体或人工晶状体作为一个厚透镜，计算框架镜平面的屈光误差（设框架平面离角膜顶点为 15mm）。

若原眼为正常眼球（有正常晶状体），以硅油填充为例，填充后眼球屈光状态会发生变化，其框架平面（15mm）的屈光不正度数为 +8.08D：

相对眼镜放大率：$D_0/D$

$D_0$= 正视模型眼的等价屈光力，为 59.75D；

D= 由某非正视眼及其眼镜组成的光学系统的等价屈光力；

令 $D_s$= 眼镜屈光力 +8.08D

d= 从眼镜点至眼睛第一主点的距离，15mm

$D_e$= 眼睛的等价屈光力，50.54D

则 $D=D_s+D_e-d\,D_s\,D_e$

所以，相对眼镜放大率 =59.75/（8.08+50.54−0.015×8.08×50.54）=1.14

可见填充硅油后，与正常眼球（如对侧眼）成像相

比，视网膜像放大了14%。

再以空气置换玻璃体后的情况为例，若原眼仍为正常眼球（有正常晶状体），填充后眼球屈光状态也会发生变化，其框架平面（15mm）的屈光不正度数为：

$$D=\frac{D_e}{1+dD_e}=-142.6D$$

则 $D=D_s+D_e-dD_sD_e$

所以，相对眼镜放大率 =59.75/[−142.6+105.17−0.015×(−142.6)×105.17]=0.319

可见填充空气后，与正常眼球（如对侧眼）成像相比，视网膜像缩小了68%。

## 第四节 玻璃体腔内填充术后眼底检查所产生的问题和解决方法

玻璃体视网膜手术过程中或术后都需要密切关注眼底情况。术后常规的眼底检查方法包括裂隙灯生物显微镜配合接触镜或者前置镜，以及间接检眼镜等。必要时，还可在这些镜窥视下作激光治疗等。玻璃体腔填充物质后，由于眼球总屈光力的变化，使用上述方法时，对眼底观察的像的大小或视场也会发生变化，若眼球总屈光力变化过大，则有可能影响手术过程中或术后的检查或激光治疗。

### 一、与裂隙灯配合检查眼底的接触镜

#### （一）Koeppe镜

Koeppe接触镜的前表面微凸，曲率约为70mm，凹形的后面使角膜能托住，镜片后表面与角膜之间有透明胶质物或泪液填充，形成低度的正透镜。Koeppe综合度数在−55～−66D之间，如果眼球为正视眼（基本同模型眼），则眼底M′被成像在Koeppe镜的焦面M″上，由于Koeppe与眼球的屈光力相近但正负相反，所以眼底像为缩小的正立像。

#### （二）Goldmann三面镜

Goldmann三面镜中央部分为一凹面镜，用于观察后极部视网膜。圆锥形周内含三面反射镜，其斜度分别为75°、67°和59°，分别用于观察玻璃体基底部、中周边部视网膜和后极部至赤道部的视网膜，其所成像为正立的虚像。

#### （三）全视网膜镜

全视网膜镜为一座底部类似接触镜的凹面镜，正面为凸透镜，所成眼底像为倒立的实像。其优点为视野宽阔，可以通过小瞳孔进行观察和治疗。Volk公司生产的各种全视网膜镜的相关参数见表8-11。

表8-11 Volk全视网膜镜相关参数

| 镜类型 | 视场（°） | 眼底放大率 |
|---|---|---|
| Area Centralis | 70～84 | 1.06 |
| TransEquator | 110～132 | 0.70 |
| SuperQuad | 160～165 | 0.50 |

### 二、与裂隙灯配合检查眼底的前置镜

#### （一）Hruby镜

Hruby镜屈光力通常约为−55D，其原理同Koeppe镜，但检查时需尽量靠近角膜而不与角膜接触，通过Hruby镜所观察到的视场与被检者的瞳孔大小成正比，而且与Hruby镜与角膜之间的距离有关，距离越远，视场就越小。所以与Koeppe相比，Hruby镜的视场小。

#### （二）双凸透镜

双凸透镜所成的眼底像为倒立的实像，优点是操作方便、视野宽广和立体感好。Volk公司生产的双凸透镜度数范围为+60～+150D，常用的有+60D、+78D和+90D。Volk公司生产的几种双凸透镜的相关参数见表8-12。

表8-12 Volk双凸透镜的参数

| 镜类型 | 镜光圈（mm） | 视场（°） | 工作距离（mm） | 眼底放大率 |
|---|---|---|---|---|
| 60D | 31 | 67 | 11 | −1 |
| 78D | 31 | 73 | 7 | −0.77 |
| 90D | 21.5 | 69 | 6.5 | −0.67 |

表8-13对上述几种透镜配合裂隙灯观察正视眼、远视眼和近视眼的眼底视场大小进行了比较。

表8-13 与裂隙灯配合的各种透镜观察眼底的视场大小比较（单位：mm）

| 眼球屈光 | Koeppe镜 −66D | | Hruby镜 −55D | | Volk双凸透镜 +90D | |
|---|---|---|---|---|---|---|
| | 单目 | 双目 | 单目 | 双目 | 单目 | 双目 |
| −10D | 7.3 | 2.7（5.7） | 3.7 | 0.5（2.6） | 14.6 | 11.0（13.4） |
| 正视 | 7.1 | 3.5（6.0） | 4.1 | 1.7（3.3） | 12.1 | 8.6（10.9） |
| +5D | 7.0 | 3.8（5.9） | 4.3 | 2.1（3.5） | 11.1 | 7.8（10.0） |

### 三、间接检眼镜

间接检眼镜与直接检眼镜的不同在于检查者用间接检眼镜观察的是眼底的像，而不是眼底本身，该像是通过放置在检查者和被检查者之间的检眼透镜所产

生的。各种间接检眼镜在尺寸和复杂性方面有很大差异。检眼透镜以手持方式置于被检查者眼前，该透镜具有两种功能：①它将照明系统的出瞳和观察系统的入瞳成像在被检查者瞳孔处；②它将被检查者的眼底像成在检眼透镜和检查者之间。

眼底像的位置随被检查者的屈光状态和检眼透镜的屈光力大小而变化，若采用 13D 的检眼透镜来检查正视眼的眼底，则形成的眼底像在检眼透镜前面 77mm 处。如果检眼透镜距离检查者 60cm，则检查者就可能需要付出额外约 2D 调节力才能看清被检查者的眼底像。

对于间接检眼镜检查法的放大率的表达，可以从图 8-135 推导，屈光力为 C 的检眼透镜在离角膜顶点距离为 q、离窥孔 H 距离为 q′ 处。由于 A 和 H 是共轭焦点，故 q 和 q′ 由下列

$$\frac{1}{q'}-\frac{1}{q}=C$$

从而 $$q'=\frac{q}{1+qC}$$

Q 表示视网膜上离光轴距离为 $h$ 的点，空中像 B′Q′ 的高度 $h'$，此像在离窥孔距离为 $b$ 处，其在窥孔处对角度为 $\omega'$。若在 25cm 的标准明视距离观看，则相同大小的眼底高度 $h$ 对着角度 $\omega$。放大率由 $\mathrm{tg}\omega'/\mathrm{tg}\omega$ 来表达。

为了求得 $h'$，利用光路追踪方法，追踪 B 发出且通过眼睛和检眼透镜的轴上光束，每次折射前后的聚散度可以直接写出如下：

$$V_1=-R'=-(D_e+R)$$

$$V_1'=V_1+D_e=-R$$

$$V_2=\frac{-R}{1-qC}\text{（注意 } q \text{ 是负值）}$$

$$V_2'=V_2+C=\frac{-R+C-qRC}{1-qR}$$

因此 $$h'=\beta h=\frac{hV_1V_2}{V_1'V_2'}=\frac{-h(D_e+R)}{-R+C-qRC}$$

式中，$D_e$ 为眼睛屈光力，$R$ 为眼睛的屈光不正度数。为了求得角度 $\omega'$，需要确定从眼底空中像至窥孔的距离 $b$。此由下式得出：

$$b=q'-\lambda_2'$$

对于 $q'$，可以从等式 $q'=q/(1+qC)$ 表达，而 $\lambda_2'$ 是 $V_2'$ 的倒数，对于它的表达式上面已得到，将这些代入上面关于 $b$ 的表达式，则成为：

$$b=\frac{q}{1+qC}-\frac{1-qR}{-R+C-qRC}$$

$$=\frac{-1}{(1+qR)(-R+C-qRC)}$$

结合上述两个推导，得出：

$$\mathrm{tg}\omega'=h'/b=h(D_e+R)(1+qC)$$

为了比较，如果在没有光学系统的帮助，在 25cm 的标准明视距离处看眼底，将得到：

$$\mathrm{tg}\omega=4h$$

因此，放大率 β：

$$\beta=\frac{\mathrm{tg}\omega'}{\mathrm{tg}\omega}=\frac{(D_e+R)(1+qC)}{4}$$

以 $\frac{1}{1-q'}$ 代替 $1+qC$

$$\beta=\frac{D_e+R}{4(1-q'C)}$$

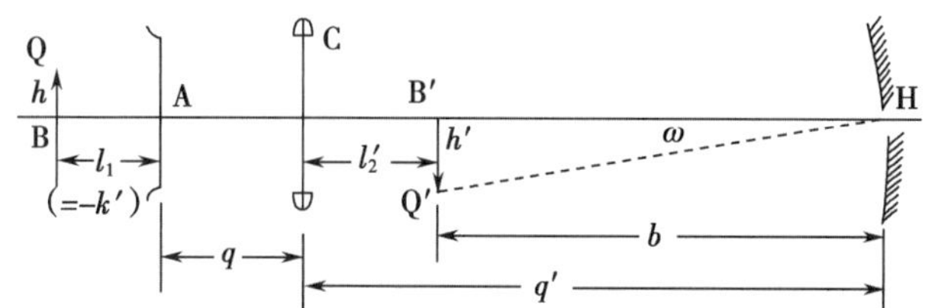

图 8-135 间接检眼镜检查方法的放大率

根据上述间接检眼镜放大率公式，假设检眼透镜为 +13D，持于离被检查眼 9.0cm 处，则正视眼的眼底像放大率约为 2.55，硅油或生理盐水填充后，其眼底像放大率分别约为 2.9 和 2.6，使用常规的眼底检测方法，能窥清眼底。但是填充空气（$n=1.000$）的有晶状体眼，根据上述计算方法，总眼球屈光力为 +105D，相当于眼球屈光不正 −45.42D（在主点平面），此时在上述检查条件下眼底像放大率为 0.5～0.6，无法窥见，对于这样的眼球，需要一些特殊光学设计的接触镜来观察或协助术中或术后眼底检查或治疗。

此类特殊光学设计的接触镜主要有两种类型，一种为平凹形，另一种为双凹形。

1．平凹形接触镜 平凹接触镜的前表面为平面，后表面的曲率半径为 7.7mm，与角膜前表面相匹配，接触镜的折射率为 1.488，根据公式：$F=(n'-n)/r$，则此时的角膜屈光力计算如下：

配戴接触镜后角膜总屈光力 $=\frac{1.376-1.488}{7.7}\times 1000=-14.50\text{D}$

配戴平凹接触镜后角膜屈光力由原来的 +43.08D 改变为 −14.50D，使得填充空气后的眼底能较容易窥

见。平凹接触镜可以用于玻璃体切除手术过程中，或晶状体手术后，晶状体位置由液体替代而玻璃体腔填充空气，因为此时可以计算出，附加平凹形接触镜后的眼球总屈光力为 −20.4D。

2. 双凹接触镜　若晶状体在位而玻璃体腔填充空气后，晶状体后表面的屈光力极大增加，眼球总屈光力从原来的 + 59.75D 增加至 + 105.17D，此时采用如图 8-136 所示的双凹形接触镜可以有效地将屈光力减少或改变至正常窥视范围，该双凹接触镜的曲率半径分别为 5.25mm 和 7.7mm。

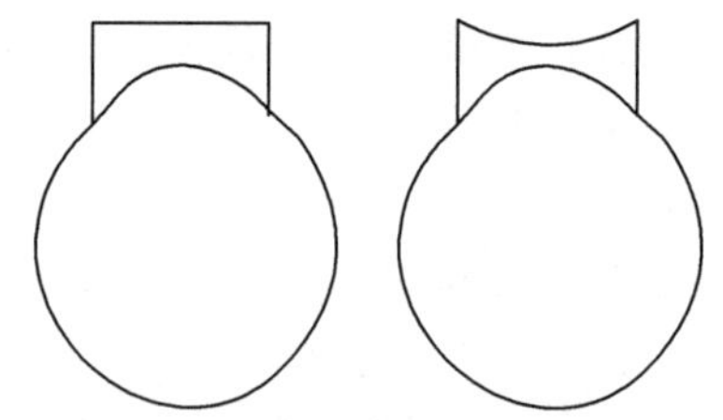

图 8-136　平凹型角膜接触镜和双凹型角膜接触镜

（吕　帆）

# 第四章 眼科光学器械

## 第一节 检影镜

视网膜检影是一种客观测量眼的屈光力的方法，该方法利用检影镜对眼球内部照明，光线从视网膜反射回来，这些反射光线经过眼球的屈光成分后发生了改变，通过检查反射光线的聚散度可以判断眼的屈光力(图8-137)。

1859年Sir William Bowman用Helmholtz检眼镜观察一散光眼底时发现了一条很特别的带状眼底反射光线。1873年F.Cuignet使用一简单的镜面检眼镜(将灯光折射入眼睛)，通过镜面的视孔观察时发现一奇怪的反射光，该反射光因被观察眼的屈光度不同而异，他还发现移动反射镜面时，眼底反射出来的光线也会移动，有时候与镜面移动一致，有时相反，其反射光的大小、亮度、移动的速度对每一个体来讲有些不一样。

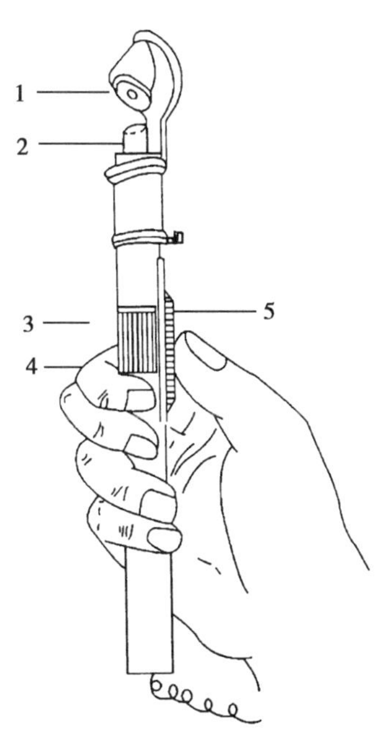


图8-137 镜面反射式检影镜

1. 平面反光镜即及中央小孔 2. 集光板 3. 条纹套管 4. 持镜的手法 5. 活动推板(上下动)

Cuignet认为该反射现象由角膜所致，所以将该方法命名为"Keratoscopie"。

1878年M.Mengin确定了反射的实际光源来自视网膜，发表了论文简述这个方法，并开始推广检影法。1880年H.Parent从光学角度进行计算，并能用镜片精确测量屈光度数，开始了检影法的定量测量过程，他使用"retinoscope"这个专业词汇。1903年A.Duan在对散光眼检影中使用柱镜，E.Landolt提出远点理论解释检影现象，并将照明光源装在检影镜内。

目前根据检影镜投射光斑的不同，分为点状光检影镜(spot retinoscopes)和带状光检影镜(streak retinoscopes)两类，两种检影镜的特点分别是：点状光源发自单丝灯泡，而带状光以带状光作为光源，其他特性两者基本相同，由于带状光检影的光带判断的简洁性和精确性，目前基本使用带状光检影镜，因此本章着重介绍带状光检影镜。

### 一、检影镜结构

#### (一)投影系统

检影镜的投影系统照明视网膜，该系统(图8-138)包括以下成分：

1. 光源　线性灯丝灯泡，或称带状光源，转动检影镜套管就转动了带状光源，我们称之为子午线控制。

2. 聚焦镜　设置在光路中，将光源来的光聚焦。

3. 反射镜　设置在检影镜的头部，将光线转90度方向。

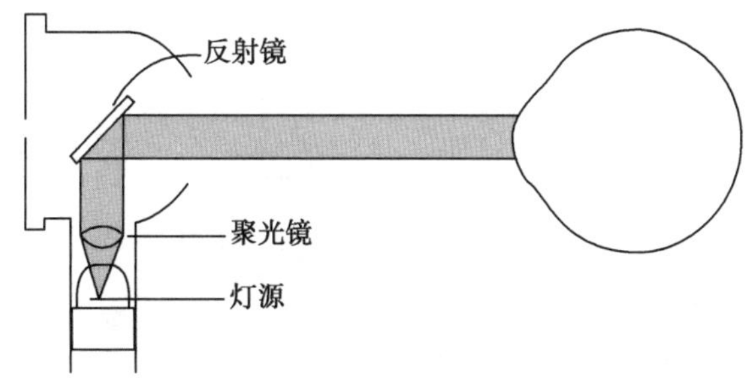


图8-138 光线投射系统

4．聚焦套管　套管改变灯泡与聚焦镜之间的距离，将投射光源变成为发散光源，或会聚光源；套管上移或下移就改变了投射光线的聚散性质，套管上下与光线聚散的关系因检影镜的品牌而定，因为有的检影镜的套管移动是移动聚焦镜，而有的则移动灯泡（图8-139）。

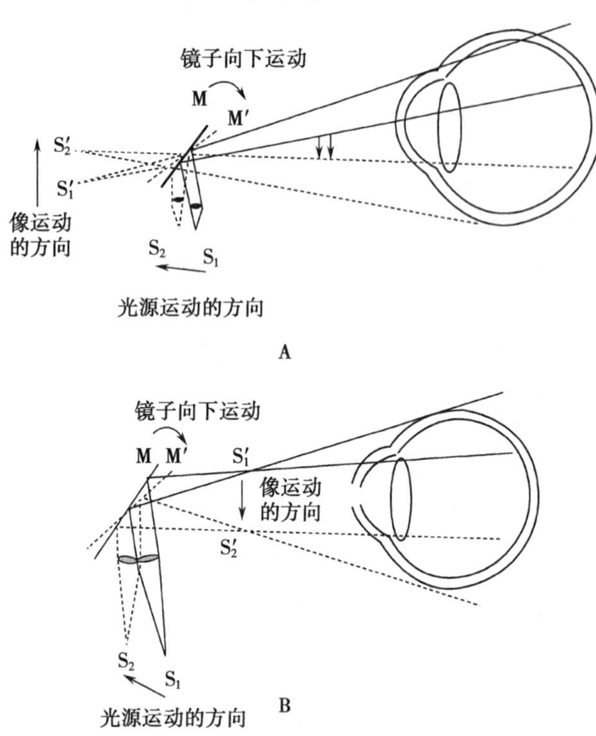


图8-139　对入射光线的聚散控制和效果

若光线呈现发散状态入射，如同灯源从镜后发出；若光线呈会聚发出，如同灯源在检查者和被检眼之间

### （二）观察系统

通过观察系统可以窥视视网膜的反光，经视网膜反光的部分光线进入检影镜，通过反射镜的光圈，从检影镜头后的窥孔中出来，因此我们通过窥孔观察视网膜的反射，当我们将检影镜的带状光移动时，可以观察到投射在视网膜上的反射光的移动，光带和光带移动的性质可以确定眼球的屈光状态（图8-140）。

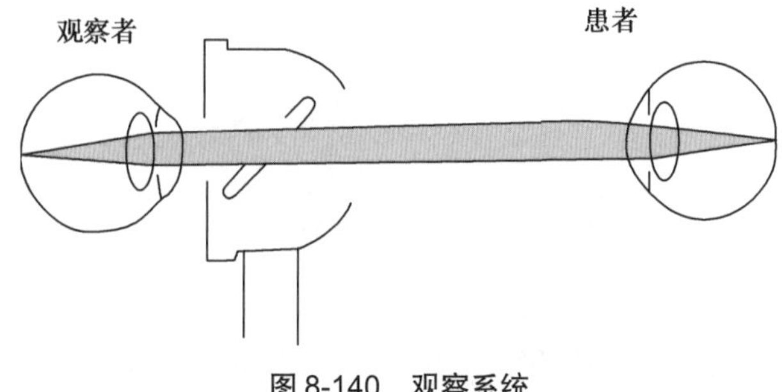


图8-140　观察系统

## 二、检影原理

检影时，检影者持检影镜将光斑投射在被检眼眼底，并沿一定方向来回或上下移动光斑，从而观察通过被检眼折射后的光斑移动方向，这样检影者就能判断出被检眼是否恰好聚焦在检影者眼平面、或聚焦在检影者的眼前或眼后，然后在被检者眼前放置具有一定屈光度数的镜片，当放置的镜片使被检眼眼底恰好聚焦在检影者眼平面时，就可以获得被检眼的屈光不正度数。图8-141从光学角度表达了当入射光线为平行光时，检影镜位置与眼球光学系统远点的位置所形

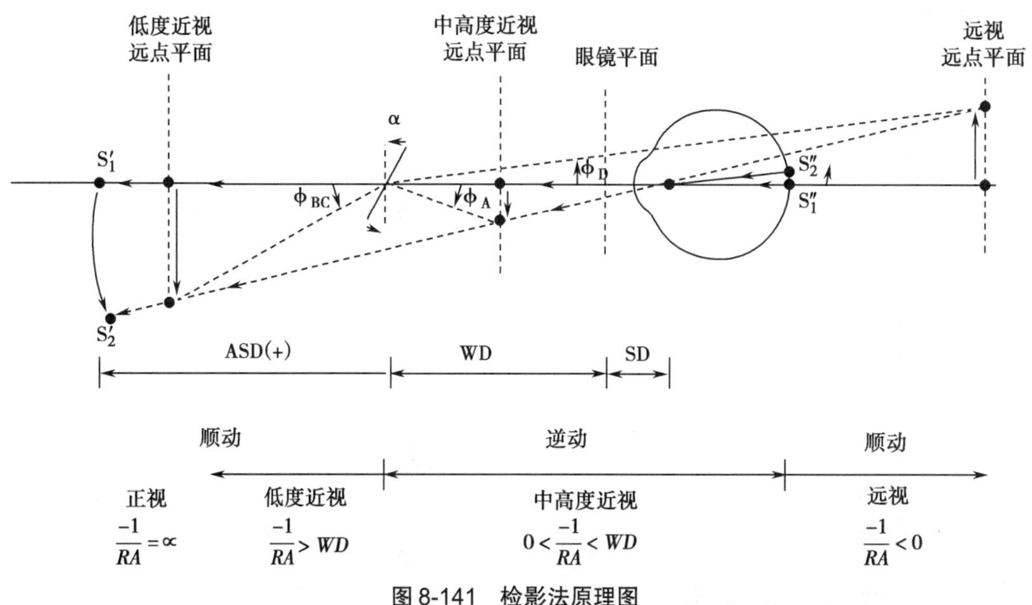


图8-141　检影法原理图

表明平面镜式检影镜是如何在被检者眼底形成一离焦光斑的，该图也表明了当平面镜倾斜时，该眼底光斑的移动情况与眼屈光的关系

成的眼底影动与检影镜位动的关系。

这里 ASD(apparent source distance)为显性光源位置，RA(residual ametropia)为残余屈光不正，WD(working distance)为工作距离，SD(spectacles distance)为眼镜顶点距离。当入射光线为发散或平行光时，在远视状态时，光斑像成在检影者视网膜上，当空间像向上移动，成在检影者视网膜上的朦像也向上移动；对于近视来说，空间朦像同样成在检影者视网膜上，不同的是空间朦像向上移动，成在检影者视网膜上的朦像却是向下移动的。当空间恰好形成在检影者瞳孔平面时，即恰位于反转点、或称中和点时，检影者整个观察野均为均匀照明，即无运动产生。

再举例说明，如图 8-142A 所示，入射光为会聚光，显性光源与高度近视眼的远点共轭，如图 8-142B 所示，入射光为发散光，显性光源位置与低度近视眼的远点共轭，所以 1/RA＝ASD＋WD。

## 三、概念的理解

### (一) 视网膜光源

我们用检影镜将视网膜照亮，然后观察从视网膜出来的光线，好像将视网膜看成是一个光源。当光线离开视网膜，眼球的光学系统对光线产生会聚，如果我们用平行光线照亮视网膜，根据眼的屈光类型，反射回来的光线应该是这样的：

1. 正视眼　平行光线。
2. 远视眼　发散光线。
3. 近视眼　会聚光线。

假设检测者坐在被检者的眼前，从检影镜的窥孔中观察，可以看到被检者瞳孔中的红色反光，移动检影镜，可以观察到反光的移动，当出射光线不会聚成一点(FP)时，视网膜反射光的移动方向同检影镜的移动方向，即称为顺动；如果光线到达远点并发散，反射光的移动正好相反，即称为逆动(图 8-143)。

### (二) 工作镜

显然在无穷远处进行检影是不可能的，但是我们可以通过在眼前一定距离放置工作镜达到无穷远的效果，工作镜的度数必须与你的检影距离的屈光度一样。例如测量者在距离被测者一米距离作检影(图 8-144)，就应该将＋1D 的镜片放置在被测者的眼前，这就相当于测量者坐在无穷远作检影，临床上我们工作距离常为 67cm 或 50cm，则工作镜应为＋1.50D 或＋2.00D。

### (三) 反射光的性质和判断

顺动和逆动：观察反射光时，首先需要判断影动为逆动或顺动，由此判断被测者眼的远点在测量者的

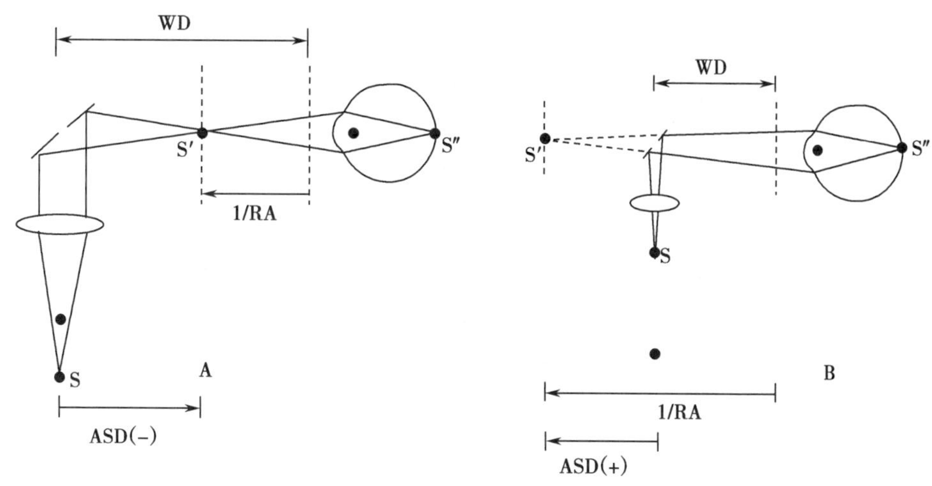


图 8-142　A. 会聚入射光线显性光源位置与高度近视眼的远点共轭　B. 发散入射光线显性光源位置与低度近视眼的远点共轭

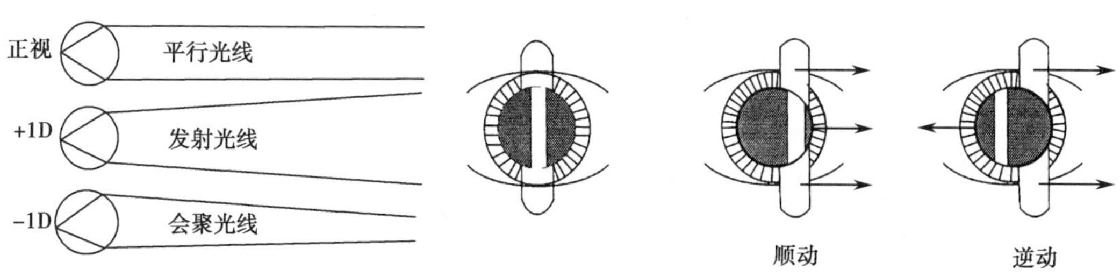


图 8-143　来自照亮的视网膜的光线和影动关系

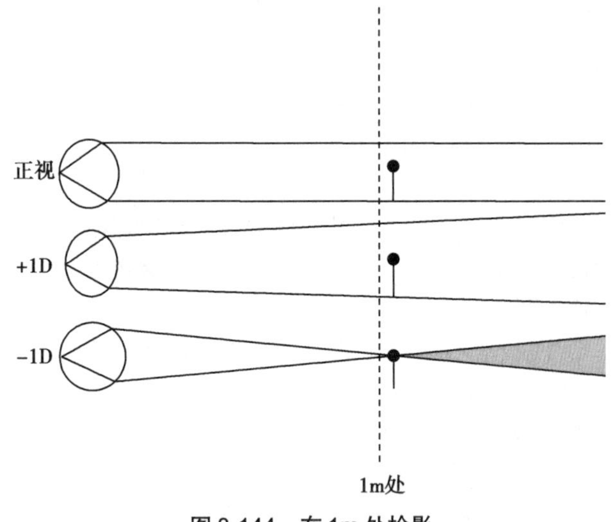

图 8-144 在 1m 处检影

前面或后面(图 8-145)，但如何比较快速并准确判断离中和点还有多远，应该观察以下三点：

1. 速度 离远点远时，影动速度很慢，越接近中和点，影动速度越快，而当到达中和点时，瞳孔满圆，就观察不到影动了。换言之，屈光不正度数越高，影动速度越慢，而屈光不正度数越低，影动速度越快。

2. 亮度 当远离远点时，反射光的亮度比较昏暗，越接近中和点，反射光越亮。

3. 宽度 当远离远点时，反射光带很窄，接近中和点时，光带逐渐变宽，到达中和点时，瞳孔满圆红。但是有些情况在远离远点时光带非常宽，该现象称为“假性中和点”，常见于高度屈光不正，但此时光带非常暗淡。

以图 8-146 作为例子，被检眼的中和点在检测者眼之后，应该表达为窄光带顺动，在工作距离保持不变的前提下，在被检眼前增加正镜片，中和点移近，光带变宽，直至中和点时，瞳孔满光亮。

### （四）中和的理解

人们总认为中和点是一个“点”，实际上它不是一个点，由于受球差和其他因素的影响，中和点是一个“区”。该中和区的大小取决于被测者眼瞳孔的大小，瞳孔小，该区就小，瞳孔大，该区就大；同时中和区的大小还受工作距离的影响，当工作距离较近时，该区就很小，但是如果中和区太小，判断的误差就比较大，即稍微少量的判断误差就导致大的屈光度的误差(图 8-147)。

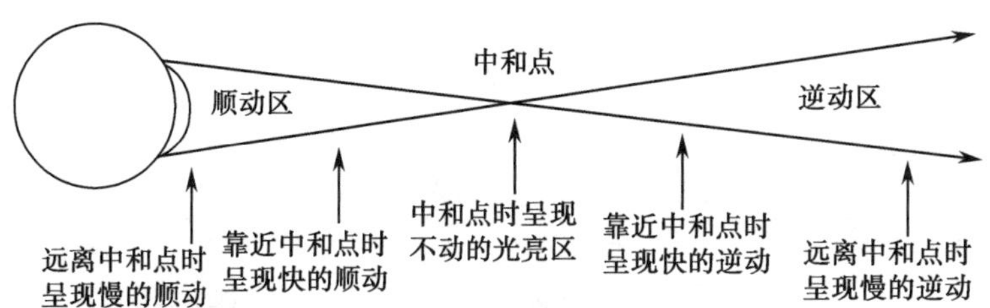

图 8-145 在中和点两边的影动特点和光带的形态

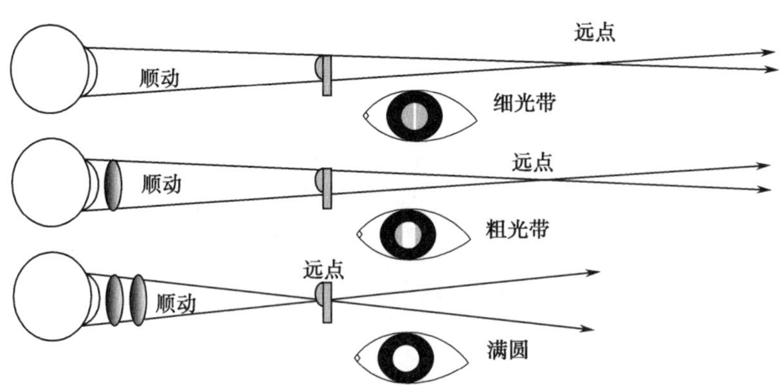

图 8-146 获得中和的方法及相应的光带变化

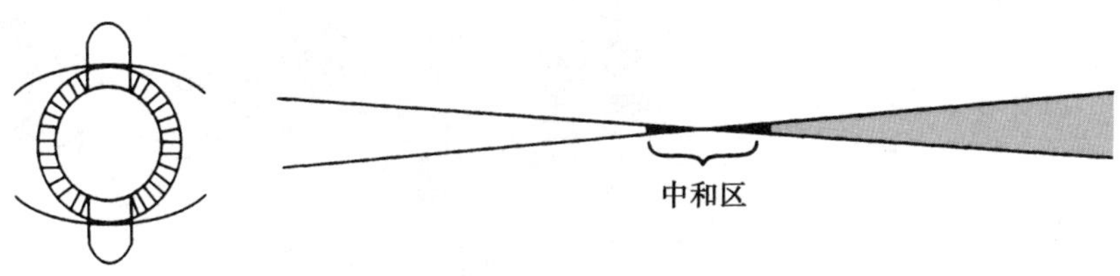

图 8-147 中和区

# 第二节　验　光　仪

验光仪(optometer，refractometer)是测量眼睛屈光状态的仪器，现在已有许多类型的验光仪被应用于临床。这里介绍验光仪的基本原理和构造特点，并介绍几种有代表性的验光仪，验光仪从类型上可以分为主观型和客观型两种。主观型验光仪是通过让被试者调整测试视标至清晰时的位移量来判断屈光不正程度的仪器；而客观型验光仪则包含了一套能判定来自眼底反光聚散度的光学系统。

## 一、主观验光仪

首先介绍两种最基本的主观验光仪，此类验光仪较多用于临床研究和实验研究，较少做临床常规检测使用，但通过对它们的介绍却可说明现在一些较复杂和较先进验光仪的基本原理。

### (一)单纯验光仪

这是一种仅由单片验光透镜和一个可移动视标板组成的验光仪(图 8-148)，通过验光透镜后的视标光线聚散度取决于视标板的位置，要求被试者移动视标板的位置，使视标由模糊变清晰，一旦视标最清晰的位置被确定，即可从该仪的屈光度标尺上读出被试者的屈光度。但这种验光仪存在以下问题：①由于被试者已知视标位于近处，几乎总是产生调节；②视标从最初的清晰位置再移近一些也会诱导被试者产生调节；③由于焦深的存在，使测量结果不精确；④屈光度标尺的刻度非线性；⑤视标产生的网膜像大小随着透镜位置的变化而变化；⑥不能测量散光。其中标尺的非线性和视标位置的不同产生网膜像大小改变两个问题可以通过将验光透镜的焦点移至与下列三点中的一点相重合来克服，这三点是：①眼的节点；②眼的前焦点；③眼的入瞳。符合这种条件的验光装置称为 Badal 验光仪。

### (二)Young 验光仪

这是一种应用 Scheiner 盘原理的简单验光仪(图 8-149)。该验光仪的视标通常为一点光源，前后移动点光源，直至被检者看到该光源为一点，当视标未被准确聚焦在网膜上时，视标将被看成是离焦模糊的两点。尽管两针孔的分离使该仪敏感度增高，但即使将两针孔分离再大，敏感度也不能提高很多。对于散光病例，除了当针孔轴恰好与被检眼的散光轴一致时能作出判断外，其他轴将不能测量。虽然这种最基本形式的验光仪目前已极少应用，但它的原理已被应用于 Zeiss(Sena)验光仪和 6600 自动验光仪。

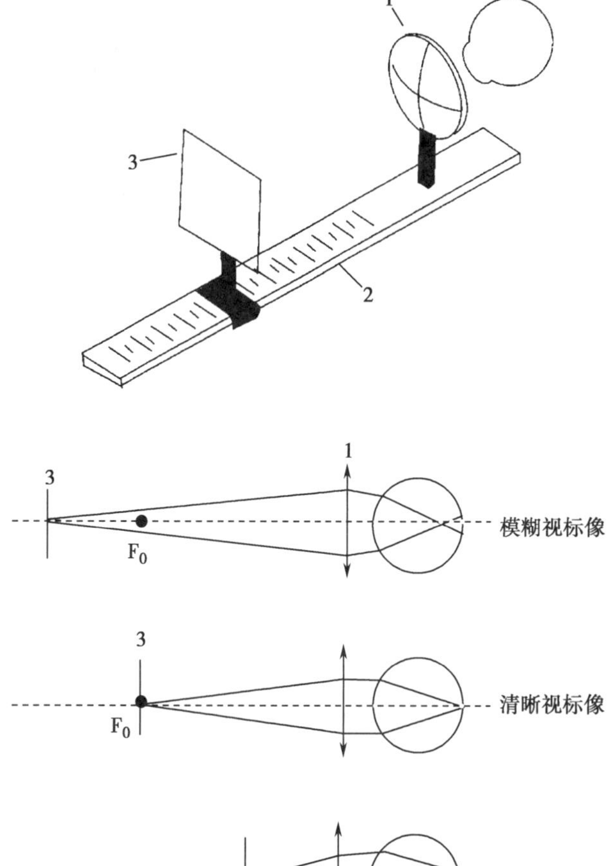


图 8-148　单纯验光仪

1. 验光透镜　2. 屈光度标尺　3. 视标板

### (三)现代主观验光仪

自动主观验光仪是一种含有一系列测试视标和不同屈光力透镜的箱式仪器，是以 Guyton1972 年的最初设计为基础的。操作时，被检者按照验光者的指令自行调节验光仪透镜系统的屈光度，经过一系列的调整，被检者的屈光不正性质和量即在仪器上显示出来。自动主觉验光仪的光学原理和结构实际上是本节已叙述的简单主观验光仪的延续和发展，其光学系统示意简图见图 8-150，被检者通过观察和判断仪器中的视标清晰度来操纵旋钮使反射镜装置来回移动，从而达到调整球面屈光力的目的；通过旋钮使柱镜组合中的中央柱镜前后移动以调整柱面屈光力，这三片组成柱镜组合的柱镜可变换出一定范围内的所有柱镜屈光度；同时由于柱镜组合中的中央柱镜与位于其两边的柱镜成直角，屈光力与这两片柱镜屈光力的总和相等，因此绕光轴旋转可变化出所有柱镜轴位。

由于光学技术和电脑技术的发展，现代的自动主观验光仪验光融合了主觉验光规范过程中的基本程

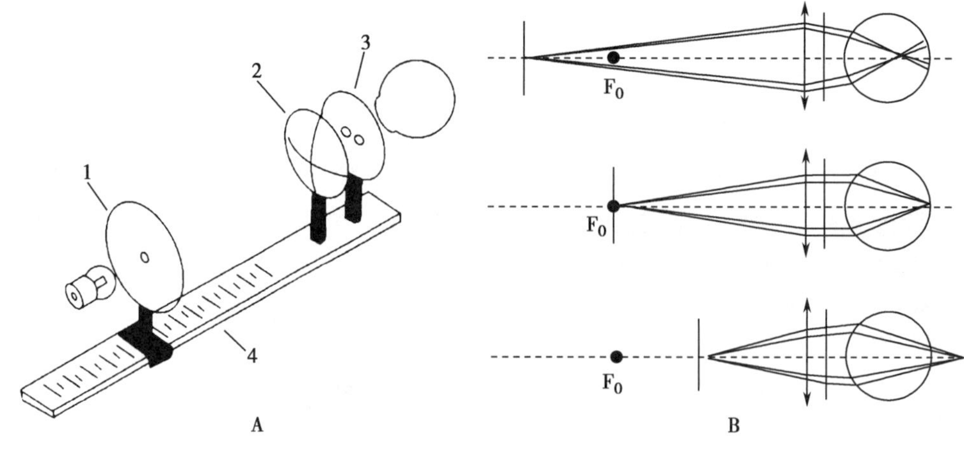


图 8-149 Scheiner 盘的 Young 验光仪

1. 针孔镜 2. 验光透镜 3. 双针孔镜 4. 标尺

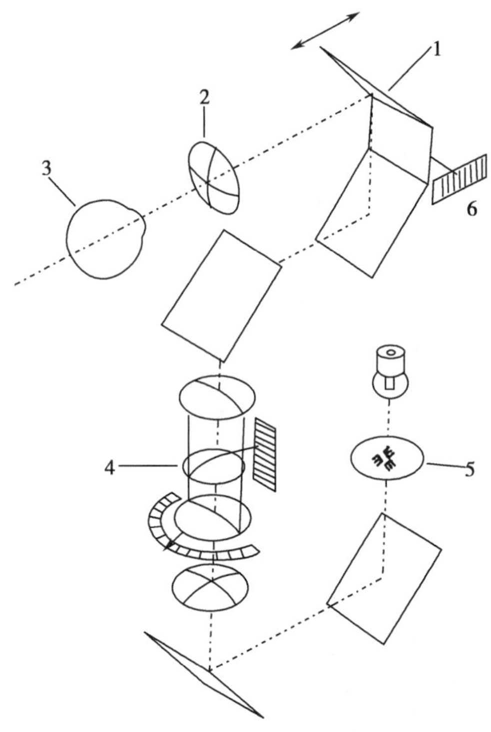


图 8-150 自动主观验光仪示意图

1. 反射镜组 2. 验光透镜 3. 被检眼 4. 柱镜组 5. 视标 6. 球面屈光度标尺

序，基本能实现以下特点：①基本具备主觉验光的基本程序，如视标设定和变化，消除调节的雾视镜；②应用柱镜来测量散光，因此在测量中，调节的波动将不影响散光的测量；③能直接开出眼镜处方。

## 二、客观验光仪

虽然检影镜是极好的客观验光方法，但是检影验光需要相当的技巧，需要较多的时间训练和操作，而自动化的电子验光仪，简称自动验光仪，可以解决这个问题，即验光的速度极大增快。

大部分客观验光仪的设计原理基于间接检眼镜，使用了两个物镜或聚焦镜和一个分光器，光源直接由瞳孔缘进入，检测光标可以沿着投影系统的轴向移动，位于前焦面的投影镜片，其像将在无穷远处，则在正视眼的视网膜上清晰聚焦，如果被测者为屈光不正眼，检测光标前后移动，使得其像在视网膜上聚焦，大部分自动验光仪就是通过改变进入眼睛的光线聚散度来使光标清晰地成像在视网膜的反射面上而自动计算出眼的屈光度。

几乎所有的验光仪都要求被测者注视测试光标或光标像，结果刺激了调节而使得检测结果近视过矫或远视欠矫，虽然测试光标通过光路设计在无穷远处，由于仪器非常靠近被测者的脸部，就诱发了近感知调节，因此在设计过程中，将测试光标“雾视化”，在测量开始前，被测者先看到一个“雾视”光标，以此来放松调节。

一些验光仪在照明光路中放置一个橘黄色滤光片，减少进入被测者瞳孔的光亮，减少眩光现象。由于经过视网膜反射的光为橘红色，对检测者来讲光线是足够的。

以下列举常用的几种类型的电脑验光仪。

### （一）Astron 验光仪

这是一种在照明系统中加上一个可移动视标的直接检眼镜（图 8-151），移动视标即可以改变进入被测眼光线的聚散度，验光者通过一个已补偿验光者和被检者屈光不正的透镜来观察落在被检者网膜上的视标反射像。实际上，Astron 验光仪是验光者借助直接检眼镜来判断网膜像清晰或模糊的简单验光仪，该验光仪存在的问题是：①不能聚散光线；②像的亮度差；③角膜反光干扰观察；④焦深大；⑤被测眼易产生调节。

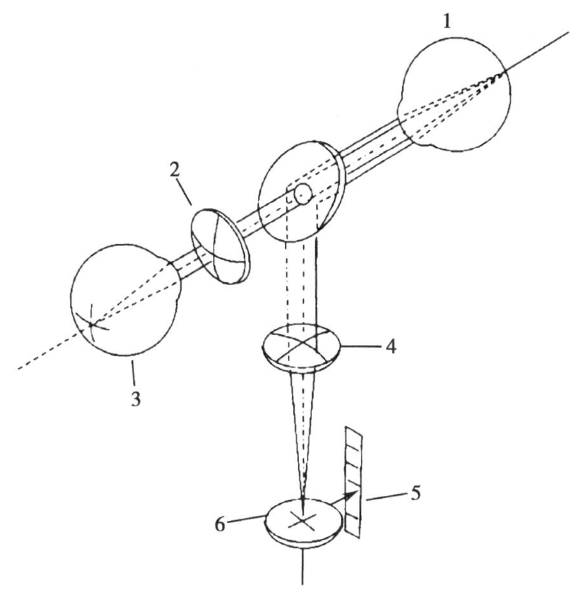


图 8-151　Astron 验光仪

1. 被检眼　2. 会聚透镜　3. 验光者　4. 验光透镜　5. 屈光度标尺　6. 可移动视标

## （二）Rodenstock 验光仪

该验光仪也是利用检眼镜来观察被检者网膜上的视标像，但与 Astron 验光仪不同的是它应用的不是直接检眼镜，而是间接检眼镜，这种改进避免了角膜反光的干扰问题，视标和验光透镜之间的距离不是通过移动视标本身来改变，而是通过前后移动位于光路中的棱镜来实现（图 8-152）。观察者可以通过调整目镜使光阑 $S_1$ 清晰成像以补偿观察者本身的屈光不正，经过这种调整后的观察系统就不需要再改变了，这是因为观察望远透镜与棱镜调节器已组成一机械耦合。

该验光仪的全部光阑可从图中看到，首先是 $S_2$，它置于照明系统内以使进入眼睛的光线成为环状，其次是 $S_1$，位于观察系统内，作用为限制观察系统内网膜返回的旁轴光线，这两个光阑均成像在瞳孔平面，从而避免了反光。

Rodenstock 验光仪的视标能够绕光轴旋转，它是由一系列仅允许小孔和裂隙通过光线的不透明板组成，因此该验光仪对光的测量是较敏感的，散光轴位可直接从连接到该视标上的刻度标尺中读出。

Rodenstock 验光仪克服了 Astron 验光仪存在的角膜反光和不能测量散光两大问题，但其仍存在的问题是：①像的亮度差；②被检眼仍存在调节；③焦深较大。

## （三）Hartinger 一致式验光仪

由于一般客观验光仪的一个主要问题是不能精确判断视标是否已准确聚焦在被检者网膜上（图 8-153A），因此 Hartinger 一致式验光仪［Zeiss（Jena）］引入了一个能够做出较准确判定的改进。这种改进将视标一分为二，让视标的每一半光线通过瞳孔的不同部分，如视标为三条垂直线，如图 8-153A（1），这样通过视标上半部的光线经过瞳孔的左边，通过视标下半部的光线经过瞳孔的右边，网膜像将随着被检者屈光不正的不同而变化。如近视病例，两个半像将互相分离，如图 8-153B（2），而对于远视眼，将以与近视相反的方向分离，如图 8-153B（3）。正视验光者通过调整进入眼

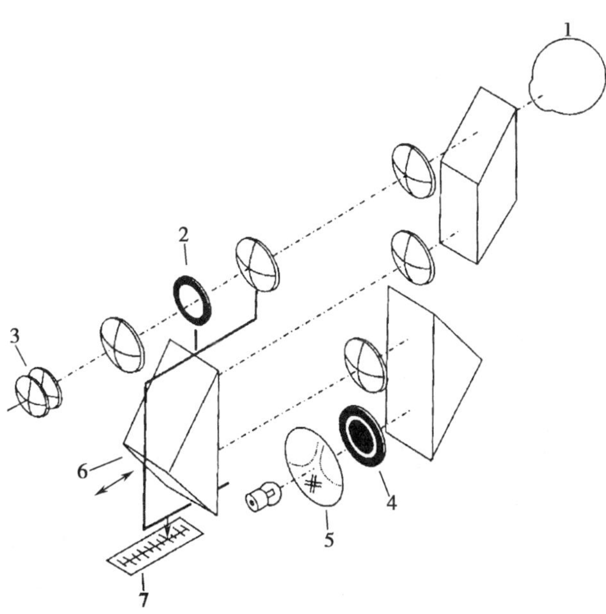


图 8-152　Rodenstock PR 50 型验光仪

1. 被检眼　2. 光阑 S1　3. 目镜　4. 光阑 S2　5. 视标　6. 可移动棱镜　7. 屈光度标尺

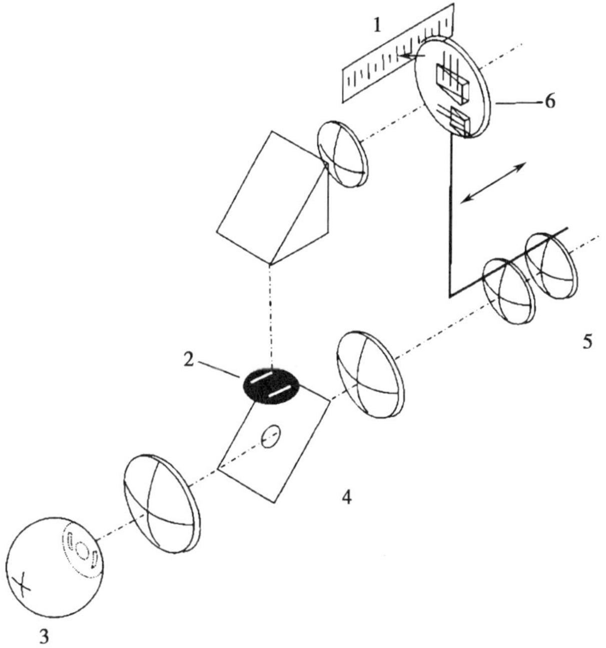


图 8-153A　Hartinger 一致式验光仪结构示意图

1. 屈光度标尺　2. 双裂隙光阑　3. 被检眼　4. 半反射镜　5. 目镜　6. 与棱镜接触的视标

睛光线的聚散度使两个半像被对准，如图 8-154B（4），从而达到测定屈光度的目的，这就是该仪测定屈光状态的原理，由于人眼对对准判断比对聚焦判断更加敏感和精确，因此从理论上来说，这种验光仪的精确性是较高的，其基本原理与 Young 验光仪的 Scheiner 盘原理相似，不过在 Hartinger 验光仪，像的标准是由验光者进行而非被检者本身。

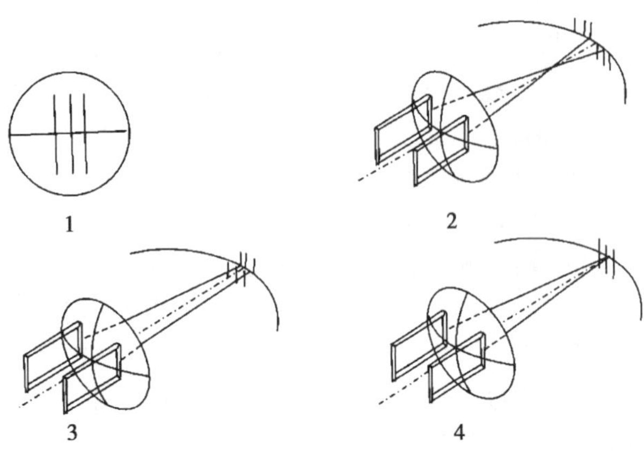


**图 8-153B　Hartinger 一致式验光仪视标在不同屈光不正状态下网膜成像的不同**

1. 视标本身　2. 近视　3. 远视　4. 正视

## 三、红外线验光仪

上面所述的验光仪均采用可见光，因此这些仪器的所有视标对于被检者均是可见的，其缺点是不能有效地控制被检者产生的调节现象，因为随着从视标来的光线聚散度发生改变，对被检者的调节刺激也发生改变，如果将测试视标设计成对被检者来说是不可见的，仅让被检者看一种经特殊设计以鼓励其放松调节的独立注视视标，则令人头痛的调节问题得以克服，红外线验光仪即是根据这种设想而诞生的，它通过将一种仅让红外线穿过的滤片置于光源前而来达到使被检者看不到测试视标的目的，同时观察系统内安装电子聚焦接收器或安装一种可将从网膜返回的红外线转换为可见光的图像转换器来代替验光者，许多产品已采用前一种方式，因为它具有完全客观的优点（即不需要操作者进行判断）。

近年来，已有大量的红外验光仪出现在市场上，但所有的红外线验光仪都不外乎以下几种基本原理中的一种：条栅聚焦原理，如 Dioptron 验光仪等；检影镜原理，如 Nikon 验光仪等；Scheiner 盘原理，如 Topcon 验光仪等；Foucault 刀刃测试法，如 Humphrey 验光仪等。

### （一）条栅聚焦原理的代表仪器：Dioptron 红外线验光仪

这是一种完全客观的红外线验光仪，只要一对准被检眼，即可进行球柱验光。Dioptron 红外线验光仪应用了一种称为网膜成像验光（retinal image refraction）的技术，其基本原理与 Rodenstock 验光仪相似。本仪器的示意图见图 8-154，光源经一滤片，作用是仅让不可见的红外线通过，然后经过一个有许多相等空隙的转鼓，该鼓即作为视标，该视标像将成在靠近被检者网膜或正好成在网膜表面，形成在网膜表面的视标像部分光线将反射回来通过有条纹的模板，然后被光电管接收，当鼓旋转时，通过鼓上光栅的移动使到达光电管的信号产生波动，当转鼓上的像恰好聚焦在网膜上时，则光电管接收到的信号也将变得最大。光电管接收信号的幅度将变得最大。光电管接收信号的幅度大小又可自动用来控制验光透镜的位置，通过验光透镜的移动来控制进入被检眼光线的聚散度。

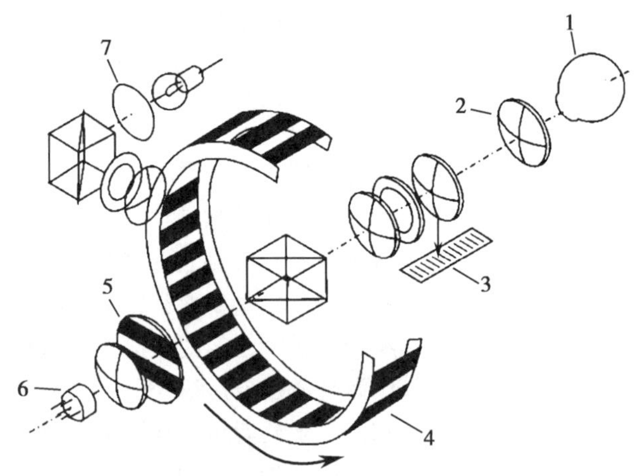


**图 8-154　Dioptron 验光仪示意图**

1. 被检眼　2. 验光透镜　3. 屈光度标尺　4. 转鼓　5. 模板　6. 光电管　7. 红外滤片

Dioptron 红外线验光仪在自动记录下被检眼的一条子午线屈光度后，将继续测量另外的 5 条子午线屈光度，通过 6 次测量后自动计算出被检眼的完整屈光状态，这样就增加了验光的可信度。

Dioptron 红外线验光仪还采用“双视标”来避免眼的调节。但它仍不能完全代替主观验光，据统计，30% 的验光结果误差超过 0.50D，10% 的结果误差在 0.75D 到 1.6D 之间，因此有人认为该仪主要价值是作为屈光普查仪器。

### （二）检影镜原理的代表仪器：Ophthalmetron 红外验光仪

Ophthalmetron 红外验光仪应用的是检影镜原理（图 8-155），光源从经过红外滤片的主光源发出，通过聚光镜，Chopper 鼓和两个半反射镜进入眼内，其中 Chopper 鼓以每秒 720 次的速度旋转来截断来自光源的光束，从而产生了一种在被检眼网膜上移动光斑的效果，因此这种连续运动与检影镜很相似，故这部分又被称为扫描光源，而观察系统由一个探测器和一对光电管组成，一对光电管又与称为时相鉴别器的电子仪器相连接，其作用是鉴别光带是顺动或逆动。同时又将信号输入伺服电机，使探测透镜移动以达到网膜与探测透镜相重合的状态。为测量散光，探测透镜可以绕视轴旋转，该验光仪的另一个特点是其注视系统后视标通过透镜稍呈雾视状态，以诱导被检者放松调节。

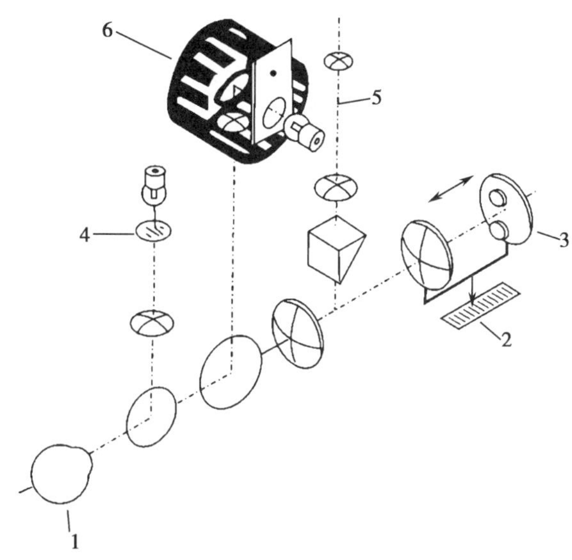


图 8-155　Ophthalmetron 验光仪结构示意图

1. 被检眼　2. 屈光度标尺　3. 光电管　4. 注视视标　5. 对准辅助系统　6. Chopper 转鼓

Ophthalmetron 验光仪与检影法和主观验光结果相比，仍有差异；另外对不合作患者测试还是比较困难的。

### （三）Scheiner 盘原理的代表仪器：RM-2000 型自动验光仪

RM-2000 型自动验光仪（Topcon）是根据 scheiner 盘原理设计的红外自动验光仪，但它不是使用两个针孔，而是使将两个光源稍稍偏离照明光路系统的主轴（图 8-156），这两个光源成像在被测者瞳孔面上。

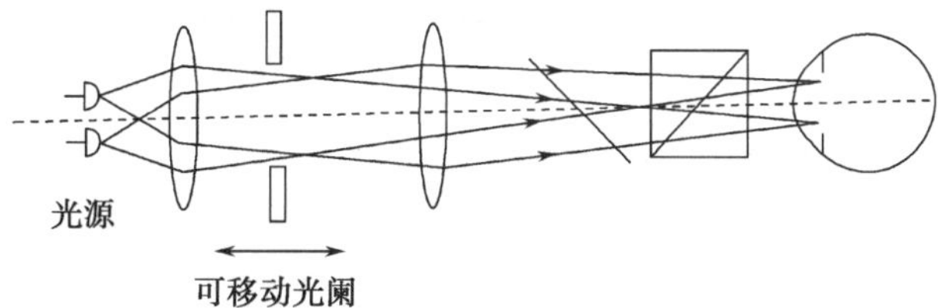


图 8-156　验光仪的光源成像在被测者瞳孔面

该自动验光仪的光标是一个可移动的光阑，当该光阑与被测者的视网膜反射平面不是共轭时，会在视网膜产生两个模糊像（分别来自两个照明光源），前后移动光阑直至两个像重叠为一个像时，就获得了被测者的屈光状态。

为了发现和测量散光，该自动验光仪设置了另外两个光源，与第一对光源相垂直，相当于在一个圆形空间均匀分布，这两对光源相互交替点亮，当一对光源检测与另一对光源检测不一致时，探测系统就会感知，随即转动位置进行测量，直至两对光源的成像一致，这时所记录的位置转动多少就是被测者的散光轴位，两者之间的位置屈光度的差异就是散光量。

检测者在操作过程中，观察四个光源在角膜上的反光而获得仪器在横截面的统一，在测量过程中，被测眼注视一个经过正镜和针孔的暗绿色灯光，据说这样的注视灯光可以减少调节的发生。

### （四）Foucault 刀刃测试法的代表仪器：Humphrey 自动验光仪

Humphrey 自动验光仪使用了刀刃测试法的原理，其光学原理如图 8-157 所示。

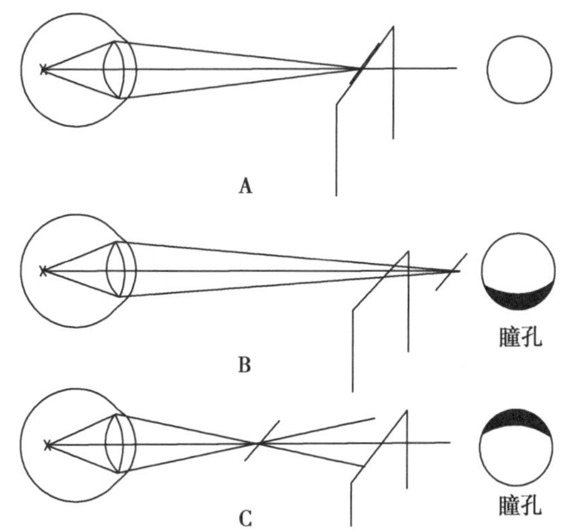


图 8-157　刀刃测试法的光学原理示意图

A. 说明光束在视网膜上的离焦片　B. 与刀刃相对远视的光束模糊像，经过瞳孔的下缘，被刀刃所阻挡　C. 近视眼的光束模糊像，经过瞳孔的上方，被刀刃所阻挡

由图 8-157A 看出，小光源在视网膜上成像，该像大部分情况为离焦像。从图 8-157B、C 中可以看到，当被测者的远点位于刀刃之前或之后，则该离焦光束像成在空中，若远视，表现为瞳孔下方亮区，若近视，瞳孔上方的亮区。

在 Humphrey 自动验光仪，由四个象限的光探测仪和镜片系统取代了测量者的主观判断，该类探测系统的任务就是窥测出当光分布在不同的象限均匀相等时候。

近年来，随着电子技术和计算机技术的发展，验光仪器也在不断的进步。新产品也不断推出，如一些验光仪将主观法和客观法两种融于一机之中，但直至现在，验光仪仍不能完全代替检影验光和主观试镜，仍有许多不足之处尚待进一步完善。

## 第三节　摄影验光器械

各种主、客观验光仪，包括电脑验光仪在一定程度上都需要被检者的合作，但儿童的合作程度较差，而婴幼儿几乎不能合作，同时保持注意力的时间也极短，因此各种验光仪均难以在儿童中推广应用。有鉴于此，Howland 于 1974 年创立了一种称为正交摄影验光（orthogonal photorefraction）的摄影验光方法，这是一种应用摄影来推断被检者屈光状态的方法，由于这种方法仅需被检者在注视照相机的那一瞬间，按下快门即完成检查，因此这种方法极适合于注意力不易集中的婴幼儿屈光检查和普查。1979 年，Howland 等又发展了一种称为各向同性摄影验光（isotropic photorefraction）的方法。上述两种摄影验光方法，其摄影光源均位于镜头中心，故称为中心摄影验光法。在中心摄影验光法发展的同时，Kaakinen 于 1979 年创立了一种称为角膜、眼底反光同时摄影（simultaneous photography of the corneal and fundus reflexes）的摄影验光方法，由于该法摄影光源偏置于摄影镜头中心的一侧，故又称为偏心摄影验光法（eccentric photorefraction）。近年来，国内外许多学者已对摄影验光的方法和器械作了许多改进，大大提高了摄影验光法的精确性和可推广性。

### 一、摄影验光的分类及器械特点

按照摄影光源与摄影镜头的相对位置，摄影验光仪主要可分为中心摄影验光与偏心摄影验光两种。

#### （一）中心摄影验光的器械特点

这类摄影验光仪以 Howland 创立的正交摄影验光仪及各向同性摄影验光仪为代表，其主要特点为摄影光源位于摄影镜头的中心，照明光路与接收光路均呈各向同性。

1. 正交摄影验光器械　这是 Howland 最初应用的一种摄影验光方法，它的装置包括一架 35mm 单镜头反光式照相机，一条光导纤维。它的一端连接闪光灯装置，另一端连接在照相机镜头前部中心的四块 +1.5Dc 扇形平凸柱镜顶角交接处，四块扇形平凸柱镜呈两两相对。一对平凸柱镜的轴向与另一对平凸柱镜的轴向呈正交形式。柱镜轴向均通过照相机镜头中心。每块平凸柱镜的顶角为 70° 相邻两块平凸柱镜之间的 20° 扇形空隙被涂成黑色。

通过这样的装置拍下来的眼底反光在照片上就产生了一个十字形（cruciform shape）图像，或称之为星形图像（star-shaped images），如图 8-158 所示。

两个轴向上每一图像之长度是与照相机镜头平面的朦像直径成相应比例的。照相需在一对平凸柱镜呈垂直位，另一对呈水平位时；或者一对位于 45° 位置，另一对位于 135° 位置时，将照相机对焦于被检者的瞳孔处拍摄。为得知瞳孔的大小，必须去掉柱镜装置另拍一张照片。

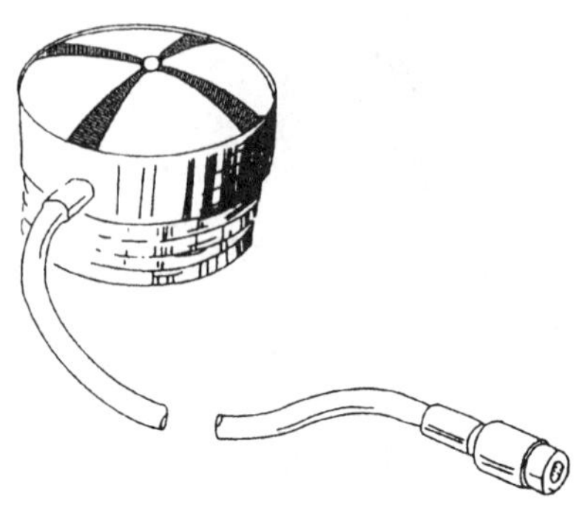

图 8-158　正交摄影验光的柱镜装置图

2. 各向同性摄影验光器械　因为正交摄影验光不能直接决定被检眼的散光轴向，Howland 又发展了一种称之为各向同性摄影验光的方法。这种方法与正交摄影验光的区别是它去掉了由四块平凸柱镜组成的复合柱镜装置。

它需要拍三张照片才能完成。拍第一张照片时，照相机聚焦在近于被检眼瞳孔的位置，拍第二张照片时，将照相机聚焦在被检眼瞳孔处以记录瞳孔的大小。第三张照片聚焦在远于被检眼瞳孔的位置上。离开被检眼瞳孔平面所拍的两张照片上的瞳孔朦像直径大小是由患者的屈光不正程度和照相机对瞳孔平面的离焦量所决定的。拍两张离焦于瞳孔平面照片的原因是为了解决双关性（ambiguity）的问题：即由于照片上同样高度的圆形朦像（blur circle），可能是直立的，也可能是倒立的。

3. 单次曝光式各向同性摄影验光器械　由于 Howland 创立的各向同性摄影验光需拍摄三幅调焦不同的照片才能完成检查，因此三次拍摄就有可能产生离轴误差（off-axis errors）而影响检查结果。现已设计了一种新的器械，其装置的主要特点在于在照相机镜头前安装一特别的三焦分像棱镜（图 8-159，图 8-160），因此所拍得的每张胶片都有三个对焦于不同距离的图像，使得此法只需进行一次拍摄即可对被检眼屈光状态进行定量检查。

#### （二）偏心摄影验光的器械特点

这类摄影验光因其摄影光源都偏置于摄影镜头一

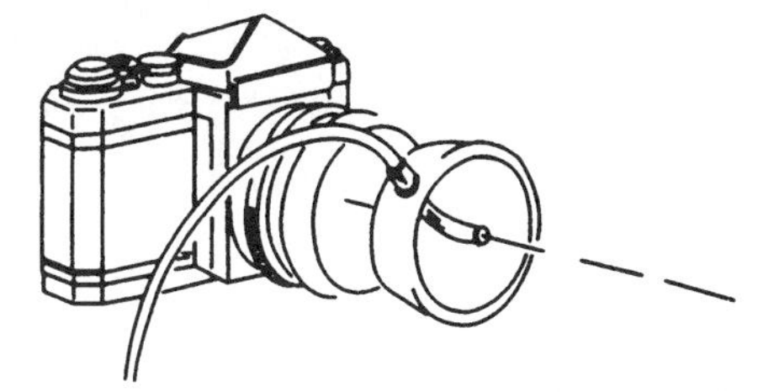

图 8-159　单次曝光式各向同性摄影验光装置图

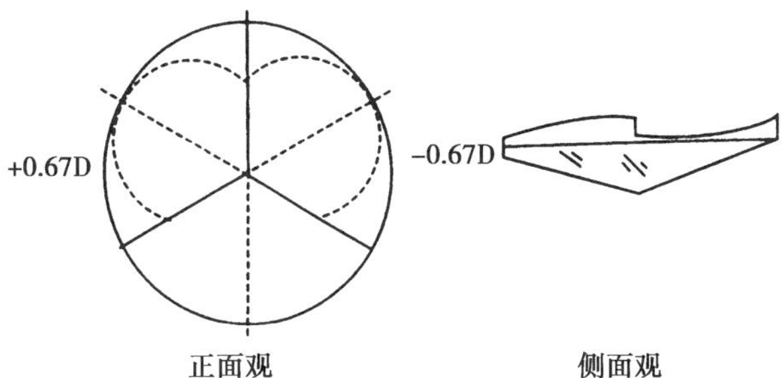


图 8-160　单次曝光式各向同性摄影验光示意图

旁而称之。该法主要根据摄影光源照亮眼底后在瞳孔产生的新月形阴影的位置和高度来确定被检眼的屈光状态。Kaakinen 首创于 1979 年的装置是将笨而大的电子闪光灯直接置于摄影镜头之上，以致光源宽度、摄影镜头入瞳和光源入瞳间距均相当大，同时光源与镜头入瞳不在同一平面上，从而因光影的渐晕而影响仪器的分辨精确度，检出盲区（dead zone）也较大。有鉴于此，1984 年根据带状光检影原理已设计了一种新的偏心摄影验光器械，称之为双裂隙摄影验光仪（double-slits eccentric photorefractometer）该仪器主要由双裂隙摄影专用器，中焦镜头和单镜头反光式照相机身三部分组成。其关键部分为双裂隙摄影专用器。如图 8-161 所示。

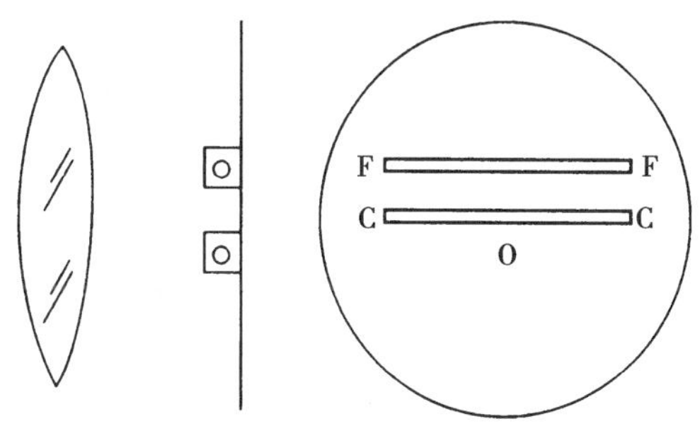


图 8-161　偏心摄影示意图

其正面摄影镜头中央有一横置摄影裂隙（CC），大小为 40mm × 1.5mm，为接收角膜、眼底反光的通路。在其上方相距 6mm 处有一条与之平行的照明裂隙（FF），与摄影裂隙等大，作为照明光源的通路。位于照明裂隙后方的闪光灯管发出的光，经照明裂隙投向被检者，闪光灯管置于灯室中，以防漏光。

上述结构的双裂隙偏心摄影验光仪具有以下特征：

1. 摄影镜头和照明光源光路的入瞳处（CC 和 FF）均为裂隙，互相平行，在验光子午线上，即与裂隙垂直的子午线上，镜头和光源光路入瞳处都是很小的点。这犹如带状光检影法的点光源和点窥孔，可减少光影的渐晕，提高分辨精度。

2. 由于闪光灯直接置于照明裂隙（FF）后方，故结构紧凑，照明光路与接收光路能靠得很近，仅 6mm（而 Kaakinen 装置为 15～35mm，一般为 21mm），从而大大提高了敏感度，缩小了检查盲区。这种器械的盲区仅为 2D 范围（Kaakinen 装置为 7D 范围）。

3. 光源（F）和镜头（C）在同一平面上，故能根据几何学原理导出准确而简单的公式，所计算的理论值与实测值相符。

## 二、摄影验光的光学原理

Rosengren 在 20 世纪 30 年代描述了静态检影（statie skiascopy）的方法，后来成了摄影验光这一方法的基础。无论是中心摄影验光或是偏心摄影验光，其基本原理都是静态检影与 Bruckner 试验及 Hirschberg 试验的联合应用。但由于中心摄影验光与偏心摄影验光所采用的摄影光源位置不同，其光学原理也有所不同。

### （一）中心摄影验光的光学原理

1. 各向同性摄影的光学原理　图 8-162 为其光学原理图，被检眼位于右侧，左侧为光源及照相装置。

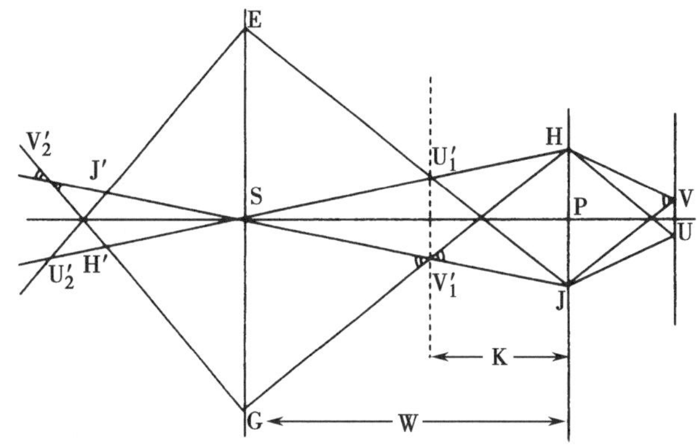


图 8-162　各向同性摄影验光光学原理图

当处于镜头中心的光源 S 触发时，除照亮了患者的脸部外，也同时将光源成像在患者的双眼视网膜上，光源的视网膜像又可作为第二光源，使视网膜像再次成像在与视网膜共轭的远点平面上。

如果被检眼恰恰聚焦在照相机镜头前面的光源处（即被检眼的远点恰在光源处时）则入射光线从眼睛返回光源时，就不能通过照相机镜头，在照片上看到整个瞳孔区是暗的，当眼睛的远点不落在光源处时，一个圆形朦像（blur circle）或椭圆形朦像（blur ellipse）在视网膜上形成，从而可见到照片上环绕着光源出现一个照亮区，这个照亮区的大小随着屈光不正大小的变化而变化。

图 8-162 表明了这一方法在检查近视时的原理，照相机镜头与眼睛的距离为 W（假设照相机镜头是薄的，且紧贴光源），来自光源 S 的光线充满了瞳孔，遂形成了网膜朦像 UV，然后再次成像为 $U_1'V_1'$，$U_2'V_2'$ 的成像平面显然与视网膜共轭，如果眼睛是处于非调节状态，$U_1'V_1'$ 的成像平面就是被检眼的远点平面，从被检眼主点 P 至远点平面的距离为 K，光线 SHU 沿着原光路返回，而光线 $UJU_1'$ 则通过瞳孔对侧边缘到达照相机镜头平面位置 E。如图 8-162 所示的近视病例，就是这后一光线 $UJV_1$ 限定了照相机镜头平面的朦像大小。

假设 SE 和 HJ（g）为正，从三角形 $U_1'JH$；$U_1'ES$ 得到：

$$\frac{SE}{g}=\frac{W-K}{K}$$

朦像直径 $b$，相当于 2SE。

$$b=2SE=2g(K-W)/W$$

此处（K－W）项是排除照相机屈光度后的患者实际屈光不正的度数，如果眼睛调节了 A 屈光度，K 则由（K－A）来代替。

如图 8-162 所示，如果照相机对瞳孔平面调焦，它在照片上边缘清晰锐利的像 H′J′ 是不受照相机镜头平面的朦像影响的，因此，为了获得患者屈光不正的信息，照相机必须调焦在偏离瞳孔平面前、后一定量的位置上。之所以要做两次离焦是因为等量的 $b$ 既可能是正的，也可能是负的。因此，对于一定值的 $g$ 和 $w$，相同数值的 $b$ 可能导致两个不同的 K 值，例如，当 $g=4$mm，$w=-1.50$D，等量的 $b=24$mm，就会得出 K＝+3.00D 和 K＝－6.00D；同理，处于任何调焦位置所拍之照片的光束断面上均能得出两个不同值的 k，其中有一个 $k$ 值是不符合实际情况的。如果在另一调焦平面再摄一张照片与其对照，则必定这张照片所得的两个 $k$ 值一致。这就是我们所求的实际 $k$ 值。一般说来，当照相机调焦在靠近与患者视网膜像共轭的平面时，圆形朦像是较小的。由上推而论之，如果照相机聚焦在患者瞳孔之后照片上的圆形朦像小于聚焦在患者瞳孔之前照片上的圆形朦像时，说明眼睛相对于照相机工作距离来说，是远视，反之，则是近视。

由于各向同性摄影验光使散光状态在照相平面上产生一个椭圆形朦像，而这个椭圆形斑的长轴即为散光眼的轴向，所以由此可以很容易求出散光轴向。

如果应用彩色胶卷，还可容易得到屈光不正为正或为负的线索，这是由于眼睛的色差在近视的轴向产生蓝色条纹（blue fringe），而在远视的轴向上产生橘红色条纹（orange red fringe）。

图 8-162 还阐明了位于照相机像空间之光束的简单作图法，应用此法同样也可以作出其他屈光状态的示意图。首先得知瞳孔像是通过已知距离 W（屈光度）加已知的照相机镜头屈光度 F 所形成（W＋F），瞳孔像的边缘 H′ 和 J′ 也必定位于通过照相机镜头光心 S 而未偏离的 H 和 J 像平面。其次，由于光线 $JU_1'H'$ 的相交点即可求出第二个网膜像点的 $U_2'$。同理，另一个网膜像点也可求得。由光线 $EJ'U_2'$，$GHV_2'$ 和 $SJV_2'$ 可求出照片平面的圆形朦像直径 j：

$$j=\frac{-gw}{F+W+E}\qquad j=zg\left(\frac{\frac{-w}{2}+E+\frac{KW}{W}}{E+W+F}\right)$$

式中，$E$ 为照相机对瞳孔平面的离焦量。朦像直径须由两式得出的 j 值中绝对值较大者来决定。

正像 Howland 指出的那样，上述这些分析已作了许多简化：①导光纤维的顶端被看作是一个点光源；②光源和照相机平面被看作是重合一致的；③从眼底返回的光线被导光纤维顶端阻挡的可能性也被忽略了；④返回光线进入照相机的光束被看作是平行的，即照相机与被检者的距离被看作是无穷远；⑤照相机至被检者的距离与被检者瞳孔直径相比是相当大的。

Howland 最初的实验已证明按上述公式计算的结果与实际结果有些出入，近年来，人们已使用电子计算机对摄影验光进行光路追迹，如 Howland 应用一种称为 MACSYMA 的电子计算机程序和模型眼（schematic eye）对摄影验光进行光路追迹。并以实际结果加以校正，得出经验计算方法（emprical calibration），从而得到了更精确的结果。

2. 正交摄影验光　与各向同性摄影光不同的只是在照相机镜头前加了四块＋1.50Dc 的扇形平凸柱镜。所以当光源照亮被检者眼底时，返回光线经四块平凸柱镜及相机镜头后在胶片平面上得到的不是圆形朦像，而是一个十字形的星形像。

图 8-163 为正交摄影验光的柱镜装置图。被检者眼睛聚焦在照相机平面之前或后，导光纤维顶端的像经眼睛后聚焦在视网膜之前或后，从网膜朦像返回的光线（即虚光线）落在四块平凸柱镜上，并在胶片平面被成像为十字星形。十字星臂的长度与相应子午线上

的离焦程度以及瞳孔大小成一定比例，当被检眼聚焦在照相机平面时，在网膜上将形成一个清晰的导光纤维顶端像。

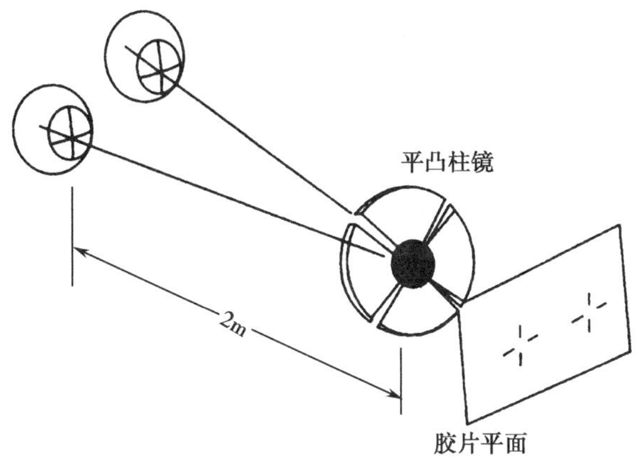


图 8-163　正交摄影验光光学原理图

### （二）偏心摄影验光的光学原理

图 8-164 所示为偏心摄影验光的光学原理，图 8-164A 表示被检眼为近视，图 8-164B 表示远视。F 为照明光源，C 为接收镜头，FC＝$h$。

从光源 F 发出光线，经过被检眼整个瞳孔 P 进入眼底。从眼底漫反射的光线，也经过整个瞳孔 P，向着远点平面 R′ 与照明光线的交点会聚，只要瞳孔上任何一点与 R′ 上任一交点的连线能通过 C 点。相机即能摄下瞳孔发亮区。根据几何原理作图，近视眼从瞳孔上方发出来的光线，进入 C 点。从而摄影底片记录了瞳孔上方发亮区（图 8-164A）；而远视眼恰恰相反，从瞳孔下方出来的光线，进入 C 点。从而记录了瞳孔下方发亮区（图 8-164B）。

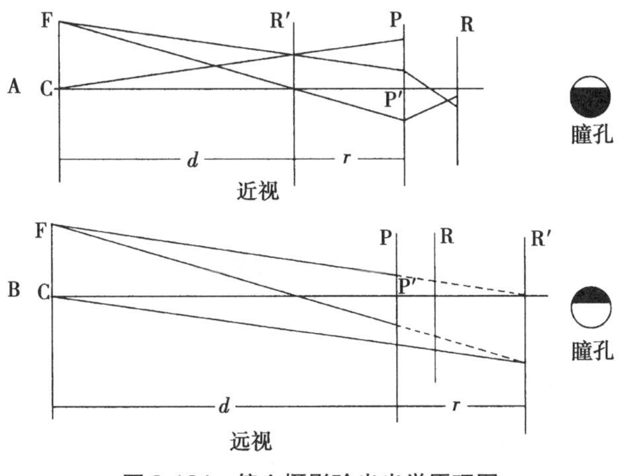


图 8-164　偏心摄影验光光学原理图

令瞳孔暗区的高度为 $P'$（暗区位于上方为正值，下方为负值）；$r$ 为被检眼远点距离；R 为屈光不正度数（负值为近视，正值为远视）；$d$ 为检查距离（单位为米），则从下面公式可以定量地测量屈光不正度数。

$$\frac{P'}{h}=\frac{r}{d+r}\qquad r=\frac{P'd}{h-P'}\qquad R=\frac{h-P'}{P'd}$$

### （三）Hirschberg 试验和 Bruckner 试验

Hirschberg 根据角膜反光点偏离位置来确定眼位偏斜性质和偏斜程度，如角膜反光点位于瞳孔缘，则偏斜度为 10°～15°；位于瞳孔缘与角膜缘中间为 25°～30°；位于角膜缘处，则为 45°。Bruckner 试验是 Hirschberg 试验的进一步发展。它除了包括 Hirschberg 法的内容之外，还通过观察眼底反光的强弱、颜色、大小等信息来判断有否眼位偏斜。Bruckner 认为，由于黄斑中央凹处色素较多，故反光显得较弱，而偏离黄斑部的眼底反光因色素较少而增强。因此，斜视患者的固视眼眼底反光比非固视眼眼底反光要弱。还可通过观察瞳孔大小，瞳孔反应以及某一侧眼的连续照明（continuous illumination）后的注视运动来判断弱视眼的存在。Andrea Cibis Tongue 等认为这是检查弱视非常有效的方法。其他如屈光参差、瞳孔不等大、眼屈光媒质混浊和后极部肿瘤均能引起眼底反光的改变而使两眼眼底反光不同。该法对戴镜或手术手残留的微小角斜视的检出尤为敏感。Von Bruckner 所用的器械为一高强度电检眼镜。而摄影验光是用电子闪光灯作为照明光源，并以照相的形式永久地将结果记录下来。

（瞿　佳）

## 第四节　角膜曲率计

### 一、角膜曲率计的原理

角膜曲率计是利用角膜反射性质来测量其曲率半径的。在角膜前一特定位置放置一特定大小的物体，该物经角膜反射后成像，测量出此像的大小，便可算出角膜的曲率半径。其原理如图 8-165 所示。可以看出，像的放大率为 $h'/h$，$h'$ 为像的大小；$h$ 为物的大小，由相似三角形得：

$$\frac{h'}{h}=\frac{f'}{x}\qquad f'=\frac{r}{2}$$

$$\frac{h'}{h}=\frac{r}{2x}$$

$$r=2\frac{h'}{h}x=2mx$$

角膜曲率半径为：

$$r=2mx \tag{8-77}$$

这里 $m$ 为像的放大率。

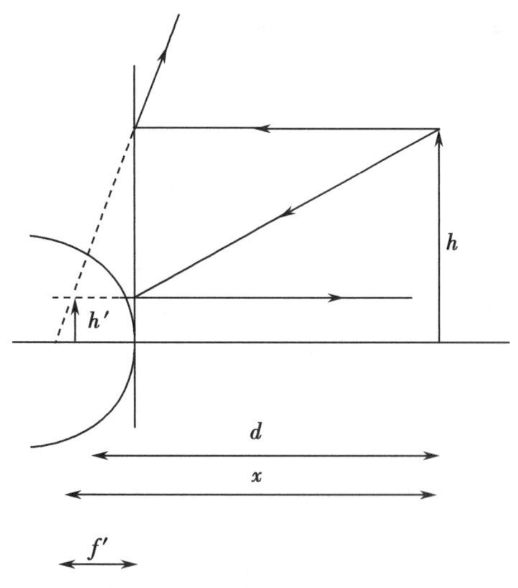


图 8-165 角膜曲率计的光学原理

如果角膜曲率计的测试光标（test object）离被测眼前面 15cm，其所成像的放大率约为 0.03，这个放大率（确切地说是缩小率）使物像如此小，以至于要使用一复合显微镜来精确测量其像的大小。因为测试光标大小已知，离显微镜的距离不变，当光标离物像距离为 $d$ 时，只要对焦准确，通过显微镜就可看清光标像。如果 $d$ 很大，那么光标像的位置非常靠近角膜（作为反射镜面）的焦点，即 $d$ 约等于 $x$，这时公式（8-77）可写成

$$r=2md \tag{8-78}$$

公式（8-78）为角膜曲率计近似计算公式；公式（8-77）为角膜曲率计精确计算公式。因为仪器中 $d$ 为常数，所以角膜曲率半径与放大率成正比。

从理论上讲，在显微镜内放置一测量分划板（measuring graticule）就可以量出测试光标像的大小（图 8-166），然而由于被测者的眼睛一直在动，因此眼动光标像也动，要想精确测量极其困难。

使用双像系统（doubling system）成功地解决了上述问题。双像系统原理如图 8-167 所示。从图中可见，由双像棱镜（biprism）产生的双像距离取决于棱镜与物镜的相对位置：两者距离减小，双像距离增加；两者距离增加，双像距离减小。通过变化双像棱镜的位置，使双像距离等于像的大小，这时记录棱镜的位置，便可算出像的大小。这时无论眼怎么动，已对准的双像也不会改变。符合上述原理的角膜计称为可变双像法角膜计。另外也可以通过改变测试光标的大小而获得对准的光标像，这时双像距离恒定，这种称固定双像法角膜计。

一般的角膜不是球面，而是呈环曲面（toric）。为了能完整地精确测定，因此必须测量角膜的两条主子午线。测试光标经呈环曲面的角膜成像后，不同子午

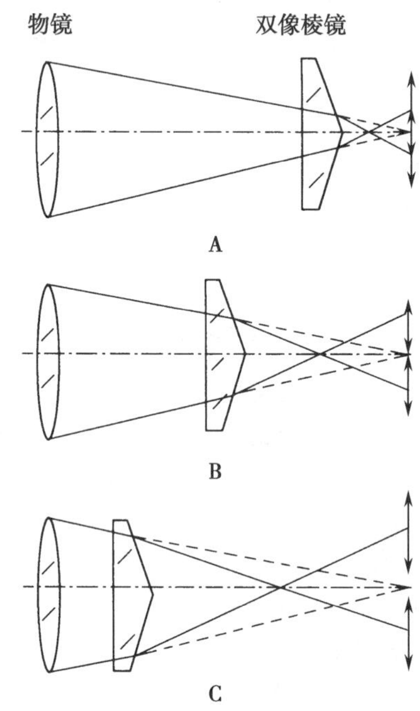


图 8-167 双像距离取决于双棱镜的位置

A. 双像距离小于视标像大小 B. 双像距离等于视标像大小 C. 双像距离大于视标像大小

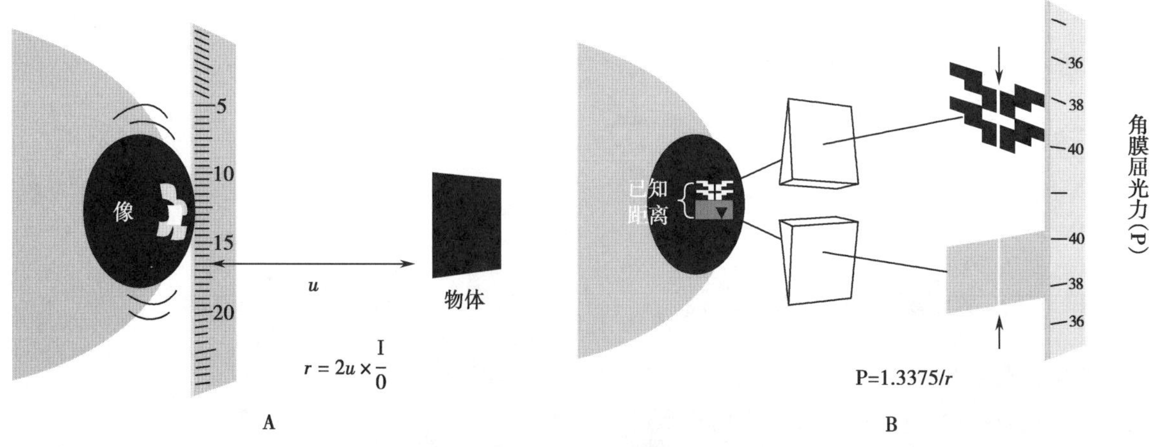


图 8-166 单纯测量 A 和双棱镜的双像系统 B

线上放大量不一样，在角膜的两条子午线上产生最大和最小放大率。如，沿 135° 轴，曲率半径为 7.4mm；沿 45° 轴，曲率半径为 7.8mm。

## 二、角膜曲率计的设计类型

### （一）Jaual Schiφtz 角膜曲率计

Jaual Schiφtz 角膜曲率计是一种双像系统固定而改变光标大小的二位角膜曲率计（图 8-168）。光标装在小灯室的前面，灯室位于圆弧形导轨上，该导轨的曲率中心位于眼角膜的中心处，转动旋钮，光标沿导轨作相对移动。Wallaston 棱镜置于物镜后面。整个装置可绕光轴旋动来测量任意一条子午线。

Jaual Schiφtz 型的光标如图，梯型光标上盖个绿色滤片，方块光标上盖个红滤片，当光标重叠时呈黄色，有助于验光师辨认。通过显微镜双像系统所看到的光标像（图 8-169）分以下几种情况：①光标像距离太大；②光标像距离太小；③光标像对准；④经散光角膜反射后的光标像，其轴与角膜计的轴不重合。

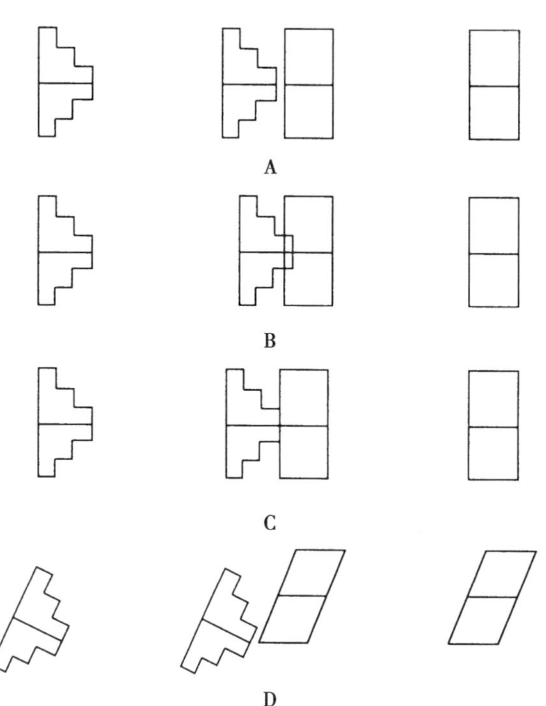


图 8-169　Jaual Schiφtz 角膜曲率计光标像在不同情况下的位置

### （二）Bausch and Lomb 角膜曲率计

Bausch-Lomb 型设计原理（图 8-170），是双像系统可变的一种角膜曲率计。两个独立的可调节的棱镜，放在一个特殊的光圈托上，使光标双像成在相互垂直的子午线。

当角膜计对准时，操作者可以看到三个光标像：第一个同由通过孔 C 的光束形成，此像有垂直移位，其移位大小可通过移动 C 处棱镜来改变；第二个由通过孔 D 的光束形成，此像有水平移位，其位大小可通过移动 D 处的棱镜来改变；第三个像由通过孔 A、B 的光束形成无论移动哪个棱镜，经 A、B 孔形成的中间像不受影响。A、B 孔具有 Schiener 盘的作用，当经物镜产生的中间像不落在目镜的焦点上时，光标的中间像为双不清晰像，凭这一点可用来检测调焦是否正确。

Topcon OM-4 型角膜计的光标如图 8-171 所示，光标像分以下几种情况：①双像在垂直方向距离正确；水平方向距离太小；②水平方向距离正确；垂直方向距离太大；③垂直方向和水平方向距离均正确；④经散光角膜所形成的光标像，角膜轴与角膜曲率计轴没对准。

### （三）Zeiss 角膜曲率计

Zeiss 角膜曲率计是一个双棱镜可变、两位的角膜曲率计，其光学设计能减少对焦而造成的误差，主要特点是：①将光标放置在正镜后，正镜将光标城乡在无穷远（平行光标）；②将双棱镜系统设置在焦点上（远心原理）。

Zeiss 的双棱镜系统设计比较特殊，它由两个柱镜构成，两个柱镜垂直于光轴而相互对移（图 8-172），由

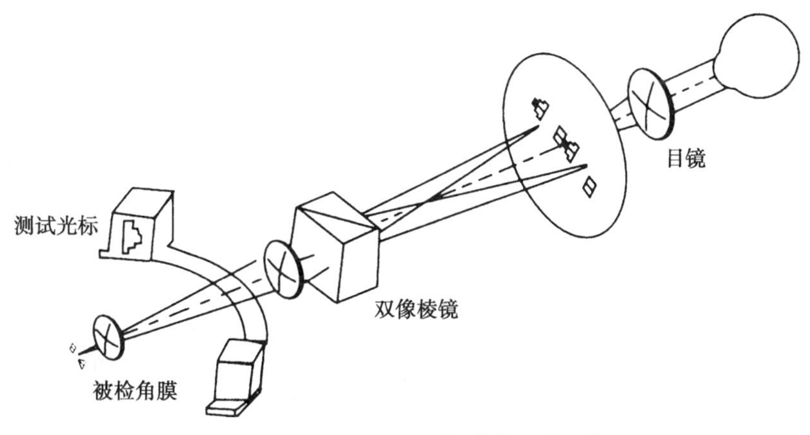


图 8-168　Jaual Schiφtz 角膜曲率计示意图

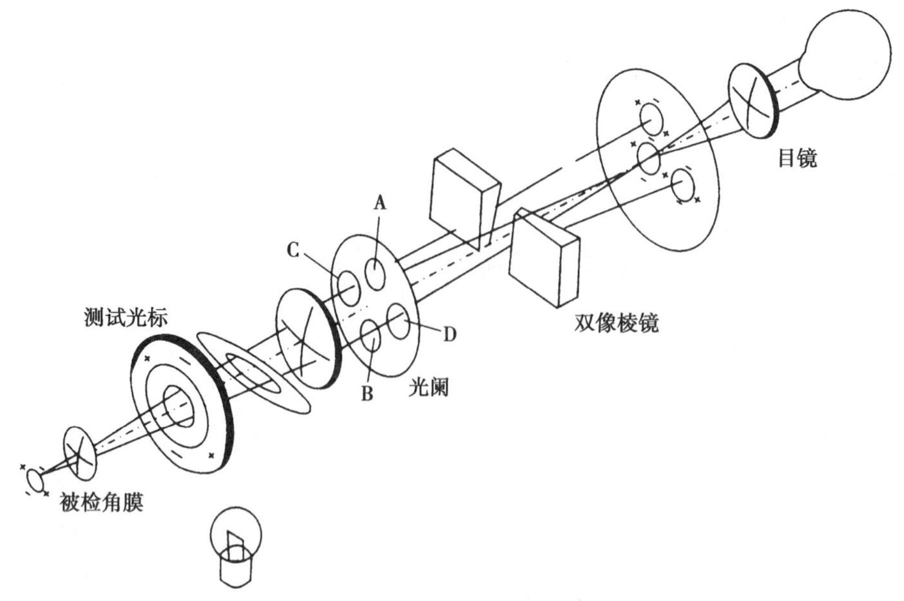


图 8-170　Bausch and Lomb 型角膜曲率计的光路示意图

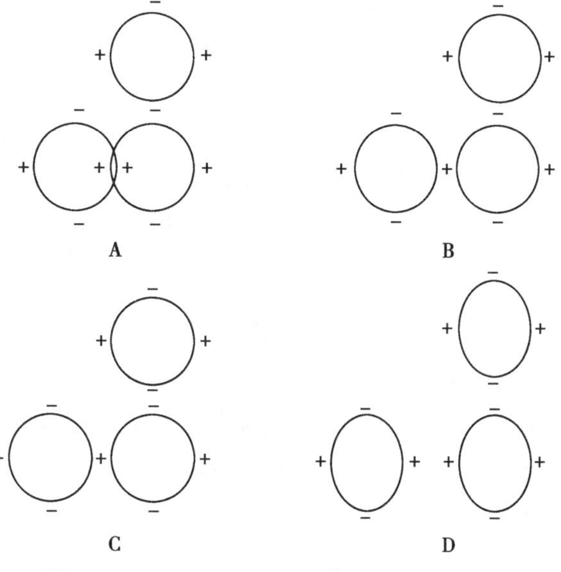


图 8-171　Topcon OM-4 角膜曲率计的光标像

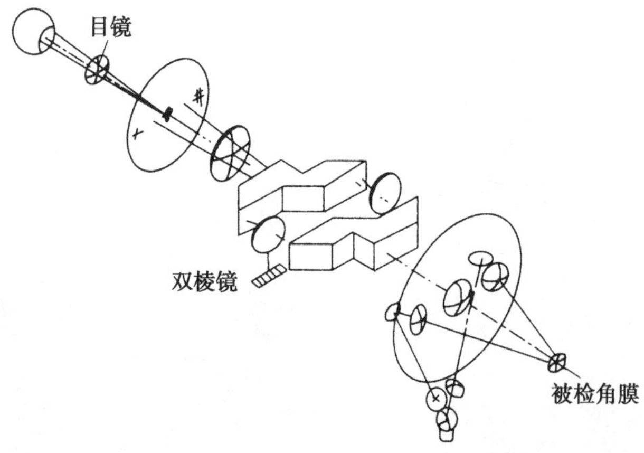


图 8-172　Zeiss 的角膜曲率计示意图

该双棱镜系统产生的量，即棱镜效应与它们移离光轴的量成正比。

Zeiss 角膜曲率计的记录系统也比较特殊，它拥有两个记录标尺：一个记录角膜前表面的曲率半径和屈光力，另一个记录角膜前表面的散光量。

## 第五节　角膜地形分析系统

将角膜表面作为一个局部地势，用不同的方法进行记录和分析，利用计算机的分析能力和彩色标志特点，直观而确切的表达角膜表面形态，称之为角膜地形分析系统，目前主要有两大类：①以表达角膜前表面的计算机辅助角膜地形图分析系统；②综合角膜前后表面形态的系统。此类系统包含 OrbScan、WinMax 和 PentaCam 系统。

### 一、计算机辅助角膜地形图分析系统

#### （一）角膜地形图的构成原理

目前引入角膜地形图的方法有等高线法和分层设色法：①等高线法：等高线是由地面高度相同的点所连成的闭合曲线，反映地势起伏高下的等高线地形图用等高距标记高程，等高距是相邻两条等高线之间的高度差。等高线密集代表地面坡度陡峭；等高线稀疏代表坡度缓和；等高线间隔均匀，说明坡度均一，为直线坡；如高处的等高线稀疏，向下等高线逐渐密集，说明坡度上缓下陡；反之，如高处的等高线密集，向下等高线逐渐稀疏，说明坡度下缓上陡。②分层设色法：等高（深）线的底图上按不同高（深）层次，涂染代表不

同高度的各种颜色，以代表地形起伏的方法，可使人产生深刻的视觉效果。

尽管角膜地形图仪发展迅速，产品种类很多，但其基本结构由以下三大部分组成：① Placido 盘投射系统：该系统类似 Placido 盘，它可根据需要将许多圆环投射到角膜，并将每一圆环分割成许多点，这样在角膜上目前最多可提供 14 000 个数据点，使精确分析角膜形态成为可能；②实时图像监视系统：该系统对投射到角膜上的圆环进行实时观察、监测合调整，当角膜图像处于最佳状态时，可将图像储存起来，以备分析；③计算机图像处理系统：计算机将储存的角膜图像先数字化，然后进行分析，结果用彩色图像显示在荧光屏上，用 14 种颜色代表角膜表面不同的屈光度和曲率，暖色代表屈光力强的部位，冷色代表屈光力弱的部位，每种颜色代表一定的屈光度的变化。通过计算机按照设定的计算公式和程序进行分析，不仅可将不同的彩色图像显示在荧光屏上，而且数字化的统计结果也可同时显示出来。

### （二）角膜地形图的特性

角膜地形图不同于角膜曲率计。角膜曲率计仅能测量角膜表面 3mm 直径范围的两点间的平均角膜屈光力及曲率半径，并不反映角膜表面的整个性状；而角膜地形图是对整个角膜表面进行分析，其中每一投射环上均有 256 个点计入处理系统，因此，整个角膜就有约 7000 个数据点计入分析系统。

角膜地形图有如下特点：

1. 获取的信息量大　角膜曲率计仅能测量角膜总面积的 8%，12 环的角膜镜可测 70%，而角膜模型化装置（CMS）在角膜表面的测量面积达 95% 以上。一个典型的角膜地形图可包括 14 000 个数据点，还可利用人工智能技术将 12 000 个数据点显示成角膜厚度的多重剖面，检查者可根据需要加以选择。

2. 精确度高　常规的角膜曲率计只能测出角膜表面大约相距 3mm 两点之间的平均角膜曲率半径值，即使在所测的 3mm 范围内也不能肯定读数相同。而角膜地形图对角膜表面 8mm 范围内测量精确度达 0～0.07mm，CMS 系统在人类的误差值在 ±0.25D 范围。

3. 易于建立数学模型　以相对和绝对高度标志的球面减数图以及角膜子午线曲率标志图由于采用光栅摄影测量技术，用高度点而非曲率来解释角膜表面的变化，故易于建立数学模型。

4. 受角膜病变影响较小　以往的检查仪器（如角膜曲率计）很易受角膜病变影响，导致检查结果不准确或者无法检查。最近问世的角膜地形图仪 PAR、CTS 不仅可对上皮缺损、溃疡及瘢痕的角膜进行检查，而且其检查结果很少受角膜病变影响，因此检查结果具有重要参考价值。

5. 误差小　由于用实时数字视频技术在 1/30 秒内显示映像环，避免了因瞬目和心跳造成的影响。

6. 直觉性强　由于对角膜上不同曲率半径采用不同颜色。暖色代表屈光力强的部位，冷色代表屈光力弱的部位，使角膜地形图所显示十分直观醒目。

### （三）角膜地形表达参数

1. 角膜表面非对称性指数（surface asymmetry index，SAI）　对分布于角膜表面 128 条相等距离子午线上相隔 180 的对应点角膜屈光度进行测量，将各相应屈光力的差值总和起来即得出 SAI。理论上，一个完全球面以及任何屈光力对称的表面 SAI 均等于 0。正常值：0.12±0.01。而高度不对称角膜（如圆锥角膜），其 SAI 值可达 5.0 以上。SAI 与 PVA（下述）呈相关关系。

2. 角膜表面规则性指数（surface regularity index，SRI）　对 256 条子午线上的角膜屈光度分布频率进行评价。CMS 系统向角膜表面投射 26 个 Placido 环。为与正常状态下的瞳孔相对应，选择中央 10 个环，连续拍摄 3 张照片。若 3 个相邻所在的角膜屈光度不规则（即非逐渐性增加、降低或保持不变），即作为正常进入总和运算。角膜表面愈规则，SRI 愈小。对于一个完全光滑的表面，SRI 接近于 0。正常值：0.05±0.03。SAI 与 SRI 相似，都是通过数量上的关系用于推测根据角膜表面的视觉质量而假设的 PVA。SAI 和 SRI 在正常角膜中的应用较少，在角膜表面情况较差时，则有较大应用价值。

3. 潜视力（potential visual acuity，PVA）　使用 SAI 或 SRI 同 PVA 之间的关系，根据单独的角膜地形图结果可提供一系列的预期的视力。

4. 模拟角膜镜读数（simulated keratoscope reading，Sim K）　模拟角膜镜读数为最大子午线上屈光度在第 6、7、8 环上的平均值，并显示离开此子午线上 90° 方向的同样 3 环平均值，同时标出所在轴向。

5. 最小角膜镜读数（minimum keratoscope reading，Min K）　最小角膜镜读数为最小子午线上屈光度的第 6、7、8 环上的平均值，并标出所在轴向。

## 二、OrbScan 和 Pentacam 角膜地形图系统

OrbScan 角膜地形图利用一光学扫描装置对被检查角膜进行扫描，从而获取角膜前、后高度地形图，角膜前表面屈光力地形图及全角膜厚度图。此外，此种角膜地形图系统还可检测前房的深度，晶状体的厚度。

OrbScan 角膜地形图系统由以下四部分组成：①光

学探头，包括发射裂隙光的2个光学投射头及拍摄角膜裂隙光学切面的照相机；②计算机处理系统；③工作站；④彩色打印机。在暗视野中，光学探头的裂隙光以45°角投射于患者角膜，对角膜进行扫描，其中20条裂隙光由左向右连续扫描，另20条裂隙由右向左扫描。共获取40个裂隙切面，而每个裂隙切面可获取240个数据。计算机根据这些裂隙光扫描获取的信息计算出全角膜前、后表面的屈光率，全角膜前、后表面的高度及全角膜厚度。全角膜厚度是根据全角膜前、后表面高度的差值而获得的。同样的原理，OrbScan角膜地形图系统还可测量前房深度。

角膜厚度彩色编码图的颜色设计为：用暖颜色表示角膜较薄，颜色愈呈暖色，则角膜愈薄。用冷颜色表示角膜较厚，颜色愈呈冷色，则角膜愈厚。

角膜的高度地形彩色编码图显示角膜与一参考平面的相对高度，凡高于参考平面处用暖颜色表示，而低于参考平面处用冷颜色表示。颜色愈暖则表示角膜高出参考平面愈多，颜色愈冷则表示此处角膜愈低于参考平面。角膜前后表面参考平面的曲率各个角膜不同，它是根据各个角膜的具体形态由计算机进行设定的。

Pentacam设计原理类似OrbScan，不同之处在于，垂直裂隙序列成像采集改为旋转裂隙成像采集。其成像系统采用Scheimpflug原理，使其旋转裂隙序列，在整个裂隙照明区间，成像较为清晰，图像处理提取的测量结果较为准确。与OrbScan相同，Pentacam也有系统固有的缺点：数据采集不是同时采集，而是顺序采集，采集时间1秒到数秒，容易造成受试者眼睛不适和眼球运动引入的测量误差。为了降低眼球运动引入的误差，Pentacam内部设有另外一部照相机，采集眼球瞳孔运动的图像，用于眼球前节的重建。

## 三、WinMax角膜地形图系统

WinMax角膜地形图系统，是一种多功能的角膜和眼球分析系统。包含固定裂隙(星状裂隙组合)照明，极坐标及同心网格Placido照明，可见光和红外光照明，以及由三台同步相机组成的三维立体图像采集和处理系统。WinMax的最大特点是所有的数据采集同时完成，而不是像Pentacam和OrbScan所需要的数秒采集时间。WinMax数据采集系统没有机械运动部件，因此机械运动和眼球运动产生的误差较小。WinMax系统的测量和分析包括：角膜地形图，角膜厚度图，眼暗视瞳孔，明视瞳孔，可变照明条件下的瞳孔。由于本系统设计拥有3套立体图像采集系统(从不同角度看同一个物体)，所有测量的对象都具有较高的精确度和准确度。WinMax系统拥有三种不同用途的照明：用于角膜地形图的红色可见光，用于瞳孔测量的红外光，用于角膜厚度测量的可见光。三种光源都可即时单独控制，因此可以达到灵活的数据采集组合。WinMax具有可程控的图像采集和数据处理能力。图8-173表示的是一种设置下，采集的原始图像。

### (一)角膜地形图照明和图像采集

WinMax角膜地形图使用的照明为红色的LED照明。采集受试者数据时，可以是在红色的照明光下聚焦采集，也可以是在红外照明下聚焦，红色Placido闪光采集。这两种模式的优缺点分别是，第一种采集的数据，角膜图像可以保证最清晰，聚焦最好，因此测量的角膜地形图数据最准确。缺点是，由于受试者的眼睛在聚焦过程中一直处于红光照明的照射，可能引起不适的感觉，还可造成角膜泪膜破裂，影响成像质量。相比之下，第二种采集模式，在聚焦过程中受试者不会受到可见光的照射，感觉会更适应，聚焦完成时，红色的Placido闪光成像，对患者影响较小。这种采集模式的缺点是，角膜地形图的数据采集瞬间，聚焦有可能存在一点偏差，但由于3套相机的立体图像采集，这种偏差可以准确测量，而且可以在角膜梯形图的三维重建过程中，精确补偿。

### (二)Placido图案

WinMax采用的是具有同心圆特征和极坐标下的轴向直线(即所谓的棋盘图案)。图8-174A就是这种图案形成的Placido示意图。这种图案既能测量通常的角膜地形图的所有特征，它还能直接测量出角膜任意一点对光线的扭转角。同心圆上的任意一点，由于角膜表面的反射，在图像处理中，通常的假设是，每一点的反射还保持在同一轴向。但是对于有散光的角膜，这种假设并不成立。WinMax Placido的棋盘图案，轴向直线，可以检测到角膜上任意一点对反射光的扭曲角，对三维重建具有意义。而且这一信息，对了解散光体和其他非对称光学曲面造成的成像特征和影响，也有直观的意义。图8-174B、C显示球形和散光体的WinMax成像和扭转角。

### (三)角膜地形图测量、分析和显示

角膜地形图的测量包括角膜上每一点的曲率和高度。WinMax采用的标准是美国的标准Z80。测量数据和分析显示众多。最常用的测量数据显示是轴向曲率(axial curvature, or axial diopter)，如彩图8-175(见书末彩插)；即时曲率(instantaneous curvature, or tangential curvature)，如彩图8-176(见书末彩插)；高度图，如彩图8-177(见书末彩插)；单眼四图显示，如彩

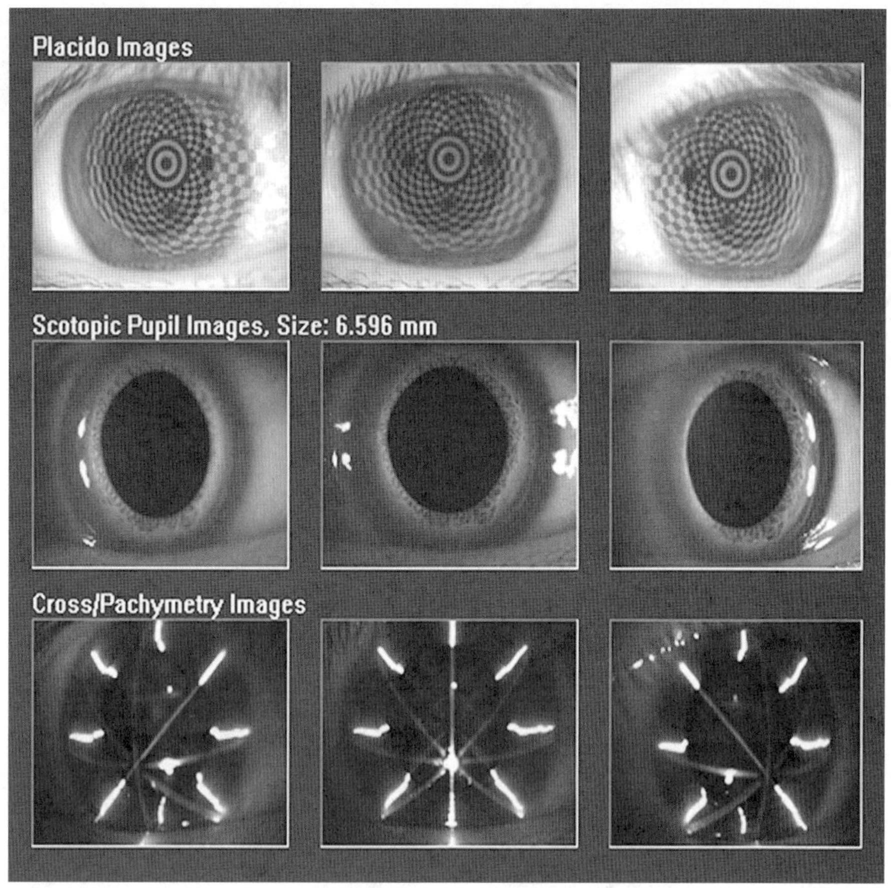


图 8-173 一种设置下采集的原始图像

图 8-178(见书末彩插);双眼对照图,如彩图 8-179(见书末彩插);单眼术前术后差别图,如彩图 8-180(见书末彩插);数据分析所得到的点扩散函数(point spread function,PSF),如图 8-181;Zernike 分析的 Zernike 多项式系数,如图 8-182;以及 Holladay 诊断综合显示,如彩图 8-183(见书末彩插)。

### (四)角膜厚度的测量

WinMax 采用星状裂隙组合测量角膜的厚度,如图 8-184。数据采集是瞬间采集,不涉及机械运动,眼球运动可能引入的误差。三台照相机立体成像,图像处理软件测量出每条裂隙的角膜厚度。该系统测量角膜厚度的优点是运动误差小,缺点是空间分辨率较低。彩图 8-185 显示的是角膜厚度分布图(见书末彩插)。

### (五)瞳孔测量和虹膜采集

WinMax 的重要测量参数之一是在各种照明条件下的瞳孔尺寸和中心位置。为了这个目的,WinMax 采用了红外照明。而为了调整环境照明亮度的则采用了可调的可见光照明。图 8-186 显示了在不同照明条件下的瞳孔大小和中心以及眼球虹膜的图像,这一信息对应用虹膜定位的激光设备非常重要。

### (六)Kappa 角,视轴与瞳孔中心的偏移

WinMax 的设计源于为激光治疗屈光不正提供准确测量和所有重要参数,为此,设计者处心积虑地设

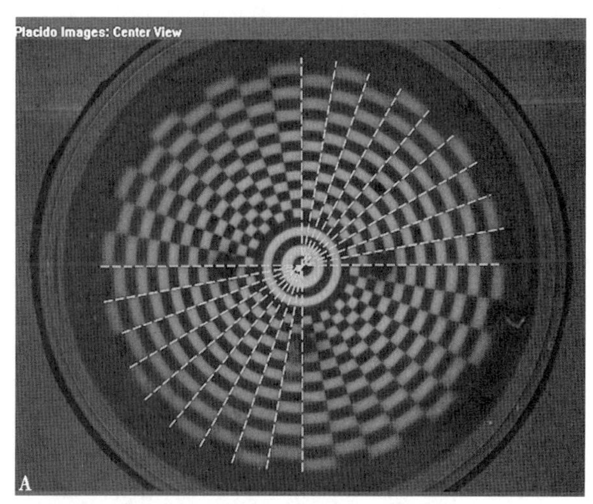


图 8-174A 极坐标棋盘状 Placido

极坐标棋盘状 Placido 既包含同心圆,也包含轴向直线,既可以测量角膜曲率大小,也可以测量角膜上每一点的扭转角度,提供比同心圆更多的信息

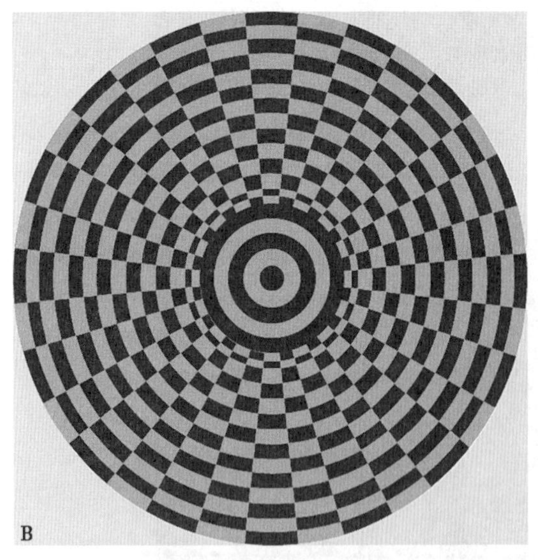

图 8-174B 轴向直线，每 10°一条，对球面而言，成像并不改变 10°的角度，没有造成扭转

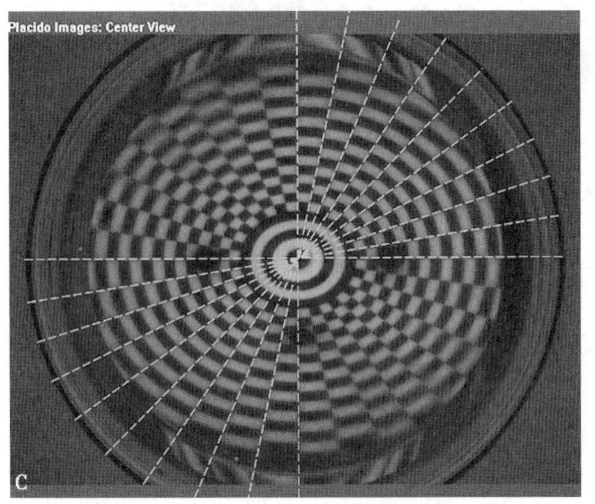


图 8-174C 轴向直线，每 10°一条，对散光面而言，成像不能保证 10°的角度，造成扭转。扭转的幅度与散光成正比

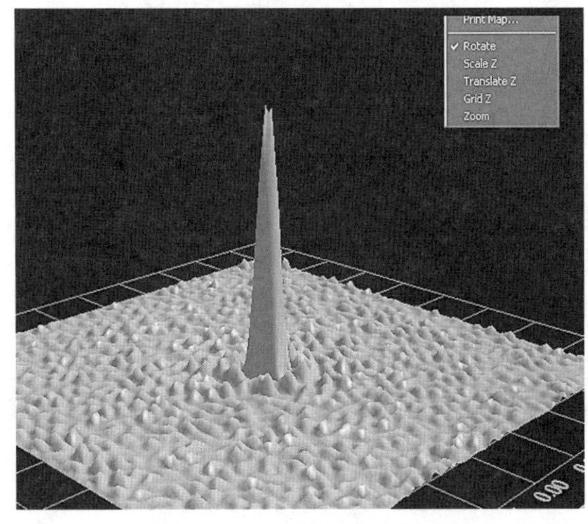


图 8-181A 点扩散函数 PSF
表示的是 Oblate 形状的点扩散函数

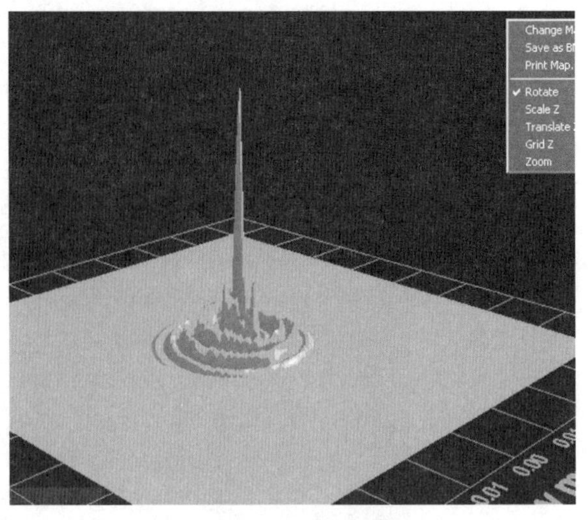


图 8-181B 点扩散函数 PSF
表示的是 Prolate 形状的点扩散函数，Prolate 角膜形状是较好的形状，点扩散函数分辨率高，球差小，没有其他不对称的高阶相差

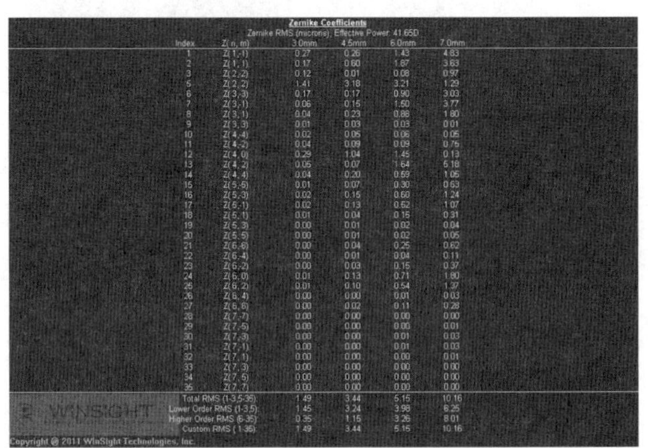

Zernike Coefficients
Zernike RMS (microns), Effective Power: 41.65D

| Index | Z(n, m) | 3.0mm | 4.5mm | 6.0mm | 7.0mm |
|---|---|---|---|---|---|
| 1 | Z(1,-1) | 0.27 | 0.26 | 1.43 | 4.83 |
| 2 | Z(1, 1) | 0.17 | 0.60 | 1.87 | 3.63 |
| 3 | Z(2,-2) | 0.12 | 0.01 | 0.08 | 0.97 |
| 5 | Z(2, 2) | 1.41 | 3.18 | 3.21 | 1.29 |
| 6 | Z(3,-3) | 0.17 | 0.17 | 0.90 | 3.03 |
| 7 | Z(3,-1) | 0.06 | 0.15 | 1.50 | 3.77 |
| 8 | Z(3, 1) | 0.04 | 0.23 | 0.86 | 1.80 |
| 9 | Z(3, 3) | 0.01 | 0.03 | 0.03 | 0.01 |
| 10 | Z(4,-4) | 0.02 | 0.05 | 0.06 | 0.05 |
| 11 | Z(4,-2) | 0.04 | 0.09 | 0.09 | 0.76 |
| 12 | Z(4, 0) | 0.29 | 1.04 | 1.45 | 0.13 |
| 13 | Z(4, 2) | 0.05 | 0.07 | 1.64 | 5.18 |
| 14 | Z(4, 4) | 0.04 | 0.20 | 0.69 | 1.05 |
| 15 | Z(5,-5) | 0.01 | 0.07 | 0.30 | 0.63 |
| 16 | Z(5,-3) | 0.02 | 0.15 | 0.60 | 1.24 |
| 17 | Z(5,-1) | 0.02 | 0.13 | 0.62 | 1.07 |
| 18 | Z(5, 1) | 0.01 | 0.04 | 0.15 | 0.31 |
| 19 | Z(5, 3) | 0.00 | 0.01 | 0.02 | 0.04 |
| 20 | Z(5, 5) | 0.00 | 0.01 | 0.02 | 0.05 |
| 21 | Z(6,-6) | 0.00 | 0.04 | 0.25 | 0.62 |
| 22 | Z(6,-4) | 0.00 | 0.01 | 0.04 | 0.11 |
| 23 | Z(6,-2) | 0.00 | 0.03 | 0.15 | 0.37 |
| 24 | Z(6, 0) | 0.01 | 0.13 | 0.71 | 1.80 |
| 25 | Z(6, 2) | 0.01 | 0.10 | 0.54 | 1.37 |
| 26 | Z(6, 4) | 0.00 | 0.00 | 0.01 | 0.03 |
| 27 | Z(6, 6) | 0.00 | 0.02 | 0.11 | 0.28 |
| 28 | Z(7,-7) | 0.00 | 0.00 | 0.00 | 0.00 |
| 29 | Z(7,-5) | 0.00 | 0.00 | 0.00 | 0.01 |
| 30 | Z(7,-3) | 0.00 | 0.00 | 0.01 | 0.03 |
| 31 | Z(7,-1) | 0.00 | 0.00 | 0.01 | 0.03 |
| 32 | Z(7, 1) | 0.00 | 0.00 | 0.00 | 0.01 |
| 33 | Z(7, 3) | 0.00 | 0.00 | 0.00 | 0.00 |
| 34 | Z(7, 5) | 0.00 | 0.00 | 0.00 | 0.00 |
| 35 | Z(7, 7) | 0.00 | 0.00 | 0.00 | 0.00 |
| Total RMS (1-3,5-35): | | 1.49 | 3.44 | 5.15 | 10.16 |
| Lower Order RMS (1-3,5): | | 1.45 | 3.24 | 3.98 | 6.25 |
| Higher Order RMS (6-35): | | 0.35 | 1.15 | 3.26 | 8.01 |
| Custom RMS ( 1-36): | | 1.49 | 3.44 | 5.15 | 10.16 |

WINSIGHT
Copyright @ 2011 WinSight Technologies, Inc.

图 8-182 Zernike 多项式分析系数表
在不同的光学区间，最佳 Zeinike 曲面拟合的系数也不同，对于表述角膜的光学特征很有用。应该注意，角膜外表面的光学特征与全眼球的光学特征不一样，但又有许多类似的特点。而且，对于像用准分子激光技术矫正屈光，角膜外表面的光学特征是最为重要的特征。角膜地形图色彩图和 Zeinike 多项式分析同样有意义。比如，高阶球差与激光切削模式有关，彗差与偏中心切削有关

计了在不同照明条件下，Kappa 角的测量和视轴与瞳孔中心的偏移量的测量。测量方法是用同一相机，在几乎同一时间（相差只有 33 毫秒）采集角膜地形图和瞳孔及虹膜图。从地形图图像和瞳孔图像，分析计算可以得到 Kappa 角和视轴与瞳孔中心的偏移量，这一信息可以用于用激光治疗屈光不正的移心切削，即，在使用眼瞳孔跟踪的激光校正系统中，系统跟踪的是瞳孔的中心，但激光切削的中心是视轴中心，而非瞳

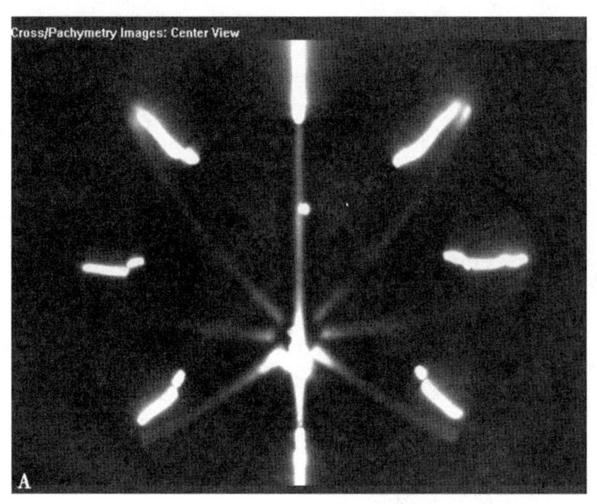


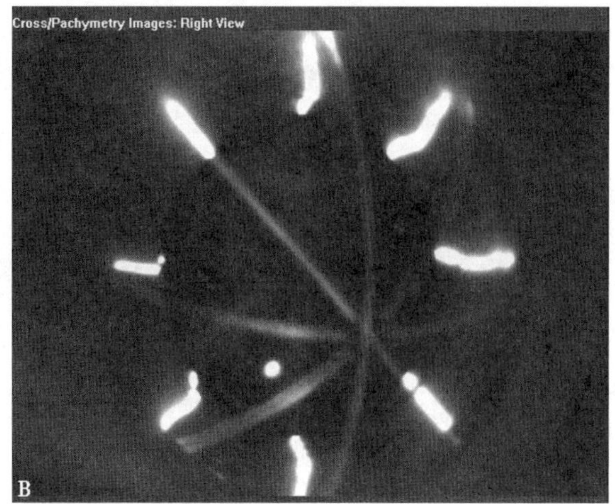


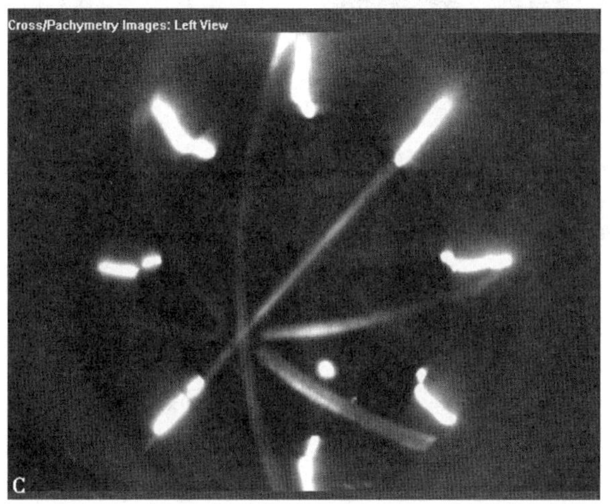


**图 8-184 星状裂隙成像**

A. 正面图 B. 右视图 C. 左视图。三幅图像是三台相机同步所得。星状裂隙图案，闪光照明。没有运动引起的误差。对受试者比较舒适。在米字线上，眼角膜的厚度可以准确测量。整体厚度图用数学模型内插。此外，前房深度、晶状体厚度等信息也可以从图像的深度处理中得到

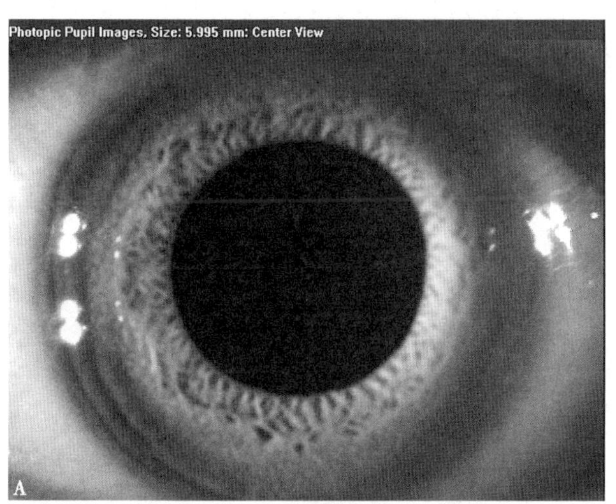


**图 8-186A 暗视瞳孔图像**

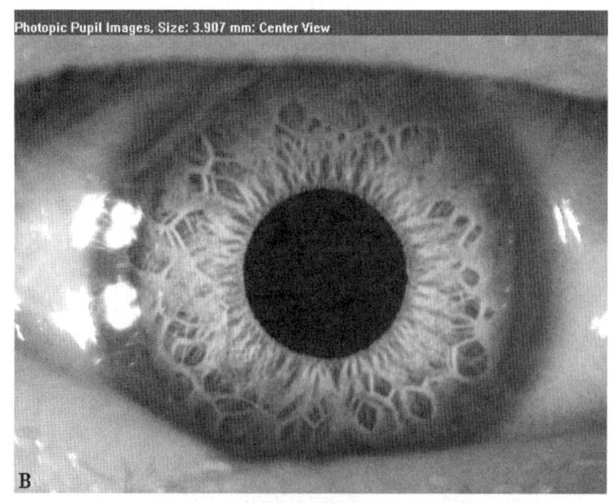


**图 8-186B 明视瞳孔图像及眼球虹膜的图像**

孔中心。这一技术进步，是激光系统避免手术引起的偏中心的最重要的一部分。彩图 8-187（见书末彩插）显示了角膜地形图和瞳孔位置的叠加。图 8-188 则显示了 Kappa 角和视轴与瞳孔中心的偏移量。

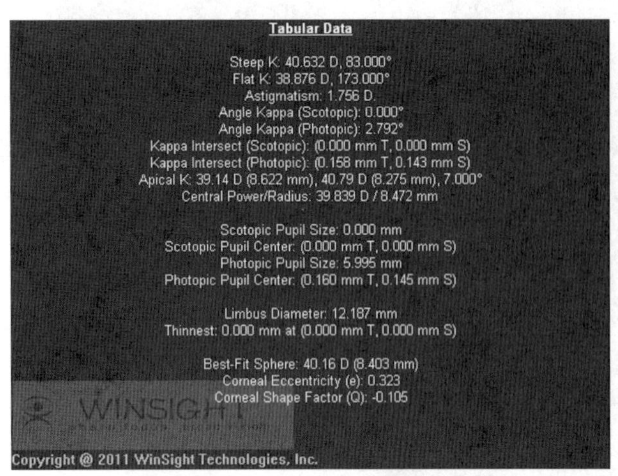


图 8-188 WinMax 可以测量出准确的视轴和瞳孔中心的偏差

### （七）WinMax 角膜地形图分析系统在激光屈光矫治中的应用

WinMax 角膜地形图分析系统在激光屈光矫治中的应用包括：

1. 测量角膜地形图的高度图，非球面系数（Q 值），各种照明条件下的瞳孔大小和视轴与瞳孔中心的偏移量，角膜厚度。

2. 利用多次测量的平均值，产生可以用于角膜地形图引导的激光治疗软件的文件。

3. 角膜地形图引导的激光治疗软件，使用地形图数据，设计出非球面切削的激光治疗方案。

4. 对于复杂的非对称角膜，尤其是早期手术造成的偏中心角膜的二次手术，WinMax 提供的数据用于角膜地形图引导的激光治疗软件，可以修复偏心角膜，恢复视轴，节省角膜组织，矫正疑难屈光不正，角膜地形图引导的准分子激光屈光矫治是很有效的技术。

（刘党会）

## 第六节 镜片焦度计

镜片屈光力（度）的标示主要有以下四种：①近似镜度（approximate power）称名义镜度，即忽略镜片的厚度的情况下，只由镜片前后面的镜度标示；②后顶点度（back vertex power），前顶点度（front vertex power），分别指对于后顶点或前顶点的出射光线屈光力（refractive power）；③等效镜度（equivalent power），是指等效于一薄镜片镜度的厚镜片镜度数；④有效镜度（effective power），指对于离戴镜眼某距离的镜片所起作用的镜度。

通常所说的镜片屈光度指的是后顶点度，测量镜片屈光度的基本仪器主要有两类：镜片焦度计和镜片测度表。

### 一、镜片焦度计

镜片焦度计（测度仪）（focimeter，lensmeter），又称为镜片顶点度测试仪、焦距仪和查片机等，是光学测试仪器。基本结构如图 8-189 所示，主要由聚焦系统和观察系统两部分组成。主要的构成有：①被照明了光标；②被测量镜片平台；③目镜系统（类似望远镜系统）；④标准镜系统（或固定镜）。

将要测屈光度的镜片置于标准透镜（standard lens，即聚焦系统）和望远镜（即观察系统）之间的镜片夹上（实际是一光阑），然后来回移动位于标准透镜另一方的视标，直到观察者通过望远镜看清楚视标像为止。聚焦系统的作用是将目标成像在无限远，而该像又恰被已作成平行光调整的观察系统所看清。当镜片测度仪处于零位时，被照明且可移动的视标位于标准透镜的第二主焦点上，使通过该系统的光线成为平行光，被测试镜片必须紧靠镜片夹（光阑），即被测镜片的顶点位于镜片测度仪标准透镜的第一主焦点上。

镜片测度仪的测量光学原理如图 8-190 所示。

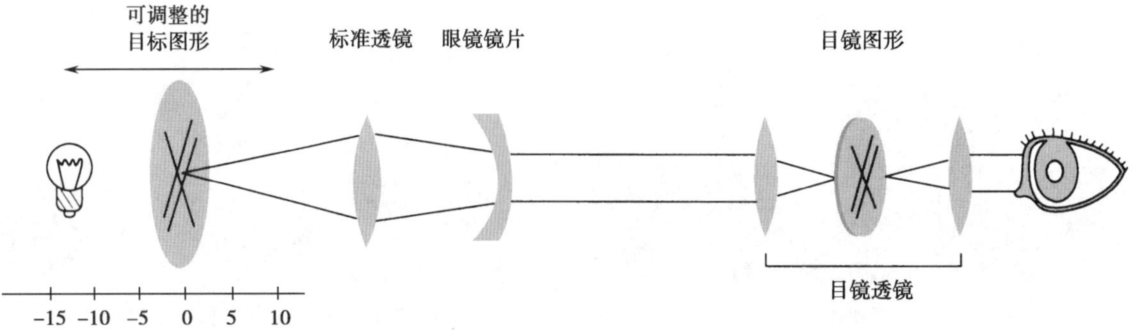


图 8-189 镜片侧度仪的基本光学结构

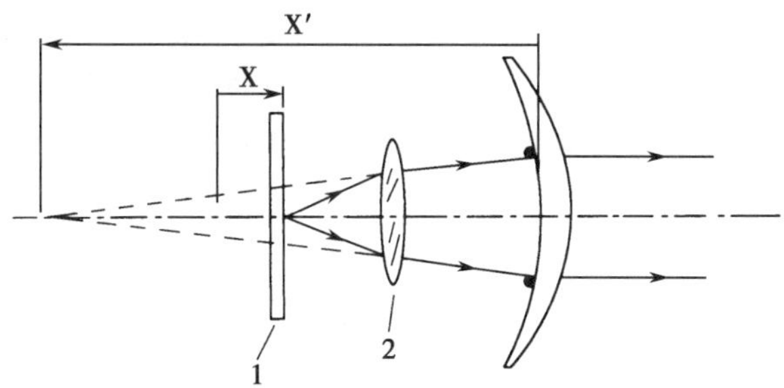

图 8-190　镜片测度仪原理
1. 视标　2. 标准透镜

应用牛顿公式：$xx'=-f'^2$，得：

$$xx'=-xf'v=-f'^2$$

$$f'v=f_0'/x$$

$$F'V=F_0^2x$$

由于标准透镜的屈光度 $F_0$ 为一常数，故被测镜片的后顶点屈光度与距离 $x$ 成正比。

通常情况下测量的是镜片的后顶点屈光度，镜片的后顶点必须与镜片夹紧密相靠；如要记录其前顶点屈光度，则应将该镜片反向放置，使其前顶点与镜片夹紧密相靠。基于这样的设计，不论被测镜片的屈光度大或小，望远镜所见的视标像大小均不变。而且视标的前后移动与被测镜片屈光度成正比，镜片测度仪的屈光度标尺也是线性的（图 8-191）。

镜片的远矫处方度数基于远处平行光线通过镜片的折射情况，与镜片焦度计的设计基础是相同的，因而镜片的后顶点是镜片的最重要的参考点。但是，当测量镜片的加光部分时，应该将镜片反转，测量其前顶点，因为加光部分是将近处的发散光线变为平行，然后通过镜片折射聚焦，因而测量其前顶点屈光度。镜片非加光部分的后顶点屈光度和加光部分前顶点度的数学差，就是该双光镜片的阅读附加。

投影式镜片测度仪是以投影装置代替观察系统的望远镜，就成了投影式镜片测度仪，其优点是：克服了由于观察者目镜调焦不准或测量时产生调节所引起的误差；在数人共用一台镜片测度仪的情况下，避免了每测一次都要调一次目镜焦距的麻烦；允许几个人同时观察测试结果，因此适合于教学。

## 二、镜片测度表

镜片测度表（lens measure，spherometer）：是一种单纯机械结构式仪器（图 8-192），该表主要结构为三根测脚，边上的两根为固定脚，中间一根为可以伸缩的测脚，其与一根弹簧相连，弹簧对被测量面有少许压力，该弹簧经一齿轮一齿轨机械结构把镜片测度表中间活动脚的线性位置转换成屈光度读数。

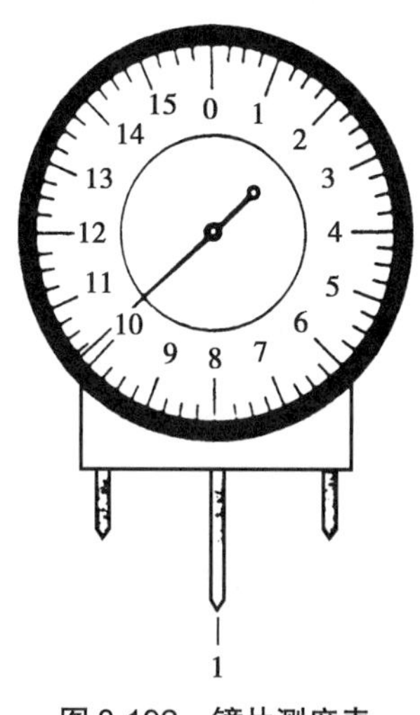

图 8-192　镜片测度表
活动中央测脚

镜片测度表的测试原理如图 8-193 所示：

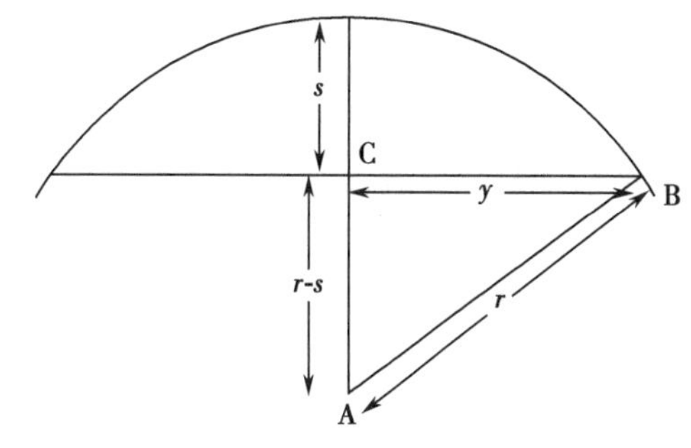

图 8-193　镜片测度表测试原理图

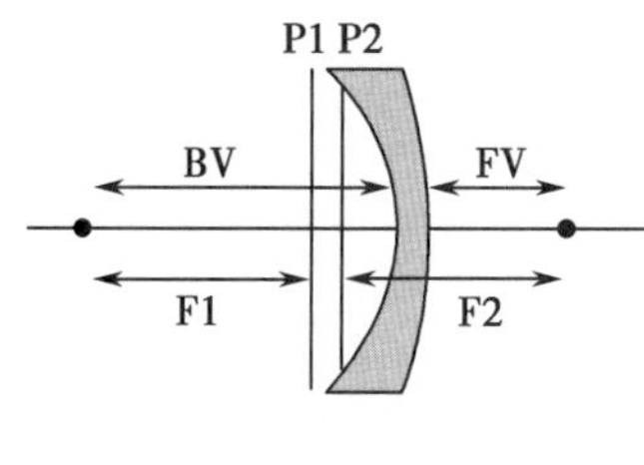


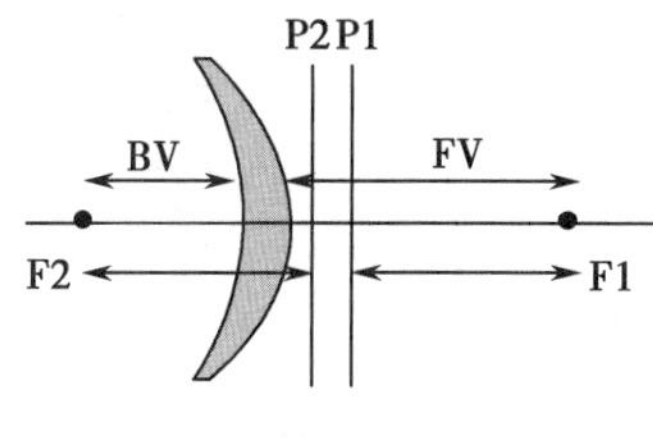


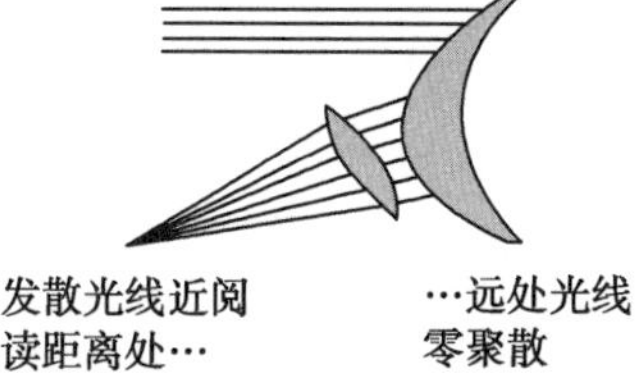


图 8-191　各种镜片顶点度的测量

根据勾股定理，得出弧矢(Sag)

$$s=r-\sqrt{r^2-y^2}$$

或 $$r=\frac{y^2+s^2}{2s}$$

则曲率 $$R=\frac{2s}{y^2+s^2}$$

由于 $F=(n-1)R$；镜片测度表所表示的屈光度为：

$$F=\frac{2000(n-1)s}{y^2+s^2}\quad (s、y\text{单位均为 mm})$$

如果某一镜片测度表系根据 $n=1.523$ 所设计，而所测镜片折射率 n 也为 1.523，则中间活动脚被压缩 1mm，刻度盘上的指针将指向 +10.37D。如果该镜片测度表用于测量其他折射率的镜片，必须用下式换算出真实屈光度数。

$$\text{表面屈光度}=\frac{n-1}{n_0-1}\times\text{表上的读数}$$

这里 $n$ 是被测镜片的折射率；$n_0$ 是标准镜片的折射率，一般为 1.523。

## 第七节 裂隙灯显微镜

裂隙灯显微镜(slitlamp microscope)为双目、高倍放大功能、裂隙状照明源的检测仪器，是眼科常用的检查仪器，具有较多功能，适应于眼部各个透明界面的检测，如泪膜、角膜、结膜、眼睑、前房、晶状体等。裂隙灯显微镜的基本工作原理是：将具有高亮度的裂隙形强光(裂隙光带)，持一定角度照入眼的被检部位，从而获得活体透明组织的光学切片；通过双目立体显微镜进行观察，就可看清被检组织的细节。

除了眼前节各界面检测外，裂隙灯显微镜在接触镜配戴评价方面也有很重要的价值。此外，如果配上一些附件还可以检查前房角、眼压、眼底等。

裂隙灯显微镜于 1911 年由 Gullstrand 发明，1920 年 Vogt 加以改进，目前世界各国的裂隙灯显微镜都采用 Vogt 的基本原理。瑞士 900 型裂隙灯是 1958 年开始成批生产的，是一种比较典型的优质结构设计；德国 1950 年开始成批生产裂隙灯显微镜以来，已形成系列产品，性能良好；日本多家企业生产各有特色的裂隙灯显微镜；我国于 1967 年试制成功裂隙灯显微镜，并投入批量生产，现在国产裂隙灯显微镜已广泛使用。

激光和电脑技术的发明和发展大大推动了裂隙灯显微镜技术的进步，裂隙灯显微镜从原来只有光学和机械二门技术组成的光学仪器，已向光学、机械、电子、电脑四门技术一体化的方向发展，在功能上从原来的只有检查功能向同时具有检查、诊断、治疗的多功能发展。

### 一、基本结构和光学原理

裂隙灯显微镜为双目、高倍放大效率、裂隙状照明源的检测仪器，也属于显微镜类光学仪器，具有较多的功能，适应于眼部各个透明界面的检查。基本光学原理是：将具有高亮度的裂隙形强光(裂隙光带)，持一定角度照入眼的被检部位，从而获得活体透明组织的光学切片；通过双目立体显微镜进行观察，就可看清被检组织的细节。裂隙灯显微镜检查之所以能看清楚被检组织的细节，是光学切片所包含的超显微质点(就是那些小于显微镜分辨极限的微小质点)产生了散射效应。

裂隙灯显微镜由以下基本构成：望远镜系统、转向棱镜、Galilean 望远镜、物镜、裂隙照明光源(轴位可转动)和双目观察系统。

#### (一)天文望远镜系统(astronomical telescope)

天文望远镜系统由两个正镜片构成，镜片间的距离等于两个焦距的和，通过该系统形成的像有更好的放大并减少像差和畸变(图 8-194)，该天文望远镜系统作为显微镜的“目镜”系统。

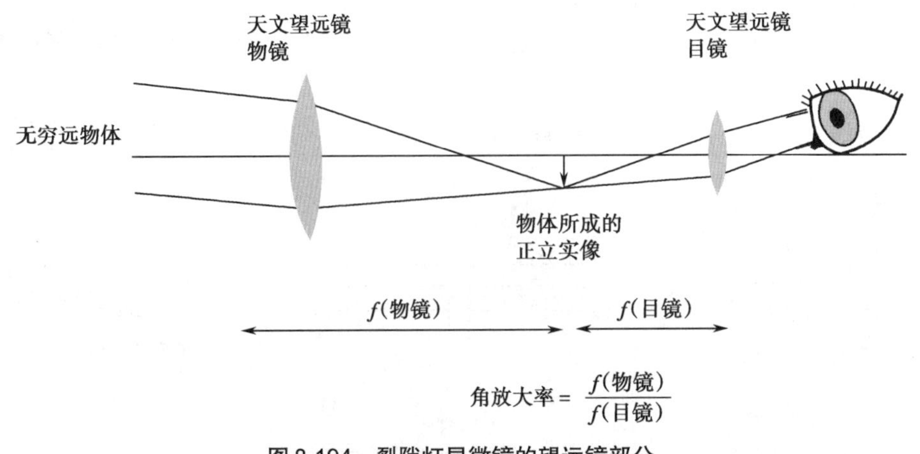


图 8-194 裂隙灯显微镜的望远镜部分

### （二）转向棱镜

一般显微镜的像是倒置的，为了解决这个问题，该显微镜使用了一对棱镜来倒转像，且目镜和棱镜还能绕显微镜物镜的光学轴转动，以适应对不同瞳孔距离的调整需要。转向棱镜设计有多种多样，最常用于裂隙灯显微镜的转向棱镜为 Porro-Abbe 棱镜（图 8-195），采用了两个三角棱镜多次反射光线（采用了全内反射原理），达到转向同时不减少光量不改变的放大率的目的。

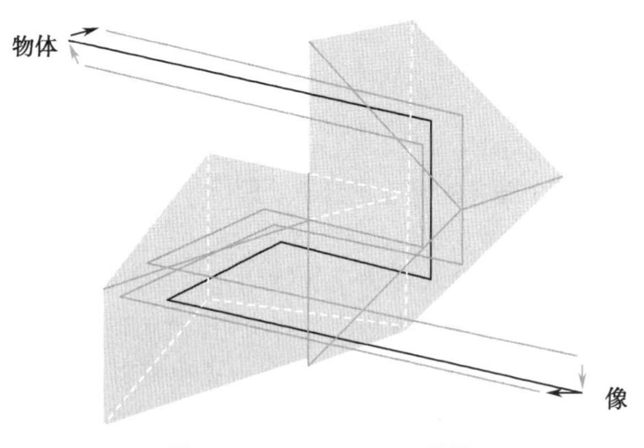


图 8-195　Porro-Abbe 棱镜

### （三）伽利略（Galilean）系统

伽利略望远镜由一正镜（物镜）和一负镜（目镜）组成，如图 8-196。平行光线入射，平行光线出射。将几种不同放大倍率的伽利略望远镜装在一个变倍鼓轮中，然后放置在显微镜光学系统中的物镜和目镜之间，通过转动变倍鼓轮来改变放大倍率。该方法能提供更多不同的放大倍率，称之为 Galilean 系统。

### （四）物镜系统

以上讨论的天文望远镜系统和伽利略系统的应用可以有效地达到放大所观察物体的目的。显微镜的物镜和被测眼之间的距离称为工作距离，这个距离使得检查医师能有一定的预定空间作检测或治疗操作，如翻眼睑或去除异物等，同时，还可以连接一些附属检测仪器，如眼压计、角膜厚度计等，物镜系统的设置就是使得物镜和被观察物体间有一定的工作距离，同时将观察物体成像在无穷远处。

### （五）裂隙照明光源（轴位可转动）

裂隙灯显微镜的照明系统，要求是能产生一个亮度高、照明均匀、裂隙清晰而且宽度可调的照明效果。为了达到这个要求，几乎所有的裂隙灯都选择了柯拉照明方式。裂隙灯显微镜的照明系统，是典型的柯拉照明。

裂隙的宽度通过一个连续变化的机械结构来控制，裂隙的高度可以利用裂隙前的一系列光圈的变化而达到非连续变化的效果，或者利用螺旋形光阑来达到连续变化的效果。在照明光路中还放置了不同波长的滤光片，可以根据各种检查的需要，发出各种不同颜色的裂隙光。如在进行荧光检查时，就发出激发荧光素的色光。此外，还可以转动裂隙使其呈水平裂隙带，以便在检测眼底和房角时用（图 8-197）。

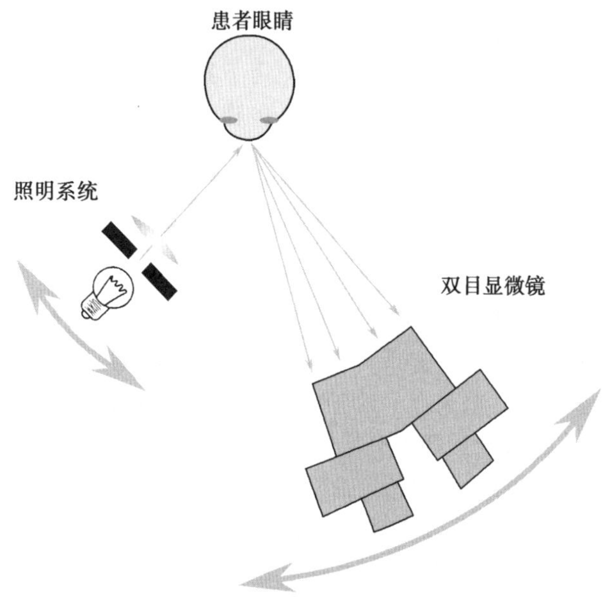


图 8-197　裂隙灯显微镜的照明系统

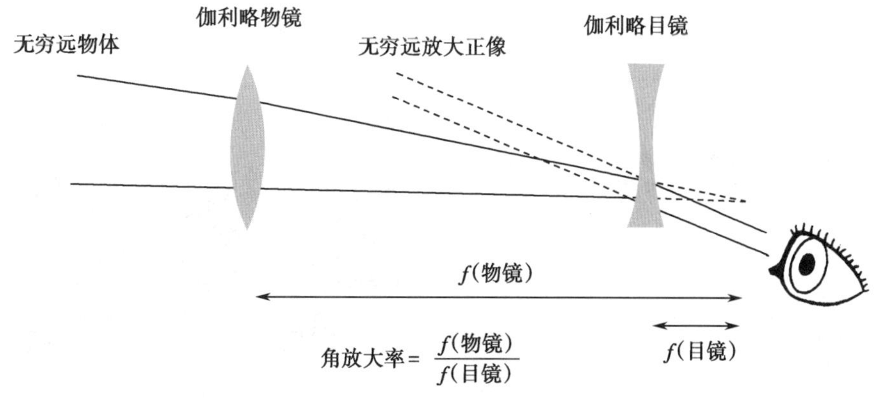


图 8-196　裂隙灯显微镜中的伽利略系统

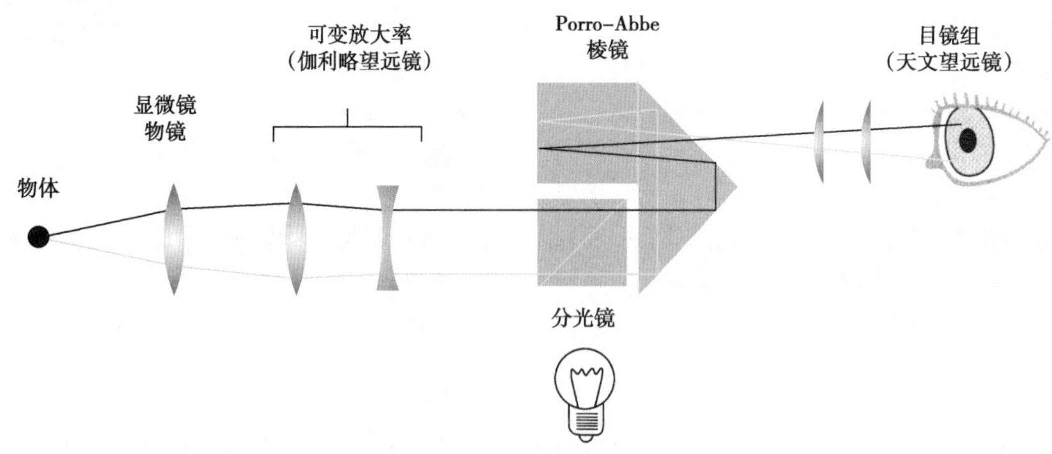


图 8-198 裂隙灯显微镜的观察系统

**（六）双目显微镜系统**

在眼视光专业领域，立体观察视觉非常重要，因此，裂隙灯显微镜使用了两个相同的镜片系统（对于双眼），通过这样的设计达到三维观察的目的（图 8-198）。

## 二、裂隙灯显微镜数字化图像系统

当今，电子电脑已迅速应用于各个领域。裂隙灯显微镜数字化图像系统，就是电脑技术在裂隙灯显微镜上的应用，是裂隙灯显微镜的现代化发展。

**（一）基本结构和原理**

近代的裂隙灯显微镜，一般已经设计有一个摄影接口或摄像接口，利用这个接口，接上一个光学适配器，将图像导入 CCD 摄像头。从摄像头出来的视频信号，送给电脑。经放大和 A/D 转换后变换成数字化图像，存入电脑内存。系统框图如图 8-199 所示。

通过专用图像分析软件，对图像进行分析处理，并做出结论，再对结论进行储存和打印报告。

这一系统既能对图像进行储存和处理，又能实时显示和记录检查过程，具有快速、定量、明确等特点。

**（二）图像的筛选和分析处理**

筛选就是判别视场中是否有我们所感兴趣的内容（如白内障）。依靠图像中景物的几何形态和其灰度，按照一定的图像处理程序进行分析，就可以认知某一景物。为了从繁多的数据集合中提出能够反映模式特征的量，需压缩数据，剔除与识别无关的信息，提取那些对模式识别有重要价值的信息。模式识别系统的基本功能是判别各个模式所归属的类别。在电脑模式识别技术中，最基本的判别方法之一是选用一个线性判别函数进行模式分类。如有白内障时，裂隙灯显微镜采取“后照法”的照明方式，就会看到晶状体出现散射现象。当出现散射现象时，图像处理软件就会重点考虑散射的参数。将这个图像同模板（样板）进行比较，就可判断白内障的程度和级别。该系统还具有精确测量角膜曲率和厚度，晶状体厚度，前房深度等功能。

最新推出的眼前段分析系统就是裂隙灯显微镜数字化图像系统的一种。如图 8-200 所示。

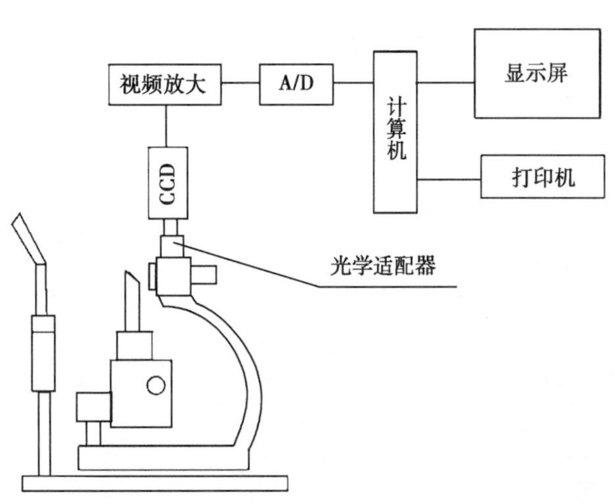


图 8-199 数字化系统框图

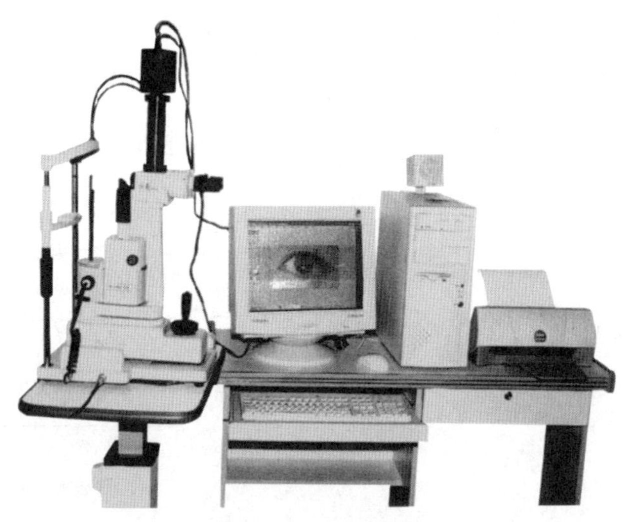

图 8-200 裂隙灯显微镜图像处理

它的系统功能主要包括常规裂隙灯显微镜检查功能，在此基础上附加通过裂隙灯显微镜及CCD进行图像采集功能，采集后的图像经过一定的图像分析系统进行图像的处理，包括调整对比度、明暗度、色度，调整图像的大小，调整图像显示方式及其他常规图像处理。这种系统还具有测量角膜厚度、角膜直径、前房深度、晶状体厚度、病变部位面积及周长、角度测量等功能。并能编辑及打印分析报告。为眼科医师和视光师进行眼前段检查和相应的图形资料搜集提供了很好的帮助。

现在，裂隙灯显微镜数字化图像系统，还能在所采集的图像信息中，确立一些特征点，并以这些点为基础，虚拟重建眼的模型，为科研和临床提供更多的信息。

## 第八节　检　眼　镜

检眼镜（ophthalmoscopes）是检查眼屈光介质和视网膜的仪器，故亦称眼底镜，是眼科一种重要的常用仪器。检眼镜分为直接检眼镜和间接检眼镜两类。应用直接检眼镜看眼底，检查者观察到的是视网膜本身，是没有立体感的正像；而应用间接检眼镜，检查者观察到的是由检眼镜形成的视网膜立体倒像。直接检眼镜的角视野（angular field）远远小于间接检眼镜的角视野。一般直接检眼镜的角视野范围为10°～12°；而间接检眼镜观察到的角视野范围可大到60°。两类检眼镜的眼底像放大倍数也不相同，直接检眼镜的放大倍数约为15倍；而间接检眼镜的放大倍数仅2～3倍。总的来说，直接检眼镜和间接检眼镜两者的功能各有特点，应用直接检眼镜能在高倍放大的情况下观察较小范围的眼底像；而应用间接检眼镜时，能在较小的放大倍率下观察到较大范围的眼底立体像。目前，临床上一般同时使用两类检眼镜检查：首先用间接检眼镜观察较大视野下有否病变，然后再用直接检眼镜高倍率下检查眼底特定区域细微结构改变和形态特征。

### 一、直接检眼镜

直接检眼镜的光学基本原理相对比较简单，假设被测眼视网膜被适当照明，被测眼和检测眼均为正视，根据正视眼球的光学特点，被测眼的视网膜像应该正好聚焦在检测眼的视网膜上（图8-201A）。以此类推，对于远视眼或近视眼，主要在它们之间放置适当的补偿透镜，就可以达到清晰成像的目的（图8-201B、C）。

直接检眼镜的基本构成中有许多附属构成：

#### （一）照明系统

灯泡和聚光镜构成照明光源系统，聚光镜一般为平凸形，为减少像散，平的一面朝向灯泡，通常采用屈光度为200D即焦距5mm的透镜。灯泡的灯丝应位于聚光镜的焦面上，以使光线在通过聚光镜后形成平行光，光阑的直径1mm，是典型的柯拉照明（图8-202）。

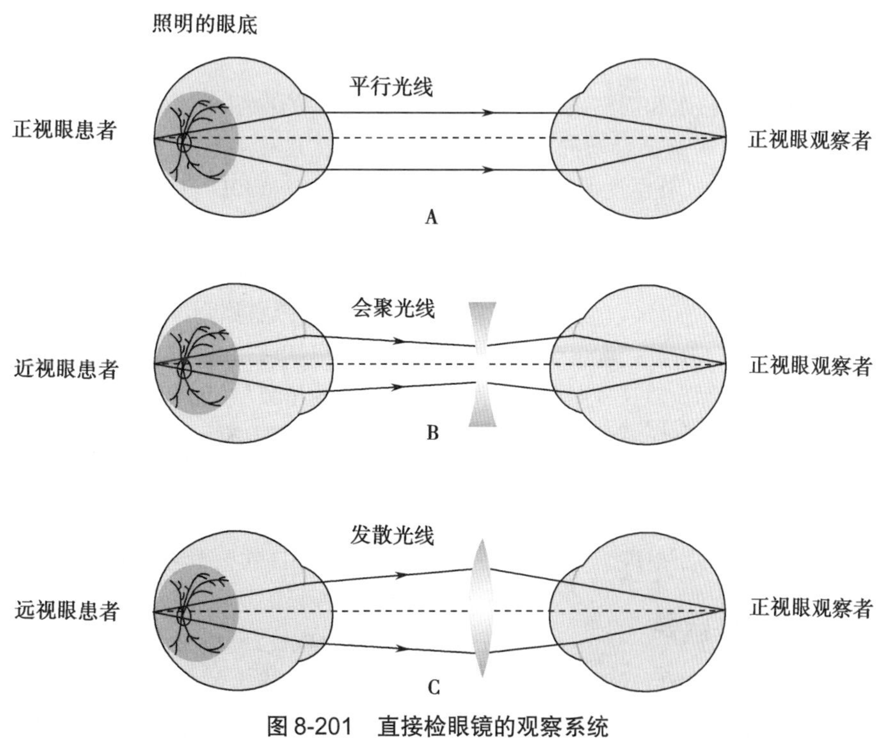


图8-201　直接检眼镜的观察系统

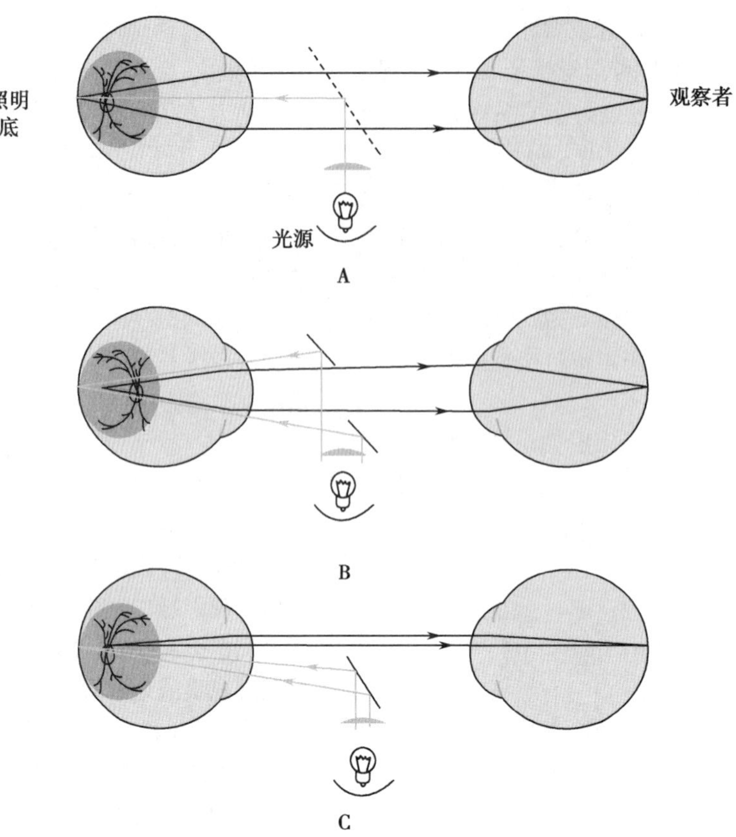


图 8-202 直接检眼镜的照明系统

**（二）棱镜**

棱镜作用是使光线会聚和转向，其折射面为半径为 5mm 的球面，因此屈光度值为 100 棱镜度。光源发出的平行光会聚于棱镜的像方焦点，此点正好在棱镜斜面上，或者在斜面的附近处。

**（三）补偿透镜**

补偿透镜的作用为补偿被检眼和观察眼的屈光不正，使观察清晰。旋转补偿盘可选择合适的补偿片，从 +20D 起，经过 0D 直至 −25D。补偿盘可绕轴旋转，调焦沟的作用为移动灯泡和光阑，以保证被检眼为屈光不正时，也能将光阑清晰地成像在眼底。

**（四）光阑和滤光片**

光阑（aperture）和滤光片（filter）一般位于聚光透镜和投射透镜之间。光阑可控制投射在视网膜上的照明光斑大小。由于该滤光片能去除照明光束中的长波光线，因此在显示眼底时可产生两种效果：首先，它增加了视网膜血管和背景的对比度；其次，它有利于检查者鉴别是视网膜损害还是脉络膜损害。

## 二、间接检眼镜

被照亮的视网膜通过眼球系统后应成像在无穷处（图 8-203A），将一聚光镜（20D）放置在眼前，则可以将该视网膜成像在眼前空间的某一位置（距离 20D 的聚光镜 50cm）（图 8-203B），这就是间接检眼镜的基本光学原理。

间接检眼镜（indirect ophthalmoscopes）与直接检眼镜的不同在于检查者用间接检眼镜观察的是眼底的像，而不是眼底本身，该像是通过放置在检查者和被检者之间的检眼透镜（聚光镜）而产生的。各种间接检眼镜在尺寸上和复杂性方面有很大差异，最常用是 20D（+15～+30D 范围），该透镜具有两种功能：①将照明系统的出瞳和观察系统的入瞳成像在患者瞳孔处；②将患者的眼底像成在检眼透镜和检查者之间。

**（一）眼底照明**

照明灯通常装在灯盒中（lamp house），和一聚光镜组合成光源，经过检眼透镜进入眼底，将其照明。

**（二）空中像**

经过检眼透镜所成的像为倒立的实像，眼底像的位置随患者的屈光状态和检眼透镜的屈光力大小而变化，如用 13D 的检眼透镜来检查正视眼的眼底，形成的眼底像在检眼透镜前面 77mm 处。如果检眼透镜距离检查者 60cm，则检查者就可能需要付出额外的 2D 调节力才能看清患者的眼底像。如果患者是远视眼或者检查者想将眼底像成在更近处，以使被观察的眼底放

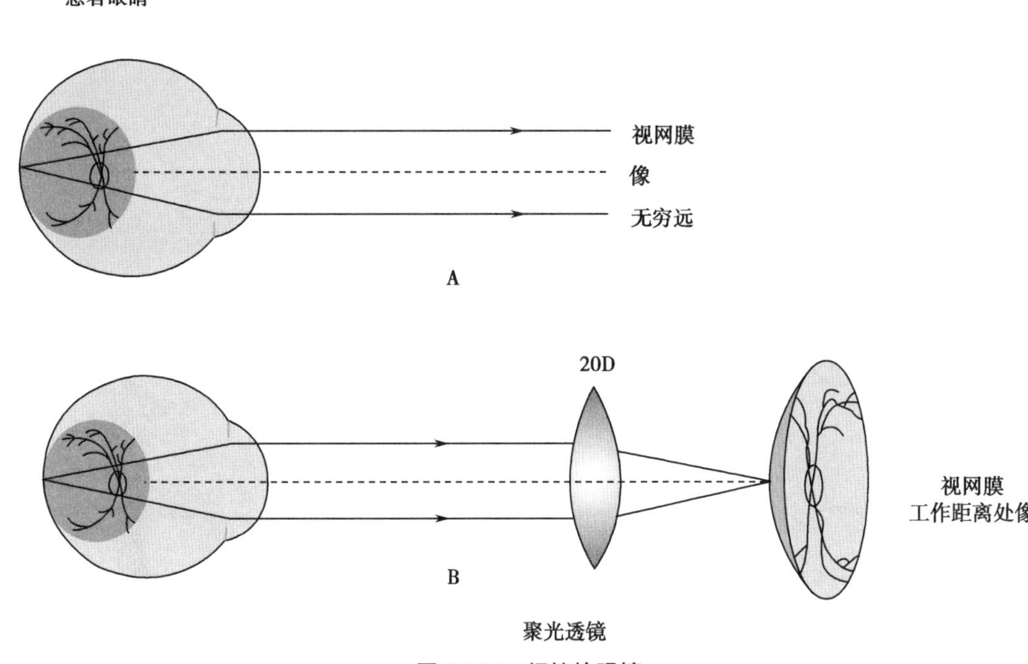


图 8-203　间接检眼镜

大得较大，则必须付出更多的调节。一般间接检眼镜总是常规附加聚焦（补偿）透镜于窥孔前面（图 8-204）。

**（三）保持瞳孔共轭**

检查眼和被测眼的瞳孔必须共轭，即检测者眼的瞳孔必须成像在被测者眼的瞳孔位置，只有这样，才可以达到最大光亮的视觉效果（图 8-205A）。从位置的角度看，将检眼透镜很靠近被测眼，则视网膜周边被照明的程度就低，看起来非常暗（图 8-205B）。如果将检眼透镜很远离被测眼，则视网膜周边出来的光线无法到达检测眼，看起来也非常暗（图 8-205C）。

**（四）双眼系统**

为了获得三维图像，双眼应该同时获得空中像，所以采用了双眼观察系统，该系统通过反射镜来缩小瞳距。

## 三、与裂隙灯合并使用的间接检眼镜

眼视光医师习惯使用与裂隙灯并用的间接检眼镜。此系统的优点是眼底图像具有三维效果，放大率可调整，照明系统可随时变化，系列间接检眼镜可提供各种范围的观测视场。

由于角膜和晶状体存在较大屈光力，裂隙灯显微镜只能观察从外眼至玻璃体前段的眼部组织，要想进一步深入观察，可以通过以下两种方法来解决：①用一个高负屈光度的镜片中和角膜的屈光力（图 8-206A）；②使用一个高正度数的镜片在显微镜的焦平面形成一个视网膜的中间像（图 8-206B）。

**（一）观察视网膜的非接触式镜片**

最早的非接触式检眼镜是 Hruby 设计的，为高负镜片（−55D），用于中和角膜屈光力，该镜片提供了一个直立的视网膜虚像，它的主要局限就是其观察视场很小，所有负的检眼镜的视场均受到瞳孔直径的限制，如当时的 Hruby 镜片所观测到的范围只有 5°～8°，即一个视盘的直径。

视场的问题在 1953 年得到了解决，EI Bayadi 设计了一个 +60D 的附属镜片，该镜片将视网膜像成在镜

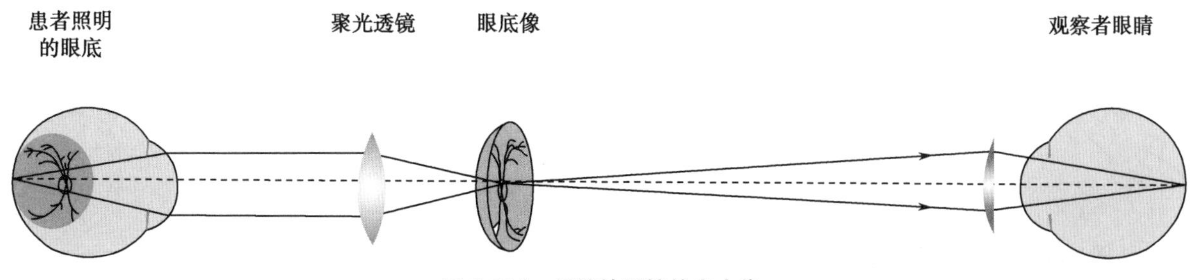


图 8-204　间接检眼镜的空中像

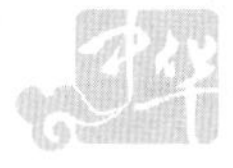



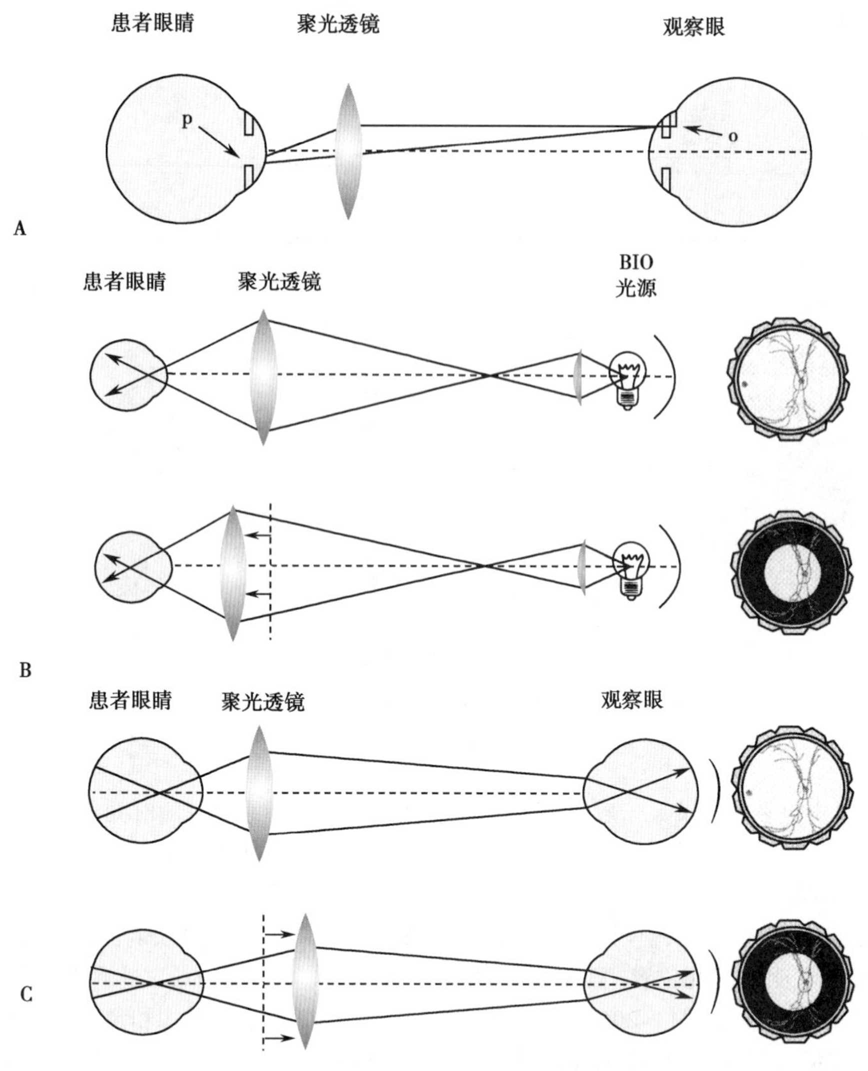


图 8-205 间接检眼和被测眼的瞳孔共轭

片和裂隙灯显微镜之间，是一个倒像，视场大约 40°，其观察系统完全与传统的间接检眼镜一样，由于使用了裂隙灯显微镜，所以不但成像立体而且放大率可调。虽然 EI Bayadi 解决了视场问题，但是其像质很差。后来发展出 Volk 双非球面镜片，极大提高了像质，目前此类镜片有 90D、78D 和 60D，其视场大约为 70°，它们的放大倍率取决于裂隙灯的放大倍率。正间接检眼镜在临床非常实用，因为它提供了非常高的放大倍率，大视场，不需要传统式的角膜接触。

### （二）接触式检眼镜

最常见的接触式检眼镜是由 Goldmann 设计的检眼镜（图 8-207），该镜片的度数为 −64D，视场 30°～40°，同样视场的观测和范围受瞳孔的限制，瞳孔相当于一个置于负镜系统中的光阑。

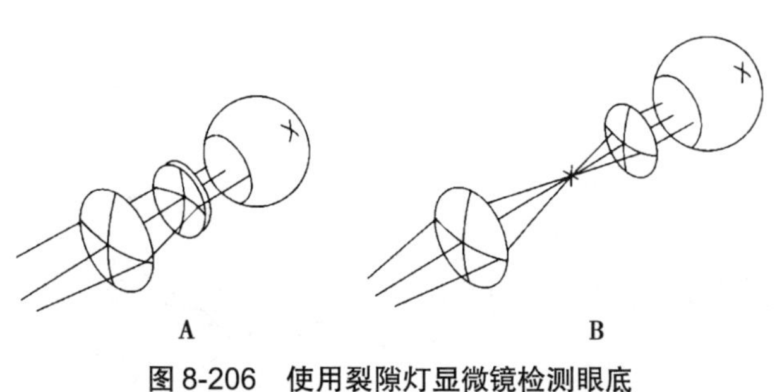


图 8-206 使用裂隙灯显微镜检测眼底

A. 使用负镜片 B. 使用正镜片

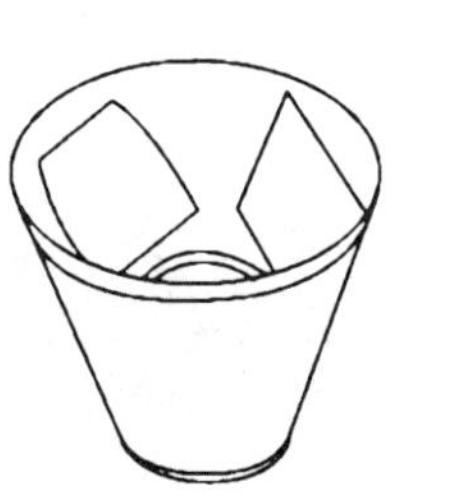

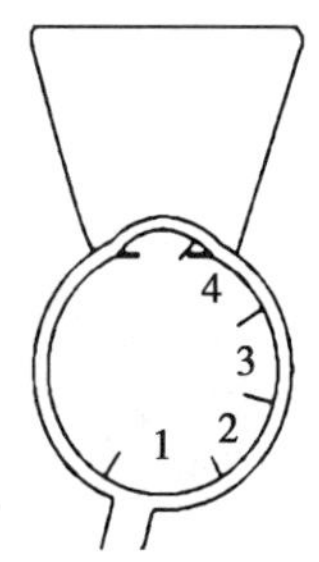


图 8-207 Goldmann 三面镜

Goldmann检眼镜呈锥形，与所有的接触镜一样，限制了被测眼的瞬目活动，减低了镜片前表面的光学质量。

该镜片通常由3个系列镜片组合而成，分别呈稍微不同的角度，通过连续分别观察3个镜片，可以检查眼底的全部，检眼镜可以在眼上旋转，以调整照明方向和观察轴向，对准和看清所要观察的眼底部位。

使用Goldmann检眼镜的目的一般是需要大放大倍率时，如需要观察视盘和黄斑的细节，该检眼镜也常常使用于视网膜光凝治疗时。一般常规的眼底检查不用该方法，因为要连续使用3个镜片花费较多的时间，同时由于放大率高，容易遗漏细节。

Rodenstock和Volk也成功地设计了正度数接触式检眼镜，所有这些眼底的视场都比较大，大约达90°（图8-208）。

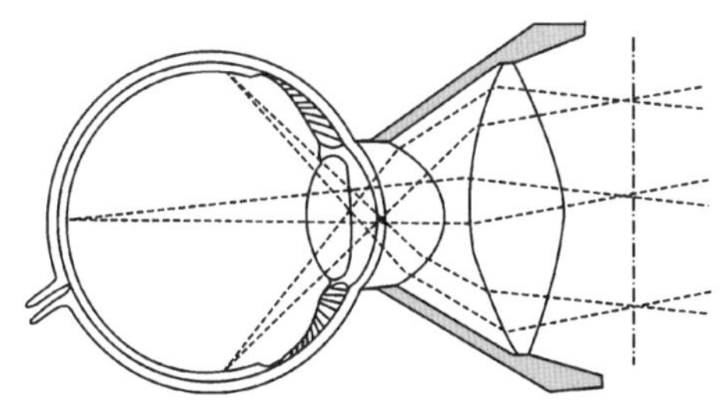

图8-208　Volk-Quardraspheric检眼镜

## 第九节　眼底照相机

眼底照相机原理与间接检眼镜相同，检眼镜中检眼透镜，实际就是眼底照相仪的前镜，它有三个目的：①假设被观察者正视眼，该镜将眼底上出来的发散光线变成眼外平行光线，这些光线由检眼镜收集成中间像，经过适当的光学方法处理后由观察眼所见，或被拍摄；②将观察者的瞳孔或摄影装置的入瞳成像在被测眼的瞳孔上，使观察者和被测眼的瞳孔共轭，来保证获得一个大视场，视场大小由检眼透镜的角径所决定；③将仪器中的光源投影到患者的眼中以照明眼底。

眼底照相机的构成必须使得光源的像和照相光圈的像与被测者的瞳孔共轭，眼底的像必须同胶片平面共轭。前者可经过确立眼和相机的位置来完成；后者即能否使像聚焦在胶片上。

眼底由检眼透镜所成空间像，然后通过一个光学系统（简单的话称为放大镜）被观察或被投影到组像胶片上，对于一个正视眼，线性的放大很简单：$\gamma=\beta$。

对于屈光不正眼，由于眼的屈光力的变化，放大率和中间像的位置发生了改变，增加了检查眼底的难度和复杂性，在这种情况下公式变得复杂，可以经过调整来矫正屈光不正。

### （一）照明系统

眼底照相机是基于Gullstrand无反光间接检眼镜的光学原理，照明系统的出瞳和观察系统的入瞳均成像在患者瞳孔区，这样的设计能保证角膜和晶状体的反射光不会进入观察系统（图8-209）。眼底照相机有两个光源，第一个是钨丝灯，用在对焦时作眼底照明，光源类型与其他间接检眼镜相同；第二个是闪光灯，用以在瞬间增加眼底照明至一定强度而进行拍摄。

### （二）观察系统

正视眼的眼底位于该眼光学系统的焦点上，因此对观察者来说，正视被测眼的眼底在无穷远处，近视或远视的眼底成像均在眼前和眼后，可以用以下两种办法来捕获图像：①使用屈光补偿透镜来消除眼的屈光力，将眼底成像在近焦位置以变显微镜观察；②采用望远系统系统作为观察系统的基础。眼底照相机是依照该原理研制的（图8-210）。

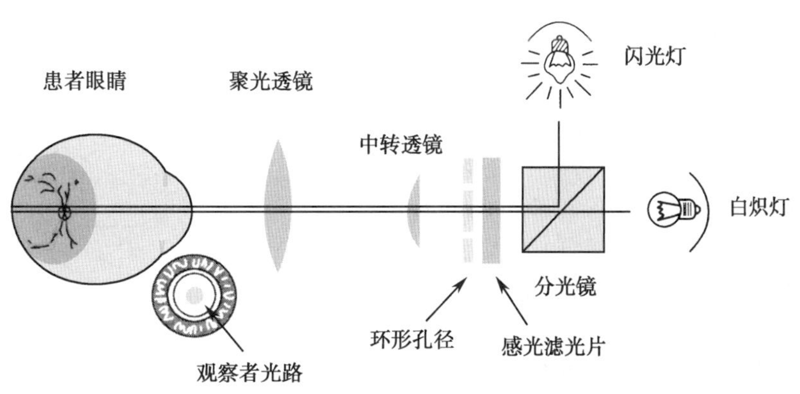


图8-209　眼底照相机的照明系统

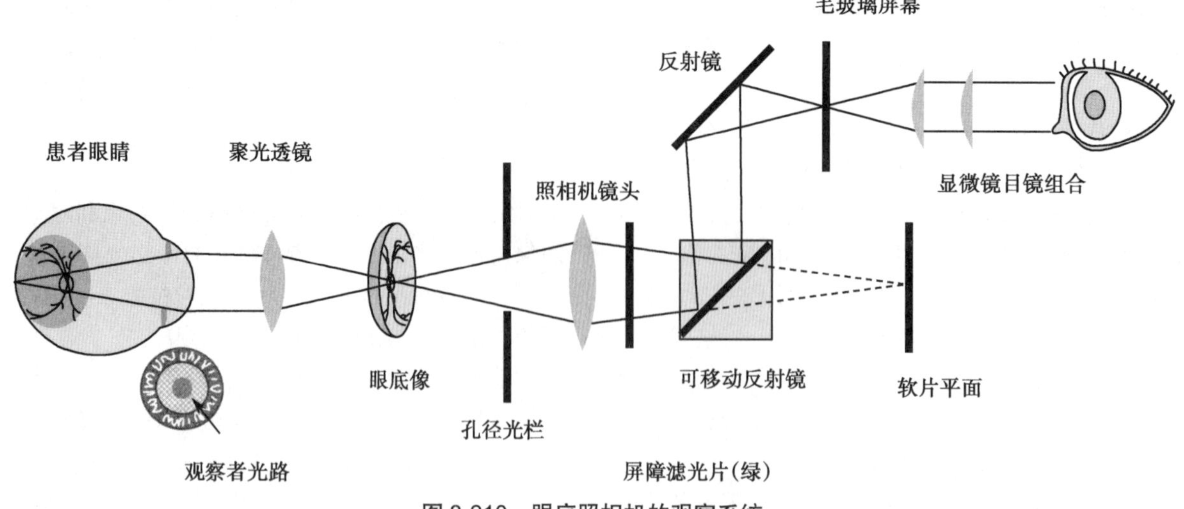


图 8-210 眼底照相机的观察系统

## 第十节 激光扫描检眼镜

激光扫描检眼镜是一种应用激光束作为照明光源的视网膜影像学技术，最早称为飞点电视检眼镜(flying spot TV ophthalmoscope)，后改称为激光扫描检眼镜。激光扫描检眼镜的工作原理完全不同于传统的眼底照相机，照明系统采用的是激光束，穿透力强，散射少，对视网膜的横向断面面积很小，10～20μm，可透过轻度混浊的屈光间质获得高质量的眼底图像，尤其是眼底的三维地形图。Mainster 等于 1982 年首先将其应用于眼科临床，此后设备和应用技术不断改进，尤其是共焦技术的应用使 SLO 的功能得到质的飞跃。目前临床上使用的均为共焦激光扫描检眼镜(confocal scanning laser ophthamoscope，CSLO)，典型代表有海德堡视网膜断层扫描仪(Heidelberg retina tomograph，HRT)和 Rodenstock CSLO。下文以目前临床上最常用的 HRT 为例介绍 CSLO 的原理和临床应用。

激光扫描检眼镜的结构和工作原理：HRT 采用的是 670nm 波长的二极管激光器，进入眼球之前，激光光束被一个转动的多面反射镜产生一个横向视网膜表面的快速水平扫描光束，再被一个反射镜以很低的频率振荡着，产生一个垂直的扫描光束(图 8-211)，两个扫描头的合成就对视网膜产生一个长方形线形图形(光栅)。接在输出端的显示装置(visual display unit，VDU)建立同样的光栅，并同激光光栅同步，从视网膜各个部位的反射光量和位置由监控器正确地变换而组建视网膜的三维图像。

对于大部分现代的激光扫描检眼镜来说，反射光在被一个半反射器分离前先通过两个扫描仪，然后反射到一个镜片系统，该镜片系统由一系列的固定光阑组成，然后再到达光电池，上述系统被称为共焦视网膜扫描。固定光阑控制光电池的视场，如果使用小光阑，视场就被限制在激光束直接照明的范围，该系统就被称为“紧密共焦”：如果使用大光阑，近邻区域的间接反射光也落在光电池的接受范围，也被用于显示图像，这种情况下，该系统被称为“松散共焦”。紧密共焦的优点是增加了图像的对比度，光束聚焦区域外的光的散射对图形几乎没有任何影响(图 8-212)，使用紧密共焦图像处理，仅作简单的聚焦变化，就可以观察视网膜的不同层次。紧密共焦的问题就是减低了光电池光接受的量。

HRT 的操作软件提供了对视盘的三维地形图定量描述和评价的功能，参数包括视盘面积(disc area)、视杯面积(cup area)、盘沿面积(rim area)、杯 / 盘比(cup/disc ratio)、视网膜神经纤维层厚度、视杯的平均深度、视盘中杯状凹陷的平均深度、视杯的最大深度和沿轮廓线的视网膜表面的高度值等。

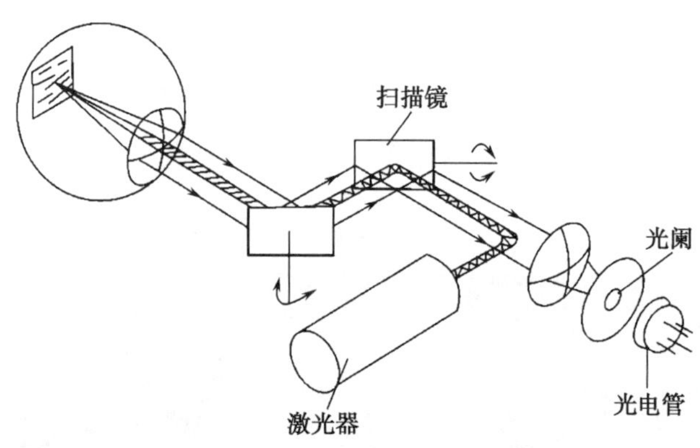


图 8-211 激光扫描检眼镜的组成原理

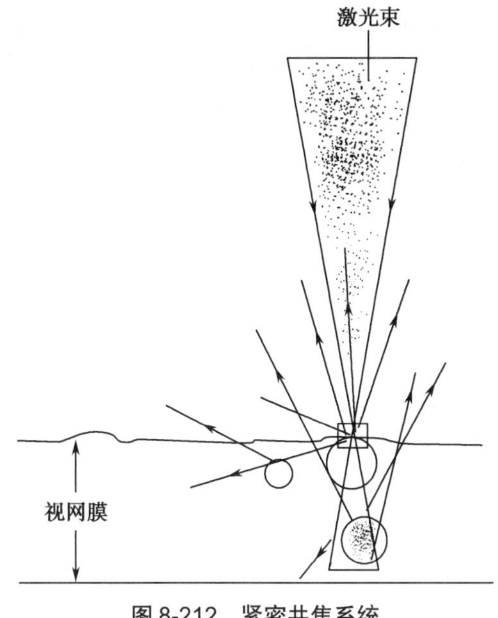


图 8-212　紧密共焦系统

## 第十一节　偏振激光扫描仪

偏振激光扫描仪是在共焦激光扫描检眼镜的基础上加上偏振调制器，利用视网膜神经纤维层（retinal nerve fiber layer，RNFL）的光学双折射特性定量检测 RNFL 的厚度。该仪器最早于 1992 年应用于神经纤维的分析，目前眼科临床上使用的仪器称为 GDx 神经纤维分析仪（GDx nerve fiber analyzer，GDx NFA）。

GDx NFA 工作原理：GDx NFA 采用 780nm 的近红外偏振激光做光源，利用 RNFL 的光学双折射特性，当偏振光通过 RNFL 时，平行于 RNFL 排列的光反射比垂直于 RNFL 的光反射快，产生偏振延迟现象，延迟量的大小决定于 RNFL 的厚度。偏振反射光通过偏振调制器的检测，测量不同象限的延迟值，应用软件计算出 RNFL 的相对厚度，并与设备内置的年龄匹配的正常数据库进行比较。检查结果包括眼底图、RNFL 厚度图及偏差图，并提供 TSNIT 平均值（temporal，superior，nasal，inferior，temporal average），上方平均值（superior average，SA），下方平均值（inferior average，IA），TSNIT 标准差（TSNIT SD），双眼间对称性（inter-eye symmetry），视神经纤维指数（nerve fiber index，NFI）等参数。

由于眼部所有双折射结构均会使激光束产生偏振改变，因此检测到的总延迟量包括了角膜、晶状体和 RNFL 厚度。为克服角膜双折射对延迟量的影响，GDx NFA 整合了角膜补偿模式，分别为可变角膜补偿模式（variable corneal compensation algorithm，VCC）和强化角膜补偿模式（enhanced corneal compensation algorithm，ECC）。在一项应用 GDx NFA 对我国正常成年人的 RNFL 厚度进行检测的研究发现，VCC 模式和 ECC 模式的检测值无明显差异。然而，对近视眼患者的检测发现，使用 VCC 模式会产生不典型延迟图像，影响测量的准确性，而使用 ECC 模式可以大大降低不典型延迟图像的出现频率，因此对于近视眼患者应使用 GDx ECC 模式。

临床上 GDx NFA 主要用于青光眼的早期诊断，可以发现视野损害前的 RNFL 缺损。应用 GPA 青光眼进展随访软件，可以动态观察对比 RNFL 的改变，指导临床治疗。对于糖尿病性视网膜病变患者，GDx NFA 可以在检眼镜发现眼底血管性病变前检测到 RNFL 厚度的下降。

## 第十二节　立体视盘分析仪

立体视盘分析仪是通过变换位置摄影获得视盘不同角度的照片，经过软件系统的计算分析形成视盘的立体图像。

视盘的立体摄影可以通过同时眼底摄影或连续眼底摄影获得，同时摄影方法需要一种特殊的照相机在同一个时间里，沿着在瞳孔分隔 2～3mm 的轴，同时拍摄两张眼底照片。连续立体摄影使用标准照相机（无立体）连续拍摄眼底视盘，两张拍摄之间稍稍移动照相机，这种移动还可以借助 Allen 分离器，该分离器在摄影光路将每次拍摄的路径稍向侧方偏移，其重复性比同时摄影的立体图像的效果要好。

立体摄影的精确性取决于以下几种因素：①照相机的几何性质，以及由眼球和照相机的光学所产生的图像变形特性；②两张图片的侈开取决于视轴的相隔距离，一般为 2～3mm，虽然从理论上讲，相隔距离越大，其深度识别率越高，但图像的质量受到了影响，特别是在眼球的周边图像。

分析由立体眼底摄影系统获得图片的最简单的方法就是使用立体描绘器，通过立体描绘器观察配对图片而产生立体图像的感觉，该技术被广泛应用，可以获得神经乳头的集合方面的有用资料，但是该方法比较花时间，需要训练有素的专业人员，因此需要更自动的图像处理系统，使得分析应用更广泛。

Rodenstock 视盘分析仪为自动获得立体视盘图像信息并自动分析的仪器，该仪器是根据立体眼底照相机的原理设计，但使用了高敏的单色光 CCD 照相机，而不是使用标准的胶片，从照相机捕获的图像直接进入计算机分析系统。为了防止图像侈开可能丢失的视盘深度的重要细节，Rodenstock 采用了一项新技术，即将一系列垂直线条沿着一个特定的角度投影在眼底，从投影的条纹的变形中获得视盘的深度信息（图 8-213）。

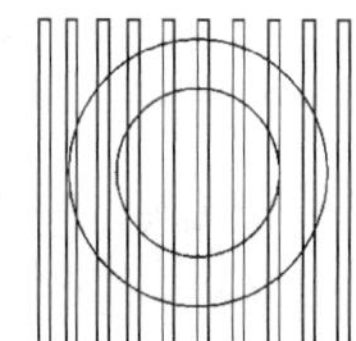
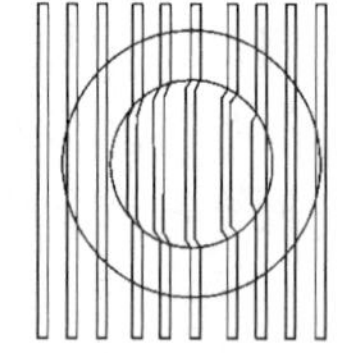
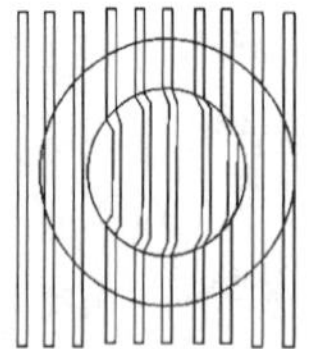

**图 8-213 Rodenstock 视盘分析仪原理示意图**

上图投影线条，下图说明杯出现的情况，从右侧或左侧观察时出现线条移位，如果已知照明光路和观察光路的角度，以及移开的角度，杯的深度就可以测量

除了分析深度，Rodenstock 视盘分析仪能分析图像的轮廓，可以将系列有色滤片插在照明系统中获得图像，合成后就产生了视盘的灰白图。

Topcon imagenet 系统的设计特点是能从以多种方式获取图像，如幻灯观测和眼底照相机等，它结合了使用高分辨的 CCD 立体眼底图像照相和视盘分析软件。

**（瞿 佳）**

## 第十三节 光学相干断层扫描仪

光学相干断层扫描仪（optical coherence tomography，OCT）是产生于 20 世纪 90 年代初的一种新型医学成像仪器（图 8-214）。OCT 基于光学干涉原理，在医学成像领域具有独特优势。OCT 的轴向分辨率可达 1～10μm，比目前临床上常用的超声、CT 等断层成像技术要高出一个数量级。OCT 的活体和实时成像特点在手术引导、活体组织检查和治疗效果的动态研究等方面能够发挥重要作用。OCT 采用低能量的近红外光源作为探测光，可以使用显微镜头、手持式探头或者内窥镜等非损伤性探测方式，不会对生物组织造成损伤。此外，OCT 利用计算机对得到的光学干涉信号进行数字化处理，已经实现了实时和三维成像。综上所述，OCT 具有高分辨率、快速成像、活体检查和非损伤性等优点。OCT 特别适合于眼科检查和诊断，因为眼睛从角膜到眼底由一系列的透光组织构成，形成了一条天然的光学探测通道。本节将简要介绍 OCT 的工作原理和成像特性，以及 OCT 在眼科领域的一些重要应用。

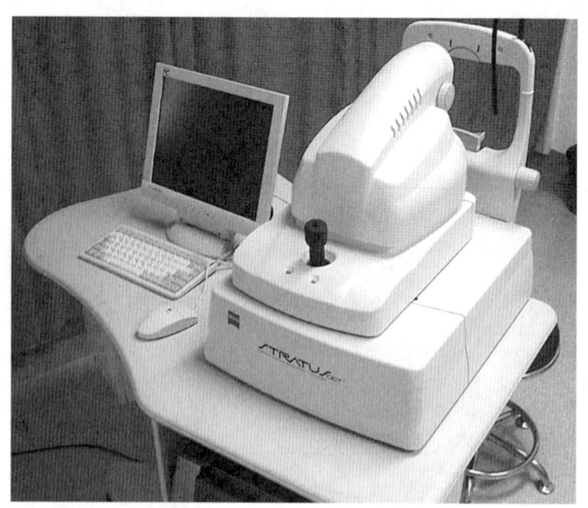


**图 8-214 光学相干断层扫描仪**

### 一、OCT 的光学原理和基本构成

OCT 实现断层扫描的工作原理类似于 A 型超声测量。入射样品的光波在组织中存在折射率差异的界面上发生反射，不同深度结构的反射光其时间延迟不同。OCT 技术通过测量时间延迟量，即可以确定各层界面的相对空间位置（图 8-215）。对于眼科 OCT 成像，眼前段的空气和角膜前表面、角膜后表面和房水、房水和晶状体等界面，以及后段的视网膜各层间都会发生反射。

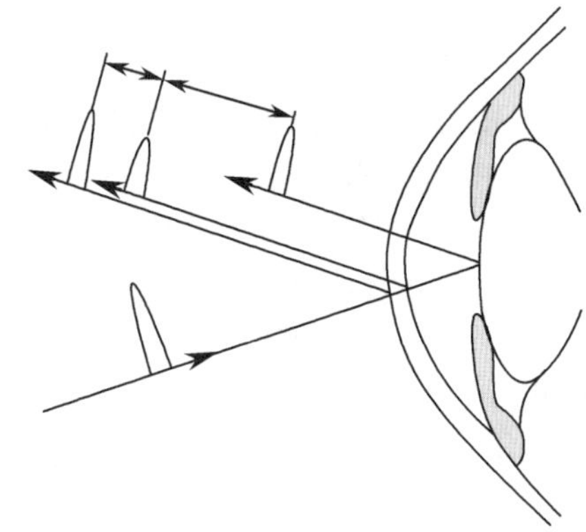

**图 8-215 OCT 测量样品界面反射光的原理**

OCT 和超声不同之处在于，光速比声速快得多，探测器无法直接测量发射光的时间延迟。OCT 利用低相干干涉测量原理（low-coherence interference）实现高分辨率的纵向成像。一种典型的光学干涉测量系统为迈克耳逊干涉仪（Michelson interferometer）（图 8-216）。

光源发出的光经过镀有半反半透膜的分光板分成两路：一部分反射光经反射镜原路返回，并由分光板透射进入观测系统（眼睛或探测器）；另一部分透射光经样品反射后经过分光板也进入观测系统。由于两路

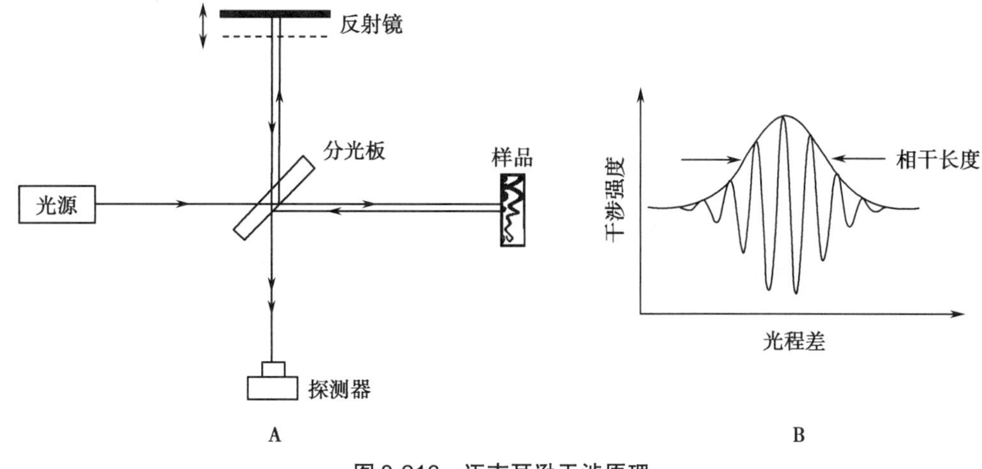


图 8-216　迈克耳逊干涉原理

A. 迈克耳逊干涉系统结构图　B. 低相干光源的干涉强度随光程差变化曲线

光线由同一个光源分光所得，彼此具有相干性，再次相遇后将产生干涉现象。干涉条纹的光强由反射镜和样品反射界面的相对位置决定，即两路光走过的长度差值，称为光程差△l。假设两路反射光强分别为 $I_1$ 和 $I_2$，则干涉条纹的强度 $I_0$ 可表示为：

$$I_0 = I_1 + I_2 + 2I_1I_2\cos\left(\frac{2\pi}{\lambda}\triangle l\right)$$

可知干涉强度和光程差呈余弦函数关系，即当反射镜前后移动时，两路光的光程差发生改变，干涉条纹的强度随之作余弦变化。在等光程位置时（即光程差为零），干涉信号强度最大。

OCT 可以从时域或傅里叶域获取干涉信号，分别被称为时域 OCT（time domain OCT，TD-OCT）和傅里叶域 OCT（Fourier domain OCT，FD-OCT）。不论哪种类型的 OCT，其系统都可以归纳为五个功能模块：光源、参考光路、样品光路、探测器和数据处理。下面将分别介绍两种 OCT 的系统结构特点和相应的功能。

### （一）时域 OCT

光源发出的近红外光通过光纤传输，经过光纤耦合器分光，分别进入参考光路和样品光路。样品光路中由 X-Y 扫描振镜实现对样品的横向扫描。通过移动参考镜的前后位置改变参考光路的光程，使样品光路中只有等光程的深度位置的反射光参与干涉，而样品中零光程差前后的散射光因为不参与干涉，从而对成像没有干扰。随着参考镜前后移动，相当于对样品进行了深度方向的扫描。在时域 OCT 中，探测器一般是点探测的电荷耦合器件（charge coupled device，CCD），将光强转化为电压信号，并经过信号采集、放大、滤波等数据处理过程，最后由电脑合成图像并显示（图 8-217）。

### （二）傅里叶域 OCT

在傅里叶域 OCT 的系统结构中，参考光路中的反射镜是固定的。而在探测模块中采用分光谱测量技术，得到了干涉信号的频率 - 强度谱，即傅里叶域信号（图 8-218）。傅里叶域信号同时加载了样品深度范围内的所有光反射信息。然后基于傅里叶变化（Fourier transformation）的原理，将频率域信号转化为空间域信号，从而在傅里叶域信号中解调出深度信息。

FD-OCT 的光谱测量有两种方式：一是利用分光光谱仪（spectrometer）将干涉信号按不同波长分开，并采用线阵 CCD 同时测量不同波长的干涉强度，称为谱

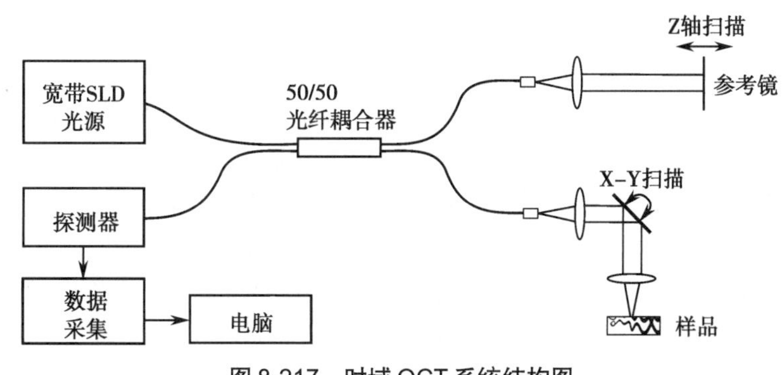


图 8-217　时域 OCT 系统结构图

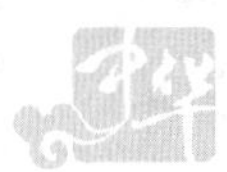


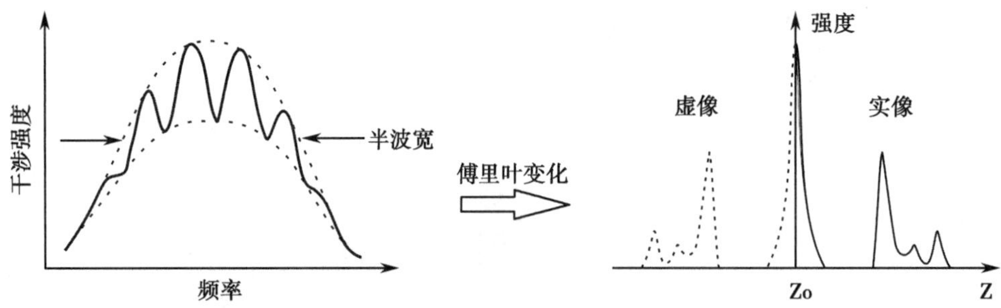


图 8-218 OCT 干涉信号的傅里叶变化

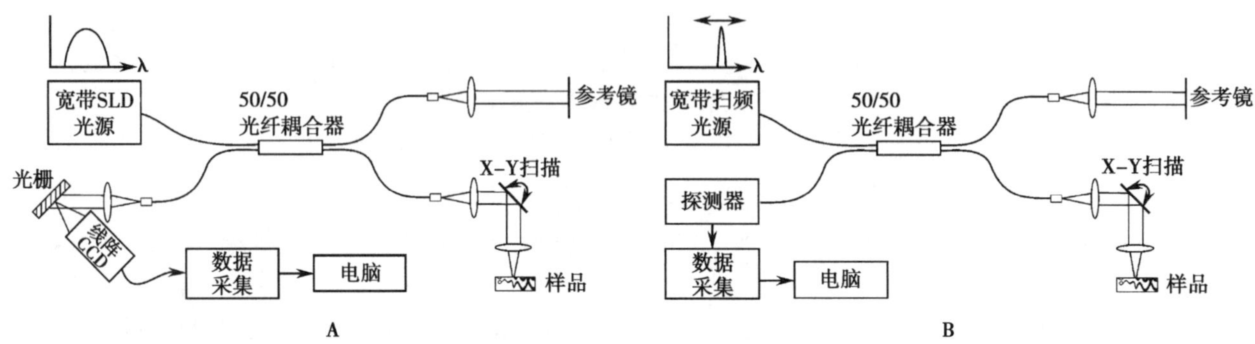


图 8-219 傅里叶域 OCT 系统结构图
A. 谱域 OCT B. 扫频 OCT

域 OCT（spectral domain OCT，SD-OCT）（图 8-219A）；另一种方式是采用扫频光源，使每一时刻输出的为单波长光，这被称为扫描光源 OCT（swept source OCT，SS-OCT）（图 8-219B）。傅里叶域 OCT 通过光谱测量的方法实现轴向扫描，系统中没有参考镜的机械运动，在快速成像的同时也保持了高信噪比性能。FD-OCT 是目前 OCT 的发展趋势，商业化的 SD-OCT 产品已经陆续在市场上推出，分辨率达到 3μm。

## 二、OCT 的成像及其功能

### （一）轴向分辨率

OCT 的轴向分辨率取决于光源的相干长度，而与探测光束的聚焦特性无关。对于高斯分布的光源频谱，OCT 轴向分辨率$\triangle z$由以下公式决定：

$$\triangle z=\frac{2\ln 2}{\pi}\left(\frac{\lambda_0^2}{\triangle\lambda}\right)$$

式中，$\lambda_0$是光源中心波长，$\triangle\lambda$是光源功率谱的半波宽（能量为峰值一半处的波长宽度）。可见，轴向分辨率数值与光源带宽成反比，为了得到高分辨率性能，必须使用宽光谱光源。目前普遍采用的超辐射发光二极管（super luminescent diode，SLD），其中心波长一般为 830nm 或 1310nm，带宽范围在 50～200nm 之间。在一些亚微米量级的超高分辨率 OCT 系统中，会选用相干长度更短的脉冲激光作为光源。

### （二）扫描方式

时域 OCT 二维断层成像利用入射平行光在横向和轴向方向上扫描样品，并用光的干涉强度表示组织的结构特征（图 8-220）。如果我们把断层图像看成二维数据阵列，图中每一列数据表示组织在该位置不同深度反向散射光或反射光的干涉强度。

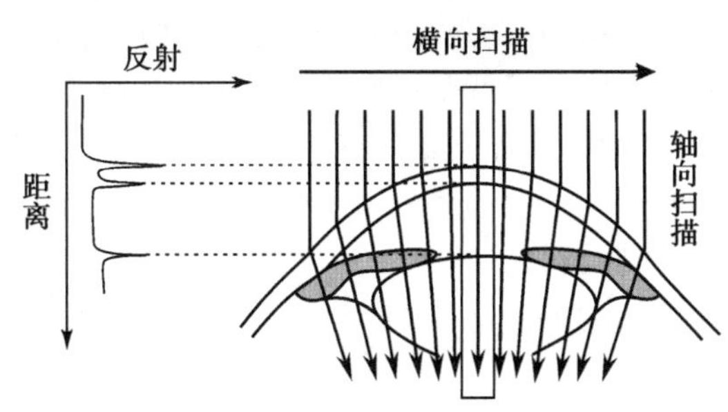


图 8-220 OCT 断层扫描原理

### （三）图像显示方式

OCT 的图像数据通过数字滤波等处理后，一般以灰度图或伪彩色图的形式在屏幕上显示。灰度图的缺点是计算机显示器只能提供 8bit、256 级灰阶，因而不能完全反映光强变化的动态范围。计算机能提供 24bit 的色度信息，而且人眼对色彩的辨析度要远大于灰度值，所以 OCT 图像在展示时也经常采用伪彩色的模式。

## 三、OCT 的临床应用

### （一）眼前段 OCT

眼前段 OCT 是一种用于测量和分析眼前段组织和结构的理想工具，可以用来测量角膜厚度、角膜上皮厚度、前房深度、前房宽度、房角、晶状体厚度、晶状体前后表面曲率半径等一系列参数，具有直观、分辨率高的优点。德国 Zeiss 公司曾推出一款专门的眼前段时域 OCT（visante OCT），其扫描深度为 6.0mm，轴向分辨率 18μm，横向分辨率 60μm，具有优秀的眼前段成像能力。图 8-221 是利用 SD-OCT 成像的人眼前段断层扫描图。

OCT 对角膜的高分辨率成像能力使其在角膜屈光手术中具有重要的应用前景。在角膜屈光手术中，角膜术前、术后的厚度，角膜瓣切削直径和厚度是重要的控制因素。以前这些检查可以用裂隙灯、超声完成，但都存在分辨率低或不能在线测量的问题。而 OCT 不仅精度高，而且测量时不需要和眼睛接触，可以在术前、术后随时进行检查，也能够在手术过程中实时监测角膜的形态变化。眼前段 OCT 还可以在以下几个领域得到应用：圆锥角膜的诊断；测量房角形态的改变以帮助青光眼诊断和治疗；人工晶状体植入后的眼睛调节能力的测量和评估；泪液动力学方面的研究；接触镜的配适研究。

### （二）眼后段 OCT

OCT 眼后段成像为医师们提供了研究眼后段病理学的有效手段，是 OCT 技术应用最为成熟和广泛的临床领域。OCT 对视网膜的断层成像在诊断黄斑穿孔、玻璃体黄斑牵引综合征的病理，以及测量视网膜厚度、黄斑囊样水肿等病变方面具有独特的优势。这种优势源于眼睛是几乎透明的光学系统，光线穿透角膜、前房、晶状体和玻璃体，以很小的能量损失到达视网膜。而且 OCT 操作简单、扫描速度快、非接触成像等特点使其成为眼后段成像上不可替代的技术手段。最新的商品化眼后段 OCT 普遍采用谱域 OCT 方式，轴向分辨率最高达到 3μm 以下。

视网膜和黄斑区的分层结构在 OCT 断层图中非常容易辨析（图 8-222）。黄斑区视网膜厚度是分析许

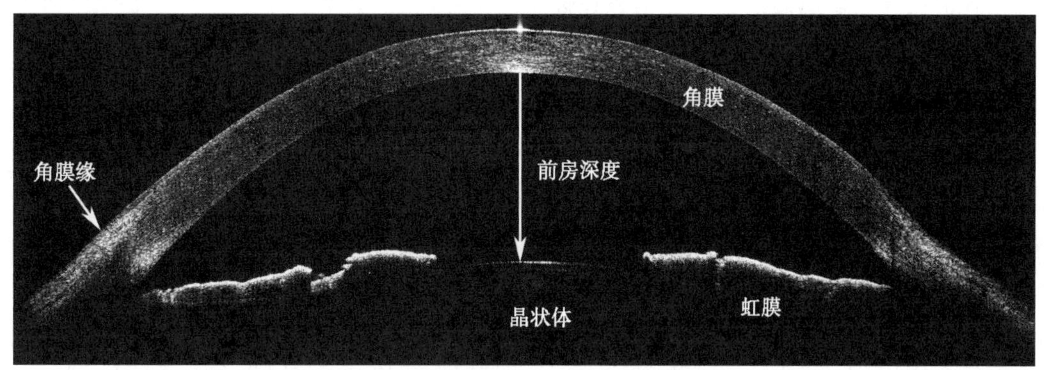


图 8-221　SD-OCT 眼前段断层图

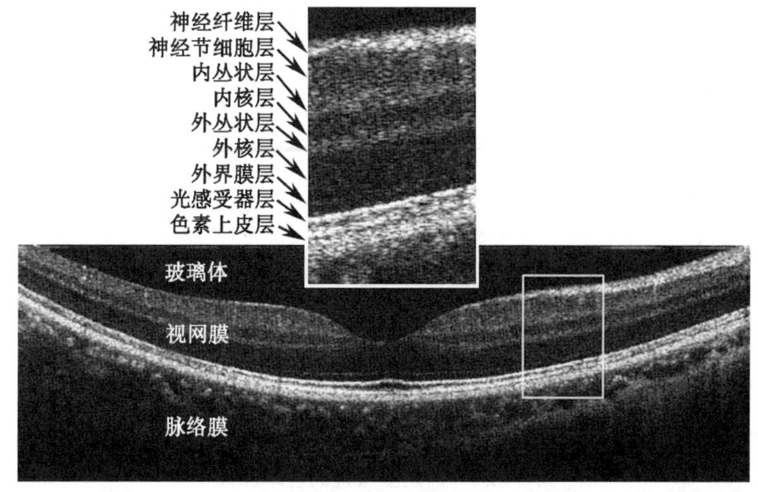


图 8-222　黄斑区视网膜 SD-OCT 断层图

多黄斑疾病的重要指标。视网膜水肿会引起视网膜厚度的增加，同时也会改变组织的光散射特性，从而可以在 OCT 图中被发现。黄斑区视网膜厚度的测量可诊断视功能障碍的组织学原因，如糖尿病视网膜病变引起的黄斑水肿或白内障手术引起的黄斑囊样水肿等都会引起黄斑区视网膜增厚。视网膜厚度变薄常由视网膜萎缩或瘢痕等病变引起。

OCT 测量黄斑区中央凹形态的改变，通常可以作为诊断黄斑区病变的有效手段。如果中央凹轮廓变平或增厚，可能是由黄斑水肿、黄斑区视网膜神经上皮层脱离、视网膜色素上皮层脱离、玻璃体黄斑牵引等病变引发，或者即将出现黄斑裂孔。

**（三）视网膜色素上皮层和脉络膜毛细血管层**

视网膜色素上皮层（RPE）和脉络膜毛细血管层（CCL）都是高反射光组织，在结构上紧密相连，因此被统称为视网膜色素上皮和脉络膜毛细血管层（RPE/CCL）。RPE/CCL 的 OCT 图能提供视网膜和脉络膜的一些病理信息。RPE 色素增加引起 RPE/CCL 层的反光增强；色素减少或色素上皮萎缩引起反射减少，并使脉络膜的穿透深度增加；而 RPE 脱离会造成 RPE 与脉络膜之间出现光暗区。脉络膜新生血管则会导致 RPE/CCL 反光带发生断裂、增厚等形态变化。OCT 能够探测到视网膜色素上皮层和脉络膜毛细血管层的组织微结构变化，对年龄相关性黄斑变性提供诊断和治疗依据。

**（四）神经纤维层**

视网膜神经纤维层（NFL）是位于视网膜表面的一层高反射率组织，在 OCT 图中其上、下边界非常清晰，易于测量。NFL 的厚度变化可以作为很多视网膜和视神经病变的重要发病指标，比如青光眼等。青光眼发病早期会引起 NFL 厚度变薄，通过 OCT 测量厚度，可以在视觉功能衰退之前对青光眼的进展进行早期诊断。

# 第十四节　眼用共焦显微镜

共焦激光扫描显微镜（confocal laser scanning microscopy，CLSM）是在 20 世纪 80 年代发展起来的一种高分辨率成像技术。与普通显微技术不同，CLSM 通过点光源照明、逐点扫描的方式实现高分辨率共焦成像，图像由计算机重构得到，并能实现三维成像。CLSM 的优点是非接触式、活体成像，图像具有微米量级的超高分辨率、高对比度特点，以及可实现对厚样品特定深度横断面的清晰成像，因此在生物医学领域具有广泛的应用。在眼科领域，利用共焦激光扫描技术，发展出了共焦激光扫描检眼镜（confocal scanning laser ophthalmoscopy，CSLO）用于眼底视网膜结构以及神经细胞的高精度成像；同时共焦显微镜也可用于眼表疾病的诊断。

## 一、共焦显微镜的原理及性能特征

传统光学显微镜使用宽光源，样品中的每一点都受到邻近物点散射光或衍射光的影响，从而降低了图像对比度。在共焦显微镜中，激光束通过一个光源针孔形成点光源，再经过物镜聚焦在样品表面或内部。样品中被照明的物点发出的反射光和散射光重新经过物镜，经分光镜成像于另一探测针孔，最后由光电探测器（通常为放大倍率很高的光电倍增管）接收。由图 8-223 所示，在这个显微镜光学系统中，光源针孔和探测针孔相对于物镜焦点是共轭的：只有物镜焦点处

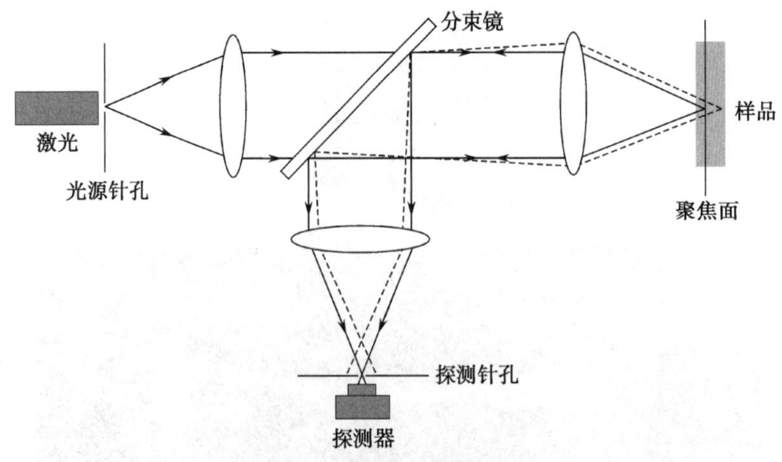


图 8-223　共焦显微镜的基本原理
（实线：成像光线；虚线：杂散光线）

的物点成像于探测针孔，成像光线通过针孔被探测器接收，而焦点之外的杂散光将被探测针孔阻挡而不能参与成像。这就是“共焦”的含义。因此，共焦显微镜所成的像点对应于样品中特定深度的一个物点，从而排除了被探测物点前后位置光线的干扰，其成像对比度和分辨率要远优于传统显微镜。

物镜焦点处样品所成的像点成为图像的一个像素点，通过 X-Y 扫描振镜，激光斑点在样品中逐点、逐行扫描，经计算机重构得到二维水平面图像。通过调节物镜焦面的位置，可以获取样品中一系列不同深度位置的截面图像，从而实现三维成像。

在共焦显微镜用于眼底高分辨率成像时，所成图像将受限于人眼自身像差而难以达到理想效果(图 8-224)。为了消除人眼像差的影响，需要将自适应光学(adaptive optics)技术引入 CLSM。自适应光学系统实时测量从眼底发出光束的波阵面像差，并对波阵面进行实时的矫正，从而补偿了人眼像差对显微镜成像光束的作用。自适应光学共焦激光扫描眼底成像系统，已成为研究视神经细胞和眼底疾病的有效技术手段。

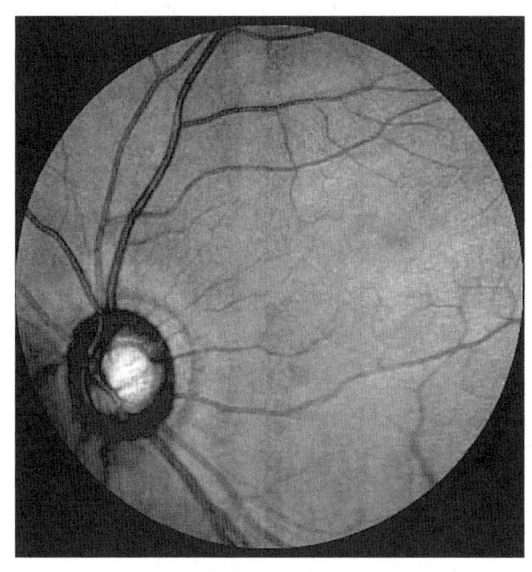

图 8-224 共焦激光扫描检眼镜的眼底图像

## 二、成像特点及比较

眼用共焦激光扫描显微镜的成像特点主要有：

1. 高分辨率 CLSM 的横向分辨率取决于物镜聚焦光斑的大小。由于采用高数值孔径物镜，CLSM 可实现小于 1μm 的横向分辨率。

2. 高对比度 由于采用共焦光学系统，物镜焦点前后的杂散光被针孔阻挡，无法参与成像，使得共焦显微镜能分辨对比度很低的样品结构。

3. 共焦显微镜将图像限制在视网膜的单一层次上，获得视网膜不同结构的地形细节信息。

4. CLSM 是无损成像方式，可以实现活体的视网膜神经细胞成像；而这在之前只能通过离体样本的解剖获取。

5. 共焦激光扫描检眼镜所需的光量大大少于传统检眼镜；CSLO 成像的光量约为 $70\mu W/cm^2$，直接检眼镜为 $100\,000\mu W/cm^2$，荧光造影为 $4\,000\,000\mu W/cm^2$。低光能量意味着可以不使用散瞳剂，被测者感觉更舒服和自然。

6. 输出图像储备在计算机中，可以随时显示以及做定量分析。

与其他视网膜成像仪器相比，共焦显微镜具有独特的应用特点。荧光血管造影术是一种利用注射荧光素实现视网膜血管成像的常用技术，但在使用时容易引发恶心、过敏等副作用。而共焦显微镜是一种非接触、无损成像方法，更适用于人眼的活体成像。临床应用上，光学相干断层成像(optical coherence tomography, OCT)是另一种有效的视网膜成像技术。OCT 基于光学低相干干涉原理，对患者视网膜特定位置的横断面进行扫描成像。OCT 的轴向分辨率要高于共焦显微镜，但其横向分辨率要低得多。因此在应用于分辨横向结构样品时，共焦显微镜比 OCT 更为有效。目前，共焦显微镜和 OCT 两种成像技术可以被整合成一个仪器，实现对视网膜黄斑区的神经细胞以及各层结构的同步三维成像。

## 三、临床应用

眼科临床上，CLSM 可应用于多种眼科疾病的诊断。在眼表，可用于角膜下皮层细胞的成像、定性分析以及定量检测；CLSM 图像能够对角膜基质中的丝状真菌组织进行定位和鉴定，从而为圆锥角膜的快速诊断和早期治疗提供帮助。

在眼底，激光扫描检眼镜自发明以来已经在眼底图像的获取方面得到了广泛应用。CSLO 通过对视盘区域进行扫描成像，定量分析该区域形态参数的变化，可以早期发现青光眼的视盘损害，这种改变早于青光眼的视野损害，为青光眼患者的早期诊断和早期治疗提供可靠的依据。基于自适应光学技术，CSLO 也可提供对黄斑区的高分辨率成像，获取视神经细胞的单细胞成像。研究表明，视锥细胞的密度和间距与视觉分辨率相关，通过对黄斑区视神经细胞的形态特征和分布特征的定量分析，可以诊断黄斑疾病的发生和发展。CSLO 还可以对视网膜毛细血管进行高分辨率成像，分析血管形态以及血流速度，为与视网膜血管相关的眼底疾病的研究和诊断提供依据。

近年来，随着软硬件技术的不断开发和应用，激光扫描检眼镜在眼科临床的应用得到了更大程度的发挥，如CSLO微视野检查技术、CSLO视网膜微视力检测技术及CSLO眼底血管造影技术等。CSLO微视野检查技术是一种将眼底解剖部位与视功能点对点对应，精确测量中心40°以内视野的新技术，该技术采用氦-氖激光作为刺激光源，高穿透力的非可见近红外光作为扫描光源，避免了屈光间质混浊对检查的影响，可为临床提供高精确度和高可信度的视野信息。CSLO视网膜微视力检测技术同样采用氦-氖激光和近红外光作为检测光源，可以透过混浊的晶状体和玻璃体检测视网膜微视力，准确预测白内障术后的潜在视力。CSLO眼底血管造影技术以海德堡HRA为代表，由于采用共焦激光扫描系统获取眼底的三维图像，因此，可实现视网膜和脉络膜的同步显影，特别是对年龄相关性黄斑变性（age-related macular degeneration，ARMD）等同时伴有视网膜和脉络膜病变的眼底病的诊断和治疗具有重要的意义。

## 第十五节　波阵面像差检测仪

### 一、波阵面像差

几何光学中，以任意宽的光束都能完善成像的光学系统称为理想光学系统。对于理想光学系统，一个物点发出光线经光学系统后汇聚于其像点，物像关系符合高斯公式。实际光学系统与理想光学系统有很大的差异，物点所成的像往往不是一个点，而是一个弥散斑，弥散斑的形态和大小与系统的像差有关。实际像与理想像之间的差距，称为像差。几乎所有光学元件的成像质量都受到像差的影响，人眼作为最为精密的光学器械也不能幸免。人们很早就发现了像差的存在，并使用不同手段来测量、矫正像差，但是对像差的真正认识却只有几十年。

对于成像质量要求较高的光学系统，通常引入波像差的概念来评价系统的成像质量。在物理光学中，在空间中传播的光波的等相位光点组成的集合称为波阵面（wavefront），即波阵面。一个点光源发出的光波在均匀介质中扩散传播，其波阵面是以点光源为中心的理想球面。成像过程中，物点发出的波球面经过理想光学系统后，其出射波面也应该是球面。但由于实际光学系统存在像差，实际波面成为不规则的曲面。实际波面与理想波面间的光程差（optical path difference，OPD）即为波阵面像差（wavefront aberration）（图8-225）。

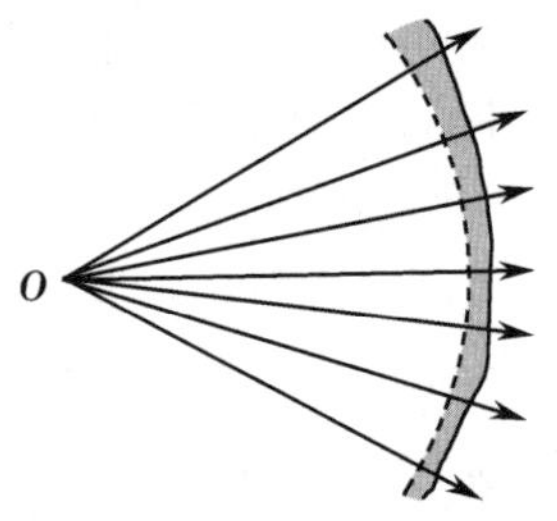


**图8-225　波前像差示意图**

虚线：点光源发出的理想波面；实线：实际波面。波前像差即为两者之间灰色区域

### 二、Zernike多项式

Zernike多项式由荷兰著名科学家Zernike提出，是一组正交于单位圆上的序列函数。由于Zernike多项式和光学系统的光学像差表达式存在形式上的一致性，因此常用于定量表达波阵面像差的大小，是描述眼光学系统像差的有效数学模型。

Zernike多项式是极坐标表达函数，由多项式系数、径向函数和方位角函数组成。Zernike多项式具体表示形式为$Z_n^m(\rho,\theta)$，其中n描述此多项式的最高阶，m描述方位角函数中的角度频率，n总是大于m；ρ表示单位圆内从0到1的径向坐标，θ表示从0到2π的方位角。Zernike多项式各项代表的像差类型参见表8-14。Zernike多项式可以表示为以n为行数，m为列数的金字塔，称为Zernike树，如图8-226所示。常用的Zernike多项式为7阶36项，其中，1～2阶为低阶像差，可以用常规光学手段如框架眼镜、隐形眼镜等矫正；3阶以上为高阶像差，使用常规光学手段无法矫正。

**表8-14　Zernike函数和对应的波阵面像差**

| n | m | Zernike函数 | 像差类型 |
|---|---|---|---|
| 0 | 0 | 常数 | 各方向匀称、平整的波阵面 |
| 1 | −1 | $r\cos(\theta)$ | 沿着$x$轴倾斜 |
| 1 | 1 | $r\sin(\theta)$ | 沿着$y$轴倾斜 |
| 2 | −2 | $r^2\cos(2\theta)$ | 水平散光或垂直散光 |
| 2 | 0 | $(2r^2-1)$ | 球性离焦，即临床上的近视和远视 |
| 2 | 2 | $r^2\sin(2\theta)$ | 斜向散光 |
| 3 | −3 | $r^3\cos(3\theta)$ | 三叶草差 |
| 3 | −1 | $(3r^3-2r)\cos(\theta)$ | 彗差 |
| 3 | 1 | $(3r^3-2r)\sin(\theta)$ | 彗差 |
| 3 | 3 | $r^3\sin(3\theta)$ | 三叶草差 |
| 4 | 0 | $6r^4-6r^2+1$ | 球差 |

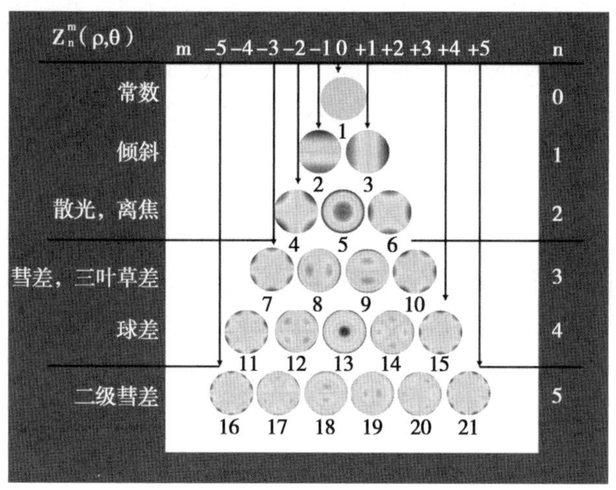


图 8-226 Zernike 多项式

## 三、波阵面像差的临床意义

人眼作为一种成像光学系统，由于角膜、晶状体的表面曲度存在局部偏差，角膜、晶状体以及玻璃体不同轴，或晶状体以及玻璃体内介质折射率不均匀，折射率存在局部偏差等原因，导致人眼总是存在波阵面像差。波阵面像差是影响人眼视力的重要原因。特别是随着瞳孔的增大，人眼波阵面像差显著增加，从而限制人眼视力达到视网膜极限。

近些年来，随着屈光手术、白内障手术和接触镜等的兴起，使人们对早已存在的波阵面像差理论有了重新的认识。角膜屈光手术后早期，由于切削过后角膜曲率改变不理想、偏中心切削、角膜不规则等原因，波阵面像差呈暂时的增加，主要包括球差、彗差以及其他高阶像差，从而导致术后暗视力下降、眩光、重影等种种视觉主诉。近些年来，随着角膜地形图引导以及波阵面像差引导的个性化角膜切削的逐渐发展和完善，角膜屈光手术将对高阶像差的矫正带来巨大改变。白内障患者实施超声乳化白内障摘除联合人工晶状体（intraocular lens，IOL）植入手术后，人工晶状体与角膜的位置较术前发生了改变，导致术后人眼波阵面像差往往发生变化。另外，普通的 IOL 为双凸或平凸结构，并不能平衡角膜的像差，像差尤其是球差增加显著，引起视觉质量下降。目前已经有一些非球面设计的消像差 IOL，一定程度上可抵消术后波阵面像差的影响。通常认为配戴接触镜会增加人眼的波阵面像差，主要是球差。大量研究发现，硬性接触镜可以提供比软镜更好的视力矫正效果。这可能是由于配戴硬性接触镜后残留的未矫正的低阶像差（散光和球性离焦）少于软性接触镜，以及硬性接触镜矫正过程中的泪液镜降低了人眼高阶像差（如彗差和球差等）有关。波阵面像差的测量对深入了解个体戴镜者的视觉质量以及有效改善接触镜的矫正效果起了重要作用，具有一定的临床应用价值和前景。

## 四、全眼波阵面像差测量仪特点分析

全眼波阵面像差由角膜波阵面像差和眼内波阵面像差组成。角膜波阵面像差是指由于角膜各处曲率以及折射率等差异导致的波阵面像差，可以通过测量角膜表面形态计算得到角膜波阵面像差；眼内波阵面像差是指由房水、晶状体、玻璃体等眼内屈光介质形态、位置和折射率等不均匀导致的波阵面像差，通常由全眼像差减去角膜像差得到。目前的波阵面像差仪可分为客观法和主观法两大类。客观法根据其设计原理，可分为：

1. 出射型像差仪 以 Shack-Hartmann 波阵面感受器理论为基础，如 B & L 的 Zyoptics 系统、AlconSummit 自动角膜个性化测量仪、Aesculap Meditec 的 WASCA 系统和 LaserSight 等。

2. 视网膜型像差仪（入射型） 以 Tscherning 理论为基础，如 WaveLight 的 Allegretto 像差分析仪、Tracy 的视网膜光线追踪仪和 Schwind 等。

3. 入射可调式屈光计 以 Sminov-Scheiner 理论为基础，如 Emory 视觉矫正系统、Nidek 的 OPD 扫描系统等。

主观法即心理物理学检查方法。表 8-15 列举了一些常见波阵面像差测量仪的设计原理。无论是主观法或客观法像差仪，其基本原理是一样的，即选择性地监测通过瞳孔的光线，将其与无像差的理想光线进行比较，通过数学函数将像差以量化形式表达出来。下面介绍几种常见的波阵面像差仪。

### （一）Shack-Hartmann 波阵面像差分析仪

Shack-Hartmann 波阵面像差分析仪是历史最为悠久，测量最为精确的像差分析仪。Shack-Hartmann 像差仪发出一束细窄近红外光线进入眼球，聚焦在视网膜上，光线从视网膜上反射后穿过一微透镜阵列，聚焦在一个 CCD 照相机上。如眼球无像差，出瞳处的出射波阵面为理想平面波，平面波经微透镜阵列会聚成一个规则的点阵图，每一个光点落在相应微透镜的光轴上（图 8-227A）。而经过有像差的眼球，出射波阵面为不规则曲面，在微透镜阵列的后焦面上产生紊乱的点阵图，即某些光点偏离微透镜光轴（图 8-227B）。通过测量每一个光点与相应微透镜光轴的偏离程度，可以计算出该点对应位置的波阵面斜率，并进一步根据 Zernike 多项式拟合得到各阶像差值。

### （二）Tscherning 波阵面像差分析仪

Tscherning 波阵面像差分析仪是基于 Tscherning

表 8-15 常见像差仪器的设计原理

| 仪器名称 | 测量点个数 | 设计原理 |
|---|---|---|
| LADARwave | 170 | Shack-Hartmann |
| Zywave | 60 | Shack-Hartmann |
| WASCA | 1452 | Shack-Hartmann |
| COAS | 1017 | Shack-Hartmann |
| Wave-Front Analyzer | 85 | Shack-Hartmann |
| Wavescan | 240 | Shack-Hartmann |
| VFA | 64 | Ray-tracing |
| OPD-Scan | 1440 | Dynamic Skiascopy |

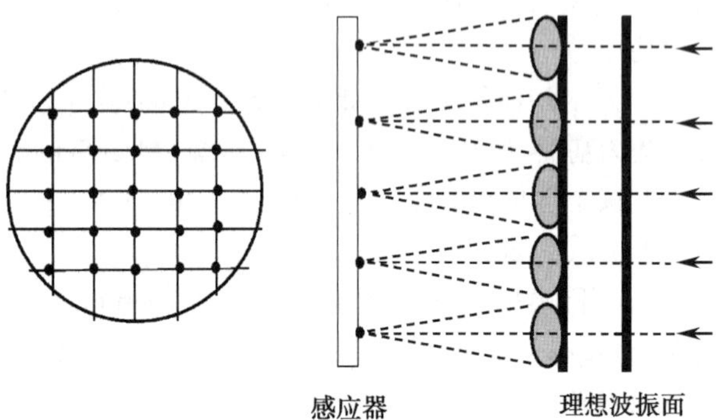


图 8-227A 理想光学系统的 Shack-Hartmann 点阵图

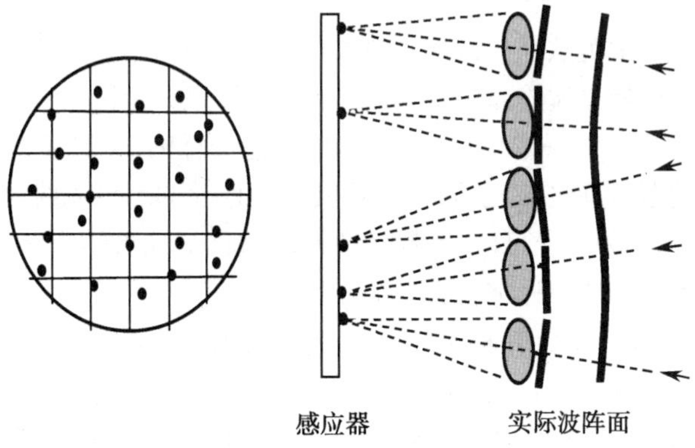


图 8-227B 有像差光学系统的 Shack-Hartmann 点阵图

像差理论设计的客观式像差分析仪。Seiler 于 1999 年首次成功应用 Tscherning 式像差仪进行了波阵面像差引导的 LASIK 治疗，才使得这类像差仪备受重视。现代 Tscherning 波阵面像差分析仪的激光光源可发出的 168 个单点矩阵的平行激光光束经瞳孔进入眼底，通过与计算机相连的高敏感度的 CCD 相机采集视网膜图像(图 8-228)。将视网膜图像上的每个点的位置与它们在理想状态下的相应位置进行比较，根据偏移的结果重建波阵面像差(图 8-229)。中央无光束，可避免光线在人眼的不同光学界面形成反射，保证视网膜成像质量。

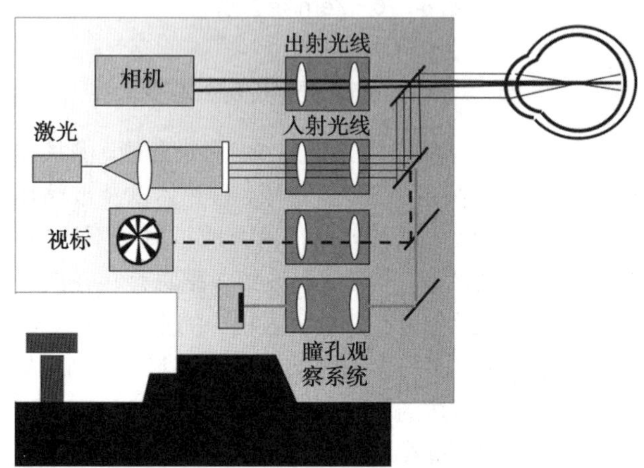


图 8-228 Tscherning 像差仪原理图

### (三) Tracey 波阵面像差仪

是基于 ray-tracing 原理设计的客观式波像差分析仪。由半导体激光器发出一束与视轴平行的光束，光束穿过人眼光学系统到达眼底，经视网膜反射后出射。出射光线经过一个与视网膜和感应器共轭的透镜，成像在感应器上(图 8-230)。最终，通过计算入瞳平面每一点在感应器上的位移，计算波阵面像差。该技术在

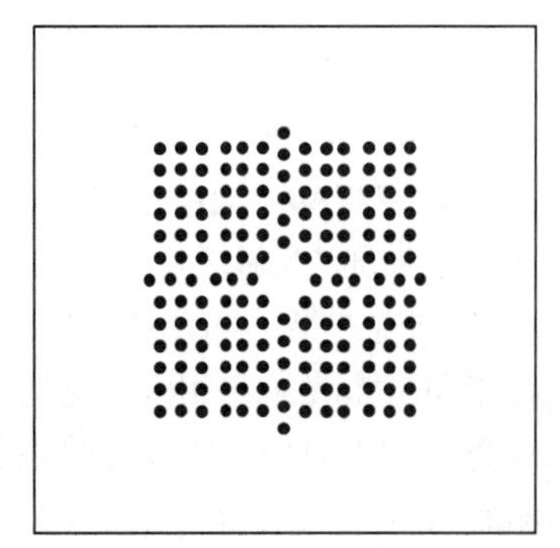

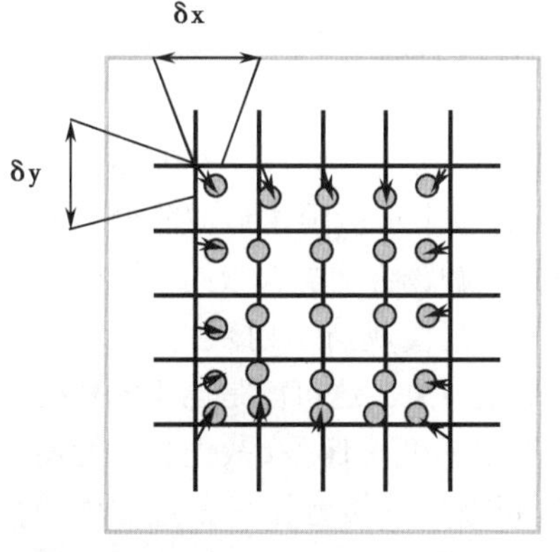


图 8-229 实际成像点与基准位置

左图是用于作为像差计算的基准；右图是实际成像点与基准位置的关系

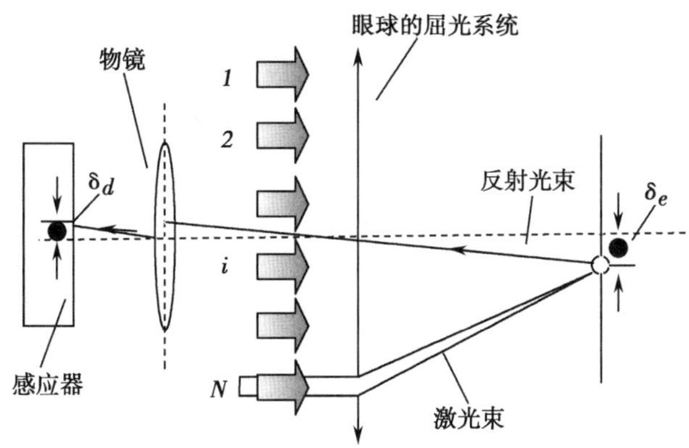

图 8-230　Tracey 波前像差仪原理图

对准于瞳孔的中心这点上要求并不是那么高，因此受对准偏差的影响比较小。

### （四）OPD-Scan 波阵面像差仪

是以 Sminov-Scheiner 理论为基础的客观式波像差分析仪，采用检影的方式测量眼球的像差分布。仪器发出狭窄的红外光带进入人眼，视网膜反射部分光。在出射光路有一个小孔，它与无像差眼的视网膜共轭。它会在近视眼的视网膜前面或者是远视眼的视网膜后面形成一个共轭的小孔像（图 8-231）。这个小孔起到一个瞄准器的作用，使得光只从光瞳的一部分穿过光学系统传播到光探测器上。仪器通过对瞳孔各子午线进行的快速裂隙扫描，对瞳孔平面的 1440 点进行测量，最终计算得到眼球的波阵面像差。这类仪器速度快、取样多，且具有较大测量范围。

### （五）主观型像差仪

利用心理物理方法测量人眼像差的像差仪。仪器发出两束窄光束，即一束参考光和一束测试光，射入人眼。参考光穿过瞳孔中心，成像于视网膜中心（图 8-232A，如图所示落在十字交叉中心），而与参考光平行的测试光则通过瞳孔的其他部位进入人眼（图 8-232B）。在存在像差的人眼，被测者会在中心以外的位置看见测试光，被测者通过改变测试光线的角度使得原本偏离的测试光斑移动到十字交叉中心。通过测量光线在瞳孔各点的角度偏移量得到人眼波阵面像差。

（吕　帆）

## 主要参考文献


1. 吕帆．眼视光器械学．北京：人民卫生出版社，2011.
2. 郝燕生．如何获得理想的红光反射 // 姚克．复杂病例白内障手术学．北京：北京科技出版社，2008.
3. Ortiz S，Pérez-Merino P，Gambra E，et al. In vivo human crystalline lens topography. Biomed Opt Express，2012，3（10）：2471-2488.
4. Iribarren R，Morgan IG，Chan YH，et al. Changes in lens power in Singapore Chinese children during refractive development. Invest Ophthalmol Vis Sci，2012，53（9）：5124-5130.
5. Lillo J，Moreira H，Pérez del Tio L，et al. Basic color terms use by aged observers：lens aging and perceptual compensation. Span J Psychol，2012，15（2）：453-470.


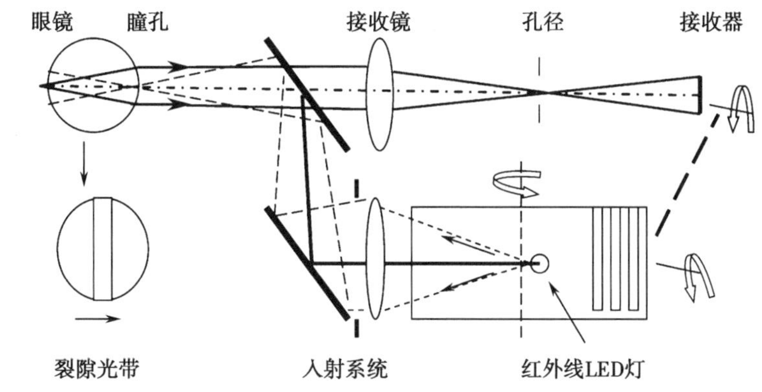

图 8-231　OPD-Scan 波前像差仪原理图

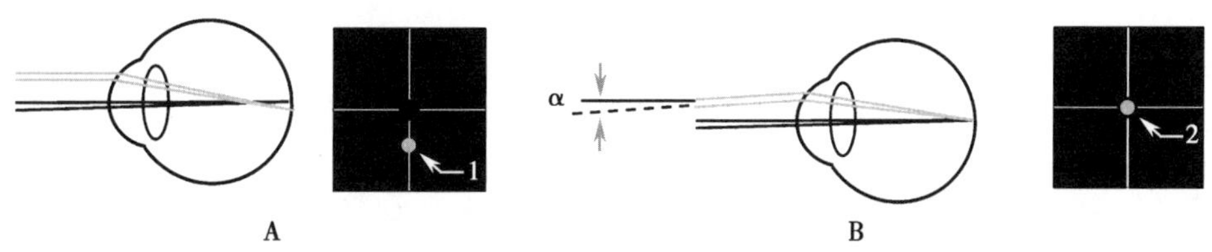

图 8-232　主观型像差仪

A 图中“1”指的是被测者所见测试光的位点　B 图中“2”指的是经过调整后测试光所在的位点

6. Smith G. The optical properties of the crystalline lens and their significance. Clin Exp Optom，2003，86(1)：3-18.
7. D. Liu，et al. Irregular Astigmatism，Diagnosis and Treatment，published by Slack，2007，edited by Ming Wang.
8. Ming Wang. Irregular Astigmatism：Diagnosis and Treatment. SLACK Incorporated，2007.
9. Vilupuru AS，Glasser A. Optical and biometric relationships of the isolated pig crystalline lens. Ophthalmic & physiological optics，2001，21(4)：296-311.
10. Jagger WS，Sands PJ. A wide-angle gradient index optical model of the crystalline lens and eye of the rainbow trout. Vision research，1996，36(17)：2623-2639.
11. David Miller. Optics and Refraction Vol1. New York：Gower Medical Publishing，1991.
12. David B. Henson Optometric Instrumentation. 2nd ed. Newton：Butterworth-Heinemann，1996.
13. ANSI(American National Standard Institute) standard for corneal topography Z80.23-1999.

# 第三篇　眼屈光和屈光不正

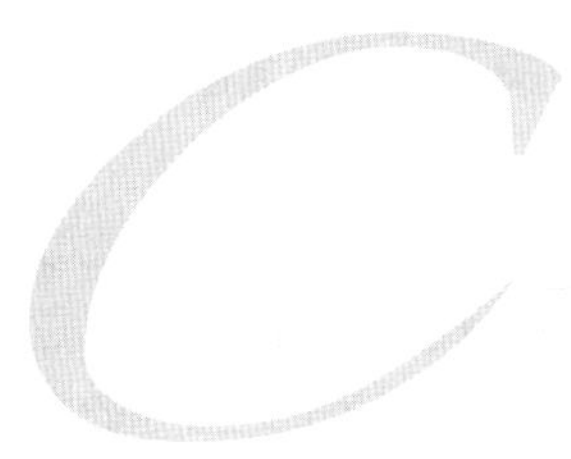

# 第一章
## 总　论

当眼调节静止时，外界的平行光线（一般认为来自5m以外）经眼的屈光系统后恰好在视网膜黄斑中央凹聚焦，这种屈光状态称为正视（emmetropia）（图8-233）。各种不同眼球轴长和各种不同屈光面或屈光元素相匹配，都可以形成光学上的正视状态，因而光学上的正视眼并不等于一般的模型眼。

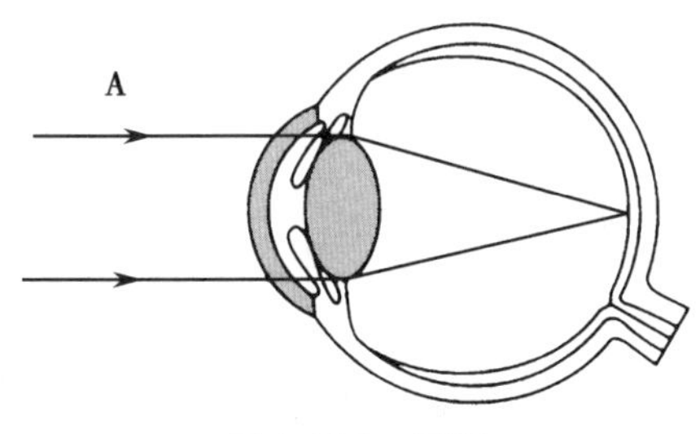


图8-233　正视

在调节放松状态下，平行光线若不能在视网膜黄斑中央凹聚焦，将不能产生清晰像，称为非正视（ametropia）或屈光不正（refractive error）。

## 第一节　屈光不正的分类

### 一、屈光不正的分类总则

#### （一）远视（hyperopia）

在调节放松状态下，平行光线经过眼的屈光系统后聚焦在视网膜之后，这种屈光状态称为远视（图8-234）。这可能是由于眼球前后径太短所致，也可能是眼屈光系统屈光力不够强之故。产生这种光学情况的眼称为远视眼。

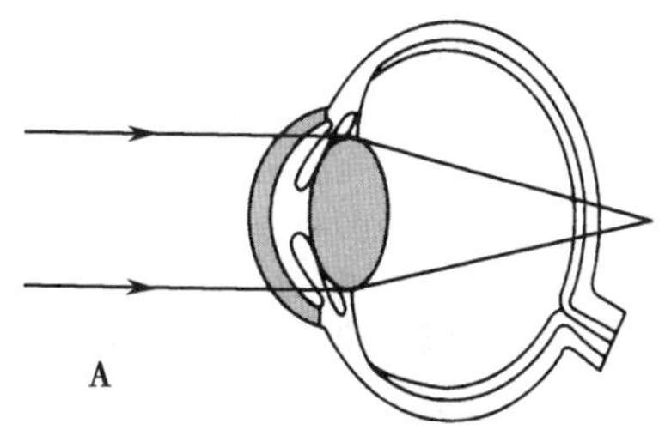


图8-234　远视

#### （二）近视（myopia）

在调节放松状态下，平行光线经眼球屈光系统后聚焦在视网膜之前，这种屈光状态称为近视（图8-235）。这可能是由于眼屈光系统屈光力太强，亦可能是眼球前后径太长之故。产生这种光学情况的眼称为近视眼。

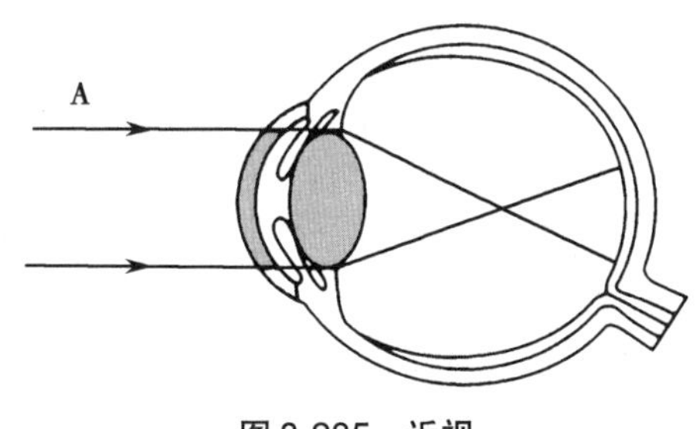


图8-235　近视

#### （三）散光

眼球在不同子午线上屈光力不同，形成两条焦线和一个最小弥散斑的屈光状态称为散光（astigmatism）。

### 二、按眼屈光系统各结构因子的改变分类

#### （一）眼轴长度异常和晶状体前后位置异常

1. 眼球前后径太短，形成轴性远视；
2. 眼球前后径太长，形成轴性近视；
3. 晶状体向前移位，形成近视；
4. 晶状体向后移位，形成远视。

#### （二）眼屈光系统各折射面异常

1. 角膜前面或晶状体面曲度太平（曲率半径太长），引起弯曲性远视（或称曲率性远视）。

2. 角膜前面或晶状体面曲度太陡（曲率半径太短），引起弯曲性近视（或称曲率性近视）。

3. 角膜或晶状体面各径向曲度不等，形成散光。两主径向曲度不等但皆太平坦，形成远视散光。两主径向曲度不等但皆太陡，形成近视散光。两主径向之一曲

度太平而另一曲度太陡，形成混合散光。凡两主径向互相垂直的散光，称为规则散光(regular astigmatism)，两主径向不互相垂直的散光，则称不规则散光(irregular astigmatism)，如角膜面凹凸不平或白内障混浊不均匀等。具有各种散光情况的眼，称为散光眼(astigmatic eye)。

**(三) 眼屈光系统各组成因子不同轴**

1. 晶状体倾斜　晶状体半脱位或人工晶状体位置倾斜，形成散光。

2. 视网膜倾斜　黄斑附近隆起或凹陷时，视网膜倾斜，形成散光。

**(四) 眼屈光媒质折射率异常**

1. 房水折射率太低或玻璃体折射率太高，形成折射率性远视(或称屈光指数性远视)。

2. 房水折射率太高或玻璃体折射率太低，形成折射率性近视(或称屈光指数性近视)。

3. 整个晶状体折射率太低，引起折射率性远视；整个晶状体折射率太高，引起折射率性近视。

4. 晶状体皮质折射率增高而接近其核的折射率时，晶状体屈光度减弱，形成远视。

5. 单纯晶状体核折射率增高，形成近视。因而，偶尔可见瞳孔中央部为近视而周边部为远视者。

6. 晶状体各部分折射率不等(如初期白内障时)，可致不规则散光。

**(五) 某一屈光因子缺如**

如晶状体缺如时，形成高度远视，称为无晶状体眼(aphakia)。

由于有些屈光因子测定困难，上述分类法难以实际应用，因而临床上将其归纳为两大类：①轴性屈光不正(axial ametropia)：指以眼球前后径长度改变为主的屈光不正；②屈光性屈光不正(refractive ametropia)：指以眼各屈光媒质界面曲度或媒质折射率改变为主的屈光不正。

## 第二节　屈光力和屈光不正度

眼球对外来光线的折射能力，称为眼球屈光力。对于正视眼，平行光束自正前方投向一调节静息的正视眼，进入眼内后聚焦于黄斑中心部视网膜上。自视网膜上一点所发出的光，离眼后成为平行光束。无穷远处物体恰聚焦于视网膜上，因而眼能清晰看见此物。无穷远处点和视网膜上的相应像点互相共轭。

对于远视眼，平行光束进入眼内后，聚焦于视网膜后方，在视网膜上为一模糊斑，远方物体在视网膜所成像模糊不清，为“朦像”，因此远视眼其眼球总屈光力较正视眼弱或小。

对于近视眼，平行光束进入眼内后，聚焦于视网膜前方，视网膜上为经聚焦后再分散的一个模糊斑，故所见远方物体亦为“朦像”。因此近视眼其眼球总屈光力较正视眼强或大。

不论正视、近视或远视，凡和在调节静息时此眼视网膜黄斑中央凹共轭的空间一点，称为此眼的远点(far point)。于调节完全静息时，只有位于远点处的物体才能在视网膜上形成清晰的像，眼才能看清。正视眼，其远点位于眼前无穷远处；对于近视眼，其远点位于眼前一定距离处；而对于远视眼，则其远点位于眼主点后方(为虚性)。

眼屈光不正的程度，以眼的远点距离远近为标准，即用以米为单位的远点距离的倒数作为眼屈光不正度的单位。远点距眼越近，屈光不正度越高。远点距离是指从远点到眼第一主点间的距离。由于眼第一主点到角膜顶点间距离很短，临床上常以远点和角膜前表面顶点间的距离作为远点距离，以其倒数作为屈光不正度。

$$\text{眼屈光不正度}=\frac{1}{\text{远点距离(m)}}$$

## 第三节　眼屈光不正的发生率

人眼屈光状态的分布情况和种族、地区、职业、年龄等因素有关。

### 一、眼屈光不正发生率和地区、种族的关系

一般认为欧美各国远视状态的眼较多，如表8-16。中国、日本、东南亚等地，则近视状态的眼较多。如我国徐宝萃统计结果如表8-17。但由于各学者所选群体对象不同，正视的标准范围不一，检测方法各异，因而所得资料并不具备严格的可比性。

粗略估算美国、西欧以及澳大利亚总人群的近视发病率分别为25.4%、26.6%及16.4%。相比之下，东亚地区近视的发病率更让人担忧。中国台湾和新加坡的城市初中生，近视发病率已经高达80%。中国香港8岁儿童近视发病率为37.5%，而大于11岁儿童的近视发病率为53.1%。中国广州的城市学生15岁时，近视发病率也达到78.4%。即使在中国南方乡村地区，近视的发病率也并不低，15岁时发病率已经为43.0%。大多数西方国家，高度近视的发病率通常低于3%，而亚洲人群高度近视的发病率达到10%。在全球范围内，中国人的近视发病率位居首位。尽管众多的研究

表 8-16　欧美人眼屈光状态分布

| 国家或地区 | 统计者 | 年龄 | 被检人数 | 正视 | 远视 | 近视 |
|---|---|---|---|---|---|---|
| 英国 | Herman | 16 岁以上 | 30 000 | 14.75% | 56% | 27% |
| 美国 | Gackson | 20～30 | 1482 | 13.7% | 66.7% | 19.6% |
| 中欧 | Hess | 10～14 | | 35.0% | 38.1% | 26.8% |
| 前苏联 | Popv | 8～10 | | 23% | 53% | 24% |

中，研究人群、地域、年龄等不一致，但普遍认为亚洲人群的近视发病率高于欧洲人群，城市人群近视发病率高于农村人群。

表 8-17　中国人眼屈光不正发生率（徐宝萃 1983）

| 年龄 | 人数 | 正视 | 远视 | 近视 | 其他 |
|---|---|---|---|---|---|
| 7～13 | 7536 | 59.56% | 25.21% | 15.07% | 0.17% |
| 14～24 | 4096 | 50.86% | 18.79% | 29.89% | 0.46% |
| 7～24 | 11 632 | 56.49% | 22.95% | 20.29% | 0.27% |

以人类种族而言，一般认为黑种人发生近视的较少，白种人也不多，而犹太人和黄种人则近视发生率较高。但仍需作周密观察，才能肯定。

## 二、眼屈光状态与年龄的关系

人眼的屈光情况，随年龄增长而不断改变。

### （一）初生儿

初生儿屈光情况的报道不多。1974 年，Zonie 等检测降生 48～72 小时初生儿 300 例的眼屈光情况，认为 73.8% 为远视，14.5% 为近视，11.7% 为正视。1979 年，吴燮灿检测降生 1～7 天的初生儿 100 例，结果 88.7% 为远视，7.1% 为近视，4.2% 为正视。2011 年，陈洁等检测降生 1～6 天的初生儿在睫状肌麻痹（81 例）或非睫状肌麻痹（185 例）下的眼屈光状态，结果其等效球镜度分别为 +0.58D±2.32D 和 +3.55D±2.39D。一般认为初生儿大多为远视眼，其平均屈光不正度为 +2～+3D。

### （二）婴儿期及学龄前儿童期

此期儿童的眼屈光情况，我国部分学者统计如表 8-18。我国汪芳润统计结果，平均屈光不正度为 +1.97D。自降生至 7 岁间这一时期内，人类眼球发育最为迅速，眼屈光度向近视方向移动，故远视程度下降。1997 Zanik 的调查和统计发现，婴幼儿屈光不正范围逐渐变窄，在婴儿和幼儿间的屈光分布峰值接近正视（图 8-236）。

表 8-19 综合了西方有关这方面的资料。

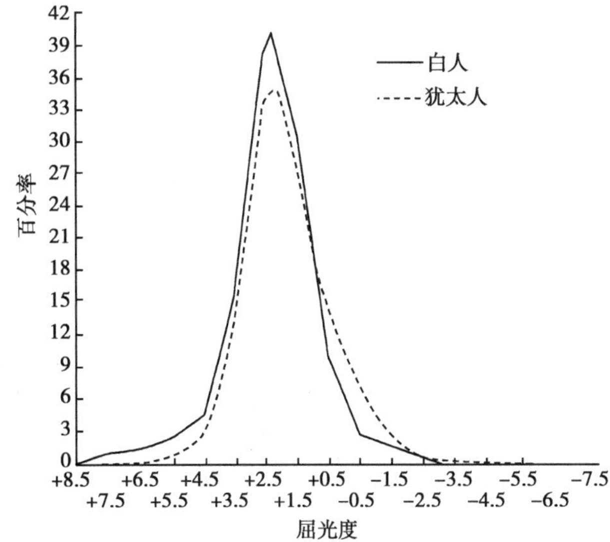


图 8-236　婴幼儿的屈光分布情况

### （三）青少年学习期

此期人眼屈光状态继续向远视度减低、近视度增加的方向移动。我国徐宝萃于 1983 年统计结果如表 8-20 所示。Blum 等的调查提供了西方少年学习期间的屈光状态（表 8-21）。

### （四）成年期

成人眼的屈光情况，虽各人种各地区分布不一，但

表 8-18　中国婴幼儿童眼屈光状态

| 调查者 | 年份 | 对象年龄（岁） | 对象人数 | 远视（%） | 近视（%） | 正视（%） |
|---|---|---|---|---|---|---|
| 朱国柱 | 1984 | 4～7 | 530 | 79.01 | 12.57 | |
| 汪芳润 | 1986 | 4～6 | 1519 | 96.45 | 1.51 | 2.04 |
| 龚启荣 | 1989 | 1～6 | 1811 | 57.26 | 3.72 | |
| 霍秀英 | 1989 | 3～6 | 1395 | 56.56 | 20.52 | 13.08 |

表 8-19　西方婴幼儿眼屈光状态

| 作者 | 数量 | 年龄 | 方法 | 平均屈光度(D) |
|---|---|---|---|---|
| Goldschmidt(1968) | 356 人 | 2～10 天 | Atropine 0.5% | +0.62(+2.24) |
| Santonastaso(1930) | 34 人 | 0～3 月 | Atropine | +1.67(+2.54) |
| Luyckx(1966) | 104 眼 | 0～1 周 | Cyclopentolate 1% | +2.4(+1.2) |
| Cook & Glasscock(1951) | 1000 眼 | 出生后 | Atropine ointment 1% 4x | +1.54 |
| Mohindra & Held(1981) | 48 人 | 0～4 周 | 近检影 | −0.70(+3.20) |
| | 27 人 | 5～8 周 | | −0.35(+2.30) |
| | 78 人 | 9～16 周 | | −0.52(2.25) |
| | 70 人 | 17～32 周 | | −0.13(+1.39) |
| | 50 人 | 33～64 周 | | −0.78(+0.97) |
| Zonis & Miller(1974) | 600 眼 | 48～72 小时 | Mydraticum | +1.10(+1.60) |

表 8-20　青少年眼的屈光状态分布(徐宝萃)

| 年龄 | 调查眼数 | 正视(%) | 远视(%) | 近视(%) | 其他(%) |
|---|---|---|---|---|---|
| 小学生 | 7751 | 57.18 | 31.65 | 11.07 | 0.10 |
| 初中生 | 7319 | 62.07 | 18.39 | 19.31 | 0.23 |
| 高中生 | 4777 | 58.80 | 9.44 | 38.40 | 0.36 |
| 大学生 | 3414 | 39.75 | 31.87 | 27.78 | 0.62 |
| 合计 | 23 261 | 56.49 | 22.95 | 20.29 | 0.29 |

随年龄增长而改变的倾向甚微。30 岁以前屈光度基本恒定，30 岁以后至 45 岁，则有轻微地向远视方向移动。

### （五）老年期

1989 年徐宝萃分析 45 岁以上老年人的眼屈光状态(表 8-22)。由该表可见远视仍占多数，且于 45～60 岁时，随年龄增高而远视增多，61～66 岁则远视比例又趋减少，而近视所占比例则有所增加。

表 8-21　西方少年学习期间的屈光状态(Blum 等)

| 作者 | 数量 | 方法 | 年龄 | 远视现患率 | 近视现患率 |
|---|---|---|---|---|---|
| Laatikainen & Erkkila(1980) | 162 | Cyclopentolate 1% | 7～8 | 19.1% | 1.9% |
| | 218 | | 9～10 | 6.9% | 6.4% |
| | 222 | | 11～12 | 11.7% | 7.2% |
| | 220 | | 14～15 | 3.6% | 21.8% |
| Sperduto(1983) | NA | No cycloplegia | 12～17 | 未测 | 23.9% |
| Blum(1959) | 1163 | No cycloplegia | 5 | 6%(所有年龄组) | 2% |
| | | | 6 | | 2.25% |
| | | | 7 | | 2.5% |
| | | | 8 | | 4% |
| | | | 9 | | 5.5% |
| | | | 10 | | 8% |
| | | | 11 | | 10.5% |
| | | | 12 | | 12.25% |
| | | | 13 | | 13.25% |
| | | | 14 | | 14.5% |
| | | | 15 | | 15% |
| Hirsch(1964) | 605 | No cycloplegia | 13～14 | 11.4% | 15.2% |
| Kempf(1928) | 333 | Homatropine | 6～8 | 35.4% | 1.2% |
| | 495 | | 9～11 | 25.2% | 3.4% |
| | 1001 | | >12 | 15.2% | 4.8% |

表 8-22　年龄与屈光状态的关系（徐宝萃，1989）

| 年龄 | 正视 | | 远视 | | 近视 | | 混合散光 | | 总计 | |
|---|---|---|---|---|---|---|---|---|---|---|
| | 眼数 | % | 眼数 | % | 眼数 | % | 眼数 | % | 眼数 | % |
| 45～50 岁 | 90 | 18.63 | 244 | 50.52 | 124 | 25.67 | 25 | 5.18 | 483 | 100.00 |
| 51～55 岁 | 30 | 12.50 | 156 | 65.00 | 44 | 18.33 | 10 | 4.17 | 240 | 100.00 |
| 56～60 岁 | 6 | 7.50 | 57 | 71.25 | 12 | 15.00 | 5 | 6.25 | 80 | 100.00 |
| 61～65 岁 | 8 | 13.11 | 40 | 65.57 | 10 | 16.39 | 3 | 4.92 | 61 | 99.99 |
| 66 岁以上 | 2 | 7.69 | 15 | 57.70 | 8 | 30.77 | 1 | 3.85 | 26 | 99.99 |
| 合计 | 136 | 15.28 | 512 | 57.53 | 198 | 22.25 | 44 | 4.94 | 890 | 100.00 |

总的来说，人类眼屈光状态于初生儿平均有 2～3D 的远视。儿童期时远视度减低较快。青春期则远视度缓慢下降，近视状态眼增多。成人期时屈光状态相当稳定，30 岁以后到 45 岁之间，平均向远视方向移动 0.25D。老年人则因晶状体曲度减弱及皮质折射率均匀增高，可有 1D 以内的远视向移动，80 岁以后，则可有 2.5D 的远视向移动。这种现象称为老年性远视（Senile hypermetropia）。当老年性白内障（尤其是核性白内障）形成时，则可反致呈近视性屈光状态。

## 第四节　屈光因子和屈光状态的关系

平行光线经眼屈光系统折射后聚焦。焦点和视网膜的位置关系决定眼屈光不正的性质，焦点和视网膜间的距离决定眼的屈光不正程度。许多因素对眼屈光状态起作用。

### 一、屈光不正的影响因子

#### （一）眼轴

眼轴长变是决定人眼屈光状态的主要因素之一。早在 1611 年和 1704 年，Kepler 和 Newton 就认为人眼前后径太长成为近视，太短成为远视。1856 年 Aret 最早证实高度近视眼眼球前后径增长，后部巩膜变薄，整个眼球呈梨形。此后许多学者都有类似报道，现代眼科临床检测技术，如 A 型超声、B 型超声、OBSCAN 等，从形态学角度证明了该观点，因而确认眼球前后轴长是决定人眼屈光状态的决定性因子之一。正常人眼前后轴长为 24mm，超过 24mm 成为近视，短于 24mm 成为远视。轴长的程度在很多情况下决定人眼屈光不正的程度，以眼轴为主要原因的屈光不正，被称为轴性屈光不正。

#### （二）角膜曲率

角膜是人眼屈光系统中最重要的屈光成分，其曲率的变化势必引起眼总屈光力的显著性变化，因此将因角膜曲率为主的屈光不正，称为屈光性屈光不正。

#### （三）各屈光因子的匹配

1864 年 Donders 认为人眼的屈光状态，是由角膜曲度、晶状体位置和其焦距、眼前后轴长互相配合的情况而决定的。1913 年 Steiger 测定 5000 只眼的角膜屈光力和眼前后轴长，证明正视眼的角膜屈光力分布在 39～48D 之间，正视眼的前后轴长分布在 21.5～25.5mm 之间。

### 二、各屈光因子和正视化

人眼各屈光因子相互间配合的情况，取决于各因子间的相关程度，通常用“相关系数”来表示。1961 年 Von Alghen 利用 Sorsby 和 Stenstrom 的资料，求得人眼各屈光因子相互间的相关系数。其中屈光不正度和轴长关系最为密切，高度近视和高度远视的屈光不正度和轴长的关系尤为明显。屈光不正度和眼前房深度也有一定程度的相关。轴长和角膜屈光力、晶状体屈光力呈负相关，即有协调配合使呈正视状态的作用。因而人眼在发育过程中，存在着使眼屈光状态完善化的各屈光因子互相协调配合功能，也就是使各屈光因子相互平衡以使眼总的屈光状态成为“正视”的倾向。这种功能或倾向称为“正视化”（emmetropization）。正视化的主要关键在于眼轴长与晶状体屈光力之间的负相关协调，其次是眼轴长和角膜屈光力之间的负相关协调。正视化比较完善的眼，其屈光状态称为正视或接近正视。正视化转化不全，则形成配合性屈光不正。

从而认为角膜屈光力和眼轴长是两个独立的自变量。各不同量的角膜屈光力和不同量的轴长互相配合，可以形成各种不同程度的屈光状态。

（瞿　佳）

## 主要参考文献

1. Kempen JH，Mitchell P，Lee KE，et al. The prevalence of refractive errors among adults in the United States，Western Europe，and Australia. Arch Ophthalmol，2004，122（4）：495-505.

2. Lin LL, Shih YF, Tsai CB, et al. Epidemiologic study of ocular refraction among schoolchildren in Taiwan in 1995. Optom Vis Sci, 1999, 76(5): 275-281.
3. Morgan I, Rose, K. How genetic is school myopia? Prog Retin Eye Res, 2005, 24(1): 1-38.
4. Fan DS, Lam DS, Lam RF, et al. Prevalence, incidence, and progression of myopia of school children in Hong Kong. Invest Ophthalmol Vis Sci, 2004, 45(4): 1071-1075.
5. He M, Zeng J, Liu Y, et al. Refractive error and visual impairment in urban children in southern china. Invest Ophthalmol Vis Sci, 2004, 45(3): 793-799.
6. He M, Huang W, Zheng Y, et al. Refractive error and visual impairment in school children in rural southern China. Ophthalmology, 2007, 114(2): 374-382.
7. Katz J, Tielsch JM, Sommer A. Prevalence and risk factors for refractive errors in an adult inner city population. Invest Ophthalmol Vis Sci, 1997, 38(2): 334-340.
8. Wensor, M., McCarty, C. A., & Taylor, H. R.(1999). Prevalence and risk factors of myopia in Victoria, Australia. Arch Ophthalmol, 117(5): 658-663.
9. Lin LL, Shih YF, Hsiao CK, et al. Prevalence of myopia in Taiwanese schoolchildren: 1983 to 2000. Ann Acad Med Singapore, 2004, 33(1): 27-33.
10. Wong TY, Foster PJ, Hee J, et al. Prevalence and risk factors for refractive errors in adult Chinese in Singapore. Invest Ophthalmol Vis Sci, 2004, 41(9): 2486-2494.
11. Wu HM, Seet B, Yap EP, et al. Does education explain ethnic differences in myopia prevalence? A population-based study of young adult males in Singapore. Optom Vis Sci, 2004, 78(4): 234-239.
12. Lin LL, Chen CJ, Hung PT, et al. Nation-wide survey of myopia among schoolchildren in Taiwan, 1986. Acta Ophthalmol Suppl, 1998, 185: 29-33.
13. Pan CW, Ramamurthy D, Saw SM. Worldwide prevalence and risk factors for myopia. Ophthalmic Physiol Opt, 2012, 32(1), 3-16.
14. Chen J, Xie A, Hou L, et al. Cycloplegic and noncycloplegic refractions of Chinese neonatal infants. Invest Ophthalmol Vis Sci. 2011, 14, 52(5): 2456-2461.

# 第二章 远视眼

远视（hyperopia）是指平行光束经过调节放松的眼球折射后成像于视网膜之后的一种屈光状态。当眼球的屈光力不足或其眼轴长度不足时就产生远视。

远视患者通常可以通过自己的调节使外界平行光焦点前移至视网膜上，从而获得较清晰的远距离视力，也可以通过正镜片矫正来看清远处物体；视近时则需付出更大的调节量或接受更大度数的正镜片矫正。因此，调节放松且未矫正的远视眼远、近都看不清，往往处于过度调节状态，容易产生视物疲劳（asthenopia）。"远视"并不是简单意义上的看远处清晰，看近处模糊，而是因为患者在看远时所需要付出的调节量较小，主观感觉上较看近时更舒适所致。

由于以上原因，除非中高度远视，一般轻度或中度偏低的远视患者不会出现视远模糊。随年龄增长，其调节力逐渐下降，当下降到无法代偿看清远距离视物所需的调节量时，他们才表现出视远处模糊。根据患者调节能力的不同，远视在不同程度上影响其远视力和近视力但一般典型表现为近视力的下降。远视的儿童还可能表现为相关的阅读能力下降、智力低下、学习成绩差以及视觉认知技巧发展的延缓。

## 第一节 远视眼的屈光性质

远视眼的远点（far point）为一虚像点，其位置在视网膜之后（图 8-237）。远视眼的近点（near point）则随调节力的不同而变化，当调节力大于远视总量时，其近点为眼前空间内一点；而当调节力小于远视总量时，其近点为无穷远。

给予远视患者镜片处方时，正镜片的像方焦点应该与远视眼的远点相一致，这样远处物体恰可成像于视网膜上，此时与正视眼一样，远视眼的视网膜与无穷远处互为共轭。如果要保持与远点一致，镜片距离眼球越近，则它的像方焦距应越小，屈光力应越大。因此，远视眼所需矫正的度数同近视一样，应该由镜片离眼球的距离和镜片的屈光力共同决定。

## 第二节 远视眼的病因及分类

从根本上说，远视的原因无非是由于眼球的眼轴相对较短或者眼球屈光成分的屈光力不足所致。可以是生理性的原因，如婴幼儿的远视；也可以是病理性的原因，如一些疾病也可以通过影响这两个因素而导致远视：①影响眼轴长度：眼内肿瘤、眼眶肿块、球后新生物、球壁水肿和视网膜脱离等等；②影响眼球屈光力：扁平角膜、糖尿病和无晶状体眼等等。

### 一、按解剖特点分类

#### （一）轴性远视（axial hyperopia）

指由于眼轴相对缩短所造成的远视。可以是生理性的原因，也可以是病理性的原因。

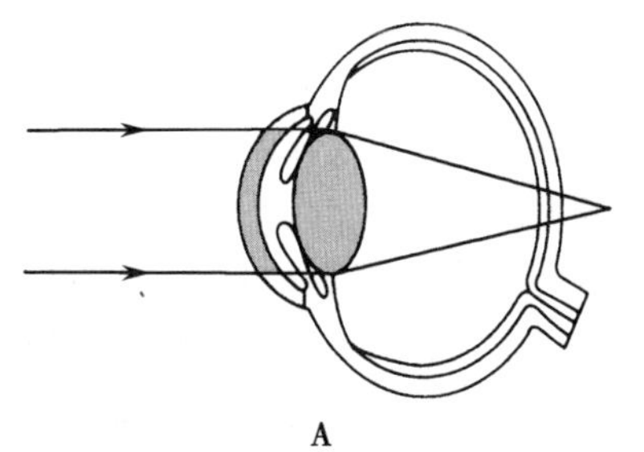

A

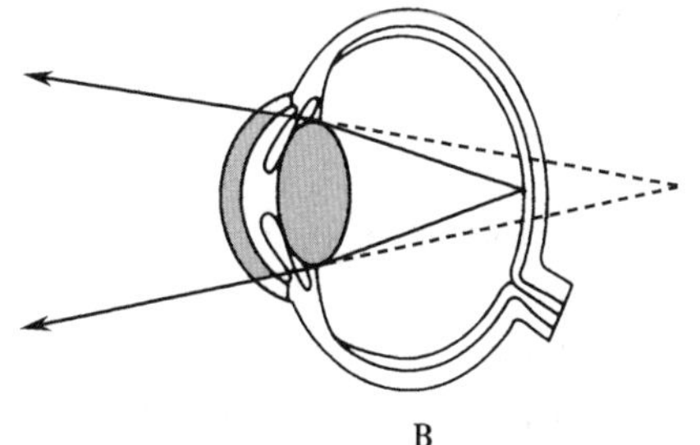

B

图 8-237 调节放松时的远视状态

A. 平行光进入后聚在视网膜后 B. 从视网膜出来的光出瞳为发散光，似乎从视网膜后的虚点出来

1. 生理性眼轴缩短 刚出生的婴儿眼轴平均长度为16mm，而正常成人的眼轴平均长度为24mm，从眼轴长短来看，婴幼儿几乎都为远视眼，但这种远视是生理性的。随着年龄的增长，眼轴逐渐变长，至成人发展为正视或接近于正视。

2. 病理性眼轴缩短 眼前后轴变短，亦可见于病理情况，如眼肿瘤或眼眶炎性肿块等，可使眼球后极部内陷并使之变平；球后新生物和球壁组织水肿均可使视网膜的黄斑区向前移；更严重的，由视网膜脱离所引起，这种脱离所引起的移位，甚至可使之触及晶状体的后面，其屈光力的改变较为明显。

### （二）屈光性远视（refractive hyperopia）

指由于眼球屈光成分的屈光力下降所造成的远视。

1. 指数性远视（index hyperopia） 指的是一个或多个屈光介质成分的屈光指数（折射率）发生了变化所造成的远视。

2. 曲率性远视（curvature hyperopia） 指的是一个或多个屈光成分表面的曲率半径增大，从而造成眼球整体屈光力的下降。

另外，解剖因素所造成的远视还应该包括屈光成分的缺如，如无晶状体眼。

## 二、按远视度数分类

1. 低度远视 0.00～+3.00DS。
2. 中度远视 +3.25～+5.00DS。
3. 高度远视 >+5.00DS。

这种分法若不结合患者调节能力的情况则所提供的临床意义不大。

## 三、按病理生理学分类

### （一）生理性远视（physiological hyperopia）

指的是没有病理变化情况下的远视，如婴幼儿的远视。

### （二）病理性远视（pathological hyperopia）

指的是存在屈光改变的病理性因素的远视，例如：眼轴缩短可以造成远视，其原因可为眼内占位性的病变（如肿瘤、出血和水肿等）或是病理性的角膜平坦（如扁平角膜）。

## 四、按调节状态分类

前已述及远视与调节的关系，两者联系紧密，调节状态对于远视患者相当重要。远视根据调节的状态可以划分为：

### （一）隐性远视（latent hyperopia）

指的是在无睫状肌麻痹验光过程（以下统称常规验光）中不会发现的远视，这部分远视为调节所掩盖。睫状肌麻痹剂的使用可以暴露这部分远视。

### （二）显性远视（manifest hyperopia）

指的是在常规验光过程中可以表现出来的远视。显性远视就等于常规验光过程中矫正至正视状态的最大正镜的度数。

### （三）全远视（total hyperopia）

指的是总的远视量，即显性远视与隐性远视的总和，是睫状肌麻痹状态下所能接受的最大正镜的度数。

### （四）绝对性远视（absolute hyperopia）

指的是调节所无法代偿的远视，即超出调节幅度范围的远视，只能通过镜片矫正。绝对性远视等于常规验光过程中矫正至正视状态的最小正镜的度数。

### （五）随意性远视（facultative hyperopia）

指的是由自身调节所掩盖的远视，但在常规验光过程中可以被发现的远视，即显性远视与绝对性远视之差值。

现举例说明：一远视眼视力0.4，用+1.5D镜片矫正后视力可达1.0，将镜片度数增至+4.0D，视力仍保持1.0。散瞳验光用+5.0D，视力仍为1.0。

在此例中，绝对性远视为+1.5D；显性远视为+4.0D；随意性远视为+2.5D；全远视为+5.0D；隐性远视为+1.0D。

# 第三节 远视眼的症状和体征

## 一、视力及视力障碍

### （一）远视眼的裸眼视力

远视眼的视力好坏与远视程度及绝对性远视程度有密切关系。轻度远视可被调节作用所代偿，而不出现视力降低，但远视如不能被调节作用所代偿，常引起不同程度的视力降低。

远视程度的轻重和裸眼视力的好坏是密切相关的，而调节力的强弱也与裸眼视力有很大关系。不仅轻度远视者，即或中度远视者，如其调节功能强，常可借调节作用矫正其远视，从而看清外界目标。这样的眼睛看东西和正视眼无异，故称这种远视为假性正视。临床上由于忽略屈光不正的检查，故远视往往被漏诊。轻度远视的幼儿和青少年，由于调节力很强，远、近视力均可正常。但在中年人由于调节力减弱，即或远视力尚佳，近距离视物可能会发生困难。中度远视者，如年龄小，调节力强，远视力可能尚佳，但近视力多发生障碍；年龄大，调节力不足，其远、近视力必均减退。高度远视者，不仅近视力不好，远视力也常明显障碍。

远视程度很高的患者，常喜欢将目标拿到眼前很近处，借瞳孔缩小和视网膜像的放大以增加看清目标的能力。这样高度远视的患儿常有时被人误认为高度近视，而到眼科要求配近视镜，故检查时必须注意。

### （二）远视眼的矫正视力

由以上调查统计结果可知，由远视所引起的视力障碍是较常见的，特别是随年龄的增长，调节力渐减，隐性远视逐渐转变为显性远视。这样，不仅远视力减退，近视力更易出现障碍。因此，用镜片矫正远视以提高视力是很重要的。

## 二、视疲劳及全身症状

### （一）视疲劳（asthenopia）

由于远视眼无论看远或视近都必须动用调节作用，故除远视度数小，年龄又轻者外，在看书写字或做其他视近工作时，很易产生视疲劳。即视近用眼稍久，则视力模糊、眼球沉重、压迫感、酸胀感、眼球深部作痛或有不同程度的头痛。此外，眼部还容易引起结膜充血和流泪。头痛部位多在额部或眶上部，有时引起肩胛部不适、偏头痛、甚或恶心呕吐等症状。这些症状都是因动用调节作用引起的，故称为调节性视疲劳。此种视疲劳的特点是：如闭目休息暂停用眼或戴上合适的凸透镜后，症状即可消失或明显减轻；但如再继续阅读或书写等视近用眼时，又会出现同样视疲劳现象。

### （二）全身症状

远视眼除易引起调节性视疲劳外，有时也会引起全身症状，特别是神经系统的变化。因此，以神经衰弱或自主神经功能紊乱等全身症状到眼科就诊者，眼科医生应对其屈光状态做认真的检查，如发现有远视性屈光不正，给予合适的眼镜矫正。

## 三、调节和集合联动失调

远视患者注视远目标时，两眼视线必须平行，即不需要集合，但必须调节；当两眼注视近目标时，其所用调节也常大于集合，造成调节和集合联动关系的失调，轻者可成为内隐斜，重者便出现内斜视。

例如：一位4.00D远视患者，当注视无限远处目标时，两眼视线必须保持平行，即不需要集合作用，但为了能看清远处目标，则必须矫正其远视而使用4.0D调节力。如果阅视距离变为33cm时，则必须再用3.0D的调节力，亦即必须用7.0D的调节力，但此时只用了3.0m角的集合，这样调节和集合的分离，使双眼视几乎成为不可能。此时，患者若按调节来确定自己的集合力，就要将注视点集合至眼前33cm处，所以难以看清远处目标，如果按集合力来确定调节，因只用了3.0D调节力来代替7.0D调节力，所以也难看清33cm目标。因此，这样的患者只好放弃双眼单视，而只用一眼注视，另一眼便转向内侧而成为内斜视。

## 四、远视与弱视

远视性屈光不正是引起弱视的主要原因之一，主要发生在中高度远视或双眼屈光参差性远视者，由于单眼或双眼在远近距离均没有得到视网膜清晰像的刺激，影响了视网膜后神经系统在像质处理过程中的发育，导致弱视。有关弱视的详细内容将在本书弱视章节中详述。

## 五、远视眼的前部和眼底变化

较高度数的远视，其眼球小，外观眼球轻度凹陷状，眼前房浅且瞳孔较小。远视眼由于经常调节紧张，常出现结膜充血，且时有引起慢性结膜炎、睑腺炎及睑缘炎者。远视眼由于Alpha角（α角）大，视轴常在光轴的鼻侧，故外观易显假性外斜视状。

中度和高度远视眼，常有不同程度的眼底变化，较常见的是假性视神经炎，少数重者可呈假性视盘水肿。假性视神经炎的典型特征是：视盘色红暗，边界不清楚，生理凹陷轻或消失，乳头形状不整齐，视盘周围视网膜可见特殊的绢丝样反光；动脉可表现如血管硬化样，静脉迂曲扩张或伴有异常血管分支，故必须和真性视神经炎或视盘水肿相鉴别。假性者无视网膜静脉充血，荧光血管造影时无渗漏及视网膜出血或渗出等，注意患眼视力、视野及屈光的检查，通常不难鉴别。

# 第四节　远视眼的病理变化

远视眼的临床病理变化主要在高度远视时出现，一般可有以下几点：

1. 眼球小　不仅是前后径短，而是角膜等整个眼球的大部分结构都小。但晶状体形状变化不大，与缩小的眼球相比，晶状体则相对变大，加上睫状肌经常紧张收缩，使晶状体变厚，推虹膜向前，致前房变窄，容易引起青光眼发作，故在应用散瞳药时应多加注意。

2. 眼底变化　多在高度远视眼时出现，黄斑部发育异常，有报告认为中央视网膜增厚，中央凹发育不良或缺如，常是视力不良的原因。此外常见的异常，如假性视神经炎和视盘水肿已如前述。视盘下方可能有先天性缺损（coloboma），呈新月形弧形斑，并不影响视力。

3. 眼的α角大　呈现假性外斜视。通常远视眼的黄斑部较正视眼者要离视盘远些，且角膜也明显地偏离中央，因而视轴穿过角膜时要在光轴的鼻侧，这就造成了正α角，即光轴相对地偏向外侧而呈外斜视状态。但由于远视眼经常调节紧张，引起眼球向内集合，减少了假性外斜视的表现。

4. 远视眼的睫状肌　由于经常收缩紧张，致使环形肌纤维比在正视眼和近视眼者显著肥大变厚。

5. 面部不对称　远视度数高的眼睛常在发育不良的一侧，是发育异常的表现。

6. 高度远视眼可以是发育性变形的结果　如表现为小眼球或合并葡萄膜缺损。当然小眼球不一定就是远视眼，主要是前后径长度是否与其眼的总屈光力协调搭配。

## 第五节　远视眼与调节的关系

### 一、远视眼的调节力

远视眼为了看清远方目标，必须动用相当于其远视度数的调节力；要看清近方目标，特别是注视近点处时，则必须较正视眼多使用相当于其远视度数的调节力，故远视眼的近点距离必较同龄的正视眼者远，这就是远视眼较早发生老视现象的原因。

现设调节力为$A$，静止屈光力（远视眼原有的主点屈光力）为$R$；动态屈光力（对近点凋节时的主点屈光力）为$P$；远点距离为$f$；近点距离为$p$时。依Donder调节力的公式：$A=P-R=\frac{1}{p}-\frac{1}{r}$换算出如下的关系式（但$P$和$p$为负值；$R$和$r$为正值；$A$为负值）：

$$-A=(-P)-R=-\frac{1}{p}-\frac{1}{r}$$

即
$$A=P+R=\frac{1}{p}+\frac{1}{r} \tag{8-79}$$

但是，如远视度数很高，调节力不足时，其远点和近点都可能在眼后，此时$P$和$P$及$R$和$r$均须采用正值，故上式可写成为下式：

$$-A=P-R=\frac{1}{p}-\frac{1}{r}$$

即
$$A=R-P=\frac{1}{r}-\frac{1}{p} \tag{8-80}$$

**例1**　今有一位5.00D远视患者，其近点在眼前25cm时，其调节力如何？

答：由公式（8-79），则其调节力为：

$$A=\frac{1}{0.25}+5.00=9.00\text{D}$$

**例2**　今有45岁患者有3.00D远视，其近点位置如何？

答：设45岁时有3.00D调节力时，则$A=3.00\text{D}$，由公式（8-79）得：$P=A-R$，故$R=3.00-3.00=0\text{D}$

所以　$p=\frac{100}{0}=\infty$　即近点在无限远处。

**例3**　今有一远视眼7.00D，其近点如在眼后1m时，其调节力如何？答：依公式（8-80），则：$A=R-P=7.00-1.00=6.00\text{D}$，即调节力为6.00D。Honing（1911）最先注意到调节力和屈光状态有关，他发现在同龄患者中，远视眼的调节力最强，正视眼次之，近视眼者最弱。此种差异，年龄愈大或调节力愈强时，则表现得愈明显。

### 二、远视眼的调节范围

远视眼的远点在眼后，当其调节力较强时，可先将其远点调节至眼前无限远处，然后更须增强其调节作用，使远点移至眼前明视近点处，故远视眼的调节范围通常较同龄的正视或近视者均大。但当其调节力不足时，其近点可位于眼后，此时其调节范围也是窄的。

**例1**　今有45岁患者有1.00D远视，其近点如在眼前30cm，其调节范围如何？

答：远视1.00D时，其远点在眼后1m，由此点经无限远距离直至眼前30cm处之间，均为其调节范围。

**例2**　今有45岁4.00D远视眼者，如其调节力为3.00D，其调节范围如何？

答：因　$r=\frac{1}{4.00}=25\text{cm}$；$p=\frac{100\text{cm}}{4-3}=100\text{cm}$

远点和近点均位于眼后，如设Ra代表调节范围，则：

$$\text{Ra}=r-P=25-100=-75\text{cm}$$

即调节范围为−75cm。

## 第六节　远视的诊断和处理

### 一、远视的诊断

根据裸眼远、近视力，矫正视力及检影结果，远视的检出并无困难。

### 二、鉴别诊断

#### （一）和近视的鉴别

青少年轻度远视，由于读书、写字等近距离工作过多，有时引起睫状肌异常紧张收缩而痉挛，导致假性近视的发生。此时远视力下降，用凹透镜能增进视力，用凸透镜反使视力下降，故临床上有将远视误为近视，而配以近视眼镜者。但此时由于误戴凹透镜加深了调节痉挛，出现更明显的视疲劳。因此，检查时要注意患者的视力（远、近）和屈光状态是否多变及检影情况等，如有怀疑应检查近点距离，用云雾法或用阿托品充分麻痹睫状肌，解除痉挛后，假性近视便可消除而恢复远视原貌。

### （二）和老视的鉴别

远视和老视是两种不同屈光状态，但由于都用凸透镜矫正，远视力又可能都比较好，两者往往被混淆。远视是一种屈光不正，戴凸透镜后既可看清远方，也能看清近处，而老视只是由于调节力的减弱，对近处目标看不清，是一种生理性障碍，戴上凸透镜后虽能看清近处目标（书、报），但不能同时用此镜看清远方物体，这和远视者戴镜的情况不同。

### （三）和正视的鉴别

调节力较强的轻度或中度远视眼，可借调节作用自行矫正其远视，对远、近目标均能看清，外观上和正视者无异，故也称此为假性正视眼。为了鉴别远视和正视，除用检影法易辨外，最简便正确的办法是用一轻度（+0.5D）凸透镜置于被检眼前，如加镜后视力顿减，可能为正视，如视力上升或保持不变，则为远视的佐证，结合检影更易于鉴别。

## 三、处　　理

如前所述，远视的原因无非有两点：有相对正常的角膜曲率，但眼轴较短（轴性远视）；有相对正常的眼轴长度，但角膜曲率较平（屈光性远视）。无论哪种情况，远视的处理都是相似的。

远视的矫正可以通过框架镜、接触镜或者屈光手术治疗。

### （一）框架眼镜矫正

未矫正的远视：判断给予多少的正镜片进行代偿是一个比较头痛的问题，因为远视患者的远视力很少受到影响，而更多情况下我们的目的是要缓解患者的症状。对于大多数患者，适应正镜片都比较困难，因为他们觉得视力的改善不显著，在未矫正状态下，他们完全能用过多的调节而达到对比度的提高。当这种对比度的提高通过镜片矫正来实现时，尽管视力可能没有差异，患者也会感觉是“模糊”。这种“模糊”的感觉在有些患者是比较轻微的，但有些患者则很强烈。

为了减少适应的问题，检查所得的正镜片度数需要做一些调整，使患者保持一些额外的调节。要告诉患者所给予的镜片是用来缓解他的症状，减轻他调节的负担的，而不是提高视力的。

对远视患者处方原则的一般经验是：用处方来缓解患者的主诉，即如果患者无症状而且未表现出调节集合的异常，则不需要给予患者戴镜，只需进行随访观察；然而，患者一旦有症状，就需要给予一定度数的镜片。在远视矫正过程中，他们的年龄因素也很重要，要注意参考，因为随着年龄的增长，调节逐渐降低，显性远视逐渐提高。对于特定人群要采取特定的处方原则：

1. 刚出生到6岁　除非患儿表现出视力和双眼视功能的异常，抑制或学习成绩较差，显性远视即使达2D、3D都不需要矫正。

2. 6～20岁　如果症状确实，可给予正镜片矫正，但一般主张保守。如果都给予全矫，会由于习惯性的调节而出现视物模糊。由于年龄轻，调节相对较强，正镜度数应做较大减量以利于适应。

3. 20～40岁的成人患者　屈光状态已经比较稳定。随年龄增长，调节幅度逐渐下降，隐性远视逐渐转换为显性远视。如果出现症状，远距离可给予正镜片矫正，度数可做适度减量；近距离则需全矫。

4. 40岁后　患者逐渐开始老视，随着显性远视的增加，看近、看远都需要正镜片矫正。远距离可做少许减量，近距离应予以全矫。此年龄段可采用双光镜或渐变镜矫正。

5. 内斜　全矫，有可能需要近附加。

6. 外斜　给予部分矫正，以减少继发外斜的因素。

睫状肌麻痹验光：当雾视（fogging）或其他方法都不能放松调节时，可以进行睫状肌麻痹。与近视不同，远视患者可以通过自己的调节来部分代偿屈光不正，睫状肌麻痹验光常用于处理有配合困难的远视患者，智障患者，注意力不能集中的儿童，年轻的远视患者以及癔症患者。“湿性”验光（wet refraction）就是指在睫状肌麻痹状况下的验光；而“干性”验光（dry refraction）就是无睫状肌麻痹状况下的常规验光。

通过湿性验光通常可以发现隐性远视，其反映的结果是一个相对准确的屈光状态，但这个结果并不一定全部需要矫正，它只是提供了一个起始值。正常眼静息状态时仍有张力性调节（tonic accommodation，TA）以保持睫状肌一定的收缩，而远视眼由于长期处于过度调节状态，其TA值要更大一些。随着年龄的增长，张力性调节逐渐减少，显性远视量逐渐增大。一般的雾视等方法并不能放松张力性调节。因此，两种类型验光的差异很大程度上就是张力性调节量的差异，必须从湿性验光的结果中减去一定量，这样才能提供在无睫状肌麻痹状态下的清晰视力。

年轻患者有较大的调节幅度，足够代偿高度数的远视。在未矫正状态下，这部分的调节力经常使用，不同程度地演变为隐性远视，在干性验光过程中无法被放松。如果这时使用湿性验光结果，就会给患者额外的正镜片，而超额调节又处于活动状态，结果造成视远物模糊。这时需要在湿性验光结果的基础上进行适当的减量，以保留患者部分调节，从而减少调节适应的问题。正镜片度数的减少一般是按照两种类型验光结果的差异程度来决定的。如果差异很小，说明干性验光的结果已经包含了绝大部分远视量。减少量还可以根据湿性验光结果与患者原来配戴的老处方的差别来决定。如果差别很小，患者的适应一般比较容易；如果差别很大，则需要降低正镜片的度数以保证远视力的清晰，以减少适应问题。

尽管使用睫状肌麻痹剂的目的是尽可能地麻痹调节，但往往并不能完全麻痹。残余的调节（resident accommodation）可以通过以下方法发现：当使用麻痹剂之后，作用达峰值时，让患者注视40cm处的标准视标，如果患者可以看清，说明残余的调节至少为2.5D，这时加负镜片直到视标完全模糊为止。所加的负镜片度数加上2.5D就是睫状肌麻痹剂没有完全麻痹的残余调节量。

例如：一个患者湿性验光结果是+3.00DS OU，配戴这个处方，他可以看清40cm处的1.0视标。当处方变为+2.00DS（加负镜片）后患者看不清40cm处1.0的视标了。40cm的调节刺激（2.50DS）加上所加的负镜片（−1.00DS）绝对值之和3.50DS即患者残余调节量。一般残余调节量不超过1.0D时，我们认为达到了睫状肌麻痹的效果。

如果患者不能看到40cm处的1.0的视标，说明残余调节的量小于2.50D。这时加正镜片直到视标恰能看清为止。用2.50D减去所加正镜片的度数即残余调节量。

例如：一个患者湿性验光的结果是+5.00DS OU，配戴这个处方，他不能看清40cm处的1.0视标。又加了+2.00DS的正镜片，他恰能看清。40cm处视标的调节刺激是2.50DS，因为有+2.00DS是通过附加的正镜片获得的，所以残余调节量为+0.50D，在1.00D范围内，说明该患者麻痹效果较好。

然而，当患者由于过度调节出现调节性内斜视时，即使会降低患者的视力，也应该予以全矫。通过镜片的矫正，调节性集合量降低，从而缓解患者内斜的状况，保证正常的双眼视功能，可用双光镜进行矫正。

由于睫状肌麻痹后调节机制不起作用，屈光检查时只有检影和主觉验光的结果是可信的。其他如隐斜、集合和近距离调节的测量都不能提供有效的信息。

从减轻适应困难同时获得较好矫正效果的角度出发，有五个方面应再次强调，即睫状肌张力、患者年龄、病史、显性屈光不正以及残余调节量。临床上，理想的睫状肌麻痹剂应该起效快，作用时间短并且残余调节量小，如环戊通和托吡卡胺。其他麻痹剂如阿托品、东莨菪碱和后马托品更常用于一些手术前（如斜视手术）、强效的调节张力性麻痹以及葡萄膜炎中防止虹膜粘连等。但是，使用任何一种麻痹剂，都要进行残余调节量的测量，这样可以清楚药物作用的效果。

**（二）接触镜矫正**

在远视患者，接触镜的使用并不广泛，原因有：①出现症状需要矫正的远视患者通常为老年人，他们不要求美容，对于接触镜的依从性较差；②年轻患者由于存在一定量的调节，即使出现症状需要矫正也不需要全天配戴，没有必要使用接触镜。当然，若患者符合接触镜配戴的适应证或要求配适，也可以用接触镜矫正。

**（三）屈光手术**

随着近年科学技术的发展，屈光手术仪器不断更新，手术技术也越来越成熟，对于符合适应证并要求手术的患者，可以考虑屈光手术。具体手术方式有：激光角膜热成形术（laser thermal keratoplasty，LTK）、传导性角膜成形术（conductive keratoplasty，CK）、表面角膜镜片术（epikeratophakia）、准分子激光屈光性角膜切削术（photorefractive keratectomy，PRK）、准分子激光原位角膜磨镶术（laser in situ keratomileusis，LASIK），以及近些年来新开展的准分子激光上皮瓣下角膜磨镶术（laser epithelial keratomileusis，LASEK）、机械法准分子激光上皮瓣下角膜磨镶术（epipolis laser in situ keratomileusis，Epi-LASIK）、前弹力层下激光角膜磨镶术（SBK）和飞秒激光LASIK手术、有晶状体眼人工晶状体植入术等。

准分子激光角膜屈光手术矫正远视的原理是激光对中央区无组织的切削，仅对旁周边组织进行切削，使周边变扁平，角膜中心变凸，即增加了中央角膜屈光度，从而达到矫正远视的目的。其中以PRK为代表的表层切削术远视矫正范围有限，一般矫正小于+3.00D的远视，术后可能并发角膜雾状混浊（haze）和屈光回退，而以LASIK为代表的板层切削手术，可矫治远视范围较大：+1.00～+6.00D（+3.00D以下者效果最理想）、手术预测性好且术后视力恢复快，不会发生角膜上皮下雾状混浊，但会带来一系列角膜瓣的问题，如角膜层间上皮植入、角膜瓣游离和皱褶等等。不适合角膜屈光手术的远视患者或角膜屈光手术难以解决的远视患者如≥+6.00D的远视，可以行眼内屈光手术如屈光性晶状体置换术或有晶状体眼人工晶状体植入术。

**（瞿　佳）**

# 第三章
# 近　视　眼

人眼屈光状态虽表现多种多样，但都是由眼光学系统的屈光力与眼球轴长之间不同组合所决定的。若为正常匹配，则为正视眼，反之，则形成非正视眼。其中，近视眼（myopia）指在不使用调节功能的状态下，远处来的平行光线进入眼内后，聚焦于视网膜感觉细胞层之前。近视眼的远视力下降，但从近处目标发出的分散光线进入眼内，可聚焦于视网膜上，因此近视力仍保持正常。

## 第一节　近视眼的屈光性质

### 一、近视眼的器质性改变

眼球屈光状态主要是由三个屈光参数（眼轴长度、角膜屈光力和晶状体屈光力）决定的。这三个屈光参数同样也是决定一个眼球是否为近视眼以及近视眼屈光度数的要素。

眼球前后径（眼轴）过长、角膜屈光力过强或晶状体屈光力过强都可造成近视眼，即均可使来自远处的平行光线，在视网膜前聚焦。因此，视网膜上的物像形成一模糊不清的弥散圈（图 8-238）。近视眼的屈光系统发射出来的光线是聚合光线，焦点位于眼球与无限远之间，该点即为近视眼的远点（图 8-239）。外界物体如离眼较近，位于近视眼的远点上，则可在视网膜上形成清晰的影像。眼前加负球镜片（图 8-240），使远处的平行光线通过镜片发散后进入眼内，聚焦于视网膜上，而能看清远方目标。

计算通常所取凹透镜片，是当眼的调节作用静止时、能将视力矫至正常水平的最低度数。而此镜片的焦距，等于该眼远点距离减去镜片至眼主点的距离。因此镜片的焦距小于眼的远点距离，镜片所测出的度数，要比眼的实际度数大。镜片度数小时，此差值可以不计，但若镜片度数大时，则此差值不容忽视（图 8-241）。

传统看法认为中低度近视眼是由眼轴长度、角膜屈光力和晶状体屈光力组合不当引起的，高度近视眼是由眼轴延长引起的。但根据近年研究，原发性近视眼，包括病理性和单纯性近视眼，不论其屈光度数的高低，基本上都是由眼轴长度主导决定的，与角膜和晶状体屈光度的改变没有明显关系。由于近视眼的眼轴长度与正视眼有一定的交叉重叠，因此有些低度近视眼的眼轴长度仍在“正常范围”内；而中高度近视眼，则其眼轴长度大多已超出“正常范围”。

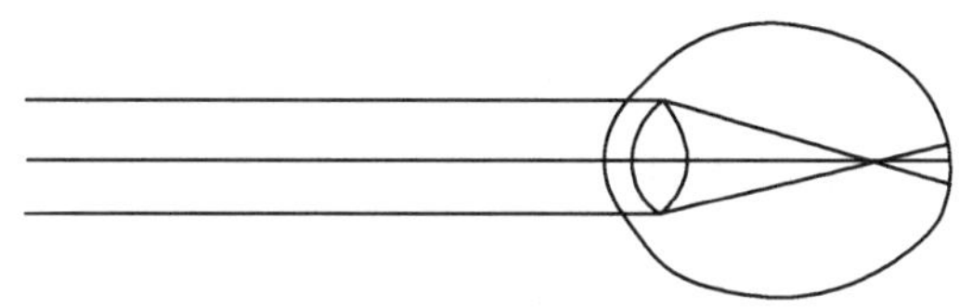

**图 8-238　近视眼屈光现象**
平行光聚焦于视网膜前，形成弥散圈

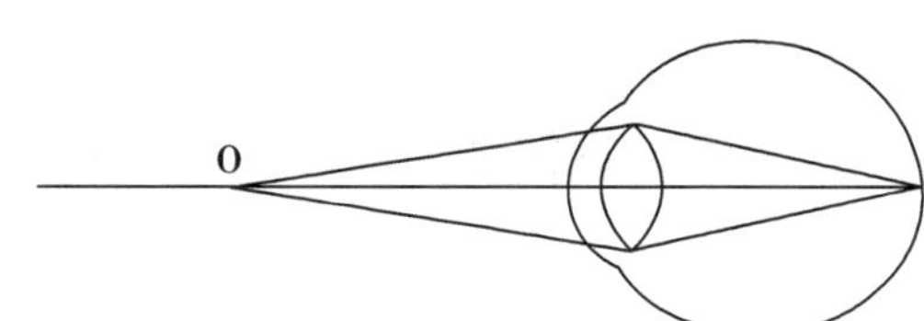


**图 8-239　近视眼远点**
远处物体（O）发出散开光线，聚焦于视网膜上，此点即为近视眼的远点

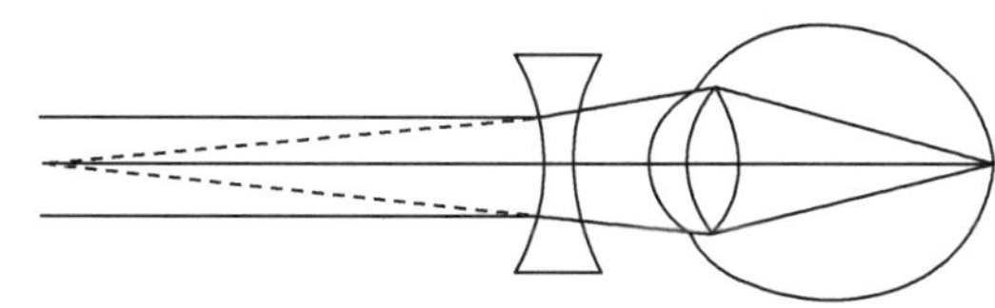

**图 8-240　近视眼的光学矫正**
平行光经凹透镜被分散入眼，焦点后移到视网膜上

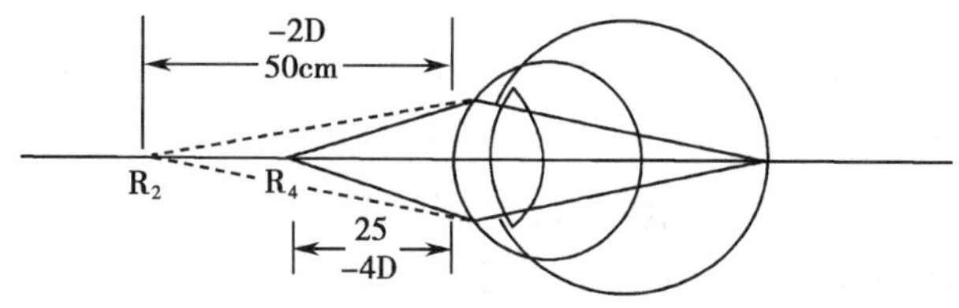


**图 8-241　近视眼远点及屈光度计算**

由角膜屈光力过强（如圆锥角膜）或晶状体屈光力过强（如小球状晶状体）引起的近视眼主要见于继发性近视眼。

### 二、功能性改变

正视眼视远时，从近处来的分散光线在视网膜后方聚焦成像，因此无法看清。调节就是增加眼的屈光力，使近处来的分散光线在视网膜上聚焦成像。青少年近视眼使用调节麻痹药（如阿托品）后，近视屈光度常会降低。这是因为常态下，睫状肌经常维持于低度收缩状态，亦即维持一定的张力，即调节张力，使眼的屈光状态趋于近视眼。年龄愈小，近视眼病程愈短，屈光度愈低，调节张力愈大。近年研究发现连续视近一段时间后会发生短暂的低度近视眼（平均 -0.5D，持续 1～2 分钟）。也是由于调节张力造成的，此种现象在近视眼较正视眼为重。可能指示近视眼对调节负荷较敏感，易产生调节张力升高。对眼轴长度精密测定发现调节时睫状体、前端脉络膜及巩膜向内牵拉，巩膜后段被迫延伸，能引起暂时性眼轴延长（50～100μm），日久后可能损害巩膜弹性，造成永久性眼轴延长。

## 第二节 近视眼的分类

文献上近视眼的分类法很多，就其中主要者分述如下。

### 一、单纯性近视眼与病理性近视眼

根据近视眼病因分类，可分为原发性（指近视眼并非由已知的眼病或全身性疾病所致）与继发性（指近视眼继发于已知的眼病或全身性疾病）两大类。原发性近视眼通常又可分为病理性与单纯性两大类。

#### （一）单纯性近视眼（simple myopia）

多起自儿童及青少年期，进行至一定程度后会自行终止，最终近视屈光在 -6.00D 以下，矫正视力正常，眼底一般正常，至多有窄弧形斑及豹纹眼底。眼轴延长，但仍在正常范围内，发病原因与遗传及环境因素（长时间近距离用眼及缺少户外活动）均有关，属于多因子遗传（胡诞宁 1979，2009）。

#### （二）病理性近视眼（pathologic myopia）

多起自儿童期，持续的进行性加深，发展快，至成年后稳定或相对静止。最终近视屈光度多 > 6.00D。眼轴明显延长。有后葡萄肿和明显眼底变性，包括环形及大弧形斑、漆裂纹、黄斑区视网膜劈裂、黄斑出血、Fuchs 斑及脉络膜视网膜变性；可发生视网膜脱离、青光眼、白内障等并发症。视功能明显受损，矫正视力可低于正常。视野、光觉及对比觉等功能多现异常。病因主要与遗传有关，已发现有常染色体显性，隐性与性连锁隐性等多种单基因遗传方式。

过去在白种人为主的国家，通常用 -6.00D 作为病理性近视眼的分类标准，且认为其群体发生率较稳定，一般为总人口的 1% 左右。但近年黄种人为主体的国家（我国、日本、新加坡）中，近视眼与高度近视眼的发生率急剧上升，-6.00D 以上的高度近视眼发生率可达总人口的 5%～10%，此类近视眼主要与过度视近有关，与上述分类法不符。更重要的是，这些高度近视眼在日后是否会发生眼底病理变化，而成为病理性近视眼？如是，则病理性近视眼的病因应修改为："病理性近视眼可有两类，即基本由遗传决定的单基因遗传者，与由遗传和环境因素共同决定的近视眼中屈光度最高的一部分患者"。

### 二、近视眼的度数与程度

根据近视眼的屈光度分类法，将近视眼分为低度近视眼（-0.25～-3.00D）、中度近视眼（-3.25～-6.00D）与高度近视眼（-6.00D 以上），也有将 -9.00D 以上的另分一类，称为超高度近视眼。一般而言，近视眼终止于低中度者多为单纯性近视眼，超高度近视眼为病理性近视眼，而 -6.00D 以上，-9.00D 以下的高度近视眼在我国可能包括了较轻度的病理性近视眼与较重的由遗传及环境因素共同决定的单纯性近视眼。根据屈光度的分类法，界线清晰，易于掌握，因此广泛用于近视眼的流行病学，遗传学与临床论著之中。

### 三、轴性近视眼与屈光性近视眼

根据屈光要素改变分类：眼的屈光要素包括眼轴长度、角膜曲率、晶状体曲率及各屈光介质的折射率，各个要素的改变均可引起近视眼。

1. 轴性近视眼（axial myopia） 由于眼轴延长所致，主要见于原发性近视眼及部分继发性近视眼。

2. 曲率性近视眼（curvature myopia） 指由于角膜或晶状体的曲率半径缩短导致屈光力增加所致。主要见于角膜疾病（先天性小角膜、圆锥角膜等）和晶状体疾病（小球状晶状体、圆锥状晶状体等）。

3. 屈光指数性近视眼（index myopia） 指由于眼屈光介质的折射率增加引起的近视眼，最常见的是年老后晶状体核硬化及进一步发展而成的核性白内障引起晶状体屈光力增加所造成的近视眼。

### 四、其他类型近视眼

中华医学会眼科分会眼屈光学组（1985）的"真、

假性近视眼定义与分类标准”，将近视眼分为假性近视眼（指平时表现为近视眼，使用阿托品等睫状肌麻痹剂强制取消调节张力后近视消失，呈现为正视眼或远视眼，较少见，约占我国青少年近视眼的10%）；真性近视眼（指使用睫状肌麻痹剂后屈光度不变，较常见，约占40%）和半真性近视眼（指使用睫状肌麻痹剂后近视度数降低，但仍为近视眼，较常见，约占50%）三大类。近视眼在初发时，调节因素起的作用较大，较多为假性近视眼，以后随着病程的进展和屈光度的加深，调节因素起的作用渐小，器质性因素（主要是眼轴延长）起的作用渐大，假性近视眼随之减少。到屈光度在-3.00D以上，病程为3年或更久者中，基本上已无假性近视眼，均为真性或半真性近视眼，至于高度近视眼，眼轴延长是造成近视眼的主要机制，调节因素起的作用已很少。

## 第三节 近视眼的症状与体征

### 一、单纯性近视眼

轻度近视者对模糊的远处物像多习以为常，且因视近清晰，平时生活、学习及工作多能适应，并不感到有所限制。仅当有视远需要，或当与正常视力者比较，或当体格检查时，方被察觉。一般主诉视力模糊或直接诉说“近视”，如看不清黑板，分不明路标等。而一旦戴上矫正眼镜后，惊叹眼前出现了另一个世界。除视远不清外，基本无其他症状，仅在较高度者偶有飞蚊症。如有散光或屈光参差，可能易有视疲劳症状。为了减少弥散光圈所形成的朦胧像，不少近视者通过缩小睑裂，增加景深，来提高视力，故可表现为习惯性眯眼动作。检查时主要表现为远视力低于正常，降低程度与屈光度相关，即屈光度愈高，视力愈差。近视力正常。通过合适的光学矫正，可获得良好的矫正远视力。眼底正常，也可能呈豹纹状眼底。无弧形斑或仅有较窄的颞侧弧形斑，一般不会超过1/2视盘直径。眼轴延长较轻，一般不超出正常范围。

### 二、病理性近视眼

除明显的视远不清外，还常有飞蚊症，这是由于玻璃体液化、混浊所形成的细微飘浮物投影在视网膜上，而引起眼前黑影飘动现象。飞蚊症通常不影响视力，但有些患者对此十分敏感，常为此而烦恼不安。如黑影突然增多，或固定于一处，并有闪光等其他异常表现，加上视力明显下降，视野缺损，则应立即作进一步检查。

#### （一）视力

除远视力明显低于正常外，由于眼底改变或并发症，近视力与矫正视力亦可低于正常。

#### （二）其他视功能

根据眼底改变的有无与轻重，视野表现可有周边视野缩小、环形暗点、中心暗点或旁中心暗点。近视眼光觉敏感性多见降低。暗适应功能亦可能异常，甚至表现不同程度的夜盲。可有不同程度的蓝色觉及黄色觉异常。当有黄斑变性时，红色觉亦可障碍。视网膜电图（ERG）有b波降低及潜时延长，眼底变化严重者b波可降低至消失，a波变化各家报告不一。ERG变化显示锥细胞损害发生较早，然后累及杆细胞。多焦视网膜电流图呈现视网膜锥体细胞功能下降。

#### （三）眼轴

通过超声诊断仪可确定眼轴长度。病理性近视眼有明显的眼轴延长，与屈光度密切相关，眼轴每延长1mm，相应增加约3D的近视。

#### （四）眼底征象

病理性近视眼最多见的临床表现是眼底改变。

1．玻璃体病变　近视眼有特征性的玻璃体变化。由于眼轴延长，玻璃体腔增大，促使玻璃体发生液化、混浊及后脱离等。胶状玻璃体液化，使正常网架结构破坏，留下空虚的光学间隙。原有薄纱样的纤维支架组织已不完整，时有条块状或膜状混浊漂浮物。眼球运动时，漂浮物飘动更为明显，因而招致眼前似有蚊蝇飞动的感觉。随着眼轴不断伸长，玻璃体与视网膜之间可出现空隙。空隙为液体填充，从而形成玻璃体后脱离。后脱离在检眼镜下呈鱼嘴状，圆形或椭圆。裂隙灯下切面呈带状，其后为透明液体。病理性近视眼在液化腔后常留下很薄的后皮质层，可称为玻璃体劈裂，后皮质层与后部视网膜仍有粘连。玻璃体脱离与劈裂，加上变性和收缩的玻璃体对视网膜的牵引，易引发视网膜脱离。

2．豹纹状眼底（tessellated fundus）　是近视眼的一大特征。由于眼球向后伸长，色素上皮层被扯薄，色素减淡，下面的脉络膜背景得以暴露，橘红色的血管与深色背景构成豹纹状眼底。

3．视盘　视盘外形受视神经通过视神经管路径的影响，通常此路径呈直角。病理性近视眼的视神经轴多斜向颞侧，偏斜进入球内。近视眼的视盘较大，呈椭圆形，色泽较淡。视盘的鼻侧，由于巩膜延伸的牵扯，使视网膜组织向后极处移动。视盘鼻侧的视网膜被扯到视盘上，掩盖鼻侧的视盘，称为鼻侧牵引。病理性近视眼筛状板的位置较偏前，因此发生青光眼时视盘杯状凹陷不明显，成为病理性近视眼时青光眼漏

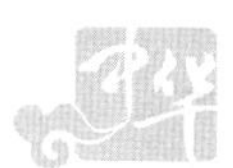



诊的原因之一。

4. 弧形斑(crescent conus) 是近视眼特征性表现之一。由于眼球向后伸长，视盘周围的脉络膜受到牵引，从视盘旁脱开，相应处巩膜暴露，而形成特有的白色弧形斑(图8-242)。如脉络膜尚未脱开，仅有色素上皮层脱开，则呈现豹纹状弧形斑。弧形斑随屈光度的加深而增大，多居颞侧(约占80%)。若眼轴继续向后延长，则可扩展到视盘四周，成为环形弧形斑。大小不一，大者可超过一个视盘径，延及黄斑区，并与后极部萎缩区连成一片。

5. 后巩膜葡萄肿 病理性近视眼由于眼球自赤道部向后过度延伸，后极部巩膜明显变薄，发生局限性扩张，在眼内压的作用下，巩膜膨出，而形成大小不等的后巩膜葡萄肿(posterior scleral staphyloma)。其发生与屈光度的高低、眼轴的长短和患者年龄明显相关。葡萄肿的范围通常包括视盘、黄斑及其邻近区。个别的仅累及视盘周围。眼底检查可见后极部出现异常的后凹，经过葡萄肿边缘的视网膜血管呈屈膝状走向。葡萄肿区内视网膜脉络膜变薄、萎缩，透光性强，色素游离。B型超声检查可以清晰地显示后葡萄肿的形态与位置。

6. 漆裂纹样病变(lacquer crack lesion) 是Brush's膜的破裂纹。表现为眼底不规则的黄白色条纹，如同旧漆器上的裂纹。主要见于眼球后极部及黄斑区，数量(2～10条)不等，平均长约为视盘大小的0.8。漆裂纹样病变细小、不规则，有时呈断续的浅黄色线条或粒点状，有时呈分支状，位于视网膜最深部。其底部常有大或中等大的脉络膜血管横跨而过。血管造影早期可透见荧光，晚期可见漆裂纹处组织着色，并有较强荧光，但无渗漏。漆裂纹样病变很少直接损害视功能，但可造成下面脉络膜毛细血管破裂与视网膜出血。这种出血通常较少，吸收后视力能恢复。更严重的是脉络膜纤维血管膜可以增殖，通过破裂处长至视网膜下腔，形成视网膜下新生血管膜。新生血管很易破裂，可引起及黄斑出血及视力严重损害。

7. Fuchs斑(Fuchs'spot) 亦为病理近视眼特征性表现，是由于黄斑区出血后视网膜色素上皮细胞局部增殖所造成，检查可见黄斑区轻微隆起的圆形棕黑色斑。位于中央凹或其附近，1/3～3/4视盘大小。可引起视物变形、视力下降及中心暗点。病程缓慢，后渐趋稳定。

8. 黄斑部视网膜劈裂 近年OCT检查技术广泛应用后发现在病理性近视眼黄斑部有特征性的视网膜劈裂，主要是由于两个方向相反的力作用于视网膜所致。一个力是视网膜前膜及玻璃体黄斑粘连收缩造成的向内牵拉的力；另一个是巩膜延伸造成的向外牵拉的力。两个力作用于视网膜，将视网膜层间劈裂为内外两层，造成视网膜劈裂。中老年患者常见，常伴有后巩膜葡萄肿。症状为近期内明显视力下降，视物变形，或视近物困难。眼底检查：后极部低度视网膜脱离及黄斑区呈水肿状。诊断主要依靠OCT检查，可见黄斑区视网膜外丛状层水平向裂开，分劈为内外两层，伴黄斑中央凹不同程度脱离，部分病灶区域可见玻璃体后皮质前后向牵引或伴黄斑前膜形成，无黄斑裂孔。进一步发展可引起黄斑全层裂孔和后极部视网膜脱离。

9. 黄斑出血 病理性近视眼常见黄斑出血，好发年龄为20～30岁及>60岁。屈光度多>-8.0D。出血日久或反复出血者，可引起增殖性变化及色素病变，预后较差，严重影响视功能。黄斑出血可分两型：①单纯性黄斑出血：多见，约占出血患者的62%，发病年龄较轻。出血范围可达0.25～1个视盘大小。多居色素上皮层下，出血多时可达视网膜深层。血来自脉络膜毛细血管，为眼球向后极伸长，对脉络膜毛细血管过度牵引所致。通常吸收需时2～3个月，不留痕

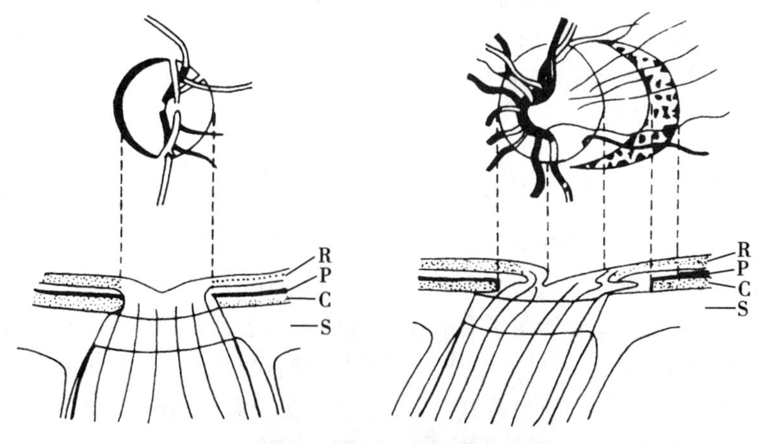


**图8-242 近视眼与正常眼视盘**

R. 视网膜 P. 色素上皮 C. 脉络膜 S. 巩膜

迹。少数可因色素上皮萎缩而留下点状或线状缺损。出血亦示近视眼可能正在发展。②血管新生型黄斑出血：由脉络膜新生血管（choroidal neovascularization）引起，约占出血患者的 32%，多见于中年的极高度近视眼，女多于男。脉络膜新生血管可通过 Brush 膜破裂处侵入视网膜下，形成视网膜下新生血管网，并可发生浅而局限的视网膜脱离，导致中心视力下降与视物变形。新生血管网多集中在黄斑中央凹及其周围。据统计，病理性近视眼者中 5%～10% 有脉络膜新生血管。荧光素眼底血管造影与吲哚青绿眼底血管造影是确定新生血管的有效方法。OCT 检查可显示新生血管部位及层次，并可显示脱离程度。新生血管很易破裂，可引起及黄斑出血及萎缩变性。出血范围约为 1/2～2/3 视盘大小，伴有黄白色渗出斑及灰白色结构。出血通常在 1～15 个月后吸收（平均 7.6 个月）。脉络膜新生血管在 5～10 年内可自行退化，遗留脉络膜视网膜萎缩病损。此类萎缩斑可自行逐渐扩大，造成严重的视力减退。经长期随访，有脉络膜新生血管者在 5 年后 90% 的视力已低于 0.1，10 年 96% 低于 0.1。因此脉络膜新生血管是造成病理性近视眼视力严重减退的重要原因。

10. 黄斑变性　病理近视眼并发黄斑变性多见于 60 岁以后。由于营养黄斑的脉络膜毛细血管层消失，或因黄斑区发生脉络膜血管闭塞，引起黄斑区神经上皮细胞的萎缩而终致变性，也可以是脉络膜新生血管及出血的后果。表现为白色的萎缩病灶与簇状色素堆积。有明显视力减退与中心盲点。可单独发生，亦可是整个近视性脉络膜 - 视网膜病变的一部分。

11. 周边视网膜脉络膜病变　病理性近视眼除黄斑区外，眼底病变的另一好发部位为周边部。由于早期不直接影响中心视力，故多不被发现。但由于：①发生率高，一般报道为 >50%，甚至高达 70%，亦可见于中、低度近视眼；②早期变性近视眼虽无明显异常表现，但用间接检眼镜检查即可发现至少有 20% 以上的患者，周边视网膜已有变性病灶；③病变范围多数较大，至少累及 1～2 个象限；④明显影响周边视野；⑤多种病变与并发症同时存在及⑥变性常可导致视网膜裂孔和脱离，因此，周边视网膜脉络膜病变亦有很大危害性。

眼底周边病变主要表现有弥漫性脉络膜退行性病灶、带状脉络膜退行性病灶及视网膜囊样变性。变性亦可分为 4 型：白色（无压力型）变性、色素变性、铺路石样变性及格子状变性。郭希让观察发现，病理性近视眼的周边眼底视网膜退行性变的发生率为 39%，为一般人的 10 倍。发生率与年龄无关，与屈光度显著相关。病变分布以颞侧居多。主要表现为格子状变性（12.3%）、霜样变性（23.1%）、牵引灶（8.4%）、囊样变性（5.0%）及裂孔（2.5%）等。

## 第四节　近视眼的并发症

近视眼的危害性主要在于并发症，近视眼的并发症表现多种多样，主要见于病理性近视眼，通常随屈光度的加深及年龄增长而逐渐增多与加重，从而导致视觉功能的进行性损害，严重的且可致盲，成为我国低视力与盲的重要原因之一。

### 一、白　内　障

病理性近视眼者常有白内障，主要为核心性白内障（58%），也可为后囊下白内障（23%），或两型白内障并存（19%）。核心性白内障的晶状体核呈棕黄色，因晶状体屈光力增加，可使近视程度加深。白内障病程进展较慢。晶状体手术时及术后并发症，近视眼较非近视眼者为多。除白内障外，近视眼亦有可能引发晶状体脱位。

### 二、青　光　眼

在近视患者中，开角型青光眼患病率为正常人的 6～8 倍。正常眼压性青光眼及可疑青光眼的比例也明显高于其他人群。在开角型青光眼患者中，近视眼占 46.9%；在青年人青光眼中高度近视眼者比例更高。开角型青光眼患病率在眼轴短于 25.5mm 者为 2%，25.5～27.4mm 者为 6%，27.5mm 以上者为 15%。患者可较早出现盲点，生理盲点亦较正常眼为大。眼压多为轻度升高，平均 5.02kPa（37.74mmHg）。房水流畅系数（C 值）较低，压畅比（Po/C）较高，角膜曲率较大，巩膜硬度系数（E 值）偏低，前房较深。视盘边界模糊，色泽对比不明显，凹陷多不典型，但杯盘比多高于正常人，血管屈膝及移位现象不明显。皮质类固醇激素诱发试验的阳性率较高。有些病理性近视眼伴有高眼压时，视盘边缘陡峭程度变大，且多先于视野改变及视盘凹陷扩大之前出现。由于病程缓慢，青光眼的征象多不明显。早期的异常又多为近视眼的表现所混淆或掩盖（如常把青光眼视盘凹陷看作为近视眼的表现；病理性近视眼视盘色泽较苍白，使青光眼性视神经萎缩不被觉察），故病理性近视眼伴发的青光眼常被漏诊。尤其是用压陷式（Schiotz 眼压计）方法测出的眼压，多因近视眼的巩膜硬度系数低而偏低。为此，近视眼测定眼压必须采用压平眼压计，不能用 Schiotz 眼压计或非接触眼压计。对于度数较高的近视眼，若出现难以解释的视力下降及屈光度短期内迅速加深情况，即应注意青光眼的可能。青光眼的存在，可使近视眼的病理过程加快加重，从而引发更多的器质性与功能性损害。病理性近视眼与青光眼相互影响，可终致恶性循环：眼压升高，促使眼轴延长；而由于眼轴延长，脉络膜视网膜更趋变薄，微循环及血供均进一步受到影响，从而视功能更易受到高眼压的损害。眼压作用应理解为既包括升高的眼压作用，亦包括眼压虽属正常，但承受眼压的组织薄弱、抗力低下，同样能引发病理改变，故亦可以看作为眼压的作用。

### 三、黄斑裂孔及其引起的视网膜脱离

本类并发症在我国较西方常见。据统计，占原发性视网膜脱离的 11%。黄斑区的视网膜变性，玻璃体后皮质牵引及视网膜劈裂加重均可引起裂孔，并由此引发视网膜脱离，脱离可不限于黄斑部，而向下方扩展，甚至形成全脱离。女性及老年人较多，一般近视均 >−10.0D，多见于已有后葡萄肿者。症状为视力明显下降，视物变形及相应视野缺损。眼底检查可见裂孔，圆形或椭圆形；玻璃体后皮质牵引造成的撕裂孔为裂隙形或新月形；伴有视网膜脱离。B 型超声与 OCT 检查对确定裂孔，玻璃体牵引与脱离范围很有帮助。少数病例可伴有脉络膜脱离，有眼痛及炎症表现，眼压极度降低，预后较差。

### 四、周边裂孔及其引起的视网膜脱离

视网膜脱离（retinal detachment）是近视眼常见并发症，发生率 8 倍或 10 倍于其他人群。原发性或孔源性视网膜脱离者中，近视眼所占比例可高达 70% 以上。多见于中、高度近视眼。视网膜脱离患病率在 −4.0D 及以下者，−4.0D 至 −8.0D 者及 −8.0D 以上者中分别为 4%、13% 及 26%。已知引起视网膜脱离的病理基础是视网膜周边裂孔的形成。由于变性的玻璃体与格子样变性的视网膜粘连，在玻璃体长期不断牵引下，包括外力作用下，一些部位的变性视网膜被拉出裂孔或撕裂。液化的玻璃体可从此裂口处流入视网膜下，从而使视网膜隆起而脱离。发病早期症状为闪光感（玻璃体对视网膜牵引所引的刺激征象），继之出现大片黑影，视力下降及大面积视野缺损。视网膜变性多发生于赤道部及周边部，故裂孔亦多见于相应部位，尤以颞上象限为多。裂孔以马蹄形（其上可有玻璃体盖）为主，但亦有呈圆形或椭圆形。发生在上方的裂孔，液体因重力作用向下沉，引起下方的脱离最后成为全脱离。下方的裂孔引起的脱离多局限于下方，进行也较迟缓。

### 五、弱　视

由于近视眼的近视力一般正常，故发生弱视者较少。可能发生弱视的因素主要有单眼近视、近视性屈光参差、明显斜视及早年开始的高度近视眼。

### 六、斜　视

近视眼由于调节与集合功能异常及相互关系失调，常伴有隐外斜或显外斜，可见于各种程度的近视眼。进行性发展后逐渐由隐外斜变为显外斜。显外斜多数经过间歇性阶段，即注视远处物体时眼位正，视近时眼位明显外斜。好发于面型宽、眶距大及双眼屈光不等者。多种视功能，包括近视力、矫正远视力、集合及双眼同视功能早期多可正常。但随着外斜的发展，视功能亦渐现障碍。如集合功能受到影响，常可引发视疲劳，特别是近眼工作者。而当斜角过大时，可诱发失用性弱视及立体视觉功能丧失。有些近视眼由于眼肌平衡功能失调等原因，也有可能发生内斜视。早产儿高度近视眼，时有伴随内斜视者。此外，在近视性内斜视中，另有两种特殊类型：一种见于青年人，逐渐发生，视近与视远时的内斜视的表现不同，基本上属于共同性。另一种的近视程度较深（−15.0～−20.0D），多逐渐发展与不断加重。被动牵引试验各方向均见受限，最终可出现固定性内斜视。

（胡诞宁）

## 第五节　近视眼的发病机制

近视眼的发病机制包括病因与发生机制，可就单纯性近视眼与病理性近视眼分别讨论。

### 一、单纯性近视眼

#### （一）病因

单纯性近视眼的病因假说很多，主要可归纳为遗传和环境两大类。

1. 遗传假说　论据为：单纯性近视眼有明显家族聚集现象，在学生等人群调查发现双亲均为近视眼者，子代近视眼发生率明显高于双亲仅一人为近视眼者；后者又远高于双亲均无近视眼者。说明遗传是近视眼发生的重要原因之一。此外，不同种族的近视眼发生率有很大差异，黄种人发生率最高，白种人次之，黑种人最低。即使在同一环境条件下，不同种族的近视眼发生率仍有明显差异，指示遗传因素是种族差异的主要原因。

2. 环境假说　认为单纯性近视眼是环境因素决定

的，主要是较多的近眼工作和较少的户外活动。论据是流行病学调查与动物实验。流行病学调查发现单纯性近视眼发生率与近眼工作量有关。胡诞宁（1982）调查中小学生，每天课余读写时间为1～2小时、3小时、4～5小时者，近视眼发生率分别为28%、39%与55%。在前瞻性调查中，不同近眼工作量的正视眼学生在2年随访后，近视眼发生率分别为8%，17%与26%。说明是先有多量近眼工作，然后发生近视眼。前者是因，后者是果。Zadnik（1995）、Chen（2000）、Kinge（2000）、Saw（2002）等的调查也得出相同结论。此外，日本在第二次世界大战时和我国在“文化大革命”中，学生学习比较不认真，近眼工作量减少，近视眼发生率均有下降，这些也都是环境假说的根据。近年流行病学调查发现单纯性近视眼发生率也与户外活动有关，较少的户外活动是近视发生的原因之一，且独立于近眼工作因素之外。此外，营养、照明和有机磷农药污染等因素是否与近视眼发病有关，还有待研究。

动物实验中由环境因素造成的近视眼模型主要有两大类：一是离焦性近视，即限制动物视觉空间，使之长期注视近处；或是戴上负球镜片，使物体成像落在视网膜后方，模拟视近环境，均能诱发近视眼。此类近视眼与人类近视眼比较接近。另一类实验近视眼是缝合眼睑或戴上透光乳白眼罩，剥夺动物形体觉，也可造成近视眼，称为形觉剥夺性近视眼。在人类中，此种情况极为罕见。仅有极少数幼年高度上睑下垂或严重屈光介质混浊者发生的近视眼与之类似。这两类实验性近视眼的发病机制不同，因此将形觉剥夺性近视眼的结果应用于人类近视眼时应谨慎小心，以免误导。

如上所述，单纯性近视眼的发生与遗传和环境均有关系，两者的比重，可用双生子研究量化。胡诞宁（1979）调查了82对有单纯性近视眼的双生子。发现近视眼一致率在同卵双生子为82%，异卵为68%，差别显著。同卵与异卵的差别说明近视眼与遗传密切有关；但一致率低于1.0，又说明环境也起作用。据此算出近视眼的遗传指数为61%。并认为用多因子遗传解释单纯性近视眼的发生比较合理。即遗传为内因，环境为外因。两者相加超过一定的阈值即会发病。因此每个个体发生近视眼与否，都是遗传和环境因素共同作用的后果，遗传易感性是由多对基因决定的，每对基因只起到较小的作用。

单纯性近视眼属于多因子遗传性状的学说近年已得到公认。现正在研究找寻与近视相关联的基因。全基因组关联分析法研究（genome-wide association study）已找出一些可能的易感位点，分别位于染色体15q14与15q25等部位。

### （二）发生机制

指引起近视眼发生的生化、病理、光学、细胞生物学和分子生物学改变。决定眼屈光力的主要因素为角膜曲率半径，晶状体屈光力与眼轴长度。Sorsby（1973）认为三项中如有一项异常可造成近视眼；三者均在正常范围内，只要组合不当，也可造成近视眼。近年的实测结果显示单纯性近视眼主要的单项改变为眼轴延长，与角膜曲率半径关系较小。

人类近视眼时，眼轴延长的发生机制，与巩膜，尤其是后极部巩膜的薄弱有关。巩膜结构主要包括细胞（成纤维细胞）和细胞外基质（胶原纤维、弹性纤维、蛋白聚糖、糖蛋白等）。两者的削弱都可引起眼轴延长。哺乳类动物实验中证实近视眼有巩膜薄弱，胶原纤维和蛋白聚糖的减少以及基质金属蛋白酶的增加。人类近视的病理学与超微结构研究也显示有巩膜胶原纤维束变细和正常的交织减少。

鸡的巩膜结构不同，除纤维层外并有软骨层。由于近视眼时软骨层的增厚，造成巩膜的增厚加强。因此眼轴延长是巩膜组织增多，主动伸长的结果，正与哺乳类动物相反。因此鸡的研究结果不能随意搬用于人类。作近视眼实验时，哺乳类动物的研究结果，可能与人类较接近。

实验性近视眼研究中发现在近视眼形成过程中，视网膜会有一些生化物质的增多或减少。例如，血管活性肠肽和胰岛素可能会促进近视眼；多巴胺和高血糖素可能会抑制近视眼。此类与近视眼有关物质可作用于视网膜色素上皮细胞和脉络膜细胞（主要是黑色素细胞），使之产生下一级的生化物质，再作用于巩膜。促进近视眼的生化物质能抑制巩膜成纤维细胞生长与细胞外基质的合成，或降解破坏细胞外基质，引起巩膜薄弱和近视眼。最终一级作用于巩膜的与近视眼有关物质尚未完全明了。已发现可能有关的有各种生长因子，维A酸和金属蛋白酶等。

除眼轴延长外，调节在人类单纯性近视眼的发生中也起一定的作用。常态下，人类睫状肌经常维持于低度收缩状态下，亦即维持一定的调节张力，使屈光状态趋于近视眼。使用调节麻痹药能消除调节张力，使屈光状态向非近视眼方向转化。调节张力与年龄和近视眼的病程有关。年龄小，病程短和近视度数低的，调节张力较大，一般青少年近视的调节张力为0.25～1D。

近视眼的屈光度中，部分是由调节张力造成的。早期近视眼调节张力较大，用调节麻痹药后呈现为正视眼或远视眼，指示近视眼主要是由于调节因素所致，即假性近视眼。如使用调节麻痹药后，近视眼屈光度降低，但仍未消失，指示兼有调节与器质性因素，即半真性近视眼。病程较长的近视眼，调节张力很小，使用调节麻痹药后，屈光度改变不明显，指示调节因素作用很少或无，即真性近视眼。据国内大规模调查，青少年近视中，假性、半真性与真性近视各占10%，50%与40%。

调节引起近视眼的机制有二：对于假性近视眼，根据佐藤的调节紧张学说，长期使用调节可造成调节紧张，视远时调节仍不能充分放松，成为假性近视眼。在20世纪60年代，国内学者观察到青少年近视眼在较长时间视近后会出现暂时性近视眼，并认为有可能根据调节负荷试验找出前期近视眼患者。近年国际上对此现象做了较多研究，证实了调节负荷会引起暂时性近视眼。举例而言，青少年近视眼在使用5.00D调节5分钟后，近视眼会增加-0.52D，可维持至3分钟以上。有人报告，此一现象在近视眼中较正视眼明显；在近视眼中，进行性近视眼又比静止性近视眼明显。以上研究证实了在人类，视近可引起调节紧张与假性近视眼。

对于真性近视眼，调节的作用可能有机械性与生化性两种机制。视近调节时可引起暂时性眼轴延长（0.05～0.09mm）。Mallen（2006）认为调节时睫状肌的收缩将脉络膜向前向内牵拉，导致巩膜周径缩短，引起巩膜前后向的延伸及眼轴延长，日久后会损害巩膜的弹性，使巩膜在延伸后不易恢复，造成永久性的眼轴延长并发生近视眼。此外，也可能调节时会产生某些生化物质，引起一系列的反应最后引起近视眼。例如调节时副交感神经兴奋，有关的神经传导介质会引起cAMP升高。动物实验中cAMP可抑制巩膜胶原合成，引起眼轴延长与近视眼。

## 二、病理性近视眼

病理性近视眼的发生与遗传关系较大。病理性近视眼的遗传方式主要为单基因遗传，具有遗传异质性，有常染色体隐性遗传，常染色体显性遗传，性连锁隐性遗传等各种遗传方式。

### （一）常染色体隐性遗传

根据我国较大规模的家系调查和流行病学研究，病理性近视眼最常见的遗传方式为常染色体隐性遗传。根据为：

1. 家系分析　根据我国七大组病理性近视眼共507个家系的调查分析，双亲均为病理性近视眼者，子代接近全部发病（93%）；病理性近视眼患者的双亲均未发病（即均为杂合子），其同代矫正发病率为22.3%（Lentz矫正法）；如双亲之一发病（另一方应为杂合子），同代发病率为45.6%，基本符合常染色体隐性遗传规律（胡诞宁1987）。

2. 流行病学调查　李镜海（1984）对山东某地区作了病理性近视眼的流行病学调查，发现各种表型通婚时子代发病率与常染色体隐性遗传假设的预期值完全符合。

3. 聚集分析研究　褚仁远等（2000）对62个病理性近视眼家系作了聚集分析研究，得出的结论是病理性近视眼属于单基因遗传，符合常染色体隐性遗传规律，基因频率为14.7%，有少数散发性病例，也不能排除常染色体显性遗传的存在。

### （二）常染色体显性遗传

病理性近视眼中有些家系有多代连续的垂直传代，每代多个个体的子代发病率均接近半数，较可能为常染色体显性遗传。由于常染色体隐性遗传型的病理性近视眼基因频率较高（10%～15%），人群中杂合子频率约18%～24%，患者与表型正常者通婚时，每4～5次婚姻中即有一次遇上杂合子，而造成子代发病（假显性现象）。因此不能见到垂直传代即认为是常染色体显性遗传。

### （三）性连锁隐性遗传

有极少数病理性近视眼家系仅男性发病，且有女性携带者传代等现象，较可能为性连锁隐性遗传。

### （四）基因定位

病理性近视眼已作出基因定位的在常染色体显性遗传病例中有9个：MYP2，位于18q11.31（Young 1998），MYP3 12q21-23（Young 1998），MYP4 7q36（Naiglin 2002）（近年修正为7q15，命名为MYP17），MYP5 17q21-22（Paluru 2003），MYP11 4q22-27，MYP12 2q37.1，MYP15 10q21.1，MYP16 5p15.33-p15.2，MYP17见MYP4，MYP19 5p15.1-p13.3（Ma 2010），MYP21 1p22.2经线NF644基因）。常染色体隐性遗传病例中有1个：MYP18，14q22.1-q24.2（Yang 2009）。性连锁隐性遗传的有2个：MYP1，X染色体q28（Schwartz 1990），和MYP13 Xq23-q25。由此可见病理性近视眼具有遗传异质性，目前已定位的可能只代表少数的个别病例。显性遗传作出定位的较多，与此类家系较易收集与分析定位有关，并不指示显性遗传的病例较多。为数较多的常染色体隐性遗传病例，由于家系较难收集与定位，因此定位率显然偏低。目前已作定位的，除MYP21外，只是将突变基因的位置定位到某一染色体的特定片段，每个片段内常有数十至数百个基因，要确切地找出突变基因，还需继续努力。

值得注意的是过去在白种人为主的国家，通常用-6.00D作为病理性近视眼的分类标准，发生率一般为总人口 1% 左右。但近年黄种人为主体的国家（我国、日本、新加坡），近视眼与高度近视眼的发生率急剧上升，-6.00D 以上的高度近视眼发生率可达总人口的 5%～10%。这样多的突然出现的高度近视眼，很难用遗传因素改变解释，因此有可能其中一部分为遗传与环境共同决定的多因子遗传（通常为 -6.00～-9.00D）。此类患者日后是否会发生眼底病理变化，而成为病理性近视眼，还需研究。至于 -9.00D 以上的超高度近视，则可能仍以单基因遗传为主。

伴发于全身性遗传病的高度近视眼，已知的突变基因编码的蛋白有原纤蛋白（马方综合征，15q21.1）；胶原 2A1（12q13.11-q13.2），胶原 11A1（1p21）与 11A2（6p21.3-p22.3），均见于 Stickler 综合征Ⅰ～Ⅲ型等（McKusick 2000）。但不伴有全身性遗传病的近视眼患者不能发现此类的基因突变。

（胡诞宁）

## 三、用于近视发病机制研究的动物模型

### （一）概述

目前近视发生发展的机制尚不明了，尚无法从根本上阻止近视及其并发症的发生发展，因此进行近视的基础研究对于探索近视的预防和治疗方案具有重大的意义。目前国内外已对近视的成因做了大量的研究，其中近视动物模型的建立可以说是 20 世纪近视基础研究的一大突破。如今已经成功建立了鸡、树鼠、猴子、豚鼠、小鼠等多种近视动物模型，并发挥了它们各自的优势，对近视发生发展过程中多个相关部位如脑、视网膜、脉络膜以及巩膜等进行了细致广泛的研究，同时结合了各种各样的实验方法，从器官及其物理性指标，如屈光度和眼轴长度等，逐步向组织、细胞、亚细胞和分子水平等层次纵深发展。

### （二）近视动物模型常用方法

目前最常用的两种近视诱导方法为形觉剥夺型近视（form deprivation myopia，FDM）和镜片诱导型近视（lens induced myopia，LIM），又称离焦性近视（defocus myopia）。形觉剥夺指用缝合眼睑、戴弥散镜片或头套法来破坏动物的单眼形觉引起的近视；镜片诱导指强迫动物配戴负球镜片使物体的像聚焦于视网膜后方，从而引起眼轴延长所造成的近视。

影响形觉剥夺性近视形成的因素有：①形觉剥夺性近视形成的量与视网膜图像模糊的程度有关。模糊的程度越大，形成的近视越深；②形觉剥夺性近视的形成还与接受形觉剥夺的时间有关，只有长期持续性的形觉剥夺才能形成近视；③虽然形觉剥夺性近视能在一系列年龄中发生，但年龄越小，形觉剥夺性近视发生越容易，近视形成效果随着年龄呈指数下降。

影响镜片诱导性近视的主要因素有：①镜片诱导性近视形成的量与佩戴的镜片的度数有关，度数过大和过小都不容易诱导出近视，不同物种适宜的度数也有所不同；②和形觉剥夺性近视一样，镜片诱导性近视也需要一定的时间，但是所需的时间通常要短于形觉剥夺性近视；③镜片诱导性近视也有敏感期。

形觉剥夺性近视和镜片诱导性近视均是可逆的，在去除动物模型的近视诱导因素（形觉剥夺和镜片诱导）后，近视度数逐渐逆转，同时形态学上也逐渐恢复正常，该过程被称为实验性近视的恢复（recovery）。实验性近视的恢复和诱导一样，均具有敏感期，但是敏感期并不完全重合。

虽然形觉剥夺和镜片诱导性近视在形态学上的改变非常相似，但是目前的研究已经明确了 FDM 与 LIM 在机制上具有很大的差别。形觉剥夺性近视和视网膜的局部变化关系更大，在切断视网膜和视皮层的联系后，形觉剥夺性近视仍然能够形成，但是由于切断视神经后，所形成的近视变异增大，因此不能完全排除视皮层在其中所起的作用。而镜片诱导性近视则可以被视神经切断所抑制，而且两者对药物以及光照的反应也有很大的不同。比如形觉剥夺可以被持续光照和多巴胺类药物所抑制，而镜片诱导不能为持续光照所抑制，而多巴胺类药物对其的作用在不同的物种中有所不同。此外，在镜片诱导的过程中，动物可以正确识别离焦像的焦点是在视网膜前还是后，并不是单纯根据像的模糊程度来判断眼球生长的方向。此外两种近视动物模型在时程上也有很大的不同。LIM 发生明显较快。破坏昼夜节律能抑制 LIM 的发生，却不影响 FDM；促进昼夜节律的措施则产生相反的结果。因此要进一步了解近视的机制，就需要对两种近视进行更为基础深入的研究。

### （三）近视模型常用动物

目前常用的近视动物包括：鸡、树鼠，猕猴，短尾猴、豚鼠、小鼠等动物。

1. 鸡近视动物模型　鸡是最常用的近视动物模型，属于鸟纲，生长周期短，易于饲养而且出生即开眼，对近视干预反应迅速，实验周期短，因此在近视动物实验的研究中应用较多。早在 20 世纪 70 年代，Wallman 等就将小鸡用于近视研究。小鸡出生时屈光度多偏向远视，在 6～7 周时完成正视化过程，玻璃体腔的发育在整个正视化过程中起主要作用。但鸡的眼球结构和哺乳类动物相比存在着很大的差别。在解剖上最主要的差别主要体现在巩膜结构上，鸡的巩膜有两层，除纤维层外尚有软骨层，在小鸡近视动物模型中，发现

在近视的发生过程中，软骨层蛋白多糖的合成增加，巩膜软骨层组织增多，眼轴延长；而哺乳类动物近视的形成和进展过程中巩膜则是变薄，两者在巩膜上的改变完全相反。此外鸡的调节机制和神经支配与哺乳类也有所差异，其参与调节的肌肉不是平滑肌而是横纹肌，不存在毒蕈碱受体（M受体），却有烟碱受体（N受体）。由于鸡在解剖和调节机制上和人类相差甚远，因此不能将鸡的研究结果机械搬用于人类。

2. 树鼠（鼩）近视动物模型　树鼠属于哺乳类、攀缘目动物。树鼠在种系上较鸟类、啮齿类动物与人类更为接近，而且具有与人相似的脑神经和视觉神经，视觉系统和色觉发育良好。至1977年以来，树鼠逐渐成为重要的近视模式动物。

由于巩膜结构与人类较接近，树鼠常用于研究近视的巩膜机制。通过对树鼠近视模型的研究，发现在近视的过程中，出现了巩膜厚度变薄，纤维直径变细，巩膜干重变小，巩膜弹性和蠕变性增大。巩膜的这种形态和性质上的改变被称为巩膜的重塑。

3. 猴子近视动物模型　灵长类（primates）动物在亲缘关系上和人类最接近，因此在眼球发育，眼部解剖乃至神经控制方面都与人类视觉系统相似。目前最常用于近视研究的灵长类动物包括猕猴（rhesus monkey or macaque）、短尾猴（macaca arctoides，stump-tailed macaque）和狨猴（marmoset）。

猴子和大部分近视动物模型一样，具有一个正视化过程，在出生时屈光度表现为轻度远视，随后逐渐向正视方向偏移。猕猴屈光状态相对较稳定，而狨猴的屈光状态变化较快。猴子对形觉剥夺以及镜片诱导等近视诱导方法的反应较为缓慢，常需要数月乃至一年以上时间以诱导出具有统计学差异的近视。

猴子虽然具有众多优点，而且在研究人类近视中有着不可替代的作用，但是由于价格昂贵，饲养困难，饲养成本高，操作困难等原因，使用也受到限制。

4. 小鼠近视动物模型　小鼠属于脊椎动物门，哺乳纲，啮齿目。小鼠用于近视研究的历史并不长，最早始于1985年。小鼠用于近视研究最大的优点在于遗传背景统一，染色体序列已破译，遗传操作方法完备，大量的基因敲除和转基因小鼠已齐备，非常有利于机制的研究。因此以小鼠作为动物模型来研究近视发生发展中的遗传因素及分子机制的优势是无与伦比的。但是小鼠在优点突出的同时，缺点也非常突出。首先，小鼠的视网膜是视杆细胞占优势的，且没有黄斑，视力较差；其次，小鼠的睫状肌缺失，故晶状体调节功能几乎没有，再次小鼠的眼球非常小，对于活体检测眼部屈光参数以及提取眼内组织进行分子和遗传研究都非常困难。

由于小鼠眼球小、检测困难等客观因素，小鼠形觉剥夺性近视动物模型直到2003年才首次建立，而镜片诱导性近视动物模型目前尚未见任何报道。小鼠眼球的检测则直到2004年，Schaeffel等初次采用了自行搭建的红外偏心验光仪（automated eccentric infrared photorefractor）检查屈光；2008年，周翔天等发明了步进电机式相干光测量仪，不仅可精确测量小鼠眼轴总长，还可测量前房、晶状体厚度、玻璃体腔长度等。同时研究了小鼠屈光以及相关结构的发育，发现和其他动物比较，小鼠的屈光发育可能和玻璃体腔长度以及晶状体厚度等相关，完善了其作为近视眼动物模型的基础数据。

各种基因敲除小鼠有助于研究不同基因对眼球发育的作用。比如内腔蛋白（lumican）和纤维调节素（fibromodulin）双基因敲除的小鼠发生眼轴延长，巩膜变薄，视网膜脱离等高度近视特征性的病理改变，提示这两个基因可能在病理性近视的发生发展中起了一定的作用。此外，*ZENK*基因敲除的小鼠也发现出现了轴性近视改变，结合小鸡近视动物模型中该基因的改变，提示该基因在近视的发生发展以及决定眼球的发育方向中起了重要的作用。2008年，周翔天等发现4～8周龄*A2AR*基因敲除小鼠与野生型小鼠相比，发生了明显的相对近视，并呈现了眼轴延长、玻璃体腔延长、巩膜胶原直径变细等近视的特征性改变，和人类的近视比较接近。

5. 豚鼠近视动物模型　豚鼠作为一种哺乳动物，是一种新型的近视动物模型。温州医学院周翔天等及澳大利亚的McFadden发现三色豚鼠眼球发育与人类接近，出生即开眼，屈光度开始多为远视，之后进入视觉发育敏感期，开始正视化过程。豚鼠对形觉剥夺和镜片诱导均很敏感，2～4周即可诱导出具有统计学意义的近视。最近发现了白化豚鼠出现明显的自发高度近视，并对形觉剥夺更加敏感。

6. 其他实验动物　其他应用相对较少的近视动物模型还包括：兔、猫、隼、松鼠、鱼等。

### （四）近视模型应用中的主要问题

由于大多数近视动物模型眼球都比较小，眼球壁特别是角膜比较薄而软，因此进行近视诱导以及检测相关参数时要特别注意不要压迫眼球。比如在进行形觉剥夺时，采用眼罩法要优于眼睑缝合，因为眼睑缝合不仅容易压迫眼球，同时也很容易引起炎症，影响屈光参数的检测。在检测眼球参数时，采用OCT等非侵犯性的方法要胜过A超等需要接触眼球的方法，因为除了不易影响动物眼表条件，有利于反复检测以外，数据也会更为准确。

此外在检测时，还需要考虑外部光照条件以及环境对检测的影响。比如光照不同会改变瞳孔的大小，对屈光度检测就会造成影响，因此在检测时需要保持外部光照一致。此外还需要考虑调节的变化，因此在传统的带状光检影时需要进行睫状肌麻痹，而在进行红外线视网膜照相法时，由于周围环境很暗，不容易引起调节，可以不需进行睫状肌麻痹。

在进行A超检测眼轴及各屈光组件的长度时，由于超声的分辨率和超声的频率成正比，因此频率越高所得数据越精确，但同时频率越高则超声的穿透能力越弱，因此需要根据动物眼球的大小选择不同的超声频率。

实验动物的饲养环境并无特殊，只要满足其生活照度即可。但是对于不同的实验设计，要求会有所不同。例如，对于近视模型，其环境照度需要在500 lx左右。笼具的大小会限制实验动物的视野，可能会产生一定的近视诱导作用。需要注意，在近视模型建立的过程中，需要采用统一的笼具，利用实验设计的对照方法使得其所产生的作用基本上没有统计学差异。

### （五）近视模型研究的意义及局限性

利用近视动物模型研究近视的机制并从中探讨近视预防以及治疗的方案已经成为近视研究的主流方式。但是考虑到物种的差异，在将近视动物实验结果应用于人类和临床时，必须进行全面而谨慎的分析。只有充分考虑到动物和人类之间的差异，才能对动物实验的成果进行客观全面的分析，从而推动临床防治工作的发展。动物实验结果与人类的差异主要表现在：

1. 物种的差异带来的眼球发育以及结构上的一系列不同。如前所说，最常见的近视动物模型，鸡的眼球解剖生理和哺乳类就有根本的区别，鸡的视网膜血供主要来自脉络膜，而不像人类具有视网膜血管网，因此鸡的脉络膜厚而且随着血流灌注的不同很容易发生大幅度的变化。鸡对形觉剥夺和镜片诱导等试验方法反应非常迅速，数个小时即可发生显著性的改变，其中一个原因就在于鸡脉络膜厚度的变化对于其屈光度的改变作用很大，脉络膜厚度的变化对于玻璃体腔长度的改变也起了很大的作用，在这一点上，可以说鸡和哺乳类动物是截然不同的。此外小鸡的巩膜结构和调节机制也和人类相差甚大。鸡的巩膜同时具有软骨层和纤维层，而哺乳类动物与人类则只具有纤维层。在近视的发生发展过程中，哺乳类和人类只出现了纤维层的变薄，但是鸡则同时出现了软骨层的增生。在调节机制上，鸡的睫状肌是横纹肌，而哺乳类与人类是平滑肌，且鸡在调节的过程中，除了晶状体出现改变外，同时还伴有角膜的变化。而其他哺乳类动物，虽然与小鸡相比和人类在解剖等方面更为接近，但我们必须注意到，它们仍然和人类有极大的不同，比如大部分动物并不具备色觉，啮齿类动物多为夜视动物，大部分动物的立体视觉和人类相比都非常弱，等等。

2. 我们还应当注意到，除了物种的差异，近视动物模型和人类在近视的诱因上也存在着很大的不同。人类近视是在遗传和环境的共同参与下形成的，而目前的常用的近视动物模型多是从环境方面入手。但就环境因素而言，人类所能看到的视觉因素无疑要比大多数动物更为丰富而且精细，因此单纯的动物模型也只能模拟一部分视觉因素对屈光发育的影响。而且就形觉剥夺和镜片诱导两种近视动物模型来说，两者从诱发因素、诱导所需的时间、眼内特别是视网膜和巩膜的生化改变、乃至其对药物、光照、视神经切断的反应均有极大的不同。对于人类而言，由于白内障、上睑下垂、角膜瘢痕等病因引起的近视更接近于形觉剥夺性近视，而对于由于过度视近引起的近视可能更接近于镜片诱导性近视，因此从两种不同的近视动物模型上得出的结论也必须要考虑其中的不同，特别是在开发近视治疗药物时，必须要注意到两者的不同，以免出现事与愿违的不良后果。

3. 在近视动物模型的建立中，为了能诱导出更大度数的近视，通常采用幼年的动物进行诱导。但是对于人类来说，由于社会因素，近视的发生常常发生于学龄期，和动物模型的诱导时间有所不同。而研究的发育阶段不同，从解剖乃至生化都有明显的差别，对近视的恢复能力也有很大的不同，因此在分析近视动物实验的结果时，必须考虑年龄因素带来的差异。

综上所述，近视动物模型虽然是研究近视机制的重要手段，但是我们必须要意识到动物实验的局限性，取其长，去其短，才能真正地从中提炼出可以在临床实验中加以借鉴的精华。如果对动物实验的结果进行毫无保留的照搬全用，只能带来迷失和混乱。

（周翔天）

## 四、色觉与近视

在视觉发育的敏感期内，眼球的屈光状态及生长发育过程受视觉环境的调控并最终达到正视化。色觉作为视觉信息的重要输入内容之一，其对眼球屈光发育的作用近年来得到重视，并得到动物实验的支持。由于色散的作用，不同波长单色光在视网膜上聚焦平面不同：在正视眼中，长波长光聚焦于视网膜之后，短波长光聚焦于视网膜之前，两者之间形成纵向色差（longitudinal chromatic aberration，LCA）。Rohrer

最早于1992年将鸡分别饲养于385nm和665nm的单色光下饲养（两者之间LCA约为3D），两种色光下鸡眼屈光状态与白光对照组相比无明显差异，但是进一步将不同色光组的鸡配戴光学镜片进行离焦时，665nm组鸡的屈光状态出现了相应的补偿，而385nm组的鸡却未出现相应的屈光补偿，这可能与385nm单色光下鸡眼的空间分辨率很低，正视化机制不能发挥正常作用有关。此后，Kroger等在濑鱼眼，Rucker以及Seidemann等在鸡眼上的进一步研究发现，单色光照可影响眼球的正视化过程，导致眼球屈光度和眼轴长度发生改变，并和LCA引起的离焦方向和大小相吻合。刘睿等将豚鼠饲养于430nm和530nm的单色光中发现，530nm波长组中豚鼠眼屈光度向近视偏移，玻璃体腔长度延长加速；而在430nm短波长组中，豚鼠眼屈光度显著向远视偏移，玻璃体腔长度延长减缓。与以往在鸡或鱼眼上所观察到不同的是，在光照12周后两组之间的屈光度相差最大，平均值为4.5D，远大于两种单色光之间的LCA（约1.5D）。结果提示，在短波长光中，豚鼠眼球发生过度补偿，色觉信号在豚鼠眼球的正视化过程中发挥了更为重要的作用。进一步在灵长类动物恒河猴实验中，也发现了长波长红光促进眼球向近视发展这一现象，但是在短波长蓝光组中并未发现向远视偏移。在人眼实验研究中，很早就发现色差和调节反射之间的重要关系，研究认为，亮度通道（L+M）和色觉通道（L/M和L+M/S）共同引起调节反应并与屈光不正相关。在最近的一项大规模的流行病学调查中，钱宜珊等对16 539名国内高中生的屈光状态和色觉情况进行研究发现，色觉异常患者的近视发病率（45.6%）要显著低于色觉正常人群（65.8%），红色盲组人群的眼轴长度也较对照组短。这一研究结果再次验证了色觉通道在眼球屈光发育中的作用。

目前认为色觉主要通过以下几方面来影响眼球的正视化过程，从而导致眼球屈光变化：①纵向色差：不同波长光聚焦于视网膜前后不同平面引起的离焦信号，使得眼球的正视化过程向近视或远视方向发展。②调节反应：视网膜上的S锥细胞对近视离焦信号更为敏感，而L或M锥对远视离焦信号更敏感。因此，在短波长光中，眼球发生过度调节，而在长波长光中调节不足，这一调节的变化可以进一步增加LCA引起的离焦，调控眼球屈光发育。③色觉拮抗通路：单色光照或异常色觉可引起L/M或（L+M）/S色觉拮抗通路的改变，以此影响眼球的正视化过程。④负反馈调节：和广谱白光相比，不同单色光环境中，由于负反馈调节机制受到影响，眼球的生长发育“失控”，引起屈光发育异常。

总之，大量研究已经证实色觉可以引起眼球调节反应发生改变，并可导致眼球屈光状态以及眼轴的变化。色觉领域的相关研究为今后屈光不正的防治提供了新的内容。近来有作者建议用吸收长波长光的纸张，来减少近距离工作对近视眼的影响，但是目前大多数实验尚停留在动物实验以及机制研究上，尚需更多后续研究加以证实完善。

（褚仁远）

## 第六节 高度近视眼的眼球病理

近视眼典型的病理改变主要见于高度近视眼，故称之为病理性近视眼或变性近视眼。但低度近视眼偶亦可见有类似病理改变。病理性近视眼的大体形态，前段与正常眼相差无几，但后段明显延长。因此眼球形态从正常的球形变为椭圆形，同时有后段巩膜变薄，严重时可有局限性向后膨隆，形成巩膜后葡萄肿（图8-243，图8-244）。眼球病理改变程度一般随眼轴延长、屈光度加深及年龄增长而加重。

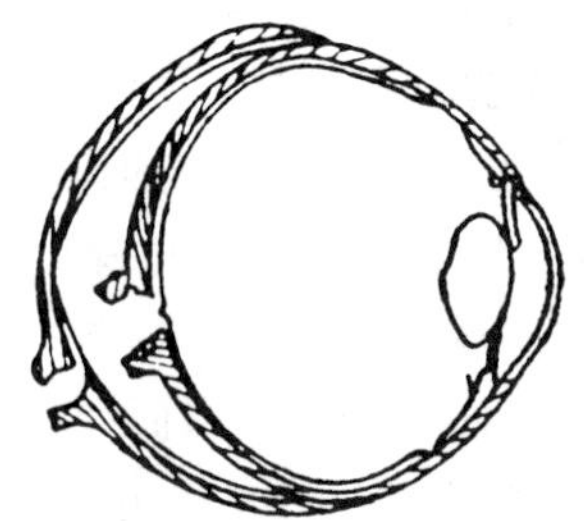

图8-243 高度近视眼的眼球前部尚正常后部加长

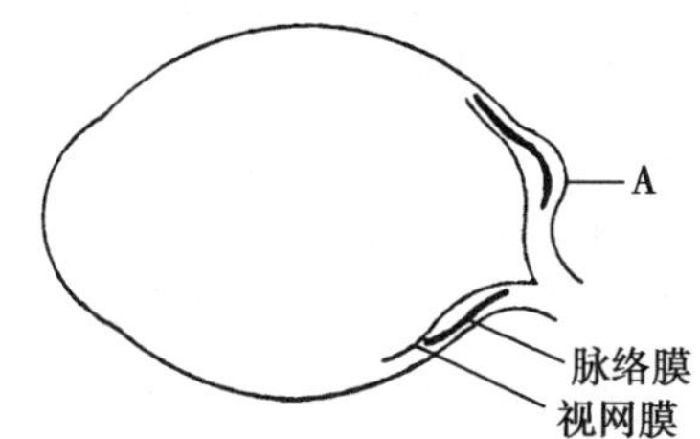


图8-244 高度近视眼球加长巩膜后葡萄肿（A）

1. 眼前段　变化较轻，角膜可略扁平及变薄，因此作激光手术时需注意，以免引起膨隆。前房较正常为深。睫状肌可有萎缩。

2. 巩膜　主要为巩膜变薄及削弱，尤其是后极部更为明显，其厚度可由正常的0.7～1.1mm变薄至0.2mm。在高度变薄情况下，后极部的巩膜不能抵抗眼内压，形成局限性向后膨隆，即巩膜后葡萄肿，累及区域通常包括黄斑及视盘。根据计算，巩膜的变薄程度远远超出了因延伸而造成的改变。因此变薄是巩膜病理改变的后果，而不是单纯延伸造成的后果。巩膜的病理组织学改变主要为胶原纤维变细，排列疏松，纤维间出现间隙。环形和子午线胶原纤维的纤维束都变细，重者环形纤维消失，仅留下子午线纤维，形成类似角膜的板层状结构。更重者子午线纤维也消失不见，巩膜呈均质组织。电镜检查可见胶原纤丝明显变细，交织结构的胶原束消失，胶原纤丝表面不规则及裂开，呈星状。

3. 玻璃体　病理性近视眼时可发生玻璃体液化，混浊及玻璃体后脱离。玻璃体内可有膜形成，前端附着于视网膜周边部，后端附着于后部视网膜的内界膜。部分病例的玻璃体与视网膜有粘连，收缩时可引起视网膜劈裂、视网膜裂孔及视网膜脱离等病变。

4. 脉络膜　病理性近视眼时脉络膜常有明显的病理变化。脉络膜变化为血管闭塞，始于毛细血管层，此后累及小血管层，最后为大血管层。脉络膜变薄萎缩，后极部与赤道脉络膜的厚度可减少至仅及正视眼的10%。血管间的结缔组织和黑色素细胞也减少。最后视网膜色素上皮细胞与Bruch膜消失，脉络膜与视网膜的外层合成一片，形成检眼镜下白色的脉络膜视网膜萎缩病灶。

脉络膜另一重要变化为漆裂纹与血管新生。漆裂纹指Bruch膜破裂，主要见于后极部。Bruch膜破裂后，脉络膜的纤维血管组织可以通过破裂处长至视网膜下腔，形成视网膜下新生血管膜。新生血管可以破裂，发生出血。导致视力严重损害。

5. 视网膜　主要表现为退行性变化，包括萎缩及变性。最先累及视网膜色素上皮细胞，变得稀疏，细胞变大而扁平，色素减少或释出至细胞外，也可能有些区域发生增殖。视网膜外层有明显改变，表现为感光细胞变性与减少。视网膜内层一般不发生明显病变。

黄斑区可出现视网膜劈裂。劈裂发生于内丛状层，是由于两个方向相反的力作用所致。一个力是视网膜前膜及玻璃体黄斑粘连收缩造成的向内牵拉的力；另一个是巩膜延伸造成的向外牵拉的力。两个力作用于视网膜，使之劈裂为内外两层。视网膜劈裂可伴有中央凹区浅表的视网膜脱离。加重时可形成中央凹囊肿和黄斑层间裂孔；进一步发展可引起黄斑全层裂孔和后极部孔源性视网膜脱离。

黄斑出血可由Bruch膜破裂引起其下的脉络膜毛细血管破裂所致，此类出血面积较小，通常在吸收后对视功能影响较少。由破裂区伸入视网膜的新生血管也可以破裂，发生出血。此后可发生视网膜色素上皮细胞增殖及堆积形成棕黑色圆斑，即Fuchs斑。日久后色泽变淡，成为一片瘢痕组织。如出血位于黄斑，尤其在中央凹，则可严重损害视力。

视网膜周边部变化有囊样变性，铺路石状变性和格状变性，破裂后可形成裂孔，发生孔源性视网膜脱离。

6. 视盘　由于眼球向后伸长，视盘周围脉络膜因受牵引，从视盘旁脱开。Bruch膜亦在此终止，视网膜外层及色素上皮缺如处巩膜暴露，从而形成白色弧形斑。

## 第七节　近视眼的诊断

近视眼主要改变为远处来的平行光线在视网膜前聚焦，因此其主要症状为远视力降低而近视力仍正常。

1. 远近视力检查　远视力降低是近视眼主要的，也常是唯一的症状。远视力降低可通过远视力表检查加以确定。但这就涉及远视力的正常标准。远视力是一个连续的数量性状，一般以1.0（小数视力）为正常标准。但实际上很多正常眼的远视力高于1.0，达到1.5～2.0的也不在少数。这些眼即使有−0.25D或−0.50D的近视，远视力虽从原有水平下降，也仍可保持为1.0或更佳。所以1.0只是人为订出的正常远视力的最低标准。很低度的近视眼仍可能有1.0的远视力。

引起远视力下降的眼病很多，包括各种眼屈光间质混浊，视网膜视神经疾病等。这些患者不仅远视力下降，近视力也下降，与近视眼不同。但在青少年儿童，因调节力很强，检查近视力时，如将近视力表移近，可因视角加大而代偿性的提高近视力，甚至达到1.0或更佳的近视力。如以远近视力对比诊断近视眼，仍可能有误诊。因此验光是诊断近视眼的重要方法。

2. 验光诊断　近视眼的验光包括测定不用睫状肌麻痹药的屈光状态（常态屈光）与使用睫状肌麻痹药后的睫麻屈光。

常态屈光指日常生活中，主观上不使用调节时的屈光状态。睫麻屈光指使用各种睫状肌麻痹药后的屈光状态。青少年儿童即使主观上不使用调节，但仍有调节张力存在；只有使用睫状肌麻痹药才能强制性地消除调节张力。由于常态屈光与睫麻屈光分别代表日常生活与使用睫状肌麻痹药情况下的屈光状态，因此完整的屈光检查应包括两者，不可偏废。

常态屈光在临床上是指不用睫状肌麻痹药时验光的结果，也称小瞳验光，或更确切地说，是常瞳验光。在青少年儿童，应让受检者放松调节，并将负球镜片值降至能维持最佳远视力时的最低值，以保证调节处于休息状态之下。

睫麻屈光在临床上也有称为扩瞳验光，但实际上控制调节的是睫状肌而不是缩瞳肌，使用肾上腺素受体激动剂时，只有扩瞳而无明显睫状肌麻痹。因此扩瞳验光的名称，不如睫麻屈光正确。睫状肌麻痹药的种类、浓度和时间，都会明显影响睫麻效果和验光结果。目前常用的是：①硫酸环戊通眼药液（1%），验光前滴5次（间隔5分钟），半小时后验光；②阿托品眼膏（0.5%～1%），每晚1次，连续3日，其作用比硫酸环戊通更强。

中华医学会眼科学会眼屈光学组将睫状体肌麻痹后近视消失者诊为假性近视眼；度数减少者诊为半真近视眼；睫麻后近视度数不变者诊为真性近视眼。三者的区别在临床处理和配镜矫正上至为重要（见本章第九节）。

验光方法包括主观验光、客观验光（检影法、电脑验光仪）等，详见本书第五篇。

3. 进一步的检查　包括角膜曲率、眼轴长度测定等。更有包括调节力、集合力、隐斜等测定在内的医学验光。

4. 病理性近视眼易有多种严重并发症，一般通过常规检查即可及时发现与早期确诊，但亦有难度较高者。如近视眼合并青光眼、弱视、视网膜脱离等。故应提高警惕，全面仔细检查，并应用各种有针对性的特殊检查方法，以求尽早作出确诊。

## 第八节　近视眼的预防

从近视病因学与流行病学观点看，单纯性近视与病理性近视，两者发病机制不同，预防方法也因此而异。

### 一、预防近视眼的发生

单纯性近视的发生取决于遗传因素和环境因素。遗传因素目前还较难控制。导致单纯性近视发生的环境因素已知的主要是过度视近和缺少户外活动。因此，近视的预防应针对上述因素进行干预。

#### （一）减少视近工作

减少视近可以预防近视的发生，不仅有坚强的理论基础，而且已有可靠的实践证据。日本在第二次世界大战时，学生读写时间减少，视力不良率也明显降低。此后，近视患病率又逐步升高。证明了只要能控制视近工作量，必能减少近视的发生。因此近视的预防并非缺乏有力措施，问题是无法付诸实施。因为现代化的生活无法离开视近的环境。阅读、书写以及电子计算机的应用都需要视近，减少视近工作量就必然要影响学习、工作和生活，这是人们无法承受的代价。

教育部、卫生部等十个部委的《关于贯彻执行〈保护学生视力工作实施办法（试行）〉的联合通知》（1982教体字001号，以下简称《十部委通知》）也早就提出："减轻学生学习负担，切实控制学生学习时间。每日学习时间（包括自习）与课外活动，小学生不超过6小时，中学生不超过7小时，大学生不超过8小时。"这一条如能切实执行，对预防近视发生当会有积极作用。

既然很难控制近眼工作时间的绝对量，就只能进行相对性干预。现在广泛实行的预防近视的纠正不良用眼卫生习惯，也就是《十部委通知》中提出的："培养学生良好的用眼卫生习惯，要做到：读写姿势端正，眼睛离开书本一市尺；看书、写字半小时到一小时要休息片刻；不躺在床上看书，不在行进的车中看书，不要在暗弱或强光下看书、写字。"从理论上说可分为三类措施：①减少连续用眼时间（看书、写字半小时到1小时要休息片刻）；②推远视近工作距离（读写姿势端正，眼睛离开书本一市尺；不躺在床上看书等）；③避免物像在视网膜上形成模糊影像（不在行进的车中看书，不要在暗弱光下看书、写字）。此外，还有做眼保健操、远眺、保证睡眠时间等传统措施。

#### （二）增加户外活动

流行病学研究显示，有较多户外活动的学生近视发生率较低，因此不应认为这是爱玩与不务正业；而应鼓励学生离开书桌，走向室外，参加各种户外活动，包括体育活动、体力劳动、旅游观光等。这不仅可预防近视，也是保证学生德智体全面发展的重要措施。

#### （三）改善照明

在照明不良环境中阅读书写，必须凑近目的物才能看清，因而增加了近眼工作负担。《十部委通知》中提出了改善照明具体措施与指标，如教学用房"一般可朝南或东南。有条件的可争取双侧采光。""采光系数（窗的透光面积与室内地面面积之比）应不低于一比六。窗外不应有高大的遮挡物。自然采光条件较差的教学用房要采取增加侧窗或天窗、亮瓦等办法改善。确实无法改善的应增加人工照明。""教学用房人工照明的灯具要合理布置，使照度均匀。灯的悬挂高度距桌面不低于一点七米。每个桌面上的照度不低于一百勒克斯（中小学应逐步达到）。"这些措施的落实可为学生提供明亮舒适的学习环境。

### 二、预防近视眼的发展

上述预防近视眼发生的措施也可用于预防近视眼的发展。此外，国内外曾对用药物、配镜矫正、戴接触镜、视力训练及"近视防治仪"等方法进行了探索。目前已知唯一确切有效的方法是阿托品与哌仑西平长期滴眼，可减缓或终止单纯近视的进行。应用各种眼镜和接触镜的效果颇有争议。至于视力训练及形形色色的"近视防治仪"，则尚无客观可靠的资料可证明有任何预防近视眼发展的作用。

### 三、预防病理性近视眼及其并发症

病理性近视眼一般为单基因遗传病，可作遗传咨询，通过家系分析，判断遗传方式，推算出子女的发病概率。属于常染色体显性遗传的家系，父母一方患病，子女有50%机会发病。常染色体隐性遗传者，如父母均为病理性近视，子女接近100%发病。父母之一为病理性近视者，如已有一个子女发病，则指示另一方为携带者，以后子女50%发病。父母表面上均为正常，已有一个子女发病，则指示双方均为携带者，以后子女25%发病。性连锁隐性遗传者，患者多为男性，其子女一般不发病，但其女儿均为携带者，因此外孙有50%发病。

从理论上说，对作出了基因定位的严重遗传性疾病，可在怀孕期或出生后进行基因诊断，并在分娩前或后作基因治疗。但病理性近视眼虽已有部分病例作出了基因定位，但绝大部分病例的突变基因还未找到，也不可能进行基因诊断，因此应用基因工程进行预防为时尚早。

病理性近视有较多的并发症可严重损害视功能，如弱视、视网膜病变及青光眼等均需重点预防。患者应避免剧烈运动以减少视网膜脱离的危险性。平时应重视眼部出现的异常现象，如闪光感、视野缺损、夜间视力减退、视力进行性或突发性下降等现象。发现时及早就诊，以便进行及时治疗。一眼已有并发症者，应特别观察另一眼情况，随时检查，及早发现。病理性近视眼发生开角性青光眼概率较高，其眼底及视野变化可掩盖青光眼病损，由于眼壁硬度较低，用Schiotz眼压计测出眼压偏低，可能延误青光眼的诊断，因此对病理性近视眼测量眼压时必须使用压平式眼压计。

各种屈光手术对预防并发症并无作用。曾有报告后巩膜加固术可预防病理性近视进行与加重，详见治疗节。

## 第九节 近视眼的治疗

长期以来，人们进行了大量的近视眼治疗探索，但对一些方法的有效性，一直存在有很多争议。一般认为配戴眼镜作光学矫正是较基本的方法。近30年来，各种矫正近视眼的屈光手术已在临床上广泛施用。确切有效的药物治疗方法也正在积极探索中。

### 一、光学镜片和接触镜矫正

在近视眼的眼前放置一适当负球镜片，平行光束通过后被分散入眼，焦点因此后移，正落在视网膜上，可获得清晰的远视力。矫正近视镜片度数的选择原则是，在获得最佳矫正视力中最低的屈光度可作为该眼的矫正度数。配镜矫正与近视眼种类有关。假性近视眼不应配戴负球镜片。半真性与真性近视眼的镜片度数不应高于使用睫状肌麻痹药后的屈光度。

关于近视的眼镜矫正有两种相反观点：主张调节说的人们认为，眼镜矫正增强了调节作用，可能对近视的发展以有害的影响，故强调近距工作时不要戴眼镜，而为了看远也尽可能用低度凹透镜作部分矫正；而主张集合说的人们则认为，集合时眼外肌对眼球的压迫可导致近视的发生或发展，故主张近视应戴完全矫正眼镜，而且不仅平时看远要戴，即使在阅读、书写或近眼工作时也要戴镜。其理由是近视戴完全矫正眼镜能保持正常读书距离和减少过度的集合活动，从而消除了导致近视发生和发展的原因。

Duke-Elder（1970）总结前人的意见时指出，配戴合适的矫正眼镜可防止近视的发展，减少屈光参差，并可防止弱视。但持相反观点的学者也不少，均对全矫正的近视眼镜持否定意见。国内诸家对近视眼镜矫正的看法也有不同意见。

要解决以上争论，最好的方法是实地调查戴镜对近视眼发展的影响。上海市近视眼戴镜问题协作组（1966）对中学生戴镜与不戴镜的近视眼者进行了为期14～25个月的比较观察，发现戴镜与否并不影响近视眼的发展。戴镜者近视进展似略快，但与不戴镜者的差别无统计学意义。因此从总体上看，既不能证明戴镜能使近视眼发展变慢，也未发现戴镜会促使近视眼加重。戴镜的主要作用应是矫正远视力，便利工作、学习和生活。至于戴镜是否可能对不同类型近视眼的发展有不同影响，则还有待观察。

使用适当度数的负球镜片除提高视力外，可恢复调节与集合的平衡，缓解视疲劳，预防或矫正斜视或弱视，减低屈光参差，有利建立与发展双眼同视功能，因此，一般情况下建议配镜，要求准确合适，不可马虎选购。凡有屈光参差、弱视、明显散光及视疲劳症状者，最好经常戴镜。

眼镜种类有：

#### （一）框架眼镜

由于安全价廉，易配戴，使用及保存方便，加上近年在镜片设计，材料研制和镀膜工艺上的进展，因此仍是矫正近视眼远视力最常用的工具。但框架眼镜对外观有一定影响，镜片不能随眼球转动，视野受到一定限制，不适于某些职业。镜片与眼球表面有一定距离，因此矫正的光学质量略差。尤其是屈光度较高的镜片可造成视物变小及变形，对高度近视眼的矫正视力较差，屈光参差较重者不易接受，均为其缺点。

### （二）接触镜

目前接触镜已普遍用于近视眼的屈光矫正。接触镜的优点为镜片贴于角膜表面，可随眼球转动，免除了视物变形和三棱镜效应，视物变小较轻，并避免了框架眼镜对外观的影响。较适用于高度近视眼及较大的屈光参差。缺点是配戴手续较框架眼镜烦琐，取戴、消毒和保存都需一定练习，戴用者需有一定文化水平与卫生习惯。接触镜的质量监控和保证配戴水平都颇为重要，如不注意可发生角膜损伤、角膜溃疡、巨乳头性结膜炎等并发症。

接触镜除可矫正屈光不正外，文献上曾有报告戴用透气硬镜的青少年近视眼者，近视眼的进行可以减慢，但其确切效果与作用机制还有待研究。

接触镜的种类按其应用材料有软性，硬性，透氧硬性等多种；按使用方法有每日取下，长期戴用及一次性等多种，可根据不同情况选择使用，详见接触镜章。

### （三）双焦点镜

双焦点镜是框架眼镜的一种。视远时的镜片为一般的凹透镜，视近的镜片则较视远的减少2～3D。有人认为用双焦点镜可减轻视近时调节负荷，因此能防止近视眼进行。Oakley（1975）报告一组使用双焦点镜的对照观察，发现用本镜者每年近视增加度数（0.02D）远低于用一般眼镜者（0.52D）。但也有认为效果不确定的报告。根据同样原理，近年有人用渐变多焦点眼镜于青少年近视眼，希望能防止或减慢近视眼的进行。经大组观察，稍能减慢近视眼的进行，但差别较小，虽有统计学意义然而临床价值不大。Gwiazda（2003）报告本法对有内隐斜或明显调节滞后者效果较好，但此后的研究未能证实。

### （四）角膜塑形术

指在晚间戴用中央较扁平的硬性接触镜，使中央角膜曲率半径加大，希冀在白天不戴镜时能有较好远视力。本法能降低近视屈光度1.50～5.00D，平均3.00D。约75%的屈光降低量发生于开始后的2周之内。屈光度降低的同时，裸眼远视力也有提高，低度近视眼常能恢复正常视力。但停用后其效果很快消失，因此只有暂时性作用。并发症和副作用包括较常见的角膜染色，重影，眩光以及少见但较严重的并发症，如角膜溃疡，角膜瘢痕等。如验配不当，不但效果较差，并发症也较多。因此对镜片生产和验配工作者应有严格的质量监督和管理，对配戴者应加强随访观察。本法曾一度在国内风行，可能与国内招生、招工时对裸眼远视力要求较高，因而形成国内特有的需求市场有关。验配的经济效益也较好，因此曾一度推动了一哄而起的行为。

## 二、手术治疗

近视眼的手术治疗近年来已在国内外较普遍应用。种类较多，可分为：

### （一）角膜手术

包括放射性角膜切开术，准分子激光原位角膜磨镶术（LASIK），准分子激光角膜切削术（PRK），乙醇法准分子激光上皮瓣下角膜磨镶术（LASEK），微型角膜刀法准分子激光上皮下角膜磨镶术（Epi-LASIK），飞秒激光及个体化切削法等手术，以及较少用的自动板层成形术，角膜环放置术，表面角膜移植术，角膜镜片术等。此类手术一般用于18岁以上，近视已停止进行者。手术能通过角膜曲度的变更，矫正近视性屈光不正，但对病理性近视眼的眼底变化及各种并发症并无作用。

放射性角膜切开术应用较早，通过角膜切口，使角膜周边部削弱膨出，中央部扁平，以降低近视眼屈光度。本法原创于前苏联，西方国家引进后作了改进，可用于治疗低度和中度近视眼。手术需要专用器械和熟练技术，精确控制切口深度，达到矫正效果和减少并发症的发生，在激光手术问世后应用已较少。

激光手术应用最早的是PRK，可用于中、低度的近视眼。缺点为没有角膜瓣，术后较疼痛，易有角膜下雾状混浊等并发症。

LASIK是在角膜瓣下进行角膜切削，由于术后有角膜瓣掩盖，一般反应较轻，很少有角膜下雾状混浊，矫正较精确，矫正量也较大，可用于低度至高度的近视眼。在设备良好，手术者操作熟练的情况下一般矫正效果较好。本法目前应用较广泛，但仍有一些副作用或并发症。

LASEK和Epi-LASIK都是在上皮瓣下作角膜磨镶术，前者是用低浓度乙醇，后者是用微型角膜刀制作上皮瓣。

近年的改进，如飞秒激光则是应用高聚焦的短脉冲激光，取得极为精确的切割效应。用波前引导激光手术的个体化切削，则有助于提高疗效，获得更好视力和视觉质量，至于远期的效果则仍待观察（详见屈光不正手术篇）。

### （二）晶状体及人工晶状体手术

对高度近视眼作透明晶状体摘出术以矫正屈光不正已有较久历史，但需注意术后发生视网膜脱离，黄斑囊样水肿等并发症的可能。近年应用超声乳化术合并滤蓝光的人工晶状体植入术，效果可能较前为好。

也有人对透明晶状体的高度近视眼者在晶状体前放置前房型，虹膜夹持型或后房型的人工晶状体，以矫正屈光不正，取得一定的矫正效果。本法矫正屈光不正的能力较强，对于12D以上的高度近视，角膜较薄，用角膜屈光手术不易矫正者更为适用。此类手术可能有一定的并发症，如角膜内皮细胞损害等，对其确切效果和评价还有待进一步观察，对适应证也应严格掌握。

### （三）巩膜后部加固术

对进行性的病理性近视眼用阔筋膜，异体巩膜条带，硬脑膜或硅胶海绵等绕过眼球后极作巩膜后部加固，希望能防止近视眼进行及减少眼底并发症的发生，国内外均有报道，尤其是俄国和东欧做的较多。俄国学者将室温固化的高分子化合物用特殊的针头注入后极部的眼球筋膜与巩膜之间，能很快地固化成海绵状块物，据称也可起到巩膜加固的作用，而不需复杂的手术。此类加固术的安全性及确切效果仍有待更多单位作长期对照的观察研究。由于手术会扰动眼球后部组织，因此开展时需谨慎从事，严格掌握适应证，手术者应有良好手术技巧及处理并发症的能力。

## 三、药物治疗

### （一）阿托品

曾用于治疗近视眼的药物种类繁多，目前国际上公认有效的是阿托品滴眼治疗。我国过去用阿托品治疗近视眼多为短期治疗，作用为解除调节痉挛，使假性近视眼消失或使半真性近视眼减轻，停药后疗效不易巩固。国外的方法与此有两点不同，一为长期滴眼治疗（0.5%～1%，每晚滴眼一次），二为治疗主要目的是防止近视眼进行。本法为美国Bedrossian（1971）最早报道，对近视眼患者单眼滴用阿托品，可使治疗眼的近视停止或减缓进展。此后屡有较大组长期治疗，并有对照观察，如胡诞宁（1998）单眼治疗536例，观察1年；施永丰（1999）双眼治疗137例，观察20个月；Kennedy（2000）双眼治疗214例，治疗3.5年，追访12年等。以上三组治疗对象均为青少年的单纯性近视眼，所得疗效相似。治疗眼多数停止进行，或进行极慢（平均每年进行低于－0.30D）；对照眼则有明显加重，每年平均增加0.36～1.06D。治疗中未发现眼压改变或青光眼。缺点是副作用较多，如扩瞳及畏光，调节力降低及过敏性结膜炎等，因此不易推广。近年在新加坡和台湾地区又屡有报告，证实了本法疗效。据报告，停止治疗后调节完全恢复，但近视眼又继续进行。阿托品疗效与药物浓度有关，浓度高的（0.5%～1%）疗效较肯定，低浓度的（0.1%及以下的）副作用较少，但疗效如何，还有不同意见。

### （二）哌仑西平

阿托品为非特异性毒蕈碱受体拮抗剂。眼内的毒蕈碱受体已知的有5种（M1、M2、M3、M4、M5），其中仅M3受体的抑制有扩瞳及睫状肌麻痹作用。如有选择性毒蕈碱受体拮抗剂能防止近视眼进行而无明显副作用，则可能较易推广。动物试验中哌仑西平（主要为M1受体拮抗剂），对近视眼有一定疗效，因此被认为可能抑制近视进行而无扩瞳及调节抑制作用的选择性药物。近年该药已在临床试验，用2%眼药液长期滴眼确能减慢近视眼的进行，但仍有扩瞳及调节抑制作用，效果与低浓度阿托品相似。因此疗效可能仍是对M3受体的抑制，未能证实有选择性抑制近视眼作用。

除阿托品和哌仑西平外，曾用于治疗近视眼的药物种类繁多，如去氧肾上腺素、夏天无、新斯的明、托吡卡胺等，这些药物各家报告的疗效不一，也缺少严格对照的长期观察研究，因此很难确定其效果。

最近Walline（2011）根据循证医学原则复习了各种抑制近视进行的疗法（包括各种眼镜、接触镜与药物），得出结论是：到目前为止，毒蕈碱受体拮抗剂是唯一已证实能减缓近视眼进行的方法。

## 四、其他治疗

其他凡无害于眼而有一定理论依据的治疗方法，如雾视法（戴用＋2～＋3D球镜片视远半小时），双眼合像法及合像增视仪，远眺法，睫状肌锻炼法等均可试用。

多年来曾有各种中医中药疗法，包括针刺、气功、推拿等用于近视眼防治，或基于中医理论设计的“眼保仪”等。但迄今尚未有确凿的科学依据证明其有效性。这些方法有待严格的对照研究和纵向研究结果证实。

由于社会上对近视眼治疗的迫切需求，形形色色的近视眼治疗方法层出不穷，除了前已述及的药物与手术治疗外，种种物理疗法，电流、磁场、紫外线、红外线等也都曾有人用于近视眼的治疗，种目繁多，不胜枚举。但此类疗法常无严格的疗效观察，或根本无学术报告，或仅以裸眼远视力的改变作为疗效指标，因此对其疗效很难作出评价。今后对近视眼的治疗方法评价，应严肃认真，实事求是，采用各种主客观指标，设立对照组，并用合适的统计学方法处理数据，方能作出正确的评价。

## 五、病理性近视并发症的治疗

病理性近视的治疗可参见上述原则，其并发症各有相应的治疗方法，如青光眼的药物及手术治疗，白内障的手术治疗，视网膜脱离的手术治疗，视网膜下新生血管膜及黄斑出血的激光治疗，光动力学治疗和抗 VEGF 药物治疗，严重黄斑病损的中央凹移位手术等，可见相应眼病的治疗章节。

（胡诞宁）

## 主要参考文献


1. Aggarwala KR，Nowbotsing S，Kruger PB. Accommodation to monochromatic and white-light targets. Invest Ophthalmol Vis Sci，1995，36（13）：2695-2705.
2. Fincham EF. The accommodation reflex and its stimulus. Br J Ophthalmol，1951，35（7）：381-393.
3. Kröger RH，Binder S. Use of paper selectively absorbing long wavelengths to reduce the impact of educational near work on human refractive development. Br J Ophthalmol，2000，84（8）：890-893.
4. Kröger RH，Fernald RD. Regulation of eye growth in the African cichlid fish Haplochromis burtoni. Vision Res，1994，34（14）：1807-1814.
5. Kröger RH，Wagner HJ. The eye of the blue acara（Aequidens pulcher，Cichlidae）grows to compensate for defocus due to chromatic aberration. J Comp Physiol A，1996，179（6）：837-842.
6. Kruger PB，Rucker FJ，Hu C，et al. 2005. Accommodation with and without short-wavelength-sensitive cones and chromatic aberration. Vision Res. 45（10）：1265-1274.
7. Liu R，Chu RY，He J，Zhou XT，Dai JH，Qu XM. 2010. Early Eye Development in Rhesus Monkeys Reared Under Different Monochromatic Illumination. Invest Ophthalmol Vis Sci. 51：E-Abstract 1735.
8. Liu R，Qian YF，He JC，et al. Effects of different monochromatic lights on refractive development and eye growth in guinea pigs. Exp Eye Res，2011，92（6）：447-453.
9. Qian YS，Chu RY，He JC，et al. Incidence of myopia in high school students with and without red-green color vision deficiency. Invest Ophthalmol Vis Sci，2009，50（4）：1598-1605.
10. Rohrer B，Schaeffel F，Zrenner E. Longitudinal chromatic aberration and emmetropization：results from the chicken eye. J Physiol，1992，449：363-376.
11. Rucker FJ，Garzon AR，Wallman J. 2007. Longitudinal Chromatic Aberration May Guide Eye Growth in Chicks. Invest Ophthalmol Vis Sci. 48（E-Abstract）：1037.
12. Rucker FJ，Kruger PB. Accommodation responses to stimuli in cone contrast space. Vision Res，2004，44（25）：2931-2944.
13. Rucker FJ，Kruger PB. Cone contributions to signals for accommodation and the relationship to refractive error. Vision Res，2006，46（19）：3079-3089.
14. Rucker FJ，Wallman J. Cone signals for spectacle-lens compensation：differential responses to short and long wavelengths. Vision Res，2008，48（19）：1980-1991.
15. Seidemann A，Schaeffel F. Effects of longitudinal chromatic aberration on accommodation and emmetropization. Vision Res，2002，42（21）：2409-2417.

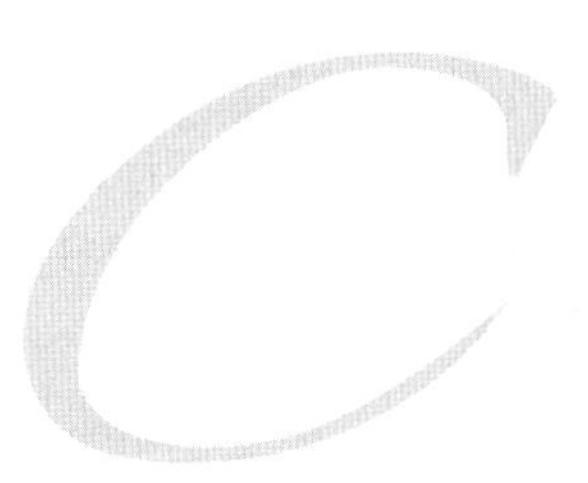

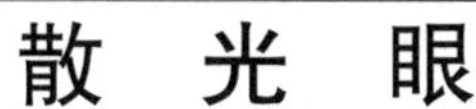

# 第四章 散 光 眼

## 第一节 散 光 概 论

### 一、散光的定义和光学特性

点光源发射光束经过光学面折射后不能形成焦点，称为散光（astigmatism），该光学面称为散光面；光学面为散光面的人眼称为散光眼。

1. 散光面光学特性　规则散光面有两个相互正交（垂直）的子午线，分别为最小曲率子午线和最大曲率子午线，最小曲率子午线的曲率（curvature）以正弦函数的规律逐渐变到最大曲率子午线曲率。该两个子午线的曲率镜度（power）是根据如下公式确定：

$$F=(n_2-n_1)/r$$

式中，$F$ 代表该子午线的曲率镜度，单位以屈光度（diopter，D）表示，$r$ 为该子午线的曲率半径，单位为米（m），$n_1$ 与 $n_2$ 分别为屈光面两侧介质的折射率，对于光学透镜来说，$n_1$ 为空气折射率，$n_2$ 为光学玻璃折射率，而对于人眼角膜来说，$n_1$ 为空气折射率，$n_2$ 为角膜基质折射率。最大曲率与最小曲率两者之差即为该散光面的散光度，单位也为屈光度（D）。

2. 圆柱散光面（cylindrical surface）　一般指光学圆柱镜面（图 8-245），图 8-245 表示由一条离纵轴 AA 距离为 $r_2$ 的纵线绕着 AA 轴旋转一周而成的几何图形，纵轴方向曲率半径 $r_1$ 为无穷大，纵轴方向的镜度 $F_1=0$；水平方向是半径为 $r_2$ 的曲面，$F_2$ 有一定的曲率镜度（D），故该圆柱面的散光度为：

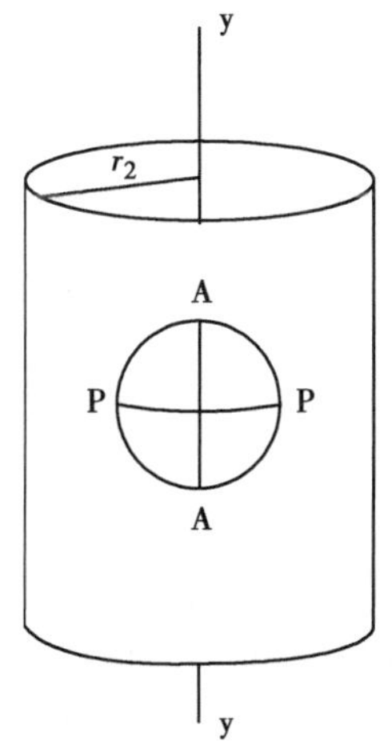


图 8-245　圆柱散光面

$$F_2-F_1=(n_2-n_1)/r_2-(n_2-n_1)/r_1$$

纵轴 AA 为其散光轴。

这种散光面最常见于验光镜片箱中的散光镜片，只不过散光镜片是从该圆柱面正中裁割出的圆形镜片而已，综合验光仪头上的试镜盘上的散光镜片也是一样，故它的用途很大。

3. 环旋散光面（toroidal surface）　是指环状旋转镜面（图 8-246），图 8-246 表示一半径为 $r_1$ 的曲弧离纵轴 BB 的距离为 $r_2$，并绕 BB 旋转一周形成的几何图形。

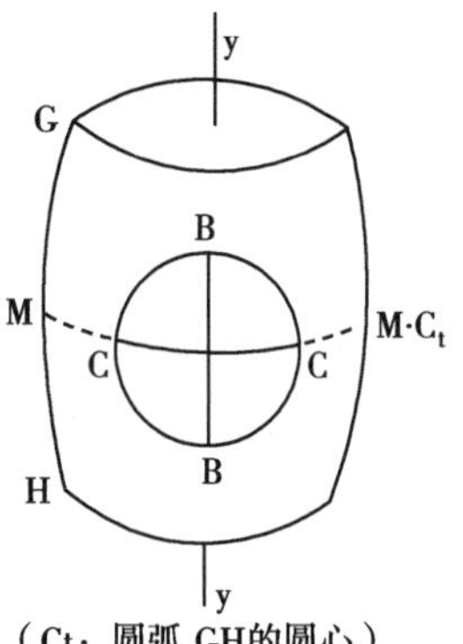


图 8-246　桶形环旋散光面

试想如果旋转轴 BB 位于曲弧的圆心 C 处，那么该弧旋转的结果为一球面（无散光），但现在其旋转轴位于 C 以内的某处，即旋转半径为 $r_2$，其结果形成环旋散光面，其纵轴方向曲率半径为 $r_1$，其曲率 $F_1=(n_2-n_1)/r_1$（D），而水平方向的半径为 $r_2$，其曲率为 $F_2=(n_2-n_1)/r_2$（D），其散光度为 $F_2-F_1$（D）。图 8-246 为一桶形环旋面（barrel-shaped surface），是由旋转半径小于曲弧半径旋转所致，另一种形状称为轮胎形环旋面（tyre-shaped surface）。由旋转半径大于曲弧半径所致。无论是哪一种环旋面，其两个正交子午线的曲率半径总是一个最大，一个最小。曲率半径最大的子午线又称为基础子午线(基弧)，有最小镜度；曲率半径最小的子午线称为正交弧子午线，有最大镜度。这种形式的镜片普遍见于一般矫正眼屈光不正的散光镜片，也称球柱镜片或托力克镜片，它是从如图 8-246 所示环旋面的正中线位置裁割出的一成形镜片。

4．散光透镜(astigmatism lens) 散光镜具有圆柱散光面和环旋散光面两种形状。前者又称平柱镜，其镜度表达为：平面 / 柱镜度，例如一片 +2.00D 的散光镜可表达为平面 /+2.00DC，DC 表示柱镜度。后者又称球柱镜，其镜度表达为球镜度 / 柱镜度，例如 +1.50DS/+2.00DC，表示为 +1.50D 球镜和 +2.00D 的柱镜结合，所以其基础子午线的镜度为 +1.50D，正交弧子午线镜度为 +3.50D，以基础子午线镜度作为球镜度(DS)，两子午线镜度之差为散光度(DC)。临床上，验光师用球镜片结合平柱镜检查人眼的屈光不正，并开出验光配镜处方。散光透镜通常由光学玻璃或树脂制成，散光镜的镜度应用镜度仪(焦度计)测定而得。手控式镜度仪测定是分别测出两个子午线的镜度，然后用以上的方法记录下该散光镜的球镜 DS 和散光度 DC，自动镜度仪测定时能直接显示或打印散光镜的以上值。这里值得指出的是：镜度仪测定的镜片的镜度是镜片的后顶点度，即镜片前后两面镜度显示在后表面顶点的镜度值。例如矫正人眼屈光不正的框架眼镜上的镜片度数是指在后表面上的镜度。

5．Sturm 光锥 点光源光线经过散光面形成的光路的形状为一锥状光束，即散光束(astigmatism bundle)，又称 Sturm 光锥。广义上说，点光源经过散光面折射后的光线形成两条相互正交的焦线，其余光线都不能相交，靠近散光面的焦线称为第一焦线，远离散光面的焦线为第二焦线，两者之间有一个圆形像，称为最小弥散圆(circle of least confusion)，散光眼也有相同的 Sturm 光锥光学特性(详见第二节眼散光光锥)。

### 二、眼球发育与散光

人眼散光主要取决于角膜散光，包括散光度及散光轴向，可见角膜的形状直接关系到眼散光。一般来说规则性散光决定于人眼球的发育水平，临床上可初发于婴幼儿。人的生命过程中角膜形状从年轻时的横椭球形，逐渐向成年时纵椭球形演变的趋势，故儿童和青少年期的眼散光大多为循规性散光，角膜散光有很长时间的稳定，至成年人和老年大部分逐渐转向为逆规性散光(70% 以上)。资料报告，2D 以内循规性散光，青少年占 90%，到老年时占 14.3%；而逆规性散光，青少年占 7.62%，老年时占 85.7%。

人眼轴的发育会关系眼散光的分类变化，即视网膜位置的改变所致。研究发现儿童期的混合性散光较为多见，而其可能是儿童眼球发育的过渡性过程，甚至成为儿童近视发生发展的过渡期，按照如下路径进行：复合性远视散光—单纯远视散光—混合性散光—单纯性近视散光—复合性近视散光。人们还注意到早年散光的存在可能会加速人眼近视化的进展，故认为幼儿早期正确及时的散光矫正对于儿童近视的发生发展可能有控制的效果。

## 第二节 眼散光光学

### 一、眼散光的构成

如上所述，光学面为散光面的人眼称为散光眼。散光眼的散光主要起源于角膜散光与晶状体散光两部分，其中绝大部分是角膜散光(corneal astigmatism)。

与第一节中提到的散光面或散光镜相似，角膜作为眼球屈光系统的一个部分，起着照相机的透镜组作用。人眼角膜实际上不是理想的球面形状，而是呈扁球形，故是一个球柱形的散光面，它存在的镜面散光，称为角膜散光。角膜具有前后两个表面，都存在一定的镜度，只是性质不同，前表面为正透镜，后表面为负透镜，故有相互抵消作用，其散光度也一样。

角膜曲率计可以测量眼角膜曲率，它是利用测量 Purkinje 像高度的原理测出前表面的曲率半径 $r$，再考虑到角膜后表面的抵消作用，将角膜基质折射率 $n$ 折合为 1.3375，根据公式 $(n-1)/r$ 测算而得。测量时分别测定两个正交子午线的曲率，然后得到两子午线曲率之差即为角膜散光。

晶状体表面存在的散光，称为晶状体散光，但常与生理性角膜散光的子午线相反，故对角膜散光有减弱效果，根据 Javal 定律以及相关研究的文献报道，眼散光一般比角膜散光低 0.5～1.0DC；另外晶状体位置倾斜也可导致散光，这是比较少见的散光现象。

### 二、眼散光光锥

如上所述，眼散光主要决定于角膜散光，故以角膜作为眼的屈光面，光线经过角膜后形成两条焦线，分别称为前焦线 $F_1$ 与后焦线 $F_2$，以两焦线为界限，平行光线经角膜屈光后形成的为一个圆锥体形的散光光锥，称为 Sturm 光锥(Sturm conoid)[图 8-247(1)]。

由图 8-247(2) 中可看出，光锥截面的形状，在不同位置形成形状各异的散光圈。在前焦线 $F_1$ 稍前，由于AB强主经线的光线已接近聚焦，而CD弱主径线的光线距焦线尚远，光线散开较大，光锥截面呈现横椭圆形（1），在$F_1$形成前焦线（第一焦线）呈水平线（2），此后AB经线散开，CD经线尚未聚焦，光锥截面形成比（1）小的横椭圆形（3），再后AB经线散开与CD经线集合光线的量相等，光锥截面形成圆形的弥散圈（4）称为最小弥散圈（circle of least diffusion），虽然在此处成像亦朦胧不清，但像变形最轻，稍后方由于垂直经线光线散开较大，水平经线光线接近聚焦，光锥截面呈垂直椭圆形（5），此后水平面经线CD聚焦于$F_2$，形成后焦线（第二焦线）呈垂直线（6），再往后垂直与水平经线均散开，光锥截面呈垂直椭圆形（7）。在$F_1$与$F_2$两焦线的光锥中不可能形成一个清晰的光学焦点，因而所有的像都是朦胧不清的。

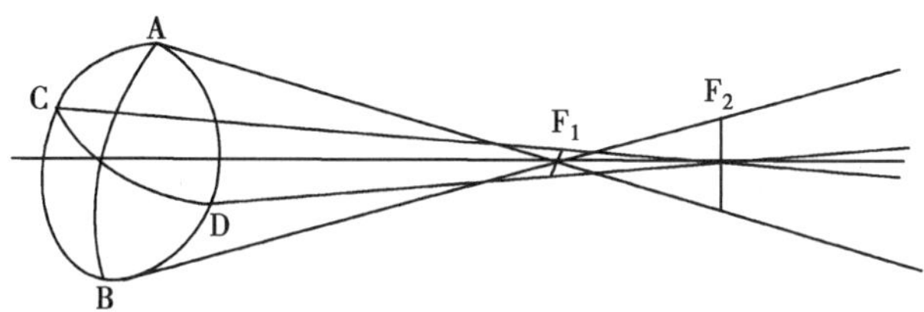


图8-247（1）　Sturm光锥

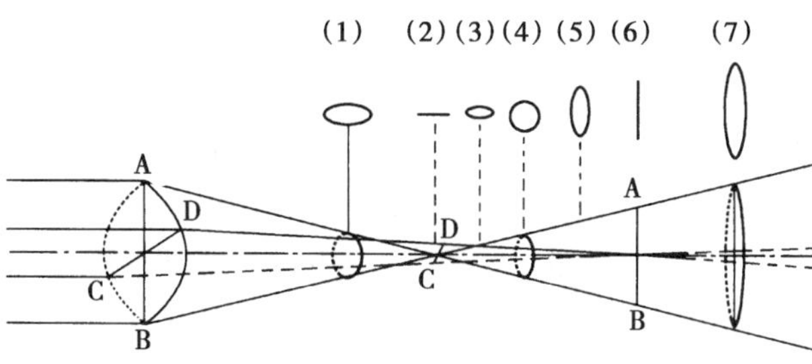


图8-247（2）　Sturm光锥截面图

## 三、眼散光分类与分布

如上所述，眼散光主要取决于角膜散光，根据角膜散光面规则性，分为规则性散光和不规则性散光。规则性散光是指角膜散光面的两条主子午线互为垂直性，符合低级别对称性的角膜散光。否则即为不规则散光，通常是由多种原因引起角膜病理性变化破坏角膜表面的规则性所致。

### （一）规则性眼散光分类

1．按视网膜位置分类（图8-248）

（1）单纯散光：一条焦线位于视网膜上，另一焦线在视网膜外称单纯散光。视网膜位于前焦线称为单纯性远视散光（图中1位），视网膜位于后焦线为单纯性近视散光（图中2位）。

（2）复合散光：视网膜位于两焦线的同侧，为复合散光。当视网膜位于两焦线前，称为复合性远视散光（图中3位）；当视网膜位于两焦线后，称为复合性近视散光（图中4位）。

（3）混合性散光：视网膜位于两焦线之间为混合性散光，总是表现为一子午线呈远视，而另一子午线呈近视（图中5位）。

2．按散光轴性方位分类　正常生理性角膜散光面呈横椭球形，垂直子午线的曲率大于水平子午线的曲率，但也有其他形状的表现，根据散光轴的子午线的方位可分为三类散光。

（1）循规性散光（with the rule astigmatism）：较高曲率子午线位于90°或其两侧30°范围以内，眼散光轴表现为近视散光轴位于180°附近30°范围，远视散光轴位于90°附近30°范围以内。

（2）逆规性散光（against the rule astigmatism）：较高曲率子午线位于180°或其两侧30°范围以内，眼散光轴表现为近视散光轴位于90°附近30°范围以内，而远视散光轴位于180°附近30°范围以内。

（3）斜轴散光（oblique-axis astigmatism）：散光轴位于45°或135°附近15°子午线范围内称为斜轴散光。

3．按调节作用分类

（1）静态散光：睫状肌放松状态下眼散光，仅取决于角膜散光与晶状体散光。

（2）动态散光：由于睫状肌收缩致晶状体变形对眼散光的影响，不管如何这种散光的量是很小的。

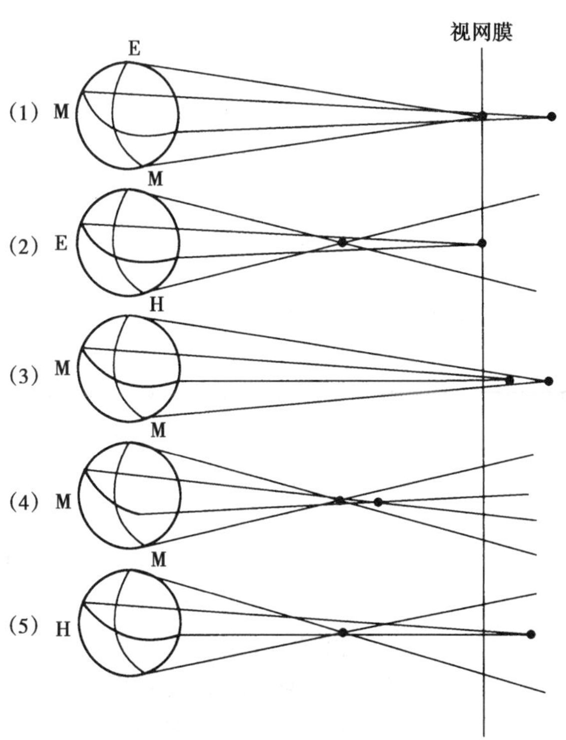


图8-248　各种散光示意图

（二）眼散光的群体分布

1. 规则性的分布　人的眼散光绝大部分是规则散光，它符合人眼的角膜形状的低级别对称性的特点。而不规则散光主要起因于角膜形状的非规则性，通常由病理性改变所致，例如圆锥角膜，角膜瘢痕及接触镜的不适配戴等，故占眼散光的发生率较低。

2. 屈光不正性的分布　上述所提依视网膜位置的散光分类，即单纯性散光，复合性散光和混合性散光，是因为视网膜位置不同所致的散光性屈光不正。屈光不正性分布是指这些散光类型的发生率。据资料表明，复合性眼散光发生率最高，复合性远视散光高于复合性近视散光（27%；13%）；其次是单纯性散光；混合散光的发生率比较低。

（三）散光轴性的分布

人的生命过程中角膜形状有从年轻时的横椭球形，向成年时纵椭球形演变的趋势，故儿童和青少年期的眼散光多为循规性散光，而成年人和老年性大部分为逆规性散光（70% 以上）。资料报告，2D 以内循规性散光，青少年占 90%，到老年时占 14.3%；而逆规性散光，青少年占 7.62%，老年时占 85.7%。

## 四、眼散光屈光学意义

（一）角膜散光

角膜作为眼球光学系统之一，实质上也是一散光面，如前所述，可用角膜曲率计测出角膜前表面两个正交子午线上的曲率半径，换算的两者镜度之差为角膜散光度（单位 D）。

（二）眼散光

眼散光是指眼球光学系统在主平面（或眼镜架平面）上屈光不正中的散光部分，即眼球屈光系统的两个正交子午线上不同远点距离相应屈光不正度之差，屈光度（diopter，D）值表示两子午线眼屈光之差，这与上述的角膜散光度的屈光学意义上有所差异。

（三）眼散光轴与角膜基弧的关系

无论何种屈光不正特性的眼散光，总具有散光轴位的确定，因为眼散光取决于角膜散光，所以不仅其散光度很接近于角膜散光度，而且其散光轴位也和角膜散光面的某一子午线相关。总的原则是角膜形态为横向椭球形时基础子午线（基弧）位于水平方位，眼散光为循规性，表现为负柱镜轴在水平范围方位，正柱镜轴位在垂直范围方位。反之，角膜形态为纵向椭球形时基弧位于垂直范围方向，眼散光为逆规性，负柱镜轴在垂直范围方位，正柱镜轴在水平范围方位。

举例：一眼的角膜曲率计（或角膜地形图）测定角膜曲率记录为：

43.00D
90°
—— 41.50D　角膜散光 1.50D，基弧 180°
180°

检影检查眼镜平面屈光不正为：① −2.00DS − 1.00DC × 180，即复合近散，负柱镜 −1.00DC 轴在 180° 或② +4.00DS + 1.00DC × 90，即复合远散，正柱镜 +1.00DC 轴在 90°。可见角膜曲率的测定对于眼屈光不正检查中散光度和散光轴向的确定具有重要的参考价值。

# 第三节　眼散光临床诊断和处理

## 一、临床表现

散光眼主要临床表现为视物模糊与视疲劳。

1. 视力减退　是散光眼最常见的症状，其程度由于散光性质和散光度高低以及轴的方位等因素有较大的差异。属于生理范围的散光通常对远或近视力无明显影响。高度散光与斜轴散光，多由于合并所谓经线性弱视（meridional amblyopia）视力减退明显，并难获好的矫正视力。散光眼患者常常运用缩窄睑裂，头倾斜或调节功能进行自我矫正，使视觉干扰减少和略有视力提高。单纯散光通常视力减退较轻，复合散光尤其是较明显的混合性散光，可致视力严重减退。散光眼由于眼的屈光系统屈光面的各经线屈光力不同，如前述 Sturm 光锥截面，形成前与后两焦线和形状各异、大小不同的朦胧圈，物像在视网膜上呈现朦胧扭曲的物像，导致远和近视力均不清晰。只有在两焦线间的最小弥散圈落在视网膜上时视力比较好些，变形亦最小。

2. 视力疲劳　也是散光眼常出现的症状，表现为眼痛、流泪、重影、视力不稳定、近距离工作不能持久、头痛等视疲劳症状。散光眼无论看远与看近均朦胧不清，常借助调节功能缩短与注视物的距离，以达到自我矫正，因而常出现调节性视疲劳，常见于远视散光眼。有时除眼症状外尚有全身症状（参见视疲劳章）。

## 二、检查与诊断

（一）主观检查

1. 散光表观察　散光眼的主观检查可用散光表观察初步了解被检眼的散光子午线在视网膜上朦胧的物像形状（图 8-249）。由于散光程度、屈光性质、调节功能状态、注视目标的距离和形状不同，物像形状有种种不同的变化。因此从视网膜朦胧的物像形状和性质检查中可了解散光眼的性质和程度。规则性散光可用

5m 距离的散光表，借助主观测试，转动散光表下方的指标，根据散光眼观察散光表的线条清晰程度和色调浓淡及其方位，可略知有无散光及其强弱主经线位置。例如单纯远视散光（循规性），垂直经线在视网膜上形成清晰的水平的前焦线，而水平经线在视网膜后方形成垂直的后焦线。因而注视散光表时呈现水平线条清晰，色调浓，垂直线条模糊，色调淡。复合性远视散光，注视散光表呈现垂直与水平两线条均不清晰，但对比之下，可指出模糊程度不同或那个方位线条色较浓些容易辨认的差异。反映前后两焦线距视网膜有远近之差。复合性近视散光情况与上述相似。应注意的是混合性散光两主子午线的屈光不正度基本相等，形成一个圆形的朦胧圈，注视散光表时应垂直与水平两方位线条均不清晰，色调相似，易错认为无散光。

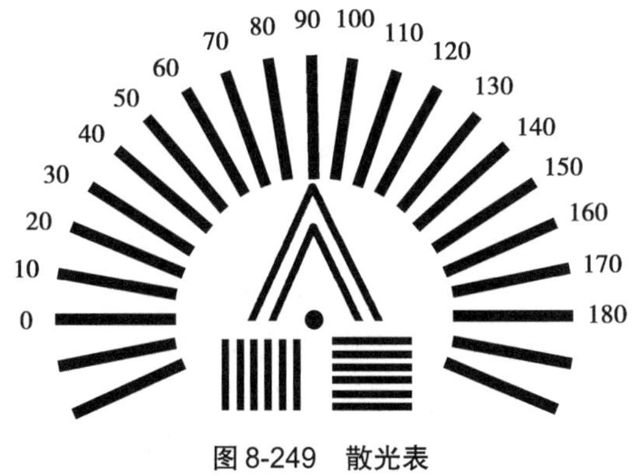

图 8-249　散光表

2．主观试镜验光　主观试镜验光一般都是在客观验光之后进行。目的在两点：第一，对单眼矫正镜片的准确性的主观确定，Jackson 交叉圆柱镜校正散光轴向和散光度，达到既有最佳视力又有最舒适的视觉效果；第二，双眼视觉平衡试验，包括对普通视标、红绿色视标等的双眼视试验，达到比较良好的双眼视觉效果。尤其是在双眼均需散光镜矫正的情况下，客观验光散光轴不在垂直或水平位，单眼试验时效果良好，但双眼视试验时，有可能出现物体变形和倾斜，视觉光学上称为空间扭曲，必须调整柱镜轴位，消除这一现象，有人认为对于双眼小角度的散光轴，柱镜轴均向邻近的水平或垂直位调整一致可能双眼视觉效果更好。

### （二）客观检查

1．角膜散光检查

（1）角膜散光盘（Placido 盘）：角膜检查的最初方法是 Placido 盘（图 8-250）。该盘是在磁白色一面上画有数个黑色同心圆环，最中央窥孔处有一约 +8.00D 的透镜用于观察，被检查者背向光源，检查者立于其眼前，手持盘柄，将圆环面对向被检眼角膜，距离约 12cm，用一眼靠近窥孔的透镜观察被检眼的角膜反射环像，来判断角膜散光，环像较密子午线表示曲率较高，密度较疏子午线表示曲率较低，即基弧子午线。Placido 盘检查要求外光源及被检查者对外光源背面座位的限制，1993 年国内报道研制的反射式角膜散光检查镜，利用半反半透镜的原理，集照明光源和观察系统于一体，类同使用直接检眼镜，在任何体位或半暗室内均可进行角膜散光的半定量检查。

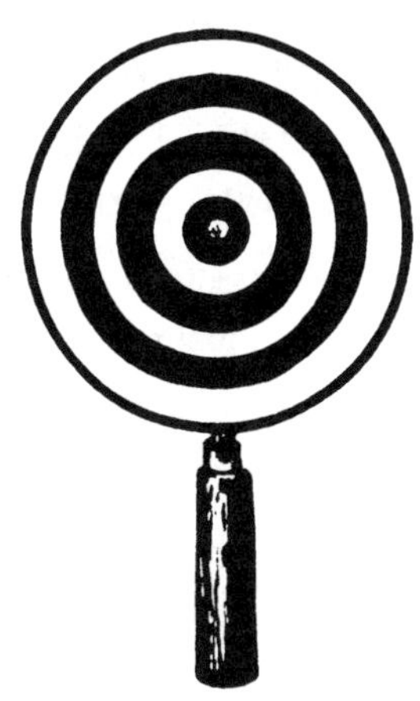
图 8-250　Placido 盘

（2）角膜曲率计：角膜曲率计测定角膜曲率是根据角膜前表面反射像（Purkinje 像）高度的测量，测算出前表面的角膜曲率半径 $r$，再用公式 $F=(n-1)/r$ 换算出前表面的曲率，式中的 n 取值 1.3375，是考虑角膜后表面的曲率作用而得的折合角膜折射率，因为 Purkinje 像测量是近轴光学，故本曲率计测量的前表面角膜曲率也是近轴的，一般是指瞳孔中轴 3mm 直径的光学区。

测量基本方法和记录如下：①对焦：用一眼通过目镜观察被检眼时，转动手柄使镜体上下移动对准被检眼角膜中央区，同时用手柄前后推动，找到角膜反射环像重合点；②定轴：旋转镜体，使错位环像椭圆方向对合一致；③测量曲率：转动左侧测定转轮使水平方向的纵向光标重叠，再转动右侧转轮，使垂直方向的横向光标重叠，这时测定完毕；④读值：读出镜筒上的旋转刻度（0°～180°），即为曲率的主子午线方位，再分别读出两侧左右转轮上的曲率刻度，左转轮的刻度为水平范围的角膜曲率，右转轮刻度为垂直范围的角膜曲率。

举例：镜筒旋转刻度 10，左转轮的刻度为 42.00D，右转轮刻度为 43.00D，则记录为：43.00D 位 100°/42.00D 位 10°，为循规性角膜散光 1.00DC。也有记录为 42.00D/43.00D 位 100°，省略另一相差 90° 的子午线，表示散光轴在 10°。

（3）角膜地形图仪：随着现代计算机信息科学的

高度发展，角膜曲率的测量技术也得到迅速的发展，从曲率计的近轴（中央）测量扩展为全面的测量。捉捕到 Purkinje 环像上成千上万个点的信息进行像高的测量计算和分析，形成一个角膜前表面总体的曲率分布图，即角膜地形图。角膜地形图仪测定角膜地形的操作更为方便，只要将测量头对焦角膜前表面，在显示屏上观察到清晰的角膜环像即可。一经测定后，计算机可提供多种角膜地形的信息，主要有：①模拟角膜曲率 Simk 值是角膜中央 3mm 直径范围内的许多角膜曲率的平均值。②角膜表面规则指数（surface regular index，SRI）是角膜表面规则性的指标，正常值 0.2～0.3，越靠 0 值，表示表面越规则。③角膜表面非对称指数：（surface asymmetric index，SAI）是角膜表面对称性的指标，SAI 值越小，对称性越高。④角膜表面形状系数（shape factor，SF）是角膜前表面的切面形状，也就是对球形的偏离趋势 $q=1-p$（图 8-251）。

正常人的 $q$ 值为大于 0，小于 1，即从角膜中央到周边的角膜曲率有逐渐降低的趋势，即消球差的表面光学。

从以上可见，角膜地形图仪检查提供了角膜表面的全方位的形态信息。

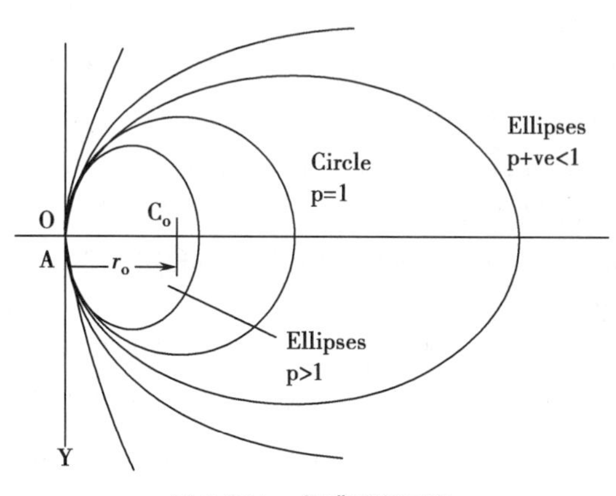


图 8-251　角膜形状系数

2. 眼散光检查　眼散光的客观测量也即为眼屈光不正的测量，即所谓的客观验光，临床上最为普遍使用的客观验光为电脑验光仪验光和检影镜检影验光。

(1) 电脑验光仪：电脑验光是利用计算机自动测量眼远点的技术，技术上属于高科技，在操作上也简单方便，但是由于电脑验光仪存在器械性近视的效果，在验光结果上是不够完善的，它常常容易使儿童屈光不正偏向近视方向的结果。但它对散光轴测量还是比较准确的。尤其是对于用阿托品扩瞳后或成年人验光较准确。

(2) 检影法：用检影镜作眼屈光不正检查的技术称为检影法，在临床上它是一种颇为准确可靠的技术。因为该技术可使被检眼调节尽可能松弛，另外检影法观察的影光敏感性较强，对远点的确定比较准确可靠，用柱镜检影对散光轴位的确定也很明确，所以在临床上应提倡和推广，尤其是对儿童青少年屈光不正的检查。当然，它对检查者的技术要求比较高。

国内早先报道的采用小角度柱镜斜交叉原理的柱镜检影法（1985）对于眼散光的轴向确定和散光度的估算在临床上应用，可达到比较准确的散光检查效果。

**（三）处方**

经过以上主客观检查，被检者获得最佳视力和最合适的眼镜矫正后，医师或视光医师可以给予配镜处方，眼镜处方主要包括：①左、右眼的验光的球镜度、散光度和散光轴向；②视远的瞳距。需注意的是，散光镜的书写一般取负柱镜时的散光轴向，以便于从内表面磨制镜片，提高视觉质量。

## 三、眼散光的光学矫正

散光的光学矫正主要是指眼镜矫正包括框架散光镜矫正和接触镜矫正。

1. 框架散光镜矫正应是首选的，尤其是儿童青少年的眼散光，配戴接触镜的适应性尚不成熟。散光镜片含有柱镜成分，当双眼散光矫正时，两散光镜片的柱镜会产生双眼空间视觉效果。如前提到，当两柱轴均在斜轴位时，就会产生物像空间变形效果，戴镜者会感到地面倾斜，物体扭曲变形等现象，不能接受矫正。故处方前一定要进行足够的试镜调整，原则上是：①散光度适宜，不能过矫；②在小角度斜向情况，应将两眼的柱轴调整都是 90°或 180°。不必精确在检影的几度轴差内，例如右眼负散光轴 5°，左眼为负散光轴 175°，可调试轴均为 180°，患者可能感到最舒适。这是因为在柱镜度准确的条件下，微小角的柱镜斜交叉产生新的散光已经是微量了，对双眼视觉空间变形影响降到最低；相反，如柱镜在正确轴位时，对单眼矫正是完善的，而双眼视时，其柱镜双眼合成的空间扭曲易产生视觉不适，所以必须引起注意。否则，容易引起视觉疲劳，乃至严重的神经精神性症状，儿童青少年易影响学习。

2. 接触镜矫正眼散光是指硬性接触镜。近些年来报道的可透气性硬性接触镜（RGP）矫正眼散光越来越普遍，其矫正的原理就是利用接触镜与角膜表面的接触，由泪液填充了角膜表面的角膜散光，而镜片表面无散光，从而达到眼散光矫正的效果，这种镜片矫正散光效果甚好，尤其是斜轴散光或高度散光，可明显地消除双眼视觉的空间变形问题。对于不规则的眼散光，采用一眼 RGP 配戴结合双眼框架镜矫正，可达到同时矫正双眼不等像的问题。据报道，RGP矫正还有抑制青少年近视发展的效果。

## 四、眼散光的手术治疗

散光的手术治疗主要适用于矫治高度散光，例如先天性角膜散光，或手术性角膜散光，以穿透性角膜移植为多见，也有来自白内障摘除术。对于手术所致的角膜散光，首先应是术中的及时调整和控制，白内障摘除术中的巩膜/角膜小切口已使术后散光可大大减少；必须作360°切口的穿透性角膜移植术的术中调整尤为重要，角膜散光检查镜用于显微镜下调整切口缝线，对于角膜散光的减少有较好效果，手术后的选择性缝线拆除也有一定的效果。

早在十九世纪后期就有人（Snellen等）采用前房穿刺术的角膜缘切口愈合来改变角膜曲度，以达到角膜散光的矫正。Schiotz采用角膜切开或切除矫正角膜散光，对于角膜移植术的角膜散光可采用选择性缝线调整来减少散光。

临床上比较常见的角膜切口手术有：

### （一）角膜楔状切除术（wedge resection）

该手术是于较为平坦子午线的周边角膜作一深板层楔状角膜切除并缝合创面，以增强周边角膜的张力，增加该子午线方向角膜的曲率。手术能达到矫正散光的定量受制约的因素较多，一般来说，0.1mm底宽的切除可矫正1D的散光，但手术中的及时调整更为要紧。

### （二）角膜松弛切开术（relaxing incision）

该手术对角膜光学区以外较为陡峭子午线区的角膜作非穿透性切开，以使该区角膜表面扩张松弛，从而降低其曲率。

根据切口的位置和方向分别有：放射状角膜切开术（radial keratotomy），横向角膜切口（transverse incision），纵向角膜切口（longitudinal incision），放射状并横向切口，纵向并横向切口，梯形切口等。临床上较为常用的术式是横向切口或结合非交叉的放射状切开术。

角膜热成形术是引用热凝仪对平坦子午线的周边角膜作热凝术，以增加周边脚的张力，增加该区角膜的曲率。热凝术式有放射状热凝术和半环形联合放射状热凝术，一般可以达到3～4D的散光矫正。

现代激光角膜切削术对于角膜散光的治疗已达到了更为理想的水平，利用角膜地形图仪对角膜表面形状的检查，测算出矫治角膜散光需要切除的模拟托力克角膜形状，以达到完全散光治疗的目的（图8-252），左侧为角膜散光地形图显示的垂直子午线的高度曲率，右上为模拟球面切削后的散光，右下为模拟圆柱镜切削后的消散光效果。

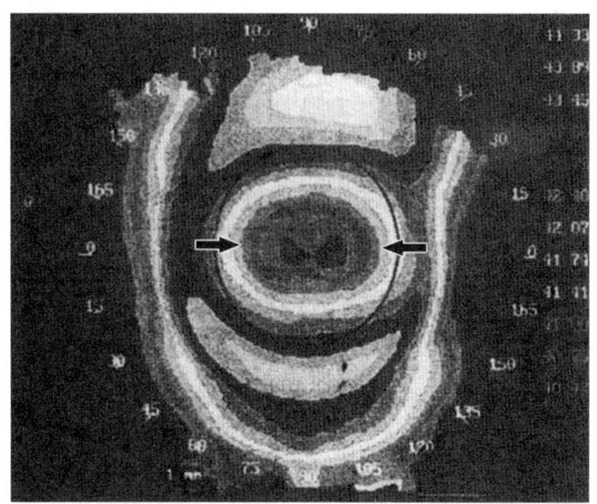

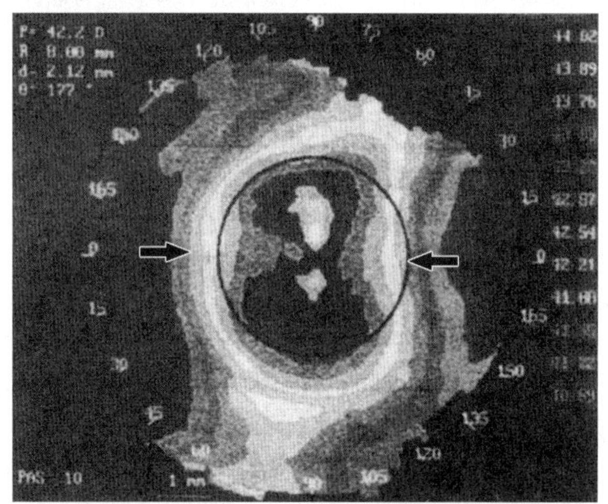

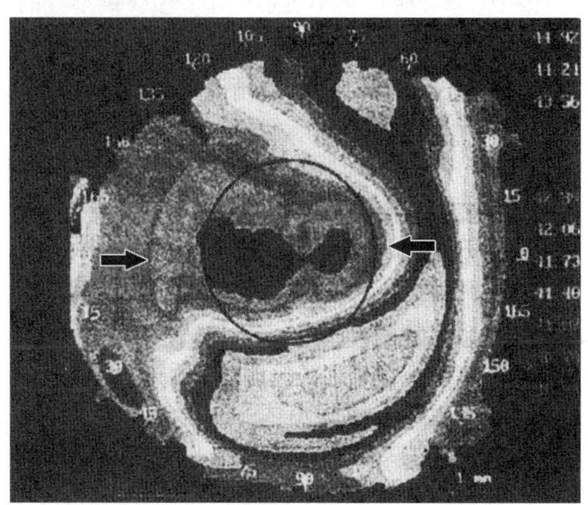

图8-252　角膜地形图散光模拟削切

（施明光）

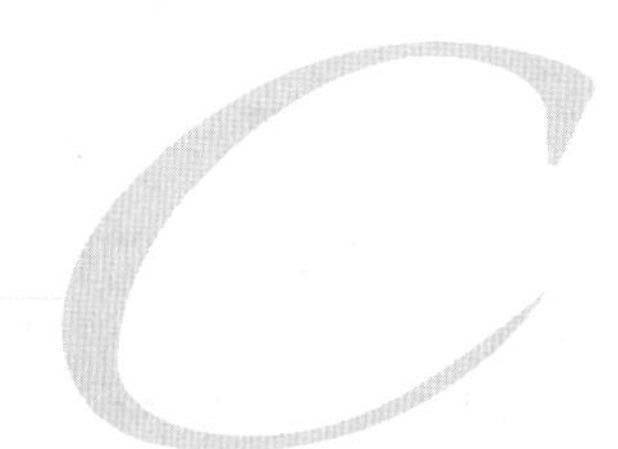

# 第五章 屈光参差和视像不等

近视、远视、散光都是可以相对于单眼而言的，如果双眼在一条或者两条子午线上的屈光力存在差异时，称为屈光参差(anisometropia)。两眼屈光绝对相等，在人群中比较少见，所以大多数人的两眼或多或少会表现出一定量的屈光参差。

1867 年 Kaiser 首先将两眼屈光不等命名为屈光参差(anisometropia)。一般认为两眼屈光状态完全相同者甚少，轻度差异是极普遍现象。国外大多将双眼在一条子午线或多条子午线相差 1D 以上的称为屈光参差。

临床上从是否有双眼单视障碍出发，而把屈光参差分为生理性和病理性两种，但又难于划分它们的标准界限。国内外大多数学者多将两眼屈光度相差 2.0D 以上者列为病理性屈光参差；也有将相差 1.0D 以上者列入病理性屈光参差；全国儿童弱视斜视防治学组(1985)提出的统一试行标准，将病理性屈光参差定为两眼屈光度相差为球镜≥1.5D，柱镜≥1.0D。

屈光参差相关的问题有：①双眼矫正镜片不等的棱镜效应；②双眼所需不等的调节；③双眼不等的相对放大率。根据屈光参差的程度不同，有不同的症状表现。轻度的屈光参差尚可以融像，产生立体视，此时患者大多靠调节来维持，但由于双眼的作用是同时的，为了使一只眼睛的像变清楚，就要动用调节，这样会影响到另一只眼睛，产生矛盾，从而造成视物疲劳；如果屈光参差发生于幼年且参差量较高，会产生一眼的抑制，进而发生失用性弱视，还可能继发外斜；有些患者则很有趣，他们参差度数较高，融像已经相当困难，索性养成了一只眼视近，另一只眼视远的习惯，我们称之为交替性注视，这样不需要太多调节，主观感觉也没有太大不适。

## 第一节 屈光参差

### 一、概　况

双眼矫正后镜片所产生的棱镜效应和不等量的调节比较容易理解，下面着重讲一下视网膜像放大率的问题。

尽管眼镜矫正的目的是要使视网膜聚焦清晰，改善视力，但同时会造成一定的放大率问题。若双眼的放大程度相同，并不会对患者造成多少不适，但当屈光参差时，双眼像的放大程度不等，这就会造成视像不等(aniseikonia)，主要是由于视觉系统无法将来自双眼的不同大小的像融合为单一像。

眼镜放大率(spectacle magnification，SM)：注视无穷远物体时，已矫正的非正视眼中的视网膜像的大小，与未矫正的像的大小之比。

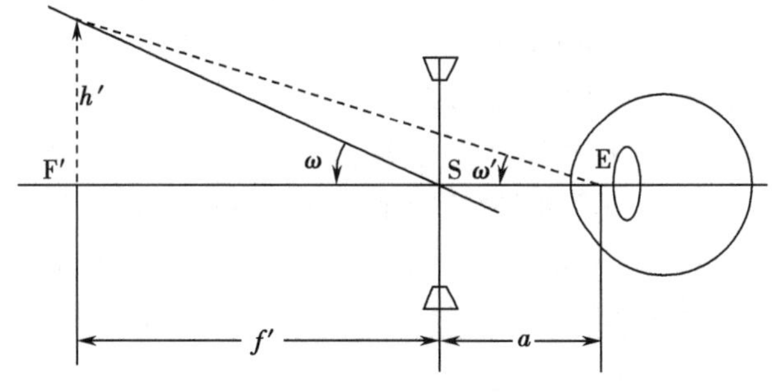


**图 8-253　放大率简易图解**

图 8-253 示一远视眼看所对角度为 $\omega$ 的轴上远物时的情形。屈光力为 Fs 的矫正透镜置于眼镜点 S 上，形成一个倒立的虚像。此像在 S 所对角度为 $\omega$，但在眼镜入射光瞳中心 E 处对着较小的角度。没有戴矫正透镜时，物体应在 E 对着角度 $\omega$。可以把眼镜放大率表达为：$\omega'/\omega$。

令在 F′ 处的虚像高度为 $h'$，镜片与眼球入射光瞳中心 E 的距离为 $d$(单位为 m)，则：

$$\text{tg}\omega' = h/(f-d) \quad \text{tg}\omega = h/f$$

从而，$SM = \text{tg}\omega'/\text{tg}\omega = f/(f-d) = 1/(1-d\times Fs)$。

从式中可以看出，眼镜放大率，对于正镜而言，总是大于 1，对于负镜，总是小于 1。显然，对某一特定眼睛而言，无论眼镜戴在何处(除非戴在入射光瞳平面上，但这是不可能的)，其戴镜后的视网膜像的大小总是与未戴镜时不相等。

而当用接触镜矫正时，等式中 $d$ 是很小的，则 SM 更接近于 1。

前面的讨论中，都假设了"薄透镜"，也就是说，在实际上有一定厚度后顶点度折射力 Fs′ 的透镜，简略为折射力 Fs′ 置于真实透镜后顶点上的假想的薄透镜。如果考虑到形式和厚度，则显示为：

$$SM=[1/(1-dFs)][1/(1-tnFs')]$$

式中，$d$ 为镜片与角膜之间的距离；Fs 为镜片的屈光力；$t$ 为厚透镜厚度；$n$ 为屈光指数；Fs′ 为透镜前表面屈光力。

例如，一个 +4D，厚 2mm 的凸透镜，其眼镜放大率仅为 0.5%，因此，当镜片度数小于 ±4D 时，可以近似地认为是薄透镜。

眼镜相对放大率（relative spectacle magnification，RSM）：注视远物时，在已矫正的非正视眼中的视网膜像对正视模型眼的像大小的比值。相对放大率可以从以下变量推算表达：

$$RSM=F/Fo$$

$$F=Fs+Fu-dFsFu$$

$$RSM=F/Fo=(Fs+Fu-dFsFu)/Fo$$

式中，Fo 为正视模型眼的屈光度；F 为眼的等量屈光度；Fu 为未矫正非正视眼的屈光度；Fs 为眼镜的屈光度；$d$ 为眼镜后表面至眼主点的距离（单位为 m）。

1. 在轴性屈光不正，我们假设眼球屈光力为 60D 且不随个体眼轴变化而变化，那么当镜片置于前焦点处，即 16.66mm（1/Fo），F = Fo。举例说明：一个 −6D 的镜片置于一轴性近视眼球前 16.66mm（恰好相当于我们一般框架眼镜配戴时镜片距离眼球前表面的距离），则 F=(−6)+(60)−0.0166(−6)(60)=60D，所以 F=Fo，RSM=1。任何放于眼球前焦点的镜片所产生的眼镜相对放大率为 1，这就是著名的"Knapp's rule"。

2. 在屈光性屈光不正，经过换算，RSM=1/(1−dFs)，可以发现屈光性屈光不正的眼镜相对放大率与眼镜放大率的计算是相同的。

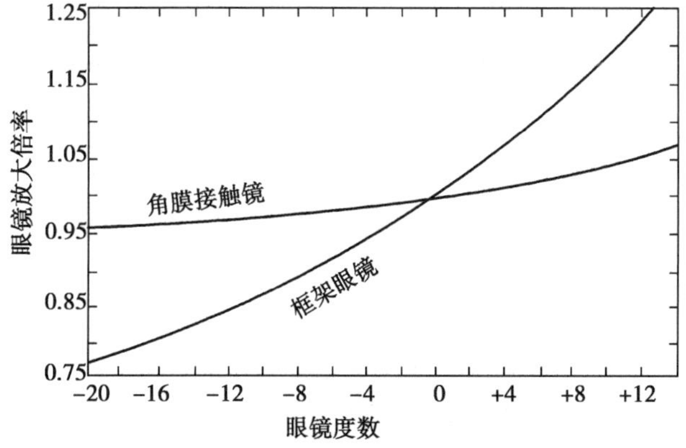


图 8-254　接触镜与框架眼镜放大率的比较

因此，当屈光参差是轴性时，应该使用框架眼镜矫正；而当屈光参差是屈光性时，应该用接触镜矫正（图 8-254）。

## 二、发病率和病因

### （一）发病率

关于屈光参差的发病率的统计报告较多，但由于生理性和病理性屈光参差的划分标准不统一，所以报告的发病率高低悬殊。有泽（1922）统计了 1199 名屈光不正病例，两眼屈光度不同者占 48.29%；庄司（1976）报告屈光参差两眼屈光度相差在 2.0D 以下者，在一般人群中约占 50%，两眼屈光度相差在 2.0D 以上者仅为 8%；Hess（1896）和 Gallus（1924）统计两眼有明显屈光参差的发病率分别为 50% 和 20%。国内各家报告的发病率也相差明显（表 8-23），如陈耀真（1954）统计了 1268 例屈光不正，其中约 60% 近视者两眼屈光度差值不超过 −1.0D，约 80% 远视者两眼屈光度差值不超过 + 1.0D；张德馥（1987）在统计门诊验光病例时，在 10 648 例屈光不正者中发现两眼屈光参差在 ±2.0D 以上者 635 例，为就诊验光病例总数的 5.96%。

2006 年，王海英和赵堪兴对国内外关于屈光参差发病率的最新统计情况作了归纳（表 8-24）。

表 8-23　国内各家统计的屈光参差发病情况（张德馥）

| 作者（年份） | 屈光不正例数 | 屈光参差（>2.0D）例数 | 百分数（%） |
|---|---|---|---|
| 陈耀真（1954） | 1268 | 262 | 20.66 |
| 童启哲（1954） | 2585 | 366 | 14.16 |
| 茅祖裕（1957） | 550 | 50 | 9.09 |
| 吴奕灿（1958） | 1371 | 190 | 13.85 |
| 李永年（1959） | 1030 | 112 | 10.87 |
| 徐宝萃（1965） | 20 662 | 1511 | 7.31 |
| 蒋润金（1981） | 2651 | 396 | 14.94 |
| 张德馥（1986） | 10 648 | 635 | 5.96 |

由上述统计可知，轻度屈光参差相当普遍，但屈光参差在 2.0D 以上者也占一定比例。根据何玉兰（1960）的统计结果，我国人近视屈光参差的发病率最低者亦有 50%，但绝大部分的屈光参差均在 1.0D 以内。临床实践中，在近视性屈光参差中，高度屈光参差者并非十分罕见，特别是一眼为正视或轻度近视或远视，而另一眼为高度近视者，临床上时有发现。

### （二）病因

一般认为屈光参差的发展有遗传因素的影响，但

表 8-24　国内外关于屈光参差（双眼等效球镜差≥1.00D）发病率的最新统计情况

| 作者（年份） | 国家和地区 | 调查例数 | 年龄（岁） | 发病率（%） |
|---|---|---|---|---|
| Saw SM 等（2002） | 印尼苏门答腊 | 1043 | ≥21 | 15.1 |
| Wong TY 等（2000） | 新加坡 | 2000 | 40～79 | 15.9 |
| Bourne RR 等（2004） | 孟加拉国 | 12 782 | ≥30 | 7.5 |
| Fan DS 等（2004） | 中国香港 | 7560 | 6～15 | 9.3 |
| Attebo K 等（1999） | 美国 blue mountains | 3654 | 49～97 | 14.1 |
| Cheng CY 等（2004） | 中国台湾 | 2045 | ≥65 | 21.8 |
| Tong L 等（2004） | 新加坡 | 1979 | 7～9 | 3.79 |
| Wickremasinghe S 等（2004） | 蒙古 | 1800 | ≥40 | 10.7 |

其确切机制尚不明了。

还有一些其他因素可以引起屈光参差，如：①发育因素：在眼的发育过程中，远视的度数在不断减轻，而近视的度数在不断发展，如果两眼的发展进度不同，就可能引起屈光参差；②双眼视功能的异常：屈光参差经常发生于斜视之后，主要是由于斜视影响或者说破坏了眼球正视化的过程，打断了双眼视功能的发育；③外伤和其他疾病亦可引起屈光参差：上睑下垂患者屈光参差的发病率大约为 55%，其他如眼睑血管瘤和核性白内障等等；④手术因素：一些手术可造成人为的屈光参差，如 IOL 的植入、角膜移植和 RK 术等等。

### （三）分类

1. 按照屈光状态的差异分类　根据患者的屈光性质、屈光不正量、散光度数和散光轴位进行分类，Borish（1998）将屈光参差的类型和定义进行了总结，见表 8-25。

2. 按照参差量分类

（1）0～2D（低度）：患者稍做努力后通常可以耐受框架镜的矫正。

（2）2.25～6D（高度）：患者通常会产生一些双眼视的问题。

（3）> 6D（重度）：患者通常会产生显著的不平衡感，一般是由于发生了抑制。

3. 按照病因分类

（1）遗传性（hereditary）：包括先天性青光眼，先天性白内障和一些疾病所导致的眼睑闭合异常，如先天性动眼神经麻痹，上睑下垂或是组织水肿等。

（2）获得性（acquired）：包括外伤性，球内或球周占位性病变以及医源性因素，如单眼晶状体摘除后的无晶状体眼、屈光手术和穿透性角膜移植等。

4. 按照眼球屈光成分分类

（1）眼轴长度：大部分的屈光参差都伴有眼轴长度的差异，尤其当参差量大于 5.0D 时。

（2）晶状体：晶状体的屈光参差常发现于参差量在 3～5.0D 之间的患者。

（3）角膜：在屈光参差中，角膜所起的作用甚微，相反，有研究表明角膜成分常常会抵消部分屈光参差量。

## 三、处理原则

由于涉及弱视等一些问题，我们将屈光参差的处理分为儿童患者和成人患者来讨论。

表 8-25　屈光参差的分类

| 名称 | | 定义 |
|---|---|---|
| 复合散光性屈光参差 | compound astigmatic anisometropia | 双眼均散光，一眼的散光量比另一眼大 1.00D 以上 |
| 散光屈光参差 | astigmatic anisometropia | 双眼等量散光，但双眼散光的轴位不一样 |
| 复合远视性屈光参差 | compound hyperopic anisometropia | 双眼均远视，一眼远视量比另一眼大 1.00D 以上 |
| 复合近视性屈光参差 | compound myopic anisometropia | 双眼均近视，一眼近视量比另一眼大 1.00D 以上 |
| 混合性屈光参差 | mixed anisometropia or antimetropia | 一眼近视，一眼远视 |
| 单纯散光性屈光参差 | simple astigmatic anisometropia | 仅一眼出现散光 |
| 单纯远视性屈光参差 | simple hyperopic anisometropia | 一眼远视，另一眼正视 |
| 单纯近视性屈光参差 | simple myopic anisometropia | 一眼近视，另一眼正视 |
| 垂直性屈光参差 | vertical anisometropia | 在垂直轴位有不等的屈光不正 |

### (一)儿童患者

在儿童，屈光参差应予以全矫，以保证清晰像成于视网膜上，尽可能地刺激其双眼视功能，防止弱视或抑制的发生。屈光参差和任何程度弱视的矫正应做到尽快，因为随着年龄的增长，其双眼视及视力的矫正通常会产生困难。

1. 框架眼镜　对于儿童来说，通常采用聚碳酸酯镜片的框架眼镜全天配戴。即使可以配戴接触镜，也应该有框架眼镜备用。

2. 接触镜　当患儿参差量较高时，如一侧的无晶状体眼患儿，单眼戴框架镜会有以下弊端：①由于度数高，镜片厚、重；②患眼的视网膜像放大率可达25%～30%，双眼视网膜像大小相差太大，无法融像，产生复视；③因为棱镜效应而影响周边视野；④因为眼镜框架原因，而产生"像跳"现象(jack in the box)。此时，为了形成双眼单视，应该给予接触镜配戴，视网膜像的放大率将相对降低，为5%～7%，且无视野缩小。但接触镜的配戴需要一定的技术和良好的卫生习惯，儿童对接触镜的依从性较差。如果患儿实在无法适应配戴接触镜，只能给予框架眼镜配戴。

3. 人工晶状体植入(intraocular lens implantation，IOL implantation)　近年来IOL手术技术发展很快，非常适用于单眼无晶状体眼的矫正。IOL更符合生理特点，光学成像质量高，不影响视野，以往年龄对IOL植入术是一个限制，现在临床上倡导在条件合适的基础上尽量早期植入，减少因无晶状体带来的弱视和斜视等伴随问题。

屈光手术：由于婴幼儿眼球发育情况，屈光手术不作为首选方法，但在其他矫正方法无法达到消除弱视等问题的前提，可以根据具体情况选择屈光手术。

### (二)成人患者

1. 一般应鼓励矫正。有时由于他们没有过正常视觉的比较，他们可能会认为自己没有任何不适，但事实上很多患者通常会对矫正和治疗后的视力和双眼视功能感到欣喜。这就需要我们耐心作好解释工作，告知他们矫正后视力及双眼视功能恢复或好转的可能性。

2. 在成人，尤其是出现视疲劳或眼外肌不平衡出现斜视时，应该鼓励全矫，屈光参差的矫正通常可以在几个星期内减轻视疲劳，斜视也会好转。若不能耐受全矫，则需要降低矫正量以利适应。经过半年对镜片仍不适应，可考虑给予棱镜矫正。若棱镜也不能适应，考虑手术治疗。

3. 一些老年患者如果配戴全矫的框架镜后出现头痛、眩晕等，应同时进行不等像视症的矫正。可用等像镜(iseikonic lens)矫正，该镜的特点是既不改变眼球的调节，也不影响眼球的屈光状态，它的作用仅仅是改变视网膜像的大小。

4. 若想降低视网膜像大小的差异，也可以配戴接触镜。此外，屈光手术技术也日趋成熟，因此它也是一种很好的选择。

5. 对于长期处于未矫正状态下的混合性屈光参差患者，往往不能耐受全矫，即使减量后也不易耐受，此时可以给予一个能保证他们两眼一只看远一只看近，即交替性注视的处方。

# 第二节　视像不等

## 一、概　　述

视像不等(aniseikonia)，或称不等像视症，就是比较左右眼单独形成的像时，存在着大小和形态不同的现象。视像不等与视网膜和由视网膜到大脑视中枢的整个过程有关。双眼之间视差的轻微差异，是产生正常深度觉不可缺少的条件，称为生理性视像不等；当两眼视像大小相差太大时，则必引起双眼融合困难，导致产生一系列的症状和后果，称此为病理性视像不等。

通常有双眼单视的人的双眼像大小差异不超过5%。像大小差异的发生与屈光参差程度有关。有人统计，1.0D以下的屈光参差约有25%的人出现症状，屈光参差在1～2D时，约有50%的人出现症状。

## 二、视像不等的原因和分类

生理性视像不等产生的原因，除因两眼间存在一定距离外，还和物体的分开度(如对一多面体，两眼从不同角度观看时，是大不相同的)及其距眼的远近(越近差别越大)有关。此种差异也是有助于识别远近的视觉感觉性刺激之一。

### (一)原因

病理性视像不等的原因有：①光学性的，即眼底成像的大小是由两眼屈光度不同，或两眼屈光系统的组成成分不同，或两眼眼轴长度不同造成的。戴镜者视网膜上像的大小，也与戴镜后总合结点距视网膜的距离有关，而这个距离又受镜片的屈光指数、形状、厚度及放置的位置所影响。②由两眼视网膜解剖组织状态的差异所引起。例如一眼视网膜上的视细胞排列和分布过于分散或稀疏，而另一眼之视网膜视细胞的排列却过于密集，前者对同一目标的像感觉变小，后者对同一目标则感觉变大。这种组织学上的差异，使在视觉中枢意识到的物像在大小或形状上不能融合为一，而出现视像不等。

### (二)分类

1. 光学性视像不等

(1) 遗传性:取决于眼的屈光系统。

(2) 获得性:由戴矫正眼镜所引起,依镜片的屈光力、厚度、形状和放置的位置而不同。

2. 解剖因素性视像不等 取决于视网膜感光细胞的分布密度。此外,在两视像的同时知觉过程中,还可能存在着某些影响知觉水平的因素,而引起视像不等。

3. 对称性视像不等

(1) 全面性:眼球各经线像的大小和形状是对称地增大或缩小(图 8-255a,b)。

(2) 经线性:一个经线的物像最大而与之垂直相交的另一经线的物像大小不等或歪斜(图 8-255c～e)。

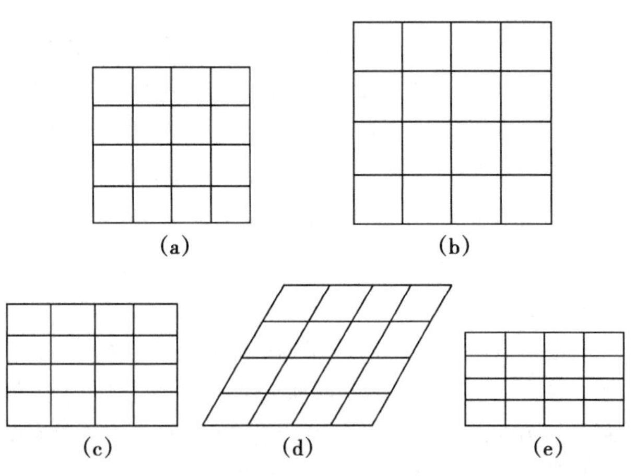

**图 8-255 对称性视像不等**

(a)左眼所见 (b)右眼所见 (c)沿水平方向增大 (d)斜方向增大 (e)水平方向增大,垂直方向缩小

4. 非对称性视像不等 系指两眼物像的大小、形状和方向,不仅不等,而且表现为非对称性(图 8-256a～c)。例如:从中心注视点向外,越向外视像不等越大或越小。当注视的目标为一方格时,则这个方格越向外越大或越小,呈非对称性放大或缩小。临床上也可见到上述两型并存的混合性视像不等,即形成不规则的畸变或图像歪曲。

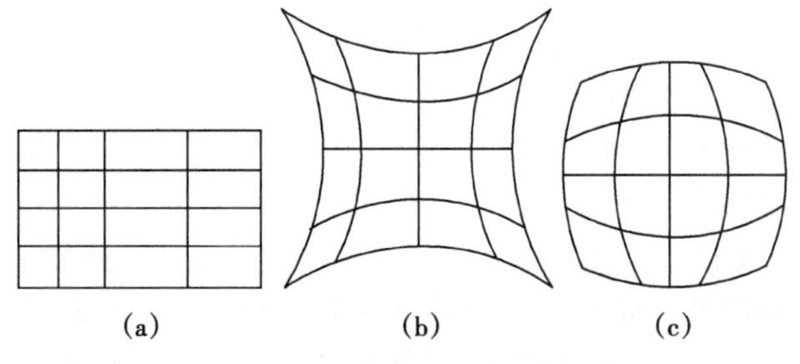

**图 8-256 非对称性视像不等**

(a)从视野左侧向右侧逐渐增大 (b)从视轴向各方向增大 (c)从各方向向视轴缩小

5. 静态视像不等和动态视像不等 A.Remole(1984)把传统定义的视像不等列为静态视像不等(static aniseikonia),把由镜片引起的视像不等列为动态视像不等(dynamic aniseikonia)。他把两者分开,单独研究每种状态并进行比较,指出由镜片所引起的动态视像不等,不仅仅在像的大小上产生差异,而且在两眼转动时镜片的棱镜效应可导致两眼联动关系的失常,而使戴镜者出现像差症状。故在处理视像不等时,镜片的棱镜效应不容忽视,给处方时要充分注意两眼联动的关系。

## 三、视像不等的检查方法

测定视像不等的方法是利用立体镜的原理,使每只眼接受一张图画,通过两眼的合像而比较两眼的视像差异。

两视网膜上物像的大小对比可用等像仪测定。此仪器构造主要是由能使两眼物像分离的二扇屏幕组成。每扇屏幕只能用一眼(或右或左)看见。每扇屏幕中央均有一相同的黑环,在右侧屏幕上距黑环 4mm 远的上、下、左、右各设一闪光点,在左侧屏幕上距黑环 4mm 远的上、下、左、右各设一条中间离断的黑直线,其离断口的位置恰与右眼屏幕上的闪光点位置相一致。正常时两眼观看屏幕,由于融合作用,左右黑环融合为一,四个闪光点出现在中间离断的四直线中间开口上(图 8-257);当两眼视像不等时,则闪光点出现在离断线之外(图 8-258),如视像不等仅出现在一个经线上(如垂直经线方向),闪光点仅在此经线方向出现移位(图 8-259)。

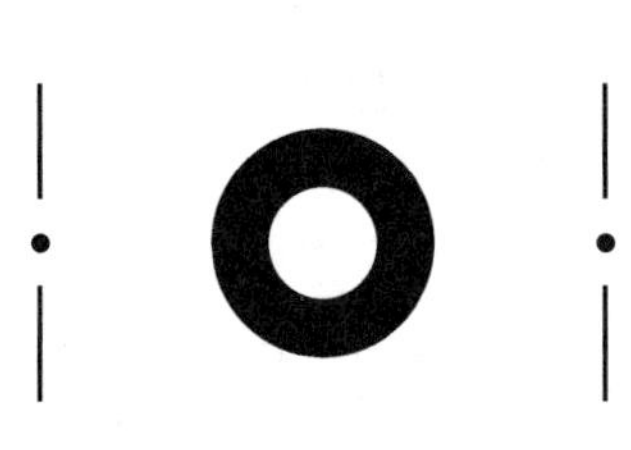

**图 8-257 两眼看融合时的成像**

新的影像镜系统引入了偏光装置。如标准视网膜像测量仪(图 8-260)就是利用偏振光的光学原理设置的。所用的视标由四对黑线条所组成。四条黑线中央夹着一个黑的固视点。右侧视标的黑线上均标以奇数字号,左侧则标以偶数字号(图 8-261)。如右眼的视标用水平方向的偏振光投射到观察屏上,右眼通过水平方向的偏振光只能看到奇数的黑线条,而看不到用垂直方向偏振光所投射的偶数黑线条;反之,左眼则只

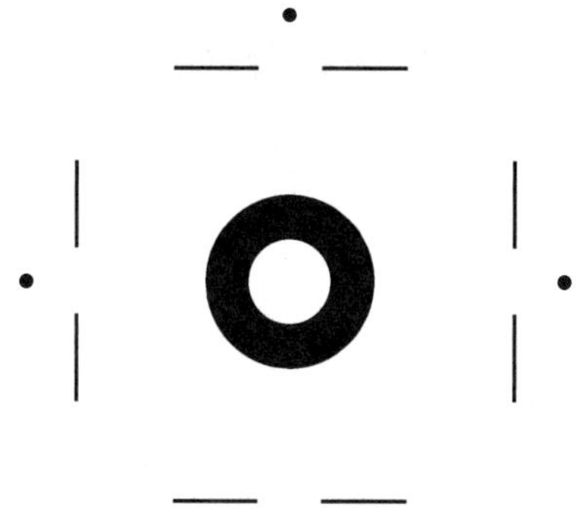

图 8-258 如右眼看>左眼看时闪光点出现在断线口之外

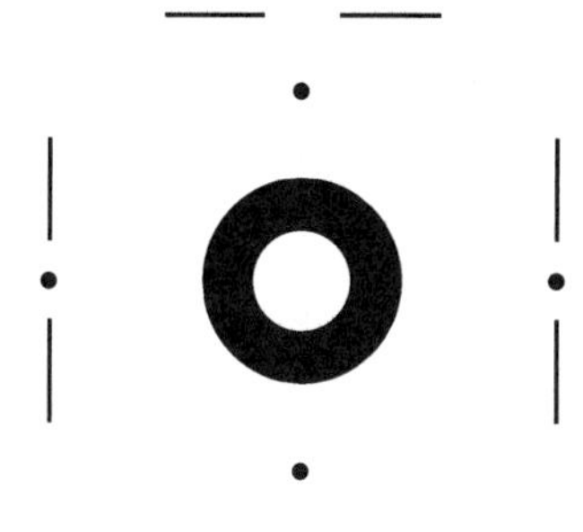

图 8-259 视像不等仅出现在一个经线上（垂直方向上）时闪光点仅在此经线方向出现位移

能看到偶数黑线条，看不到奇数黑线条。两眼的视标合像后，利用中央黑点把两眼视轴相对地固定。根据标号处的小的黑短线段是吻合、错位，对两眼的视网膜成像进行比较。

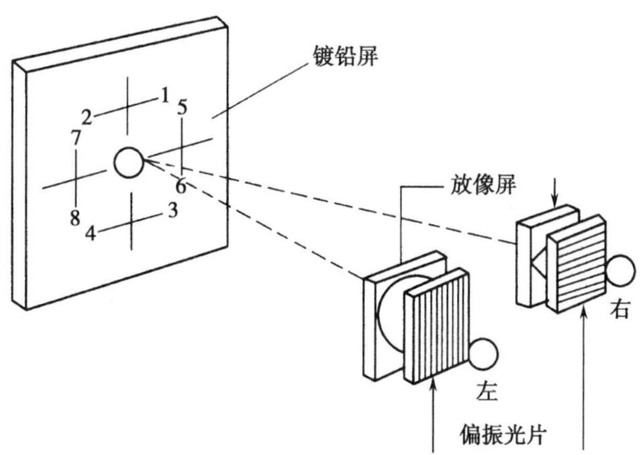


图 8-260 标准视网膜像测量仪示意图

如两眼视网膜上的像大小相等且形状相同，则奇数的标线和偶数者恰好吻合（图 8-262）；如两眼的像不等，则数字的标线发生错位（图 8-263、图 8-264）。

在临床或科研工作中使用过的类似的仪器尚有 Horpter 装置、空间影像计、位相差 Haploscope、液晶 Haploscope 及新的视像不等检查表（new aniseikonic

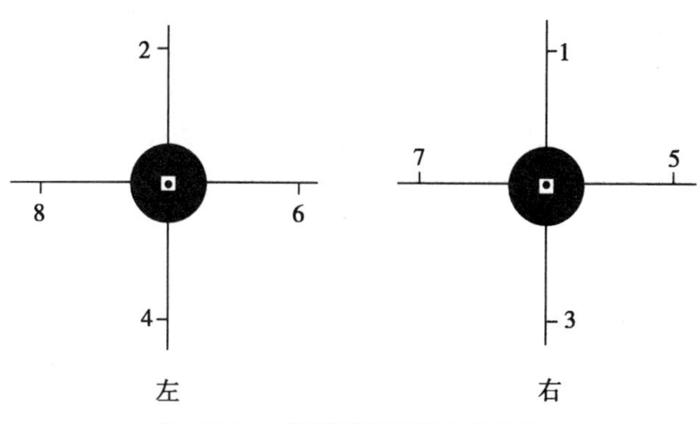


图 8-261 视网膜像测量仪的视标

左测偶数 右测奇数

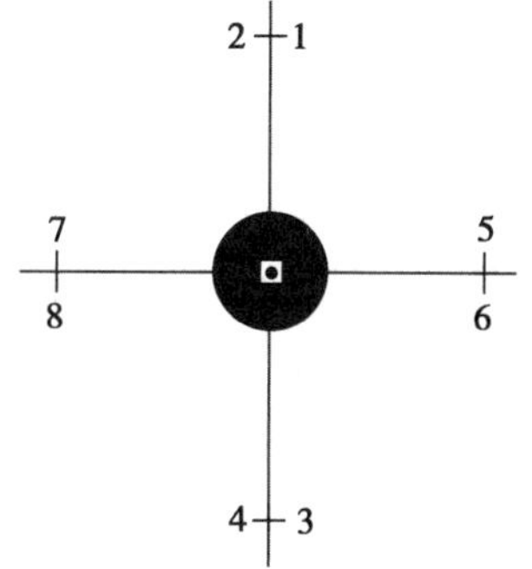


图 8-262 两眼等像会像后的图形

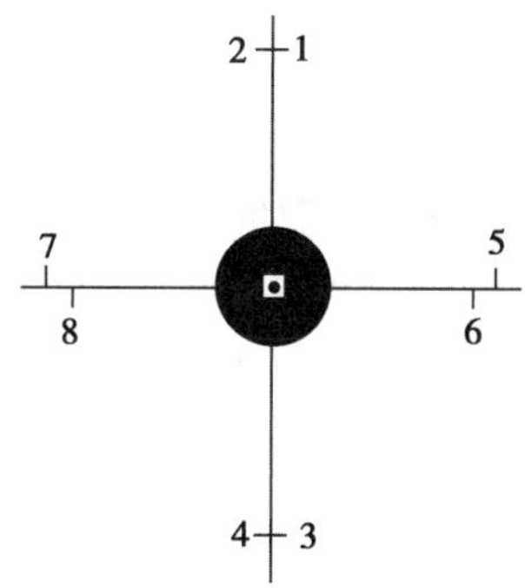


图 8-263 水平性像不等

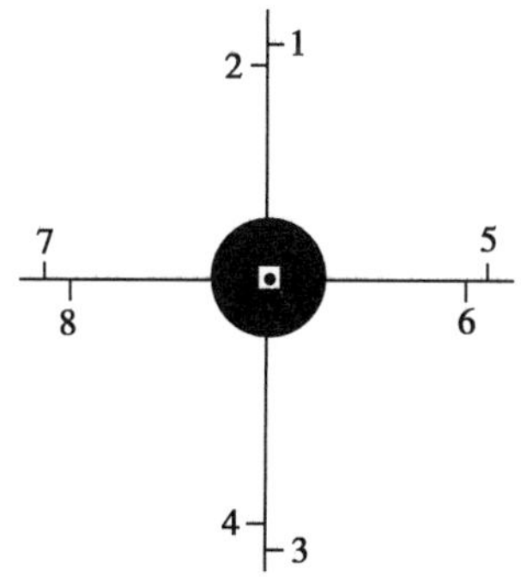


图 8-264 水平和垂直方向视像均不等

test)等。其中位相差Haploscope是利用旋转扇片分离两眼，以测视像不等，此仪器被认为是目前最准确的仪器。临床上则认为新的视像不等检查表更为好用。此表由栗屋忍(1982)设计，使用红绿镜片分离两眼直接对比两眼所见检查表上半圆的直径大小来记录视像不等的大小。该表设计合理、构造简单、使用方便且精确度较高。

临床上同视机的使用已较普遍，按照上述原理制成画片，装入同视机后，即可做视像不等的检查。

## 四、视像不等的诊断和处理

### (一) 诊断

1. 用镜片矫正了屈光不正和用三棱镜矫正了不能忽视的斜位之后，如视疲劳症状仍不能消除，且多在视近用眼时加重，可能存在视像不等。

2. 具有高度屈光参差，已用镜片矫正了屈光参差，但视疲劳症状仍不能消除者，应注意视像不等的检查。

3. 用两眼阅读书报或注视工作目标时出现视疲劳症状，但当闭上一眼后只用单眼看时，则症状消失者，应想到视像不等的存在。

4. 做精细工作的人，发生了空间知觉困难者，要注意视像不等的存在。

### (二) 处理

矫正两眼视像不等可用等像镜(iseikonic lens)(或称影像镜)。此镜特点是它既不引起眼调节功能的改变，也不影响眼的屈光状态，它只改变视网膜上物像的大小。等像镜的光学原理是眼通过一块平板玻璃片观察一个物体时，物像将按照玻璃板厚度的1/3向玻璃板移近，因此物像获得了角度性放大，但这种作用是很小的。如果把平面玻璃板予以弯曲，则可以获得更大的角度性放大率，其放大率则取决于前表面的弯曲力量及透镜厚度，这种弯曲透明板的前表面屈光力被后表面相应的屈光力所中和，这样，物体的像仍落在物体本身的位置，也就是说平面弯曲透镜的屈光力为零，而其角度性放大弥补了一眼像相对较小的缺陷，从而视像不等得以矫正。

(瞿 佳)

## 主要参考文献

1. 李凤鸣. 眼科全书. 北京：人民卫生出版社，1996.
2. 刘家琦. 实用眼科学. 第2版. 北京：人民卫生出版社，1996.
3. 徐广第. 眼科屈光学(修订本). 北京：军事医学科学出版社，2001.
4. 惠延年. 眼科学. 第5版. 北京：人民卫生出版社，2001.
5. 徐广第. 眼科屈光学. 北京：军事医学科学出版社，2000.
6. 戴锦晖，褚仁远，陆国生. 轴性高度近视眼人工晶状体回归公式的研究. 中华眼科杂志，2000，36：69-70.
7. 王海英，赵堪兴. 屈光参差的研究进展. 国际眼科纵览，2006，30：187-190.
8. William JB. Clinical Refraction Philadelphia. WB，Saunders Company，1998.
9. Rabbetts RB. Clinical Visual Optics. 3rd ed. Butterworth Heineman，1998.
10. Vasavada AR，Praveen MR，Desai C. Management of bilateral anterior dislocation of a lens in a child with Marfan's syndrome. J Cataract Refract Surg，2003，29(3)：609-613.
11. Hennig A，Kumar J，Yorston D，et al. Sutureless cataract surgery with nucleus extraction：outcome of a prospective study in Nepal. Br J Ophthalmol，2003，87(3)：266-270.
12. Tong L，Saw SM，Chia KS，et al. Anisometropia in Singapore school children. Am J Ophthalmol，2004，137(3)：474-479.
13. Saw SM，Gazzard G，Koh D，et al. Prevalence rates of refractive errors in Sumatra，Indonesia. Invest Ophthalmol Vis Sci，2002，43(10)：3174-3180.
14. Bourne RR，Dineen BP，Ali SM，et al. Prevalence of refractive error in Bangladeshi adults：results of the National Blindness and Low Vision Survey of Bangladesh. Ophthalmology，2004，111(6)：1150-1160.
15. Wickremasinghe S，Foster PJ，Uranchimeg D，et al. Ocular biometry and refraction in Mongoilan adults. Invest Ophthalmol Vis Sci，2004，45(3)：776-783.

# 第六章 无晶状体眼

## 第一节 概　　述

### 一、定　　义

晶状体不在瞳孔区原来位置，无法实施其原先功能的状态。可以是眼内晶状体缺如，也可以是眼内晶状体脱位或半脱位，前者称为真正的无晶状体眼（aphakia），后者可视为无晶状体状态中的一种情况。由于具有相同的光学特点，临床上把无晶状体状态等同于无晶状体眼。

### 二、历　　史

1856 年，Von Helmholtz 首次对无晶状体眼的光学特点作了阐明，在无晶状体眼，远处平行光线聚焦于角膜顶点后约 31mm，为高度远视，外界物体形成模糊影像，无晶状体眼无调节力。

### 三、病　　因

1. 白内障手术　为最常见原因。
2. 先天性晶状体缺如或脱位
3. 眼外伤
4. 伴有晶状体脱位的遗传性眼病

（1）Marfan 综合征

（2）Weill-Marchesani 综合征

（3）同型胱氨酸尿症

（4）亚硫酸氧化酶缺乏症（sulfite oxidase deficiency）

5. 伴有晶状体半脱位的遗传性眼病

（1）Alport 综合征

（2）颅面发育不全症（craniofacial dysostosis）

（3）无虹膜症

（4）Ehlers-Danlos 综合征

（5）球形角膜

（6）高赖氨酸血症（hyperlysinemia）

6. 能导致晶状体半脱位的非遗传性眼病

（1）牛眼症（buphthalmos）

（2）眼内肿瘤

（3）成熟期或过熟期白内障

（4）表皮剥脱综合征

## 第二节　无晶状体眼的光学特点与功能缺陷

### 一、光学模型眼

图 8-265（1）为 Gullstrand 正视眼的模型眼，各项参数均以 mm 示，就屈光度而言，角膜为 43.05D，晶状体为 19.11D，眼球总屈光度为 58.64D。无晶状体眼可看为是一个丧失调节的高度远视眼球，正视眼在移去晶状体后，整个眼屈光度从 58.64D 减少到 43.05D，仅相当于角膜的总屈光度。图 8-265（2）为无晶状体眼的模型眼，作一对照就能明显见到，在无晶状体眼中，前主点（$H_1$）和后主点（$H_2$）几乎都在角膜前表面，而第一结点（$N_1$）和第二结点（$N_2$）各自从正视眼时角膜后的 7.079mm 与 7.333mm 处，向后移至离角膜 7.754mm 附近。这充分显示出，在未矫正的无晶状体眼中，主点向前移，结点向后移，矫正无晶状体眼的过程中，是结点向前移的过程。从模型眼的对照图中，在眼轴为 23～24mm 的无晶状体眼中，平行光线的焦点落在角膜后约 31mm 处，前焦距为 23.22mm，而正视眼中的前焦距（$D_1$）为 17.048mm，因此，必须加入一个能使光线强烈汇聚的高度凸透镜，才能补偿无晶状体眼的屈光系统。

### 二、症状和体征

#### （一）视力

在无晶状体眼中，物像被放大了 33%，就视角范围而言，记录到的视力在理论上要比真正视力好。在已矫正的无晶状体眼中视力为 6/9，其实相等于正视眼中的 6/12。

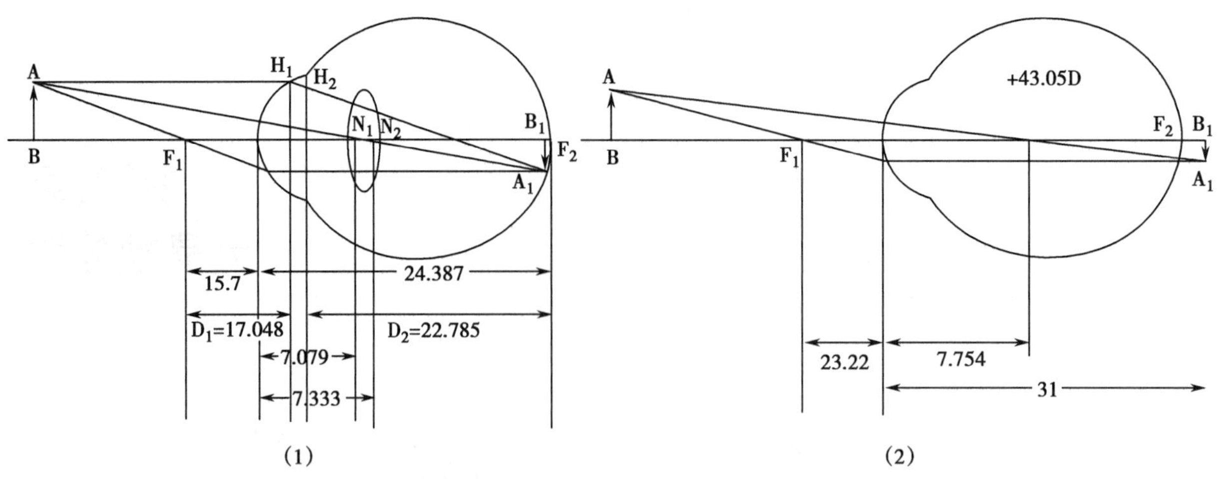


图 8-265 Gullstrand 正视眼和无晶状体眼的模型眼

(1) Gullstrand 正视眼的模型眼 (2) 无晶状体眼的模型眼

$H_1$—前主点；$H_2$—后主点；$N_1$—第一结点；$N_2$—第二结点；$F_1$—前焦点；$F_2$—后焦点；$D_1$—前焦距；$D_2$—后焦距

### (二) 物像放大

在无晶状体眼中，物像放大了 33%，这是由于无晶状体眼的前焦距和正视眼不同而已(图 8-266)。

正视眼的前焦距 $D_1 = 17.05mm$

无晶状体眼的前焦距 $D_1 = 23.22mm$

比例为 $23.22 \div 17.05 = 1.36$

比例从 1 到 1.36，意味着无晶状体眼中的物像是正视眼中的 1.36 倍，也就是说增加了 33%。在近视眼的无晶状体眼中，物像增加更大，在远视眼的无晶状体眼中，物像增加小些。戴接触镜者物像放大约 10%，在前房型人工晶状体植入者中，物像放大 5%，在后房型人工晶状体植入者中，物像不放大。

### (三) 调节

由于晶状体缺如，调节完全丧失，所以远近视力需用不同屈光度的镜片进行矫正。

### (四) 角膜性散光

当无晶状体眼是由白内障手术而获得时，存在着角膜性散光，多数为逆规性散光。Hennig 等报道采用无缝线囊外摘除术，术后 6 周 85.5% 的术眼平均有 1.41D 的逆规性散光，在术后 6 周到 1 年中逆规性散光仍有轻度增加，平均增加值为 0.66D。如果白内障手术方法是囊外摘除术或囊内摘除术，一般术后 45 日角膜性散光将得到稳定。超声乳化白内障摘除术后，由于切口小，角膜性散光一般不明显。

### (五) 球面像差

在无晶状体眼前放置一片高度凸透镜片进行矫正时，只有近轴光线才能通过主焦点，而镜片的近缘光线的折射偏离更大，其焦距短于近轴光线的焦距，因而产生了球面像差。当无晶状体眼通过这一高度凸透镜片观看前方的物体时，由于物体周边各点离镜片光学中心的距离不同，物像通过镜片时各点产生了不同的棱镜像移，当物像从近轴光轴向周边移开时，其放大率就会逐渐增加，发生了物像的变形，称之为枕形畸变(pincushion distortion)(图 8-267)。其结果是，透过这一镜片看物，直线变成曲线，线形世界变成由抛物线组成，当患者移动眼球时，抛物线面继续改变它

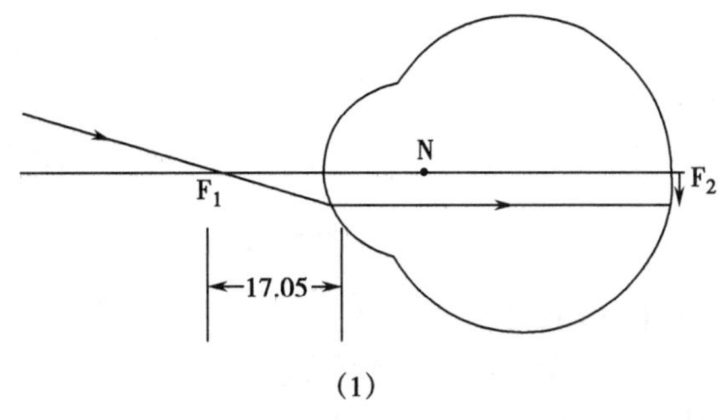


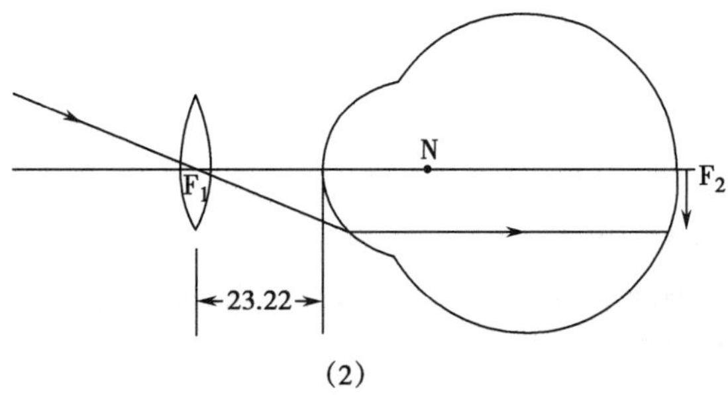


图 8-266 无晶状体眼放大率

(1) 正常眼 (2) 无晶状体眼

N—结点；$F_1$—前焦点；$F_2$—后焦点

们的形状。通过镜片的周边看物体时，在主轴方向，物体变得更大、更近和更长。当眼球不动而移动物体时，物体看上去移动得更快。

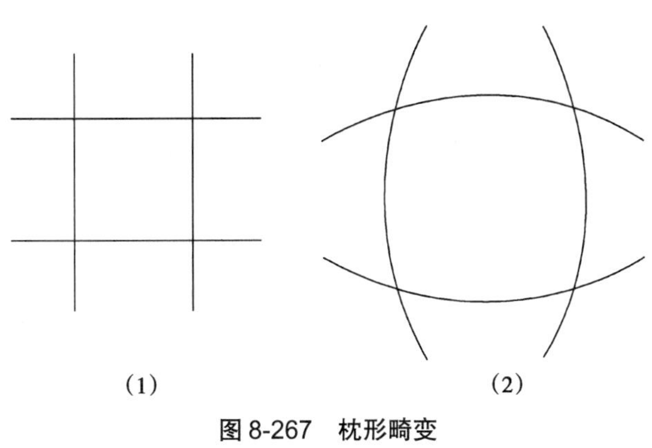


图 8-267　枕形畸变
(1)正常眼　(2)枕形畸变

## (六)色像差

当无晶状体眼通过配戴高度凸透镜片进行矫正时，由于白色平行光线通过凸透镜可出现色光，波长越长，折射率越小，因此，通过凸透镜后，红光的焦点离透镜远，而紫光的焦点离透镜近，镜片的周边光线的折射率比近轴光线(光学中心)大，因此，镜片周边部产生的色光焦点和中心部又不相同，所以，当眼球通过矫正透镜的周边部看物体或光线时，出现了色像差。

## (七)视野

无晶状体眼的视野减小，几乎为正视眼的一半。

## (八)像跳

当无晶状体眼用高度凸透镜镜片进行矫正时，患者看物体时可出现一个移动的环形暗点(图 8-268)，称为像跳(jack-in-the-box)(图 8-269)。所谓环形暗点，是指中央及周边部视野能够看见，而在视野的中央与周边之间范围内出现暗点。这是因为如图所示，通过镜片中央部的光线，能够聚焦在视网膜上，而被看得清楚。通过镜片边缘部位的光线，由于凸透镜的三棱

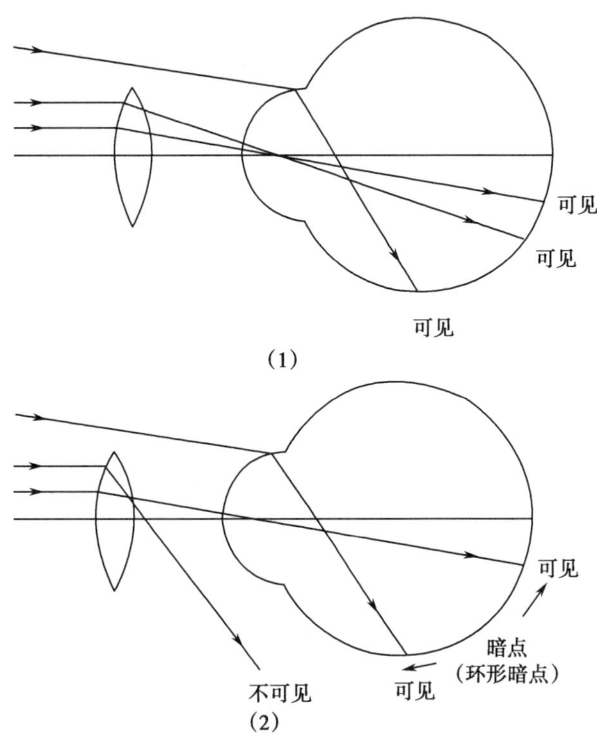


图 8-268　环形暗点
(1)正常所见　(2)戴无晶状体眼镜形成环形暗点

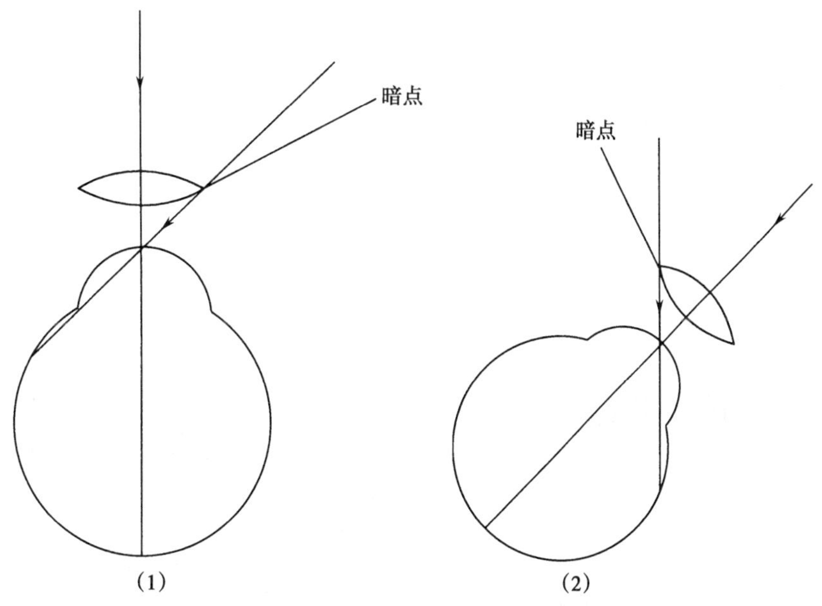


图 8-269　玩偶盒现象(亦称像跳现象)
(1)无晶状体矫正眼镜三棱镜作用产生 10°～15°的环形暗点　(2)当眼球转向周边位置时，环形暗点向中心移位，暗点移动的方向和眼球运动的方向相反

镜效用，造成不良折射，不能在视网膜上聚焦，因而不能看见物体。至于通过透镜旁的光线，无不良折射发生，仍然能到达视网膜，物像虽不清楚但仍然存在，这样就形成了环形暗点。

图8-268所示，当眼球在原位时，在无晶状体眼前近距离放置一凸透镜矫正镜片时，由于镜片的三棱镜效用，造成了10°～15°的环形暗点。当眼球转动时，暗点对向移动。当眼球转动到镜片周边部位时，暗点和眼球的移动方向相反，向更中心的部位移动。这样，当患者观察一个物体，而将眼球转向这一物体时，暗点也随之移动而挡住这一物体。当眼球从这一物体处移开时，暗点再次移动，物体又能被看到，物体从观察处被晃入或晃出，而再次被见到，故称为像跳。

**（九）双眼视力**

在单眼无晶状体眼中，要获得双眼单视功能是困难的，即使在双眼无晶状体眼患者中，双眼视力也不总是存在的。

## 第三节　无晶状体眼的临床表现

无晶状体眼的临床表现据产生的原因不同以及晶状体是否存在而有所不同。

1. 晶状体缺如　患者表现为高度远视，视力差，前房变深，虹膜震颤。

2. 晶状体全脱位　如果晶状体脱位位于玻璃体腔内，临床表现同晶状体缺如，脱位的晶状体常会随体位改变而移动。如果脱位的晶状体位于瞳孔区，或脱入前房，可产生瞳孔阻滞，引起急性青光眼发作。位于前房的晶状体还可损伤角膜内皮，引起角膜水肿，严重者导致角膜内皮失代偿，多见于外伤性。

3. 晶状体半脱位　如果为轻度半脱位，晶状体轴仍位于视轴上，只表现为晶状体弯曲度增加而引起的近视改变。如果晶状体发生明显移位，可表现为单眼复视，裂隙灯下可见前房变深，虹膜震颤，晶状体移位，可见部分悬韧带和晶状体赤道部。有时可见玻璃体脱入前房，检眼镜可表现为双眼底像。

## 第四节　无晶状体眼的矫正

无晶状体眼的矫正主要包括以下方法：

### 一、眼　　镜

使用简单易行，容易调整更换，适用于双眼无晶状体患者。由于无晶状体眼的调节功能完全丧失，要满足看近和看远需要，需配看近和看远两副眼镜。对于原先屈光状态为正视眼的无晶状体眼，所需眼镜度数为+10～+11D，近距离阅读时用的眼镜度数应增加约+3D。对于原先有屈光不正的患者，其所需眼镜的度数可根据Ostwalt公式估算，即 $R_2=K+R_1/2$，$R_2$ 为眼镜度数，K为+10D或+11D，$R_1$ 为原屈光度数。例如：原先屈光度为−10D的无晶状体眼患者，所需眼镜的屈光度约为 $10+(-10/2)=+5D$。若原先为+4D的远视眼，则其矫正镜片的屈光度为+12D。由于无晶状体眼为高度远视眼，配戴高度远视镜片存在有明显的光学缺陷。

1. 物像放大作用　无晶状体所需的眼镜一般度数为+10～+11D，可产生25%～28%的放大率，单眼患者配戴眼镜后，双眼形成的像不能在视中枢形成双眼单视，可发生叠合性复视而无法耐受，因此，采用眼镜矫正只适合于双眼无晶状体患者。

2. 棱镜作用　产生环形暗点、旋转放大和集合不足。由于角膜顶点离镜片中心顶点与离周边的距离不等，故中间和周边物像放大率也不等，物像发生畸变，屈光度越高，物像变形越明显。

3. 视野缩小　环形暗点及眼镜框架的影响。

4. 像差。

由于高度远视眼镜存在以上明显的缺点，因此并不是矫正无晶状体眼理想的方法，主要是用在不适合植入人工晶状体和配戴接触镜患者。

### 二、接　触　镜

有硬性透氧性接触镜（RGP）和软性接触镜，由于其紧贴角膜，较普通眼镜更靠近眼光学结点，矫正效果更佳。其视网膜成像放大率一般为4%～10%，可维持双眼单视，尤其适合于单眼无晶状体患者。由于镜片可随眼球转动，无明显棱镜作用，避免了环形暗点的产生，像差也不明显，周边视野大。对于伴有高度角膜散光的无晶状体眼，配戴RGP是较佳的选择，不仅可矫正高度远视，还能矫正高度角膜散光，尤其是不规则散光。随着接触镜材料、设计及护理液的改进和进展，使术后无晶状体眼的接触镜矫正成功率更高。但接触镜也存在有局限性，如仍存在有少量的视像不等，取戴操作不如普通眼镜方便，对于老年患者或有手抖等患者配戴有困难。由于镜片直接与角膜接触，若配戴不当可引起角膜炎等并发症。

### 三、角膜屈光手术

1. 表面角膜镜片术（epikeratophakia）　是一种简单、安全、有效、可逆的屈光手术，是将供体角膜经切削加工成具有不同屈光度的角膜组织镜片，移植于去除上皮的受眼角膜上，以矫正高度屈光不正。适合于不宜配戴接触镜又不能植入人工晶状体的单眼患者，尤其是婴幼儿患者。首先由哥伦比亚的 Barraquer(1949)提出，Verbin 和 Kaufman(1980)首次在美国作了表面角膜镜片术治疗无晶状体眼的临床报告。由于供体角膜组织切削加工技术较复杂等因素，临床开展有限。

2. 角膜磨镶术(keratomileusis)　将患者角膜板层取下，通过切割加工成一定屈光度的凸透镜，将其缝在植床上，或将异体角膜组织加工切削成一定屈光度的凸透镜，缝到受体植床上，以矫正高度屈光不正。陈家祺等(1994)报道了 6 例异体角膜磨镶术治疗无晶状体眼的临床观察，结果是有效的。该手术较复杂，且切削加工的角膜组织镜片屈光度精确度有限，临床应用较局限。

3. 角膜镜片术(keratophakia)　是将受体角膜前基质板层取下，在植床与取下的前基质板层间植入一个已加工成一定屈光度的角膜组织镜片，再将前角膜板层缝回原处，用以矫正远视或无晶状体眼。Barraquer 于 1963 年在人眼上作了第一例该手术以矫正无晶状体眼高度远视。由于该手术较复杂，且供体角膜组织镜片屈光度精确度有限，限制了其开展。

## 四、人工晶状体

是矫正无晶状体眼的最佳方法，视网膜像放大率仅为 2% 左右，大大减轻了双眼屈光参差和视像不等现象，可获得双眼视觉功能，故其光学效果明显优于接触镜和普通眼镜。植入的人工晶状体包括传统球面人工晶状体、非球面人工晶状体、多焦点人工晶状体和可调节人工晶状体等。多焦点人工晶状体和可调节人工晶状体的应用使患眼术后可获得一定程度的调节力，明显改善了术后看近的功能。Korkhov 等发现双眼无晶状体眼非对称性植入多焦点人工晶状体优于对称性植入，术后随访 4 年双眼假性调节范围更广，视物时对光强度的依赖更小。

对于后囊膜完整患者，植入后房型 IOL 是最佳选择。在治疗无后囊膜的无晶状体眼时，可应用前房型 IOL、虹膜夹持型 IOL 或后房型 IOL 缝线固定术。前房型 IOL 操作简单，但存在引起角膜内皮细胞丢失、继发性青光眼等并发症可能。虹膜夹持型 IOL 较前房型 IOL 引起角膜内皮细胞丢失的概率小，但可能出现 IOL 移位、瞳孔变形、反复发作的葡萄膜炎等并发症。经巩膜睫状沟缝线固定后房型 IOL 植入术植入的 IOL 最接近正常的生理位置，视觉质量更佳，对房角结构损伤小，更适合应用于虹膜缺损、难以支撑前房型 IOL 的无晶状体眼，但该手术操作较前房型和虹膜夹持型 IOL 复杂，手术时间相对较长，且术中术后并发症相对多，可能发生眼内出血和视网膜脱离等并发症。对于先天性白内障患儿，2 岁以上多在白内障摘出的同期植入 IOL，2 岁以下多采用术后配戴接触镜或框架眼镜来矫正无晶状体眼的屈光不正。一项针对 4 周龄到 7 月龄的单眼先天性白内障手术随机、多中心临床试验研究发现，术后 1 年随访植入 IOL 和应用接触镜两组视力提高相当，但 IOL 组的眼内并发症发生率高于接触镜组，最常见为视轴区混浊，另有 2% 发生青光眼，其中合并有原始玻璃体增生症者发生率更高，年龄越小，并发症发生率越高。因而对于低龄患儿植入 IOL 要保持谨慎。

随着现代显微手术技术的发展及手术设备改进，人工晶状体植入技术已日臻完善。影响人工晶状体手术效果的另一重要因素为植入人工晶状体的屈光度计算，尤其有调节功能的人工晶状体对屈光度计算的准确性提出了更高的要求。第一个人工晶状体计算公式是由苏联的 Fyodorov 于 1967 年提出，目前比较精确的公式有 20 世纪 90 年代初提出的 Holladay 公式、Olsen 公式和 SRK/T 公式，而应用最广泛的经验公式为 SRK-Ⅱ公式，其在正常眼轴眼球中准确性较高，但在高度近视眼中的准确性不足。国内戴锦晖等根据国人高度近视眼球特点回归得出适合于高度近视眼的 SCDK 公式，提高了人工晶状体屈光度计算的准确性。精确的人工晶状体计算公式是可调节和多焦点人工晶状体临床应用的重要前提。

(褚仁远　戴锦晖)

## 主要参考文献


1. 陈家祺，杨斌. 异体角膜磨镶术治疗伴角膜白斑无晶状体眼的临床观察. 中华眼科杂志，1994，30：351-353.
2. 戴锦晖，褚仁远，陆国生. 轴性高度近视眼人工晶状体回归公式的研究. 中华眼科杂志，2000，36：69-70.
3. Duke-Elder SS. System of Ophthalmology. vol XI. London：Henry Kimpton，1976：288.
4. Hennig A，Kumar J，Yorston，et al. Sutureless cataract surgery with nucleus extraction：outcome of a prospective study in Nepal. Br J Ophthalmol，2003，87(3)：266-270.
5. Sanders DR，Retzlaff J，Kraff MC. Comparison of the SRK-Ⅱ formula and other second generation formulas. J Cataract Refract Surg，1988，14(2)：136-141.
6. Korkhov EA. Long-term results of binocular symmetric and asymmetric correction of aphakia using different multifocal intraocular lenses. Vestn Oftalmol，2011，127(5)：54-56.

7. Ahn JK, Yu HG, Chung H, et al. Transscleral fixation of a foldable intraocular lens in aphakic vitrectomized eyes. J Cataract Refract Surg, 2003, 29(12): 2390-2396.
8. Odenthal MT, Sminia ML, Prick LJ, , et al. Long- term follow-up of the corneal endothelium after Artisan lens implantation for unilateral traumatic and unilateral congenital cataract in children two case series. Cornea, 2006, 25(10): 1173-1177.
9. Lin AA, Buckley EG. Update on pediatric cataract surgery and intraocular lens implantation. Curr Opin Ophthalmol, 2010, 21(1): 55-59.
10. Plager DA, Lynn MJ, Buckley EG, et al. Complications, adverse events, and additional intraocular surgery 1 year after cataract surgery in the infant Aphakia Treatment Study. Ophthalmology, 2011, 118(12): 2330-2334.
11. Beck AD, Freedman SF, Lynn MJ, et al. Glaucoma-related adverse events in the Infant Aphakia Treatment Study: 1-year results. Arch Ophthalmol, 2012, 130(3): 300-305.

# 第四篇　眼的调节与集合

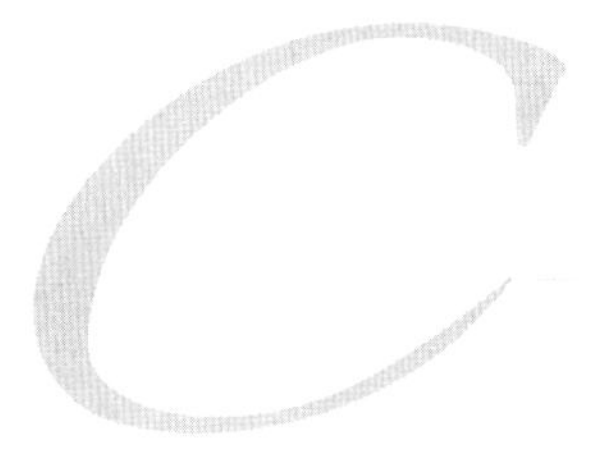

## 第一章　眼的调节作用

### 第一节　调节的定义

人之所以能看清远近不同距离的物体，依靠的是眼球的调节作用。休息状态的正视眼，其屈光系统将射入眼内的平行光线（由位于无限远的点状光源发出的光束）聚焦于系统的后主焦面，即视网膜上。位于眼前有限距离的物体，尤其当距离眼睛较近时，其像成于视网膜后，即物点的共轭焦点在后主焦点以外，故光束在视网膜上截成模糊圆，以致物像不清。此时如欲看清物体，必须增加眼球屈光系统的屈光力量，使焦点前移至视网膜上。这一过程就称为眼的调节。

正视眼视网膜R与无限远共轭。近物A的共轭焦点（图8-270）位于球后A′处，平行光线经眼屈光系统屈折后，在视网膜上截成模糊圆BC。如动用眼的调节功能时，增加眼的屈光力，便可将A′前移至R，成像于视网膜上。

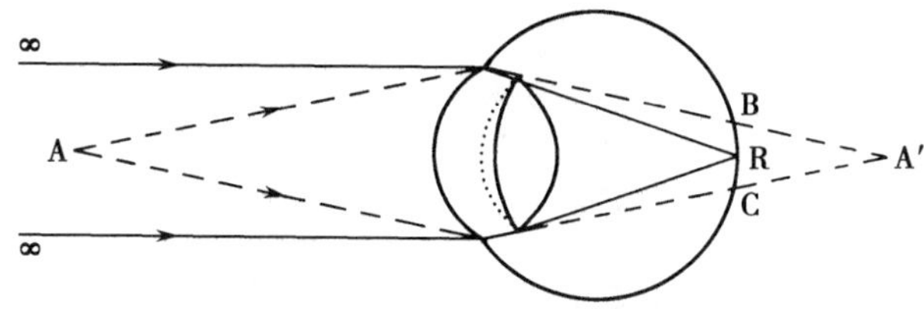


图8-270　静态的正视眼调节示意图

### 第二节　调节的分类

参考Maddox（1893）在100多年前把眼的聚散细分为四个组成部分，Heath（1956）也对调节作了分类。他把调节分成四类，即：反射性调节、集合性调节、器械性调节和紧张性调节，它们相互独立而又相互联系。

**（一）反射性调节**

是由于物像变模糊，而眼为了获取并保持物像清晰而作出的自动调整部分。2.00D左右的“模糊刺激”会引发反射性调节，超出2.00D的“模糊刺激”就需要主动的调节参与。无论是在单眼视情况还是在双眼视的情况下，反射性调节都是最重要并且是占最大一部分调节。

**（二）集合性调节**

是集合所引起调节变化的部分。人类为保持双眼单视，必须保持调节与集合之间协调的联动关系。每一米角（MA）集合量所引起的调节的改变量可用CA/C（convergence accommodation/convergence）表示。经测量统计，青年的CA/C平均值约0.40D/MA，集合性调节是调节的第二大部分。

**（三）近感性调节**

是由于对近处物体的感知而引起的调节部分。通常注视距3m以内的物体便会诱发近感性调节。在正常的生活环境并且双眼同时视的情况下，近感性调节只占调节总量的很小一部分，大概是4%。

**（四）紧张性调节**

是指在没有模糊、双眼视网膜影像侈开、视近感以及主观意志影响下存在的调节部分。紧张性调节并不像以上三种调节那样需要刺激才诱发出现，它被认为是脑干所发出的最基础的神经冲动的反映，因而代表了一个相对稳定的调节部分。紧张性调节可以通过多种途径而测得，例如把被检者安置于一个完全漆黑的空房间中央，并且使被检者与房间墙壁的距离至少是3米，然后使用被检者觉察不到的调节测量仪器测量。这样，消除所有其他的外界刺激，测量所得的调节量便是真实的紧张性调节量。经测量统计，青年人的紧张性调节平均值是1.00D。随着年龄的增加，晶状体发生生理改变，紧张性调节逐渐减少。

### 第三节　对调节问题认识的历史发展

关于眼的调节问题，历来众说纷纭，至今亦未能取得完全一致。早期有人认为，人眼不同于其他光学系统，不需要调整便可远近兼顾。1619年Scheiner的著名实验证明了眼内存在调整焦点位置的机制。他用双针孔卡片遮眼（孔间距离小于瞳孔直径），眼前竖直放置一针，当注视针时，只见一针，当注视针前或针后的物体时，则见二针。实验中观察到的现象仍可用图8-270说明，即由近处物点A发出的光束，通过挡板二小孔入眼后，仅余两个边缘小光束，其各自的焦点仍在A′，但在视网膜B和C处截成两个小模糊圆。只有当A′前移恰至R时，两者才能融为一个焦点，产生清晰的单视，否则或过或不及，都呈模糊的单眼复视。直至1759年，这一实验的原理才由Porterfield给予正确解释，并且他发现无晶状体患者不能调节，提出调节是由晶状体的形状改变造成。这一观点直至1849年Langenbeck发现眼的Purkinje影像于调节时发生改变，始为人接受。所谓Purkinje像，即在眼前一定距离的发光体在角膜表面、晶状体前表面和后表面所形成的3个物像。在调节过程中，晶状体前表面的物像变小了，说明调节时，晶状体的前表面的凸度的确增加了。1851年Cramer用电刺激动物眼，证明改变系肌肉收缩所致，但认为睫状肌将脉络膜拉向前方，使玻璃体压向晶状体后面，造成晶状体中部前凸。Von Helmholtz（1853—1856）分析晶状体的改变，并提出经典的调节理论，也称为“松弛学说”。他观察两个并列的正方形发光面在晶状体两面的成像，证明调节时晶状体前后面曲率均加强，且增厚。他认为晶状体有弹性，在睫状肌牵引下变扁，肌肉放松时则重新变凸。100多年来，许多学者对这个经典的调节理论不断完善、改进，得到广泛的认同。但1992年，Schachar提出新的调节学说，与“松弛学说”截然相反，也称为“紧张学说”（详见本章第四节）。关于调节机制的细微之处，至今仍有较大争论。

过去30年中我们对婴幼儿的调节能力已经逐渐明确，Haynes应用动态检影的方法来评价不同近距离的静态调节状态，发现婴幼儿1个月时调节为5.00D，接下来的3个月调节不断改善变得更加准确并且接近成人水平。Banks及Hainline等研究发现1个月时婴儿调节更为成熟。Braddick认为2个月后的婴幼儿可准确注视远处目标。3个月时模糊刺激的反射性调节接近成人水平。3～6个月时集合性调节、模糊刺激的调节和融像性集合同时发育，形成紧密联系以维持正常双眼视觉功能。此时调节幅度可以≥8D。1～4.5岁幼儿因为欠合作调节方面研究较少。对2～14岁儿童研究发现调节幅度随着年龄增长而减少，调节滞后减少，调节灵敏度逐渐发育成熟。12岁后儿童调节反应几乎与成年人一致。

# 第四节　调节的机制

## 一、相关解剖

### （一）睫状肌

由以下三种纤维组成：①径向纤维：起自脉络膜表面，附于巩膜突；②辐射状纤维：在径向纤维内侧，较靠前，呈扇状排列；③环状纤维：为辐射状纤维的延续，围绕睫状体游离缘，位于虹膜根部之后，呈环形排列。

根据睫状肌的解剖学特点，其收缩必然会引起晶状体悬韧带的松弛。其径向纤维的牵拉作用，将睫状体的前端前移；环形纤维收缩必然使睫状环直径缩小，同时伴有睫状体体积的扩大、晶状体悬韧带的松弛，这一解剖学的改变已得到证实（图8-271）。

### （二）晶状体悬韧带

晶状体悬韧带附着在晶状体赤道部囊膜的前表面以及后表面，形成了前方和后方的悬韧带脊，前脊可

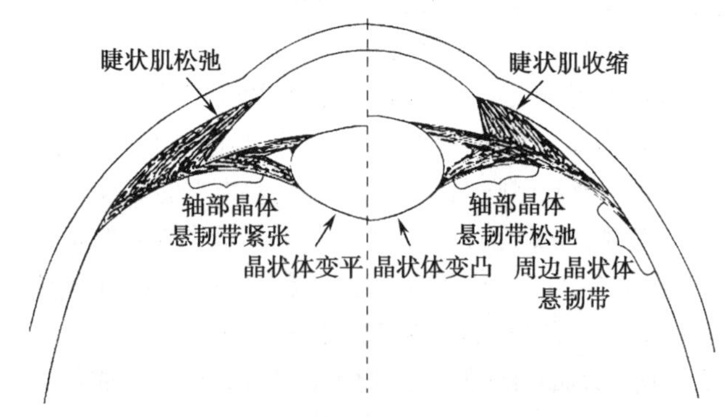


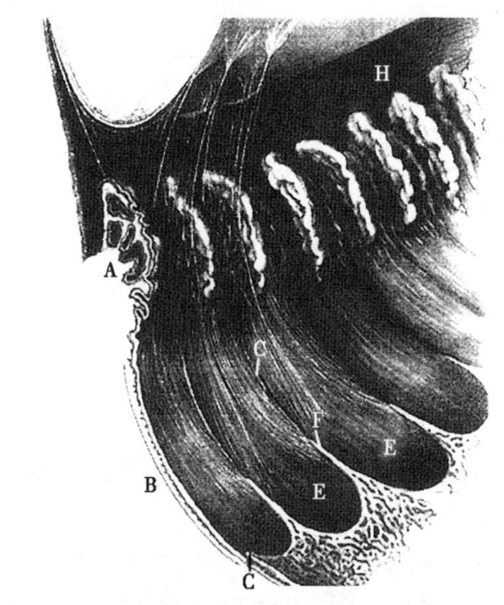


图8-271　A. 图为眼球的矢状切面图；B. 图为睫状肌及周围结构，其中A为睫状肌冠部；C为睫状肌平坦部；C为锯齿缘；D为视网膜；E为锯齿缘的凹槽；F为锯齿缘的锯齿；G为悬韧带纤维；H为放射状虹膜纹理

在虹膜缺损者看到，后脊可用房角镜看到。在非调节状态下，悬韧带更为明显可见，说明此时其对晶状体所施加的拉力较大。Graves（1926）用裂隙灯检查外伤后晶状体吸收的患者，见仅剩余透明的晶状体囊，平视时绷紧，调节时或使用毒扁豆碱（eserine）点眼后松弛有皱褶，这也表明，调节时悬韧带是放松的。但因为睫状肌并未与晶状体悬韧带直接相连，所以睫状体收缩如何影响悬韧带的张力的确切机制尚不十分清楚。

有研究显示，悬韧带纤维分为两种：支持纤维，向前走行于睫状环部，并在此每条纤维分裂成分叉纤维，最后均伸入晶状体囊内。支持纤维的分支组成第二张力纤维系统，在睫状环部位伸入到睫状上皮细胞内。研究发现，在非调节状态下的睫状体松弛，支持纤维被拉直；在调节状态下，张力纤维拉紧，使支持纤维松弛，似乎就是这些张力纤维，使睫状肌收缩时，睫状体的容积发生改变，并因此改变了悬韧带的张力，并影响到晶状体的形态变化。

### （三）晶状体囊

晶状体囊分为前囊和后囊两部分，前囊比后囊厚5～6倍。晶状体囊最重要的物理性质是它的弹性。Fisher（1969）测定晶状体囊于扩张时容积与压力的关系，得出晶状体囊的弹性模量，并发现其弹性于40岁时减为出生时的一半，至老龄时又减少为40岁时的一半，仅剩1/4，其线性延伸的容许量达到低限。调节时晶状体前部体积变化最大，因此调节所需弹力主要来自晶状体前囊。

### （四）晶状体

通过裂隙灯的观察可以发现，在调节过程中，晶状体的中央和周边相比，中央曲率半径变小，周边曲率半径变大，也即中央变得更凸，呈圆锥形改变，而且以晶状体前表面变化最为明显。Brown更是对调节状态下的晶状体做了更详尽的研究，详见表8-26。

表8-26　调节状态下晶状体中央和周边的曲率半径（mm，$\bar{x}\pm SD$）

| | | | |
|---|---|---|---|
| 前中央带 | 12.1±2.6 | 后中央带 | 8.1±1.6 |
| 前周边带 | 13.3±3.2 | 后周边带 | 7.1±1.4 |

## 二、经典的调节学说

Von Helmholtz于1855年创立的调节学说，其主旨已被广泛接受，即晶状体悬韧带在不调节时处于紧张状态，调节时睫状肌收缩，晶状体悬韧带松弛，使晶状体因其弹性回缩而变得更接近球形，这就是调节的单纯机械学说。100多年来，经过Gunstrand（1911），Fincham（1967），Hongan（1971），Beers&van der Heide（1994）等多位学者的研究，结合解剖学的研究，单纯机械学说被不断增加新的内容并得到不断完善，也称为松弛学说。目前倾向于认为，在整个调节过程中，睫状

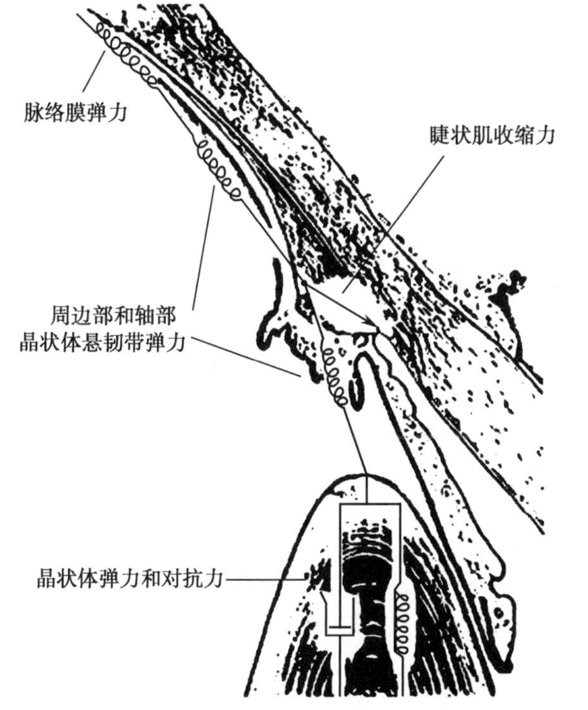


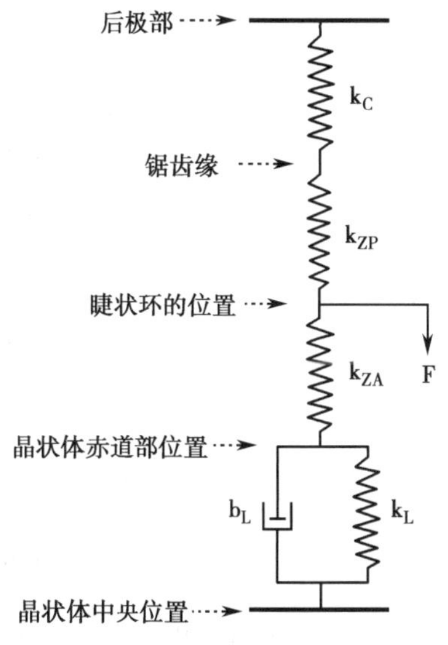


图8-272　左图为调节的动态生物机械模型图，右图为其简易示意图。右图：$k_C$，脉络膜的弹性回缩力；$k_{ZP}$，周边晶状体悬韧带的弹性回缩力；$k_{ZA}$，轴部悬韧带的弹性回缩力；$k_L$，晶状体囊的弹性回缩力；$b_L$，晶状体实质纤维的对抗力；$X_1$，睫状环的位置；$X_2$，晶状体赤道部的位置

肌是唯一的一个主动参与因素，而前部晶状体悬韧带、后部晶状体悬韧带、晶状体囊、晶状体本身，还有脉络膜等所有其他改变都是作为一种被动改变的结果。

调节过程基本的生物机制和解剖学的改变可以通过以下两组图表示（图 8-272）。具体如下：当视物在眼前有限距离时，正视眼必须动用调节才能使外物清楚成像于视网膜上，这时睫状肌主动收缩，牵拉脉络膜和周边晶状体悬韧带，同时牵拉睫状突前移，使之更靠近晶状体，从而使轴部晶状体悬韧带放松，而晶状体囊（主要是前囊）便依靠其自身的弹性回缩力，克服晶状体内在的弹性，将之模塑成一中央变厚，前部变凸，直径缩短的调节形态；当视物在无限远时，正视眼的调节完全放松时，睫状肌放松，睫状突、脉络膜和后部晶状体悬韧带便依靠自身弹性回缩力后退至原来解剖位置，同时前部晶状体悬韧带因睫状突与晶状体的距离增加而绷紧，从而牵拉晶状体囊，晶状体则在晶状体囊的模塑作用还有其本身的弹性回缩而恢复其不调节时的自然形态。

### 三、新调节学说

1992 年，Schachar 提出新的调节学说，因与“松弛学说”截然相反，故也称“紧张学说”。他认为，晶状体悬韧带分三部分，即前部、赤道部和后部悬韧带，调节时，睫状肌收缩，前后部悬韧带松弛，但赤道部悬韧带紧张，使得晶状体周边部体积变小、变平；中央部体积变大、变凸，前后面曲率半径变小，屈光力增强。Schachar 使用了数学模型、解剖学依据、临床观察等等来支持这个新的调节学说。

## 第五节　调节的神经机制

与其他反射性运动一样，调节具有由感受器、神经中枢和效应器组成的反射弧，视网膜物像模糊是诱发调节的重要刺激因素，而睫状肌是最重要的效应器。睫状肌受副交感神经和交感神经的共同支配（图 8-273），但副交感神经的作用占绝对优势。

支配睫状肌的副交感神经起自动眼神经核中的 Edinger-Westphal（简称 E-W 核），其纤维与动眼神经纤维伴行，至睫状神经节交换神经元后发出节后纤维。大部分节后纤维即睫状短神经，在视神经周围穿过巩膜并沿脉络膜上腔前行并支配瞳孔括约肌和睫状肌，调控瞳孔的收缩和睫状肌的调节。

支配睫状肌的交感神经起自丘脑中枢，其纤维下行至颈 8 至胸 2 的脊髓侧角中的睫状脊髓中枢，这一中枢又称作 Budge 中枢。从此中枢发出的白交通支纤维伴随脊髓相应节段神经纤维的前根进入交感干，自下而上通过颈下和颈中交感神经节，直至颈上神经节更换神经元后，节后纤维围绕颈内动脉形成颈内动脉交感神经丛，并随颈内动脉进入颅内，经海绵窦时或与三叉神经的眼支一同或者单独进入眶内，然后加入

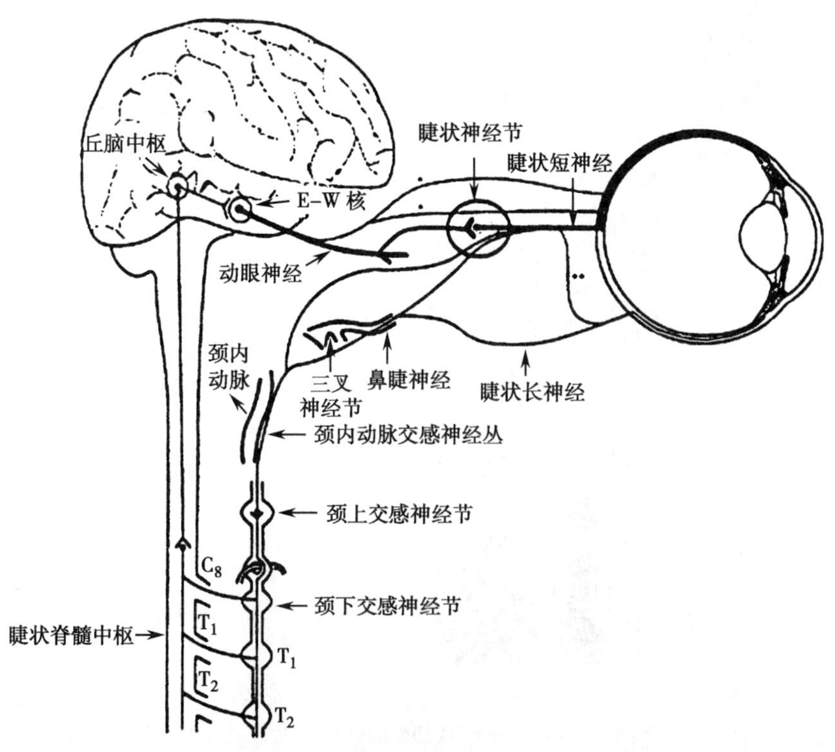


图 8-273　副交感神经系统和交感神经系统支配睫状肌的神经通道

到睫状长神经穿过巩膜后沿脉络膜上腔至瞳孔开大肌和睫状肌。从颈内动脉丛分出的另一部分神经纤维直接经交感根达睫状神经节，在节内不更换神经元，而加入睫状短神经直达睫状肌。

虽然目前公认副交感神经系统和交感神经系统支配睫状肌的神经通道，调节的实现主要是副交感神经支配睫状肌收缩的结果，但事实证明交感神经系统亦参与调节过程（主要起放松调节作用）。Graves（1926）发现一眼外伤后晶状体吸收的患者，其囊仍完整，看远时囊较紧张，滴用可卡因又十分紧张。国内申尊茂（1975）对 180 只正常眼使用睫状肌麻痹剂使副交感神经作用完全解除后，再使用可卡因，结果 66% 以上的眼的远视屈光度增加。1984 年李晶晶用 2% 异丙肾上腺素可使睫状肌麻痹眼的远点变远；同时也有许多研究者发现拟交感神经药物使近点后退，妨碍看近时的调节。这些都表明，两者在调节这一功能中起互相拮抗作用。另一方面，Poos（1928）发现对交感神经麻痹的患者滴用肾上腺素，则可减少调节，但对正常眼却无影响。Tornquist（1966—1967）用猴眼实验证明，在副交感神经活动的情况下，刺激交感神经仅产生缓慢的轻度效应，表明交感神经在调节的控制中只起到次要作用。

## 第六节 调节的光学作用

### 一、调节与注视距离

调节的目的是调整眼屈光系统的屈光力，使外物保持清晰成像于视网膜上，以便在不同时间看清不同距离的远近物体。

在调节静止的情况下，眼球能清晰地看到最远距离处物体位置称为远点（far point），此时眼的屈光力最小。正视眼的远点在无限远，近视眼的远点在眼前有限距离，远视眼的远点则为一虚点在眼球后。当眼处于最大调节时，所能看清的最近距离物体所在的位置称为近点（near point），此时，眼的屈光力最大。

远点与近点间的距离称为调节范围（range of accommodation），在该范围内，眼可以利用不同程度的调节看清不同距离的物体。将距离取倒数，也就是眼的静态屈光度（static refraction）与最大调节时的屈光度之差，代表眼可以使用的全部调节，称为调节幅度（amplitude of accommodation）。

在 Donders 的调节公式 $A=P-R$ 中，P 为以屈光度（距离的倒数）表示的近点屈光，R 为以屈光度表示的远点屈光，A 为调节幅度。正视眼 R 为零，如果近点在 10cm，则 P 为 10D，A 亦为 10D。远视眼远点在眼后方，远点屈光 R 为负值，因此调节幅度为近点屈光与 R 绝对值之和。例如 2D 远视眼，其调节近点在 25cm，则调节幅度为 $A=4+2=6D$。当眼球注视远点与近点之间的一点时，所需调节用 $A=V-R$ 表示，其中 V 为屈光度表示的注视点屈光。

### 二、调节眼的光学改变

晶状体前表面曲率的改变，是调节时眼屈光力增加的主要条件，房水与晶状体相邻媒质的屈光指数相差悬殊，又为屈光力的较大增加提供了可能。调节时晶状体前面中央部曲率半径由 10mm 减为 5mm，但仅凭这一点还不足以解释整个眼屈光系统于调节中屈光力增加的量。针对这一事实，Gullstrand 提出调节的囊内机制，即晶状体物质可分为多层指数带，由外向内指数逐渐升高，调节时晶状体内各部分亦发生变形和轴向运动，导致整体屈光力的大幅度增加。正视的年轻成人，眼的总屈光力可由不调节时 60D 增至最大调节时的约 70D，便是晶状体屈光力由不及 20D 增至 30D 以上的结果。

调节时还发生其他光学改变，首先，由于视网膜成像大小与视网膜至第二节点的距离有关，而调节时节点前移。此外，调节时晶状体略向下沉，因而造成光轴的细小改变，例如 kappa 角减少；瞳孔于调节时缩小，因而视近时焦点深度增加。瞳孔于缩小的同时稍稍移向鼻侧，引起代偿性眼轴轻度外移。调节时散光可略有增加，且轴位亦有所变动，这可能由眼球旋转引起，有人认为是晶状体各部分改变不对称所致，但尚缺乏证据。

## 第七节 影响调节的因素

### 一、不同屈光状态眼的调节

#### （一）正视眼的调节

正视眼的远点在无限远，其静态屈光为零，故不需调节即能看清远物。当其注视近点物体时，需用全部调节力，故其调节幅度等于其近点屈光（$A=P$），而其调节范围则包括近点至无限远的全部。

健康人两眼调节是同时发生，且彼此相等。两眼调节的差别极少超过 0.12D。调节时眼的屈光力增强，前主焦距因之缩短，故视网膜成像缩小。

#### （二）近视眼的调节

近视患者如无其他疾病，则其平均调节幅度与一般同年龄者相近，但其调节范围则较小。例如，10D 的近视眼，矫正前其远点距眼仅 10cm，假定其近点在 5cm，矫正前调节范围就为 5cm，亦即其清晰视力仅存在于 5cm 至 10cm 之间，而其调节幅度则为 20D－10D＝10D。如此小的调节范围在生活中几乎无用，但一经使用适当的镜片矫正，其调节范围即与同龄正常人无异。中度以上的近视眼，如不经矫正，由于远点在眼前较近距离，故患者看近时不需调节，由于近视眼的主点屈光度和眼镜屈光度的差异，所以不论患者近视程度如何，其所用调节较正视或远视眼为少。同正常人一样，近视眼患者随着年龄的增大，调节幅度逐步减少，但如果近视眼的远点恰位于或近于习惯近处工作距离，则不会有视近困难，可无老视表现。

轴性近视眼所见近物的视网膜像，较调节的正视眼所见为大。曲率性近视眼的视网膜像，与调节的正视眼所见相等，因为两者在光学上是相等的。当近视眼戴矫正眼镜看近物时，由于负透镜的成像特点，其视网膜像较未矫正前不用调节时为小。

**（三）远视眼的调节**

由于远视眼的远点位于眼的后方，为一虚焦点，所以远点屈光度（远点距离的倒数）为负。因此在 Donders 的调节公式 A＝P－R 中，R 为负值。所以远视者视物时，所用的调节一定会较正视或近视者为多。首先，为了看清远物，远视眼就必须利用调节以增加眼的屈光力，使成像于视网膜上，当视物靠近时，则必须使用更多的调节，使像清晰保持在视网膜上。例如，2D 的远视，假设近点在 10cm，看远时须先使用 2D 的调节使成像于视网膜上，为了看清近点物体，另外还要使用 10D 的调节，因此全部调节为 12D。如果远视度数超过眼的全部调节力，则如不戴镜，即不可能看清任何距离的物体。

调节中的轴性远视眼，其视网膜像较正视眼者为小。当曲率性远视眼与轴性远视眼两者均调节时，则前者的视网膜像比后者大。但在一切类型的远视眼中，如戴矫正眼镜，则因为正透镜的成像特点，其视网膜像均较未经矫正而利用调节时为大。

## 二、调节的年龄性改变

人由中年转入老年时，远视力虽不减当年，但逐渐感觉视近困难，以致最后难以从事视近的工作，谓之发生老视。其实，老视的实质是眼的调节能力的减退。

我们知道，调节即眼的屈光力的增加，从根本上是通过晶状体的塑形、变凸来实现。而晶状体在一生中不断增大，因为赤道区上皮细胞不断形成新纤维，不断从晶状体两侧添加新的皮质，并把老纤维挤向核区。于是随着年龄的增加，晶状体密度逐渐增加，弹性逐渐下降，变得越来越僵硬。再者，Fisher 提出强有力的证据，证明晶状体囊的弹性也随年龄增长而逐渐减少，这就令调节更难实现。

如图 8-274，这是得自 30 个晶状体囊的均数。纵坐标代表囊中央 4.0mm 直径部分对抗 16kPa（120mmHg）以内扩张压时的弹性模量（E × $10^7$Dyn/$cm^2$）。横坐标代表年龄。

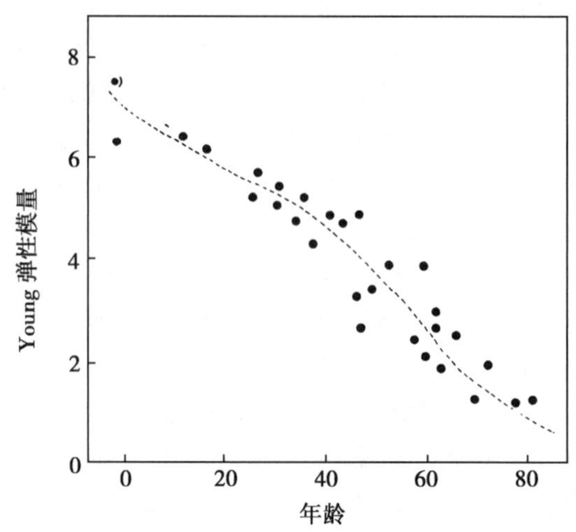


**图 8-274　不同年龄人的晶状体前囊弹性**

随着年龄的增长，睫状体由于纤维组织缓慢积蓄而增大，晶状体亦逐渐加大，虽然目前尚不知晶状体悬韧带有何年龄性改变，但睫状体和晶状体的互相接近必然影响晶状体悬韧带的张力。由此可见，人在后半生中调节力的丧失虽然主要由于晶状体本身还有晶状体囊物理性质的改变，是上述诸因素综合作用的结果。

年龄是影响调节力的最主要因素，随着年龄的增长，调节幅度不断下降（图 8-275）。Hofstetter 通过统

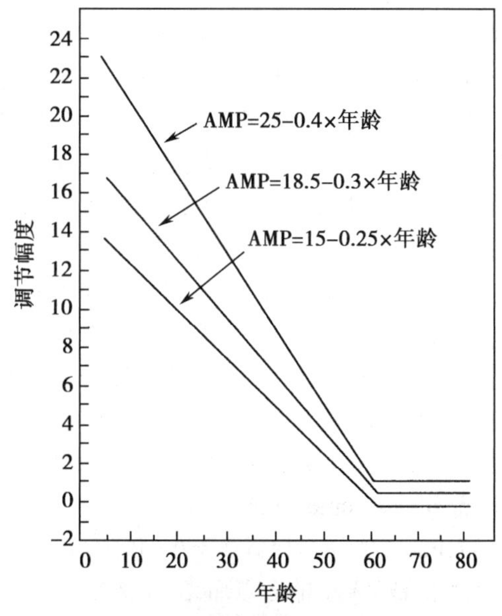


**图 8-275　调节幅度随年龄不断下降**

计学的研究，发现两者呈线性关系，并得出以下公式：

最大调节幅度＝25－0.4×年龄

平均调节幅度＝18.5－0.3×年龄

最小调节幅度＝15－0.25×年龄

如果患者的调节幅度小于该年龄组的最小调节幅度值，则很可能在视近时出现视疲劳等一系列症状。

### 三、其他影响因素

影响调节的因素很多，Ciuffreda（1991）就曾把这些因素归为四大类30多种之多。其中重要的有睫状肌功能、环境照度、视标大小、视标对比度、瞳孔大小等等。在科研实验室里，就有不少研究人员尝试控制其他所有因素而单独改变某一因素，从而研究其对调节的影响。但在现实生活中，这些因素往往是综合起来影响调节。例如，报纸里面就包含着文字、图片等各种材料，而这些材料也都会有不同的大小、对比度、颜色等等，所以眼睛为了获得最清晰的影像，处于一个调节不断改变的动态过程中。

## 第八节　调节幅度的测定

眼的调节幅度可以用客观或主观方法测定。客观测定法即动态的视网膜检影，主观测定法是检查者使用大于被检者调节幅度的调节刺激而使其自觉视标变模糊的一些方法。但不论用何种方法测定，其结果均难于达到精确的程度，有时甚至可有很大出入，这是由于影响测定的因素极多，其中重要的包括照明、瞳孔大小、视标、对比度等因素。

调节幅度的临床测定通常用主观的方法，有推进法（push up method）和负镜法（minus lens method）两种。无论哪种方法，测量非正视眼的调节幅度时，都要先戴镜充分矫正其静态屈光不正，将远点移至无限远后再进行。具体检测方法如下（以矫正屈光不正后的“正视眼”为例）：

### 一、推　进　法

先测量近点的距离，再转换成屈光度，因为远点屈光度为零，所以近点距离的倒数就是被检查者的调节幅度。粗略的检查法是将阅读用字体或近视力表向被检查者移近，当字体开始变模糊时就是近点距离。更为准确的方法是在测量中使用特制的视标。Duane（1909）所设计的调节卡片使用方便，卡片上有一粗0.2mm、长3mm的线，卡片背景为白色，将卡片从被检者前约50cm的距离开始逐渐沿双眼中间向被检眼移近，速度约为5cm/s，嘱患者双眼注视该线，当线开始变模糊时，即为近点。

关于测量的起点，各家主张不同。Donders取前结点量起，即取眼的等效平面；Landolt（1903）取前主点；Duane（1922）主张用前主焦点（角膜前15.7mm），他于1925年列表表明不同年龄的调节力，是由角膜前方14mm量近点，也就是取眼镜平面。实际上，以上各点所算得值差别不大，无实际意义。所以，我们通常取眼镜平面为起点，因为这样更适合于戴矫正眼镜时测调节力之用。

例如，−4.00D患者，在完全矫正其屈光不正后，移动Duane所设计的调节卡片，其自述在距离镜框平面8cm处，直线变模糊，则其调节幅度为100÷8＝12.5D。

当调节力过弱（如老视眼）不易测定近点时，为方便检查，可在矫正静态屈光不正后再在眼前加适当的正镜，再在此基础上进行调节幅度的检查，得出的数值再减去事先所增加的正镜，便是被检者的最终调节幅度。

### 二、负　镜　法

此方法主要适用于非老视者，尤其当推进法显示调节幅度减少时，可使用负镜法进行确认。将调节视标放在被检者眼前一定距离（通常是40cm），逐渐增加负镜，被检查者为了维持视标清晰，就必须增加眼的调节力，于是就可以测量出调节幅度。

方法是被检查者注视综合验光仪视近卡上最佳矫正近视力上1～2行视标，对于大多数非老视者，选择20/30视标比较合适。遮盖其中一眼，在另一眼前依次增加负镜。每次加镜都需要给被检查者5～10秒看清视标，加至被检者觉得视标初次变模糊为止。则所加的负镜数再加上2.50D（视近卡置于40cm处的调节需求）作为该眼调节幅度的量。然后遮盖另一眼，重复以上检查，测量出另外一眼的调节幅度。

例如，+3.00D的患者，在完全矫正其屈光不正后，遮盖右眼，让左眼注视视标，并在左眼前逐渐增加负镜，当增加了4.00D的负镜后，患者觉得视标没有开始那么清晰了，则他的左眼的调节幅度为4.00D+2.50D＝6.50D。

## 第九节　调节刺激与调节反应

调节刺激（accommodative stimulus）是指外界物体给予人眼的调节的需求量。它的大小与物体至眼睛的距离成反比。例如，无穷远的物体给予眼睛的调节刺激为零，而眼前20cm的物体给予眼睛的调节刺激则为100/20＝5D。

调节反应(accommodative response)是指眼睛为了看清物体实在使用的真实的调节量。

理论上，有多少调节刺激就会产生多少调节反应，但是由于景深等影响因素的存在，使得调节反应并不恰好等于调节刺激。例如，被检者的景深为1.00D，并且已经完全矫正其视远屈光度，则其在注视40cm的物体时，调节反应则可以为2.00D至3.00D范围内的任何一个值。当调节反应大于调节刺激，就称为调节超前(lead of accommodation)；当调节反应小于调节刺激，就称为调节滞后(lag of accommodation)。实际上，大多数人的调节反应往往是小于调节刺激的(图8-276)。

调节反应受被检者的调节力、屈光不正、景深感觉或者双眼视觉等等的影响。通常认为，如果视标放在40cm进行检查，那么正常的调节反应是调节滞后+0.25～+0.75D，如果调节滞后明显，大于+1.00D，则提示有调节不足、老视、未矫正的近视等等。如果调节超前，则提示有调节痉挛、屈光度过矫等等。

调节反应常用的检查方法是MEM法(monocular estimation method)，具体操作如下：完全矫正被检者的屈光不正，适当调暗环境光线，能使被检者看清目标，又利于检查者观察瞳孔的光带情况。把视标贴在检影镜的检影头上，避开窥孔。嘱被检者注视其能看到的最小的视标，以求被检眼必须保持调节才能看清视标(为求确切，可嘱患者朗读视标)，检查者通过检影镜观察被检眼的反光带的移动情况。顺动表示调节滞后，逆动表示调节超前。并迅速在被检眼前插上镜片以检出中和影所用的球镜度数，这就是调节滞后或调节超前的度数。在插片时应注意尽可能迅速，以免引起调节反应的改变。

Neville(1985)发现，随着注视距离的缩短，也就是调节刺激的增加，调节滞后就越明显(图8-277)。

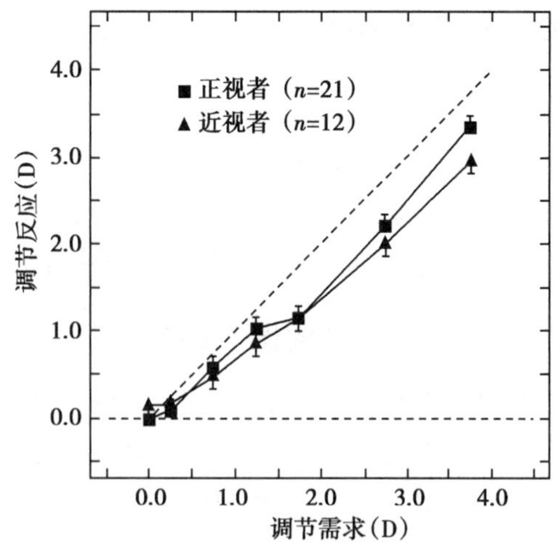


**图8-277 调节滞后与调节刺激的关系**

调节滞后随调节刺激的增加而增加，这在近视者更显著

完全矫正后的近视眼表现出较大的调节滞后，正视眼次之，远视眼调节滞后最小，并且滞后量与屈光不正度数有密切关系。Jane(1992)研究还发现，近视一开始就表现出明显的调节滞后，所以猜测明显的调节滞后可能在近视发生之前就已经存在，并且是促使近视发生的一个重要原因。他提出明显的调节滞后，尤其在视近时，造成视网膜成像质量的慢性模糊，进而引起近视的发生、发展的假说；但也有学者认为调节滞后只是近视眼的一个表现而已，有研究表明近视眼患者的调节滞后量与其近视进展间并无相关性，到底调节滞后是近视眼发病的原因还是结果尚有待进一步研究。

## 第十节 调节灵敏度

调节是一个动态过程，人生活在动态的世界里，眼睛需要不断注视不同距离的物体，所以眼睛也就需

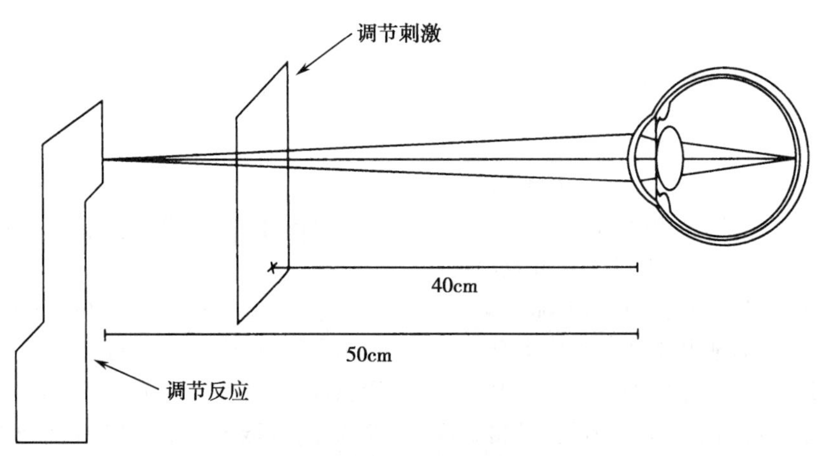


**图8-276 调节刺激与调节反应**

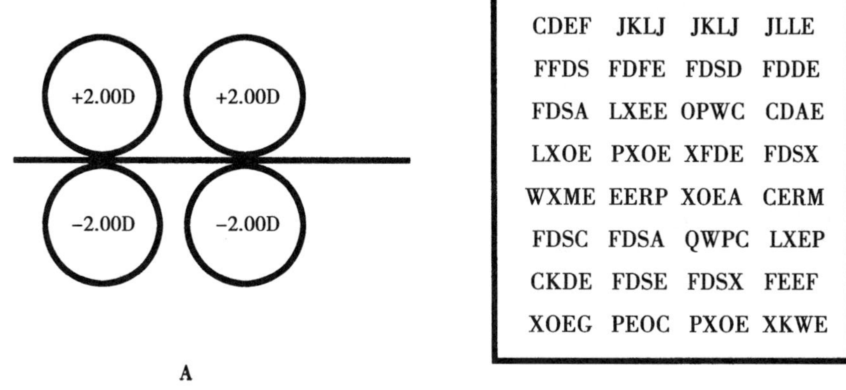


图 8-278　A. 反转拍　B. 阅读卡

要不断地改变调节状态。要清晰、快速的看清物体，不但需要调节准确，还需要调节灵敏。

常会有些非老视患者埋怨道："长时间看远，若再看近则需要很长时间才能看清楚"，"长时间看近，若再看远则需要很长时间才能看清楚"或者"眼睛变得调焦不灵了"，等等。其实，这些患者的症状或多或少牵涉到调节灵敏度的问题。

调节灵敏度是反映眼睛控制调节状态（松弛 - 紧张 - 松弛）的能力。这是评价眼睛是否能够平稳地有效地改变调节量的指标。临床上，常使用翻转拍（亦称蝴蝶镜，flipper）法测量 1 分钟内人眼有效改变调节量的次数来反映调节灵敏状态。具体检查方法如下：嘱被检者配戴远用矫正眼镜，在照明充足的情况下，注视眼前 40cm 的阅读卡上大小为 20/20～20/40 的字体。然后让被检者手持反转拍（图 8-278），将反转拍的 + 2.00D 面置于双眼前，嘱被检者当阅读材料的文字清晰时报告，并令之立即将反转拍反转至 −2.00D 面，当文字再次变清晰后又再次反转至 + 2.00D 面，如此反复。被检者在一分钟内能翻转的循环次数（翻转 1 次为 1 个周期）就可以反映出被检者的调节灵敏度。完成双眼检查后，遮盖左眼，再重复以上步骤检查右眼；然后同样的方法检查左眼。正常人双眼的调节灵敏度检查正常值不少于 8 个周期 / 分；单眼不少于 11 个周期 / 分，双眼之间的差别不大于 2 个周期 / 分。

（杨智宽　关征实）

# 第二章 非老视性调节异常

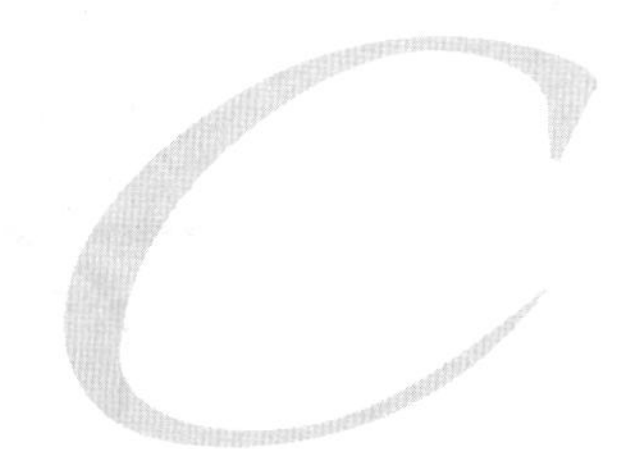

尽管关于调节异常的总人群或临床病例的流行病学研究非常少，很多专家还是指出在临床实践中经常会碰到调节异常的病例。Hokoda 研究了一个包括 119 个有症状的病例样本，发现调节异常是最常遇到的情况。119 个视觉患者中有 25 个出现双眼视或调节功能障碍问题，25 个患者中 80% 有调节问题。Hoffman，Cohen 和 Feuer 通过研究一个含有 129 个病例的样本，其中，62% 的患者有视觉功能障碍，他指出了非斜视视觉治疗的有效性。在对 1650 个 6～18 岁儿童的研究中，Scheiman 等发现 2.2% 的儿童有调节过度，1.5% 的有调节失灵，2.3% 有调节不足。调节问题在普通人群中占 6%。在一项含 65 名大学生的研究中，Porcar 和 Martinez-Palomera 发现 10.8% 的受试者有调节过度，6.2% 的人有调节不足，总人群中为 17%。

调节异常的分类是由 Duane 在 1915 年最早尝试的。很多其他的专家本质上都是在用稍作修改后的 Duane 的最初分类方法来进行调节异常的分类、诊断和处理。我们在本章中将调节异常分为调节不足、调节过度、调节灵活度不足三类。而通常所说的调节疲劳与耐力或疲劳忍受能力有关，刚开始，速度和调节量可能都是正常的，但是这样的维持靠的是用力，会随时间下降。这种耐力下降所需的时间可能很短，通常在 1 分钟内，在这章中我们也将其归纳在调节不足之内。

调节功能障碍的一般治疗策略包括屈光矫正、附加镜片、视觉训练等几种。调节疲劳可继发于未矫正的屈光不正，如远视和散光。远视 3D 时，40cm 的工作距离除了需要 2.5D 的调节外还需要额外的 3D 来克服远视。5.50D 的调节导致的肌肉疲劳常会引起与调节相关的症状。如果调节水平来回变动以获得清晰视觉时，低度数的散光和屈光参差也会导致调节疲劳。近视眼患者常会有戴镜阅读时的不适经历。这可能是由于调节疲劳所致而且在任何处理方案中都必须考虑在内。这时首先需要考虑矫正屈光不正。

在治疗调节异常时，附加镜片同样起着重要作用。在各种调节问题中，调节不足和调节不持久对近附加镜片的反应最佳。最后考虑视觉治疗的方法来恢复正常的调节功能，视觉治疗在处理调节过度和调节失灵中通常是必须的。

## 第一节　调 节 不 足

调节不足就是指引发调节有困难。它的特征性表现就是调节幅度低于该患者年龄的期望值下限。一般使用 Hofstetter 公式来确定患者的下限值，等于 15－0.25×患者年龄。调节幅度若低于这个值 2D 或更多就被认为是异常的，除了低调节幅度是调节不足的特点外，还有其他重要的特点，但是有一点我们必须明确，我们谈及调节不足时，我们通常指的是老视出现前的一种状态。

调节不足的早期阶段通常表现为调节疲劳，它是调节幅度在特有的实验条件下表现正常但随时间逐渐降低的情况。

调节不足的另一种表现是调节麻痹，它非常罕见，与诸如感染、青光眼、外伤、铅中毒和糖尿病导致的一系列器质性病变相关。暂时或永久性的头部外伤也可以导致调节麻痹。调节麻痹既可以是单侧的，也可以是双侧的；它可以突然发生，也可以潜伏存在。如果是单侧的调节麻痹，那它就是调节异常的另外一种类型，称为不对称调节。不对称调节的另外一种可能的病因就是功能性弱视。

### 一、调节不足症状

调节不足患者最常见的主诉包括视物模糊、头痛、眼痛、复视、阅读困难、疲劳、改变阅读距离后很难适应，对光敏感。患者常常抱怨注意力不能集中，理解力随时间降低，串行，这些症状常与阅读或近距离工作有关。Borsting、Rouse、Chu 报道有调节功能障碍症状的儿童在学校和集中注意力的活动中症状发生的频率更高。而有一些调节不足的患者没有异常症状。虽然他们有明显的调节不足，但是有可能是他们逃避了阅读等近距离工作。

## 二、调节不足体征

调节不足的体征有调节幅度降低等，调节不足是患者对任何需要调节刺激的视光学检查都有困难的一种异常表现。任何使用负镜片的测试，结果都将偏低，其中，最具有特征性的体征就是调节幅度降低。调节不足的患者在测量正相对调节 PRA，单眼调节灵活度 MAF 和双眼调节灵活度 BAF 时，结果都偏低，并且在进行单眼动态检影 MEM 和融合交叉柱镜 FCC 测试时，所需的正镜度数均高于期望值。

调节不足可能也和双眼视问题相关。在调节不足的患者当中我们常常发现有轻度的内隐斜。一个可能的解释认为，患者动用了额外的神经支配来克服调节的问题，在这过程中引发了调节性集合，导致了内隐斜。一种被称为假性集合不足的情况就是与调节不足相关。在这样的病例中，患者有调节困难和相对于刺激的调节不足。结果，只产生较少的调节性集合，测得的外隐斜变大并且正融像性集合的需求变得更大。这样的典型病例会因为调节幅度的减小和调节性集合的不足而使得集合近点后退。

## 三、调节不足处理原则

我们推荐按以下步骤进行处理，首先对屈光不正进行矫正，然后考虑镜片近附加和视觉功能训练。

因为未矫正的屈光不正可能是调节疲劳的原因，所以我们提议屈光不正的矫正作为治疗的首要考虑。处理调节不足的患者时，非常小的屈光不正也是很重要的。对低度数的远视、散光和两眼间屈光不正的小差异进行矫正可能会使患者的症状立即缓解。

调节不足患者的近点结果分析清楚说明附加正镜片的使用对这些患者很有用。低 PRA 值，调节灵活度测试时负镜片困难，低调节幅度和 MEM 动态检影偏高等数据显示近距离时需要给附加正镜片。通过对这些数据分析很容易确定所加镜片的量。例如对于某病例，NRA 是 +2.50D，PRA 是 -1.00D，这说明附加镜片为 +0.75D。这个患者在调节灵活度测试中不能通过 -2.00D 镜片面看清，MEM 动态检影法测得结果为 +1.00D。正常值为 +0.50D，也就是他的近附加镜片约为 +0.50D。

部分近视眼的患者往往在第一次处方或在原来处方有大的变动时调节很难适应，这些病例普遍都有近距内隐斜。如果结果显示调节不足，应给双光镜的处方。

当有器质性的调节不足甚至调节麻痹时，应当重点考虑给予附加镜。在一些病例中，调节麻痹是暂时的。在潜在病因治疗时，选择正附加镜作为暂时性方法也是有帮助的。如果不能消除调节麻痹的潜在病因，并且此时情况稳定没有进展，那么正附加镜就需要长久配戴。在考虑药物治疗后，也可以尝试试验性视力治疗。

继发于器质性原因的双眼调节不对称对正附加镜治疗也有较好的反应。在这些病例中，考虑给以不对称的附加镜是有必要的。

对于调节不足的患者，如果是视觉治疗在诊室进行的情况下，一般的治疗周期需要 12～24 次的随访。最终疗程的次数取决于患者的年龄以及积极性和配合度。具体视觉治疗流程如下：

### （一）第一阶段

在建立与患者的合作关系以及了解治疗过程中会用到的一系列的反馈机制后，我们治疗的第一个目标就是提高患者引发调节的能力和使调节幅度正常化。在这一阶段，我们的重点在于调节量而不是调节反应速度。我们最初主要采用负镜片，但是我们在临近第一阶段结束时会同时使用正镜片和负镜片。其中 Hart-chart 视力表以及 loose lens rock 都是有用的方法。

因为调节和聚散的相互作用，同时使用会聚的仪器也是很有帮助的。因此，在第一阶段有助于会聚能力的方法也同样适用。如：Brock 线、tranaglyphs 和计算机随机点视轴矫正程序。当患者能达到如下情况则可结束第一阶段治疗：①单眼 +2.00/-6.00D 翻转拍可对大小 20/30 字体清晰成像；② 30△下可对 Tranaglyphs Vectograms 红绿立体图或其他会聚方法融像；③ 45△可针对计算机随机点视轴矫正程序方法融像。

### （二）第二阶段

第二阶段的重点是调节反应速度。除此以外，继续使用正镜片和负镜片是重点。它们是为了患者能够尽可能快地放松和引发调节。第一阶段使用正负镜片的方法仍适用于第二阶段，但是重点需在于提高调节反应速度。我们也会从使用一些 BAF 的方法开始，如 red-red rock、bar readers 以及 Tranaglyphs Vectograms 这些双眼同时视的设备。

除了会聚治疗外，我们还要进行发散能力治疗，并向重点强调聚散变化的双眼视功能推进。在这一阶段的终点之前，患者需要使用 Aperture-rule 训练仪和计算机随机点视轴矫正程序来进行会聚和发散的治疗。当患者能达到以下情况时可结束第二阶段治疗：①单眼 +2.00/-6.00D 翻转拍可对大小 20/30 字体清晰成像，20cpm；②双眼 +2.00/-2.00D 翻转拍可对大小

20/30 字体清晰成像，15cpm；③ Aperture-rule 训练仪中可会聚融像卡片 12 号以及发散融像卡片 6 号。

### （三）第三阶段

第三阶段的治疗重点在于集中治疗调节和双眼视功能。双眼视训练方法如：aperture-rule 训练仪、eccentric cricles、free space cards 以及 computer orthoptics step-jump vergence program 都是有用的方法。翻转拍 BAF 需要用到上述双眼视训练方法。同样，将调节和扫视的双眼视治疗整合一起也是十分重要的。在完成这样的目标的过程当中，有很多不错的方法，我们可以移动偏心圆或自由融合卡片到注视的不同位置，也可以将几种系列的卡片放在不同位置，然后让患者使用翻转拍来进行训练。其他的一些方法，诸如 Brock 线的旋转，computer orthoptics vergence procedures 的旋转也是很有用处的。

第三阶段的治疗终点的标准是缓慢转动 +2.00/−2.00D 反转拍时，患者可以通过自由空间融像卡片或者偏心圆卡片获得清晰的双眼单视。

3～4 周后需重新评估，判断是否有进步。如果提高不明显，则很可能存在潜在的器质性原因导致低调节幅度，那么应该给出附加正镜片处方并且停止视觉训练。如果提高很明显，那么在治疗过程的中途和结束时分别重新评估。当所有视觉训练目标都达到时，视觉训练计划就完成了。

## 四、病例研究

### （一）病史

A，女，17 岁，学生，主诉视物模糊，阅读超过 15 分钟后出现眼睛疲劳。虽然自述整个高中时期都有类似症状，但这学年初症状加重。病史无阳性记录并且没有接受任何药物治疗。2 年前做过眼部检查，医师说状况良好。

### （二）检查结果

| | |
|---|---|
| 远距裸眼视力 | OD：20/20　OS：20/20 |
| 近距裸眼视力 | OD：20/20　OS：20/20 |
| 集合近点 | |
| 调节视标 | 7cm |
| 笔灯 | 7cm |
| 远距遮盖试验 | 正位 |
| 近距遮盖试验 | 2eso |
| 主觉验光 | OD：+0.5，20/20<br>OS：+0.5，20/20 |
| 远距水平隐斜 | 正位 |
| 远距 BI 范围 | X/7/4 |
| 远距 BO 范围 | X/18/10 |
| 近距水平隐斜 | 2eso |
| 加 −1.00D 梯度隐斜量 | 8eso |
| 梯度性 AC/A | 6∶1 |
| 计算性 AC/A | 6.8∶1 |
| 近距 BI 范围 | 8/20/12 |
| 近距 BO 范围 | 6/17/10 |
| 聚散灵活度 | 14cpm |
| 负相对调节 | +2.50D |
| 正相对调节 | −1.00D |
| 调节幅度（推进法） | OD：7D　OS：7D |
| 单眼调节灵活度 | OD：0cpm，负镜片不能<br>OS：0cpm，负镜片不能 |
| 双眼调节灵活度 | 0cpm，负镜片不能 |
| MEM 动态检影法 | +1.50 OD and OS |

瞳孔正常，所有外眼及内眼健康检查均为阴性。色觉试验结果显示正常。

### （三）病例分析

从病史可以看出 A 的症状似乎和她的用眼有关。她的药物治疗史阴性，此时也没有接受任何药物治疗。这学年开始症状开始加重，短时间阅读后便出现主诉症状。这些病史提示我们，这些问题的起因更倾向于是功能性的而非器质性问题。因为近距出现隐斜，所以我们从负融像性储备数据着手分析。像这些间接结果（正相对调节、双眼调节灵活度、单眼估计检影法）都提示我们负融像性储备存在问题。然而，直接检查结果（近距 BI 范围、聚散灵活度）却正常。因此，A 戴负镜片反应不好似乎不是因为负融像性储备降低。最可能原因是调节方面的问题。如果我们分析调节系统数据，就很明显看到，只要有关对调节刺激做出反应的试验，A 的试验结果都不好。低调节幅度、正相对调节下降、单眼双眼调节灵活度下降以及单眼估计检影法结果高，这些都是调节不足的特点。

### （四）处理

结合 A 的情况，我们开出阅读镜片处方。最终处方的确定要根据对调节情况、双眼测试情况和验光结果的综合分析而定。通过主观性的检查，NRA/PRA 的关系分析，需要给出 +0.75D 近附加；单眼估计检影结果比预期的高出将近 +1.00D 近隐斜为 2eso，AC/A 为 6∶1。基于这些结果，我们给出的近用处方为双眼 +1.25D。并且嘱戴镜阅读 6 周以后，再过来复查。

6 周后，A 自述戴镜阅读时，症状完全缓解，这时通过主观性检查，结果如下：

| | |
|---|---|
| 负相对调节 | +2.50D |
| 正相对调节 | −1.50D |
| 单眼灵活度 | 4cpm |

| | |
|---|---|
| 双眼灵活度 | 4cpm |
| 单眼估计检影 | +1.00D |
| 调节幅度 | 9D（OD、OS） |

虽然患者现在没有任何症状，但结果仍显示她对调节刺激反应困难。即使她现在还得戴阅读镜，我们也不建议患者进行额外训练，因为患者对目前的结果非常满意。另外一种可能的选择是推荐视觉训练以使调节功能恢复正常，降低她对阅读镜的依赖程度。

调节不足的病例很常见，而这个病例就是调节不足的典型代表。屈光矫正和附加镜片往往足以缓解患者症状。如果患者在以上处理后仍感不适或者戴镜4～6周后，检查结果仍不正常，那么我们建议进行视觉训练。

## 第二节 调节过度

调节过度是一种患者在做需要放松调节的任务时有困难的状态。在Daum的研究中，114个具有调节问题的患者中只有2.6%表现为调剂过度。Rouse、Hutter和Shiflett对721名小学生用进行了MEM检影，发现只有1%的学生有0.50D或更大一点的调节过度。在关于调节性痉挛及近反射性痉挛的讨论中，Miller认为它是没有器质性病变的患者中一种常见的调节功能失调。他把这种问题描述为调节、集合及缩瞳的间断发作。他强调缩瞳是一直存在的并有相当的幅度。他描述的这种情况与单侧或双侧的外展受限和严重近视有普遍的关系。这是经典的近反射痉挛的经典定义。基于有限的流行调查，这种痉挛是很罕见。

但是，这并不是我们所要描述的情况。上述及以往的研究都是将其定义为调节过度或调节痉挛，然而我们认为这样的定义是有局限性的。另一篇报道中所称的调节过度或近反射痉挛可能是功能失调，是一种比我们所描述的调节过度更严重的形式。但是我们所说的调节过度是一种非常微妙的状态，这种状态的诊断需要很多有关调节的测量数据。包括调节幅度、MAF、BAF、NRA、PRA、MEM检影及融像交叉柱镜检查。我们经常在MEM及融像交叉柱镜检查平光或是+0.25D患者中发现调节功能失调的病例，他们在MAF及NRA正镜片的检查中很难看清楚，我们仍然把这种情况分类为调节过度，即使没有大量的调节超出、缩瞳、外展受限。如果调节过度的诊断标准如下所描述，那么这种情况就一点也不罕见。我们推荐调节超前是我们这节所描述的比较微妙的情况，近反射痉挛被认为是调节痉挛的严重形式。使用假性近视作为调节超前的同义词是另一种形式的混淆。调节过度可能与假性近视有关。但它也经常在非假性近视中发生。在调节过度的定义上我们建议包括假性近视为它的体征之一。这不是必须的，却有助于它的诊断。

用这种范围更广的定义，Scheiman等，Porcar和Martinez-Palomera发现调节超前比以前报道更加普遍，Scheiman等发现1650个学生中有2.2%有调节超前，Porcar和Martinez-Palomera发现在他们检查的大学生中有10.8%的有调节超前的现象。

### 一、调节过度症状

调节过度的很多症状与阅读及其他近距离工作有关。普遍的主诉包括：视物模糊、眼干、短时间阅读后头痛，同时伴有畏光，在阅读中很难集中注意力，复视等。视物模糊的症状可能与近距离及远距离工作有关，例如看黑板、看电视、开车。和调节超前有关的视物模糊的一个特点是多变异，晚上或是在大量的近距离工作后更重。

### 二、调节过度体征

对患者进行的所有光学检查中，要求患者放松调节，这样有助于减少调节过度。患者会对加正镜片的MAF、BAF及NRA检查表现出困难，MEM检影及融像交叉柱镜实验结果将会比正常低，就像所有的调节失调，双眼视功能的失调也是很普遍的。比较重要的是我们要知道这一系列的标准比其他一些作者认为的要更广。

内隐斜和外隐斜可能会与调节超前一起出现。如果调节问题是主要的，这个患者对于刺激会有相对过量的调节，这将会导致调节集合的超前及近距离的内隐斜。另一个可能是集合不足是主要的失调，调节超前是次要的。例如很多集合不足的患者用调节性集合进行补偿他们不足的正融像性集合（PFA），继续使用过量的调节性集合可能会导致调节超前。

### 三、调节过度处理原则

我们建议先对屈光不正进行矫正，然后进行附加镜片和视觉功能训练。

因为未矫正的屈光不正是造成调节疲劳的原因之一，所以我们建议对明显的屈光不正进行矫正是首先应考虑的处理。当处理具有调节过度的患者，即使是小的屈光不正也会变得明显起来。而小度数的远视、散光或屈光参差的矫正有时可能会减轻患者的一些症状。

通过对调节过度患者调节近点的分析发现添加正镜片对他们是没有效果的。低的NRA、在调节灵活度检查中正镜片看清困难、正常的调节幅度、低的MEM检影结果，所有的这些数据样例说明正附加镜片对于他们是没有效果的。

如果以视觉治疗为基础，那么调节超前的患者需要12～24次的治疗随访。总共治疗的次数依赖于患者的年龄、他们的积极性及配合度。视觉功能训练分以下几个阶段：

### （一）第一阶段

治疗的第一步是建立好与患者的合作关系及开展一个有利于思考治疗方案的各种反馈机制措施，治疗本身的第一个目标就是提高患者放松调节的能力，这个阶段的重点是调节放松的幅度而不是调节反应的速度，有用的程序包括镜片筛选（lens sorting）、Hart表及宽松的镜片变换（loose lens rock）。

因调节和集合之间的相互作用，同时对集合散开的技术也是有效的。这个客观的治疗是帮助患者更好的感受和理解放松集合和调节。在阶段1中对进行双眼发散这种训练也是有帮助的。有用的措施包括偏振立体图、红绿立体视标、计算机随机点直视程序。当患者有下面表现时，阶段1的治疗可以结束：①单眼在+2.00D的情况下看清20/30大小的字体；②用红绿立体图或其他辅助检查在15个棱镜度散开的情况下可以融像；③用计算机随机点直视程序在15个棱镜度散开的情况下可以融像。

### （二）第二阶段

第二阶段的治疗与第一阶段相反，调节反应的速度成为治疗的重点。另外，重要的是开始应用负透镜及正透镜。目的是让患者尽可能地放松及刺激调节。在阶段1中的一些训练项目可以在第二阶段重复运用，重点是训练调节反应速度。我们也用BAF的程序训练，例如red-red rock，bar reader，和tranaglyphs vectograms视标下的双眼灵活度。

我们现在除了散开能力的训练外，还同时结合会聚能力的训练，现在转向以阶段性聚散改变为重点的双眼视功能治疗。在这个阶段的训练的终点，患者应该可以用aperture rule和计算机随机点直视程序进行会聚及散开的治疗。

结束点：当患者有如下的表现，阶段2的治疗可以结束：①单眼在+2.00/-6.00D看清20/30大小字体，20cpm；②双眼在+2.00/-2.00D看清20/30大小字体，15cpm；③aperture rule融合到会聚12号卡片和发散6号卡片。

### （三）第三阶段

第三阶段的重点是对调节及双眼视觉的治疗。双眼视觉训练的方法有aperture rule、偏心圆、自由空间卡、计算机直视集合，这些都是有效果的。和翻转镜结合的BAF可以与列表中的双眼训练一起用。把调节和双眼视觉治疗与扫视结合在一起是非常重要的。把偏心圆或自由融像空间卡向不同的注视方向移动或者是在不同的方向用各种不同的卡片同时用反转拍，是一个达到该目的的出色的程序。其他一些技术，例如Brock线旋转和计算机直视集合程序旋转也是有用的。

在视觉训练的中途和结束时需要对治疗效果再次评估的。当我们的客观训练达到要求，并且视觉治疗项目也完成时，我们建议继续保持一段时间的治疗以保持训练的效果。

## 四、病例研究

### （一）病史

B，一名22岁会计师，主诉在一天结束后开车或是眼干时视力就会变得模糊，有时候眼睛特别累，甚至晚上在家都不想读报纸。当提及其开车时候的视力时，B感觉开车去工作的时候视力是好的，但是在晚上回家时却变得模糊了。在毕业之后，他从事现在的工作有一年了，视力的问题是一直在进展的。在儿童时，他曾做过几次眼睛的检查，但都是正常的。

B不久刚做过一般的生理检查，都是正常的，没有使用过任何的药物。

### （二）检查结果

VA（远距，未校正）OD：20/20 -2

OS：20/20 -2

VA（近距，未校正）OD：20/20

OS：20/20

集合近点

调节刺激：5cm

笔灯：5cm

遮盖试验（远距）正位

遮盖试验（近距）2个棱镜度内隐斜

主观验光：OD：-0.25D，20/20

OS：plano，-0.25x90，20/20

远距隐斜：正位

BI聚散力（远距）：x/6/3

BO聚散力（远距）：10/20/9

近距隐斜：2个棱镜度内隐斜

加-1.00D：5个棱镜度内隐斜

阶梯性AC/A：3∶1

计算性AC/A：6.8∶1

BI聚散力（近距）：4/16/12

BO聚散力（近距）：18/25/16

集合灵活度：12cpm

NRA：+1.25D

PRA：-2.5D

调节幅度（移进法）：OD：10D；OS：10D

MAF：OD：2cpm，加正透镜调节反应变慢

OS：2cpm，加正透镜调节反应变慢

BAF：0cpm，加正透镜看不清

MEM 检影：-0.25D OD 和 OS

瞳孔反应是正常的，所有的内部和外部检查结果都是阴性的，偏斜是共同的，色觉功能检查也是正常的。

**（三）病例分析**

因为近距离隐斜是内隐斜，分析应该用 NFV 组的数据。在这个案例中间接测量和直接测量都是符合 NFV 的。平滑性聚散是正常的，如 PRA 和 BAF 的结果。正如我们在第二章所推测的，下一步应该分析 ACC 的结果。所有的调节检查都说明调节放松是有困难的。NRA 和 MAF 的检查结果都是相对较低的，MEM 检影显示调节是超前的，根据上面的检查结果，我们做出了调节超前的诊断。

**（四）处理**

这个病例中的症状都是调节超前的一些特点。B 主诉一天之后远距离视力的模糊加重。这些都可以在这个诊断的基础上的到解释。在一整天的工作之后，他的调节是超前的，造成远距离视力的模糊。

我们设定了一个 3 个月需要至少 15 次随访的视觉治疗方案。治疗之后的重新评估如下。

VA（远距，未校正）OD：20/20

OS：20/20

VA（近距，未校正）OD：20/20

OS：20/20

遮盖试验（远距）正位

遮盖试验（近距）正位

主观验光：OD：plano，20/20

OS：plano，20/20

远距隐斜：正位

BI 聚散力（远距）：x/7/4

BO 聚散力（远距）：10/20/10

近距隐斜：正位

加 -1.00D：4 棱镜度内隐斜

BI 聚散力（近距）：9/20/14

BO 聚散力（近距）：22/30/20

集合灵活度：16cpm

NRA：+2.25D

PRA：-2.5D

调节幅度（推进性）：OD：10D；OS：10D

MAF：OD：10cpm OS：10cpm

BAF：8cpm

MEM 检影：+0.25D OD 和 OS

## 第三节 调节灵活度下降

调节灵活度下降是指患者改变调节反应水平有困难的一种情况。调节灵活度下降的一个重要特点是调节反应的潜伏期和反应速度（动态调节反应）不正常。因此，在这种失调的情况下，调节幅度是正常的，但是患者迅速应用调节幅度需要一个相对长的时间，而且是不足的。

如果临床医师只是评估调节反应的幅度，那么将会遗漏调节灵活度下降的诊断。在正常的调节幅度下可能有动态的调节反应失调。Wick 和 Hall 的研究强调了临床评估调节灵活度，反应及幅度的重要性。他们记录了 123 位学生的调节状态，同时评估了调节幅度，调节滞后和调节灵活度。他们的结果表明，如果只对调节的某一方面进行评估，那将是遗漏调节功能失调诊断的一个原因。患者可能被错误地认为没有调节功能障碍，而事实上，调节功能障碍是存在的。

没有更多的研究表明调节灵活度的的普遍性。Hokoda 的研究曾提到，在他的样本中调节功能失调的患者中有 30% 调节灵活度下降，55% 有调节不足，15% 有调节过度。Daum（16）发现调节功能失调的患者有 12% 有调节灵活度下降。Scheiman 等发现 1650 名儿童中有 1.5% 具有调节灵活度下降的症状。

### 一、调节灵活度下降症状

很多症状与阅读和近距离工作有关。一般的主诉包括视物模糊，从注视远视标到注视别的位置时不能聚焦，头痛，眼干，在阅读和近距离工作中不能维持持续的注意力，疲劳。调节灵活度下降最重要的症状是在从远转换到其他方向时表现出困难。Daum 发现调节灵活度下降的患者中 43% 的患者有此症状，而具有调节不足的患者只有 7% 提及这个症状。但伴随其他调节及双眼视觉问题时，一些调节灵活度下降的患者可能是没有症状的，避免漏诊应该考虑调节灵活度下降的症状。

### 二、调节灵活度下降体征

调节灵活度下降表现在要求患者做放松和刺激调节的检查中。用正负透镜检查的 MAF 及 BAF 检查中这些特征的结果一般是很少出现的，NRA 及 PRA 的结果是减少的。只有当调节的放松和达到刺激需求都

不足时才能作出调节灵活度下降的诊断。这是个重要的鉴别诊断，因为这个诊断是建立在调节灵活度下降检查结果上的。例如，一个 20 岁的患者，在这个实验中只有 3cpm，那么调节灵活度下降的诊断就会经常被误用。患者没有达到我们所预期的每分钟反转循环数对于诊断调节灵活度下降是证据不足的。如果在正负透镜反转拍低的循环时都不能及时看清视标，这才能诊断调节灵活度下降。但是，如果只有正透镜或者只有负透镜情况下不能及时看清楚视标，都不能简单地诊断为调节灵活度下降。

调节幅度，MEM 检影，融像交叉柱镜检查一般都是正常的。所有的调节功能失调一般都会有双眼视功能的障碍。近距内隐斜是调节灵活度不足普遍伴随的一种双眼视功能失调。

## 三、调节灵活度下降处理原则

首先要进行屈光不正的矫正，然后再考虑用镜片附加和视功能训练的方法来提高调节灵活度。

首先考虑的治疗措施是进行屈光不正的矫正。具有调节灵活度下降的患者，即使很小度数的屈光不正也会变得明显起来。对小度数的远视、散光、屈光参差进行矫正可能会暂时使患者的症状减轻。通过分析调节灵活度下降的近点结果发现附加正镜片对这样的患者是没有效果的。NRA 和 PRA 低，调节灵活度的检查中正负透镜反转看不清楚、正常的调节幅度、正常的 MEM 检影结果都说明附加正镜片是没有效果的。

在进行视觉功能训练时，调节灵活度下降的视觉治疗一般需要 12～24 次随访，总共的视觉治疗次数依赖于他们的年龄，主动性以及配合度。

### （一）第一阶段

治疗的第一步是建立与患者的合作沟通关系并开展一个有利于思考治疗方案的各种反馈机制措施，治疗的第一个目标就是提高患者放松和刺激调节的能力，这个阶段的重点是调节反应放松及刺激的量而不是调节反应的速度。有用的程序包括 lens sorting、Hart 表和 loose of rock。

因为调节和集合之间的相互作用，那么同时对集合的集合和散开进行训练的技术也是有效的。这个客观的治疗是帮助患者更好的感受和理解看近和看远，集合和调节，散开和放松调节。在阶段 1 中对进行集合和散开训练也是有帮助的。有用的措施包括 Brock 线、红绿立体视标、计算机随机点直视程序。当患者有下面表现时，阶段 1 的治疗可以结束：①单眼在 +2.00/-6.00D 情况下看清 20/30 大小的字体；②用红绿立体图或其他集合检查在 30 个棱镜度会聚和 15 个棱镜度散开的情况下可以融像；③用计算机随机点直视程序在 45 个棱镜度会聚和 15 个棱镜度散开的情况下可以融像。

### （二）第二阶段

第二阶段治疗中，调节反应的变化速度成为治疗的重点。目的是让患者尽可能迅速地放松及刺激调节。可以重复用正镜片及负镜片反复训练调节反应速度。我们也用 BAF 的程序训练，例如 red-red rock、bar readers、用视标如 tranaglyphs vectograms 的双眼灵活度训练。

另外，我们目前强调基础的集合的治疗，在这个阶段的最后，患者可以用 Aperture Rule 和计算机随机点直视程序进行集合及散开的治疗。当患者有如下的表现，阶段 2 的治疗可以结束：①单眼在 +2.00/-6.00D 看清 20/30 大小字体，20cpm；②双眼在 +2.00/-2.00D 看清 20/30 大小字体，15cpm；③ aperture rule 会聚融合到 12 号卡片和发散融合到 6 号卡片。

### （三）第三阶段

第三阶段的重点是对调节及双眼视觉的治疗。双眼视觉训练的方法有 aperture rule、偏心圆、自由空间卡、计算机直视集合这些方法都很有效果。和翻转镜片结合的 BAF 可以与双眼视训练一起用。把调节功能与双眼聚散及扫视等功能结合在一起进行训练非常重要。把偏心圆或自由融像空间卡向不同的注视方向移动或者是在不同的方向用各种不同的卡片同时用反转拍，是达到该目的的出色的程序。其他一些技术，例如 Brock 线旋转和计算机直视集合程序旋转也是有用的。

当患者在 -2.00/+2.00 反转拍缓慢转动的情况下，可以在自由空间融像卡或者是偏心圆卡片中保持清晰的双眼单视时，这些治疗便可以结束。

在治疗的中途和结束时需要对治疗效果做再次的评估。当我们的客观训练达到要求，并且视觉治疗项目也完成时，我们建议患者继续家里保持一定时间的训练以保持训练的效果。

## 四、病例研究

### （一）病史

C，一名 8 岁三年级的儿童，在学校中经常主诉视物模糊，进一步的问题是视物并不是一直模糊的。当患儿进行阅读或其他近距离工作后看远时，视物开始变得模糊。这是患儿第一次进行眼科检查。患儿身体是健康的，并且没有服用任何的药物。

检查结果

VA（远距，未矫正）OD：20/20

OS：20/20

VA（近距，未矫正）OD：20/20

OS：20/20

集合近点

调节刺激：5cm

笔灯：5cm

遮盖试验（远距）正位

遮盖试验（近距）2个棱镜度外隐斜

主观验光：OD：+0.25D，20/20

OS：+0.25D，20/20

远距隐斜：正位

BI聚散力（远距）：x/7/3

BO聚散力（远距）：x/20/11

近距隐斜：2个棱镜度外隐斜

加-1.00D：2个棱镜度内隐斜

阶梯性AC/A：4∶1

计算性AC/A：5.2∶1

BI聚散力（近距）：9/18/10

BO聚散力（近距）：10/20/10

集合灵活度：13cpm

NRA：+1.25D

PRA：-1.5D

调节幅度（推进性）：OD：13D；OS：13D

MAF：OD：0cpm，正负透镜都看不清楚

OS：0cpm，正负透镜都看不清楚

BAF：0cpm，正负透镜看不清楚

MEM检影：+0.5D OD和OS

瞳孔反应是正常的，所有的内部和外部健康检查结果都是阴性的，偏斜是共同性的。色觉功能检查也是正常的。

### （二）病例分析

患者没有屈光不正和任何器质性病变的问题。因为没有明显的隐斜，所以应首先分析ACC组的数据。通过分析可知患者对正负镜片的灵活度检查以及NRA和PRA的检查有困难。

这些结果和患者看远转换到其他方向的典型视物模糊症状都支持调节灵活度下降的诊断。这个病例中的患者虽然有正常的调节幅度，但还是有调节功能失调。一个临床医师如果只通过调节幅度来评估调节的话可能会漏诊。

### （三）处理

因为没有屈光不正并且这些数据没有表明正附加有效，所以眼镜或是正附加在这个病例中是不需要的。NRA和PRA虽然低但是相对平衡，MEM检影结果是正常的。因此我们给患者推荐视觉功能训练，训练的程序按照上面所述的阶段进行。一周两次随访，需要21次随访，在进行了21次随访后，C的模糊症状消失了，我们又对其进行了评估，数据如下：

近距隐斜：4个棱镜度外隐斜

BI聚散力（近距）12/24/16

BO聚散力（近距）18/34/22

NRA：+2.25D

PRA：-2.5D

调节幅度（移近法）：OD：15D；OS：15D

MAF：OD：12cpm OS：12cpm

BAF：12cpm

MEM检影：+0.50D OD和OS

在一定的视功能训练后，患者C的调节灵活度得到很大的提升，BAF值从原来的0cpm，正负透镜看不清楚提升到训练后的12cpm。视物模糊现象也得到改善。

（徐　丹）

# 第三章 老　视

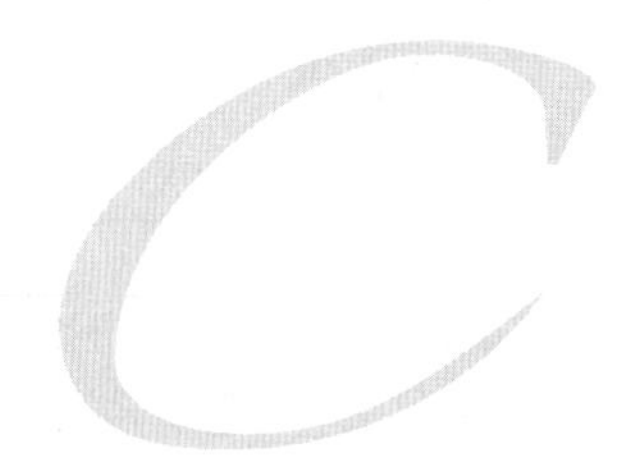

随着年龄增长，眼调节能力（调节幅度）逐渐下降，从而引起患者出现视近困难等症状，以致在近距离工作中，必须在其屈光不正矫正的基础上附加凸透镜才能有清晰的近视力，这种现象称为老视（presbyopia）。老视是一种生理现象，不是病理状态，也不属于屈光不正，是人们步入中老年后必然出现的视觉问题，人们通常称之为“老花”或“老花眼”。

## 第一节　老视及其发生发展

老视的发生和发展与年龄直接相关，其发生迟早以及严重程度还与其他因素有关，如原先的屈光不正状况、身高、阅读习惯、照明、地理位置、药物使用以及全身健康状况等。

### 一、年龄与调节

老视的实质是眼的调节能力的减退，年龄则是影响调节力的一个最主要的因素。调节（accommodation）即视近物时眼球屈光力的增加，是通过睫状肌的收缩、悬韧带松弛和晶状体的塑形、变凸来实现的。而晶状体在一生中不断增大，因为赤道区上皮细胞不断形成新纤维，不断向晶状体两侧添加新的皮质，并把老纤维挤向核区。于是随着年龄的增加，晶状体密度逐渐增加，弹性逐渐下降，变得越来越僵硬而导致其调节的能力随年龄增加而呈现绝对性下降的趋势。

晶状体的塑形、变凸是通过晶状体囊（主要是前囊）来介导的，晶状体囊的弹性也随年龄增长而逐渐下降。另外，随着年龄的增长，睫状体由于纤维组织缓慢积蓄而肥大，睫状肌的收缩能力也逐渐下降。虽然目前尚不知晶状体悬韧带有何年龄性改变，但睫状体和晶状体随年龄增大互相接近必然影响晶状体悬韧带的张力。

在人生的早期，人眼的调节力是很大的，为15.00～25.00D，随着年龄的增大调节力也逐渐下降，每年减少0.25～0.40D，这样到了40岁左右，眼的调节力已不足以舒适地完成近距离工作，“老花”在这些人中开始出现，到了50岁左右，调节力更低，大部分都需要进行老视矫正了。Hofstetter通过统计学分析，发现调节力与年龄呈线性关系，提出了年龄与老视关系的经验公式：

最小调节幅度＝15－0.25×年龄（临床上最常引用）

平均调节幅度＝18.5－0.30×年龄

最大调节幅度＝25－0.40×年龄

老视的出现是由于眼调节不足所造成的。当人们视近时所使用的调节力小于其调节幅度一半以下时，才感觉舒适并能持久注视，若所需调节力大于调节幅度的一半时，则很可能就会出现老视症状。例如：某人的调节幅度为3.50D，此时他平时的阅读距离是40cm，他能否舒适阅读呢？我们可以这样来分析：因为他阅读40cm书籍时需要的调节力为2.50D（调节刺激等于距离的倒数），若要舒适阅读，他必须拥有两倍于所需调节力以上的调节幅度，即5.00D，而他此时的调节幅度却为3.50D，理论上讲，若想阅读不疲劳，最多付出调节幅度的一半，即1.75D，所以阅读所需（2.50D）的另外0.75D，只能通过给予＋0.75D的阅读附加镜来补偿了。

### 二、与老视发生发展相关的其他因素

然而处于同一年龄段的人，老视的发生也会在有的人中早一些、有的迟一些，这说明除了和上述所说的每个人所拥有的调节幅度密切相关外，老视的发生和发展还与以下因素有关。

1. 原有的屈光不正状态　通常来讲，无论是配戴框架眼镜还是接触镜，远视眼比近视眼出现老视的时间早，因为远视者为了代偿远视度数，看眼前相同距离物体所需的调节量高于近视者。近视者配戴框架眼镜后，由于镜片离角膜顶点存在12～15mm距离，负透镜的棱镜效应减少了同样阅读距离的调节需求；而近视者配戴接触镜后，由于接触镜配戴在角膜平面，

因此缺少额外的棱镜效应，相同情况下其老视的症状表现得较框架眼镜者明显。基于相同的原理，远视与近视刚好相反，远视配戴接触镜者较配戴框架眼镜者老视症状的出现可能会晚一些，因为角膜接触正镜片更有利于放松调节。

2. 用眼习惯　调节需求直接与工作距离有关，工作距离越近则其调节需求越大。因此，从事近距离精细工作者（习惯于较近的用眼距离）容易出现老视的症状，他们比从事远距离工作的人出现老视要早。

3. 身高　个子高则相应地手臂更长，因此他们可以把阅读物放得更远以提供更大的工作距离，也是一种减少调节需求的方法，因此高个子者出现老视症状要晚一些。

4. 地理位置　由于温度对晶状体的影响，生活在气温较高地区的人们会较早出现老视症状。如生活在赤道附近的人们就比较早出现老视症状，而且这些地区人们老视的进展也较其他地区快。

5. 药物的影响　服用胰岛素、抗焦虑药、抗忧郁药、抗精神病药、抗组胺药、抗痉挛药和利尿药等的患者，由于药物对睫状肌的作用，会比较早出现老视。

6. 其他影响因素　例如近距离工作时的照明条件和全身健康状况等。

### 三、老视的临床表现

老视者的不适感觉因人而异，因为它与个人基础屈光状态、用眼习惯、职业及爱好等因素都有关。例如，一位从事近距离精细工作者对老视的主观感觉就会比以观看远距离车辆和交通灯为主要任务的交通警察强烈得多。

老视的一般症状如下：

1. 视近困难　患者会逐渐发现在往常习惯的工作距离阅读时，看不清楚小字体，与近视患者相反，患者会不自觉地将头后仰或者把书报拿到更远的地方，因为只有这样才能把字看清，而且阅读距离随着年龄的增加而增加。

2. 喜欢在强照明下阅读或工作　因为足够的光线既增加了书本背景与文字之间的对比度，又能使患者瞳孔缩小，以减少像差和加大焦深，从而提高视力。

3. 视近不能持久，易疲劳　因为调节力减退，患者要在接近双眼调节极限的状态下近距离工作，所以不能持久；同时由于调节集合的联动效应，过度调节会引起过度的集合，故看报易串行，字迹成双，最后无法阅读。某些患者甚至会出现眼胀、流泪以及头痛等视疲劳症状。

## 第二节　老视检测

老视验配的第一步就是进行屈光不正的检测，即进行规范的验光程序，准确验光并完全矫正屈光不正是老视验配成功的开端，因此，检查者必须建立这个观念，并首先掌握规范的验光程序。

在完全屈光矫正的基础上再进行近附加的测量，包括试验性近附加和精确近附加的确定。检查时需在标准工作距离和在双眼同时视的状态下进行。临床一般通过调节幅度（AMP）测量、融像性交叉柱镜（FCC）测量或根据患者年龄和屈光不正状况进行推测来确定试验性近附加；然后在以上初步阅读附加基础上通过负相对调节 / 正相对调节（NRA/PRA）来获得精确近附加。在精确近附加的基础上，还要根据配戴者的身材和个体需求，如习惯阅读距离，习惯阅读字体等以及试戴情况进行调整，最后确定处方。

### 一、试验性近附加的确定

如上所述，获得试验性近附加的方法主要有以下三种：

1. 测量调节幅度（AMP），并根据“保留一半原则”确定初步近附加。临床上比较常用的获得调节幅度的方法主要有以下三种：

（1）移近法 / 移远法：包括单眼测试和双眼测试两种，在老视验配中，更常用的是单眼测试，通常先测右眼，再测左眼。让被检者一眼注视视标（近距最好视力的上一行视标），并保持视标清晰，并要求其在视标首次出现持续模糊时和再次清晰时立即报告。然后缓慢将视标从眼前 40cm 移近被检者，直至被检者报告视标出现持续模糊为止，要求被检者仍注视该行视标，检查者将视力表继续移近被检者使得视标模糊，然后缓慢移远，直到被检者报告视标再次变为清晰为止。测量近距视力表离眼镜平面的距离，换算成屈光度即为移近法和移远法测得的调节幅度。最后，移近法和移远法测得的调节幅度的平均值即为测量的结果。使用同样方法测量另一眼的调节幅度。

（2）负镜法：将近距视力表固定在眼前 40cm 处，双眼分别进行检查，通常先测右眼，再测左眼。让被检者一眼注视视标（近距最好视力的上一行视标），并保持视标清晰，并要求其在视标首次出现持续模糊时立即报告。逐步在被检眼前增加负度数镜片，直至被检者报告视标出现持续模糊为止，记录所增加的负镜片的总屈光度。由于近距视力表放在眼前 40cm 处，因此调节幅度应该等于所加负镜片总度数（取正值）加上工作距离的屈光度（2.5D）。使用同样方法测量另一眼的调节幅度。

（3）根据Donder调节幅度表推算（表8-27）：Donder通过大量临床人员的测量结果，列出了不同年龄组的调节幅度情况，可以供我们参考。从表中的调节幅度数据我们可以大致地推知，不同年龄组所需的阅读附加的范围。

表8-27 Donder调节幅度表

| 年龄（岁） | 幅度（D） | 年龄（岁） | 幅度（D） |
|---|---|---|---|
| 10 | 14.00 | 45 | 3.50 |
| 15 | 12.00 | 50 | 2.50 |
| 20 | 10.00 | 55 | 1.75 |
| 25 | 8.50 | 60 | 1.00 |
| 30 | 7.00 | 65 | 0.50 |
| 35 | 5.50 | 70 | 0.25 |
| 40 | 4.50 | 75 | 0.00 |

2．以年龄和原有的屈光不正状态为依据，直接推测试验性近附加度数。在原有屈光不正矫正的基础上，根据患者年龄和屈光不正状态（表8-28），双眼同时添加所选择的近附加度数，然后要求被检者对阅读卡进行阅读。根据清晰度或舒适与否，可适当增加或减少阅读附加度数。

表8-28 根据年龄和屈光不正状况确定初步近附加度数的参考值表

| 年龄 | 近视/正视 | 度远视 | 高度远视 |
|---|---|---|---|
| 33～37 | 0 | 0 | +0.75 |
| 38～43 | 0 | +0.75 | +1.25 |
| 44～49 | +0.75 | +1.25 | +1.75 |
| 50～56 | +1.25 | +1.75 | +2.25 |
| 57～62 | +1.75 | +2.25 | +2.50 |
| >63 | +2.25 | +2.50 | +2.50 |

3．融合性交叉柱镜（fused cross cylinder，FCC）测量。即通过测量患者的调节滞后情况来确定其所需的试验性近附加度数。融合性交叉柱镜测量法也是通过使用JCC来完成的。如图8-279所示，FCC视标为两组相互垂直的直线。检查时，在被检眼前加上±0.50D的交叉柱镜，将负柱镜的轴位（红点）置于90°的方向上，视网膜上的像就会由于附加了这个交叉柱镜而从原来的一个焦点变成两条互相垂直的焦线，并且由于固定了交叉柱镜的方向，所以水平焦线在视网膜前面0.50D，而垂直焦线在视网膜后面0.50D（如图8-280）。当被检者注视眼前FCC视标时，如果调节反应等于调节刺激，最小弥散斑落在视网膜上，则看到水平和垂直的两组线条一样的清晰；相反，如果被检者的调节能力不足，那么，最小弥散光圈就不能聚集在视网膜上，而是在视网膜后，从而感觉到横线比竖线清晰一些，这时逐渐在被检眼前增加正镜，使整个光锥前移，直至最小弥散光圈聚集在视网膜上，也就是被检者报告“横竖一样清了”，那么所加的正镜就是所需的初步近附加。这种方法比较适合老视初发的人群。

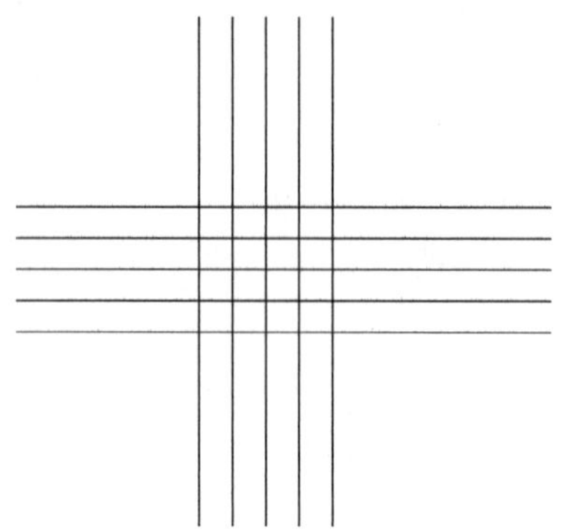
图8-279 FCC测试视标

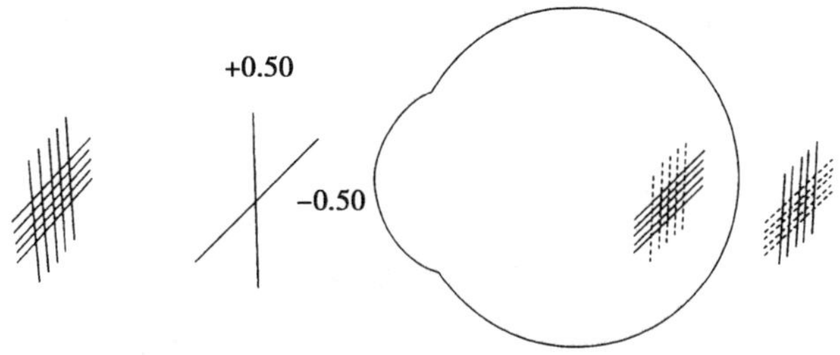

图8-280 FCC（融像性交叉柱镜）的检测原理

具体测量方法如下：先在综合验光仪上调整好被检者的屈光不正矫正度数，调整好近瞳距后再将FCC视标放置在被检者眼前40cm，此时让环境亮度保持昏暗使被检者景深减少，从而增加检测灵敏度；然后在被检者双眼前同时放置交叉柱镜（红点在垂直位，白点在水平位），并询问FCC视标中水平线和垂直线的清晰情况。此时会出现以下几种情况：①如果被检者报告垂直线条比水平线条清，则减低照明；②如果减低照明后被检者报告水平线条比垂直清或两组一样清，直接进入第4步；③如果减低照明被检者仍然报告垂直线条较清，则翻转JCC后再比较：如果被检者仍报告垂直线较清，则诊断其为“垂直偏好”；如果此时被检者报告水平线较清，则诊断其为调节超前；④如果一开始被检者就报告水平线条较清晰或两组线条一样清晰，则在被检者双眼前同时以+0.25D的级率增加镜片度数，直至被检者报告垂直线条清晰；然后，双眼再同时减少正度数，直至被检者又报告水平线较清晰，最后根据两次清晰时的度数的平均值为最终的试验性近附加度数并记录（如果没有一样清晰的情况出现则取垂直线清晰时的度数作为终点）。比如，FCC＝＋1.00D。

## 二、精确近附加的确定

负相对调节／正相对调节（NRA/PRA）是指在集合相对稳定的状态下，双眼同时增减调节的能力。在初步近附加的基础上，通过测量负相对调节／正相对调节获得精确近附加，将负相对调节和正相对调节检测结果相加后除以 2，所获度数加入到原试验性近附加的结果中，即为精确近附加度数。

大致的 NRA/PRA 步骤如下。首先在综合验光仪上放置好被检者先前测量得到的试验性近附加度数，指导被检者注视近距视力表（40cm）上最佳近视力上一行或两行的视标，然后进行 NRA 测量，即双眼同时增加正镜片（0.25D 增率）直至被检者报告视标出现持续模糊；再将度数重新调整到原先的试验性近附加度数，让被检者注视相同的视标并确认视标是清晰的，开始测量 PRA，即双眼同时增加负镜片（0.25D 增率）直至被检者报告视标持续模糊；记录 NRA/PRA 增加／减少度数的总量；比如，NRA/PRA：＋2.25D/−2.25D。

## 三、综合阐述老视的验配流程

通过以上几种方法，可以获得被检者在一般情况下的近附加度数，但是，在实际的验配过程中，还要根据被检者的个人具体情况，在该基础上进行调整以确定最后的处方。

使用试镜架试戴，可以评估被检者实际戴镜情况，帮助检测者调整并确认最终的近附加处方。将先前测出的视近处方放置在试镜架上，让被检者手持近视力表（或阅读材料），并放在他平时习惯的阅读距离，确认此时视标能看得清晰；然后让被检者将视力表逐渐移远至视标刚好变模糊，此为最远清晰点；再将视力表逐渐移近至视标刚好变模糊，此为最近清晰点；被检者习惯的阅读距离应位于最远和最近清晰位点的屈光度中点；如清晰范围相对于被检者习惯的阅读距离靠前或靠后，应对近附加度数进行相应的调整。例如被检者习惯的阅读距离为 40cm，对应屈光度为＋2.50D；测量最远清晰点为 50cm，对应屈光度为＋2.00D；最近清晰点为 33cm，对应屈光度为＋3.00D；则阅读距离对应的屈光度正好位于远近清晰点对应的屈光度中点，此时的近附加度数是合适。假设同一个被检者，测量最远清晰点为 50cm，最近清晰点为 20cm，则清晰范围靠前，近附加度数偏高，应适当降低近附加度数。

以下通过举例来阐述老视的验配流程。此被检者为男性，48 岁，无屈光不正，习惯性阅读距离为 30cm，以“视近模糊”就诊。

第一步：试验性近附加的检测（根据调节幅度“保留一半原则”）

+2.50D　40cm 阅读距离转换成屈光度

−1.50D　被检者的调节幅度为 3.00D 的一半

+1.00D　为试验性近附加

第二步：精确阅读附加度数（通过 NRA/PRA）

NRA/PRA＝+1.25/−0.75D（在试验性近附加 +1.00D 的基础上进行）

+0.25D　NRA 和 PRA 之和除 2

+1.00D　试验性近附加（第一步获得的结果）

+1.25D　精确近附加

第三步：根据被检者个体情况调整处方

+1.25D　由第二步获得

+0.25D　根据被检者的阅读习惯在试镜架配戴和阅读后调整的度数

+1.50D　将该度数放置在试镜架上，并确认最终处方

第四步：开具处方 OU：plano　Add：＋1.50D

# 第三节　老视的矫正

## 一、框架眼镜

配戴框架透镜以补偿调节力的不足，是最经典有效的矫正老视的方法，根据镜片的设计不同，框架眼镜又分为单光镜、双光镜和渐进多焦点镜三种基本类型。

### （一）单光镜

老视用单光镜即单焦点透镜进行矫正，其优点是价格相对便宜、对验配及镜片生产加工的要求相对较低，缺点是只可用于近距离工作使用，故使用上欠方便，一般适宜于正视，同时视远、视近切换频率低的老视者使用。

### （二）双光镜

用双光镜矫正老视是将两种不同屈光度整合在同一镜片上，使其成为具有两个不同屈光力区域即两个焦点的镜片。因为临床上，大部分患者存在不同类型和不同度的屈光不正，同时由于老视而视近时需额外增加近附加的度数，所以验光师需要对视远和视近分别进行矫正，这时就使得视远和视近时需要两种不同的镜片处方。显然，双光镜会更加有优势，因为省去了老视者频繁切换远用、近用眼镜的不便。

双光镜中将矫正视远的部分称为视远区，用做视近

矫正的部分称为阅读区或视近区。两者的屈光度的差值就是近附加的度数。因为视物的要求以及习惯，视远区通常安置在镜片上半部，视近区安置在镜片下半部；而且视远区的视场要比视近区的视场大（图 8-281）。双光镜根据视近区的附加工艺不同又分为贴片式和熔合式两种。

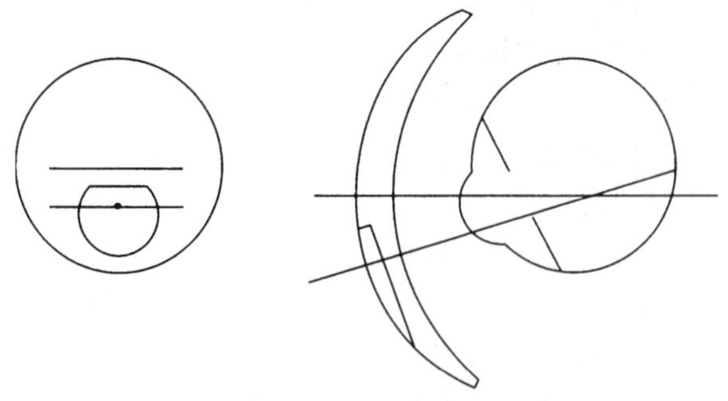

图 8-281 双光镜的设计原理和眼球转动的关系

由于镜片的两个区域存在陡然不同的屈光力，所以双光镜片不可避免存在严重的"像跳"现象。同时由于镜片被分为两个屈光区域，所以双光镜片或多或少会存在"分界线"的问题，容易"暴露年龄"。验光师在开出双光老视镜处方时一定要跟老视者解释清楚。

### （三）渐进多焦点镜

双光镜同时解决老视者视远、视近两种需求，当老视程度轻、眼睛还有一定的调节力时，尚可勉强通过视远区域看清中距离（即介于正常远距离与近距离之间）的物体。可是，对于老视程度较高者，其眼的调节力很弱，如果仍然配戴双光镜，则其看中距离物体的清晰度会受到影响。

因此，若一个镜片能同时满足看近距离、中等距离和远距离物体的要求，将会是理想的老视矫正眼镜。近些年来，为了同时看清远、中、近距离并且避免"像跳"现象，也就是为达到对所有距离的物体都有一个清晰且连续性的视觉，渐进多焦点镜应运而生。

1. 设计原理 渐进多焦点镜的设计原理就是在整个镜片或者在镜片上的过渡区域内具有渐变的屈光度。渐进多焦点镜片分远光区、过渡区、近光区三部分。其远光区以及近光区的度数为固定值，也就是视远屈光度和视近屈光度（即视远屈光度加上近附加），而过渡区则是由视远屈光度向视近屈光度逐渐过渡的区域，也就是逐渐减少镜片正面的曲率半径（图 8-282）。

2. 优点 渐进多焦点镜在所有距离均有清晰的视觉；同时由于曲率的改变是逐渐过渡进行的，故在不同屈光度区域之间无"像跳"现象，分界线也很难用肉眼看出，整个镜片外表看来很像普通单光镜片，因此外形比较美观，不易"暴露年龄"。

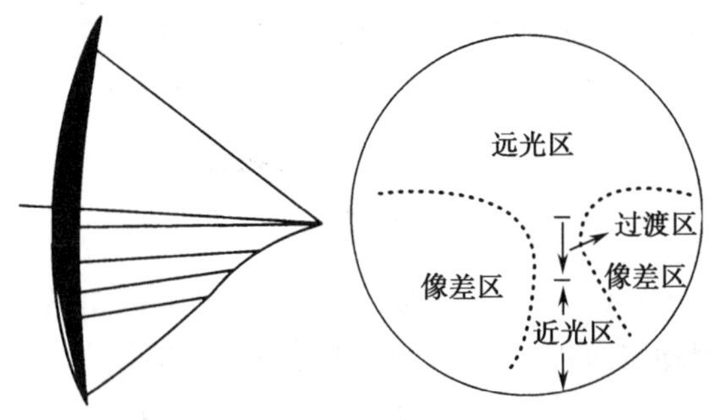


图 8-282 渐进镜设计原理

分远光区、过渡区、近光区三部分；过渡区是由视远屈光度向视近屈光度逐渐过渡的区域

3. 缺点 由于渐进多焦点镜片的特殊性，其设计时屈光度是连续变化的，那么在屈光度变化区域的两侧必然存在像差，渐进多焦点镜的周边不可避免地存在像差，像差的变化梯度和分布范围与视远区和视近区的大小以及过渡区的宽度和长度相关。因此，渐进多焦点镜使用时需要改变用眼习惯，练习从中央的视远区、过渡区和视近区视物，避免通过周边像差区视物，故要求眼球水平运动相应地减少而用头位运动来代替，这需要一个学习过程，通常原先有近视眼并配戴眼镜者容易适应。另外，中、近距离的视野比较小，而且随着近附加度数的增加会变得更加明显；一些中度以上远视和较高散光者可能不适应这种镜片。其他的缺点还包括验配及加工的难度较单光镜和双光镜大，价格也较单光镜和双光镜贵。

但由于渐进多焦点镜具有独特的优点，而且其设计技术近些年也迅速发展，向着"更宽的视野范围"和"迅速的适应过程"这两个目标不断推陈出新，这是渐进多焦点镜片使用者最为关注的问题。目前，渐进多焦点镜已在国内外得到广泛使用，成为中老年老视者的首选矫正方法。

## 二、接 触 镜

用于老视的接触镜有两种矫正方式：同时视型和单眼视型。

### （一）同时视型

同时视型接触镜包括区域双焦、同心双焦、环区多焦和渐变多焦等类型（图 8-283）。此类接触镜要求中心定位良好，移动度小于 0.5mm；同时制定配镜处方时，要求适当减少其看近的正屈光度，并尽量增加其看远的正屈光度，使远近间的屈光度差缩小，这样可以减少配戴同时视型接触镜时出现的重叠光影现象，提高验配的成功率。对于这类接触镜，视远屈光度正常的配戴者成功率较高。

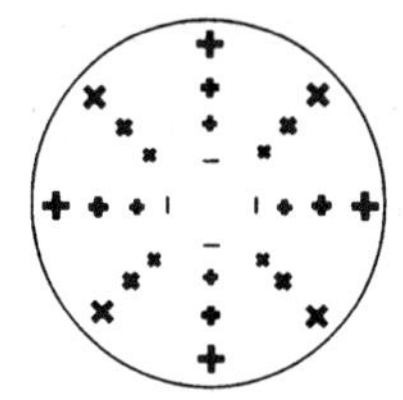
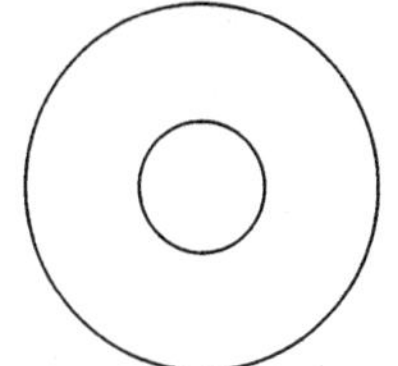
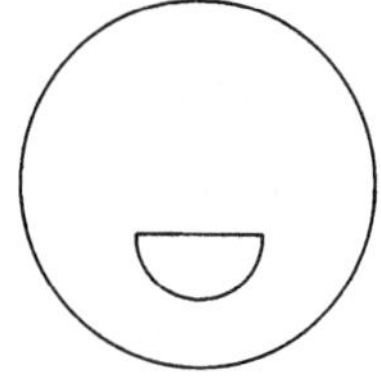
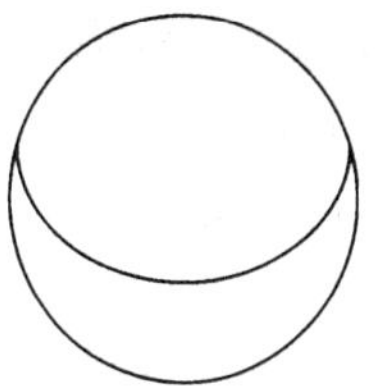

图 8-283　同时视型角膜接触镜

### （二）单眼视型

单眼视又称为“一远一近视力”，该方法将一眼矫正远视力以用于看远，另一眼矫正近视力以用于看近。利用视觉皮质优先选择清晰像的原理来抑制一眼的模糊像。尽管同时视型接触镜不断发展和改进，但是单眼视作为一久经考验的老视矫正方法，仍然具有相当高的成功率，特别适合年轻时一直配戴接触镜，而现在依然希望配戴接触镜的老视者。

单眼视验配时，在一般检测的基础上，需要确认优势眼（dominant eye），一般将优势眼作为视远眼，另一眼为视近眼。也可以将近视度数较低的眼作为视远眼而近视度数较高的眼作为视近眼。单眼视验配时，需要注意以下问题：①由于老年人角膜敏感性降低，更应注意角膜健康和安全；②有特殊双眼视觉要求者、大瞳孔者等不太适合；③中高度散光者不太适合。

## 三、手术治疗

老视的手术治疗可以分为以下两大类：一类是为矫正老视为目的而开展的手术，包括角膜激光手术、射频传导性热角膜成形术和巩膜扩张术；另一类是在进行老年性白内障或其他眼内屈光手术时，利用现代晶状体技术同时达到改善老视的目的。

### （一）角膜激光手术

LASIK 手术在近视的矫正方面得到了广泛的应用，随着技术的日益成熟，在西方国家不少学者开始研究其在老视方面的应用价值。其原理与配戴接触镜类似，通过 LASIK 手术改变角膜的曲率，矫正其中一眼（通常是主视眼）的远视力，用于视远，而矫正其中一眼（通常是非注视眼）的近视力，用于视近，达到所谓的“单眼视”（monovision）效果。Daniel B.Goldberg 通过对 432 个超过 40 岁的老视者进行术后的随访调查，发现 96% 的患者表示效果满意，认为这是一种安全、有效的治疗方法，其对于原屈光度为中轻度远视者往往有较满意的治疗效果。

近年来在角膜上进行老视矫正的激光手术取得了很大的发展，除了单眼视 LASIK 外，还包括角膜非球面性切削、飞秒激光角膜基质层间切削、Q 值调整 LASIK 等新技术，上述技术各有优缺点，某些技术在老视矫正中的作用尚待进一步观察。由于老视重要的临床意义及广阔的发展前景，将会有越来越多的新技术出现，从而最终找到一种更加安全有效的方法。

### （二）射频传导性热角膜成形术

射频传导性热角膜成形术（conductive keratoplasty，CK）是新发展起来用于治疗远视以及老视的一门新技术。其工作原理是用射频电流作用于周边部角膜，使角膜胶原组织产生瘢痕性收缩，通过改变角膜中央部曲率的方法来达到治疗效果的。术中根据患者屈光度的不同，在角膜边缘标记 1～3（分别在离角膜中央 6cm、7cm、8cm 处）个环线，每个环线上标记 8～32 个治疗点，然后用冷却式超细探针控释射频能量进行角膜成形。这种非激光的射频传导性热角膜成形技术在治疗轻、中度远视的临床应用中证明是安全且有效的，但近年的临床观察其术后回退较明显从而引起患者较多抱怨。

### （三）巩膜扩张术

巩膜扩张术是基于 Schachar（1992）提出的新的调节学说，即与 Helmholtz 经典“松弛学说”截然相反的“紧张学说”。

Schachar 认为，晶状体悬韧带分为前部、后部和赤道部三部分。调节时，睫状肌收缩，使前部悬韧带和后部悬韧带松弛，但是赤道部悬韧带却紧张，使得晶状体周边部体积变小，变平而中央部体积变大，变凸，前后面曲率半径变小，屈光力增强。所以他认为老视的发生是由于晶状体和睫状肌都随着年龄的增加而不断增生，使睫状肌与晶状体的距离减少，因此，发生调节时，睫状肌收缩导致赤道部悬韧带紧张的程度不足，晶状体形态不够凸而使调节力下降。

根据该理论，发明了巩膜扩张术。Schachar 把一个圆锥形环带（scleral expansion band，SEB）缝合于角巩缘后 1.5～3.00mm 的巩膜处（刚好与治疗网脱的巩膜扣带术目的相反）。Thornton（1997）在术眼睫状区对称性、放射性切除一定深度的巩膜（类似放射性角膜切开手术），通过使巩膜扩张，增加睫状肌和晶状体的距离，从而使患者术后的调节力增加。至今该理论和基于该理论的巩膜扩张术实际效果仍存在争论。

### （四）调节性人工晶状体植入术

调节性人工晶状体不但能还患者术后一个清晰的视力，还能提供一定程度的调节力，使其术后能看清一定距离范围内物体。随着白内障手术的成熟以及人工晶状体设计技术的不断发展，这是一种很有前景的治疗方法，尤其适合年龄较大合并白内障的老视者。

### （五）非调节性人工晶状体植入术

尽管非调节性人工晶状体仅提供单焦视力，但由于光学设计比较成熟，成像质量很好。临床上可根据具体情况解决老视问题，如选择晶状体度数时应预留一部分近视以提供较好的近视力，但视远时需戴近视眼镜矫正。

（瞿　佳）

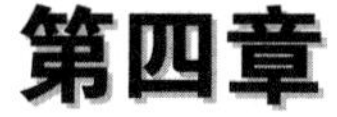

# 第四章 眼的集合

世界是永恒运动的，人类进化几百万年，发展了完善的眼球运动系统，以达到增大视野、使注视物体的像落在视网膜中央凹上及维持双眼单视的目的。

在正常情况下，眼球的运动均为双眼共同的运动，并且协调一致，密切合作。两眼共同运动的形式包括同向运动和异向运动，前者两眼运动方向相同，两眼的视轴始终平行，如注视一辆横过的汽车；后者两眼运动方向相反，视轴不互相平行，但两眼运动的幅度相等，如注视一个向自己走来的人。

## 第一节　基本概念

### 一、集合的定义

眼的水平异向运动，即眼的聚散运动（vergence），是指双眼同时注视空间不同距离目标的眼球运动。其中，当眼调节在松弛状态下注视远处物体时，两眼的视轴是近似平行的，当要看清近处物体时，眼不但要调节，而且两眼的视轴也要转向被注视物体，这样才能使两眼物像落在视网膜黄斑中央凹，经过视中枢合二为一，形成双眼单视，这种运动称为集合（convergence）。

集合分为自主性和非自主性两种。自主性集合是随主观意志使两眼向鼻侧运动，是皮层对下级中枢的兴奋和抑制的图解，此冲动开始于皮层的枕叶。自主性集合的程度因人而异，并可通过训练使之加强，比如某些受过训练的人可以在缺乏注视物的情况下使双眼内聚，形成“斗鸡”外观；非自主性集合是反射性部分。在正常情况下，非自主性集合与调节紧密地联系在一起，成为联合运动。本章主要讨论非自主性集合。

### 二、集合的表示方法

Nagel 在 1880 年提出米角（MA）的概念使集合定量。1MA 表示双眼注视眼前 1 米处物体时的集合量，而每只眼的集合量则为总量的一半。在数值上，为注视物体位于双眼中点平面上与双眼旋转中心的连线中央的距离的倒数，如目标位于眼前 10cm，则集合角为 10 米角，左右眼的集合量都为 5 米角（图 8-284）。MA 只是一个相对单位，因为其只与物体与眼球的距离唯一相关，故在这种意义上，所有人在同一距离的米角也就相同。但是实际上，集合量不但与物体距离有关，与双眼的瞳孔距离也有关，瞳距越大，使用的集合就越多。由于 MA 这个单位与光学上的棱镜度单位没有线性关系，也不容易转换。所以临床上，集合常用棱镜度来表示。

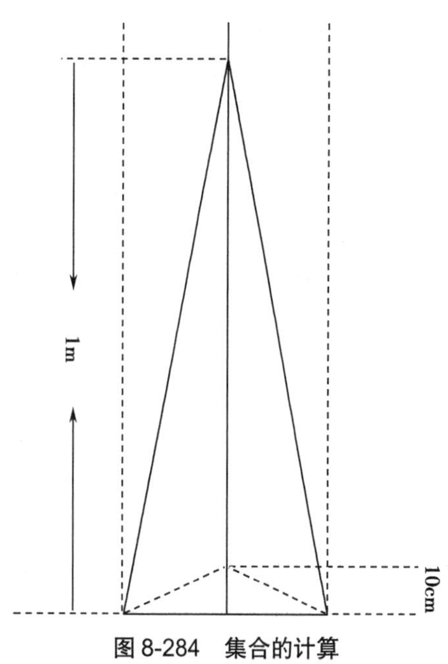


**图 8-284　集合的计算**

目标位于眼前 1m，则集合角为 1÷1m＝1 米角；目标位于眼前 10cm，则集合角为 1÷0.1m＝10 米角

$1^{\triangle}$表示 1m 距离处位移 1cm 的角度。一患者瞳距为 60mm，注视眼前 50cm 的目标，则他双眼共同使用的集合量为 6cm÷0.5m＝$12^{\triangle}$，每眼各为 $6^{\triangle}$（图 8-285）。

棱镜度和米角单位可以用下列公式进行换算：棱镜度$^{\triangle}$＝米角数×瞳距（cm）。或者使用表 8-29 进行换算：

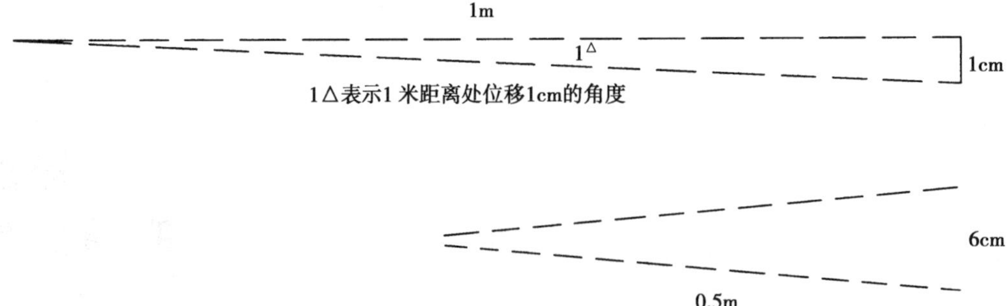


图 8-285 棱镜度计算示意图

上图：1△表示 1 米距离处位移 1cm 的角度　下图：目标在眼前 50cm，瞳距为 6cm，则双眼集合量为 12△

表 8-29 不同瞳距注视眼前 1m 目标的双眼集合量换算表

| 瞳距(mm) | 56 | 58 | 60 | 62 | 64 |
|---|---|---|---|---|---|
| 米角(MA) | 1 | 1 | 1 | 1 | 1 |
| 三棱镜(△) | 5.6 | 5.8 | 6.0 | 6.2 | 6.4 |

## 三、集合的分类

Maddox 于 1893 年将眼的集合分为四种类型。

### (一)强直性集合(tonic convergence)

指眼从解剖休息眼位转到功能休息眼位的眼球集合运动。解剖休息眼位指只出现在所有眼外肌全部麻痹后或者死亡后的眼位，为完全脱离了神经肌肉的控制，仅由解剖因素，即静力学因素所决定的眼位，双眼大约呈 17△的外转；功能休息眼位，即日常清醒状态时，两眼不注视任何目标(但非闭眼状态)或者说是注视无限远时的眼位，此时双眼呈 3△～5△外转，即视远情况下的隐斜度。

### (二)调节性集合(accommodative convergence)

调节与集合是连锁的，因此在注视有限距离目标时，伴随调节发生的集合成分，即为调节性集合，是非自主性集合的一个主要部分。它是通过调节中枢兴奋而引起的集合成分。故局部点缩瞳剂所致睫状肌收缩引起的调节是不会伴有这种集合的。调节性集合实质是反射性调节和内在 AC/A 的综合结果，所以其大小可由两者求得。这一现象可用仿 Müller 实验予以证明。如图 8-286，为一双眼分视器。将隔板的 B 部放在鼻根部。两眼睁开看 5 米处的单一小视标。将 C 的箭头指在右侧的“7”。将箭头慢慢向左移，待双眼合像时箭头恰好指着左侧的“0”，则箭头所指右侧厘米数为看远的视线距。将箭头固定在所指位置，用白纸在透明板的反面将左侧视线挡住。用右眼注视 5m 处的小视标并慢慢向视标走动，在分视器所看的合像图中的箭头则由“0”向右侧的 1、2、3 处移动。这就说明，右眼的调节带动双眼视轴向内集合，此即调节性集合的形成。

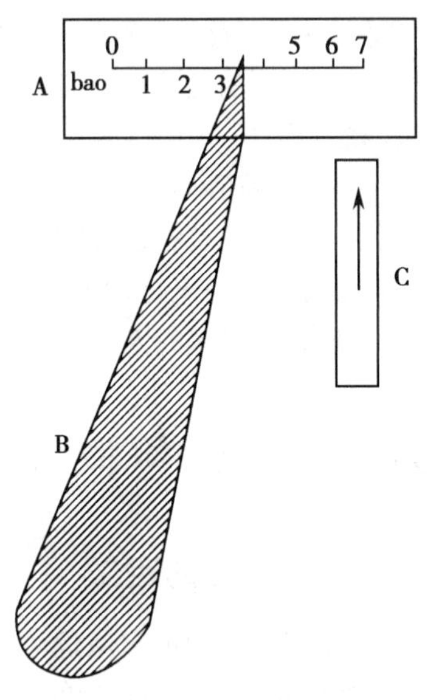


图 8-286 分视器

A. 透明板，上方标有厘米刻度　B. 隔板，将两眼视线分开　C. 箭头指标

### (三)近感性集合(proximal convergence)

类似于近感性调节，当注视近处一物体时，知觉机制便自动计算其距离，并产生成比例的调节和集合冲动。这种由于对近处物体的知觉引起的集合运动，称为近感性集合，也称为器械性集合(instrument vergence)，因为这种集合运动首先是在使用特定光学仪器(比如生物显微镜、望远镜等)时发现的。在通常的环境中，近感性集合所占的集合量很小，常可略而不计。

### (四)融合性集合(fusional convergence)

调整两眼球的位置和视轴的角度，使物体保持在两眼视网膜的黄斑中央凹上的集合成分，称为融合性集合，是非自主集合的又一主要组成部分。它能调节屈光不正所引起的调节和集合的矛盾，调节张力性集合和近感性集合的力量。

上述四种集合的功能可以这样来总结：强直性集合是功能性静止眼位，可以看做是其他类型的集合运动有效实现的基础；调节性集合是模糊引起调节的同时，调节所带来的集合成分；近感性集合是近物引起的知觉所诱发的集合成分；融合性集合则是最后为了实现双眼单视而产生的集合成分。

Maddox 对集合的分类方法是基于临床经验而不是实验结果得出的。虽然把集合简单分为四种，显得有点单薄，但这种分类则一直是理解眼球聚散运动和解决临床问题的概念基础。直至目前，Maddox 的这种分类方法仍然被认为是基本上正确的，但眼球聚散的产生和彼此的关系远较 Maddox 所认为的复杂，并且与眼球调节系统的相互作用而协调发挥作用。

## 四、集合的机制

按照 Maddox 的分类方法，集合分成强直性、近感性、调节性和融合性四种。其中，强直性集合是在解剖休息眼位的基础上由大脑神经中枢所发出的基础神经冲动到眼外肌所引起的集合运动；近感性集合是由于对近处物体的感知而反射性引起的集合运动；调节性集合则是由于调节与集合内在的连锁关系，由调节量和 AC/A 值所决定的集合运动；融合性集合，也称正向融合性聚散运动（positive fusional vergence），而融合性散开，就称作负向融合性聚散运动（negative fusional vergence），两者统称融合性聚散运动（fusional vergence）或侈开性聚散运动（disparity vergence），以下是关于融合性聚散运动的机制：

双眼眼轴平行平视无限远，物像均落在双眼视网膜黄斑中央凹上。但随着视物的靠近，视物分别成像于中央凹颞侧，便造成视网膜影像侈开（retinal disparity）。正是这种侈开刺激大脑中枢，形成神经冲动诱发融合性聚散运动。融合性聚散运动是由视网膜影像侈开直接引起的唯一的一种聚散运动形式，它的主要目的是通过眼球运动最低限度地减少视网膜影像侈开从而保持双眼单视，而其他几种形式的聚散运动则只起一种支持、辅助的作用。

融合性聚散运动是一种与固视点相关的视网膜影像侈开的大小所控制的生理性、光学性反射运动。这个反射性动作使得注意力可以从“集合运动”的意识中释放出来，而可以专心注意变化的视觉信息过程。

其中一个与融合性聚散运动相关的误解，至少可以追溯到 Maddox（1893）的年代。那时认为，融合性聚散运动是由“复视”所诱发的，所以认为融合性聚散运动的目的是保持融合像。这也是“融合性聚散运动”有时用来表示融合性聚散运动的原因。然而，融合性聚散运动是由“视网膜影像侈开”所诱发的，而不管是否存在复视。因为不足以引起复视的视网膜影像侈开就已经可以引起融合性聚散运动。Stark 的观察发现，融合性聚散运动的目的是把注视物保持在双眼单视界上从而获得最大的立体视力。这时所需要的集合量就要比单纯融合所要求的集合量大得多。在某些环境下，轻微的复视也可以诱发融合性聚散运动，但这是由于涉及自主性聚散神经冲动参与的缘故，而不是非自主性聚散神经冲动的作用。

另一个有关融合性聚散运动的误解，就是认为融合性聚散运动是直接由立体视觉所诱发的。实际上，融合性聚散运动可以由双眼单视界外的一个独立的光点而诱发，而立体视则至少需要空间上里的两个点才能实现。尽管立体视觉不能直接诱发融合性聚散运动，但立体视觉则可以间接诱发近感性聚散运动。

融合性聚散运动包括正向聚散运动，即集合；和负向聚散运动，即分散两个相反的部分。它们由脑干里各自所谓的集合性细胞和分散性细胞所控制。集合性细胞的数量明显比分散性细胞的数量要多得多，所以无论是幅度还是速度，集合运动都比分散运动要大得多。无论是集合运动还是分散运动，都可以细分为粗调和微调部分。粗调是由大物体、明显的双眼物像差异所激活，微调则是由小物体、微小的双眼物像差异所激活。这两者在眼球聚散运动中同时存在。粗调引发明显的聚散运动后便消失，微调则紧接着出现并完成整个聚散运动，从而保持聚散运动的稳定性。所以粗调也称作过渡性聚散运动；微调也称作持续性聚散运动。

# 第二节 集合的测定

当双眼注视一近距离目标时，由于双眼内直肌的收缩，引起双眼集合。所以集合的实现，必须要有正常并且能互相协调作用的眼外肌基础。同时，因为内直肌收缩有限，所以集合运动也是有限度的。

1. 集合近点（near point of convergence，NPC） 双眼单视的最近点称为集合近点。

测定集合近点的方法与测定调节近点者类似，所不同的是，测定集合时所用的指标是双眼复视，并不要求发生视物模糊。具体如下：将一合适视标（通常使用 RAF 视标，一条直线，正中间有一黑点）（图 8-287），从被检者眼前约 50cm 的距离开始逐渐沿双眼中间向被检眼移近，速度约为 5cm/s，嘱被检者双眼注视该线，当视标变成双重时，视标到眼球旋转中心的距离即为近点。这是主观测量的方法。由于集合刺激超出被检者的集合限度，所以双眼放弃集合而表现为其中一眼外转。所以由检查者观察到被检者的眼球向外转动（一般是非主视眼）时的距离为客观测量的集合近点。理论上，集合近点的计算是近点到两眼旋转中点之间连线中点的距离（图8-288）。在实际应用中，是将眼的旋转中心定为角膜顶点后14mm，这个点也就大约是眼的外眦部水平，所以为方便测量，集合近点的测量是近点水平到外眦部水平的垂直距离。

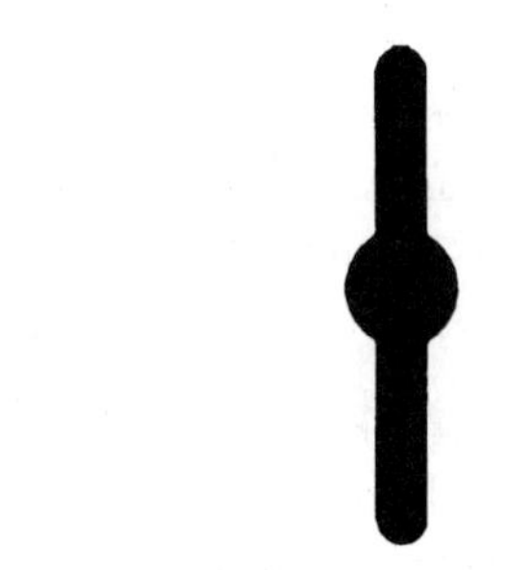

图8-287 RAF视标

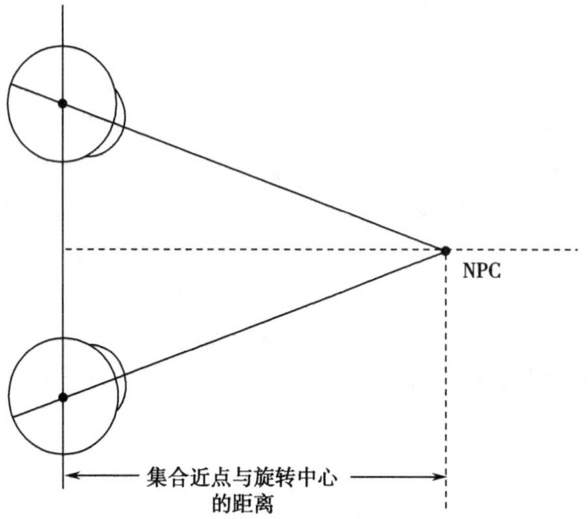

NPC

集合近点与旋转中心的距离

图8-288 集合近点的测定

集合近点不像调节近点那样，一般不受年龄的影响，其值较恒定，一般正常值：<10cm；可疑：10～15cm；异常：>15cm。

2. 集合远点　为无限远。

3. 集合范围　集合远点与集合近点之间的距离称为集合范围。

## 第三节　调节与集合的关系

图8-289是调节与集合之间关系示意图。左侧为集合的神经传导径路，右侧为调节的传导径路。两者由Perlia核相联系成为双眼单视时中脑的控制中心。这是为了保证两眼既可看远又可看近，经常保持双眼单视经过长期的锻炼和演化所形成。虽然它们之间存在着极为紧密的联动关系，但为了适应某些生理或病理的需要还具有一定程度的单独活动范围。这种单独活动，临床上甚为多见。老年人晶状体硬化或使用睫状肌麻痹剂以后，调节作用丧失，集合仍可单独存在。又如：+2.00D的远视患者，注视25cm，要用+6.00D的调节；-2.00D近视眼，则仅用+2.00D的调节，但集合都是4米角。故远视眼的调节超过集合，近视眼的集合超过调节。如果超过的范围过大，在调节与集合两者之间只能保持一种正常功能时，因为一个清楚的影像，比保持双眼单视对于工作和学习更为重要，故最终只好放弃双眼单视使一眼偏斜成为斜视。为了进一步说明调节与集合之间的关系，将相对性调节、相对性集合和AC/A分述如下。

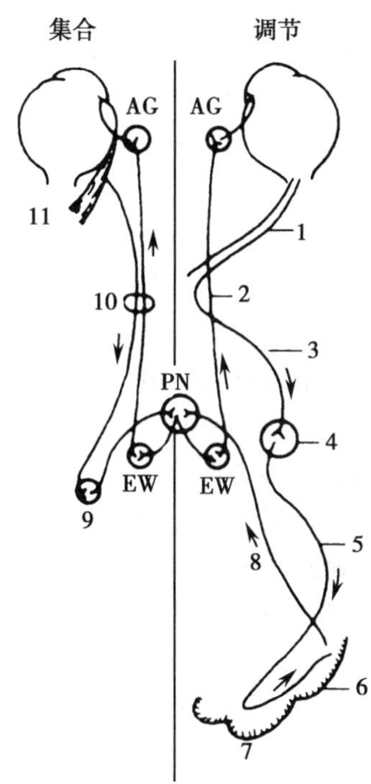


图8-289 调节与集合联合运动示意图

### 一、相对性调节

相对性调节（relative accommodation）是以相应的集合为标准，用测得的调节与集合相比较，也就是说，把集合固定起来，调节是可以单独活动的力量。如以正视眼为标准，超过集合固定点所用的调节，称为正相对性调节（positive relative accommodation，PRA），即相对于集合，眼睛可以多使用的调节的量；低于集合固定点所用的调节，称为负相对性调节（negative relative accommodation，NRA），即相对于集合，眼睛可以多放松的调节的量。图8-290以正视眼为例。其远点（R）在无限远处，近点（P）在眼前 10cm。假若两眼注视点位于眼前 33cm 的一个视标（A），为了看清楚视标的细节需要调节 3.00D 和集合 3 米角。现在双眼前同时加负镜直至所看物体变模糊为止，如使用的镜片为 -3.00D，即表示它的调节已由 3.00D 增加到 6.00D，额外使用了 3.00D 的调节。如用正镜试之，当用 + 2.00D 时，物像开始模糊，这表明它的调节已由 3.00D 变为 1.00D，已经放松了 2.00D 的调节。在此例中，双眼的注视点一直没有改变位置，即集合量没有改变，始终为 3 米角，理论上在 33cm 处使用的调节应为 3.00D 调节，但实际上其能在 1.00～6.00D 的范围内保持物像清晰。则其相对性调节的幅度范围为 5.00D（即 6.00～1.00D），其中 -3.00D 为正相对性调节，+2.00D 为负相对性调节。由此可以看出，物体愈近眼球，正相对性调节愈小，负相对性调节愈大。

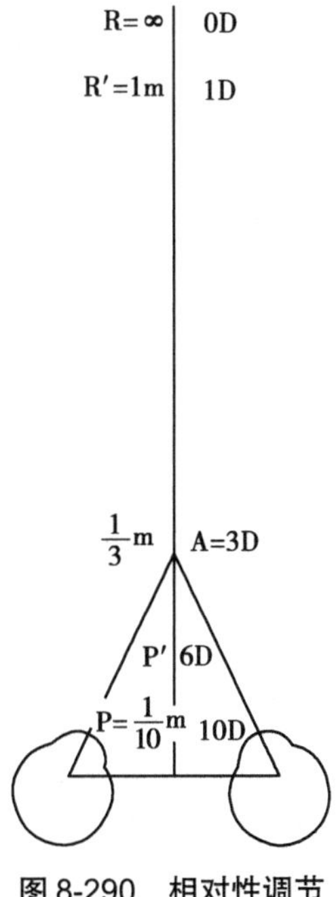


图 8-290　相对性调节

以正视眼为例，当物体在无限远处时，将没有负相对性调节，即在眼前加任何正镜均不能耐受，因为没有多余的调节可以放松；反之，如物体放在近点处，正相对性调节亦变为零，把任何负镜放在眼前均不能耐受，因为没有多余的调节可以使用。

研究相对性调节的目的，是为了保持视觉的舒适感觉。为了能够保持舒适，相对性调节的正的部分（即剩余的调节作用或者称作调节储备）应尽可能大些。最低限度要与负相对性调节（即消耗的调节作用）相等。当正性部分较大时，患者就有大量的调节储备，因而感觉舒适。相反，如果正性部分太小，患者要经常地使用较大的努力方可维持正常工作，因而易于引起睫状肌的紧张和疲劳，在临床上表现为眼紧张和视疲劳。为了保持近距离工作的舒适，至少需要有 1/3 的调节力量作为储备。

## 二、相对性集合

把调节固定不动，也可单独改变集合的程度，其超过或放松的集合度称为正相对性集合（positive relative convergence，PRC）或负相对性集合（negative relative convergence，NRC）。

和测量相对性调节的方法类似，嘱被检者注视近处一视标（通常为 40cm，视标大小为最好视力的上一行）并保持清晰，把调节固视在这个视标上，然后在双眼前使用三棱镜，随着棱镜度的增加，引起双眼视网膜侈开，为了维持清晰的融合状态，由于调节不能改变，双眼必须通过融合性聚散度改变以代偿影像侈开。当融合性聚散度用完，为了继续保持融合，必须使用调节性聚散度继续代偿，于是，调节发生改变，因此视标开始变模糊，该点称作模糊点（blur-point）。因此出现模糊点所用的棱镜度大小就可以反映双眼在这个检查距离的融合性聚散度的大小。继续增加棱镜度，调节性聚散度也随之用完，此时不能在维持影像的融合状态而出现复视，该点称作破裂点（break-point）。因此破裂点表示被检者双眼在这个位置上，已经全部用完所有的聚散度，不能再维持双眼单视。然后逐渐减少棱镜度，双眼可以通过聚散度系统重新获得双眼单视，该点称作恢复点（recovery-point）。所以，检查结果可以记作 blur/break/recovery。

因此通过水平方向的棱镜度改变可以测量被检者为了保持融合而能够使用的水平方向的聚散度的大小。其中，先用底向内（base in，BI）的棱镜测试，测量的是负相对性集合的大小；然后用底向外（base out，BO）的棱镜测试，测量的是正相对性集合的大小（图 8-291）。

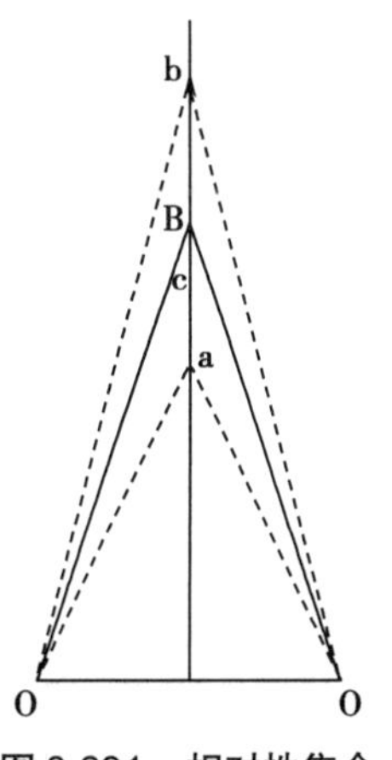


图 8-291　相对性集合

BC 为中 1/3，即舒适区

例如，一名患者在完全矫正屈光不正后，嘱被检者注视 40cm 处最好视力的上一行纵形条状视标，先用底向内（BI）的棱镜，测出其模糊点、破裂点、恢复点的棱镜度分别是 12△、18△、8△，则记作 BI 12/18/8；然后用底向外（BO）的棱镜，测出其模糊点、破裂点、恢复点的棱镜度分别是 9△、19△、10△，则记作 9/19/10。

如同调节一样，为了近距离工作的舒适，正相对性集合部分（BO）要尽可能大些。临床上常用下面两个法则进行有关集合功能异常的诊断与治疗。

1. Sheard 法则　Sheard 法则是公认的被应用于双眼视疾病诊断最为广泛的法则之一。

Sheard 法则的内容是：融合储备应该至少是融合需求（即隐斜大小）的两倍才能较长时间的从事双眼视工作。也就是说，一个在视近情况下有 6△外隐斜的患者应该至少有 12△的正融合性集合储备（模糊点），否则，他很可能不能耐受较长时间的视近工作。

多项研究证明，Sheard 法则最适合使用于诊断例如集合功能不足等外隐斜的患者，同时，Sheard 法则也常用于指导治疗（详见下一章）。

2. Percival 法则　Percival 法则是另一个经常使用于诊断双眼视疾病的法则。

它的内容是：聚散度的需求应该处于聚散度范围的中间 1/3，才能舒适地较长时间双眼工作。因此，把这段中间 1/3 范围，称作集合的舒适区。假如发现一个近距离工作者所使用的集合经常超出图 8-291 的 BC 范围，不论是正相对性集合还是负相对性集合，都应当配戴三棱镜，使常用的集合点保持在舒适区以内。

图 8-292（1），其工作距离为 33cm，可以耐受外展 4△和内收 8△。即相对性集合的负性部分为 4△（BI），正性部分为 8△（BO）。工作距离的集合点正好在集合范围的中间 1/3。该患者很少发生视觉疲劳。反之，图 8-292（2），相对性集合的负性部分为 2△（BI），正性部分为 10△（BO），两者相加值即全部相对性集合仍为 12△，但其中间的 1/3，即 AC 段偏向于正性部分，即 W 位于 AC 之外，工作起来易于发生疲劳。这是因为近距离工作时，两眼处于过度集合，即存在 2△的内隐斜，需要用 2△三棱镜来补偿。

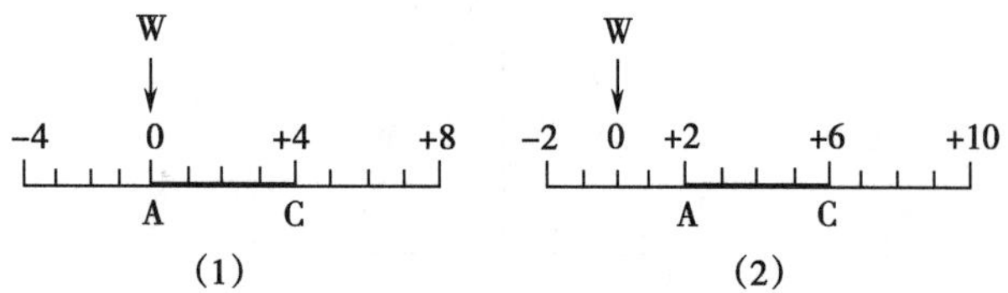


**图 8-292　相对性集合的舒适区**

W. 工作距离　+为 BI　-为 BO　AC. 舒适区

由上所述，可以看到调节与集合两者之间，一方的活动也会影响到另一方的功能变化。比较常见的是当两眼同时使用时，双眼的调节力量比较单眼者明显增加。这是由于双眼视集合作用对调节功能所产生的联动关系所形成。双眼调节超过单眼调节的程度约为 0.5D。个别例子差别较大，有的甚至可达 1.5D。有人调查统计结果为：

低于 17 岁　平均超过 0.6D
18～31 岁　平均超过 0.5D
32～53 岁　平均超过 0.4D
大于 53 岁　平均超过 0.3D

一般认为，双眼调节超过单眼，是由于集合的刺激加强了调节作用所引起，它并不是伴随瞳孔的收缩所引起，因为两者可以单独发生。另一方面，它也不是由于双眼单视时，两侧的像融合之后视力的增加所引起，因为有些病例一眼为弱视或外斜视者，亦可看到相对性双眼调节力的增加。

## 三、调节性集合与调节的比值

人类为保持双眼单视，在长期的进化过程中使调节与集合之间形成相互影响的联动和协调关系。注视目标距离靠近时，不但由于成像焦点位置改变使像变模糊从而激发调节的产生，同时由于调节和集合的联动关系，集合也会伴随出现，这部分集合即为调节性集合，是非自主性集合的一个主要部分。而调节性集合（accommodative convergence）和调节（accommodation）的这种关系可以用两者的比值来表示：AC/A。

由于“调节准确度”的存在，AC/A 中的分母调节部分可用调节刺激量或者调节反应量来计算，因而会有两个不同的值。当用调节反应量来进行计算时，由于正常人通常表现为调节滞后，故其结果往往比使用调节刺激量所测的值要大。尽管使用调节反应的量来计算，AC/A 的值更准确、更有意义，但由于调节反应量的测量额外需要诸如动态视网膜检影的方法测得，工作量较大，所以在实际工作中，我们通常用测量调节刺激量来计算 AC/A。实际上，如果我们在检查时不断提示被检者，要求被检者要集中精神注视接近其最好视力的最小视标并保持清晰，两者的结果就会相差很小。具体方法如下：

### （一）远近法（far/near method）

AC/A 取决于视远和视近的隐斜度的关系。

例如：被检者瞳距为 60mm，在 40cm 处集合刺激为 15△，调节刺激应为 2.50D。假如这个被检者视远时无隐斜，视近时也没有隐斜，则集合反映也为 15△，所以 AC/A = 15/2.5 = 6△/D。

如果被检者在40cm处仅使用$10^{\triangle}$的调节性集合，另外$5^{\triangle}$的集合要求就需要由融合性集合来补偿。因此，如果该被检者在视远时无隐斜，在40cm处就会有$5^{\triangle}$额外的集合要求，而且是由正融合性集合来提供，以避免复视。所以在检查40cm处的隐斜度时，由于检查打破了融合，所以将会引出和测得$5^{\triangle}$外隐斜。

所以在完全矫正被测者的屈光不正后，测定视远和视近时的隐斜度就可以算出AC/A值，当视近40cm时，计算公式：

AC/A＝瞳距＋(视远隐斜度－视近隐斜度)/2.50

注意：外隐斜用负值，内隐斜用正值。

例如，被检者瞳距64mm，在6m处测得$2^{\triangle}$外隐斜，40cm处测得$5^{\triangle}$内隐斜，则：

$$AC/A=6.4+[5-(-2)]/2.50=9.2^{\triangle}/D$$

### （二）梯度法(gradient method)

调节性集合由调节引起，通过附加镜片增加或减少一定量的调节，然后测量由此所引起的集合的量的变化就可以算出AC/A。

在一工作近点40cm测得隐斜度，保持眼位，并在双眼前增加一已知量的负镜或正镜再测隐斜度，两者的差值就反映出在已知变化的调节刺激下集合的变化。

计算公式如下：

AC/A＝(初始隐斜度－最终隐斜度)/附加度数

例如，视近为$6^{\triangle}$外隐斜，增加＋1.00D，测得此时隐斜度为$9^{\triangle}$外隐斜，则：

$$AC/A=[-6-(-9)]/1=3^{\triangle}/D$$

两种方法的比较：远近法需要较少的时间但较多的计算，可简单地比较远近隐斜度，不需要附加镜片，注视距离和瞳距必须知道。虽然近感性集合很小可以忽略，但对眼的真实位置有一定影响；梯度法是评估AC/A的最直接的方法，所需计算少，无需考虑瞳距，近感性集合恒定。

相比之下，梯度法所得AC/A的数值比用远近法测得的要低，原因为：梯度法测量的隐斜度都在一固定工作距离，无论是近感性集合如何，都相等地影响两个隐斜度，因此梯度法测量AC/A值不受视近性调节的影响。对于远近法，近感性集合则只影响其中视近的隐斜度，因此认为在远近法测量的AC/A中包含一部分近感性集合。

AC/A正常值为$3\sim5^{\triangle}/D$，即1.00D调节引起$3^{\triangle}\sim5^{\triangle}$集合。并且该AC/A值在一生中是基本上恒定不变的。但对于年轻的近视患者来说，“视近感”的刺激对调节反应影响较大，所以这时远近法测得的AC/A就会受到“视近感”较大地影响，并不能真正反应AC/A。但临床上为了方便，可以参考由梯度法测量所得的AC/A值。

### （三）AC/A的意义

1．在诊断双眼运动异常和治疗方法的选择上，测量AC/A的大小有至关重要的作用。

例如，临床上调节性内斜视有两种不同的类型：一种是由未经矫正的远视所引起，其AC/A正常，称为屈光性调节性内斜视，可期待其在屈光矫正后斜视得以消失；另一种则虽可能有一定度数的远视，但其斜视与远视无关，而是过高的AC/A引起，称为非屈光性调节性内斜视。所以在治疗上，就可使用双光镜片、渐进多焦点镜片或者缩瞳剂，利用局部睫状肌紧张，减少使用中枢性调节，相应减少了调节性集合，使斜视得以矫正。

2．在为某些病例配戴矫正眼镜时，AC/A可提供必要的参考。

例如，临床上有不少近视患者，由于外观或者方便性问题，不愿意配戴矫正眼镜，在检查时发现其在看近时有外隐斜，并且AC/A比值较低，则该患者的外隐斜向显性外斜发展的可能就比较大，应强烈建议其配戴合适的矫正眼镜；同样，远视患者，在视近时，由于使用了比正视眼要较大的调节，就会伴随较大的集合而出现内隐斜，假如检查发现该患者的AC/A比值比较高，则该患者的内隐斜向显性内斜发展的可能性就比较大，同样应强烈建议其配戴合适的矫正眼镜。

3．为诊断集合功能异常的类型上，AC/A提供了重要的依据(详见集合功能异常一章)。

（杨智宽　关征实）

# 第五章
# 集合功能异常

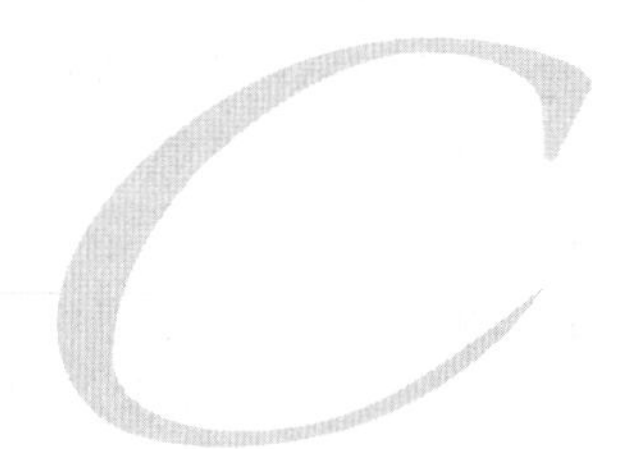

两眼眼轴的聚散功能异常，会涉及眼肌本身功能不全和眼屈光不正。这类眼病临床上并不少见。其共同表现为，视疲劳所引起的一系列视觉干扰症状，如视物模糊、读书错行、头晕、和阅读困难等。随着病情发展最终不能维持双眼单视，由隐斜变为显性斜视。斜视发生后，可能导致弱视而引起视力降低，立体视力丧失，这时视觉干扰症状（除复视干扰外）即行消失。

## 第一节　集合功能不全

集合功能不全（convergence insufficiency）指看远时眼位相对正常，看近时呈明显外隐斜或者呈间歇性外显斜，AC/A 的值低于正常，在接近于集合近点时正向的相对融合储备力量不足，是一种眼科常见病。早在 1862 年 Graefe 就提出，集合功能不全的实质是集合能力不能满足视近的要求，而出现不适的症状。

绝对性集合功能不全的集合近点往往大于 11cm，其集合难以达 30°，这类患者不能完成自主性集合。另一种为相对性的集合不全，即对于某种特定的工作距离难以集合，亦为临床所多见。

### 一、发　病　率

集合功能不全的发病率过去报道差异较大。非自主性集合不全在校学生中的占 1%，正常的青年群众中占 15%（Graefe），临床表现为近距离有超过 $6^{\triangle}$的外隐斜或间歇性斜视，表现为向外偏斜 $6^{\triangle}$，如用 Maddox 杆（架）检查度数更高。另有报道正常儿童中不能对 8cm 近距离视标随意集合者占 44%，其中半数以上的儿童的非自主性集合是好的。智力发育迟钝的儿童中有的可高达 60%。成年人中发生率明显降低。Michaels 的报告为，年轻人 2%～3%，老年人明显增加，可达 25%。

### 二、病　　因

1．解剖因素　瞳孔距离过宽可导致集合困难。

2．延迟发育　集合功能是一种晚期演化形成的视功能，并与后天的学习和训练有关，故延迟发育是最常见的因素。

3．视觉的干扰也是常见因素　此者常常包括调节与集合之间的关系。假若调节与集合反射系统的协同作用已经发育，而调节功能未能得到正常地发挥作用，集合功能也处于废用状态，因而发生典型的集合功能不全。最典型的例子是未经矫正的近视眼。而远视眼或老视眼刚开始用镜片矫正其屈光不正时，亦可能由于这种人工性调节功能降低引起集合功能不足。由于废而不用所引起功能不足亦可见于看近物的影像不清，因而不能形成习惯性的集合反射。例如，明显的远视、屈光参差或老视等。在弱视或盲的病例，由于废用的关系使之形成集合不足性假性眼肌麻痹，这种假性的肌麻痹开始为间歇性，可以慢慢发展为永久性外斜视。

4．全身疾病或疲劳、虚弱　全身病、中毒、代谢和内分泌疾病都可以引起集合功能不全，再者鼻窦疾病亦为常见的发病原因，此外毒性甲状腺肿（Mobius 征）和 Bell 麻痹均可合并集合功能不全。

5．精神病态的不稳定性　也是形成集合功能不足的重要因素。

6．内直肌麻痹或减弱　此者较少，典型的例子是重症肌无力。

7．继发性集合功能不足　由于散开功能过度所形成。

### 三、症　　状

集合功能不全可以引起一系列症状，包括视疲劳、弱视、头痛（通常是在前额）、视物模糊和复视等等（表 8-30），尤其易于发生在坚持做近距工作时。经常使注意力分散，出现瞌睡状态，甚至有时可因视物模糊、复视和头痛而放弃工作，若把一眼遮盖症状即行消失。观察运动物体有困难，常常在看电影时头痛并有头晕。很多病例表现为瞌睡型学生症状群。有时认为某一环境是发生症状的条件，但并无明显的客观变化；有时认为身体状况已经好转，而状况仍然持续存在；有时身体并未好转而症状消失。因此，此病与精神类型的不稳定性或神经衰弱有关。再者，有些患者绝对集合范围是正常的，若与调节之间的对比关系不适当亦可引起集合困难。

表 8-30　110 名集合功能不全患者症状表现
（Daum KM，1984）

| 症状 | 发病人数 | 发病率（%） |
|---|---|---|
| 头痛 | 59 | 54 |
| 复视 | 52 | 47 |
| 视物模糊 | 52 | 47 |
| 弱视 | 40 | 36 |
| 视疲劳 | 21 | 19 |
| 阅读困难 | 11 | 10 |
| 畏光 | 3 | 3 |
| 其他 | 2 | 2 |
| 没症状 | 4 | 4 |

我们发现，有些患者即使患有严重的集合功能不全也表示没有任何症状，其实那是他们很少从事近距离工作的缘故罢了。年纪较小的患者也由于各种原因而很少表示不舒服。事实上，超过 75% 的这类患者都会有不同程度的不适。所以，有经验的视光师不但要从患者的症状来发现问题，还应该从他们的检查结果和客观表现，比如办事效率下降、上课打瞌睡、学业成绩差而得到启示。

## 四、体　　征

78% 的患者在视远、视近情况下都呈外隐斜状态，然而约有 20% 在近点距离会呈现出间歇性外显斜。研究发现这些患者中远距离的眼位呈现约 $2^{\triangle}$的外斜，中近距离的眼位约呈 $10^{\triangle}$的外斜，AC/A 比明显降低。聚散范围可以接近或者低于正常标准，正向的相对融合力往往偏低，集合近点后退，调节能力一般正常，但调节幅度明显减少者往往提示预后不良。

具体表现为：正相对性集合（PRC）值减低、近处集合灵敏度（BO）一侧通过困难、集合近点（NPC）后退，集合功能间接测量指标：调节反应（MEM，BCC）超前、双眼调节灵敏度 +2.00D 检查通不过，负相对性调节（NRA）减低、AC/A 比值≤3∶1，当代偿性调节过度时，单眼调节灵敏度 +2.00D 检查通不过。

这类患者的聚散度检查结果往往达不到 Sheard 标准。这类患者的立体视往往很好，弱视、视觉抑制、异常视网膜对应与集合功能不全没有明显关系。患者的屈光状态与该病也没有明显关系。

## 五、诊　　断

症状明显、近点后退、视近情况下呈外偏斜——集合功能不全的诊断并不困难。可根据看远为正位，在接近近点时只用一眼固视而另一眼位间歇性散开最终呈双眼复视确诊。当用 Maddox 杆查 6cm 处的隐斜为正位眼，查近距隐斜为 $6^{\triangle}$外隐斜或更多。

## 六、鉴别诊断

集合功能不全患者应与正常的外隐斜患者相鉴别，正常的外隐斜患者对各种不同距离的隐角斜均较恒定。再者应与散开过度相鉴别，散开过度的患者表现为视远时有超过正常的外隐斜，当固视点向眼移动近时，散开程度慢慢降低，并且集合近点正常（近距离无明显外隐斜），同时散开过度患者的 AC/A 的比值比正常要高。老视眼随着调节功能的降低，也可合并集合范围降低，此者称为“假的集合功能不足”，或称为集合功能合并调节功能不足，也见于调节功能不足的年轻患者。

## 七、治　　疗

对于各种物理的和心理的治疗均可得到满意结果。假若患者的健康状况、心理状况以及工作条件生活环境较好，预后较好。

1. 病因治疗　实际上，在很多情况下病因是很难明确的。这时，对于那些经常视近工作或者工作负荷大的患者，就很有必要建议减少工作时间和工作量，因为无论怎样，疲劳都是集合功能不全发病的一个重要因素。

2. 光学矫正　治疗任何有关视觉异常的疾病，首先都必须矫正患者可能存在的屈光不正状态。对于集合功能不全，这点显得尤为重要。因为模糊会使调节系统的敏感性下降，由于调节和集合内在的连锁关系，会继发集合系统的疲劳而使病情反复。对于近视者要充分矫正，特别对于阅读情况，充分矫正屈光不正可以刺激调节由此带动集合。只有正位训练失败者方可用基底向内的三棱镜放在看近用的镜片中，称为缓解三棱镜。在这种情况，使用三棱镜必然缓解集合功能的不足，使之恰好在集合的舒适区之内，即在全部集合的中 1/3 范围活动。这种办法对于老视者看近时集合功能不足者效果更好。

3. 正位训练　对这类疾病可起到较好的效果。通过训练可使非自主性集合和自主性集合都得以提高。正位训练包括 Brock string，Vetograms 卡，Tranaglyphs 卡，Chiastopic 卡等。一项包括 1931 名患者的治疗报告显示，91% 有显著效果，总的平均治愈率为 72%（表 8-31）。另一项调查显示，原来达不到 Sheard 标准的 100 名这类患者，在通过诊所和家里的正位训练后，84 名最后都能达到 Sheard 标准，症状明显改善。

表 8-31 1931 名患者的治疗效果（Grisham JD，1988）

| 作者 | 患者人数 | 治愈（%） | 改善（%） | 无效（%） |
|---|---|---|---|---|
| Lyle and Jackson | 300 | 83 | 10 | 7 |
| Mann | 142 | 68 | 30 | 3 |
| Cushman and Burri | 66 | 66 | 30 | 4 |
| Hirsch | 48 | 77 | 12 | 10 |
| Mayou | 100 | 93 | 5 | 2 |
| Pantano | 207 | 53 | 3 | 4 |

4. 手术 这类眼病一般不采用手术疗法。

## 八、治疗效果

集合功能不全的平均治疗时间从 4 周至 16 周不等。通过治疗，多项指标都能得到明显改善。例如，Daum KM（1984）的一项研究表明，通过综合治疗，近远情况下的正融合范围从 $10^{\triangle}$提高到 $15^{\triangle}$（$P=0.01$～0.0001），近距离的斜视角轻微降低，从 $12^{\triangle}$外斜降至 $10.7^{\triangle}$外斜（$P=0.0007$）；AC/A 也得到提高，从 2.7 增加到 3.2，（$P=0.016$），集合近点从 7.4cm 改善到 4.3cm（$P=0.003$），调节幅度也从 8.9D 升至 11.4D（$P=0.0001$）。坚持完成完整的治疗至关重要，因为那些中途放弃的患者症状最易反弹。有研究表明，坚持完成完整的治疗而达到正常标准后，治疗效果（包括检查结果）至少能保持 1～2 年。最近集合不足治疗试验研究小组 Scheiman 等报道在 9～18 岁、有视疲劳症状的集合不足患者，周期为 3 个月视觉训练能明显改善正融像集合，集合近点移近，在诊所进行视觉训练结合家庭训练较传统的笔尖训练更有效。

# 第二节 集合功能过度

集合功能过度（convergence excess）指在视近情况下呈明显的内隐斜，而在视远时则相对正位。AC/A 值相当高。

普通人群中，集合功能过度的患者并不少见。有研究表明。发病率可达 6%。

## 一、病因

它可以是一种习惯性集合过度，也可以由于运动神经系统的影响所形成。依发生原因分为三类：

1. 集合过度合并调节过度是一种比较常见的眼科临床表现。这是由调节与集合两者之间存在着极为密切的协同关系。未矫正的远视眼是这方面的典型例子。过度的调节已成为生活中的习惯性状态，因而带动了集合过度。此外，新矫正的近视眼或初期老视眼开始戴眼镜也常常使用调节。再者为了看清物体的细节过度的调节，均可致调节的紧张或痉挛，因而使集合功能过度，如照明不足、眼屈光系统混浊、使用了睫状肌麻痹剂后和大病之后的恢复阶段；此外，儿童开始读写为了把字体的细节清楚常常把书本拿得很近，都可由于近反射导致集合过度的综合征。

2. 原发性的集合过度常常是痉挛型，多合并调节痉挛和瞳孔缩小。可由中枢神经系统刺激所引起。例如脑膜刺激或迷路压力增加等。癔症亦可引起集合痉挛、调节痉挛和瞳孔缩小。

3. 继发性集合功能过度则由散开功能不足所引起。

## 二、症状

几乎所有症状都是发生在视近工作时。轻度患者表现为读写和近距工作困难，印刷品很快模糊并伴有视疲劳。如要集中精力继续工作下去可引起头痛，续之出现复视，视觉干扰症状变化多端。当痉挛性集合发生调节痉挛，近距工作不能继续。最典型的例子是外伤、神经病或癔症，除痉挛性集合外还合并调节痉挛和固定的小瞳孔，偶尔合并发生间歇性眼球震颤。

## 三、体征

因为这类患者在视近时往往倾向于使用较少的调节以缓解症状，所以在检查时，为了让患者使用足够的调节来引出真正的检查结果，一定要叮嘱患者努力看清字体较小的检查视标，否则会导致错误的检查结果而漏诊。

这类患者在检查时会发现，视远时双眼正位或轻度内隐斜，视近时则明显内斜。AC/A 明显增高。视近时的负相对集合低，不足以代偿隐斜度。集合近点前移。MEM 检查会发现明显的调节滞后，最高可达 +2.00D（若滞后量大于 +2.50D，则往往提示有未矫正的远视）。单眼的调节幅度通常与年龄相符，但正相对调节就减少。立体视觉检查一般正常。屈光检查往往会发现远视。

## 四、诊断

诊断之前必须要检查并矫正患者的远视性屈光不正，然后根据视近时发生明显的内隐斜，视远时上述症状消失；用三棱镜所测集合明显增加、散开度正常等特点，诊断并不困难。对于小儿，客观的检查结果对于诊断的确立就显得尤为重要。此外，即使痉挛性者眼球的侧方向运动亦不受限制。

### 五、治　　疗

首先要消除致病因素。屈光不正者要予以矫正，对于远视者，既要给予视远的屈光度，也要给予视近的屈光度，因此，渐进多焦镜是一个很好的选择。隐斜度可用适当的三棱镜予以矫正。对所有人都要尽量减少近距工作时间。要注意一般健康状况，要保持好的照明条件。

正位训练可以试用，但效果不理想。Mayou 于 1939 年介绍了放松集合的方法，并得到理想效果。其法为患者通过两个透明卡看远处目标，并教会患者能够利用卡上的视标形成生理性复视（和双眼合像）使两眼的调节和集合放松。对于更为困难的病例可用分视镜、立体镜或弱视镜进行解痉的训练。

## 第三节　散开功能不足

散开功能不足（divergence insufficiency）指在视远情况下双眼呈明显内隐斜，而在视近时隐斜度明显减少，甚至正位。AC/A 值相对正常或稍低。

从发病概率看，相当罕见，是四种集合功能异常中发病率最少的一种类型。

发生原因不清，可能与外直肌的局部麻痹有关，尤其是当双眼呈内显斜状态时。

### 一、症　　状

主要发生在视远情况下，包括间歇性同侧复视、头痛、眼睛干涩、视物模糊、晕车（看远时明显）等等。患者往往会有驾驶和看电视等视远操作的障碍，而且这些症状在疲劳或身体虚弱时尤为明显。

### 二、体　　征

视远情况下明显内斜而视近时内斜度减少，AC/A 值相对正常或者稍低。视远情况下的负相对性聚散度减少，正（负）相对调节则正常。屈光状态与本病没有明显关系。

### 三、诊　　断

根据症状和体征，可以确定散开功能不足的诊断。

### 四、治　　疗

本病治疗困难，因为正位训练难以收效。如果患者存在远视，则应首先足矫远视。可暂时使用底向外的棱镜减轻症状，但应警惕长期配戴这种棱镜会使双眼散开功能不足永久化并促使肌无力。一般不建议手术治疗。

## 第四节　散开功能过度

散开功能过度（divergence excess）指视远时双眼呈外隐斜，而视近情况下外斜度明显减少，甚至呈正位。AC/A 值稍高甚至很高。散开功能过度的患者往往呈间歇性外显斜状态，而且主要发生在视远情况下。

散开功能过度比起其他几种集合功能异常的发病率少，其发生率为 1%～2%。

发生原因不清，眼屈光不正可能有一定作用，继发于集合功能不足者相当普遍。

### 一、症　　状

89% 的患者会有复视的不适，因而具有典型的广场恐怖症和不喜欢参加群体活动。少部分患者会有畏光或者视物不清（弱视）的症状。视近时往往没有不适。屈光状态与本病没有明显关系。

### 二、体　　征

视远情况下的外隐斜度明显比视近情况下的检查结果大得多。AC/A 值稍高，但也可以很高。视远时的负性聚散范围（破裂点）经常达到 $15^{\triangle}$～$20^{\triangle}$，甚至更高，超过 Morgan 正常标准的 2 倍以上。视远和视近时正性聚散范围尽管一般都达不到 Sheard 标准，但仍然在正常范围内。这类患者的立体视往往很好。当出现间歇性斜视时，可以出现视觉抑制或者异常视网膜对应。

### 三、诊断及鉴别诊断

根据症状和体征，可以得到散开功能过度的诊断。

应与集合功能不足加以区别。散开功能过度的最大特点是，眼处于休息时（视远）成为明显的外隐斜，在接近近点时则无隐斜成为正位。再者，AC/A 的比值亦可作为鉴别点。

### 四、治　　疗

如同上述各种集合功能异常，可以试用正位视 / 视觉功能训练、棱镜和负镜过矫等方法治疗。各种方法的治疗效果，报道不一。不少研究表示，正位视 / 视觉功能训练可以达到较好的效果。

# 第五节　其他集合功能异常

## 一、基本型内隐斜

视远内隐斜等于视近内隐斜，AC/A 比值正常，高张力性集合。临床上比集合不足和集合过度少见。Scheiman 报道 6～14 岁儿童患病率为 0.7%，Porcar 和 Martinez-Palomera 报道大学生为 1.5%。

视远内隐斜等于视近内隐斜，通常差别≤5△，AC/A 比值正常，负相对性集合（NRC）值在视远视近时均减小，屈光状态多为远视，双眼调节灵敏度 −2.00D 一侧通过困难。正相对性调节（PRA）减低，调节反应（MEM，BCC）滞后。

患者长期抱怨视疲劳、头疼、视远视近均视物模糊，视远复视。

主要鉴别是排除远距离病理性内隐斜。

## 二、基本型外隐斜

视远外隐斜等于视近外隐斜，AC/A 比值正常，低张力性集合。临床上比集合不足和集合过度少见。Scheiman 报道 6～14 岁儿童患病率为 0.3%，Porcar 和 Martinez-Palomera 报道大学生患病率为 3.1%。

视远外隐斜等于视近外隐斜，通常差别≤5△，AC/A 比值正常，正相对性集合（PRC）值在视远视近时均减小，屈光状态与外隐斜并没有相关性，双眼调节灵敏度 +2.00D 一侧通过困难。负相对性调节（NRA）减低，调节反应（MEM，BCC）超前。集合近点（NPC）通常退后。

患者长期抱怨视疲劳、头疼、视远视近均视物模糊、复视。

鉴别诊断：排除远距离病理性外隐斜。1986 年 Daum 提出如果视远外隐斜≥6△，则视近外隐斜应≤9△，视为基本型外隐斜，可以与散开过度鉴别；如果视远外隐斜视度≤5△，则视近外隐斜应≤3△，可以与集合不足鉴别。Daum 认为集合不足、散开过度及基本型外隐斜中显性外斜视比例较大。

## 三、融像性聚散功能失常

由于动态聚散功能不良，即聚散灵敏度差引起来的一系列视疲劳症状。通常与检查结果不完全一致。临床上比集合不足和集合过度少见。Scheiman 报道 6～14 岁儿童患病率为 0.6%，Porcar 和 Martinez-Palomera 报道大学生患病率为 1.5%。

张力性集合正常，AC/A 比值正常，视远视近隐斜在 Morgan's 正常范围内，正相对性集合（PRC）、负相对性集合（NRC）值在视远视近时均减小，正相对调节（PRA）、负相对性调节（NRA）减低，集合灵敏度和双眼调节灵敏度减低，单眼调节灵敏度（MAF）正常，调节幅度正常。部分患者集合范围正常但集合灵敏度减低。与屈光状态相关性不大，多数患者为正视眼。

症状与近距离工作有关，患者长期抱怨视疲劳、头疼、嗜睡、视远视近均视物模糊、复视、注意力不集中和理解能力差。正如其他双眼视异常（如集合不足），有些患者没有症状，可能因为有一眼被抑制或者与他们避免近距离工作、痛阈值高、阅读时遮盖一眼有关。

鉴别诊断：融像性聚散功能失常患者有症状，但是远近内隐斜均正常，故容易误诊为调节功能异常，其中调节灵敏度异常最容易混淆，主要鉴别点为融像性聚散功能失常的单眼调节灵敏度正常，而调节灵敏度异常患者检查通不过。另外还应该与潜在远视、垂直斜视或旋转性斜视、注视视差、双眼视网膜影像不等相鉴别。

## 四、集合痉挛

器质性的集合痉挛极为少见，均合并着调节痉挛和瞳孔缩小，即近反射痉挛，此者可见于脑膜炎、大脑炎、脊髓痨和迷路刺激等。在肌无力患者中，可偶发眼肌转动危象，表现为集合痉挛。在全身或局部用药或长期极度看近可引起调节和集合痉挛。后者是目前引起学生近视或假性近视的重要因素。

器质性集合痉挛的治疗应首先解除其原发病灶。对看近引起调节和集合痉挛形成的暂时性调节性近视，可通过物理及药物治疗等方法放松集合及调节达到治疗目的。

## 五、集合疲劳

前已述及两眼处在看远状态时，由于集散功能是平衡的，看远就等于休息不会产生任何疲劳。在两眼看近时，尽管两眼的集合和调节均处于紧张状态，只要眼屈光、眼位和身体状态正常，并且视觉卫生条件良好，即使从事长时间的读写工作亦不易引起集合和调节的疲劳。

集合和调节疲劳的测定都是使用同一方法。它是用测定近点的视标放在被试者的近点附近，令被试者不断地努力尽量使用最大的集合力量。用记文鼓将集合近点的距离波动和维持时间记录下来。好多学者均实验证明，健康青年在几十分钟内不会有任何疲劳改变。故集合和调节疲劳者应从眼部和全身健康状况中寻求原因进行矫治。

## 第六节 集合功能异常的诊断及治疗原则

有时医师会觉得很难判断患者的主诉症状是否由于双眼视功能异常引起。因为这些症状没有特异性，可以由系列的原因造成，比如工作压力大、劳动强度大、工作条件差（光线暗、座椅不舒服等等）；同时，同一症状会有不同的诊断，造成误诊，原因如下。

1. 症状没有特异性　许多的因素都可能造成眼睛不适、视物模糊、头痛等症状。眼睛干涩感与聚散功能异常关系较大；工作一段时间后出现的视物模糊就与调节功能异常关系较大。

2. 人类的适应性很强　当眼睛不适时便会避免用眼，尤其是小孩，他们喜欢舒服愉快地去干活，当眼睛干涩或者复视等不适影响到他们的工作时，他们便会避免视近工作。

3. 临床测量值的大小存在很大的变动　比如聚散度的测量，有时很难判断结果过低是真实的低于正常还是患者没有很好地配合检查，尤其当患者疲劳、情绪波动时，所测得值更值得怀疑。

尽管症状没有特异性，但一份详尽的病史对于判断症状是否与集合功能异常有关作用非常大。当然，询问病史的技巧要通过实践经验慢慢积累。临床医师必须要通过病史的询问，慢慢学会鉴别哪些症状是由于聚散功能异常有关，而与压力、工作条件等干扰因素无关。

详尽的病史，再综合细致的功能检查，并与正常值对照比较，还加上相关的理论知识，一般都能得到正确的诊断。

### 一、通用诊断处理标准

1. Sheard 法则　Sheard 法则是公认的被应用于双眼视疾病诊断最为广泛的法则之一。它的内容是：融合储备应该至少是融合需求（即隐斜大小）的两倍才能较长时间地从事双眼视工作。

Sheard 法则适合使用于诊断例如集合功能不足等外隐斜的患者，同时，也常用于指导治疗，用做视觉训练的评估指标效果和开棱镜处方的参考：

所需棱镜度 = 2/3 隐斜度大小 − 1/3 代偿性聚散度的大小

例如，一个 $10^{\triangle}$ 外隐斜的患者，但他的正融合性集合（模糊点）只有 $15^{\triangle}$，则需要配戴一个棱镜度 $= 2/3 \times (10) - 1/3 \times (15) = 6.7 - 5 = 1.7^{\triangle}$，（底向内）以解除症状。

2. Percival 法则　Percival 法则是另一个经常使用于诊断双眼视疾病的法则。它的内容是：聚散度的需求应该处于聚散度范围的中间 1/3，才能舒适地较长时间双眼工作。因此，使用 Percival 法则时不需考虑患者隐斜度大小的问题。

与 Sheard 法则不同，多项研究证明 Percival 法则只适用于例如集合功能过度等内隐斜的患者。有时，Percival 法则也用来指导治疗，例如：

所需棱镜度 = 负融合性集合 + 1/3 总的融合范围

注意：当所需棱镜度为负值，则不需要配戴棱镜。

例如，一个患者，其负融合性集合（模糊点）为 $5^{\triangle}$，而总融合范围为 $18^{\triangle}$，则为了达到 Percival 法则，达到较长时间舒适的双眼工作的目的，应该配戴 $1^{\triangle}$ 底向外的棱镜。

实际上，到目前为止，我们仍然没有找到一个单一的“万能”诊断方法，也不存在一个永远准确、永远可信的诊断方法。临床上有些患者有各种症状主诉，但检查却没有任何的异常；相反，也有些患者所有的检查结果都异常，却没有任何的不适。所以我们确立诊断时，必须要综合病史、症状、体征、正常对照值、通用标准等等因素综合治疗。

### 二、集合功能异常治疗原则

一般来说，治疗双眼视异常的手段都应遵循以下顺序：①诊断并正确估计病情；②正确矫正存在的屈光不正；③处理任何存在的知觉异常，比如弱视；④处理存在的调节异常；⑤处理存在的隐斜或者聚散功能异常。

正因为双眼视系统的“金字塔”式的组建结构，所以临床医师在处理双眼视异常时，应该遵循以上的治疗顺序，循序渐进地进行。

集合功能异常的治疗一般也要遵循以下的特定顺序：①先考虑使用近用下加正镜或者附加负镜；②考虑应用一系列的聚散功能训练；③考虑使用附加棱镜；④最后，在以上各种方法效果不佳时可考虑进行眼外肌手术治疗，但要谨慎。

当然，对于每个患者，临床医师都要根据患者的实际情况，还要结合患者的个人意愿进行以上治疗顺序的调整或者治疗方法的筛选。

#### （一）聚散功能训练

1. 疗效　多年来，许多研究都表明，正确的聚散功能训练对于眼球运动功能的异常可以起到显著的治疗作用。例如，Cooper J（1983）通过对 14 个集合功能不全的患者进行实验组和对照组的比较，证明实验组通过聚散功能训练，患者的症状明显缓解，集合范围也显著增大，与对照组的结果具有统计学的差异；他还通过另外两组患者的比较，证明聚散功能训练的作用并不是安慰剂的作用，实验组与对照组也存在统计学的差异。Grisham JD（1991）也有类似的实验：把5个集合功能异常患者和两个正常人分为两组（实验组3个患者，对照组2个患者和2个正常人），进行为期3个月的聚散功能训练，通过2～8周的训练，患者的聚散功能均达到正常水平，症状明显缓解，并且，在实验结束后的3个月和6个月的随访中，患者的聚散功能仍保持在稳定的正常水平。

研究还发现，Base-out（底向外）方向的功能训练能显著增加正性融合聚散范围，然而，对于负性融合聚散范围，Base-in（底向内）方向的功能训练作用却不明显，因为如果要达到较好效果，必须进行时间很长的功能训练。有研究对患者实行7周的Base-in方向的功能训练，负性融合聚散范围在视远与视近情况下分别增加5$^{\triangle}$和9$^{\triangle}$，隐斜度也平均增加3.6$^{\triangle}$的外隐斜度。

2．指征　对于出现明显与集合功能异常有关的症状的患者，例如头痛、视觉模糊、复视等等，一般都可试用聚散功能训练。同样，出现与集合功能异常相关的客观表现，诸如工作效率下降、立体视消失、视觉抑制、明显水平隐斜、调节幅度下降等的患者，也可试用聚散功能训练（表8-32）。对于小孩，诊断往往是全靠患者的客观表现来决定。但必须知道，在选用聚散功能训练的同时，也不要忽略其他治疗方法的作用，要实行综合治疗。

表8-32　聚散功能训练指征

| 聚散功能训练类型 | 适用范围 |
|---|---|
| Base out（底向外）或正向聚散训练 | 集合功能不全、间歇性外斜、分散过度、融合范围大的外显斜等 |
| Base in（底向内）或负向聚散训练 | 非屈光性调节性内斜、集合过度（要求患者积极参与并且程度较轻者）、内隐斜或者内显斜（要求患者积极参与并且程度较轻者） |

3．常用方法　聚散功能训练的方法很多，包括电脑自动化的方法，它有易于控制、训练效果易于记录等等优点，在西方发达国家的视光学诊所内广泛应用，Vectographic卡则有简单易懂、图像清晰等优点。Tranaglyphic卡则有价廉物美的优点。Chiastopic卡则效果确切却难于理解，所以往往应用于训练末期。Push-up法（图8-293），作为一种传统的训练方法，对于集合功能不全作用明显，不需花费、简单易明，但该法往往容易使训练者产生明显的诸如眼干、视疲劳等不适，而且枯燥乏味，难以持久进行。所以，在大多情况下，我们推荐首先使用Vectographic卡或者Tranaglyphic卡，然后使用Aperture尺，最后以Chiastopic卡（图8-294）来结束训练。

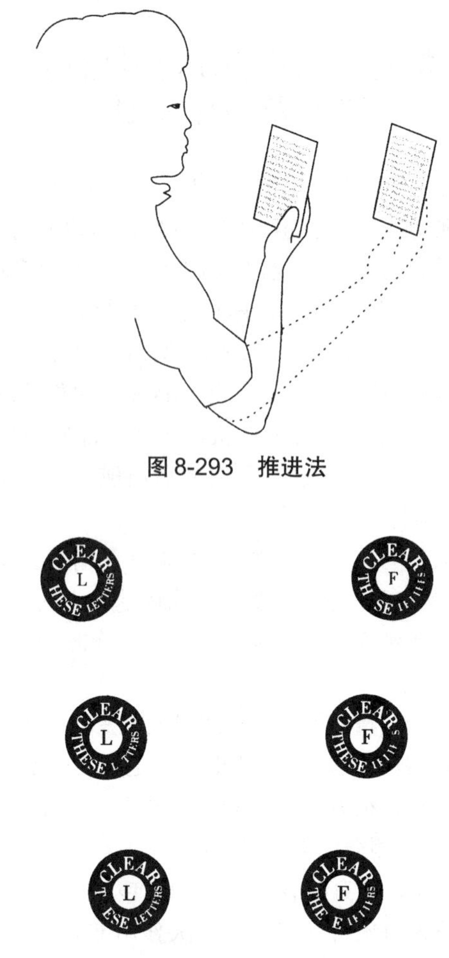

图8-293　推进法

图8-294　用来训练正融像性集合的Chiastopic卡

应用聚散功能训练时需要注意训练的时间和患者努力的程度。对于年轻的患者，聚散功能训练的效果往往会较好。在选择训练方法时，一定要选择患者能理解并且能配合的训练方法，并且要定期跟踪训练效果，对于成功的训练方法要坚持，而对于失败的训练方法则要及时更换。

### （二）使用球镜或者棱镜治疗

1．疗效　球镜能改变调节需求而不改变聚散需求；棱镜则可改变聚散需求而不改变调节需求。临床医师可以结合患者的AC/A值、隐斜度大小等等来计算刺激需求以及附加镜片引起隐斜度的改变。表8-33是一位60mm瞳距、AC/A＝6$^{\triangle}$/D在40cm检查距离双眼呈正位的患者在改变球镜和（或）棱镜时隐斜的改变情况。

表 8-33　附加球镜 / 棱镜时调节 / 聚散的变化

| 距离（cm） | 附加棱镜（△） | 附加球镜（D） | 调节需求（D） | 聚散需求（D） | 隐斜度（△） |
|---|---|---|---|---|---|
| 40 | 0 | 0 | 2.5 | 15 | 0 |
| 40 | 0 | +1.00 | 1.5 | 15 | 6 XP |
| 40 | 0 | −2.00 | 4.5 | 15 | 12 EP |
| 40 | 5 BI | 0 | 2.5 | 10 | 6 EP |
| 40 | 10 BO | 0 | 2.5 | 25 | 10 XP |
| 40 | 6 BI | +2.00 | 0.5 | 9 | 6 XP |
| 100 | 5 BO | −1.00 | 3.5 | 20 | 1 EP |

2. 指征　应用附加球镜和（或）棱镜的方法应该审慎，通常在其他方法不能更好地解决问题的情况下才应用（表 8-34）。而且，即使应用该方法，附加度数也应该通过试戴的方式进行，尤其是在效果不确切的情况之下。试戴尽管花费时间较多，但却是防止患者不适应新镜的有效方法。在试片过程中，使用排镜往往能大大节省我们决定附加棱镜度的大小的时间。同时，我们也应该告知患者，很可能试戴不能一次就成功，而且即使配戴了附加镜，也不一定能解决患者所有的问题，也许还需要其他方法综合治疗。

表 8-34　使用球镜或棱镜治疗的指征

| 附加镜类型 | 适用范围 |
|---|---|
| 附加正镜 | 集合过度性内隐斜，调节不足（包括老视），非屈光性调节性内隐斜，隐斜或显斜（斜视主要发生在看近者） |
| 附加负镜 | 分散过度，间歇性外显斜 |
| 附加底向外（BO）棱镜 | 内隐斜，内显斜（融合聚散范围较大者），间歇性内显斜（远近斜视度相近者） |
| 附加底向内（BI）棱镜 | 外隐斜，外显斜（融合聚散范围较大者），间歇性外显斜（远近斜视度相近者，尤其是调节功能缺陷以致不能使用“负镜过矫者”） |

3. 附加球镜 / 棱镜度数的确定　有很多方法可以用来确定附加球镜 / 棱镜度数，包括 Sheard 法则、Percival 法则、相关隐斜度大小等等，没有证据表明哪种方法更优越，也没有证据表明哪种方法更准确，实际临床上主要是通过试戴来确定附加度数。

4. 附加球镜 / 棱镜度数的限度　实际上，可以附加球镜的度数很有限，近用下加一般不超过 2.5～3D，负镜过矫也不超过 −2.5D，除非患者的调节系统在这个额外的调节刺激情况下仍能正常工作，对于这点，我们可以用 MEM 法来检查，假如患者的调节滞后量仍在正常范围内，则表示患者能耐受这个新的附加度数。

附加棱镜的度数就更加严格。我们很少附加每只眼超过 5△～6△的三棱镜，当超出这个限度，图像质量的下降还有镜片的加厚以及加重，往往令人难以接受。尽管使用 Fresnel 棱镜，度数可以加至 40△，但视力往往会有所下降。

## 三、正常对照值

在使用表 8-35 和表 8-36 内数据时我们必须清楚，任何正常期望值都只代表研究样本中的平均值，而实际上，这些参数都是很可能与年龄、性别甚至种族等等相关，因此，我们在下诊断前，不但要综合多项参数的检查结果，还要充分考虑病史、症状等因素。

表 8-36　正常对照值（Morgan MW，1944；Grisham JD，1983）

| 检查项目 | 正常值 |
|---|---|
| 调节准确度（MEM 法） | +0.50～+0.75D |
| AC/A（远近法） | 5△/D |
| AC/A（梯度法） | 4△/D |
| 调节幅度 | 平均（D）= 18.5 − 0.3 × 年龄<br>最小（D）= 15.0 − 0.25 × 年龄<br>最大（D）= 25.0 − 0.4 × 年龄 |
| NRA/PRA（足矫屈光不正之后） | +2.00/−2.37D |

（杨智宽　关征实）

表 8-35　正常对照值（Morgan MW，1944；Grisham JD，1983）

| 检查项目（检查距离） | 结果（标准差） | | |
|---|---|---|---|
| | Morgan | Saladin-sheedy | OEP |
| 隐斜度（6m） | 1 xp（2） | 1 xp（3.5） | 0.5 xp |
| 负相对性集合（6m） | X/7/4（−/3/2） | X/8/5（−/3/3） | X/9/5 |
| 正相对性集合（6m） | 9/19/10（4/8/4） | 15/28/20（7/10/11） | 8/19/10 |
| 隐斜度（40cm） | 3 xp（5） | 0.5 xp（6） | 6 xp |
| 负相对性集合 | （40cm）13/21/13（4/4/5） | 14/19/13（6/7/6） | 14/22/18 |
| 正相对性集合 | （40cm）17/21/11（5/6/7） | 22/30/23（8/12/11） | 15/21/15 |

# 第六章
# 视 疲 劳

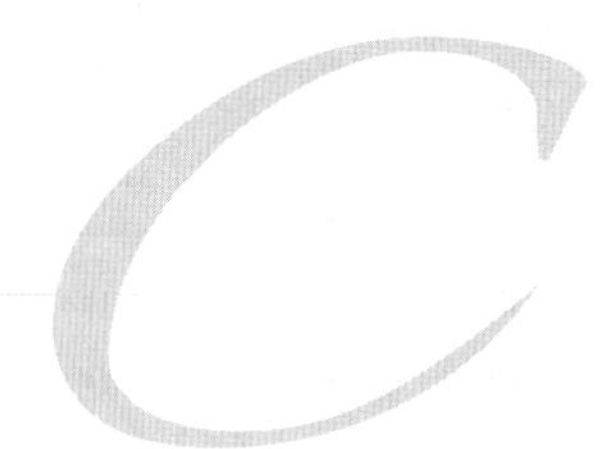

## 第一节 视疲劳的原因

视疲劳又称眼疲劳（asthenopia，eye-strain，eye-fatigue）。是以患者自觉眼的症状为基础，眼或全身器质性因素与精神（心理）因素相互交织的综合征。并非独立的眼病。因而常常被称为眼疲劳综合征，属于心身医学范畴。

视疲劳的原因包括眼的因素、环境因素和体质因素，可基本分为四类：①眼的因素（如屈光、干眼、双眼视觉问题）；②外界环境因素（如光、声、化学物质刺激）；③内在环境因素（如全身性疾病，生活节奏失调）；④精神（心理）因素（如紧张、忧郁，性格、人际关系）。

现代社会的发展节奏和趋势，从许多方面都使得视疲劳的发生率在增加，如信息获取的需求和流动增快增大、阅读界面的改变（视频等终端使用率在不断提高）、工作节奏和学识要求提高对人们的精神压力、社会老龄化的相应健康问题亦产生视疲劳等。

### 一、引起视疲劳的眼部因素

由于眼本身因素引起的视疲劳，临床上就其发生原因分以下几类。

#### （一）屈光性视疲劳

1. 远视性视疲劳　常见于中等度以下的远视眼，为了保持视网膜上有清晰的物像，无论看远或看近均需要运用调节以代偿眼球屈光。远视眼注视近距离目标比正视眼用更多的调节力。由于过度的睫状肌收缩，驱使较多的调节力维持近距离工作，出现视疲劳。开始时尚可维持近点在正常位置，稍久即有近点后移现象，出现视朦、复视、眼痛，休息片刻又可使眼恢复常态，继续工作，不久又出现上述症状。如此循环反复出现视疲劳或全身症状。

2. 近视性视疲劳　多因屈光不正或配戴不合适的眼镜造成过度使用调节，调节功能衰弱和不全所致。

3. 散光引起的视疲劳　中高度的散光容易导致视力下降，同时并发视疲劳的症状，如眼疼、眼胀、眼红等等。

4. 老视前期视觉疲劳　在老视前期或老视初期，由于调节需求大于 1/2 调节幅度，同时又未进行合理阅读附加状态，在一些特定的情况下会出现视觉疲劳，如持续阅读，阅读小印刷字体，在较昏暗的照明下阅读等。

#### （二）双眼视觉平衡问题

1. 肌性视疲劳　由于眼外肌力量不平衡，为了维持正常眼位和保持融合功能，部分眼外肌过度紧张，因而发生视疲劳，如间歇性外斜视，患者为了维持正常的双眼视功能，努力启动内直肌的集合作用，导致视疲劳。

2. 调节和集合性视疲劳　由于个体差异或调节异常，可发生调节性视疲劳症状，如调节不足或者调节过度等。在近距离工作或阅读时为保持双眼单视，两眼内直肌需要共同收缩，距离愈近，内直肌收缩就愈强，视疲劳症状就越明显。另外看近距离物体时，集合、调节、缩瞳呈现联合动作。三联动作中的任意一方面出现问题，都会带来视疲劳。

3. 不等像引起的视疲劳　由于两眼视网膜视像大小不等，相差超过 5% 以上的耐受限度，便会引起融合困难，干扰视觉而发生视疲劳。不等像引起的视疲劳包括由于眼屈光参差，术后无晶状体眼，眼镜的屈光度相差悬殊所引起的。

4. 眼球运动异常引起的视疲劳　眼球运动异常主要有跟随异常和扫视不足（常表现在阅读中）。

#### （三）症状性视疲劳

通常与近距离工作或阅读无明显关系，往往是与眼病有关。如睑缘炎、慢性结膜炎、角膜炎、眶上神经痛等。观察疲劳症状的变化。

#### （四）干眼症

因干眼症引起的视觉疲劳发病率逐渐升高，主要原因是饮食的改变、环境的改变（包括生活环境和阅读环境）。女性发病率更高，因为女性参与工作比率增高，同时内分泌系统的变化与干眼症发生极其相关。

### （五）其他

此外在老视、青光眼、交感性眼炎，睫状体炎，糖尿病，贫血，营养不良、内分泌障碍等时易出现调节性视疲劳。

## 二、引起视疲劳的环境因素

外界环境对视觉活动的影响是多方面的，例如光、声、温度、生活节奏的紧张、昼夜更转等，环境的诸多因素通过大脑皮层对调节，眼外肌或精神（心理）上的干扰而诱发眼的疲劳或全身的疲劳称为环境性视疲劳。环境因素是复杂的诸多因素相互影响相互作用的结果。

### （一）采光照明

1. 照明的强度　照明与视觉活动有密切关系。通常照明强度与视力成正比，但是过强的光线下也容易发生视疲劳。按照我国暂行规定教室自然光线照度，桌面 50～100lx。夜间使用 XT 照明阅读以 100～200lx 为宜。照明强度对调节功能有明显的影响。稻叶指出照度低于 16lx 以下有明显调节疲劳。据调查中学教室，由于采光照明差，下午末节课与课前比较，眼调节力明显下降。照明昏暗，近距离工作常以眼靠近目标，以增大视网膜物像来代偿，易发生疲劳。

2. 照明光线的分布　照明的方式与光线的分布有关系。单用直接照明（即局部照明），常出现工作物一侧光暗，另一侧很亮，或工作面亮而周围较暗，眼睛易感到疲劳。间接照明，光线投射到天花板或墙壁，然后呈弥散性反射光线照射到工作物。光线分布比较均匀，心理上舒适。但如照射强度不够，工作物又较小，辨认困难也易发生疲劳。最好用直接照明与间接照明综合照明。使工作物周围的亮度不过分低于工作物亮度。

在视野内有局部的强照射光源，出现暂时性视力障碍和眼睛不适称为眩光（glare）。根据照射光线的来源，眩光分为：①光源直接照射到眼睛引起的眩光为直接眩光；②光源照射到反光很强的物体上反射的光线引起的眩光为间接眩光。根据对视觉活动的影响，眩光可分为三型：①由于强光照射刺眼，撤光后眼前出现一时性中心暗点或光亮的后像称为盲性或暗点眩光；②强烈的光线在眼媒质中散射，如在角膜混浊、晶状体混浊时，散射光干扰，使物体的对比度下降产生的眩光称为眼花眩光（dazzling glare）；③由于光源中近端紫外线较多，可激发透明晶状体产生荧光，这些荧光如一片光幕遮在眼前，称为幕样眩光（veiling glare）。强光对眼睛能否产生眩光现象，眼的适应状态是重要的因素。暗适应状态即使光线不甚强烈也可能产生眩光。如在阳光下眼对汽车灯的照射并不产生眩光，但夜间就感觉眩光。另外的因素是眼与光源的距离与投射方向的影响，光源愈近，投射光愈接近视线，则眩光愈强烈。

3. 照明光线的稳定性　荧光灯发生闪烁跳跃光。光源摇摆不定，使工作物忽隐忽现时，则易发生视疲劳。

4. 有色的光源照明容易发生视疲劳　因为视觉活动长期适应于太阳光的白色光线。红色和黄色光线照明，比在蓝色和绿色光线下更容易产生视疲劳。

### （二）工作物与阅读字体大小、背景对比和稳定性与视疲劳的关系

细小的工作物或字体，即使努力靠近注视物体，增强调节也难以分辨清楚，注视稍久即可出现疲劳。工作物或字体与背景对比不明显；工作物摇摆不定或移动迅速；频繁的变换眼与注视物的距离等都易发生视疲劳。

### （三）视屏显示与视疲劳

由于近代科学技术的发展，大量应用阴极射线管作显示的电器进入了我们的工作、学习和生活环境。如电脑、电视、电子游戏机、监视仪、手机等。近年来有文献报告，长时间在这些视屏前注视或操作易发生视疲劳，常有手、颈、肩、腰、脚疲劳和酸痛。严重者可发生其他全身症状，称为 VDT 综合征。

## 三、引起视疲劳的全身因素

多数学者认为视疲劳的发生和发展与身体和精神（心理）内在环境的不平衡有重要关系。虽然疲劳首先表现在眼睛，病因往往是复杂的全身性疾病所致。例如癔症、精神病早期、更年期、甲亢、高血压、低血压、贫血、糖尿病、心功能不全、病后恢复期、分娩期和哺乳期等，多因有明显视疲劳症状出现，忽视了一些潜在性的全身性变化。有些患者表现精神十分紧张和忧郁，实际器质性病变与自觉症状不成比例，往往在除眼症状外尚合并有自主神经不稳定和其他精神（心理）症状，难以用药物或矫正眼镜消除症状。是一种神经症（neurosis），称为神经性视疲劳，属于心身医学范畴。

# 第二节　视疲劳的临床症状

视疲劳常出现在用眼以后，症状是多种多样的，有些可能属于“幻觉”症状或是被夸大。症状出现的轻与重与个人性格、心理状态、生活和工作环境有关系。视疲劳并不像有些眼病一样表现出剧烈眼痛、明显复视等，多数是在近距离工作如阅读、写作、缝纫、使用计算机时出现视觉疲劳，这种视觉疲劳往往会随着用

眼而加剧，随着休息、睡觉而缓解。

## 一、视力障碍和眼部症状

1. 视力障碍　引起视力障碍主要表现在近距离用眼时视物模糊，复视，字行重叠，文字跳跃走动，由于调节时间异常，看近后再看远处需片刻才能逐渐看清，从远再看近也需短暂的模糊才逐渐看清近处文字。通常远视力尚正常或接近正常。

2. 眼部症状　眼困倦，甚者睑沉重难以睁开，对光敏感，眼球或(和)眼眶周围酸胀感或疼痛、流泪、异物感、眼干涩、睑痉挛、泪液减少等。

## 二、全身症状

视疲劳患者重者常有不同程度的全身症状：头痛或偏头痛，眩晕，颈肩酸痛，嗜睡，乏力，注意力难以集中，记忆力减退而理解力也“今不如昔”，有“阅读恐惧症”。多汗，易急躁发怒，心烦不安，失眠，面部肌肉抽搐，食欲不振，胃肠消化功能欠佳，便秘，嗳气，呕吐等。

# 第三节　视疲劳的诊断

视疲劳症状复杂多变，在查找发病原因时十分困难。尤其是对于学龄前的儿童患者，很少能描述自己视觉的症状，大多数人认为这种不适是与生俱来的，但仔细检查会发现许多问题。有问题的儿童会通过其他方式来补偿这种视觉疲劳症状，如放弃行动、缩短注意力、转移注意力和厌恶引起症状的行为，有些患者会因为双眼视问题将书本拿得很近，还有的会遮住一只眼，头靠在手臂上等来打破双眼融合。因此，在临床上，医师需要详细向患者或者患者的家属了解其视觉症状。

1. 问诊　医师问诊的态度和语言对取得患者的信任和理解十分重要。通过与患者交谈了解症状的发生和发展经过，听取患者的既往病史和工作生活环境。为选择检查项目的依据。

2. 视力和屈光状态的检查　视力检查应包括远、近距离视力以及矫正视力。由于眼屈光状态与视疲劳有密切关系，验光应是首选检查项目。弄清眼屈光状态的性质和程度，同时也要对目前戴的眼镜进行测验是否合适。

3. 调节和集合功能检查　①调节幅度，应反复检查多次，有无不稳定或逐渐后退现象；②调节反应，主要检查有否严重的调节滞后或调节超前；③调节持续时间；④调节灵活度；⑤集合功能检查，包括集合近点，融合范围，集合功能负荷试验用以观察集合维持时间；⑥聚散融合能力等。

4. 眼外肌和眼球运动的检查　①眼球运动和固视状态；② 5m 和 33cm 用 Maddox 杆检查有无异常眼位(裸眼与戴镜)。

5. 视像不等检查　可用空间影像计(space eikonometer)、标准影像计(standard eikonometer)、视像不等检查表等测量两眼视网膜物像大小和形态差异。亦可用 Maddox 杆检查。

6. 眼常规检查

7. 体格检查　根据患者情况请有关科室检查，有无器质性或功能性变化。

# 第四节　视疲劳的治疗

由于引起视疲劳的因素是复合因素，比如远视未矫正则因付出过多的调节阅读效果会较差，予以近附加镜片，视疲劳会得到改善。在阅读不良的患者中，多伴有以下各种情况，如屈光参差、不等像、大角度外隐斜、垂直隐斜和融像性聚散异常等，上述这些问题会影响感觉融像系统和聚散系统，使其在近距离工作时无法保持双眼匹配。因此视疲劳的治疗措施也是综合疗法，既有对症又要针对病因治疗。

1. 矫正屈光不正　配戴合适眼镜，包括屈光度合理，瞳距适应，散光轴位调整准确，定期复查。配戴合适眼镜是治疗视疲劳首项措施。

2. 阅读附加　对于老视者应给予及时和科学的阅读附加验配。

3. 视觉训练　调节和聚散训练有多种方式，其目的是提高双眼协调运动能力，增强融合功能，扩大融合范围，以补偿集合力不足或外隐斜的缺陷，使双眼视觉功能得以维持。对于调节或集合功能不足的视疲劳，是临床治疗有效的方法。

4. 双光镜和棱镜　对于调节问题或聚散问题诱发的视疲劳在视觉训练无效的情况下，可酌情考虑使用双光镜或棱镜，可以达到缓解疲劳的目的。

5. 治疗眼病与全身病　通过与患者交谈，取得患者信赖与合作，解除患者对视疲劳的精神压力，暗示患者增强自我调控，切断恶性循环，以利于增强眼与全身的治疗效果。

6. 改善工作和生活环境　如避免干燥或污染严重的生活或工作环境，如常年空调状态、高风尘工地、高强度视频阅读等，均也不可忽视。对于因环境内分泌系统诱发的干眼症等应该重视，并针对病因进行调整。

7. 药物疗法　常作为对症疗法。

(瞿　佳　陈　洁)

## 主要参考文献


1. 徐广第. 眼屈光学. 上海：上海科学技术出版社，1987.
2. 吕帆. 双眼视觉问题分析与处理. 台湾：大裕出版社，1999.
3. 王光霁. 双眼视觉学. 第 2 版. 北京：人民卫生出版社，2011.
4. 李凤鸣. 中华眼科学. 第 2 版. 北京：人民卫生出版社，2005.
5. Ames A Tr. The space eikonometer test for aniseikonia，Am Jophthalmol，1945，28：248.
6. Duke-Elder SS，Abrams D. System of Ophthalmic Optics and Refraction，vol 5. London：Henry Kimpton，1974.
7. Michaels DD. Visual Optics and Refraction：A Clinical Approach. St Louis：CV Mosby Company，1985.
8. Levin LA，Nilsson SE，Hoeve JV et al. Adler's physiology of the Eye. 11th ed. Saunders，2011.
9. Weissberg EM. Essentials of Clinical binocular vision. Boston：Butterworth- Heinemann，2003.
10. Steinman S，Steinman B，Garzia R. Foundation of binocular vision. New York：McGraw-Hill Medical，2000.
11. Kurtz D，Carlson NB. Clinical Procedures for Ocular Examination. 3rd ed. McGraw-Hill Companies，2003.
12. Scheiman M，Wick B. Clinical management of binocular vision. 3rd ed. Philadelphia：Lippincott Williamas & Wilkins，2008.

# 第五篇　眼屈光检查法

屈光检查的主要内容是验光。验光是使位于无穷远的物体通过被检眼以及眼前的矫正镜片后恰在视网膜上形成共轭点。通过规范和完整的验光过程，获得适合被检者的处方，达到视物清楚、用眼舒服、用眼持久的理想矫正目的。

屈光检查并不是一个独立的过程，而是与眼部的生理病理紧密相关的，因此，在验光时，必须了解患者的基本情况，并对视觉功能的基本情况和眼部健康状况进行基础检查。

屈光检查就是在此基础上进行验光。因此，所谓的规范验光，是一个全面的眼保健检测过程，它由一系列的基本检测流程和内容构成(图 8-295)。

屈光检查是一个动态的、多程序的临床诊断过程。从光学角度来看，无穷远的物体通过被检眼以及眼前的矫正镜片后在视网膜上形成共轭像是其中的一步，但仅达到这样的目标是远远不够的，因为验光的对象是人，而不仅仅是独立的眼球。因此，验光要为患者找到既能看清物体又使眼睛舒适、用眼持久的矫正镜片，也就是既看到他需要看到的一切，而又能持续使用眼睛并无任何不适感。

完整的屈光检查过程包括三个阶段，即初始阶段、精确阶段和终结阶段。

1. 第一阶段(初始阶段)　在此阶段，主要收集有关患者眼部屈光状况的基本资料，根据这些资料，预测验光的可能结果。该阶段的具体内容有：①病史、常规眼部检查和全身一般情况等；②角膜曲率计检查；③检影验光或电脑验光；④镜片测度仪检测。检影验光是该阶段的关键步骤。

2. 验光的第二阶段(精确阶段)　对从起始阶段获得的预测资料进行检验。精确阶段使用的主要仪器为综合验光仪，让患者对验光的每一微小变化作出反应，由于这一步特别强调患者的主观判断作用，所以一般又称之为主觉验光。

3. 验光的第三阶段(终结阶段)　主要指试镜架测试，并进行个性化调整以求达到配戴清晰、舒适和持久。终结阶段并不是一种简单的检查，而需结合经验和科学理论才能作出正确的判断。

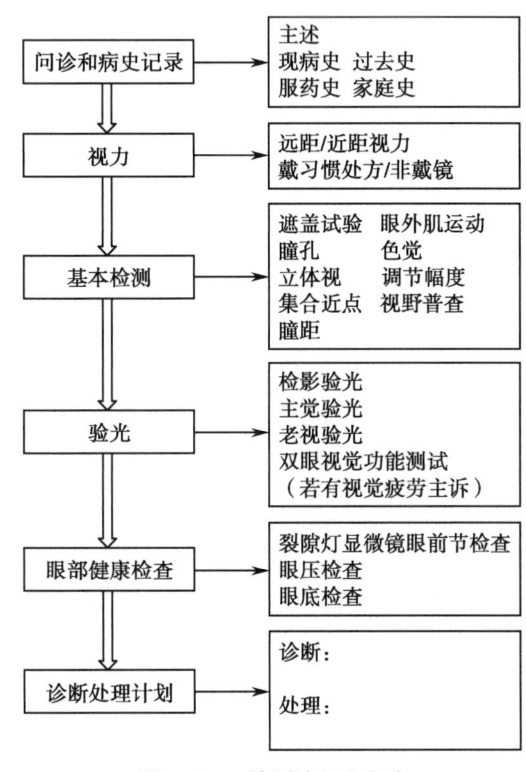


图 8-295　检测流程和程序

# 第一章
## 与眼屈光相关的检测

眼的屈光状态与眼部的生理病理紧密相关，因此屈光检查的第一阶段必须了解患者的基本情况，并对视觉功能的基本情况和眼部健康状况进行基本检测，在此基础上进行验光。本章为屈光检查的第一阶段(初始阶段)，在此阶段，主要收集有关患者眼部屈光状况的基本资料，内容有视力、眼部健康检查和初始视觉功能检查等，根据这些资料，可预测屈光的可能结果。

## 第一节 视力和视力检查

视觉（vision）是指视锐度，它代表形觉视力，通常的视力系指中心视力，它反映功能最敏锐的黄斑中央凹的视力。视觉是一个过程，生物体"看"的过程，包括物理刺激到达眼球和心理认知的整个过程。

### 一、视角和视力

外界物体通过眼睛引起的大小感觉，决定于外物成于视网膜上像的大小。根据几何光学原理：

$$\text{视网膜像大小}=\frac{\text{物体大小}}{\text{物体至第一结点距离}}\times\text{视网膜至第二结点距离}$$

由于视网膜至第二结点距离对某一特定眼睛来说是个常数，所以外界物体引起主观上的大小感觉决定于$\frac{\text{物体大小}}{\text{物体至第一结点距离}}$这个比值，即等于物体两端与眼第一结点所成的夹角的正切值。一般视力表视标在眼前的夹角都很小，正切值便等于角度（以弧度为单位），这就是视角。从而，感觉上的外物大小就决定于外物所成视角的大小（图 8-296）。

视力的定义：视力就是眼睛能够分辨二物点间最小距离的能力，以视角来衡量。视角越小，视力越好，所以常常用视角的倒数来表达视力。

#### （一）视角和基本视标设计

我们使用"视角"单位来设计视标，视标设计的基本单位为"一分视角"（一分：1 minute of arc）。视标的物理大小有很多测量单位，但是，通常使用的单位不适合我们对应注视物体的视觉概念，因为视觉大小不仅与物理大小有关，还与注视的距离有关。所以，使用"视角"作为视标设计的基础和单位，即视标两端对应眼睛所形成的张角。

我们称测量 1 分视角的视标为基本视标（basic target），其高度一般为 1 分视角所需高度的 5 倍，对眼形成 5 分张角。基本视标是以 Snellen 在 1862 年设计的视力检测的字母视力表为最初设计原理，该视标中，主要笔画宽度为 1/5 字母高度。（图 8-297）。理论上理想的视力检查距离为无限远（optical infinity），但是实际中一定是有限的检查距离，因此，常规把检查距离定在 5m（在美国定为 20 英尺，在欧洲的一些国家定在 6m）。

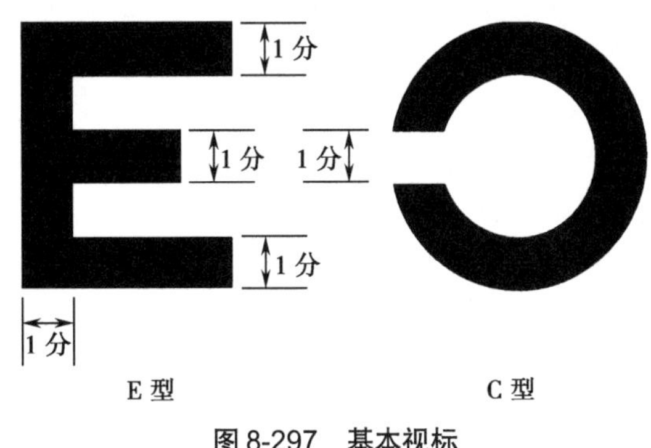


图 8-297 基本视标

基本视标大小的计算如图 8-298 所示，设计检查距离为 5m，视标对眼形成的张角为 5 分，则视标的高度 H 为：

$$\mathrm{tg}\frac{h'}{5000}=\mathrm{tg}5'=\mathrm{tg}\left(5\times\frac{1}{60}\right)$$

$$h'=\mathrm{tg}\frac{5}{60}\times5000=7.27\mathrm{mm}$$

依此类推可以计算各种视角大小的视标，近距视标的大小也同理，如图 8-298 的 E 视标，该视标距离眼为 1000mm，则视标（1 分视角）的高度应为 X = tg 5/60 × 1000 = 1.45mm。

#### （二）常见视标类型

1. Landolt 环　Landolt 环视标是一个带缺口的环。环的外直径是画粗的五倍，因此内直径就是画粗的 3 倍，缺口为一个画粗宽度。大部分的 Landolt 环视力检查中，缺口呈现于四个方位——上、下、左、右。有时也会有八个方位的缺口（四个主要方向，四个斜向）。被检者的任务是辨别出每个所呈现的 Landolt 环缺口的方位。与其他视标不同，Landolt 环的界定标准

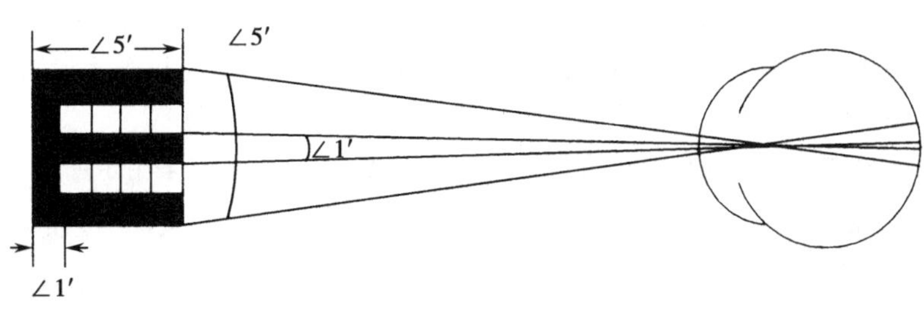


图 8-296 视角的理解

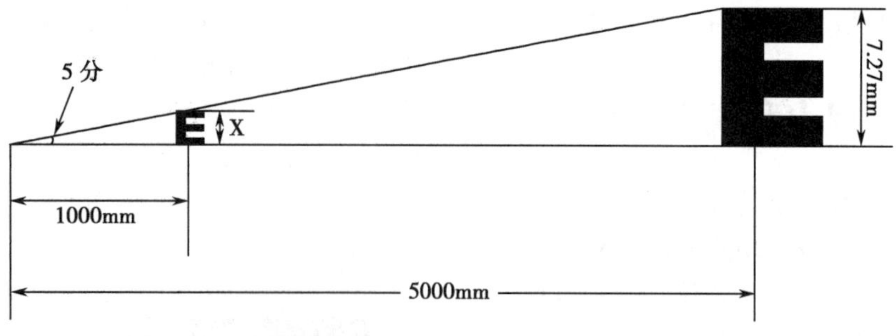

图 8-298 基本视标实际大小的计算

定义是很精确的，那就是环的缺口为 1 分视角。

2. 字母视标 视力表中的大部分字母是以格子数的方式设计的，字母高 5 个单位，宽 4、5 或 6 个单位。画粗通常是 1/5 字母高度，邻近两画的空缺处与画粗等宽，是 Snellen 于 1862 年设计。该视标，主要笔画宽度为 1/5 字母高度，并加上衬线（衬线就是加在字母笔画末端的小短线）。而现代视力表更多用的是非衬线（或者是无衬线）字母。现在运用较广泛的两种非衬线字母是 10Sloan 字母（Sloan，1959）和 10 英式字母（British Standard 4274，1968），前者是基于 5×5 格子设计的，后者是基于 5×4 格子设计的。

常用的字母分为"Sloan"和"英式"字母，各有 10 个字母。Sloan 字母为：C，D，H，K，N，O，R，S，V，Z；英式字母为：D，E，F，N，H，P，R，U，V，Z。

3. 翻滚 E 翻滚 E 也叫文盲 E，是基于 5×5 格子设计的，每个字母 E 含有等长的三画。E 可以出现在各个朝向上，患者只需辨认出 E 的笔画的朝向。常用的是四个方位：上、下、左、右。而有些测试中也会采用八个方位的。在检测儿童或者不会读字母的患者时，翻滚 E 是最有用的。

4. 数字和图画 还有一些数字和图画的视标，他们主要用于儿童和文盲人群的视力检测。

### （三）视力的记录或表达

视力是患者恰能辨认的最小视标的视角大小，但是临床上根据不同的视力表设计会有一些不同的表达方式，但它们的意义是可以相通的。

1. 分数记录 分数记录以 Snellen 为代表，有时亦称"Snellen 分数"，以检查距离和设计距离来表示视力，其实质也是以视角的倒数表示视力。在 Snellen 分数中，表示分母的是设计距离，分子是实际检查距离。设计距离是指视标高度对应的视角为 5 角分时的距离。

$$视力=\frac{检查距离}{设计距离}$$

20/200 的视力表示：测试距离为 20 英尺，能够读出的最小字母的相对 5arc min 的距离在 200 英尺。在 20 英尺处该字母的视角大小为 50arc min。在美国，距离以英尺为单位，临床医师几乎都以 20 英尺作为 Snellen 分数视力的分母。而在其他绝大部分米制单位的国家里，最常用的是以 6 米作为测试距离。所以，20/20 等同于 6/6，20/25 等同于 6/7.5，20/40 等同于 6/12，20/100 等同于 6/30，20/200 等同于 6/60，以此类推。

2. 小数记录 小数记录是将 Snellen 分数转变为小数形式，故 20/20（6/6）即 1.0，20/200（6/60）即 0.1，20/40（6/12）即 0.5，等等。小数记录是以视角的倒数来表示视力的，它在欧洲运用最广。小数记录只用了一个数字来表示视角，并且没有涉及检查距离。

3. 最小分辨角 最小分辨角（minimum angle of resolution，MAR）的经典表达以角分为单位，它提供了恰能分辨的视标的临界视角大小。对于字母，是将字母高度的 1/5 作为其关键标准。对于 20/20（或 6/6）视力，MAR＝1arc min；对于 20/40（6/12）视力，MAR＝2arc min；对于 20/200（6/60）视力，MAR＝10arc min。角分制的 MAR 就等于小数视力值的倒数。

4. 最小分辨角的对数表达 最小分辨角的对数表达（logMAR）（Bailey & Lovie，1976）是对 MAR 取常用对数。视力是 20/20（6/6）时，MAR＝1arc min，则 $logMAR=log_{10}(1.0)=0.0$；视力是 20/40（6/12）时，MAR＝2arc min，则 $logMAR=log_{10}(2.0)=0.30$；视力是 20/200（6/60）时，MAR＝10arc min，则 $logMAR=log_{10}(10.0)=1.0$。当视力好于 20/20（6/6，1.0，5 分）时，logMAR 值为负。比如：视力为 20/16（6/4.8），MAR＝0.8arc min，$log_{10}(0.8)=-0.10$。该视力表中，视标增率为 0.1log 单位，每行五个字母，每个字母可以用 logMAR 尺度赋值为 0.02（表 8-37）。

5. 五分记录法采用了如下公式

$$VA=5-LogMAR$$

该视力表达方式避免了直接用最小分辨角对数表达方式中视力越好，数字越小甚至为负值的问题。

表 8-37 各种视力表达的相互关系

| Snellen 分数 | 小数 | 最小分辨角 | 最小分辨角的对数表达 | 5 分表达 |
|---|---|---|---|---|
| 20/2000 | 0.01 | 100 | 2.0 | 3.0 |
| 20/1667 | 0.012 | 79.43 | 1.90 | 3.1 |
| 20/1333 | 0.015 | 63.10 | 1.80 | 3.2 |
| 20/1000 | 0.02 | 50.12 | 1.70 | 3.3 |
| 20/80 | 0.025 | 39.81 | 1.60 | 3.4 |
| 20/667 | 0.03 | 31.62 | 1.50 | 3.5 |
| 20/500 | 0.04 | 25.12 | 1.40 | 3.6 |
| 20/400 | 0.05 | 19.95 | 1.30 | 3.7 |
| 20/333 | 0.06 | 15.85 | 1.20 | 3.8 |
| 20/250 | 0.08 | 12.59 | 1.10 | 3.9 |
| 20/200 | 0.1 | 10.00 | 1.0 | 4.0 |
| 20/160 | 0.125 | 8.00 | 0.9 | 4.1 |
| 20/125 | 0.15 | 6.67 | 0.8 | 4.2 |
| 20/100 | 0.2 | 5.00 | 0.7 | 4.3 |
| 20/80 | 0.25 | 4.00 | 0.6 | 4.4 |
| 20/63 | 0.3 | 3.33 | 0.5 | 4.5 |
| 20/50 | 0.4 | 2.50 | 0.4 | 4.6 |
| 20/40 | 0.5 | 2.00 | 0.3 | 4.7 |
| 20/32 | 0.6 | 1.67 | 0.2 | 4.8 |
| 20/25 | 0.8 | 1.43 | 0.1 | 4.9 |
| 20/20 | 1.0 | 1.00 | 0 | 5.0 |
| 20/16 | 1.2 | 0.79 | −0.1 | 5.1 |
| 20/12.5 | 1.5 | 0.63 | −0.2 | 5.2 |
| 20/10 | 2.0 | 0.50 | −0.3 | 5.3 |

## 二、视力表设计

### （一）常见的视力表类型

常见的视力表主要有 Snellen 视力表、对数视力表和 Bailey-Lovie 视力表。

1. Snellen 视力表　Snellen 视力测试是一种测量“最小阅读力”形式的视力检测方法，经典的 Snellen 分数表达法为最小分辨角的倒数。Snellen 视力是根据 1 分视角的最小分辨角设计的。

Snellen 分数表达是根据以下公式来计算的：

$$\frac{\text{检查距离}}{\text{设计距离}}$$

Snellen 的原始视力表（Snellen，1862）有七个不同的尺寸，最大的尺寸水平只有一个字母，每一个水平的视标数目逐渐递增至最小尺寸有八个（七个字母和一个数字）。视标大小换算成英尺则为：200，100，70，50，40，30，20（换算成米制单位则为：60，30，21，15，12，9，6）。之后又对 Snellen 原始视力表设计作了较多的修改，尽管与 Snellen 原始视力表设计存在较大的偏差（如字母设计和选择，增率，间距关系以及各个尺寸水平的视标数目），但现在一般仍然把顶部仅单个字母、往下字母变小数目逐渐增多的视力表称为“Snellen 视力表”或者“Snellen 标准视力表”（图 8-299）。

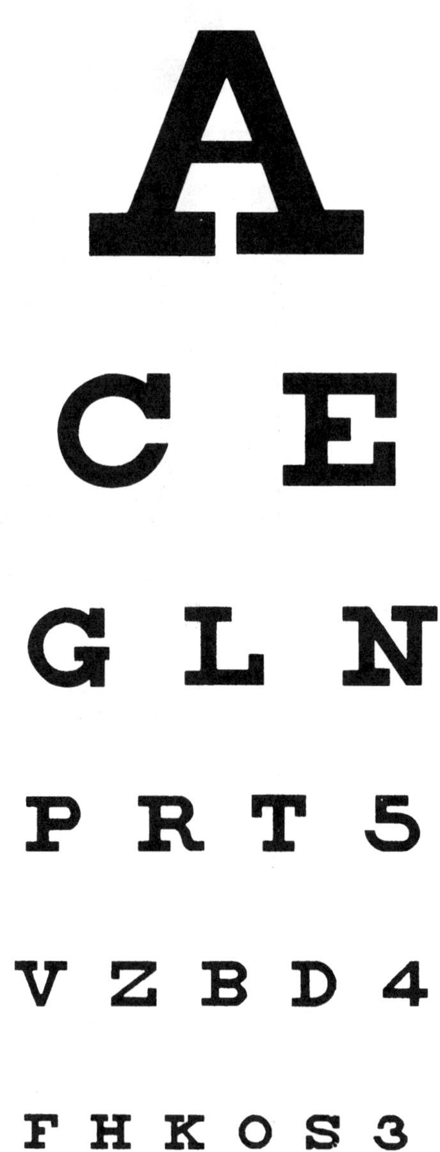


图 8-299　Snellen 经典视力表

2. 对数视力表　我国缪天荣根据 Weber-Fechner 法则，1959 年设计了对数视力表，其特点是视标大小按几何级数增减，而视力记录按算术级数增减，经过 30 余年的不断改进和完善，1989 年被定为国家标准（GB 11533—89），改名为《标准对数视力表》。2011 年，经王勤美等人修订，成为强制性新版视力表国家标准（GB 11533—2011）（图 8-300）。

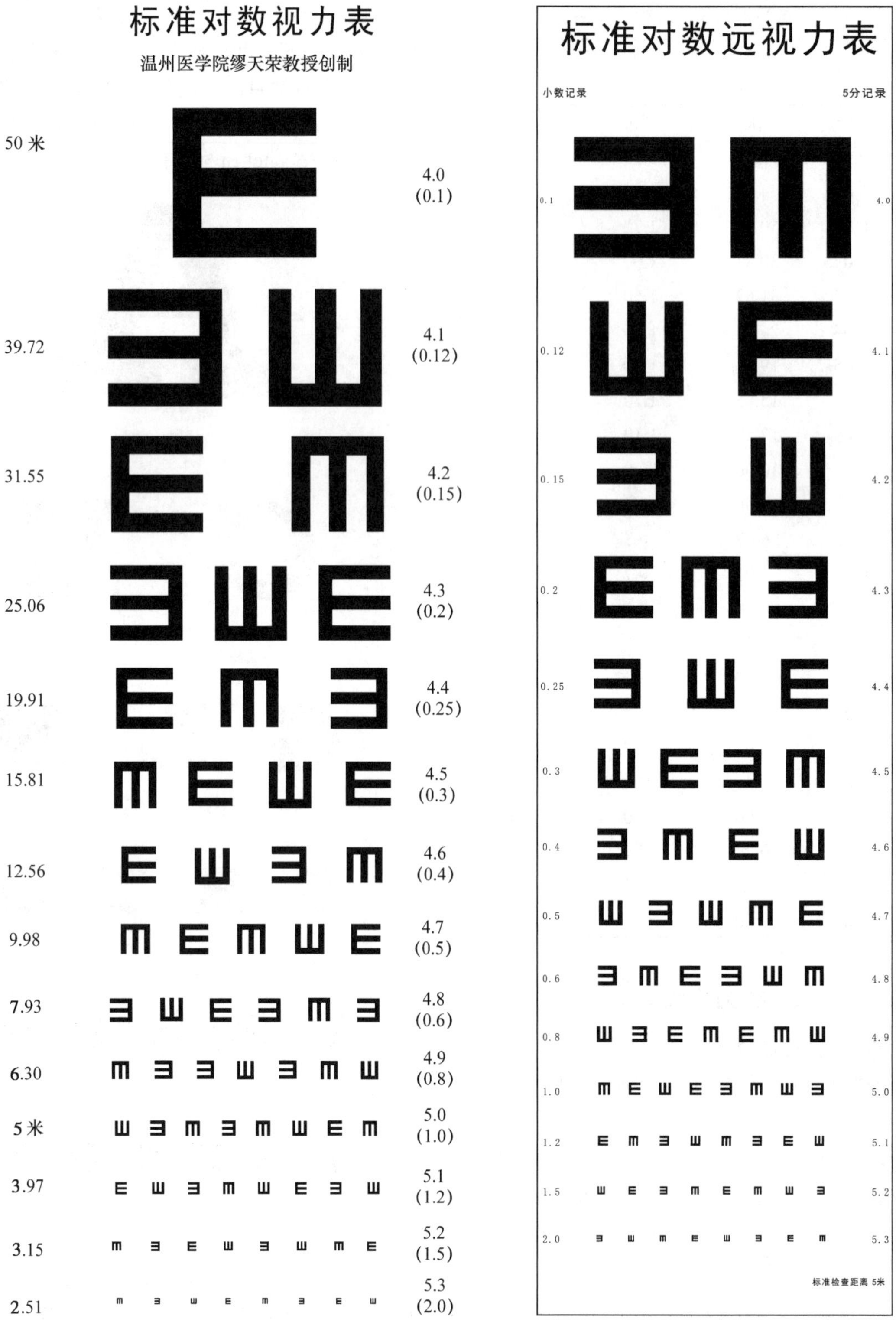

标准对数视力表

温州医学院缪天荣教授创制

| 距离 | 视力 |
|---|---|
| 50 米 | 4.0 (0.1) |
| 39.72 | 4.1 (0.12) |
| 31.55 | 4.2 (0.15) |
| 25.06 | 4.3 (0.2) |
| 19.91 | 4.4 (0.25) |
| 15.81 | 4.5 (0.3) |
| 12.56 | 4.6 (0.4) |
| 9.98 | 4.7 (0.5) |
| 7.93 | 4.8 (0.6) |
| 6.30 | 4.9 (0.8) |
| 5 米 | 5.0 (1.0) |
| 3.97 | 5.1 (1.2) |
| 3.15 | 5.2 (1.5) |
| 2.51 | 5.3 (2.0) |

标准对数远视力表

| 小数记录 | 5分记录 |
|---|---|
| 0.1 | 4.0 |
| 0.12 | 4.1 |
| 0.15 | 4.2 |
| 0.2 | 4.3 |
| 0.25 | 4.4 |
| 0.3 | 4.5 |
| 0.4 | 4.6 |
| 0.5 | 4.7 |
| 0.6 | 4.8 |
| 0.8 | 4.9 |
| 1.0 | 5.0 |
| 1.2 | 5.1 |
| 1.5 | 5.2 |
| 2.0 | 5.3 |

标准检查距离 5米

**图 8-300 我国标准对数视力表**

(左)1990 年实施 GB11533—89 (右)2012 年实施 GB11533—2011

关于 Weber-Fechner 定律：Weber(1834)提出了一个感觉生理定律，即感觉的增减与刺激强度的增减有一定的比率关系。如最初的刺激为 $I_1$，当刺激增加到 $I_2$ 时，感觉上的差异为 ΔS，则：

$$\Delta S=\frac{I_2-I_1}{I_2}=\frac{\Delta I}{I}=K$$

常数因感觉的种类而不同。

Fechner（1860）将 Weber 定律推演为：

$$S=K\log I+K'$$

即刺激强度与感觉之间的关系，是刺激按等比级数增加时，感觉按等差级数相应地增加，亦即感觉与刺激强度的对数成比率。

标准对数视力表的视标设计采用了 Snellen 视标中的文盲 E 形视标，其增率为 $\sqrt[10]{10}=1.2589254$，确定 1′视角为正常视力的标准，视标从小到大，每行增 1.2589 倍，由于增率不变，视力表可以远近移动而不影响测值，这是对数视力表突出的优点之一，它便于临床应用和研究时的统计分析。

对数视力表可采用五分记录，五分记录与视角的关系公式：

L（五分记录）$=5-\lg a=5+\lg V$（V 小数记录）

即最小可辨认视角为 1′，视力记录则为：

$$L=5+\lg\frac{1}{1}=5+0=5$$

最小可辨认视角为 10′，

$$L=5+\lg\frac{1}{10}=5-1=4$$

5 分记录表达可以与其他表达相通或互换（见表 8-38）。

3. Bailey-Lovie 视力表　Bailey-Lovie 视力表也是基于"对数视力表"设计原理所设计的视力表。Bailey 和 Lovie（1976）为视力表的设计制定了一系列原则，其核心符合对数视力表的设计（图 8-301）。该视力表设计的基本元素如下：①对数单位的增率（各行增减比率恒定）；②每一行的字母数相等；③字母间距与行间距同字母大小成比例；④各行视标具有相同（或相似）的可视性。

该视力表的视力表达与传统的理念相反，即数字越小，视力越好。如最小可辨认视角为 1 分视角时，则视力记录为 0；小于 1 分视角时，则记录为负值；而最小可辨认视角为 10 分视角时，则视力记录为 1。因此，该视力表达是 Bailey-Lovie 视力表的主要缺点之一。目前临床上常用的 EDTRS 视力表，其设计正是基于 Bailey-Lovie 视力表的设计原理。

### （二）视力表形式

视力表可以制成印刷版面形式、投影幻灯片形式或视频呈现形式。印刷的、投影的和视频的视力表均可直接用于测试，如果检查室不够大，不能直接获得标准检查距离，则可以安放一面镜子来加长视力表到患者之间的光学距离。

1. 印刷视力表　印刷视力表也有各种不同的形式。

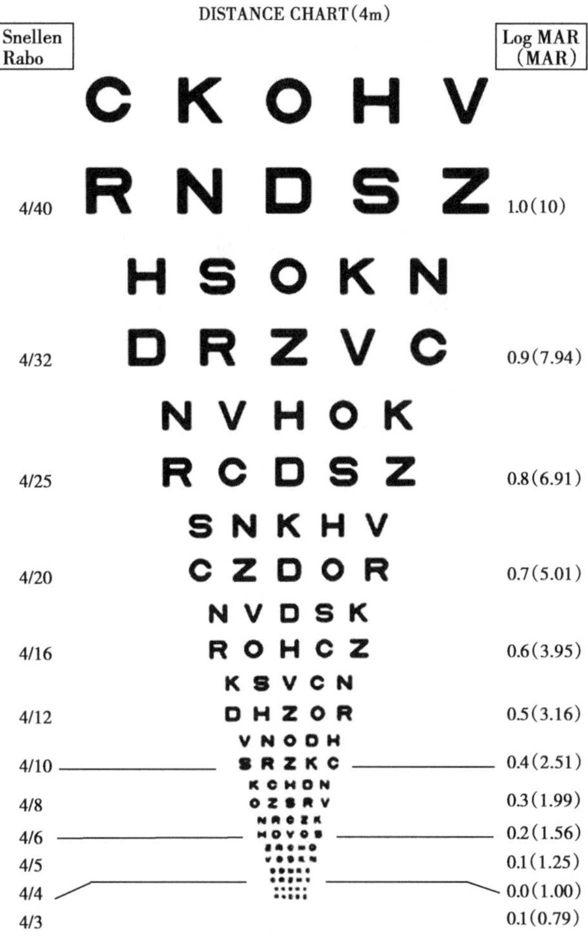


图 8-301　Bailey-Lovie 视力表

两对比度标准对数近视力表

有些印刷在卡片或塑料片上，这些是通过环境提供直接照明；还有一些印刷在透明材料上，并置于灯箱内，通过后照法提供照明。视力表上印刷体的尺寸大小以对应 5 角分的英尺（或米）距离标志。

2. 投影视力表　投影视力表视标设计通常以角度度量。大部分美国视力表以 Snellen 分数记录，而欧洲的投影视力表则以小数记录。如果把标准检查距离定在 20 英尺（或 6m），投影机也置于距离屏幕 20 英尺的地方，就可以直接以记录的 Snellen 分数作为视力值。然而，若患者与屏幕的光学路径为其他距离，投影字母的大小就要做相应的改变。比如，以 18 英尺（5.4m）作为检查距离，就要把投影系统的行标为"$\frac{20}{200}$"的那行分母调整为该行视标的设计距离，其余所有的分母也相应变动。如果该行是被检者所能辨认的最小视标，那么严格来说，以 Snellen 分数记录的视力应为 $\frac{18}{180}$（$\frac{5.4}{54}$），但一般仍会记为 $\frac{20}{200}$（$\frac{6}{60}$），两者是相等的。投影视力表系统中患者与屏幕的距离通常是固定的。

大部分投影视力表上最大视角的视标是$\frac{20}{400}$($\frac{6}{120}$)，并且每次只能显示一个视标，只有$\frac{20}{63}$或更小的视标才能每行显示5个。而标准35-mm幻灯投影机的显示面积较大，允许$\frac{20}{200}$($\frac{6}{60}$)的视标每行显示5个。

3. 视频视力表　以计算机设计的视力表还没有在临床上广泛应用，但它显然具有其独特的优点。它可以提供很多模式，如选择不同的视标，改变字母顺序，改变一些诸如对比度、间距和显示时间等刺激参数。在电脑界面还可以有更详尽的视力反应记录和分析。计算机控制的测试视标可以通过自由或半自由重设字母来方便地进行重复测试，这样就可以避免患者的一些视标记忆问题，而用印刷或投影视力表经常不能避免这种问题。因此，对于需要多次检测视力的研究，用计算机视力表就大有优势。但是，就现在的视频技术而言，这种视力表仍有其不足之处：如照明通常少于100cd/m²；显示器像素限制了最小字母的尺寸；屏幕大小会限制单行或单个显示最大字母的尺寸。

### （三）视力表亮度或照明

对大部分视力检查目的而言，视力检查应在中等光亮度下进行，检查室的光线应较暗为宜。如采用后照法（视力表灯箱、投影或视频视力表），建议标准视力表亮度为80～320cd/m²。Sheedy及其合作者（1984）发现，在该亮度范围内，亮度改变1倍，视力值改变约为0.02log单位，即相应线性距离的1/5，MAR的5%。一种折中的视力表亮度160cd/m²正在作为使用标准而广泛应用。因为在各种不同的投影机、灯箱和视频显示系统中很难得到一个确定的亮度，所以临床上以80～320cd/m²作为检测视力表的亮度范围可能是比较合理和实用的。如果想要在特定的临床环境中或临床研究地点之间获得很好的检测一致性，所选择的亮度应该局限于15%的上下幅度内。如采用直接照明法（印刷视力表），建议照度为200～700lx。当照亮视力表时，检查者应该注意避免眩光光源出现在被检者的视野内。

大多数视力表采用高对比度的白底黑字视标。印刷视力表的明暗亮度比通常是3∶100或5∶100。而投影或视频视力表则不太容易获得如此高的对比度，一般其亮度比更多的是10∶100或20∶100。

## 三、视觉分辨力极限理论

视力或视觉分辨力，即眼睛所能够分辨的外界两物点间最小距离的能力，通常是用物体两端与眼第一结点所成夹角即视角来表达。视角越小则表明视力越好。在正常情况下，人眼对外界物体的分辨力是有一定限度的，该理论被称之为视觉分辨力极限理论，主要有感受器理论（receptor theory of resolution）和光的波动理论（wave theory of resolution）两大理论。

1. 感受器理论　感受器理论认为，只有当相隔一个未受刺激视锥细胞的两个视锥细胞受到视觉刺激时，人眼才能区别开两个物点，也就是说，由于受到视网膜感光细胞层内视锥细胞直径的限制，所以人眼的分辨能力有限。一般来说，在黄斑中央凹的视网膜感光细胞层内，一个视锥细胞的直径约为1.5μm，两个视锥细胞的间距为0.5μm，所以两个细胞中心之间的距离约为2μm，那么中间相隔一个视锥细胞的相邻两个视锥细胞中心的距离约为4μm（图8-302）。如果眼结点离视网膜中央凹的距离为$16\frac{2}{3}$mm，则相隔一个未受刺激视锥细胞的这两个细胞中心对应结点的夹角为：

$$\alpha=\frac{4\times10^{-3}\times60''}{16.67\times0.000\,291}=49''$$

因此，感受器理论的视觉分辨力理论极限约为49″，同时，应当指出的是，视觉分辨力极限由于个体间视锥细胞的直径不同而存在差异。

最小分辨角的大小，根据视网膜上单位面积所包含的光感受器的数目多少而定，光感受器的体积愈小，或细胞排列的密度愈大，则细胞之间的距离就减少，所测得的最小分辨角也随之变小。如上描述，黄斑中央凹处的视力最好，离开黄斑中央凹视力明显下降，如偏离中央0.25°，视力大约降低一半，愈向周边愈降低，到中央凹的边缘5°时，视力只有0.3。

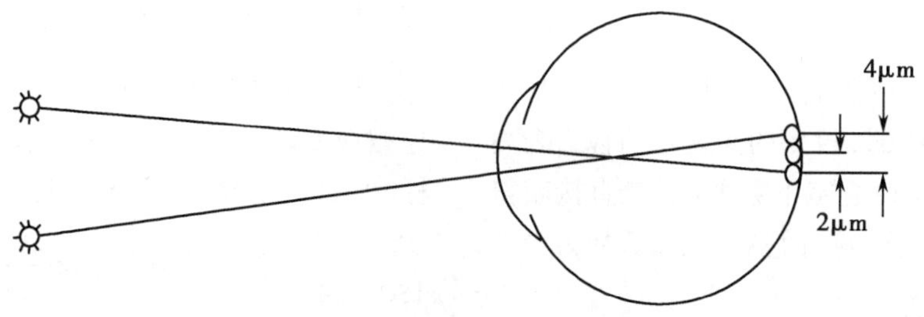

图8-302　感受器极限理论

2. 光的波动理论 光的波动理论中衍射现象表明，即使一个完美无缺的光学系统，点光源经过该系统形成的像也不是一个点像，而是一个衍射斑，称之为Airy斑，Airy斑的直径对眼结点所成的夹角为

$$\omega=\frac{2.44\lambda}{g}$$

式中，$\lambda$ 为光的波长，$g$ 为瞳孔的直径。

所以，当 $\lambda=555\text{nm}$，$g=3\text{mm}$，则：

$$\omega=\frac{2.44\times555\times10^{-9}\times60''}{3\times10^{-3}\times0.000\,291}=93''$$

图 8-303 表明两个 Airy 斑之间的重叠情况，Rayleigh 认为当第一个斑的波峰与第二个斑的边缘重叠后，两个斑的峰间凹陷处的照度是峰值照度的 74% 左右，这是人眼可分辨的最小距离，它相当于 Airy 斑直径的一半。这个理论标准称为 Rayleigh 标准。

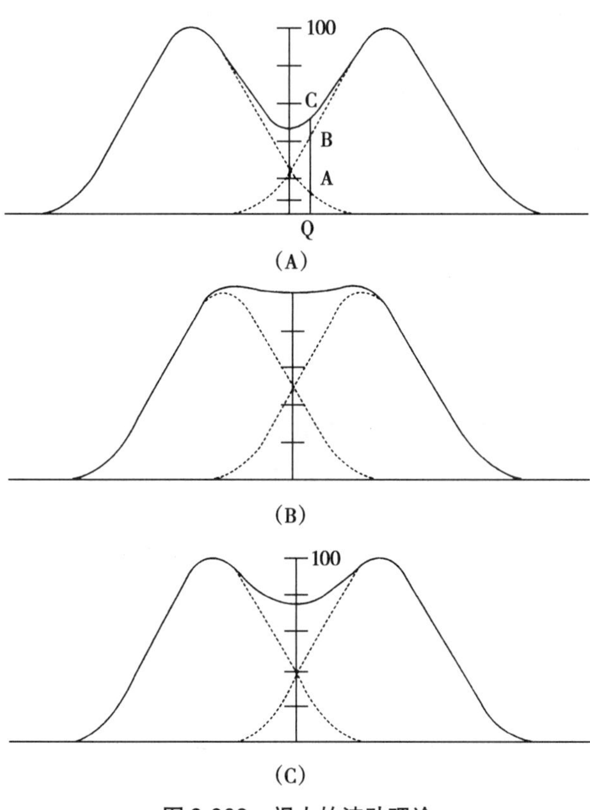


图 8-303 视力的波动理论

根据标准，人眼最小分辨角 $\theta=\frac{\omega}{2}$，即 $\theta=\frac{1.22\lambda}{g}$，设 $\lambda=555\text{nm}$，$g=3\text{mm}$，则 $\theta=47''$。光的波动理论分析视觉分辨力理论极限时不涉及受视觉刺激的两个视锥细胞之间要有一个未受刺激的视锥细胞的问题。

## 四、近视力和近视力表

在近视力检查中，通常将 40cm 作为标准检查距离。如果近视力表的设计和照明等条件与远视力表相当，且眼球能正常调节或已屈光矫正使得视网膜像清晰聚焦，那么近视力应该与远视力相等。但也有例外，比如有前囊膜下白内障的患者，由于视近时瞳孔缩小，白内障几乎完全充满瞳孔区，从而近视力下降。大多数近视力检查并不使用远距检查时的那种字母视力表模式，而是通常采用如印刷报纸或书本那样的排版字体。

### （一）近视力的表达

近视力的记录通常包括检查距离和能辨认的最小印刷字体尺寸。在说明近视力表上的印刷字体尺寸时，有好几种不同的表达方式（表 8-38）。

1. M 单位 M 单位是由 Sloan 和 Habel（1956）提出的一种印刷字体尺寸。它以某一米制距离表示视标尺寸，更小一点的印刷字体高度（小写印刷字母 x 的高度）在该距离上对应 5 角分的视角。印刷体为 1.0M 单位，表示对应 5 角分视角的距离为 1m，相应视标高度为 1.45mm。普通的报纸印刷字体一般是 1.0M 单位。近视力也可以方便地以 Snellen 分数记录，即把米制的检查距离作为分子，在该距离上所能辨认的最小字体的 M 单位作为分母。患者在 40cm 处能读出 1.0M 字体时的视力记录为：0.40/1.0M。Jose 和 Atcherson（1977）指出，只要测出最小印刷字体的高度（以 mm 为单位），再乘以 0.7 就可以很容易地估算出其 M 单位值。

2. 点数 点数（point system）是一种在印刷业中用来表示印刷排版尺寸的单位。1 点等于 1 英寸的 1/72。一个印刷样本的点制尺寸表示从下行字母（如字母 g，j，p，q，y）的底部到上行字母（b，d，f，i，j，k，l，t）的顶部之间的印刷区域大小。这种印刷格式在报纸文章中用得最普遍。再小一点的小写字母（a，c，e，m，n，o，r，s，u，v，w，x，z）采用总高度的一半。报纸印刷体一般是 8 点，故字母 x 的高度是 4 点。由于 4/72 英寸 = 1.41mm，因此，8 点印刷体的小写字母以 M 制表示就约为 1.0M。因为这种铅字格式同一般的新闻纸差不多，所以要估算小写字母的 M 值只需将点制尺寸除以 8 即可。大写字母和数字比小写字母更高一点（一般高 0.5 倍），对于这种较大字体，8 点 = 1.5M，而不是 1.0M。在电脑屏幕上显示的字体通常就是点阵式的。

1.0M = 1.45mm ≈ 8 点（小写字母，报纸字体）

≈ 典型报纸印刷体

3. N 标志 为了将近视力检查标准化，英国眼科学院（Law，1952）采用现代罗马字体作为近视力检查的标准字体，他们建议印刷体尺寸以点阵表示。标志

"N8"表示：近视力检查采用标准字体，其大小为8点。近视力值以患者能辨认的最小字体记录（以N标志记录），并注明检查距离（如N8，40cm）。

4．等价Snellen表示法　等价Snellen广泛用于近视力检查中，表示印刷体的尺寸大小。在表观看来，表达远视力值的等价或转换后的Snellen值在数学上就是等于近视力值。通常把标准检查距离定在40cm，但也不绝对。在40cm处的1.0M大小的印刷样本记为：20/50，因为20/50就等于0.40/1.00。在任何其他检查距离上，相同的1.0M字体对应值是不同的。但遗憾的是，以等价或转换Snellen表示印刷体高度的实用性只是相对较为普遍罢了。例如，临床医师会以Snellen分数记下：20/50，在20cm，他是想说明在20cm处可以读出1.0M（等同于视力表置于40cm时的20/50）的字体，其实际的视力值应该等于20/100，更恰当的表示法是0.20/1.00。尽管等价或转换Snellen表示法用得很广，但在近视力检查中用来表示字体尺寸是不合适的。第一，以角度度量（Snellen分数）来表示字母高度是不合适的；第二，该术语不合适，它表示检查距离在20cm，根本没有提到标准近检查距离和印刷体尺寸。

5．Jaeger表示法　Jaeger表示法以字母J后跟一个数字来表示印刷字体尺寸，这种表示法主要在眼科医师中应用较广。近视力值应同时记录字体大小和检查距离（如J3，40cm）。但是Jaeger的字体尺寸没有标准化，其表示字体尺寸的数字也没有固定确切的含义。J1至J3通常表示字体较小，J5至J8表示字体非常小。Jose和Atcherson（1977）发现，在不同生产商制作的视力表之间，相同Jaeger值的印刷体样本尺寸可以相差几乎两倍。因此，Jaeger表示法不适用于视力检测。

### （二）近视力表和阅读视力表

近视力表的视标与远视力表一样，有文盲**E**及文字等。在许多以英语为第一语言的国家，英式字母和Sloan字母及数字较为通用，在设计上同远视力表。国内目前在用的近视力表有以文盲**E**为视标的近视力表（图8-304）。

在实际应用中，近距离的视力测量不仅仅局限于检测视觉分辨力，检测目的和需求相对复杂，更多的时候是患者在处于某种状态时，测定视觉状态能否胜任特定的注视需求或阅读需求。典型的例子有：①屈光矫正后的老视加光，其中关键的一步就是找到适合被检者最需要的阅读状态的加光，如读报纸、看账单；②各种手术治疗后，尤其是白内障人工晶状体植入术后，必须非常准确测定患者术后的阅读需求，根据需求选择人工晶状体度数甚至是矫正方式。这些测量常常在模拟符合患者阅读习惯的条件下测定。

基于以上的需求，出现各种以文字为视标的阅读视力表。如1979年Bailey&Lovie设计的单词阅读视力卡，该单词阅读视力卡由简单英文单词组成（图8-305）。字体为Times New Roman，以N单位表示，字体大小包含N80至N2范围，共17行。曾经被用于评估被检者的阅读视力。1985年，Woo和Lo用"汉字"设计了一种汉字视力表（图8-306），为了能将汉字与"视角和分辨率"对应起来，该视力表将汉字的笔画加粗，使每一笔画占据$\frac{1}{5}$汉字高度，由于理想的视标应该具备横向、垂直、斜向及弧形的笔画，因此该汉字视标包含了撇和捺结构，比文盲**E**多了斜向笔画。这种经过加工后的汉字视标，从分辨率角度而言更加严谨，但是这些加工后的"汉字"完全不同于日常读物中的汉字。1996年Alabi参考Woo等的设计理念，设计了一种以阿拉伯文字为视标的近视力表（图8-307），同样将阿拉伯文字制作成为5×5，笔画宽度占据文字高度的$\frac{1}{5}$。

**表8-38　近视力的几种表达**

| 记录 | 原理 | 相互关系 | 用途 |
|---|---|---|---|
| M单位 | 1.0M单位表示对应5角分视角的距离为1m | 1M相应的视标高度为1.45mm | 印刷排版尺寸单位。普通报纸印刷字体一般为1.0M单位 |
| pt（point） | 8点的英文小写字母相当与1.0M单位 | 1pt＝0.3514mm | 印刷排版尺寸单位 |
| N标志 | 采用现代罗马字体作为近视力检查的标准字体 | N后紧跟的数字为点数，如N8，即近视力为8pt | |
| 等价Snellen表示法 | 以等价或转换Snellen表示印刷体高度，在数学上就是等于近视力值 | | 直接与远视力表对应 |
| Jaeger表示法 | 以字母J后跟一个数字来表示印刷字体尺寸 | 大小设计没有标准化 | |

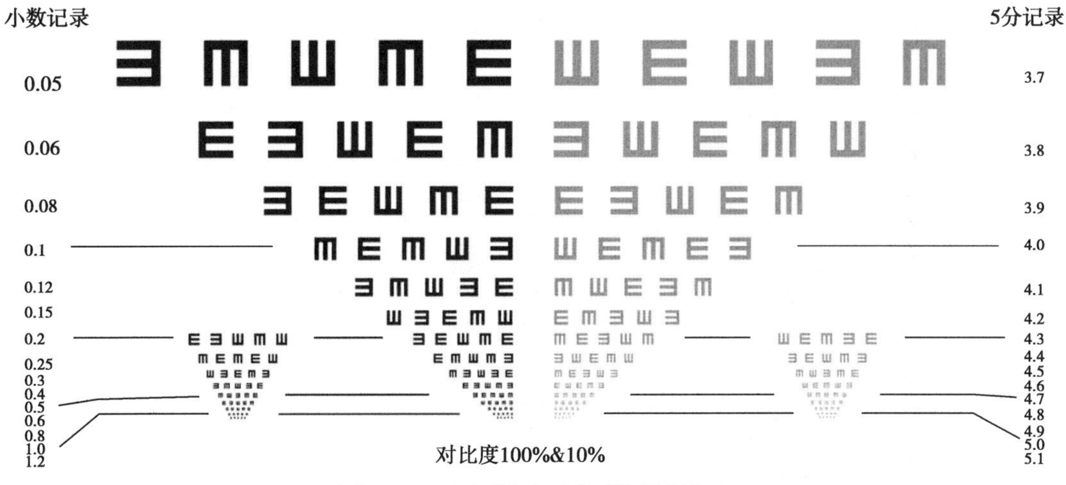


图 8-304　两对比度标准对数近视力表

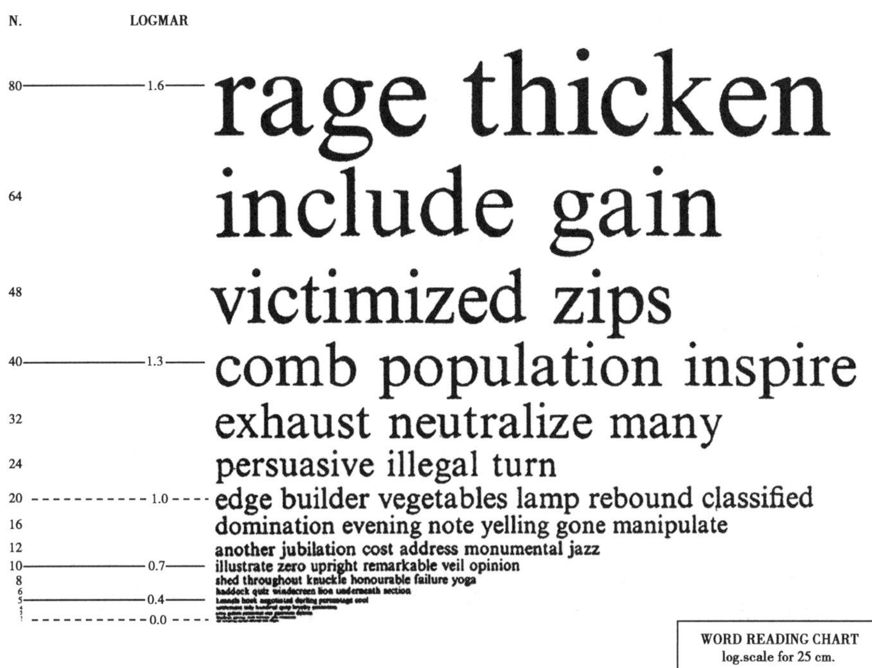


图 8-305　Bailey-Lovie 单词阅读视力卡

2005 年 Alan Johnson 制作了一张包含高、低两种对比度的 logMAR 中文单字阅读卡（图 8-308），以汉字的高度对应 5 角分作为标准，设计汉字视标的大小。在选择汉字时，为了均衡不同笔画数的影响，在该视力表的每一行中都分别包括少笔画字、中笔画字和多笔画字。故该中文单字阅读卡中汉字之间没有相似的可视性。

作为同一张视力表的视标之间具有相似的可视性是视力表设计中的重要原则之一。在以往出现的汉字视力表中，在所选的视标之间缺乏相似性的可视性。王晨晓等分别于 2008 年和 2010 年基于傅里叶频谱分析设计了两对比度汉字近视力表（图 8-309 和图 8-310）和汉字近视力表（50cm）。由于汉字属于表意文字，具有文字和图像双重特性，因此该系列视力表在视标选择上不仅关注笔画数、字频、字形等文字特征的认知作用，同时充分考虑了汉字图形属性（如空间频率）的影响，以确保所选择的汉字视标之间具有相似的可视性。汉字视力表均由两组汉字组成：10 个少笔画汉字（斤、长、文、尺、万、月、又、不、才、卫）和 10 个中笔画汉字（孩、郑、怪、构、肾、择、染、秋、软、祝）。

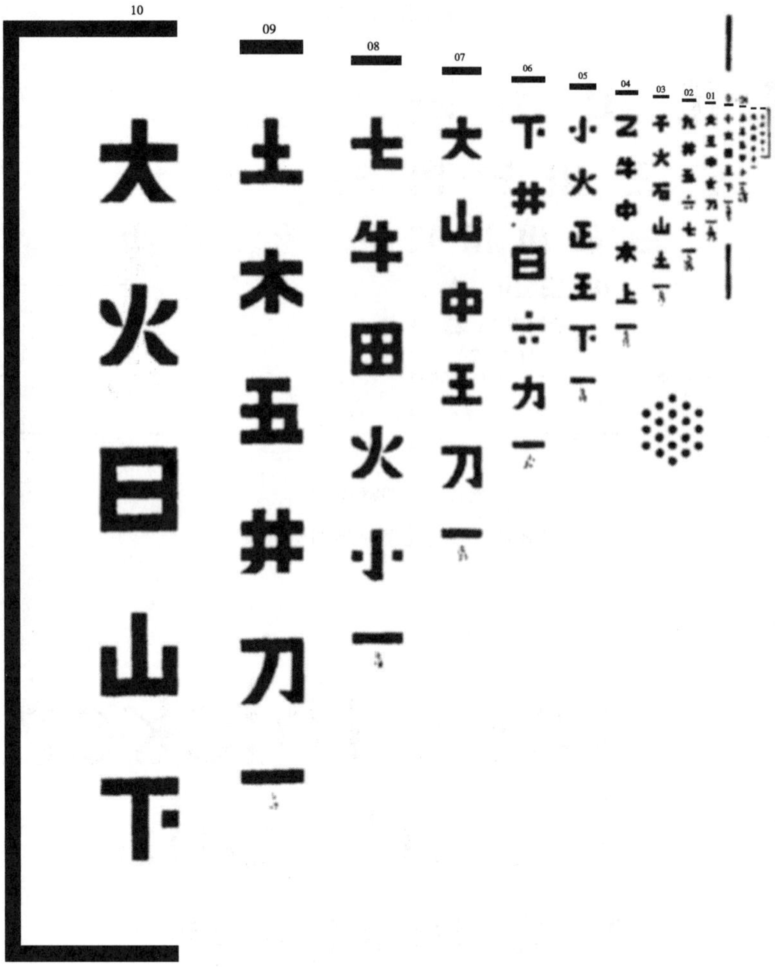

图 8-306　Woo 和 Lo 设计的“汉字”视力表

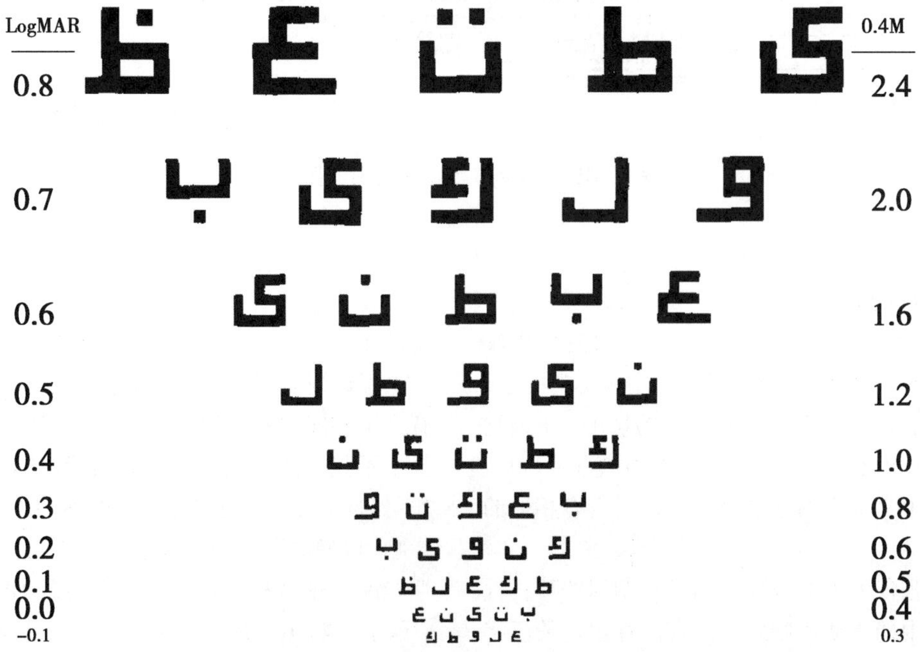

图 8-307　阿拉伯文近视力表

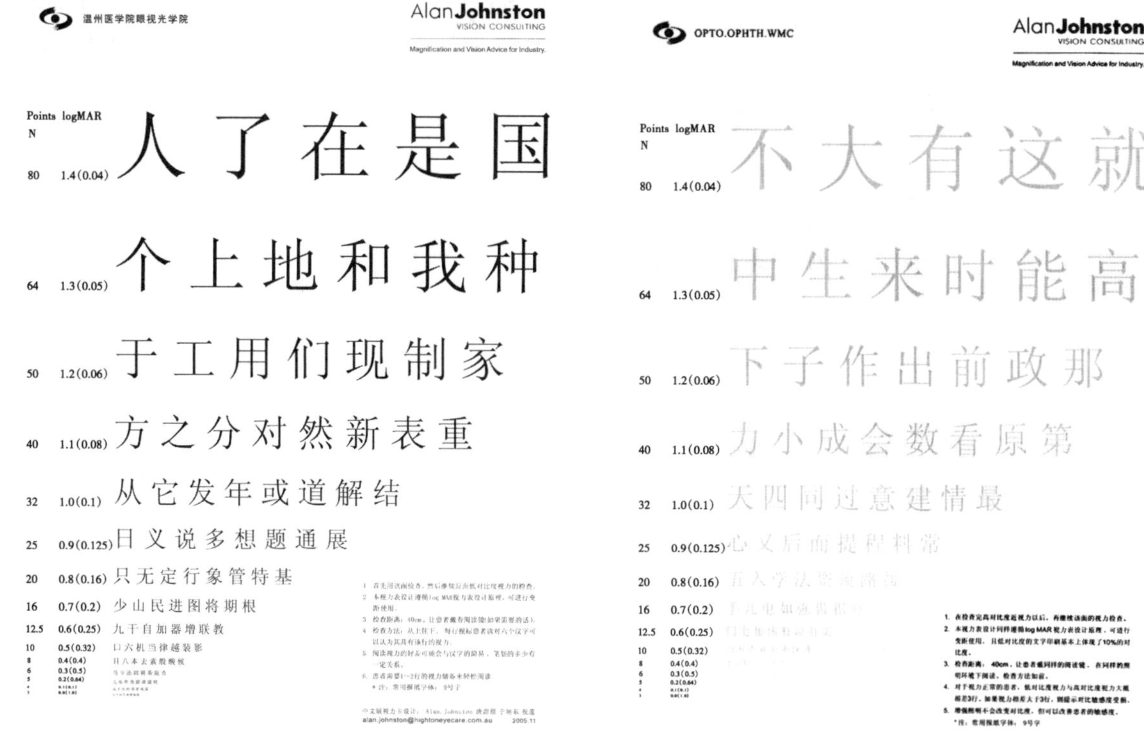

图 8-308 Alan 中文单字阅读卡

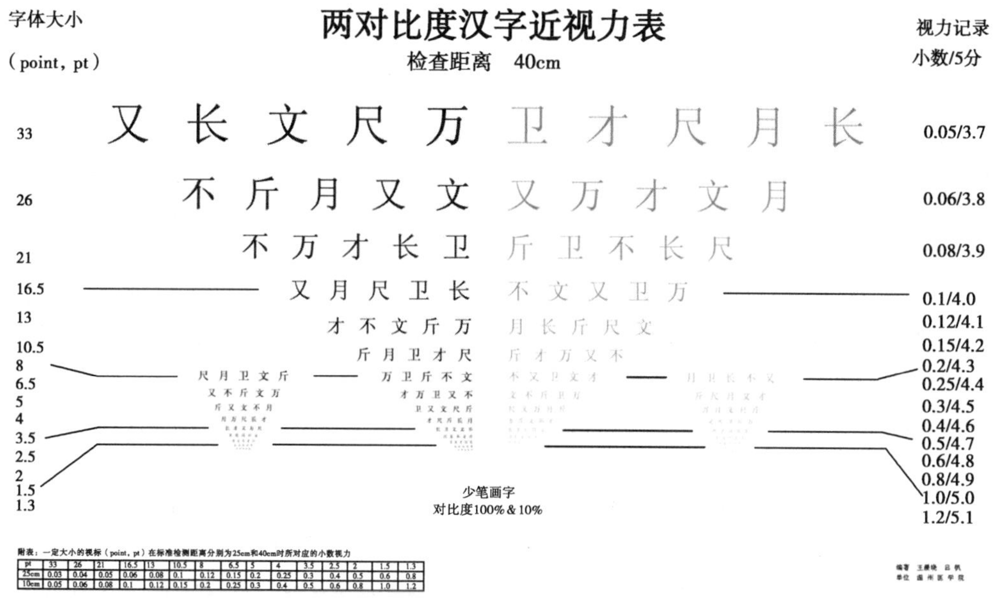


附表：一定大小的视标（point，pt）在标准检测距离分别为25cm和40cm时所对应的小数视力

| pt | 33 | 26 | 21 | 16.5 | 13 | 10.5 | 8 | 6.5 | 5 | 4 | 3.5 | 2.5 | 2 | 1.5 | 1.3 |
|---|---|---|---|---|---|---|---|---|---|---|---|---|---|---|---|
| 25cm | 0.03 | 0.04 | 0.05 | 0.06 | 0.08 | 0.1 | 0.12 | 0.15 | 0.2 | 0.25 | 0.3 | 0.4 | 0.5 | 0.6 | 0.8 |
| 10cm | 0.05 | 0.06 | 0.08 | 0.1 | 0.12 | 0.15 | 0.2 | 0.25 | 0.3 | 0.4 | 0.5 | 0.6 | 0.8 | 1.0 | 1.2 |

图 8-309 两对比度汉字近视力表（少笔画）

上述的视力表是以“单词”或“字”为视标的视力表。由于日常的阅读并不是读字，而是读词句、句子和段落。当以句子呈现时，前后的文字相互促进对句子的理解，从而提高对单个字的识别。这种以连续文本为视标的阅读视力表更像一种真正的阅读，能够用于精确测量阅读视力，真实反映日常阅读时的视力状态。为了更全面地评估视功能，1989 年，明尼苏达州低视力研究所研发的 MNREAD 视力表（图 8-311），其视标是由持续的文本组成的，每个字体大小包含一个句子，其中句子分为三行，以便增加行间的拥挤现象，同时每行视标都不存在字间距，也增加了字母间的拥挤，更接近日常报纸杂志的排版格式。每组句子的阅

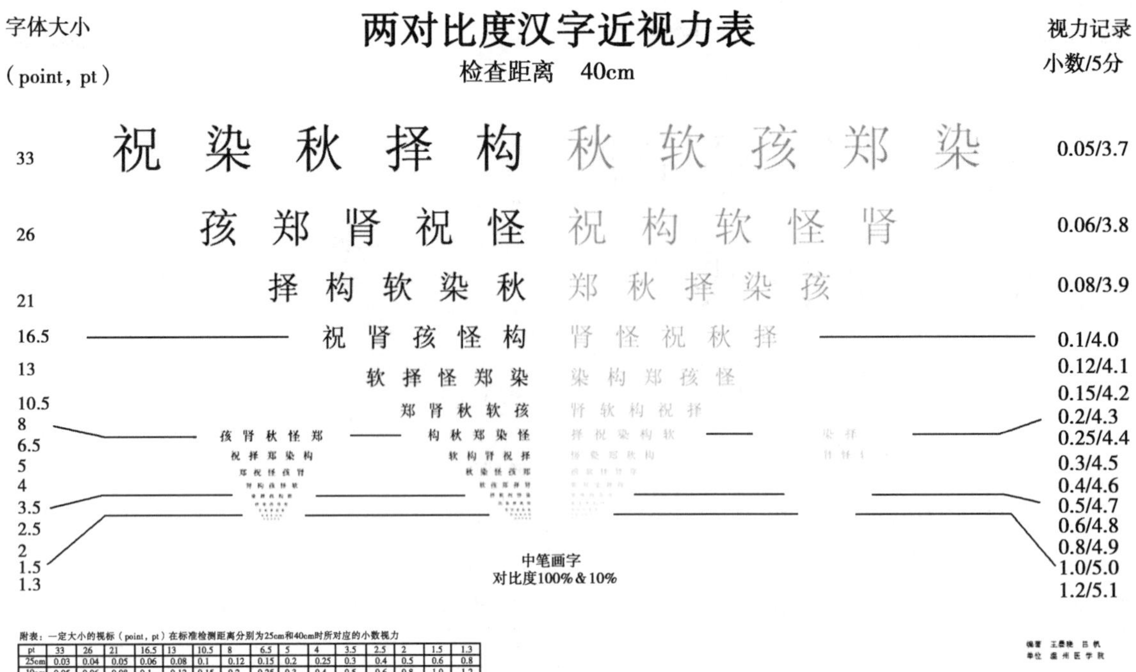


| pt | 33 | 26 | 21 | 16.5 | 13 | 10.5 | 8 | 6.5 | 5 | 4 | 3.5 | 2.5 | 2 | 1.5 | 1.3 |
|---|---|---|---|---|---|---|---|---|---|---|---|---|---|---|---|
| 25cm | 0.03 | 0.04 | 0.05 | 0.06 | 0.08 | 0.1 | 0.12 | 0.15 | 0.2 | 0.25 | 0.3 | 0.4 | 0.5 | 0.6 | 0.8 |
| 10cm | 0.05 | 0.06 | 0.08 | 0.1 | 0.12 | 0.15 | 0.2 | 0.25 | 0.3 | 0.4 | 0.5 | 0.6 | 0.8 | 1.0 | 1.2 |

图 8-310 两对比度汉字近视力表（中笔画）

读难易度都相当于小学三年级的水平，共有 19 句，字体大小范围 -0.5～1.3LogMAR。目前已经出现了英文、德文、日文、西班牙文和意大利文等多个版本。

1993 年，我国瞿佳等设计了汉字阅读视力表（图 8-312），该表将视标大小各行之间基本呈几何增率设计，每隔三行，视标大小相差一倍，以便于研究时视力统计和测定助视器等放大率。该阅读视力表的基本原理与许多英文阅读视力表的原理基本相似。选择汉字主要基于字频，视力记录采用常用号数和点数，字体为宋体。

2011 年王晨晓等设计的中文阅读视力表同样采用连续文本的形式。该视力表总共选用三组视标，用于多次测量时可以避免记忆效应。该视力表每种字体大小的视标均单独分页，每种大小的句子长度均包含 27 个汉字和 3 个标点符号（图 8-313）。每组视标均有 13 种字体大小：0.1～1.3LogMAR。视标之间的增率采用 0.1 对数单位。视标字体为最常用的宋体。

## 五、视力检测及分析

### （一）远视力检查

远视力检查的主要目的是衡量视觉系统辨别微小物体的能力。所用设施为视力表（灯箱视力表、投影视力表等），被检者裸眼检查或配戴常规的远矫正眼镜（或接触镜），视力表和被检者之间的距离根据所用视力表规定的距离而设定，一般为 5m。房间灯光根据视力表要求设置。

视力检测程序：

1. 被检者手持遮眼板遮一只眼并且不能眯眼睛，先测右眼，后测左眼。

2. 鼓励被检者尽量读出视力表上尽可能小的视标直至在一行中有半数的视标读错，该行的上一行就是该被检者的视力。

3. 遮盖另一只眼重复以上测量。

4. 如果被检者不能看到最大的视标，让被检者走近视标直至能阅读视标。

5. 记录能看清最大视标的距离，换算成远距视力，如被检者在 2.5m 距离看清设计距离为 5m 的 0.1 视标，则该被检者的视力为 0.05。

6. 如果被检者在任何距离都不能看到最大的视标

（1）记录指数：在 40cm 处向被检者显示手指数，让被检者说出指数，若能准确说出，逐渐增大距离直至被检者不能看清；记录指数检测距离。

（2）记录手动：如被检者没有指数视力，在 40cm 处向被检者显示晃动手指，让被检者觉察手动，逐渐增大距离直至被检者不能看清；记录手动检测距离。

（3）记录光感：在约 40cm 处向被检者显示小手电光源，确定能否识别光亮，若有，可继续在正前、左、右、上、下等九个方位显示，确定有否光定位。

7. 记录测试的实际值 视力记录有多种方法，如小数记录法、5 分记录法和 Snellen 记录法，根据所用视力表规定的记录方式记录。举例：

$VA_{cc}$ 或 $VA_{sc}$：OD 1.0（5.0），OS 0.8（4.9）@ D 或 N

MNREAD ACUITY CHART 1

| M size | | Snellen for 40cm | logMAR (15inones) |
|---|---|---|---|
| 4.0 | My father asked me to help the two men carry the box inside | 20/200 | 1.0 |
| 3.2 | Three of my friends had never been to a circus before today | 20/160 | 0.9 |
| 2.5 | My grandfather has a large garden with fruit and vegetables | 20/125 | 0.8 |
| 2.0 | He told a long story about ducks before his son went to bed | 20/100 | 0.7 |
| 1.6 | My mother loves to hear the young girls sing in the morning | 20/80 | 0.6 |
| 1.3 | The young boy held his hand high to ask questions in school | 20/63 | 0.5 |
| 1.0 | My brother wanted a glass of milk with his cake after lunch | 20/50 | 0.4 |
| 0.8 | | 20/40 | 0.3 |
| 0.6 | | 20/32 | 0.2 |
| 0.5 | | 20/25 | 0.1 |
| 0.4 | | 20/20 | 0.0 |
| 0.22 | | | -0.1 |
| 0.21 | | | -0.2 |
| 0.20 | | | -0.3 |
| 0.19 | | | -0.4 |
| 0.18 | | | -0.5 |



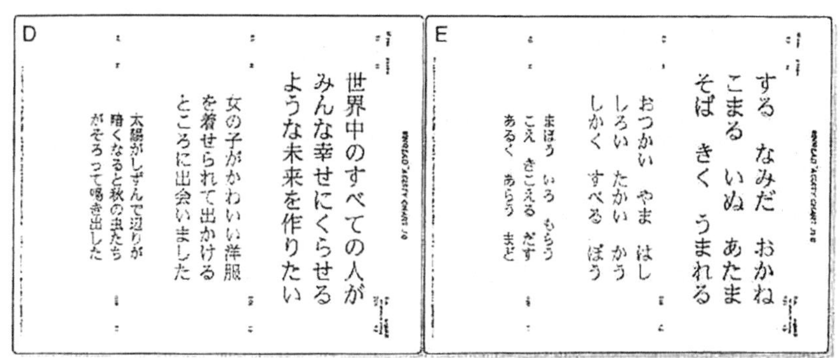


图 8-311　英文（上）和日文（下）版本的 MNREAD 视力表

（cc 表示戴镜视力，sc 表示裸眼视力，D 代表远距，N 代表近距）。

### （二）近视力检查

近视力检测目的是衡量视觉系统在阅读距离能辨别微小视标的能力。被检者裸眼检查或配戴常规的远矫正眼镜（或角膜接触镜），视力表和被检者之间的距离为 40cm 或 25cm（根据特定近视力表的检查要求），良好的阅读物照明。

视力检测程序：

1. 被检者手持遮眼板遮一只眼并且不能眯眼睛，先测右眼，后测左眼。

2. 鼓励被检者尽量读出视力表上尽可能小的字直至在一行中有半数的字读错，该行的上一行就是该被检者的视力。

3. 遮盖另一只眼重复以上测量。

4. 记录测试的实际值，举例：

$VA_{cc}$ 或 $VA_{sc}$：OD 1.0（5.0），OS 0.8（4.9）@ D 或 N（cc 表示戴镜视力，sc 表示裸眼视力，D 代表远距，N 代表近距）。

| 点数汉字（POINT）号数 | |
|---|---|
| 80 九行字 | 四比八小 |
| 64 七行字 | 九大于七和二 |
| 48 特号字 | 老王喜欢中国山水 |
| 40 初号字 | 一年有三百六五天 |
| 32 | 你和孩子们为什么那么高兴 |
| 24 | 走到大门口就可以看见前面有条路 |
| 20 二号字 | 把课文读两次后再做句子与对话练习吧 |
| 16 三号字 | 我们中间每个人都知道科学知识非常重要 |
| 12 小四号字 | 请不要马路上乱跑必须记住行人要走行人道 |
| 10 五号字 | 因为他现在出去了所以还得过些时候才能见面 |
| 8 六号字 | 工人们在这里已经长期生活和工作了几十个年头 |
| 6 | 为了充分认识和了解现代社会请认真学习和思考 |
| 5 七号字 | 美丽的传说当时人类活动和发展的情况生动地传给了后代 |

（标准检查距离 25 厘米）

图 8-312　汉字阅读视力表

### （三）正常视力

正常人眼的视力应不低于 1.0（小数记录），即 5 分记录 5.0。在视力检测中，如果被检者不能看到最大的视标，那么让被检者走近视标直至能辨认。记录能看清最大视标的距离，换算成远距视力。如被检者在 2.5m 距离看清标准检查距离为 5m 的 0.1 视标，则该被检者的视力为 0.05；如果被检者走近至任何距离都不能看到最大的视标时，则需依次检查指数、手动以及光感。

### （四）针孔镜的应用

当被检者的矫正视力低于 0.6（20/30）时，原因可以是光学的，也可以是眼任何一层面的组织或神经出现问题。为了判断被检者视力低于正常是否是由屈光不正所引起的，在被检者的眼前添加针孔镜片，通过

字体大小

33point　　8.0M

| 小数 | LogMAR | 5分 |
|---|---|---|
| 0.05 | 1.3 | 3.7 |

公园前面的广场上，种

着十六棵桂花树，每到

秋季它们就竞相开放。

图 8-313　中文阅读视力表（2011）中的一个页面

针孔来辨认视标，这样会增加焦深和减少视网膜模糊斑大小（图 8-314），从而提高视力。当被检者的视力低于正常是由于屈光不正没有矫正引起（视网膜与视路都是正常），针孔镜则可以通过减少屈光状态的影响，从而提高被检者的视力。

当被检者的视力低于正常不是由于光学原因引起，而是由于视网膜、视路甚至是视觉中枢异常引起时，则通过针孔检查，可能会出现视力没有提高或反而有所下降。

### （五）年龄相关性视力问题

年龄本身造成的问题：在人的一生中，正常的视力也有一些变化。人不是出生时便具有 1.0（5.0）的视力，但是正常的眼睛在出生后会快速发育获得正常视力。婴幼儿的眼屈光早期处于远视状态，之后随生长发育逐渐正视化（图 8-315）。同时，视力的表达除了视觉功能发育和眼屈光状态，还与人的理解力、关注动机和语言等有关，因此，婴幼儿检查视力尚未达到正常值时，需要考虑与视力有关的生理与心理因素。

同样，即使对眼部健康的人群而言，视力也会随着年龄的增大有所下降（图 8-316）。在低对比度视力检测中，随着年龄的增加低对比度视力亦会随之下降。

年龄相关性眼部疾病：对于年龄相关性白内障、年龄相关性黄斑变性等患者，可以通过测量低对比度视力发现问题，如年龄相关性黄斑变性的患者与同龄正常眼相比，所有对比度视力均下降，但中低对比度视力下降更明显；早期白内障眼主要表现为在低对比度视力下降较大。因此，可以用对比度视力表来筛查、监测和辅助诊断某些眼病。临床使用中，当发现被检者高、低对比度视力的差值明显大于 2 行时，提示其可能存在损伤视功能的眼部疾病，建议进行进一步的眼科检查。

### （六）影响视力测量的因素

1. 解剖的限制　视网膜上光感受器的数量、位置和分布决定了个体最小分辨角。

2. 瞳孔大小　小瞳孔可以减少像差，增加焦深，从而提高视力。但瞳孔若小于 2mm，则会产生衍射现象而使视力下降，而且瞳孔太小还会减少视网膜照明而使视力下降。

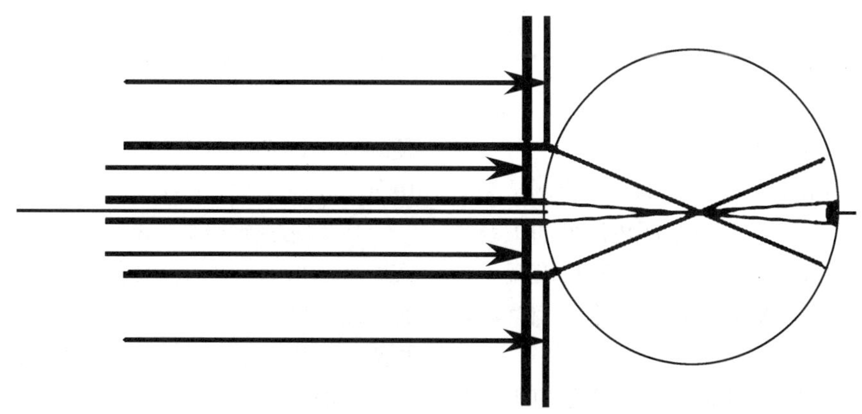

图 8-314　针孔镜的原理：增加焦深减少视网膜模糊斑

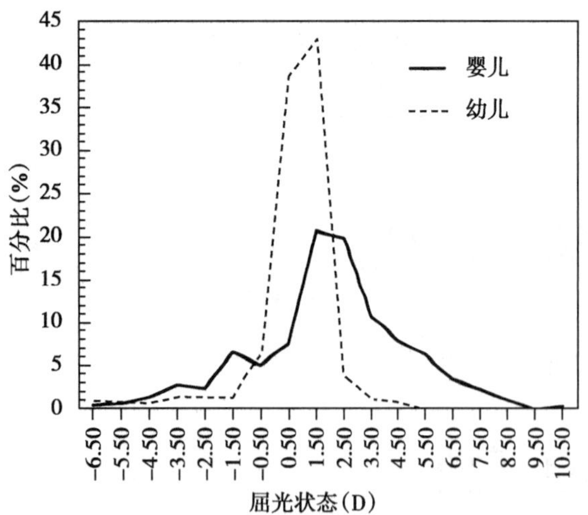


图 8-315　婴幼儿眼屈光状态分布图

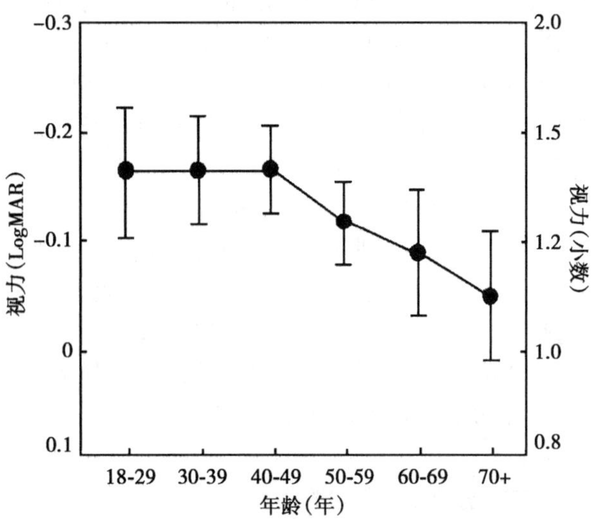


图 8-316　与年龄相关的正常性视力下降

3. 照明　视力表和视力检测环境应该有比较标准统一的照明系统，照明可以影响视力，如亮度太强，瞳孔缩小，可因瞳孔小焦深增加而提高视力，也可以因为瞳孔缩小减少光亮降低视力，引起视力检测不一。同时不同方向照明也会影响视力表的对比度或引起人眼的眩光感觉而使得视力检测不准确。

4. 镜片像差　该像差包括眼镜片像差、接触镜像差、晶状体像差，主要为球差和色差。

5. 对比度　对比度可以直接影响视力检测结果。对比度是视标本身深度和视标背景颜色深度的关系，对比度与年龄有关，各种眼病也会影响对比度视力，如白内障早期、青光眼早期和斜视弱视等，但它没有诊断疾病的特异性。

6. 拥挤现象　拥挤现象指的是因周围轮廓的作用而使得视力下降，所有的眼睛均有该现象，但在弱视和严重黄斑病变患者中特别明显。大部分视力表的设计没有考虑拥挤现象，因此对弱视患者进行视觉测量时，应该采用特殊设计的、将拥挤现象考虑在内的视力表。

7. 心理因素　如对模糊像的识别、视觉疲劳和装病者等。

8. 时间　有些患者(特别是弱视患者)其反应是相当慢的，只有提供足以让患者做出适当反应的时间，其视力检测结果才基本正确。

9. 视标的难易度　不同视力表的视标难易度不同，有些相对容易被辨认，有些则不易被辨认。若让一位不懂英文字母的人使用 Snellen 字母视力表，则会影响视力检测结果的准确性。如用不同的视力表测量儿童的视力，测量的结果之间也会存在偏差。

(吕　帆)

## 第二节　视功能基本检查

视觉功能检查包括形觉(视力、视野)、色觉、立体视觉、视觉电生理检查等诸多方面内容，有关内容的机制在本书其他篇章中已有阐述。作为眼初检及与屈光有关的基本内容和流程，本节包含视野检查、色觉检查、立体视觉检查、瞳孔检查和对比敏感度检查内容。本节所阐述的方法为临床上比较初始的筛选技术及其基本原理，一旦在初始检查中发现问题，将通过相应的特殊设施进一步检测和确定。

### 一、视野检查

眼固视时所能看见的空间范围称为视野(visual field)。眼所注视的那一点，代表黄斑中央凹的视力，被称为“中心视力”，它约占视野中央 5° 范围；中心视力以外的视力又称为“周边视力”或“视野”，是非常重要的视觉功能指标之一。

#### (一)视野内容和原理

视野检查的基本原理是在单眼固视的情况下，测定在均匀照明背景中所呈现的动态或静态视标(光斑)的光阈值，所谓光阈值指的是视野范围内某一点刚刚能被看见的最弱光刺激；而同一阈值的相邻点的连线便组成了该光标的等视线，等视线是某一光标在视野中可见和不可见的分界线。

1. 动态视野检查　所谓动态视野检查指的是用动态的方法来确定某一光标的等视线位置。光标是从视野周边不可见区向中心可见区移动以探测该光标刚好可见的位置，将从不同方向探测到的这些点连线即是该光标的等视线。

2. 静态阈值检查法　所谓静态阈值检查法指的是

在光标不动的情况下，通过逐渐增加该光标的亮度来确定视野中某一点从不可见到刚刚可见的光阈值的方法。在可见率100%和可见率为0的视标之间有一可见率为50%的视标，刚好能看到该视标的最小刺激强度即为该检查点的阈值。

3. 超阈值静点检查法　如前所述，等视线是某一检查光标各阈值点的连线，在等视线范围内该光标的强度属于阈上刺激（超阈值），与阈值光标相比，超阈值光标应该更容易被看见，如果看不见，则提示有暗点存在，这种在某一等视线内用超阈值光标刺激静态呈现的方法来探查暗点的方法称之为超阈值静点检查法。

### （二）视野检查方法

1. 对照法　对照法是以检查者的正常视野与受检者的视野作比较，以确定受检者的视野是否正常。此法的优点是简单易行，不需任何仪器设备，而且可以随时随地施行，但前提条件是检查者的视野必须正常。

检查方法：令受检者与检查者对坐或对立，并且受检者双眼要与检查者双眼在同一水平，彼此相距40～60cm。嘱受检者在整个检查过程中要注视检查者双眼，告诉受检者你将从不同的方向把视标移近他的视线范围内，并要求受检者一看到视标就要马上报告。

让受检者用眼罩遮盖左眼，检查者把视标定位于受检者视野外，然后慢慢地移动视标进入其视线之内，直至受检者报告“看到”为止。分别从8个不同方位移动视标，并以检查者本人的正常视野作比较记住受检者的视野范围。让受检者用眼罩遮盖右眼，重复以上操作检查左眼。在操作过程中，检查者一定要注意提醒受检者双眼注视检查者。

还有一种对照检查方式，是利用手指数目作为目标进行的，故又称指数视野。其检查方法与上述类似：两人对坐，受试者遮盖左眼（右眼），检查者闭上右眼（左眼），相互注视对方未遮盖的眼睛，检查者的手置于两者中间，先握紧拳头并置于正常视野边缘（用自己的视野范围估计），然后随机举出某几个手指，让受检者讲出检查者举出手指的个数。分别在各个方向进行检查。

对照法虽然方便，但只能初步测量视野周边的界限，不能检查其中有没有缺损区，即暗点。故只适用于下列情况：急于获得初步印象；不能作详细视野检查的卧床患者；不能很好注视的患者、小儿等等。

2. Amsler方格表检查法　Amsler方格表是用做对中心注视区（约10°范围）的视野进行检查的。方格表是边长10cm的黑纸板，用白线条划分为5mm宽的400个正方格，板中央的白色小圆点为注视目标（图8-317）。

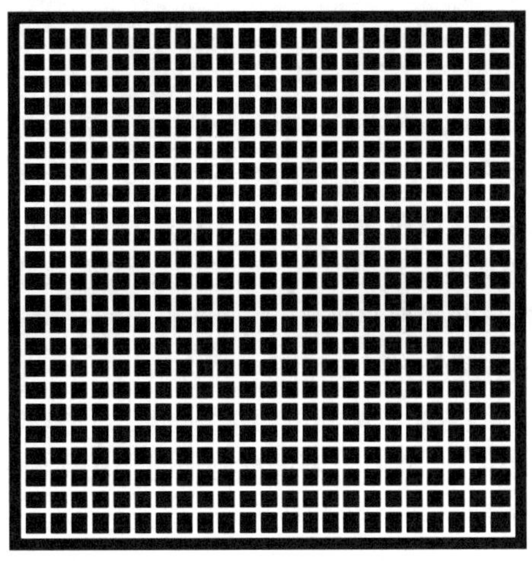

图8-317　Amsler表，用于测量人眼中心视野

检查距离为30cm，每方格相当于1°视野。要求受检者戴矫正眼镜，注视中心白色固视点，并回答：①是否看见黑色纸板中央的白色小圆点。如果看不清或看不见中央小圆点，则说明有相对性或绝对性中心暗点，并令受检者指出看不清或看不见的区域范围。②是否看见整个Amsler方格表，包括4个角和4条边。如果看不见则令其指出哪一部分看不见。③是否有某处某方格模糊或消失。如果有，同样令其指出模糊或消失的部分。④所有小方格是否都为正方形，是否有某处的线条弯曲或变得不规则，如果有，同样令其指出变形部位。

Amsler方格表检查法迅速、准确，对检查黄斑部极有价值，同时对于10°范围内的中心暗点、旁中心暗点以及视物变形区的检测也十分有用。由于此法简单易行，方格表携带方便，检查可以独立完成、不需专业知识，所以可让患者自备，用于掌握病情的转归情况。

3. 视野计检查法　视野计（perimeter）是专门用来检查视野的仪器设备，其品种繁多，大致可以分为手动视野计和计算机自动视野计两大类。前者以Goldman视野计为代表，检查全靠视野检查者操作，而且检查结果往往因视野检查者的不同而存在差异，因此视野检查者的技能是手动视野计检查的关键环节，其重要性甚至还大于视野计本身的优劣；而后者则靠计算机程序完成检查工作：检查者只需要根据临床初诊意见，选择所需的专用检查程序，如青光眼程序、糖尿病检查程序、中央低视力检查程序等等，机器就能自动监测并且自动记录分析结果，提示诊断。检查过程由计算机自动完成，计算机自动视野计能大大提高检查速度而且更客观，可重复性更好。目前各种各样的计算机自动视野计已经广泛地应用于临床工作。有关视野计测量及其具体分析方法，详见“青光眼”章节。

## 二、色觉检查

色觉(color vision)，即颜色视觉，是指人或动物的视网膜受不同波长光线刺激后产生的一种感觉。产生色觉的条件，除视觉器官之外，还必须有外界的条件，如物体的存在以及光线等。色觉涉及物理、化学、解剖、生理、生化及心理等学科，是一个非常复杂的问题。

### (一) 颜色的基本特征

色调、亮度和饱和度，为颜色的三大基本特征。其中缺少任何一种，即不能准确地确定一种颜色。

1. 色调　亦称色相或色彩，是颜色彼此区别的主要特征。在可见光中的所谓红、橙，黄、绿、青、蓝、紫就是色调。色调决定于波长，波长不同，色调也不同。某些有颜色的物体，在其反射或投射的光线中，什么波长占优势，它即呈现什么波长的颜色。

2. 亮度　亦称明度，指同一颜色在亮度上的区别。每一种颜色，不但有色调的不同，还有亮度的差别。例如深红和淡红，虽然色调相同，我们都称为红色，但两者显然是有区别的，其原因是由于亮度的差异。

3. 饱和度　即颜色的纯度。即使几种颜色的色调和亮度是相同的，如果饱和度不同，则它们之间仍有差别。一般来说，光谱色是最纯的，即饱和度最高。当某一光谱同白色混合，则会因混合色中光谱成分的多少，而成为浓淡不同的颜色。含白色的成分越多即越不饱和。

颜色的上述三大基本特征，既是互相独立，又是互相影响的。如果饱和度大，一般色调会比较明显，同时亮度也比较暗。反之亦然。有此三个特征，不仅可以准确地确定一种颜色，而且还可以随着它们的改变而产生千千万万种不同的颜色。

### (二) 相关学说

有许多学说尝试解释这些色觉现象，每种学说都有其优点，但尚没有一个学说能完美地解释生活中的各种色觉现象。其中较为人们重视的学说有 Young-Helmholtz 学说、Hering 学说和近代的“阶段学说”。

1. Young-Helmholtz 学说　该学说又名三色学说，是基于 Newton 的三原色理论而提出的。三原色理论的主要论点是：所有的颜色，逻辑上均可由红、绿、蓝三种色光匹配合成。所以 Young-Helmholtz 学说认为视网膜具有三种锥体细胞，分别主要感受红、绿、蓝三原色，并且其中一种三原色在刺激其主要感受锥体细胞外，还对其余两种感受锥体细胞产生刺激。例如，在红光刺激下，不仅感红色的锥体细胞兴奋，感绿和感蓝的锥体细胞也相应地产生较弱的兴奋。而三种刺激不等量地综合作用于大脑，便产生各种颜色感觉。如果三种感受锥体细胞受到同等刺激则产生白色，无刺激则产生黑色。

对于色盲的解析，该学说认为，红色盲缺乏感红色的锥体细胞，绿色盲缺乏感绿色的锥体细胞，因为红色刺激感红锥体细胞的同时也刺激感绿锥体细胞，所以色盲者常红绿都分不清楚。

2. Hering 学说　又名四色说(表 8-39)。Hering (1878)观察到，颜色现象总是以白 - 黑、红 - 绿、黄 - 蓝这种成对的关系发生的，因而假定视网膜上有白 - 黑、红 - 绿、黄 - 蓝三对视素(光化学物质)；此三对视素的代谢作用包括通过破坏(异化)和合成(同化)两种对立过程。当白光刺激时，可破坏白 - 黑视素，引起神经冲动，产生白色感觉；无光线刺激时，白 - 黑视素合成，引起神经冲动，产生黑色感觉。对红 - 绿视素，红光引起破坏作用，产生红色感觉；绿光引起合成作用，产生绿色感觉。对于黄 - 蓝视素，黄光引起破坏作用，产生黄色感觉；蓝光引起合成作用，产生蓝色感觉，而我们感觉到的各种色彩则是这三种组合破坏或合成的结果。该学说认为色盲是缺乏一对视素(二色觉)或两对视素(全色盲)的结果。

表 8-39　Hering 的色觉学说

| 光线 | 作用的视素 | 视网膜上的反应 | 产生色觉 |
|---|---|---|---|
| 白光 | | 破坏 | 白 |
| 无光 | 白 - 黑 | 合成 | 黑 |
| 红光 | | 破坏 | 红 |
| 绿光 | 红 - 绿 | 合成 | 绿 |
| 黄光 | | 破坏 | 黄 |
| 蓝光 | 黄 - 蓝 | 合成 | 蓝 |

3. 近代的“阶段学说”　近年来，大量的实验结果表明，在视网膜内的确有三种感色锥体细胞，分别对红、绿、蓝三种色光敏感；另外，关于视路传导特性的研究结果，使 Hering 学说(四色说)也获得了不少的支持。因此，有学者主张把色觉的产生过程分两个阶段：第一阶段为视网膜视锥细胞层阶段，在这一水平，视网膜的三种锥体细胞选择吸收光线中不同波长的光辐射，分别产生相应的神经反应，同时每种感色锥体细胞又单独产生黑和白反应；第二阶段是信息传送阶段，即在颜色信息向大脑传递过程中，不同颜色信息再重新组合、加工，形成“四色应答密码”，最后产生色觉。颜色视觉的这一学说，也称为“阶段学说”，它把两个古老的完全对立的色觉学说巧妙地统一在一起了。

这一学说对色觉异常的解释为：红色盲是由于感红锥体细胞的缺如，其结果是 R/G 机制不能活动，亮度信道由 R+G+B 变成 G+B，故在光谱的长波端出现亮度感觉的障碍。而绿色盲则是由于 R/G 缺如，所以其亮度信道不受影响，故其亮度感觉曲线与常人无异。

### （三）色觉异常

色觉异常，也称色觉障碍。是指对各种颜色心理感觉的不正常（图 8-318）。

先天性色觉异常是一种 X 染色体连锁隐性遗传病，故男性多于女性。患者出生时已具有，绝大多数是双侧性，但个别也可以单眼发病，或者两眼色觉异常的类型及程度不同。先天性色觉异常与生俱来，在他们的一生中，“颜色”的含义，始终与正常人不同。因为他们对颜色的认识完全来自别人教授的经验，他们对颜色的感觉与正常人有本质的区别。但有些先天性色觉异常患者却可以工作一辈子而不发生大的色觉差错，原因就是他们可以根据物体的形态、位置、亮度等条件，来粗略、低水平地区别各种“颜色”。

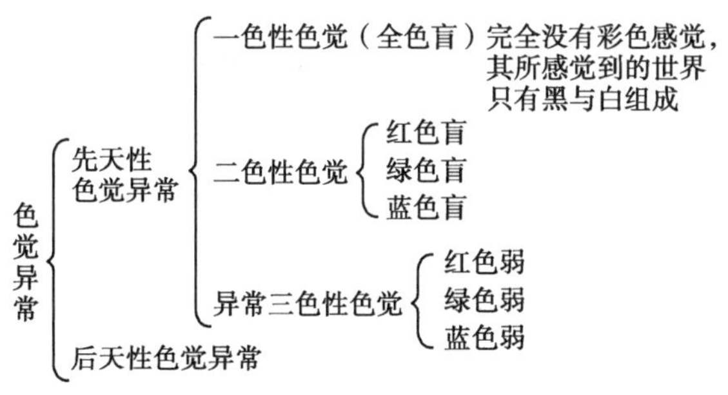


图 8-318　色觉异常分类

后天性色觉异常是因为某些眼病、颅脑疾病、全身病变以及中毒所致。除色觉异常外，常合并视力、视野以及其他功能障碍。后天性色觉异常乃后天才发生，这类患者具有正常的感色功能，可以根据正常人的色觉进行推断。如果他们把红色看成黄色，则他们所感受到的“黄色”与正常人感觉到的黄色相同。由于其他功能障碍远比色觉重要，故后天性色觉异常没有先天性色觉异常那样受人重视。

### （四）色觉检查

大千世界是绚丽多彩的，人的生活离不开色觉。从事一些特殊职业如交通运输、美术、医学、化学等工作的人，必须具备正常的色觉。色觉检查为临床眼病提供色觉异常的诊断依据，同时也是就业、入学、服兵役等体检的必检项目之一。色觉检查的目的在于确定有无色觉异常，鉴别色觉异常的类型以及程度。色觉检查为主观检查，包括假同色图法、色相排列法和色觉镜法等方法。

1. 假同色图法　常称为色盲本，虽然种类繁多，但多由以下三类图构成。

（1）示教图：主要是让被检者了解检查的方法以及要求。构成图形色斑的亮度、饱和度以及色调，均与背景色斑有明显的差别。在一般情况下，正常人及色觉异常者均能认出。如对这类图形读不出，可能为后天性色觉异常或伪色盲。

（2）检出图：此类图主要用于鉴别被检者的色觉是否正常。色觉异常者主要是靠亮度及饱和度而不是靠色调辨别颜色的，此类图形正是根据这一原理设计绘制。此类图的数字或图形，其中有些正常人读得出，色觉异常者读不出；有些正常人读不出，色觉异常者反而可以读得出。此类图主要用于鉴别被检者的色觉是否正常。

（3）鉴别图：此类图是用做鉴别红或绿色觉异常者用。

每种色盲本均有其详细的使用方法以及结果的判断标准，但在使用各种色盲本时都应注意：

1）视力：视力太差不能进行检查。屈光不正者可以戴镜检查，但不能戴有色眼镜。

2）距离：不管色觉正常与否，视角及亮度大时，辨色能力均有所提高。所以距离近时，视角大，亮度高，图形与底色的色调差别明显；但如太近，色调与亮度的差别即不明显，图形反而不易认出。距离远时，各色斑容易融合，图形认出容易；但如果太远，则正常者应读出的图形亦不能读出。所以，各种检查图都规定有一定的检查距离，多为 0.5m 左右。

3）照明：最好能在自然弥散光下进行，有些色盲图，也可以在日光灯照明下进行。照明度不应低于 150lx，以 500lx 为宜。

4）判读时间：大多数检查时间规定在 2～3 秒内。为了取得正确的结果，必须对时间进行严格限制。因为色弱者有时能正确认出图案或数字，只不过是表现出辨别困难或辨认时间延长而已。

5）其他：尽管单眼色觉异常非常少见，但确实存在。故希望有条件尽量两眼分别检查。另外，色盲图为色素色，容易褪色及弄脏，在检查时，不要用手触及图面。不用时应避光保存，如有污染及褪色，即不能使用。

2. 色相排列法　此法为在固定照明条件下，嘱患者将许多有色棋子依次排列，将与前一个棋子颜色最接近的棋子排在其后面，根据排列顺序是否正确来判断有无色觉障碍及其性质与程度。常用的有 FM-100 色彩试验和 D-15 色盘试验。

（1）FM-100 色彩试验：此检查属色调配列检查法，可用于定性和定量测量。由 93 个色相子组成，其中 8 个为固定参考子，85 个为可移动的色相子，共分四盒。每盒具有 2 个固定子分别固定于盒的两端，而

21～22个可移动的色相子供受检者作匹配排列用。

(2) D-15色盘试验：此检查同属色调配列检查法。由于FM-100彩色试验操作比较复杂，检查需时太长，体积也较大，携带不方便，所以把FM-100彩色试验简化改良而成D-15色盘试验，检查方法简便，判定比较容易。

D-15色盘试验只需要16个色相子，1个固定于盒内作为参考，其余15个代表自然色中相等色调阶差的色相子。由于色相子少，色相子间的差别较明显，程度较轻的色觉异常，比如色弱患者，也可能正确的排列出这些色相子。故本检查和上述检查的目的不同，主要不是鉴别色觉正常或异常，而是对经检查图检出的色觉异常者进行类型和程度的确定。

3. 色觉镜法　Rayleigh发现黄色觉可以通过红和绿的混合而成，因此创立了有名的"红+绿=黄"的公式，色觉镜就是利用这个原理制作而成。以Neitz公司色盲镜为例，被检者单眼通过目镜可以看到分为上下两半的圆形视野，上半含红、绿混合光，下半为黄光。检查时，被检者可以通过混色旋钮调节上半视野中红光和绿光的配比比例，使上半视野呈现光谱色中从红到绿之间的各种色调；同时要求其调节另一用于控制下半视野黄光亮度的单色旋钮。直至被检者感觉上下两个视野的色调和亮度完全一致。记下被检者所能达到的配比范围，并确定配比的中点。并根据这两个数值判断被检者的色觉障碍类型以及程度。

## 三、立体视觉检查

立体视觉，即三维空间视觉，是指深度感知的功能，是双眼视觉中的最高级功能。一个视觉功能正常的人不仅能看到周围物体的形状、颜色和运动，而且还要具有良好的立体视觉，而人的双眼在深度感知中具有重要作用，这一感知功能是单眼无法很好地完成的。

### （一）视界圆(horopter circle)与Panum融合区

视界圆是通过注视点及二眼节点所画的圆，无限远的平面是基础面。根据"对等弧的圆周角相等"的原理，在此圆周每一点上的物体，将分别落在两眼视网膜对应点上，所以不呈复视。在圆周内、外有限距离处的物体也不呈复视，这种轻微差异正是形成立体感的生理基础。此距离在正前方很小，越往周边部则越宽些。这个距离称为Panum空间，正常的黄斑附近Panum空间为10′～20′。此空间在不同测量条件下亦不完全一样。超过此空间即感觉复视。详见斜视和弱视章节。

### （二）双眼视差与立体视觉

人的双眼视轴并非完全平行，而是稍稍向内倾斜的，而且两眼相距约一定距离(瞳距)，所以当人们观看一个物体时，其实是从两个不同的角度去观察的，左眼看物体的左边部分会多些，右眼看物体的右边部分会多些。这样，远近不同的点，其刺激左右眼视网膜的点并非对应点，存在位置差，这就是双眼视差(bincocular disparity)(图8-319)。

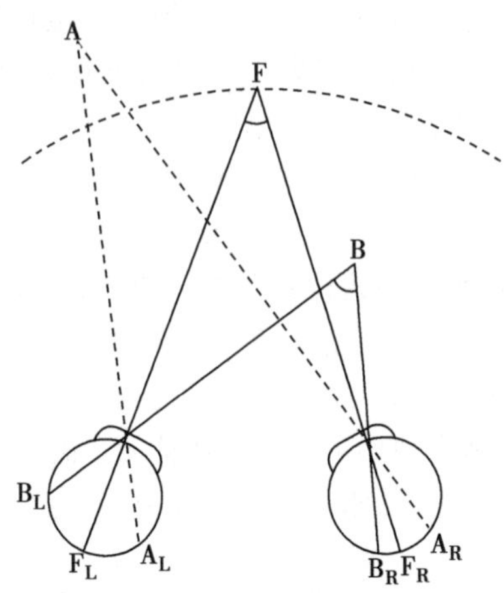


图8-319　双眼视差示意图

双眼视差提供了物体之间的相对深度信息，是产生立体视觉的一个主要因素。但它并非形成立体视觉的唯一因素。在日常生活中，我们经常会发现某些没有良好双眼视觉的患者(恒定性斜视、单眼患者等)也有一定程度的"立体视"。那是因为除了双眼视差外，从生活经验获得的物体远近的大小恒常性、几何透视、物体的阴影，还有晶状体的调节、光线、颜色反差等等许多因素都可以提供一些深度线索，而这些线索只要单眼即可感知。

### （三）立体视的衡量单位

立体视觉的衡量单位为立体觉锐敏度(stereoacuity)，也称立体视锐度，是指人们在三维空间分辨最小相对距离差别的能力，是以双眼视差的最小辨别阈值来表示的。

立体视锐度的计算公式为：

$$S=206\,265\times a\times b/d^2$$

式中，S为立体视锐度，单位为弧度秒；$a$为瞳距，$b$为两立杆的距离，$d$为角膜顶点到固定立杆的距离。立体视的有效范围D＝$b$×206 265/S，所以，如果一个人的立体视锐度为20″，那么他能有立体视的最大距离应该是600m。换言之，对600m以外的两个物体，即使增加它们之间的距离，这个人也不能分辨出。因而，我们以肉眼观察所有天体(与人的距离远远大于其立体视的有效范围)，既无立体感，也无远近之分，尽管各个星体实际相差很远，但在我们眼中仍好像悬挂在同一平面上一样。

**（四）立体视觉的检查与分析**

立体视觉与人们日常生活和工作有密切关系。立体视觉检查具有重要意义：

1. 职业和工作所需　例如飞行员、机动车驾驶员、运动员、显微外科医师和精密仪器的制造工人等等必须具有优良的立体视觉功能，因为这直接关系到工作效率、质量以及人身安全。因此，在选拔上述有关专业人员时都应进行立体视觉检查。

2. 有助于诊断各种双眼视功能异常　例如，恒定性斜视患者在随机点检查（RDS）中没有立体视，而在线条图检查中却可以表现出较差的立体视；间歇性斜视患者可以有也可以没有正常的立体视；而非斜视性集合功能异常患者通常具有正常的立体视。在双眼视功能异常和某些眼球运动障碍的治疗当中有重要意义。例如立体视视标刺激有助于解除单眼抑制，Cooper 和 Feldman 的研究发现随机点检查图卡（RDS）有助于提高间歇性斜视、集合功能不足等患者的融合范围。

3. 立体视觉检查可用于评估斜视手术、人工晶状体植入、角膜屈光手术以及斜视正位视训练等治疗的疗效。

4. 大脑某些部分的损伤会影响立体视功能，故有些学者尝试利用立体视功能检查来协助诊断神经系统疾病。

**（五）立体视觉检查的方法**

所有立体视觉的检查都是基于双眼视差的原理制作而成。检查立体视锐度的器具有不同的种类，从图卡到计算化的仪器均已用于实验室和临床检查中，基本上可以分两大类。一类属于二维的检测方法，具有视差的图卡都是二维平面图形，观察时要分离两眼视野，因此使用时被检者要求戴特种眼镜（偏振光眼镜或红绿眼镜）。这一类检测器有 Titmus stereo test，random dot stereograms（RDS），randot stereo test，frisby test，TNO 等，还有国内颜少明和郑竺英合作研发的《立体视觉检查图》。二维的检测图卡由于价廉和携带方便而在临床上广泛使用。另一类属于三维检测方法，被检者不需戴任何眼镜，如上述的 Howard-Dolman 立体视觉计、电脑测量仪等。但临床上少用，常用于研究领域。现就临床上常用的检测方法进行介绍：

1. Titmus stereo test 图卡　Titmus stereo test 整套图卡由三部分组成：3000″ 立体视锐度的“大苍蝇”视标，400″～100″ 立体视锐度的“小动物”视标以及 800″～20″ 立体视锐度的“圆圈”视标（图 8-320）。

使用时需要被检者配戴偏振光眼镜，并在 40cm 的检查距离进行。如果受检者有屈光不正要配戴相应的矫正眼镜。

“大苍蝇”视标是用做立体视锐度的粗查。一个具有正常立体视锐度的人配戴偏振光眼镜，因为交叉视差的作用，其会感觉到大苍蝇“飞起来”了。这时要求受检者“抓”住大苍蝇的翅膀，正常反应应该是“抓”在图卡平面与受检者双眼之间的空间上。

“小动物”视标共有 A、B、C 三排，每排有五只，并且其中有一只是“立体”的。询问受检者“是哪一个动物‘凸’起来了？”。如果受检者不确定，检查者应该鼓励其猜测，结果正确同样有效。各行分别代表不同的立体视锐度（400″～100″）。这种视标对于小孩尤其适用。

“圆圈”视标能够精确地确定受检者的立体视锐度。总共有九个菱形，每个菱形各由 4 个小圆圈组成，其中一个由于交叉视差的作用而“凸”了起来。同样要求受检者顺序讲出“是哪一个圆圈‘凸’起来啦？”，直至受查者连续两个菱形的结果均为错误才终止，而以最后一个判断正确的立体视锐度作为结果。

正常成年人立体视锐度≤60″。

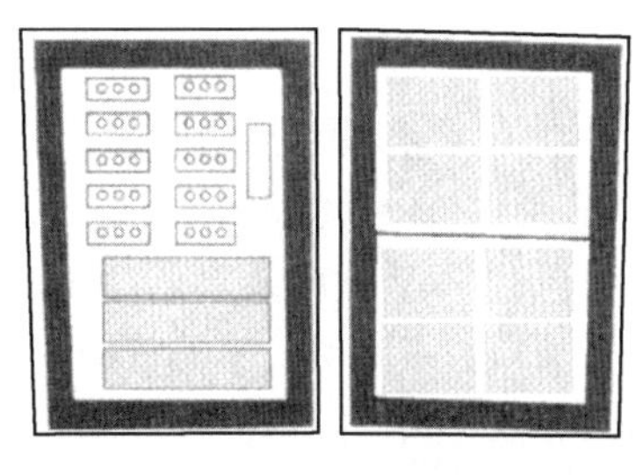

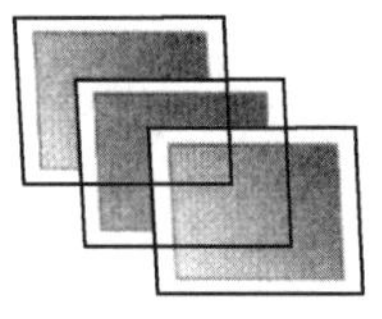

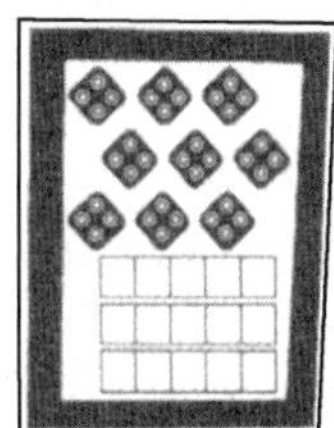

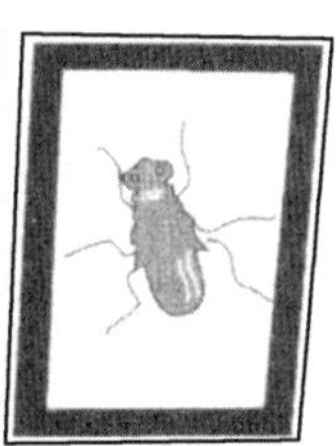

图 8-320　三种常用的检查图卡

2. TNO 随机点立体图　TNO 随机点立体图是用红绿二色印刷的随机点立体图卡，共有 7 张：前 3 张用于定性筛选有无立体视，第 4 张用于测定有无单眼抑制，后 3 张用于定量测定立体视锐度。

检查时要求受检者配戴红绿眼镜，检查距离为 40cm，首先用筛选图进行立体视的定性测试，嘱受检者正确识别在红绿背景中隐藏的蝴蝶、十字、三角形等图形，然后用定量图测量立体视锐度，嘱受检者正确识别隐藏的扇形图的缺口朝向，共分 480″，240″，120″，60″，30″，15″ 六级。

正常成年人立体视锐度≤60″。

3．随机点立体视觉检查图　1984年颜少明和郑竺英合作研发国内第一部随机点立体视觉检查图，已在全国广泛使用。其使用方法与上述方法类似：在自然光线下，配戴红绿眼镜在40cm距离进行检查，检测时从视差大的图形开始，正确识别后按顺序检查，每图均有既定的立体视锐度参考。

因为有研究发现，有些立体视异常者对交叉视差无立体感，却对非交叉视差具有立体感，也发现有相反情况者。故该检查图特意分有交叉视差图和非交叉视差图两类，用于直接测量交叉视差和非交叉视差值（30″～150″共六级）。只有两种检测结果都正常，才能认为立体视正常。

4．同视机检查　同视机有定性的立体视图片以及定量的随机点立体图片，因此能定性、定量检查立体视觉。检查方法为受检者坐在同视机前，调整下颌托及瞳距，使双眼视线与镜筒高度平行，先进行同时视觉和融合功能检查，如正常再用Ⅲ°立体视画片先定性再定量检查立体视功能：将两画片同时放入镜筒片夹处，让受检者说出所辨认的图形或特征，检查者判断其回答的正确与否，并按所用的检查图号得出立体视锐度值。

对于立体视锐度的正常值，国际上还没有一个统一的标准。但研究发现，立体视功能随着年龄的增加而逐渐发育成熟，至7～9岁达到成人水平。同时，研究也发现，不同的检测方法所获得的结果可能会有不少的差异。这是由于亮度、刺激图形的构形和复杂程度、刺激图形所呈现的视野部位等等许多因素都会影响立体视锐度的检测。具体正常值可参考各种检测工具的使用说明。临床上，15″～30″的立体视锐度一般被认为具有很好的立体视功能。

## 四、瞳孔检查

瞳孔，即眼睛虹膜中央的小孔，瞳孔大小是由动眼神经的副交感神经纤维支配的瞳孔括约肌和交感神经支配的瞳孔开大肌所控制，它们彼此在中枢紧密联系并相互拮抗。在传入和传出途径的任何变化均有可能影响瞳孔，瞳孔的变化对一些眼部疾病和神经系统疾病有着很重要的诊断价值。因此，瞳孔的检查是临床眼科视光学检查中不可缺少的项目之一。

### （一）瞳孔的反射系统及其意义

1．对光反射　光线照射入眼，瞳孔缩小；光线亮度减弱或移去后，瞳孔又逐渐扩大，这种瞳孔随光线强弱而变化的反应称为瞳孔对光反射。临床上又把瞳孔对光反射分为直接对光反射和间接对光反射：光线照射一眼，该眼瞳孔缩小，此为直接对光反射；未受光刺激的对侧眼，同时也出现瞳孔缩小，此为间接对光反射。

瞳孔对光反射是一种神经反射，其反射弧为：视杆、视锥细胞是光线感受器，其所接受的光刺激随传入纤维（包括在视神经中）到达视交叉，并随视神经交叉和非交叉纤维，分别至对侧和同侧视束，在进入大脑中枢后在临近视中枢丘脑的外侧膝状体时离开视束，进入中脑顶盖前区，更换神经元，其节后一部分纤维绕过大脑导水管与同侧缩瞳核（E-W核）相联系，另一部分纤维经后联合交叉至对侧，与对侧的E-W核相联系。传出纤维由两侧E-W核发出，随动眼神经入眶，再进入睫状神经节。在此交换神经元，其节后纤维经睫状短神经进入眼球，支配瞳孔括约肌。由上述神经通路可知，一侧眼的光刺激可以同时引起双眼瞳孔收缩。

2．调节反射　是指眼睛从注视远距离目标转向注视近距离目标的过程中，瞳孔逐渐缩小这一反射。调节反应的感受器同样是视杆、视锥细胞。其传入纤维与视神经同行，经视交叉、视束，到达外侧膝状体并在此交换神经元，再进入枕叶纹状区，并在此交换神经元到达纹状前区。传出神经由此发出，经枕叶中脑束达到中脑顶盖前区，然后到达E-W核和Perlia核。自E-W核发出的神经纤维随动眼神经到达睫状神经节，再经睫状短神经到达瞳孔括约肌和睫状肌。而自Perlia核发出的纤维则到达两眼的内直肌。因而眼在视近的过程中，会有三个动作同时发生：瞳孔括约肌收缩产生瞳孔缩小的同时，睫状肌收缩产生调节运动以及内直肌收缩产生集合运动。这三个动作发生在视近过程中，故统称近反射。

近反射的目的是使近距离物体能保持在视网膜上形成一个清晰的影像，而且要使这两个影像都落在双眼黄斑上，这样才能完成双眼单视。

### （二）瞳孔的相关检查及其意义

检查瞳孔时，应注意其大小、位置、数目，还需要仔细注意边缘是否整齐，有无瞳孔缘虹膜后粘连、瞳孔缘虹膜撕裂、瞳孔区是否为机化膜遮盖等等。现就瞳孔大小以及瞳孔相关反射的检查作简单介绍：

1．瞳孔大小的检查　瞳孔的大小受到许多因素的影响，光线的强弱是其中一个最重要的因素。所以我们在行瞳孔大小的评估时，一定要记录光线的强弱情况。我们建议分别在暗环境和光环境中作两只眼的瞳孔大小的检查。为了防止侧面光线造成“不等瞳孔假象”的产生，室内光源应置于患者正面稍上方或稍下方而不应该让光线从一侧照过来。

瞳孔位于虹膜中央，所以测量瞳孔大小最简单的方法是以虹膜作为参考估计。检查时，让受检者固视前方远处，检查者从旁观察，根据瞳孔占虹膜直径的几分之几来粗略估计瞳孔的大小（年长儿童和成年人的虹膜直径大约是 12mm 左右）。除此之外，我们当然可以用透明的直尺直接测量，但最好的方法是使用 Hemisphere 瞳孔尺，这是一种眼科专用尺，尺上刻有大小不等的半圆，检查时，让受检者直视远方，以尺上的半圆与被检眼的瞳孔直径做比较，即可迅速测出被检瞳孔的大小。传统瞳孔大小检查方法仅仅提供一些瞳孔大小的近似数据，可信度不高，只能适用于一般的眼科检查中。

在现代角膜和晶状体屈光手术中，瞳孔大小、形态成为一个重要的参数，瞳孔的检查也日益备受关注，尤其是暗环境下瞳孔直径的测量，已经成为屈光手术术前评估的一个重要步骤。所以对检查数据的可信度，可重复性要求提高。许多以红外技术为基础的检查仪器得到广泛应用，其中计算机红外线视频瞳孔检查技术成为业界基准，被广大眼科学者和科学家广泛接受。

正常成人瞳孔在自然光线下直径为 2～5mm，在暗环境中瞳孔直径可达 4～8mm，并且绝大多数正常人两侧的瞳孔大小相等。

除光线外，屈光状态、年龄、精神状态、药物等许多因素都会影响瞳孔的大小，但是当我们遇到瞳孔大小异常的情况，必须要警惕：太大、太小或者两侧直径相差超过 0.5mm 均提示可能存在神经系统的疾病。如果还合并上睑下垂、调节幅度减少、腱反射减弱或者眼外斜等更高度提示某些神经系统综合征，如 Horner 综合征就表现为患侧瞳孔小于对侧，但瞳孔的一切反射仍存在，同时还伴患侧上睑轻度下垂以及患侧面部出汗减少等表现。所以当瞳孔大小检查异常时，一定要注意考虑神经系统疾病的可能性。

2. 瞳孔相关反射的检查　瞳孔的各种反射都需要完整的反射弧才能完成，而反射弧上任何一部分的损害均可以导致反射的异常甚至消失。所以检查瞳孔的相关反射，无论对于发现眼局部情况，还是了解中枢神经系统反射弧各部的损害，都具有很大的临床意义。

（1）瞳孔对光反射的检查：为了能更好地观察瞳孔的反应，检查瞳孔的对光反射应在光线不是很亮的室内进行，当然又不能太暗，应足以让检查者观察清楚受检瞳孔的反应情况。

检查瞳孔对光反射时，一定要分别检查两眼的直接对光反射和间接对光反射。

首先，让被检者直视前方远处并保持固视状态，检查者用手电筒先照射其右眼，仔细观察该眼瞳孔收缩的幅度与速度，然后再用电筒照射左眼，同样仔细观察该眼瞳孔收缩的幅度与速度。以上为检查瞳孔的直接对光反射。然后，检查者使用电筒先照射右眼，仔细观察被检者左眼瞳孔收缩的幅度与速度，然后在左眼上重复同样的操作，这是检查瞳孔的间接对光反射。检查时为了保证光源只照射一侧眼而对侧眼不受到光的照射，检查者最好用手将光线隔开，以免光线影响另一眼，而导致错误的结果。

为了能定量反映瞳孔对光反射的结果，我们建议使用以下记录方法：改变幅度，0＝瞳孔完全没有缩小，1＝瞳孔轻度缩小，2＝瞳孔中度缩小，3＝瞳孔明显缩小；改变速度，缓慢缩小记为“－”，迅速缩小记为“+”。

（2）瞳孔调节反射的检查：瞳孔调节反射同样是一个定性、定量的检查。检查方法为让被检者直视前方远处（5m）并保持固视状态，记录其双侧瞳孔大小，然后检查者迅速在被检者右眼前约 25cm 处竖立一个视标（一支钢笔或者有刻有图案的尺子），并嘱被检者注视该视标，检查者仔细观察被检者右眼瞳孔收缩的幅度与速度。然后在左眼重复以上的操作。

正常人由远看近时，双侧瞳孔应缩小，并且缩小的幅度、速度相当。如果发现异常情况，应进一步作相关检查。

（3）交替灯光照射试验（Marcus-Gunn test）：相对性传入性瞳孔反应障碍（relative afferent papillary defect，RAPD）又称为 Marcus Gunn 瞳孔。通过交替灯光照射试验，可以发现患者存在的 RAPD，方法如下：让被检者注视前方远处物体，并保持固视状态直至检查完毕。检查者用电筒照射右眼 2～3 秒，然后迅速把电筒移离右眼，照射左眼 2～3 秒，再把电筒移回右眼，照射相同的时间，重复以上的操作 3～4 次。在这过程中，检查者要仔细观察被照眼，如果两眼被照时瞳孔收缩的程度和幅度相同，则认为 Marcus-Gunn 瞳孔阴性；如果两眼被照时瞳孔收缩的程度和幅度不同，则认为 Marcus-Gunn 瞳孔阳性。瞳孔收缩幅度小或者收缩慢，甚至放大的一侧为病变侧。

其试验原理是，当光线从健侧移向患侧时，一方面是患侧受光照刺激的传入冲动少，同时患眼还受到健眼撤除光照后的瞳孔开大反应的间接影响，故削弱了患眼的缩瞳运动。而当光线自患眼移向健眼时，由于患侧受光线刺激后的神经传入冲动明显减少，其对健眼的这一效应明显减低，健眼明显由开大变为缩小。故双眼对光照的反应不对称（图 8-321）。

正常情况下：Marcus-Gunn test（－）。RAPD 阳性的主要原因是视交叉前瞳孔传入纤维受损，可作为判断任何原因所致的单侧或双侧不对称性视神经病变的一种检查瞳孔的客观方法。

休息状态

光照时瞳孔收缩
因间接光反射收缩

光照过后瞳孔开大
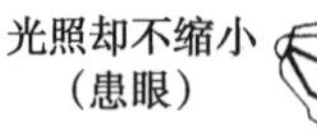


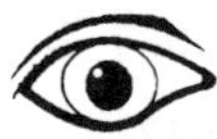

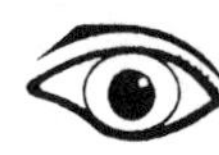

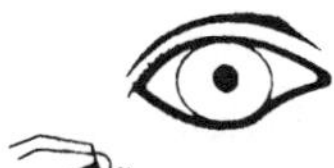

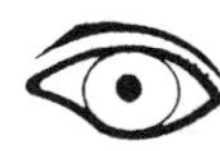

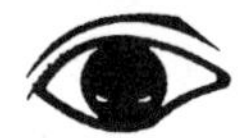

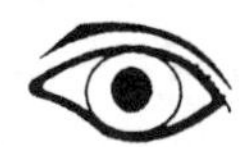

图 8-321 交替灯光照射试验
（Marcus-Gunn test）

## 五、对比敏感度检查

从视敏度的角度将影响物体识别的参数归结为两个：空间频率和对比度。空间频率就是单位视角所包含的线条数；对比度就是物体颜色亮度和该物体背景颜色亮度的关系。

临床上，视觉系统的形成以视力标准来衡量，通常视力在高对比度下测量。对比度（调制度）由物体亮度对比背景亮度来确定。对比度＝（视标照明 - 背景照明）/（视标照明＋背景照明）。即

$$C(\text{contrast})=\frac{L_{max}-L_{min}}{L_{max}+L_{min}}$$

式中，C 为对比度，$L_{max}$ 为最大亮度，$L_{min}$ 为最小亮度，当对比度降到阈值时，人眼就分辨不出光栅，呈现一片灰色，此时对比度阈值的倒数即对比敏感度，即对比敏感度＝1/ 对比度阈值。因此，对比敏感度可以定义为一种衡量视觉系统辨认不同空间频率物体时所需要的物体表面的最低对比度（黑白反差）的物理量。对比度阈值低，对比敏感度高，则视觉好。然而，视觉系统的这两种功能是相互关联的，在某一空间频率，视觉系统有一定的对比敏感度；反之亦然，在某一确定对比敏感度时，视觉系统有一定的空间频率分辨力（形觉）。

### （一）对比敏感度测量原理

对比敏感度检查是对眼睛形觉功能的定量检查，分析明暗对比度变化情况下视觉系统对不同空间频率正弦光栅条纹的识别能力，反映视标边缘与背景照明间对比分辨的能力。

对比敏感度函数（contrast sensitivity function，CSF）是在不同的空间频率（即 1 度视角所含条栅的数目）上对比敏感度的反应，单位为周 / 度（cycles/degree，c/d），又称调制传递函数（MTF）（图 8-322）。其中，横坐标作为空间频率，纵坐标作为对比敏感度。对比敏感度函数（曲线）比起视力或单一对比敏感度，能给予更多的信息，以发现某些与视觉有关的疾病和视功能障碍。正常人 CSF 曲线呈倒“U”形。即中频区高，两头（低频、高频）低的形态特征。低频区主要是反映视觉对比度情况，高频区主要反映视敏度情况，而中频区是较为集中地反映了视觉对比度和中心视力综合情况。正常人的中频区对比敏感度高是由于人的视觉系统活动主要依赖于 CSF 中频区所决定的，中频区对比敏感度的高低直接与中心视功能的质量有密切关系。

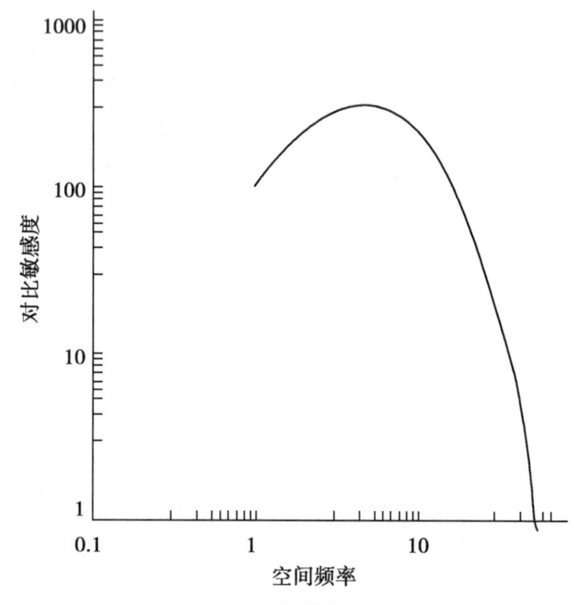


图 8-322 调制传递函数

### （二）对比敏感度的测量方法

对比敏感度测试分近用和远用、双眼对比敏感度和单眼对比敏感度。

测量对比敏感度的检查作为评价视功能的一种方法在 20 世纪 70 年代首次提出。敏感度一般采用条纹视标（图 8-323），它分为两种：①方波条纹，其黑白分明，之间无移行区；②正弦波条纹，其黑白逐渐移行。一般都采用正弦波，因为即使受到离焦和像差的影响，条纹的正弦照明形态也保持不变。

临床上视觉对比敏感度测定的设备分为图片类和发光类检测设备。

1. 图片类检测设备 图片类检查方式是采用印刷的图表或照片来完成的，因为这些图表和照片本身不发光，所以必须通过其对环境光线的反射率不同而产生对比度差异，用于测定全视觉系统 CSF。

2. 发光类检测设备 发光类检测设备依靠本身发光的荧光屏或干涉光线产生对比度条纹来进行检测，

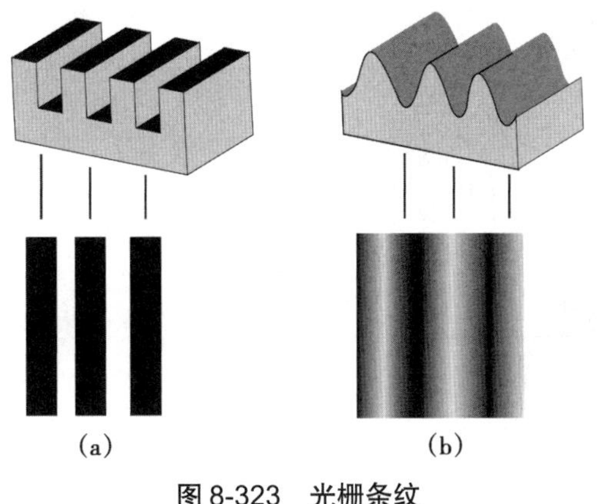
(a)　(b)

图 8-323　光栅条纹

(a)方波和(b)正弦波

既有用于测定全视觉系统 CSF 的，也有利用氦 - 氖激光分束产生干涉光和背景光，同时会聚于眼结点面上发散投射在视网膜上形成可变对比度干涉视标，它不受眼屈光状态及间质浑浊影响，直接测定视网膜 - 脑系统的 CSF。

对比敏感度的检查按原理分为客观检查和主观心理物理学检查两大类。

1. 客观检查　客观检查主要是利用视觉诱发电位来测量对比敏感度，一般用于不能进行准确主观判断的老人、婴幼儿。视觉诱发电位不受心理物理因素（如注意力、动机）影响，能够客观地反映视觉系统的情况，并且检查时程短，要求的配合度低，因此主要将其应用于婴幼儿检查。

2. 主观心理物理学检查

(1) 光栅图片：主观心理物理学检查，早期用 Arden 光栅图表进行；由 Stereo Optical 公司生产的 Optec6500 视功能测试仪，此仪器可提供远距离（6 米）或近距离（45cm）两种测试状态。在检查对比敏感度时，有正弦光栅式（F.A.C.T.）或字符式（C.A.T.）对比敏感度检查两种检查方法。通过模拟昼（85cd/m$^2$）、夜（3cd/m$^2$）的环境，并加上周边的眩光，一共可模拟四种环境。

(2) 正弦波条纹显示器：最早使用的是电子示波器，其原理为：用正弦波栅格、棋盘格刺激人眼来测定。在一定的亮度、一定的空间频率上，让被试者注视显示屏幕，开始没有正弦波（栅格），逐渐增加条纹的对比度，被试者刚刚能看到条纹时的对比度的倒数就是这一空间频率的对比敏感度。这种检查对比度连续可调，空间频率范围更广，能更精确地测定全视觉系统对比敏感度。如 Takaci-CGT-1000 型自动 CS 检查仪及眩光测试仪。

(3) 干涉条纹仪：一般是用氦 - 氖激光分束产生干涉光和背景光，同时会聚于眼节点面上发散投射到视网膜上形成可变对比度干涉视标，它不受眼屈光状态以及屈光间质混浊影响，直接测定视网膜 - 脑系统的视功能、激光视力和激光对比敏感度。

### （三）CSF 检测的意义

由于人眼视觉感知由两个部分组成，即外界物体发出光线通过眼睛屈光间质成像于视网膜的光学过程，以及视网膜上记录的物体像通过视神经传送到大脑的神经过程。经过这两个过程眼睛才能感受到物体的存在。通常 MTF 可以作为评价眼睛光学系统对比度的参数，但视网膜上的像并不等同于视觉感知，而是需要经过感光细胞进一步把光信号转化为神经冲动，才能形成视觉。NCSF 就是评价眼睛神经过程的参数。许多眼病和眼部障碍均能损害光学 MTF、神经 NCSF 或两者，临床所测得的只是总的 CSF，纯光学调制传递函数（MTF）和视网膜神经传递函数（NCSF）之积，与繁多的眼病种类相比，这三个函数（曲线）的任何一个类型都是有限的。

CSF 随年龄递降可能是神经现象或光学现象，一般认为这是视网膜及视觉神经随年龄而改变所致，光学因素仅在最高空间频率起作用。也有人认为，这是随年龄增长而增加的眼内散射和像差等光学因素所致。由于 CSF 在各不同对比度均下降而低对比度尤甚，因此可以认为光学 MTF 和视网膜神经的 NCSF 两者都有原因。由于低对比度是通过视觉神经所增强，而低对比度 CSF 随年龄下降更多，故 NCSF 可能是更重要的因素。

CSF 丧失（图 8-324）情况主要分三类：①高频率部分丧失；②所有频率部分丧失；③低频率部分丧失。

因此，我们应该认识到 CSF 不是诊断某些眼病的特异方法，但是 CSF 在眼科临床中有着广泛的用途，下面我们仅罗列几个例子。

1. CSF 与白内障　各种类型白内障患者的不同阶段 CSF 曲线均有所降低。白内障早期中心视力无明显变化时，即可表现出低、中频对比敏感度受损。当白内障逐渐发展，中心视力受到损害，CSF 各个空间频率均降低，在眩光时更加明显。对比敏感度和眩光检查可以有效评价早期白内障患者视功能。对轻度视力下降但眩光失能的早期白内障患者，手术可以消除症状。CSF 检测可用于帮助医师确定手术对患者视功能状态改善的程度，以及确定手术时机的参考。

2. CSF 与青光眼　青光眼患者中心视力的损失通常发生在病程的晚期，但视觉质量的损害早已发生。研究表明即使中心视力达到或超过 1.0，CSF 也可以明显下降，高频部分最先受累。对比敏感度下降先于视乳头和视野损害，并随后两者的损害加重而波及低频

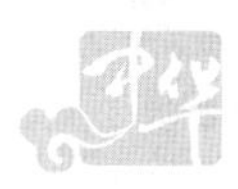


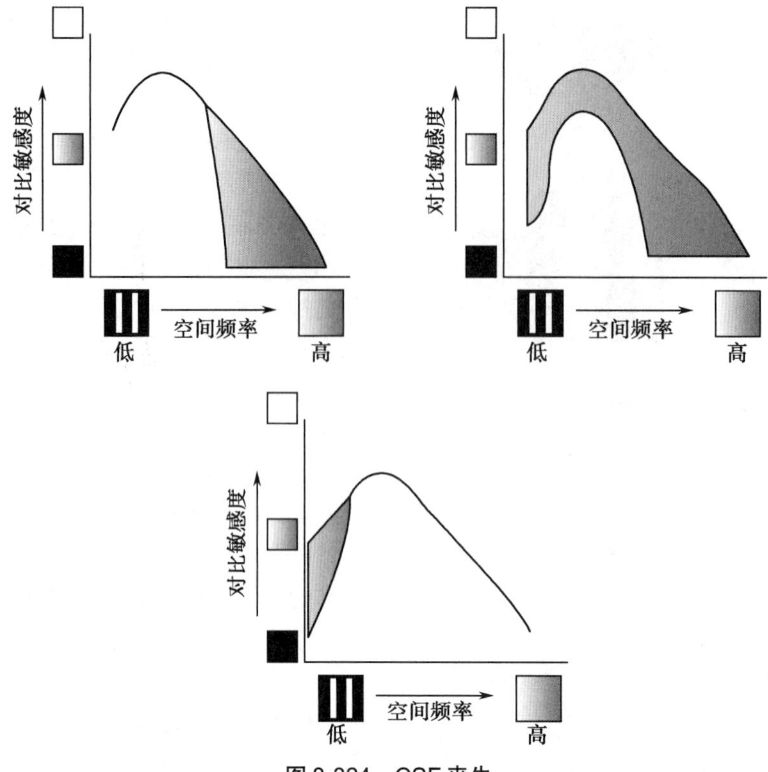


图 8-324 CSF 丧失

（左上）高频率部分丧失，（右上）所有频率部分丧失，（下）低频率部分丧失

部分，它比视力表检查更加敏感地反映了青光眼病程变化。

3. CSF 与年龄相关性黄斑变性 年龄相关性黄斑变性的早期，CSF 在各个频率均下降，表明神经系统在高、中、低对比度的各频率均受损，但中频区最明显。随着疾病的发展，视力逐渐降低，CSF 曲线在各频区下降更加显著。

4. CSF 与弱视 目前研究认为斜视性弱视 CSF 在高频区降低明显，而屈光性弱视 CSF 各个频段均有所降低，其中中、重度屈光参差性弱视在明视条件下中频区 CSF 下降幅度大于屈光不正性弱视，可以认为前者的中心视觉功能质量较差。经过积极弱视治疗后，不仅弱视眼视力接近或达到正常视力，而且对比敏感度曲线也有所提高。

5. CSF 与屈光不正 未矫正屈光不正眼裸眼视力受到损害，表现 CSF 各个频率均有降低。高度近视即使矫正视力达 1. 0，其 CSF 曲线在高频区仍表现为明显下降，尤其是伴有黄斑病变者更严重，受损的程度与黄斑病变密切相关。

角膜屈光手术后短期表现对比敏感度下降，可以恢复，通常认为与术后早期 Haze、角膜水肿、角膜层间光折射、角膜表面不规则、角膜中央扁平切削、偏心切削及瞳孔的大小与切削区的匹配性等因素有关。这些改变都会引起进入眼内光线的散射，导致视功能降低。目前开展的波前引导的角膜屈光手术，在矫正屈光不正的同时消除术眼的球差和慧差等高阶像差，从理论上能够减轻甚至避免术后对比敏感度下降，提高患者的视觉质量。

### （四）注意事项

很多种因素可以影响对比敏感度检测的结果，为了使这种影响降低到最低，保持刺激参数恒定是很重要的。

1. 对比敏感度随着平均亮度增加和刺激野增大而改善。随着平均亮度降低，对比敏感度峰值也将降低并向低频率移位，高频截止也向低频移位。

2. 刺激条栅的方向对对比敏感性有影响，一般认为使用斜形条栅测出的敏感性较低。

3. 刺激的时间因素可影响对比敏感度。

4. 屈光不正可使条栅成像不清而使敏感度下降，瞳孔可以影响视网膜的照度水平，较大的瞳孔会产生较大的光学像差；主要影响中频和高频部分。

5. 视网膜不同的测试部位之间存在差异：旁中心视网膜位置的对比敏感度与中央凹处相比，其峰值和高频截止两者皆向低频端移动。

**（吕 帆 李丽华）**

# 第二章 眼屈光检查法

获取眼屈光状态的检测方法有多种，可以归结为客观检查和主观检查两大类。在临床应用中，不是在客观和主观方法中选择其一，而是应该两者兼用，这其间有许多科学依据和重要的临床价值。

## 第一节 检影验光

检影是一种客观测量眼球屈光状态的方法，我们利用检影镜将眼球内部照亮，光线从视网膜反射回来，这些反射光线经过眼球的屈光成分后发生了改变，通过检查反射光线的变化可以判断眼球的屈光状态。

检影法是通过对反射光线的主观理解而达到客观判断的结果，所以将检影法定性为艺术，如同其他艺术一样，对那些执着追求而深刻理解的人会有丰厚的回报。精通检影法后能在验光过程中节约时间、减少困难，给被检者带来方便。熟练掌握检影法需要较长时间的实践和体验。

检影结果提供了一个有价值的验光起始参考数据，除了少数无法进行主观判断的被检者外，通常不能直接用于开镜片处方，因为检影验光的结果并不能表达被检者主观感觉和视觉评定。一个规范的验光必须是客观方法后由主观方法验证，有经验的验光师通常花几分钟时间做检影，花较长的时间作主觉验光和调整。

### 一、检影镜结构与工作原理

检影镜基本可分为两种类型：点状光和带状光检影镜。目前临床上普遍使用带状光检影镜进行验光，其结构由投影系统和观察系统两部分构成。有关检影镜的结构和工作原理详见本书第八卷第四篇第四章第一节。

### 二、检影概念的理解

#### （一）视网膜光源

我们用检影镜将视网膜照亮，然后观察从视网膜出来的光线，好比将视网膜看成是一个光源。当光线离开视网膜，眼球的光学系统对光线产生会聚，如果我们用平行光线照亮视网膜，根据眼的屈光类型，反射回来的光线应该是这样的：

正视眼　　平行光线
远视眼　　发散光线
近视眼　　会聚光线

假设检查者坐在被检者的眼前，从检影镜的窥孔中观察，可以看到被检者瞳孔中的红色反光，移动检影镜，可以观察到反光的移动，当出射光线不在检影镜与被检眼之间会聚成一点（FP）时，视网膜反射光的移动方向与检影镜的移动方向相同，即称为顺动；如果光线在检影镜与被检眼之间到达远点并发散，反射光的移动正好相反，即称为逆动（图 8-325）。

#### （二）工作镜

显然在无穷远处进行检影是不可能的，但是我们可以通过在检查者眼前一定距离放置工作镜达到在无穷远检影的效果，工作镜的度数必须与你的检影距离的屈光度一样。例如检查者在距离被检者一米距离作检影，就应该将 +1D 的镜片放置在被检者的眼前，这

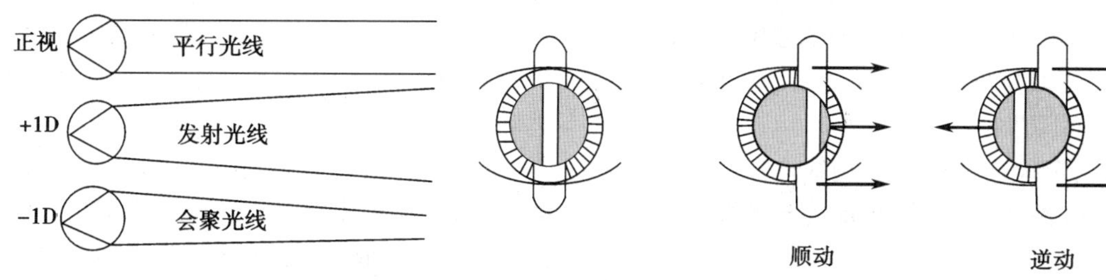


图 8-325　来自照亮的视网膜的光线和影动关系

就相当于检查者坐在无穷远作检影，临床上我们的工作距离常为67cm或50cm，则工作镜应分别为+1.50D或+2.00D。

在检影中和后，屈光不正度数的判断一定不能忘记工作镜的作用和计算，如在50cm，达到中和的度数为+3.00D，则该被检者的屈光不正度数为(+3.00D)-(+2.00D)=+1.00D。

**（三）反射光的性质和判断**

顺动和逆动：观察反射光时，首先需要判断影动为顺动或逆动，由此判断被检眼的远点在检查者的后面或前面，但如何比较快速并准确判断离中和点还有多远，应该观察以下三点：

1. 速度　离远点远时，影动速度很慢，越接近中和点，影动速度越快，而当到达中和点时，瞳孔满圆，就观察不到影动了。换言之，屈光不正度数越高，影动速度越慢，而屈光不正度数越浅，影动速度越快。

2. 亮度　当远离远点时，反射光的亮度比较昏暗，越接近中和点，反射光越亮。

3. 宽度　当远离远点时，反射光带很窄，接近中和点时，光带逐渐变宽，到达中和点时，瞳孔充满红光。但是有些情况在远离远点时光带非常宽，该现象称为“假性中和点”，常见于高度屈光不正，但此时光带非常暗淡。

4. 特殊影动现象　某些特殊疾病的角膜，如圆锥角膜、不规则角膜，检影时会出现一些奇怪的现象，即影动的中央部分顺动，边缘部分逆动，这时候我们的中和是根据影动的中央部分进行。

**（四）中和的理解**

人们总认为中和点是一个“点”，实际上它不是一个点，由于受球差和其他因素的影响，中和点是一个“区”。该中和区的大小取决于被检眼瞳孔的大小，瞳孔小，该区就小，瞳孔大，该区就大；同时中和区的大小还受工作距离的影响，当工作距离较近时，该区就很小，但是如果中和区太小，判断的误差就比较大，即少量的判断误差就导致大的屈光度的误差。

## 三、静态检影

客观方法确定被检者眼睛的屈光状态，所得的结果可作为综合验光（属于主觉验光）的起始点。如果无法对被检者（比如婴幼儿）做主觉验光，则可根据静态检影结果开具处方。

一般采用带状光检影镜，且用综合验光仪或试镜架来中和镜片，注视视标采用0.05的**E**型视标或相当的大注视视标。

让被检者安坐检查椅上，取下原眼镜，调整座椅的高度，使得被检者的眼睛与验配医师的眼睛在同一水平线上，若使用综合验光仪进行检影，则将综合验光头与被检者相接触的部位用酒精消毒，并将其放在被检者眼前，调整瞳距与被检者一致，调整综合验光头的高度，使被检者双眼位于视孔中心。令被检者在检影过程中睁开双眼，注视远距视标，并告知被检者，如果医师的头遮住视线必须马上报告。此时医师可以稍稍转动综合验光头或投影视标，这样就能在被检者注视视标的状态下轻松检影。在检影时，验光医师应将双眼睁开，分别用右眼检查被检者的右眼，用左眼检查被检者的左眼。控制检查距离，检影镜距离被检眼50cm或67cm。医师用右手持检影镜检查被检者的右眼，左手持检影镜检查被检者的左眼。检影时室内照明最好偏暗。

检测步骤：

1. 令被检者注视视标，先检查右眼，后检查左眼。

2. 改变套筒的位置或者检查距离，增加影光的亮度；360°转动检影镜的光带，寻找破裂现象、厚度现象和剪动现象，来判断被检者屈光状态为球性或散光。

(1) 如果屈光不正为球性，瞳孔内的影光和被检者脸部的光带相延续（即没有破裂现象）；如果屈光不正为散光，则可以观察到瞳孔内的影光和脸部的光带不能延续（即破裂现象）(图8-326)。

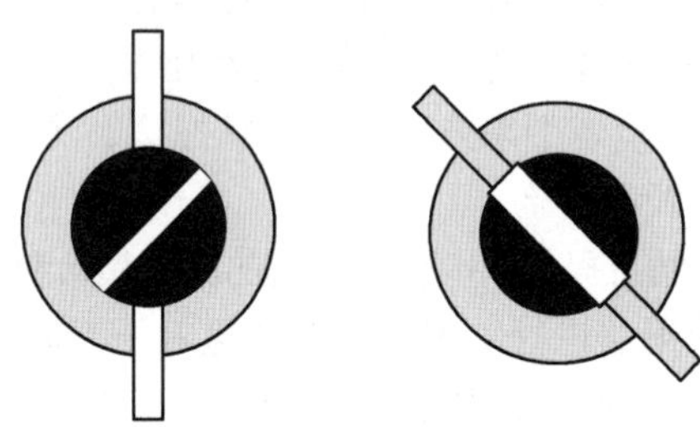

**图8-326　破裂现象**

(2) 360°转动光带，如果瞳孔内的影光厚度保持不变，可确定为球性屈光不正；如果影光厚度发生改变（即厚度现象），则可确定为散光(图8-327)。

(3) 检查散光时，还可以看到剪动现象。当光带和两条主子午线平行时，转动光带，瞳孔内的影光和脸部的光带平行；当光带和两条主子午线成一夹角，转动光带时，瞳孔内的影光和脸部的光带不再平行而成一定的角度，即为剪动现象；球性屈光不正者没有剪动现象(图8-328)。

3. 如果屈光不正是球性，可观察到顺动或逆动的影光，增加正镜片或者负镜片直到影光不动为止。所加镜片的类型取决于被检者的屈光不正、检影镜套筒的位置（平面镜/凹面镜）和观察到的影动性质（顺动

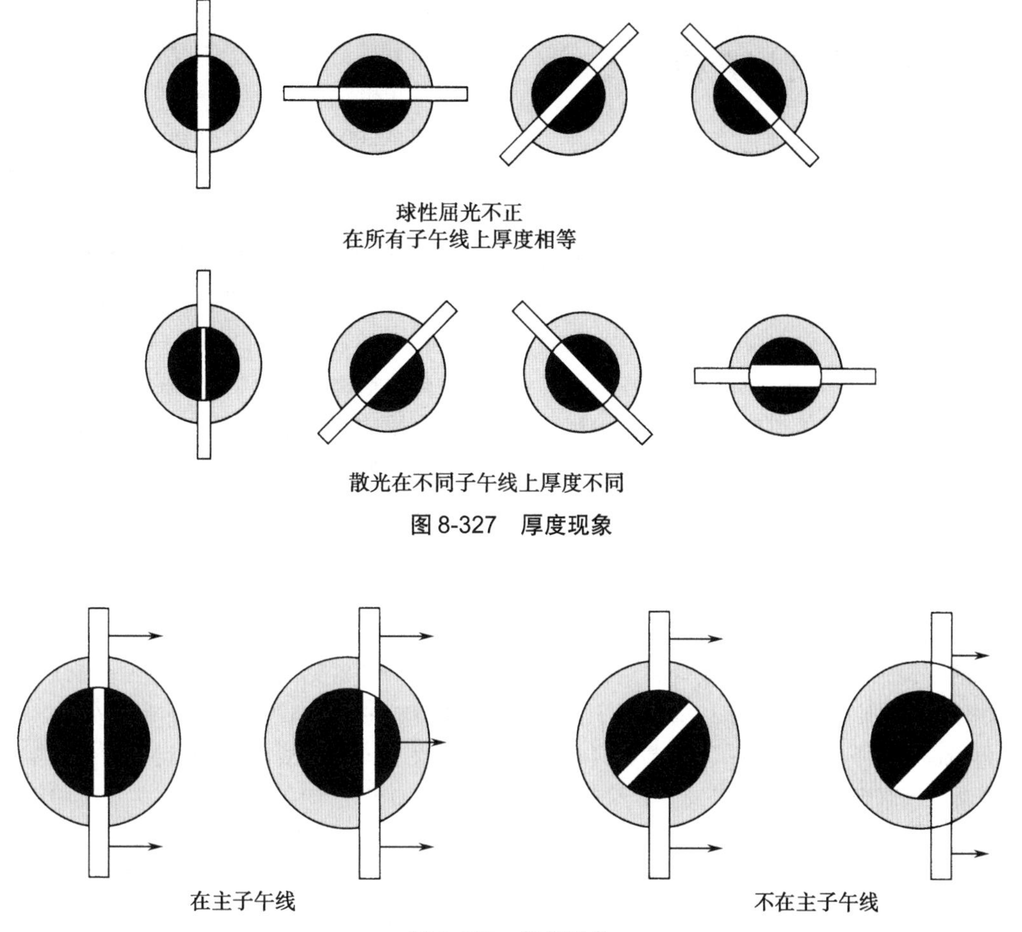


图 8-327 厚度现象



图 8-328 偏斜现象

还是逆动）。

4. 中和散光时，首先需要确认两主子午线的方向（如第 2 步），然后分别中和各条子午线的度数。综合验光仪上只有负柱镜，所以两条主子午线中，一条需要用球镜中和，另一条则需要用球柱联合来中和。低度数近视的子午线或高度数远视的子午线先用球镜中和，高度数近视子午线或低度数远视子午线需要用球柱联合来中和。

初学检影者很难马上确认哪一条子午线是低度数的主子午线，也很难马上就中和这一方向的度数。如果首先确认的主子午线正好是低度数近视子午线所在的方向，就能中和这个方向的度数，然后确认和调整另一主子午线的度数。当检影者用的是平面检影镜，如果低度数子午线中和后，另一主子午线表现为逆动，可用负柱镜中和。如果检影者首先确认的并不是低度数的主子午线，相反是高度数近视的主子午线方向，则中和该子午线以后，另一主子午线表现为顺动，可增加这个方向的球镜度数直到中和，这时原主子午线方向便表现为逆动，其方向便是负柱镜所在的轴向，需要用负度数镜片来中和。

5. 如果两主子午线中和完毕以后，需要重新确认球镜中和的子午线，有时要调整球镜的度数。

6. 转动检影镜的套筒，重新确认各子午线。如果所有的子午线完全中和，那么不管套筒在什么位置，都会看到中和现象。如果还有一些子午线没有中和，需要进一步调整。

7. 这时中和需要的透镜度数称为是总检影度数。这些镜片使得被检者的视网膜和检查者的入瞳共轭。右眼检查结束以后，不要改变右眼的镜片，移到左眼前，按照 2～6 的步骤继续检查左眼，直到左眼中和为止。然后再确认右眼的球柱镜，必要时需要重新调整。

8. 为了将总检影度数转换成纯检影度数，需要计算工作距离；将工作距离的倒数以负球镜的形式用代数法加到总检影度数中，得到的便是被检者的纯检影度数。比如工作距离为 50cm 的，应加上 −2.00D；工作距离为 67cm 的，应加上 −1.50D。这样换算后的结果就使被检者的视网膜和无穷远相共轭。

9. 根据纯验光度数检查每一眼的视力。

10. 分别记录左右眼的纯验光度数，记录配戴纯验光度数后的双眼矫正视力。

# 第二节　相关客观屈光检查法

## 一、角膜曲率计在验光中的应用

角膜曲率计是利用角膜反射性质来测量其曲率半径的，由于角膜屈光力占人眼总屈光力的2/3，因此根据角膜的曲率表达可以了解人眼总屈光力的情况；同时，由于人眼散光大部分来自角膜，因此在验光和处方分析方面，角膜曲率读数非常重要。

正常角膜曲率表达可以使用曲率半径（mm）也可以使用曲率（D）。在验光中，一般采用D表达比较方便，可以直接提供角膜散光的情况，如43.00D@180/44.00D@90，我们就可以直接获得该角膜为1.00D的顺规散光。此外，通过角膜曲率测量还可以了解：①角膜是否规则；②泪膜情况等。

由于厂家的不同，角膜曲率计的设计和结构也有所不同，因此检查者在使用角膜曲率计前需要了解厂家的信息。角膜曲率计的共同特点：①可调整目镜使得检查者的眼睛能清晰聚焦；②可调整颌托和头靠，使得检查过程中患者的头位能固定；手柄可上下移动，调整仪器高度，和被检者的眼睛在同一水平线上；③两个度数转轮可测量两主子午线的曲率；④有轴向的刻度，可表达两主子午线的方向，曲率计的整个桶体可以转动；⑤光标投射到被检者的角膜；焦距控制柄可以前后移动，将光标清晰地聚焦在被检者的角膜上。

测量完成后，分别记录每一眼，首先记录水平子午线（第一子午线）的度数和方向，记录好水平子午线以后，划一条斜杠，然后记录垂直子午线（第二子午线）的度数和方向。用屈光度大小记录角膜散光量。

记录散光的类型：

顺规（WR）：垂直方向度数较大

逆规（AR）：水平方向度数较大

斜向（OBL）：主子午线在45和135°的左右各15°

不规则（irregular）：两条主子午线的方向相差不是90°

记录光标像的情况：光标清晰，规则或者光标变形和不规则。

举例：

OD42.50@180/43.50@90；1.00D顺规，光标像清晰规则

OS47.37@180/41.37@90；6.00D逆规，光标像变形

OD41.75@180/43.75@70；2.00D不规则散光，光标像变形

OS43.12@135/41.87@45；1.25D斜向散光，光标像清晰规则

如果只记录第二子午线的位置，则可假定第一子午线与其相差90°

OD42.00/43.00@90；1.00D顺规光标像清晰规则

OS42.00/42.00@90；球性光标像清晰规则

## 二、镜片测度仪（焦度计）在屈光检查中的应用

焦度计主要用于眼镜片和接触镜光学参数测量，包括镜片的后顶点屈光力（球镜度数、柱镜度数和柱镜轴向）、棱镜度和光学中心的测量。焦度计的设立和临床应用非常重要，除了在镜片割边加工系统中是必备设施以外，我们从事眼保健工作的医师在设立诊所的时候也应该考虑设置焦度计，常规测量就诊者习惯性配戴的镜片度数，可以为以后的处方提供科学验配的依据。

不同规格的焦度计的视标形式略有不同（图8-329），我们以一种常见的形式为例：三条细线和三条粗线相互垂直，中央的细线和中央的粗线在光学中心处交叉，通过聚焦该两组线，可以确定镜片的度数。其基本表达是：如果是单纯的球镜，三条细线和粗线会在旋钮转到某一个屈光度刻度时同时变得清晰。如果为球柱镜，旋钮旋到一定刻度时，只会有一组线（三条细线或三条粗线）变得清晰，与这组线垂直的那组线总有一种断裂感，可以通过旋转轴向旋钮来消除这种断裂感，这时向同一个方向旋转屈光度旋钮直到另一组线变得清晰。两个屈光度读数的差值就是柱镜的度数，轴向就是轴向旋钮的读数。

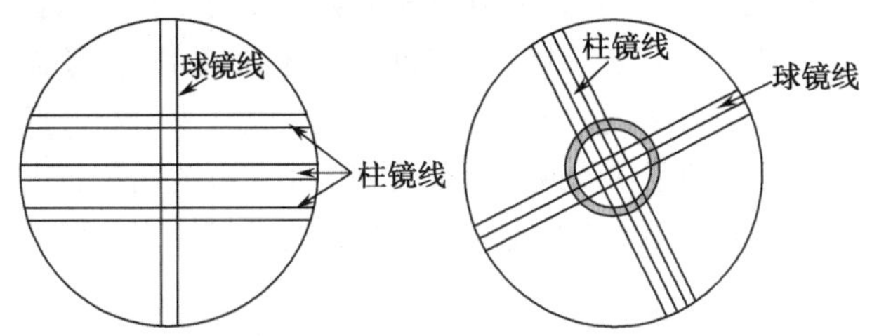

图8-329　不同的焦度计视标

球柱镜可以有两种表示方法：正柱镜法和负柱镜法。两者可以相互转换，目前基本倾向负柱镜表达方式，因此本节将按照负柱镜表达方式介绍测量程序。

### （一）焦度计测量

测量程序：

1. 检测目镜聚焦情况　首先拉动目镜直到黑色环变得模糊，然后转动它直到黑色环变得清晰，注意手不要接触到目镜。有些仪器逆时针旋转目镜会变模糊，顺时针旋转会变得清晰。

2. 校准仪器　不放镜片的情况下，旋转屈光度转

盘，当视标清晰时应该显示屈光度为0。

3. 一般先检测右眼镜片。

4. 将眼镜置于可移动的镜架台上，镜腿朝下，两只镜片的下缘应与镜架台接触并保证两者水平。

5. 将镜片固定　除非存在棱镜，亮视标应该包括三条细线和与其垂直的三条粗线，视标应位于目镜十字的中央，此时其中的一组线或两组线模糊。

6. 调节屈光度旋钮读取最大负镜读数，大约 -10D，许多焦度计上，负镜度数是红色的。

7. 旋转屈光度转盘（向前转）减少负镜度数，直到三条细线变得清晰，同时旋转轴向旋钮使得细线在与粗线交叉处没有破裂感。旋转过程如果细线和粗线分别变清，说明有散光，调试旋转轴向旋钮，保证在屈光度转盘向前转动时，先出现细线清。若相反，需要将轴向旋钮旋转90°。

8. 记录细线清时的屈光度读数作为球镜度数。

9. 继续朝前转动屈光度旋钮至粗线变清晰，两个屈光度读数的差异即负柱镜的度数，此时的旋转轴就是散光的轴位。

10. 如果细线和粗线在同一个读数时变清晰，该镜片为单纯球镜。

11. 双焦镜片　提升镜架台直到子片的光学中心位于焦度计的十字中心。向正度数方向旋转屈光度旋钮，直到细线变清晰，这时的读数与母片的球镜读数的差值即为近附加的度数，三光镜测量方法相似。

12. 棱镜

（1）如果不能在目镜中定出细线和粗线的中心，证明镜片存在棱镜度；将镜片置于焦度计视野中假想的中心，每个黑色的环代表1△。可发现有一组线会偏离中心。5△以内的棱镜量可以直接从分划板上测量。从视标中心到线的交点间黑环的数目代表了棱镜量。

（2）棱镜的方向可以从细线和粗线的移位方向判断：如果偏向鼻侧，表示底朝内；如果偏向颞侧，表示底朝外。如果棱镜量超出焦度计的测量范围，可以加上底朝相反方向的棱镜中和部分棱镜度，然后再测量。水平方向的棱镜记录为底朝内或底朝外，垂直方向的棱镜记录为底朝上或底朝下。

（3）光学中心偏心导致的水平方向的棱镜可以通过以下方法测量：让患者戴上眼镜，用标签笔标记出角膜映光点，将该标记置于焦度计视野的中心，如果视标不在中央，可通过偏差的毫米数量判断棱镜的量和方向。

（4）垂直棱镜可以通过下述方法测量：将视标定位在焦度计的中央，移动眼镜观察另一个镜片，如果另一个镜片的光学中心不能处于中央位置，证明存在垂直方向的棱镜。

（5）不要移动另一个镜片，视标在水平方向上的偏移量即为棱镜量，偏移一个环的距离，证明有1△的棱镜，如果视标向上偏移，棱镜的方向为底朝下；视标向下偏移，棱镜方向为底朝上。

（6）眼镜片记录表达方式有多种，建议使用负柱镜方式记录，举例

OD：-3.00Ds/-1.50Dc×180

OS：+1.25/-0.75×175

### 三、电脑验光仪

验光仪是测量眼睛屈光状态的仪器，现在已有许多类型的验光仪被应用于临床。这里介绍的是验光仪的基本原理和构造特点以及有代表性的验光仪。验光仪从类型上可以分为主观型和客观型两种。主观型验光仪是通过让被检者调整测试视标至清晰时的位移量来判断屈光不正程度的仪器；而客观型验光仪则包含了一套能判定来自眼底反光聚散度的光学系统。

虽然检影镜是极好的客观验光方法，但是检影验光需要相当的技巧，需要较多的时间训练和操作，而自动化的电脑验光仪，又称自动验光仪，可以解决这个问题，即极大提高验光的速度。

大部分电脑验光仪的设计原理基于间接检眼镜，就是通过改变进入眼睛的光线聚散度来使光标清晰地成像在视网膜的反射面上而自动计算出被检眼的屈光不正度数。

几乎所有的电脑验光仪都要求被检者注视测试光标或光标像。虽然测试光标通过光路设计在无穷远处，但是由于仪器非常靠近被检者的脸部，就诱发了近感知调节而使得检测结果近视过矫或远视欠矫。因此在设计过程中，将测试光标“雾视化”，在测量开始前，被检者先看到一个“雾视”光标，以此来放松调节。

一些电脑验光仪在照明光路中放置一个橘黄色滤片，减少进入被检者瞳孔的光亮，减少眩光现象。由于经过视网膜反射的光为橘红色，对检查者来讲很少丢失光线。

客观电脑验光仪相当于电脑化的检影镜，加速了检测过程，其度数可作为有效的验光参考数据，在此基础上可进行主觉验光。临床上，一般花少许时间进行客观验光，花比较多的时间用于主觉验光。

## 第三节　屈光的主观检查

屈光主观检查的主要内容为主觉验光，即对以客观验光（如检影或电脑验光）为基础的起始阶段所获得

的预测资料进行检验，该阶段称为精确阶段。精确阶段使用的主要仪器为综合验光仪，让被检者对验光的每一微小变化作出反应，由于这一步特别强调患者主观反应的作用，因此应用综合验光仪使该阶段的工作比较规范和简便。

## 一、综合验光仪结构

综合验光仪是主觉验光程序中不可缺少的设施，其结构如下（图 8-330）：

### （一）镜片调控（lens controls）

综合验光仪主要由两类镜片调控，一为控制球镜部分，另一为控制负度数柱镜部分。

1. 球镜调控（spherical lens control） 综合验光仪中两侧分别有两个球镜调控转轮，小的为球镜粗调转轮，以 ±3.00D 的级距变化；大的为微调球镜轮，以 ±0.25D 的级距变化。两组调控转轮加在一起，可以提供从 +16.00D 至 −19.00D 的球镜范围。总球镜度数可从球镜度数刻度表上读出。

2. 负柱镜调控 负柱镜镜片安装在一个旋转轮上，转动柱镜调控转轮可以改变柱镜的轴向和度数。柱镜由两个旋钮来控制，即柱镜度数旋钮和柱镜轴向旋钮，柱镜刻度表显示柱镜度数，柱镜轴向箭头所指为负柱镜的轴位。

### （二）附属镜片（auxiliary lens knob/aperture control）

附属镜片主要有以下几种：

O（open） 无任何镜片；

OC（occluded or BL，blank） 遮盖片，表示被检眼完全被遮盖；

R（retinoscopy lens aperture） 将 +1.50D 或 +2.00D 置入视孔内，以抵消检影验光工作距离所产生的相应屈光度数；

±0.50D 为 +0.50D/−0.50D 的交叉柱镜，用于检测调节滞后或调节超前；

PH（pinholes） 针孔镜；

RL（Red lens） 红色滤片；

RMH/RMV（red Maddox rod @ H/V） 水平位和垂直位的 Maddox 杆，用于检测隐斜；

P（polaroid） 偏振片，用于检测立体视或双眼均衡；

10I 底朝内 10 棱镜度；

6U 底朝上 6 棱镜度。

### （三）辅助镜片（ancillary units）

综合验光仪有两至三组辅助镜片，可以在需要的时候转至视孔前。

1. Jackson 交叉柱镜（Jackson cross cylinders） 交叉柱镜上的红点表示负柱镜的轴向，白点表示正柱镜的轴向，手柄位于偏离柱镜轴 45° 处。

2. 棱镜转动轮 棱镜转动轮或 Risley 棱镜上有标记，指明棱镜底的位置和棱镜度数，当水平子午线为零时，箭头所指为底朝上或底朝下；当垂直子午线为零时，箭头所指为底朝内或底朝外。

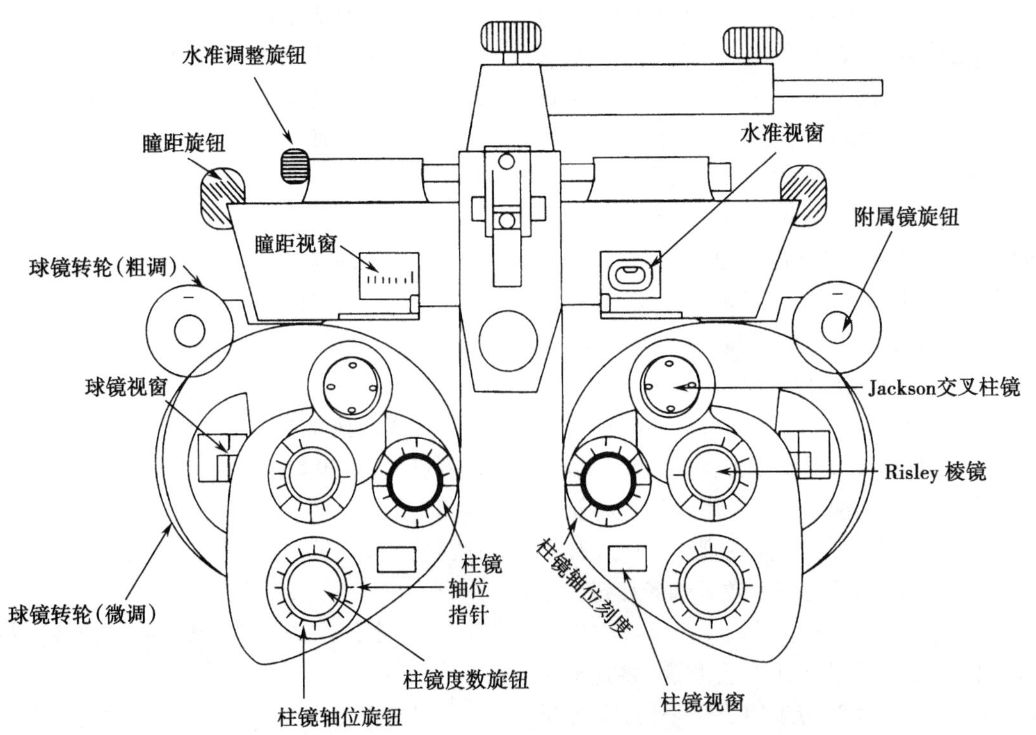


图 8-330 综合验光仪

3. Maddox 杆　有些综合验光仪将马氏杆作为辅助镜片而不作为附属镜片装在光圈处。

### （四）调整部件

为适应被检者，综合验光仪还附有一些调整部件，如 A 瞳距旋钮；B 水平校准调整器；C 顶点距离调整器；D 多镜倾斜控制等。

## 二、使用综合验光仪作主观验光

验光的对象是人而不仅仅是眼球，目的是为被检者找到既看清物体又使眼睛舒服且用眼持久的矫正镜片，也就是说既看到他需要看到的一切，又能持续使用眼睛而无任何不适，这就体现了主觉验光的重要性和科学性。而综合验光仪是该阶段最适合的仪器，它要求被检者对验光的每一微小变化作出反应。主觉验光分为三部分：①单眼分别远距验光；②双眼调节平衡；③双眼同时验光。

### （一）单眼远距主觉验光

单眼远距主觉验光分为三个阶段：

1. 找到初步有效的球性矫正度数，称为“初步 MPMVA（maximum plus to maximum visual acuity，最正之最佳视力）”。MPMVA 主要目的是在控制患者调节的前提下，获得尽可能高的正度数镜片或尽可能低的负度数镜片而又使患者获得最佳矫正视力。最常用的方法是将视力“雾视”（图 8-331），“雾视”的作用实际是利用“过多的正度数”，比较理想的雾视度数为 +1.00D 左右（要求将患者的视力雾视至 0.3～0.5 之间）。雾视镜在被检者视网膜上产生模糊斑，诱发调节机制，促使调节朝放松方向移动。

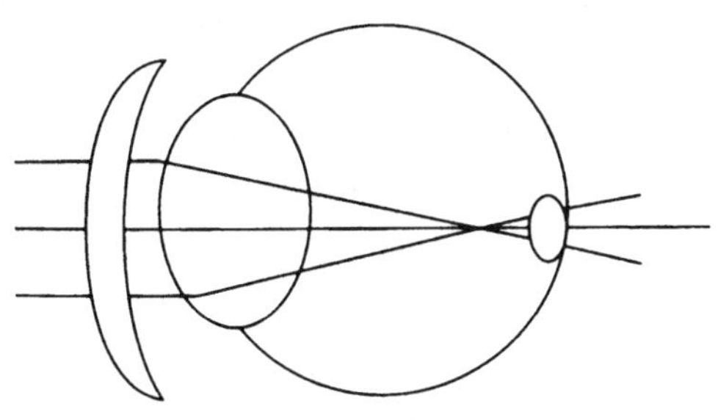

图 8-331　雾视镜的原理

用初步双色视标结束初步 MPMVA，称为双色试验或“红绿试验”。两组视标，一组视标背景为红色（长波），一组视标背景为绿色（短波），红光折射率稍小，绿光折射率稍大，在正视状态下，绿视标成像在视网膜前，红视标成像在视网膜后，白光视标成像在视网膜（图 8-332）。利用红绿试验可以发现微量的欠矫和过矫。如近视微欠矫，表现为红视标比绿视标清，近视微过矫，表现为绿视标比红视标清。

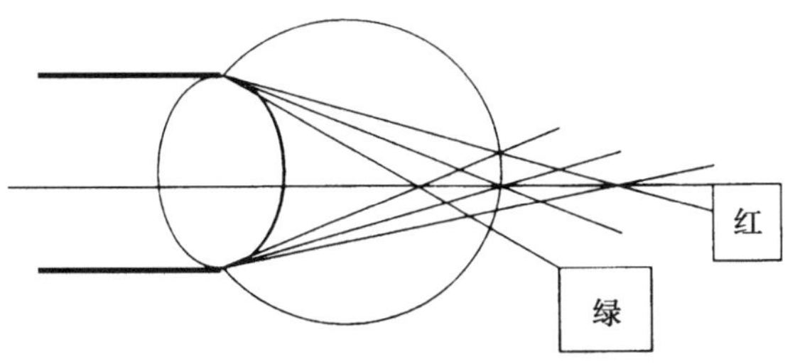


图 8-332　红绿测试原理

2. 用交叉柱镜精确确定柱镜的轴向和度数（初步柱镜读数已通过角膜曲率计和检影验光获得），确定柱镜的简单而标准的方法是使用交叉柱镜（JCC，Jackson cross cylinder）（图 8-333）。JCC 在相互垂直的主子午线上有度数相同，但符号相反的屈光力，一般为 ±0.25D（有的用 ±0.50D），主子午线用红白点来表示：红点表示负柱镜轴位置；白点表示正柱镜轴位置，两轴之间为平光等同镜。一般将交叉柱镜的手柄或手轮设计在平光度数的子午线上，JCC 的两条主子午线可以快速转换。交叉柱镜精确散光轴位和散光度数是利用了柱镜可以矢量相加的原理（图 8-334）。

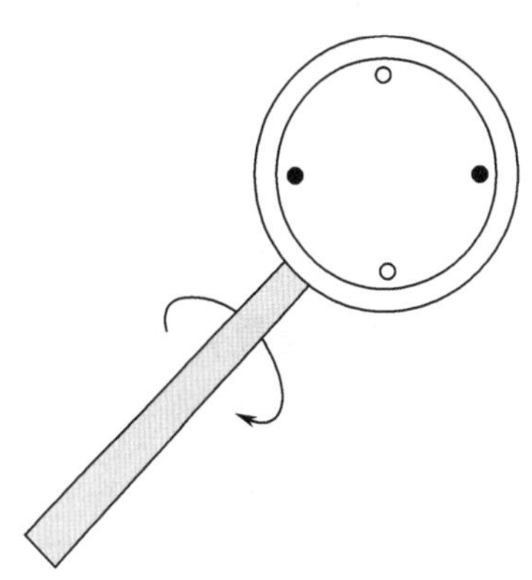

图 8-333　交叉柱镜

3. 确定最后球镜读数，称为“再次 MPMVA”。再次 MPMVA 的操作步骤同初步 MPMVA，只是终点的标准不一样。再次 MPMVA 第一步是利用雾视方法来控制调节，雾视镜为 +1.00D 或更多些（必须将患者的视力雾视至 0.3～0.5 之间），查视力，以 0.25D 级率减去雾视镜至最佳视力为终点。在做 MPMVA 时一定要考虑患者的景深因素。

### （二）双眼调节平衡

双眼调节均衡的目的是将“双眼调节刺激等同起来”。双眼均衡企图通过双眼的视觉均衡进一步将调节反应降为零。从理想的观点讲，单眼主觉验光已分别将左右眼的调节变为零，但实际上有可能未达到这种完美的地步。单眼验光中有两种因素可能刺激调节，雾视无法使其抵消：首先是大脑总是感知综合验

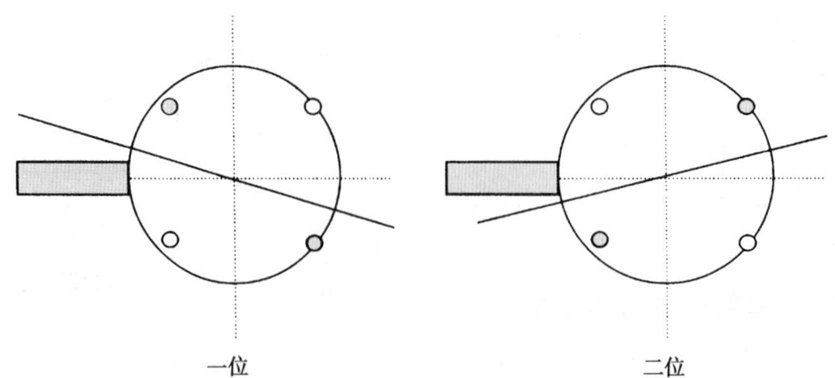


图 8-334 交叉柱镜与眼矫正柱镜的矢量相加

光仪就在眼前，这种意念性近物会刺激调节的产生，即“器械性调节或近感知性调节”；其次，在单眼时，系统不容易将调节反应调整到零，而双眼注视时整个系统的调节比较容易放松。有鉴于此，有调节存在或双眼调节差异存在时，双眼均衡将有助于减少或消除这些潜在的误差。

双眼均衡只能用于双眼视力均已在单眼验光中达到同样清晰的情况下才能使用。虽然还用综合验光仪，但却是让双眼同时注视不同的视标以使整个系统更容易放松调节。

**（三）双眼同时验光**

即在双眼调节平衡的基础上进行双眼 MPMVA。

## 三、主觉验光具体工作程序

主觉验光程序中需要的主要设备为：标准的综合验光仪和投影视力表。让患者安坐检查椅上，如原戴眼镜，则取下眼镜；调整坐椅的高度，使患者坐姿舒适。

主要准备工作为：

1. 将综合验光仪与患者相接触的部位用酒精消毒；

2. 将综合验光头放在患者眼前，其瞳距与患者的瞳距相一致，调整综合验光头的高度，使患者双眼位于视孔中心；

3. 调整验光头水平调节旋钮，使验光头保持水平；

4. 旋转顶点距离旋钮，调整患者镜眼距离；

5. 将患者起始屈光不正度数调到验光头上，包括球镜、散光度数和散光轴向；

6. 先测量右眼，后测量左眼，单眼检测时将非检测眼遮盖。

**（一）单眼远距主觉验光**

1. 初步 MPMVA

（1）雾视：在被检眼前起始屈光不正度上加正镜片（减负镜片），一般为 +0.75～+1.00D，通过雾视镜检查被检眼视力。

1）如果被检眼视力超过 0.5，说明雾视不足，需要继续增加正镜片的度数（减少负镜片度数）；

2）如果被检眼视力范围在 0.3～0.5 之间，则说明雾视已合适。

（2）在被检眼前逐渐减少正镜片的度数（增加负镜片度数），按照每次减少一个 +0.25D 的频率进行。

（3）每减少一个 +0.25D（增加一个 −0.25D），检查患者的视力，确保患者视力会提高一行。

（4）视力逐渐增加，直到患者获得清晰的视力为止，即减少正镜片度数（增加负镜片度数）已不能提高视力。

（5）用初步双色视标结束初步 MPMVA，称为双色试验或“红绿试验”，两组视标，一组视标背景为红色（长波），一组视标背景为绿色（短波）。让被检者先看绿色半的视标，再看红色半的视标，再看绿色半的视标，比较两者的视标哪个更清楚。

1）如果红色半的视标清楚些，说明还存在部分雾视，减去 +0.25D（加上 −0.25D）。

2）如果绿色半的视标清楚些，说明负镜片过矫（正镜片不足），则增加 +0.25D（减去 −0.25D）。

3）反复以上 1）、2）步骤，调整直到两半的视标一样清楚。

4）如果不能一样清晰，则保持红色半视标较清楚，而减一个 +0.25D（加一个 −0.25D）变为绿色半视标清楚为标准。

2. 交叉柱镜精确散光

（1）使用初次 MPMVA 后被检眼最好矫正视力的上一行视标。

（2）先精确柱镜轴向：将 JCC 放置在被检眼前，JCC 手轮位置同柱镜轴向一致，告诉患者“将有两面观察视标，请比较两面看到的视标的清晰度，哪一面比较清晰”。

（3）确保患者视标清晰，告诉患者“这是第一面”，

3～5 秒后翻转 JCC，告知“这是第二面，一面和二面相比哪面看这行视标清晰些？”

1）如果两面一样清晰，说明柱镜轴向放置正确，则可进行 JCC 散光度数精确；

2）如果两面清晰度不同，将柱镜的轴向转向较清晰那面的红点方向，转动角度为 15°。

（4）再次翻转 JCC，比较两面清晰度

1）如果两面一样清晰，说明柱镜轴向放置正确，则可进行 JCC 散光度数精确；

2）如果两面清晰度不同，较清晰一面与上一步中一致，将柱镜的轴向转向较清晰那面的红点方向，转动角度为 15°；较清晰一面与上一步中相反，将柱镜的轴向转向较清晰那面的红点方向，转动角度为 5°～10°。

（5）反复比较两面的清晰度，确定结束

1）如果两面一样清晰，说明柱镜轴向放置正确，则可进行 JCC 散光度数精确；

2）如果患者不能报告一样清晰，则保持 JCC 轴向的旋转改变在很小的范围内（图 8-335）。

（6）其次精确柱镜度数：将 JCC 旋转使 JCC 白点或红点位置同柱镜轴向一致，同上述步骤，翻转 JCC，要求患者比较两面的视标清晰度。

1）如果两面一样清晰，说明柱镜度数正确；

2）如果两面清晰度不同，较清晰一面为红点与柱镜轴一致时，增加一个 −0.25D（减掉一个 +0.25D）的柱镜，再次判断；

3）如果两面清晰度不同，较清晰一面为白点与柱镜轴一致时，减掉一个 −0.25D（增加一个 +0.25D）的柱镜，再次判断；

4）在 JCC 度数调整过程中，应始终保持最小弥散圆在视网膜上。当每一次柱镜调整量为增加 −0.50D 时，球镜相应增加 +0.25D（柱镜的一半量）或减少 −0.25D。当每一次柱镜调整量为减少 −0.50D 时，球镜相应增加 −0.25D（柱镜的一半量）或减少 +0.25D。

（7）JCC 精确柱镜度数结束判断

1）如果两面一样清晰，说明柱镜度数正确；

2）如果两面清晰度不同，最后确认患者两面清晰度改变在很小的范围内（±0.25D）。选择接近患者习惯配戴镜片的散光柱镜度数，或选择较低的负柱镜度数（图 8-336）。

3．再次单眼 MPMVA　操作步骤同初步 MPMVA，只是终点的标准不一样。MPMVA 第一步是利用雾视方法来控制调节，雾视镜为 +1.00D 或更多些（必须将患者的视力雾视至 0.3～0.5 之间），查视力，以 0.25D 级率减去雾视镜至最佳视力为终点。在做 MPMVA 时一定要考虑患者的景深因素。在进行再次 MPMVA 时，最困难是如何确定终点，有几种方法如下：

（1）双色试验；

（2）如果患者合作而且可靠，在改变镜片度数时，可通过简单的提问，如问视标是“更清晰”还是“更小或更黑”，因为在过负时，视标看起来是“变小或变黑”

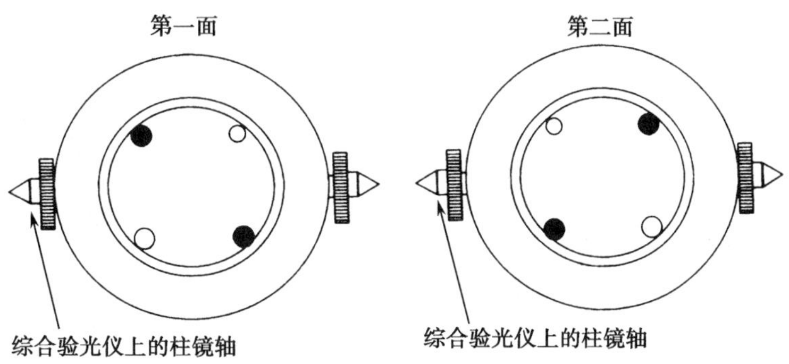


图 8-335　JCC 确定散光轴向

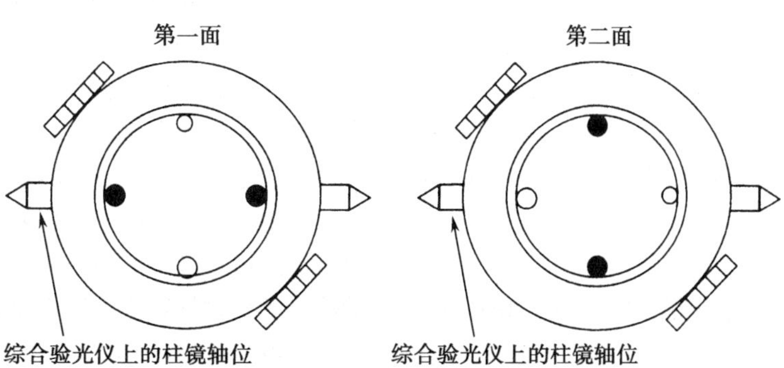


图 8-336　JCC 确定散光度数

而不是“更清晰”，此时要加上一个 +0.25D 或减少一个 -0.25D，即为终点；

(3) 如果患者的主觉最佳矫正视力已经达到 1.5 或再加 -0.25D 矫正视力也无法再提高一行，此即为终点。

#### (二) 双眼调节平衡

1. 将双眼去遮盖，在分别完成单眼远距主觉验光的基础上进行。

2. 双眼同时雾视，雾视的标准度数为 +0.75D(必要时可增加雾视度数)，一定要将视力雾视在 0.5～0.8 之间，如果视力低于 0.5，表示雾视度数太大，患者无法对双眼均衡所需的心理物理判断作出精确结论，从而放弃放松调节的企图。

3. 选择上述步骤后最佳矫正视力的上一行视标。

4. 用垂直棱镜将双眼分离，即打破融像功能，患者能看到双像，各眼有一像，用综合验光仪中的 Risley 棱镜，在右眼放上 3～4$^{\triangle}$BU，在左眼放上 3～4$^{\triangle}$BD，图 8-337 为综合验光仪中棱镜的位置，患者看到的是上下两行相同视标。

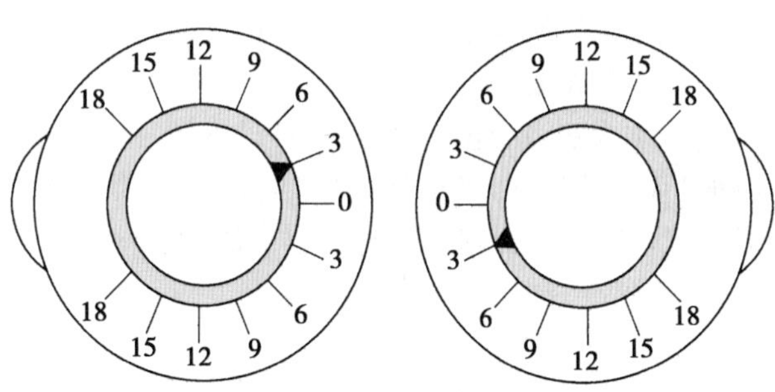


图 8-337 双眼棱镜分离

5. 问患者上下视标哪一行更清晰或较模糊，如果上行较清，在左眼上加 +0.25D(该眼看的是上行)。

6. 重复提问，在较清的那一眼前加雾视镜，直至双眼同样模糊。

7. 如果双眼不能平衡，则让优势眼保持较好的视力。

8. 双眼均衡的整个过程中必须一直保持两种状况：①双眼均能看视标；②双眼一直处于雾视状态。

9. 双眼均衡的终点是双眼看视标具有同样的清晰度，此时调节为零而且雾视相同，到达该点后，将棱镜移去。

#### (三) 双眼 MPMVA

在上述步骤基础上，移去棱镜，进行双眼 MPMVA，即双眼同时去雾视镜直至到达验光终点，其步骤同单眼 MPMVA，只是双眼同时同步进行。

**记录**

1. 记录每只眼的球镜度数、柱镜度数和轴向。

2. 测量右眼、左眼及双眼的视力并记录。

举例：

OD −1.75/−1.00×165=1.0(5.0)

OS −2.25/−0.75×90=1.0(5.0)

## 第四节 主觉验光的其他方法

在使用规范验光程序的同时，临床上还有许多科学的方法，或可以弥补在规范验光过程中可能遗漏的问题，或因缺乏验光仪等规范设施而因陋就简，或因时间关系可捷径获得等。这些方法犹如工程师多了几副好的工具，可更快更有信心地达到满意的目的。

### 一、遗漏的散光

当我们遗漏低度但有临床意义的散光时，就不能达到 1.0(5.0)的视力。在这种情况下，我们常采用钟式表或 JCC 测试来进一步检查被检者的残余散光或对柱镜矫正的接受情况。

1. 钟式表检查 钟式表是一个看起来有些像时钟或像发散的太阳光那样的视标，如图 8-338 所示。指导被检者注视视标并想象线条所对应的时钟刻度，让他报告哪一组线条最清晰、最黑。

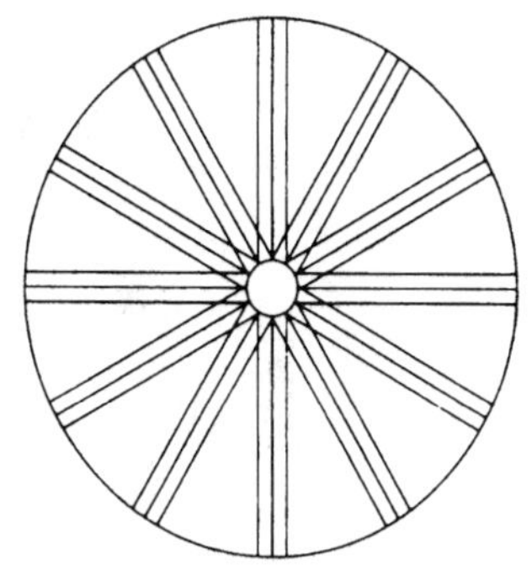

图 8-338 钟表盘

为了理解钟式表测试，我们以一个有 1D 且轴向在 180° 方向上的未矫正的顺规散光的患者为例。则 180 度位置的线聚焦在视网膜前，在视网膜上为模糊像。则该被检者会报告 3 点钟和 9 点钟线较其他线模糊，或与之垂直子午线(6 点和 12 点线)特别清楚或黑。按钟式表原则和规律，我们使用钟式表时，可采用“清楚线”的小钟点数(本例为 6 点钟)乘以 30，即该被检者的负柱镜轴位。该规律亦称“30 度原则”。

举例 2，我们以某斜向散光被检者为例，当他注视钟式表时，报告 2 点钟和 8 点钟线最清楚，则 2×30=60，说明该人的负柱镜散光轴在 60° 位置（图 8-339）。

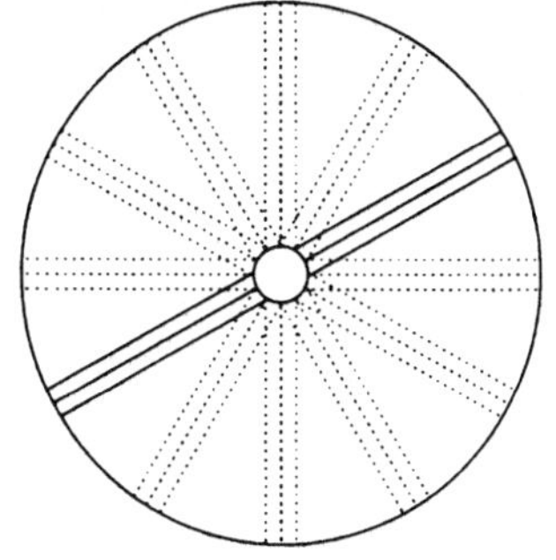

图 8-339　钟表盘检查

一旦确定了轴向后，就开始确定柱镜度数。在钟式表测试中，在已确定的柱镜轴向上加 -0.25D 并再次询问患者哪组线条更清楚或更黑。当加负柱镜时，因为整个 Sturm 光锥范围缩小，原最小弥散斑也会移向视网膜，所以在加负柱镜的时候，注意保持球镜等效性，即将负柱镜一半的正球镜加到总处方上。

类似的检查视标如图 8-340 所示：

2. JCC 测试　这里所说的 JCC 测试与主觉验光一节所讲的 JCC 度数测试原理是一样的，利用了柱镜可以矢量相加的原理，而这里采用的独立式手持 JCC。被检者配戴眼镜或试戴镜，矫正视力未达到正常或要求的视力，在 4 个轴向上分别做 JCC 屈光度数检测：180，45，90 和 145。如果被检者在四个测试轴上都拒绝接受柱镜，就可知他的矫正镜里不需要柱镜（图 8-341）。此时我们必须考虑是非屈光因素导致被检者不能达到理想视力的原因。

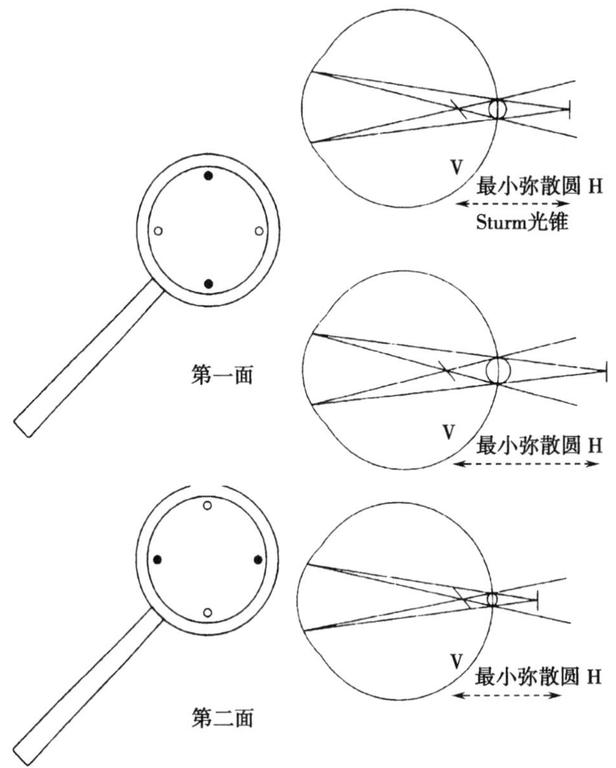


图 8-341　JCC 不同测试轴测量示意图

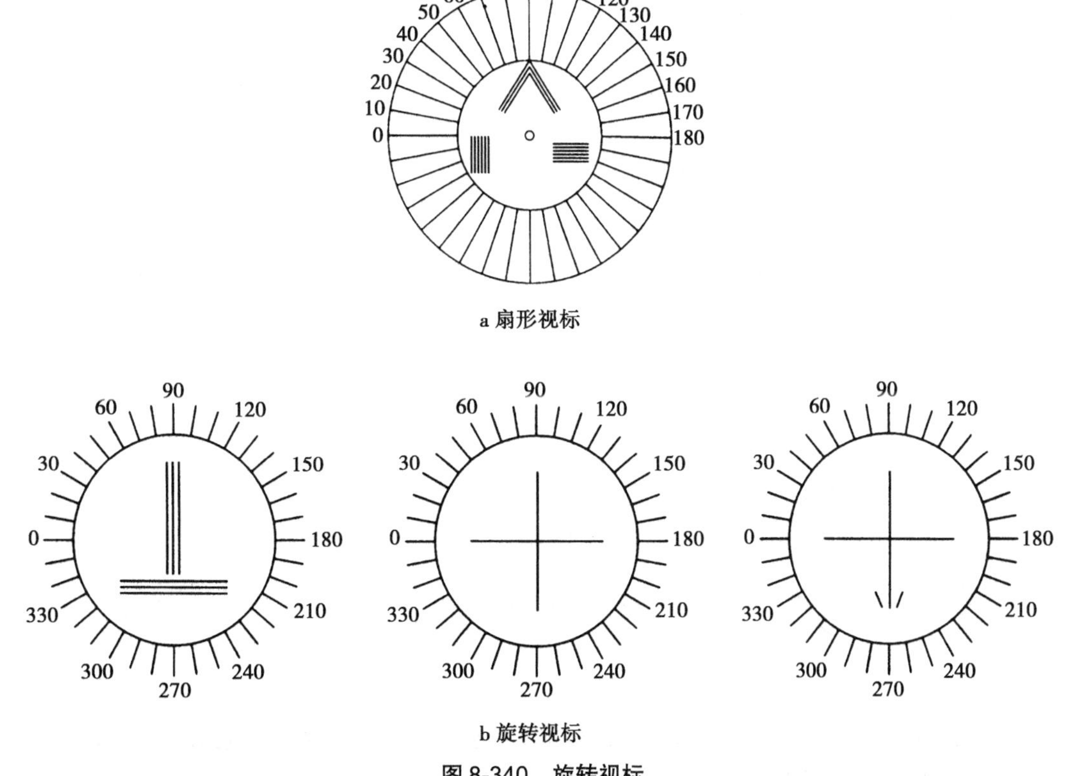


图 8-340　旋转视标

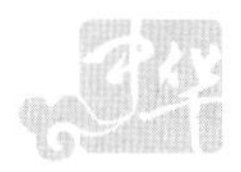



## 二、双 眼 平 衡

棱镜分离的双色试验联合了双眼平衡和双色试验的程序和原则。该过程包括在双眼睁开并被分离的情况下单眼分别进行双色试验。两眼用棱镜分离，并且在双色试验中红 - 绿滤片置于单行视标前。因为需要在整个测试过程中让双眼对视标都保持清晰，所以应该使用差眼的最好矫正视力上一行的视标。双色试验交替在两眼之间进行。每次测试是从一眼转换到另一眼，而不是在移到一眼之前就做完了另一眼的测试。

## 三、注视优势眼

注视优势眼就是人们在被迫用一眼注视时所使用的那只眼，比如射击的时候、摄影的时候。注视优势眼的检测方法是被检者用自己的手做一个边长为 2 英寸（1 英寸约等于 2.54cm）的三角形，其双臂向前完全平伸，双眼同时睁开，通过这个三角来看一个视标。如图 8-342 所示，我们用遮盖片遮盖右眼，被检者手臂不动，视标仍然在三角内，说明左眼为优势眼；若移动，则右眼为优势眼。优势眼的检查方法有很多，如卡洞法等。优势眼在如设计“单眼视”老视验配等方面很有价值。

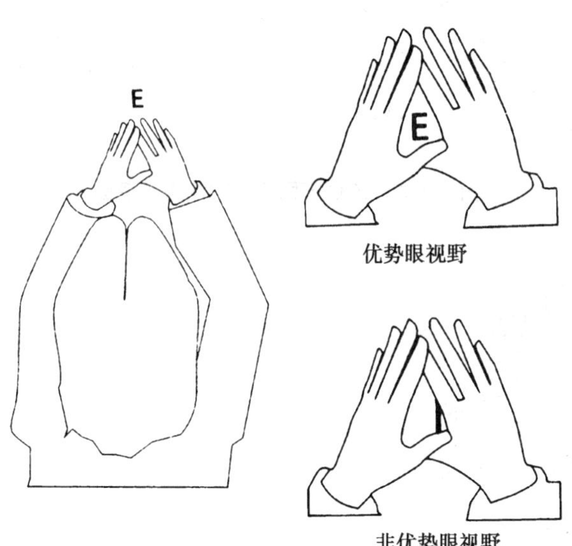


图 8-342　优势眼检测示意图

## 四、小裂隙验光

小裂隙是镜片箱里的一种特殊镜片（图 8-343），它包括一组 15mm 长裂隙的片，裂隙的宽度有 1mm、3mm 和 5mm，用于主观判断加在矫正镜两条主子午线上的度数。小裂隙验光实际上是通过分离每条子午线来获得矫正度数，也是临床上在缺乏必要设施的前提下，验出不规则散光的一种技巧。不规则散光可能继发于圆锥角膜、外伤、缝合或翼状胬肉等。

小裂隙的基本原理与针孔片相似，但是小裂隙让我们可以对每条子午线分别验光。小裂隙验光是用试镜架和试镜片或者镜片条进行的。遮盖一眼，在原验光基础上，加 +1.00D 到 +1.50D 球镜雾视镜，将 1mm 宽的裂隙放于雾视镜前，当患者注视远距视力表时检查者转动裂隙直到找到最佳视力的位置，在这一位置上，裂隙是与矫正负柱镜的轴是平行的。将裂隙放在这个位置，在裂隙前放置镜片，降低雾视以获得 MPMVA 至最佳视力，试镜架上所有镜片总和将是该轴向的最后屈光不正度数。去除附加镜片条并将裂隙转动至视力最差的位置，如果此时的位置不是与第一子午线成 90°，那么就是不规则散光。再次应用附加镜片，在这一子午线上降低雾视直到获得最佳视力。将两次分别得到的屈光度和所矫正子午线组合放在试镜架上，测试被检者的最佳视力。

## 五、在验光过程中控制调节方法

### （一）为什么我们在远距验光的过程中需要控制调节

当视网膜出现模糊斑时，必然启动人眼的调节系统，若外物成像焦点在视网膜前，则产生调节放松，若

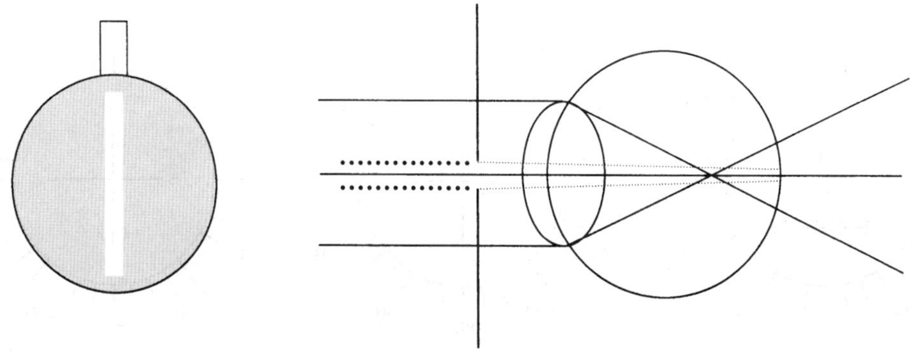

图 8-343　小裂隙片采用的原理同针孔，增加景深而提高视力，与针孔镜不同的是，它可以分别在各个子午线测量

成像焦点在视网膜后，则诱发调节增加。在小瞳验光时，调节的产生会掩盖部分屈光不正，从而造成验光结果过负，如对近视眼者可能出现负度数过多，对于远视眼者可能出现正度数偏少，甚至出现近视的度数。所以，在验光过程中必须控制调节和调节的发生，其主要方法是“雾视”，即人为地将人眼的屈光处于低度近视状态，将聚焦点成在视网膜前，迫使启动调节系统，使得调节放松。

### （二）小瞳下控制调节的一般原则

1. 眼注视状态　临床研究发现，当融像存在时比融像打破时调节更容易放松。融像意味着患者双眼接收到了同一个视标，融像首先需要两眼同时注视，因此控制患者的调节方法之一就是双眼同时睁开并注视视标时验光。

2. 集合性调节　我们在前面讨论过视近三联反应中调节会伴随集合发生。那么如果我们可以放松集合或刺激发散，则调节反应就会降低。刺激发散的方法之一就是在眼前加底朝内的棱镜。为了达到这一目的，必须有融像存在的前提。

3. 避免近感知性调节　调节能在视近时提供清晰的视力，因此，当大脑感知到视标在近处时眼就会发生调节，对近处物体的感知而发生的调节叫做近感知性调节或器械性调节。为了控制不需要的近感知性调节，必须尽可能移开近处的刺激。综合验光仪提供了一个大而朦胧的近刺激，所以消除近感知性调节的一个方法就是移开综合验光仪，所以经过综合验光仪测量后，仍需要试镜架试戴等，关键就是要消除因综合验光仪诱发的近感知性调节。

### （三）使用药物控制调节

使用药物麻痹睫状肌是比较彻底地控制调节的方法，可使睫状肌麻痹的药物称为睫状肌麻痹剂（cycloplegic drugs）。由于麻痹睫状肌的药物，如阿托品等同时伴有散大瞳孔的作用，过去常称睫状肌麻痹验光为“散瞳验光”。

由于麻痹了支配睫状肌的副交感神经，因而调节作用消失，使隐性的屈光异常（主要是远视眼）变为显性；有的病例表现为眼紧张和视疲劳，以及睫状体的刺激症状，在使用睫状肌麻痹药物后，可迫使调节处于休息状态，解除其主观症状。

某些特殊的患者也需要睫状肌麻痹验光，如首次进行屈光检查的儿童、需要全矫的远视者、有内斜的远视儿童、有斜向散光或其他复杂屈光不正者和有视觉疲劳症状的远视成人等。

常用于睫状肌麻痹验光的药物：1% 硫酸环戊通（cyclopentolate）滴眼液，验光前相隔 5 分钟滴两次，半小时后验光；0.5%～1% 阿托品（atropine）眼膏，3 次 / 日，连用 3 日。最早和效力最大的睫状肌麻痹剂是阿托品，但是它有许多的副作用，包括面红、口干、发热和精神行为，因此普通睫状肌麻痹验光尽量避免使用阿托品，但对于一些斜视性儿童等，阿托品为首选。

关于应用睫状肌麻痹剂，首先应当注意的是，瞳孔放大后明显地改变了屈光的光学特性，通过周边部的屈光介质增大了物理性球差。其次，在药物作用期间，由于调节作用消失，患者不能看近处物体，不能从事近距离的工作，尤其在瞳孔放大后不能阅读学习。值得我们注意的是，麻痹睫状肌后的验光结果给予我们对该眼无调节下屈光不正的情况，但并不一定就是最好的矫正处方，最后处方必须根据我们对该眼的屈光情况、主觉验光情况和该患者的具体要求做出平衡后确定。

另外，扩瞳药物具有诱发青光眼的潜在危险，在用药之前，必须做排除检查，并且用药后密切观察相关情况。

## 六、试戴镜片箱和试镜架

镜片箱里包含各种正负球镜镜片、正负柱镜镜片和各种附属镜片，与综合验光仪不同的是可以任意自由地取用。从规范程序的角度看不方便，但在某些时候也有其方便之处。

试镜架是一副能用来试戴的可通过调整适合大多数脸型的眼镜架。由于它比综合验光仪小，所以提供的近感知刺激较小，配合镜片箱，我们用于临床最后确定处方。

应用试镜架修正处方：为患者戴上试镜架，调整试镜架直至患者最舒适，确保患者的眼睛位于镜框的中央。如果患者原先有眼镜，这次检查中改变的只有球镜度数，可以将试镜片直接放在原眼镜的前面，向患者解释处方已经发生改变。

步骤：

1. 如果是远用处方，则指导患者注视远视标；如果是近用处方，则指导患者注视近距离卡。然后让患者从远视标转到窗外或者从近距离卡转到阅读材料。

2. 询问患者是否看得清楚，配戴该新处方是否舒适。

3. 如果患者报告并不清楚或者并不舒适，则采用以下方法改变处方直到患者报告清楚和舒适为止：

（1）以 −0.25 级别增加球镜；

（2）以 +0.25 级别增加球镜；

（3）将散光的轴向转向患者先前的眼镜所在的轴向，或者转向 90° 或 180°；

(4) 减少柱镜的度数，此时必须确保处方的等效球镜效果。

4. 如果该处方只是近用，指导患者将阅读材料不断移近直到模糊，然后不断移远直到模糊，确保清晰的范围满足患者的需求，同时向患者解释配戴该处方看远会出现模糊。

5. 如果该处方只是远用，指导患者配戴该处方看远。

6. 记录所有测试过的处方，记录患者对每一处方的反应。

（吕 帆）

## 主要参考文献

1. 瞿佳. 眼科学. 北京：高等教育出版社，2009.
2. 葛坚. 眼科学（8年制）. 第2版. 北京：人民卫生出版社，2010.
3. 徐广第. 眼科屈光学（修订本）. 北京：军事医学科学出版社，2001.
4. 胡诞宁. 近视眼学. 北京：人民卫生出版社，2009.
5. William JB. Borish's Clinical Refraction. 2nd ed. Butterworth-Heinemann Medical，2006.
6. David D Michaels. Visual Optics and Refraction. 3rd ed. Mosby Company，1985.
7. Grosvenor TP. Primary Care Optometry. 5th ed. Butterworth-Heinemann，2006.
8. Nancy B Carlson，Daniel Kurtz. Clinical procedures for ocular examination. 3rd ed. McGraw-Hill Medical，2003.
9. Lyle WM. Genetic Risks：A reference for eye care practitioners. Waterloo，Ontario，University of Waterloo Press，1900.

# 第六篇 屈光非手术矫正

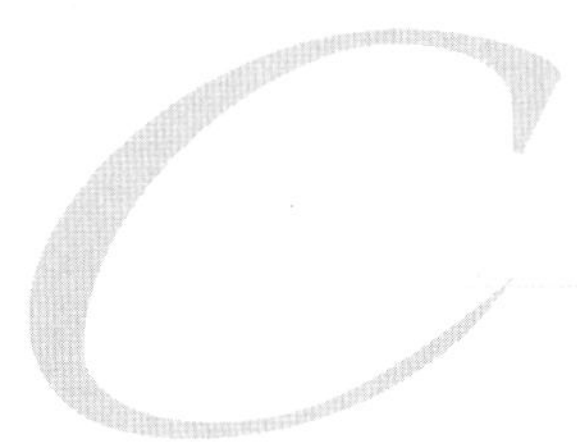

# 第一章 框架眼镜

## 第一节 眼用透镜

### 一、概 述

由两个折射面构成的透明媒质称为透镜，或者两个面都是球面，或者一面是球面，另一面是平面。中央比边缘厚的透镜称为凸透镜，中央比边缘薄的透镜，称为凹透镜。透镜的形成如图 8-344 所示。

将透镜放置于光路中，如果平行入射光束会聚于透镜后方一点，此透镜称为会聚透镜(converging lens)。图 8-345a 所示就是一个会聚透镜将平行入射光束聚焦于一点 F′ 的情形，F′ 称为透镜的第二主焦点，从透镜的背面到 F′ 的距离称为焦距，以 f′ 表示，图 8-346a 所示为各种不同形式的会聚透镜。

如果平行入射光线被透镜发散，则光线经过透镜折射后，好像是从透镜前面一点发出，此透镜称为发散透镜。F′ 为其第二主焦点，f′ 为其焦距，如图 8-345b 所示。图 8-346b 为各种不同形式的发散透镜。

### 二、球面透镜

#### (一) 镜片屈光力的单位

现代眼镜片屈光力大小的表示单位为屈光度(diopter 或 dioptre，D)，简称度。屈光度是以焦距单位为米(m)时的倒数来表示的。焦距为 1m 时，为 1 屈光度(D)；焦距为 0.5m 时，则为 2D。

屈光度的表示见下式：

$$F_D=\frac{1}{f}$$

式中，$f$ 为焦距，单位为 m。

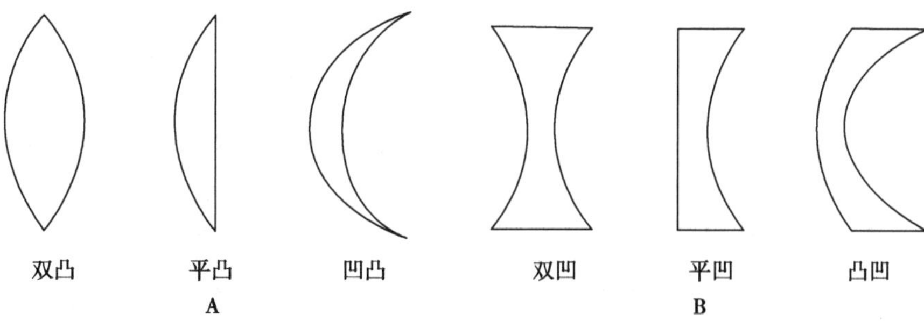


图 8-344 透镜的形成

A. 凸透镜 B. 凹透镜

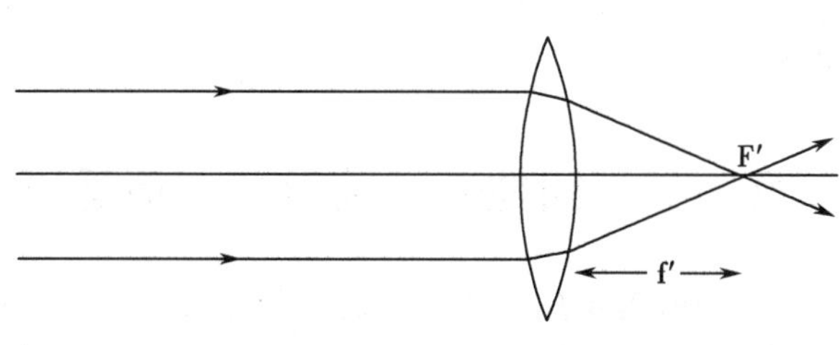


图 8-345a 会聚透镜的作用

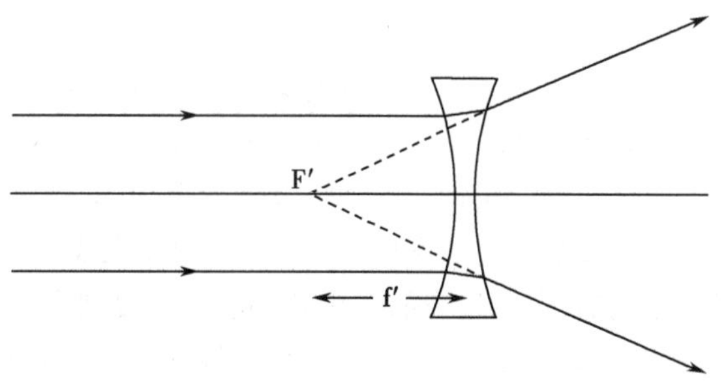


图 8-345b 发散透镜的作用

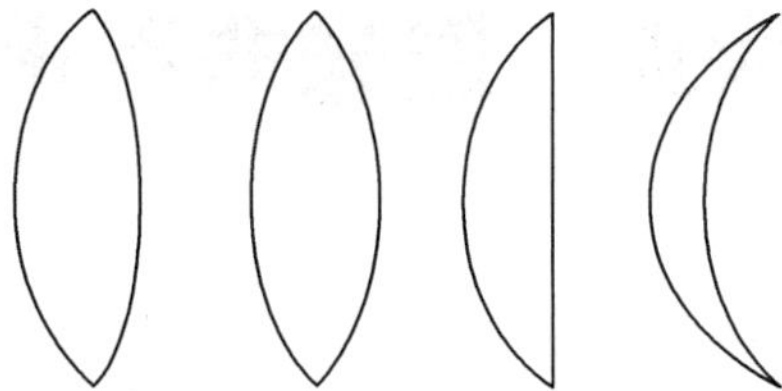

图 8-346a 各种不同形式的会聚透镜

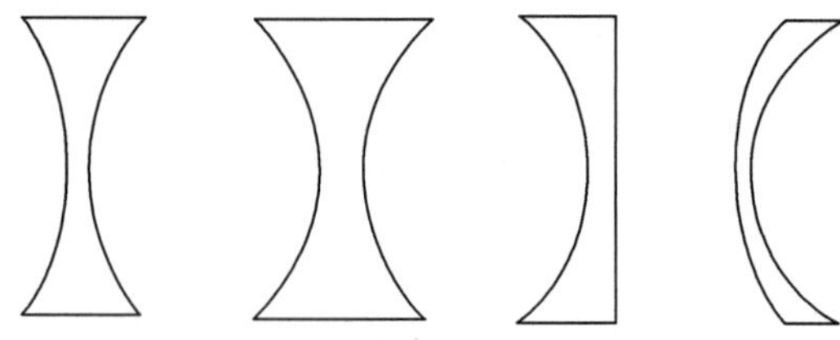

图 8-346b 各种不同形式的发散透镜

如果是会聚透镜（凸透镜），称作正透镜，在其屈光度前加一“+”号，如果是发散透镜（凹透镜），又称作负透镜，在其屈光度前加一“-”号。如果透镜的面是球形的，称作球面透镜（sphere），以缩写 DS（dioptres of spherical power）表示。屈光度表示法通常以 1/4DS 为间距，如 ±0.25DS、±0.50DS、±0.75DS、±1.00DS 等，一般都保留两位小数，如果透镜的屈光力为零，则以 0.00DS 或者数学符号∞表示，称为无焦（afocal）或平面透镜（plano lens）。

### （二）球面透镜的中和

若将镜片视为薄透镜，镜片度数是可以叠加的，即将 +3.00DS 透镜与 +2.00DS 透镜相叠组合，其总的屈光度是 +5.00DS，组合后的焦距是 1/5m 或 20cm。如果将 -1.50DS 透镜与 -2.50DS 透镜相叠组合，其总的屈光度将是 -4.00DS，其组合后焦距是 -1/4m 或 -25cm。同样，将 +6.00DS 透镜与 -4.00DS 透镜相叠组合，其总的屈光力将是 +2.00DS。

### （三）透镜的面屈光力和形式

已规定透镜的屈光力为该透镜焦距（以米为单位）的倒数，其单位为屈光度。

光线在空气中的传播速度与在玻璃中的传播速度之比为折射率 $n$，玻璃对任一种黄色光的折射率为一常数。

$$折射率=\frac{光线在空气中的速度}{光线在媒质中的速度}$$

以硬质白皇冠玻璃为例，黄色光在此玻璃中的速度为每秒 $19.698\times10^4$km，所以眼镜皇冠玻璃对黄色光的折射率为：

$$n=\frac{30}{19.689}=1.523$$

如果折射率未指明是针对某种色光或某种波长，则被认为是指对黄色光而言，黄色光波长为 587.56nm。

如图 8-347 所示，当光线 1 垂直进入玻璃时，其速度比在空气中的速度减低，但其方向不变；光线 2 是斜射向玻璃的，与入射点的法线成 $i$ 角，光线 2 进入玻璃后，折向靠近于法线，改变了入射光线的方向，折射后的光线与法线所成的角 $i'$ 小于 $i$，这一方向的改变与玻璃的折射率有关，当折射率 $n$ 增加（或是光在媒质中的速度减低）时，折射光线的方向改变也增大，入射角 $i$ 和折射角 $i'$ 之间的关系为：

$$n=\frac{\sin i}{\sin i'}$$

这就是有名的 Snell 定律，为几何光学中最重要的关系式之一。

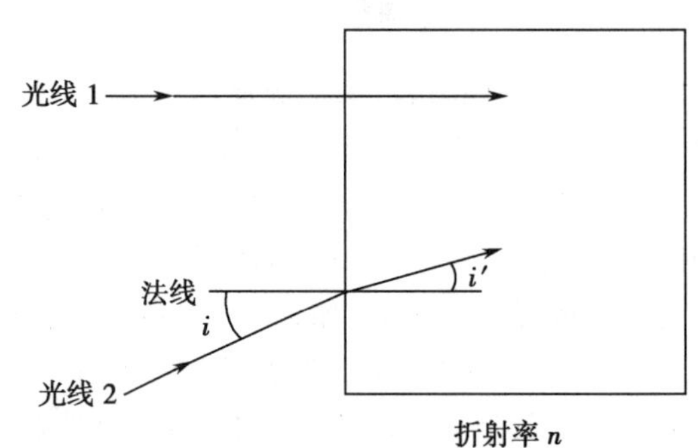


图 8-347 平面折射

透镜有两个面，假设透镜非常薄，以至其厚度可忽略不计。如果以 $F_1$ 表示第一个面的面屈光力，$F_2$ 表示第二个面的面屈光力，则薄透镜的总屈光力 $F$ 就是两面的面屈光力之和，即：

$$F=F_1+F_2$$

假设第一面和第二面的曲率半径分别为 $r_1$ 和 $r_2$，每一个面两边的媒质折射率为 $n$ 与 $n'$，则曲率半径与面屈光力之间的关系是：

$$F_1=\frac{n'-n}{r_1} \quad 与 \quad F_2=\frac{n-n'}{r_2}$$

在实际工作中，球面透镜的实际形式应由多种因素来决定，当然每一种不同屈光力的透镜都有其最理想的片形形式，以减少眼镜片边缘部分像质清晰度的损失。

## 第二节 圆柱面透镜与球柱面透镜

散光眼需要在不同子午线内用不同屈光力的透镜予以矫正，此类透镜统称为散光透镜，包括柱面透镜、球柱面透镜和环曲面透镜。散光透镜在某子午线内屈光度力最小，屈光力逐渐增加至另一子午线而达到最大。两条子午线互相垂直，最小与最大屈光力的子午线称为透镜的主子午线(principal meridians)。

## 一、柱面透镜

图 8-348 所示为一圆柱体，其轴 AA′ 为垂直子午线。从圆柱上切割一片 BCED，移置于图 8-349 就是柱面透镜。其一面为平面，另一面为柱面，柱面沿 BC (或 DC)方向，也就是沿着轴的方向没有曲率，沿着 BD(或 CE)方向的曲率最大，为圆弧。BD 和 CE 子午线称作最大曲率子午线，沿 CD 或 BE 子午线，曲率为椭圆。图 8-350 所示为一负柱面透镜，图 8-351 所示为正负柱面透镜的垂直与水平剖面图，沿轴方向切割面为平板，沿最大屈光力主子午线的切割面为一平凸或平凹球面透镜。如果柱面的曲率半径已知，则柱面的屈光力为：

$$F=\frac{n-1}{r}$$

与球面透镜完全相同。为了便于识别，以 DS 表示球面屈光度，D.Cyl 或 DC 表示柱面屈光度。例如：眼睛皇冠玻璃柱面曲率为 523mm，则其屈光力为 +1.00DC。

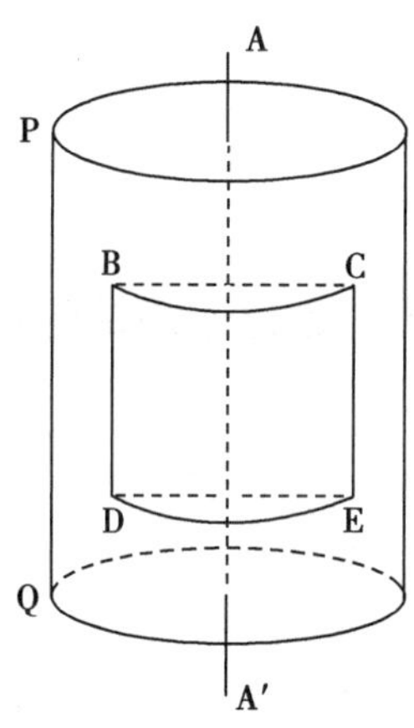

图 8-348　圆柱体

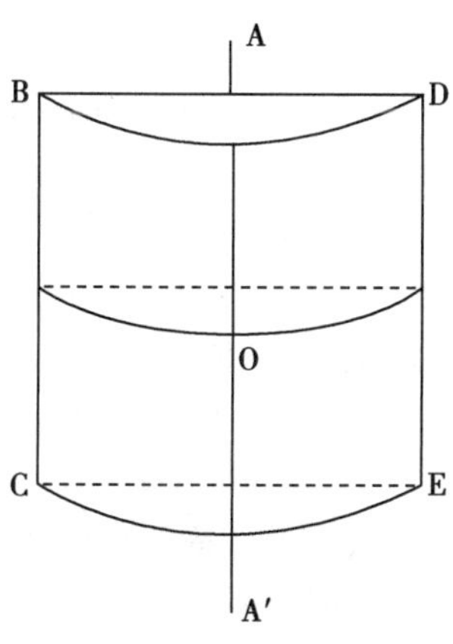

图 8-349　柱面透镜

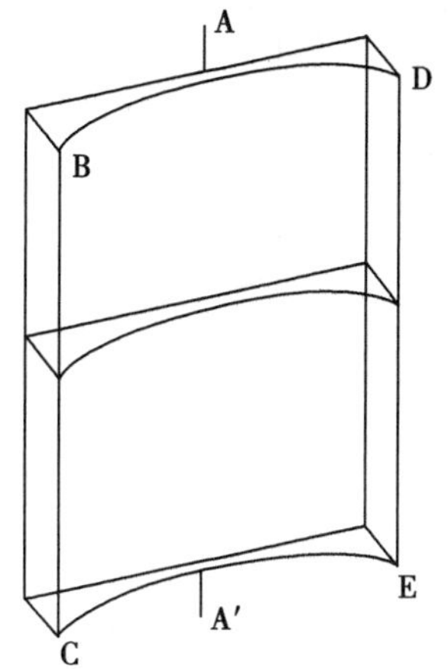

图 8-350　负柱面透镜

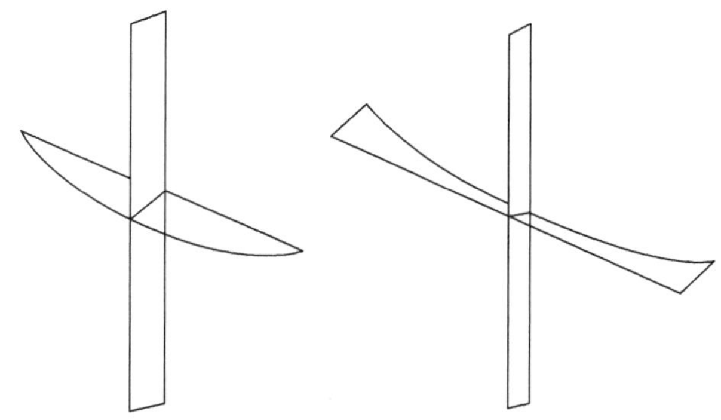
图 8-351　正负柱面透镜的垂直与水平剖面图

## 二、球柱面透镜

两个不相等的柱面正交可产生球柱面处方，这种处方是用以矫正眼睛散光缺陷的。由于薄透镜的总屈光力等于两个面的面屈光力之和，所以一个球柱面透镜可采用三种不同形式中的任何一种形式组成(因为处方可按三种不同形式的任何一种方式书写)。

例如处方：

+2.00DC×V/+3.00DC×H

就可以下列三种形式的任何一种组成：① $F_1$ = +2.00DC×V 正交柱面 $F_2$=+3.00DC×H；② $F_1$=+2.00DS 球面加正柱面 $F_2$=+1.00DC×H；③ $F_1$=+3.00DS 球面加负柱面 $F_2$=−1.00DC×V。

以上三种形式，透镜在水平方向主子午线的屈光力为 +2.00D，在垂直方向为 +3.00D。图 8-352 所示为各形式球柱面透镜在其主子午线方向的剖面图。

两种球柱面形式在轴向的屈光力来自球面的屈光力，如果一个球柱面透镜置于十字线图前旋转，将产生“剪刀运动”。当主子午线与十字线相重叠，所见的像和十字线对准而重叠。如果在垂直与水平主子午线作视觉像移试验，将见到主子午线的屈光力不同而出

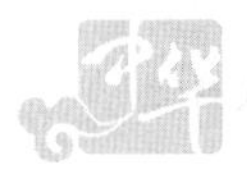



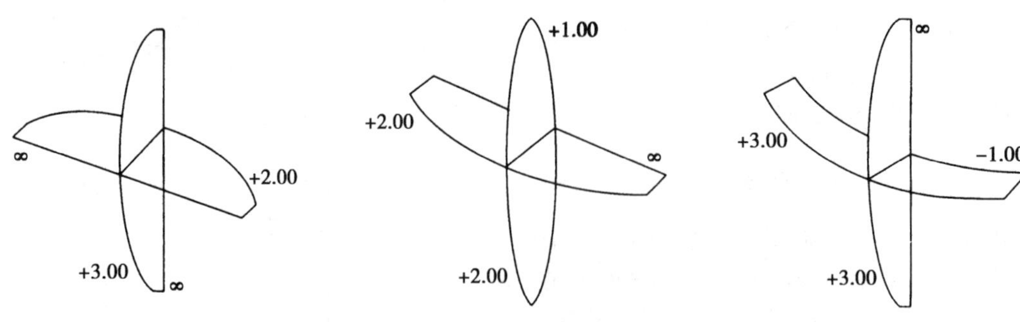


图 8-352 球柱面透镜的形式

现逆向或顺向像移，平柱面透镜可看作是球柱面透镜中有一个面的半径为无限大时的特例。

## 三、球柱面透镜的形式转换

透镜由一种形式转换为另一种形式的过程称作“形式转换”(transposition)。除了前面所述的方法以外，还有更为方便的规则，具体如下：

1. 由正交柱面变为球柱面

(1) 将两个柱面中的任一柱面书写为球面；

(2) 将被改写为球面的柱面屈光力从另一柱面减去，就是所求的柱面屈光力；

(3) 球柱面的轴应与未改写为球面的柱面轴相重合。

2. 由球柱面变为正交柱面

(1) 第一正交柱面 = 球柱面的球面，其轴应与柱面的柱轴垂直；

(2) 第二正交柱面 = 球柱面中球面与柱面的代数和，其轴应与球柱面中柱面轴相同。

3. 球柱镜的正负柱镜形式转换

(1) 新球面 = 原有球面与柱面的代数和；

(2) 新柱面 = 原来柱面，但符号相反；

(3) 新的轴向与原有轴向正交；

总结成七字口诀：代数和，变号，转轴。

下面各例题均先写正交柱面形式，后面是变化出来的两种球柱面形式。

## 四、环曲面透镜

“环曲面”一词来自拉丁文“torus”，原是古代建筑中垫在石柱下的环形石。环曲面有两个主要的曲率半径，形成两个主要的曲线弧。其中将表面曲率最小的圆弧（主子午线）称作基弧（base curve），基弧的曲率半径以 $r_b$ 表示。曲率最大的圆弧（主子午线）称作正交弧（cross curve），正交弧的曲率半径以 $r_c$ 表示。如果将一段圆弧绕一轴旋转，这个轴和圆弧在同一个平面内，但不通过弧的曲率中心，则产生一环曲面（图 8-353）。

眼镜领域中的环曲面有三种，图 8-353a 所示是最常见的环曲面产生方法。由于其很像汽车轮胎，故称作轮胎形环曲面（tyre-shape surface）。旋转轴 AaA′ 与圆弧 DD′ 的顶点 V 分别在曲率中心 C 的两边。

$$CV = r_c \quad aV = r_b$$

图 8-353b 所示为桶形环曲面（barrel-shape surface）的产生。旋转轴 AaA′ 在圆弧 DD′ 的顶点 V 和其曲率中心 C 之间。

$$aV = r_c \quad CV = r_b$$

第三种环曲面有时在双光镜中采用，称作绞盘形环曲面（capstan-shape surface）。它的一条主子午线为凹面，另一个主子午线为凸面（图 8-353c），旋转轴 AaA′ 和圆弧 DD′ 的曲率中心 C 分别在顶点 V 的两边。

$$aV = r_b \quad CV = r_c$$

可见有时 $r_b$ 可比 $r_c$ 短。

## 五、散光透镜的轴向

主子午线在垂直和水平方向的散光眼可用柱面透镜、球柱面透镜或环曲面透镜（统称为散光透镜）来矫正。事实上，散光眼的主子午线可在任何方向，要矫正这类散光，散光透镜的轴向一定要放置在所需的方向上。表示子午线轴的标记法有好几种，现在被普遍采用的为标准标记法（standard notation），又称 TABO 标记法。

在标准标记法中，假定观察者面对患者，患者的右眼在观察者的左面，左眼在观察者的右面，于是在图形表示时，右眼在左，左眼在右（图 8-354）。用角度表示时，则左、右眼一致，自观察者的右手边开始为 0°，逆时针转动至观察者的左手边 180°；在水平轴下方，由 0° 开始回到起点 180°。右眼的起点在鼻侧（图中的 N 点），左眼的起点在颞侧（T 点），水平子午线不称之为 0° 子午线，而是 180° 子午线，所称的垂直子午线均称为 90° 子午线。度数符号“°”可以省略，以免把 10° 误认为 100。各子午线以 5° 为级距，也有用 2.5° 或者 1° 的。

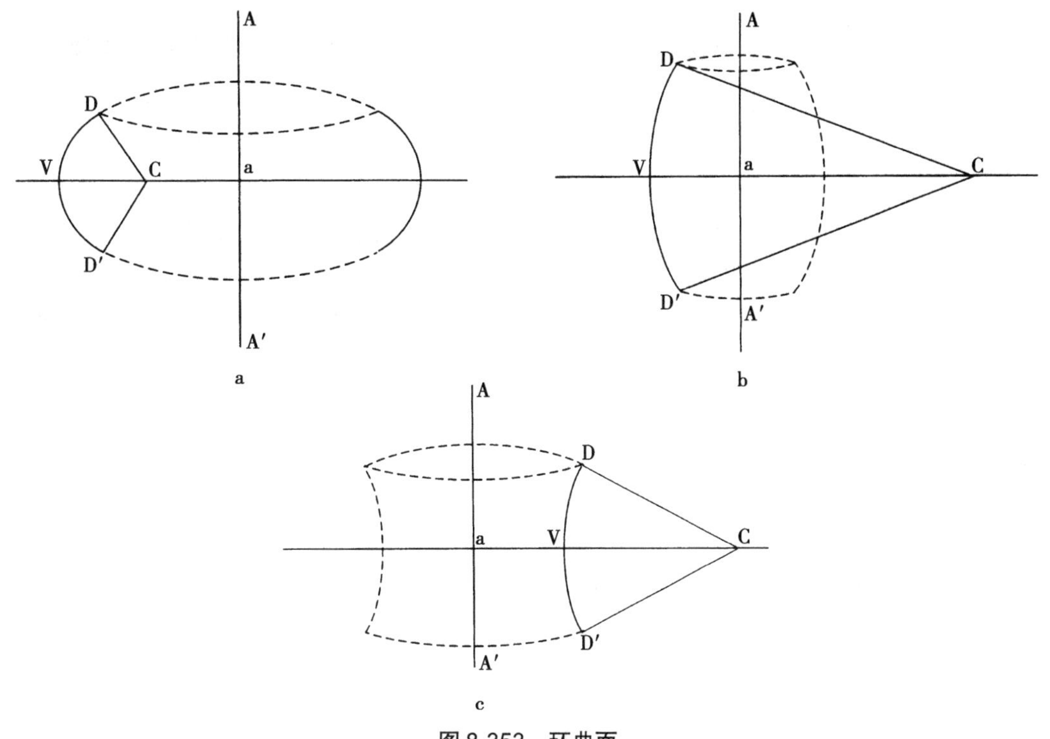


图 8-353 环曲面

a. 轮胎形环曲面 b. 桶状环曲面 c. 绞盘形环曲面

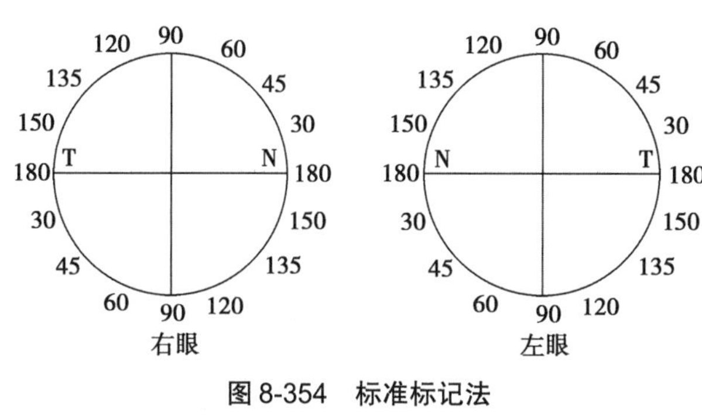


图 8-354 标准标记法

# 第三节 眼用棱镜

## 一、概 述

任何一棱镜必须至少有两个相交的平面，如图 8-355 中 AA′BB′ 和 AA′CC′ 为棱镜的折射面，两个面相交于顶线 AA′。面对顶角（B′AC′）的一面称为棱镜的底（BB′CC′）。与底线和两个折射面垂直的截面称作主截面（principal section），通常就是以主截面代表一个棱镜。图 8-356 所示是一个棱镜对来自物点 P 的单色发散窄光束的影响。眼睛透过棱镜看物点 P，其位置就像在 P′，移向顶点。如果要让眼睛向上转，可将一棱镜放置于眼前，只须使顶点朝上，底朝下即可。

绝大多数眼用棱镜都很薄，其顶角也很小，通常小于 20°，每个棱镜都是底边厚，顶边薄（图 8-357），垂直于底和顶边的线称作棱镜的底顶线（base-apex direction）。

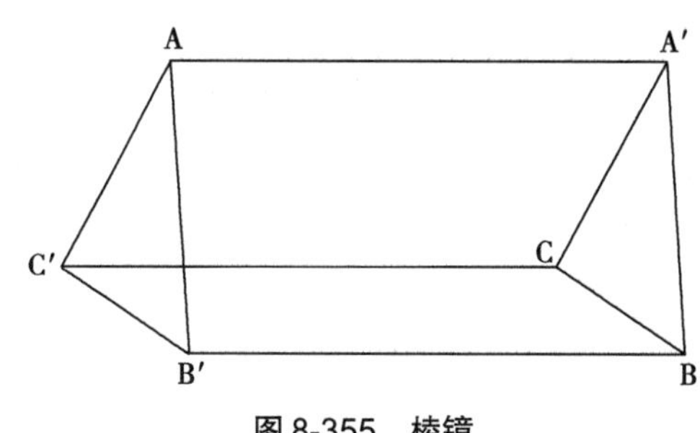


图 8-355 棱镜

图 8-356 棱镜对入射光的影响

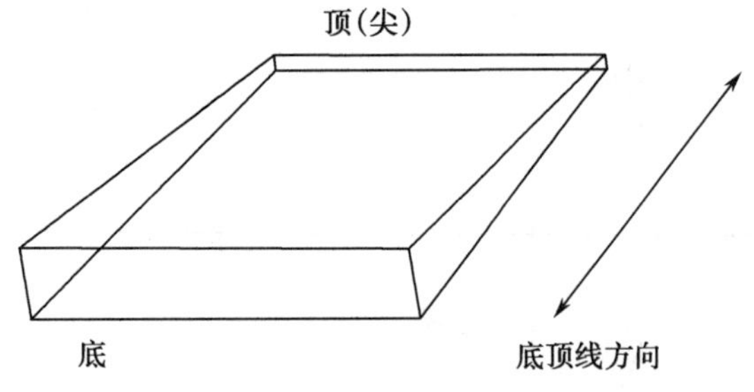

图 8-357 眼用棱镜

## 二、棱镜的单位

眼用棱镜的常用单位为棱镜度(prism dioptre)，符号为△。$1^{\triangle}$乃是使光线在 100 单位距离处，偏移 1 单位的距离(图 8-358)。根据棱镜的偏向角原理，棱镜度是棱镜偏向角正切的 100 倍，以式表之(P 为棱镜度值)，即：

$$P = 100\text{tg}d\text{（}d\text{为偏向角）}$$

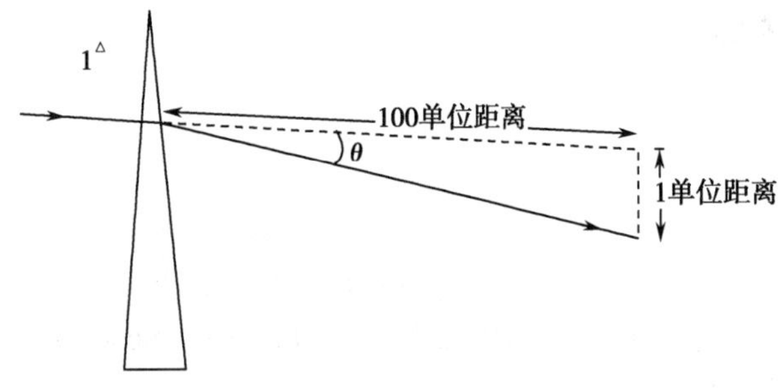

图 8-358 棱镜度

## 三、底尖线的标记

棱镜对眼位的矫正是将视线转向其顶角方向，但是叙述其偏折方向时，则是记录棱镜底的方向。

## 四、移心的棱镜效果

球面透镜和棱镜有它的明显相似之处，如图 8-359 所示，一窄光束入射至两者，都被折向它们的最厚部分。因此，可以想象球镜是由无数个棱镜组合而成的，这些小棱镜的棱镜度随着它到光心的距离增加而增加。在光心位置，它的棱镜效果等于零，也就是说在此处，球镜的两个面是平行的。对于正球镜来说，无数小棱镜的底都朝向光心；对于负球镜来说，无数小棱镜的底都朝向周边。因此，可以用两个棱镜底与底相接代表正球镜，用两个棱镜顶与顶相接代表负球镜(图 8-360)，只是这些棱镜的棱镜度是越离开光心越大。

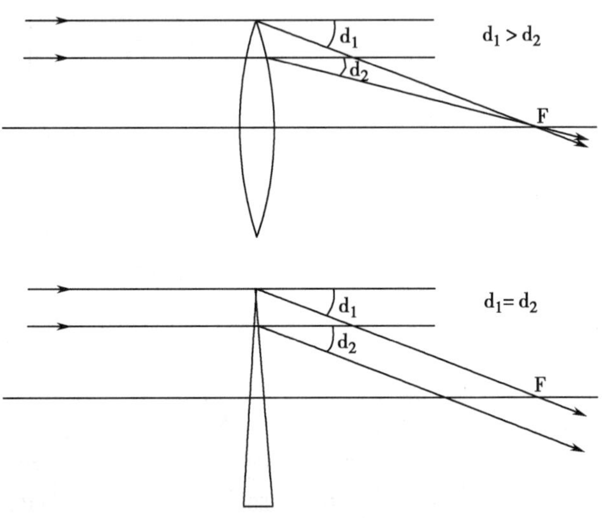

图 8-359 球面透镜和棱镜效果的比较

## 五、移 心 透 镜

一般情况下，眼镜片的光心应对准眼睛的瞳孔，有时为了将光心置于正确的位置，必须将光心偏离其

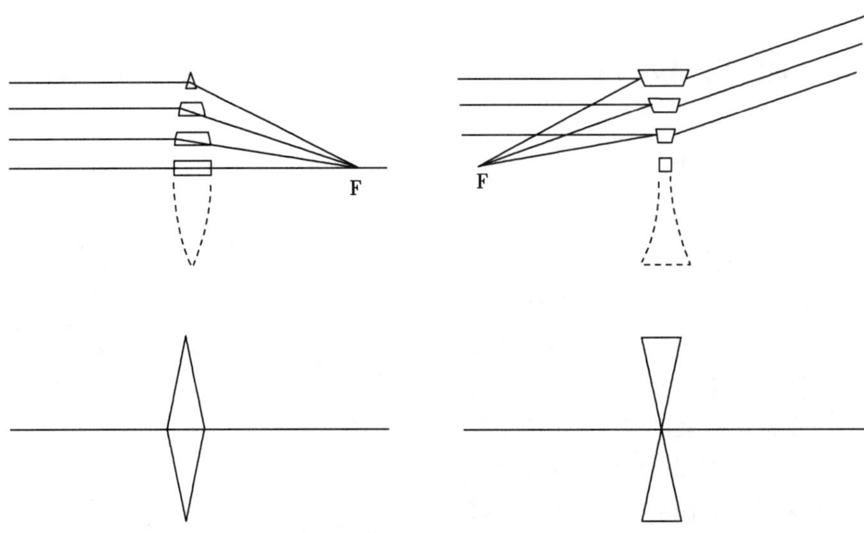

图 8-360 球面透镜的棱镜效果

标准光心位置(standard optical center position)。这种移动光心的过程称为移心(decentration)。经过移心的透镜称作移心透镜，透镜移心的作用是用来产生所需棱镜效果。

透镜上任何一点的棱镜效果就是位于该点所具有的棱镜度，它对入射光线所产生的偏折与透镜在这一点上所产生的偏折相等。设有一光束射至屈光力为 $F$ 的透镜上，入射点与光心的距离为 $c$(m)(图 8-361)，光线被偏折的角度为 $P$，则 $P$ 的棱镜度为：

$$P^{\triangle}=\frac{100c}{f} \qquad P^{\triangle}=100cF$$

如果 $c$ 的单位为 cm，则公式可以写成 $P=cF$，换句话说，将屈光力为 $F$ 透镜的光心移动 $c$(cm)距离，所产生的棱镜效果等于移心距离与透镜屈光力的乘积。忽略透镜产生的像差，这一关系式对任一入射角的光线均为有效。所以 +5.00DS 透镜的光心向下移 4mm 或 0.4cm，其所产生的棱镜效果为 $0.4\times5=2^{\triangle}$(底朝下)。注意：移心方向或棱镜底的方向必须注明。正球镜的光心代表任何棱镜效果的底，负球镜的光心则代表任何棱镜效果的顶点。

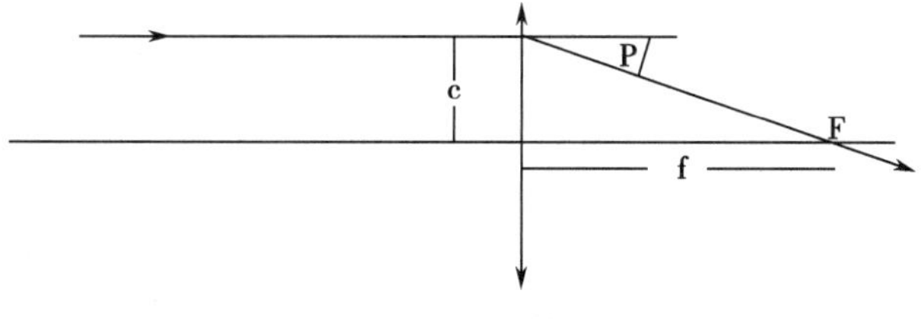


图 8-361　移心的关系

## 六、球柱面透镜的移心

球柱面透镜也可以移心以产生棱镜效果，只是移心量需沿透镜的最大屈光力主子午线来计算。如已知一任意方向的棱镜效果，应先将该效果沿屈光力主子午线方向分解，下面举例说明。

例题：

1. 要使 L：−6.00DS/+2.00DC×90 透镜产生 $2^{\triangle}$ 底朝上和 $1^{\triangle}$ 底朝内的棱镜效果，试计算所需移心量。

$$P_V=2^{\triangle}\text{底朝上} \quad P_H=1^{\triangle}\text{底朝内}$$

$$F_V=-6.00 \quad F_H=-4.00$$

$$c_V=\frac{P_V}{F_V}=\frac{2}{6}\text{cm}=3.3\text{mm} \quad \text{向下(因为}F_V\text{为负值)}$$

$$c_H=\frac{P_H}{F_H}=\frac{1}{4}\text{cm}=2.5\text{mm} \quad \text{向外(因为}F_H\text{为负值)}$$

所需的移心量为向下移动 3.3mm，向外移动 2.5mm。

2. 将 R：+3.00DS/+2.00DC×180 移心产生 $2^{\triangle}$ 底朝上内位 60° 的棱镜效果。若处方镜片磨成直径为 44mm 的圆形，试求最小未切片。

先沿折射力子午线方向分解棱镜效果：

$$P_V=2\sin60=1.73^{\triangle}\text{底朝上}$$

$$P_H=2\cos60=1^{\triangle}\text{底朝内}$$

因 $F_V=+5.00D$，$F_H=+3.00D$

$$c_V=\frac{P_V}{F_V}=\frac{1.73}{5}\text{cm}=3.46\text{mm} \quad \text{向上}$$

$$c_H=\frac{P_H}{F_H}=\frac{1}{3}\text{cm}=3.33\text{mm} \quad \text{向内}$$

合成移心量：$3.46^2+3.3^2=4.8$mm 向上内方 46.07°，最小未切片(M.S.U)= 透镜直径 + 合成移心量的 2 倍 = $44+2\times4.8=53.6$mm。

# 第四节　基本镜片材料

镜片材料基本采用透明的介质，主要分为无机和有机两大类。

## 一、无机材料

玻璃是非常特殊的不定型材料，在常温下呈固态、透光性高且坚硬，但易碎。在高温下玻璃材料具有黏性，它通常在约 1500℃(2700℉)的高温下融化形成氧化混合物，冷却后成为非晶体。玻璃随着温度的上升，逐渐由固体变为液体的特性我们称之为"玻璃"状态。这一特性意味着玻璃在高温时可以被加工和铸型，玻璃材料制成的镜片具有良好的透光性和表面抛光后更加透明的优点。

### (一) 普通玻璃材料

折射率为 1.523 的冕牌玻璃是传统光学镜片的制造材料，其中 60%～70% 为二氧化硅，其余则由氧化钙、钠和硼等多种物质混合，也称为"钠钙"玻璃材料，阿贝数为 59。有时也将折射率为 1.6 的镜片划归普通镜片。1.6 折射率的玻璃镜片为"硼硅酸盐"玻璃材料，属于中折射率，阿贝数为 42。随着高折射率玻璃镜片的出现，近年来 1.6 折射率的材料多用于制造光致变色玻璃镜片。

### (二) 高折射率玻璃材料

早在 1975 年就生产出了含钛元素的镜片，折射率为 1.7，阿贝数为 35；15 年之后又生产出了含镧元素的镜片，折射率为 1.8，阿贝数为 34；1995 年出现折射率为 1.9 的材料，加入了铌元素，阿贝数为 31，这是目前折射率最高的镜片材料。

### （三）染色玻璃材料

在玻璃材料中混合一些具有特殊吸收性质的金属氧化物后会呈现着色效果，例如加镍和钴（紫色）、钴和铜（蓝色）、铬（绿色）等等。这些染色材料主要应用于大规模的平光太阳眼镜片或是防护眼镜片生产。一些具有特殊过滤性质的浅色材料（棕色、灰色、绿色或粉红色）也被用于生产屈光矫正镜片，但现在对染色玻璃材料的需求不多，主要原因是由于近视或远视眼镜片的中心厚度与边缘厚度不同，而使眼镜片的颜色深浅不一致，屈光力越高，颜色差异越明显。

### （四）光致变色玻璃材料

光致变色现象（photochromic phenomena）是通过改变镜片材料的光线吸收特性，使镜片的光线吸收率因密度改变而发生的一种化学反应。光致变色的基本原理是使光致变色材料在紫外线辐射下颜色变深，辐射消失后恢复无色状态。这是一个可逆的过程，通过激活镜片材料中混合的光致变色材料分子来完成。

## 二、有机材料

有机材料可以分为两大类：热固性材料，也称为树脂，具有加热后硬化的性质，受热不会变形，眼镜片大部分以这种材料为主，主要是 CR39；热塑性材料，具有加热后软化的性质，尤其适合热塑和注塑，聚碳酸酯（polycarbonate，简称 PC）就是这种材料。

### （一）热固性材料

1．普通折射率树脂材料（CR39）　烯丙基二甘醇碳酸酯（dially glycol carbonates）CR39，是应用最广泛的生产普通塑料镜片的材料。它于 20 世纪 40 年代被美国哥伦比亚公司的化学家发现，是美国空军所研制的一系列聚合物中的第 39 号材料，因此被称为 CR39（哥伦比亚树脂第 39 号）。20 世纪 50 年代，CR39 被正式应用于生产眼用矫正镜片。

CR39 作为一种热固性材料，单体呈液态，在加热和加入催化剂的条件下聚合固化。聚合是一个化学反应，即由几个相同分子结构的单体组成的一个新的聚合体分子，具有不同的长度和性质。CR39 的材料特性非常适宜作为光学镜片：折射率为 1.5（接近普通玻璃镜片）、密度 1.32（几乎是玻璃的一半）、阿贝数为 58～59（只有很少的色散）、抗冲击和高透光率，还可以进行染色和表面镀膜。它主要的缺点是耐磨性不及玻璃，所以 CR39 材料的镜片表面必须镀制耐磨损膜。树脂镜片可采用模压法加工镜片表面的曲率，因此很适用于非球面镜片的生产。

2．中高折射率树脂材料　现如今，大部分的中折射率（$n \leq 1.56$）和高折射率（$n > 1.56$）材料都是热固性树脂，其发展非常迅速。改变热固性树脂镜片材料折射率的技术包括：①改变原分子中电子的结构，例如：引入苯环结构；②在原分子中加入重原子，诸如卤素（氯、溴等）或硫。

与传统 CR39 相比，用中高折射率树脂材料制造的镜片更轻、更薄。它们的比重与 CR39 大体一致（1.20～1.40），但色散较大（阿贝数≤46），耐热性能较差，然而抗紫外线能力较强，同时也可以染色和表面镀膜。使用这些材料的镜片制造工艺与 CR39 的制造原理大体一致。目前，折射率 1.67 的树脂材料已在市场上广泛流行，而市场上有销售的树脂材料中折射率最高已达 1.74。视光界的专业人员正不断研制开发新材料，改良原有材料，以期树脂材料在将来获得更好的性能。

3．染色树脂材料　用于制造太阳眼镜片的材料基本上都是在聚合前加入染料而制成的，特别适合大批量制造各色平光太阳镜片，同时还可在材料中加入可吸收紫外线的物质。

现在的一项技术即是使用浸泡染色法，就是将镜片浸泡在溶有有机色素的热水中，根据需求可任意调染颜色，颜色的深浅也可以控制。可以将整片镜片染色成一种颜色，也可以染成逐渐变化的颜色，例如镜片上部深色，往下逐渐变浅，即俗称的双色或渐进色。有机材料的出现，解决了屈光不正患者配戴太阳眼镜的问题。

4．光致变色树脂材料　光致变色效果是在材料中加入了感光的混合物而获得的。在特殊波段的紫外线辐射作用下，这些感光物质的结构发生变化，改变了材料的吸收能力。这些混合物与材料的结合主要有两种方法：在聚合前与液态单体混合，或在聚合后渗入材料中（Transition 镜片就采用后一种方法）。光致变色树脂镜片普遍采用几种光致变色物质，在最后的制造中使这些不同的变色效果结合起来，这使得镜片变色不但迅速，而且不完全受温度的控制。

### （二）热塑性材料（PC 材料）

PC 材料是主要应用于镜片材料的热塑性材料。早在 20 世纪 50 年代，热塑性材料如 PMMA 就被首次用于制造光学镜片，但是由于受热易变形及耐磨性较差的缺点，很快就被 CR39 所替代。然而现如今，PC 材料及其镀膜工艺的发展又将热塑性材料带回了镜片材料领域，并被视光界专业人士认可为 21 世纪的主导镜片材料。

PC 材料是直线形无定型结构的热塑聚合体，具有许多光学方面的优点：高抗冲击性（是 CR39 的 10 倍以上）、中折射率（$n_e = 1.589$，$n_d = 1.586$）、非常轻（比

重 = 1.20g/cm³)、100% 抗紫外线(385nm)、耐高温(软化点为 140℃/280°F)。PC 材料也可进行系统的表面镀膜处理。PC 材料的阿贝数较低($V_e = 31$, $V_d = 30$),但在实际中对配戴者并没有显著的影响。在染色方面,由于 PC 材料本身不易着色,所以大多数是通过可染色的耐磨损膜吸收颜色。

(瞿　佳)

## 第五节　镜片镀膜

### 一、抗磨损膜

无论是无机材料还是有机材料制成的眼镜片,在日常的使用中,由于与灰尘或沙砾(氧化硅)的摩擦都会造成镜片磨损,在镜片表面产生划痕。与玻璃镜片相比,有机材料制成的镜片硬度比较低,表面更易磨损,产生划痕。

1. 技术发展　抗磨损膜始于 20 世纪 70 年代初,当时认为有机材料硬度低所以容易磨损,故将石英材料于真空条件下镀在有机镜片表面,形成一层非常硬的抗磨损膜,但由于其热胀系数与有机材料不匹配,镀膜后的树脂镜片很容易发生脱膜和膜层脆裂,因此抗磨损效果不理想。

20 世纪 80 年代以后,发现磨损产生的机制不仅仅与硬度相关,膜层材料具有"硬度 / 形变"的双重特性,即有些材料的硬度较高,但变形较小,而有些材料硬度较低,但变形较大。因此,在考虑材料硬度的同时,还应考虑材料的变形特性。第二代抗磨损膜技术就是通过浸泡工艺法在有机镜片的表面镀上一种硬度高且不易脆裂的材料。

第三代的抗磨损膜技术是 20 世纪 90 年代以后发展起来的,主要是为了解决有机镜片镀上减反射膜层后的耐磨性问题。由于有机镜片片基的硬度和减反射膜层的硬度有很大的差别,新的理论认为在两者之间需要有一层抗磨损膜层,使镜片在受到沙砾摩擦时能起缓冲作用,并且不容易产生划痕。第三代抗磨损膜层材料的硬度介于减反射膜和镜片片基的硬度之间,其摩擦系数低且不易脆裂。

第四代的抗磨损膜技术采用了硅原子,是有机基质和无机颗粒的混合膜层,有机基质提高了耐磨损膜的韧性,无机颗粒增加了耐磨损膜的硬度。例如法国依视路公司的帝镀斯(TITUS)加硬液中既含有有机基质,又含有包括硅元素的无机超微粒物,使抗磨损膜具备韧性的同时又提高了硬度。现代的镀抗磨损膜技术最主要的是采用浸泡法,即镜片经过多道清洗后,浸入加硬液中,经过一定的时间,以一定的速度提起。这一速度与加硬液的黏度有关,并对抗磨损膜层的厚度起决定作用。提起后的镜片需在 100℃左右的烘箱中聚合 4～5 小时,镀层厚 3～5μm(图 8-362)。

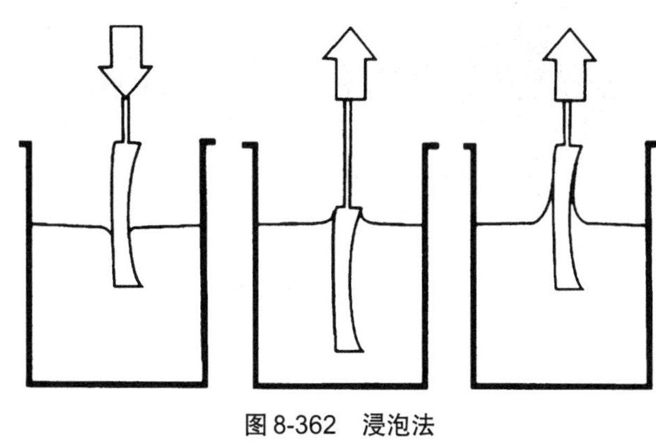

图 8-362　浸泡法

2. 测试方法　判断和测试抗磨损膜耐磨性的最根本方法是让戴镜者配戴使用后进行显微镜观察并比对磨损情况。目前我们常用的较迅速、直观的测试方法如下:

(1) 磨砂试验:将镜片置于盛有的沙砾的容器内(规定了沙砾的粒度和硬度),在一定的时间和速度控制下作来回摩擦。结束后用雾度计测试镜片摩擦前后的光线漫反射量,并且与标准镜片作比较。

(2) 钢丝绒试验:用一种检测专用的钢丝绒,在一定的压力和速度下,在镜片表面上摩擦一定的次数,然后用雾度计测试镜片摩擦前后的光线漫反射量,并且与标准镜片作比较。当然,我们也可以手工操作,对两片镜片用同样的压力并摩擦同样的次数,然后用肉眼观察和比较。

### 二、减反射膜

光线通过镜片的前后表面时,不但会产生折射,还会产生反射。这种在镜片前表面产生的反射光不仅干扰戴镜者本身,也会使别人在看镜片后的眼睛时,看到的却是镜片表面的一片白光(图 8-363)。拍照时,这种反光还会严重影响戴镜者的美观。

镜面反射是由于屈光镜片前后表面的曲率不同,并且存在一定量的反射光,它们之间会产生内反射光。内反射光会在远点球面附近产生虚像,也就是在视网膜的像点附近产生虚像点。这些虚像点会影响视物的清晰度和舒适性(图 8-364)。同时还会产生眩光现象。

1. 镀膜的原理

(1) 光透过量:反射光占入射光的百分比取决于镜片材料的折射率,可通过反射量的公式进行计算。

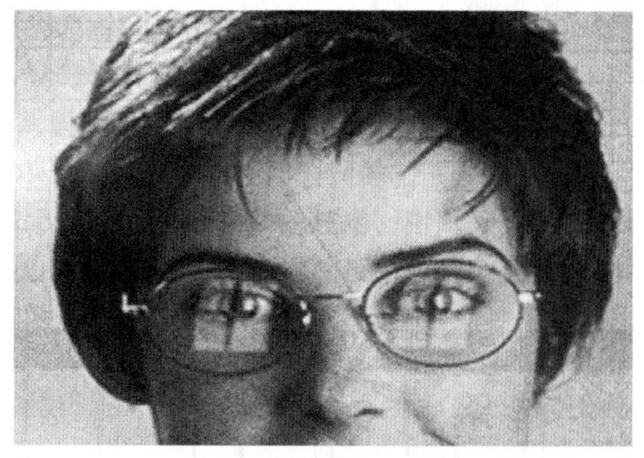
图 8-363　镜面反射

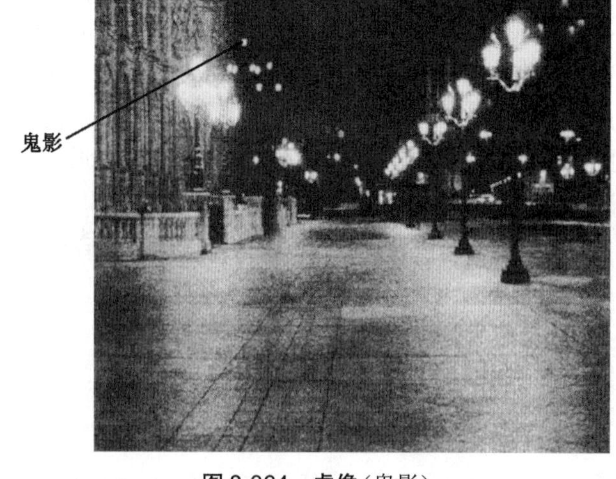

图 8-364　虚像（鬼影）

反射量公式：

$$R=\frac{(n-1)^2}{(n+1)^2}$$

式中，$R$ 为镜片的单面反射量；$n$ 为镜片材料的折射率。

例如普通树脂材料的折射率为 1.50，反射光 $R=(1.50-1)^2/(1.50+1)^2=0.04=4\%$。镜片有两个表面，如果 $R_1$ 为镜片前表面的反射量，$R_2$ 为镜片后表面的反射量，则镜片的总反射量 $R=R_1+R_2$。（计算 $R_2$ 的反射量时，入射光为 $100\%-R_1$）。镜片的透光量 $T$ 为：$T=100\%-R_1-R_2$。由此可见高折射率的镜片如果没有减反射膜，反射光会对戴镜者带来的不适感比较强烈。

（2）原理：减反射膜是以光的波动性和干涉现象为基础的。如图 8-365 所示，两个振幅相同、波长相同的光波叠加，那么光波的振幅增强；如果两个光波振幅相同，波程相差 $\lambda/2$ 的光波叠加，那么光波振幅互相抵消。减反射膜就是利用了这个原理，在镜片的表面镀上减反射膜，使得膜层前后表面产生的反射光互相干扰，从而相互抵消，达到减反射的效果。

1）振幅条件：膜层材料的折射率必须等于镜片片基材料折射率的平方根。

$$n=\sqrt{n_1}$$

$$n_1=1.50\text{ 时}，n=\sqrt{1.5}=1.225$$

2）位相条件：膜层厚度应为基准光的 1/4 波长。

$$d=\frac{\lambda}{4}\quad \lambda=555\text{nm 时}，d=555/4=139\text{nm}$$

对于减反射膜层，许多眼镜片生产商采用人眼敏感度较高的光波（波长为 555nm）。当镀膜的厚度过薄（$d\leqslant139$nm），反射光会显出浅棕黄色，如果呈蓝色则表示镀膜的厚度过厚（$d\geqslant139$nm）。

镀减反射膜层的目的是要减少光线的反射，但并不可能做到完全没有反射光线。因此，镜片的表面也

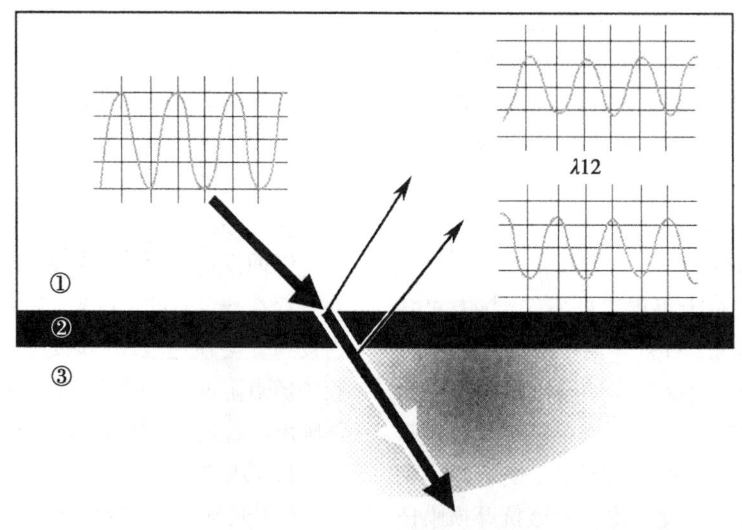

图 8-365　减反射膜原理图

总会有残留的颜色，但残留颜色哪种是最好的，其实并没有标准。目前的研究认为，残留颜色对视觉并没有好坏的区别。

2. 镀减反射膜技术　有机镜片镀膜技术的难度要比玻璃镜片高。玻璃材料能够承受300℃以上的高温，而有机镜片在超过100℃时便会发黄，随后很快分解。

玻璃镜片的减反射膜材料通常采用氟化镁（$MgF_2$），但由于氟化镁的镀膜工艺必须在高于200℃的环境下进行，否则不能附着于镜片的表面，所以有机镜片并不采用它。

20世纪90年代以后，随着真空镀膜技术的发展，离子束轰击技术使得膜层与镜片以及膜层间的结合得到了改良。而且提炼出的氧化钛，氧化锆等高纯度金属氧化物材料可以通过蒸发工艺镀于树脂镜片的表面，达到良好的减反射效果。

## 三、抗　污　膜

### （一）原理

镜片表面镀减反射膜后，镜片特别容易产生污渍，而污渍会破坏减反射膜的减反射效果。在显微镜下，我们可以发现减反射膜层呈微孔结构，所以油污特别容易浸润至减反射膜层。解决的方法是在减反射膜层上再镀一层具有抗油污和抗水性能的顶膜，而且这层顶膜必须非常薄，以使其不会改变减反射膜的光学性能。

### （二）工艺

抗污膜的材料以氟化物为主，可以采用浸泡法和真空镀膜法两种镀膜方法，而最常用的方法是真空镀膜法。当减反射膜层完成后，使用蒸发工艺将氟化物镀于减反射膜上。抗污膜可将多孔的减反射膜层覆盖起来，并且能够减少水和油与镜片的接触面积，使油和水滴不易黏附于镜片表面，因此也称为防水膜（图8-366）。

对于有机镜片而言，理想的表面系统处理应该是包括抗磨损膜、多层减反射膜和抗污膜的复合膜。通常抗磨损膜镀层最厚，为3～5μm，多层减反射膜的厚度约为0.3μm，抗污膜镀层最薄，为0.005～0.01μm。以法国依视路公司的钻晶（CRIZAL）复合膜为例，在镜片的片基上首先镀上具有有机硅的耐磨损膜；然后采用IPC的技术，用离子轰击进行镀减反射膜前的预清洗；清洗后采用高硬度的二氧化锆（$ZrO_2$）等材料进行多层减反射膜层的真空镀制；最后再镀上具有110°的接触角度的顶膜。钻晶复合膜技术的研制成功表明了有机镜片的表面处理技术达到了一个新的高度。

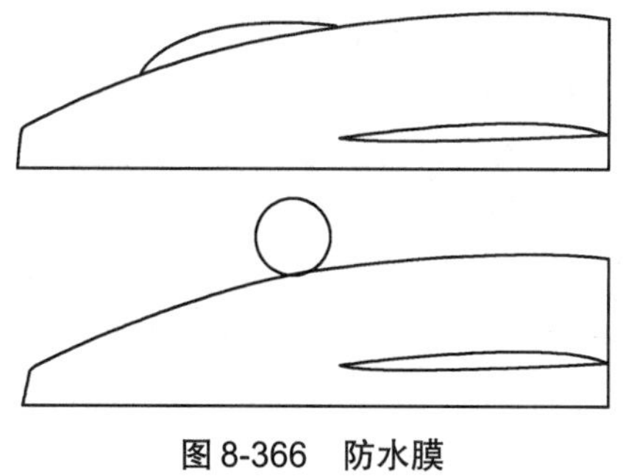

图8-366　防水膜

## 四、镜片镀膜的要求

镜片镀膜对环境的要求很高，均采用无尘环境，正压气流，使得灰尘完全无法进入，并用仪器严格监控和调节镀膜车间的温度和湿度。因为镀膜对镜片的清洁程度要求很高，稍有灰尘的镜片表面在镀膜后就容易脱落形成表面亮点，所以工作人员需穿着特制的静电服，防止从外部环境进入车间时头发上的灰尘飘落到镜片上。镀膜前镜片必须进行清洗，这种清洗的要求很高，达到分子级，镜片须一片一片地用高压气枪清洁，去除表面隐含的杂质，并且配有专人再次检验镜片是否符合镀膜条件，将合格镜片放在镀膜罩上，加膜车间的操作人员被禁止随便讲话，以免唾液污染镜片。

然后，将合格镜片放入真空镀膜机，镀膜机完美的密封性可以使机器内达到高度真空状态，采用离子真空镀膜技术，先进的离子源轰击（用氩离子）使镜片表面达到干净且无凹凸不平的现象，这样使溅射上去的膜层能够充分的与镜片粘合，从而达到牢固的效果。镀膜完成后，还要抽检镜片膜层的附着力、耐磨度和牢固度，检测合格的产品才能被批准进入包装部门，准备入库。

（陈　浩）

# 第六节　镜　　架

## 一、镜 架 结 构

普通镜架的构成见图8-367。

1. 镜圈　镜片的装配位置，通常以沟槽、螺丝或钻孔来固定镜片。有用完整镜圈的，如全框架；用半个镜圈的，如半框架；还有不用镜圈的，如无框架。

2. 鼻托　接触鼻部的衬垫，支持并稳定镜架，使之不滑脱、不晃动。鼻托包括托叶、托叶梗和托叶箱。

3. 鼻梁　连接左右镜圈或直接与镜片固定连接。鼻梁有直接置于鼻部的，也有通过鼻托支撑于鼻部的。托叶与鼻子直接接触。有些镜架没有托叶梗和托叶箱，由托叶和镜圈相连。桩头：镜圈与镜脚的连接处。

4. 镜脚　通过桩头连接于两镜圈或镜片的颞侧。

除上述主件外，还有一些辅助零件，例如脚套、铰链、锁紧块、螺丝等等。

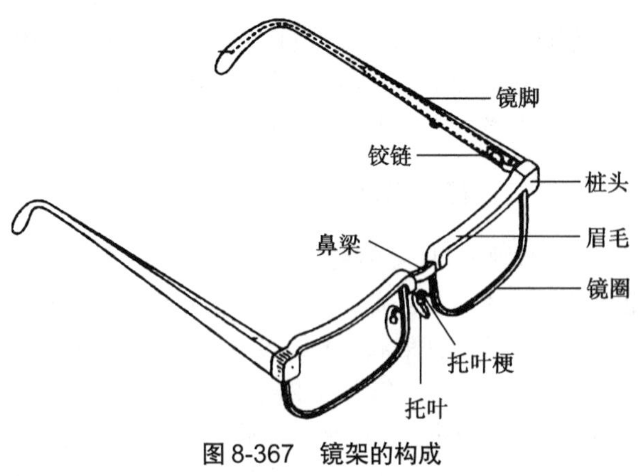


图 8-367　镜架的构成

## 二、镜架材料及特性

制作镜架的材料要求质轻、坚韧度好、坚固耐用、易加工但不易变形、对皮肤无刺激，也不易被皮肤的酸性分泌物侵蚀等等。

制作镜架的材料主要分金属材料和非金属材料两大类。

### （一）金属材料

金属材料是最早被应用于镜架的材料，主要经历了铜合金 - 镍合金 - 钛合金 - 纯钛等发展历程。

1. 黄金　呈金色，延展性好，几乎不会被腐蚀氧化。用黄金制作镜架时，一般要添加其他金属以增加强度和韧性，这种在纯金中添加了其他金属的合金也称为开(K)金，如 18K、14K、12K、10K 等。

2. 白金　是一种白色金属，质重而价格昂贵，纯度一般为 95%，在镜架上的使用同黄金。

3. 铜合金

(1) 锌白铜(铜镍锌合金)：以铜为基体，以镍为主要添加元素的铜合金，称为白铜；在此基础上添加入元素锌，则称为锌白铜。

(2) 黄铜：以铜为基体，以锌为主要加入元素的铜合金，称为黄铜。

(3) 铜镍锌锡合金：是一种含 Cn62、Ni23、Zn13、Sn2 的四元合金。

(4) 青铜：是一种铜锡合金，根据含锡比例不同，成为具有不同特性的合金。

4. 镍合金　又称蒙乃尔，是一种以金属镍为基体添加铜、铁、锰等其他元素而成的合金。蒙乃尔有很好的强度、弹性、焊接抗拉性及耐腐蚀性，呈银白色，适合制作中档眼镜架。

5. 不锈钢　是一种含铁、铬、镍的合金，其中主加元素是铬，含铬量一般为 12%～38% 之间，同时还可加入镍、钛等元素，是具有耐腐蚀性、高弹性的特殊性能钢，常用做边丝和螺丝。

6. 铝合金　纯铝比较软，呈银白色，一般多为铝合金。铝合金质轻，抗腐蚀性好，有一定硬度，有良好的冷成形特性，表面可处理成薄而硬的氧化层，可染成各种颜色。目前钛制镜架镜脚连接处的垫圈使用铝合金材料，也有整副眼镜使用铝合金制造的。

7. 钛及钛合金　又称太空材料，呈银白色，因其质轻、耐腐蚀性良好、韧性高，熔点高、耐酸耐碱，稳定性高，对人体亲和性好(部分人群对镍有过敏性)、表面经阳极处理可有绚丽色彩等特点，从 20 世纪 80 年代初开始应用于镜架行业。初期钛制镜架以加工钛为主；为了提高加工钛的强度、弹性、焊接性等其他性能，加入了铝、钒、钼、镐等其他元素，形成了钛合金。虽然钛材加工技术难度大，但其附加值高，所以成为面前的流行趋势，现已广泛应用于镜架及金属架的表面处理。纯钛是指钛的成分达到 99% 以上，但是纯钛材料在机械加工、焊接、电镀等方面存在一些难点，纯钛材料的焊接可在氩气环境中进行。国际上纯钛眼镜的制造开始于 1984 年。

8. 其他　还有钯、铑、钌等，它们属于贵重金属或稀有金属，已经很少使用。

### （二）非金属材料

1. 天然材料

(1) 角质：系牛等动物的角，现在已不使用。

(2) 玳瑁甲：是一种被称为玳瑁的海龟科的壳。玳瑁产于热带、亚热带沿海地区，其背面的角质板，表面光滑，具有褐色和淡黄色相间的花纹。玳瑁甲作为材料具有独特的光泽，质轻，耐用、易加工抛光、可热塑、冷时极脆，易变形，但加热加压时可结合，故可修复，对皮肤无刺激，但易断裂。

2. 人造材料　人造的非金属材料即指塑料与合成材料。塑料材料分为两类，一是热塑性塑料(热软化)，即可反复加热、再成形，镜架用此类材料易于对镜框及镜脚进行整形；二是热固性塑料(热硬化)，一旦成形便不能再重塑，故常可与热塑性塑料混合使用。常见的用于镜架的塑料材料与合成材料包括：

(1) 硝酸酯：又称赛璐珞，属热塑性材料。可塑性好，易加工成形，缺点是易受酸性物质侵蚀，易燃，易褪色，老化发黄变脆，少数人会有皮肤过敏，摩擦时发出樟脑气味。现在已基本不采用。

(2) 醋酸酯：属热塑性材料。透明性好，易着色，易加工抛光，手感好，加工性能好，不会老化，不易燃烧，耐光性好；缺点是易受酮、高浓度酸、碱侵蚀，机械强度稍差。

(3) 丙烯酸酯：又称亚克力，属热固性材料。材料质硬而脆，透明，可制成许多鲜艳的颜色、重量轻、非常稳定、不易老化，软化加工的温度高，也不易变形；是一种惰性材料，不会受人的皮肤或身体分泌物的影响而变化。

(4) 环氧树脂：质轻、染色性能较佳、不易弯曲变形，常见的是一种名为 optyl 的材料，它既具有热固性材料的稳定性，又具有热塑性材料的可塑性。最适合的加工温度约 80℃，软化后即可进行手工整形，温度如再升高，甚至于 350℃也无损伤，10 秒钟后冷却，且不易变形，制造镜架时用模具一次成型。常用于高档及名牌镜架的制造。

(5) 尼龙：又称聚酰胺，属热塑性材料。具有良好的耐热性、耐冲击性和耐磨性，它还具备极佳的可塑还原性，不易破裂。这种材料适宜制作运动镜架和儿童镜架。

(6) TR90（塑胶钛）：是一种高分子材料，属于热塑性材料。它是目前国际流行的超轻镜架材料，具有记忆性、超韧性、耐撞耐磨、不易断裂。用这种材料制作的镜架重量轻、色彩鲜艳、耐高温、安全性能好等特色。

## 三、镜架参数

一副合格的眼镜，不但要有准确的验光处方和一副合格的眼镜片，而且与镜架款式也息息相关。要选择一副合适的镜架，除了考虑美观、舒适，屈光状况外，懂得如何测量镜架是至关重要的。

镜框测量的方法：

1. 基准线法　所谓镜框的基准线（图 8-368），就是通过左右两镜框内缘最高点与最低点平行切线的平分线。所有垂直方向的测量都起自基准线。镜圈尺寸是镜片颞侧和鼻侧之间的基线长度，鼻梁宽度则是两个最近的基线与镜圈交点之间的距离。

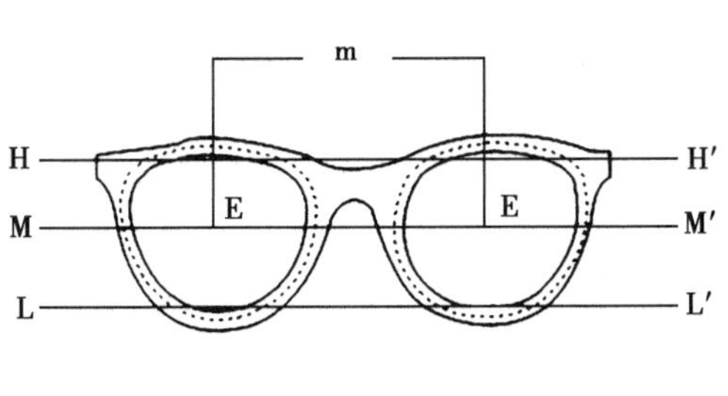


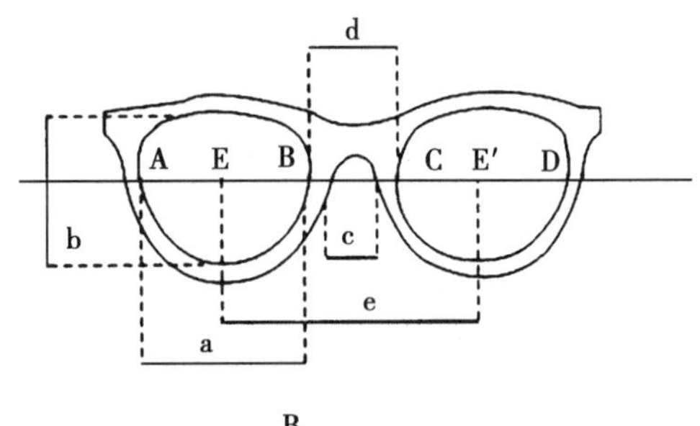


图 8-368　基准线法

基准线法的表示形式为：54－17，54mm 表示镜圈尺寸，17mm 表示鼻梁尺寸。通常，眼镜架的一个镜脚上标明眼镜架的各项尺寸、型号和颜色，而另一个镜脚上则注明产地、产商名和镜架材料。

2. 方框法　方框法（图 8-369）测量镜架已经为国际标准化组织（ISO）和其所有成员国所认可。顾名思义，方框法是画与镜片（镜片的倒角）相切的外切矩形（方框），对于相应镜架而言，这个外切矩形也与镜架内槽相切。方框的宽度等于镜架镜圈的宽度，也等于所指镜片的方框法度。左右两方框间的距离称为镜片间距（DBL），或叫鼻梁宽度。方框与顶、底平行的中线为中心水平线（HCL），是镜片的水平等分线，相当于基线法中的基线。方框顶线和底线之间的距离为镜架的高度。两方框几何中心的距离（GCD）也叫镜架中心距离。

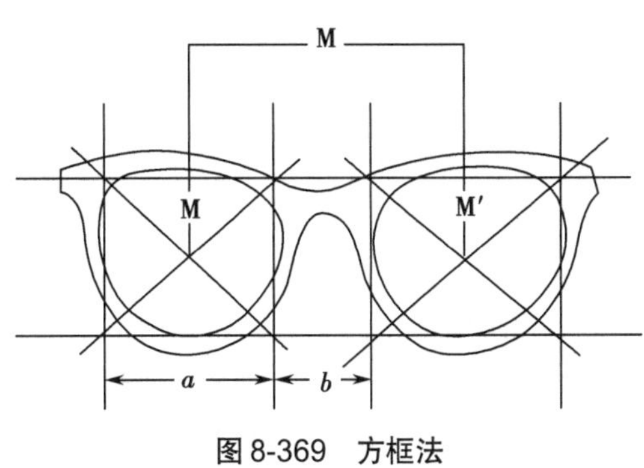


图 8-369　方框法

方框法表示形式为 54□17，54mm 表示镜框尺寸，17mm 表示鼻梁尺寸。

根据选择好的镜架如何计算镜片所需最小直径：

计算公式：D＝(F－PD)＋R

式中，D 代表镜片所需最小直径；PD 代表瞳距；R 代表镜框最大直径尺寸；F 代表镜架几何中心距离。通常在镜架的左腿上标有尺寸，如 54-17 或 54 □ 17 字样；其中 54 表示镜框水平距离，17 代表鼻梁宽度，单位是毫米（mm），两数相加之和等于镜架几何中心距离；为了准确均需用尺测量。

例如：左右眼屈光度数均为近视 −3.25DS，瞳距

(PD)为63mm，测量镜架几何中心距离(F)为72mm，测量镜框最大直径尺寸(R)为54mm，求镜片所需最小直径公式(D)。

解：D=(F−PD)+R，D=(72−63)+54=9+54=63mm

答：镜片所需最小直径为φ63mm。另外，磨边要有损耗，镜片边缘厚度不一样，损耗也不一样，需留有一定的加工余量(例如2mm)，所以求得的镜片直径就要加大2mm。例题中所求镜片直径φ63mm应为φ65mm，才能保证作出63mm光学中心水平距离，与瞳距相符。当然根据屈光度，光学中心允许一定量的水平允差，根据GB 13511—1999配装眼镜的质量标准，3.25D的光学中心水平允差为4mm。

(陈 浩)

## 第七节 双光眼镜和渐进多焦点镜片

### 一、双光眼镜

随年龄增长，眼调节力逐渐下降，中老年人通常需要阅读镜辅助视近。由于视觉活动的复杂性和多变性，往往需用两副眼镜分别矫正远用和近用视力，以满足不同距离的视力需求，这就很不方便，因此产生了将两种不同屈光度磨在同一镜片上，成为两个区域的镜片，这种镜片就称作双光镜或双焦点眼镜(bifocal lenses)。镜片上作视远矫正的部分称为视远区(distance portion或DP)，作视近矫正部分称为阅读区(reading portion或RP)或视近区(图8-370)。

双光镜也可被认为系由两种镜片合成，即主片(main lens)作为视远矫正(偶有例外)之用，而在主镜片下半部加一子片(segment)，它的度数恰好等于阅读附加(图8-371)。

视远区与阅读区的交界称为分界线(dividing line)，分界线的最高点(即基线的平行线与分界线的相切点)称作子片顶(segment top)(图8-371中的T点)。双光镜的子片分界线可以是圆弧，如图8-370的a、b和d，称作圆形子片(round segment)，也可以是其他形状，如图8-372所示的特形子片(shaped segment)。双光镜片的圆形子片如果位于主片的下半部，称为下子片(downcurve bifocals)，如图8-371所示，图8-370d则称为上子片(upcurve bifocals)。本章主要重点说明下子片双光镜，它的主片承担视远部分，视远部分的光心称为视远光心(distance optical center)，以$O_D$表示；子片的光心则称为子片光心(segment optical center)，以$O_S$表示。被加于主片的子片阅读区光心称为视近光心(near optical center)，以$O_N$表示。$O_N$的位置随$O_D$和$O_S$，以及视远区和子片的屈光度而定。在许多双光镜的设计中，$O_N$的最终位置常无法控制，在一些例子中，$O_N$甚至不在镜片上。$O_D$、$O_S$和$O_N$的相对位置如图8-373所示，图中的$O_N$位置不确定。

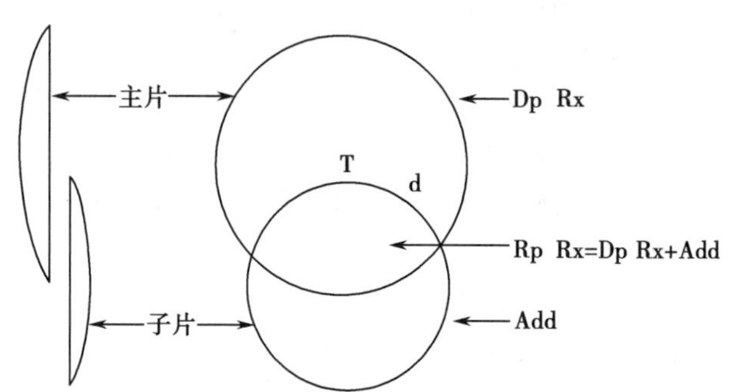

图8-371 主片与子片

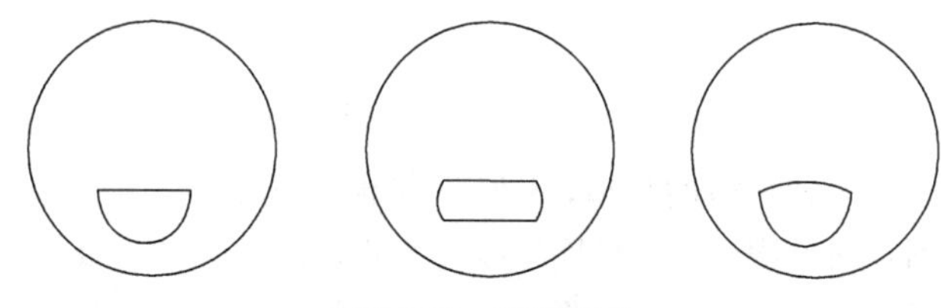
图8-372 特形子片

#### (一)双光镜的类型

双光镜的分类方法很多，最常见的是根据制造方法分类。

1. 分离型(福兰克林式)双光镜 是最早出现的也是最简单的双光镜类型，一般公认其发明人是美国人福兰克林。分离型双光镜使用两片不同度数的镜片，分别作为视远和视近区进行中心定位。这个基本原理

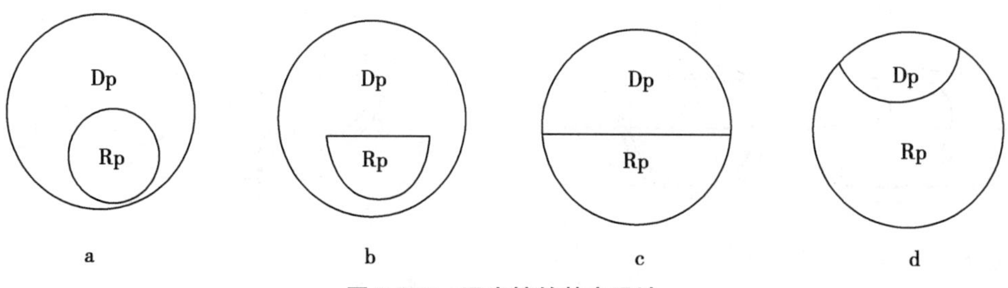

图8-370 双光镜的基本设计

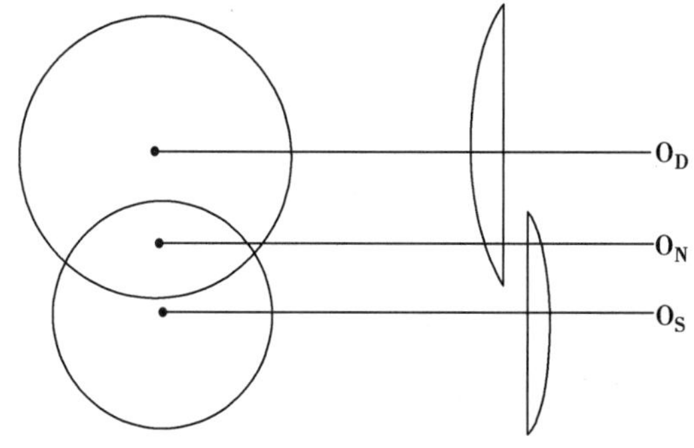


图 8-373　下子片双光镜的光心位置

至今仍用于所有的双光镜设计中。

2. 胶合型双光镜　将子片用胶粘到主片上。之前应用的加拿大香杉胶已经被一种性能更好的经紫外线处理的环氧树脂所取代。胶合型双光镜使得子片的设计形式和尺寸更加多样，为隐藏分界线，子片可以做成圆形，光学中心和几何中心重合。

3. 熔合型双光镜　将折射率较高的镜片材料在高温下熔合到主片上的凹陷区，主片的折射率较低。然后在子片面进行表面磨合，使子片表面与主片表面曲率一致，感觉不到存在分界线。阅读附加 A 取决于视远区前表面屈光力 $F_1$、原凹陷弧曲率 $F_C$ 和熔合比率。熔合比率是两种相熔合镜片材料折射率之间的函数关系，以 $n$ 代表主片玻璃（通常是皇冠玻璃）折射率，$n_s$ 代表数值较大的子片（火石玻璃）折射率，则熔合比率 $k=(n-1)/(n_s-n)$，所以 $A=(F_1-F_C)/k$。从上式可以看出，理论上改变主片前表面曲率、凹陷弧曲率和子片折射率都可以改变近附加度数，但是实际上使用熔合方法，可以制造特形子片，如平顶子片、弧形子片、彩虹子片等。

4. E 型或一线双光　这种双光镜有很大的近用区，是一种无像跳双光镜，可用玻璃或者树脂制成。实际上，E 型双光镜可以被认为是在近用镜上附加视远用的负度数。镜片上半部边缘厚度较大，可通过棱镜削薄法，使镜片上、下边缘厚度相同。所用的垂直向棱镜的大小取决于近附加，为 yA/40，其中 y 是从分界线到成片顶部的距离，A 为阅读附加。由于双眼近附加通常相等，所以双眼棱镜削薄量也相同。棱镜削薄后的镜片应加减反射膜，消除内反射。

### （二）双光镜视近点的棱镜效应

在双光镜验配过程中，一个非常重要的考虑点是视近区的棱镜效应。当确定视近区的棱镜效应时，可以把双光镜想象为由两个独立的镜片组成：主片，其屈光力通常是视远矫正度数；附属子片，其屈光力相当于阅读近附加的度数（图 8-374）。

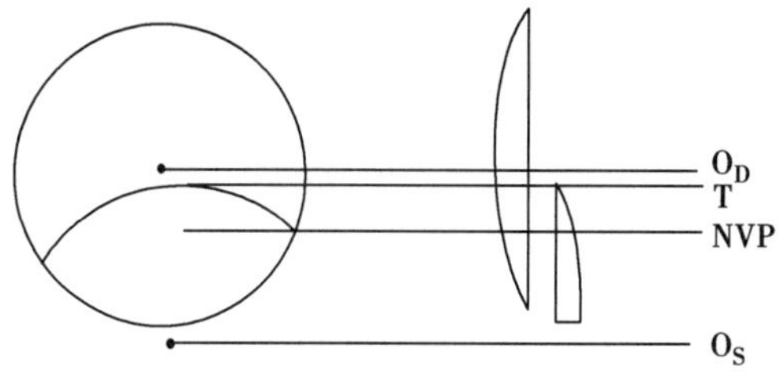


图 8-374　视近点的棱镜效应

以 $O_D$ 表示主片的光学中心，即视远光心，$O_S$ 为子片光学中心。视近区的总度数是视远区度数和近附加之和，而视近区某点棱镜效应则为主片和子片分别产生的棱镜效应的总和。图 8-374 中，视近点 NVP 位于远光心下方 8mm，子片顶下方 5mm，该处的棱镜效应确定如下：

主片屈光力 +3.00D，主片在 NVP 的棱镜效应，根据 $P=cF$，为 $P=0.8\times3.00=2.4^{\triangle}$BU 子片近附加 +2.00D，如子片直径为 38mm，从分界线到子片几何中心（亦即光学中心）的距离为 19mm，由于 NVP 在子片顶下方 5mm，则 NVP 位于子片中心上方 14mm，即 1.4cm。所以子片在 NVP 产生的棱镜效应为 $1.4\times2.00=2.8^{\triangle}$BD。

所以 NVP 的总棱镜效应为 $0.4^{\triangle}$BD。

如果是远视者，原先配戴单光远用矫正时，已经适应看近时存在的底朝上的棱镜效应。如果老视时配戴双光镜矫正，如本例所示，NVP 的棱镜量会发生改变。

从光学角度来说，由于子片的作用，视近点中心的定位更好了。在本例中，近用区的光学中心 $O_N$ 位于 NVP 下方 0.8mm。

一般来说，无形双光镜的近用区中心的定位取决于主片的度数、子片的度数和子片直径。如果远用区是负度数，则 $O_N$ 甚至不在近用区上。为了更好地控制近用区的光学中心位置，通常有必要使用棱镜控制双光镜。

现在来看图 8-375，为 D 形子片双光镜，子片尺寸为 28mm × 19mm，设 NVP 同样在 OD 下方 8mm，子片顶下方 5mm。从图 8-375 中很明显可以看出，子片中心 $O_S$ 现在和 NVP 是重合的，所以对于处方同样为 +3.00D Add +2.00D 的该镜片，在 NVP 的棱镜效应与子片无关。这是这类镜片的突出优点。

从例中可以发现，当远用处方为正时，主片在视近点的底朝上棱镜效应被下方子片的底朝下棱镜效应抵消，使得棱镜效应减小。

如果该例子中远用处方是负度数的话，如 −3.00D Add +2.00D，则主片在 NVP 产生的棱镜效应为 $2.4^{\triangle}$BD，使得总棱镜效应增加为 $5.2^{\triangle}$BD。所以对于近视者来说，选择平顶或弧形子片双光镜可能较好，如前所述，

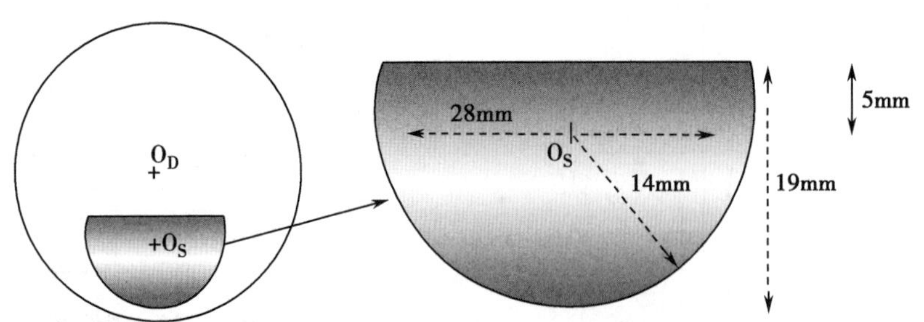


**图 8-375　子片直径 28mm 的双光镜视近点的棱镜效应**

镜片规格：28mm × 19mm 平顶子片，子片光学中心 OS 位于子片顶下方 5mm，与 NVP 重合

28mm × 19mm 的平顶双光镜子片对 NVP 的棱镜效应没有额外影响。

一些双光设计，例如无像跳双光镜，其子片在视近区会产生底朝上的棱镜效应。E 型双光镜就是其中之一。E 型子片的光学中心位于分界线上，因此跳跃为零（图 8-376）。由于子片光学中心在 NVP 之上，且子片附加度数往往是正的，所以子片产生底朝上的棱镜效应。

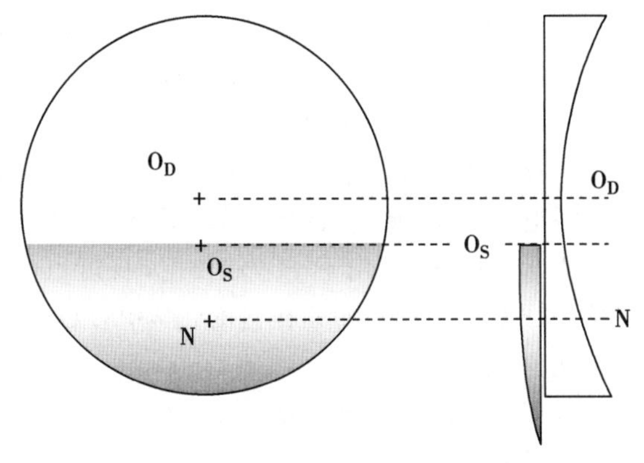


**图 8-376　E 型双光镜的定心**

这里子片产生底朝上的棱镜效果

例：−3.00D Add +2.00D，假设 NVP 位置同前，则子片在 NVP 产生 1.0△BU，将总棱镜效应减少到 1.4△BD。

通过上述考虑影响因素来控制 NVP 的棱镜效应，可以为配戴者选择最合适的双光镜设计。

### （三）双光镜的像跳

在眼睛转动使视线从双光镜的视远区进入到视近区时，在跨越子片分界线时会突然遇见由子片产生的底朝下的棱镜效应（图 8-377）。子片在其范围内各点产生棱镜效应，以子片光学中心 OS 作为棱镜的底。在第一眼位时，眼睛通过视远区中心看远，眼睛逐渐下转时，由于和远光学中心距离渐远，主片产生的棱镜效应逐渐增大。当眼睛从子片顶部进入子片区域，则碰到突然出现的由子片产生的底朝下的新棱镜效应。

像跳效应就是子片在分界线产生的棱镜效应，其

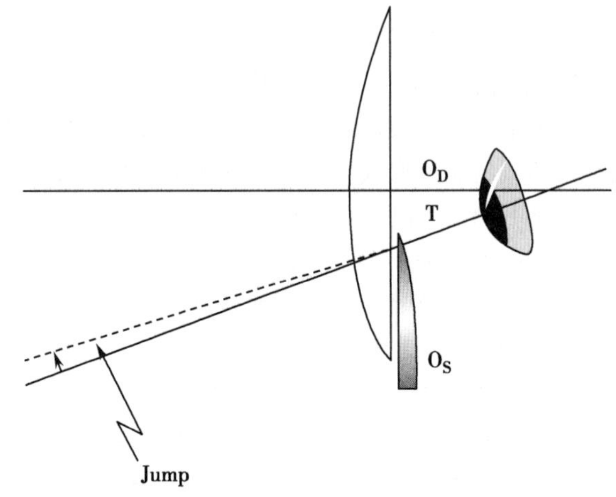


**图 8-377　双光镜在子片分界线的像跳，其量等于 $T_{OS}$（cm）× 近附加**

量相当于以 cm 为单位的子片顶部到子片光学中心距离与近附加的乘积。

如果双光镜子片为圆顶，那么子片顶部到子片光学中心的距离就是子片半径，所以：

像跳量 = 子片半径 × 近附加

显然，像跳与主片屈光力、视远光学中心位置无关。如果子片顶部距离子片光学中心越远，则像跳量就越大。

如果近阅读附加为 +2.00D，子片为圆形，直径为 24mm，则像跳效应为 2.4△，底朝下；如果直径增加到 38mm，则像跳效应增加到 3.8△，底朝下。

假如是特形子片，子片光学中心和分界线的距离要近得多。如 28mm×19mm 的平顶（D 形）子片，子片中心在子片顶下方 5mm，如果近附加为 +2.00D，则像跳量仅为 1.0△，底朝下，不到前者的 1/2。像跳效应较小，是特形子片双光镜比圆形子片双光镜更广为接受的一个重要原因。

为了消除双光镜的像跳现象，可以将子片光学中心 OS 放到子片分界线上，如 E 型（一线）双光镜，就是其中常见的一种。

### （四）双光镜的验配

验配双光镜，必须使子片定位准确，这样配戴者才能获得清晰的远近视力和足够的远近视野。考虑子片的定位时，要分别从水平和垂直方向来考虑。

1. 垂直测量（配镜高度） 在垂直方向，验配普通双光镜时一般要求在第一眼位时，子片顶位置在可见虹膜下缘（即角膜下缘）切线处（图 8-378a）。但是很多情况下，虹膜下缘被下眼睑遮盖或者与下眼睑缘相重合，特别是在东方人种更为常见，所以这种情况下就要求子片顶位置在下眼睑缘。对于绝大多数的双光镜配戴者而言，尤其是初戴者，这样的垂直定位成功率最高。但是比较慎重的做法是，选择可以调整垂直高度的镜架，在必要的时候还可以对子片垂直位置进行细微调整。

如果所配戴的双光镜是主要用来看近用的，则子片顶部需要定位偏高一些，即在瞳孔下缘和虹膜下缘的中点（图 8-378b）。如果是验配特殊的双光镜，如只是偶尔使用近用区，那么子片顶位置比通常情况要低 3～5mm（图 8-378c）。

再次强调，以上的各位置都是在第一眼位，双眼视远的情况下确定的。在临床上有一些设备，如高度测量仪可以帮助更加精确地确定配镜高度。但是按照规范的程序，在临床上实际按照以下方法就可以获得足够准确的数据。建议把子片顶位置转换为相对镜架中心水平线更为理想。

规范的高度测量步骤如下：

（1）选择好镜架，并根据配戴者的脸部特征进行针对性调整；

（2）通常镜架上都有定形衬片，如果没有，就在镜圈双眼之前粘上透明胶纸；

（3）给配戴者戴上镜架，与被检者正对面而坐，同时确保检查者和被检者的高度一致；

（4）闭上右眼，引导被检者注视你睁开的左眼，用一浅色墨水记号笔（笔头必须细），在被检者右眼可见虹膜下缘 / 下眼睑缘画一水平横线；

（5）然后睁开右眼闭上左眼，引导被检者注视你的右眼，同样在其左眼可见虹膜下缘 / 下眼睑缘画一水平横线，注意确保此间被检者和检查者的头位都不移动；

（6）取下镜架然后重新给配戴者戴上，观察所画的位置是否依然正在双眼虹膜下缘 / 下眼睑缘处；

（7）记录子片高度或子片顶相对中心水平线位置，在镜片测量卡上测量所需镜片直径。

2. 水平定位（几何偏位） 子片的水平定位的目的，是使左、右眼通过子片获得的近视野最大限度地重合，实现这一目的，并不是简单地将子片内移远中心距离 / 远瞳距和近中心距离 / 近瞳距差值的一半，虽然这么做很多情况下不会出现问题是因为现在使用的双光镜的子片直径都较大，能使得左、右眼近视野足够地融合成双眼近视野，但如果子片之间稍小，则水平定位不当引起的近视野的问题就显得突出起来。

将子片设想成一个光阑，则通过光阑的眼睛的视野范围由光阑大小和形状决定。现在配戴者通过水平定位不够准确的双光镜 D 形子片看近处。如图 8-379 所示，阴影部分代表双眼重合的部分，非阴影部分各代表左、右眼单眼视野，R 代表右眼单眼视野，L 代表左眼单眼视野。如果定位理想的话，R 和 L 应该基本重合。

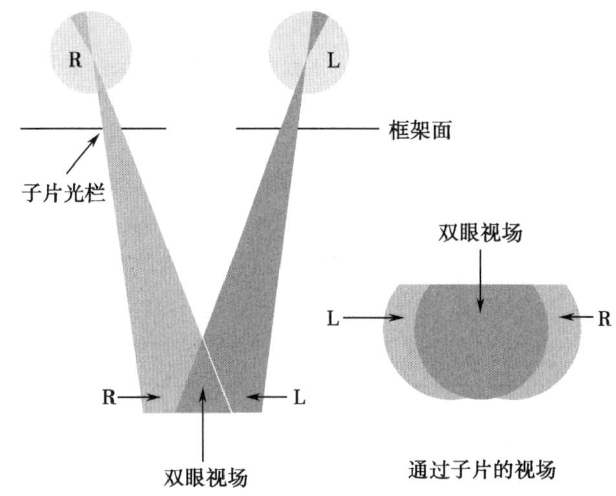


图 8-379 双光镜的双眼重叠和非重叠部分

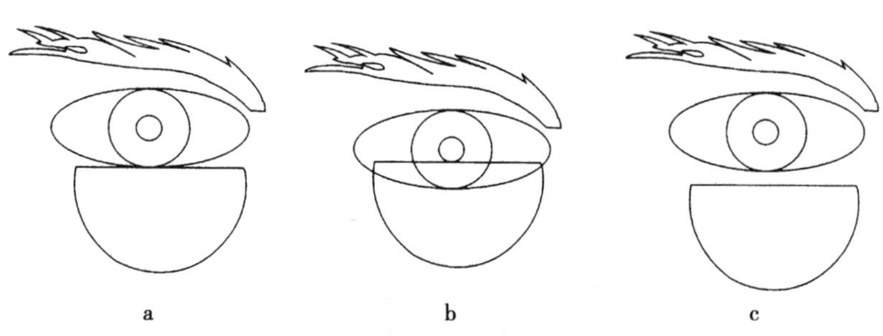


图 8-378 双光镜子片配镜高度

a. 普通用途 b. 主要近用 c. 主要远用

水平定位就是要把左、右眼的单眼视融合，表 8-40 中列出了相应的子片内移量，这里假设远用子片屈光力为零。如果远用主片存在一定屈光力的话，则对视近点产生相应的水平棱镜效应。从图 8-380 中可以推导出其对几何偏位的影响。图 8-380 中，一正镜片位于右眼之前用于视远矫正，中心定位准确。如果镜片无屈光力，视轴就是图中虚线所表示的方向。现在假设该镜片是正镜片，则在视近区产生底朝外的棱镜效应此时看近物 B 眼睛的视轴就是 RG。显然，这里获得近视野的光阑，就是子片本身，其中心必须定位在 G，即 $O_G$ 为几何偏位。

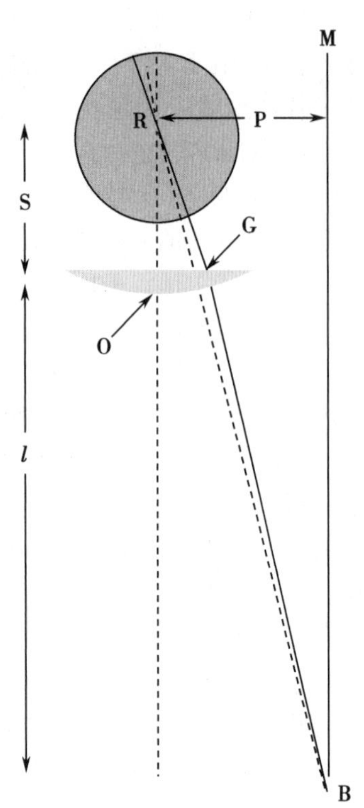


**图 8-380 几何偏位**

图中，OG=g，即几何偏位，B=近点，MB 是自镜架鼻梁几何中心起测的中线，R 为眼球转动中心，G 是子片几何中心的需要位置

## 二、渐变多焦点镜片

1907 年 Owen Aves 首次提出了渐变多焦点镜片(progressive addition lens 或 progressive power lens，简称渐变镜、PAL 或 PPL)的构思，标志着一种全新的老视矫正概念的诞生。

这种特殊镜片使镜片前表面曲率从顶部到底部连续地增加，可以使其屈光力相应变化，即屈光力从位于镜片上部的远用区，逐渐、连续地增加，直至在镜片底部的近用区达到所需近用屈光度数。

最初的渐变镜，人们考虑的主要是数学、机械、光学上的问题，随着对视觉系统更加全面地了解，现代和未来的渐变镜的设计将日益关注渐变镜与生理光学、人体工程学、美学、心理物理学的联系。

### (一) 设计原理

渐变镜也是通过改变镜片前表面的曲率半径而使镜片屈光力发生变化，但是与双光镜不同的是，渐变镜前表面的曲率从视远区的一定位置(主参考点)开始，至视近区中心按一定规律变化的渐进度(匀速或

**表 8-40 双光镜子片内移量表**

| 主片屈光力(D) | 单眼中心距离 | | | | | | | | | |
|---|---|---|---|---|---|---|---|---|---|---|
| | 28 | 29 | 30 | 31 | 32 | 33 | 34 | 35 | 36 | 37 |
| | 几何偏位，工作距离 33.3cm | | | | | | | | | |
| +12.00 | 3.0 | 3.1 | 3.2 | 3.3 | 3.4 | 3.5 | 3.6 | 3.8 | 3.9 | 4.0 |
| +10.00 | 2.8 | 2.9 | 3.0 | 3.1 | 3.2 | 3.3 | 3.4 | 3.5 | 3.6 | 3.7 |
| +8.00 | 2.6 | 2.7 | 2.8 | 2.9 | 3.0 | 3.1 | 3.2 | 3.3 | 3.4 | 3.5 |
| +6.00 | 2.5 | 2.6 | 2.6 | 2.7 | 2.8 | 2.9 | 3.0 | 3.1 | 3.2 | 3.3 |
| +4.00 | 2.3 | 2.4 | 2.5 | 2.6 | 2.7 | 2.8 | 2.8 | 2.9 | 3.0 | 3.1 |
| +2.00 | 2.2 | 2.3 | 2.4 | 2.4 | 2.5 | 2.6 | 2.7 | 2.8 | 2.8 | 2.9 |
| 0.00 | 2.1 | 2.2 | 2.3 | 2.3 | 2.4 | 2.5 | 2.6 | 2.6 | 2.7 | 2.8 |
| −2.00 | 2.0 | 2.1 | 2.1 | 2.2 | 2.3 | 2.4 | 2.4 | 2.5 | 2.6 | 2.6 |
| −4.00 | 1.9 | 2.0 | 2.0 | 2.1 | 2.2 | 2.3 | 2.3 | 2.4 | 2.5 | 2.5 |
| −6.00 | 1.8 | 1.9 | 2.0 | 2.0 | 2.1 | 2.2 | 2.2 | 2.3 | 2.3 | 2.4 |
| −8.00 | 1.8 | 1.8 | 1.9 | 1.9 | 2.0 | 2.1 | 2.1 | 2.2 | 2.3 | 2.3 |
| −10.00 | 1.7 | 1.7 | 1.8 | 1.9 | 1.9 | 2.0 | 2.0 | 2.1 | 2.2 | 2.2 |
| −12.00 | 1.6 | 1.7 | 1.7 | 1.8 | 1.8 | 1.9 | 2.0 | 2.0 | 2.1 | 2.1 |

者变速）逐渐、连续地增加至一固定值，从而只需通过眼睛的垂直转动即可获得任意距离的清晰视觉。

图 8-381 表示渐变镜设计的基本原理。通常渐变镜的上半部分都是视远区域，整个视远区域度数基本一致，从主参考点起，镜片屈光力（正度数）开始逐渐、连续地增加，直至在视近区达到所需的近附加度数，此后在一定范围内镜片度数便不再明显变化。

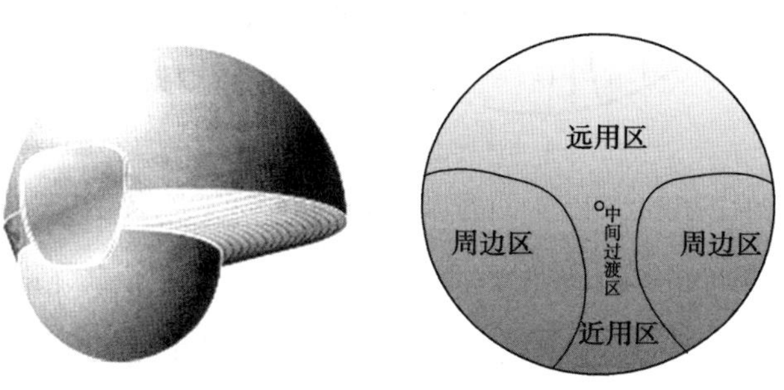


图 8-381 渐变镜的设计原理和表面区域

在大多数现代设计的渐变镜片中，视近区中心（相当于视近区"光心"）位于视远参考圈中心（相当于视远区"光心"）下方 10～18mm，内侧 2～2.5mm，具体数值视近附加量及设计样式而异。

视近区和视远区之间以渐进区相连接，渐进区的曲率不断增加，其增加的速率称作渐进度，是渐变镜设计的重要参数。渐进度的变化可以是匀速的，也可以是变速的。现代设计的渐变镜更偏向于选择后者，因为这样设计的镜片可以使渐变镜的视近区位置较高、宽度较大，改善了视觉效应（详见硬式设计和软式设计）。渐进区也叫渐进走廊，其长度、宽度对于配戴者的适应十分重要，取决于渐进度、像差区的大小、梯度和近附加的高低等因素。镜片渐进度较大，屈光力增加较快，像差较集中，但变化梯度较大，渐进区较短，但相对较狭窄。

虽然从理论上讲，渐变镜存在自远而近的全程连续清晰视觉，但是由于设计上表面曲率的变化，而导致镜片两侧存在像差区，主要为散光像差和棱镜像差，在一定程度上会干扰视觉、影响配戴者对镜片的适应。这些像差是渐变镜与生俱来的问题，它的存在无论是从设计上还是从工艺上目前都无法完全消除。像差的大小、范围和镜片的设计样式及近附加度数相关，近附加度数越高，像差越显著。镜片两侧的像差仍会造成视物变形、视物偏移，称为"曲线效应"。

### （二）渐变镜的设计

渐变镜的几个主要设计参数互相关联、互相影响：①视远区、视近区的大小；②像差的类型、数量、变化梯度、分布范围；③渐进区的可用宽度和长度。

对人体行为的研究发现，视觉在水平方向的运动特征是先转动眼球，在其极限处方才开始转动头部。而在垂直方向上，则更加倾向于减少运动。正常人在自然阅读时，头部自身体竖直线向下转动 45°，眼球自第一眼位视轴向下转动 15°，可以在该位置不必垂直转动而能观看 20° 的垂直范围视野（图 8-382）。

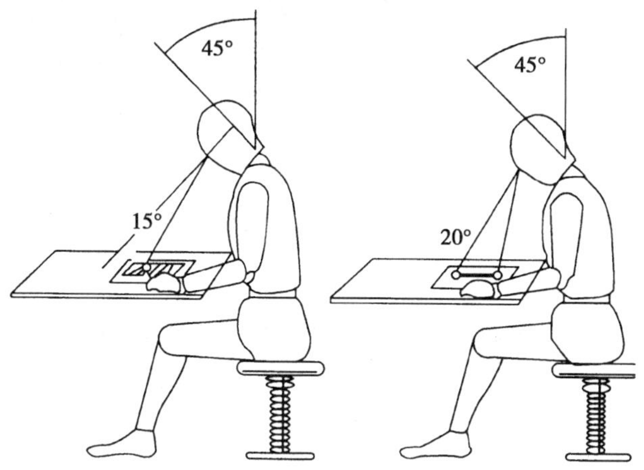


图 8-382 未老视者正常阅读时的自然姿态

因此，理想的渐变镜至少应当满足：尽量大的有效视觉区域（视远区、视近区、渐进区的可用部分）、尽可能高的视近区（即渐进区尽量短）、容易适应的像差（像差变化柔和）这几个基本要求。

1. 视远区球面 / 非球面设计的渐变镜　早期的渐变镜的上半部（视远区）前表面和普通球面单光镜相似，为球面，叫球面渐变镜。到了 1974 年，出现了非球面渐变镜，其特征是镜片表面上部和下部都为非球面设计，镜片前表面曲率向周边逐渐变平坦，而减少镜片的像差。同时就意味着镜片厚度（尤其是正镜片中心厚度）更薄、重量更轻，放大率也就更小，如果是用高折射率的材料，这些优点就更加突出。

2. 硬式设计和软式设计　当渐变镜配戴者视线从视近区移开向周边看出，镜度开始变化，同时散光像差开始增加。镜度和散光像差的变化可能都很突然，在几毫米的区域内，散光像差就有可能从无到有，从小到大，迅速增加。对这种视物区分界明确的渐变镜，我们称之为硬式设计（hard design）（图 8-383，表 8-41）。

软式设计（图 8-383，表 8-41）是其与硬式设计的镜片相比，软式设计镜片自视近区向周边区的变化更缓和，当眼睛从视近区向旁边移开时，散光像差也会增加，但是相对缓慢。软式设计镜片远用区到近用区的镜片镜度变化更慢，即渐进走廊更长、更宽，这样为达到全部加光度数，眼睛所要移动的距离更大。周边散光像差轻微、伴随头位移动而出现的"漂浮感"较少。典型的软式镜片视近区较小，像差分布于较大的

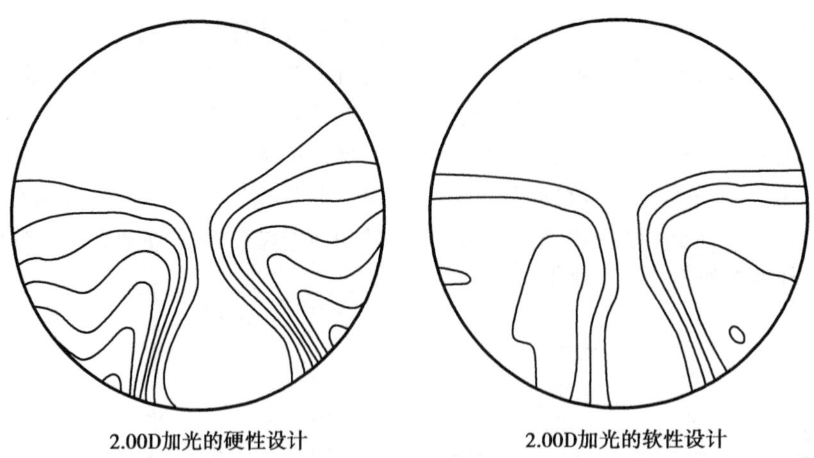


图 8-383 硬式设计和软式设计的渐变镜的柱镜镜度图比较（近附加 +2.00D）

表 8-41 硬式设计和软式设计的渐变镜的柱镜镜度图比较

| 硬式设计 | 软式设计 |
|---|---|
| 视近区、视远区的稳定光学部分较宽 | 渐进区边界不明显 |
| 视近区位置较高 | 视近区位置较低 |
| 中间区较窄 | 中间区较宽 |
| 适应期较长 | 适应期较短 |
| 看直线变弯曲明显 | 看直线变弯曲不明显 |
| 周边变形区最高屈光力比软式设计大 | 周边变形区最高屈光力比硬式设计小 |

范围内，散光像差变化梯度会减少。

3. 单一设计和多样设计 单一设计（mono-design）就是指设计时同一系列渐变镜选用一种基本设计（渐进度），就能够适合所有的加光度数。老视初发者，所需加光度数比较低，调节储备还比较大。例如阅读附加为 +1.00D，此时他看中间距离时使用自身的调节便已足够。但是随着年龄的增加，调节力日益减退，同时所需近附加与日俱增。因此设计者开始考虑是否需要根据不同的近附加度数而进行不同的设计。由此设计出来的渐变镜，称为多样设计（multi-design）的渐变镜，主要以近附加度数的不同为主要依据，针对不同的加光使用不同的渐进度。尽管这样设计出来的镜片从理论上来讲各不相同，但是某一具体设计样式在随加光度数而进行调整时，使同一样式系列的镜片仍具有一定的共同特征。

4. 对称设计和非对称设计 对称设计（symmetrical design）的镜片无眼别之分，由于视近时眼睛内转，因此渐进走廊必须倾斜，这样配镜时，要将渐进走廊平均内转 9°。

有左右眼别之分的镜片是不对称设计或非对称设计（asymmetrical design）的，这两种镜片中，尽管渐进走廊也是适度向鼻侧倾斜的，但是左、右眼镜片的渐进走廊两侧相应位置的镜度、散光像差和垂直棱镜基本相似。绝大部分的多样设计的镜片和多数单一设计的镜片都是这两种之一。非对称镜片与不对称镜片的区别在于，前者考虑到双眼视觉的眼动参数（调节 - 集合系统）的特征，在两眼镜片对应位置对像差的处理进行了适度的平衡，改善了配戴者的视觉效果（图 8-384）。

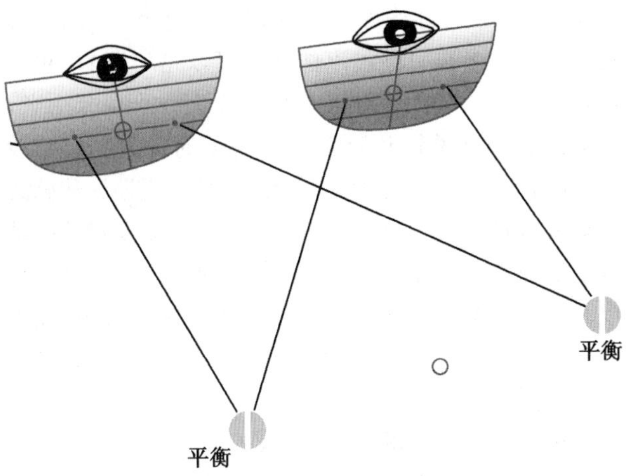


图 8-384 渐变镜的非对称设计

### （三）渐变镜的特点

与传统的单光镜、双光镜、三光镜相比，渐变镜有许多优点，但也存在一些缺点。

1. 渐变镜的优点 与传统的双光镜、三光镜相比，渐变镜的优点在于：

（1）无形的“子片”（连续的双光空间感）：传统的双光镜、三光镜的主要问题之一便是存在影响外观的分界线，并且子片分界线会引起视物时的“跳跃现象”，另外，双光镜子片周围存在一个环形盲区。而在渐变镜，这些问题并不存在。

（2）全程的清晰视力：头位适当时，可以通过渐变镜获得从远到近各注视距离的满意视力，而不会出现突然的放大率改变。

（3）良好、自然的中间视觉。

（4）视觉自然，符合生理光学，适应较佳。

2. 渐变镜的缺点　渐变镜的缺点主要有以下三方面（表 8-42）。

（1）曲线效应：从镜片下半部分看出去，水平直线会显得弯曲，尤其是周边部更加明显。引起曲线效果的但是随着适应期的推进，这种现象会逐渐消退。一些设计样式中，还会出现周边变形、视远区周边视力受限。引起上述视觉效果是因为棱镜和散光等像差的存在。

（2）中、近距离视野相对狭小：走廊比标准三光镜子片要狭窄、视近区比双光镜子片要小，由此引起的眼睛扫描宽度受到限制，需要增加水平头位运动，这样才能恰当地使用镜片上正确的阅读区——这是与传统的老视矫正方式（单光镜、双光镜）显著的区别。

（3）眼位、头位运动相对增加：配戴渐变镜后需要更多的垂直眼位以及头位运动，原因在于眼睛从视远区到视近区，需要经过一段相对双光镜长得多的距离，在许多情况下，甚至看中距离处也需要眼睛作较多的下转运动。水平方向的头位运动在作中、近距离的工作时因有效视野相对较小而有所增加。

表 8-42　渐变镜的优缺点

| 优点 | 缺点 |
|---|---|
| “子片”无形 | 从镜片下部看出，水平线变弯 |
| 无像跳 | 周边变形及“泳动现象”（伴随头位运动的物体运动） |
| 无存在于子片周围的环形盲区 | 中间视野宽度小于三光镜 |
| 任意距离均可获得满意视力 | 视近视野小于双光镜 |
| 视觉更接近于老视初期者 | 水平头位运动增加 |
| 镜度无突然变化 | 为达到全附加，配戴者需要更多的垂直方向的眼球运动 |

## （四）规范验配程序

1. 选择镜架　渐变镜配镜过程中，适当地选择镜架非常重要，通常对镜架的规格要求为：

（1）镜架必须要有足够的垂直高度，以保证足够的有效可视区，一般要求从瞳孔中心到镜架底部至少为 22mm，到顶部的距离至少为 11mm；

（2）镜架要有足够的镜圈鼻内侧区域，可以容纳视近区；

（3）镜架应牢固，不容易变形，一般不选择无框镜架；

（4）镜脚焊接点不宜太高，否则会影响视远区、视近区的位置；

（5）选择有鼻托的镜架，可以在有必要时调整配镜高度，这样的镜架一般为金属镜架（图 8-385）。

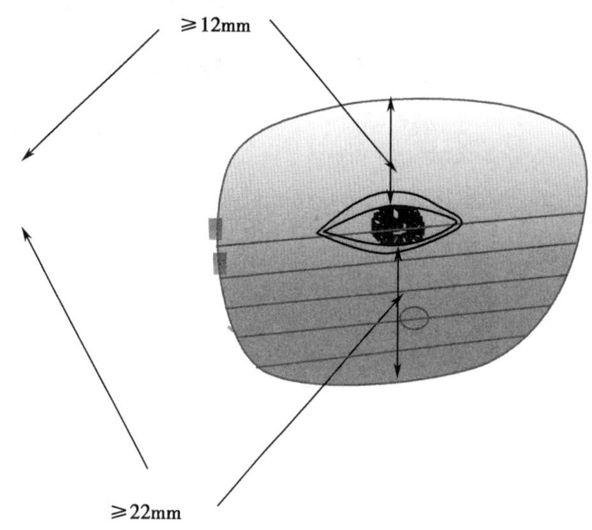


图 8-385　渐变镜的镜架高度规格要求

以上只是渐变镜镜架选择的特殊技术要求，从美学角度来说，要与脸形、气质、职业等相符，这些方面的要求与一般镜架选择类似，此处不再赘述。

2. 镜架调整　在配适之前必须根据配戴者的脸部特征，先将镜架调整完毕，以适合配戴者的脸形，方便正确地进行测量，同时也尽量增大镜片的可用视野。调整内容包括：镜架平衡、前倾角、顶点距离、镜腿长度、面弯等。

（1）顶点距离尽量短，以不触及睫毛为准，以尽量增大可用视野；

（2）镜架必须根据配戴者的面部特征调整前倾角，一般在 10°～12°，当视近区和中间区离眼睛比较近时，相应的视野就比较大；

（3）镜架应与面部相匹配，有助于保持足够宽的视野。

3. 基本配镜参数测量　为确保配戴者能够获得最佳视力，视线不仅要通过适当的视远区域，而且眼睛往下看时，通过狭窄的渐进走廊的中间，终止在视近区中间，否则眼睛就有可能经过模糊区，而影响视力。

渐变镜的位置取决于配镜十字的位置，前表面的配镜十字标记代表“配镜中心”，当配镜中心置于瞳孔之前，主参考点（也叫棱镜参考点）位于瞳孔中心下方 2～4mm，不过不同设计略有不同。

通常要测量的面部配镜参数包括：瞳距和配镜高

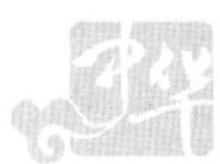



度，整个步骤相当于在配戴者眼前画一“十”字，使镜片上的配镜十字与之重合。

（1）水平测量（瞳距）：配渐变镜时重要的是测量单眼瞳距，即瞳孔中心到鼻梁中央的距离（图 8-386），有很多种方法：瞳距仪、瞳距尺、样片标记法。

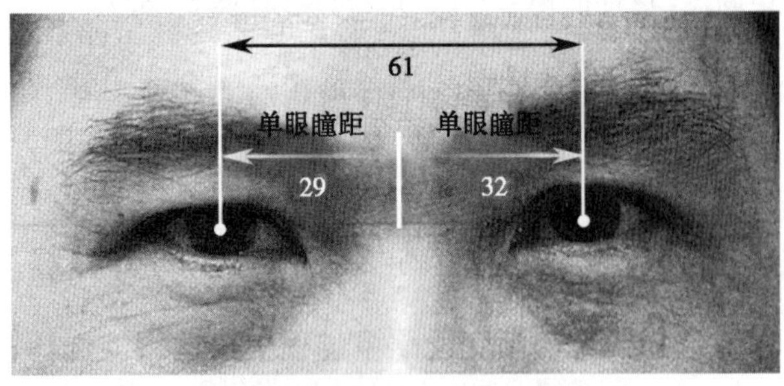


图 8-386 单眼瞳距的定义

（2）垂直测量（配镜高度）：由于配镜十字必须位于瞳孔处，因此还要准确测定瞳孔高度（即配镜高度），测量时要应注意避免视差。配镜高度有两种规定：

1）自瞳孔中心位置至镜架最低点内槽的垂直距离（图 8-387A）；

2）自瞳孔中心至正下方镜架内缘的垂直距离（图 8-387B）。

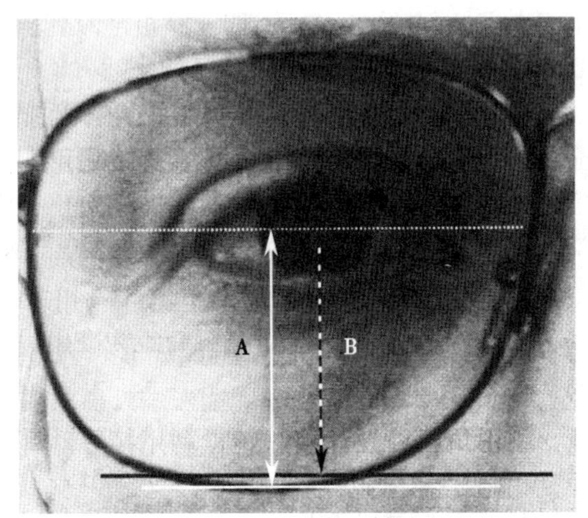


图 8-387 渐变镜配镜高度的规定

配镜高度随配戴者的高度、头位以及视觉需求而变化，为降低渐进区顶部以降低散光像差区域的高度、加快适应过程，然而往往适得其反，这样做容易将视近区移出视野之外。同理，升高视近区位置，虽然视近时比较轻松，但是又会影响远视力。现在有人尝试用渐变多焦点镜片阻止儿童近视发展和矫正调节性内隐斜，配镜时就需要将验配十字上移 4mm。所有的配镜参数测量都需要在患者配戴所选用的、并经适当调整的镜架上进行。

4. 镜片标记 渐变镜上的标记（如图 8-388）包括可以去除的临时性标记和不可去除的永久性标记，前者如远用参考圈、配镜十字、水平标志线、棱镜参考点、近用参考圈。

（1）远用参考圈是测量镜片远用度数的区域；

（2）验配十字在配镜时通常应与瞳孔中心相重；

（3）镜片两侧的水平线可以供配镜时确定水平；

（4）棱镜参考点是测量镜片棱镜大小所在，此处视标可能会有些模糊，这是因为渐进走廊起自棱镜参考点；

（5）镜片下部的近用参考圈是测量近用度数之处，视近区的度数取决于远用屈光度和近附加，注意此时是测量前顶点度。

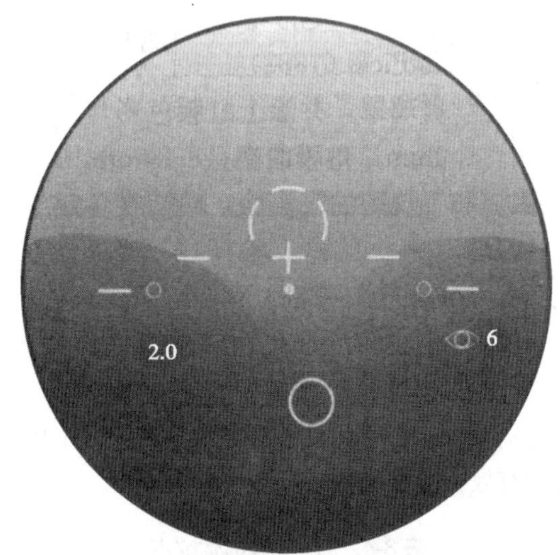


图 8-388 渐变镜的表面标记（以 Varilux Panamic 为例）

（瞿 佳 陈 浩）

## 三、旁中心离焦镜片

自 2005 年起，周边屈光度对动物及人屈光发育的重要作用逐渐被认识。Smith 等用婴儿猴实验证明，周边屈光度在哺乳动物屈光发育中的作用很大，而黄斑中心在正视化过程中并未扮演必要的角色。进一步研究发现，典型的近视眼周边屈光度呈相对远视，而正视和远视眼周边屈光度呈相对近视。因此，有学者提出通过改变周边离焦形态，干预儿童近视进展的设想。

基于以上研究，旁中心离焦镜片应运而生，其通过框架眼镜的镜片特殊设计改变周边屈光度。Sankaridurg 等对儿童的 1 年随访发现，这种特殊设计的镜片可以显著减缓近视进展。

### （一）设计原理

近年来研究报道，周边视网膜成像形态对正视化过程有重要意义。在婴儿猴眼中已经证实即使中心视觉没有受限，周边形觉剥夺也可以诱导轴性近视发生，而且周边视网膜能够单独调控正视化反应。在人眼，近视的周边视网膜呈现相对的远视，而周边视网膜的这种远视性离焦可能是促进眼球生长的刺激信号。因此，预防近视的光学干预措施应该兼顾中心和周边视网膜的聚焦状态。在中心屈光不正矫正的同时，改变屈光系统成像面的曲率，即矫正部分或全部的周边远视性离焦甚至引入周边近视性离焦，或可减缓近视进展。

目前，旁中心离焦镜片的设计尚处于摸索阶段，第一代旁中心离焦镜片采用旋转对称设计，中央为圆形透明平光区域，直径为 14mm 或 20mm，其周边围绕逐渐增加的正镜屈光度，至距离光学中心 25mm 最大屈光度达到 +1.0D 或 +2.0D。另一种为非对称设计。中央平光区域沿水平经线两端延伸约 10mm，向下方延伸相同距离。这样的设计在集合和向下注视时能够获得清晰视觉。距离光学中心 25mm 处最大屈光度可达到 +1.9D，因此镜片经过特殊处理以减少水平经线的散光。对于非对称设计的镜片，左右眼需分别设计制作。1 年的临床试验证实非对称设计的旁中心离焦镜片可缓解具有父母近视史的儿童近视进展达 0.29D 的幅度。

### （二）视觉质量

旁中心离焦镜片对近视的保护作用已经得到临床研究证实，但是临床随访中发现儿童在配戴研究镜片时容易产生头痛眩晕，向鼻、颞侧扫视时尤为显著。原因是周边屈光度变化梯度过于陡峭，成像畸变明显。因此，不仅要对一种特殊设计镜片进行在体的周边屈光度测量，也要通过测定周边清晰视力范围和主观评估来验证其临床可用性。

对此，有学者对现有的旁中心离焦镜片的周边屈光度矫正、周边视力清晰范围和主观感受进行了对比，发现镜片的周边加光度越高、变化曲线越陡、中央光学区越小，周边清晰视力范围越小，主观评分越低。用改变周边屈光度的特殊设计镜片来干预儿童近视进展时，改变周边屈光度的程度与其配戴后的顺应性呈负相关，设计镜片时需同时考虑配戴者的主观感受。研究发现中央光学区为 12mm，周边加光为 1.0D 的旋转对称设计的旁中心离焦镜片改变周边屈光度的作用、对周边清晰视力范围的影响和配戴者的主观感受能获得比较良好的搭配。

### （三）规范的验配程序

适用于存在近视危险因素或近视进展的发育期青少年。验配前详细询问病史和父母的屈光状态。睫状肌麻痹主觉验光确定患者屈光不正度数。合适的旁中心离焦镜片需满足以下标准：做到形觉剥夺减少以及旁中心离焦减少的相对统一；既能减少旁中心离焦现象，又使可见清晰视野最大；符合人扫视习惯，有足够的周边清晰度、舒适度。试戴后需要检测周边屈光度、周边清晰视力范围和主观感觉评价等步骤。定期随访屈光度和眼轴长度变化情况，及时调整镜片度数。

（褚仁远）

# 第二章
# 接 触 镜

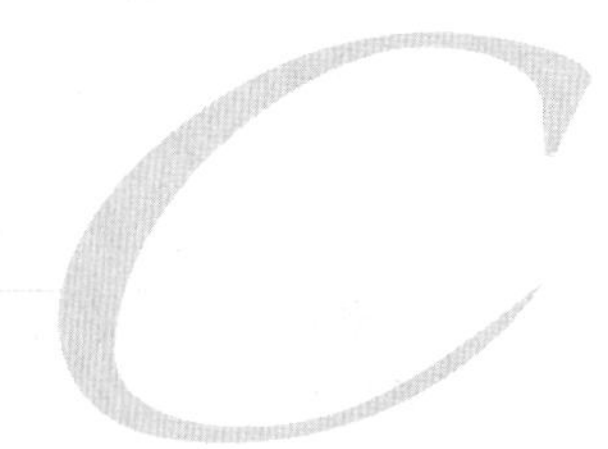

## 第一节 接触镜的历史简介

### 一、早期的萌芽概念

1. Leonardo Da Vinci（1508） 1508 年意大利文艺复兴时期的艺术家、科学家达•芬奇发现将眼浸入透明的盛水容器中，可以中和角膜的屈光力，即使凹凸不平的角膜表面，透过水容器亦能视物更清晰，表达了接触镜的基本原理，被认为是最早研究和介绍接触镜的先驱者。

2. Rene Descartes（1637） 1637 年，法国的 Rene Descartes 做了一个叫作接目镜的实验。将放入水的玻璃管置于眼前，两端带一定度数，用于观看物体。以上两个实验虽无实用价值，却提出矫正屈光的新设想。

3. John Herschel（1845） John Herschel 建议通过一个接触装置来矫正视力，在角膜表面放置充满透明动物胶体的球形玻璃罩，或角膜塑膜下置入透明物质试图矫正不规则角膜。

### 二、早期的接触镜片

1. Adolf E.Fick（1888） 使用光学玻璃罩，并涂上虹膜色彩与瞳孔，制成第一个遮盖整体角膜的镜片，其直径 14.0mm，覆盖巩膜边缘 3.0mm，角膜曲率 8.80mm，巩膜曲率 14.0mm，色彩为黑色有放射状条纹，将这种镜片戴在有瘢痕和不规则的眼表面。最初在兔眼上进行试验。Fick 还观察了戴镜后角膜混浊及结膜和角膜缘充血的情况。

2. Eugene Kalt（1888） 当时圆锥角膜的治疗利用硝酸银烧灼角膜圆锥，同时缩瞳加压治疗。Kalt 制作了第一个用于矫正圆锥角膜的接触镜片，将一个有相似角膜弧度的玻璃罩放在角膜上并且加压，结果使患者视力明显提高。

同年德国的 Kalt 和美国的 Muller 进一步研究了接触镜，利用角膜计设计接触镜，利用接触镜矫正圆锥角膜。角膜镜这一名称是 Muller 于 1889 年首次提出的。

3. De Sulzer（1892） 1892 年发表文章描述圆锥角膜，不规则散光和角膜瘢痕的矫正，他发明了“液体镜片”作为人工屈光介质，即在巩膜镜片与角膜之间的空隙填充和角膜、房水相近折射率的液体以矫正角膜的不规则性。

4. Thomas Lohnstein（1896） 为矫正自己的双眼圆锥角膜，Lohnstein 开发了“充水眼镜”，镜片成碗状，里面充满盐水，这个眼镜成功配戴了 1～1.5 小时。他的接触镜装置被称为水透镜（hydrodiascope）。

### 三、硬性接触镜的开发

1. Röhm & Haas（1936） 正值军事工业开发伴高分子化学发达的时期，Röhm 和 Haas 公司将一种透明的塑胶材料聚甲基丙烯酸甲酯（PMMA），引进美国航空工业中，这种重量轻，成形简单的材料又被很快引进医用光学界。PMMA 很快用来取代玻璃制造巩膜镜片，它比玻璃更轻，制造容易，允许制成更薄的镜片，且可自行修改镜片。

2. Finbloom（1936） Finbloom 发明了一种新型的巩膜镜，中心光学区为玻璃，周边支撑部为白色塑料。

3. Theodore Obrig 和 Ernest Mullen（1938） 1938 年，美国的 Obrig 首创石膏铸模法制造接触镜，同时与 Mullen 一起利用 PMMA 材料制成全塑接触镜，同时发现用荧光素和钴兰光检查镜片下的泪液分布状态有效。当时为解决接触镜引起的角膜水肿，还研究了几种液体滴入角膜表面，以使戴镜时间得到延长。

4. Istvan Gyorrfy（1938） Istvan Gyorrfy 发表了题为“全塑料镜片的历史”的论文，宣称利用这种材料成功地为患者配制了巩膜镜片。1939 年，还发表文章描述了全塑镜片设计的详细情况和成功率，被称为塑料接触镜历史上的第一人。

5. Kevin M Tuohy（1947） 1947 年美国的 Tuohy 利用塑料制成了最早的角膜镜。缘于当时 Kevin Tuohy

在试验中发生的一个错误，他在车削巩膜镜片时，把巩膜部分与角膜部分分开了，于是Tuohy从失误中突发灵感，何不戴一戴这样的镜片呢？于是将角膜部分抛光，并戴入自己眼中，发觉可以耐受，于是进行了进一步实验，研制出现代硬性接触镜（HCL）的雏形。1950年第一个获得接触镜片设计专利。

6. George H Butterfield（1950） Touhy的接触镜设计为单一基弧，且配适需要比角膜弧度放平1.50D。Butterfield的美国专利中描述的多弧镜片改进了镜片的设计，形态与角膜非球面相似，已初步形成现代硬性接触镜配适的观念。

7. Sattler's Veil（1946） 德国的Sattler发现随戴镜时间延长，角膜上皮出现混浊，接触镜下出现气泡，并使角膜出现凹窝等改变，他详细记载了这些变化。英国伦敦的一位学者Dallos 1946年将上述这些改变称之为Sattler's Veil。

8. G.K.Smelser（1952） 纽约哥伦比亚大学的Smelser教授通过一个实验证实：Sattler's Veil是否为角膜从大气中摄取氧障碍的一种反映。让被测试者戴上一潜水镜，向眼镜内灌注各种气体，当输入纯氮或85%氮加15%二氧化碳的混合气体，则出现角膜上皮混浊形成的晕环（halo），持续数小时，一旦输入有氧空气，晕环即消失，证实了角膜缺氧的事实。

9. 20世纪50年代 20世纪50年代以来接触镜得到迅速普及、发展，在设计制造方面以及临床检查应用方面，都有不少成就，如球面、非球面、托力克、薄型、微型、双焦点镜片等，以及荧光显像观察、裂隙灯显微镜检查法等等。

## 四、水凝胶及硅胶接触镜的开发

1. Otto Wichterle和Drashoslav Lim（1954） 捷克斯洛伐克科学院高分子化学的科学家在研究人体植入合成生物医学材料时，发现了一个稳定的透明水凝胶材料，聚甲基丙烯酸羟乙酯（PHEMA），这种材料可吸水，含水量38.6%，可渗透营养和代谢物。Wichterle之后继续研究离心浇铸方法制造镜片，1961年该技术获得专利。

2. Bausch & Lomb公司（1966） Bausch & Lomb公司获得制造许可，开始制造镜片。1968年美国FDA将软性接触镜归类为“药物”。1971年Bausch & Lomb获得FDA上市许可，购得离心浇铸方法生产专利，生产和销售softlens™。

3. John de Carle（1970） 在美国倡导连续过夜配戴软性接触镜，认为通过增加镜片含水量和减低镜片厚度可提高透氧率，因此开发了71%含水量的聚乙烯吡咯烷酮等聚合物。

4. 2000's硅水凝胶新材料 汇集世界多国接触镜专家进行了长达6年的多方研究，2000年CIBA vision公司推出超高透氧性软性接触镜（日夜型镜片，Focus Night & Day）材料为氟化硅氧烷水凝胶（Lotrafilcon A），含水量24%，透氧性（Dk/t）175，大约是普通软镜的6倍，表面进行了亲水性修正，显著降低了蛋白质沉淀物的附着。

Bausch & Lomb公司同期也推出纯视镜片（Pure Vision，Balafilcon A），含水量36%，Dk/t 110，已得到美国FDA、欧共体CE和中国SFDA的认证许可。

同时针对像大泡性角膜病变、反复性角膜糜烂、化学烧伤、角膜屈光手术后等治疗方面的应用也得到开发和推广使用。最近纯视（PV）治疗性接触镜也在SFDA获得正式的批注，意味着治疗性绷带式接触镜在临床应用上进入合法合规的时代。

## 五、透气性硬性接触镜的开发

1. J.Teissler（1937） 来自捷克斯洛伐克，1937年在国际眼科会议上展示了角巩膜接触镜，该镜片用醋酸丁酸纤维素（CAB）材料铸模制成，为第一个透气性硬性接触镜（RGPCL），但光学质量差。

2. Norman Gaylord和Leonard Seidner（1972） 1974年Gaylord的聚硅氧烷丙烯酸酯，氟丙烯酸酯和异丁烯酸材料均获得专利。他们的发明启发了其他镜片制造公司开发具有更高透氧性能的硬镜材料，如氟硅胶、氟多聚体和聚乙烯等。

3. 20世纪80年代 20世纪80年代高透气性RGPCL的研发，出现了所谓Dk（材料透气系数）之争和连续过夜配戴（EW）使用方式（特别用于无晶状体眼）。日本Menicon公司开发的高透气性RGPCL材料Menicon Z（Dk175.1），2002年获得美国FDA的上市许可。超高透氧的最新接触镜均获准最长30天连续过夜配戴，并经多国多中心的临床观察，确认了安全性能。

# 第二节 接触镜的种类

主要根据接触镜的材料，其次按其设计加工、使用功能和配戴方法进行分类介绍。

## 一、接触镜的材料

### （一）硬性接触镜（hard contact lens，HCL）

1. 材料种类 聚甲基丙烯酸甲酯（polymethyl methacrylate，PMMA）（图8-389）。

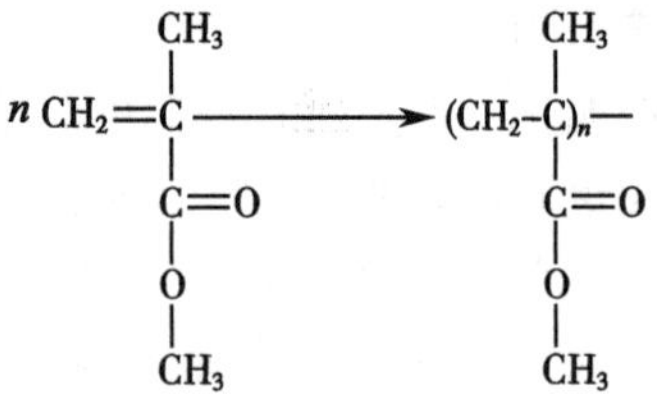

PMMA MW=100.13

图 8-389 聚甲基丙烯酸甲酯

2. 物理特性 Dk 值（评价材料透气性能的透气系数，D 为气体弥散系数，k 为气体溶解系数）仅 $0.02\times10^{-11}$，折射率 1.49，透光率 93%，比重 1.19，维克斯硬度 23.0，接触角 68°，吸水率 0.3%（表 8-43）。

表 8-43 PMMA 材料的物理特性

| 项目 | 单位 / 条件 | 数值 |
|---|---|---|
| 透气系数（Dk 值） | $(cm^2/sec).ml(O_2)/cm^3.mmHg$ 35℃电极法 | $0.02\times10^{-11}$ |
| 光透过率 | % | 93 |
| 折射率 | Nd 25℃ | 1.49 |
| 比重 | 水中置换法 25℃ | 1.19 |
| 维克斯硬度 | 维克斯硬度计 25℃ | 23.0 |
| 亲水性 | $^0$ 接触角 25℃气泡法 | 68 |
| 吸水率 | % 24hr 35℃ | 0.3 |
| 断裂强度 | $kg/m^2$ | 1200 |
| 耐热性 | ℃加热变形温度 | 100 |

3. 优点 光学性能良好，矫正视力清晰，矫正角膜散光效果尤佳。聚合形式稳定，耐用，不易变色，抗沉淀性好。有良好的加工性和生体相容性，配戴时容易操作，可进行研磨修正。原材料价格低廉。一定程度暂时减低角膜的屈光力，控制近视发展。

4. 缺点 透气性极差，因影响角膜氧代谢而易引起角膜水肿。不舒适，初期戴镜适应时间长。稳定性差，镜片容易从眼内脱出，镜片下容易混入尘埃等异物。久戴可致角膜变形，在改用框架眼镜时不能获得良好的矫正视力。光学区小，在暗环境中可能发生眩光现象。单纯的 PMMA 镜片因其种种弊端现基本已弃用。

**（二）透气性硬性接触镜（rigid gas permeable contact lens，RGPCL）**

1. 材料种类（图 8-390）

（1）醋酸丁酸纤维素（cellulose acetate butyrate，CAB）

（2）硅氧烷甲基丙烯酸酯（siloxanyl methacrylate copolymers，SiMA）

（3）氟硅丙烯酸酯（fluorosilicone acrylates，FSA）

（4）氟多聚体（fluoropolymers）

2. 物理特性 CAB 因其透气性能比较差，性能规格稳定性欠佳，表面容易受损并结垢，临床上基本不使用。SiMA 和氟多聚体材料最为常用，其物理特性列于表 8-44。

表 8-44 RGPCL 材料的物理特性

| 项目 | 单位 / 条件 | 数值 |
|---|---|---|
| 透气系数（Dk 值） | $(cm^2/sec).ml(O_2)/cm^3.mmHg$ 35℃电极法 | 低：$(8\sim30)\times10^{-11}$<br>中：$>(30\sim60)\times10^{-11}$<br>高：$>(60\sim90)\times10^{-11}$<br>超高：$>90\times10^{-11}$ |
| 光透过率 | % | >92 |
| 折射率 | Nd 25℃ | 1.45～1.47 |
| 比重 | 水中置换法 25℃ | 1.13～1.06 |
| 维克斯硬度 | 维克斯硬度计 25℃ | 7.5～13.0 |
| 亲水性 | 接触角 25℃气泡法 | 56～63 |

3. 优点 矫正视力清晰，矫正散光的效果较好。耐用，有良好的加工性，容易操作。有良好的透氧性能，不干扰角膜生理代谢。具有一定弹性，直径可加大，镜片不易从眼内脱出。较 HCL 舒适，初戴适应时间较短，并发症少，特别是角膜感染的重度并发症极少。对控制近视发展有一定作用。可针对角膜形状的

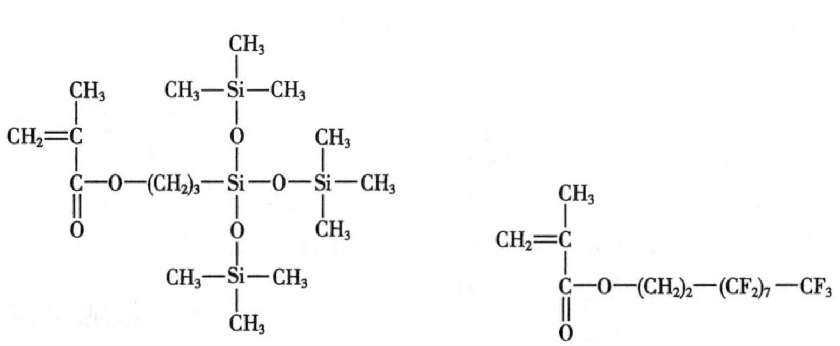

硅氧烷甲基丙烯酸酯（SiMA）（MW=422.82）

（1）

氟多聚体（FMA）（MW=532.18）

（2）

图 8-390 RGPCL 材料

改变，施行特殊设计加工和研磨修正。

4. 缺点　配戴不及软镜舒适，需一定的适应时间。须将镜片制成多种规格的内曲面弯度，适应不同的配戴眼，增加了验配技术的难度。价格较为昂贵，比HCL容易产生沉淀。

### （三）软性接触镜（soft contact lens，SCL）

1. 材料种类

（1）聚甲基丙烯酸羟乙酯（poly-hydroxyethylmethacrylate，PHEMA）（图8-391）。

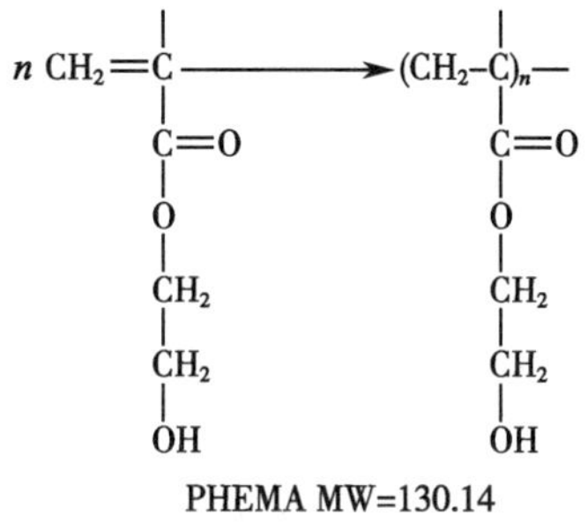

$$n\,CH_2{=}C(-C{=}O-O-CH_2-CH_2-OH) \longrightarrow (CH_2-C)_n(-C{=}O-O-CH_2-CH_2-OH)$$

PHEMA MW=130.14

图8-391　聚甲基丙烯酸羟乙酯

（2）HEMA混合材料，以HEMA为基质，加入其他辅料的亲水性软镜材料。

（3）非HEME材料，不含有HEME成分的亲水性软镜材料。

2. 物理特性　SCL透氧性与镜片含水量和镜片厚度相关，含水量越高、厚度越薄，透氧性越高。SCL折射率1.43～1.44。表8-45列出了常见SCL的材料、含水量和Dk值。

表8-45　常见的SCL材料

| 名称 | 成分 | 含水量% | Dk值×$10^{-11}$ |
|---|---|---|---|
| PHEMA | | | |
| • polymacon | HEMA | 38.0 | 8.4 |
| • Tefilcon | HEMA | 37.5 | 8.4 |
| HEMA混合材料 | | | |
| • Hefilcon | HEMA/NVP | 43.0 | 11.3 |
| • Phemfilcon | HEMA/MMA | 55.0 | 16.0 |
| • Perfilcon | HEMA/MMA/NVP | 71.0 | 34.0 |
| • Tetrafilcon | HEMA/MMA/NVP | 42.5 | 8.5 |
| • Vifilcon | HEMA/PVA | 55.0 | 16.0 |
| • Lotrafilcon A | FSA/HEMA | 24.0 | 140.0 |
| 非HEME材料 | | | |
| • Corfilcon | MMA/GMA | 38.5 | 9.0 |
| • Lidofilcon | MMA/NVP | 79.0 | 38.0 |
| • Atlafilcon | MMA/PVA | 64.0 | 27.0 |
| • Nefilcon A | PVA | 69.0 | 26.0 |

3. 含水量与中心厚度

（1）含水量：SCL充分水合后含水的重量百分比率称为含水量。

1）低含水量：30%～50%；

2）中含水量：51%～60%；

3）高含水量：61%～80%。

美国食品和药物管理局（FDA）将含水量低于50%的材料定为低含水材料，含水量高于50%的材料定为高含水材料。又根据材料的表面离子性将其分为4个类型，分类方法如下：

Ⅰ类：低含水非离子性材料；

Ⅱ类：高含水非离子性材料；

Ⅲ类：低含水离子性材料；

Ⅳ类：高含水离子性材料。

（2）中心厚度：通常是指SCL的几何中心厚度的计量参数，单位为mm。

1）超薄型：<0.04；

2）标准型：0.04～0.09；

3）厚型：>0.09。

高含水量SCL不可能制成薄镜。

（3）SCL的实际透氧性（氧传导性，透气系数/镜片厚度，Dk/t）：表8-46概括了三种不同SCL材料含水量、Dk值、透镜厚度与Dk/t之间的关系。可见加上厚度因素，SCL的实际透氧性基本相同。

表8-46　不同含水量SCL的Dk/t

| 含水量（%） | Dk（×$10^{-11}$） | 最小厚度（mm） | 最大Dk/t（×$10^{-9}$） |
|---|---|---|---|
| 38 | 9 | 0.03 | 30 |
| 55 | 18 | 0.06 | 30 |
| 70 | 36 | 0.12 | 30 |

4. 优点　有良好的可塑性，配戴十分舒适，适应时间短。由于无须反复适应，故可供间歇性配戴。直径较大，镜片边缘位于上眼睑之下，避免了眼睑与镜片边缘的摩擦招致的异物感，且镜片不会从眼内掉出。用为数不多的几种内曲面弧度就可以适应各种不同的角膜弧面，简化了验配技术。利用其柔软性、吸水性和直径较大的特点，可用做眼表疾患的治疗性使用。镜片的边缘紧附在角巩膜缘外，不易被人察觉，故外表美观。可染色或涂色用于眼的美容和矫形。

5. 缺点　材料强度低，容易破损。镜片可塑性强，矫正角膜散光效果较差。表面极性强，容易吸附泪液中的沉淀物、致病微生物及护理液的成分，导致眼并发症，故清洗、消毒的程序要求严格，且须考虑镜片与

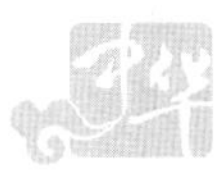



护理产品的相容性。绝大多数镜片的透氧性能还不够理想，不能安全过夜配戴。

## 二、接触镜的设计与加工

### （一）接触镜设计

1．球面设计　绝大多数接触镜的基弧（后表面光学区弧面）均为球面，以提供良好的屈光矫正效果。

2．非球面设计　根据e值（离心值）和曲率半径偏差制成从中心至周边曲率半径逐渐变长或逐渐变短的非球面镜片，有利于改善配适状态，提高舒适度。

3．托力克面设计　包括前表面托力克SCL和RGPCL，后表面RGPCL和双表面RGPCL，用于矫正较大的角膜散光和残余散光。

4．多焦点设计　主要用于老视患者的双焦点及渐变多焦点镜片。有交替视型和同时视型，采用分段设计、同心圆设计、衍射型设计等。

5．多弧特殊设计　根据病情需要特殊定制。

（1）圆锥角膜、外伤术后等致高度角膜不规则散光：后表面三弧、四弧球面与非球面设计，Rose K（镜片中心后表面圆锥状）设计，偏心设计等。

（2）矫治近视、控制近视发展：现代角膜塑形镜（Ortho-K CL，后表面与角膜前表面几何形状反向的四弧区设计）可促使角膜快速发生合理变形，降低角膜屈光力。

### （二）接触镜加工

1．旋转成形工艺　SCL的加工方法（图8-392）。

（1）工艺过程：将材料按精密分量注入凹模，旋转凹模，转向、转速由电脑控制，转速越快，时间越长负透镜光度则越高。按预定速度旋转到预定的时间后，用紫外线辐照旋转状态中的材料，液态的单体则聚合成固态的聚合体。

（2）镜片特征：生产效率高，成本较低，镜片可重复性良好。内曲面因材料的离心力和张力呈抛物线弧，为非球面形，恰能适应人眼角膜的形态，配戴容易成功。用为数不多的几种内曲面弧度就可以适应各种不同的角膜弧面，简化了验配技术。利用其柔软性、吸水性和直径较大的特点，可用做眼表疾患的治疗性使用。镜片的边缘紧附在角巩膜缘外，不易被人察觉，故外表美观。可染色或涂色用于眼的美容和矫形。

2．切削成形工艺　SCL和RGPCL的加工方法（图8-392）。

（1）工艺过程：用车床封端器夹住镜片毛坯，以刀具依次切削出镜片内曲面的各周边弧面和基弧面。

（2）镜片特征：工效低，成本高，适合制作散光SCL及RGPCL等。弹性模量较大，利于操作，耐用，矫正视力清晰，矫正散光较好。须设计多种规格适应不同的配戴眼参数。

3．铸模成形工艺　SCL的加工方式（图8-392）。

（1）工艺过程：将材料按精密分量注入凹模，用凸模套入凹模进行铸压，固化方法同旋转成形工艺。固化完成后，将凹模与凸模以机械力分离。

（2）镜片特征：生产效率高，成本低，可重复性好，利于大批量生产，适宜作软性抛弃型镜片使用。较易操作，视力清晰，矫正散光较好。2～3种基弧即可满足通常的角膜弧度，但强度稍差，不耐久用。

4．综合成型工艺

（1）旋转切削工艺：实施旋转成形工艺，用电脑数控车床切削出预期的镜片内曲面，然后进行内曲面抛光处理。既保持了旋转成型工艺制作的镜片整体较薄，配戴舒适，透氧性能好的特点，又因切削法使镜片内曲面光学区呈球面，配戴后矫正视力清晰，定位良好。镜片弹性模量增加，易于操作，并能矫正一定程度的散光。

（2）铸模切削工艺：实施铸模工艺，除去凹模，用电脑数控车床切削出预期的镜片外曲面，然后进行外曲面抛光处理。这种方法既保持了铸模工艺镜片的配戴舒适，矫正视力清晰等优点，又因切削法使镜片薄而强度增加，透氧性能和耐用性亦得到改善。

## 三、接触镜的使用功能

### （一）视力矫正镜片

1．近视，尤其是高度近视。

2．远视，尤其是高度远视。

3．散光，规则或不规则散光。

4．屈光参差，即两眼屈光不正相差2.50D以上者。

5．无晶状体眼，即白内障手术后不适宜植入人工晶状体者。

6．圆锥角膜、眼外伤、手术后的角膜高度变形。

### （二）美容矫形镜片

1．美容化妆　加深和改变眼睛颜色。

2．美容矫形　角膜白斑、眼球萎缩、先天异常等。

3．人工瞳孔　瞳孔散大、变形，虹膜缺损，白化病等患者使用，可减少入眼光线对视网膜的刺激，增加深度觉。

### （三）治疗镜片

以接触镜作为辅助手段治疗各种眼表疾患。

1．保护角膜，促进上皮修复，缓解疼痛　角膜屈光手术后，角膜移植术后，反复性角膜糜烂，角膜溃疡，大泡性角膜病变，化学烧伤等。

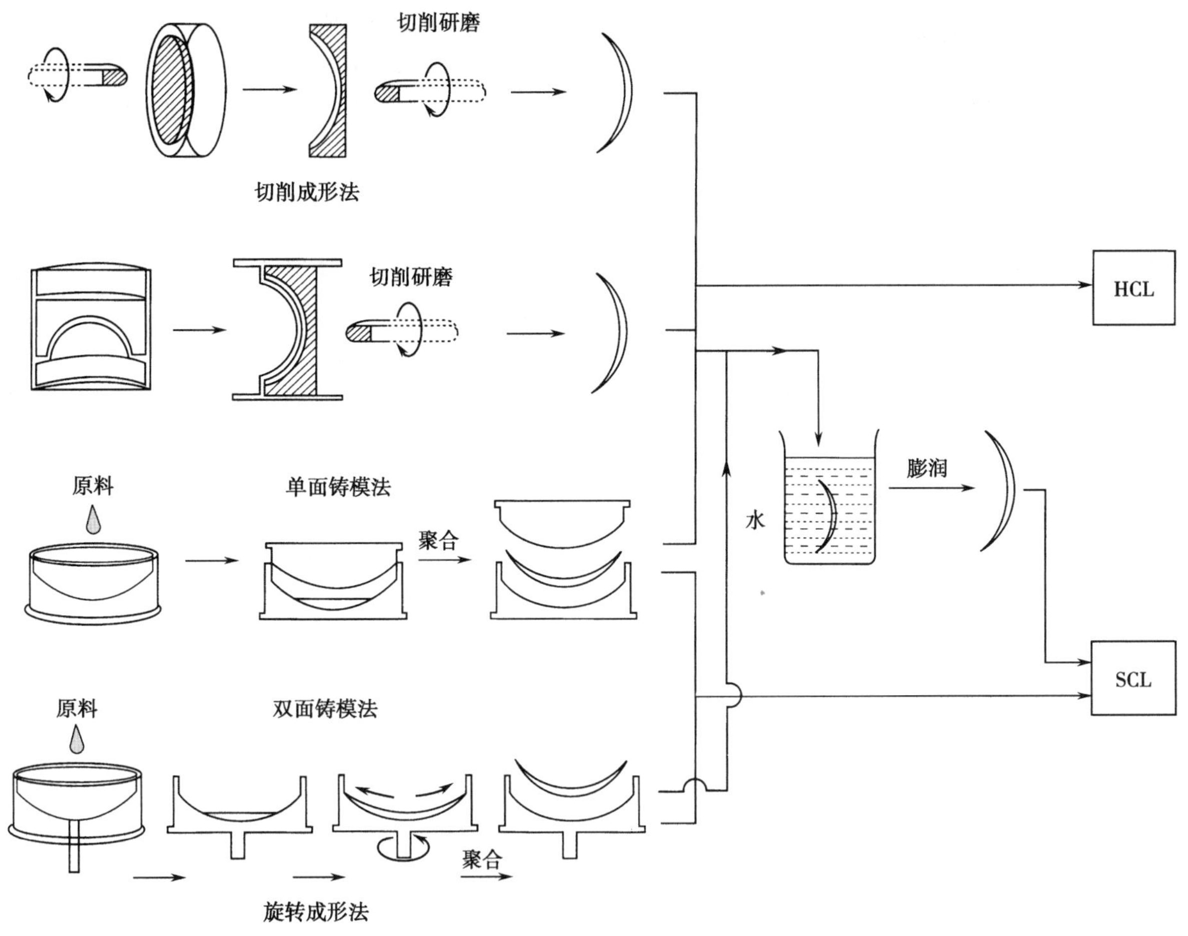


图 8-392　接触镜的加工工艺

2. 缓释药膜，增强局部药效　青光眼，角结膜炎症，角膜感染等。

3. 治疗弱视　用不透明镜片遮盖健眼、锻炼患眼，也可根据患眼的屈光度配戴接触镜，用来提高视力，其影像大小和双眼视均优于框架眼镜。

## 四、接触镜的配戴方法

### （一）配戴方式

镜片一次持续配戴的时间称为镜片的配戴方式。

1. 日戴　即指配戴者在不睡眠睁眼的状态下配戴镜片，通常每天不超过 16～18 小时，平均 10 小时左右。

2. 弹性配戴　指戴镜片午睡或偶然过夜配戴镜片睡眠，每周不超过 2 夜（不连续）。

3. 连续过夜配戴（长戴）　指配戴者在睡眠状态下仍戴镜片，持续数日方取下镜片（通常不超过 7 天）。

### （二）使用周期

镜片自启用至抛弃的时限称为镜片的使用周期。

1. 传统式镜片　SCL 的使用时限超过 3 个月，RGPCL 通常超过 6 个月。

2. 定期更换型镜片　镜片的使用时限不超过 3 个月。仍须按常规方法使用护理产品保养镜片，又称为频繁更换型镜片。

3. 抛弃型镜片　每次取下镜片即行抛弃，有日抛、周抛和月抛。最长持续配戴不超过 30 天，不使用护理产品。由于镜片只使用一次故又称为一次性镜片。

# 第三节　接触镜的护理

接触镜（CL）在配戴的整个过程当中，始终都需要进行护理，也就是要针对镜片进行清洗、消毒、保存、湿润、清除蛋白质等项操作，同时，也要对眼表，特别是角膜进行相应的保护。

## 一、接触镜护理系统

护理系统包括护理液和护理工具。护理液为用于对镜片进行清洁、消毒、湿润、除蛋白质沉淀等的化学溶液，由消毒液、湿润液、表面清洁剂、清除蛋白质成分等等组成。护理工具指护理当中使用的各种镜盒，镜子，镊子、吸棒以及用做消毒的器皿等。

## 二、接触镜消毒

在医学上，消毒的概念是指以物理的或化学的方法，杀灭组织和环境中的致病微生物，需要注意的是，这种杀灭是不完全和不彻底的，只是在一定程度上降低了微生物引发感染的可能性，这与无菌还不同。CL的消毒主要有三种，热消毒法、化学消毒法和过氧化氢消毒法，这三种方法，各有其长处和不足之处。

### （一）热消毒法

这是一种最简便、有效、花费低廉的方法。就消毒效果而言，可以杀灭所有的致病微生物，包括棘阿米巴（包囊或滋养体）和HIV。其他两种方法则没有如此全面和彻底的消毒能力。由于整个过程中，不涉及防腐剂的介入，所以不会发生因接触化学防腐剂引起的过敏反应。

但长期使用后，沉积在镜片表面和内部的蛋白质沉淀，经过长期和反复的加热，发生了变性，成为一种抗原，诱发GPC的出现。含水量55%以上的高含水SCL，就不宜用热消毒方法，因为泪液中的蛋白质具有水溶性，镜片含水量越高，蛋白质沉淀的含量也越高。另一个缺点是，它容易缩短镜片的寿命，现代的SCL材料，大多是PHEMA，反复加热后，高分子材料发生热变性，镜片的参数以及吸水性等性质都会随之改变。

标准的加热温度是100℃，加热10分钟即可。另外特别强调在加热前使用生理盐水或多功能护理液把镜片表面的污物清洗干净，否则将影响消毒效果，也容易发生过敏反应。RGPCL不使用热消毒法。

### （二）化学消毒法

与热消毒法相比，化学消毒法当今最为流行，化学消毒存在不足之处为过敏反应或毒性，主要由护理液中的防腐剂引起，一般是在接触的早期出现。

护理液中起消毒作用的主要成分是防腐剂+缓冲剂。

1. 防腐剂　主要包括以下几种：硫柳汞（thimerosal）、氯己定（chlorhexidine）、苯扎氯铵（BAK，benzalkonium chloride）、DYMED、Polyquad、山梨酸（sorbic acid）。

thimerosal MW＝405，是一种含汞的有机消毒剂，它起效比较慢，但是效果可靠，其作用机制是干扰细菌的酶系统和膜功能。它的消毒功能可以被EDTA加强，虽然它是一个比较有效的消毒剂，但其致命的缺点是发生过敏反应概率较高，多见于早期的SCL护理液，现在已经基本不使用。

chlorhexidine与thimerosal相比，它的消毒作用和过敏反应更缓慢，因为这种过敏反应的出现需要chlorhexidine在镜片中积聚到一定的水平，chlorhexidine的分子量要比thimerosal大，所以药物的积聚需要的时间也相对长，一般过敏反应在2个月以后才出现。尽管它存在上述不足，但因近年来发现Chlorhexidine对于预防和治疗棘阿米巴性角膜炎有一定的作用，因而在某些SCL护理液中仍加入此种成分。

BAK具有四元铵结构，实际上是一种离子型的去污剂，能溶解细菌和真菌细胞膜上的脂质，有广泛的抗菌及抗真菌活性，对白色念珠菌和沙雷氏菌的作用要强于chlorhexidine。当与EDTA联合使用时，可表现出杀菌效应。由于它容易进入镜片的内部，表现出毒性反应（常见上方点状角膜炎，结膜充血、水肿），一般不用于SCL消毒，仅用于RGPCL的护理液中。

DYMED（polyamino propyl biguanide）属氯己定的衍生物，能改变细菌细胞壁的磷脂基团。分子量也较大，MW＝1300，故减小了与镜片的吸附。过敏反应低。较氯己定的抗微生物能力低。软、硬镜护理液兼用。

Polyquad（polyquaternium-1）是与BAK类似的四元铵化合物，有较强杀菌作用。MW＝5000，为上述几种防腐剂中最大，故不容易渗透进镜片，因而较少引起过敏反应。可以用于SCL的消毒，但对高含水，离子型镜片仍有问题，诸如刺激，点染，上皮下浸润。

sorbic acid MW＝112，作为一种无机酸，酸性条件下有效，pH＝4.5，当pH＞6.5时，无效。它常见于SCL护理液中，当其浓度为0.1%时，具有抑菌作用，并且过敏反应发生率较低。sorbic acid是一种不稳定化合物，容易被氧化成相应的醛类，而这种变化可以导致镜片褪色。

2. 缓冲液　缓冲液总是由一对弱酸根＋弱酸盐构成，最多见的是硼酸根＋硼酸盐，护理液中加入缓冲液的目的在于维持一个稳定的pH范围，通常应在6～8之间，如果护理液的pH不在上述范围，比如pH降低，镜片的含水量要下降，将导致镜片变形，这种情况尤其多见于高含水离子型镜片。另外，硼酸缓冲液本身还兼有抑菌作用。其他的缓冲系统还包括碳酸氢盐和枸橼酸盐。

### （三）氧化消毒法

此法的核心成分是3%的过氧化氢（$H_2O_2$）溶液，俗称“双氧水”。过氧化氢释放出来的自由基，具有很强的杀菌效应，最终过氧化氢转化成水和氧。消毒完毕后，还要进行一个叫作“中和”的过程。过氧化氢除了对常见的细菌和病毒发挥消毒作用以外，还对真菌、棘阿米巴、HIV有杀灭作用，明显优于其他2种方法。从安全的角度，这种消毒方法是最为理想的。

1. 消毒　镜片取下进行表面清洁和冲洗后，直接放入3%过氧化氢溶液中，浸泡过夜。理论上3%的过氧化氢浸泡 10 分钟 + 中和 10 分钟，即可以达到一般的消毒要求。适当延长时间可更有效地杀灭真菌和棘阿米巴。一般的做法是在过氧化氢溶液中浸泡 12 小时（过夜浸泡），然后中和。

2. 中和 经过消毒后的镜片必须在镜片盒内再中和 10 分钟或 1 小时，使用中和药片或铂金环，中和掉残余的过氧化氢。具体需参考不同厂商的使用提示。目前有 2 种常见的中和方法。一步法：消毒与中和的步骤合二为一，加入镜片到盛有药液的镜片盒中即可，只需要操作一次。二步法：消毒和中和分开进行，第一步，镜片加入过氧化氢溶液中过夜，第二步，镜片取出，再放入中和液中 10 分钟或 1 小时。

过氧化氢消毒方法的最大优点是安全、有效。整个消毒过程中没有防腐剂的介入，避免了因防腐剂诱发过敏的可能性，所以对于依从性良好的戴镜者，应该是最好的消毒方法。这一方法的不足之处，镜片盒必须是严格配套的，要使用特定厂家提供的、与特定过氧化氢护理液对应的专用镜片盒。虽然每一种品牌的过氧化氢护理液的浓度都是相同的，但是中和方法和过程并不完全雷同，这与使用化学消毒方法有所不同。增加了一个中和的步骤，对依从性的要求也高。

### （四）其他消毒方法

微波、UV（紫外线）消毒等也可以使用，但不是主流的方法。

## 三、表面清洁剂

无论使用何种消毒方法，事先都要使用表面清洁剂（surfactant cleaner）把镜片表面的污物或沉淀物清除掉。清洁的目的是为了消毒液能更加有效地发挥作用，否则消毒剂的成分可以与沉淀物结合，降低了消毒效果。

通常，含有表面清洁剂的护理液，又称作日清洁液（daily cleaner）。能够起到表面清洁作用的物质包括：

1. 表面活性剂 表面活性剂的表面活性成分，为季铵盐类化合物，包括非离子和两性离子表面活性剂两种类型。非离子表面活性剂具有较好的漂洗作用，最常用，毒性很低，可去除镜片上部分微生物，但灭菌作用很弱。两性离子表面活性剂具有洗涤和灭菌两重作用，如苯扎溴铵（benzalkonium chloride，BAK）等。

2. 溶解剂 isopropyl alcohol（异丙基乙醇）。

3. 摩擦剂 一种高分子的细颗粒样物质。

上述这些成分，能够通过物理和化学的机制，发挥机械摩擦，物理性疏松沉淀物，乳化脂质，溶解各种污染物，降低表面张力，保持镜片表面的清洁和湿润作用。

## 四、生理盐水

在 SCL 护理过程中，生理盐水（normal saline）是最基本和不可缺少的成分。所有的消毒剂成分，清除蛋白质成分都需要用它来溶解，护理操作中的冲洗过程，也主要利用盐水来进行，所以生理盐水听起来虽然很普通，但作为一种最基本的溶剂始终在护理的整个过程中发挥着作用。

用做 SCL 护理的生理盐水有含防腐剂和不含防腐剂的两种。

在分步护理操作中，消毒前后的镜片冲洗，都应使用生理盐水，而不是现今的多功能护理液，这样做实际有两个好处：一是减少了花费；二是能减少镜片上残余护理液的量，从而减轻或避免消毒液可能引起的不适和过敏反应。

## 五、蛋白酶清洁剂

以清除蛋白质沉淀为目的的清洁剂。SCL 本身有许多孔隙，溶解有氧的泪液，主要是通过这些孔隙穿过镜片，到达角膜的表面，如果这些孔隙的大小改变，数量减少，镜片的透氧性便会下降。正常人泪液中含有大量的蛋白质，CL 在戴用过程中，始终与泪液密切接触，泪液中的蛋白质会不断地沉积到镜片的表面和内部孔隙里。有研究指出，新的 SCL 镜片，戴用 1 分钟，便有蛋白质沉淀被吸附到镜片表面上。另有一组调查发现，对某一种 SCL，戴用 30 分钟后，就有一半数量的镜片，表面被蛋白质沉淀覆盖，8 小时后，全部镜片的表面都被覆盖。所以一般戴镜时间不宜过长，以白天 8 小时为宜，而对于蛋白质沉淀的清除，是 CL 护理的一个重要内容。

### （一）常见去蛋白酶成分

1. 木瓜蛋白酶（papain） 系植物木瓜中的提取物，它清除蛋白质沉淀的能力比较强，但刺激性也比较强。

2. 胰蛋白酶（pancreatin） 是从猪或牛的胰腺中提取出来的，具有淀粉酶和脂肪酶的活性，所以对黏液蛋白和脂蛋白成分更加有效，刺激性小于木瓜蛋白酶。

3. 枯草杆菌蛋白酶 A（subtilisin A） 为一种细菌的发酵产物，它是很多酶片的组成成分。

### （二）操作步骤

将酶片溶解到生理盐水或护理液中，放入镜片浸泡 15 分钟～2 小时，取出镜片后，冲洗干净。至少每周进行处理一次。

应当注意，除蛋白质沉淀的步骤并不等于消毒，不能彼此替代，在进行每周一次的除蛋白质沉淀操作之后，依旧还要对镜片行常规消毒。

## 六、湿润剂

使用湿润剂(lens lubricants/rewetting)的目的在于改善戴镜舒适度及提高视力，增加戴镜时间。一般来说，它不是一个必须的步骤，取决于戴镜者的需要和经济情况。

它的主要成分是黏弹剂：① methylcellulose(甲基纤维素)；② hydroxyethyl cellulose(羟乙基纤维素)；③ hydroxypropyl methylcellulose(羟丙基甲基纤维素)；④ polyvinyl alcohol(聚乙烯醇)。

使用与一般的点眼液没有什么区别，可以戴镜时滴入，或有不舒适时随时使用。含有上述成分的湿润剂，一般都有防腐剂包装。目前常见的一些人工泪液，也具有类似的作用，但不含防腐剂。

## 七、多功能护理液

以上分别叙述了正规护理所需要的步骤，是比较烦琐的，戴镜者的依从性不良，主要是与此有关。为了克服这个缺点，近年来国内外厂家纷纷推出各种MPS，使用时的确简单方便，缩短了每天的护理操作时间。

多功能护理液(multi purpose solution，MPS)的最大优点是，将各个步骤所需要的成分集成为一体，只需要使用一瓶护理液，就可以完成上述多个步骤，达到清洗、湿润、消毒、除蛋白质沉淀的目的。同时，由于合并了环节，减少了护理液的种类，也减少了护理液被污染的机会。

多功能护理液也存在自身的不足。由于各种成分被融合在一起，势必降低了某些有效成分的浓度，减弱了原有的抑菌和杀菌能力。另外，去蛋白质沉淀的效能，也不如单独使用时高。笔者曾进行的研究表明，即使是使用含有清除蛋白成分的多功能护理液，每天护理所除去的蛋白质沉淀量，也不如单独使用酶片的效果，因此我们建议，在使用多功能护理液的情况下，每周的除蛋白质沉淀操作，最好也要单独进行。应该知道，功能的齐全，并不等于功能的提高，步骤的简化，常常是以功能的降低为代价的。

(谢培英)

# 第四节 接触镜光学

虽然接触镜在光学特性方面与框架眼镜有许多相似之处，但又有其特殊的方面，即接触镜紧贴角膜面，与框架眼镜比较不仅光学距离发生了改变，同时由于接触镜与角膜接触后中间形成了一个由泪液构成的新镜片，而该泪液的形态会因镜片材料不同、设计不同和眼睛表面的形态不同而存在差异。接触镜光学包括了与眼睛有关的所有光学方面问题，但作为光学基础，主要还是几何光学方面的知识。

## 一、接触镜屈光力的计算

### (一)接触镜的屈光力

通常，接触镜的屈光力即指接触镜的后顶点屈光力(back optical power，BVP)。就接触镜片本身而言，由于接触镜曲率很小，从镜片的曲率与轴性厚度关系来看，接触镜应被看成“厚”镜片，即在计算镜片表面屈光力时，应将镜片的厚度考虑在内。接触镜本身的屈光力是由材料的折射率、前后表面光学区曲率半径及镜片厚度决定的。

尽管临床上可以使用镜片测度仪或厂家标志获取镜片的信息，镜片的光学参数也可以通过计算获得。对同一设计的接触镜来说，接触镜BOZR是固定的(与角膜相匹配)；镜片折射率($n$)由材料确定；轴性厚度($t_c$)由镜片设计确定；因此镜片的后顶点屈光力(BVP)就随FOZR的改变而改变，所以我们可以通过公式计算FOZR。

如图8-393所示，我们可以采用光学镜片屈光力的公式：$F_v'=F_{ao}+F_o-(t_c/n)F_{ao}F_o$ 来计算FOZR。

已知：$F_v'$(BVP)$=-8.00$D

$r_o$(BOZR)$=8.00$mm

$t_c=0.30$mm(计算时用米)

$n=1.49$

求 $r_{ao}$(FOZR)$=?$

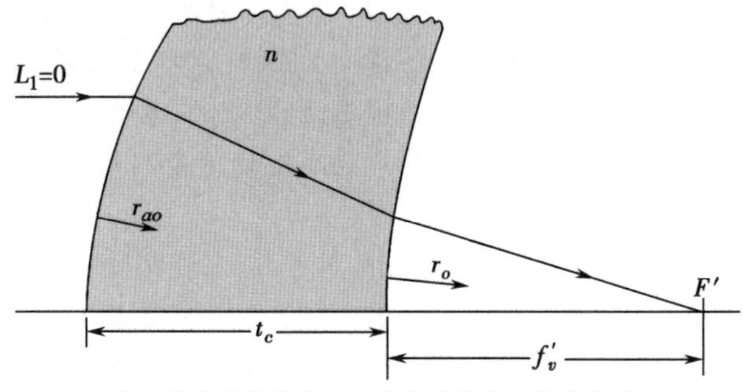


$L_1$为入射光线聚散度；$r_{ao}$为镜片前表面曲率半径；$t_c$为镜片厚度；$n$为镜片材料折射率；$r_o$为镜片后表面曲率半径；$f_v'$、$F'$为光线的焦长和焦点

图8-393 接触镜屈光力的计算

计算时，$r_o$应以“米”为单位，所以

$$F_o=\frac{1000(1-n)}{r_o}=\frac{1000(1-1.49)}{8}=-61.25\text{D}$$

将结果代入：

$$F_{ao}=\frac{F_v'-F_0}{1-\dfrac{t_c}{n}F_0}$$

$$F_{ao}=\frac{-8.00+61.25}{1+\left(\frac{0.0003}{1.49}\right)\times 61.25}$$

得：$F_{ao}=52.60\mathrm{D}$

这样：FOZR（$r_{ao}$）＝1000（$n-1$）/$F_{ao}$

FOZR（$r_{ao}$）＝－9.32mm

如果此时不考虑镜片厚度，$F_{ao}=53.25\mathrm{D}$，与实际度数有明显差异。

### （二）有效屈光力

有效屈光力（effective power）是指镜片将平行光线聚焦在指定平面的能力。使用框架眼镜矫正屈光不正时，框架眼镜与角膜顶点的距离一般为10～15mm，这个距离称为顶点距离（vertex distance）或镜眼距离；如果换用接触镜矫正时，镜片直接与角膜接触，矫正镜片相对于人眼的位置发生了变化，因而要矫正相同大小的屈光不正，所需接触镜的屈光力和框架眼镜的屈光力是不一样的。

如图8-394所示，用于矫正屈光不正的框架眼镜平面离角膜顶点距离为 $d$，为使无穷远处的物体聚焦在远点（$M_R$），所需的镜片焦距为 $f_s$（镜片的屈光力为 $F_S$），即镜片的焦点F′与 $M_R$ 共轭。

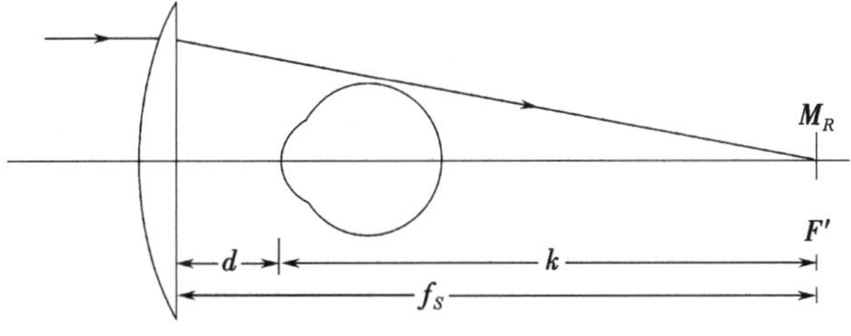


图8-394　接触镜有效屈光力的计算

眼（角膜顶点）离 $M_R$ 的距离为 $k$，其倒数K为眼顶点的屈光力。配戴接触镜时，由于镜片与角膜直接接触，因此所需的接触镜片的度数和眼顶点的屈光力是一致的。如图8-394，眼顶点的屈光力和眼镜屈光的关系推导为：

$$\mathrm{K}=\frac{1}{k}$$

$$\mathrm{K}=\frac{1}{f_s-d}$$

$$\mathrm{K}=\frac{1}{1/F_s-d}$$

$$\mathrm{K}=\frac{F_s}{1-dF_s}$$

例如，框架眼镜处方为－8.00D，离角膜顶点13mm，则：

$$\mathrm{K}=\frac{-8}{1-0.013\times(-8)}=-7.25\mathrm{D}$$

即所需接触镜片的屈光力为－7.25D。同样地，若框架眼镜处方为＋8.00D时，则眼屈光力为＋8.93D；再如框架眼镜处方为－4.00D，眼屈光力为－3.80D。

通过上述计算得知，屈光不正低于±4.00D差异较小，临床上可以忽略距离效应；若大于±4.00D时，要考虑镜片镜眼距离的效应。为了便于快速换算，临床上经常使用换算表。

## 二、泪液镜的计算

硬性接触镜材质比较坚韧，不易变形，因此配戴到角膜上后，镜片和角膜之间空隙会由泪液填充，形成了“泪液镜（lacrimal lens）”。通常我们将泪液镜看成“薄”透镜，泪液镜的屈光力由接接触镜后表面曲率半径和角膜前表面曲率半径共同决定。如果接触镜后表面的曲率半径大于角膜时，会产生一个负屈光力的泪液镜，反之则产生正屈光力的泪液镜；如果两者的曲率半径相等，则泪液镜的屈光力为零（图8-395）。在临床上，接触镜后表面光学区的曲率半径即为“基弧（base curve）”的值，而角膜前表面曲率半径通常由角膜曲率计获取，它也称为“K读数”。

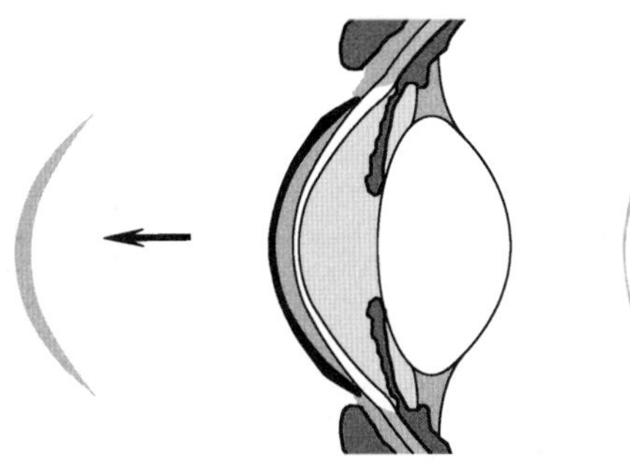

图8-395　泪液镜
（左）正泪液镜　（右）负泪液镜

由于泪液镜也具有屈光力，当配戴硬镜时，接触镜和泪液镜相当于形成了一个“接触镜 - 泪液镜”光学系统，因此接触镜对眼的总有效度数是两者屈光力的总和。我们可以把接触镜和泪液镜想象成两个分别存在于空气中的镜片，以便计算它们的度数。

例如：硬性接触镜试戴片的基弧为 8.0mm，配戴在角膜上，该角膜的角膜曲率计读数为 7.86mm，求泪液镜的屈光力为多少？

一般取泪液的折射率为 1.336，空气的折射率为 1，这样在空气中：

泪液镜前表面的屈光力 $F_{ao}=1000(n-1)/r_{ao}=1000\times(1.336-1)/8=+42.00D$；

泪液镜后表面的屈光力 $F_{o}=1000(1-n)/r_{o}=1000\times(1-1.336)/7.86=-42.75D$；

泪液镜的厚度相对接触镜和角膜来说非常小，因此可看成“薄透镜”，则：

泪液镜的屈光力 $F=F_{ao}+F_{o}=42.00-42.75=-0.75D$。

如果这时硬镜屈光力为 −3.00D，戴在角膜上的总有效度数为 −3.75D。

在上题中，如果试戴片的基弧更改为 8.40mm，为了仍然能够矫正 −3.75D 的屈光不正，则硬镜的屈光力应为多少？

此时，应该维持“接触镜 - 泪液镜”系统的总有效度数不变。由于接触镜基弧改变，泪液镜的度数发生了变化，首先计算泪液镜的度数：

泪液镜前表面的屈光力 $F_{ao}=1000\times(1.336-1)/8.4=+40.00D$

泪液镜后表面的屈光力 $F_{o}=-42.75$，维持不变

泪液镜的屈光力 $F=40.00-42.75=-2.75D$

此时硬镜的屈光力应为：$-3.75-(-2.75)=-1.00D$

可见，如果改变了硬镜的基弧，则由于泪液镜的屈光力发生改变，硬镜本身的屈光度数也要做相应调整。由上述计算我们还可以得出一个粗略的关系式：在配戴硬镜时，镜片基弧与角膜曲率读数相差 0.05mm 时，会产生 0.25D 的泪液镜。这条关系式在临床应用时应谨慎，特别是用于超陡或超平坦角膜时，该关系式会失去其准确性。

软性接触镜材质柔软，当它配戴到角膜上后，会发生形变以顺应角膜表面的形态。通常认为，软性接触镜与角膜之间的泪液量非常有限，不足以产生稳定的泪液镜屈光力，不能借此矫正角膜散光。如果使用球面设计的软镜矫正散光眼，则仍然会存在残余散光。

## 三、球性硬性接触镜矫正散光的计算

泪液镜的存在使球性硬性接触镜对矫正角膜前表面散光有良好的效果。由于角膜前表面为环曲面，泪液镜同时含有球、柱镜度数。此时泪液镜的计算步骤基本上与上文所述类似，只是要在两条主子午线上分别计算。

例如：一名患者的 K 读数为 44.00D@90/43.00D@180，框架眼镜处方 −2.00/−1.00×180，如果配戴基弧为 43.00D 的球性硬镜，求镜片的屈光力为多少？

对比患者的角膜曲率值和框架眼镜处方，我们可以发现患者的 −1.00D 散光主要来源于角膜前表面，因此该患者非常适合配戴球性硬镜。首先应计算出泪液镜各主子午线上的屈光力。为便于计算，我们列出光学十字逐步进行。图 8-396A、B 列出了两条主子午线上的角膜曲率和硬镜的基弧值，泪液镜各子午线的屈光力为两者的差值（图 8-396C）。

然后根据泪液镜的屈光力和框架眼镜处方，计算出硬镜所需的屈光力。在 180° 主子午线上，泪液镜屈光力为零，因此硬镜屈光力即等于框架眼镜处方 −2.00D；在 90° 主子午线上，泪液镜为 −1.00D，则硬镜屈光力应为框架眼镜处方减去泪液镜的差值，也为 −2.00D（图 8-397）。由此可见，球性硬镜能够理想地矫正角膜前表面的散光。需要注意的是，如果框架眼镜处方大于 ±4.00D 时，根据有效屈光度的概念，需要将它换算成角膜平面的处方。

有时候，为了使接触镜达到良好的配适状态，镜片的基弧不一定与角膜曲率计读数相等。如上例，如

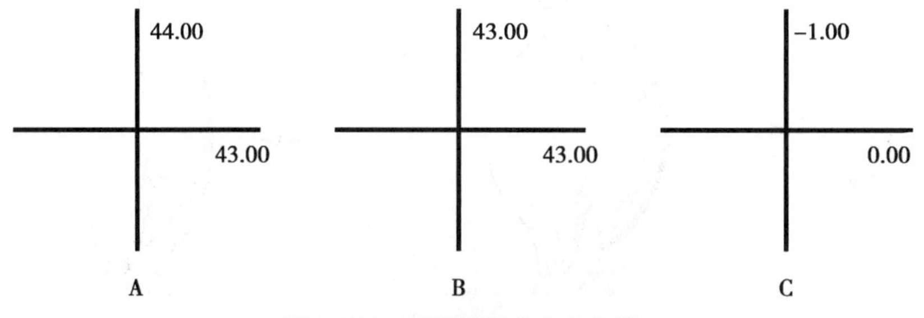


图 8-396　泪液镜屈光力的计算

A. K 读数　B. 硬镜的基弧　C. 泪液镜的屈光力

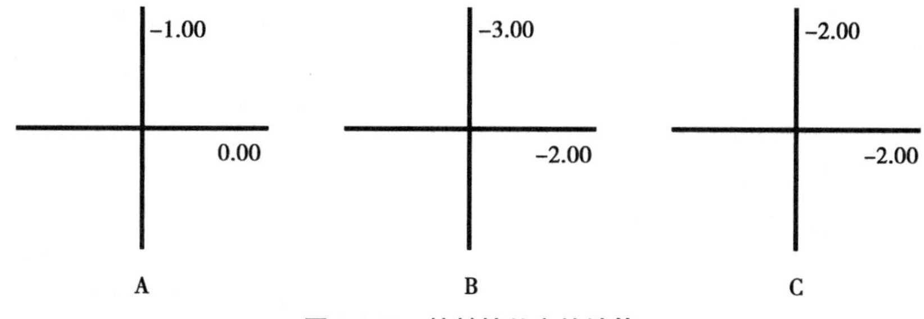


**图 8-397 接触镜处方的计算**

A. 泪液镜的屈光力 B. 验光处方 C. 接触镜的处方

果球性硬镜的基弧更改为 43.50D，则泪液镜的屈光力相应变为 -0.50D@90/+0.50D@180，结果得到硬镜所需的屈光力为 -2.50D。可见，无论球性硬镜的基弧是大于还是小于角膜曲率，都能够矫正角膜前表面散光。

需要指出的是，人眼散光来源于角膜和眼内（主要为晶状体）。配戴球性硬镜时产生的泪液镜由于和角膜直接接触，对矫正角膜前表面散光有良好效果，但是它却不能矫正眼内散光。在这种情况下可以使用环曲面设计的硬性接触镜。环曲面硬镜设计可分为前环曲面、后环曲面和双环曲面三类。前环曲面硬镜的后表面也是球面设计，能够通过泪液镜矫正角膜前表面散光；后环曲面和双环曲面硬镜的后表面设计目的为适合角膜表面形态，稳定镜片配适，而将所需的矫正度数制作在前表面上。由于镜片后表面与角膜基本匹配，因此可忽略掉泪液镜的屈光力。

## 四、接触镜与视功能

### （一）调节

当人眼看近物时需作适当的调节才能看清。看清近物的调节需求，在戴框架眼镜和戴接触镜时存在差异。

1. 接触镜 由于接触镜离眼的主点的距离极小，可忽略不计，所以戴接触镜时对近物的调节量 $A_{cl}$ 与未配戴眼镜的正视眼基本相同（图 8-398A）。

$$A_{cl}=-V_s=-\frac{1}{s}$$

例如，一名患者的框架眼镜处方为 6.00D，配戴接触镜矫正屈光不正，注视眼前 262mm 处的近物，调节需求 $A_{cl}=-1/S=-1000/-262=3.82D$。

2. 框架眼镜 由于框架眼镜距离角膜顶点一定距离，即顶点距离，以至近物至角膜处的会聚程度不同于未配戴眼镜的正视眼（图 8-398B）。

如图 8-398 示，近物 O 至眼镜的聚散度 $V_g$ 为：

$$V_g=\frac{1}{S_g}=\frac{1}{S+d}$$

近物 O 经眼镜（屈光力 P）成像于 O′，眼镜的屈光力为 P，像 O′ 至眼镜的聚散度 $V_g'$ 为：

$$V'_g=V_g+P$$

像 O′ 至角膜处的聚散度 $V_e$

$$V_e=\frac{1}{1/V_g-d}$$

眼的屈光不正度 R 与眼镜屈光力 P 的关系式如下：

$$R=\frac{P}{1-dP}$$

戴眼镜时对近物调节 $A_g$ 为：$A_g=R-V_e$

经简化，可得近似公式：

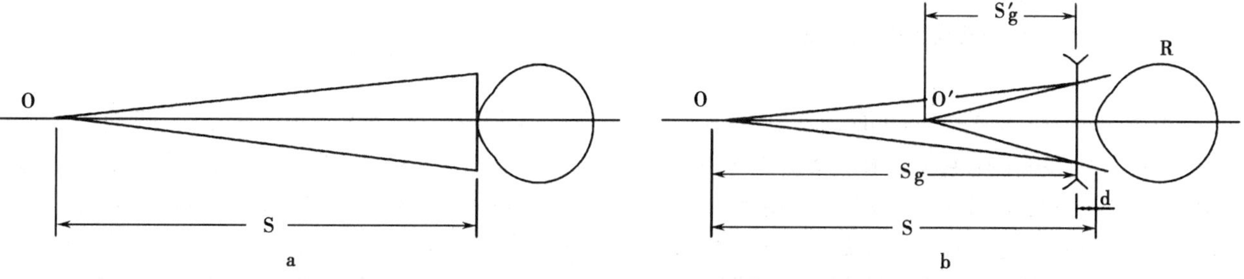


**图 8-398 相同注视距离戴框架眼镜和接触镜时的调节差异**

O. 近物 S. 近物至角膜顶点的距离 Sg. 近物到框架眼镜的距离 d. 框架眼镜和角膜顶点的距离 P. 框架眼镜的屈光力 R. 眼的屈光不正度数

$$A_g=\frac{1}{S(1-2dP)}$$

如上例，该患者配戴 -6.00D 框架眼镜，镜面离角膜距离 12mm，代入上式，得调节需求为 3.34D。可见，在近视眼，配戴框架眼镜后调节需求比戴接触镜时减小；在远视眼则相反。

### （二）集合

由于接触镜随眼球而转动，故看近物时的集合需求与正视眼相同，戴框架眼镜看近物时，由于眼球内转，视线向内偏离眼镜光心，产生棱镜效果，从而改变了集合需求。

如图 8-399 所示，看近物时视线通过框架眼镜处产生的棱镜效应 L（以棱镜度为单位）为：

$$L=\frac{ieP}{2S}$$

式中，i 为瞳距，以 mm 为单位；e 为眼镜至眼转动中心的距离，以 m 为单位；P 为框架眼镜的屈光力；S 为近物至框架眼镜的距离。

一般近物位于眼前正中，两眼视线通过透镜处的偏心距离相等，故总棱镜效果 $L_T$ 为：

$$L_T=\frac{ie(P_l+P_r)}{2S}$$

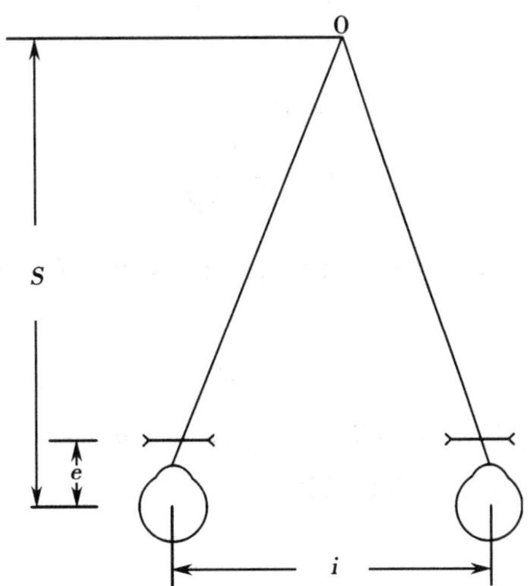


图 8-399 配戴眼镜时的眼球会聚

例如：患者双眼均配戴 -4.00D 的框架眼镜，近物离眼镜距离为 330mm，镜面至眼转动中心的距离为 27mm，瞳距为 60mm，则总棱镜效果为：$L_T=-1.964^{\triangle}$（负值为底朝内）。这说明此时该近视眼患者配戴框架眼镜使集合需求（比正视眼或戴接触镜眼）减少 $1.964^{\triangle}$；而在远视眼则正好相反，配戴框架眼镜时集合需求增加。

### （三）接触镜的放大率

框架眼镜和接触镜所产生的视网膜像放大差异在临床有重要意义，与矫正镜片有关的放大效应主要有两种：眼镜放大和相对眼镜放大。

1. 放大率的概念

（1）眼镜放大：眼镜放大率（spectacle magnification，SM）定义为参看无穷处物体时，已矫正的非正视眼中的视网膜像大小，与未矫正眼中的像大小之比。

图 8-400 显示一近视眼看所对角度为 $\omega$ 的轴上远物时的情形。折射力为 D 的矫正透镜置于 S 位置，在其与眼睛的远点面重合的第二焦面上，形成一个直立的虚像。此像在 S 处所对角度为 $\omega$，但在眼球入射光瞳中心 E 处对着较小角度 $\omega'$。如果没有戴矫正透镜，物体应在 E 处对着角度 $\omega$。可以把眼镜放大率表达如下：

$$\frac{\text{像在入射光瞳中心所对角度}(\omega')}{\text{物在入射光瞳中心所对角度}(\omega)}$$

设虚像高度 $=h'S_e=a$ 米。则：

$$tg\omega'=\frac{h'}{-f'+a}\quad tg\omega=\frac{h'}{-f'}$$

从而，眼镜放大率 $=tg\omega'/tg\omega=-f'/(-f'+a)$

$$=1/(1-aD)\approx(1+aD)$$

从等式中可以看出，眼镜放大率，对于正透镜而言，总是大于 1；对于负透镜，总是小于 1。显然，对某特定眼睛而言，无论眼镜戴在何处（除非戴在入射光瞳平面上，但这是不可能的），其戴镜前后的视网膜像的大小是不相等的。

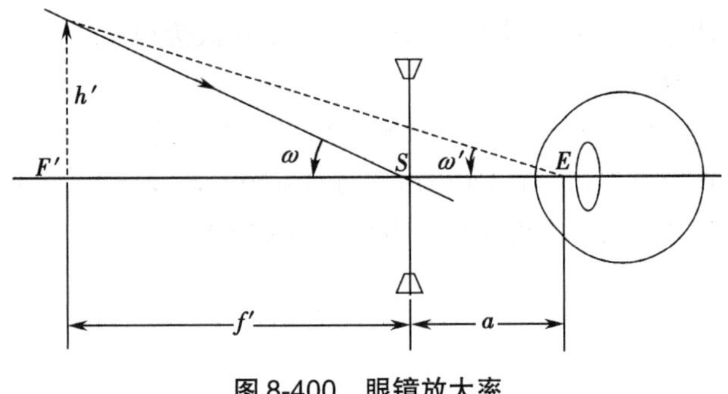


图 8-400 眼镜放大率

当使用接触镜来矫正非正视眼时，接触镜与眼球入瞳中心的距离很小，约为 3mm，则眼镜放大率与 1 的差异很小，甚至在较高度的非正视眼也如此。用薄透镜（框架眼镜）置于入射光瞳 15mm 处和用接触镜置于入射光瞳 3mm 处两者（假设都看成薄透镜）的眼镜放大率的比较曲线，如图 8-401 所示。显然，用接触镜矫正高度近视眼的优势是明显的。例如，当框架眼

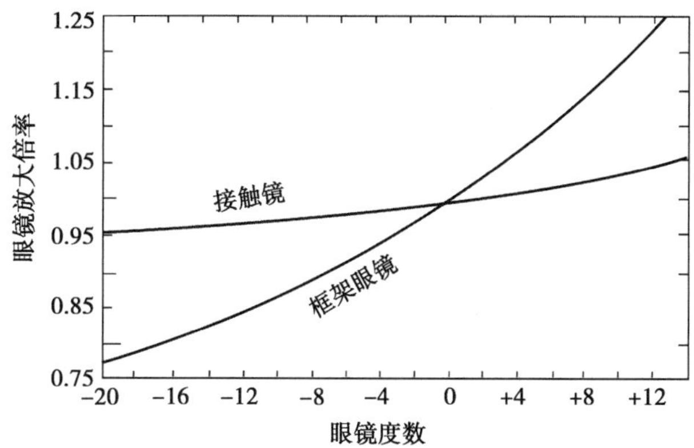


图 8-401 接触镜和框架眼镜的眼镜放大率比较

镜处方是 −16.00D 时，对于框架眼镜的眼镜放大率是 0.81，而对于接触镜是 0.96，也就是说，用接触镜时视网膜像较框架眼镜放大约 18.5%。

在至此为止的讨论中，我们都假设了“薄透镜”，也就是说，在实际上有一定厚度、后顶点屈光力 $D_v'$ 的透镜，简略为折射力 $D_v'$ 置于真实透镜后顶点上的假想的薄透镜。如果考虑到形式和厚度，则能显示如下：

$$眼镜放大率=\frac{1}{1-\frac{t}{n}D_l}=\frac{1}{1-aD_v}$$

式中，$D_l$ 为透镜前表面屈光力。

（2）相对眼镜放大：相对眼镜放大率（relative spectacle magnification，RSM）定义为参看远物时，在已矫正的非正视眼中的视网膜像对正视模型眼的像之比。此处没有模糊像的问题。相对眼镜放大率（RSM）可从以下变量推算表达：

$$RSM=\frac{D_0}{D}\left(\frac{F_0}{F}\right)$$

$F$：眼的等量屈光力 / 矫正眼系统；（由某非正视眼和其眼镜所组成的光系的等价屈光力）

$F_o$：正视模型眼的屈光力

$F_e$：非正视眼的屈光力；（某眼睛的等价折射率）

$F_s$：眼镜屈光

$d$：眼镜背面离眼的主点的距离

$$RSM=\frac{F_0}{F_s+F_e-dF_sF_e}$$

则 $F=F_s+F_e-dF_sF_e$

2. 放大率的概念在临床中的应用

（1）近视：如图 8-402 所示，随着近视的增加，接触镜矫正后的像比等量框架眼镜矫正的视网膜像也逐渐增大，这对增进视力有用。

（2）无晶状体眼：白内障摘除后戴框架眼镜，视网

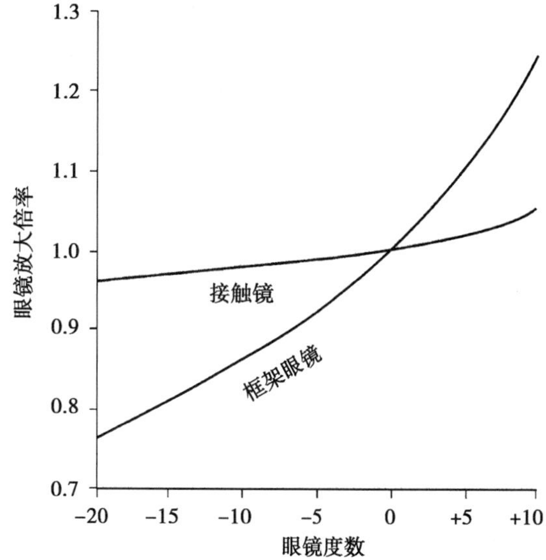


图 8-402 接触镜和框架眼镜矫正近视时的放大率比较

膜像增加 20%～50%，如戴接触镜，可能分布范围为 ±2%。

无晶状体眼配戴接触镜可产生双眼视，如果此时用框架眼镜，由于像大小的侈开而无法产生双眼视，这对于单眼白内障摘除术后的患者尤为有意义。

（3）屈光参差：为了使视网膜像大小接近，对于轴性为主的屈光参差患者，框架眼镜是最好的矫正形式；如果是屈光性为主的，接触镜是最好的矫正形式。

（4）显著性散光：在显著性散光眼中，两条子午线的眼镜放大率不均等，造成视网膜像的变形，接触镜可明显减少此现象，但配戴者需要一段时间来适应戴接触镜后新的视网膜像。

### （四）视野

当眼睛处于第一眼位时配戴框架眼镜的视野取决于入瞳中心与镜片边缘连线所成的角度和镜片的类型。当眼睛处于转动状态时，配戴框架眼镜的视野取决于眼的旋转中心与镜片边缘连线所成的角度和镜片的类型，两者有所不同（图 8-403）。

对于近视眼，环形视野“复像”产生于眼镜片和框架不同的视野限制和负镜片的光学特征，因为负镜片比正镜片的视野大，一些区域的影像可以清楚地在镜片范围以内看见，而同时在镜片外面的区域被模糊的看见，这种“环形复像区”的形成取决于镜片的度数和框架的形状和厚度。

对于远视眼，环形视野“盲区”取决于眼镜片和框架不同的视野限制和正镜片的光学特征，因为正镜片缩小视野使得某些区域无法看见，“环形盲区”的量取决于镜片的度数和框架的厚度。而由于接触镜与眼睛一起同步转动，没有如此的限制和复视。

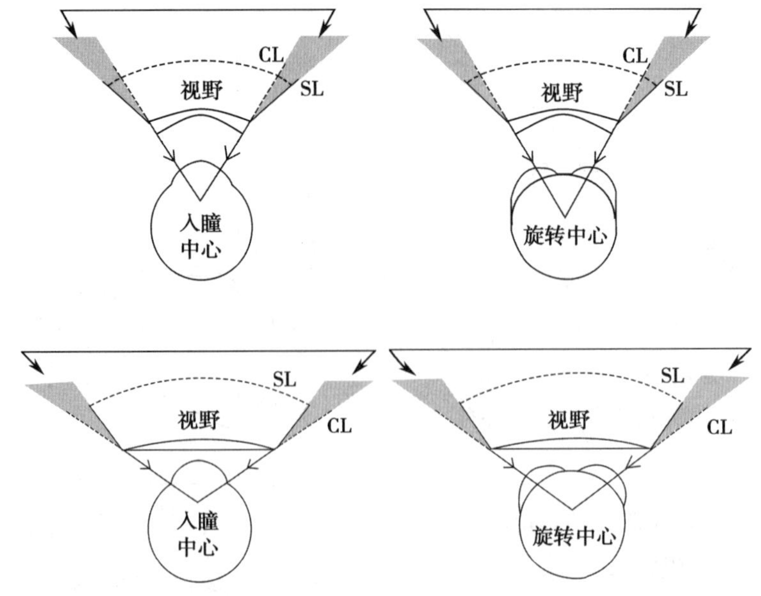


图 8-403 近视眼和远视眼的视野

（上）近视眼的视野 （下）远视眼的视野

## 第五节 接触镜验配

接触镜验配是一个严格而科学的医疗过程，配戴前必须了解配戴者的一般健康状况，对眼部有关组织做全面的检查和评价、检测视力和精确验光，并对与验配有关的眼部参数做特殊检测，开出接触镜处方，指导配戴过程；配戴后要进行配戴评价和戴镜验光，同时要制订随访计划，对配戴者进行配戴教育等。这样才能科学地确定镜片类型、配戴方式和护理系统，对配戴后的效果有更高的预见性。接触镜验配过程应包括：

1. 病史；
2. 视力检查和验光；
3. 视功能检查；
4. 眼部配戴参数测量；
5. 裂隙灯显微镜检查；
6. 泪膜评价；
7. 配戴者情况总结和接触镜选择；
8. 试戴评价和处方确定；
9. 镜片发放、护理系统选择、配戴者教育和制定随访计划。

本节将阐述接触镜验配的基本检查内容。

### 一、病　史

与配戴者交谈和询问病史，可以了解配戴者的需求，全面了解健康状况，使以下的检查更有针对性，有助于镜片和配戴方式的选择，避免出现许多不必要的问题。

病史询问的主要内容有：

1. 配戴接触镜的目的　如体育运动、社会交际、美容等；另外还需询问配戴时间（长期配戴还是间歇配戴，全日配戴还是短时配戴）、配戴场合以及职业、生活环境和娱乐爱好等，这些信息有助于帮助医师了解配戴者的配戴目的，选择合适的接触镜。

2. 眼部病史　包括眼部疾病、外伤、手术和用药史，注意询问眼部是否有不适症状，以备下一步检查。

3. 全身病史　包括全身疾病、用药和过敏史等；特别注意与眼部相关的全身疾病和药物，如糖尿病、甲状腺异常和关节炎，以及地西泮、免疫抑制剂和阿托品等药物。

4. 接触镜配戴史　如果曾经戴过接触镜，应了解镜片类型、配戴方式（日戴、长戴和更换频率等）、护理方式和曾发生过的配戴问题；此外还需了解患者原先的屈光矫正方式和习惯性处方。

### 二、视力检查和验光

#### （一）目的

验光主要有两个目的，一是得到配戴者的屈光不正度数，二是得到最佳矫正视力。在接触镜配戴者的初诊和随访中，验光还包括裸眼验光和戴镜验光，它的目的还包括：

1. 确定就诊者是否适合配戴接触镜；
2. 有助于接触镜类型的合理选择；
3. 确定接触镜的度数；
4. 发现配戴者屈光状态的变化，及时更换镜片。

### （二）方法

验光方法分为客观验光法和主觉验光法，在验光过程中，两种方法缺一不可。

1. 客观验光 客观验光常用的方法有两种：电脑验光仪和检影验光。电脑验光仪是快速、简捷的屈光普查方法，但电脑验光仪会对人眼的调节和聚散功能产生一定干扰，影响结果的准确性，因此应尽量排除其他因素对验光结果的影响。检影验光是传统的验光方法，需要经验和技能，用检影验光，要注意患者的配合、视标和照明的标准化。

2. 主觉验光 视力检查是典型的心理-物理过程，验光的意义不仅是对人眼屈光状态的准确检测，得到人眼的屈光不正度数和最佳矫正视力，还取决于配戴者对视力的主观愿望和主观满意程度，达到看得清晰、舒适和持久的目的。因此，主觉验光是验光程序中最关键的部分。主觉验光仪器主要有综合验光仪和镜片箱。

### （三）验光处方的分析

这里阐述应用科学规范验光后得到的处方如何进行接触镜的选择和配适。

验光获得的处方是以框架眼镜平面为验光参考面，拿到处方后，应该通过分析处方球性部分和散光部分，获得所需接触镜的度数。以验配球性软镜为例，具体分析如下：

1. 等效球镜度计算 当处方出现散光时，如：OD：−3.00DS/−1.00DC×90，若选用球性软镜，可将散光度数的一半加到球镜中，则接触镜的处方−3.50DS，称为等效球镜度（spherical equivalent，SE）。等效球镜度计算采用最小弥散斑原理，就是使规则散光状态形成的Sturm光锥的最小弥散斑位置刚好落在视网膜上，达到相对最佳视力。

2. 顶点距离的换算 当验光处方的屈光度数小于±4.00D时，顶点距离差异可以忽略，处方无须换算，直接使用相同度数的接触镜即可。

若验光处方中等效球镜度大于±4.00D，则应该进行顶点距离的换算，如验光处方为OD：−6.00D，则选择接触镜时，其度数为（设顶点距离为13mm）−5.50D。若处方为OD：−6.00DS/−1.00DC×180，则等效球镜度为−6.50DS，通过有效屈光力换算，所需接触镜度数为−6.00DS。有关顶点距离和有效屈光力的介绍详见本章第四节。

## 三、视功能检查

视功能的检查内容有：①调节幅度；②集合近点；③瞳孔检查；④角膜映光点检查；⑤眼外肌运动；⑥遮盖试验；⑦色觉；⑧立体视觉；⑨视野。该部分检查是所有眼科和眼保健检查的基础部分，配戴接触镜者也不例外。

## 四、眼部配镜参数测量

### （一）角膜曲率和角膜地形

角膜曲率是接触镜验配中一个重要参数，它和角膜地形检查主要有以下作用：

1. 作为镜片基弧选择的参考 角膜曲率计测量结果（K读数）正常范围：41～46D。目前市场上常见镜片基弧适合K读数在该范围的配戴者，太陡峭或太平坦都会影响镜片配适。在基弧选择方面，软镜比较宽松，一般规则是比K读数平坦0.6～0.8mm；硬镜要求就比较严格，需要进行一系列试戴评估过程。

2. 确定配戴者角膜散光度数 验光处方中的散光来自角膜和眼内两个部分。角膜曲率的测量可以得到角膜散光的量，帮助我们选择合适的接触镜类型来矫正散光。

3. 发现角膜的异常形态 如角膜不规则散光，过于陡峭的K度数可能提示一些病理情况的存在，如圆锥角膜和角膜瘢痕等，有助于疾病的早期发现和处理。

4. 角膜地形可以提供更多更详细的角膜前表面的情况，在特殊镜片的验配中尤为需要，如圆锥角膜验配和角膜塑形镜片验配等。

### （二）角膜和瞳孔直径

镜片直径的选择主要参考角膜直径，角膜直径测量包括对水平和垂直子午线的测量。因为肉眼很难分辨角膜和巩膜移行区，测量可以用毫米尺经瞳孔中央从一侧角膜缘量到另一侧角膜缘而获得，角膜水平和垂直直径取可见虹膜横径（horizontal visible iris diameter，HVID）和可见虹膜纵径（vertical visible iris diameter，VVID）而获得。

镜片的后表面光学区应该始终覆盖住瞳孔的总直径，这样才能消除因光学区小于瞳孔而可能引起的视觉干扰。瞳孔的直径是用毫米尺测得，在暗光下测量较为困难，特别是当虹膜颜色比较深的时候。

### （三）睑裂高度和眼睑张力

不同种族，眼睑特征差异较大，特别在睑裂高度和眼睑张力方面。

睑裂高度的测量是在第一眼位时用毫米尺通过瞳孔中央从上睑缘至下睑缘进行测量。

## 五、裂隙灯显微镜检查

### （一）裂隙灯显微镜的检查内容

裂隙灯显微镜是接触镜验配的重要工具，贯穿接触镜验配前、配适评估和随访的所有过程，裂隙灯显微镜检查的内容包括：

1. 外眼和眼前节健康检查；
2. 泪膜检查；
3. 接触镜配适评估；
4. 鉴别与接触镜配戴有关的问题；
5. 监控角膜的完整性；
6. 接触镜片表面质量的检查。

**（二）裂隙灯显微镜检查的基本方法**

裂隙灯显微镜主要用于检查外眼和眼前节，如眼睑、结膜、角膜、前房、虹膜、晶状体等，配上相应的附件，还可以检查房角、眼底和眼压等；而且在接触镜配适评估方面有很大的价值。裂隙灯显微镜一般由不同倍率的双目显微镜和光源系统两个主要部分组成。

裂隙灯的特征是"裂隙"。它的光源可以产生一个非常窄的垂直光带，当裂隙光带与显微镜呈一定角度时照在眼上，观察者就能看见活体眼的光学切面。在正常情况下，人眼的透明组织，如角膜、前房和晶状体在裂隙光带照明下能被看清，转动或变化观察系统和照明光源的相对角度，可以检查外眼和眼前节的大部分组织。

我们使用裂隙灯显微镜按照从前至后，从低倍放大至高倍放大的顺序进行，并作规范和详细的记录。此外，在配戴接触镜后，我们常用以下方法对可能存在的问题进行针对性检测：

1. 弥散照明法（巩膜散照法） 该法检查外眼和眼前节的大致情况，如眼睑和结膜等；它也是检查角膜水肿的最好方法，将宽光束聚焦在角膜周边，角膜水肿面会在角膜中央呈现为灰色。

2. 直接照明法（直接对焦法） 直接照明法就是将裂隙光束直接照在观察系统对焦的部位，是最基本、最广泛使用的照明方法。它可以精确判断病灶的深度，并通过高倍放大作用，观察镜片下方角膜的情况，如上皮点状角膜炎、糜烂、划痕和溃疡等，还能发现镜片划痕和边缘缺损等。直接照明法还可以用于大部分眼前节组织的检查、泪膜破裂时间测定、接触镜配适评估和接触镜片表面质量检查。

3. 后照法 此法是利用漫反射表面作为检查其前面结构的第二光源。例如，将光束照亮虹膜或眼底，借助反射的光束照亮角膜，该方法检查角膜上皮的微囊水肿效果最好。注意直接光束应偏向一边，不要直接落在被检查的目标上以免干扰观察。

4. 镜面反射法 镜面反射法是较难掌握的方法，该法利用组织表面的镜面反射功能观察角膜内皮细胞。操作时，照明光路与观察光路的夹角很重要，只能单眼观察，用高倍放大率，把观察系统的焦点聚在内皮上，同时调整裂隙灯的角度，这样就可以检查内皮细胞的形状、大小和数量。

## 六、泪液和泪膜评价

接触镜实际上配戴在泪膜中，泪膜的质量直接影响镜片配戴或并发症的产生，而镜片的配戴对泪膜也会产生影响，因此泪液和泪膜的检查也是接触镜验配的重要部分。它有助于评估就诊者是否适合配戴接触镜，并及时发现和处理接触镜相关的并发症。泪液和泪膜检查的主要内容有：

1. 泪河 使用裂隙灯观察下睑缘的泪河高度和形态，如形态不完整或高度过小，提示结膜囊内泪液量不足。

2. 泪膜破裂时间（tear break up time，TBUT） 该指标检查泪膜的稳定性，间接反映泪膜的质量。瞬目后泪膜破裂时间小于5秒属于异常范围。

3. Schirmer 试验 该指标反映泪液的分泌量。使用表面麻醉后，将 Schirmer 标准试纸条（5mm × 35mm 泪液分泌试纸）放置在下睑中外1/3处，嘱被检者向前注视，5分钟后测量试纸湿润的长度。若试纸湿润长度小于5mm，属于异常。

对有干眼症状的患者或怀疑有干眼的患者还应作以下检查：①荧光素角膜染色的评价：能发现因严重干燥引起角膜上皮损坏；②虎红染色：这将使角、结膜失活细胞染色。

## 七、配戴者情况总结和接触镜选择

根据配戴者的病史、验光处方、视力、视功能、配戴参数和眼部检查结果，结合配戴者的要求和个人特征进行综合分析，选择合适类型的接触镜。接触镜的选择大体从以下几方面考虑：

1. 软性接触镜还是硬性接触镜，球面镜片还是环曲面设计镜片，或者其他特殊设计的接触镜。

2. 若选择软镜，则需进一步确定配戴方式，如日戴型或长戴型；日戴型又分为不同的定期更换方式，如日型、周型、月型或半年型等。

## 八、试戴评估和处方确定

试戴是一种非常好的临床方法，特别对于初次选择接触镜者，或由原先的一种形式的镜片如传统型转换到抛弃型者，或由一种品牌镜片转换到另一种品牌时更重要。

诊断镜（diagnostic lenses）验配法：采用一系列不同基弧、屈光力和直径的试戴镜，根据角膜曲率计读数选择第一片试戴镜起始基弧，通过裂隙灯显微镜进行配适评估确定镜片的基弧和直径等参数，通过戴镜验光确定镜片所需的屈光力，最终得到接触镜处方。

1. 配适评估 主要根据眼部配戴参数测量结果选择合适的试戴镜片，配戴5～10分钟（硬镜需要稍长试戴时间，大约为30分钟），待镜片配适稳定、配戴者初步适应后，评价镜片中心定位、覆盖度、移动度和配戴者主观舒适度等指标。根据评估结果，必要时需更换试戴镜片重新评估，或者在试戴镜片的基础上进行基弧和直径的调整。值得注意的是，当调整镜片的基弧和（或）直径后，需要在戴镜验光后最后确定硬镜度数时考虑到泪液镜的影响。

2. 戴镜验光 戴镜验光一般在综合验光仪或试镜架上进行，能够确定配戴者所需接触镜的屈光力。硬镜和软镜的试戴评价内容不同，其中硬镜的验配和评价相对复杂，2012年5月中华医学会眼科学分会眼视光学组组织专家就硬镜的临床验配规范和流程达成了共识。

## 第六节 与接触镜有关问题发现和处理

由于接触镜与角膜相接触，所以应该充分认识和发现各种与接触镜有关的问题，包括配戴接触镜前已存在的眼部情况和配戴接触镜后的有关问题，这样才有可能为眼部存在异常而有可能配戴接触镜的患者成功的配戴接触镜，或对问题的存在和发生作出正确的处理，以防止问题的严重化。

### 一、接触镜配戴前已存在的问题

1. 过敏症

（1）春季卡他性角结膜炎：春季卡他性角结膜炎表现为：睑结膜上出现“铺路石”样乳头增生，奇痒、流泪、烧灼感，有黏丝状黄白色分泌物，结膜上有乳样膜形成，角膜有时有小片上皮缺损。春季卡他性角结膜炎一般发生在25岁以下男性。在发病期间不宜配戴接触镜。可使用类固醇滴眼剂来缓解痒感。

（2）特异性角结膜炎：特异性角结膜炎表现为结膜和眼睑皮肤的刺激症状、结膜增厚和结膜异常乳头增生等，伴畏光、痒、水样或黏液性分泌物增多等。可用类固醇激素类治疗，会经常复发。

2. 干眼 干眼患者检查时，其泪液分泌量（Schirmer测试阳性，即小于5mm/5分钟）、泪膜稳定性（泪膜破裂时间少于5秒）及角膜上皮（荧光素染色角膜有片状染色）等会部分或全部出现异常，且经常伴有慢性结膜炎和睑缘炎等。

严重干眼患者应禁忌配戴接触镜，但对某些程度较轻的患者可选择性配戴。对干眼患者来说，硬镜（RGP）是相对于软镜来说更理想的选择。含水量高的软镜因具有吸附泪液的作用，可能会加重干燥感。此外，干眼患者应该避免长戴接触镜。

### 二、与接触镜配戴有关的问题

#### （一）角膜相关问题

1. 角膜缺氧

（1）急性角膜缺氧

1）症状/体征：红眼、上皮磨损。

2）治疗/处理：①暂停配戴接触镜；②预防性使用抗生素滴眼剂；③痊愈后，选择高Dk/L接触镜重新配戴。

（2）慢性角膜缺氧

1）症状/体征：戴镜后不适感增加、角膜点状染色、上皮微囊、角膜基质水肿、角膜新生血管。

2）治疗/处理：①换用高Dk/L接触镜；②减少每天配戴时间；③暂停配戴（如果上述处理不成功的话）。

2. 角膜磨损（corneal abrasions）

（1）可能的原因

1）镜片下有异物嵌顿；

2）配戴不当；

3）镜片戴入或取出时操作不慎；

4）由于角膜缺氧致角膜上皮变性。

（2）治疗/处理：磨损应作为感染来处理，使用抗生素滴眼剂。

3. 点状染色性角膜炎（punctuate corneal staining）

（1）可能的原因

1）对镜片护理液的毒性反应；

2）干眼；

3）如伴有弓形点状上皮改变，可能是由于配戴过紧。

（2）治疗/处理

1）暂停配戴（轻度干眼可不必停戴）；

2）使用湿润剂或眼膏；

3）如有弓形点状上皮改变，暂停配戴直至痊愈，重配镜片。

4. 3点钟9点钟染色（3 and 9 o'clock staining）治疗/处理

（1）轻微染色不必处理，可继续配戴；

（2）如染色渐趋明显，试用人工泪液，或瞬目练习；

（3）换用边缘较薄些镜片后可能改善情况。

5. 无菌性角膜浸润（sterile infiltrates）

（1）体征：白色不透明斑点，直径小于1.5mm，分布在角膜周边或角膜某一局部，上皮通常完整。

（2）治疗/处理

1）暂停配戴直至痊愈；

2）换用无防腐剂护理液。

6. 上角巩缘角结膜炎（superior limbal keratoconjunctivitis）

（1）可能原因

1）化学过敏反应；

2）毒性反应；

3）接触镜配戴不当。

（2）体征

1）上睑结膜微型乳头；

2）上方球结膜充血；

3）角膜上缘新生血管袢。

（3）治疗/处理

1）停戴直至痊愈；

2）换用无防腐剂护理液；

3）更换镜片；

4）严重病例使用激素类滴眼剂。

7. 角膜新生血管（corneal neovascularization） 接触镜配戴者尤其是软镜配戴者常常在角膜上方有1～2mm长的角膜新生血管，如果新生血管超出2mm长，可能会发生以下严重的并发症，应停止配戴。

（1）可能的并发症

1）角膜瘢痕；

2）角膜内出血。

（2）治疗/处理

1）如果新生血管不超过1.5mm，换用高Dk/L镜片；

2）新生血管超过2.0mm，停止配戴；

3）可使用低浓度激素类滴眼剂；

4）换戴较平坦镜片；

5）换戴高含水量镜片；

6）换戴更薄镜片；

7）换戴高Dk/L RGP镜片。

8. 角膜感染 接触镜配戴者如出现任何角膜浸润，应作为感染的体征加以特别重视，要尽快采取措施来防止感染的发生。首先应立即停止配戴接触镜，检查镜片和护理系统等，迅速正确地找出问题所在。有时候角膜浸润是由于免疫反应而起，但无论如何，抗感染治疗不得延误。

角膜感染性溃疡是最严重的接触镜并发症，虽然发病率逐年下降，但作为验配医师应该特别警惕。为了减少角膜感染的危险性，接触镜配戴者应做到：①定期勤更换镜片；②严格遵循护理规程；③避免超时配戴；④出现红眼暂停配戴；⑤游泳时不戴接触镜。

### （二）巨乳头性结膜炎（giant papillary conjunctivitis，GPC）

1. 可能原因

（1）对镜片蛋白沉淀物的过敏反应；

（2）结膜与镜片的机械摩擦；

（3）对软镜材料的过敏反应。

2. 症状/体征 在上睑结膜形成巨大乳头，镜片异物感、痒、黏性分泌物，镜片上形成膜样沉淀物。乳头过大后，镜片偏位。

3. 治疗/处理

（1）彻底清洗或更换镜片；

（2）严重时暂停配戴；

（3）改用不同材料的镜片；

（4）改用抛弃型镜片或频繁更换型镜片；

（5）体征轻微者，可减少配戴时间或增加酶清洁频率。

### （三）配适不当

1. 软镜配戴过紧 症状/体征：

（1）视力波动（瞬目后瞬间视力清）；

（2）镜片配戴数小时后舒适度下降；

（3）角膜周围出现压迹或充血，伴有烧灼感（很可能在配戴数天后才出现）；

（4）镜片活动受限；

（5）角膜曲率计光标像扭曲，瞬目后又清晰；

（6）检影镜反射像变形。

2. 软镜配戴过松 症状/体征：

（1）视力波动；

（2）异物感明显；

（3）镜片中心定位不佳；

（4）镜片活动过度；

（5）镜片边缘翘离；

（6）镜片边缘下有气泡；

（7）镜片易掉出。

### （四）护理液反应

1. 毒性反应

（1）症状/体征：镜片戴入后不适、红眼、刺激；

（2）可能的原因

1）对清洁液冲洗不彻底；

2）肥皂、香水等污染镜片；

3）尚未充分中和过氧化氢溶液消毒液；

4）镜片残留酶清洁剂。

（3）治疗/处理：确定反应原因，重新指导护理程序，或改良护理系统，最好更换被污染的镜片。

2. 过敏反应

（1）症状/体征：镜片戴入后不舒适、红眼和刺激感，有可能出现无菌性角膜浸润。

(2) 可能的原因：对护理液中的防腐剂过敏（一般对含有硫柳汞或山梨醇的护理液）。

(3) 治疗 / 处理

1) 确定反应的原因，暂停配戴直至痊愈；

2) 接触镜要彻底清洁、冲洗，并在无防腐剂的生理盐水中浸泡 24 小时；

3) 重新选择护理系统（无防腐剂）；

4) 如果反应继续存在，则更换镜片。

**(五) 沉淀物**

配戴有明显沉淀物的镜片会出现红眼和眼刺激症状，镜片沉淀物表现为镜片上均匀的一层膜或局部块状突起，用裂隙灯放大镜可发现镜片的沉淀物。

1. 接触镜沉淀物引发以下问题

(1) 减低氧的传递性，产生不舒适感；

(2) 镜片的透明性下降，视力减低；

(3) 眼睑刺激感；

(4) 由于眼睑对镜片沉淀物的黏附增加，产生镜片移动过度，使视力波动；

(5) 增加感染的潜在危险；

(6) 巨乳头性结膜炎。

2. 治疗 / 处理

(1) 确定配戴者对护理和保养系统的依从性；

(2) 增加酶清洁的频率；

(3) 更换镜片或改用频繁更换型或抛弃型接触镜；

(4) 如果问题持续存在，试用不同材料的镜片。

**(六) 配戴损坏的接触镜**

1. 症状 / 体征　镜片戴入便疼痛，取出疼痛立即缓解。

2. 治疗 / 处理　更换镜片。

**(七) 瞬目不良**

1. 症状 / 体征　镜片戴上后，瞬目频率少于 12 次 / 分，或瞬目不完全，角膜 3 点钟和 9 点钟有点状染色。

2. 治疗 / 处理　换用直径小些或边缘薄些的镜片，指导配戴者做瞬目练习。

（吕　帆）

## 第七节　特殊接触镜及其验配

接触镜用于矫正近视、远视、散光等屈光不正外，还可以在眼科临床上有特殊的运用。由于接触镜和角膜直接的接触、镜片形状可设计性、镜片材料的特性等，使得特殊的接触镜可以矫正特殊病例的视力，而这些病例的矫正视力在框架眼镜矫正时往往不佳，此外接触镜也能起到治疗、缓解疼痛、促进创口愈合等作用。

### 一、圆锥角膜的接触镜及其验配

**(一) 病因**

圆锥角膜的发病原因至今仍没有完全明了，很多的研究发现圆锥角膜的发病原因可能和遗传、代谢、变态反应、揉眼和发育异常有关。

遗传上认为可能是常染色体隐性遗传，但同一家族中发现 2 例以上的情况也不多。此外可发现圆锥角膜会和其他的遗传性眼病同时出现，如先天性白内障、先天性虹膜缺损、视网膜色素变性等，也是表明圆锥角膜和遗传有关的依据。

代谢方面，发现有部分圆锥角膜患者同时伴有甲状腺素低下，代谢率较低。同时也发现有部分患者有相关的过敏史，提示可能与变态反应有关。

也有研究表明，揉眼动作过于用力和过多与圆锥角膜发病率有关，角膜屈光手术后也可引起继发性的圆锥角膜。

综上原因，并不是所有的圆锥角膜患者都能符合上述原因，甚至不符合的更多，所以病因目前依旧需要进一步研究。

**(二) 分类**

按照疾病的进程可分为：早期，表现为近视和散光度数逐渐增加，而没有明显的主观症状；中期，角膜出现局部突起、有进行性变薄，视力下降明显，特别是框架眼镜矫正不理想；晚期，出现角膜基质层和前弹力层的病理性改变，出现影响视力的角膜瘢痕；水肿期，后弹力层破裂，房水进入角膜基质内引起急性水肿，几周后角膜水肿减退遗留全角膜瘢痕。

按发生的部位可分为：前表面角膜前突和进行性变薄的前部圆锥角膜；前表面角膜正常而后表面进行性前突改变的后部圆锥角膜。

按照圆锥的形状可分：乳头形锥、椭圆形锥和球形锥。其中乳头形锥验配圆锥角膜 RGP 相对容易，而椭圆形锥和球性锥相对验配比较困难。

**(三) 临床表现**

1. 症状　早期仅表现为逐渐增加的近视度数和散光度数，可以没有其他主观症状。后来出现严重的视力下降，可伴单眼复视、眩光、畏光等症状。水肿期因角膜水肿视力突然急剧下降，且矫正视力难提高。

2. 体征

(1) 检影时发现影带在病变区呈现为不规则的“开合”状：主要是不同部位屈光状态不一致引起。

(2) Fleischer 环：在圆锥位置的下方会出现不完整的棕黄色或深绿色的色素环，一般认为是角膜形态的改变引起泪液在此处的滞留，铁质在角膜上皮基底细胞沉着引起。

(3) 基质 Vogt 条纹：在角膜基质层内出现的垂直状条纹，为基质纤维排列紊乱引起。

(4) Munson 症：由于角膜前突，严重时眼睛下转，下眼睑局部向前突起明显。

(5) 角膜地形图改变：表现为角膜屈光力增大，通常大于 47D，角膜不规则性增大，局部角膜屈光力明显增高，角膜厚度局部减少。

(6) 角膜瘢痕：后期角膜表面在圆锥顶的部位出现瘢痕。

### （四）矫治原则

由于病因至今尚不明了，圆锥角膜的矫治还是以提高矫正视力为主。早期如果框架眼镜或一般软镜都能矫正到较好的视力，就不应刻意选择其他矫治的方法。当上述矫正方法没法达到满意的矫正视力时，再考虑硬性接触镜、角巩膜镜、piggy-back 镜等特殊镜片的矫治。上述特殊镜片也不能矫正视力到满意或镜片验配不成功者，应施行部分穿透性角膜移植术。角膜交联术是早期圆锥角膜通过滴用核黄素和紫外线照射，起到固化角膜的作用，也是一种尝试。

### （五）接触镜矫正方法

1. 软性接触镜　圆锥角膜影响矫正视力的是不规则散光，而软性接触镜能矫正一定量的不规则散光。软性接触镜的材质对矫正不规则散光、提高矫正视力有关系，像材质偏硬的硅水凝胶镜片比一般水凝胶镜片矫正视力效果较好，镜片厚度大的矫正效果也相对好。一般圆锥角膜早期和中期可选择，或配戴 RGP 镜片不耐受的也可选择。

2. 硬性接触镜　硬性接触镜可以通过镜片下方的泪液镜的作用，很好的矫正角膜表面因不规则而引起的不规则散光。验配硬性接触镜的目的依旧是为了提高矫正视力，而不是为了减缓病情发展或治疗甚至治愈。反而硬性接触镜如果过多的压迫圆锥角膜圆锥顶的位置，还容易促使瘢痕的生成，所以圆锥角膜进行硬性接触镜验配的原理是尽可能少地压迫圆锥顶的位置而获得尽可能好的矫正视力。

(1) 圆锥角膜的早期圆锥顶突起并不明显的时候可以用普通的 RGP 验配。如普通 RGP 验配时发现镜片压迫圆锥顶过于明显可以采用专为圆锥角膜设计的圆锥角膜 RGP 镜片。其后表面相对普通 RGP 设计有增加一个向前突起的弧度（图 8-404），这个特殊的弧度可以根据圆锥发展的进程进行特别设计，针对后期特别突出的圆锥角膜，该弧度也相应更陡峭。镜片的重量可以更好的由该特殊弧度以外的周边弧度与角膜相接触来承担，以避免中央圆锥顶部过明显的压迫。

(2) 镜片的理想配适：中央区镜片尽可能少的与圆锥顶接触面积，但为保证有很好的矫正视力一般有一定的接触；圆锥周边的旁中央区尽可能少的泪液积聚；中周边区镜片尽可能与角膜有少量的接触；镜片边缘有轻微的抬起，以有利于泪液交换。一般配适的荧光图右三种类型：顶点接触型、顶点充盈型和三点接触型，其中的三点接触型是圆锥角膜比较理想的配适类型。三点接触指圆锥顶的接触和中周部鼻侧、颞侧的接触，这种类型使得镜片的重量均匀分布在三个不同的位置，既保持很好的定位又保证圆锥顶较少的压迫。

(3) 验配流程：验配流程和 RGP 验配流程一致，也包括角膜参数测定、试戴镜片参数选择、试戴评估调整、戴镜验光、镜片参数确定、定做镜片和镜片分发。需要特别强调的是 RGP 镜片验配圆锥角膜的目的是提高矫正视力，在荧光评估镜片时，每一片试戴镜片评估后都建议进行戴镜验光以了解最佳矫正视力，最终保证理想的矫正视力前提下选择有理想配适关系的镜片参数。

3. piggy-back 镜　piggy-back 镜为软性接触镜组合硬性接触镜系统，先戴一软镜作为基底，在其上再验配一硬性接触镜。基底的软性接触镜可以改善配戴的舒适性，减少镜片对圆锥顶的机械刺激作用，并且增加镜片良好的定位，获得更稳定的视力，而硬性接触镜起到矫正不规则散光、提高矫正视力作用。需注意此种两镜片叠合会降低透氧率，所以更应选择高透氧的镜片材料，护理也需要软镜和硬镜不同的护理系统。

4. 软硬复合镜　其镜片中央为硬性材料，而周边为软性材料作为裙边。中央硬质材料保证了良好的矫正视力，周边软性材料又能保证配戴的舒适和稳定的视力。但因软硬结合一起对镜片材料要求比较高，并

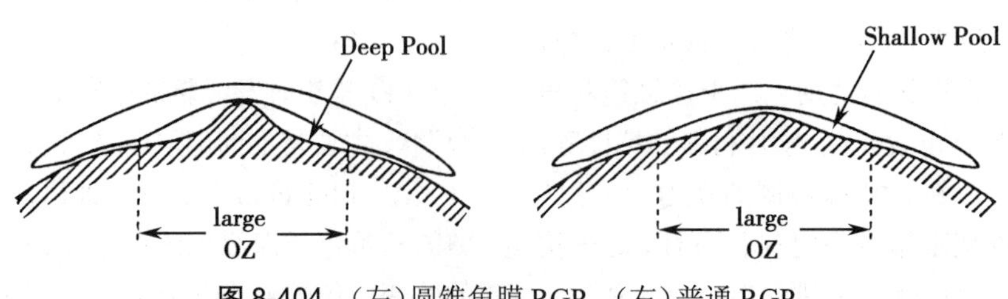

图 8-404　（左）圆锥角膜 RGP　（右）普通 RGP

且结合部容易分开，对制造提出更高的要求。

5. 角巩膜镜　同样是运用高透氧的 RGP 材料，和普通 RGP 不同的是镜片设计包含角膜部分和巩膜部分，总直径比角膜大，可达到 15～16mm。由于其直径覆盖角膜和部分巩膜，可以提供更好的镜片定位，同时将镜片的重量分布到巩膜来承担，特别适合严重的圆锥角膜患者戴 RGP 后镜片定位困难、配适不佳者。

## 二、角膜塑形镜及其验配

### （一）角膜塑形镜概念

角膜塑形镜是一种特殊设计的硬性透氧性接触镜，其镜片为特殊的倒几何弧度设计，通过镜片配戴使镜片压迫角膜并引起中央区域变平坦，角膜的曲率从而减少，近视度数就下降了。由于角膜具有记忆性，摘掉镜片后角膜的形状最终还是会复原，所以角膜塑形的效果是暂时的，一般配戴可以保持 1～2 天塑形效果。角膜塑形镜是一种特殊的 RGP，其配戴的目的是暂时降低近视度数、提高裸眼视力，近来也出现能暂时减低远视度数的角膜塑形镜。

### （二）角膜塑形镜设计

1. 倒几何设计　角膜的形状特征是中央区接近于一个球面，而周边角膜是非球面，角膜曲率变化的规律是从中央到周边角膜逐渐趋向平坦。普通 RGP 镜片的设计都是与角膜形态相吻合，镜片后表面从中央到周边也是从陡到平坦设计，而倒几何设计就是逆角膜形态变化的规律，周边的镜片弧度反而比中央的弧度更陡峭。角膜塑形镜片的后表面就包含倒几何设计弧度在内的四个弧度：基弧、反转弧、定位弧和周边弧（图 8-405）。

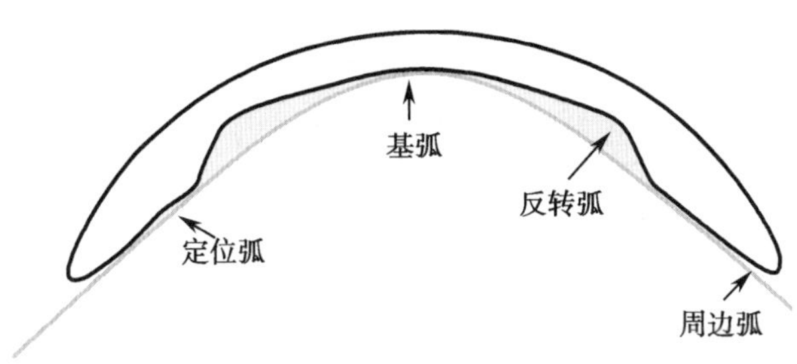


图 8-405　角膜塑形镜

2. 基弧　镜片的中央区为基弧区，一般 5.5～8.00mm 大小，基弧的曲率比所配适的角膜曲率要平坦，两者曲率的差值决定镜片理论上能降低的近视度数，一般会有 0.75～1.00D 的过矫量。

3. 反转弧　反转弧是倒几何设计的关键，这个弧的曲率比中央相邻的基弧曲率要陡峭很多，差异有 3.00～15.00D，逾期降低的度数越大差值也越大。该弧度下方形成一个不与角膜相接触的空隙，由于其中充填着泪液，当空隙两边都封闭后里面的泪液会产生向外的负压吸引力，和基弧对中央角膜的下压力一起配合起作用，使得角膜的形态变化有效而快速。

4. 定位弧　定位弧与反转弧相邻，弧度设计与该区域接触的角膜曲率相一致，镜片在该区域和角膜平行接触。定位弧因与该区域的角膜曲率相平行，能使镜片很好的定位于角膜中央，定位弧和基弧都和角膜相接触，形成之间相对封闭的反转弧间隙，间隙内泪液的负压吸引也有利于镜片的定位。定位弧和反转弧与角膜的匹配关系关系到基弧对角膜的压平作用能否有效、快速，是近视下降的保证。

5. 周边弧　角膜塑形镜的周边弧和普通 RGP 镜片的周边弧一样都有一定的抬高，以有利于泪液的交换。角膜塑形镜周边弧抬高相对普通 RGP 来说会少些。

6. 镜片总直径　角膜塑形镜的直径大小一般为 10.0～11.5mm，比普通 RGP 的直径要大，一般根据角膜的大小和配适关系的要求进行适当的调整。

### （三）角膜塑形镜验配流程

1. 适应证

（1）应均为近视和规则散光患者，并符合以下基本情况

1）近视量可矫正范围在 −0.25～−6.00D，以低于 −4.00D 为理想矫治范围。−6.00D 以上近视患者的验配，需由有经验医师酌情考虑处方。

2）角膜性散光小于 1.50D，顺规性散光者相对合适。散光 1.50D 以上的患者验配，需由有经验医师酌情考虑处方。

3）角膜曲率在 42.00～46.00D。角膜曲率过平或过陡需由有经验医师酌情考虑处方。

4）角膜形态从中央到周边逐渐平坦、且“e”值较大者相对合适。

5）正常大小瞳孔。

（2）能够理解角膜塑形镜的作用机制和实际效果，并有非常好的依从性，能依照医嘱按时复查并按时更换镜片的患者。

（3）适合于近视度数发展较快的少年儿童，但未成年儿童需要有家长监护，并确定具备镜片配戴应有的自理能力。年龄过小（< 8 岁）儿童如有特殊需求，由医师酌情考虑并增加对安全的监控。

2. 非适应证

（1）眼部或全身性疾患，所有接触镜配戴的禁忌证。

（2）无法理解角膜塑形镜矫治近视的局限和可逆性。

（3）屈光度和角膜状态不符合前适应证（1）中的1）～4）点，同时期望值过高超出角膜塑形镜的治疗范围。

（4）敏感度过高的患者。

（5）依从性差，不能按时复查，不能按照医师的嘱咐认真护理、清洁镜片和更换镜片。

3．验配流程

（1）验配前检查：基本验配流程与RGP镜验配相同，此外角膜地形图、角膜内皮和眼轴长度等需作为必要的检测内容。

（2）镜片选择：镜片的选择包括种类选择、试戴镜选择、镜片参数选择。不同品牌的角膜塑形镜因材料、设计不同，有其特定的试戴片系统，试戴镜不宜通用，必须采用同类品种的试戴镜。镜片选择的关键参数为镜片直径、镜片基弧、包括平行弧和反转弧等中周边弧度、预期降低度数，若为日戴类型，则需要考虑镜片屈光度。

（3）镜片参数选择和验配流程简图（图8-406）。

### （四）角膜塑形镜与屈光手术比较

角膜塑形镜和屈光手术一样都是通过改变角膜中央区域曲率来达到降低近视度数和提高裸眼视力的作用。两者之间有相应的差异：角膜塑形镜矫正是非手术方法，不需用药物，而屈光手术是有时需用药的手术方法；角膜塑形镜矫正可在任何年龄施行，特别是青少年，而屈光手术要求年龄为18岁以上；角膜塑形术效果是暂时可逆的，需要长期戴镜片来保持效果，而屈光手术是长期的效果，但不可逆；适应证来看角膜塑形镜主要适合中低度数近视患者，而屈光手术可以适合更大的屈光度数。

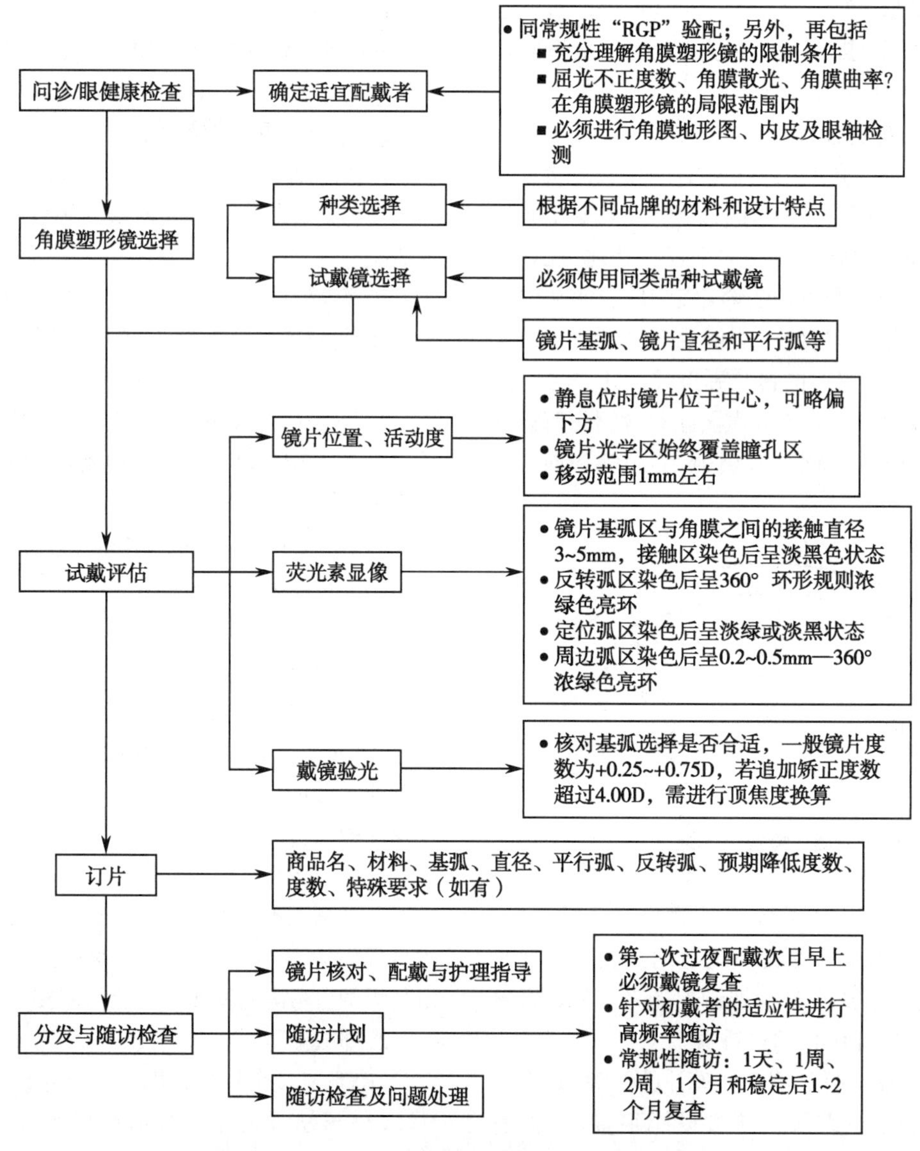


图8-406 角膜塑形镜参数选择和验配流程简图

## 三、接触镜与近视进展的控制研究

### （一）软性接触镜与近视发展

较多的研究发现软性接触镜对近视有一定的增加作用。2003 年 Fulk 对比了软性接触镜和框架眼镜矫正的两组人群，发现软镜组增加了 0.74D，而框架眼镜组增加了 0.25D，差异被认为是玻璃体腔的增长和角膜曲率变陡引起。但也有一些文献支持软性接触镜对近视进展没有影响，Horner 就进行了 3 年的随机设计的研究，共有 175 名近视的儿童参加（11～14 岁），分别配戴软性接触镜和框架眼镜，最后结果发现两种矫正方法的近视等效度数改变的差异无统计学意义，表明软镜相对框架眼镜并没有引起近视额外的增加。普通软镜是否对近视控制的增速作用显然受不同研究设计、样本量等影响。

2009 年 Adam Blacker 等的研究发现近视的进展和软性接触镜片的类型有关。该研究随访观察了多中心的不同配戴者，有日戴型水凝胶镜片和连续配戴的硅水凝胶镜片，分别配戴 3 年后硅水凝胶镜片组近视度数比水凝胶镜片组减缓了 0.43D，而近视度数的增加和初始屈光度数无关，硅水凝胶的材料和镜片设计是近视减缓的原因。

此外不少研究发现双光软性接触镜和渐变多焦点一样，对内隐斜的近视患者的近视进展有减缓作用。Anstice 给 40 位近视儿童（11～14 岁）分别配戴了双焦点软镜和单光软镜，其中双焦点软性中央区位看远，周边同心圆区域为增加 +2.00D 的看近部位。随访 10 个月发现双光组近视增加 −0.44D，单光组近视增加 −0.69D，双光组眼轴增加也相对比较慢。

2011 年 Padmaja Sankaridurg 等研究了周边屈光控制技术设计的软性接触镜对近视进展是否有减缓作用。7～14 岁的近视儿童 45 人配戴周边屈光控制技术设计软镜，另 40 人配戴普通单光框架眼镜。12 个月后配戴周边屈光控制技术设计软镜的近视者近视增加了 −0.57D，而普通单光框架眼镜者近视度数增加了 −0.86D，此研究结果也支持了周边屈光近视离焦状态能减缓近视的发展的假说。以上的研究也可看出软性接触镜对近视的控制作用和镜片的材料、镜片的设计有关系。

### （二）RGP 与近视发展

RGP 镜片对近视进展的干预也有些积极的研究结果，分别在美国、新加坡和温州的研究对 RGP 和框架眼镜配戴者进行比较，发现 8～13 岁儿童戴镜 3 年后，近视的进展在 RGP 组比框架眼镜组少了 0.35D。

2004 年 Jeffrey J.Walline 等的研究进行了 3 年的观察，116 名 8～11 岁的近视者分别配戴 RGP 和软镜，发现 RGP 组近视增加 −1.56±0.95D，而软性接触镜组近视增加了 −2.19±0.89D。RGP 组角膜曲率增加了 0.62±0.60D，而软性接触镜组角膜曲率增加了 0.88±0.57D，近视增加和角膜曲率增加的差异都具有统计学意义。但是该研究测量的眼轴长度的增加量两者却没有明显的差异，同时发现近视增加和角膜曲率变化的差异在配戴的第一年明显，后两年不明显。

2003 年 Katz J 对 428 名新加坡学龄期儿童（6～12 岁）进行了多中心、大样本的对照研究，随机分成 RGP 配戴组和框架眼镜配戴组，随访观察 2 年，发现框架眼镜组和 RGP 配戴组的儿童近视度数增加差异无统计学意义。

不同的研究对 RGP 对近视的控制作用依旧有不同的研究结果，其中样本数过少、缺少严格的随机对照研究、随访丢失率太高等都是影响研究结果的关键因素。同时我们也应该看到统计学上的差异在临床上有多大意义，统计学上的意义是否对临床有直接的指导意义，这些都值得商榷。

### （三）角膜塑形镜与近视发展

现在较多的研究也发现角膜塑形镜对青少年儿童的近视发展有很好的减缓作用。2005 年香港特别行政区的 Cho P 进行了 2 年的研究，共 70 位近视儿童（7～12 岁）分成两组，角膜塑形镜组和单光框架眼镜组（对照组）。随访观察 2 年后发现角膜塑形镜组和单光框架眼镜组眼轴长度的增加分别为 0.29mm±0.27mm 和 0.54mm±0.27mm，玻璃体腔长度的增加分别为 0.23mm±0.25mm 和 0.48mm±0.26mm，这也表明了角膜塑形镜配戴相对框架眼镜能减缓眼轴的增长。之后也有类似的研究发现角膜塑形镜对近视发展的减缓作用。2012 年 Hiraoka T 的随访 5 年的研究也发现角膜塑形镜组和框架眼镜对照组眼轴的增长量分别是 0.99mm±0.47mm 和 1.41mm±0.68mm，也支持角膜塑形镜能减缓眼轴增长的作用。

一种假说认为角膜塑形镜对近视进展控制作用的原因可能是改变了周边屈光状态。当屈光状态被框架眼镜、接触镜、角膜塑形镜等矫正方式矫正后，视网膜黄斑中心凹的成像是清晰的，但黄斑以外视网膜上的成像不一定清楚，存在离焦现象。假说认为当中央屈光矫正以后，周边屈光状态是近视离焦状态的可能减缓近视的进展，而远视离焦状态的可能加速近视的进展。2011 年 Kang P 的研究分别给 16 位近视患者一眼配戴角膜塑形镜，另一眼配戴 RGP 镜片，3 个月后分别测量周边屈光。研究结果发现角膜塑形镜使得中央 20° 范围内近视度数得到有效的下降，而 20° 以外改变不大，但周边相对中央屈光由原来的远视离焦变为近视离焦。配戴RGP镜片的另一眼周边相对中央的离焦状态没有改变。需要指出的是周边屈光与近视控制的关系仍是一种假说，是周边屈光引起近视进展还是近视进展引起周边屈光改变尚需要严格设计的纵向研究。

（毛欣杰）

## 第八节 治疗性软性接触镜

软性接触镜主要用于矫正屈光不正，同时可为角膜提供机械支撑、加固和保护作用以治疗某些角膜病变，即为治疗性镜片，另外亦可利用其亲水特性，将其作为药物载体，起药物缓释与增加局部药物浓度的作用。

### 一、治疗性软性接触镜适应证

1. 缓解疼痛　镜片覆盖因角膜病变而裸露的神经末梢，同时阻隔了眼睑对角膜的摩擦，故减少了疼痛。如大泡性角膜病变、角膜上皮糜烂、丝状角膜炎等，配戴接触镜后明显减轻疼痛症状。覆盖外露的角膜缝线，减少眼睑的刺激而减轻疼痛，见于角膜伤口修补术后、角膜移植术后。

2. 保护角膜　可减少眼睑内翻、倒睫等对角膜的机械刺激，或睑结膜粗大乳头对角膜的摩擦损伤。

3. 促进角膜愈合　配戴绷带式接触镜减少了眼睑对角膜的作用，故利于角膜上皮保持其稳定性，有利于上皮的愈合，同时减少角膜上皮层与前基质层的脱离。

4. 屈光手术后稳定角膜　PRK、LASEK、PTK术后使用绷带型镜片已经成为常规，通过覆盖接触镜，增加角膜上皮或屈光手术后角膜瓣的稳定性，防止移位。通过固定角膜上皮，减轻眼睑对角膜上皮的影响，促使上皮愈合；同时结合局部使用NSAID类药物，减轻术后不适。有很多抛弃型硅水凝胶镜片已批准用于绷带型镜片，同时局部使用抗生素和激素。此种配戴一般在24小时后随访，3～5天上皮愈合后停止配戴。LASIK术后很少使用绷带型镜片，但是在出现上皮缺损、薄瓣、瓣皱褶等情况下，也会使用镜片，增加其定位，一般患者配戴1～3天，同时局部使用抗生素，通常使用抛弃型硅水凝胶镜片。

5. 保持湿润　软镜覆盖在角膜表面，可防止角膜表面泪液蒸发，保持角膜表面一定的湿润性。可用于泪液分泌不足等引起的干眼症、Sjögren综合征等。当其他方法治疗无效时，可考虑亲水软镜。一般用具有低蒸发保湿特性的软镜，镜片不能太薄，保证此种镜片具有吸收水分和释放水分速度缓慢的特点。配戴之前将镜片吸足人工泪液或润滑液，镜片须每日进行清洁、冲洗和消毒，且定期更换。

6. 当眼局部使用组织黏附剂时，配戴镜片可使这些胶样物质分布得更均匀，使角膜表面变得更光滑，同时也防止胶样物质由于瞬目而被排出。

7. 修复伤口　使用接触镜可覆盖角膜微小穿孔，有利于伤口的修复。

8. 改善视力　配戴治疗性接触镜后，可为粗糙或不规则的角膜表面提供一个新的光滑的光学表面，并产生镜下泪液透镜作用以改善患眼视力。

9. 药物吸载与缓释　利用软性接触镜对液体的吸收负载和缓慢释放的特性，可显著提高滴眼液的生物利用度，减少滴眼的频度。此种镜片通常在戴镜后短时间内有较大量的药物释放，其后可在一稳定水平保持相当长的时间。药物的浓度、分子量的大小均会影响镜片的药物载量和释放速度。常用于急慢性青光眼，利用镜片释放毛果芸香碱等拟胆碱类制剂；角膜炎症等眼前段疾病，利用镜片释放抗生素；角膜屈光手术后，利用镜片释放皮质激素等。

10. 色盲接触镜　用于矫正红绿色盲及色弱患者的辨色力。选择非优势眼配戴色盲镜片，由于光谱的拮抗作用，镜片中的红色与可见光中相应的光谱单色叠加，戴镜眼只能看到红色光，而优势眼则通过对比，可看到戴镜眼所不能看到的绿色光，从而双眼可感受红、绿不同的灰度，经过中枢神经系统的整合，可产生一定的分辨力。

11. 人工瞳孔　采用中心部分有2～3mm透明瞳孔区，中心区外为不透明棕色或彩色镜片。可阻挡过多光线进入眼内，缓解畏光等刺激；同时可增加视物景深，改善视觉质量。可用于先天性无虹膜症、虹膜缺损和白化病等。

### 二、治疗性软性接触镜分类

目前治疗性软性接触镜主要分为水凝胶镜片和硅水凝胶镜片。水凝胶镜片根据含水量可分为低（含水量为38%～45%）、中（含水量为55%左右）、高（含水量为70%～79%）含水量镜片；硅水凝胶镜片采用的是将高氧通透性的硅和良好液体传送能力的水凝胶结合起来的材料，硅为携带氧的主要渠道（硅胶和氟），透气性高，比传统镜片高6倍透氧，适合连续过夜配戴。含水量较低，材质较传统水凝胶镜片稍硬，比传统硅胶镜片提供更好的持续湿润性和抗沉淀特性。根据镜片厚度有薄镜片和厚镜片之分，目前镜片厚度为0.035～0.45mm。根据使用周期，有抛弃型镜片与传统型镜片之分。

## 三、镜片选择和配戴

1. 根据不同需要选择不同含水量、直径、厚度、基弧等的镜片，镜片配适同一般接触镜的验配相似，但治疗性镜片仍有其特性。

在治疗反复角膜上皮糜烂患者，应选择镜片的配适较紧，这样可减少镜片的活动而有利于上皮的修复；而在治疗角膜微小穿孔时，则希望镜片能直接接触角膜穿孔处；治疗角膜周边病变时，或需要封闭如青光眼术后的渗漏伤口时，则希望镜片的直径较大，以封闭伤口，减少镜片边缘对角膜病变处的摩擦。

对于单纯角膜上皮糜烂患者，可选择较高含水量镜片，可提高镜片配戴舒适度，并增加氧供，而对于一个明显有干眼症状的患者，则需选择中等或低含水量镜片；薄的低含水量镜片可使用在比较规则的角膜上，在不规则角膜上必须使用较厚、含水量较高的镜片。

硅水凝胶镜片透氧率是传统的5～6倍，且质地较硬，在干眼或者眼睑、黏膜病变，需要较长时间配戴接触镜，以及明显不规则角膜中，硅水凝胶镜片是首选。

在利用接触镜作为给药载体时，应根据需要选择不同的镜片作载体，如高含水量镜片具有载量大、释放快的特点，常用于冲击性给药，低含水量镜片载量小、释放慢，可利用其缓释性能提高药物的作用时间，厚镜片载量大，但并不能显著提高药液释放的时间和速度，通常选择镜片厚度为0.1mm左右。

因此，必须根据具体情况，以治疗角膜病变为出发点，选择理想的镜片种类和参数。

2. 一般水凝胶镜片必须每天进行镜片的护理，并且定期更换镜片以减少并发症，用于术后保护角膜创口的镜片一般待创口复原、角膜上皮愈合后取镜，而用于覆盖眼睑闭合不全导致的角膜病变的镜片必须采用长戴式。

3. 水凝胶镜片在长戴时会有缺氧等一系列问题，如角膜水肿、新生血管以及感染等，所以长戴镜片必须使用硅水凝胶镜片。

治疗性软性接触镜的并发症主要是缺氧，其会影响上皮愈合，导致基质水肿、新生血管，镜片沉淀，加剧乳头性结膜炎的产生。一般情况下治疗性镜片的成功率为70%～90%。

## 四、治疗性软性接触镜使用的注意点

治疗性软性接触镜主要用于有疾病的角膜，故对一般接触镜所致并发症的易感性增加。常见并发症有镜片耐受性差、角膜新生血管、角膜水肿、角膜感染等。导致这些情况的产生，可能有患者眼局部疾病的因素，也有可能为镜片本身的因素，如配适不良、镜片沉淀、镜片透氧性能差等，或者由于配戴者操作不当、护理欠妥所致，故必须严格进行随访。如出现眼部严重并发症，镜片的使用不是有利于眼疾病的恢复，则必须停止配戴镜片。

软性绷带型镜片主要用于角膜变薄、眼表异常、角膜内皮病变、伤口愈合等，治疗镜片的主要目的是减轻疼痛、机械性保护作用以及上皮固定、促使上皮愈合，减轻疼痛和术后局部反应、保持角膜湿润性。很多情况下需要连续配戴接触镜3～4周，甚至3个月，所以对透氧性能要求较高，含水量太高的镜片对于干眼患者不合适，而太薄的镜片由于角膜不规则性则定位差，所以很多情况下应以实用透氧性能较高的抛弃型硅水凝胶镜片为主。

有些情况镜片是一次性使用，直至疾病愈合，取下镜片。而有些情况下镜片必须定期取下，进行清洁处理后再戴上。配戴治疗性镜片患者必须在戴后1天、1周、1个月以及3个月进行随访，如有镜片破损随时更换，配戴早期必须局部使用抗生素。

（褚仁远）

## 主要参考文献


1. 吕帆. 接触镜学. 第2版. 北京：人民卫生出版社，2011.
2. 陈浩，吕帆. 渐进多焦点镜片. 上海：上海科学技术出版社，2001.
3. 褚仁远，谢培英. 现代角膜塑形学. 北京：北京大学医学出版社，2006.
4. 谢培英，迟蕙. 眼视光医学检查和验配程序. 北京：北京大学医学出版社，2006.
5. 谢培英. 软性角膜接触镜新技术新进展. 第2版. 北京：北京大学医学出版社，2009.
6. 中华医学会眼科学分会眼视光学组. 硬性透气性接触镜临床验配专家共识. 中华眼科杂志，2012，48：467-469.
7. Stein HA，Slatt BJ，Stein RM，et al. Fitting guide for rigid and soft contact lenses：a practical approach. 4th ed. St. Louis：Mosby，2002.
8. Jalie MO. Ophthalmic lenses and dispensing. 3rd ed. Boston：Butterworth-Heinemann，2008.
9. Dowaliby M. Practical aspects of ophthalmic optics. 4th ed. Boston：Butterworth-Heinemann，2001.
10. Bennett ES，Henry VA. Clinical manual of contact lenses. 3rd ed. Philadelphia：Lippincott Williams & Wilkins，2008.
11. Hom MM，Bruce AS. Manual of contact lens prescribing and fitting. 3rd ed. Boston：Butterworth-Heinemann，2006.

12. Herzberg CM. An Update on Orthokeratology. Contact Lens Spectrum，2010.
13. Efron N. Contact Lens Complications. 3rd ed. Oxford：Saunders，2012.
14. Blackmore K，Bachand N，Bennett ES，et al. Gas permeable toric use and applications：survey of Section on Cornea and Contact lens Diplomates of the American Academy of Optometry. Optometry，2006，77（1）：17-22.

# 第七篇 屈光手术

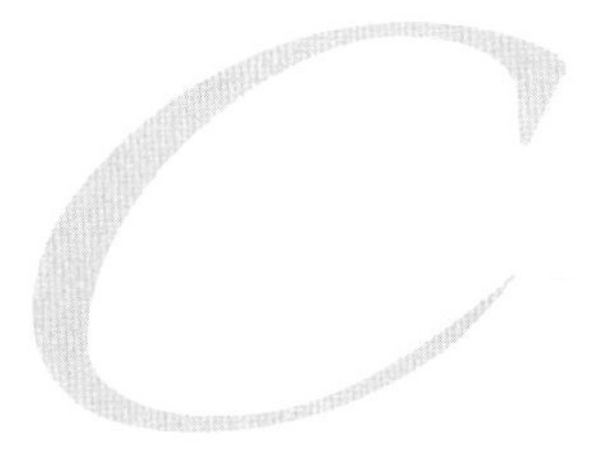

## 第一章 角膜屈光手术概论

### 第一节 角膜屈光手术的分类

眼球的总屈光力为 58.64D，而角膜的屈光力为 43.05D，占总屈光力的 70%，并且角膜位于眼表面，角膜就成为屈光矫正的主要工作面。

角膜屈光手术是通过手术的方法改变角膜表面的形态，以矫正屈光不正。其基本方法是在角膜上做不同形状的切口以松解角膜纤维的张力如放射状角膜切开术（radial keratotomy，RK）或通过去除部分角膜组织以使角膜表面变平或变陡，如准分子激光屈光性角膜切削术（photorefractive keratectomy，PRK）和准分子激光原位角膜磨镶术（laser in situ keratomileusis，LASIK）。

角膜屈光手术按照矫正屈光不正的类型分为：①矫正近视的角膜屈光手术；②矫正远视的角膜屈光手术；③矫正散光的角膜屈光手术。按照手术方法的不同又分为：①角膜切开屈光手术，包括放射状角膜切开术和矫正散光性角膜切开术（astigmatic keratotomy，AK）；②板层角膜屈光矫正术，包括自动 / 手控板层角膜成形术（automated/manual lamellar keratoplasty，ALK/MLK）、基质内角膜环植入术（intrastromal corneal ring，ICR）、角膜内镜片植入术（intracorneallenses，ICL），以及表层角膜成形术（epikeratoplasty），或称为表层角膜镜片术（epikeratophakia）；③激光角膜屈光手术，主要为准分子激光角膜表层切削术包括 PRK、准分子激光上皮下角膜磨镶术（laser epithelial keratomileusis，LASEK 和 epipolis laser in situ keratomileusis，Epi-LASIK）；准分子激光角膜板层切削术包括显微角膜板层切开刀辅助的或飞秒激光辅助的 LASIK；以及全飞秒激光角膜屈光手术、激光角膜热成形术（laser thermokeratoplasty，LTK）。

### 第二节 角膜屈光手术历史回顾

早在 1869 年，荷兰眼科医师 Herman Snellen 就报道在较陡的角膜子午线上做切口可改变散光量。随后于 1885 年挪威的 Schiotz 报道了白内障手术中，沿较陡子午线的角膜切口可使角膜显著变平。最早真正施行角膜屈光手术治疗近视者是日本的佐藤勉（1939），他观察到圆锥角膜发生 Descemet 膜破裂后因角膜变平而使近视屈光度降低，于 1939—1953 年佐藤勉先采用放射状角膜切开术治疗圆锥角膜病例，随后又用于矫正近视和散光。原先采用从角膜前表面进行切口，但由于保留角膜中心视区过大（>6mm）而且切口深度不够（仅达角膜厚度的 50%），因此疗效并不满意。由于当时还不知道角膜内皮细胞对维持角膜透明性的重要作用，手术改为从角膜前后两面切开，因角膜内皮损伤严重，3/4 的病例术后 10～20 年发生了大泡性角膜病变而导致失明。这一历史悲剧，使角膜屈光手术研究工作中断了一段时间。

另一位角膜屈光手术的先驱者是西班牙的 Barraquer，他在 20 世纪 50～60 年代，利用改变角膜厚度及屈光度以矫正近视及远视，主要方法为角膜磨镶术（keratomileusis）及角膜镜片术（keratophakia）。前者是用显微角膜板层切开刀将角膜前层切下，冷冻后用特制车床将中央部（矫正近视）或周边部（矫正远视）做球面切薄，然后再缝于原位；而后者则是将角膜板层切开，另用异体人眼角膜或合成材料经加工切削成凸透镜或凹透镜后夹镶于切开的角膜板层之间，用于矫正远视或近视。但上述手术由于操作复杂、风险性较大、预测性差，并且角膜层间愈合时难免有瘢痕形成，影响光学效果，因此未能得到推广。

前苏联的 Fyodorov（1972）在眼显微手术的带动下，进一步发展和完善了放射状角膜切开术。他提出了现代 RK 手术的重要原则：①角膜中心视区保留范围越小，所产生的屈光矫正效果越大；角膜切开深度越深，矫正效果越大。因此目前 RK 手术一般保留角膜中央 3mm 视区范围，切开深度达角膜厚度的 85%～90%，以获得最大的矫正量。②为了避免角膜内皮失代偿，只能在角膜表面进行放射状切开。③根据术前屈光度，通过计算公式决定手术量，使矫正效果更加精确。美国的 Bores（1978）进一步完善了 RK 术前检查设备和手术器械，简化了手术计算公式并使手术操作方法规范化，在 19 世纪 80 年代，美国每年开展近视矫正 RK 手术数十万例，成为当时近视屈光手术的主要术式。我国朱志中（1981）也率先对 RK 手术进行了实践研究，他在自制的手术放大镜下进行 RK 手术。通过 30 例 52 眼 RK 手术的实践和术后 3 个月观察随访证明，RK 对 -3.0D 以内的近视疗效可靠，安全简便，80% 以上的患眼摘镜后可达正常视力。

与 RK 手术几乎并行的是美国 Kaufman（1980）提出的表层角膜镜片术，先后在美、苏、英、法、德等国家开展，取得了一定的效果。我国中山大学中山眼科中心（1990）也率先在国内进行了临床研究和应用。表面角膜镜片术主要适应于治疗圆锥角膜以及矫治远视，尤其是无晶状体眼的矫治。

准分子激光（excimer laser）的问世，给角膜屈光手术带来一项革命性成果。1983 年，美国哥伦比亚大学的 Trokel 等首次报道准分子激光对牛眼角膜的精细切削作用，而不产生热效应。随后，德国 T.Seiler 等在动物实验的基础上于 1985 年用准分子激光首次对盲眼进行角膜切削，观察屈光改变。1988 年，美国 Marguerite McDonald 首次将 PRK 用于治疗屈光不正。1990 年希腊的 Pallikaris 在 PRK 的基础上首先开展了准分子激光原位角膜磨镶术，LASIK 结合了角膜基质内屈光手术及 PRK 的优点。由于手术不破坏角膜上皮及前弹力层，可以避免 PRK 术后的一些并发症，因此已经成为开展最为广泛的一种屈光手术。准分子激光上皮瓣下角膜磨镶术（LASEK）是介于 LASIK 和 PRK 之间的一种手术，由 Massimo Camellin 等于 1999 年在美国白内障与屈光手术年会上首次报道。其操作包括制作一个角膜上皮瓣，在完成激光切削后将瓣复位。LASEK 的优点在于避免 LASIK 制作角膜瓣中可能产生的并发症，缩短 PRK 术后角膜上皮愈合时间、减轻患者的疼痛反应及角膜雾状混浊的程度。同时，该手术也适用于角膜比较薄或职业特点容易产生眼部外伤而导致角膜瓣移位的患者。

飞秒激光（femtosecond laser）是以激光脉冲宽度飞秒（$10^{-15}$ 秒）来命名的激光，于 2001 年起用于辅助 LASIK 手术，替代显微角膜板层切开刀制作角膜瓣。与显微角膜板层切开刀相比，飞秒激光减少了严重并发症，所制作的角膜瓣更薄更均匀、重复性更好，已经被越来越多的医师所接受，其缺点是费用较昂贵。飞秒激光除能制作 LASIK 角膜瓣外，还可进行角膜层间的透镜切除（全飞秒技术），以矫正近视及散光。

准分子激光前弹力层下角膜磨镶术（sub-Bowman's keratomileusis，SBK），即薄瓣 LASIK 最早由 Durrie 于 2007 年在美国白内障屈光手术年会上提出，是利用飞秒激光或机械式显微角膜板层切开刀，制作厚度介于 90～110μm 之间的角膜瓣，角膜瓣的厚度均匀呈“平板”形、每次切割间的误差小于 10μm。SBK 的目的在于术后保留更多的角膜瓣下基质床厚度，以降低角膜扩张及继发性圆锥角膜的发生率。

## 第三节　准分子激光设备发展趋势

准分子激光的波长为 193nm，属远紫外线激光，其工作物质为受激活的氟化氩（ArF）二聚体。每一个光子的能量为 6.4eV，远大于角膜组织中维持分子键所需的能量（3.4eV）。当准分子激光作用于角膜组织时，可使其分解成小片段产生汽化效应，也称为切削性光化分解效应。由于激光波长短，除了光子能量大以外，其穿透力弱（每一脉冲 0.25μm），因此对组织的切削边缘整齐，不损伤周围组织，对眼内组织无影响。目前准分子激光机有三种类型，即大光斑爆破式、裂隙扫描式和飞点扫描式。大光斑（光斑直径 $>$ 1.0mm）爆破式的优点是在激光脉冲频率较低的情况下，治疗时间也较短，且不容易发生切削偏中心；其缺点为切削面相对较粗糙，中心岛发生率较高，声振波较大。扫描式的优点为切削面较光滑，中心岛发生率较低，声振波较小。其缺点是需要借助眼球跟踪系统，否则容易发生偏中心；此外治疗时间也较长，需要大幅度提高激光脉冲频率。随着波阵面及角膜地形图引导个体化准分子激光角膜切削术的兴起，结合了主动眼球跟踪系统的小光斑（光斑直径 $<$ 1.0mm）高频率飞点扫描式激光机因其治疗准确性高，对消除高阶像差的效果好，已经成为今后发展的趋势。

在准分子激光切削过程中，应当始终保持精准的中心定位，这对于术后获得最佳视力及视觉质量非常重要。现代准分子激光系统借助瞳孔跟踪、虹膜识别定位、联机跟踪（眼球 $x$、$y$、$z$ 三个轴向上以及动态眼球自旋的实时定位及跟踪）系统，提高了激光定位的精确性。同时，准分子激光的切削模式，已经从单一的基于镜片加工的 Munnerlyn 公式，演变为减少球面像差以及彗差的个体化切削模式，以提高术后视觉质量。也可进行角膜 Q 值调整切削，使非主导眼的角膜中央区变陡，引入负性球面像差，以补偿老视（改良的单眼视治疗）。

## 第四节 个体化切削简介

个体化手术，主要是指利用波阵面像差或角膜地形图测量结果，引导准分子激光切削。在矫正眼的低阶像差（离焦及散光）的同时，矫正眼的较高阶像差，如彗差及球差。这样，不仅可以达到常规手术矫正屈光不正之目的，同时因消除眼球较高阶像差使人眼在获得良好视力的同时提高视觉质量。

但实际上正常人眼的较高阶像差较小，角膜屈光手术本身，特别是在激光偏心切削和小光区的情况下，所导致的较高阶像差，比术前所存在的更大。因此，对于矫正普通的屈光不正眼的准分子激光角膜屈光手术，通过精确的切削定位以及非球面切削模式减少彗差及球差，比为了单纯消除术前已经存在的较高阶像差而使用波阵面像差引导更为重要。眼球波阵面像差的测量，主要用于客观评价人眼的视觉质量，在少数患者像差较大已影响视觉质量的情况下，如为了矫正前次手术的光学并发症，则可以引导制定个体化的角膜切削方案，以获得最佳的视网膜成像。对于因角膜高度不规则散光，波阵面像差测量重复性较差者，可采用角膜地形图引导的个体化治疗。

实施波阵面像差引导的角膜切削手术系统应包括以下4个基本部分：①波阵面像差测量装置或角膜地形图仪；②高频率（200Hz以上）、小光斑（<1mm）扫描式准分子激光系统；③与激光切削频率适配的快速主动眼球跟踪器；④一个连接波阵面像差仪或角膜地形图仪以及激光系统并能完成数据处理的计算机连接系统。在术前需测量获得重复性良好的波阵面像差或角膜地形图结果，测得的像差以角膜外表面不规则的形式表达出来，然后用准分子激光对其角膜表面进行精确的亚微结构塑形。激光斑的大小对所矫正的像差类型有关，由于4阶以上的像差对视觉质量影响较少，目前临床上多矫正4阶及以下的像差。

首例波阵面像差引导的个体化切削LASIK是在1999年，由Seiler用波阵面像差引导的LASIK治疗15只眼的近视、散光及高阶像差，1个月后4只眼（27%）的视力达到超视力20/10，这4只眼像差的RMS值均较术前减少，最多减少了40%，视敏度的增加与RMS值减少密切相关。而所有眼的RMS值平均增加了40%，与当时常规LASIK手术后像差可增加10～20倍相比，结果尚令人鼓舞。尽管对像差的矫正还不十分理想，该结果表明被眼的像差所限制的视敏度可以通过手术矫正像差来改善。此外，许多矫正视力正常的人，在接受了个体化切削后在一定的距离和开大的瞳孔下空间视力得到提高。目前选择做波阵面像差引导的准分子激光角膜手术的适应证包括：①总体高阶像差大，6mm瞳孔时，总体高阶像差的RMS值超过0.2μm；②以前因屈光手术不理想造成眼球产生显著的球差和彗差增加；③暗光下具有大瞳孔的年轻人和需要夜间开车的人。

但是目前波阵面像差引导的准分子激光角膜手术还存在一定的缺陷：①假如像差矫正采用较大的光学区（≥6.5mm直径），则比标准球镜及散光矫正模式需要更深的角膜切削。因此，在某些情况下，尤其是在高度数矫正时为了不影响角膜结构的完整，不可能完全矫正视觉像差。因为像差的矫正需要切削的边缘具有明显的深度，为避免增加愈合反应，需找到合适的过渡区使视觉结果尽可能完美并尽可能减少组织的切削。②个别眼术后高阶像差增加大于常规LASIK，可能是由于像差测量误差尤其是一些复杂病例像差测量困难所致，或由于测量和手术中存在对位误差。③波阵面像差可随年龄增加而改变，而且受调节、泪膜等因素的影响，使测量结果不稳定。④某些高阶像差如垂直彗差或许对眼的视力有益，消除这些像差后反而造成视力下降。⑤角膜瓣及角膜伤口愈合等可产生新的像差，当然波阵面像差引导的LASIK手术和标准的LASIK手术一样，有手术中和手术后各种的并发症。如切削错误、瓣下角膜上皮内生和角膜扩张的危险性。

总之，角膜屈光手术特别是准分子激光角膜屈光手术，是当前国内外手术矫正屈光不正的最主要方法，我国自1993年开始开展该领域的工作，目前已拥有上千台设备，完成手术数百万例，各医疗单位开展相关的临床和基础研究，包括视觉质量与个体化准分子激光角膜屈光手术的研究，使国内在这一领域达到或接近国际先进水平。

（陈跃国）

# 第二章 激光角膜屈光手术

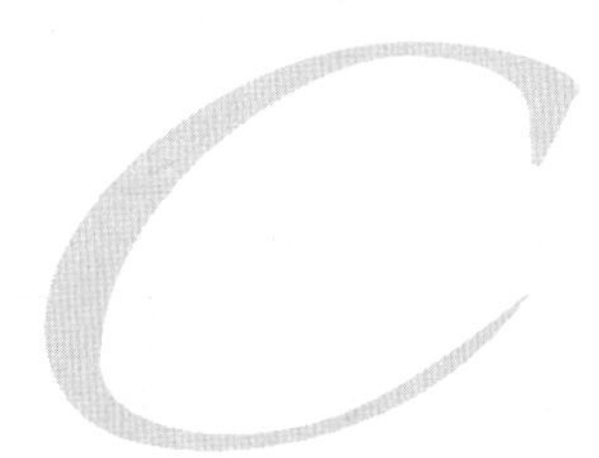

## 第一节 准分子激光角膜表层切削术

准分子激光表层切削术是指在角膜上皮下进行的准分子激光角膜切削手术，包括PRK、LASEK以及Epi-LASIK。

### 一、准分子激光屈光性角膜切削术

#### （一）光学理论基础

根据Gullstrand的测量，眼的全部静态屈光力是58.64D。角膜的屈光力范围通常在40.00～45.00D（42.84D±0.04D），角膜屈光手术通过改变角膜的屈光力，矫正了眼睛的成像能力。

角膜屈光力的测定：

$$D=1000(n-1)/R$$

式中，$n$代表角膜折射率，1为空气的折射率，$R$为角膜曲率半径。角膜的有效折射率为$n=1.376$，因此角膜曲率半径在7.8mm范围内，每0.1mm的曲率半径差异会导致约2/3D的屈光力的改变。

#### （二）激光原理

准分子（excimer）原意是"被激发的二聚体"（excited-dimer）。准分子激光是指受激二聚体所产生的激光。准分子激光屈光性角膜切削术（PRK手术）应用的是波长为193nm氟化氩（ArF）准分子激光。其具有光子能量大、穿透深度浅、无明显热效应等特点。它可产生高能光子束，每个光束具有6.4eV的能量，大于角膜组织中肽链与碳链分子的3.4eV的维持能量。当角膜受到准分子激光照射时，其表面组织分子键被打断，并分离或小片段汽化分解，最终达到切削组织，重塑角膜弯曲度的目的。角膜中央被削薄，可以得到配戴凹透镜效果；周边部被削薄，可形成配戴凸透镜的效果。

准分子激光切削角膜组织具有超细微的精确度，因此，提供了角膜均匀一致的切削平面，每一个脉冲约切削0.25μm厚度的生物组织。它比眼科其他激光精确50～1000倍。切削组织后，切口整齐，对邻近组织影响小。

#### （三）PRK治疗机制

角膜曲率半径的轻微改变，即可引起明显的屈光力改变。由于准分子激光属于紫外波段的激光，不能穿透角膜上皮，为使激光作用至角膜基质层，需要去除角膜上皮，PRK手术所产生的屈光力变化是通过激光水平切削角膜基质改变了角膜前表面曲率。理论上，屈光力（D）的改变计算是基于下列公式：

$$D=(n-1)(1/R_1-1/R_2)$$

式中，$n$为角膜折射率，$R_1$为切削前角膜曲率半径，$R_2$为切削后角膜表面曲率半径。

近视性PRK通过切削角膜中心，角膜前表面曲率半径增加，中心变扁平，导致角膜屈光力削弱，外界物体的光线通过减弱的曲折力使物像向后移，恰落于视网膜上。中心切削厚度$T$可以通过下列公式求出：

$$T\approx -S^2D/8(n-1)$$

式中，$S$为切削区直径，$D$为屈光度，$n$为角膜折射率。根据公式：在单位屈光度下，切削直径为6mm时，切削深度为11.9μm；切削直径为5mm时，切削深度为8.3μm；切削直径缩为4mm时，切削深度仅为5.3μm。

由此可见，屈光度的改变与切削深度成正比，即近视矫正度可通过切削深度控制（图8-407）。

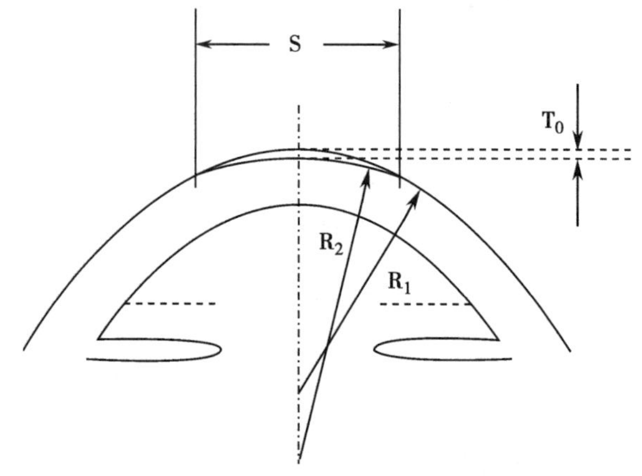


图8-407 PRK矫治近视的光学原理

矫治远视时，中央区几乎无组织的切削，仅对周边组织进行切削（图 8-408）。矫治散光是通过椭圆形或圆枕状切削陡峭子午线角膜表面达到矫治结果，切削深度另行计算。

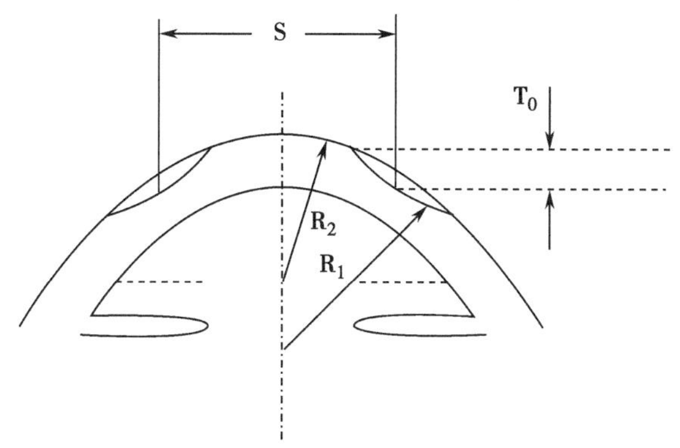


图 8-408 PRK 矫治远视的光学原理

（四）手术步骤

1. 麻醉 表面麻醉。结膜囊滴用表面麻醉剂 2～3 次。

2. 去除角膜上皮

（1）机械方法：应用角膜上皮刀或电动刷刮除上皮。范围大于所设定光学区 1mm。

（2）激光方法：应用准分子激光治疗性角膜切削程序（PTK）直接照射角膜表面，均匀切削角膜上皮。

（3）化学方法：应用 4% 可卡因（cocaine）或 20% 酒精（乙醇，alcohol）棉片，覆盖于角膜表面，松解角膜上皮与其下方的连接，使其脱落。

3. 确定切削中心 嘱被治疗者注视激光机正上方指示灯，调整激光焦平面之中心点于视轴中心所对应的角膜前表面。

4. 激光切削 根据患者屈光状况，设置激光切削的各项技术参数。切削过程可使用自动跟踪系统，确保切削位置始终不偏移。

5. 术后处理 切削完毕，术眼点用抗生素，戴绷带型接触镜。

6. 术后随访

（1）术后 1 天、3 天检查上皮愈合情况，清洁眼外部，局部点用抗生素及低浓度糖皮质激素眼药水。非甾体抗炎药具有一定的止疼作用，可根据需要点用。

（2）术后糖皮质激素使用方案：术后 1 天即可开始局部应用低浓度糖皮质激素类药物。一般疗程：第 1 个月每日 4 次，以后逐月递减 1 次，共用 4 个月。

## 二、准分子激光上皮下角膜磨镶术

准分子激光上皮下角膜磨镶术（laser epithelial keratomileusis，LASEK）是介于 LASIK 和 PRK 之间的一种手术，由意大利的 Massimo Camellin 等于 1999 年在美国白内障与屈光手术年会上首次报道。其操作包括制作一个角膜上皮瓣，在完成激光切削后将该上皮瓣复位。LASEK 的优点在于避免 LASIK 制作角膜瓣中可能产生的并发症，缩短 PRK 术后角膜上皮愈合时间、减轻患者的疼痛反应及角膜雾状混浊的程度。

（一）手术机制

LASEK 制作角膜上皮瓣是利用酒精对于角膜上皮基底膜的化学作用，使上皮细胞层基底膜内形成缝隙而完整分离，后续的准分子激光脉冲就能直接作用到角膜前弹力层和基质层，进行切削以矫正近视、远视及散光。

酒精可引起蛋白质凝固变性，此作用发生于细胞膜及细胞内的多种胞浆蛋白，细胞中酶蛋白的凝固变性可导致细胞功能丧失甚至死亡。角膜上皮细胞活性的保存与酒精浓度以及作用时间有关，一般认为，18%～20% 的酒精浸泡 20～30 秒，基本上不影响角膜上皮细胞的活性。LASEK 术后虽然部分角膜上皮细胞由于酒精的化学作用而失活，但余下的存活上皮细胞层覆盖于角膜基质床表面可以起到“生物性治疗性接触镜”的作用，抑制某些细胞因子如 TGF-β1（一种多功能调节肽，能促进或抑制细胞的增殖分化及调节细胞功能）的表达、减少角膜基质细胞的激活及异常胶原沉积从而减少角膜上皮下雾状混浊的形成，同时暂时性的上皮细胞覆盖可以减轻疼痛反应。由于 LASEK 的角膜上皮瓣不侵入角膜基质层，因此不会影响术后角膜的长期生物力学稳定性。

假如能完全用机械的方法替代酒精作用制作完整的角膜上皮瓣（Epi-LASIK），可更大限度地保存角膜上皮细胞的活性，从而进一步减轻术后反应及角膜上皮下雾状混浊的形成。目前专用于机械法制作角膜上皮瓣的刀具已经面市，其特殊设计的刀刃可将角膜上皮层与 Bowman 层机械性分离，并且不损伤角膜基质，有望在不久的将来成为 LASEK 中制作角膜上皮瓣的主要工具。

（二）临床应用

LASEK 是 LASIK 的补充。但对于下述情况，可以考虑做 LASEK。

1. 适应证

（1）综合考虑角膜厚度、瞳孔大小与屈光力等因素：假如 LASIK 术前经计算角膜瓣下厚度不足以保留达 250μm 以上或角膜地形图检查有“疑似圆锥角膜”时，即应改为 LASEK 术式。

（2）角膜过平（K 值小于 39）或过陡（K 值大于 48）：假如做 LASIK，在制作角膜瓣时容易形成游离瓣或

"纽扣瓣"。

(3) 角膜上皮基底膜异常的病例：在 LASIK 术中容易导致角膜上皮剥脱，增加角膜上皮内生的机会，尤其是一眼在 LASIK 术中已经发现有明显的角膜上皮分离或剥脱时，另一眼应改做 LASEK。

(4) 干眼症或有干眼症倾向者：因 LASIK 制作角膜瓣过程中切断角膜感觉神经末梢，尤其是角膜瓣蒂位于上方者，同时切断鼻侧和颞侧两侧神经末梢，角膜知觉减退造成反射性泪液分泌减少，术后容易使干眼症加重。对于这些患者，可以考虑做 LASEK。

(5) LASIK 术中的高负压吸引，可造成一过性视神经缺血及玻璃体视网膜扰动，对于怀疑有视神经病变或周边视网膜有显著变性区或破孔者，可以考虑做 LASEK。

(6) 异常的眼眶、睑裂或原做过抗青光眼滤过手术、视网膜脱离复位手术等，影响负压吸引环的放置时，可以考虑做 LASEK。

(7) 患者特殊职业要求：例如军人、运动员、警察等容易受眼外伤的职业，由于 LASIK 术有潜在的术后角膜瓣受伤移位的可能性，可以考虑做 LASEK。

LASEK 的屈光度矫正范围：同 LASIK，术后角膜总厚度保留 360μm 以上，即角膜上皮下基质层厚度约为 300μm。

2. 手术要点 LASEK 主要特点是利用酒精制作角膜上皮瓣，其他过程同 PRK（图 8-409）。

(1) 用一直径为 7～9mm 的角膜上皮环锯（刃高 80μm 及 90μm，留有 100° 的钝口），以瞳孔为中心，垂直放置于角膜表面，钝口位于上方。轻压并作左右各 5° 来回旋转，环锯开角膜上皮层。注意角膜上皮环锯刀刃锋利度及用力适当，以恰好穿透角膜上皮层为度。

(2) 将直径为 7.5～9.5mm（较角膜上皮环锯大 0.5～1mm）的酒精罩以瞳孔为中心垂直紧扣于角膜表面，滴入 18%～20% 酒精保留 25～45 秒钟（图 8-409），随后用吸血海绵吸除，平衡盐液冲洗干净。注意酒精应该用无菌注射用水新鲜配制。

(3) 擦干角膜上皮环锯口边缘，用上皮分离锄从 6 点时钟位沿角膜上皮环印向上分离上皮，然后向两侧顺、逆时钟扩大。

(4) 用角膜上皮刮铲轻拖上皮层向 12 点时钟位，避免破损，直至完成整个上方带蒂的角膜上皮瓣。

(5) 准分子激光切削与 PRK 术式相同。

(6) 角膜表面点几滴平衡盐液湿润，在 BSS 的漂浮作用下小心将上皮瓣回复原位。

(7) 术毕即刻戴 0～-1D 的抛弃型接触镜（基弧 8.4～8.8mm，直径 14mm），结膜囊内滴入抗生素眼药水和糖皮质激素眼药水。

## 第二节 准分子激光原位角膜磨镶术

1990 年希腊的 Pallikaris 首先将板层角膜屈光手术与准分子激光切削结合，发明了准分子激光原位角膜磨镶术（laser in situ keratomileusis，LASIK）。即 LASIK 是先在角膜上用特制的显微角膜板层刀（microkeratome），或飞秒激光作一个带蒂的角膜瓣（corneal flap），掀开

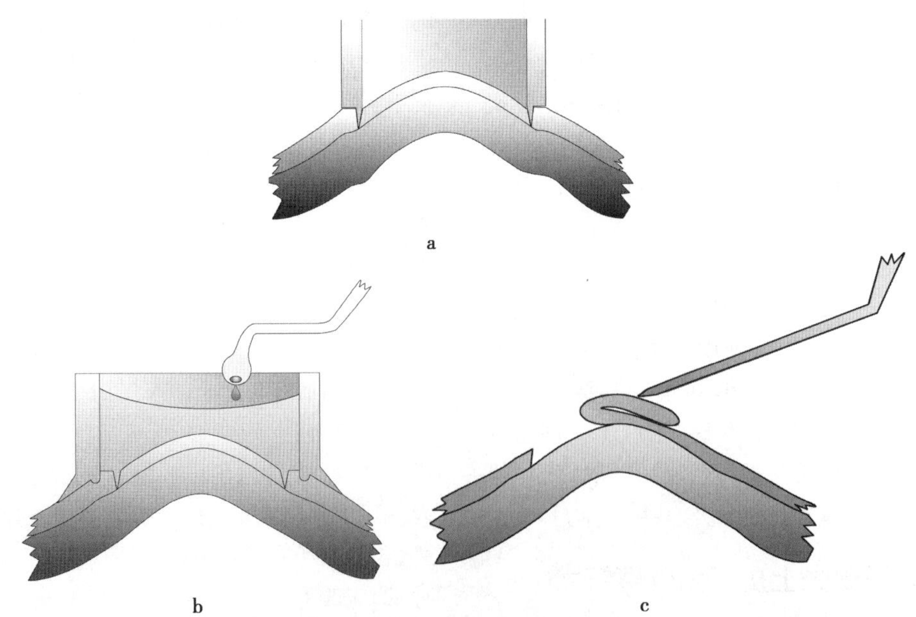


**图 8-409** a. 角膜上皮环锯刀刃恰好穿透角膜上皮层 b. 将酒精罩以瞳孔为中心垂直紧扣于角膜表面，滴入 20% 酒精 c. 用上皮分离锄从 6 点时钟位沿角膜上皮环印向上分离上皮

后在暴露的角膜基质床上进行准分子激光切削，以矫正近视、远视及散光（图 8-410）。由于手术不破坏角膜上皮及前弹力层，可以避免或减少 PRK 术后的一些并发症，如 haze、屈光回退等，手术后无明显的眼部不适、视力恢复快，因此目前已经成为屈光矫治手术中开展最多、最为广泛的一种手术。

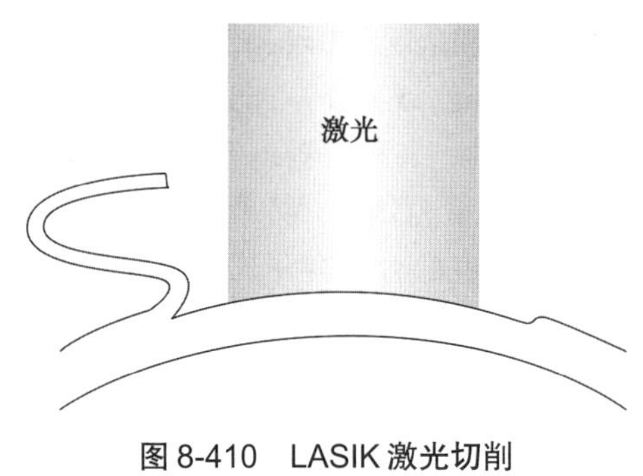


图 8-410 LASIK 激光切削

## 一、基本原理

LASIK 与 PRK 的主要区别是在角膜瓣（包含完整的角膜上皮层、前弹力层及部分角膜基质层）下进行准分子激光切削。Baumgartner 等（1985）已通过病理组织学研究证实，角膜基质内精细的板层切开，不会导致基质内混浊，这可能与角膜基质损伤后，组织反应轻微有关。与 PRK 相比，LASIK 保留了角膜上皮及前弹力层的完整性，因此更加符合角膜的解剖生理。术后感染机会极少，而且无疼痛，视力恢复快。但由于术后角膜瓣不参与维持角膜生物力学的稳定性，目前角膜瓣的制作有越来越薄的趋势，即薄瓣 LASIK 或前弹力层下角膜磨镶术（SBK），目的是尽量在术后保留更多的角膜瓣下基质床的厚度。此外，LASIK 术后角膜瓣与角膜床之间的愈合，存在潜在的“间隙”，在外力的作用下可能导致移位甚至脱落。

## 二、手术方法

1. 术眼常规清洁消毒　基本步骤同 PRK。

2. 角膜瓣制作（以机械角膜板层切开刀为例）　用角膜记号笔或专用的 LASIK 标记环在角膜表面角膜瓣蒂对侧做标记，便于术后角膜瓣准确复位。放置负压吸引环，使环中心与瞳孔中心重合，环周与眼球紧密接触，不留缝隙。脚踏启动负压吸引泵，此时应特别注意负压吸引环是否偏离原位，如偏离则应立即停止负压吸引，重新调整负压吸引环位置后再次启动负压吸引泵。眼压达到要求后，滴数滴平衡盐液或人工泪液于角膜面，使之湿润。轻提负压吸引环，将刀头卡入。自动式显微角膜板层刀可踩下前进脚踏开关，齿轮或枢纽带动刀头作水平或旋转运行，角膜瓣的厚度与刀头推进速度有关，速度越快角膜瓣越薄。抵住停止器后，顺势撤回退出刀头，等刀头完全退出后，再停止负压吸引。合格的角膜瓣切面光滑，无破损。为保持角膜瓣内表面清洁，掀开角膜瓣时可将其自然折叠成“卷饼（taco）状”，使角膜瓣基质面反折。

3. 掀开角膜瓣后，令患者继续注视眼球固定指示光源，术者瞄准患者视觉中心，聚焦后开始做激光切削。

4. 激光切削完成后，角膜基质床面及角膜瓣内面用平衡盐液稍作冲洗，用吸血海绵擦净。然后用冲洗针头或无齿显微镊将角膜瓣复位，再将冲洗针头插入瓣下用 BSS 液轻轻冲洗，同时注意按所作标记对位。随后，用海绵吸除瓣缘溢出的水液，并在瓣上向周边放射状轻柔按压，以消除皱褶，随后在空气中自然干燥。

5. 小心移除开睑器，注意勿触及角膜瓣以免移位，去掉手术贴膜。结膜囊内点广谱抗生素眼液及糖皮质激素眼液，嘱患者眨眼，待确信角膜瓣没有移位、裂隙灯显微镜下检查角膜瓣下没有明显异物后点人工泪液并盖上透明眼罩。对于术中有明显的角膜上皮破损者，术毕可戴绷带型接触镜，第 2 天复查时取出。

# 第三节　飞秒激光及其在屈光手术中的应用

## 一、飞秒激光的原理

飞秒（femtosecond）是时间概念，为 $10^{-15}$ 秒。飞秒激光是指激光的脉冲宽度非常短暂，仅几十个飞秒，是目前所能获得的最短脉冲，其能量在瞬间释放，产生“光裂效应”。其能量密度非常大，切割组织精细，无热效应。飞秒激光的波长一般为 1053nm，属于不可见的红外波长。通过压平镜聚焦在角膜组织内，形成等离子体使组织爆破裂解，形成微小气泡。每个激光脉冲可形成 1～5μm 直径的空间区域，成千上万个微小气泡连接在一起，撑开角膜组织，形成精密的组织切割作用。

## 二、飞秒激光辅助的 LASIK

利用飞秒激光精确的“切割”作用，替代传统的机械角膜板层切开刀制作角膜瓣，可提高角膜瓣制作的安全性、精确性。而且所制作的角膜瓣更薄（可达到 90μm）、重复性更好、角膜瓣中央与周边厚度均匀一致，避免了因角膜瓣所导致的像差的引入。使用飞秒激光制作角膜瓣，可以按需要选择不同的厚度、形状（圆形或椭圆形）、大小以及蒂的方向、边切角度（可设计成垂直角或钝角)，已逐渐成为LASIK手术的趋势。

手术方法与传统的LASIK手术基本相同，要注意飞秒激光的工作状态，进行必要的检测。制作角膜瓣时注意中心对位及负压的形成，避免眼球转动。制瓣完成后，绝大多数患者角膜层间没有显著的不透明气泡层(opaque bubble layer，OBL)，可立即掀开角膜瓣完成后续的准分子激光切削；对于OBL较严重，可影响眼球跟踪定位者，需等待数分钟至数小时，再掀开角膜瓣。

## 第四节 角膜地形图或波阵面像差引导个体化切削

屈光手术是近年来眼科中发展最快的领域之一。准分子激光角膜屈光手术，特别是LASIK，仍然是目前主流屈光手术。这一手术仍在不断发展中。利用角膜地形图或波前像差引导"个体化切削"(customized ablation)手术是目前研究的热点之一。

角膜地形图引导的个体化切削(topography guided ablation)，是根据角膜地形图数据(屈光力或高度数据)设计出最佳切削方案，引导准分子激光切削，使术后角膜不规则程度减至最低，达到较好的术后视觉。由于角膜地形图数据仅反映角膜表面的形态，而且对于每只眼来说，其理想的角膜地形图形态均不同，因此，在临床上，角膜地形图引导的个体化切削主要用于矫正明显的角膜形态异常，如偏中心切削，角膜中央岛，不规则散光这些屈光手术并发症导致的角膜形态异常等。

波前引导的"个体化切削"(wavefront guided ablation)，是指根据术眼角膜地形图或总体像差检查结果而设计出针对该眼的矫正方案，并引导准分子激光角膜实施切削。其目的是消除或尽可能降低眼屈光系统的单色像差(包括低阶像差和高阶像差)，从而进一步提高术后的视觉功能。"个体化切削"的手术方式可以是LASIK、LASEK或PRK。

1997年，Liang等首次采用Hartmann Shack波前感受器测量人眼屈光系统整体像差，并在实验室采用自适应光学系统(adaptive optics)，使受试者矫正视力达到2.0。这一发现引发了人们通过某种手段矫正眼屈光系统像差以获得"超常视力"(supernormal vision)的探索。

波前引导LASIK的临床应用时间不长，1999年6月和9月，瑞士和美国分别开始波前引导个体化切削手术的临床研究。几年来，全球已有数万例接受了波前引导的个体化手术。在我国，从2002年开始开展了这方面的临床研究工作。国产的波前像差检查仪及波前引导准分子激光系统也已问世。

波前引导激光手术对设备要求较高，整个工作平台由多个部分组成，各部分必须相互配合与协调，才能取得良好的临床疗效。

1. 精确测量眼屈光系统总体像差的设备　目前临床上常用的波前像差仪包括主观和客观两种。像差仪常基于Hartmann Shack或Tscherning原理，也有采用光路追迹(Ray tracing)或光程差(optical path difference，OPD)原理扫描的。各种机器均有其优、缺点。例如，主观式像差仪测量范围广，结果准确，但耗时长，检查时需被检者高度配合。客观式像差仪检查时间短，对被检者配合程度要求较低，但检查的准确性依赖良好的成像质量，对于像差较大的眼睛，由于可能出现光路交叉，可导致测量误差，临床应用时应具体分析。像差仪必须具有良好的准确性和可重复性。目前，由于波前像差检查的表述尚未完全标准化，对同一只眼睛来说，不同厂牌像差仪检查所报告的结果可有很大差异。因此，各种像差仪检查所得数据仅可供本系统作引导激光切削之用。作为诊断用途时，不宜对两种不同系统所测量的结果直接进行比较。

2. 功能完善的激光系统　目前，用于波前引导手术的激光机应为飞点扫描式激光。理论上，激光斑直径越小、发射频率越高，越有利于矫正高阶像差。但是，高频率、小光斑激光对跟踪速度和精度及激光输出能量稳定性要求更高，而目前技术水平尚难以满足要求。有研究显示，2mm光斑即可足以矫正低阶像差，而对于5阶以下高阶像差，则需0.67mm的高斯光斑或1mm的平顶(top hat)光斑。此外，由于周边切削时激光入射夹角改变，导致切削效应降低。因此，在选择激光系统时，应综合考虑其性能，而不应片面追求某一指标。

3. 优良的主动式眼球追踪系统或固定系统　由于波前引导手术切削方案更为复杂和精细，因此不难理解，与传统LASIK相比，波前引导手术对跟踪系统的精度要求更高。遗憾的是，目前技术的限制尚不能完全满足这方面的要求。要全面评价一个跟踪系统的性能是比较复杂的，无论是采用"雷达"跟踪，还是红外线视频追踪，其跟踪过程均由采样、计算和扫描镜调整补偿三个部分组成，而这三个部分均需耗时，其所需时间的总和即为该跟踪系统的总响应时间。其中某一个部分速度快并不一定意味该系统的跟踪速度快。目前，先进的跟踪系统总响应时间可在8～10毫秒以内。跟踪系统应能配合激光机的工作要求。一般来说，激光频率越高、光斑越小，则要求跟踪系统速度和精度越高。例如，对于 100Hz 的激光，激光脉冲间隔为 10 毫秒，如果跟踪系统的总响应时间大于 10 毫秒，则必然漏掉一些激光脉冲，跟踪效果随之降低。此外，当前临床使用的跟踪系统多为通过识别瞳孔边缘，从而确定瞳孔中心，所以，这种跟踪系统只能跟踪眼球在 $x$ 和 $y$ 轴（有些机器还可跟踪 $z$ 轴，即眼球上下）的运动，而对眼球的旋转（cyclotorsion）不能有效识别和追踪。基于虹膜图像识别的跟踪系统已经问世，这是眼球跟踪技术的一次重大革新，这种跟踪系统利用虹膜纹理对眼球进行识别，因此不仅可识别眼球的水平移动，对其旋转运动也可进行识别。但目前的虹膜识别系统对眼球旋转的跟踪仍多为被动式，即对术中的旋转运动尚不能作出实时跟踪补偿。高速眼球全方位主动跟踪系统是将来的一个发展方向。

4. 检查结果与激光投射系统、眼球追踪系统的精确对合　显而易见地，由波前像差仪测量的数据而形成的角膜切削方案是一个复杂的图案，激光切削时，这一图案必须在角膜表面精确地与追踪系统对合，确保每个激光脉冲均打在正确的位置。由于技术限制，目前这一点尚不能达到理想水平。

## 第五节　其他激光角膜屈光术

### 一、激光角膜热成形术

早在 1898 年，Lans 就发现烧灼角膜可以改变其屈光力，Wray 和 O'Connor 分别于 1914 年和 1933 年报道了利用热烧灼矫正角膜散光，这是角膜热成形术的雏形。现代的临床研究始于 20 世纪 70 年代，主要用于治疗圆锥角膜。角膜热成形术的原理是通过对角膜局部加热，使局部角膜胶原纤维的螺旋结构断裂，引起胶原纤维收缩，结果使受热部位的角膜胶原皱缩，并引起相应角膜表面曲率发生改变。例如，对周边角膜加热可引起该部位的角膜表面变平，而中央角膜曲率增加，达到矫正远视的目的。

使角膜胶原发生皱缩的合适温度范围很窄，研究表明，角膜胶原被加热至 55～60℃时发生皱缩而不受损伤；当温度升高到 65～70℃时，胶原纤维重新松解；温度继续升高时，角膜胶原纤维则发生坏死，角膜细胞也将受到损伤。

理论上，根据角膜烧灼点位置不同，角膜热成形术可用于矫正散光、远视和近视（图 8-411）。但在实际应用中，该手术矫正近视的效果不如其他屈光手术，所以主要用于矫正远视和散光。

早期采用热探针施行角膜热成形术，由于温度及作用的范围和时间均难以控制，手术疗效并不理想。激光的应用使这一问题得到改善，称为激光角膜热成形术（laser thermal keratoplasty，LTK）。用于角膜热成形术的激光有许多种，包括二氧化碳激光、Er：YAG 激光、Ho：YAG 激光和半导体二极管激光等。按激光投射方式又可分为接触式和非接触式。手术中，激光投射到角膜表面对角膜基质进行加热，作用点直径为 500～700μm，最大作用深度约 450μm，其效应范围在角膜截面上呈尖端指向角膜内皮的圆锥状。LTK 手术区位于光学区外，且操作简便，是一种较安全的手术。适合 +3D 以内的远视及散光。特别是屈光手术或角膜移植术后角膜不规则散光。

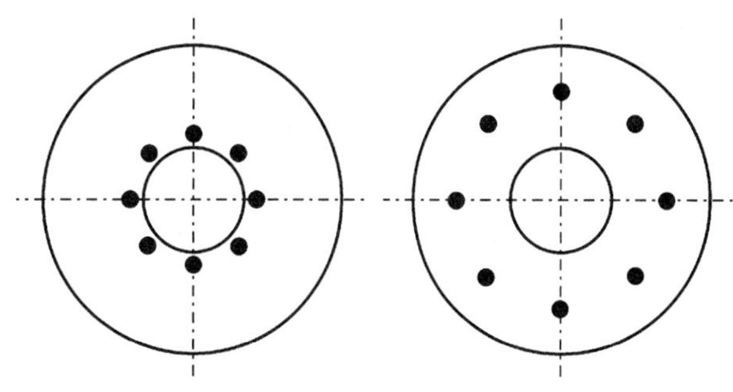

图 8-411　角膜热成形术

手术通常在表面麻醉下进行。首先在角膜上作治疗点标记，治疗远视时，8～16 个治疗点均匀分布在直径 6.5～9mm 的 1～2 个环上，在一定范围内，光学区越小，矫正效应越大。调整好参数后，按照标记发射激光。术毕时滴抗生素眼药水或药膏。矫正散光时除角膜标记不同外，其余操作与矫正远视相同，矫正散光时治疗点位于角膜扁平径线上。角膜上皮修复约需 1 天，在上皮完全修复前，患者感轻微不适，可对症处理。LTK 最大的缺点是其屈光稳定性较差，术后早期常因过矫呈近视状态，但 1 年后屈光回退率可达 30%～40%。其他并发症包括术后早期上皮缺损、不规则散光及最佳矫正视力降低等。

### 二、传导性角膜成形术

近年来，射频电流被用于角膜热成形术，称为传导性角膜成形术（conductive keratoplasty，CK）。CK 手术中将一根极细的探针（直径 90μm，长 450μm）刺入角膜，通过特定频率和强度的射频电流和角膜组织本身电阻的作用，探针周围的角膜胶原纤维温度升高至合适温度，从而引起该区域局部角膜胶原纤维皱缩。与 LTK 相似，CK 手术的主要适应证也是 3D 以下的远视。手术在表面麻醉下进行，8～32 个对称的治疗点均匀分布在视轴外直径为6～8mm的1～3个环上。术后处理与LTK相似。由于CK手术的治疗点局部温度分布均匀，其作用范围与LTK不同，在角膜截面上呈圆柱状，深度达80%，因此屈光矫正效果较稳定。临床数据显示，CK术后屈光稳定性优于LTK。CK还被用于矫正散光，其矫正老视的研究也正在进行中。

## 第六节 激光角膜屈光手术适应证、并发症与处理

### 一、适应证和禁忌证

#### （一）眼部健康和生理参数

1. 排除眼部疾病 包括眼睑、结膜、泪膜和角膜的疾病。

2. 年龄 由于年龄与屈光度的发展和稳定有关，因此不宜过小。随着年龄增加，易合并眼部其他部位的异常和退行性病变，故也不宜过大。

3. 视力水平和屈光力状态 一般认为，矫正视力应高于0.5，个别情况可特殊处理。屈光不正度数、角膜形态、角膜厚度是选择不同屈光手术方式的基础。

4. 瞳孔直径 包括测量暗室及一般照明下的数值。瞳孔直径过大的患者（暗光下7mm以上），如不能给予足够大的光学切削区域，应慎行或不行手术。否则术后造成眩光（glare）和夜间视力障碍。如必须手术，应扩大光学区的过渡切削区域，大瞳孔者易出现微小偏心。

5. 眼压 PRK手术对象为近视眼患者，近视眼与青光眼无论在临床表现及所形成的视功能损害均有密切关系。因此，如果术前眼压测量超出正常值，应慎行或不行手术。

6. 泪膜 泪膜位于角膜表面，构成一均匀光滑的折射面，提高了角膜的光学特性，同时对角膜上皮的营养代谢及其对角膜损伤的修复也起到一定重要作用。因此，术前健康的泪膜是保证术后正常恢复的前提。

#### （二）全身状态

严重糖尿病患者，免疫功能抑制患者，全身应用化疗制剂的患者因可能使伤口愈合能力下降，慎行手术。患有活动期全身结缔组织疾病的人，例如系统性红斑狼疮、风湿性关节炎不宜行PRK手术，因为此类疾病可能会影响手术后角膜上皮愈合和存在角膜溶解的可能。

口服激素的患者可暂缓PRK手术。激素可通过对角膜细胞的作用改变细胞外基质的合成，影响黏附结构的排列，延缓张力的恢复，影响角膜伤口的愈合。

妊娠及哺乳期时体内激素的分泌可能会改变患者的屈光度。某些药物（镇静剂，止痛药物及某些眼药水）可能会通过母体传给婴儿。因此，妊娠期及哺乳期妇女应暂时不考虑行PRK手术。口服避孕药物的妇女由于增加手术后屈光回退的风险亦应慎重。

#### （三）心理因素

屈光手术的目的是无须配用光学矫正眼镜，但有许多因素会干扰其手术矫治效果。

1. 对手术预期值 手术前了解患者对手术的期望值十分重要。对手术抱有不切实际幻想者不宜手术。

2. 性格 性格类型会对手术的满意度产生影响，应避免对"偏执者"手术。

3. 神经、精神状态 患有精神疾病的患者，神经类型不稳定，或近期个人生活中遭受重大挫折者应暂时避免手术。

#### （四）职业及用眼习惯

不同职业，对视力的要求不一，近距离工作者（如会计等职业），可能需要较好的近视力；警察等职业需要远视力，十分关注普通眼镜或接触镜带给他们的不便，职业司机应注意他们的瞳孔大小，手术短期甚至更长时间，眩光可能会造成夜间驾驶困难。

### 二、手术并发症及其预防和处理

#### （一）术中并发症

1. 角膜瓣 LASIK和LASEK在手术过程均有可能发生角膜瓣游离、破损、残缺等问题，影响角膜的愈合和视力效果。

2. 偏中心切削 切削中心偏离视觉中心0.5mm以上。术后最佳矫正视力下降、眩光、单眼复视。角膜地形图表现为切削中心偏离视觉中心，角膜不规则散光等。

3. 角膜基质的过度水化 角膜基质吸收水分过多，或组织部分脱水。临床表现：角膜上皮刮除后，基质因吸收水分过多表面凸凹不平、肿胀，或表面干燥、粗糙、透明度下降。手术后屈光度表现为欠矫或过矫。

#### （二）术后并发症

1. 不适感及疼痛 临床表现：PRK术后早期患者会有不同程度的异物感、流泪及疼痛，随角膜上皮的修复自觉症状可逐渐减轻，一般3天左右自行消失。

2. 角膜上皮愈合延迟 指PRK术后3～5天后上皮仍然局部缺损，未能完全愈合。上皮的延迟愈合在早期会增加感染的风险，在晚期会造成较严重的Haze与屈光度回退。除抗生素外，局部停止应用任何刺激性或可能影响角膜上皮愈合的药物，如局麻药物、非甾体抗炎药等。戴用角膜接触镜。原已戴用者重新更

换。角膜盾(corneal shield)或加压包扎有助于上皮的修复。

3. 角膜上皮下雾状混浊(haze) 角膜上皮下雾状混浊是指准分子激光屈光性角膜手术后手术区域出现的角膜上皮和其下方基质的混浊。临床表现:一般手术后1～3个月出现,6个月左右逐渐消失,正常角膜上皮下混浊表现为细纹状。雾状混浊在切削区域边缘呈环形薄雾状,随着密度增加,可表现为网格状,以后随时间推移,部分吸收,显干酪状。个别严重者可持续2年以上。

临床上常将角膜雾状混浊的分级如下:

0级:角膜完全透明,无混浊。

1级:需用裂隙灯显微镜斜照仔细观察才能发现的轻度点状混浊。

2级:在裂隙灯显微镜容易发现混浊,但不影响观察虹膜纹理。

3级:角膜混浊,影响观察虹膜纹理。

4级:角膜明显混浊,不能窥见中央区虹膜纹理及瞳孔。

可以通过以下措施进行预防和处理:①避免应用PRK治疗高度近视;②手术中避免角膜表面过度湿润或过度干燥;③设置较大的光学切削直径;④设置过渡切削区域;⑤避免对患有胶原、免疫性等疾病的患者手术;⑥有规律的应用皮质类固醇激素。处理:①观察等待。Haze多随时间推移逐渐减轻,直至消退。②皮质类固醇激素的适当应用。③非甾体抗炎药物的应用:双氯芬酸钠(diclofenac sodium),吲哚美辛(indometacin)等。④抗代谢药物的合理应用:丝裂霉素(Mitomycin)等。仅用于Haze 2级以上或严重影响视力者。⑤细胞因子调控剂的应用。⑥慎行手术切削。易激发再次手术反应。手术方式为PTK方法。⑦待角膜透明度恢复后可行LASIK手术,矫正随之出现屈光度的回退。

4. 屈光度及视力波动 主要指手术后屈光度在早期的不稳定现象。临床表现:表现为阵发性视物模糊,可伴有头痛等不适。①合理点用皮质类固醇类药物;②建议双眼同时手术;③手术前做综合性视功能检查。如发生后,可合理点用皮质类固醇类药物,必要时做调节力训练。

5. 屈光度欠矫和过矫 指手术后屈光矫正度超出预期矫正值±1.00D。临床表现:手术后视力不能达到预期值。可出现"重影"等。对症处理,待屈光度稳定后,再次行准分子激光矫正术。

6. 其他 其他问题还包括屈光回退、术后散光、眩光、对比敏感度下降、皮质类固醇性高眼压、术后中央岛、无菌性浸润、病毒性角膜炎复发等,最严重的并发症为角膜感染,是PRK手术最严重的并发症之一,不仅可造成视力下降,严重者可引起眼内炎。虽然临床发生率极低,但仍需要重视并预防。

通过规范的手术程序、严格的术后随访复查制度,能减少问题的问题并防止严重并发症的出现。

(王勤美 陈跃国)

# 第三章
# 其他相关手术

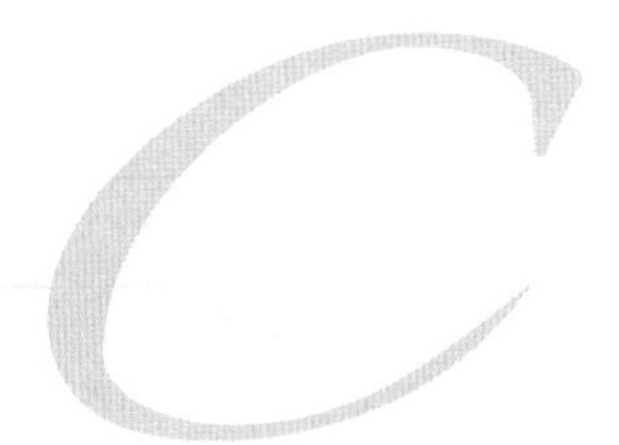

## 第一节　老视逆转手术

由于老视与屈光不正的紧密关系，老视手术作为一个被期待，极有发展潜力的边缘领域归入屈光手术学的范畴。作为21世纪眼科的最后一个领域，老视手术将在眼科学和视光学的结合之中得到快速发展。

### 一、老视机制和手术原理

经典的调节和老视机制以Helmholtz理论为主导，占据了150多年的历史进程。老视的机制主要可以分成两大部分：一是关于晶状体因素，即老视是由于年龄相关的晶状体形状和（或）晶状体本身物理、生化成分的改变而导致的。二是关于晶状体外因素，即老视是由于睫状体、睫状小带及晶状体周围空间的改变和由此引起晶状体的改变而导致的。也有学者认为这两个方面都在老视的发生发展中起作用，即老视是一个多因素综合作用的过程。由于经典的Helmholtz理论并不能完美解释调节和老视的所有现象，因此150多年来出现了很多假设和学说，如：Young-Helmholtz（1853）、Tscherning（1894）、Gullstrand（1911）、Fincham（1924）、Schachar（1992）及Lin-Kadambi（2001）等。

曾经开展的老视手术为老视逆转术（SRP）、前睫状巩膜切开术（ACS）和激光老视逆转术（LAPR），现将相关理论介绍如下。

以Schachar调节假说为基础的一种老视逆转术（SRP），是应用植入前部巩膜层间的巩膜扩张带（scleral expansion band，SEB）的张力来扩张前部巩膜，通过重建晶状体赤道部与睫状肌之间的生理空间，使前睫状肌纤维重新恢复张力，使已失去的调节力得以恢复。Mathews（1999）用红外线验光仪对巩膜扩张术后的眼进行动态调节力的测定，发现其调节幅度与未手术的老花眼相同，与术前相比也没有增加，认为该手术并不能逆转老视患者的调节力，至于部分患者术后近视力改善主观感觉良好的情况需考虑焦深、模糊辨认、记忆以及多焦点效应等因素的影响，尚需进一步研究探讨。Gurpreet（2000）等也指出巩膜扩张术可增加眼轴长度并改变巩膜的硬度，使近视力有所改善但并没有增加患者的调节幅度。

前睫状巩膜切开术（ACS）是Thornton（1997）提出的，通过放射状切开角巩缘外巩膜而增加巩膜的弹性及利用眼压对巩膜的作用使巩膜扩张。JT Lin认为Schachar调节假说提出的“晶状体拥挤现象”也许在一部分患者中可能存在，但不适用于所有老视患者。LAPR手术在巩膜区的切口有可能使巩膜扩张及睫状肌功能增强。术后高弹性的巩膜睫状区通过肌肉的伸缩和增加晶状体中心厚度来提高调节力，且球筋膜组织填充了巩膜的切口使手术的回退率降低。而JT Lin-Kadambi假设未能证实巩膜扩张是其主要因素，此假设认为睫状肌功能的增加来自于巩膜区弹性的增加。

### 二、老视手术的分类

随着社会经济的发展、文明程度的提高、平均寿命的延长和医学模式的改变，老视手术的发展具备了巨大的动力和潜在市场。同时由于屈光手术广泛持续的开展，其经历了时间的考验，老视手术的潜在对象日益增加。因此，人们预料老视手术在21世纪将得到巨大的发展。

作为屈光手术的一部分，老视手术具有屈光手术同样的特点：患者期望值高；安全性、有效性和准确性高；手术器械精良；需要系统专业培训；严格掌握手术适应证；尽量避免并发症；患者需要充分了解手术效果及危险性等。而理想的屈光手术同样需要达到安全、预测性好、视觉质量无下降、保持眼球结构完整、反应轻、无痛苦、恢复快等要求。除此之外，真正的老视手术（狭义的）着眼于调节和老视机制的研究，重点在于真正提高调节力。

根据不同的理论和实践，各种老视手术不断涌现。按手术部位，老视手术也可以分为三类：改变巩膜、改变角膜和改变晶状体以矫正老视。

**（一）改变巩膜**

1. 巩膜扩张术（scleral expansion band，SEB）

2. 前睫状巩膜切开术（anterior ciliary sclerotomy，ACS）

3. 前睫状巩膜切开术合并硅胶扩张条植入（anterior ciliary sclerotomy with silicone expansion plug implantation）

4. 前睫状巩膜切开术合并钛板植入（anterior ciliary sclerotomy with titanium implants）

5. 睫状体上植入术（supraciliary segment implant，SCI）

6. 激光老视逆转术（laser presbyopia reversal，LAPR）

**（二）改变角膜**

1. 老视 LASIK　PARM 技术（presbyopia avalos and rozakis method）

2. 老视 LASIK　Agarwal 技术

3. 单眼视式 LASIK（monovision with LASIK）

4. 激光角膜热成形术（laser thermokeratoplasty，LTK）

5. 传导性角膜成形术（conductive keratoplasty，CK）

6. 角膜层间镜片术（corneal inlay）　如 KAMRA

**（三）改变晶状体**

1. 卷曲式晶状体（rollable IOL）　Phakonit Thinoptx。

2. 调节式晶状体（accommodative IOL）　如，1 CU。

3. 调节式晶状体（accommodating IOL）　如，AT-45。

4. 多焦晶状体（multifocal IOL）

5. 有晶状体眼老视晶状体（presbyopic phakic IOL）

6. 硅胶光可调式晶状体（silicone light adjustable IOL，LAL）

以上包括了通过手术矫正老视的各类方法，可称为广义的老视手术。需要区分的是其中有些手术只是解决了老视者的近距离用眼或远近距离同时用眼的问题，并没有真正提高调节力。相对应的是，能够真正提高老视者调节力的手术可称之为狭义的老视手术。限于篇幅，本节仅介绍一种激光老视逆转术。

## 三、激光老视逆转术

激光老视逆转术（laser presbyopia reversal，LAPR）由美籍华人 JT Lin（1998）提出，此技术在临床试验阶段后未能推广。与其他非激光性的巩膜老视手术（如：巩膜扩张带、巩膜切开术等）相比，其主要特点是由组织愈合引起的回退率有所降低。

**（一）机制**

Lin 动态理论认为术后调节幅度的增加主要是由于晶状体前移和晶状体形态改变致晶状体前表面曲率增加引起的。临床结果显示对于高龄老视患者（>60 岁）其调节幅度的增加主要是晶状体前移引起；然而对那些晶状体老化不严重的患者，晶状体前表面曲率增加为主要因素。临床研究中 LAPR 所有病例都已证实术后调节幅度的增加。尽管临床资料显示老视逆转度数在各年龄组基本一致，然而年龄较轻的患者效果较好。可能是因为 50 岁后晶状体变硬、屈光参数的改变等附加因素。

**（二）手术对象选择**

1. 患有角膜病变（如疱疹）、眼外肌手术史、视网膜脱离、角膜营养不良、白内障、青光眼、眼球震颤及其他眼部活动性病变、创伤、自身免疫性疾病、糖尿病、风湿病和血管性疾病等患者都不宜手术。

2. 术前有 1.50D 或更多的近附加度数。

3. 双眼裸眼视力≥0.5。

4. 近视及远视度数均在 1.00D 之内。

**（三）方法**

1. 4% 利多卡因结膜下麻醉、4% 利多卡因 +0.1% 肾上腺素表面麻醉。

2. 在角膜缘 45°、135°、225° 及 270° 处分别将结膜作三角形剪开，并向外分离出巩膜切除区范围约 5mm × 6mm。

3. 使用老视激光治疗仪在角巩缘外 0.5mm 处巩膜表面切开 2 条长约 4.5mm、宽 0.6～0.7mm、相距约 2.5mm 的放射状切口，深度至巩膜棕黑层；眼球每一象限各做 2 条切口，重复操作完成 8 条切口。

4. 将各象限结膜复位（可使用结膜电凝），无须缝线。

5. 术后使用局部抗生素，疼痛反应严重者可服用止痛片。

**（四）结果**

LAPR 手术病例共已超过数百例，术后约 85% 的患者双眼近视力在 J1～J3 之间，术后调节幅度增加 1.00～3.00D（平均 2.00D）。手术无明显并发症。术后裸眼远视力与术前相比基本无改变，手术并不导致散光增加。

**（五）并发症**

1. 患者术后短时间内可能会有头痛、畏光、流泪、间歇性视近模糊、球结膜充血水肿。

2. 约 2 周结膜充血减退、结膜切口修复。

3. 有些切口愈合不良的患者会形成结膜炎性结节。

4. 有些患者术后眼压降低。

（六）几种老视手术方法的比较（表 8-47）

表 8-47　几种老视手术方法的比较

| 方法 | 技术 | 机制 |
|---|---|---|
| SEB | 置入巩膜扩张带 | 通过扩张带的张力重建晶状体赤道部空间，增加睫状肌的收缩空间以增加调节 |
| ACS | 放射状切开巩膜 | 解除前房和晶状体的“拥挤现象” |
| SEP | 药物置入 | 原理同 ACS，但置入药物以减少回退 |
| SCI | 睫状体中置入扩张带 | 基于 Helmholtz 理论，在调节过程中晶状体直径减小 |
| LAPR | 激光巩膜切开 | 基于 Lin-Kadambi 理论，切开处裂隙由球筋膜填充从而增加巩膜弹性，增加调节的同时也降低回退率 |

## 第二节　矫正远视的手术

远视矫正手术与近视手术一样向来也受到人们的关注，因光学原理对应相似，许多被证明有效的近视矫正手术，自然会随后或同时被用于远视矫正，并且取得较好的效果。

远视手术按照部位，也可从角膜、巩膜和眼内三方面来分，也与近视手术一样各有其优缺点。但总的看来，远视手术的效果不如近视和散光手术，且术后回退较大、预测性更差、调节和年龄因素影响更大。许多矫正远视的手术，因其术后表现出能看清近物的现象而被冠以老视手术的称谓，实际该类手术并不提高患者的调节力，因而不能归于真正的老视手术。

### 一、以角膜手术矫正远视

在角膜上手术进行远视眼矫治也和近视眼一样，起始于哥伦比亚 Barraquer（1964）报告的角膜磨镶术（keratomileusis）。是用微型角膜刀将角膜前层切下，冷冻后用车床把周边部做球面切削，再缝于原位，使角膜周边部变薄，从而矫正远视。角膜镜片术（keratophakia）是将角膜板层切开，另用人眼角膜切削成凸透镜，夹镶于切开的板层之间，以矫正远视。此外，合成材料的角膜镜片术也可用于矫治远视。

美国 Kaufman（1980）提出表面角膜镜片术（epikeratophakia），由于其安全有效的临床效果而受到重视。各国相继应用，并作了大量的临床报道，我国中山眼科中心（1990）也率先进行了临床研究和应用。该手术的主要适应证是矫治远视，尤其是无晶状体眼的矫治。当然应用于近视矫正的准分子激光的各种手术，包括 PRK、LASIK 和 LASEK 等都早已实际应用于远视，临床效果也在进一步提高。远视的准分子激光手术基本操作与近视矫正相同，但也有因周边切削所需角膜瓣直径较大，手术中要选择远视切削模式，确定远视的视觉中心并将激光切削中心作相应调整，易回退、手术预测性差等特点。

### 二、以巩膜手术矫正远视

在巩膜上手术以治疗远视眼是利用与巩膜缩短治疗近视眼相反的原理。有人倡导应用巩膜延伸术治疗远视的方法，即在颞侧角膜缘后 9mm 处与角膜缘成同心弧切开 4～5 排、深达 2/3 巩膜厚度的切口，每排间距 1～2mm。也可在直肌间四个象限内的巩膜上斜形切除 4mm×6mm 的巩膜板层，并相对角膜缘呈放射状缝合。该术式可延长眼轴，可矫正 +1.00～+3.00D 的远视。巩膜环扎术也可使眼轴相对延长而矫正远视眼。这些手术方法虽有一定疗效，但手术弊大于利，且低度远视可以用光学眼镜矫正，而高度远视可以安全采用表面角膜镜片术，因而这些手术并没有得到广泛推广。

### 三、以眼内手术矫正远视

以眼内手术的方式矫正远视得益于白内障超声乳化术和眼内人工晶状体植入术的快速发展。白内障手术从复明手术向屈光手术方向转变的趋势日益明显。白内障患者术前伴有的屈光不正，包括远视自然都在手术医师要考虑矫正的范围之中，对于高度远视的矫正，甚至还可以在眼内植入两片人工晶状体，称为“piggy back”技术。

对部分高度远视的大龄患者来说，也许屈光性晶状体置换术是一个可选择的手术方式。随着技术的不断进步，晶状体手术的安全性和精确性大大提高，并发症大大减少，同时眼底检查和激光设备和技术也提高了手术的安全性，人们在反复权衡利弊之后，终于把屈光性晶状体置换术作为矫治高度远视的一种屈光手术来选择。考虑到晶状体置换将使原有调节丧失，故该手术多用于 40 岁以上的高度远视患者，对年轻患者施术应慎之又慎。

有晶状体眼人工晶状体植入术已越来越趋成熟，其对高度远视的矫正也日益增多。许多国家已将有晶状体眼人工晶状体植入术作为 +5.0D 以上远视眼的首选矫正方法，比远视 PRK 和远视 LASIK 预测性更好，又比屈光性晶状体置换术多了保有原有调节的显著优点。理论上有晶状体眼人工晶状体可以矫正的屈光度范围是 +10.00～-20.00D。一般临床上，在远视矫正方面用于屈光度过高的病例，如≥+6.0D 者。

## 第三节 矫正散光的手术

准分子激光角膜手术对散光的矫正较为精确，随着包括激光切削模式在内的准分子激光机的更新换代，对散光的矫正越来越精确，对高度散光需要切削的角膜组织越来越少，使大部分散光可以随着近视或远视一并得到矫正。许多准分子激光机还设计了单纯散光和混合散光的切削模式，使原先需要分步且不精确的切削得以改进，一键激发即可完成切削。

为矫正高度角膜散光，Snellen（1869）曾提出在角膜前表面行松弛性切开，使陡峭的子午线曲率变平。为同样目的 Botes（1894）则于角膜缘行楔形切除术，使扁平的子午线变陡。楔形切除术和松弛性切开术几乎只用于矫正早几年白内障摘除或角膜移植术后所产生的高度散光而且不能用接触镜或眼镜矫正的病例。对这种患者一般适合做松弛性切开术，如果散光较大（>10D），松弛性切开术尚不足以矫正，即可采用楔形切除术，但因其精确性、预测性差以致临床极少应用。

角膜热成形术也是一类可用于矫正角膜散光的手术。现有激光角膜热成形术（laser thermal keratoplasty，LTK）和传导性角膜成形术（conductive keratoplasty，CK）可用于临床。理论上，根据角膜热灼点的不同位置，角膜热成形术可用于矫正散光、远视和近视。但实际上其矫正近视的效果不如其他屈光手术，故以矫正远视和散光为主。效果易回退，故临床少用。

### 一、角膜T形切开术

角膜 T 形切开术（T-incision）的原理与放射状角膜切开相同，使切开的象限角膜变平，可以达到矫正 0.50～4.00D 散光的效果。

T 形切开术中 T 字的方向应正交于散光轴，它的切开方向取决于正柱镜的轴向。切口深度为角膜厚度的 85%～90%，手术方法和注意事项与放射状角膜切开术相同。

以上手术方法对角膜规则散光有效，对严重影响视力且接触镜不能矫正的不规则散光效果不佳，可考虑用其他方法处理。

### 二、角膜热成形术

其原理是通过对角膜局部加热，使角膜胶原纤维的结构断裂，引起胶原纤维收缩，导致相应部位角膜表面曲率发生改变而达到矫正屈光不正的目的。

早期的热探针由于温度及作用的范围和时间难以控制，手术疗效并不理想。应用激光的技术，称为激光角膜热成形术（LTK），大大提高了手术精确性及效果。用于角膜热成形术的激光有二氧化碳、半导体二极管激光和 Er∶YAG、Ho∶YAG 激光等。按激光投射方式可分为接触式和非接触式。手术时激光投射到角膜表面对角膜基质进行加热，作用点直径为 500～700μm，最大作用深度约 450μm，其效应范围在角膜截面上呈尖端向角膜内皮的圆锥形。LTK 加热位点于光学区外，且操作简便，是一种较安全的手术。

其适应证是 +3D 以内的远视及散光。特别适用于屈光手术或角膜移植术后角膜不规则散光。

手术步骤：常规表面麻醉。首先在角膜上作标记点。矫正远视时，8～16 个治疗点均匀分布在 6.5～9mm 直径的 1～2 个环上。矫正散光时，治疗点位于角膜曲率扁平的子午线上。在一定范围内，离角膜中心点越近，矫正效应越大。调整好参数后，按照标记点发射激光。术毕点抗生素眼药水或药膏。

角膜上皮修复约需 1 天，在上皮完全修复前，患者感轻微不适，可对症处理。其最大缺点是屈光稳定性较差，术后早期常因过矫而呈近视状态，但 1 年后屈光回退率可达 30%～40%。其他并发症如术后早期上皮缺损、不规则散光及最佳矫正视力降低等。

采用射频电流技术的手术，称为传导性角膜成形术（conductive keratoplasty，CK）。是将一根极细的探针（直径 90μm，长 450μm）刺入角膜，通过特定频率和强度的射频电流和角膜组织本身电阻的作用，探针周围的角膜胶原纤维温度升高至合适温度，从而引起该区域局部角膜胶原纤维皱缩。其主要适应证也是远视（<3D）及散光。表麻下手术，8～32 个对称点均匀（用于远视）或不均匀（用于散光）分布于视轴外直径为 6～8mm 的 1～3 个环上。由于其治疗点局部温度分布均匀，其效应范围与 LTK 不同，在角膜截面上呈深度达 80% 的圆柱状，因此屈光矫正效果较稳定。临床显示其术后屈光稳定性优于 LTK。

## 第四节 后巩膜加固术

后巩膜加固术（posterior scleral reinforcement），又称巩膜兜带术、后巩膜支撑术或后巩膜加强术，是应用异体或自体的生物材料或人工合成材料加固眼球后极部巩膜，以期阻止或缓解近视发展的一种手术。前苏联 Malbran（1954）首次报道后巩膜加固治疗近视，在前苏联应用较广，病例愈万人。由于属预防性手术，且有可能产生并发症，因此也有不少学者现在仍持否定态度。

### （一）巩膜加固材料及保存

理想的加固材料应具有以下特点：①无毒；②组织相容性好；③有一定的弹性和韧性；④易于获得；⑤易于消毒；⑥易于保存；⑦术中应用方便；⑧价格低廉等。目前，还没有一种十分理想的加固材料，临床上应用较多的是自体或异体硬脑膜、巩膜、阔筋膜等生物材料。其中巩膜具有抗拉力强、易处置保存、操作方便、术后不易褶皱、缝合牢固可靠、易获取等特点，是临床最常用的材料之一。使用生物材料时，有病毒性脑炎、肝炎、狂犬病以及艾滋病等高危因素或死因不明者禁用。高度近视的巩膜较薄，也不适宜作加固材料。除生物材料外，人工合成材料，如硅胶和尼龙等也可作为加固材料。

生物材料的保存分酒精保存和冷冻保存，以巩膜为例。新鲜的眼球取出后，剪除角膜、视神经，去除眼内组织（尽可能去除巩膜内层色素）及眼球外筋膜等，置于加少许抗生素（如庆大霉素）的生理盐水中浸泡数十小时漂白后，浸入75%的酒精中脱水24小时，然后放入95%酒精中密闭保存。冷冻保存时，所有操作均在无菌下进行，然后浸入生理盐水和抗生素配制的保存液中，密闭冷冻保存。

冷冻保存者，术前融化后即可使用；酒精保存者，术前无菌下取出，置入生理盐水（加8万u/ml庆大霉素）中浸泡以去除巩膜内酒精。

### （二）病例选择和检查

1. 病例选择

（1）视神经颞侧波及黄斑的进行性巩膜葡萄肿是后巩膜加固最基本的适应证。可见于2～80岁，近视-4.00～-40.00D。

（2）以加固黄斑处巩膜为目的时，近视度数在-6.00D以上并伴下述情况者为手术适应证：

1）因眼底病变而进行性视力下降；

2）显著性进行性眼轴增长（眼轴每年增长1mm以上，连续增长2～3年）；

3）眼底血管荧光造影显示黄斑区有进行性改变；

4）间接检眼镜检查提示后巩膜葡萄肿。

事实上后巩膜加固术的适应范围很广，不少人主张对快速进行性轴性近视应尽早手术。

2. 术前检查　每一手术患者均需接受系统的眼科检查，青年患者尤其需要了解近期屈光变化。常规眼科检查包括远、近视力测定、屈光状态检查、裂隙灯显微镜检查、散瞳检查眼底、眼压测量、视野检查及眼底血管荧光造影等。

间接检眼镜检查和OCT对发现后巩膜葡萄肿及其变化很有用，还可了解视网膜有无变性或裂孔等。准确的眼轴测量，不仅是术前评价近视严重程度的客观指标，也是术后评价效果的重要参数。

### （三）手术方法

1. 术前准备　术前2天开始用抗生素滴眼。术前1天冲洗泪道。给予适量的镇静剂。手术前1小时充分散瞳。

2. 手术步骤（单条带法为例）　患者仰卧位，常规消毒铺巾。最好在全麻下进行，以免球后麻醉所致的球周组织水肿，便于手术操作。以球后麻醉作局麻时，同时作轮匝肌麻醉，以便暴露眼球。

以右眼为例，从3点钟沿下方角膜缘到11点钟环行切开球结膜，3点钟、9点钟处向后放射状切开，并向后钝性分离暴露巩膜和眼肌。用斜视钩钩取并分离外直肌和下直肌，预置牵引线。进一步分离暴露巩膜，并在外下象限内分离下斜肌。

巩膜条带一般修剪为6～8mm宽，两头略窄，条带内面应与宿主的巩膜面相贴，将其依次穿过外直肌、下斜肌和下直肌。先将其一端用6-0尼龙缝线固定在上直肌止点稍后的颞侧巩膜上。向内侧转动眼球，借助神经匙等器械充分暴露眼球后极部，调整、展平巩膜条带，向鼻下方牵拉，使条带松紧适当（平整贴附于巩膜即可，不可太紧），确认其位置正确、平整后，用6-0尼龙线将其另一端缝于内直肌止点稍后的鼻侧巩膜上，剪除多余的条带。拆除眼肌牵引线，冲洗后缝回球结膜，结膜下注射庆大霉素2万U和地塞米松2.5mg，结膜囊内涂抗生素眼膏，双眼包扎。

### （四）术后处理

术后早期，一些患者出现头痛或眼痛、恶心、呕吐等症状。多与术中眼球牵引，术后眼睑、结膜及球周组织反应性水肿有关。术后早期应用皮质类固醇有助于减轻反应。

术后每日换药，局部点抗生素及皮质类固醇眼膏。包眼1天。术后5～6天拆除结膜缝线。

每次换药时充分散瞳查眼底。术后早期，可有不同程度的眼底水肿甚至出血，一般颞下象限水肿最明显，有时4～5周才能消失。

### （五）手术效果

实验证明后巩膜加固术后组织学改变分三期。

1. 急性炎症期　术后1～2周，主要为炎性细胞浸润。

2. 增生粘连期　术后1～2个月，表现为肉芽肿形成及新生血管增生，植片与宿主巩膜粘连并有融合迹象。

3．融合期　术后3～6个月，成纤维细胞形成，植片与宿主巩膜完全融合，大量结缔组织增生，形成“新巩膜”。

尽管受病例选择、手术方式等的影响，各医师报告的手术效果存在差异，但总的看来，手术效果是肯定的，表现为术眼视力提高或稳定、近视度数减低或稳定、眼轴缩短或不继续延长、视野扩大和眼球血液供应改善等。

**（六）并发症及预防**

1．涡静脉损伤　主要发生在涡静脉距下斜肌止点较近者，如术中视野暴露不充分，看不清涡静脉，在钩取和分离下斜肌时易损伤涡静脉。术中充分暴露眼球是有效的预防方法。发现涡静脉损伤时，首先透热处理涡静脉在巩膜表面的出口处，以免涡静脉退缩导致眼内出血。

2．眼球穿孔伤　主要见于巩膜葡萄肿明显者。除充分暴露外，应选择圆针、细线（6-0）缝合，出线方向与针孔走行一致。发生眼球穿孔伤时，透热处理穿孔处，必要时行局部垫压。

3．结膜充血和水肿　见于术后早期几乎所有患者。绝大多数能很快吸收，无须特殊处理。

4．视网膜脉络膜水肿　常见于术后早期，多发生于颞下象限，可能与涡静脉受压引起的脉络膜充血有关。轻度水肿常很快吸收，水肿明显者需4～6周才能吸收。术后早期加大剂量应用皮质类固醇能有效地减轻视网膜脉络膜水肿，促进水肿吸收。

5．复视　可能与术中牵引、下斜肌部分受压等有关。术后尽早行眼肌功能锻炼，有助预防。

6．眼底或玻璃体积血、视网膜脱离　与术前存在新生血管膜、视网膜变性、术中过度牵拉和粗暴操作等有关。术前仔细检查并进行必要的预防性治疗，术中规范操作可有效减少发生。

**（王勤美）**

## 主要参考文献


1. 王勤美．屈光手术学．第2版．北京：人民卫生出版社，2011.
2. McAlinden C，Moore JE. Multifocal intraocular lens with a surface-embedded near section：Short-term clinical outcomes. J Cataract Refract Surg，2011，37（3）：441-445.
3. Boyd B，FACS. Modern Ophthalmology：the Highlights. The Account of a Master Witnessing a 60 year Epoch of Evolution and Progress（1950-2010）. Jaypee Highlights Medical Publishers，Inc，2011.
4. Barraquer JI. Queratoplastia refractiva. Estudios Inform Oftalmol Inst Barraquer，1949，10：1-21.
5. Verity SM，McCulley JP，Bowman RW，et al. Outcomes of PermaVision intracorneal implants for the correction of hyperopia. Am J Ophthalmol，2009，147（6）：973-977.
6. Fleming JF，Reynolds AE，Kilmer L，et al. The intrastromal corneal ring：two cases in rabbits. J Refractive Surg，1987，3：227-232.
7. Piñero DP，Alio JL. Intracorneal ring segments in ectatic corneal disease-a review. Clin Experiment Ophthalmol，2010，38（2）：154-167.
8. Maiman TH. Stimulated optical radiation in ruby masers. Nature，1960，187：493-494.
9. McAlinden C，McCartney M，Moore J. Mathematics of Zernike polynomials：a review. Clin Experiment Ophthalmol，2011，39：820-827.
10. Azar DT，Gatinel D，Hoang-Xuan T. Refractive Surgery. 2ed. Mosby，2006.
11. Pallikaris IG，Papatzanaki ME，Stathi EZ，et al. Laser in situ keratomileusis. Lasers Surg Med，1990，10：463-468.
12. Durrie DS，Slade SG，Marshall J. Wavefront-guided excimer laser ablation using photorefractive keratectomy and sub-Bowman's keratomileusis：a contralateral eye study. J Refract Surg，2008，24：S77-S84.
13. McAlinden C，Skiadaresi，Moore JE. Hyperopic LASEK treatments with mitomycin C using the SCHWIND AMARIS. J Refract Surg，2011，27：380-383.
14. Sharma N，Kaushal S，Jhanji V，et al. Comparative evaluation of 'flap on' and 'flap off' techniques of Epi-LASIK in low-to-moderate myopia. Eye（Lond），2009，23：1786-1789.
15. Neumann AC，Sanders DR，Salz JJ. Radial thermokeratoplasty for hyperopia. II. Encouraging results from early laboratory and human trials. Refract Corneal Surg，1989，5：50，52-54.
16. Kato N，Toda I，Kawakita T，et al. Topography-guided conductive keratoplasty：treatment for advanced keratoconus. Am J Ophthalmol，2010，150：481-489.

# 第八篇 低 视 力

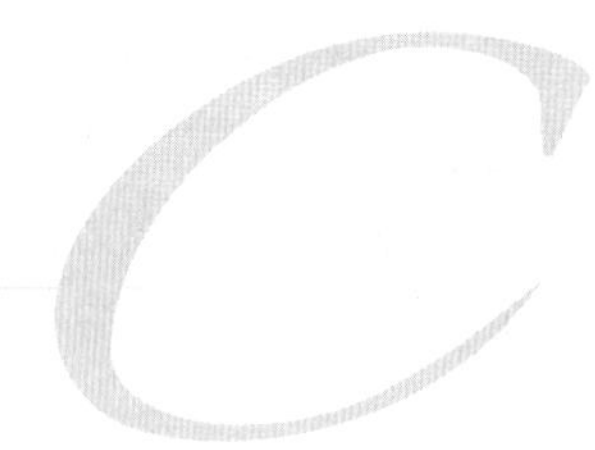

## 第一章 低视力诊断和检查

### 第一节 概 述

#### 一、我国残疾人联合会制定的盲及低视力标准

视力残疾是指由于各种原因导致的双眼视力低下并且不能矫正或视野缩小，以致影响其日常生活和社会参与（表 8-48）。

**表 8-48 1987 年及 2006 年我国残疾人抽样调查视力残疾标准**

| 类别 | 级别 | 双眼中好眼最佳矫正视力 |
|---|---|---|
| 盲 | 一级盲 | <0.02～无光感，或视野半径<5° |
| | 二级盲 | <0.05～0.02，或视野半径<10° |
| 低视力 | 一级低视力 | <0.1～0.05 |
| | 二级低视力 | <0.3～0.1 |

注：1. 盲或低视力均指双眼而言。若双眼视力不同，则以视力较好的一眼为准。如仅有单眼为盲或低视力，而另一眼的视力达到或优于 0.3，则不属于视力残疾范畴。

2. 最佳矫正视力是指以适当镜片矫正所能达到的最好视力，或以针孔镜所测得的视力。

3. 视野半径度者<10°，不论其视力如何均属于盲。

#### 二、世界卫生组织历年来制定或推荐的视力损害标准

##### （一）1972 年 WHO 制定的视力损害标准

世界卫生组织（WHO）防盲研究组于 1972 年建议盲及低视力标准，并于 1975 年正式列入国际疾病分类修订本 -10（ICD-10）中，表 8-49 为 WHO 制定的标准。

按视野为标准制定 3 级盲的诊断标准，中心视力好，但视野小，以注视点为中心，视野半径<10°但>5°为 3 级盲，<5°者为 4 级盲。

上述两种标准无本质区别，实际上盲及低视力标准并无区别，只是分级不一致。为了方便记忆，我们将上述标准简化，如按视力标准：

**表 8-49 世界卫生组织制定的盲及低视力的诊断标准**

| 类别 | 级别 | 双眼中好眼最佳矫正视力 | |
|---|---|---|---|
| | | 低于 | 等于或优于 |
| 低视力 | 1 | 0.3 | 0.1 |
| | 2 | 0.1 | 0.05（3m 指数） |
| 盲 | 3 | 0.05 | 0.02（1m 指数） |
| | 4 | 0.02 | 光感 |
| | 5 | 无光感 | |

盲：双眼中好眼矫正视力<0.05 者。

低视力：双眼中好眼矫正视力<0.3～0.05 者。

**举实例说明低视力的诊断标准**

| | | |
|---|---|---|
| 右眼矫正视力＝0.3 | 左眼矫正视力＝0.1 | 不能诊断低视力 |
| 右眼矫正视力＝0.3 | 左眼视力＝无光感 | 不能诊断低视力 |
| 右眼矫正视力＝0.2 | 左眼矫正视力＝0.1 | 诊断低视力 |
| 右眼矫正视力＝0.05 | 左眼矫正视力＝0.02 | 诊断低视力 |
| 右眼矫正视力＝0.04 | 左眼矫正视力＝0.02 | 诊断为盲 |

应该说明的是视力残疾是指盲＋低视力而言，另外盲或低视力都是指双眼，单眼盲或低视力不称为盲或低视力，也不属于视力残疾。

##### （二）1992 年 WHO 制定的低视力诊断标准

1992 年 WHO 在泰国曼谷召开的“儿童低视力处理”国际研讨会上制定了此标准，并于 1996 年在西班牙马德里召开的“老年人低视力保健”国际研讨会中重申，并向全世界推荐此低视力标准，简称曼谷 - 马德里标准：低视力是指一个患者即使经过治疗或标准的屈光矫正后仍有视功能损害，其视力<6/18（0.3），视野半径<10°，但是其能够或有潜力能够利用其视力去安排和（或）执行某项任务。

本低视力诊断标准与 1972 年 WHO 制定的标准有

明显的差别：①本低视力标准几乎包括了1972年全部低视力+盲的标准（无光感除外），说明视觉康复的范围，同时低视力患者可能通过助视器或低视力康复受益而使其生存质量得以提高；②本标准是经过治疗后的低视力，因而病例人数比1972年的标准减少75%～80%，这些患者是真正需要进行视觉康复者。关于上述低视力标准在2009年5月18～22日在日内瓦召开的62届世界卫生大会上通过的"预防可避免盲和视觉损害的行动计划"中得到了认可。

**（三）2003年9月WHO制定了新的视力损害分类标准**

在2003年9月在日内瓦WHO总部召开的"制定视力丧失和视功能特征标准"专家咨询会议上制定了新的视觉损害分类标准，如表8-50。

会上专家对上述新的视力损害分类标准进行了说明与解释，WHO防盲专家Dr. Pararajasegaram指出，目前应用的视力损害分类已经过去30年，它是由"WHO防盲研究组"于1972年倡议，并于1975年纳入国际疾病的分类（ICD）第9次第10次修订本中。并认为在世界各地不同的环境下应用，已取得了相当丰富的经验，发现一些不足之处，需要加以解决。任何所需要的更改，入会者已达成共识。对此新的分类标准的确定有下列问题的考量：

1. 最佳矫正视力未能显示患者的现实生活，且低估了视力损害所造成的负担。

2. "低视力"这个名词尚有另外一个内涵，即需要对低视力服务的含义，但从当前视力损害分类中的低视力患者中，并不是所有的患者都需要低视力保健服务。

3. "盲"的分界线可能限制了需要服务的人数，例如许多"经济盲"早已达到了当前"盲"的标准水平。

4. 标准的视力检测，应包括近视力的检查。

附：北美或美国视力损害及盲的标准：视力损害，好眼矫正视力低于20/40（0.5），法律盲，好眼矫正视力≤20/200（0.1）。

## 第二节 解决低视力问题的重要性与迫切性

根据2006年全国残疾人抽样调查，全国视力残疾（含多重残疾）患病率为1.28%，盲患病率为0.44%，低视力患病率为0.85%，估计视残总人数为1682万，盲605万，低视力1077万。约占全球视残患者1.53亿的11%，这确实是一个巨大的数字，因而视力损害已是我国，乃至是一个全球性的严重的公共卫生问题。有鉴于此，以世界卫生组织（WHO）为主导与包括国际防盲协会（IAPB）在内的许多从事防盲工作的非政府组织（NGO）于1999年2月18日共同发起了"视觉-2020享有看见的权力"（Vision 2020 The Right to Sight）这一全球性行动，目标是到2020年在全世界根除5种可避免盲，这5种可避免盲，其中便包括了低视力，而且于1999年9月卫生部领导代表我国政府在《视觉-2020宣言》上签字，做出了庄严承诺，这说明了在全球及我国在2020年要根除5种可避免盲之一的低视力。国外一些低视力专家提出有五个关键因素与低视力工作能否获得进展密切相关：即4A+S认识（awareness）、实用（availability）、易于达到（accessibility）、负担得起（affordability）及可持续的（sustainability）。

我国在中国残疾人联合会的领导下于1988年开始制定全国性低视力康复规划，低视力康复与白内障盲的防治工作是低视力康复工作的主要内容，从当时每年全国仅有几万例白内障手术，到目前，每年白内障手术已超过100万例，基本上解决了白内障问题，这确是防盲工作中的巨大成就。

**表8-50 WHO新的视力损害分类标准**

| 分类 | *日常生活远视力（presenting distance visual acuity） | |
|---|---|---|
| | 视力低于 | 视力等于或优于 |
| 轻度或无视力损害 | | 6/18，3/10（0.3），20/70 |
| 中度视力损害（1） | 6/19，3.2/1.0（0.3），20/63 | 6/60，1/10（0.1），20/400 |
| 重度视力损害（2） | 6/60，1/10（0.1），20/400 | 3/60，1/20（0.05），20/400 |
| 盲（3） | 3/60，1/20（0.05），20/400 | *1/60，1/50（0.02），5/300（20/1200） |
| 盲（4） | *1/60，1/50（0.02），5/300（20/1200） | 光感 |
| 盲（5） | 无光感 | |

注：*日常生活视力（presenting visual acuity，PVA）：一个人在正常屈光状态下所测视力。例如若受检者未配戴远用矫正眼镜，则检查裸眼视力。若受检者配戴远用矫正眼镜，并经常戴用，则受检者戴镜后检查视力。若受检者配戴远用矫正眼镜，但并不经常戴用，则检查受检者裸眼视力，以上这些视力称为日常生活视力

从20世纪90年代，我国将低视力康复工作已纳入国家残疾人事业发展规划，经过20多年的发展，在全国初步形成了低视力康复工作网络，积累了经验。“十一五”期间累计为17.3万例低视力患者配用了助视器。助视器包括光学、非光学助视器、电子助视器等已达到国际水平，导盲犬中心也已建立。中残联认为在取得上述成就同时，我们也面临许多挑战：低视力康复机构少，低视力康复体系不健全，服务能力不足；专业人员匮乏，缺乏有效的康复模式；没有建设标准、技术体系、工作流程不完善；宣传力度不够。因此，低视力康复工作开展不够快。

今后工作开展的总的思路是：实施方案，规划布局；经费支持；体系建设、工作机制、工作模式、积极协作、广泛宣传等方面的完善。

今后具体措施：①建立省级康复中心模式。探索低视力康复中心与医疗机构眼科、残疾人辅助器具中心及省、地（市）县康复机构、社区康复相结合的转介及服务模式；②开展规范化培训及上岗服务。开展省低视力康复中心专业人员培训教材、教学大纲等；③开展低视力预防和康复知识普及工作，营造理解、关心和帮助低视力患者的良好社会氛围。

## 第三节　视力残疾的患病率与病因

### 一、我国视力残疾的患病率与病因

我国于1987年和2006年共两次进行过全国残疾人抽样调查，以我国或WHO 1972年制定的视力损害标准进行调查最佳矫正视力，盲为<0.05，低视力<0.3～0.05。结果见表8-51、表8-52和图8-412。

表8-52　1987年和2006年视力残疾病因比较（含多重残疾）

| 1987年病因 | | 2006年病因 | |
|---|---|---|---|
| 白内障 | 46.1% | 白内障 | 46.9% |
| 角膜病 | 11.4% | 视网膜色素病 | 12.6% |
| 沙眼 | 10.1% | 角膜病 | 8.5% |
| 屈光不正、弱视 | 9.7% | 屈光不正 | 6.4% |
| 视网膜葡萄膜病 | 6.0% | 青光眼 | 5.6% |
| 青光眼 | 5.1% | 视神经病变 | 4.7% |
| 遗传或先天眼病 | 4.3% | 遗传或先天眼病 | 4.4% |
| 视神经病变 | 2.4% | 眼外伤 | 3.0% |
| 眼外伤 | 1.7% | 弱视 | 2.2% |
| 其他 | 2.6% | 沙眼 | 1.1% |
| 不详 | 0.60 | 中毒 | 0.10% |
| | | 原因不明 | 2.10% |
| | | 其他 | 2.3% |

从表8-52得知1987年沙眼在我国是致盲的主要病因，占第3位，构成比占10%，但由于防治得当，更重要的是人民生活水平的不断提高，在2006年不但不是主要致盲原因，且构成比为1.1%，几近消灭，主要存在于我国边远、少数民族地区。

值得关注的是，我们近年来大力开展白内障复明手术，从20世纪80年代初期，每年数万例白内障手术，后每年超过50万例手术，即1988年前的每年10万例增加到2004年的56.9万例。2000年起我国每年

表8-51　1987年和2006年视力损害患病率及人数推算数据（含多重残疾）

| 年度 | 盲率 | 低视力患病率 | 视残率 | 盲人数（万） | 低视力人数（万） | 视力残疾人数（万） |
|---|---|---|---|---|---|---|
| 1987 | 0.43% | 0.58% | 1.01% | 461 | 622 | 1083 |
| 2006 | 0.44% | 0.85% | 1.29% | 579 | 1117 | 1696 |

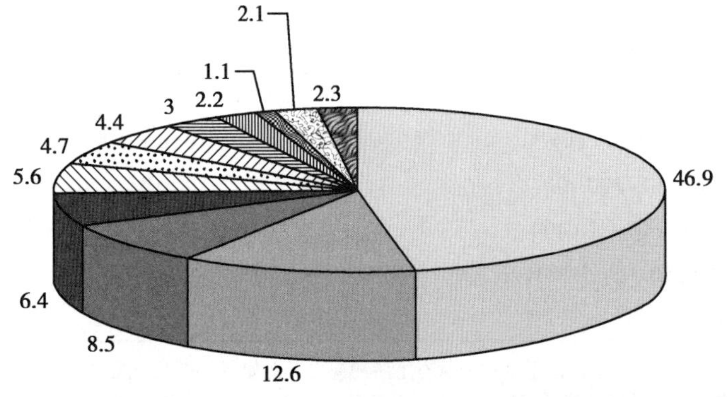

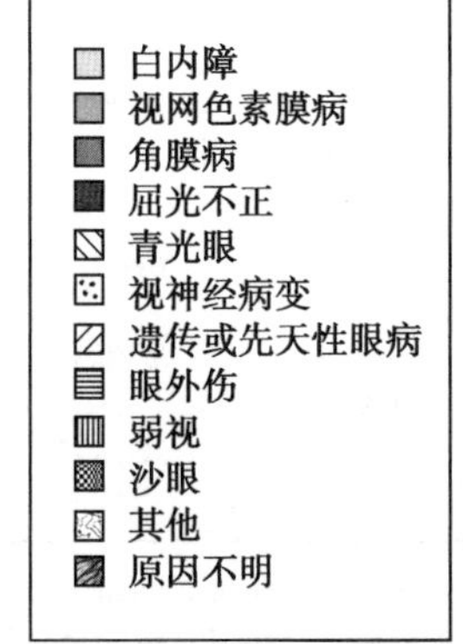


图8-412　2006年视力残疾病因

白内障手术量开始超过白内障盲人的发生数(40万例/年),实现了白内障手术量的历史性转变。到2008年共完成白内障复明手术88.7万例。目前,每年白内障手术已超过100万例,一定程度上缓解了因白内障致盲的问题,也是我国防盲工作中的巨大成就。同时我们应该明确,每年在每百万人群中所做的白内障手术量称为白内障手术率(cataract surgery rate,CSR),它是衡量不同国家和地区眼保健水平的常用指标。目前,经济发达国家如美国、日本等的CSR达到5500例以上,如印度CSR为5500例,泰国、越南为2000例,我国的CSR为915例(2011),在世界上处于中等偏下的水平。因此,在我国防盲治盲工作任重而道远,仍需在政府领导下,眼科专业人员和社会各界共同继续努力下,以获得更大的成绩。

## 二、全球视力残疾的患病率与病因

### (一)WHO地区视力残疾患病率与人口估计

从表8-53我们可以得知,根据WHO 1972年盲及低视力分类标准,并以2002年全世界人口计算,估计全世界视力损害(盲+低视力)为1.61亿,其中盲为0.37亿,低视力为1.24亿。老年视力损害像预期那样,是十分严重的,>50岁的老年人,盲人为3000余万,占盲人总数的82.4%。儿童盲也相当严重,不容忽视,>15岁盲童为137万。如果盲率作为一项指标,上述WHO分区中,全年龄组盲患病率>0.5%者,根据WHO的目标应考虑优先采取行动,包括下列WHO 8个地区:2个非洲地区19个国家(赤道几内亚、贝宁、喀麦隆、佛得角、冈比亚、马里、毛里塔尼亚、尼日尔、尼日利亚、塞拉利昂、苏丹、多哥、中非共和国、肯尼亚、南非和坦桑尼亚),2个东地中海地区5个国家(黎巴嫩、阿曼、沙特阿拉伯、突尼斯和摩洛哥),2个东南区地区8个国家(印度尼西亚、马来西亚、菲律宾、泰国、孟加拉国、印度、尼泊尔和巴基斯坦),以及2个西太平洋地区5个国家(中国、蒙古、柬埔寨、缅甸和越南)。上述地区中的国家人口占世界总人口的75%,给全地界提供了85%的盲人。

在1990年全球估计视力损害患者为1.48亿,盲人占3800万,到2002年全球视力损害为1.61亿,12年间视力损害患者增加了9%,盲人为3700万,却减少了约0.26%。

从1990年到2002年发达国家盲人由3500万增加到3800万,增加了8.5%,在此期间发达国家≥50岁

**表8-53 全世界视力损害患病率及人数估计**(根据2002年世界人口)

| WHO分区 | 资料来源 | 总人口(百万) | 盲人数(百万) | 盲率% | 低视力人数(百万) | 低视力率% | 视力损害人数(百万) |
|---|---|---|---|---|---|---|---|
| Afr-D | 13个国家 | 354.324 | 3.464 | 1.0 | 10.715 | 3.0 | 14.361 |
| Afr-E | 6个国家调查 | 360.965 | 3.642 | 1.0 | 10.573 | 3.0 | 14.215 |
| Amr-A | 1个国家调查 | 322.309 | 0.694 | 0.2 | 4.029 | 1.2 | 4.723 |
| Amr-B | 3个国家调查 | 456.432 | 1.392 | 0.3 | 7.600 | 1.7 | 8.992 |
| Amr-D | 1个国家调查 | 73.810 | 0.332 | 0.5 | 1.488 | 2.0 | 1.820 |
| Emr-B | 4个国家调查 | 142.528 | 1.076 | 0.8 | 3.580 | 2.5 | 4.656 |
| Emr-D | 1个国家调查 | 144.405 | 1.406 | 0.97 | 4.116 | 2.9 | 5.522 |
| Eur-A | 7个国家调查 | 415.323 | 0.937 | 0.2 | 5.435 | 1.3 | 6.372 |
| Eur-B1 | 2个国家调查 | 169.716 | 0.618 | 0.4 | 2.546 | 1.5 | 3.164 |
| Eur-B2 | 1个国家调查 | 53.130 | 0.142 | 0.3 | 0.590 | 1.1 | 0.731 |
| Eur-C | 无基于人口的调查 | 239.717 | 1.305 | 0.4 | 4.219 | 1.8 | 5.254 |
| Sear-B | 4个国家调查 | 405.313 | 4.214 | 1.0 | 9.669 | 2.4 | 13.883 |
| Sear-D | 4个国家调查 | 1394.045 | 8.334 | 0.6 | 28.439 | 2.0 | 36.782 |
| Wpr-A | 1个国家调查 | 150.867 | 0.393 | 0.3 | 1.883 | 1.2 | 2.276 |
| Wpr-B1 | 2个国家调查 | 1374.838 | 7.731 | 0.6 | 26.397 | 1.9 | 34.128 |
| Wpr-B2 | 3个国家调查 | 148.469 | 1.229 | 0.8 | 2.898 | 1.9 | 4.127 |
| Wpr-B3 | 2个国家调查 | 7.677 | 0.025 | 0.3 | 0.090 | 1.2 | 0.115 |
| 全世界 | | 6213.869 | 36.857 | 0.57 | 124.264 | 2 | 161.121 |

注:Afr=WHO非洲地区,Amr=WHO美洲地区,Emr=WHO东地中海地区,Eur=欧洲地区,Sera=WHO东南亚地区,Wpr=WHO西太平洋地区

人口增加了16%，同时低视力患者人数的改变更为明显，从1000万增加到1800万，增加了80%。这些数据说明视力损害中可避免盲的增加与60岁以上老年人口的增加密切相关。

在发展中国家（印度与中国除外），从1990年到2002年，盲人由1880万增加到1940万，增加了3%。在此期间估计中国盲人从6700万增加到6900万。印度估计盲人从8900万下降到6700万。这数据表明在此期间中国盲人增加了3%，而印度盲人减少了25%。

全世界人口从1990年到2002年增加了18.5%，而>50岁人口增加了30%，在发达国家>50岁人口增加了16%，发展中国家，中国除外，为47%，中国为27%。考虑到上述变化，2002年视力损害人数或范围似比以往的估计要低一些。

以上数据的估计是以"最佳矫正视力"为视力损害的定义为准，因而屈光不正造成的视力损害未包括在上述数据当中，因而低估了视力损害的范围与程度。

### （二）全球视力损害的病因学

全球视力损害病，因详见表8-54及彩图8-413。

根据2002年全世界人口进行估计：全球大量盲人与老龄化直接相关，事实上，60岁以上的老年人是盲人的"主体"。从发达国家而言，白内障已不是第1位

**表8-54 WHO世界各地区各种盲因及在总盲因中所占比例**

| WHO分区 | 资料来源 | 病因 | | | | | | | | |
|---|---|---|---|---|---|---|---|---|---|---|
| | | 白内障 | 青光眼 | AMD | 角膜混浊 | 糖尿病视网膜病变 | 儿童盲 | 沙眼 | 河盲 | 其他 |
| Afr-D | 13个国家 | 50 | 15 | | 8 | | 5.2 | 6.2 | 6 | 9.6 |
| Afr-E | 6个国家调查 | 55 | 15 | | 12 | | 5.5 | 7.4 | 2 | 3.2 |
| Amr-A | 1个国家调查 | 5 | 18 | 50 | 3 | 17 | 3.1 | | | 3.9 |
| Amr-B | 3个国家调查 | 40 | 15 | 5 | 5 | 7 | 6.4 | 0.8 | | 20.8 |
| Amr-D | 1个国家调查 | 58.5 | 8 | 4 | 3 | 7 | 5.3 | 0.5 | | 13.7 |
| Emr-B | 4个国家调查 | 49 | 10 | 3 | 5.5 | 3 | 4.1 | 3.2 | | 22.2 |
| Emr-D | 1个国家调查 | 49 | 11 | 2 | 5 | 3 | 3.2 | 5.5 | | 21.3 |
| Eur-A | 7个国家调查 | 5 | 18 | 50 | 3 | 17 | 2.4 | | | 4.6 |
| Eur-B1 | 2个国家调查 | 28.5 | 15 | 15 | 8 | 15 | 3.5 | | | 15.0 |
| Eur-B2 | 1个国家调查 | 35.5 | 16 | 15 | 5 | 15 | 6.9 | | | 6.6 |
| Eur-C | 无基于人口调查 | 24 | 20 | 15 | 5 | 15 | 2.4 | | | 18.6 |
| Sear-B | 4个国家调查 | 58 | 14 | 3 | 5 | 3 | 2.6 | | | 14.4 |
| Sear-D | 4个国家调查 | 51 | 9 | 5 | 3 | 3 | 4.8 | 1.7 | | 22.5 |
| Wpr-A | 1个国家调查 | 5 | 18 | 50 | 3 | 17 | 1.9 | 0.025 | | 5.0 |
| Wpr-B1 | 2个国家调查 | 48.5 | 11 | 15 | 3 | 7 | 2.3 | 6.4 | | 6.8 |
| Wpr-B2 | 3个国家调查 | 65 | 6 | 5 | 7 | 3 | 3.6 | 3.5 | | 6.9 |
| Wpr-B3 | 2个国家调查 | 65 | 6 | 3 | 3 | 5 | 9.5 | 4.3 | | 4.2 |
| 全世界 | | 47.8 | 12.3 | 8.7 | 5.1 | 4.8 | 3.9 | 3.6 | 0.8 | 13.0 |

注：Afr=WHO非洲地区，Amr=WHO=美洲地区，Emr=WHO东地中海地区，Eur=欧洲地区，Sera=WHO东南亚地区，Wpr=WHO西太平洋地区

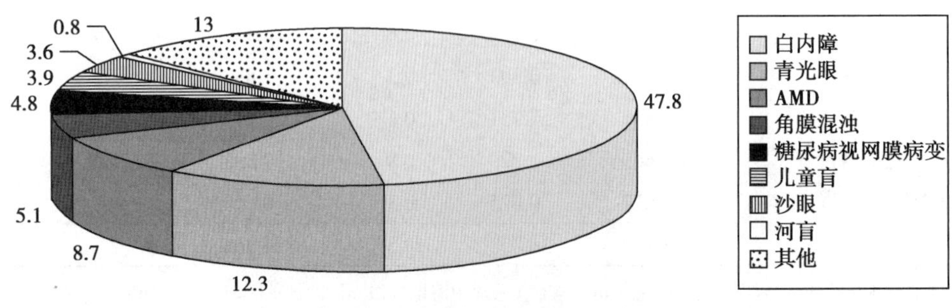


图8-413 全世界盲病因（2002年）

盲因，但从全球而言，白内障仍是第1位盲因，几乎占盲人总数的1/2，同时白内障也是低视力的第1位病因。青光眼是第2位盲因，年龄相关性黄斑变性（AMD）是第3位盲因，其他尚有沙眼、角膜混浊、儿童盲、糖尿病性视网膜病变等。目前在发达国家AMD是致盲的第1位病因，全世界为第3位，预计70岁老人越来越多，AMD会明显增加，这值得高度关注。

### （三）全球未矫正的屈光不正的视力损害

屈光不正，包括近视、远视及散光。在全球范围内，不论年龄、性别、种族，占人口中非常大的比例。屈光不正诊断比较容易，处理也比较简单，例如戴眼镜矫正便可获得正常视力。但是，如果此类屈光不正患者得不到矫正，则未矫正的屈光不正可能成为视力损害的主要病因。

由于未矫正的屈光不正（uncorrected refractive errors）对儿童及成年人都可能造成许多近期和长期的后果，例如教育及职业机会的丧失，经济利益的丧失，对个人、家庭及社会都会造成不利影响，进而使患者及家庭成员的生存质量下降。

在上述视力损害患病率及病因学中，都是以目前执行的1972年WHO制定的视力损害标准，该标准视力检查是以"最佳矫正视力"为准。2003年WHO制定了新的视力损害标准，视力检查不再以最佳矫正视力为准，取而代之的是"日常生活视力"，可详见本章第一节。我们应该特别强调的是"最佳矫正视力（best corrected visual acuity，BCVA）"与"日常视力"的差别与意义。例如在群体中应用BCVA对视力损害进行评估，由于大量未矫正的屈光不正患者缺失，而使评估失准。若以PVA为基准的调查进行分析与评估，则视力损害中便包括了未矫正的屈光不正患者，这不但让我们知道面对日常生活时的视力障碍患者的真实状态，并能获得更为准确的患病率与病因。以下数据分析都以日常生活视力代替最佳矫正视力，同时，低视力及盲的定义仍为视力<0.3，盲的视力标准为<0.05。

### （四）全球未矫正的屈光不正视力损害的患病率与人数

未矫正的屈光不正视力损害的患病率的定义是：好眼视力<0.3，通过屈光矫正或针孔镜后视力≥0.3者，此视力损害包括低视力及盲（表8-55）。

5～15岁年龄组的未矫正的屈光不正患病率估计是视力<0.3的日常生活视力与最佳矫正视力（散瞳验光）之间之差。16～39岁的估计与5～15岁年龄相同。40～49岁年龄组估计是从文献报告而来。>50年龄组未矫正的视力损害患病率的估计是<0.3的日常生活视力与<0.3的最佳矫正视力（针孔或验光后），两者间之差。

表8-55 2004年全球各年龄组未矫正的屈光不正视力损害患病率及人数估计

| 5～15岁 | 16～39岁 | 40～49岁 | >50岁 | 总计（5～>50岁） |
|---|---|---|---|---|
| 12811万（0.97） | 27126万（1.11） | 18437万（2.43） | 94824万（7.83） | 1.53198亿（2.67） |

从表8-56得知，在全球5岁以上的人群中估计1.53亿是由未矫正的屈光不正所引起的视力损害，其中800万为盲人。在5～15岁年龄组未矫正的屈光不正引起的视力损害为1280万，全球患病率最高是在东南亚及中国发达的城市地区，为0.96%。16～39岁年龄组未矫正的屈光不正造成的视力损害为2700万，全球患病率为1.1%。40～49岁年龄组全球患病率是较高的，为2.45%。>50岁年龄组近9500万为未矫正的屈光不正造成视力损害患者，患病率在2%与5%之间，但在中国将近10%，印度及东南亚地区近20%。

表8-56 WHO世界分区及印度、中国≥50岁未矫正的屈光不正的致盲率及人数

| WHO分区或国家 | 人口分布 | ≥50岁未矫正的屈光不正致盲百万（患病率%） |
|---|---|---|
| 非洲 | | 1.25（1.64） |
| 美洲 | | 0.233～0.075（0.3～0.75） |
| 东地中海地区 | 农村 | 0.142（0.95） |
| | 城市 | 0.084（0.4） |
| 东南亚地区 | | 0.319（0.26），0.834（1.74），0.032（0.2） |
| 西太平洋地区（印度、中国除外） | | |
| 中国 | 农村 | 0.528（0.33） |
| | 城市 | 0.240（0.2） |
| 印度 | | 3.147（1.9） |
| 世界 | | 6.884（0.57） |

1. 全球来看未矫正的屈光不正造成视力损害的范围与程度　情况相当严重的，估计1.45亿为低视力，盲为800万（表8-57）。因为此资料相关的不确定性，推断可导致这些数据的高估与低估，如果资料不确定性估计在20%，表中视力残疾总人数1.53百万，可能会有所不同，即从123万到184万之间。

从表8-57得知由于未矫正的屈光不正而导致盲与低视力与其他各种视力残疾病因全球总人数为314百万（表8-57全部病因）。从图8-414得知，在致盲病因中未矫正的屈光不正是排在白内障之后的第2位病因，它们同时是低视力的主要病因，从全部病因而言，它们几乎占视力损害1/2。

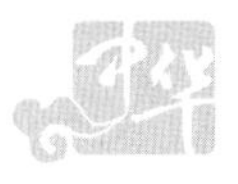



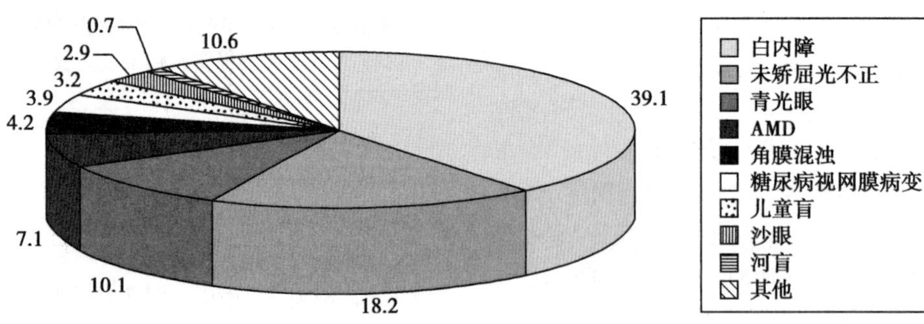


图 8-414 全球视力损害病因(2004)

表 8-57 2004 年全球估计视力损害人数

| 视力损害类别 | 视力损害人数(百万) | | |
|---|---|---|---|
| | 未矫正的屈光不正 | 其他原因 2002 估计※ | 全部病因 |
| 盲 | 8.266 | 36.857 | 45.083 |
| 低视力 | 144.972 | 124.264 | 269.236 |
| 视力残疾 | 153.198 | 161.121 | 314.319 |

※ 以 2002 年最佳矫正视力的估计，从 2002 年到 2004 年全球人口改变约 3%

2. 屈光不正未矫正的原因 在 5～15 岁年龄组主要是服务方面的因素：缺乏筛查，供应及价格难于负担等，另外文化方面的不利因素也是很重要的。≥50 岁人群未矫正的屈光不正造成视力损害全球估计超过 9400 万，且用针孔镜而不是验光矫正视力，因而此数字可能被低估了。

3. 可能的最根本的解决途径

(1) 应在社区水平中进行屈光不出的筛查，并列于学校卫生计划中，同时应进行卫生教育与宣传，这样才能解除文化方面障碍，屈光不正筛查及矫正才能得以实现。

(2) 在世界许多国家或地区屈光矫正价格过高，对一般群众而言，价格必须对各种年龄患者都是可以接受及实惠的。

(3) 眼保健专业人员应得到屈光技术的培训，学校教师及学校卫生保健工作者也应得到屈光知识方面的培训。

(4) 可靠而又较便宜的屈光方面设备应得到发展。

(5) 屈光方面的服务应纳入眼保健系统之中，也应是白内障手术服务当中的一部分。

## 第四节 低视力的视功能评估

### 一、病 史

低视力门诊病史的询问可对患者的检查、处理及康复等提供非常重要的信息。

首先，应询问一般眼科病史及治疗过程。如患者要求进一步治疗而又确实无法治疗者，应在检查后予以耐心解释。许多患者求治心切，可能不愿意接受助视器的检查及处方，而此类患者又多数为最近发生视力损害者，对此类患者应予理解，不宜勉强患者应用助视器。所以，在低视力门诊我们通常向患者提问的是来看病的目的。如果是为了治疗，作为眼科医师对眼病进行检查诊断及给予治疗，自然是我们的责任，但低视力门诊更主要的任务不是一般治疗，而是康复。因此应当向患者说明，低视力门诊主要任务是针对眼病无法治疗或治疗失败的患者，且患者仍有提高视力的愿望与需求，则低视力门诊是唯一解决此问题的场所与机会，这主要是依靠各种光学及非光学助视器及相应的训练来改善患者的视功能，以提高患者的独立生活及工作和学习能力。

其次，应该询问既往是否使用过助视器及其种类，如使用过，则应让患者评估其使用效果，询问结果对今后配用助视器有重要的参考价值。

对于先天性遗传性眼病患者，应该询问其家族史及遗传史，必要时应转到遗传咨询门诊，对于有严重心理障碍者亦应转到心理咨询门诊。

### 二、眼 科 检 查

眼科检查应包括外眼及内眼的各种检查，如一般检查及特殊检查等，详细情况在本全书中已有介绍不再重复，事实上对低视力患者的各种眼科检查均被包括在临床眼科检查之中，但检查的目的不是为了诊断、治疗与观察预后等，而是为了指导低视力患者的康复，改善生活质量，提高其独立生活、工作及学习能力为最主要目的。

#### (一) 视力检查

1. 远视力检查 为了获得较为准确的视力结果，最好由专门配备于低视力门诊的护士、眼科医师或视光学师自行检查。为检查远视力在国内常用的视力表有国际标准视力表及对数视力表（测试距离均为 5m）。对数视力表由温州医学院缪天荣教授发明，主要克服了既往视力表的固有缺点，即对数视力表相邻两行视标大小之比恒等于 1.258 926…。视标按几何级数递增，而视力计算按数学级数递减，该视力表已于 1990 年 5 月在全国实施应用，2012 年 5 月再次改进。因此在眼科或对低视力患者检查应该使用对数视力表，同时每行视标不应该是一或两个，而应该是多个（一般为 5 个）。

如图 8-415 所示，这样更适合低视力患者检查之用。

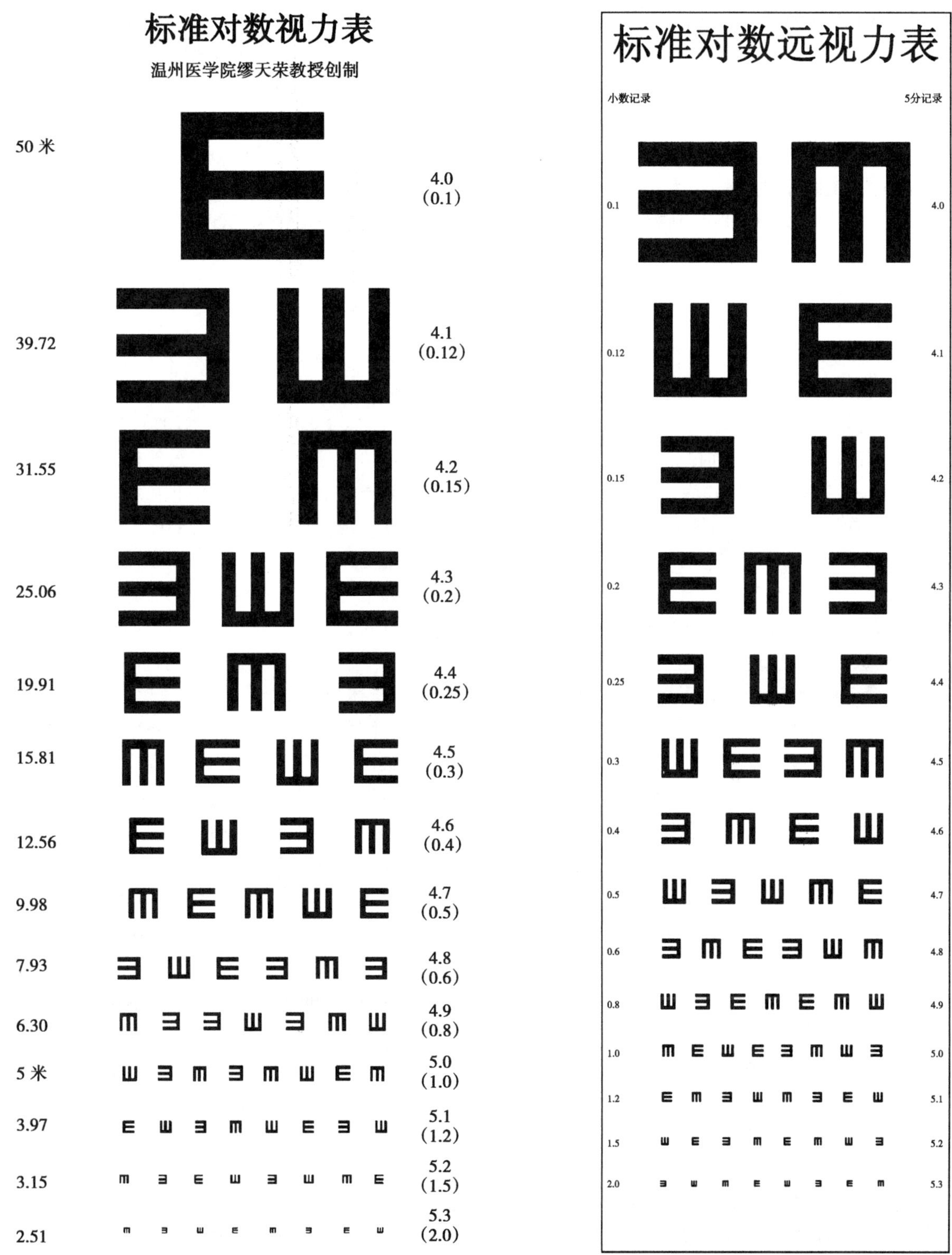


**图 8-415 标准对数视力表**

（左）1990 年实施 GB11533—89 （右）2012 年实施 GB11533—2011

一般低视力患者视力较差且常在4.0（0.1）或以下，因此测试距离可以在2.5m或1m。许多眼科及视光师认为在2.5m或1m所测视力不是真正的远视力，因为患者在上述距离看这些视标需要用0.40D或1.00D的调节，或患者为0.4D或1.00D的近视。实际上对于最佳矫正视力在0.1或以下的患者，0.40～1.00D的屈光不正或调节并无实际意义。

2. 近视力检查　许多低视力专家认为对低视力患者而言，由于与其近距工作，特别是阅读密切相关，因而其检查结果较远视力更为重要。

（1）我低视力门诊常用国际标准近视力表测近视力，检查时应注意照明，测试距离为30cm。如患者不能看到0.1的视标，可以移近距离到看清视标为止，然后记下视力与距离。以我们从事多年低视力工作经验总结认为，如果患者近视力在0.5左右，则一般阅读小4号字体的各种印刷品无困难。

（2）瞿佳教授等设计的近用汉字阅读视力表，针对检查低视力患者阅读能力及预测患者近距所用助视器主观放大率或放大倍数，因而更为方便实用。例如某患者用近用汉字阅读表检查时只能看清或读出字体大小为48点特号字（图8-416），而患者要求能看清12点小4号字体的印刷品，则患者所需助视器的放大倍数预测为48/12＝4倍，为了使患者较更顺利而不是较为勉强地阅读，则常需在预测基础上增1～2倍，即上述患者实际需要的放大倍数常为4或5倍。

3. 屈光检查　屈光检查是低视力门诊最基本的也是常规的一项重要检查，因为是否是低视力不是根据裸眼视力，而是由矫正视力来确定的。因此无论是眼科医师或视光师都不可根据眼部病况主观断定患者视力是“不能矫正”，或通过屈光检查断定视力“不可能提高”。著名低视力专家Fonda曾指出经过细心的屈光检查约有20%的低视力患者视力得以提高，作者亦有类似经验。应该特别强调的是，低视力患者的视力损害不一定全部由于眼病所致，有时可伴有屈光不正，作者曾见过两例较为典型患者，可以说明一些问题。例如，一位双眼散在角膜薄翳，视力为0.1的患者，一位抗青光眼术后患者，有青光眼视神经萎缩，视力为0.08，上述2位患者较长期在许多大医院眼科诊疗，但从未进行屈光矫正，经作者等仔细验光，视力分别达到0.4及0.3，而脱离了低视力范围。

另外，下列低视力眼病患者常伴有较为明显的屈光不正，低视力工作者应予更多关注：如白化病，常有较大散光，核性白内障常合并有近视，双眼弱视常有较高度数的屈光不正，圆锥角膜及Marfan综合征等常有严重的屈光不正，应仔细检查，予以矫正。

### （二）视野检查

重点了解患者周边视野损害情况，有无中心暗点及偏盲等。例如在视网膜色素变性及晚期青光眼患者均可出现严重周边视野损害，形成管状视野，此类情况对患者康复极为重要。又如年龄相关性黄斑变性常有中心暗点，因此在康复时应予旁中心注视训练，单纯应用有放大作用的助视器是难以获得满意效果的。由于脑部病变引起的各种类型的偏盲，使患者对周围环境的适应及活动能力大大下降，又如双下偏盲在临床虽然比较少见，但其对近距工作，尤其是对阅读可产生严重不利影响，使患康复困难较大。总之，视野检查结果对患者视功能的评估以及康复训练极为重要。

### （三）对比敏感度与眩光检查

对比敏感度与眩光检查在我国临床应用尚不够普遍，而在低视力领域，对低视力患者的视功能评估是极其重要的。

1. 对比敏感度检查　一般视功能可用各种方法检查，而视觉最重要的功能之一为形觉，通常是用黑白对比分明的视标来测定其分离阈值，即以测量视力的方式对视功能进行定量评估。虽然视力检查极为重要这一点是不言而喻的，但它并不能完全表现出视觉的形觉功能。例如辨别浓淡不分明或对比不强烈物体或环境的能力，仅靠视力检查结果是难以解决的，而低视力康复中对比敏感度的检查结果对视功能的评估与生存质量的改善是不可或缺的。

2. 眩光检查　眩光可分为两种即不适眩光与失能眩光，现分述如下。

（1）不适眩光（discomfort glare）：由于光线亮度较强而导致视觉不适，如眼部疲劳、烧灼感、流泪及头痛等，但不引起视力下降，称为不适眩光。这常是由于视野中不同区域光的亮度相差太大所致。当眼在亮度不同的视野区进行扫描或搜寻目标时，瞳孔大小不断地迅速发生变化，即可引起不适眩光症状。为避免不适眩光的产生，可在有强光的同时加一辅助光源或不要在暗室中仅设一个强光源，这样便可避免症状的产生。另外，室内的光源离视轴越近越易于产生不适眩光，而越远则产生不适眩光越轻。解决的方法是灯光不要位于使用者前，在眼水平位置。光源应该高一些，或位于使用者后方，或侧方尽量离视轴远一些。一般而言，不适眩光与眼病及视力无关。另外在户外，为了避免不适眩光可以戴太阳镜，但一般人认为只有在夏季、晴朗的蓝天、及海滩等情况下才需要戴太阳镜，而在冬季阴天情况下不需要戴太阳镜，其实这是一个误区，而实际上，后者也需要戴太阳镜加以防护。如在夏季晴朗的天空下你可以躲开“日光”，但你难以躲

| 点数汉字 (POINT) 号数 | |
|---|---|
| 80 九行字 | 四比八小 |
| 64 七行字 | 九大于七和二 |
| 48 特号字 | 老王喜欢中国山水 |
| 40 初号字 | 一年有三百六五天 |
| 32 | 你和孩子们为什么那么高兴 |
| 24 | 走到大门口就可以看见前面有条路 |
| 20 二号字 | 把课文读两次后再做句子与对话练习吧 |
| 16 三号字 | 我们中间每个人都知道科学知识非常重要 |
| 12 小四号字 | 请不要马路上乱跑必须记住行人要走行人道 |
| 10 五号字 | 因为他现在出去了所以还得过些时候才能见面 |
| 8 六号字 | 工人们在这里已经长期生活和工作了几十个年头 |
| 6 | 为了充分认识和了解现代社会请认真学习和思考 |
| 5 七号字 | 美丽的传说当时人类活动和发展的情况生动地传给了后代 |

（标准检查距离 25 厘米）

图 8-416　汉字阅读视力表

开冬季阴天出现的眩光，就是说，明亮的点光源易于处理，而对于像冬季室外阴天及室内明亮的天花板所形成的广阔的光源更难解决。

（2）失能眩光（disability glare）：又称幕罩样眩光（veiling glare），是由于散射光线在眼内幕罩样眩光，使视网膜成像产生重叠，使成像的对比度下降，因而降低了视觉分辨能力及清晰度。而失能眩光产生有两个来源，一是周围环境，另外是由眼部引起，现分述如下：

1）由外界环境引起的失能眩光：常由反射所致，例如光滑玻璃的计算机及电视机屏幕，光亮的家具，均可引起光线反射。另外窗户玻璃上，甚至于眼镜片上的尘埃都会引起光线散射，都可引起失能眩光。对于计算机屏幕反光，只要改变一下计算机角度就可以消除这种反光，应用抗眩光屏幕也十分有效。应用偏光镜（polarizing lenses），或带有抗反射的眼镜也有一定效果。

2）由眼部引起的失能眩光：角膜混浊、瘢痕，晶状体及玻璃体混浊等均可引起光线散射，而产生失能眩光，解决的方法自然是对眼病予以治疗。

由于可见光谱中的短波光（蓝及紫光等）较长波光（黄及红光）更易造成光线散射，而荧光灯比白炽灯（包括卤素灯）含有更多的短波光，因此室内照明应用白炽灯会更好一些。

3. 对比敏感度与眩光检查及结果评估　正常对比敏感度曲线如图 8-417 所示。

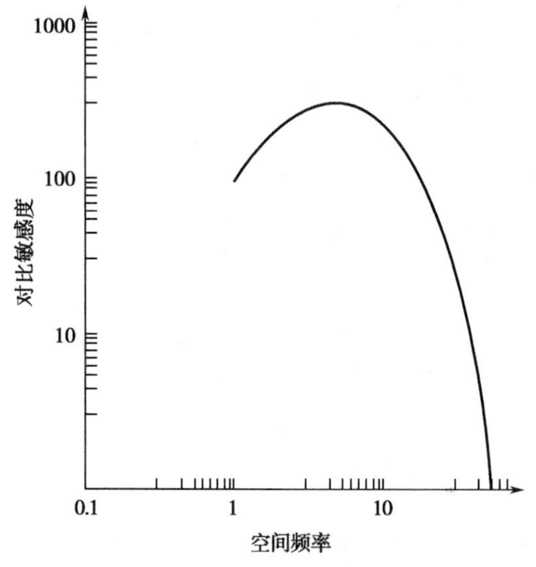


图 8-417　正常对比敏感度曲线

该图的横坐标为不同视角对应的不同空间频率，分为低频、中频和高频；纵坐标为对比敏感度阈值，从图 8-417 得知通过本仪器检查对比敏感度曲线峰值位于低频段。有证据表明低频段的对比敏感度对低视力患者面对面交流有明显影响。例如在面对面交谈中，身体语言，如点头或摇头、各种手势、面部表情、口型等等的变化所表达的含义在对交谈者的语言理解起到很重要的作用。但低视力患者往往不能看清谈话者身体语言所表达的信息，因而严重妨碍了对谈话的理解。如仅靠视力情况难以判断低视力患者上述能力丧失情况，但通过对比敏感度曲线低频段改变可以较为准确的得知上述能力丧失情况，我们曾对对比敏感度与表情识别进行过研究，结果表明，低视力患者低空间频率值与表情识别能力之间存在着显著性的相关关系，但低视力患者视力水平与其表情识别能力有相关关系，但不如对比敏感度与表情识别的相关关系显著。这便是以后康复训练的重要及可靠依据。而对比敏感度曲线峰值改变与人的活动能力，及对中等大小印刷字体阅读能力密切相关。

关于眩光检查的重要性也常常被忽略，在此以白内障为例加以说明。大量文献报道，根据临床视力检查结果来确定白内障患者视功能损害情况，以此来作为手术时机、效果的主要甚至唯一依据，但仅靠视力来“决定一切”，起码是不够全面，一方面视力不是视功能的全部，另外视觉与日常活动或生活质量之间的关系更为重要。我们曾对 67 例（73 眼）超声乳化白内障人工晶状体植入术后发生晶状体部的 PCO 进行研究，其中 16 眼 Nd∶YAG 激光晶状体后囊膜切开术前矫正视力为 0.8～1.2，但主诉视觉质量差，视物不清、怕光、明亮的背景下视物模糊，生活质量明显下降。经对比敏感度及眩光检查，曲线明显下降，手术后视力并无明显改善，但对比敏感度及眩光检查有明显改善，生活质量显著提高。

### （四）其他检查

也应进行色觉、立体视觉等检查，但本书其他章节中已有详细阐述，本文不再重复。

## 三、功能性视力评估

1. 视功能（visual function）　视功能（如视力、视野等）是外界物体通过视觉器官反映到大脑皮质视中枢后的综合感觉，即光刺激 - 感觉 - 知觉。是从器官水平上描述眼及视觉系统的功能情况。视功能常可以定量方式进行评估或测量，视功能无法靠训练得以提高。

2. 功能性视力（functional vision）　人或个体许多日常生活的活动中（ADL）与视力有关（如阅读功能及定向及行动功能等）的活动情况或功能称为功能性视力，而功能性视力通常以定性而不是定量进行评估，功能性视力可以靠训练得以提高。

3. 功能性视力评估（assessment functional vision）　视功能是客观上的指标，如视力、对比敏感度等这些生物医学指标是眼科临床、实验及康复中应用得十分广泛，是评价治疗效果，改进治疗方法的重要和必需的手段。但从患者生存质量而言仍显不足。众多学者认为与视力相关的生活质量，即功能性视力的评估或测量，对视力损害患者比视力测试结果更有价值，并认为视力测试结果只能代表 20%～30% 与视力相关生存质量的变化。许多低视力方面的专家认为视力、对比敏感度等，它常常是一个“数字”，例如一个低视力患者视力为 0.2，是输入（input），而到输出（output），即 0.2 的视力能做什么？数字 0.2 不能告诉患者，甚或医师也不知道（虽然想知道）它能做什么。因此在视功能客观指标的基础上，加上功能性视力的评估，特别是与视功能有关的各种生存质量问卷调查或量表的应用，才能了解患者的全面情况。

低视力患者较为常用功能性视力评估工具是“低视力生存质量调查问卷（Low Vision Quality of Life Questionnaire，LVQoL）”（表 8-58），此问卷也比较适合于康复前后的低视力患者。

患者回答问题采取 5 个等级记分法（无困难为 5，非常困难为 1），另外患者在回答上述问题时，同意者画圈，由于视力原因不再从事某项工作则在 X 上画圈，如不做某项工作是由于非视力原因可在 n/a 上画圈。

LVQoL 共有 25 个项目，总分从 0（低生存质量）到 125 分（高生存质量）。

除上述“低视力生存质量调查问卷”常用于低视力患者功能性视力评估或生存质量评估外，常用的评估问卷或量表尚有：美国眼科研究所视功能调查问卷（National Eye Institute Visual Function Questionnaire，NEI-VFQ）、日常生活视力量表（Activities of Daily Vision Scale，ADVS）、视功能指数（VF-14）及视觉活动调查

**表 8-58 低视力生存质量调查问卷**

| 远视力、行走与照明 | 等级 | | | | | | |
|---|---|---|---|---|---|---|---|
| 您有哪些问题 | 无 | | 中度 | | 重度 | | |
| 综合视力 | 5 | 4 | 3 | 2 | 1 | X | n/a |
| 眼部疲劳（例如只能短时间工作） | 5 | 4 | 3 | 2 | 1 | X | n/a |
| 在室内夜晚视力 | 5 | 4 | 3 | 2 | 1 | X | n/a |
| 需要适量的照明才能看清 | 5 | 4 | 3 | 2 | 1 | X | n/a |
| 有眩光：因车灯及日光引起耀眼 | 5 | 4 | 3 | 2 | 1 | X | n/a |
| 看路标 | 5 | 4 | 3 | 2 | 1 | X | n/a |
| 看电视（看清图像） | 5 | 4 | 3 | 2 | 1 | X | n/a |
| 看移动目标（例如看清路上的车） | 5 | 4 | 3 | 2 | 1 | X | n/a |
| 判断深度与距离（例如伸手拿杯子） | 5 | 4 | 3 | 2 | 1 | X | n/a |
| 看台阶与路边 | 5 | 4 | 3 | 2 | 1 | X | n/a |
| 由于视力关系，在户外活动（在不平坦的人行道） | 5 | 4 | 3 | 2 | 1 | X | n/a |
| 由于视力关系，在交通来往时穿过马路 | 5 | 4 | 3 | 2 | 1 | X | n/a |
| 调整 | | | | | | | |
| 由于您的视力问题，您是否： | 无 | 中度 | | 重度 | | | |
| 生活中不愉快 | 5 | 3 | 2 | 1 | X | n/a | |
| 由于不能做某些工作而灰心 | 5 | 3 | 2 | 1 | X | n/a | |
| 访问友人或亲属而受到限制 | 5 | 3 | 2 | 1 | X | n/a | |
| | 好 | | | | 很差 | 无解释 | |
| 是否对你眼病做过解释 | 5 | 4 | 3 | 2 | 1 | X | n/a |
| 阅读和精细工作 | | | | | | | |
| 用阅读助视器/眼镜，如应用，有何问题？ | 无 | | 中度 | | 重度 | | |
| 阅读大字体（新闻标题） | 5 | 4 | 3 | 2 | 1 | X | n/a |
| 阅读报刊或书刊 | 5 | 4 | 3 | 2 | 1 | X | n/a |
| 阅读标签（药品说明） | 5 | 4 | 3 | 2 | 1 | X | n/a |
| 阅读信函 | 5 | 4 | 3 | 2 | 1 | X | n/a |
| 应用工具（针或刀） | 5 | 4 | 3 | 2 | 1 | X | n/a |
| 日常生活和活动 | | | | | | | |
| 用阅读助视器/眼镜，如应用，有何问题？ | 无 | | 中度 | | 重度 | | |
| 看时间 | 5 | 4 | 3 | 2 | 1 | X | n/a |
| 书写（支票或卡） | 5 | 4 | 3 | 2 | 1 | X | n/a |
| 阅读自己的手迹 | 5 | 4 | 3 | 2 | 1 | X | n/a |
| 每日活动（家务劳动） | 5 | 4 | 3 | 2 | 1 | X | n/a |

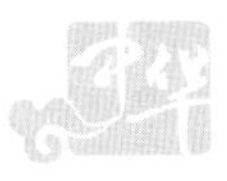



问卷（Visual Activities Questionnaire，VAQ）等。

在低视力保健及康复过程中，功能性视力评估可由各种不同专业人员来完成，同时根据评估结果可以让低视力患者能有效的更充分地参与日常活动，提高康复效果，改善生存质量。

# 第五节 儿童低视力

## 一、儿童低视力的重要性

儿童低视力领域的专家认为从数字上说，儿童低视力只代表整个低视力人口的一小部分。发达国家的一些数据显示：婴儿或学龄前儿童比例在所有视力残疾人口中不到5%。英国国家防盲研究所于1991年进行大范围社区研究也证实了这一数据，我国于1987年全国残疾人流行病学调查也有类似数据。而专家也一致认为儿童低视力应该比老年低视力受到更多的关注，因为老年人虽在低视力患者中占大多数，但这些老年人有75%大于退休年龄。如果按“患病年数”来统计，一个小儿5岁时患眼病致残，可预期他活到80岁，即有75年为视力残疾（即患病年数或视力残疾为75年），从这一角度来看，以“视力残疾年数”来计算，视力残疾儿童不是5%而是20%。WHO（1992）曾指出，对全球儿童视力损害的患病无较全面的数据，且对其造成的后果常常是估计不足。根据WHO报告全世界共有150万盲童，在全球的分布是：非洲264 000；拉丁美洲78 000；北美，欧洲、日本、南太平洋地区及东欧72 000，亚洲为1 080 000。在全球大约有低视力儿童700万，而且全世界每年新增50万盲童，即约每分钟可出现一个盲童，更为严重的是在儿童失明后，其中约1/2患儿死于失明后的1～2年之间。另外还有1000万视力＜0.3（6/18）的低视力儿童需要屈光矫正。根据我国1987年全国残疾人抽样调查结果，估计我国低视力儿童约30万。另外，低视力儿童也与一般低视力患者不同，因为儿童身体各部（包括眼部）功能都处于生长发育阶段，任何方面的生理缺陷，尤其是视觉方面的损害，对儿童身心健康的成长将会产生深刻的影响。因为一个重要器官的早期损害，对生长发育的影响是相当严重的。更值得忧虑的是在严重视力损伤儿童中有30%～70%合并有其他残疾，如听力、智力及肢体残疾等，这对患儿所造成的后果则更为严重。因而患儿及其家庭因视残及多种残疾所造成的精神创伤与痛苦自不待言，而且，同时在经济上也会给家庭及社会带来沉重的负担。

## 二、儿童低视力的患病率与病因

### （一）我国低视力儿童的患病率与病因

根据我国1987年全国残疾人流行病学调查，0～14岁儿童视残率（含多种残疾）为0.025%，如按我国当时（1987年）人口107 233万计算，视力残疾患儿为26.8万。根据上述调查结果显示视残儿童的主要病因依次为（图8-418）：先天遗传性眼病（47.95%）、屈光不正/弱视（17.95%）、角膜病（10.26%）、视神经病变（6.92%）、白内障（3.08%）、视网膜脉络膜病、青光眼和眼外伤等（10.26%），原因不明（3.08%）。

根据我国2006年第二次全国残疾人流行病学调查（含多种残疾），0～14岁儿童视残率为0.020%，如按131 448万人口计算（2006年全国人口统计），我国视残儿童约为26.3万。上述调查结果显示视残儿童的主要病因依次为（图8-419）：遗传、先天异常、发育障碍（40.23%），弱视（20.52%），屈光不正（10.18%），白内障（6.30%），视神经病变（4.20%），角膜病（4.20%），视网膜葡萄膜病变（3.88%），眼外伤（2.58%），其他（2.58%），青光眼（2.26%），中毒（0.32%），原因不明（2.74%）等。

### （二）国外低视力儿童的患病率与病因

1. 发达国家 英国利物浦（1995）：0～16岁视力残疾患病率为0.18%，其中单纯视力残疾患病率为0.063%，在总的视力残疾中合并其他残疾的患病率为0.12%，这些残疾包括：脑瘫（53%），皮质性视觉损害（49%）及学习困难（86%）；瑞典（1997）：0～19岁年龄组视力残疾患病率为0.11%。

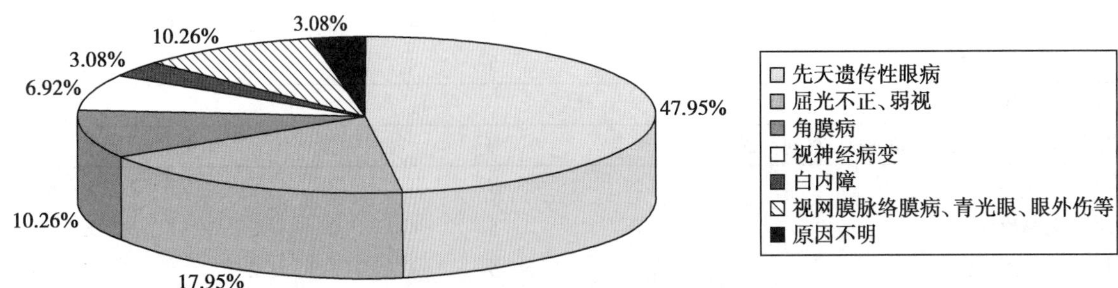


图8-418 1987年儿童视力残疾病因

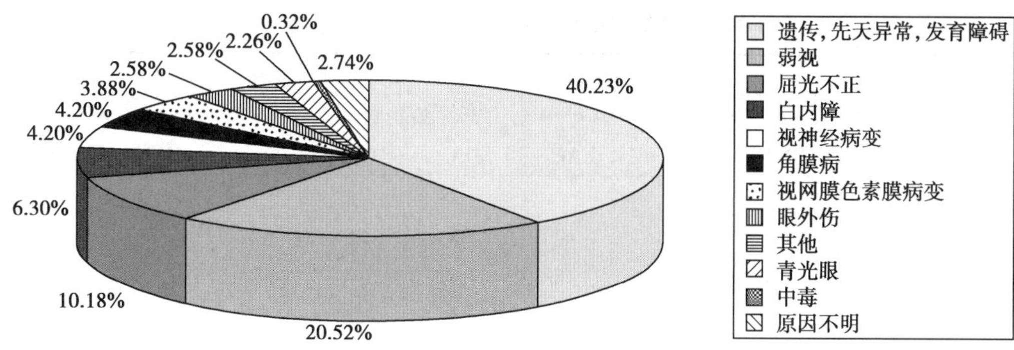


图 8-419 2006 年儿童视力残疾病因

2. 发展中国家 印度（1999）估计儿童盲的患病率为 0.5‰～1‰；肯尼亚（1997—1998）对 4211 名在校儿童调查发现，视力损害主要病因依次为：角膜瘢痕 16%，白内障 9% 及视网膜及黄斑部病变 5%。蒙古（2002）报告，8～15 岁儿童，矫正视力＜0.1，患病率为 0.16‰，主要病因依次为白内障 37.4%、先天性小眼球 16.1%、视网膜疾病 14.3%、视神经疾患 14.3% 及角膜病 7.1% 等。

（三）WHO 对全世界各地区儿童的患病率及病因的分析

1. WHO 世界各地盲童（＜15 岁）盲童患病率及人估计 见表 8-59。

2. 世界各地儿童盲的病因学 世界银行地区（world bank region）40 个国家，9293 例儿童严重视力损害及盲的病因学，见表 8-60。

如表 8-60 所述，实际上盲童的病因有两种分类方法，一是按眼部的解剖部位分类，这是一种描述性分类，确定哪个部位最易损害。而另外一种是按发病时间进行分类（例如是遗传性还是怀孕期患病等），前者的信息比较容易获得，对临床很有参考价值，而后者，即病源性信息，获得可靠的信息是很困难的，但其对制定防治计划最为有用。上述 9232 例儿童总的解剖病因分类也可见图 8-420。

另外，在世界各地儿童盲因差异较大，且主要与该国或地区的社会经济发展情况密切相关，例如在较

表 8-59 WHO（2002 年）世界各地区＜15 岁儿童患病率及人口估计

| WHO 分区 | 资料来源 | ＜15 岁儿童盲率（%） | ＜15 岁盲童数（百万） |
|---|---|---|---|
| Afr-D | 13 个国家 | 0.124 | 0.191 |
| Afr-E | 6 个国家调查 | 0.124 | 0.196 |
| Amr-A | 1 个国家调查 | 0.03 | 0.021 |
| Amr-B | 3 个国家调查 | 0.062 | 0.085 |
| Amr-D | 1 个国家调查 | 0.062 | 0.017 |
| Emr-B | 4 个国家调查 | 0.08 | 0.039 |
| Emr-D | 1 个国家调查 | 0.08 | 0.043 |
| Eur-A | 7 个国家调查 | 0.03 | 0.021 |
| Eur-B1 | 2 个国家调查 | 0.051 | 0.020 |
| Eur-B2 | 1 个国家调查 | 0.051 | 0.009 |
| Eur-C | 无基于人口的调查 | 0.051 | 0.021 |
| Sear-B | 4 个国家调查 | 0.083 | 0.102 |
| Sear-D | 4 个国家调查 | 0.08 | 0.390 |
| Wpr-A | 1 个国家调查 | 0.03 | 0.007 |
| Wpr-B1 | 2 个国家调查 | 0.05 | 0.162 |
| Wpr-B2 | 3 个国家调查 | 0.083 | 0.041 |
| Wpr-B3 | 2 个国家调查 | 0.083 | 0.002 |
| | | | 1.368 |

注：Afr＝WHO 非洲地区，Amr＝WHO 美洲地区，Emr＝WHO 东地中海地区，Eur＝欧洲地区，Sera＝WHO 东南亚地区，Wpr＝WHO 西太平洋地区

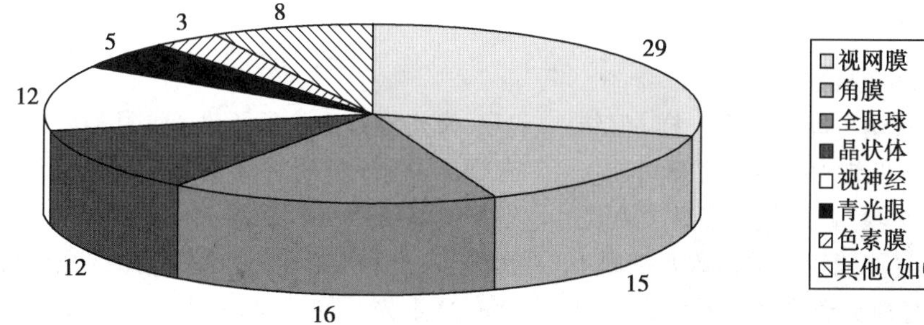


图 8-420 世界银行地区儿童视力严重损害与盲的解剖学病因分类

表 8-60 世界银行地区儿童视力严重损害与盲的病因学

| 解剖部位或病因分类 | 盲及严重视力损害病因 | | | | | | | | |
|---|---|---|---|---|---|---|---|---|---|
| | 高◄------社会经济状况------►低 | | | | | | | | |
| | EME | FSE | LAC | MEC | 中国 | 印度 | OAI | SSA | 总计 |
| 解剖部位(%) | | | | | | | | | |
| 视网膜 | 25 | 44 | 47 | 38 | 25 | 22 | 21 | 24 | 29 |
| 角膜 | 1 | 2 | 8 | 8 | 4 | 28 | 21 | 31 | 15 |
| 全眼球 | 10 | 12 | 12 | 15 | 26 | 24 | 21 | 9 | 16 |
| 晶状体 | 8 | 11 | 7 | 20 | 19 | 11 | 19 | 9 | 12 |
| 视神经 | 25 | 15 | 12 | 7 | 14 | 6 | 7 | 10 | 12 |
| 青光眼 | 1 | 3 | 8 | 5 | 9 | 3 | 6 | 7 | 5 |
| 葡萄膜 | 2 | 5 | 2 | 4 | 1 | 5 | 3 | 4 | 3 |
| 其他(如中枢神经系统) | 28 | 8 | 4 | 3 | 2 | 1 | 2 | 6 | 8 |
| 病因分类(%) | | | | | | | | | |
| 遗传 | 45 | 18 | 22 | 54 | 31 | 26 | 27 | 24 | 31 |
| 宫内 | 7 | 6 | 8 | 2 | 0 | 1 | 3 | 3 | 4 |
| 围生期 | 24 | 28 | 28 | 1 | 2 | 2 | 9 | 7 | 12 |
| 儿童期 | 10 | 5 | 10 | 6 | 14 | 29 | 14 | 31 | 17 |
| 本统计国家数 | 7 | 4 | 8 | 3 | 1 | 1 | 6 | 10 | 40 |
| 受检儿童数 | 1683 | 504 | 1007 | 821 | 1131 | 1890 | 850 | 1407 | 9293 |

注：本表所列地区分类是根据1990世界银行的发展报告(The World Bank's Develop Report 1990)，各地区包括的主要国家如下：
EME：澳大利亚，加拿大，法国，德国，意大利，日本，英国及美国等。
FSE：波兰，保加利亚，匈牙利，罗马尼亚及拉脱维亚等。
LAC：阿根廷，巴西，智利，墨西哥，秘鲁及巴拿马等。
MEC：埃及，伊拉克，伊朗，科威特，沙特及突尼斯等。
OAI：乌干达，斐济，蒙古，尼泊尔，菲律宾，老挝及韩国等。
SSA：安哥拉，贝宁，喀麦隆，赞比亚，肯尼亚，尼日尔及苏丹等

为贫穷的国家最为常见的病因是由于维生素A缺乏、麻疹、新生儿眼炎以及应用一些有害的传统疗法而造成的角膜瘢痕。在中等收入国家，最为常见的病因是视网膜疾患，主要是遗传性视网膜营养障碍(hereditary retinal dystrophy)及早产儿视网膜病变。在高收入国家，最为常见的病因是中枢神经系统疾患及网膜疾病。

从全球而言，40%的儿童盲是可避免盲，所谓可避免盲，就是可以通过预防或通过治疗而不发生盲或视力能够恢复。

## 三、低视力儿童的特点

### (一)儿童患眼病与成人的差别

虽然低视力儿童所患眼病可能与成人一样，但结果可能完全不同。因为许多低视力儿童或盲童可能仅有短暂的或根本没有视觉经验，缺乏进一步建立视觉记忆的基础。这种儿童发育可能较正常儿童要推迟1年，而且在缺乏或根本没有视觉经验这点上与成人完全不同，也就是说患儿视觉康复与训练更具重要性。

### (二)低视力儿童的心理障碍

低视力或盲童常有眼部及头位异常，如再有其他智力或肢体残疾，可明显影响其外貌与体态，从而可使患儿成为其他儿童的嘲讽对象，这常会造成他们严重的心理障碍，为康复带来更多困难与阻力。

### (三)其他一些特点

儿童调节力强，一般可保持+8～+10D，甚至+14D的调节力，因而配近用助视器很有帮助。另外，低视力儿童与成人比较往往更容易利用其残余视力，这是视觉康复与训练的有利因素。

## 四、低视力儿童的检查

如儿童在出生后不久(越早越好)即能发现婴儿有视力障碍，早期对低视力儿童进行训练，将会收到很好的训练效果。这项工作需要家长与医务人员(包括眼科、产科、儿科及神经科等)的充分合作。对于眼部有严重先天异常者，往往在出生时即可发现，而能较及时的作出正确诊断。但也不尽然，这是由于小儿

在出生时，父母与医师往往不十分注意新生儿的眼球，而且小儿常常闭眼及处于睡眠状态。另外一些眼后节疾患，如先天性视神经萎缩等，更难以早期发现。在出生后最早发现眼病者往往是患儿母亲而不是医师。因此，对新生儿及小儿在出生时及以后定期进行包括眼科的全面检查是十分必要的。

**（一）病史**

在询问病史时，除按眼科常规询问外，对先天遗传病史应予更多关注。由于低视力儿童常合并有听力、智力及神经系统方面的异常，所以应注意患儿的生长发育史。由于视力障碍，许多患儿不大参加体育活动，这对他们以后的生长发育十分不利，所以应该了解患儿喜欢哪些体育活动，以供以后康复训练参考。

**（二）视力检查**

应用一些可靠的方法对婴儿及儿童进行视力检测是非常重要的，这是因为如能早期发现视觉损害，并予早期干预，将会获得更佳效果。另外，有视觉损害的儿童，在接收教育时会遇到许多困难，因而正确的判断视觉损害，对克服教育及康复训练中的困难是十分有益的。现按儿童年龄将视力评估方法分述如下：

1. 出生～4 周（婴儿期） 正常婴儿头及眼部已可转向窗户及其他光源，瞳孔已有对光反应。此时眼球可固定并追随直径大小约 4cm 悬挂着水平运动的球体，此球体距眼应在 20～30cm，即在婴儿的焦点附近。

2. 1～3 个月 此时已可全神贯注地看周围人的面孔，如让儿童取直立位，在看不到人的面孔时，他便开始浏览周围的目标。在卧位时，可观看水平及垂直运动的小球，并开始对其周围事物发生兴趣，此时已可用集合看自己的手指。

3. 3～6 个月 在 4.5 个月时，可以用手寻找其感兴趣的玩具，此时可在 30～60cm 距离内追随作任何方向运动的悬挂的小球。此时已有防御性眨眼反射。

4. 6 个月～2.5 岁 到目前为止，对 2 岁以下儿童尚无理想的定量检测视力的方法。

Sheriden 通过不断的试验发现，此年龄组儿童很容易被一个运动（非静止）的小球所吸引，在黑色背景下的白色小球比在白色背景下的黑色小球更易于辨认，即用不同大小的白色塑料小球进行视力检测，此称为“Stycar”试验。现简介如下：共有不同直径大小的 10 个白色塑料小球，直径分别为：6.3cm，5.1cm，3.8cm，3.5cm，1.9cm，1.3cm，0.95cm，0.62cm，0.47cm 及 0.32cm。具体的测试方法是：首先测试双眼，如怀疑一眼视力不佳时，再做单眼测试。测试时母亲可取坐位抱着小儿，检查者离小儿约 3m（2.5～3.7m），然后将白球在黑色背景的地面上滚动，滚动方向与患儿平行，即总是与患儿保持约 3m。然后观察患儿反应，最常见的反应是患儿眼球追随滚动的白球。当小球停止滚动时，患儿会带着询问的目光看检查者或其母亲，也可能去拿小球给他的母亲或检查者。这种检查的顺序是先用直径大的球测试，逐渐将球的直径变小，直到看不到为止。然后记录下患儿所能看到的小球直径大小。该测试原理是白色球的直径相当于“E”字视力表的笔画与间隙（图 8-421），因而可以得知相当于“E”字表视力。

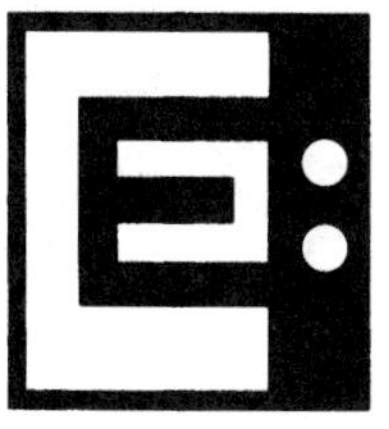

图 8-421 白色小球与 E 字视力表的关系

所以，1.9cm 直径小球 =“E”字表视力 0.1；1.3cm = 0.16；0.95cm = 0.25；0.62cm = 0.3；0.47cm = 0.5；而 0.32cm 直径的小球 = 0.6。但上述视力是在 3M 处测得，因而上述视力除以 2 才是患儿的真正视力。例如患儿能看到 3M 远处的 0.32cm 的滚动小球，则其视力为 0.3（6/20 = 0.3）。

2 岁以上小儿可以用作者等设计的儿童图形视力表进行视力检查（图 8-422），作者等设计的儿童图形视力表共有 8 个图形，整个图形大小为 10 分视角，而每个细节仍为 1 分视角。

国外常用的儿童图形视力表有 Clement Clarke 图形视力表（图 8-423），Allen 远用及近用学龄儿童图形视力表（图 8-424 及图 8-425）等。

芬兰儿童低视力专家 Hyvärinen 对儿童视力的发育与评估颇有造诣，她所设计的视力表受到广大儿童低视力工作者的重视与应用。她认为通常应用的排列成行的视力称其为行列视力（line acuity），此为基本视力（basic visual acuity）（图 8-426）。

对该类视力表的基本要求是：除均需一定的照明外，每个视标之间的距离应与该行视标的宽度相当，视标行与行之间的距离应与下一行视标高度相当，而且每行应有 5 个或以上视标，只有这样才能符合基本的科学标准。而许多视力表的设计多关注视角的大小，而忽略了其他重要因素，如每行视标的多少及“拥挤现象”等。

对低视力及治疗中的弱视患者主要关注注视区的视力，因此可用单个符号卡测试（图 8-427）。

因为一般视力表背景与视标的对比度为或接近

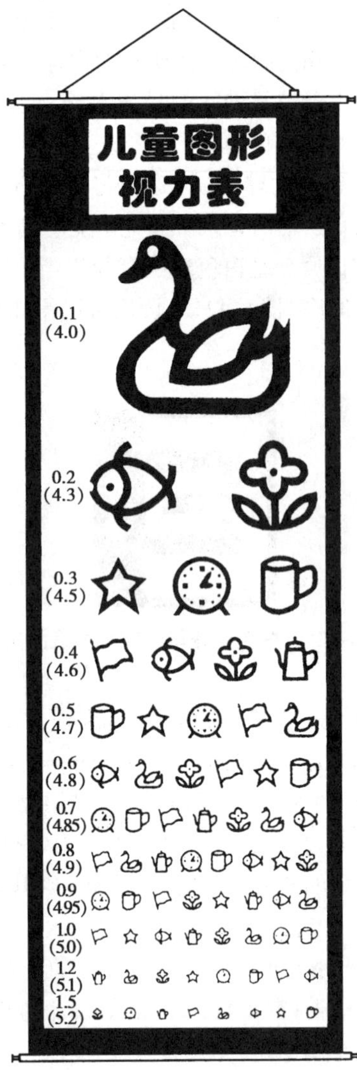


图 8-422 儿童图形视力表

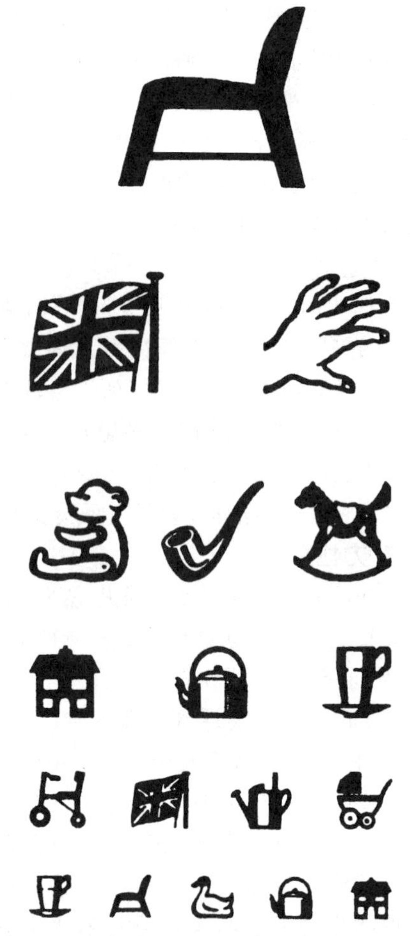

图 8-423 Clement-Clarke 图形视力表

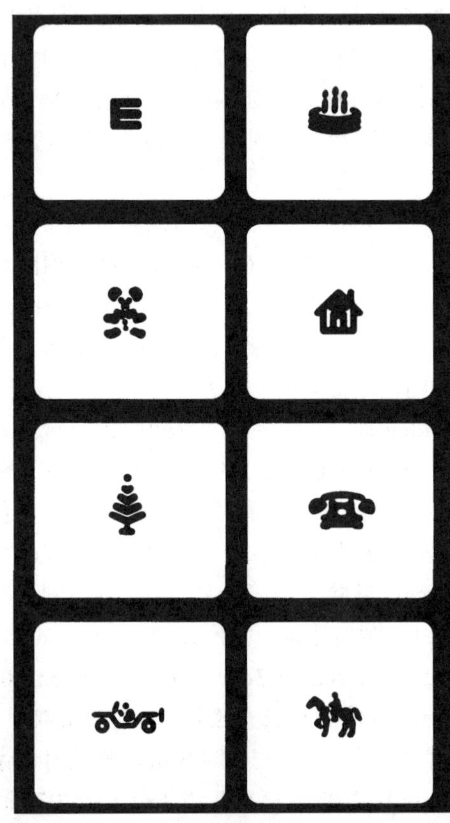

图 8-424 Allen 远用学龄前儿童图形视力表

100% 的高对比度，而现实生活中鲜有此种环境，因此为了解视觉质量（quality of vision)，需要测试低对比度视力，因此 Hyvärinen 设计了低对比度儿童视力表，包括各种不同对比度（25%，10%，5%，2.5% 及 1.2% 的视标）(图 8-428)。

一般而言，经常应用的视力表是 10%～25% 的对比度，这是日常生活中常见到的对比度，同时印刷也较容易。1%～5% 对比度印刷十分困难，但非常实用，因为在地面阴影处及面部表情变化都是在此对比度范围。虽然进行低对比度视力测试要花费较多时间，但对低视力患者的视功能评估是十分重要的。

1984 年国际眼科理事会（International Council of Ophthalmology）曾特别说明应以成行视力表（line tests）测视力而视力表的视标可以由字母（letter)、数字（number）或符号（symbol）设计而成，但最终需以 Landolt C 视力表予以校准。

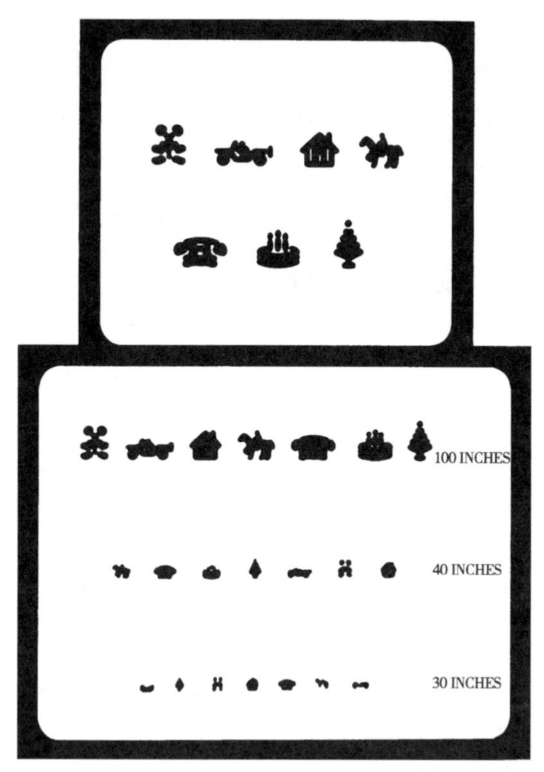


图 8-425 Allen 近用学龄前儿童图形视力表

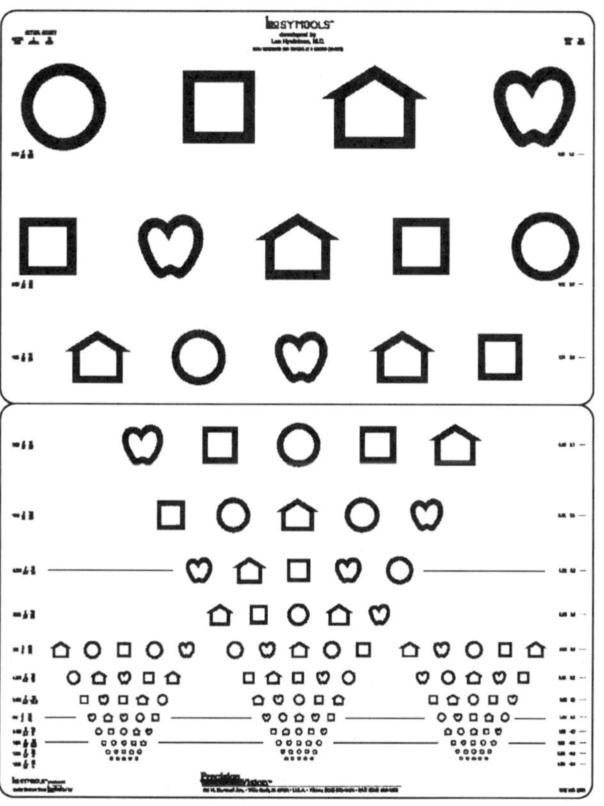

图 8-426 远用视力表

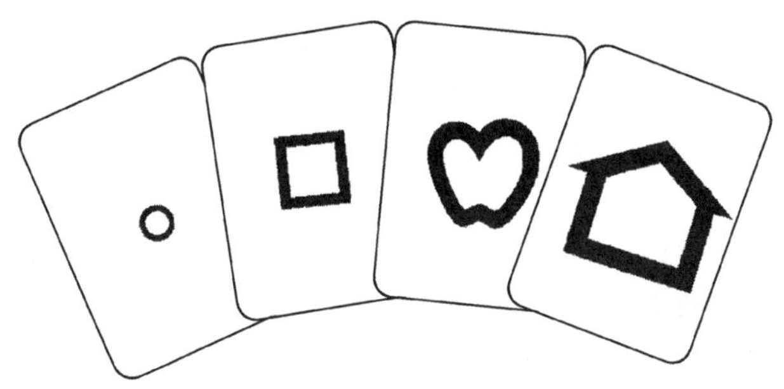

图 8-427 卡式视力表

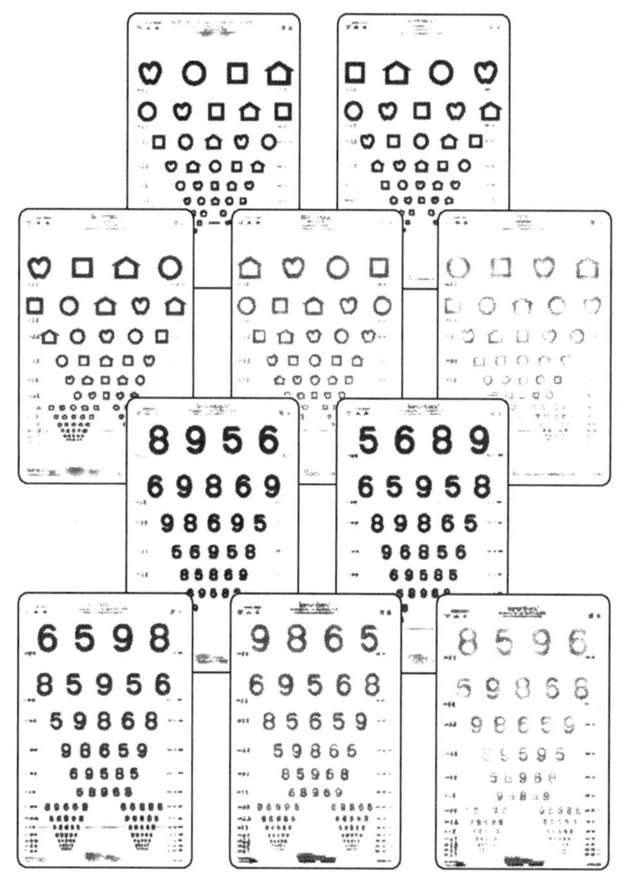

图 8-428 低对比度视力表

在评价单个视标(符号)所得视力结果应该注意的是，其视力并不相当于成行视力表所测得的结果，因为前者的结果常常是高于后者，且可过高出数行。

### (三)屈光检查

对低视力儿童应与成人一样，都应进行仔细的屈光检查。

### (四)色觉检查

如能取得患儿合作，可用假性同色板进行检查，也可用色线束检查。色觉检查对特殊教育及以后的职业培训都很重要。

### （五）视野检查

实际上对低视力年幼及多种残疾儿童进行视野检查，且要获得较为准确的结果是有难度的，例如在有多种残疾、严重智力残疾脑部损伤的患儿常无法进行视野检查。但如有可能仍应进行各种视野计的检查，主要要了解患儿视野中有无暗点，特别是中心暗点，以及周边视野缩小及有无偏盲等情况。如患儿难以合作，也应进行“面对面”的视野检查，但这只能了解患儿视野缩小及缺损的大致情况。视野改变对患儿定向与活动训练极为重要。例如周边视野正常即使有很小的中心暗点，也必将影响患儿的阅读及其近距工作。

对于偏盲，可能是部分性的，即使是用 Goldman 视野检查为全偏盲，但患儿在此偏盲区可有正常或近正常的感知或知觉能力，在此盲区仍可有有用视力。非常重要的一点是在婴幼儿，在视野偏盲区仅仅丧失了注意力，而通过训练可恢复近正常功能。

### （六）双眼单视

检查双眼单视的最简单的方法是用 4 点法，其缺点是只能查出 2 级融合力；也可以用 Titmus 立体试验进行检查，此检查易为年幼儿童所理解。对于年长儿童可用同视机进行检查。应该指出的是许多低视力患儿常由于双眼视力相差较大，或双眼视力均很低，因而未能建立双眼单视。

## 第六节 成人低视力

成人低视力或称工作年龄人的低视力（low vision in working age persons）。在国内外低视力专著中，对儿童及老年低视力都有专章讲解，但对“工作年龄视力损害（visual impairment in the working age person）”却很少被述及。虽然国外个别的低视力专著有“工作年龄者的视力损害”的专章，但遗憾的是论述雷同一般眼科教科书，而无低视力专业的特点。在工作年龄的人或成年人中有许多致盲病因，与老年组相似。另外，我们知道 30～40 岁视力残疾的患病率不是很高，或认为≥60 岁年龄组的视力残疾患病率远远高于其他年龄较小的人群。因此，关于盲及低视力的防治及研究工作与报告多集中在 60 岁或 65 岁以上的老年人。虽然成人年龄组视力残疾患病率确实较低，总人数也较少，但他们面对视力残疾的年数较长，经济成本（economic cost）是很高的。例如研究显示，工作年龄的成年人由于视力损害，对患者本人、家庭及社会都会造成负面影响。视力损害可对患者的技术或技能发展造成不利影响，工作能力下降，工资水平下降，可能失业，或提前退休，因而社会经济地位或状况下降。因为上述患者常是家庭的主要劳动力，视力损害不但使本人并且使整个家庭生存质量下降，并能使社会生产力下降。因此，成人低视力或视力损害的工作成年人这一课题有其特殊性及重要性，应该引起我们足够的重视。

### 一、成人低视力的流行病学

#### （一）视力损害的患病率

1. 我国视力损害的患病率　见表 8-61。

**表 8-61　视力残疾患病率、盲率和低视力患病率**
（含多重）（2006 年全国残疾人抽样调查）

| 年龄组 | 视残率 | 盲率 | 低视力患病率 |
| --- | --- | --- | --- |
| 0～14 岁（儿童） | 0.02% | 0.007% | 0.013% |
| 15～19 岁 | 0.030% | 0.010% | 0.020% |
| 20～59 岁（成年） | 0.31% | 0.10% | 0.21% |
| 60～85＋岁（老年） | 0.95% | 0.34% | 0.61% |

上述为 WHO 分类，最佳矫正视力＜0.3～0.05＝低视力，视力＜0.05＝盲，视力残疾＝低视力＋盲。

从表 8-62 可以看出成年组（20～59 岁）视力残疾患病率为 0.31%，远远低于老年组（≥60 岁）的 0.95%，或说视力残疾患病率在老年组比成年组超过 3 倍以上。

2. 部分国家视力损害患病率　见表 8-62。

我们列举了发达国家（美国）、发展中国家（巴西）及欠发达国家（尼日利亚）进行视力残疾患病率对比，发现三种类型的国家，成年人组视残患病率均远远低于老年组。在美国 40～64 岁成人组，视残患病率为＞0.56%，≥65 岁患病率为 1.47%～23.73%；在巴西分别为 0.63% 或以下及 3.70%～11.29%；在欠发达国家尼日利亚成年人组（20～59 岁）虽远比其他国家的成年组高，6.54%～35.54%，但仍然明显低于 64.90%～81.13% 的老年组。另外年龄在 40 岁以上，视残疾率逐年明显增加。

Nissen 等（2003）曾对全球工业化国家 20～59 岁工作年龄人群盲及低视力患病率进行了文献复习。该文作者等指出，这类文献很是缺乏，并认为视力损害患病率及病因在各地区的差别，最主要的原因是社会经济水平（socio-economic level）的不同。从目前资料分析 20～59 岁年龄人群中，盲及低视力的患病率是很低的，但其造成的负面影响却很高，在生活各方面都可造成影响：教育、职业及家庭生活等。总的来讲，在工业化国家，20～59 岁工作年龄人群中，盲率为 0.08%，低视力为 0.07%～0.17%。

#### （二）视力损害的病因学

1. 中国视力损害病因学　2006 年全国残疾人抽样调查，20～59 岁（成年人）主要病因，依次分别为：

表 8-62 部分发达及发展中及欠发达国家视力残疾的患病率

| 国家 | 年龄（岁） | 低视力患病率 | 盲患病率 | 视力残疾患病率 |
|---|---|---|---|---|
| 美国 | 40～49 | 0.19% | 0.11% | 0.31% |
| | 50～54 | 0.27% | 0.10% | 0.40% |
| | 55～59 | 0.40% | 0.11% | 0.56% |
| | 60～64 | 0.65% | 0.15% | 0.88% |
| | 65～69 | 1.11% | 0.21% | 1.47% |
| | 70～74 | 2.02% | 0.34% | 2.60% |
| | 75～79 | 3.93% | 0.63% | 5.03% |
| | ≥80 | 16.68% | 4.74% | 23.73% |
| | 40～≥80 | 0.52% | 1.98% | 2.76% |
| 巴西 | 1～9 | 0.47% | 0% | 0.47% |
| | 10～19 | 0% | 0% | 0% |
| | 20～29 | 0.95% | 0.63% | 1.58% |
| | 31～39 | 0% | 0.63% | 0.63% |
| | 40～49 | 0.21% | 0% | 0.21% |
| | 50～59 | 0.57% | 0% | 0. 57% |
| | 60～69 | 3.24% | 0.46% | 3.70% |
| | ≥70 | 8.87% | 2.42% | 11.29% |
| | 0～≥70 | 1.3% | 0.4% | 1.7% |
| 尼日利亚 | 0～9 | 0.0% | 5.5% | 5.5% |
| | 10～19 | 1.19% | 0.54% | 1.73% |
| | 20～29 | 5.60% | 0.85% | 6.45% |
| | 30～39 | 8.88% | 1.06% | 9.94% |
| | 40～49 | 19.44% | 0.76% | 20.20% |
| | 50～59 | 31.06% | 4.48% | 35.54% |
| | 60～69 | 50.48% | 14.42% | 64.90% |
| | 70～79 | 62.26% | 18.87% | 81.13% |
| | ≥80 | 38.64% | 27.27% | 65.91% |
| | 0～≥80 | 9.1% | 1.9% | 11.0% |

注：美国低视力为好眼最佳矫正视力＜0.5，其他国家为WHO标准：低视力＜0.3～0.05，盲包括美国（本文）与其他国家均为好眼最佳矫正视力＜0.05

视网膜葡萄膜病变，白内障，屈光不正，角膜病，视神经病变及青光眼。

2. 国际视力损害的病因学 国际视力损害的病因学见表 8-63。

表 8-63 部分国家视力损害病因学

| 国家 | 病因 |
|---|---|
| 巴西（20～50岁） | 屈光不正，黄斑部病变，白内障，视网膜病变，视神经病变 |
| （>50岁） | 白内障，屈光不正，AMD，青光眼黄斑部病变，视网膜病变，视神经病变 |
| 美国（40～≥80＋岁） | 盲：AMD，白内障，青光眼，糖尿病性视网膜病变 |
| | 低视力：白内障，AMD，糖尿病视网膜病变，青光眼 |
| 加拿大（20～80＋岁） | 白内障及白内障并发症，视路疾患，AMD，其他视网膜疾患 |
| 尼日利亚（20～ 80＋岁） | 白内障，屈光不正，未矫正的无晶状体眼，青光眼，角膜混浊 |

在欧洲国家，在工作年龄人群视力损害的主要病因为：糖尿病性视网膜病变，视网膜色素变性，视神经萎缩。

### （三）成年低视力与职业

1. 工作年龄的成年人自身报告视力状况对职业的影响 Mojon-Azzi 等报告（2010）视力损害在 40 岁或以上人尤为严重，每增加 10 岁视力损害会增加 3 倍，并曾根据“健康，老龄，退休在欧洲的研究”（Survey of Health，Ageing and Retirement in Europe，SHARE）的资料，包括 11 个欧洲国家及以色列共有 13 811 人，在此群体中有 10 340 人，在他们工作期间，进行生存质量调查问卷。调查问卷包括两个变量，一是结果变量（outcome variable），二是解释变量（explanatory）。结果变量共有 8 项，描述应答者工作状况，包括：满意度、决定、新技能发展、工作困难获得支持、工作得到认可、收入、晋升及工作安全等。尚有 2 个二元（binary）变量，尽快退休及因健康影响工作能力。调查问卷详见表 8-64。

另外调查问卷尚有“解释（说明）变量（explanatory variable）”，包括应答者视力情况，1＝极好，2＝很好，3＝好，4＝尚好，5＝差。

对 11 个欧洲国家及以色列，样本 10 340 人研究显示，平均得分 3.6，范围为 3.22～4.03（应答者视力情况，1＝极好，2＝很好，3＝好，4＝尚好，5＝差）。应该强调的是应答者的视力情况是本人自身的报告，并不是检查视力的结果。有些学者认为，患者自身报告视力情况比客观视力检查对患者日常生活，个人需要及患者实际的能力等而言会更准确一些。本文作者等根据 Logistic 回归分析，表明应答者报告其自身视力，视力差者与视力好者相比，前者明显缺乏工作的满意度，缺乏开展新功能的机会，在困难的情况下得不到支持。视力较差应答者有很高的比例认为缺乏工作的安全性及收入不足，并有更多的人害怕身体健康影响其工作能力，他们更多人愿早退休。

表 8-64 低视力与工作有关问题——根据 SHARE 的调查问卷

| | 变量类型顺序 | 二元（binary） |
|---|---|---|
| 记分 | 很同意 = 1，同意 = 2，不同意 = 3，很不同意 = 4 | 是 = 1，否 = 0 |
| 问题 | 1. 所有问题都考虑过，满意我的工作<br>2. 我很少能决定，我怎么做我的工作<br>3. 在我的工作中有机会开展新技能<br>4. 在我的工作困难的情况下，我可以得到足够的支持<br>5. 我的工作得到了应有的认可<br>6. 考虑到我所有的努力和取得的成就，我的工资或收入是足够的<br>7. 我的职务晋升前景或工作晋升的前景较差<br>8. 我的工作安全性较差 | 1. 考虑到目前你主要的工作，你能离开工作，愿意尽快退休吗？<br>2. 在常规的退休前，在此岗位上工作，你害怕你的健康会限制你的工作能力吗？ |

2. 工作年龄的成年人客观视功能状况对职业的影响　人们直观地认识到正常视觉对工作年龄的成年人生活是非常重要的，作者 Rahi（2009）等应用生命过程流行病学（using life-course epidemiology）的研究方法来研究中期成年人生活中（mid-adult life）视功能（远、近视力及立体视觉）与健康及社会后果（social outcomes）之间关系及早期生物和社会因素的影响。作者等对英国 1958 年出生即 44～45 岁的人群，整群抽样，样本大小为 9330 例（99.6%）进行了视功能（远视力、近视力及立体视觉）及多种生物医学方面的检查与评估。

（1）视功能损害的分类

1）远视力

社会显著的视力损害（socially significant visual impairment）：0.3～0.49 logMAR units（Snellen = 6/12～6/18 或 0.5～0.3），损害者 = 1.3%

视力损害：0.50～1.0 logMAR units（Snellen = 6/19～6/60 或 0.3～0.1），损害者 = 0.6%

严重视力损害：1.01～1.30 logMAR units（Snellen = 6/60～3/60 或 0.1～0.05），损害者 = 0.15%

盲：1.30 logMAR（Snellen < 3/60 或 < 0.05），损害者 = 0.15%

2）近视力：正常能读 N8（相于 6 号汉字），损害者 = 1.7%

3）立体视觉：能看 2 个或更多的图像（6000 秒 / 弧），损害者 = 11.6%

（2）视功能与社会后果

1）失业：视功能（远、近视力，立体视觉）正常者相对危险度（RR）= 1，视力损害者，包括远视力严重视力损害与盲，近视力及立体视觉，相对危险度分别为 1.74、1.18 及 1.33。

2）社会经济地位下降：视功能正常（远、近视力，立体视觉）者相对危险度（RR）= 1，远视力损害者 RR 为 1.89，严重视力损害及盲 = 2.55。近视力与立体视觉损害 RR 分别为 2.37 及 1.23。

注：社会经济地位（socioeconomic status，SES）：一般意义上讲，社会学所说的社会地位是指在一个群体或社会中所界定的社会位置。SES 是一种对社会地位的度量方法，它考虑到个人的教育程度、收入水平以及职业声望等内容。社会经济地位相同的人有机会从社会中获得大体等量的需求物品。

（3）视功能与全身健康（身体健康状况由应答者自己报告）

1）较差的全身健康：在远视力正常者比值比（odds radio，OR）为 1，严重视力损害与盲 OR = 1.20，近视力与立体视觉异常者 OR 分别为 1.40 及 1.28。

2）视功能与精神健康（抑郁及忧郁）：远视力、近视力及立体视觉损害者 OR 分别为 1.44、1.06 及 1.24。

另外，Rahi 等学者的研究说明在工作年龄的成年人中，视功能（包括远，近视力及立体视觉）损害不但与失业，社会经济状况有关，并且会出现较差的全身健康与精神（抑郁及忧郁）健康方面的下降。同时上述研究数据也表明视功能损害与出生时低体重，胎儿宫内发育迟缓，产妇产前吸烟有关。这提示成年的视功能可能直接受到胎儿及童年期生物学及全身健康的决定因素的影响。总之，研究表明视力损害在许多方面对职业都会造成明显的负面影响。在美国与上述欧洲情况相似，视力损害患者感觉到工资较低，对工作满意度较低。另外，视力损害越差，他们越害怕由于健康状况影响工作能力而愿早退休。

3. 工作年龄成年人视力损害患者就业设置（employment setting）　工作场所的设计：视力损害患者在事业发展诸多方面都可能遭到歧视。低视力患者只有在设备精良及技术熟练下才能更好地面对雇主，使其消除对患者能力的怀疑。我们首先要排除工作场所环境中对低视力患者进行工作中的“障碍”。工作环境的改善的原则是：带有普遍性对所有人，包括正常及残疾者都是行得通的，都能为所有人理解及接受，而不是“特殊化”的设计，而造成浪费。工作场所件的设施对低视力影响较大的是：照明及辅助技术。

(1) 照明：对低视力患者而言，环境照明的改善可明显影响患者的视功能。低视力康复专家应该认识到患者视力损害病种，他们所处的工作环境及工作特性，这样才能做出正确的评估。

在特殊的工作中，应用适当的照明，不但能增强看细小物体的能力，提高生产力，增强操作的安全性，还可增强视觉的舒适度。稳定的照明，可以加强对比度，并能摒除过多反射与眩光。

1) 照明的放置：妥善放置工作灯，灯光照射到特定区域，向视觉工作提供照明，应该设法消除眩光及阴影。如果患者能看到灯管，则灯光应重新定位，即灯管不能被看到。灯光位置与书写手相反，这样不会有阴影影响工作。照明的质量也极为重要，它能提高工人视觉舒适度，并能提高生产力。对于低视力患者而言，可以减轻疲劳，工作时间延长。

2) 分层照明：分层照明（layered lighting）的概念已普遍存在于目前设计师及建筑师中，分层照明是将多个光源照射到一个工作或生活空间。一般来说，良好的目标至少有三个层次，才能提供一个良好照明的平衡。例如礼堂或公共场所天花板上直接向下照射的小聚光灯能对下面的书写、阅读等方面提供适当的照明水平，间接照明的天花板上的灯具，可提供良好的环境照明，以消除阴影，以及外围壁灯提供间接照明，提高整体房间的亮度及视觉舒适度。

3) 自然光：很多低视力患者愿意利用自然光，或自然光与人工照明相结合。在工作场所或家中，在白天自然光是很有效的选择，因而窗户的大小、高度可能是视觉效率及舒适度应该考量的。另外室内太阳能灯具（solar light）也是一个良好的选择。

(2) 辅助技术：是为残疾人进行了特殊设计旨在帮助他们完成日常活动的软件和硬件。有技术含量的辅助技术，包括轮椅、阅读器、抓握设备等。高科技，如在 Web 可访问性领域，普通的基于软件的辅助技术包括屏幕阅读器、屏幕放大器、语音合成器以及与图形桌面浏览器结合的声音输入软件。硬件辅助技术包括替代键盘和定位设备。

## 二、成人低视力与生存质量

大约在 20 年以前康复的效果主要依赖客观指标测定，如阅读速度、行走距离、每日生活活动等。后来临床工作及研究人员逐渐认识到更需要的是主观效果的测定，即生存质量，什么是在患者活动中的想法与意见及如何影响他们的日常生活，这都是无法由客观测量所能完成的。

视力损害多影响大于 40 岁以上的人群，他们当中每增加 10 岁，预期视力损害患者可增加 2 倍。美国曾报告从 1980 年开始大于 40 岁的工人明显增加，到 2020 年有 20% 劳动力或劳动人口（workforce）预期达到≥50 岁，比 2000 年增加 13%。以上数据意味着劳动力人口逐年变老，视力损害的患病率会随之增加，因而视力损害造成患者生存质量的负面影响也势必加剧。

大多数的视力损害患者是在≥65 岁，因而许多生存质量研究报告集中有老年人中，18～65 岁成年人与上述老年人相比相对较少。但对成年组人群中也应关注，而且非常重要，其理由有三，一是成年人尤其是年轻的成年人较老年人寿命较长，这就意味着他们比老年人有“更多的生存年龄”面对视力残疾；二是他们能就业，产生劳动价值及收入；三对他们所需要的强化的康复措施成本或花费是很高的。

作者 Langelaan 等报告“成年视力损害者生存质量与正常人及与其他慢性疾病的比较（2007）”（表 8-65）。患者由荷兰阿陪尔顿低视力康复中心提供，共 128 例患者，平均年龄 42.1 岁，视力损害情况：接近正常视力者为 3.9%，中度视力损害为 9.4%，严重视力损害为 20.3%，极重视力损害为 35.9% 及接近全盲者的 30.5%。视力损害发生时间，在 12 岁以前者为 25.8%，12 岁以后者为 74.2%。视力损害病因：AMD（9.4%），糖尿病视网膜病变及其他视网膜血管病变（6.3%），其他视网膜病变（24.2%），眼前节或屈光不正（7.8%），青光眼或其他视神经病变（20.3%），脑血管意外或脑外伤（16.4%）及其他（15.6%）。

生存质量的检测采用“欧洲-5 生存质量（EuroQol，EQ-5）调查问卷”，此量表共有 5 个项目：涵盖行走，自我保健，日常活动（工作、学习、家务劳动及休闲活动等），疼痛或不适，焦虑或抑郁。

慢性疾病患者包括急性冠状动脉综合征、慢性疲劳综合征、慢性阻塞性肺部疾患、糖尿病、听力障碍、重症抑郁、多发性硬化、严重精神疾病、卒中及外伤。

研究结果显示：

1. 视力损害患者生存质量状况　EQ-5 生存质量调查问卷 5 个项目中，每个项目中有问题患者或生存质量明显下降患者的百分比，如行走、自我保健、日常活动、疼痛或不适及焦虑或抑郁分别为 42%、9%、66%、47% 及 45%。说明除自我保健外，至少在 4 个生存质量项目中如行走，日常活动，疼痛或不适，焦虑或

表 8-65 视力损害患者与正常视力及慢性病患者生存质量的比较

| | 例数 | 行走 | 自我保健 | 日常活动 | 痛或不适 | 焦虑或抑郁 | 等级 |
|---|---|---|---|---|---|---|---|
| | | 患者生存质量下降的百分比 | | | | | |
| 视力损害 | 128 | 42.2 | 8.6 | 66.4 | 49.6 | 44.5 | 32 |
| 正常视力 | 750 | 4.9 | 3.2 | 14.1 | 32.0 | 16.4 | 7 |
| 糖尿病1型 | 274 | 12 | 1 | 24 | 31 | 17 | 8 |
| 听力障碍 | 56 | 30.4 | 8.9 | 41.8 | 53.6 | 25.5 | 23 |
| 糖尿病2型 | 1136 | 47 | 11 | 37 | 53 | 29 | 27 |
| 急性冠状动脉综合征 | 490 | 40.5 | 11.6 | 41.6 | 57.9 | 37.7 | 32 |
| 严重精神病 | 97 | 34 | 24 | 41 | 51 | 54 | 33 |
| 外伤 | 166 | 34.4 | 15.1 | 50.6 | 58.4 | 36.7 | 34 |
| 慢性阻塞性肺部疾病 | 52 | 35 | 17 | 75 | 58 | 43 | 40 |
| 重症抑郁 | 226 | 26.5 | 17.7 | 75.2 | 76.1 | 99.1 | 48 |
| 慢性疲劳综合征 | 85 | 51.8 | 25.9 | 82.4 | 72.9 | 55.3 | 56 |
| 多发性硬化 | 96 | 98 | 66 | 78 | 73 | 41 | 56 |
| 卒中 | 688 | 77.9 | 60.1 | 83.5 | 66.2 | 61.3 | 59 |

*等级数目越低表示功能越好

抑郁对患者产生较明显的下降，几近1/2患者生存质量全面下降。

2. 视力损害患者与正常视力者生存质量的比较 在生存质量所有的5个项目中，视力损害患者与正常视力者相比，自我保健项目 $P<0.01$，其他4个项目 $P<0.001$，与正常视力者均有统计学上非常显著的差异。

在上述研究中视力损害患者对自我保健及行走2个项目影响较少，因为自我保健项目对视觉要求不高，另外来自康复中心本研究患者中的卧床者，都可洗脸及打扮自己。

受高等教育患者对日常活动项目的问题较低，但中等教育患者较多，主要由于前者应用电脑或阅读需求较多。视力损害发生有12岁以前与发生在12岁以后相比，前者而易出现焦虑或抑郁，可能是前者发病时间较长，由于较长时间面对日常活动的困难或由于失业等。

3. 视力损害者与慢性病患者生存质量的比较

（1）与糖尿病1型相比，全部5个项目 $P<0.001$，两者之间有非常显著的差异。

（2）与听力障碍相比，行走、日常活动及焦虑与抑郁3个项目中，两者之间有非常显著差异（$P<0.01$ 及 $P<0.001$）。

（3）与糖尿病2型相比，自我保健、日常活动及焦虑与抑郁3个项目中 $P<0.05$ 及 $P<0.001$。

（4）与急性冠状动脉综合征相比，日常活动与痛或不适2个项目有非常显著的差异（$P<0.001$ 及 $P<0.01$）。

（5）与严重精神疾病相比，自我保健及日常活动2项 $P<0.001$，行走及焦虑与抑郁2项 $P<0.05$。

（6）与外伤患者相比，日常活活动及痛或不适2项有非常明显的差异，行走与自我保健2项有统计学意义（$P<0.05$）。

（7）与慢性阻塞性肺部疾病相比，自我保健及疼痛2个项目 $P<0.01$，日常活动 $P<0.05$。

（8）与重症抑郁病相比，除日常活动 $P<0.05$ 为有统计学意义外，其余4个项目均有非常显著的统计学意义（$P<0.01$ 及 $P<0.001$）。

（9）与疲劳综合征相比，除行走有统计学意义外（$P<0.05$），其余4个项目均有统计学上非常显著的意义（$P<0.01$ 及 $P<0.001$）。

（10）与多发性硬化患者相比，除焦虑与抑郁1项无统计学意义外，其余4项均为统计学上非常显著的差异（$P<0.01$ 及 $P<0.001$）。

（11）与卒中患者相比，全部5个项目 $P<0.001$，非常明显的差异。

从表8-66可以看出所有慢性病患者几乎所有EQ-5调查问卷项目中有问题患者的百分比均高于正常视力者。很明显，慢性疲劳综合征患者及卒中患者所有生存质量项目都受到严重影响，另外，上述两类患者在生存质量问卷中的5个项目均较低视力患者下降更为严重。视力损害患者生存质量会产生重大的负面影响。与慢性病相比，它比糖尿病2型及听力障碍对生存质量下降更为明显。卒中、多发性硬化、慢性疲劳综合征、重症抑郁及严重精神疾病的生存质量下降较视力损害患者更为明显。

## 三、成年人视力损害造成的经济负担

经济的分析是决定卫生保健计划资源分配的良好途径，在这个过程中的第一步是在经济方面估计疾病的负担，进而评估从预防、干预和治疗这些疾病所获得的益处。在经济方面成本取决于失明的直接成本，及盲人由于失去了原有的生产力的成本，以及盲人家庭照顾盲人所花的费用。Rein等（2006）报告对美国成年人（40～64岁）视力丧失患者的经济负担或花费作了报道。花费包括4个部分：①视力损害；②盲；③4种疾病：AMD、白内障、糖尿病视网膜病变及开角型青光眼；④屈光不正。年龄分为两组，成人组为40～64岁及≥65岁。

生产力的损失：包括视力损害与盲共2组的40～64岁工作年龄的成年患者与正常视力者相比，在视力损害与盲患者每年收入额分别为23 345美元及21 074美元，正常视力者年收入为33 195美元（2004年收入），视力损害及盲收入分别为视力正常者的70%及63%。各种疾病的直接花费见表8-66。

**表8-66 美国成年人视力丧失患者直接医疗花费**

| 疾病分类 | 花费（百万美元） | | |
|---|---|---|---|
| | 40～60岁 | ≥65岁 | 总花费 |
| AMD | 79.90 | 495.48 | 575.38 |
| 白内障 | 2136.10 | 4664 | 6800.10 |
| 糖尿病视网膜病变 | 798.04 | 194.94 | 492.98 |
| 开角型青光眼 | 1758.05 | 1100.54 | 2858.59 |
| 屈光不正 | 3667.62 | 1842.14 | 5509.75 |
| 总计 | 7939.71 | 8297.10 | 16 236.80 |

从表8-66可看出40～64岁年龄组中糖尿病视网膜病变、开角型青光眼、及屈光不正花费较高，≥65岁年龄组中AMD及白内障花费较高，原因是后者患病率较高，如AMD，及手术较多如白内障。在40～64岁成年组医疗花费最高的是白内障，依次为糖尿病视网膜病变、AMD、开角型青光眼及屈光不正。

Shamanna等（1998）报告印度在防盲及白内障治疗中的经济负担。在当年印度国民生产总值（GNP）为3060亿美元，由于失明造成的净损失为44亿美元，相当于当年GNT的1.45%，占该年政府在保健领域中投入的72.5%。Shamanna等认为：①成年人失明造成丧失工作年数平均为10年；②家中每照顾1个盲人会给家中有生产能力的人丧失10%生产时间；③20%的盲人经济生产力的水平为正常劳功的25%，其余的80%盲人无经济生产力；④75%成年盲人是可治的或可预防的。

2004年Taylor等估计，在澳大利亚视力损害患者的花费为9.85亿澳元，其中由于患者生产或收入损失中间接损失为1.78亿澳元。在美国也是如此，例如Rein等报告由于成年人视力损害患者造成的经济负担，2004年全年为35.4亿美元，其中8亿美元是由于生产力的损失所造成的。由于视力损害与盲人引起的劳动力人口参与的降低，而造成生产力的损失达6.3亿美元。正常视力与视力损害及盲人之间的工资差别为1.7亿美元。

总之，成年低视力研究报道较少的原因主要是许多老年人低视力的研究及流行病学调查中常把≥40岁（包括40～60岁成年人）患者作为“老年患者”进行研究，事实上40～60岁的成年人的视残病因学与≥60岁的老年人差别不大。另外成年低视力患病率远远低于老年人，加上全世界老龄化日趋严重，因此大多数学者更多关注老年低视力的研究。

虽然关注老年低视力患者是非常正确也是很必要的，但目前对成年低视力的研究与防治现状也应给予适当及必要的关注。成年视残患者患病率，患病人口，确实远远低于老年患者，例如在我国2006年的全国残疾人抽样调查中，≥60岁的视残患病率为0.95%，而20～59岁成年人为0.30%，前者视残人数为1248万，而后者为394万，两者相差甚大。虽然如此，成年患者面对视力残疾所造成的痛苦、困难及生存质量下降的年数，远远超过老年患者，另外不能忘记他们是国家、社会产生财富的主要劳动力，特别是家庭主要或唯一的劳动力，他们因残疾而使收入下降，甚至失业会对家庭产生十分不利的影响。另外对成人视残患者的强化康复成本或花费也是较高的。综合上述，对成年人视残患者理应给予足够的关注。

# 第七节 老年低视力

了解人们晚年生活发生什么变化已变得越来越重要，因为全世界的人口统计学特征已出现了迅速的变化。例如Kinsella及Velkoff（2001）所言：我们的全球人口在老龄化，而且老龄化正以前所未有的速度进行中。人口统计学特征的改变是由于婴儿死亡率、感染性疾病致死率的下降，以及卫生保健的改善而使寿命得到提高。这种老龄化迅速的改变，无论对个人或社会都会产生一些不确定的后果，老年人寿命延长，可能残疾也会持续更长时间。曾有报告称大约有超过1/2的老年人至少有一种残疾影响他们的身体功能，在80岁的老年人有3/4的人至少有一种残疾，1/2有严重残疾。

社会环境也有不确定性，例如各种花费与老年人口有关，如退休资金，技术工人能力的丧失和医疗保健费用等，在晚年都应该予以关注。可以想象大量的老年人口对年轻一代增加了他们的负担。更令人关注的是，年轻人是老年人非常重要的支持资源。总之，似乎老年人“一无是处”，但目前在世界范围内，成功老龄化(successful aging)的概念日益受到重视。成功老龄化可以维系老年人个体和外部世界建设性的平衡关系或者说良性的互动关系，并在这个过程中使老年人的价值实现最大化：从“老有所为”到“老有所用”进而到“老有所成”。与此同时，整个社会在生产性老龄化的推动下实现人的全面发展、代际之间的公平和公正以及人口与政治、经济、文化、生态全面的协调发展。在社会总体可持续发展的框架里，显然我们需要关注的不仅仅是自然生态，更重要的是社会生态甚至心态的秩序。这种人文的思考和关怀绝对是社会可持续发展必需的内在力量。因而要正确的看待老龄化的问题。另外，我们也应承认，身体和心理的变化是随着年龄的增长是不可避免的，因此对老年人要确保非常完美的健康保健的想法是不太切实际的。Row及Kahn(1988)认为对成功老龄化，或老年生活应该是现实，但也是有乐观的期望，即老年人能够，也可以实现以下3个主要目标，过着自己满意及幸福的生活。这3个目标是：①避免疾病与残疾；②保持较高的认知和身体功能；③继续参与各自的生活。

### (一)老年人的定义

根据年代年龄确定是否是老年人。所谓年代年龄，也就是出生年龄，是指个体离开母体后在地球上生存的时间。西方国家把45～64岁称为初老期，65～89岁称为老年期，90岁以上称为老寿期。发展中国家规定男子55岁，女子50岁为老年期限。根据我国的实际情况，规定45～59岁为初老期，60～79岁为老年期，80岁以上为长寿期。

WHO对人体素质和平均寿命进行测定，对年龄的划分标准作出新的规定。这次规定将人的一生分成五个年龄段，即：44岁以下为青年人；45～59岁为中年人；60～74岁为年轻的老年人；75～89岁为老年人；90岁以上为长寿老年人。这五个年龄段的新划分，将人类的衰老期整整推迟了10年，这对人们心理健康及抗衰老意志将产生积极的影响。

### (二)老龄化的定义

老龄社会是指老年人口占总人口达到或超过一定的比例的人口结构模型。按照联合国的传统标准是一个地区60岁以上老人达到总人口的10%，新标准是65岁老人占总人口的7%，即该地区视为进入老龄化社会。

## 一、全球及我国老龄化

### (一)全球老龄化

联合国人口司发布了截至2006年的世界人口老龄化状况。

1. 2006年世界人口老龄化状况

(1) 2006年世界60岁以上的老年人口达到6.88亿，预计2050年这一数字将达到20亿，同时也将第一次超过全世界儿童(0～14岁)的人口数。目前，世界上一半多的老年人生活在亚洲(占54%)，其次是欧洲(22%)。

(2) 2006年是每9个人中就有一个60岁以上的老年人，到了2150年，每3人中就会有一个60岁以上的老年人。

(3) 老年人口本身也在老化。2006年80岁以上的老年人已经占到老年人总数的13%，到2050年这一数字将增加到20%。

(4) 独居老年人占老年人总数的14%。独居的女性老人比例为19%，明显高于男性的8%。发达国家独居老年人比例为24%，明显高于发展中国家的7%。

2. 世界各国和地区老龄化程度

(1) 目前世界老龄化程度最深的国家是日本，达到了27%。其次是意大利和德国，分别为26%及25%，且这三个国家均为发达国家。

(2) 老年人口比例达到或超过20%以上的国家有27个，其中19个为发达国家。

人口老龄化这一最开始主要涉及发达国家的问题，如今在发展中国家也越来越突出。人口老龄化的加剧将会深深影响所有个人、家庭、社区及国家。

### (二)我国人口老龄化

老龄化百年预测：我国处于人口快速老龄化阶段，从2001年2100年，中国的人口老龄化发展趋势可以划分为三个阶段：

第一阶段：从2001年到2020年是快速老龄化阶段。

第二阶段：从2021年到2050年是加速老龄化阶段。

第三阶段：从2051年到2100年是稳定的重度老龄化阶段。

中国人口已经进入快速老龄化阶段，人口老龄化的压力开始显现。例如在我国从成年型进入老年型只有20年左右。《中国人口老龄化发展趋势预测研究报告》指出，与其他国家相比，中国的人口老龄化具有以下主要特征：

1. 老年人口规模巨大　2004年底，中国60岁及以上老年人口为1.43亿，2014年将达到2亿，2026年将达到3亿，2037年超过4亿，2051年达到最大值，之后一直维持在3亿～4亿的规模。根据联合国预测，21世纪上半叶，中国一直是世界上老年人口最多的国家，占世界老年人口总量的五分之一。21世纪下半叶，中国也还是仅次于印度的第二老年人口大国。

2. 老龄化发展迅速　65岁以上老年人占总人口的比例从7%提升到14%，发达国家大多用了45年以上的时间。中国只用27年就可以完成这个历程，并且将长时期保持很高的递增速度，属于老龄化速度最快国家之列。

3. 地区发展不平衡　中国人口老龄化发展具有明显的由东向西的区域梯次特征，东部沿海经济发达地区明显快于西部经济欠发达地区。最早进入人口老年型行列的上海（1979年）和最迟进入人口老年型行列的宁夏（2012年）比较，时间跨度长达33年。

4. 城乡倒置显著　目前，中国农村的老龄化水平高于城镇1.24个百分点，这种城乡倒置的状况将一直持续到2040年。到21世纪后半叶，城镇的老龄化水平才将超过农村，并逐渐拉开差距，这是中国人口老龄化不同于发达国家的重要特征之一。女性老年人口数量多于男性。目前，老年人口中女性比男性多出464万人，2049年将达到峰值，多出2645万人。21世纪下半叶，多出的女性老年人口基本稳定在1700万～1900万人。多出的女性老年人口中50%～70%都是80岁及以上年龄段的高龄女性人口。

5. 老龄化超前于现代化　发达国家是在基本实现现代化的条件下进入老龄社会的，属于先富后老或富老同步，而我国则是在尚未实现现代化，经济尚不发达的情况下提前进入老龄社会的，属于未富先老。发达国家进入老龄社会时人均国内生产总值一般都在5000～10 000美元以上，而我国目前人均国内生产总值才刚刚超过1000美元，仍属于中等偏低收入国家行列，应对人口老龄化的经济实力还比较薄弱。

## 二、老年人眼部生理变化与视力损害状况

### （一）老年人眼部生理变化

1. 老年人眼部解剖的改变

（1）泪液减少，一般由于泪腺结缔组织增多所致。

（2）结膜弹性下降而易于断裂。

（3）角膜一般是透明的，但由于内皮细胞的改变使角膜增厚，更易引起光线的散射。另外角膜直径变小及扁平（曲率半径增大）趋势，而发生老年人角膜屈光力的改变，这可能是老年人发生远视的原因。角膜知觉的敏感性也随着年龄的增长而减退。

（4）瞳孔于20岁时达到最大直径（4～6mm），而老年人与新生儿瞳孔直径相似，为2～2.5mm，因而外界进入眼内光线减少，其调节进入眼部光线的能力下降。色素剥落于前房中。

（5）晶状体的老年性改变：晶状体前后直径随年龄增长而增大。晶状体弹性与调节功能密切相关，在同一应力情况下，晶状体的弯曲度随年龄的增长而减少，整个晶状体的弹性在年幼时主要来自晶状体的基质，而到成年人则主要来自晶状体囊。在老年人，由于晶状体弹性下降甚至丧失，因而出现调节力的下降与丧失。随着年龄的增长，晶状体蛋白可出现变性，可溶性蛋白增加，使晶状体的透明性下降，进而可出现晶状体的混浊。晶状体的色调亦随年龄的增加而发生改变，可从淡乳白色变为淡黄色、橙色、淡褐色或褐色，因此老年人的晶状体可吸收4000～5200A°范围的光线，对紫外线的吸收随年龄增加而增多。

（6）玻璃体的老年结构改变：由于透明质酸酶及胶原发生改变，蛋白发生分解，纤维发生断裂而出现玻璃体液化。

（7）视网膜的改变：老年人视网膜可变薄，光感受器和视网膜神经元数量减少，中央凹视锥细胞减少，双极细胞及神经节细胞逐渐减少，并出现色素上皮细胞的色素脱失，因而使视网膜的防护能力及视功能有所下降。老年人随着年龄增长，网膜锥细胞下降，杆细胞的密度可下降到30%。同时，随着年龄增长网膜神经纤维层可变薄达20%～30%。

2. 老年人眼部生理方面的改变及对视功能的影响

（1）视力改变：Framingham根据前瞻性研究证明，在老年人群中一般有较好视力，在52～64岁年龄组有98%好眼矫正视力在0.8或以上，65～74岁年龄组及75～85岁年龄组有92%好眼矫正视力在0.8或以上；因此不能认为老年人的视力是很差的。但我国尹氏等的报告对60岁以上的老年人调查发现有37%的人视力正常，63%的人视力有不同程度的下降。65～64岁年龄组视力减退者占57.8%，65～69岁为89.3%，而89岁以上年龄组为100%。

（2）色觉改变：老年人可有一个小的蓝色中心性暗点，同时在分辨蓝色-黄色之间有些困难，而且许多老年人看蓝色觉得暗一些，这可能与老年人的晶状体颜色变为黄或褐色而选择的吸收蓝色光所致。因此，在白内障术后多数老年人看蓝色光会觉得更亮更鲜艳

一些。但一般情况下并不能影响他们分辨红绿及琥珀色的交通信号灯。

(3) 明及暗视力：大多数老年人对明及暗适应的能力下降，无论从明亮的室外到光线暗淡的室内或从室内到室外，随着年龄的增长适应速度也逐渐变慢。另外在照明较差的情况下，在成人每增长13岁则所需要的照明要增加两倍，这样给晚间活动如开车增加了困难，尤其在夜晚的路面，或灯光较暗，或在间断照明的路上会更加困难。

(4) 视野改变：老年人由于视网膜周边杆状细胞功能下降可有周边视野缩小。另外由于老年人皮肤松弛造成“老年人上睑下垂”及眶内脂肪萎缩、眼球内陷，也是可能造成周视野轻度缩小的原因。

(5) 对比度与眩光：视力对辨认物体是非常重要的，但日常生活中辨认物体及人的面孔需要靠对比度、质地及外形。脑部及视网膜细胞通过“密码”辨认目标的边缘及对比度，而不是通过明暗来进行辨别。在老年人即使视力很好，也常会有对比敏感度的改变，因此要有更强烈的对比及更清晰的边缘，才易于老年人辨认。如果在光线较暗或灰尘较大即在对比度较差的情况下，老人辨别目标、特别是人的面孔是很困难的。

由于眩光敏感度的增加，例如外界出现眩光，或由于角膜或晶状体很轻的混浊，都会引起光线的散射使网膜成像的对比度下降，而使视力下降，这便是“失能眩光”。另外老年人除上述角膜及晶状体改变外，玻璃体的星状小体混浊，甚至玻璃体脱离都可以引起光线散射，出现视功能的下降。又例如在室内面对射入光线的窗户而坐或面对阳光行走或开车，甚至辨别迎光的交通信号灯都会因眩光造成困难。虽然老年人需要更强的照明，但旁中心光线常可引起失能眩光。如果光线过强则可引起“盲性眩光”。另外，眩光与离眼距离的平方成反比，且可由于光线的入射角的变小而减弱。同时，老年人从失能眩光的情况下恢复也较年轻人慢。例如，老年人在用手电照眼后看近视力表比年轻人要等更长的时间才能看清。因此，老年人在室外可以戴灰色墨镜以降低射入眼内的光线强度，也可戴黄色、琥珀色、黄-橘及黄色墨镜，这样可以吸收光谱中的末端的蓝色，降低眩光，进而可改善视功能。

(6) 调节力的变化：眼有调节才能聚焦看清不同距离的物体，这是由于眼部晶状体的弹性及睫状肌的收缩能力来完成的。但人到40岁或45岁以后由于晶状体弹性逐渐降低，晶状体形状改变能力的下降，调节能力随之下降，使聚焦近处目标出现困难，而形成老视。这样阅读或做近处工作会有困难。

### (二) 老年人视力损害状况

1. 国内老年人视力损害情况

(1) 国内流行病学调查：1987年及2006年全国残疾人抽样调查结果见表8-67。

**表8-67 1987年及2006年≥60岁视力残疾患病率与主要病因**

| 年份 | 视残率(盲 低视力) | 主要视残病因 |
|---|---|---|
| 1987 | 0.69%(030% 0.40%) | 白内障，沙眼，角膜病，青光眼，脉络膜视网膜病变，屈光不正、弱视 |
| 2006 | 0.74%(0.24% 0.50%) | 白内障，视网膜葡萄膜病变，角膜病，青光眼，屈光不正，视神经病变 |

从表8-67得知≥60岁的老年人第一位视力残疾原因仍为白内障，沙眼逐渐消失。脉络膜视网病、角膜病及青光眼仍是我国老年人的主要致残病因。

从2006年全国残残人抽样调查得知，全国视残率为1.287%，患者为1692万人，其中≥60岁老人视残率为0.74%，约为973万。在WHO 2002年对全世界55个国家统计，盲人为2686万，其中≥50岁占82%，盲人数为3030万。上述数字充分说明≥50岁或60岁老人患病率较高，视残率远远超过其他年龄组。

(2) 国内在眼科门诊中老年人视力损害的病因：夏群等(2006)曾报告在门诊中957例≥60岁老人视力损害情况，如表8-68。

2. 国外老年人视力损害状况

(1) 国外流行病学调查情况：WHO(2002)世界各

**表8-68 957例老年人视力损害的常见病因**

| 年龄 | 眼数 | 白内障 | 青光眼 | 黄斑部病变※ | 视网膜病变# | 视神经萎缩 |
|---|---|---|---|---|---|---|
| 60～69 | 544 | 222(40.8%) | 19(3.49%) | 37(6.80%) | 14(2.57%) | 11(2.02%) |
| 70～79 | 462 | 408(88.31%) | 40(8.65%) | 72(15.58%) | 17(3.68%) | 10(2.16%) |
| 80～89 | 654 | 654(100%) | 62(9.48%) | 156(23.85%) | 21(3.21%) | 25(3.82%) |
| ≥90 | 254 | 254(100%) | 32(12.30%) | 93(36.61%) | 14(5.51%) | 9(3.54%) |

※包括AMD、黄斑部水肿及高度近视盘状变性等

#包括糖尿病性视网膜病变、视网膜脱离及视网膜静脉阻塞等

表 8-69　WHO（2002 年）世界各地区老年人（≥50 岁）主要致盲病因

| 国家 | 年龄（岁） | 1 | 2 | 3 | 4 |
|---|---|---|---|---|---|
| 美国 | ≥65 | AMD | 青光眼 | 白内障 | 糖尿病性视网膜病变 |
| 澳大利亚 | ≥50 | AMD | 青光眼 | 白内障 | 糖尿病性视网膜病变 |
| 英国 | ≥50 | AMD | 青光眼 | 糖尿病性视网膜病变 | 白内障 |
| 意大利 | ≥50 | 白内障 | 糖尿病性视网膜病变 | 青光眼 | AMD |
| 加拿大 | ≥60 | AMD | 白内障 | 青光眼 | 糖尿病性视网膜病变 |
| 巴西 | ≥60 | 未矫正的屈光不正 | 白内障 | AMD | 青光眼 |
| 约旦 | ≥45 | 白内障 | 糖尿病性视网膜病变 | 青光眼 | 角膜混浊 |

注：1～4 表示第 1 位至第 4 位病因

地区老年（≥50 岁）盲患病率：美国为 0.4%，欧洲国家，包括英国、意大利、芬兰等国家为 0.5%，澳大利亚为 0.6%，亚洲国家包括缅甸、越南等国家为 5.6%，非洲国家包括喀麦隆、佛得角、冈比亚、马里及苏丹等国家为 9%（表 8-69）。

（2）国外眼科门诊老年人视力损害情况：荷兰学者报告 Elkerliek 医院眼科门诊老年低视患者病因，如表 8-70 所示。

表 8-70　1989—1990 年和 2000—2003 年低视力（≥50 岁）病因

| 病因 | 1989—1990 年 | | 2000—2003 年 | |
|---|---|---|---|---|
| | 病例数 | % | 病例数 | % |
| AMD | 108 | 44.3 | 67 | 56.8 |
| 糖尿病性视网膜病变 | 45 | 18.6 | 16 | 13.6 |
| 青光眼 | 21 | 8.7 | 7 | 5.9 |
| 白内障 | 22 | 9.1 | 7 | 5.9 |
| 血管性网膜病 | 6 | 2.5 | 4 | 3.4 |

该报告作者认为：以人群为基础的流行病学调查中所获得的患病率或发病率，它代表的是群体、国家或地区的情况。这些以群体为基础的流行病学调查所提供的是非常重要的信息，但也是“理论”上的，实际上这些“理论”上的患者许多并没有到眼科或被转诊到低视力门诊。

## 三、老年人常见致视力残疾的眼病

在老年人常见致视力残疾眼病，包括白内障、青光眼、AMD 及糖尿病视网膜病变等，上述眼病在本书其他章节中都有详细描述，在此不再赘述。

## 四、老年视力损害与全身疾病

### （一）老年视力损害与伴随疾病

老年视力损害患者可能同时“伴随”或有“共同疾病（comorbid condition）”的出现，可以是一种或多种疾病的出现。由于视功能的丧失再加上伴随疾病的出现，可谓是“雪上加霜”，彼此互相影响可使患者有更大的功能丧失，生存质量进一步下降，也会使康复工作更加困难。

Crews 等根据美国国家健康统计网站，从 1997—2004 年，8 年间，对≥65 岁，总样本 49 287 例（本研究分析的分母），确定视力损害患者共 8787 例，占 17.3%。根据伴随疾病的诊断标准，共有 9 种老年视力损害患者伴随慢性疾病，按伴随病例数多寡顺序，包括：抑郁、关节症状、高血压、听力障碍、下腰痛、心脏问题、糖尿病、呼吸系统疾病及卒中，共 9 种伴随慢性疾病。

视力损害因伴随疾病引起的影响：作者等通过对视力损害患者有伴随疾病与无伴随疾病在日常活动与健康研究分析表明，前者在身体、社会活动受限及健康状况恶化方面发生率均较后者为高。例如前者与后者相比，在行走困难方面分别是 52.0% 与 37.0%，爬楼梯、购物及社会活动分别为：44.7% 与 37.0%，28.5% 与 16.8%，23.1% 与 12.8%；在健康恶化方面，前者为 33.5%，而后者为 22.1%，见图 8-429。

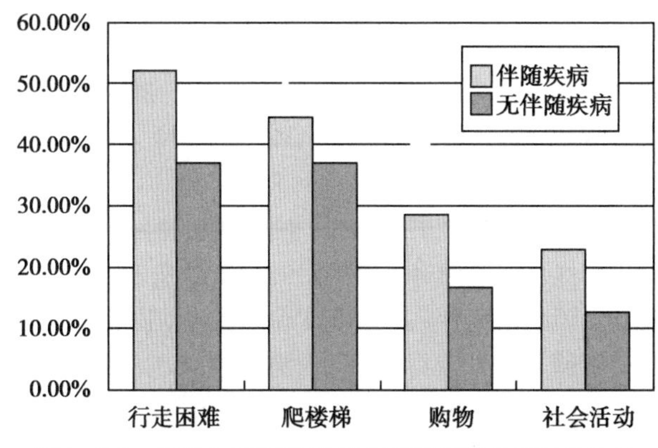

图 8-429　伴随与无伴随疾病各种活动困难情况的比较

在视力损害的老年人的各种伴随疾病中，行走困难发生率最高，在卒中可达 64.6%，其余依次为糖尿病 52.8%，呼吸问题为 52.0%，心脏问题为 51.0%。另外，仅次于发生率最高的行走困难是爬楼梯困难，在卒中为 53.9%，呼吸问题 44.7%，糖尿病 44.2% 及心脏问题 42.1%。

在参与方面，购物困难最高，严重抑郁 50.6%，卒中 40.6%，糖尿病 31.4% 及呼吸问题为 28.5%。社会困难依次为严重抑郁 45.1%，卒中 35.1%，糖尿病 25.0%，心脏问题 23.3%。

在接收评估的视力损害老年人中，人数最多为抑郁症患者，共计 446 万，占 78.2%，重度抑郁者 120 万(21.0%)，其次为糖尿病患者为 300 万(52.6%)。在老年视力损害患者中，患抑郁症者数量较大出乎所料，值得关注。

Guccine 等的美国 Framingham Study 报告中，分析了 1769 例年龄在≥69 岁的老年患者的 10 种伴随疾病，包含：膝关节炎、髋部骨折、糖尿病、卒中、心脏疾病、间歇性跛行、充血性心力衰竭、慢性阻塞性肺病、抑郁及认知障碍，对 7 种日常生活活动产生的不利影响〔爬楼梯、行走 1 英里(1 英里相当于 1.6093km)，购物、沉重的家务劳动、家务琐事、烹饪、运送物品〕。结果显示：卒中患者在上述 7 种活动中均明显功能性受限，抑郁及髋部骨折为 5 种，膝关节炎、心脏疾病、充血性心力衰竭及慢性阻塞性肺病为 4 项活动受限。因此作者等认为在老年人伴随疾病中的卒中、抑郁、髋部骨折、膝关节炎及心脏疾病更易出现身体功能受限或残疾。

上述报告说明老人或视力损害老年人均常伴随有全身其他系统疾病，由于患者已有视力丧失再加上其他伴随疾病的出现，这样疾病互相影响，可造成患者全身更大的功能丧失，生存质量可进一步下降，甚至使致死率上升，最终可造成死亡。

### （二）在老年视力损害患者与视功能明显相关的伴随疾病

在老年视力损害患者中，许多伴随疾病常与患者眼病或视功能无明显相关，例如伴随有听力障碍，老年视力损害与无视力损害者同有听力障碍，听力障碍患病率在两者之间并无差别，说明视功能与听力障碍无相关性。但是伴有听力障碍的老年低视力患者比仅有听力障碍的老年人，各种日常生活活动困难及生存质量下降更加明显，康复工作更加困难，花费也会增加。有些伴随病也可在老年视力损害患者中与视功能损害有明显相关性，或视功能是伴随疾病的重要危险因素，例如典型伴随疾病跌倒造成抑郁等。

1. 老年低视力患者与跌倒　老年人经常会发生跌倒，跌倒可造成生理障碍，独立生活能力下降，生存质量也随之降低。跌倒是老年人意外事故死亡的主要原因之一，意外死亡中近 1/2 为跌倒所造成，且花费巨大。实际上，跌倒是老年人口中的一个重要的公共卫生问题，而视力损害又是老年人跌倒的重要危险因素。因此，我们眼科工作者，特别是防盲及低视力工作者对老年人因视力损害而造成跌倒的严重性应给予更多的关注。

(1) 跌倒的发生率：在美国，在社区生活的 65 岁以上的老年人有 1/3 人每年发生跌倒，在英国 60～90 岁的老年人跌倒发生率为 27%，在北京市区跌倒率为 18.%。中国康复医学会的研究报告指出，65 岁以上的老年人跌倒年发生率为 30%～40%，其中有 50% 的老年人为反复跌倒。在我国根据国际标准保守计算，我国目前每年 65 岁以上老年人跌倒人数约为 3000 万人，发生跌倒骨折的人数约为 180 万人。如果不加预防，到 2020 年每年老年人跌倒人数约 5000 万人，发生跌倒骨折人数近 300 万人。跌倒的老年人中有 20%～30% 的人发生中度和重度损伤（髋骨骨折和头部创伤）；跌倒后，60% 的老年人活动受限或不能活动。跌倒发生率女性高于男性，美国男女比例约 1∶2.17，中国约为 1∶1.96。

(2) 视功能损害与跌倒

1) 视功能的评估：视功能的评估包括远及近视力、高及低对比度视力表检测、对比敏感度、立体视觉、视野和日常活动视力量表(activities of daily vision scale，ADVS)的应用等。

2) 视力损害：老年人的视力损害与跌倒密切相关。Chew 报告，视力损害可增加老年人跌倒的风险，例如视力损害患者的比值比 OR 为 2.30。Patino 等报告，3203 例老年人中，在跌倒者中有视力损害者(≤0.5)为 7%，而未跌倒者为 4%。有证据表明较差视力与跌倒有关。视力损害是老年人跌倒住院一个重要原因，Koski 报告老年人(≥75 岁)跌倒后损伤性骨折 979 例，经 2 年追踪观察，低视力(远视力)是危险因素，比值比 OR 为 2.3。Ivers 等报告视力损害与老人跌倒 2 次或以上者明显相关，患病率(prevalence ratio，PR)为 1.9。

3) 视野损害：Patino 等报告用 Humphery 自动视野计检查周边视力损害，跌倒者周边视力损害（平均差 $< -2$dB）为 49%，未跌倒者为 39%，上述两种数据 $P<0.0001$。经统计学分析，中心视力及周边视力损害明显得增加了跌倒的危险性，OR 为 2.36 和 1.42。跌倒后致伤者，中心视力损害及周边视力损害都明显增加跌倒后致伤者的危险性，分别 OR 为 2.76 及 1.40。

4) 对比敏感度：Ivers 等报告在 3654 例调查中发现对比敏感度损害与老年人跌倒明显相关，6 个空间频率（周 / 度）下降 1 单位，患病率(PR)为 1.2。Chew

报告对比敏感度下降可增加老人跌倒的风险，OR 为 2.12。Lord 等报告，156 例 63～90 岁（平均 76.5 岁）进行 1 年追踪观察，发现多次跌倒与视功能下降密切相关，包括视力下降、立体感损害、对比敏感度及低对比度视力损害是发生跌倒最敏感的危险因素。

5）立体视觉：Chew 报告在老年人立体视觉与跌倒明显相关，立体视觉差者，OR 为 2.11。Felson 等报告一眼视力中度损害，而另一眼视力佳，表明立体视觉较差，髋部骨折或跌倒的危险性明显增加，相对危险度 RR 为 1.94。

（3）跌倒后的后果

1）对心理健康的不利影响：例如对跌倒的恐惧（fear of falling，FF）可以认为是老人在从事对跌倒有较高危险性活动时的保护性反应，能够防止跌倒，但同时由于过度的反应也可导致老年人在生理及认知功能产生不利影响。在老年人中并无跌倒史，但其 FF 患病率达 30%，而有跌倒史者，FF 患病率为 60%。国内报告跌倒后的老人有 68.4% 害怕再次跌倒。这种对跌倒产生的不利的心理影响可能会持续很长时间，危害很大。跌倒使老年人产生低落、急躁、执拗、忧虑、冷漠、自信心下降等消极情绪。害怕跌倒既是跌倒的危险因素，又是跌倒的一个重要后果。在曾跌倒过的人群中，因为害怕再次跌倒可降低老年人的活动能力、灵活性及独立性。这种对自身平衡能力信心的下降反过来又会促使活动功能下降与自我行动能力受限，使跌倒的危险增加。

2）跌倒对身体健康的影响：跌倒后果严重，影响老年人的全身健康，给家庭和社会带来巨大的负担。跌倒的老年人中受伤部位多集中在上下肢，受伤性质大部分为软组织损伤。跌倒致伤中最严重的是髋部骨折，老年人髋部骨折 90% 与跌倒有关。髋部骨折后期望寿命会减少 10%～15%，生活质量也显著下降。1/4 髋部骨折的老年人容易发生各种并发症，对患者整体健康造成负面干扰，骨折后长期卧床可引发褥疮、肺部和泌尿系感染、心脑血管意外、下肢深静脉血栓、全身多系统功能障碍等多种并发症，严重者可在 6 个月内死亡。

3）花费巨大：老年人跌倒后花费是很大的，目前我国每年至少有 3000 万老年人发生跌倒，直接医疗费用在 50 亿元人民币以上，社会代价约为 160 亿～800 亿元人民币。在美国每年大于 65 岁的老年人中有 260 万人跌倒，造成花费为 190 亿美元，在英国大于 60 岁的老年人中有近 65 万人跌倒，每年花费近 10 亿英镑，在澳大利亚在 65 岁以上老年人，每年跌倒的花费是 8300 万澳元，且花费有逐年增加的趋势，在澳大利亚新威尔士州 2006—2007 年花费是 1998—1999 年的 2.5 倍。

（4）防止老年低视力患者的跌倒

1）家居危害造成跌倒危险因素的干预：大多数家庭包含潜在危险，有 50%～60% 老年人在家中或家庭外附近的周边环境有跌倒或趼倒的发生。针对这些观察，对家庭的安全评估和家庭环境的调整的各种建议是预防跌倒重要的组成部分。老年人应与专业人员一起对居家安全进行评价，提出改善家庭环境的措施。室内的家具，尤其是床、桌、椅的高度和摆放位置应合理，移走家中对行走造成障碍的物体，保持地面平坦没有障碍物，在楼梯、走廊、卫生间安装把手，室内光线应均匀、柔和、避免闪烁。而对于室外的环境安全则要求公共设施的建设应考虑老年人群的生理特点，尤其是道路的防滑性能要强，经常修缮，使人行道平坦，尽量减少室外环境因素对老年人日常活动的不利影响。

视觉在神经系统接受环境之间信息的变化来维持身体的平衡起到了重要的作用，由于患者对比敏感度及立体视觉（深度感）差，可影响老年人体位平衡，跌倒危险性增加。Temper 指出，老年人的重要日常生活中（上下台阶或楼梯），视力是防止跌倒的重要因素。Temper 提出了“楼梯行为模式（stair behavior model）”。在此模式中，不同的阶段需要不同视觉的输入，包括感觉系统开始概念性扫描，发现危险，选择路线，脚部位置的视觉感知，及不间断的监测扫描。如果上述过程出现间断，则个体跌倒的危险性会增加。同时 Temper 曾报告，大多数楼梯意外事故发生于楼梯的顶部及底部 3 层，这可能与视觉输入有关。

2）对患者本人跌倒危险因素的干预：对跌倒老人进行全面的视功能及眼科检查，可以了解患者视力损害对患者跌倒的影响，及如何采取干预措施。Jack 等报告对老年≥65 岁急性内科疾病住院患者 200 例进行视力检查，101 例（50.1%）患者有视力损害，如可矫正的屈光不正患者为 40%，白内障为 37%，黄斑变性 14%。在此 101 例患者中有 79% 能恢复视力，因此，通过提高视力，高达 30%～40% 跌倒率可明显下降。Lord 也认为许多老年人视力损害常常是可以矫正的。因此对老人视力损害造成跌倒的简单干预措施是：对患者做常规的眼科检查，配戴矫正眼镜，白内障手术，及清除家庭及公共场所对老人有潜在跌倒的各种危险因素。Lord 等指出多焦点（双，三焦点及渐进性）眼镜由于焦距可变，所以在日常生活中，如驾驶、购物、烹饪及阅读等都很方便，但对老年人会显著增加跌倒的风险。因为戴用多焦眼镜是通过下方镜片看周围环境，多焦点眼镜下方镜片焦距为0.6m，如果观察和分辨地面障碍物，下方视野模糊，在此关键性距离（1.5～2.0m）视功能如对比度与深度感受到了损害。例如老年人戴多焦点眼镜比单焦眼镜跌倒超过2倍，OR为2.29。另外戴多焦点眼镜患者更易于跌倒，家门外行走OR为2.79，上或下楼梯OR为2.25（$P<0.01$）。因此Lord建议老年人戴单焦眼镜更为安全。

视力损害是老人跌倒的重要因素，但不是唯一因素。因此预防跌倒的干预措施应该是多方面的，如进行改善肌肉力量、活动性、灵活性和协调的活动，及提高身体平衡可以减少跌倒的风险。另外应合理用药，减少老年人服用镇静剂。跌倒所致伤害中最大的是髋部骨折，尤其对骨质疏松者危害更大，应该对这些老年人，特别是女性应予以补充维生素D及钙制剂。此外，要进行跌倒的健康教育及宣传。

总之，视功能损害，不仅仅包括视力，尚有视野、对比敏度及立体视觉等是老年人发生跌倒并可造成严重后果的重要因素。但大多数患者，都有包括未矫正的屈光不正及白内障在内的可治疗眼病，因此通过系统全面的眼科检查，矫正屈光不正及眼病治疗可使视力损害得到改善，并能明显降低老年人跌倒的风险。

2. 老年视力损害与抑郁　老人视力损害与抑郁明显相关，请详见本篇第三章低视力康复与教育中的第三节低视力与社会心理学中第二部分，视力损害与抑郁。

### （三）对老年视力损害伴随其他疾病患者的处理

对于老年视力损害患者伴随有其他疾病的服务中，面对着更为复杂的客观情况，它需要有多种评估的途径与干预，至少包括三个领域：卫生保健、康复及环境的改变。这样可增进视力损害老年人的生存质量与全身健康。

1. 卫生保健系统　如果医师及其他卫生保健专业人员能够充分认识到老年视力损害患者与伴随疾病之间的关系及相互影响，他们便会更多地鼓励患者进行锻炼及提供更合理的营养，这样便可改善或预防高血压、心脏病、卒中、糖尿病及呼吸道等疾病。同时，卫生及精神保健专业人员需要在抑郁症的诊断及治疗方面多加关注。对于糖尿病患者应注意皮肤的检查，当患者出现糖尿病视网膜病变及糖尿病性神经病变时，这些检查更为重要。

2. 康复　由于定向及活动指导员及职业治疗师对盲及低视力患者进行康复计划的推行，使患者通过各种训练，可提高患者心肺功能，降低增高的血压。同时能使患者在膳食准备、烹调技术、购物方法等得到改进，这便使患者营养及总的健康得以提高。

3. 环境　环境改变可使视力损害老人的健康及伴随疾病得到改善，如改善环境中的人行道及马路沿，增强照明等可使患者在社区中更愿意加强身体锻炼，提高社会参与。另外，在伴随疾病中抑郁患病率较高，因此精神卫生方面的专业人员应对患者制定及推行有关的康复计划，如果此康复计划获得成功，也可改善患者的情绪，从而对患者的其他康复计划也带来有益的作用。因此，卫生保健、康复、公共卫生及环境共同一起工作便可更有可能使患者健康得到改善，并能增强其社会参与。总之，我们一定要强调的是患者的需求是多方面的。

（孙葆忱　郑远远）

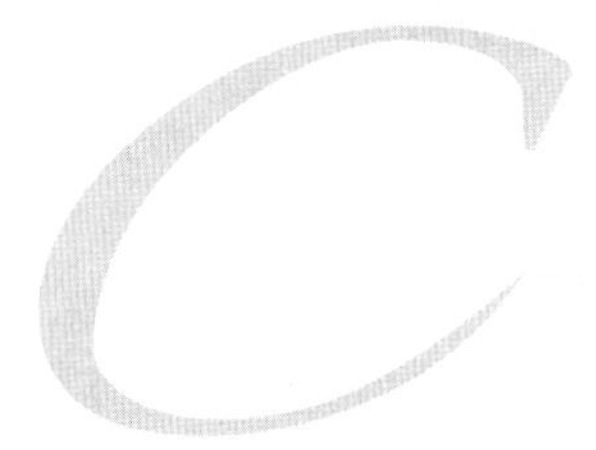

# 第二章 助 视 器

## 第一节 助视器基本原理

助视器是用于提高低视力者或盲人的与视觉相关活动能力的设备或装置。配用助视器是改善和辅助低视力者或盲人生活的重要内容之一。

助视器通过以下原理增进低视力者和盲人的视觉或辅助活动能力。

1. 放大图像 增大目标在视网膜的成像，以刺激足够多的视网膜细胞，向视神经、大脑传递更多的神经冲动（信息），以达到感知和辨认目标。

2. 改变图像在视网膜位置 让图像落在功能较好的视网膜区域，避开功能较差的视网膜区域，如对于有中心暗点的患者。

3. 改善目标的成像质量 控制光照，增强图像对比度，遮蔽分散光，改善光的传播和吸收等。

4. 扩大视野范围 针对视野严重缩小的患者。

5. 利用触觉、听觉等其他感觉来替代或帮助丧失视觉者的活动。

助视器按照其是否利用尚存视觉分为视觉性助视器和非视觉性助视器，按用途可以分为远用助视器和近用助视器。

早在20世纪70年代我国已注意到视觉补偿和低视力康复，到20世纪80年代在我国广州中山大学中山眼科中心建立了低视力实验室，培养各级研究人才，开展助视器应用。在北京同仁医院眼科也建立了低视力门诊，推广应用助视器，以后天津、温州、上海等地也相继展开。

## 第二节 视觉性助视器与非视觉性助视器

### 一、视觉性助视器

利用患者的尚存视觉，通过一定的设备、装置和方法，达到增进患者的视觉活动能力的目的。这样的助视器称为视觉性助视器。

放大图像是视觉性助视器的最重要作用之一。衡量放大作用的定量指标是放大倍数，也称放大率，是同一目标放大前后在视网膜上所成像的大小之比。

助视器的放大作用有下列几种：

1. 相对大小放大（relative-size magnification） 通过增加物体的实际大小产生放大，使视网膜成放大像，如大字印刷品、大字书报等。放大倍数等于目标放大前后的实际大小之比。通过投影在屏幕上可呈现目标放大的投射像，如电影、幻灯、电子助视器等。

2. 相对距离放大（relative-distance magnification） 也称移近放大（approach magnification），是通过将目标移近眼而产生放大。如将一物体从20cm距移至10cm距，距离缩短一半，而在视网膜成像则产生2倍放大。这种放大常用在阅读、书写等近距离工作。当物体距眼很近，眼自身的调节不足以使成像清晰时，可以通过正透镜补偿这种调节的不足，使成像清晰，也即正透镜眼镜式助视器。视网膜成像的增大，是相对距离放大作用的结果，而不是因为正透镜的放大作用。

3. 角性放大（angular magnification） 角性放大作用常用于目标离眼太远或目标无法向眼前移动的情况。目标通过光学系统后其图像相对于眼睛的入射角大于不经过光学系统的入射角。角性放大的放大倍数等于目标经过光学系统前后其图像相对于眼睛的入射角之比。其光学设备通常为望远镜。

上述几种不同的放大作用最终都是使得在视网膜的成像增大，但实现方法不一样。如果同一工作同时利用到上述的几种放大类型，其总的放大倍数等于各个放大倍数的乘积。

#### （一）光学性助视器

用光学镜片系统如凸透镜、平面镜、三棱镜等改变目标的成像。凸透镜可以对物体产生放大效应，其放大能力与该透镜的屈光度数大小有关。平面镜或三棱镜则可以改变目标在视网膜上成像的位置。这种具

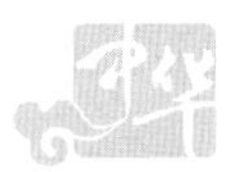


有一个或多个光学镜片，用以改善或增大成像的助视器亦称为光学性助视器。光学性助视器种类众多、使用广泛，将会在本章第三节中详细介绍。

**（二）非光学性助视器**

通过目标相对大小放大，改善照度，增加对比度，改变光的传递，控制光反射等来增强视觉，如大字体读物、控制光照等。这种不依靠光学镜片而改善视觉的装置称为非光学性助视器。非光学助视器可以单独应用，也可以与各种光学性助视器联合应用。

1. 相对大小放大　通过放大物体本身来增大视网膜成像。如大印刷体字等。应用相对大小放大的优点是：常可不用光学助视器，阅读距离较接近正常。缺点是目标的重量及体积增大。

2. 光的控制

（1）控制照明强度：低视力患者通常需要强光照，以形成更强刺激，但是强光照又容易产生眩光，反过来又损害视觉。所以合适的照明强度才可以使低视力患者的尚存视觉得到更充分的利用。

（2）控制反光：作为杂散光线之一的背景反光，是眩光的重要来源。通过控制反光可以减少眩光。利用阅读裂口器，通过裂口看字句，对比明显，避免反光。对阅读材料进行黑白翻转，即黑底白字，可以减少反光。利用视频放大器可以在显示屏上轻易做到黑白翻转。

（3）控制光线传递：通过太阳帽（或大檐帽）、眼镜遮光板等阻挡周边部的光线。通过戴滤光片减少短波光及紫外光；降低眼内散射光，减少眩光，增强视网膜成像。

3. 增加对比度　除了阅读材料需要有较高的对比度外，低视力患者的周围环境，如室内家具、桌椅、桌面及其上物品均要求有强的对比度。

## 二、非视觉性助视器

对于视力损害很严重或盲者，要依靠听觉、触觉等来补偿视觉，如导盲犬、激光杖、声呐眼镜、触觉机、阅读机等。

阅读机（reading machine）是一种非视觉性助视器，将书面文字变成语音输出。于20世纪70年代出现。早期阅读机是台式的，体形较大，现已缩小，还可在智能手机上安装软件，使其具有阅读机功能。除有阅读功能外，阅读机还融入了说话、文件储存和处理等功能。

# 第三节　远用助视器和近用助视器

助视器按用途分类：远用助视器用于看远处目标，如观察环境、上课看黑板、看电影电视等；近用助视器用于看近处目标，如阅读、写字等。

## 一、远用光学性助视器

望远镜是唯一的改善远处目标分辨能力的光学装置。

望远镜主要由两个透镜构成，分别为物镜和目镜，物镜为正透镜，目镜为正或负透镜，屈光度比物镜大，即焦距比物镜的短。望远镜根据目镜是正透镜或负透镜分为两种基本类型。如果目镜是负透镜，则称为伽利略望远镜，经过此种望远镜所成的像为正像。如果目镜是正透镜，称为开普勒望远镜，经过此种望远镜所成的像为倒像，用于低视力助视器的开普勒望远镜，需要有将倒像转换成正像的装置，如三棱镜系统。

望远镜的放大原理是角性放大，望远镜的放大倍数：

$$M=\alpha'/\alpha=-f_1/f_2=-F_2/F_1$$

式中，$\alpha$、$\alpha'$ 分别为目标相对于望远镜的入射角和出射角，$f_1$、$f_2$ 为分别为物镜、目镜焦距，$F_1$、$F_2$ 分别为物镜、目镜屈光度。如果放大倍数值为负表示成倒像。

低视力患者常用的远用望远镜有单筒手持式望远镜和眼镜式望远镜。单筒手持式望远镜（图 8-430A）携带、使用均较方便，特别适合于出外时候使用。眼镜式

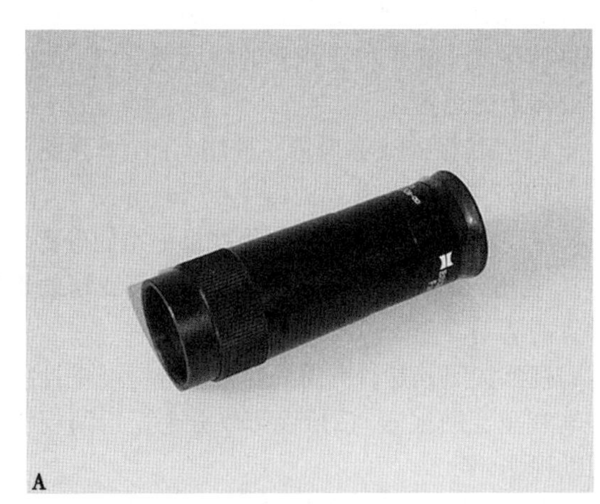
A

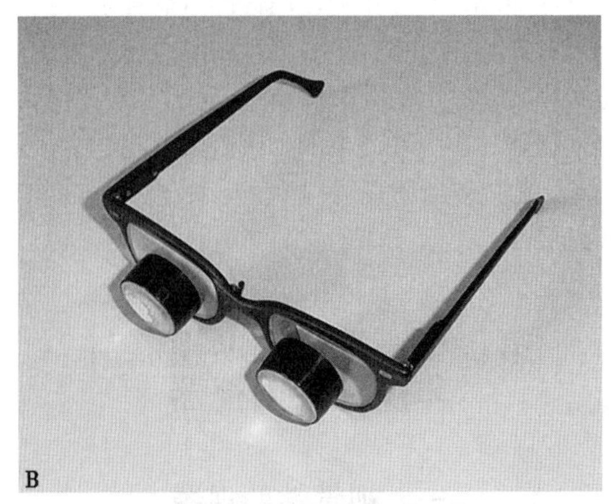
B

**图 8-430　远用望远镜助视器**

A. 单筒手持式望远镜　B. 眼镜式望远镜

望远镜（图 8-430B）如眼镜一样戴在鼻梁上，可腾出双手。特别适合于长时间静坐的状态，如学生看黑板。

望远镜应用中存在的问题：①视野明显缩小；②当头部转动时，目标以成倍的速度移动，走路极其困难而危险，所以望远镜只能在静止状态时使用；③景深短；④不美观。

## 二、近用光学性助视器

改善看近处目标的能力的助视器称为近用助视器，主要应用于阅读、写字等。近用助视器比远用助视器应用得更广泛。近用光学性助视器的种类主要有眼镜式助视器、立式放大镜、手持式放大镜和近用（或中距）望远镜等。

### （一）眼镜式助视器

当应用相对距离放大时，如果目标距眼太近，调节力不足以使目标成像在视网膜上，需要在眼前放置正透镜，借助于正透镜使目标能清晰地成像在视网膜上。这就是眼镜式助视器（high-plus spectacles）。最简单的眼镜式助视器与普通眼镜相似，但为屈光度数较大的正透镜。一般老视眼镜的屈光度一般为：+1.00～+4.00D，眼镜式助视器的屈光度一般为：+4.00～+40.00D。

眼镜式助视器的放大属于相对距离放大，其放大倍数：

$$M=d_0/d$$

式中，$d_0$ 为基准距离，$d$ 为阅读距离。一般以 25cm 为基准距离，如果眼睛没有使用调节，那么阅读距离等于正透镜的焦距，这时放大倍数：

$$M=25cm/\text{透镜的焦距}=\text{透镜的屈光度}/4$$

正透镜的标称放大率是使用上述公式计算的，也即正透镜的标称放大率是在眼没有使用调节，目标位于透镜的焦点时达到的。如果在应用正透镜（F）之外还附加有眼睛的调节（A），那么实际的屈光力为：

$$L=F+A$$

实际的工作距离（m）：

$$d=1/(F+A)$$

实际的放大倍数：

$$M=(F+A)/4$$

在应用眼镜式助视器时，由于阅读距离较近，需要很大的集合，这时如果要维持双眼单视，则需要借助底朝内的三棱镜弥补集合的不足（图 8-431A）。当然还需要双眼的视力相差不大，而且所需眼镜式助视器的屈光度不能太高，屈光度数一般不超过 + 14D。屈光度太高的眼镜式助视器，一般只能单眼使用。对于太高屈光度的正球镜，由于屈光度太高，周边部会产生畸变，所以要缩小镜片，固定在镜框中央稍偏下方（图 8-431B）。

眼镜助视器的优点：有基本固定的放大作用；视野大，常为一般放大镜的 2～3 倍；双眼镜助视器的优点：手可自由活动，如写字及各种操作；可有双眼单视；可与立式放大镜或其他助视器联合使用；在老年人手抖时，使用它较为方便。

眼镜助视器的缺点：阅读及工作距离近，书写或操作均有一定困难；景深短，读物需在焦点；对照明的要求较高。

### （二）立式放大镜

立式放大镜（stand magnifier）是固定于支架上的凸透镜（图 8-431C），目标与透镜间的距离多数是恒定的（固定焦距），也有少数是可变的（可调焦或非固定焦距）。凸透镜与目标间距离小于焦距，在凸透镜后方形成放大虚像，光线经凸透镜后不是平行而是散开的光线。需要使用阅读镜或者眼睛的调节，把凸透镜的像发出的发散光线变为平行光线。凸透镜与目标间距离短于焦距的目的是为了降低凸透镜周边部的各种畸变：如球面差、色差及像差等。

立式放大镜与阅读镜联合使用后的等效屈光度：

$$Fe=F_M+A-dAF_M$$

式中，$F_M$ 为放大镜的屈光度，A 为阅读镜的屈光度，$d$ 为放大镜与阅读镜间的距离（以 m 为单位）。等效放大倍数：

$$Me=Fe/4$$

立式放大镜的优点：有比较正常的阅读距离；使用方法简单，容易上手，低视力患者愿意使用，较适用于老人或儿童，尤其老年人；可与眼镜助视器联合应用；本身可带光源，改善照明。

立式放大镜的缺点：视野较小；阅读姿势差，易疲劳；如不用阅读架，因有角度可以引起畸变；携带不如眼镜式助视器和手持式放大镜方便。

### （三）手持式放大镜

手持式放大镜（hand-held magnifier）是手持的可在离眼不同距离处使用的正透镜。正透镜的屈光度数可介于 +4～+80D 范围，常用的介于 +4～+20D。形状可为圆形、长方形、多角形等，可以做成折叠式（foldable），不使用时可以保护镜片，以方便携带（图 8-431D），手持式放大镜可以自带光源，多见于放大倍数较高者。

手持式放大镜放大倍数的计算可以分为两种情况，第一种情况是当目标位于放大镜的焦点处时，其工作原理与眼镜式助视器相类似，这时放大倍数：

$$M=F_M/4=25cm/f_M$$

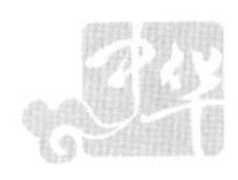



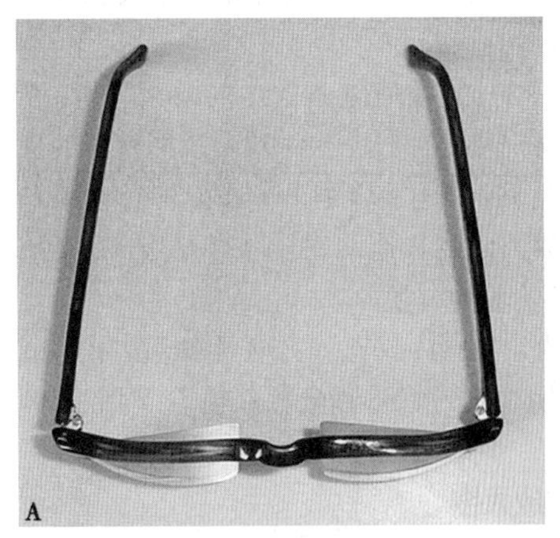
A

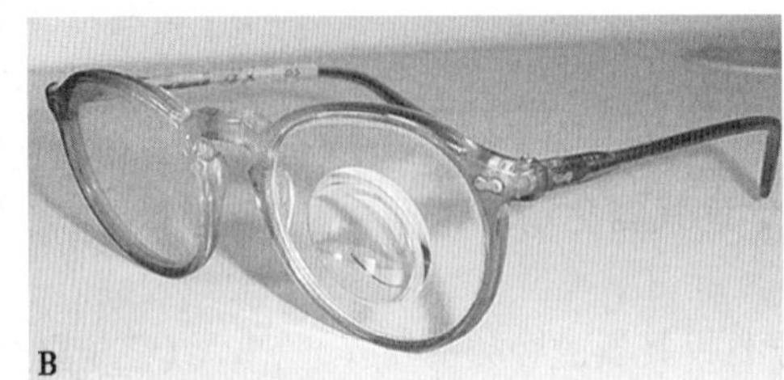
B

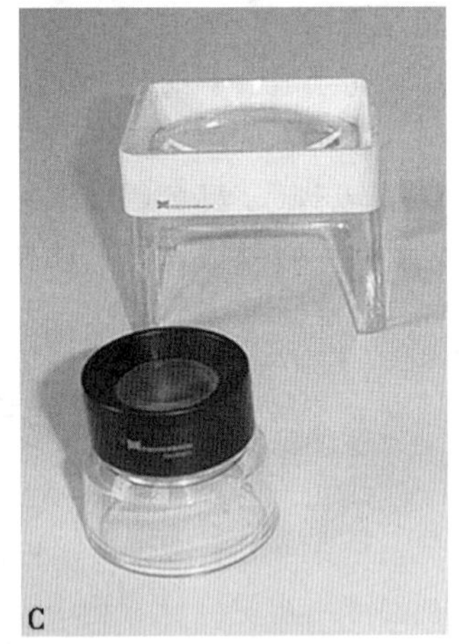
C

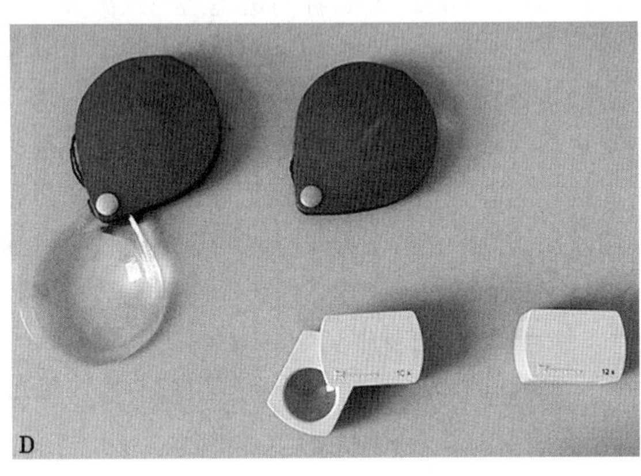
D

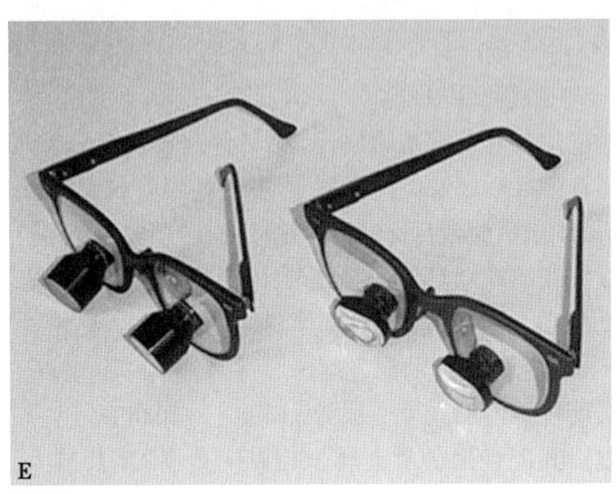
E

图 8-431 近用光学性助视器

A. 结合了底朝内三棱镜的眼镜式助视器 B. 缩小镜片直径的眼镜式助视器 C. 立式放大镜 D. 可折叠的手持式放大镜 E. 眼镜式近用望远镜

式中，$F_M$ 和 $f_M$ 分别为放大镜的屈光度和焦距（以 cm 为单位）。手持式放大镜的标称放大倍数就是按上述公式计算的。

计算手持式放大镜放大倍数的第二种情况是当目标位于放大镜焦点以内时，这时工作原理与立式放大镜相类似，与立式放大镜不同之处是，物距即目标离放大镜的距离是可变的，由此可以使得等效放大倍数、阅读距离等可以有更加灵活的改变。这时等效屈光度为：

$$Fe = F_M + A - dAF_M$$

等效放大倍数为：

$$Me = Fe/4$$

手持式放大镜的优点：阅读距离可以改变；放大倍数可以改变；可用于视野小的患者；适合于旁中心注视患者使用；一般不需要阅读眼镜；适合于短时间使用及读细小读物；价格便宜，易于买到及使用方便；放在眼前可以做眼镜助视器使用；对照明要求不高。

手持式放大镜的缺点：需占用一只手；视野较小，尤其在高倍数放大时；阅读速度慢；不宜有双眼单视。

### （四）近用（或中距）望远镜

近用望远镜（telescope for near）也即看近使用的望远镜，又称望远镜显微镜（telemicroscope）。

如果单纯用非调焦望远镜看近，那么：

所需调节力 = 不用望远镜时调节力 × 望远镜放大倍数的平方

例如正常眼看 25cm 处调节力是 4D，通过放大倍数为 2.5 倍的望远镜，所需调节力为：$4 \times 2.5^2 = 25$（D），人眼正常的调节力远远低于 25D。所以一般的望远镜不能用于近距离阅读。如果在望远镜的物镜前面加上一个正透镜，位于该正透镜焦平面的点发出的发散光线，经过正透镜之后成为平行光线入射到望远镜，经过望远镜之后还是平行光线，不需要眼睛的调节即可成像于视网膜上。所以在望远镜物镜的前面加一个正透镜，就可以通过望远镜放大观察近距离的目标，这就是最简单的近用望远镜，所加的正透镜称为阅读帽。

此时阅读距离等于阅读帽的焦距，与望远镜的放大倍数无关。望远镜在物镜上加阅读帽以后，其放大倍数：

$$M = Ma \times Mc = Ma \times Fc/4$$

式中，Ma 为望远镜原放大倍数，Mc 为阅读帽放大倍数，Fc 为阅读帽屈光度数。远用望远镜加阅读帽后，其等效的屈光度数为：

$$Fe = Ma \times Fc$$

近用望远镜最大的优点是在较高倍放大作用下，仍有较长的工作距离，适合于一些特殊工作，如打字、读乐谱、画图及一些修理工作；由于工作距离较长，可以不容易受阅读材料的遮挡，所以容易获得较好照明；应用眼镜式望远镜时，双手可自由活动，所以近用望远镜多做成眼镜式（图 8-431E）。近用望远镜的缺点也就是望远镜的固有缺点，那就是视野小，景深较短。

## 三、电子助视器

最早的电子助视器称为闭路电视（closed-circuit television，CCTV）助视器，第一台 CCTV 于 1969 年问世。标准的 CCTV 由三个主要部件组成：摄像头、显示器和可移动的放置阅读材料的平台（图 8-432A），通过摄像头获取目标的图像，放大之后在显示器上呈现。大部分的 CCTV 还内置有或附加一个给阅读材料提供照明的光源。CCTV 从出现伊始，就呈现了其巨大而独特的优点：①放大倍数高，且容易转换。CCTV 的放大倍数 = 投影像大小 / 目标大小。现在 CCTV 的放大倍数最高有达 68X 的，通常的应用范围为 3X～60X。②正常阅读距离，并可保持舒适体位。③阅读时不需要过度集合，不会破坏双眼单视。④阅读范围大。⑤对比度可以改变。⑥目标与背景的颜色可有多种选择。⑦通过调节亮度、对比度、颜色，白底黑字和黑底白字显示转换，来减少眩光。

早期的 CCTV 都是台式的，随之而来的两个主要缺点是售价高和不易携带。随着电子技术和计算机技术的发展，CCTV 逐渐向多功能、便携式、手持式发展，其

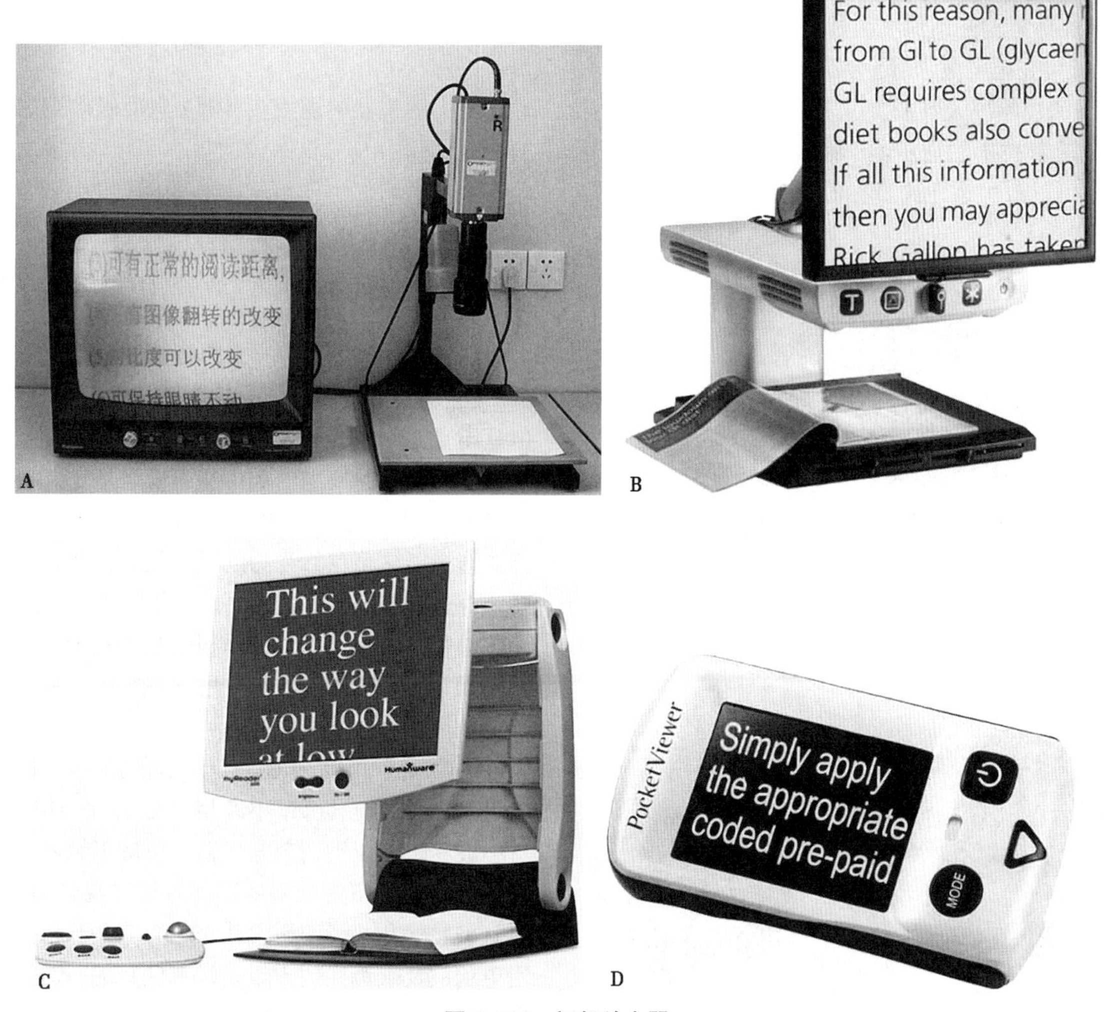


**图 8-432 视频放大器**

A. 早期的 CCTV B. SmartView Xtend C. MyReader D. Pocket Viewer

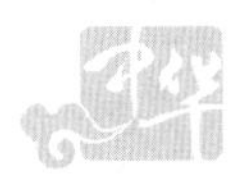



称谓也逐渐从CCTV向视频放大器（video magnifiers）过渡。现在基本可以分为台式、便携式、手持式三大类型，视频放大器有很多种款式的选择，售价不高或者容易携带的视频放大器并不难找到。

SmartView Xtend是一款台式视频放大器（图8-432B），其图像显示有彩色、黑白及白黑三种模式，有16种彩色文本组合模式，放大范围为3×～68×，尺寸为28cm×35.5cm×45.7cm。

MyReader是一款自动阅读型便携式视频放大器（图8-432C），图像模式有彩色、黑白及黑白，有56种字体前景/背景色组合模式，能和PC机共用显示器，可以自动采集、处理及显示整页和多页文件（最大A4纸），自动滚动回放、阅读存储文件，无须X/Y阅读台，自动/手动方式设置阅读速度，放大范围为0.7～45X，显示屏幕为15″液晶显示器。有整页显示、逐行显示及逐字显示三种阅读方式，所有设定及操作都在专用键盘上，三折式一体成型，安装简单。

Pocket Viewer是一款袖珍型手持式视频放大器（图8-432D），其图像显示有彩色、黑白及白黑三种模式，显示屏幕为4″×3″的液晶显示器，最高放大倍数为7倍，内置可充电电池，充足电后可连续使用2小时。

传统的视频放大器主要用来帮助进行近距离阅读或写作，随着技术的进步，出现了既可以放大近距离目标、也可以放大远距离目标的复合视频放大器。其主要的优势是摄像头可以在不同距离自动聚焦使图像清晰，图像数据传输到液晶显示器或虚拟图像眼镜。

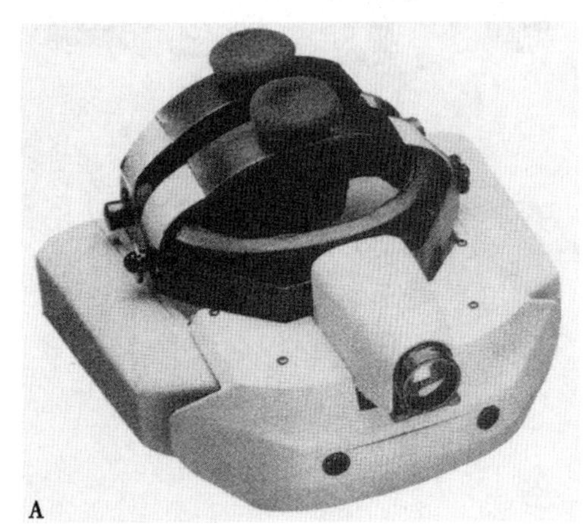

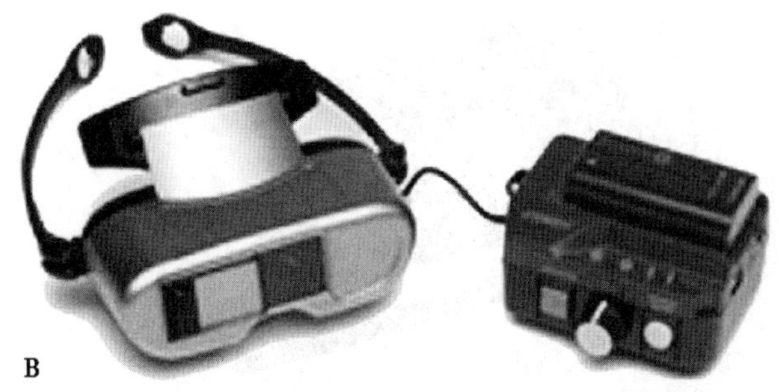

图8-433 头戴系统

A. LEVS B. JodryⅡ

进一步的技术将便携性与功能性集于一体，将视频信息传入头戴系统，放大的图像显示在虚拟显示屏的眼镜上。最先为低视力患者开发出来的头戴电子助视器系统是所谓的低视力增强系统（low vision enhancement system，LVES）（图8-433A）。由电池供电的LVES像护目镜一样戴在头上，其上有自动调焦的摄像头，可对远近目标进行聚焦成像并进行放大，可增强或补偿矫正视力范围介于0.05～0.2的低视力患者的视觉能力，近距离可用于阅读、书写，在户外有助于看远处景物。该系统还可以通过控制盒子接受计算机或电视的输入，使其成为使用者的个人显示器，可用于操作电脑、看电视等。V-max是头戴系统的其后一代产品，放大率和摄像头的分辨率进一步增强。JodryⅡ是当前较新的头戴系统（图8-433B），可以进行彩色和黑白显示。可用台式支架支撑，把摄取放大后的图像输往普通电视，而像常规台式视频放大器使用。

## 第四节 助视器的选择与训练

配用助视器的通常步骤是：先准确检查患者当前的矫正远视力及可以阅读的最小字号，再根据其配用助视器后所欲达到的远视力和要阅读的字号，计算所需远、近用助视器的放大倍数，最后选择能达到此放大倍数的最合适的远、近用助视器。比如患者的矫正远视力为0.1，如果想在应用助视器后远视力能达到0.5，那么应该试用5X放大倍数的助视器。虽然影响应用助视器后视力的主要因素是助视器的放大倍数，但是还受到其他诸多因素的影响，所以最终能达至0.5视力的助视器的放大倍数可能不恰好是5X，可能稍大于或小于5X。选择助视器放大倍数的一个原则是：尽可能选择能达至目标视力的最小放大倍数。因为对于同一种类型的助视器，放大倍数越小，视野越大。

选择何种助视器，需要根据患者的具体病情、本人要求、心理状态、受教育程度、智力水平等综合考虑，因为助视器类型众多，各有其优缺点。如老年人一般多接受近用助视器，青年人希望用远用助视器，以扩大他们的活动圈，小儿用助视器时，还应考虑尽量不破坏眼的正常调节与运动。反应迟钝者最好选用方便而不需训练的助视器。伴有周边视野缩窄的，不仅有视物范围变小，还常伴有夜盲，对于这些患者如用望远镜及眼镜式放大镜是没有优势的。对于中心性视野缺损范围较大者，应训练用旁中心固视，发挥旁中心视网膜的功能。偏盲患者可使用三棱镜或平面反射镜通过反射盲侧的物体入眼增加看的范围。

由于视野小或阅读距离太近等原因，大部分的低视力助视器刚开始都是较难以使用的，所以为使低视力者能充分通过助视器利用好尚存视觉，除了给予较简单的一般示范外，通常都要经过训练，特别是对于小孩和老年人。关键之处就是让使用者明白其助视器的使用方法及局限性。由于低视力患者的视功能受损情况和所选供使用的助视器要求不同，训练也有难易。此外在使用助视器的过程中也会出现一些问题，有些与助视器有关，比如：如何建立想象的空间概念，如何提高定向、活动能力，如何改善工作技巧等；有些则与助视器的使用无关：如年龄、情绪、独立能力、经济状况和家庭生活等。但无论如何，在使用某种助视器前，必须根据它的专门要求加以训练，使患者得到适应和必要的应用知识，以发挥功效。

（龙时先　吴乐正）

# 第三章 低视力康复与教育

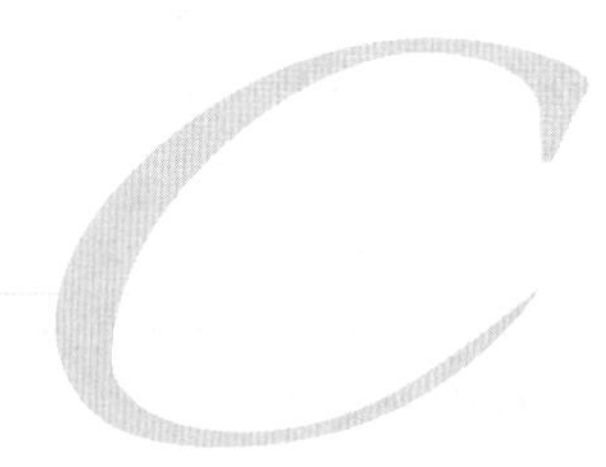

## 第一节 低视力康复

### 一、康复的定义

在古代康复的原文是“rehabilitation”，其中词头 re 是重新之意，词干 abilit 是适应、得到能力的意思，action 是行为或状态之意。所以康复的原意是“重新得到能力或适应正常的社会生活”的意思。1942 年在美国纽约召开了全美康复研讨会，在此会议上第一次为康复下了明确的定义，所谓康复，即是使残疾者最大限度地恢复其肉体、精神、社会、职业和经济能力。1969 年世界卫生组织（WHO）医疗专家委员会首次给康复下的定义是：康复是指综合地，协调地应用医学的社会教育的和职业的措施对患者训练和再训练，使其能力达到尽可能高的水平。在 1981 年 WHO 又给康复下了一个简明的定义：康复是借用各种有用的措施，以减轻残疾的影响和使残疾人重返社会。

### 二、视 力 康 复

根据西班牙国家防盲组织（National Organization of the Blind，ONCE）的 Oliver Marzo M C 的见解是低视力康复包含两项内容即基本康复（basic rehabilitation）与视觉康复（visual rehabilitation），现分述如下。

#### （一）基本康复

基本康复的主要内容是定向与活动（orientation and mobility，O&M）技术及日常生活的技巧（daily living skills，DLS）。

1. 定向与活动的含义　定向的含义是指低视力者能够知晓自己在空间环境中所处的位置，一个有定向能力的患者，能够应用其对环境中的一般知识及通过其感官收集到的各种信息，了解自己在特定环境中所处的位置。而活动的含义是患者能够独立、安全及有效的通过环境的活动能力。要达到成功的活动，需要有较好的定向能力，患者需要有空间概念，从部分到整体的概念，身体协调能力及建立时间与空间关系等。

2. 定向与活动的评估与康复训练

（1）既往史的搜集：对低视力患者进行定向与活动康复训练前，首先要对患者做全面了解，包括患者的教育背景，职业，生活条件，过去及现在的健康状况，眼部疾病，对照明要求及使用助视器的情况等。另外，尚需对患者目前在不同地区，如在家中、居民区、校园、商业区等的活动能力等。还应了解患者在白天及夜间视力波动情况。上述资料对制订患者的康复训练计划是必需的。

（2）定向及活动的训练：在搜集了患者的既往史及做出评价以后，活动指导员应该根据患者的情况，制订一个因人而异的训练计划。对低视力患者进行定向与活动训练的目的是，使他们在处于复杂的环境中，如住宅区、学校及商业区等公共场所，能够独立活动及使用公共交通设施。定向与活动训练是由定向与活动指导员（orientation and mobility instructor）负责。

1）助视器的使用：①在使用各种助视器前，首先应该使用能够提高视力的普通眼镜及接触镜；②控制光线的助视器，可用护目镜、宽檐帽、太阳镜等，目的是防止眩光及增强对比度；③放大助视器如望远镜的应用，用其看远；④缩小装置，可扩大视野，如使用倒置望远镜；⑤三棱镜的应用，可应用于旁中心注视的训练，及视野缺损者。

2）长手杖的使用：在传统上，长手杖是为盲人提供的活动器械，但也适合于低视力患者。低视力夜盲患者在白天行动可无任何困难，但夜晚常需长手杖的帮助。

3）有视力者的帮助：低视力患者可在视力正常或有视力者的帮助下行走或活动。

4）患者自身保护：患者在行动时一手臂放在头部眼前，一手放在身体前下方，这样行走既可保护头部又可保护身体躯干，不被外界物体碰伤。

5）跟踪保护：用一手摸扶一个可做向导的物体，如墙壁、楼梯扶手等行动。这种方法可与自身保护联合应用。

6）导盲犬：导盲犬主要被应用于盲人及严重视力损害者，因为培养一个导盲犬花费较大，因此在国外导盲犬主要为有职业者所用，而退休人员一般用长手杖或称盲人杖。

7）其他设备：如激光手杖、超声波装置及卫星定位系统等。

（3）日常生活技巧的康复训练：日常生活的康复训练是由职业治疗师（occupational therapist）负责，主要内容包括：

1）写字：一般的笔记本或纸常为空白或带有浅色细格，不适合于低视力患者使用。而低视力患者使用的横格纸，线条应为黑色，这样黑白对比好，而且线条要粗，这样使低视力患者易于沿粗重的线条书写。

2）字体印刷品：低视力患者可以阅读大字体的报纸、杂志等，可以不使用有放大作用的光学助视器。

3）录音带：可以到视力残疾图书馆供阅各种书刊和杂志的录音带（能讲话的书，talking book），靠听力进行阅读。

4）钱币的辨认：纸币可以根据其大小及其上的盲文辨认其面值，而硬币可根据大小、厚薄、形状及边缘的纹理决定币值。

5）厨房及家用电器的应用：烤炉及煤气开关都应有突出标志或大字标志，职业治疗师除应教患者使用外，尚需告知患者安全用电常识。电话的按键应该用放大数码，且较醒目，如白底黑字。

6）药物服用：许多老年低视力患者常需每天服药，可使用专为低视力患者应用的装药盒，按每日用药次数放置盒内，分次取用。

7）缝纫：职业治疗师可教授患者使用缝纫机，编织各种织物，包括在应用或不用助视器的情况下进行操作。为了丰富患者的业余生活可用大图案的扑克牌、各种棋类、带响的球类及鱼具作游戏及钓鱼等。

以上各种康复训练多在康复中心，由职业治疗师安排训练，此外职业治疗师尚需对患者家庭进行访视，具体指导。

（4）家庭访视：职业治疗师要定期或不定期进行家庭访视，主要目的是要了解观察患者在中心学习后在家中应用情况，如有问题随时帮助解决。另外尚要了解患者家中、庭院及社区周围环境情况。例如：

1）室内外情况：室内及走廊中的照明如何，室内家具摆放是否整齐且较简单，桌面是否杂乱，对比度如何，有无强反光，路面平整与否等，这些对患者的活动安全、避免跌伤十分重要，尤其在老年人。

2）患者自我照顾能力：如患者能否自己洗漱、刮胡须、整理头发及简单化妆、剪指甲、洗衣服、辨认不同颜色衣服、鞋袜配对能力等。如发现问题应予指导、帮助。

### （二）视觉康复

视觉康复的含义是最大可能的去利用患者的残余视力，就是将视觉损害的影响降低到最小限度，使患者能够更好地、更有效地使用其可利用的视力。而残余视力的利用最基本的内容是功能性视力的训练与应用。

1. 功能性视力（functional vision）的定义　Keeffe认为功能性视力的定义是，为了特殊目的而去使用的视力，而Hall等认为是，为了有目的行为而去使用的视力。Keeffe所提到的“特殊目的”或Hall等所提及的“有目的的行为”所指的是日常生活中的各种活动，如阅读、自助工作、教育与职业活动及游戏等等。其实就是有目的地去使用视力。

对于视力损害患者而言，使用视力并不是一个自动过程，需要一些特殊的训练来促进他们使用视力，实践证明功能性视力可以通过训练而得到提高，而视力表视力并不能因为训练而增加。因为低视力患者可以通过学习或训练，能够更好地使用他们的视力，并能够在只有很少量的视觉信息的情况下，获得有效的功能，使他们在视物模糊的情况下，或只能看到部分物体时，而能辨清物体或物体全貌。

2. 功能性视力训练的目的　一是提供各种看的机会，鼓励低视力患者更好地使用视力。二是帮助低视力患者掌握视觉技巧，学会视觉操作，提高患者利用自身残疾视力的能力。

3. 视觉训练的基本内容包括下列5项

1）认知与注视训练：视觉认知是视功能发展的基础，该项训练主要适用于缺乏视觉经验的儿童患者。通过训练帮助患者识别颜色，辨别物体形态，以有助于建立视觉印象。认知训练依赖于注视，而注视即训练患儿学会集中注意看清一个目标。固定注视：是指帮助患者学会注视远、近距离某一目标。目的是使要看的物体进入视野最清晰的区域，以便看清此物体的更多细节。

2）视觉追踪训练：视觉追踪是控制眼球运动的一种视觉训练，即用眼和头部的运动跟踪一个活动的目标，或用移动视线来追随目标。这是人们日常生活及阅读、书写中必不可少的视觉技巧。

3）视觉辨认训练：视觉辨认是集视觉认知与注视及追踪为一体的联合训练。通过物体外形的异同及细节差异来辨认物体，此对增强低视力患者的视觉识别能力与提高他们的视觉技巧有着重要作用。

4）视觉搜寻训练：视觉搜寻训练也是控制眼球运动的一种训练，与视觉追踪不同的是指利用视觉做系统的扫描，以找到某一目标的视觉技巧。

5）视觉记忆训练：由于视野损害致使低视力患者仅能看到外界物体的一部分或是一个模糊的全貌，而通过视觉记忆的组织，则可能将此物体变得完整且清晰。因此，视觉记忆的形成，对低视力患者特别是儿童更准确地了解他们所看到的一切是至关重要的。

### （三）其他感觉的训练

人类的感觉最重要的是视觉，因为有90%以上的外界信息是通过视觉获得的，而且无论从接收信息的数量还是质量，视觉远较其他感觉重要。所以正常的视觉是人们认识客观世界的物质基础，是人们独立生活及适应周围环境的必要条件。而视觉的丧失意味着人们从外界所获得的绝大部分信息将可能随之丧失。视觉又常常是其他感觉的"介体"，因此，尽量利用残余视力是极其重要的。但如果对于完全丧失视觉的盲人或严重视力受损的低视力患者而言，利用除视觉以外的其他感觉，以获得外界信息，则比普通人更有其重要的实际意义，对先天性及儿童早期盲或严重视力损害者，其他感觉的训练就更具重要性。

1. 听觉的训练　对于一个有严重视觉残疾的婴儿，应该让他们听舒适的声音，如人们的轻轻谈话声、轻音乐等等。这样可以用声音使他们产生交流及依附感。如果一个盲儿在出生后数月中听不到人的声音，他们便好像完全在孤立状态下生活，对他们的生长发育十分不利。而事实上，一个盲儿有不断的声音刺激，就是在用听力与外界接触与交流，这像一个正常儿童用眼看周围事物一样重要。在出生后头几个月，可以把小铃或其他能产生柔和声音的玩具放在小儿周围，让他们学习听。到出生4～6个月他们会对声音产生反应。进一步学习是辨别室内外各种声音，并了解它们的意义，如汽车轰鸣声来自街道，钟表的滴答声来自室内的墙上等等。总之听觉训练是尽量让患儿能够辨别它们之间的差别及意义，而且可以"代替"视觉应用于日常生活之中。

2. 触觉或触-运动知觉的训练　人们的触-运动知觉可以接受机械、热冷、电及化学各种刺激。触-运动知觉可以感到物体的质地、温度及震动等等。因而通过触-运动知觉能够获得所接触物体的形状、大小、重量及其基本结构的信息。总之，通过触-运动知觉的训练能使患儿看得模糊的物体变得更清楚，更全面。最大限度触-运动知觉的发育，并使人体所有知觉的联合，使患儿对外界事物能得到一个更为稳定的认识。因此常常有人说手是盲人的眼睛，此点不无道理。专家们曾指出，除视觉外，触觉是非常重要的感觉，因为事实证明视觉及听觉常常会因疾病及年老而出现问题，而相对的触觉则不易受到损害。

3. 嗅及味觉的训练　嗅及味觉可能无法提供独立的信息，但与其他感官得到的信息综合起来，可获得更为完整的信息。所以应该练习嗅各种气味，并能知道它们的来源与含义。如医院中的药味、厨房中的饭菜香味等等。味觉对化学刺激更为敏感，但单纯用味觉而不结合嗅觉，常常难以获得更为可靠的信息，但通过舌尖与唇部对于物体的质地、形状、大小等等可以获得广泛准确的信息。

近年来各方面的专家对视力残疾儿童的各感官能力的训练与提高都较重视，对视残儿童早期，甚至学龄儿童都应加强从各感官接收更多的信息，特别应该重视听觉与触觉的发育与训练。

## 第二节　低视力教育

根据作者等于1986年对上海盲校及1989年和2000年两次对北京盲校的调查发现，在上海135名在校学生中有残余视力者占61.5%，北京盲校129名（1989）及115名学生（2000）中有残余视力者分别占61.2%及53.9%。在我国盲校中，有残余视力者均约在50%以上，因此在盲校中进行教育改革，即进行低视力教育势在必行。

### 一、我国的低视力教育

1. 我国盲校中的低视力分班教学

（1）盲校教师对低视力分班教学的认识：首先要解决教师对低视力分班教学的认识问题，因为许多教师认为对有残余视力的学生应用其学习，有可能使他们仅有一点视力恶化，甚至失明。这是在19世纪末或20世纪初期许多专家持有的观念，后经研究证明它是一个错误的观念。对于低视力儿童而言，使用其残余视力，不但不会引起视力下降，反而可以改善其功能性视力（虽然其视力表视力并无提高），因而可以改善视觉的应用，及得到视觉效率的提高，这是近年来被低视力专家广泛认同的观点。这种正确的观点需反复向教师讲明。另外也可通过实践证明上述观点的正确性。1986年笔者等受国家教委委托与上海盲校合作，开展在盲校中进行分班教学，首次在盲校对有视力的孩子进行普通教学。例如在上海盲校第一批接受低视力教学的有3个班级，有残余视力的学生共计34名，这些学生的主要病因多为先天性疾病，如先天性小角膜、小眼球，先天性白内障术后无晶状体等，其中有一例为先天性青光眼、眼压失控。经过用眼阅读、书写、看黑板、做各种实验操作等，在 1 年半后，除 1 例外，其他同学全部眼病无恶化，视力亦无改变。只有一例先天性青光眼患儿因眼压未能控制，视力有所下降，而此患儿在进入低视力班前，作者等已向班级教师及家长讲明，其视力因眼病进展，视力会逐渐下降，但家长坚持让此患儿进入低视力班学习。实践充分证明了使用残余视力，既不会使眼病恶化，也不会使视力下降。因此解除了家长及教师的最大顾虑，低视力分班教学得以顺利开展。

教师们另外一种想法是，盲童学校顾名思义就是应该进行盲文学习，用手摸盲文，经常发生有视力的“盲童”偷偷地用眼看而不是用手摸盲文，在这种情况下教师会用黑布将眼遮起来，目的是强迫学盲文，而且又可保护视力。当然这种做法是十分错误的。由于盲校教师常年进行盲文教育，对普通学校的教学较为生疏和不习惯，因而部分教师在开始时也不大愿意到低视力班教学，经过思想工作，及后来低视班学生取得类似同年级普通学校学生的成绩后，大受鼓舞，而更愿意教低视力班学生。

(2) 低视力班学生的眼科检查与学习：进入低视班的同学均要经过视力测试，及全面、仔细的眼科检查，包括眼前节、后节的检查及屈光检查，确定诊断，并作记录。个别先天性白内障患儿，如有手术可能，可行手术治疗以提高视力。上述检查每半年，即学期开始时进行一次。其间学生、家长或教师发现任何可能出现的眼部或视力改变，可随时请眼科医师检查，如有问题及时采取措施。

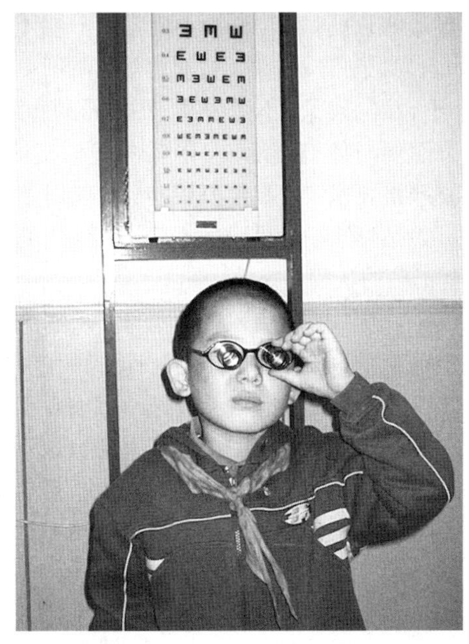

图 8-434　2.5×远用望远镜助视器使用情况

在低视力班的同学主要靠各光学及非光学助视器及电子助视器进行学习。光学助视器在看黑板时用 2.5 倍的远用望远镜式助视器(图 8-434)，近用助视器多用半月型眼镜助视器(图 8-435)，非光学助视器为可调节灯光亮度的台灯、可调节角度的桌面及大字课本等(图 8-436)。对视力损害较为严重者，上述光学助视器及非光学助视器如大字课本都不能解决问题时，可使用电子助视器——闭路电视，如图 8-437。

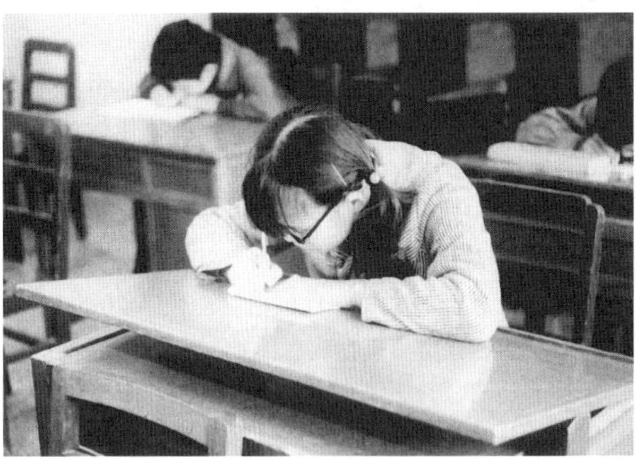

图 8-435　盲校学生使用近用眼镜助视器在学习

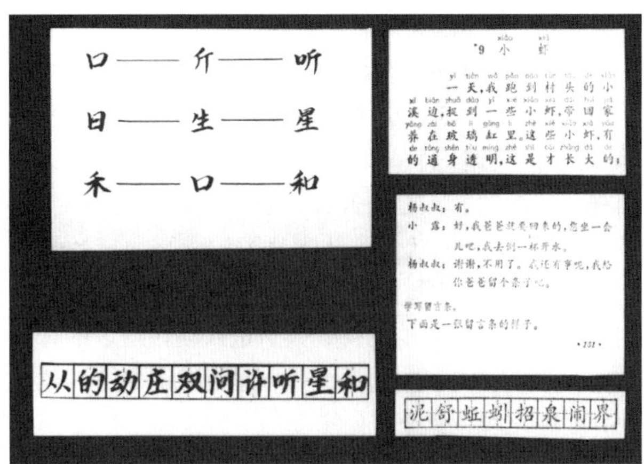


图 8-436　大字课本与普通课本比较

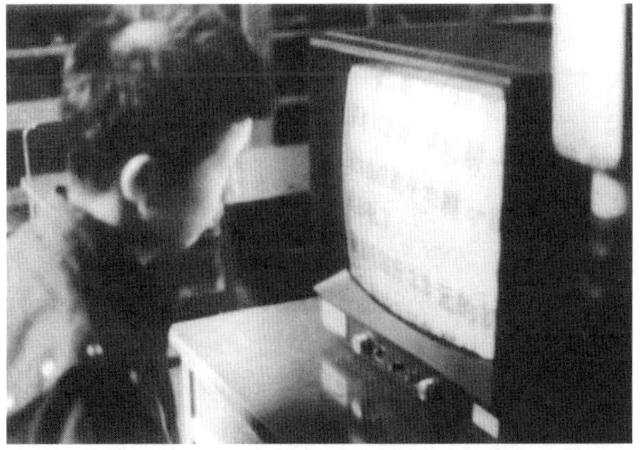

图 8-437　盲校学生使用闭路电视在阅读

上述工作取得初步成功后，国家教委在上海盲校召开了现场会，并下发文件要求全国盲校进行低视力分班教学。而作者与盲校领导及教师开展低视力分班教学的目的是，使在盲校中约50%残余视力者充分利用其有用视力学习普通课本，接受普通教育，这样可以获得更多的知识，继续深造，对生活质量的改善及就业都有很大益处。令人感到欣慰的是已有少数视残患者进入国内及国外大学学习。而且在2003年高考中见到盲生用盲文及低视力生用大字考卷进行考试，这是我国教育领域中的突破性进展。

2. 我国低视力儿童随班就读教育模式　世界特殊教育的发展趋势是"一体化"教育，而一体化教育的含义是，视力损害儿童进入其所居住的社区内普通学校与正常儿童一起学习，而在班里该视力损害儿童在学习上除可得到普通教师的指导外，尚可得到受过专业培训的特殊教师的指导。我国由徐白伦于20世纪80年代末期倡导并努力贯彻实行的"金钥匙工程"推进视残儿童的随班就读的教育模式，便是结合中国实际的一体化的视力残疾或称视障的教育模式。"北京金钥匙视障教育研究中心"在徐白伦的领导下，在全国各地开展了视力损害（视障）儿童的随班就读的教育模式，取得了很大成绩。

（1）视力残疾（盲及低视力）随班就读教育模式的起因与目的：随着社会不断进步，《教育法》及《残疾人保障法》的实施，确保了残疾儿童受教育的权利。而我国视残儿童的特点是人数少、居住分散、家庭贫困，另外，特殊学校，包括盲童及含盲童的聋哑学校数量有限，且多集中在大城市，上述许多贫困学生难以入学。这些分散在全国各地的视残儿童进入居住附近的普通小学，和健康儿童一起学习，因而随班就读的一体化教育便在这种背景下产生了。

（2）教师的培训与任务：视残儿童所在班级的班主任兼任辅导教师，负责主要教育、教学任务，另外设巡回指导教师，负责对辅导教师的管理与业务指导。每一位辅导教师都要接受关于掌握视残儿童的检测、教育、康复训练等基本知识与操作的培训。培训包括眼科的基础知识，盲文语文和数学有关点字、符号，盲童教育和心理学知识，生活能力的培养与定向和活动的基本知识等。通过培训后，每一位辅导教师都应具备以下能力，即具有盲及低视力的鉴别能力，具有争取其他任课教师积极配合的协调能力，具有引导全班学生对视残儿童献爱心的感召力，能帮助视残儿童学会生存或独立生活能力。应对每位视残儿童有较全面的了解，才能完成好教学任务。因此，对低视力学生应了解：眼病及视力变化情况；是否正确并坚持使用助视器；了解他们阅读能力及完成作业情况等。对盲生要了解：摸读盲文速度；定向与行动及作业完成情况等。

对巡回指导教师的主要培训内容大致与辅导教师相似，但更为全面及深入，因为巡回指导教师在接受培训后，需回到本地负责培训辅导教师。

（3）对随班就读教育模式的评估：以广西为例，在1995年尚未开展盲及低视力儿童随班就读前，入学率为14.8%，而到1998/1999年，入学率高达81.8%，并对盲生及低视力学生的学习成绩经专家评估，在盲生中优良率达87.5%，说明学习成绩较为理想。

作者等也曾对北京4个城区，19所小学，1所中学的20名低视力学生进行了随班就读的实验及研究，包括以下主要内容：

1）助视器的配用：选择合适的助视器对低视力儿童是十分重要的，而且应该正确地使用它们，才能最大限度及有效地利用他们的残余视力。在许多家长中对使用助视器及利用残余视力常有一些担心及顾虑，尤其当低视力儿童应用远近光学助视器出现视觉疲劳时，家长更会担心，我们利用家长、教师及学生座谈会的方式，以上海盲校为例的实际经验及理论知识解除顾虑。我们除了使用远及近用光学助视器外，还可以应用非光学助视器，如大字课本、可调节光线强度的台灯及可调节角度的课桌等。

2）优化环境：优化实验学校及班内环境，开展向低视力同学献爱心活动，同学们都争取人人争当帮残疾、乐助人的模范。也要求低视力生向普通同学学习，热爱集体、自立、自强、勇于克服困难及平等参与班级及学校的各项活动。

3）健康心理的培养：低视力生常有一些不健康的心理，如自卑、孤僻、怯懦、脆弱等等，在班里常表现为易哭、不合群、发呆、不爱说笑、娇气及易急躁等等。老师一方面要与他们交朋友，经常与他们交流；另一方面也要严格要求，不要包办代替，发现问题及时批评教育，鼓励他们与正常同学看齐，引导他们对生理缺陷能有正确的认识与态度。

4）实验结果：低视力不等于差生，从部分低视力生在实验前后的学习速度与成绩来看都有明显的提高。从低视力生课文阅读速度来看，每100字提高速度为9″～2′12″，平均提高1′17″，板书阅读速度平均提高40″而听写速度平均提高51″。在实验前后学习成绩亦有提高，如成绩平均（前 / 后）：语文83.9/91.9，数学82.2/90.15。以上简单数据，可以充分说明，只要采取的方法得当，提供适当的环境，低视力儿童可以和正常儿童一样健康的成长。

## 二、国外视力残疾儿童的教育

在20世纪初期，残疾人平等回归主流社会的要求已提上了议事日程，反映在教育上，则要求视残儿童进入普通学校与健全儿童一起学习，此即称为一体化教育，或称回归主流教育、融合教育。

在英国将60%的视残（包括盲及低视力）儿童转到普通学校（mainstream school）学习，约40%在特殊学校学习。而在美国11%在寄宿学校学习，21%在普通学校单独班级里学习，24%视残学生与有其他残疾学生同班学习，44%在公立学校（public school）普通班学习。意大利在20多年以前开始对残疾人的教育有了一个新的模式，称为"学院一体化（scholastic integration）"，即残疾学生不是直接进入特殊学校或特别班级，与其他残疾学生一起学习，而是进入普通学校与正常学生一起学习，每个班级可有1或2个残疾学生。此种模式与我国的随班就读有类似之处。

在巴西的学者曾指出，视残儿童学龄前进入普通幼儿园接受教育，对其以后身心发育及学龄教育都是十分有益的，这也证明了早期干预的重要性。

以上充分说明在发达国家，视残儿童或多种残疾儿童教育模式是多种多样的，虽然如此，但都离不开"一体化教育"这个公认的基本概念。但是值得注意的是，根据各国有关专家的实践经验表明，年幼视残儿童较年长儿童进入一体化教育效果更好，因为前者无论在学习效果及独立生活能力等方面与普通正常儿童几无差别。

# 第三节　低视力与社会心理学

社会心理学（psychosociology）的定义：社会心理学自诞生开始，就从孕育它的两个母体——心理学和社会学——里继承了两种基本的研究取向，形成了所谓的"心理学的社会心理学"和"社会学的社会心理学"。它是一门就人们如何看待他人，又如何影响他人，又如何互相关联的各种问题进行科学研究的学科。社会心理学是心理学和社会学之间的一门边缘学科，受到来自两个学科的影响。社会心理学是研究个体和群体的社会心理现象的心理学分支。个体社会心理现象指受他人和群体制约的个人的思想、感情和行为，如人际知觉、人际吸引、社会促进和社会抑制、顺从等。群体社会心理现象指群体本身特有的心理特征，如群体凝聚力、社会心理气氛、群体决策等。社会心理学的理论价值在于提高人认识自身的能力，提高人的生存质量。

"老年社会心理学"就是这样一门学问，它是对老年人个体或老年人群体的社会心理和社会行为规律进行系统研究的科学。这里所说的社会心理和社会行为则是指老年人个体或老年人群体在特定的社会文化环境中对于来自社会规范、家庭关系、自我暗示、他人要求等社会影响所作出的内隐的和外显的反应。另外老年心理学是一门通过对老年人的各种心理现象和老年期生理特征的关系的研究，来揭示人生历程最后阶段的心理活动规律的一门科学，老年社会心理学也研究老年人的视觉、听觉、味觉等各种感知觉问题，但是它把老年人各种感知觉的特点及其变化放在家庭的人际关系的背景中来研究。

## 一、影响视力损害因素的调整

低视力患者由于下列各种因素的影响而有各种不同的社会生理学方面的经历，这些因素包括：视力损害发病年龄、损害的严重程度与进展情况、家庭及公众反应、及个体属性与能力等。临床的研究报告及很多回顾性研究都显示上述诸多因素会影响视力损害患者对视力丧失的调整，因而提示在低视力康复过程中必须考虑到上述各种对患者产生不利影响的社会生理学因素，都应对上述因素进行评估及干预。以下是视力损害患者对其视力丧失调整时常见的障碍因素。

### （一）视力损害的类型

视力损害是先天的还是后天的，是最近患病，还是长期患病等。例如患者最近患病，常会拒绝康复，仍然希望治愈而能使视力得以恢复。患者眼病进展缓慢如干性AMD，则比急性视力丧失的急性闭角型青光眼更易于适应或调整，特别是如果及早进行康复干预能使患者保持原来的习惯、日常活动、与职业工作。

Tedrick介绍了Tuttle's失明的7个调整阶段或时期：

第1阶段——创伤，身体的或社会的；

第2阶段——震惊及否认，有3个因素影响震惊的强度或严重程度：①视力损害对患者的重要性；②突然性或意外性；③视力丧失的程度；

第3阶段——哀伤及回避，此阶段的主要特点是自我怜悯（self-pity），患者非常孤立，停止参与以往喜爱的活动；

第4阶段——屈服与抑郁，患者表现绝望、挫折、意志消沉、无兴趣等抑郁表现；

第5阶段——重新评估与再确认，这是重新评估及再确认的调整过程，在此阶段患者要自我审查他们自己的生活及生存目的；

第6阶段——应对与动员，患者将走出去，寻找信息与新的技能，使他们开始新的生活；

第7阶段——自我接纳与自尊，当患者从应对与动员阶段转移到最后阶段——自我接纳与自尊时，患者获得了自信及自我价值的增长，并开始终止视力损害对他们的影响。

**（二）重大的生活事件**

老年人将会面对许多压力，特别是失掉亲人、患病及依赖他人不能独立生活等。但老年人似乎比年轻人更能适应面临的压力事件，这种顺应能力可能与社会支持有关。如果患者最近遇到了很有压力的生活事件，患者可能没有精力去适应或调整他们的视力损害，因而无法顺利地执行低视力康复计划。

**（三）家庭关系及反应**

家庭反应是对视力丧失患者调整的一个重要因素，家庭反应与亲戚及低视力患者之间的相互影响主要是依赖他们自己的看法与价值观。当家庭成员们由于最初患者被诊断视力丧失或失明时，会感到惧怕及震惊，有些家庭认为是灾难，而也有些家庭认为低视力儿童或成年人他们有能力且能对家庭作出贡献。如果家庭能向患者提供有力的支持对患者的调整过程是极其有利的。

1．儿童早年（the early years） 对家庭而言，婴幼儿便诊断有视力损害，简直是灾难性的。家长及家庭成员可能不清楚小儿的诊断，可能也不了解小儿残疾所带来的影响。家长应接受对低视力儿童加强视觉能力措施的建议，尤其在1岁以前。在自然环境中（家庭、幼儿园及社区等）应用视力的机会，使小儿在生长及发育过程中得到视功能的改善。在小儿早期家长对他们孩子将来视力如何并不清楚，但他们仍然可以帮助及培养他们的孩子的独立性，对他们的孩子有很高的期望。

2．学生时代（the school years） 儿童及青少年低视力和他们的家庭会面对一些新的挑战，例如他们与教学人员的相互关系及决定适当的教学安置与需求。年轻学生在适应过程中，家庭扮演了关键性角色，如果家庭成员与他们视力损害的孩子们之间有良好的信息沟通与分享，则会直接影响其孩子们与他人的信息沟通能力，这对低视力孩子与同学之间交流很有帮助。

3．成年期（adult years） 成年人在怀疑逐渐丧失视力时，他们往往否认有严重的视力损害，他们可能延误就医，即便是家人已怀疑他们的视力可能出现问题。一旦被眼科医师确认为视力损害，他们可能开始担心未来谋生能力，开车，或那些对他们具有重要意义的事情等。他们也可能隐藏他们的诊断，甚至说服自己他们并没有严重的视力损害。当患者被诊断，他们已有视力损害，他们的家人因他的视力丧失而感到巨大的悲伤。家庭成员常寻找信息，帮助他们了解视觉障碍的复杂性。患者在调整过程中，家庭可通过下列活动帮助患者：

（1）在患者与家庭成员之间交流沟通通道应畅通，这样患者因视力丧失、视力波动，而引起的受挫感、恐惧、及其他精神层面的问题可以得到及时的帮助；

（2）应给予成年低视力患者有很大的机会尽可能保持他们的独立性，及满足他们在家庭劳动、独立生活的任务及与工作有关的活动的愿望；

（3）寻找资源与适当的设备帮助患者使其在家中及工作中的工作变得更容易一些，例如低视力成年人在使用电脑时，可以帮助他们安装大字印刷品或能讲话的软件等；

（4）与低视力门诊及康复中心有关人员建立联系，他们可以帮患者解决所遇到的困难。

4．老年人（the elder years） 在老年人发生视力损害或视力下降时，他们常充满恐惧、愤怒、及沮丧。不但是老年人要应对他们生活中其他巨大改变（如医疗及经济上，或丧偶，失去友人及家庭等），而且他们的亲戚及友人也可遇到一系列精神层面中的问题（恐惧、悲伤，内疚及尴尬等），这些都会影响老人年对视力损害的适应。有时在某些老年人视力损害的家庭中，孩子与配偶认为老人需要持久性照顾与支持，他们认为老人的困境是难以解决的。有许多家庭成员不了解老人视力损害进展过程，认为视力损害老人是无望的，他们无法照顾自己。所以家庭成员对老人视力损害的诊断、预后等能有所了解，这样才能正确对待低视力老人面对的调整问题。

家庭成员及专业人员可向老年低视力患者促进更为积极的自我意识，采取的步骤如下：

（1）向低视力老年人提供信息，能帮助他们完成工作任务和增强活动，获得较好的独立性，及有中等程度的适应性（例如：玩大字扑克牌，在烹饪时用大字计时器看时间及量杯等）。

（2）鼓励参与家庭及社区活动（例如：参与体育活动，瑜珈活动，及有氧运动等）。

（3）低视力老年人相聚学习适应身体及社会环境的方法，参与讨论如何应对低视力。

**（四）文化背景**

文化背景也会影响低视力患者的调整，家庭文化及价值观对低视力患者可造成很严重的影响，例如某些家庭文化认为盲是一种困窘或失望。另外一些家庭认为他们对照顾低视力患者负有责任，而不是培养他们的独立性和自力更生。有些家庭的观点是不管低视力儿童或成年人与他人有何不同，他们都是本家庭可被接受的、有能力并可作出贡献的成员。文化背景的差异，对视力丧失老年人的态度也有不同，许多文化如亚洲、东印度及美国本土对老人非常尊敬与顺从，视力丧失的老人必须得到治疗。然而老人视力丧失，家人与朋友可能认为是严重的疾病甚至认为是生命的尽头。家庭及社区成员可对老人进行照顾，并在生活方式选择及可行性方面，支持老年人的独立性。

## 二、视力损害与抑郁

低视力康复常常使低视力患者受益，但有时却遭受到患者的抵制。很常见的是当患者一旦发现进行干预不能恢复视力时，他们就会中断康复措施，虽然低视力康复能使患者“日常生活活动（acitvities of daily living，ADL）”或“工具性日常生活活动（instrumental activities of daily living，IADL）”接近正常及许多休闲活动及职业工作也会恢复。Scheiman 等认为这种抵制是由于社会心理学与认知功能的影响。应该了解在认知及精神方面（cognitive and emotional）对视力损害的影响，并须知道低视力患者在低视力康复中对上述影响的应对能力。如果低视力患者不能应对或难以或不能很好地适应他们的视力损害，则会有抑郁症的出现，这是老年人视力丧失发生抑郁症的主要原因，而抑郁又可对低视力康复造成负面影响。另外，在低视力康复中非常重要的议题是视力损害患者中存在着很高的抑郁症的患病率及社会心理学方面的问题，因此在低视力康复领域中，抑郁及其他的社会心理学的问题是非常重要的影响患者的因素，专业工作者必须予以评估与干预。

### （一）抑郁症的诊断标准及症状

重症抑郁症（major depression episode）的诊断标准：美国精神协会 DSM-IV-TR（2000）重症抑郁的诊断标准（the diagnostic and statistical manual of mental disorder，DSM-IV-TR）

1. 至少连续 2 星期出现以下 9 个症状 5 个或以上（包括了至少第 1 或第 2 项），而以往无这些症状。

（1）近乎每天大部分时间情绪低落（个人感受或由其他人察觉）；

（2）近乎每天大部分时间对所有或大部分活动失去兴趣或不再享受（个人感受或他人察觉）；

（3）食欲或体重明显下降或上升；

（4）近乎每天失眠或嗜睡；

（5）近乎每天被察觉到说话或行动比平时激动或迟缓；

（6）近乎每天疲倦或失去动力；

（7）近乎每天感到自我价值低落，过分的罪疚感；

（8）近乎每天思考或专注能力减退，或不能做主（个人感受或他人察觉）；

（9）重复想死或自杀，或有自杀行为或计划。

2. 这些症状并非其他情况所致，而已引起临床上显著的苦恼，或社交、工作及其他重要领域中的功能损害。

（1）轻度抑郁症：第一个特点是存在可以给人一种愉快乐观的假象。如果深入地做精神检查和心理测定，可发现患者内心有痛苦悲观、多思多虑、自卑消极、无法自行排除的精力、体力、脑力的下降和严重顽固的失眠，多种躯体不适等征象。第二个特点是社会功能下降。大中小学生可以出现以学习困难为主的各种学习障碍症状。学习成绩突然下降，听不进考不出，被家长和老师误认为思想问题。厂长、经理、白领人员会突然陷入无能为力的消极被动状态，无法胜任原本非常熟练的工作，思维能力下降。第三个特点是出现顽固持久、久治难愈的以失眠为中心的睡眠障碍。第四个特点是这类患者意识清晰，仪表端正，对自己疾病有深切的主观体验，内心感到异常痛苦。第五个特点是临床表现以心境低落，兴趣和愉快感丧失，容易疲劳，如果无缘无故地持久 2 周以上，甚至数月不见好转，通常被视为轻度抑郁症最典型的症状。

（2）阈下抑郁症（subthreshold depression）：抑郁症的一种新亚型——阈下抑郁，正以更高的患病率、更快的增长率悄然危及人类。据美国的统计资料显示：阈下抑郁的患病率高达 30%～40%，造成与抑郁症同样严重的致残、自杀及经济损失。

### （二）抑郁症筛查工具

眼科医师、视光学医师、验光师、康复专家及其他眼部保健专业人员在检查低视力患者或在低视力康复中应考虑患者有发生抑郁的可能。常用筛查抑郁症工具有 3 种：老年人抑郁量表（geriatric depression scale，GDS），流行病学研究抑郁中心量表（the center for epidemiological studies depression scale），及患者健康调查问卷（the patient health questionnaire）。在上述量表及问卷调查中，更为常用的是老年人抑郁量表（表 8-71）。

老年抑郁量表是由香港中文大学 Hing-Chu B Lee 博士从英文译成中文。

为了筛查方便，许多临床工作者用“老年抑郁短量表（geriatric depression scale-short form，GDS-S）”，包括上述“老年抑郁量表”中的 1/2，共 15 个项目（1，2，3，4，7，8，9，10，12，14，15，17，21，22 及 23）。

### （三）抑郁的患病率

在我国抑郁症发病率为 3%～5%，目前已经有超

表 8-71 老年抑郁量表

| 以下问题是人们对一些问题的感受，在过去一周内，您是否有以下感受，如有，在“是”上画〇，如无在“否”上画〇 | |
|---|---|
| 1. 您对自己的生活基本上满意吗？ | 是 / 否 |
| 2. 您是否已放弃了很多以往的活动与爱好？ | 是 / 否 |
| 3. 您是否觉得生活空虚？ | 是 / 否 |
| 4. 您是否常感到苦恼？ | 是 / 否 |
| 5. 您对将来是否抱有希望？ | 是 / 否 |
| 6. 您是否被一些心事所困扰？ | 是 / 否 |
| 7. 您是否在大部分时间感到心情愉快？ | 是 / 否 |
| 8. 您是否害怕将来有不好的事情发生在您身上？ | 是 / 否 |
| 9. 您是否大部分时间感到快乐呢？ | 是 / 否 |
| 10. 您是否感到无助？ | 是 / 否 |
| 11. 您是否常觉烦躁、坐立不安呢？ | 是 / 否 |
| 12. 您是否宁愿晚上待在家里，而不愿外出做些有新意的事情？ | 是 / 否 |
| 13. 您是否常对未来感到忧虑？ | 是 / 否 |
| 14. 您是否觉得您比大多数人有更多的记忆问题呢？ | 是 / 否 |
| 15. 您是否认为现在活着是一件好事？ | 是 / 否 |
| 16. 您是否常感到情绪低落？ | 是 / 否 |
| 17. 您是否觉得自己现在一无是处？ | 是 / 否 |
| 18. 您是否对往事十分忧虑？ | 是 / 否 |
| 19. 您觉得生活很刺激吗？ | 是 / 否 |
| 20. 您是否觉得要开始做新的计划是一件困难的事情？ | 是 / 否 |
| 21. 您是否感到精力充足？ | 是 / 否 |
| 22. 您是否觉得自己的处境无望？ | 是 / 否 |
| 23. 您是否觉得大部分人的境况比自己好？ | 是 / 否 |
| 24. 您常为小事感到不快吗？ | 是 / 否 |
| 25. 您时常想哭吗？ | 是 / 否 |
| 26. 您集中精神有困难吗？ | 是 / 否 |
| 27. 您早上乐于起床吗？ | 是 / 否 |
| 28. 您是否宁愿避免参加社交聚会？ | 是 / 否 |
| 29. 要您作出决定是一件容易的事吗？ | 是 / 否 |
| 30. 您的头脑是否跟以前一样清醒？ | 是 / 否 |

得分如下：每回答一个问题记 1 点，分界点：1～9 点为正常；10～19 点为轻度抑郁；20～30 点为重症抑郁。
以上 30 个问题的答案如下：1 否，2 是，3 是，4 是，5 否，6 是，7 否，8 是，9 否，10 是，11 是，12 是，13 是 14 是，15 否，16 是，17 是，18 是，19 否，20 是，21 否，22 是，23 是，24 是，25 是，26 是，27 否，28 是，29 否，30 否。

过 2600 万人患有抑郁症。令人遗憾的是与高发病率形成鲜明反差的是，目前全国地市级以上医院对抑郁症的识别率不到 20%。在现有的抑郁症患者中，只有不到 10% 的人接受了相关的药物治疗。世界卫生组织最新调查统计分析，全球抑郁症的发生率约为 3.1%，而在发达国家接近 6% 左右，2002 年全球重症抑郁病患者已有 8900 多万人，而全球的抑郁症患者已达 3.4 亿。

### （四）老年视力损害与抑郁

在大量的文献报告中，抑郁症与老年视力损害明显相关。

1. 患病率　在大量的文献报告中，抑郁症与老年视力损害明显相关。在老年人群中抑郁症的患病率为 14%～20%，或 2.5%～15%。而视力损害的老年人抑郁症的患病率为 32%～40%，女性高于男性。Shmuely-Dulitzki 等报告（1997）在低视力门诊中≥65 岁 70 例患者，重症抑郁的发病率为 38.6%。我国台湾学者 Tsai 等（2003）报告对 1352 名年龄在≥65 岁社区老人，用“老年抑郁短量表”进行观察，通过多元变量 logistic 回归分析发现，包括年龄、性别及视力损害与抑郁呈明显正相关，视力损害与无损害相比，OR 为 2.11，说明视力损害发生抑郁的危险性是无视力损害者的 2.11 倍。Mogk 等曾说过，在美国绝大多数家庭医师或老年医学专家只注意全身而不注意眼部，而眼科医师只注意眼部，不注意抑郁症。

2. 常见致盲眼病与抑郁

（1）年龄相关性黄斑变性：AMD 是主要的老年性致盲眼病，也是老年人生存质量下降的主要病因之一，且是抑郁症发生的重要危险因素，抑郁发生率明显高于一般的老年人群。

1）抑郁发生率：在 AMD 患者中抑郁发生率惊人的高，Brody（2001）及 Rovner（2002）等报告在 AMD 患者中近 1/3 有抑郁症。Crews and Campbell（2004）通过近 10 000 位老年人流行病学调查发现与无视觉性损害患者相比较，视觉损害患者报告抑郁是前者的 2 倍。Bandello 等报告（2007）视力＜0.1 的 AMD 患者有 15% 可能发生抑郁。Augustin（2007）发现当视力恶化时抑郁患病率也随之增高。视力损害较轻患者患病率为 14.3%，随着视力恶化可达 25%，远远高于一般老年人群。

2）抑郁与视功能：许多学者报告 AMD 患者对其生存质量的影响较其他全身慢性病更为严重，对日常生活中的各种活动的受限更为明显。视觉损害引起的功能性受限可造成生活中缺乏独立性，失去控制生活能力，感到无助。“社交孤立（Social isolation）”或“与世隔绝”使患者社交活动明显受限。Rovner（2002）追踪观察 51 名 AMD 患者 6 个月，发现由于抑郁使患者丧失业余爱好及社交的兴趣。Rovner（2007）又追踪观察 206 名 AMD 患者，开始时无抑郁，后出现抑郁，后者对视觉工作表现不满为前者的 2.5 倍，且更易变得沮丧。另外，在 AMD 有抑郁时是一种相当严重的问题，因其残疾的原因是“复合”性的，远远超出因 AMD 视力丧失所引起的后果。

Rovner 及 Casten 等（2001）研究证明 AMD 患者在追踪观察 6 个月以后由于抑郁引起的功能下降比单纯视力恶化引起的功能下降更为明显。在 AMD 患者 6 个月追踪观察后，对出现抑郁与未出现抑郁症前进行比较发视，前者功能下降超过后者的 8.3 倍，虽然 AMD 患者在此期间视力并无恶化。说明患者在开始时的功能下降是由视力丧失所致，而功能继续下降是由抑郁引起的。

在 AMD 患者中应该对阈下抑郁更多的关注，因为它也可使视觉功能性工作下降，并且是重症抑郁的危险因素，在 AMD 中抑郁筛查中尤为重要。在 AMD 如发现以下四个抑郁症的症状，它们将是未来的抑郁症的危险因素：悲伤或沮丧的心情（OR＝16.7），疑病症（hypochondria）（OR＝3.3），失眠（OR＝2.5），内疚（OR＝6.7）。他们进一步发现，与无阈下抑郁症的人相比，在 6 个月后，前者更易患上抑郁症，比后者高 6.3 倍。事实上，在老年人视力损害患者患有抑郁症（包括重症和阈下值抑郁），均能出现如此严重的后果（包括自杀和功能障碍），因而需要有一个关于如何最好地处理抑郁症与 AMD 的指导纲领。抑郁症在 AMD 方面，需要考虑两个层面上：急性发作的治疗和预防未来。

（2）白内障：Freeman 等（2009）曾对应该接受白内障手术患者，因为不及时手术可导致抑郁症出现的危险因素进行了研究。对 672 例等候白内障手术的患者进行了术前 2 周、术后 4 个月的观察，用“视功能 -14 调查问卷（vision function-14 questionnaire，VF-14）”及有 30 个项目的“老年人抑郁量表”来测量患者在完成视觉工作方面的困难。结果显示，41% 患者手术眼视力≤0.3，这些患者术前有 26% 有抑郁症状的出现（老年人抑郁量表 -30 得分≥10），经统计学逻辑回归分析，此类患者 OR 较高，为 1.59。VF-14 也证明视力差者有抑郁症状者完成视觉工作更困难。因此作者认为：视力较差患者不及时手术，在等候手术期间更易于出现抑郁症状，所以应缩短等候手术时间，特别是那些视力较差者缩短手术等候时间可消除出现抑郁症状的潜在危险。

Gimbel 等（2011）报告，在白内障患者等候手术超过 6 个月时，不但能使患者视力及生存质量进一步下降，可失掉驾驶执照，并能出现抑郁及因跌倒而发生髋部骨折等。

根据 Ishii 等报告（2008）对 102 例双侧白内障超乳人工晶状体植入术患者，通过“美国眼科研究所视功能调查问卷 -25”，简易精神状态量表（mini-mental state examination，MMSE），及贝克抑郁量表（beck depression inventory，BDI），3 种调查问卷或量表去检测患者与视觉有关的生活质量、认知障碍及抑郁精神状态。结果显示，最佳视力矫正术后的改变与 NEI VFQ-25 得分明显相关（Pearson 相关系数 $r=-0.310$；$P=0.031$）。术后 NEI VFQ-25 得分与 MMSE 得分（$r=0.316$；$P=0.035$）及 BDI 得分（$r=-0.414$；$P<0.001$）明显相关。MMSE 得分显示与 BDI 得分的改变有显著的相关性（$r=-0.434$；$P<0.001$）。因此 Ishii 等认为，与视觉相关的生活质量、认知障碍及抑郁精神状态彼此均有极强的相关性。在老年人白内障术后生存质量、认知障碍及抑郁精神状态在有关视觉生存质量得到改善后，同时也得到显著的改善。这充分说明白内障术后视力的提高与抑郁症明显相关。

（3）青光眼：Tastan 等（2010）报告 121 例青光眼患者，64 例为对照组年龄≥65 岁，应用“医院焦虑及抑郁量表（hospital anxiety and depression scale，HADS）”及“美国眼科研究所视功能调查问卷”进行检测，发现青光眼临床焦虑发生率为 14.0%，抑郁发生率为 57.0%。焦虑及抑制发生率女性均高于男性。抑郁及焦虑发生虑的增高伴随着的是生存质量得分的下降，说明老年人青光眼患者因焦虑及抑郁可对生存质量造成负面影响。

Mabuchi 等报告（2005）开角型青光眼 230 例，对照组 230 例无慢性眼部疾病（白内障除外），用“医院焦虑及抑郁量表（HADS）”检测发现开角型青光眼焦虑发生率（13.0%）明显高于对照组的 7.0%（$P=0.030$）。开角型青光眼的抑郁虑发生率（10.9%）明显高于对照组的 5.2%（$P=0.026$）。说明青光眼患者焦虑及抑郁发生率均高于无青光眼患者。

### （五）老年视力损害患者抑郁症的处理

1. 抑郁症状的确认与处理　为了尽量减少视力丧失者精神健康方面造成的负面影响，视觉康复专业人员需要由一个新的团队组成。当患者出现视力问题时最初接触的是眼科医师或视光学师，开始时视觉功能的丧失进行评估，但不要忘记在对患者进行视觉评估时，还应该对患者是否有抑郁症的存在进行评估。所有有关专业人员都要从事有关老年视力丧失及抑郁症的卫生宣传。通过宣传，能够帮助专业人员达到：能确认老年人视力丧失患者，并能使他们得到视力康复服务；确认老年人视力损害者中的抑郁症患者，及时予以转诊干预，并能使他们得到视力康复服务；识别在有老年人中，各种与健康有关的问题及疾病，并对各种疾病提供全面服务。视觉康复专业人员应该与每一其他专业人员一起工作，总结工作中的经验与教训。

有关学者认为对视觉损害的老年人，有三种对视觉康复有负面影响的关键因素：一是视觉康复服务资金不足；二是老年视觉康复专业人员严重不足；三是对老年人低视力康复需求缺乏了解与认识。

2．抑郁症的治疗　抑郁症患者会因为病情轻重而有相当大程度的差异和治疗效果的不同，根据不同患者的需求，采用抗抑郁药治疗、精神疗法或综合治疗，都会有不同的效果。

（1）抗抑郁药：抗抑郁药是可以凭处方笺购买的舒缓忧郁症症状的药物。研究人员估计有50%～60%的忧郁症患者可以透过药物治疗获得控制和缓解。

（2）非药物疗法：精神/心理疗法或“谈话”治疗方法，包括认知/行为治疗、个人疗法、精神分析治疗和支持性心理治疗，都常被用来治疗忧郁症。电气痉挛治疗（ECT）和近来开发出来的另一种ECT替代方式的跨颅磁头刺激（TMS，一种脑外无创伤性的磁性刺激），都可以提供给严重患者作为有效的治疗方式。

3．抑郁的预防　预防性干预措施分为三个层次：初级，抑郁症的发病率降低的目标；二级，抑郁症的患病率降低的目标；三级，防止抑郁症复发的目标。

（孙葆忱　陈　洁）

## 主要参考文献


1. 孙葆忱. 临床低视力学. 第2版. 北京：华夏出版社，1999.
2. 忻岱嫣，吴乐正，吴德正. 低视力与康复. 眼科学报（增刊），1987：1-80.
3. 孙葆忱. 低视力患者生存质量与康复. 北京：人民卫生出版社，2009.
4. 第二次全国残疾人抽样调查办公室. 第二次全国残疾人抽样调查资料（上）. 北京：中国统计出版社，2007.
5. 于普林，覃朝晖，吴迪，等. 北京城市社区老年人跌倒发生率的调查. 中华老年医学杂志，2006，25（4）：305-308.
6. 尤春芳，须惠玉，刘哲军. 引起老年人髋部骨折跌倒的研究进展. 解放军护理杂志，2010，27（5）：352-35.
7. Schellini SA，Durkin SR，Hoyama E，et al. Prevalence and causes of visual impairment in a Brazilian population：The Botucatu Eye Study. BMC Ophthalmol，2009：9-8.
8. Jonathen Jackson A，Wolffsohn JS. Low Vision Manual. Butterworth-Heinemann，2007.
9. Corn AL，Erin JN. Foundations of Low Vision Clinical and Functional Perspectives. 2nd ed. Amer Foundation for the Blind，2010.
10. Bonder BR，Dal V，Bello-Haas. Functional Performance in Older Adults. 3rd ed. F.A.Davis Company，2008.
11. Chew FL，Yong CK，Mas Ayu S，et al. The association between various visual function test and fragility hip fractures among the elderly：a Malaysian experience. Age Ageing，2010，39（2）：239-245.
12. Ishii K，Kabata T，Oshika T. The impact of cataract surgery on cognitive impairment and depressive mental status in elderly patients. Am J Ophthalmol，2008，146（3）：404-409.
13. LangelaanM，de Boer MR，van Nispen RM，et al. Impact of Visual Impairment on Quality of Life：A Comparison With Quality of Life in the General Population and With Other Chronic Conditions. Ophthalmic Epidemiol，2007，14（3）：119-126.
14. Rahi JS，Cumberland PM，Peckham CS. Visual Impairment and Vision-Related Quality of Life in Working-Age Adults：Findings in the 1958 British Birth Cohort. Ophthalmology，2009，116（2）：270-274.
15. Resnikoff S，Pascolini D，Mariotti SP，et al. Global magnitude of visual impairment caused by uncorrected refractive errors in 2004. Bulletin of the World Health Organization，2008，86（1）：63-70.
16. WHO. Consulation on development of standards for characterization of vision loss and visual functioning. Geneva，2003.
17. Padula WV. A Behavioral Vision Approach for Persons with Physical Disabilities. Santa Ana：Optometric Extension Program，1988.
18. Woo S. Vision impairment assessment and assistive technologies. In：Alwan M，Felder RA eds. Eldercare technology for clinical practitioners. Totowa：Humana Press，2008. 121-142.
19. Culham LE，Chabra A，Rubin GS. Users' subjective evaluation of electronic vision enhancement systems. Ophthalmic Physiol Opt，2009，29（2）：138-149.
20. Woods RL，Satgunam P. Television，computer and portable display device use by people with central vision impairment. Ophthalmic Physiol Opt，2011，31（3）：258-274.

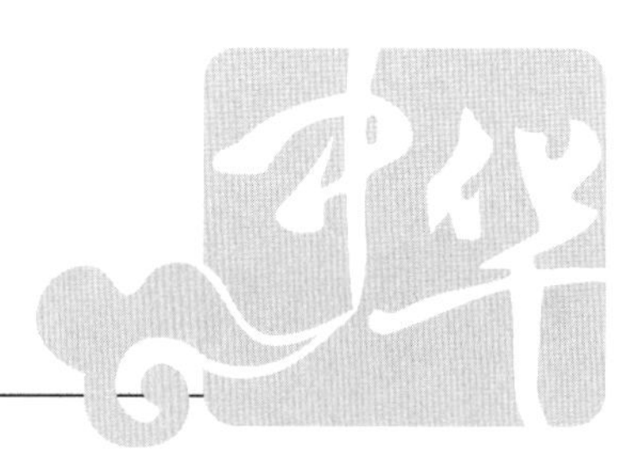

# 第九卷

## 斜视与弱视

# 第一篇　斜　视

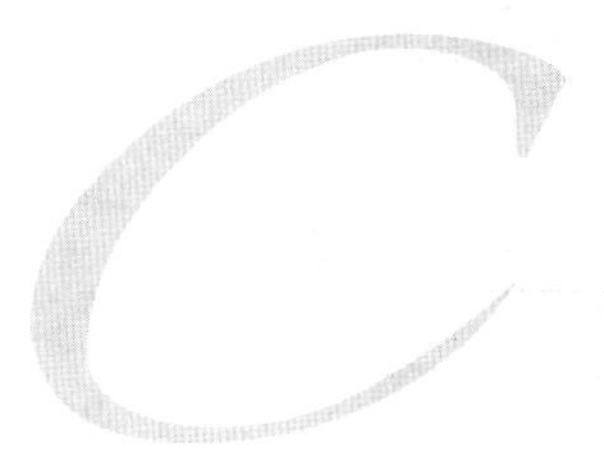

# 第一章
## 眼外肌的临床解剖学

为了正确理解各种眼球位置异常，掌握熟练准确的诊断技术并制定恰当的治疗方案，首先必须熟悉两方面的基本知识和基础理论，即眼外肌临床解剖学和双眼视觉生理学及病生理学。

本章主要内容包括：①介绍传统的目前在眼科临床工作中仍占重要位置的有关眼外肌的解剖及相互关系的某些原则。着重联系临床诊断和手术实践和说明它们的临床意义。②同时介绍近年来的主要研究成果。尽管诸多成果中有些尚未得到广泛应用，但是它们对某些传统的知识理论提出了挑战。其中，眼外四条直肌滑车（pulley）结构的发现与研究是突破性、革命性的成果。直肌滑车的深入研究使非共同性斜视病因学研究产生了一个崭新的方向，而斜视病因学研究的突破必将产生斜视治疗学的突破。

### 第一节　眼　　眶

眼眶（orbit）为鼻根两侧的颅骨窝，呈尖端向后底向前的锥体。其前方骨质眶缘略突出，入口较窝内略狭小，最大直径位于眶缘内 1cm 处。该处眼眶近似方形，眼球被筋膜系统悬挂于此处。眼球后的眼眶逐渐变成三面截顶锥体，该处有视神经、血管、肌圆锥、Zinn 总腱环、球后脂肪等球后眼眶组织。

眼眶由 7 块颅骨组成，包括：额骨、筛骨、泪骨、上颌骨、蝶骨、腭骨、颧骨。眼眶上部及后方被颅腔包围。眼眶内侧壁为筛窦；内侧后方毗邻蝶窦；上方及前部为额窦；下方为上颌窦。上述四个窦均与鼻腔相通（图 9-1）。

两眼眶内侧壁与矢状面基本平行。两眼眶外侧壁互成 90° 角，其尖端方向延长线相交于蝶鞍后方。眼眶内侧壁与外侧壁的夹角约为 45° 角。眼眶轴与矢状面约成 25° 角，故两眼眶呈散开状（图 9-2）。

眶尖有两个重要通道即视神经孔和眶上裂。视神经孔有视神经和眼动脉通过。眶上裂位于视神经孔外侧。第Ⅲ、Ⅳ、Ⅵ脑神经、知觉神经和自主神经以及眼静脉均从眶上裂经过。眼眶后部还有眶下裂与眶上裂相连并向前外方向延伸。此处无重要神经、血管通过，只有支配下眼睑知觉的眶下神经通过。

眼眶前内侧有一骨凹为泪囊窝，泪囊居于其中。眼眶内上方近眶缘处为滑车窝，上斜肌束形肌腱由此

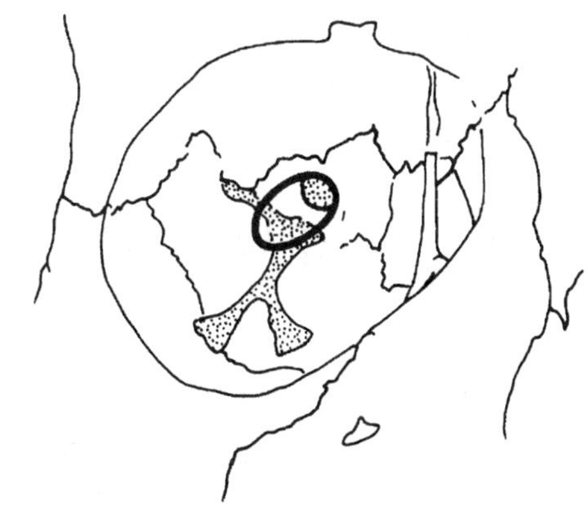

**图 9-1　骨质眼眶示意图**（右眼）

图中网纹部分自内上至外下分别为：视神经孔，眶上裂，眶下裂。粗黑线椭圆环为 Zinn 总腱环

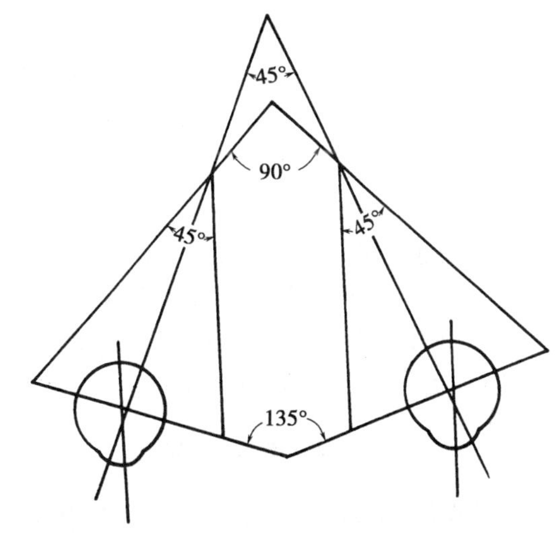


**图 9-2　眼眶壁、眶轴、视轴之间的几何关系**

窝穿过。鼻下眶缘内有一骨质浅窝，下斜肌由此处起始。临床应用要点为：

1. 眶下壁最为薄弱。一个由前向后施于眼球的外力可导致眶下壁爆裂性骨折。眼球因重力作用下陷，眼球下方的软组织嵌于骨折部位限制眼球上转运动，临床上容易误认为上转肌功能不足，用被动牵拉试验可以证实。

2. 眶上裂部位的炎症或损伤，可同时累及第Ⅲ、Ⅳ、Ⅵ脑神经，眼球各方向运动均有不同程度的限制。但是，不累及视神经，此为眶上裂综合征。如果累及视神经，临床上存在视神经改变及相应的视力减退，应考虑眶尖端综合征。

3. Helveston 等（1982）证实滑车位置先天异常以及外伤或手术损害均可产生上斜肌功能异常。

4. 眼眶钝挫伤导致眶内特别是球后出血。伴随出血的吸收，球后脂肪也被部分吸收。因此，减少了对眼球的支垫作用，眼球产生一定程度的内陷。尽管向前注视时没有眼位偏斜，但是当两眼做平行同向运动时，因二眼前后位置不同，内陷眼在各方向均稍落后于对侧眼而感知复视。应记住，这类周边视野的复视并非各眼外肌麻痹所致。

## 第二节　筋膜系统

眼球被筋膜系统（fascial system）巧妙地悬挂在锥形眼眶内。筋膜系统为结缔组织，因所在部位不同而具有不同名称及功能。所以，筋膜系统是连续的、互相反折或增厚的、完整的、富于弹性的纤维膜。

### 一、Zinn 总腱环

总腱环（annulus of Zinn）位于眶尖部，为筋膜增厚形成的椭圆形纤维环。此环包绕视神经管及眶上裂鼻侧部分。所有通过视神经孔和眶上裂鼻侧的重要组织：视神经、眼动脉以及进入肌圆锥的部分第Ⅲ脑神经、第Ⅵ脑神经都在总腱环内。除下斜肌以外的所有眼外肌和提上睑肌均起始于总腱环（图 9-3）。

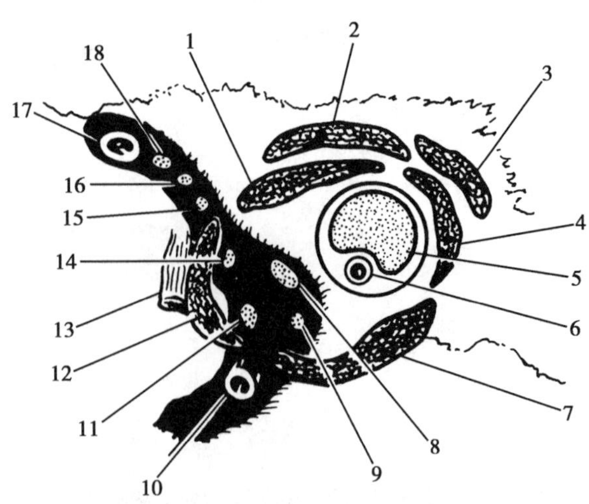

图 9-3　眼眶后极显示各肌肉在 Zinn 总腱环上的起点及相互间几何关系

1. 上直肌　2. 提上睑肌　3. 上斜肌　4. 内直肌　5. 视神经　6. 眼动脉　7. 下直肌　8. 鼻睫状神经　9. 动眼神经下支　10. 下眼静脉　11. 外展神经　12. 外直肌　13. 外直肌肌纤维束　14. 动眼神经上支　15. 滑车神经　16. 额神经　17. 上眼静脉　18. 泪神经

硬脑膜通过视神经孔后分为内、外二叶。外叶覆盖眶骨内面形成骨膜，向前至眶缘处与面部骨膜融合增厚成嵴，称为眶缘弓。上、下眼睑之眶隔即起始于嵴上。所以，眶隔也可视为筋膜的一部分。内叶包绕视神经前行至眼球后极延续为眼球筋膜。

### 二、眼 球 筋 膜

眼球筋膜系统（fascial system）的大部分是由眼球筋膜组成。眼球筋膜为质密富有弹性的纤维组织，从视神经入口到角巩膜缘覆盖整个眼球。近角膜缘 1mm 处，眼球筋膜与球结膜牢固地融为一体。该区域以外的眼球筋膜与结膜之间存在着结膜下间隙。筋膜与巩膜之间为上巩膜间隙，容易被注射分开（图 9-4）。其外层与眼眶的网状组织密切相连；其后部边界很难划分清楚，或多或少与眶脂肪网延续。

如果摘除眼球可以看到眼球筋膜有前后两个开口。前部开口在抵达角膜缘前附着在巩膜壁上。后部开口与视神经鞘膜融合。视神经、鼻睫状神经和睫状血管穿过后极开口。接近赤道有涡静脉穿过。再向前行所有 6 条眼外肌穿过眼球筋膜：4 条直肌于赤道后

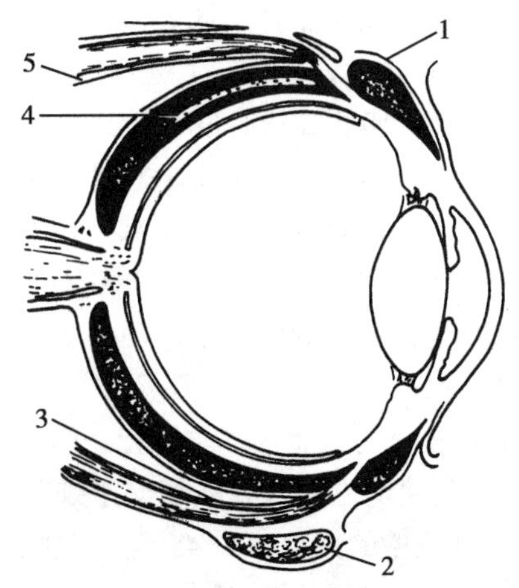

图 9-4　注射印度墨汁后显示的筋膜下间隙

1. 膨胀的筋膜球　2. 下斜肌　3. 下直肌肌鞘　4. 上斜肌肌腱　5. 上直肌肌腱

部穿过，2条斜肌于赤道前部穿过。每条眼外肌的肌鞘像袖子一样与眼球筋膜相连，当肌肉松弛或收缩时，肌肉可以在眼球筋膜裂隙状穿孔内前后滑动（图 9-5）。

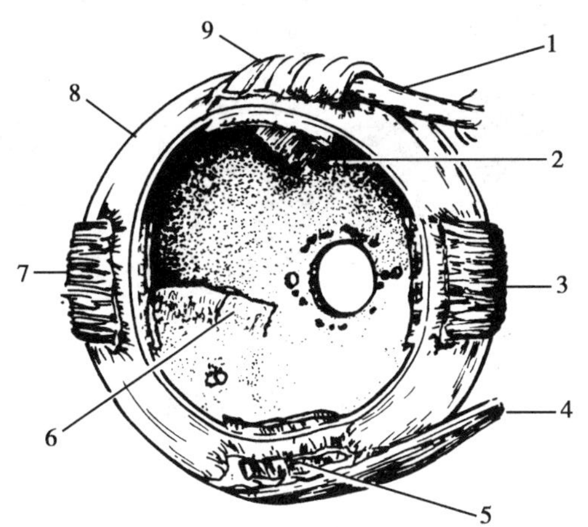


图 9-5 摘出眼球后显示 Tenon 囊的前、后开口

1、2. 上斜肌肌腱 3. 内直肌 4. 下斜肌 5. 下直肌 6. 下斜肌肌腱 7. 外直肌 8. 筋膜囊 9. 上直肌

四条直肌把眼球筋膜分作前后两部分。以四条直肌穿过筋膜处为界：前部筋膜向前延伸到角巩膜缘，紧贴在肌间膜外面覆盖眼外肌，并将眼外肌与眶脂肪及肌圆锥外组织分隔开。后部筋膜直接覆盖巩膜，将肌圆锥内的脂肪与巩膜分隔开（图 9-6）。

大约在角膜缘后 3mm 处，前部筋膜与肌间膜融合。如前所述，角膜缘外 1mm 处眼球筋膜与球结膜牢固地融为一体，因此位于角巩膜缘的手术切口可以同时穿透三层组织。比较靠后的切口，则三层组织须分次穿透（图 9-7）。

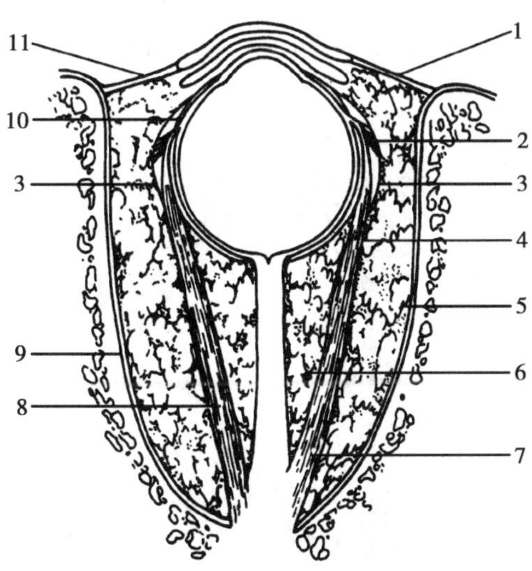


图 9-6 经内、外直肌的冠状切面显示前部筋膜与后部筋膜的解剖关系（右眼）

1. 外眦韧带 2. 节制韧带 3. 前部筋膜（前 Tenon 囊） 4. 后部筋膜（后 Tenon 囊） 5. 肌圆锥外脂肪 6. 肌圆锥内脂肪 7. 外直肌 8. 内直肌 9. 眶骨膜 10. 肌间膜 11. 内眦韧带

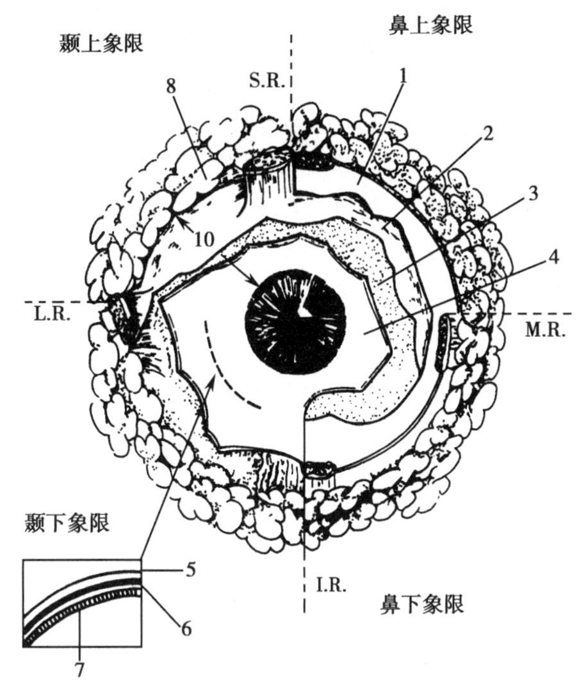


图 9-7 不同部位切口显示筋膜、肌间膜、结膜、眶脂肪的解剖关系（右眼）

鼻上象限：切口距角膜缘 12mm 1. 巩膜 2. 肌间膜 3. Tenon 囊 4. 结膜 鼻下象限：切口距角膜缘 8mm 颞下象限：切口距角膜缘 3mm 5. 结膜 6. 融合的 Tenon 囊及肌间膜 7. 巩膜颞上象限：肌圆锥外脂肪垫的前界（距角膜缘 10mm）

## 三、肌 鞘

每条眼外肌从起点到附着点都有纤维肌鞘包绕。眼球后部的肌鞘薄；从赤道部向前至附着点处肌鞘增厚。肌鞘是眼球筋膜反折形成的无血管组织。由赤道向前，在肌肉腹面与巩膜之间几乎没有筋膜，只有肌肉与眼球间的“足板状”粘着物。从肌鞘腹面可见富有血管的肌肉纤维。如手术中不慎穿透了肌鞘，肌纤维出血过多可形成肌内血肿。肌鞘非常平滑，肌肉可在肌鞘内自由地前后滑动。

此外，由各眼外肌肌鞘延伸形成了复杂的纤维膜系统，将各眼外肌与眼眶联系起来，支持眼球，制约眼球运动。以下介绍它们的基本特征。

上直肌肌鞘前端外表面与提上睑肌肌鞘下表面紧密粘着。在赤道前上直肌肌鞘亦向前斜行延伸加宽并止于提上睑肌下表面。上直肌与提上睑肌的融合可以解释在眼球上转时上眼睑与眼球的合作关系。在考虑上直肌手术时必须记住该事实。

下直肌肌鞘向前分为两层：上层形成 Tenon 囊的

一部分；下层长约 12mm，止于下睑板与轮匝肌之间的纤维上，成为部分 Lockwood 韧带。

上斜肌反折腱的肌鞘含两层坚固的结缔组织。两层厚约 2～3mm，反折腱加肌鞘直径约为 5～6mm。肌鞘与肌腱之间潜在的空隙与上巩膜间隙延续。因此，注射于 Tenon 囊间隙的药物可以透入上斜肌反折肌腱与肌鞘之间的间隙。上斜肌肌鞘向外延伸到许多部位：向后、向上、向外分别与提上睑肌肌鞘、上直肌肌鞘、上直肌与提上睑肌的联合鞘以及 Tenon 囊相连。联系肌腱与肌鞘内表面的有许多细小纤维，是为其重要特征（图 9-8）。

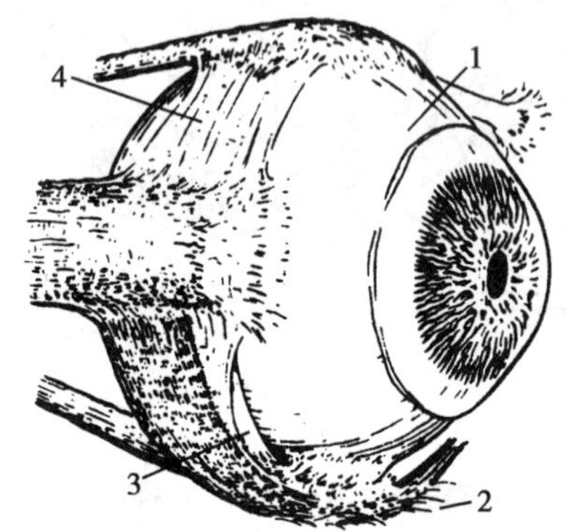


**图 9-8　肌间膜和上、外、下直肌筋膜组织的延伸**

1. Tenon 囊　2. 筋膜组织延伸到下眼睑的眶下隔　3、4. 肌间膜

下斜肌肌鞘覆盖全部肌肉。起始部相当薄，向颞侧走行逐渐增厚，在横过下直肌处发展为相当质密的纤维膜，并与下直肌肌鞘融合。融合的肌鞘可以非常坚固完整；或者也可能为很松散的融合，两条肌肉彼此相对独立。在近肌肉附着点处，下斜肌肌鞘与外直肌肌鞘及视神经鞘延续。

## 四、肌　间　膜

四条直肌肌鞘之间形成互相连接无血管的薄而透明组织称为肌间膜（intermuscular membrane）。在上直肌与外直肌之间此膜最厚。手术中如不切断肌间膜，只作直肌的断腱术，该肌肉术后只产生有限的退后，一般不超过 3～5mm（图 9-8）。

## 五、肌　圆　锥

肌圆锥（muscle cone）位于眼球赤道后，由眼外肌、眼外肌肌鞘和肌间膜组成。肌圆锥向后延伸至眶尖总腱环（图 9-9）。

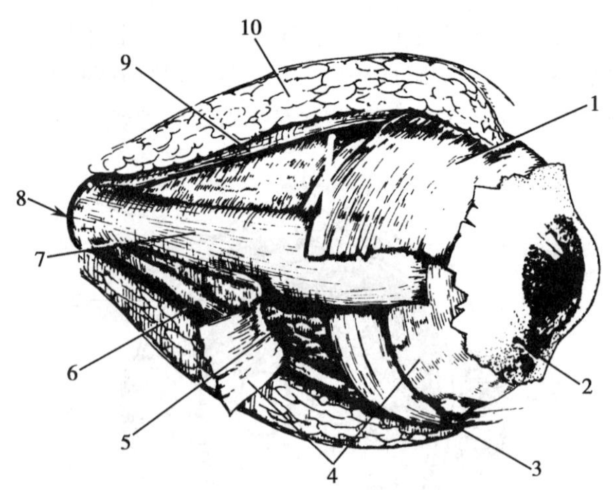


**图 9-9　肌圆锥的毗邻关系**

1. Tenon 囊　2. 结膜　3. 下斜肌　4. 肌间膜　5. 肌圆锥内脂肪垫　6. 下直肌　7. 外直肌　8. Zinn 总腱环　9. 上直肌　10. 肌圆锥外脂肪垫

## 六、节 制 韧 带

内、外直肌具有发育完善的自肌鞘眶面向外延伸并止于相应眶壁的纤维膜，此结构称为节制韧带（check ligaments）。其生理作用是防止肌肉过度收缩，产生过度牵引，并且也能限制眼外肌过度弛缓（图 9-10）。

外直肌的节制韧带呈水平三角形，尖端位于肌鞘穿过眼球筋膜处。由此出发稍向颞侧扩展为扇形，止于颧骨结节、外眦韧带后部及外穹隆结膜。

内直肌的节制韧带自肌鞘出发向眶骨方向扩展，止于后泪嵴后部的泪骨和眶隔后面。内直肌节制韧带亦呈三角形，其上缘与提上睑肌肌鞘牢固相连，与上直肌肌鞘联系较松散；其下缘与下直肌和下斜肌肌鞘融合。

其他眼外肌没有像内、外直肌那么明确的节制韧带。但是，毫无疑问眼外肌肌鞘与其他眼外肌肌鞘的

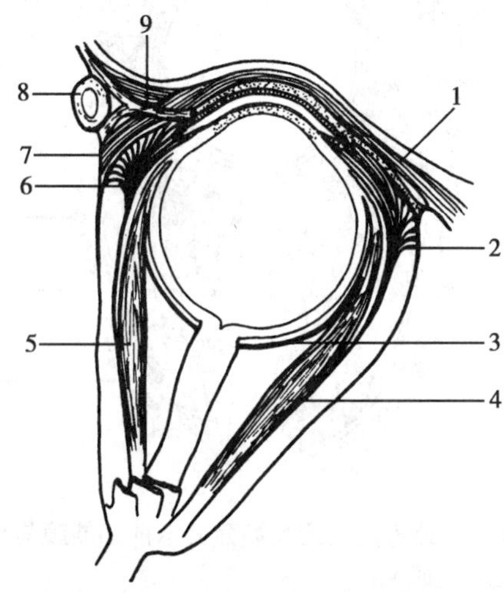


**图 9-10　内外直肌的节制韧带**

1. 外眦韧带　2. 外侧节制韧带　3. Tenon 囊　4. 外直肌　5. 内直肌　6. 内侧节制韧带　7. Horner 肌　8. 泪囊　9. 内眦韧带

联系、与眶壁的联系、与眼球筋膜的联系等等，完成了这些肌肉节制韧带的作用。

## 七、Lockwood 悬韧带

下直肌肌鞘与下斜肌肌鞘混合在一起（并非肌肉本身的混合）并由此分别向内上、外上与内、外直肌肌鞘延续形成一个悬挂眼球的吊床，即 Lockwood 悬韧带（Lockwood ligament）（图 9-11）。此纤维带向下睑板、下睑眶隔及眶下壁骨膜延续部分也构成部分悬韧带。

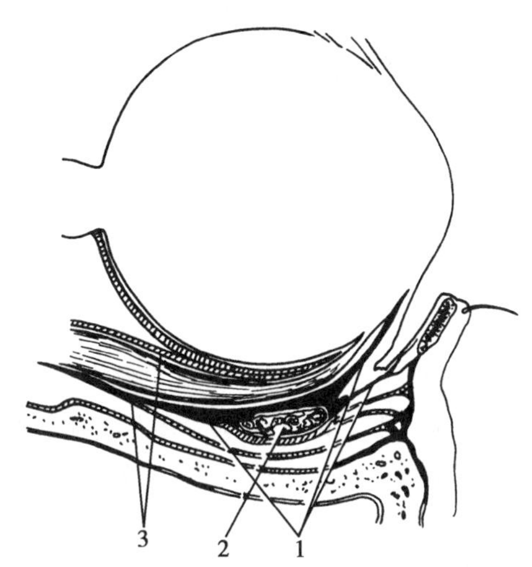


**图 9-11 Lockwood 悬韧带和下直肌的肌鞘**

1. Lockwood 悬韧带 2. 下斜肌 3. 下直肌肌鞘

## 八、眼外肌的筋膜囊内部分

眼外肌经过 Tenon 囊的穿孔部可以自由地运动。每条直肌在囊内部分约长 7～10mm。该部位肌肉没有肌鞘，只是被覆着上巩膜与肌束膜的融合组织。从肌肉在筋膜的入口至附着点筋膜囊下间隙，该组织向侧方延伸使肌肉每侧彼此相连。该组织向后系于筋膜囊，向侧方系于巩膜。在肌腱部该组织变得相当质密形成 Guerin 镰状皱襞（falciform folds of Guerin）或 Merkel 支座，可视为用以固定肌腱。这些结构使人们很难精确地认定肌肉附着点的宽度（图 9-12）。

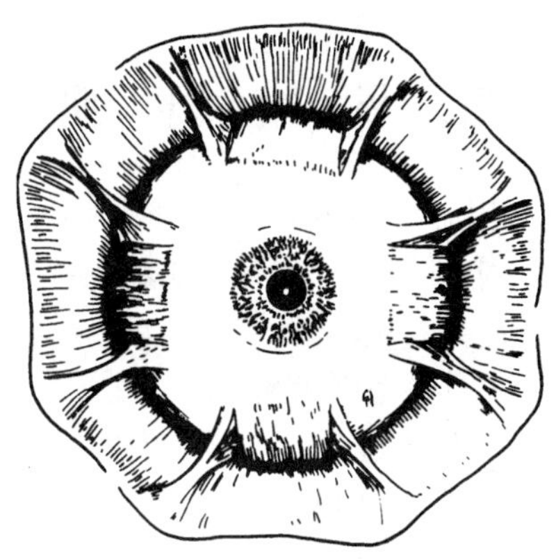

**图 9-12 直肌在筋膜囊内部分示意图**

Guerin 镰状皱襞（Merkel 支座）

## 九、直肌的滑车结构及其临床意义

现代影像技术例如 CT 和 MRI 已经揭示直肌路径（直肌肌腹）即使在大范围的移位手术后，相对于眶壁仍然保持相对固定的位置。只有直肌的前部相对于眼眶产生了移动。Demer 等人的研究认为在肌肉与眼眶之间存在着组织连接，由它控制着眼球运动时的肌肉路径。高分辨率的 MRI 通过显示眼球运动后赤道后部肌肉路径的弯曲证实了这一概念。大体解剖、组织学以及组织化学的研究表明这种弯曲是以弹性纤维束形式存在的肌肉 - 眼眶的组织连接造成的，其成分包括平滑肌、胶原蛋白和弹性纤维。在肌肉收缩时，肌肉的路径由起着滑车作用的弹性纤维束控制。直肌包含眶层和球层。直肌的眶层直接嵌入直肌滑车，而球层则向前直抵巩膜。

这些滑车结构位于赤道后 5～6mm 的冠状面，具有弹性而不僵硬，在人类和猴的有丰富的神经支配，这些神经含有大量的神经递质，并且滑车随着注视方向的改变而改变它们的位置。例如，水平直肌的滑车随着肌肉收缩而向后移位。这种滑车位置的调整以及眼外肌球层和眶层不同的嵌入位置在眼球运动中可能扮演着主要的角色。

经典理论认为，直肌运动由与眼球相切的功能起点和源于 Zinn 总腱环的解剖起点决定。而直肌滑车的研究结果则与经典的理论并不一致。事实上，直肌的功能起点位于滑车。滑车位置异常或病理改变影响了滑车功能，从而造成了某些类型的斜视。因此，直肌滑车的研究为斜视的病因学研究、斜视手术的改进等提供条件。

赵堪兴等人的研究发现，直肌眶面及球面可见增厚的纤维环，它位于后部 Tennon 囊，4 条直肌穿过 Tennon 囊处，悬吊韧带将滑车隔附着到骨性眶缘，直肌眶面可见眼外肌滑车形成的白色止点线，直肌滑车到各自巩膜附着点的距离为，内直肌 9.58mm ± 0.89mm，上直肌 11.33mm ± 0.55mm，下直肌 11.67mm ± 0.56mm，外直肌 12.50mm ± 0.41mm。因此，眼外肌眶面的白色止点可做为临床定位 PULLEY 的解剖标志。他们的进一步研究表明，直肌滑车系统在 3～7 月胎儿发育尚不完善，其成分发育具有一定的时间和空间分布顺序，其发育可能与双眼视觉建立有关，这些发现可为临床用形态学方法评价直肌滑车系统功能、分析斜视的成因提供一定参考。

## 第三节　眼　外　肌

人类每侧眼眶中各有三对眼外肌（extraocular muscle）：一对水平肌，一对垂直肌和一对斜肌。四条直肌起始于眶尖总腱环，附着在眼球赤道前靠近角膜一侧的巩膜上。两条斜肌起始于眼眶前方鼻侧（上斜肌功能上以滑车为起点），斜向后颞侧，跨过赤道，附着在眼球后颞侧（图 9-13）。

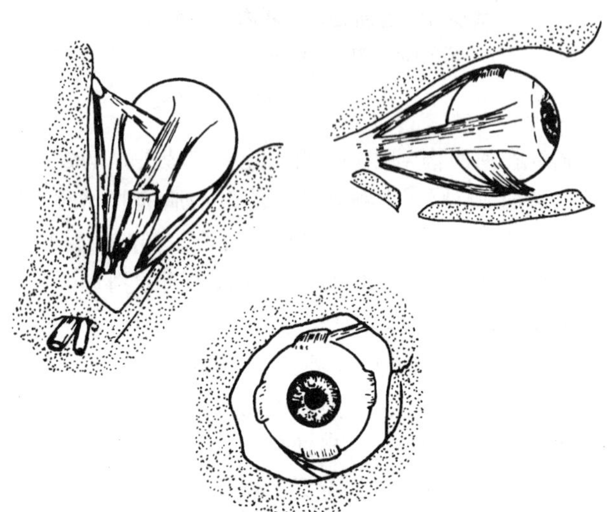

**图 9-13　各眼外肌在眼眶内的位置**

上左：俯视图，显示上直肌、提上睑肌（切断者）、上斜肌及内、外直肌在眶内的解剖关系　上右：侧视图（颞侧），显示上斜肌与上直肌，下斜肌与下直肌及外直肌的毗邻关系　下：正视图，显示各眼外肌的解剖关系

所有直肌收缩向鼻后方向牵拉眼球；所有斜肌收缩向鼻前方向牵拉眼球。两个牵拉方向形成一个开口于鼻侧的 100°～110°（图 9-14）。因此，所有眼外肌张力所产生的拉力必然被颞侧眼球筋膜的张力和眼球鼻侧的软组织所平衡。而直肌向后的拉力在矢状轴（yy′）方向只能以 1∶5.5 的比率、在眶轴方向（或所有直肌牵拉方向）仅以 1∶12 的比率部分地被斜肌向前的拉力抵消。这就再次强调了眼球筋膜，固定在眶缘上和球后组织，为眼球处在相对稳定的位置发挥的必要平衡作用。

### 一、直　肌

内直肌、外直肌、上直肌和下直肌是司理眼球运动的四条直肌。直肌（rectus muscles）均起始于总腱环，为比较扁平的窄带状，它们以薄而较宽的肌腱附着在赤道前的巩膜上。杜源耀（1990）对 50 例 100 只正常成人眼（男 29 例，女 21 例）眼外肌超声测量结果：

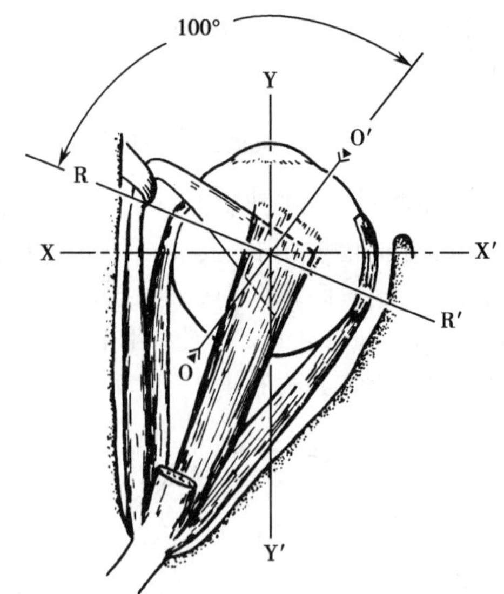


**图 9-14　水平直肌与斜肌牵拉眼球的关系**（右眼）

OO′ 斜肌收缩力的垂线；RR′ 水平直肌收缩力的垂线

正常人直肌厚度为 3～5mm。四条直肌附着点距角膜缘之距离，依内、下、外、上之顺序逐渐变远呈螺旋状，称 Tillaux 螺旋（图 9-15）。换言之，四条直肌的附着点以内直肌距角膜缘为最近，上直肌最远，它们并非附着在一个同心圆上。

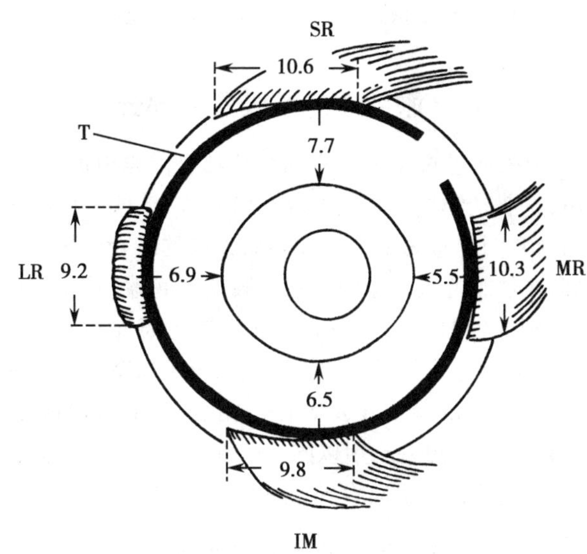


**图 9-15　四条直肌附着点位置 Tillaux 螺旋**

T. Tillaux 螺旋　SR. 上直肌　LR. 外直肌　MR. 内直肌　IM. 下直肌

Charpy 等描述了在直肌附着点附近的眼球侧有自肌肉本身脱离下来折返的纤维固定在附着点后 1～5mm 处。Scobee（1948）称其为“足板状附着点”，并且认为此类附着点在内斜视病因中有重要意义。赫雨时（1982）指出：此部分纤维在做后徙手术时易被忽视而

影响治疗效果。

直肌附着点并非直线，略呈弧线有时甚至为波状。其中，内、外直肌的附着线当属最直者，有时亦轻度凸向角膜缘。Fuchs 对 50 例尸体眼的研究结果表明：50%（25 例）水平子午线将内、外直肌附着线对称性地分为上下两部分。其余 25 例中，内直肌的 2/3 宽度位于水平子午线之上，而外直肌宽度的 2/3 位于水平子午线之下。Fuchs 还发现，只有不足 1/2 的眼，水平子午线与内、外直肌附着线垂直；其余的眼中，内、外直肌附着线为斜行——内直肌向内上偏斜，外直肌向外上偏斜。

上直肌与下直肌的附着线明显向角膜缘凸出并向颞侧斜行。所以，上、下直肌附着线颞侧端比鼻侧端距角膜缘远。其斜行程度因人而易，通常都是显著的。在同一眼，上、下直肌的偏斜程度是一致的。垂直子午线非对称性地分割上、下直肌附着线。上直肌附着线的 2/3 位于垂直子午线颞侧。Fuchs 发现，在 1/3 的眼中垂直子午线将下直肌肌腱平均分开；其余眼中，垂直子午线颞侧部分大于鼻侧部分。

### （一）内直肌

内直肌（medial rectus，MR）是眼外肌中最强的一条。它起自总腱环鼻侧和视神经鞘略低处。内直肌由眶尖开始在眶内侧壁与眼球之间水平向前走行，附着在角膜缘后 5.5mm 处。肌肉全长 40.8mm，附着点处肌腱长 3.7mm，宽 10.3mm，与眼球的接触弧为 6mm，为眼外肌中最短者。内直肌由第Ⅲ脑神经（动眼神经）下支支配，血液供应来自眼动脉内肌支。

### （二）下直肌

下直肌（inferior rectus，IR）起自视神孔下方的总腱环，在眼球与眶下壁之间向前、下、外走行，附着于角膜缘后 6.5mm 处的巩膜上。在第一眼位下直肌肌肉平面与视轴成 23°。其附着线为斜行，颞侧端较鼻侧端距角膜缘远。肌肉全长 40.0mm，附着点处肌腱长 5.5mm，宽 9.8mm。下直肌与眼球之接触弧为 6.5mm。下直肌由第Ⅲ脑神经下支支配，血液供应来源于眼动脉内肌支和眶下动脉分支。

### （三）外直肌

外直肌（lateral rectus，LR）始于总腱环外侧较低处。起点呈马靴状，跨越眶上裂。肌肉在眶外侧壁与眼球间水平向前走行，横贯下斜肌附着点后附着在角膜缘后 6.9mm 的巩膜上。外直肌肌腱长 8.8mm，宽 9.2mm。除上斜肌外，外直肌肌腱在眼外肌中最长。外直肌接触弧为 12mm。该肌肉由第Ⅵ脑神经（外展神经）支配；血液供应为眼动脉外肌支（比眼动脉内肌支小）和泪动脉分支。

### （四）上直肌

上直肌（superior rectus，SR）起于视神孔和视神经鞘上方的总腱环。内直肌也部分地起始于视神经鞘。上直肌和内直肌与视神经鞘的接触可能解释球后视神经炎时经常发生的伴随眼球转动产生的疼痛。上直肌长 41.8mm，为四条直肌中最长者。它由起点紧靠提上睑肌下面向前、上、外走行，附着在角膜缘后 7.7mm 的巩膜上。肌腱长 5.8mm，宽 10.6mm，与眼球之接触弧为 6.5mm。上直肌肌肉平面与视轴夹角为 23°。上直肌由第Ⅲ脑神经上支支配；血液供应为眼动脉外肌支和泪动脉分支。

麦光焕（1990）于斜视手术中对 857 例患者水平直肌附着点位置测量的结果表明：我国人水平直肌附着点比 Fuchs，Gat 正常尸体眼测量结果更靠近角膜缘。与 Goldstein 斜视病人术中测量结果非常接近。该作者的测量结果还表明：内斜视的内直肌附着点（4.87mm）比外斜视的内直肌附着点（5.39mm）更靠近角膜缘（$P<0.01$）；内斜视的外直肌附着点（6.66mm）比外斜视的外直肌附着点（6.43mm）更远离角膜缘（$P<0.01$）。作者推测：内外直肌附着点的改变可能是斜视发生的解剖因素。

胡义珍（1990）测量了 273 例手术眼 870 条直肌附着点位置（年龄 > 13 岁；正视眼 109 例；−4D 以内近视 118 例；+2D 以内远视 46 例）。其结果亦比 Fuchs 测量的近，与 souza-Dias 的结果接近。颇有兴趣的是，该作者测量的上直肌附着点多数未超过 7mm，因而提出：内眼手术做上直肌固定缝线时，镊子不必伸得太远。

## 二、斜 肌

### （一）上斜肌

上斜肌（superior oblique，SO）在眼外肌中最长最细。它起自视神经孔上方的总腱环，亦位于内直肌起点的内上方。上斜肌平行于眶内侧壁上方向前走行抵达眶上壁与眶内侧壁夹角处的滑车。位于滑车窝内的滑车为 4～6mm 长的 U 型纤维软骨管。滑车内侧为额骨的滑车窝，管的其余部分由结缔组织构成，可能含有软骨或骨的成分。上斜肌起点至滑车长 40mm。滑车背面的上斜肌变为肌腱，长约 10mm。Helveston 等（1982）报告：滑车内的上斜肌肌腱包绕着一层原纤维血管鞘膜。该部位的肌腱含带有少量原纤维间结缔组织的稀疏纤维。根据解剖学研究，他们得出结论：伴随着中央纤维的最大移动，每根肌腱纤维是以滑动的、伸缩的形式通过滑车运动的。他们还描述了存在于滑车鞍与上斜肌肌腱血管鞘膜之间的囊样结构。并提出假设：该囊样结构的病理改变可能是 Brown 上斜肌肌鞘综合征的病因之一。Dale（1982）总结了近年对尸体和活检滑车标本的电镜超微结构研究结果，提示上斜肌肌腱在穿过滑车的部位形成一个囊样结构。但是Dale指出，这种结构尚不能被证实。

如前所述，上斜肌滑车背后的10mm及反转部分均为肌腱。反折腱经上直肌腹面向后、外走行，扇形散开附着在眼球上方赤道后颞侧之巩膜上。附着线为凹面向滑车的弧线，其前端距上直肌附着点颞侧端3～4.5mm，距角膜缘13.8mm；其后端距上直肌附着点鼻侧端13.6mm，距角膜缘18.8mm。其附着线长度变化颇大（7～18mm），平均11mm。附着线后端（即鼻侧端）距眼球后极约8mm。靠近其附着点，上斜肌后缘与上涡静脉相邻。上斜肌肌肉平面与视轴成54°角。上斜肌原始部分长约40mm，反折部分长约19.5mm。从生理和运动的角度分析，滑车为上斜肌的起点。上斜肌与眼球之接触弧为8mm，受第Ⅳ脑神经（滑车神经）支配；血液供应为眼动脉外肌支（图9-16）。

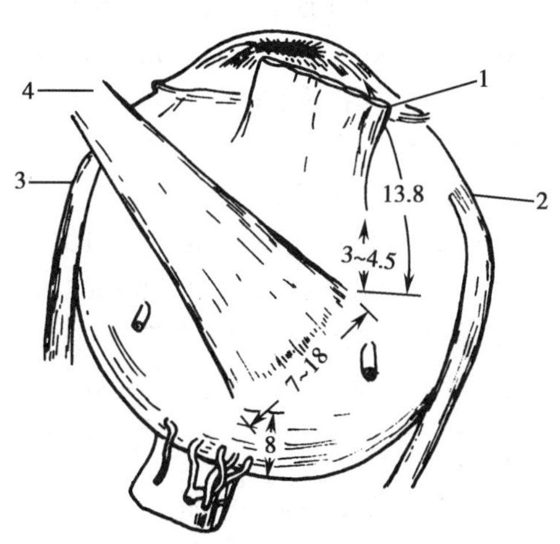


**图9-16　上斜肌反折腱（功能部分）的解剖关系（右眼）**
1. 上直肌　2. 外直肌　3. 内直肌　4. 上斜肌反折腱

韩亚男等（1990）解剖了成人尸体眼眶30个，证明确实存在上斜肌腱鞘：它由提上睑肌和上直肌的筋膜以及其间肌间膜组成；上斜肌筋膜和筋膜囊部分纤维也参与组成此纤维性鞘膜。在此纤维性鞘膜内衬有腱滑液鞘。该作者测量了上斜肌腱鞘的外径（2.91mm±0.07mm）和鞘内上斜肌腱直径（1.35mm±0.23mm），肌腱径为肌鞘径的1/2弱，表明有发育完好的间隙，有利于该肌的运动功能。

### （二）下斜肌

下斜肌（inferior oblique，IO）长仅37mm，为最短的眼外肌。它是六条眼外肌中唯一起自眼眶前部的肌肉。下斜肌起始于上颌骨鼻泪管开口外侧的浅窝，该骨窝在眶下缘稍后处。部分下斜肌纤维可能起自泪筋膜。下斜肌自起点向后、上、外方向在眶下壁与下直肌之间走行。下斜肌离开起点仅几毫米即在下直肌鼻侧缘穿过前部眼球筋膜。下斜肌附着在外直肌下缘内1～2mm处，其附着线为凹形弧线，前端距外直肌附着点下端10mm，后端距视神经4.2mm，距黄斑中心凹仅2.2mm。附着线宽度变化较大（4～15mm），平均为9.6mm。该肌肉与眼球之接触弧为15mm，为所有眼外肌中最长者。下斜肌肌肉平面与视轴成51°角。

下斜肌受第Ⅲ脑神经下支支配；血液供应为眼动脉内肌支和眶下动脉分支（图9-17）。

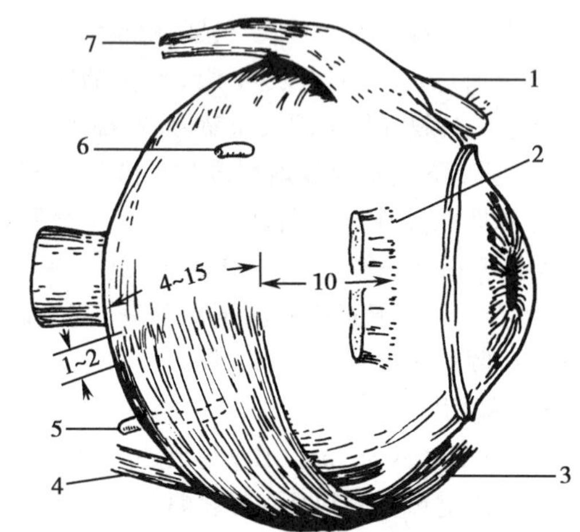


**图9-17　下斜肌走行及其肌腱的解剖关系（右眼）**
1. 上斜肌肌腱　2. 外直肌肌腱　3. 下斜肌　4. 下直肌　5. 下涡静脉　6. 上涡静脉　7. 上直肌

前睫状血管：供应四条直肌的动脉产生7支前睫状血管，除外直肌仅有1支外，其他各直肌肌腱可见2支前睫状血管。各前睫状血管通到巩膜表层产生分支供给巩膜、角膜缘、结膜并穿入距角巩膜缘不远的巩膜进入虹膜（图9-18）。

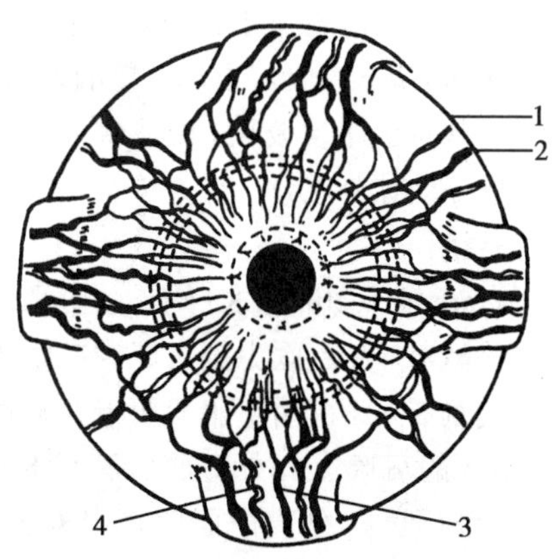


**图9-18　前睫状血管（右眼）**
1. 后睫状动脉　2. 后睫状静脉　3. 前睫状静脉　4. 前睫状动脉

眼外肌的静脉系统伴随相应的动脉分别注入眶上静脉和眶下静脉。

上、下斜肌的比较：上、下斜肌相似之处很多，但也有不同之处。其主要区别在于肌肉平面与视轴的夹角并非像一般教科书所言，都是51°角。其实，上斜肌肌肉平面与视轴夹角（54°）大于下斜肌肌肉平面与视轴夹角（51°）。因此，上斜肌下转功能（占37%）比下斜肌上转功能（占42%）略弱。另外，上斜肌次要作用为外转，而下斜肌次要作用可能为内转，所以获得下斜肌比上斜肌强的印象。Gobin（1968）称这种上、下斜肌肌肉平面与视轴夹角的差异为“斜肌矢状化”（sagittalization）即Gobin原理。他认为：斜肌的功能不足可能是这种差异引起的。一般正常情况下，上斜肌反折腱与视轴夹角为51°。在滑车发育异常位置偏后时，上斜肌肌肉平面与下斜肌肌肉平面夹角增大（图9-19）。下斜肌肌肉平面与视轴之夹角小于上斜肌肌肉平面与视轴的夹角。因此，上斜肌的下转作用可能减弱，而其旋转作用及同侧下斜肌功能过强可能增强。这种斜肌的矢状化可能是A-V现象的原因。

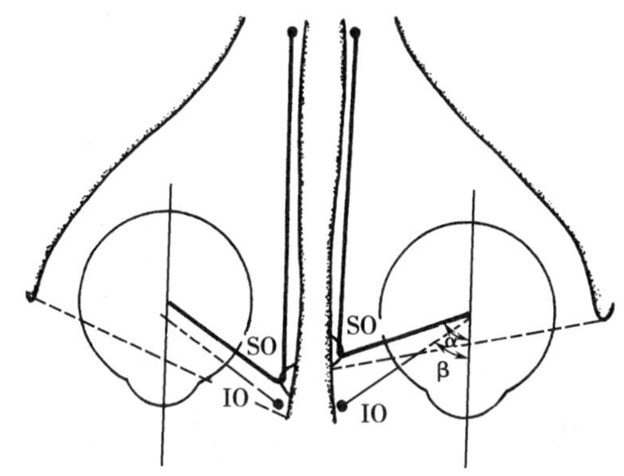


**图9-19 Gobin原理（斜肌矢状化Sagittalization）示意图**
α角大于β角，使上斜肌的垂直作用比下斜肌的垂直作用弱

France（1975）用矢状化的机制解释了在先天性脑积水病人中上斜肌过强和A型斜视发生率高的现象。这类病人头颅增大，特别是额骨隆起可能使滑车位置前移，使上斜肌肌肉平面与视轴夹角小于下斜肌肌肉平面与视轴夹角。因此，上斜肌下转作用过强。

王言纯（1987）对7例成人尸体13眼的上、下斜肌附着点进行测量：上斜肌附着线中点位眼球正中面外1.66mm±1.66mm。其中9眼位于正中面外侧，3眼位于正中面上，1眼位于正中面内1.92mm处，表明上斜肌附着点并不都附着眼球外侧，也表明上斜肌肌肉平面与视轴夹角的变异性不容忽视。作为13眼测量的平均结果：上斜肌肌肉平面与视轴夹角（50.25°±6.23°）和下斜肌肌肉平面与视轴夹角（50.33°±4.84°）没有显著差异。

孟祥成（1989）对216例334眼原发性下斜肌功能过强的临床观察表明：原发性下斜肌功能过强并非少见，占同期斜视儿童（5210例）的4.15%。有原发性下斜肌功能过强的病例中，87.12%为内斜视，11.11%为外斜视，9.27%有V现象。该作者认为由于上斜肌解剖上的特殊性，婴幼儿远视和集合过强的因素导致在内转眼位持续行使斜肌作用状态下，上、下斜肌肌力不平衡，下斜肌处于优势可能是原发性下斜肌功能过强的原因。

眼外肌的超微结构：由于眼外肌特殊功能的需要，其结构与普通骨骼肌比较有很多不同。根据电镜和组织化学的研究，人们相信人类眼外肌中至少含有5种不同类型的纤维：4种快收缩纤维和一种慢收缩纤维。目前尚不能解释清楚各种不同类型纤维的功能意义。人类眼外肌中主要有以下两种具有明显组织学差异的纤维。

1. 快收缩纤维（fibrillenstruktur muscle fibers） 此类纤维为骨骼肌中常见类型。纤维较粗大，位肌肉中央深部，为快速的相运动纤维。线粒体较少，有丰富的肌浆，肌纤维清晰，有明确的横向管型系统横的M线和纵的Z线，含糖酵解酶。支配该型肌纤维的神经纤维具有终板状末梢，为比较粗大的有髓神经纤维。快收缩纤维对单一刺激产生迅速的颤搐。在眼球扫视运动中起主要作用。

2. 慢收缩纤维（felderstruktur muscle fibers） 慢收缩纤维在人类仅见于眼外肌。此类纤维比较细小，往往位于肌肉表面靠近眶壁，为维持眼外肌紧张的慢速肌纤维。慢收缩纤维为有氧代谢，多线粒体，高毛细管密度，含多种氧化酶，肌浆少，M线不清楚，有断续的Z线没有管型系统或仅有不健全的管型成分。支配慢收缩纤维的为细小的有多种葡萄状末梢的神经纤维。慢收缩纤维对重复刺激产生分级反应，缓慢平滑地收缩。该纤维参与平滑的追随运动。

支配眼外肌的神经纤维与肌纤维呈1∶3至1∶5的高比率，而普通骨骼肌的比率仅为1∶50至1∶125。所以，眼外肌能比骨骼肌完成更精密的运动。

眼外肌的本体感受：人类眼外肌的本体感觉存在于眼外肌肌腱变成肌肉的部位，称Golgi神经肌腱器。在肌纤维中存在肌纺锤，为一梭形小体。其外有包膜，其内有神经纤维，为记录主动与被动肌肉收缩兴奋之装置。许多实验表明人类清醒时，这种腱器不影响生理范围内收缩与弛缓的眼外肌活动。

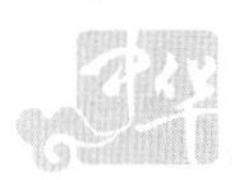



## 三、各眼外肌的单独作用

### （一）内直肌

内直肌的肌肉平面与眼球的冠状面重合，垂直轴（Z轴）与内直肌肌肉平面垂直，即与内直肌收缩时力的方向垂直。因此，在第一眼位内直肌收缩产生眼球围绕Z轴的单纯内转。当视轴高于水平线时，内直肌收缩协助眼球上转，当视轴低于水平线时，内直肌收缩协助眼球下转（图9-20）。

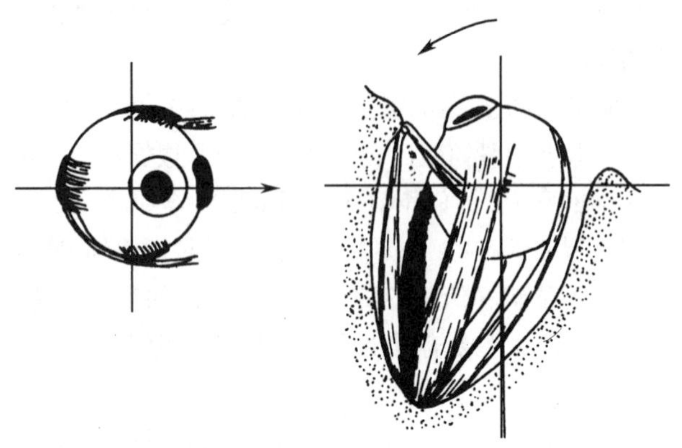

**图9-20　单独内直肌的作用**（右眼）

左：正视图　右：俯视图

箭头方向为内直肌收缩产生的眼球内转作用，墨黑者为内直肌

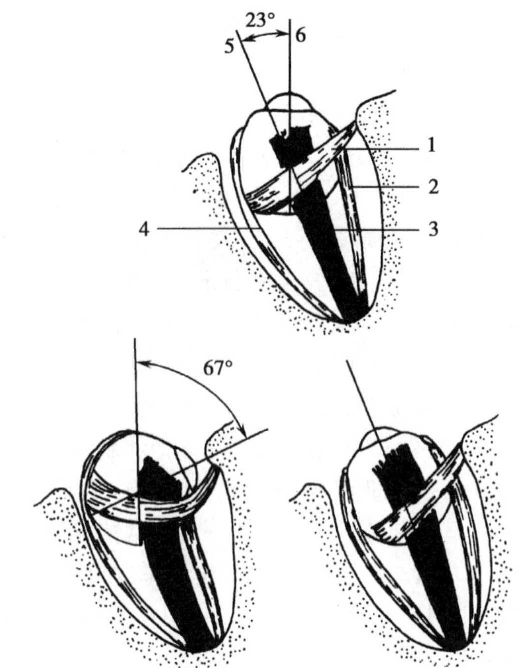


**图9-21　单独下直肌的作用**（右眼，仰视图）

上：原在位，主要作用为下转，次要作用为外旋、内转

1. 下斜肌　2. 内直肌　3. 下直肌　4. 外直肌　5. 肌肉平面　6. 视轴

下左：眼球内转67°，主要作用为内旋，次要作用为内转

下右：眼球外转23°，单纯下转作用

### （二）下直肌

当眼球处于第一眼位时，下直肌肌肉平面与视轴成23°角。在这个位置，下直肌收缩的主要作用是围绕X轴的下转，次要作用为内转和外旋。外旋作用是指角膜垂直子午线向外旋转。次要作用是因肌肉平面与视轴有一定角度而产生的。

当眼球外转23°时，X轴也随之外转23°。此时下直肌肌肉平面与X轴垂直，所以下直肌收缩只产生单纯的眼球下转。如果眼球能够从第一眼位向内转67°，此时下直肌肌肉平面与y轴垂直，下直肌收缩只产生眼球外旋和内转。当然，眼球内转67°只是理论上的位置，眼球不可能内转这么大的角度。其临床意义在于：随眼球内转角度增大，下直肌的下转作用逐渐减小，内转和外旋作用逐渐增加（图9-21）。

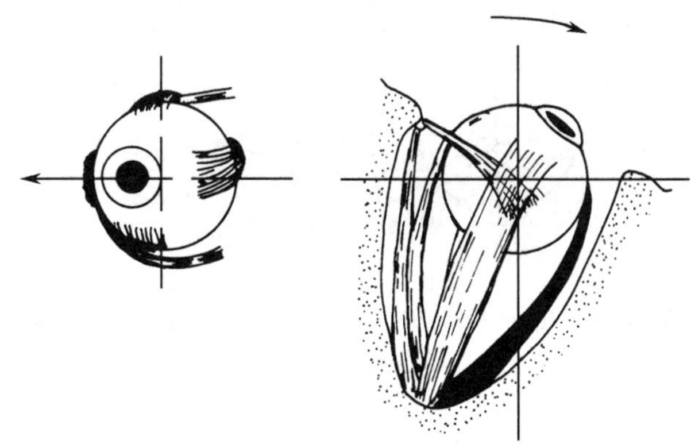

**图9-22　单独外直肌的作用**（右眼）

左：正视图　右：俯视图，箭头方向为外直肌收缩产生的外转作用，墨黑者为外直肌

### （三）外直肌

和内直肌一样，外直肌的肌肉平面与眼球冠状面重合。在第一眼位时，垂直Z轴与外直肌肌肉平面即外直肌牵拉方向垂直。外直肌收缩产生围绕Z轴的单纯外转。当视轴高于或低于水平线时，外直肌收缩可以协助眼球上转或下转（图9-22）。

### （四）上直肌

像下直肌一样，在第一眼位时上直肌肌肉平面与视轴成23°。在该位置，上直肌收缩的主要作用是围绕X轴产生的上转，次要作用为内转和内旋。内旋是指角膜12点垂直子午线向鼻侧的转动。

当眼球外转23°时，X轴也外转23°。此时上直肌肌肉平面即上直肌收缩力方向与X轴垂直，所以上直肌的收缩只产生眼球上转。如果眼球可以从第一眼位向内转动67°，上直肌肌肉平面即上直肌收缩方向与y

轴垂直，此时上直肌收缩只产生眼球内旋和内转。伴随眼球内转角度增大，上直肌的上转作用逐渐减小，内旋及内转作用逐渐增大(图9-23)。

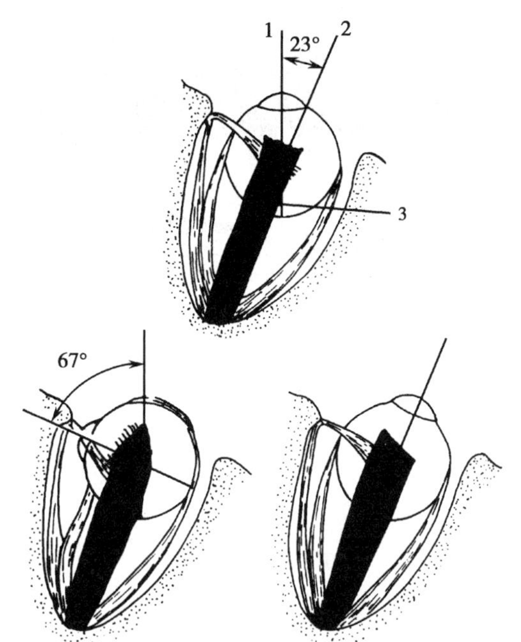


**图9-23 单独上直肌的作用**(右眼，俯视图)
上：原在位，主要作用为上转，次要作用为内旋、内转
1. 视轴 2. 肌肉平面 3. 上直肌
下左：眼球内转67°，主要作用为内旋，次要作用为内转
下右：眼球外转23°，单纯下转作用

### (五)上斜肌

在第一眼位上斜肌肌肉平面即上斜肌收缩力与视轴成51°。所以，在该位置上斜肌收缩主要产生眼球内旋；其次要作用为下转和外转。

当眼内转51°时，X轴亦内转51°并且与上斜肌肌肉平面即上斜肌收缩方向垂直。所以，此时上斜肌收缩只产生眼球下转。

当眼球自第一眼位外转39°时，上斜肌肌肉平面即上斜肌收缩方向与视轴垂直。在该位置上斜肌收缩主要产生内旋，其次还有外转作用(图9-24)。

### (六)下斜肌

在第一眼位，下斜肌肌肉平面即下斜肌收缩方向与视轴成51°。所以，在第一眼位下斜肌收缩的主要作用为外旋，次要作用为上转和外转。

当眼球自第一眼位向鼻侧转动51°时，水平X轴亦内转51°。此时下斜肌肌肉平面即收缩力方向与X轴垂直，下斜肌收缩只产生眼球上转作用。

当眼球自第一眼位向外转动39°时，下斜肌肌肉平面即下斜肌收缩方向与视轴垂直。此时下斜肌收缩的主要作为外旋，其次要作用为外转(图9-25)。

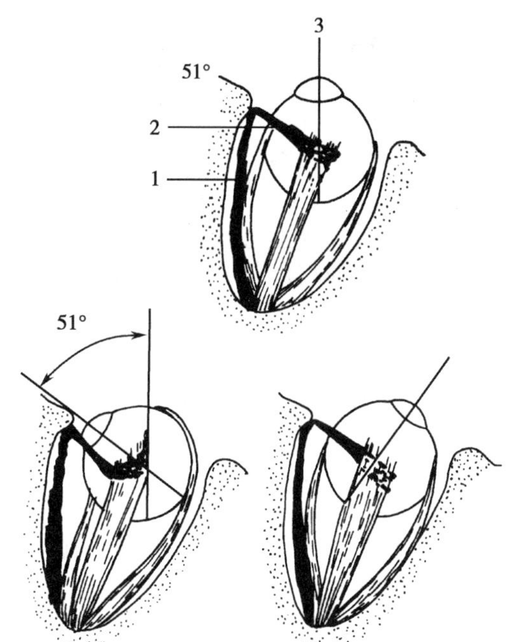


**图9-24 单独上斜肌的作用**(右眼，俯视图)
上：原在位，主要作用为内旋，次要作用为下转、外转
1. 上斜肌 2. 肌肉平面 3. 视轴
下左：眼球内转51°，主要作用为下转，次要作用为内旋
下右：眼球外转39°，主要作用为内旋，次要作用为外转

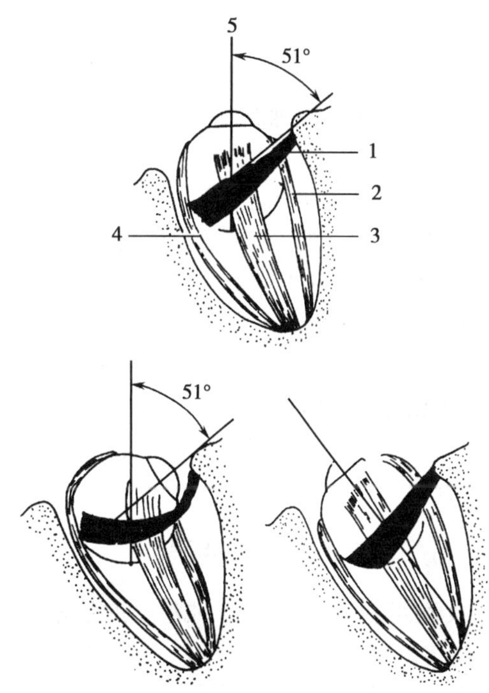


**图9-25 单独下斜肌的作用**(右眼，仰视图)
上：原在位，主要作用为外旋，次要作用为上转、外转
1. 下斜肌 2. 内直肌 3. 下直肌 4. 外直肌 5. 视轴
下左：眼球内转51°，主要作用为上转，次要作用为外旋
下右：眼球外转39°，主要作用为外旋，次要作用为外转

## 四、诊断眼位

如前所述，眼外肌的运动功能随眼球所处位置而变化。在不同位置可以突出某一对配偶肌的主要运动功能。临床上常用检查不同注视位置的眼位变化，从中发现非共同性以作为眼球运动功能和非共同性斜视的诊断依据。这些位置包括：第一眼位或称原在位（primary position）；四个第二眼位（secondary position），右前方，左前方，正上方和正下方；四个第三眼位（tertiary position）右上方、右下方、左上方、左下方（图 9-26）。目前称以上九个位置为诊断眼位（diagnostic positions）。为了便于比较，向各个方向的偏转角度定为 25°或 30°。

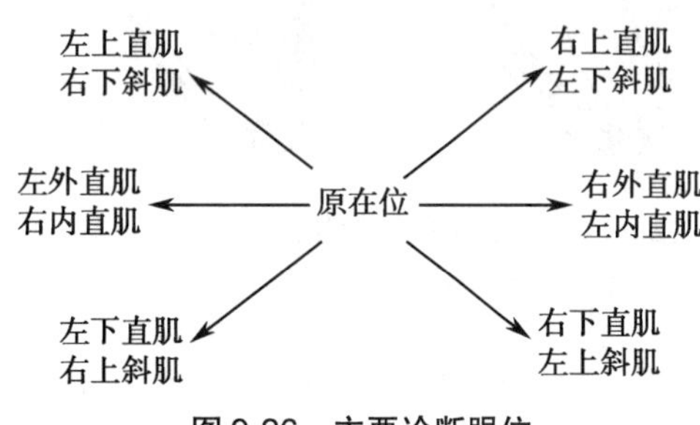


**图 9-26 主要诊断眼位**

水平肌的运动功能异常主要在右前方和左前方两个第二眼位分析；垂直肌与斜肌的运动功能异常主要在四个斜方向的第三眼位分析；上、下第二眼位用于分析 A-V 现象。注意：临床上做这类分析时，上、下斜肌讨论的是其垂直作用。

通常，人类实用眼球转动角度（实用注视野）仅 10°左右。所以，诊断眼位规定向各方向转眼角度 25°～30°远远超过了实用眼球转动角度，其目的是便于发现问题、确立诊断。轻微的眼外肌运动功能异常只在极度转眼时才可发现。

临床应用诊断眼位检查时应注意以下 2 点：①向各个方向注视的位置应固定，以便进行多次检查的比较，尤其是治疗前后的比较。②检查时应使用调节视标，以避免在不同位置因使用调节情况不同而产生的眼位变化。

## 五、临床应用要点

1. 支配四条直肌的神经于肌肉起点至附着点（上斜肌至滑车）大约 1/3 处，即开始 1/3 与中 1/3 交界处进入肌肉。所以，在眼球前部手术时很难损伤这些神经纤维。如果手术中，器械过分向后伸入，超过直肌附着点 26mm，则有可能损伤神经组织。

支配下斜肌的神经于该肌肉横过下直肌的颞侧进入肌肉，在该范围手术时可能损伤动眼神经分支（图 9-27）。

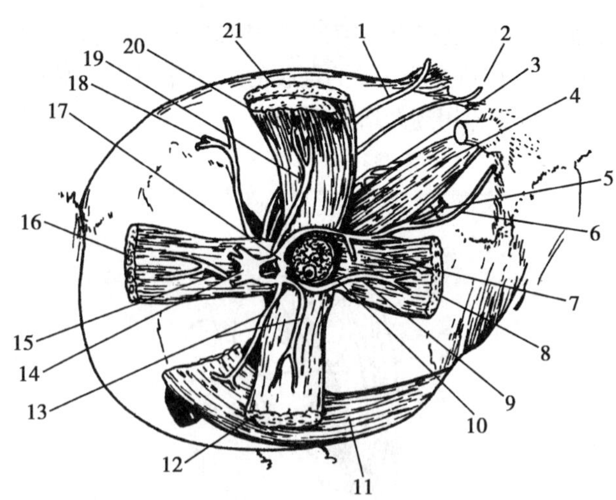


**图 9-27 眼外肌神经支配及进入肌肉的位置**

1. 眶上神经 2. 滑车上神经 3. 滑车神经 4. 上斜肌 5. 鼻神经 6. 滑车下神经 7. 长睫状神经 8. 内直肌 9. 动眼神经下支 10. 视神经 11. 下斜肌 12. 下直肌 13. 动眼神经下支 14. 睫状神经节 15. 外展神经 16. 外直肌 17. 动眼神经 18. 泪神经 19. 动眼神经上支 20. 上直肌 21. 提上睑肌

伴随支配下斜肌的神经有支配瞳孔括约肌和睫状肌的副交感神经。因此，在下斜肌与下直肌移行的颞侧区手术也可能产生瞳孔的异常。

2. 由下直肌肌鞘延伸的筋膜组织把下直肌与下眼睑密切联系在一起。所以下直肌的变化可伴发睑裂的改变。下直肌后徙术可引起睑裂开大；下直肌截除术可以缩小睑裂。手术中应认真分离下直肌与下睑联系的筋膜组织，尽量减小因下直肌手术带来的睑裂变化。

3. 上直肌与提上睑肌疏松地联系在一起。当眼睑完全闭合时，眼球甚至可以上转 30°（Bell 现象）。上直肌截除术可导致睑裂缩小，但是经过一段时间可以恢复正常。当一眼处于下斜视位置时，可有假性上睑下垂。

4. 供应眼外肌的血液经前睫状动脉供给眼前节循环颞侧半全部和鼻侧半大部分。另一部分血液供给来自后长睫状动脉。所以，三条直肌同时手术可能引起眼前节缺血，尤其发生在高龄组。

5. 手术中应避免穿透 Tenon 囊，如果在角膜缘 10mm 后破坏了 Tenon 囊的完整性，脂肪组织则穿过筋膜囊脱出，术后可能形成限制性粘连，影响眼球运动。

手术中亦应保护肌鞘的完整性，避免术后肌肉本身与巩膜或其他周围组织粘连，限制眼球运动，影响矫正效果。

6. 靠近涡静脉区域的手术可能意外地切断涡静脉。上、下直肌的后徙和截除术，暴露上斜肌肌腱的手术和下斜肌减弱术损害涡静脉的危险性较大，应予充分重视。

7. 四条直肌附着点后的巩膜最薄。多数直肌的手术，尤其是后徙术都在该部位施行。所以，在眼外肌手术中有穿透巩膜之危险。为避免发生此类意外，建议手术使用带线的铲形针，手术部位保持清洁、干燥无出血；术中使用放大镜并注意改善照明条件。

## 第四节 主动肌、协同肌、拮抗肌和配偶肌

1. 主动肌 每一眼外肌的收缩必然产生一定方向的眼球运动。使眼球向某一特定方向运动的主要肌肉称主动肌（Agonist）。

2. 拮抗肌 同一眼产生与主动肌相反方向运动的肌肉称对抗肌（antagonist）或拮抗肌。有三对拮抗肌：内直肌与外直肌；上直肌与下直肌；上斜肌与下斜肌。

3. 协同肌 同一眼使眼球向相同方向运动的两条肌肉称协同肌。如：上斜肌和下直肌都是下转肌，它们是协同肌。上直肌和下斜肌都是上转肌，它们也是协同肌。但是，上斜肌有内旋作用，下直肌有外旋作用。在旋转作用方面二者是对抗肌。在水平作用方面，上斜肌有外转作用，下直肌有内转作用，二者亦为对抗肌。

上直肌与下直肌，上斜肌与下斜肌在水平作用方面是协同肌。

上直肌与上斜肌，下直肌与下斜肌在旋转作用方面是协同肌。

4. 配偶肌 两眼产生相同方向运动互相合作的肌肉称配偶肌。

两眼共有六组配偶肌：右眼外直肌与左眼内直肌；左眼外直肌与右眼内直肌；右眼上直肌与左眼下斜肌；左眼上直肌与右眼下斜肌；右眼下直肌与左眼上斜肌；左眼下直肌与右眼上斜肌。

拮抗肌与协同肌都是指单眼而言；配偶肌是指双眼而言。

配偶肌随眼球运动形式的改变亦产生变化。例如：在眼球水平侧转时，一眼外直肌与对侧眼内直肌配偶。但是，在双眼集合运动时两眼内直肌互相配偶。不过，临床上一般不称两眼内直肌为配偶肌。

（赵堪兴 李宁东）

## 主要参考文献


1. 王言纯．中国人上、下斜肌止端解剖及其应用．实用眼科杂志，1987，5（2）：96.
2. 刘家琦，李凤鸣主编．实用眼科学．北京：人民卫生出版社，1985.
3. 麦光焕．斜视患者水平直肌肌止端位置的测量．中华眼科杂志，1990，26（3）：171.
4. 杜源耀．眼外肌的超声活体测量．中华眼科杂志，1990，26（5）：279.
5. 胡义珍等．眼外肌止端位置及其临床意义．实用眼科杂志，1990，26（4）：230.
6. 韩亚男等．上斜肌腱鞘的观察与上斜肌的测量．中华眼科杂志，1990，26（2）：105.
7. 赫雨时．斜视．天津：天津科学技术出版社，1982，1-24.
8. Dale RT. Fundamentals of Ocular Motility and Strabismus. New York：Grune and Stratton Inc，1982，1-28.
9. Duke Elder S and Wybar KC. System of Ophthalmology. vol 2. St Louis：The CV Mosby Co，1961.
10. Gobin MH. Sagittalization of the oblique muscles as possible cause for the “A” “V” and “X” phenomena. Br J Ophthalmol，1968，52：13.
11. Gunter K，von Noorden. Burian-von Noorden’s Binocular Vision and Ocular Motility，Theory and Management of Strabismus. 3rd ed. St Louis：The CV Mosby Co，1985，42-114.
12. Helveston EM，et al. The trochlea：a study of the anatomy and physiology. Ophthalmology，1982，89：124.
13. James M Richard. Binocular Vision and Ocular Motility. Ophthalmology Basic and Clinical Science Course，Sec 6. American Academy of Ophthalmology，1985-1986，20-42.
14. Scobee RC. Anatomic factors in the etiology of strabismus. Am J Ophthalmol，1948，31：781.

# 第二章 眼球运动

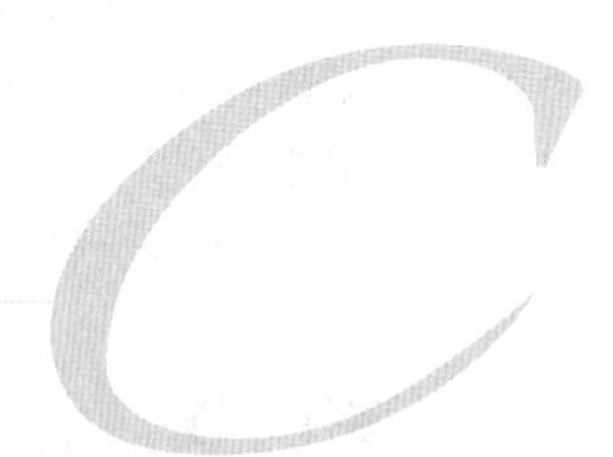

本章将介绍眼球运动的基础知识及其法则。这些内容对指导临床工作是十分必要的。目前对有关眼球运动的术语和分类还存在着很大的混乱，国际上也没有统一看法，在有些概念上还存在着争议，比如连最基本的眼球运动中的协同及拮抗作用，也还有值得商榷之处。

眼球运动对视觉的发育及其功能的形成起着重要作用。1944 年 Listing 平面、1845 年 Fick 坐标和 1947 年 Donder 法则的提出，都在眼球运动的研究历史中起到里程碑的作用。这些概念一直沿用至今。近年来通过生物电和计算机技术的广泛应用，对眼球运动及其与中枢联系都发现了一些新问题，也逐步形成新的观点和认识。

## 第一节 单眼运动及眼位

眼球运动从单双眼考虑可分为单眼运动和双眼运动，从眼球运动性质考虑则分为扫视运动（saccadic eye movement）、追随运动（smooth pursuit movement）和注视微动（fixation and micronystagmus）。

### 一、单眼运动

眼球位于眼眶骨中，借眼球筋膜、眼外肌及其肌鞘、肌间膜、节制韧带及充塞于眼球和眼眶周围的脂肪，将其保持在一定位置上。单眼运动是指眼球从一定位置向另一位置的移动状态而言。其实，一个眼球不能单独运动，即使遮盖一眼，其双眼运动仍能协调一致。只有了解单一眼外肌的作用才能认识双眼复杂的共同运动和肌肉之间的配偶及拮抗关系。

眼外肌从后方起始（下斜肌例外）走向角膜缘，附着于角膜缘后一定距离的巩膜上。眼外肌与眼球首先接触的一点叫正切点，从作用上讲是该肌的生理附着点。正切于眼球的这个点，即指出了该肌肉的牵引方向（图 9-28）。由切点到实际解剖附着点的距离为接触弧，是眼外肌实际接触眼球的距离。当眼外肌收缩眼球转动时，该肌的生理附着点发生连续的变化，其接触弧也连续发生变化。该肌松弛时其接触弧最大，反之，收缩时接触弧最小。肌肉平面是由正切点和旋转中心正切于眼球正切线所得出。一般说来，是以起端和止端的中点以及旋转中心所测得。

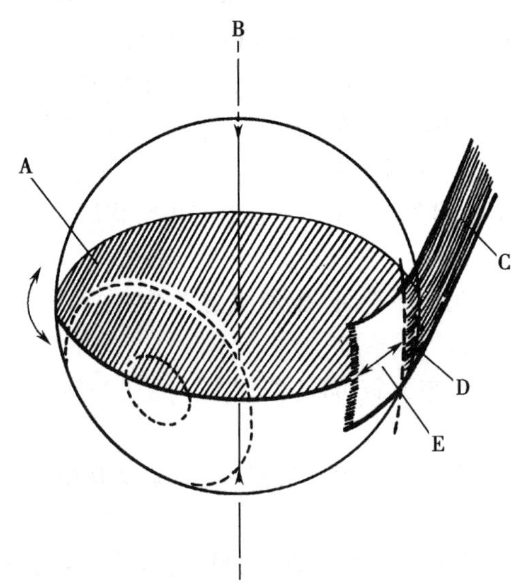


**图 9-28 肌平面、内直肌、旋转轴、正切点及接触弧**

A. 肌肉平面 B. 旋转轴 C. 内直肌 D. 正切点 E. 接触弧

#### （一）外转

外转也称外展，为眼球于水平面转向外方的移位运动，由外直肌收缩，内直肌松弛所引起。实际上，眼球运动并非如此简单，为了使眼球水平运动稳定和准确，其余四条肌肉也在接受神经冲动。上下直肌收缩的内转作用防止眼球外转过急，上下斜肌同时收缩防止出现旋转作用，上下斜肌本身的外转作用兼使外直肌的外转更加圆滑和有效。正常外转范围可使角膜外缘达外眦处。

#### （二）内转

内转又称内收。此时内直肌收缩，外直肌松弛，其余肌肉也发生在外转作用中所谈到的其他辅助或抵制作用。正常眼球内转范围为瞳孔内缘达上下泪点联线。

### （三）上转

上转是指眼球由第一眼位向上移动的状态。正常上转范围为角膜下缘与内外眦的联线在一条线上。上转运动是由具有上转功能的上直肌和下斜肌收缩所引起。此时下直肌和上斜肌松弛而内外直肌也同时收缩，使上转运动不至于出现摆动。当眼球在原在位上转时，上直肌的作用占 80%，下斜肌的作用仅占 20%。不同注视方向各肌肉运用的肌力情况见表 9-1。

### （四）下转

下转是指眼球向下方的移位运动，为下直肌及上斜肌收缩所引起，同时上直肌、下斜肌松弛。下转正常范围为角膜上缘达内外眦水平联线上。不同注视方向各肌肉所运用的肌力情况与上转时相似，可参看表 9-1。

### （五）眼球旋转及斜方向运动

眼球旋转为眼球垂直子午线上端向鼻侧或颞侧的倾斜运动。向鼻侧倾斜的移位运动叫内旋，向颞侧倾斜的移位运动叫外旋。

斜方向运动是指从第一眼位向第三眼位移动的眼球运动而言，分上外、上内、下外及下内等斜方向运动。当眼球向上外方运动时，外直肌、上直肌和下斜肌发生不等量的收缩，此时除产生向上外方的斜方向运动外还兼有外旋运动，外旋是下斜肌作用的结果。上直肌于外转眼位时主要发挥其上转作用，外直肌当然起着外转作用。此时内直肌、下直肌及上斜肌将松弛。其他斜方向运动情况，可以此类推。

## 二、眼　　位

眼位是斜视学中常用的名词，如第一眼位、第二眼位及第三眼位，今分述如下：

### （一）安静眼位

眼位是指两眼相互的位置关系而言。人的眼位与其他脊椎动物有显著不同。在人眼胚胎逐渐发育过程中，两眼由脑的两侧移行到头的正前方，到出生时已至正前方而形成人的两眼眼位。虽然人的两眼眶轴约呈 45° 分开状态，但眼球视轴并不与其一致，眼位经常保持于平行状态，这是因为除了受两眼球周围解剖因素影响外，主要由神经支配因素及视运动反射因素所决定。

1. 绝对安静眼位　为完全不受随意和不随意神经冲动支配时的眼位，见于昏睡时、深度麻醉后、全眼外肌麻痹或死亡后，稍呈分开和上转状态，由眼眶形状、大小、方向、内容、眼外肌及韧带与眼球接触状态及其长度等因素所决定。

2. 生理安静眼位　为大脑皮质抑制时的熟睡或麻醉状态的眼位，即将所有肌肉活动减低到最小限度的眼位。在全麻中眼球虽处于安静眼位，但若给以各种刺激，如光、声音或足部皮肤刺激，都能引起相同的急

**表 9-1　不同注视方向各肌肉运用的肌力情况**

| | 向右 50° | | 向左 50° | | 第一眼位 |
|---|---|---|---|---|---|
| | 右眼 | 左眼 | 右眼 | 左眼 | 两眼 |
| 上转 | 向上<br>右上直肌 80%<br>右下斜肌 20% | 向上<br>左下斜肌 90%<br>左上直肌 10% | 向上<br>右上直肌 100% | 向上<br>左下斜肌 50%<br>左上直肌 50% | 向上<br>上直肌 80%<br>下斜肌 20% |
| | 向外<br>右外直肌 80%<br>右下斜肌 20% | 向内<br>左内直肌 80%<br>左上直肌 20% | 向外<br>右外直肌 100% | 向内<br>右内直肌 100% | |
| 水平方向 | 向外<br>右外直肌 80%<br>右下斜肌 10%<br>右上斜肌 10% | 向内<br>左内直肌 80%<br>左上直肌 10%<br>左下直肌 10% | 向外<br>右外直肌 100% | 向内<br>左内直肌 100% | 全部肌肉 |
| 下转 | 向下<br>右下直肌 80%<br>右上斜肌 20% | 向下<br>左上斜肌 90%<br>左下直肌 10% | 向下<br>右下直肌 100% | 向下<br>左上斜肌 50%<br>左下直肌 50% | 向下<br>下直肌 80%<br>上斜肌 20% |
| | 向外<br>右下直肌 80%<br>右上斜肌 20% | 向内<br>左内直肌 80%<br>左下直肌 20% | 向外<br>右下直肌 100% | 向内<br>左内直肌 100% | |

剧的两眼内转运动。在麻醉继续加深时，这种情况就不出现。两眼内转运动是眼肌受紧张性冲动所引起，即所谓紧张性集合。

3. 消除融合眼位　从分开状态的安静眼位改为通常的眼位时，须先有紧张性集合，其次有融合性集合参与。当一眼被遮盖，消除融合之后，不发生融合性集合时的眼位叫消除融合眼位。通常在临床上的眼位即此消除融合眼位。

4. 功能性双眼视眼位　双眼视线能保持对一个目标注视，为通过感觉刺激、调节性集合、融合性集合等视运动反射引起的眼肌活动，使两眼视远方时的视线平行，维持双眼视功能，保持良好的双眼单视，不出现视力疲劳，这种眼位称功能性双眼视眼位（图 9-29）。

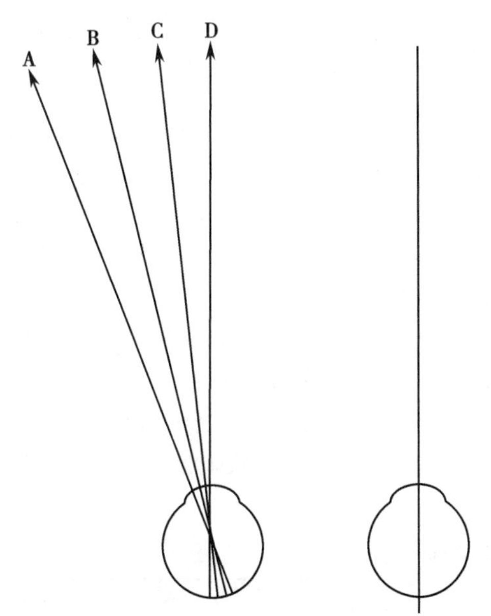


**图 9-29　眼位的类型**

A. 绝对安静眼位　B. 生理安静眼位　C. 消除融合眼位　D. 功能性双眼视眼位

### （二）第一眼位、第二眼位及第三眼位

眼球在眼眶中的位置虽有微小变动，从临床角度可以认为是不变的。眼球作各种运动的旋转中心，正视眼是在角膜顶点后 13.5mm，或从巩膜后方向前方 10～10.5mm。令眼球保持向 5m 处正前方注视时的位置，此时假设有一个与旋转中心相交的头部矢状面（额平面），而此平面恰好与眼球赤道面相一致，这个平面就叫 Listing 平面（图 9-30），它是一个与头部相关的平面。假设通过旋转中心有一水平和一垂直相交的两个轴，再有一个通过中心与 Listing 平面垂直的直线（即前后轴），就形成一个直角坐标系，称 Fick 坐标。Fick 将水平轴叫 X 轴，垂直轴叫 Z 轴，前后轴叫 Y 轴，Y 轴相当于眼球的注视线。

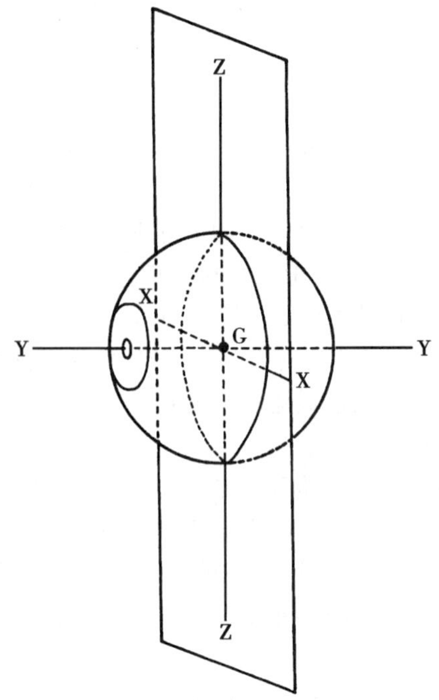


**图 9-30　Listing 平面**

当两眼注视同一物体时，两眼的注视线于注视点处发生集合，两眼注视线与两眼旋转中心结线形成一个三角形，此两眼注视线所包含的面称注视面。在注视面上每眼的注视线可以向鼻侧、颞侧或上下移动，可以想象注视点于空间可以广泛自由移动。此注视点所画成的轨迹叫注视野，它相当于一个大的球体内面。假如头部保持垂直，两眼注视正前方，视线平行，角膜垂直子午线呈垂直状态，这时的眼位称第一眼位或原在位。在 Listing 平面内围绕垂直轴（Z 轴）或水平轴（X 轴）上作眼球转动，即视线向上、下或向左、右的眼位，称第二眼位。沿前后轴（Y 轴）作旋转运动叫旋转。旋转为非随意运动。从第一眼位向斜方向（例如向右上方）转动，所达到的眼位称第三眼位。向斜方向旋转的方向和量与一定的视线位置常是一致的。此点于后述的 Donder 法则中加以讨论。

从第一眼位移到第三眼位，理论上可有 3 种运动方式：① Fick 旋转，眼球从第一眼位先达水平第二眼位，再作垂直运动达第三眼位；② Helmholtz 旋转，眼球先达垂直第二眼位，再作水平运动达第三眼位；③ Listing 旋转，由第一眼位直接达第三眼位。不论用什么途径到达第三眼位，其结果相同。

## 第二节　双眼运动

双眼运动是指双眼共同运动。双眼眼外肌活动是在大脑中枢支配下，无时无刻不在保持着运动平衡和协调一致。

## 一、双眼眼外肌运动的协同及拮抗

对双眼共同运动中眼外肌的协同与拮抗关系，用苯环形加以说明较为方便（图 9-31）。

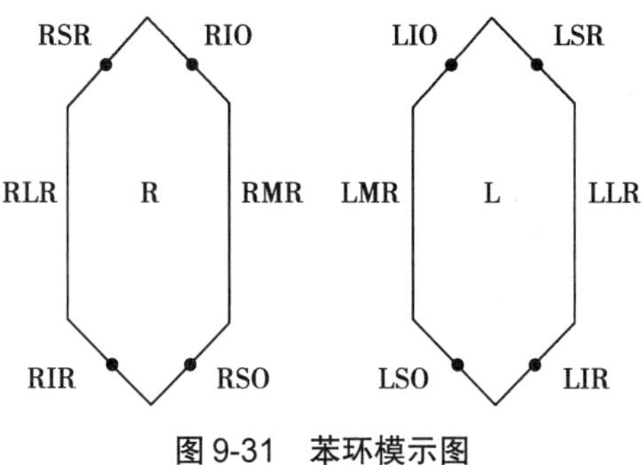


图 9-31 苯环模示图

将六条眼外肌安插在苯环图形的六个边上，其位置与眼外肌解剖位置所在相仿，外直肌在外侧，内直肌在内侧，上直肌在外方上侧，下直肌在外方下侧，因上下斜肌的作用相反，故其在苯环的位置与解剖相反，即上斜肌标在苯环的内下侧，下斜肌在内上侧。

双眼眼外肌运动的相互协同肌共有六组，称配偶肌，用苯环表示：从左右两个苯环关系上可以看出，右上直肌边与左下斜肌边平行，右外直肌边与左内直肌边平行，右上斜肌边与左下直肌边也是平行的，凡是平行的两条肌肉都是配偶肌。由此可知右眼上直肌与左眼下斜肌，右眼外直肌与左眼内直肌，右眼上斜肌与左眼下直肌，右眼下直肌与左眼上斜肌等皆为配偶肌。苯环上同眼相反方向的各边所表示的肌肉为直接拮抗肌。如右上直肌的直接拮抗肌为右下直肌，配偶肌同侧的直接拮抗肌为间接拮抗肌，如右上直肌的间接拮抗肌为左上斜肌，右下斜肌的间接拮抗肌为左下直肌。了解配偶肌与拮抗肌间的关系，对垂直斜视手术术式的选择是十分重要的。

## 二、双眼同向及异向眼球运动

### （一）同向眼球运动（共轭运动）

为双眼共同的相同方向运动。

1. 水平同向运动（horizontal version） 分共同右转、共同左转水平同向运动（图 9-32）。

2. 垂直同向运动（vertical version） 分共同上转及共同下转垂直同向运动。

3. 共同旋转运动（cycloversion） 分共同左旋运动（levocycloversion），共同右旋运动（dextrocycloversion）（图 9-33）。

### （二）异向眼球运动

为双眼向相反方向的眼球运动。

1. 集合运动 为双眼视线从注视远方的平行状态移向眼前目标所进行的眼球运动，即将平行的视线改变为眼前集合状态。它包括 4 种要素。

（1）调节性集合（accommodative convergence）：为眼球进行调节时伴随发生的一种集合运动。调节与集合常同时出现（亦称近反应）。由调节引起的集合量，有时还不能将两眼平行视线集中到眼前的正中点，但也有过度情况。一般用凹透镜镜片可诱发本集合，并进行计算集合量。测量调节性集合与调节比对斜视类型的诊断和治疗有重要临床意义。

（2）融合性集合（fusional convergence）：当进行双眼视时，由融合作用所引起的集合称融合性集合。调节性集合即使在同一个人眼上也不稳定，有时不足或

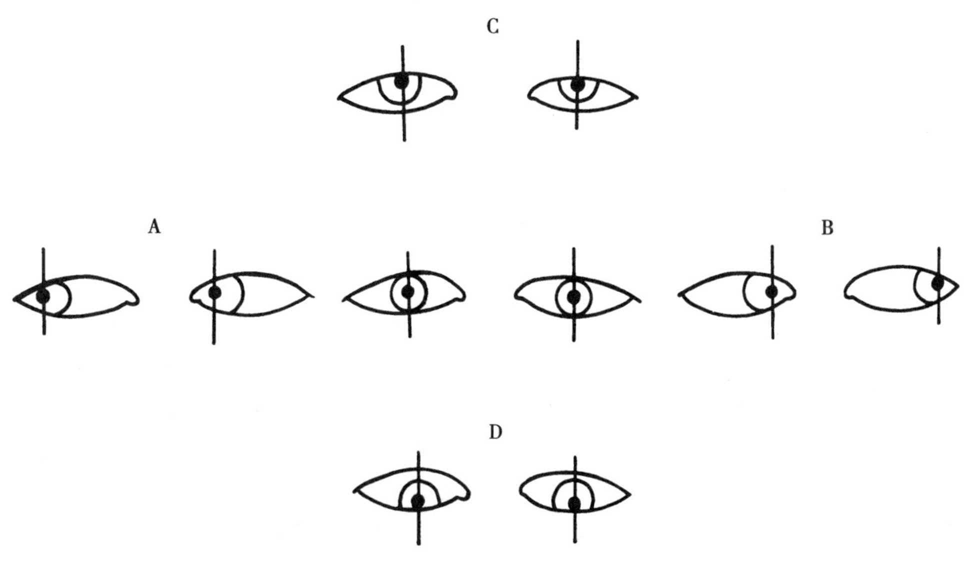


图 9-32 水平及垂直同向运动
A. 共同右转 B. 共同左转 C. 共同上转 D. 共同下转

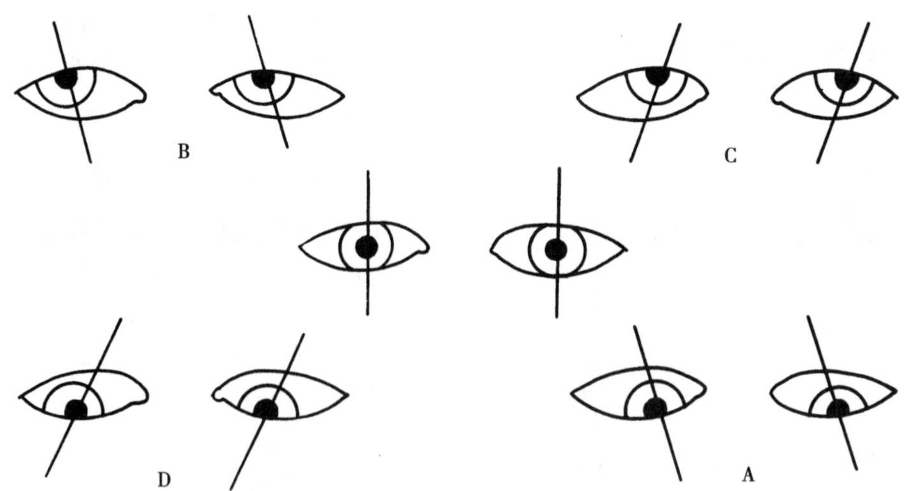


图 9-33　转向第三眼位的眼球旋转运动

B、A. 共同右旋　C、D. 共同左旋

过度，而融合性集合则可以弥补其不足或过度之处。

(3) 接近性集合（proximal convergence）：将远处物体移向眼前，并为视觉所感知，接近作用成为一种冲动（信息）而引起的集合。

(4) 紧张性集合（tonic convergence）：为上述集合之外尚残留的其他的集合成分。这种集合受中心注视反射、内耳迷路反射、埃 - 韦核（Edinger——Westphal 核）等接受刺激的神经核所影响，也受精神运动反射的影响，以维持第一眼位的两眼平行状态。

2. 分开运动　为两眼视线由平行状态向两侧方作分开的眼球运动，即视线于眼后呈交叉状态的眼位。在视线平行的条件下使视线向外侧移动，仅限于在一眼前或两眼前放一基底向内方的三棱镜时才能出现。

3. 垂直异向运动　为垂直性非平行运动。令两眼注视目标，于一眼前放一基底向下的三棱镜，该眼向上转动，如将三棱镜基底向上，则该眼向下转动，这种上下异向运动的产生是由三棱镜作用所引起，并非随意运动。

4. 旋转异向运动　为眼垂直轴子午线上端同时向鼻侧或向颞侧的旋转运动，前者为共同内旋运动，后者为共同外旋运动。此种运动可在同视机上用特制的十字形图片进行测量，亦非随意运动。

## 三、扫视运动及追随运动

在双眼共同运动中，如从运动性质分类，可分为扫视运动及追随运动，注视微动也包括在内。

### （一）扫视运动

扫视运动（saccadic movement）是指当眼球从某个目标移向另一个目标时，为使新的目标迅速地投射到黄斑中心凹上，此时出现的一种快速的同向运动。扫视运动受上丘（中脑顶盖的上半部）及额叶控制，上丘在动物上为反射性运动中枢，而人类的视觉刺激引起的眼球运动须通过视皮质才能完成，但光线刺激还须依上丘的反射性调整，头 - 眼 - 躯干间的协调动作加以完成。本运动的产生除受视觉刺激引起外，亦见于视性眼球震颤、前庭性眼球震颤以及受到声音刺激之际。

### （二）追随运动

追随运动（smooth pursuit movement）指当运动的物体为视觉所感知，为了使物像不离开黄斑中心凹，维持其注视状态，眼球运动呈追随状态，使运动着的目标和眼球运动之间保持着一种固定关系，随着目标的移动而移动眼位。当一个运动目标以小于 50°/s 的速度出现在视野内，眼球在捕获此目标时的急动之后，随即准确地作追随目标移动。在追随运动中常夹杂有细微的跳动（扫视）运动来加以修正，此种运动受枕叶中枢控制，是与使目标成像始终保持于黄斑中心凹位置上的功能相关联。在有中心暗点患者眼上，其追随运动可超过正常人水平，常达 90°/s，且不被扫视运动所阻断。一般情况下如目标滑出中心凹就会刺激扫视运动系统产生对正常追随运动的阻断。若有中心暗点，致使中心凹注视对刺激丧失反应，则目标虽脱出中心凹也不引起扫视运动，此时追随运动不受干扰。眼外肌电图显示为主动肌活动逐渐增加，同时相应的拮抗肌则逐渐抑制（图 9-34）。

### （三）注视微动

注视微动又称生理性眼球震颤。当注视一个点时眼球常处于微动状态，即使在读书或欣赏图画时也是

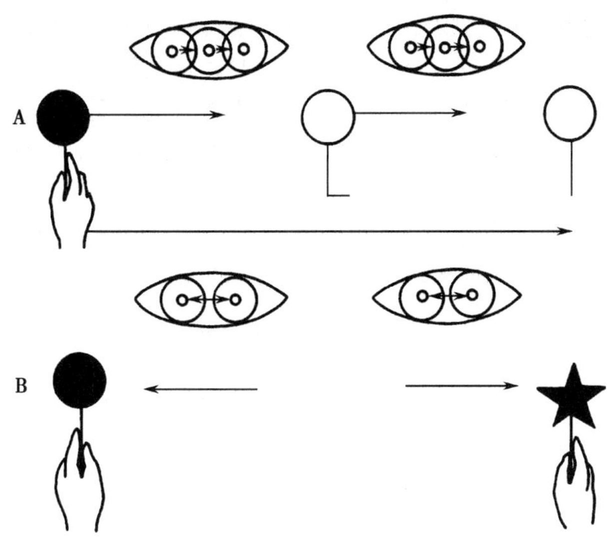


图 9-34 扫视运动及追随运动

A. 追随运动 B. 扫视运动

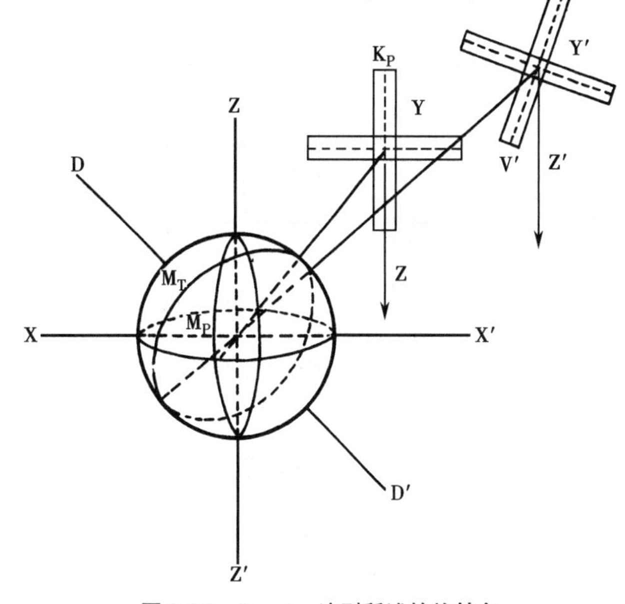


图 9-35 Donder 法则所述的旋转角

如此。用一光束从镜子反射到眼的摄影可记录出其微动情况。

**（四）非视性反射**

为用以完善眼球和身体的运动，主要指内耳迷路反射系统，包括前庭系统的半规管和耳石器。颈部肌肉感受器也属于此。刺激前庭系统可以破坏双侧半规管的平衡传入感觉而出现平衡失调，产生一种缓慢的眼球运动，其运动方向与头动方向相反。

## 第三节 眼球运动法则

眼球运动法则为探讨眼球运动时所利用和遵循的原则。

### 一、Donder 法则

1847 年 Donder 发现，当头的位置固定时，不论眼球向任何斜方向注视所到达的结果和途径与该人意志无关，即不论由第一眼位经任何经路方式到达第三眼位，必有一与该方向相应的且不变量的旋转角（图 9-35）。为说明 Donder 法则各种第三眼位的旋转状态：XX′ 及 ZZ′ 为第一眼位（实线正圆）的水平及垂直轴，从读者方向注视时，如 KP 向着 Y 方向，此时 XX′ 及 ZZ′ 面相当于 Listing 平面，KP 十字垂直，YZ 与垂直经线 ZZ′ 相一致。如眼球于 Listing 平面内绕着中间轴 DD′ 进行旋转，视线移到右上方，KT 沿着 Y′ 方向投射，则其状态已与水平及垂直经线 XX′ 及 ZZ′ 方向不相一致，形成∠V′Y′Z′ 的倾斜，此∠V′Y′Z′ 为旋转角。

Helmholtg、Hering 等皆利用后像法对 Donder 法则做过实验性证明。在平均照度的灰色墙壁上，挂上间隔 20～30cm 水平及垂直的方形网，其中心处有供产生后像用的十字形光线目标，令被检者用第一眼位于数米处注视目标，使其产生后像，头部固定不动，只允许转向水平及垂直方向，此时后像并不发生旋转。然后令眼球以任何方式向斜方向移动，则会发现后像出现倾斜，向右上方注视后像上端向右，向右下方注视后像上端向左，向左上方注视后像上端向左，向左下方注视后像上端向右，后像的投射表现出视网膜黄斑部结成的物像与眼球经线的关系。此时，墙上交叉的线在视网膜上投射应呈锐角交叉（图 9-36A 中 vv 及 hh），但主观上视网膜空间值变化却依然为直角交叉（其线条在视网膜的物像应是锐角交叉），由于线条受到心理上的改正，反而呈现出后像的旋转所见（图 9-37）。

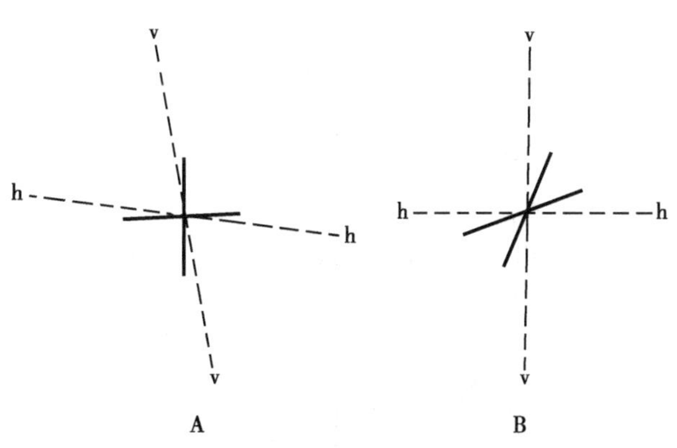


图 9-36 十字后像倾斜的说明

A、B 示视网膜投射的不同角度

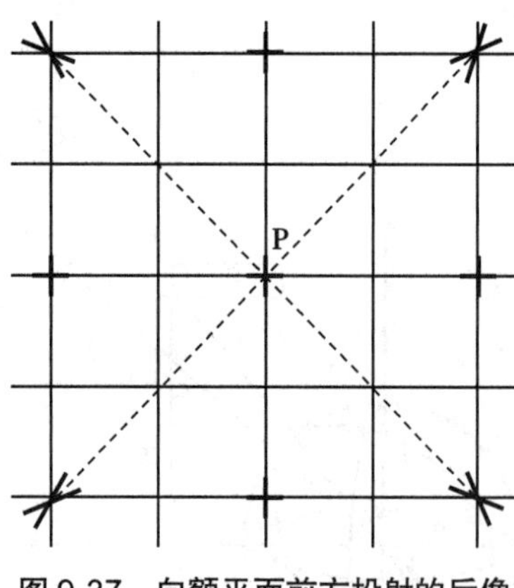


图 9-37　向额平面前方投射的后像

## 二、Listing 法则

此法则与 Donder 法则互相关联。其大意为：当双眼眼球注视线从第一眼位转向其他位置时，如果始终是围绕着眼球注视线的最初和最后位置所在的平面垂直轴进行旋转的，则其所到达的位置上产生的旋转角都是相等的。

正如 Howe、Menthner 所指出的那样：此法则虽简单，但很难理解其真实意义。到达第三眼位的眼球运动主要是眼球以其赤道部平面或 Listing 平面内一个轴为中心进行旋转。为到达其目的位置，在 Listing 平面中间的轴发生旋转运动，而并不伴有视线的旋转，即其最终位置的垂直经线倾斜似乎是视线发生了旋转，但实际上属于假性旋转现象。用一个简单实验说明假性旋转：在圆形纸卡上有水平及垂直线 H′H 及 V′V，用此纸卡中间轴 A′A 为轴进行旋转后，H′H 及 V′V 已不再呈水平及垂直而为 X′X、Y′Y 所代替。但此纸卡面并未围绕中心 C，即视线轴进行旋转。读者可以剪一上述纸卡，画上水平 H′H 及垂直 V′V 两经线，再于中间剪一瞳孔 C 作为视线的前后轴，在 H′H 与 V′V 之间设一斜轴 A′A。当将纸卡围绕 A′A 斜轴转向右上方时，则垂直线变为 Y′Y，水平线变为 X′X。请

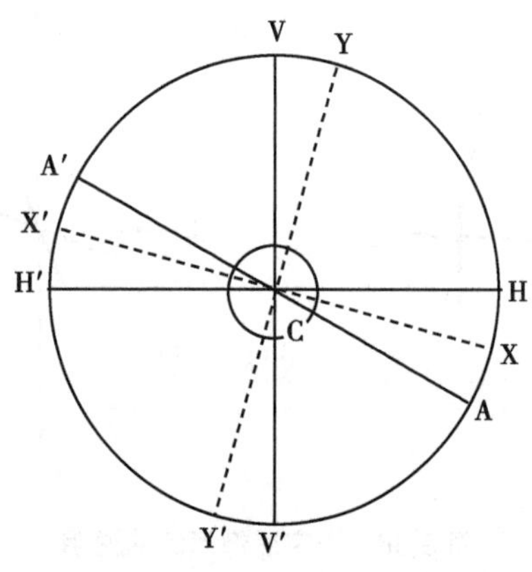


图 9-38　Listing 法规的说明

您做一下试试看，就会知道并非是围绕纸卡的前后轴进行旋转后发生 V-Y 的变化。这说明从第一眼位不论到达任何位置的眼球运动并不伴有围绕视线的旋转（图 9-38），即视线采取最短距离在 Listing 平面内移动，视线移动所显示的视网膜水平面或垂直面上的倾斜（所谓旋转），并非是围绕视线所进行的旋转，而是由视线轴与运动轴位置变化所引起的。

## 三、Sherrington 法则

本法则涉及到眼球运动时，眼外肌间必然保持一定的协同和拮抗关系。

1894 年 Sherrington 提出的法则概念为：一定的眼球运动，其主动肌接受了神经冲动发生收缩，其拮抗肌也要同时受到抑制发生一定比例的松弛，亦即所谓交互神经支配，这是各骨骼肌所通有的现象，而以眼球运动肌表现得最清楚，并已由眼肌电图得到证实。此法则适用于一系列有关同向或异向的双眼运动的各组肌肉，如双眼注视右方，不只是右外直肌、左内直肌接受神经兴奋冲动发生收缩，而右内直肌、左外直肌也同时接受神经抑制的冲动发生松弛。当头向左肩倾斜时，姿势反射要求右眼发生外旋，左眼发生内旋，以保持双眼球垂直经线仍然维持着垂直位，此时右眼下直肌和下斜肌收缩，右眼上直肌和上斜肌必然同时松弛，以便使眼球外旋。左眼上直肌和上斜肌也要同时收缩，左眼下直肌和下斜肌必然同时松弛以便使眼球内旋。换言之，即当一组配偶肌收缩时，与其相拮抗的一组配偶肌则相应地松弛。

## 四、Hering 法则

其大意为：双眼运动时，双眼所接受的神经冲动其强度相等，效果相同。例如双眼向右侧注视，右外直肌和左内直肌从眼球运动中枢接受到等量的神经冲动，右外直肌与左内直肌为配偶肌因而发生收缩。临床上麻痹性斜视所出现的第二斜角大于第一斜角，就是根据此法则所出现的现象。

此法则适用于解释一切自主的和反射的眼球运动中的现象。临床上常见一条眼外肌功能不足，为了加强此功能不足的肌肉作用，脑中枢就发出加大量的神经冲动，同样加大量的神经冲动也传递到正常的配偶肌上，因而引起配偶肌功能亢进，这是临床常见的事实。

（孟祥成）

## 主要参考文献

1. 杨景存等. 眼外肌的解剖生理和临床. 郑州：河南科学技术出版社，1988，3-4，30.

2. 孟祥成等编著. 斜视弱视学. 第 2 版. 哈尔滨：黑龙江人民出版社，1982，27-36.
3. 孟祥成编著. 儿童视力不良与斜视. 哈尔滨：黑龙江人民出版社，1988，27-31.
4. 宰春和主编. 神经眼科学. 北京：人民卫生出版社，1987，3-6，55.
5. 赫雨时编著. 临床眼肌学. 上海：上海科学技术出版社，1963，18-20.
6. 赫雨时编著. 斜视. 天津：天津科学技术出版社，1982，11，23-25.
7. Burian-Von Noorden. Binocular vision and Ocular Motility，Theory and Management of strabismus. 3rd Edition，The C V Mosby Company，1985，54-69.
8. Davson H. Physiology of The Eye. 4th Edition. London and New York：churchill Livingstone，1980，380-394.
9. 弓削經一. 幼年弱视. 第 3 版. 東京：金原出版株式会社，1966，77，108.
10. 大塚任，他编集. 临床眼科全書. 第 6 卷. 各论Ⅳ. 第 2 版. 東京：金原出版株式会社，1969，290-291.
11. 三島濟一，他编集. 视能矯正. 東京：金原出版株式会社，1987，16-31.

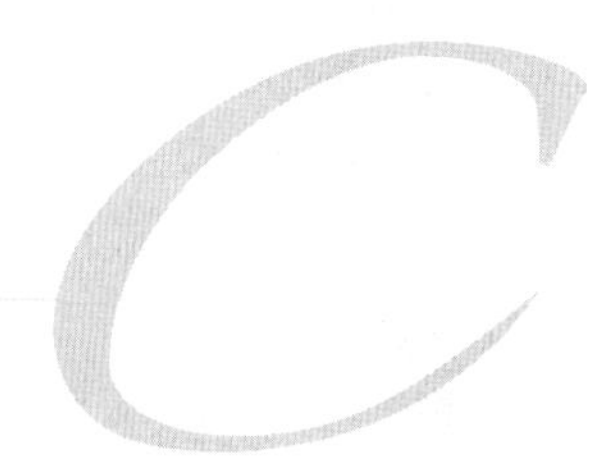

# 第三章 双眼视觉

人类得以认识外在世界，80% 的信息是通过视觉提供的。双眼视觉对人类的进化和进步，有着特殊的意义。对视觉功能的研究随着电生理学研究方法的改进，已经有了突破性的进展。

## 第一节 正常双眼视觉

本节将讨论有关双眼视觉的形成、发育以及与正常双眼视有关内容，以了解人类具有正常双眼视觉的重要性。

### 一、双眼视觉的形成及其发育

双眼视觉的发育是从出生后逐渐开始的。Hubel 和 Wiesel（1965）的工作表明，在猫、猴出生时一些基本视觉特性已经存在，但不论是猫、猴还是人类在出生时视觉系统的发育尚未完成，从功能上看双眼视觉尚属原始状态，黄斑中心凹功能与视网膜周边部相似，视力甚低，其眼球运动还与视觉无关，依靠生来具有的低级中枢无条件反射活动以维持双眼最基本的同向或异向运动。婴儿生后 1 个月内除自安静眼位转回注视以外，很少出现集合运动，也无调节功能，2 个月开始有集合反应，生后 6 个月对近处可持续集合几秒钟。从 6 个月到 2 岁期间，随着调节的出现而使集合处于敏感状态，由于缺乏意志和反射性控制，容易产生集合过强。到 6 岁时，其视觉生理反射程度已与无条件反射相近，故矫治双眼视觉异常，宜开始于 6 岁之前。双眼视的建立是在正常眼球结构和良好视觉知觉基础上，通过反复适宜的视觉刺激和强化，才逐渐完善的。前者为无条件因素，后者则为条件因素。

近年来有些研究者，认为婴儿的视觉发育要比过去的看法早得多。4 个月婴儿已出现大体深度觉，Banks 和 Salapatek（1976）对 5 名两个月婴儿进行条栅图形选择观看法（参阅本篇第四章第二节）测量发现婴儿 1 个月只能辨认低于 1cpd 的空间频率，1 岁时可辨认 12cpd，而成人一般能分辨 30 以上 cpd 空间频率。1 月龄婴儿的条栅视敏度与 1 周龄幼猴近似，因此许多文献支持人与猴视觉发育年龄比为 4∶1 的观点（Teller，1981）。何志远等测量正常婴儿的（4～36 周龄）PL 视力为 0.012 至 0.4。有人用视觉诱发电位测试婴儿视力，6 个月到 1 岁达成人水平（Marg，1979；Sokol，1971），与前述行为学方法的结果相差较大。新生儿视觉只能看大的物体，3 个月才开始注视和看自己的手。用动态随机点立体图和 P-VEP 随机立体图方法测试，认为 3～7 月龄间双眼视差分辨功能发育较快，显示立体视差反应。所有以上实验，说明婴儿视觉的发育尚处于雏形阶段。正常视觉的发育，从出生后的婴幼儿视觉过渡到成年型视觉是在视觉系统不断适应环境刺激，其神经间联系不断建立的条件下形成的。出生后视皮质神经元间突触联系的建立、外侧膝状体神经元空间分辨力的显著变化、皮质神经核的空间分辨力和对比敏感度功能的改善及眼优势柱的分化是逐渐发育起来的，到 5 岁之后方可完善。

### 二、双眼视觉的生理基础

双眼单视的含义包括同时视、感觉性融合、运动性融合、立体视和深度觉。维持这些视觉功能的条件为：①双眼视觉知觉必须正常或接近正常，即物像在形状、大小、明暗、颜色等方面相似以及双眼物像大小差在 5% 以下。②双眼视网膜具有正常对应关系，无交替抑制等现象；双眼能同时感知外界物体并能同时成像在视网膜对应点上。③具有单眼黄斑注视目标能力，即单眼注视力，无论眼向哪个方向注视或目标向哪个方向移动，均能使目标不脱离黄斑中心凹。④双眼有共同视觉方向，双眼眼球运动正常，又必须协调一致，注视近处物体时，双眼视轴进行集合，使双眼所接受的物像时刻落在双眼黄斑中心凹上。⑤双眼有一定的融合力，能将落在视网膜非对应点的物像，通过感觉性及运动性融合调整到黄斑中心凹，即视网膜对应点上。反射性融合运动还必须正常和有足够的融合范围。⑥双眼视野重叠部分必须够大，视神经、视交叉和不交叉纤维及视中枢的发育正常。上述各项生理基础，对建立良好双眼视觉十分重要。

视觉信息的传达要通过视细胞、双极细胞、水平细胞和神经节细胞，再经外侧膝状体、视放射到达枕叶视中枢，即通过全视路的感觉结构。神经节细胞为视网膜整合过程的最后阶段，有“给”光和“撤”光各发生反应的神经节细胞，还有一结皆发生反应的神经节细胞。

外侧膝状体的组织学分为6层，Ⅱ、Ⅲ、Ⅴ层接受同侧眼的传入神经纤维，Ⅰ、Ⅳ、Ⅵ层接受对侧眼的传入神经纤维。视中枢（第17区）分7层，其中Ⅳ层又进一步分Ⅳa、Ⅳb、Ⅳc3个亚层。视觉传入系统最后达Ⅳc层。第Ⅳ层几乎所有细胞的共同特征为只接受一侧眼的传入纤维，而在Ⅳ层以上和以下各层细胞则是单眼的或双眼的，约各占半数。

## 第二节　双眼视野、注视野和双眼视觉

### 一、双眼视野

双眼视野是人的空间视觉的基础，人的双眼视野比单眼视野要大，左右眼各自视野，依注视点水平线及垂直线的相互重合，如图9-39所示，称为双眼视野，双眼视则形成在其中。双眼视野不相重合部分称为颞侧新月，与每只眼的靠近鼻侧视网膜的功能相对应。颞侧新月视野的视觉仍然是单眼视觉而不自觉。双眼视野可以弥补单眼视觉的局部缺陷。一眼视网膜上某一部位的暗点可由另一眼相应部位来弥补（图9-39）。

### 二、注视野

注视野为不准头部移动只转动眼球所获得的中心性注视范围。单眼注视野是遮盖一眼只测量一只眼的注视野，双眼注视野是用两眼同时注视所看到的范围。双眼注视野比单眼的小（图9-40）。

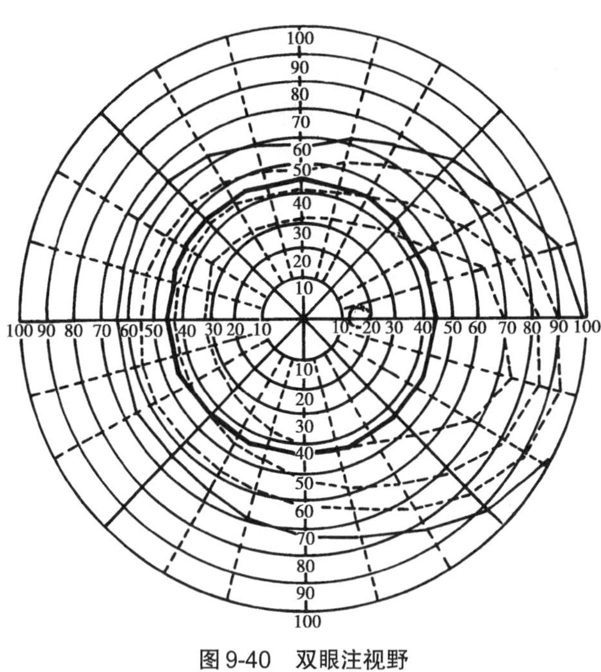

图9-40　双眼注视野

### 三、双眼视觉

双眼视觉在临床上分为3级，即同时视、融合及立体视。

1．同时视　同时视是指两眼能同时看一个东西，即在两眼视网膜上的结成的物像能同时被感知的功能。在同视机上用两个完全不同的图形所组成的画片，如狮子和笼子，进行同时视检查（图9-41）。此类画片又分为黄斑周围型（10°）、黄斑型（5°）和中心凹型（3°）。如果受检者的双眼视功能正常，则他不仅能

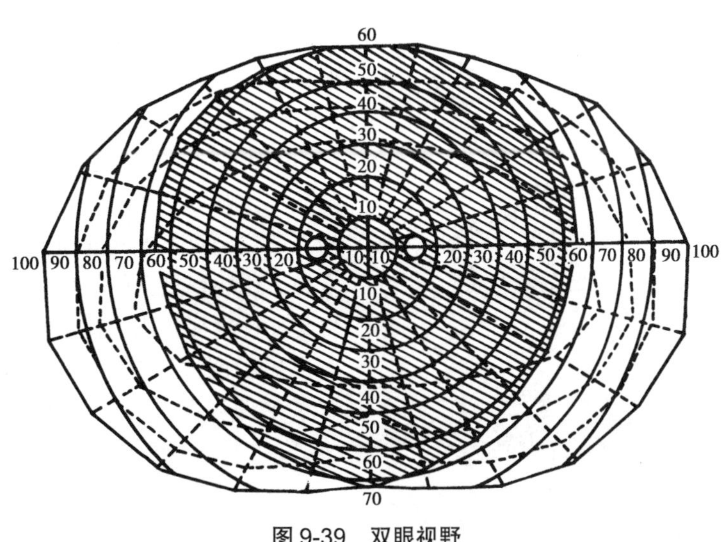

图9-39　双眼视野

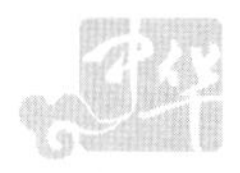



同时看到狮子和笼子，还能将狮子推进笼子，即将两眼的结像落在两眼黄斑上。如果受检者仅能看见狮子或笼子，则说明无同时视，一眼有抑制。

2. 融合　融合是指大脑能综合来自两眼的相同物像，形成一个完整印象的能力。这是在具有同时视的基础上，能将落在两个视网膜对应点上的物像综合成为一个完整的印象。用同视机物的部分相似部分不相似（控制点）图形组成的一对画片（图9-42）检查。能维持融合的限界称为融合范围。为了保持单一形象的感觉，即使两眼所接受的影像稍有不同但相似，能够重叠为一，也可以产生融合。甚至在非同常规的情况下也仍然可以融合。下面的实验就说明这种情况。①手掌生圈试验：拿一块厚纸，卷成一个圆筒，长25cm，直径3～5cm。两眼睁开将纸筒举至右眼前，另只手掌紧靠筒旁，此时在手掌上就会看到一个窟窿（圈），通过它可以看到与经过纸筒那只眼所看到的同样目标。②两眼注视远方某一目标，两手伸直，下到与两眼平行，指尖对着指尖，盯着远方目标时，可见两个指尖之间又顶着有两个指甲的扇形手指影像。手向前或向后移动，指尖之间这个幻影会变大变小。

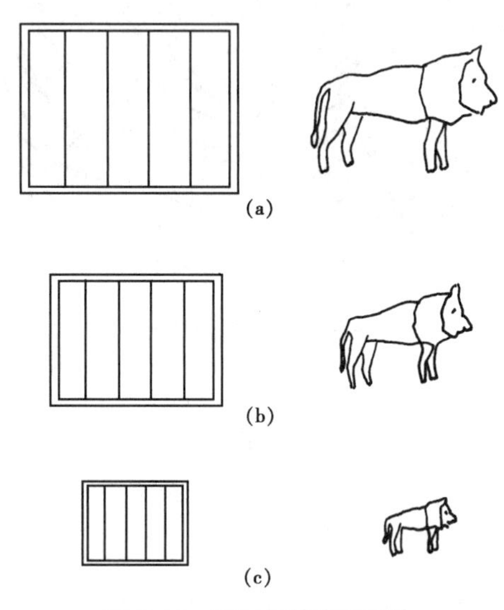


图9-41　同时视检查用画片

(a)～(c)表示不同的同时视类型

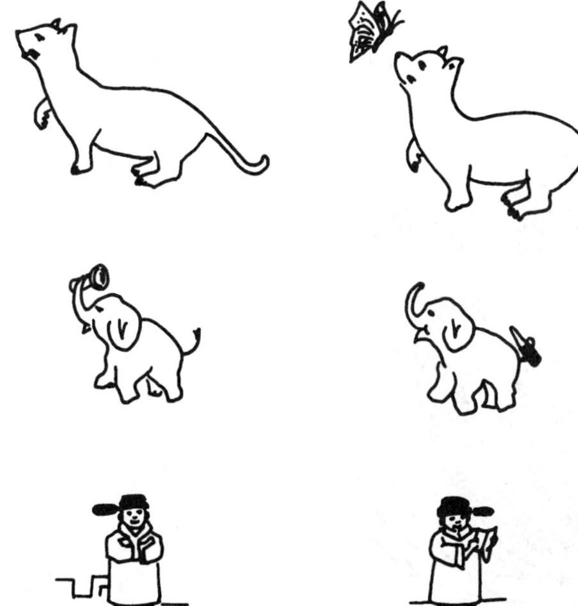

图9-42　融合检查用的画片

融合过程中，特别是为维持双眼单视，必须有眼球运动的参与，称融合运动，或运动性融合。融合运动多由反射引起，故也称为融合反射。我们通常所指的融合为感觉性融合。

3. 立体视觉（见第六节）。

## 第三节　视网膜对应和生理复视

两眼有相同注视方向的视网膜成分称视网膜对应，双眼视网膜对应点之间的关系称视网膜对应关系，或称视网膜对应成分，亦即在共同注视方向上引起的双眼视觉空间的两个视网膜成分。各视网膜成分皆有确定的注视方向（视觉空间定位方向）双眼视网膜成分所特有共同注视方向的各点为视网膜对应点。右眼黄斑中心凹的结像与左眼黄斑中心凹的结像则特有共同注视方向和定位性。以双眼中心凹为中心的视网膜各点皆具有共同注视方向，在视网膜上围绕中心凹形成一个位置相互对应的例像。

如图9-43，将双眼比做两个球，一个在右侧，一个在左侧，像地球仪似的，给这两个球画上经线和纬线，即水平和垂直子午线。两个球的中心位置相对应，一为$F_1$，另一为$F_2$，将两个球重叠起来，则其对应关系就一目了然。$F_1$与$F_2$是对应点，相当视网膜黄斑中心凹。以$F_1F_2$为中心，在其上下及两侧各经纬线都各自形成对应关系。

位于双眼单视界内（见后）的物体刺激视网膜对应点，因而产生一个物像。不位于双眼单视界上的物体刺激视网膜非对应点，从而产生两个物像。这种由于物体不位于双眼单视界而引起的复视称生理复视生理复视。比注视点近的物体由于刺激双颞侧视网膜而产生交叉性复视。比注视点远的物体刺激双鼻侧视网膜而产生同侧性复视。生理复视通常并不感知。由于有了生理复视人们才能判断一个物体与另一物体的距离。

生理复视很容易证明：伸出左手食指置于距双眼中心45cm处，再置右手食指于眼前15cm处，并使两

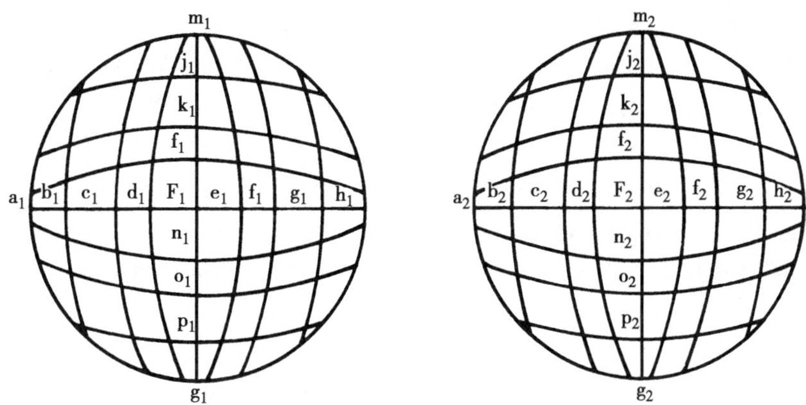


图 9-43　视网膜对应关系

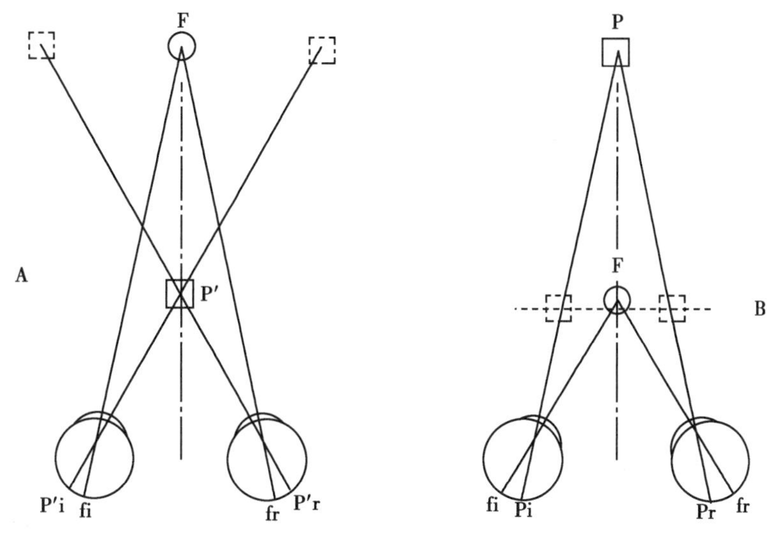


图 9-44　生理复视

A. 物体 P′(较注视点近)的交叉性复视　B. 物体 P(较注视点远)的同侧性复视

手指在一条直线上，此时当注视远侧左手食指时，近处右手食指成为两个，闭右眼时左侧像消失，闭左眼时右侧像消失，此为交叉性生理复视。当注视近侧右手食指时，远侧左手指成为两个，闭右眼时右侧像消失，闭左眼时左侧像消失，此为同侧性生理复视。由此可知一物体产生交叉性复视则该物体比注视着的物体位置近，若产生同侧性复视时，侧该物体比注视着物体的位置远(图 9-44)。

## 第四节　双眼单视界

双眼单视界的总表面测量是由 Helmholtz 以对应点的几何学分布和主觉垂直子午线的假设进行计算的。当时只考虑视网膜对应成分的水平分布和双眼单视界的经线曲线，即视平面与单视界表面交叉所形成的线。后来 Vieth 提出：如果对应点在视网膜上呈几何学规律的水平距离，双眼单视界曲线就是一个通过两眼结点和注视点的圆(图 9-45)。后来 Müller 继续这项研究，形成一个理论上或数学上的双眼单视界曲线，在外界空间表现为一个圆周，故又称 Vieth-Müller 圆周。

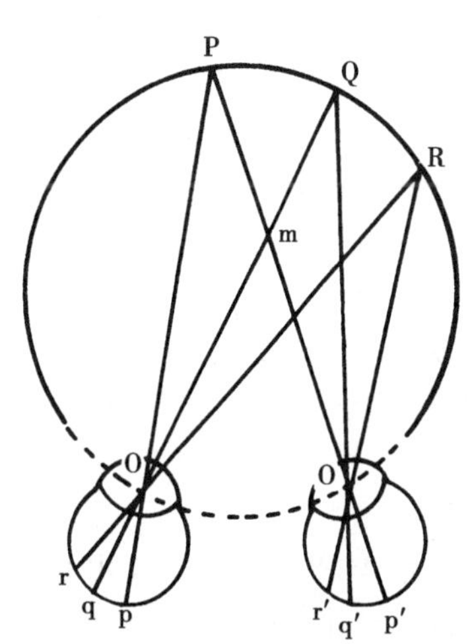


图 9-45　双眼单视界圆周

理论上 Vieth-Müller 圆周必定是双眼球的结点和注视点构成的三角形外接圆。因凡是同一的弧所对的圆周角必相等，则在圆周上的各个点都能在视网膜上形成完全相对应的点。但从实践上双眼单视界不与几何学上圆周形相符，存在于略远或略近于双眼单视界的物体，虽然其结像在视网膜上并非完全相对应，但如其程度不超过双眼融合范围，则也可产生双眼单视。这个可融合的非对应点所结成的微小范围称 Panum 区。这个概念是 Panum 提出来的，它成为立体视觉的生理基础。如从投射到注视点附近的空间距离来说，则称其为 Panum 空间（图 9-46）。

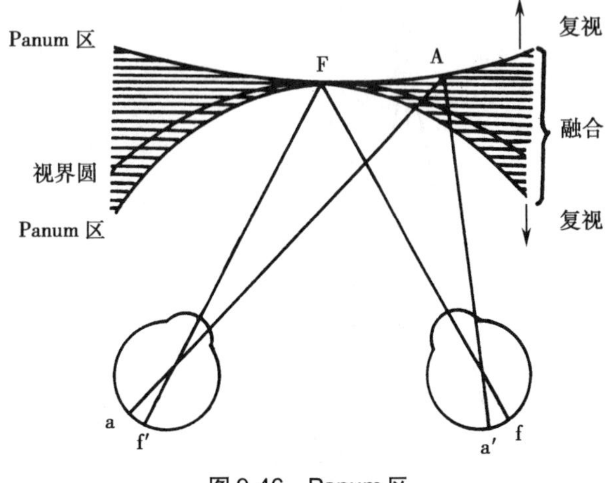


图 9-46　Panum 区

## 第五节　视空间和双眼视差

### （一）视空间与实际空间

在幼儿的发育过程中，其对自身活动范围内的空间辨认，先通过视觉信息开始，然后由于视觉和听觉信息的结合才建立起良好的对空间辨认能力。临床上将我们认识的空间称为视空间或生理心理空间，将作为刺激存在于外界的空间称为实际空间或物理空间。人的空间知觉并不完全随着物理特性发生了变化而变化，常常是外界对象的物理特性发生了变化而人对外界的知觉状态却仍是相当稳定的，这种能力称之为知觉恒常性。但这种知觉也并非永远可靠，在特定的情况下也会出现各种错觉，这是因为视空间与实际空间之间存在着复杂的对应关系，它不仅会因视觉系统的各种机制而发生畸变，也可因其他感觉系统和经验的影响而发生错觉，上述的生理复视就是一个例证。

### （二）双眼视差

我们在观察一个立体物体时，用两眼去看它，就好像用两部照相机并排给一个物体摄影似的，相片看起来几乎一样，如果仔细观察就会发现，两张照片并不是绝对地完全相同，因为用的不是同一部照相机从一个位置上用同样条件所照的。同样道理，我们两只眼睛所看到的外界物体，在眼内结像而又传至中枢融合为一个影像，也不是恰好完全相同的，因为它不是一个独眼，而是两眼从不同角度来看外界物体的，例如左眼看到物体的左边部分多一些，右眼看到右边部分多一些，如图 9-47 所示。

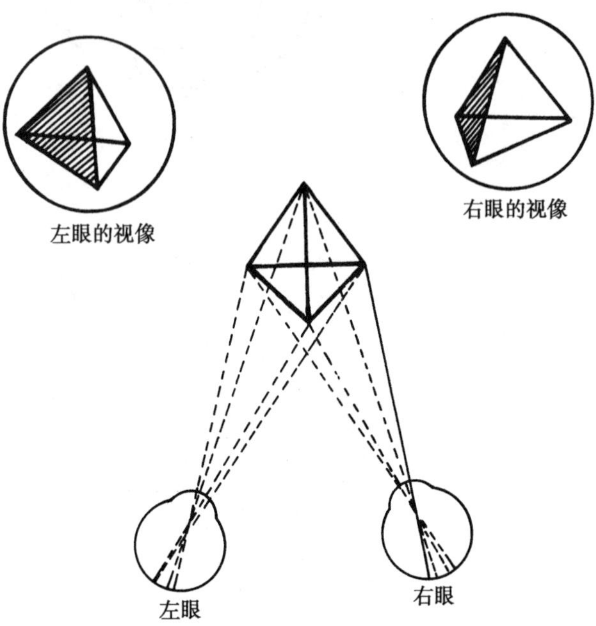


图 9-47　左右眼看同一物体所获不同的物像

在两眼视网膜上分别感受着不完全相同的刺激，形成双眼视觉上的差异，这就叫双眼视差（binocular disparity）。由于我们大脑中枢有一种独特的功能，可以将所接受的轻微不同（由双眼视差所致）的两眼物像很好地融合为一个物像，便产生了立体视觉（图 9-48）。

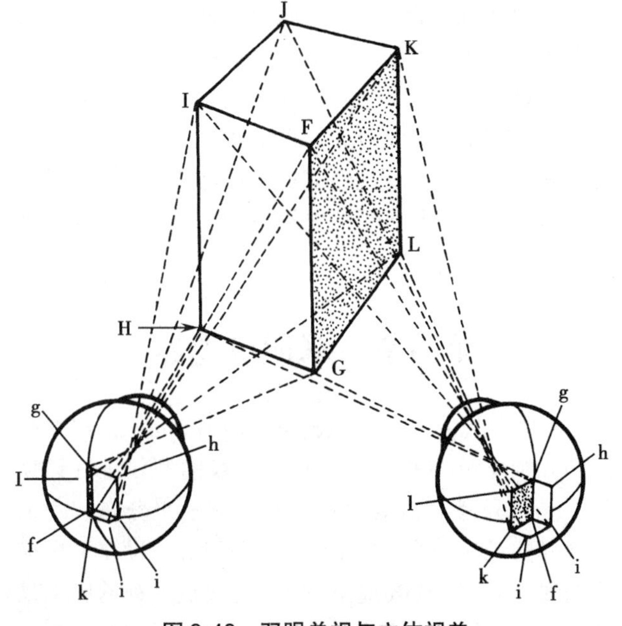


图 9-48　双眼单视与立体视差

视差是客观的物理现象，属于深度信息，如图 9-49 中，有一个视网膜的刺激点距中心凹较近，另一个视网膜的刺激点距中心凹较远。距中心凹较近的刺激点在视网膜的鼻侧，产生非交叉视差，离中心凹较远的刺激点在视网膜的颞侧产生交叉视差。头位垂直，因瞳孔距离的存在，两眼在水平方向上有一定距离，当远于或近于注视点的物体结像在视网膜上所形成的视差也是水平方向时，称为横向差异。此横向视差形成深度视觉。两眼视网膜上下方向的视差称纵向视觉，其对深度知觉的形成无关紧要。深度知觉包含立体视与远近感。

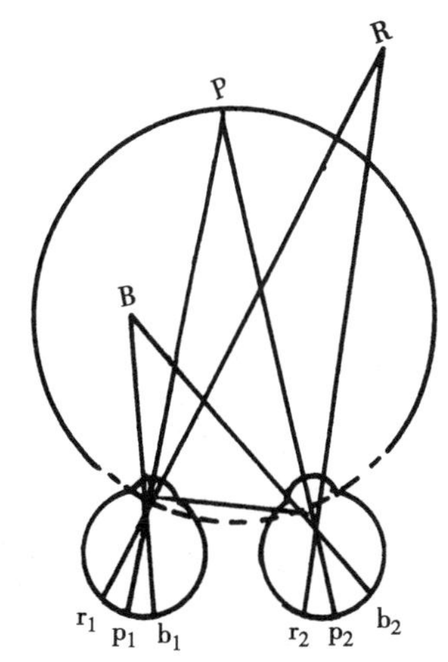

图 9-49　不同距离物体的双眼视差

## 第六节　立 体 视 觉

立体视觉是双眼视觉的高级部分，为由双眼水平视差引起的深度知觉。人双眼所获得的信息有一种很有趣的现象，对左右眼结像不同的物体不能形成双眼单视。用水平视差的图形刺激左右眼时，一眼发生抑制，只显示另一眼的影像，此眼常是主导眼。当两眼物像发生融合时，常是先用主导眼将注视物盯住，然后非主导眼再配合上来，形成同时知觉，或者两眼物像交替出现，呈一种竞争状态，即视网膜斗争。

Weatston 于 1938 年发明了立体镜，利用立体镜的效应，也可由二维空间图像产生立体视觉，使图像有些成分结像于视网膜对应点上，以形成参考的轮廓，再以水平方向图像的分离差使其产生立体视觉并可用其做相对的深度定位。这也是实际空间与视空间的区别的另一个例证。再如用立体镜，使每只眼看一套三个同心圆的图片，两侧黑点作为标记，如果三个圆融合则黑点左右各一个，如果将内圆朝向大圆的内侧移动，就产生一个颞侧的视差，看起来内圆在外圆的前方。如果将内圆朝向大圆的外侧移动，就产生了鼻侧视差，看起来内圆在大圆的后方。内圆移动的距离越大，就感到被定位的外圆越向远离，其深度效应也越大，其横向视差也大（图 9-50）。

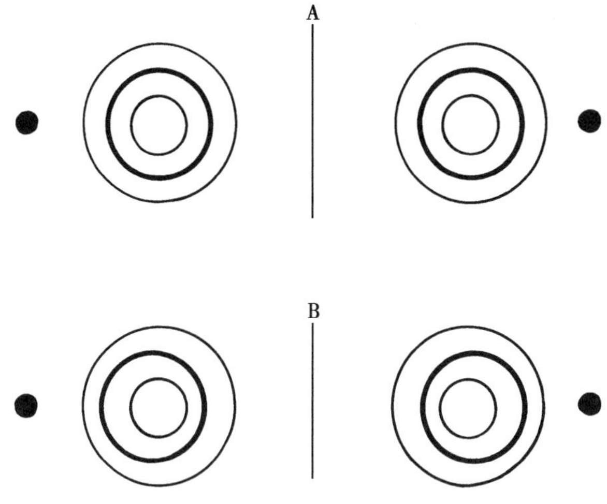

图 9-50　同心圆移动产生立体视

Julesz 用与一般立体像不同的随机排列图形，即一对图形相似，只是有一个区域双眼视差成分被其错开，在随机点之内，用单眼不能查出这一区域。当用立体镜或红绿补色的眼镜双眼注视时，便产生立体视觉并可以定量。立体视觉的锐度是由双眼视差角的最小可辨阈决定的。对不同刺激的反应有它的限度，超越其视差限度就不产生立体视。视锐度与立体视锐度有关，粟屋忍、王利华等的研究结果表明单眼视锐度降低较双眼视锐度对称性降低，更易引起立体视的障碍。

仅有单眼的人可凭借平日生活中累积的经验、物体的大小、远近和产生的阴影等线索获得深度觉，但这些远不能与双眼视差所引起的精确完善的立体视相比拟。

## 第七节　异常双眼视觉

婴幼儿如有妨碍双眼视觉发育和建立的因素，如斜视、屈光参差、屈光异常、眼外肌及其他神经病变等就可以发生复视、视网膜对应异常及注视异常等现象。它的后果可以概括为两方面，一方面为知觉性代偿通过视觉抑制和建立异常视网膜对应关系来达到清除复视和混淆视，另一方面为通过运动性代偿，改变肌肉的紧张力或借助于代偿头位及加大复像间距离以避免干扰。总之，这些都属于人类适应生活环境所利用一种生理功能。

## 一、复　视

从对视网膜对应关系和对应点的了解，已知不能结像在双眼视网膜对应点的物像是产生复视的原因。复视可分为：①单眼复视与双眼复视；②生理性复视与病理性复视；③同侧性复视与交叉性复视；④调和性复视与非调和性复视；⑤合理复视与背理复视；⑥共同性复视与非共同性复视；⑦暂时性复视、间歇性复视、持续性复视；⑧可接受的复视与不能接受的复视。

## 二、视觉抑制

在双眼视觉活动中出现一眼视网膜功能全部或部分被另一眼压抑现象，称为视觉抑制。显斜而无复视的情况即属于斜视眼被抑制现象。一般抑制发生在与健眼中心凹相对应的斜视眼视网膜非对应点处，以避免复视，同时还抑制斜视眼的中心凹，防止出现混淆视。这两个抑制暗点有相连接的，也有分离的，内外斜视的各自暗点以分离者为多。抑制形成有机动性、固定性和中心旁注视性。机动性抑制见于间歇性外斜视，抑制在斜视时出现，正位时消失，交替性斜视也是如此。这种抑制状态如持续性存在则呈习惯性。当斜视变为单眼恒定性时，则抑制变为固定性，此时如遮盖健眼，用斜视眼注视，其抑制亦不消失，说明已形成为斜视性弱视。内斜视患者中有发生特异的抑制暗点者它恰好在视乳头生理暗点部位（10°～18°）称为Swam盲点现象。

## 三、混 淆 视

如图9-51所示，右外斜视患者（右内直肌麻痹）注视前方目标时，目标在左眼黄斑中心凹结像，又在右眼的黄斑中心凹颞侧一点上结像。如为正常视网膜对应关系，则于两眼视网膜非对应点上的结像，向各自的视空间方向投射（不同方向），因而发生复视。另一种情况是两眼各自中心凹的结像，由于外斜，不是同一个目标的结像，而是两个目标的结像向相同的视空间投射，出现感知为两个不同影像相重叠的现象，这是混淆视。即两眼的黄斑中心凹接受了两个不同的影像，如右眼接受的是十形影像，左眼接受的是O形影像，向视空间相同场所投射，则感知为⊕形印象。如果斜视患者无此现象，也无复视，空间只有一个影像，则该眼已形成了视觉抑制。又如图9-52：右眼内斜视，左眼为正位眼，注视正前方汽车时，它的结像不在右眼黄斑中心凹而在它的鼻侧，中心凹的注视方向是向着行人的位置上，此时在视空间可产生两个印象：①为复视，②为混淆视。

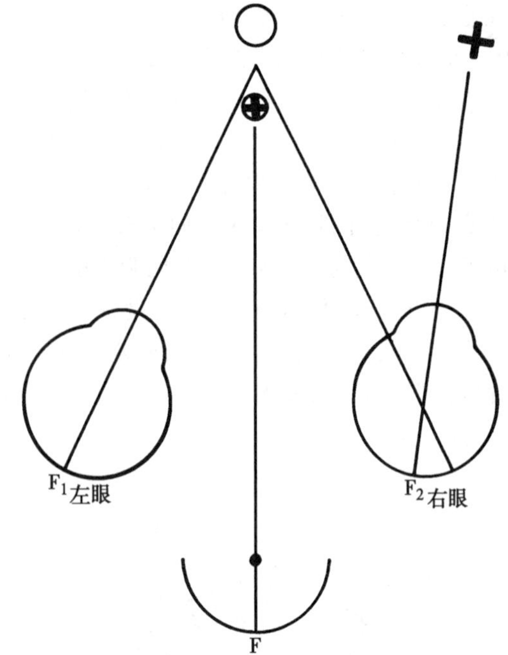

图9-51　右眼外斜视出现混淆视的说明

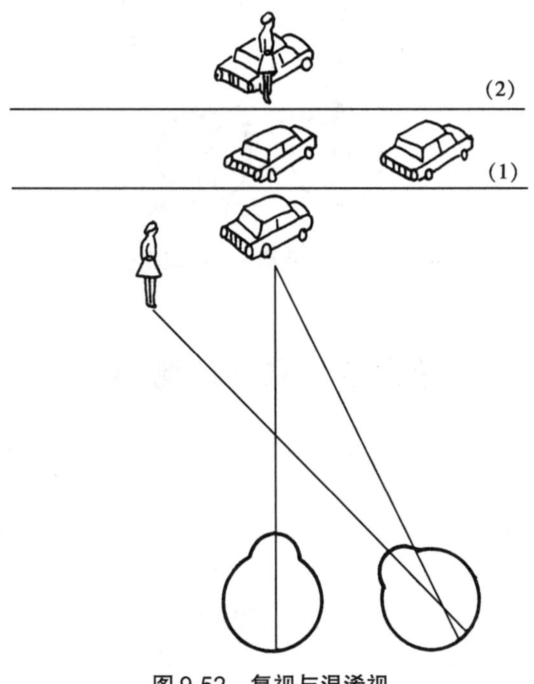

图9-52　复视与混淆视
（1）复视　（2）混淆视

## 四、异常视网膜对应

两眼有相同视觉方向的视网膜各成分称视网膜对应。两眼视网膜相对应部位持有共同性视觉方向者为正常视网膜对应，不持有共同视觉方向者为对应异常，其中两眼视网膜非对应点持有共同视觉方向者为异常视网膜对应。图9-53为正常对应与异常对应的示意图。

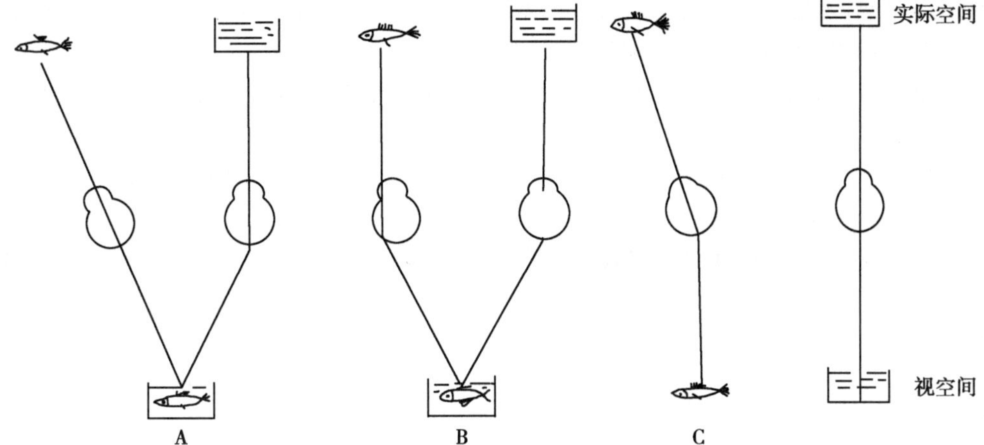


图 9-53 斜视视网膜对应和实际空间与视空间

A. 正常视网膜对应外斜视 B. 异常视网膜对应外斜视 C. 对应缺如外斜视

在不持有共同视觉方向中也有对应缺如者。异常对应者中，当异常角与实际空间的斜视角一致时即为调和性异常对应，不一致时为不调和性异常对应（图 9-54），如正常对应与异常对应同时存在则为双重对应。

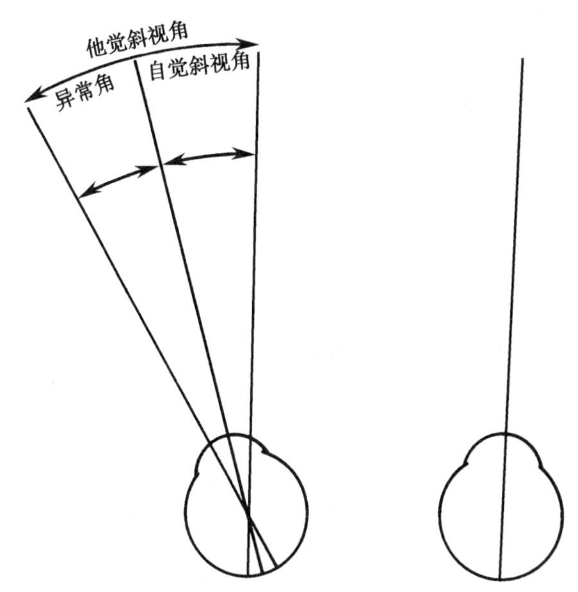


图 9-54 不调和视网膜异常对应

## 五、注视异常

不论注视远方或近处目标，其视线的交点总是相交于目标上，结像在黄斑中心凹。用中心凹注视的功能称中心注视。如果一只眼用中心凹注视目标，另一只眼用中心凹以外注视目标，称中心旁注视。注视又根据其视网膜作注视点的部位，分为中心凹注视、旁中心凹注视、黄斑注视、旁黄斑注视、周边注视及游走型注视。

视网膜感受器有两种功能。一为知觉，黄斑部，特别是中心凹，只与中心视力有关，其他部位的感受器与周边视力有关，其功能甚低。另一种功能为空间感知能力，各个感受器接受的刺激皆向一定的空间投射，亦称投射觉。如单眼发生抑制，视力虽减退，但单眼定位投射功能未发生变化，仍能中心注视。当黄斑部视觉功能障碍逐渐加深，则其视网膜空间，感知能力发生变化，引起中心凹以外视网膜感受器代替中心注视的能力，成为中心旁注视。实际上正常眼位注视目标时也并非毫不动摇，而是处于不断地微动状态，因在 Panum 区内因而仍保持融合。如果这种微动或视网膜中心凹结像的微小移位在单眼上扩大，但不超越 Panum 区，仍可融合，则称此为单眼注视差异（fixation disparity）。病理的注视差异的范围更大，为与生理性者相区别而称其为注视差异综合征。隐斜者常伴有注视差异，从安静眼位能引起集合或散开运动，也是不允许生理注视差异再继续扩大的机制所引起。

Ogle 等解释了这种性质并提出注视差异这个术语，将这种独特的现象结合调节和集合做过相关的研究，如图 9-55，距 40cm 处置一有视标的屏幕，屏幕的周边

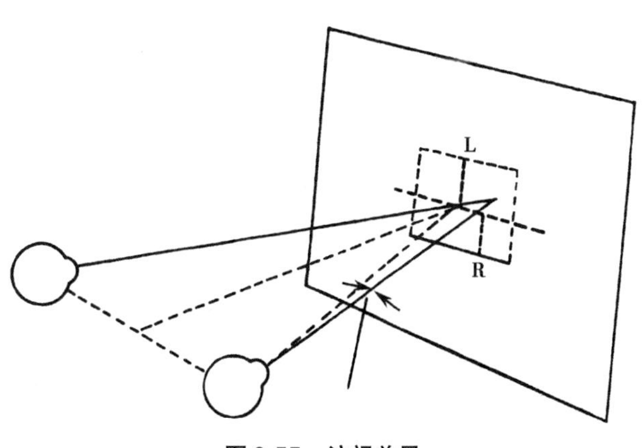


图 9-55 注视差异

部含有相同的视觉信息，双眼都看到的相同信息可以被融合。在屏幕的中心放置两眼垂直的试验线，右眼仅能看到低的一根，左眼仅能看到高的一根，其中有一根是可调的，以便在实验中进行调整。被检者调节上下两根线，使其相一致，此时上下线的实际位置差异即为注视视差的量。其分开距离的值甚小，仅为10分视角左右。注视视差的量，伴随集合眼的调节量时有变化故从注视视差可求出集合与调节的关系，即测量AC/A比率。

## 六、融合及立体视觉障碍

融合是将两眼所看到的影像传到大脑视中枢，后将同时接受的两眼影像，综合加工处理而融合为一的功能。融合是在同时视的基础上又进一步将双眼视网膜对应点上的结像综合为一个完整印象的功能，是属于反射性的在融合发育和巩固过程中建立起足够的融合范围，这对协调眼肌平衡关系是非常重要的。融合很容易受干扰而出现异常或障碍。若一眼出现偏斜，则将失去正常融合功能，可能全然丧失，也可能有时存在，有时缺如，间歇性外斜视就有这种情况。异常视网膜对应的出现也说明两眼具有极大的融合能力。当然，异常视网膜对应并不是正常融合，而是一种异常的融合现象。形成异常融合或间歇性融合是一种严重的双眼视功能障碍。

两眼视网膜结像，除注视点于两眼黄斑中心凹对应外，其余视网膜各点亦完全对应，此时，所感知的为二维（左右、上下）空间感觉，即平面感觉。如果从中心凹处有极微小的不相对应各点注视目标时，这种微小的差异因Panum区的存在，将两个具有视差的二维物像，经大脑加工处理、重叠、分析、综合为三维空间感觉，即立体视及深度觉。后者主要是根据生理复视判断出的感觉，其他如集合、调节、光线投影、视角的大小等因素等亦参与其中。依靠双眼视觉判断外界物体的远近和立体视，皆从外界物体各点距离远近的数量变化所引起。双眼若存在深度感障碍，当然就失去了立体视功能，也就无法精确地判断物体的凹凸、深浅、高低和远近，因而无法从事精细工作和驾驶交通工具的职业。

（孟祥成）

## 主要参考文献

1. 王利华等. 视锐度降低对立体锐度的影响. 中华眼科杂志，1990，26：76.
2. 刘家琦等. 弱视和立体视. 中华眼科杂志，1985，21（增刊）：3.
3. 张龙禄. 473名正常学龄前儿童立体视锐度测定. 中华眼科杂志，1984，20：150.
4. 孟祥成等编著. 斜视弱视学. 第2版. 哈尔滨：黑龙江人民出版社，1982，79-87.
5. 孟祥成编著. 儿童视力不良与斜视. 哈尔滨：黑龙江人民出版社，1988，42-53.
6. 荆其诚等著. 人类的视觉. 北京：科学出版社，1987，119-130.
7. 赫雨时编著. 临床眼肌学. 上海：上海科学技术出版社，1963，15-30.
8. 赫雨时编著. 斜视. 天津：天津科学技术出版社，1982，30-39.
9. D. 奥托森著，吕国蔚等译. 神经系统生理学. 北京：人民卫生出版社，1987，286-296.
10. Burian-von Noorden. Binocular Vision and Ocular Motility, Theory and management of strabismus. 3rd Edition. the CV Mosby Company，1985，61-68.
11. 大塚任，他编集. 临床眼科全書. 第1卷. 眼機能Ⅰ. 第2版，東京：金原出版株式会社，1969，221-231.

# 第四章 斜视弱视临床检查

一份完整斜视病例的采集与详尽分析是临床循证医学的基本要素和取得理想或预期治疗效果的重要前提条件，其结果必然受益于患者及疾病的准确诊断、分型、治疗方案设计、治疗效果评估等方面。斜视与弱视多属视觉发育异常性疾病，以婴幼儿时期发病为多见，对眼科医生而言，具有一定的专业特殊性，系统、全面、规范地掌握该专业检查方法，对开展、从事本专业工作有着非常重要的临床实际意义。

## 第一节 病　　史

1. 发病年龄　斜视多在婴幼儿时期发病，但很多患者的初诊时间往往在长大成人以后，而询问其相对准确的发病年龄与斜视的诊断分型密切相关，有时需要询问家长或其他家人或提供既往照片得到相关有用信息。

2. 发病特征　在各诊断类型的斜视中，往往都有其典型的临床表现特征，这些特征有时患者或家长自己就能发现，主动告诉医生，有些则需要医生的问诊而获得。例如，斜视是恒定性的还是间歇性的？斜视是在视远时还是在视近时发生或视远、视近都发生？斜视是单眼的还是双眼交替性的？斜视是否在注意力不集中或疲劳时发生？斜视儿童户外活动时喜欢闭上一只眼或主诉有复视等。在采集病史的同时，医生要善于观察患者的行为，如有无头位、头的运动、注意力和运动的控制能力等。

尽管有时病史资料与医生后来的检查可能会不完全一致，但这些资料的获得对医生的诊断仍然是至关重要的。

3. 既往史　注意斜视有无发病诱因，有时外伤、发热、惊吓等往往是儿童斜视的发生诱因，而非直接原因，注意与麻痹因素相鉴别。也要关注既往的治疗史，包括弱视治疗、眼镜矫正、缩瞳剂的使用、正位视训练、眼外肌手术等，详细询问既往治疗的具体方案和效果。除斜视相关病史以外，还要了解其他全身及眼部疾病史，一些婴幼儿时期发生的眼病可以导致知觉性斜视，如先天性白内障、白化病、先天性视神经视网膜疾病等，还有一些中枢发育异常性疾病也可伴发斜视，如脑瘫、脑发育不良等。

既往有无药物过敏史、甲状腺或神经眼科病史、手术麻醉史、斜视家族史及其他眼病史等都应记录。

对于儿童，母亲的怀孕史及健康状况、儿童的出生胎龄、出生体重及每个发育阶段的情况等都是重要的临床资料。

4. 家族史　一些类型斜视存在家族遗传性，采集病史时应询问其直系亲属如祖父母、父母及兄弟姐妹尤其同卵孪生子等是否患有相关疾病，近亲婚史等，对有明确家族遗传倾向者，如先天性脑神经异常支配眼病和先天性眼球震颤，必要时还应询问其远亲如叔、姑、舅、姨及表亲等相关情况，绘制家族图谱，必要时进行遗传学基因检测。

## 第二节 婴儿及儿童的视力检查

斜视弱视检查总体分为知觉功能检查和运动功能检查，其中视力及屈光状态检查是一项重要的知觉功能检查，两种检查往往同时进行综合评估。视力检查包括裸眼视力和矫正视力，屈光状态检查根据睫状肌功能分为动态和静态检查，后者是在睫状肌麻痹下进行。准确的视力及屈光状态的检查评估对斜视、弱视的诊断分型、治疗方案设计和效果评估至关重要。

婴幼儿视力检查具有一定的特殊性，为避免重复本章节对常规成人视力检测方法不再一一介绍。

婴幼儿在不同的生长阶段由于年龄和智力发育的不同，视力属性及检查方法往往不同，一般新生儿或婴儿早期为觉察视力，如局部对比敏感度检测，探查其对周围事物的觉察注视能力；婴儿为分辨视力，如OKN、PL法；幼儿为认知视力，如图形或字母视力表；儿童为认知及空间分辨视力，如游标视力等。

## 一、觉察视力检测

是一种非定量的婴幼儿视力评估方法，包括注视及追踪注视能力、注视性质及注视稳定性的检测。常用方法有：

1. 注视及追踪注视　分别观察两眼的注视反应，主要用于评估婴儿有无注视能力、可否追踪注视、注视性质是中心注视或是偏心注视、注视稳定性如何，由此来粗略判断其双眼视力是否相近及视力好坏。

检查时检查者右手执手电筒或活动玩具，左手固定婴儿头部，同时以左手大拇指分别挡住婴儿的左眼或右眼，观察另眼能否注视眼前的物体、是否为中心注视或偏心注视、稳定注视或摆动、游走注视，能否随被注视物体的移动而作追随注视运动等，可对注视的三个要素进行评估并记录：①注视性质（中心注视、偏心注视）；②注视稳定性（稳定、不稳定）；③注视持续时间（持续注视、非持续注视）。例如挡住右眼时左眼能注视物体而挡住左眼时右眼不能注视或偏心、不稳定注视，经数次测试均属如此说明右眼视力差，此时应注意观察其瞳孔光反射，扩瞳作眼底及屈光检查（图 9-56）。

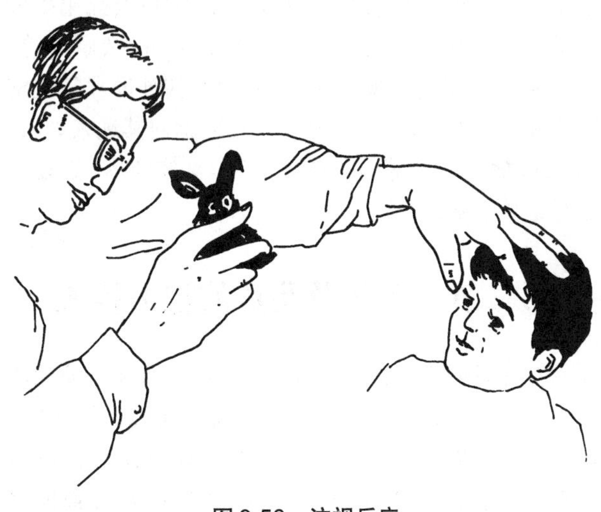

图 9-56　注视反应

2. 遮盖厌恶试验（拒绝遮盖试验）　对于有斜视的婴幼儿，如果斜视眼不能保持注视，转换注视眼，表明有明显一眼的优势注视选择，两眼间存在视力差，非优势注视眼存在弱视的可能，对于语前儿童此观察很重要。有时，当优势眼被遮盖后，可以观察到患儿的躲避或挣扎动作，试图躲开遮盖板，而遮盖另一眼则不会出现这种现象，表明此眼视力差，这就是经典的遮盖厌恶试验。

3. 垂直三棱镜试验（vertical prism test）或斜视诱导试验（induced tropia test）　对眼正位或小角度不易观察的斜视儿童，还可通过斜视诱导试验（induced tropia test）做两眼注视能力的评估，即于一眼前放置一个基底向上（BU）或基底向下（BD）的 10～15PD 的三棱镜，诱导产生垂直斜视，或两眼交替放置一个基底向内（BI）的三棱镜，诱导产生内斜视，由此通过分离的注视行为评估其两眼是否存在维持注视能力，如果有明显一眼的优势注视选择，则表明非优势注视眼存在弱视。

方法：让患儿双眼注视一个目标，20～25PD BI（也可用 10PD BU）的三棱镜置于一眼前。若该眼（置三棱镜的眼）发生诱导的偏斜，继续注视同一目标，则说明该眼可维持注视。三棱镜再置于另一眼前（仍为底向内），若患儿双眼可交替注视，则该眼也会发生诱导偏斜，维持注视这一目标。若患者有注视喜好、或该眼视力不佳、注视不良等，则不会发生诱导偏斜，仍维持另眼注视。

避免应用基底向外（BO）的三棱镜，由于集合的作用会干扰结果。若有上睑下垂，避免用 BD 的棱镜（由于患儿常伴有上转缺陷）。

## 二、分辨视力

1. 视动性眼震（optokinetic nystagmus，OKN）　利用视觉运动反应，观察幼儿对运动着的视觉刺激做出的正常的慢速、连续追随运动的同时还会有快速、自主、重新固视的扫视运动来评估婴幼儿的视力。

婴儿取坐位或仰卧位，检查者面对患儿手持表面呈黑白相间垂直条栅的纹状鼓，诱导患儿向前注视该鼓，当检查者将鼓向右方沿鼓轴旋转时，可诱导患儿产生双眼水平震颤，快相向左；鼓向左旋转时，震颤快相向右。能引起眼球震颤的条纹越细表明视力越佳，理论上可根据条栅宽度形成的视角推算出 Snellen 视力值。目前临床上采用的宽条栅纹鼓作快速婴儿视力评估，估计视力至少为 0.05（图 9-57）。一般可用于观察 4 个月～1 岁左右的婴儿视力。

2. 选择性观看法（优先注视法，preferential looking，PL）　基于婴儿倾向于注视带有图像的画面而非无图

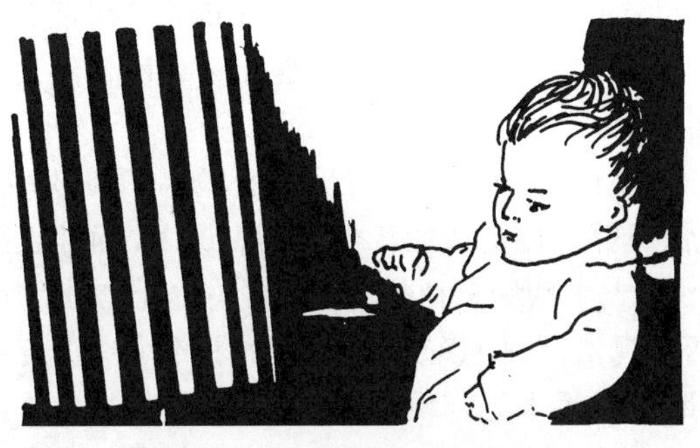

图 9-57　视动性眼球震颤试验

像的均匀面，因此利用各种不同空间频率（宽度）的黑白条栅画面，来观察婴儿的注视反应，称为选择性观看法检查（preferential look-ing，PLpreferential look-ing，PL）。检查方法是：以大的灰色纸板作屏幕，置于婴儿前方及两侧，中央开一窥视孔。在窥孔的左右各17cm处，开一9cm的图像呈现孔，在屏幕后有一转轮，装有成对的黑白条栅画面与灰色无图像卡片，可随机在一侧呈现条栅，另一侧呈灰色卡片。婴儿坐在家长或医务人员的腿上距窥视孔31cm，固定婴儿头部。检查者由幕后经窥视孔观察并记录婴儿注视反应。每画面作10次测试。开始用宽条栅，然后分别换转窄条栅测试。根据能观看的最窄条栅推算出Snellen视力值，测试成绩以能对诊断条栅正确反应达75%为及格（图9-58）。

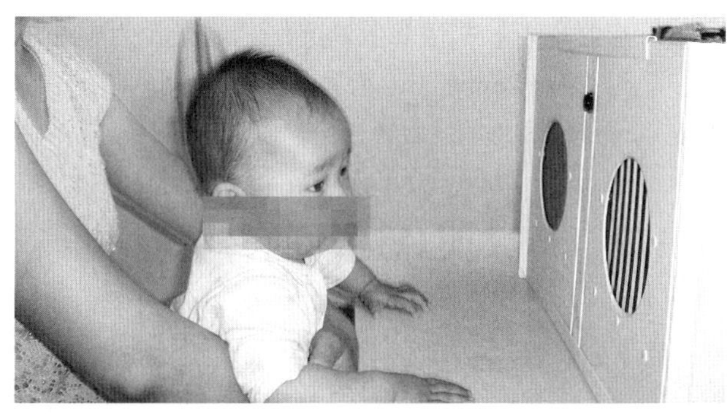

图9-58 选择性观看法

## 三、认知视力

学龄前及以上的儿童可以使用E视标、字母、数字或图形符号等主观认知视力表检测视力（图9-59）。但在使用E视标检测视力时，有些儿童即便视力好，也会搞混左右方向，此时可让其用手指指明字母E的方向。使用Snellen字母或数字检测时，要求被检测的儿童能够认识并说出每个字母或数字，而HOTV视力表或LEA图形视力表可用通过配对的方式更容易操作。如果可能，采用整行视标或拥挤条栅围绕的单个视标可以避免弱视眼视力的过高评估，单个视标检测常会出现此种情况，单个视标仅用于不能配合其他视标检测的儿童。Allen图形视标不能提供交互抑制作用（contour interaction），各视标成分的大小和宽度都不能保证视标设计的参考意义。

记录结果时医生应当注意记录采用的检测方法，以便于与其他时间检测时的方法进行比较。大多数小儿眼科医生认为Snellen视力最可信，其次分别为HOTV、LEA符号、E字母、Allen图形和注视行为。

LogMAR视标已被广泛采用，其采用最小视角的对数表示法，更有效和精确。

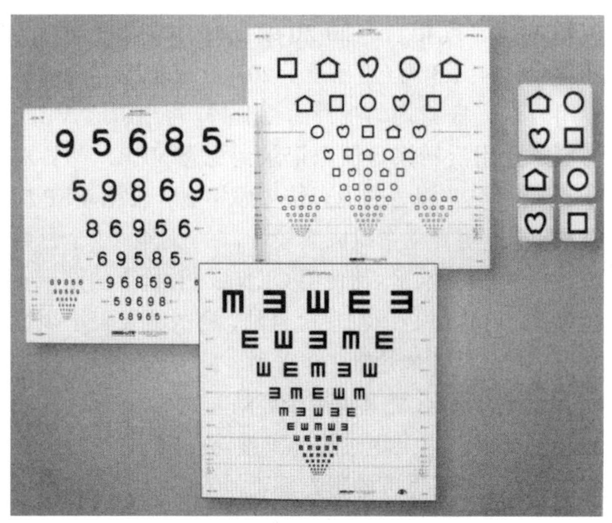


图9-59 儿童视力表

隐性眼球震颤的患者双眼检测的视力好于单眼遮盖检测的视力，当遮盖一眼检查另眼视力时，可诱发眼球震颤而影响视力，尤其以做远视力评估时为甚，此时应在未检测眼前放置一大于原屈光不正+5.0D的镜片进行雾视会很有帮助。

1. 图形配对视力　对2岁左右尚不能很好进行语言表达的幼儿可以采用此方法检测视力。检查时可鼓励幼儿将手中的图片与视力表或图册中的相同图形进行配对，记录能正确配对的最小图片并估算视力值。此方法可对幼儿的远、近视力进行评估。

2. 图形视力表视力　如Lea图形视力表和Allen视力表，也是一种主观视力检查。对3岁左右能对事物较好理解并表达的幼儿可采用此方法检测视力。

3. 字母或数字视力表视力　包括Snellen、HOTV、E字母和数字视力表。检测时，要求被检测的儿童能够认识并说出每个字母或数字，对4岁或5岁以上能对事物准确表达的幼儿可进行此类主观视力检测。

## 四、视觉诱发电位（visual evoked potential，VEP）

视网膜受到光或特定图形刺激后产生神经兴奋，其电活动通过视路传导到视皮层枕叶，诱发出生物电活动，经微电极技术和计算机技术处理并描记下来，生物电信号输入视觉生物电处理系统，经放大与叠加后使波形显示在荧光屏上。多数学者认为弱视患者的闪光VEP没有改变，图形VEP（P-VEP）是异常的。当反转频率不变，而空间频率逐步增加，即棋盘格逐步变小时可见P100波逐步变小，当棋盘格小到某一空间频率至VEP记录不到时称VEP视力的阈值。根据其前一挡的空间频率推算出单眼或双眼的Snellen视力值。

例如 30 周 / 度相当于 20/20 或 1.0；10 周 / 度相当于 20/50 或 0.4；1.3 周 / 度相当于 20/400 或 0.05。Marg 等使用方波光栅与均匀视野面相交替，得出瞬时 VEP，而 Sokol 用反转棋盘图像记录到稳态 VEP。两者对 2～6 个月婴儿视力的检查结果颇相似。根据 VEP 检查结果，说明视觉系统成熟较快，6 个月至 12 个月可达 20/20 或 1.0 水平，比使用 OKN 或 PL 检查的结果明显提高，后者属心理物理检查法，测试结果表示须待 20 至 36 个月才能达到 1.0 水平。此方法可用于弱视的客观视力测定，尤其可用于婴幼儿的视力评估。

由于视网膜上物像的清晰度对 VEP 的波幅会产生影响，一个屈光度的屈光不正，能使 VEP 波幅降低 15%～30%，所以检查时必须做屈光矫正。

总之，婴幼儿视力检测方法有多种，如表 9-2 列举了不同年龄各种检测方法的视力期望值：

表 9-2　儿童不同检测方法的正常视力

| 年龄（岁） | 检测方法 | 视力正常值 |
|---|---|---|
| 0～2 | VEP | 20\30（1 岁） |
| 0～2 | PL | 20\30（2 岁） |
| 0～2 | 注视能力 | CSM（中心、稳定、持续注视） |
| 2～5 | Allen 图片 | 20\40～20\20 |
| 2～5 | HOTV | 20\40～20\20 |
| 2～5 | E 视标 | 20\40～20\20 |
| ＞5 | Snellen 视标 | 20\30～20\20 |

## 五、注视性质检查

视力是诊断弱视及评估通常弱视患者视功能的一个重要指标，通常所指中心视力，是反映黄斑中心凹的视功能，中心凹处仅有视锥细胞，视锐度最高，偏离中心凹，视锥细胞逐渐减少，视锐度逐渐下降，资料显示中心凹 0.25° 以内视力为 1.0，0.5° 为 0.5，2.5° 为 0.3，5° 为 0.2，可见，注视部位不同视力不同，弱视治疗的方法和效果也不同，因此，在对婴幼儿作视力评估时通过注视性质的检查可以粗略判断其视力情况。

方法：检查者用直接检眼镜将带有同心圆图案的光斑投射到患者视网膜上，嘱患者注视同心圆中心的标志，检查者记录投射到视网膜上的同心圆中心标志与黄斑中心凹位置的关系。

根据同心圆中心标志与黄斑中心凹位置的关系，注视性质分为中心注视和偏心注视：

中心注视——黄斑中心凹恰好落在投射镜同心圆的中心标志中央 1° 以内。根据注视的稳定性可分为中心凹稳定注视和中心凹不稳定注视。

偏心注视——根据偏离同心圆的距离又分为：①旁中心凹注视——中心凹落在同心圆中心的标志外但在 3° 环内；②旁黄斑注视——中心凹落在同心圆 3° 环与 5° 环之间；③周边注视——投射镜同心圆落在黄斑边缘部与视盘之间，偏心＞5°；④游走注视——不能稳定注视同心圆的某一点。

对弱视患儿应进行注视性质检查，对其预后估计及指导治疗有重要临床意义。中心注视是弱视患者获得标准视力的基础，如果患眼不能转变为中心注视，则视力进步的可能性很小。旁中心注视可以是水平位的，也可以是垂直位的；可以是稳定性的，也可以是游走性的。一般来说，注视点离黄斑中心凹越远，弱视眼的视力越差。

检查时也可以采用角膜映光法判断是否为中心注视，但要注意 ±kappa 与偏心注视角的鉴别，前者角膜映光点一般双眼对称，后者视力明显低于正常。

# 第三节　眼球运动的客观检查

## 一、眼睑望诊

注意眼睑的形态及位置。若两眼睑裂宽度不同，应考虑睑裂窄的一眼有上睑下垂并鉴别是真性或假性。若一眼上直肌部分麻痹，该眼趋向下转时，可使睑裂窄于他眼，属假性上睑下垂。鉴别方法是遮盖他眼，使患眼注视前方或上方时可见上睑过度上提，睑裂加宽，甚至超过他眼，则说明非真性上睑下垂。根据 Hering 定律，患眼注视上方时上直肌过度神经冲动，导致正常的提上睑肌过度收缩所致。治疗应作右上直肌缩短，不应作提上睑手术。若上直肌麻痹兼有提上睑肌麻痹则上述试验无睑裂加宽现象。

若两眼向右看时左睑裂变窄，向左看时右睑裂变窄，应考虑 Duane 后退综合征。若张口、咀嚼时睑裂宽度有别应考虑 Marcus-Gunn 综合征。

有内眦赘皮的儿童常被误认为有内斜视，实际属假性斜视（pseudostrabismus），鉴别方法是遮盖试验。当单眼遮盖或交替遮盖试验时不遮眼无外展现象。

## 二、头位望诊

一般共同性斜视头位正常。若患儿有眼球震颤，其振幅与频率在各方位不同，甚至在某一方位震颤消失，视力提高者常出现头部偏斜。例如两眼向右看震颤消失常出现头部偏向左方。

眼外肌麻痹者为了避免复视，常出现头部代偿性偏位（见代偿性头位分析）。A-V 综合征患者向上方看时与向下看时斜视度差别明显，为了避免或减轻复视常出现头部上抬或下颌内收。例如 V 型外斜者经常头部上抬，借使两眼偏下以减少外斜度。V 型内斜者取下颌内收位，借使两眼上举以减少内斜度。

## 三、kappa 角测定

当眼球注视光点时角膜上的反光点经常位于瞳孔中心稍鼻侧约 3°～5° 称正 kappa 角。由于光轴（optic axis）与视轴（visual axis）间有一角度，黄斑 F 位于光轴后极点 B 稍颞方之故。临床上无法测定眼球中心 C，故无法测定 gamma 角（图 9-60）。同样无法测定节点 N，因此无法测定 alpha 角。临床上唯一能测定的是 kappa 角，这是瞳孔轴（瞳孔中心与角膜中心的联线）与 OP 线（外界光点与瞳孔中心的联线）所形成的角度，测定方法：

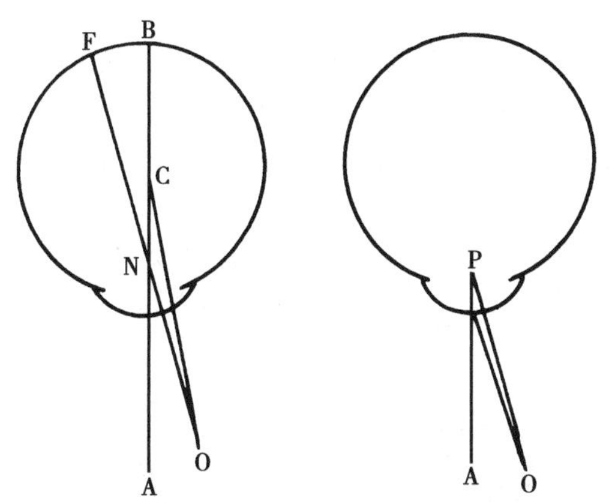


图 9-60 kappa 角测定

AB. 光轴 OF. 视轴 C. 旋转中心 N. 节点 ∠ANO 为 alpha 角；∠ACO 为 gamma 角 P. 瞳孔中心 AP. 瞳孔轴 ∠APO 为 kappa 角

### （一）角膜反光点测定

被检查者位于弧形视野计前，嘱单眼注视光点，检查者用一眼沿 OP 线方向观察角膜反光点，若见在角膜中央鼻侧，嘱患者不动。检查者向颞侧移动光点至反光点位于角膜中央为止。由视野计弧臂刻度读出移动的度数。

### （二）同视机测定

以特制的 kappa 测量图片插入同视机中。该片自右至左排列 9 种动物，间距为 1°。嘱单眼注视图片中央动物若见角膜反光点位于角膜中央的鼻侧，嘱逐一说出鼻方各动物名称，例如小鸟、小猪、蝴蝶、小猫……注意角膜反光点的移动，若注视小猪时角膜反光点位于中心，说明正 kappa 角为 2°。

偶尔角膜反光点位于角膜中央的颞侧，称负 kappa 角。若 kappa 角较大，外斜者显得斜视度更大，内斜者显得斜视度较小。凡采用角膜光点测量斜视度时必须考虑此值。外斜者减去此值，内斜者增加此值，以免手术后外斜过矫，内斜手术后不足。对于一眼有弱视而要求美容时，术者可不必考虑此值。

## 四、注视眼位（position of gaze）

原眼位（primary position of gaze）或称第一眼位，是指头正位，眼向前平视无限远的目标时的眼位。距离在 20 尺（6 米）远可认为是无限远。

基本眼位（cardinal positions）是指六个注视眼位，用来分析两眼的配偶肌运动功能，即一眼的主动肌或另眼的配偶肌的作用方向，包括水平向右、水平向左（也称水平第二眼位）；右上、左上、右下、左下（也称第三眼位）。

中线眼位（midline position）是指眼由原眼位垂直向上、垂直向下注视时的眼位。这两个眼位有助于评估眼上转或下转的功能，但不能孤立地分析一条肌肉的作用，因为此眼位是由两条上转肌或两条下转肌共同完成的。可用来评估双眼上下转时是否存在水平非共同性运动，即 A-V 型斜视。

诊断注视眼位是指九个眼位：六个基本眼位、正上、正下眼位及原眼位。对于垂直斜视，诊断眼位也包括头向右和向左倾斜眼位。有几种图示法记录各诊断眼位和眼球运动的检查结果（图 9-61，图 9-62）。

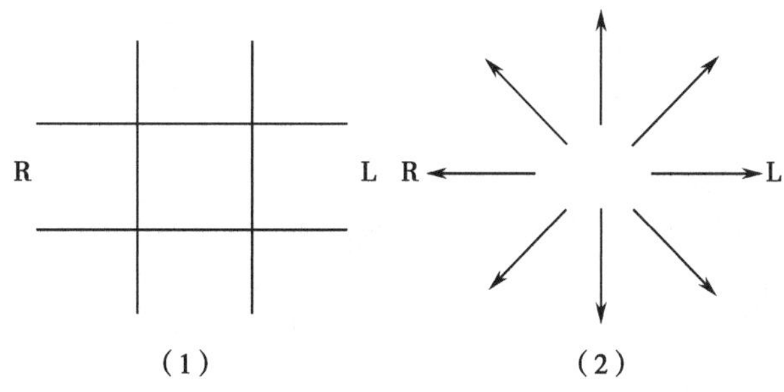


图 9-61 诊断眼位表示法

检查单眼的眼球运动、双眼协调运动及黄斑注视功能都需要进行遮盖试验。但如果患者不能维持稳定注视，则不宜通过遮盖试验判断斜视及斜视度数。

在测量斜视角度时需要联合应用三棱镜。在患者眼前放置三棱镜进行检查时，应将三棱镜的尖端朝向眼位偏斜的方向，即内斜视用基底向外的三棱镜；外斜视用基底向内的三棱镜；上斜视用基底向下的三棱镜。1m 远的物像通过三棱镜后移位 1cm 为一个三棱镜度（prism diopter，PD），记录为 1PD 或 $1^{\triangle}$。

测量斜视度时需使用适当的调节性视标，调节性

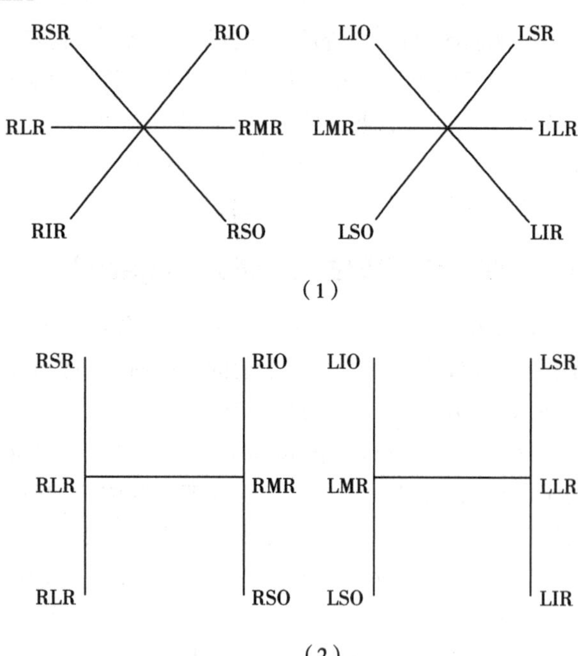


图 9-62　配偶肌运动表示法

视标是指有精细细节的视标（如图案、字母等），眼睛通过精确的使用调节才能看清楚。如果不使用调节视标，会影响所测量的斜视度的准确性。对成人斜视患者来说，无论看远或看近，最好的调节性视标是视力表上接近其视力阈值的那一行的字母。年幼患儿，看近的调节性视标为有精细细节的图画视标（图 9-63），看远的调节性视标为儿童动画录像片或发音玩具。

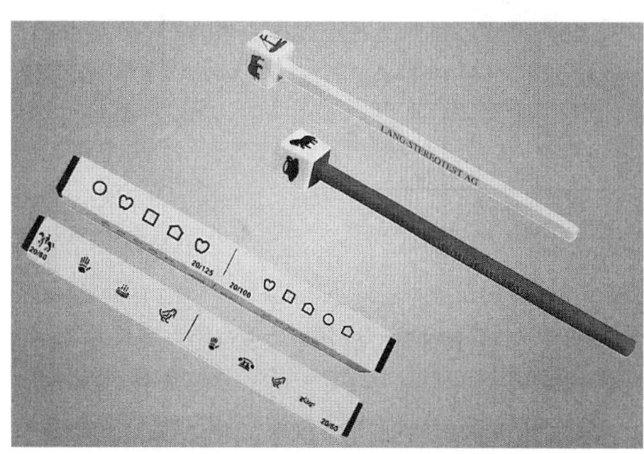

图 9-63　儿童近用调节视标

遮盖试验可以分为：单眼遮盖 / 去遮盖试验、双眼交替遮盖试验、三棱镜 + 交替遮盖试验、双眼同时三棱镜 + 遮盖试验。操作时分别进行远、近注视检测。

1. 单眼遮盖 / 去遮盖试验（cover-uncover test）　是一种简单而又重要的检测方法，不需患者回答问题，不考虑 kappa 角（垂直于瞳孔中心的直线与视轴之间的夹角），但要求两眼黄斑注视。此检查用来检测显斜视、鉴别隐性斜视和显性斜视，不适合旋转性斜视及麻痹性斜视的检查。当遮盖一眼时，检查者要仔细观察对侧未遮盖眼的运动，如果存在运动，表明未遮盖眼有显性斜视；如果未遮盖眼无运动，此时观察遮盖眼，遮盖眼当去除遮盖时存在一个运动，表明遮盖眼有隐性斜视，是由于双眼融合功能被阻断所致。隐性斜视的患者在遮盖试验的前后，眼位是正位的。有些时候，延长遮盖时间会诱导出显性斜视。具体方法如下：

（1）遮盖试验：令患者注视 33cm 或 6m 处的视标，用挡眼板遮盖患者一只眼，观察另一只眼（未遮盖眼）的运动情况，如出现运动，说明患者有显斜。根据眼球运动方向可判断显斜类型：如非遮盖眼由颞侧向鼻侧运动，则说明为外斜视；由鼻侧向颞侧运动，则说明为内斜视；右眼从上方向中间移动，左眼从下方向中间移动，称为右上斜视；反之为左上斜视。一般记录下移眼为上斜视眼，而不记录另一眼为下斜眼。以同样方法测试另一眼（图 9-64）。

（2）去遮盖试验：鉴别正位眼与隐斜视。以挡眼板遮盖一眼，另一眼注视前方 33cm 或 6m 的视标，然后突然移去挡眼板，观察被遮盖眼去遮盖后的眼球运动。

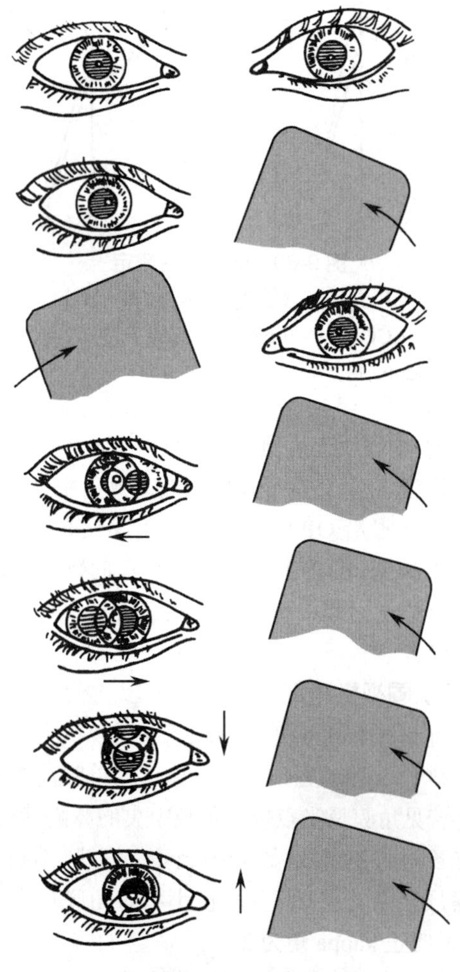

图 9-64　单眼遮盖试验

再以同样的方式测量另一眼。如双眼不动，则为正位眼。如两眼中一眼在去遮盖后出现运动，则为隐斜。如去遮盖眼由颞侧向鼻侧运动，则说明为外隐斜；由鼻侧向颞侧运动，则说明为内隐斜；右眼从上方向中间移动，左眼从下方向中间移动，称为右上隐斜；反之为左上隐斜(图 9-65)。

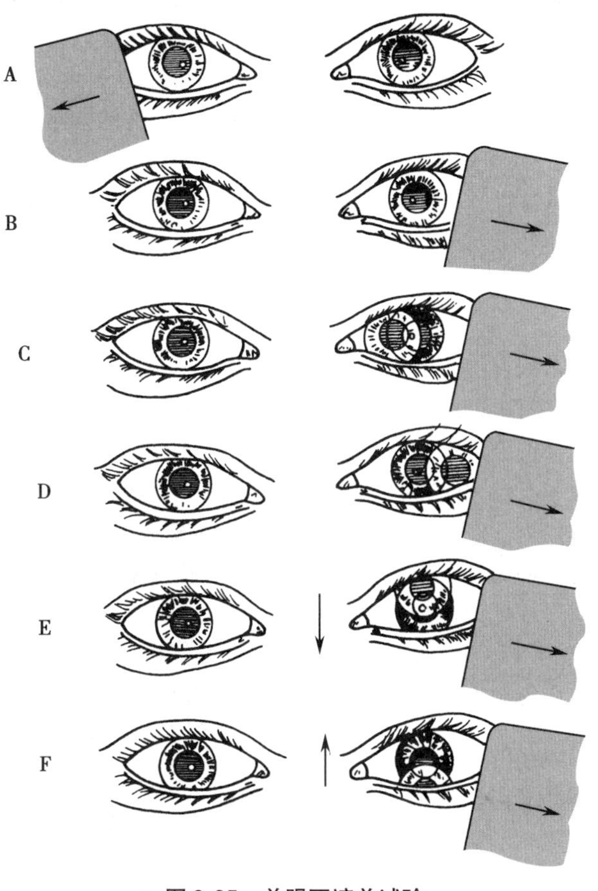


图 9-65 单眼不遮盖试验

2. 交替遮盖试验(alternate cover test) 令患者注视 33cm 或 6m 的视标。将挡眼板迅速反复交替遮盖双眼，观察非遮盖眼是否运动。如果双眼均无运动，则为正位眼。如果有运动，则表示有斜视。本试验的目的是完全打破融合，充分暴露斜视角。可以检测总的斜视，包括隐性和显性斜视，而不是分别检测隐性和显性斜视。检查时要检查远距离和近距离注视时的斜视。

3. 交替遮盖 + 三棱镜中和试验(prism and cover test) 上述交替遮盖试验是一种斜视定性检查，联合三棱镜可进行斜视定量检查，交替遮盖检查时发现有斜视，则可以通过眼前放置垂直或\和水平三棱镜，并交替遮盖双眼，中和眼球运动直至双眼不动为止，所放置的三棱镜度数即为测得的斜视的量。

具体方法：分别测量患者注视 5m 和 33cm 处的点光源或调节视标，并且双眼分别注视时的斜视角。于一眼前放置三棱镜(外斜：三棱镜底朝内，内斜：三棱镜底朝外，上斜视眼：三棱镜底向下，下斜视眼：三棱镜底朝上)，挡眼板快速交替遮盖双眼，观察眼球运动情况，改变三棱镜的度数直至眼球不动，此时三棱镜的度数即为斜视度数($1^{\triangle}=0.57°$，$1°=1.75^{\triangle}$)。有屈光不正者应测定戴镜与不戴镜斜视角。必要时可进行 9 个诊断眼位偏斜度的测量(图 9-66)。

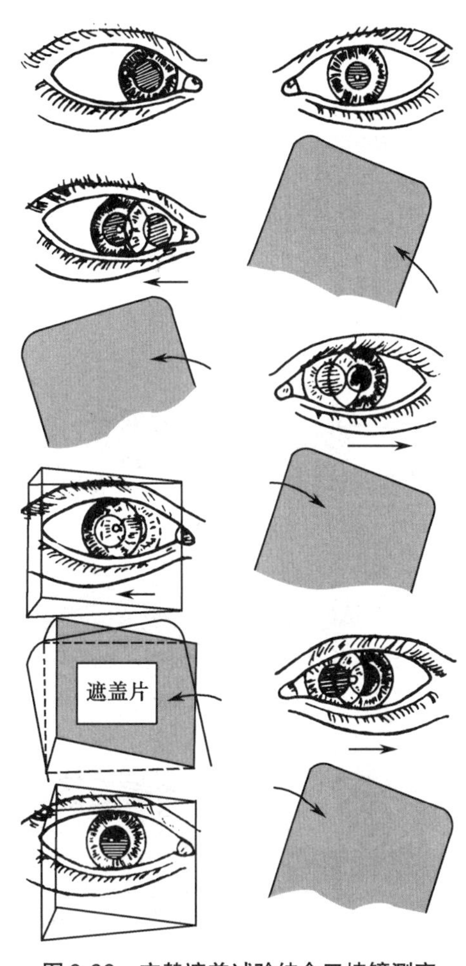


图 9-66 交替遮盖试验结合三棱镜测定

检查时两个水平棱镜或两个垂直棱镜是不能叠加放置的，这样放置会产生明显的测量误差，两个镜片的量是不能直接相加的，大角度斜视比较准确的测量方法是将两个三棱镜分放在两眼上，尽管此方法也不是最理想的。但必要时将一个水平三棱镜和一个垂直三棱镜叠放在同一眼上是可以被接受的。

4. 同时三棱镜 + 遮盖试验(simultaneous prism and cover test) 与交替遮盖试验测量总斜视量不同，同时三棱镜 + 遮盖试验仅是测量显性斜视量，操作时遮盖注视眼的同时斜视眼前放置三棱镜，不断增加棱镜度，直至斜视眼不再移动。此检测法可用于检测单眼注视综合征，包括小角度斜视。此方法有助于评估双眼注视时的斜视情况。

## 五、角膜映光法

利用角膜的反射光点来测定斜视度。

### (一) Hirschberg 试验

嘱被检查者注视 33cm 处光点，观察角膜反光的地位来判断斜视的类型及斜视度。例如光点在右眼角膜中央及左眼角膜中央的鼻侧 3mm，则属外斜视。斜视度按每离中央 1mm 以 7 弧度计算。故外斜度为 21°。此法较粗糙，仅用于婴儿及不合作的幼儿，若 kappa 角较大，结果不正确。

### (二) Krimsky 试验

嘱两眼注视 33mm 处光点。内斜者置三棱镜条 bo 于注视眼前方，逐渐增加度数并观察偏斜眼的角膜反光点何时由颞方移至中央(图 9-67)。所得的三棱镜度即斜视度，多用于婴儿及遮盖试验不合作的幼儿，须考虑 kappa 角的增减。

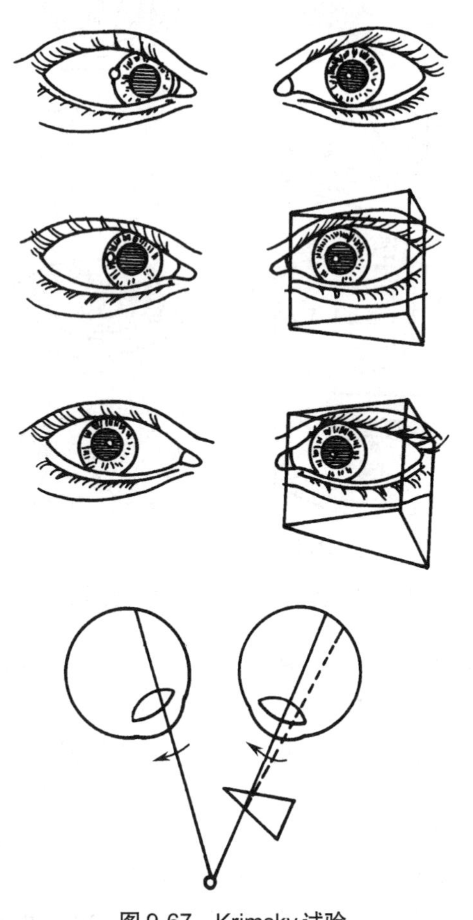

图 9-67　Krimsky 试验

### (三) 弧形视野计测定

被检查者坐弧形视野计前。偏斜眼居中心位。嘱另一眼注视正前方 5m 处光点。检查者沿视野机弧臂移动小光点直至反射光点落在偏斜眼角膜中央为止。由弧臂读出看远时斜视弧度。再嘱另一眼注视野计中央光点，同法测出看近时斜视度，须考虑 kappa 角的增减。

## 六、同视机测定他觉斜视度

同视机是一种以凸透镜为目镜，经两观察镜筒使两眼分别观察目镜焦点平面上的图片从而对斜视进行检查与测量。此机还能对知觉障碍进行治疗，测定斜视度只是它功能的一部分。此机有额部固定板及下巴托可调节高低并固定头位。两镜筒可左右移动，以适合被检查者的瞳距并能转动以附和两眼视轴方向。内斜或外斜度数可由底座上刻度读出弧度或三棱镜度，图片亦能作上下移动以测量垂直斜度数并能作内旋或外旋以测量旋转斜度。度数均可由标尺上读出。图片的照明及熄灭可分别控制。一般作客观斜视度测定如下：

嘱被检查者注视照明的画片中心，例如右眼见黑团，左眼见黑三角。检查者调整镜筒的位置使角膜反光点位于角膜中央。若两镜筒均位于“0”位时，交替熄灭左右画片的照明灯时，照明一眼并不移动，则说明是正位视，若照明一眼由内向外移，则表明有内斜视，把镜筒向集合方向转动，直到熄灭一眼的照明灯不出现他眼移动为止。所得的度数称他觉斜视角。镜筒由标记“0”内移属“正”，外移属“负”。此例为内斜视 20° 镜筒由标记“0”内移属“正”，外移属负(图 9-68)。若属麻痹性斜视，应分别测左右眼作注视眼时的偏斜度。

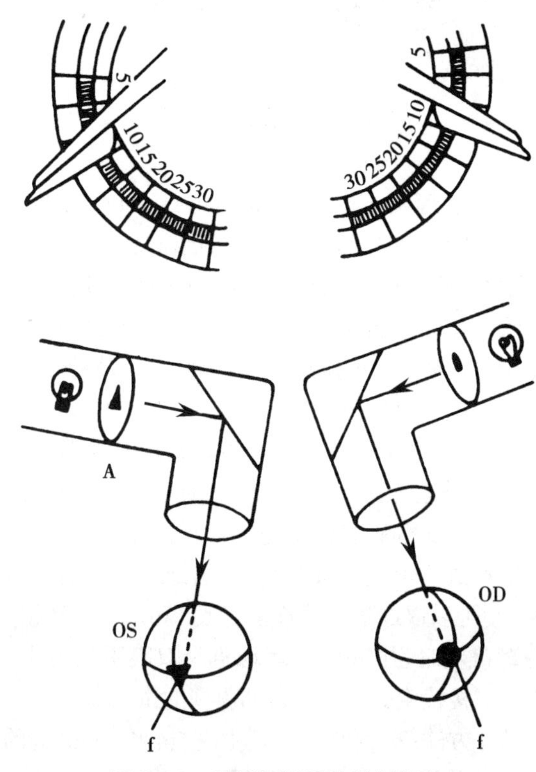


图 9-68　同视机测量他觉斜视角

先用右眼注视黑团，熄灭左镜筒内小灯。然后观察熄灭右镜筒小灯开亮左镜筒小灯时的左眼动静。将右镜筒固定於“0”位，单独移动左镜筒至左眼不动为止，所得度数为右眼注视时的斜视度。若右眼属麻痹眼，此度数应比左眼注视时的斜视度大。测定原位斜视度后可将两镜筒同步向右移 20° 及左移 20°，分别测定看右方及左方 20° 的斜视度，必要时可移动图片位置后分别测定 9 个诊断方位的斜视度。可测弧度或三棱镜度记录方法举例如下：

**例 1** 右眼外直肌麻痹

| | 看右 20° | 正前方 | 看左 20° |
|---|---|---|---|
| 右眼注视 | +30$^{\triangle}$ | +20$^{\triangle}$ | +5$^{\triangle}$ |
| 左眼注视 | +25$^{\triangle}$ | +15$^{\triangle}$ | +3$^{\triangle}$ |

**例 2** 右眼上斜肌麻痹

| | | | | |
|---|---|---|---|---|
| | −2$^{\triangle}$ R/L4$^{\triangle}$ | −4$^{\triangle}$ R/L8$^{\triangle}$ | −8$^{\triangle}$ R/L15$^{\triangle}$ | |
| 看右 | −2$^{\triangle}$ R/L4$^{\triangle}$ | −6$^{\triangle}$ R/L10$^{\triangle}$ | −8$^{\triangle}$ R/L15$^{\triangle}$ | 看左 |
| | −2$^{\triangle}$ R/L10$^{\triangle}$ | −6$^{\triangle}$ R/L12$^{\triangle}$ | −10$^{\triangle}$ R/L20$^{\triangle}$ | |

+表示内斜视 −表示外斜视 R/L 表示右上斜视

评价：此法须同视机设备。操作时需较多的机械步骤，较费时间。嘱被检查者看 +6.5D 接目镜焦点平面上的图片作为看远距离的目标时，被检查者心理上认为图片仍在近距离内，故使用接近性集合功能，结果测得的内斜度比实际内斜视度数略大，而外斜度要比实际度数略小。

## 七、单眼运动(duction)

检查单眼转动(duction)时，遮盖受检者一只眼，检查另一眼向内、向外、向上、向下四个方向转动时的最大转动范围。正常情况下，眼球内转时瞳孔内缘可达上、下泪小点连线，眼球外转时角膜外缘可达外眦，眼球上转时角膜下缘可达内、外眦的水平连线，眼球下转时角膜上缘可达内、外眦的水平连线之上。

## 八、双眼同向运动(version)

采用调节性视标检查受检者双眼注视九个诊断眼位时的眼球转动情况，对年幼患儿可采用一些发音玩具吸引他们的注意力进行检查。双眼同向运动异常分为 −4～+4 级：0 级为正常；−4 级为最严重的功能不足；+4 级为最严重的功能亢进。检查时可联合交替遮盖试验或三棱镜 + 交替遮盖试验进行定性或定量评估。

## 九、双眼异向运动(vergence)

异向运动主要包括集合、分散异向运动。兹分述临床上常应用的检查如下：

### (一) 集合近点(略称 NPC)测定

嘱两眼平视前方 33cm 处光点，光点渐渐向鼻根部移近直至一眼偏向外方。沿小米尺测量离下眶缘的距离并记录何眼偏移。正常人 NPC 为 80～100mm(图 9-69)。若 NPC 小于 50mm，兼有内隐斜视。内斜度看近时大于看远时度数，看近时集合棱镜度大于正常范围者属集合过强。若 NPC 大于 100mm，兼有外隐斜，外斜度看近时大于看远时，看近时集合棱镜度小于正常范围者属集合不足。

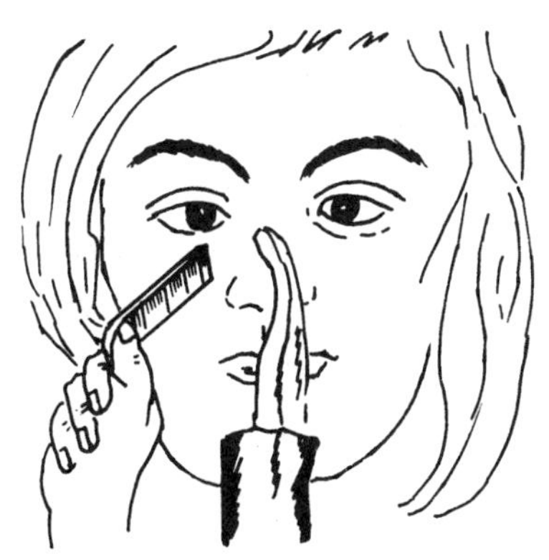

图 9-69 集合近点测定

### (二) 集合棱镜度测定

1. 三棱镜条测量法 为常用方法。嘱两眼分别注视 5m 及 33cm 处光点，置三棱镜条 bo 于一眼前。逐渐增加强度至光点分为二个时为止。正常值为：

远距离 10$^{\triangle}$～25$^{\triangle}$bo

近距离 20$^{\triangle}$～50$^{\triangle}$bo

2. 同视机检查法 两镜筒内放置一对融像画片，先嘱被检者移动镜筒将其融合。于是将两镜筒同步内移直至两眼无法融合，出现两个像为止，由刻度读出看远距离时的集合棱镜度。若在目镜前各置一 3.00 镜片，可测得 33cm 处近距离的度数。

### (三) 分开棱镜度测定

1. 三棱镜条测量法 置三棱镜条 bi 于一眼前。方法与测量集合棱镜度相同。正常值为：

远距离 4$^{\triangle}$～8$^{\triangle}$bi

近距离 8$^{\triangle}$～12$^{\triangle}$bi

2. 同视机检查法 使用一对融合画片，先嘱被检查者移动镜筒将其融合。于是将两镜筒同步外移直至融合像分开成两个为止。

若被检查者的 NPC 正常，有外隐斜，看远时外斜

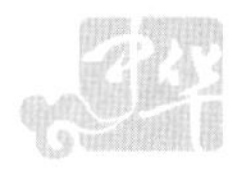


度大于看近时外斜度，看远时分散棱镜度大于正常者属分散过强症，若有内隐斜，看远时内斜度大于看近时内斜度，看远时分散棱镜度小于正常者为分散不足。

## 十、调节性集合与调节的比例测定

调节性集合与调节的比例简称 AC/A。测定 AC/A 有临床实用价值，可做水平斜视分型的根据，使手术设计方案更加合理。晶状体调节与调节性集合之间有一定的比例，正常约为 $3^{\triangle}\sim5^{\triangle}$/D，即调节 1D 能产生集合 $3^{\triangle}\sim5^{\triangle}$。如调节性内斜视兼有远视者，若 AC/A 正常，一般校正远视屈光不正后可使内斜消失，若 AC/A 大于正常，说明看近时集合更明显，须带双光凸透镜或用缩瞳剂治疗。必要时需加双内直肌后徙手术。分散不足内斜视，其 AC/A 低，应做双外直肌缩短术。

操作：有隐斜计法及增减透镜法两种：

### （一）隐斜计法

分别测定 5m 及 33cm 处隐斜三棱镜度。按 AC/A = pd + n − d/D 计算。pd 为瞳距 cm 数，n 为看近时隐斜棱镜度数，d 为看远时隐斜棱镜度数。D 为 33cm 光点使用的调节度数，33cm 处应是 3D。内隐斜以“+”号表示，外隐斜以“−”号表示。例如：瞳距为 6.2cm，看近时斜视度为 $X'8^{\triangle}$，看远时斜视度为 $X'2^{\triangle}$，则

$$AC/A = 6.2 + [-8-(-2)]/3 = 6.2 + (-2) = 4.2$$

### （二）增减透镜法

先戴镜矫正两眼屈光不正。嘱看 5m 处光点，使用 maddox 杆结合三棱镜测定隐斜度，然后在两眼前各加 −3D 透镜，再测隐斜度，按 AC/A = △1′ − △/D 计算。△1 为戴凹透镜前测得的隐斜度，△为戴镜后的隐斜度，D 为克服凹透镜时使用的调节屈光度。例如：加透镜前为外隐斜 $X'2^{\triangle}$，加 −3D 促使用 3D 调节后为内隐斜 $E'12^{\triangle}$。AC/A = +12 − (−2)/3 = 4.66

## 十一、代偿头位的分析

麻痹性斜视患者为了避免复视，常以改变头位来使两眼视轴平行或趋向平行。水平肌作用较简单，只需将脸部左转或右转。例如右外直肌麻痹者脸向右转，以便两眼向左看，避免复视。垂直肌作用比较复杂，头部的代偿姿势也较复杂，必须根据 Fick XYZ 三轴运动性质来分析。例如右上斜肌的作用有 3，即内旋、下转及外展。该肌麻痹时两眼看左下方时引起复视最严重。为了避免复视，代偿头必须是：

1. 头向下倾以避免眼球向下看。
2. 脸部朝左以避免两眼向左看。
3. 头偏左肩以克服右眼外旋所引起的复视。由于此时左眼产生反射性内旋，使两眼垂直轴平行。兹将外眼肌单独麻痹引起的代偿性头位列表如下：

头部偏向右肩或左肩多见于斜肌麻痹。因为斜肌在原位时主要作用为内旋或外旋。旋斜视引起的复视症状最严重，必须依靠偏肩来克服。直肌麻痹的早期与晚期，偏肩的方向会有改变，由于晚期出现其配偶肌的继发性偏斜之故。例如右上直肌麻痹早期可呈头偏左肩以代偿右眼垂直轴外旋，晚期改偏右肩是因为其配偶肌左下斜肌产生了继发性偏斜，左眼外旋大于右眼外旋之故，同理可适用于下直肌麻痹。

## 十二、Bieschowsky 歪头试验

这是鉴定上斜肌麻痹的一种方法，借以与另一眼上直肌麻痹作鉴别诊断，是临床上常用的方法。例如右上斜肌麻痹与左上直肌麻痹在遮盖试验时均呈 RHT，有时较难鉴别。当正常人的头位倾斜时会出现姿势反射，使两眼球的垂直轴保持在垂直地位（图 9-70）。例如当头部偏向右肩时右眼出现反射性内旋，左眼出现反射性外旋。此时右眼内旋肌即右上斜肌及右上直肌

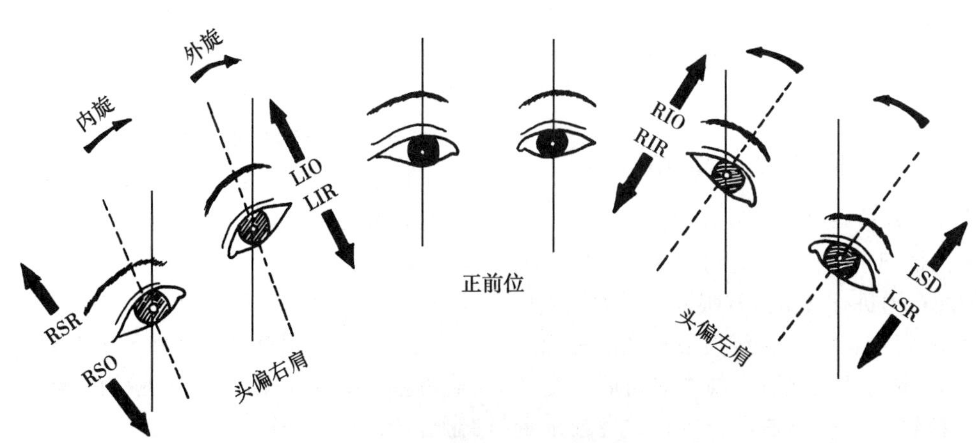


图 9-70　偏肩时眼球生理性旋转示意图

同时收缩；左眼外旋肌即左下斜肌及左下直肌同时收缩。同理头偏左肩时导致右眼外旋及左眼内旋。

当右上斜肌麻痹时患者头部常向左肩倾斜以消除复视，使两眼垂直轴趋向平行。如果检查者强制地把患者头部倾向右肩（患眼同侧），则出现右眼上转，称阳性 Bielschowsky 头位试验，因此时迫使右眼内旋，正常人右上直肌的上转作用与上斜肌的下旋作用相抵消，内收作用与外展作用相抵消，两肌同时收缩时只呈内旋作用。但此例右上斜肌已麻痹，其下转作用消失，右上直肌的上转主要作用未被抵消故成明显的上转（图 9-71）。

## 十三、Parks 三步法

为了协助诊断两眼 8 条垂直肌中何肌属麻痹肌，可采用三步法逐步排除不相关肌肉，圈出每一步骤可疑的肌肉，从而找出麻痹的垂直肌（图 9-72）。兹以右

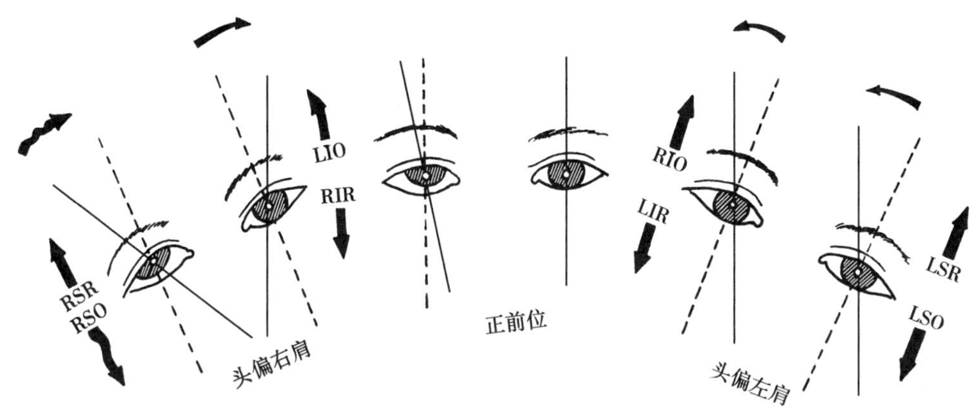


**图 9-71 右上斜肌麻痹**
Bielschowsky 试验阳性

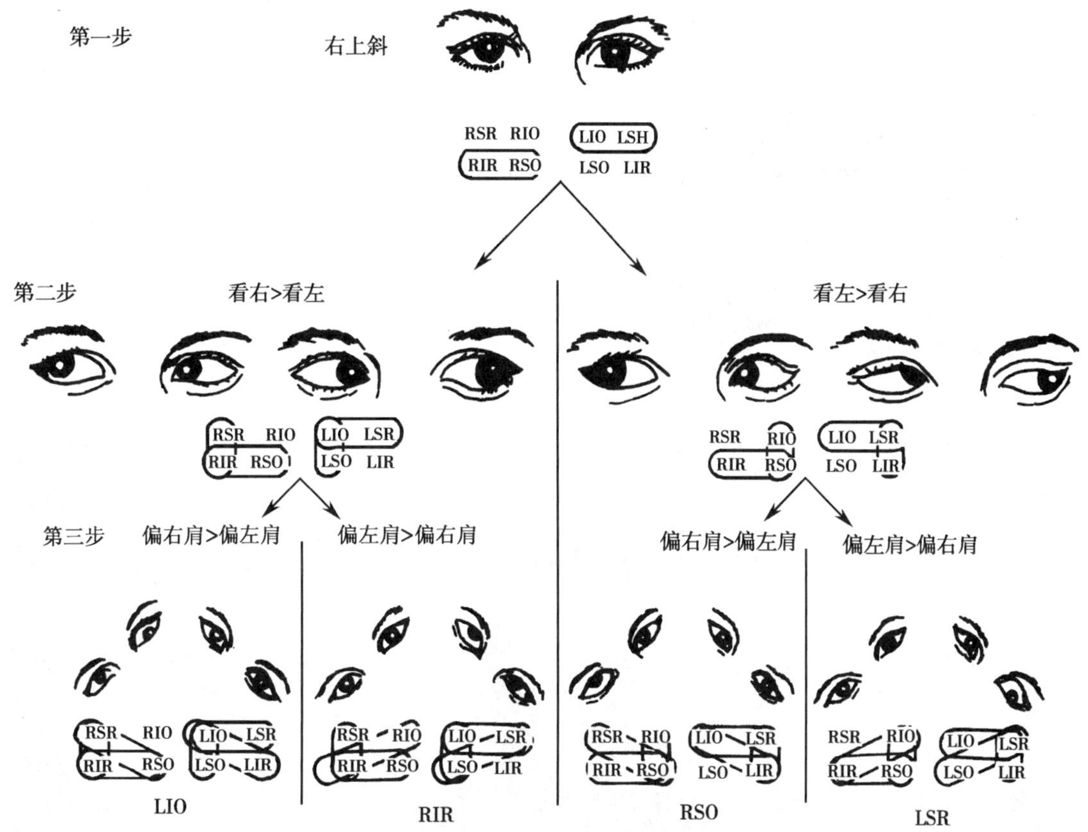


**图 9-72 三步法诊断右上斜视时何肌麻痹**
RSR. 右上直 RIO. 右下斜 LIO. 左下斜 LSR. 左上直
RIR. 右下直 RSO. 右上斜 LSO. 左上斜 LIR. 左下直

上斜肌麻痹为例：

第一步：嘱患者平视前方，见右眼球偏高，遮盖试验呈 RHT，说明右眼不能下转或左眼不能上举，可疑的肌肉应是右下直（RIR），右上斜（RSO），左上直（LSR）及左下斜（LIO）。将右两肌及左两肌分别圈出，把其余四垂直肌排除，可疑肌由八条肌减为 4 条肌。

第二步：嘱患者向右看及向左看，观察向何方看时右上斜明显。此例看左方较右方明显，则将看左方时有关的垂直肌圈出，即右下斜（RIO）、右上斜（RSO）、左上直（LSR）及左下直（LIR）。其中被圈两次者为 RSO 及 LSR。可疑肌由 4 条肌减为两条肌。

第三步：将头部突然偏向右肩及左肩，观察何位右上斜更明显，此例偏右肩较偏左肩时更明显则将右眼内旋肌及左眼外旋肌圈出，即将 RSR、RSO、LIR 及 LIO 圈出，被圈 3 次者即麻痹肌。可疑肌由两条减为 1 条。此例被圈 3 次的肌肉为 RSO。

若第三步头位偏右肩或偏左肩时较难分辨何位 RHT 更明显，应分别测定偏右肩及偏左肩时 RHT 度数。嘱两眼注视 33cm 处光点。将三棱镜 bd 于右眼前进行交替遮盖测量，棱镜下缘须与下睑平行。三步法同样可应用于 LHT 鉴别诊断（图 9-73）。

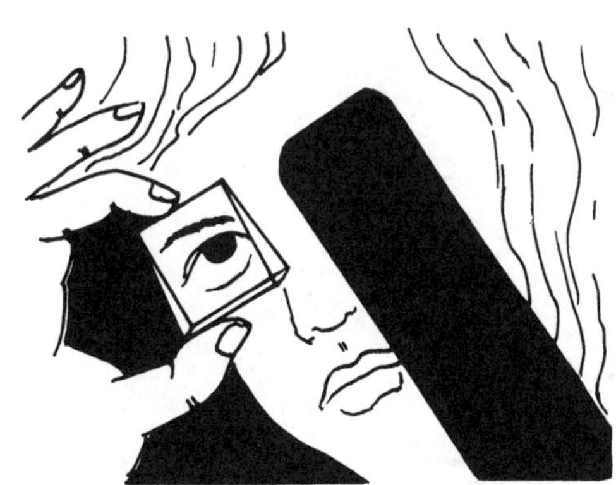

图 9-73 偏右肩时测定上斜视度数

## 十四、被动牵拉试验

斜视患者有时须鉴别偏斜的原因属某眼外肌麻痹机械性原因如肌肉挛缩瘢痕形成或与周围软组织粘连所引起的运动障碍。宜在局部麻醉或幼儿手术前在全身麻醉下以固定镊子夹住角巩缘处球结膜作被动牵拉试验（forced duction test）将眼球牵向偏斜方向的对侧。若遇阻力说明向偏斜方向作用的肌肉有机械性阻碍，若牵拉时毫无阻力说明偏斜方向对侧的肌肉麻痹，借以决定不同的手术措施。例如右眼外斜视，固定镊子夹住鼻侧角巩缘处球结膜牵向鼻方，若遇阻力，应探查外直肌，分离周围粘连组织或作后徙术；若毫无阻力，属内直肌部分麻痹，应作内直肌缩短术。

## 十五、主动收缩试验

主动收缩试验（active force generation test）用于鉴定某眼外肌属全麻痹或部分麻痹。一般用于成人。在局部或表面麻醉下以固定镊子夹住麻痹肌作用方向的对侧角巩缘处球结膜。嘱患者向麻痹肌作用方向注视，使麻痹肌主动收缩。若眼球运动牵动镊子说明该肌肉有部分功能存在。例如测试右眼外直肌麻痹引起内斜视。应以固定镊子夹住鼻侧角巩缘处球结膜。嘱患者右眼向颞侧注视。检查者观察眼球是否将镊子牵向颞侧。

## 十六、眼底照相检查旋转斜视

通过使用眼底照相设备、检眼镜或裂隙灯显微镜的前置镜观察黄斑和视乳头的相对位置是一种客观旋转斜视检查方法。可以通过计算机绘图软件测量黄斑中心凹至视乳头几何中心连线与通过视乳头几何中心水平线的夹角度数，即黄斑 - 视乳头夹角度数。国内文献报道正常人黄斑 - 视乳头夹角度数为水平线下 7.43°，实际测得值高于此值为内旋，低于此值为外旋（图 9-74）。

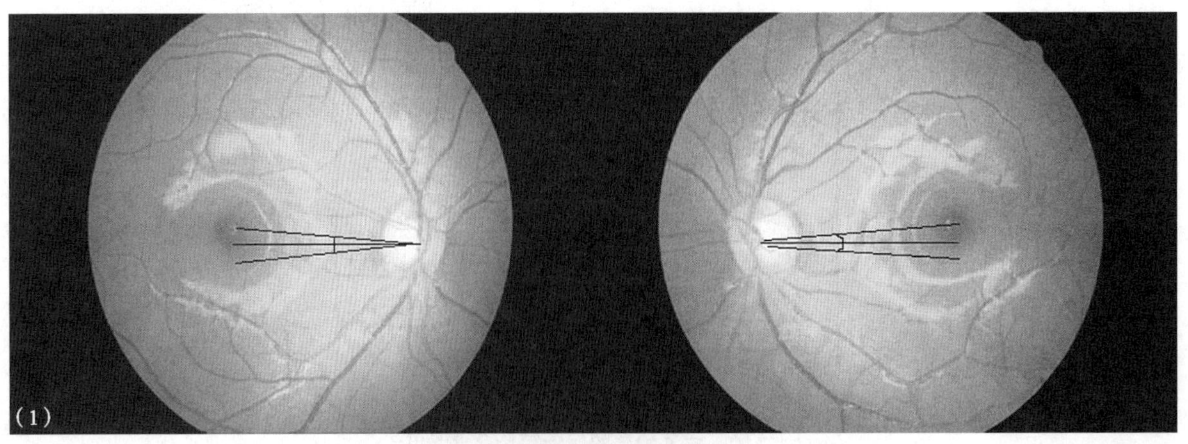


图 9-74 眼底照相客观旋转斜视检查

（1）眼底内旋改变

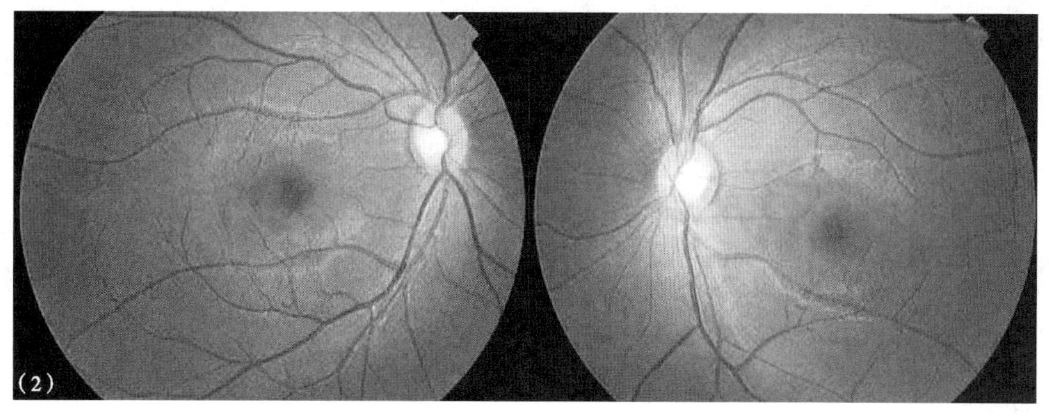


图 9-74 眼底照相客观旋转斜视检查(续)
(2)眼底外旋改变

## 第四节 斜视的主观法检查

### 一、Maddox 杆试验

#### (一) 器械

1. Maddox 杆片 在黑色遮片中央嵌一实心玻璃棒或一排平行玻璃棒。

2. 供 5m 及 33cm 注视用的小灯。

3. 三棱镜条。

#### (二) 操作

置 Maddox 杆于一眼前。嘱被检者两眼注视光点。此时一眼见一光点，另一眼见光条。光条的方向与玻璃杆的方向垂直。检查内斜或外斜时以横向 Maddox 杆置一眼前(图 9-75)。检查右上斜或左上斜时以纵向 Maddox 杆置一眼前。若置横向 Maddox 杆于右眼前，右眼见到的是一纵向光条。正位视者见光点正处于纵行光条上。外斜视者称光点在右，光条在左，与眼位交叉置三棱镜 bi 于一眼前直至光点位于光条上为止。所需度数即外斜视度数，内斜视者光条居光右方，与眼位不交叉，可置三棱镜 bo 来测度数。若属垂直斜视置纵向 Maddox 于右眼前，右眼见一横向光条，左眼见一光点，正位视者光点位于光条上。左上斜视者称光点在横光条下方，右上斜者称光点在横光条上方。可置三棱镜 bu 于右前或 bd 置左眼前来测定度数。此法主要用于隐斜视的测定，是利用两眼不同成象来消除融合功能，但不如遮盖一眼消除得彻底，因所得度数较遮盖法所得为小。若采用深红色 Maddox 杆片，则较白色杆片度数略大。

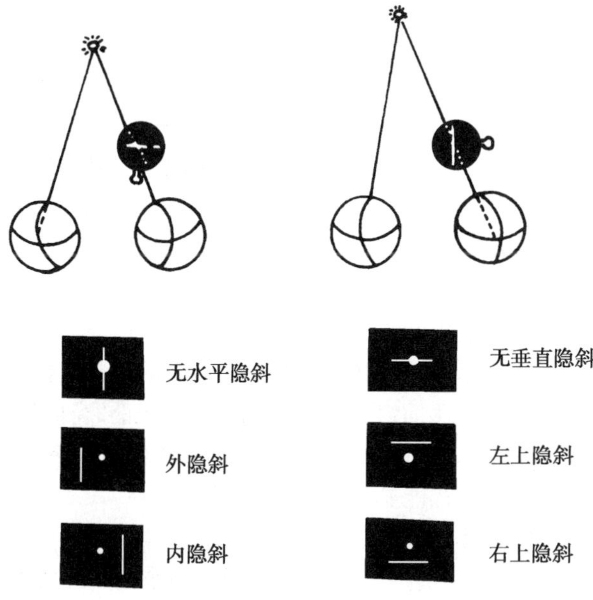


图 9-75 Maddox 杆试验

### 二、红绿眼镜检查

是利用红绿互成补色的原理以及被检查心理上两眼黄斑投射的方位均在正前位相遇在一处而设计的，临床上常使用的是 Lancaster 红绿灯测量法及 Hess 屏检查，兹分述之。

#### (一) Lancaster 红绿灯测量法

1. 器械

(1) 白色布幕上缝垂直及水平线各 30 条，两邻线间距离为 7cm，即每小格的高与宽。在中央点及其四周距离 4 格处作一红色圆点标记，代表 9 个方位，取 1m 距离作检查时，每格相当 4° 或 $8^{\triangle}$。取 2m 作检查时，每格相当 2° 或 $4^{\triangle}$。

(2) 红绿玻璃片眼镜一副，镜脚不弯转以便两眼交换戴红色及绿色玻片。红绿二玻片要求互成补色，通过二玻片向外看时呈黑色。

(3) 红绿电棒各 1 只，由粗细二套管、单比丝灯泡、+14D 透镜及红绿玻璃片组成。套管可调节长度，使在不同距离检查均能使红绿光条聚焦在布幕上(图9-76)。Lancaster认为布幕上不必缝弧状线。

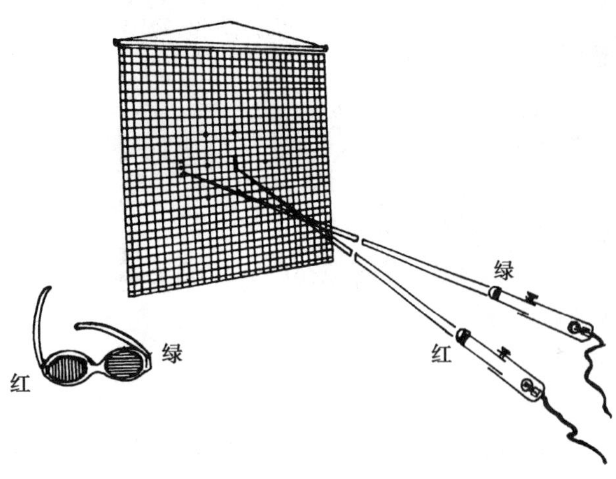


图9-76　Lancaster红绿灯测量法器械

2. 操作　被检者头部固定在头架。戴红绿眼镜，右红左绿，检查者执红色电棒，分别将红光条投射在布幕上9个方位，嘱被检查者执绿色电棒，将绿光条投射在布幕上，与红色光条重叠。有隐性斜视或显性斜视者，主觉上两光条重叠，但布幕上红绿光条分开(图9-75)。内斜视者红绿光条的地位与眼位交叉；外斜视者红绿光条的地位与眼位不交叉。检查者依次将9个方位绿光条的位置用绿色铅笔记录在第一表上，作连接线呈窗架状。表示当右眼注视时，左眼在各方位的偏斜情况，红光条不必记录。然后把红绿玻片眼镜倒转后戴上，右绿左红。如上述检查。将9个方位绿色条记录在第二表上。表示当左眼作注视眼时右眼在各方位的偏斜情况。表上各方位作用肌如图9-77示，兹举例分析。

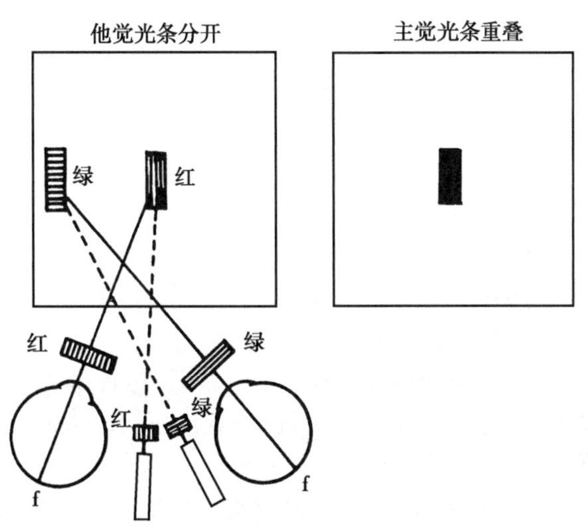


图9-77　Lancaster红绿灯法测量内斜视

**例1**　右内直肌麻痹

(1) 斜视仅出现在看左方时，红绿光条地位与眼位不交叉，故属外斜视。

(2) 右眼内收明显受限制，说明右内直肌麻痹。并无明显垂直向斜视。

(3) 第二表内"窗格"较第一表内的"窗格"小，说明右眼为麻痹眼。右内直肌为麻痹肌，运动量最差。其配偶肌左外直肌呈继发性偏斜。表现在第一表左方。第一表内"大窗格"表示麻痹眼注视时的继发性偏斜大于第二表内"小窗格"，后者表示健眼注视时的原发性偏斜。

(4) 两眼在看正前方及看右方时基本无斜视，红绿二光条相遇一处，说明病程较短，尚未出现斜视共转化(图9-78)。

**例2**　右上斜肌麻痹

(1) 绿光条在第一表内普遍低于红标记，说明右上斜。绿光条在第二表内普遍高于红标记也说明右上斜。除主要为垂直向斜视外，尚有轻度外斜及外旋斜，后者表现在绿光条非水平向，而呈外旋状。

(2) 第二表的"窗格"小于第一表内"窗格"，说明右眼为麻痹眼。第二表左眼作注视眼时右上斜肌运动量最差，绿光条高红标记最远，说明右上斜肌麻痹。右下斜肌作用过强，应属麻痹肌的拮抗肌，出现继发性收缩。

(3) 第一表中左下直肌作用过强，甚至超出5方格范围，说明右眼作注视眼时，麻痹肌的配偶肌出现了继发性偏斜。导致"窗格"大于第二表的"窗格"。说明继发性偏斜大于原发性偏斜。左上直肌弱属抑制性麻痹(图9-79)。

此法与红玻璃片试验(见图9-82)的差别如下：红绿眼镜检查法被检查者两眼看二物，红绿二光条分别由两眼黄斑部投射出来，布幕上二光条的位置直接反映了两眼球的位置。如内斜视者二光条交叉。红玻璃片试验法被检查者两眼看一物(见图9-82)。红白二光点由一眼黄斑部及另一眼非黄斑部投出，其地位与眼球位置相反，如内斜视红白二光点不交叉。

评价：优点为：

(1) 能取得幼儿的合作。

(2) 布幕上的光条直接代表左右眼的位置。如右上斜者代表右眼的"窗格"居高位，代表左眼的"窗格"居低位。有利于分析绿光条与红标记的关系，做出诊断。

(3) 光条尚能显示内旋斜及外旋斜。

(4) 操作及记录方便。

(5) 可协助作知觉状态检查测定偏斜有无中心抑制或异常网膜对应。

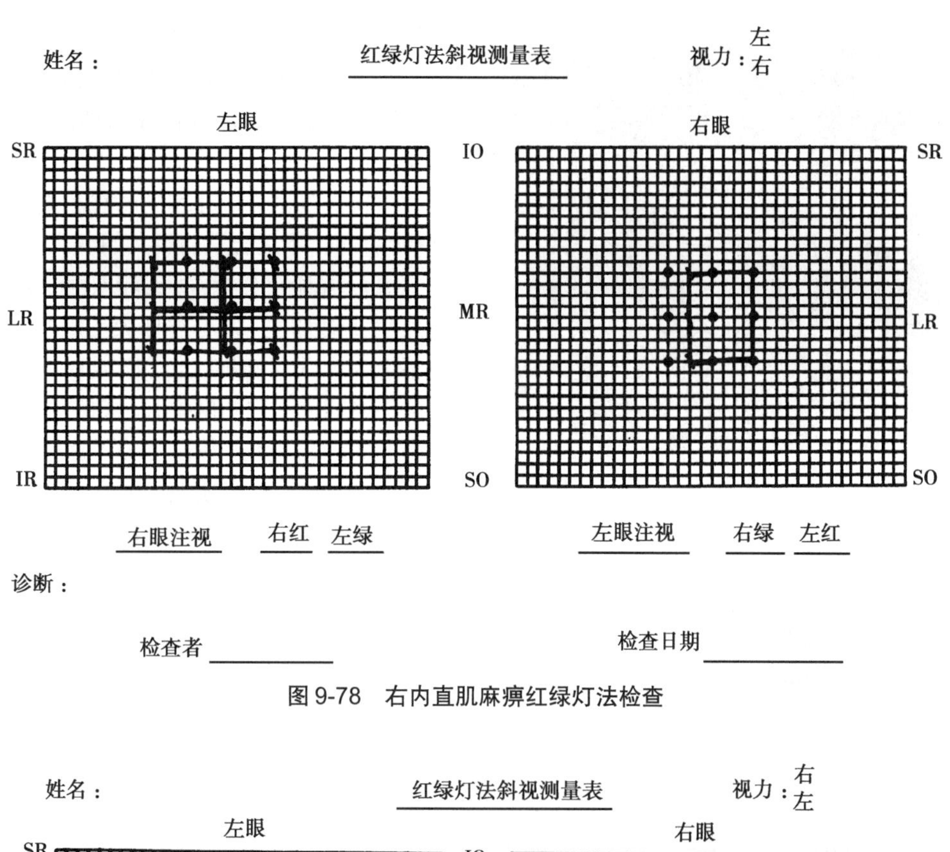


图 9-78 右内直肌麻痹红绿灯法检查

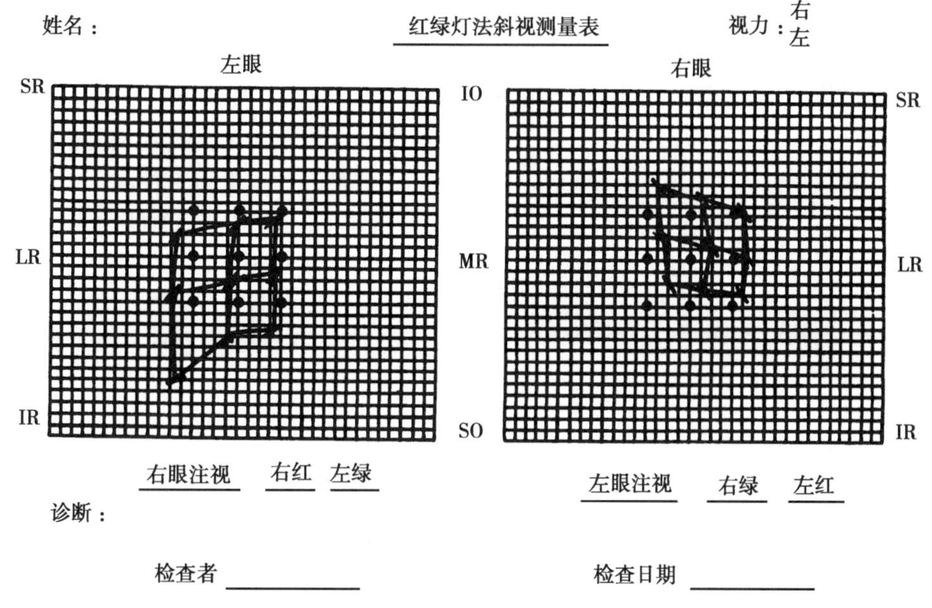


图 9-79 右上斜肌麻痹红绿灯法检查

缺点：一眼视力太差或偏斜眼有抑制者能看到一种光条。如共同性斜视偏斜度较大者常有交替抑制。有时只见绿光条，有时只见红光条，无法测出斜视度。

（二）Hess 屏测量法

原理：利用红绿互补分视原理，检查记录双眼向各方向运动时的自觉斜视角。

目的：观察麻痹性或运动限制性斜视的眼球运动功能和眼位，借此分析存在眼球运动障碍或具有复视症状的麻痹肌。

设备：红绿互补眼镜、手持绿色点光源投影灯（患者使用）及 Hess 屏和投射手柄（医生使用）。

Hess 屏上每个小方格的视角为 5°，每两个红色点光源之间间隔三个小方格（15°），由医生来掌控红色点光源的投射顺序，屏中央 30° 由九个红色点光源组成一个小田字方格，周围 60° 由九个红色点光源组成一个大田字方格（图 9-80）。

检查方法：暗室或半暗室，检查距离 0.5～1.4m（根据产品要求而不同），患者头正位，矫正屈光不正，双眼戴红绿眼镜，红色为注视眼，医生先点亮中央红色光源令患者注视并手持绿光源向红光源投射，将其投

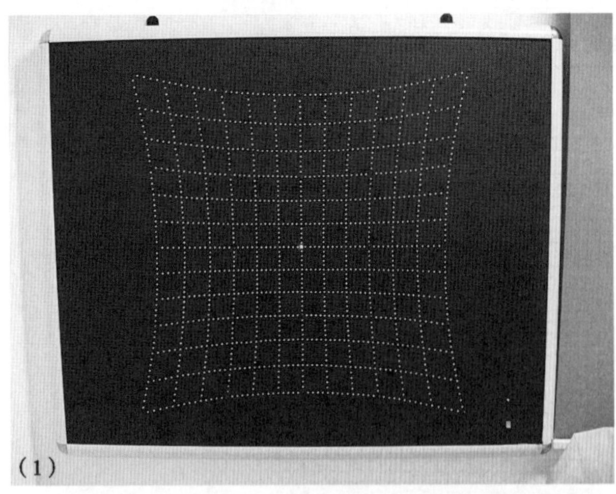


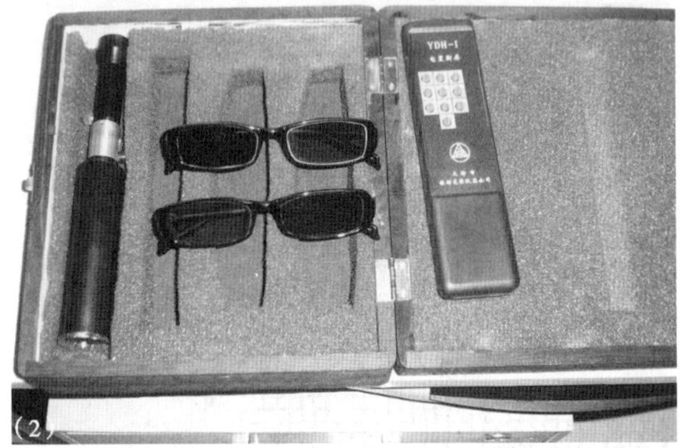


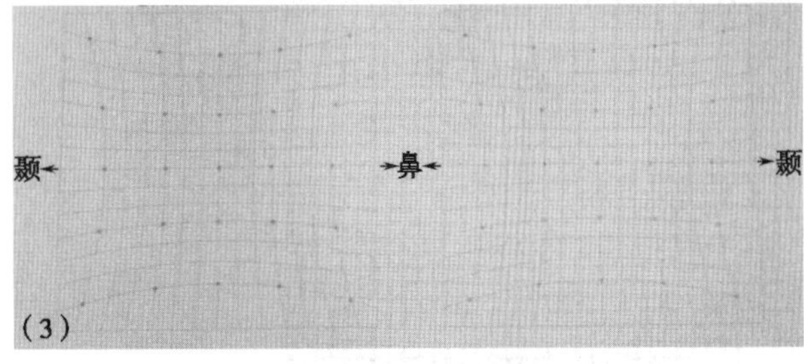


图 9-80　Hess 屏

(1) Hess 屏　(2) 由左向右患者使用投影灯、患者戴的红绿眼镜、医生使用的操作手柄　(3) 为 Hess 屏记录用纸

射位置标记于专用记录纸上，再顺时针依次点亮其他 8 个红色光源，重复上述检查，标记在专用记录纸上，将标记结果连线成田字格形状；交换注视眼，重复上述检查并记录。

该项检查适合于存在同时视和正常视网膜对应的麻痹性斜视，不适合发病较久的麻痹性斜视。

Hess 屏检查分析：①比较双眼分别注视时的方格的大小和对称性，大小对称表明斜视具有共同性，大小不等为非共同性斜视；②根据双眼分别注视时的两个田字格的大小判断麻痹眼，大田字格表明是麻痹眼，相当于第二斜视角；③根据小田字格判断麻痹肌和直接拮抗肌，收缩点表明肌肉功能不足，扩张点表明肌肉功能亢进；④根据大田字格判断麻痹肌的配偶肌和间接拮抗肌。

## 三、双 Maddox 杆检查旋转斜视

斜视除内外斜及上下斜外尚有隐性旋转斜视及显性旋转斜视，即眼球的垂直经线有隐性内旋或显性内旋、隐性外旋或显性外旋。一般使用遮盖试验无法测出，宜用双 Maddox 杆试验进行测试。此法多用于诊断有无旋转斜视，属何种类型并测定度数。

操作：以轴向垂直的双 Maddox 杆片分别置于镜架上，右红左白。嘱看 33cm 处光点。置一小度数的三棱镜块 bd 于左眼前使物象上移。正位视者称见红白两光条，白光条在上方，呈水平向二平行光条，若两光条不平行，表明有旋转斜视（图 9-81）若右眼有外旋斜视（如 RSO 麻痹），则见红色光带右端高，左端低，自觉呈内旋状。此时宜将镜架上红色 Maddox 杆垂直轴外旋，直至红光条与白光条平行，呈水平状为止，由镜架上刻度读出外旋斜度数（弧度）视。

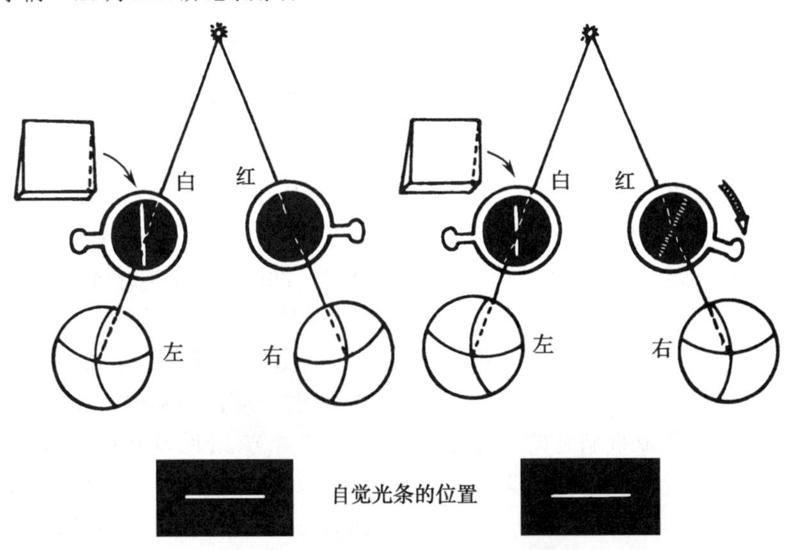


图 9-81　双 Maddox 杆测量旋转斜视

同样，若右眼有内旋斜视，见红光条右端低，左端高，自觉呈外旋状，宜将镜架上红色 Maddox 杆内旋，直至红光条呈水平状，与白光带平行为止。此法缺点是不能分辨隐性旋转斜视与显性旋转斜视。

## 第五节 双眼视功能检查

斜视患者由于一眼偏斜，外界物体的像落在一眼的黄斑与另一眼的非黄斑部，会影响两眼物像的融合，引起许多症状，包括复视、混淆、视网膜异常对应(anomalous retinal correspondence，ARC)、抑制、弱视及立体视的丧失等，兹将临床上较常使用的各种检查介绍如下：

### 一、红玻璃片试验

为检查复视简单有效的方法，置红玻片于左眼前嘱两眼注视 33cm 处光点，询问见到几个光点，正位眼者称仅见一光点，因红白二光点融合为一点。斜视患者有复视者则见二点，一白一红，内斜者白点在红点的右方，称同侧复视。由于光点的像分别落在左眼黄斑部及右眼黄斑鼻侧视网膜上，根据被检者日常经验凡物像落在黄斑鼻侧者物体来自颞方，故称白光点在右侧。同理外斜视者呈交叉复视，称白光点在红点的左方，右上斜者称白光点在红光点下方。

斜视者若称只见红点说明右眼抑制；只见白点说明左眼抑制。这是患者为了避免复视的一种代偿反应，或当双眼同时使用时有一眼出现中央盲区之故，若此时置一小量三棱镜块于右眼前，使右眼白光点向下移超出盲区范围时则称可见红白二光点，若内斜视者称白光点位于右侧属正常视网膜对应者，若白光点位于红光点正下方属异常视网膜对应者(图 9-82)。

### 二、Worth 四点试验

#### (一) 器械

1. 红绿眼镜一副。

2. 四点试验木匣一只，为远距离检查用。木匣内装一乳白色灯泡，木匣高宽约 30cm×30cm，前方木板上钻 4 孔，分别嵌 1 红、2 绿、1 白有色玻璃。

3. 电筒一只，其前方玻璃后面贴一黑纸，剪有四孔，分别置 1 红 2 绿 1 白玻片，供近距离检查用(图 9-83)。

#### (二) 操作

被检者戴右红左绿眼镜。嘱看前方 5m 处木箱，进行远距离测定，嘱说出见到几个光团，然后在 33cm 处看电筒作近距离测量，根据不同的数字做出诊断如下：

1. 称见 4 光团者，说明有双眼单视；若称见到 2 红 2 绿，说明右眼为主导眼；若称见到 3 绿 1 红，说明左眼为主导眼。斜视者称见 4 光团者说明属 ARC。

2. 称见 2 红色光团者，说明左眼抑制，仅使用右眼。

3. 称见 3 绿色光团者，说明右眼抑制，仅使用左眼，

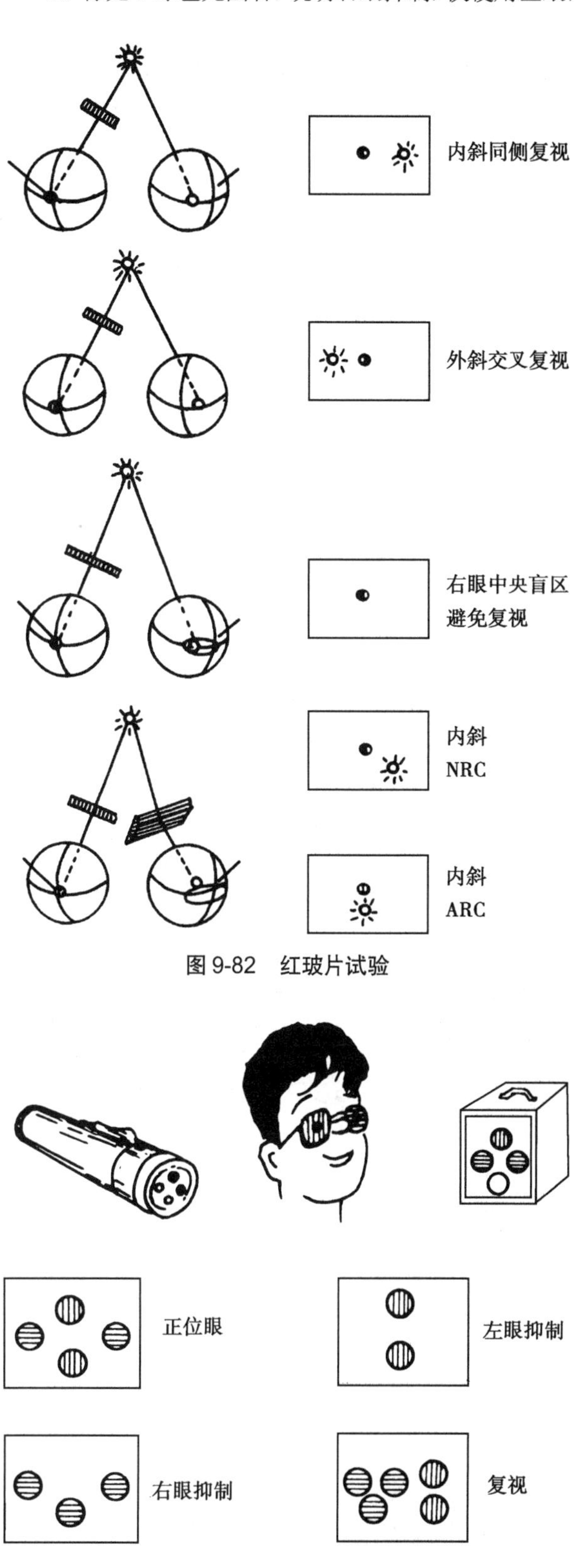


图 9-82 红玻片试验

图 9-83 Worth 四点试验

也可出现交替抑制，有时见2红光团，有时见3绿光团，说明先是左眼抑制，以后是右眼抑制。

4. 称见5光团，即2红3绿光团，说明有复视。属NRC。

由于红绿互成补色，右眼只能见红、白2光团，左眼只能见2绿1白3光团，有双眼单视者，两眼所见的白光团被融合为一，故见4光团。有复视者2白光团不能被融合，故见5光团。此法优点为操作简便，但较粗糙，无法查出较小的抑制性盲点。

## 三、4$^{\triangle}$基底朝外三棱镜试验

本法可查出微小斜视（microtropia）偏斜眼黄斑区的抑制性盲点（区）。

操作时嘱被检者两眼注视33cm处光点，迅速将4$^{\triangle}$ bo三棱镜块置一眼前，观察两眼动向而做出诊断（图9-84）。

1. 若置于左眼前，见两眼同时向右移，随即右眼单独向左移动来注视光点，说明两眼均无黄斑抑制性盲点。

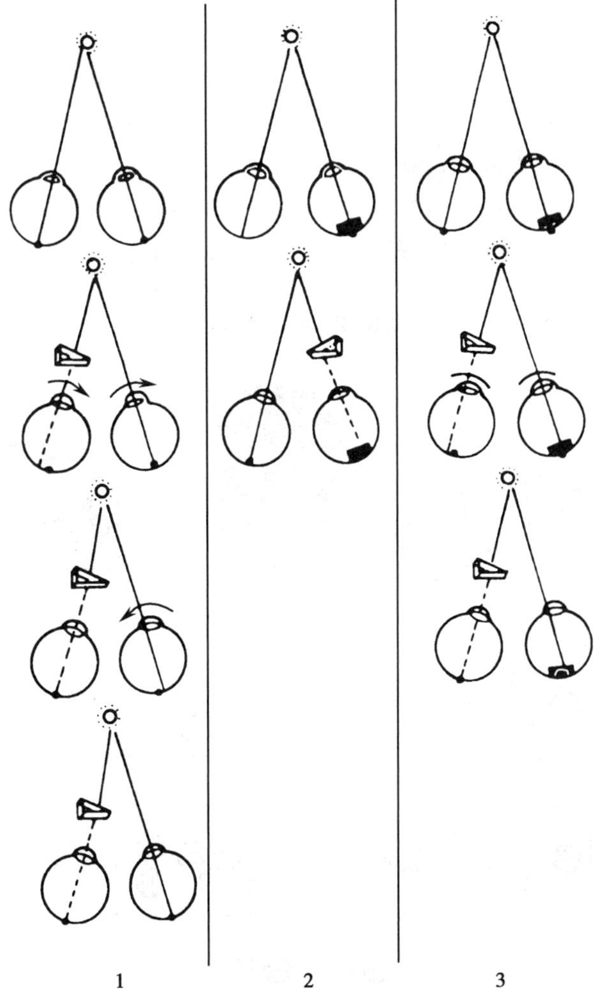

图9-84 4$^{\triangle}$基底朝外三棱镜试验（1～3）

2. 若置于右眼前，见两眼均不移动，说明右眼有4$^{\triangle}$以上范围的抑制性盲点，因光点落在右眼的抑制性盲点内不能引起右眼移动。

3. 若换置于左眼前，见两眼同时向右移，但并不随有右眼单独向左移，说明左眼黄斑正常，右眼有4$^{\triangle}$以上范围的抑制性盲点，不能引起融像运动。

## 四、Bagolini线状镜试验

### （一）器械

Bagolini线状镜片二块，此镜半透明。表面划有许多平行细条纹。经镜片看光点时，不但见光点，并通过光点见一定位性光条。此光条与表面细条纹的方向垂直。镜片上有二小点标明光条的方向。通过镜片可见外界物体，融合功能未消除（图9-84），更接近自然状态。

### （二）操作

分别将二线状镜片置于镜架上，如右眼所见光条位于45°经线，左眼光条位于135°经线，嘱两眼注视前方33cm处光点，同时讲出二光条的关系（图9-85），从而作出分析（图9-86）：

1. 若称见二光条互成直角相交在光点上，正位视者说明融合功能良好，有双眼单视功能。若被检查者有斜视则说明偏斜一眼以非黄斑部代替黄斑部，属异常视网膜对应。

2. 若称只见135°光条，未见45°光条，说明右眼抑制。

3. 若称135°光条正常，45°光条中有中断现象，说明斜视者有左眼中心抑制性盲点兼有ARC。利用周围视野取得融合。

4. 若称二光条不相交在光点上，每一光条上各有一光点说明有复视。二光点位于二光条相交点的上方，分居左右者属外斜视复视。

5. 若称二光点位于二光条相交处的下方，分居左右者属内斜视复视。

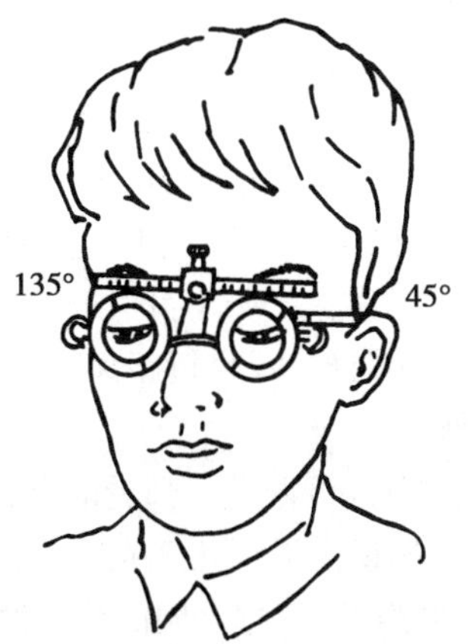

图9-85 戴Bagolini光条镜片

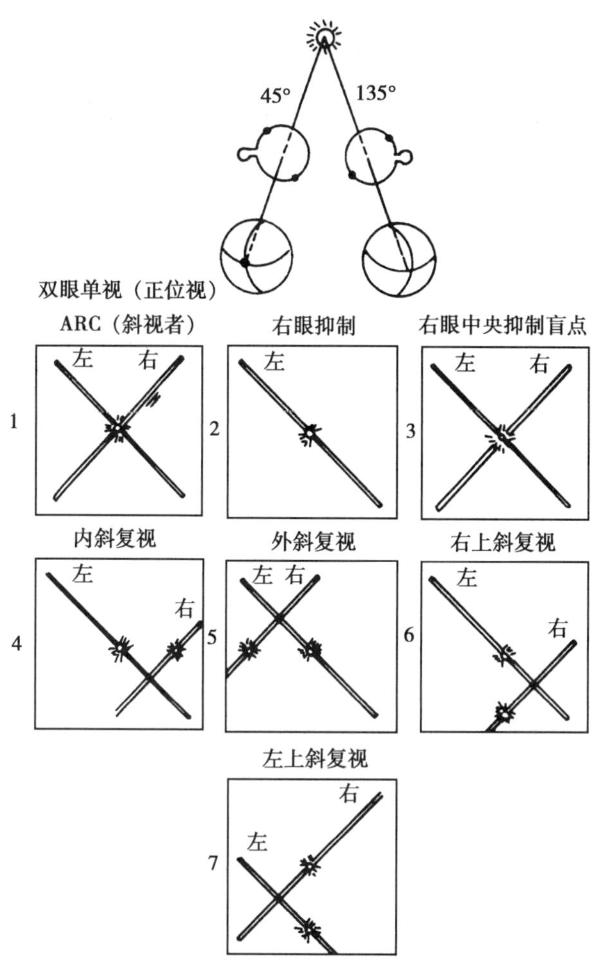


图 9-86 Bagolini 光条镜片试验

6. 若称二光点位于二光条相交处的左方，分居上下者属左上斜复视。

7. 若称二光点位于二光条相交处的右方，分居上下者属右上斜复视。

此法操作方便，但不适用于幼儿。

## 五、后像试验测定视网膜对应

### （一）器械

小日光灯长 30cm，中央 1cm 区涂黑色供注视用，灯管可分别置于纵向及横向位。

### （二）操作

被检者在暗室中坐日光灯前方，先遮盖左眼，嘱右眼注视横向日光灯中央黑区 15 秒，随即遮盖右眼，嘱左眼注视纵向日光灯中央黑区 15 秒，睁开双眼看墙壁，被检者能感到墙壁上呈现垂直及水平二后像光条。嘱说出二光条的关系（图 9-87）。

1. 后像呈＋者属正常视网膜对应（NRC）。

2. 后像呈├者属异常视网膜对应（ARC），为内斜视，横光条位于右方，与眼球位置一致，属同侧性。

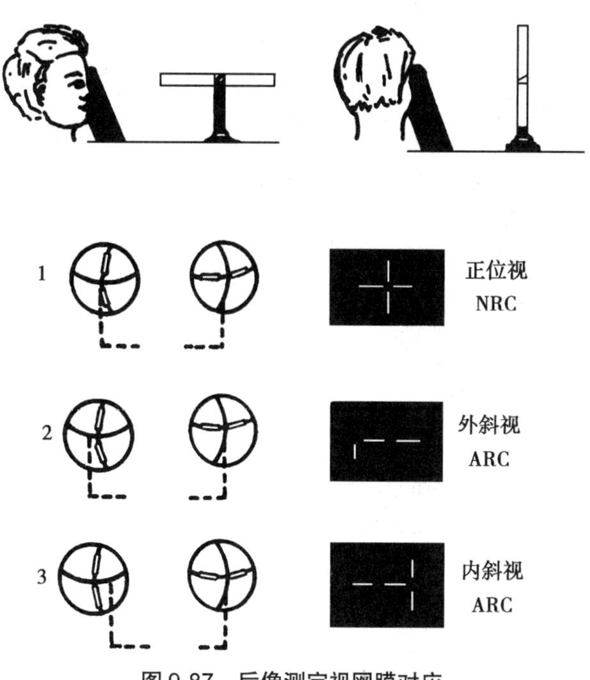


图 9-87 后像测定视网膜对应

3. 后像呈┤者属异常视网膜对应，为外斜视，横光条位于左方，与眼球位置不一致，属交叉性。

4. 后像呈厂者属异常视网膜对应，为右外上斜视，横光条位于纵光条的右上方，与眼球位置一致。

此法优点为设备简单，灯光较亮，后像持续时间较长。但有旁中心注视或有弱视。不能注视黑标记者则无法形成后像。

## 六、同视机测定视网膜对应

使用同视机测定视网膜对应不但能分辨斜视患者属正常对应或异常对应，并可分辨属调和性异常视网膜对应（harmonius，ARC）或非调和性视网膜对应（nonharmonius，ARC）。

操作步骤是令患者坐同视机前，右眼注视右侧观察镜筒内黑点图片，左眼注视左侧镜筒内小圈图片。将一眼的镜筒固定在 0 处，令患者移动另一镜筒使黑点放在小圈内，记录其斜视度，称主觉斜视角。检查者然后交替熄灭灯泡，根据眼球移动方向来移动镜筒，直至两眼不复移动为止，记录其斜视度，称他觉斜视角。分析如下：

1. 若主觉斜视角与他觉斜视角相等。例如二者均为 ET20$^{\triangle}$，属正常视网膜对应。

2. 若主觉斜视角为 0，他觉斜视角为 ET20$^{\triangle}$，属调和性异常视网膜对应，异常对应角等于主觉斜视度。

3. 若主觉斜视角大于 0，小于他觉斜视角，属非调和性异常视网膜对应，例如主觉斜视角为 ET10$^{\triangle}$，他觉斜视为 ET20$^{\triangle}$，异常对应为 20 减 10 等于 10$^{\triangle}$（图 9-88）。

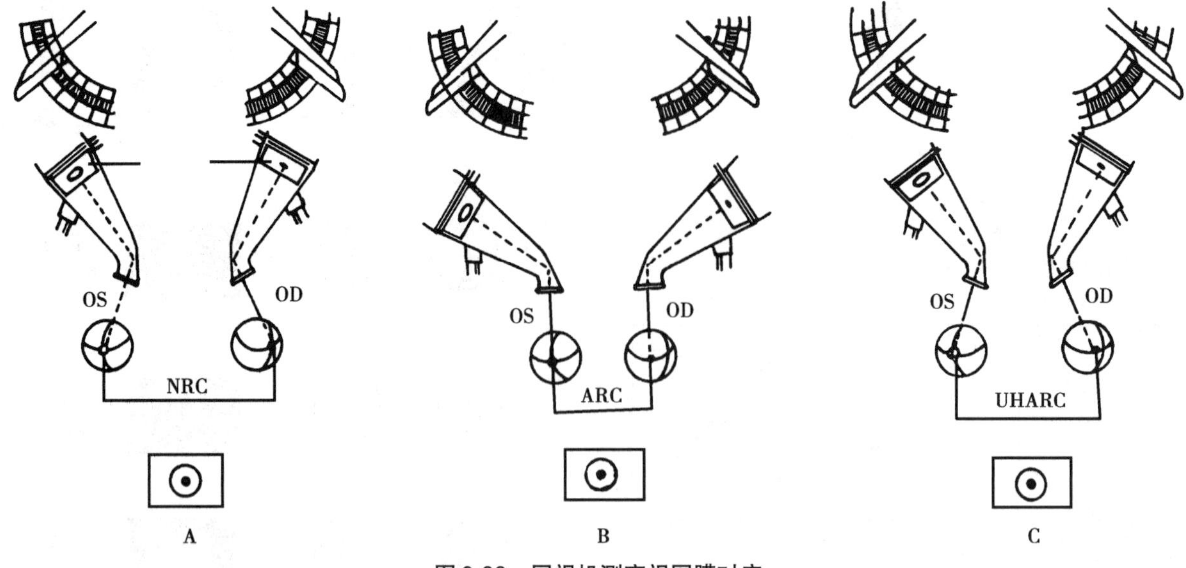


图 9-88 同视机测定视网膜对应

## 七、立体视觉测定

立体视觉是一项具有深度感觉的高级视功能，临床上多采用二维视标进行测定，种类繁多，有些属定性检查，有些属定量检查，可测出立体视觉的灵敏度，以秒弧度（sec of arc）为单位，度数越小，灵敏度越高。目前国内有同视机及随机点立体图片生产，兹简单介绍如下：

### （一）同视机测立体视觉

利用同视机或立体镜使两眼分别观察二相似的图片。图片内部的标记作对称的水平向移位，两眼视网膜对应点位置上少量差异引起深度及立体感觉。例如图 9-89 为一对相似的视标，二外圈稍作对称水平向外移，内圈呈对称内移，二黑点作更多内移，立体镜下观察时，有正常立体视者见一立体同心圈，外圈居前，内圈居后，黑点居中央更后方，若一眼有弱视，抑制或其他知觉状态的异常则失去立体视（图 9-89）。

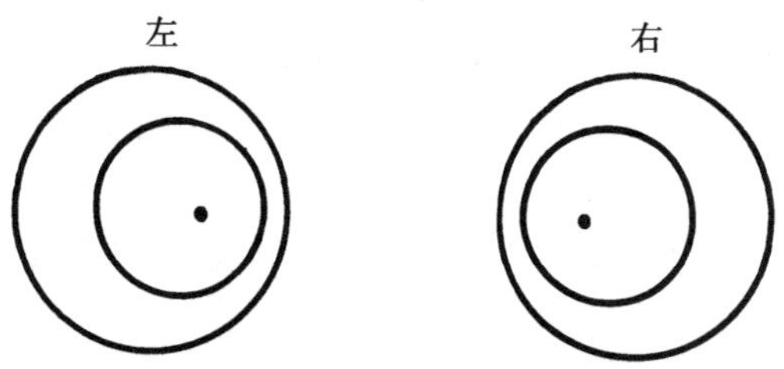


图 9-89 同视机测立体视

### （二）随机点立体图测定

利用红绿二色眼镜或偏振片（pola-roid）眼镜进行测定。前者如我国颜少明设计的随机点立体图，后者如 Titmus 立体图。后者操作较简单，是目前常被采用的一种，适合于儿童检查，而且节省时间，先戴上偏振片眼镜，嘱以手指执大苍蝇的翅膀，要求立体视灵敏度甚低（3000 秒弧度）以提高儿童兴趣。若能在图片前空间内执翅膀，说明有立体视，然后嘱分别指出 ABC 三排动物中最凸起的一种动物。每排有 5 种动物，较容易指出的一排是 400 秒弧度，其他二排分别为 200 及 100 秒弧度。最后嘱分别指出 9 组菱形框内 4 个圆圈指出最凸起的一个，灵敏度由 1 至 9 逐步提高，分别由 800 至 40 秒弧度，可定量记录。

（王永龄）

## 主要参考文献

1. 王永龄. 仿制 Lancaster 氏红绿灯斜视测量器. 中华眼科杂志，1958，8：665.
2. 孟祥成，李俊洙. 斜视弱视学. 哈尔滨：黑龙江人民出版社，1982.
3. 赫雨时. 临床眼肌学. 上海：上海科学技术出版社，1962.
4. 赫雨时. 斜视. 天津：天津科学技术出版社，1981.
5. 颜少明，郑竺英. 立体视觉检查图. 北京：人民卫生出版社，1985.
6. Helveston EM，Ellis FD. Pediatric Ophthalmology Practice. The CV Mosby，1980.
7. Sokol S. Visual Evoked Potentials：Theory，Techniques and Clinical Applications. Survey Ophthalmology，1976，21：18.
8. Nelson LB，Catalano RA. Atlas of Ocular Motility. WB Saunders，1989.
9. von Noorden. Maumenee's Atlas of Strabismus. The CV Mosby，1977.
10. von Noorden. Binocular vision and Ocular Motility. 4th ed. The CV Mosby，1990.

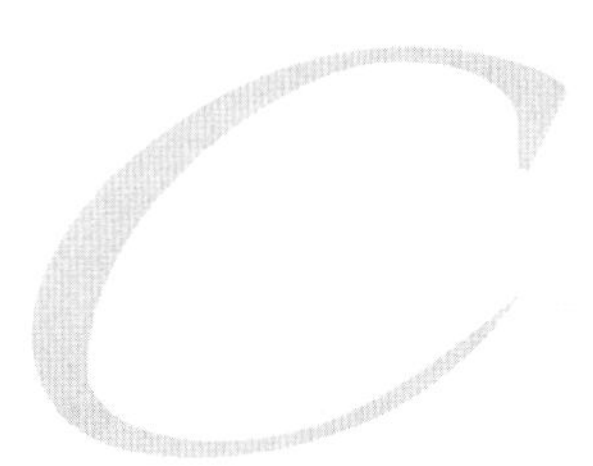

# 第五章 共同性斜视

## 第一节　内　斜　视

对于共同性内斜视的发病原因，至今还不完全清楚，所知道的只是一些引起双眼视觉障碍的因素。一般均认为共同性内斜视与机械性因素或神经支配因素或二种因素的合并有关。机械因素，亦即解剖因素，是与眼眶的方向、大小、形状；眼球的大小、形状；球后组织的体积及形状；眼外肌的止端、长度、弹性、结构；眼球筋膜及韧带的解剖排列和状态有无异常有关。近年来发现的眼外肌滑车（extraocular muscle pulley）在眼眶中的位置也与机械因素有关。神经支配因素，亦即抵达眼球的神经冲动因素，与眼外肌眼内肌的共同运动；精神视觉（注视反射、融合冲动）、一些内淋巴、前庭系统及来自颈肌的冲动对眼外肌的影响及一些核上性病变、大脑皮层及皮层下中枢的障碍对眼球运动的影响有关。此外屈光和调节因素在内斜视中也起一定作用。

英国正位视学会（1971）将内斜视分为内隐斜和内斜视二种。美国 Burian 等（1983）将内斜视分为共同性内斜视、非共同性内斜视及继发性内斜视三种。日本中川（1979）将内斜视分为先天性内斜视、后天性内斜视、继发性内斜视及特殊型内斜视四种。我国（1987）将内斜视分为先天性内斜视、后天性内斜视、继发性内斜视及其他四种。

### 一、内　隐　斜

**【原因】** 人类绝大部分的绝对休息眼位是处于外斜位状态，在清醒时如将所有影响眼位的神经冲动除去，则双眼将要变成外斜状态。按照上面的说法，如将融合反射除去，则双眼要呈外斜趋势，亦即出现外隐斜。事实与此相反，根据 Scobee 用 Maddox 杆做检查，看远处的隐斜度为 $+1.4^{\triangle}$内隐斜。1980 年我们对 1156 名正常视力的青年作内、外隐斜的测定，看远内隐斜者有 516 名（占 44.63%），平均数及标准差为内隐斜 $0.47^{\triangle}\pm1.65^{\triangle}$，外隐斜者有 283 名（占 24.48%）。看近内隐斜有 134 名（占 11.59%），外隐斜有 888 名（占 76.81%），平均数及标准差为外隐斜 $4.29^{\triangle}\pm4.02^{\triangle}$。说明看远时内隐斜居多，看近时外隐斜居多。

唯一能解释出现内隐斜的原因乃集合神经冲动的过强，任何人为了维持双眼视线相对平行，保持双眼单视，必须有适量的集合神经冲动，不然眼位将变成外斜，出现交叉性复视。事实上维持双眼单视所用的集合兴奋并不恰如其量，而往往超过实际的需要，处于过强状态，故形成了内隐斜。

根据以上情况，形成内隐斜的原因，主要为神经支配因素，但其他如解剖因素及调节因素也起一定的作用。

1．解剖因素　包括各种眼外肌的异常，如节制韧带、肌间膜或肌腱止端的异常，这些异常，可以限制一眼内直肌或双眼内直肌企图松弛集合时作适当的松弛。加上在正常清醒时刻，集合兴奋有过强的趋势，足以在某些患者，产生内隐斜。但其绝对眼位仍为外斜位。

2．调节因素　未经矫正的远视眼和已经矫正的近视眼，均因过度使用调节而诱发过强集合，造成内隐斜或内斜视。戴矫正眼镜减少调节力量后，如内隐斜完全消失，称为完全调节性的，如只是使隐斜度减少，但未完全消失，称为部分调节性的。这要取决于神经支配因素的多少而定。

3．神经支配因素　双眼必须依靠集合兴奋来维持双眼视线的平行，以取得双眼单视，而且集合兴奋总是处于过强状态，融合功能起着抑制集合兴奋过强的作用。内隐斜基本上是属于神经支配因素所致。看远有少量内隐斜是正常的，如超过正常范围还是属于神经支配因素所致，一般认为是由于集合中枢的过度兴奋所致。那么有哪些因素可造成或加剧集合中枢的过强兴奋状态呢？

Peter（1941）认为患者多具有高度神经质及神经系统的不稳定，遗传的应激性，加上茶、咖啡及吸烟的刺激或伴有内分泌的功能失调，均可能是引起内隐斜的条件。同时也与职业因素有关，过分紧张的工作可造成神经系统的不平衡，这些情况与高血压的病因很相似。

**【临床特征】** 症状的出现往往延缓，不像外隐斜在阅读半小时或一小时左右即感眶内及眶周疼痛，而是在维持双眼视线平行，看远的情况下出现，如看电影、看球赛等，感到全身疲乏，次日即感头痛，并觉不适，比外隐斜更使患者难受。

有作者发现内隐斜可引起一些思想上的紊乱，导致精神错乱、癔病、神经衰弱、视力疲劳、睑缘炎、结膜炎、畏光及头痛等。

内隐斜引起的头痛可以出现在任何部位（额部、颞部、顶部及枕部），与近工作无关，通常为整个头痛，常在观看快速移动的景物时出现。休息或睡眠使症状减轻，有时次日尚可复发。

另一个比较突出的症状是定位及深径觉较差，如驾驶汽车，在较窄的空地停靠十分困难，判断车速不准，因此超越同行的汽车有困难，安全性较差，其他如打网球、羽毛球、篮球的准确性也差。

内隐斜患者开始阅读时比较舒适，读后常有眼球被牵拉的感觉，似乎双眼仍想要阅读或停留在阅读的眼位，呈向内斜的不适感。这是一种集合的表现。患者虽无远视，喜欢将书本拿得离眼很近。有许多患者愿俯卧床上看书，两肘支在床上，双手托住下颏，双眼离读物很近，如令患者坐直身子阅读，则很易入睡。

少数患者内隐斜度数大而融合力好，但症状严重，因此在看正前方物体时，往往采取向前探头的姿势，使双眼上转，这样可以利用向上看时眼位呈分开的趋势来克服内隐斜带来的一系列症状。

在用交替遮盖法检查内隐斜时，遮盖片应在每只眼前停留较长时间，可以诱发出较大的斜视度。用内视像检查法（海丁格刷和后像）可证明内隐斜和间歇性内斜视，在双眼视觉状态下有中心凹抑制，以及异常视网膜对应。这是一种对隐斜的知觉性适应：当隐斜在某种情况下变为间歇性斜视时，需要知觉性适应来克服复视。这种病人可能是在间歇性斜视发生的边缘，用抑制来避免中心凹复视，并用周边视网膜刺激维持融合。因而在双眼视觉状态下将引起立体视锐的下降。

**【治疗】** 首先应作屈光状态的检查，对 40 岁以下的患者，应作散瞳检影，如确定为远视，度数明显，应作充分矫正；有屈光参差或散光时，应充分矫正使获得清晰而舒适的远视力，如为近视，应给予最低度数的镜片而又能获得清晰的远视力为准。戴镜后一个月，在矫正镜片下，重作隐斜检查，其残余的内隐斜可能纯属神经支配性质的，即集合中枢过度紧张所致。

对患有神经衰弱、工作紧张、下班后对工作仍放心不下，忧心忡忡者，改变工作和变换环境，对视力疲劳症状会有好处。

内隐斜与心理紧张和工作性质很有关系，因此要让患者合理安排生活和工作，掌握劳逸结合，很有必要。并向患者解释内隐斜的原因，使患者能主动缓解神经紧张，对某些人有一定效果。

采用正位视训练使患者在使用调节时主动松弛其集合，或通过增加其融合分开力来克服内隐斜，一般除因屈光不正带来的调节成分得到矫正外，其残余的神经支配性内隐斜很难用训练方式来矫正，但有些患者的主觉症状可有明显改善。

用底向外三棱镜，对非调节性内隐斜，在缓解症状上有帮助，但不能清除眼外肌不平衡，使用时只矫正内隐斜的 1/3 至 1/2，但有人认为对内隐斜帮助不大。

如经上述保守治疗无效，内隐斜度数足够大，度数稳定，有肌性视力疲劳，术后不怕过矫者，可采取手术矫正。

一般大度数的内隐斜维持时间不会太久，可因某种外在因素的影响，使融合功能受到破坏，可突然转变成内斜视，主觉有同侧性复视，在一定距离，各注视方向的复像距离相等，而双眼眼球运动无任何限制，此时容易误诊为麻痹性内斜视，而作不必要的各种检查和治疗。少数内隐斜度数大的患者，往往合并很明显的神经官能症成分，手术后需要在几个月的时间内症状逐渐消失，最终取得舒适的双眼视觉。

为了避免术后的过矫，在内隐斜和间歇性内斜视中斜视度达到 $12^{\triangle}$才可进行手术。手术量应取决于斜视量而不是斜视的隐性或显性。对 50 岁以上的患者可以用较为保守的方案，因其对过矫所造成的不适常常难以克服。

手术的原则是看远内隐斜大于看近的内隐斜时，作外直肌缩短。看近内隐斜大于看远内隐斜时，作内直肌后退。最好先做一眼后，术后根据残余隐斜度并结合患者主觉症状，在适当时做另一眼手术。有相当多的患者，一眼手术后就可解决问题。也可在手术过程中用手持隐斜计测量隐斜度，以便在手术台上调整手术量。

## 二、先天性内斜视

先天性内斜视是指生后 6 个月以内发生的内斜视，因为很少能证明确系生后即发生内斜，而往往在生后 6 个月内才发现，故有人称此种内斜视为婴儿型内斜视，也有人称先天性婴儿型内斜视或婴儿型内斜视综合征。经观察新生儿在生后数周内眼位常不稳定，很少呈正位，眼位在内斜与外斜位之间变动，故在采取病史或作检查时应特别注意。当婴儿逐渐长大，双眼眼球运动逐渐变得协调，至生后3个月时，才能建立起正常的眼球运动。

**【病因】** 先天性内斜视的病因一直是斜视学家争论的问题。Worth等认为是由于先天性的融合缺陷及原发性双眼视觉发育不全，并假设双眼视觉缺陷位于视皮质的终端。Chavasse等认为斜视儿童出生时具有正常双眼融合的神经成分，但在生后发育过程中被知觉输入（如单眼白内障，远视）或运动的输出（肌肉麻痹）的障碍阻断了，在此反射基础上引起的内斜视并继发融合能力丧失。如果这种障碍得到早期治疗而祛除，有可能发育正常的双眼视觉。因而Costenbader和Parks主张早期手术治疗。Helveston提出"感觉运动弧"的假设：出生早期发生的原发性中枢性运动融合缺陷，使视觉信号输入在发育不完善的视觉皮质的运动中枢产生有缺陷的信号，从脑干通过脑神经传达到眼外肌，引起内斜视。von Noorden等认为本病的基础是出生早期视觉系统发育尚未成熟，易于受损，眼球运动不稳定，此时如遇各种引起斜视的因素如：集合张力过强，高AC/A比率，远视未矫正及不明因素等，如果运动融合机制发育正常，就能克服而不发生斜视，如运动融合功能发育迟缓或有缺陷，则不能克服因而发生内斜视。动物实验模型显示大脑皮质的纹状区有与立体视觉相关的双眼驱动细胞，人为造成斜视后，双眼驱动细胞功能丧失并有数量减少。对正常新生儿和内斜视婴儿的眼运动和知觉的实验室研究，以及对早期发生的内斜视的治疗经验，使得对病因学的研究更加深入。

**【临床特征】**

1. 发病年龄　在生后6个月以内发生的恒定性内斜视属先天性内斜视。据Costenbader的统计，由小儿科医生或双亲介绍来的753例内斜视中，352例（47%）属假性内斜视。年龄在0～11个月间者占37%，11个月以后者占50%。假性内斜视在以后也可发生真性内斜视，因此仅靠病史来诊断此病并不可靠，必要时可参看照片及先天性内斜视的一些特征作为依据。

2. 斜视度　先天性内斜视的斜视度常比后天性内斜视者大，多数大于40$^{\triangle}$，小于20$^{\triangle}$者很少。据各家的统计，Costenbader 50例中48例（96%），Foster 34例中17例（50%），斜视度在40$^{\triangle}$以上。Helveston 133例的平均斜视度为40$^{\triangle}$，von Noorden等报告斜视度平均为50$^{\triangle}$～60$^{\triangle}$。斜视度比较稳定，但也有作者如Clark及Hiles等报告3例大角度婴儿型内斜视，在3年内斜视度自发地变小。本病AC/A比率基本上属正常，看远和看近的斜视度相同，属非调节性内斜视。如检查有2.00D以上的远视时，应考虑是否有调节性因素在内。出生6个月后来诊的内斜视中，往往有后天性内斜视。为了作鉴别，必须戴矫正眼镜，检查看远和看近的斜视度。手术量以看远时的斜视度为准，看近时的斜视度仅作参考。检查婴幼儿的斜视度比较困难，尤其检查看远的斜视度，不拘泥于5m距离。测定方法以角膜映光法（Hirschberg和Krimsky法）比较适宜，也有人在1m距离作照相，参考照片上的角膜映光点来测定斜视度。

3. 屈光不正　一般呈轻度远视，Costenbader报告500例婴儿型内斜视中，近视占5.6%，轻度远视占46.4%（0～+2.00D），中度远视占41.8%（+2.25D～+5.00D），高度远视占6.4%（>+5.00D）。Foster等报告34例，屈光度在−2.50D～+3.00D，平均为+0.92D，屈光参差在0.75D以下。Hilwa报告54例中，3例近视，8例高度远视（>+3.00D），43例（80%）低度远视（0～+3.00D）。斜视度的大小与屈光不正的类型和程度无关。一般认为1～2岁婴儿有（0～+3.00D）的屈光不正是属于正常生理性的，随年龄的增长，远视度逐渐减少。但也有作者发现，5～7岁以前，轻度远视反而有所增加。Burian强调，有高度远视（≥+4.00D）的患儿，随时间的推移，其内斜视程度有减少趋势，有10%～20%患者最后发展成外斜视。

4. 视力　先天性内斜视常常发生交叉注视，因此发生弱视的机会较少，如为单眼注视，可伴发弱视。Costenbader报告500例先天性内斜视中，弱视有205例。弱视的发生率比较高，应该早期进行治疗，希望能取得交替注视，无论用遮盖法或其他方法，应定期观察患儿的注视状态，避免发生遮盖性弱视。

5. 单眼运动和双眼同向运动　多数先天性内斜视婴儿，作眼球运动检查，一般表现为外转力弱，内转力强，如伴有弱视，则弱视眼的外转运动表现不足更为明显，致使检查者常常不能肯定，患儿是不愿意或不能外转，还是外直肌麻痹。让婴儿作向内及向外注视运动并不容易，即使大一些的儿童，甚至成人，作向内及向外极度转动，有时也很困难。von Noorden认为婴儿发生真正外直肌麻痹者非常罕见，多数为外直肌假性麻痹，因此强调作娃娃头手法或遮盖注视眼数日，以鉴别真性外直肌麻痹还是假性外直肌麻痹。如为假性外直肌麻痹，可将内直肌后徙，术后外直肌转动即变为正常。

6. 非对称性视动性眼球震颤（optokinetic nystagmus，OKN）　用带有条栅的视鼓转动诱发的眼球震颤为

OKN，在正常人诱发的视动反应为：先是向条栅转动方向的平滑追踪运动，跟随着向相反方向的扫视运动。无论从鼻侧向颞侧转动或是相反方向转动，眼的追踪运动是相等的。在视觉未成熟婴儿和无斜视的有双眼输入缺陷病人（如屈光参差），以及在先天性内斜视中 OKN 是双侧不对称的。通常是视鼓从鼻侧转向颞侧时的眼球震颤小，不规律或难以诱发，反之则大。非对称性的 OKN 表示：在出生 3～4 个月龄以前的视觉未成熟期有由于任何原因的双眼视觉破坏。

7. 伴发病

（1）分离性垂直偏斜（DVD）：分离性垂直偏斜是指双眼交替遮盖时，遮盖眼常呈上斜状态，故又名交替性上隐斜，双上隐斜或双上斜视。先天性内斜视病人 DVD 的发病率为 51%～90%。Hiles 等发现 76% 的先天性内斜视患者出现 DVD，2 岁时最多，3 岁后平均每年发病率为 10%。Ing 报告先天性内斜视手术后 DVD 发病率为 63%，早期水平位眼位呈正位并不能减低其发病率。

（2）下斜肌功能过强：先天性内斜视一侧或两侧下斜肌功能过强的发病率高达 68%，表现为内转时该眼过度上转。Hiles 等发现常常在 2 岁发病，3～7 岁最多，每年平均发病率为 33%。可并发 V 征。斜肌功能过强可能与眼外肌 pulley 移位或旋转斜视有关，在下斜肌过强的病例中可发现外旋斜视。

下斜肌功能过强和 DVD 都表现为一眼或双眼内转时眼球过度上转。二者应加以鉴别，DVD 的垂直偏斜在外转、内转和原在位时均相等。下斜肌功能过强者，在内转眼作注视时，对侧外转眼呈下斜视，DVD 则不发生对侧眼的下斜视。

（3）眼球震颤：Hiles 等发现 30% 的先天性内斜视病人有旋转性眼球震颤。Lang 观察有 52% 的患者发生隐性或显性 - 隐性眼球震颤。隐性眼球震颤在一眼被遮盖时出现，非注视眼向鼻侧漂移，跟随着快速的向颞侧矫正扫视运动。改变注视眼时另眼的眼球震颤方向随着反转。显性 - 隐性眼球震颤在双眼打开时有很小幅度的眼球震颤，遮盖一眼时眼球震颤如上。部分病人在内转位时有眼球震颤幅度减低而表现为头转向注视眼一侧。

**【鉴别诊断】** 在一岁以内有许多内斜视类似先天性内斜视，造成诊断上的困难，由于这些内斜视与先天性内斜视在治疗上有不同，因此在临床上应予以鉴别。

刚出生的婴儿，眼正位者不多，在 1 个月时，可有间断性的变化，眼位可以在内斜 - 正位 - 外斜之间变化。Nixon 等观察 1219 例正常婴儿，593 例（40%）正位、398 例（33%）外斜、40 例（3%）内斜、188 例（7%）婴儿不合作未分类。由于眼球运动的不稳定，对生后 1～3 个月的婴儿眼位，不作任何评价。

1. 假性内斜视　婴幼儿因疑有内斜视而就诊者，最常见的是假性内斜视。Costenbader 发现在 703 例怀疑有内斜视者中，47% 为假性内斜视。引起假性内斜视的原因有鼻梁宽、内眦赘皮和瞳孔间距窄，应与真性内斜视相鉴别，尤其要注意有无小度数内斜视。常用的方法有角膜映光法及遮盖 - 去遮盖法试验。要注意有内眦赘皮的假性内斜视可以合并小度数内斜视，或虽已确诊为假性内斜视，由于真性内斜视发生晚，以后还可能发生，故父母和小儿眼科医生仍应警惕，要定期复查。

2. Duane 眼球后退综合征　眼球后退综合征是一种先天性眼球运动障碍性疾病，其特征为眼球外转不能，内转正常或轻度受限，受累眼企图内转时眼球后退，并伴有睑裂变窄，多数为单侧性。眼位可呈正位、内斜或外斜，内斜通常不超过 30$^{\triangle}$，多数患儿有代偿头位，面转向受累眼一侧，以维持双眼单视。

3. Möbius 综合征　Möbius 综合征又名先天性眼 - 面麻痹及先天性核发育不全等，包括第Ⅵ、Ⅶ、Ⅸ、Ⅻ脑神经联合麻痹，常波及第Ⅲ脑神经，也可有先天畸形及智力低下。其特点为双侧完全性或不完全性面瘫，双眼外转受限，但垂直运动及 Bell 现象正常。眼位多数呈内斜位，易与先天性内斜视相混，尚可并发其他脑神经障碍、发育异常和智力低下。

4. 眼球震颤阻滞综合征　本综合征以婴儿早期发生眼球震颤伴有内斜视、代偿头位及假性外展神经麻痹为特征。眼震一般表现为水平位冲动型眼震，也可伴有隐性眼震，当眼球在内转位时，眼震消失或不明显，随着眼球向外转动，眼震强度明显变大。内斜度数的大小与眼震的幅度成反比，即斜视度数小时出现眼震，斜视度数大时，眼震减轻或消失。

5. 先天性外展神经麻痹　先天性外展神经麻痹的眼位，在原在位往往呈内斜视，如为一侧受累，则有代偿头位，面转向麻痹眼，以保持双眼单视。与先天性内斜视的鉴别方法有二种。一种为遮盖试验，先天性内斜视有交叉注视者，往往外转力弱，类似外展神经麻痹，如遮盖注视眼数小时或数日后，则未遮盖眼可外转而真性外展神经麻痹的眼外转不能。另一种方法为迅速转头试验，即娃娃头手法，检查者将患儿的头突然转向右侧或左侧，如内、外直肌正常，眼球可以转动自如，当头向右转动时，双眼应向左转动，当头向左转动时，双眼应向右转动，如为外展神经麻痹，则外转受到限制。

6. 婴幼儿调节性内斜视 婴幼儿调节性内斜视通常发生在6个月和7岁之间，平均年龄为2岁半。屈光性调节性内斜视平均远视为+4.75D，非屈光性调节性内斜视为+2.25D。起初斜视为间歇性，频率和持续时间不等，戴镜后好转。屈光性调节性内斜视的斜视角为25△～30△。调节性内斜视偶尔可以发生在一岁以内。

7. 知觉性内斜视 一眼视力下降，严重妨碍双眼单视，可以导致斜视。Sidadaro和von Noorden证明，从新生儿到5岁之间发生视力损害，引起内斜或外斜的机会相等。Ellsworth报告，视网膜母细胞瘤的婴幼儿约11%有内斜视，因此患有内斜视的儿童必须进行散瞳作眼底检查。

8. 神经损伤性内斜视 许多作者观察到神经损伤的婴幼儿内斜视的发病率逐渐增加，与内斜有关的神经损伤有脑麻痹、脑积水、脊髓脊膜突出、心室内出血和胎儿酒精综合征。

**【治疗】** 治疗先天性内斜视首先应防止弱视的发生，其次是矫正眼位，使看远及看近的斜视度减少并接近正位，至少能取得知觉性融合。但无论在任何年龄进行手术矫正，先天性内斜视都不能取得很好的双眼单视，立体视达不到40弧秒。

1. 非手术治疗

（1）弱视：应早期防止弱视的发生，多主张完全遮盖主眼，在遮盖期间要监视注视性质，作视力的定量检查。常用选择观看法作视力测定，观察斜视眼的视力有无改善，防止主眼发生剥夺性弱视。如患儿拒绝遮盖，可用阿托品或其他睫状肌麻痹剂滴眼来抑制主眼视力。一旦出现交替性注视，可以认为双眼视力已趋接近，可停止遮盖，但仍需继续监视双眼视力。弱视治疗取得成功后，则需要手术矫正眼位。

（2）屈光不正：一般均认为婴儿的生理性远视不超过+2.00D～+3.00D。高度远视者少见，AC/A比率通常在正常范围，看远和看近的斜视度相仿，经散瞳检影后，如远视超过+2.00D者，首先戴镜矫正，戴镜2个月内斜视依旧，应考虑手术，如婴儿不合作，拒绝戴镜，有人主张试用缩瞳剂。

Rethy等对先天性内斜视属于非调节性内斜视的观点持反对意见，认为多数病例是属于调节性的；当远视完全矫正，并在1～2个月后重复作检影验光时，发现远视程度较初次检查结果更高，如将屈光度增加并过矫+0.50D～+1.00D时，内斜视程度便减少。为使远视过矫的儿童能接受戴镜，加用阿托品散瞳。利用本法反复进行数次，则隐性远视日益变为显性远视，然后再进行矫正或过矫，直至调节力减弱，调节性集合不再引起内斜视为止。如在儿童早期使用本法，90%的内斜视可避免手术矫正。也有作者对婴儿型内斜视在术前试用三棱镜治疗。

2. 手术治疗

（1）手术时机：对先天性内斜视患儿在什么年龄进行手术一直存在争执。Arruga对手术时期的早晚作如下规定，可作参考，详见表9-3。

**表9-3 手术时期的名称表**

| 时期 | 年龄 |
|---|---|
| 很早 | 6～18个月 |
| 早 | 18个月～"诊断年龄" |
| 迅速 | 斜视发生后数天或数周之内 |
| 诊断年龄 | 3～4岁 } 个人差异较大 |
| 正位视训练年龄 | 5～6岁 } 个人差异较大 |
| 晚 | 7岁后 |

根据各家从获得双眼单视功能的标准出发，手术时机有三种观点。第一种认为先天性内斜视，双眼视功能存在先天性的缺陷，缺乏中心性融合功能，早期手术不能获得双眼单视，只能取得周边性融合。而且早期手术（4～18个月）的欠矫和过矫率高，从功能和美容角度衡量，也不比晚期手术好。况且婴儿检查不能配合，所得结果常不能肯定，资料有时不全，对一些A-V综合征、下斜肌过强和DVD等一些伴发病，易被忽略，给手术的设计增加了困难，再手术率高，因此主张在2岁左右或2岁以后手术。第二种认为在2岁以前甚至1岁前作手术者，早期手术获得功能性治愈的机会多，2岁以后手术，往往失去功能性治愈的机会。从精神心理因素方面考虑，早期矫正也有它的优点。如先天性内斜视长期不作矫正，可引起眼外肌、眼球筋膜及球结膜的继发性挛缩改变，造成以后手术上的困难，影响预后。第三种认为4～5岁以后手术，患儿能够配合检查，伴发病已充分表现，一次正位率增加，也可取得一定的双眼单视。

von Noorden不赞成晚期手术，认为当下列条件具备时，不管年龄大小，即可进行手术。

1）内斜视度数大，且较稳定。

2）无调节因素存在。

3）弱视治疗后已成交替性注视。

4）已确定垂直位偏斜的性质，如A-V综合征，DVD等。

综合各家的意见，多数赞成在2岁以前行手术，2岁以后手术的效果就差。生后6个月左右和近2岁作手术，从功能性治愈方面评价，二者在统计学上并无差异。

目前一致认为早期手术使双眼正位或呈 $<8^{\triangle}\sim10^{\triangle}$的内斜视，能使先天性内斜视患儿在术后获得粗略的立体视或通过 Worth 四点试验。Ing 总结了 106 例先天性内斜视患儿分别在出生后 6 个月、1 年、2 年时手术，术后眼位正位率分别为 100%、100% 和 96%，并有双眼视反应，而 2 岁后手术眼位正位者仅有 44% 有双眼视反应。Helveston 报告 11 例先天性内斜视患儿的平均手术年龄 $4^1/_3$ 个月，术后效果良好，大多数获得正位或小角度残余。在考虑手术效果时应强调的是双眼正位的年龄。一般认为在 18 个月时眼位正位即认为早期正位。

(2) 手术方法（见第十一章斜视手术）：以往对先天性内斜视的手术常选择非主导眼的后退截除术，如合并下斜肌过强，可联合下斜肌断腱，然后以另眼的后退截除补充。手术量为常规量，达到正位的再手术率较高，平均 2.1～2.6 次 / 人。近年来的研究显示对先天性内斜视的手术应与常规的手术方法不同，由于内直肌附着点常较正常成人更靠近角膜缘，有些人选择内直肌超常量（5～8mm）后徙术，用于看近 $30^{\triangle}$以上的内斜视，结果一次手术正位率达 73%～84%，手术次数减少，内直肌功能无减弱。如有残余性内斜视，用双外直肌截除作为第二次手术。单侧手术仅用于弱视未治愈者。欧洲的医师更愿意用后固定缝线术，有 75% 的成功率，并可减少连续性外斜视的发生率。Kushner 比较了 2 组先天性内斜视病例，1 组为角膜缘组（将双侧内直肌后徙到角膜缘后 10.5mm），1 组为附着点组（双侧内直肌按级由附着点后徙），两组的成功率分别为 84.6% 和 63.4%，差异有显著性意义。Scott 对大角度先天性内斜视比较了两种手术方法："一致性手术"方法不管术前斜视度大小，均做双侧内直肌后徙或单眼后徙 - 截除术，最大量不超过角膜缘后 11.5mm。"选择性手术"根据斜视度不同做 3 或 4 条水平肌。结论是"选择性手术"的成功率高，再手术率低，更适合于大角度内斜视。

在设计双侧内直肌后徙量时应考虑到患儿的年龄、屈光度、内直肌附着点位置和斜视度的大小。避免盲目的超常量后徙。测量时以角膜缘作标志，比附着点更加稳定。

(3) 术后处理：

1) 过矫和欠矫（见斜视手术章）。

2) 术后产生调节性内斜视：先天性内斜视术后可以产生调节性内斜视。Hiles 报告术后 65% 的患儿需用眼镜矫正远视，以控制内斜。Freely 观察 83 例，在 $1^1/_2$ 岁时手术矫正了眼位，有 28% 后来又发生内斜，有 78% 的内斜视仅用 +1.50D 球镜即可矫正眼位。因在术后头几年远视逐渐增加的缘故，故建议先用大于 +1.50D 的眼镜矫正远视，然后视其效果，考虑是否需再次手术。

3) 分离性垂直偏斜：先天性内斜视合并分离性垂直偏斜的发生率很高，甚至经手术矫正内斜视后数年才发生。如 DVD 属隐性状态，仅用遮盖法才能查出者，则无需手术。如 DVD 为间歇性的，则要根据斜视度的大小及出现频率来决定是否行手术。对已过发生弱视年龄的儿童，一眼有 DVD，且双眼视力接近或相等者，可使用压抑疗法或主眼上散瞳剂，以改变注视眼，若能取得美容正位，则不必手术。

4) 弱视：防止术后发生弱视。Ing 报告 106 例患者，术后 41% 发生弱视，故对每个患儿术后应作选择观看检查，以监视视力的变化，直至能测定视力时为止。一旦发现有弱视，应迅速采用遮盖法或其他方法治疗，直至视力正常为止。

**【预后】** von Noorden 根据先天性内斜视的手术效果分为 4 类：第一类：基本正常的双眼视，为术后最好的效果，看近和看远时眼正位或有隐斜但无症状，视网膜对应正常，双眼视力基本正常，双眼视觉基本正常，有周边融合和一定的融合范围，及一定的立体视，在双眼注视状态下一眼的中心凹有抑制暗点。第二类：微型斜视，为理想的效果，术后尚留有 $10^{\triangle}$以内的内斜视，遮盖试验眼球无明显移位或轻微移位，轻度弱视，通常有异常视网膜对应，立体视减低或缺如。除弱视外无需治疗。第三类：小于 $20^{\triangle}$的小角度内斜或外斜，但可能不稳定。术后眼位明显改善使家长对结果满意，常有异常视网膜对应，有粗略的立体视或缺如，若无弱视不须治疗。第四类为不满意的效果，有大角度的残余内斜视或连续性外斜视，常有弱视，多有抑制，异常视网膜对应较少见，立体视缺如，需要再次手术。

Birch 报告两组病人，手术年龄在 5～12 个月的随机点立体视比手术年龄在 13～18 个月的更好。Ing 报告在 4 个月时手术的 16 例病人中有 1 例的 Titmus 立体视为 40 弧秒，随机点试验为 20 弧秒。Helveston 在 10 例 4 个月龄进行手术的病人中检查，1 例的 Titmus 立体视 140 弧秒。但其纵向研究显示手术后最初的正位，随后又有恶化。这些作者的资料支持在 2 岁前手术，然而 von Noorden 的资料显示，在 2 岁甚至 4 岁后手术也可获得相似结果。矢沢等报告 72 例先天性内斜视，出生后 1～5 岁间行手术，经 5～15 年的长期观察，获得功能性治愈者有 17 例（24%）。森实等报告 340 例先天性内斜视，不到 3 岁时进行手术，经 5～10 年的长期观察，有 60 例（17%）获得二级以上双眼视。

国内沈洁报告采用双侧内直肌后徙术治疗 33 例先

天性内斜视，平均手术年龄4.6岁，正位率达66.7%，术前斜视度在30△～59△组成功率最高。正位的22例中有16例同视机测得周边融合，13例用Titmus立体视觉图检查有≤200弧秒立体视锐。

上述结果显示，在手术治疗先天性内斜视时有可能获得较高的立体视锐度，但不常见。而与术后双眼视觉结果有关的关键因素不是手术正位的年龄，而与眼位偏斜的时间、合并的眼球运动的异常以及术后获得的微型斜视的类型有关。

**【化学去神经法】** 近年来有作者用A型肉毒毒素在内直肌注射治疗先天性内斜视，研究替代手术治疗的方法，取得了较好的效果。还需要进行化学去神经法与手术治疗效果的大样本的对比研究和长期的观察。参见本篇第十二章。

## 三、后天性内斜视

后天性内斜视大部分发生在生后6个月以后，其中包括调节性内斜视和非调节性内斜视。调节性内斜视属于因调节性集合过强所引起，又可分为完全调节性和部分调节性两种类型。完全调节性内斜视是属于后天性内斜视，而部分调节性及非调节性内斜视如发病时间不清，则与先天性内斜视的鉴别就比较困难。后天性内斜视由于尚有一定程度的双眼视功能，经过间歇性内斜视的阶段，逐渐成为恒定性内斜视，因此预后较先天性内斜视要好，容易获得双眼单视。

### （一）调节性内斜视

一部分调节性内斜视与遗传有关，发病初期呈间歇性，以后逐渐变成恒定性，非调节性的成分增加，虽戴矫正眼镜后，尚残留部分内斜视，成为部分调节性内斜视，因此对本病的治疗，应在斜视的间歇时期，尽早治疗。

调节性内斜视的病因主要为AC/A比率AC/A比率异常和高度远视，有+1.00D～+2.00D的远视，不会发生调节性内斜视，Parks认为看近（33cm）斜视度比看远（6m）斜视度大10△以上时，可定为高AC/A比率，据统计在667例调节性内斜视中43.3% AC/A比率属正常。

1. 屈光性调节性内斜视

（1）病因：因远视未经矫正，过度使用调节引起集合过强，加上融合性分开功能不足，引起内斜视。本型斜视AC/A比率正常，当远视矫正后，眼位可呈正位或内隐斜。von Noorden认为过度的调节引起过强的调节性集合，当病人的分开融合幅度能够代偿过强的集合张力时，并不一定导致内斜视；只有当融合性分开不足以克服集合张力时，才表现为显性内斜。也有病人放弃调节因而视力模糊，但眼位正位或小角度内隐斜，引起双眼屈光不正性弱视。颜建华研究了同样高度远视的内斜视和正位视者，认为除了远视引起的过度调节外，高AC/A比率和融合性分开不足也是决定是否发生调节性内斜视的重要因素。

（2）临床表现：初期表现为间歇性内斜视，如注意某目标，使用过多调节时，则出现内斜视。在诊室中检查时，如用手电灯光作注视目标，往往不出现内斜视，故容易漏诊。应该使用带有图形或文字的调节性视标作注视，加用遮盖法检查，则常常可将内斜视诱发出来。

好发年龄在2～5岁，也可早期发生于1岁以内或延迟到青春期。近年来的研究表明4个月的婴儿的调节能力已达成人水平，出生后6个月的内斜视中有部分病人具有调节性内斜视的全部特征。往往有中度远视，发热可诱发本病，当疲劳或身体不适时出现内斜，当远视矫正后，看远和看近多数均有双眼单视。少数表现为微型内斜视，伴同异常双眼视及屈光参差。除非因长期未戴矫正眼镜，内斜视过久，一般很少发生弱视。

如斜视不经矫正，可逐渐发展成恒定性内斜视。如将远视完全矫正，内斜视可以消失。开始时内斜视逐渐变小，经1～2个月后，眼位逐渐变为正位。经过长期观察，一部分调节性内斜视，眼位虽变为正位或轻度内隐斜后，往往变成部分调节性内斜视，即便戴镜矫正，内斜视也不能完全消失，因此调节性内斜视的斜视度不一定很稳定。据Fletcher统计，内斜视中部分调节性内斜视占多数，为调节性内斜视的3倍，非调节性内斜视的2.4倍。在748例内斜视中，完全调节性内斜视只占13%。

（3）治疗

1）矫正屈光不正：如在发生斜视前双眼视功能已发育完善，则预后良好，可以恢复双眼视。首先在睫状肌充分麻痹下，进行检影验光。可用1%阿托品液，每日滴眼三次共滴三天。为避免阿托品中毒反应，也可用1%阿托品眼膏涂双眼，每日三次共一星期，再检影验光。如有远视应充分矫正以减轻调节力和集合。远视处方一般将所验出之全部远视减去+0.50D～+1.00D的生理调节力，其余屈光度给予全部矫正，其目的是避免患儿长期使用全矫正眼镜，日久将引起调节失用，继发集合不足，形成外斜视。如有散光或屈光参差者也应矫正以提高视力。如屈光不正为近视者应在低度矫正下求得较好的视力。因提高视力可促进双眼视功能及融合反射的恢复，对治疗内斜视有好处。如远视度数大，患儿开始戴镜时，因调节不能松弛，反而出现戴镜后的视力不如裸眼视力。另外戴镜后斜视的控制状态可有改变，出现的次数可能增加，这两点应向家长讲清，以免患儿不能坚持戴镜，失去治疗良机。对于因调节不能松弛不愿戴镜者，可涂1%阿托品眼膏数天，在调节松弛下即可戴镜。戴镜约一个月后，如斜视完全消失，就应根据双眼视功能进行其他治疗。如双眼视功能正常则定期来复查。一般每年重新作散瞳验光，如戴镜后眼位正位或有小度数内隐斜，则保持眼位在隐斜和无症状的前提下，适当减少远视度1.00D～1.50D，希望在生理远视逐年减少的基础上，最终摘去眼镜也不出现内斜视。如戴镜后看远时眼位正位，看近时仍有不同程度的内斜视，表示AC/A比率高，为非屈光性调节性内斜视或内斜含有非调节性集合过强成分。如戴镜后眼位在看远看近时仅部分减轻，则斜视是属于部分调节性内斜视。有人建议，如患儿极不合作，经常打破眼镜或将眼镜丢失，可使用缩瞳剂代替眼镜，但多数人不赞成长期使用。值得注意的一点，在儿童配镜时必须注意两镜片的光学中心距离是否和两眼瞳孔距离相符，如果不符，可引起水平位三棱镜的作用，产生视力疲劳及视力减退。同时必须注意两镜片的垂直中心是否在同一水平线上，如不在同一水平线上，可引起垂直三棱镜的作用，同样产生视力疲劳，这二种情况均为促使患儿拒绝戴镜的重要原因。

2）治疗弱视：调节性内斜视的发病较晚，且开始多为间歇性的，因此有严重弱视者不多。如有屈光参差，双眼视力可能不等，应作窥测镜检查，有无旁中心注视，如斜视眼视力不太低下，与健眼相比，只差2～3行，可在健眼眼镜上加贴透明玻璃纸，使其视力稍低于斜视眼即可，这样不致将双眼分离过分，以免使隐性内斜变为显性内斜，加剧了内斜程度。如斜视眼视力明显低下，可使用完全遮盖法或其他弱视治疗。

3）正位视训练：双眼视力已达正常，经戴镜后眼位变正位，有双眼单视者，定期作屈光状态的检查，并继续戴矫正眼镜。因参加体育运动或其他原因，欲摘掉矫正眼镜，可选择某些适当的患者试行视功能训练，以期获得双眼单视。远视度在+4.00D或以下，散光不超过1.00D能合作的患儿，最适宜作训练。但家长及患儿应明了，眼镜不能永远摘掉，至少在看近时仍需戴镜。

训练的目的：①克服抑制，当眼位偏斜时能引起复视。②不戴矫正眼镜时，能自动控制内斜视，并增强融合范围。③不戴矫正眼镜时，提高双眼视力至一定水平，在参加某些活动时，能摘去眼镜。

训练方法：①唤起复视：为了建立双眼视，第一步应脱去抑制，唤起复视，患者如能主觉复视，也就能主觉什么时候眼位呈内斜，因此就能学会如何控制眼位。诱导患者主觉复视的方法很多，常用者有红绿眼镜，以灯光作视标，使其分辨复视现象。或用$10^{\triangle}$垂直位放置的三棱镜加在一眼前，使患者感觉复视，一旦出现复视，就减少三棱镜度数，直至出现内斜，用任何一眼时能自发主觉复视为止。②控制眼位：出现复视后，在不戴矫正眼镜下，训练能自发控制眼位。欲达到此目的，首先需训练松弛调节以减少集合，一旦放松调节，视力必感模糊，应教导患者在物像模糊的情况下把二像合成为一个，如能融合模糊的物像，说明调节已松弛，视线已趋平行。③训练负融合集合，即融合性分开力，增进双眼视觉。能作训练的器械很多，如同视机，各种类型的实体镜，障碍阅读等。

4）手术：Dyer提倡手术代替戴镜，或至少减轻戴镜度数，即使以后发生连续性外斜，也值得一试。也有人提出长期戴镜有影响眼的正视化。但多数作者认为除非内斜视有非调节性成分，或合并垂直斜视、斜肌功能异常等影响融合功能，否则以手术代替戴镜，术后在近距离工作时，调节需求过大，将会引起集合不足和难以克服的视力疲劳。再戴镜后则可出现外斜和复视。

2．非屈光性调节性内斜视（又称集合过强型调节性内斜视）

（1）病因：与屈光性调节性内斜视不同，本型内斜视与屈光因素无关，是调节与调节性集合间的一种异常联合运动，表现为因调节力引起的一种异常高调节性集合反应。如看近时融合性分开力佳，能克服集合过强，则形成内隐斜；如融合性分开力不足，则形成显性内斜视。

（2）临床表现：内斜视的程度看近大于看远，一般超过$10^{\triangle}$以上，呈高AC/A比率型，超过6∶1，少数呈正常AC/A比率型，而近感集合反应高。

发病年龄在8个月至7岁，平均2.5岁，占调节性内斜视的56.7%，可发生在正视眼、远视眼或近视眼，但多见于中度远视眼。

多数患者有双眼单视，罕见弱视，如有屈光参差，则可发生弱视。

（3）鉴别诊断：在诊断非屈光性调节性内斜视时，必需用调节视标作注视，戴矫正眼镜后检查是否在看近时有明显内斜视，因有些患儿可以在看近时少用或不使用调节，这样容易误诊。用梯度法比较隐斜法能准确测量AC/A比率，可以区别非屈光性调节性内斜视与非调节性集合过强。有下列四种类型内斜视，要加以鉴别。

1）调节低下型内斜视：屈光不正轻度，调节近点后退，看远时内斜度数小，看近时内斜度数大。调节近点与同年龄相比变远，这样在看近时，为了看清物体，需要使用过多的调节努力，因此就诱发过多的集合，其机制不同于非屈光性调节性内斜视，但仍属调节性质。

2）非调节性集合过强型内斜视：看远有双眼单视，看近出现内斜视，AC/A 比率正常，因此测定 AC/A 比率可资鉴别。

3）远视欠矫：在睫状肌充分麻痹下进行验光，将远视充分矫正后，可以避免因欠矫引起的看近内斜视大于看远内斜视。

4）V 型内斜视：V 型内斜视只有当测量斜视角发现，在向下注视时内斜度数增加，而非屈光性调节性内斜视则在原在位看近时内斜度数增加，与注视方向无关。

（4）治疗：选择治疗方法时，要考虑到以下一些因素，如患儿的年龄和合作程度；看近和看远时的斜视度，如看远有大度数内隐斜，则无疑需行手术；AC/A 比率的高低，如 AC/A 比率超过 8～10∶1，则选用缩瞳剂或正位视训练，虽暂时有效，但从长远看，效果不佳。保守治疗方面有双焦点眼镜，角膜接触镜，缩瞳剂和正位视训练。

1）矫正屈光不正：患者可以在原远视矫正眼镜以外另配一付度数更大的看近用眼镜，或对没有明显屈光不正的配一付正球镜片眼镜作为看近用。如患儿为近视，则以最低度数的近视矫正镜能达到最好的视力为准。亦可配双焦点眼镜，以替代二付眼镜，这对学龄儿童较为方便。

2）平衡双眼视力：如有弱视，治疗方法同完全调节性内斜视，为抗抑制治疗，可作部分遮盖或遮盖注视眼眼镜的下半部。如经矫正屈光不正，视力双眼已相等，对内斜视的处理，根据情况，可采取保守或手术治疗。

3）双焦点眼镜：目的是在看近时增加正镜片矫正度数后能取得舒适的双眼单视，希望最后能减轻正镜片的矫正度数仍能维持双眼单视。实际上很难达到此目的，因一旦减少正镜片度数，往往导致视力疲劳或又出现内斜视。另外患儿会形成依赖戴双焦点眼镜的习惯，故多数人喜欢做手术矫正。

戴镜的适应证有下列一些情况：如看远内隐斜小于 10$^{\triangle}$，手术有过矫的危险；父母不愿孩子做手术；采取其他方法积极治疗而集合过强依旧；患儿为近视，近视往往有变深的趋向，随着近视的加深，内斜视的度数及出现频率也往往加剧。近视眼未矫正前，其调节是处于低下的状态，一经矫正，则可以调动正常的调节神经支配，使在看近方目标时，视网膜上成像清晰，因此在近视眼还未稳定前，使用双焦点眼镜往往比用缩瞳剂或手术要好。

配镜方法为先确定看近时所需的最低矫正镜片，开始加 +1.00D，以后每次逐渐增加 +0.50D，直至 +3.00D 为止，每次增加度数时，要测量看近的斜视角，一般可看到看近的斜视角会逐渐变小，眼镜处方以最小度数的看近矫正镜片能使内斜视转变成内隐斜，并能取得双眼单视为准则。可用压贴镜片先试戴一个月，到能确定最后度数时再开镜方。双焦点镜片放置的位置，其上方的水平直线正好平分双眼向正前方注视时的瞳孔一半，以免患儿从上方镜片看近距离的目标，这样就失去配双焦点镜的意义。

4）角膜接触镜：Calcutt（1984）曾用角膜接触镜代替普通眼镜，开始时接触镜的度数与普通眼镜的度数相同，如内斜视继续存在，则增加 +1.00D，大部分病例看近的眼位保持在隐斜的阶段，可减少 15$^{\triangle}$之多，并获得双眼视，但这方面的工作还需进一步探讨。

5）缩瞳剂：缩瞳剂对集合过强及某些完全调节型内斜视病例，在训练期间有明显帮助。对不能戴镜包括双焦点眼镜、不能训练的儿童及术后仍表现使用调节时出现集合过强的患者，尤为适宜。其他对鉴别内斜视的原因是调节性或非调节性，如发病年龄不详的内斜视伴有轻度远视，确定远视与内斜视是否有关，是否有调节因素在内，也有帮助。

常用的缩瞳剂有 0.06% 碘磷灵（phospholine iodide），1%、0.5% 溴化双斯的明（ubretid，溴化双吡己胺），0.025%、0.0125% 异氟磷（DFP），每日起床时滴一次。滴眼后，使睫状肌紧张，瞳孔缩小，前者减少中枢的调节作用而不引起相应的集合，后者利用小孔成像的原理，使物像清晰，增加调焦深度，便于少用调节。

药物浓度及滴眼次数以能维持双眼单视的最低浓度与最少次数为宜。上药过程中，应定期复查，注意局部和全身副作用。在这三种缩瞳剂中，效果以 DFP 最强，ubretid 最弱，而副作用则相反，以 ubretid 为最小。在改善 AC/A 比率方面以 phospholine iodide 为最佳。副作用方面除局部可发生虹膜囊肿、白内障外，全身有血中胆碱酯酶的活性低下，可引起视神经、肝脏及自主神经的障碍，其他可引起出汗、腹痛、呕吐及腹泻。

6）正位视训练：方法与完全调节性内斜视相同，主要在看近时脱去抑制，唤起复视，松弛调节，控制眼位，增强融合性分开幅度，以取得看近时的双眼单视能力。

本法适宜于内斜视度数小，AC/A 比率略高于正常且合作的患儿。对斜视度看近保持恒定；看远斜视度有几个三棱镜度而看近斜视度超过 $25^{\triangle}$～$30^{\triangle}$；AC/A 比率大于 8～10∶1 者，训练的效果并不理想。

7）手术：斜视度数大，AC/A 比率高，斜视的频率逐渐增加，对戴镜、滴缩瞳剂及训练保守治疗无效时，可进行手术治疗。传统的手术方法行一眼或双眼内直肌后退，目的是矫正看近时的斜视度，而不致影响看远时因斜视度小而导致外斜视。由于斜视度看近大于看远，手术设计较为困难，有人主张按看远斜视度矫正，而看近斜视度矫正不足部分用内直肌后固定缝线来解决。后固定缝线的优点为不影响看远时的斜视度，而只削弱内直肌的内转力。根据看远看近时内斜度的大小，可行双眼内直肌后固定缝线，或单眼或双眼内直肌后退加双眼内直肌后固定缝线。如术后仍有残留内斜视，则应作正位视训练或用缩瞳剂。术后一般不易过矫。Parks 推荐如果存在高 AC/A 比率，每条内直肌后退量增加 1mm。Kushner 报告了高 AC/A 比率的内斜视患者，根据配戴全部矫正远视眼镜看近时的内斜角接受手术后 15 年的远期效果，22 例患者中有 19 例内斜度为 0～$<10^{\triangle}$，14 例因维持满意的眼位或视力的需要配戴远视镜，1 例患者需要使用附加双焦点镜。所有患者显示有一定程度的感觉性融合，4 例获得 40 弧秒的立体视。

### （二）部分调节性内斜视

在内斜视中，以部分调节性内斜视为多见，其次为非调节性内斜视与调节性内斜视。据统计调节性内斜视占 15%，部分调节性内斜视占 46%，非调节性内斜视占 39%（包括先天性内斜视）。

Fletcher 认为内斜视当戴镜或用缩瞳剂或戴镜加用缩瞳剂后，残余斜视角在 $10^{\triangle}$以内的内隐斜称调节性内斜视。如戴镜或用缩瞳剂后眼位改善 $10^{\triangle}$以上，但仍残余 $10^{\triangle}$以上的内隐斜或内斜视者称部分调节性内斜视。

von Noorden 认为部分调节性内斜视的病因有两种可能：一种是有先天性婴儿型内斜视，随年龄增长远视度增大，又加入了调节性因素；另一种是调节性内斜视在完全矫正了远视后又增加了非调节因素，如集合张力过强、机械因素（内直肌、球结膜、筋膜的挛缩）等。此外完全性调节性内斜视没有得到及时治疗，可以增加非调节因素而表现为部分调节性内斜视。

1．临床表现　发病比调节性内斜视为早，约 1～3 岁，为中度远视，常伴有散光及屈光参差，当远视矫正后，看远时内斜度可减少，但仍残留有内斜视，仅少数有双眼视，常常伴有垂直位斜视，如一侧或双侧下斜肌过强。内斜视常呈单侧性，如不经治疗，常导致弱视及异常视网膜对应。

2．合并垂直位斜视　部分调节性内斜视及非调节性恒定性内斜视常常合并垂直位斜视，计有下列几种表现。

（1）继发性下斜肌过强：常由于原发性同侧或双侧上斜肌力弱所致。继发于一眼或双眼对侧上直肌力弱者不太常见。

（2）原发性一眼或双眼下斜肌过强。

以上两种原发性和继发性下斜肌过强可以引起 V 型内斜视。

（3）分离性垂直偏斜：内斜视可以合并分离性垂直偏斜，其主要特点为遮盖一眼后，被遮盖眼呈上斜视且外旋斜视，常合并隐性眼球震颤或显性 - 隐性眼球震颤。

（4）一眼或双眼下斜肌功能不足，引起对抗肌上斜肌过强，常合并 A 型内斜视。

3．治疗

（1）矫正屈光不正：远视应全部矫正，因斜视往往为单侧性，常伴有屈光参差，故发生弱视的机会较多，治疗仍以遮盖法为主，如合并屈光参差，则视力很难达到双眼相等。

（2）手术：部分调节性内斜视，一般用双焦点眼镜或缩瞳剂不能完全矫正眼位。如患儿合作，术前可以作正位视训练，以消除抑制，唤起复视。手术以矫正非调节性部分为准，术后仍应戴矫正眼镜，此点应向家长说清。一般作斜视眼的内直肌后退及外直肌截除，如有弱视，手术以欠矫为宜，尤其有高度远视者，术后容易发生外斜视，引起复视的干扰。

合并一侧或双侧下斜肌过强，是否要做一眼或双眼下斜肌减弱术，则要看下斜肌过强是否有碍双眼单视或影响美观而定。如双眼视力好，估计可获得功能性治愈，或下斜肌过强明显，有碍美观，则可行手术。下斜肌除有上转功能外，还有外转作用，下斜肌减弱术后，使外转作用减弱，有人认为可增加内斜视的程度，主张先作下斜肌手术，术后根据水平斜视度改变再行内斜视矫正术。但目前多数人认为下斜肌减弱术对内斜视的影响甚小。内斜视与下斜肌减弱术同时手术的优点为只作一次手术，如有望获得功能性治愈，则水平位直肌联合垂直位肌肉手术，取得成功的机会最大。也有人认为如下斜肌过强为原发性，当内斜视先矫正后，该眼不再位于内转的位置，下斜肌过强可以自发得到改善。一眼下斜肌减弱后，常引起另一眼下斜肌过强，故单眼下斜肌过强的病例应估计到术后对侧眼出现下斜肌过强需要再次手术。术前检查为双眼下斜肌过强者，即使双侧下斜肌过强程度不同，有人推荐同时行双眼下斜肌减弱术。

### （三）非调节性内斜视

非调节性内斜视，发病在6个月以前者有先天性内斜视和眼球震颤阻滞综合征。在6个月以后发生的后天性非调节性内斜视开始呈间歇性，病程缓慢，发病前可能已有双眼视功能，如能及早治疗，预后比先天性内斜视要好。

1. 基本型内斜视

（1）临床表现：无明显屈光不正，与调节因素无关，看远和看近时的斜视度几乎相等。

Costenbader称此型斜视为后天性紧张型内斜视，Hugonniers称此型内斜视为特发性晚发内斜视。发病初期呈间歇性，有复视，斜视度较先天性内斜视要小，以后斜视度可逐渐增加到$30^{\triangle}$～$70^{\triangle}$。在全身麻醉下，内斜视可消失，甚至变成外斜视，牵拉试验阴性，故有人认为此型斜视的原因为神经支配异常而非机械因素。患儿父母常常将此型斜视与外伤、疾病及心理性因素联系在一起，有人认为患者有集合张力的过强，开始时受融合分开力所控制，后因受外界因素的干扰和破坏而导致内斜视。

对后天性非调节性内斜视的儿童，一定要检查眼底，注意有无乳头水肿，有无中枢神经系统的异常。因中枢神经系统的疾患或畸形引起的内斜视，发病可能不是急性的。尤其在看远斜视度大于看近斜视度时应除外分开麻痹分开麻痹，可见于胼胝体肿瘤和Arnold-Chiari畸形。必要时请神经内科会诊。

（2）治疗：主要针对弱视，对眼位偏斜应尽早进行手术矫正，术后眼位如立即变过矫呈外斜视或眼位开始时呈正位或欠矫，二者相比，以前者在获得融合功能方面的机会要高。

2. 非调节性集合过强型内斜视（近距离内斜视）

（1）临床表现：发病年龄在2～3岁，屈光状态可能为远视或正视，看远时眼正位或有小度数内斜视，可有双眼单视；看近表现为内斜视，不管使用调节与否，内斜度数较稳定，由$20^{\triangle}$～$40^{\triangle}$不等。AC/A比率正常或低下。通常用的隐斜法测量AC/A比率，易将本病误认为调节性集合过强。应用梯度法测量AC/A比率，加-3.00D球镜检查，去除了调节因素后看近内斜度仍大，说明不是由于调节因素引起，而由于集合神经冲动过强引起过度的集合。戴双焦点眼镜或上缩瞳剂不能改变看近时的斜视度。它不同于调节低下型内斜视，检查调节近点还在正常范围之内，可以发生弱视。少数病人发病较早，在一岁以前，看远时出现显斜，双眼视功能非常差。偶有患者在注视眼前放置底向外三棱镜，内斜眼不作外转运动，仍在内斜眼位。

（2）治疗：有明显屈光不正者，应予矫正。如有斜视性弱视，表明看远有显斜，应作弱视治疗。对保守治疗，如用双焦点眼镜及上缩瞳剂均无效，故必须手术。手术方法同非屈光性调节性内斜视，常作双眼内直肌后退术，也可作双眼内直肌后固定缝线。von Noorden认为用常规的内直肌后退4～5mm，很少取得有意义的效果，而大量后退内直肌5～8mm可能有效。国内也有一些作者采用超常量后徙内直肌，其远期的眼位及运动的稳定尚需进一步观察。

3. 内斜视合并近视　在全部非调节性内斜视中，伴有近视者占3%～5%，临床表现大多数与伴有正视或远视者无任何差异。由于近视眼看不清远距离目标，而只能看清近距离目标，其远点在眼前有限距离，故视近距离目标必须加强两眼集合，日久形成内斜视，但看远距离目标并不松弛。有两种特殊类型内斜视合并近视，需引起注意。

第一型也称为Bielschowsky型急性内斜视，内斜视合并近视≤-5.00D的成年人，主觉有复视，发展缓慢，先看远有同侧复视，后看近也有，外转可以稍受限制，无眼外肌麻痹，无内转过强现象。眼位可以呈内隐斜或内斜视，应与分开不足和外展神经不全麻痹相鉴别。此型斜视与近视有关，由于近视眼未经矫正，看书时离书本近，引起内直肌的张力增加，而融合性分开幅度不能控制内直肌的张力，同时另一种代偿性的、平日用以克服内隐斜、使集合松弛的神经支配力量减少，故引起内斜视。

第二型内斜视合并高度近视的成年人，近视程度往往在-15.00D～-20.00D之间，发病缓慢，病情呈进行性，双眼往往先后发病，程度不等，严重时双眼固定在极度内斜或内下斜位，仅露出部分角膜，类似固定性内斜视，眼球不能外转，牵拉试验向各方向均有阻力。Hugonier认为其原因与眼外肌肌病有关，而Knapp则认为与内分泌性眼外肌肌病有关。孔令媛报告31例高度近视合并固定性内斜视病人眼外肌的病理检查，发现有眼外肌的萎缩、变性、坏死和纤维化等及小血管炎性改变，认为本病可能为眼外肌的炎性病变或缺血引起。

对第一型的治疗，如内斜视轻，可采用保守治疗，给予三棱镜，患者一般乐于接受。如内斜视度数大，可行手术矫正，作斜视眼内直肌后退及外直肌截除。

对第二型内斜视，由于内直肌、球筋膜及内侧球结膜已有挛缩，按常规手术往往失败，即使行内直肌断腱，鼻侧结膜后退，外直肌大量截除及作牵引缝线，术后可暂时好转，但几周后往往又恢复至原来的内斜状态。根据此型内斜视的特点，应行内直肌断腱，如合并下直肌挛缩时还要同时行下直肌断腱，并作牵引缝线将眼球固定在外侧眶缘骨膜上，对某些病例，眼位能得到明显的改善。少数病例，术后慢慢发生缝线脱落，内斜又可复发。

## 四、继发性内斜视

### （一）知觉性内斜视

婴幼儿时期，因一眼失明或视力低下，如角膜云翳、晶状体混浊、眼外伤、视神经萎缩及黄斑部病变等引起知觉性融合的障碍而形成的斜视，统称为知觉性斜视。有时斜视可能是单眼视力障碍或失明的首发症状，有报告视网膜母细胞瘤的患儿常以内斜视为由初诊。因此对此类儿童尤其是婴幼儿一定要全面检查。以往认为知觉性融合障碍引起的内斜视或外斜视与视力低下的发病年龄有关。Chavasse 认为一眼先天性失明或生后很快失明，则该眼呈外斜视，而 Hamburger 认为多数单眼先天性失明眼或儿童早期视力严重低下者呈内斜视。对于青少年当一眼视力严重低下后，究竟引起内斜视或外斜视，意见也有不同。von Noorden 曾分析了 121 例知觉性斜视，视力障碍发生在生后或生后至 5 岁间，发现内斜视与外斜视的发病率几乎相等。外斜视主要发生在年龄大一些的儿童及成年人，眼位呈内斜或外斜与视力低下的程度无关。本型斜视好伴发下斜肌或上斜肌过强，以下斜肌过强为多见。

到目前为止，对其原因还未能做出很好的解释，可能与在儿童早期使用紧张性集合，在成年期少用紧张性集合有关。本型内斜视一般呈共同性，眼球运动各方向不受限制，但长时间的内斜视可以出现外转障碍，内转过强，牵拉试验阳性，外转有阻力，这与内直肌、球结膜及眼球筋膜的挛缩有关。

治疗方面对儿童单眼先天性白内障及生后患外伤性白内障者，应早期作白内障手术，戴角膜接触镜，并进行斜视矫正。特别在成年人患外伤性白内障，白内障术后应早期作斜视矫正，有望取得双眼单视。至于因角膜云翳、视神经萎缩及黄斑部病变等所致的斜视，手术矫正只能取得美容的效果。

视力低下的眼随年龄的增长，将来可能变为正位甚至发生外斜视，因此对知觉性内斜视施行手术后易于发生过矫，因此有人主张欠矫 $10^{\triangle}$～$15^{\triangle}$。

手术方法可作斜视眼的内直肌后退和外直肌截除，如有下斜肌过强，则行下斜肌减弱术。内直肌有挛缩者，球结膜及眼球筋膜应后退，暴露部分巩膜。以免影响矫正效果，因手术效果不可预测，故作预置调整缝线，术后对眼位的矫正，可能有帮助。术后如取得正位，经过若干年，内斜视可以再发或变成外斜视，如影响外观，可再次手术。

### （二）连续性内斜视

一般是指因外斜视手术过矫引起的内斜视，因原发性外斜视自发变成内斜视者，文献上曾有报告，但为数甚少。

外斜视术后过矫的发生率在 6%～20%，术后第一天外斜过矫明显，且有运动障碍，应立即手术探查。一般为了防止再次外斜，对间歇性外斜，有人有意识地少量过矫，术后虽有复视，但过数日或数周后，多数症状可以消失。一般手术后观察二周，如二周后后退的外直肌发现外转功能不佳，则行手术探查，检查外直肌止端有无部分滑脱或完全滑脱，如有滑脱，要将外直肌找出，将止端重新缝回。可打开结膜切口，夹住滑脱肌肉附近的筋膜，令眼向肌肉运动方向转动，可见深部筋膜组织收缩，沿此筋膜向后探查，多能找到滑脱的肌肉。注意切忌过度扰动眶内组织。如滑脱的外直肌找不到，则按麻痹性内斜视处理，要作肌肉转位术。如眼球运动各方向均正常，为减轻复视的干扰，临时给予远视矫正镜，度数适当减低，或用缩瞳剂，或加压贴三棱镜，或作视功能训练。经 3～6 个月后，内斜视仍在 $10^{\triangle}$以上且有复视者，可以再次手术。

连续性内斜视在儿童容易发生弱视或丧失融合，在成人会引起复视。Pratt-Johnson 等认为：儿童患间歇性外斜视，在 4 岁以前手术，手术不要过矫，仅保持眼位正位已够，如在不同距离发生过矫超过一周，应立即作交替遮盖，一周后再作眼位检查，如仍未消除过矫，则应戴底向外三棱镜以矫正内斜视。如患儿年龄稍大，过 4 岁以后行手术，因可检查视力和融合功能，不怕日后过矫而导致弱视及融合丧失，手术可有意识过矫 $10^{\triangle}$，至于成年人外斜视，仅为美观者，为了防止发生复视，不要过矫，故术前应向患者说明，术后有复视的可能，必要时需戴三棱镜，甚至要再次手术。

## 五、微 小 斜 视

在日常眼科门诊工作中，因一眼弱视而来就诊者并不少见，经常规外眼、屈光间质、眼底及屈光状态检查后，可以分别归类为屈光不正性弱视、屈光参差性弱视、视觉剥夺性弱视及斜视性弱视。但有部分斜视，因度数小，当遮盖健眼，斜视眼并无注视运动或注视运动幅度很小，检查者不易察觉，称作微小斜视。文献上曾冠以不同的名称，如小角度斜视，注视差异，融合差异，单眼注视综合征，小度数斜视等。自从 Lang（1966）提出微小斜视以来，已为世界上多数学者承认和采用，并作为一种独立的眼病对待。由于斜视度数太小，用一般方法不易查出，且通常伴有弱视，故临床上往往容易误诊为先天性弱视、屈光参差性弱视或球后视神经炎，给予不必要的检查和治疗，故认识本病，极为重要。

**【微小斜视的类型】** 许多作者对本病的分类和概念并不统一，因而对本病的特点有不同的叙述。Parks（1969）认为微小斜视分为原发性和继发性两类，前者的原因是缺乏黄斑融合能力，后者可继发于大角度斜视治疗后、屈光参差或单眼黄斑损害。Lang（1969）将本病分为原发性恒定性、原发性失代偿性及继发性微型斜视三种。按眼位偏斜的方向有内斜视与外斜视二种，以内斜视为多。在神经支配及机械因素影响下，原发性微小斜视因失代偿可转变为大角度内斜视，相反大角度内斜视戴用眼镜或手术矫正后，可转变成微型斜视。根据注视性质可以将微小斜视分为3类：①中心注视，遮盖试验阳性；②旁中心注视，遮盖试验阳性，异常角不等于旁中心注视点与中心凹的距离；③旁中心注视，遮盖试验阴性，异常角等于旁中心注视点与中心凹的距离。

Palimeris（1975）将本病分为三种类型：

Ⅰ型：遮盖试验阳性，有弱视及异常视网膜对应。

Ⅱ型：除有以上一些特征外，尚有隐斜。

Ⅲ型：遮盖试验阴性，$4^{\triangle}$三棱镜底向外试验阳性，屈光参差引起的弱视及旁中心注视伴有和谐性异常视网膜对应。

张方华（1986）总结50例微小斜视中，有内斜视49例，外斜视1例，无斜视手术、戴镜及正位视训练史，均属于原发性微小斜视，相当于Palimeris分类的Ⅲ型。

Helveston和von Noorden提出微型斜视的病人的知觉适应良好，有旁中心注视和周边融合，可能会存在隐斜，甚至是与微型斜视方向相反。

**【临床表现】** 微小斜视的临床表现为斜视度数较小，一般小于5°，常合并一眼弱视。双眼注视时，弱视眼有抑制性暗点（中心性及周边性），旁中心注视及和谐性异常视网膜对应，多数有屈光参差，有一定程度的双眼视功能。虽然以往文献上各家报告的不同，但都有特殊的知觉和运动方面的特点。von Noorden总结有以下共同的临床表现，并可合并其他的不同表现：

1．弱视　一眼弱视为本病的特征。渡边等报告28例，全部为弱视，弱视眼视力在0.08～0.5，平均为0.270。Helveston（1967）报告20例，全部为弱视，弱视眼视力在0.1～0.8。张方华报告的50例，全部为弱视，视力在0.02～0.6。当弱视不伴有斜视或斜视病史，也无屈光不正或屈光参差时，应考虑微小斜视的可能。这种情况易误诊为神经系统的疾患。如能做出正确的诊断，可避免一些不必要的检查。

2．抑制性暗点　当儿童一眼发生眼位偏斜，在视觉上要产生二种紊乱，即复视与混淆。为了消除这种主觉上的不适，就要产生抑制（中心性及周边性），进而引起弱视，这是一种适应性机制。可为中心凹相对暗点中心凹相对暗点，或当旁中心凹注视旁中心凹注视时，为偏斜眼注视点的相对暗点。可用$4^{\triangle}$三棱镜试验、Bagolini线状镜或双眼视野仪等来检查。但仅有中心暗点不能确定是功能性的或是由于黄斑部器质性病变引起的，应进一步检查视网膜对应情况。

3．异常视网膜对应　异常视网膜对应也是本病的一个特征，一般为和谐性的，也可为不和谐性的。可用Bagolini线状镜试验或Cüppers中心凹-中心凹试验检查，或Haidinger刷视网膜对应检查，有小角度异常视网膜对应可证实有微小斜视。

4．周边融合　患者有正常或接近正常的周边融合，并有一定的融合幅度。

5．有粗略的立体视　渡边（1971）用Titmus立体试验检查27例，除3例无立体视外，余均有立体视，平均不到80弧秒。Helveston等（1976）报告立体视平均为67弧秒。Hill（1975）用随机点立体视试验检查了40例，其中37例为弱视，发现33例有立体视，看近为60弧秒，看远为228弧秒，7例为立体视盲。

不同的表现：

1．微小斜视　对微小斜视偏斜度的界限，因检查方法的不同，各作者的标准略有不同，一般以5°以下为准。因此对一眼视力低下，经外眼、屈光间质、眼底检查正常、散瞳验光、视力无法矫正至正常者，应常规作遮盖去遮盖试验，以发现有无微型斜视。如遮盖试验阴性，即遮盖健眼，弱视眼无任何注视运动，则需用$4^{\triangle}$三棱镜试验，以发现有无微小斜视。

2．注视性质　用窥测镜检查注视性质，部分病人为旁中心注视，部分为中心注视。Lang（1974）分析了120例微小斜视，其中45%为旁中心注视，50%为中心凹注视，5%为不稳定中心凹注视。在张方华检查的39例中，31例为旁中心注视（79.4%），5例为不稳定中心凹注视（12.8%），3例为中心凹注视（7.8%）。

3．旁中心注视和异常角的关系　代表了患者的知觉适应状态。在旁中心注视的病人偏斜角可以与异常角相同（和谐的异常视网膜对应），遮盖试验是阴性的；也可与异常角不同（不和谐异常视网膜对应），遮盖试验阳性。

4．屈光参差　较早的报告认为屈光参差是造成微小斜视的原因。Setayesh（1978）报告50例，其中48例原发性者均有不同程度的屈光参差，张方华报告50例中有屈光参差29例(58%)。Helveston 和 von Noorden 认为正视眼的微小斜视是一类独立的疾病，屈光参差不是诊断的必需条件。而屈光参差性弱视可以不伴有微小斜视。

**【$4^{\triangle}$三棱镜试验】** $4^{\triangle}$三棱镜试验是检查微小斜视的一种简易而又快速的方法，因大多数微小斜视为内斜视，少数为外斜视，故首先作$4^{\triangle}$三棱镜底向外试验，如检查阴性，再作$4^{\triangle}$三棱镜底向内试验。

**【鉴别诊断】** 微小斜视常常伴有屈光参差，而屈光参差，如未得到及时矫正，也可形成弱视，称屈光参差性弱视，二者需加以鉴别。

屈光参差性弱视，具有以下7个特征：有屈光参差；无眼位偏斜；为中心凹注视；呈轻度或中等度弱视；具有周边性融合，不易查出中心凹融合；有一定程度的立体视；对弱视治疗的反应好。在以上7个特征中，如弱视眼查出有旁中心注视，同时又查出弱视眼中心凹有抑制性暗点及异常视网膜对应时，则可诊断为微型斜视。

**【治疗】** 微小斜视，在年长儿童或成人，由于在日常双眼注视环境下，度数不超过$10^{\triangle}$，具有舒适而近乎正常的双眼视觉和良好的周边融合范围，外观又不显，无需进行手术。但对5岁以前的儿童，主要治疗知觉障碍，即克服弱视。

1. 矫正屈光不正　如屈光参差程度重，造成影像不等，不能以普通眼镜矫正者，则需配戴接触镜。

2. 治疗弱视　目前一般的倾向是在矫正屈光不正的基础上，遮盖注视眼。当弱视眼视力增进到一定程度后，应逐步取消遮盖，给健眼的镜片上贴以滤光片，使健眼的视力逐渐增进，直至最后完全取消遮盖为止，避免突然取消遮盖后视力又减退。遮盖效果与开始治疗的年龄有关，5岁以前效果较好。有报告经遮盖治疗后，微型斜视消失，旁中心凹注视变成中心凹注视。无必要进行同视机训练。以免引起视力疲劳或复视。Houston(1998)报告30例平均年龄在5岁的原发性微小斜视病人，治疗前视力在6/12到6/9，不能达到正常立体视。在经过屈光矫正和遮盖后，有43%病人视力达到6/5，87%达到6/9以上。37%病人获得60弧秒的立体视，55%转变为中心凹注视。治疗效果与治疗前视力、治疗时的年龄或屈光参差量无关。因而认为对微小斜视有潜在的能力发育视力和立体视，应积极进行治疗。

## 六、急性共同性内斜视

后天性共同性内斜视往往发生在儿童时期，多数在5岁以前。眼位偏斜缓慢发生，因此很难确定发病日期，有时唯一的征象是闭住一只眼。但在临床上，偶见年长儿童、成人甚至老年人，突然出现复视，发生内斜，容易与麻痹性内斜视混淆，但无眼外肌麻痹症状，神经科检查无器质性病变，称急性共同性内斜视。

**【临床特点】**

1. 发病突然　先感觉复视，后发生内斜或二者同时发生。

2. 复视　为同侧水平位，各方向距离相等。复像距离看远大，看近小，有的至眼前一定距离，复像消失，复视在主觉上能耐受。

3. 斜视　可表现为内隐斜、间歇性内斜或恒定性内斜。斜视度最小为$10^{\triangle}$，最大为$60^{\triangle}$。

4. 眼球运动　眼球运动各方向均好，无眼外肌麻痹体征。

5. 视功能　具有一定的双眼视功能，大部分有同时视及一定范围的融合力，约一半病人尚有立体视，最好者达30弧秒。

**【临床类型】** 急性共同性内斜视分为以下三种类型。

1. 急性共同性内斜视发生在融合遭到人为的破坏后，如在治疗屈光参差性弱视，遮盖一眼后；或一眼因患病或受伤后失去视力者。

2. Burian-Franceschetti 型急性内斜视　此型没有人为破坏融合的因素，其特点为急性发病，有复视，斜视度较大，无眼外肌麻痹体征，早期复视及斜视可能为间歇性，以后变为经常性，远视轻，调节因素小。

3. 由颅内病变的病理性因素引起的。一些罕见但可致命的疾病如 Arnold-Chrari 畸形、脑积水、颅内星状细胞瘤或其他肿瘤等可以引起逐渐发作的内斜视，但任何一种均可急性发病。如斜视伴有眼球震颤或术后不能恢复正常双眼视觉的病人，应先进行神经科检查。

**【发病机制】** Burian(1958)对融合遭到人为的破坏引起的急性内斜视及 Burian-Franceschetti 型急性内斜视，用融合机制来解释其发病原因。这些病人原有正常的双眼视觉，可能伴有轻度屈光不正或一定程度的内隐斜，平时能够用运动性融合控制眼位。一旦融合被人为因素破坏后，内隐斜失去控制表现为显斜。这类病人中部分通过矫正屈光不正可以恢复正位视，另一部分可自然痊愈，还有小部分需要手术治疗。在没有人为因素破坏融合机制的一类病人，可能原有的运动融合幅度较小，在神经或精神因素的影响下，不能控制原有的内隐斜而发病。

**【鉴别诊断】** 急性共同性内斜视应与分开麻痹、

双侧外展神经麻痹及集合痉挛相鉴别。

1. 分开麻痹　本病的临床表现与急性共同性内斜视完全相同。某些作者认为分开麻痹为中枢神经系统疾病，如脑炎、梅毒、多发性硬化、头颅外伤、颅内肿物、颅压增高及脑出血等引起，而急性共同性内斜视则无明显中枢神经系统疾患。Burian（1958）虽然认为分开麻痹也可发生在无中枢神经或全身疾病的患者；但还是将急性共同性内斜视作为一种特殊类型斜视与分开麻痹分别加以描述。

2. 双侧外展神经麻痹　在双侧外展神经麻痹时，当向水平麻痹肌作用方向转动时，复像距离变大。

3. 集合痉挛　集合痉挛虽然看远也有同侧复视，但看近则呈交叉性复视，同时融合性分开力不受影响，远视力减退。

**【治疗】** 急性共同性内斜视主要因复视及内斜视而就诊。尽管其诱发因素明显，也应首先进行神经科的检查以除外颅内疾患。如内斜轻、复视干扰不大，可以观察；或先采取保守治疗，矫正屈光不正。用最低度的三棱镜底向外分放于双眼前以中和复视；如内斜视度数大，症状稳定后，可以做手术矫正。因本病患者具有一定程度的双眼视功能，故手术预后一般较好。von Noorden 认为对于 5 岁以下的幼儿，手术矫正斜视不应超过发病后数月，以免发生抑制和弱视。对大龄儿童和成人，由于他们的视觉发育已经成熟，手术可以延迟更长的时间。

## 第二节　外　斜　视

在日常工作、学习和劳动中，双眼眼外肌是处于相对平衡的状态，即使遮盖其一只眼，使融合功能受到破坏，但双眼视轴仍保持平行而不分离者称正位眼。此种情况很少，多数人双眼的眼位有偏离平行位置的倾向，但可通过正常的融合功能而得到控制，仍能维持双眼视轴平行，不出现偏斜，此种潜在性偏斜称为隐斜；如融合功能失去控制，使双眼处于间歇性或经常性偏斜状态时，则称为显斜。事实上隐斜与显斜之间并无本质的区别，只是程度上的不同。

**【病因】** 到目前为止，引起外隐斜或外斜视的病因机理还不完全清楚，多数学者综合 Duane 的神经支配理论和 Bielschowsky 的机械因素理论，来说明其发病机制和进行分类。

1. 神经支配因素　与产生内隐斜的中枢因素相同，认为内隐斜是集合中枢过度紧张，集合兴奋过强所致，外隐斜是集合中枢张力减弱，集合功能不足，可以引起外隐斜。Duane 认为外斜视的原因，主要由于集合和分开功能之间，受到二种神经支配的干扰而发生。根据这个理论，外斜视的斜视角看远大于看近的，为外展过强，看近大于看远的为集合不足，看远和看近相等者为外展过强合并集合不足。上面二种集合和分开功能，是属于神经支配因素，即动力因素，二者之间如处于平衡状态，可保持双眼视轴平行，如失去平衡，则引起外斜视。虽然多数学者认同这一论点并沿用以此为依据的分类法，但迄今为止尚无实验和临床的证据证实在外斜视中存在张力过强的分开神经支配。关于大脑是否存在二个异向运动中枢分开中枢和集合中枢问题，尚有争论，所谓位于中脑外展神经核附近的分开中枢目前还未被证实，多数学者主张大脑仅有集合中枢。目前临床上比较多地用集合中枢来解释内、外隐斜的成因。

2. 解剖因素　Bielschowsky 认为除有神经支配因素外，还有机械和解剖因素，即静力因素，如眶轴向外、休息眼位时呈外斜状态、瞳孔距离、眼球的大小等各种因素。眼外肌组织的解剖异常如眼外肌的长度、走行、止端等的异常，外直肌的遏制韧带异常，外直肌与下直肌间的肌间膜明显增厚，各种形式的足板等可阻止外直肌的充分松弛，使集合功能受到一定的障碍。

3. 调节因素　屈光不正与调节的因素可进一步改变神经支配功能，影响眼位的偏斜。如未经矫正的近视眼，在看近时，与正视眼相比，少用或不用调节，引起调节性集合的减弱，常引起外隐斜，日久可导致外斜视，但近视与外斜视不如远视与内斜视的关系密切。未经矫正的远视，除看远外，在任何距离，由于使用调节，产生相应的调节性集合，可以减轻或消除外隐斜，甚至转变成内隐斜。虽有人称随年龄的增加，老视眼的出现，外隐斜的程度有所增加，但 Scobee 认为并非都是如此。高度远视，未经矫正，即便使用调节也不能看清目标，故放弃调节，致使集合功能低下，也可发生外斜视。

根据患者的融合状态不同，可分为外隐斜（exophoria）、间歇性外斜视（intermittent exotropia）和外斜视（exotropia）。

### 一、外　隐　斜

外隐斜是两眼眼位有偏离平行向外偏斜的倾向，但可通过正常的融合功能控制而保持两眼视轴平行，取得双眼单视。由于向外偏斜，外界物体将落在注视眼的黄斑中心凹和外斜眼黄斑中心凹的颞侧视网膜上，引起交叉性复视，造成视觉的紊乱。为了克服向外偏斜的倾向，使来自两眼的物像能很好地融合在一起，则需运用融合性集合来矫正眼位的向外偏斜，由于融合力有一定的限度，如外隐斜度数大，融合力不足，则将产生一系列肌性视力疲劳的症状。

**【临床症状】** 成人有少量外隐斜，年轻人即使外隐斜的度数相对大一些，常无症状，症状的出现，几乎全部是由于内直肌与其协同肌持久的神经紧张，通过融合性集合来控制双眼视线平行而引起。外隐斜的症状包括：

1. 阅读时间稍久，出现瞬息间的字迹模糊和复视感，有时必须紧闭双眼，稍事休息后才能继续阅读。症状的出现是由于在使用融合性集合克服外隐斜的过程中，使用了过多的集合力，超出了正常的允许范围，即超出了融合性集合的疲劳阈。当患者维持融合性集合有困难时，就使用调节性集合来补充融合性集合，去克服外隐斜。当使用调节性集合时就会有调节与之相伴而行，这种无目的地使用调节会带来字迹的模糊。为了让字迹清晰，就要放松调节，相应的调节性集合也将减弱，外隐斜将变为显外斜，发生交叉性复视，为了克服复视，再次使用调节和调节性集合，以消除复视，而字迹模糊再次发生。

2. 近距离工作即有额部头痛或眼球后疼痛感，常有上睑沉重，疲劳或强直感，似有上睑粘着眼球的感觉。

3. 外隐斜可引起偏头痛，恶心和“神经”衰竭，严重者不能作近距离工作如阅读和书写，甚至不能上学，十分苦恼。

**【治疗】** 外隐斜是否需要治疗，取决于是否引起症状，成年人有少量外隐斜或年轻人外隐斜即使大一些，常无症状，因此不必治疗。外隐斜引起的症状，是属于眼外肌不平衡引起的肌性视力疲劳，这些症状临床上无特异性，经验不足的医生往往按屈光不正，青光眼或神经衰弱进行一系列的检查，配戴矫正眼镜，但症状仍未解决。判断眼外肌是否平衡，除有无自觉症状外，主要靠隐斜和融合力(融合性集合和融合性分开)的检查。正常人看近或看远都有不同程度的隐斜，看近时外隐斜居多，看远时内隐斜居多。不应认为出现隐斜，即为不正常，还要动态分析融合力的大小及有无症状而定。如有人看近虽有 $10^{\triangle}$外隐斜，由于融合性集合好，可无症状，反之，有人看近外隐斜 $4^{\triangle}$，属正常范围，但融合性集合差，反而出现视力疲劳。国内外一些资料表明，隐斜及融合力的正常范围为：5 米距离内隐斜 $3^{\triangle}$～外隐斜 $5^{\triangle}$，融合性集合 $16^{\triangle}$～$24^{\triangle}$，融合性分开 $4^{\triangle}$～$8^{\triangle}$；33cm 内隐斜 $3^{\triangle}$～外隐斜 $8^{\triangle}$，融合性集合 $24^{\triangle}$～$30^{\triangle}$，融合性分开 $6^{\triangle}$～$12^{\triangle}$。

外隐斜比内隐斜更适于保守疗法(非手术疗法)，因为刺激和加强张力不足的集合中枢要比松弛过度紧张的集合中枢容易得多。

1. 矫正屈光不正 大约有一半的外隐斜患者与屈光不正，亦即与调节 - 集合之比有关。如患者为近视，应给予完全矫正，如为远视则尽量少矫正，如有散光，不管是近视散光、远视散光或混合散光均应给予完全矫正，以加强调节，但切勿使调节过度紧张。

2. 集合训练 如戴矫正眼镜后，症状依旧，则应作集合训练，特别对集合不足的外隐斜，斜视度看近大于看远者，非常有效，而对外展过强，斜视度看远大于看近者，效果就差。常用的方法有：

(1) 普通方法：是增进集合近点的一种训练，先令患者看自己的鼻尖，使他体验到眼球向内牵引(集合)的感觉。继而令患者看一根铅笔或钢笔的笔尖，把它由一臂的距离处逐渐向鼻尖移近，双眼同时注视笔尖，直到出现复视为止，发现复视时，将注视物固定在该处，双眼用力集合，使复视消失。复视实在不能消失时，则将注视物稍向远移，直到能达到双眼单视，并坚持注视片刻，然后将注视物由远处慢慢移近，这样重复地操练，每日 2～3 次，每次 5 分钟。采用带有文字或图案的卡片，作刺激视标更好，可以引起适当的调节，保持集合的持续。

(2) 跳跃集合训练：当集合功能达到一定水平后，可更换训练方法，将注视目标逐渐由远移近法改为反复而迅速地由注视远处目标突然改为看近处目标。开始时由看远改为突然看 20cm 处目标，逐渐缩短突然看近的距离，最后达到看离双眼 5cm 处目标。也可用三棱镜或同视机进行这种训练。

(3) 三棱镜训练法：外隐斜度数如看远大于看近，则重点训练看远，外隐斜度数如看近大于看远，则重点训练看近。控制调节，只刺激融合性集合，而不诱发调节性集合，故选用清晰而带有文字或图案的视标。将三棱镜底向外置于一眼前，由低度开始，逐渐增加到最高度，以加强集合力。

3. 三棱镜矫正 老视兼有外隐斜者，因调节力弱，除消除视力疲劳外，还希望获得清晰的近距离视力，因此在给予双光镜片的基础上，再加底向内的三棱镜。对年轻人度数较高的外隐斜，用底向内三棱镜治疗，不能增加融合功能，只能促进集合中枢张力的不足，在戴用一段时间后，有要求再增加三棱镜度的可能，因此有的学者不主张应用，认为有损无益。Parks 认为底向内三棱镜镜片，适用于有外隐斜的老视或不到老视年龄的患者，同样适用于在看近时出现视力模糊和复视的年轻患者。如看远眼位正位或有少量外隐斜，而看近有 $12^{\triangle}$～$18^{\triangle}$外斜视，调节幅度低于正常，融合范围明显低于正常或几乎无融合范围，对集合训练无效者，Parks 赞成在给予正球镜片（为老视患者）基础上加底向内三棱镜。三棱镜的处方以能消除症状之最小度数为限。Maddox（1929）矫正外隐斜度数的 1/2，Sheavd（1957）矫正外隐斜度数的 2/3，三棱镜可置于一只眼或分置于双眼前。

4. 促进身体健康　身体虚弱患者常有外隐斜，且症状也较严重，当身体健康时，集合中枢的张力也逐渐恢复，外隐斜的症状也会有所好转，甚至消失。

5. 手术治疗　手术前必须测定看远和看近的外隐斜度，除非看远和看近的外隐斜度数均大（超过 $12^{\triangle}$），且有症状，训练无效，适应做手术外，对看近外隐斜度数大，有症状，而看远近乎正位，或看远外隐斜度数大，看近近乎正位，则非理想的手术指征。看远有大度数外隐斜，看近近乎正位者，在看远时不会成为间歇性外斜视，对看远出现的症状，几乎不觉得有干扰，因此无需治疗，包括手术在内。对看近有大度数的外隐斜，看远近乎正位，有少量外隐斜者，手术必须慎重，术前必须向患者交待预后，术后可能出现以下两种情况：

（1）术后症状虽然缓解或消失，但症状和外隐斜度数可复发，恢复术前的状态。

（2）术后看近症状消失，阅读和近距离工作可坚持，但看远出现内斜视，引起同侧复视，干扰甚重，有些患者甚至难于走路骑车，要遮盖一眼，此时需用底向外三棱镜或再次手术，来消除复视。

## 二、先天性外斜视

先天性外斜视（congenital exotropia）比较少见，一般发生在出生后或 1 岁以内。国外学者把出生后 1 岁内发生的外斜视也称为早期发生的外斜视（early onset exotropia）或婴儿性外斜视（infantile exotropia）。Friedman（1980）检查了 38 000 名 1～2 岁半的婴幼儿，仅有 22 人（0.058%）有恒定性外斜视。Moore（1985）在回顾 150 例在生后或生后头几个月内发生的外斜视，只有 10 例为先天性外斜视。Hunter（2001）检查了 2018 例 1 岁内的就诊婴儿，有 23 例（1.1%）为外斜视，其中有随访的 13 例中 46% 为恒定性外斜视。

**【临床特征】**

1. 发病年龄　先天性外斜视是指发生在出生后 1 岁内的恒定性外斜视。如同在先天性内斜视中一样，新生儿时的眼位常不稳定，因此确定婴儿是否有外斜视应该在出生 3 个月以后。Nixon 曾检查了 1219 例正常新生儿的眼位，其中 48.6% 为正位，32.7% 有外斜视，3.2% 有内斜视，另有 15.4% 不能确定。这与在 1 岁时检查的结果大相径庭。蔡京华认为在出生后 10 个月时有恒定性外斜视即可诊断。

2. 斜视度　先天性外斜视为恒定性外斜视，斜视度比较稳定，但比较大。Moore 报告的 10 例，平均看远 $35^{\triangle}$，看近 $40^{\triangle}$。Williams（1984）报告 2 例，外斜视度看近在 30°～35° 间。国内蔡京华总结了 13 例早期发生的外斜视中，恒定性外斜视有 9 例（69.2%），外斜视度在 15°～40°。随年龄增长，外斜视度可能增加。有些患者，受调节性集合的影响，看近时的外斜度有变化，并不稳定，因此要与生后有间歇性外斜视相鉴别，因二者在治疗方法和预后上有不同。但由于年龄的关系，有时甚难鉴别。

3. 眼球运动　双眼同向运动和单眼运动均正常，但可合并头位异常。一些患儿可合并分离性垂直偏斜（DVD）、A 或 V 型外斜视，上斜肌或下斜肌功能异常。Hunter 报告在先天性外斜视中有 38% 病例合并 A-V 征，46% 有 DVD。蔡京华报告的 13 例中有 1 例伴有 V 征，7 例有垂直偏斜，4 例有 DVD，4 例有下斜肌功能过强，3 例有代偿头位。可伴有隐性眼球震颤。

4. 视力及屈光状态　多为轻度屈光不正，屈光参差少见。一般能够用中心固视，有交替注视能力者多视力正常。眼底正常。

5. 合并眼部和全身疾病　先天性外斜视中约有 67% 常有同时存在的眼部或全身的疾病，较在内斜视婴儿中更为常见，而且合并的全身疾病较眼病更多见。合并的全身疾病常有：颅面异常，脑积水，脑瘫，癫痫，发育迟缓和精神发育迟缓等神经系统疾病。眼部的异常可有限制性综合征（restrictive syndrome），显著的屈光参差或有视觉缺陷的眼病。在大多数病例中有弱视或引起弱视的危险因素。

6. 双眼视觉功能　由于出生后早期发生斜视，伴随的脑功能发育不良也影响双眼视觉功能的正常建立，患儿多无正常的双眼视。

**【鉴别诊断】**

1. 假性外斜视　黄斑偏位可导致假性外斜视或内斜视。早产儿视网膜病变（ROP）的视网膜瘢痕可引起假性外斜视，检查时角膜映光点在瞳孔中心鼻侧，呈外斜视的外观。眼底检查显示视网膜和血管组织颞侧牵拉和黄斑异位。由于黄斑异位患者多不能用中心注视，单眼注视时角膜映光点仍不在中心，交替遮盖时没有由外至中的注视运动均可与外斜视鉴别。其他影响黄斑的眼底病也可有假性外斜视。

2. 先天性枕叶偏盲伴有异常视网膜对应和外斜视　Iwashige 报告 2 例枕叶偏盲伴有异常视网膜对应和外斜视。表现为显性外斜视、DVD 和上斜肌功能过强。视野检查示同侧偏盲伴有约 5°～10° 黄斑回避，病变所在的半视野刺激 VEP 振幅减小，眼动图检查示同侧的追踪缺陷，认为进行性的外斜视是为了代偿同侧偏盲，手术矫正外斜视可破坏已经建立的代偿机制，引起视觉紊乱。

**【治疗】** 需行手术治疗，除矫正外斜视外，对有 A-V 外斜视，斜肌功能过强者，另作相应之手术。Moore 报告的 10 例均作了手术，2 岁前作手术者共 7 例。对 7 例手术后追踪观察了 3～8 年，4 例仍有外斜视，3 例过矫，分离性垂直偏斜仍存在，无一例有融合功能，为了刺激融合，5 例加用三棱镜和（或）负镜片治疗，但治疗无效，除 1 例在 7 岁时，因调节 / 集合痉挛有症状外，余均无症状。Hunter 则认为手术的干预在多数患儿中获得正位，但未能获得双眼注视的能力（bifixation）。在有弱视的病例中，弱视治疗应该坚持进行。

## 三、间歇性外斜视

间歇性外斜视是介于外隐斜和共同性外斜视之间的一种过渡型斜视，随年龄的增长，融合性和调节性集合功能逐渐减弱，最后失去控制，丧失代偿能力，成为恒定性外斜视。隐性与显斜的差别，仅是一个可以为融合功能所控制，一个不能用融合功能加以控制，二者在本质上是相同的，特别介于二者之间的间歇性斜视，更难截然分开。可以认为从外隐斜至间歇性外斜视，最后发展成恒定性外斜视，是随年龄的增长，在外斜视发展过程中的不同表现。如果用遮盖法做检查，除去融合，当遮盖移去后，被遮盖眼还停留在偏斜位置，不能很快恢复双眼注视，出现显斜状态，必须两眼视线重新调整才能恢复双眼注视，此种情况，实际上已超出隐斜范围，属于间歇性外斜视。

**【病因】** 间歇性外斜视在外斜视中比较常见，主要是外展和集合功能之间的平衡失调，集合功能不足和融合力低下。融合能力是生后逐渐发育起来的视功能。人的两眼眶轴约呈 45°分散位，而眼位经常处于平衡状态。这除受两眼球周围解剖因素影响外，主要由融合反射等视运动反射因素所控制。例如人的休息眼位为轻度外斜，但时刻受融合性和调节性集合所控制，而不出现外斜。如一旦失去此种控制，外展和集合出现不平衡时，将出现外隐斜，随年龄的增长，调节和融合功能的减退，集合功能相应的减弱，外隐斜可转为间歇性外斜视。

除上面这些神经支配和解剖因素外，屈光不正可进一步改变神经支配的方式，从而影响眼位。如未经矫正的近视，看近距离目标时，不使用调节，因而调节性集合减弱，容易引起外斜视。高度远视，未经矫正，即便使用调节，成像也不清晰，故常常放弃调节，致使调节性集合功能低下，也可引起外斜视。但与外斜视关系密切者为近视性和散光性屈光参差，使双眼成像不清，大小不一，妨碍融合，促进抑制，最后引起外斜视。

**【分类】** 有由运动和感觉两方面因素进行分类。

1. 运动因素　根据 Duane，Burian 等的主张，从外展和集合之间的不平衡，斜视度看远和看近之间的差别来进行分类，共有四型。

（1）外展过强型：看远的斜视角大于看近的，至少大 15$^{\triangle}$，AC/A 比率高。

（2）基本型：看近和看远的斜视角基本相似，差别不超过 10$^{\triangle}$，AC/A 比率正常。

（3）集合不足型：看近的斜视角大于看远的，至少大 15$^{\triangle}$，AC/A 比率低。

（4）类似外展过强型：初步检查时，这类患者看远时的斜视角比看近的大，经用特殊检查法（遮盖法和加 +3.00D 透镜法）可发现看近的斜视角和看远的一样，说明 AC/A 比率正常，也有时比看远的更大，说明 AC/A 比率高。这种表面上看好像是外展过强，事实不然，故称类似外展过强型，如看远斜视角依旧大于看近的，则为真正的外展过强。

鉴别真正的外展过强与类似外展过强型的方法有二种：

1）遮盖法：先用交替遮盖加三棱镜法初步查出看近和看远的斜视角，如果看远的大于看近的，则在初步检查完毕后，遮盖一只眼（Scobee 建议盖 24 小时，von Noorden 主张盖 1 小时，Burian 主张盖 30～45 分钟）用同样方法再测一次。因为儿童的集合冲动有可能掩盖部分外斜，致使看近斜视角减少而误诊为“外展过强”，盖一只眼的目的是短暂地消除患者的融合冲动，以便发现看近的真正外斜视度数。由于短暂的融合可以恢复这种代偿机制，所以在打开遮盖眼之前，要把检查的器械准备就绪，先遮盖注视眼，再打开遮盖眼，不让患者有融合的机会，立即先查看近的斜视角，然后查看远的，如遮盖后看远的斜视角与看近的相同，则为类似外展过强型。

2）加 +3.00D 球镜法：双眼加 +3.00D 球镜，测定看近时的斜视角，如比未加前的斜视角更大，则为类似外展过强型。加 +3.00D 球镜的目的是除去看近时调节因素引起的集合作用。

久保田认为无必要区别真正的外展过强型与类似外展过强型外斜视，AC/A 比率高者相当真正的外展过强型，因类似外展过强型常由基本型及集合不足型移行而来。

2. 感觉因素　Swan 从视网膜对应关系考虑，将间歇性外斜视分为正常对应间歇性外斜视与双重对应间歇性外斜视两类。

（1）正常对应间歇性外斜视：用同视机检查，在视远情况下，客观斜视角与主观斜视角一致者为正常对应。此型斜视，两眼在分散状态时，能保持融合及眼位正位，具有双眼视功能，但融合消除时，则成外斜状态。斜视角在 −10°～−30° 范围，以 −14°～−15° 为多，集合功能多不良。

（2）双重对应间歇性外斜视是指同时存在正常视网膜对应与异常视网膜对应而言。用同视机检查，在外斜状态时主观斜视角与客观斜视角不一致，出现异常视网膜对应，而正位时为正常对应。其斜视角多比较大，在 −20°～−30° 范围，以 −25° 左右为多，集合功能一般较为良好。

以上二型与外展过强型，基本型和集合不足型的关系，认为正常对应者属于集合不足型与基本型，双重对应者属于外展过强型。

**【发病率】** 外斜视比内斜视少见。Friedmann（1980）在 38 000 个 1～$2^1/_2$ 岁儿童的眼科普查中，发现斜视儿童 498 个，其中 72.2% 是内斜视，23% 是外斜视，内外斜视的比例为 3∶1，与斯堪的那维亚、英国、加拿大和美国等国的报告相似。在中东、赤道非洲和东方国家外斜视的发生比美国更多。在中欧外斜视的发病率最低。Jenkins 发现在离赤道越近的国家发病率越高。男、女性的发病率比较，女性偏多，约占 61%～70%。

**【临床表现】**

1．发病年龄和病程 Costenbader 报告在 472 例分开过强型间歇性外斜视中，出生时发病的有 204 例，生后 6 个月发病的有 16 例，生后 6～12 个月发病的有 72 例，仅有 24 例是在 5 岁后发病的。其他人报告在 2 岁前发病的占 34.5%～70%。最近的报告（1996）平均诊断年龄 7.8 个月。从开始出现外隐斜到发展为稳定的外斜视，每个病人的发展过程不同。多数病人的外斜视逐渐进展，间歇期减少，最终发展为恒定性斜视。但也有人直至成年仍能自发的控制眼位。影响病程进展的因素有：随着年龄的增长集合张力减低，抑制的发生，逐渐减少的调节力和随着年龄的增长眼眶的分开增加等。确定发病年龄对于评估患者的预后有很大意义。如发病时间较晚，经过较长的间歇期才发展到恒定性斜视，在手术矫正斜视后，恢复双眼单视的机会较发病时间早，较快发展为恒定性斜视的病人要好。Burian 观察：分开过强型斜视倾向于稳定，而类似分开过强型近斜视度趋于增加，集合不足型病人的双眼视觉功能迅速恶化并进展，基本型倾向于斜视度增加和继发集合不足。

2．斜视角变异较大 随融合和调节性集合力强弱而变化，清晨双眼位置可能正常，傍晚劳累后则出现斜视，也有向远处或向上看时偏斜出现或加大，看近或向下看时减小或消失，思想集中时不斜，出神时则外斜。精神状态、健康状态和焦虑均可影响斜视度。有的病人由于精神紧张，在医院就医时或临近手术时，外斜视可以消失。经过集合训练的病人也容易掩盖其真实的斜视度。在不同距离检查时斜视度可有变化，用 > 6 米距离测量可揭示更大的斜视度。一些病人在向侧方注视时斜视度比原在位时小，称为侧方注视的非共同性。

3．不像外隐斜患者常常主诉有视力疲劳，视力模糊，长时间阅读发生困难，头痛和复视感，而间歇性外斜视的儿童，很少出现症状，除非外斜视新近发生，因它具有完善的抑制功能来克服复视。少数人在出现外斜视时，会主觉复视，但绝大多数人，因单眼抑制，无复视感觉。成年人出现间歇性外斜视后，则易于发生视力疲劳等症状。

4．有些患者自知自己的眼位是处于外斜或正位状态，可以自我控制。当加强调节，利用调节性集合控制眼位时，因调节过度引起双眼看远视力下降（调节痉挛）和头痛，而检查单眼视力时，不需使用调节，视力较双眼检查时提高。为此绝大多数患者选择单眼抑制这种比较舒适的方式解决，令眼位外斜，此时视物变清晰。

5．间歇性外斜视患者的一个特点，在户外强光下特别畏光，喜闭上一眼，这常是主诉之一，对这种现象，目前还无令人满意的解释。Manley 设想，孩子在户外，注视无限远时，近处无线索刺激集合，而闪烁的阳光炫耀视网膜，融合受到破坏，引起了外斜视，这种解释意味着闭合一眼是为了避免复视。但在临床上询问患者，在阳光下习惯闭合一眼的外斜视患者，不觉得有复视。这种畏光现象在内斜视的病人中也有出现，其确切的原因还不清楚。

6．另一个少见的症状，为视物变小，这与间歇性外斜视中利用调节性集合控制眼位时集合和调节的变化有关。

7．小于 10 岁的儿童，可以发生知觉性适应，当外斜时常有异常视网膜对应和傍中心注视，当正位时则有正常视网膜对应和立体视。Jampolsky 发现在间歇性外斜视抑制性暗点由中心凹扩展到颞侧视网膜。Campos 指出，这仅在使用深色红色滤光片放在注视眼前检查时才发现，使用眼位分离较少的方法（如线状镜），暗点可能越过中线向鼻侧视网膜扩展。Awaya 等强调在间歇性或恒定性外斜视的病人，抑制性暗点的大小和位置的变化都很大。国内学者研究了间歇性外斜视的立体视觉情况，发现近立体视保存者占98.5%，近立体视锐度低于正常，在100～200弧秒间，远立体视保存者仅占16.7%。卢炜复习了双眼视觉术后重建的情况，指出本病中看远的融合功能最早丧失，病人的融合范围缩小并向外侧移，认为融合功能发育不全是间歇性外斜视发病机制的主要因素。近立体视检查中病人的近零视差、交叉视差、非交叉视差均有损害，损害顺序依次为非交叉视差、交叉视差、近零视差。

8. 可合并A-V征或垂直位斜视，也可见上斜肌或下斜肌功能异常。

**【治疗】** 间歇性外斜视，一般需行手术治疗，但也适应作某些非手术治疗，例如在术前创造最佳的感觉条件，或必须延期手术的患者，在等待期间，需作增强融合训练等。

1. 保守治疗

(1) 矫正屈光不正：有明显屈光不正，特别是散光和屈光参差，必须矫正，使视网膜成像清晰，增强对融合的刺激。近视患者应作全部矫正，以便保持主动的调节性集合。远视患者，是否完全矫正或部分矫正，要根据屈光不正的程度，患者的年龄和AC/A比率而定。因矫正远视，将会减弱调节性集合，从而增加外斜视度，因此应根据每个患者的条件，分别对待。通常对屈光不正小于+2.00D的外斜视儿童，不予矫正。

(2) 加用负透镜：AC/A比率高的外展过强型外斜视，使用负透镜可增加调节，刺激调节性集合，减少外斜视程度。集合不足型外斜视的幼儿，将负透镜放在双光眼镜的下段，外展过强型外斜视，则将负透镜放在双光眼镜的上段，作为一种临时治疗措施，对视功能有好处，在等待手术期间，可增强正常的双眼刺激。

Caltrider与Jampolsky(1983)应用过矫2D～4D负透镜治疗儿童间歇性外斜视，融合得到改善，同时斜视度也减少，但少数患者戴镜后变成内斜视。von Noorden认为使用负透镜只能作为一种临时治疗措施，推迟手术时间。幼儿能很好耐受负透镜，但当儿童逐渐长大，会引起调节性视力疲劳。

(3) 暂时观察：15$^{\triangle}$或少于15$^{\triangle}$的小角度外斜视(多数外展过强型外斜视要比15$^{\triangle}$大)，大部分时间有双眼单视，或患儿因某种原因不能手术，或家长不同意，则可暂时观察。在观察期间，应注意视力、斜视度、集合近点和双眼视功能的变化，如外斜视的出现频率增加，在醒着的时候，有一半以上时间出现外斜，集合近点逐渐后退，双眼视功能变坏时，则尽早施行手术。

(4) 三棱镜：Ravault等(1972)对斜视角不太大，外展过强型外斜视的儿童，使用底向内的三棱镜来代偿外斜视，以便继续获得双眼单视。矫正全部外斜视所需的三棱镜度，经常戴镜，然后逐渐减少三棱镜度，可获得功能治愈。Bèrard在手术前使用三棱镜，矫正斜视度的1/2～1/3，刺激双眼中心凹。此法适用于小度数外斜视。

(5) 戴有色眼镜：强光是分离眼位的一种因素，患儿常在强阳光下闭合一眼，戴有色眼镜，可减少进入眼内的光量，从而增强对外斜视的控制。

(6) 正位视训练：Knapp综合多数斜视学者的意见，认为正位视训练除作为辅助治疗外，不能代替手术。对术前是否需行正位视训练，意见不一。训练包括交替遮盖，抗抑制治疗，唤起复视，增强融合范围。von Noorden很少在术前使用正位视训练。

2. 手术治疗

(1) 手术的适应证：是否需要手术，应综合考虑斜视角的大小，显性斜视出现的频率和时间的长短，集合功能是否良好，患者年龄，融合控制的状态，双眼视功能状态和有无视力疲劳等因素。即使斜视角小，但出现显性斜视的频率多，时间长，集合和双眼视功能差，视力疲劳明显者，也可手术。如斜视角大，但出现显性斜视的频率少，时间也短，集合和双眼视功能还好，无视力疲劳，可不勉强行手术。对小于10°间歇性外斜视儿童，如有良好的双眼视觉可观察随访，当视功能有恶化趋势时应及时手术。观察期间应进行远、近立体视的检查以全面评价双眼视觉功能，一旦远立体视有部分或全部丧失，应尽快手术。

原发性外斜视，不像内斜视，斜视角一般要超过20$^{\triangle}$，小角度者很少。因此手术标准如为功能性目的，看远和看近的斜视角至少15$^{\triangle}$，为美容目的，斜视角至少20$^{\triangle}$～25$^{\triangle}$。

(2) 手术年龄：间歇性外斜视的最佳手术年龄一直有争议。一些斜视学者如Parks和Knapp等赞成早期手术，认为当间歇性外斜视已确诊，而外斜视逐渐向坏的方向发展时，即应手术，4岁前手术对儿童的双眼视觉的恢复比4岁后手术更好。延期手术会加深抑制程度，减弱融合范围，手术的失败率更高。但Jampolsky，Burian及von Noorden等赞成延期手术，认为对视觉尚未成熟的儿童行手术，术后过矫的可能很大，发生连续性内斜视，引起弱视和丧失立体视。Edelman等报告4岁前行外斜矫正术，有20%发生过矫，即使4～6岁手术，也有8%发生弱视。可以观察斜视的进展，譬如伴随面骨和鼻窦的发育，瞳距加大，斜视角也增大，有时会发生自发性改善。在此期间可观察患儿的双眼视功能和向侧方及向上、下注视时的斜视角的变化，用三棱镜或负镜片或进行正位视训练，改善双眼视觉状况。当融合功能迅速减退，斜视越来越明显，或变为恒定性外斜视，则应尽早手术。

(3) 手术目的：作斜视手术的目的，尽可能地保持眼位接近正位，许多学者提倡对间歇性外斜视应少量过矫，这样功能性的效果将更为稳定。Raab 及 Parks (1969) 建议争取过矫 $10^{\triangle}$～$20^{\triangle}$，因过矫度数太小，经过一段时间后，外斜视会复发，如过矫度数太大，则因术后发生连续性内斜视而需再次手术。主张过矫的理由，认为术后的复视可刺激融合性集合，使最后的眼位正位，保持稳定。实际上达到预期的过矫并不容易，在成熟儿童和成人可以用调整缝线的方法达到预期的眼位。但在未成熟婴儿应避免过矫。Moore 报告如果在向侧方注视时的外斜视角比原在位小，则术后容易过矫。Schlossman 等认为成年患者，手术最好低矫（残余外斜视在 $15^{\triangle}$以下），不要过矫。

(4) 手术方法的选择：根据间歇性外斜视的分类选择不同的术式会取得良好的手术效果。术前应进行正确的诊断，特别是区别真正的外展过强型和类似外展过强型外斜视。

对真正的外展过强型，一般行双眼外直肌后退术。对基本型和类似外展过强型，多数学者选择斜视眼的外直肌后退和内直肌缩短术，效果稳定而且手术量易于掌握。Kushner 等对这两型外斜视做双侧外直肌后退术，也取得相同效果。其他人认为对称性手术（双外直肌后退）与非对称性手术（单眼外直肌后退和内直肌缩短）的效果并无区别。对于这两种术式的评价需要进行长期的前瞻性的比较。对集合不足型一般做双侧内直肌截除术，截除量为 3～6mm，可以减少术后远近斜视度的差别和复视，术后通常有暂时的过矫。也有人做单侧后退截除术，截除量多于后退量。Snir 等用一种称为"斜向后退（slanted recession）"的术式，外直肌上缘按看远斜视度后退，下缘按看近斜视度后退，称其消除远近斜视度差别优于标准术式。对于大于 $50^{\triangle}$大角度外斜视需要后退双眼外直肌并缩短斜视眼的内直肌。

近年来许多作者用超大量外直肌后退术矫正大角度外斜视，后退量达 9～12mm。并报告其一次手术成功率比常规手术量组明显提高。由于此术式有减弱术后外转力量，因而对双眼视力相等的间歇性外斜视，术前眼球运动正常或已有侧方注视的非共同性者应慎重选用。有的病人对侧方注视时的复视比较敏感，而外转不足的外观也不能令病人对手术效果满意。von Noorden 认为在单眼弱视的病人可以采用这种术式。

大角度外斜视的病人经常有 4 条斜肌过强，因而有些人建议做斜肌减弱术。von Noorden 发现在手术矫正了外斜视后这种斜肌过强通常消失了。调整缝线术在大角度外斜视，尤其是低矫的病人进行术后的调整有帮助。但在间歇性外斜视中少用，由于运动性融合可掩盖残余的斜视度。在全麻下进行调整时，眼位因麻醉变异较大而不易确定。Mitsui 曾提出在主导眼做非对称性手术可取得良好的效果，但这种方法并未被多数人接受。

(5) 手术定量：斜视手术的效果受多种因素影响，如患者斜视度的大小，斜视持续时间的长短，手术年龄，有无垂直性斜视，屈光状态，双眼视功能，特别是融合功能和视网膜对应状态等。解剖因素有眼球的大小，肌肉张力和弹性的差异，眼肌与邻近组织间的解剖关系，还与术后粘连程度，肉芽组织增生多少等有关。此外手术者的临床经验，正确的诊断，合理的手术设计和熟练的手术技巧等也与手术效果有关。因此每个手术者需要根据自己的手术方法的效果总结经验，不断提高手术的成功率。虽然由于上述因素的影响，术者根据自己的经验公式手术，可能得到结果仍是有差异的，但这种经验公式的规律对指导手术量的设计仍有很大帮助。

von Noorden 推荐的双侧外直肌后退量与世界各地的斜视学家是相近的（表 9-4）。对大角度的外斜视（>$50^{\triangle}$）可后退双侧外直肌并缩短一侧或双侧内直肌。

**表 9-4 双侧外直肌后退量**

| 斜视度（$^{\triangle}$） | 后退量（mm） |
|---|---|
| 15 | 4 |
| 20 | 5 |
| 25 | 6 |
| 30 | 7 |
| 35 | 7 |
| 40 | 8 |
| ≥50 | 7+ 一条内直肌截除 |

转引自：Noorden GK von，Campos EC. Binocular Vision and Ocular Motility Theory and Management of Strabismus. 6th ed. St Louis：CV Mosby，2002.370

手术的效果应从双眼视觉的恢复和眼位恢复正位两方面评价。由于治愈的标准和随访时期的不同，各家报告的手术成功率不同（40%～95%）。von Noorden 认为治愈的标准应为：患者无症状，在远、近注视时均有稳定的融合。预后与术前的双眼视觉状况有关。用比较精细的检查方法，在间歇性外斜视手术后的病人中检查，大部分病人的双眼视觉都有一些缺陷。Haase 等观察 156 例间歇性外斜视在一系列感觉试验中有 32% 有微小外斜视，50% 有接近正常的双眼视觉，17%

有完全的感觉治愈。在对一组以往认为手术治愈病人的复查中，在注视25米远的红光时，可出现小角度恒定性外斜视。长期观察中发现复发的机会是常见的，因此要恢复正常和稳定的双眼视觉仍有许多需要研究的问题。

(6) 术后欠矫的处理：间歇性外斜视术后容易出现欠矫，不管手术作得如何理想，约有40%～45%患者在术后不久或过一段时间后（数月甚至数年）出现欠矫，需要进一步治疗。少量的欠矫可给予底向内三棱镜以取得恒定的双眼视，棱镜屈光度取看远和看近时斜视度的中间值，在主眼上加压贴三棱镜，戴镜6个月，去镜后间歇性外斜视可消失，但多数病人需要再次手术，除去三棱镜后复发的外斜视也要考虑再手术。

(7) 术后过矫的处理：术后过矫率在6%～20%。小角度的过矫是理想的结果，随着时间推移会转变为正位。大角度过矫会持续下去。在手术后当天有大角度过矫和运动受限应考虑立即手术。除非有明显的运动受限引起侧方的非共同性，再手术应在6个月后。在等待期间可以采用非手术疗法。如2周后病人仍过矫并有复视，可以使用缩瞳剂或暂时性的远视镜，降低斜视度，使病人获得融合或减少症状。高AC/A率的病人对轻度过矫的远视镜反应很好。如看近斜视度大，可用附加的双焦镜。如上述方法无效，交替遮盖法可消除复视并减小斜视度。对视觉未成熟的儿童或有职业原因的成人，需要维持融合，可选用底向外的压贴三棱镜，但需要根据斜视度变化随时调节。也可用肉毒毒素在内直肌注射治疗连续性内斜视。保守治疗无效或病人不接受保守治疗，可再次手术。如在原来未手术的肌肉进行，可按照常规手术设计手术量。如在已行手术的肌肉上进行，则难预测手术的效果。因这种内斜视容易过矫，而常用的手术准则又不可循，更需要慎重考虑运动和知觉的状况，选择适当的术式，手术量宜保守。

## 四、恒定性外斜视

恒定性外斜视，一种发生在幼年期，预后差，常采取同侧交替性注视，而非交叉性注视。另一种发生在成年期，开始为间歇性外斜视，以后因调节力减退，失去代偿，成为恒定性外斜视，预后好，手术矫正斜视后，可重新获得双眼单视。鉴别这二种外斜视对设计手术具有重要意义。

**【临床表现】** 常无症状，在强光下要闭合一眼，客观检查常有单眼或交替性抑制，集合不足，屈光不等，异常视网膜对应和弱视。另外融合性分开力差，向右方或左方注视时，外斜视程度可减轻（侧向非共同性侧向非共同性 -Lateral incomitance），可表现为A-V型外斜视伴有斜肌功能异常，或伴有垂直位斜视。

**【治疗】** 适应做手术，根据看远和看近的斜视角，选择手术，手术方法参照间歇性外斜视。

## 五、连续性外斜视

连续性外斜视是指原发性内斜视因自发或手术后马上或经过一段时间后发生的外斜视而言。

双眼视功能脆弱，正常或异常的融合功能强度不够，无法保持稳定的正位视时，可以发生自发性连续性外斜视。好发于有高度远视的部分调节性内斜视患者，在幼年时期或成年时期，调节幅度减弱时可以出现。

术后马上出现的连续性外斜视，是为了获得功能性治愈而有意过矫发生的一种外斜视。另一种因内直肌后退过多，有眼球运动受限，发生在术后很长一段时间，有的在数年后。除手术外，其他因素有斜视发生早，弱视未经矫正，或为顽固性弱视以及高度远视。

**【症状】** 手术后马上出现或高度远视经戴矫正镜后出现的连续性外斜视，常发生复视。

**【治疗】** 分功能的或美容的预期效果二种：

1. 功能的效果，除非外斜视明显，伴有运动障碍，需要早期手术外，对术后马上发生的外斜视，感觉性和运动性融合正常者，应观察数天，常有自发好转。试图很快矫正外斜视会引起内斜视的复发。如持续外斜，帮助融合的方法有：

(1) 远视欠矫：低度远视，不予矫正，4D或4D以上的远视或伴有散光者，减少远视的矫正量。

(2) 戴底向内的压贴三棱镜，棱镜屈光度尽量保持在最低度，使患者能控制残余的外斜视。

(3) 正位视训练，增强融合性集合幅度。

(4) 内转有轻度障碍，可转动面部，使双眼处于最小的偏斜位置，有可能使复视像融合。

如保守治疗失败，外斜持续2～3个月，应考虑手术，在等待期间，可使用三棱镜保持双眼平视，或进行部分时间遮盖，不让患者抑制复视像。

2. 美容的效果 外斜视度大，影响美观，或复视持续不能克服，则需治疗，若外观满意，患者主觉舒适，可以观察，并防止幼儿弱视的复发。

(1) 光学矫正：停戴欠矫远视镜，如矫正眼镜度数高，减低度数也未必有效。

(2) 手术矫正：除非术后过矫大，且有眼球运动障碍，即有内直肌后退过多或外直肌截除过多，需要即刻探查外，一般内斜视术后有少许过矫，虽有复视是容许的，这种复视很少呈矛盾性的，如患者有一定融合力，其结果残留小度数内斜视，如术后继续外斜，表明融合力差，可用底向内三棱镜矫正，以取得融合力，同时减低远视镜片的度数，至少等待 3 个月以后，考虑再次手术。丸尾赞成将后退肌肉恢复至原来的附着部。Cooper 主张如行双侧内直肌后退发生的外斜视，则后退双眼外直肌。

## 六、继发性外斜视

继发性外斜视又名知觉性外斜视，是由于存在感觉性缺陷，如屈光参差，单眼无晶状体，和因器质性原因引起单侧视觉障碍，使融合遭到部分或完全破坏所形成的外斜视。

应针对原因进行治疗，若外观受到影响，可行手术矫治，手术尽量限于患眼，手术量要充分。弱视眼的大角度外斜视也可按此原则处理。Rayner 及 Jampolsky 主张，对大角度外斜视且有弱视的成人，将弱视眼的外直肌后退至赤道部，后退颞侧球结膜或行 T 形缝合，松弛结膜的机械性限制，并作最大量的内直肌截除，直到 14mm，使眼位处于正位，内直肌过量缩短，术后会发生外转障碍的缺点，但可防止外斜视的复发。国内孔令媛设计了单眼 4 条肌肉手术矫正大角度废用性外斜视，除内、外直肌大量后退和截除外，还行上、下斜肌断腱减弱眼的外转功能。

## 七、急性共同性外斜视

急性共同性外斜视是一种特殊类型的斜视，发生在幼年期后，有时发生在成年期，发病急骤，容易当作麻痹性斜视，但无麻痹性斜视的特征，其发病机制尚不清楚，推测乃紧张性集合功能存在某种缺陷。

根据桐渊等(1984)报告 8 例急性共同性外斜视，其临床表现为：主诉有交叉性复视，斜视角在 −15°～−40°，呈恒定性外斜视，表现集合不足，水平运动无限制，有正常视网膜对应，眼电图检查，平稳跟踪运动出现急跳性跟踪，向上和向下运动障碍，有瞳孔异常和眼球震颤。8 例中 2 例为脑肿瘤手术后，2 例头部击伤开颅术后，3 例有脑血管障碍，1 例为腹蛇咬伤后，推测其发病原因为脑干部障碍引起集合运动的障碍，特别缺乏紧张性集合功能。

## 主要参考文献


1. 刘家琦主编．实用眼科学．第 2 版．北京：人民卫生出版社，1999，656-689.
2. 赫雨时编著．斜视．天津：天津科学技术出版社，1982，133-149.
3. 张方华．急性共同性内斜视(附 10 例报告)．中华眼科杂志，1985，21：49-51.
4. 张方华．分离性垂直偏斜(附 25 例报告)．中华眼科杂志，1984，20：139-141.
5. 刘家琦．几种不同类型内斜视的手术探讨．中国斜视与小儿眼科杂志，1993，1：37-42.
6. 蔡京华，赤金史郎，丸尾敏夫．早期发生型外斜视．中国斜视与小儿眼科杂志，1995，3：62-63.
7. 卢炜．间歇性外斜视患者的交叉视差和非交叉视差的临床观察．中华眼科杂志，2002，38：462-465.
8. 甘晓玲，郭静秋．分离性水平斜视．中国斜视与小儿眼科杂志，1999，7：157-159.
9. Noorden GK von，Campos EC. Binocular Vision and Ocular Motility Theory and Management of Strabismus. 6th ed. St Louis：CV Mosby，2002，311-349，356-372，377-391.
10. Rosenbaum AL，Santiago AP. Clinical strabismus management. Philadelphia，WB Saunders Company，1999，117-135.
11. Helveston EM. The 19th Annual Frank Costenbader Lecture-the origins of congenital esotropia. J Pediatr Ophthalmol Strabismus，1993，30：215-232.
12. Nelson LB Gunton KB. Early surgery for congenital esotropia. Yearbook of Ophthalmology Mosby Inc，2001，183-184.
13. Kushner BJ. Fifteen-Year outcome of surgery for the near angle in patients with accommodative esotropia and a high accommodative convergence to accommodative ratio. Arch Ophthalmol. 2001，119：1150-1153.
14. Moore S，et al. Congenital exotropia. Am orthoptic J，1985，35：68-70.
15. Campos EC. Binocularity in strabismus：Binocular visual field studies. Doc Ophthalmol，1982，53：249.
16. Pratt-Johnson J，Wee HS. Suppression associated with exotropia. Can J Ophthalmol，1969，4：136.
17. Bechtel RT，Kushner BJ，Morton GV. The relationship between dissociated vertical divergence(DVD) and head tilts. J Pediatr Ophthalmol Strabismus，1996，33：303.
18. Cheeseman EW，Guyton DL. Vertical fusional vergence. The key to dissociated vertical deviation. Arch Ophthalmol，1999，117：1188.
19. Wilson ME，McClatchey SK. Dissociated horizontal deviation. J Pediatr Ophthalmol Strabismus，1991，28：90.
20. 桐渊利次．他．急性共同性外斜视．眼科临床医报，1984，78：642.

# 第六章 旋转性垂直性斜视

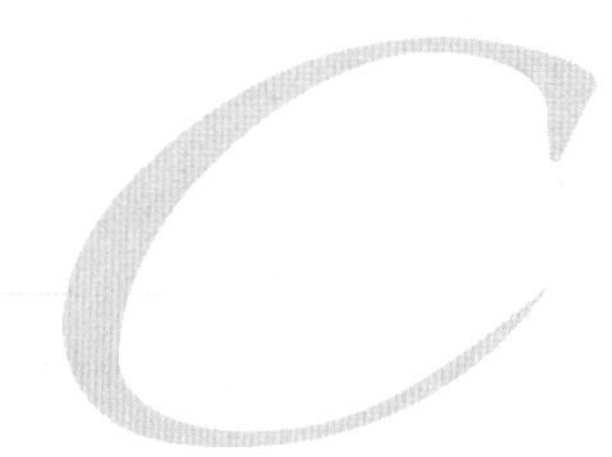

## 一、垂直性隐斜

垂直性隐斜包括上隐斜和下隐斜。上隐斜是指一眼的视轴有向上偏斜趋势，但这种向上偏斜可以被融合功能所控制。绝大多数病例为单侧性，表现为一眼上隐斜，另一眼为下隐斜；个别病例呈交替性或双侧上隐斜，即遮盖任何眼时，被遮盖眼即向上偏斜。双侧性下隐斜极为少见。

上隐斜较为常见，在人群普查中，15%～30% 有上隐斜。45% 的水平隐斜合并有垂直性隐斜。因垂直性融合力的幅度较小，上隐斜不易克服，因而容易引起症状，但因垂直性隐斜度数一般比较稳定，且远近距离大致相同，故较水平性隐斜容易用三棱镜中和。

**【病因】** 上隐斜可根据发病机制分为：

1. 静态性上隐斜　由于解剖因素所致。这种单纯型上隐斜是相对的，等同地影响双眼，眼球在原在位与向不同方向注视时的隐斜度大致相同。本型上隐斜，可能开始有眼肌不全麻痹，经过较长一段时间后，由非共同性偏斜转变而成。

2. 麻痹性上隐斜　是由某条上转肌或下转肌不全麻痹所致，不仅在原在位时出现垂直性隐斜，而且根据受累肌的不同，在各不同注视方向，偏斜角不一致，变大或变小，多数病例属此型。

3. 痉挛性上隐斜　是由单侧或双侧下斜肌功能过强所致，多因对侧眼的上直肌或同侧眼的上斜肌先天性不全麻痹所致，尽管发现上隐斜时，不存在麻痹成分。在原在位或向上下注视时不发生偏斜，仅在向水平位转动时，内转眼不是平行地内转而是向上转动。这种上隐斜可变为上显斜并伴有旋转偏斜。

**【临床表现】** 两眼物像的上下分离是引起症状的主要原因，尤其是引起视疲劳。上隐斜的程度与它所产生的症状的轻重并不成正比。一般人能耐受 $1^{\triangle}$～$2^{\triangle}$的上隐斜，$3^{\triangle}$以上的上隐斜，肯定会引起症状。

1. 与正常人相反，单眼视物较双眼视物清晰而省力。看远和看近均有视疲劳，尤以看近为甚。

2. 弱视　有些上隐斜患者，为了克服视疲劳症状，大脑中枢将一眼的视力抑制，日久可形成弱视。

3. 近距离工作时视疲劳、头痛、眼痛和恶心。

4. 主诉无复视，但诉说视物不清，闭合一眼后，症状即可减轻。

5. 代偿头位　眉毛上挑，并有抬头纹，头向下斜眼的一侧偏斜，以便使双眼的上、下物像位于同一水平。

**【治疗】**

1. 矫正屈光不正　经常戴镜，正位视训练无效。

2. 三棱镜矫正　在矫正屈光不正的基础上配戴三棱镜，对静态性上隐斜，效果较好。$10^{\triangle}$以内的上隐斜，可用三棱镜矫正，将总的度数分配在双眼镜片上，上隐斜用底向下三棱镜，下隐斜用底向上三棱镜。根据上转肌或下转肌受累，决定配三棱镜的度数，如上转肌受累，因日常生活中，向上看的机会少，矫正上隐斜度数的 2/3 即可，如为下转肌受累，则看下方及近工作，阅读书写时影响较大，一般应将上隐斜度数完全矫正，以克服近工作时产生的视疲劳。如果看远和看近的上隐斜程度不等，可配两副眼镜。

3. 手术矫正　如果上隐斜超过 $10^{\triangle}$，或患者不适应戴三棱镜，则可手术治疗。手术可行受累肌的拮抗肌减弱术，受累肌缩短术或对侧眼配偶肌减弱术，手术时尽可能不作下转肌减弱术，以免影响下转功能，可作受累肌的加强术，或对侧眼配偶肌减弱术。

## 二、旋 转 隐 斜

分正、负或内、外两种。角膜垂直子午线的上端向颞侧倾斜者为外旋转隐斜或正旋转隐斜，角膜垂直子午线的上端向鼻侧倾斜者称为内旋转隐斜或负旋转隐斜。

**【病因】** 旋转隐斜可按病因机制分为两型：光学性（假性）旋转隐斜及特发性（静态性）旋转隐斜。

光学性旋转隐斜，由于斜向散光未被矫正，在视网膜上成像的水平线条或垂直线条，向最大散光的子午线倾斜，为了使物像的倾斜能够改善，势必要以某一斜肌的努力来克服物像的倾斜，这样就引起了旋转隐斜。

特发性旋转隐斜，可由于两种原因引起。

1. 解剖因素 眼肌附着点的异常，上下斜肌或上下直肌的不全麻痹或亢进以及伴同的眼球筋膜或遏制韧带的异常，都能引起单眼旋转隐斜。

2. 神经支配因素 神经支配异常可能影响某一组眼外肌的协调运动，从而产生旋转性隐斜。目前对这问题还不十分清楚。

**【临床表现】** 是斜肌持续紧张以克服旋转隐斜所产生的神经反射症状，如头痛、恶心、呕吐及其他神经官能症状。有些屈光不正患者在认真矫正屈光不正后仍主诉眼肌疲劳，如无其他眼外肌不平衡，应想到旋转性隐斜的可能。

**【治疗】**

1. 光学性旋转隐斜经散瞳验光，配戴矫正镜后，症状自能消失。

2. 特发性旋转隐斜，在矫正屈光不正后，症状也可减轻，如伴有上隐斜则应同时矫正，因为在克服上隐斜的过程中，可能加重旋转隐斜的症状，旋转融合的广度较大，较易克服，所以有时在垂直性运动平衡失调获得纠正后，旋转隐斜的症状也即消失。

3. 手术矫正 仅适用于高度特发性旋转隐斜。但在考虑手术矫正之前，应先应用非手术治疗。此外术前的详尽检查，周密计划以及术者的高超技能都是手术成功的重要因素。

## 三、分离性垂直偏斜

分离性垂直偏斜（dissociated vertical deviation，DVD）又称交替性上隐斜、双上隐斜或双上斜视，是指双眼交替遮盖时，遮盖眼均呈上斜状态。这与一般斜视的神经支配法则相矛盾，在一般的上隐斜，如右眼注视，遮盖的左眼呈上斜视，如左眼注视，则遮盖的右眼呈下斜视。

**【病因】** DVD 的病因与其表现一样不能用通常的原理解释。近年来的研究与 Bielschowsky 早年的观点一致，支持双眼皮质下中枢的假设，这个中枢控制垂直的聚合与离散运动，它的交替性和间歇性的兴奋是 DVD 的原因。但垂直分离的异常兴奋的原因仍不明。一些人从上转眼的外旋运动和注视眼的内旋运动推测垂直分离运动主要是由斜肌协调的，但不能解释在原在位和外转位的上斜视。Brodsky 认为眼的非对称性的视觉输入刺激诱发了垂直偏斜运动，这是一种侧眼动物的原始背侧光反射，早期发生的斜视阻碍正常的双眼视觉发育，原被抑制的原始反射就表现出来。至今仍无一致的理论能解释 DVD 所有的表现。

**【临床表现】**

1. 眼位 当患者劳累、不集中或遮盖一眼破坏融合时（双眼交替遮盖时），被遮盖眼不随意地上斜，并伴有轻度外转和外旋；移去遮盖时，或接着如遮盖另一眼时，上斜的眼会缓慢下移并回到原在位，伴有轻度内旋和内转。当上转眼开始成为注视眼时，另一眼开始上转运动。根据眼位分离的彻底与否，上斜的程度轻重不一。双眼上斜的程度可以相等或不等，也可有单眼者，即上斜眼转为注视眼时，对侧眼无上斜也无下斜。因此在测定斜视角时，只能得出一个大概的数字。

2. Bielschowsky 现象 当遮盖眼上转时，如于注视眼前放置一暗镜片，则遮盖眼便由上转位置下降，甚至变成下转位置，如注视眼前暗镜片的亮度增加时，则下转眼再次上转，这种特异的眼球运动称 Bielschowsky 现象。这种在注视眼前增加或减低亮度的方法，还可用中性密度滤光镜棒或同视机等做检查。增加滤光片密度减低了注视眼的视觉输入刺激，诱发了上转肌的异常神经冲动，注视眼为维持注视，对抗此神经冲动引起了代偿性的下转肌的神经冲动，被遮盖眼跟随此冲动回到原在位甚至更低。

3. 视力 双眼视力往往良好，也有不少合并单眼或双眼视力减退。减退的原因，以隐性眼球震颤为多，其次为弱视，器质性病变及高度屈光不正。

4. 双眼视功能 双眼视功能往往不佳，将近一半无同时视。

5. 隐性眼球震颤 常合并隐性眼球震颤，用眼震图检查，当遮盖一眼，在被遮盖眼出现上斜的同时，双眼发生水平位冲动性眼球震颤，快相向非遮盖眼。有些在双眼睁开时出现眼球小幅度的震颤，当遮盖一眼时，振幅即变大，为显性 - 隐性眼球震颤。有时隐性眼球震颤可能是 DVD 的唯一表现。

6. 眼球运动

(1) 向侧方注视时的异常运动：向侧方注视时，一眼内转时变上斜，外转时变下斜；或一眼内转时变下斜，外转时变上斜。此种现象多数出现在视力不好的眼。

(2) 合并上转肌、下转肌麻痹或过强：典型的分离性垂直位偏斜不伴有垂直位肌肉麻痹或过强，但可以合并这种麻痹或过强，特别在临床上常合并下斜肌或上斜肌过强。von Noorden 提出的鉴别 DVD 与下斜肌过强的要点见表 9-5。

7. 头位异常 有报告头位异常的发生率为 23%～35%，其原因尚不清。多数头向垂直偏斜度较大眼的对侧倾斜，少数相反。当头被动倾斜到习惯位置相反侧时垂直斜度可加大。

表 9-5 DVD 与下斜肌过强的鉴别

| | DVD | 下斜肌过强 |
|---|---|---|
| 上转 | 原在位、内转位和外转位均有 | 内转位最大，外转位无 |
| 上斜肌过强 | 可有 | 通常力弱 |
| V 征 | 可有 | 常有 |
| 假性对侧上直肌麻痹 | 无 | 有 |
| 再注视时内旋 | 有 | 无 |
| 再注视扫视速度 | 10°～200°/s | 200°～400°/s |
| 隐性眼球震颤 | 常有 | 无 |
| Bielschowshy 现象 | 常有 | 无 |

8. 同时存在内斜视与外斜视　可以合并不同类型的斜视，尤其在先天性内斜视。通常是双侧和非对称性的。也可合并 A-V 综合征。Helveston（1969）首次报告 A 型外斜视，DVD 及上斜肌过强的三联征，此后有人将此病命名为 Helveston 综合征。

**【治疗】** 如为上隐斜或上斜度数小，无碍外观，则不需要手术。Bielschowsky 提出应加强融合机制。多数人需要手术治疗。

1. 保守治疗　对单眼或非对称性 DVD 中，在注视眼前加戴正球镜片，度数逐渐递增，以降低注视眼视力，将原上斜眼转换为注视眼为止（通常 +2.00D 已够），可减少原注视眼的垂直分离程度，获得美容的正位。Simon 等报告用阿托品可代替光学压抑法。

2. 手术治疗　如分离性垂直偏斜合并其他斜视时，则先治疗斜视明显者，后做定量容易的肌肉。例如水平位斜视明显者，首先矫正水平位斜视；如上斜视与水平位斜视程度相同者，先矫正上斜视，后做定量容易的水平位斜视。如需做斜肌手术者，先做斜肌，后做上下直肌。有经验的术者，也可设计一次完成水平斜视和 DVD 的手术，但一般情况下，直肌手术一次不能超过两条。

手术方式有上直肌后徙，上直肌赤道后固定缝线或联合上直肌后徙，下直肌截除或联合上直肌后徙；有下斜肌过强可行下斜肌前转位。久保田伸枝将上斜程度进行分级，根据原在位最大的上斜度以决定上直肌后退量。以 5° 以下为 1+；6°～10° 为 2+；11°～15° 为 3+；16° 以上为 4+。分别定量手术：1+ 以下不手术；2+～4+ 分别后徙上直肌 4mm、6mm、8mm。von Noorden 等比较了常规上直肌后徙 4～5mm、上直肌赤道后固定缝线（或联合上直肌后徙）和上直肌超常规后徙 7～9mm 术式，认为上直肌超常规后徙的远期效果最好，根据双眼不对称程度选择手术量，72% 的病人获得了满意的外观。在上斜度较大时可联合同侧下直肌截除。在 DVD 中的上直肌每 mm 后退矫正上斜视的量较其他类型斜视要少。单眼 DVD 中如仅行一眼手术，术后可能出现对侧眼上斜视，von Noorden 认为不是所有病例均如此，只有当术前诊为双眼 DVD 时，可行双眼手术。即使上直肌超常规大量后徙，术后复发也是常见的，需要再次行下直肌截除术。

## 四、分离性水平斜视

随着对 DVD 认识的逐渐深入，有学者提出在 DVD 中有水平分离成分，主要是外展分离运动。近年来明确提出了分离性水平斜视（dissociated horizontal deviation，DHD）的概念，在 DVD 中一些病例的水平分离表现非常明显，甚至掩盖了垂直方向的分离现象。

**【临床表现】** 被分离眼有间歇性的外转和上转，双眼不对称性，有时仅表现为单眼。偶尔 DHD 发生在不合并垂直偏斜的病例，也有病人一眼为 DHD，另眼为 DVD。分离性内斜视极为少见。斜视度变化大，很难用三棱镜准确测量。Wilson 等（1991）指出，不像一般的间歇性外斜视，在检查中用交替遮盖检查的斜视度比病人自发的或在遮盖下的斜视度小，表现为注视眼在用三棱镜底向内企图中和外斜眼斜视度时，注视眼可能内转，表明外斜视可能为完全单侧的。有类似 DVD 中的 Bielschowsky 现象：用中性密度滤光镜棒置于注视眼前，分离的外转眼回到原在位甚至内转位。偏斜眼常有隐性眼球震颤和外旋。眼球运动正常，可有下斜肌过强。病人多不具有双眼单视，可能有弱视。根据这些表现可以和易与本病混淆的间歇性外斜视鉴别。

有作者认为原发性婴儿型内斜视在内斜矫正术后出现外斜视，DHD 的可能大于手术过矫。而在 DHD 合并内斜视时，病人在不注意时可能变成外斜视。

**【治疗】** 由于治疗效果不确切，如外斜视分离明显且频繁，影响外观时可手术。一般选择受累眼外直肌后徙 5～7mm，根据偏斜程度双侧手术量可不等。当合并垂直斜视时可联合上直肌后徙。在水平偏斜较小，垂直分离偏斜为主时，上直肌后徙可使两者都得到矫正。也有作者用外直肌后徙加后固定术。

## 五、旋转斜视

旋转斜视可以单独存在或与其他斜视合并存在。

**【病因】** 常见的病因为成对旋转肌肉——内旋肌和外旋肌间的不平衡，如产生内旋的肌肉有上直肌和上斜肌，外旋肌有下直肌和下斜肌。上斜肌麻痹中常有外旋斜视。旋转斜视也可无明显的麻痹成分，如在 DVD、A-V 综合征中。其他如内分泌性眼病，重症肌无力，斜头，视网膜脱离术后，黄斑异位，继发于视网膜牵拉等中也可有旋转斜视。近年来新兴的治疗年龄相关性黄斑变性的黄斑转位术是产生医源性旋转斜视原因之一。

**【临床特征】** 除了新近发生的垂直旋转肌麻痹可引起视物倾斜、头晕、视物模糊的症状外，在一般斜视中合并的旋转斜视及先天性垂直旋转肌麻痹中很少有症状，原因是旋转性斜视通过旋转性异向运动，利用旋转性融合保持在代偿状态。许多有旋转斜视的患者主觉无视物倾斜还通过抑制、异常视网膜对应或代偿头位等，来消除症状。但这不能解释如将非麻痹眼遮盖后，用麻痹眼视物时仍无倾斜，这是因为产生了知觉性适应的缘故。此外心理学的适应使病人以日常生活环境的线索来调整视觉空间的旋转。

检查旋转斜视的方法有：双马氏杆法、同视机法和 Bagolini 线状镜法等主观检查法。其中双马氏杆是在破坏融合的情况下检查，有确诊和定量的价值，而 Bagolini 线状镜是在接近通常的注视状态和仍有融合功能情况下检查，所得结果有不同。客观检查法有眼底照相法，通过测量视乳头与中心凹位置变化计算旋转角度。

**【治疗】** 与光学性旋转隐斜不同，应用柱镜片消除旋转斜视的效果不肯定。对有症状的旋转斜视，一般需要手术。对已有的垂直旋转肌功能异常或麻痹者，可以选择减弱亢进的肌肉或加强力弱的肌肉，应选择在其功能位垂直旋转斜视最大那条肌肉手术，如一侧上斜肌麻痹病人，该侧下斜肌可能有亢进，除发生上斜视外还有外旋斜视，行下斜肌减弱术后可同时矫正上斜视和旋转斜视；如该侧下斜肌无亢进，而上斜视只出现在上斜肌作用的方向时，行上斜肌加强术，同样可矫正上斜视和旋转斜视。因对旋转垂直肌减弱或加强手术，可能在矫正旋转斜的同时造成新的垂直偏斜。Harada-Ito 术（上斜肌的前徙和侧移）及其改良术式仅有矫正外旋斜视作用。如不能利用上斜肌，则可将下直肌向鼻侧移位和上直肌向颞侧移位可矫正在下方的和原在位的外旋斜视；在内旋斜视时，则向相反方向移位。这种手术可以矫正旋转斜视平均 10°（8°～12°）。其他矫正旋转斜视而不引起水平和垂直斜视的术式包括：所有直肌止端的斜行后徙（slanted recession），水平直肌垂直转位，上下斜肌的前部转位等。这些手术也可用于矫正眼球震颤病人的代偿头位。术后通常有暂时的过矫，即外旋斜视变成内旋斜视，这是对影像倾斜知觉适应的持续，会随着时间的推移而减弱。黄斑转位术后的旋转斜视需要特殊的处理。在旋转斜视 <15°，无旋转复视的症状，可不手术。旋转斜视超过 15°，或伴有水平、垂直斜视和旋转复视，可以手术。由于黄斑转位术一般将黄斑向上移位产生内旋，矫正的术式为加强外旋：下斜肌前徙和转位，和上斜肌的后徙。或在斜肌手术外再将 2 条或 4 条直肌的肌束转位到邻近肌肉止端。

（吴 晓 张方华）

# 第七章
# A-V 综合征

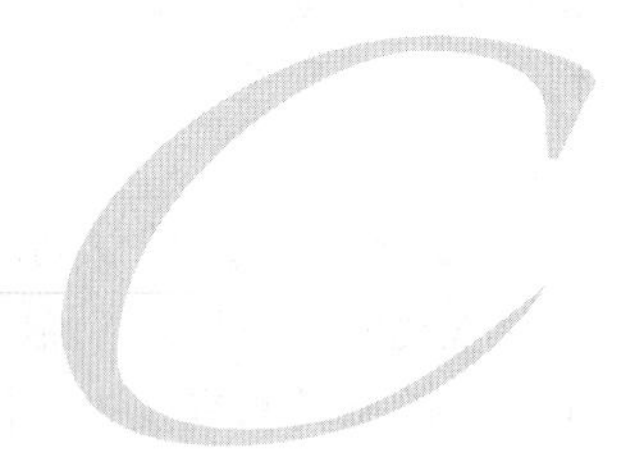

### （一）总论

A-V 综合征又称 A-V 现象，是一种亚型（sub-type）的水平斜视，临床上较为常见，Costenbader 认为其发病率约占水平斜视的 15%～25%。von Noorden（1985）认为每 5 例水平斜视中就有一例 A 或 V 综合征，是临床上值得注意的一个问题。因为水平性斜视的患者同时有垂直方向的非共同性，所以在向上向下注视时，水平斜视角的大小发生变化，国际上通常用拉丁字母 A 或 V 的形态来形容这一斜视的变化。两个字母的开口方向表示分开强或集合弱；字母的尖端表示集合强或分开弱。内斜视 A 征现象表示患者向上注视时集合加强，内斜视度比向下注视时明显加大，眼位的变化像 A 字；内斜 V 现象表示患者向下注视时内斜视度比向上注视时明显加大，眼位变化像 V 字。外斜 V 现象表示患者向上注视时的外斜视度比向下注视时明显加大，外斜 A 现象表示患者向下注视的外斜视度比向上注视时明显增加。此外，有些患者原在位没有或仅有小度数斜视，但向上和向下注视时有明显的外斜，称为 X 征。而也有的患者仅向上注视时有外斜，形似字母 Y，称为 Y 征。或仅向下注视有外斜，称为反向 Y 征或 λ 征。正因为如此，有文献将以上所有在垂直方向存在非共同性的水平斜视统称为字母征（alphabetical pattern）。

在生理状态下，向上注视时，分开轻度增加，向下注视时，集合轻度增加。在一定范围内这种差异是生理性的，但如超过一定范围，即为病理性的。如 A 现象的上下注视斜视度相差≥10$^{\triangle}$，V 现象上下注视斜视度相差≥15$^{\triangle}$。Duke-Elder（1973）强调对于儿童水平性斜视必须注意检查 A-V 现象，因为矫正 A-V 现象对儿童恢复双眼视觉极为有利。

### （二）病因

关于引起本综合征的病因目前尚无一致看法。有作者认为是水平肌功能异常所致，也有作者认为是垂直旋转肌（上、下直肌或上、下斜肌）功能异常所致或同时两者兼而有之。这些学说主要是根据不同手术结果得出的。总之，引起 A-V 现象的因素很多，不能以单一因素解释所有病例，综合起来可有如下几种学说：

1. 水平肌学说　Urist 等在其早期文献中认为本征是由于内直肌或外直肌功能异常所致。向上注视时外直肌功能过强或下注视时内直肌功能过强，均可引起 V 现象；向下注视时外直肌功能过强或向上注视时内直肌功能过强均可引起 A 现象。

2. 垂直肌学说　Brown 等认为 A-V 现象为上、下直肌功能异常所致。上、下直肌为内转肌，如双上直肌功能不足，则向上注视时内转作用减弱，产生 V 现象；双下直肌功能不足则向下注视时内转作用减弱产生 A 现象。

3. 斜肌学说　现今大多数学者认为斜肌功能异常是产生 A-V 征的主要原因。手术结果和临床表现都支持斜肌亢进学说，因为 A-V 综合征经常伴有斜肌功能亢进或不足。斜肌为外转肌，在向上或向下注视时，上、下斜肌的亢进能减少内斜视或增加外斜视。下斜肌功能亢进则使向上注视时外转加大，因而呈 V 现象，上斜肌功能不足时则使向下注视时外转不足，也形成 V 现象；上斜肌功能亢进时可使向下注视时外转加大，因而呈 A 现象。减弱亢进的上斜肌或下斜肌可以减轻或消除 A-V 综合征，这一点支持斜肌亢进学说。

4. 肌肉附着点异常

（1）水平肌附着点异常：有些 A-V 征患者存在水平肌肉附着点异常，如 V 征患者内直肌附着点较正常位置偏高，而外直肌附着点较正常位置偏低，造成眼球上转时外直肌外转作用增强，下转时减弱，从而产生 V 征，A 征时内、外直肌附着点产生相反位置的移位。上述现象在睑裂异常的患者更易出现。

（2）垂直肌附着点异常：上、下直肌和斜肌附着点异常可以引起 A-V 现象。如上斜肌附着点靠前可以产生 V 现象，靠后可以产生 A 现象；同样上、下直肌附着点靠近鼻侧和颞侧也均会产生 A-V 现象。

5. 颅面异常　先天愚型具有蒙古脸型的面部特征，颧骨大，睑裂向上倾斜（反八字），下睑缘平直，可造成

A 型内斜及 V 型外斜，而反蒙古脸型面容（高加索面容）可造成 A 型外斜及 V 型内斜。此外，小头畸形患者滑车后移，与视轴夹角变小，产生斜肌的去矢状化，在向下注视时，下转作用减弱，外转减弱，产生 V 征；而脑水肿患者滑车前移，在向下注视时，下转作用增强，外转增强，产生 A 征。

### （三）临床特征

1. 发病频率　各家一致认为 V 型较 A 型更为多见。Costenbader（1968）和 Breinin（1964）都报道 V 型内斜视为最常见，A 型内斜视次之，V 型外斜又次之，A 型外斜视最为少见。von Noorden（1965）等报道（主要为黑种人群中）A-V 综合征发病率的排列次序为：V 型外斜、A 型外斜、V 型内斜和 A 型内斜。国内陈斯同（1984）、刘家琦（1985）及张伟（2004）报道的病例中，绝大多数为 V 型外斜。

2. 视疲劳和复视　患者经常有间歇性、一过性视力疲劳及复视。因为患者具备一定程度的融合功能，为了克服复视经常持续努力融合，从而产生视疲劳。向下注视时斜视角加大者（外斜 A 或内斜 V）的视疲劳较外斜 V 或内斜 A 尤为明显，因为前者多采用功能性向下注视位以克服复视，后者在功能上更重要的原在位和阅读眼位对双眼视没有影响或影响较小。

3. 代偿头位　患者不自主的采取各种不同代偿头位，以保持视线所在侧的注视野融合功能，避免复视。

（1）V 型内斜视患者将下颌内收，使头前倾。

（2）A 型内斜视患者将下颌上抬，使头后仰。

（3）V 型外斜视患者将下颌上抬，使头后仰。

（4）A 型外斜视患者将下颌内收，使头前倾。

总之，在内斜 A 或 V 型，下颌向集合尖端移位，在外斜 A 或 V 型，下颌向尖端对侧移位。这种代偿头位有时及不雅观，但它说明患者有融合功能，而后者又常引起视力疲劳。

4. 发育性弱视　发育性弱视可以像其他水平性斜视一样，发生在 A-V 综合征。

5. 异常视网膜对应　A-V 综合征患者可发生异常视网膜对应。因为异常角随着斜视角的改变而变异，患者一般都能很容易的适应这种短暂的异常视网膜对应。

### （四）检查和诊断

1. 检查　除常规检查视力、屈光、眼球运动和双眼视功能外，应重点检查向上和向下注视（通常上转 25° 和下转 25°）时斜视角度的变化（应注意患者有屈光不正应戴矫正眼镜检查）和有无上、下斜肌功能亢进或不足，如有，则应酌情处理（Goldstein，1967）。此外还应注意有无下颌上抬或内收的代偿头位。

2. 诊断标准　通常向上 25° 注视和向下 25° 注视时水平斜视度之间的差异必须≥10$^{\triangle}$才能诊断 A 现象；两者之间的差异必须≥15$^{\triangle}$才能诊断 V 现象，因为在向下注视时轻度的集合，向上注视时轻度的分开是正常生理现象。

von Noorden 认为应检查下转 35° 时的斜视度，这样可以充分暴露除外斜 V 以外其他类型水平斜视的垂直方向非共同性，因为从下转 30° 到 45° 时水平斜度可增加 7$^{\triangle}$～12$^{\triangle}$。此外，眼球极度上转、下转时，节制韧带和筋膜产生的机械作用也会影响眼位，因此，可令受检者适当收下颌或抬下颌来进行向上注视和向下注视时斜视度的检查以避免眼球极度上转和下转。为了进一步判断引起 A-V 现象是单纯水平肌肉因素还是垂直肌肉因素，应以三棱镜加遮盖法或同视机做各诊断眼位的斜视度测定。正常视网膜对应者如用同视机检查还可以发现 A-V 现象同时伴有旋转性斜视（通过眼底照相也可以证实），这对制定手术方案很有帮助。

### （五）治疗

手术矫正是 A-V 现象的主要治疗方法，但不是所有 A-V 现象都需要矫正。如外斜 V 仅在向上注视时有外斜 15$^{\triangle}$，原在位和阅读位是正位，具有正常双眼视，且患者没有下颌上抬的代偿头位时，则此眼无需治疗。相反，外斜 A 虽原在位正位，但阅读位有外斜 10$^{\triangle}$且影响正常双眼视，虽斜度不大亦需矫正。此外，个别由明显下斜肌功能亢进造成的 V 征，内转时极度上转且向上注视时外斜明显，只原在位、阅读位有稳定融合，为改善外观，亦可考虑手术。Duke-Elder（1973）强调手术矫正儿童 A-V 现象，对于术后建立双眼视觉有着积极的作用，有时在短期内不经任何眼肌训练即可使异常视网膜对应消失而建立双眼视觉。A-V 综合征的治疗，实际上是在矫正内、外斜视时，如何平衡上、下方斜视度的差异问题，其内、外斜位仍需内、外直肌的后徙或（和）截除来矫正，但对其 A 和 V 现象之矫正要根据病因加以选择，首先要分清是因水平肌肉功能异常，还是因垂直肌肉功能异常引起。

1. 水平肌因素引起的 A-V 现象的治疗　von Noorden（1985）主张在 A-V 征没有明显斜肌异常或垂直非共同性很小以及垂直非共同性仅有在眼球处于极度上转、下转位才出现时，双眼做对称性手术即可，如双眼外直肌后徙或内直肌后徙。

2. 斜肌引起 A-V 现象的治疗　对于有明显斜肌功能亢进的 A-V 现象，应首先做斜肌减弱手术，同时再通过内、外直肌的减弱或（和）加强矫正其水平斜视。

3. 水平肌或垂直肌移位

（1）为矫正 A-V 现象可根据上下斜视度的差异，

手术同时将水平肌腱向上或向下适当移位即可收到满意效果。矫正A-V现象时肌肉移位的方向总是外直肌向开口方向移位，内直肌向闭口方向移位。至于肌肉上、下移位的数值，可根据向上注视和向下注视斜视度差异的大小而定，一般5～8mm之间，再少则难以起到有效作用。

(2) 理论上可采取上、下直肌向鼻侧或颞侧移位方法矫正A-V现象(Miller，1960)。例如内斜A时可将双上直肌颞侧移位7mm，内斜V时行双下直肌颞侧移位以增加其在向下注视时的外转功能，外斜V将双上直肌向鼻侧移位，但因水平斜视度还要再通过内、外直肌矫正，这样就破坏了多根前睫状动脉，容易引起眼前节缺血，造成虹膜、睫状体萎缩，严重时眼球萎缩。目前此手术临床上已很少做，这样的病例一般采用水平肌手术合并肌腱上、下移位的方法达到矫正A-V现象的目的。

国内陈斯同(1984)、严凯(1985)及刘家琦(1985)等分别报道采用水平肌加强-减弱手术合并肌腱移位治疗A-V综合征，取得较好效果。严凯报道的手术治愈率为71.43%。陈斯同等的体会是① V型外斜患者向正前方注视时的外斜角≤30△时，做对称性外直肌后徙7～8mm及肌腱上移5～6mm，即有可能矫正或基本矫正偏斜，术后向上、中、下注视均正位者占40%，向正前方及向下注视正位者占40%；如原在位的外斜视角>30△和向下注视也有一定偏斜者，作双眼外直肌后徙及移位不足以矫正偏斜，最好同时作一侧内直肌截除及肌腱移位术以加强手术效果。②如有斜肌功能亢进则作斜肌减弱手术。③手术病例中未见因肌腱移位后出现旋转斜视和其他并发症者。刘家琦等的手术结果是向上、中、下注视均为正位者占51.9%，在原在位及向下注视正位者占29.6%(这是日常生活中最重要的生理位置)，欠矫10△者占11.1%，欠矫>10△者占7.4%；59.3%术后获得立体视。

von Noorden(1985)复习了用各种手术矫治A-V综合征后，建议下列选择手术方法：

1) V型内斜视伴有下斜肌亢进者：减弱下斜肌仅能消除向上注视时的V现象，必须同时作水平肌手术。手术量可根据原在位时斜视角的大小决定。

2) V型内斜视不伴有下斜肌亢进者：功能不亢进的下斜肌不宜减弱。向下注视时斜视角大于15△时，可作双内直肌后徙合并肌腱下移术；原在位及向下注视时斜视角较大者则后徙双内直肌，截除一侧外直肌合并肌腱相应的上、下移位术。如果内直肌以往已做过手术，可考虑作双下直肌向颞侧移位一个肌腱宽度。

3) V型外斜伴有下斜肌亢进者：如果原在位或向下注视时双眼正位或有轻度外隐斜，仅减弱下斜肌即可获得满意的功能性结果；但在原在位和向上注视时，外斜视度较大者则作下斜肌截除合并水平肌手术。

4) V型外斜视不伴有下斜肌亢进者：不伴有下斜肌亢进的V型外斜患者不常见，应反复多次检查，确实没有下斜肌亢进则不宜减弱。向下注视时斜视度相当大者可作水平肌手术合并内直肌肌腱下移和外直肌肌腱上移术。

5) A型内斜视伴有上斜肌亢进者：A型内斜视常伴有上斜肌明显亢进，可作双侧上斜肌截腱或后徙术，同时作水平肌手术。

6) A型内斜视不伴有上斜肌亢进者：作内直肌后徙、肌腱上移及外直肌截除、肌腱下移。

7) A型外斜伴有上斜肌亢进者：作双上斜肌截腱术或后徙能使向下注视时外斜视明显好转。如果在原在位及向上注视时仅有轻度外斜，单纯做上述手术即可矫正偏斜，否则合并水平肌手术。

8) A型外斜不伴有上斜肌亢进者：不伴有上斜肌亢进的A型外斜视极为少见。应多次检查以免漏诊。如果上斜肌确实不亢进，则作水平肌手术合并相应的肌腱向上或向下移位术。

9) Y型内斜视伴有下斜肌亢进者：如果向上注视时有融合，则患者常常采取下颌内收位，下斜肌减弱术将关闭向上注视时Y型内斜视的开口，同时，需行水平肌手术矫正内斜。

10) Y型外斜视伴有下斜肌亢进者：如果原在位及向下注视时有融合，没有异常头位，向上注视无复视主诉，此类型斜视可不处理。但如果有下颌上抬的异常头位，则应减弱下斜肌。

11) λ型外斜视伴有上斜肌亢进者：患者常采取下颌内收位以保持原在位及上方注视野的融合，上斜肌减弱术可关闭下方注视野的开口。

(张　伟　张开伯)

## 主要参考文献

1. 严凯. A-V型水平性手术探讨. 中华眼科杂志，1985，21：51.
2. 陈斯同，刘家琦. A-V综合征. 中华眼科杂志，1984，20(3)：135.
3. 刘家琦，李凤鸣. 实用眼科学. 北京：人民卫生出版社，1985.
4. 张伟，赵堪兴，郭新，等. A-V综合征的手术探讨. 中国实用眼科杂志，2004，22(11)：921-923.
5. Am Acad of Ophthalmol. Ophthalmology Ⅵ，Basic and Clinical Science Course，Section. Binocular Vision and

Ocular Motility，1983，130-135.

6. Breinin G. The physiopathology of the A and V pattern. In symposium：The A and V patterns in strabismus. Trans Am Acad opthalmol Otolaryngol，1964，68：363.
7. Costenbader FD. Introduction，In Symposium：The A and V patterns in strabismus. Trans Am Acad opthalmol Otolaryngol，1964，68：354.
8. Duke-Elder. System of Ophthalmology. Vol Ⅵ. London：Hensy Kimpton，1973.771-806.
9. Goldstein JH. Monocular vertical displacement of the horizontal rectus muscles in the A and V patterns. Am J Ophthalmol，1967，64：265.
10. Liu Ja. Treatment of A-V syndrome. Chinese Med Journal，1985，98(8)：555.
11. Metz HS. Treatment of A and V patterns by monocular surgery. Arch Ophthalmol，1977，95：251.
12. Meller JE. Vertical recti transplantation in the A and V syndrome. Arch Ophthalmot，1960，64：175.
13. von Noorden GK，Olson CL. Diagnosis and surgical management of vertically incomitant horizontal strabismus. Am J ophthalmol，1965，60：434.
14. Noorden GK von，Campos EC. Binocular Vision and Ocular Motility. 6rd ed. St Louis：CV Mosby，2002：404.

# 第八章 麻痹性斜视

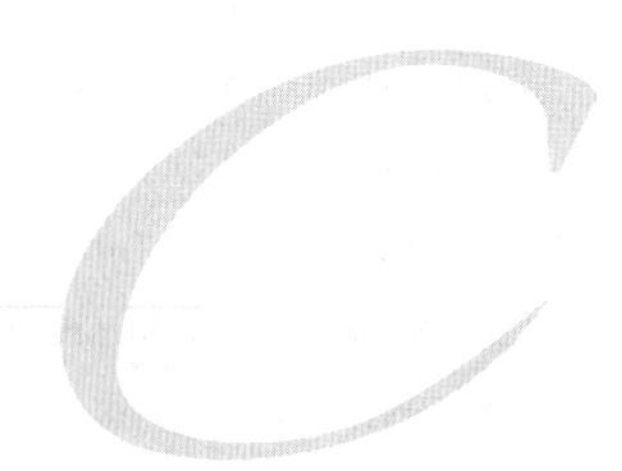

## 第一节 总 论

以往的教科书根据眼外肌的功能是否有运动障碍而将斜视分为共同性斜视和非共同性斜视两大类。伴有眼球运动障碍的斜视为非共同性斜视。非共同性斜视以其病因又分为痉挛性斜视和麻痹性斜视两类。由于原发性肌肉（神经）痉挛引起的斜视极为少见，只在破伤风、神经官能症等偶然见到。临床上所遇到的眼外肌痉挛，绝大多数是续发性的，因此，非共同性斜视一词，一般是指麻痹性斜视而言。在此为免误视听，采用麻痹性斜视一词。

在临床上，麻痹性斜视比共同性斜视为少见。笔者统计中山眼科中心、眼科医院（广州地区）1263 例斜视病例，麻痹性斜视只占 18.84%（238/1263）。麻痹性斜视与同期的共同性斜视比较，约为 1 比 4。但是，麻痹性斜视并非单纯是眼科疾患，大多数是全身性疾病的一部分。颅脑外伤，脑膜炎，脑炎，头颅的血管性疾病，颅内肿瘤，内分泌障碍、代谢障碍，中毒及重症肌无力等均可有麻痹性斜视。不少上述患者在有关科治疗而没有到眼科诊治，故麻痹性斜视所占比例不高只是个假象而已。换言之，麻痹性斜视的病因复杂，可能是系统性疾病的一部分。诊治麻痹性斜视患者时，必需注意全身情况，以免延误病情。

### 一、麻痹性斜视与共同性斜视的鉴别诊断

麻痹性斜视与共同性斜视的主要鉴别点是眼球运动是否有障碍，即眼外肌是否有麻痹或部分麻痹。两者的鉴别诊断可用表 9-6 说明。

表 9-6 麻痹性斜视与共同性斜视的鉴别

| | 麻痹性斜视 | 共同性斜视 |
|---|---|---|
| 发病年龄 | 任何年龄均可 | 多在 5 岁前发病 |
| 病因 | 神经系统疾病，颅内血管病，炎症或肿瘤，肌肉疾病，代谢或内分泌障碍，外伤 | 未确定 |
| 自觉症状 | 多有复视、眩晕，伴有代偿头位 | 无明显症状 |
| 眼球运动 | 有障碍 | 正常 |
| 斜视度 | 第二斜视角 > 第一斜视角<br>向受累肌作用方向注视时，斜视度加大 | 第一斜视角 = 第二斜视角<br>向各方向注视的斜视度不变 |

### 二、麻痹性斜视与限制性斜视的鉴别

虽然大多数的眼球运动障碍是由于眼外肌的神经或肌肉疾患，导致眼球向受累肌作用方向转动障碍、眼位偏斜而发生麻痹性斜视，还有部分麻痹性斜视是由于眼眶内肌肉或筋膜的异常，产生牵制力，限制眼球向其相反方向转动，称为限制性斜视。鉴别麻痹性斜视和限制性斜视的主要方法是作眼球被动牵拉试验（见第四章眼外肌临床检查法）。限制性斜视的发生可因先天性肌肉或筋膜的发育异常引起；也可因后天性眼球与周围组织粘连（常见于外伤或手术后）引起。

## 第二节 麻痹性斜视的特征

麻痹性斜视有其独特的症状，无论在症状和体征方面均与共同性斜视不同。其特征可从自觉症状和他觉症状两方面阐述。

### 一、自 觉 症 状

#### （一）复视与混淆视

除了先天性和生后早期发生的麻痹性斜视外，复视和视混淆是麻痹性斜视患者首先注意到的症状，常于发病后的当天发现。患者自觉视物有重影，遮盖一眼后重影即消失，是为复视。由于眼位偏斜，注视目标时，物像落于注视眼的黄斑区，同时也落于斜眼的黄斑区以外的视网膜上。这两个成像点不是一对视网

膜对应点，所以两眼视网膜所接受的视刺激经视路传到视觉中枢时，不可能融合为一而感觉为二个物像遂有复视。混淆视是两眼的黄斑区(对应点)所接受的物像不同，两像在视觉中枢互相重叠，有如一张曝光两次的照片，物像模糊不清。

先天性麻痹性斜视患者因发病时双眼视觉尚未发育或未发育成熟，故极少有复视和视混淆。后天性麻痹性斜视患者发病时双眼视觉已发育完善，于发病后不久即因复视或视混淆而感觉不适。部分患者可以用代偿头位克服，严重者会出现眩晕和恶心呕吐，必须闭上一眼才能使症状消失。

#### (二) 眼性眩晕和步态不稳

正如前面所述，眩晕的原因主要是由复视和混淆视引起。当眼球运动时，斜视角不断地变化以致所视物体不能稳定，症状更明显。遮盖一眼后，症状即可消失。水平性复视和注视无背景的单一目标所引起的症状较轻。旋转性复视和注视复杂背景的目标所引起的症状较明显。症状严重的会出现恶心和呕吐。由于突然的眼位偏斜，视觉定位功能被破坏，患者走路时步态不稳，常向某一方向偏斜。

#### (三) 异常投射

当麻痹性斜视患者用患眼注视物体并试图用手去接触该物体时，手总是不能准确地接触该物体而偏向麻痹肌作用方向侧。移位的距离常比实际斜视度还大。因为用麻痹眼注视时，麻痹肌功能丧失或明显不足，使患眼的黄斑区不能对向正前方，或因麻痹肌的直接拮抗肌需用超常量的松弛才能使黄斑区对向正前方，本体感受器发出信息，中枢依所接受的错误信息发出指令，故不能准确地接触目标。这种异常投射又称假投射。

### 二、他觉症状

#### (一) 运动受限

眼球运动受限是麻痹性斜视的主要症状之一，麻痹眼向麻痹肌作用方向运动受限。眼球运动包括双眼运动和单眼运动。先观察双眼水平运动，注意比较两眼转动的幅度，不难发现水平运动受限的方向和眼别，可以诊断内直肌或外直肌麻痹。检查垂直运动时，应在内转或外转位令患者随视标向上或向下转。这样按照诊断眼位检查垂直眼球运动。当检查双眼运动时如果发现在某一方向运动受限，应遮盖一眼，检查单眼运动是否在同一方向有运动受限。因为部分病程较长的共同性斜视患者可出现双眼运动有部分受限，但单眼运动却正常。麻痹性斜视患者的患眼，无论双眼运动或单眼运动均有运动限制。检查眼球运动时，必须同时注意观察睑裂是否随之开大或缩窄、眼球突出度有无变化、瞳孔是否改变以及其他同时出现的异常运动等。

#### (二) 眼位偏斜

一般来说，眼外肌麻痹必引起患眼向麻痹肌作用相反的方向偏斜。例如右眼外直肌麻痹时，因外直肌为外转肌，故患眼向内偏斜。眼位明显偏斜的不难用肉眼发现。但在不全麻痹时，尤其是可用头位代偿或用融合反射控制者，可能没有明显的眼位偏斜。对疑有眼外肌不全麻痹而不伴有眼位偏斜者，首先令被检者将头部放正，分别试以右眼、左眼注视时的眼位，很轻的眼外肌不全麻痹者，可表现为只是用患眼注视时才有眼位偏斜。这就是下面讨论的第一与第二斜视角的不同。有条件的可用同视机或三棱镜遮盖试验检查，以发现斜度不大的眼位偏斜和非共同性。

#### (三) 第一与第二斜视角的不同

第一斜视角，又称原发偏斜(primary deviation)是指用健眼注视时，麻痹眼的偏斜度。若以麻痹眼注视则健眼的偏斜度称为第二斜视角或继发偏斜(secondary deviation)。根据 Hering 法则：两眼所接受的神经强度相等，效果相同。Sherrington 法则：每一肌肉的收缩，总是伴有一致的、成一定比例的拮抗肌的松弛。麻痹性斜视者若用患眼注视，为维持患眼在原在位(第一眼位)，必须有过强的神经兴奋到达麻痹肌，而其拮抗肌则相应的过度的松弛。健眼麻痹肌的配偶肌也接受过强的兴奋，表现为功能过强，故第二斜视角比第一斜视角大。检查眼位偏斜时，应注意比较右眼注视和左眼注视时的斜视度是否相等。

#### (四) 斜视度因注视方向而异

由于麻痹的眼外肌功能障碍，眼球向麻痹肌作用方向转动受限。眼球运动时，斜视度因注视方向而变化。当眼球向麻痹肌作用方向转动时，因该方向有运动障碍，故斜视度明显加大；向相反方向转动时，因肌肉功能正常而没有运动障碍，故斜视度明显减少甚至消失。因麻痹肌在眼球向各方向转动时所起的作用不同，故向不同方向注视时的斜视度也不同。向麻痹肌作用方向注视时斜视度最大。因此，检查麻痹性斜视患者的斜视度时，不仅需注意比较两眼分别注视的斜度，还要注意向不同方向注视时的斜度是否相等。如能借助三棱镜或同视机测定各注视方向的斜视角(方法见本篇第四章)，即使在肌肉不全麻痹时，也可以发现此现象。

#### (五) 续发共同性

一条眼外肌麻痹后可引起同侧眼和对侧眼其他肌肉的功能失调和继发变化。这些继发的变化使情况变得复杂，难以确诊。以右眼外直肌麻痹为例。右外直肌麻痹后，其拮抗肌——右内直肌功能亢进；其配偶肌——左内直肌功能过强；其间接拮抗肌——左外直肌功能减弱。此时出现双眼内直肌功能亢进和双外直肌功能不足或丧失。经过一定时间后，麻痹肌的功能部分恢复，这 4 条肌肉的功能也逐渐协调，表现为双眼内转功能亢进和外转功能不足的内斜视，且具备共同性斜视的特征，称为续发性共同性内斜视，与原发性共同性内斜视不容易区别。由于续发的肌肉改变，一些病程较长的垂直肌麻痹，可造成的病变是一眼的上转肌麻痹，抑或是另一眼的下转肌麻痹的鉴别十分困难。例如左眼上斜肌麻痹表现为左眼上斜视和向右下转受限。接着可引起其拮抗肌——左下斜肌功能亢进，其配偶肌——右下直肌功能过强，其间接拮抗肌——右上直肌功能不足。此时表现为左眼上斜视，左眼下转和右眼上转功能均不足。要鉴别原发麻痹肌是左眼的上斜肌抑或右眼的上直肌，如果患者或家长不能详细介绍病情，是不容易确定的。

**（六）代偿头位**

代偿头位是利用代偿注视反射以代偿某一眼外肌功能的不足，使能在一定注视范围内不产生复视，保持双眼单视的异常姿势。一般来说，将面转向复像距离最大的方向，即麻痹肌作用的方向。代偿头位由三个部分组成。

1. 面向左 / 右转　面向左 / 右转、眼向相反方向注视，以克服水平性复视。当水平肌麻痹时，面向麻痹肌作用方向转，眼向相反方向注视。

2. 颏部上仰或内收　颏部上仰或内收，即头部上仰或下俯，可克服垂直性复视。上转肌麻痹时，颏部上仰，眼向下注视，下转肌麻痹时，颏部内收，眼向上注视。

3. 头向左 / 右肩倾斜　头向左 / 右肩倾斜以克服旋转性复视（即物像倾斜）。大多数是向低位眼侧的颈肩倾斜。

麻痹性斜视的代偿头位，尤其是新鲜病例，常可作为诊断的依据。陈旧的麻痹性斜视，由于有续发的肌肉改变，代偿头位常不典型，甚至消失。先天性麻痹性斜视，尤其是先天性上斜肌麻痹的代偿头位可保持多年不变。重症者可引起眼性斜颈，并发生颈和颜面的肌肉和骨骼的改变。此时需注意与外斜的肌性斜颈鉴别。

## 第三节　麻痹性斜视的分类

麻痹性斜视的病因复杂，临床类型繁多，沿用的分类法是按发病年龄将它分为先天性及婴儿期麻痹性斜视和后天性麻痹性斜视两大类。这种分类法不能反映其病因及特征，是不完善的。部分麻痹性斜视有其临床特征，为便于阐述，将其归入特殊类型斜视（见本篇第八章）。在未有更理想的分类法前，在此仍按沿用的分类法介绍。

### 一、先天性婴儿性麻痹性斜视

先天的或生后 1 年内患病所致的眼外肌麻痹称为先天性婴儿性麻痹性斜视。由于麻痹性斜视发生于视觉发育阶段和双眼视反射建立之前或未完全建立时，故自觉症状不明显且没有复视感。虽然先天性婴儿性麻痹性斜视的临床表现因麻痹肌肉不同而异，但其症状、诊断和治疗原则有共同之处，故在此作一概述。

**（一）病因**

1. 先天发育异常　按解剖学划分，先天性婴儿性麻痹性斜视可发生于中枢神经系统、神经干、肌肉和筋膜的发育异常。由于检查的困难和难以得到病理学的证实，神经核、核间联系和神经传导系统的病变，除部分有典型的临床症状外，较难确诊。关于眼外肌和筋膜的发育异常，如肌肉缺如、肌肉发育不良、肌止端附着异常、肌肉为纤维索条所代替或筋膜的异常等，国内外文献均有报告，都是手术探查所发现的异常。

2. 产伤　产伤多见于用产钳助产或产程不正常的婴儿。产伤不仅可伤及眼外肌及其周围组织，也可因伤及颅骨或脑神经，胎头受压引起颅内压升高，导致眼外肌麻痹。由于近代产科技术进步，产伤已不是先天性婴儿性麻痹性斜视的主要病因。

3. 生后疾病　婴儿生后的疾病，如传染性疾病、感染、外伤或肿瘤都可引起眼外肌麻痹而发生麻痹性斜视。病因和发病机制与后天性麻痹性斜视相似，将详述于后，在此不再赘述。

**（二）临床表现**

先天性婴儿性麻痹性斜视可能是单一眼外肌或多条肌肉受累。病变明显者，在出生时或生后不久即被发现。但眼外肌不全麻痹时，由于症状不明显，常在 1 岁后出现代偿头位或体格检查时才被发现。其临床表现因受累肌肉及肌肉麻痹的程度不同而各有特征。共同的表现可概括如下：

1. 两眼视力相等，较少发生弱视。多数先天性婴儿性麻痹性斜视患者无明显的屈光不正，且多能以代偿头位、在一定视野范围内保持有双眼视觉，故很少发生单眼弱视。两眼视力相等者较多。斜视度很大的恒定性斜视患者的斜眼可伴有弱视。

2. 代偿头位　不少先天性婴儿性麻痹性斜视患儿在 1 岁前后开始会坐起和站立，此时才有歪头姿势而引起家长注意并延医治疗。因眼外肌麻痹而产生代偿头位的歪头称为眼性斜颈，易与胸锁乳突肌挛缩引起的肌性斜颈混淆，也有被外科误诊为肌性斜颈而进行手术治疗的。

3. 续发性共同性斜视 严重的先天性眼外肌麻痹多表现为恒定性斜视，伴有明显的眼球运动障碍。在眼外肌不全麻痹或麻痹肌的功能逐渐恢复的同时，配偶肌和拮抗肌发生续发性变化，肌肉间的功能渐趋协调，麻痹性斜视的特征逐渐消失而变为共同性斜视。如果没有可靠的病史或病情记录供参考，要与原发性共同性斜视鉴别是很困难的。

### （三）治疗

先天性婴儿性麻痹性斜视的治疗，应根据临床表现而酌情处理。一般的治疗原则是：如有弱视，应及早积极地治疗弱视，以挽救视力。如双眼视力正常，以不明显的代偿头位能保持双眼外观正位和双眼视觉者，可不做处理。如斜视明显或有不雅观的头位时，可酌情施行手术矫治。

## 二、后天性麻痹性斜视

1 岁以后才发生的麻痹性斜视称为后天性麻痹性斜视。大多数患者是在双眼视觉已建立后，由于神经系统疾病、全身病、肌病或外伤等引起单一的或多发的眼外肌麻痹。因为双眼视觉遭到突然的破坏，复视、视混淆和眩晕等症状较明显，促使患者及时诊治。

### （一）病因

后天性麻痹性斜视的病因复杂，大致上可分为神经源性、肌源性和组织牵制性三大类。肌源性是肌肉的疾病导致眼外肌的功能丧失。组织牵制性是眼球周围或眼眶内有组织粘连或异常的牵制条带，引起眼球运动障碍，肌肉组织可能没有病变。大多数后天性麻痹性斜视为神经源性。神经源性的病因很多，病变分布的范围广泛，如传染病、炎症、血管性疾病、肿瘤、退行性变、内分泌及代谢障碍、维生素缺乏、外伤和中毒等，均可引起神经系统病变。当损伤第Ⅲ、第Ⅳ或第Ⅵ脑神经时便可引起该神经所支配的眼外肌和眼内肌麻痹。单纯根据眼外肌麻痹的表现难以做定位性诊断，须与有关科合作，配以详细检查才能确诊。为了便于思考，现按解剖部位划分为颅内病变、海绵窦病变和眶内病变三部分叙述。

1. 颅内病变 颅内病变包括核上性病变，神经核，脑干，神经根和神经干的病变，其中以神经干的病变为最多。与眼球运动有关的脑神经有第Ⅲ、第Ⅳ和第Ⅵ脑神经。第Ⅵ脑神经在颅内的行径长，是三对脑神经中最易受损者，其次是第Ⅳ脑神经。核上病变虽未损及眼外肌的运动神经核，但能分离神经核与下行神经的联系，产生眼外肌麻痹，引起眼球的侧方运动、垂直运动或集合功能丧失，但眼位无偏斜，无复视症状。炎症、血管性病变、肿瘤、外伤、退行性变或毒素可损伤神经核。核性损害的表现可因损害的部位及范围而异，多表现为双侧性不规则的眼外肌麻痹，有眼位偏斜及复视。眼球运动神经纤维穿过脑干时，可因血管性疾病、肿瘤、炎症、多发性硬化或脊髓痨而受损，除眼球运动障碍外，还伴有其他神经受损的体征，如肢体偏瘫和面神经瘫等，可助定位。颅内压升高、肿瘤压迫或肿瘤浸润、炎症和血管性疾病等可损害神经根或神经干，多表现为单一眼球运动神经受损的麻痹性斜视。病变如位于颅底或靠近神经根，则可伴有其他神经受损的症状。

2. 海绵静脉窦（海绵窦）病变 海绵静脉窦位于颅内蚯骨体的两旁。其内侧为虫入窦，上方为脑垂体，外侧为颅中凹。其内容主要为血管并由骨小梁分隔而呈海绵样。经过海绵静脉窦的有内颈动脉和与之伴行的交感神经丛。第Ⅵ脑神经位于颈动脉的外下方。位于海绵窦外壁的由上而下依次为第Ⅲ、第Ⅳ脑神经和第Ⅴ脑神经的第一和第二支。海绵窦血栓、血管瘤或肿瘤浸润可引起上述脑神经的病变。因第Ⅵ脑神经在海绵内穿过而不像其他脑神经仅从窦壁经过，故受损机会最多。海绵窦病变时表现为海绵窦症候群（详见本章第五节）。

3. 眼眶病变 第Ⅲ、Ⅳ、Ⅵ脑神经和第Ⅴ脑神经的第一支从颅内经眶上裂进入眼眶。除第Ⅴ脑神经外，各运动神经的末梢在肌止端后 15～20mm 处止于各自支配的肌肉。眼眶的病变包括炎症、肿瘤、血管性疾病、神经干的病变、肌肉疾病和筋膜的病变；外伤引起的眶骨骨折和肌肉撕裂等均可引起麻痹性斜视。眶上裂病变引起的眼球运动障碍与海绵窦综合征类似，但前者伴发眼内肌损害的较多。眼眶的炎症如眶蜂窝织炎，除眼球固定不动外，还伴有发热，球结膜充血、水肿，眼球突出和疼痛等急性炎症症状。眼眶的占位性病变，视肿物的位置及大小而异。当支配眼球运动的神经或肌肉受损害时即可发生眼球运动障碍。

除按解剖部位划分外，还可从发病的缓急来考虑。急性和亚急性眼外肌麻痹的病因有感染性疾病，急性脱髓鞘病，血管性疾病，代谢障碍，肿瘤，头颅或眼眶的外伤等。慢性进行性眼外肌麻痹的病因有肌肉疾病、梅毒，多发性硬化，遗传性疾病等。除此之外，也可根据发病年龄来考虑。25 岁左右的常见病因有多发性硬化，肿瘤和炎症。50 岁以上者的常见病因为血管性疾病，其次是糖尿病和肿瘤。

### （二）临床过程

后天性麻痹性斜视的临床症状，大多数表现为突然起病，眼位偏斜，有复视和视混淆，严重的可引起眩晕，恶心和呕吐。由于复视症状难以耐受，部分患者可以代偿头位克服；部分则需遮盖一眼才能使症状消失。眼位偏斜的方向因受损的肌肉而异。眼外肌麻痹的程度，因损害的原因及程度而异，可以表现为肌肉全麻痹或不全麻痹。麻痹性斜视可能是系统性疾患的前哨或症状的一部分，故需作内科和神经科的详细检查。随着病情的发展肌肉麻痹的症状可能逐渐加剧，这较多见于肌肉疾病，如重症肌无力、肌营养不良及内分泌性肌病等。因筋膜病变或手术后粘连引起的麻痹性斜视，病情发展缓慢，可持续数月，甚至经年不变。眶内神经干的病变，多表现为单一神经的损害，以第Ⅳ、第Ⅵ脑神经的损害为多。眼外肌麻痹有自愈的倾向，多数患者的症状逐渐减轻。当然，其中有些是视觉抑制或异常视网膜对应建立的结果。肌肉还可能产生继发性变化而逐渐变为共同性斜视。

#### （三）治疗

后天性麻痹性斜视的治疗，主要是病因治疗。要查清楚麻痹性斜视的病因是不容易的。在查病因的同时，应针对可疑病因给予症状治疗和保守治疗。遮盖单眼是解除复视症状的手段。两眼视力相等或相差不多的，可两眼交替遮盖。有主张遮盖健眼用患眼注视，可减少麻痹肌的拮抗肌挛缩。保守治疗可用针灸、理疗和药物治疗。常用的药物有维生素 $B_1$、$B_6$ 和 $B_{12}$，肌苷，三磷酸腺苷、辅酶等神经能药物注射或口服。药物可促进肌肉功能的恢复，但更重要的是病因治疗。

Scott（1980）发明用肉毒杆菌毒素 A（Botulinum）在肌电图的指引下注入麻痹肌的拮抗肌的肌腹内，使之暂时麻痹，以减轻拮抗肌的挛缩和眼位偏斜。疗效可维持数周。但个体差异很大，因而疗效很不一致。我国还没有应用肉毒杆菌毒素治疗麻痹性斜视，在外国虽有应用，但它还不能代替其他疗法。

如怀疑是外伤引起肌肉撕裂时，应尽快手术探查。疑为眼眶骨骨折者，应作 X 线检查以证实诊断。如眼外肌或眶内组织嵌顿于骨折缝处，应尽快或待局部充血、水肿消退后施行手术探查和矫治。如病因已明确，经过病因治疗或证明其已停止进展，保守治疗 6 个月以上确实无效时，才考虑手术治疗。

## 第四节　动眼神经麻痹

### 一、先天性动眼神经麻痹

先天性动眼神经麻痹较少见。据美国 Johns Hopkins 医院的统计，该院 21 年只遇见 16 例。所有病人均有不同程度的瞳孔受损。笔者在中山眼科中心眼科医院曾见到 3 例先天性动眼神经麻痹病例，2 例瞳孔散大，另 1 例瞳孔正常。

#### （一）临床特征

患眼呈不同程度的上睑下垂和外斜视，伴有轻度下斜和内旋斜视。眼球向上、向下和向内运动均受限。眼球轻度突出。眼球向下转时有内旋转。动眼神经完全麻痹时，眼内肌亦可受累，表现为瞳孔散大，对光反射和近反射消失，调节麻痹，也有眼内肌未受累而瞳孔正常者。患者多有典型的颏部上仰、面向患侧转的代偿头位。有些病例还伴有弱视。由于第Ⅲ脑神经再生时迷失方向，又称迷走再生，可能有下列异常联合运动的表现：①假性 Graefe 征：当患眼试图向下转时，上睑上举。②眼向内转时，睑裂开大；向外转时睑裂缩窄。③假性 Argyll-Robertson 瞳孔。患眼瞳孔散大，对光反应消失。当眼球集合和向内转时，瞳孔收缩。④眼球试图向上转时，眼球退缩和内转。

部分先天性第Ⅲ脑神经麻痹患者可发生周期动眼神经麻痹，又称周期性动眼神经痉挛弛缓现象，表现为动眼神经所支配的眼内肌和眼外肌交替出现痉挛和麻痹。麻痹相对，患侧睑下垂，外斜视，瞳孔散大，对光反射消失，调节功能不足；痉挛相时，上睑上举，瞳孔缩小，对光反射消失，调节功能正常，外斜视消失或显内斜，内转和垂直运动功能仍不足。两相的间隔时间不长。麻痹相持续 1～3 分钟；痉挛相为 0.5～1.5 分钟。睡眠时仍有周期性变化，但深麻醉时消失。试图内转和抽动眼睑时可诱发痉挛相。我国朗志清（1980）和黄远桂（1984）各报告 1 例周期性动眼神经麻痹，均为先天性。黄氏还用肌电图检查内直肌，麻痹相时，无论向内、下或上转均呈电静息。痉挛相初期，内直肌突然出现较正常波幅还高的动作电位（图 9-90）。

#### （二）治疗

先天性动眼神经麻痹唯一的治疗是手术矫治，但在手术前应积极治疗弱视。动眼神经完全麻痹病例，可参考 Jampolsky 的死力平衡法（balance dead forces）。将外直肌后退至赤道后（后退 10～12mm），这样，外直肌失去其机械性功能；同时施行内直肌最大量（12～14mm）的缩短术，使眼球保持在原在眼位。手术后眼球运动功能极差，但能达到美容目的。

第一次手术后三个月，根据矫正效果决定第二次手术的方案。如仍有外斜视，可行上斜肌转位术。将上斜肌在滑车处游离，切除其反折腱后，将肌肉缝于内直肌肌止端。上斜肌成为内转肌，既解决下斜问题，同时亦矫正外斜视。如仅有轻度下斜视，可做上斜肌肌腱切断术或切除术。

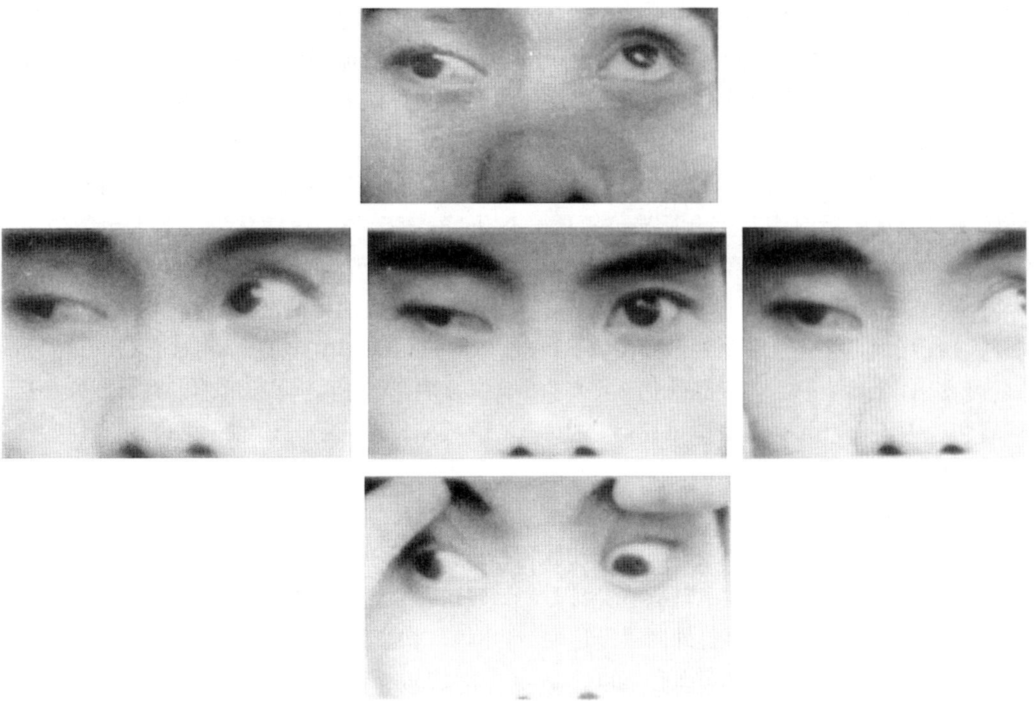

**图 9-90 先天性动眼神经麻痹**（右眼）

右眼上睑下垂和外斜视，右眼内转不能达正中位，右眼除能外转外，其余方向运动均受限，双眼瞳孔等大，对光反应存在

当眼位矫正后，可矫正上睑下垂，以作额肌悬吊术较好，但睑裂不宜开得太大。术后继续治疗弱视。如施行上述手术后，患眼仍有下斜视，做睑下垂矫正术是禁忌的，因为术后有发生暴露性角膜炎的危险。此时可考虑施行垂直肌的后退缩短术，但有发生眼前段缺血，导致失明的危险，手术者在制定手术方案时必须考虑及此。

动眼神经不全麻痹时，应根据各肌肉的功能及眼位偏斜情况，酌情制定手术方案。

## 二、后天性动眼神经麻痹

后天性动眼神经麻痹虽较先天性动眼神经麻痹为多见，但在与眼球运动有关的三对脑神经中，它是较少发生的。临床上动眼神经的分支麻痹较动眼神经麻痹多见。动眼神经在眼眶内分为上支和下支。上支较小，支配提上睑肌和上直肌，下支较大，支配内直肌、下直肌和下斜肌。动眼神经上支麻痹较下支麻痹为多见。

**病因及临床表现**

后天性动眼神经麻痹的病因与后天性麻痹性斜视的病因相同（见本章第四节），多发生于50～60岁老年人，较常发生于颅内血管性疾病、糖尿病和带状疱疹。姚明锦等（1984）报告拔牙麻醉后引起动眼神经暂时麻痹。任何眼外肌麻痹均需作新斯的明试验或Tensilon试验以排除重症肌无力症。但是伴有眼内肌麻痹的眼外肌麻痹则无需作上述试验。

动眼神经上支麻痹时，表现为患眼上睑下垂和下斜视，眼球向外上转受限。因为患眼的视线被下垂的眼睑所挡，故很少有复视的主诉。动眼神经麻痹时，患眼上睑下垂、外斜视，可伴有轻度下斜。除外转运动外，向其余方向运动均有障碍。如注意观察球结膜血管，可见患眼试图下转时伴有内旋转，证明上斜肌功能未受损。眼内肌的受损或完好视病变的位置而异。若眼内肌同时受损，表现为患眼瞳孔散大，对光反射及近反射均消失和调节麻痹。动眼神经下支麻痹时，表现为患眼向外上方偏斜，提上睑肌功能正常，向内及向下转有障碍，且多伴有眼内肌受损。

动眼神经核位于中脑被盖部，大脑导水管腹面灰质内，相当于四叠体上丘的部分，沿中线两侧排列成二行，全长约10mm，前端为第三脑室底的后部，后端与滑车神经核相连。从神经核发出的纤维自外侧核离开核区，行至大脑导水管的腹面，由大脑脚间的动眼神经沟穿出中脑，进入脚间池。神经干由后颅凹向前外走行，位于大脑后动脉和小脑上动脉之间，居后交通动脉的下外方，穿出硬脑膜到颅中凹，进入海绵静脉窦，经眶上裂进入眼眶。动眼神经在各区域的病变

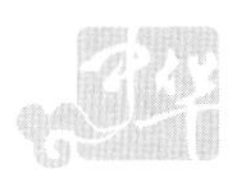



可能伴有邻近组织的病变而组成有助定位的综合征。较常见的，与动眼神经有关的综合征有：

1. 海绵窦综合征　海绵窦综合征同时损害多条眼球运动神经，包括第Ⅲ、第Ⅳ、第Ⅵ脑神经和第Ⅴ脑神经的第一和第二支，根据受损部位划分为后海绵窦综合征和前海绵窦综合征。后海绵窦综合征损害第Ⅲ、第Ⅳ、第Ⅵ脑神经和第Ⅴ脑神经的第一和第二支。前海绵窦综合征损害的脑神经，除第Ⅴ脑神经第二支外，与后海绵窦综合征相同，表现为患侧眼球固定，不能转动，眼球轻度突出，上睑下垂，伴有面部相应区域的皮肤知觉障碍和视力下降。如病变位置很靠后，则可同时影响三叉神经第三支而有咀嚼无力，但较罕见。

海绵窦综合征的病因主要是炎症，如继发于面部皮肤感染灶或额窦炎。其次是自发性或外伤性颈动脉海绵窦瘘和海绵窦的内颈动脉动脉瘤。动脉瘤穿破时呈现与颈动脉海绵窦瘘相似征状而不是蛛网膜下出血的软脑膜刺激征。有时动脉瘤蚀入蚓窦而有难以控制的鼻出血。因同时伴有交感神经损害，瞳孔不一定极度散大，较少见的病因有非毒性海绵窦血栓形成和脑垂体瘤长入海绵窦。

2. 眶上裂综合征　眶上裂综合征的临床表现与前海绵窦综合征相似，同时损害第Ⅲ、第Ⅳ、第Ⅵ脑神经和第Ⅴ脑神经的第一支，多发生于中年女性，较常见的病因是蚓骨嵴的脑膜瘤，瘤体压迫所致。

3. 眶尖端综合征　伴有视力下降的眶上裂综合征或前海绵窦综合征，因为视神经同时受损，称为眶尖端综合征。临床表现为眶上裂综合征加上视神经受损的症状，可因肿瘤、出血和炎症引起。国内期刊报告与后天性动眼神经麻痹有关的文章中，以眶尖端综合征为最多。致病的原因以炎症和外伤为最多。外伤中主要是头颅和眼眶的挫伤和挤压伤引起，其次，为邻近组织如鼻窦疾病波及或鼻窦手术引起的损害。

冷守忠等（1983）综合了 37 例眶尖端综合征，其临床表现如下：① 95% 的病人有患侧眼眶痛或头痛，炎症性及肿瘤者较重，外伤者较轻。②视力下降明显，92% 的患眼视力下降至无光感或低于 0.05。③ 54% 的患眼有眼球突出。④所有患眼均有眼球运动障碍，81% 的眼球固定。⑤所有患眼均有上睑下垂，角膜知觉和额部皮肤知觉减退。⑥所有患眼的瞳孔均散大。眶尖端综合征的疗效和预后因病因而异。炎症性以激素和抗生素治疗的效果为好，多数能恢复视力。外伤性者的视力恢复较困难。可能是视神经在视神经管处受压或供血障碍所致。

4. Tolosa-Hunt 综合征　Tolosa-Hunt 综合征又称痛性眼肌麻痹，是前海绵窦、眶上裂和眶尖局部炎症性或肉芽肿性损害引起的综合征，表现为全眼外肌麻痹并发三叉神经痛。有持续性的球后疼痛。球后疼痛可在眼外肌麻痹前数天发生。患眼上睑下垂，眼球固定不能转动。角膜知觉减退。瞳孔散大或缩小因交感神经受损的程度而异，如视神经同时受损，则有视力下降，甚至失明。症状持续数天至数周后，可自动缓解而消失；或遗留神经功能部分受损。Tolosa-Hunt 综合征有复发的可能，间隔时间数月或数年不等。

Hunt 提出的诊断标准如下：①有球后持续性针刺样疼痛，可发生于眼肌麻痹前数日或麻痹后，多数发生于眼肌麻痹前。②第Ⅲ、第Ⅳ、第Ⅵ脑神经和第Ⅴ脑神经的第一、第二支同时受累，有时伴有视神经受损。③症状持续数日或数周。④症状可自发消退而愈。部分病者残留神经功能障碍。⑤可复发。近年来，国内期刊有数篇文章报告 Tolosa-Hunt 综合征的病例（共 26 例）。本综合征对皮质类固醇治疗的反应良好。

Tolosa-Hunt 综合征需注意与下列疾病鉴别。眼肌麻痹性偏头痛是与血管病变有关，好发于 10 岁以下的儿童。糖尿性眼肌麻痹，海绵窦内颈动脉瘤和鼻咽癌等均需注意逐一排除。

5. Fisher 综合征　Fisher 综合征又称眼肌麻痹 - 共济失调 - 反射消失综合征，是一种急性特发性多发性神经炎。预后好，一般在数周内完全恢复。

Fisher 综合征表现为双侧性、进行性无痛性眼外肌和眼内肌麻痹。最后全眼外肌麻痹，瞳孔散大，对光反射和调节功能均消失。提上睑肌功能可能正常或轻度受损。除眼肌麻痹外，还有共济失调和反射消失。脑脊液呈典型的蛋白、细胞分离现象，即脑脊液的蛋白含量高而没有相应的细胞增加。如伴有双侧面神经瘫痪，称为 Gullain-Berre 综合征。

## 三、单一眼外肌麻痹

动眼神经支配多条眼外肌的运动功能，无论病变发生于神经核、脑干或神经干，均会引起多条眼外肌的功能障碍。如遇有第Ⅲ脑神经支配的眼外肌中只有单一眼外肌麻痹时，应注意检查眼球运动。注意比较每对配偶肌的功能，以便决定除此肌肉功能障碍外，同一神经支配的其他肌肉是否也有功能不足。临床上确实有单一眼外肌麻痹者。其病因可能是先天性或后天性。后天性者以外伤和重症肌无力较为多见。因此，后天性单一眼外肌麻痹时，应作新斯的明或 Tensilon 试验，以排除重症肌无力。

### （一）上直肌麻痹

动眼神经支配的肌肉中，先天性上直肌麻痹常合并先天性上睑下垂。后天性者较多与甲状腺功能亢进有关。部分病例先天性上睑下垂较明显，上直肌功能障碍较轻，因而上直肌麻痹的问题常被患者及医师所忽略，待施行上睑下垂矫正术后才发现上直肌的功能障碍。在此应强调治疗先天性上睑下垂时，必须注意Bell现象（闭睑时眼球向上转）是否正常，并注意患眼向外上转的功能，以防漏诊。

单一上直肌麻痹时，患眼轻度下斜或无垂直显斜，随肌肉麻痹的程度和拮抗肌的挛缩状态而异。眼球向外上转运动受限，可能有颏部上仰和头向健侧肩倾斜的代偿头位。眼底检查，从视乳头黄斑的关系分析，患眼有客观的外旋斜。上直肌麻痹时，常伴有假性上睑下垂，即健眼注视时，患眼轻度上睑下垂；但患眼注视时，睑裂开大，健眼上斜。提上睑肌肌力正常。患者不一定有复视，常因患眼睑裂变小而就诊。注意提上睑肌力可与麻痹性上睑下垂鉴别。诊断上直肌麻痹时，除需注意动眼神经支配的其他肌肉的功能外，还需注意全身情况。内分泌性肌病除有其他甲状腺性眼征外，可表现为患眼下斜和向上运动障碍，与上直肌麻痹相似（图9-91）。此外，还要注意与对侧眼的上斜肌麻痹鉴别。

上直肌麻痹的治疗，除病因治疗外，常需手术矫治。手术前应先作被动牵拉试验以区别是上直肌麻痹抑或下方有牵制力。上直肌麻痹的首选方案是患眼下直肌后徙术和上直肌缩短术。

### （二）内直肌麻痹

先天性内直肌麻痹极为罕见。检查时需注意患侧下直肌、下斜肌及瞳孔括约肌的功能。后天性内直肌麻痹也罕见，以外伤性或医源性肌肉撕裂较多。患者有水平性复视。表现为患眼外斜视，向内运动受限。有面向健侧转的代偿头位。红玻璃试验有交叉性水平性复视。如怀疑有内直肌撕裂时，应及时手术探查。找到肌肉断端的近中端时可见肌肉断端的位置，将近中端缝回肌止端处或肌止后的巩膜上（图9-92）。

### （三）下直肌麻痹

先天性下直肌麻痹较多见于先天性下直肌缺如。国内先后已有5例肌肉缺如的报告，4例为下直肌缺如；1例为下直肌、下斜肌和上斜肌缺如。所有病例均为手术探查所证实者。后天性下直肌麻痹多为外伤引起，尤以眼眶部的外伤为多见。其次是重症肌无力。表现为患眼明显上斜，向外下转动受限，常有颏部内收的代偿头位。

下直肌麻痹的治疗因不同病因而酌情处理。先天性下直肌麻痹以手术治疗为主。手术方案根据被动牵拉试验的结果而定。如牵拉试验提示上方有牵制力，应作上直肌探查并将其后徙，否则可施行患眼下直肌缩短术或下直肌缩短和上直肌后徙术。如下直肌缺

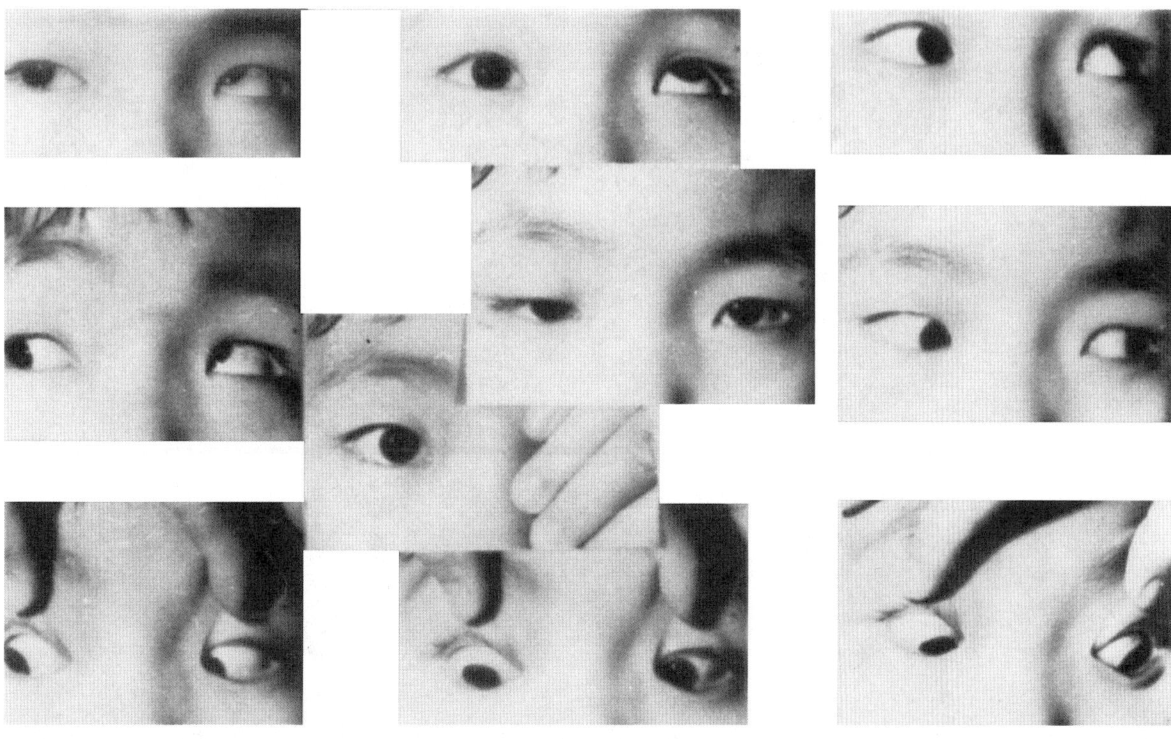

**图9-91 先天性上直肌麻痹**（右眼）

左眼注视时，右眼上睑下垂，轻度下斜视，右眼注视时，睑裂即开大至正常，双眼提上睑肌力正常，眼球运动，右眼外上转不能超过水平中线，右眼内上转功能不足

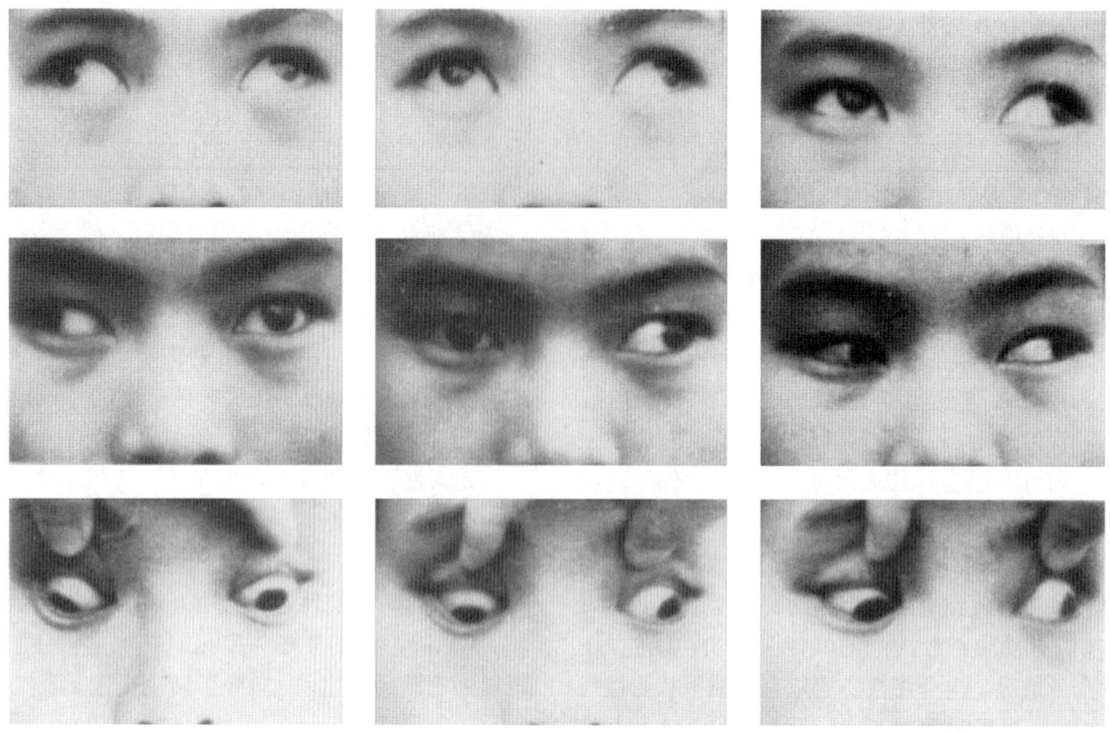

**图 9-92　先天性内直肌麻痹**(左眼)

左眼明显外斜视，眼球运动，左眼内转不能超过正中线，外转亢进，其余方向运动无障碍

如，可做患眼直肌移位术，将内、外直肌的全部或部分沿肌止端切断后缝于下直肌肌止端位置的巩膜上(图 9-93A、B)。

### (四) 下斜肌麻痹

单一的下斜肌麻痹极为罕见。其原因可为先天性或后天性。先天性下斜肌麻痹可能是肌块从下直肌分

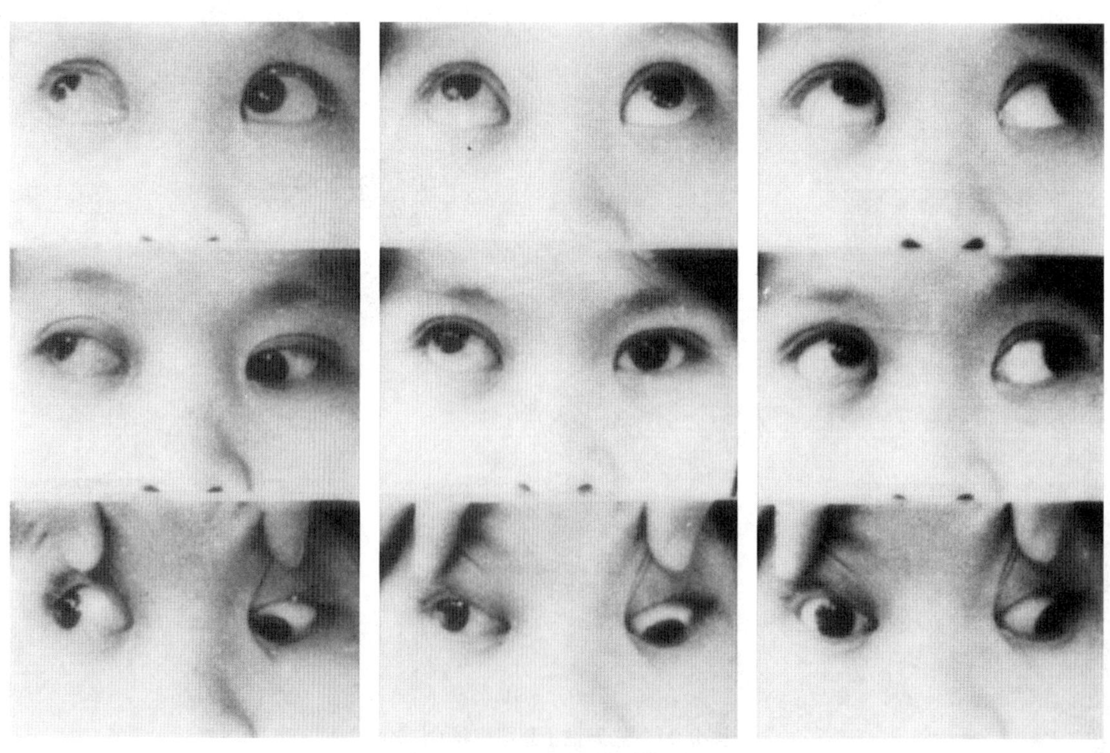

**图 9-93A　先天性下直肌缺如**(右眼)

右眼明显外上斜视，眼球运动示右眼向外下运动不能超过水平中线，外上转、内上转均亢进

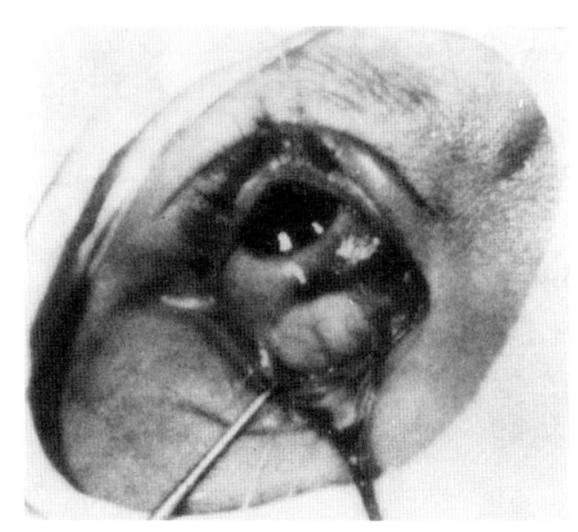

图 9-93B 手术探查下直肌的情况

下方巩膜面光滑，从角膜缘至赤道后涡静脉处，可见一巩膜血管，未见下直肌及其痕迹

化迟缓引起。后天性下斜肌麻痹以外伤性较为多见，表现为患眼无明显垂直偏斜。当健眼注视时，患眼轻度下斜视；患眼注视时，健眼轻度上斜视。患眼向内上转有功能不足，但单眼运动可能无运动障碍。可能下斜肌不是完全麻痹，神经肌肉尽最大努力收缩，故向内上转的功能可达正常。这一特点可与 Brown 综合征鉴别。患者常有头向患侧肩倾斜，颏部上仰，面向健侧转的代偿头位。眼底检查，视乳头与中心凹的相关位置提示患眼有内旋斜。

治疗以手术治疗为主。首选的术式是将患眼功能亢进的上斜肌减弱。其次是施行健眼的上直肌后徙术。

## 第五节 滑车神经麻痹

滑车神经麻痹可以是先天性或后天性，单侧性或双侧性，以单侧性者为多。先天性滑车神经麻痹与神经肌肉的发育异常有关。笔者统计中山眼科中心眼科医院的先天性麻痹性斜视者中，上斜肌麻痹比外直肌麻痹为多见。因为滑车神经与天幕边缘有关，故头颅的闭合性外伤，即使极轻的外伤也可引起滑车神经麻痹，是后天性滑车神经麻痹的主要原因。其次是血管性疾病和炎症。额窦手术引起眶骨骨折或滑车移位，可导致上斜肌麻痹或不全麻痹。

### （一）临床特征

先天性上斜肌麻痹以不全麻痹较为多见。因此时正处于双眼视觉的发育阶段，故无明显自觉症状。代偿头位是最突出的症状。患者学走路时，多在 10～18 月龄时，因斜颈而被家长发现。偶有因患眼向上偏斜而被发现者。上斜肌麻痹患者向正前方注视时，患眼呈轻度上斜视或正位视，向内下转运动受限。上斜肌的直接拮抗肌——下斜肌挛缩，表现为患眼向内上转时功能亢进。患者有头向健侧肩倾斜、颏部内收、面向患侧转的代偿头位。因此上斜肌麻痹的代偿头位称

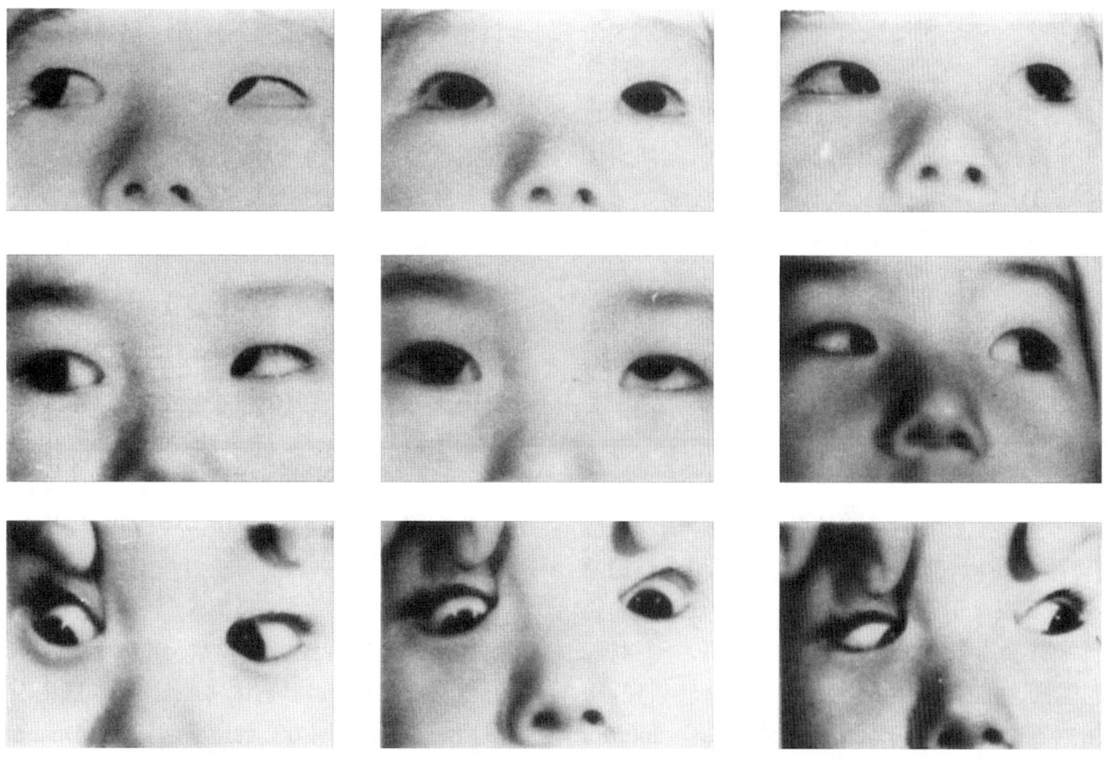

图 9-94A 先天性上斜肌麻痹（左眼）

在原在眼位，左眼上斜视，眼球运动，左眼向内下转受限，向内上转功能亢进

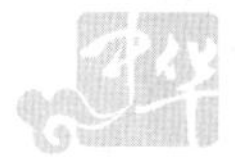


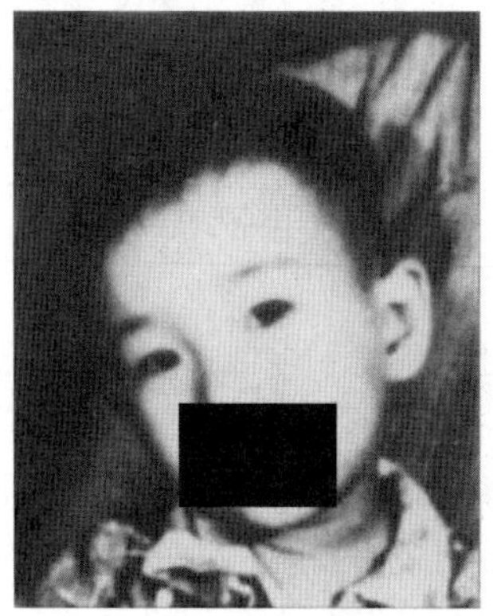
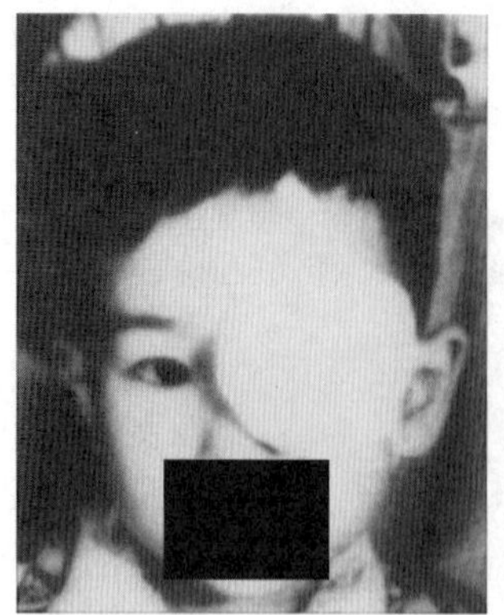
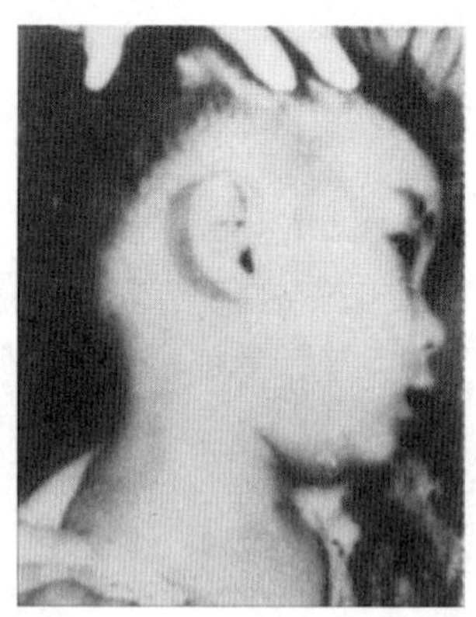
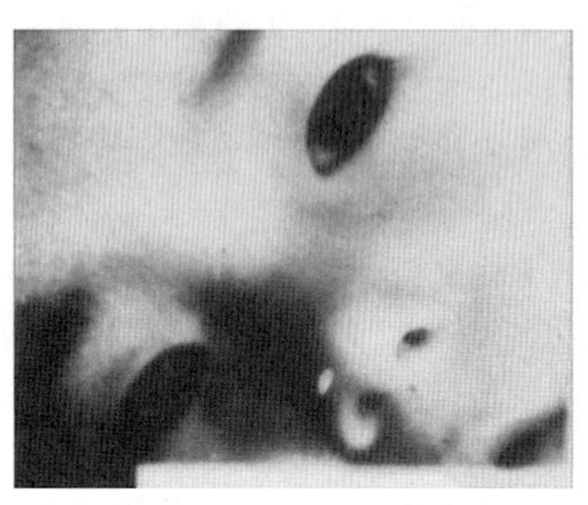
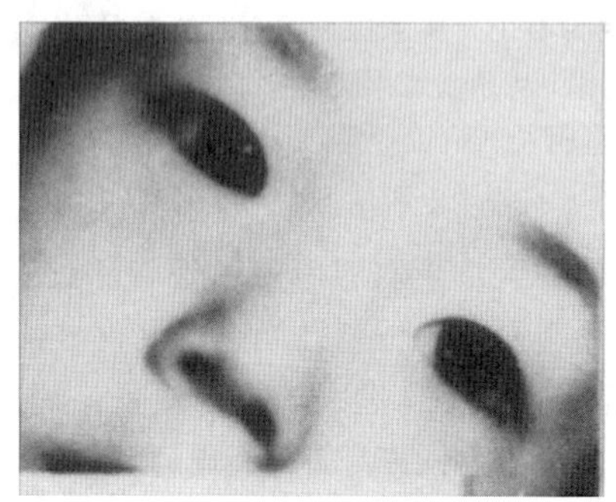

**图 9-94B**　上行从左至右　示患儿有头向右肩倾、颏部内收的头位，遮盖一眼后，代偿头位即消失，颈部无硬索扪及，头可被扳正下行从左至右示 Bielschowsky 征阳性，头向右肩倾时，左眼无上斜视，当头向左肩倾时，左眼上斜视

为眼性斜颈。家长常因患儿有斜颈而到外科诊治。眼性斜颈与肌性斜颈的主要区别如下：肌性斜颈的发病年龄较早。胸锁乳突肌先有痛性硬块，以后发展为胸锁乳突肌挛缩。颈部可摸到硬索，头不能被扳正。眼性斜颈的患眼有眼球运动受限，颈柔软，无硬块可摸及，头可被扳正。遮盖一眼或睡眠时，斜颈即消失（图 9-94A、B）。

后天性上斜肌麻痹患者多因旋转性复视而就诊，多见于头部轻微外伤或感冒后。数天内因采取代偿头位而使复视消失。检查时可见患眼有上隐斜或轻度上斜。眼向内下转受限，向内上转亢进。Bielschowsky 征检查（见第四章）阳性。眼底检查，从视乳头与中心凹的关系可见患眼呈外旋斜。

**（二）治疗**

先天性上斜肌麻痹的治疗以手术为主。确诊后应尽早施行手术矫治，以防引起面骨、颈椎和脊椎的畸形。手术方案取决于：垂直斜视的程度，旋转斜视是否明显，健眼抑或患眼为注视眼，和是否伴有水平斜视。如患眼下斜肌功能亢进明显，且伴有明显旋转斜视，可作患眼的下斜肌部分肌切除或下斜肌前移术（anterior transposition）。如只表现为上斜肌功能不足，可做上斜肌折叠术。先天性上斜肌麻痹可能为上斜肌发育异常所致，如肌腱过长、肌止端异常或肌肉缺如等。故手术前应常规做被动牵拉试验，了解上斜肌的情况（见本篇第四章）。手术时应先探查上斜肌是否有异常并作相应处理。如上斜视明显，可行对侧眼的下直肌缩短术。

后天性上斜肌麻痹的治疗，除病因治疗外，可同时用神经能药物治疗。大多数患者均能恢复功能。对病因不明或病情仍在变化的，不急于手术。

## 第六节　外展神经麻痹

由于外展神经在颅底的径路长，患病的机会较其他眼球运动神经为多。笔者统计中山眼科中心眼科医院 188 例后天性麻痹性斜视，29.8%（56/188）的患者为外直肌麻痹，居首位。陈培正等（1989）统计 100 例后天性麻痹性斜视，外直肌麻痹者占 23%，也居首位。

**（一）病因**

单侧性外展神经麻痹较双侧性者为多见，表现为全麻痹或不全麻痹。其病因可能是神经、肌肉发育不良或肌肉缺如所致，或为产伤所引起，或为 Duane 眼球后退综合征或 Moebius 综合征的一个症状。后天性外展神经麻痹的原因复杂，较常见的有颅底的炎症或脑膜炎，传染性疾病如流行性感冒、白喉、外伤，各种原因引起的颅内压升高、脑肿瘤或邻近组织的肿瘤侵犯颅底如鼻咽癌，血管性疾病。神经干的炎症和糖尿病等。如病变在核区或脑内，则可伴有偏瘫或面神经麻痹等症状。临床上常见的是外展神经的周围神经麻痹。

### （二）临床表现

患眼内斜视，眼向外转动受限，有面向患侧转，眼向健侧注视的代偿头位。先天性外展神经麻痹多伴有患眼弱视。后天性者因双眼视觉已发育完全，复视症状明显。重者需遮盖一眼才能走路。红玻璃试验呈水平性同侧性复视，向麻痹肌作用方向注视时两像距离最远。

### （三）治疗

先天性外展神经麻痹的治疗以手术治疗为主。手术前应积极地治疗弱视。可作患眼内直肌后徙术和Jensen直肌连扎术（见本篇第十一章斜视手术）。也可以将内直肌后徙至赤道后和大量外直肌缩短术，使眼球保持在第一眼位。前一手术方案可恢复部分外转功能。后一方案只将眼球放在正中，但不能转动。

后天性外展神经麻痹以病因治疗和药物治疗为主。如复视症状难以克服，可遮盖一眼。有主张遮盖健眼，强迫用麻痹眼注视者，认为这样可有较强的神经冲动保持患眼的外直肌收缩和内直肌松弛，可减少内直肌挛缩。经过6～8个月的药物治疗而无效者，如病因已去除，可根据患眼外直肌的运动功能施行手术矫治。完全麻痹者可参照上述手术方法。部分麻痹者可施内直肌后退术和外直肌缩短术（图9-95）。

## 第七节　双上转肌麻痹

无论是先天性或后天性的双上转肌（上直肌和下斜肌）麻痹，均极罕见。先天性双上转肌麻痹的原因还不清楚，可能是神经肌肉发育不良所致。从动眼神经核支配上直肌和下斜肌的分布位置不同；传导的神经分支也不同，肌肉起、止位置的差异等均不能解释双上转肌麻痹而不伴有其他眼外肌功能障碍的发病机制。有人试图以上直肌麻痹致上转障碍扩散至整个上方注视野而有双上转肌麻痹的表现来解释。如果真是如此，注意观察眼球运动时，患眼应表现明显的外上转运动障碍，内上转运动障碍较轻。肌电图检查可证实下斜肌的功能是否正常。眼球下方有牵制力引起的牵制性下斜视，临床表现与双上转肌麻痹相似。后天性双上转肌麻痹可能因甲状腺功能不全或外伤性眶底骨折引起。

双上转麻痹的临床表现为用健眼注视时，患眼下斜视，伴有假性上睑下垂；用患眼注视时，健眼明显上斜视。为保持双眼视，患者多有头向后倾的代偿头位，故双眼视力均正常。如头部放直即有复视感。偶有患

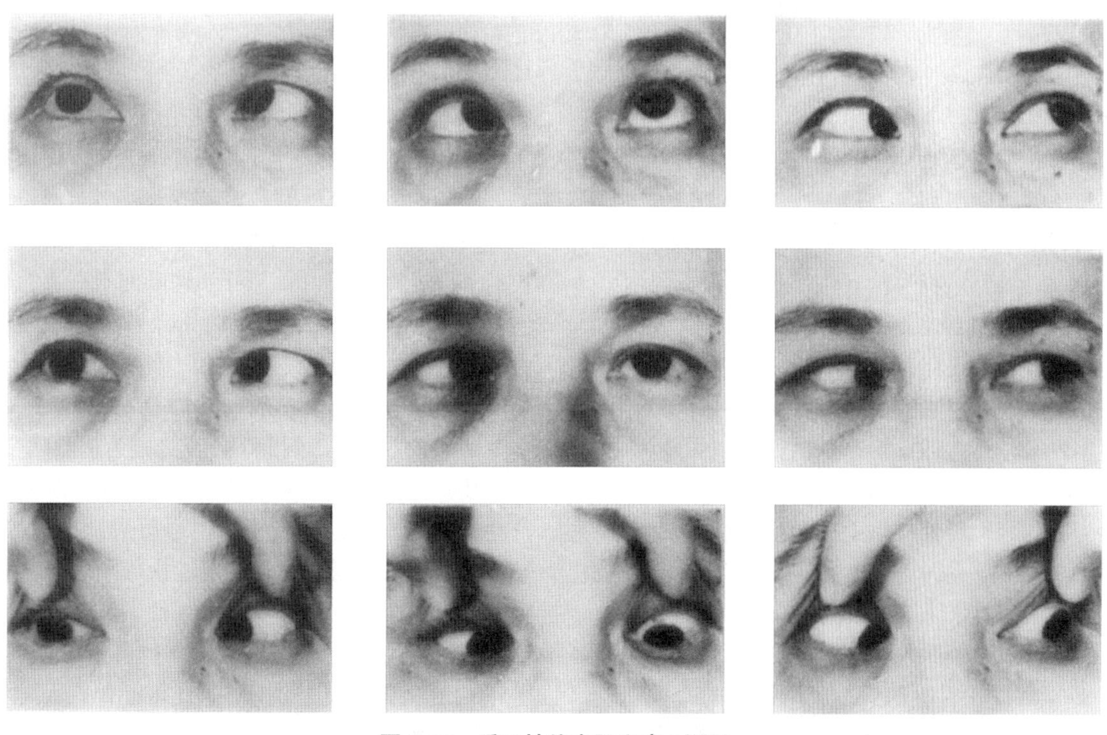

**图9-95　后天性外直肌麻痹**（右眼）
右眼内斜视，右眼外转功能明显受限

眼伴发弱视者。患眼向内上及外上转均受限向其他方向运动无障碍。双上转肌麻痹必须与牵制性下斜视鉴别。做被动牵拉试验，当牵拉眼球向内上方和外上方转动时，牵制性下斜视者有很强的抗力；双上转肌麻痹者则无抗力感。

双上转麻痹的治疗以手术为主。必须根据眼球被动牵拉试验的结果制定手术方案。可施行患眼的直肌移位术（见本篇第十一章斜视手术）。如为牵制性下斜视，应先探查患眼的下直肌。如下直肌为纤维索所代替，则将纤维索剪断，再根据情况决定是否需行患眼的上直肌缩短术或直肌移位术。

## 第八节　双下转肌麻痹

双下转肌（下直肌和上斜肌）麻痹更为罕见，多为先天性。双下转肌的支配神经不同，解剖部位也不同，故双下转麻痹的病因尚不清楚。临床表现为当健眼注视时，患眼上斜视。患眼向内下方及外下方转动均受限，向其他方向运动无障碍。双下转肌麻痹也可能为牵制性斜视。作者曾遇 1 例患儿上方巩膜与眶顶粘连导致双下转肌麻痹的先天性牵制性上斜视。

双下转肌麻痹的治疗首选为直肌移位术，如为牵制性斜视，则宜探查上直肌并将牵制索条松解。

## 第九节　伴中枢神经系统病变的麻痹性斜视

前面所述的麻痹性斜视是由眼球运动神经的神经核或神经干等下运动神经元和肌肉病变所致，统称为周围性麻痹。眼球运动神经的神经核以上的神经组织病变引起的眼肌麻痹，包括皮层（主要是额叶和枕叶）、核间联系、锥体系统、中脑和脑桥病变引起的麻痹性斜视，称为中枢性麻痹性斜视。两者病变位置不同，临床表现亦异。中枢神经系统病变引起的麻痹性斜视，除眼球运动障碍外，还伴有其他神经症状，眼科医师需与神经科医师合作才能做出正确诊断，并给予恰当治疗。中枢性和周围性眼肌麻痹的区别可以用表 9-7 概括说明。

因为眼球运动神经核以上的中枢神经系统为控制双眼运动的机构，故病变时引起同一生理功能的一组肌肉功能障碍。中枢神经系统病变时，可发生双眼向右、向左、向上或向下的同向偏斜或集合以及分开的异向运动异常。它只损伤病变区所司理的有关功能，由同一肌肉所司理的其他功能仍正常。例如额叶病变引起的同向性麻痹，两眼向右侧偏斜，不能向左转动。双眼不能随命令向左转动，但追随运动目标注视时却无运动障碍，故曾误诊为癔病。虽然自主的眼球运动不能向左转动，但本体反射及前庭反射尚正常。作娃娃头试验时，当头突然向右转，前庭受刺激即可引起双眼反射性的向左转。左眼的内直肌虽不能自主的内转，但近反射却正常。中枢性眼外肌麻痹又称为假性肌麻痹或分离性麻痹。由此可见，中枢性麻痹性斜视与前面几节所阐述的周围性麻痹性斜视是截然不同的。

**表 9-7　中枢性眼肌麻痹与周围性眼肌麻痹的鉴别**

| | 中枢性眼肌麻痹 | 周围性眼肌麻痹 |
|---|---|---|
| 病变部位 | 脑皮质，锥体系统，中脑和脑桥 | 眼运动神经核，神经干和肌肉 |
| 眼肌麻痹 | 两眼一组生理功能的肌肉运动障碍，如同向运动或异向运动障碍 | 单一肌肉或同一神经支配的肌肉运动障碍 |
| 眼位偏斜 | 两眼视轴平行，无眼位偏斜，异向运动障碍则有眼位偏斜 | 有眼位偏斜，斜度因注视方向而变 |
| 自觉复视 | 无，异向运动障碍则有 | 有 |
| 患病眼别 | 双侧性 | 单侧或双侧性 |
| 肌肉功能障碍 | 自主运动障碍，反射功能正常 | 自主运动及反射功能均有障碍 |
| 其他 | 可伴有神经系统症状 | 极少伴有其他神经症状 |

与眼球运动有关的大脑皮层位于额叶和枕叶。额叶和枕叶所司理的功能不同，病变时引起的症状也各异。额叶司理由意志控制的眼球运动，如向左、向右的自主性眼球运动。枕叶则与眼球的反射活动有联系，如注视反射、再注视反射、融合反射、视觉瞬目反射、非自主性集合反射和调节等。当枕叶受损时，这些由视觉引起的反射功能完全丧失，仅保留自主集合反射和瞳孔对光反射。额叶和枕叶间有联系且互相制约。但是，前者是自主运动中枢，后者是非自主性视觉反射中枢，两者又是独立的。临床上如表现为自主运动功能丧失，反射性运动功能存在，可诊断为额叶病变所致的眼外肌功能障碍；反之则为枕叶病变所致。

皮层下的病变，如锥体系统、中脑和脑桥病变所产生的症状与皮层病变类似。一般来说，锥体束受损较皮层性病变为多见，且皮层性病变所表现的症状多为暂时性，锥体束受损多为永久性。锥体束在脑桥处交叉，发生的同向性偏斜因损伤位置位于交叉之上、之下或交叉处而有差别，同时还可能伴有面神经麻痹和肢体瘫痪。赫雨时氏根据自主运动（命令患者作自主眼球运动），追随运动（非自主的视觉反射），娃娃头

表 9-8 根据对不同检查的反应鉴别损伤部位

| 损伤部位 \ 检查项目 | 自主运动 | 追随运动 | Doll 头位现象 | 单眼转动 | 集合反应 |
|---|---|---|---|---|---|
| 内侧纵束下部损伤(Raymond-Cestan 综合征) | 单侧或双侧同向共同运动中，外直肌的功能失去 | 单侧或双侧追随运动中外直肌功能失去 | 两眼在同向共同运动中头位可引起双眼运动 | 单眼外转正常 | |
| 内侧纵束上部损伤 | 单侧或双侧同向共同运动中，内直肌功能失去 | 单侧或双侧追随运动中内直肌功能失去 | 两眼在同向共同运动中头位可引起双眼运动 | 单眼内转正常 | 常能试出集合 |
| 松果体与上四叠体损伤(Parinaud 综合征) | 上转完全麻痹，晚期下转也可同时麻痹 | 大都正常，晚期亦可受累 | 既或自主运动及追随运动都受累时，也能引起眼球运动 | 单眼运动正常 | |
| 从额叶自主运动区至脑桥段径路损伤(Foville 综合征) | 向一侧自主转动丧失 | 向各方向均正常 | 向受累侧能引起眼球运动 | 单眼运动正常 | |
| 从枕叶非自主运动区至脑桥段径路损伤 | 自主运动正常 | 向一侧追随运动丧失 | 能引起眼球运动 | 单眼运动正常 | |
| 额叶大面积损伤(假性眼外肌麻痹) | 向各方向运动均丧失 | 追随运动正常 | 向各方向均能引起眼球运动 | 单眼运动正常 | |
| 枕叶大面积损伤(亦称假性眼外肌麻痹) | 自主运动正常 | 向各方向均严重障碍 | 能引起眼球运动 | 单眼运动正常 | |

现象(锥体外系统、前庭反射)，单眼运动(下神经元的功能)和集合运动的结果，推断中枢神经系统的损害部位，值得借鉴(表 9-8)。

(杨少梅)

## 主要参考文献


1. 赫雨时．斜视．天津：天津科学技术出版社，1982，1-25，203-317，328-337.
2. 赫雨时等．上斜肌麻痹的诊断及治疗(附 100 例病例分析)．中华眼科杂志，1987，17：87.
3. 黄远桂．周期性动眼神经病一例．中华眼科杂志，1984，20：64.
4. 冷守忠等．厐式琪．眶尖综合征．中华眼科杂志，1983，19：95.
5. 孟祥成，李俊洙．斜视弱视学．哈尔滨：黑龙江人民出版社，1981，36-45，204-257.
6. 杨培正等．后天性麻痹性斜视 100 例临床分析．眼科新进展，1989，9：48.
7. 杨少梅，麦光焕．1263 例斜视病例分析．中华眼科杂志，1981，17：91.
8. 杨维周．眼的解剖、生理和临床检查．重庆：科学技术文献出版社，1982，108-135.
9. Dale RT. Fundamentals of Ocular Motility and Strabismus. New York：Grune & Stratton，1982，273-315.
10. Duke-Elder S. System of Ophthalmology. Vol Ⅵ. Ocular Motility and Strabismus. London：Henry Kimpton，1973，654-769.
11. Duke-Elder S. System of Ophthalmology. Vol Ⅻ，Neuro-Ophthalmology. London：Henry Kimpton，1971，713-860.
12. Plager DA. Traction testing in superior oblique palsy. J Pediat Ophthalmol & Strabismus，1990，27：136.
13. Scott AB. Botulinum toxin injection into extraocular muscles as an alternative to strabismus surgery. Ophthalmol，1980，87：1044.
14. Sorsby A. Modern Ophthalmology. Vol 3. Topical Aspects. London：Butterworth，1964，158-168.
15. von Noorden GK. Burian-von Noorden's Binocular Vision and Ocular Motility，Theory and Management of Strabismus. 3rd ed，St Louis：CV Mosby，1986，353-378.

# 第九章
# 特殊类型斜视

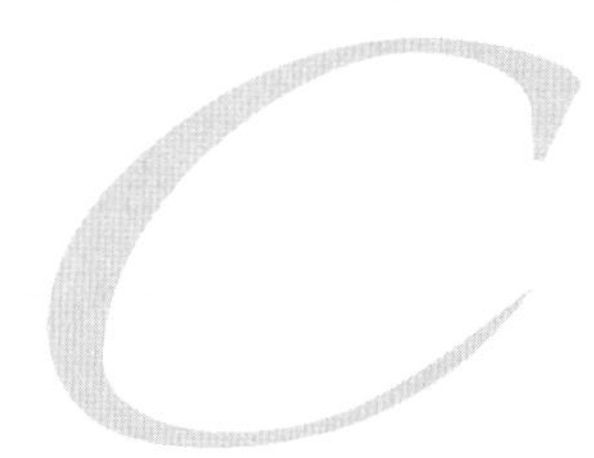

## 第一节　Duane眼球后退综合征

Duane眼球后退综合征又称Stilling-Turk-Duane综合征。它是一种临床上较常见的，主要累及眼球水平运动的综合征，多为先天性。在临床上常被误诊为先天性外直肌麻痹。笔者统计中山眼科中心眼科医院的斜视病例，Duane眼球后退综合征占先天性婴儿性麻痹性斜视的38%，居首位。

### （一）临床特征和分型

Duane眼球后退综合征的特征有：眼球外转运动受限，内转功能正常或轻度障碍，向内转时睑裂变狭和眼球向后退缩。试图外转时睑裂开大。部分患者在内转时伴有眼球急骤上转或急骤下转。据文献记载，眼球后退综合征以单侧发病为主，双侧性者只占20%左右。左眼发病较右眼为多，左眼比右眼约为2∶1至3∶1。女性较多，但近年的报告，似乎没有明显的性别差异。我国期刊所报告的Duane眼球后退综合征共有170例，其中男性96例（56.47%）；女性74例（43.53%）。双侧性者29例（17.06%）；单侧性者占82.94%。左眼发病较多，左眼与右眼发病之比为2.4∶1。

根据Huber（1974）的提议，眼球后退综合征可分为下列三型。

第一型　眼球外转运动明显受限或完全不能外转；内转正常或轻度受限。内转时眼球向后退缩和睑裂变狭；试图外转时睑裂开大。在原在眼位时，此型病例可呈正位视或内斜视。部分病人有面向患侧转的代偿头位（图9-96）。

第二型　眼球内转运动明显受限或完全不能内转；外转功能正常或轻度受限。试图内转时，眼球退缩和

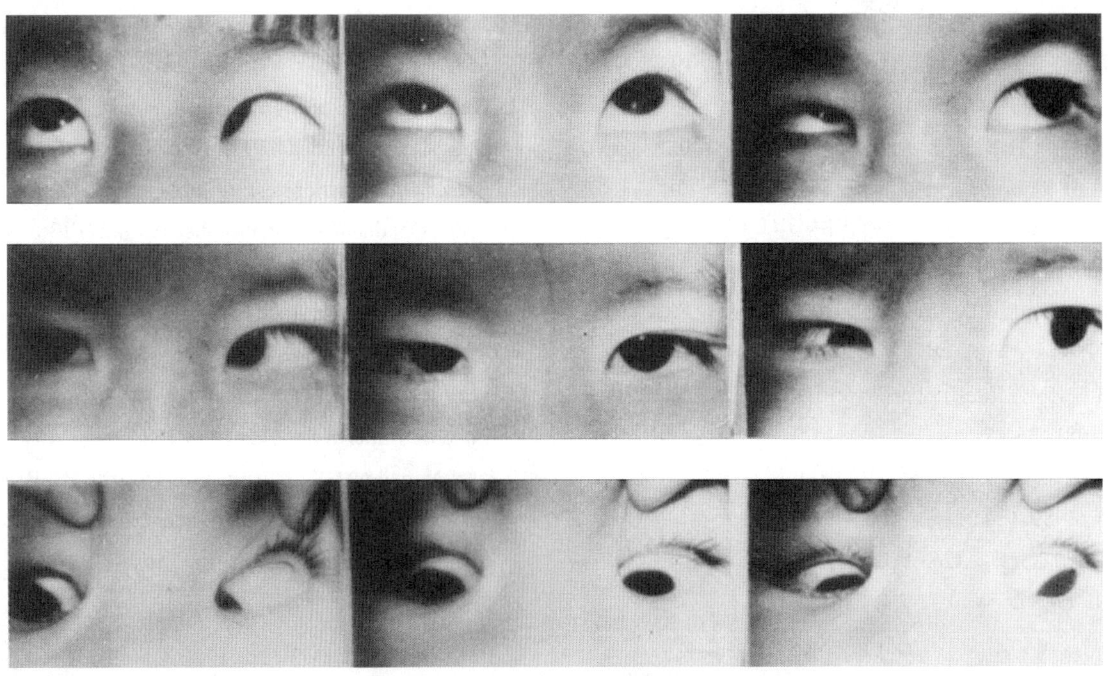

**图9-96　先天性Duane眼球后退综合征第一型**（右眼）

在原在眼位右眼内斜视，伴轻度上睑下垂。右眼外转不能超过正中线，睑裂开大。右眼内转时，眼球向后退缩和睑裂狭小，伴有右眼的急骤上转和急骤下转。患者有面向右转15°的代偿头位

睑裂变狭；外转时睑裂开大。这一型的患眼多呈外斜视（图 9-97）。

第三型 眼球向内和向外转动功能均明显受限。试图内转时，眼球退缩和睑裂变窄；外转时睑裂开大（图 9-98）。

眼球后退综合征除有上述异常外，部分患者的患眼内转时，伴有急骤上转和（或）急骤下转的异常垂直运动。不少患者对代偿头位和斜视引起的美容改变尚可忍受，但却不能忍受急骤上转和急骤下转对外观的影响。

据文献记载，Duane 眼球后退综合征以第一型为最常见，第三型较少见。我国所报告的 170 例中，第一型最多，有 144 例，第二和第三型分别为 13 例和 12 例，有 36 例（21.18%）的患眼内转时伴有异常的垂直运动（急骤上转或下转）。

眼球后退综合征的患者中，约有 1/3 在原在眼位呈正位视或采取轻微头位可呈正位视。呈外斜视者最少。伴有斜视者虽然不少，但很少有复视的主诉。因为大多数患者采取代偿头位即可克服复视并保留在一定视野范围内有双眼视觉；还有部分患者不能以头位代偿的，患眼可能有弱视或视觉抑制，故没有复视的主诉。患眼球后退综合征而伴有弱视者多与屈光参差有关。

### （二）病因

眼球后退综合征可能是先天性或后天性，以先天性者为常见。眼球后退综合征的病因目前尚未能肯定。从临床及电生理观察的结果，先天性眼球后退综合征的病因可分为两大类。

1. 肌肉、筋膜发育异常 根据临床观察，尤其是手术探查所提供的资料，眼球后退综合征有下列肌肉、筋膜的异常。

（1）外直肌为无弹性的纤维带所代替，故不能外

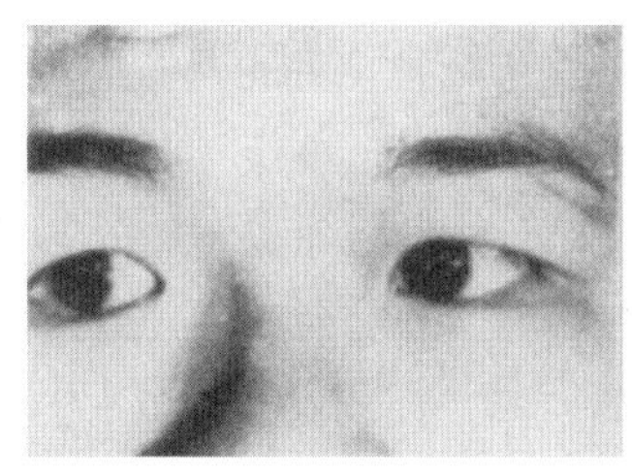
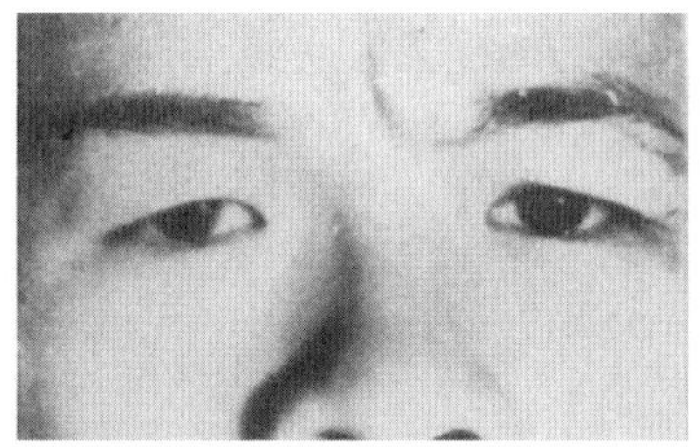
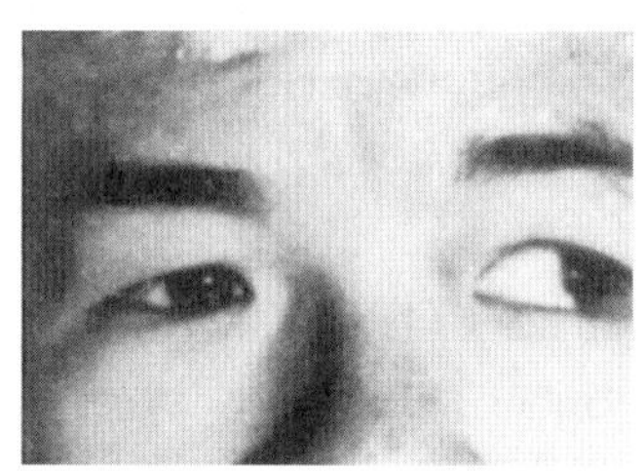

**图 9-97 先天性 Duane 眼球后退综合征第二型**（右眼）

在原在眼位右眼外斜视，右眼内转功能受限，内转时睑裂变狭小和眼球退缩，右眼外转功能轻度不足，外转时睑裂开大

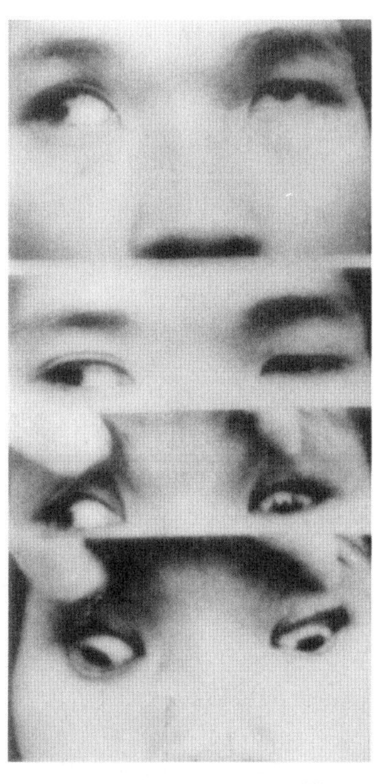
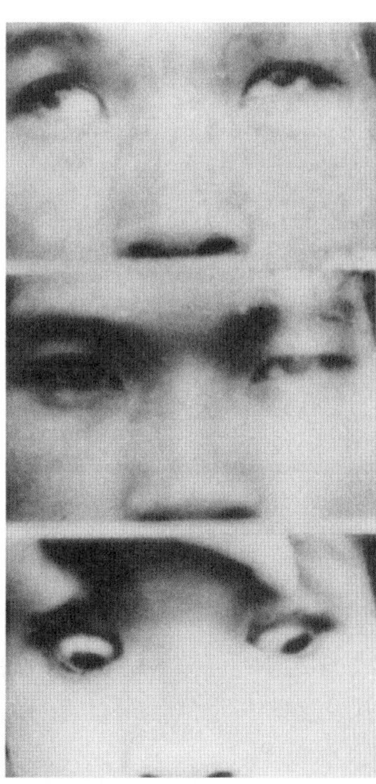
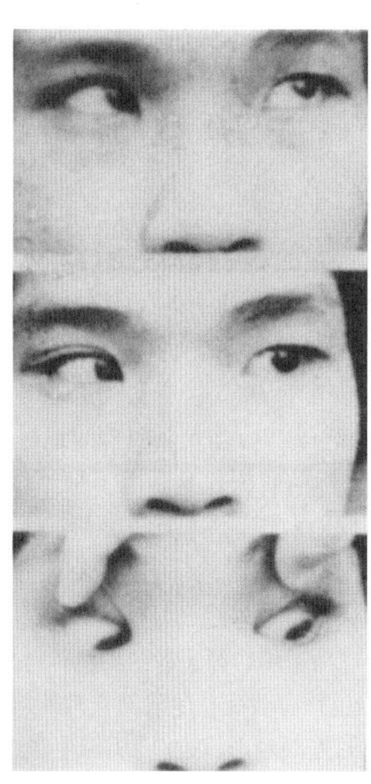

**图 9-98 先天性 Duane 眼球后退综合征第三型**（左眼）

在原在眼位时，左眼上睑下垂和轻度外斜视。眼球运动，左眼内转和外转功能均受限。左眼外转时，睑裂开大；内转时睑裂变狭和眼球退缩伴有急骤下转

转。内转时，内直肌收缩而外直肌不能相应地松弛，因而引起眼球向后退缩和睑裂变狭。笔者曾遇1例，手术时见外直肌变为无弹性的纤维索，切断后不但矫正了患眼的外斜视，也矫正了内转时的异常垂直运动。

（2）内直肌的肌止端向后移位。当眼球内转时，内直肌起退缩肌的作用，使眼球向后退缩。

（3）眶尖与球壁间有异常纤维带连接，限制了眼球的运动。

内转时睑裂变狭，多以眼球退缩，眼睑失去支持来解释。但Gunn认为可能是由交感神经支配的Müller肌引起。至于内转时的急骤上转或下转，可能是内直肌太弱，由垂直肌代替其功能，故内转时伴有急骤上转或下转。也有认为外直肌既然为无弹性的纤维索所代替，当内直肌收缩时，内、外直肌便起马辔的作用，引起异常的垂直运动。

2. 异常神经支配　近三十多年运用肌电图研究眼外肌病。Breinin首先报告眼球后退综合征者的患眼外直肌有矛盾的神经支配。当眼外转时，该眼的外直肌没有放电现象；但内转时，外直肌却有明显的放电现象和密集的干涉波。以后也有不少报告获得类似的结果。Huber谓三种类型眼球后退综合征均有矛盾性神经支配的改变。由于内转时内直肌和外直肌同时收缩，故将眼球拉向后退缩。肌电图的观察不仅证明外直肌有矛盾的神经支配，上、下斜肌，上、下直肌和内直肌之间也有异常的神经联系，足以解释患眼内转时伴有急骤上转或下转的异常垂直运动。笔者见1例眼球后退综合征患者用肌电图检查双眼的外直肌，右眼或左眼外转时，外直肌呈电静息；但内转时，外直肌却有很强的放电现象。

基于上述的发现，眼球后退综合征的病因，有主张是神经核或核上性神经紊乱所致，可能是外展神经核与水平同向运动中枢之间有异常的联系，也可能是外展神经缺如，外直肌接受动眼神经内直肌支的异常神经支配所致。也有认为是抑制解除现象。根据Sherrington法则，当一条肌肉收缩时，其拮抗肌有一致的、成比例的肌肉松弛。由于抑制作用被解除，内、外直肌便同时收缩。

先天性眼球后退综合征较后天性者为常见，有认为它是常染色体显性遗传性疾病，但以散发为多。文献有报告眼球后退综合征患者的染色体有异常，较多为16和22号染色体有改变。除眼部异常外，可伴有眼及身体其他系统的先天畸形，如视乳头牵牛花综合征、小眼球，视神经发育不全、眶距过宽、眼部皮样囊肿、鳄鱼泪、唇裂、腭裂、肛门无孔以及四肢和脊椎的先天畸形等。

3. 后天性眼球后退综合征的病因　后天性眼球后退综合征的病因多与眼部手术有关。结膜、眼外肌和筋膜囊的手术瘢痕导致球壁与周围组织粘连或眼外肌切除过多，产生眼球运动障碍，眼球向后退缩和睑裂变狭的症状。其次是异常的神经支配。孟祥成等报告1例外伤性动眼神经麻痹，当神经功能恢复后，出现典型的眼球后退综合征。估计是神经纤维再生时，有迷路的纤维支配外直肌所致。

**（三）治疗**

先天性Duane眼球后退综合征伴有弱视者，应积极治疗弱视。由于眼球后退综合征手术矫治的效果不很理想，只在下列情况下才考虑手术：①在原在眼位时有明显斜视。②代偿头位明显，患者不能忍受美容上的缺陷。③患眼在内转位时伴有异常的垂直运动，即急骤上转或下转，影响美容。

采取代偿头位仍伴有内斜视者，尤其是被动牵拉试验阳性者，可施行患眼内直肌后徙术。手术时反复作被动牵拉试验以便测定牵拉抗力的强弱从而调整内直肌后徙量。斜视矫正不足时，可作对侧眼的内直肌后徙术，不应施行患眼的外直肌缩短术。经肌电图检查，已排除患眼外直肌有异常神经支配，被动牵拉试验也排除外直肌为无弹性的纤维索所代替后，才可考虑施行外直肌缩短术，否则将会加重眼球退缩征。

由于眼球后退综合征的病因尚未完全确定，各种类型的表现也不同，治疗的手术方法也因人而异，现将各家的手术方案介绍于下。有主张施行患眼的内直肌和外直肌后徙术以矫治内斜视和眼球退缩征。考虑到眼球在内转位的异常垂直运动与马辔作用有关，故主张施行患眼的外直肌后徙和后固定缝线术。也有主张将垂直直肌转位到外直肌肌止端以治疗伴有内斜视的第一型眼球后退综合征，可以矫正代偿头位和内斜视。也有主张在健眼施行手术以补患眼的不足。总的来说，手术方法很多，需结合患者的具体情况，分期分次手术较为稳妥。

## 第二节　Brown上斜肌肌鞘综合征

Brown上斜肌肌鞘综合征在我国较为少见，可为先天性或后天性。于钢等（1988）报告3例均为先天性Brown上斜肌肌鞘综合征。

**（一）临床特征和分类**

上斜肌肌鞘综合征的临床特征如下：①眼球内转时向上转动受限或不能超过正中水平线。②在原在眼位或外转位时，上转功能正常或接近正常。③被动牵拉试验阳性，牵拉眼球向内上转时有抗力感。④患眼内转时，常伴有下斜视。⑤向上方注视时，两眼分开而呈V征。⑥偶然伴有同侧上斜肌功能轻度亢进。⑦患眼内转时，偶然伴有睑裂开大。

Brown上斜肌肌鞘综合征多为单侧性，且好发于幼年儿童。患者常有与下斜肌麻痹相似的代偿头位。患者偶有复视，大多数因有代偿头位而无复视的主诉。

Brown上斜肌肌鞘综合征可分为真性和假性两类。先天性上斜肌肌鞘综合征为真性；后天性者为假性，部分病例可自行缓解而症状消失，故有将这一部分患者称为间歇性上斜肌肌鞘综合征。

### （二）病因

上斜肌肌鞘综合征的病因还不很清楚，有下列关于病因的学说。

1. 腱鞘异常　上斜肌腱鞘的正常功能是限制下斜肌的功能而起节制韧带的作用。Brown描述由于上斜肌的腱鞘缩短，限制了上斜肌的伸长，故眼球向内上方转动受限。当肌鞘被切除后，眼向内上转的功能即恢复。也有人认为不是腱鞘缩短而是上斜肌的肌腱太紧之故。

2. 肌腱异常　Girard报告一例Brown上斜肌肌鞘综合征，当患者反复试行在内转位向上转时，突然感到牵制力消除，眼球运动恢复正常。他认为上斜肌的肌腱有先天异常，限制了该肌肉的功能。Roper报告相似的病例18例。当这些病例反复向内上转而恢复功能者，都可听到咔嗒的响声。由于上斜肌肌腱有解剖异常，肌腱通过滑车时有障碍。在后天性上斜肌肌鞘综合征也有类似的表现。例如外伤后发生上斜肌肌腱的血性囊肿，手术清除后，上斜肌肌鞘综合征的症状也消失。后天性上斜肌肌鞘综合征的发生与滑车附近的炎症、风湿性和类风湿性关节炎有关，当向内上方转动时，听到咔嗒的响声，症状即缓解。

3. 下斜肌和邻近组织异常　Girard报告一例上斜肌肌鞘综合征，在下斜肌肌止端至眶外侧壁之间有一致密的纤维带，将之切断后症状即消失。Zipf等报告眶底骨折，下斜肌嵌于骨折处而发生后天性（假性）上斜肌肌鞘综合征。笔者曾遇一例后天性上斜肌肌鞘综合征，是在手术摘除上睑内侧深部异物后发病的（图9-99）。

4. 矛盾的神经支配　Papst等和Feric-Siewerth均报告，作肌电图检查显示上斜肌和下斜肌同时收缩。说明上斜肌肌鞘综合征有与Duane眼球后退综合征相似的异常神经支配。

5. 继发于上斜肌折叠术后　部分患者施行上斜肌折叠术后发生上斜肌肌鞘综合征。经过一段时间后，部分患眼可自行缓解，但亦有不能自愈者。

综合上述学说，先天性上斜肌肌鞘综合征的发生，较多倾向于因上斜肌肌腱太紧张，致使眼球向内上转的功能受限。后天性上斜肌肌鞘综合征与滑车附近的炎性病变有关，抗感染治疗后，症状可逐渐缓解。

### （三）治疗

由于上斜肌肌鞘综合征有自行缓解的倾向，即使是真性上斜肌肌鞘综合征，也可指导患者自行练习用

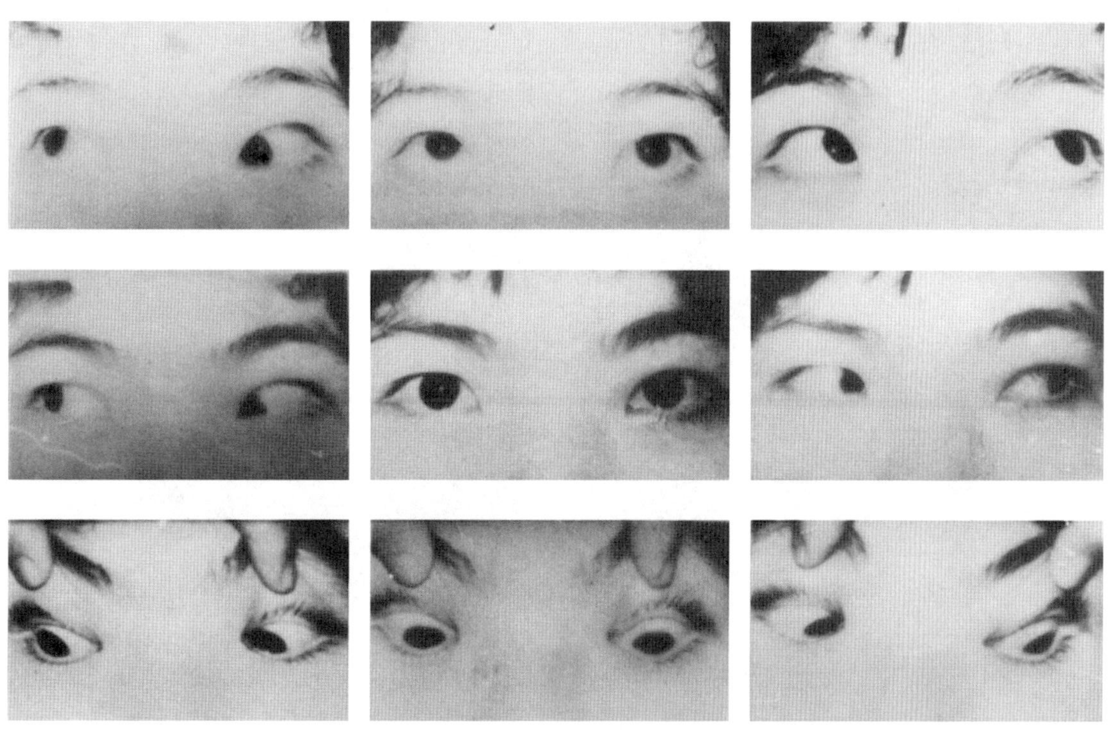

**图9-99　后天性（假性）Brown上斜肌鞘综合征（右眼）**

在原在眼位为正位视，右眼内转时不能上转，向内上方转不能超过水平中线

患眼反复向内上方转，希望得到缓解。假性上斜肌肌鞘综合征与滑车局部的炎症和风湿、类风湿性关节炎有关。可应用抗炎药、抗风湿药治疗或局部物理治疗，使局部炎症消退而痊愈。至于手术治疗，如在原在眼位或轻微代偿头位时可保持双眼视时，不必手术治疗。如在原在眼位时，患眼有下斜视或代偿头位有碍美观，可采取手术治疗。上斜肌肌鞘综合征矫治的手术方式，首选的是上斜肌肌鞘切除术、上斜肌肌腱切开术或上斜肌部分切除术。即在上直肌的鼻侧缘切断上斜肌肌腱或切除部分上斜肌肌腱。为了避免发生术后上斜肌麻痹，手术时应尽可能保持上斜肌腱周围的肌间筋膜不受破坏。

## 第三节　眼外肌纤维化

眼外肌纤维化是一种罕见的麻痹性斜视。大多数的眼外肌纤维化是先天性的。它的临床表现可分为广泛性纤维化综合征、固定性斜视和垂直后退综合征。由于眼外肌纤维化而无弹性，使眼球固定不能转动，被动牵拉试验阳性。

### 一、广泛性纤维化综合征

广泛性纤维化综合征又称之为全眼外肌麻痹。为常染色体显性遗传，也有散发的。我国申敏如等（1986）报告广泛性纤维化综合征一家系，同一家族三代人（29人）中，有10人发病。

广泛性纤维化综合征是全眼外肌，包括提上睑肌，为纤维组织所代替。临床表现为双侧性，或程度不等的双侧上睑下垂，眼球固定于下方，向各方向运动均有障碍。为了方便看物，患者常有颏部上仰的头位。眼球多数固定于内下或外下位。眼球只有1～2mm的震颤样水平运动。被动牵拉试验阳性，牵拉眼球向各方向转动时均有抗力感，向内上方转的抗力尤较明显（图9-100）。

广泛性纤维化综合征的治疗目的是方便看物和改善头位。可施行下直肌后徙术和额肌悬吊术。矫正上睑下垂时，睑裂不宜过大以防止发生暴露性角膜炎。

### 二、固定性斜视

固定性斜视可为先天性或后天性。由于眼外肌为纤维组织所代替，致使眼球固定于一特定位置。眼球固定于下转或内转的位置较为常见。笔者曾遇一婴儿，出生以来左眼即固定于下转位，牵拉眼球向上转时有极大的抗力。手术时见下直肌为一僵硬的纤维索所代替，将之剪断后，眼球才能向各方向转动。后天性固定性斜视多见于40岁以后的中年或老年人，多为渐进性，最后眼球固定于极度内转或内下转的位置。眼球向各方向运动均有障碍。牵拉眼球向相反方向转动时的抗力最大。笔者曾治疗7例后天性固定性斜视患者。所有患眼均伴有高度近视。

固定性斜视的治疗，以手术为主。将僵硬的纤维索在眼球附着处剪断，同时在对侧角巩缘作一牵引缝线，将眼球固定于过矫的位置。5～7天后拆除牵引线，根据情况决定是否施行直肌移位术。笔者曾手术矫治固定性斜视数例，远期效果均欠满意（图9-101）。

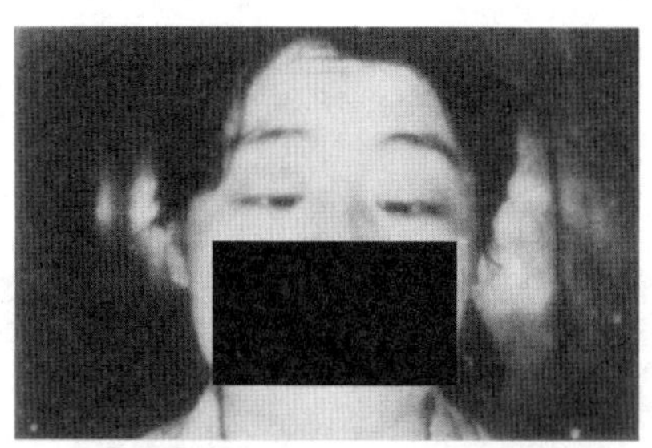

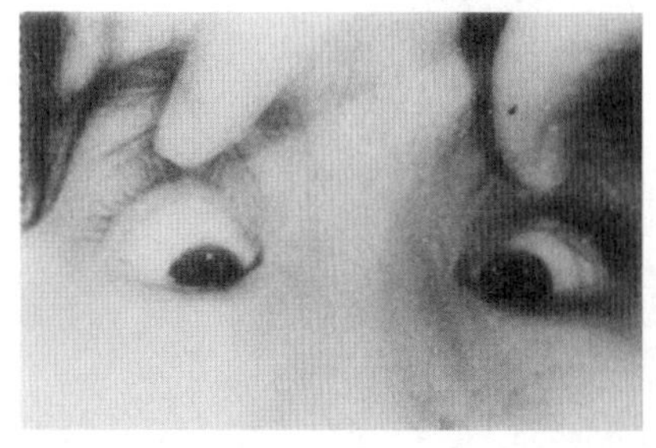

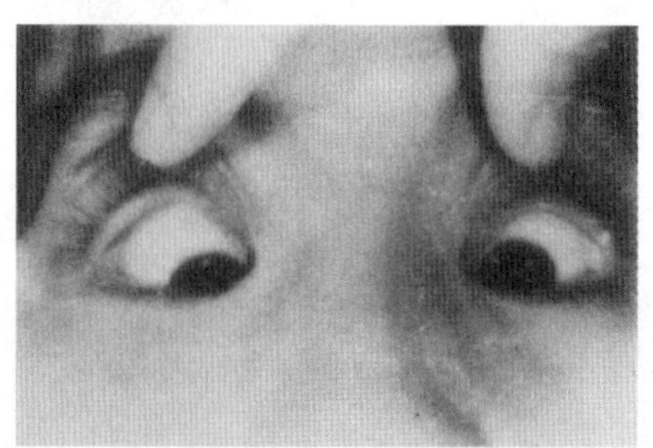

**图9-100　先天性广泛性纤维化综合征**

双眼上睑下垂，有颏部上仰的代偿头位。双眼固定在内下转的位置，向各方向运动均有障碍。被动牵拉试验阳性，牵拉眼球向各方向转动均有抗力感。患者之祖母有同样眼病

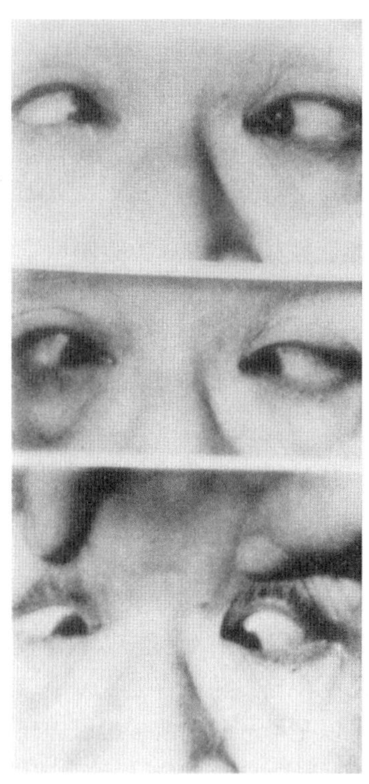
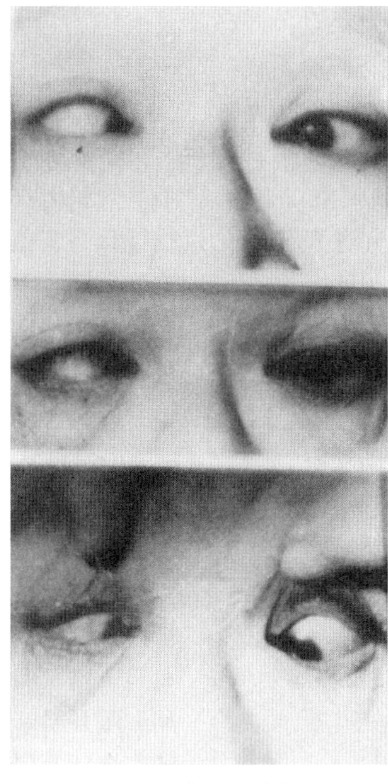
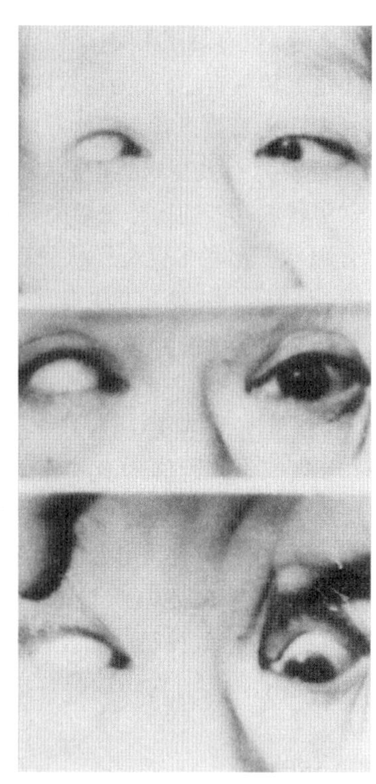

**图 9-101 后天性固定性斜视**（双眼）

右眼固定于极度内下斜的位置，只有 2～3mm 的水平运动和 1～2mm 的垂直运动。左眼也固定于内下斜的位置。外转时未能达正中线；只有 2～3mm 的垂直运动。被动牵拉试验显示牵拉双侧眼球向外转时，均有很大抗力

### 三、垂直后退综合征

垂直后退综合征极为罕见。可能是垂直肌纤维化所致。临床表现与 Duane 眼球后退综合征相似。眼球在外转位向上或向下转均受限；水平运动无明显障碍。向上或向下转时可能有眼球向后退缩征。被动牵拉试验阳性，牵拉眼球向外上或外下转均有抗力感。

## 第四节 慢性进行性眼外肌麻痹

慢性进行性眼外肌麻痹（chronic progressive external ophthalmoplegia）又称 von Graefe 眼肌病，是一种罕见的眼球运动障碍疾病，为慢性、进行性、双侧性，以上睑下垂开始，逐渐出现眼球运动障碍，最终眼球固定不动。慢性进行性眼外肌麻痹的病因尚不能肯定，是肌肉的病变抑或神经系统的病变尚有争议。患者中有家族史的约占半数，多在 30 岁以前发病，病程缓慢。

慢性进行性眼外肌麻痹的临床表现：患者很少有复视，并不是上睑下垂掩盖了复视的症状而是另一模糊影像被忽视之故。双眼由上睑下垂开始，逐渐出现眼球运动障碍。眼球向各方向运动均有障碍，而以上转障碍尤为明显，最终眼球固定在正中位或外斜位，不能转动。瞳孔不受影响。由于上睑下垂，患者必须将颏部上仰才能视物。除眼外肌麻痹外，还可能伴有咽部和四肢的肌肉麻痹，而以同时累及面肌和吞咽肌的较多。

慢性进行性眼外肌麻痹需与重症肌无力鉴别。临床症状不易区别者，可作 Tensilon 试验。静脉注射 Tensilon 后，重症肌无力患者的睑裂可开大，眼球运动改善；而慢性进行性眼外肌麻痹者则无反应。

目前尚无好办法治疗慢性进行性眼外肌麻痹。根据不同症状，可作对症治疗。可用三棱镜矫正复视。睑下垂严重者，可用支架眼镜提高上睑，以便看物。也可考虑施行手术矫治，可施行额肌悬吊术，以欠矫为宜。术后还需注意保护角膜。

## 第五节 甲状腺相关眼病

甲状腺相关眼病（thyroid related ophthalmoplegia，TRO），既往有很多名称，如：Graves 眼病，内分泌性肌病（endocrine myopathy），突眼性眼肌麻痹（exophthalmic ophthalmolplegia）等。它是一种与甲状腺功能障碍相关的非共同性斜视。近代研究认为，它是一种免疫相关眼病。

#### （一）临床表现

患者自觉复视，多为垂直性。女性患者较男性为多。表现为眼球突出，多为双侧性或两眼先后发病而

突眼程度不等，也有眼球不突出者。有眼球运动障碍，较常见的是上转障碍，其次为内转障碍。患眼有斜视，但斜度不大。大多数患者有甲状腺功能亢进病史。偶有以眼肌麻痹为首发症状者，甲状腺功能正常，故称之为正常甲状腺功能的内分泌性突眼症或眼型 Graves 病。伴有眼球突出者多伴有甲状腺功能亢进眼征，如上睑退缩、睑裂过大、向下方注视时上睑迟落、致角膜上缘及上方巩膜暴露、瞬目减少、上睑不易翻转及集合功能不全等。林延德（1988）报告眼型 Graves 病 23 例，所有病例均有单侧或双侧眼球突出，20 例有上睑退缩征，19 例有上睑迟落，9 例有眼球运动受限，只有 6 例有复视。这些病人均无甲状腺功能亢进的病史。甲状腺功能检查均正常。用 CT 检查眼眶，可见眼外肌肥大。李国保等（1989）报告 14 例 Graves 眼病作 CT 检查，13 例显示眼外肌肥大。被动牵拉试验阳性，牵拉眼球向运动障碍方向转动时有抗力感，提示对侧有牵制力。

### （二）病因

内分泌性肌病的病因，顾名思义，它与甲状腺功能障碍有关。至于甲状腺功能不全与眼外肌病变的关系，尚需进一步了解。出现眼外肌病变时，甲状腺的功能可能亢进、正常、甚至低下。有些病人在药物或手术控制甲状腺功能亢进数年后才出现眼外肌病变。这些都有待研究。

Dunnington 等作病理组织学检查，见内分泌性肌病患者的肌肉间质有水肿和圆细胞浸润，以后逐渐变为无弹性的组织。Breinin 根据眼电图的变化，认为是眼眶内的组织肿胀或毒性损害神经的结果。

### （三）治疗

内分泌性眼肌病变的诊断确定后，首先应由内科治疗。眼球运动障碍能随内分泌功能恢复正常而自行恢复者极罕见。甲状腺功能正常的 Graves 眼病，内科一般不给予治疗。可应用皮质类固醇和硫唑嘌呤治疗，对控制眼球突出有一定作用。李国保等报告在受累肌肉内或肌肉的周围注射强的松龙和透明质酸酶，可改善眼球活动度。复视症状明显的可遮盖单眼或戴三棱镜以消除复视。如内科情况已控制或经眼科用药治疗，症状虽已好转但仍有麻痹性斜视，仍需观察 6 个月左右以待眼外肌情况稳定才施行手术矫治。伴有上转障碍的麻痹性斜视，被动牵拉试验提示下方有牵制力的，首先探查下直肌并作下直肌后徙术。下直肌可后徙 4～5mm 并作调整缝线。手术时需注意将下直肌与下斜肌、Lockwood 韧带间的联系作锐性分离，以防术后发生牵引性下睑内翻。下斜程度重者，还需同时将下方球结膜、筋膜后徙，以减弱牵引力。

## 第六节　重症肌无力

重症肌无力是一种由于神经肌肉间递质传导障碍而影响肌肉收缩功能的慢性疾病。它可局限于眼肌发病或伴有其他骨骼肌发病，前者称为眼肌型重症肌无力。重症肌无力的病因尚有争议。过去认为与胸腺瘤有关。近代的研究认为它是自身免疫疾病，有自身抗体对抗肌终板的乙酰胆碱受体而影响肌肉的收缩。

### （一）临床表现

重症肌无力可在任何年龄发病。据文献记载，有早至 1 岁以内和迟至 70 岁发病的，但多在 20～30 岁间发病。女性病者比男性多。

眼肌型重症肌无力常以上睑下垂为首发症状，表现为单侧性或双侧不对称性上睑下垂，以双侧程度相等上睑下垂发病的反而少见。随后有复视及眼球运动障碍。眼外肌麻痹可以是单一肌肉或多根肌肉轻度麻痹或完全麻痹，最后双眼眼外肌全麻痹而致眼球固定，但眼内肌不受损。重症肌无力最典型的特征是症状易变。疲劳时症状加重，休息后症状减轻或消失。晨起时双上睑无下垂或下垂很轻，逐渐加重，至午后最明显。稍事休息后，症状又减轻。复视及眼球运动障碍也如此。注射抗胆碱酯酶药，如皮下注射新斯的明或静脉注射 Tensilon 可使症状减轻。肌电图检查，随着肌肉运动增加，肌电动作电位的频率和强度逐渐减少。注射抗胆碱酯酶药后，肌电的频率和强度即迅速增加并恢复正常。

### （二）诊断

典型的重症肌无力的诊断并不难。根据下列病史和症状可作诊断。①症状早晚不同，有早上较轻，下午加剧的病史。②疲劳试验，如连续瞬目 20 次或转动眼球，可使症状加重。③注射抗胆碱酯酶药可使症状减轻或缓解。皮下注射新斯的明 1～2mg，10～30 分钟后，睑裂开大和眼球运动改善。如注射新斯的明后无明显反应，必要时应作 Tensilon 试验。静脉注射 Tensilon 2mg，观察睑裂的反应。如无反应，再注射 Tensilon 8mg，1 分钟后即可观察睑裂的变化。

### （三）治疗

重症肌无力是全身性疾病，局限型仅局限于眼外肌。也可以是全身型的一部分或将来发展为全身型。眼科医师必须与神经科合作共同检查、治疗和观察病人。重症肌无力的治疗以药物治疗为主。

1. 口服抗胆碱酯酶药治疗　口服普洛斯的明（Prostigmin），吡啶斯的明（Mestinon），或酶抑宁（Mytelase）。由小量开始，根据病情酌情调整药量以防发生胆碱能危象。

2. 皮质类固醇治疗 近代的研究已证实长期使用皮质类固醇治疗重症肌无力有效。可大剂量开始，逐渐减量，维持时间要长。使用皮质类固醇治疗时，必须注意病者的全身情况，注意副作用的发生。

3. 免疫抑制剂治疗 眼肌型重症肌无力无需应用免疫抑制剂治疗。有主张用免疫抑制剂治疗全身性重症肌无力。

如患者的胸腺肿大或有胸腺瘤，药物效果不显者，可施行胸腺切除术。

## 第七节 周期性斜视

周期性斜视是一种罕见的，但具有规律的时钟效应的斜视。一般是48小时为一周期。每隔一天，正位视和内斜视交替出现，循环不息。

周期性斜视的病因还不清楚，它发生于幼年的早期。正位日双眼正位视，双眼视觉也正常。斜视日呈大角度内斜视，双眼视觉也异常。部分患者在斜视日有复视。正位视和内斜视交替出现，两天为一周期，也有72或96小时为一周期的。正位视和内斜视交替出现的情况可持续数月至数年，最后变为恒定性内斜视。周期性斜视的发病机制是否与生物钟有关，尚有待进一步研究。Windsor等报告一例外伤后发生的周期性上斜肌部分麻痹，口服苯巴比妥治疗时，变为恒定性左上斜肌部分麻痹；停药后又恢复周期性变化。笔者曾遇一例周期性斜视患儿，配戴矫正屈光不正眼镜和口服镇静药均无效。2年后变为恒定性交替性内斜视。经手术治疗而愈。

由于周期性斜视的病因不明确，治疗的方法仍有争议。有主张按斜视日的最大斜度施行手术矫正，可收到良好效果。

## 第八节 外伤性麻痹性斜视

外伤性麻痹性斜视，根据受伤的部位和引起眼球运动障碍的机制可分为肌肉撕裂伤和眶骨骨折引起的麻痹性斜视两类。

### 一、肌肉撕裂伤

眼部的锐伤或撕裂伤可伤及眼外肌，引起麻痹性斜视。此外，眼部手术时误伤肌肉、手术时肌肉滑脱和眼部邻近组织的手术如鼻窦手术误伤肌肉均可发生医源性眼外肌损伤。

#### （一）临床特征

受伤后或手术后不久，患者自觉复视和斜视，可能有代偿头位。新鲜的病例可见患眼球结膜水肿和结膜下出血，也可伴有球结膜撕裂伤。患眼斜视，以水平斜视较为常见，眼球向斜视相反的方向运动有障碍。被动牵拉试验阴性，牵拉眼球向各方向转动均无障碍。

#### （二）治疗

病史明确的新鲜病例，眼局部的反应不剧烈的，应尽快行手术探查。如局部充血、水肿明显、尤其是怀疑有局部感染时，应先用药物控制炎症后，再行手术探查。手术探查时，必须注意下列要点。

1. 在可疑断裂的肌肉的肌止端位置切开球结膜，用斜视勾沿巩膜面寻找肌肉。勾住肌止端可证实肌肉是否有断裂。

2. 肌肉断裂后，近中端的肌纤维在肌鞘内向后退缩。寻找肌肉时，切忌乱翻乱抓，以防肌肉继续向后退缩。探查时切忌随便破坏Tenon囊。因Tenon筋膜囊被破坏后，眶脂肪脱出，既增加手术的难度，也增加术后的粘连。可在筋膜囊和巩膜间用生理盐水冲洗，将血迹洗净后，从筋膜囊的巩膜面观察，透过肌间筋膜可见眶脂肪呈淡黄色；透过肌鞘见到肌肉呈淡红色。当辨认到肌肉的位置时，以有齿镊抓住肌腹不放。然后令病者向该肌肉作用方向转动眼球，如夹住肌肉的镊子同时有被拉向后的感觉，证明肌肉已找到。小心分离后，如断端是在肌止线或肌止端后5～7mm，可将之缝回原肌止端。

3. 如肌肉在肌腹处断裂，仍有肌肉残端附于肌止端，肌肉的近中端可能已向后退至眶尖，难以找到。为避免损伤视神经，不宜再向深部寻找时，可改作直肌移位术以矫正麻痹性斜视。

4. 如肌肉无法找到，应将可疑的肌鞘缝到该肌的肌止端。再酌情同时或分期施行直肌移位术以矫正斜视。

5. 陈旧的肌肉撕裂伤，由于肌肉断端与周围组织有粘连，手术难度较大。应根据肌肉的功能和病史，酌情设计手术方案。手术前必须做被动牵拉试验，排除因粘连发生的牵制性斜视。可先探查，然后施行直肌移位术。如麻痹肌尚有部分功能者，可作拮抗肌的减弱术以矫正斜视。

为避免医源性眼外肌撕裂伤的发生，手术者应熟记手术区的解剖和手术要点。如作胬肉切除术时，手术结束前应常规检查眼球运动是否正常。如发现眼球运动障碍，应寻找原因。作眼部或鼻窦手术，手术时所切除的组织应全部送组织病理检查，不仅可了解切除组织的性质，还可了解是否有眼外肌被切除。

### 二、眶骨骨折所致的麻痹性斜视

头部外伤可引起麻痹性斜视。由于受伤部位不同，表现是多方面的，在前面的有关章节已谈过。在此要讨论的是眶骨暴力性骨折(orbital blowout fracture),又称眼眶开放性骨折或眶底骨折。眶骨暴力性骨折是指一外伤力作用于眼眶前部,使眶内压急剧升高。引起眼眶较薄的骨底骨折,而坚实的眶缘则完整。常见的为眶底骨折,其次是眶内侧壁纸样板骨折。眼眶的软组织,如眶脂肪、下直肌或(和)下斜肌可从骨折区脱入鼻窦或嵌顿于骨折缝而产生特有的体征。眼内组织一般不受损。

### (一)临床表现

受伤后,患眼剧痛,眼睑肿胀和淤血,且有上睑下垂。有时伴有同侧鼻孔流血和眼周围的软组织皮下气肿。待局部肿胀消退后,病者自觉有垂直复视和眼球下陷。检查时可见患侧眼球下陷及下斜视,致使角膜上缘暴露。眼球运动受限,向上方运动障碍尤为明显。被动牵拉试验阳性,牵拉眼球向上转有很大抗力或不能动。视力和眼球不受影响。由于新鲜病例的临床表现被眼睑肿胀和淤血所遮盖,故有下列临床表现者,应怀疑有眶骨暴力性骨折的可能,宜作进一步检查。

1. 眼部被重力击伤,致伤物的半径在5cm或以上,如网球和成年人的拳头等。

2. 眼周围组织水肿和结膜下出血。

3. 眶下神经支配范围区的皮肤知觉减退,即患侧的下睑和鼻旁的皮肤知觉减退。

4. 患眼下斜视或患眼向上注视时有痛感。

5. 患侧眼球凹陷,上睑的眶睑沟加深,或伴有上睑下垂。

6. 自觉有垂直性复视。眼球向上运动明显受限。被动牵拉试验证明眼球下方有牵制力使眼球不能上转。

X线检查不一定能见到骨折线,但可了解鼻窦的情况,有时可见到眼眶内气肿。CT检查能较准确辨别病变性质,有时可见骨折碎片突向上颌窦。如X光照片显示上颌窦密度增加,需注意区别是窦内积血还是眼眶的软组织脱入窦腔。此时,CT检查较容易区别。

### (二)治疗

对眼眶骨折所致的麻痹性斜视的治疗尚有争议。受伤后早期因局部反应剧烈,均主张先用药物抗炎,预防发生感染。待水肿消退后,约在伤后2周左右才施行手术探查。也有主张保守治疗4~6个月才考虑手术治疗,其理由是手术的并发症严重,甚者可导致失明。

眼眶暴力性骨折手术治疗的指征是:①眼球凹陷。②在原在眼位或向下注视时有垂直复视。③眼球运动受限。被动牵拉试验阳性,牵拉眼球向某一方向(多是向上)转动时,有较明显的抗力感。④X线检查见到眶底有骨折。手术时应注意探清骨折的范围,将嵌顿于骨折线的眶组织分离,直至全部游离为止。手术可经上颌窦入口,将嵌顿或脱入上颌窦的组织托起。也可从下睑皮肤或下穹隆结膜作切口,沿眶下缘分离,将嵌顿或脱入上颌窦的组织分离并送回眶内。然后用自体骨、硅胶板或Supramid修复眶底,以防眶组织再疝入鼻窦腔。前一入路术后面部不留瘢痕,但手术野暴露不充分不能作眶底修复术。邓奋刚等(1983)施Coldwell-Lue手术治疗眶底骨折。通过上颌窦将脱入上颌窦内的眶组织送回眶内。窦内填塞碘仿纱以支持眶底。术后10~12天才抽出填塞物。他们认为此术式的优点是操作简单,无可见的瘢痕。缺点是术野暴露较差。矫正眼球凹陷的效果较差。

(杨少梅)

## 主要参考文献

1. 张方华. 慢性进行性眼外肌麻痹3例. 中华眼科杂志,1986,22: 53.
2. 邓奋刚,高巧云. 眶底骨折综合征二例. 中华眼科杂志,1983,19: 304.
3. 赫雨时. 斜视. 天津: 天津科学技术出版社,1982,230-316.
4. 林延德. 眼型Graves病23例. 新医学,1988,19: 474.
5. 李国保,宋国祥. 眼病16例临床分析. 眼科新进展,1989,9: 40.
6. 孟祥成,李俊洙. 斜视弱视学. 哈尔滨: 黑龙江人民出版社,1981,217-219,246-250.
7. 杨少梅,张振平. Duane眼球后退综合征(附34例报告). 实用眼科杂志,1989,7: 593.
8. Converse JM,et al. Reconstructive Plastic Surgery. Vol 2. 2nd ed. London: Saunders,1977,752-773.
9. Dale RT. Fundamentals of Ocular Motility and Strabismus. New York: Grune & Stratton,1982,315-324.
10. Duke-Elder S. System of Ophthalmology. Vol XIV. Injuries, Part 1,Mechanical injuries. London: Henry Kimpton,1972,243-264,278-283.
11. Huber A. Electrophysiology of the retraction syndrome. Br J Ophthalmol,1974,58: 293.
12. Kalpakian B,et al. Duane syndrome associated with features of the cateye syndrome and mosaicism for a supernumerary chromosome probably derived from number 22. J Pediat Ophthalmol & Strabismus,1988,25: 293.
13. Kraft SP. A surgical approach for Duane syndrome. J Pediat Ophthalmol & Strabismus,1988,25: 119.
14. Walsh FB. Clinical Neuro-Ophthalmology. Baltimore: Williams & Wilkins,1947,901-930.
15. von Noorden GK. Burian-von Noorden's Binocular Vision and Ocular Motility,theory and management of strabismus,3rd ed. St Louis: CV Mosby,1986,379-403.

# 第十章
## 集合与分开异常

双眼眼球运动包括同向共同运动和异向共同运动。同向共同运动是双眼视线平行地向视野不同方位注视的眼球运动；而异向共同运动是双眼注视空间不同距离目标的眼球运动。异向共同运动需要随着注视距离的变化，通过不断地注视、再注视，在两眼视线间作精细的调整，使双眼黄斑中心凹始终注视同一目标，以保持双眼单视。

异向共同运动包括集合与分开。对集合功能是一种主动的过程，大家并无异议，但对分开功能的机制，尚有争议。如Scobee、Green及Costenbader认为分开功能是被动的过程，而von Noorden等从肌电图和存在融合性分开的事实出发，认为分开功能还是一种主动的过程。例如在双眼眼前放置底向内三棱镜，继续增加度数，可借分开功能继续保持物像的融合，又如内隐斜借融合性分开继续保持双眼视线平行，充分证明分开功能是一种主动的功能。此外实验研究证实，在猴的大脑额叶眼运动区给予电刺激后产生分开运动，提示存在控制分开运动的核上性机制。

### 第一节　集合异常

#### 一、集合不足

集合不足是肌性视力疲劳的常见原因之一，其病因尚不完全了解，但与下列很多因素有关。

**（一）病因**

1. 解剖因素　瞳孔距离较大，使集合行使困难。

2. 发育因素　集合功能发育迟缓。

3. 屈光不正和调节异常　未经矫正的近视和高度远视如未经矫正，调节减退必然引起集合失用。老视眼初次戴双焦点眼镜时，减少了调节，调节性集合相应减少，原来被控制的外隐斜可以增加或变为显斜，并有集合不足。一眼失明或弱视都会使调节失用，集合功能减弱，最终由间歇性外斜视变成恒定性外斜视。

4. 眼位异常　集合不足可伴同集合不足型外斜视或分开过强型外斜视。

5. 集合不足合并调节不足　病史无特殊，部分病人有脑外伤或亚临床型的病毒感染症状，其预后较功能性的集合不足更严重。

6. 全身因素　体弱、中毒、中枢神经系统疾患、新陈代谢或内分泌失调，如甲状腺相关性眼病可造成集合不足。

7. 其他　内直肌不全麻痹或肌力不足；双眼视功能不全；头部外伤；双眼内直肌手术后退过多及精神心理状态不稳定等。

**（二）症状**

主要症状为视疲劳，特别在近距离工作时明显，表现为视物模糊、眼酸、复视、头痛和看屏幕上活动目标时可引起不适。合并调节不足的病人，其症状可在多年中逐渐发生。

症状的轻重因人而异。有人并无症状，有人只在近距离工作过度时，或身体疲劳或不适时出现。有的人集合功能不足极轻，但症状非常严重，因此不能根据症状判断集合功能不足的严重程度。

**（三）诊断**

双眼侧向运动时内转无任何限制，但集合功能不全，当注视近目标时，仅一眼注视，而另一眼不能注视。看远距离时眼位正位，当靠近近点距离时，外斜呈间歇性增加。集合近点后退至10cm以外，融合性集合力低下，但融合性分开力正常。应同时测量调节近点，如调节近点非常低，AC/A比率极低或缺如，用负球镜刺激调节不能诱发出集合，应诊断为集合不足合并调节不足。

**（四）治疗**

1. 注意身体健康，调整心身状态，往往取得满意效果。利用三棱镜或同视机等器械训练反射性集合和自主性集合，效果较好。也可进行集合训练。但对集合不足合并调节不足无效。

2. 如为远视应低度矫正，近视则应完全矫正，以刺激其调节力，增加集合。矫正镜片上加底向内三棱镜可以缓解症状，一般用于老视眼看近时的集合不足。对集合不足合并调节不足的病人应给予正球镜联合底向内的三棱镜，处方以最少的镜度而能够舒适的阅读为准。

3. 对远、近距离均出现明显外隐斜或有间歇性外斜视趋势者，外斜度看近大于看远，手术往往可以取得较好效果。多采用双侧内直肌截除加强集合，术后短期有过矫而出现复视，但可逐渐恢复，甚至集合不足复发。von Noorden 认为即使复发，术前的症状也不再出现。如有低矫，还可联合应用三棱镜。

### 二、集 合 麻 痹

#### (一) 病因

枕叶、脑干、特别四叠体上丘和动眼神经核部位的病变，可引起集合麻痹，如脑炎、多发性硬化症、脊髓痨、脑肿瘤及血管障碍等。最常见者发生在头部外伤后。如集合麻痹合并眼内肌麻痹，则病变为核性或核上性的。如集合麻痹合并垂直注视麻痹为 Parinaud 综合征。

#### (二) 症状和体征

发病突然，看近时出现交叉性复视，复视像呈共同性，在固定距离内、向任何方向注视复像距离相同。看远复像减轻或消失。集合不能，但单眼内转或向任何方向作双眼同向运动时无任何限制。眼位呈正位或小角度外隐斜。瞳孔对光反应正常，但试图集合时看近反应变弱，可伴有调节麻痹。与功能性集合不足的区别，必须检查融合性集合幅度，用旋转三棱镜，在看远 1～2m 处逐渐增加底向外的三棱镜度，集合麻痹的病人会立即感觉复视，如果能引出融合性集合，则集合不足是功能性的。

#### (三) 治疗

主要针对原因进行治疗。用底向内三棱镜可以帮助病人解除看近复视。如调节也受累则除三棱镜外，另加双焦点眼镜，以利近距离工作和学习。

### 三、集 合 过 强

习惯性集合过强或集合痉挛是因一种动力过强型紧张性神经支配因素所致。双眼看远时正位，侧向共同运动多为正常。

#### (一) 病因

1. 调节过度引起集合过强　为临床常见型。未经矫正的远视眼、初戴矫正眼镜的近视患者及初发期老视眼均可引起集合过强。其他如照明条件差、屈光间质混浊、点散瞳剂、久病、体弱、强迫做近距工作等，为了看清物体而过度使用调节因而引起集合过强。

2. 集合痉挛　一种原发性紧张性集合过强，常与调节痉挛，瞳孔缩小同时发生，见于中枢神经系统受到刺激如脑膜炎、脑炎或迷路压力增高等情况。邻近中脑导水管病变引起的后退性眼球震颤呈阵挛性集合痉挛。在垂直麻痹企图向上看时亦可引起紧张性集合痉挛。牙齿及鼻窦疾患、外伤性神经官能症及癔病均可引起集合痉挛，分开功能不足，可续发集合过强。

#### (二) 症状

轻者在阅读及作近距离工作时发生内斜或内隐斜。严重病例集合发生痉挛，看近距目标时诱发内斜视，并伴有调节痉挛及瞳孔强直，完全不能做近距离工作，看远仍保持集合状态，有同侧性复视，看近有交叉性复视。有时有间歇性水平眼球震颤。

#### (三) 治疗

应消除病因，矫正屈光不正及明显隐斜，减少近距离工作，注意全身健康情况及改善照明条件。做远眺主动松弛调节。如有调节痉挛，给予阿托品散瞳和配戴下部有正透镜的双焦点眼镜。

## 第二节　分 开 异 常

### 一、分 开 不 足

非常少见，临床上分开不足与麻痹不易区别，症状相似，有人认为前者乃功能因素而后者为器质性病变。

#### (一) 病因

功能因素如融合机制不足、持续集合过程、近视低矫或未矫正。

#### (二) 症状

突然复视，呈同侧性，远距离明显，近距离消失或减轻，在相同距离，复视像距离各方向相等。疲劳时症状明显。眼位呈内隐斜或内斜视，看远明显，看近消失或减轻。单眼运动或双眼同向共同运动正常，侧方注视时内斜视维持不变或减少。当目标移近患者，复视像可以逐渐接近，在 25～40cm 处可融合，复视消失，但融合性分开幅度明显减退。

#### (三) 治疗

消除病因，矫正屈光不正，复视干扰可给予最低度的底向外三棱镜，以消除看远时的复视为准。本病是一种自限性疾病，经数周或数月，三棱镜度数可能要减低，最后甚至可不戴。

### 二、分 开 麻 痹

#### (一) 病因

分开麻痹的临床症状与分开不足相同，两者的区别仅在于分开麻痹有神经系统的器质性病变。常见于脊髓痨、大脑炎、多发性硬化、流感、颅后窝肿瘤、颅内压增高及头部外伤等。血管性病变也可引起分开麻痹。在颅内压增高时常可见到视盘水肿。

### （二）诊断

症状和体征与分开不足相同，分开麻痹应与双侧外展神经麻痹相鉴别。外展神经麻痹有外转运动受限，外转时内斜视度变大，复视距离变大，单眼注视野缩小。而分开麻痹的同向运动正常，侧方注视时内斜视不仅维持不变还可减少，各方向复视的距离也相同，单眼注视野正常。Kirkham 报告分开麻痹伴有颅压升高的病人，其肌电图显示在外转时扫视运动速度明显减低，证明外直肌运动无力。病人复原后，分开麻痹的症状消失，外转的扫视运动速度也恢复正常。因此与第Ⅵ脑神经麻痹不易区别。而 Lim 等报告的 12 例分开麻痹的病人外转扫视运动速度仅轻度减低，与双侧第Ⅵ脑神经麻痹并不一致，认为分开麻痹与外展神经麻痹不同，是一个独立的病症，并赞成存在分开中枢。

### （三）治疗

对分开麻痹的治疗一般应针对病因进行。复视可用底向外的三棱镜，以最低的度数能消除看远复视，有舒适的双眼单视为准。如三棱镜干扰看近，可用压贴三棱镜置于镜片的上 1/2。如三棱镜治疗无效，可选用手术治疗，双侧外直肌截除或联合调整缝线。

## 三、分 开 过 强

病因不明，原发病例少见，常续发于集合不足。表现为看远有较大外隐斜度，看近呈正位，同向共同运动正常，融合性分开力强。

症状有时不明显，有的出现肌性视疲劳症状。由于原因不明，治疗比较困难。有人认为眼肌训练有效。除非经长期观察，证明情况比较恒定时，可试行手术，但应慎重考虑。如续发于集合功能不足，则可按集合功能不足治疗。

（吴 晓 张方华）

## 主要参考文献


1. 刘家琦主编. 实用眼科学. 第二版. 北京：人民卫生出版社，1999，685-687.
2. Duke-Elder S. System of Ophthalmology. Vol 6. London：Kimpton，1973，562-576.
3. Noorden GK von，Campos EC. Binocular Vision and Ocular Motility Theory and Management of Strabismus. 6th ed. St Louis：CV Mosby，2002，500-507.
4. Lim L，Rosenbaum AL，Demer JL. Saccadic velocity analysis in patients with divergence paralysis. J Pediatr Ophthalmol Strabismus，1995，32（2）：76-81.
5. Borsting E，Rouse MW，Deland PN，et al. Association of symptoms and convergence and accommodative insufficiency in school-age children. Optometry，2003，74（1）：25-34.
6. Jacobson DM. Divergence insufficiency revisited：natural history of idiopathic cases and neurologic associations. Arch Ophthalmol，2000，118（9）：1237-1241.
7. 加藤谦，植村恭夫. あすへの眼科展望. 东京：金原，1977，226-237.
8. 石川哲，宫田夫. 眼科 Q&A2- 神经眼科. 东京：金原，1986，249-254.

# 第十一章
# 眼 球 震 颤

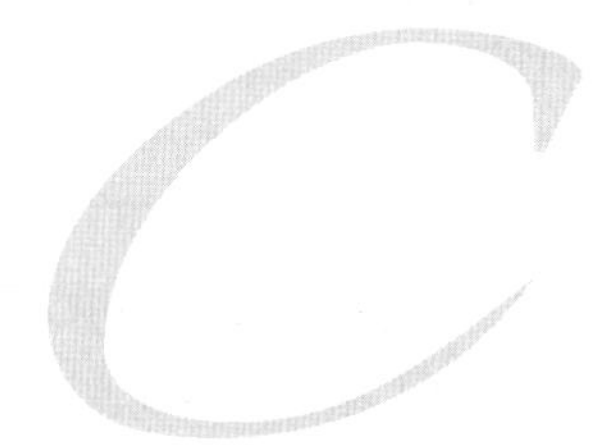

## 第一节 眼 球 震 颤

双眼能稳定地注视一物，主要靠知觉系统及运动系统来完成。在知觉系统方面，借视网膜、前庭系统以及颈部肌肉本体感受终器官的知觉刺激来完成。在运动系统方面，靠来自核上机制，亦即凝视系统和凝视中枢进入第三、第四和第六神经核的全部刺激冲动、支配眼外肌的眼运动神经和控制肌肉张力的小脑，来完成各种眼球运动。任何一种病变影响了知觉系统或运动系统或联系二者之间的一些复杂的脑内神经束时，就会产生不自主的眼球运动，为我们肉眼所察觉，这就形成了眼球震颤（nystagmus），简称眼震。

眼震为一种有节律的不自主的眼球摆动，它是中枢神经系统、眼外肌、视觉系统和内耳迷路疾患的常见征象，因此涉及到眼科、耳科及神经科的一些疾病。

### 一、眼震的类型

#### （一）根据眼震的节律分为

1. 冲动型眼震　眼球往返的摆动速度不同，一侧为慢相，一侧为快相。慢相是眼震的基本运动，一种不正常的运动，而快相是眼震的代偿性运动，一种矫正性运动。

2. 钟摆型眼震　眼球往返摆动的速度相同，不分快慢相。

#### （二）根据眼震的形式分为

1. 水平性眼震　眼球呈水平方向摆动；

2. 垂直性眼震　眼球呈上下摆动；

3. 旋转性眼震　眼球绕前后轴摆动；

混合性眼震，由上面2～3种形式组合而成。

#### （三）根据发生时期分为

分先天性和后天性二种。

Cogan将先天性眼震分为二型：一型为知觉缺陷型眼震，又名眼性或钟摆型眼震，一型为运动缺陷型眼震，又名冲动型眼震。von Noorden将隐性眼震纳入先天性眼震范围内。下面主要概述先天性眼震的病因、特征和治疗。

### 二、病　　因

#### （一）知觉缺陷型眼震

主要由于眼本身的病变所造成，引起黄斑部成像的不清，常见原因有屈光间质混浊，如角膜营养不良、先天性白内障等，视神经或黄斑疾病如视神经发育不全，Leber先天性黑矇等，其他有高度屈光不正，白化病，无虹膜，全色盲，先天性青光眼等。前部视路疾病使得不正常的知觉输入影响了注视反射的发育，引起眼运动的控制不健全。知觉缺陷型眼震，通常为双侧水平性眼震，呈钟摆型。

#### （二）运动缺陷型眼震

病因主要在传出神经通路，可能累及神经中枢或同向动眼控制径路，而眼部无异常改变。眼震呈冲动型，有快慢相之别，双眼向某一方向注视时振幅及频率减少或眼震完全消失，视力因之增加，故患者常常采取代偿头位，使双眼处于眼震最轻或完全消失的位置，此位置称静止眼位，也有称之谓消震点，中和带。

### 三、临 床 特 征

#### （一）发病年龄

多数生后就发生，但常常在生后数月才被发现，少数儿童待至入学后作视力普查时甚至成人时才被发现。随着年龄的增长，部分人的眼震可消失。

#### （二）眼震类型

先天性眼震表现为两种类型：显性眼震和隐性眼震或显性-隐性眼震。

1. 显性眼震　不管双眼是否睁开或一眼闭着，波形的幅度和频率相等。通常是双相的，大多数为摆动型眼震。眼球震颤图（electronystagmogram，ENG）中慢相是增速的。

2. 隐性眼震　为双眼睁开时不出现眼震，遮盖一眼后，可诱发双眼眼震；眼震为冲动型，快相向非遮盖眼，即注视眼。目前认为它的发病机制是：当遮盖一眼后，一眼或双眼发生内斜（引起集合运动），这样注视眼发生眼位偏斜，为了矫正此种偏斜，由中枢传来的快速扫视运动使内转眼外转，这样就产生快相向注视眼的隐性眼震。其ENG特征是：眼震的幅度在内转时降低，从内转位向外转运动时增加，快相朝向注视眼，慢相是减速的。在双眼打开时有眼震，但眼震强度小于任一眼被遮盖时，为显性-隐性眼震。隐性眼震和显性-隐性眼震只有量的区别，波形和其他临床特征一致（表9-9）。

表9-9 先天性眼震的特征

| 显性 | 隐性或显性-隐性 |
|---|---|
| 双相，多为摆动性 | 冲动性 |
| 慢相增速 | 慢相减速 |
| 单侧遮盖无改变 | 单侧遮盖增加 |
| 方向不依赖注视眼 | 快相朝向注视眼 |
| 不常合并婴儿型内斜视 | 几乎经常合并婴儿型内斜视 |
| 双眼视力与单眼相同 | 双眼视力好于单眼 |

转引自：Noorden GK von，Munoz M，Wong S. Compensatory mechanisms in congenital nystagmus. Am J Ophthalmol，1987，104：387

除了这些确定的类型外，还有混合型，如摆动型眼震合并冲动型眼震的慢相减速，显性眼震并有隐性成分。一些显性眼震病人发生内斜视可以转变为显性-隐性眼震，而正位时又变为显性眼震。Dell'Osso统计先天性眼震中80%为显性，15%为显性-隐性，5%为混合型。有时不易区别隐性和显性眼震。很多以前有内斜视的病人被分类为显性眼震的实际上是显性-隐性眼震。Kushner研究了一组单侧严重视力障碍或眼球摘除伴双侧眼球震颤的婴儿，这组病人有先天性斜视的遗传素质，可能原来为一隐性眼球震颤。由于一眼的失明（屈光间质混浊或抑制）或摘除，在这些病人中起着遮盖的作用，使原有的隐性眼球震颤变为显性。

### （三）视力变化

多数眼震患者视力有不同程度的减退，但冲动型眼震往往有一静止眼位，在此眼位眼震大为减轻甚至消失，视力也最好。测量双眼视力可以充分评估眼震病人的潜力，如同时存在隐性眼震则视力会更高。通过集合代偿眼震时，近视力增加。但当试图努力看清一个目标时可使眼震幅度增加而视力减低。

### （四）头位异常

先天性眼震的振幅和频率，随不同注视眼位而不同，多数有一静止眼位，如静止眼位在侧方则有代偿头位，如静止眼位在右侧方位则面转向左侧，如静止眼位在左侧方位则面转向右侧。少数人采取下颌上抬，双眼向下方注视，或下颌内收，双眼向上方注视，或头向右肩或左肩倾斜，使眼位呈旋转状态。有的病人可有摇头，或点头痉挛，以增进视力。

### （五）振动幻视

自觉周围物体向某一方向转动的症状称振动幻视（oscillopsia）；与后天性眼震不同，先天性眼震患者无振动幻视感。

### （六）伴发斜视

无论是显性还是隐性眼震，常常伴发斜视。显性眼震不经常合并先天性内斜视，但可合并其他类型的斜视，而隐性眼震则多伴有先天性内斜视。

### （七）眼震的代偿

对眼震的代偿有两个机制，眼震中和带的头位代偿和眼震阻滞（代偿）综合征。

1. 眼震中和带的头位代偿　显性眼震的一个代偿机制是利用同向运动神经支配，通过一对配偶肌持续的神经冲动，使双眼维持在周边注视眼位，以抑制眼震的神经冲动。病人的ENG特征为：眼震特有的协同肌节律性的爆发放电，在同向运动神经支配期间，完全被协同肌的强力的、持续放电所掩盖。在眼向周边注视某一位置时，眼震明显减弱或静止，这个位置即为中和带，或称静止眼位，消震点眼位。在此位置视力明显提高，病人为了获得理想的视力，采取明显的异常头位。如中和带在右侧，则双眼向右侧注视面转向左侧，如中和带在左侧则相反。在眼向各方向注视时，ENG的变化与临床所见的眼震增强和减弱是相符的。引起代偿的同向运动有行使侧方、垂直或斜向注视的肌肉，根据眼中和带的位置，代偿头位可以是面转向一侧，或头向一肩倾斜，或下颌上举或内收。异常头位不总是在一个方向，有双向中和带眼震的病人，表现有二个交替的异常头位。

2. 眼球震颤阻滞综合征（nystagmus blockage syndrome，NBS）　病人的眼震是先发生的，通过内转或集合可以抑制眼震，这也可能是部分内斜视的病因。Adelstein和Cüpper因此提出眼球震颤阻滞综合征这一名称。眼震被内斜视阻滞的观点和它与先天性内斜视的关系起初在欧洲，后在美洲及其他地区被广泛接受。然而近年来的研究人们对NBS的认识更加深入。因为先天性内斜视不经常合并显性眼震，而隐性眼震则罕有不伴先天性内斜视的。大多数过去诊断为眼球震颤阻滞综合征的病例可能为先天性内斜视合并隐性眼震或显性-隐性眼震。von Noorden认为NBS的特征为：一种早期发生的、斜视角有变化的急性型内斜视，眼位在视觉不集中时是正位并伴有显性眼震，在视觉集中时期变为内斜视而不伴有眼震，换言之，其眼震强度与斜视角大小成反比。显性先天性眼震的病人由于集合或内转的代偿而发生内斜视，因此也称为眼球震颤代偿综合征。

### 四、治　疗

#### （一）非手术疗法

1. 光学矫正　在静止眼位进行散瞳验光（40 岁以下）以矫正任何屈光不正。

2. 三棱镜　利用先天性眼震在静止眼位，使用集合和在黑暗环境下眼震得到抑制的特点，采用三棱镜治疗。治疗目的为消除异常头位，增进视力。

（1）同向运动三棱镜（version prisms）：双眼放置同方向三棱镜，基底与静止眼位方向相反，尖端指向静止眼位方向，使静止眼位由侧方移向正前方。

（2）异向运动三棱镜（vergence prisms）：双眼放置异方向三棱镜，基底均向外，以诱发集合，从而抑制眼震。

（3）组合三棱镜：双眼放置同方向和异方向三棱镜称组合三棱镜。

（4）带色三棱镜：戴有咖啡色的三棱镜，起到遮光暗黑的效应，可以减轻眼震。

3. 生物反馈疗法　生物反馈疗法是利用听觉反馈技术，使眼球震颤运动声音化，由患者自我训练来控制眼震。

#### （二）手术疗法

目的为改善或消除代偿头位，以增进视力，减轻眼震程度，使静止眼位由侧方移向中央，或仅减轻眼震，使患者主觉松快，以增进视力。由于病变在脑干、小脑等部位，因此仅作眼外肌手术，不可能得到根治。

手术方法有多种，对冲动型眼震有 Anderson 法，后藤法（Goto），Kestenbaum 法，Parks 5-6-7-8 法，对钟摆型眼震有 Faden 法等。对代偿头位小于 15° 者，一般不行手术。

1. Anderson 法（1953）　行双眼水平位一对配偶肌后退术，减弱慢相侧一对配偶肌。如患者的代偿头位面转向左侧，双眼静止眼位在右侧，则行右外直肌后退及左内直肌后退术。如头位代偿面转向右侧，双眼静止眼位在左侧，则行左外直肌后退及右内直肌后退术。后退量约 5～7mm，一般外直肌比内直肌后退多一些，常作量为外直肌后退 6mm，内直肌后退 5mm。

2. 后藤法（1954）　与 Anderson 法相反，加强快相侧一对配偶肌，如患者的代偿头位面转向左侧，双眼静止眼位在右侧，则行右内直肌和左外直肌截除术。如代偿头位面转向右侧，双眼静止眼位在左侧，则行右外直肌和左内直肌截除术，双眼肌肉的手术量相等。

3. Kestenbaum 法（1953）　此法是将 Anderson 与后藤二氏合并而成的一种手术方法，行双眼水平位肌肉后退和截除术。如头位代偿，面转向左侧，双眼静止眼位在右侧，则先行右外直肌后退及右内直肌截除术，二次手术行左内直肌后退及左外直肌截除术，后退量与截除量相同，各 5mm。

4. Parks 5-6-7-8 法（1973）　考虑到内直肌和外直肌手术的效果并不相同，提出二条内直肌手术量为 5、6mm，即一条内直肌后退 5mm，另一条内直肌截除 6mm，二条外直肌手术量为 7、8mm，即一条外直肌后退 7mm，另一条外直肌截除 8mm。例如患者面转向左侧，双眼静止眼位在右侧，则行右外直肌后退 7mm，右内直肌截除 6mm，左内直肌后退 5mm，左外直肌截除 8mm，每眼内、外直肌手术量的总和，双眼相等，分别为 13mm。此法与 Kestenbaum 相比，除手术量不同外，4 条水平位直肌不是分二次作，而是一次完成。Parks 报告 10 例手术病人中，4 例追踪观察一年半，取得治愈。

由于 5-6-7-8 法术后复发率和欠矫率高，Nelson 等（1984）对 15 例患者作了增强手术。头位代偿 30° 者，手术量增加 40%（即 7，8.4，9.8，11.2），头位代偿 45° 者，手术量增加 60%（即 8，9.6，11.2，12.8）。所有病人，术后取得改善或治愈。

国内岳以英等研究了有两个反方向中间带的先天性冲动性眼震，用三棱镜法找出其中起主导作用的中间带，用以上方法移动中间带，在 14 例病人中有 10 例经 1 次手术矫正了代偿头位，多数病人在正前方眼震消失或减轻，视力提高。

5. Faden 法　即后固定缝线，适用于无静止眼位的钟摆样眼震，将双眼内直肌及外直肌肌肉止端后 12～14mm 处的肌腹缝在巩膜上，以减弱眼球的转动作用，从而增进视力。也有在双眼水平肌行边缘切开减弱肌力，但未见肯定的效果报告。

## 第二节　眼球震颤阻滞综合征

临床上常会遇到内斜视合并眼球震颤。有人注意到二者之间的相互关系，当眼球内转或集合时，眼震减轻或消失，此时呈现内斜视；当眼球外转时，眼震加剧。Franceschetti 等（1952）首先应用眼电图证明，先天性眼震在不同的注视眼位，眼震的强度并不对称。并指出，经常将主眼置于眼震最轻的位置时，可使另眼产生抑制和内斜视，这就说明内斜视是在感觉性基础上继发于眼球震颤。Ciancia（1962）描述一种综合征，在婴儿型内斜视中占 1/3，表现为早期出现内斜视，斜视度大，双侧外展运动受限，外展时出现冲动型眼震，内转时眼震几乎消失，头转向注视眼。Adelstein和Cüppers（1966）也发现先天性眼震伴有内斜视，认为先天性眼震是原发的，内斜视是继发的，并命名为眼球震颤阻滞综合征（nystagmus blockage syndrome，NBS），不久在欧洲相继有报道。在美国于1976年首先由von Noorden报道，称为眼球震颤代偿综合征（nystagmus compensation syndrome，NCS）。Isenberg（1986）描述一种综合征，其特点有内斜视，头位转动及眼震，称ETHAN综合征，这是esotropia head turn and nystagmus的缩写。认为先天性眼震患者，利用二种机制来代偿眼震引起的视力减退，一种采取代偿头位，使双眼处于眼震最轻或消失的位置，称为眼震代偿综合征，另一种是采取集合方式以消除眼震，称为眼球震颤阻滞综合征。二者可自发交互变换。杉田于1967年在日本开始报道。然而近年来人们对NBS的研究更加深入。发现大多数过去诊断为眼球震颤阻滞综合征的病例可能为先天性内斜视合并隐性眼震或显性-隐性眼震。Helveston认为NBS与Ciancia综合征和婴儿型内斜视不同，NBS的内斜视是以集合来消除眼震，双眼呈交叉状态，原发的缺陷在脑干，而后二种疾病，除各有它们自己的临床表现外，原发的缺陷在皮质运动融合中枢。von Noorden总结NBS的特征为：早期发生的内斜视，伴有显性眼震，眼震强度与斜视角大小成反比，眼位为正位并伴有显性眼震和内斜视而不伴有眼震二者交替。病人是由于集合或内转代偿眼震而发生内斜视，内斜视可能最终变为恒定性。

## 一、发 病 率

Cüppers报告占内斜视的10.2%，von Noorden（1984）报告781例婴儿型内斜视中占92例（12%），三宅等（1985）报告在婴儿型内斜视中发病率为22.8%，Mublendyck（1976）的统计为72%。

## 二、临 床 特 征

主要表现为内斜视，水平位冲动型眼球震颤，头位代偿及假性外展神经麻痹。

### （一）内斜视

发生在婴儿期，常为单侧，也可双侧，发病突然，在内斜视发生之前，有人发现先有眼震。如von Noorden见到一例6周女孩，先有先天性眼震，至6个月时突然发现有内斜视，看远、近斜视度为40$^{\triangle}$，此时眼震幅度也减轻。但临床上多数因发现内斜视而来就诊，因此询问病史甚为重要。内斜视的特点为斜视度数的大小与眼震的幅度成反比，即斜视度数小时出现眼震，斜视度数大时，眼震减少或消失。眼位在视觉不集中时是正位并伴有显性眼震，在视觉集中时期变为内斜视而不伴有眼震。此种斜视度数的经常变化，应与调节性内斜视及周期性内斜视相鉴别。在内斜时观察到瞳孔收缩，因此更加倾向集合引起代偿的机制。

眼球震颤阻滞综合征往往一眼有弱视，这是因为除内斜视外还有眼震，视觉发育容易受到阻碍的关系。如让有一眼弱视的患者作同向水平运动，注视眼跟随注视目标由内转位至外转位，或由外转位至内转位运动，弱视眼往往保持在内转位置，不作转动。例如右眼为主眼即注视眼，左眼为弱视眼，向左侧注视时内斜度数变大，向右侧注视时则内斜度数变小。这种检查应戴完全矫正眼镜后进行，以除去调节因素，同时不能在散瞳下进行检查，以免调节麻痹不充分，反而引起过度调节。

### （二）眼震

眼震一般表现为水平位、显性冲动型眼震，也可伴有隐性眼震，当眼球在内转位时，眼震消失或不明显，随着眼球向外转动时，眼震强度及幅度明显变大。

### （三）代偿头位

双眼视力相差大时，患者将面部转向注视眼，以便使该注视眼处于内转位。例如右眼比左眼视力好，则面转向右眼，如视力相差不大时，则面部转动有时向右，有时向左。上面这种面部转向一侧的现象，即使遮盖一眼后还继续存在，很像外展神经麻痹。

### （四）AC/A比率

戴远视矫正镜或戴凸透镜，斜视度无改变，AC/A比率正常。

### （五）假性外展神经麻痹

当双眼视力相仿时，明显出现假性外展神经麻痹，表现为双眼同向水平运动时，外直肌力弱，眼球外转障碍，如遮盖一眼，令另眼作单眼水平转动时，外转不受限。也可以用洋娃娃头手法与外展神经麻痹鉴别。

### （六）手术效果

手术效果不可预测，术后常残存大度数斜视，发生眼位欠矫或过矫，同时再次手术的次数比婴儿型内斜视无眼震者要多。

### （七）神经系统异常

发生率高。von Noorden报告84例眼球震颤阻滞综合征中，神经系统异常的发生率为25%，而80例婴儿型内斜视无眼震者仅有一例（1%）。

## 三、检 查

### （一）三棱镜试验

根据Hering法则，当一眼向右或向左转动时，另眼也必向右或向左作等量转动，即每一眼球运动，必有相同强度、相同效果的神经冲动同时到达两眼。如将 $50^{\triangle}$棱镜底向外置于注视眼前，则注视眼为了注视目标，眼球将向棱镜的尖端移动。如为眼球震颤阻滞综合征，则他眼为了要抑制眼震，眼球仍保持原来的内转位，不作多大外转运动；如为婴儿型内斜视，当注视眼向棱镜的尖端移动时，他眼也必作等量移动。

#### （二）眼震电流描记法

作眼球震颤描记可以观察眼震的种类为显性的，振幅在双眼注视或单眼注视时是相等的，慢相减速，随集合运动波形减弱甚至消失。

#### （三）前庭-眼反射

Hoyt（1982）对先天性内斜视与眼球震颤阻滞综合征作了前庭-眼反射观察，发现所有眼球震颤阻滞综合征均有正常反应，而先天性内斜视表现有严重和中度前庭-眼反射缺陷。他认为前庭-眼反射可用来鉴别这两种眼病。

#### （四）其他检查

作视力检查时注意头位的改变，作单眼运动及双眼同向运动时注意斜视角的变化，另外遮盖一眼后注意头位有何改变，以上这些检查对诊断本征往往有帮助。

三宅（1985）发现在181例婴儿型内斜视中，有假性眼球震颤阻滞综合征15例。其特征为有内斜视及显性冲动型眼震。当内斜视眼正位时，眼震不出现。但当眼球由正中位向外转动时，出现冲动型眼震。该氏发现有些典型的眼球震颤阻滞综合征在观察过程中，转向假性眼球震颤阻滞综合征。

## 四、鉴别诊断

主要应与婴儿型内斜视及先天性双侧外展神经麻痹相鉴别。

#### （一）婴儿型内斜视

鉴别要点见表9-10。这里应指出的有两点：第一点，关于交叉性注视，婴儿型内斜视往往表现有交叉性注视，斜视度数大，向左侧注视时，用右眼注视，向右侧注视时，用左眼注视，表现为假性外展神经麻痹；而眼球震颤阻滞综合征双眼视力好者，也有上述症状。但婴儿型内斜视的交叉性注视，在向正前方注视时，不出现眼震，向外转动至外眦时，出现终点性眼震，这是一种生理性眼震；而在眼球震颤阻滞综合征，当眼球由内转位向外转动时，即出现眼震。第二点，关于代偿头位，眼球震颤阻滞综合征在双眼开放下或遮盖一眼时，出现面部转向一侧的代偿头位，而交叉性注视无面部转向一侧的代偿头位，如遮盖一眼，他眼由内转位变为正中位注视。

**表9-10 婴儿型内斜视与眼球震颤阻滞综合征的鉴别**

| | 婴儿型内斜视 | 眼球震颤阻滞综合征 |
|---|---|---|
| 弱视 | 少见 | 常见 |
| 斜视角 | 稳定且度数大 | 变动，可呈痉挛状态，度数可增加 |
| 眼震类型 | 隐性/显性-隐性 | 显性先天性 |
| 牵拉试验 | 可受限 | 转动好，不受限 |
| 代偿头位理由 | 外展受限或眼震 | 代偿眼震 |
| 分离性垂直偏斜 | 常见 | 少见 |
| 神经系统异常 | 常见，在无眼震病例少见 | 常见 |
| 斜视手术效果 | 可预测 | 不可预测 |

#### （二）先天性双侧外展神经麻痹

Adelstein及Cüppers认为这是一个最重要而且比较难于鉴别的疾患。在外展神经麻痹当眼球外转时，可以见到眼震，并伴有面部转动的代偿头位，很像眼球震颤阻滞综合征，因此只有在全身麻醉下才可鉴别。在全身麻醉下，眼球震颤阻滞综合征表现的内斜视可以消失，而先天性双侧外展神经麻痹表现的内斜视并不消失。在全身麻醉下，眼球震颤阻滞综合征在诱导期或恢复期可自发产生眼球外转，在手术期则眼球处于外转位置，在快要苏醒前，可出现眼震，数秒之内为双眼内转所中和。Cüppers提出，如眼球震颤阻滞综合征时间久，可发生内直肌挛缩，结膜及眼球筋膜弹性丧失，即使在全麻下外转也受限，此时作牵拉试验表现阳性，因此在全麻下就不能与原发性外展神经麻痹相鉴别。

#### （三）其他

需要与各种眼球震颤伴有头位代偿的眼病加以鉴别，其中以先天性眼震伴有头位代偿比较容易鉴别。这种眼震当双眼向同方向运动时，可达到消震点（null point），而眼球震颤阻滞综合征的消震点是双眼内转或一眼内转以达到消震点。其他如先天性上斜肌麻痹和远视散光等引起的代偿头位，从有无眼震，遮盖试验后头位的变化及屈光检查等可作鉴别。

## 五、治疗

目前一般均采取手术治疗。Muhlendyck认为眼球震颤阻滞综合征的斜视角，由斜视度小且稳定的静态成分和斜视度大且经常变动的神经支配成分组成，静态成分用双眼内直肌后徙来解决，而神经支配成分则用后固定缝线来解决。三宅等（1985）报告31例，作后固定缝线，观察6个月以上，发现术前斜视角大于

30°的手术效果比术前斜视角小于30°者差，至于手术量与手术效果之间则无一定的关系。

von Noorden（1986）对64例眼球震颤阻滞综合征患者分4组分别行单侧肌肉后徙-缩短、双眼内直肌后徙，双眼内直肌后徙合并后固定缝线，和双眼内直肌后徙合并一眼或双眼外直肌缩短术。结果是在减少看近内斜视度方面前3种术式效果相同。但从外观眼位来看（正位～±10^△内斜或外斜），第3组（35%）的效果要好，但第2组与第3组之间无显著差异，因此他建议选择双眼内直肌后徙加后固定缝线术。

手术并发症：von Noorden（1986）报告在64例眼球震颤阻滞综合征患者手术，有5例术后发生头位代偿，形成非对称性注视眼震，其消震点位于头位转动的对侧，此5例术前均无代偿头位。此种并发症与手术方式无直接关系，其中4例观察一年后，为了消除异常头位，施行Kestenbaum-Anderson手术。

（吴 晓 张方华）

## 主要参考文献


1. 张方华. 先天性运动缺陷型眼球震颤的治疗. 实用眼科杂志，1984，2：88.
2. 岳以英，赵堪兴，郭新等. 存在两个反方向中间带的先天性冲动性眼球震颤的治疗研究. 中华眼科杂志，2001，37：363-365.
3. Noorden GK von，Campos EC. Binocular vision and ocular motility theory and management of strabismus. 6th ed. St Louis：CV Mosby，2002，508-529.
4. Dell'Osso LF. Congenital，latent and manifest latent nystagmus-similarities，differences and relation to strabismus. Jpn J Ophthalmol，1985，29：351-368.
5. Nelson LB，et al. Strabismus surgery. International ophthalmology clinics. Boston：Little & Brown，1985，133-138.
6. Isenberg SJ，Yee RD. The ETHAN syndrome. Ann Ophthalmol，1986，18：358-361.
7. Kommerell G. The relationship between infantile strabismus and latent nystagmus. Eye，1996，10：274-281.
8. Helveston EM. The 19th Annual Frank Costenbader Lecture-the origins of congenital esotropia. J Pediatr Ophthalmol Strabismus，1993，30：215-232.
9. Gradstein L，Goldstein HP，Wizov SS，et al. Relationships among visual acuity demands，convergence，and nystagmus in patients with manifest/latent nystagmus. J AAPOS，1998，2：218-229.
10. Kushner BJ. Infantile uniocular blindness with bilateral nystagmus. Arch Ophthalmol. 1995，113：1298-1300.
11. Mitchell PR，et al. Kestenbaum surgical procedure for torticollis secondary to congenital nystagmus. J Pediatr Ophthalmol Strabismus，1987，24：87-93.
12. Lee JP. Surgical management of nystagmus. Eye，1988，2：44-47.

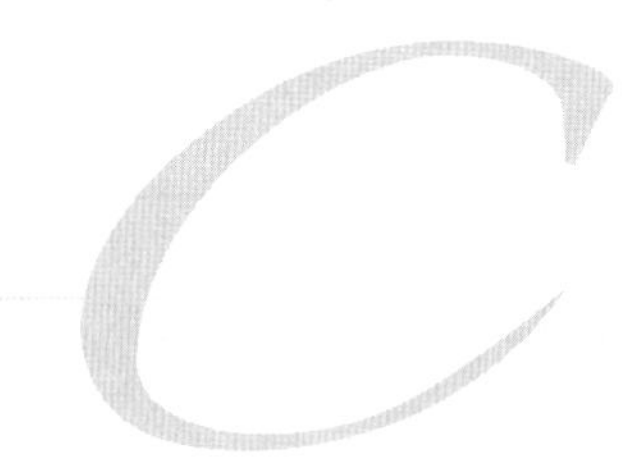

# 第十二章 化学去神经疗法——A型肉毒毒素的应用

肉毒毒素（Botulinum toxin）的临床应用是自70年代起由Scott倡导的。近年来被广泛应用于眼科疾病及其他神经肌肉张力障碍性疾病中。国内外对其基础及临床应用进行了深入的研究，包括毒素结构、作用机理、生物特点及活性、不同血清型毒素的研制开发及其特性、各型毒素的免疫学特性及抗体形成、毒素的标准化和在不同临床领域中的应用及效果。

## 第一节 A型肉毒毒素应用的历史

肉毒毒素用于眼科临床是1972年由Scott首先提出的，并进行了实验研究。1980年他首次提出了肉毒毒素作为一种斜视手术的替代疗法是可行的。其后Scott及其他作者对A型肉毒毒素（Botulinum toxin A，BTXA）的临床应用、药物效果、副作用及免疫学反应做了大量的实验和研究，在治疗斜视，眼睑痉挛与面肌痉挛以及其他疾病中取得了令人鼓舞的效果。

目前在国外使用的BTXA有两种：BOTOX®（美国产）和Dysport®（英国产）。1993年10月，国产“A型肉毒结晶毒素”（商品名：衡力）问世，经动物实验和临床实验研究，质量、纯度及药物效果均达到国外同类药品水平。

## 第二节 A型肉毒毒素的药理学

### 一、A型肉毒毒素的生物特性

BTXA是梭状芽胞杆菌属肉毒梭菌（clostridium botulinum）产生的外毒素，是一种神经毒素。根据抗原性分为A、B、$C_1$、$C_2$、D、E、F和G型等8种不同的毒素。其中三种（A、B和E型）最常见于人类的肉毒中毒。由于产生A型毒素的菌株易于保持原来的毒性，被首先提纯制成稳定的，结晶的标准状态，应用于研究及实验领域。

结晶的BTXA是由19种氨基酸组成的蛋白质，分子量为900 000Da，紫外线最大吸收在278nm，在酸性溶液中稳定，在中性或轻度碱性溶液中可自发地分离。毒素能被红细胞血凝素吸收而分离为两部分：神经毒素及血凝素（α成分及β成分）。神经毒素可被蛋白水解酶分解而形成具有活性的双链结构，双链间以共价的二硫键相联结。其中H链有与靶细胞结合的功能，L链在结合的部位发挥特异的药理作用。破坏二硫键可使毒素丧失其完整性及毒性。

BTXA在动物体内能与肌肉迅速而牢固地结合，并固定在神经末梢和其他组织的结合点，留下的少许毒素进入循环系统引起全身作用，因而不易从血液中分离出来。神经毒素易被消化液破坏，复合体中的非毒性蛋白部分对毒素部分有保护作用。

### 二、作用机制

BTXA作用于胆碱能运动神经末梢，以某种方式拮抗钙离子的作用，干扰乙酰胆碱从神经末梢的释放，使肌纤维不能收缩。这种作用也称为化学去神经作用。

BTXA在神经末梢的作用分为三步：①结合：被注射的毒素迅速结合在胆碱能神经末梢的突触前膜。②内化：毒素通过突触前膜进入到神经细胞内。③麻痹：抑制钙离子介导的乙酰胆碱释放机制。

BTXA可引起可逆性的去神经萎缩，注射后可使轴突产生新的神经芽，与突触后形成新的神经联结即新的运动终板，保持支配肌肉的原有特性。这一变化需要一定时间，恰与临床疗效的持续时间吻合。

### 三、A型肉毒毒素的制备

供治疗用的BTXA是冷冻、干燥的结晶制品，在冰冻温度下稳定性可保持四年。BTXA不耐高温，加热至80℃ 30分钟或煮沸5～20分钟即被破坏。在碱性溶液中也易被破坏。一般应在低温下保存或运输。用生理盐水溶解后在数小时内可被破坏。毒素也可被机械力量或不适当的溶解破坏如：快速注射，过度稀释等。

结晶的 BTXA 是以小鼠的 50% 致死量（$LD_{50}$）为 1 个计量单位 U。每种产品的单位药物重量不等。每 1U Oculinum®（BOTOX®）约为 0.04～5ng。国产 BTXA1U 约为 0.04ng。据推算 0.1～1μg 能引起人的肉毒中毒。

## 第三节 A 型肉毒毒素的临床应用

### 一、基 本 原 理

Scott 提出，BTXA 的不同注射剂量可造成被注射肌肉的暂时性的麻痹延伸，张力减弱，而拮抗肌的张力加强，达到矫正眼位的目的，并有一定程度的双眼单视。当药物作用消失后可以出现非麻痹性斜视的改变。

### 二、A 型肉毒毒素在治疗斜视中的应用

#### （一）注射方法

在眼外肌注射 BTXA 需用肌电图监视，指导注射部位。注射时将毒素稀释到所需浓度，使每条肌肉的注射容量为 0.1ml。将肌电图针样电极刺入眼外肌部位，直到神经肌肉接头部位，约在肌止端后 25mm。听到信号时进行注射。对儿童注射时可用氯胺酮（Ketamine 0.5～1.0mg/kg）麻醉，引起催眠状态而不消除肌电图反应。

#### （二）药物剂量与效果的关系

BTXA 对被注射肌肉的麻痹效果与注射剂量有关。剂量越大，麻痹效果越强，作用持续时间越长。国外作者常用的剂量范围在 0.3～1.56ng 之间（约为 0.7～3.58U），用于治疗中等度的斜视的病人是安全有效的。药物效果维持时间在 4 周至数月。使用国产 BTXA 治疗斜视的剂量为 0.05～0.2ng（1.25～5U），对 20～40$^{\triangle}$ 的斜视病人效果良好。麻痹效果在注射后 1～7 天出现，注射后平均 9.84 天达到高峰，以后持续 4～20 周（平均 6.95 周）并逐渐减弱。注射的容量一般为每条肌肉 0.1ml，较大的容量易使药物扩散到邻近肌肉，引起副作用。

#### （三）重复注射

BTXA 的作用有一定的时限，在药物作用减弱或消失后眼位倾向于低矫，当注射效果不满意时可以进行重复注射。这在大角度斜视中更加明显。

Scott 统计约有 60% 的病人需要重复注射。国内报告重复注射的病人占 48%。通过重复注射控制药物剂量和注射时间间隔可逐步达到正位或减少斜视度。重复注射的指征为：①大角度斜视；②首次注射后低矫，斜视度 > 10$^{\triangle}$；③被注射肌肉有挛缩。

与手术比较，BTXA 注射有以下优点：操作简便，可以在门诊进行；仅用局部麻醉；几乎无注射后的不适；无切口，不留瘢痕；可重复进行而不影响以后的手术。由于它的时限性有以下缺点：约 60% 的病人需要重复注射；结果的可预料性不如手术肯定，治疗的时间较长。

#### （四）对各种斜视的效果

1. 第Ⅵ脑神经麻痹　在第Ⅵ脑神经麻痹的早期对内直肌注射 BTXA，可使眼位改变，恢复正位，并能维持一定的双眼单视功能，减轻了复视带来的不适。当药物的作用消失后，如果外直肌的功能完全恢复，眼位可以恢复正常，病人可获正常的双眼单视。如果外直肌的功能不能完全恢复，仍需手术治疗。

由于所选择病人的病因，肌肉麻痹的程度，药物剂量，观察时间和评价标准不同，对第Ⅵ脑神经麻痹的治疗效果各家报告不一：约 75%～87.5%，而 Lee 等的报告最终恢复率与对照组比较无明显差异。还有报告对晚期第Ⅵ脑神经麻痹的病人进行 BTXA 注射联合手术治疗，术后有 64%～70% 的病人获得融合。

笔者对 62 例第Ⅵ脑神经麻痹的病人进行了 BTXA 眼外肌注射治疗。其中经 1 次（28 例）和多次（7 例）注射治疗后眼位恢复至正位者占 56.5%，并获得双眼单视功能；病程≤3 个月的患者正位恢复率（75.7%）与病程 > 3 个月者（28.0%）比较差异有非常显著意义。对病程 > 6 个月的病人分两组，其中一组患者在 BTXA 注射后 3～28 个月行二期手术治疗，另一组患者在 BTXA 注射后 1 周施行上下直肌转位手术。术后平均 7.52 个月，两组分别有 11 例（68.8%）和 14 例（51.9%）眼位恢复至正位，手术平均矫正斜视度数分别为 42.69$^{\triangle}$和 90.04$^{\triangle}$，分别有 4 例和 10 例患者恢复了融合功能和一定的双眼注视野。笔者认为 BTXA 注射联合同期的肌肉联结术或肌肉转位术治疗病程 > 6 个月的病人，其优点为可避免多条肌肉手术引起的前节缺血，减少内直肌运动的限制，获得一定的融合功能，并缩短治疗时间。

目前，BTXA 注射已作为第Ⅵ脑神经麻痹早期的治疗措施，发病后应尽早进行注射。如注射后低矫，可进行重复注射，使眼位维持在正位或轻度过矫，这对避免内直肌的挛缩是非常必要的，也提供了条件以利于外直肌功能的恢复。有的病人虽然在重复注射时病程已超过 6 个月，仍发现原麻痹肌的功能逐渐恢复，这种改变对眼位的恢复和以后的手术都有利。

BTXA 对其他单条眼外肌麻痹的疗效也较好，通过一次或少数重复注射可获正位。但对动眼神经麻痹

的病人则常低矫，可能是因为多条麻痹的眼外肌的功能不能完全恢复，最终需行手术治疗，但在发病早期仍不失为一种治疗方法。

2. 水平斜视 BTXA在水平斜视中代替手术，多数作者以末次注射后6个月为评价时间，但更长期的观察是必要的。Scott报告经注射后病人的斜视度减少66%，有64%的儿童和56%的成人获得≤10$^{\triangle}$的残余斜视。一般认为对≤40$^{\triangle}$的斜视效果较好，而＞40$^{\triangle}$的斜视常在药物作用减退后回退到原有的斜位，需重复注射多次或手术治疗。加大BTXA的用量对大角度内斜十分有效，但副作用会增加。

BTXA注射对有潜在融合能力的小角度斜视，隐斜和间歇性斜视效果最好。病人常能获得眼位的矫正和融合。Spencer等报告对间歇性外斜视儿童，用双侧外直肌注射BTXA，有22(69%)仅需1次即能获稳定的正位，治疗效果与初始斜视度大小无关。Dawson等在单眼内直肌注射BTXA治疗急性共同性内斜视，随访22个月14例患儿中有8例眼位正位，立体视锐达120″以上，11例眼位满意不需再手术，立体视改善。BTXA注射对内斜视比外斜视效果更好。外斜视的儿童中低矫的较多。

3. 斜视术后的过矫和低矫 BTXA注射对这类病人可免除再次手术的创伤，但难以预期能否缩短治疗的时间。McNeer观察这类病人注射后内斜视平均减少13$^{\triangle}$，外斜视平均减少11$^{\triangle}$，但对外斜视的效果不如内斜视稳定。Dawson用BTXA注射治疗外斜视手术过矫的病人，有潜在融合能力的36例中有15例正位(42%)，复视消除，24例无融合潜力病人中仅有4例正位。对于术后由于瘢痕增生而有运动限制的病人经多次重复注射仍回退到原有斜位。

4. 废用性斜视 BTXA注射治疗在此类病人中有1/2获得满意的眼位，斜视度平均减少67%。这些病人常需多次重复注射，使眼外肌长时间处于松弛的状态，张力减低，达到减少斜视度的目的。即使眼位有少许回退，也能令病人满意。还有作者将BTXA用于无晶状体眼的斜视伴有复视的病人，用以消除复视并重获双眼单视。

5. 儿童斜视 BTXA在儿童中的应用一直是被争论的问题。年幼儿童需用全身麻醉。一般用Ketamine。但Ketamine的副作用常引起患儿的不适。可使用nitrous oxide/enflurane进行麻醉，避免Ketamine的副作用。需长期观察注射治疗的实际预后和所需注射的次数。同时，在眼外肌注射BTXA可能引起睑下垂的副作用，是造成弱视的潜在危险，因而应更加慎重。Johnson认为对先天性内斜视的病人，手术的成功率达到80%，调整缝线技术可精确地调整眼位，使手术次数减少，这些优点是BTXA难以与之竞争的。

Magoon在5个月至12岁的斜视儿童及婴儿中进行了注射。85%的患儿注射后获得融合。2～5年的远期疗效与短期追踪对比，残余斜视度和斜视矫正的百分率相似，斜视度平均由30$^{\triangle}$～35$^{\triangle}$降至5$^{\triangle}$，且副作用少。同时注意到注射引起的睑下垂和垂直斜视并未引起视力下降。

近年来一些作者在年龄＜12个月先天性内斜视患儿双侧内直肌注射2.5UBTXA，早期均获得改善。远期疗效观察表明病人在注射后平均12～24个月内斜度可减少30$^{\triangle}$～40$^{\triangle}$，注射后早期有暂时性的过矫，3个月后逐渐回退到正位。有47%的患儿需要重复注射。在观察期中，DVD和下斜肌亢进的发生率与以往的报告相近，且随年龄长大而增加。对此以及A-V综合征、低矫等仍需手术治疗。也有报告先天性内斜视在注射后早期有满意的结果，但最终有67%的患儿需要手术，有25%的患儿有融合和粗略的立体视，远比手术的成功率低，而获得正位的时间平均需要5个月。Campos报告60例先天性内斜视儿童，平均年龄6.5个月，双侧内直肌同时注射BTXA，随访10年后，88%仍有稳定的眼位，并认为BTXA注射对7月龄以前的儿童有效，但无一例能达到正常的双眼视觉。BTXA注射与手术结果的对比只有通过前瞻性的、随机的、和长期的研究才能得出结论。

6. 斜视术前评价 用BTXA注射作为诊断试验，根据眼位正位时是否存在双眼单视或有无复视干扰，决定手术。

7. 视网膜脱离术后的斜视 视网膜脱离术后的斜视常同时有水平斜视合并垂直斜视，斜视手术是困难的，且不易取得满意的结果。Scott用BTXA替代手术治疗，有60%的病人获得融合，如有肌肉的运动限制则注射后效果不理想。应根据病人的眼位和以往的手术选择注射肌肉，少量多次注射较好。

8. 垂直斜视 由于提上睑肌对BTXA注射极为敏感，可引起上睑下垂。因而治疗垂直斜视常在下直肌注射。在下斜肌注射较困难。因而Scott在治疗第Ⅳ脑神经麻痹时更愿选择对侧下直肌注射。Magoon等使用BTXA在下直肌或下斜肌注射治疗16例垂直斜视的病人，76%获得矫正。McNeer用在非主导眼的上直肌注射BTXA治疗DVD病人，使上斜视从平均20$^{\triangle}$减少到5$^{\triangle}$。还可用于残余性或过矫的垂直斜视病人。

9. 甲状腺相关性眼病(thyroid-related ophthalmopathy，TRO) 由于肌肉肥大和挛缩，在TRO中所用

BTXA 的剂量大于共同性斜视。60% 的病人最终需要手术。在疾病的早期可能解除复视症状，通过重复注射，有可能起到缓解肌肉挛缩，防止或减轻纤维化的作用。有些病人可能免去手术。

Dunn 在 TRO 患者的内直肌和（或）下直肌注射 BTXA，使斜视度由平均 19.5△下降到 2.25△，效果持续 9.8 个月。其他作者报告平均可矫正治疗前斜视度的 24%～63%。然而 Scott 报告在注射的病人中最终的手术率与未经 BTXA 治疗的病人相似。这些不同的结果是因为 TRO 的早期由于炎症肌肉痉挛，此时对 BTXA 有较好的反应。随病程进展肌纤维的结构改变，致使眼外肌纤维化，BTXA 不能对之起作用。

10. 对眼部或全身情况不宜进行斜视手术的病人，BTXA 注射可满足他们在功能上或美容上的要求。例如需多条眼外肌手术有引起前节缺血可能；因青光眼而失明者；有眼部炎症，早期眼球萎缩者；有因手术诱发全身合并症的危险及不能耐受麻醉药者或因晚期癌症不适宜手术的病人，以及拒绝手术者。

11. 眼球震颤　对获得性的眼球震颤，用球后注射或在病人的水平肌或垂直肌注射 BTXA，减轻症状并提高视力。效果可持续 2～3 个月。但病人有不同程度的睑下垂和复视。也有作者观察到注射后眼球震颤的幅度有所减低而频率不变。

对先天性眼震 von Noorden 认为 BTXA 无效。国内有作者用 BTXA 治疗先天性眼球震颤，对有代偿头位和眼震中间带的冲动型眼震注射慢相侧一对配偶肌，对摆动型注射双侧水平直肌。注射后患者正前方眼震震频和振幅减小，视力提高，80% 代偿头位消失或减轻。与手术比较 BTXA 的有效率稍低，对其疗效的持久性需进一步研究。

BTXA 还被应用在治疗其他眼科疾病如：下睑内翻、眼睑的肌纤维颤搐、治疗角膜疾病时造成暂时性的睑下垂、上睑退缩等。

### （五）副作用

BTXA 在眼外肌注射局部的副作用是暂时的（1～2 周），很少引起不良的后果。

在眼外肌注射 BTXA 后发生最多的副作用是睑下垂，发生率在 4.4%～53%。Scott 报告在成人和儿童中的发生率分别为 16% 和 25%。国内作者报告睑下垂的发生率在 33.3%～35.6%。睑下垂发生后均能自行缓解，在注射时多次进针造成副作用的机会增加。Magoon 等认为在内直肌注射比在外直肌注射更易引起睑下垂。严重的睑下垂最长可持续 3 个月，对儿童有造成弱视的危险。笔者观察使用 >5U 的剂量可使睑下垂的发生率增加。Stavis 注意到如让病人在注射后立即坐起来，并在当晚保持头高位可减少睑下垂的发生。

垂直斜视是另一常见的副作用。Scott 报告 17% 的病人发生垂直斜视，这经常给病人造成复视。在内直肌注射后最常发生上斜视，而外直肌注射后常发生下斜视。笔者报告以内直肌注射为多的一组病人有 30% 发生垂直斜视。垂直斜视持续 2～8 周，最长可达 6 个月。

复视多由于眼位未完全正位所致，如低矫，过矫或有垂直斜视，其中以过矫和垂直斜视所致的复视容易引起病人不适，部分病人有定向力障碍。常需遮盖一眼。但对视觉发育期的儿童应慎用遮盖。

结膜下出血常见于结膜血管的损伤，一般于 1～2 周吸收。但可给病人造成精神压力。球后出血少见，Scott 报告发生率为 0.2%，仅 1 例需要减压。在过去曾行斜视手术的病人注射，需用注射针到球后探查穿刺较易引起出血。

瞳孔扩大和调节减弱，可能由于 BTXA 影响了睫状神经节所致。笔者曾见 2 例瞳孔扩大，4 例视力模糊，均在 1～2 周内恢复。

巩膜穿通是极罕见的并发症，Scott 统计在 8300 例注射中有 9 例（0.11%）发生巩膜穿通。其中 8 例无视力丧失或视网膜脱离，1 例由于玻璃体积血视力减退数月。在曾行手术的病人中由于瘢痕组织使肌肉移位可造成注射针的位置不准确，易造成巩膜穿通。

其他副作用较少见。BTXA 在眼肌注射尚未观察到全身副作用，少数病人的注射后不适与药物作用无明显关系，如焦虑，晕厥，系情绪紧张所致。所有副作用均为暂时性的，不遗留永久的后遗症。一般持续 1～2 个月，在被注射肌肉功能恢复之前缓解。

## 三、A 型肉毒毒素在治疗眼睑及面肌痉挛中的应用

原发性眼睑痉挛，半侧面肌痉挛和 Meige 综合征是 BTXA 注射治疗的良好的适应证。虽然 BTXA 的作用是暂时的，需周期性使用，但 90% 病人症状有改善，并愿意重复治疗。

注射方法：在距睑缘 2～3mm 处作皮下或肌内注射。对半侧面肌痉挛的病人除眼睑外，在下面部，唇侧痉挛部位选相应的注射位点。每点注射 2.5～5U。

治疗的有效率为平均 93.3%，痉挛缓解间期是与剂量相关的。当痉挛缓解期短于 3 个月时可加大注射剂量重复注射。重复注射后的痉挛缓解间期不变。缓解间期眼睑痉挛者平均 13.4 周。半侧面肌痉挛者平均为 16 周。国产 BTXA 治疗缓解间期眼睑痉挛者平均

8.5 周，半侧面肌痉挛者平均 13.7 周。本方法简便易行，治疗无痛苦，无全身反应，局部副作用小，病人易于接受。

较常见的副作用有睑下垂，复视，干眼症，暴露性角膜炎，溢泪等。这些常在 1～6 周逐渐消退。由于轮匝肌麻痹使瞬目减少易发生点状角膜炎，适当给予润滑剂可减轻症状。少见的副作用为眼睑水肿、下面部无力和眼睑出血等。

文献报告的注射后的全身反应，与 BTXA 的关系尚未肯定。如胆囊排空停滞，恶心，全身瘙痒，类似感冒的症状如全身无力，困倦，疲劳和不适等。

## 第四节　A 型肉毒毒素的免疫反应

BTXA 在体内注射可引起抗体。一般认为用于治疗眼睑痉挛和面肌痉挛的剂量低于免疫系统的识别阈值。治疗斜视的用量则更低。BTXA 在人体的免疫负荷量估计在 52～413U 之间。

重复注射产生的抗体可能使随注射次数增加对毒素的反应减弱。毒素的蓄积，小剂量长期投药可能是产生抗体的因素，在治疗需要较高剂量的疾病时有必要制定一个方案以避免免疫反应影响治疗效果。

对已经产生抗体的病人可改变所用毒素的血清类型。F、B、C、E 型毒素正在研制和应用研究中，可用于对 A 型毒素产生抗体者。F 型毒素的效果和并发症类似 A 型毒素，但持续时间更短。B 型毒素产生肌肉无力的疗效不如 A 型毒素。

用基因重组方法研制抗 BTXA 的生物疫苗，在动物实验中可产生保护性免疫。

近年来国内外许多作者研究将 BTXA 应用于多种肌肉运动障碍疾病中，这些疾病涉及多个学科包括神经科、骨科、小儿科、康复医学、耳鼻喉科、外科等。对 BTXA 的分子结构、功能和作用机制的基础研究也有迅速的进展，临床应用研究在更广阔的领域进行探索。由于 BTXA 的作用短暂，对其他代替 BTXA 的药物也在研究中。

（吴　晓）

## 主要参考文献

1. 王荫椿．肉毒毒素结构和功能的研究（综述）．国外医学军事医学分册，1985，9：326-329.
2. 王荫椿，等．治疗用 A 型肉毒结晶毒素的研制及实验动物模型的建立．生物学制品杂志，1990，3：124-127.
3. 吴晓．肉毒杆菌毒素在眼科的应用．见：魏文斌等主编．当代临床眼科进展．安徽：安徽科技出版社，1998，372-391.
4. 吴晓．A 型肉毒毒素在麻痹性内斜视治疗中的应用．中华眼科杂志．2002，38（8）：457-461.
5. 戴壮，卢炜，吴晓等．A 型肉毒杆菌毒素治疗眼睑，面肌痉挛的临床研究．中华眼科杂志，1993，29：144-145.
6. Rosenbaum AL，Santiago AP. Clinical strabismus management. Philadelphia：WB Saunders Company，1999，423-432.
7. Noorden GK von，Campos EC. Binocular Vision and Ocular Motility Theory and Management of Strabismus. 6th ed. St Louis：CV Mosby，2002，559-565.
8. Scott AB. Botulinum toxin injection of eye muscles to correct strabismus. Trans Am Ophthalmol Soc，1981，79：734-770.
9. Scott AB. Antitoxin reduces botulinum side sffects. Eye. 1988，2：29-32.
10. Lee J et al. Results of a prospective randomized trial of botulinum toxin therapy in acute unilateral sixth nerve palsy. J Pediatr Ophthalmol Strabismus，1994，31：283-286.
11. Osako M，Keltner JL. Botulinum A toxin（Oculinum）in ophthalmology. Surv Ophthalmol，1991，36：28-46.
12. Rosenbaum AL，kushner BJ，Kirschen D. Vertical rectus muscles trans-position and botulinum toxin to medial rectus for abducens palsy. Arch Ophthalmol，1989，107：820-823.
13. McNeer KW，et al. Observations on bilateral simultaneous botulinum toxin injection in infantile esotropia. J Pediatr Ophthalmol Strabismus，1994，31：214-219.
14. Campos EC，Schiavi C，Bellusci C. Critical age of botulinum toxin treatment in essential infantile esotropia. J Pediatr Ophthalmol Strabismus，2000，37：328-332.
15. Dawson EL，Marshman WE，Adams GG. The role of botulinum toxin A in acute-onset esotropia. Ophthalmology，1999，106（9）：1727-1730.
16. Spencer RF，Tucker MG，Choi RY，et al. Botulinum toxin management of childhood intermittent exotropia. Ophthalmology，1997，104（11）：1762-1767.
17. Han SH，Lew H，Jeong CW，et al. Effect of botulinum toxin A chemodenervation in sensory strabismus. J Pediatr Ophthalmol Strabismus，2001，38（2）：68-71.
18. Frueh BR，et al. Treatment of blepharospasm with botulinum toxin，a preliminary report. Arch Ophthalmol，1984，102：1464-1468.
19. Dutton JJ. Botulinum-A toxin in the treatment of craniocervical muscle spasms：short and long term，local and systemic effects. Surv Ophthalmol，1996，41：51-65.
20. Ruben ST，et al. The use of botulinum toxin for treatment of acquired nystagmus and oscillopsia. Ophthalmology，1994，101：783-787.

# 第十三章 斜视与遗传

在斜视中，有一部分具有明确的遗传背景因素，属于遗传性斜视。这些疾病的发病率相对低，但是由于它们种类繁多，因此在日常临床工作中经常遇到。同时这类疾病大多预后较差，且多以家族性发病，对社会和患者生活影响较为严重。本章重点介绍了先天性颅内神经异常支配眼病和先天性眼球震颤两大类疾病的遗传病因和分型，这些知识是临床鉴别诊断的重要补充，同时也是为此类病人提供临床遗传咨询的必要指南。

## 第一节 先天性脑神经异常支配眼病的遗传机制

先天性脑神经异常支配眼病（congenital cranial dysinnervation disorders，CCDDs）是一组先天性、非进行性的斜视综合征，呈家族性遗传或散发，主要病因为一条或多条脑神经发育异常或完全缺失，从而引起的原发或继发性肌肉异常神经支配，临床上主要表现为垂直眼球运动异常、水平眼球运动异常和面神经麻痹。主要包括先天性眼外肌纤维化（congential fibrosis of extraocular muscles，CFEOM）、Duane 综合征（Duane retraction syndrome，DRS）、Moebius 综合征和水平注视性麻痹伴进行性脊柱侧弯等。

### 一、先天性眼外肌纤维化

#### （一）亚型分类和特点

**【分类】** 先天性眼外肌纤维化（CFEOM）包括了四种先天性遗传斜视疾病：CFEOM1，CFEOM2，CFEOM3 和 Tukel 综合征。这些疾病的共同特点是先天性的非进行性的眼肌麻痹，可伴随上睑下垂。这些疾病的原发病理改变出现于第三、四脑神经（动眼神经和滑车神经）、神经核以及它们所支配的肌肉，包括上、下、内直肌、下斜肌，提上睑肌（动眼神经支配）和上斜肌（滑车神经支配）。一般来说，患者眼球垂直运动严重受限，而水平运动的限制有较大的个体差异。CFEOM3 型患者可伴有智障，面骨发育异常和（或）进行性轴突末梢神经病变。

**【诊断特点】** 目前，CFEOM 的分类是以临床诊断特点为基础，同时结合了部分分子遗传学诊断结果（表 9-11）。

#### （二）遗传背景和致病基因

**【位点和基因】** 目前已知的与 CFEOM 相连锁的遗传位点包括 FEOM1、FEOM2、FEOM3、FEOM4 和 Tukel（见表 9-11）。这些位点处于不同的染色体区、对应了不同的疾病亚型（表 9-12）。在上述五个遗传位点中，已经有 4 个致病基因被确认：*KIF21A*、*PHOX2A*、*TUBB3* 和 *TUBB2B* 基因。*KIF21A* 基因突变引起 CFEOM1 和 3 型；*PHOX2A* 基因引起 CFEOM2 型疾病；*TUBB3* 和 *TUBB2B* 基因突变多引起 CFEOM3 型（见表 9-12）。

**【临床筛查】** *KIF21A* 基因由 38 个外显子组成，其中 2、8、20 和 21 号外显子的杂合突变导致了全部的 CFEOM1 型病变，及 13% 的 CFEOM3 型病变（见表 9-12）。因此对临床 CFEOM1 型和 3 型患者应当应用直接测序方法筛查上述外显子。*PHOX2A* 基因纯合突变是目前 CFEOM2 型病变的唯一病因。*PHOX2A*、*TUBB3* 和 *TUBB2B* 基因突变筛查属实验室研究范围，尚未在临床上推荐开始。

**【突变基因功能】** KIF21A 蛋白属于一大类正端走向的微管驱动蛋白。神经元细胞利用微管驱动蛋白在轴索和树突中传递必要的细胞浆物质。KIF21A 蛋白包括 1527 个氨基酸，由头部运动蛋白域、茎部超螺旋结构和尾部 C 端蛋白域组成。目前已知的突变位于头部运动蛋白域和茎部超螺旋结构中。KIF21A 蛋白可与微管紧密连接，并且人们发现 KIF21A 蛋白大量沉积于坐骨神经近端的连接处。KIF21A 蛋白的突变被推测是影响了Ⅲ和Ⅳ对脑神经的胞浆运输而引起了 CFEOM 症状。PHOX2A 蛋白属于同源结构域转录因子蛋白，在动眼神经和滑车神经运动神经元的发育过程中具有重要作用。TUBB3 蛋白是一种微管蛋白，具

表 9-11　不同类型 CFEOM 的临床诊断和分子遗传特点

| 类型 | 第一眼位 | | 眼球运动 | | 上睑下垂 | 双眼视 | 弱视 | 遗传位点 | 遗传形式 |
|---|---|---|---|---|---|---|---|---|---|
| | 垂直 | 水平 | 垂直 | 水平 | | | | | |
| CFEOM1 | 下斜 | 多样 | 上转不过中线 | 多样[†] | 双侧 | 通常无 | 常见 | FEOM1 | AD |
| CFEOM2 | 下斜过中线 | 固定外斜 | 严重受限 | 严重受限 | 双侧 | 无 | 常见 | FEOM2 | AR |
| CFEOM3 | 多样 | 多样 | 轻度受限 | 正常或受限 | 多样，轻度 | 可存在 | 不常见 | FEOM1，3，4 | AD |
| Tukel | 多样 | 多样 | 轻度受限 | 正常或受限 | 多样，轻度 | 可存在 | 不常见 | TUKLS | AD |

注：AD 为常染色体显性遗传；AR 为常染色体隐性遗传

表 9-12　引起 CFEOM 的遗传位点和突变基因

| 遗传位点 | 染色体区 | 致病基因 | 突变外显子 | 疾病表型 | 外线率 |
|---|---|---|---|---|---|
| FEOM1 | 12q12 | *KIF21A* | 2，8，20，21 | 97% CFEOM1，13% CFEOM3 | 100% |
| FEOM2 | 11q13.3-q13.4 | *PHOX2A* | 多个 | 100%CFEOM2 | 100% |
| FEOM3 | 16q24.3 | *TUBB3* | 多个 | CFEOM3 | 90% |
| FEOM4 | 13q27.3 | 未知 | —— | CFEOM3 | 未知 |
| Tukel | 21qter | 未知 | —— | TUKLS syndrome | 未知 |

有神经元特异性的，在神经元中表达，对哺乳动物神经的发生、轴突的导向和维护中具有重要作用。同样情况，TUBB2B 蛋白突变引起的 CFEOM 也被证实与轴突神经异常支配有关。

**【遗传特点小结】** CFEOM 具有显著的遗传异质性，不同类型的 CFEOM 可与不同遗传位点 / 基因连锁，同时相同基因突变可以引起不同的疾病表型。CFEOM 可为常染色体显性遗传和常染色体隐性遗传（见表 9-12）。此外，CFEOM1 和 2 型为完全外显，CFEOM3 型为部分外显（见表 9-12）。

## 二、单纯型 Duane 眼球后退综合征

### （一）亚型分类和特点

Duane 眼球后退综合征（Duane Retraction Syndrome，DRS）是一种先天性的非进行性的眼肌麻痹。DRS 的原发病理改变为第六脑神经（展神经）、神经核发育异常以及它所支配的外直肌纤维化。单纯性 DRS 除眼部病变外全身无其他遗传异常，发病率占全部 DRS 的 70%，临床上可分为 3 型。Ⅰ型：占 75%～80%，患眼轻度至显著外转受限，轻度或者无内转受限，内转时眼球后退、睑裂变小，同时可伴有上射或者下射现象，第一眼位内斜视，多采取面转向受累方向的代偿头位，可单眼或者双眼受累。Ⅱ型：占 5%～10%，患眼轻度至显著内转受限，轻度或无外转受限，内转时眼球后退、睑裂变小，同时伴有上射或者下射现象，第一眼位多为外斜视，头位与受累方向相反，可单侧或者双侧受累。Ⅲ型：占 10%～20%，患眼轻度至显著内外转受限，企图内转时眼球后退、睑裂变小，常伴有上射或者下射现象。第一眼位可内斜视或者外斜视，面转向患者，可单眼或者双眼受累。

### （二）遗传背景和致病基因

DRS 在正常人群中的发病率约为 1/1000，占全部斜视患者的 1%～5%。DRS 患者大多数是无家族史的散发病例，仅约 10% 的患者为家族遗传性单纯 DRS，包括显性和隐性遗传。*CHN1* 基因杂合突变可引起散发和家族遗传性单纯 DRS。在散发病例中，研究表明眼球垂直运动异常与 *CHN1* 基因突变有关。*CHN1* 基因突变检测阳性者出现双侧受累及垂直运动异常的概率大大高于阴性的 DRS 患者。在家族遗传性单纯 DRS 中，*CHN1* 基因杂合突变的遗传特征为不完全外显率的常染色体显性遗传。CHN1 基因突变引起的 DRS 的外显率较低。*CNH1* 基因有 11 个外显子，DRS 患者的 *CNH1* 基因已经证实有 7 个不同的杂合子错义改变。

对存在细胞遗传学异常的散发病例研究证实，DRS 还存在另外的遗传位点——DURS1 位点。DURS1 位点位于染色体 8q13 区（OMIM 126800），致病基因为 *SALL4* 基因，多与 Duane 桡侧列综合征（Duane radial ray syndrome，DRRS）相关，患者除眼部表型外，还伴有桡侧发育不良、耳聋和躯体发育异常等。

## 三、Möbius 综合征

Möbius 综合征又称先天性展神经和面神经麻痹综合征。首先由 Möbius 提出，该综合征以两侧展神

经和两侧面神经瘫痪为特征，患者呈面具脸，男性多见。临床表现为：①两侧面瘫，类似周围性面瘫，受累程度可能不同。有的只累及一侧，一侧受累者，面之上下部受累的程度也可能不同。②两眼外直肌瘫痪，双眼呈内收位，但辐辏正常，双眼垂直运动正常。双侧眼球不能向左右侧运动。③合并蹼指、指骨少节。指（趾）细长呈蜘蛛状，或有多指（趾），并指（趾）、指（趾）缺少，趾间粘连。④胸、颈、臂、唇和舌部肌肉可有萎缩或发育不全。⑤智力发育迟滞。该病症原发病理改变出现于第六、七脑神经发育异常，第三、五、十、十一、十二脑神经均可受累，是一类复杂的脑干发育异常综合征。

Möbius 综合征多为散发病例，少有家族性遗传。其遗传形式多样，有常染色体显性遗传、常染色体隐性遗传、伴 X 性连锁隐性遗传，外显率为 2%。目前，常染色体显性遗传的 Möbius 综合征已被定位于 13 号染色体 q12.2-q13 区间内（MIM 157500）。研究表明，部分散发病例与 *HOXA1* 或 *TUBB3* 基因突变相关。

## 四、水平注视麻痹伴进行性脊柱侧弯

水平注视麻痹伴进行性脊柱侧弯（horizontal gaze palsy and progressive scoliosis，HGPPS）首先由 Jen 提出，其临床表现为患者在出生时存在水平注视性麻痹，并且为全显性遗传，集合、调节、先天性眼球震颤及垂直光滑追视缺陷在患者中变异很大。此外，患者在儿童时期发生进行性脊柱侧弯。该病症原发病理出现于脑桥和小脑脚发育缺陷，伴有脑桥和髓质前后正中裂，是一类与特定脑干神经系统神经交叉缺陷有关的综合征。HGPPS 为常染色体隐性遗传病症，其突变位点定位在 11 号染色体 q23-q25 区间的 *ROBO3* 基因上，该基因在脑神经轴突跨中线的导向发育中起重要作用。

# 第二节 眼球震颤遗传背景

**【概述】** 先天性眼球震颤（congenital nystagmus，CN）是一种具有多种遗传方式的复杂性眼运动性疾病，遗传方式有常染色体显性遗传（MIM 164100）、常染色体隐性遗传（MIM 257400）和 X 染色体连锁遗传（MIM 310700），单从临床表现无法判断其遗传方式。近年来，随着分子生物学技术的快速发展，CN 的基因定位与克隆取得巨大进展。7%～30% 的先天性特发性眼球震颤（congenital idiopathic nystagmus，CIN）患者有遗传性，具有不完全外显率的 X 连锁显性遗传是最常见的遗传方式。近 10 年来，通过对 CIN 家系进行连锁分析和基因筛查，已发现多个与致病基因相关的基因座，2006 年首次在染色体 Xq26.2 发现了 1 个相关致病基因——*FRMD7* 基因。

## 一、性连锁的先天性特发眼球震颤

### （一）临床特点

性连锁的 CIN 患者在出生后 6 个月表现为双眼对称的与注视相关的眼球震颤。患者通常保留正常的双眼视和色觉，视觉诱发电位和视网膜电流图。视力大约在 6/12 左右。大约 15% 的患者有代偿头位。

### （二）遗传连锁位点致病基因

**【连锁位点定位】** 第一个 CIN 遗传位点由 Cabot 等在 1998 年首先报道。他们对具有不完全外显率的 X 连锁显性遗传四代 CIN 家系进行研究，将该家系的基因座定位在 X 染色体短臂 Xp11.4-Xp11.3 区，DXS8O15 与 DXS1O03 之间约 18.6cM 的遗传距离内。此后，Oetting 报道了另一个 CIN 家系与 Xp11.4-Xp11.3 染色体区连锁（$\theta=0.0$，$Z=2.08$）（表 9-13）。第二个 CIN 遗传位点由 Kerrison 等在 1999 年报道。他们对 3 个 CIN 家系进行基因定位研究。这 3 个家系为 X 染色体连锁显性遗传，具有不完全外显率，女性携带者的外显率为 54%。连锁分析将致病基因定位在 X 染色体长臂 Xq26-27 GATA172DO5 和 DXS1192 之间 7cM 范围内。Mellott 将 Xq26-27 上的 CIN 连锁位点进一步缩小到 5.4cM。此后，Zhang 通过 1 个 CIN 中国家系的基因定位研究，发现致病基因的候选区域与 Kerrison 等的研究结果在 DXS8033 和 DXS1211 之间重叠，据此将连锁区域缩小到 Xq26.3-27.1 上 4.4cM 范围（见表 9-13）。

**【基因克隆】** 目前，在 Xp11.4-Xp11.3 区间内的致病基因尚未确认。Oetting 已经在此区间内排除了多个相关基因，包括先天性静止性夜盲基因（congenital stationary night blindess，*CSNB1*，Xp11.4-Xp11.3）、视网膜色素变性基因（retinitis pigmentosa，*RP2*，Xp11.3）、视锥细胞营养不良基因（cone dysteophy，*CDD1*，Xp11.4）等。但由于 CIN 的临床特征与以上疾病有显著不同，目前结果显示这个候选区间可能存在一个独立的眼球震颤致病基因。2006 年，CIN 分子遗传学研究取得重大突破，Tarpey 等对 22 个 CIN 家系及 44 例散发病例进行遗传学研究，连锁分析将候选基因缩小到 Xq26-27 上 *DXS1047* 和 *DXS1041* 之间 7.5Mb 范围内。他们对该区域内包含的所有基因进行高通量测序分析，在扫描了 40 个基因之后，在 Xq26.2 发现 22 种 *FRMD7* 基因突变。FRMD7 基因是目前已知的唯一一个 CIN 相关致病基因。随后，各国学者相继对已知家系进行 FRMD7 基因筛查，又发现几十种种突变类型。目前已知 FRMD7

表 9-13　先天性特发眼球震颤的遗传位点和突变基因

| 遗传型式 | 染色体区 | 区域大小 | 致病基因 | 突变外显子 | 外线率 |
|---|---|---|---|---|---|
| X-linked | Xp11.4-p11.3 | 18.6cM | 未知 | —— | ＜100% |
| X-linked | Xq26.3-27.1 | 4.4cM | FRMD7 | 2，6，8，9，10 | ＜100% |
| AD | 6p12 | 未知 | 未知 | —— | 未知 |
| AD | 7p11.2 | 未知 | 未知 | —— | 未知 |
| AD | 15q11 | 未知 | 未知 | —— | 未知 |
| AD | 1q31-q32.2 | 12.1cM | 未知 | —— | 未知 |

注：X-linked 为性连锁；AD 为常染色体显性遗传；cM 为厘摩单位（centiMorgan）

基因突变类型包括错义突变、无义突变、缺失突变和剪接点突变。

**【致病基因功能】** FRMD7 基因有 12 个外显子，编码 714 个氨基酸，由这些氨基酸组成了酵母功能域包含蛋白 7（ferm domain containing protein 7，FRMD7），是 4.1 超家族蛋白（the Protein 4.1 superfamily）的成员之一。通过原位杂交实验发现，孕 37 天 FRMD7 的表达限于中脑和后脑，而此区域被视为眼球运动控制中枢所在地。孕 56 天前脑室、中脑、小脑原基、脊索和正在发育的视网膜神经层均有 FRMD7 表达。FRMD7 的功能还不清楚，Tarpey 将其与邻近同源蛋白 FARP1（NM_005766）和 FARP2（NM_014808）进行相似性比较分析，发现同源性集中在蛋白 N 末端。同源蛋白 FARP2 调控鼠胚脑皮层神经元轴突分枝的多少和轴突长度以及细胞骨架的重建。FARP2 的过度表达导致轴突生长锥增多和神经元轴突长度相应减少。FRMD7 的功能是否与 FARP2 功能相似，在特定的神经通路中负责整合和调控眼球运动，还有待进一步证明。

## 二、常染色体显性遗传的先天性特发眼球震颤

**【遗传位点和特点】** 常染色体显性遗传的 CIN（adCIN）患者的临床特点与 X 连锁遗传的 CIN 患者相似。遗传学研究方面，Patton 于 1993 年报道了 1 个常染色体显性遗传 CIN 家系有 7∶15 号染色体的平衡易位：t（7；15）（p11.2；q11.2）。1995 年，Klein 对一德国常染色体显性 CN 家系进行研究，发现该家系 3 名患者在 7p11.2 区具有相同的单体型，表明此区域可能含有致病基因，但此家系太小，不能完成连锁相关性分析。1996 年，Kerrison 在一个黑人 adCIN 家系中发现了新的的遗传位点。此位点定位于 6p12 上 D6S271 和 D6S459 之间 18cM 内。2004 年，Hoffmann 将之前报道的可能基因座 6p12、7p11 和 15q11 在 1 个德国家系内进行连锁分析，以上位点均被排除。2012 年，国内肖学珊等报道了 1 个汉族常染色遗传 CIN 家系，并将该表型连锁在 1 号染色体 1q31-q32.2 之间约 12.1cM 的区域内。综上研究说明，常染色体显性 CIN 至少有 4 个不同的遗传位点（见表 N-3），但已知基因座的候选区域很大、包含基因太多，必须精细定位才有可能完成致病基因的克隆工作。

## 三、合并眼球震颤疾病的遗传因素

感觉缺陷性眼球震颤（sensory defect nystagmus，SDN）除眼球震颤外还伴有眼或神经系统异常，其致病基因主要与视网膜发育和功能相关。X 连锁先天性静止性夜盲（congenital stationary night blindness，CSNB）表现为 CN 和夜盲，这类患者可以有较好的视力，临床检查除视网膜电图显示杆细胞功能丧失外无明显异常，常被误诊为 CIN。CSNB2 基因位于 Xp11.23，与电压门控式 L- 钙通道蛋白 al 亚单位基因相似。在 20 个家系中对该基因进行序列分析发现有 6 种突变，导致其编码的蛋白质发生截短改变。全色盲（achxomatopsia）是罕见的异常，表现为生后早期畏光、视力下降、眼球震颤和色觉丧失。蓝锥体细胞性色盲（blue cone monochromacy）是不完全色盲，为 X 连锁隐性遗传，致病基因位于 X 染色体长臂远端，影响红、绿感光色素生成。视杆细胞性色盲（rod monochromacy）是全色盲，为常染色体隐性遗传，致病基因位于 2q11，为视锥细胞光感受器 cGMP 阳离子通道 a 亚单位基因（CNGA3）。Hermansky-Pudlak 综合征表现为眼皮肤白化病、眼球震颤、出血体质和溶酶体蜡样蓄积，为常染色体隐性遗传，致病基因定位于 10q23。虹膜缺失（aniridia）表现为眼前节发育异常、中心凹发育不良和 CN，它由 *PAX6* 基因突变引起，该基因的错义突变还可以引起瞳孔异位等其他表型。

总之，CN 是具有多种不同基因突变类型而临床表型类似的复杂疾病，治疗只能改善症状，没有彻底治愈的特效治疗手段。随着 CN 基因研究的不断深入，明确致病基因及其在视觉发育中的作用，可以使

我们更好地了解眼运动系统发育过程，明确眼球震颤发生机制，以便寻求有效治疗方法，同时也为遗传咨询和预后评价提供确切依据。

（赵 晨）

## 主要参考文献


1. Cooymans P, Al-Zuhaibi S, Al-Senawi R, et al. Congenital fibrosis of the extraocular muscles. Oman J Ophthalmol, 2010, 3(2): 70-74.
2. Yamada K, Andrews C, Chan WM, et al. Heterozygous mutations of the kinesin KIF21A in congenital fibrosis of the extraocular muscles type 1(CFEOM1). Nat Genet, 2003, 35(4): 318-321.
3. Nakano M, Yamada K, Fain J, et al. Homozygous mutations in ARIX(PHOX2A) result in congenital fibrosis of the extraocular muscles type 2. Nat Genet, 2001, 29(3): 315-320.
4. Doherty EJ, Macy ME, Wang S M, et al. CFEOM3: a new extraocular congenital fibrosis syndrome that maps to 16q24.2-q24.3. Invest Ophthalmol Vis Sci, 1999, 40(8): 1687-1694.
5. Aubourg P, Krahn M, Bernard R, et al. Assignment of a new congenital fibrosis of extraocular muscles type 3 (CFEOM3) locus, FEOM4, based on a balanced translocation t(2; 13)(q37.3; q12.11) and identification of candidate genes. J Med Genet, 2005, 42(3): 253-259.
6. Tukel T, Uzumcu A, Gezer A, et al. A new syndrome, congenital extraocular muscle fibrosis with ulnar hand anomalies, maps to chromosome 21qter. J Med Genet, 2005, 42(5): 408-415.
7. Tischfield MA, Baris HN, Wu C, et al. Human TUBB3 mutations perturb microtubule dynamics, kinesin interactions, and axon guidance. Cell, 2010, 140(1): 74-87.
8. Cederquist GY, Luchniak A, Tischfield MA, et al. An inherited TUBB2B mutation alters a kinesin-binding site and causes polymicrogyria, CFEOM and axon dysinnervation. Hum Mol Genet, 2012, 21(26): 5484-5499.
9. Lu S, Zhao C, Zhao K, et al. Novel and recurrent KIF21A mutations in congenital fibrosis of the extraocular muscles type 1 and 3. Arch Ophthalmol, 2008, 126(3): 388-394.
10. Lin LK, Chien YH, Wu JY, et al. KIF21A gene c.2860C>T mutation in congenital fibrosis of extraocular muscles type 1 and 3. Mol Vis, 2005, 11: 245-248.
11. Chung M, Stout JT, Borchert MS. Clinical diversity of hereditary Duane's retraction syndrome. Ophthalmology, 2000, 107(3): 500-503.
12. Demer JL, Clark RA, Lim KH, et al. Magnetic resonance imaging evidence for widespread orbital dysinnervation in dominant Duane's retraction syndrome linked to the DURS2 locus. Invest Ophthalmol Vis Sci, 2007, 48(1): 194-202.
13. Miyake N, Chilton J, Psatha M, et al. Human CHN1 mutations hyperactivate alpha2-chimaerin and cause Duane's retraction syndrome. Science, 2008, 321(5890): 839-843.
14. Kohlhase J, Heinrich M, Liebers M, et al. Cloning and expression analysis of SALL4, the murine homologue of the gene mutated in Okihiro syndrome. Cytogenet Genome Res, 2002, 98(4): 274-277.
15. Kohlhase J, Chitayat D, Kotzot D, et al. SALL4 mutations in Okihiro syndrome(Duane-radial ray syndrome), acro-renal-ocular syndrome, and related disorders. Hum Mutat, 2005, 26(3): 176-183.
16. Slimani F, Hamzy R, Allali B, et al. [Mobius syndrome]. Rev Stomatol Chir Maxillofac, 2010, 111(5-6): 299-301.
17. Tischfield MA, Bosley TM, Salih M A, et al. Homozygous HOXA1 mutations disrupt human brainstem, inner ear, cardiovascular and cognitive development. Nat Genet, 2005, 37(10): 1035-1037.
18. Jen J, Coulin CJ, Bosley TM, et al. Familial horizontal gaze palsy with progressive scoliosis maps to chromosome 11q23-25. Neurology, 2002, 59(3): 432-435.
19. Jen JC, Chan WM, Bosley TM, et al. Mutations in a human ROBO gene disrupt hindbrain axon pathway crossing and morphogenesis. Science, 2004, 304(5676): 1509-1513.
20. Cariboni A, Andrews WD, Memi F, et al. Slit2 and Robo3 modulate the migration of GnRH-secreting neurons. Development, 2012, 139(18): 3326-3331.
21. Hertle RW, Dell'Osso LF. Clinical and ocular motor analysis of congenital nystagmus in infancy. J AAPOS, 1999, 3(2): 70-79.
22. Mellott ML, Jr Brown J, Fingert JH, et al. Clinical characterization and linkage analysis of a family with congenital X-linked nystagmus and deuteranomaly. Arch Ophthalmol, 1999, 117(12): 1630-1633.
23. Abadi RV, Bjerre A. Motor and sensory characteristics of infantile nystagmus. Br J Ophthalmol, 2002, 86(10): 1152-1160.
24. Cabot A, Rozet JM, Gerber S, et al. A gene for X-linked idiopathic congenital nystagmus(NYS1) maps to chromosome Xp11.4-p11.3. Am J Hum Genet, 1999, 64(4): 1141-1146.

25. Oetting WS, Armstrong CM, Holleschau AM, et al. Evidence for genetic heterogeneity in families with congenital motor nystagmus (CN). Ophthalmic Genet, 2000, 21 (4): 227-233.
26. Kerrison JB, Vagefi MR, Barmada MM, et al. Congenital motor nystagmus linked to Xq26-q27. Am J Hum Genet, 1999, 64 (2): 600-607.
27. Zhang B, Xia K, Ding M, et al. Confirmation and refinement of a genetic locus of congenital motor nystagmus in Xq26.3-q27.1 in a Chinese family. Hum Genet, 2005, 116 (1-2): 128-131.
28. Tarpey P, Thomas S, Sarvananthan N, et al. Mutations in FRMD7, a newly identified member of the FERM family, cause X-linked idiopathic congenital nystagmus. Nat Genet, 2006, 38 (11): 1242-1244.
29. Kubo T, Yamashita T, Yamaguchi A, et al. A novel FERM domain including guanine nucleotide exchange factor is involved in Rac signaling and regulates neurite remodeling. J Neurosci, 2002, 22 (19): 8504-8513.
30. Toyofuku T, Yoshida J, Sugimoto T, et al. FARP2 triggers signals for Sema3A-mediated axonal repulsion. Nat Neurosci, 2005, 8 (12): 1712-1719.
31. Patton MA, Jeffery S, Lee N, et al. Congenital nystagmus cosegregating with a balanced 7; 15 translocation. J Med Genet, 1993, 30 (6): 526-528.
32. Klein C, Vieregge P, Heide W, et al. Exclusion of chromosome regions 6p12 and 15q11, but not chromosome region 7p11, in a German family with autosomal dominant congenital nystagmus. Genomics, 1998, 54: 176-177.
33. Kerrison JB, Arnould VJ, Barmada MM, et al. A gene for autosomal dominant congenital nystagmus localizes to 6p12. Genomics, 1996, 33: 523-526.
34. Hoffmann S, Becker A, Hoerle S, et al. Autosomal dominant congenital nystagmus is not linked to 6p12, 7p11, and 15q11 in a German family. American journal of ophthalmology, 2004, 138: 439-443.
35. Xiao X, Li S, Guo X, et al. A novel locus for autosomal dominant congenital motor nystagmus mapped to 1q31-q32.2 between D1S2816 and D1S2692. Hum Genet, 2012, 131 (5): 697-702.
36. Bech-Hansen NT, Naylor MJ, Maybaum TA, et al. Loss-of-function mutations in a calcium-channel alpha1-subunit gene in Xp11.23 cause incomplete X-linked congenital stationary night blindness. *Nature genetics*, 1998, 19: 264-267.

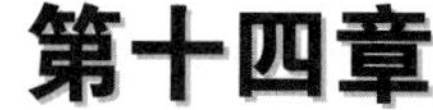

# 第十四章 斜视的影像学诊断

## 第一节　概　　述

眼球运动检查一直是斜视诊断和鉴别诊断中不可或缺的基本检查。眼球运动异常，提示眼外肌及周围组织机械性病变和（或）神经支配异常。临床医生通过一系列的双眼视觉和眼球运动的检查对大部分的斜视做出明确诊断。而对于少数复杂性斜视，尤其是当斜视的程度与眼球运动异常表现不相吻合时，常规斜视检查难以解释，且检查方法的缺陷也限制了对非共同性斜视的病因学探索。自20世纪90年代MRI技术逐渐应用于眼球运动的研究和斜视的诊断。各种MR成像的新序列和软件的应用，不仅可直视眼外肌及其他眶内组织近乎于显微结构的改变，眼球运动神经近全程显示也成为现实。以往难以鉴别的机械源性和神经源性斜视在MRI获得了直观的诊断证据。对伴有异常眼球运动的斜视，在眼球运动神经的颅内段或眶内段找到相关的神经发育异常。虽然结构MRI在临床诊断和病因学研究仍有局限性，但积累的MRI技术和经验将有助于进一步相关的功能影像研究，更深入地了解眼球运动神经系统疾病的发病机制。

双眼协调运动的顺利完成依赖于眼球运动系统的正常功能的维系，直接的眼球运动系统包括三对眼球运动神经和眼外肌及其周围结构，而运动神经即动眼神经、滑车神经和展神经。双眼协调运动是一个复杂而精细的过程，没有明确的具体的单一中枢，现已知的是全脑多部位广泛参与，并且各部分功能各不相同。参与眼球协调运动调节的上位中枢包括脑干区的上丘、网状结构、内侧纵束及其头端间质核，小脑的蚓部和绒球小结叶，锥体外系和动眼神经副核，大脑皮质的额叶和枕叶眼运动区。

## 第二节　眼球运动系统影像检查

眼球运动神经细小、行程长、毗邻结构复杂，而眼外肌眼球附着区解剖结构非常细微，因此CT的分辨力不足以满足显示的需要，MR为首选影像检查方法，CT仅作为补充手段。

眼球运动神经从解剖走行上根据其毗邻关系，可分为脑池段、海绵窦段及眶内段，各段结构的解剖关系特点不同，所采用的MR成像技术也不同。

### 一、眼球运动神经脑池段

三对眼球运动神经自脑干发出后均行走于脑池内，行程相对较直，由脑脊液包绕，周围除血管结构外无其他毗邻结构，尽管神经较纤细，应用适当的技术能够清楚显示。

眼球运动神经脑池段及其毗邻结构的解剖结构细微，要选择使其显示突出的MR成像序列，就要使脑脊液、血管和神经形成鲜明的对比。T1WI血管和脑脊液均为极低信号，神经为等信号，MRA成像（3D-TOF，PS等技术）动脉为高信号，脑脊液为极低信号，神经为等信号，以上两种成像序列虽然能够分辨神经，但是对于纤细的展神经和滑车还是很难显示，尤其是滑车神经。MP-RARE技术显示较粗的脑神经如视神经、视交叉及视束效果较好，但对于纤细的眼球运动神经尤其是滑车神经显示效果不佳。重T2WI、T2WI脑脊液为极高信号，血管为流空信号，神经为低信号，可以清楚显示眼球运动神经脑池段，但是必须按神经走行方向为基线成像，走行稍有变异即难以辨认。采用三维成像方式，水成像技术在蝶窦发育良好的颅底出现大量伪影，遮盖脑干区的解剖结构；快速平衡稳态成像（Three-Dimensional Fast Imaging Employing Steady State Acquisition，3D-FIESTA）序列对脂肪和水敏感，呈明显高信号，其他成分均为低信号，大血管为流空信号，小血管为高信号，对比良好；缺点是3D-FIESTA图像上有目前条件下不可消除的卷折伪影，因此扫描范围比真正需要的范围大；优点是不需要增强检查即能清楚显示眼球运动神经的形态；3D-CISS（3D constructive interference in steady state）是高分辨率重聚梯度回波序列，成像效果与3D-FIESTA相同。

## 二、眼球运动神经海绵窦段及眶内段

眼球运动神经海绵窦段及眶内段解剖特点有相似之处，即毗邻结构均有脂肪组织为背景，在T1WI为高信号，而神经为等信号，二者形成天然的对比，所不同的是海绵窦含有丰富的血窦，而眶内神经周围为小血管伴行，因此均需增强扫描以区别神经、血窦或血管。

1．序列　选用FSE T1WI，虽然SE T1WI显示解剖结构最好，但成像时间较长，受试者难以长时间保持眼球固定不动；眶内高信号脂肪背景为观察神经分支提供了良好的背景，而脂肪抑制技术多采用饱和法，降低图像整体信号强度，因此不使用该技术。

2．线圈　如3.0T磁共振只要用头部相控阵线圈即可。1.5T需采用相控阵眼表面线圈。除视神经外眶内其他各神经及其分支细小、周围毗邻结构复杂，需要使用眼表面线圈提高分辨力，其缺点是采集时间较长、近总腱环区信号较弱。

3．增强检查　眼眶内走行有眼动脉和眼上下静脉，并分支细小迂曲，与神经结构紧密伴行，常规扫描呈低信号，与细小神经分支区别困难，增强扫描使其强化呈高信号，而神经不强化；缺点是当血流较快而扫描时相较晚时血管不强化。

4．成像方位　与视神经眶内段垂直的冠状面。

## 三、观察技巧

1．需要观察者对神经解剖细节及其毗邻结构、断面MR解剖非常熟悉，能够通过周围较粗大解剖标志来判断神经应该出现的位置，如筛后动脉管很容易辨识，找到该层面后即可根据各条眼外肌寻找相应的眼球运动神经分支。

2．由于冠状面图像与绝大多数神经和血管垂直，必须连续层面观察获取整体信息，同时区别其他结构如小血管。

# 第三节　眼球运动系统影像解剖

## 一、脑池段眼球运动神经影像解剖

在3D-FIESTA序列图像上，主要有两种对比信号，脂肪和水为高信号，除少部分血流缓慢的血管为高信号外绝大部分血管均为流空信号，其他组织均为低信号，因此神经显示为低信号，周围有脑脊液高信号为背景。

1．动眼神经（cranial nerve Ⅲ，CN3）　呈低信号，粗细均匀，显示率100%，自大脑脚内侧发出进入脚间池前行经鞍上池入海绵窦；在冠状面连续层面上为脚间池和鞍上池内双侧对称的小圆点状低信号。CN3上方毗邻大脑后动脉，下方紧贴小脑上动脉，相对位置关系差异较大（图9-102）。

2．滑车神经（cranial nerve Ⅳ，CN4）　脑池段在缰连合层面神经根出脑，为弧形细线状低信号影，显示率较低，仅为62.5%，并且很难将CN4脑池段全部重建至同一层面。冠状面显示为细小低信号。CN4自中脑下丘下外方发出，绕大脑脚的外侧向前，经小脑上动脉与大脑后动脉之间到达小脑幕游离缘，再向前行走的部分与小脑幕紧贴而观察不清（图9-103）。

3．展神经（cranial nerve Ⅵ，CN6）　脑池段在斜矢状面、斜横断面MR图像上全程显示清晰，显示率97.5%，冠状面显示为双侧对称的小点状低信号，部分因颅底伪影而显示不清；CN6自脑桥腹侧桥延沟发出进入桥前池，斜向外上方刺入斜坡硬膜进入Dorello小管内，小管口显示率为87.5%；CN6前方为小脑下前动脉，内侧为基底动脉（图9-104）。

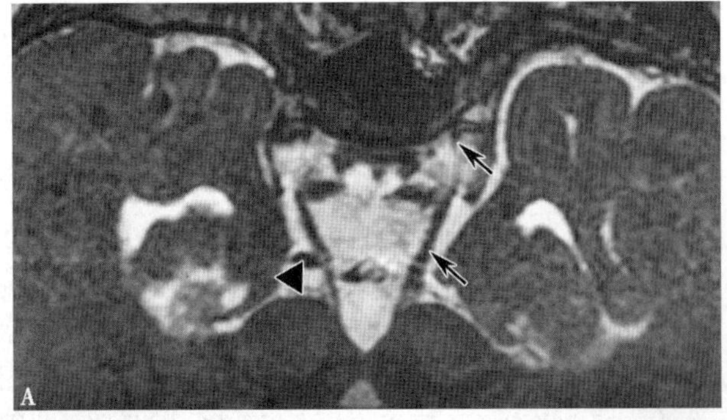


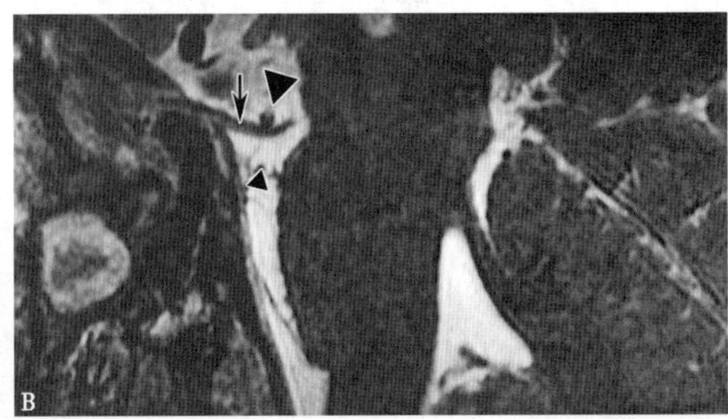


**图9-102　动眼神经脑池段MPR图像**

A．沿CN3走行横断面图像，B．沿CN3走行斜矢状面图像，C～F．为四幅自后向前的冠状面图像，图中箭所示为CN3脑池段全程显示为低信号，A、B为细线状，C为双侧对称小点状低信号，大箭头所示为CN3上方的大脑后动脉，小箭头所示为其下方的小脑上动脉

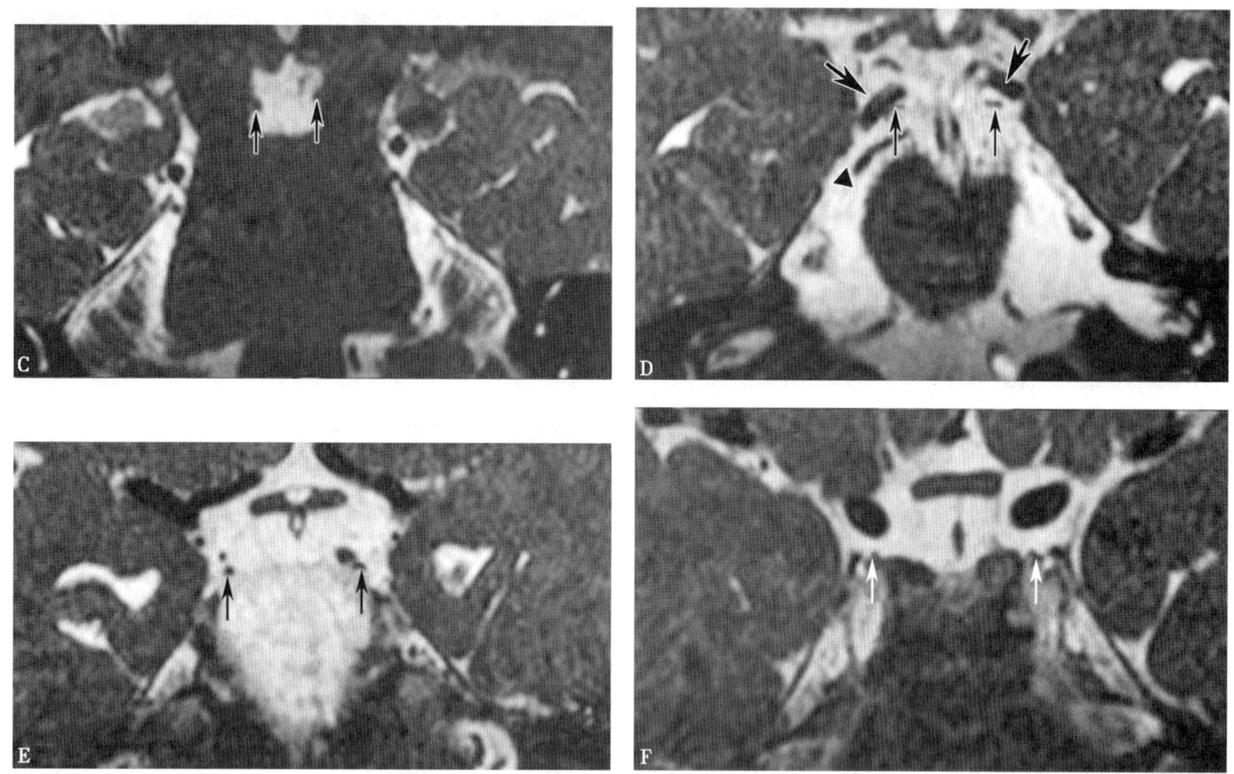

图 9-102 动眼神经脑池段 MPR 图像(续)

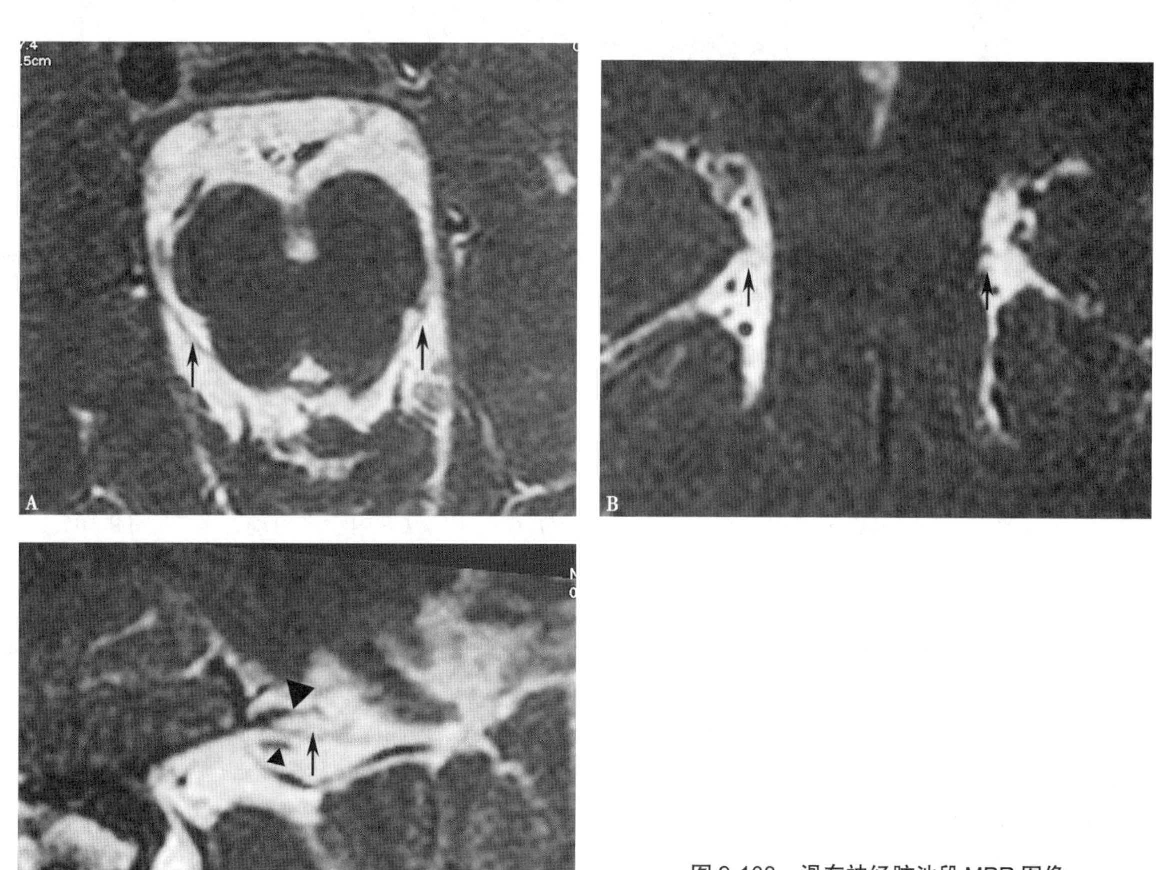

图 9-103 滑车神经脑池段 MPR 图像

A. 沿 CN4 走行横断面图像 B. 冠状面 C. 沿左侧 CN4 斜矢状面图像,箭所示为 CN4 脑池段纤细低信号影 A、C 为细线状,B 为小点状,大箭头所示为左侧大脑后动脉,小箭头所示为小脑上动脉

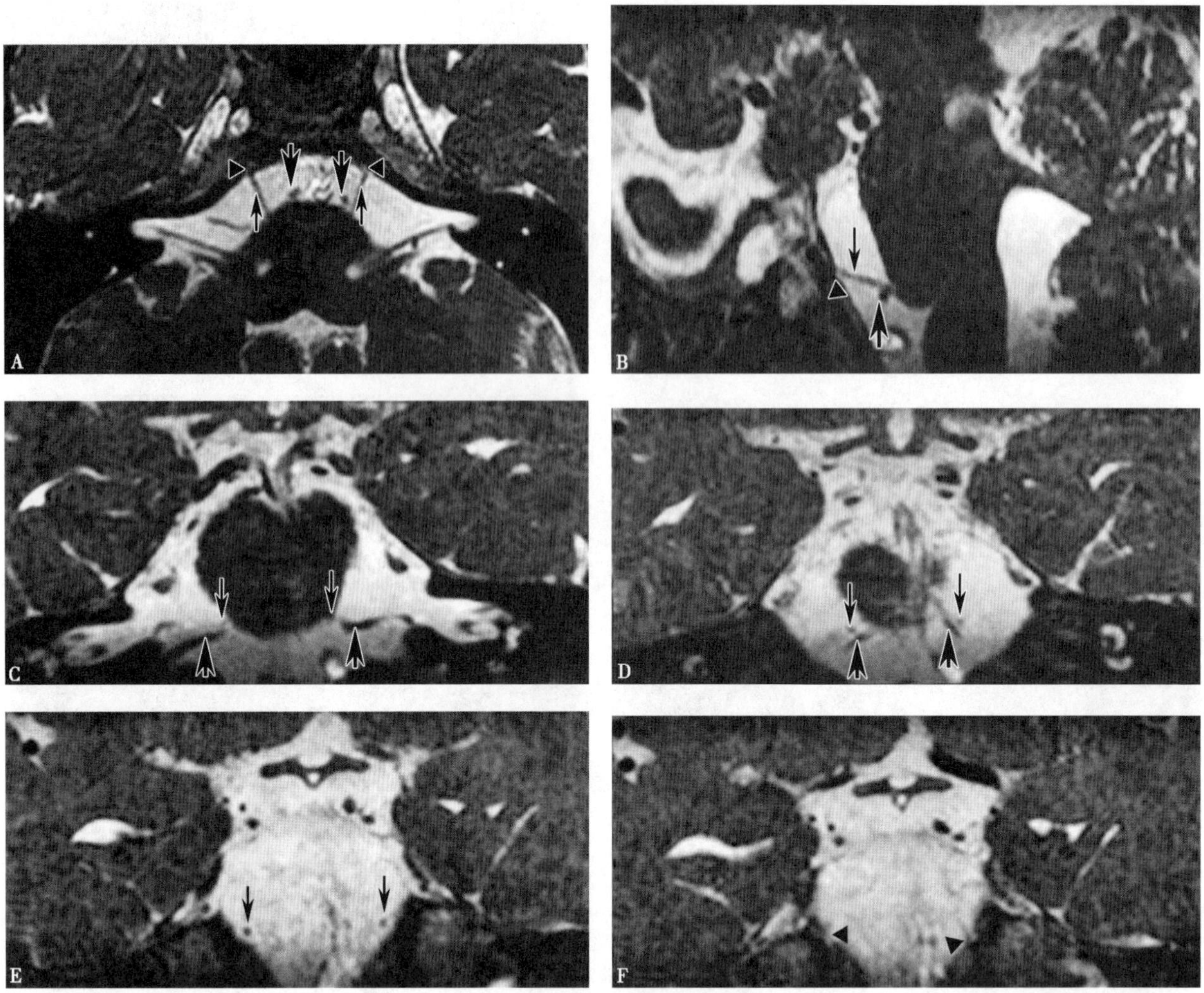

图 9-104　展神经脑池段 MPR 图像

A. 沿 CN6 走行横断面图像　B. 沿 CN6 走行斜矢状面图像　C～F. 四幅自后向前的冠状面图像，箭所示为双侧 CN6 脑池段全程显示为低信号　A、B 所示为线状低信号影，C 所示为小点状低信号影，燕尾箭所示为双侧小脑下前动脉，箭头所示为 Dorello 小管开口

## 二、海绵窦段眼球运动神经影像解剖

1. 海绵窦区解剖　动眼神经至斜坡上缘入海绵窦后上部，而滑车神经入海绵窦后中壁，因此在窦后部及中部，动眼神经位于滑车神经之上，二者前行至窦前部和眶上裂交界区，滑车神经绕行至动眼神经之上，此时动眼神经分为上下干经眶上裂中部入眶，而滑车神经经眶上裂外上部入眶。而展神经自脑池段经岩尖区进入 Dorello 管前行，入海绵窦下部，自颈内动脉海绵窦段外侧绕行至其下外侧，经眶上裂的中央部入眶。上述解剖学特点决定只有在海绵窦中部层面，三对脑神经的解剖关系最容易观察。

2. MR 解剖　海绵窦含有丰富的血窦，在 T1WI 与神经同为等信号，增强扫描以区别神经和血管。

海绵窦（Cavernous sinus，CS）中部层面眼球运动神经均呈圆点状等信号影，CN3 最粗大，位于 CS 外上角，CN4 最细，位于 CS 外壁 CN3 略下方颈内动脉外侧，CN6 位于 CS 内壁颈内动脉下方（图 9-105）。

## 三、眶内段眼球运动神经影像解剖

眼球运动神经眶内段的分布除下斜肌支和滑车神经外，其他各神经分支均于相应眼外肌的后中 1/3 交界区自肌锥内间隙表面进入肌腹。将 MR 图像与组织学切片对照观察各神经分支直至其进入相应肌腹。

1. 大体解剖

(1) 动眼神经三对眼球运动神经中最粗大者，在眶上裂眶口分为上下干，下干由眶上裂中央——动眼神经孔（oculomotor foreman）进入眼眶肌锥内间隙行走于视神经下方，立即分支为内直肌支、下直肌支和下斜肌支，向前达筛后动脉管水平进入内直肌和下直

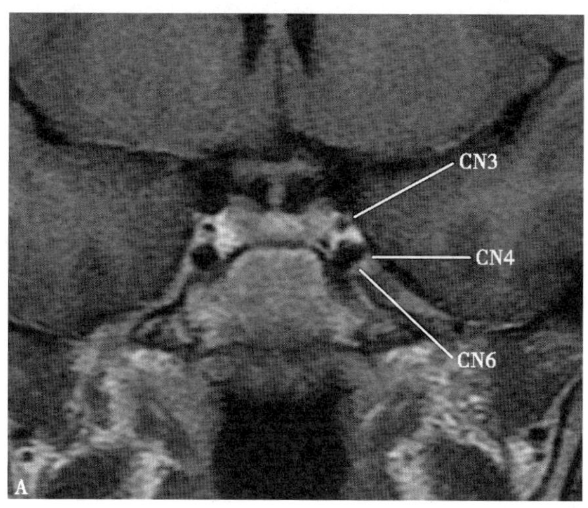


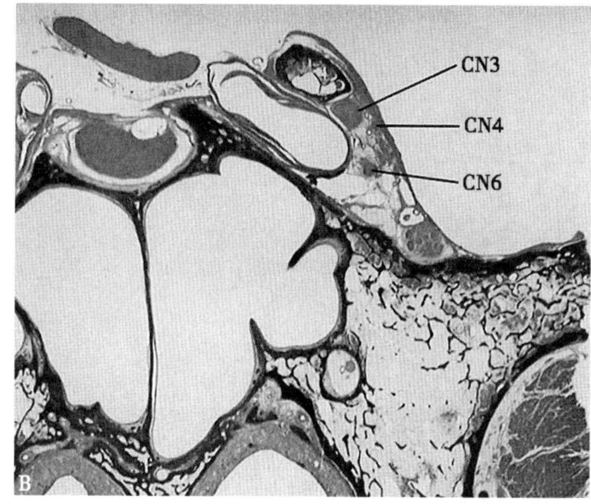


**图 9-105　冠状面海绵窦中部层面**

A. MR 冠状面 T1WI 增强扫描图像　B. 冠状面组织学标本切片，均显示动眼神经位于颈内动脉外上方，滑车神经位于颈内动脉外侧，展神经位于颈内动脉内侧下方

肌，下斜肌支伴随下直肌颞侧向前达眼球赤道水平自眶面进入肌腹，上干自动眼神经孔外壁上部进入眼眶肌锥内间隙向上达上直肌下方，显示为两支。因上直肌与视神经间距小、脂肪含量少，其间走行较多小血管，同时上干本身较细小，MR 图像很难显示上干及其分支；而下干走行于动眼神经孔内，其周围的脂肪和血窦形成良好背景，另外下干本身较粗大、视神经与下直肌间距较大，MR 图像能够清晰显示下干及其分支。

(2) 滑车神经：最细小，行走于肌锥外间隙上直肌群与眶上壁之间，斜过上直肌群于距眶尖约 10mm 自外上方进入上斜肌腹。因神经细小且行程较长、鼻上部肌锥外间隙很窄、脂肪含量很少甚至缺如，MR 显示差。

(3) 展神经：自眶上裂中部 - 动眼神经孔外壁的略下方入眶肌锥内间隙，自外直肌后中 1/3 交界区进入肌腹。组织学切片和 MR 图像均显示清楚。

2. MR 解剖　冠状面组织切片上眶内各神经及其分支的走行分布显示清晰，显示为点状或短线状粉红色结构。在活体眼眶 MR 图像冠状面上各神经及其分支均为点状或细线状无强化等信号影。

(1) 总键环层面：CN3 下干位于动眼神经孔中央，其外侧孔壁自上向下依次为 CN3 上干、鼻睫神经、CN6（图 9-106）。

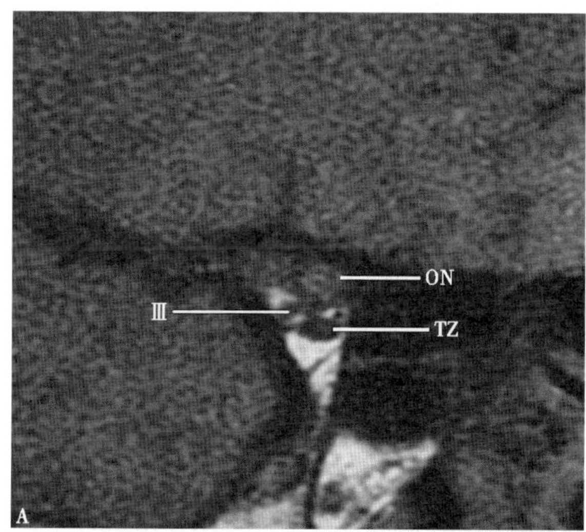


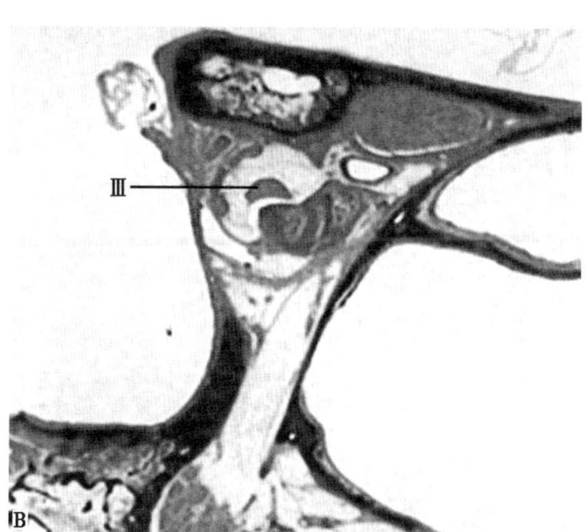


**图 9-106　冠状面总腱环层面**

A. MR 冠状面 T1WI 增强扫描图像　B. 冠状面组织学标本切片，CN3 所示为动眼神经下干，自动眼神经孔入眶，行走于肌锥内间隙，因粗大而显示清楚，在眶尖部的总腱环水平，动眼神经下干位于视神经外下方

（2）筛后动脉管层面：CN3 上干紧贴上直肌腹下表面，视神经与下直肌之间 CN3 下干分支至下直肌、下斜肌和内直肌，外直肌腹内侧面紧贴 CN6；上直肌群与眶上壁之间的肌锥外间隙三支神经中最鼻侧者为 CN4（图 9-107）。

（3）筛前动脉管层面和眼球赤道层面：筛前动脉管层面下斜肌神经分支紧贴下直肌腹颞侧或略分开，眼球赤道层面神经分支自下斜肌下方入肌腹（图 9-108）。

## 第四节 眼球运动异常相关疾病的影像学表现

### 一、非共同性斜视

MRI 应用于斜视学的研究和诊断十多年来，最具标志性的进步是在组织学对照研究下发现眼外肌分为

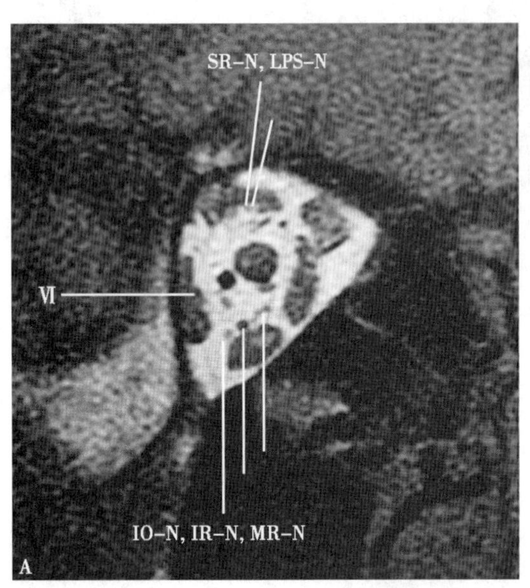


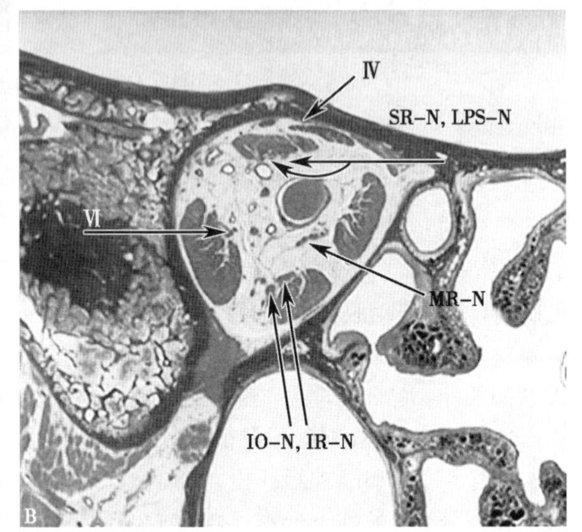


**图 9-107 冠状面筛后动脉管层面**

A. MR 冠状面 T1WI 增强扫描图像 B. 冠状面组织学标本切片，Ⅵ为展神经最先进入外直肌，MR-N 为动眼神经下干向鼻侧分出的内直肌支，经视神经下方向内斜行至内直肌，IO-N 和 IR-N 分别为下直肌支及下斜肌支；上直肌与视神经之间，紧贴上直肌球面，SR-N 和 LPS-N 为上直肌和上睑提肌支并列呈小点状阴影；提上睑肌与眶上壁之间鼻侧为滑车神经Ⅳ

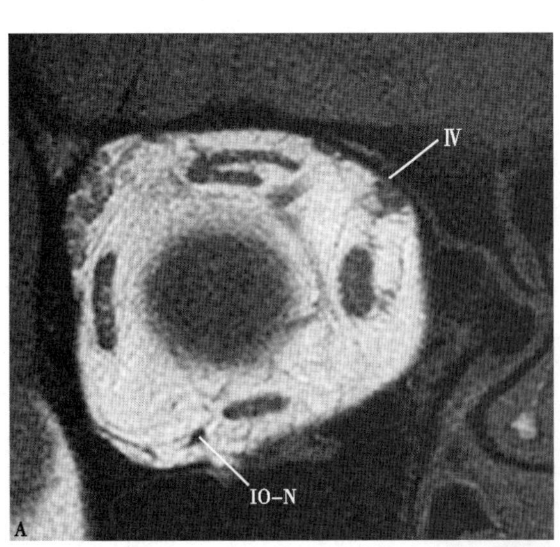


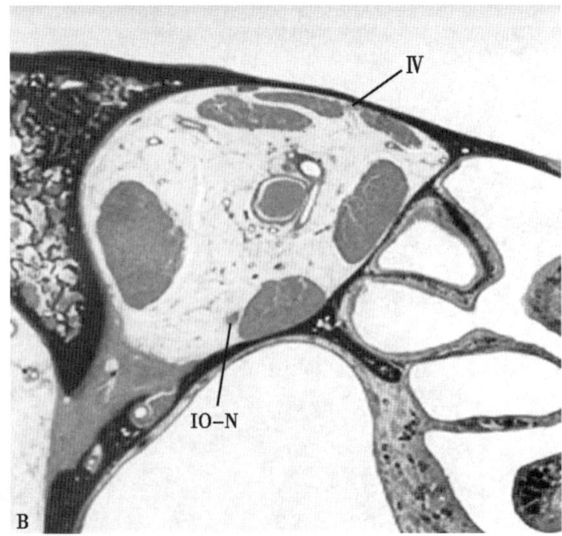


**图 9-108** A. MR 冠状面球后层面，B. 冠状面筛前动脉管层面

Ⅳ为滑车神经呈点状阴影斜行于眶上壁与提上睑肌之间的肌锥外间隙；IO-N 为下斜肌神经位于下直肌颞侧前行至下斜肌腹下面进入

球层、眶层和眼眶眼外肌滑车组织的发现及其功能的研究，提出新的眼球运动模型，即“滑车”(pulley)机制的眼球运动模型。同时对非共同性斜视，如上斜肌麻痹、A-V征、伴有高度近视的眼球运动障碍、Brown综合征、垂直后退综合征等在MRI影像学上均发现了更加详尽的病理形态学改变，提出新的病因解释。

垂直后退综合征即眼球垂直运动受限伴眼球后退，是眼球后退综合征的变异类型。其发病率低，发病机制尚不明确，有作者认为是先天神经支配异常，而更多则认为是组织结构异常所致。作者曾描述了6例临床上诊断为垂直后退综合征患儿的MRI影像学特点，均显示患侧眼眶内球后肌锥内异常结构(图9-109)，且异常结构的解剖位置与眼球运动异常情况相吻合，推测眼眶异常结构是导致垂直后退综合征的主要原因之一。

## 二、神经支配异常性斜视

先天性脑神经支配异常疾病(congenital cranial dysinnervation disorder's，CCDDs)是一组先天性、非进行性散发或家族性的脑神经肌肉疾病，其病因为一条或多条脑神经发育异常或完全缺失，从而引起的原发或继发的对肌肉的异常神经支配。其特征可表现为垂直眼球运动异常，水平眼球运动异常和面神经麻痹。主要包括眼球后退综合征(Duane retraction syndrome，DRS)、先天性眼外肌纤维化(congenital fibrosis of extraocular muscles，CFEOM)、上斜肌腱鞘综合征(Brown syndrome，BS)、先天性眼 - 面麻痹综合征(Möbius syndrome，MS)、水平注视麻痹(horizontal gaze palsy)、上颌 - 瞬目综合征(Marcus Gunn syndrome)。CCDDs的病因是先天性脑神经发育和支配异常，按照解剖学可能发生在三个部位，即中枢神经系统的神经核与核上联系、传导神经、眼眶内眼外肌和周围筋膜组织的发育异常。MRI显示的形态学异常主要是眼球运动神经和眼外肌及筋膜组织结构异常，包括单独或多条眼外肌发育不良或缺如、肌肉起点异常、神经分支异常支配等。

### (一) 眼球后退综合征(Duane retraction syndrome，DRS)

1. DRSⅠ型是最常见的类型

**【MR表现】** 患侧CN6脑池段及海绵窦段缺如，少数可表现为CN6纤细或起始位置异常；眶内段可观察到CN3下干发出分支进入外直肌。外直肌形态多表现正常，其他眼外肌及其支配神经分支正常(图9-110)。少数情况下可临床症状不典型，MR显示CN6纤细但海绵窦段及眶内段未见异常，眶内未见异常神经分支。可伴内耳畸形。

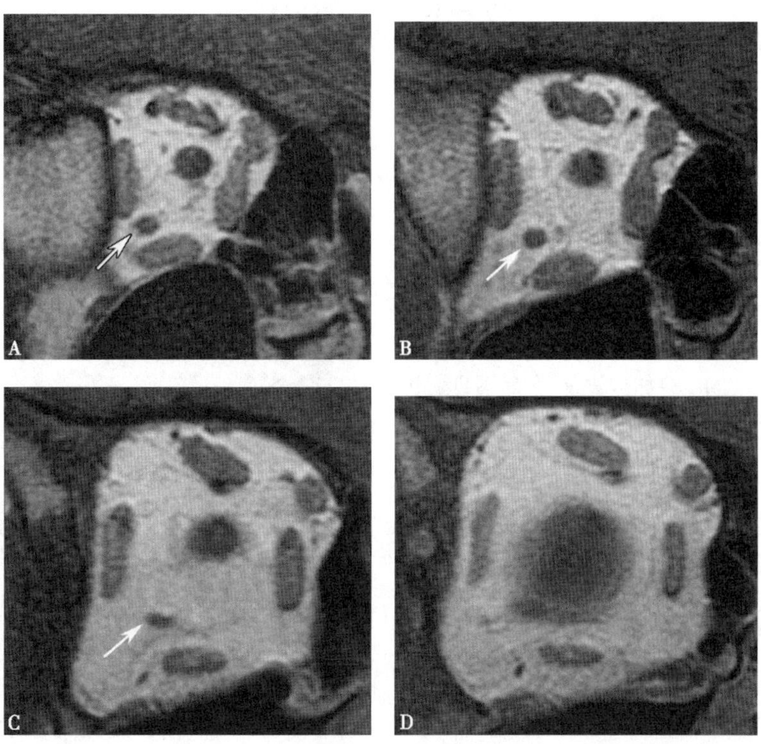


图9-109 A～D为右眶连续斜冠状面，肌锥内间隙外下象限见细条形等信号影，起自眶尖向前达视神经 - 球层冠状面消失

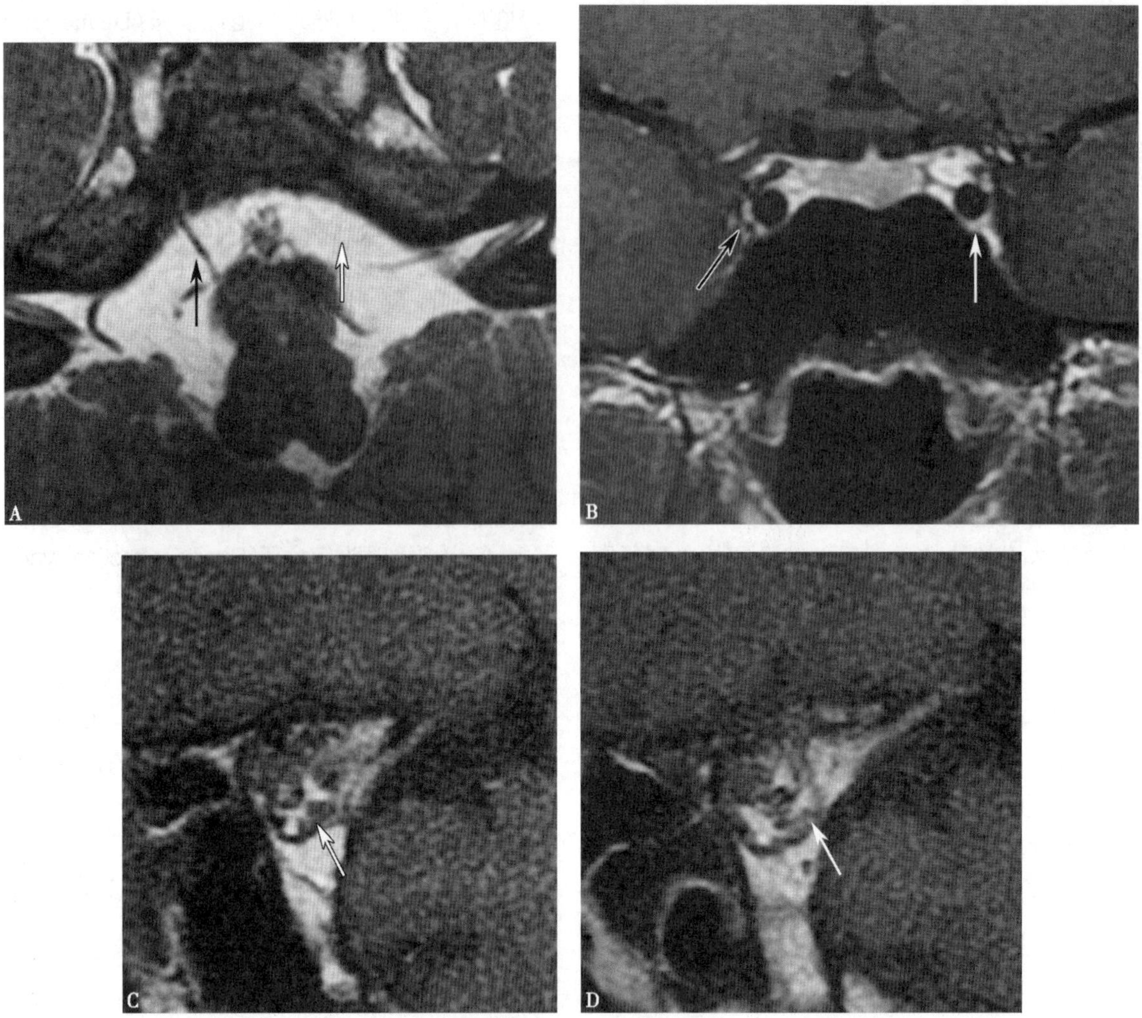

图 9-110 左侧 DRS Ⅰ型

A. 3D-FIESTA 斜横断面重建示左侧展神经脑池段(白箭)未显示 B. 冠状面 T1WI 增强扫描示海绵窦段(白箭)未显示 C～D. 左侧眼眶冠状面 T1WI 示左侧动眼神经下干与外直肌紧邻，并可见分支入外直肌

2. DRSⅡ型

【MR 表现】 仅有的几例报道为患侧 CN6 缺如或严重发育不良，外直肌区形态正常并有神经分支汇入(图 9-111)。

3. DRSⅢ型

【MR 表现】 患侧 CN6 缺如或严重发育不良、也可显示正常，但外直肌同时接受 CN6 和 CN3 下干分支支配(图 9-112)。

4. 诊断精要 临床表现为眼球后退，MR 显示展神经发育异常，眼眶内动眼神经分支至外直肌。

### (二) 先天性眼外肌纤维化(congenital fibrosis of extraocular muscles, CFEOM)

1. CFEOM Ⅰ型

【MR 表现】

眼外肌：所有患侧上直肌和提上睑肌严重发育不良表现为纤细、部分仅表现为少量索条影，内直肌、下直

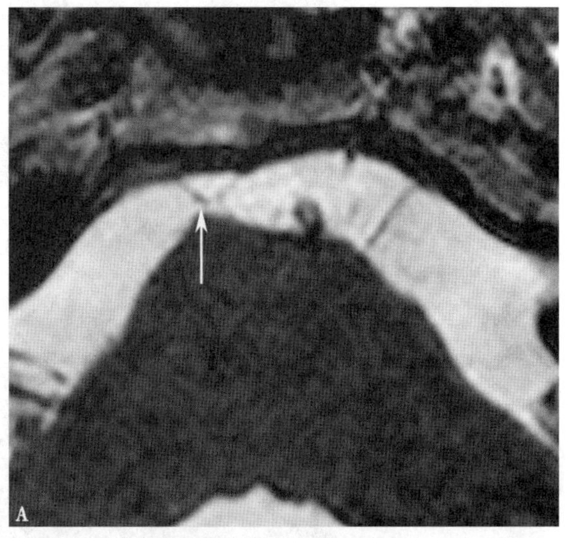

图 9-111 右侧 DRSⅡ型

A. 3D-FIESTA 斜横断面重建图像，显示桥前池内右侧展神经走行区可见不规则形索条影，未见明确 Derolla 管形态

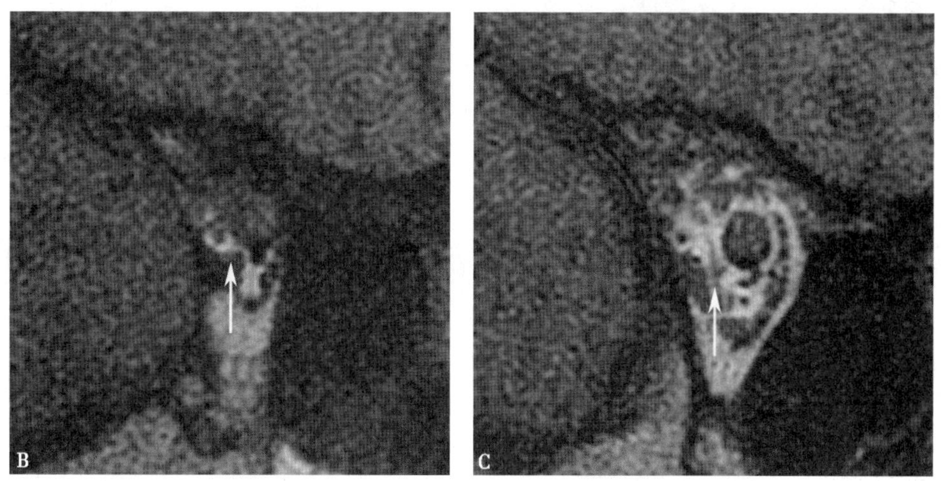

图 9-111 右侧 DRSⅡ型(续)

B～C. 右眶斜冠状面 T1WI 图像，显示动眼神经下干分支较早，外直肌区可见支配神经进入其肌腹

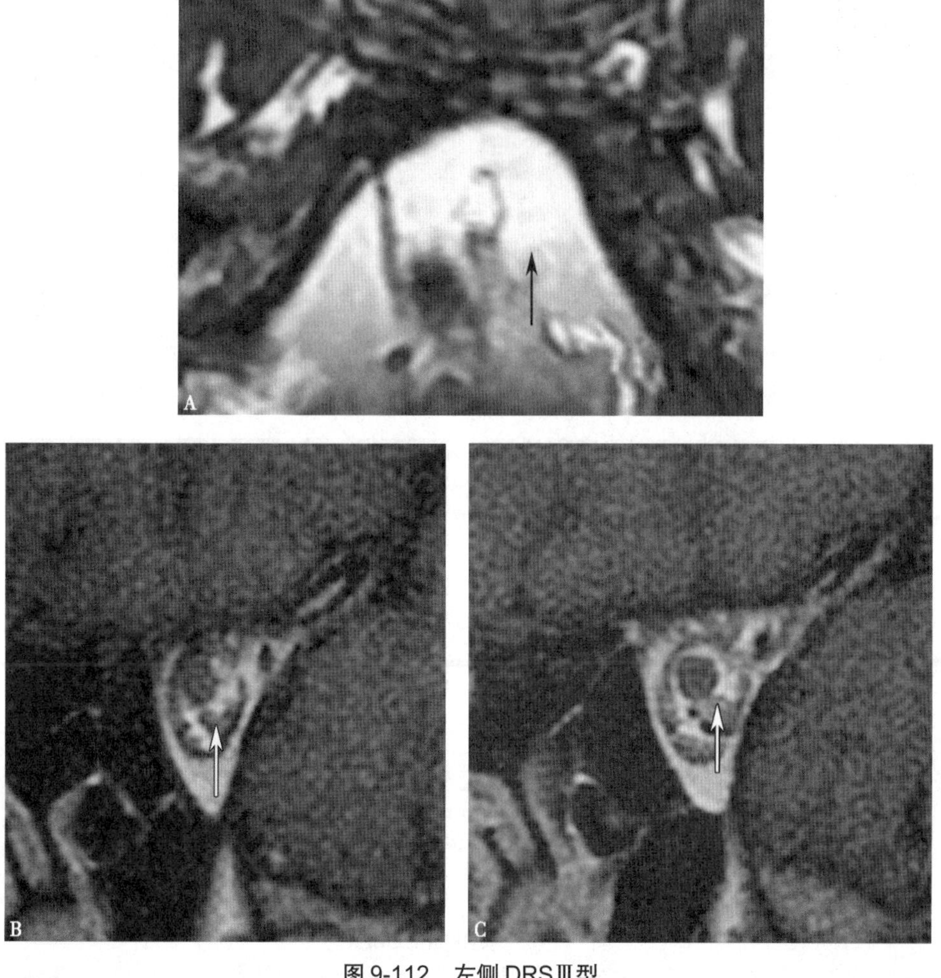

图 9-112 左侧 DRSⅢ型

A. 3D-FIESTA 斜横断面重建图像示左侧展神经脑池段未显示 B～C. 斜冠状面 T1WI 图像示左侧动眼神经下干可见分支至外直肌区(白箭)

肌和下斜肌不同程度肌腹和肌腱变细、相当于“Pulley”（眼外肌滑车）区组织结构稀疏；外直肌多表现纤细、少数可正常，滑车神经及其支配上斜肌形态和信号可征象正常。

眼球运动神经：患侧动眼神经、展神经脑池段和眶内段均表现不同程度异常改变；动眼神经脑池段明显变细，眶内段上干缺如，上直肌和提上睑肌区无支配神经分布，下干可正常、变细或观察不到，其余眼外肌分支显示，而展神经脑池段发育不良或未发育，眶内段可有CN3下干分支至外直肌（图9-113）。

2．CFEOMⅡ型

**【MR表现】** 动眼神经脑池段纤细，双侧滑车神经和展神经分布及走行未见异常；眶内段上干未观察到，下干分支纤细，内直肌支和下直肌支观察欠佳；双侧提上睑肌和上直肌纤细呈细索条影；双侧下斜肌较细，走行较直；双侧内直肌略细（图9-114）。

3．CFEOMⅢ型

**【MR表现】** 表现多样。

动眼神经脑池段未显示，展神经向上移位并进入动眼神经孔区，并呈细小分支至外直肌、内直肌、下直肌及下斜肌内侧面肌腹区；上直肌及提上睑肌肌腹和肌腱均纤细，呈细索条状，内直肌、下直肌及下斜肌较细，以内直肌为著，下直肌、下斜肌及内直肌眼球附着区结构显示较紊乱；上斜肌后腹形态饱满，外直肌形态可（图9-115）。

动眼神经脑池段或动眼神经孔内神经较细，有神经分支至提上睑肌和上直肌、内直肌、下直肌和下斜肌，内直肌和下直肌腹略细、信号尚可，余诸眼外肌形态及信号可，展神经走行未见异常；动眼神经脑池段较细，动眼神经孔未显示，动眼神经下干可见分支至外直肌区，余神经分支未见异常改变，展神经入外直肌，上斜肌后部肌腹较粗大，动眼神经支配各肌肉前

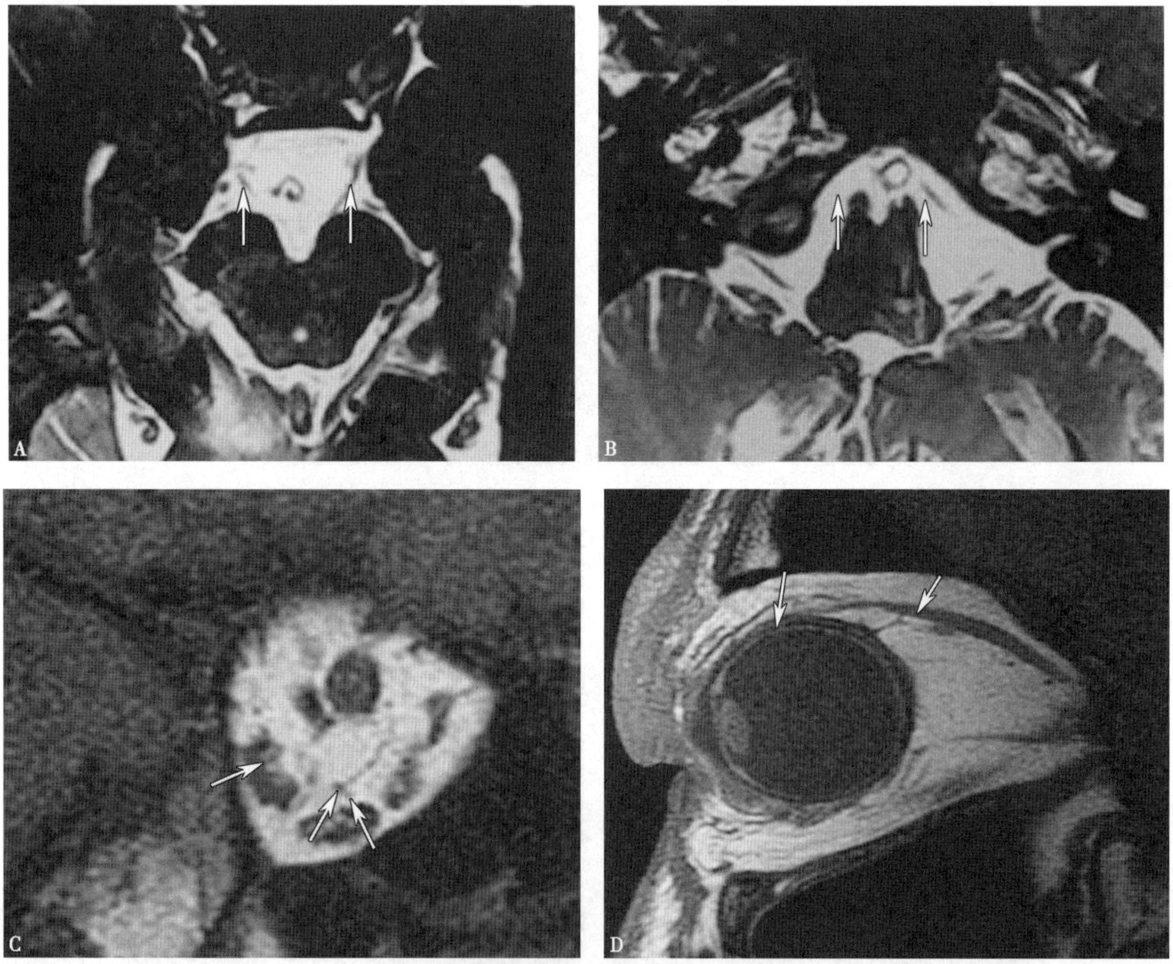

A B C D

**图9-113　双侧CFEOMⅠ型**

A、B．3D-FIESTA三维重建斜横断面图像示双侧动眼神经纤细（A），双侧展神经未显示（B）　C．右眶斜冠状面T1WI示动眼神经上干未观察到，下干细小，可见细小神经分支至下直肌和下斜肌、内直肌和外直肌区　D．斜矢状面T1WI，示上直肌和上睑提肌呈细索条影，以提上睑肌为著

部肌腱略薄，信号不均匀。

动眼神经及展神经脑池段均缺如，眶内段分布未见异常，上直肌、提上睑肌、内直肌、下直肌、下斜肌肌腹和肌腱均明显变细，近总腱环区显著，信号不均匀，上斜肌前腹略细；外直肌形态及信号未见异常。

4．诊断精要 各型CFEOM均有在动眼神经支配方向的运动受限，部分有展神经支配方向的运动异常。MR显示动眼神经的发育不良可发生于主干或者分支的各个部分，动眼神经支配的眼外肌均有不同程度发育不良征象。

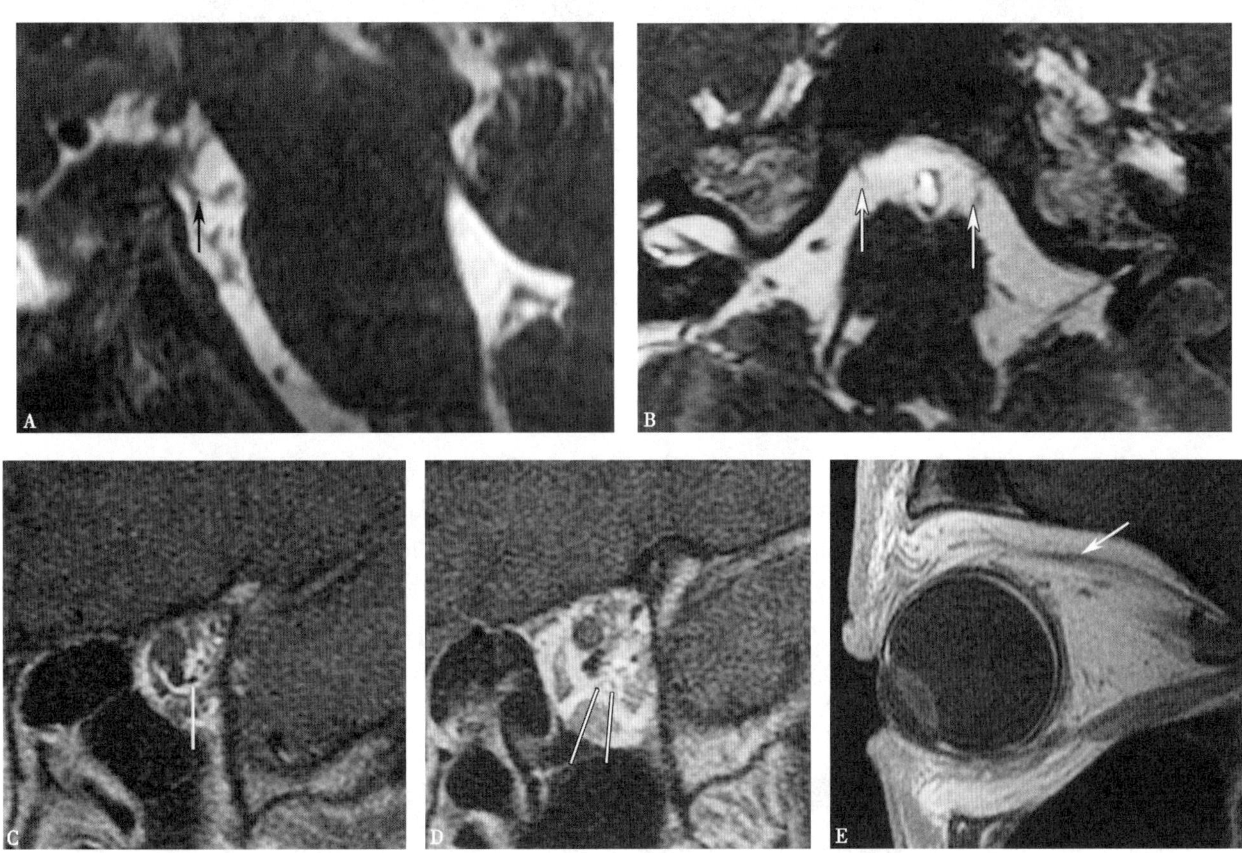

**图9-114 双侧CFEOMⅡ型**（双侧对称改变，仅列出单侧）

A．3D-FIESTA斜矢状面重建图像示左侧动眼神经脑池段纤细、迂曲，下方桥前池内可见索条影 B．3D-FIESTA重建图像示双侧展神经脑池段显示可 C、D．左眶斜冠状面和斜矢状面T1WI，示眶内段上干未观察到，下干可见分支至下直肌及下斜肌，未见明确分支至内直肌 E．斜矢状面上直肌及提上睑肌呈纤细索条影，提上睑肌腱膜区呈纤细线状影

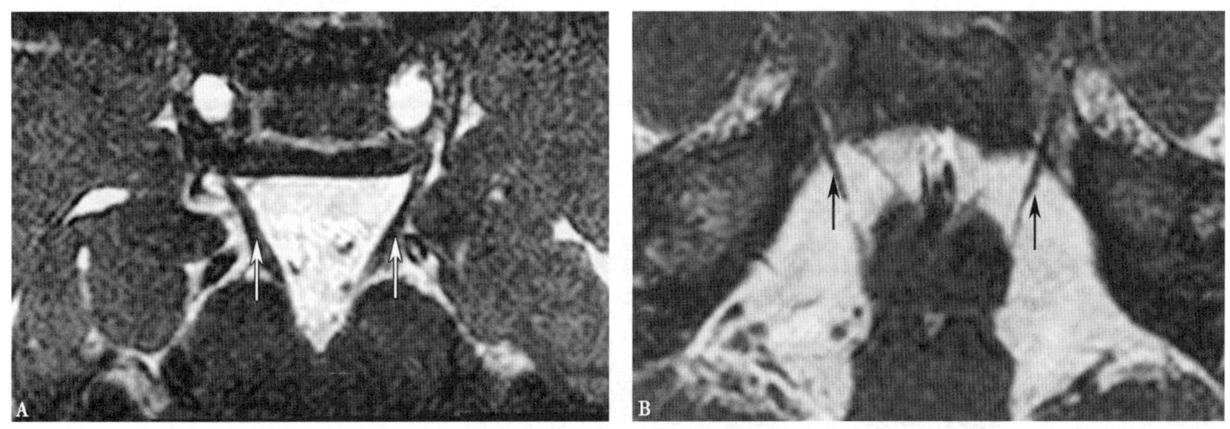

**图9-115 左侧CFEOMⅢ型**

A、B．3D-FIESTA斜横断面示双侧动眼神经及展神经显示好

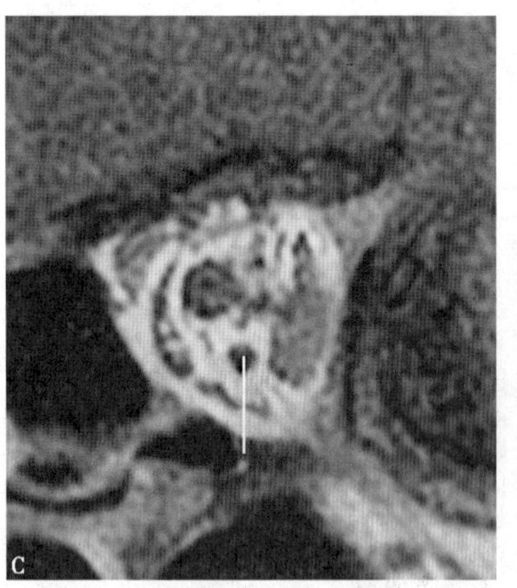

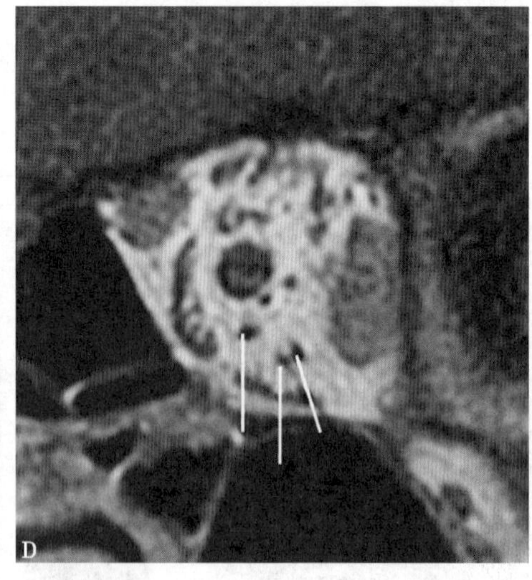

图 9-115　左侧 CFEOMⅢ型（续）
C、D. 左眶斜冠状面 T1WI 图像示眼运动神经入眼外肌区未见异常改变，上直肌、提上睑肌、内直肌、下直肌肌腹和肌腱均明显变细；外直肌形态及信号未见异常

### （三）先天性眼-面麻痹综合征（Möbius 综合征）

**【MR 表现】** 颅内改变主要是脑干变形，包括第四脑室底部平直（Ⅵ、Ⅶ神经核区），脑干区内侧膝状体形态缺如，上延髓区舌下神经突缺如，只有 1 例运用 CT 检查发现脑干Ⅵ神经核团区有钙化灶，所有这些征象均提示脑干延髓区相应脑神经核的发育不良。

双侧展神经各段及面神经均缺如（图 9-116A、B），可伴舌下神经（图 9-116C）、舌咽神经脑池段缺如；眶内段动眼神经下干可有分支至外直肌区（图 9-116D、E）。患眼外直肌纤细或正常。

**【诊断精要】** 面具脸并双眼辐辏不能分开。MR 多显示双侧展神经和面神经缺如。

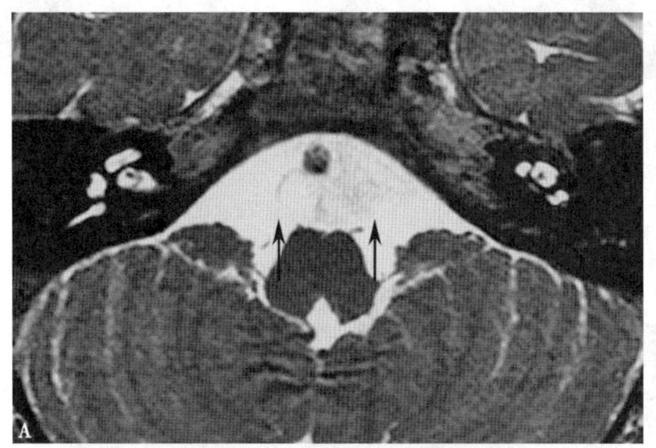

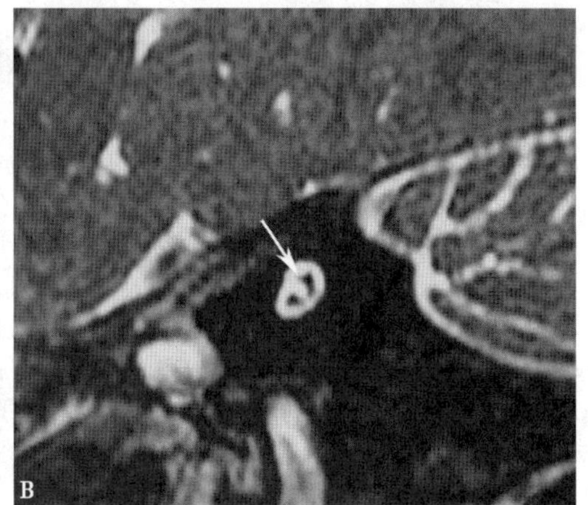

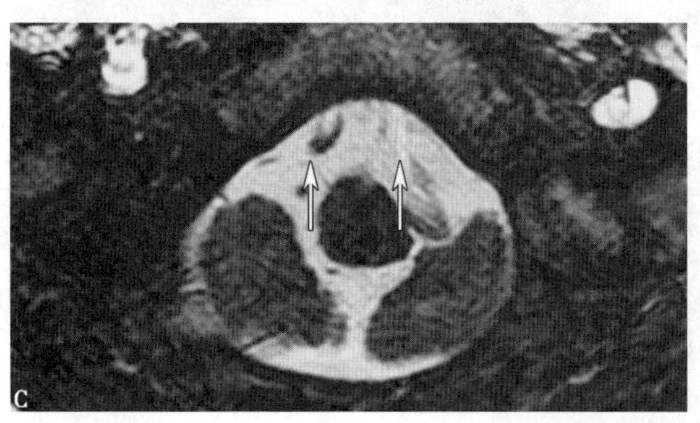

图 9-116　Möbius 综合征
3D-FIESTA 重建图像，A. 双侧展神经脑池段未显示　B. 面神经内耳道段未显示　C. 左侧舌下神经缺如

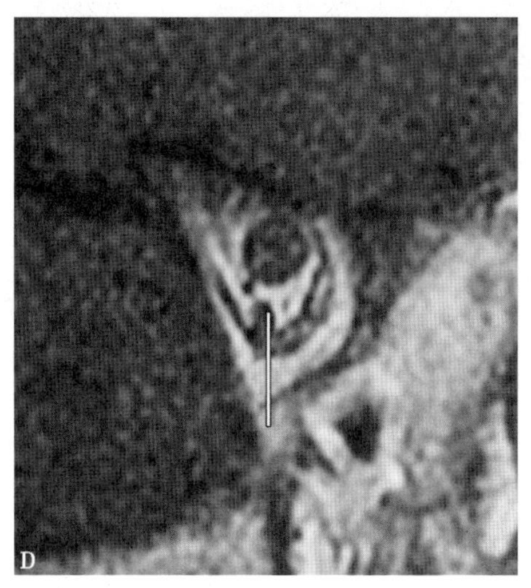

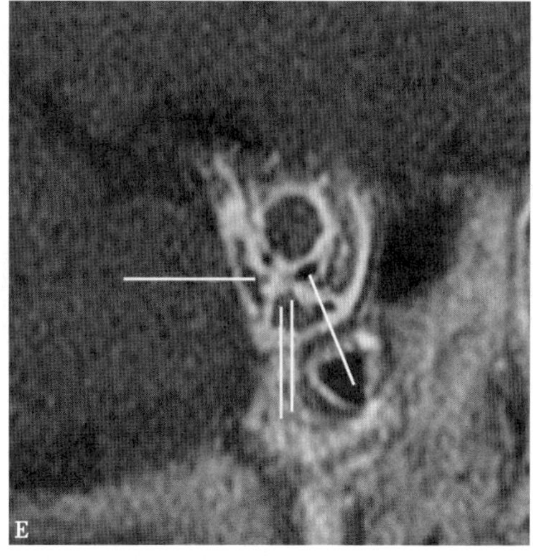

**图 9-116 Möbius 综合征**（续）

D、E. 右眶斜冠状面 T1WI 示动眼神经下干分支至外直肌，外直肌形态可

**（四）上斜肌腱鞘综合征（Brown syndrome，BS）**

**【影像表现】** CT 和 MRI 主要观察上斜肌腱与眶内壁的夹角、肌腱的厚度和信号 / 密度。目前报道的主要为 MR 显示在滑车和上直肌鼻侧可见纤维粘连带，上斜肌肌腱后部增粗，走行僵直，肌腹变细（图 9-117）。

**【诊断精要】** 主要表现眼球内上转运动受限。MR 显示上斜肌前后腹夹角变小，肌腹变细。

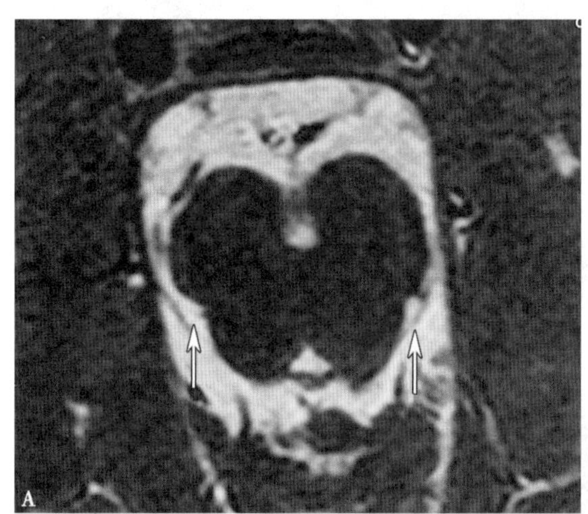

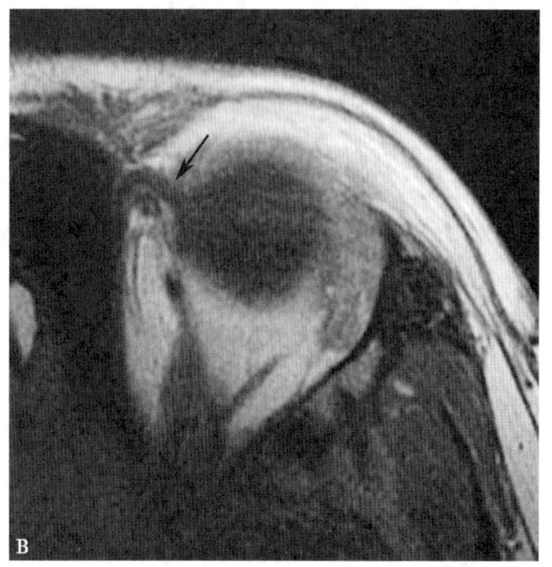

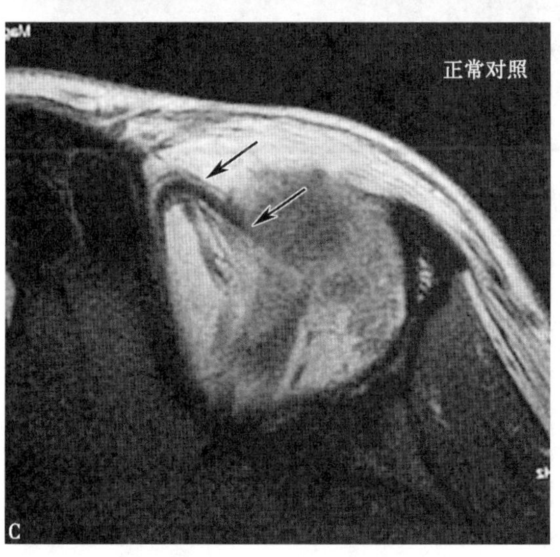


**图 9-117 双侧 BS**（仅列出左眶）

A. 3D-FIESTA 重建图像示双侧滑车神经显示好

B、C 均为横断面眼眶 T1WI，B 示上斜肌腱与眶内壁夹角减小，反折后肌腱呈束状（黑箭），C 示正常上斜肌腱呈扇形

## 三、继发性病变

各种病变引起的眼球运动神经异常，导致双眼或单眼运动障碍。下面分述三对眼球运动神经病变。

### （一）动眼神经麻痹

病因各种各样。MR 有助于明确病因并进行定位诊断。

现在临床中常见并且研究较多的是糖尿病所致微血管梗死性动眼神经完全麻痹（眼外肌和瞳孔同时运动障碍），也是最常见的病因，但是影像学少有相关研究。

其次是毗邻动脉的动脉瘤，主要是后交通动脉瘤（见图 9-118），多发生在 30 岁以上的成年人，青少年少见，压迫动眼神经的外侧部分，主要是支配瞳孔括约肌的神经分支受累，导致瞳孔散大和对光反应迟钝，伴不完全性麻痹。

血管性病变（包括梗死和出血，尤其是脑干梗死）可造成包括动眼神经麻痹在内的复杂综合征，如同时累及锥体束导致 Weber 综合征（同侧眼肌麻痹和对侧半身瘫痪），累及红核导致 Benedikt 综合征（同侧眼肌麻痹和对侧意向性震颤）等（见图 9-119）。

肿瘤主要是动眼神经鞘瘤，非常罕见，为起源于动眼神经鞘膜细胞的良性肿瘤，好发于海绵窦段动眼神

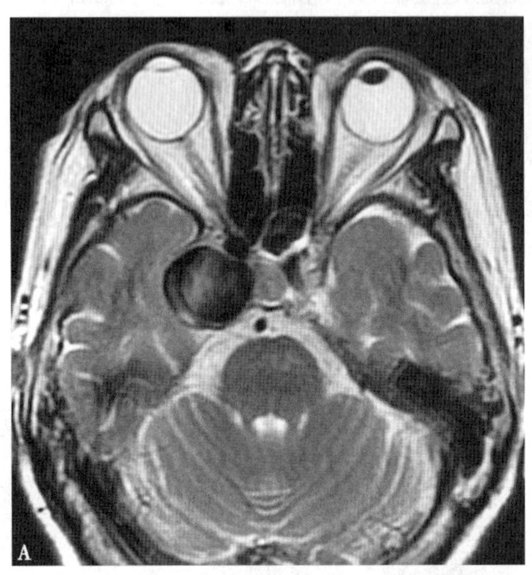


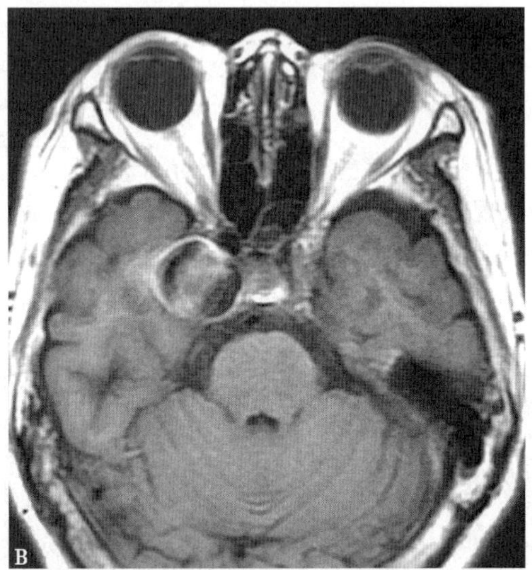


图 9-118 右侧颈内动脉动脉瘤伴动眼神经麻痹

A. T2WI 显示右侧海绵窦区圆形极短 T2 信号影，其内可见长 T2 信号 B. T1WI 显示病变呈极低信号，压迫海绵窦内各结构

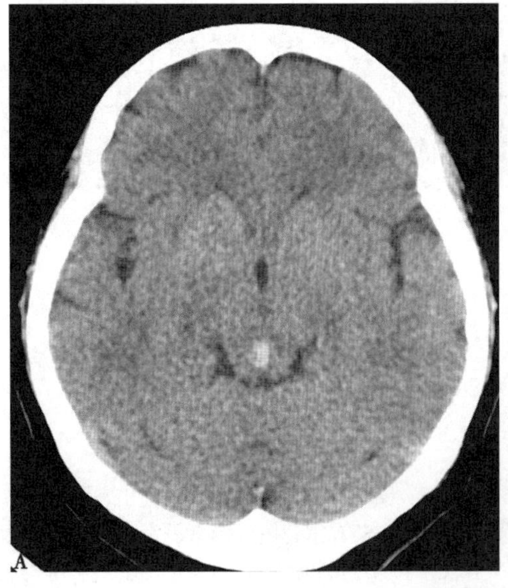


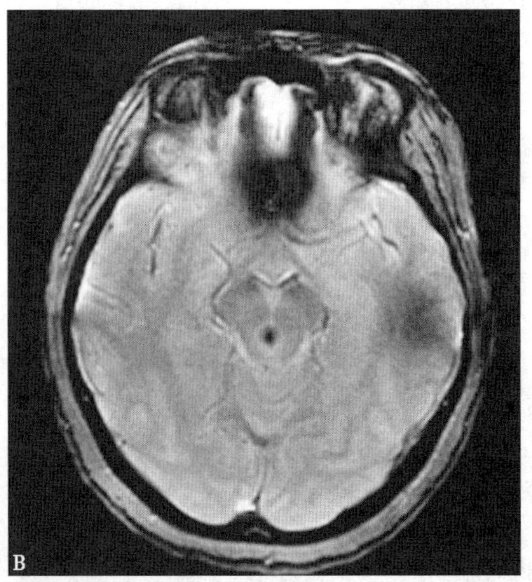


图 9-119 脑干出血伴左侧动眼神经麻痹

A. CT 平扫是脑干区高密度影 B. 梯度回波示病灶呈明显低信号

经，首发症状多为动眼神经麻痹，可伴有周围其他神经功能障碍，术前易误诊，MRI 可发现肿物（见图 9-120）。

其他病因主要创伤，闭合性颅脑损伤可使动眼神经出脑处的小根撕裂；也可由于近端神经干的挫伤性坏死，或神经干内、神经外膜下出血，产生单侧性动眼神经不全麻痹；额部外伤常使其在穿入硬膜处撕裂而产生单侧性麻痹；动眼神经损伤多伴有滑车和展神经损伤，近半数还合并视神经损伤而形成眶尖综合征；部分病例合并三叉神经损伤，表现为眶上裂或海绵窦综合征；有的合并面神经损伤。

再者，海绵窦内、眶上裂区和眶尖区的病变易累及动眼神经导致麻痹，如炎症（Tolosa-Hunt 综合征）（见图 9-121）、肿瘤（见图 9-122）等。

大约 1/3 的动眼神经麻痹为不明原因性，MRI 不能发现直接损伤改变，但是可以通过观察其支配的眼外肌的变细来进行判断。

### （二）滑车神经麻痹

最常见的病因是滑车神经本身的创伤（主要是由于行程长）、肿瘤，脑干梗死，动脉瘤压迫。大约 50% 的病例为不明原因。其次常见的病因为眶上裂和眶尖区的病变累及。直接改变 MRI 不能发现，可通过观察上斜肌的改变来间接判断（见图 9-123）。

### （三）展神经麻痹

展神经沿颅底行程长，毗邻结构多，各种原因均可造成其麻痹；而展神经又是颅内容中最弱的脑神经，无论是与它邻近的或是较远的任何的大脑损害差不多都可影响到它，所以单纯的展神经麻痹没有定位诊断的价值。

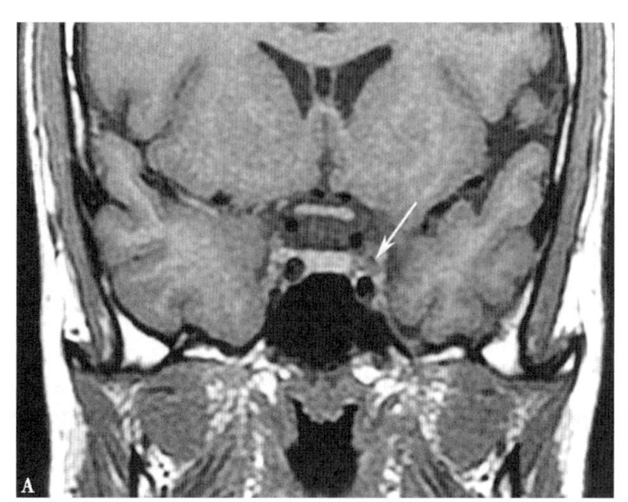


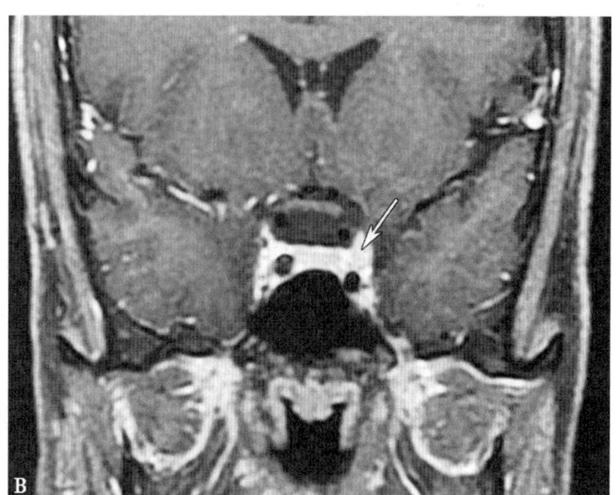


图 9-120 左侧动眼神经肿瘤伴左侧动眼神经麻痹

A. 冠状面平扫 T1WI B. 增强扫描，示左侧动眼神经海绵窦段呈结节状改变并明显强化

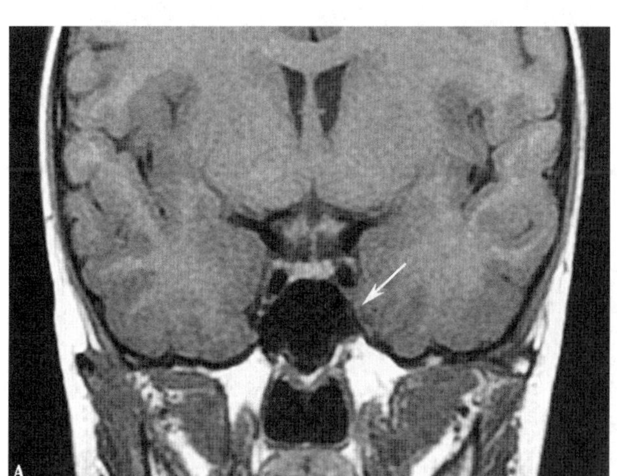


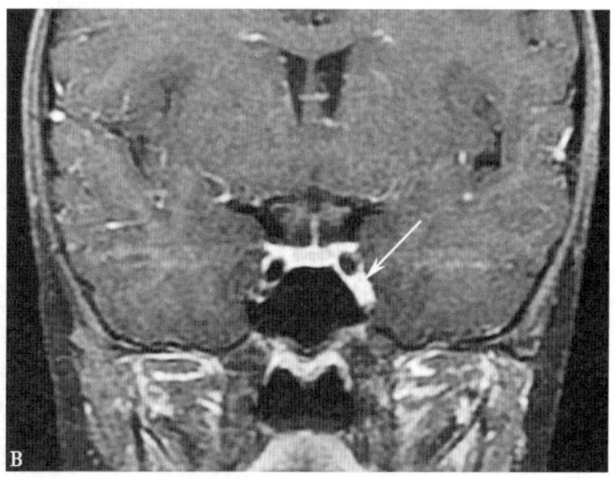


图 9-121 左侧 Tollosa-Hunt 综合征，左侧动眼神经麻痹，患者左眼外展露白

A. 冠状面平扫 T1WI 示左侧海绵窦增宽呈等信号 B. 增强扫描 T1WI 示病变明显强化

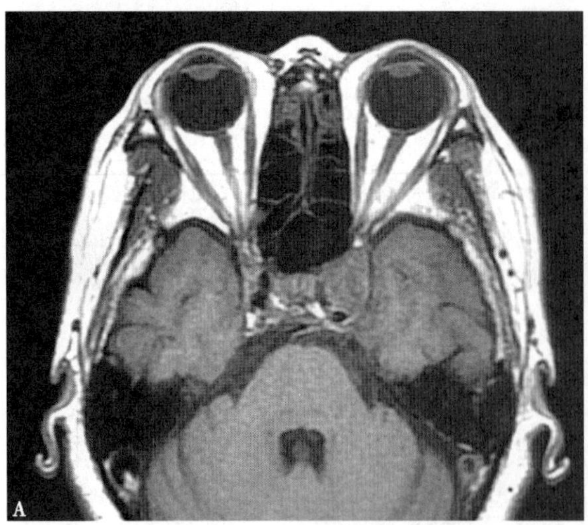

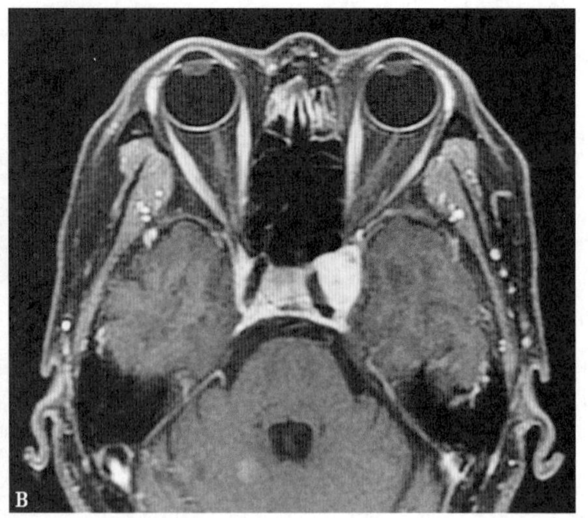

图 9-122　左侧海绵窦神经鞘瘤，左侧动眼神经麻痹

A. 横断面平扫 T1WI 示左侧海绵窦等信号结节影　B. 增强扫描 T1WI 示病变明显不均匀强化

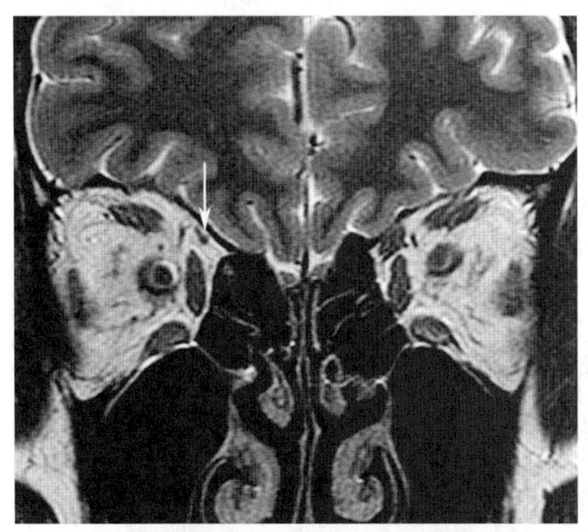

图 9-123　右侧滑车神经麻痹

冠状面 T2WI 示右侧上斜肌纤细

病因主要有创伤，尤其是斜坡区、颞骨岩尖部（岩蝶韧带）、海绵窦及眶上裂区的损伤，容易累及展神经，损伤部位多在出脑后、进入硬膜前的一段，因挫伤、牵拉伤、撕裂伤或眶上裂骨折所致的麻痹多合并动眼神经、滑车神经及眼神经的损伤，岩骨骨折常合并面神经损伤。其次是动脉瘤压迫，尤其以小脑下前动脉的动脉瘤为多见。血管性病变，主要脑干梗死和小脑下前动脉动脉硬化（见图 9-124）。再者主要是肿瘤、脱髓鞘病变等。其他病因为眶上裂和眶尖区的病变累及。40% 的展神经麻痹为不明原因性。无明显占位性改变的病变在 MRI 上可观察外直肌改变，主要是变细。

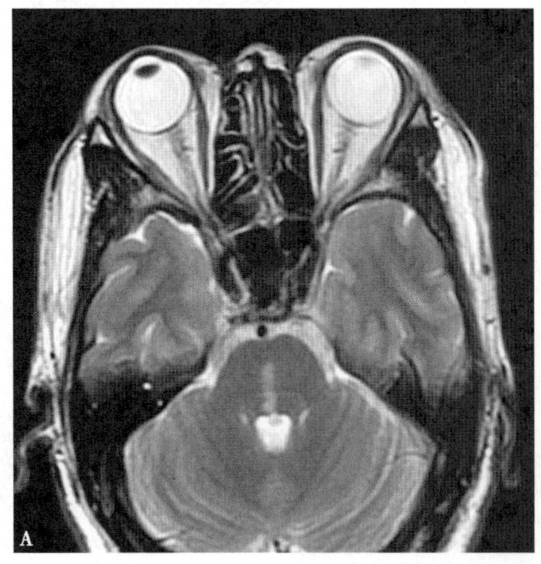

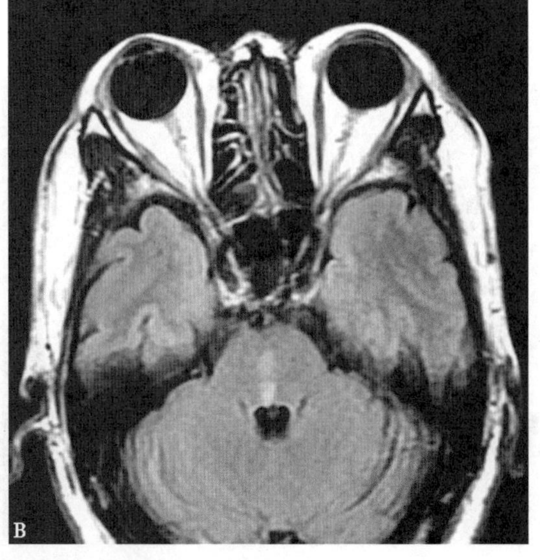

图 9-124　脑干梗死灶伴视物成双

A. CT 平扫是脑干区高密度影　B. 梯度回波示病灶呈明显低信号

## 第五节 展 望

MRI 可直接显示眼球运动神经、眼外肌及眶内相关组织结构的病变，扩展了临床思维模式。目前仍处于不断发现问题的阶段，受整体研究水平局限，目前看到的一些影像学征象尚不能获得恰当的逻辑结论，应该保持对同一领域问题的相关基础和临床研究进展的关注，期待不同侧面研究的进步可以互为线索和依据。

随着经验积累，我们逐渐摸索出一些特殊类型斜视的影像学特征。同时也发现单纯的结构图像对临床的指导意义和病因学研究尚有明显的局限性。例如，我们发现一例反向眼球后退综合征患者的连续冠状断层清晰显示动眼神经下支相继向内直肌发出二个分支，根据临床眼球运动特征推测内直肌可能接受了不同源的两个神经冲动，也就是眼肌电图研究曾经捕捉到的内直肌的双重神经支配，但在结构影像上却无法做出相应的鉴别。类似的一些问题激发我们更进一步的研究，希望能延伸功能影像技术，从而更好地解释眼球运动神经系统疾病的发病机制。

（焦永红 赵堪兴 王振常 满凤媛）

## 主要参考文献


1. Demer JL，Ortube MC，Engle EC，et al. High-resolution magnetic resonance imaging demonstrates abnormalities of motor nerves and extraocular muscles in patients with neuropathic strabismus. J AAPOS. 2006，10：135-42.
2. 焦永红，赵堪兴，王振常，等．正常人眼球运动神经的MRI研究．中华眼科杂志．2009，45（3）：219-224.
3. Man F，Wang Z，Wang J，et al. Unilateral vertical retraction syndrome with orbital band. J AAPOS. 2009，13（4）：419-21.
4. Yonghong J，Kanxing Z，Zhenchang W，et al. Detailed magnetic resonance imaging findings of the ocular motor nerves in Duane's retraction syndrome. J Pediatr Ophthalmol Strabismus. 2009，46（5）：278-85.
5. 焦永红，王振常，赵堪兴．核磁共振成像技术能否用于斜视病因学诊断．中华眼科杂志．2009，45（11）：963-965.
6. Jiao YH，Zhao KX，Wang ZC，et al. Magnetic resonance imaging of the extraocular muscles and corresponding cranial nerves in patients with special forms of strabismus. Chin Med J（Engl）. 2009，122（24）：2998-3002.
7. Tsai TH，Demer JL. Nonaneurysmal cranial nerve compression as cause of neuropathic strabismus：evidence from high-resolution magnetic resonance imaging. Am J Ophthalmol. 2011，152（6）：1067-1073.
8. Clark RA，Demer JL. Enhanced vertical rectus contractility by magnetic resonance imaging in superior oblique palsy. Arch Ophthalmol. 2011，129（7）：904-8.
9. Peng M，Poukens V，da Silva Costa RM，Yoo L，Tychsen L，Demer JL. Compartmentalized innervation of primate lateral rectus muscle. Invest Ophthalmol Vis Sci. 2010，51（9）：4612-7.
10. 杨琼，焦永红，满凤媛，等．眶内异常结构与垂直后退综合征．中华眼科杂志．2011，47（11）：983-988.
11. Nagashima H，Yamamoto K，Kawamura A，et al. Pediatric orbital schwannoma originating from the oculomotor nerve. J Neurosurg Pediatr. 2012，9（2）：165-8.
12. Graeber CP，Hunter DG，Engle EC. The genetic basis of incomitant strabismus：consolidation of the current knowledge of the genetic foundations of disease. Semin Ophthalmol. 2013，28（5-6）：427-437.

# 第十五章 斜视手术

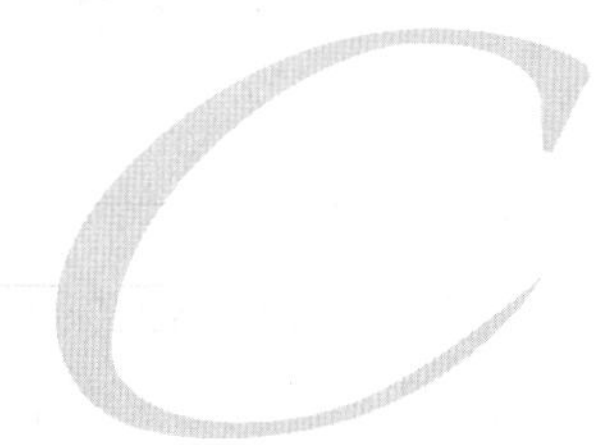

## 第一节 手术目的和原则

**（一）手术目的**

斜视矫正术的目的不仅是为了外观美容，更重要的是将斜视矫正为正位视，使双眼视轴平行，建立正常的视网膜对应关系以便获得舒适的双眼单视功能。成年患者的斜视矫正术一般情况下只能达到外观美容的目的，重新建立双眼单视功能的可能性甚小。因此斜视矫正术应在儿童视觉发育的可塑期内施行，以期达到功能性治愈。

**（二）手术原则**

1. 对术者的要求　斜视手术虽然是外眼手术，但是由于眼球的解剖和组织特点，如菲薄的球结膜和薄的巩膜、眼外肌和巩膜及眼球筋膜的特有关系等，要求术者必须熟悉眼的解剖和生理功能，手术时无论在分离、切断还是缝合时，对结膜、球筋膜、肌肉和巩膜的处理都必须轻巧、敏捷，不可粗暴牵拉或撕扯，以免引起强烈的术后反应和广泛的瘢痕形成，使结膜、筋膜、肌鞘和眼外肌发生粘连，影响眼外肌的自如转动而不能达到理想的手术效果。

2. 手术的依据　斜视经非手术方法治疗后，如戴矫正镜片、局部用药及功能训练等，如果效果不理想或无效时应考虑手术。决定手术的依据应该是：

(1) 斜视的程度：水平斜视 8°以上（角膜映光法）或 $15^{\triangle}$以上（三棱镜遮盖法）；上下斜视 5°以上或 $10^{\triangle}$以上；斜视角稳定。

(2) 斜视手术的时机：关于斜视手术的时机各家的看法不同。以往那种主张待成人时再行手术的观点，由于只能为美容而不能达到功能性治愈的目的，因而已被否定。在儿童视觉发育的可塑阶段行斜视矫正术不仅能实现美容的目的更重要的是术后可以获得正常双眼视觉。因此现在临床眼科学者们都主张早期手术。

凡具备下列条件者，可以考虑早期手术：①斜视角恒定；②非调节性斜视；③先天性斜视；④双眼视力良好或相差≤2 行；⑤异常视网膜对应；⑥斜视角大；⑦无全麻禁忌证和药物过敏史。

有以下几种情况者，最好待相应时机成熟后再施行手术：①间歇性斜视；②调节性斜视；③后天性斜视；④单眼弱视或双眼视力相差 > 2 行；⑤正常视网膜对应融合功能明显低于正常；⑥小度数斜视等。

在决定最适合的手术方案之前，应对临床检查结果做出正确的分析和估价，然后根据患者的具体情况，考虑手术的种类以及肌肉的后徙和截除量，而不是用一种常规方法对待所有的各种类型斜视。

## 第二节 斜视手术的实用解剖

熟悉眼外肌的解剖和眼球及眼眶相关的筋膜组织是手术成功的先决条件。结膜，前 Tenon 囊，后 Tenon 囊（肌间膜）和肌鞘在眼球运动方面起主要作用。正确地处理这些组织是手术成功的关键。术者应当清楚地知道如何通过结膜和眼球筋膜暴露手术区域，使术者有一个良好的开端；并应当熟知眼外肌的血液供给，神经支配以及供给眼前节血液的睫状动脉的位置和它的重要性。此外还应掌握巩膜在不同区域的厚度，以便正确地、安全地安置巩膜缝线。

### 一、睑　裂

睑裂的大小随着年龄的增长而发生改变。由婴儿到成人，睑裂的长度一般增长 50%，宽度增加 20%。国人睑裂的长度平均为 27.88mm，宽度 7.54mm。儿童睑裂平均长度为 26.95mm，睑裂宽度平均为 8.39mm。新生儿睑裂长度平均为 18mm，睑裂宽度为 8mm。

眼外肌手术可以影响睑裂的大小，直肌缩短术可使睑裂缩小，而后徙术可使睑裂加大。在手术设计时应注意保持双眼的对称。应根据睑裂的大小选择适合的开睑器。为小睑裂和深陷眼眶的眼球做斜视手术，尤其在后徙内直肌时，在暴露手术野及安置缝线时，可能有些困难，但绝不可在矫正婴儿性内斜视时，因手术操作区域不方便而用眼外肌边缘切开术代替内直肌后徙术，更不可因睑裂窄小，手术困难而延缓手术时机。

## 二、结　　膜

球结膜疏松地覆盖眼球前部，婴幼儿的球结膜较厚且致密，成人的结膜较薄且脆弱易破，对行斜视的手术者有重要意义的结膜标志有：

### （一）角膜缘

球结膜在角膜缘外 3mm 以内与其下方眼球筋膜及浅层巩膜紧密融合。

### （二）半月皱襞及泪阜

半月皱襞为球结膜在内眦部的皱褶，泪阜位于其鼻侧。半月皱襞与泪阜以及与睑裂的关系为重要的美容标志，在切开和修复结膜时，切勿改变它们的位置，尤应注意勿将半月皱襞向颞侧移动，致使术后在睑裂中明显地露出一团红色极不雅观的组织。结膜切口仅限于球结膜，避免伸入到穹隆部以免引起不必要的出血，所谓 Parks 穹隆部切口事实上也是做在球结膜上。如果以往的手术造成结膜充血和不美观或因瘢痕形成而影响眼球运动时，可后退并固定结膜，暴露巩膜，后者在短期内即被上皮细胞覆盖，勿需做粘膜移植术。

## 三、眼球筋膜及节制韧带

婴幼儿的球筋膜是一层有实质的稍厚组织，但它逐渐萎缩，到老年时变为脆薄。眼球筋膜可分为前后两部。前部覆盖于直肌的前 1/2～2/3 及肌间膜上，在角膜缘与球结膜融合。在直肌止端之前，结膜与前眼球筋膜有一潜在空隙，后者与巩膜之间也有一空隙，因此在角膜缘作切口可以同时穿透三层组织而靠后的结膜切口（Swan 切口）则分次切通三层组织。内、外直肌都有发育完善的，由肌鞘眶面向外延伸并附着于眼眶壁的纤维组织膜称为节制韧带。后眼球筋膜包括直肌的纤维肌鞘和肌间膜。作直肌后徙术时必须剪开肌间膜，分离和切断节制韧带，否则影响手术效果。

## 四、巩　　膜

巩膜的厚度在眼球各部位和两眼之间的变异很大。在正常的正视眼鼻侧巩膜的厚度约为 1.5mm，但颞侧巩膜除了在后极部黄斑区外，很少有超过 1mm 者。角膜缘的巩膜厚度为 0.8mm、赤道部为 0.5mm，直肌附着点前为 0.6mm，在附着点后的巩膜则极薄，仅为 0.3mm，高度近视眼的巩膜也极薄，斜视手术操作最多的区域恰好正在巩膜最薄处，因此在安置巩膜缝线时应特别小心。锋刃向下的三角针可以切穿下面的巩膜，锋刃向上的三角针可能豁开上面的巩膜，用弧度不要太大的铲型缝针更为安全。这种针的锋刃在针尖和两侧，不致切透巩膜。缝针穿入巩膜时不要刺的太深，要随时看得见在深层巩膜下前进的缝针的针尖，这样就不致穿通巩膜。

## 五、眼　外　肌

### （一）直肌

四根直肌在角膜缘后的不同距离附着于巩膜上。这些附着点是斜视手术的重要标志。Helveston 曾为 66 例内斜患者测量 112 条内直肌，发现它们离角膜缘的距离范围为 3～6mm，平均距离为 4.4mm（一般教科书上为 5.5mm），由于内直肌附着点的变异较大，因此有些作者在后徙内直肌时，用角膜缘而不用原有附着点作为测量新附着点的标志。

角膜缘的宽窄不一，鼻侧和颞侧的平均宽度为 0.6mm，角膜下缘为 0.9mm，上方为 1.2mm，由透明角膜移行到灰色角膜处为前角膜缘，由灰色角膜移行到白色巩膜处为后角膜缘，测量直肌的后徙量时以后角膜缘为界。

当术者转动眼球使球结膜紧贴在眼外肌上时，如果仔细观察，在大多数病例即可隐约看见各直肌的附着点。可使术者能准确地安置角膜缘 3、6、9、12 点钟的眼球固定缝线，从而准确地作相应的结膜切口和眼外肌的定位。

1. 上直肌　上直肌的附着线呈弧形，鼻侧较颞侧略向前，鼻侧距角膜缘 7mm，颞侧距角膜缘 9mm，在手术复位时应保持其特点。

上直肌与提上睑肌同起源于总腱环，上直肌位于提上睑肌下方，同方向行走，二者关系密切，在眶后部共居于一个肌鞘内，至前部才分成两个鞘膜，其间有很多纤维小带相连，尤其在上直肌附着点 6～7mm 后，这种联系至为明显，手术时注意勿伤及上直肌与提上睑肌，否则术后易影响上睑位置。上直肌缩短术可致上睑下垂，上直肌后徙术可以引起睑裂增大。在四根直肌中，上直肌是最难用肌肉钩钩住的，因上斜肌肌鞘与其毗邻，常被一起钩住，钩上直肌时注意将二者分开。此外，上直肌与上斜肌之间有较多细纤维联系，单独作上直肌或上斜肌手术时必须分割二者之间的联系。

2. 下直肌　下直肌鞘膜的下层与下斜肌鞘膜在交叉点处融合，形成致密、较厚实的纤维组织 -Lockwood 悬韧带。该韧带一部分纤维扩展至下睑板与下穹隆，并与下睑皮肤及眼轮匝肌间发生联系。因此在行下直肌手术时可能影响下斜肌与下睑的功能。下直肌过多地缩短可牵引下睑向上，使睑裂缩小，下直肌过多的后徙会使睑裂开大，或引起特发性下睑内翻。

3. 内直肌 内直肌的肌腱短，与眼球的接触弧也短，肌力较强，手术时必须将内直肌的节制韧带与泪阜及半月皱襞分开，避免后者术后变形、移位、影响美观。

4. 外直肌 外直肌的肌腱较长，约 8mm，与眼球的接触弧最长，约 13mm。其功能赤道部要比解剖赤道偏后，因此外直肌的后徙量可以大些。

### （二）斜肌

1. 下斜肌 下斜肌的解剖比较独特，与眼球的重要组织关系密切。黄斑在其附着点后端的上方及后方各 2mm 处。视神经距其上方 4.2mm，外上侧涡状静脉位于下斜肌止点上方 10mm 处，外下侧涡状静脉在其下 8mm，后缘前下方 1mm。当下斜肌后徙 8～10mm 时应注意勿刺穿它，因涡状静脉在该区斜行穿出巩膜（径路约 3～4mm），下斜肌的血管及神经在下直肌外缘与下斜肌交叉处进入肌肉。因此在分离下斜肌与下直肌筋膜时，应特别注意。在做下斜肌减弱术时，Parks 认为将下斜肌后退至下直肌止端颞侧后 3mm，颞侧 2mm 处等于后徙下斜肌 8mm，Ape 和 Call（1978）解剖了大量尸体眼球后，设计了为后徙下斜肌 6～12mm 时安置缝线处的表格（表 9-14）。

表 9-14 后徙下斜肌时缝线位置

| 拟后退的下斜肌量（mm） | 由下直肌止端颞侧向后测量（mm） | 距下直肌止端颞侧（mm） |
|---|---|---|
| 6 | 5 | 6.4 |
| 7 | 5 | 5.4 |
| 8 | 4 | 4.4 |
| 9 | 4 | 3.4 |
| 10 | 4 | 2.4 |
| 11 | 4 | 1.4 |
| 12 | 4 | 0.4 |

2. 上斜肌 上斜肌的反转腱，自滑车到附着点约为 18mm，由滑车至上直肌鼻侧缘的距离约为 10mm，由上直肌鼻侧缘至上斜肌附着点约为 8mm。在做上斜肌折叠术时不能大于 12mm，以防折叠部分嵌入滑车，致使上斜肌运动受限。

上斜肌在上直肌肌鞘鼻侧有许多细纤维相联系，因此上斜肌切断后，仍可通过肌鞘起到牵引作用而抵消上斜肌断腱的效果。

上斜肌离开上直肌鼻侧缘之后，逐渐变为膜样、呈扇形。故在该肌腱行前徙或缩短术安置缝线时较为困难。

上颞侧涡状静脉位于上斜肌附着点前端后 7mm，偏附着线外侧 2mm，手术时应注意勿伤及。

### （三）眼外肌的血液供给

眼前节的血液供给 80% 依靠前睫状动脉，共有 7 条，伴随四条直肌穿过巩膜进入眼球，外直肌仅有一条睫状动脉伴随，其他直肌各有 2 条伴随。因此一次手术仅限于两条直肌，如果一次手术不满意，要等 8 周待侧支循环建立后方可进行第三条直肌的离断。两条相邻的直肌应尽量避免一次手术中离断，以免引起眼前节缺血，继发前色素膜炎，急性白内障及虹膜萎缩。

眼外肌的静脉回流主要是通过四条涡状静脉，分别注于上、下直肌两侧，靠近赤道部，手术时要注意回避，手术时误伤涡状静脉引起出血时，可压迫止血，切勿用电烧灼止血。

## 第三节 斜视的术前检查

为了得到理想的手术效果，明确斜视的性质、类型和预后，以及正确的术前检查十分重要。术者应根据检查的结果决定手术方案，并应对以下问题做到心中有数。首先要考虑患者的情况是否符合手术的适应证，待手术指征确定后就要决定选用何种手术方式，例如上斜肌麻痹的患者，通常首选的手术是减弱其直接对抗肌，即下斜肌的减弱术。但下斜肌减弱术的方式有数种，是做后徙术、断腱术、还是做肌腱部分切除术？一条肌肉能否解决全部的斜视度？如需二条肌肉分担手术量，则第二条肌肉选择哪只眼和哪条肌肉？手术量多少？是同期手术还是分期手术？术中可能出现的问题和对策以及术后过矫或欠矫的预备方案。解决这些问题的基础是详细、正确的检查。

斜视的术前检查包括详细的病史、视力、注视性质、屈光、眼位、斜视度、双眼视功能、眼球运动及全身状况的检查等已在眼外肌临床检查法中详细介绍，不再复述。仅就以下几点加以讨论：

视网膜对应状态的临床意义：正常视网膜对应者多数在斜视矫正后，获得双眼视觉。异常视网膜对应的斜视患者如果在早期（儿童期）施行斜视矫正术，大多数能转为正常视网膜对应，能自行获得或经过功能训练后获得双眼视功能。因为儿童在视觉发育期尚具有可塑性，条件反射容易建立也容易打破，因此临床上很少见到儿童斜视患者手术后产生难以克服的矛盾性复视。但一部分年长患者的异常视网膜对应不能纠正和恢复正常的双眼视。

视网膜对应异常者（主要是成年人）斜视矫正术后，有可能产生矛盾性复视或因牢固的异常视网膜对应而手术效果不巩固。有些患者手术后由于异常视网膜对应牢固而致已矫正了的斜视又退回原状。有些术后眼位未完全矫正，还有可能形成新的异常网膜对应关系。临床上尚可见到极少数斜视患者的手术失败从手术设计和操作技巧等方面查找不出原因者是否与视网膜知觉联系异常有关，尚不清楚。

融合功能对于手术的临床意义：斜视患者术前如有较好的融合功能和较大的融合范围，对术后轻度欠矫或过矫，多数人可以自我调整成正位，手术效果得以巩固。术前融合范围小者可以通过训练扩大。部分患者（儿童）在术后也可以进行同视机功能训练，促进双眼视的建立和巩固，有利于手术效果的稳定。

融合力强的间歇性斜视，更易于代偿小度数的术后残余斜角而维持正位。对于垂直肌麻痹性斜视，这种代偿难以实现。因为垂直融合范围很小（一般为$3^{\triangle}$～$4^{\triangle}$），所以这种手术应以轻度欠矫为宜。术后可用三棱镜解决残余的斜度。

（郭静秋）

## 第四节 麻 醉

斜视手术时采用何种麻醉方式（全身麻醉或局部麻醉），很大程度上取决于病人的需要，但也要受医生的经验和爱好的影响。

大年龄儿童及成年人，大多能合作，所以斜视手术可以在局部麻醉下完成。婴幼儿不能合作，为确保安全及手术顺利进行，手术必须在全身麻醉下施行。

若手术需在全身麻醉下进行，术前必须进行心、肝、肾功能及小儿科检查，除外全身麻醉的禁忌证，并向家属详细交代全身麻醉有可能发生的意外情况。

一些用碘磷灵治疗的斜视病人，在停药数周后，体内尚残留低浓度的胆碱酯酶。这种病人在全身麻醉时，忌用肌肉松弛剂琥珀酰胆碱，后者可引起长时间的呼吸抑制，产生危险。所以，这种病人在手术前应及早停用碘磷灵，或全身麻醉时不使用肌肉松弛剂。

### 一、局部麻醉

#### （一）表面麻醉

表面麻醉是斜视手术中最常用的麻醉方法，适用于任何斜视手术病人，对年长合作的儿童及成年人，单独使用表面麻醉即可达到满意效果。另外，根据病人的需要及医生的爱好，表面麻醉还可与结膜下浸润麻醉及球后阻滞麻醉配合使用。在全麻情况下，若适当滴用表面麻醉剂，可减轻手术操作时对结膜的刺激，使手术能在较浅的全身麻醉下进行，从而减少了全身麻醉用药。

单纯使用表面麻醉进行斜视手术，操作简单，而且在手术病人仰卧或坐起时，即可用三棱镜遮盖法准确地观察眼位，进行调整，但在牵拉肌肉时，病人有疼痛感，少数病人不能耐受。

常用的表面麻醉药为 0.5%～1% 丁卡因，2% 利多卡因，0.5% Proparacaine hydrochloride（Ophthaine）和 5% 盐酸可卡因，手术开始前滴 3～4 次，维持时间约 20 分钟至半小时。若手术时间超过 20 分钟，宜再补滴，但要注意滴药切勿过于频繁，以免损伤角膜上皮。术中注意保护角膜，避免擦伤上皮。

#### （二）结膜下浸润麻醉

结膜下浸润麻醉多与表面麻醉合用，为国内大多数术者常用的手段。由于斜视手术时病人的痛觉一部分来自于肌肉受牵拉所引起的本体感觉，故结膜下浸润麻醉后，病人仍会有痛感，效果并不比单用表面麻醉好。

2% 普鲁卡因或利多卡因为常用药物。为了延长麻醉时间，增强麻醉药的作用以及减少出血，每毫升麻醉药中可加千分之一的肾上腺素 1 滴。

注射药物时，将针尖插至巩膜表层，将药物注在眼球筋膜下也可以将药物注在肌肉周围，浸润肌腹。

注药后等待 5 分钟，在麻药起作用后再开始手术。麻药作用持续约半小时。

#### （三）球后阻滞麻醉

球后阻滞麻醉适用于任何可以进行局部麻醉手术的病人。

球后阻滞麻醉可达到麻醉球结膜和眼外肌的目的，所以在手术中牵拉眼外肌时，病人几乎无痛苦，但在注射麻药后，眼球运动消失，手术中无法观察眼位。

将 2% 普鲁卡因或利多卡因 2ml 注入眼球后肌肉圆锥内，麻醉睫状神经节。若在麻药中加入透明质酸酶（每毫升麻药中加入 6～8 单位），可加快麻醉药在局部的扩散速度，增强麻醉效果。

为预防球后出血，注药后闭合眼睑，轻轻压迫眼球。压迫眼球时，每半分钟松开一次，以免引起视网膜缺血。注药 5 分钟后开始手术。

成功的球后麻醉，可使眼外肌充分麻醉，手术时，病人几乎没有什么痛苦，其效果要比表面麻醉及结膜下浸润麻醉好。然而即使如此，过度牵拉眼外肌，仍有可能引起眼眶深部的疼痛感。

### 二、全身麻醉

全身麻醉可使肌肉松弛，使术者更进一步了解眼外肌的真实情况和更正确地判断牵拉试验结果，因此很多手术者喜用全身麻醉做各种眼肌手术。如用全麻则由麻醉医师决定应用的具体麻醉剂和麻醉前给药种类和剂量。婴儿在全身麻醉前的给药仅限于肌内注射适量阿托品，年长儿童及成年人除阿托品外可服用少量巴比土酸盐，后者可以减少麻醉药的剂量，但在麻醉苏醒后患者仍有较长时间的困觉感。

全身麻醉方法很多，常因设备条件，麻醉师的爱好不同而异。由于斜视手术时间短，对肌肉松弛要求不高，常采用以下两种方法。

全身麻醉下做斜视手术必须由麻醉师密切合作才能完成。

**（一）氧化亚氮（笑气）吸入麻醉**

氧化亚氮是一种弱吸入麻醉药，有强镇痛作用。应用氧化亚氮麻醉时，诱导迅速，无兴奋期；药物在体内不与血红蛋白结合，仅溶于血浆，停吸后2～3分钟即可排出大部分药物，所以苏醒快而平顺；药物本身对肝肾功能无影响；不影响心血管功能，不引起血压及心率的改变；对呼吸道无刺激作用，不引起分泌物增加，故广泛应用于各种大小手术。

由于氧化亚氮麻醉作用弱，所以用它麻醉时，常需用别的麻醉药诱导，例如γ-羟基丁酸钠、安定、硫喷妥钠等，也常合并用一些其他镇痛药，如度冷丁、芬太尼等。

**（二）氯胺酮分离麻醉**

氯胺酮诱导极为迅速，无兴奋期，注射后几乎立即产生深度镇痛，但不伴有深度知觉丧失，所以被称作为分离麻醉。氯胺酮分离麻醉被广泛应用于临床。是国内儿童斜视手术最常采用的方法。

氯胺酮对肝肾功能及电解质平衡无不良影响，可使血压及心率轻度上升，对呼吸影响轻微，偶有一过性短暂的呼吸抑制。

应用氯胺酮后，唾液分泌增加，所以在麻醉前必须给予足量的阿托品。氯胺酮可引起眼压升高，此外氯胺酮无松弛肌肉的作用，反而能使横纹肌张力提高。在用氯胺酮麻醉时做被动牵拉试验时应注意到这一点。

用氯胺酮麻醉后，病人在苏醒过程中可能会有梦幻、谵妄、躁动等，应注意护理。

氯胺酮麻醉可单独静注，肌注或静脉点滴，也可与度冷丁，异丙嗪或安定，γ-羟基丁酸钠等合用，进行复合麻醉。

（臧英芬）

## 第五节　斜视手术器械

**（一）手术器械**

为使斜视手术顺利进行，每一个斜视手术包内应包括下列基本器械：

1. 弯剪　1把
2. 直剪　2把（钝头、尖头各一把）
3. 持针器　1把
4. 无齿镊　2把　固定镊　1把
5. 有齿镊　2把　解剖刀柄及刀片　1把
6. 纹式钳（直头）　2把
7. 纹式钳（弯头）　2把
8. 斜视钓　4把
9. 肌肉夹　2把
10. 两脚规　1个　前房冲洗器　1个
11. 测量尺　1把
12. 开睑器　1个
13. 眼睑牵开器（大）　1把
14. 眼睑牵开器（小）　1把
15. 肌肉折叠器　1个
16. 电烙止血器　1个

**（二）缝线和缝针**

1. 可吸收缝线　羊肠线是古老的可吸收缝线，由于其本身有很强的抗原性，所以术后近期大部分病人有充血、水肿等急性反应；其中少数病人在术后远期有肉芽组织增生，近年来已被淘汰而很少用于斜视手术。

新的合成的可吸收缝线种类及型号很多。这些合成的缝线强度大，基本上没有抗原性，目前已被广泛应用于各种斜视手术。可以用它做肌肉加强术、减弱术，包括调整缝线术在内，也可以用来缝合结膜，但不能用来做肌肉折叠术，联扎术及后固定缝线术。

缝线一般在术后10至14天吸收，对婴幼儿来说，可吸收缝线可使他们免除拆线及再次全麻的麻烦。

2. 不吸收缝线　多种不吸收缝线被用来进行眼外肌手术，丝线及尼龙线是国内最广泛应用于斜视手术的缝线。

两种缝线相比，丝线的反应比尼龙线多见。最常见的反应是术后远期少数病人有肉芽组织增生。

在没有可吸收缝线的情况下，不吸收缝线可用于肌肉的后徙、截除及调整缝线术。各种肌肉折叠术、肌肉联扎术及后固定缝线术，必须使用不吸收缝线。

手术后，一般肌肉缝线无需拆除，调整缝线在术后10～12天拆除。若有局部肉芽组织增生，可在表面麻醉下拆除肌肉缝线并且同时切除肉芽组织。

3. 缝针　斜视手术宜采用铲形缝针，因为铲形针以其针尖及侧刃切开巩膜，使巩膜分开，不易穿通巩膜，较为安全。

应用三角型及反三角型缝针时，应十分注意。其中尤以反三角型缝针危险性大。

为高度近视患者做斜视手术，选用圆针可能更为安全。

（臧英芬）

## 第六节 斜视手术的设计和手术量

### （一）斜视手术的一般规律

1. 患者的年龄愈小，斜视角愈大，则手术效果愈好。眼球后退综合征及有麻痹因素的斜视者手术效果较差。

2. 眼外肌的大小、强弱和节制韧带的状态与手术效果有密切关系。

3. 减弱术与加强术相比较，减弱术优于加强术。

4. 减弱术合并加强术是最有效的手术，在同一眼上同时行减弱术和加强术（直接对抗肌）能产生相辅相成的作用，有利于手术效果的加强和巩固，比分次手术效果好。

5. 具有一定的融合功能者，术后效果容易稳定，远期手术效果好。融合范围愈大，手术的成功率也愈大，一般情况下，在融合范围内的欠矫或过矫可自行调整及控制（儿童）。

6. 调节性内斜视的手术仅限于矫正非调节性部分，因此儿童应在睫状肌充分麻痹下准确验光，合理配戴矫正眼镜12～14周，待排除调节因素后，根据其偏斜度再决定手术与否及手术量。

7. 矫正儿童斜视应考虑其发育特点，一般情况下，内斜的手术即刻效果应保留小于$10^{\triangle}$的内隐斜，有利于远期的正位，如果内斜视的即刻效果为正位，则远期多为过矫，呈外斜。外斜视的即刻正位，多为远期的欠矫。

8. 手术眼的选择 原则上选择视力不良眼或非主导眼（也有人主张做在主导眼上，认为这种考虑更符合眼外肌的神经支配定律）。有眼球运动亢进或不足时，以选做运动异常眼为原则，如果做异常眼手术有困难则选做另只眼。

9. 睑裂小的一只眼应少选择加强术，睑裂大的一只眼应少行后退术。

10. 对称性手术 手术的目的是使双眼运动对称，对手术前原有的平衡条件不应破坏，例如交替性斜视，外展过强引起的外斜视或集合过强引起的内斜视以及A-V综合征等最好作对称性手术。

11. 重度弱视患者的手术效果不易预测。

12. 垂直偏斜伴有水平偏斜时，应针对其主要矛盾进行手术设计，即首先解决斜视度大的，例如外斜视$80^{\triangle}$合并$10^{\triangle}$的上斜视时，应先矫正外斜，再根据垂直偏斜的度数决定是否需行垂直偏斜矫正术。因在矫正大度数偏斜后原有小度数的偏斜也常起变化。假如上斜度数较大，在有把握不会过矫的前提下，也可做水平与垂直偏斜联合手术。

13. 婴幼儿斜视手术的最小年龄应根据具体情况而定。先天性机械因素所致的斜视，如节制韧带异常及肌肉筋膜异常等固定性斜视应尽早手术，婴儿型斜视应于生后六个月～$1^1/_2$岁时手术，以利于双眼视的建立。近年来更多的临床学家的意见是除上述情况外，幼儿斜视手术安全年龄（最早）以2岁为宜，而对单眼性内斜视应先试用安全的遮盖法，密切观察下使其成为交替注视后再考虑手术。对于小度数斜视、间歇性斜视以及斜视角不稳定者不应急于手术。对发病较晚的儿童斜视手术可在3～6岁期间进行。

14. 如有弱视应先治疗弱视，待双眼视力平衡后再行手术。

### （二）手术的选择

在决定做斜视手术前，首先必须决定做哪一根或哪几根眼外肌。只有两种手术方法可以影响眼外肌的运动从而改变眼球的位置。眼外肌的功能可以减弱，直接拮抗肌的功能也可以加强，还可以将这两种方法同时做在一只眼上。在决定最适合的手术方案之前，应对临床检查结果做出正确的分析和估价，然后根据患者本人情况考虑手术的种类以及肌肉的后徙和截除量而不是用一种常规方法对待所有的内斜或外斜。

### （三）眼球运动的分析

选择适合手术方案的最重要的一项是患者的双眼运动检查。绝大多数共同性斜视都有眼球运动异常，内斜视的眼球运动异常较外斜视者更为多见。内斜视患者的眼球内转可能过强而外转不足或是二者兼而有之。斜视手术是要平衡眼球的运动量从而自发的消除斜视。如果眼球向某一方向运动过强，应减弱该眼外肌的功能；如果运动不足则加强之。因此，在内转过强而外转正常的内斜患者则大量后徙内直肌而截除少量外直肌。反之，如果外转明显不足则最大量地截除外直肌合并小量内直肌后徙。如果眼球运动向某一方向过强而向另一方向也不足时则尽量减弱过强的眼外肌，同时也尽量加强其拮抗肌。如果眼球运动既不过强也无不足则重点应放在加强方面，因为减弱一根正常功能的眼外肌易于引起眼球向该方向转动受限。

### （四）对称性或非对称性手术

有些学者们强调做对称性手术，即在双眼的同名肌做同样的后徙或截除，主要是认为非对称性手术（后退一根眼外肌，截除其拮抗肌）常引起非共同性。这个

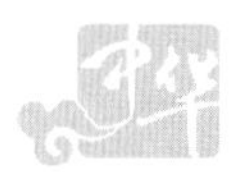


概念并非完全正确。常规地做对称性手术与只做一种手术同样都是不恰当的。常规地做对称性手术的医生认为患者的功能异常是对称性的，事实与此相反。斜视手术的方案必须根据患者本人的情况设计。非共同性不存在时，手术不应造成非共同性，但是当非共同性明显存在时则不应做对称性手术。所以应当做平衡手术而不是对称性手术，即当对称性存在时，应当维持它而当对称性不存在时，则应当建立它。后徙合并截除容易引起非共同性，这一点可在另一眼做手术时得到补偿。况且在极度注视时，少量的非共同性并不影响大局，因为眼球的转动范围很少超过 8°～12° 必须极度外转时则用转动头位来完成。在配偶肌上也可以做非对称性手术，如果向某一方向注视时的斜视角比向另一方向注视时明显加大，例如内斜视患者向右转动眼球时斜视角比向左转时大 15$^{\triangle}$，则可以后徙右内直肌，截除左外直肌，这样做可以减少在原在位的偏斜，同时平衡或减少向左、右转动时偏斜的差异。

### （五）手术量问题

眼外肌后徙或截除 1mm 能矫正多少偏斜很难预知。手术结果主要根据术者的技巧、肌肉暴露的方法、肌肉与周围组织和节制韧带之间的联系是否完全离断、安置缝线的位置以及其他种种因素而定。此外还有一些未知的机械因素，感觉因素和神经支配因素都能影响手术的成效。同一术者用同样方法为有同样症状的病例手术，所产生的结果可能不同，但有两条凭经验得出的规律可以帮助决定每个患者的手术量。①大斜视角和眼球转动明显异常的病例，在同样技术操作下能产生更为有效的结果。②在估计肌肉和筋膜已有继发改变的大龄儿童及成人，手术应当做得比同样偏斜的幼年儿童更为广泛和彻底些。婴幼儿的眼球比成人小，一样的手术量能起更大的减弱或加强作用。减弱术在减少偏斜方面较加强术更为有效。此外还应考虑患者的知觉性情况，如果患者术后有获得双眼单视的可能性，则应当做到双眼视轴平行。为那些有深度异常网膜对应和建立双眼视觉无希望者，手术目的仅为美容，则手术不宜太广泛，术后患者无太难看的偏斜及用异常网膜对应获得周边融合及单视即可。

深度弱视的手术量难以决定，通常的手术量不足以矫正偏斜，术后斜视有可能又恢复原状，有些病例又发生过矫，因此对弱视患者应事先告知一次手术不能保证成功，应强调作多次手术的可能性。

眼球的圆周为 72mm，共 360°，因此眼球在圆周上的每毫米变位（360°/72），相当于 5°，即当眼外肌后徙 1mm 及缩短 1mm 时，可矫正 5° 的斜视度。但实际上这种理论上的推算与临床实践有较大的出入，因手术结果与很多因素有关，如眼外肌的暴露，缝合及固定方法，节制韧带的分离以及手术的操作技术（粗暴或轻巧细致）等如前所述的许多因素而不能机械地计算斜视度与手术量的关系。

一般情况下，眼外肌对减弱或加强术所能承受的负荷量是有限度的，原则上内直肌后退量不超过 5mm，截除量为 8mm。外直肌后徙量为 7～8mm，截除量不超过 10mm。一条肌肉过多的切除可以引起眼球运动障碍使眼球内陷与睑裂变窄，而过多的后徙可影响眼球运动，使眼球突出及睑裂加宽。不可将大的手术量放在一只眼上，应合理的分配在两只眼上。为美容目的手术，眼外肌的后徙与缩短量可稍加大，如内直肌后徙 6mm，外直肌可后徙 9mm（仅限于个别特殊病例）。上直肌下直肌最大的后徙量和截除量都不能大于 5mm。关于双眼手术量问题，如肌力或偏斜程度相等时，一般多作等同量，如双眼的肌力或偏斜程度不等时，则两眼可行不同的手术量。

1. 外斜视手术

（1）一条肌肉手术：为治疗外斜视很少单独减弱一条外直肌或加强一条内直肌，但为个别具有融合力的、斜视度很小的非共同性外斜则可以施行。这类患者很少，多见于前次手术欠矫者。单独一条肌肉手术一般情况下最多只能矫正 15$^{\triangle}$。

（2）两条肌肉手术：双侧外直肌后徙 5mm 可矫正外斜 20$^{\triangle}$～25$^{\triangle}$，双侧外直肌后徙 8mm 可矫正 50$^{\triangle}$。本术式适用于真正外展过强型外斜。双侧内直肌截除适用于集合功能不足型外斜，双内直肌截除 6～8mm 可矫正外斜 25$^{\triangle}$左右，双内直肌截除 10mm 可矫正外斜 40$^{\triangle}$左右。外直肌后徙 5mm，内直肌截除 5mm，可矫正外斜 20$^{\triangle}$～25$^{\triangle}$。外直肌后徙 8mm（有的作者后徙 10mm），内直肌截除 10mm 可矫正 50$^{\triangle}$。本术适用于基本型外斜。

（3）三条肌肉手术：双侧外直肌后徙 8mm，一侧内直肌截除 10mm 可以矫正外斜 75$^{\triangle}$，如双眼视力相似，远近斜视度不同时，可做三条肌肉（斜视度较大者）。

（4）四条肌肉手术：适用于大斜视度（直角外斜），双侧外直肌后退 8mm，双侧内直肌截除 10mm，一般可矫正 90$^{\triangle}$～100$^{\triangle}$斜度。

2. 内斜视手术

（1）一般不作一条肌肉手术矫正内斜视，有的学者主张为斜视度数小而且具有潜在融合能力者可以选用。单侧内直肌后徙 4mm，约可矫正内斜 13$^{\triangle}$，单侧外直肌截除不及单侧内直肌后徙有效，故很少选用。

（2）两条肌肉手术：双侧内直肌后徙 3mm 可矫正内斜 20$^{\triangle}$～25$^{\triangle}$，最大量后徙内直肌 5mm，可矫正内斜约 40△，婴幼儿效果比成人效果明显。本术式适用于有以下特征的儿童即：内斜≤40△，双眼视力相等，斜视角看近>看远，内转过强。

双侧内直肌后徙也适用于≤40△的 A 或 V 型内斜。双侧外直肌截除治疗内斜视的适应证甚少采用。对于大多数先天性内斜视患者，双侧内直肌后徙矫正不足时，可考虑本术式。分开不足或分开麻痹是本术式的适应证。双侧外直肌截除 5mm 约可矫正内斜 20△，双侧外直肌截除 9～10mm 可矫正内斜 35△～40△。

后徙内直肌加截除外直肌，内直肌最小量后徙 2.5mm，外直肌截除 5mm 一般可矫正内斜 20△～25△，最大量的后徙与截除因年龄而异，一岁以下内直肌后徙 4.5mm，外直肌截除 9mm；三岁以上的儿童内直肌后退 5mm，外直肌截除 10mm，可矫正内斜 50△。

（3）三条肌肉手术：双侧内直肌后徙及一侧外直肌截除，适用于内斜视>50△～75△的患者。一岁以内最大限度双侧内直肌后徙 4.5mm，外直肌截除 9mm；三岁以上者可双侧内直肌后徙 5mm，外直肌截除 9mm。内斜介于 50△～75△之间者可按最大手术量每条肌肉减少 0.5～1mm。如果仍有内斜，可考虑外直肌截除及在已后徙的内直肌上行边缘性切开术。

（4）四条肌肉手术：双侧内直肌后徙加双侧外直肌截除，要十分慎重地采用，只适用于内斜视>75°者。对于儿童，特别是幼儿不宜作四条肌肉的手术，但对少数特殊的成人及较大的儿童，内斜在 75△～100△之间，强制性外展受限者可以考虑本术式，一般行双侧内直肌后徙 5mm，双外直肌截除 10mm。

3．垂直斜视　下斜肌手术（主要是减弱术）是上斜肌麻痹、双下转肌麻痹及 V 型外斜等常选用的术式。手术量根据其亢进的程度而定，一般下斜肌最大后徙量为 10～12mm，儿童下斜肌最大后徙量为 10mm。因此量已接近下直肌外侧缘。最大量的后徙可矫正斜度 15△左右，也可以作下斜肌部分切除术或下斜肌断腱术都可以达到与后徙术的近似效果，后者较前者易于操作，但有可能产生术后粘连综合征，临床较少见。目前这两种术式仍为大家采用（后徙术及切除术），断腱术不如切除术效果好，后徙术更优于断腱术与切除术，因后徙术可以根据下斜肌亢进的程度定量。

综上所述，斜视矫正术的结果是难以预知的，但根据临床经验和目前所掌握的手术技巧，下列规律可以作为一般的手术指导方针。一只眼最小量后徙合并截除可矫正 20△～25△；最大量的后徙合并截除可矫正 40△～50△内斜或外斜。双侧内直肌或外直肌小量后徙可矫正 15△～20△，极量后徙（内直肌不超过 5～6mm）可矫正 40△～50△。同时后徙双侧内直肌时一般多作等量后徙，但如果一眼的内转明显大于另一眼，则后徙该眼 5mm，而另一眼后徙 3～4mm。外直肌的后徙量必须大，小于 5～6mm 的后徙成效甚微，一般需退 7～8mm（单眼或双眼）。>70△的外斜则需后徙 10～12mm，因外直肌与眼球的接触弧度大，即便徙至解剖赤道部后，收缩时仍能牵拉眼球外转，术后眼球外转仅轻度或中度受限。在斜视已日久的病例尤其斜视角大且固定者，结膜及眼球筋膜已发生挛缩，后徙这些组织可以加大后徙眼外肌的作用。为了维持眼外肌之间的平衡，应当将手术量分担于各眼外肌而不是将全部手术量加在一根肌肉上。

（郭静秋）

## 第七节　手术方法和技巧

斜视手术术前要确认患者的手术眼别、手术肌肉及手术量，眼部消毒必须包括双眼，并且选用双孔的铺巾以便术中观察眼位，关于手术麻醉和手术器械参见相关章节。

手术野的暴露首先根据患者的年龄和睑裂的大小选择不同规格的开睑器，然后根据手术切口部位和手术肌肉的需要用带锁扣的有齿弯镊或直镊夹住角巩膜缘部组织牵拉固定眼球，有些医生喜欢采用角巩膜缘缝线的方法牵拉固定眼球。

### 一、结膜切口

通过球结膜切口，暴露眼外肌的方法基本有三种，即跨肌肉切口（Swan 切口）、近穹隆部切口及角膜缘切口。三者之间的主要区别在于它们位于睑裂相应的不同位置。三者都强调在前 Tenons 囊下作眼外肌手术的重要性，尽量避免扰动前 Tenons 囊，以减少术后它与肌鞘之间发生粘连。可以用三种方法之间的任何一种暴露眼外肌。

#### （一）Swan 切口（跨肌肉切口）

在肌肉止端后 1mm，作一与肌肉垂直的结膜切口，长约 10mm，在内直肌上作切口时，注意避开半月皱襞以免术后在该处形成不雅观的红色肉样瘢痕（图 9-125A）。将结膜与其下方的前 Tenons 囊分离，注意成年人的球结膜较薄和脆弱易破。用细的有齿镊子挟起前 Tenons 囊并在其上做一小切口。将切口沿肌肉的纵轴扩大。将两个斜视钩钩起切口的两侧，暴露眼外肌（图 9-125B）。在肌间膜上剪一小孔，露出巩膜。将斜视钩伸入该小孔，经肌肉下方直达对侧缘。沿肌肉上下缘剪开肌间膜。当斜视钩已将眼外肌全部钩起后，术者即可随意进行肌肉后徙、截除、边缘切开、移

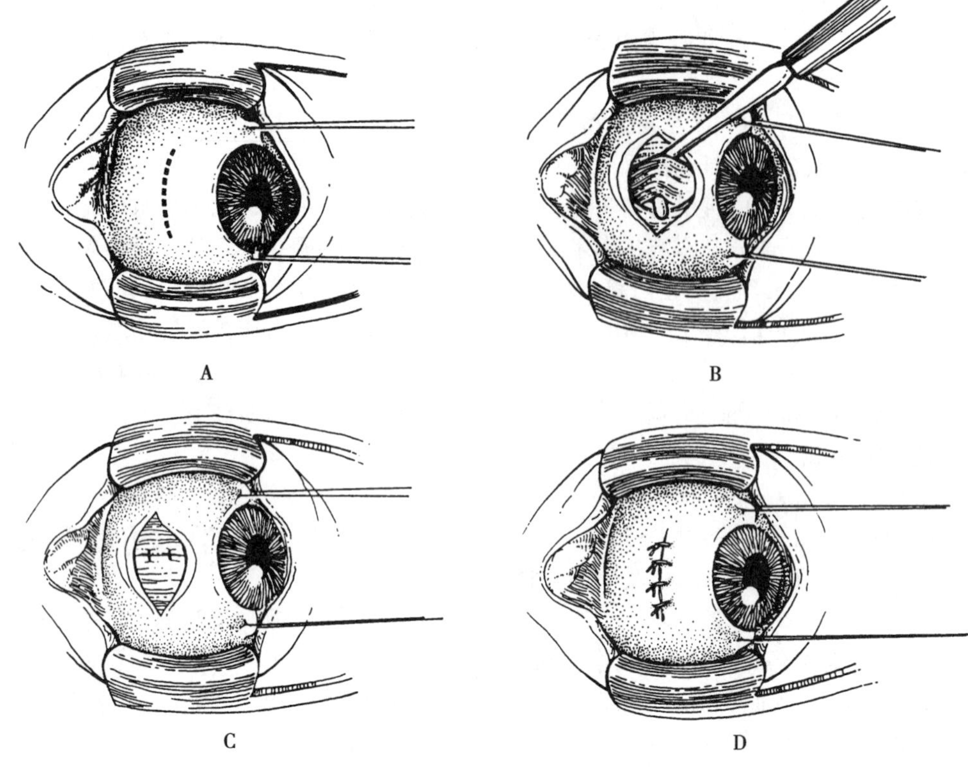


图 9-125　跨肌肉切口

位或前徙术。肌肉手术完毕，分层间断缝合前 Tenons 囊和结膜（图 9-125C、D）。

### （二）近穹隆部结膜切口（Parks 切口）

穹隆结膜切口的位置并不在穹隆部，而是在两个相邻的直肌之间靠近穹隆部的球结膜上，角膜缘后 8mm，切口一般平行于睑缘，根据需要可以向鼻侧或颞侧扩展。与角膜缘切口相比较其优点是手术结束时切口易于闭合，甚至可以不用缝合；术后愈合好，时间短，外观瘢痕不明显；切口处的组织粘连反应轻，便于二次手术操作；一个象限的穹隆结膜切口可以同时行两个相邻直肌和一个斜肌的手术操作，但一般斜肌手术切口多选择在颞上或颞下。缺点是不能直接暴露肌肉，对初学者来说寻找及钩取肌肉操作有一定难度，尤其超长量的后徙或后巩膜固定缝合时手术野不易暴露，增加手术难度，另外选择结膜后退的手术不适于此切口。

操作方法：根据手术肌肉的需要确定手术切口部位，一般有斜肌手术的切口多选择在颞上或颞下象限，在两条相邻的直肌之间，先用带锁扣的有齿弯镊或直镊夹住角巩膜缘部组织（或用角巩膜缘缝线的方法）牵拉固定眼球，于角膜缘后 8mm 处做平行于睑缘 8～10mm 的结膜切口，再垂直或平行结膜切口剪开前 Tenons 囊直达巩膜，先用小斜视钩（Stevens hook）伸进切口钩住直肌止端，再用尖端带弯头的大斜视钩（Jamison hook）替换小斜视钩钩住整条直肌，将小斜视钩伸进切口沿肌腱前后分离肌肉与 Tenons 囊之间的联系，再用小斜视钩向大斜视钩尖端的方向拉开结膜和 Tenons 囊，暴露大斜视钩的尖端，剪开大斜视钩尖端处的 Tenons 囊，向后适当分离肌间膜暴露肌肉，根据术式需要在相应部位做肌肉缝线（图 9-126）。手术结束时整复 Tenons 囊和结膜切口，如切口闭合良好可以不必缝合，或用 8-0 可吸收缝线做结膜切口的连续或间断缝合（图 9-126）。

### （三）角膜缘切口

在角膜缘后 1.5mm，用手术刀或剪子，沿角膜缘剪开融合的结膜和前 Tenons 囊，进入前 Tenons 囊下空隙。在切口的两端作两个 5～7mm 长的子午线结膜切开。分离肌鞘与前部 Tenons 囊下方之间的联系。及转结膜瓣即可见暴露的眼外肌（图 9-127A）。在肌止端两侧的肌间膜上作两个小孔，露出下面的巩膜。将斜视钩伸入小孔，经肌肉下方，由对侧小孔穿出。剪开肌肉两侧的肌间膜。手术完毕（图 9-127B），缝合结膜瓣（图 9-127C）。必要时可将结膜瓣后退 5～10mm，将两个柱角与松弛的结膜基地切口缝合。再将结膜瓣中间与浅层巩膜缝合（图 9-127D）。

同时做外直肌和下直肌手术时可以扩大角膜缘切口。

暴露外直肌时可见附着于其下缘的下斜肌。暴露

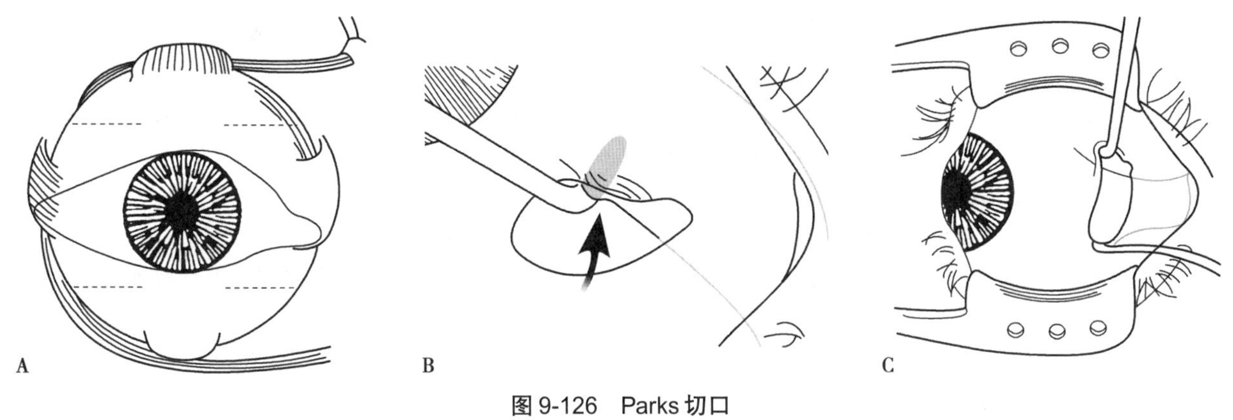

图 9-126 Parks 切口

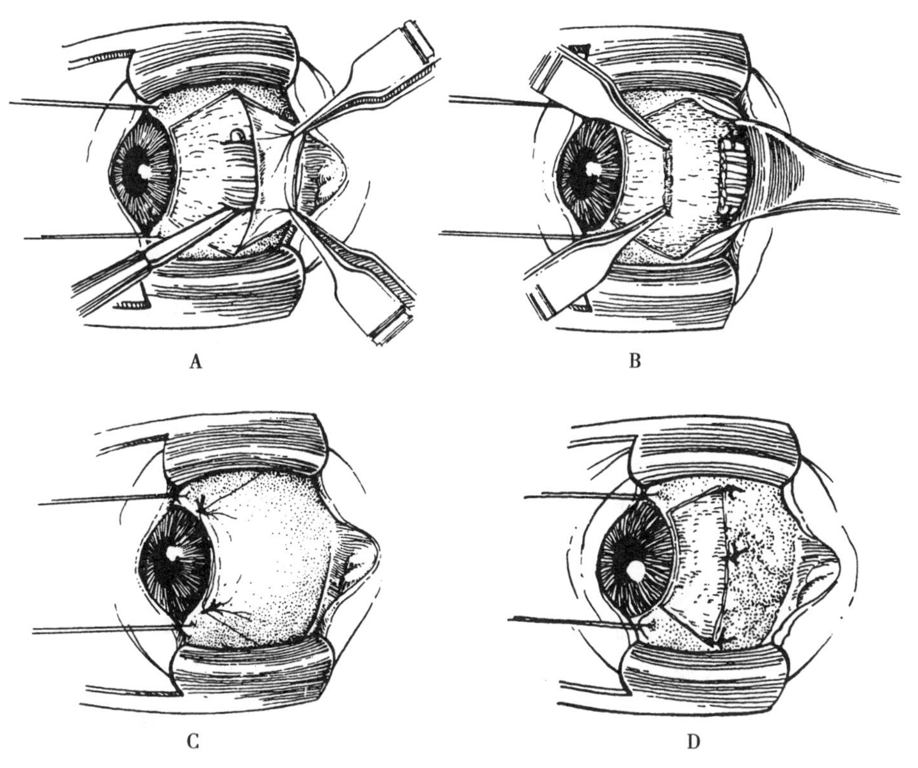

图 9-127 角膜缘切口

上直肌时，第一次伸入的斜视钩可能将上直肌和上斜肌同时钩住，仔细将二者分开后再重新钩起上直肌。解剖下直肌时，必须将其与 Lockwood 韧带分离。涡状静脉位于下直肌一侧或双侧肌腱后 10～12mm 处，应注意勿伤及。

角膜缘切口有下列优点：①手术后睑裂部的瘢痕不显；②手术野暴露充分；③手术操作方便，牵拉眼外肌的动作少，术后局部反应小；④术后眼球筋膜、肌鞘和巩膜之间无粘连；⑤便于再手术；⑥能松弛紧张牵引的结膜及眼球筋膜。

### （四）斜肌手术切口

下斜肌手术一般采用颞下象限的 Parks 结膜切口，上斜肌手术根据肌肉的手术部位可做颞上或鼻上象限的 Parks 切口。如果联合相邻直肌手术，切口长度较单纯斜肌手术切口适当延长。

## 二、水平肌后徙术

肌肉减弱术包括后徙术、肌腱切断术、腱切除术及肌延伸术等，其中以后徙术为最常作，兹以内直肌为例，其他肌肉后徙方法与之雷同。

在角膜缘 6、12 点钟处按置牵引缝线，将眼球拉向手术肌肉的对侧，作角膜缘切口，轻轻地分离结膜瓣，暴露出内直肌。在肌止端的两侧各做一穿通前 Tenons 囊及肌间膜的小孔直达巩膜。将斜视钩伸入一侧小孔，由肌肉下直达并穿出对侧小孔，再由对侧小孔伸入另一斜视钩，将肌肉全部钩起，然后用剪子分离前

Tenons 囊与肌鞘之间的联系，剪开肌肉两侧的肌间膜，用 4-0 白丝线或 5-0 尼龙线在肌附着点后 1.5mm 处安置套环缝线图 9-128A。在附着点处离断肌肉时必须拉起斜视钩和缝线，以免剪断缝线使肌肉脱失。用两脚规由角膜缘向后测量并标记在巩膜上拟后徙的距离（因内直肌附着点离角膜缘的变异很大，目前国外做内直肌后徙术时多以角膜缘而不以肌肉原附着点为测量后退量的标记图 9-128B。将缝针（铲形针）向前呈 45°角刺入标记处的巩膜实质层。注意切勿穿通眼球，要随时看见在巩膜内前进的针尖端将肌肉固定在新附着点，结扎并剪除多余的缝线。缝合结膜瓣，去除眼球牵引缝线图 9-128C。

## 三、水平肌截除术

内、外直肌的最小截除量为 5mm，一般说截除一条水平直肌所起的矫正眼位作用就不如做相同量的后徙术那样大，所以水平直肌的最小截除量也相对地比较大。水平直肌的最大截除量，一岁以下儿童为 8mm，年长儿童及成人通常为 10mm。

关于做截除术时要最少地还是要最大地分离肌间膜问题，各家看法不一致。有些人认为还是尽可能少地分离肌间膜更为有效，但 Helveston 曾连续交替地做过 50 例截除术，分离最小和最大者各 25 例，结果认为做最大量的分离可以取得略为更好的预期效果。

外直肌截除术　作角膜缘切口，用开睑钩拉开结膜瓣暴露眼外肌。用斜视钩钩住眼外肌并分离其肌鞘与前 Tenons 囊下的联系。剪开肌间膜及制止韧带。用肌肉夹夹住眼外肌，包括肌腱和要截除的肌肉，用两脚规测量由斜视钩后缘到肌肉夹前缘的距离（图 9-129A），根据拟定的截除量适当调整肌肉夹的位置。切勿撑长肌肉，动作应轻巧，在附着处剪断眼外肌，留下 1mm 长的短带以便肌肉缝线穿过（图 9-129B）。肌附着点后的巩膜厚度仅为 0.3mm，用这短带固定肌肉缝线更为牢固。安置双针褥线，缝针由短带穿入在肌肉夹后穿出。用止血镊夹住肌肉的断端，将肌肉钩向断端移动。牵拉肌肉钩向前，使经过肌肉的缝线处位于原附着点上，结扎缝线（图 9-129C）。用止血镊夹压在结扎缝线前的肌肉以便止血（图 9-129D）剪去截除的肌肉（图 9-129E）。

有些作者做截除术喜欢用一根带双针的缝线作肌肉缝线。方法如下：

暴露眼外肌及测量拟截除的肌肉后，在肌肉夹后、肌肉的两侧各安置一个套环缝线（图 9-129F、G）。将缝线的两端穿过肌肉附着点的短带，再分别从短带的中央部穿回，然后从肌肉的中央穿出，剪去拟截除的肌肉（图 9-129H），结扎第一扣，使肌肉平整地铺在巩膜上，结扎第二个扣（图 9-129I、J）。缝合结膜瓣（图 9-129K）。

## 四、调整缝线术

本手术的主要特点是在术后 1～2 天内，经用三棱镜遮盖检查法，如果发现手术过矫或欠矫，可通过调整缝线增加或减少手术量，以期获得更为满意的效果，力争一次手术成功。

本术式适用于较复杂的非共同性斜视，如内分泌肌病引起的不对称性斜视、眼外肌组织机化和粘连而影响术前准确检查的再次手术者，矫正眼位与双眼协调运动有矛盾者，大斜视角需超常量的眼外肌后徙和截除以及眼球后退综合征等。

做一角膜缘结膜切口，分离结膜瓣，剪开上下肌间膜并分离肌间膜及韧带。在角膜缘结膜切口附近做一个穿过巩膜板层的牵拉套环缝线，以便手术中及次日调整眼位时牵拉眼球用（图 9-130A），这样便于操作、创伤小、不易出血，眼位调整后可拆除之。用 3-0 白丝线，为使其光滑，表面涂以消毒骨蜡 3～4 次，或用光滑的 5-0 尼龙线。在肌肉止端两侧后 1.5mm 处做

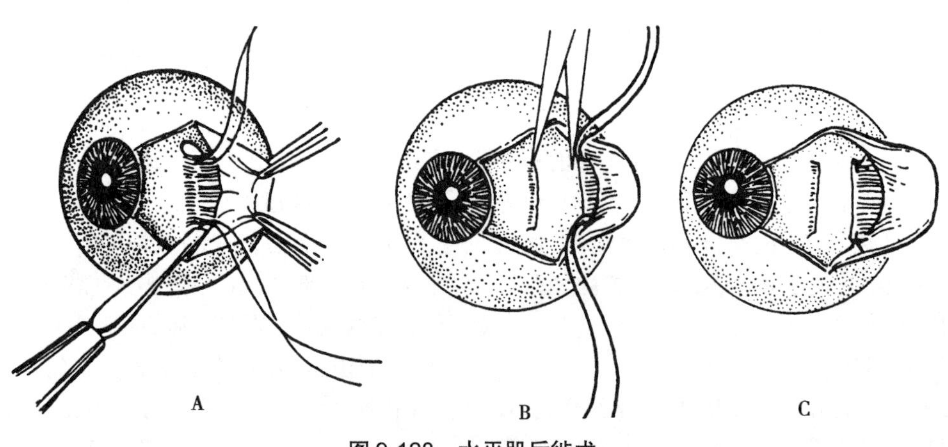

图 9-128　水平肌后徙术

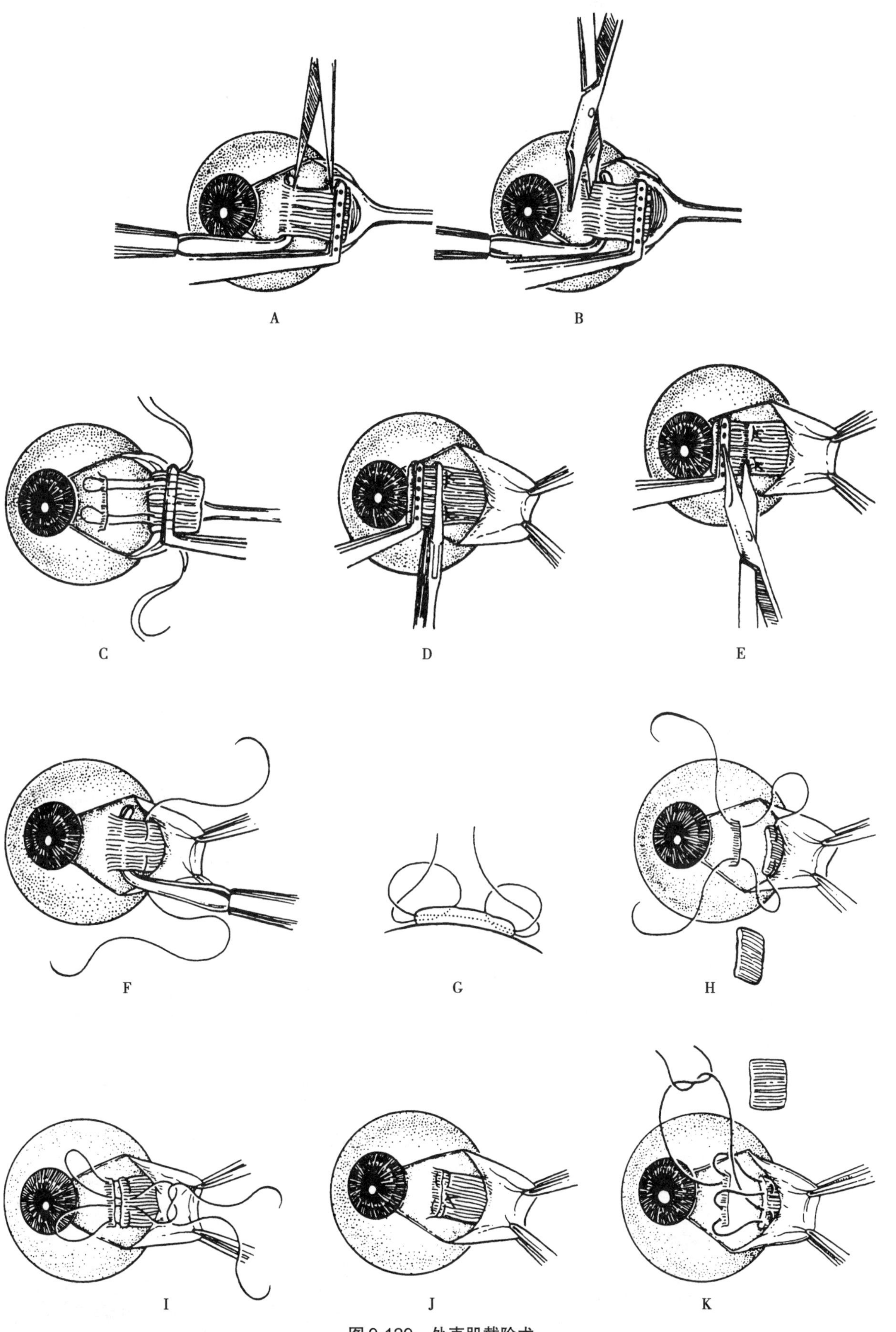


图 9-129 外直肌截除术

双套环缝线（图 9-130B），然后在肌肉缝线与肌止端之间剪断肌肉。将肌肉缝线由原止端后缘下穿入，从前缘穿出，两个出入口处靠近在一点上（图 9-130C），这样有利于在出口处的两根肌肉缝线上再安置滑动结，便于次日调整。另用一根涂有消毒蜡 3-0 的黑丝线（为与肌肉缝线区别），在肌止端缝线出口处，围绕两根肌肉缝线打结、扎紧（图 9-130D），先打 4 个结，做一个小套环后再打 4 个结，然后将这个小蒂（黑色滑动结）沿着肌肉缝线，往返牵拉滑动 5～6 次，滑动的范围约 20mm，使滑动结能在肌肉缝线上滑动，然后利用滑动结将游离的肌肉断端调整到预计的后徙位置上，最好将肌肉后徙得过矫一点，因为术后调整时，向前牵拉肌肉缝线将滑动结后移比将滑动结前移，使肌肉松弛更较容易。调整后剪短滑动结线，断端留 10mm 左右。将结膜瓣后退到原肌肉止端处并将其间断固定在浅层巩膜上盖上肌止端（图 9-130E），结膜下注射地塞米松 2mg，庆大霉素 2 万单位，不用眼膏，以免影响次日调整。遮盖双眼。

调整缝线多在术后第一天进行。双眼分别滴用 0.5% 丁卡因 3 次。调整时要求病人清醒合作，需在戴矫正镜片下，用三棱镜遮盖法检查原在位的看远及看近眼位及各方向的眼球运动是否协调一致。如眼位及眼球运动满意，则将游离的肌肉缝线剪短，如过矫，可先将肌肉缝线向前牵拉，再将滑动结后移，达到减少肌肉的后退量，如矫正不足，可将滑动结前移，使肌肉缝线松弛，增加肌肉的后退量。每日换药，术后二周剪除游离的肌肉缝线和滑动结。后退的球结膜一般在三周左右被上皮细胞覆盖。

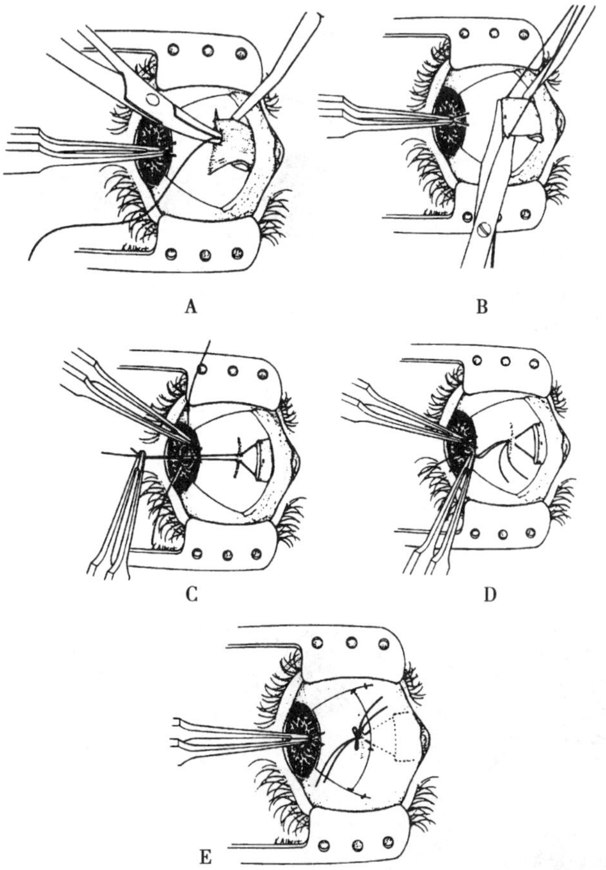

A　B

C　D

E

图 9-130　调整缝线术

## 五、肌腱延长术

本术式是用于直肌的一种减弱术，在肌腱或肌肉的两侧缘或中央作部分切开，利用肌肉自身的张力产生收缩，将切口拉开，使肌肉延长。肌肉延长的程度与切口的长度和数目有关。

Helveston（1977）曾在离体兔眼上做试验，研究各种不同的边缘切开术可产生的肌腱——肌肉延长量。他发现作双侧 80% 的部分重叠的边缘切开术（图 9-131C），可以使肌肉明显延长；不完全的，不重叠的多数边缘切开术（图 9-131D），基本不引起肌肉延长；一个中央的肌腱切开（图 9-131A）也不延长肌肉；两个不完全的边缘切开合并 80% 的中央肌腱切开术（图 9-131B）可产生中度延长。

结膜切口方法同一般斜视手术。分离球结膜、Tenons 囊、暴露眼外肌，用斜视钩提起肌肉，剪开球筋膜并分离节制韧带。Graefe 和 Stevens 做法是在肌腱中间切开一小口（50%～80%），此法延长效果有限（图 9-131A）。O'Conor 在前者的基础上又在肌腱两侧各剪一小口，使延长效果加大（图 9-131B）。Blaskovics 主张在肌腱两侧各切一口，这种切口的效果与切口的长度有关，如果前部切口过于靠近肌腱附着点，则肌腱延长后可能产生旋转作用，对有双眼视的患者可引起复视。为此一般主张多作几个短的切口要比两个长的切口更为安全。在行切开前先用止血钳夹住两个拟作切口处的

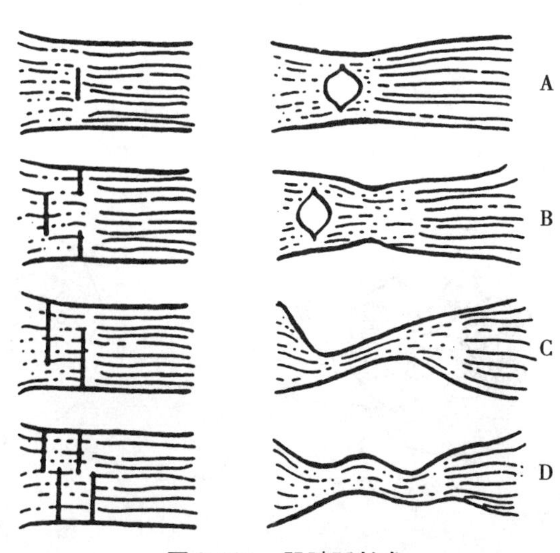


图 9-131　肌腱延长术

肌肉再行切开，以防止出血，先切开后一个切口，后切开前边的切口，这样较为方便。这种术式大约可矫正15△～20△斜视（单眼一根肌肉切开）。直肌边缘切开术的近期效果明显，但远期效果易减退。边缘切开术也可以与后徙术同时合并施行。

## 六、水平肌肌腱垂直移位术

在垂直非共同性斜视病例（A-V 综合征）如无明显的斜肌功能异常，作水平肌垂直移位可减少或消除垂直非共同性。一般原则是作双侧对称性水平肌手术，将双内直肌或双外直肌后徙并将肌腱向上或向下移位以纠正上转与下转时斜视角之间的差异（图 9-132A）。减弱功能亢进的水平肌较加强功能不足者更为有效。由于内直肌亢进而引起的内斜 A-V 综合征者，应后徙双内直肌并将肌腱向集合加重的方向移位，例如内斜 A 向上移位（图 9-132B），内斜 V 则向下移位（图 9-132C），也可根据 A-V 现象的程度不同，移位 5～10mm，但临床很少移位到 10mm 者。由于外直肌亢进引起的外斜视 A-V 综合征，同样可将双外直肌后徙并将其肌腱向外斜加重的方向移位，即外斜 V 向上移位（图 9-132D），外斜 A 向下移位（图 9-132E），如果在一只眼上同时减弱一条水平肌并加强它的直接对亢肌时，在 A 征则将内直肌向上移位，将外直肌向下移位（图 9-132F），而 V 征则上移外直肌，下移内直肌。

由于手术后水平肌纤维的平面与眼球旋转中心的关系发生变化，当眼球向上或向下注视时，其上转或下转力加强而内转或外转力则减弱，从而纠正或减少眼球向上或向下注视角之间的差异。

由双下斜肌亢进引起的外斜 V，可减弱双下斜肌，解决向上注视时与向下注视时斜视角的差异所致的 V 现象，但同时需作水平肌手术以矫正外斜。

只有在非手术眼的下斜肌肯定不亢进时，才能作单侧下斜肌减弱术，否则非手术眼会发生上斜视。

减弱亢进的上斜肌对矫正 A 征具有明显效果，但同时尚需作水平肌手术以纠正水平斜视。功能正常的上斜肌不应减弱，否则术后在向下注视时会发生旋转性斜视。在同侧眼的下斜肌功能亢进或正常时，禁忌作上斜肌减弱术，因为有些患者术后下斜肌进一步亢进而产生继发性 V 征。总之，斜肌手术为减少或消除垂直非共同性是很有效的。

## 七、直肌移位术及联结术

当一条眼外肌的收缩力完全丧失时，一般的加强术，例如截除、前徙或折叠术，都不能恢复该肌肉的转动力。Hummelsheim（1907）设计了一种手术方法，将

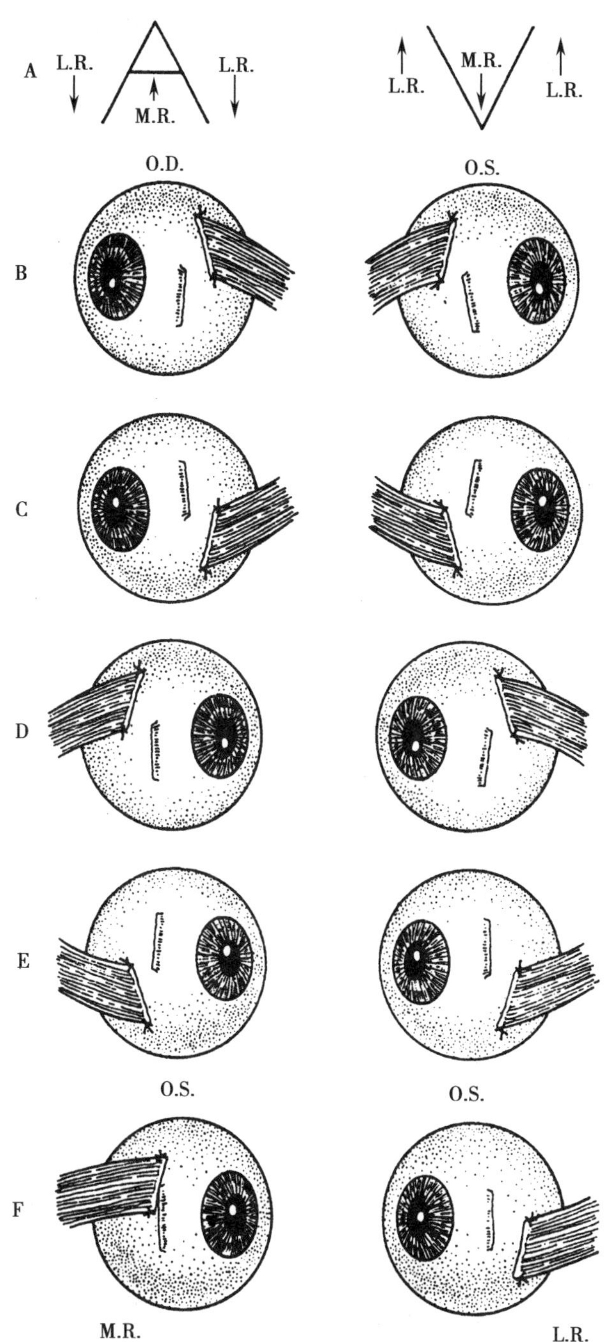


图 9-132 水平肌肌腱垂直移位术

上、下直肌的部分功能转移到外直肌，治疗第Ⅵ脑神经麻痹。此后又有许多改良方法，但基本原理不变，即在第Ⅵ脑神经麻痹时，将上下直肌的部分功能转移到外直肌；在第Ⅲ脑神经部分麻痹累及内直肌时，将部分上下直肌（功能正常者）转移到内直肌。同样地在双上转肌或双下转肌麻痹时，则作水平肌移位术。因此“肌肉移位”（muscle traneposition）这一名词较“肌肉移植”（muscle transpeant）更为恰当。此外还必须强调一点，即在一根或多根眼外肌麻痹时，可能同时存有机械性牵引。这种牵引必须在术前用牵拉试验证实，并

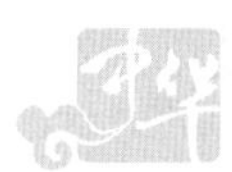



在手术同时解除，否则肌肉移位术不能改善眼球运动。

兹将各种眼外肌移位术简述于后：

Hummelsheim 的原始方法是将上、下直肌肌腱的颞侧一半移位到外直肌附着点的下面（图 9-133A）；Weiner 的方法是将麻痹的外直肌剪断并将断端一分为二，缝在邻近的上直肌和下直肌上（图 9-133B），Jackeon 为解决第Ⅲ脑神经麻痹的手术方法是折断滑车并将一小段上斜肌肌腱缝在靠近内直肌的巩膜上（图 9-133C）；Schilinger 建议将上、下直肌的全部肌腱缝在近外直肌肌腱的巩膜上（图 9-133D）；Beren 和 Girard 则后退内直肌，截除外直肌，并将上、下直肌的颞侧半侧缝到截除的外直肌上（图 9-133E）；Knapp 为解决双上转肌麻痹的办法是将内，外直肌的全部肌腱移位缝在近上直肌附着点的巩膜上（图 9-133F），不能同时后退下直肌。Jensen（1964）介绍了一种有助于恢复外转功能的方法即肌肉联结术。

做一个大的角膜缘结膜瓣，并分离结膜、Tenon 囊，暴露外直肌整个附着点及上、下直肌颞半侧附着点（图 9-134A），用开睑钩拉开结膜瓣、暴露肌肉，用斜视钩由附着点中央向后将外直肌、上直肌和下直肌沿着它们的长度对半劈开至赤道部稍后，长约 15mm（图 9-134B），用 1-0 白丝线分别在眼球赤道部十点半和七点半经线（右眼）处将外直肌上一半与上直肌外侧的一半相联结，将外直肌下一半与下直肌的外侧一半相联结，并结扎之（图 9-134C）；操作中要注意勿结扎过紧，以防影响肌肉的血液循环。使肌肉刚接触上，结扎线又不滑脱为宜。如果麻痹肌的拮抗肌有痉挛，限制了麻痹肌的转动（牵拉试验阳性），则作一小角膜缘结膜切口，将内直肌后徙（图 9-134D）（虽然在四条直肌上都做了手术，眼前节的血液供给仍然充足，因为在没有手术的半侧肌肉的前睫状动脉依然是完整的）。结膜间断缝合复位。

## 八、后巩膜固定缝线术

一条眼外肌的收缩使眼球转到一定程度取决于该肌的肌力及眼球旋转中心与肌肉接触弧之间的杠杆作用。将肌肉缝在正常切点之后，造成第二个赤道后附着点，能缩短该肌肉的有效接触弧，从而减弱其杠杆作用。本手术的特点在于它有选择性地只减弱该肌肉在其作用方向的效能而不干扰主动肌与拮抗肌之间的平衡，因此不影响原在位及其他注视方向的肌力作用（图 9-135）。

显示上直肌后固定缝线减弱了该肌肉的上转作用，而上、下直肌之间的平衡在原在位和下转时没有受到干扰。本手术的第二个作用是在眼外肌麻痹病例，例如左下斜肌不全麻痹，患者习惯于用健眼（右眼）注视。在右眼上直肌（麻痹肌的配偶肌）作后固定缝线，可以加强麻痹眼的上转作用。

正常的上转健眼的神经冲动不足以使麻痹眼上转。作上直肌后固定缝线可以增加该眼上转的神经冲动，同样加大的神经冲动传到其配偶肌（左下斜肌），从而增强了麻痹眼的上转功能。

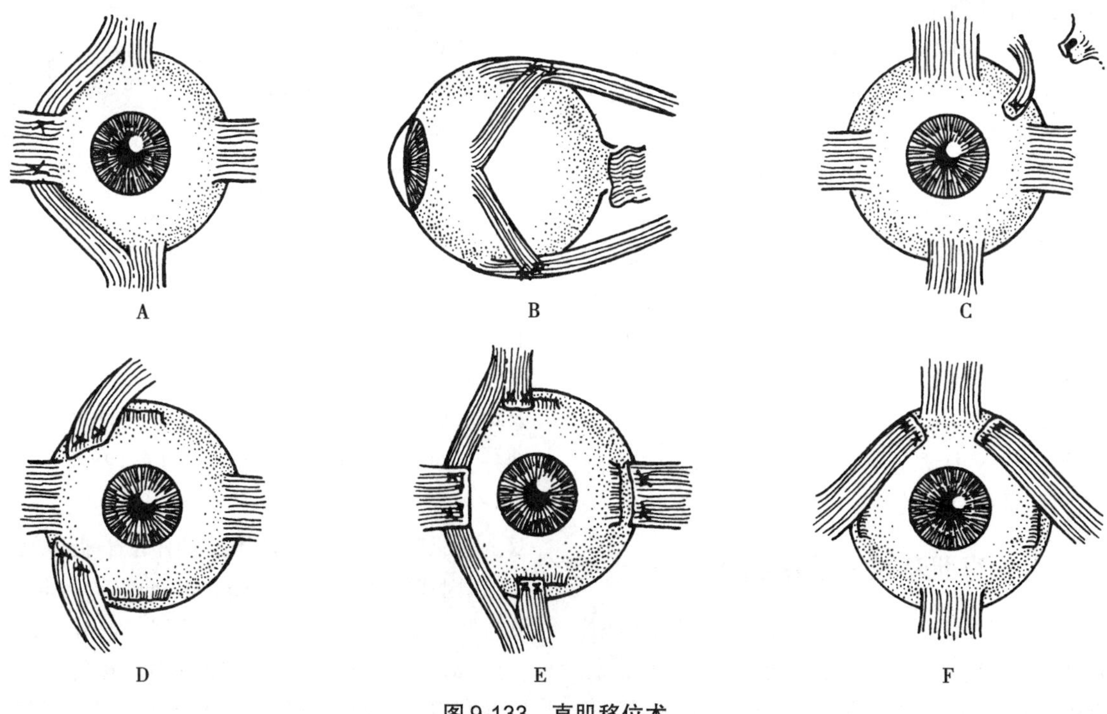

图 9-133　直肌移位术

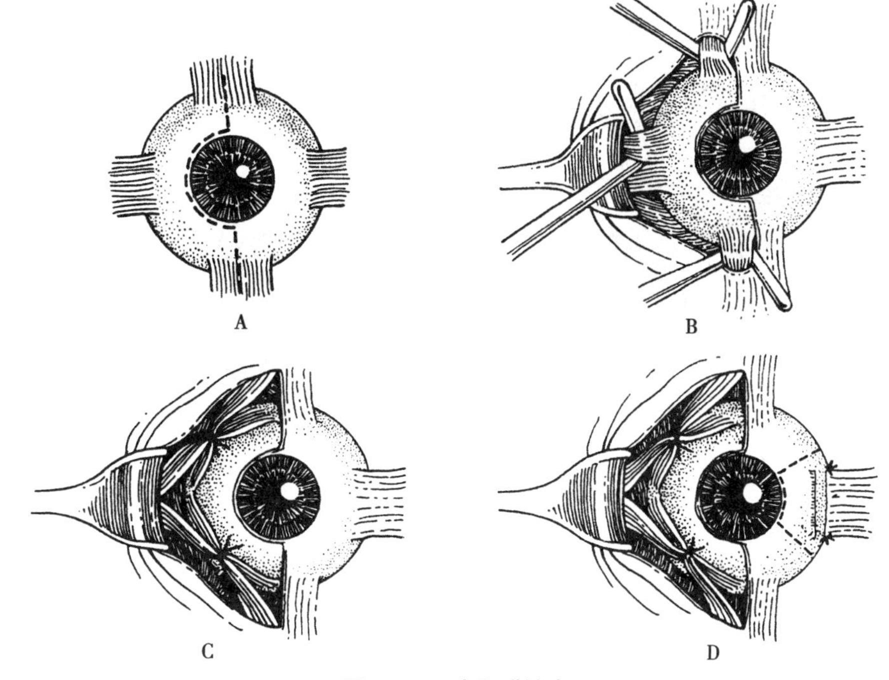


图 9-134 直肌联结术

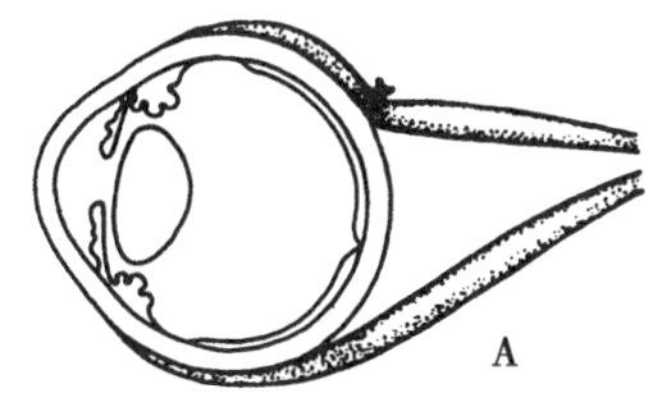


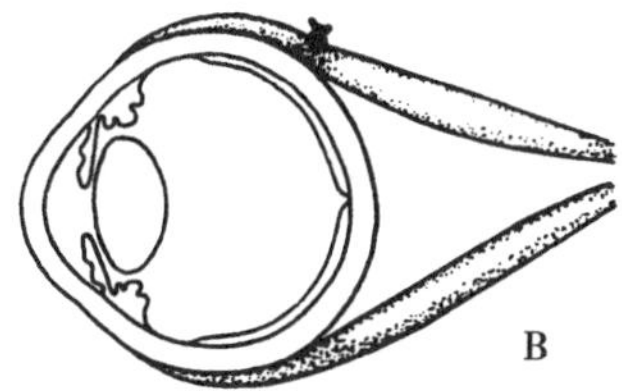


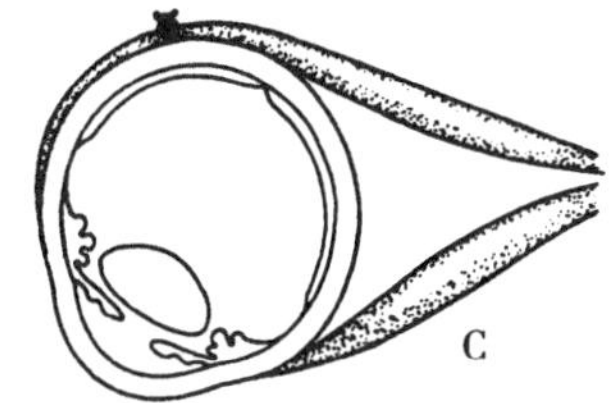


图 9-135 后巩膜固定缝线术

后巩膜固定缝线（Faden 手术）法 作角膜缘结膜切口，暴露上直肌，由上直肌附着点向后，将上直肌与周围组织分离清楚达 15mm 左右。注意勿伤及上斜肌和涡状静脉。在上直肌附着点两侧安置套环缝线，然后由附着点切断上直肌。用 5-0 不吸收缝线及铲形针，在上直肌两侧穿过肌附着点后 12mm 处的巩膜板层，然后从下面穿过肌腹的 2/5 宽度，保留中央部肌肉，或用一根褥线按计划将肌肉固定在巩膜上（图 9-136A），结扎固定缝线（图 9-136B），将上直肌缝回至原附着点处。也可以适当地后徙上直肌，一般后徙 2.5～5mm（图 9-136C）。也可以不离断上直肌。

用铲形针及 5-0 不吸收缝线穿过附着点后约 12mm 处的巩膜（图 9-136D），然后由钩起的上直肌下面穿过肌腹两侧的肌肉，结扎固定在巩膜上（图 9-136E），间断缝合结膜。

四条直肌作后固定缝线术时距附着点的位置一般是：内直肌 12～15mm，外直肌 13～16mm，上直肌 11～16mm，下直肌 11～12mm。

本术式的适应证为分离性垂直位偏斜，眼球震颤阻滞综合征，双上转肌麻痹和双下转肌麻痹等。

后巩膜固定缝线术的并发症①一过性轻度睑下垂，多在数日至十数日恢复；②矫正不足较多见，其原因多是缝线做的太靠前；③偶见瞳孔散大（持续性）；④术中损伤涡状静脉或睫状后长动脉，此外有人报道发生黄斑部水肿，玻璃体积血及脉络膜脱离等严重并发症。

## 九、下斜肌手术

### （一）下斜肌部分切除术

在眼球的颞下象限，距角膜缘 9mm，作一与角膜缘平行的结膜切口，长为 8mm，贯穿结膜、眼球筋膜和肌间膜，直达巩膜（图 9-137A）。切口必须位于眶下脂肪垫之前。将钝头剪子伸入切口，紧贴巩膜，分离巩膜与下斜肌巩膜面之间的丝状联系。在直视下钩起下斜肌。术者先将两个大斜视钩分别伸到外直肌和下直肌附着点后，再用另一小钩钩起结膜 - 眼球筋膜切

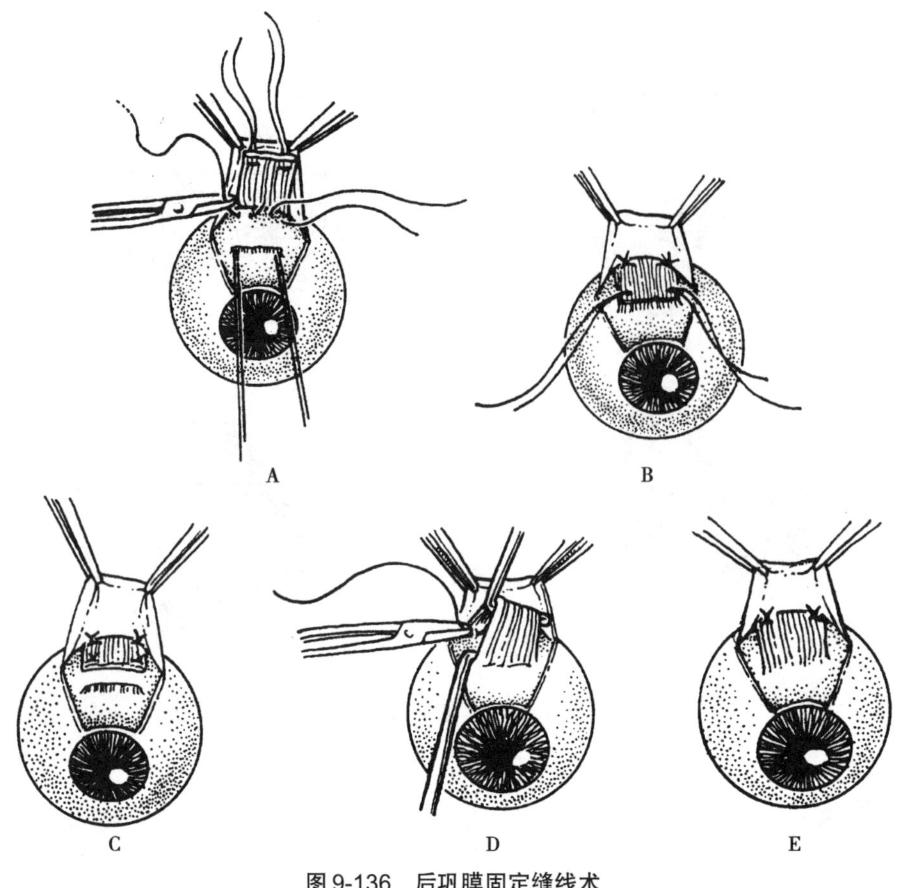

图 9-136　后巩膜固定缝线术

口的后唇。在切口深处，位于巩膜与后 Tenon 膜的交界处，可见下斜肌的前缘。用小斜视钩钩起下斜肌的前缘。注意只钩起肌肉的前沿，而避免将肌间膜（后 Tenon 膜）穿通，引起不必要的眶脂肪脱出，产生出血和术后牵引粘连。用剪子或手术刀分离出小斜视钩的尖端露出小斜视钩（图 9-137B），再用两个大斜视钩代替小斜视钩，将与下斜肌有联系的筋膜层组织全部分离干净，露出 5～8mm 长的下斜肌（图 9-137C）（在钩

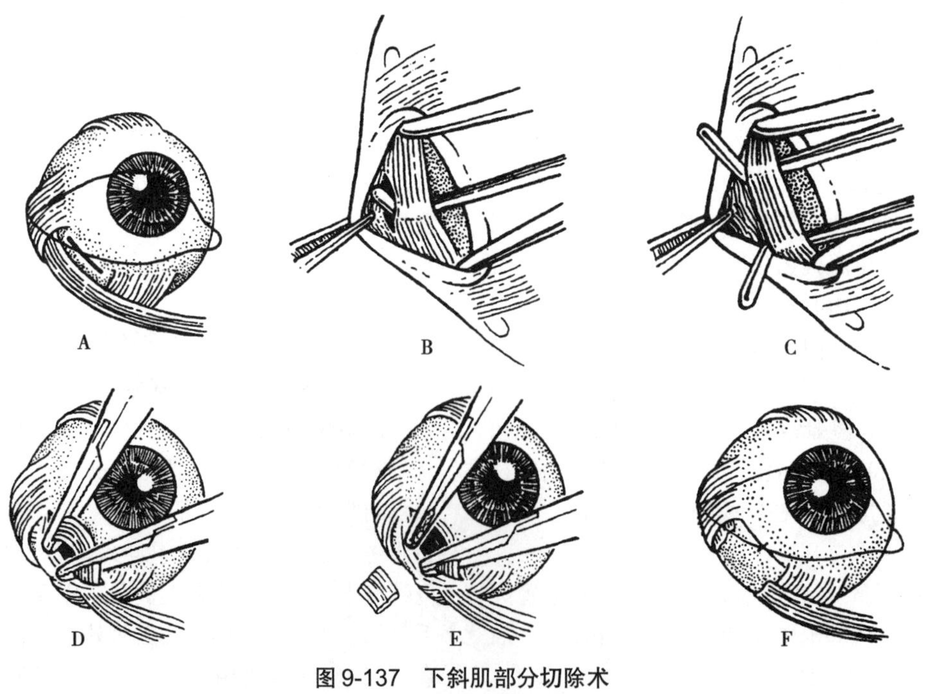

图 9-137　下斜肌部分切除术

住下斜肌时，即可撤出外直肌和下直肌附着处的斜视钩）。用两个止血钳，分开6～8mm距离，钳住下斜肌肌腹（图9-137D）。用剪或手术刀切除夹在两个止血钳之间的5～8mm长的斜肌。用电烙器烧灼肌肉断端以止血。撤走止血钳，使下斜肌退缩。间断或连续缝合结膜切口（图9-137E、F）也可不缝切口。

残留下斜肌切除术　手术应注意，在做下斜肌切除术时很容易遗留下一窄条肌肉未被切除（图9-138A），因而影响手术效果，造成欠矫，因此在切除肌肉后应仔细检查下斜肌后缘，如果发现有窄条肌肉遗留则切除之（图9-138B、C、D、E）。为了避免这一手术合并症，可在切除肌肉之前，先找到下斜肌后缘（图9-138F），另用一斜视钩钩起遗留下的肌肉（图9-138G）与肌肉全部一并切除（图9-138H）。

**（二）下斜肌后徙术**

下斜肌后徙术的切口、定位和暴露方法与切除术同，将两根针和线或一根双针褥线穿过在近外直肌下缘的下斜肌两侧，安置套环缝线（套环缝线安置在距离下斜肌附着点2mm处）。注意仔细观察，必须将全部肌肉纤维包括在缝线内，因此必须分离出下斜肌的整个宽度，将肌肉与其下的巩膜完全脱离（图9-139A、B），剪断下斜肌并将其固定在拟后徙处的巩膜上。缝合结膜切口（图9-139C）。

下斜肌后徙术的优点是可以根据下斜肌功能亢进的程度决定后徙量。为“+”的亢进，则后徙下斜肌6mm，为“++”的亢进后徙10mm，为“+++”的亢进后徙14mm，这是最大的后徙量，但仍不足以纠正“++++”的亢进。Parpe的规定是做6mm后徙时，将离断的下斜肌前角（鼻侧角）缝线固定在下直肌附着点颞侧4mm的巩膜上，后角（颞侧角）缝在颞侧7mm处；做10mm，后徙时，将前角缝在下直肌附着点颞侧2mm向后3mm处，后角缝线安置在再向后3mm处，做14mm后徙时则将两根缝线缝在颞下涡状静脉穿出巩膜处的两侧。本术的缺点是操作比下斜肌切除术或截腱术更较困难。

**（三）下斜肌断腱术**

下斜肌截腱术是仅将下斜肌与巩膜附着处离断，听其自动退缩，断端无需烧灼，也不用缝线，操作迅速

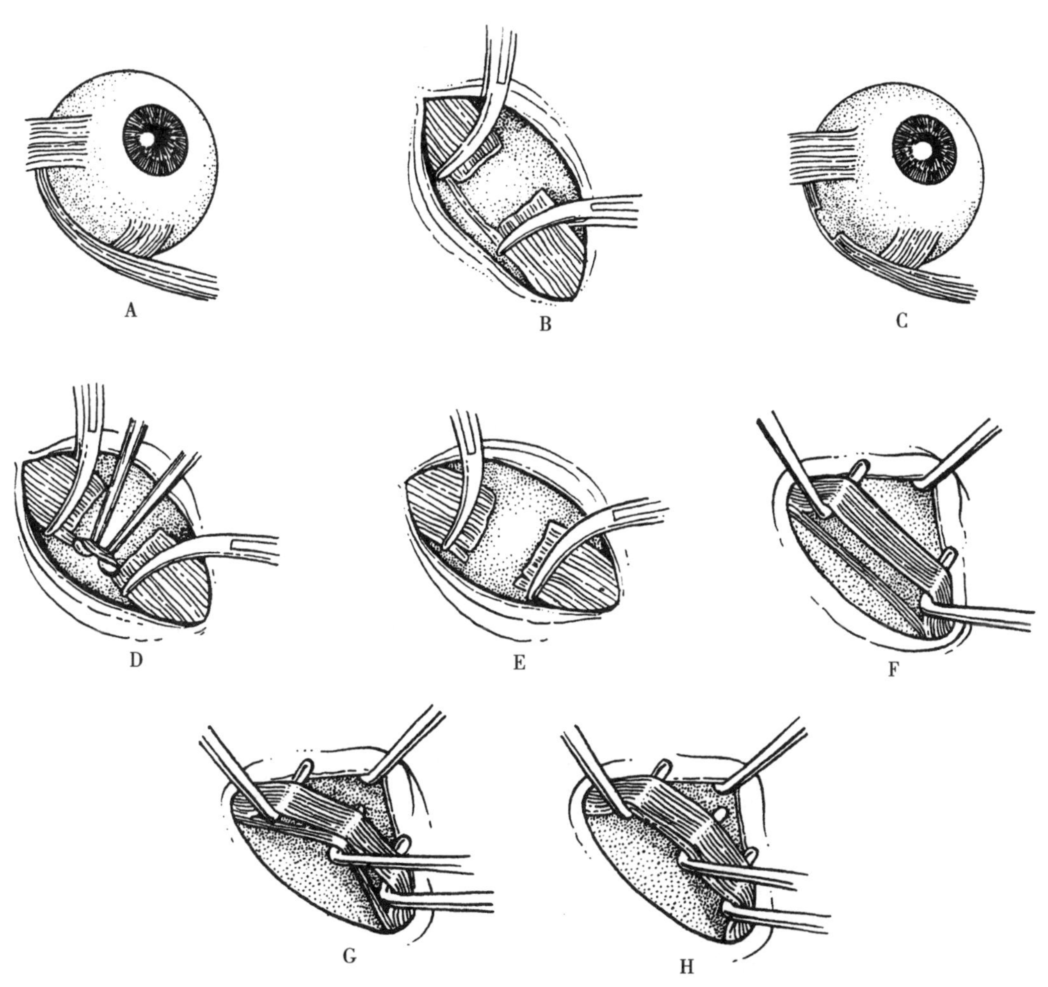


图9-138　残留下斜肌切除术

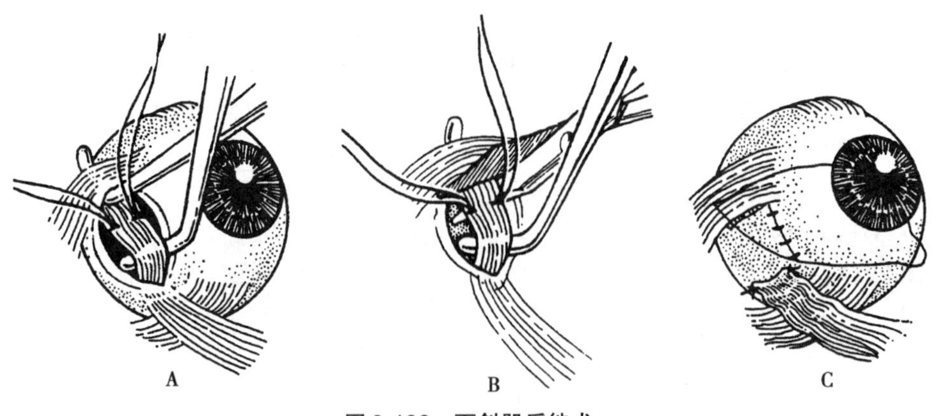


图 9-139　下斜肌后徙术

简便，不足处是无法控制断端重新附着的位置。一般趋势是该肌肉又附着在原附着点附近或在外直肌下缘。疗效不如下斜肌部分切除术。

在所有的垂直肌手术中，下斜肌加强术（折叠术和前徙术）的效果最差，适应证很少，一般很少施行，故不作介绍。

**（四）下斜肌转位术**

下斜肌转位术是近年来矫正垂直分离性偏斜（DVD）合并下斜肌亢进的首选术式。其原理是，把靠近下斜肌止端剪断的下斜肌固定在下直肌附着点同水平颞侧后，下斜肌由上转肌变为下转肌，可以有效地抑制原因不明的眼球非自主性上漂现象和交替遮盖后出现的交替上斜视。手术方法：结膜切口，下斜肌安置缝线，剪断下斜肌的位置同下斜肌后徙术。新的附着点位置在下直肌附着点颞侧及其延长线上。

## 十、上斜肌手术

可以用腱切除术、断腱术或后徙术有效地减弱上斜肌功能。手术时应尽少地破坏腱鞘和附带的筋膜层。

**（一）上斜肌断腱术**

由上直肌附着点鼻侧开始，向鼻侧延伸，作一与角膜缘平行，长约 8mm 的结膜切口，贯通结膜、眼球筋膜及肌间膜，直达巩膜（图 9-140A）。用两个斜视钩分别钩住上直肌及内直肌的附着点，再用第三个斜视钩将切口后缘的结膜、眼球筋膜及肌间膜钩起。将三个斜视钩向外拉开，使切口形成一个等边三角形（图 9-140B）。在切口深处可见一带白色的条带，即在肌鞘内的上斜肌肌腱。此处的上斜肌肌腱宽约 3mm，将斜视钩伸入切口深处，钩起上斜肌肌腱及极少量附带的眼球筋膜及肌间膜剪开斜视钩尖端上的组织，使钩由上斜肌后伸出。沿肌腱的长轴剪开肌腱鞘膜，再用一小钩仅钩起肌腱（图 9-140C）并剪断之，在断腱前先决定拟剪断的位置。靠近上直肌鼻侧断腱所起的减弱作用小，越靠近滑车断腱减弱作用越大（图 9-140D），肌腱切除术所起的减弱作用不决定肌腱切除的多少而在于肌腱切除的鼻侧端离滑车的距离。所以断腱术与肌腱切除术能起同样的效应。断腱完毕后，肌腱自动退缩，连续或间段缝合切口（图 9-140E）。

**（二）上斜肌前部前徙术（Harada-Ito 术）**

正常的上斜肌附着在眼球颞上象限，有下转、外转及内旋眼球功能。将肌腱的前一半向前移位可以加强上斜肌的内旋作用，而不影响上斜肌的其他功能（图 9-141A）。本手术专为治疗双眼上斜肌麻痹所引起的外旋斜视。

将眼球向下牵引，在眼球颞上象限，由上直肌附着点颞侧开始向外延伸，作一个与角膜缘平行的 8mm 结膜切口，再剪开筋膜。将上直肌向鼻侧牵拉，暴露上斜肌肌腱及附着点。用斜视钩将上斜肌肌腱劈分为前、后两部（图 9-141B），在前部肌腱上，离附着点 2～3mm 处，安置 5-0 缝线。由附着点剪断前部肌腱（图 9-141C），并将其缝在外直肌上止点后 8mm、上缘上方 2mm 处（图 9-141D）。

**（三）上斜肌折叠术**

在颞上象限，由上直肌颞侧缘开始向外，作一与角膜缘平行的结膜切口，约 5～8mm 长，贯通结膜、眼球筋膜及肌间膜。将两个斜视钩分别钩住上直肌附着点及切口后唇，暴露上斜肌附着处的肌腱，用斜视钩由上直肌下钩出上斜肌肌腱，将折叠器代替斜视钩钩起上斜肌（图 9-142A），目前还不能定出每一例的折叠量，但多做比少做的效果好。垂直偏斜愈大，上斜肌肌腱愈松弛，则所需的折叠量也愈大。一般折叠 12mm。折叠起一定数量的上斜肌后，在折叠肌肉的两侧，安置并结扎缝线（图 9-142B）；将折叠器撤出。将折叠肌的尖端，顺着肌肉走行的方向，缝在浅层巩膜上（图 9-142C）。该处巩膜较薄，注意勿穿通眼球。此外，在钩上直肌及暴露上斜肌时，操作必须十分轻

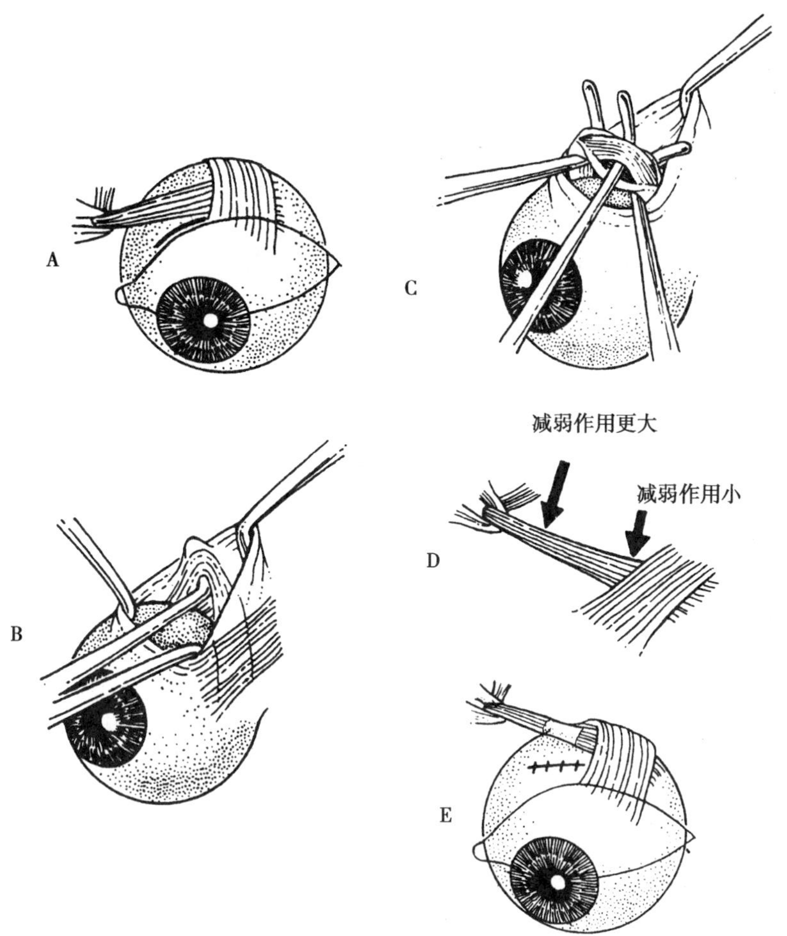


图 9-140 上斜肌断腱术

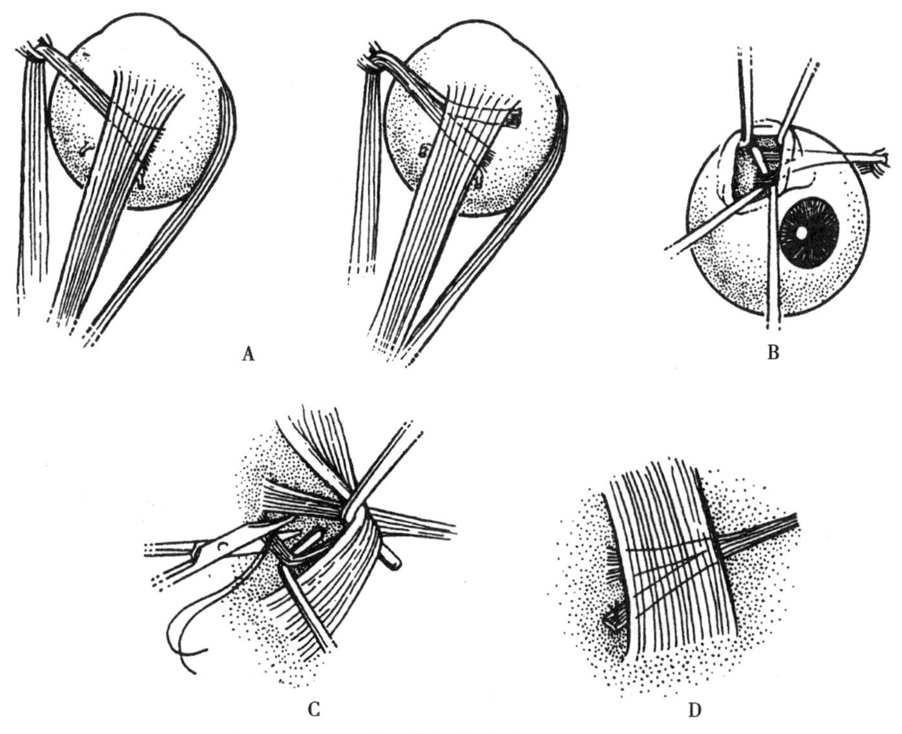


图 9-141 上斜肌前部前移术（Harada-Ito 术）

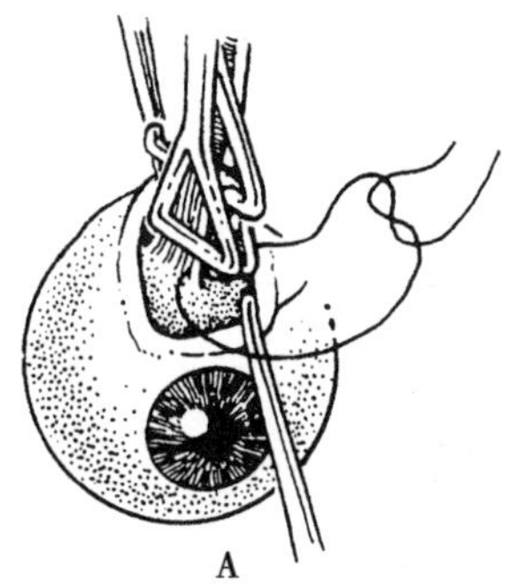

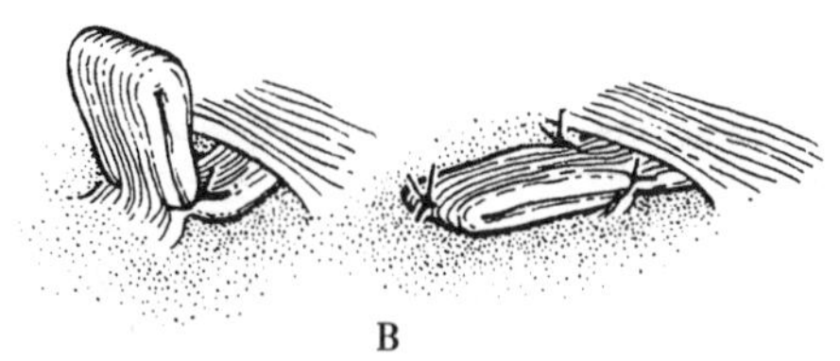

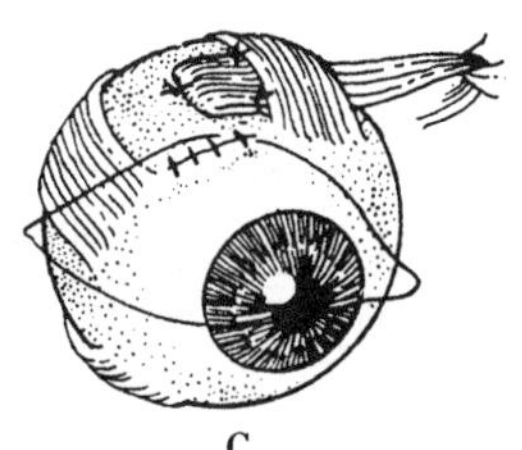


图 9-142 上斜肌折叠术

巧，不容许粗暴的动作，因该处特别容易形成瘢痕。缝合结膜切口。

（郭静秋 亢晓丽）

## 十一、Yokoyama 术

高度近视性固定性内下斜视（myopic strabismus fixus）又称重眼综合征（heavy eye syndrome），标准的后徙 - 缩短手术一般无效，而且外直肌的缩短术可能会加重肌肉的移位。自从 Krizok 等人描述了这类病人伴有直肌走行改变后，2001 年由 Yokoyama 提出了 Loop myopexy 技术，Yokoyama 术式可以重整肌肉的走行，是在上直肌和外直肌接近肌腹处将全部的外直肌和上直肌联结，形成肌肉“弹弓”支持眼球，运用不可吸收缝线在赤道部调整外直肌和上直肌的位置，重建物理性眼肌平面，并将增长的眼球推回肌锥。术后显示外展、上转和集合有改善，内斜视可以得到很好矫正。

随后几年其他学者对此术式做了一些改良，有将外直肌和上直肌全部联结、纵向分开 1/2 后联结、缩短后联结、或外直肌和上直肌半转位并联结、外直肌和上直肌的肌肉联结处行巩膜固定、硅胶固定或不固定，且肌肉联结的位置从 7～15mm 不等，有些手术还联合了内直肌或下直肌后徙或外直肌和上直肌缩短。

需要注意的是：由于高度近视眼患者的巩膜很薄，将肌肉联结处固定于巩膜上增加巩膜穿孔的风险，联合应用硅胶套易引起肌肉运动的机械性限制，限制患眼的内转功能。另外，由于大部分高度近视性固定性内下斜视的患者需进行挛缩的内直肌松解，患者又常为老年人，若行移位后的外直肌和上直肌联结术，三条直肌同时手术会明显增加眼前节缺血的风险。高度近视眼的眼外肌因结构发生改变，脆性明显增加，故将直肌纵向分开后再进行联结，可减少了肌肉断裂并发症的发生。

## 十二、Scott 术（一条直肌的缩短联合后徙术）

非共同性斜视的患者存在很独特的临床症状，仅在某些眼位出现复视或复视加重，即运动和注视非共同性。以往对所有非共同性斜视病人标准的退、缩术虽可达到原眼位正位，但会遗留麻痹肌作用方向欠矫、另一注视方向过矫。因此治疗这种非共同性斜视的挑战就在于既要保持第一眼位正位，同时又要改善复视和扩大双眼单视范围。

改善非第一眼位的注视非共同性的经典方法就是抑制对侧眼配偶肌的过度收缩，代表性术式就是 Faden 术。Faden 术改变了肌肉的力臂而不是改变肌肉的接触弧长度，选择性地减弱了肌肉作用方向的力量而对其他注视眼位少有影响，故 Faden 手术本身并不改变第一眼位的斜视，因此适合于原在位无斜视的非共同性斜视。

但 Faden 术中难以暴露，尤其在肌肉不离断的情况下进行大量后部缝合以达到后固定的效果时。即便是暴露很好，后部的巩膜缝线仍然难以操作，并且肌腹部缝线容易引起出血。外直肌操作还会增加额外的风险，因为下斜肌止点位于外直肌后固定缝线部位，且缝线靠近黄斑。Faden 术后不能做调整，并且因为后固定缝线之前的肌肉纤维化而导致很难再次手术。

1994 年 Scott 在 Faden 手术原则基础上提出一种手术方法，一种不需后部缝线但能起到后固定作用的技术，即同一条直肌缩短后再以悬吊的方式联合后徙，后徙的量等于或大于缩短的量，从而达到选择性减弱肌肉作用方向的功能，并可用调整缝线技术处理第一眼位的斜视。悬吊后徙的肌肉在眼球后部再次与巩膜接触，产生了如 Faden 手术的效果，故有人称之为“可调整的 Faden 手术”。

此技术既改变了肌肉止点的功能，又废弃了肌肉的无效部分，主要益处是不用做远处的后固定缝线，且可通过悬吊缝线（hangback）做调整。可以用来解决

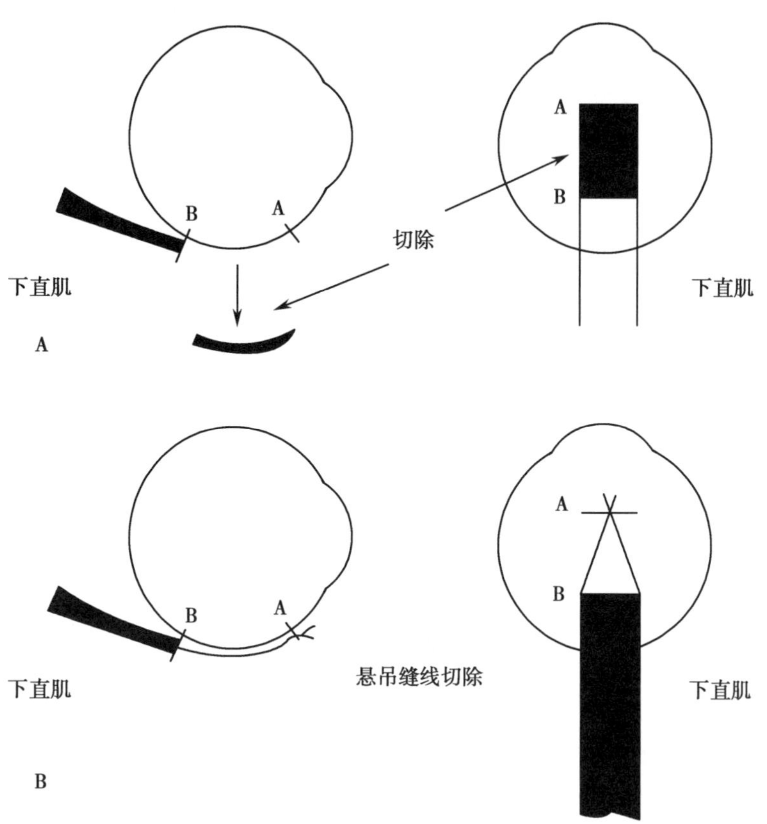


图 9-143 Scott 术

水平或垂直注视的非共同性、DHD、DVD、AC/A 异常等问题（如图 9-143）。

（亢晓丽）

## 第八节 斜视的显微手术

半个多世纪以来，手术显微镜在眼科领域应用的范围越来越广，已不再局限于晶状体、玻璃体等内眼手术，近年越来越多的眼科医生把它广泛应用于眼表、眼部整形及斜视等手术中。

### 一、斜视显微手术的优缺点比较

就斜视手术而言，显微手术的优点显而易见：①手术显微镜的高分辨率可以帮助医生很好地分辨肌肉与周围组织结构的关系，可以最大限度减少对周围组织的损伤和出血，尤其在一些特殊类型斜视手术中这一优势体现得尤为明显。②在做巩膜缝线时可以较容易地掌握缝针在巩膜内穿行时的深浅度，降低了刺穿巩膜的风险，尤其在做直肌大量后徙等深部操作时。③切口的处理更为精细，尤其采用 8-0 可吸收缝线缝合结膜切口，显微镜下操作可清楚分辨结膜与结膜下组织，尤其邻近内眦部的切口，避免其他组织的过多卷入，利于术后愈合，减少切口瘢痕。④显微镜下操作时手术医生不受老视、屈光不正等的影响。⑤手术显微镜一般都可配备摄录像系统，方便教学。

其不足的地方主要是术野受限于手术显微镜的放大倍率及景深的影响，操作空间小，手术时医生的手部操作幅度不可过大；手术操作本身速度并不慢于非显微手术，但因术中患者头位的变化及手术本身的需要须经常调整显微镜聚焦的位置而影响一定的手术时间；对医生的资质有一定要求，需要有一定的手术显微镜下操作的经验。

### 二、斜视显微手术的适应证

可以说显微手术适合各种斜视手术，尤其适合于一些特殊类型斜视，如 Duane 综合征、Mobius 综合征、固定性斜视、广泛纤维化、Graves 眼病以等，这类斜视往往伴有明显的肌肉组织变性、纤维化、挛缩僵硬，与球壁粘连紧密，分离时极易穿破眼球壁，此时在手术显微镜下操作比较容易分辨变性的肌肉组织和正常的球壁组织，提高了手术的安全性。对于一些二次或多次手术的病例，显微镜下操作可以做到精细分离肌肉与周围组织的粘连，减少损伤及瘢痕。

手术显微镜下操作尤为利于上、下斜肌的手术，

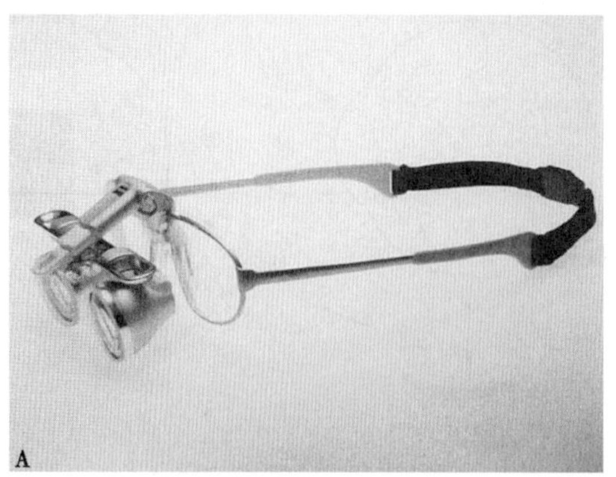

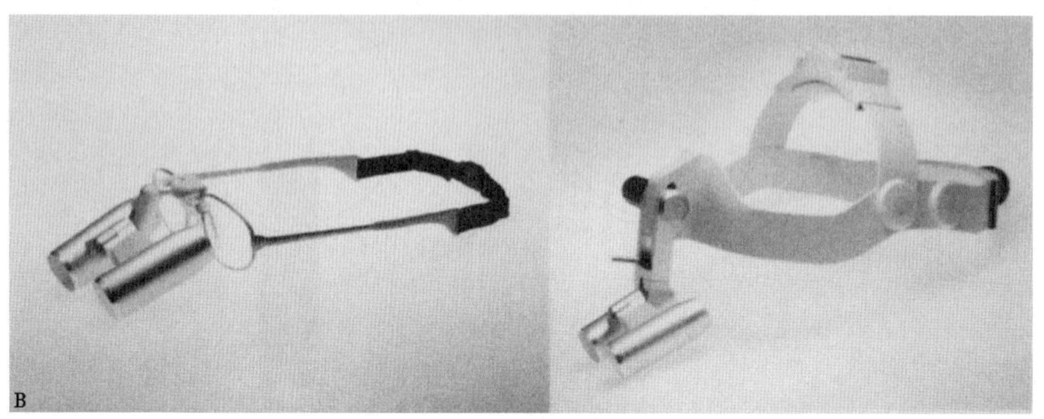

图 9-144 斜视手术放大镜

其中下斜肌手术是斜视手术的常见术式，在显微镜及其同轴光源下术中可以清楚看到肌肉的肌膜与 Tenons 囊的前后分界、涡静脉，术中可以在直视下完整钩取并分离肌肉，避免“盲钩”及过多损伤周围组织或眶隔，降低术中眶脂肪脱出、术后发生“粘连综合征”的风险。近年随着对上斜肌解剖及其运动生理的认识逐步深入，上斜肌手术方式也得到多样化发展，可以根据适应证的不同而有多种选择，其中减弱术除经典的肌腱切除术外，还有肌腱后徙、肌腱悬吊、肌腱延长、肌腱后部切除术等，在进行这些术式操作时，手术显微镜可以有助于识别肌腱与筋膜组织，尤其肌腱后缘，避免肌腱纤维残留。在进行肌腱止端悬吊缝合时，由于靠近眼球后部，显微镜下缝线可以减少刺穿巩膜的风险。

在做眼球深部操作时，如直肌超长量后徙、Faden 术等，显微镜下可以看到进针深度，提高了手术安全性。

眼的四条直肌伴行着睫状前动脉和睫状前静脉，这些血管也称睫状前血管（ACV），供应眼前部组织，斜视手术切断直肌的同时也切断了这些供应眼前段的血管，如果同期超过 2 条直肌手术则有发生眼前段缺血（ASI）的风险，甚至有文献记载有些患者在一眼同时做上、下直肌手术、或相隔 20 年后做第 3 或第 4 条直肌手术、或在 Jensen 术式也可能发生 ASI，尤其老年患者，故而对需要一期做两条 2 条以上直肌（尤其相邻直肌）手术者或再次手术有 ASI 危险者，手术显微镜下行睫状前血管保留术是最好选择。

斜视手术个别时会出现术中肌肉离断或缝线脱失的情况，尤其在一些肌肉变性、僵硬、牵拉受限的特殊类型斜视、或直肌大量切除缩短，肌张力较大时，显微镜下寻找脱失的肌肉比肉眼容易辨识发现肌肉断端。

## 三、斜视手术显微镜的放大倍率

显微斜视手术广义上说有两种，一种是采用内眼手术常用的大型落地式或悬吊式手术显微镜，一种是采用头戴式手术放大镜。前者放大倍率高，并且可以依手术中需要随时调整放大倍率，一般操作选择在 4～6 倍即可，若做睫状前血管保留手术可选择更大的放大倍率，但手术操作空间受手术显微镜及放大倍率影响。头戴式手术放大镜被大多数斜视手术医生所喜爱，主要是轻巧便携，术中操作空间大并灵活，但放大倍率小，1.5～4 倍，并且每个放大镜只有一个放大倍率，不能随机调整，一般来说 2～3.5 的放大倍率最常用，可以满足斜视手术的需要（图 9-144）。

（亢晓丽）

## 第九节　斜视手术的并发症

手术并发症有时难以避免，但术者应随时保持警惕，了解可能发生的并发症及其防止和处理办法。术前的准确诊断，正确的治疗方案，精湛的手术技巧和熟练处理并发症的措施都可以减少并发症发生的次数和减轻其严重程度。

兹将斜视手术可能引起的意外和并发症以及预防、处理措施简述于后：

### 一、麻醉导致的意外

#### （一）局部麻醉

要详细了解患者以往有无对某种药物，特别是麻醉药物过敏史，必要时应作敏感试验以防意外。有时患者对手术有恐惧心理，过度紧张，当注射麻药或牵动眼组织时，可出现虚脱状态（出汗、面色苍白、呼吸困难等），与过敏反应、眼心反射相似，应立即停止手术操作，如为过度紧张所致则当停止手术后，症状即可缓解。但对年龄过大、有心血管疾病者，则有可能导致脑血管意外而死亡。因此，对年迈老人及心血管系统不正常的斜视者，不应轻易考虑手术。所有局部麻醉病人均应作好解释工作，解除顾虑，使情绪稳定。

#### （二）全身麻醉

全麻意外的防止，除麻醉师的监护外，手术者也应时刻注意与麻醉师配合。手术操作要轻巧，避免不必要地牵拉眼外肌，注意保持呼吸道通畅，在选用全身麻醉前，应仔细问病史与接触史，如有接触农药有机磷或其衍生物如强缩瞳剂“碘磷灵”等情况，则应在停止用药3～6周后（或接触停止3～6周后），待血中蓄积的这种物质代谢排除后，再进行全身麻醉，以防呼吸肌麻痹，发生意外。

全身麻醉导致手术失误：全身麻醉下患者的眼居于休息眼位，可以变为正位或轻度外斜，有时表现为外上斜。术者稍不留意时，可将内直肌或外直肌误认为上直肌或下直肌。为防止发生错误，有必要作标志缝线。术前必须反复验证病人的手术眼和手术肌，并核对手术方法和手术量以防止失误。一旦术毕如果发现手术眼和手术肌错误，应立即进行手术纠正，直至眼位恢复。

### 二、眼球壁损伤

眼球壁损伤（巩膜穿孔、巩膜破裂）。较多见的是巩膜被缝针穿通，多发生在肌肉后徙术和截除术缝针穿过肌附着处和巩膜时，常常由于进针角度过于垂直或因用力过大所致。有时因缝针不当，例如利刃在下面的弯针或圆针、三角形针以及不锐利的钝头针都可造成穿孔。最理想的是选用弧度合适，利刃在两侧的铲形针。固定肌肉于巩膜时，不宜太深也不能太浅，过深易于穿通巩膜，太浅则固定不牢，以缝针在巩膜板层行进时仍能看清其走行的深度为宜。当缝针在有一定阻力的巩膜组织中行进时，术者突然有一种失控感，觉得缝针进入了一种毫无阻力的空间时，则很可能已穿通巩膜，应立即停止进针，退回缝针，仔细检查入口处有无出血或玻璃体脱出，检查眼底有无破孔或出血，无论证实为穿孔或可疑穿孔，均应对进针区作电烙或冷凝处理，以防止网膜脱离。然后将缝针重新按手术设计，离开原穿孔部位，固定于巩膜上。术后应按预防眼内感染原则，静脉输入足够量的庆大霉素及其他辅助措施，如适当的体位，注意眼压及眼前节的变化。如有炎症除抗生素外可适当给以激素。有出血时可用止血剂。必要时保持散瞳，密切观察病情并行远期追踪。

巩膜剪破很少见，一般出现在离断肌肉时过于用力牵引肌腱或因剪刀贴近巩膜太紧而误将巩膜剪破，其处理原则同巩膜穿孔，但要进行巩膜缝合，缺损太大不能直接缝合时，可作一翻转的巩膜瓣或筋膜囊修补。

### 三、眼　内　炎

斜视手术导致眼内感染比较罕见，主要由于眼球壁的穿通，细菌侵入而造成，后果严重。Salamon（1982）报告由眼外肌手术引起眼内炎的87例中，68眼失明。该作者本人在他的常规斜视手术中，遇到2例眼内炎，其中1例是全身麻醉下行的内直肌后徙，缝针穿过新止点巩膜时穿孔，间接眼底镜下见与巩膜穿孔处的相应区视网膜有二个小破孔，当即行冷冻，局部用30%硫酸庆大霉素和1%醋酸强的松龙，术后3天发生眼内炎，经过多方抢救无效，术后六个月视力仅为光感。另1例11岁女孩，因内斜而行双内直肌后徙术，经过顺利。术后10天出现眼内炎症状，虽经大量抗生素及皮质激素治疗，最后失明。8年后因疼痛而摘除眼球。人们应从上述病例吸取教训。斜视手术不当，可引起严重的破坏性并发症。尽量防止巩膜穿通，一旦发生要积极进行正确处理，其原则同眼球壁损伤。

### 四、眼-心反射

加压眼球或牵拉眼外肌可引起心率减慢，心律异常，伴有胸闷等异常感觉，这种现象称为眼-心反射。多见于儿童，全身麻醉多于局部麻醉，有色人种多于白种人。国外Malliasan（1960）Kaplan（1972）报道斜视手术有因发生严重眼心反射而死亡者。国内卢南辉、郑建中等（1980）均有过关于眼手术引起的眼-心反射的报道。Kaplan等统计2万例眼科手术的死亡率为0.14%，其中3例是斜视手术引起眼心反射而死亡。Daacock等（1962）统计英国3500例眼科手术中，至少有45例因心跳停止而死亡，且均为9岁以下儿童。葛熙元（1982）报告的60例眼肌手术儿童，在全身麻醉下观测，牵拉眼外肌时，出现眼-心反射者占72.1%，尤以牵拉内直肌时，眼-心反射出现率为最高。因此在斜视手术时，要高度警惕，不可轻心。

麻醉师要随时掌握麻醉的深度，能尽早诊断麻醉的危急情况，如眼心反射引起的心律失常、心搏徐缓，甚或心搏停止。发生心搏徐缓时应立即停止所有的眼肌操作直到恢复正常为止。如果眼肌操作又引起心搏徐缓，则可静脉注射阿托品，儿童的静脉注射量每公斤体重为0.01mg。注射后如果心搏仍然徐缓，则可在球后注射1%或2%利多卡因。心搏停止时可给氧，同时作体外心肌按摩，如果几分钟后仍无心搏跳动，可静脉注射肾上腺素。

如何预防眼心反射实属重要，应注意以下几点：①术前应仔细询问患者有无心血管系统疾病，并请儿科或内科会诊；②术前作好解释工作，减少患者的恐惧心理，使其情绪稳定；③必要时可注射安定，以减轻或预防眼心反射；④手术时注意尽量少牵拉肌肉，动作要轻巧，特别是牵拉内直肌及下斜肌时，尤应小心；⑤手术全过程中麻醉师应密切注意心率及呼吸的变化，以便及时发现，尽快采取急救措施。

## 五、眼前节缺血

眼前节缺血为一较为严重的斜视手术合并症，是由于同时切断3或4条直肌，致使供给眼前节血流的前睫状动脉血流中断而引起。术后24小时即发生角膜上皮水肿，角膜混浊、增厚，有后弹力膜皱褶，角膜后壁沉着物及房水闪光。以后出现虹膜部分萎缩，瞳孔不规则和晶状体浑浊。病情严重时可导致视力极度减退甚或眼球痨。

人们对眼前节血流量减少的耐受程度不同，儿童比成人的耐受力强。眼前节缺血多发生在做Hummelsheim或Jensen术同时合并1～2条直肌手术的老年人。为了减少眼前节缺血的潜在危险，各家主张一次手术绝对不容许离断四条直肌。在成年人或老年人离断两条邻近的直肌时应慎重考虑。成人每次手术不得超过两条直肌。为成人做Jensen术时必须十分小心，应保证在没有被离断的一半肌腹中的前睫状动脉的完整性。广泛的斜视手术，应分期进行。第二次手术最早应在第一次手术后6～8周，待手术肌血管形成侧支循环后再施行，以保证安全。

## 六、肌肉滑脱

肌肉滑脱是斜视手术中最严重的手术并发症之一，可发生在手术过程中，也可在术后早期发现，常见的原因是缝线松脱或在离断眼外肌时误将缝线剪断所致。如果发生在手术时，一般没有很大困难，可以找回肌肉，继续进行手术。如在后徙术中发生，则用大量生理盐水冲洗肌肉滑脱区域，常能暴露呈白色的肌腱断端，可夹持之并将其缝回至原定位置。处理在截除术中滑脱的肌肉比较困难，因为术者处理的是一个没有肌腱断端的、已被剪断的肌肉。此时术者应保持镇静，切勿惊惶失措。令助手用开睑钩撑开结膜切口，在良好的照明及直视下进行探查。术者左右手各持一有齿镊，交替地、轻巧地夹持眼球筋膜，一段一段地检查滑脱肌肉，多能发现肌肉卷缩地紧贴眼球筋膜。令患者向该肌肉的作用方向转动眼球，术者能感觉到所夹持的是滑脱的肌肉。用肌肉缝线固定，继续探查分离，直至找到全部肌肉为止，再将其固定于原定的位置上。注意操作必须轻巧、稳、准，切不可粗暴急躁地扯拉，引起出血及眶脂肪脱出，致使寻找肌肉更加困难，术后反应强烈，形成广泛粘连，影响手术效果。为防止肌肉预置缝线滑脱，应注意预置缝线不要过于靠近肌肉断端，在剪断肌腱时，不要一次剪断，应三分之一、三分之一地分次剪断，因为肌止端不是直线附着而是呈弧形附着。一次全剪断容易剪断缝线，甚至剪破巩膜，过于用力牵拉缝线也可导致脱线或断线。此外应注意多次消毒过的缝线脆弱易断，不宜使用。

如果在次日换药时发现肌肉滑脱，则处理更较困难。诊断容易，因为眼球偏向一侧，向该肌的作用方向转动受限。必须将患者立即送回手术室，在严密的消毒下进行探查，不得延误。延误的日期愈长，寻找肌肉愈困难。如实在无法找到滑脱肌肉，Brown建议将眼球筋膜缝在该肌的附着点上，但一般不起作用。von Noorden主张以后作肌肉移位术更为有效。

## 七、复　视

斜视术后，少数患者可能出现复视，但大多数患者复视在术后数日或数周内可自行消失，儿童较成人更易克服。对于成人特别是双眼视力较好而又有异常视网对应者，术后尤易发生复视，因此应在术前做牵拉试验或用三棱镜试验，以预测术后发生复视的可能性。如正前方和前下方有不能耐受的复视干扰时，则更应慎重考虑决定手术与否，并应将情况向患者及其家属交代清楚。

异常视网膜对应是术后复视的原因之一，在斜视发生的早期，由于斜视破坏了正常的双眼单视而出现复视。但不久健眼的黄斑与斜视眼的斜角相对应的视网膜区建立了异常对应关系，取得了共同的视角方向而复视得以消失。这种异常的联系称为异常视网膜对应。当手术矫正了斜视之后，眼位虽然得到纠正，但新建立的共同视角方向受到破坏，因此又会出现复视。内斜视矫正后常出现交叉性复视；外斜视矫正后常为同侧性复视。斜视矫正术后引起复视的另一原因是手术过矫，而欠矫则不易产生复视。

对于术后的轻度复视，一般不需处理，数周后可消失，对于因内斜视过矫的复视，如融合力差，可用底向内的三棱镜矫正，同时减少远视镜片度数，待12～24周无效时再考虑是否有手术指征。

在手术设计时，要根据患者的融合功能情况，决定手术过矫或欠矫。如患者具有一定的融合力，估计术后能获得功能性治愈者，则可稍行过矫（$<10^{\triangle}$），以利取得双眼单视；反之，如无融合功能，估计术后不可能得到双眼单视者，只为美容时，以略欠矫为宜（$<10^{\triangle}$～$15^{\triangle}$）。

## 八、角膜上皮剥脱

角膜上皮剥脱一般为手术过程中角膜暴露时间过长所致，患者有眼痛、异物感。为防止发生，在手术中应用生理盐水经常湿润保护角膜。

## 九、粘连综合征

粘连综合征多见于下斜肌部分切除术后，眼球逐渐处于下斜位，被动牵拉试验显示下方有牵制。其原因是手术损伤了前下方的Tenon膜，使下方的脂肪突入眼眶，导致脂肪纤维组织增生形成瘢痕，牵拉眼球向下。一旦发生，治疗极度困难，因此重要的是预防，手术时要轻巧操作，避免损伤Tenon膜。

## 十、急性过敏性缝线反应

在用有机物缝线的斜视手术患者中，约有10%～20%发生不同程度的急性过敏性缝线反应。初起时在肌肉新附着点结膜下，有一暗红色光滑肿块。一般的无手术并发症的患儿，术后一周仅有轻微结膜充血，而术后发生缝线过敏反应者，则在术后10～14天忽然充血明显加剧，这与肠线或胶原缝线的开始分裂和被吸收有关。临床上急性缝线反应多见于截除术，因截除术比后徙术所用的缝线较多而且缝线更靠近角膜缘。缝线反应一般不影响手术结果。术后2～4周可不经治疗自动消退。用人造纤维缝线可以避免发生此并发症。发生后局部可用可的松眼膏一天二次共7～10天。

## 十一、缝线脓肿

缝线脓肿较为少见，多因缝线污染所致。术后一周左右，在肌肉新附着处发生局限性水肿及充血。处理办法为局部滴用或结膜下注射抗生素，做热敷，脓肿成熟后则切开引流。炎症一般很快消退，但以后在脓肿处形成粘连，产生机械性牵引，限制眼球运动而需再次手术。

## 十二、结膜囊肿

缝合结膜切口时如有结膜上皮断片被埋藏在结膜下，可引起结膜囊肿。一般为2～3mm大，包含液体，除有碍美观外，并不影响手术结果。仔细缝合结膜切口可防止此并发症，发生后可用针挑破囊肿，放出液体，如若失败则切除之。

## 十三、角膜小凹

角膜小凹（dellen）位于角膜周边部，为微小角膜变薄凹面区，由于邻近角膜缘的结膜隆起，使角膜发生局限性干燥，组织缺水，收缩所致。角膜上皮完整，荧光素不着染。由于是小凹面，荧光素常储存在其中而造成着色感。

细致平整地缝合结膜，尤其在角膜缘处，可以防止发生角膜小凹。术前如果发现患者泪液形成减少，则术后遮盖该眼和（或）滴用人工泪液，中年妇女在术前应做Schirmer试验。

术后遮盖手术眼的同时，涂抹抗生素眼膏。

## 十四、睑裂异常

垂直肌肉手术后可能引起睑裂异常。截除过多的上直肌后可造成上睑下垂，下直肌过度后徙可引起下睑下垂；上直肌过度后徙将导致上睑退缩；下直肌过度截除可使下睑上升；因此上下直肌过度截除使睑裂变窄，上下直肌过度后徙将使睑裂变大。在这四种可能性中，上直肌的后徙，最不容易引起睑位异常。

为了避免术后发生睑裂异常，上直肌的后徙或截除都应以5mm为限，下直肌的后徙或截除一般也不得超过5mm。此外，手术时还必须将上、下直肌与其周围组织完全分离。

由于上、下直肌手术而引起的睑裂异常必须作睑成型术矫正，将撕脱或滑脱的垂直肌复位，可以改善所引起的睑位异常。

## 十五、下斜肌持续性亢进

作下斜肌切开或部分切除时，如有部分下斜肌纤维未被剪断，则术后下斜肌功能持续亢进。为避免此并发症，手术时应做为常规，将下斜肌后缘仔细暴露并将剩余的下斜肌纤维全部剪断。发生后则探查下斜肌并将遗留的后部肌纤维剪断。

## 十六、出　　血

手术时剪断结膜血管或在暴露眼外肌时剪着肌肉，可引起出血，或在离断肌肉时，附着在巩膜的肌肉短蒂出血，形成结膜内或肌肉内血肿。如果发生出血则在继续手术前必须先止血，因为机化的血凝块以后形成瘢痕，必然影响手术效果。烧灼组织促进瘢痕形成，所以除非能直接烧灼一根在出血的血管，否则应尽量少用烧灼。绝大多数出血，尤其是毛细血管引起的出血，在用 1∶10000 的肾上腺素沾湿的棉花拭子加压下，多可止血。在出血没有被控制之前，切不可缝合结膜切口。轻巧的手术操作和将肌肉的边缘血管结扎在肌肉套环缝线内都可以止血。

手术时误将涡状静脉剪断或因患者有血质不调，都可引起眼眶出血。切断涡状静脉能产生眶前部血肿，造成眼睑水肿及瘀斑。血质不调患者则产生极为严重的所有眶组织渗血。熟悉涡状静脉位置和仔细的解剖可减少或防止由此产生的出血。怀疑有出血趋势者，应有内科会诊。如果切断涡状静脉，可用局部加压法制止出血，禁忌使用烧灼术。

## 十七、术后过矫或欠矫

手术过矫可能在术后早期，数月甚或数年后发生。高度过矫可由于极度减弱一条肌肉的功能或由于极度加强其拮抗肌的功能所引起。轻度过矫病例需严密观察，等待 6 周或更多时间后，决定是否需要再次手术。在计划手术前，应作牵拉试验，检查过矫是因为截除过多或后徙过多所致。后徙过多者牵拉试验为阴性，但截除过多肌肉势必牵制眼球不能向对侧转动，牵拉试验阳性，再手术时应后徙那条截除过多的肌肉。

### （一）间歇性外斜

轻度的过矫（$10^{\triangle}$～$15^{\triangle}$）为年长儿童或成人更较合适，这样能使获得的功能性结果更较稳定。为视觉未成熟的婴幼儿，不宜轻度过矫，以免引起微型隐斜视。侧视时的外斜视斜视角大于原在位者，术后容易发生过矫。

### （二）外斜过矫的处理

如果术后第一天发现眼位极度过矫并伴有运动障碍，应立即进行手术探查。机械因素例如内直肌截除过多，或外直肌截腱都可以引起过矫。术后少量过矫多为共同性，可以观察。$10^{\triangle}$～$15^{\triangle}$的连续性内斜（外斜过矫形成的内斜）可以完全自发地消失，因此必须待 6 个月后方可考虑再手术。在等待期间可采用非手术治疗，以减少术后的偏斜度或维持融合。术后头两周，如为轻度过矫可不采取任何措施。两周后如果患者有复视，可滴强缩瞳剂或戴远视眼镜以减少偏斜度到患者能融合为止。AC/A 比值高的患者，能适应戴稍为过矫的远视镜片，如果看近的内斜大于看远者，可考虑戴双光眼镜。

上述治疗如果失败，则交替遮盖一眼以消除复视和减少偏斜度。术者必须耐心等待，因连续性内斜有时需经长时间方能自行消失。再手术的指标为：患者不能接受非手术治疗，戴三棱镜后斜视角无改善或继续进展，以及由于非共同性或运动障碍引起的持续性复视，例如由于内直肌截除过多或外直肌过度后徙引起的连续性内斜，不会随时间的消失而改善，则不需等 6 个月后再手术。

### （三）外斜欠矫的处理

多数外斜欠矫患者需再次手术。有主张戴过矫的底向内的三棱镜矫正，以便促进集合从而减少外斜。Hardesty 等强调戴用与外斜度相等的底向内三棱镜矫正，以改善融合范围。

### （四）内斜过矫的处理

多数的内斜视过矫是由于诊断不充分，术前没有考虑到调节因素，高度远视或 A-V 综合征。除了怀疑有肌肉滑脱病例必须立即探查外，连续性外斜需等待观察。非手术治疗包括远视者戴欠矫的远视镜片，如为近视则戴过矫的近视镜片。Jampolsky 建议从 −2.00D 增加到 −5.00D，这样能减少连续性外斜的度数，但可引起调节性的视力疲劳。5 岁以下的儿童可考虑戴底向内的三棱镜，以防止形成异常视网膜对应，在成人可消除复视。随着时间的消失，连续性外斜有自发减退趋势，必须等到 6 个月再考虑是否需再手术。

### （五）内斜欠矫的处理

内斜欠矫比过矫为多见。根据各家统计，内斜过矫的发生率为 2%～8%，但欠矫的发生率则为 40%～50%。低度欠矫为幼年儿童可能有利。已建立融合的先天性内斜患者，偏斜度常不稳定，所以 $<10^{\triangle}$的交替性内斜，双眼视力良好，具有粗浅或周边融合者可能为良好的手术结果，不必处理，但 $>20^{\triangle}$的残余内斜则有碍外观美容，需等待再次手术。

（郭静秋）

## 主要参考文献


1. 葛熙元. 全麻下儿童眼外肌手术的眼心反射(附60例报告). 中华眼科杂志，1982，18(4)：218.
2. 赫雨时. 斜视. 天津：天津科学技术出版社，1982，338-379.
3. Aptl Call NB. Inferior Oblique Muscle Recesion. Am J Ophthalmol，1978，85：95.
4. Clayman HM. Atlas of Contemporary Ophthalmic Surgery. Strabismus Surgery by Helveston EM. St Louis：CV Mosby，1990，339-377.
5. Duke-Elder S，Wybar KC. System of Ophthalmology. Vol Ⅵ. Ocular Motility and Strabismus，London. Henry Kimpton，1973.
6. Helveston EM. Atlas of Strabismus Surgery. 2nd ed. St Louis：CV Mosby，1977.
7. Helveston EM，et al. Symposium on Strabismus. St Louis：CV Mosby，1978.
8. Hersh PS. Ophthalmic Surgical Procedures. Strabismus Surgery. Boston：Little，Brown and Company，1988，63-83.
9. Iliff NT. Complication in Ophthalmic Surgery. New York：Churchill Livingstone，1983，55-72.
10. Jampolsky A. Strategies in Strabismus Surgery，Pediatric Opthalmol and Strabismus：Transaction of the New Orbans Academy of Ophthalmology. New York：Raven Bess，1986.
11. Nelson NB，Wagner RS. Strabismus Surgery. Boston：Little，Brown and Company，1985.
12. Parks MM. Atlas of Strabismus Surgery. Philadelphia：Harper & Row，1983.
13. Von Noorden GK. Burian and Von Noorden's Binocular Vision and Ocular Motility. St Louis：CV Mosby，1985.
14. 丸尾敏夫，久保田伸枝. 斜视、弱视诊疗アトラス. 第2版. 東京：金原出版社，1986.
15. 亢晓丽，韦严，赵堪兴，等. 改良的Yokoyama术治疗高度近视眼限制性下斜视. 中华眼科杂志，2011，47(11)：972-977.

# 第十六章 斜视手术麻醉

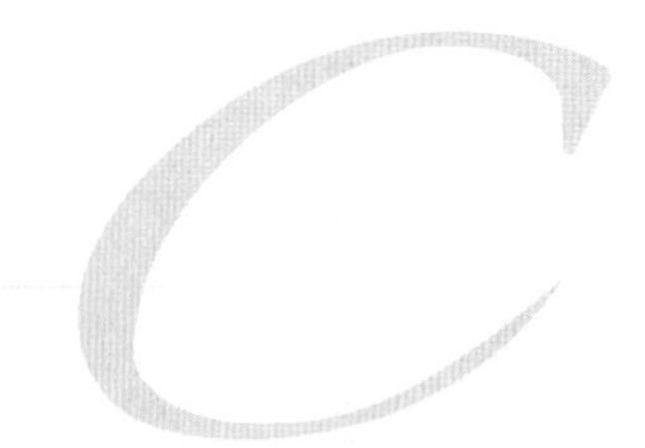

矫正斜视的治疗手段主要方法之一为手术，年龄由小儿至成人，但以小儿较多见。婴幼儿不能合作为确保生命安全与手术进行，必须实施全身麻醉，其他年龄段的患者采用何种麻醉方法主要依患者的自身状态和需求，但决定权由术者与麻醉医生协商具体麻醉方案。本文介绍术前访视、术前常见影响手术的疾病、局部麻醉、监测下麻醉管理与镇痛镇静麻醉、全身麻醉、唤醒麻醉与管理、眼迷走神经反射（oculovagal reflex，OVR）的常见临床表现及预防、麻醉恢复室和术后常见并发症等。

## 一、术 前 访 视

术前检查与访视的目标是了解患者是否适于手术及麻醉，并能预期围术期的问题以及计划术后的护理，并向家属、成人患者详细交代术中、术后可能发生的各种意外情况。尤其镇痛镇静麻醉和唤醒麻醉更应较详细讲解麻醉流程，术前必须常规进行心、肺、肝、肾功能等全身物理检查。术前检查与访视的目标是了解患者是否适于手术及麻醉，除外手术与麻醉的禁忌证。并能预期围术期的问题以及计划术后的护理并向家属、成人患者详细交代术中、术后可能发生的各种意外情况。因斜视矫正术中，术后恶心呕吐发生率较高，故此不论采取何种麻醉方法，术前均应常规禁食水。小儿自身迷走神经占优势，口腔分泌物较多，术中发生 OVR 时也可导致分泌物增加，因此术前使用抗胆碱药物十分必要，术前肌肉注射阿托品可使术中眼迷走神经反射发生率下降 50%～90%。

## 二、术前并存全身疾病

1. 呼吸道感染　如果有近期的上呼吸道感染的病史，那么判断鼻流涕是由炎症还是由过敏引起的就很重要了。过敏可能会引起慢性的症状，这些症状可以随季节而变化。择期的手术在有近期上呼吸道感染，术中易产生呼吸道梗阻应该被延期，因为在儿童中有证据证明这样会增加围术期并发症和意外的发生。

2. 扁桃体肥大　2～8 岁的儿童常伴有不同程度的扁桃体肥大，严重者可致打鼾与憋气。小儿睡眠打鼾已经被越来越多的人意识到是一种普遍存在的现象，由于肿大的腺体阻塞了咽喉部，临床表现为睡眠时上呼吸道阻力增加，行小儿斜视矫正术的患儿部分伴有扁桃体肥大，或腺样体肥大或阻塞性睡眠呼吸暂停低通气综合征（obstructive sleep apnea hypopnea syndrome，OSAHS）具有潜在的上呼吸道梗阻的危险，围术期并发症的发生率约为 7%，主要风险在诱导后、气管插管、置入喉罩的过程中以及术毕拔管、拔罩期间，故此应给予高度的重视，以降低围术期的麻醉风险。国外文献报道一个 9 岁患儿先前未诊断出扁桃体肥大，结果麻醉诱导后出现突然的完全的气道梗阻，无法通气。扁桃体Ⅱ°～Ⅲ°肿大患儿的既往麻醉采用全麻气管插管，对患儿损伤较大，且斜视手术时间短暂，能维持呼吸道通畅即可，因此可采取置入喉罩的方法，此类患儿不宜选择无气道管理的全身麻醉方法。

3. 小儿先天性疾病　全身性遗传病在眼部表现者有数百种之多，其中相当部分遗传病对全身重要器官影响较大，了解其受损严重程度，应做好围术期相应处理，防止术中意外发生。严重先天性心脏病不能耐受手术刺激，手术风险很高，故此，术前须矫正心脏畸形，并且复查心功能。眼外肌疾病有关的综合征有类重症肌无力综合征，与重症肌无力临床表现相似，不同点在于对非去极化肌松敏感，但用胆碱酯酶抑制剂效果不明显，肌电图检查与重症肌无力不同。眼外肌麻痹的小儿综合征如 Brown-Marie、Passow、Fisher、Kearns、Klippel-Feil 等疾病时常伴发心脏、大脑、神经、脊柱、内分泌、运动、四肢和语言等异常临床表现。

4. 成人并存病　高龄斜视患者往往伴有全身疾病如高血压、糖尿病、冠心病、甲状腺功能异常、脑血管意外后、颅脑损伤后等疾患，这些患者耐受手术刺激和麻醉药的能力较差，严重者应请相关科室医生会诊，暂缓或放弃手术治疗，术者与麻醉者需考虑医疗安全，权衡利弊，认真仔细向家属、患者交代手术刺激对并存病的不利影响，曾有术前并存房颤行斜视矫正术中心脏骤停的报道。若行手术须在生命体征监测下进行。术者应重视术前全身状态的检查，降低手术风险。

## 三、术中生命体征监测

眼迷走神经反射在斜视矫正等手术中是不可完全避免的，因此术中需要进行常规的心电、无创动脉压、末梢血氧饱和度、呼末二氧化碳、脑电双频指数(bispectral index，BIS)的监测，BIS能较好地监测大脑皮层的功能状态及其变化，已成为判断镇静和全麻过程中患者意识水平的可靠指标，为量化的等级参数，能够显著提高术中唤醒质量。当BIS值随麻醉加深降到40～50左右时可以手术，当BIS值升至75以上时麻醉变浅，患者可能会出现呛咳和躁动，当BIS值升至85以上时，麻醉清醒程度为1级，可以术中唤醒观察手术效果。BIS有助于判断麻醉苏醒，有研究证明BIS在预测麻醉苏醒方面其敏感性97.3%，特异性为94.4%。BIS是与镇静水平及神志消失相关性最好的脑指标。依据术前检查的基础心率，预设心率下降10%～20%的报警数值，并确认可闻及的报警音量。脉搏监测不能替代心电监测，原因其一不能显示心律失常的性质如室性、房性、传导阻滞等，其二脉搏显示较心电延迟10秒。气道管理使用喉罩或气管内插管的患者，所使用的麻醉机或监测仪应匹配潮气量、吸入与呼出量、呼吸频率、肺顺应性等。较小的儿童若术中未使用通气工具的，胸前可安置听诊器既可监听呼吸又可监听心率/律。

## 四、局 部 麻 醉

部分儿童与大多数成人行斜视矫正术可在局部麻醉下进行，意识清晰，配合手术操作，医患交流通畅，可及时验证矫正效果，手术安全，并发症少，无需住院，医疗费用低。其缺点为，镇痛不全，痛苦记忆，心理受损。在欧洲最昂贵的、损失最惨重的索赔是那些涉及麻醉不充分，在手术中，由于患者清醒着遭受了巨大的痛苦，而造成患者的心理创伤，在法庭上显然能够获得强烈的共鸣和同情。斜视矫正术中常用的方法为：

1. 表面麻醉　适用于各种斜视手术和不同麻醉方法的患者，须点滴3～4次，间隔2～3min，操作简便，且术中随时指令患者眼球运动观察眼位，但是牵拉眼肌时可产生疼痛与憋气、胸闷、心慌、恶心等不适感。若手术时间超过20分钟，方可再补滴1次，切开球结膜后，因神经纤维与眼肌同行，可再用0.5%丁卡因棉球填塞肌肉数分钟，以减轻疼痛，达到可耐受手术程度。切勿因患者主诉伤口疼痛而过于频繁点药，其后果导致角膜上皮损伤。

2. 结膜下阻滞　因斜视手术时患者的痛觉一部分来自肌肉受牵拉所产生的本体感觉，所以结膜下阻滞后仍会有不适感，常与表面麻醉伍用。

3. 球后阻滞　其成功的球后阻滞，可使眼外肌充分麻醉，手术时患者基本没有痛苦，其效果要比表面麻醉及结膜下浸润麻醉好，并且可降低眼迷走神经反射发生率和严重程度。但因阻滞产生眼球制动，故此术中不能进行眼位观察。

经典的斜视矫正手术可在上述方法下完成，但是过度牵拉眼外肌，患者仍有可能产生眶深部的疼痛感。虽然局麻与全身麻醉气管内插管或置入喉罩相比，创伤小、术后躁动呕吐少。但局麻有可能造成眼球制动不全与镇痛不全，或者患者不能在手术过程保持平卧不动，不能耐受严重的OVR，若在单纯局部麻醉下强制患者在手术中长时间保持不动，患者可能不安、烦躁或不适。所以应术前做好改行全身麻醉的人员物力准备，这也强调麻醉医生在此类手术中的作用。另外，麻醉用药不要过量，勿将麻醉药物注入血管内。

## 五、监测下麻醉管理与镇静镇痛术

相当一部分患者的斜视手术可在局部麻醉下完成，但不能完全消除患者的恐惧、心理上损害和焦虑。监测下麻醉管理(monitored anesthesia care，MAC)与镇静镇痛术(sedative analgesia)时给予全身性镇痛药是为减少局部麻醉药注射和体位长时间固定不动给患者带来的不适感。给镇静催眠药是用于减轻焦虑，提供一定程度的术中催眠，让患者能在术中休息，从而使患者对手术耐受性更强。在不影响患者意识状态下选择解除或减轻疼痛，并同时缓解疼痛引起的不愉快情绪。保持患者固定不动、眼球制动的麻醉深度，需要清醒时能够及时唤醒，以便评定手术效果，使用面罩管理呼吸，但是不能托下颌以免对患者产生刺激。无绝对保证气道的保护性把握时更应注意避免呼吸道梗阻或食道反流造成误吸，严密监测心电与呼吸。清醒镇静其特点是：①使意识抑制程度“最小化”，即患者仍保持着能维持气道通畅、进行自主呼吸的能力，对语言指令有定向性反应，可以与患者保持语言交流，按指令行眼球运动，配合手术操作，即“睡眠-清醒-测试-睡眠”过程；②术中随时可唤醒坐起，判定矫正效果；③消除焦虑，遗忘手术过程；④局部麻醉辅以镇静镇痛术既可以减轻恐惧、心理损害和焦虑，又安全无痛，阿片类药物还具有松弛肌肉，舒张血管作用；⑤术前使用预防性抗恶心呕吐药物。此方法的特点为患者的生命体征得以监测、镇静镇痛、预防性止吐、手术刺激降低、手术效果及时得到评定。但有可能出现呼吸抑制。此方法适应于能够合作配合医护指令的大龄儿童，或焦虑、惧怕、心功能较差、高血压等成人。

1．方法

（1）氟哌利多 10μg/kg 伍用芬太尼 1μg/kg 静脉注射为首次剂量，此后不再应用氟哌利多，仅以芬太尼 0.008～0.01μg/（kg•min）静脉注射维持。该方法镇静、镇痛、止吐作用较好，但顺行性遗忘作用欠佳。

（2）咪达唑仑首次量静脉注射 25～60μg/kg，静脉维持 0.25～1μg/（kg•min）。或丙泊酚首次量静脉注射 250～1000μg/kg，静脉维持 10～50μg/（kg•min），或瑞芬太尼 0.1～0.5μg/kg，或舒芬太尼 0.1～0.2μg/kg 可提供强效的镇痛。术中能够与患者保持语言交流，随时掌握镇痛镇静程度，及时调节注药速度，可取得良好的遗忘与心理保护作用。

（3）小剂量氯胺酮配伍局部麻醉，首次量静脉注射 400～500μg/kg，静脉维持 25～35μg/（kg•min），术中患者可按指令转动眼球配合手术操作。

（4）右美托咪啶（Dexmedetomidine），是一种高选择性 $\alpha_2$ 受体激动剂，可产生稳定的镇静和觉醒作用，并是至今为止发现的惟一可唤醒的镇静药，同时又无呼吸抑制。还可以维持围术期血流动力学稳定，促进早期血流动力学应答的恢复。在吸入空气的条件下，脉搏氧饱和度及动脉血 $PCO_2$ 仍能维持在正常范围内。将右美托咪啶 0.3～0.7μg 加入 0.9% 生理盐水 20ml 中，根据患者年龄与基础心率确定用药量，10～15 分钟内快速静脉滴注，之后根据血压、心率、呼吸频率状况调节药物剂量，持续静脉泵入或静脉滴注，直至手术唤醒，患者处于一种可唤醒的浅睡眠状态。右美托咪啶还可用于辅助全身麻醉患者的镇静。

2．注意事项 若术中术者须过度牵拉眼肌，暴露术野应提前告知麻醉医生与患者本人，麻醉医生可适当追加麻醉镇痛药，眼部点表面麻醉剂，患者知情后心理有所准备，不会因突然疼痛刺激造成体动。麻醉用药剂量因人而异，还须渐进性的，合用一种以上的药物时可能增强其他药物的作用，若伍用阿片类药物应联合使用止吐药。药物剂量比药物选择更为重要，把药物剂量控制在仅使患者达到身体放松与遗忘的最低水平。应在患者舒适与安全之间获得一个较满意的平衡点，防止镇静镇痛过深。临床上常见呼吸抑制，因此持续监测呼吸、循环的变化，若需逆转过深的麻醉可使用相应的拮抗剂。无论采用何种镇痛镇静技术，必须注意监测通气和氧合情况，正压通气装置必须随手可及。不足之处为镇痛不全、呼吸抑制、深度睡眠唤醒延迟和术中躁动等。

## 六、全身麻醉

小儿斜视矫正术通过改变眼外肌的长度达到矫正斜视的目的，全身麻醉可使不配合的患儿安静，利于手术操作。大多数斜视手术时间较短，对肌肉松弛要求不高，因此需要选择起效快、恢复快并苏醒快的麻醉药物。由于手术部位靠近通气道，需要建立有效的气道管理。喉罩现为眼科临床麻醉呼吸道管理与吸入麻醉药提供了新的工具。喉罩不需肌肉松弛药在保留自主呼吸的状态下置入，不会对喉头、气管造成损伤，操作简便，术后苏醒时间也较气管内插管麻醉短，手术台使用率也可提高。麻醉诱导可以是吸入，也可以是静脉诱导，这取决于麻醉医生和患儿的优先选择。吸入麻醉药与大部分镇痛镇静药可产生中枢神经松弛，斜视矫正应适当欠些。

1．适应证 ①手术中很小的头部运动均可能造成灾难性的后果，因此无法与医护人员配合的儿童和成人患者；②智力、听力与语言等方面障碍的；③对局麻药过敏者，应强调避免使用所谓局麻 - 全身麻醉联合（无通气道管理），即不能保证气道安全的深度镇静，因为它兼有局麻和全身麻醉的风险。

2．方法 目前斜视矫正术全身麻醉多主张使用喉罩通气，其成功率高并发症少，也可不用肌肉松弛药，保留自主呼吸，避免了正压通气使胃内充气，从而减少术后恶心呕吐的发生。在维持呼吸道通畅方面，既避免了建立气管插管的复杂性，维持较深的麻醉深度，麻醉苏醒时间较长的缺点。与气管插管相比较应用喉罩的患者呛咳、躁动以及喉痉挛的发生率低，手术周转率较快和降低眼压增高。又可防止非气管内插管可能引起的上呼吸道梗阻与呼吸抑制。全身麻醉诱导力求平稳，避免患儿哭闹，术中应达到足够的麻醉深度，避免频繁吞咽、体动与呛咳，食道反流误吸，注意眼 - 肺反射导致的喉痉挛、呼吸抑制。小儿使用的喉罩是按成人喉罩按比例缩小，并未考虑解剖的不同，所以有些患者不太合适。

（1）不合作的小儿入室前肌肉注射氯胺酮 5～8mg/kg，待意识消失后入手术室，静脉咪哒唑仑 0.1～0.05mg/kg，丙泊酚 1～1.5mg/kg，芬太尼 1～2μg/kg，维持丙泊酚 200mg 与芬太尼 0.1mg 合用，以 10～15ml/h 静脉泵入。

（2）氧化亚氮 - 氧 - 七氟烷半紧闭吸入麻醉诱导，喉罩管理通气，辅助吸入麻醉维持，术毕停吸入麻醉剂改纯氧大流量冲洗，患者可在数分钟内清醒，拔除喉罩。

（3）氯胺酮在儿童眼科手术中是国内较常使用的

药物，诱导迅速、无兴奋期，静脉注射后即可产生深度镇痛。但可致血压与心率轻度上升，对呼吸影响轻微，偶有一过性短暂呼吸抑制。可以通过静脉按1～2mg/kg的剂量给予，或者肌肉注射5～8mg/kg，或静脉点滴维持，这样可以为短时间手术的过程提供麻醉并且不用使用通气道。氯胺酮无肌肉松弛作用，反而能够可使横纹肌张力增加，有可能影响术中眼肌测量。因此，在使用氯胺酮麻醉时做被动牵拉试验时应引起注意。预先给予止涎剂是必须的，为的是克服氯胺酮所产生的唾液分泌增加。苏醒期间有可能会出现躁动、谵妄、梦幻等不良反应，应注意管理。伍用镇静镇痛剂可减少氯胺酮用量。麻醉诱导前小剂量0.1mg/kg氯胺酮超前镇痛，一般不会使眼压升高，可减少术中氯胺酮用量，并可减少不良反应的发生。局麻伍氯胺酮，首次量氯胺酮、400～500μg/kg，以25～35μg/(kg·min)的速度维持镇静，术中患者可按指令转动眼球。

(4)静脉咪哒唑仑0.1m/kg，吸入4%～8%七氟烷。七氟烷是一种新型吸入麻醉剂，血气分配系数低，具有诱导迅速、恢复快、气道刺激轻微、不增加气道分泌物等特点。麻醉诱导可将七氟烷初始浓度定为8%，新鲜气流量为5L/min，预充通气管路，患儿意识消失时间20～60秒。此方法适用于建立静脉通路困难、不合作患儿的麻醉诱导和维持。BIS<60时下颌松弛可置入喉罩，血流动力学稳定，无呛咳、喉痉挛、屏气、低氧血症等严重不良反应发生。七氟烷心动过缓的发生率较氟烷的患者低，并且苏醒也较氟烷快。

3. 注意事项

(1)全身麻醉药对矫正术影响：静脉注射琥珀胆碱可产生眼外肌纤维持续性强制收缩，因此，在静脉注射后15～20分钟内手术，可影响斜视矫正的准确性，由于麻醉药可引起眼外肌一过性麻痹，尤其使用肌肉松弛剂，可充分显露眼外肌的真实情况和最大斜视角，对判断手术当时效果有一定不利影响。因此需要手术医师术前及术中准确测量斜视度，准确计算所需手术量，并具备一定的斜视矫正手术经验。但有学者认为非去极化肌松药无此影响。全身麻醉后眼位将出现变化，原正位眼可表现为轻度外斜状态的安静眼位，原内斜视可变为正位或外斜，或外上斜。全麻苏醒后，眼位回到原位。因此，全麻下手术要心中有数，能大体判定手术效果。另外，全身术后恶心呕吐发生率高，尤其全吸入麻醉。

(2)保温：在眼科手术中，大部分的热量是从患儿的身体表面丢失的，而在婴儿和新生儿中因为他们的体表面积质量比更高，所以热量丢失的更快。头部是非常重要的热量丢失部位，但在手术过程中已经良好的被覆盖了。对于所有的体重低于10kg的儿童以及进行较长手术的稍大的儿童都应该使用保温毯，手术室内的温度应该提升到对于手术人员认为舒适的尽可能高的温度。

(3)恶性高热：手术医师占据患者头部，头颅被无菌单包裹，若选择无通气工具管理通气道全身麻醉，一旦出现上呼吸道梗阻、呼吸抑制处理颇为被动，务必予以注意。去极化肌松药(如琥珀胆碱)可诱发恶性高热，先天性眼肌异常者不宜使用。实施眼肌手术的患者术中发生恶性高热的危险性较高，若发生心动过速，呼吸频率加快，呼气末二氧化碳分压增高，又不能用麻醉浅解释者，同时体温迅速上升，并于15分钟内增加0.5℃以上者，需考虑恶性高热，其常有局限性骨骼肌无力或其他骨骼肌异常。确诊后要积极采用以物理降温为主等方法，使体温降至38.5℃以下。同时立即停用所有触发恶性高热的药物，使用纯氧过度换气，更换麻醉机与钠石灰，给予逆转恶性高热关键性药物坦屈洛林(dantrolene)10mg/kg，若病情无改善可增加到20mg/kg，直到病情稳定。或丹曲林2.5mg/kg。期间组织相关科室紧急会诊，积极救治。由于全身被覆盖并无体表暴露，术中时常婴儿体温往往升高，所以监测呼末二氧化碳有助于鉴别体温升高与恶性高热。

(4)辅助局麻：在全身麻醉状态下，若适当点滴表面麻醉药，可减轻手术操作时对结膜的刺激，可使矫正术能够在较浅的全身麻醉下进行，并可明显减少全身麻醉用药，术后苏醒快。

(5)围术期重点注意：①术前常规禁饮食，减少呕吐误吸的发生，使用干燥剂可减少儿童自身口咽分泌物多以及喉罩刺激咽部分泌物增加；②麻醉诱导常规准备口咽通气道，维持呼吸道通畅；③根据患儿年龄和体重准备几个不同型号的喉罩；④喉罩置入成功后牢牢固定，术中密切观察皮肤黏膜色泽，听诊两肺呼吸音是否对称，血压、脉搏是否平稳；⑤术毕吸净口腔内分泌物；⑥拔喉罩后保持患儿侧卧位或头偏向一侧，保持呼吸道通畅，通气良好后送回术后恢复室。患儿转送途中有呼吸道阻塞危险，应保持侧卧位，并严密观察；⑦在恢复室完全清醒，具备咳嗽、吞咽等自主清理呼吸道的能力后方可送回病房。

## 七、唤醒麻醉

斜视矫正术的目的是不仅是改善外观，更重要的是将斜视眼位矫正到正位，使双眼视轴平行，力求建立正常的视网膜对应关系，以获得双眼单视功能。术者为了及时了解术中手术效果，希望全身麻醉中苏醒，即刻解决手术的不足。唤醒麻醉为斜视矫正术的成功创造了一良好的环境，也为患者减少了再次手术的痛苦、医疗纠纷发生以及降低医疗费用。这对眼外科医生早期及时对患者病情进展、手术效果的判断和指导设计手术方案有着非常重要的意义。有时1例矫正术中可反复数次唤醒，但是麻醉唤醒过程中存在一定的风险，术者应注意尽量减少唤醒次数。全身麻醉术中判断矫正的效果是一复杂的过程，需要建立较完整的麻醉唤醒试验管理流程，涉及麻醉、术者、护理与患者等。儿童斜视者常需在全身麻醉下手术，术中不能观察眼位，无法确定眼位是否获得满意矫正，所以术前多次测量斜视角，准确计算手术量，以选择恰当手术方式。待术后患儿返回病房清醒方可检查手术效果，患儿、家属与术者的担忧尚解除，麻醉术中唤醒试验则解决这一问题。术者通常在斜视矫正手术基本结束时，合理调整眼位，使术后早期达到靶眼位，从而提高手术正位率，减少再手术率。

1. 适应证 斜视矫正术的麻醉中唤醒的适应证包括，①眼球后退综合征，手术时需反复作被动牵拉试验，以便测定牵拉抗力的强弱，从而调整内直肌后续量；②小斜视度，因斜视度小，手术精确度要求高。麻醉唤醒后可以直接调整眼外肌的矫正量；③某些麻痹性斜视，在麻醉唤醒状态下可反映出眼位状态，还可了解患者的自我感觉；④残余斜视：斜视矫正术后仍存在斜视或复视。手术医师可根据术前检查情况决定手术方案，并于术前24时通知麻醉科。

2. 禁忌证 ①包括所有全身麻醉的禁忌证；②心血管功能差不能耐受麻醉中改变体位者；③清醒状态下不能自我控制，不配合观看眼位者。

3. 麻醉 麻醉诱导前使用止吐剂可预防或减少术后恶心呕吐。①异丙酚1～2mg/kg，芬太尼1～2μg/kg静脉注射，推进速度60～90秒，以不停止呼吸为原则；②芬太尼1μg/kg，吸入8%七氟烷，待意识消失，下颌松弛，置入喉罩，保留自主呼吸。

4. 麻醉唤醒 当BIS值升至90以上时可以唤醒观看眼位。在准备唤醒试验前10min停用镇静药，继续使用镇痛药，至手术结束。唤醒前局表麻药盐酸丙美卡因滴眼液滴眼2～3滴，追加一次0.5ug/kg的芬太尼。无缺氧拔除喉罩，唤醒，评估手术效果。如果苏醒效果欠佳可以用药物催醒。可先静脉注射氟马西尼，首剂0.2～0.3mg于15秒钟注入。如果60秒后未清醒，可追加0.1mg，多可清醒。如效果仍欠佳，并存在呼吸抑制可加用纳洛酮拮抗。其后依据术者的需求决定是否需再次麻醉，再次手术的术者操作仅调整缝线的松紧，对伤口无较大的刺激，无需置入喉罩。而需进一步矫正眼肌，或行第二只眼则需再次麻醉，一旦测试完毕，嘱患者张嘴，置入喉罩，或静脉推注丙泊酚1mg/kg，入睡后再置入喉罩，恢复原来的麻醉维持方法。在麻醉唤醒状态下可反映出眼位状态，还可了解患者的自我感觉。术者可根据矫正效果决定手术方案。防止术中知晓BIS监测必不可少，也可避免追求苏醒时间短而采取较浅的麻醉。

采用小剂量氯胺酮行镇静镇痛术，配合局部麻醉用于小儿眼肌手术可取得满意效果。其麻醉操作为先静脉注射氯胺酮0.4～0.5mg/kg，然后根据患儿是否疼痛、意识状况及回答问题是否准确确定镇静程度和是否追加药物，每次追加药量为首次的1/3～1/2以维持镇静程度，手术结束前3～5min停止追加药物。

唤醒试验麻醉的关键是：①唤醒时间的调控，尽可能的缩短唤醒时间，术者与麻醉医生的术前、术中的良好的沟通，麻醉药物的选择与使用方法；②唤醒试验麻醉质量不理想，会出现血流动力学的剧烈波动，术野渗血出血，术后感染，监测仪器移位，输液管路脱落，喉罩移位或脱出。

5. 镇静与镇痛拮抗药

（1）氟马西尼（Flumazaenil）：用于逆转苯二氮䓬类药物所致的中枢镇静作用，可终止其全身麻醉的特效逆转拮抗药物。推荐的初始剂量为15秒内静脉注射0.2mg，如果首次注射后60秒内清醒程度未达到所要求，可追加0.1mg，必要时间隔60秒再追加给药一次，直至最大总量1mg，通常剂量为0.3～0.6mg。勿在神经肌肉阻断药的作用消失之前使用。因氟马西尼的半衰期短于苯二氮䓬类药物，有可能于逆转后1～2小时可再次产生镇静。若出现过度兴奋体征，静脉注射安定1～5mg或咪达唑仑1～5mg，根据患者的临床表现调整用量。少数患者会出现面色潮红、恶心、呕吐。偶发焦虑、心悸、恐惧等不适感，通常不需要特殊处理。另外，使用该药的最初24时内，避免操作危险的机器或驾驶机动车。还可用于全身麻醉喉罩拔除后，部分患者因麻醉过深而致咽喉部组织松弛，造成上呼吸道梗阻，应用氟马西尼后数分钟后，咽喉反射恢复，鼾声逐步消失，$SpO_2$达到正常范围。

（2）纳洛酮（Naloxone）：阿片受体拮抗药，亲脂性很强，约为吗啡30倍，易于透过血恼屏障，不仅可拮抗吗啡等纯粹的阿片受体激动药，而且可拮抗镇痛新等阿片受体激动-拮抗药。静脉注射后2～3分钟即可产生最大效应，持续时间45分钟，消除半衰期30～78分钟。①解救麻醉性镇痛药急性中毒，拮抗这类药物的呼吸抑制作用，并使患者苏醒；②在应用麻醉性镇痛药实施复合全麻的手术结束后，用以拮抗麻醉性镇痛药的残余作用。但应注意由于痛觉突然恢复，可产生交感神经系统兴奋现象，表现为血压升高、心率增快、心律失常、甚至肺水肿和心室颤动。患者唤醒后主诉憋气感，可使用纳洛酮拮抗。

6. 唤醒麻醉评估

（1）理想的唤醒后状态：①意识完全清醒，并能坐起、睁开双眼观看眼位；②通过患者视物和眼球运动观看眼位；③患者能准确读出马氏杆和三棱镜度数，判断斜视矫正度是否满意，是否需要调整；④年长者可自己照镜子，观看眼位是否满意。

（2）唤醒麻醉评分：①语言：清晰 4 分、尚清晰 3 分、模糊 2 分、不清晰 1 分；②指令：准确完成 4 分、尚准确 3 分、反应迟钝 2 分、不听指令 1 分；③疼痛：无痛 4 分、微痛 3 分、痛可忍受 2 分、不可忍受 1 分，此评分在喉罩拔除后 5～10 分钟进行。12 分为优、8～11 分为良、小于 8 分为差。Glasgow 意识程度评分眼睛，自动睁眼 4 分；唤醒时睁眼 3 分；疼痛时睁眼 2 分；无睁眼动作 1 分。言语，正常 5 分；语无伦次 4 分；吐字不清 3 分；发音不清 2 分；失语 1 分。运动，能服从指令 6 分；能定位疼痛点 5 分；疼痛时肢体正常屈曲 4 分；疼痛时肢体异常屈曲 3 分；疼痛时肢体伸展 2 分；无反应 1 分。

（3）唤醒过程患者的行为表现：动身体，仰卧—坐；动眼，按指令眼球运动；动嘴，表达视物的感受，读出马氏杆的读数；动脑，睡眠—清醒，听清术者、麻醉师与护士的语言，准确判断灯光位置；动头，调节最佳的视物头位；动手，指示出复视的距离。患者唤醒后应具备正常意识状态，随意语言，速度正常，随意的及反射的躯体运动正常，服从语言指挥，定向能力准确，知道自身及环境，眼睁开与眼球运动正常（睁得又大又圆）。

7. 唤醒前手术伤口管理　在唤醒前，将手术单裹紧头部，避免坐起时脱开，将缝线、缝针理顺，盘整有序，使用酒精棉球（轻挤掉液体）制成棉片，将缝针线包埋里面，并至于手术眼的上方额部的手术单里面，时时给予提醒术者与患者的注意无菌区的保护，若污染应重新消毒、更换无菌单。

8. 坐起前准备工作　①氧气面罩与手术头架移开，调整室内灯光亮度，避免因室内光亮过强，而影响患者判断手电的光亮。手术暂停时将手术灯移开手术区域，置于手术室一不易接触的地方，因灯光照射手术眼致使患者唤醒时不能睁眼，其次避免医患人员磕碰，检查输液速度与输液瓶的残余量；②职责分工，常需要 2 名护士配合，扶靠患者，伤口护理，监督术者无菌操作。另一名护士需手持检查眼功能的工具，眼镜等，护士需掌握三棱镜等的使用。将静脉输液通路、监测导线置于身体一侧，便于术者检查和护士，麻醉医师唤醒；③检查手电筒有无电源以及亮度，手术眼检查的器械物品是否在位，备齐，特需物品须积极联系相关科室配备。因术者处于无菌操作状态无法亲自操作，需护士执行指令，配合麻醉的实施，患者的双手轻柔固定（避免无意抓眼或揉眼）；④手术室需保持安静的环境，减少喧哗，控制医护人员的流动，以影响患者注意力与判断力。

9. 坐位检查姿势与管理　首先在平卧位观察矫正效果，可减少坐位时观察时间，其后再坐位，方法有①直接从手术床坐起；②调节手术床缓慢升起手术床背板呈 90°，下肢板下降至 10°～15°，注意防止患者身体向下滑；③患者坐在床边，双脚撑地，选何种方法应便于术者观察，避免患者的身体疲劳。轻声唤醒、缓缓坐起、头呈水平，医护人员需扶助患者坐起，并将上衣调适于适宜的位置，避免坐起时臀部压迫上衣，而造成衣服紧勒颈部产生不适感，唤醒与效果评定的时间长短不一，每次约 5～20 分钟，有时注意力集中于患者的身体而忽视静脉输液。测试后须缓慢躺下。医护人员依靠患者背部，防止坠床。双手轻抚患者的手腕以防止手突然擦眼。斜视并存近视的患者，术前访视应嘱家属术前擦拭干净眼镜，其后置于眼镜盒内，勿忘携带入手术室，以备唤醒中使用，使用前应用 2% 安尔碘消毒，减少污染伤口几率，佩戴眼镜时注意保护伤口，及时与患者沟通以便佩带舒适，应嘱患者不可自行动手调整眼镜位置，防止患者自己调试眼镜，污染伤口。一手托下颌，另一手扶头后部，保持头呈水平位，注视表情变化，及时擦去眼泪，提示患者不要用手自行擦眼。

10. 护理　在患者下肢建立静脉，因有时需用手表达复视的距离。唤醒语调由轻至重呼唤，语言规范，以免造成患者惊醒，引起躁动。及时将患者的细微变化传达麻醉医师与术者。唤醒麻醉的成功几率的高与低主要取决于患儿的配合。临床中多次唤醒评估，往往患儿的心理出现改变，烦躁，有时乃至要求放弃手术，耐心解释与安慰，询问有何不适与要求，表扬、鼓励患者的表现，告诉其手术的进展。7～12 岁的儿童具有独立见解，此阶段需要更多的参与、解释和鼓励。合理应用唤醒麻醉评分，把小儿的精神创伤降低到最低程度，我们应尽力最大的努力保护儿童的心身健康。规范的唤醒语言和平和语调与患者交流。多次矫正效果不理想时，部分患者出现烦躁，表达絮叨，应鼓励树立信心，认真配合。

11. 唤醒过程中存在危险的因素　①突然醒来躁动，擦拭眼睛其原因为眼内异物感、眼泪、滴眼液、哭闹、不睁眼或间断睁眼和不服从医生指令；②嗜睡、自发的句子、说话速度慢、眼睁开缝隙小（无力）以及眼球运动弱。随意的运动减慢，头不能呈水平位，躯体控制能力减弱，坐位时不稳定，时常需医护人员扶靠。原因：因镇静药拮抗不完全，意识未达清晰状态，或伤口疼痛或摩擦感，患者未睁开双眼失去平衡；③手术区被患者或术者污染；④判断评估时间过长患者再入睡（拮抗药物作用减弱）；⑤恶心呕吐体位的变化导致保护体位性低血压（或吗啡类药物所致）恶心、呕吐，呕吐物可导致呛咳、误吸、伤口污染；⑥手术缝线脱漏、输液液体、监测导线脱落；⑦由于拔除了喉罩，少数患者出现舌后坠，或分泌物堵塞气道而导致呼吸道梗阻。往往造成矫正效果不能判定或判定失误。⑧另外，在斜视术后调整肌肉缝线时，亦可出现 OVR。

12. 失败原因分析　医护方面的因素：①未采取适当有效的肢体约束；②未及时使用局部麻醉药或镇痛药；③缺乏有效的护患沟通和知识宣教；④唤醒护理的知识与经验不足、巡视不及时。评定后再手术时有可能发生：⑤再次手术操作刚刚开始即产生更严重的 OVR 与体动。故此及时眼点滴局麻药，追加一次小剂量的镇痛药，以不抑制呼吸为原则；⑥调整缝线阶段，手术疼痛刺激较小，麻醉药减量，也可为再次唤醒提供良好条件，故此在患者矫正评估后点滴局麻药可获得良好的镇痛效果。这可明显降低反复眼运动产生的手术创伤疼痛，患儿能够配合，不会因疼痛不睁眼或哭闹，并且高血压、心动过速等发生率也较低。

## 八、肾上腺素（adrenalin）液眼表使用

既往小儿斜视矫正手术止血使用棉签、止血海绵蘸取术野中的渗出血液，因手术范围窄小，时常影响术者的操作，延误手术时间，止血的效果也不理想，清晰程度较差。眼球表面应用肾上腺素（1 滴 2% 的肾上腺素眼药水含 0.8mg 肾上腺素），行小儿斜视行矫正术时为了减少术中术野出血与术后渗血常在手术开始之前眼表面点滴肾上腺素（1 滴 2% 的肾上腺素眼药水含 0.8mg 肾上腺素），而眼点滴肾上腺素后其止血效果显著，术后伤口渗血也减少，手术连台时间缩短，但是部分肾上腺素经鼻泪管与球结膜吸收入血，其后时常造成心率瞬间大幅度增快。小儿自身生理心率较快，吸收肾上腺素后易发生心动过速，快速性心律失常和室性期前收缩，甚至心力衰竭。斜视矫正术眼滴肾上腺素可使心率数秒后显著上升，艾司洛尔（esmolol）起效迅速、超短效、选择性肾上腺素 $\beta_1$- 受体阻滞剂。静脉给予艾司洛尔可显著抑制心率上升，维持患儿围术期心率平稳。艾司洛尔与眼表面点滴肾上腺素的起效时间、达峰时间以及维持时间近似，故此艾司洛尔可有效拮抗肾上腺素点眼所引起的血流动力学的显著变化的不良反应，降低心肌耗氧量，维持小儿的心血管功能的稳定，临床发现静脉缓注艾司洛尔 10mg 可降低心率 10 次左右，通常一次静脉可给予 20～30mg，用药时务必同时监测心电。双眼斜视矫正术的患者切不可同时双眼点滴肾上腺素，可产生严重的心动过速，意识清楚的患者可主诉心慌。在术前术者应主动告诉护士先行矫正的眼睛，护士在消毒时应主动询问手术部位，并在点滴肾上腺素后按压眼内角 1～2 分钟，减少全身吸收。同时麻醉医生也要予以监督。

## 九、麻醉术后恢复室

在拔喉罩后继续观察患儿末梢循环、呼吸以及监测 Bp、ECG、$SpO_2$，应在无面罩吸氧的情况下 $SpO_2 \geqslant 96\%$，并带好辅助呼吸工具护送回术后恢复室。为了减少上呼吸道梗阻的发生，对于舌根后坠者，让其侧卧位，头轻度后仰，消除引起舌根后坠的原因；若三凹征仍明显，可置口咽通气道或鼻咽通气道，直至患儿完全清醒。术后应在麻醉恢复室看护直至意识清楚方可返回病房。

## 十、眼迷走神经反射

小儿斜视矫正手术术野窄小，进一步暴露眼外肌和最大斜视角，术中眼迷走神经反射（oculovagal reflex，OVR）时常发生这是不可避免的眼迷走神经反射的发生主要诱因是手术刺激，全身麻醉时通气不足和动脉二氧化碳分压增加，可明显增加心动过缓的发生率。OVR 产生的各种临床表现的个体差异较大，而严重者心率骤降可达基础值的 50% 以上，甚至心搏骤停，斜视手术 OVR 的发生率报道从 14%～90% 不等，OVR 多发生于儿童，年龄越小发病率越高。斜视矫正术中牵拉眼球肌肉还可瞬间产生眼肺反射，即一过性呼吸暂停，数十秒到 2 分钟的呼吸暂停，心率 / 律有或无变化，呼吸频率减慢、停止、喉痉挛，脉搏血氧饱和度下降。有的患者可在心电图上无明显变化，却表现为呼吸抑制，这是由于延髓的中枢发生了一过性的抑制所致。临床表现心动过缓、心搏骤停、呛咳、支气管痉挛、一过性呼吸暂停，数十秒到 2 分钟的呼吸暂停，心率 / 律有或无变化，呼吸频率快幅度浅或减慢、停止、喉痉挛，脉搏血氧饱和度下降，胃肠急性扩张、恶心，干呕，术中大量排气，呕吐、腺体分泌增加等现象。患者主诉，胸闷，憋气，心慌，心前区紧迫感，濒死感，全身不适，大汗淋漓，面色苍白，严重者还伴有心血管功能的改变等，称之为眼 - 迷走反射综合征。

牵拉眼外肌时，放电频率由 10～20 次 / 秒的持续放电骤增至 300 次 / 秒，若维持牵拉状态，降至 150～

90次/秒，放松眼外肌，放电会突然停止，并恢复持续状态。故此眼迷走神经反射出现时停止手术操作即刻眼迷走神经反射消失。对肌肉的拉力和牵拉速度与眼神经反射的发生率有关。斜视矫正术中迷走神经反射为什么严重不一，发生或不发生；这于疾病的性质所决定的。如Duane综合征内转时外直肌和内直肌同时放电，外转时无放电，说明外直肌和内直肌共同由动眼神经支配，即异常神经支配。

许多麻醉医师喜欢在麻醉诱导前静脉使用阿托品，一个缺点是可通过血-脑屏障导致中枢抗胆碱作用，在婴儿表现为术后烦躁哭闹数小时。第二个理论上的缺点是用药后2min内可降低食管压，这可增加胃内容物反流进入食管的危险。另外，阿托品可以引起二联率并增加异位搏动。严重的难以忍受的口干，中心体温升高37.5℃，皮肤发热感，面部潮红。虽然术前肌肉注射阿托品可将眼心反射发生率从90%降至50%，但静脉使用阿托品或格隆溴铵（glycopyrronium bromide）在预防OVR方面更为有效。应注意格隆溴铵不会出现阿托品那样产生明显的心动过速反应。

1. 发生OVR的常见原因 ①术者操作习惯，重复操作次数较多；②助手配合力求术野清晰，往往过度暴露术野，牵拉力较大，其次与助手合作的默契程度，更换频繁则发生率更高；③自身迷走神经兴奋性较高，轻柔的操作也发生OVR，致使手术无法继续进行，并可在一例患者中多次出现，反复发作；④出现OVR后未能及时停止操作，使之加重；⑤术式复杂者，如矫正多条肌肉，再次手术的解剖层次尚不清晰，以及手术难易复杂等；⑥牵拉眼肌前，术者未能及时通报麻醉医师，注意观察与备应急措施。当心电监测显示心律失常，或心率降低未达到10%，麻醉医生正在密切观察阶段，未阻止手术操作，而此时再突然牵拉眼肌极易发生严重的OVR；⑦麻醉，如麻醉过深，交感神经系统抑制，呼末二氧化碳过高，麻醉药等使心率下降；⑧情绪紧张、体质差、月经期、贫血、心血管疾病以及对过量药物敏感，全麻过浅、缺氧、高碳酸血症、术中同时应用去甲肾上腺素或拟胆碱药物、局部过冷或过热的刺激等；⑨其他，全身麻醉高于局部麻醉，多数麻醉药物对交感神经的影响为抑制。还有部分术者误认为OVR兴奋仅是心动过缓，对其他临床表现及严重性认识不足，仅认为压迫眼球或牵拉眼肌可发生OVR，对二者操作加以重视，而忽略其他操作。如提拉眼睑，分离结膜等，因眼神经反射途径未被阻滞，术中任何刺激眼迷走神经的操作均可导致OVR的发生。总之，手术操作是产生OVR的直接因素，而麻醉则是诱发因素。

2. 治疗OVR的方法 ①立即告戒术者暂停手术操作刺激，退出器械直至心率/律、呼吸恢复正常，无须考虑术野出血，眼肌退缩，此时生命安全为第一位，松弛牵拉瞬间OVR消失，多数情况可恢复；②对于轻微牵拉即产生严重的反射，可使用局麻药行眼肌浸润，持续发作者可静脉注射阿托品10μg/kg；③术中保障充足的通气、氧合与麻醉深度；④0.5%地卡因液滴眼充分表面麻醉，1%～2%利多卡因行结膜下及肌肉止端处浸润麻醉，结膜及眼球筋膜切开后，再用0.5%地卡因棉球填塞肌肉数分钟，球后和局部神经阻滞可阻断神经的传导，并以减轻疼痛和OVR，以达到可耐受手术程度。还明显减少全身麻醉用药量；⑤试拉法：术中对肌肉的拉力和牵拉速度与眼神经反射的发生率有直接关系。先轻巧牵拉眼肌1～3秒，停顿片刻，观察倾听心率/律的变化，若无或变化低于10%，或麻醉医生无暂停手术的指令可再试拉到位，此方法称为“预刺激”“疲劳反应”，这可减轻神经反射的反应强度。Blanc曾发现刺激强度和类型可能会影响OVR的发生率，刺激急促，强度越大，持续时间越久，OVR就极易发生。急剧而持续牵拉后86.7%的患者发生OVR，缓慢牵拉约51%的发生心动过缓。这证实眼眶组织所受刺激的轻重是导致OVR的关键；⑥术者自行暴露术野，助手缝扎，或术者暴露术野后，让助手按原位置接替，术者再缝扎，或自行暴露与缝扎。有经验的术者注重手术节奏，缝扎快，分离、牵拉柔和，暴露术野清晰，步骤简明。而重复操作，OVR则随之升高，并反射程度加重；⑦围术期与麻醉者相互沟通，并与配合，重大操作步骤预前告知。严重的眼迷走反射，疼痛刺激造成患儿体动，手术无法进行。麻醉者过快的加深麻醉，若在无确切的呼吸道管理状态下，易出现呼吸抑制，不得停止手术，致使手术时间延长；⑧在术中依患者心率数值设置下降10%的报警笛声，术者听到警笛可急停操作，退出器械。可明显减低其严重程度，避免心脏骤停的发生；⑨助手相对固定，部分OVR是由于配合不熟练助手造成；经常变更第一助手，由于初期阶段配合不默契，故此OVR发生率高。多年临床经验告诫手术者操作技巧、熟练程度和助手配合是直接影响OVR的发生率与严重程度的主要因素，OVR可在数秒至几十秒短暂时间内发生。因OVR造成死亡的病例已有多例报道，应引起术者的高度注意。麻醉医师，护士要注意术者的主要操作步骤，密切观察循环呼吸的变化，提前给予干预。

## 十一、术后手术眼无敷料遮盖

小儿斜视矫正术后常规单眼或双眼伤口被敷料遮盖绷带包扎，一般包盖4～5天，具体根据斜视性质和手术所动的肌肉条数而定。全身麻醉后苏醒期患儿醒后无光感，恐惧，而急于寻亮，突然手抓敷料、哭闹、躁动、静脉输液脱漏、坠床、伤口出血及污染等意外情况时有发生。现多数学者主张小儿斜视矫正术后不需常规包眼，双眼术后包双眼会导致不必要的焦虑。但也需注意无眼罩遮盖时，因眼部肿胀或眼药膏影响而造成视力不佳，也可使患儿烦躁，揉眼。因此苏醒前要使用布束带限制小儿手臂活动，或用夹板固定。另外，术前需与患儿家属或年长患者讲明术后无眼罩遮盖的益处，避免其疑虑或医疗纠纷。患儿术后能更早下床活动，增加患者及家属对手术的满意度。

## 十二、术后常见并发症

1. 疼痛　斜视矫正术的手术的创伤虽小，术后患者往往存在一定程度的疼痛，术后剧烈疼痛并不常见，但往往是影响患儿情绪、术后并发症发生、伤口愈合、住院时间和手术恢复的重要因素。若出现不能忍受的严重疼痛往往提示眼压增高、角膜擦伤或其他手术并发症。诱导前静脉推注氟比洛芬酯（flurbiprofenaxetil）1mg/kg 可明显改善术后伤口疼痛或喉罩导致的咽痛。苏醒期躁动减少，同时也降低因疼痛引起的恶心呕吐发生率，提高了术后恢复质量与医疗服务水平。使用 0.4% 羟基布比卡因和 0.1% 双氯酚酸滴眼可提供良好的术后镇痛和减少术后恶心呕吐的发生率。术后应在麻醉恢复室看护直至意识清楚方可返回病房。

2. 恶心呕吐　儿童矫正术中口腔、消化系统腺体分泌增多，胃肠运动亢进，括约肌舒张导致恶心、呕吐，即“眼 - 胃反射”，尽管许多因素可引起术后恶心呕吐的发生，它尤其易于发生在斜视手术产生了所谓的“眼 - 呕吐反射”（oculo-emetic reflex OER），其被认为可触发术后恶心呕吐，其原因可能是 OVR 和 OER 拥有共同的传入和传出神经弧。有一些学者研究了 OVR 与术后恶心呕吐的关系，诸多学者认为术后较高的恶心、呕吐发生率与术中迷走神经反射率成正比，所以应努力降低对迷走神经术中的刺激。眼迷走神经引起术中（局部麻醉或镇痛镇静麻醉）或术后的恶心呕吐，这是斜视矫正手术常见的并发症。眼肌手术的患者术后的发生率较其他眼部手术为高，个别患者可发作数小时，发生率高达 75%。恶心呕吐可引起眼压升高可能对手术效果有较大影响，还增加患者痛苦与误吸风险，也延长住院时间或日间手术者留院观察过长，并能导致严重脱水需要静脉补液，增加特殊患者群的死亡率。

现已研究了诸多的方案来降低恶心呕吐的发生，麻醉诱导前或术中常规使用止吐药，包括五羟色胺拮抗剂，恩丹西酮（ondansetron）成人 4mg，盐酸托烷司琼（tropisetron hydrochloride）2 岁以上的儿童剂量 0.1mg/kg，最高可达 5mg/ 天，将此药溶于 100ml 常用输注液中，在麻醉诱导前快速静脉输注或缓缓静脉推注，地塞米松（成人 4mg，尤其曾有恶心呕吐史的），或甲氧氯普胺（胃复安，metoclopramide）0.1mg/kg，或氟哌利多 0.075mg/kg，或小剂量氟哌利多（0.5～1mg）合用地塞米松（4～8mg）具有明显抗 PONV 作用，能促进早出院。按压手腕内关穴可以有效预防与治疗术后恶心呕吐，针刺内关穴已被证明是有效的非药物治疗手段，对胃部排空延迟发生机制具有相关的调节作用，如食管下端括约肌松弛，胃部电活动。另外，术中减少了 OVR 的发生，术后可明显减少恶心呕吐的发生，其与 OVR 发生率和严重程度呈正相关，还给患儿带来不适，伤口污染，乃至误吸，这已得到临床证实。同时 OVR 刺激腺体分泌，口腔分泌物增加，尤其术前并存呼吸道感染尚未痊愈者更加明显，术中术后易出现呼吸道梗阻。这些弊端均可说明降低 OVR 的重要性。通过此研究力图告诫手术者操作技巧、熟练程度和助手配合是直接影响 OVR 的发生率与严重程度的主要因素，OVR 可在数秒至几十秒短暂时间内发生。因 OVR 造成死亡的病例已有多例报道，应引起术者的高度注意。麻醉医师，护士要注意术者的主要操作步骤，密切观察心电的变化，提前给予干预。

总之，麻醉医生在斜视矫正术中所担负的角色，为患者的安全，镇痛或无痛，镇静或意识消失，保证气道通畅，预防性使用止吐剂，预设心率报警监测，随时指令因刺激、牵拉眼睛产生 OVR 而必须暂停手术操作，规范滴眼肾上腺素液，吸入麻醉药与大部分镇痛镇静药可产生中枢神经松弛药，斜视矫正应适当欠些，特殊斜视可实施术中麻醉唤醒，提高矫正效果，术后无敷料遮盖。

（顾恩华）

## 主要参考文献

1. Oh AY，Kim JH，Hwang JW，et al. Incidence of postoperative nausea and vomiting after paediatric strabismus surgery with sevoflurane or remifentanil-sevoflurane. Br J Anaesth. 2010，104（6）：756-60.

2. Loop T. Monitored anesthesia care and ophthalmic surgery. Challenge or “easy-going”? Minerva Anestesiol. 2011 Sep；77（9）：859-60.

3. Yi JH，Chang SA，ChangYH，et al. Practical aspects and efficacy of intraoperative adjustment in concomition horizontal strabismus surgery. J Pediatr Ophthalmol Strabismus，2010，28（5）：1-5.

4. 李凤鸣. 中华眼科学. 第2版. 北京: 人民卫生出版社, 2005, 2784-2786.
5. 顾恩华, 崔清茹. 开眶术中眼心反射的临床分析[J]. 中华眼科杂志, 1996, 32(4): 294.
6. 李恒林, 王大柱. 神经外科麻醉实践. 北京: 人民卫生出版社, 2004, 6, 594-622.
7. 米勒. 米勒麻醉学. 第6版. 曾因明, 邓小明. 主译. 北京: 北京大学医学出版社, 2006, 693-700.
8. 陈伯銮, 曾因明, 庄心良. 现代麻醉学. 第3版. 北京: 人民卫生出版社, 2003, 12: 1145-1158.
9. 张延年, 岳子勇, 崔小光, 等. 斜视矫治术患儿喉罩下吸入七氟醚的麻醉效应[J]. 中华麻醉学杂志, 2010, 30(8): 1018-1019.
10. 王淑珍, 顾恩华. 不同麻醉方法下儿童复杂斜视矫正术中唤醒的效果. 中华麻醉学, 2009, 29(10): 1143-1146.
11. 王淑珍, 顾恩华. 颈部迷走神经阻滞预防眼心反射的临床研究. 中华眼科杂志, 2010, 46(11): 2016-2019.
12. 顾恩华, 赵娟, 张伟. 小儿斜视矫正术后伤口的管理. 中国实用眼科杂志, 2012, 30(2): 146-148.
13. 顾恩华, 赵娟, 王淑珍, 等. 初次与再次小儿斜视矫正手术中眼迷走神经反射的观察. 中国实用眼科杂志, 2012, 30(2): 206-208.
14. 顾恩华, 卢军杰, 张抗抗. 预设心率报警值降低眼科术中眼心反射. 眼科研究, 2008, 26(11): 865-867.
15. 顾恩华, 赵娟, 赵堪兴. 小儿斜视矫正手术操作对眼迷走神经反射的影响. 中华实验眼科杂志, 2011, 29(7): 763-764.
16. 张抗抗, 顾恩华. 斜视矫正术中心跳骤停一例. 眼科研究, 2008, 26(1): 56.
17. 顾恩华. 100例眼眶内手术中眼心反射的观察. 临床麻醉学杂志, 1997, 1: 46-47.
18. 任永霞, 顾恩华. 喉罩在眼科手术中的应用的护理. 中华护理杂志, 2008, 43(9): 851-852.
19. 耿力成, 顾恩华. 实用五官科麻醉. 天津: 天津科技出版社, 2012.

# 第二篇 弱 视

## 第一章 概 述

弱视是较为常见的儿童眼病。Nelson（1984）的统计，患病率约为学龄前儿童及学龄儿童的 1.3%～3%。von Noorden（1988）谓一般人群 2%～2.5% 患有弱视。Preslan 等（1996）统计弱视患病率约为学龄儿童的 3.9%。Thompson 等（1991）对英国 Leicestershire 的 365 例儿童进行了调查研究，他们将儿童弱视的发生率以年龄相关函数的形式表示出来。使用的弱视诊断标准为低于 6/12，总体弱视的发病率为 3.0%，经过治疗，仍有 1.9% 弱视未治愈，到成年时弱视仍存在。

弱视仅发生在视觉尚未发育成熟的幼儿期，8 岁以上儿童视觉发育已近成熟，能抵制诱发弱视的因素，不会发生弱视。

中华眼科学会儿童弱视斜视防治学组为了解国内儿童弱视的发病情况，曾于 1985 年将各地弱视标准一致的灵性报道汇总，受检者共 37 745 人，其中有弱视患者 1080 人，占 2.8%。我国有 3 亿多儿童，估计约有一千万弱视患者，为数相当可观。这是个很严重的社会经济问题。

近年来，国内流行病学调查资料显示我国弱视的检出率明显高于预期以及国际同类流行病学调查结果，甚至有报告称我国的弱视检出率高达 11.8%，部分研究结果显示 4～6 岁儿童弱视的检出率随年龄增大呈几何级数递减。忽略了学龄前儿童视觉发育规律，普遍沿用成人标准，致使弱视检出率高，导致弱视诊断扩大化，过度治疗现象严重冲击医疗规范和秩序，并造成巨额卫生资源浪费，给相关儿童和家庭带来负担，甚至伤害。

弱视的治疗与年龄有密切关系。年龄越小，疗效越高，这一点国内外报道都是一致的。成人后则治愈基本无望。刘家琦等（1985）报道的 931 例（1332 只眼）的治愈率：3 岁（86.03%）和 5 岁（84.82%）组的疗效最高，两组之间无显著性差异；5 岁与 7 岁（78.48%）组之间有显著性差异；7 岁与 9 岁组之间的差异有高度显著性；13 岁以上组的疗效最差（46.15%）。此外，弱视患者不可能有完善的立体视觉。

总之，从报道的资料来看，弱视的各种类型所占比例差异较大，这可能与所调查对象的地域环境、抽样人群与调查的方法、检查的手段、统计标准和诊断标准不同等有关。人群中弱视发病率随年龄、新病例的发生以及经成功治疗后旧病历的消失而相应改变。另外，早产、发育迟滞等因素会增加儿童发生弱视的机会。

立体视觉是视觉器官对三维空间各种物体远近、前后、高低、深浅和凸凹的感知能力，是人和高等动物特有的一项高级视功能。由于人具有良好的立体视觉才使手和眼敏捷而精巧地配合。随着科技高速发展，许多职业和工种如特种兵、各种司机、运动员、现代化机械操作、精密仪器制造、显微外科手术等均需要敏锐的立体视觉。它的好坏直接影响到劳动效率、工作质量和安全。

一个弱视患者可以通过用单眼线索（例如远处的物体小而矮、近处的物体大而高）和物影的投射位置来判断高低、深浅、前后及左右，但在判断精确的近距离的深浅度时就要受到限制，不能很准确的完成任务，因为弱视患者的主要缺陷是弱视眼有一个中心盲点而视网膜周边部功能是正常的。

在每年高考体检时，总有部分学员因为没有完善的立体视觉而被迫更换报考志愿，这对国家的建设和个人的前途都是一个不可弥补的损失。弱视的危害性就在于此。因此研究弱视的防治对保证计划生育、优生优育，提高我民族素质，为四化输送合格的接班人和振兴中华具有现实和深远意义。

弱视的早期诊断，理想的治疗及远期疗效的巩固，是眼科工作者研究的重要课题。近年来，虽然我国的弱视防治工作有了长足的进步，然而，由于各种条件的限制，我国的弱视防治工作尚不平衡，特别在中小城市、城乡结合部、广大农村和西部边远地区相对落后。有待解决的问题很多，重要的是弱视的防治必须依靠眼科医师、家长、学校及社会等多方面的重视和密切合作，并且要特别重视弱视治疗中的依从性，通过综合治疗才能达到预期目的。

（严 宏 刘家琦）

## 主要参考文献


1. 中华眼科学会儿童弱视斜视防治学组．儿童弱视流行病学调查资料．中华眼科杂志，1985，21（增刊）：31.
2. 刘家琦等．弱视和立体视．中华眼科杂志，1985，21（增刊）：3.
3. 严宏．弱视．科学出版社．2007.
4. 中华医学会眼科分会斜视与小儿眼科学组．弱视诊断专家共识（2011年）．中华眼科杂志，2011；47（8）：768.

# 第二章 视锐的成熟

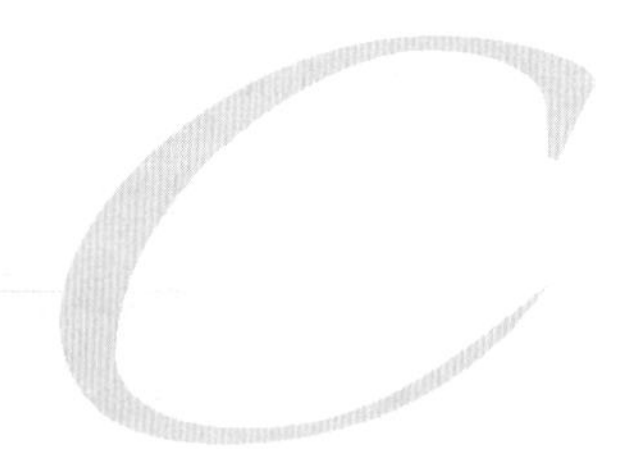

视锐（视力）的成熟与视觉的成熟是两个不同的概念。视锐的成熟是指获得 20/20 视力的年龄，视觉的成熟是指已超过发生弱视的关键期年龄（Dale，1982）。因为弱视是与视觉成熟有关的视觉紊乱，有必要参阅最近期关于婴幼儿的正常视觉发育。新的研究指出婴幼儿视锐的成熟比以往的认识要快得多。研究方法主要是通过行为和电生理学。

## 第一节 行为学研究

目前用作测量婴幼儿视力发育的行为技术有两种，即视动性眼球震颤（optokinetic nystagmus，OKN）和选择性观看（preferential looking，PL）。

### （一）视动性眼球震颤

视动性眼球震颤的原理，是将一个有不同宽窄黑白光栅条纹可转动的试鼓，置于婴幼儿眼前，在鼓转动的同时，婴儿双眼先是顺着测试鼓转动，随之则产生一急骤的矫正性逆向的回退性转动。这种重复的顺向和逆向转动，称为视动性眼球震颤（OKN）。逐渐将测试鼓条栅变窄，直至被检婴儿不产生 OKN 之前的最窄条删，即为婴儿的视力。OKN 是这样做的。将一个画有黑白条栅的试鼓放在婴儿的眼前转动，初起时婴儿的眼球作追随运动，顺着试鼓转动，后来就产生急骤的矫正性逆向性转动。这种重复的交替地顺向及逆性眼球转动就形成 OKN。逐渐将试鼓的条栅变窄。能使某年龄组 75% 或更多的婴儿产生 OKN 的最窄条栅就等于他们的视力。用这种方法测出的 $5\frac{1}{2}$月婴儿的视力平均为 0.2%（Dobson，1980）。

### （二）选择性观看

婴儿喜欢注视有图案刺激的视标比注视色调均匀一致的灰色视标更多一些。PL 视力检测法是根据这行为建立的。令婴儿注视两个视标，一个画有黑白条栅，另一个是均匀一致灰色的，婴儿就有选择性注视前者的趋势。检查者位于两张视标后面正中的观察孔内窥视婴儿。当两张视标同时出现在婴儿眼前时，检查者注意窥视婴儿的观察行为，看他愿意看哪张视标。更换条栅板，使条栅逐渐变窄（加大条栅的空间频率）。根据至少 75% 的婴儿愿意多看的最窄条栅的宽度来估计婴儿的视力。用这种检查法得出出生后 5～6 个月婴儿的视力约为 20/100（Dobson，1980）。由 1978 年起 PL 装置又进一步改善，更名为强迫选择观看法（forced preferential looking，FPL）。抱检查婴儿的人员及检查者都看不见条栅板和灰色板的位置和条栅的宽度。用 FPL 测量得出的五个月婴儿的视力约为 20/150（Fulton，1981）。

用行为检查法得出的视力发育比用电生理法得出的结果低些。根据电生理检查法，婴儿在 6 月龄时才能获得成人的视力水平 20/20。

除了用 PL 检查婴幼儿视力之外，Catalano（1987）还用 PL 调制治疗先天性白内障所致的形觉丧失性弱视。在摘除白内障、无晶状体眼配戴接触镜后，施行传统遮盖法（盖健眼）时，可用 PL 检查双眼视力以调整遮盖时间的长短（介于患儿醒着时的 25%～100%）。当无晶状体眼的视力进步缓慢或停滞不进步使，可适当地增加健眼的遮盖时间以利无晶状体眼视力的提高。如果健眼视力的发育较正常婴儿视力发育 PL 值低下，则适当减少健眼的遮盖时间以促进该眼的正常发育。作者认为这种调制遮盖时间的办法可使患儿双眼获得更较满意的视力。

## 第二节 电生理研究

图形视觉诱发电位（pattern visual evoked potential，VEP 或 VER）为研究婴幼儿视力发育的主要工具。VEP 是由脑皮层对视网膜光刺激产生的电反应，特别能反映视网膜中心凹区域的病理生理状况。图形 VEP 比闪光刺激 VEP 更为敏感（Sokol，1976），产生的个体差异较少；此外，视力与图形刺激棋盘格的大小的关系比与闪光刺激的光亮度和颜色的关系更容易观察。

估计视力时不是根据某一棋盘格所产生的振幅的绝对数值，而更重要的是比较两眼的振幅的比例。如果婴儿两眼的视力是相等的，则双眼振幅的差异接近零，两眼振幅的比例应该约为一。

Marg（1976）用 VEP 测量了 16 例出生后 1～7 个月的婴儿的视力。在头 8 周视力进步极快，4～6 个月时已达到成人视力 20/20。绝大多数关于婴儿视力测量的 VEP 研究都证实婴儿的视力在出生后发育很快，到 6 个月时已达到成人水平。

VEP 不仅可以用作估计视力，还可以用作监护遮盖疗法（Sokol，1980）。如果两眼 VEP 的振幅接近，则两眼视力也接近相等；如果在遮盖疗法下健眼 VEP 的振幅下降，则应考虑停止遮盖疗法，防止发生遮盖性弱视。

（刘家琦）

## 第三节 视觉发育可塑性机制的研究

人类和哺乳动物出生后，视觉系统能够根据视觉环境的刺激调整和改变与生具有的神经联系和突触结构。这一改变发生的最敏感时期称为视觉发育可塑性关键期。人类视觉发育可塑性关键期为出生后 3～4 岁，敏感期为出生后 7～10 岁。在可塑性敏感期内，异常的视觉环境可造成视功能障碍，而去除异常视觉环境后，视细胞的发育仍可以恢复达到正常状态。例如眼睑缝合与反缝合造成的视觉剥夺对眼优势柱的影响等。200 多年以来，从临床角度证实了存在视觉发育的可塑性。眼科采用遮盖法对儿童弱视进行治疗，使大部分儿童弱视得到治愈。在可塑性敏感期后，视觉系统的可塑性基本“终止”了。超过视觉发育敏感期的青少年和成年弱视患者的视功能则难以改善。不过，也有临床报告，患单眼弱视的病人成年后，好眼或因外伤或因白内障失明后，原弱视眼视力自行提高，提示视觉发育的可塑性可能是终生现象。因此，研究视觉可塑性关键期“终止”的机制，使已“终止”的视觉可塑性重新“激活”，成为探索弱视治疗新途径，特别是药物治疗的突破口。

在视皮层神经元突触可塑性与视觉发育可塑性关键期的关系研究中，发现神经生长因子并不能干扰视皮层眼优势柱的形成；c-fos 蛋白虽然与视觉发育有关，但不介导对关键期“终止”的调节。然而，N- 甲基 -D- 天冬氨酸（NMDA）和 γ- 氨基丁酸（GABA）与视觉发育可塑性关键期“终止”的关系密切：采用形态学研究方法，从细胞水平、超微结构水平和分子水平证实 NMDA 参与了弱视视功能损害过程，且与视觉发育可塑性相关。采用脑片膜片钳细胞内记录技术，发现大多数视皮层神经元的长时程增强现象是依赖于 NMDA 受体的，而且，NMDA 受体电流成分在关键期早期占优势，而非 NMDA 受体电流成分随着发育增加，在关键期后期占优势。视觉经验双向调控 NMDA 受体电流的时程。当突触发育稳定后，NM-DA 电流时程缩短，也意味着可塑性关键期“终止”的开始。视觉剥夺延长视觉可塑性关键期的过程，同时也延迟了视皮层 GABA 抑制功能的成熟，GABA 介导的抑制与可塑性关键期“终止”有关，而且，可能受细胞外间质分子的调节。随着研究的深入，通过药物调节视皮层 NMDA 和 GABA 等的水平及信号传导路径，调控视觉发育可塑性关键期的“终止”过程，进而有望治疗青少年和成年弱视。

近年研究发现，发育晚期的中枢神经系统神经元周围形成网状结构，即神经元周围网络（perineuronal net，PNNs）构成了细胞外介质（extracellular matrix，ECM）。PNNs 完全包纳了神经元胞体和树突，围绕突触分布，在突触连接处成“孔”。PNNs 上存在如硫化软骨素粘多糖（chondroitin sulfate proteoglycans，CSPGs）N- 乙酰氨基半乳糖（N-acetylgalactosaminoglycan，NAGG）等分子。CSPGs 密集于 PNNs 结构上，是中枢神经系统细胞外介质的主要成分，可以被单克隆抗体 Cat-301 标记。在视皮层，CSPGs 密集分布于 PNNs 的过程开始于发育晚期。在视觉发育可塑性关键期内，大鼠生后 22 天（P22），几乎没有神经元被 PNNs 包绕，尽管 CSPGs 分散分布。在 P35，PNNs 数目显著增高，在 P70 达到成年水平。暗室饲养的大鼠，能够延长眼优势柱可塑性关键期。也几乎阻断 PNN 形成。另外，采用 ABC- 软骨素酶（chondroitinase-ABC）在体注入成年动物视皮层，使 PNNs 从成年视皮层分解消失，降解 CSPGs-GAG 链，可以恢复视皮层眼优势柱可塑性，提示 PNNs 发育性成熟导致了关键期末视皮层可塑性的逐渐降低。PNNs 抑制成年可塑性的机制尚不清楚，有假说认为可能与 GABA 中间神经元有关。研究还发现，用抗体 Cat-30l 标记的 CSPGs 阳性神经元在弱视猫外膝体和视皮层所占的百分密度比正常猫显著降低。因此，目前认为 PNNs 形成于发育晚期，标志着中枢神经系统突触回路的成熟与稳定，CSPGs 参与了终止视觉可塑性关键期的过程。虽然对 PNNs 和密集于其上的细胞外间质分子的认识还很肤浅，然而，PNNs 形成的时机，突触前定位和分子多相性表明其在神经递质靶认知，选择性的突触形成与稳定，以及视觉可塑性中起重要作用，为弱视的药物治疗展示了新的线索。

另外，视觉发育可塑性是一个复杂的现象，瞬时表达的一组基因可能参与视觉可塑性的过程，有关研究将为视皮层神经元突触可塑性寻找可能的基因定位，探索在基因水平治疗弱视的可能性。

（阴正勤）

## 主要参考文献

1. 高朋芬，阴正勤，刘应兵，等. 范惠民大鼠视觉发育可塑性关键期内视皮层神经元 LTP 的研究. 中国神经科学杂志，2002，11：2435-2438.
2. Catalano RA，et al. Preferential looking as a guide for amblyopia therapy in monocular infantile cataracts. Jour of Pediatric Ophthalmology and strab，1987，24（2）：56.
3. Dobson V. Visual acuity in human infants：A review and comparison of behavioral and electrophysiological studies. Vision Res，1978，18：1469.
4. Dobson V. Behavioral tests of visual acuity in infants. Int Ophthalmol Clin，1980，20（1）：233.
5. Fulton AB. Measuring visual acuity in infants. Surv Ophthalmol，1981，25：325.
6. Marg E，et al. Visual acuity development in human infants：Evoked potential measurements Invest Ophthalmol，1976，15：180.
7. Sokol S. Visual evoked potentials：Theory，techniques and clinical applications. Surv Ophthalmol，1976，21：18.
8. Sokol S. Pattern visual evoked potentials：Their use in pediatric ophthalmology. Int Ophthalmol clin，1980，20（1）：251.
9. Von Noorden GK，Crawford，MLJ. The sensitive period. Trans Ophthalmol Soc UK，1979，99：442-446.
10. Silver MA，Fagiiolini DC，Gillespie CL，et al. Infusion of nerve growth factor（NGF）into kitten visual cortex increases immunoreactivity for NGF，NGF receptors，and choline acetyltransferase in basal forebrain without affection ocular dominance plasticity or column development. Neuroscience，2001，108：569-585.
11. Sato M T，Tokunaga A，Kawai Y，et al. The effects of binocular suture and dark rearing on the induction of c-fos protein in the rat visual cortex during and after the critical period. Neuroscience Res，2000，36：227-233.
12. Yin ZQ，Crewther GS，Crewther PD. Distribution and localization of NMDA receptor subunit 1 in the visual cortex of strabismic and anisometropic amblyopic cat. Neuroreport，1996，7：2997.
13. Yin ZQ，Deng ZM，Sheila G，et al. Crewther. Altered expression of alternatively spliced isoforms of the mRNA NMDARl receptor in the visual cortex of strabismic cats. Molecular Vision，2001，7：271-276.
14. Qin W，Yin ZQ，Wang SJ，et al. Effects of binocular form deprivation on the excitatory postsynaptic currents mediated by N-methyl-D-aspartate receptors in rat visual cortex. Clin Exp Ophthalmol，2004，32（3）：289-302.
15. Philpot BD，Sekhar AK，Shouval HZ，et al. Visual experience and deprivation bidirectionally modify the composition and function of NMDA receptors in visual cortex. Neuron，2001，29：157-169.
16. Cao ZP，Lickey ME，Liu LJ，et al. Postnatal development of NRl，NR2A and NR2B immunoreactivity in the visual cortex of the rat. Brain Ras，2000，859；26-37.
17. Gianfranceschi L，Siciliano R，Walls J，et al. Visual cortex is rescued from the effects of dark rearing by overexpression of BDNF. Proc Natl Acad Sci UsA，2003，100（21）：12486-12489.
18. Fagiolini M，Fritschy JM. Specific GABAA circuits for visual cortical plasticity. Science，2004，303（5664）：1681-1683.
19. Ityatev D and Schachner M. Extracellular matrix molecules and synaptic plasticity. Nature，2003，4：456-468
20. Matthews RT，Kelly GM，Zerillo CA，et al. Aggrecan glycoforms contribute to the molecular heterogeneity of perineuronal nets. J Neurosci，2002，22（17）7536-7547.
21. Pizzorusso T，Medini P，Berardi N，et al. Reactivation of ocular dominance Plasticity in the adult visual cortex. Science，2002，298（8），1248-1251.
22. Yin ZQ，Crewther GS，Pirie B，et al. CAT-301 immunoreactivity in the LGN and cortex of the strabismic amblyopiccat. Australian New Zealand J. Ophthalmlogy，1997，25：107.
23. Prasad SS，Kojic LZ，Li P，et al. Gene expression patterns during enhanced periods of visual cortex plasticity. Neuroscience. 2002. 111：35-45.

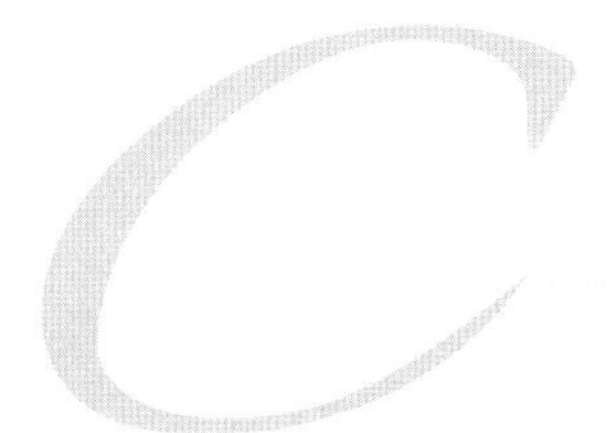

# 第三章
# 弱视的定义、标准及分类

## 第一节　定义及其标准

近年来随着弱视防治的研究——实验性弱视动物模型、电生理学、心理学及神经生化学等各方面的高速发展，人们对弱视的发病机制有了更深入的了解，因此对弱视的定义也提出下列不同看法：

1. Amblyopia（弱视）是希腊字“视力迟钝”的意思。眼球看上去正常而单眼或双眼视力低下，矫正镜片不能改善视力，但如在幼年时采用遮盖疗法，则视力可以部分或全部恢复（von Noorden，1988）。

2. 弱视是一种与双眼有关的病情，是在视觉发育早期，竞争着的双眼视刺激的输入失去平衡的结果，占优势的就成为主眼，劣势者成为弱视眼，所以最可靠的诊断依据不是单纯视力的减退而是两只眼视力之间有差异，视力较差的那只眼为弱视眼。在一般人群中，两眼视力经常有轻度差异。从临床实际出发常将两眼视力相差两行者列为弱视。

3. 弱视是由视觉剥夺和（或）双眼相互作用异常所引起的单眼或双眼视力减退，没有可查觉的器质性病变。有些病例经适当治疗，视力可以提高。

4. Flynn（1978）定的标准是凡无器质性损害而矫正视力低于 0.4（主眼 1.0）或主眼低于 1.0 而两眼视力的差距≥3 行者列为弱视。Hasse（1988）定的标准是治疗所有视力低于 0.8 的弱视。

5. Bangerter 弱视定义　眼本身无器质性病变，或者有器质性改变及屈光异常，但其视力减退与病变不相适应，屈光异常不能矫正，远视力在 0.8 以下者，统称为弱视。

6. 粟屋忍认为 Bangerter 的定义太概念化了，认为一眼或两眼由于斜视、屈光异常或影响视觉刺激的各种因素引起的视机能低下统称为弱视。

7. 中华眼科学会全国儿童弱视斜视防治学组于 1985 年的工作会议上通过了弱视的定义，1996 年修正为：凡眼部无明显器质性病变，以功能性因素为主所引起的远视力≤0.9，且不能矫正者列为弱视。

8. 赵堪兴等（2002）查阅了近年国外权威作者和权威机构的专著中对弱视的定义，包括 von Noorden 与 Helveston 1994 年出版的《Strabismus，a Decision Making Approach》，Wills 眼科医院的 Vander 和 Gault 1998 年出版的《Ophthalmology Secrets》，美国眼科学会基础和临床科学教程第 6 册（2000 年版）等，认为中华眼科学会全国儿童弱视斜视防治学组 1985 年制定的弱视定义仍是目前国际的主流概念。虽然大量的动物实验研究表明，弱视动物的外侧膝状体和视皮层存在神经解剖异常，甚至分子水平亦发生改变，但因目前临床检查均限于无创性，故尚难以在人类研究中得到相似结果。角膜和晶状体等屈光间质混浊而视网膜和视神经正常者发生的弱视属于形觉剥夺性弱视。

中华医学会眼科学分会斜视与小儿眼科学组在 1987 年提出、1996 年修订的《弱视定义、分类和诊疗指南》中，强调了诊断弱视时应注意年龄因素，且尚需补充具有可操作性的参考数据或指南。2011 中华医学会眼科分会斜视与小儿眼科学组在国内进行了以人群为基础的大样本儿童视力流行病学调查研究，并参考国外同期的研究成果和小儿眼科学专著，经多年实践和充分讨论，达成共识。

定义：视觉发育期由于单眼斜视、未矫正的屈光参差、高度屈光不正及形觉剥夺引起的单眼或双眼最佳矫正视力低于相应年龄的视力为弱视；或双眼视力相差 2 行及以上，视力较低眼为弱视。

临床工作中应避免两种错误倾向：①诊断儿童弱视时，一定要首先进行系统检查，排除眼部器质性改变；同时，应发现导致弱视的相关因素，不能仅凭视力一个指标即诊断弱视；②根据儿童视力发育规律，对于 3～7 岁儿童，诊断弱视时不易用视力低于 0.9 作为依据，而应参考相应年龄的正常视力值下限。

不同年龄儿童视力的正常值下限：年龄在 3-5 岁儿童视力的正常值下限为 0.5，6 岁及以上儿童视力的正常值下限为 0.7。

# 第二节　弱视的分类

旧的分类法是将弱视分为器质性和功能性两大类。功能性弱视这一名词不太合适，应该更换，因为：①在精神病学和神经科，功能性意味着癔病性，弱视不是癔病；②有大量事实证明所谓的功能性弱视有着神经生理、组织病理、电生理、心理、生化和物理特征。这些组成联合起来反驳了功能性这种说法。

von Noorden（1967，1974）将弱视分为斜视性、屈光参差性、屈光不正性、形觉剥夺性及先天性五大类。Frances（1984）加上第 6 类遮盖性弱视（von Noorden 将遮盖性弱视包括在形觉剥夺性中）。

Dale（1982）建议将由出生到 6 岁这个视觉发育敏感期产生的视觉发育障碍所引起的弱视统称为发育性弱视，以便与中毒性、营养性、癔症性及其他类型等弱视相鉴别。发育性弱视这一名词简明扼要，切合临床及科研实际需要，本书以后将沿用这一名词。

发育性弱视包括斜视性、屈光参差性、屈光不正性及形觉剥夺性弱视，不包括先天性弱视。

## 一、斜视性弱视

斜视性弱视为单眼性斜视形成的弱视。双眼视轴平行，维持双眼黄斑中心注视，这样才能产生双眼单视功能。一眼视轴偏斜则影响黄斑中心注视。多用单侧眼注视的患儿（单侧性斜视）比交替使用双眼者容易发生弱视。Flynn（1978）检查了 439 例斜视性弱视，发现内斜的弱视发生率约为外斜者的 4 倍。斜视发生后两眼视轴不平行，同一物体的物像不能同时落在两眼视网膜对应点上。落在一眼黄斑部及另一眼黄斑部以外，视网膜上的两个物像将引起复视。另有一物体的物像与落在注视眼黄斑上的物像完全不同，将落在斜视眼的黄斑上，这就引起视觉混淆。复视引起的不舒适比较小，因为斜视眼所形成的物像（虚像）比较模糊，混淆是由于两个完全不同的清晰物像不能重合，将引起极大紊乱。斜视引起的复视和视觉混淆，尤其是后者，使患者感到极度不适，脑皮层主动抑制由斜视眼黄斑输入的视觉冲动，该眼黄斑部功能长期被抑制就形成了弱视（图 9-145）。

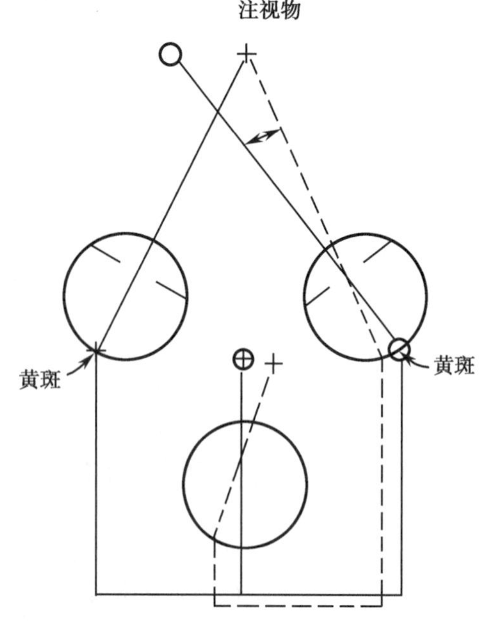


**图 9-145　斜视性弱视**

左眼（注视眼）看到的物体在右眼（内斜眼）黄斑鼻侧成像，引起复视；位于左眼注视物鼻侧的另一物体却在右眼黄斑成像而引起视觉混淆

## 二、屈光参差性弱视

屈光参差（两眼屈光不正不等）为儿童视觉剥夺的常见原因。屈光参差性弱视为双眼远视性球镜屈光度数相差 1.50DS，或柱镜屈光度数相差 1.00DC，屈光度数较高眼形成的弱视。由于屈光参差太大，同一物体在两眼网膜形成的物像清晰度不等，屈光不正即便获得矫正，屈光参差所造成的物像的大小仍然不等，致使双眼物像不易或不能融合，视皮层中枢只能抑制来自屈光不正较大眼球的物像，日久遂发生弱视（图 9-146）。单侧高度远视儿童较单侧高度近视者更为多见。

在屈光参差病例，远视较浅的一只眼能获得清晰物像，但同样的刺激不能使远视度更深的一只眼进一步调节以便获得清晰物像，因而产生的物像是模糊的，遂形成弱视。

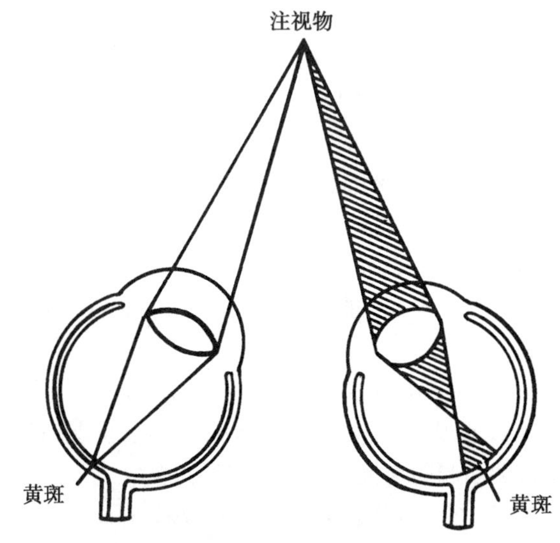


**图 9-146　屈光参差性弱视**

左眼看到的物体在右眼近视眼黄斑区形成模糊物像

在近视性屈光参差病例，患者常用近视较深的一只眼作近距离工作（极高度近视除外），用近视较浅的一只眼作远距离工作，这样两只眼都能获得清晰物像，不产生弱视。单侧散光也能引起弱视。随着散光差异的增加，弱视程度也相应加深。屈光参差性弱视多为中心凹注视或旁中心凹注视，预后较好。

## 三、形觉剥夺性弱视

形觉剥夺性弱视是由于屈光间质混浊、上睑下垂等形觉剥夺性因素造成的弱视。可为单眼或双眼，单眼形觉剥夺性弱视较双眼弱视后果更为严重。

在婴幼儿期由于眼间质混浊（先天性或外伤性白内障、角膜浑浊）、完全性眼睑下垂、医源性眼睑缝合以及为治疗外眼病长期不加选择地遮盖患眼或因治疗弱视遮盖主眼均可引起弱视。这种因为进入眼球的光刺激不够充分，剥夺了黄斑接受正常光刺激的机会，产生视觉障碍而形成的弱视，称为剥夺性弱视，又称为形觉剥夺性弱视。这一型弱视较临床其他类型更为严重。

近年来学者们利用实验性动物模型研究弱视的发病机制，发现在动物的视觉发育过程中，有一个对外界刺激特别敏感的阶段，称敏感期。在敏感期的早期阶段尤为敏感，称关键期，最容易发生剥夺性弱视。

人类的视觉系统在出生后才逐渐发育成熟。在视功能尚未发展到完善阶段时，如果黄斑部接受不到充分的光刺激，不能形成清晰的物像，就可能对视觉系统的神经细胞和突轴连接产生有害的影响，形成剥夺性弱视。视觉剥夺只有发生在敏感期内，才有可能产生剥夺性弱视。

von Noorden（1981）根据 11 例剥夺性弱视的临床分析，认为有三个因素可以影响剥夺性弱视的程度：即发病年龄、视觉剥夺持续的时间和剥夺的方式——是完全遮盖还是有部分弥散光线通过白内障或睑缘缝合的裂隙进入眼球。他报道的 11 例的发病时间是出生到 $5\frac{3}{4}$岁，发生在 $2\frac{1}{2}$岁以前者最为严重；视觉被剥夺一个月到三年都可以引起弱视；全遮盖或有部分弥散光线进入眼球，没有区别，都同样地发生剥夺性弱视。

人类对视觉剥夺的敏感性不一致，例如在治疗斜视性弱视，有的病例遮盖主眼，短期内就发生遮盖性弱视而有些患者经过长期遮盖也不发生弱视。

以往认为这一型弱视预后很差，这个观点已被否定。在积极的治疗下（遮盖主眼），尤其是发生得较晚的弱视，视力可以提高，甚至达到 6/6，但 $2\frac{1}{2}$岁以前发生的弱视则预后较差。

剥夺性弱视可以是单侧或双侧性，单侧者更加严重，常伴有继发性（知觉性）内斜或外斜。在单侧性形觉剥夺性弱视，视觉剥夺及异常双眼相互作用二者都是产生弱视的主要因素。此外，剥夺眼的模糊物像与主眼的清晰物像之间还产生了竞争。相反，如果双眼物像的清晰度同样地降低，竞争情况就不存在，那么只有视觉剥夺这一个产生弱视的因素。这种情况发生在双侧性白内障以及未被矫正的高度远视或散光（图 9-147）。

由于眼病而遮盖婴幼儿的眼睛时，应特别慎重，以免形成遮盖性弱视，尤其为 6 个月以内的婴儿，必要时可交替遮盖双眼，2～3 岁后由于遮盖而引起弱视的可能性较小，即便发生治疗也比较容易成功。

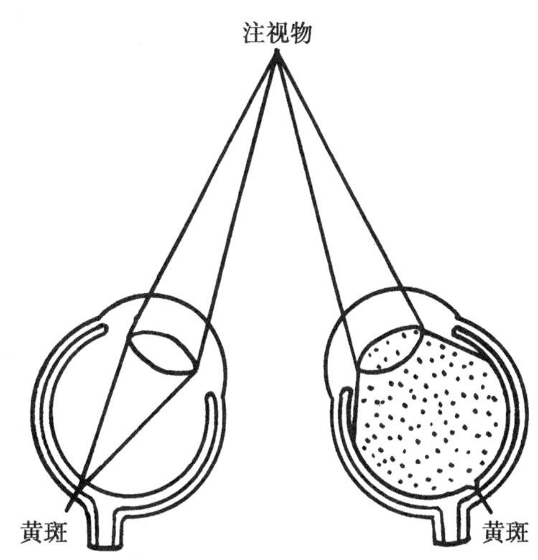


**图 9-147 形觉剥夺性弱视**

右眼的白内障使注视物不能在黄斑成像；只有弥散光线进入眼内

## 四、屈光不正性弱视

屈光不正性弱视为多发生于未配戴屈光不正矫正眼镜的高度屈光不正患者。屈光不正主要为双眼高度远视或散光，且双眼最佳矫正视力相等或接近，远视性屈光度数≥5.00D、散光度数≥2.00DC，可增加产生弱视的危险性，一般在配戴屈光不正矫正眼镜 3～6 个月后确诊。

屈光不正性弱视有单侧性和双侧性，发生在没有戴过矫正眼镜的高度屈光不正患者，尤其多见于高度远视性屈光不正。双眼视力相等或相近。由于调节所限，患者看近、看远都不能获得清晰物像而形成弱视。高度近视患者看远不清，但能看清近处物体，获得清晰物像，故多不产生弱视。这种弱视因双眼视力相差不多，没有双眼物像融合障碍，故多不引起脑中枢功能抑制，所以在配戴合适眼镜后，视力自能逐渐提高，无需特殊治疗，但为时较久。如有条件进行视刺激疗法（CAM疗法）则疗程可以大为缩短（郭静秋，1982）。

以上几种弱视在发病过程方面有些区别。斜视性、屈光参差性及屈光不正性弱视的双眼黄斑在一定程度上都参与了视觉发育过程，进入双眼的光线是等同的，在黄斑及视网膜周边部形成物像。在幼年时进行适当治疗，这三种弱视都是可逆的。相反地，在形觉剥夺性弱视，单眼或双眼在视觉发育未成熟期，都没有接受到足够的光刺激，治疗预后不佳。上述情况不发生在成年人，仅发生在视觉系统可塑期的年龄，一般为由出生到$4\frac{1}{2}$～5岁。

由表面看虽然各种弱视的临床病因不尽相同，但发育性弱视有一个本质一致相同的发病机制，那就是由于视觉剥夺（光线不充分，使黄斑成像模糊）和异常双眼相互作用（双眼接受的视觉输入不协调或不和谐）或二者兼而有之。这些情况能在实验性猴的视皮层产生神经生理性异常和在外侧膝状体产生形态学改变。同样的改变可能发生在人类。

子午线性弱视为屈光不正性弱视的特殊情况。幼年时高度散光没有获得矫正可引起子午线性弱视。喂养在仅有一个方向性线条环境中成长的或是人为的造成散光的动物可发生子午线性弱视。它们对于这习惯性条纹90°相交子午线的条栅没有反应。人类也有子午线性弱视，可用空间频率条栅（Freeman，1975）或Bagolini镜片检查证实。子午线性弱视是指在眼球的某条子午线上有选择性地发生弱视。

（刘家琦　严　宏）

## 主要参考文献

1. 郭静秋. 弱视的视觉生理刺激疗法. 中华眼科杂志，1982，18(3)：129.
2. 中华眼科学会儿童弱视斜视防治学组. 弱视普查诊断标准. 中华眼科杂志，1985，21(增刊)：2.
3. Flynn GT，et al. Current trends in amblyopia therapy. Ophthalmol，1978，85：428.
4. France TD. Amblyopia update：Diagnosis and therapy. Am J Orthopt，1984，34：4.
5. Freeman RD. Contrast sensitivity in meridional amblyopia. Invest Ophthalmol，1975，14：78.
6. Hasse W. Amblyopia：Clinical aspects. Amblyopia and strabismus. Wenner Gren Center Symposium. Great Britian：Macmillan Press，Ltd，1988，381.
7. von Noorden GK. Classification of amblyopia. Am J Ophthalmol，1967，63：238.
8. von Noorden GK. Factors involved in the production of amblyopia. Br J Ophthalmol，1974，58：158.
9. von Noorden GK. New clinical aspects of stimulus deprivation amblyopia. Am J Ophthalmol，1981，92：416.
10. von Noorden GK. Amblyopia in humans and clinical relevance of animal models. Wenner Gren Center Symposium. Strabismus and Amblyopia. Great Britian：The Macmillan Press Ltd，1988，169.
11. 中华医学会眼科分会斜视与小儿眼科学组. 弱视诊断专家共识(2011年). 中华眼科杂志，2011，47(8)：768.

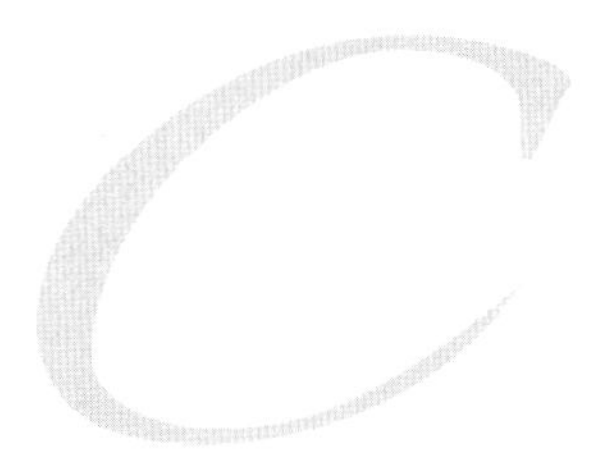

# 第四章 弱视的发病机制

## 第一节 弱视的病理生理学

多年来作者们费了很大精力通过实验性动物模型研究弱视的可能病理生理机制。动物模型比临床研究有几点优越性（von Noorden，1988）：①可以随时采取动物视觉系统的任何部位做组织学检查；②弱视的发病时期和病程长短可以确切知道，从而了解实验性诱发弱视手段对动物未成熟视觉系统所造成的影响；③实验结果是预期性和可以控制的。初起时用小猫；近年来则大量采用猴做实验（Wiesel，1982）。实验指出在动物出生的头几周，即在动物视觉系统发育的关键期，视觉环境必须正常，否则视觉发育系统，尤其是外侧膝状体和视皮层，就会产生重要的组织学改变和功能性异常。

Booth 等（1985）研究了人类和非人类灵长类（猴）出生后的视觉发育。他发现恒河猴的视觉系统，在发育、功能和解剖方面都和人类是一致的。在猴的婴儿期，如果实验性地改变进入眼球的视觉输入，就能成功地造成斜视性、屈光参差性和形觉剥夺性弱视。像人一样，弱视仅发生在猴的婴儿期和幼年早期，而且是可逆的，遮盖主眼，强迫弱视眼注视可以使视力提高。

实验性弱视可在猴的外侧膝状体产生严重组织学。屈光参差性弱视患者也有同样的改变。von Noorden（1983）证实接受弱视眼信息的外侧膝状体内相应层次中的细胞比接受健眼信息的细胞缩小 18%。毫无疑问，同样的改变也发生在斜视性和形觉剥夺性弱视，虽然目前还没有获得组织学证据。

Garey（1988）研究了灵长类视觉通路的正常解剖发育并将人的与猴的作了对比。结论是：在人和猴的视觉功能发育最快的时候，恰好是视觉系统受到异常环境最容易产生永久性损害的时期。这两个时期恰好符合。

人类在出生后头半年视力进步很快（Dobson，1978）这也正是正常视觉环境受到障碍最容易产生弱视的时期（von Noorden，1981）。从组织学上看，这个时期视网膜黄斑、外侧膝状体和视皮层发生明显变化。猴也有同样的关键期（Wiesel，1982），但发生得比人类较早些。作者们认为人和猴的视觉发育过程相似，但猴发育比人类快 4 倍（Teller，1981）。

人类视觉发育的关键期到目前为止还不清楚，临床和心理物理学证明视觉神经系统在 4～5 岁前处于极端可塑阶段，以后几年内渐趋稳定。实验证明在 1～3 岁时最容易被外界视觉异常所累，这与临床上所见的遮盖性弱视易发期恰好吻合。神经生理学研究使人们对猫和猴的关键期有所了解，但虽然有许多关于人类的临床和心理学研究，人类的关键期的期限仍然不明（Hall，1981）。

由视网膜节细胞到脑中枢的神经纤维可分为三类。那些由视网膜节细胞携带持续不断性反应的神经纤维位于 X- 细胞系统，属中速度系统，与中心视力有关，仅投射到外侧膝状体；携带短暂一过性反应的纤维位于 Y- 细胞系统，属快速度系统，与周边视网膜有关联，司空间物体的定位，产生注视运动，投射到外侧膝状体及上丘；W- 细胞属于慢速度的追随系统，仅投射到上丘。

Hess（1978）用正弦条栅检查斜视性弱视眼的对比敏感性功能，发现患者不能辨认高空间频率的栅条，仅能看到视标在移动，因此他推测在斜视性弱视，仅 X- 细胞系统（专司精细中心视力）受损而 Y- 细胞系统维持正常。屈光参差性弱视与斜视性弱视的基本发病机制相同，主要是由于黄斑缺乏清晰物像，所以也是 X- 细胞系统受累。

## 第二节 产生弱视的因素

### 一、形觉剥夺

Wiesel 和 Hubel（1962）首先发表关于缝合视觉未成熟小猫的眼睑所造成的视觉剥夺引起的视皮层的生

理学改变和在外侧膝状体的组织学改变。这些实验指出在小猫出生后12周内缝合单侧眼睑可以显著减少受被剥夺眼刺激的和与双眼连接的脑皮层细胞。视觉中枢发生功能性变化，同时外侧膝状体接受被剥夺眼输入的细胞层次也发生组织学变化。被剥夺眼的细胞比正常眼的明显缩小。Wiesel等的工作引起了学者们广泛的兴趣。各实验室争相仿效，但由于实验动物的类别不同，所取得的结果也不一致。

鉴于猴的视觉系统在功能和形态学上类似人类，所以von Noorden等用猴做实验。有的组作单侧眼睑缝合，有的组作眼外肌手术，人为地造成斜视，结果总结于后：①能使人们产生弱视的机制同样在猴也能引起弱视；②猴的视觉系统同人一样，只有在出生后一个短时间内对视觉异常或减弱了的视觉输入敏感，产生弱视；③长期地加强应用主眼可以使已成为弱视的主眼逆转为主眼。

总之，弱视的发病机制极为复杂，为了简化问题，von Noorden将自己和其他实验室的研究结果总结为以下几条：①某些实验动物的视觉系统，在出生12周内对异常或减弱的视觉输入非常敏感；②在这12周敏感期，短期的视觉异常刺激即可使各种动物的视觉系统发生一个可预知的、行为的、生理学及组织学异常。von Noorden称这一型异常为视觉剥夺综合征。在不同病因引起的实验性弱视（视觉剥夺综合征）中，有很多表现是相同的，因此其发病机制也是相同的，即视觉剥夺。

视觉剥夺综合征有哪些相同的发病机制？单侧或双侧眼睑缝合与完全障或广泛角膜混浊可以比拟，它们都同样地减弱进入眼内的光线，使黄斑不能形成清晰物像。屈光参差患者的屈光度更高的一只眼的物像是模糊的。高度远视的双眼物像也是模糊的。在斜视病例，斜视眼的聚焦物像是由注视眼的调节需要决定的，所以斜视眼的物像经常是模糊不聚焦的。因此各种弱视都有视觉（形觉）剥夺问题。

### 二、双眼异常相互作用

在形成弱视方面另有一个重要因素，即双眼相互作用。在正常情况下，位于外侧膝状体或脑皮层的双眼处于平衡状态。在出生后早期视觉发生异常时，被剥夺眼的细胞在两眼竞争过程中处于不利地位，因而生长受到阻碍。这发生在两眼视觉输入不等的情况下，例如在单侧眼睑缝合或远视性屈光参差，非剥夺眼的清晰物像与剥夺眼或屈光度更大的那只眼的模糊物像之间发生竞争。在斜视眼黄斑上形成的物像与注视眼黄斑上的也不同，这也引起竞争。动物实验和临床病例都显示在弱视形成的机制方面，双眼竞争也参与的。

双侧形觉剥夺性弱视纯属双侧先天性白内障、致密的角膜混浊或未矫正的双侧高度远视的结果；而由于斜视、屈光参差、单侧白内障以及遮盖性弱视引起的单侧弱视则是形觉剥夺和双眼相互作用异常合并而形成的。

### 三、脑皮层主动抑制

近年来生物学和药理学方面都有些初步实验性报道证实在发育性弱视确实存在有脑皮层主动抑制（Dale，1982）。

1. 生理学证明　为动物的主眼对单侧发育性弱视眼起皮层主动抑制作用。例如Kratz（1976）报道在视觉被剥夺5个月后摘除健眼可使被剥夺眼立刻由仅驱动6%的视皮层细胞提高到驱动31%。这说明主眼抑制了被剥夺眼的驱动细胞功能。摘除主眼后，被剥夺眼迅速恢复功能，但达不到原有的水平。

2. 药物学证明　在动物静脉注射bicuculline能使对剥夺眼无反应的脑皮层细胞起反应，以减少视觉系统各层次的抑制作用。实验者可使脑皮层与被剥夺眼之间的联系60%重新恢复。可惜静脉注射bicuculline能引起抽搐。

在视觉被剥夺的动物静脉注射naloxone可使45%～50%的脑皮层细胞恢复接受双眼视觉输入（Duffy，1978）。

（刘家琦）

## 第三节　视觉分子病理机制

随着现代发育生物学、神经生物化学、分子生物学技术的迅速发展，人们运用新技术新方法在视觉领域对视觉神经系统可塑性变化及弱视发病机制进行更深入的研究，对弱视形成机制有了更进一步认识，并开始探讨拮抗弱视形成及逆转弱视更行之有效的方法。与该机制相关的信号分子主要包括N-甲基-D-天门冬氨酸受体（N-methyl-D-aspartate receptor，NMDAR）、神经营养因子、抑制性神经递质等，AMPA（alpha-amino-3-hydroxy-5-methyl-4-isoxazolepropionic acid）受体在视觉突触可塑性中的作用等。

谷氨酸是重要的兴奋性神经递质，中枢神经系统内的快速突触传递，主要是由谷氨酸介导的兴奋性突触完成的。即突触前释放的谷氨酸作用于突触后的离子型谷氨酸受体，产生快的与慢的兴奋性突触后电位。脑片膜片钳发现幼年动物在视皮层Ⅱ/Ⅲ及Ⅳ层均可诱发出神经元的突触可塑性反应，但成年后仅Ⅱ/Ⅲ表现此特性。目前研究认为视皮层Ⅱ/Ⅲ层的突触可塑性大于Ⅳ层，即皮层 - 皮层通路神经元的突触可塑性大于丘脑 - 皮层通路。NMDAR 致神经元兴奋，在视觉系统参与视觉传导过程，神经细胞生长及突触可塑性变化等有较一致的看法。进一步研究视觉系统多种生物因素及受体的关键作用，阐明其相互协同作用、竞争和抑制关系，筛选决定性因素和受体，并外源提供或采取某种干顶措施，以提高视觉系统可塑期敏感性，则有希望在敏感期末改变敏感期内所致斜视和剥夺的弱视效应。

皮层抑制性回路与视觉发育：Kirkwood 等提出视觉可塑性“抑制性回路假说”，他们认为发育敏感期内皮层抑制性回路对神经元突触的修饰和重建起着“门控”作用。生后早期，抑制性水平较低，“门”开放，在视觉经验作用下皮层神经元与突触可发生形态与功能改变；随着抑制性回路的不断成熟，“门”关闭，敏感期终止，可塑性消失。与视觉可塑性相关的其他分子包括一氧化氮（nitric oxide，NO），P 物质（substance P，SP）和神经细胞外介质（extracellular matrix，ECM）等。

相关基因与视觉发育：随着基因测序工作的开展，Prasad 等采用高密度 cDNA 测序仪，同步检测敏感期不同时限幼猫的基因表达发现：1527 个基因与视皮层发育有关，与正常喂养猫相比，暗室喂养猫有 52 个基因的表达明显增多。由于视皮层神经网络中存在着复杂的细微平衡，发育敏感期“可塑性基因”表达的动态变化必将打破这种平衡，并使皮层神经元内与之相关的其他信号分子及基因表达同步发生改变，进而使与发育敏感期相关的“候选基因”、“信号分子”不断涌现，并直接影响了“可塑性基因”筛选的特异性与敏感性。因此，从基因水平揭示视觉发育敏感期及其可塑性机制任重道远。

弱视是一种发育相关性疾病，其病理生理机制和临床的治疗涉及视觉初级、高级中枢的发育以及神经可塑性，因此，如何寻找到一个有效的揭示弱视核心机制的途径，尚需眼科学、神经科学以及相关学科的研究者们进行深入的探索。

## 第四节 视觉功能研究

视觉电生理（visual electrophysiology）检查作为一种客观、无损伤的视觉功能的评定方法，对于婴幼儿、老年人、智力低下、不合作者或伪盲者可进行更为有效的视功能的检测。视觉电生理检查也是最早应用于弱视发病机理研究的方法之一，具有客观性、无创性和对病变的视网膜各层至视皮层进行分层定位等特点。目前，临床视觉电生理的测定已成为眼科临床常规的视功能检查方法之一，为临床诊断及疗效鉴定提供了有价值的参考依据。

### 一、眼 电 图

EOG 是测量视网膜色素上皮和光感受细胞之间所存在的视网膜静电位，记录暗、明适应条件下视网膜静电位的变化，反映视网膜色素上皮层和光感受器复合体的功能，也可用于测定眼球位置及眼球运动的生理变化。Williams 在对弱视眼的 EOG 研究中，发现弱视眼的平均值低于对侧非弱视眼，在大多数时间位点上有显著性差异，而在任何时间位点上从左和右对照眼获得的平均值之间无显著性差异，这些结果提示视网膜色素上皮受损。

### 二、视网膜电图

ERG 是通过闪光刺激或光栅条纹 / 棋盘方格等图像刺激所诱发的后极部视网膜的综合电反应。弱视发病机理是多年来一直在探索的问题，其中视网膜是否受累是广为关注的焦点之一。在 PERG 问世以前，许多研究者就对弱视患者的 FERG 进行过细致的研究，结果都未发现异常改变。PERG 问世以后，研究者们对弱视的 PERG 进行了大量的研究，但结论却相互矛盾。一些研究通过记录弱视患者的 PERG，发现弱视眼与正常眼相比，振幅都有统计学意义的下降，原因可能系神经节细胞前视网膜内环路功能失调引起神经节细胞活动不足，或神经节细胞本身功能降低所致，提示弱视眼的视网膜功能受损。但有些学者的研究得出相反的结论，其记录的弱视患者 PERG 并无异常，推测弱视发病机理主要涉及较高级的视觉中枢，与视网膜及神经节细胞关系不大。

大多数学者研究认为 PERG 反映视网膜神经节细胞及内丛状层的电活动。其详细定位及发生机制还有待今后更深入的研究。最近，Tagiati 等通过使用选择性受体阻断剂（L-Sulpirde）阻断猴视网膜多巴胺 D2 受体的作用后，发现 PERG 的空间频率带通特性消失，从而提示多巴胺参与了视网膜信息传导过程，这一研究为我们开拓了一种由分子水平探讨 PERG 发生机制与图形视觉的新思路。澄清 PERG 的起源有重要的理论意义，也将推动 PERG 的临床应用。它作为一种较晚出现的无创性检查技术，可用于眼科许多疾病的诊断与随访观察，与 VEP、FERG、EOG 相结合，能够分层定位观察视系统不同层次的功能变化，是值得重视的临床视觉电生理技术。

## 三、视觉诱发电位

VEP或称视觉诱发反应(visual evoked response，VER)是表示视网膜受闪光或图形刺激后，经过视路传递在枕叶视皮质诱发出的电活动。它主要反映视网膜黄斑区、视路和视皮质的功能。由于VEP的振幅较小，一般在5～10μV，用单次刺激方法很难将所需的VEP信号从背地脑电波的噪音信号中区分开来，直到20世纪60年代，由于计算机技术的发展，通过叠加平均技术提取所需的信号，才得以实现VEP的记录，并应用于临床。

1. 遮盖与VEP VEP不仅可以用作估计视力，还可以用作监护遮盖疗法。Barnard等(1979)研究了4～11岁正常儿童及弱视儿童的VEP，认为弱视眼的VEP改变在20%对比度和小方格下最容易出现；未经治疗的主眼VEP潜伏期正常，弱视眼的潜伏期延长，刺激双眼时的改变更明显；遮盖疗法使弱视眼VEP的潜伏期改善趋向正常，但使被遮盖的主眼，即便视力不变，潜伏期也极度延长；终止治疗时，主眼的改变一般都是可逆的，但遮盖期过长者则未能恢复正常。说明4～11岁儿童的视觉系统仍维持着高度的可塑性。

Arden(1979)等发现遮盖疗法可使健眼VEP的潜伏期延长。终止遮盖后，主眼的VEP改变一般都恢复正常，但有少数病例，由于遮盖期太长(平均4月)，在停止遮盖1年后，VEP仍未完全恢复。研究结果进一步证实在5～11岁时，视觉系统仍处于可塑阶段。

如果两眼VEP的振幅接近，则两眼视力也接近相等；如果在遮盖疗法下健眼VEP的振幅下降，则应考虑停止遮盖疗法，防止发生遮盖性弱视。遮盖引起的VEP变化在去除遮盖后有逐渐恢复的趋势，可能在停止遮盖后，在正常视觉刺激的长期作用下，遮盖引起的VEP改变又得到完全恢复。

2. 多导VEPs 多导VEPs即多通道记录(12～48个电极)，是在头皮表面选取多个点(一般需12个点以上)，作VEP测定，然后对所记录的各通道数据进行二次处理，得到VEP地形图(visual evoked potential mapping)，也称拓扑图(topography)。

VEP地形图是研究VEP起源定位的重要方法之一，能进一步了解视网膜病变和视路病变在大脑皮层的分布。正常儿童双眼或单眼全视野刺激多导VEP呈水平对称分布，Oz位PVEP振幅最大。赵堪兴等检测37名斜视性和屈光参差性弱视儿童后发现，斜视性弱视全视野刺激患眼时，地形图有半视野刺激的效应，分布呈对称状，并且对侧眼也有轻微的半视野刺激效应。而屈光参差性弱视的患眼和健眼呈对称分布，并没有半视野刺激效应，提示两者的发病机制可能不同，斜视性弱视的对侧眼并非正常。内斜视性弱视半视野刺激患眼时，颞侧视网膜的反应大于鼻侧视网膜，说明内斜视性弱视眼鼻侧视网膜存在一定的抑制。全视野刺激内斜视弱视患者的非弱视眼时，也显示半视野刺激的效应，但程度较轻。

## 四、多焦视网膜电图与多焦视觉诱发电位

常规的ERG记录全视网膜功能，但对于局部性的病变仍难以判别。20世纪70年代以来发展了局部视网膜电图(focal electroretinogram，fERG)方法，但这种方法的信/噪比变异较大，多数仅应用于测定黄斑区10°内的功能，也不能满足临床检出微小病变的要求。90年代初Sutter等研制了一种多焦(或称多刺激视野)视网膜电图和多焦视觉诱发电位，应用m序列控制伪随机刺激方法，达到同时分别刺激视网膜多个不同部位，用一个常规电极记录多个不同部位的混合反应信号，再用计算机作快速Walsh变换，把对应于各部位的波形分离提取出来，并将视网膜各部位的反应振幅构成立体地形图，从而可定量和直观地评价视网膜的功能。目前该项技术作为临床视觉电生理的最新手段正在全世界逐渐推行使用，为视觉电生理的发展开辟了一个新纪元。这种系统可分别分析视觉系统的线形成分和非线形成分，从而反应视觉系统不同层次的功能。

赵堪兴等在研究正常儿童多焦视网膜电图的波形特征发现，mfERG反应振幅密度随离心度增加而减小，上下半侧视网膜反应无明显差异，与颞侧视网膜相比，鼻侧视网膜反应振幅密度降低，潜伏期延长，mfERG可用于研究不同离心度和不同视网膜区域的反应。该研究小组对28例屈光参差性弱视、25例斜视性弱视、14例屈光不正性弱视行mfERG检测，记录总体和不同视野区域的一阶、二阶反应N1波、P1波的振幅密度和潜时，并与正常对照者进行比较。结果显示弱视组mfERG的一阶反应P1波、N1波和二阶反应P1波的振幅密度均降低，且这种改变在视野中央明显，随偏心度的增加而减少。弱视和正常组均表现颞侧视野一阶反应P1波、N1波振幅密度较鼻侧视野降低，且潜时延长；上方视野二阶反应P1波振幅密度均低于下方视野，其余指标上、下方视野差异无显著意义。弱视组各阶反应波的潜时与正常对照组比较，差异均无显著意义。弱视患者视力与mfERG指标之间无线性相关关系。屈光参差性和斜视性弱视组中健眼mfERG指标与弱视眼比较，差异均有显著意义；与正常对照组比较，差异无显著意义。结果说明弱视患者

mfERG 有明显改变，提示弱视眼视网膜神经节细胞受损，但神经信息的传递无延长。

**mfERG 和 mfVEP 的同步记录在弱视研究中的应用**

赵堪兴等对屈光参差性弱视同步记录多焦视觉诱发电位和多焦视网膜电图，并进行对比研究，在不同视网膜区域弱视眼多焦图形 VEP、ERG 反应和多焦闪光 VEP、ERG 二阶反应振幅均降低，VEP 特征峰潜时延长，ERG 潜时无改变。弱视眼多焦闪光一阶反应 VEP、ERG 的反应振幅密度均降低，潜时无明显改变。多焦图形 VEP 波形异常程度中心区大于周边区，且与弱视眼的视力异常程度有相关性。弱视眼多焦图形和闪光二阶反应的视网膜 - 皮层传导时间（retina conduction time，RCT）显著延长，闪光一阶反应 RCT 三组无明显差异。说明弱视眼的 mfVEP 和 mfERG 具有明显的特征性改变，表明弱视眼的视网膜、视觉传导通路和视皮层都存在明显损害，且中心区损害重于周边区，中枢损害重于视网膜。

## 第五节 视觉认知研究

视知觉是直接作用于视觉器官的事物在脑中整体的反应，是人对视觉信息的组织和解释过程。视知觉认知与视觉发育及训练是近年来研究的热点之一。心理物理方面的因素也可能参与弱视发生发展的过程，并且会影响到弱视的治疗效果，延长治疗时间。同时，弱视群体也会因该疾病而影响到心理健康，出现各种心理问题。虽然关于弱视心理物理学的一些具体机制有待于进一步研究，但心理物理学与弱视的关系越来越引起医学界的重视。

### 一、视知觉认知与视觉训练

弱视儿童在视觉任务中表现出许多方面的不足，这些不足主要与视知觉有关，主要包括空间特征对弱视儿童形状知觉的影响、空间方位对弱视儿童立体视觉的影响、空间目标对弱视儿童视知觉的影响、不同的目标运动特征对弱视儿童视觉运动觉的影响，以及弱视儿童视知觉相关的脑机制研究。

1．空间特征对弱视儿童形状知觉的影响 弱视首先被认为是一种空间知觉障碍。形状知觉是空间知觉的一种，是人们对物体形状特性的认识。目前弱视者的形状知觉研究包含三个空间特征方面的内容：首先是在知觉任务中表现出的精确度。具体研究包括：弱视者对位置判断的精确度、形状辨别、目标间的间隔和空间比例。对知觉偏差以及在邻近斑块条件下对相位进行感知的研究发现，弱视者在方位和形状判断上出现了大量错误。形状知觉的另一决定因素是弱视者的相位知觉以及评价相位感知的效力和判定每个线索所给予的权重，尤其关注的是弱视者与正常观察者在给予这些线索的权重方面是否有不同。

2．空间方位对弱视儿童立体视觉的影响 弱视对儿童主要的危害是无完善的立体视功能。弱视患者残存双眼视功能及两眼间抑制程度的多少预示着单眼视力的高低，这可能也是弱视患者视力减退的重要发病机制。各类型弱视立体视锐度间比较，以形觉剥夺性弱视立体视锐度最差，其次为斜视性弱视、屈光参差性弱视和屈光不正性弱视。在提高立体视觉方面，临床上已运用同视机、多媒体软件、双眼视功能训练仪器、红绿立体图片、实体镜等改善患者双眼视功能。另外知觉学习对立体视的提高也有一定的作用。弱视儿童在空间方位上表现出立体视觉的异常，其研究从立体视的发展、影响因素和弱视儿童的立体视知觉治疗等方面展开，结论已经比较成熟，为弱视儿童的治疗提供了理论依据。

3．空间目标对弱视儿童视知觉的影响 空间视觉一个重要的特征是当注视空间中的目标时，附近的轮廓会影响对目标的辨认。这种影响包括易化性和抑制性，注视目标附近的轮廓能够加强或减弱观察者对目标轮廓的感知。对于正常被试者，这种辨认模式在所有空间频率上都是确定不变的，但是在弱视被试者中就表现出异常，并且随着空间频率的增加而表现出更明显的缺陷。这些异常是依赖散光轴向的，而且斜视性弱视比屈光参差性弱视表现的更显著。拥挤效应是弱视患者最典型的体征之一，即对排列成行的字体的识别力比对同样大小单个字体的识别力差。由于邻近的物体轮廓（例如条栅或者字母）对目标字母的掩蔽作用，造成对目标字母的辨认难于字母单独出现的时候。

4．目标运动特征对弱视儿童视觉运动觉的影响 视觉运动觉是一种基本视功能，它反映的是视觉系统对运动物体的分辨能力，能帮助判定物体的准确位置，从模糊的背景中将物体辨别出来。在不同的目标运动特征下，弱视者表现出异常的运动知觉。已有的关于弱视人群视运动知觉缺陷的研究主要包括视觉运动的振荡移位、确定的运动形式、运动后效、最大的运动移位和整体运动。

对弱视儿童视知觉脑机制方面的研究主要集中在事件相关电位和功能磁共振成像方面。事件相关电位方面的研究事件相关电位是当外加一种特定的刺激，作用于感觉系统或脑的某一部位，在给予刺激或撤销刺激时，在脑区引起的电位变化。

综上所述，在整个生命阶段，知觉学习是一个持续的、连贯的过程。它反映了感知系统（包括初级视皮层）不断进行自我调整以适应外界环境变化的需要。目前的研究大多集中在行为实验上，由于实验条件和结果评价的标准不一，使得研究结果各不相同。目前尚难对研究结果的差异做出统一的阐释。但是，近年来随着人们对ERP、TMS、PET、fMRI等各种技术自身的发展成熟和对神经信号生理机制的深入认识，多方式认知功能成像开始在知觉学习研究中得到应用。视知觉学习可以显著提高综合视觉功能，是治疗弱视的一种有效方法。以往主要通过各项神经生理-心理学检查来从外部推测视觉处理加工过程，并推导其障碍的部位和变化，而FMRI的出现可能为视知觉机制的研究提供了新的途径。在治疗弱视方面，视知觉学习已经显示出它的优势。更重要的是通过视知觉学习我们有可能更深入地了解人类视觉形成的机制及视觉神经系统的可塑性（人为干预手段），并对弱视进行更合理的分型，最终解决这类视觉缺陷问题。

## 二、心理学研究与弱视

1．心理障碍在弱视发病中的作用　Mantyjarvi等对1400名在校学生调查发现，其中40名患有心理性障碍并伴有弱视，将之称为心理性弱视。其显著特点是女性发病率较高，9～11岁为高发期。Denis等通过研究发现，患有孤独症的孩子很可能会形成单眼或双眼视力障碍，最终会导致弱视。但以上结论的得出仅限于流行病学调查的相关性研究，对心理障碍在弱视发病中的具体机制，尚需进一步探讨。

2．弱视患者的常见心理问题　Packwood曾以调查问卷的形式对弱视患者做了调查，结果显示：认为弱视会妨碍学习和工作的分别占52%和48%；影响生活方式的占50%；影响运动的占40%；影响就业的占36%。就整体而言，弱视患者较正常人群更易出现不同程度的躯体症状、强迫观念和行为、人际交往的敏感性、抑郁症和焦虑症。

我国也有学者指出，在儿童期后（6～11岁），认知活动和个性得到迅速发展，如果受到弱视的影响，患者会出现注意力不集中、学习成绩下降、社会适应能力低下，男孩往往会出现交往不良、攻击性和违纪行为，女孩往往会出现社交退缩现象。

3．心理因素对弱视治疗效果的影响　在弱视治疗过程中，常常将遮盖疗法作为首选的治疗方法，同时也能够取得较好的治疗效果。但是，在治疗过程中，患者因为遮盖治疗带来的日常活动的不便和影响外观等，会给患者带来心理负担。尤其年龄较大的儿童，部分患者会对治疗产生逆反心理，不认真积极有效地配合治疗，降低了治疗的依从性，从而影响最终的治疗效果。同时，弱视治疗也会给患者造成一定的心理负担，使患者产生自己有“缺陷”的心理障碍，影响治疗效果；而如果治疗效果不理想，则会进一步加重患者的这种心理负担，形成恶性循环。因此，在治疗中弱视患者的心理障碍也应受到关注。

4．心理学在弱视治疗中的应用　早期诊断对弱视的治疗至关重要，同时我们也强调心理学疗法在弱视治疗中的作用。研究表明如果治疗者强调患者视力改善的证据，将会增进患者的自我满意度，并进而强化治疗的依从性，达到提高治疗效果的目的。同时，也要注重对弱视患者的心理护理；创造良好的治疗环境，减轻患者自卑心理和紧张情绪；鼓励患者增强治愈的信心，提高患者对治疗效果的满意度；争取患者和家长的配合，提高患者治疗的依从性。

（严　宏）

## 主要参考文献

1. Booth RN. Postnatal development of vision in human and non-human primates. Annu Rev Neurosci，1985，8：495.
2. Dobson V. Visual acuity in human infants：A review and comparison of behavioral and electrophysiological studies. Vision Res，1978，18：1469.
3. Duff FH. The pharmacology of amblyopia. Ophthalmology（Rochester），1978，85：489.
4. Garay L. Normal anatomical development of the primate primary visual pathway. strabismus and Amblyopia. Wenner Gron Center Symposium. Great Britian：The Macmillan Press，Ltd.，1988，173.
5. Hall GR. Specialized techniques in amblyopia therapy. Amer J Orthopt，1981，31：29.
6. Hess RF. On the relationship between pattern and movement detection in strabismic amblyopia Vision Res，1978，18：375.
7. Hubel DH，Wiesel TN. Receptive fields，binocular interaction and functional architecture in the cat's visual cortex. J physiol（London），1962，160：106.
8. Kratz KE. Post-critical period reversal of effects of monocular deprivation on striate cortex cells in the cats. J Neurophysiol，1976，39：501.
9. Teller Dy. The development of visual acuity in human and monkey infants. Trends in Neurosci，1981，4：21.
10. von Noorden GK. New clinical aspects of stimulus deprivation amblyopia. Am J Ophthalmol，1981，92：416.

11. von Noorden GK. The lateral geniculate nucleus in human anisometropic amblyopia. Invest Ophthalmol Vis Sci，1983，24：1788.
12. von Noorden GK. Amblyopia in human and clinical relevance of animal models. Strabismus and Amblyopia. Wenner grun Center Symposium. Great Britian：The Macmillan Press Ltd，1988，170.
13. Wiesel TN. Post-natal development of the visual cortex and the influence of environment. Nature，1982，299：583.
14. 严宏. 弱视. 北京：科学出版社，2007.
15. 杨玲，毛金铭，魏建兰. 弱视儿童的视知觉研究进展. 眼科新进展，2012；32(9)：893-897.

# 第五章
# 弱视的临床体征

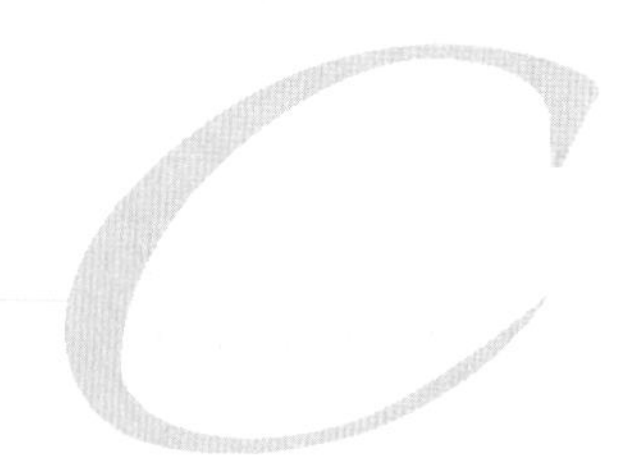

## 第一节　光　　觉

绝大多数患者通过黑暗玻璃片看视力表，视力都相应减退几行，但有些弱视眼则不然，在弱视眼前放不放黑暗玻璃片都能看清同一行视力表，有时视力甚至可以略有提高。在暗淡和微弱的光线下，弱视眼的视力改变不大。

von Noorden 和 Burian 发现将中性密度滤过片放在正常眼前可使视力减低 3～4 行，但在斜视性弱视眼前（遮盖主眼）放同样密度的滤过片，视力不受影响或仅轻微减低。在器质性弱视（中心性视网膜疾患及青光眼等）眼前放同样密度的滤过片，则视力高度减退。因此他们认为用中性密度滤过片检查可以鉴别可逆性弱视与器质性病变所致的视力减退。后来学者们又发现有些没有器质性病变的可逆性弱视，像器质性弱视一样，在中性密度滤过片检查下，视力也高度减退。这个原因一直不清楚直到 Hess 在低亮度照明下，检查斜视性与屈光参差性弱视的对比敏感性功能（contrast sensitivity function，CSF）时，才发现这两组病例的反应不同。斜视性弱视的 CSF 在低度照明下升高到与正常眼相同，但屈光参差性弱视在低度照明下的 CSF 比正常眼低下，与器质性病变相同。这些结果提示：中性密度滤过片检查仅能鉴别斜视性与器质性弱视而不能鉴别屈光参差性与器质性弱视（Frances，1984）。

## 第二节　对比敏感度

对比敏感度（CSF）检查是检查形觉功能的方法之一。通过测定视器辨认不同空间频率的正弦条栅所需要的黑白反差来评定视功能的好坏。它不仅反映视器对细小目标的分辨能力，也反映对粗大目标的分辨能力，故能更全面地反映视功能，远较视力表视力检查敏感。Rogers 检查了弱视患儿的 CSF，发现弱视的视力与 CSF 之间有直线性关系。当视力降低时，CSF 也低下，曲线的高峰值向左移（向低空间频率端）。经遮盖疗法弱视眼视力已达 20/20 时，主眼与弱视眼的 CSF 仍有显著性差异，原弱视眼的 CSF 比主眼仍然低下。斜视性和屈光参差性弱视都同样有这种现象。Hess 发现形觉剥夺性弱视的 CSF 与斜视性及屈光参差性者有显著差异，前者对固定的和移动的视标的敏感度极度低下，有些病例仅见检查视野中有物体移动，但不能分辨具体的条栅。

斜视性弱视患者的 CSF 测定有两种表现（Hess，1977），第一组仅对高空间频率低下，第二组则对高、低空间频率都降低；后者的弱视程度比前者为重而且弱视发病年龄也较早。因此 Hess 建议将斜视性弱视进一步分为高空间频率异常型及全空间频率异常型。这两型在斜视类型、治疗反应及弱视复发各方面都没有区别。

汪芳润（1985）对正常人及弱视患者进行了 CSF 测定，发现弱视眼的 CSF 曲线保持山形，但较正常眼为低，峰值左移，曲线由中空间频率区开始下降，至高空间频率区下降迅速。

杨少梅等（1989）检查了 21 例单侧弱视的 CSF，用自身主眼与弱视眼比较，发现：①弱视眼的 CSF 曲线全频段或在高、中频段明显降低；②曲线高频端的截止频率向左移；③曲线高峰频率向左移 1～2 个检查频率。

## 第三节　拥 挤 现 象

弱视眼的体征之一是对单个字体的识别能力比对同样大小但排列成行的字体的识别能力要高得多，这个现象叫拥挤现象。Hilton（1972）发现弱视患儿对单个字的视力可能正常或接近正常，只有用排列成行的字体检查，才能发现弱视。因此用单个字体的检查结果不能反映弱视的真实情况。

约有 1/3 的发育性弱视在初起时没有拥挤现象，但在治疗期间忽然出现。各弱视眼对行字体与单个字体识别力的差异很大。行字体视力越低下则二者之间的差别也越大，有的很惊人。例如有些病例的行字体只能识别 6/30 而单个字体的识别力则为 6/6，单个 E 字视力表为 0.6 者仅为行字体 E 字表的 0.25 左右。这是因为邻近视标之间的轮廓相互影响关系。学者们最初认为拥挤现象仅见于弱视，是弱视患者所具有的特征。Tommila（1972）持不同意见。她认为拥挤现象与视力水平有关，视力越差，拥挤现象越严重。因为由于其他眼病引起的视力高度减退也可有这现象。同时在人为的（用镜片使视力模糊）病例也可引起本现象。

用 Snellen 视力表作为检查弱视的程度和治疗效果的依据是不完全恰当的，尤其为深度弱视，因为 Snellen 视力表在 0.1～0.3 行处只有 1～3 个字，由于字数少，容易记忆，也不易引起拥挤现象。为了克服这些不足，Tommila 设计了一种新型视力表，每一行的字数相等（图 9-148）。她用 Snellen 视力表与新型表对 84 例弱视患儿进行测验和对比，发现仅在视力为 0.05～0.1 的患儿中，这两种不同的 E 字表的检查结果有明显差异，最大的差别为 5.8 倍，单个 E 字表为 0.6 者仅为行列 E 字表的 0.25 左右。

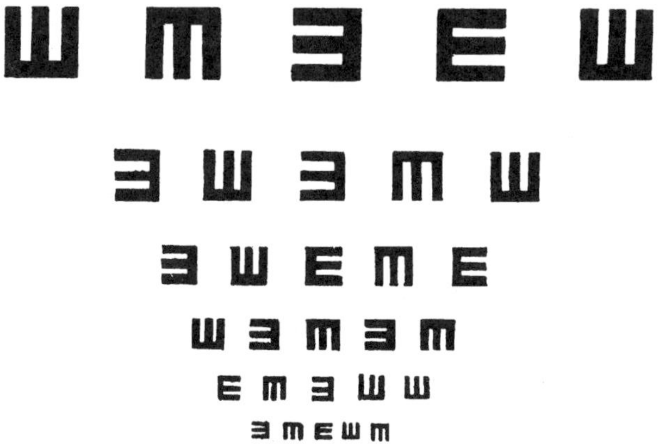

图 9-148 Tomilla 视力表

发育性弱视患者应有单个字体和行列字体两种视力表检查。弱视治疗的目的是要使行字体视力变为正常。行字体视力不正常者不能算作弱视治愈。治疗一个时期后，如果单个字体的识别力变为正常而行字体视力仍不正常则预后不佳，获得的视力多不能维持。二者之间的差别越大，预后越差，二者的差别逐渐缩小，则预后良好。

治疗结束时，患者有无拥挤现象对于判断预后有相当价值。检查拥挤现象有临床意义，应当常规执行。

## 第四节 注 视 性 质

弱视患者中有两种不同注视性质，即中心注视及旁中心注视。可用投射镜（projectoscope）检查。遮盖健眼，令患者用弱视眼直接注视投射镜中的黑星，检查者观看投射镜中的黑星是否正好位于患眼的黄斑中心凹上。用黄斑中心凹注视者称中心注视，用中心凹周边处视网膜注视则称旁中心注视。

关于旁中心注视的分类法，各家主张不一。Malik 用投射镜将各家的分类法综合成为一个极为详细和全面的分类法。但这个分类法太烦琐复杂，不切合临床应用。我们同意用投射镜将注视性质分为 4 型：①中心注视——黄斑中心凹恰好在黑星中央，如果中心凹在黑星上轻微移动但不出黑星范围，则为不稳定中心注视；②旁中心凹注视——中心凹在黑星外但在 3° 环内；③黄斑注视——中心凹在 3° 环与 5° 环之间；④周边注视——中心凹在黄斑边缘部与视乳头之间，偶有在视乳头鼻侧者。这个分类法简明易记，也符合临床及科研应用（图 9-149、图 9-150）。

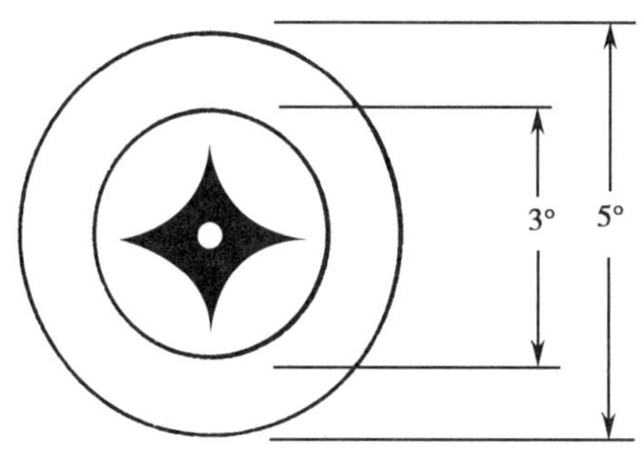


图 9-149 投射镜内的 Linksz 黑星

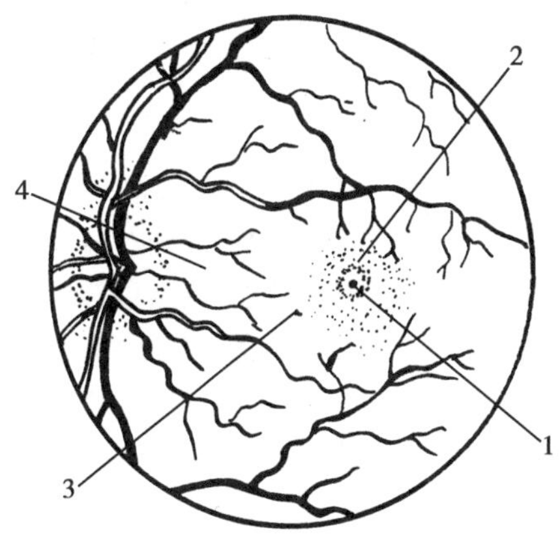


图 9-150 眼底镜下的注视地位

1. 黄斑中心凹注视 2. 旁中心凹注视 3. 旁黄斑注视 4. 周边注视

旁中心注视可以是水平位也可以是垂直的，可以是稳定的也可以是游走性的，离黄斑中心凹越远，游走性越大。游走性旁中心注视的预后比稳定性旁中心注视者优越。一般趋势是注视点离中心凹越远，该弱视眼的视力越差。

没有投射镜者可用手电筒比较两眼的 kappa 角，

估计弱视眼为中心注视抑或旁中心注视。如为中心注视，则角膜光反射必位于两眼的相同位置，说明两眼kappa角的大小和“正”“负”完全相同，如为旁中心注视，则两眼的kappa角有显著差异。用手电筒估计注视性质，方法简便易行，不用特殊器械，但结果并非绝对准确，极轻度的旁中心注视不易察觉。

国外各家报道的旁中心注视的发生率极不一致（23%～82%）。国内刘家琦报道（1985）为57%，其中93.05%在治疗期间转变为中心凹注视。

检查注视性质对估计预后及指导治疗有重要临床意义。如果患眼不能转变为中心注视则视力进步的可能性很小。这并不意味着注视点转为中心后视力就可以恢复正常和持久，但也不能否认中心注视是获得标准视力的基础。

## 第五节　电生理研究

### （一）视网膜反应

学者们企图用单纯光刺激研究弱视，发现正常眼与弱视眼的电反应没有明显区别。由于视网膜电图（ERG）是视网膜对散漫光线的综合电反应，它不可能显示出视网膜具体区域的电反应。Sokol（1975）报道用图形刺激则弱视眼的ERG的b-波振幅及后电位的振幅均降低。

### （二）脑中枢反应

Wanger（1980）用反转棋盘黑白方格检查正常儿童和弱视儿童的视觉诱发电位（VEP）。正常儿童双眼VEP的潜伏期和振幅相似，呈对称性。弱视组87%显示异常VEP，弱视眼VEP的波形振幅小于主眼，刺激双眼时振幅也不明显增高。Wanger先求出判断VEP正常的三条标准：①两眼VEP振幅之差小于30%；②刺激双眼的VEP振幅比刺激单眼者增高25%以上；③两眼潜伏期之差小于5ms。检查结果发现弱视眼视力≥0.3者仅在刺激双眼时，VEP振幅增高小于25%而视力在≤0.2者的VEP三条标准均不正常。

Sokol（1973）的研究指出弱视眼的VEP振幅比主眼者降低，潜伏期则延长。好几个作者报道用图形刺激、刺激野≥12°时，获得同样结果。振幅降低并不经常与弱视深度相关。在治疗弱视期间，弱视眼VEP的改善比视力的提高先出现（Barnard，1980）。

我国阴正勤采用图形视网膜电图（P-ERG）和图形视觉诱发电位同步记录（这比单纯的视觉诱发电位测验提供更全面的信息），观察了单眼弱视儿童24例，发现弱视眼图形视网膜电图$P_{50}$波和图形视觉诱发电位$P_{100}$波振幅以及振幅/潜伏期值较非弱视眼降低。图形视觉诱发电位$P_{100}$波潜伏期延长，图形视网膜电图$P_{50}$波在高空间频率刺激时潜伏期也延长。因此弱视眼的病理改变不仅在视中枢，视网膜神经节细胞也受影响，尤以分辨精细图形结构的X-型细胞受损明显。

### （三）遮盖疗法对VEP的影响

研究弱视发病机制时，遮盖一眼可使动物模型产生弱视。治疗弱视时，长期遮盖主眼也可引起遮盖性弱视，使主眼视力下降，因此人们对应用遮盖疗法产生疑虑，开始用VEP研究遮盖疗法对健眼及弱视眼的影响。

Barnard等（1979）研究了4～11岁正常儿童及弱视儿童的VEP，结论如下：①弱视眼的VEP改变在20%对比度和小方格下最容易出现；②未经治疗的主眼VEP潜伏期正常，弱视眼的潜伏期延长，刺激双眼时的改变更明显；③遮盖疗法使弱视眼VEP的潜伏期改善趋向正常，但使被遮盖的主眼，即便视力不变，潜伏期也极度延长；④终止治疗时，主眼的改变一般都是可逆的，但遮盖期过长者则未能恢复正常；⑤研究说明4～11岁儿童的视觉系统仍维持着高度的可塑性。

Arden（1979）等发现遮盖疗法可使健眼VEP的潜伏期延长。终止遮盖后，主眼的VEP改变一般都恢复正常，但有少数病例，由于遮盖期太长（平均$4\frac{1}{2}$月），在停止遮盖一年后，VEP仍未完全恢复。研究结果进一步证实在5～11岁时，视觉系统仍处于可塑阶段。

国内牛兰俊等（1988）探讨了如何评价临床上广泛应用遮盖疗法以及它对主眼视力、VEP和立体视发育的影响。70例治愈者的主眼经遮盖疗法后视力无下降者，VEP也未发现异常。这组病例的遮盖期间平均为16个月，随访时间平均为6年9个月。遮盖引起的VEP变化在去除遮盖后有逐渐恢复的趋势，可能在停止遮盖后，在正常视觉刺激的长期作用下，遮盖引起的VEP改变又得到完全恢复。

70例弱视眼经遮盖治疗，视力全部达到正常；30例（43%）VEP获得正常，其余40例虽然视力达到正常，但VEP仍属异常。70例治愈者中有54例（77%）获得立体视，32例立体视达到40″。该研究说明遮盖疗法能使弱视眼视力恢复正常，使部分患者获得正常立体视锐，全部主眼的视力及VEP均未发生异常，因此遮盖疗法仍为治疗弱视的首选方法。

### （四）多导VEP地形图的研究

多导VEP地形图也称拓扑图（topography）是脑电信息二次处理技术，是最近10年内迅速发展起来的，是研究VEP起源的方法之一，也是对从视网膜到视皮层整个视路疾病的客观诊断方法之一。国内赵堪兴利用多导VEP地形图对正常儿童和弱视儿童进行了全视野刺激和半视野刺激的研究。他发现正常儿童双眼或单眼全视野刺激多导VEP呈水平对称分布。内斜视弱视组全视野刺激患眼时，得到的多导VEP和地形图有半视野刺激的效应，分布呈非对称状。半视野刺激患眼时，刺激颞侧视网膜的反映大于刺激鼻侧视网膜的反映。这两项结果相互支持，说明内斜视弱视眼鼻侧视网膜存在一定程度、一定范围的抑制。全视野刺激内斜视弱视患者的非弱视眼时，也显示半视野刺激的效应，但程度较轻。屈光参差性弱视组全视野刺激时，没有半视野刺激效应，弱视眼及对侧眼的平均结果均呈对称分布。提示：①内斜视弱视与屈光参差性弱视的发病机制可能不同；②内斜视弱视的对侧眼并非正常眼。

（刘家琦）

## 主要参考文献


1. 牛兰俊．遮盖疗法对视觉诱发电位的影响．中华眼科杂志，1988，24(3)：146.
2. 刘家琦．弱视与立体视．中华眼科杂志，1985，21(增刊)：3.
3. 汪芳润．弱视眼对比敏感度测定．中华眼科杂志，1985，21(增刊)：58.
4. 阴正勤．儿童弱视的图形视网膜电图和图形视觉诱发电位同步记录分析．中华眼科杂志，1989，25(5)：312.
5. 杨少梅．弱视眼的对比敏感度．中华眼科杂志，1989，25(5)：282.
6. 赵堪兴．功能性弱视儿童全视野刺激多导视觉诱发电位地形图研究．中华眼科杂志，1990，26(2)：68.
7. Arden GB. Effect of occlusion on the VER in amblyopia. Trans Ophthalmol Soc，1979，99：419.
8. Barnard WM. Changes in the VER during and after occlusion therapy. Child Care，Health and Development，1979，5：421.
9. Barnard WM. Changes in the visually evoked response during treatment for amblyopia in a uniocular patient. Trans Ophthalmol Soc，1980，100：472.
10. Frances TD. Amblyopia update：Diagnosis and therapy. Amer J Orthopt，1984，34：4.
11. Hess RF. The threshold contrast sensitivity function in strabismic amblyopia. Evidence for a two type classification. Brain REs，1977，17：1047.
12. Sokol S. Visually evoked cortical responses of amblyopes to a spatially alternating stimulus. Invest ophthalmol，1973，12：936.
13. Sokol S. Simultaneous retinoelectrogram and visually evoked potentials from adult amblyopes in response to a pattern stimulus. Invest Ophthalmol Vis Sci，1975，18：848.
14. Tommila V. A new chart for testing line acuity in amblyopia. Acta Ophthalmol，1972，50：565.
15. Wanger P. Visual evoked responses to pattern reversal stimulation in childhood amblyopia. Acta Ophthalmol，1980，58：697.

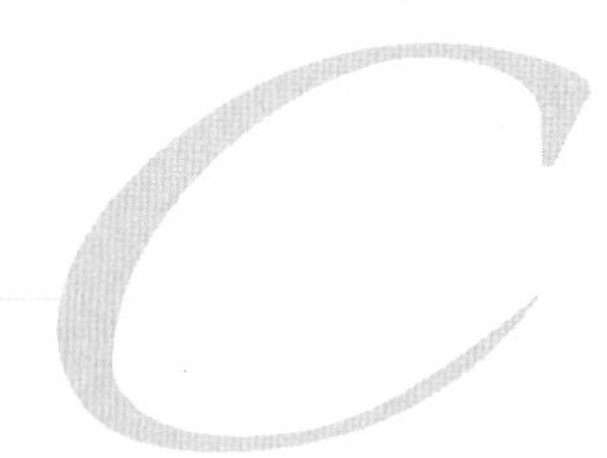

# 第六章
# 弱视的临床估计法及诊断

## 第一节　临床评估视力方法

根据患儿的年龄采用不同的临床估计法衡量视力。

年龄小于3岁的儿童，可用选择观看法，眼球震颤法，视觉诱发电位法或使用儿童视力表检查视力；年龄在3岁以上的儿童，可使用目前我国通用的国际标准视力表检查视力。临床应重视儿童双眼视力差别的定性检查，注视功能较差、视力较低眼，在排除期质性病变后，可以诊断为弱视。

婴幼儿视力检查是一项十分重要而又困难的工作，临床实际操作中上常使用视力检查估计法，很显然Snellen视力表不适用于婴儿，但婴儿期是诊断发育性弱视最重要的年龄，因为这是视觉成熟的关键期，也是产生发育性弱视最敏感的时期。目前国内尚未广泛建立检查婴儿视力的装置（见本篇第二章），可用临床估计法衡量婴儿的视力。

可先后交替遮盖患儿的一只眼，观察和比较他的反应。如果在遮盖某一只眼时，患儿极力反抗，则被打开的一只眼视力可能低下。如果遮盖任何一只眼时，他都反抗，则本检查不说明问题。还可遮盖患儿的一只眼，将各种不同大小、颜色鲜艳的玩具放在另一眼前，根据他的单眼注视及追随运动来估计他的视力。

再检查双眼注视形式。检查者将手放在患儿的前额，将拇指向下伸开，利用拇指作挡眼板，交替地遮挡一只眼（见图9-151）同时观察另一眼是否移动。如果患儿有偏向用一眼注视或根本为单眼注视者，则应高度怀疑患儿有弱视并应采取相应措施。

2～4岁患儿在家长或保育员的教导训练下，一般都能识别E字视力表。检查时应先进行培训，争取患者合作，应反复多检查几次，而不能根据一次结果定论。

为了防止拥挤现象，单个字和行列字都应检查。不识E字表者可用图画视力表检查。用图画视力表的缺点是患儿有时不认识该图画而不是视力低下。令患儿注视并追随手电筒，观察他的注视运动。同时观察和比较双眼的Kappa角以便了解双眼的注视性质。

5岁或更大的患儿可用Snellen视力表查视力，用投射镜检查注视性质。使用儿童熟悉和喜欢的各种图形，按视角大小设计而成儿童形象视力表，以引起儿童兴趣，也易于表达。

电生理检查法：儿童视功能检查和成人一样，分为心理物理学检查和电生理检查，或二者的结合。由于小儿的特殊生理特点，更为费时费力，所采用的检查方法更为多样化。即使如此，所检查出的视功能，往往是大体的估计，尤其是在婴幼儿。眼受到光线或者图形刺激以后，在视皮质可以产生脑电变化，把这种变化经过处理描记下来，则为视觉诱发电位。VEP代表从视网膜第三神经元，即节细胞以上视神经传递情况。不同大小的视标诱发不同的电位反应，随着方格的缩小和条栅的变窄产生的VEP也逐渐改变，连续地逐渐降低视标大小，直到VEP不再发生为止。根据这个能够引起改变的方格或条栅的宽度可计算出受检者的最高视力。VEP的检查较其他方法对不会讲话的幼儿更为优越。在刺激条件稳定的情况下，是一种比较客观的准确的检查方法。用VEP测定婴儿视力，发现在生后头八周进步很快，6～12个月已达成人视力20/20。

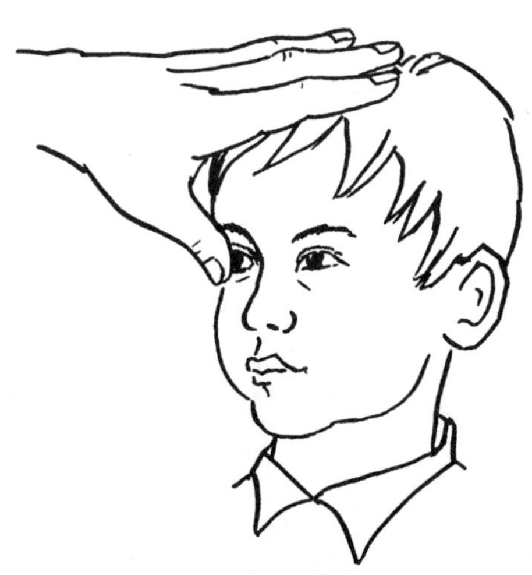

图9-151　检查双眼注视形式

## 第二节 诊 断

弱视检查包括很多种眼科检查手段，同时需特别注意弱视的危险因素，包括斜视、屈光参差、斜视或弱视的家庭史、间质混浊或结构缺陷。

1. 病史

（1）统计学资料，包括性别、出生日期、父母 / 监护人信息。

（2）主诉。

（3）眼目前存在的问题。

（4）眼病史，包括以前发生的眼科问题、疾病、诊断和治疗。

（5）全身病史、出生体重、妊龄、可能相关的产前和围产期史（如妊娠期酒精、吸烟和用药）、住院史、手术史。尤其注意是否存在发育迟缓或脑性麻痹。

（6）当前的用药情况和过敏情况。

（7）眼科或相关系统疾病的家族史。

（8）系统回顾。

2. 检查　眼检查由眼的生理功能和解剖状态评估以及视觉系统评估组成。儿童对检查配合情况的水平的记录有助于对结果进行分析，并与之后的检查进行对比。通常情况下，检查包括以下几项：

（1）双侧视网膜红反射检查

（2）双目视觉 / 立体视力检查

（3）注视模式评估和视力检查

（4）双眼校准和眼能动性

（5）瞳孔检查

（6）外眼检查

（7）眼前段检查

（8）有指征时，进行视网膜检影法 / 屈光检查

（9）眼底镜检查

3. 诊断标准　弱视的诊断需要检测出视力低下和鉴别出可能的病因。没有同时存在斜视、屈光不正、介质混浊或结构异常的弱视是罕见的。如果没有发现弱视的明显病因，应该进行仔细检查是否存在其他相关的视力丧失。

2011 中华医学会眼科分会斜视与小儿眼科学组达成共识：最佳矫正视力低于相应年龄的视力为弱视；或双眼视力相差 2 行及以上，视力较低眼为弱视。

（刘家琦）

### 主要参考文献

1. 中华医学会眼科分会斜视与小儿眼科学组. 弱视诊断专家共识（2011 年）. 中华眼科杂志，2011，47（8）：768.

2. American Academy of Ophthalmology Pediatric Ophthalmology/Strabismus Panel. Preferred Practice Pattern Guidelines. Amblyopia. San Francisco. CA：American Academy of Ophthalmology；2012. Available at：www.aao.org/ppp.

# 第七章
# 弱视的治疗

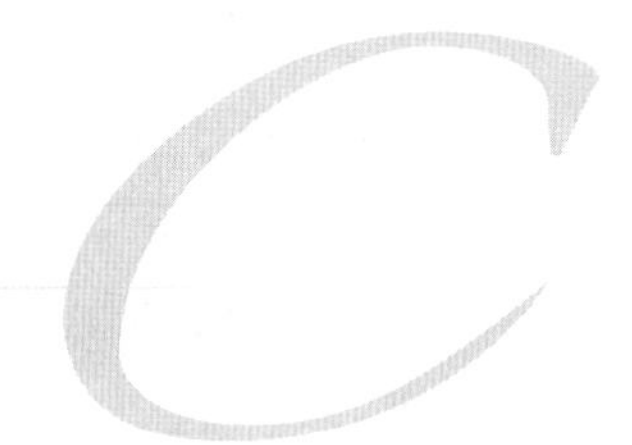

随着年龄增加，弱视治疗的成功率下降。一般来说，弱视的程度越轻，治疗开始时间越早，疗效越好，但近年国内外有文献报道有不同的结果，12 岁以上的弱视患者（属于成人弱视）积极治疗后也能收到一定的疗效。所以建议不管儿童的年龄多大，即使已处于儿童期晚期，也应尝试进行治疗。弱视眼是否可以达到正常视力受到很多因素的影响，包括引发弱视的刺激、病因、严重程度、弱视持续时间、之前的治疗史、是否依从治疗等。

在治疗弱视时，可通过以下一种或多种方法来改善视力。首先，找出视觉剥夺的原因。其次，纠正视觉上明显的屈光不正。第三，通过干预对侧眼，促进弱视眼的用眼。目标是使双眼视力基本相等。治疗应该以儿童的年龄、视力、对之前治疗的依从性，以及儿童的生理、社会和心理状态为基础。

弱视的初始治疗应该在充分理解弱视的主要原因的基础上进行。

## 第一节　治疗中心注视性弱视

### 一、光学矫正

对于任何弱视伴有屈光不正首先应散瞳验光，准确矫正屈光不正。绝大多数弱视眼均合并屈光不正，因此，恰当矫正屈光不正是弱视治疗的关键性步骤。

3～7 岁屈光参差性弱视未经治疗的儿童单独接受为期 18 周的屈光不正治疗，至少 2/3 的儿童视力可以改善 2 行甚至以上。一项针对 7～17 岁弱视儿童的研究发现，单独光学矫正治疗可使 1/4 儿童视力改善 2 行甚至以上。在一项研究中，通过屈光矫正治疗，双侧屈光性弱视儿童的视力得到显著改善。即使是斜视儿童，单独接受光学矫正治疗其弱视眼视力也得到显著改善。

一般来说，儿童对眼镜耐受良好，尤其是视觉功能得到改善时。配置合适的眼镜，并定期进行适当调节有助于提高儿童的接受程度。婴儿可以佩戴头绳型或易弯曲的单一镜框。聚碳酸酯镜片安全性较高，是儿童（尤其是弱视儿童）的首选。

屈光参差和斜视性弱视未经治疗的儿童单独接受屈光不正治疗可以改善视力。双侧屈光性弱视儿童单独接受屈光矫正治疗可以显著改善视力。

### 二、遮　盖　法

遮盖法（occlusion）有一个很悠久的历史。随着对致病的病理生理学认识的提高，疾病的处理也相应地改善。早在 1743 年 de Buffon 认为弱视眼视力的下降是产生斜视的原因，因而建议遮盖注视眼。以后很多年人们认为弱视是一种先天遗传性异常，因而放弃了甚至反对遮盖疗法。后来学者们认识到弱视是一种功能性异常，是对斜视的知觉性适应，所以又恢复了遮盖疗法，直到目前它还是治疗弱视的主要和最有效的方法（von Noorden，1985；Dale，1982）。

1. 遮盖疗法的分类　由于遮盖特点不同，目前的应用常规上仍按照不同需要有多种方法设计。

（1）按遮盖目的：

1）治疗性遮盖疗法：包括传统的常规遮盖法，遮盖优势眼，强迫弱视眼注视；

2）预防性遮盖疗法：包括逐渐遮盖法、交替遮盖法和阿托品法；

3）预备性遮盖疗法：在接受正式遮盖之前，先用预备性遮盖；

4）反转遮盖法：旁中心注视弱视，先试遮盖弱视眼，使之转变为中心注视，再改用传统遮盖法。

（2）按遮盖方式：

1）单眼遮盖法：常用传统方法，适用于屈光参差性弱视和斜视性弱视患者。这类患者往往一眼视力较好，而另一眼因抑制较深，视力较差。

2）交替遮盖法：适用于屈光不正性弱视和单眼斜视性弱视，也适用双眼弱视视力不等的情况。

3）间歇遮盖法：中心注视者，为适应不同需要，遮盖可间歇施行；

4）平衡遮盖法：用于双眼视力相差甚大者。健眼不必完全遮盖，仅使视力降低至与弱视眼的视力大致平衡；

5）部分遮盖法：仅遮盖部分象限。

（3）按遮盖程度：

1）完全遮盖法：即全日遮盖（full-time occlusion）。睡眠时可去除，但在起床后立即盖上。适用范围小于不完全遮盖法。全日遮盖为全天使用密封眼罩遮盖优势眼，为不影响外观也可佩戴遮盖用的角膜接触镜。1岁儿童可采用3∶1规律，即遮盖优势眼3d，遮盖弱视眼1d，促使优势眼注视，以免发生遮盖性弱视，每周复诊；2岁儿童可采用4∶1或5∶2规律，每两周复诊；3～4岁儿童遮盖优势眼时间可适当延长，可每月复诊；4～6岁儿童遮盖优势眼6d，遮盖或不遮盖弱视眼1d，每6周复诊，6岁以上儿童遮盖和复诊时间可适当放宽。

2）不完全遮盖法：部分遮盖法包括时间上的部分遮盖（1d中遮盖优势眼数小时）；用不同透明度的遮盖物（如半透明薄膜、眼镜片等）遮盖优势眼，使优势眼视力低于弱视眼。国外有学者提出微量遮盖法（minimal occlusion），即每天遮盖优势眼仅数小时，其间强迫弱视眼作各种不同的有趣精细的视力作业。半遮盖法适用于弱视眼视力上升到0.7以上的患者。使用半透明的塑料薄膜遮盖优势眼，人为地造成优势眼视力低于弱视眼，使弱视眼有更多的机会看东西，有利于双眼视功能的建立与完善。

3）逐渐遮盖法：逐渐遮盖系于眼镜内面贴上不同透明程度的纸片，以便使健眼视力分阶段逐渐降低，以提高弱视眼的视力，并为恢复和建立双眼单视功能创造条件。亦可用于旁中心注视，且视力在0.6以下。相反，逐渐遮盖也可以逐渐提高镜片的透明度，以减弱其对健眼的遮盖程度。

4）微量遮盖法：也称短小遮盖法，适用于弱视眼视力已恢复正常但仍低于优势眼者，为巩固疗效，可在视近时遮盖优势眼，平时不遮盖。

遮盖法有传统遮盖法（盖主眼，强迫弱视眼注视）及倒转遮盖法（盖旁中心注视弱视眼，使之转变为中心注视）。遮盖法也可以是完全性或部分性，前者是指全日遮盖（睡眠时可以去除，但在起床后立即盖上），后者是指每日遮盖数小时。Dale（1982）认为治疗发育性弱视，初起时必须全日遮盖，以后为维持巩固所获得的视力，可以施行部分遮盖法。目前学者们都主张遮盖主眼，强迫弱视眼注视。遮盖法可以清除由于刺激注视眼而造成的对弱视眼的抑制作用。

2．遮盖疗法的时间选择　遮盖疗法的时间效应关系（time-response relationship）虽非十分明确，但若行完全遮盖多倾向于首选全日遮盖，以求弱视眼尽快达到较好的视力。根据视力提高的程度及双眼单视情况，再决定继续选用何种遮盖方式。

美国儿童眼病研究组对419名的大样本多中心随机对照研究结果显示，长时遮盖（≥10小时）比短时遮盖（6～8小时）视力提高要快。但6个月后视力的改善程度没有差别，两组的疗效不受年龄、弱视类别及弱视眼的初始视力的影响，依从性是重要的影响因素。另外，对中度弱视患者189名（3～7岁，平均5.2岁）的研究结果提示延长遮盖眼时间，视力提高的速度和程度无明显差异。健眼遮盖后引发的视力下降，6小时遮盖组也并不多于2小时遮盖组。若患者年龄较小，则应注意健眼视力下降。遮盖4个月后弱视眼视力的提高程度，并不表示遮盖所能达到的最好视力，亦非就此结束遮盖。较短时间的遮盖，有助于提高患者治疗的依从性，患者也易于接受，从而有助于取得较好疗效。

Dale（1982）建议为0～1岁婴儿，遮盖健眼3天，盖弱视眼一天，每10天复诊一次；为1～3岁儿童，遮盖主眼4天，盖弱视眼一天，每3～4周复诊一次；为4～6岁儿童遮盖主眼6天，盖弱视眼一天，每6周复诊一次；6岁以上儿童全日遮盖，无需盖弱视眼，每3～4个月复查一次。对治疗弱视有经验的医生可以酌情修改此计划。本计划的优点是除了防止发生遮盖性弱视之外，还可以适当延长复诊间隔时间。

Scott（1980）报道斜视性及屈光参差性弱视经全日传统遮盖疗法后可获得极为满意的结果。遮盖疗法对大年龄组（7～9岁）儿童也有效，但疗程较小年龄组长。50%～66%的患儿在治疗停止后能维持所获得的视力。

von Noorden（1985）主张一岁儿童采取3∶1规律，即遮盖主眼3天，遮盖弱视眼一天，促使主眼注视，以免发生遮盖性弱视。两岁儿童可采用4∶1规律，3～4岁儿童盖主眼时间可适当延长。采用3∶1或4∶1遮盖法而弱视眼无改善时也可适当延长遮盖时间，但同时需加强复诊，每次间隔不得超过3周。复诊时必须检查双眼视力。

3．遮盖疗法的效果　美国儿童眼病研究协作组（pediatric eye disease investigator group，PEDIG）近5年的多中心随机抽样，集中对弱视遮盖疗法进行了专题系列研究，为弱视的遮盖治疗提供了更科学和全面的资料。即年龄较大的儿童和青少年使用遮盖治疗是有效的，尤其是之前未接受过治疗。大多数中度弱视的儿童都对每天至少2h的遮盖治疗或周末使用阿托品的初始治疗有反应。

（1）弱视程度与遮盖：

重度弱视与遮盖：Holmes 等在 175 名 7 岁以下视力在 0.05～0.2 的重度弱视患者中比较了 6h 遮盖和全日遮盖的治疗效果，结果发现对于 3～7 岁重度弱视的儿童，采用 6h 遮盖和采用全日遮盖在治疗 4 个月时得到的效果是相近的，6h 组的视力比基础视力提高了 4.8 行，全遮盖组的则提高了 4.7 行。

中度弱视与遮盖：PEDIG 通过对 209 名视力在 0.2～0.5 的 3～7 岁中度弱视患者的研究发现，对于基础视力在 0.2～0.25 的患者，在治疗刚开始的 5 周内遮盖时间越长，则视力提高越快，而基础视力在 0.3～0.5 的患者就没有这种效果。但是，在 6 月时，初始 6h 遮盖与更长遮盖时间相比的视力提高程度是相似的。同时，Repka 等通过对相同年龄段的弱视儿童的研究也发现，配合 1h 精细作业训练的 2h 遮盖和 6h 遮盖治疗的效果在 4 月时是相同的，都平均提高了 2.4 行。

（2）弱视治疗年龄与遮盖：通常认为开始治疗时患者的年龄越小，对治疗的反应速度就越快，预后也越好。为了评估 7～17 岁患者弱视治疗的有效性，Scheiman 等研究了 49 个中心的 507 名患者发现：对于 7～12 岁的儿童，即使弱视眼曾经接受过治疗，2～6h/d 的遮盖治疗配合精细作业训练和阿托品治疗仍能提高视力；而 13～17 岁的患者，如果先前未接受过治疗，那么 2～6h/d 的遮盖治疗配合精细作业治疗还可以提高视力，但是，如果以前接受过遮盖治疗，那么效果就微乎其微了。Mohan 等通过调查发现全遮盖能有效治疗 11～15 岁的弱视，并且大多数患者在有或没有维持治疗情况下的视力提高都能够保持。同样，Park 等也报道了 16 例 9 岁后开始遮盖治疗的成功病例。

同时，PEDIG 对 66 名 10～18 岁视力在 0.125～0.5 的患者行遮盖治疗，每天遮盖不小于 2h，并且配合 1h 精细作业治疗。2 月后发现，66 名患者中有 18 位（27%）患者的视力有 2 行以上提高，并且 10～14 岁和 14～18 岁之间患者的疗效相近，表明治疗年龄与遮盖治疗效果之间没有直接联系。

（3）弱视类型与遮盖：遮盖治疗适用于屈光参差性、斜视性及斜视 - 屈光参差复合性弱视。大多数（尽管不是全部）研究在将弱视类型从最好→最坏排序时，都是依据初次就诊的视力和治疗后的结果，从屈光参差性弱视、斜视 - 屈光参差复合型弱视到斜视性弱视依次排序；治疗后长期随访的退步按最小→最大排序也是相同的。事实上，斜视性和复合型弱视比屈光参差性弱视能在更小的年龄被发现，因此，也就能更早地得到治疗，但是，治疗结果仍然很差，这就更支持了它们比单纯屈光参差性弱视情况更糟的观点。

（4）遮盖治疗与阿托品压抑治疗的比较：阿托品通过较为持久的散瞳作用使优势眼变得模糊，从而抑制了优势眼，于是弱视眼的功能得到了锻炼和加强。在历史上，阿托品压抑疗法大多被认为是当遮盖疗法不能耐受时退一步的替代或者是作为遮盖疗法的维持和巩固疗法。然而最近，考虑到其比遮盖疗法更高的依从性和更强的接受性，使其作为一种主要的治疗方法引起人们的注意。为此 PEDIG 对 419 名弱视眼视力在 0.2～0.5 的患者进行多中心临床研究，患者被随机施以遮盖或者阿托品压抑治疗，最初的遮盖时间以患者平时的锻炼为依据，最少为 6h。经过 5 周的治疗后，每天遮盖时间增加到 10h 或更多。遮盖治疗组患者的视力比阿托品压抑疗法组有大幅提高。6 个月时，阿托品和遮盖治疗组的视力都比治疗开始时提高了大约 3 行。遮盖组早期的视力提高要更快，但是，6 个月后，两组间视力的差异已经很小，这种微小的差异没有临床意义。两组之间的相关效果也不随年龄、弱视病因以及基础视力的变化而变化。

Holmes 等问卷调查了这 419 名患者及其家庭的心理状况发现，尽管患者和家庭对遮盖治疗和阿托品治疗都能很好的耐受，但总体来说阿托品的接受程度更高一些。Repka 在对本研究的 419 名患者随访 2 年，发现遮盖和阿托品治疗对 3～7 岁的中度弱视患者的疗效几乎是相同的。结果表明，阿托品和遮盖都是对 3～7 岁弱视儿童的有效治疗手段。遮盖疗法有着快速提高视力的潜在优势，并且可能在治疗结果上也有微弱的优势，而阿托品疗法则在易于管理和容易接受等方面有潜在优势。

（5）遮盖治疗与精细行为训练：国内外学者普遍认为配合精细行为训练的遮盖治疗，其治疗反应更加迅速，且治疗效果更好，但还没有随机对照和后续的长期随访来证实这一观点。Holmes 等进行了试验性研究以观察弱视儿童是否会执行规定的精细行为训练，并且对精细行为训练的效果做进一步评价。64 名 3～7 岁的弱视患者被随机施以配合精细行为训练的 2h 遮盖和单纯的 2h 遮盖，结果发现被布置了精细行为训练的儿童进行了更多的精细行为训练，并且在 4 周的治疗后发现配合精细行为训练组的视力提高程度比单纯遮盖组的提高程度要大（前者 2.6 行，后者 1.6 行），但是，这一视力提高程度的差异仅见于重度弱视，而在中度患者中则没有发现。这一结果提示在遮盖时合并精细行为训练对于弱视治疗是有好处的，而其具体的作用则还需要正规随机的伴和不伴精细行为训练的遮盖治疗试验来加以证实。

Callahan（1968）及 von Noorden（1970）报道除了

常规遮盖之外，可根据年龄及弱视眼视力，令患者用弱视眼做些用精细目力的工作，如描画、穿珠子、穿针及刺绣等以刺激视觉，促进视力的提高。在他用不同方法治疗的三组中，以常规遮盖加精细作业组的效果最好，视力进步得最多也最快。

4. 遮盖疗法的复查和遮盖终止时间　在复查主眼时应先摘除眼罩 5 分钟使主眼适应室内光线及周围环境。如果发现主眼视力下降，可先在该眼远视镜片前加负球镜片后再查视力，因为被遮盖的主眼可能一时不能适应充分矫正的远视镜片，致使视力减退，引起误诊。如果主眼视力确实下降，则遮盖弱视眼肯定比打开双眼更较优越。遮盖弱视眼可主动促进主眼的功能，还能阻止由于打开双眼所致的竞争性作用。

Scott（1980）建议复诊时在查双眼视力前，先打开被遮盖眼 45 分钟，让患者充分使用主眼。如果弱视眼未曾完全恢复，则非弱视眼仍为主眼，应继续遮盖主眼。弱视眼已获得最好视力后，则将全日遮盖改为部分遮盖。关于用遮盖疗法治疗弱视眼的期限问题，他认为一般在患儿 9 岁时可停止遮盖。但在刘家琦等报道用遮盖疗法的 274 例中，9～13 岁组中最后获得≥1.0 视力者占 42.22%，0.6～0.9 者占 37.78%。她们认为应当治疗每一个可以救治的弱视眼。

采用遮盖疗法时，应当坚持直到双眼视力相等为止，初诊时视力极低者例外（von Noorden，1985）。持续遮盖三个月而弱视眼视力不再继续提高时，可以终止遮盖疗法。弱视治疗所需时间因人而异，年龄越小，所需时间越短。如果治疗有效则初起时（前三个月）弱视眼视力的提高相当迅速，到达一定水平后速度减慢。

本安排适用于各种因素引起的发育性弱视。伴有斜视者手术前应先用遮盖法提高弱视眼的视力；为屈光参差性弱视，可矫正屈光不正，同时遮盖屈光不正较低的那只眼；为形觉剥夺性弱视，患者如有白内障，则应尽早摘出，术后配戴接触镜使视网膜产生清晰物像。如为单侧白内障，除尽早摘出白内障、配戴接触镜之外，还应同时遮盖主眼治疗剥夺性弱视。

用传统遮盖法治疗潜伏性眼球震颤和弱视也有效。潜伏性眼球震颤的特征是当一眼注视时即发生眼球震颤，双眼注视时震颤消失。所有病例几乎都伴有斜眼和斜视性弱视。这种病例不易处理。一般认为传统遮盖法无效，甚至是禁忌的。von Noorden 等（1987）报道的 12 例眼球震颤和斜视性弱视病例中，11 例经传统遮盖法治疗后，视力明显进步。他们认为传统遮盖法比某些作者建议的压抑疗法更为简单和有效。

5. 遮盖疗法的优缺点

（1）优点：简单方便，可在家中治疗，花费少。

（2）缺点：影响外观，留用视力较差的弱视眼注视，影响患者的学习和生活，不易坚持治疗；但是，遮盖治疗的依从性问题对治疗结果有直接的影响作用，尤其对年长儿童，遮盖治疗的依从性差，而且遮盖治疗不适用于双眼视力相近的屈光不正性弱视，长期单眼遮盖对建立双眼视功能不利。

## 三、压抑疗法

压抑疗法（penalization）是最早出现在欧洲的一种治疗弱视的方法，也称为光学药物疗法。其原理是利用过矫或欠矫镜片以及每日点滴阿托品以压抑主眼功能，弱视眼则戴正常矫正镜片看远或戴过矫镜片以利看近（Gregerson，1974）。在压抑疗法的历史上，它大多被认为是当遮盖疗法不能维持时的一种替代疗法，或者是作为遮盖疗法的维持和巩固。然而最近，考虑到压抑疗法比遮盖疗法的更高的依从性和更好的接受性，使其作为一种主要的治疗方法引起人们的注意。

压抑疗法的分类有 2 种不同的方法：按照压抑的作用分为近距离压抑、远距离压抑、选择性压抑、交替压抑、微量压抑和完全压抑；按照压抑采用药物或材料的方法不同分为药物压抑、光学压抑、光学药物压抑和半透明塑料膜压抑 4 种疗法。

具体方法如下：

### （一）压抑健眼看近

健眼每日滴 1% 阿托品溶液，戴矫正眼镜，在弱视眼矫正镜片上再加 +2.00 或 +3.00 球镜，这就强迫患者用健眼看远用弱视眼看近（图 9-152）。

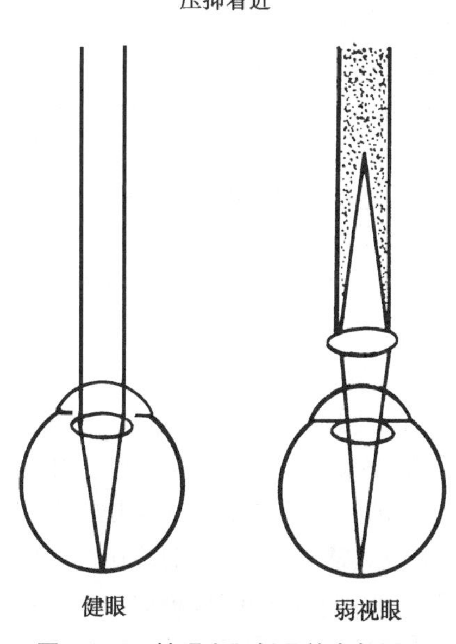


**图 9-152　健眼上阿托品并全部矫正**
弱视眼过矫以利看近

### (二)压抑主眼看远

主眼滴阿托品并在矫正镜片上过矫+3.00球镜使之看远不清，但能看近；弱视眼戴全部矫正镜片以便看远(图9-153)。

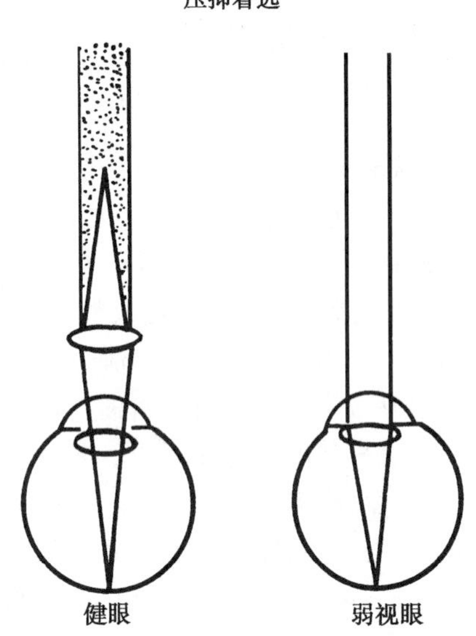


图9-153　健眼上阿托品并过矫以便看近
弱视眼戴矫正镜片以便看远

### (三)完全压抑

主眼滴阿托品戴欠矫镜片，一般减去5.00球镜(可用负镜片或减少正镜片)；弱视眼戴矫正镜片。这使主眼既不能看近也不能看远。

### (四)选择性压抑

1. 为调节性集合过强者，主眼滴阿托品，戴矫正镜片，弱视眼戴双光镜片促进看近并减轻或消除看近时的内斜。

2. 为维持巩固疗效，交替压抑双眼。主眼停阿托品，配两副眼镜，一副右眼过矫+3.00球镜，一副左眼过矫+3.00，隔日交替戴这两副眼镜。患儿一天用右眼看远，隔一天用左眼看远，以防止弱视复发。

压抑看近是最常用的办法，压抑看远和完全压抑有时不能保证起作用，因为患儿只需摘除眼镜就可以用主眼看远。完全压抑为高度远视有效，摘除眼镜对患者不利，因为主眼上阿托品看近不清，又欠矫了5.00屈光度，看远也模糊。

压抑疗法的最大缺点之一是它只适用于中度弱视，视力低于20/60时，患儿可能仍愿意用上过阿托品的主眼看近，因为后者的视力仍然比弱视眼好。压抑疗法在欧洲较为盛行，对于它的确切疗效，有人持观望态度：①因为阿托品使物像模糊，并没有消除由于刺激主眼引起的对弱视眼的抑制作用；②除了轻度弱视阿托品不能充分降低主眼视力致使患者仍不愿用弱视眼注视；③为了用主眼注视以便获得更好视力，患儿经常摘除眼镜，但压抑看近和完全压抑(为高度远视)仍为学者们所乐用。

长期在健眼使用阿托品也可能引起遮盖性弱视。von Noorden(1981)曾报道由于健眼长期使用阿托品而引起遮盖性弱视。因此在视觉尚未成熟的婴幼儿，长期单侧使用阿托品也应慎重。

Frank等(1982)报道用屈光性压抑疗法(refractive penalization)治疗弱视，即主眼不滴阿托品，仅在原有矫正镜片上加+3.00球镜，也取得较好结果。本法对学龄弱视儿童(可用主眼完成学校作业)及为巩固维持疗效，防止复发者尤为适宜。

压抑疗法的优点是无需盖眼，患儿及家长容易接受，可防止遮盖性弱视。药物压抑不像眼镜可随意摘掉或偷看，患者执行情况好。戴镜后弱视眼视力能有所提高，周边视野保留双眼视觉，斜视度可以减少或消失，尤其适用于合并隐性眼球震颤的患者或无法坚持遮盖治疗的患者。不足之处是疗程长，费用高。可能发生药物过敏或阿托品中毒，只适用于轻度、中度单眼弱视患者。对于单眼重度弱视患者，因为压抑后的优势眼视力仍比弱视眼好，所以，患者愿意用优势眼视物而达不到压抑治疗的目的。长期在优势眼使用阿托品也可能引起遮盖性弱视，因此，在视觉尚未成熟的幼儿，长期单侧使用阿托品也应慎重。当使用阿托品和其他睫状肌麻痹剂时，要按压泪囊20～30s有助于减少药物的全身吸收和毒性反应。由于存在严重的潜在全身不良反应，对于1岁以内儿童使用1%阿托品应该倍加小心。对延误了治疗时机的学龄儿童，弱视眼原始视力大于0.1以及不能坚持遮盖或应用遮盖法失败者可以试用(Flynn，1978)。Stark总结了大量临床资料，认为压抑疗法确实不如传统遮盖法有效。

## 四、视刺激疗法(CAM)

Blakemore和Campbell发现动物和人的脑皮层视细胞对不同的空间频率有很好的反应，神经元对空间频率能作灵敏的调整。英国剑桥大学的学者们根据这个机制设计了一种新的弱视治疗仪，命名为CAM刺激仪(视刺激仪)(图9-154)；利用反差强、空间频率不同的条栅作为刺激源来刺激弱视眼以提高视力。条栅越细，空间频率越高。为了让大多数视细胞都得到训练，这个刺激仪的条栅可以转动，这样就能使弱视眼的视细胞在各个方位上都能接受不同空间频率条栅的刺激。

治疗仪中央有一个能旋转的轴心。把一个对比度强的黑白条栅圆盘放在轴心上。该盘旋转时则在各条

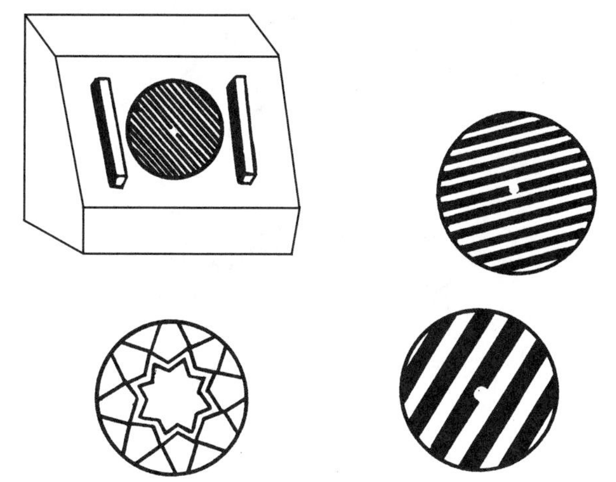

图 9-154 CAM 视刺激仪

子午线上都可以引起刺激反应。在条栅转盘上面再放一个画有图案的透明塑料圆盘。用患儿能识别的最高空间频率的条栅作为他的阈值。平日无需盖眼，治疗时遮盖主眼。接通电源使条栅盘旋转，令患儿用弱视眼在有图案的塑料圆盘上描画，每次 7 分钟，每天一次或每周 2～3 次。开始时治疗可以频繁些，随着视力的提高逐渐延长治疗间隔时间直至每周一次。在间隔期间也无需盖眼。一般做过 2～3 次后，视力都能有所提高。本疗法简便，疗程短，又因平日无需盖眼，患儿及家长均能积极配合，治疗时的描画尤为儿童所欣赏，故多能完成弱视疗程。

Campbell（1978）首先作关于用 CAM 刺激仪治疗弱视的报道，经过 3 次，每次 7 分钟，治疗后，73% 获得 6/12，而其中 75% 曾接受过传统或微小遮盖疗法的。他认为这个方法是治疗斜视性和屈光参差性弱视的一个突破性进展，视力可以提高得更迅速、更完善。Watson 也报道用 CAM 治疗仪取得令人鼓舞的疗效。但以后的作者们（Tytla 1981）都未能证实他们的结果。国内郭静秋等报道的治愈率为 28.79%，有效率仅为 50.26%。

本疗法的最好适应证为中心注视性弱视及屈光不正性弱视，疗程可以大为缩短。中心注视者的原始视力在 0.1～0.2 者一般经过 10～15 次治疗，视力可以进步到 1.0（以往则需遮盖 3～6 个月）。

在治疗屈光不正性弱视时，虽然两眼原始视力相等，但主眼总是很快地升高到 1.0 而居劣势的一只眼则需继续治疗数周，有时因劣势眼进步太慢或停滞不前而酌情改用压抑疗法或交替遮盖。但当主眼已治愈，视力尚未巩固，任何长期遮盖主眼的办法（传统遮盖或红色滤光片疗法），都有可能引起主眼视力下降，应当予以警惕。

本疗法不能治疗各种类型的弱视，总的疗效也远不及传统遮盖法或综合疗法。旁中心注视者效果差。在治疗过程中有可能引起难于克服的复视。在发现复视可疑时，立即停止治疗。本疗法的作用机制目前尚属推论，还有待进一步研究。

## 第二节 治疗旁中心注视性弱视

### 一、后像疗法

由最初开始，弱视的治疗仅限于遮盖健眼和利用多种办法刺激弱视眼，使该眼视力提高。直到 40 年代 Bangerter 系统地研究主动提高旁中心注视性弱视的疗法。他设计了一种用强光炫耀旁中心弱视眼的周边部视网膜，包括旁中心注视区，使之产生抑制；同时用黑色圆盘遮挡保护黄斑，使它不受到强光的炫耀，然后在室内闪烁灯下训练提高弱视眼黄斑功能。这种疗法称为增视疗法。

其后 Cupper 又加以改进。他用一个能发射强光的改良检眼镜，后像镜（euthyscope）操作。治疗前先作散瞳检影验光，矫正屈光不正。遮盖弱视眼，目的是为了使弱视眼的旁中心注视减弱或消退以利治疗。

在治疗期间平日也盖弱视眼，防止旁中心注视巩固。治疗时遮盖主眼。每次治疗完毕仍盖旁中心注视眼，弱视眼转变为中心注视后，改用传统遮盖法继续治疗。

治疗开始时，医生用后像镜观察弱视眼的眼底，把保护黄斑的小黑圆盘正好盖在黄斑中心凹上，但注意避免把旁中心注视点一起盖起来。位置摆好后，加大后像镜的亮度，炫耀包括旁中心注视点在内的视网膜。一般炫耀 20～30 秒钟后关闭电源。令患者注视墙上白屏上的后像。起初为正后像（中心有黑圆盘的亮圈），以后转变为负后像（中心为白色周边为暗黑色圈），为了加强后像，室内有自动控制的交替点灭灯照明。在负后像出现后，令患者以负后像中心光亮区对准重叠屏上的视标并令其用小棍去指点，通过手、眼合作来加强正常定位功能。视标可以为十字或 Snellen E 字（图 9-155）。

弱视眼必然用其黄斑（未炫耀区）注视，因为炫耀过的旁中心注视点的负后像是个黑暗区，而被保护的黄斑是个能看得见的白色光亮区。后像消失后可如法再炫耀 1～2 次，最好每天治疗 2～3 次，每次炫耀 2～3 遍，治 15～20 分钟。

视力进步后将保护黄斑的小黑盘由 5° 改为 3°，使弱视眼的注视点逐渐向黄斑中心凹移位。继续治疗

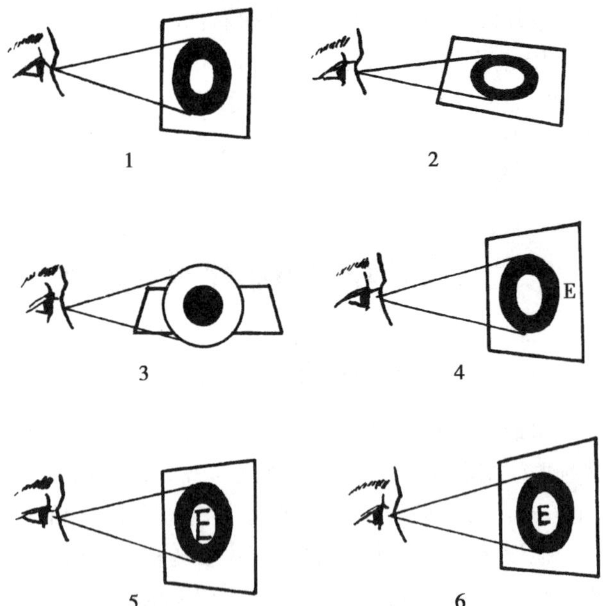


图 9-155　用后像镜治疗旁中心注视

1、2. 负后像　3. 正后像　4. 右眼鼻侧旁中心注视　5. 中心注视　6. 中心注视（视标改小）

直到旁中心注视变为中心注视，然后再继续用传统遮盖法。

在 1950 年左右后像疗法极为盛行，但目前已很少使用。该法费人力，耗时间，购置设备昂贵，又不适用于学龄前儿童，他们不能合作，大多数病例视力提高不显著也不持久。但为年龄较大，原始视力较差，经用其他疗法无效的旁中心注视者可以试用（Flynn，1978）。

## 二、红色滤光片疗法

Brinker（1963）首先报道用红色滤光片法治疗旁中心注视性弱视。本疗法是根据视网膜的解剖生理设计的。黄斑中心凹仅含视锥细胞，由中心凹向周边移行，视锥细胞急骤减少，视杆细胞逐渐增多。视杆细胞对光谱的红色末端不敏感，在红光下看不清，而视锥细胞则敏感，在红光下能看清（图 9-156）。

平日遮盖健眼，在弱视眼矫正镜片上加一块有一定规格的红胶片（波片短于 640.0nm 的红光不能滤过）。可将红胶片按镜框的大小和形状剪下，用胶布条将它粘在镜框上（图 9-156）。红胶片可能促使旁中心注视眼自发地转变为中心注视，因为如果还用对红光不敏感的杆细胞多的区域看，物像就不清楚了。

在 Brinker 报道的 8 例中，5 例成功。Brinker 有意识的在视镜上安上一块合乎规格的红玻璃检查病人。他发现用红玻璃检查时，患者用黄斑注视视镜里的黑星，用白光检查时，患者则改用旁中心注视。

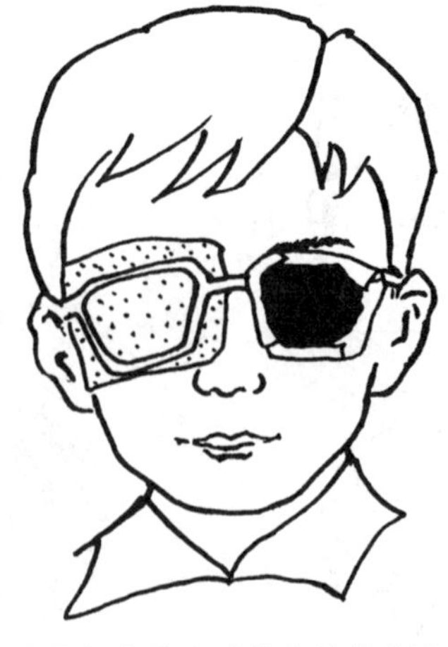

图 9-156　利用红色滤光胶片和遮盖法治疗左眼弱视

我们曾见一例旁中心注视弱视患者用红色滤光片疗法后，当弱视眼视力由 0.1 增进到 0.5 时，患者反映取消红色胶片眼镜时（健眼仍被遮盖），弱视眼发生单眼复视，戴上红色胶片眼镜时，复视消失，只看一个。经解释和鼓励后，患者坚持戴红胶片眼镜并做家庭作业（剪纸及钩细玻璃丝网袋），黄斑功能逐渐巩固，单眼复视自发消失，旁中心注视变为中心注视，视力提高到 1.0，双眼正位，有良好双眼单视功能。

游走性和离黄斑中心凹较远的旁中心注视眼采用红色滤光片疗法尤为适宜。深度弱视患者不适于用此疗法，因为加用红色胶片后，可见光线减少，视力进一步下降 2～3 行，造成行动困难，容易发生事故。此外戴红色胶片镜框醒目，极不美观，患者除非高度合作，一般不易接受。

## 三、海丁格光刷疗法

光刷治疗仪是一种新设计的眼科光学仪器，适用于治疗旁中心注视性弱视及异常视网膜对应患者。其基本原理是根据瞬时海丁格式刷效应，当受检者通过一块旋转的蓝色偏光玻璃板注视强光时，就可持续看到这种刷状效应。这种光刷效应只出现在视网膜黄斑中心凹上，中心凹是视觉最敏感部位。当人们通过仪器能观察到这个“光刷”时，即“光刷”投影在黄斑中心凹处，并利用这点来注视。治疗时首先教会患者观看到“光刷”现象。“光刷”的颜色比周围背景略深，呈紫蓝色，且在慢慢地旋转。由于整个视场是蓝色背景，所以，不集中注意力就不易看到“光刷”。治疗时正是利用旋转的“光刷”来刺激黄斑的抑制，以达到治疗弱视及纠正偏心固视的目的。患者会看“光刷”后，可插进同心圆画片，逐渐缩小可变光栏直径，强迫患者从旁中心注视逐步转到中心注视。当患者能在同心圆画片中 3 度圆圈范围内看到“光刷”现象时，可改用飞机画片，令患者将“光刷”看成飞机的螺旋桨以提高其兴趣，进行巩固治疗。每次单眼固视 10～15 分钟，每周 2～3 次，10 次为 1 疗程。一般训练 3 个月，大部分能达到较满意的效果。

## 四、传统遮盖法

Malik（1970）比较了用传统遮盖法、反转遮盖法和红色滤光胶片法治疗旁中心注视弱视后，认为传统遮盖法是治疗旁中心注视弱视最有效的办法，视力的提高和注视点的转变都是最快和最多，应优先采用。

## 五、综合疗法

由于各种治疗方法机理不尽相同，所以，综合疗法比单一疗法优越。单眼弱视患者，首先常规遮盖优势眼或者采用压抑疗法，给弱视眼更多的注视锻炼，配合精细视近训练等。有偏心注视的弱视可选择传统遮盖法、倒转遮盖法、红色滤光胶片法和后像法等，经数月治疗后如果弱视眼视力提高，可去医院作进一步治疗，比如视力上升至 0.6 时可用同视机进行融合训练。在看待弱视辅助性治疗的功效时，要注意以下几个问题。患者父母或监护人往往有需求，主要时由于我们目前治疗弱视的方法和手段少，同时我们在认识上和临床实际操作中存在误区，对于那些由于是旁中心注视的需要纠偏的方法，如后像联合反转和后像联合精细训练等，不能看作是所有弱视治疗的辅助方法，中心注视者使用了这些仪器治疗，实际上就是过度治疗。

刘家琦等（1985）总结分析了应用上述疗法的 931 例（1332 眼）弱视，总治愈率（视力≥1.0）占 72.73%。

表 9-15

| 注视性质及弱视类型 | 治疗方法 | 备注 |
|---|---|---|
| 中心注视 | 1. 散瞳验光，配戴眼镜<br>2. 遮盖主眼或行<br>3. CAM 疗法<br>4. 家庭作业 | |
| 屈光不正性弱视 | 1、3、4（同上） | |
| 旁中心注视 | 1、2、3、4 同上，酌情改用<br>5. 红色滤光胶片法，视力达中度弱视水平后如进步缓慢可考虑<br>6. 压抑疗法<br>7. 双眼单视训练<br>8. 矫正斜视（强缩瞳剂、双光眼镜或手术矫正） | 注视变为中心后改用 2，视力达 1.0 后逐渐打开双眼作 7 及 8 |

3 岁及 5 岁组分别为 86.03% 及 84.82%，81.07% 建立了立体视。综合疗法的疗效比她们 1980 年报道的 54.74% 提高了 18.95%。也远比国内、外的报道明显优越。

视近训练（training at near activity）也称为精细目力训练，是对于弱视眼的一种特别应用锻炼，有利于视觉发育和提高视力。精细目力训练方法很多，应根据弱视患者的年龄、智力和视力等情况选用，也可经常变更训练方法，例如用红丝线穿缝针，缝针大小可根据视力情况决定。也可练习刺绣、描图、绘画、书法等。精细目力训练必须使用弱视眼，1/d，每次 10～15min。精细目力训练是儿童弱视治疗成功的重要环节，家长要重视这种简便易行的训练，常抓不懈。

国内外各种弱视治疗仪辅助训练较多，如光刷、红闪、后像等，是利用色光唤醒视锥细胞或视中枢细胞而间接增视。精细视力训练、对比敏感度增视仪、CAM 仪，手 - 脑 - 眼协调或描图增视仪（包括串珠、穿针、插孔等）、电脑软件中的视力训练等，是利用辨认各种图标来锻炼视力，以达到直接增视的目的。

药物治疗弱视的方法，人们已努力地尝试了从氧气到士的宁（strychnine，番木鳖碱）的许多种物质，包括乙醇、马钱子碱和其他血管扩张剂等，但是，从临床适用性和有效性的角度来讲没有一个是成功的。自 20 世纪 90 年代开始，研究者的尝试是建立在儿茶酚胺（catecholamines）的基础上，因为这种物质似乎能延长或者重新激活视觉系统神经塑造的“敏感时期”。能有效刺激多种神经传递因子和信号的多巴胺（dopa）前体 - 左旋多巴（L-dopa）和胞二磷胆碱（CDP-choline）。这些药物最重要的反应部位被认为是在大脑皮层，尽管还有一些迹象表明效果是在视网膜。两种药物对于成人和儿童都能提高弱视眼的视力，至少是暂时提高，并且发现左旋多巴被能减少弱视者的“拥挤”现象和减小两眼间抑制暗点的大小，但这种作用是暂时的。

眼保健操、针灸等其他形式的视力治疗可作为遮盖治疗的辅助治疗手段。但是目前还没有充分的队列研究和随机对照试验来证实这些方法的效果。

（刘家琦）

## 主要参考文献


1. 刘家琦. 弱视和立体视. 中华眼科杂志，1985，21（增刊）：3.
2. 郭静秋. 弱视的视觉生理刺激疗法. 中华眼科杂志. 1982，18（3）：129.
3. Brinker WR，et al. A new and practical treatment of eccentric fixation Am J Ophthalmol，1963，55：1033.
4. Callahan WP. The value of visual stimulation durmg constant direct occlusion. Am Orthopt J，1968，18：73.

5. Campbell FW. Preliminary results of a physiologically based treatment of amblyopia. Br Ophthalmol，1978，62：748.
6. Dale RT. Fundamentals of ocular motility and strabismus Grune & Stratton Inc，1982，155.
7. Frank GW，et al. Prenalizalion revisited：Refractive penalization in the treatment of amblyopia. Am Orthopt J，1982，32：90.
8. Gregerson E. Optic and drug penalization and favoring in treatment of squint amblyopia. Acta Ophthalmol，1974，52：60.
9. Malik SPK. Occlusion therapy in amblyopia with eccentric fixation，comparison of conventional，non-conventional（inverse）and red filter occlusion. Br J Ophthalmol，1970，54：41.
10. Scott WE. et al. Full time occlusion therapy for amblyopia. Am Orthopt J，1980，30：125.
11. Tytla NE. Evaluation of the CAM treatment for amblyopia：A controlled study. Invest Ophthalmol Vis Sci，1981，20：400.
12. von Noorden GK. Home therapy in amblyopia. Am Orthopt J，1970，20：46.
13. von Noorden GK. Amblyopia caused by unilateral penalization Ophthalmol，1981，88：131.
14. von Noorden GK. Latent nystagmus and strabismic amblyopia. Am J Ophthalmol，1987，103：87.
15. 中华医学会眼科分会斜视与小儿眼科学组. 弱视诊断专家共识（2011 年）. 中华眼科杂志，2011，47（8）：768.
16. American Academy of Ophthalmology Pediatric Ophthalmology/Strabismus Panel. Preferred Practice Pattern Guidelines. Amblyopia. San Francisco. CA：American Academy of Ophthalmology；2012. Available at：www.aao.org/ppp.
17. 严宏. 弱视. 北京：科学出版社，2007.

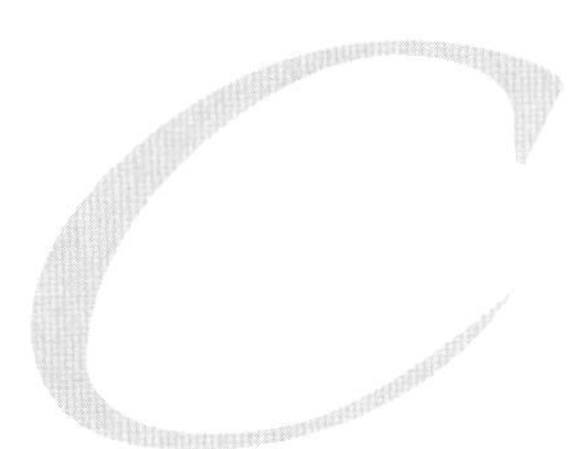

# 第八章 影响弱视疗效的因素及预后

弱视的疗效除了与弱视的程度、类型和注视性质等因素相关外，还与其发病年龄、治疗开始的时间、治疗史、治疗过程中的依从性、终止治疗的方法、是否联合精细目力训练等其他联合治疗方法、是否长期随访以及检查视力的方法等密切相关。

## 第一节　影响弱视疗效的因素

文献记载可能影响弱视预后的因素有：家族史（弱视及（或）斜视）、婴幼儿期疾患、弱视的类型、原始视力、屈光情况、斜视类型及程度、初诊年龄以及注视性质等。

估价疗效时应考虑视力提高及建立立体视两方面：

### 一、视力提高方面

#### （一）弱视程度与疗效

弱视的深度与疗效有极明显关系（$P<0.001$），轻度弱视的疗效最高，中度者次之，重度者最差。

#### （二）注视性质与疗效

二者之间也有密切关系（$P<0.005$），中心注视者疗效最高，88.87%获得治愈，离中心凹越远治愈率越低而无效率则升高。在非中心注视性的弱视眼中，93.05%转变为中心凹注视。这说明绝大多数非中心凹注视眼经治疗后都能转变为中心凹注视。

#### （三）弱视类型与疗效

各家一致认为屈光不正型弱视预后最好（$P<0.005$），因双眼视力相近或相等，并无双眼物像融合障碍，故不引起黄斑抑制。这一型采用传统遮盖或CAM疗法，治愈率高达90.16%。

#### （四）治疗年龄与疗效

治疗预后与初诊年龄有关。各家报道都一致指出年龄越小、预后越好。Oliver（1986）比较了3组不同年龄弱视儿童采用传统遮盖法的结果。他发现年幼儿童较大年龄组儿童明显顺从，能遵守医嘱，彻底遮盖，查视力时也比较合作。8岁以上能服从治疗的儿童，同幼儿组一样，视力也明显进步。他认为治疗的成败主要取决于患儿的配合与否。

综上所述刘家琦等（1985）认为弱视眼的原始视力、注视性质、弱视类型及治疗年龄对疗效有显著性影响而家族史和有无斜视与疗效关系不大。

### 二、建立立体视方面

对建立立体视问题，各家说法不一。Blake等（1975）的实验小猫，每次只让它用一只眼注视。这些猫在成年后双眼视力均为正常，但立体视丧失。脑皮层视中枢的双眼视细胞比正常猫明显减少，显然后者的存在对立体视起决定性作用。Banks（1975）等将出生4～6周小猫的一只眼造成斜视，这样就剥夺了该眼输入的视觉信息，结果脑皮层双眼视细胞停止发育，数量明显减少；并认为哺乳类的视觉在某一发育阶段受到外界不良影响，能引起严重组织结构异常（双眼视细胞减少）和功能失调（立体视丧失）。

人类视觉的发育也不例外。Banks等根据研究结果估计立体视的发育由出生后数月开始，1～3岁时达到高峰。Pecherean（1982）等发现儿童的立体视锐与年龄有直接关系，5岁以内的儿童不可能有精确的立体视。Piro（1982）等的研究指出立体视在9岁时才发育成熟。Simons（1981）证实5岁后立体视锐阈值才逐渐改善。刘家琦等的统计指出7岁以上儿童90%左右都有立体视。

立体视为双眼视功能的最高级形式。建立立体视是治疗弱视的理想目标。重度弱视预后最差，不仅在视力提高方面，而且在建立立体视方面也不例外，明显低于轻度和中度弱视。中度与轻度两组之间无显著性差异。

关于弱视类型与立体视，斜视性弱视获得立体视的可能性最低（$P<0.005$）。因双眼视轴不平行，患者平日仅用一眼注视，双眼视细胞不可能正常发育，注视眼对斜视眼又起竞争性抑制作用，当然不能建立立体视。斜视发生较晚或早年获得治愈者仍有可能建立立体视。

## 第二节 预 后

先天性白内障所致的形觉剥夺性弱视预后最差。屈光不正性及斜视性弱视预后很好，对治疗有良好反应。旁中心注视确实影响预后（Flynn，1978），对治疗不利。屈光参差性弱视的预后介于斜视性及形觉剥夺性之间。此外，伴有单侧高度远视的弱视较伴有单侧高度近视者更为不利（Dale，1982）。

（刘家琦）

## 主要参考文献


1. 刘家琦. 弱视和立体视. 中华眼科杂志. 1985，21（增刊）：3.
2. Banks MS. Sensitive period for the development of human binocular vision. Science，1975，190：675.
3. Blake R. Deficits in binocular depth perception in cats after alternating monocular deprivation. Science，1975，190：1114.
4. Flynn GT，et al. Current trends in amblyopia therapy. Ophthalmology，1978，85：428.
5. Oliver M，et al. Compliance and results of treatment for amblyopia in children more than 8 years old. Am J Ophthalmol，1986，102：340.
6. Pecherean S. Statistical study on answers to stereopsis to testing in pre-school children. J Fr Orthopt（Eng. abstract），1982，42：31.
7. Piro M. Comparative study on the TNO，the Reinecke Random Dot E，the Titmus and Frisby stereotests in children. J Fr Orthopt（Eng. abstract），1982，14：41.
8. Simons E. Stereoacuity norms in children Arch. Ophthalmol，1981，99：439.

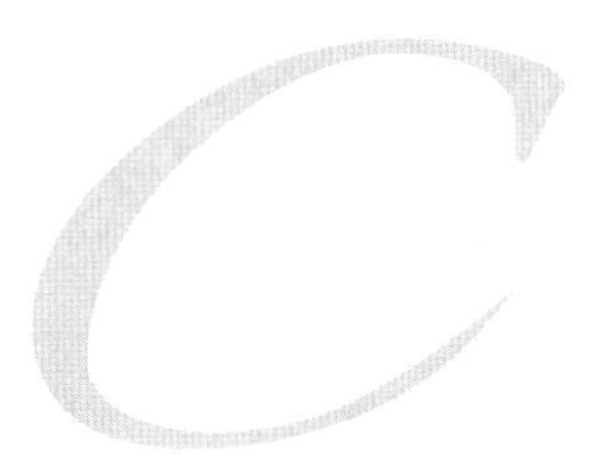

# 第九章
## 弱视治疗的注意事项

## 第一节　盖 眼 问 题

这是个很具体和实际问题，也是传统遮盖疗法成败的关键所在。遮盖主眼必须严格和彻底。常见患儿家长们为了方便和省事起见，用一块黑镜片或用一张纸贴在主眼镜片上。患儿们会从镜框上边或从镜框与皮肤之间的空隙中，尤其是鼻侧，偷看；有些孩子在无人时去除眼镜。Aoki（1968）强调用绷带包扎更为有效。他的理由是强光刺激主眼可能对弱视眼视力的提高是个障碍。有些患者为美容起见不愿戴眼罩。Ferreri（1976）建议用特制的软接触镜。在接触镜中央有一 4～6mm 的黑点，可以遮挡主眼相应的瞳孔区，以免光线进入该眼。更有效的办法是用无刺激性粘膏布将眼罩贴在眼周围的皮肤上或将眼罩直接盖在眼睛上，使患儿无法偷看。

## 第二节　警惕发生遮盖性弱视

在遮盖期间应加强复诊。复诊时每次必须检查健眼视力及注视性质，要警惕发生遮盖性弱视。被遮盖眼（主眼）视力下降，注视点由中心凹转变为旁中心注视。这可以发生在短期遮盖后（4～6 周），多发生在婴幼儿童，弱视眼视力极度低下（≤0.1），经遮盖疗法后迅速提高者。这种遮盖性弱视经双眼交替遮盖后，双眼视力可以提高和维持在较为满意水平。Burian（1966）曾报告一例三岁男孩，遮盖两个月后，健眼发生遮盖性弱视，经交替遮盖两个月后，双眼视力提高到 0.7，中心注视。甘晓玲（1986）也报告过一例 5 岁男孩，右眼视力为 1.0 中心凹注视，左眼 0.1 旁中心注视。遮盖 3 个月后，弱视眼视力进步到 0.5，主眼视力下降至 0.9，且为不稳定中心注视。其后患儿未按时复诊，又自行遮盖了三个月，复诊时弱视眼视力上升到 0.7 而被遮盖主眼则减退到 0.8，旁中心凹注视。经交替遮盖，四周后，右眼恢复到 1.2 中心注视，弱视眼仍为 0.7 中心注视。以后患儿未再来复诊。

Miyake（1973）报道 19 例单侧弱视眼均有过遮盖单侧弱视眼历史。其中 16 例在出生后一年内遮盖，3 例在 3 岁以前遮盖，15 例仅遮盖过一周。他认为在婴幼儿期即或短暂地遮盖单侧眼就有可能引起类似形觉剥夺性弱视。因其他眼病必须遮盖患眼时，则每周打开患眼两天，促使该眼注视以免发生遮盖性弱视。

遮盖性弱视一般是可逆的，但文献报道在婴幼儿期无限制地遮盖一眼也可能引起不可逆的遮盖性弱视。

人类视觉系统对单侧视觉剥夺的敏感期的确切年龄究竟是几岁，目前尚不知道。发生遮盖性弱视的可能性也因人而异。事先应将这并发症告知家属，在换眼罩打开双眼时，如果发现原来的斜视眼继续维持注视，说明斜视眼的视力已超过主眼，应立即复诊。

很快就发生遮盖性弱视也可能是个好的预兆，说明弱视眼还在高度可塑阶段，因而视力是可恢复的。在这样的病例采用交替遮盖法一般能使每一只眼获得正常视力和中心注视。

## 第三节　斜　　视

治疗前没有斜视或仅有间歇性斜视者经遮盖疗法后，可能发生恒定性斜视（急性斜视）。作者曾遇见一例 5 岁男孩，双眼远视，在遮盖期间发生内斜。打开双眼一个时期后，内斜自行消失。经短暂性遮盖主眼后，双眼维持正位，弱视眼的视力由 0.1 提高到 0.6。

## 第四节　弱 视 复 发

弱视治疗的最大问题是如何巩固疗效和防止复发。在视觉没有成熟之前，每个治愈的弱视患者都有可能复发。所有治愈者都应有随访观察一直到视觉成熟期。Malik 报道在随访一年以上用后像疗法治疗的患者中，30% 的视力已减退到治疗前水平。

有人认为弱视的复发率高，远期效果差，因此提出至少应有两年的随访。Flynn（1978）主张弱视患者也应像肿瘤一样有5年治愈率的观察。在刘家琦报道，追踪在3年以上的治愈患者中没有复发的，因此提出弱视治愈的随访观察应以3年为宜。

引起复发的主要原因是患者未遵守医嘱按时复诊；所获得的正常视力尚未巩固即自行打开主眼；或因医生急于求成，提前打开主眼；也有因急于施行斜视矫正术，术后遮盖手术眼（弱视眼）而引起复发。

为了维持疗效，可以在弱视治愈后逐渐打开主眼，每天两小时，一月后如果疗效巩固则延长打开时间到每天4小时，以后到6小时、8小时，直到全日打开。也可用半透明纸或塑料薄膜遮挡主眼镜片或用指甲油涂抹镜片，使主眼视力比弱视眼低两行，以维持弱视眼所获得的视力。过矫或欠矫镜片或利用交替压抑法（von Noorden，1986）都能起到维持和巩固弱视眼视力的作用。

如果弱视眼视力确实下降，可再遮盖主眼，弱视眼的视力自能提高到原有最高水平，而且提高的速度比复发前更快。同时加强双眼单视功能训练以巩固疗效。随访期间头6个月每月复诊一次，以后每半年一次直到3年为止。

## 第五节 患儿家长的合作问题

家长的关心和积极配合关系到弱视治疗的成败。初诊时应将弱视的危害性、可逆性、治疗方法及可能发生的情况告知家长，以取得他们的信任和密切合作则能事半功倍。遵守医嘱，按时就诊，督促患儿很好地完成家庭作业以及发现问题及时反映等都是促进治疗成功的有利和必要措施。

## 第六节 随访评估

随访评估的目的是监测对治疗的反应，如有必要，调整治疗方案。随访评估的主要目标是测定弱视眼的视力，此外，间隔史，尤其是对治疗方案的依从情况、治疗的不良反应以及对侧眼的视力也非常重要。对儿童进行视力检查通常比较困难，因此在随访期间使用相似的视力检查表，在舒服的环境下进行检查可以获得比较可靠的检查结果。

一般情况下，应该在开始治疗2～3月后开始进行随访评估，具体时间可随治疗强度和儿童年龄不同而有所不同。根据随访期的评估结果和对治疗方案的依从情况，治疗方案可以进行以下调整：

如果两眼的视力都没有发生变化，如有必要可以考虑增加治疗强度或改变治疗方案。举例来说，如果当前的治疗方案为对侧眼每天遮盖治疗2h，可以考虑增加到6h，或改为药物压抑疗法。

如果弱视眼视力下降，而对侧眼保持稳定，应重新检查屈光状态，重测视力，重新进行瞳孔检查。有些儿童虽然对治疗依从性良好但视力仍未改善，在这种情况下，应该考虑是否存在视神经发育不全或其他视通路异常。

如果对侧眼的视力下降，应考虑是否发生反转型弱视，并重新检查双眼的屈光状态，重测视力，并考虑其他诊断。如果确实发生了反转型弱视，应中断治疗，并且在一周内进行随访。重测视力以确定视力是否恢复到弱视治疗之前的水平。

（刘家琦）

## 主要参考文献

1. 甘晓玲. 剥夺性弱视. 中华眼科杂志，1986，22（2）：97.
2. Aoki M. Visual acuity in amblyopia，effect of occlusion method in strabismus amblyopia. Am J Ophthalmol，1968，65：482.
3. Brian HM. Occlusion amblyopia and the development of eccentric fixation in occluded eyes. Am J Ophthalmol，1966，62：853.
4. Ferreri G. Occlusion by means of soft contact lens for the treatment of amblyopia. Klin Monatsbl Augen，1976，109：362.
5. Flynn JT. Current trends in amblyopia therapy. Ophthalmology，1978，85：428.
6. Malik SRK. Follow-up results of occlusion and pleoptic treatment. Acta Ophthalmol，1975，53：620.
7. Miyake AS. Amblyopia in man suggestive of stimulus deprivation amblyopia. Am J Ophthalmol，1973，76：610.
8. von Noorden GK. Alternating penalization in the prevention of amblyopia recurrence. Am J Ophthalmol，1986，102：473.
9. American Academy of Ophthalmology Pediatric Ophthalmology/Strabismus Panel. Preferred Practice Pattern Guidelines. Amblyopia. San Francisco. CA：American Academy of Ophthalmology；2012. Available at：www.aao.org/ppp.

# 第十卷

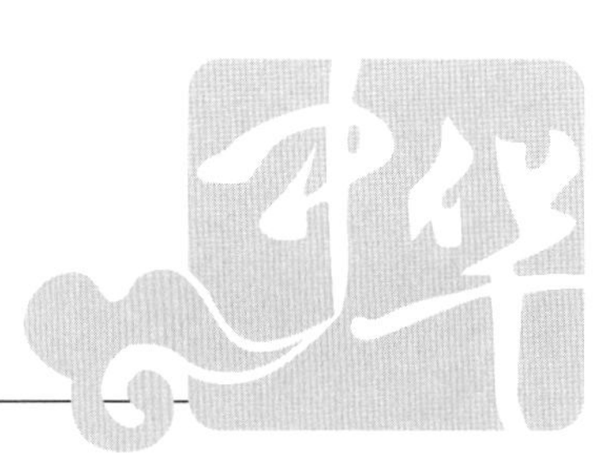

## 神经眼科学

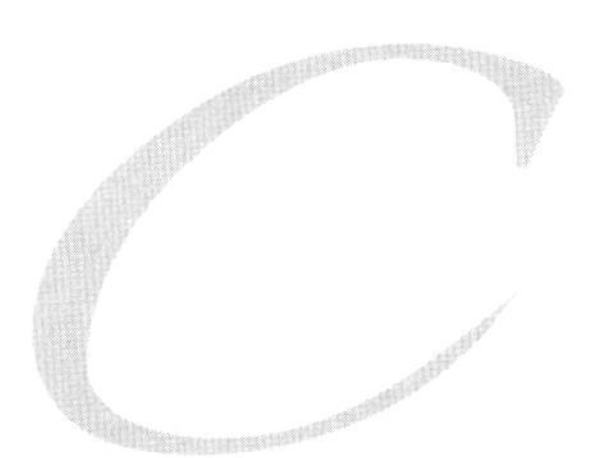

# 第一章 神经眼科检查

## 第一节 神经眼科的解剖生理

有关视路的解剖及组织学，在本书第一卷第二篇眼的解剖组织学的第三章视路及视觉中枢中已有详尽的叙述。这里仅从神经眼科学中视野学的观点，对视路进行简要的复习。

### 一、视 神 经

**【定义】** 视网膜上所有的神经纤维，在视乳头处集中，然后分成束状穿过巩膜的筛板，向后穿出眼球，形成视神经(optic nerve)。经眼眶后部的视神经孔进入颅内，两侧的视神经在蝶鞍上方部分交叉，形成视交叉。视神经在解剖学上起始于视乳头，而从生理和功能的角度上看来涵盖视网膜的节细胞层。

组织学上，有髓鞘神经纤维组成的视神经很像脊髓中的白质，其髓磷脂来源于少突细胞，而不像周围神经的髓磷脂来源于 Schwann 细胞，所以它实际上是中枢神经系统中的一个传导束。神经纤维之间含有少量的神经胶质细胞。

视网膜的神经纤维穿过筛板以后，其在视神经中的排列是：鼻侧上方纤维位于视神经的内上方，鼻下方纤维居视神经的内下方，颞上纤维位于上方偏外处，颞下纤维则位于下方偏外处。由于视网膜中央动静脉占据了视神经的中心部位，因而黄斑纤维被挤在颞侧上、下方。鼻侧份最边远的视网膜纤维，位于视神经的最内侧边缘处。在视神经距离眼球后约 1.5cm 以外，由于视神经的中央轴心部位已无视网膜中央血管，因而黄斑纤维逐渐移至视神经的轴心部位，而颞侧纤维也转移回到颞侧上、下方(图 10-1)。

视神经离开眼球后，立即被三层鞘膜包绕，经过视神经管进入颅内。这三层鞘膜分别与颅内三层脑膜相连续。包绕视神经最外层的为硬脑膜，它在视神经管口处分为 2 层，外层覆盖于眶骨表面，成为眶骨膜；内层则为视神经眶内段的硬脑膜，此膜在眼球后部与巩膜互相融合。中层为蛛网膜，此膜的两面均有内皮细胞，蛛网膜向前行到达眼球时，与巩膜及脉络膜相融合。第三层为软脑膜，该膜密切贴附于视神经的周围，并与横贯神经中的纤维间隔相连续。在三层膜中间有两个腔隙，硬脑膜与蛛网膜之间的腔隙为硬脑膜下腔；蛛网膜与软脑膜之间的腔隙为蛛网膜下腔，二腔分别与颅内相应的腔隙相通。由于蛛网膜在前端连接于巩膜处形成盲管，因此，颅内的脑脊液可以直达眼球后极视神经筛板处。这种解剖关系有其重要的临床意义，是颅内压力增高时视乳头产生水肿的重要解剖因素。

视神经全长约 50mm，可分为四段：①球内段：自视乳头起至巩膜后孔出口处，长 1mm，直径在球内为 1.5mm，脉络膜处为 1mm，筛板以后由于神经纤维外开始裹以髓鞘，其直径增为 3mm；②眶内段：自巩膜后孔至视神经管的眶口，长约 25mm，呈 S 形弯曲，因此，在眼球转动时不受限制；③管内段：由视神经管的眶口至颅腔的入口处，长约 9mm，视神经管的内侧与

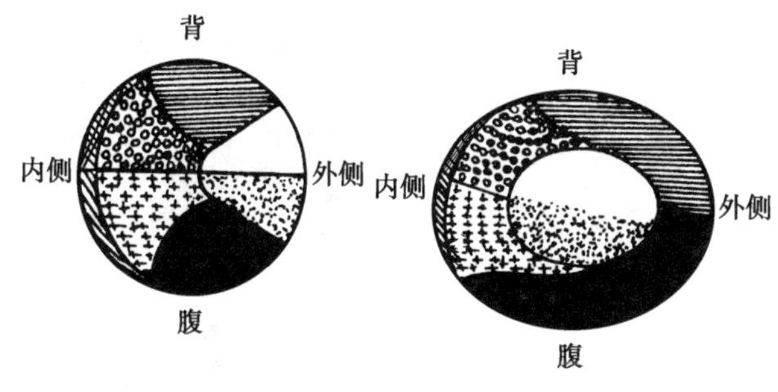


黄斑上方的纤维
黄斑下方的纤维
颞上纤维
鼻上纤维
颞下纤维
鼻下纤维
（颞上、鼻上、颞下、鼻下纤维：黄斑以外的眼视野纤维）
鼻侧最边缘的上方纤维
鼻侧最边缘的下方纤维

图 10-1 右侧视神经内的纤维排列

左图为远侧端；右图为近侧端

蝶窦和后组筛窦相邻，因此鼻窦疾病可能使视神经受牵累；④颅内段：由颅腔入口至视交叉，长约 16mm，上方为大脑额叶及嗅神经，大脑前动脉也跨过视神经，下方和外侧与颈内动脉及海绵窦相邻，下方为蝶窦。

视神经的血液由眼动脉及其分支所供应，多数人认为视神经的血液有两个来源：一个是眼动脉的一些小支直接穿过硬脑膜和蛛网膜进入视神经中，分布于视神经的周围，形成软脑膜血管网，然后再分成一些细小分支进入视神经，供应视神经的周围部分。另一个则来自视网膜中央动脉，在该动脉进入视神经处发出的分支血管，一部分与软脑膜血管网吻合，供养视神经的周围部分；另一部分与视网膜中央动脉平行进入视神经后，向前、向后发出分支，供应视神经的轴心部分（图 10-2）。

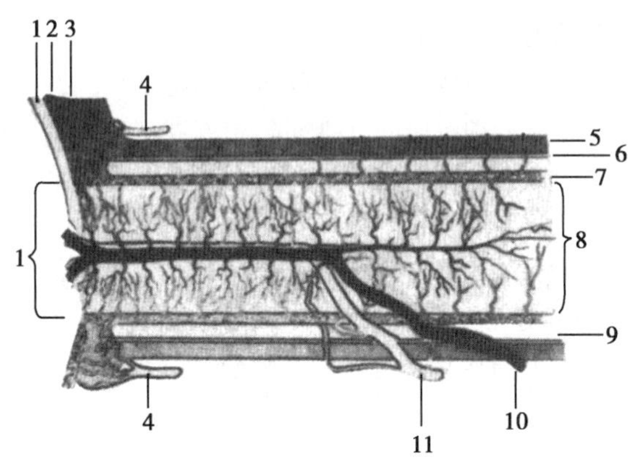


**图 10-2　视神经血液供应**

1. 视网膜　2. 脉络膜　3. 巩膜　4. 睫状后动脉　5. 硬脑膜　6. 蛛网膜　7. 软脑膜　8. 视神经　9. 蛛网膜下腔　10. 视网膜中央动脉　11. 视网膜中央静脉

筛板处视神经以及视乳头的血液供应，系由环绕视乳头的 Zinn-Haller 动脉环所供养。Zinn-Haller 动脉环接受 3 个方面的血液供应，主要来源于脉络膜血管，其次是 4 支或更多的睫状后短动脉，软脑膜动脉丛也加入这一环形吻合支的构成。

视神经管内段由颈内动脉直接发出的软脑膜动脉供应。颅内段则由颈内动脉、大脑前动脉及前交通动脉分别发出的分支供应。

## 二、视　交　叉

**【定义】** 视交叉（optic chiasm）位于蝶鞍上方基底脑池中，其前方与两侧视神经相连，称为视交叉前角；其后方与两侧视束相连，称为视交叉后角；中央部分称为体部。视交叉呈椭圆形，45 度倾斜，横径为 10～20mm，平均为 13.28mm；前后径为 4～13mm，平均为 8mm；上下径为 3～5mm，平均为 4mm。视交叉的位置前后变化极大，位于蝶鞍上方视交叉沟中者（称前置位）约占 5%；位于蝶鞍正上方者（也称前置位）约占 12%；位于蝶鞍稍后及鞍背处，其后缘恰在鞍背上方者（称正常位）约占 79%；全部位于鞍背上方或鞍背后部者（称后置位）约占 4%（图 10-3）。

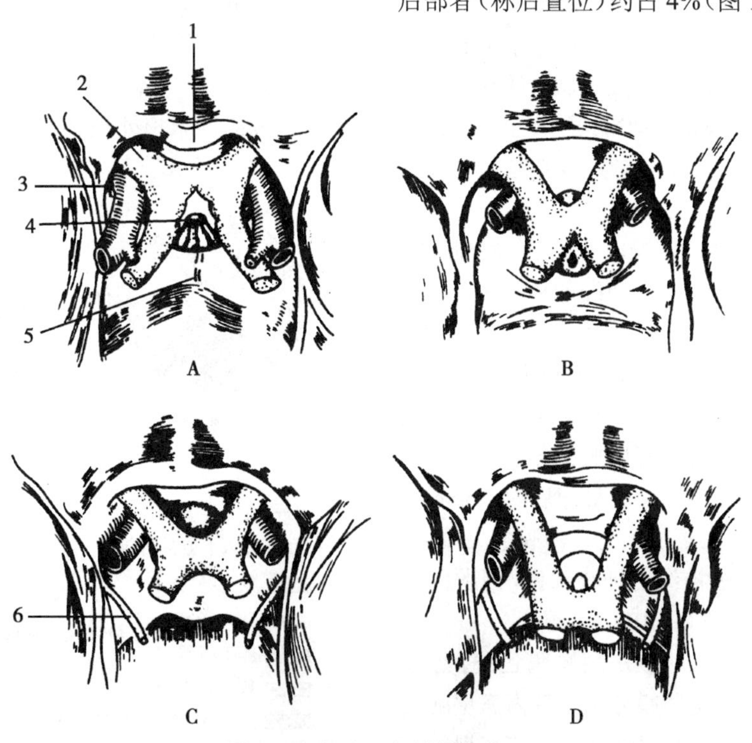


**图 10-3　视交叉与蝶鞍的关系**

A. 前置位 5%　B. 前置位 12%　C. 正常位 79%　D. 后置位 4%

1. 视交叉沟　2. 视神经　3. 颈内动脉　4. 漏斗　5. 鞍背　6. 动眼神经

视交叉的下方为脑垂体。后者居于蝶鞍之内，借鞍膈与视交叉相隔，视交叉与鞍膈之间为基底脑池（视交叉池和脚间池）所分开；鞍膈与视交叉之间的距离为0～10mm。这种解剖关系说明，脑垂体肿瘤扩大并穿破鞍膈向上生长时，可以在一段较长的时间内不出现视交叉受压的症状。由于视交叉有前置位、正常位和后置位的变异，在脑垂体发生肿瘤时，视交叉受压的部位也不相同，所以临床上其视野变化常有差异。此外，鞍膈的厚薄和坚韧度，对脑垂体肿瘤的扩展方向也有重要的关系。如鞍膈坚厚，肿瘤即向前方和两侧方发展；如鞍膈较薄弱，肿瘤就可突破鞍膈向上方扩展。

视交叉上方为第三脑室的前端。第三脑室底部的前端在视交叉的前、后各形成一个隐窝图，在前方者称视隐窝，于后方者称为漏斗隐窝（图10-4）。因此，当脑积水或脑室肿瘤引起脑室扩大、颅内压增高时，由于视隐窝或漏斗隐窝的扩大，视交叉受压，可出现双颞侧偏盲的典型视野缺损，常可能被误诊为脑垂体的肿瘤。

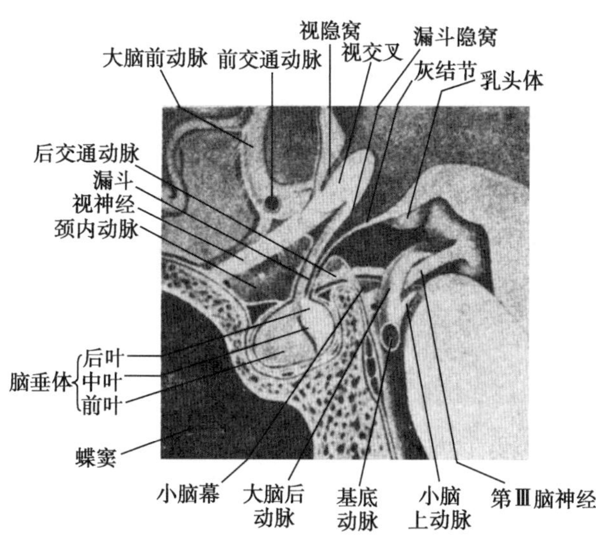

图10-4 视交叉与周围组织关系

视交叉的两侧为颈内动脉和后交通动脉，上前方为大脑前动脉和前交通动脉，外下方为海绵窦和窦内的神经血管，后方有灰结节及由灰结节发出的漏斗与乳头体。因此，这些部位的病变可影响视交叉，发生相应的视野改变。

视交叉处的视觉纤维的交叉情况：并非鼻侧纤维直接交叉到对侧、颞侧纤维径直走向同侧，实际上交叉与不交叉的纤维的排列情况较为复杂。从视网膜鼻下方来的纤维进入视交叉后立即转向对侧，沿视交叉前缘的下部行走，在对侧视神经与视交叉交界处反向向前弯行，伸入对侧视神经一段距离（有的可突入视神经中达3mm），然后再沿视交叉外缘向后行，进入对侧视束的腹内侧，这部分纤维在对侧视神经与视交叉交界处所形成的弓状弯行称为视交叉前膝。来自视网膜鼻上方的纤维进入视交叉后，先在视交叉的同侧向后行，在同侧视束的起端向视束内作弓状弯曲（称为视交叉后膝），并进入同侧视束一段距离后，再沿视交叉后缘的上方交叉到对侧，进入对侧视束的背内侧。视网膜颞下方纤维行于视交叉同侧的下外方，靠近视交叉的外侧缘，进入同侧视束的外下份。视网膜颞上方纤维行于同侧的上内份，进入同侧视束的外上份。乳头黄斑束纤维在视交叉中，也分为鼻侧交叉纤维和颞侧不交叉纤维两部，交叉纤维行于视交叉的内侧和上方，最后在视交叉后份的上方进行交叉，然后走向对侧视束；不交叉纤维在视交叉外侧部分的中央向后径直进入同侧视束（图10-5）。

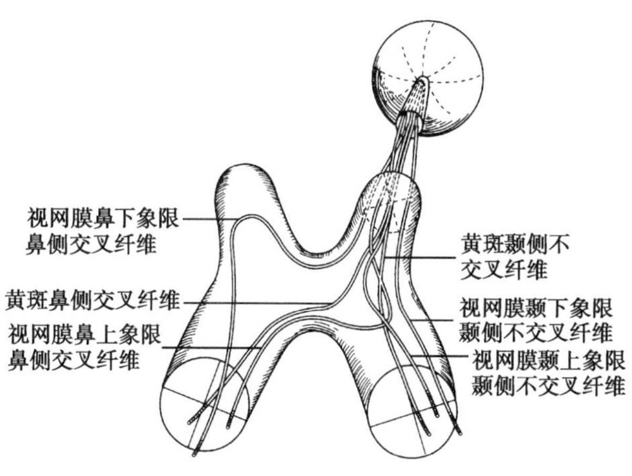

图10-5 视交叉内视觉纤维的分布

视交叉的主要血管来自大脑前动脉和颈内动脉。前者主要分布到视交叉的上面，后者主要分布在下面。此外，后交通动脉、前脉络动脉和前交通动脉也都有分支供应视交叉。

劳远琇等研究了视交叉部的血管构筑，发现该处毛细血管密度相对较低，而供应视交叉部和脑垂体的血管是同一的，当垂体有肿瘤时，血液供应需要增多，发生窃血现象，使视交叉的毛细血管供血不足，造成视交叉损害及特有的视野变化（参阅第一卷第五篇第七章）。

## 三、视 束

**【定义】** 视束（optic tract）位于视交叉与外侧膝状体之间，每侧视束包含对侧眼来的交叉纤维及同侧眼的不交叉纤维。视束长4～5cm，形如扁圆的索带。自视交叉的后角发出后，向后外方行走，先居于灰结节的外侧，绕过大脑脚的下面，与大脑后动脉相邻，然后走行于侧脑室下角的上内方，当其绕过大脑脚时，即被颞叶掩盖，因而不能在脑底见到（图 10-6）。

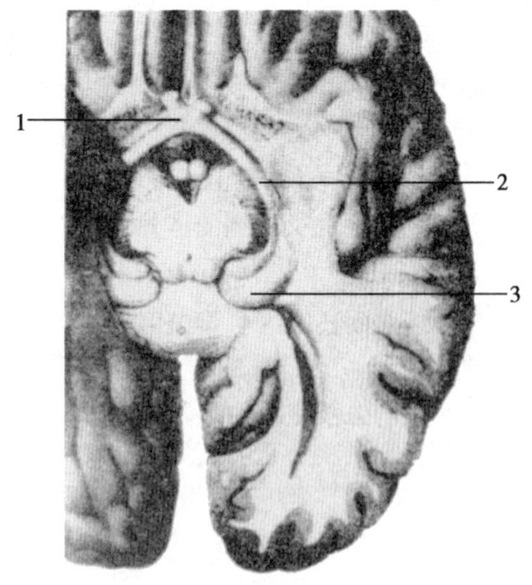


**图 10-6　视束外膝状体与邻近脑组织关系**

1. 视交叉　2. 视束　3. 外侧膝状体

当视束在内囊和豆状核的下方向后行时，可见豆状核的苍白球居其上方，内囊居其内方，颞叶的海马回居其下方（图 10-7）。当视束到达丘脑后外侧时，每一视束分为内外两根。外根较大，包含全部视觉纤维，止于外侧膝状体；瞳孔的光反应传入纤维也经外根取道四叠体上丘臂，终止于中脑顶盖前核，而非终止于外侧膝状体。内根较小，止于内侧膝状体，其纤维可能与视觉无关。

视束内视觉纤维的排列是：两眼相应部位的纤维进入视束后即逐渐汇集在一起。由同侧颞下象限及对侧鼻下象限发出的纤维居腹外侧；同侧颞上及对侧鼻上象限的纤维居腹内侧；来自对侧视网膜鼻侧外周部位的不成对纤维居腹面狭窄区。黄斑区纤维居背部，其中来自上象限者居背内侧，下象限者居背外侧（图 10-8）。

视束的血液主要由前脉络动脉供应，部分由后交通动脉的分支所供应。

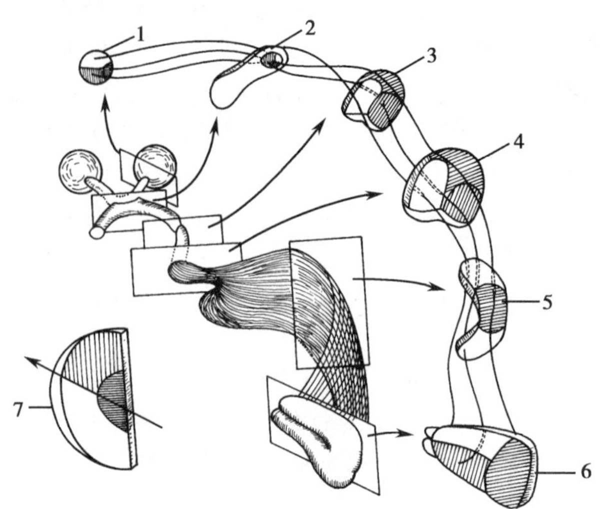


**图 10-8　视路内神经纤维的分布**

1. 视神经　2. 视交叉　3. 视束　4. 外侧膝状体　5. 视放射　6. 枕叶纹状区　7. 左侧视野图

## 四、外侧膝状体

**【定义】** 外侧膝状体（lateral geniculate body）属于间脑的一部分，体呈卵圆形，后部较大，位于大脑脚的外侧及丘脑枕的下外方和豆状核后面的内囊纤维的内侧。来自视网膜的神经纤维终止于外侧膝状体，由外侧膝状体核的细胞发出的纤维组成视放射，也就是说，视路的周围性神经元在此终止，而中枢性神经元则从此开始。所以，外侧膝状体是视觉分析器的第一级视中枢。

从切面观察，外侧膝状体呈白、灰两种交替的层次：白区是由视束的有髓神经纤维所形成，其中来自同侧眼的不交叉纤维进入第二、三和五层，来自对侧

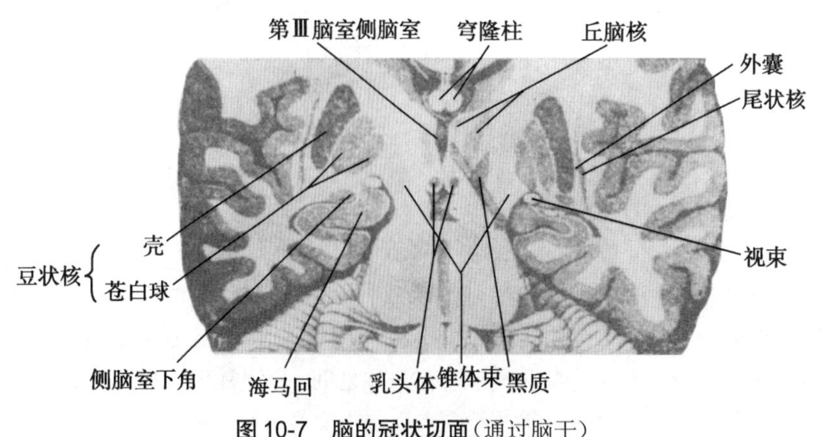


**图 10-7　脑的冠状切面**（通过脑干）

示视束与周围的关系

视网膜的交叉纤维进入第一、四和六层中(图 10-9)。灰区是细胞核所在区域，从这些细胞发出的轴突纤维构成了视放射。

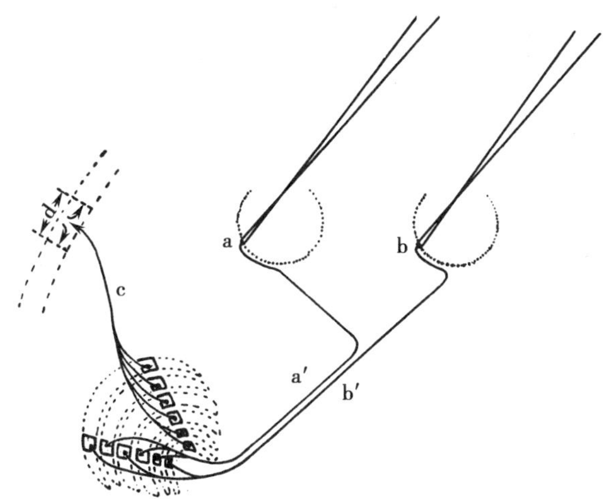


图 10-9　视网膜交叉与不交叉纤维投射入外侧膝状体的不同层次

在外侧膝状体中，来自黄斑的纤维居其背侧和中央，黄斑上半部纤维位于背内侧，下半部纤维位于背外侧。视网膜周围纤维位于外侧膝状体的腹侧，其上半部纤维在腹内侧，下半部纤维在腹外侧。视网膜鼻侧最边缘部分的纤维(即投射为单眼颞侧新月视野的纤维)，止于外侧膝状体腹侧最下边的狭窄小区中(图 10-8)。

由于外侧膝状体向内侧呈 90° 旋转，使视网膜上半部纤维位于内侧，而下半部纤维位于外侧。这种视觉纤维排列的扭转在视放射又恢复原状。因此，在视路中，除外侧膝状体以外，视网膜上部纤维均位于上方，下部纤维全部位于下方。外侧膝状体的血液主要由大脑后动脉供应，尤其在外侧膝状体的后内方，而前方和外侧则由前脉络动脉供应。大脑后动脉主要供应来自视网膜上半部纤维，而前脉络动脉则主要供给视网膜下半部纤维。黄斑纤维由此二动脉共同供应(图 10-10)。

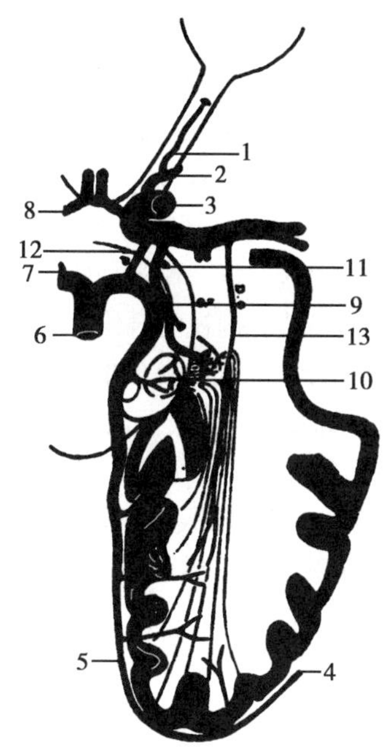


图 10-10　视路的血液供应

1. 视网膜中央动脉　2. 眼动脉　3. 颈内动脉　4. 大脑中动脉　5. 大脑后动脉　6. 基底动脉　7. 大脑后动脉　8. 大脑前动脉　9. 视束　10. 外侧膝状体　11. 前脉络动脉　12. 后交通动脉　13. 视深动脉

## 五、视　放　射

**【定义】** 视放射(optic radiation)由自外侧膝状体发出的视觉纤维所组成，其纤维向后通过内囊和豆状核的后下方，在内囊后肢与内囊的其他感觉纤维并行，然后形成一束明显的纤维束，向上下方呈扇形展开，同时分成背侧、外侧和腹侧三束。背侧束直接走向上后方，外侧束直接行向外后，两者都经颞、顶叶的髓质向后止于枕叶。腹侧束则先向前外方走向颞叶，在视交叉平面，绕过侧脑室下角前端的上方行至其外壁，形成的这一弯曲称为 Meyer 襻或颞襻，然后再转向后方，在侧脑室的外壁行于外矢状层中，止于枕叶皮质的纹状区(图 10-11)。视放射的扇形排列先成垂直状束面，在接近枕叶时，即转为水平状束面。由于视放射在大脑半球内占有相当大的范围，因此，颞叶、顶叶和枕叶等处的病变都可能影响视放射，引起相应的视野缺损。

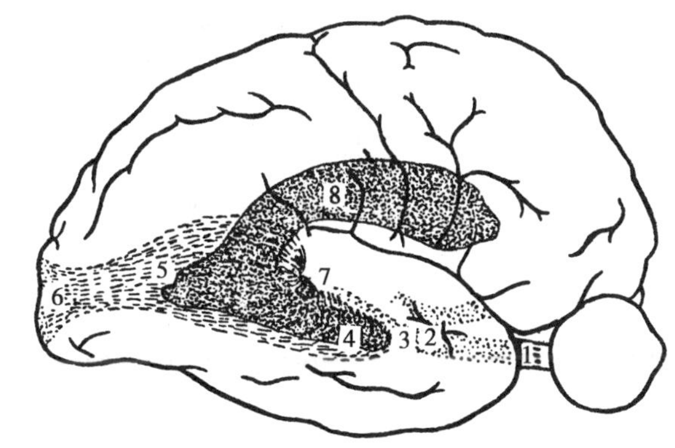


图 10-11　视放射纤维(侧面观)

1. 视神经　2. 视交叉　3. 视束　4. Meyer 襻　5. 视放射　6. 枕叶皮质　7. 外侧膝状体　8. 侧脑室

视放射的血液供应在前份由前脉络动脉供给，中后份由大脑中动脉的视深动脉供给，后份视放射在将要进入视皮质之际，由大脑后动脉及部分大脑中动脉的分支的皮质穿通支所供应(图 10-10)。

## 六、视　皮　质

【定义】 视皮质(visual cortex)位于两侧大脑枕叶后部内侧面的纹状区，即。此区被一水平的距状裂分为上下两唇。全部视觉纤维均终止于此，所以纹状区是视觉的最高中枢。每一侧半球的纹状区接受同侧眼的颞侧及对侧眼的鼻侧视觉纤维。视网膜各部在纹状区各有相应的投影部位：视放射的上份纤维，止于距状裂的上唇，即楔叶(代表两眼同侧视网膜的上象限，即视野的下象限)；视放射的下份纤维，止于距状裂的下唇，即舌回(代表双眼同侧视网膜的下象限，即视野的上象限)；黄斑部纤维，居枕叶后极纹状区的最后份；视网膜周围部的纤维，居于纹状区的中部；视网膜鼻侧最边缘部分的纤维(双眼视野重叠的共同视野区以外的颞侧月牙形视野区，即颞侧新月)，则位于纹状区的最前部(图 10-12)。

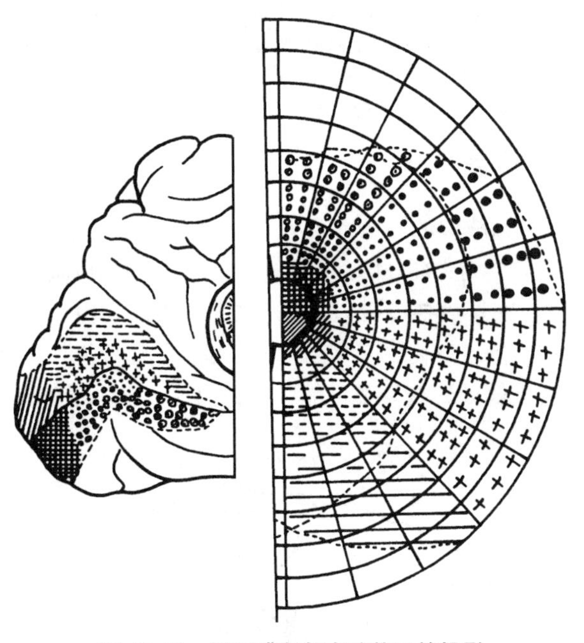

图 10-12　视网膜各部在纹状区的投影

Horton 等通过对枕叶病变的磁共振检查，认为原来由 Inony 和 Holmes 所绘制的人类纹状区皮层和视野对应图基本正确，但低估了中心视野在皮层的放大率，提出应扩大中心视野的对应区，缩小周边视野的对应区。

传统意义上的视皮层范围已扩大至顶叶、颞叶和部分额叶在内的许多新皮层区，总数达 25 个，尚有 7 个视觉联合区，所有视觉加在一起占大脑新皮层面积的 55%，由此可见视觉信息在整个脑功能中所占的分量。

眼是脑的延续，眶是颅的延伸，解剖学、胚胎学、生理学等皆可诠释这个关键概念。中枢神经系统中约有 40% 的神经纤维与视觉有关，总面积 2200～2400cm$^2$ 的大脑皮层超过 1/2 参与视觉形成。大约 65% 的颅内疾病可表现眼部症状和体征。脑神经有 1/2(Ⅱ、Ⅲ、Ⅳ、Ⅴ、Ⅵ、Ⅶ)与眼直接相关。眼眶凭借视神经孔、眶上裂、眶下裂及多处筛骨孔等与颅腔相沟通。颅底由额骨 1 对、颞骨 1 对、筛骨、蝶骨、枕骨等 5 块骨骼构成，除枕骨外，其余均构成眼眶或与眼眶有关。眶颅沟通性病变较常见。视神经是脑白质的一部分，其鞘膜是三层脑膜的延续，是真正意义上的脑组织，从眼眶至颅底及脑，炎症、占位、外伤、遗传、脱髓鞘等原因常累及视神经。近年来，研究证明，视神经疾病谱已从既往最常见的炎症转变为外伤、遗传、脱髓鞘及缺血等。特别是前颅部的闭合性外伤最常累及管内段或颅内段视神经，所以视神经是众多临床学科的交汇点。

脑血流量占全身血流量的 1/5，大脑皮层枕叶 17、18、19 区及其全程视路是脑内循环血量和耗氧最大的区域。视神经、视交叉、视束以及脑组织，在很大程度上可承受一定的耐受力和移位，而不出现明显的功能障碍，只有当影响微循环时才会有临床症状，因而思考任何有关视神经问题时应首先考虑缺血问题。

视皮质的血液主要由大脑后动脉经距状裂动脉供应(图 10-10)，在枕极部外侧面还有大脑中动脉与大脑后动脉的吻合支供应，这可部分解释大脑后动脉阻塞时发生黄斑回避的原因。

# 第二节　视野检查的方法

【定义】 视野(visual field)是指眼球固视正前方的一个固定的目标，在眼球和头部维持不动的情况下，该眼所能见到的空间范围。

一个正常的视野必须依靠一个完整无损的视路(visual pathway)。视路是指从视网膜的光感受器起，到大脑枕叶皮质视觉中枢为止的整个神经冲动传递的路径。由于视路从前到后穿过颅腔中大部分组织，因此接近 50% 以上的中枢神经系统疾病可能直接或间接地影响视路，从而引起相应的视野改变。所以，视野的变化往往有助于对神经系统疾病作出定位诊断。视野检查是神经眼科检查中一个极为重要的项目。

仔细而精确地视野检查，常常可以给我们提供一些有价值的诊断资料，尤其是对一些临床症状不显著、体征不明显的“静区”的病变进行诊断时更是如此。尽管许多中枢神经系统疾病的患者处于昏迷、意识曚昽或者淡漠的状态下，不可能进行视野检查，但对于每一个能够合作的神经系统疾病患者，都应该进行认真细致地视野检查，而对于一些病情不允许进行精确视野检查的患者，应争取采用手试法粗略地了解其视野情况，以提供更多的临床信息协助眼及神经系统的疾病诊断。

视野检查分为周围视野和中央视野检查两种。前者主要测定视野的周界，后者重点测定中央30°以内范围的视野。

## 一、周围视野的检查

### （一）周围视野计检查法

应用周围视野计进行检查，可以较为准确地测绘出视野的周界，这是临床上最常用的检查视野的方法。从神经眼科检查的角度来看，周围视野计的检查可以明确地测绘出偏盲、象限盲等各型视路损害的相应视野表现。

周围视野计的种类很多，有最简单的用手操作的弧形视野计，也有现代化的设计精良的可测动态及静态视野的Goldmann球型视野计以及更为先进的可测定视野阈值的全自动电脑视野计等各种类型。然而，无论使用何种视野计，只要细心操作，即使用最简单的人工操作的弧形视野计，也可较为准确地测绘出视路损害引起的各型视野的缺损。

关于视野计具体的检查方法，参阅第十卷第一章第二节视野检查法。

### （二）对比法

这是一种粗略的视野检查法，利用检查者自己正常的视野和被检查者相比较，从而粗略估计被检查者有无明显的视野缺损。这种检查结果虽然不如视野计精确，但是适宜于大量体检或因病情重笃卧床不起而不能胜任现代视野计详细检查者，可提供初步的临床印象。

检查时，被检查者与检查者相对而坐，相距约1m。检查右眼时，被检查者的右眼与检查者的左眼相对，并且互相固视及各自遮盖另眼。检查者用一白色圆形视标或手指在两人之间相隔同等距离处由外周向中心移动，直到被检查者看到视标或手指。如此检查各经线视野并进行比较。同样，检查左眼时，被检查者左眼与检查者右眼互相固视，各遮盖另眼，重复上述检查过程。若两人同时看到目标或相差不多，表明被检查者视野大体正常。

### （三）Kestenbaum视野检查法

Kestenbaum所倡导使用的利用被检查者自己面部轮廓进行视野检查的方法，是一种极为有用而简易可行的床旁视野检查方法，如果操作仔细，其结果误差一般不超过10°，因此值得临床上广泛使用。此法不仅适于卧床和术后患者，而且也适用于不能良好合作的儿童和视力严重障碍的病员。

检查时，遮盖被检查者一眼，被检查眼平视正前方不动，检查者手持一白色小视标（如小棉签，最好是一个直径约5mm的白色小球）或手指，距被检查者面部约15～30cm处（距离少于15cm其结果误差较大），自耳后、头顶上方、下颌下方和遮盖眼的外侧，沿与面部平行的方向往眼前移动，当检查者看见他所持视标的投影出现在被检查者的角膜上时，视野正常者应该同时见到视标。这样至少检查8个方位，即可估计出患者的视野情况，多可明确查出偏盲、象限盲、向心缩小等视野改变。此法是神经眼科检查视野的一个良好方法，掌握以后可使检查结果达到颇为准确的程度。它较之对比法更易操作，被检查者易于理解，结果也更为可靠。

## 二、中央视野的检查

视野的中心部分，即固视点（黄斑）周围30°范围的视野比较重要，它不但表明视网膜中央部分的重要功能，同时很多病理性视野变化也出现在此区域，故应对此进行仔细的检查和分析。

检查中央视野多用平面视野计将视野放大来检查。平面视野计是一黑色布屏，检查距离一般为1m或2m，这样就将视野放大3倍或6倍，以便发现视野中央部分较小的缺陷。依据平面视野计的检查结果所描绘的视野图，可以将盲区准确地记录下来。

正常人除固视点颞侧15°～20°区域有一水平径线为5°、垂直径线为7°的生理盲点（为视乳头的投影）外，其余整个30°的平面视野内均能看见，如有看不见的盲区，则属病理性改变。

中央视野的实际检查方法，详见第二卷第四篇第七章视野检查法。

## 三、视野缺损的类型

视野的缺损一般可分为两大类，一类是视野的周界缩小，另一类是视野的范围内出现看不见的盲区。临床上称前者为视野缩小，后者为暗点或盲点。

### （一）暗点

**【定义】** 暗点（scotoma）或称盲点，临床上多指不与视野周界相连的一个视觉缺损的局限区域，然而也有部分暗点是从周边向中心伸入至视野范围内。暗点的阴影，若能被患者自己察觉，称为阳性暗点（positive scotoma）；如患者自己感觉不到，但用视野计能检查出来的暗点称为阴性暗点（negative scotoma）。前者多为视网膜感觉层以外如玻璃体、脉络膜、视网膜色素

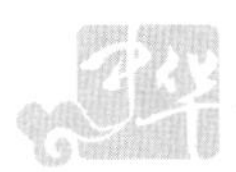



上皮层的疾病所致，后者则多见于视网膜感觉层本身细胞的损坏以及视路等视觉传导系统的疾病。一般认为用白色视标测出的暗点称为绝对性暗点（absolute scotoma），用其他颜色视标测出的暗点称为相对性暗点（relative scotoma），它们仅代表损害程度不同而已。

1．中心暗点　周围视野正常，但用平面视野计检查可查出其正中注视点区域有一盲区，称为中心暗点。引起中心暗点的疾病很多，如视网膜黄斑区病变、视神经炎和多发性硬化症等[图 10-13（2）]。

2．偏盲型中心暗点　同中心暗点一样，盲区也位于注视点区域，然而盲区仅损害注视点的一侧，其分界线通过注视点正中的垂直线。多见于视交叉及其以上的病变，如视交叉、视束以及一侧枕叶尖端或其附近部位受损害[图 10-13（3）]。

3．象限型暗点　盲区位于注视点中央，但仅损害注视点的一个或数个象限。这种象限型暗点多为视交叉和视束部位受损害[图 10-13（4）、（5）]。

4．生理盲点扩大　如果生理盲点比正常扩大 2°以上，尤其是横径的扩大，即应认为是病理性的改变。生理盲点扩大常表示为视乳头的水肿或高度近视[图 10-13（6）]。

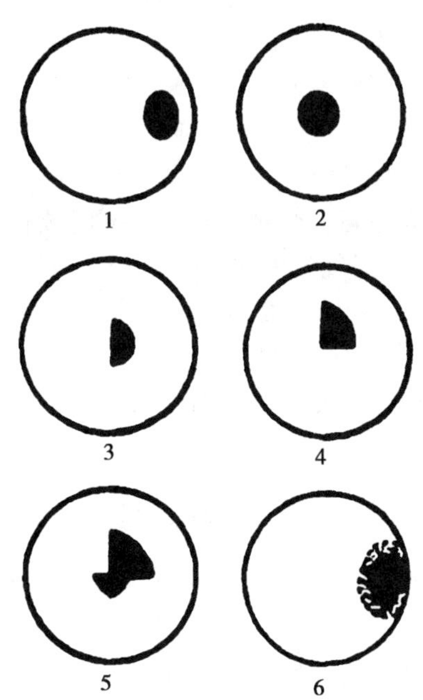

**图 10-13　中央视野缺损（暗点）的类型**

1．正常人的生理盲点　2．中心暗点　3．偏盲型暗点　4．象限型暗点　5．象限型暗点（多个象限受损）　6．生理盲点扩大

### （二）视野缩小

**【定义】** 视野的缺损和视野的周界相连者称为视野缩小。

1．向心性视野缩小　视野的周界呈均等或不均等的向心收缩，称为向心性视野缩小。严重者可缩小至中心注视区 10°以内，称为管状视野[图 10-14（1）、（2）]。向心性视野缩小常由视网膜疾病、青光眼和视神经萎缩等疾病引起。

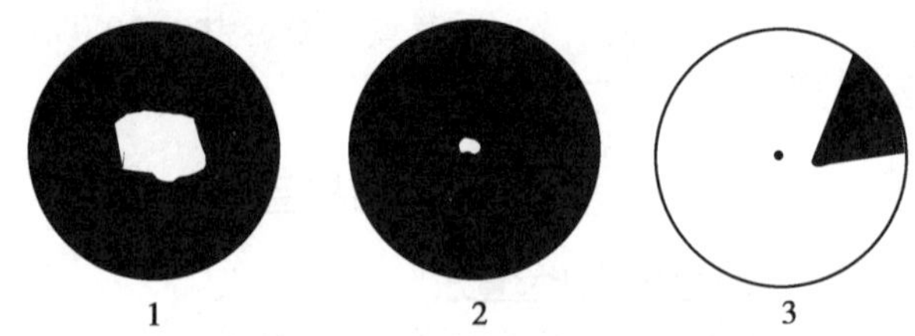

**图 10-14　周围视野缺损的类型**

1．向心性视野缩小　2．管状视野　3．视野扇形缺损

2．局限性视野缩小　周围视野的某一区域缺损，依据其缺损区域的形状可分为：

（1）扇形缺损：为视野图中某两条经线之间的缺损，其尖端多与生理盲点相连[图 10-14（3）]。扇形缺损多见于视网膜血管疾病。

（2）象限性缺损：通过注视点中心，位于垂直及水平二线之间的 1/4 视野缺损[图 10-15（5）]。象限性缺损为视放射的某一部分受到损害。

（3）偏盲：通过注视点中心的半侧视野缺损[图 10-15（2）]。偏盲为视交叉或视交叉以上的视路受损的特征。

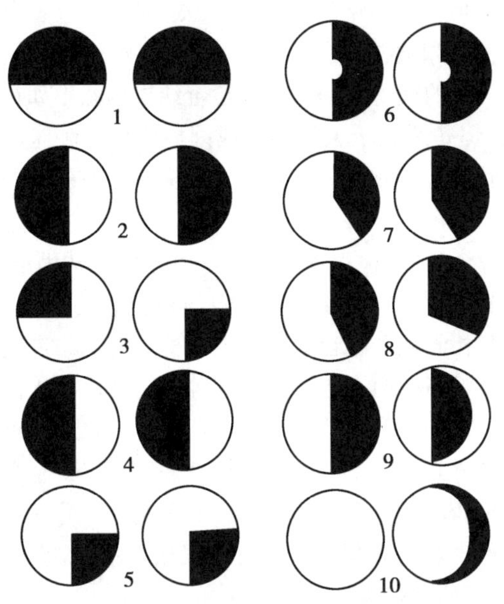

**图 10-15　周围视野缺损的类型**

1．双眼水平偏盲　2．双眼颞侧偏盲　3．双眼颞侧交叉性象限偏盲　4．双眼左同侧偏盲　5．双眼右下象限同侧偏盲　6．双眼右同侧偏盲伴黄斑回避　7．双眼一致性右同侧偏盲　8．双眼不一致性右同侧偏盲　9．双眼一致性右同侧偏盲，颞侧半月未受损　10．右眼颞侧半月缺损

偏盲（以及象限性缺损）又可分为双眼同侧偏盲（双眼同侧某象限缺损）和双眼异侧偏盲（双眼异侧某象限缺损）。后者又分为双眼鼻侧偏盲（双眼鼻侧某象限缺损）以及双眼颞侧偏盲（双眼颞侧某象限缺损）。

偏盲和象限缺损又可根据两眼的缺损是否完全一致而分为一致性偏盲及不一致性偏盲[图 10-15（7）、（8）]。

若上半或下半视野缺损，则称为水平偏盲[图 10-15（1）]。水平偏盲又可分为上、下、单侧或双侧等类型。水平偏盲很少见，如为单侧则可能系视网膜血管病或视网膜脱离等眼科疾病引起；如为双侧性，则多为视交叉或两侧枕叶的楔叶或舌回同时受损所致。

（4）黄斑分裂与黄斑回避：划分视野为偏盲的正中线将注视点分为两半的，称为黄斑分裂。如划分视野的正中线绕过注视点，使注视区保持完整者，称为黄斑回避[图 10-15（6）]。黄斑回避的范围一般约为 2～6°。黄斑回避常见于视放射后份和枕叶皮质病变。

（5）螺旋形视野：在同一次检查过程中，如果反复顺序检查每一经线，视野表现为进行性向心缩小，视野的连线成螺旋状（图 10-16）。螺旋形视野多见于功能性疾病，如癔症。

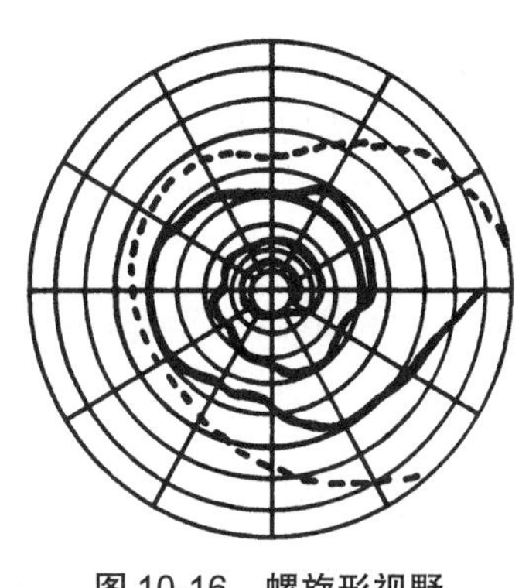

图 10-16 螺旋形视野

## 四、颜色视野在视野检查中的作用

视网膜的两种光感受器中只有锥细胞才有分辨颜色的能力，杆细胞不能分辨颜色。锥细胞多位于视网膜的黄斑部，越往周边锥细胞越少，而杆细胞越来越多，最边缘处的视网膜只有杆细胞而无锥细胞。因此，视网膜从中央到周边辨色力逐渐减低，最周边部视网膜全无色觉，所以正常人白、蓝、红、绿四种颜色的视野依次缩小。

一些学者强调用不同颜色的视标进行视野检查，利用颜色视野的改变来帮助诊断某些疾病。例如，他们认为，在某些疾病的早期，当白色视野还保持正常，颜色视野可能已开始出现缺损，而且颜色视野的改变还可能帮助鉴别视传导系统疾病和视网膜外层疾病。一般认为，视网膜外层的疾病，蓝色视野的缺损大于红、绿色视野的缺损，而视路（包括视网膜内层）的疾病其红绿色视野缺损较蓝色显著。

但是，影响正常颜色视野的因素较多，很难有一统一的标准。由于每个人对颜色变化的感觉常不一致，而且视标各种颜色的深浅也没有一定的标准，因此一般很难划定正常的或标准的颜色视野范围。同一颜色在不同的深浅度时，可能呈现出不同大小的视野，而且颜色视野也可因视标所在背景颜色的不同而有差异。此外，如果光照度强及视标大，则各种颜色视野周边的差别很小。因此，近年来不少学者指出：“使用白色周围视野计仔细地检查所不能得到的结果，也不能从颜色周围视野中得到。”他们认为之所以有人得出视路的最早传导障碍是红色视野的障碍的结论，是由于忽略了作详细的白色视野检查以及检查方法不够精确的缘故。近年来，一些计算机化的自动视野计的广泛应用，使得临床医师能够对患者进行更精确的视野检查，因此他们认为无需要再利用颜色进行视野检查。

然而，近年有人采用干涉滤光片或激光产生单色光源，希望使彩色视野检查标准化；还有人设计了蓝色光标、黄色背景视野检查，或称短波长视野检查，以单独检查感受短波长的锥细胞的功能，同时，黄色背景也可中和杆细胞的敏感性以及能最大程度地消除晶状体混浊对视野检查的影响。但所有这些设计，目前均处于实验研究阶段。实际上，正是利用上述视网膜疾病中蓝色视野缺损，而视神经、视交叉及其以上病变以红绿视野改变为主，改良的红底蓝线或黄底蓝线 Amsler 表格，对中心视野的缺损更为敏感，特异性也很高。

## 五、视路各段病变所致的视野缺损

中枢神经系统的疾病如果影响到某一段视路时，可引起一些典型的视野改变。借助这些具有特征性的视野缺损，在临床上可以作出正确的定位诊断。

一侧视野完全丧失，而对侧视野完好无损，是视交叉以前的单侧视神经病变的特征，常为一侧的急性横断性视神经炎或视神经萎缩等疾病引起[图 10-17（1）]。如果眼底及周围视野正常，而中央视野有一数度大小的中心暗点或傍中心暗点及哑铃型中心暗点，多为轴性视神经炎、急性视乳头炎、烟毒弱视等疾病所致。生理盲点扩大而周围视野正常，多系视乳头水肿引起。如果病变位于一侧视神经后段，接近视交叉前角处，则将引起患侧视野完全丧失，而对侧视野颞上象限缺损[图 10-17（2）]。视交叉中央部损害必将导致双眼颞侧偏盲[图 10-17（3）]。

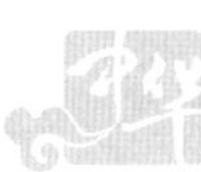



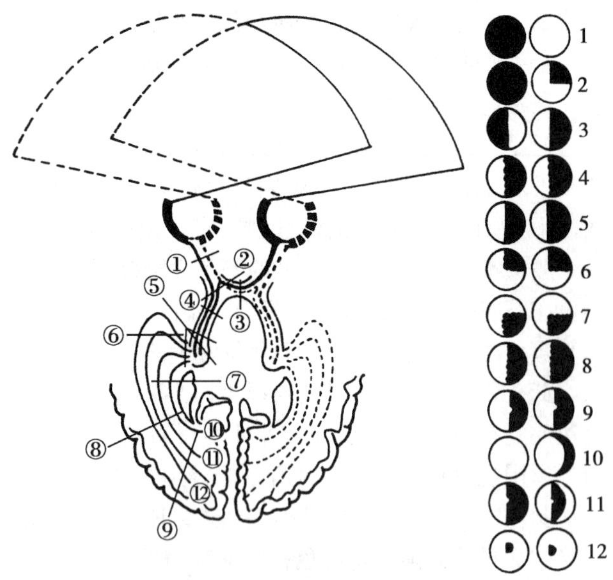


图 10-17 视觉通路各段病变所致的视野缺损

一侧视束的病变，将引起病变对侧的双眼同侧偏盲，但由于交叉及不交叉的纤维在视束中各占一定的部位，因此双眼同侧偏盲损害的范围大小不等[图 10-17(4)]。外侧膝状体的病变，则引起双眼一致性同侧偏盲[图 10-17(5)]。颞叶病变，损害了视放射下份纤维，引起病灶对侧的双眼上象限不一致性同侧偏盲[图 10-17(6)]。顶叶病变，则损害视放射上份纤维，引起病灶对侧的双眼下象限不一致性同侧偏盲[图 10-17(7)]。视放射的中份损害，将引起病灶对侧的双眼不一致性的同侧偏盲[图 10-17(8)]。视放射后份及枕叶皮质区病变，则将引起病灶对侧的一致性同侧偏盲伴黄斑回避[图 10-17(9)]。如病变损害了一侧纹状区最前端，视野表现为病灶对侧的单眼颞侧最外周部分的月牙形缺损[图 10-17(10)]。一侧的纹状区中份受损，视野表现为病灶对侧双眼同侧偏盲伴黄斑回避，但对侧眼的颞侧最外周部分的月牙形视野不受损害[图 10-17(11)]。枕叶后极区的局限性损害，则表现为病灶对侧的双眼同侧偏盲型中心暗点[图 10-17(12)]。

关于视路损害引起的各种视野改变，将在本卷第二章和第三章视神经视路疾病及第五节颅内肿瘤中作更详细的讨论。

（陆 方 严 密）

## 第三节 神经眼科影像学检查

### 一、神经眼科常用的影像学检查方法

#### （一）视神经管骨折的高分辨率 CT 检查

高分辨率 CT（high resolution computer tomography，HRCT）是指采用高空间分辨率算法（骨算法）重建成像的一种 CT 检查技术，应具备如下成像条件：①必须是骨算法成像；②扫描层厚小于 2mm，目前可行 0.5mm、1mm、1.5mm、2mm 层厚扫描；③要选择合理的窗技术，窗宽 $>$ 1000Hu，窗水平则要以显示的器官而进行设定；④最好采用靶扫描技术，以便使感兴趣区的图像更加清晰。HRCT 检查技术在外伤性视神经病变时对视神经管骨折作出及时而准确的诊断是非常有帮助的。

1. 视神经管 HRCT 扫描方法

（1）轴位扫描：①基线：床鼻线，即前床突至鼻骨尖之间的连线；②范围：自前床突至眶上裂；③层厚：1mm 或 2mm，层间距 2mm；④显示野（FOV）：12～15cm；⑤窗技术：≥3000/300Hu。

（2）冠状位扫描：①基线：垂直于硬腭或颅前窝；②范围：自眼眶前缘至前床突；③显示野（FOV）：12～15cm；④窗技术：≥1500/150Hu；⑤层厚：1mm 或 2mm，间距 2～5mm，根据病变种类而定；⑥必要时软组织算法重建，观察软组织结构改变。

2. 正常视神经管的 HRCT 特征 在轴位图像上视神经管与前床突相平行，呈管状，斜行走向，双侧视神经管以蝶窦为轴呈 V 字形。在冠状位图像上显示视神经管全段的不同冠状切面，呈孔状，自眶口至颅内口依次为半圆形、圆形、水平卵圆形。

3. 视神经管骨折的 HRCT 特征

（1）直接征象：表现为视神经管壁骨质连续性中断（图 10-18）。

（2）间接征象：

1）蝶窦及筛窦积液：视神经管的内侧是蝶窦，有时还与后组筛窦为邻，视神经管和两窦之间只有一层菲薄骨板相隔，这种解剖结构使得视神经管骨折时常合并有蝶窦及筛窦积液（积血），其中又以蝶窦积液更为常见，蝶窦积血是视神经管骨折的有力佐证。

2）视神经增粗。

3）外伤合并的其他改变：如颅内血肿、脑挫裂伤、硬膜外血肿、硬膜下血肿、眼眶内外侧壁骨折、蝶骨大小翼骨折、颧骨骨折、颅前窝骨折及其他颅面骨骨折等。

4. 需注意的几个问题

（1）在申请 CT 检查时应注明体位和层厚。

1）必须进行轴位和冠状位扫描，只有轴位扫描易漏诊视神经管上壁、下壁、蝶窦上壁、筛板的骨折，冠状位可清楚显示视神经管各壁（尤其是上、下壁）、蝶窦顶壁及眶尖骨折情况。

2）层厚：1.5mm。由于视神经管直径 5mm 左右，常规 CT 扫描层厚如大于 3～5mm 易造成视神经管骨

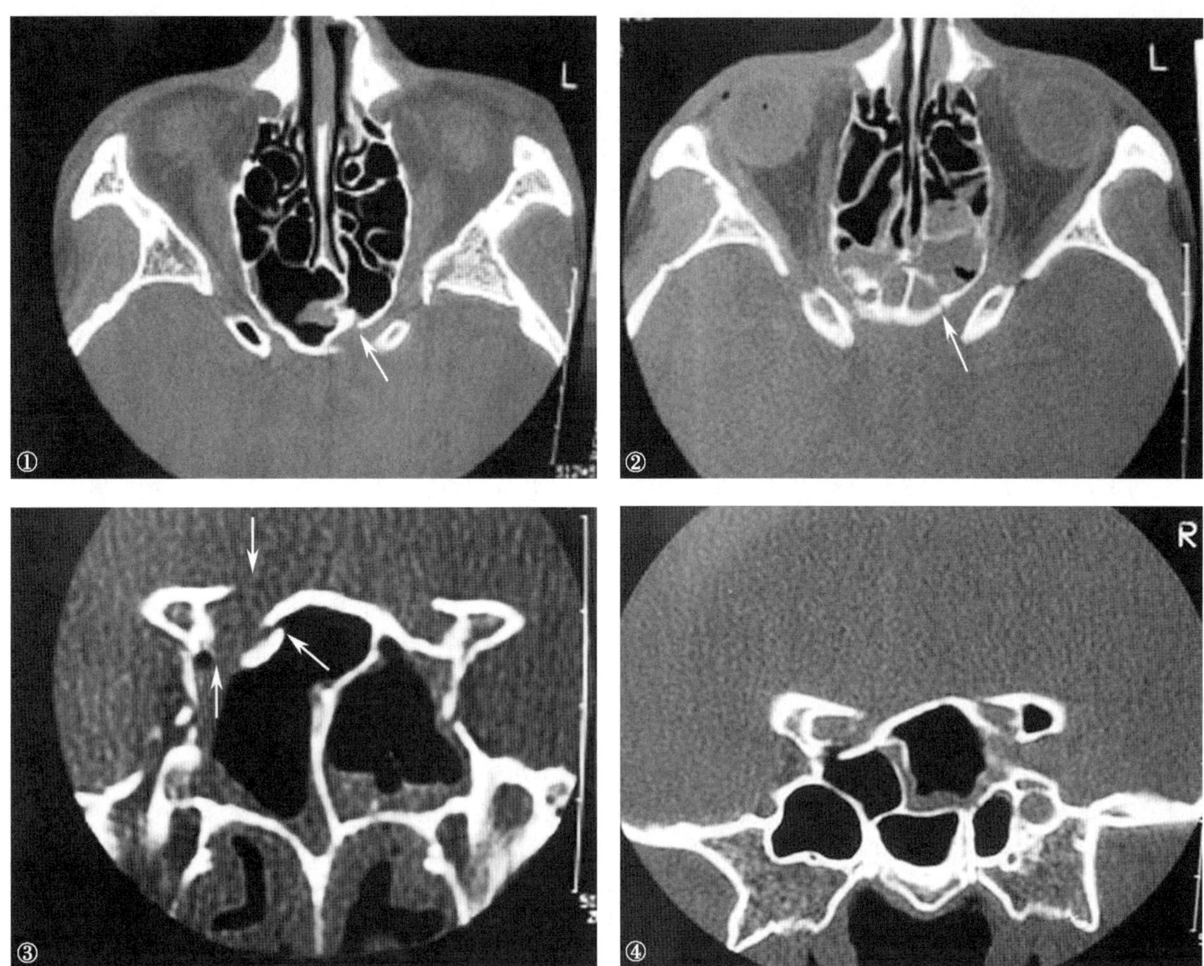


**图 10-18　视神经管骨折 HRCT 图**

①横断位显示左侧视神经管内侧壁凹陷型骨折，伴眶上裂骨折　②横断位显示左侧视神经管内侧壁嵌入型骨折　③冠状位显示左侧视神经管内壁、上壁及下壁粉碎型骨折，合并双侧蝶窦外侧壁骨折　④冠状位显示左侧视神经管下壁骨折

折的漏诊。采用层厚为 1.5mm 的上述扫描方法可较好地显示视神经管、眶壁骨折和管内段、颅内段、眶内段视神经，并要注意只有扫描到前床突的位置才能清楚地显示出视神经管的骨折情况。

（2）读片时需注意：

1）CT 轴位图像上视神经管与前床突相平行，因此读片时应定位于前床突层面，此层面才能正确显示神经管的各壁情况。

2）正确区分眶上裂和视神经管：由于视神经管影和眶上裂影在某些 CT 扫描层面上极为相似，故临床工作中常见误诊。区分视神经管影和眶上裂影的关键是：视神经管影自眶尖斜向后内，而眶上裂影在眶尖部朝向正后方；在视神经管影和眶上裂影共同出现的层面上，两者之间有明显的骨性结构高密度影为界，该骨性结构在稍高层面是呈尖端向后的三角形的前床突，层面偏低则为蝶骨小翼的后根，亦即视神经管外侧壁的骨柱（连接蝶骨小翼和蝶骨体侧壁）。

### （二）磁共振成像

磁共振成像（magnetic resonance imaging，MRI）在眼眶病变的显示中具有明显的优势，没有骨伪影，软组织分辨率高，可冠状位、矢状位等多方位成像，组织特性显示好，成像直观，易于观察分析病变。其特点有如下几个方面：①对眼眶内液性病变、实质性肿瘤性质进行鉴别，明确液体性质、肿瘤的类型；②能直观显示视神经、视交叉，并能发现视神经病变的种类、范围、大小与周围结构的关系；③能清除显示眶内病变的边缘和内部结构，提供较多的鉴别诊断信息；④可多方位显示鞍区组织结构，明确病变所累积的范围。因此，其适应证几乎涵盖了眼眶区病变（图 10-19），但是安装有心脏起搏器的患者、怀疑眶内有金属异物者是 MRI 检查的禁忌证。

MRI 图像用信号的高低来表示：高信号表示白影（亮），提示 MR 信号强；中信号表示灰影；低信号表示黑影（暗），提示 MR 信号弱。也用 $T_1$ 或 $T_2$ 的长短表示：短 $T_1$ 和长 $T_2$ 表示高信号（白），其中短 $T_1$ 指 $T_1WI$ 上呈高信号的白影，长 $T_2$ 指 $T_2WI$ 上呈高信号的白影；长 $T_1$ 和短 $T_2$ 表示黑影，其中长 $T_1$ 指 $T_1WI$ 上呈低信号的黑影，短 $T_2$ 指 $T_2WI$ 上呈低信号的黑影。影响体内流动液体信号强度的因素很多，血管内的血液大多数情况下会因流空效应而在 $T_1WI$ 和 $T_2WI$ 上均呈低信号，也称流空信号。

由于有较高的信噪比，$T_1WI$ 具有较好的组织解剖图像，且时间比 $T_2$ 短，因此减少了运动伪影的可能，而 $T_2$ 的优点在于正铁血红蛋白的信号要亮于黑色素，而这两种物质在 $T_1$ 上的信号相同，这种在 $T_2$ 信号上的不同有可能鉴别脉络膜黑色素病变和出血性病变。

眼眶 $T_1WI$：强信号见于眶脂肪、皮下组织和骨髓；中等信号为大脑灰质（白质稍亮于灰质）、眼外肌、视神经；低信号为玻璃体和脑脊液；非常低信号为骨皮质、钙化和纤维组织，但小的钙化在 $T_1WI$ 上呈特殊的亮信号；无信号为筛窦内空气和迅速流动的血液。

眼眶 $T_2WI$：强信号见于玻璃体、脑脊液、鼻窦黏膜，脂肪信号强度比 $T_1WI$ 稍弱，其减弱程度取决于重复时间（time repetition，TR）的长度，在快速自选回波（spin echo，SE）脉冲序列中脂肪可仍有相对光亮的信号；中等信号见于脑白质（灰质比白质稍高）；非常低信号为骨皮质、钙化；气体和快速流动的血液为无信号。

亚急性出血（对于 5 天）在 $T_1WI$ 出现光亮信号是因正铁血红蛋白（细胞内和细胞外）的顺磁作用，黑色素具有同样的顺磁作用。亚急性出血在 $T_2WI$ 上呈光亮信号也是因为顺磁作用，但这仅见于细胞外正铁血红蛋白。在 $T_2WI$ 上含铁血黄素产生很低的信号，因为其含较多的大量不配对电子 $T_2$- 缩短作用，此作用称超顺磁作用。

脂肪抑制 MRI 图像特征为正常玻璃体低信号和眶脂肪、皮下脂肪、骨髓的低信号，可清楚显示泪腺结构及视神经和眼外肌的厚度。MRI 对比增强是指血管内注射对比剂后再行 MRI 扫描的方法，目前增强剂主要是钆 - 二乙三胺五醋酸（Gd-DTPA）。Gd-DTPA 有缩短 $T_1$、$T_2$ 的双重作用，缩短 $T_2$ 无重要意义，而 $T_1$ 缩短可在 $T_1WI$ 显示高信号的强化表现。所以，眼部 MRI 对比增强检查，常规采用 SE 序列 $T_1WI$，同时根据情况采用脂肪抑制成像。脂肪抑制 + 增强可清楚显示眼外肌和泪腺，同样睫状体和后部脉络膜也增强，视神经正常情况下增强不明显。

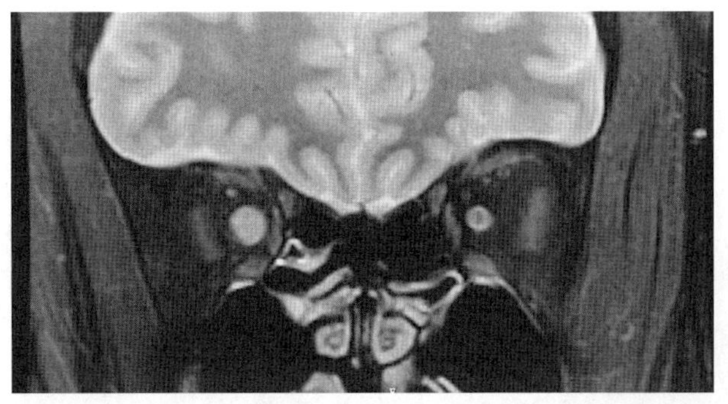

图 10-19 一例右眼视神经炎患者 MRI 增强 $T_1WI$ 图像。显示右侧视神经明显较左侧粗

### （三）磁共振血管成像

磁共振血管成像（magnetic resonance angiography，MRA）是利用 MR 成像时，在血管内流动的血液所产生的“流空效应”等而使体内各血管结构清晰显示。该检查为非侵入性，无需使用造影剂。三维 MRA 图像经处理后可为立体旋转图像，可从任意角度观察血管分支，消除血管相互重叠和曲折等普通造影片上常存在的不足之处。MRA 可同时显示血管结构与周围组织器官的关系，对患者无创伤、无放射性损伤，可重复性大。但 MRA 图像面积小，与普通血管造影片相比空间分辨率低，因此不能清晰、连续显示大面积血管图。MRV 不受钙化、气体和脂肪的影响，可检查颅内血管，提供立体图像，对操作者的依赖性小。MRA 最常用于颈动脉分叉部病变的检查，因为颈部血管血流量大，没有呼吸等移动伪影的干扰，图像质量好，并可获得从颈动脉起始部至虹吸段全长的造影图。MRA 可获得大脑 Willis 环立体血管图，对小动脉瘤的发现率高（图 10-20、图 10-21）。但 MRA 不能有效检查血栓性动脉瘤，也难以发现大动脉瘤，因大动脉瘤内血流较缓慢，常有附壁血栓形成，快速流动血液少，不易形成信号对比，通过结合普通 MRI 横断成像，可提高诊断率。MRA 可有效发现颅内动静脉畸形（arteriovenous malformation，AVM），发现 AVM 病灶及供血血管、引流静脉，显示 AVM 内不同血管供血病灶的分布范围，也可显示脑血管系统侧支循环的方向，但 AVM 内快速流动血液因“流空效应”而表现为无信号“黑影”，不易与钙化相区别。

磁共振静脉血管成像（magnetic resonance venography，MRV）则可较好地显示颅脑静脉（图 10-22、图 10-23），但由于静脉血流与动脉血流不同，因此 MRV 所使用的 MRI 成像技术与 MRA 不同，所获得的结果也往往会有一定的区别。MRV 脑部主要静脉分为深浅两组，浅组包括大脑上静脉、大脑中静脉及大脑下静脉，主要汇集大脑半球的静脉血液；深组主要为大脑大静脉，位于胼胝体压部后下方，汇集血液流入直窦；颅内主要静脉窦有上矢状窦、下矢状窦、直窦、横窦、乙状窦和海绵窦。

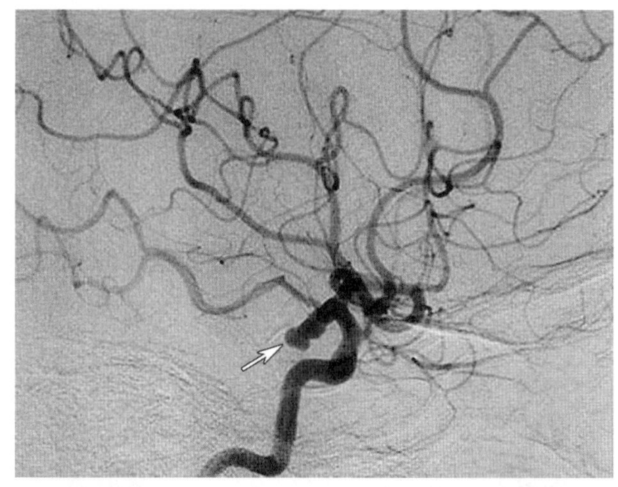

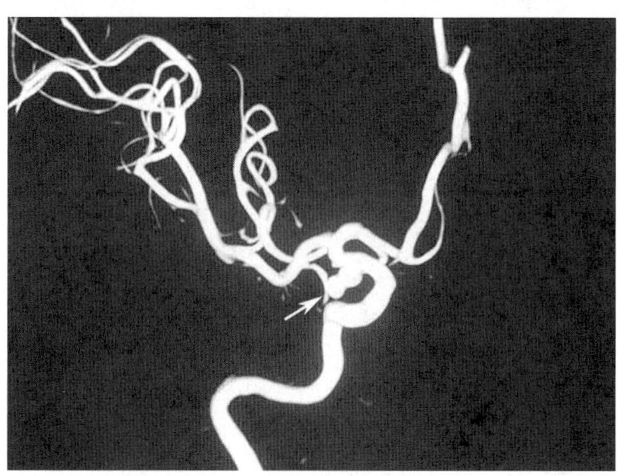

图 10-20　左侧后交通动脉瘤的 DSA（上图）和 MRA 图像（下图）

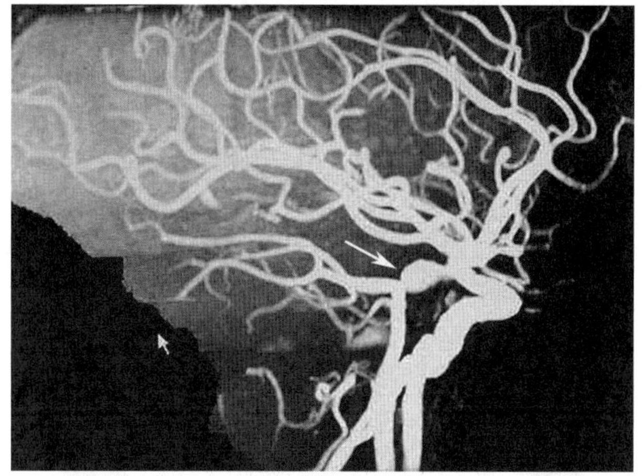

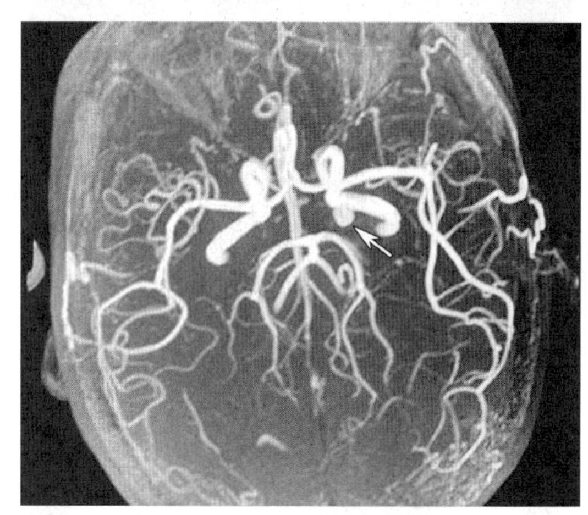

图 10-21　MRA 显示的颅内动脉瘤

### （四）功能磁共振成像

功能磁共振成像（functional magnetic resonance imaging，fMRI）是 20 世纪 90 年代由 Ogawa 等发明的一项磁共振新技术。当局部脑功能区受刺激而活性增强时，邻近血管床的血流量和血容量增加，并高于局部氧代谢所需要的量，即脑活动区脱氧血红蛋白与氧合血红蛋白比值减少。因为氧合血红蛋白为反磁性物质，而脱氧血红蛋白为顺磁性物质，脱氧血红蛋白与氧合血红蛋白比值减少导致 $T_2$ 加权像磁共振信号增加。这种 $T_2$ 血样效应，称为血氧水平依赖性（blood oxygenation level dependent，BOLD），fMRI 进行脑功能研究就是依据这种磁化敏感性对比增强的原理，故称为 BOLD-fMRI。

fMRI 具有无创、直观、较高空间和时间分辨率等独特的特点，能够无可比拟的对人脑活动成像（彩图 10-24，见书末彩插）。而且，由于视刺激条件易于控制、视皮层激活信号强度相对较大，因此 fMRI 在视觉领域应用颇为广泛。

1．视路功能成像　Duong 等对上、下半侧视野分别刺激时得出相应的视网膜 fMRI 图像。Janet 等发现地图样萎缩黄斑受累形成马蹄形中心暗点的患者，视网膜在视皮质的投影图在皮质区有兴奋缺失区代表萎缩灶的位置，这些视网膜皮质投影图可以显示黄斑病变所造成的中心暗点。Miki 等应用 fMRI 评价视觉刺激时人类主视皮质的活动情况，发现在正常被试者中，应用半视野刺激可以在双侧主视皮质区观察到信号，在脑梗死后同侧偏盲患者，受累侧信号明显减少，多发性硬化康复并且视野已基本正常的患者中，fMRI 成像基本在正常范围内。这些结果表明 fMRI 成像系统可以成为一项临床客观视野检查。

2．视神经病变后脑功能重塑　fMRI 可定量反映视神经炎的病变过程。Toosy 等通过前瞻性观察急性视神经炎患者视皮层 fMRI 以及视神经的 MRI 随时间的变化来研究皮层重塑过程，发现 fMRI 活性与临床功能、视神经结构在患病 3 个月内有动态的关系，表明在视神经炎患者恢复的过程中，大脑是一种动态的重

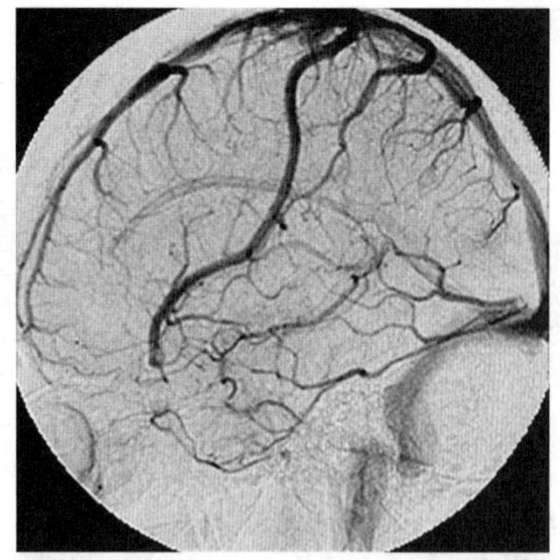

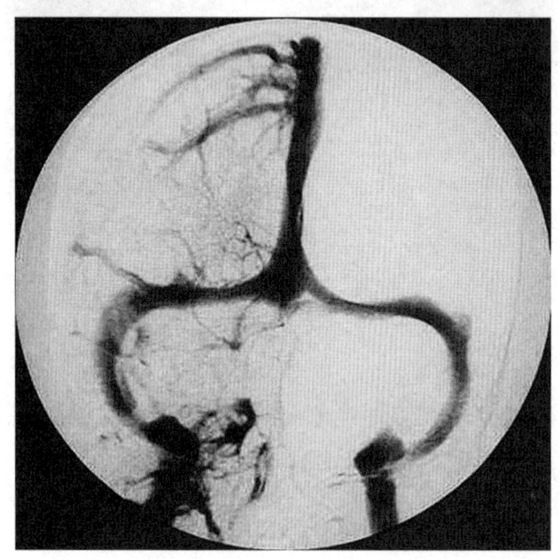

图 10-22　MRV 显示正常的颅内静脉和静脉窦
上图侧位，下图正位

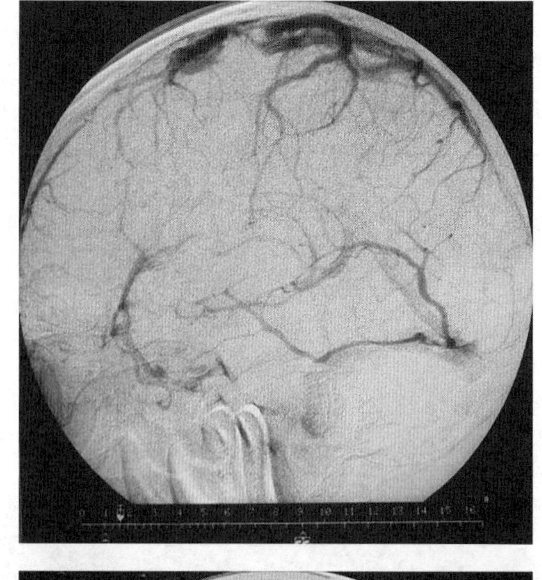

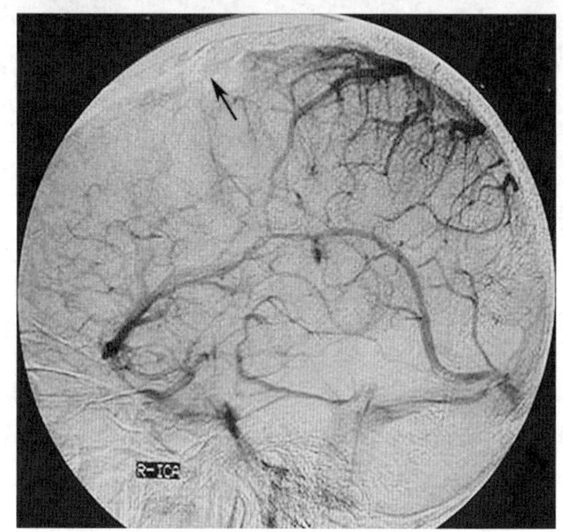


图 10-23　MRV 显示上矢状窦静脉血栓形成

塑过程。很多患者在急性脱髓鞘性视神经炎后视敏度完全恢复或接近完全恢复，但是 VEP 检查可以永久性的异常。Werring 发现：在正常被试者中，视觉刺激仅能引起枕叶皮质的反应，但是在急性视神经炎患者恢复眼中反应范围加大，岛叶尾状核、颞叶、后顶叶皮层以及丘脑均可引起。急性视神经炎后皮层对于单次视觉刺激进行了功能性重组，这种反应可能是对异常传入的适应性反应。

3．病变定位及指导手术　应用目前临床常规解剖学检查方法（如 MRI）有时不能对脑组织损伤范围或是脑血管病变的范围精确判定，fMRI 可以较好地解决这一问题。对于脑肿瘤、脑血管畸形、癫痫患者进行术前 fMRI 检查，以确定脑部病变范围，制定相应手术计划，避免术后病变组织残余。术前 fMRI 检查特别适用于脑皮质结构改变或是伴有脑功能重塑的患者。fMRI 检查的主要目的是鉴别主视皮质区，因为如果误切此区，将会直接造成视野不同程度的中枢性损伤。当然，fMRI 术前检查也可出现假阴性结果，所以制定手术计划还必须参照其他检查。视觉 fMRI 在视皮质肿瘤患者的手术设计以及肿瘤切除中有很高的应用价值，尤其是非常适用于伴有视皮质发育不良但视野正常的年轻患者，因为在年轻患者中确认脑组织病变范围更加困难。

4．弱视机制及治疗研究　利用 BOLD-fMRI 技术发现弱视患者比正常人的视皮层平均激活像素明显减少，从功能角度证实了弱视皮层存在不同程度的异常。对早期弱视形成者，刺激正常眼激活的视觉皮层像素数高于弱视眼，但后期弱视形成者则无眼优势的偏移，即神经活动的眼优势偏移仅在大脑发育的关键期产生。Choi 等应用 fMRI 评定屈光参差以及斜视性弱视的距状裂的活性，结果提示距状裂活性在屈光参差性以及斜视性弱视中显示不同的时空特性，表明此两种弱视在神经生理上有不同的机制。BOLD-fMRI 是对弱视患者视皮质区显影敏感的检查，可作为弱视基础研究的潜在的工具，可追踪眼疾治疗效果。

5. 神经眼科其他方面的应用　在皮质性全色盲研究以及自发性眼睑痉挛相关研究中，fMRI 也得到了广泛的应用。

### （五）磁共振弥散加权成像

弥散加权成像（diffusion weighted imaging，DWI）是利用不同方向的水分子弥散运动的速度和范围来诊断早期脑梗死的最理想方法。

弥散运动即布朗运动（Brownian motion）是指分子在温度驱使下无规则随机地相互碰撞、相互超越的运动过程。水分子弥散运动的速度与状态反映微米数量级的运动变化，与人体的细胞处于同一数量级。DWI 成像原理是在自旋回波（SE）或梯级回波（GRE）的基础上，依赖水分子的运动而不是依赖自旋质子密度的一种新的对比成像技术。DWI 对沿着施加弥散梯度磁场方向上的所有组织生理活动中的微小运动敏感，故可测量单位时间内水分子的位移运动。脑组织水分子运动受各种因素影响，如基底膜的缺失或增生、轴突髓鞘的影响等，它们总是小于水分子的弥散度，故用表观弥散系数（apparent diffusion coefficient，ADC）来描述不同方向的水分子弥散运动的速度和范围。

DWI 在诊断超早期脑梗死方面有非常高的敏感性和特异性，是目前公认有效的检查方法。

1. 急性脑梗死病灶在 $T_1WI$ 表现形式　在超急性期可能显示正常，或有轻度形态学方面的异常；在急性期可表现为脑组织肿胀，脑沟变浅，信号等或稍低；在亚急性期是低信号；慢性期信号更低。

2. 急性脑梗死病灶在 $T_2WI$ 和 DWI 表现形式　超早期脑梗死 $T_2WI$ 未见病灶，仅在 DWI 显示梗死灶，常见于发病 4 小时之内的患者；急性脑梗死期 $T_2WI$ 可见到模糊的、难以确诊的梗死病灶，而 DWI 清晰可见，病灶范围较 $T_2WI$ 所显示的病变大；$T_2WI$ 和 DWI 上均可显示梗死灶，表现为高信号，说明细胞受缺血的影响进一步加重，毛细血管灌注下降，细胞外间隙缩小，逐渐发生细胞溶解，病变周围可以出现血管源性水肿，ADC 值可逐渐回升，在脑梗死的恢复期和慢性期 DWI 可变成等信号；$T_2WI$ 显示高信号而 DWI 为低信号，说明陈旧梗死灶。

3. 缺血半暗带　缺血半暗带是指经及时治疗可以恢复的缺血脑组织，通过影像学确定半暗带十分重要。在急性脑梗死中 DWI 的信号强度与 ADC 值呈相反关系。DWI 所显示的梗死区域内 ADC 值的分布不同，缺血的中心区 ADC 值下降最明显，DWI 呈明显高信号，代表不可逆性梗死灶，其边缘 ADC 值轻度下降的区域则代表经及时治疗可恢复为正常组织的损伤区，即半暗带。DWI 和灌注加权成像（perfusion weighted imaging，PWI）相结合更能直观半暗带的范围：① DWI<PWI，弥散与灌注的范围不匹配，可能存在半暗带区，此种情况反映出可治疗的时机，及时溶栓可以改善部分缺血的脑组织恢复血流；② DWI≥PWI，说明梗死组织内有部分或完全的血流再灌注；③ DWI 与 PWI 范围一致，显示梗死区侧支循环没有建立，梗死体积进一步扩大，即为不可逆性损伤。DWI 与 PWI 两者结合的诊断方法对于脑的较大梗死灶有效，对腔隙性梗死或幕下病变的诊断有限。

4. 瘤组织与周围水肿的判断　部分病例水肿与浸润性瘤组织在 $T_2WI$ 均为高信号，两者难以鉴别，DWI 和 ADC 提供了这种可能。在 DWI 水肿为等、低信号，瘤组织为高信号；在 ADC 图水肿为高信号，瘤组织为低信号，且两者 ADC 值不同，后者低。

### （六）磁共振灌注加权成像

动态对比增强磁共振灌注加权成像（dynamic contrast enhanced MR perfusion weighted imaging）是利用团注对比剂（常用 Gd-DTPA）通过毛细血管网时，引起周围组织局部磁场短暂变化所导致的磁共振信号强度变化的成像技术，是目前应用较为广泛、技术较为成熟的外源性示踪法灌注成像技术。经静脉团注对比剂后，利用快速扫描序列对受检组织进行扫描，动态测量对比剂于首次通过受检组织时引起组织内磁共振信号强度的变化，从而获得组织微血管分布及血流灌注等血流动力学情况。它的出现使评估大脑的微循环成为可能。

常用的测量指标包括：①相对脑血容量（relative cerebral blood volume，rCBV）：是指在兴趣区内脑组织的血容量。②相对脑血流量（relative cerebral blood flow，rCBF）：是指在单位时间内通过兴趣区脑组织的血流体积。在上述两项功能图上，高血容量表现为红色，低血容量为蓝色或黑色。③相对对比剂平均通过时间（relative mean transit time，rMTT）：是指血流通过兴趣区脑组织所需的平均时间。④达峰时间（time to peak，TTP）：是指静脉注射对比剂团达到兴趣区脑组织所用的时间。血运丰富的肿瘤明显强化，其中心肿瘤实性部分对比剂平均通过时间要比肿瘤周围和水肿区显示延长，表现为绿色区域，而达峰时间未见延长，肿瘤周围和水肿区显示达峰时间延长，表现为红色区域。

在测量数据中，首先获得的是时间 - 信号强度曲线图，通过计算机处理而获得兴趣区的相应数据。在时间 - 信号强度曲线图上，大血管和其周围信号下降最明显，其次是脑皮质、基底节和脑白质，肿瘤血运丰富者信号下降程度高于脑灰质，周围水肿区信号下降程度与脑白质相仿。

1. 肿瘤灌注高低的相关因素　肿瘤的强化程度并不能反映肿瘤内的血管生成情况，因为强化的程度与诸多因素有关，如：肿瘤的血供、血管的通透性、血-脑脊液屏障的有无及破坏程度等。灌注成像在某种程度上比动态增强MRI更能反映肿瘤的血管情况，对发现和确定病变的性质以及评价肿瘤的微血管有一定的价值。由于肿瘤起源、分级的不同，肿瘤血管生成亦各异，肿瘤血管生成丰富是高灌注的条件。

2. 脑梗死　MTT对缺血是最敏感的，缺血一旦发生，MTT显示延长，rCBV和rCBF的变化取决于缺血区毛细血管灌注压情况，缺血早期毛细血管灌注压降低，由于机体的代偿调节机制rCBV和rCBF可维持正常，失代偿后rCBV下降，随之rCBF也开始降低。rCBV和rCBF对早期脑梗死的诊断特异性较高。

3. 肿瘤周围水肿区由于局部血管缺乏，或水肿区内压力增加所致的血管闭塞，rCBV均明显降低。

**（七）磁共振弥散张量成像**

DWI和ADC只反映了三个施加弥散敏感梯度方向上水分子弥散运动的快慢，不能反映弥散各向异性。弥散张量成像（diffusion tensor imaging，DTI）是在DWI的基础上通过在三维空间内（6～55个线形方向上）改变扩散梯度敏感性脉冲的方向来观察水分子扩散的各向异性的技术。

在体外无线均匀的液体中，水分子在各个方向上弥散运动的快慢相同，称之为各向同性（isotropy），其运动轨迹近似一个圆球体。但是，在人体生理条件下，水分子的自由运动受细胞本身特征及结构的影响，如组织的黏滞度、温度、分子的大小以及细胞膜、细胞器等生理性屏障，使其在三维空间内各个方向上弥散运动的快慢不同，以致一个方向上弥散比另一个方向受更多的限制，具有很强方向依赖性，称之为各向异性（anisotropy），其运动轨迹近似一个椭球体。圆球体、椭球体的半径称为本征向量（eigenvector），其数值大小为本征值，而椭球体中最大半径为主本征向量（principal eigenvector），其数值大小称为主本征值。弥散各向异性在脑白质纤维束表现最明显，由于疏水的细胞膜和髓鞘的作用，水分子的弥散运动在与神经纤维走行一致的方向受到的限制最小，运动最快，而在与神经纤维垂直的方向上受到的限制最大，运动最慢。

通常情况下，本主征向量与纤维走行方向一致，因此DTI目前最常用于显示脑白质纤维束（彩图10-25～彩图10-27，见书末彩插）。

**（八）磁共振波谱技术**

磁共振波谱（magnetic resonance spectroscopy，MRS）是一种无创性检测活体组织器官能量代谢、生化改变和特定化合物定量分析的技术。MRS无需放射性示踪剂标记，没有放射性损害。MRS是在MRI形态学诊断的基础上，从代谢方面对病变进一步研究。临床上用于评价脑发育成熟程度、脑瘤代谢、感染性病变、脱髓鞘病变、缺血性病变、系统性疾病的肝脏受累和肾移植术后的急性排异反应等。

MRS中常用的代谢物包括N-乙酰天门冬氨酸（N-acetylaspartate，NAA）、胆碱（choline，Cho）（包括磷酸胆碱、磷脂酰胆碱及磷酸甘油胆碱）、肌酸（creatine，Cr）、乳酸（lactate，Lac）、脂质（lipids，Lip）、谷氨酸和谷氨酸盐（Glu and Gln）、肌醇（myo-inositol，MI）、丙氨酸（alanine，Ala）等。

**（九）数字减影血管造影**

取一帧造影剂尚未到达的照片（不含血管影像），制成负片，称为“蒙片（mask）”，再用蒙片与血管显影的影像重叠，则蒙片的负影与显影像之正像相抵消，因蒙片不含血管影，故最后的照片仅保留血管影像，可去除造成干扰的骨影和其他无关结构影像，因此称为数字减影血管造影（digital subtraction angiography，DSA）。由此可知减影就是将两幅人体某一部分的图像相减，得到它们的差值部分。但蒙片其实不一定是未注射对比剂的图像，它是要从其他图像中减去的基准图像，所以注射造影剂后的任何一副造影图像都可以作为蒙片。注射造影剂后的图像称为造影像，是指要从中减去蒙片的图像。Mask像与造影像可根据要观察的血管期而定，如动脉期、毛细血管期、静脉期等。

DSA的造影剂可以通过静脉注射，称为静脉注射数字减影血管造影（intravenous DSA，IVDSA），但是，静脉内团注的造影剂在到达兴趣动脉之前要在血液循环中被稀释20倍，故要想得到满意的DSA片，需要较大剂量及较高剂量的造影剂，增加了患者的危险性。尽管如此，对小血管的显示也不满意，因此IVDSA的应用逐渐减少。

将造影剂注入动脉称为动脉注射数字减影血管造影（intraarterial DSA，IADSA），IADSA时，造影剂直接注入兴趣动脉或接近兴趣动脉处，稀释要少得多，只需少量造影剂即可明显改善小血管的成像效果。

IADSA在眼科领域应用的检查方法，一般采用颈动脉穿刺或经股动脉穿刺进行。经股动脉进路其选择自由度大，操作方便，一次检查操作分别可显示双侧眼部血管，同时还可了解颈动脉和椎-基底动脉系统的情况（图10-28、图10-29）。

经股动脉的Seldinger经皮穿刺插管技术是在腹股沟处选定穿刺部位后作常规消毒及局麻，为了插管方便，可做一0.5cm左右的小切口及适当扩张。使用6F套管针穿刺股动脉，一旦穿刺成功即拔出针芯，送入0.889cm导丝，在透视导向下将带导丝的5F或6F导管上行达主动脉弓下水平。若拟显示颅内颈动脉系统，可将导管分别推进到双侧颈总动脉，拔出导丝后注射造影剂，每次注射8～10ml，流速4～8ml/s，同时显示颈内、颈外动脉及其吻合支情况，眼动脉及其分支也可显示出来。由于希望避免非兴趣血管的重叠，常作超选择性插管，即将导管分别导入每一侧眼动脉或其分支开口处进行造影。除完成超选择性造影外，还可同时做介入放射学处理，如治疗性栓塞或溶栓等。

眼动脉起源于颈内动脉虹吸部，正常的颈内动脉虹吸部DSA正位片为重叠影像，侧位像呈V形、U形和S形，也有的呈C形，通常再分为5段，即C1～C5。正常眼动脉多起始于虹吸部床突下段(C3段)，也有起始于眼动脉段(C2段)，或C2与C3段交界处。在颅内段和视神经管内段，眼动脉多为水平前行，少数可见眼动脉在颅内段呈襻状显影，说明眼动脉并不完全直行。当进入眼眶后，眼动脉跨过或在视神经下方穿过，先向上再向前或向前上走行均有角度，界限清楚。在正位DSA上，眼动脉多呈鱼钩状，也可呈襻状，位于眼眶内上象限。在DSA上，常将眼动脉的分支分为眼球支、眼眶支和眶外支：①眼球支：包括睫状后动脉和视网膜中央动脉，多起自眼动脉进入眶尖或其近端，向前走行，在DSA上多见睫状后动脉。在造影的动脉晚期，毛细血管期或静脉期均可见脉络膜染色，呈新月形与睫状后动脉相连。②眼眶支：包括肌支和泪腺动脉。侧位像肌支位于眼球后方，泪腺动脉多位于前上方。③眶外支：在DSA片可见眶上动脉、睑动脉和鼻梁动脉。

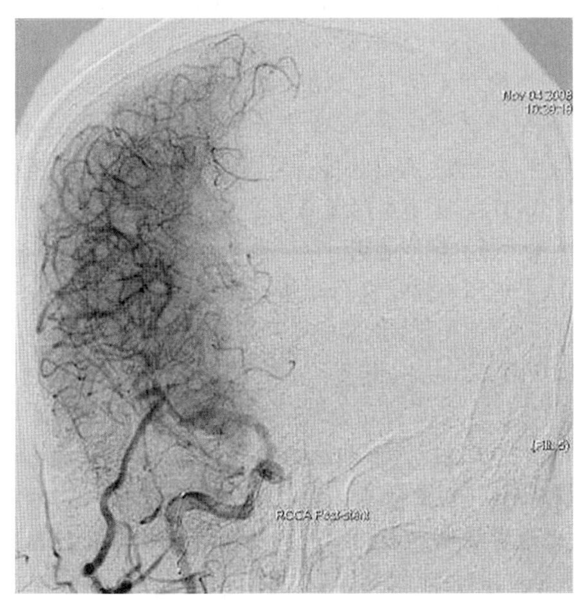


图10-28 DSA显示颈内动脉动脉瘤

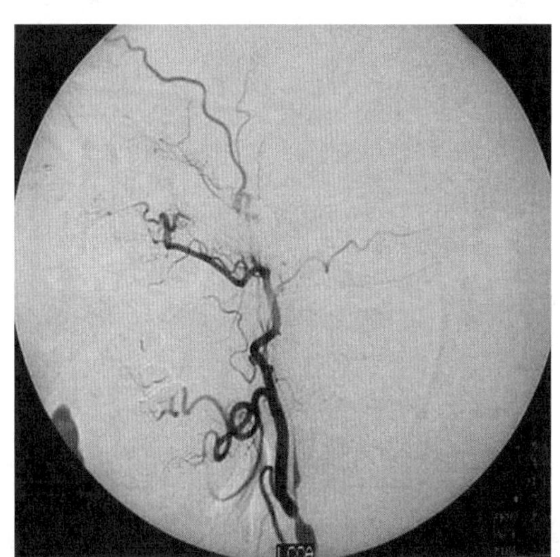

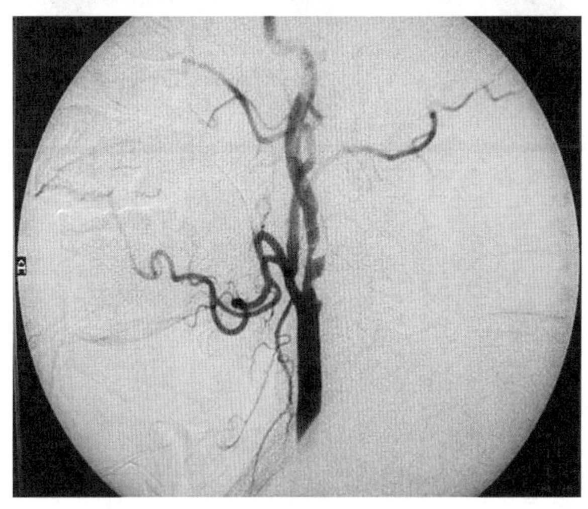

图10-29 DSA显示颈动脉狭窄

### （十）CT 血管造影

CT 血管造影（CT angiography，CTA）是伴随着螺旋 CT 的出现而发展起来的一种微创性血管成像技术。近年来，该技术的迅速发展，使之成为观察血管病变的首选方法，在普查、随访和功能检测方面已部分取代了常规的数字减影血管造影检查，特别是对颈动脉狭窄和颅内动脉瘤的诊断价值可与常规血管造影相媲美（图 10-30）。对血管腔内斑块进行 CT 值的测量，可区分软斑块和硬斑块，从而预测斑块的稳定性。可以评估动脉狭窄的程度和范围。在显示颅内动脉瘤形状、瘤颈的宽窄、突出方向、与颅底骨的毗邻和载瘤动脉的关系以及发现血管解剖变异等方面有很大的优势。对颅内肿瘤 CTA 能明确肿瘤的强化程度，判断肿瘤的血供情况，确定供血动脉的来源及肿瘤表面血管的分布，显示肿瘤邻近血管被推移或包绕侵犯等情况，对制订手术方案非常有益。对颅内的血管畸形，CTA 能够准确显示 AVM 的部位、大小，确定供血动脉及引流静脉，是 AVM 栓塞术后随访检查的简便、快捷的方法。

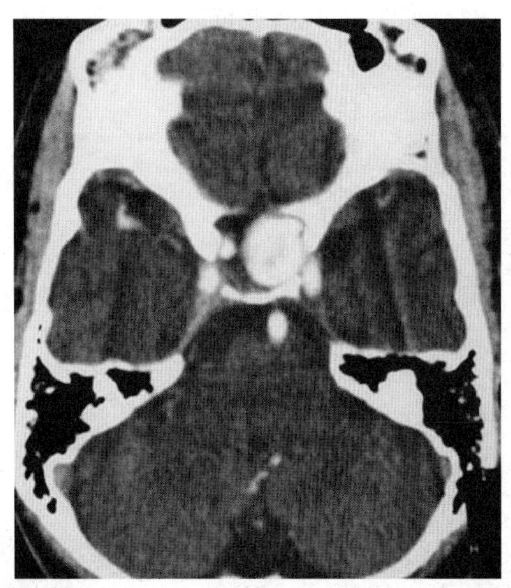

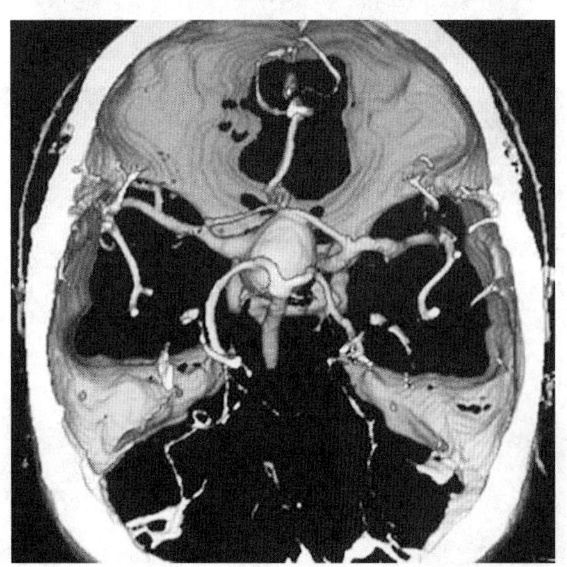

图 10-30 CTA 清晰显示颅内动脉瘤

### （十一）PET/CT

PET/CT 全称正电子发射断层成像（positron emission tomography）/X 线计算机体层成像，是一种无创性的分子显像技术，可在分子水平高灵敏显示人体全身主要器官以及病灶的生理代谢功能和机构，同时应用 CT 技术进行辅助诊断与精确定位，同步获得人体结构解剖和生理代谢功能情况的信息。PET 是一种断层闪烁显像技术，也是一种功能显像技术，它通过探测引入机体的正电子核素发生衰变时释放出的正电子所发射的泯灭光子来反映示踪剂在机体局部组织内的分布，其特点是将正电子放射性核素制备成示踪剂（如 $^{18}$F-FDG），注入人体后参与人体代谢，它能够定量分析示踪剂在人体的代谢过程，获取器官组织的早期和细微病变的定量指标信息，但对病变区域的生理解剖位置和形状诊断不够精确。CT 能精确描述病变区的解剖位置和形态。PET、CT 各自独立完成数据采集，然后利用软件融合技术将 PET 图像和 CT 图像完美结合起来。PET/CT 可用于：肿瘤患者转移灶为首发症状或患者呈现副肿瘤综合征而原发灶不明时，进一步寻找肿瘤的原发灶；良性与恶性肿瘤的鉴别诊断；肿瘤临床分期；监测肿瘤治疗疗效；指导放疗计划的制订；一些非肿瘤方面的应用如感染性疾病、动脉粥样硬化等。

### （十二）彩色多普勒血流超声成像

在神经眼科领域，彩色多普勒血流超声成像（color Doppler flow imaging，CDFI）最常用于颈动脉病变的检查。颈动脉超声是准确诊断颈部血管疾病的首选影像学检查方法，被称为“无创性血管造影技术”。颈动脉超声检查不仅可以观察颈动脉血管的解剖、走行，了解颈动脉斑块大小、形态、性质，判断动脉狭窄程度，评估疗效，而且还能评价颈动脉血流动力学变化（图 10-31）。超声是筛选高度颈动脉狭窄的最好方法。

### （十三）超声造影

常规超声显像存在一些固有的局限性和缺陷，如在灰阶声像图上，诸多病变和正常组织的声学特性相似，单靠组织结构的回声表现无法显示和分辨它们的异同特征。在多普勒显像中，由于受到红细胞反射不足、信噪比低以及血流动力学的影响，不易探测到小血管和低速血流信号。利用微泡超声造影技术，可有效地改善这些局限性。超声造影（contrast-enhanced ultrasound）技术就是利用血液中气体微泡在声场中的非线性效应和所产生的强烈背向散射来获得对比增

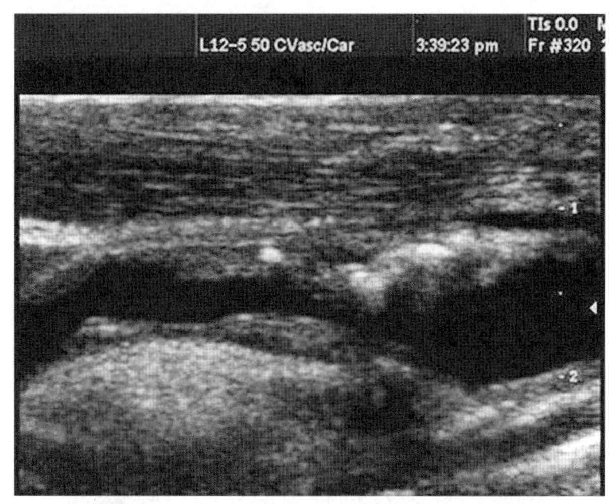


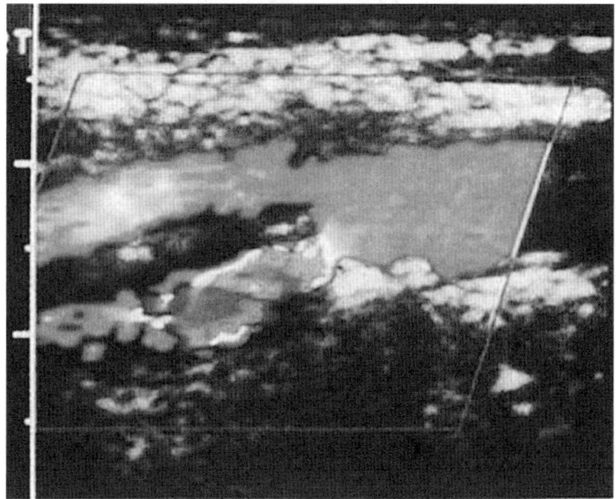

图 10-31 颈动脉 CDFI 显示颈动脉狭窄

强图像。作为增强剂的造影微泡有很多种，根据成膜材料可以分为清蛋白、非离子表面活性剂、糖类、磷脂类化合物、高分子多聚物等五大类。造影微泡可以通过静脉注入，随血流分布到全身，以血液示踪剂形式反映正常和异常组织的血流灌注情况。将超声造影剂与特殊的显像新技术相结合，能够有效地增强器官的血流多普勒信号和增加灰阶图像的对比分辨率，提高超声诊断的灵敏性和特异性。随着分子影像学的迅速发展，特异性或功能性超声造影剂也将对疾病诊断及治疗带来新的内容。微泡造影剂不仅能作为诊断显像剂，还可作为基因传递或药物的载体，利用声波与造影微泡的相互作用及产生的生物学效应，实现基因、药物的靶向转移和释放的治疗目的。

颈部血管超声造影检查是常规超声检查的有效补充，可以清晰地显示颈动脉血管壁内中膜（尤其是前壁）厚度，发现常规超声易漏诊的斑块，并能清晰勾勒斑块形态；较清晰显示颈动脉远端及深部病变；精确判断颈动脉狭窄程度或闭塞，对强回声斑伴声影的动脉狭窄及闭塞亦能作出准确评估；提高彩色血流信号的显示率；观察斑块内有无新生血管形成，量化评估斑块易损性，从而提高颈椎动脉疾病诊断的可靠性和准确性。

经颅超声造影显像提供了无创性检测颅内血管的检查手段，在诊断颅内动静脉畸形、动脉瘤、海绵状血管瘤等颅内血管疾病，诊断颅内大血管狭窄及闭塞，评价脑组织血流灌注具有一定的临床应用价值。此外，颅脑超声造影的靶向微泡技术不仅提高超声诊断的准确性，对超声在颅脑疾病治疗中的应用亦提供了广阔的发展前景。

## 二、合理选择影像学检查方法

1. 眼眶平片　平片的空间分辨力较好，但组织分辨力较差，对于眼眶金属异物，可行眼眶正侧位检查，观察异物形态并对异物定位，但对于可透过 X 线异物，平片作用有限。随着 CT 的广泛应用，平片检查已逐渐被 CT 取代。

2. 眼眶 CT　CT 的组织分辨力较高，利用窗技术，可以获得软组织窗重建图像及骨窗重建图像。通过 CT 检查还可获得除轴位以外的冠状位、斜矢状位，可全面观察病变。一般在眼眶外伤、异物、急性出血、眶内占位、钙化、骨质异常等行 CT 检查较为便利，尤其是在怀疑眶壁骨折、肿瘤所致的眶壁骨质改变以及观察视网膜母细胞瘤及视神经鞘脑膜瘤有无钙化时，CT 检查更为优越。

3. 视神经管 CT　一般仅重建视神经管骨窗图像，优于观察视神经本身或邻近病变对视神经管骨质的影响。由于是薄层扫描，观察软组织病变有限。

4. 颅脑 CT　可检出颅内视路部分及邻近结构的病变，对于急性脑出血能明确诊断并准确定位。颅底骨窗重建还可详细观察颅底骨质破坏、颅底血管神经孔道的变化。但由于颅底骨伪影产生，干扰对脑干、小脑及前、中颅底病变的观察。

5. 眼眶 MRI　几乎所有的眼眶内病变都适应行 MRI 检查，而且一般同时采用平扫和增强，尤其是对于眶颅沟通性病变，可准确判断病变来源、累及部位及范围。但 MRI 对骨质、钙化的显示不如 CT。

6. 颅脑 MRI　MRI 检查消除了颅底骨伪影，对于颅底及后颅窝病变明显优于 CT。MRI 可显示颅内段视神经、视交叉及后视路解剖结构，对于视交叉及邻近病变（如鞍区病变）准确定位；MRI 检查对于判断急性期或超急性期脑梗死明显优于 CT，并可准确定位；但对急性期出血判断不如 CT。利用 MRI 的血管流空效应及联合应用 MRA 或 MRV，能显示颈内动脉及较大分支狭窄、闭塞、动脉瘤、颈内动脉海绵窦瘘及静脉窦血栓等病变，可作为血管造影检查及治疗前的筛选检查。

神经眼科医师应充分了解患者的症状，详细检查体征，对病变的部位及性质作出初步判断，并在了解各种影像检查技术的价值和限度的基础上，申请比较适合的影像检查技术及检查部位，并提供给放射科医师尽可能详尽的临床资料，常需要共同研讨。

（黄厚斌　魏世辉）

## 第四节　眼球运动

第3、4、6对脑神经（动眼、滑车、展神经）支配所有的眼外肌，当其神经核、神经束以及神经干发生病变时，引起眼外肌完全或部分麻痹，导致眼位偏斜和不同程度的眼球运动障碍，临床上不少患者往往由于首先发现眼球运动的障碍，因而才发现其神经系统的原发疾病。因此，利用对眼球运动的检查，有时可以了解到这些神经损害的情况，从而帮助神经系统疾病的定位诊断。所以，眼球运动的检查，是临床神经眼科检查的重要项目之一。

### 一、眼球运动神经

每一个眼球有6个眼外肌，管理眼球的转动。它们是：内直肌、外直肌、上直肌、下直肌、上斜肌和下斜肌。在这6个眼肌中，除下斜肌起自眶下壁前内侧上颌骨眶板近泪囊窝处向后附着于眼球后外下方外，其余眼外肌和提上睑肌都起自眶尖部视神经孔周围由眶骨膜形成的漏斗形的总腱环（又名Zinn环）。这些眼肌从总腱环发出后，成放射状伸向前方，附着于巩膜表面（图10-32、图10-33）。

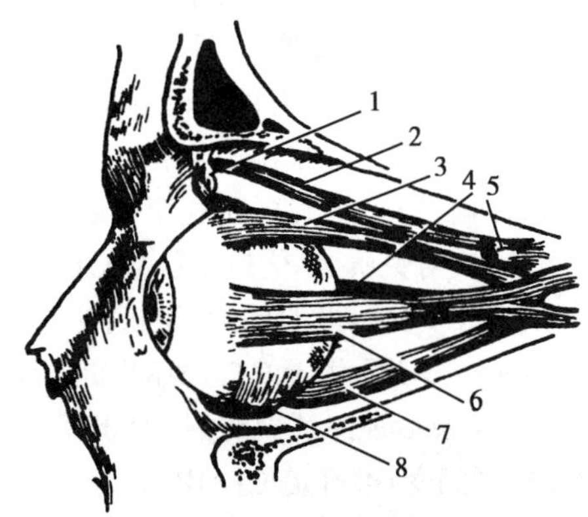


图10-32　眼外肌的侧面观

1. 滑车　2. 上斜肌　3. 上直肌　4. 内直肌　5. 提上睑肌（已被切断）　6. 外直肌　7. 下直肌　8. 下斜肌

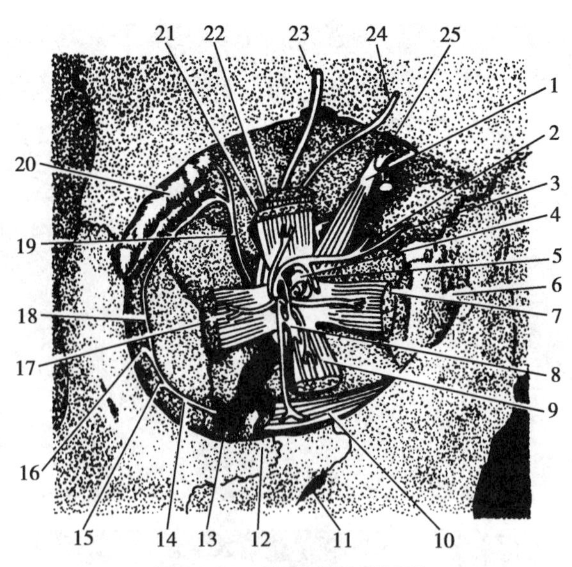


图10-33　眼外肌的正面观

1. 上斜肌　2. 鼻神经　3. 滑车下神经　4. 视神经孔和眼动脉　5. 睫状长神经　6. 泪囊窝　7. 内直肌和动眼神经　8. 睫状神经节　9. 下直肌和动眼神经　10. 下斜肌及动眼神经　11. 眶下孔　12. 眶下结节　13. 眶下裂　14. 颧神经　15. 颧面神经　16. 颧颞神经　17. 外直肌及外展神经　18. 交通支　19. 泪腺神经　20. 泪腺　21. 上直肌及动眼神经　22. 提上睑肌　23. 眶上神经　24. 滑车上神经　25. 滑车

6个眼外肌除外直肌为展神经支配、上斜肌为滑车神经支配外，其余眼外肌均受动眼神经的支配。

#### （一）动眼神经

**【定义】** 动眼神经（oculomotor nerve）支配：上直肌、下直肌、内直肌、下斜肌以及提上睑肌等5个眼外肌，此外，还支配2个眼内肌，即瞳孔括约肌和睫状肌。

1. 动眼神经核

**【定义】** 动眼神经核起源于一个复合细胞团，该复合细胞团位于中脑四叠体上丘平面，大脑导水管腹侧的中央灰质内（图10-34），其上端在第三脑室底的后部，下端与滑车神经核相连，全长5～6mm（图10-27）。左右两侧的动眼神经核在上端彼此分开，在下端则相互靠近，形成一个V字形。此核由5个细胞群组合而成，即2个成对的外侧核、2个成对的Edinger-Westphal核和一个位于中央部而不成对的Perlia核（图10-35）。核的外侧，恰与内侧纵束紧相邻近。

(1) 外侧核：又名主核，由大型的星状多极细胞组成，形似逗点状，支配四条眼外肌的运动。它所发出的纤维有的不交叉，有的交叉至对侧，分别支配各相应的眼外肌；由核的上端到下端其所支配的眼外肌的顺序是：上直肌、内直肌、下斜肌、下直肌。一般认为支配下直肌、内直肌、下斜肌的纤维不交叉，由同侧的神经核发出的纤维支配相应肌肉；支配上直肌的，则

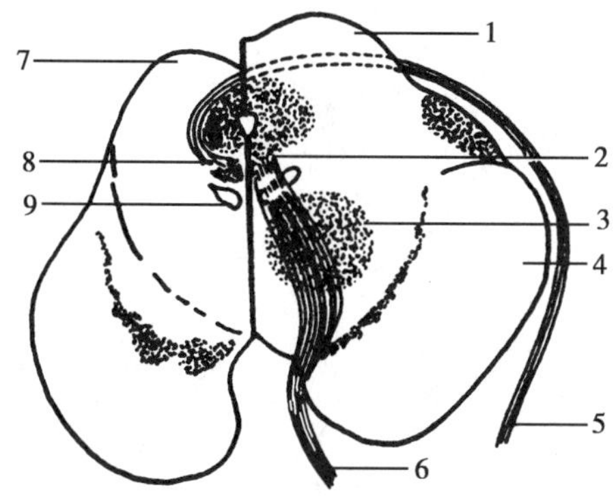

图 10-34　动眼与滑车神经核

1. 四叠体上丘　2. 动眼神经核　3. 红核　4. 大脑脚　5. 滑车神经　6. 动眼神经　7. 四叠体下丘　8. 滑车神经核　9. 内侧纵束

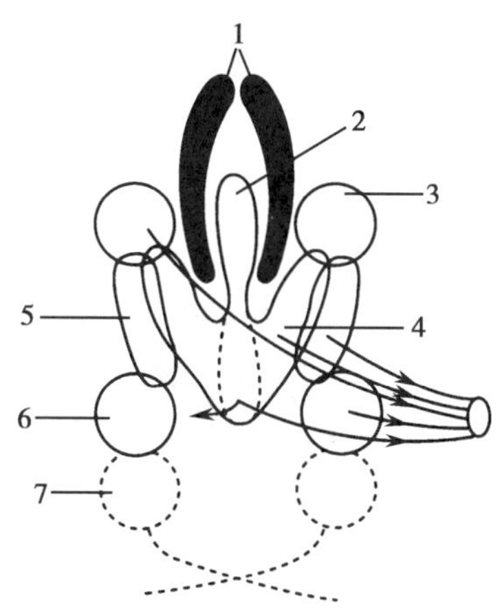

图 10-35　动眼神经核

1. Edinger-Westphal 核　2. Perlia 核　3. 上直肌核　4. 内直肌核　5. 下斜肌核　6. 下直肌核　7. 滑车神经核

完全是来自对侧的交叉纤维，而双侧的提上睑肌则由单独的中间核的背侧尾部细胞核所支配(图 10-35)。

(2) Edinger-Westphal 核：

**【定义】** E-W 核位于两个外侧核上方的内侧，是一对由小的多极神经细胞组成的细长的圆柱形神经核。此核为副交感神经核，它所发出的副交感神经的节前纤维加入动眼神经，经睫状节交换神经元后，其节后纤维支配瞳孔括约肌和睫状肌，管理瞳孔的收缩和晶状体的调节功能。

(3) Perlia 核：

**【定义】** Perlia 核位于动眼神经核的中央部分，好像是两个外侧核的连接部分，由大型的星状细胞所组成。此核发出的纤维到双眼内直肌，可能是两眼集合运动的中枢，核的背侧尾部支配双侧提上睑肌。

2. 动眼神经的行径　动眼神经的纤维自神经核复合体发出后，自腹面穿过红核和黑质，由大脑脚之间穿出中脑(图 10-34)，经动眼神经沟进入脚间池，居于颅后凹中。由颅后凹向前外方行走，在大脑后动脉与小脑上动脉之间，后交通动脉的下外方，经小脑幕游离缘内上方，蝶鞍后床突的外侧进入颅中凹。动眼神经的颅后凹段约长 2.5cm(图 10-36、图 10-37)。动眼神经离开颅后凹后，在蝶鞍后床突外侧不远处，立即穿过硬脑膜，而进入海绵窦，在颅中凹这一段行程中，完全居于海绵窦中，沿海绵窦的外侧壁的上方前进。在海绵窦的后段，动眼神经在其刚入窦不远处，居于滑车神经和眼神经的上方。在该窦前部，动眼神经即与上述二神经相交叉，而居于两者的下方，然后由海绵窦的前部离开该窦，而经眶上裂入眶(图 10-38)。动眼神经在入眶之前或入眶后，即分为上、下两分支，上支较小，供给上直肌和提上睑肌，下支较大，不但发出分支支配内直肌、下直肌和下斜肌，而且还发出副交

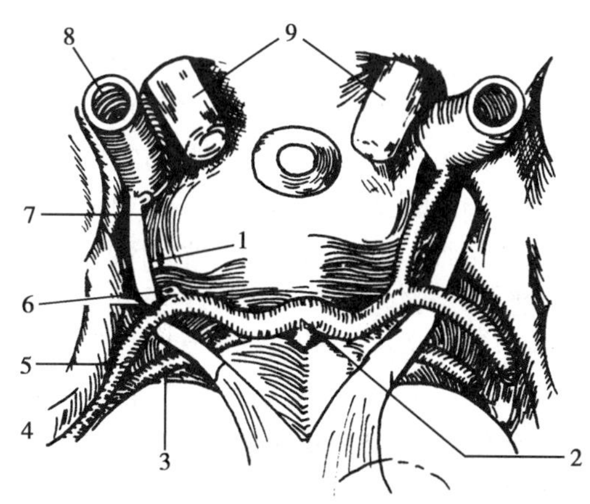

图 10-36　动眼神经与大脑后动脉及小脑上动脉的关系

1. 小脑幕游离缘　2. 基底动脉　3. 小脑上动脉　4. 颞叶(被推向中线)　5. 大脑后动脉(压迫动眼神经)　6. 后交通动脉(已切除)　7. 动眼神经　8. 颈内动脉　9. 视神经

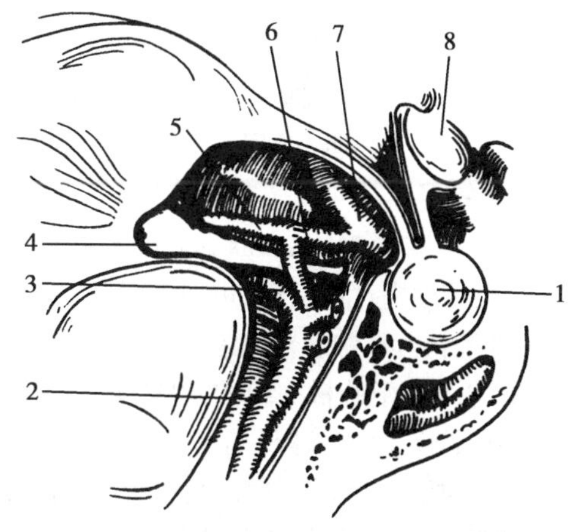

图 10-37　动眼神经与邻近血管的关系(侧面观)

1. 脑垂体　2. 基底动脉　3. 小脑上动脉　4. 动眼神经　5. 大脑后动脉　6. 后交通动脉　7. 颈内动脉　8. 视交叉

感神经纤维到睫状神经节。经睫状神经节最终支配瞳孔括约肌和睫状肌。瞳孔运动纤维集中在神经干表面的内上部，这种分布特点可解释两种临床现象：一是对压力敏感，故脑疝早期即出现瞳孔扩大；另一为较能耐受局部神经的供血不足，因动眼神经中央部的血供来自动眼神经的营养血管，而外周部的血供主要来自软脑膜的丰富吻合支。所以，糖尿病引起的神经营养血管缺血也仅影响神经干的中央部，外周部并不受累，故其所致的动眼神经麻痹往往不累及瞳孔。

### （二）滑车神经

**【定义】** 滑车神经（trochlear nerve）是颅内唯一的一对自脑干背面发出的脑神经，且神经核发出纤维后交叉到对侧，支配对侧眼球的上斜肌的运动。

1. 滑车神经核　滑车神经核为一小的卵圆形灰质，位于中脑，四叠体下丘平面大脑导水管腹外侧中央灰质内（图 10-34），其上端与动眼神经核的尾端相连，但二核之间并无明确的分界线（图 10-35）。据研究，此神经核中的细胞数目，远较其神经干中的纤维为多，多半是因为该核发出的一些纤维与内侧纵束及其他中枢互相有联系之故。神经核的腹外侧紧邻内侧纵束。

2. 滑车神经的行径　滑车神经是体内最纤细也是行程最长的脑神经。其纤维从核的背外侧面发出以后，即围绕大脑导水管先弯向背侧，再转向下方，然后在前髓帆处完全交叉到对侧，在四叠体下丘的下方从背面离开中脑。在中脑与脑桥交界的平面，滑车神经环绕中脑和大脑脚，由背面转向腹侧（图 10-34），经大脑后动脉与小脑上动脉之间向前离开颅后凹，在小脑幕切迹动眼神经的外侧和下方、后床突的外下方穿过硬脑膜，进入海绵窦中。在窦的后部，滑车神经居于窦的外侧壁中，位于动眼神经的下方；行经窦的前部时，滑车神经接受来自颈动脉丛的交感纤维，且逐渐上升至动眼神经的上内方，并与三叉神经的第一支眼神经伴行，经眶上裂入眶（图 10-38）。在眶内，滑车神经在眶顶下面向前内方行进，越过上直肌再稍向下到达上斜肌的上缘，进入上斜肌，管理此肌的运动。

### （三）展神经

**【定义】** 展神经（abducens nerve）支配同侧外直肌的运动，也是颅内行程最长的脑神经之一。

1. 展神经核　展神经核起源于一个典型的运动细胞团，该细胞团位于脑桥中份的背侧，接近第四脑室底部，靠近中线处，为一球形的灰质团。面神经纤维束呈袢状从此核顶部周围包绕而行，形成面神经膝，因此，在四脑室底部形成一个圆形隆起，称为面丘。展神经核的内下方与内侧纵束相邻（图 10-39）。这些神经核包含有运动神经元和“替代”中间神经元，后者

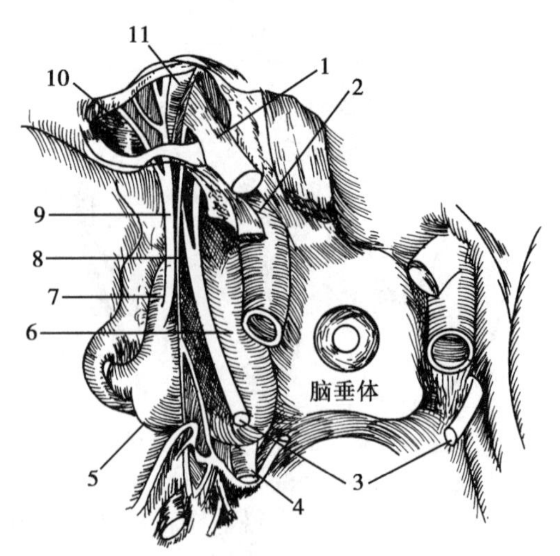


**图 10-38　眼球运动神经在海绵窦内与周围组织的关系**（左侧硬脑膜已切除）

1. 视神经　2. 颈内动脉　3. 动眼神经　4. 展神经　5. 三叉神经半月节　6. 颈内动脉　7. 上颌神经　8. 滑车神经　9. 眼神经　10. 眼上静脉　11. 眼动脉

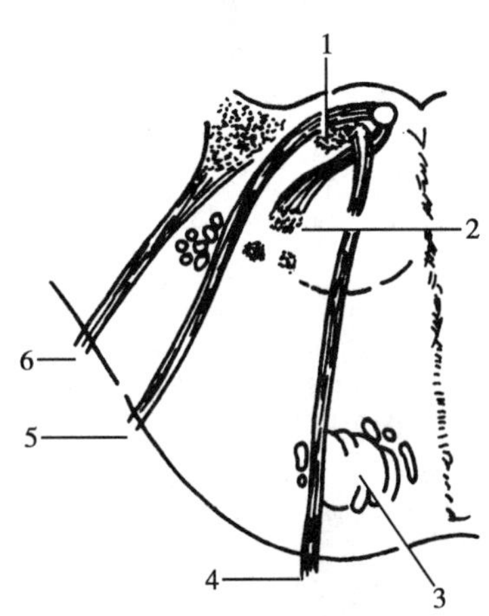


**图 10-39　展神经核**

1. 展神经核　2. 面神经核　3. 锥体　4. 展神经　5. 面神经　6. 听神经

投射到对侧内直肌亚核以执行两眼的水平同向运动。因此，展神经核的损害除表现为外展麻痹外，常可导致注视麻痹。

2. 展神经的行程　展神经纤维在核的腹内侧发出，在上橄榄核的内侧及锥体束的外侧向腹侧和下外方行进，纤维在脑桥中的行程几乎与中缝相平行；然后在脑桥腹侧面中线处的基底沟的外侧、脑桥与延髓交界处所形成的沟中离开脑桥，进入脑桥池。展神经在颅后凹的行程，是在跨过小脑前下动脉后，即沿着枕骨的斜坡向上向外爬行，在岩下窦的表面穿过硬脑膜，越过岩下窦至其前外侧，通过由蝶鞍后床突与颞骨岩部尖端相连的岩蝶韧带（Gruber 韧带），经 Dorello 管而

进入颅中凹海绵窦(图 10-40)。在海绵窦中，展神经与第Ⅲ、Ⅳ脑神经相伴前行，但第Ⅲ、Ⅳ脑神经走行靠近海绵窦壁的外侧壁，故相对受到保护。而展神经位于窦的中部，较易于受损伤。在窦的后部分，展神经先位于颈内动脉上升段的外侧。在窦的前部，此神经即逐渐行至颈内动脉水平段的下外方，向前行进通过该窦后，经眶上裂进入眶内(图 10-38)。继之，在外直肌的下方稍向前进，而进入外直肌，支配此肌的运动。在海绵窦中，展神经还短暂地与颈交感神经丛的分支相伴，随后这些交感神经纤维经三叉神经的第一个分支前行到达瞳孔开大肌。这些毗邻关系可以解释由于海绵窦的损伤引致节后性 Horner 综合征与第Ⅵ脑神经麻痹偶尔并存的原因(图 10-41)。

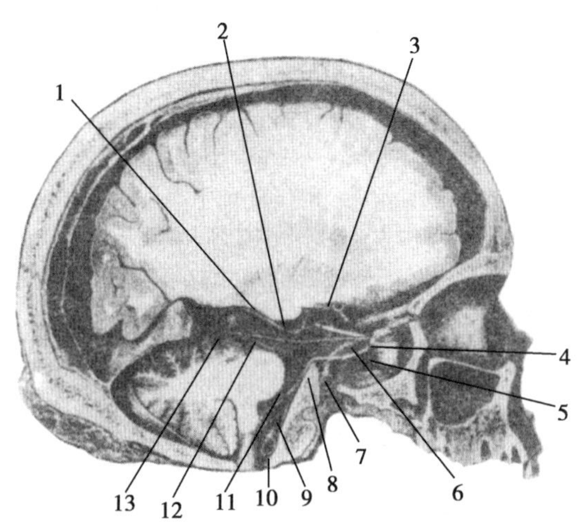


图 10-40 眼球运动神经的颅底行程

1. 大脑后动脉 2. 滑车神经 3. 动眼神经 4. 三叉神经眼支 5. 三叉神经上颌支 6. 展神经 7. 颈内动脉 8. 颞骨岩尖部 9. 小脑前下动脉 10. 椎动脉 11. 橄榄体 12. 小脑上动脉 13. 四叠体下丘

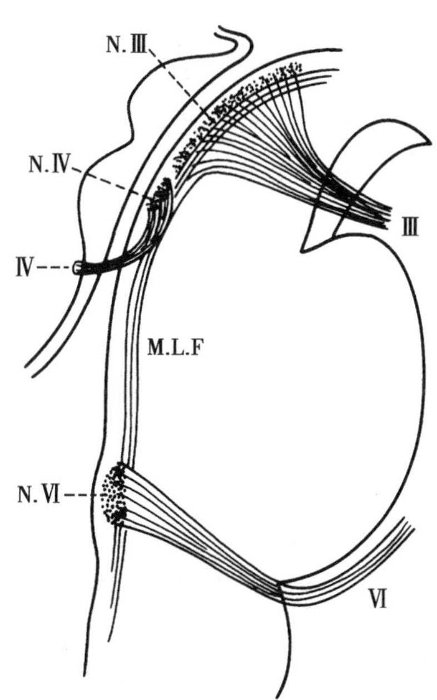


图 10-41 脑干侧面图显示眼球运动神经核位置

N.Ⅲ动眼神经核 N.Ⅳ滑车神经核 N.Ⅵ展神经核 Ⅲ动眼神经 Ⅳ滑车神经 Ⅵ展神经 M.L.F. 内侧纵束

## 二、单个眼肌的作用

只有完全了解单一眼外肌的作用，才能更好地理解多条眼外肌共同作用所产生的复杂的眼球运动。有关这部分内容请参看第九卷。

## 三、眼球运动功能的检查

眼球运动神经核和神经的病变引起单条或多条眼外肌完全或部分麻痹时，大多可产生程度不等的眼位偏斜和眼球运动障碍。需要借助一些方法进行一系列检查，如眼睑运动的检查、眼位的检查、头位的检查、双眼运动的检查等等。这些方法以及结果的判定，已在第九卷中有详尽的讨论，在此仅将与眼球运动神经损害定位诊断有关的六个诊断眼位以及复视的检查方法作一介绍。

### (一) 六个诊断眼位

虽然单个眼外肌各有其独特的运动方向，然而事实上人们不可能使每一眼肌单独地运动。例如，我们绝不可能使自己右眼内直肌单独收缩，或者命令左眼上斜肌单独收缩，而其他眼肌以及对侧眼球不同时发生运动。眼球的每一运动，都是双眼的多个眼肌同时参加的联合运动。这种双眼的联合运动，不仅使得双眼同时向一个方向转动，而且需要双眼等量的同时向一个方向运动。因而这种两眼极其协调的等量运动，使两个分开的眼球合成为一个运动单位。

既然眼球向每一个方向转动都是双眼同时的联合运动，那么，临床上要想确定六对眼位中究竟是哪一条肌肉发生麻痹，就必须找出一种眼球位置，在那个位置上只能显示出某一条肌肉的单纯的最重要的作用，而不合并有其他的任何作用；如果在那个位置上，某眼不能转向该方位，就说明应该是那一条眼肌发生了病变。这种眼球位置，就是我们所说的诊断眼位。

在讨论诊断眼位以前，须先介绍共转肌。当双眼同时向右方看时，右眼外直肌和左眼内直肌一同收缩，因此，右眼的外直肌和左眼的内直肌就是一对共转肌。同样，左外直肌和右内直肌也是一对共转肌。双眼共有六对共转肌，除前述的两对共转肌外，还有四对，它们是：右上直肌与左下斜肌、右下直肌与左上斜肌、左上直肌与右下斜肌、左下直肌与右上斜肌。了解这六对共转肌后，再讨论诊断眼位就容易理解了。

诊断眼位有六个，分别代表六对共转肌。掌握了这六个诊断眼位，就可以明确地找出麻痹的眼肌。所以，这六个诊断眼位是揭示眼球运动神经有无障碍的钥匙，进行神经系统检查，必须熟悉这六个诊断眼位（图 10-42，表 10-1）。

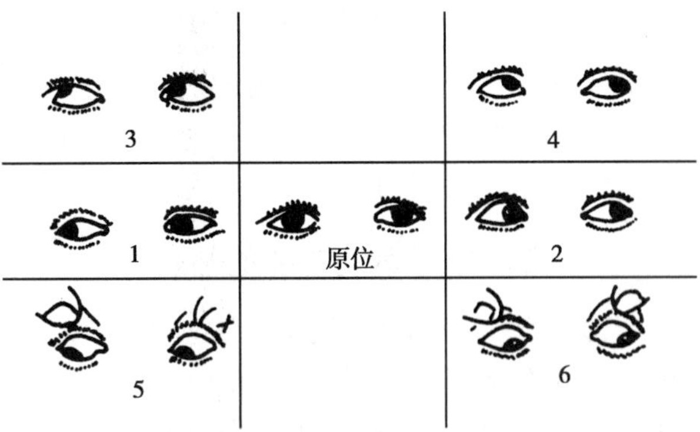


图 10-42 眼球运动的六个诊断眼位

1. 双眼转向右侧：右外直肌，左内直肌 2. 眼球转向左侧：左外直肌，右内直肌 3. 双眼转向右上方：右上直肌，左下斜肌 4. 双眼转向左上方：左上直肌，右下斜肌 5. 双眼转向右下方：右下直肌，左上斜肌 6. 双眼转向左下方：左下直肌，右上斜肌

表 10-1 六个诊断眼位

| 眼位 | 共转肌 |
|---|---|
| 向右方转 | 右外直肌、左内直肌 |
| 向左方转 | 右内直肌、左外直肌 |
| 向右上方转 | 右上直肌、左下斜肌 |
| 向左上方转 | 右下斜肌、左上直肌 |
| 向右下方转 | 右下直肌、左上斜肌 |
| 向左下方转 | 右上斜肌、左下直肌 |

双眼向左、右侧转动时，分别为两眼的内、外直肌的作用，对这两个诊断眼位，无须再作更多的解释。

双眼向右上方转动，对于右眼来说，眼球已由原位先转至外展位，此时，上直肌的肌轴已与视轴基本上平行了，因此，此时上直肌的唯一作用仅能使右眼上转，如果在这个方向右眼不能上转，则表示右眼上直肌无力收缩，所以说明是右眼上直肌麻痹。对左眼来说，当眼球向右上方转动时，眼球已由原位先转至内收位，此时，左眼下斜肌的肌轴已与视轴近乎平行，因此，在这个位置上，下斜肌的唯一作用仅能使左眼上转，如果在这个位置上左眼不能上转，则表示左眼下斜肌无力收缩，说明是左眼下斜肌麻痹。

双眼向右下方转动时，对右眼来说，眼球处于外展位，因而视轴与右下直肌的肌轴相一致，因此，右下直肌使右眼转向右下方，对左眼来说，眼球处于内收位，故视轴与左上斜肌的肌轴相一致，所以左上斜肌使左眼转向右下方。

由于上直肌和下直肌在眼球外转 23° 时，才能表现其最大的上转和下转作用，而下斜肌和上斜肌则必须在眼球内转 51° 时，才可以表现其最大的上转和下转作用（图 10-43）。因此，严格说来，这两对眼肌不可能在同一角度进行检查，所以临床上为了简便起见，一般均采用 35°～40° 的位置作为检查标准。

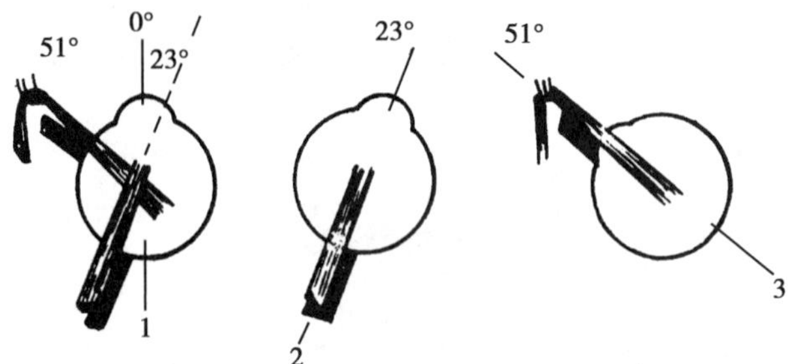


图 10-43 上、下直肌与上、下斜肌和眼球所成的角度

1. 眼球位于原位时，上、下直肌与眼球成 23°，上、下斜肌与眼球成 51° 2. 眼球外转 23°，上、下直肌肌轴与眼球轴一致，上、下直肌的唯一作用使眼球上转和下转 3. 眼球内转 51°，上、下斜肌肌轴与眼球轴一致，上、下斜肌的唯一作用使眼球转向下方和上方

### （二）复视的检查

**【定义】** 复视（diplopia）是将一个物体看成两个的视功能障碍，可分为单眼复视和双眼复视两种。单眼复视多与神经系统疾病无关，常见的原因包括屈光不正、散光、角膜病变、白内障、晶状体半脱位、虹膜萎缩、玻璃体或视网膜疾病及癔症和诈盲等。单眼复视患者应进行全面的眼科检查，不是本节讨论的内容。

双眼复视则是大部分眼肌麻痹患者最早的主诉症状，也是导致患者就诊的主要原因。即：患者在双眼同时注视目标时将一个物体看成两个。不少神经系统疾病的患者，由于眼球运动神经受损害，而引起眼肌麻痹。但有时这种瘫痪的程度十分轻微，因此，其眼球的运动障碍也不很明显。利用望诊和一般的眼球运动检查方法常常不易发现，但应用复视的检查即可揭示出其眼肌麻痹的情况。这种检查不仅可以确定患者有无眼肌麻痹，而且可以确定是哪一侧眼球的哪一个眼肌受损害。

复视的检查方法：检查复视时，最好在暗室或半暗室中进行。患者端坐，与检查者相距 1m，头部放正，双眼平视正前方。在患者右眼前方放一块红色玻璃，以便把患者的复视明确地分出左眼与右眼两个影像。检查者手中拿一小的灯光，例如，一个小的笔型电筒或去掉头子的检眼镜小灯泡，但最好是一种长条形的光源，如 3～6W 的小日光灯管。因为这种长条形的灯光，可以明显观察出复视的影像有无倾斜。先将灯管放在正前方，嘱患者双眼同时观看灯光，注意有无复视？正常人一般不会有复视，在九个方位都只看见一个粉红色的灯管。如有复视，则将检查灯看成为两个，一个红色（右眼见到的影像），一个白色（左眼见到的影像）。然后询问患者他所看到的两个影像是左右两侧分开的，还是上下两个分开的？两像距离约有多远？影像有无倾斜？红像在哪一侧？白像在哪一侧？红像高还是白像高？嘱患者把所见到的复视情况、两像的相互关系，用红蓝铅笔画在一张预先画好九个方格的白纸上的正中间一格里；然后将灯管向上、下、左、右、右上、右下、左上、左下八个方位移动，分别检查各方位的复视情况，并把这八个方位所看到的复视情况，分别画在相应的方格中，最后在这张复视图的下方，写清楚右眼见到的是红像，左眼见到的是白像；并注明患者姓名、检查日期，这样就完成了复视的检查，并且得到了一张复视图。

在检查复视的过程中，应该始终注意让患者的头部保持正直位，不能有偏斜代偿性头位，以免隐匿了原有的复视。检查的灯光一定要正确放在九个位置的方位上。检查时，如复视为水平性，即复视的影像在左右两侧，检查的灯管以垂直方向拿着最好；如复视为垂直性，即两个影像一个在上，一个在下，检查的灯管应以水平方向拿着最好；这样可以更确切地观察影像有无倾斜及倾向何方。患者与检查者之间的距离应始终保持 1m，不能忽近忽远。检查过程中可以允许患者自己用红蓝铅笔画出其复视情况，但当其画完一个方位以后，进行另一方位的复视检查时，一定要注意使患者仍保持原有头位和原有距离。检查过程中，检查者切忌发出诱导性的问话。当九个方位均已查毕，并已完成了复视图以后，为了准确起见，检查者可将患者画的复视图拿在自己手上，再按照九个方位重新复查一次，对照一下复视图，检查有无错误，以便核实修正。

另外，由于复视检查是一种需要通过患者主观描述的检查方法，因此需要合作，不适于年龄太小的儿童；也不宜于检查某些先天性或陈旧性眼外肌麻痹已有单眼抑制或异常视网膜对应的患者。

复视图的分析：虽然复视的检查十分简单，只要练习过一两次，就能够比较正确地进行检查，但要对复视图进行分析，诊断出是哪一侧眼球的哪一个眼肌发生瘫痪，初学者有时可能遇到困难，因此，必须遵循复视图分析的以下三项规律：

第一，确定复视性质：首先应该决定患者的复视是水平性的？还是垂直性的？或两者兼有的？

第二，判断复视像间距在哪个方位最大：在检查的九个方位中，双眼在哪个方位时两眼的复视像距离最大？两眼复视像距离最大的方向就是麻痹肌起主要作用的方向。

第三，判断周边物像为何眼，确定受累眼外肌：在每一个检查的方位里，最周边的影像属于瘫痪眼所见到的影像。

牢牢记住分析复视的上述三项原则，则对任何早期复视的分析诊断都将不会发生太大的困难。此外，在进行复视分析时，也不能忘掉六个诊断眼位和六对共转肌，它们在分析复视的过程中是有很大帮助的。

具体的来说，当分析复视时，首先应决定患者的复视是水平性的？还是垂直性的？或两者兼有的？如果复视是水平性的，即复视的两个像是左右分开的，那就表示瘫痪的肌肉是水平运动的肌肉，因此，瘫痪肌就局限于两对内直肌和外直肌中。如果复视是垂直性的，即复视的两个像一个在上，一个在下，则瘫痪肌必然是垂直运动的肌肉，所以，瘫痪肌也就局限在两对上、下直肌和两对上、下斜肌中。如果复视是水平和垂直两者兼有的，在分析时，其水平方向的成分可以暂时略而不计，因为一个垂直肌的瘫痪往往可以表现有轻度的水平方向运动障碍。

再次，检查者应该注意观察在哪个方位两眼的复视像距离最大？因为两眼复视像距离最大的方向就代表麻痹肌的作用方向。例如，复视是水平性的，在向右侧注视时，两像分离的距离最大，那么瘫痪肌不是右外直肌，就是左内直肌，因为这两个肌肉使双眼水平地转向右侧（图 10-44A）。如果复视是垂直性，且在向左上方注视时，两眼的影像分离的距离最大，根据分析复视的第一、第二两项规律，瘫痪肌必然是向左上方转动的那一对共转肌中的一个，也就是瘫痪肌不是左上直肌，就是右下斜肌，因为此二肌是使眼球向左上方转动的主要眼肌（图 10-44F）。

最后，要确定这一对共转肌中到底是哪一个眼肌发生瘫痪？则必须根据分析复视的第三项规律：最周边的影像属于瘫痪眼所见到的影像这一原则来决定。例如，复视是水平性的，向右侧看时，复视影像距离最大，而红像在最右侧，则瘫痪肌必然是右侧外直肌（图 10-44A）。如果复视情况同上，但白色影像在最右侧，则瘫痪肌必然是左侧内直肌。同样的，如果复视是垂直性的，向左上方时，影像分离最大，而白色影像在最高处，瘫痪肌则必然是左上直肌，在上述的例子中，如红色像在最高处，则瘫痪肌必然是右眼下斜肌（图 10-44F）。

这样，根据以上三项原则分析，复视的诊断并不困难。总之，检查者应该学会在复杂多变的复视图中，

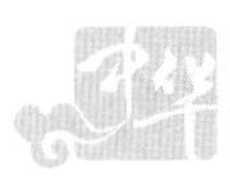


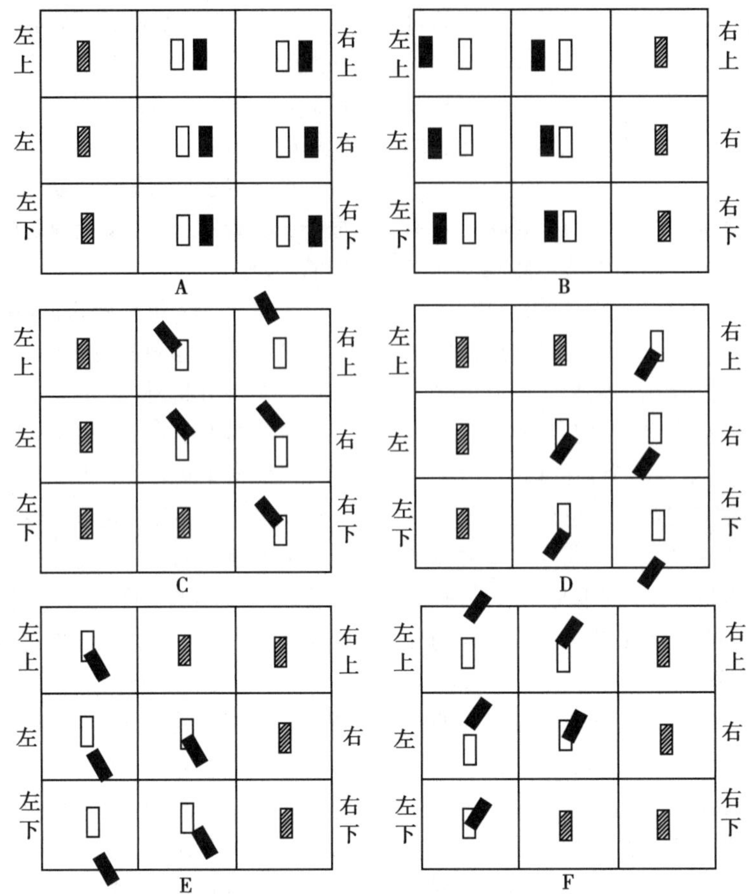


图 10-44　右眼诸肌麻痹时的复视图

A. 右眼外直肌麻痹　B. 右眼内直肌麻痹　C. 右眼上直肌麻痹　D. 右眼下直肌麻痹　E. 右眼上斜肌麻痹　F. 右眼下斜肌麻痹

■代表右眼所见的像　□代表左眼所见的像　▨代表双眼所见的像

竭尽全力根据分析复视的第一、第二两项原则，找出是哪一对共转肌出了毛病，然后再根据麻痹像必然在最周边这一原则，明确地指出是哪一条眼肌的瘫痪。

### （三）其他检查方法

检查眼球运动的方法还有很多种，有些需要利用一些特殊器械或设备进行检查，诸如：Hess 屏试法、Lancaster 屏试法、Maddox 杆试法、Maddox 翼试法、肌电图的检查以及假投射 - 过指法等等，请参考第九卷。

（陆　方　刘瑜玲　张　明）

## 主要参考文献


1. 劳远琇．临床视野学．第 2 版．北京：人民卫生出版社，1965.
2. 萧仁度．实用眼科解剖学．太原：山西人民出版社，1980：187-225.
3. 袁援生，陈晓明．现代临床视野检测．北京：人民卫生出版社，1999：1-6，200-215.
4. 童绎，金崇华．神经眼科学范畴和中国神经眼科的现状与展望．中华眼底病杂志，2006，22(6)：363-366.
5. 崔世民，只达石，刘梅丽．颅脑影像新技术诊断图谱．北京：人民卫生出版社，2006：20-242.
6. 童绎，魏世辉，游思维．视路疾病基础与临床进展．北京：人民卫生出版社，2010：211-240.
7. 宋国祥．现代眼科影像学．天津：天津科学技术出版社，2002：59-64.
8. Tasman & Jaeger. Duane's Ophthalmology. On CD-ROM. Lippincott-Raven，1997.
9. Keltner JL，Johnson CA. Automated and manual perimetry-A six-year overview. Special emphasis on neuro-ophthalmic problems. Ophthalmology，1984，91：68.
10. Kestenbaum A. Clinical Methods of Neuro-ophthalmologic Examination. 2nd ed. New York：Grune Stratton，1961：1-110，159-226.
11. Horton JC，Hoyt WF. The representation of the visual field in human striate cortex-av revision of the classic Holmes map. Arch ophthalmol，1991，109：816.

12. Miller NR, Newman NJ. Walsh and Hoyt's Clinical neuro-ophthalmology. 5th ed. Vol.1. Baltimore: Williams & Wilkins, 1998: 57-83, 85-100, 101-120, 121-151.
13. Liu GT, Volpe NJ, Galetta SL. Neuro-Ophthalmology diagnosis and management. Philadelphia: Saunders, 2001: 43-57.
14. Mutlukan E, Cullen JF. Red color comparison perimetry chart in neuro-ophthalmological examination. Eye, 1991: 352-361.
15. Duong TQ, Ngan SC, Ugurbil K, et al. Functional magnetic resonance imaging of the retina. Investigative Ophthalmology & Visual Science, 2002, 43: 1176-1181.
16. Janet SS, Taosheng L, Steven Y. Retinotopic Mapping of the Visual Cortex Using Functional Magnetic Resonance Imaging in a Patient with Central Scotomas from Atrophic Macular Degeneration. Ophthalmology, 2004, 111: 1595-1598.
17. Miki A, Nakajima T, Fujita M, et al. Functional magnetic resonance imaging of the primary visual cortex: evaluation of human afferent visual system. Japanese Journal of Ophthalmology, 1996, 39: 302-308.
18. Toosy AT, Hickman SJ, Miszkiel KA, et al. Adaptive cortical plasticity in higher visual areas after acute opticneuritis. Ann Neurol, 2005, 57: 622-633.
19. Werring DJ, Bullmore ET, Toosy AT, et al. Recovery from optic neuritis is associated with a change in the distribution of cerebral response to visual stimulation: a functional magnetic resonance imaging study. Journal of Neurology, Neurosurgery and Psychiatry, 2000, 68: 441-449.
20. Hirsch J, Ruge MI, Kim KHS, et al. An integrated functional magnetic resonance imaging procedures for preoperative mapping of cortical areas associated with tactile, motor, language, and visual functions. Neurosurgery, 2000, 47: 711-722.
21. Liu GT, Hunter J, Miki A, et al. Functional MRI in children with congenital structural abnormalities of occipital cortex. Neuropediatrics, 2000: 31: 13-15.
22. Choi MY, Lee KM, Hwang JM, et al. Comparison between anisometropic and strabismic amblyopia using functional magnetic resonance imaging. British Journal of Ophthalmology, 2001, 85: 1052-1056.
23. Algaze A, Roberts C, Leguire L, et al. Functional magnetic resonance imaging as a tool for investigating amblyopia in the human visual cortex: A pilot study. Journal of AAPOS, 2002, 6: 300-308.

# 第二章
# 视乳头疾病

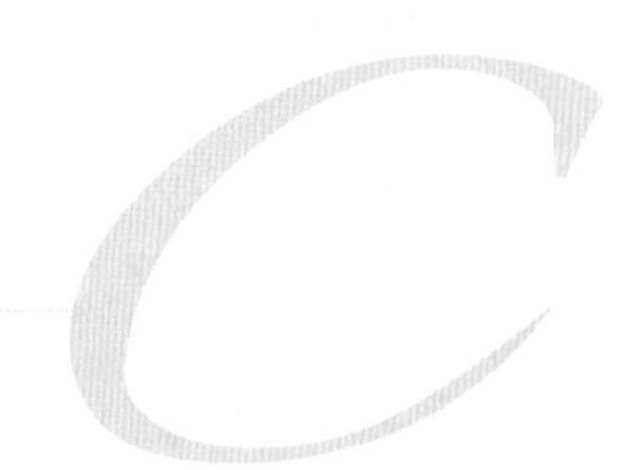

## 第一节　视乳头的正常形态

视乳头是一个非常重要的结构。它是唯一直视下可见的脑组织，累及眼底的神经系统病变往往首当其冲地引起视乳头的改变。本章将重点讨论视乳头的一些疾病。

### 一、视乳头的解剖

#### （一）命名

视乳头（optic papilla）又称视盘（optic disc），是由近120万条视网膜神经节细胞所发出的轴突——神经纤维向眼球后极部黄斑的鼻侧约3mm处集中，形成的一个直径约为1.5mm的圆盘。“视乳头”一词不很恰当，易使人误解此处为一高出视网膜平面、突向玻璃体的乳头状隆起组织。实际上，它并不高起，而是与视网膜在同一平面，其中心反而略为凹陷的圆盘。因此，近年来一般均采用“视盘”一词以代替视乳头。但是，从三维空间观察，或从组织结构来看，“视盘”一词又不足以说明视乳头的表层纤维、筛板前部、筛板区及筛板后区的整个视神经前部的立体纵深结构。因此，Hayreh推荐使用视神经头部（optic nerve head）来称呼视神经的前端部分；然而，由于“视神经头部”一词，目前尚未为大家所普遍接受，因此，鉴于“约定俗成”，本文仍暂沿用视乳头及视盘两个名词。

#### （二）解剖

视乳头是视神经的球内段，它起自视乳头的表面，到巩膜后孔的出口处为止，长约0.7～1mm。其直径在视网膜平面为1.5mm，脉络膜平面为1mm，筛板以后为3mm。视乳头的组织结构可分为：最表面的表层神经纤维、筛板前区、筛板区及筛板后区四部分（图10-45）。

1．表层神经纤维层　表层神经纤维层（surface nerve fiber layer）位于视乳头的最表层，相当于视网膜的神经纤维层平面，由来自视网膜的全部神经纤维集合而成，其浅面覆盖以星形胶质细胞组成的内界膜，与玻璃体分界。来自视网膜各部的神经纤维严格地按照一定的顺序排列进入视乳头。视网膜颞上和颞下象限的神经纤维呈弓状绕过黄斑区，分别进入视乳头的颞上和颞下方。来自视网膜鼻上和鼻下象限纤维呈辐射状分别进入视乳头鼻上和鼻下区域。来自黄斑区的纤维组成重要的乳头黄斑束（papilla-macular bundle）直接进入视乳头的颞侧（图10-46）。虽然黄斑区在整个视网膜上所占的面积甚小，仅为整个视网膜的1/20，但其纤维数量甚多，排列也密，占视网膜神经纤维总数的65%，在视神经的切面上占1/3的面积，位于视盘颞侧，呈楔形，尖端朝向中心，上下纤维间有明显的水

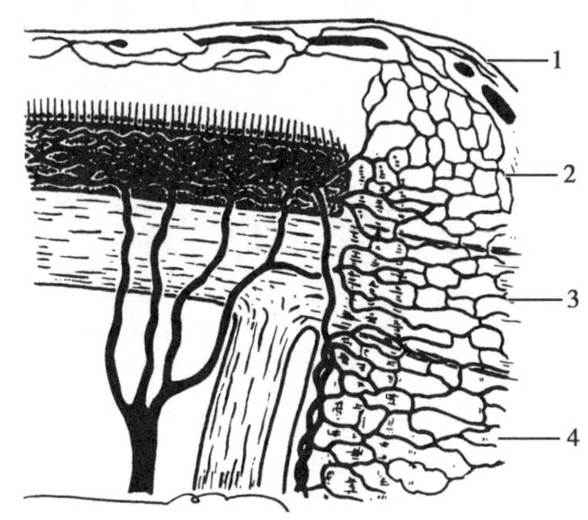


图10-45　视乳头组织结构

1．表层神经纤维层　2．筛板前区　3．筛板区　4．筛板后区

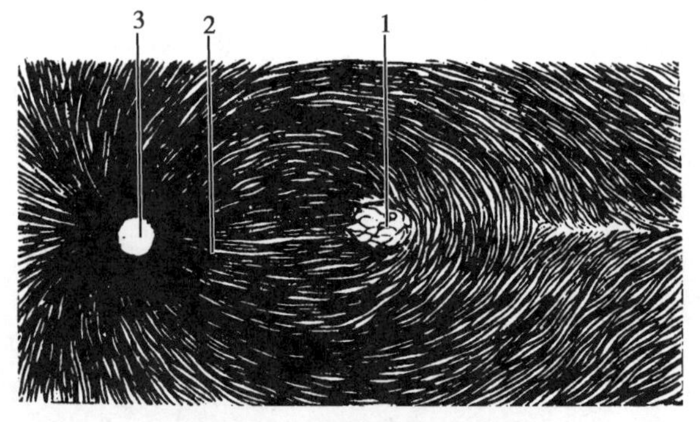


图10-46　视网膜神经纤维图

1．黄斑中心凹　2．乳头黄斑束　3．视乳头

平缝分开。视乳头的中心为一生理凹陷，有视网膜中央动、静脉出入其间。

视网膜神经纤维进入视乳头的排列顺序除了上述的平面分布外，还有深浅的不同分布：视网膜最周边的纤维，位于视网膜神经纤维层的最深层，进入视神经时，位于最边缘部；视网膜近中央区的纤维则位于视网膜神经纤维层的最浅层，进入视神经的轴心部（图 10-47）。

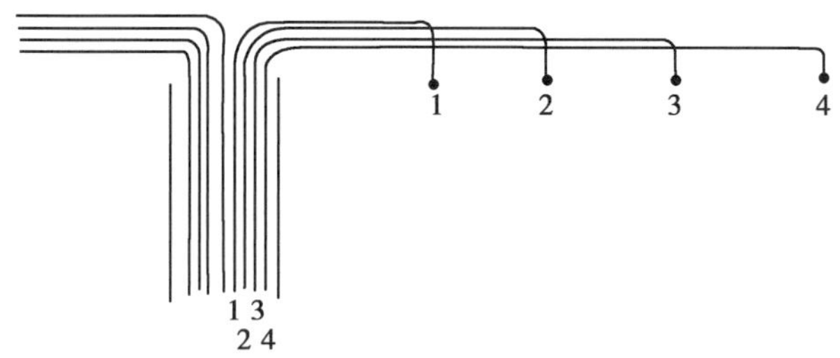


图 10-47 视网膜神经纤维进入视神经的顺序

2. 筛板前区 视乳头的筛板前区（prelaminar region）相当于视网膜神经节细胞层以外的视网膜及脉络膜平面。所有的视网膜神经纤维在筛板前区都形成 90° 弯曲，向眼球后方行进，以穿出眼球。在向后方行进时，这些神经纤维被一些星形细胞组成的管状胶质管道分成了束状。在每一束神经纤维束之间，还有一些疏松的神经胶质形成的小梁相隔，并有一些毛细血管位于其间。筛板前区还有神经胶质形成的一层组织在视乳头的边缘处，使视乳头与视网膜和脉络膜相隔。

3. 筛板区 筛板位于巩膜后孔的内 1/3 处，由一些致密结缔组织（有时还有一些弹力纤维参与）组成，形成有很多小孔的筛状层板横架于巩膜后孔之间。筛板的小孔中有星状细胞衬于其间。筛板区（lamina cribrosa region）视乳头的神经纤维分成束状穿过巩膜筛板，向后穿出眼球。在穿过筛板的小孔时，星状细胞形成的神经胶质膜与筛板前区的胶质膜相连续，包裹神经纤维束，使每一束纤维彼此分隔。

由致密胶原组织以及一些神经胶质、弹力纤维和少许色素组成的 Elschnig 边缘组织（border tissue of Elschnig）在筛板区并向前与脉络膜平面相连，以围绕视乳头神经纤维使之与巩膜及脉络膜分隔。

在筛板前区及筛板区的中心，有视网膜中央动、静脉经过。

4. 筛板后区 筛板区以前的视乳头的神经纤维，除少数发育异常者外，一般均系透明没有髓鞘的纤维，但从筛板后区（retrolaminar region）开始，每一神经纤维均开始裹以髓鞘。因此，视乳头的直径在筛板以后即突然增大，由视网膜平面的 1.5mm 左右增至 3～4mm 左右。从筛板后区开始，视神经外周裹以软脑膜、蛛网膜以及厚而致密的硬脑膜。

视乳头是神经纤维集中处，该处全为神经纤维，没有光感受器，因此，该区没有视力，在视野中成一盲区，称为生理盲点（blind spot of Mariotte）。

视乳头的血液供应也因其部位不同而不同：

（1）表层神经纤维层的血液由视网膜中央动脉系统的毛细血管所供应。这些毛细血管可与深部由睫状后短动脉发出的毛细血管相沟通。其回心血液由乳头周围辐射状毛细血管（radial peripapillary capillary）和乳头表层辐射状毛细血管（radial epipapillary capillary）经视网膜中央静脉回流。

（2）筛板前区和筛板区的视乳头的血液供应主要来自睫状后短动脉。睫状后短动脉的小分支，在视乳头周围的巩膜内形成一些细小的吻合支，组成一个不完整的所谓的“Zinn-Haller 环”。从这些吻合支的分支，通过视乳头的 Elschnig 边缘组织进入筛板前区及筛板区供应视神经纤维。近年来，很多学者强调指出：筛板前区和筛板区的血液，虽然与脉络膜一样，均来自睫状后短动脉，但绝不是由脉络膜的血管直接供应；视乳头上所有的毛细血管床与其周围的脉络膜毛细血管截然分开，彼此之间没有吻合。在视神经与脉络膜交界处，有从软脑膜毛细血管向前伸展而形成的血管套（vascular cuff）环绕视乳头边缘，使它们与脉络膜毛细血管床相邻而不相通。

（3）筛板后区的视乳头和视神经的血液主要由软脑膜血管网的向心支供应，有时可能有少许视网膜中央动脉的小的向心支参加供应。

视乳头内的毛细血管与视网膜及神经系统的毛细血管在组织结构上是一致的，其血管壁的内皮细胞间有紧密联结，因此形成血 - 视神经屏障，临床上作眼底荧光血管造影时，正常视乳头上见不到荧光素渗漏；然而，脉络膜毛细血管则因其血管壁的内皮细胞间有很多细小微孔，因而产生荧光素的渗漏。

## 二、视乳头的正常形态

视乳头位于眼球后极偏鼻侧约 3mm 处；检眼镜下，正常的视乳头呈圆形或椭圆形，边界整齐，尤以视乳头的颞侧边界更为清楚；有时，视乳头周围可见宽窄不一的少许白色环（巩膜环）或一些黑色色素环绕（脉络膜环）。因视乳头内含有很多毛细血管，故呈粉红色。由于视乳头的鼻侧份的神经纤维较为拥挤，因而视乳头的鼻侧颜色较颞侧更红一些，而且边界也稍模糊一些，不及颞侧清楚。视乳头的中央有一凹陷，颜色较淡，其位置、大小和深度因人而异，名为视乳头生理凹陷。少数人由于视乳头的生理凹陷大而且深，

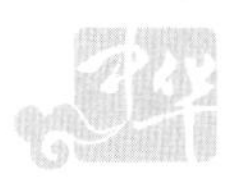


因而视乳头颜色较淡，有时且可以隐约见到视神经纤维分成束状穿过巩膜时的筛板的灰蓝色小点。视网膜中央动、静脉经生理凹陷进出，在到达视乳头平面时，多分为上、下两支，然后再分成颞上、鼻上、颞下、鼻下诸支，分布于视网膜（图 10-48）。大约有 1/3 的正常人，在视乳头生理凹陷附近，可以见到有与心跳一致的视网膜静脉的搏动。如果检眼镜检查时，看不到静脉搏动，用手指轻压眼球，即可见到明显的静脉搏动出现。正常人眼底不应当见到视网膜动脉的搏动，动脉的搏动多属病理情况。

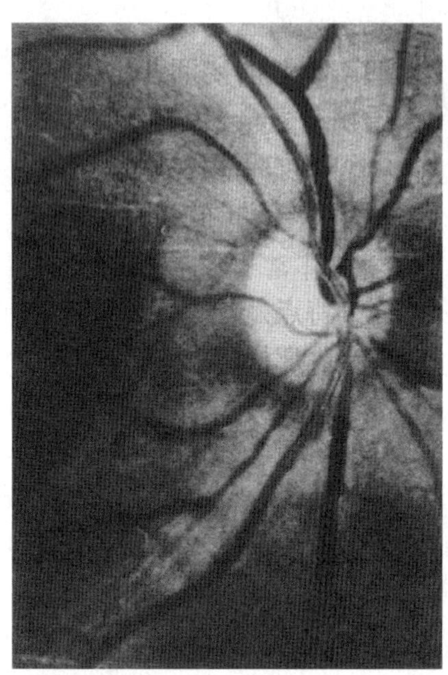

图 10-48　正常视乳头

## 第二节　视乳头常见的变异

视盘及视神经的先天异常有各种表现，在对此进行评估和治疗时，以下四条规律值得重视。

1. 双侧视盘异常通常可致婴儿时期视力减退和眼球震颤；而单侧视盘异常的学龄前儿童通常见有内斜视。

2. 视盘畸形多伴有中枢神经系统（CNS）畸形　①小视盘可伴有累及大脑半球、垂体漏斗和颅内中线结构等畸形，如透明隔缺损、胼胝体发育异常；②牵牛花综合征与伴有经蝶骨的脑底部膨出相关；③伴有结构缺损的巨大视盘可能与全身的各种缺损综合征有关；④凡伴有智力发育不良及可疑脑底部膨出异常的患者，均应行头颅磁共振成像（MRI）检查；对于不伴上述情况的视盘畸形患者也建议行 MRI 检查。

3. 先天性视盘异常可保持一定的颜色视力，与大多数后天性视神经病变的色觉障碍有明显区别。

4. 任何可引起婴儿视力降低的眼部结构异常可导致弱视，因此，在进行详细全身及眼部检查并明确诊断后，对大多数视力不良的单侧视盘异常患者可试行遮盖疗法，同时应警惕正常眼视力减退。

### 一、视神经发育不良

视神经发育不良包括无视神经（aplasia of optic nerve）和视神经发育不全（hypoplasia of optic nerve）。目前病因不明，多数可能与母亲怀孕早期药物影响或感染性疾病有关，少数为显性遗传。可伴有内分泌（如糖尿病）和中枢神经系统异常。

#### （一）无视神经

视神经完全未发育则为无视神经，很罕见，多为单眼受累，眼底的特点是无视盘和视网膜血管。患眼无视力，也无瞳孔对光反应，多数受累眼为小眼球，可有白内障或视网膜脉络膜缺损等。

无视神经的组织病理学检查：在视盘区可仅为一小漏斗，无视神经纤维，也无视网膜血管和视网膜神经节细胞及神经纤维层，常出现视网膜玫瑰花团。在球后部位可见退化的硬脑膜结构与巩膜相连。虹膜可有节段状发育不全。在眼后极巩膜视神经穿过处，可能铺有连续的视网膜色素上皮。

#### （二）视神经发育不全

视神经发育不全（optic nerve hypoplasia）系视神经纤维在数量上的发育缺陷，可能缘于视网膜神经节细胞轴突的过度退化。本病单眼或双眼都可罹患，单眼患者多为男性，双眼患者男女均有受累。视神经发育不全的程度可变性较大，它可为独立的缺陷，并引起散光；或伴发颅内异常。视盘异常是眼科临床上最多见的视神经发育不全，而视 - 隔发育不全（septo-optic dysplasia）则为最常伴发的颅内异常。到目前为止，仍然有不少视神经发育不全未被认识或被诊断为先天性视神经萎缩。近年来，乙醇和药物的滥用促进了视神经发育不全患病率的增多。

视盘小及视盘周围有双环征为本病的 2 个特点。视盘可仅为正常的 1/3～1/2，亦可很小或近正常；在视盘周围有一个清楚程度不等的灰黄色狭窄的环状区，并且常在鼻侧或颞侧又有一黄色弧，即双环征（彩图 10-49，见书末彩插）。即双环的外环为巩膜与筛板的连接点，在此脉络膜不连续。内环是视网膜上皮终止而形成分界线，此处包括视网膜血管的胶质和结缔组织形成的白色外观。黄斑中心反射多数正常，但也可消失或减弱。用无赤光检眼镜检查或摄片可见视神经纤维层常呈菲薄外观。OCT 更可显示视神经纤维层变薄。

患眼视力可从正常至光感，主要取决于视盘黄斑束的完整性，与视盘的大小多无必然的联系，而散光与视神经发育不全却极为相关，因此应重视屈光不正的矫正。多数患者视力差，瞳孔直接光反应减弱或缺如。患眼可有各种形态的视野缺损，主要的视野改变有下方缺损、广泛性缩窄、黄斑回避或乳头黄斑束暗点等，还可发生双颞侧或双鼻侧偏盲，但通常为不对称。B型超声测量，发育不全的视神经宽度为2.5～3.5mm（正常为4.0～4.5mm）。约2/3的病例视网膜电图正常，其余1/3的b波幅度有轻度减低，并有暗视和（或）明视反应；视觉诱发电位检查发现无波形或有较重的影响。

本病最常见的内分泌异常为生长激素缺乏，此外还可有甲状腺功能减退、全垂体功能减退、糖尿病、尿崩症等。一般3～4岁以前可无临床表现，因为这期间高水平的催乳素可刺激正常的生长。垂体功能减退患儿的青春期可提前或推迟。Sherlock等（1987）指出此类患儿在全身麻醉下会明显出现急性肾上腺功能不全，因此在对该病患儿手术时应该通过静脉给予皮质类激素。发生视神经发育不全的婴儿若有新生儿黄疸病史则提示先天性甲状腺功能减退，而新生儿低血糖或是癫痫提示先天性全垂体功能减退。

视神经发育不全同时伴发多种CNS异常的发病机制，有学者认为是由于妊娠期CNS损害间接或直接地影响视神经的发育所致。大脑半球异常和视神经发育不全的密切相关是由于在子宫内大脑半球神经元和视神经轴突移行的正常引导机制发生障碍，不能在靶部位形成正常应有的连接。患儿出生前发生的大脑半球损害或畸形可使视束或视放射产生直接性或经神经突触的逆行性变性和双侧视神经节段性发育不良。近年，临床上，我们对所有视神经发育不全者均尽量行头颅MRI检查，已发现10多例颅内（包括中线结构）异常的病例，如透明隔缺如（图10-50）和胼胝体发育异常（图10-51）等。

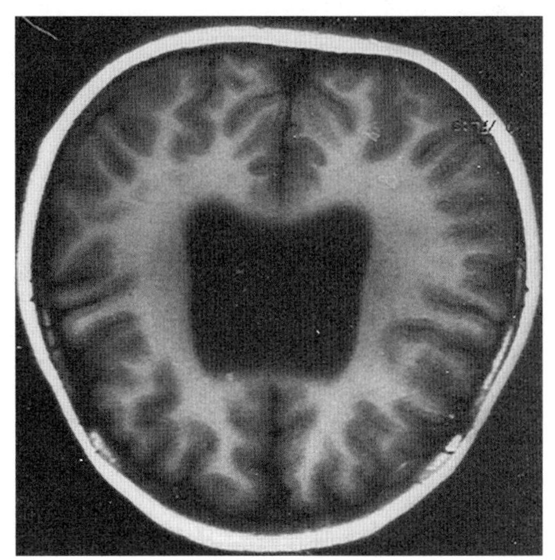

图10-50　透明隔缺损MRI像

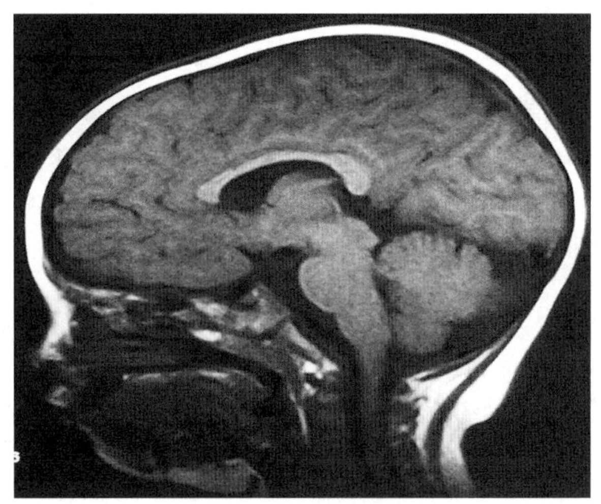

图10-51　胼胝体发育异常

对于视力降低或有与视神经纤维束缺损表现一致的视野缺损的小视盘患者可以作出本病的诊断，而轻度屈光不正者，如视盘水平直径小于3.4mm就可以诊断为视神经发育不全。MRI对于伴有CNS畸形的视神经发育不全是较佳的辅助检查方法，它可以清晰地观察视路前段结构。视神经发育不全的冠状和矢状$T_1$加权的MRI均可显示颅内视交叉前段细小。在双侧发病者显示双侧视神经的视交叉部普遍变细，单侧发病者的同侧视交叉部限局性变细或缺如。如果MRI提示颅内段视神经变得细小并伴有视-隔发育不全征象，从神经放射学方面即可推断视神经发育不全。视-隔发育不全包括视神经发育不全、透明隔缺如或发育不全。常见于头胎，多数与服用奎宁酊、抗癫痫药或可卡因等有关，宫内巨细胞病毒感染也是重要的因素。眼征有视盘发育不全、眼球震颤及色盲等；其他有肌张力低或强直、癫痫样发作，约2/3合并下丘脑及垂体功能障碍、生长激素、肾上腺皮质激素和甲状腺刺激素缺乏，临床可见生长发育受阻或停滞。临床如发现视盘发育不全并发透明隔部分缺损或完全缺如，即可诊断视-隔发育不全。De morsier综合征是一种以身材矮小、眼球震颤及视盘发育不全为主的三联症，可有中线结构发育不良，包括透明隔缺失、胼胝体变薄或发育不良及前部第3脑室发育不良。

对视神经发育不全者，建议常规行头颅MRI检查，特别是行矢状位检查，可清晰了解中线结构发育不良。如发现有颅内视交叉前段细小、胼胝体发育不全等，应进行相关内分泌检测，内分泌异常可以是致命的。对本病的早期诊断有一定的临床意义，因为可及早治疗其伴随异常。激素的治疗可使患者得到正常发育，如骨骼闭合前后启动生长激素疗法。如单侧或双侧视神经发育不全者，应定期行眼科和儿科检查，若无其他先天性异常，且患儿生长发育正常，则不必行内分泌学检查。

## 二、视盘形态和位置异常

### （一）形态异常

视盘形态变异时可呈卵圆形、竖椭圆形、横椭圆形或斜椭圆形，有此类视盘的患者检影验光常有较大度数的散光。另外，也可略现四方形、三角形、多边形、半月形或肾形等。高度变形者有时伴弧形斑。

### （二）位置异常

视神经从异常位置穿出眼球而致视盘异位。有少数病例报告视盘向颞侧异位者，黄斑也向颞侧移位，表现正γ角，眼呈外斜视状态，斜视手术时要注意此类情况，避免过矫。

## 三、大 视 盘

正常视盘的大小有一些生理性变异，其平均直径为1.62mm±0.2mm（卵圆形者为竖径和横径的平均数），如果超过正常值3个标准差则应认为是大视盘。文献报告的大视盘病例多在2.1～2.5mm之间。

大视盘除视盘面积异常增大外，其他性状并无改变。大视盘的视网膜血管相对的纤细，黄斑距视盘颞侧缘近些，还可有视盘周围的视网膜色素上皮改变。大视盘畸形很少伴发其他全身先天异常，间或有蝶筛脑膨出、腭裂及下颌面骨发育不全，故有大视盘的患者在做鼻咽部活体检查前，应先做CT检查以排除颅底脑膨出。

多数大视盘患者的眼球和角膜大小正常，为正视眼，但也可见于高度近视眼。生理盲点（为绝对的阴性暗点）是由于视盘上无视细胞的缘故，因此视盘增大，其视野表现为生理盲点扩大；也曾经发现个别病例有部分性颞上象限缺损。X线照片视神经孔大小为正常范围的高限；个别病例作断层摄影检查，见视神经管管径正常。

视盘过大可能是由于侵入视蒂的中胚叶组织增多，或神经支架组织增多所致。

## 四、双 视 盘

双视盘先天异常罕见。这种眼底异常包括两个独立的视盘、两套视网膜血管系统，眼球后的视神经纤维也分成两束，并有两个视神经孔。这种双重情况可以是完全性或部分性。两束神经可一大一小，小的包括非交叉的神经纤维。两个视盘可以等大，或一大一小，小的为副视盘，位于大视盘的下方或邻近的其他部位，与其下缘相连或独立存在（彩图10-52，见书末彩插）（图10-53）。两套视网膜血管各自从其视盘中心走出，向外围呈放射走行，彼此可有交通支。

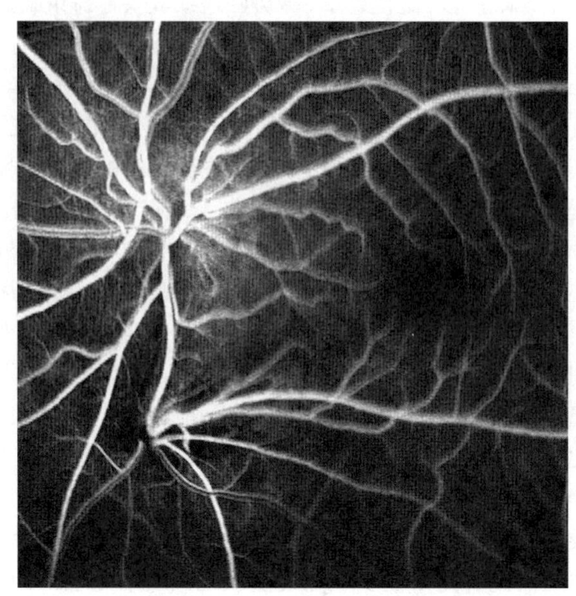

图10-53 双视盘的FFA表现

先天性双视盘多数为单眼发生，双眼对称者极少见。受累眼的视力可有损害，但也可能正常。视野检查中出现两个生理盲点。伴发的其他眼部先天异常可有虹膜缺损、视网膜脉络膜缺损、先天性上睑下垂、瞳孔异位及先天性晶状体混浊等。此外，还可出现内斜、外斜及旋转性眼球震颤。全身性先天异常则可见隐睾、肥胖及生殖器发育不全。发生双视盘的原因不明，尚未发现家族或遗传倾向。

## 五、先天性视盘弧形斑

在胚胎生长发育过程中，视盘如向任何一个方向倾斜，则沿其倾斜方向的视盘边缘发生一弧形斑，称为先天性视盘弧形斑（congenital conus of optic papilla）。本病较常见，多为双眼，主要是由于眼泡胚胎裂闭合不全所致，患者常有明显的散光。此斑多位于视盘下方，视盘呈横椭圆形。而后天性进行性的弧形斑多见于近视眼，且80%在视盘颞侧缘。弧形斑无论其来源如何，如果脉络膜和视网膜色素上皮缺如，则表现为瓷白色的巩膜弧形斑；而如有脉络膜而缺色素上皮，则称为脉络膜弧形斑。先天性弧形斑多数小的除有生理盲点扩大外，无特殊临床意义。

## 六、先天性视盘凹陷

先天性视盘凹陷（congenital cup of optic papilla）程度不一，主要决定于巩膜上视神经孔的大小和

Bergmeister 原始视盘组织萎缩的程度。一般视神经穿过筛板处，在中央呈小凹陷。但是，如果视盘内及其表面有相当大量的纤维组织，并且充分吸收，则可形成较大而深的先天性视盘凹陷，宛若视盘缺损，视网膜血管从其边缘屈膝状爬出，成为所谓假性青光眼凹陷或缺损性凹陷（彩图 10-54、10-55，见书末彩插）。

先天性视盘凹陷可为单侧或双侧，它和病理凹陷的区别是部分性、不到达边缘，血管正常，视盘周围无萎缩环，眼压和视野皆正常。

## 七、假性视乳头炎和假性视乳头水肿

与先天性视盘凹陷相反，假性视乳头炎（pseudopapillitis）和假性视乳头水肿（pseudopapilledema）是在视盘处神经纤维堆积而呈现隆起，并因有过量的神经胶质组织而更显高起，这种情况比较常见，约 80% 为双眼性。一般情况，这两种病名不分，统称为假性视乳头炎，而少用视乳头水肿一词。这种视乳头畸形几乎都发生于眼球较小的远视眼，且常有散光。矫正视力时常不易达到正常。

假性视乳头炎应与病理性视乳头炎或视乳头水肿相鉴别。前者的特征为先天性、非进行性、无出血渗出、动脉管径无改变和静脉无淤血等；视野检查无暗点或生理盲点不扩大，矫正视力较好或接近正常，无全身症状等。

这种眼底的先天异常可有家族倾向，曾有报告同胞多人发生者。致畸的原因尚不明确。有人发现视神经眼球段和视乳头上有神经胶质和结缔组织增生，并发现有小巩膜管。还可有永存玻璃体动脉或 Bergmeister 乳头残余。

## 八、先天性视盘色素沉着

先天性视盘色素沉着（congenital pigmentation of optic papilla）不多见。从形态上，这类色素沉着可分为四型：弧立色素斑、线状色素沉着、纱网样色素沉着、部分或全视盘呈石板样灰色或黑色素沉着。视盘色素沉着的来源是外胚层或中胚层，有脉络膜和视网膜色素两种。神经胶质细胞或视网膜中央血管周围的中胚层组织可发生组织变形而成为色素。一般所见的视盘色素沉着或小点状沉着都属于正常现象，而弧立较大的色素斑应注意观察，并与恶性黑色素瘤、黑色素细胞瘤及视盘周围色素上皮增生性病变相鉴别。

## 九、视盘玻璃膜疣

视盘玻璃膜疣（optic disc drusen）又称视盘透明体（hyaline bodies of optic disc），是一种与视网膜玻璃膜疣名称相同而病理改变及发病机制迥然而异的疾病。可分为原发和继发两种，后者可继发于炎症和外伤。在此所述只包括与先天有关的原发性视盘玻璃膜疣（彩图 10-56，见书末彩插）。

视盘玻璃膜疣检眼镜下的发病率大约为（3.4～4）/1000，尸体解剖的检出率可以高达 24/1000；女性患病率稍高于男性，而黑种人很少患病；多为双侧，亦可为单侧；有些资料显示本病有一定的遗传性。玻璃膜疣的大小在 5～1000μm 之间，因含钙质，故为碱性。

视盘玻璃膜疣根据病变位置的深浅，分为埋藏性玻璃膜疣（buried drusen）和表面性玻璃膜疣（superficial drusen）。浅表性因在视盘可见结节状胶状隆起块，并可融合为不规则的较大团块向玻璃体内突出如桑葚状，易诊断；埋藏性者易误为视盘水肿，其特征有：①视盘边缘的神经纤维层无灰白色混浊；②视盘比较饱满或轻微隆起，视盘上血管数目增多、扩张；③视盘生理凹陷消失；④视盘看似肿胀的表现仅局限于视盘，多位于鼻侧；⑤可伴有视盘附近视网膜出血或视网膜下出血等。埋藏性玻璃膜疣可以变为可见性玻璃膜疣。本病患者一般无自觉症状，大多数学者都认为视盘玻璃膜疣引起单独的视力损害极为少见，中心视力损害仅仅为轻度，很少下降到 0.4 以下。眼底检查：视盘玻璃膜疣的大小和可见性可随年龄增加。儿童视盘玻璃膜疣大多表现为视盘饱满隆起，视杯消失，视盘周围可有出血，但不出现视神经纤维层水肿，这是与视盘水肿的不同之处。成人视盘玻璃膜疣患者的特征是视盘上粗糙的、边缘凹凸不平的、发亮的不规则结晶样体，通常位于视盘的鼻侧。有些表现为假性视乳头水肿，少数情况下视盘高度隆起，甚至像假性肿瘤。视盘玻璃膜疣常可见到眼底出血，主要表现为：①视盘碎片状出血；②视盘出血扩散到玻璃体内；③视盘深层出血；④视盘周围出血，有些可波及到黄斑区。

视盘玻璃膜疣患者的荧光素眼底血管造影（FFA）可见视盘自发荧光。FFA 对诊断埋藏性玻璃膜疣具有极其重要的价值，因为造影后可显示埋藏性玻璃膜疣的形态与部位。造影早期局部荧光明显增强，造影后期背景荧光消失后，玻璃膜疣处荧光素染色明显，显示了强烈荧光，持续时间很长，但其形态大小无变化，也无荧光素渗漏。玻璃膜疣与视盘水肿的鉴别主要是：视盘水肿早期视盘表面可有细小点状的荧光素渗漏，后期互相融合；而玻璃膜疣则没有这种点状渗漏，表现为弥散的或局限的结节状强荧光。本病患者的 FFA 与正常人比较，可有以下异常：①视网膜中央血管在视盘上分支异常；②连接视盘表面和深部血液循环的血管较粗大；③视盘毛细血管增多。FFA 和 B 超被认为是本病最可靠的诊断方法，CT 检查也可作为视盘玻璃膜疣内钙化诊断手段。视野检查、光学相干断层扫描（OCT）及激光扫描偏振仪（SLO），有助于评估病情严重程度和跟踪病情变化，对埋藏性有益。

视盘玻璃膜疣的视野损害进展缓慢，病变区域与可见玻璃膜疣的位置无关。视野损害可表现为生理盲点扩大，向心性视野缩小和神经纤维束性视野缺损。神经纤维束的病变是视野缺损的主要原因，病变部位主要在鼻下象限。

本病可以并发视网膜中央动脉阻塞（CRAO）、视网膜中央静脉阻塞（CRVO）、前部缺血性视乳头病变（AION）及视网膜脉络膜新生血管等。另外，视网膜色素变性（RP）、假性黄瘤及血管样条纹等患者的视盘玻璃膜疣的发病率均较正常人高很多。编者曾见一例女性双眼埋藏性玻璃膜疣并发双前部缺血性视乳头病变患者，经中西医结合治疗视力恢复。

虽然视盘玻璃膜疣至今仍无有效疗法，但患者需要定期的眼科检查，一旦神经纤维层和视野进行性损害，不论是由于青光眼还是视盘玻璃膜疣本身引起，建议降眼压治疗。对视盘玻璃膜疣患者的父母应进行眼底筛查，如能发现视盘上有玻璃膜疣存在，则患者诊断可能性较大，如辅助超声及 FFA 等则更佳。

## 十、视盘前膜

视盘前膜或名视乳头前膜（prepapillary membrane）是位于视盘前的一层透明或半透明膜，像薄的纱巾一样，隐约地遮蔽着视盘；或者有时像蜘蛛网一样覆盖在视盘前面；然而，更多的是在视盘生理凹陷处，视网膜中央动、静脉的两旁，像白色半透明的鞘膜一样，伴随着血管进出（彩图 10-57，见书末彩插）。是由于原始视盘即所谓 Bergmeistery 原始乳头（Bergmeister's papilla）的神经胶质组织萎缩和吸收不全和（或）来自玻璃体动脉的中胚层组织残留的薄膜。这是一种先天变异，不是病理性的产物。

视盘前膜可分为上膜、前膜和周围膜。膜的大小、形状和厚薄的变异性很大，可遮挡视盘的全部、一部分或仅盖于生理凹陷上。大的视盘前膜可由视盘面以前向外伸展，到达视网膜前。膜的边缘平坦或弯曲、锐利或模糊。视盘前膜一般不影响视力，但当视盘前膜致密时需要和增殖性视网膜病变相鉴别。

## 十一、凹陷性视盘异常

视盘缺损、牵牛花状视盘异常及视盘周围葡萄肿均为累及视盘的凹陷性异常，属先天性发育不良（dysplasia）。Pollock（1987）详述鉴别凹陷性视盘异常的临床特征，并指出视盘缺损、牵牛花视盘以及视盘周围葡萄肿这几个名称交错变换以致在诊断标准、伴有全身异常和发病机制方面产生了极大的混淆。实际上，视盘缺损、牵牛花综合征和视盘周围葡萄肿为各自独立的异常，每一种情况都多有其独特的胚胎学起源，而绝不是简单地理解为临床变异分型。

### （一）视盘缺损

视盘缺损（coloboma of optic disc）为胚胎时眼泡胚胎裂闭合不全所致的先天性疾病。本病单侧和双侧的发病率各占 50%。临床表现为视盘扩大，可为正常的数倍，边界清楚，呈白色闪光的碗状大凹陷（彩图 10-58、彩图 10-59，见书末彩插）（图 10-60）。凹陷深且常位于鼻侧，与青光眼凹陷在颞侧明显不同，巩膜筛板看不到。下方神经视网膜缘较窄甚至消失，而上方神经视网膜缘相对正常。偶见全部视盘呈完全性凹陷。常同时有虹膜和睫状体缺损。视盘上的血管在其边缘呈钩状弯曲，缺损边缘有色素。视盘向下的白色凹陷及视盘周围轻度色素改变这两点在诊断视盘缺损时是非常重要的。CT 扫描显示在眼球后部与视神经相连部呈火山口状。

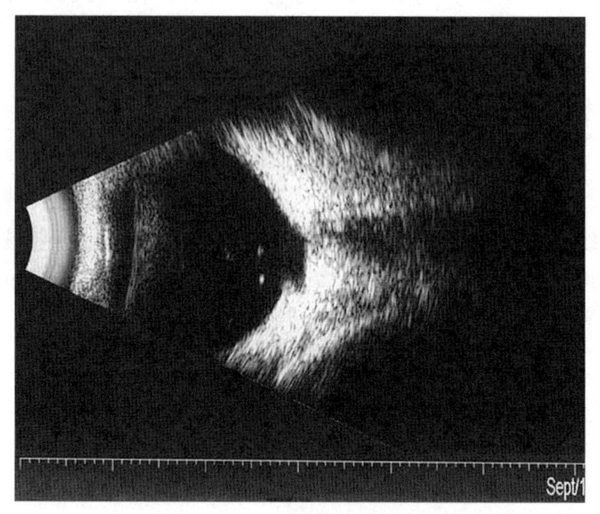


图 10-60　视盘缺损 B 超表现

单独的视盘缺损容易发生浆液性黄斑脱离，有认为视盘缺损伴有黄斑脱离的视网膜可自动复位，因此一旦发生，要观察 3 个月后再考虑手术。偶尔有视盘凹陷伴有眶内囊肿的个案报道，其中 1 例的超声显示视盘凹陷与囊肿间有沟通。视盘缺损也可伴有多系统异常，包括 CHARGE 病（先天性心脏病、后鼻孔闭锁发育迟缓、生殖器发育不良、耳发育不良等）Walker-Warburg 综合征、Goltz 局灶性皮肤发育不全、眼 - 耳 - 脊椎综合征（Goldenhar 综合征）及腺样皮脂痣综合征。当胼胝体发育不全合并视网膜脉络膜病变（伴有葡萄膜肿、视神经缺损和小眼球等)和婴儿痉挛,称 Aicardi 综合征。头颅 MRI 正中矢状位能清晰显示胼胝体全部或部分缺如,并能间接显示双侧侧脑室、第三脑室和大脑皮质等邻近结构的异常。

视盘缺损的组织病理学检查可见巩膜内有同心排列的平滑肌环绕视神经远端。

### (二)牵牛花综合征

牵牛花综合征(morning glory syndrome)为一种包括视盘在内的眼底后极部漏斗形凹陷。Kindler(1970)因其畸形的视盘形状外观如一朵盛开的牵牛花而命名。Pollck(1987)认为以胶质和血管组织异常为特征的牵牛花综合征是由于在胚胎发育过程中,原发性神经外胚层发育不全,继而影响中胚层的形成所致。母亲患糖尿病,其子女易患该病。

牵牛花综合征比较少见,常侵犯单眼,但也有双侧病例的报道。检眼镜下可见视盘范围明显增大,连同视盘周围的灰白色隆起环,约相当于 4～6 个正常视盘大小(彩图 10-61、10-62,见书末彩插);周边带粉红色,有漏斗形深凹陷,视盘中心表面覆盖有成簇的白色神经胶质组织如花蕊,并遮蔽深部血管走行的形态。视盘周围有典型的灰白或灰黑色的突起环,并伴有散在的色素沉着或视网膜脉络膜萎缩。视盘上有 20～30 支血管发出于盘周边缘,呈放射状分布,从视盘发出时常呈突然弯曲,当走行至周围视网膜时变直行,一般难以区分动脉和静脉。CT 显示视神经与眼球连接部呈漏斗形扩大。

尚可见视盘缺损、永存玻璃体动脉、小眼球、瞳孔永存膜,严密教授等曾报告 1 例伴有同侧先天性软腭缺损,证实该综合征是一种先天发育障碍引起的异常。

牵牛花综合征的患者视力常在眼前数指与 0.02 之间,很少有超过 0.1 以上者。有的可以无光感,但也有 20/20。本病以女性多见,黑种人很少发生。牵牛花综合征的最常见并发症为视网膜脱离(彩图 10-63,见书末彩插),被认为是由于病变内异常的神经胶质牵连所致。牵牛花综合征与经蝶骨的基底部脑膨出密切相关,如发现邻近牵牛花样视盘下方附近有 V 型或舌型脱色素区,提示有经蝶骨的基底部脑膜膨出的可能。CT 可显示这种畸形,同时尚可显示与眼球相连处远端视神经漏斗状扩张。因此,此类患儿要注意合并有呼吸、内分泌及神经系统方面的异常。面部常表现为中线区域畸形,如双眼距离过远、鼻梁低凹、腭裂、前颅底骨质缺损和垂体 - 丘脑结构向此缺损部疝入等特征性的改变。手术或尸体解剖约 1/3 的病例看不到视交叉,约 3/4 病例合并有胼胝体发育不全。大多数人认为经蝶骨的脑膨出手术为禁忌手术,因疝入的脑组织包括重要结构如丘脑 - 垂体系统、视神经和视交叉及大脑前动脉,因而术后死亡率高,特别是婴儿更易发生。临床上经蝶骨的脑膨出还可表现为鼻后部搏动性肿物或鼻息肉,可因行活检或手术切除而致死。

### (三)视盘周围葡萄肿

视盘周围葡萄肿非常少见,通常为单眼。眼底为围绕视盘有一深在的凹陷,视盘颜色正常或颞侧苍白。在凹陷的壁和边缘部色素上皮和脉络膜有萎缩性色素改变。与牵牛花综合征不同的是视盘中央无神经胶质丛覆盖,视盘周围葡萄肿的凹陷也明显深于牵牛花综合征。视盘周围葡萄肿的视盘和视网膜血管相对正常,提示在葡萄肿发生之前这些组织已经完全发育。

Pollck(1987)认为视盘周围葡萄肿的临床表现或许是胚胎在第 5 个月时由来自后神经脊细胞的巩膜分化不全引起视盘周围支持结构减少的结果。现推测视盘周围组织因缺少支持结构,在正常眼压作用下形成疝并突入凹陷处而形成葡萄肿。因此,在病理学上,无论从时间的发生还是胚胎发育不全的部位都与牵牛花综合征有明显不同。

### (四)视盘小凹

视盘小凹(pit of optic papilla)是在视盘实质内的先天性不典型缺损,其发生频率据估计约为 1∶11 000。视盘小凹可为圆形或卵圆形陷窝,也可呈裂隙样、三角形、多角形或长方形。颜色常为灰色或灰黄色、蓝色;直径可为视盘的 1/10～1/3,多数为 1/3PD 左右,深度可达 0.5～25D,多数为 5D 左右。有人统计了 200 例先天性视盘小凹,发现 56% 的小凹位于视盘的颞侧部分,约 1/3 位于视盘中部,其余分布于上方、鼻侧及下方。视盘小凹多发于单眼,双眼发病占 15%,单侧者患侧视盘较健侧略大(彩图 10-64、10-65,见书末彩插)。

视盘小凹患者一般可无任何症状,在常规检查中发现。视力损害主要是与其伴发的视网膜脱离和黄斑并发症有关,无视网膜脱离者视力正常,大约 40% 患者于 20～40 岁可发生后极部浆液性视网膜脱离。小凹位置居视盘颞侧是引起视网膜脱离的一个因素,另一个因素为小凹面积较大。偶尔,视盘小凹伴发视网膜脉络膜缺损、视神经缺损及单侧视网膜色素变性,曾见 1 例经病理组织证实最后形成视盘空洞。一般不伴发其他中枢神经系统畸形。

视野缺损可有多种改变,如弓形暗点、垂直向缺损、旁中心暗点、普遍性或周边限局性缩窄、从视盘延伸到周边的扇形缺损以及鼻侧和颞侧阶梯等。视盘小凹在荧光素眼底血管造影下可见,早期视盘颞侧呈现一境界清楚的弱荧光区,静脉期后染料由小凹边缘逐渐蔓延至小凹内而呈现强荧光,后期像可见荧光素自小凹外溢，但一般不漏于视网膜下。有视网膜脱离者黄斑区可因色素上皮的改变而出现斑驳状强荧光，黄斑裂孔者荧光更明显。

这里要特别指出的是：大多数视盘小凹与视盘缺损的发病机制是不同的，首先从临床现象上来看：①视盘小凹多为单侧性、散发性，不伴有全身异常，而视盘缺损虽然亦可见单侧，但多为双侧；一般为常染色体显性遗传且可伴有多种全身异常。②视盘小凹很少伴有虹膜及视网膜脉络膜缺损。③视盘小凹发生部位通常与胚裂无关。另外，1990 年，Brown 等观察了 75 眼视盘小凹，发现无 1 例发生于下方；多数视盘小凹有一支或多支视网膜睫状动脉。

视盘小凹的诊断相对比较容易，但有时应与青光眼视盘凹陷鉴别，两者区分比较困难，青光眼性的常能在视盘凹陷的底部观察到筛板。色素性小凹则应注意与隆起的视盘黑色素瘤进行分辨。此外，伴先天性视盘小凹的视网膜脱离应注意发现小凹，避免与特发性中心性浆液性视网膜脉络膜病变误认。对于此类视网膜脱离，激光治疗并不能封闭小凹与视网膜下的通道从而阻断小凹内液体流向黄斑区；有些视网膜脱离可自行复位，对于不能复位的可进行中医治疗，有时可取得令人难以置信的疗效。

## 十二、先天性视神经萎缩

视神经萎缩除在检查时发现视盘苍白并常有视神经纤维层破坏以外，必须具有视功能即视力、视野或色觉的障碍等。单纯性的先天性视神经萎缩极少发生，可伴视神经发育不良和产生视神经下行退变的颅内疾病。极可能多数的所谓先天性视神经萎缩皆为出生后的继发性萎缩。

与先天性密切有关者，有一种遗传家族性视神经萎缩症。1979 年，Kline 和 Glaser 对本症 10 岁以内发病的患者作详细分类，认为显性遗传视神经萎缩最多见。常在 4～8 岁间被发现，视力下降缓慢，约 1/4 患者并无自觉症状，视力约在 0.5～0.1 之间。常见视盘颞侧苍白萎缩，约 2/3 有视盘颞侧凹陷。视野常有中心或乳头黄斑束盲点，有蓝色盲，视诱发反应表现峰潜时延长和波幅减低。但瞳孔反射传入通路常无障碍。

另一种类型为新生儿间或出现的单纯隐性遗传视神经萎缩，视力损害严重，视盘弥漫性苍白。虽然视网膜血管常显狭窄，但视网膜电图正常。隐性视神经萎缩如与精神异常、肢体痉挛、膀胱异常及眼球震颤等伴发，称为 Behr 综合征，可能是介于单纯性隐性视神经萎缩与遗传性小脑共济失调之间的移行类型。此外，幼年性糖尿病与隐性视神经萎缩可相伴发生，并可能兼有耳聋、Freiderich 共济失调、尿崩、Refsum 综合征和 Laurence-Moon-Biedel 综合征等异常。

总之，有眼球震颤和视力不良的双侧视神经发育不全者，应行全面的颅脑影像学和内分泌学检查。

## 十三、有髓鞘视神经纤维

一般视神经纤维在视盘集中后，穿过巩膜筛板时才裹有髓鞘，而正常视网膜内的神经纤维是没有髓鞘的。然而，有少数人在神经纤维还没进入视盘以前，一部分神经纤维就开始裹有髓鞘，这一部分神经纤维就变得不透明了，检眼镜下表现为：邻近视盘处，有一块白色羽毛状的不透明区域，遮盖了附近的血管和视网膜的红色反光，这就是有髓鞘视神经纤维（myelinated nerve fibers）。有髓鞘视神经纤维一般在出生时并不存在，多于生后数月内逐渐形成，所以这是一种生后发育异常，一旦形成后，则终生不变。本病比较常见，男性多于女性，多数为单侧，双眼发生者约占 20%。本病视力一般无影响，患者也没有任何自觉症状，视野检查可见生理盲点的上方或下方有一块相应的盲区。

多数情况下，有髓鞘神经纤维位于视盘的上方或下方，并与视盘相连，然而也有范围很广泛者，甚至整个视盘均被包绕；有时也可见到这种不透明的有髓鞘纤维，距离视盘还有一段距离，中间还间隔了一段正常的视网膜组织（彩图 10-66、10-67，见书末彩插）。有趣的是，患有视网膜中央动脉阻塞、视神经炎、视神经萎缩或青光眼等疾病的患者，有的原有的有髓神经纤维可逐渐消失。

## 十四、永存玻璃体动脉

永存玻璃体动脉（persistent hyaloid artery）胚胎 3 个月时，从视乳头起经过玻璃体到达晶状体处，有一玻璃体动脉，在胚胎 7～8 个月时，此动脉即逐渐萎缩，血管的主干变细，中心闭塞，逐步吸收，最后与视乳头失去联系，卷成螺旋状，漂浮在玻璃体管中，由于它极为纤细，用普通检查方法平常是不能查见的。但有少数人此玻璃体动脉靠近视乳头段没有完全卷缩，还与视乳头有一段相连的条状物残留。如果用检眼镜上的凸透镜检查，可以看到一灰白色半透明的条索状物由视乳头伸向玻璃体中，当眼球转动时，此灰白索状物还可随眼球运动而漂动，所以，有时会被初学者误认为是眼底的寄生虫。

此症的特点是半透明的索状物始终与视乳头相连，像尾巴一样，就在视乳头附近摆动，它不会像眼底的一些寄生虫那样能够移动部位、变形和蠕动。

（杨薇 童绎 陆方 严密）

## 第三节 视乳头水肿及视盘水肿

**【定义】** 视乳头水肿(papilledema)一词严格限于由于颅内压力增高引起的视乳头水肿,其他各种原因引起的水肿均称为视盘水肿(optic disc edema)。

视乳头水肿是由颅内疾病引起颅内压升高所导致的视乳头的继发性水肿,而视神经并无原发性炎症,因此常常没有功能障碍。视乳头水肿对于判断有无颅压增高价值极大,是神经系统检查中最重要的项目之一。

**【病因】** 引起视乳头水肿的疾病很多,现分述于后:

1. 颅内肿瘤 绝大多数的颅内肿瘤均可能引起视乳头水肿,其发生率据统计约为60%~80%;但近年来颅内肿瘤引起视乳头水肿的发生率有逐渐减低的趋势。这主要是因为现代检查技术如X线电子计算机断层扫描(CT)、磁共振(MRI)等的使用,使脑瘤在比较早的阶段就可能作出诊断的缘故。

幕上肿瘤引起视乳头水肿者较幕下肿瘤为少,其发生率分别为53%及75%。这是由于幕下肿瘤容易引起脑脊液循环的阻滞,致使颅内压力升高的关系。一般说来,良性、生长缓慢的颅内肿瘤发生视乳头水肿的机会较之恶性、生长迅速的颅内肿瘤为小,其程度也要轻一些。

2. 非肿瘤性但伴有颅内压增高的神经系统疾病 一些不是颅内肿瘤但伴有颅内压力增高的神经系统疾病常伴有视乳头的水肿,诸如假性脑瘤、脑脓肿、脑炎、脑膜炎、脑水肿、硬膜外及硬膜下血肿、蛛网膜下腔出血、脑内血肿、巨大的动脉瘤、脑囊肿、脑寄生虫病、脑积水、颅内静脉窦血栓形成、铅中毒脑病以及颅骨发育畸形等。此外,也曾有个别的脊髓肿瘤发生视乳头水肿的报告。

引起视盘水肿的原因则有:

(1)全身性疾病:有些全身性疾病也常发生视盘水肿,诸如急进性高血压、肾炎、严重的贫血、血液系统疾病、肺气肿以及某些右心衰竭患者。

(2)眼眶疾病:不少眼眶疾病可引起视盘水肿,例如:眼眶肿瘤、眼眶炎症及脓肿、眶内寄生虫、眼眶内囊肿、眼眶内血管瘤及血管畸形等。一般由眼眶疾病引起的视盘水肿多半系单侧发生,只有极少数的双侧眼眶疾病才引起双侧视盘水肿。

(3)眼球疾病:局限于眼球本身的一些眼病也常发生视盘水肿,例如:视乳头炎、视神经视网膜炎、视网膜中央静脉阻塞、视神经的原发或转移性肿瘤、葡萄膜炎以及眼球外伤或手术使眼压急剧下降等,均可发生视盘水肿。

总之,引起视乳头水肿和视盘水肿的疾病很多,应从多方面寻找其原发疾病。

**【发病机制】** 视盘处在一个特定的环境之中,也就是说,它处于两个具有不同压力的腔隙之间,其前方承受眼球内的压力,而后方则承受颅内蛛网膜下腔的压力。正常的眼内压约为10~20mmHg,而正常的颅内压侧卧位时约为120mm$H_2O$左右(相当于9~10mmHg左右)。因此,在正常情况下,眼内压恒高于颅内压。如果视盘前方的压力过于增高(例如青光眼),则视盘可以产生明显的凹陷。反之,如果视盘后方的压力增高(例如颅内占位病变使颅内压增高),则将引起视盘向前突出,也就是视盘的水肿。此外,当眼球受到外伤或手术使眼内压骤然急剧下降时,这时虽然颅内压力不高,但相对地说来,视盘后方的压力明显地高于其前方的压力,因而也可以发生视盘水肿。如果视神经的蛛网膜下腔与颅内的蛛网膜下腔不通(例如视神经于颅内段受压),那么,即使颅内压力再高,视乳头也不会发生水肿。

关于视乳头水肿的发病机制,以往众说纷纭,莫衷一是。归纳起来,以往曾有以下几种学说:

1. 大多数学者均认为,由于颅内压力的增高,压力传达至视神经鞘周围的蛛网膜下腔,致使视神经鞘周围的蛛网膜下腔压力也随之增高,因而使经视网膜和视乳头回流的视网膜中央静脉循环受到阻碍,从而发生视乳头水肿。而且,也曾有人作过一些实验,证实颅压增高发生视乳头水肿时,视网膜中央静脉压确有增高。而打开视神经鞘可使水肿消退。

然而,应用这一理论看来也不能圆满解释视乳头水肿的发病机制。因为:如果视网膜中央静脉的回流受阻的确是视乳头发生水肿的唯一原因,那么,视乳头水肿的临床表现就应当同视网膜中央静脉阻塞的临床表现完全一致,表现为整个视网膜的所有大小静脉分支均有血管的高度扩张、迂曲;静脉血管旁的出血和渗出应遍及视网膜的周边部。然而,事实上,视乳头水肿的临床表现仅局限于视乳头周围,从不超出眼底后极部。而且,临床上也不是所有的视网膜中央静脉阻塞的患者都发生视乳头水肿。因此,仅用视网膜中央静脉阻塞来解释视乳头水肿的发病机制是不够全面的。

2. 有人认为,在正常情况下,眼球内有一种"体液"自球内经视神经流向颅内。如果颅内压力增加,即可妨碍这种"体液"的流动,因而引起视乳头水肿。但是,当视神经颅内段被肿瘤压迫时,根据这一学说,应当由于阻碍了眼内"体液"的回流而产生视乳头水肿。但是,事实却恰恰相反,颅内段的视神经的受压,使该侧视神经常常避免了视乳头水肿的发生（例如 Foster Kennedy 综合征）。因此，从上述的临床事实看来，这一学说也不能说明视乳头水肿的发病机制。

3．另一些人认为视乳头水肿的发生是由于增高的颅内压力迫使脑脊液顺着视网膜中央血管的周围间隙流入了视神经中所引起。其依据是因为不少有关研究视乳头水肿的病理切片中，可以见到视神经纤维被分裂成束状。但很多人不同意这一观点，指出这种神经纤维的分裂是由于制作切片的过程中的人为因素所造成，如果改变制作过程，可以避免这一现象。

4．有人提出，视乳头水肿是脑水肿的一部分。也有人提出视乳头水肿与局部的物理化学及胶体化学因素有关。

总之，上述的各种有关视乳头水肿的任何一派理论，均不能完善地解释其发病机制。

20 世纪 70 年代后期，很多学者对颅内压增高所致的视乳头水肿的发病机制进行了更深入的研究。现在已被普遍认同的机制是：视乳头水肿是由于视神经的轴浆流的运输受到了阻滞。正常视网膜神经节细胞的轴突内轴浆应从眼内经视神经向外侧膝状体运行，称为轴浆流（axoplasmic flow）。轴浆流分为快速与慢速两种，慢速轴浆流每天大约可以运行 2mm，而快速轴浆流每天可以运行 500mm。轴浆流的运输依赖于眼内压和视神经内压两者之间的生理性压力差。当颅内压增高时，视神经鞘内的蛛网膜下腔压力也随之增高，破坏了眼压与视神经内压之间的正常压力差，导致轴浆运输被阻滞于筛板区，因而筛板前区视乳头内的神经纤维由于这种轴浆流的阻滞而发生肿胀，使视乳头的体积增大，并将视乳头周围的视网膜神经纤维向外推移，而形成视乳头水肿。同时，由于轴浆流阻滞致使视神经纤维发生的肿胀，增加了组织间隙的压力，从而反过来促使轴浆流的阻滞更为严重，因而更加重了视神经纤维的肿胀。而且，由于视乳头内的组织间隙的压力增加，致使视乳头内的小静脉遭受这种压力以及肿胀的轴突压迫，而使视乳头内的毛细血管扩张、渗漏，因此使组织间隙液体的吸收发生障碍，形成组织间隙液体的潴留，更增加了组织间隙的压力，因而形成了一个恶性循环，促使视乳头水肿不断发展。也有人认为，蛛网膜下腔的压力增高，引起视神经的轴浆流运输障碍，从而导致轴浆成分、水以及蛋白质的渗漏，使这些物质聚积于筛板前区的细胞外间隙。这些富含蛋白质的液体增加了细胞外间隙的渗透压，因而引起视乳头水肿。

视神经原已发生萎缩的患者，由于神经纤维已经变性或被胶质所取代，因而不会发生轴浆流的阻滞，因此不出现视乳头水肿。这就是现代对视乳头水肿发病机制的最新理论。

**【症状】** 视乳头水肿绝大多数为双侧发病，单眼少见；多数视乳头水肿患者除因颅内原发疾病引起的头痛、恶心、呕吐等颅内压增高以及局部神经症状以外，即使视乳头水肿很严重，甚至病程相当长，患者也可以完全没有自觉症状，其视力和视野可以完全正常。这种视功能长期保持正常的特点，是视乳头水肿的一个最大特征。很多时候，当检眼镜下不易区别究竟是视乳头水肿抑或是视乳头炎时，常可利用这一特点作出鉴别诊断。

然而，也有少数视乳头水肿的患者有很明显的视觉症状。甚至有时一些位于大脑的“静区”的肿瘤常以这些视觉症状为其首发症状而求治者。

视乳头水肿的症状非常特殊，患者多叙述有阵发性眼前发黑或阵发性视力模糊等症状。每次发作为时短暂，大约持续几秒钟到 1 分钟左右，发作时间持续数分钟以上者极为少见。每天发作次数不定，发作以后视功能完全恢复。这种所谓的“阵发性黑矇”（amaurosis fugax）多发生于视乳头水肿程度较重、病程较久的患者。

如果原发的颅内疾病影响了眼球运动神经或视路，则应有相应的眼肌麻痹或视野缺损。

当视乳头水肿持续时间太久，使视神经发生继发性萎缩时，则视功能即可有明显障碍，甚至完全失明。

**【体征】** 视乳头水肿的检眼镜观，可因其发展程度而表现不同，一般可分为早期轻度的视乳头水肿、发展完全的视乳头水肿以及晚期萎缩性视乳头水肿三期。

1．早期轻度的视乳头水肿

（1）视乳头的颜色变得很红：以致其色调几乎与周围的视网膜颜色一致，是早期视乳头水肿的征象之一。然而，这一体征有时并不十分可靠，因为有不少远视眼以及假性视乳头水肿患者，其视乳头颜色也较红，所以视乳头颜色变红并不是早期视乳头水肿独有的特征。视乳头变红的原因是因为颅内压增高，使视网膜中央静脉回流受阻，从而引起视乳头中的毛细血管扩张之故。

（2）视乳头的边界模糊：也是早期视乳头水肿的体征之一。但是，正常的视乳头有时边界也不很清楚，尤以鼻侧及上、下边界更为显著，然而颞侧边界一般均较清楚。视乳头水肿时，最初阶段也仅限于视乳头上方和下方以及鼻侧边界处变得模糊，但不久之后，视乳头颞侧边界也开始变得模糊起来。但应该注意，假性视乳头水肿的视乳头边界也是各个方向都模糊不清的。

（3）视乳头的生理凹陷消失：也是早期视乳头水

肿的征象之一。然而，这一征象也不是绝对可靠的，因为不少正常人特别是远视眼和假性视乳头水肿的视乳头也见不到生理凹陷。

（4）视网膜中央静脉变得充盈、粗大，动静脉比例从正常的2∶3增至2∶4，也是早期视乳头水肿的征象之一。

（5）视网膜中央静脉搏动消失：是视乳头水肿的重要体征。如果患者有上述的视乳头充血、边界模糊、生理凹陷消失、视网膜中央静脉变粗等体征，再加上视网膜中央静脉的搏动消失，尤其是在用手指轻压眼球仍见不到搏动时，视乳头水肿的可能性就大大增加。

（6）紧邻视乳头周围的视网膜变成青灰色：也是早期视乳头水肿的一个比较常见的征象。这一体征在大多数早期视乳头水肿都可以见到，在充血发红的视乳头与暗红色的视网膜之间，围绕视乳头周围的一圈视网膜的灰白色水肿环，是一种较为醒目的体征，很容易用检眼镜查出（图10-68）。

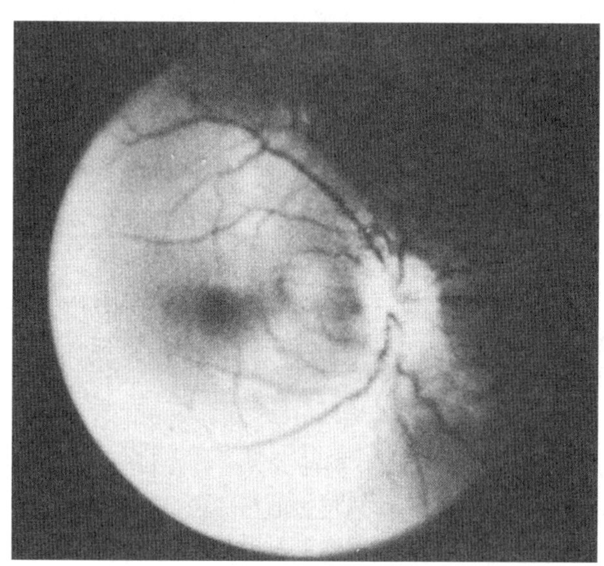

**图10-68 早期视乳头水肿**

总之，视乳头水肿的早期征象是较难分辨的，检眼镜下的改变也常常似是而非，真假难辨。即使很有经验的医生也很难单凭检眼镜下的表现诊断早期视乳头水肿。因此，对于早期视乳头水肿的诊断，不能单独依靠检眼镜的检查，而忽略了系统的临床表现，在诊断早期视乳头水肿时，应该结合患者全部的神经症状以及其他的检验结果。如果不能明确地肯定有无早期视乳头水肿，而患者的病情又许可，最好是一两周以后再复查眼底，那时就可以看到明确的视乳头水肿。应该强调指出，为了对比的目的，在连续观察的过程中，最初检查时的完整详细的记录是极为重要的。如能在不同时期内作眼底摄影，尤其是作立体眼底摄影，则对诊断帮助更大。

近来有学者指出，在检眼镜下人眼还不能分辨的早期视乳头水肿时，如果进行眼底摄影，尤其是进行眼底的立体摄影，常可较早期就发现视乳头水肿。

另一个诊断早期视乳头水肿的方法，就是仔细地作平面视野的检查，记录其生理盲点的大小。正常人生理盲点位于固视点颞侧13°～18.5°之间，其宽度为5.5°，高为7.5°。如果生理盲点加大，尤其是水平经线的扩大，常有很重要的诊断价值（垂直经线因有血管暗影，因而不很可靠）。因此，对于疑有早期视乳头水肿的患者，定期复查眼底和生理盲点有助于视乳头水肿的诊断。

眼底荧光血管造影对视乳头水肿的诊断有着很重要的价值。在血管造影的动脉期，可见视乳头表层辐射状毛细血管有着极为醒目的扩张，同时可见很多微动脉瘤（图10-69）。荧光素很快就从这些扩张的毛细血管向外渗漏，使视乳头及其周围染色，显现一片强荧光，持续很长时间（约数小时）才逐渐减退（图10-70）。然而，对最早期视乳头水肿病例，血管造影的早期常无明显改变，但在造影后期，由于视乳头的边缘轻微染色，而造成视乳头呈一片边界不清的片状强荧光区。然而，血管造影对最早期的视乳头水肿却帮助不大，不能显示最早期的改变。因此，不能因为荧光血管造影阴性而排除最早期的视乳头水肿，对这种患者仍需追踪观察，定期再作血管造影。所以，Hayreh等强调立体彩色眼底照相观察最早期的视乳头水肿远比荧光血管造影敏感。

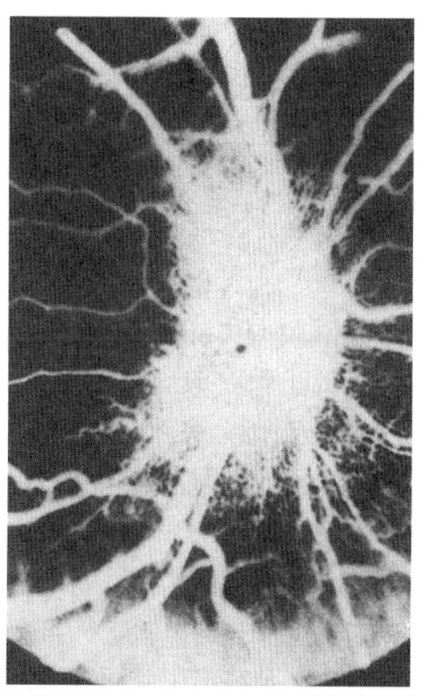

**图10-69 视乳头水肿荧光血管造影，视乳头毛细血管扩张，并荧光素渗漏**

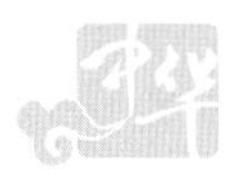



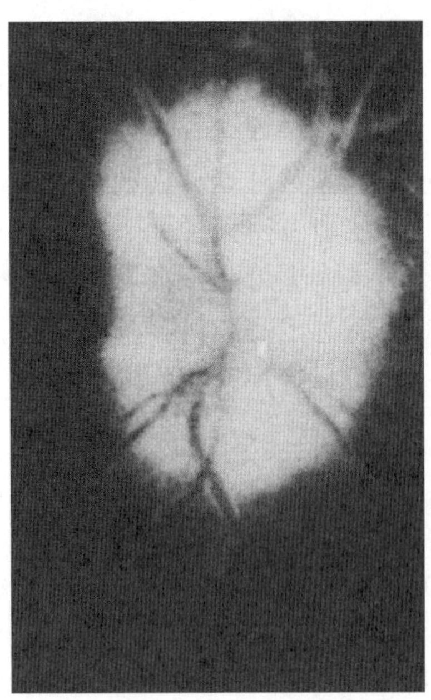

图 10-70　视乳头水肿，荧光素渗漏晚期像

2. 发展完全的视乳头水肿　早期的视乳头水肿一般经过大约 2 周的时间，即可发展成比较明显的视乳头水肿。此时检眼镜下的改变十分显著，视乳头除了边界模糊、颜色变红、生理凹陷消失、静脉充盈、静脉搏动消失和视乳头周围的视网膜呈青灰色等体征变得更加明显外，还有：

(1) 视乳头的直径变大：这是因为视乳头由于其本身的肿胀以及水肿向周围的视网膜延伸，因此使视乳头在检眼镜下看起来比正常大得多，但其外形仍维持成圆形。在检眼镜下视乳头直径加大的同时，平面视野计的检查可发现其生理盲点的扩大更加明显。随着病程的进展，视乳头水肿的程度也日益加重，视乳头明显地向前突起，其中央部分突起最高，而其周边部分则缓缓地呈斜坡状逐渐变低。因此，检眼镜下的视乳头很像一个伸入眼内的小蘑菇(图 10-71)。

(2) 视乳头成菌形隆起：视乳头水肿的隆起程度可用检眼镜测定。虽然这是一种比较粗略的方法，但从临床的角度来说，这种测定方法已经够用，而且简便可行。具体方法是：先拨动检眼镜上的屈光盘，用某一屈光度看清视乳头最突起的部分的最细小的血管，然后再拨动屈光盘，用另一屈光度看清视网膜平面黄斑区附近最细小的血管，前后两个屈光度之差即代表视乳头隆起的高度，通常每相差 3 屈光度约合 1mm。

一般说来，视乳头水肿的程度与其病程发展相一致，严重者可高达 8～9 个屈光度或更多一点。然而，大多数视乳头水肿多在 5～6 个屈光度以下。早期视乳头水肿，多在 1 个屈光度以下，而 2 个屈光度以上的视乳头水肿，诊断多无太大困难。

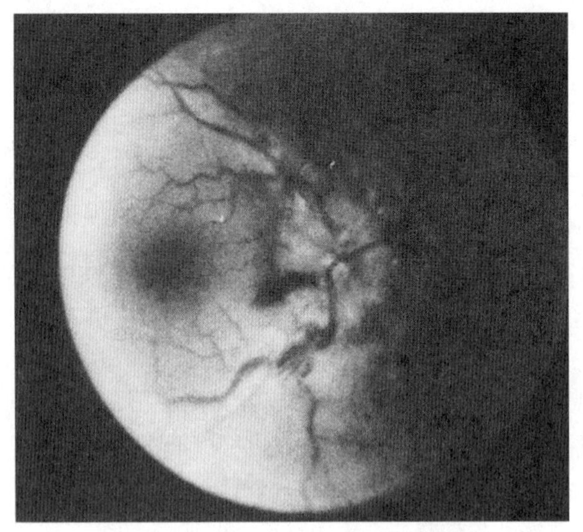

图 10-71　发展完全的视乳头水肿

(3) 视乳头外观松散：发展完全的视乳头水肿，由于水肿使神经组织彼此发生分离，因而使视乳头外形松散，失去正常视乳头那种平滑、紧密的外观，而显示出一些细微的条纹或成不规则的网状，甚至整个视乳头形成一团绒毛状的外观。视乳头的这种松散的外形是视乳头水肿的一个很特殊的征候。

(4) 视网膜静脉怒张、迂曲：随着视乳头水肿程度的加剧，视网膜静脉的充盈变得更加明显，以致形成静脉怒张甚至静脉迂曲，但动脉一般无明显改变，因此，动静脉比例有时可达 2∶5。同时，由于视乳头的明显前突，致使位于视乳头边缘部分的血管从检眼镜下看起来，似乎是从视网膜平面爬上视乳头一样。如果视乳头隆起程度很高，其边缘上的血管几乎可以成垂直的角度爬上视乳头，因而该段血管在检眼镜下，可能看不见血管壁的红色反光而显成黑色。而且，由于视乳头及其附近的视网膜的水肿，血管的某些节段可被埋于水肿组织中，因此常使血管的一些节段隐匿不见，从检眼镜下观察，好像血管有了间断。视乳头边缘上的血管成爬坡状，是视乳头水肿的特征之一。

(5) 视乳头表面及其邻近视网膜的出血：由于视网膜静脉充血的缘故，视乳头表面及其附近的视网膜可发生一些出血。视乳头水肿的出血，通常多呈放射状，分布于视乳头的周围靠近视网膜静脉的大分支旁，有时出血也可位于视乳头的表面，出血多者甚至视乳头可以部分或全部被血块遮盖。然而，一般说来，距视乳头越远，出血的机会越少，这一点可以作为与视网膜中央静脉阻塞的区别诊断时最重要的特征之一，后者出血可远达视网膜的周边部。视乳头水肿时的出血，似无明显规律性，有时在很早期的时候就有出血，但是，也有一些发展很完全的、病程很久的视乳头水肿完全没有出血。然而，一般说来，急骤的颅压增高发生出血的机会多一些，缓慢的颅压增高发生出血的机会就少得多。出血的形状也不一定，多数呈火焰状（出血位于视网膜神经纤维层），但也有少数呈小点状（出血位于视网膜深层）。但是，视乳头的表面或其邻近区域的出血并不是视乳头水肿的特殊症候。

(6) 视乳头表面及其邻近视网膜上的白色棉绒斑：视乳头水肿一般发生渗出物的机会不多，但有时也可见到一些白色棉绒状“渗出物”，位于视乳头邻近的视网膜上，这种情况多半发生在比较晚期的视乳头水肿时。实际上，这些白色棉绒状物并不是真正的渗出，而是视网膜毛细血管前小动脉的阻塞，引起小区域的缺血，致使视网膜神经节细胞轴突的轴浆运输阻塞，胞质碎屑堆积于神经纤维层所形成。另外，一些视网膜上的黄白色小点是出血或渗出液吸收后遗留下的脂肪小体。如果水肿严重，水肿延及视网膜黄斑区，可使小滴状的渗出累积于视乳头与黄斑之间的内界膜下，因此，在检眼镜下就可以见到一些排列成扇形的放射状发亮的小白点，通常这种黄斑区的扇形小白点，多在黄斑之鼻侧半，位于视乳头与黄斑区之间，而围绕黄斑一周排列成星茫状者较为少见。视乳头水肿消退时，视网膜上的棉绒斑、硬性脂肪渗出及黄斑区的扇形小白点均可完全吸收。

(7) 视乳头周围的同心性弧形线：由于视乳头水肿，使其邻近的视网膜向周围移位，从而引起视网膜的皱褶，有时这些视网膜皱褶在检眼镜下可以见到，表现为在视乳头旁有3～4条纤细的同心性弧形线纹（图10-72），这种视乳头周围的同心性弧形线也被称为Paton线（Paton's lines）。

3. 晚期萎缩性视乳头水肿　如果不及时解除引起视乳头水肿的病因，任凭视乳头水肿长期发展，最终势必导致继发性视神经萎缩。一旦视神经发生萎缩，患者除了有进行性的视力减退、不断发展的视野缩窄，最后引起完全失明等视功能丧失的自觉症状外，检眼镜可以检查到的改变是：

(1) 视乳头颜色变白：视乳头由原来水肿时的充血、发红状态逐渐变成灰白色，最初阶段仅为视乳头边缘变成灰白色，晚期其中心也变成白色。视乳头变色的原因是因为长期的水肿引起神经纤维的退行性变，从而使胶质增生的结果。视乳头的变白是视神经发生萎缩的早期体征之一。因此，一旦发现患者的视乳头由水肿开始变白，应该立即想到该眼视神经已开始发生萎缩。

(2) 视网膜血管变狭窄：视神经一开始萎缩时，另外一个很重要的体征就是视网膜中央动脉变狭窄，视

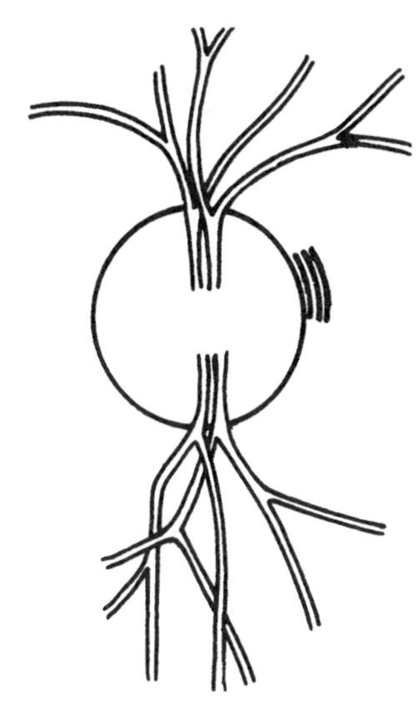

图10-72　视乳头周围的同心性弧形线

网膜中央动脉变得非常细，同时视网膜中央静脉的充血也逐渐减少，静脉管径由原来水肿时的充盈、怒张、迂曲，逐渐变细，恢复到原来正常的管径大小，甚至变得更细。

(3) 视乳头的隆起度逐渐减低：尽管引起视乳头水肿的病因仍然存在（例如颅内压力仍高），视神经一旦发生萎缩，视乳头的隆起度必然日益减低，逐渐形成一个边界模糊不清、颜色苍白同时仍有轻微隆起的晚期萎缩性视乳头水肿。最终视乳头必将完全变平，呈现典型的继发性视神经萎缩（详见第三章第一节视神经疾病）。

**【诊断及鉴别诊断】** 发展完全的视乳头水肿的诊断困难不大，一般只要看过几次典型的视乳头水肿者，都能比较正确地作出诊断，尤其是结合患者视功能完好以及具有特征性“阵发性黑矇”等特点，再结合其他颅内压增高的表现，诊断是较为容易的。

然而，早期轻度的视乳头水肿的诊断却常常不很容易，即使很有经验的医师，有时也很难单凭检眼镜下的改变来肯定早期轻度视乳头水肿的有无。因此，对疑有早期轻度视乳头水肿的患者，如病情许可，应1～2周再复诊；如情况紧急，应及时用其他检查方法协助诊断或缩短复查间隔期。此外，应用彩色立体眼底摄影、荧光素血管造影、平面视野计仔细检查生理盲点对诊断也可能有所帮助。

视乳头水肿应与视乳头炎、视乳头血管炎、埋藏性玻璃膜疣、缺血性视乳头病变、高血压性视网膜病变、视网膜中央静脉阻塞等疾病以及假性视乳头水肿相区别，具体鉴别诊断的要点将在各有关疾病章节中讨论。这里仅将高血压视网膜病变、视网膜中央静脉阻塞与视乳头水肿的区别诊断作简要的叙述。

高血压性视网膜病变的视盘水肿，有时不太容易与颅内压增高的视乳头水肿相区别。前者视盘水肿程度多较轻，隆起度不太高，也不呈蘑菇形突起，但其眼底出血及棉绒斑较后者为多，而且高血压性视网膜病变的出血与棉绒斑多遍布眼底各处，不像颅内压增高的视乳头水肿那样仅限局于视乳头周围附近区域。此外，高血压者多有动脉管径变细和不规则以及动静脉的交叉压迹等动脉硬化征象。高血压性视网膜病变者血压增高，而且没有明显的神经系统体征，这些都是与颅内压增高的视乳头水肿鉴别的要点。

视网膜中央静脉阻塞者，其视盘水肿的程度常很轻微，而静脉的充盈、怒张、迂曲的程度多很严重，这一点与颅压增高的视乳头水肿恰恰相反。后者视乳头水肿程度多较严重，而静脉充盈、曲张等改变常不太严重。而且，视网膜静脉阻塞者，其出血可散布于视网膜的最周边部，而视乳头水肿的出血多局限于视乳头的周围。视网膜静脉阻塞者，绝大多数都是单侧发生，而视乳头水肿则多为双侧，单侧者极少。

**【发生与消退的速度】** 视乳头水肿发生的速度，依其原发疾病而异。如系颅内肿瘤引起者，由于肿瘤的缓慢生长，颅内压力逐渐增高，视乳头水肿的发生也较缓慢；如系外伤性颅内血肿、急性脑水肿等急性颅内压力增高所引起，视乳头发生水肿的速度很快，有时甚至仅在数小时之内，即可产生早期轻度视乳头水肿，但一般要形成发展完全的视乳头水肿，通常需要数天到2周。

通常，在解除了引起视乳头水肿的原发疾病（例如降低了颅内压力）之后，大约1～2周，即可见到视乳头水肿的程度有明显的消退。一般大约需要1～2个月，水肿才能完全消失而恢复正常，个别病例其视乳头水肿的消退时间可能还要更长一些。

**【预后】** 如果能及时解除引起视乳头水肿的原发疾病，视乳头水肿的预后十分良好。其视力、视野可以完全正常，眼底的改变也可在1～2个月以内全部恢复，不留任何痕迹。

虽然文献上曾有视乳头水肿持续14年之久，而视功能完全正常的报告。然而，一般都认为长时间的视乳头水肿可能引起严重的视功能障碍，尤其是视乳头水肿发展迅速、水肿程度长期高于5屈光度以上者，对视功能的威胁更大。

一般说来，检眼镜下见到视网膜静脉明显的怒张、迂曲，视网膜上广泛而大片的出血以及棉绒斑的早期出现，特别是黄斑部扇形白点的出现，常暗示视功能已濒临危急关头，应立即设法除去病因，以抢救视力。

检眼镜下见到视网膜动脉明显的狭窄、变细，是一个更为危险的信号，多表示视神经已经发生了严重的变化，如不立即治疗，终将发生视神经的完全萎缩。一旦视乳头的颜色开始变白，则表示视神经已经发生了萎缩，视神经已经发生了不可逆转的改变，此时即使立即开始进行手术治疗，解除其增高的颅内压，其视力也将不断减退，终致失明，很少有例外者。这一点与仅有视乳头苍白而无水肿的患者（如因垂体肿瘤压迫了视交叉引起的原发性视神经萎缩）迥然不同，后者由于视交叉等直接受压，而使视力发生严重障碍，但只要视神经还没有发生萎缩性凹陷，一经手术切除肿瘤，其视力多于短期内迅速增加，甚至完全恢复到正常。

由此可见，长期、严重的视乳头水肿的预后十分恶劣，因而必须在视乳头水肿还没有发展到产生萎缩以前，积极进行治疗。如果等到视神经已经发生了萎缩才进行治疗，就很难挽救视力，有时甚至还可加速视功能的恶化。

因此，必须强调应该及早地抓住视神经萎缩的早期症候。视乳头水肿开始萎缩的最早征象之一，就是周围视野的向心缩窄。所以，对于长期视乳头水肿的患者，应该经常检查视力和周围视野，以估计其预后。阵发性黑矇的频繁发生以及视力的逐渐减退，也是视神经开始萎缩的另一个早期征兆。凡是患者叙述有频繁的阵发性黑矇发生，或在观察的过程中发现视力开始减退，都应该提高警惕，及时进行减压等手术治疗，否则视力预后十分不好。

曾偶有报告，有些一般的中等度视乳头水肿患者，在颅内减压术后立即发生失明者。其原因可能是供应视皮质的血管发生了血栓形成或血管痉挛的缘故，但这种情况毕竟较为少见。

## 第四节　视乳头静脉炎

**【定义】** 视乳头静脉炎（papillaphelibitis）又名视盘血管炎（optic disc vasculitis）是一种颅内压并不增高，眼眶及眼部也无明显疾病的单侧视盘水肿。引起视乳头静脉炎的发病原因以往一直不很清楚，直至20世纪60～70年代以来，才逐渐认识到这是一种局限于视盘之内的静脉血管的炎症，因而命名为视乳头静脉炎。

视乳头静脉炎系因视盘内的视网膜中央静脉的炎症引起的，其临床表现与视网膜中央静脉阻塞一致。详细情况请参阅卷七第二篇第三章视网膜血管疾病。这里仅作简略的介绍。

视乳头静脉炎的临床表现的特点：

1. 大多数的病例均为单眼受累。

2. 患者多为40岁以下健康的青壮年，性别无明显差异。

3. 临床症状常表现为患眼视力模糊或间隙性视物不清；也有叙述眼前发现黑点或闪光感觉。

4. 患眼视力一般均较正常或有轻微减退，但个别患者视力损害程度也较严重。

5. 患侧眼底有明显的视盘充血水肿，视网膜静脉怒张、迂曲，而动脉无明显改变；视盘及其邻近区域可有出血及渗出。这种眼底的表现，与淤滞型视网膜中央静脉阻塞病变所致的眼底改变完全一致，检眼镜下无法区别。眼底荧光素造影显示静脉充盈迟缓，视盘毛细血管及视网膜静脉管壁渗漏荧光素，后期视盘及视网膜呈强荧光。

6. 眼部其他检查多属正常。

7. 视野检查除生理盲点扩大外，周围视野多正常。

8. 预后良好，使用大剂量皮质类固醇类药物治疗，效果较佳。

视乳头静脉炎，应与颅内压力增高所引起的视乳头水肿仔细鉴别。后者多为双眼，而且有颅内压力增高的其他症状和其他相应的神经系统体征；前者绝大多数均为单眼，没有颅压增高和神经系统体征。然而，应该注意的是，有时单侧视神经萎缩、一眼高度近视、一侧视神经鞘的闭塞，都可阻止该眼发生视乳头水肿，在这种情况下，即使颅内压力再高，也多半仅表现单侧视乳头水肿。

## 第五节 视乳头炎

**【定义】** 视乳头炎（papillitis）是紧邻眼球段的视神经的一种急性炎症，发病急剧，视力障碍严重，多累及双眼，很易与视乳头水肿相混淆。

**【病状】** 多数患者均系双眼（少数也可为单眼）突然发生视力模糊，一两天内视力严重障碍，甚至全无光觉。发病同时或发病之前，可因视神经的肿胀，因而影响了肌肉圆锥附近眼肌的肌鞘，而产生眼球后部胀痛或眼球转动时球后胀痛等感觉。少数患者感头痛、头昏，但多无恶心及呕吐。

**【体征】** 外眼一般均正常，但瞳孔有不等程度的散大；双眼无光觉者其瞳孔的直接和间接光反射完全消失；视力严重障碍者，瞳孔的光反射明显减弱或迟钝。单眼患者，患侧瞳孔可有相对性瞳孔传入障碍（Marcus Gunn征）。

眼底检查：视盘充血、边界模糊，随之视盘发生水肿，但水肿程度一般较轻，隆起度多不超过2～3屈光度，视盘周围的视网膜也有水肿。视网膜静脉充盈、曲张，动脉一般无明显改变，有时可见视盘周围有少许小的火焰状出血，渗出较少。有些患者水肿不仅限于视盘及其附近的视网膜，整个眼底后极部视网膜都有明显水肿，呈灰白色，反光增强，称为视神经视网膜炎（neuroretinitis）。有些患者在视盘附近或眼底后极部的后玻璃体处，有一些炎性细胞存在。

晚期视神经发生继发性萎缩时，视盘颜色转淡，动脉变细，视网膜上并可有色素沉着。这些变化在发病后2～3周就可能开始。

视野检查：视乳头炎的视野改变主要是巨大的中心暗点，中心暗点大而且致密；周围视野一般改变不大，但也可有轻度向心缩窄，生理盲点稍大。炎症严重时，周围视野也可有明显的向心收缩，疾病严重时，可全无光觉，患眼完全失明。

**【诊断与鉴别诊断】** 视乳头炎主要为视力严重障碍，一两天内由正常视力骤降至数指、光觉甚至无光觉。视盘水肿多不超过3屈光度。眼底有时有少量出血或少许渗出物。视野检查早期即可查出巨大的中心暗点，重者也可有周围视野的向心缩窄。

视乳头炎与视乳头水肿的鉴别诊断，在于后者多有头痛、呕吐等历史；即使视乳头水肿高达6～9屈光度，但视功能多正常，或有特殊性的阵发性黑矇的历史。眼底出血较常见，渗出也常见到。生理盲点扩大而周围视野正常。

视乳头炎还应与假性视乳头炎相鉴别，后者视盘虽也较红，并稍隆起，但多不超过1～2屈光度，这种情况终身不变，且无出血及渗出。视力正常或经矫正后正常，视野正常，生理盲点不大。

视乳头炎的荧光素血管造影的影像与视乳头水肿很相似，不能根据荧光素血管造影的影像来区别视乳头炎与视乳头水肿。然而，荧光素血管造影对视乳头炎与假性视乳头炎及视乳头的埋藏性玻璃膜疣的鉴别很有价值。

**【病因】** 很多原因均可引起视乳头炎，如脑膜炎、肺炎、流行性感冒、猩红热、败血症、病毒感染、铅或其他药物中毒、眼眶蜂窝织炎、葡萄膜炎、结核、梅毒以及哺乳、贫血等病。另外，约有近半数的病例，用目前的检查方法，还不能查出病因。此外，中枢神经系统的脱髓鞘性疾病，如多发性硬化、视神经脊髓炎（Devic病），也可表现为视乳头炎（详见第三章视路疾病）。

**【治疗】** 视乳头炎的治疗，主要是除去病因，及时而且迅速地给以大剂量的皮质类固醇药物以及大剂量的维生素B族药物和血管扩张剂常可收到较好的效果。但是，不少患者在发病后2～6周，即使未给任何治疗，也可以自行缓解，视力可完全恢复正常。因此，在解释疗效时，应十分谨慎。

国外经多中心、大量病例的统计和长期随访，认为视神经炎无论治疗与否，其长期疗效并无差异。因此，国外很多医生对视乳头炎均不给任何药物，要给药就静脉给以甲基泼尼松龙 1g/d，连续 3 天，然后改为口服泼尼松 1mg/（kg•d）连服 11 天（详细情况请参阅本卷第三章视路疾病）。

## 第六节　缺血性视神经病变

**【定义】** 缺血性视神经病变（ischemic optic neuropathy，ION），主要累及视神经的筛板前区，常常表现为视盘水肿，因而又名前部缺血性视神经病变前部缺血性视神经病变（anterior ischemic optic neuropathy，AION），它是 50 岁以上人群视盘水肿的最常见原因。因此，过去常将这种疾病误诊为颅内肿瘤或视乳头炎。20 世纪 70 年代以来，才逐渐认识到这是一种独特的疾病，命名为缺血性视神经病变。

**【发病机制】** 据近年来的研究，其发病机制是由于供应视乳头血源的小血管发生缺血性病变，致使视乳头局部供血不足而产生梗死所致。根据病理解剖及荧光素血管造影的研究资料证实，视乳头的前端即筛板前区及筛板区的血源依靠睫状后血管的小分支供应。每个小支各供应视乳头的一小部分，如果其中某一支或数支发生缺血性病变，则该支所供应的视神经纤维因供血不足而产生梗死等一系列病理变化，因而发生缺血性视神经病变，最终可发展为视神经萎缩。有研究发现发生视神经萎缩的缺血性视神经病变中视网膜中央动脉管径较其他原因引起的视神经萎缩细 17%～24%。

一般说来，每人两眼的解剖结构和血管排列通常都比较一致，因此，两眼常先后发病，病变位置也往往极为相似，所以，双眼的视野缺损多比较对称。

**【病因】** 缺血性视神经病变依据其发病原因分为动脉炎性前部缺血性视神经病变（arteritic AION）以及非动脉炎性前部缺血性视神经病变（nonarteritic AION）两种：前者由巨细胞性血管炎引起，患者年龄多偏大，常伴有大血管的炎症如颞动脉炎，多为双眼先后发病，视力损害较重；而非动脉炎性者年龄较前者为轻，约有半数以上患者伴有高血压，25% 的患者伴有糖尿病；大约 25% 的患者为双眼发病。

引起缺血性视神经病变的原因很多，据认为可能的病因有：

1. 急性大出血引起的失血性休克，使血压过低，以致视乳头上的小血管供血不足，发生血循环障碍，从而发生梗死，局部组织缺氧。

2. 高血压、动脉硬化、糖尿病、颞动脉炎等血管性疾病，使血管壁发生变化，血管狭窄或闭塞，视乳头的小血管也因之发生改变，引起局部缺血。

3. 严重的贫血，使血液带氧量减低；血液的黏稠度增加，如红细胞增多症、白血病等因血循环变慢，致使视乳头缺氧。

4. 青光眼的眼压增高，使视乳头小血管受压，而引起血流不畅，供血不足。

此外，还有一些眼眶和眼球局部的炎症也可能引起本病。

**【临床表现】** 缺血性视神经病变的临床特点是：

1. 发病年龄一般多在中年以后。

2. 通常多系双眼同时或先后发病，两眼可间隔数周至数年，甚至有相隔十多年者，少有复发。

3. 一般发病都较突然，患者常可明确指出其发病日期。

4. 主要症状为单眼或双眼突发的视功能障碍，并在之后的几天或几周内逐渐加重。

5. 患者很少有眼球胀痛或眼球转动时疼痛等感觉。

6. 眼底检查　视盘多偏小、生理凹陷不显、杯 / 盘比比较小。

7. 黄斑区通常不受损害，因此，中心视力障碍有时并不很重。

8. 眼底表现为轻度视盘水肿，边界较为模糊，视盘可有局限性颜色变淡区域，视盘周围可有一些局限性火焰状出血，视网膜血管改变不很明显，少数人视网膜动脉稍细。在部分单眼发作的患者还可观察到对侧眼虽然视功能正常，然而也可能表现为视盘水肿，可能在不久后水肿加重，视功能下降。

9. 视盘水肿消退后，其边界仍非常清楚，但视盘的某一区域可能颜色稍淡或显苍白。有时可表现为一眼视盘水肿，另一眼视神经萎缩，因而常被误诊为 Foster Kennedy 综合征。

10. 视野缺损比较特殊，如果仔细作周边和中央视野检查，常可发现其典型的视野变化。

11. 不少患者伴有高血压、糖尿病、动脉硬化、偏头痛或颞动脉炎等疾病。

12. 眼动脉血压测量无明显异常，说明眼动脉和视网膜中央动脉并不缺血。

13. 动脉炎性 AION 者，常有身体其他部位的大动脉或中等动脉的炎症，如肾脏、肝脏、肠系膜血管、冠状动脉等；颞部皮下可见颞动脉变粗，颞动脉处常有触痛，该处动脉搏动减弱或消失。

14. 动脉炎性 AION 者红细胞沉降率明显增高，而血细胞比容降低；并可能伴有明显的贫血。

**【诊断】** 虽然缺血性视神经病变的眼底改变有其一定的特征，如视盘虽有明显水肿，但不很充血，视网膜的血管无明显异常等一些特点。然而，单凭检眼镜的检查，很难明确判断究竟是视乳头炎，还是视乳头水肿，或是缺血性视神经病变。

诊断缺血性视神经病变，最主要的手段是视野的检查。这种患者的视野变化往往有一些共同的特征，应该非常细致地检查其周围视野和中心平面视野。

1．缺血性视神经病变的周围视野缺损，不像视路受损那样，是以正中线为界的极为整齐的偏盲或象限盲。其视野的缺损虽然也常常大到可以占据一个象限甚至1/2以上的视野，而呈水平偏盲、垂直偏盲，然而缺损区绝不以正中线为界。

2．平面视野计检查，多见其生理盲点经一弧形缺损区与上述的周围视野的缺损相连。这一点也迥异于视路的受损，表明本病的确是从视盘开始的神经纤维束受到损害（图10-73）。

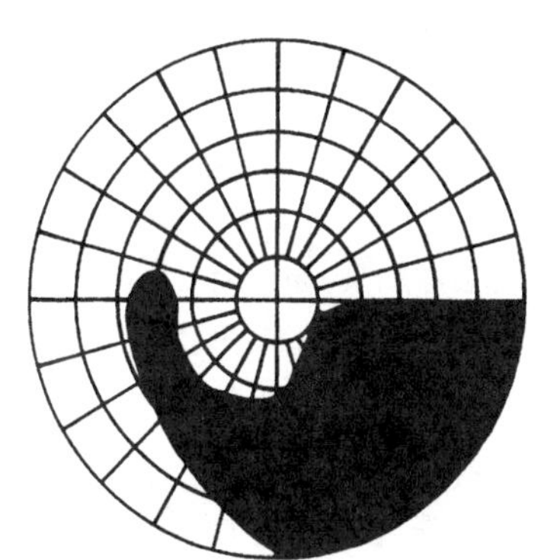

图10-73　缺血性视神经病变视野缺损（左）

3．因为病变很少影响乳头黄斑束纤维，因此，在平面视野计上，通常查不出中心暗点，视野的缺损多绕过中央注视区。所以，本病中心视力一般无太大障碍，这一点可与一般的视神经炎相区别。

此外，诊断缺血性视神经病变，还应结合患者常可能伴有高血压、动脉硬化、糖尿病、偏头痛等疾病的历史及其相关的症状和体征。

眼底荧光素血管造影，对缺血性视神经病变有一定的诊断价值。造影早期，视盘的某一部分呈弱荧光，而视盘的其他部分呈正常荧光；造影晚期此弱荧光区有明显的荧光素渗漏而呈现强烈荧光，此区恰与视野缺损的部分相对应。少数患者即使在血管造影的早期，也可能显现有局部强荧光，造影晚期荧光更为强烈；然而，不论早期表现是弱荧光还是强荧光，其视盘的梗阻区与未梗阻区荧光的强、弱，仍有明显的不对称，这种不对称，结合视野的缺损部位，仍有助于本病的诊断。晚期的缺血性视神经病变的病例，视盘出现萎缩区，此萎缩区在造影过程中一直呈现弱荧光，说明该部视神经已经发生萎缩。

疑为动脉炎性AION者，应查红细胞沉降率及血细胞比容，尽量争取作颞动脉活检。

**【鉴别诊断】** 缺血性视神经病变，常易与急性视乳头炎、颅内占位病变的视乳头水肿以及Foster Kennedy综合征等相混淆，应很好鉴别。

1．急性视乳头炎发病多很急，视力障碍严重，很多患者仅能见手动，甚至无光觉。视野检查有巨大的中心暗点及周围视野向心性缩小。视乳头水肿程度不高，但同时多有明显的充血，晚期视神经呈继发性萎缩改变。

缺血性视神经病变，视力障碍多不严重，视盘虽有水肿，但充血不明显，有比较典型的视野改变，晚期视神经呈原发性萎缩。

2．颅内占位病变的视乳头水肿多系双眼同时发生，视乳头水肿程度高，视乳头充血明显，静脉粗大、迂曲、出血多，视力正常，视野仅生理盲点扩大，有明显头痛、呕吐史，并有其他神经系统损害体征。

3．Foster Kennedy综合征的表现为一眼视神经原发萎缩，另眼视乳头水肿。其临床意义是：视神经萎缩侧的颅前凹附近额叶下方有一占位病变，直接压迫了该侧视神经而发生萎缩；同时，由于颅内压增高而引起对侧发生视乳头水肿。其与缺血性视神经病变的区别，在于前者多有颅内压增高的症状和体征，如头痛、呕吐以及其他神经系统损害体征，而且视乳头水肿程度较重，充血明显，视网膜静脉曲张。视野检查，水肿侧生理盲点扩大，萎缩侧有中心暗点。而缺血性视神经病变的视野改变与之不同，且没有颅压增高及神经系统体征，仔细分析仍不难区别。

**【治疗】** 缺血性视神经病变目前尚无有效治疗，考虑到皮质类固醇类药物可以减轻水肿，所以可以短期给以大剂量的皮质类固醇类药物，同时还可辅以血管扩张剂、降低眼压以及维生素B族神经营养药物。但对于糖尿病、高血压患者，皮质类固醇类药物要慎用，应该针对病因对其并存的高血压、动脉硬化、糖尿病等全身性疾病，给以妥善处理。

动脉炎性AION患者更应给以大剂量的糖皮质激素治疗；一眼发病的动脉炎性AION，如能及时给以糖皮质激素，有可能防止对侧眼发病。

**【病程及预后】** 据观察，缺血性视神经病变，常在0.5～2个月内，其视盘水肿即可自行消退，留下局限性的苍白区。如能及时给以治疗，视功能预后较好。假如未能及时治疗，可能将留下不同程度的视神经萎缩。

## 第七节　视盘的肿瘤

发生于视盘的肿瘤并不很多，临床上常见到的视盘上的肿瘤多为良性，而且多属错构瘤（hamartoma）。所谓的错构瘤是一种良性的瘤样结节，由过度生长的成熟细胞和组织构成，这些细胞和组织正常即存在于该处，因胚胎期发育的障碍、组织结构的异常分化而形成的肿瘤状新生物，虽然其外形很像肿瘤，但它们没有肿瘤的特性，一般不具有不可遏止的生长的特点。恶性肿瘤以及转移癌极少发生在视盘上。通常，最常见的视盘肿瘤有下列几种：

### 一、视盘黑色素细胞瘤

**【定义】** 视盘黑色素细胞瘤（melanocytoma of the optic disc）是一种位于视盘内的良性的浓密的色素痣样的肿瘤，一般多见于中年人，无明显的性别差异，常发生于皮肤色泽较深的患者，多为单眼发病，双眼发病者极为罕见。

肿瘤可发生于视盘的任何部位，可占据视盘的 1/2 或大部分，视盘的直径明显大于正常，在视盘上可见黑色或灰黑色的肿块，突出于视盘头表面，并可遮蔽部分视网膜血管。肿瘤可以缓慢生长，并且突向玻璃体，色素细胞可游离或移植于玻璃体中，或向视盘周围视网膜发展（图 10-74）。

大多数视盘黑色素细胞瘤患者均无自觉症状，多在体检时发现其视盘上有一十分醒目的黑色肿块，因而常被误诊为恶性黑色素瘤而摘除眼球。肿瘤呈扁平状或稍微隆起，可以不是完全的黑色，但至少有部分是黑色的；小的肿瘤可以局限在视盘内，大的则可占据整个视盘甚至遮蔽周围血管。少数患者可有视力障碍，甚至较为严重的视力障碍，也有一些患者视力损害一段较长时间后，又逐渐自行恢复。原因不明，可能是由于肿瘤坏死、血管栓塞、视神经纤维受压等原因，导致神经纤维束性视野缺损，或生理盲点扩大，甚至鼻侧阶梯。有人报告，约有 30% 病例可有瞳孔改变。

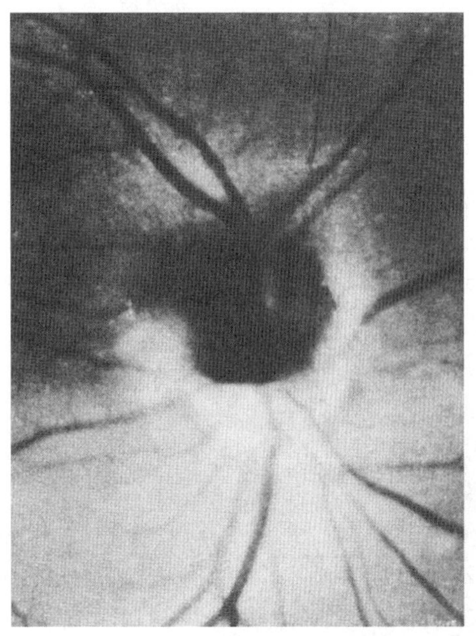

图 10-74　视盘黑色素细胞瘤

荧光素血管造影，视盘上黑色素细胞瘤在造影过程中自始至终均呈遮蔽荧光。但有时在瘤体的表面可有一些颗粒状荧光点，这是一些小的玻璃膜疣的着色。肿瘤以外的视盘组织可显正常影像，但有时由于视神经纤维被挤向一侧，因而可有毛细血管的轻度扩张，造成该区有染料渗漏而呈现强荧光。

病理组织学检查，可见肿瘤为大小一致的多形细胞，富含色素。经漂白后也可认清细胞结构，细胞核小，核仁不明显，无核分裂，属正常的黑色素细胞，与恶性黑色素瘤的细胞形态迥然不同。关于肿瘤细胞的来源，有人认为可能是胚胎发育过程中，有一些色素母细胞遗留在视乳头内，以后发展成为黑色素细胞瘤。也有人因为很多爬行类动物视乳头内有色素细胞团聚集，和人眼视盘上的黑色素细胞瘤很相似，因而认为本病可能是返祖性病变（atavistic lesion）。

以往认为本病为恶性黑色素瘤，经多年来的大量病例观察及病理组织学的研究，本病是一种良性肿瘤，发展极为缓慢，有人曾追踪观察了 37 年，仅见肿瘤有轻微扩大。视盘黑色素细胞瘤一般均不需任何治疗，但应定期复查，不应轻易摘除眼球。

### 二、视盘血管瘤

**【定义】** 视盘血管瘤（hemangioma of the optic disc）是视网膜血管瘤的一部分。绝大多数视网膜血管瘤是由毛细血管组成的毛细血管性血管瘤（capillary hemangioma），而海绵状血管瘤（cavernous hemangioma）极为罕见。

#### （一）毛细血管性血管瘤

单纯的视网膜毛细血管瘤又名 von Hippel 病（von Hippel's disease），1904 年因 Eugen von Hippel 最先报道而得名，此肿瘤为一种错构瘤，因而是良性的，它具有常染色体显性遗传倾向，也可散在发生。约 25% 的 von Hippel 病患者除视网膜血管瘤外，还伴有小脑的毛细血管母细胞瘤，即为 von Hippel-Lindau 病，属斑痣性错构瘤病（phakomatosis）——母斑病的一种，亦为常染色体显性遗传，但由于常常发生自发突变，近 20%～28% 的患者有阳性家族史。此外，von Hippel-

Lindau 病还可伴有全身其他组织的病变，如嗜铬细胞瘤、肾脏细胞癌、肾囊肿、卵巢囊肿、胰腺囊肿等。

视网膜血管瘤一般均位于视网膜周围部分，并可见粗大的营养血管与血管瘤相连，瘤体直径约 1～5mm，极少数可达 10mm，少数患者这种血管瘤可位于视盘上，就称为视盘血管瘤。

位于视盘上的视盘血管瘤，眼底检查可见一个极为醒目的红色或橙黄色的球形肿块突出于视盘上，一般均见不到营养血管，血管瘤的周围可有黄白色环形脂肪渗出物。血管瘤浅面或其周围可有视网膜神经上皮的浅层脱离。通常很少见到出血，但如肿瘤较大，病程晚期也可能有出血，甚至玻璃体积血及视网膜脱离。

眼底荧光素血管造影对诊断视网膜血管瘤有很特殊的价值，在造影的动脉期荧光素即迅速地充盈血管瘤体，于血管瘤体显影的同时，与之相连的静脉立即显现荧光；造影后期，血管瘤体及其周围，因荧光素的渗漏而呈现一片强荧光团。这种血管造影的典型图像，对临床诊断有很大价值。但视盘上的血管瘤，因无供养血管，造影时则见不到这种典型的图像，仅在动脉期见到瘤体立即呈现一团强荧光，造影后期瘤体周围也因渗漏而使瘤体及其周围呈现一片强荧光区，一直持续至晚期。

对一些仅有视盘（或视网膜）血管瘤而无全身其他部位的血管瘤、囊肿或其他肿瘤的患者，应该进行定期随访，因为不少患者在发现视盘或视网膜血管瘤数年以后，才出现颅内病变症状。

对有症状的视盘的毛细血管性血管瘤，最好采用传统激光光凝或经瞳孔温热疗法栓塞血管瘤体，以封闭血管瘤，但应注意，过度治疗可能造成视网膜脱离、玻璃体积血，严重者可损伤视乳头；此外，个别引起视网膜脱离的还可通过玻璃体视网膜手术、经巩膜引流以及眼内光凝进行治疗。

### （二）海绵状血管瘤

视网膜海绵状血管瘤极为罕见，发生在视盘上的海绵状血管瘤就更为少见，女性多发。

海绵状血管瘤是由一些囊样的薄壁的血管组成的无蒂肿瘤，生长极为缓慢；外观呈葡萄状，每个囊泡大小不一，直径约 100～1500μm，总体病变 2～6mm，轻微隆起；血管瘤中充满暗红色的静脉血，有时可见小囊内的血细胞血浆分离平面；有时部分瘤体的表面有白膜覆盖，肿瘤周围血管形态正常，视网膜无脂质渗出物，一般也很少见到出血。

海绵状血管瘤的眼底荧光素血管造影图像极为特殊，一般根据血管造影的典型改变即可明确其诊断。造影早期海绵状血管瘤处由于荧光素充盈非常缓慢且不完全，因而呈现一片遮蔽荧光；中晚期才逐渐见到荧光素充盈，血管瘤呈现具有特征性的“帽状荧光”。这是由于瘤体内血流相对停滞，血浆血细胞分离，血细胞因重力而沉积于下面，血浆较轻而浮于上层；造影时囊腔内上层的血浆染荧光，而下层沉积的血细胞遮挡荧光所致。这种独特的“帽状荧光”是海绵状血管瘤的特征。此外，在造影的全过程中，没有荧光素的渗漏。

海绵状血管瘤属静脉畸形，一般均不会发展，有报告随访 16～34 年均未见明显变化。因此，通常均不需要处理。但视网膜的海绵状血管瘤偶尔还可伴有皮肤血管瘤、中脑或大脑皮层的血管瘤，此为眼神经皮肤综合征（oculoneural cutaneous syndrome）。

## 三、视盘星形细胞错构瘤

**【定义】** 视盘星形细胞错构瘤（astrocytic hamartoma of the optic disc）多见于结节性硬化（tuberous sclerosis），偶尔也可发生于神经纤维瘤病（neurofibromatosis）患者，有时也可见于没有其他症状的正常人。

视盘星形细胞错构瘤是一种白色的球形、界限较为清楚的表面成桑葚状隆起的肿瘤，位于视盘的浅面。病程早期，仅表现为一种略带灰色的半透明组织，经过一段较长时间后，肿块逐渐长大，而形成珍珠白色、表面常有很多钙化的结节，因而呈现桑葚状外观的球形肿块；有时，肿瘤内可有囊状改变或血管形成，因而可能肿瘤附近出现渗出物，典型的荧光素血管造影表现为瘤体内部荧光素充盈迟缓，晚期呈现荧光素着染。

组织学检查，肿瘤由纺锤形的星形细胞纤维组成，其中有些细胞被拉得很长，并含有小的圆核；另一些肿瘤由一些大型稀奇古怪的多形性的星形细胞组成。肿瘤中可有囊状空隙，其中充满浆液及血液，并常见一些钙化区。有些肿瘤也可由 Müller 细胞组成。

视盘上的星形细胞错构瘤应该与视盘的玻璃膜疣相区别，两者有时不大容易鉴别（参阅本章第二节视盘玻璃膜疣）。

临床上见到视盘星形细胞瘤，应该详细检查患者面部皮肤有无皮脂腺瘤，询问有无癫痫史，检查有无智力障碍，并作详细的神经系统检查以及头颅 CT 或 MRI 检查，以排除结节性硬化。

## 四、视盘色素上皮及视网膜联合性错构瘤

**【定义】** 色素上皮及视网膜联合性错构瘤（combined hamartoma of retina and retinal pigment epithelium）极为罕见。通常多见于年轻人，一般多为单眼发病，肿瘤可位于眼底任何部位，常常侵及视盘及其邻近的视网膜。

眼底表现为一界限不很清晰的半透明的灰、白色胶状轻微隆起的肿块，病变累及视网膜全层。由于肿瘤中含有细小颗粒状色素，因而肿块可有一些弥漫性的黑色素沉着；肿瘤内有很多毛细血管，但常为视网膜内面的一些半透明的灰白膜状组织所遮蔽；肿瘤邻近的视网膜血管明显迂曲变形。如病变位于视盘颞侧，眼底后极部由于视网膜皱褶的牵拉和机化膜的收缩；或者少数患者由于肿瘤中毛细血管的渗漏、视网膜内或视网膜下的渗出，患者常常伴有视力减退或视物变形等症状。病程后期，渗出可被吸收，而留下肿瘤外围的色素上皮萎缩区。其他的并发症如脉络膜新生血管、视网膜出血、玻璃体积血则较为少见。

色素上皮及视网膜联合性错构瘤的眼底荧光素血管造影图像较为特殊，早期可见邻近肿瘤的视网膜动静脉血管明显的迂曲、变形；中晚期可见肿瘤内很多扩张的异常血管及很多微动脉瘤；造影晚期这些异常的小血管及微动脉瘤渗漏荧光素，致使肿瘤区呈现一片强荧光，但邻近肿瘤的视网膜血管不发生渗漏。此外，肿瘤含较多色素的部位的脉络膜背景荧光常被遮蔽。

组织学检查：肿瘤内为很多增殖的色素上皮、神经胶质细胞及血管组成的错构瘤。

大多数的色素上皮及视网膜联合性错构瘤均不大发展，但也有一些患者可因渗出病变不断增加以及肿瘤的胶质增加而变得更不透明。肿瘤表面的胶质膜可以引起视网膜产生皱褶。一般说来，手术不大可能减轻这些固定的皱褶。

多数情况下，根据肿瘤的形态和周围血管的迂曲表现，无需眼底血管造影即可诊断。对于色素含量较多的这种错构瘤，有时易与黑色素细胞瘤及恶性黑色素瘤相混淆。眼底血管造影可以鉴别这三种疾病。

本病无特殊治疗。

（陆 方 严 密）

## 主要参考文献

1. 童绎，魏世辉，游思维．视路疾病基础与临床进展．北京：人民卫生出版社，2010：273-285.
2. 李雪非，李志辉．先天性视盘异常．国外医学眼科学分册，1996，20（1）：44-53.
3. 王晨晓，陈洁，童绎．视 - 隔发育不全一例．中华眼底病杂志，2006，22（6）：422.
4. 张汉君，张宝艳，童绎．先天性双视盘一例．中华眼底病杂志，2008，24（2）：144-145.
5. 周剑，韦企平．视盘玻璃疣．中国实用眼科杂志，2005，23（9）：881-886.
6. 藤野贞，童绎，李卓力，等．临床实用神经眼科．福建：福建科学技术出版社，1965：76-78.
7. 韦企平，魏世辉．视神经疾病中西医结合治疗．北京：人民卫生出版社，2007：220-234.
8. 侯立杰，童绎，陈洁．首诊于眼科的 De Morsier 综合征二例．中华眼科杂志，2009，45（12）：1135-1136.
9. 童绎，郑一中，方哲明，等．三睚单眼伴脑部畸形 1 例．中华眼科杂志，1999，35（1）：76-78.
10. 萧仁度．实用眼科解剖学．太原：山西人民出版社，1980：187-196.
11. 严密．牵牛花综合征．眼科研究，1985，3：50.
12. 严密，张军军．视乳头周围视网膜下出血．中华眼底病杂志，1997，13：143.
13. Appen RE，et al. Optic disk vasculitis. Am J Ophthalmol，1980，90：352.
14. Ballantyne AJ，Michaelson IC. Textbook of the Fundus of the Eye. London：Livingstone，1965：440-452，483-492，499-507.
15. Beck RW，et al. Decreased visual acuity from optic disc drusen. Arch Ophthalmol，1985，103：1155.
16. Burde RM，et al. Clinical Decisions in Neuro-ophthalmology. St Louis：CV Mosby，1985：117-131.
17. Hayreh SS. Anterior Ischemic Optic Neuropathy. Berlin：Springer-Verlag，1975：1-126.
18. Kestenbaum A. Clinical Methods of Neuro-ophthalmologic Examination. 2nd ed. New York：Grune-Stratton，1961：111-158.
19. Miller NR，Newman NJ. Walsh and Hoyt's Clinical Neuro-ophthalmology. 5th ed. vol 1. Baltimore：Williams c Wilkins，1998：487-598，741-774，775-823.
20. Shults WT. Ischemic optic neuropathy. Still the ophthalmologist's dilemma. Ophthalmology，1984，91：1338.
21. Smith CA，Orcutt JC. Surgical treatment of pseudotumor cerebri. Int Ophthalmol Clin，1986，20：265.
22. Yanoff M，Fine BS. Ocular pathology. 2nd ed. Philadelphia：Harper c Row，1982：608-619.
23. Tasman & Jaeger. Duane's Ophthalmology. 1997 CD-ROM Edition. Lippincott-Raver.
24. Liu GT，Volpe NJ，Galette SL. Neuro Ophthalmology diagnosis and management. WB Saundres，2001：103-226.
25. American academy of ophthalmology. Basic and clinical sciences course 1999-2000. Section 5 Neuro-ophthalmology. San Francisco：American academy of ophthalmology，1999：71-93.
26. Jones H. Hyaloid remnants in the eyes of premature babies. Br J Ophthalmol，1963，47：39.

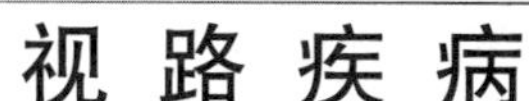

# 第三章 视路疾病

## 第一节 视神经疾病

### 一、视 神 经 炎

视神经炎（optic neuritis，ON）泛指累及视神经（球内段、眶内段、管内段、颅内段）的各种炎性病变，是神经眼科最常见的视神经疾病之一，也是青中年人最易罹患的视神经疾病。

视神经炎按不同标准可分为多种临床类型，各型视神经炎之间的临床特征以及治疗方案各有异同。按受累部位可分为4型，包括：球后视神经炎（retrobulbar neuritis）——仅累及视神经眶内段、管内段和颅内段，急性期视盘正常；视乳头炎（papillitis）——累及视盘，急性期出现视盘水肿；视神经周围炎（perineuritis）——主要累及视神经鞘；视神经网膜炎（neuroretinitis）——同时累及视盘及其周围视网膜。按发病原因分型，可分为多种不同的病因类型，包括：特发性视神经炎、感染性视神经炎，自身免疫性视神经炎等。

本章参考近年来国内外关于视神经炎的研究新进展，结合国内临床工作实际，将视神经炎以病因分型为基础进行叙述，进而便于区分选择相应的针对性治疗措施，也利于理解掌握和临床实践。

#### （一）特发性视神经炎

特发性视神经炎是最常见的视神经炎类型，也是青年人视神经病变的最常见原因；约占到全部视神经炎的70%～90%以上，因而英文文献中的“optic neuritis”通常就是指特发性视神经炎。特发性视神经炎与中枢神经系统脱髓鞘疾病多发性硬化（multiple sclerosis，MS）和视神经脊髓炎（neuromyelitis optica，NMO）关系密切，20%的多发性硬化患者的首发症状为特发性视神经炎，50%的多发性硬化和100%的视神经脊髓炎患者病程中均有视神经炎发作，因而又称为“脱髓鞘性视神经炎”。

**【病因】** 确切的病因和发病机制尚不明确，目前较公认的观点为免疫机制介导的视神经髓鞘脱失，伴有不同程度的轴索损伤。患者视功能的损伤及恢复程度取决于视神经髓鞘脱失、再生以及轴索损伤、修复程度的共同作用。在病程早期即可发生不可逆的轴索损害，随病程延长，可出现视网膜神经纤维层薄变。多种因素如病毒感染、疫苗接种、疲劳及情绪应激因素等，通过促发人体免疫系统功能异常而成为视神经炎的前驱诱发因素。

**【流行病学】** 多数研究发现视神经炎患病情况与人种和地区纬度相关。白种人及高纬度地区发病率较高，黑种人、黄种人以及低纬度地区发病率则较低。美国的一项流行病学研究报告特发性脱髓鞘性视神经炎的人群年发病率为5.1/10万，患病率为115/10万；台湾的调查显示5年累积发病率为133/10万；我国目前尚无相关系统流行病学资料。

**【临床表现】** 各年龄段均可发病，青中年人相对多见，男女比约为1∶3。

典型表现为单眼急性或亚急性视力下降，少数患者（特别是儿童）可双眼同时或短时间内先后受累，在起病后几小时、几天至2周内持续加重。视力损害程度可从轻度视物模糊至完全无光感，可出现与视力下降不成比例的色觉障碍以及对比敏感度降低。国外研究报道超过90%的患者存在眼痛、眼球转痛或眶周疼痛，可先于或与视力下降同时发生，一般持续几天；国内部分研究提示我国视神经炎患者的眼痛发生率可能较国外低。

各种形式和程度的神经纤维束型视野缺损均可出现。病初以中心暗点或弥漫性视野缺损多见，恢复期则主要为旁中心暗点、弓形等局灶性缺损。单侧视神经炎患者可见相对性传入性瞳孔功能障碍（relative afferent papillary defect，RAPD）。RAPD是双侧视神经病变不对称的特征性体征。若患眼RAPD为阴性，提示双眼视神经病变程度对称（如对侧眼存在陈旧或新发的无症状视神经炎），或者患眼视力损害并非由视神经疾病导致。

约 2/3 的特发性脱髓鞘性视神经炎患者为球后视神经炎；若出现视盘水肿，通常为弥漫性的，程度轻重不等，视盘水肿的程度与视力及视野损害的严重程度无明显直接相关性。节段性视盘水肿、盘周出血或者视网膜渗出较罕见。约 3～6 周后当视功能好转时，可出现弥漫性或局灶性视盘萎缩，表现为视盘色淡或苍白，局灶性萎缩大多累及颞侧区视盘；同时合并可为 OCT 检查证实的视网膜纤维层变薄。

特发性视神经炎有一定自愈性，多数视功能预后较好。自发病 3～5 周内开始恢复，北美视神经炎治疗试验（optic neuritis treatment trail，ONTT）提示 1 年内少于 10% 的患者永久视力小于 0.5，随访 10～15 年患眼视力仍保持稳定。部分患者可有遗留症状，如患眼色彩觉、光亮度以及对比度较健眼差。特发性视神经炎容易复发，复发可累及任意一只眼，10 年的平均复发率约为 35%。ONTT 研究中分别有 38% 和 50% 的特发性脱髓鞘性视神经炎患者在 10 年和 15 年内进展为多发性硬化；合并头颅 MRI 异常者、女性、白种人、单眼发病者、无视盘水肿者转化为多发性硬化的几率较高，其中最有预测意义的为头颅 MRI 异常，伴脑白质脱髓鞘病灶者的 10 年及 15 年多发性硬化转化率为 56% 及 72%。

另外，还有一类特发性视神经炎患者的临床特点与上述典型表现者有所不同，主要表现为：双眼同时或相继（双眼相隔数小时、数天甚至数周发病）出现迅速而程度严重的视力下降，少数单眼发病；眼痛相对少见；视盘可正常，也可有不同程度水肿，视网膜静脉迂曲、扩张及视盘周围渗出者较上述典型患者多见；视功能恢复差，多数患者会遗留双眼或至少一眼的严重视力障碍（最终视力多低于 0.1）。近年来的研究发现，此类患者在亚洲国家（包括中国、日本、新加坡等国）较为常见，部分患者血清水通道蛋白 4 抗体（AQP4 抗体）阳性，并且较易合并脊髓损害，可与急性脊髓炎同时或者先后间隔数天、数周、数月甚至数年发生，出现肢体瘫痪、感觉及括约肌功能障碍甚至呼吸肌麻痹等表现。

**【辅助检查】** 对临床拟诊为急性视神经炎的患者进行辅助检查，主要意义在于：①鉴别视神经病变是否为除炎症之外的其他病因所致；②鉴别视神经炎是否为除脱髓鞘病变之外的其他病因所致；③协助评估和随访视神经炎患者的视功能及神经系统功能预后。

1．视野检查 常用的包括 Goldmann 视野计、Octopus 视野计、Humphrey 视野计。各型视野改变在视神经炎中均可见到，故视野检查对视神经炎缺乏特异的诊断意义，可作为评估视功能损害程度以及在随访中观察视功能恢复情况的手段。

2．眼电生理检查 视觉诱发电位（VEP）可出现异常，表现为潜伏期延长和（或）波幅降低，但缺乏特异性，除视神经炎外，可见于其他性质的视路病变以及眼部病变。光学相干断层扫描（OCT）除可用于观察视神经炎的视网膜神经纤维层变薄外，也可与其他电生理检查如视网膜电图（ERG）、海德堡视网膜断层扫描（HRT）等，用于鉴别眼底病、青光眼等其他眼科疾病。

3．磁共振成像（MRI） 推荐对视神经炎患者常规进行头颅 MRI 检查，并根据具体情况选择是否进行视神经或脊髓 MRI。

（1）视神经 MRI：可以敏感显示视神经脱髓鞘病灶呈长 $T_2$ 信号，同时可见视神经的强化和增粗，在病变后期还可观察到视神经萎缩变细。但并非所有患者均出现此类改变，并且这些病灶缺乏特异性，在感染性或者其他炎性病变中均可有类似表现。另外，视神经 MRI 可用以鉴别视神经的其他病变如视神经肿瘤、眼眶的炎性假瘤、视神经结节病等。

（2）头颅 MRI：最重要的用途在于明确中枢神经系统白质是否存在脱髓鞘病灶。特发性视神经炎可合并脑实质的亚临床病灶。国外相关研究已表明 MRI 表现是视神经炎患者转化为多发性硬化最重要的预测指标。对特发性视神经炎患者阶段性复查头 MRI，观察脱髓鞘病灶数目、分布范围以及强化等变化，有助于早期明确诊断。此外，头颅 MRI 可以帮助鉴别鞍区肿瘤等颅内疾病导致的压迫性视神经病，还可以了解鼻窦情况，帮助进行病因的鉴别诊断。

（3）脊髓 MRI：已符合多发性硬化或视神经脊髓炎诊断标准的特发性视神经炎病例的脊髓 MRI 均可出现脊髓的长 $T_1$ 长 $T_2$ 信号的脱髓鞘病灶，伴随脊髓肿胀、强化。

4．血清学指标 对临床表现不典型的特发性视神经炎患者，可进行血清水通道蛋白 4 抗体（AQP4 抗体）检测，阳性者则提示视功能恢复较差、复发和转化为视神经脊髓炎的几率较高。另外，进行某些特异性病原体和自身免疫性抗体等血清学指标的筛查，有助于鉴别诊断感染性视神经炎和自身免疫性炎性视神经病。

5．脑脊液检查（cerebrospinal fluid，CSF） 对典型病例并非必需，主要用于排查其他病因的视力下降，如感染性或恶性疾病等。

6．其他检查 对于非典型病例，应酌情选择必要的辅助检查以协助鉴别诊断。如视神经病相关线粒体 DNA 突变筛查（mt-DNA）有助于鉴别 Leber 遗传性视神经病；眼底荧光造影（FFA）等眼科相关检查有助于鉴别其他眼科疾病，等等。

**【诊断及鉴别诊断】** 视神经炎主要根据典型的发病年龄、方式、症状体征、病程演变等进行临床诊断，临床表现不典型者则酌情结合辅助检查排除其他可能的疾病。本章根据国内外参考文献提出如下特发性视神经炎的临床诊断标准供临床参考，建议运用中应仔细进行排除性诊断：

1. 急性或亚急性视力下降，伴或不伴眼痛及视盘水肿。

2. 视神经损害相关性视野异常。

3. 存在相对性传入性瞳孔功能障碍（RAPD）、视觉诱发电位异常（VEP）2 项中至少 1 项。

4. 结合必要的实验室检查排除以下疾病：①其他视神经疾病：如缺血性、压迫性及浸润性、外伤性、中毒性及营养代谢性、遗传性视神经病等；②视交叉及视交叉后的视路及视中枢病变；③其他眼科疾病：如眼前节病变、玻璃体病变、视网膜病变、屈光不正、青光眼等；④符合上述 4 条者，考虑诊断为视神经炎，需进一步除外感染性视神经炎和自身免疫性视神经病后，可诊断为特发性视神经炎。

**【治疗】** 视神经炎的治疗原则是对因治疗。需要注意的是，因视功能障碍可能仅为潜在全身性疾病的症状之一，故如发现可能相关病症，应及时转诊至神经科、风湿免疫科、感染科、耳鼻喉科等相关专科进行全身系统性治疗。特发性视神经炎的治疗分为急性期治疗和缓解期治疗。急性期治疗的主要目的为减轻炎性反应和视神经水肿、促进髓鞘修复和视功能恢复；缓解期治疗的主要目的为减少复发几率、降低转化为多发性硬化和视神经脊髓炎的可能、预防出现或缓解其他神经系统症状体征。

1. 肾上腺糖皮质激素　特发性视神经炎急性期治疗的首选用药。多数典型患者有自愈性，无药物治疗也可有一定恢复。ONTT 研究提示大剂量激素冲击治疗可加快视功能恢复速度及降低短期的复发几率，但对视功能最终恢复程度、长期复发率以及转化为多发性硬化的几率无显著影响；单纯口服中小剂量激素者 2 年内复发几率反而较高。故如无特殊禁忌不建议单纯口服激素治疗，推荐急性期可给予大剂量甲强龙静脉冲击治疗联合口服泼尼松序贯治疗。

目前还没有统一的具体治疗方案。本章参考国内外的相关研究报道和临床实践，推荐用法：甲强龙静脉冲击剂量 1000mg×3 天，改为口服泼尼松 1mg/（kg•d）×（10～14）天，其后口服激素逐渐减量。对于初次发作的典型患者，通常口服激素周期不宜过长，建议可在静脉治疗后 2～3 周内减停。但对于反复发作者或者视功能恢复差的重症患者，特别是血清 AQP4 抗体阳性或者合并中枢神经系统其他部位损害者，综合病情和患者耐受程度，酌情加大甲强龙静脉治疗剂量（1000mg×3 天后，可考虑继续给予 500mg×3 天、250mg×3 天），并且口服激素应缓慢减量，维持治疗周期可至 3～6 个月甚至更长。但应强调密切监测药物相关副作用。

2. 多发性硬化疾病演化干预药物（disease modifying agents，DMAs）　DMAs 主要用于治疗多发性硬化。常用的有：β- 干扰素（interferon）、醋酸格拉默（Glatiramer Acetate）、米托蒽醌、那他珠单抗等。国外研究已证实部分 DMAs（β- 干扰素、醋酸格拉默）有助于降低特发性视神经炎向多发性硬化的转化风险，并且早期应用可能获益更大。故推荐对于高危视神经炎患者（如头颅 MRI 中可见脱髓鞘病灶、频繁复发等）可在缓解期给予 DMAs 治疗。国内目前可供选择的药物：重组人干扰素 β-1α，22～44μg，皮下注射，每周 1～3 次；重组人干扰素 β-1β，250μg，皮下注射，隔天一次。药物副作用较少，但价格较昂贵。

3. 免疫抑制剂　可考虑用于频繁复发或者血清 AQP4 抗体阳性的重症视神经炎患者的恢复期和慢性期治疗。因起效相对较慢（不同药物起效时间不同，多为 2～6 个月开始起效），建议与口服激素有一段时间的叠加期。但副作用较大，可有肝肾功能损伤、骨髓抑制、重症感染、生育致畸等。在患者可耐受情况下，建议长期维持治疗，以降低减少复发频率、延缓疾病进展。常用药包括：硫唑嘌呤，环孢素 A，环磷酰胺，甲氨蝶呤，他克莫司，麦考酚酸酯（骁悉），利妥昔单抗等。

4. 血浆置换　可用于重症视神经炎患者的急性期，但不作为常规治疗手段，对于双眼视功能均重度受损且恢复不佳者，如频繁复发或者合并上升性、横贯性脊髓损害，可考虑血浆置换治疗。参考用法：血浆置换量按 40ml/kg 体重，酌情可每周置换 2～4 次，连用 1～2 周。

5. 免疫球蛋白　可考虑作为特发性视神经炎的急性期免疫调节治疗。但目前仍缺乏足够证据支持其确切疗效，且价格昂贵、药品供应紧张。尚无统一用法。参考用法：0.2～0.4g/（kg•d），静脉滴注，连续 3～5 天。

### （二）感染性和感染相关性视神经炎

**【病因】** 局部感染和全身性感染均可能成为视神经炎的病因。局部感染如眼内、眶内、鼻腔和鼻窦的炎症，中耳炎和乳突炎，口腔炎症和颅内感染等；各种系统性感染，如细菌、病毒、螺旋体、寄生虫等。与视神经炎相关的病原体种类繁多，包括各种脱氧核糖核苷酸（DNA）和核糖核苷酸（RNA）病毒，如腺病毒、柯萨奇病毒、巨细胞病毒、肝炎病毒、人类疱疹病毒 4（EB

病毒）、人类免疫缺陷病毒（HIV）1 型、麻疹病毒、腮腺炎病毒、风疹病毒、水痘带状疱疹病毒等；以及细菌感染，如梅毒、结核、莱姆病、猫抓病、炭疽、β 溶血性链球菌感染、布鲁杆菌病、脑膜炎球菌感染、伤寒等。

病原体通过直接扩散蔓延或者沿血流播散等途径直接侵犯视神经，称为感染性视神经炎，常见的病原体有梅毒螺旋体、结核分枝杆菌、HIV 等。或者通过触发机体免疫系统异常反应导致视神经炎症，称为感染相关性视神经炎，常见为各种病毒感染。

**【临床表现】** 儿童和成人均可发病，无显著性别差异，可双眼或单眼受累，儿童及双眼同时受累者较常见。可急性、亚急性起病，少数呈慢性病程。临床可表现为视乳头炎、球后视神经炎、视神经网膜炎或者视神经周围炎。典型的视神经网膜炎表现为急性单眼视力下降，伴视乳头水肿以及黄斑中心凹的星芒状硬性渗出，常见于猫抓病、梅毒、莱姆病、钩端螺旋体病、病毒感染、弓形虫病等感染性疾病。

感染性视神经炎因病原体及感染程度不同，预后差异较大。部分患者自愈性（如猫爪病），或者病情不严重时能早期诊断并给予针对性抗生素治疗，视功能恢复较好；部分病例为重症感染或者治疗不及时，可导致视神经轴索重度损伤，恢复不佳。感染相关性视神经炎的视功能通常可自愈，且恢复程度较好。

**【辅助检查】** 除进行常规的视功能、视野、眼电生理检查、影像学等检查以明确视神经炎诊断外（详见前节“特发性视神经炎”），重要的是进行血清学、脑脊液等体液的特异性感染指标的相关筛查以明确病原体，如细菌涂片和培养、病毒系列、梅毒密螺旋体荧光抗体试验（FTA-ABS）、快速血浆反应素实验（RPR）、梅毒螺旋体凝集试验（TPHA）、肝炎病毒系列、HIV 抗体等等。

**【诊断】** 感染性视神经炎的确诊，除需符合视神经炎的诊断标准（详见前节）以外，尚须具有明确的感染性疾病的临床表现和实验室证据。如仅有前驱感染病史，考虑主要通过触发免疫异常致病，则诊为感染相关性视神经炎。

**【治疗】** 感染性视神经炎应根据具体的病因进行针对性治疗。感染相关性视神经炎因考虑不存在病原体的直接感染，治疗原则与特发性视神经炎类似。部分自愈患者可不予特殊治疗。合并全身感染或者局部重症感染时，应及时转诊至感染科或其他相关专科进行系统性治疗。

1．抗生素 对明确病原体的感染性视神经炎应尽早给予正规、足疗程、足量抗生素治疗。如梅毒性视神经炎应予青霉素驱梅治疗（包括青霉素静点以及长效青霉素肌内注射）；结核性视神经炎应予规范抗结核治疗（包括异烟肼、乙胺丁醇、利福平、链霉素、吡嗪酰胺等联合治疗）；莱姆病应予长疗程头孢曲松治疗；真菌性鼻窦炎所致视神经炎应予足量抗真菌治疗等。

2．肾上腺皮质激素 感染相关性视神经炎急性期可给予糖皮质激素治疗，可予激素静脉和（或）口服治疗，治疗方案参照“特发性视神经炎”。部分感染性视神经炎，出于抑制过度炎症反应和减轻视神经水肿、粘连等原因，在充分抗生素治疗的前提下，也可酌情予小剂量激素治疗。

**（三）自身免疫性视神经炎（炎性视神经病）**

**【病因】** 自身免疫性视神经炎可以是系统性自身免疫性疾病的一部分，也可作为系统性自身免疫病的首发表现。病理生理学机制可为视神经滋养血管的原发性血管炎或视神经炎性细胞浸润。几乎各种系统性自身免疫病均可合并视神经损害，较为常见的有系统性红斑狼疮、干燥综合征、白塞病、结节病、Wegener’s 肉芽肿等。

**【临床表现】** 自身免疫性视神经炎孤立发生或者在系统性自身免疫性疾病病程早期时，临床表现与特发性视神经炎类似，也可表现为视神经网膜炎或视神经周围炎。多见于青中年女性，多为双眼同时或相继受累，也可为单眼病变。与典型的特发性视神经炎相比，自身免疫性视神经炎患者的视力损害程度多较严重，且恢复较差；多数有视盘水肿，部分伴有少量小片状盘周出血；视野损害最常见的是水平性视野缺损、中心暗点和向心性视野缩小；部分患者可有激素依赖现象，即激素减量或停用后出现复发或者症状加重。可合并多个系统和器官损害，如皮肤黏膜、关节、葡萄膜、神经系统、消化系统等。

**【辅助检查】** 除进行常规的视功能、视野、眼电生理检查、影像学等检查以明确视神经炎诊断外（详见前节“特发性视神经炎”），进行血液学自身免疫炎性指标的筛查尤为重要。如：炎性指标（血沉、C 反应蛋白、类风湿因子、抗链 O 等）、体液和细胞免疫指标（抗核抗体、ds-DNA、抗 ENA 多肽谱、ANCA、心磷脂抗体、抗核周因子抗体、抗角蛋白抗体、HLA-B27、IgG、IgM、IgA 和淋巴细胞组群、血管紧张素转化酶 ACE 等）。同时需注意选择针对性辅助检查以协助发现其他靶器官损害。

**【诊断】** 符合视神经炎诊断标准（详见前节），并且已合并系统性自身免疫性疾病或者至少一项自身免疫抗体阳性，可诊断为自身免疫性视神经炎。

**【治疗】** 若为孤立性自身免疫性视神经炎，急性期应给予积极的抗炎治疗（治疗方案部分参考“特发性视神经炎”)，慢性期和缓解期应慎重选择必要的免疫抑制剂治疗。如已合并系统性自身免疫性疾病，应联合风湿免疫科进行系统的免疫抑制治疗。

1. 肾上腺糖皮质激素　是自身免疫性视神经炎急性期治疗的首选用药。但因具有视功能损害相对较重、复发几率大、有激素依赖现象以及易出现多系统受累等特点，通常建议酌情将静脉及口服激素使用的剂量加大、疗程延长。积极防范激素相关副作用。

2. 免疫抑制剂　应作为自身免疫性视神经炎患者缓解期和慢性期的常规治疗，特别是频繁复发、激素依赖以及合并多器官损害者。综合病情、患者耐受及经济情况，选择合适药物进行长期维持治疗。

3. 血浆置换　可用于视功能受损严重或者合并其他靶器官重度受累患者的急性期，可快速过滤致病性抗体，但不作为常规治疗手段。

4. 免疫球蛋白　可考虑作为其他急性期治疗的补充，不与血浆置换同时使用。

（彭静婷　张晓君）

## 二、视神经萎缩

视神经萎缩（optic atrophy，OA）不属于一种单独的疾病，任何引起视网膜神经节细胞及其轴突不可逆损害均可导致该病发生。它属于前视路（即视网膜至外膝状体通路）系统损害所造成的轴突变性，使神经纤维受累神经胶质增生，由神经髓鞘的脱失而使视神经纤维体积缩小，毛细血管减少。视神经萎缩为病理学名称，被临床所误称，已为国内外临床作为诊断术语。

**【病因】** 本病病因复杂，多种原因均可致病，常见为炎症、退变、缺血、压迫、外伤、中毒、脱髓鞘及遗传性疾病等。年龄及性别与其发病原因有关，可作为临床参考。

视神经萎缩首先必须探察其病因，眶颅压迫性病变为最常见，及时诊断和治疗，其预后显然不同。近年来广泛开展的影像学检查，对排除眶颅占位病变起到积极的作用。由于临床医师有时过分依赖影像学检查，一旦影像学报道无阳性发现，临床医师常很易排除颅内占位。一般行头颅CT检查平扫而未行增强，极易遗漏，编者已见10多例头颅CT已有轻微变化，因未增强而不能确诊，后行头颅MRI检查却已明显改变；反之，再仔细观察头颅CT，有时已可见蛛丝马迹。对疑似占位一时无法排除，除随访观察外，定期影像学检查也很重要。对原因不明视神经病变，经治疗有一时性好转，如视力又开始下降，要特别注意排除颅内占位，应行头颅MRI检查等。有诊为乙醇中毒性或烟酒中毒性弱视，随访观察确诊为多发性硬化。曾见一例男性儿童因注射狂犬疫苗引起视神经病变，当时诊断已较明确，同时对患儿及其母亲行血液线粒体DNA有关检查，结果母子均发现11 778位点突变阳性，显然狂犬疫苗为其诱因，促使已携有Leber病位点突变者发病。强调病史及颅脑影像学检查，对阐明视神经萎缩病因、排除颅内占位及观察有无中枢神经系统白质的脱髓鞘改变有着重要的作用。临床眼科医师对视野及头颅影像学应该学会基本掌握。国内对原因不明的视神经萎缩，特别是年轻的男性患者，行头颅影像学均无异常，经激素等治疗无效，视力保持在0.1以下，即使无家族遗传史，要特别警惕有无Leber病。对原因不明、年龄超过50岁的视神经萎缩患者，要考虑有无颅内动脉硬化的原因，近年来发现有腔隙或脑梗死者不少，已初步证实与前部缺失性视神经病变有关。从以上可见，视神经萎缩病因虽然复杂，只要重视病史，进行系统的神经眼科及全身检查，采用颅脑影像术及实验室相关新技术，原因不明的病因可逐渐明确。

**【临床表现】** 根据视神经损害的部位，临床上将其分为原发性、继发性和上行性三种。

1. 原发性视神经萎缩（primary optic atrophy）　即由筛板后的视神经、视交叉、视束以及外侧膝状体前的视路损害病变引起，又称为下行性视神经萎缩（descending optic atrophy）。视乳头呈灰白色或苍白色，境界清晰，筛板可见，视网膜黄斑部及视网膜血管均正常。诊断原发性视神经萎缩，不能仅凭视乳头色泽颜色，必须结合视野、视觉电生理等综合分析。视乳头血管多为9～10支，少于此数要考虑有无视神经萎缩的迹象；同时尚可见视网膜动脉细小、狭窄、闭塞等。视野可见多种类型改变，如中心暗点、鼻侧缺损甚至向心性视野缩小等。既往常选用小红色视标，较易检查，敏感性高。新型视野仪检查必须患者耐心配合。通常神经眼科病种包括缺血性视神经病变、视神经炎、压迫性视神经病变，包括视神经鞘脑膜病、颅内嗅沟脑膜瘤、垂体腺瘤、蝶骨翼脑膜瘤、鞍上脑膜瘤、动脉瘤、颅咽管瘤以及其他缺血性、炎症等。中毒性、代谢性、营养缺乏性均可导致。

2. 继发性视神经萎缩（secondary optic atrophy）　系由于长期视乳头水肿和长期严重视乳头炎引起，病变多局限于视乳头及其邻近区域，因而其眼底仅局限于视乳头及其邻近的视网膜。因神经胶质增生，视乳头呈白色或灰白色，境界不清，生理凹陷被神经胶质所填满而消失，筛板不可见。视乳头旁视网膜动脉血管变细，伴有白鞘，视野多呈向心性缩小。

3. 上行性视神经萎缩（ascending optic atrophy）　由

于视网膜或脉络膜广泛病变引起视网膜神经节细胞损害即导致视神经萎缩。上行性视神经萎缩特征是视网膜神经节细胞在视乳头段的轴突变性，继发视网膜神经节细胞死亡。如视网膜中央动脉阻塞、视网膜色素变性、严重的视网膜脉络膜病变、晚期青光眼等。视乳头多呈蜡黄色为其特征，边界清晰，一般视网膜血管较细小，眼底有时可散在色素沉着。

**【诊断】** 视神经萎缩的诊断仅根据视力减退及视乳头色泽呈灰白色或苍白色是不全面的，必须结合视野、VEP等客观检查。视乳头外观特征性改变有助于诊断，如双颞侧视乳头苍白或呈蝴蝶结样苍白可提示鞍区占位。在诊断视神经萎缩时应排除如屈光不正、黄斑变性及老年性白内障等。

色觉检测对判断后天获得性视神经萎缩的色觉障碍及疗效等有一定意义，其色觉障碍可经治疗而改善或消失。应该注意的是，临床上采用色觉检查方法要求具备一定的视力，如色盲簿检查视力要有0.2，Panel D15试验为0.05，FM100色调试验为0.1，否则可能出现假阳性。色觉障碍与视力视野改变一般是平行的；不过，亦有一些视力可维持一定程度，但色觉障碍却无明显好转的病例。国内临床诊断和判断疗效中对于色觉检查重视不够，实际上该检查既简单又具非常实用的意义，若用色相排列检查更佳。既往用红视标检查视野对视神经萎缩具有特殊的敏感性，有时仅用小红视标即可在中心视野屏上查出有临床意义的阳性改变。目前，临床上应用的各种先进视野仪其价值及优点自不待言，然而检查者必须耐心细致地向患者讲明检查注意事项，为完成任务的检查常达不到应有效果，而且该项检查必须患者很好配合才行，有时需反复检查多次。检查时若有屈光不正，应矫正视力后戴镜检查；视野不同改变对诊断有价值，如视神经萎缩时，有双颞侧偏盲，则可考虑垂体腺瘤。

视觉诱发电位VEP对视神经萎缩是一种非常客观的检测方法，应重视在临床上的应用。潜伏期和振幅的轻微改变有时对比双眼检测结果对临床有参考价值，对观察病情也起着辅助诊断意义。VEP $P_{100}$ 波潜伏期延长提示视神经传导速度减慢，可为视神经脱髓鞘提供依据。

由于颅底动脉环与视交叉解剖关系密切，如有动脉瘤和动脉硬化亦可压迫视交叉引起视力视野改变，60岁以上老年人患颅底动脉硬化占88.3%。如视力减退有波动，应怀疑有动脉瘤可能。动脉瘤压迫视交叉多趋向不对称性视野缺损，对称的双颞侧偏盲罕见。对60岁以上，尤其是女性，有长期动脉硬化史，逐渐出现原因不明的视野缺损时，头颅MRI排除鞍区占位病变后，应考虑有无颅内动脉硬化所致的视神经损害，可行DSA、CTA或MRI等检查。当中年人单眼或双眼有进行性视力减退，特别有单眼颞侧偏盲或具有不典型的视野缺损时，不论有无视神经萎缩均应考虑鞍结节脑膜瘤的可能。

MRI可显示视神经萎缩，包括结缔组织隔的增加等，头颅CT或MRI对于排除颅内占位有极大的协助作用。MRI在炎性脱髓鞘性视神经炎的诊断和治疗中亦有重要临床价值，除排除颅内占位外，对蝶窦及后组筛窦亦可有所了解，必要时需摄鼻旁窦片。

总之，诊断应结合视野、色觉、电生理等，综合全面分析，不能仅凭主诉及眼底视乳头颜色诊断。

**【治疗】** 一般药物主要包括维生素类如维生素 $B_1$、$B_{12}$、ATP、辅酶A、辅酶Q10、胞磷胆碱等，血管扩张剂如地巴唑肌苷、神经节苷脂等，钙类通道阻滞剂等，中医药的辨证论治对视神经萎缩有较好效果，可参阅有关专著。

（童　绎　杨　薇）

## 三、遗传性视神经病变

Leber遗传性视神经病变（Leber hereditary optic neuropathy，LHON）是遗传性视神经病变的常见类型。本病由Von Graefe等于1858年首先报告。1871年，Teodor Leber于16个家系中收集55例，确认为一独立的遗传性疾病。由于该病的传递方式不符合孟德尔式遗传，直至1988年，Wallace等首先发现该病是由线粒体DNA11 778突变引起，线粒体脱氧核糖核酸（mtDNA）第11778核苷酸位点发生突变，即鸟嘌呤（G）→腺嘌呤（A），此突变使呼吸链上的NADH脱氨酶亚单位4（ND4）基因编码的第340位氨基酸由精氨酸变为组氨酸。这一突变可能导致电子流动效率的降低，影响线粒体复合酶Ⅰ的活性，从而减少视神经细胞ATP的产生，细胞功能逐渐降低，导致患者视力受损。童绎等与南京铁道医学院合作，于1991年在国内首先证实该病在中国患者中也符合Wallace等的发现，并于2003年在国内首次发现T14484C位点突变。该病也成为人类首先证实的由线粒体DNA突变引起的疾病，也称线粒体病。

LHON常见临床表现为无痛性双眼或单眼中心视力减退为主要症状，最终视力从无光感至1.0不等。发病年龄通常15～35岁，平均27岁。LHON在英国的患病率为1∶25 000；芬兰为1∶5000，中国无相关报道。该病有很多无法解释的现象，如男女发病不均衡，且女性发病时间平均比男性晚2～15年；主要累及视神经，仅有少部分患者存在其他系统受累；部分患者可恢复一定视力。因此，该病是一种受多因素影响且复杂的线粒体遗传病。现已知突变位点、异质性、种族、营养状态等多种因素可影响其临床表型。

## （一）分子生物学特征

（1）线粒体 DNA 突变：LHON 是一种线粒体基因突变导致的遗传病，以母系遗传为特征，目前已确认 13 种原发线粒体基因突变与 LHON 有关，国内外文献报道近 50 个线粒体 DNA 突变与该病有关，但部分结果存在错误，尚有待验证和商榷。其中约 90% 左右 LHON 患者中包含有目前公认的 G11778A、G3460A 和 T14484C 三个原发突变位点。其中 G11778A 占 40%～90%，G3460A 占 6%～25%，T14484C 10%～15%。在欧洲，G11778A 突变大约占 50%，G3460A 和 T14484C 突变分别占 35% 和 20%。在日本，LHON11778 位点突变可达 91.7% 或 87%，其余两突变位点则较少见。2006 年，童绎等对 65 个家系 104 例 LHON 患者进行分析，发现 G11778A 占 93.3%，T14484C 占 4.8%，3460 占 1.9%，这些调查结果表明该病在发病率及突变位点中存在种族差异。另外，患者视力下降严重程度与突变位点有关，并可出现部分视力恢复的现象。Spruijt 等报道 50% 的 T14484C 突变患者出现视力部分恢复，G11778 突变患者视力预后差，22% 出现视力恢复，G3460A 突变患者为 15.4% 视力恢复，且通常视力恢复在发病 1～3 年之间。

（2）分子病理机制：线粒体是动物细胞核外唯一含 DNA 的细胞器，编码 13 种蛋白质，22 种 tRNA 和 2 种 rRNA，13 种蛋白质全部为合成线粒体内膜上的 6 个氧化磷酸化酶复合物所必需的亚单位，22 种 tRNA 和 2 种 rRNA 是在线粒体内合成这些蛋白质亚基所必需的物质。Chevrollier 等发现 LHON 患者的成纤维细胞氧化磷酸化偶联缺陷，引起 ATP 合成效率降低，与对照组相比，LHON 患者的成纤维细胞显示复合物Ⅰ活性平均下降 39%。LHON 突变引起泛醌、谷胱甘肽过氧化物酶（GPx）、谷胱甘肽还原酶（GR）、超氧化物歧化酶（SOD）等氧化磷酸化反应相关的酶活性降低。Wong 等观察含 G11778A 和 G3460A 突变 LHON 患者淋巴细胞线粒体的神经元前体细胞 NT2 发现，活性氧产物（reactive oxygen species，ROS）增加，其分化细胞数量比对照组减少 30%，说明 LHON-NT2 细胞增殖能力减弱或细胞死亡增加，LHON 细胞可能需要分化的神经元环境来诱导增加线粒体中的 ROS 产物，这可能是 NT2 细胞减少的原因，他们猜测 LHON 的发生原因是 LHON 突变和特定神经元环境引起的复合物Ⅰ的结构改变引起线粒体过氧化物增加。Danielson 等研究了携带 G11778A 突变的骨肉瘤细胞凋亡过程，发现 LHON 细胞更易出现 FAS 介导的细胞凋亡，携带同样线粒体基因型（J 型）但没有 G11778A 突变的对照组细胞则没有这一现象，说明这种现象是由 G11778A 突变引起，LHON 突变可能提供了凋亡刺激信号。视神经节细胞与大脑皮层细胞和成纤维细胞瘤细胞的线粒体电子传递链（METC）组分表达不同，视神经节细胞内过氧化物水平低，这一特征可能给解释为什么 LHON 仅累及视神经节细胞，而非耗氧大的感光细胞或其他细胞提供线索。但是，携带有原发线粒体突变的患者不一定发病，还存在其他一些基因位点的改变或人体营养状态的改变，这些改变加剧或保护了原发线粒体突变造成的损伤，导致 LHON 患者具有不完全外显性。LHON 患者的最终结局与许多眼底疾病一致，最终引起视神经节细胞的凋亡，产生视神经萎缩。

（3）其他分子遗传学改变：

1）异质性：异质性是线粒体疾病的典型表现。由于每一个细胞都有数百上千个线粒体，线粒体 DNA 在有丝分裂和减数分裂过程中分布到分裂生成的细胞中，因此，即使在同一细胞，亦可以共同存在野生型和突变型线粒体 DNA 分子，即异质性。突变 mtDNA 分子所占的比例为异质率，从 0～100% 不等，异质率为 100% 或接近 100% 称为同质性。LHON 患者全身各种组织细胞的异质率是不同的，眼细胞中突变 mtDNA 的比例是多少无法测量。普遍认为异质率越高临床病情越重，但同时亦见有同质却未发病的病例报道。线粒体 DNA 异质性个体在分裂过程中都存在有向纯质性漂变的倾向。异质性 LHON 突变携带者的后代可逐渐转变为纯质性，故在 LHON 患者家族中可存在有遗传早发现象。1992 年，Howell 研究报道比较几个发病和未发病的家系中，LHON 原发性突变的异质性程度可能与视力丧失的危险性有关，在绝大多数确诊为 LHON 患者中，仅少数发病患者外周血中检测到异质性。Wanicha L 等研究了 137 名 11778 位点突变的 LHON 患者外周血线粒体突变比率及异质性，结果也提示 11778 突变位点的 LHON 家系异质性表型与其他报道研究人群相似，线粒体突变比率与患者视力损伤程度相关。王剑勇等也曾对 6 个 11778 突变的 LHON 家系的患者及携带者进行突变比率的测定，结果发现母系成员中纯突变型外显率远高于杂合子型，野生型与突变型线粒体 DNA 比值与母系成员的发病率有相关性。

2）种族：不同种族各种原发致病突变位点分布情况不同，各种族携带不同的线粒体单倍体型，J 型是欧洲人种的特有单倍体型。一项针对 159 个不同 LHON 家系（3613 名成员）的欧洲多中心研究显示 G11778A

突变、T14484C突变、G3460A突变分别在单倍体J2、J1和K型中出现时外显率较高；反之，G11778A突变携带者为单倍体H型时视力损害的风险有所降低。Hudson和Carelli的研究则发现在J型背景下聚集的T4216C、G13708A、G15257A、G15812A突变在LHON患者中以高频出现。姚永刚与张清炯课题组合作对国内175个有详细家系资料的11778突变家系进行系统的分析，发现线粒体单倍型类群M7b可显著增加LHON的发病外显率，而单倍型类群M8a显著降低发病率。

3）继发突变和核基因：除了原发突变以外，现有报道40余种点突变在LHON患者中出现，这些突变通常几个一起出现或同原发突变一起出现致病，被称为继发突变。继发性位点突变在外显率、病情严重程度等临床表型上都具有重要的调控作用。瞿佳等采用线粒体tRNA的定量研究，发现继发突变可通过改变tRNA的功能和稳定性，从而加重Leber病原发位点突变的疾病性，导致有11778原发性位点突变外显率的增加。继发A4435G突变导致甲硫酸胺tRNA的结构和功能的改变，使线粒体翻译失误，造成线粒体功能失调，从而导致伴发A4435G突变的G11778A突变发病。另外，携带G11778A和A4435G的永生淋巴细胞系中的tRNA Met水平只有正常对照组的50%左右。继发位点A15951G导致苏胺酰tRNA（tRNA thr）的结构和功能的改变，使tRNA代谢失常，从而线粒体翻译出现错误，促使原发位点G11778A导致视神经损伤。目前所报道发现的部分突变位点存在有一定错误，其是否致病及相关作用机制问题等尚待进一步明确。

还有，LHON男女发病率不同，由于是线粒体DNA与核DNA共同编码电子传递链的多肽链，因此有学者猜测X染色体上可能存在另外致病位点。1991年，Bu和Rotter撰文提出LHON存在线粒体-核基因双位点遗传模式，但对于女性，需具备X染色体突变纯合或者X染色体突变杂合同时X染色体失活。之后，各国学者均在X染色体隐性遗传的前提下检测X染色体上的相关位点及X染色体的失活，但大部分以失败告终。有学者通过等位基因连锁分析法定位到了可能与LHON相关的区域，也有报道发现多个SNP位点的突变（如rs3749446、rs1402000）与LHON的发病高度相关，但也有报道否认相关联，所以有必要加强多中心联合，在大样本中进行相关突变基因位点等方面的验证工作。

### （二）生化病理特征

1．氧化应激　LHON患者的线粒体基因突变使得一些组织细胞呼吸链功能受限，因此该病与氧化损伤密切相关。线粒体酶复合物Ⅰ位于线粒体内膜，是电子传递链上最大的一个酶复合物，主要组成NADH脱氢酶，它的作用是促使电子从DNAH传递给CoQ。LHON已发现的三个原发性线粒体DNA点突变均位于编码该酶复合物蛋白亚基上，因此它将影响该酶复合物的一些功能和活性，损伤的复合物Ⅰ不仅可导致线粒体产能的下降，也增加了自由基的产生，并促进了脂质的过氧化。线粒体作为最主要的氧代谢细胞器，不完全的氧消耗和自由电子的释放将产生大量的自由基。王剑勇等研究发现LHON家系患者及携带者的外周淋巴细胞在应激状况下会出现抗氧化能力的减弱，并认为可能与眼部症状的严重程度相关。Floreani等研究发现，尽管在所有LHON患者的胞质杂种体中有超氧化物歧化酶等活性的下降，这些结果提示LHON患者存在有突变位点的细胞中有抗氧化功能的降低，尤其是有明显临床表型的突变细胞，其暴露在半乳糖等氧化应激的环境中，这种损伤更加明显。现有研究认为LHON突变触发线粒体自由基的增加，而后者可能通过呼吸链复合物Ⅰ的神经元-特异性改变的介导作用，导致LHON视神经节细胞的凋亡。不同组织能量需求的不同，中枢神经系统是最依赖于线粒体ATP供能的组织。对猴子和大鼠视神经的组织化学研究表明，视神经无髓鞘部分线粒体呼吸活性最高，而LHON发病中作为视神经在巩膜筛板前部管径小、能量需求大的乳头黄斑束轴突则可能对mtDNA突变造成的能量缺乏最为敏感。

维生素E作为天然脂溶性的抗氧化剂，它不但是单线态氧和超氧阴离子自由基的清除剂，更重要的是脂质过氧化作用的阻断剂。从细胞水平的许多实验说明维生素E能协同GSH-过氧化物酶（GSH-PX）保护细胞免受脂质过氧化损伤，从而认为其是机体抗氧化的第一道防线。已有报道用高效液相色谱法发现LHON家系人群维生素E与胆固醇和甘油三酯的比值明显下降，但国内研究用分光比色法未发现LHON家系人群与正常对照间有明显差异，这可能同实验检测方法的精确度受到一定限制有关。今后，完善、建立新的检测方法以了解LHON氧化和抗氧化水平将是进一步研究的一个重要方面。Barrientos等在转线粒体DNA胞质杂种体的研究已证实复合物Ⅰ功能缺陷和细胞凋亡间的相互作用是LHON发病的重要因素，并认为其细胞凋亡与ROS增加有关。有人用高效液相色谱和电化学方法检测了LHON11778突变的家系人群淋巴细胞中8-氢氧2′-脱氧鸟苷（8-OHdG）含量来验证氧化应激参与LHON发病机制的假设。8-OHdG是多种自由基造成DNA氧化性产物中量最多的一种，可以显示出极低量的氧化性伤害，该研究结果显示在LHON11778突变的患者中有更高的DNA氧化性损伤，证实氧化应激在LHON的发病机制中起重要作用。

还有，迄今尚无LHON发病初期视神经病理报道，因此原始损伤尚不十分清楚。1995年，Kerrison等在一81岁澳大利亚LHON女性患者尸检中发现视神经纤维、视神经节细胞层和视神经萎缩，电镜检查显示神经节细胞内存在线粒体钙化。三个急性视力丧失多年患者的组织病理学和形态学分析结果发现有严重广泛的视神经纤维缺失，仅遗留外周和原发较大直径的神经纤维束、纤维囊性瘢痕化，散在变性颗粒和轻微炎症等病理表现。

2. 细胞学方面研究　在细胞模型的研究方面，mtDNA转移技术是目前研究mtDNA致病机制的主要手段之一。胞质杂种体(cybirds)，即转线粒体DNA细胞系，是利用转线粒体DNA技术，将突变线粒体DNA同无线粒体DNA的细胞(ρ0细胞)融合所形成特定的转线粒体DNA细胞系，使突变型和野生型线粒体DNA分别在相同的细胞核背景中表达，排除细胞内其他遗传差异因素的影响干扰，从而比较细胞的功能和可能的治疗方法，但实际临床上由于LHON发病本身也可能同个体间不同遗传差异背景和视神经等人体组织的特异性有关。近年，由于线粒体DNA本身在细胞中发挥重要作用，所以研究的无线粒体DNA ρ0细胞株大多是来源于骨、肺组织的肿瘤细胞构建的胞质杂种体模型，2002年，Alice Wong等用神经元NT2细胞株构建了不同于前者的胞质杂种体模型，这也被认为是目前最接近研究LHON转线粒体DNA的细胞模型，研究认为LHON的发病中氧化应激起重要作用，但具体机制尚待进一步明确，可能途径包括：在LHON突变的遗传背景下，神经元特异性的酶复合物Ⅰ结构改变导致了ROS的增加，或LHON突变导致了其他的病理生理变化，从而引起线粒体ROS的增加等方面，同时这些结果首次解释了LHON变性中细胞表型特异性和支持氧化应激在LHON中的作用等假设，这为进一步用抗氧化剂等的治疗提供了一定的实验理论依据。

为了弄清RGC死亡及视神经病变早期病理改变，最重要的是建立一个具有mtDNA突变的动物模型。由于构成呼吸链中任何一个亚单位的完全缺失都会发生严重的致死的临床表现，所以近年研究者虽然通过关键基因的敲除获得了某些有价值的线粒体功能失调动物模型，但携带有LHON mtDNA突变的动物模型至今尚未见报道。Trifunovic A报告建立存在有mtDNA异常的小鼠模型，但仍未能在小鼠mtDNA基因中导入特定的突变以进一步构建动物模型。目前，最接近的LHON动物模型是2003年Qi等用腺病毒转染技术通过细胞和动物玻璃体腔注射途径抑制呼吸酶链复合物Ⅰ亚单位(NDUFA1)和SOD2的表达来创建模拟类似LHON的动物模型，结果显示在这些模型视神经病变中均出现类似LHON的病理变化，所以也是目前认为较可靠的研究LHON发病的动物模型，实验证实自由基介导的损伤在特定视神经节细胞凋亡中起重要作用，复合物Ⅰ功能异常、自由基的增加可能激活了由后者介导的信号传导通路，但具体机制也待进一步研究。

3. 内在和外在的环境因素　系统疾病、营养缺乏、药物作用、性激素水平变化或毒素等直接或间接抑制线粒体代谢从而引发疾病。所有LHON突变均为复合物Ⅰ、Ⅲ和Ⅳ的氧化磷酸化亚单位的错义突变，患者可存在氧化磷酸化等代谢的异常，线粒体内氧化物和硫氰酸酶活性发生障碍，当长期吸烟、摄入含氰物质、环境污染等，使患者体内氰化物堆积，久之可抑制细胞的细胞色素C氧化酶，进一步加重线粒体基因突变后氧化磷酸化代谢途径障碍，从而可增加发病几率，但临床研究发现用氰化物解毒剂羧钴胺及硫代硫酸钠等治疗未能阻止本病病程发展及视功能损害，在营养明显缺乏的古巴研究人群中也并没有表现出LHON患者发病率的增加。虽然一无对照组试验暗示烟草和过度乙醇可促使视力下降，大样本对照研究还未能证明这一结论。其他对LHON有害的因素如乙胺丁醇，有学者认为抗结核治疗对LHON突变患者可能有害。Alfredoa在研究LHON发病危险因素中发现吸烟是该病患者的高危因素，但高血压和高胆固醇血症患者LHON发生率却比对照组低，国内尚无相关研究报道。Yen等研究报告内分泌失调(如生育、胰岛素依赖型糖尿病等)可诱发LHON，若能及时纠正这种内分泌失调，可使部分患者的视力获得一定程度的恢复。

### (三)临床特征

1. 临床表现　临床上主要表现为双眼同时或先后急性或亚急性无痛性中心视力减退，而色觉丧失多在视力下降之前，两眼先后发病者，可间隔数天或数年，单眼发病罕见。患者视力虽不同程度减退，大多数在0.1左右，很少有全盲者，国外有提及可无光感。我国童绎等在100多个家系中仅见一例全盲，国内亦未见报告全盲无光感者。患者可存在与不同位点突变有关的自发视力恢复，特别见于儿童期发病。视野缺损可表现有各种类型，以中心暗点和旁中心暗点最多见。部分报道本病瞳孔对光反应正常，并以其作为诊断特征之一。但我们观察多数受累眼早期有瞳孔散大，对光反应迟钝或消失。色觉障碍常见为后天获得性，病情好转，色觉障碍也随之好转，常以红绿色盲多见，对家系中未发病者，如检查发现色觉障碍，视力虽无变化也应随访。笔者已见多例有色觉障碍者，当时虽无眼征，然而后期发病。因此，色觉应作为常规检查或预测。眼底视乳头变化根据病变部位及病程改变。早期可见视乳头周围毛细血管扩张、神经纤维层水肿，晚期可见视乳头萎缩。

2. 伴发症状 临床上可见有些合并严重神经系统异常的LHON，也被称为Leber叠加综合征，如震颤、肌张力障碍、脊髓皮质束功能障碍、耳聋、小脑性共济失调、运动失调、肌张力障碍、膀胱无力征和骨骼畸形等异常，以及类似多发性硬化的综合征。有报告3460位点突变患者预激综合征较多见。亦见于11778位点者。部分患者还伴有心脏功能障碍。有报告临床上酷似烟酒中毒性弱视，经检查mtDNA却证实为LHON。LHON除眼部症状外，还累及全身诸多器官。1992年，Harding等首次发现LHON的mtDNA致病突变也见于MS患者，随后欧美国家的研究人员对mtDNA突变与MS的关系进行了大量的研究，结果表明引起LHON的3个原发性mtDNA突变位点11778、3460、14484均可存在于MS患者，其中以11778突变最为常见，在LHON患者的脑组织或视神经组织也存在有类似多发性硬化等脱髓鞘病变的现象。现认为如出现有伴发症状患者其视神经病变的预后会更差。

3. 相关检查 LHON患者的早期视觉诱发电位(VEP)无明显改变，后期可有振幅的潜伏期的延迟或下降。眼底荧光血管造影(FFA)在急性期视乳头呈强荧光，血管高度扩张，视乳头黄斑束毛细血管充盈、延缓缺损等，但无渗漏。FFA检查可早期发现有发病可能的患者及携带者，因此可用于遗传咨询，对无症状而有轻微血管改变者，有可能在数年后发病。根据这些检查结果，有研究认为LHON最早期是视网膜受累，其后即发生视神经病变，又称视神经网膜病。LHON患者脑和视神经的磁共振检查是正常的，但用瞬时翻转信号扫描常有神经胶质过多症的表现变化。Giacomo利用光学相干断层扫描(OCT)检查发现，所有未发病LHON患者视神经纤维层厚度均较对照组薄，发病患者颞侧象限最先受累，男性视神经纤维弥漫性损伤较女性明显。我国张少娟及刘哲等利用OCT估价LHON的视网膜神经纤维层厚度，结果显示早期LHON患者视网膜神经纤维层(RNFL)厚度增厚，而晚期明显变薄。在晚期有视力恢复患者中，RNFL厚度可能部分保留，颞侧纤维(乳头黄斑束)最早受累，且受累程度最重，部分鼻侧纤维即使在疾病晚期也似乎未受影响。

4. 临床分期 LHON临床上一般分临床前期、急性期和亚急性期、慢性萎缩期，也称临床前期、急性期、进展期和萎缩期四期。急性期其特征呈无痛性视神经病变，视力可急剧下降至仅见指数，视乳头充血，盘周有毛细血管的改变，而称为“毛细血管扩张性微血管病变”，此种微血管病变在发病前即可出现，因此对该病家族成员应仔细地追踪检查眼底改变。Smith认为早期可有视乳头周围毛细血管扩展性微动脉血管改变、视乳头周围视网膜神经纤维层肿胀和视乳头无渗漏三联症。慢性期则逐渐视乳头色淡甚至苍白。

1996年，芬兰Nikoskelainen将该病大致分为三期：

(1) 临床前期：视盘充血水肿，视盘及邻近区微血管扩张弯曲明显，绕盘周神经纤维层水肿混浊；FFA见静脉充盈迅速，动静脉分流，但无渗漏。

(2) 急性期：上述体征更明显，有时可见盘周出血；FFA显示充盈时间更快，以视盘颞上下方为主，有丰富的动静脉分流支，颞侧部分血管壁可出现荧光滞留现象，而盘斑束的血管床减少，充盈迟缓。

(3) 萎缩期：视盘颞侧小动脉变细，毛细血管减少，神经纤维的带状或楔形缺失区逐渐加宽，视盘颞侧变淡白；随病程进展上述改变范围更大并累及全视盘及周围神经纤维层。

### (四) 诊断

LHON尚无明确的诊断标准，目前一致认为通过外周血的基因检测是诊断该病最简单准确的方式。但由于外周血与视神经线粒体基因突变率不同等情况易出现基因检测假阴性结果，因此，对于该病的诊断应同时与临床表现相结合，家族遗传史、发病年龄及眼底的表现等也尤为重要。即使未查出LHON原发三个位点，或虽无明确家族遗传史，若有上述临床表现也应高度怀疑为该病。全基因扫描的应用有一定临床价值，我们临床上已屡见新的突变位点。

LHON确诊需通过分子生物学检查，非典型LHON及散在隐匿性病例则更需进行该项检查，目前国内外对原因不明的视神经病变行mtDNA突变检测来确诊LHON已达成共识，特别是对原因不明的双侧视神经病变更有诊断价值。现已将与LHON特异性较高的11778、3460、14484突变位点的检测作为诊断LHON及鉴别其他原因不明视神经萎缩的常规检查方法，同时全mtDNA测序对临床诊断视神经炎和视神经萎缩可疑有Leber病的患者(包括家系成员和散发病例)的早期诊断和鉴别诊断也有重要意义。由于我们在临床上已见多例现役军人发生该病，建议特种兵种(如空军飞行员)招聘时应行血液mtRNA检查以筛查有无3个原发基因突变。自1988年Wallace等首先证实该病mtDNA11778突变后，国内外学者纷纷开展该项研究，早期采用单链构象多态分析（SSCP）、突变特异性引物 PCR 及 SfaNI 限制性酶切作为检测 mtDNA 片段序列变化或突变的主要筛选方法，随着近年迅速发展起来的分子生物学技术和 PCR 检测技术的不断改进，通用等位基因特异性 PCR 检测突变位点稳定性及准确性欠佳，而酶切、SSCP 方法耗时花费高，不适于临床应用，所以王剑勇等运用 TaqMan MGB 荧光探针结合实时荧光定量 PCR 技术建成临床可推广应用的检测 11778 点突变的新方法试剂盒，从而在一定程度上弥补临床对 mtDNA 分析的不足。今后，随着高通量二代测序等新技术的不断发展，线粒体 DNA 及相关核基因全序列的扫描也将应用于临床，为进一步了解该病的发病机制和诊断提供更全面可靠的实验技术支持和坚实理论依据。

### （五）治疗与预后

在 LHON 表型表达上尚有许多问题，不同突变位点表现相近似的临床表现，三个主要位点突变表型中都存在自发视力恢复现象。但恢复率却是不同的，在 136 个患者中 11778 位点突变仅有 4% 有自发恢复现象；14484 约有 37%～65%。另外，14484 患者的视敏度要明显好于 11778 和 3460 突变位点的患者。该病发展一定程度即相对趋向稳定不进展，甚至尚有 29% 可自发性增进视力。在发作后数个月因残余视野增加视力而非真正视力增进。Oostra 研究 11778、3460、14484 三个原发性突变患者的视力预后，14484 位点视力预后最好，其次是 3460 位点，11778 位点突变患者的视力预后最差。在澳大利亚、荷兰、美国，视力丧失患者随访观察 2 年，发现伴有 14484 位点突变的患者视力恢复率高。童绎等研究发现 Leber 病有或无 Wallace 突变对视力恢复预测无意义，伴有严重神经系统并发症者常无 11778 位点突变。总之，对于一些 LHON 患者视力自发性恢复机制尚不清楚，任何无对照的疗效报告必须慎重，同时长期随访观察以明确是否真正自发恢复也十分必要。

LHON 目前尚无特效疗法。20 世纪 60 年代末，日本提倡对 LHON 患者采用交叉蛛网膜粘连松解的颅骨切除术，超过 120 例约 80% 患者有视力提高，但很难相信利用外科手术改变视神经血管状态即可得到如此高的有效率。临床上常见因激素冲击疗法无效后才意识到该病可能与 LHON 有关的现象。左炜等利用中西医结合疗法治疗 28 例 LHON 患者，获得了 46.5% 总有效率；被认为有神经保护作用或抗视神经节细胞凋亡的因子用于 LHON 急性视力丧失、预防第二眼发生或对高危无症状家系成员的预防治疗，但疗效有待进一步观察研究。

从氧化应激方面考虑，自由基介导的神经元细胞死亡之后，残存的细胞内可出现抗氧化物质的失衡。LHON 患者个体中维生素 E/ 脂质的比率有明显下降；同时，Castagne 等对鸡胚眼视网膜的研究发现，断轴的视网膜神经节细胞发生凋亡，眼内注射抗氧化剂后视网膜神经节细胞凋亡数目明显减少；同时，Levin 等研究也发现脂质过氧化抑制剂能延迟培养鼠的神经节细胞死亡。对于 LHON 有报道在急性期用复合维生素、锌剂、艾地苯醌和米诺环素（minocycline）等有一定效果，但长期的维生素及抗氧化代谢药物使用未见有明显的临床疗效。2000 年，Mashima Y 等比较了 LHON 患者利用抗氧化剂与不用药（各 14 例）对疾病的影响，结果认为抗氧化剂（辅酶 Q10、维生素 $B_2$、C）可以促进患者视力恢复。LHON 发病机制不清，但考虑与氧化应激等有关，故近年有报道显示用 ROS 清除剂、金属离子（如铜、铁）的螯合剂、非甾体类抗炎药、非维生素类天然多酚物、抗凋亡药物（如 Ca 通道和 Caspase 抑制剂）及生物能量类药物鸡尾酒样联合应用已被认为是新的治疗性神经保护措施。在治疗上也有针对 ATP 产生异常、氧自由基形成过多、参与细胞凋亡和产生自由电子这四个方面开展治疗。

药物治疗：可以给予艾地苯醌、辅酶 Q10、维生素 C、维生素 E、维生素 K 等药物，但疗效待定。辅酶 Q10 能抑制脂质的过氧化、抗自由基和直接传递电子给复合酶Ⅲ，维持线粒体内腺苷酸浓度，增加 ATP 的合成和减少细胞的钙超载，可以使患者增强运动耐力，降低血乳酸，减少类似卒中样发作和癫痫等全身并发症的发作，一般 50～200mg，每天 3 次，最高剂量可达 1000mg/d。维生素 C 和维生素 E 为氧化还原剂，一般给予维生素 C 10mg/（kg•d）或 100～400mg/d；维生素 E 为 200～1200IU/d。维生素 K 是 NADH 向辅酶 Q 和细胞色素 C 传递电子的重要载体，也可用于治疗 LHON 所致酶复合体Ⅰ或Ⅲ缺陷型的线粒体病，维生素 $K_1$ 为 10mg/（kg•d）。维生素 $B_2$ 也具有促进能量代谢作用，一般 50～200mg/d。艾地苯醌（idebenone）治疗本病正在临床验证阶段，目前报道的初步结果表明可能有一定效果。该药能激活脑线粒体呼吸活性。其方法为艾地苯醌 180mg/d、维生素 $B_2$ 60mg/d、维生素 E 750mg/d，疗程需 1 年。Giordano 等在构建包含有突变线粒体 DNA 的骨肉瘤来源胞质杂种体中有发现使用 17b- 雌二醇能减缓类似 LHON 病变细胞特征的病理变化，但今后应用于临床仍待进一步的实验依据支持。

最近，美国 FDA 已批准向诊断有遗传性线粒体呼吸链疾病的重病患者提供 EPI-743，目前在临床验证阶段。EPI-743是一种口服小分子，很容易进入中枢神经系统。它通过以NADPH醌氧化还原酶1（NQO1）为靶向而产生效果。其作用模式是使线粒体中的能量产生能够适应抗细胞氧化还原应激的需求，有报道该药物对LHON有治疗作用。在基因治疗方面，尽管LHON的基因治疗方案令人激动，但目前仅处在将各种方案应用于细胞模型或动物模型后观察能否改善该病生化缺陷的阶段。在细胞模型及较大的动物模型上重复进行试验，得到稳定的安全数据后，基因治疗才有可能逐渐用于临床治疗LHON患者。除去技术问题，在实施干预的对象及时机的选择上，还有较多值得探讨、商榷之处。

另外，线粒体病的发病通常和体内酸中毒有关，几乎所有的患者都存在酸中毒，LHON也不例外，所以预防发作应注意饮食控制，防止酸中毒等情况的发生可能对预防疾病的发生有一定帮助。感染或精神刺激等机体应激状况均可导致能量消耗增加而诱发疾病发生，所以应尽量避免感染和精神刺激的发生。药物也可导致线粒体或能量代谢的异常，尽量避免使用影响线粒体功能的药物，如布比卡因、β受体阻滞剂可影响呼吸链功能，他汀类药物引起内源性CoQ10降低，丙戊酸盐引起肉碱耗竭，巴比妥及氯霉素影响线粒体蛋白合成及线粒体的大小，双胍类药物诱发乳酸升高。有氧耐力锻炼可以提高组织毛细血管的密度，增加血管的通透性及线粒体氧化磷酸化相关酶的活性水平，提高患者的抗病能力，控制癫痫、血糖、酸中毒、心脏损害、胃肠症状和肺部感染等全身状况可能对本病预后有影响。五子衍宗汤也可清除自由基，提高抗氧化酶活性的研究，实验结果表明，复方五子衍宗汤及其拆方菟丝子、枸杞子均可明显减少老年大鼠mtDNA缺失率，提高脑呼吸链复合体酶神经活力。说明其对老年大鼠线粒体DNA的氧化损伤有保护作用。我们已应用于临床观察，远期随访正在进行中。

### （六）展望

线粒体基因的遗传特征可以解释一部分LHON的发病机制，目前仍存在许多尚未解决的问题。在疾病发生机制及分子生物学研究方面，如：LHON家系中存在携带mtDNA突变但从无临床症状的成员，尽管mtDNA突变的存在对于临床表型表达十分重要，但可能并不足以引起发病；不同基因编码不同蛋白的多位点mtDNA突变导致相同的临床表型，且病变部位大多局限在视神经；按线粒体遗传特征进行推论，随着年龄增长，突变基因比例逐渐增加，患者病情应有逐渐加重趋势，同时这种突变比率也应可以达到其他组织对氧损伤的阈值，从而出现其他组织的病变，但该病患者的发病规律并非如此；不完全的外显率和倾向男性发病等暗示还有其他（如核、线粒体基因或者环境等）因素在发病中起作用。在临床诊治方面，如：LHON发病过程中视力已明显下降，视乳头颜色苍白，通常激素冲击疗法无效，这是否证明该病的病理基础与视神经炎性的视神经萎缩不同；患者视力自发恢复现象是否提示其他视神经萎缩疾病，在满足相同生理基础条件下也可能出现这种视力恢复。

经实地调查，在我国福州、温州、北京、山东、河北、河南等地诸多盲人按摩院，不少Leber病患者从事按摩职业，甚至有的患者一边治疗，一边已至按摩培训学校，因尚有一定残存视力，可以胜任按摩工作，为一种很好的职业选择。

总之，LHON不论在分子生物学的发病原因及其机制，还是在治疗上都有一定的进展，但尚需深入研究。在防治上目前仍无重大突破，因此遗传咨询仍有意义，即如患者为男性，一般其后代不会发病；如为女性，则其子女均可能发病，其子约50%发病，其女发病率较低，约20%发病，但不发病的女儿多数为携带者，应劝告其进行计划生育，以利优生。我们见多例双亲虽均为盲人，而不是Leber病，女方为其他原因致盲者，后代也不会遗传，如女性为该病携带者，则绝对不能与已盲男性结婚。

## 常染色体显性视神经萎缩

常染色体显性视神经萎缩（autosomal dominant optic atrophy，ADOA），又称为Kjer型视神经萎缩，是显性遗传性视神经疾病中最常见的一种，其发病率为1∶10 000～1∶50 000，外显率为40%～90%。本病可以作为一种独立的疾病存在，也可以伴随不同程度的听力下降、白内障、眼外肌麻痹、上睑下垂等。目前，ADOA的候选位点包括OPA1（3q28-29）、OPA3（19q13.2-13.3）、OPA4（18q12.2-12.3）、OPA5（22q12.1-13.1）、OPA6（8q21-q22）及OPA7（11q14.1-q21）等，其中OPA1与OPA3位点已克隆出相应的同名基因，文献中报道的ADOA家系病例或者散发病例中多以OPA1基因突变为主。我国少见，呈不完全外显，有遗传异质性。

1994年，Eiberg等对3个丹麦家系进行连锁分析，发现3号染色体的端粒区与该病紧密连锁，并将该致病位点命名为OPA1。目前，大约90%的ADOA与该基因的突变有关。OPA3是与Costeff视神经萎缩综合征（Costeff optic atrophy syndrome）相关的基因位点，但目前发现与ADOA也有一定的相关性，Kerrison等发现该病变的致病基因位于18q12.2-12.3。另外，至今所陆续报道与ADOA相关的致病区域还有OPA2

(Xp11.4-p11.21)、OPA4(18q12.2-12.3)、OPA5(22q12.1-13.1)、OPA6(8q21-q22)、OPA7(11q14.1-q21)、OPA8(16q21-q22),但致病基因尚不明确。

我们对一个连续三代发生的河北籍ADOA家系与北京同仁眼科研究所共同研究,发现一个OPA1基因剪接新突变C.985-2A7G;同期北京市眼科研究所亦发现一个借义突变C.2197C7T扩大OPA1基因突变谱,为进一步研究OPA1基因突变致病机制奠定了基础。

该病临床上多呈慢性隐匿性,多数在儿童期10岁前发病,视力减退呈中度甚至重度,视乳头颞侧呈萎缩或呈凹陷状,可见中心暗点、旁中心暗点。色觉障碍主要为蓝黄色盲,亦可见红绿色盲或全色盲。尚可伴有不同程度的视力下降、上睑下垂和眼外肌麻痹等,VEP检查显示潜伏期延长。诊断改变主要依靠病史及家系调查。应提及的是,该病与LHON有不少相似之处,一为mtRNA突变,一位核DNA突变,在结构和编码意义基本上不一样。线粒体DNA的表达受核性DNA基因调控,并见不能合成本身所需的蛋白质。临床上主要从是否为母系遗传即易于鉴别。

### (一)ADOA发病机制

ADOA的发病机制迄今尚未完全明确,它的遗传异质性、表型-基因型关系的复杂性、OPA1突变的多样性提示该病的发病机制并不是单一的,可能涉及多环节,不排除环境因素及其他基因的作用。

由于ADOA的致病基因OPA1及其同源类似物均编码线粒体蛋白,与线粒体形态及功能的维持密切相关,因此当前ADOA发病机制的探究热点主要集中在线粒体方面。线粒体为动力细胞器,在各类细胞尤其神经元的生命活动中起着核心作用。视网膜神经节细胞及视神经而言,筛板前无髓鞘部分线粒体的含量丰富,而有髓鞘部分数量明显减少,且筛板前后血管系统的血-脑脊液屏障特性也不同,反映了两部分不同的代谢需求,这也可能是视网膜神经节细胞对OPA1突变特别敏感的原因之一。由此可见,OPA1突变可能是通过线粒体这一中间环节发挥作用的,一方面剪短的或部分失活的蛋白破坏了线粒体内膜的稳定性,从而干扰了呼吸链复合体的功能,造成了能量生成不足及ROS含量增加;另一方面,突变的蛋白可能在一定程度上造成线粒体网的紊乱,导致细胞内ATP的不均衡分布,最终引发ADOA的发生。

ADOA的发病机制复杂多样,OPA1突变通过诱发线粒体损伤而导致视网膜神经节细胞异常,进而导致视神经萎缩等表型的出现,这已为多数学者所认可。然而,其中的详尽过程、具体环节仍有待于进一步明确。此外,其他基因以及环境因素在发病过程中的作用、表型与基因型的关系以及OPA1的结构功能特性等仍是今后需要研究的方向。

### (二)治疗

ADOA与LHON在发病机制方面有许多相似之处,均与线粒体功能失衡有明显相关,并和大多数的视神经萎缩相关神经变性综合征一样,仍被认为是无法治疗的状况。目前的报道对积极的支持治疗(如维生素类、辅酶Q等)和糖皮质激素证明可能是无效的。近年,一些抗氧化类药物(如艾地苯醌和EPI-743)已在国外开始应用于药物的临床试验,具体疗效等结果尚待今后进一步探索。最近也有研究报道雌激素相关的治疗在细胞水平也认为有效,具体发病机制和临床验证尚待进一步验证。另外,近年来的基因治疗为本病的治疗带来了希望,但具体能应用于临床还有很长的路要走。

临床的治疗参考建议参照上节LHON篇。

(童 绎 王剑勇)

## 四、外伤性视神经病变

外伤性视神经病变(traumatic optic neuropathy,TON)最早是由两千多年前的古希腊名医Hippocrates提出,在其著作中记载了撞击眉部或其稍上方可导致同侧视物模糊。Berlin(1879)将其称为视神经管骨折。Walsh和Hoyt(1969)将外伤性视神经病变定义为外伤后没有外部或最初眼底镜下眼球或视神经损伤的表现而有视力丧失,这一定义已被普遍接受为描述间接视神经损伤。

### (一)视神经及视神经管的临床应用解剖

1. 视神经的应用解剖　视神经由视网膜节细胞发出的轴索汇集而成,全长约50mm,可分为球内段、眶内段、管内段、颅内段。眶内段视神经最长,且呈S形弯曲,周围有近似海绵样的眶脂肪包绕,可动性极强,除非直接刺入,否则间接外伤很难引起损伤。管内段视神经硬脑膜同周围骨壁紧密相连,因此,造成骨质变形的冲击力可以轻易地传向视神经。这种解剖结构是视神经很容易受伤的主要原因。视神经颅内段包括从视神经管开口至视交叉,长约10～16mm,进入颅内后,视交叉位于前床突外侧,当前床突骨折时,有可能挤伤视神经。

2. 视神经管的显微外科解剖　视神经管由蝶骨小翼上下两根、蝶骨体的外侧和后筛窦外侧骨壁围绕而成,由后内向前外并偏向下方走行,其平均长度约为9.22mm。管内有视神经及其鞘膜、眼动脉及来自颈交感丛的交感神经纤维通过。其中眼动脉被下方硬膜所包埋,交感神经纤维则行于视神经的下方及两侧。

陶海等测量视神经管长轴与正中矢状面的夹角约为(37.46±4.66)°，与冠状面夹角约为(21.00±3.46)°。视神经管有二口四壁，二口即眶口和颅口，四壁即内、外、上、下四壁。眶口偏向外下，颅口斜向内上通颅中窝，眶口呈垂直卵圆形，颅口呈水平卵圆形，管中部接近圆形(表10-2)。四壁中的内侧壁由蝶窦和筛窦的外侧壁构成，外侧壁由前床突(anterior clinoid process，ACP)构成，上壁由蝶骨小翼构成，下壁由视柱(optic strut，CS，也称视神经管隆突)构成，四壁的长度依次是内侧壁>上壁>外侧壁>下壁，其中以眶内侧壁长度意义最大。上壁毗邻简单，其上为颅底硬脑膜，嗅神经斜跨于视神经管在硬膜上方走行，下壁与动脉关系密切，颈内动脉虹吸段靠近视柱的后缘，眼动脉起始处也紧靠下壁的后缘，外侧壁与Ⅲ、Ⅳ、Ⅴ、Ⅵ对脑神经关系密切，在前床突尖后方时，从上往下依次为动眼神经、滑车神经、展神经和三叉神经。当上述神经走行于前床突下缘后至最终经眶上裂入眶，在前床突根部的冠状平面上，动眼神经位于外上方，滑车神经位于内上方，展神经位于内侧，三叉神经眼支则位于外侧。视神经管骨壁的厚度外侧壁>下壁>上壁>内侧壁，内侧壁平均厚度0.21mm，又以管中部内侧壁最薄。因此，在行视神经管减压时切除内侧骨壁是最理想的选择。视神经管的眶口处有一狭窄且较厚的环状骨环围绕视神经，称为视环(optic ring)，此处骨质厚约0.57mm，且最为致密，是由于后筛窦与蝶窦之间的骨隔附着所致。但视环并不是视神经管最狭窄的部位，管中部才是视神经管面积最小的部位。因此，充分开放管中部及视环两处狭窄部位(即打开管的中段和前段)，是视神经减压术能否成功的关键因素。

视神经管内的膜性结构包括骨膜和视神经鞘膜。骨膜是眶骨膜的延续，视神经鞘膜由软膜、蛛网膜和硬脑膜组成，三者均为相应脑膜的延续。骨膜与硬脑膜在视神经管内连接紧密，形成外鞘，蛛网膜形成内鞘，外鞘与内鞘之间的间隙为硬脑膜下腔，内鞘与软膜之间为蛛网膜下腔。正常情况下，颅口方向腔隙较大，眶口方向腔隙逐渐变小，是由于蛛网膜小梁从颅口到眶口逐渐增厚。视神经管硬膜鞘各壁厚度从颅口至眶口逐渐增厚，而视神经纤维数相等，这可能也是两个腔隙从颅口到眶口逐渐变小的原因之一。眶口处，内、外、上、下四条直肌肌腱嵌入视神经管骨膜与视神经鞘膜之间，形成明显增厚的结缔组织环，即总腱环。总腱环对视神经有明显的束缚作用，在行视神经管减压术时切除内侧骨壁后，此环对视神经的束缚作用最强，只有切开总腱环才能充分减压视神经。视神经管颅口上壁的后部并不是骨性管壁，而是由硬脑膜返折形成的皱襞，称镰状韧带(falciform ligament)，位于前床突和蝶骨体之间，其长度0.5～8.0mm，平均3mm。Slavin等测量硬膜折返长1～6mm，平均3.7mm。国内陶存山等测量为(2.21±0.78)mm，陶海测量为(2.00±0.89)mm。此韧带质地坚韧、紧张，后缘锐利，覆盖在视神经上面，锐利的后缘可压迫视神经形成切迹。当头部外伤时；此处视神经易发生剪切伤；视神经挫伤水肿时，此韧带可压迫束缚视神经，造成继发性损伤。因此，视神经管减压术时应切开镰状韧带，并注意此处视神经的保护。

### （二）外伤性视神经病变的病理生理和分类

1．病因 交通事故导致的头部外伤是主要原因，特别是摩托车意外事故，其次是高处坠落以及骑自行车跌倒头先着地等。常因额部或额颞部的损伤所引起，特别是眶外上缘的直接暴力，往往造成额筛眶复合体骨折，并伴有前颅窝和(或)颅中窝骨折。多数伴有全身并发伤和颅脑损伤。但有些看似轻微的头部或眶上缘损伤常导致间接视神经损伤。这些部位遭到钝力打击通过眶顶传导至视神经管导致损伤，但是视神经损伤的部位不仅仅局限于视神经管内，眶内段、颅内段或视交叉前部均可受损。以管内段最多，眶内段最少。这种损伤在头部闭合性损伤中占0.5%～5%，这些患者中约50%可发生永久性视力丧失。

2．分类

(1)视神经撕脱伤：视神经撕脱在视神经外伤中最少见，既可发生于开放性眼外伤，又可发生于闭合性眼外伤，但在闭合性眼外伤(钝挫伤)尤其是眼眶严

**表10-2 视神经管颅口和眶口测量(单位mm)**

| | 眶口 | | 颅口 | | 参考文献 |
|---|---|---|---|---|---|
| | 横径 | 垂直径 | 横径 | 垂直径 | |
| Slavin | | | 5.14(4～7) | | |
| Akdemir | 左4.95±1.32<br>右5.12±1.10 | | 左7.38±2.01<br>右7.43±1.95 | | |
| 鲍达明 | 5.84±1.07 | 6.41±1.69 | 6.14±0.86 | 4.14±1.02 | |
| 李健 | 5.24±0.49 | 6.25±0.61 | 7.77±1.00 | 5.45±0.64 | |

重钝伤出现视神经撕脱最常见。视神经完全撕脱发生在玻璃体和视网膜从视盘撕脱以及筛板从脉络膜和巩膜撕脱的时候，视网膜血管可能部分或完全断裂。视神经部分撕脱指视盘部分断裂，伴有筛板巩膜连接的不完全破坏。

视神经撕脱的发生机制可能是：外伤作用在眼球的压力使眼压迅速增高至一定程度使得视神经因压力作用而撕脱；眼眶外伤时，眶内压迅速增加牵拽视神经使视神经撕脱；眶内眼球的极度扭转和移位破坏了视盘的筛板区。这种视神经撕脱常见于手指刺入眼眶，而眼球却只受到轻微损伤。

(2) 直接视神经损伤：直接损伤是指由致伤物直接损伤视神经所致，有开放伤口存在，如枪弹伤或锐器伤(刀具等)。

(3) 间接视神经损伤：是视神经损伤中最常见的类型。因力传导至视神经管所导致的视神经损伤。视神经损伤的部位可发生在球后到颅内段的任何部位，并不是只发生在管内段，而且损伤部位依不同的损伤机制而变异很大。

管内段视神经最容易受到损伤。视神经管内有视神经、硬膜、眼血管及交感神经节后纤维。管内，视神经接受了穿过软脑膜的血管分支的血供，并由硬脑膜包绕固定于外层的骨膜及视神经管骨壁上。大概有4%患者其视神经管内侧没有骨性管壁，在这些病例中，视神经与蝶窦只隔以窦黏膜和硬脑膜。

由于眶内段视神经十分松弛，而且眶内脂肪组织包绕视神经，在外伤时可以使视神经得到有效的缓冲，所以很少发生视神经眶内段间接损伤。

颅内视神经周围充满脑脊液，在外伤时颅内视神经得到了有效缓冲，所以颅内视神经也很少发生间接损伤。

间接视神经损伤可以分为前段型和后段型。其中，眼底检查能发现视盘改变者称为前部外伤性视神经病变(前段间接视神经损伤)，而无眼底改变者称为后部外伤性视神经病变(后段间接视神经损伤)。临床上大多数视神经损伤是指后部间接性视神经损伤，即外伤后没有外部或最初眼底镜下眼球、视神经损伤的表现，而有视力丧失(traumatic loss of vision which occurs without external or initial ophthalmoscopic evidence of injury to the eye or its nerve)。前段间接视神经损伤指外伤累及视盘、球内视神经段，包括视网膜中央动脉，其眼底表现包括：视网膜中央动脉阻塞伴视网膜水肿、视盘苍白、线性微动脉、血流淤积、黄斑樱桃红；视网膜血管痉挛(可不伴血管完全阻塞)；视盘弥漫性肿胀；甚至视盘边缘撕裂。视盘边缘撕裂通常伴有小于120°视盘出血，1～4周出血吸收，遗留盘缘色素瘢痕及苍白的视盘，视野缺损与实盘损伤部位相关。后段间接视神经损伤往往在4～8周后视盘变苍白。

3．发病机制　施加到额骨上的力量可以传递并集中于视神经管。作用于眉弓颞上的力量瞬间减速引起蝶骨弹性变形，这一改变直接把力量传向视神经管。由于此处视神经同骨膜紧密相连，所以可以直接损伤视神经轴突和(或)影响视神经的血液循环而造成视神经挫伤性坏死。颅脑损伤时，额叶突然向颅底移动，可导致颅内段视神经受牵拉，或扭曲、顶撞于镰状韧带后缘，或将视神经挤入视神经孔处的固定部位而造成损伤。骨折处剪切力可以使局部视神经的供养动脉破裂，造成局部视神经梗死，进而造成视神经内部的出血、水肿，从而使整个视神经梗死。或者，这种剪切力可以造成管内段视神经水肿、挤压、梗死。视交叉位于视交叉池内、蝶鞍的上方，其血供主要来自大脑前动脉和前交通动脉的分支。颅骨着力时，前后径压缩，横径增大，致蝶鞍骨折累及视交叉或将来自前交通动脉的视交叉营养动脉撕裂而产生继发性损害。

张天明等根据患者受力部位不同将视神经损伤分为眉弓外侧型、颧弓型和眉弓内侧型。眉弓外侧型为外力打击于眉弓外侧，传递至蝶骨小翼上支及下支，多导致视神经管上壁变形的冲击力造成视神经损伤。颧弓型为外力打击于颧弓，传递至蝶骨大翼、蝶骨小翼，多导致神经管下壁变形的冲击力造成视神经损伤；此型多伴有眶尖综合征。眉弓内侧型为外力打击于眉弓内侧，传递至筛窦，视神经管内壁变形的冲击力造成视神经损伤。双侧视神经损伤，其受伤类型实质为眉弓内侧型。以颧弓型疗效最好，眉弓内侧型次之，眉弓外侧型疗效最差。

视神经损伤有机械和血管两种机制。机械因素包括视神经撕裂伤和扭伤，可立即造成不可逆性视力损害；挫伤并发水肿和出血可使视神经增粗，表现迟发和部分视力下降。血管因素包括神经鞘出血压迫视神经，机械牵拉或创伤性血管痉挛造成血管栓塞或神经内出血，视神经软膜毛细血管网被撕裂或血肿压迫而使管内段视神经血供中断。

外力可造成视神经的原发性损伤和继发性损伤。原发性损伤包括：①视神经的撕裂；②视神经内、硬脑膜、神经鞘间隙的出血；③视神经的挫伤性坏死。当一钝性物体撞击头部，外力通过眼眶骨壁传导至神经导致视神经的剪切力损伤，外伤引发局部轴突运输障碍使功能性离断视神经，导致远端视神经Wallerian变性。继发性损伤包括：①缺血：视神经损伤的剪切力对微血管造成牵拉导致缺血，视神经水肿、视神经鞘内的出血和肿胀、眼眶血肿等均可导致局部缺血，局部血管受挤压或全身血液循环障碍造成视神经缺血性坏死，以及相关血管阻塞造成视神经的梗死等；②再灌注损伤：原发损伤后，再灌注可产生氧自由基，氧自由基可通过脂质过氧化反应进一步损害神经轴突细胞膜以及支持它们的胶质组织；③视神经水肿、视神经管内的出血和肿胀导致视神经鞘内压力增高（闭舱综合征），加重轴突运输障碍和缺血；④细胞内钙离子在神经系统损伤或缺血后升高可能进一步导致细胞死亡；⑤炎症：由原发损伤后炎症介质的释放引发的炎症反应，首先在伤后1～2天多形核细胞到达并释放广泛的毒性物质，随后在第一周内，巨噬细胞大规模地取代多形核细胞，并促进反应性胶质增生，从而限制轴突再生。继发性损伤将加重缺血并使有恢复潜能的神经元进一步丧失。通过干预措施，防止继发损害，抢救原发损害留下的神经元，可以保持视力。

### （三）外伤性视神经病变的临床诊断

1. 视神经撕脱伤　视神经部分撕脱可造成患者不同程度视力下降，视神经完全撕脱后视力无光感。

眼底表现随时间而改变：伤后即刻，因玻璃体积血视盘常看不清。随着出血的吸收，眼底相越来越清楚，在完全视神经撕脱伤的患者可见撕裂的视盘轮廓，在巩膜管口可见视盘空虚。撕脱后的空洞由神经胶质填充，这些组织可能延伸入玻璃体。伴随的眼部表现一般包括结膜下出血、眼球运动障碍、上睑下垂以及瞳孔散大和固定。

2. 直接视神经损伤　无论多么轻微的眼锐器伤都应评估眼眶及眼睑伤口的深度、方位及范围。影像学分析是评估眼眶和颅内损伤的常规手段。MRI通常探查射线可穿透性异物较优越，而CT易于检查眶脂肪和气体。当怀疑有金属异物时应先行CT扫描，因为行MRI检查时异物会因磁场作用而发生位移导致进一步损伤。

3. 间接视神经损伤　典型的外伤史、视力障碍、瞳孔扩大、传入性瞳孔障碍、视觉诱发电位异常、有或无影像学改变是诊断的主要依据。

（1）病史：以前额侧位、颞、颧部为着力点引起的损伤最为常见，也常与颅脑、颌面损伤合并存在。

（2）视力检查：多数患者视力损伤严重。伤后立即出现视力减退或丧失多为原发性视神经损害，数小时至数天出现的视力丧失是视神经继发损伤的典型表现。通常辨色力亦有损害。外伤性视神经病变约有1/2左右的患者最终失明，大约40%的病例可自行恢复不同程度的视力，伤后无光感者预后差。伤后无光感的患者在恢复过程中，可以先出现粗大的形觉但依然无光感，即患者可以分辨粗大的轮廓移动，但无光感，表现形觉和光觉分离体征。可能的机制是光感觉的传导通路与形觉传导通路分开。患者出现粗大的形觉是预后较好的表现。

（3）外眼检查：前额侧位、眉弓外侧、眶外缘、颧颞部皮肤擦伤是视神经损伤最常见的外部体征。熊猫眼是颅底骨折的表征。昏迷患者的鼻前庭血迹需警惕视神经损伤的可能。

（4）瞳孔反射：对于单侧外伤性视神经病变患者，相对性瞳孔传入障碍常是仅有的眼部体征。双侧视神经损伤时，可无相对性瞳孔传入障碍，但表现为瞳孔光反射与近反射程度不一致，近反射比光反射灵敏。有的患者外伤后已出现相对性瞳孔传入障碍，而视力仍保持1.0，故对于外伤患者，不论其视力正常与否，均应行瞳孔反射检查。

（5）眼底检查：前部或近眼球部的视神经损伤早期眼底检查可有异常，如出血、视网膜中央动脉阻塞或前部缺血性视神经病变等表现。管内段的损伤早期眼底检查可能正常或只有中心凹反光消失。眼底检查的目的还在于排除其他导致视功能下降的原因（如视网膜脱离、脉络膜缺血、黄斑裂孔、视网膜震荡等）。

（6）色觉检查：视神经损伤患者会描述颜色"减退"或不能辨别颜色，可使用假同色图行色觉检查。

（7）视觉诱发电位：无眼动脉及视网膜中央动脉损害的单纯TON患者，视网膜电图可正常，视觉诱发电位可表现为波形消失，P100波潜伏期延长和波幅减小。视觉诱发电位波形消失者视力恢复的概率较小，而波形存在者恢复部分视力可能性较大，所以视觉诱发电位对于判断视力预后和诊断，意识丧失或眼部肿胀无法检查视力者的视神经损伤具有重要意义。

（8）影像学检查：包括眼眶甚至颅脑的CT、MRI、超声检查等。

CT检查必须用高分辨率薄层技术（HRCT）对视神经及视神经管进行水平位和冠状位扫描，层厚1.5～2mm，层距1.5～2mm，行视神经扫描时窗宽250～500Hu，窗水平25～40Hu；行视神经管扫描时窗宽1200～1800Hu，窗水平200～400Hu。视神经损伤的HRCT征象可包括：①视神经管骨折的直接征象：包括视神经管壁骨质连续性中断、移位和粉碎，视神经管周边骨折处的血肿。②视神经管损伤的间接征象：表现为筛窦和蝶窦的积血积气。伤后早期扫描，除可发现筛窦和蝶窦的液平，还可有筛窦、蝶窦及眼眶壁的骨折、眶内的积血积气、眶内组织肿胀，有时甚至有颅内积气、上颌骨、颧骨和颞骨的骨折等。③视神经损伤的本身征象：如视神经水肿、变粗、断裂、粗细不规则等，HRCT甚至能同MRI一样，发现视神经的断端间隙。

MRI图像分辨率比CT更高，是显示视神经损伤、出血及水肿等软组织病变的最佳检查手段。视神经冠状位脂肪抑制快速自旋回波 $T_2$ 加权像还可分辨视神经轮廓、视神经纤维和蛛网膜下腔。

对于前部间接视神经损伤患者应行眼眶超声检查，进行性视力下降伴视神经鞘扩大应行视神经鞘减压。

(9) 视野：只有在外伤后清醒且有一定的视力者才能进行视野检查，视野可以帮助判断视神经损伤的部位。

### (四) 外伤性视神经病变的治疗

近十多年来，人们对TON的手术及药物治疗进行了大量的研究，但治疗效果并不理想，对于TON尚没有一致认可的标准治疗方案或统一的共识，其治疗主要取决于临床医师自己的临床经验。目前比较公认的治疗仍然是使用大剂量甲基泼尼松龙冲击治疗，或者联合视神经减压，以前者更为普遍。

1. 视神经撕脱伤　视力预后一般较差，可静脉滴注皮质激素。

2. 直接视神经损伤　直接视神经损伤的处理一般是支持性治疗，与间接视神经损伤处理原则基本相似。对于是否需要取出眼眶内或视神经管内异物应确立个体化原则。对于已经造成视神经损害且存留在眼眶较深部位的弹片最好不予取出。对于治疗无反应或反而加重的病例或因骨折或出血造成视神经压迫的患者，可根据经验静脉使用大剂量皮质醇激素，也可考虑手术减压。

3. 间接视神经损伤

(1) 糖皮质激素治疗：闭合性头部外伤患者如诊断间接视神经损伤而没有禁忌证时，可尽快静脉滴注皮质激素。不同的研究者提倡的剂量范围在氢化可的松60mg～7g。

以下是根据国立急性脊髓损伤学会制定的激素治疗剂量：伤后3天内开始治疗者，首次甲基泼尼松龙30mg/kg静脉内8小时滴完，以后5.4mg/(kg·h)静脉滴注达23小时，24～48小时，250mg，1次/6小时静脉滴注。从第3天起，泼尼松1mg/kg，1次/天口服逐渐减量至2周。伤后3天以上开始治疗者首次剂量(成人)1000mg，后用500mg，2次/天静脉滴注，共2天。第3天起，泼尼松1mg/kg，1次/天口服逐渐减量至2周。

(2) 手术治疗：虽然视神经管减压术是否有效尚存争议，但在早期多数国内外学者对视神经减压持积极态度，他们认为，视神经管减压术可改善外伤性视神经病变的视功能状况，即使伤后无光感亦可手术治疗，且伤后应尽早手术解除周围因素对视神经的压迫。但近年的研究结果并未显示减压手术的显著意义。

1) 手术适应证：对于手术适应证的选择存在广泛争议，争议的焦点集中在3个方面：①伤后视力：Brihaye、史剑波等认为外伤后视力损害出现的早晚对于判定视神经损伤的程度、手术适应证及预后相当重要。伤后立即失明的，通常表示视神经损伤严重，手术减压多无效；伤后迟发或部分失明通常表示视神经未完全损伤，可能为血肿、骨折片压迫视神经、水肿等病理改变，应尽早进行减压。Kline认为，外伤后立即失明、VEP测试确认失明的患者，手术无效。有作者认为伤后视力立即丧失且有恢复趋势的患者，手术不但无益，反有加重损伤的可能，应视为禁忌。对无光感者实施视神经管减压术存在广泛的争议，但也确实有术后改善的病例。②视神经管有否骨折：有些作者认为，只有影像资料证实有视神经管骨折时，才考虑手术。深道义尚指出，视神经管是否有骨折，不是施行视神经管减压开放术的主要依据。该作者曾报告大样本的病例，而且获得很高的成功率。遗憾的是，后来的研究均未能重复出他们的结果。③保守治疗无效：对伤后残存光感或无光感但有形觉，经过激素及血管扩张剂治疗效果不佳者，应立即考虑手术，或许可挽回部分视力。外伤后经大剂量糖皮质激素治疗视力无明显改善，有视神经孔及其附近骨折、管腔变形者和视力逐渐恶化且视盘无明显苍白者可行手术开放视神经管，以解除骨片的直接压迫和积血的局部刺激，有利于缓解视神经水肿，使视神经和视网膜血供恢复及恢复视神经轴浆的运输功能。

2) 手术时机：关于手术时机，有些作者认为视神经管减压术越早越好，多在24小时内，超过3天者效果较差。有光感者和经药物治疗2～3天症状无改善或恶化者，可行手术治疗；无光感者应尽早实施视神经管减压术，争取在神经变性前进行。S.Waga观察的26例中，11例术后效果较好的均在3周内手术。刘名皎等认为，对于无光感者，不必单纯追求及早手术，宜先进行脱水及激素冲击3～5天，若光感不恢复者，应放弃手术。兰茂升等报道16例患者，行视神经减压的时间长短不一，2例超过18天减压，视力恢复尚可，因此认为视神经损伤后视神经探查、减压时间并不是绝对的，但不应超过1个月。王守森等提倡伤后10天内尽早手术，最晚不宜超过3周，立即无光感者不是手术绝对禁忌证，但恢复光感的机会可能不足10%。值得指出的是：颅脑损伤后，由于意识障碍，很难判断失明是发生在损伤当时还是以后；另外，手术指征应考虑伤情轻重，对重伤者还以抢救生命为主，除非行额部等开颅清除血肿，顺便行视神经管减压术。

3）手术方法：

A. 视神经管减压术：视神经管减压术有经眶、经鼻窦（内镜）、经颅三种。

a. 经眶入路：内侧开眶入路视神经管减压术，患侧内眦部行鼻外筛窦进路切口，剥离眶纸板骨膜，用双极电凝切断筛前、筛后动脉并止血，沿筛前孔和筛后孔的连线方向寻找视神经管眶口。在距内眦45～55mm处找到视神经管眶口内侧缘的隆起部。用骨凿将视神经管眶口内侧骨壁凿开，用咬骨钳咬除视神经管的内侧壁，除去视神经管周围骨壁达周径的1/2以上，减压达视神经骨管的全程，全程切开视神经鞘膜及总腱环。

眶上锁孔入路视神经减压术，患者取仰卧位，头部向对侧旋转20°～30°，眉毛内侧保留1cm，自眶上切迹向外连续至眉毛外侧皮肤切开后将皮肤拉向上方，显露眼轮匝肌，将颞肌前缘拉向外侧并向下牵拉轮匝肌以显露颞线前部和开颅区。出于美容的考虑，颅骨钻孔应位于颞线后方，用铣刀铣下连同眉弓的半圆形骨瓣，分离眶上壁及视神经管上壁硬膜，再用气钻磨除视神经管骨性上壁，宽度6～8mm，不再剪开视神经鞘膜。术毕用生物胶粘复骨瓣复位。

b. 经鼻窦入路：可采用Messerlinger术式，切除钩突，清除筛窦主要是后筛内的碎骨折片及积血，检查筛顶、纸样板、蝶窦前壁有无骨折，开放并扩大蝶窦前壁进入蝶窦。沿眶纸板向后寻找眶尖，并根据影像学检查所示，在蝶窦外上壁或Onodi气房内寻找视神经管隆凸。磨薄视神经骨管，去除管内侧骨壁，视神经管开放去除骨管周壁的1/3～1/2，向前至总腱环，向后达视交叉。沿视神经长轴方向切开视神经鞘膜与总腱环，切开视神经鞘膜时避开视神经下方的眼动脉。鼻内镜下筛蝶窦入路视神经减压术容易打开骨管和视环，但一般不能解除镰状皱襞的压迫，这可能是该手术方式的主要缺点。

c. 经颅入路：有经额、翼点硬膜内、外入路等，通常行视神经管上壁及外上壁减压。随着麻醉手段的提高、神经外科手术器械的进步，开颅手术的危险性、并发症逐渐减少，此手术操作范围大，视野开阔，减压充分，可同时修补前颅底骨折，切开镰状皱襞。有些作者认为，对颅脑损伤并发视神经损伤的患者，手术治疗的最好方法为开颅，清除坏死脑组织，减轻视神经进入视神经管处的直接压迫。此术式为神经外科医生所推崇。

i. 冠状开颅额下硬膜下入路，取半冠或冠状骨瓣开颅，切开硬膜，侧裂放液，先探查颅内段视神经，以其走向确定视神经管位置，用高速气磨钻在显微镜下磨除视神经管上壁，长约10～13mm，宽约5～8mm，镜下纵行切开视神经鞘，并切开视神经管颅口处硬膜返折，使视神经充分减压，随后于视神经表面敷以罂粟碱棉片约5分钟；术中遇有眶壁骨折片及筛窦骨折片应予以清除，如与筛窦、蝶窦相通，应用肌瓣及耳脑胶修补，以防术后脑脊液鼻漏。

ii. 冠状开颅额下硬膜外入路，以视神经颅口硬膜返折确定视神经管位置，不切硬膜返折，其余与硬膜下入路基本相同。

iii. 经翼点硬膜外入路，适用于合并眶尖骨折者。

经翼点入路视神经管减压术，首先行额颞常规开颅，然后将蝶骨嵴上缘至视神经管上壁眶顶部硬脑膜剥离，于蝶骨平台和前床突之间，按视神经走向小心磨开视神经管，除去视神经管上壁及外壁，取出碎骨片，从外上方自视神经鞘膜与前颅底硬膜的返折处切开视神经鞘膜和总腱环，完成管内段视神经的全程充分减压，用生理盐水反复冲洗视神经上的渗出物和积血，并用尼莫地平溶液稀释后冲洗，以减轻眼动脉血管痉挛改善供血。经翼点入路视神经管减压术优点在于：①一次手术能同时处理颅内损伤和视神经损伤；②对视神经减压可在视神经的四周进行，操作便利，减压充分，并且，由于术野大和操作时相对较浅，不会对视神经造成二次损伤；③视神经管全段暴露于术野，容易发现损伤部位及程度，在打开视神经鞘膜和总腱环时操作空间大；④对有球后血肿和眶内软组织肿胀的患者，可同时清除血肿和行眼眶内减压，缓解眼球突出对视神经和滋养血管的牵拉，减轻血管痉挛；⑤不易损伤其他神经。

张天明等经过实践证明经颅视神经管减压术疗效最好，经颅入路手术的优点是：①能对眶顶和眶壁骨折复位，并清除眶内血肿和碎骨折片压迫；②对视神经管减压充分，并可剪开视神经管颅口硬膜返折即镰状韧带，切开视神经鞘减压；③可对颅内段视神经和视交叉进行探查；④可清除颅内挫伤坏死的脑组织和血肿。

手术操作应避免损伤周围血管、神经及海绵窦。宰春和、Sofferman强调视神经管减压术要开放视神经管全程和切开视神经鞘膜。因为眼动脉主要走行在视神经的下方和外下方，所以，切开鞘膜应尽量在视神经管内侧为好，切忌在管的下方，以防损伤眼动脉，造成严重影响。Uemura提出视神经管减压三要诀：①必须去掉骨壁周径的1/2；②必须达到骨管全长；③必须切开视神经鞘膜及总腱环。

内侧开眶入路，简便易行、安全，适于眼科单独开展，但因其手术视野小且深，开放视神经管全长及切开硬脑膜较困难。内镜下经鼻窦开放视神经管的优点是手术时间短，避免了面部伤口，但由于结构变异，可出现开放不全、脑脊液鼻漏及血管损伤等严重并发症。经颅手术暴露充分，可在显微镜下操作，可缓解硬脑膜镰状韧带对视神经的压迫，并可同时处理颅底其他异常情况，因此，被认为是最佳手术途径，但开颅手术有一定风险，应谨慎施行。手术路径的选择应当有明确的影像学指导。视神经管内下壁骨折，可选择经鼻窦及内侧开眶入路；视神经管外上方骨折或合并有颅底其他损伤，应当采用前颅窝入路。充分开放视神经管，切开硬脑膜而不破坏视神经营养血管，是手术中应当高度重视的问题。

上述视神经管减压的方法打开了视神经骨管、视神经硬膜鞘，但是马志中等人认为，光打开这两层结构是不能对视神经实行真正的减压的，因为视神经损伤后视神经组织内的压力增高更重要的还受到视网膜软膜的束缚（闭舱综合征），因此主张同时还要切开视神经软膜减压。

B. 视神经鞘切开减压术：适合于视神经眶内段损伤的治疗，如果眼底检查有明显视网膜中央静脉回流受阻，MRI 检查提示视神经增粗，视神经蛛网膜下腔明显积液者是手术适应证。

手术目的是解除眶部视神经所受的压力。眼眶视神经鞘减压术可经鼻或颞侧切口入路。可根据临床及影像学所见决定手术具体入路位置。

一般倾向于选择内侧入路，因为从技术上更易做到，可避免去除眶外壁。另外，该入路更适合于骨膜下血肿导致的视神经压迫。与其相比，外眦部切开术后还得行球结膜环切术。用双股 6-0 Vicryl 缝线缝合后，内直肌从眼球断离。

眶外侧壁凹陷性骨折压迫视神经的患者可行外侧入路眶减压术。术中复位骨片，可联合视神经鞘开窗术。经外侧入路外侧眶切开术，外直肌以同样的方式断离。

无论是哪种技术，均可用两条 5-0 涤纶缝线经巩膜在鼻上及鼻下象限缝合，以助眼球旋转更好及暴露视神经。可用可塑眼眶牵引器或棉签回纳眶脂肪。

后睫状长动脉巩膜段通向视神经。一旦暴露，可用 MVR 刀切开视神经鞘引流血肿。行一平行连续的切口将硬脑膜切开，最后用可吸收线将直肌及结膜缝合到原解剖位置。

(3) 其他药物治疗：

目前，临床上还使用脱水剂、血管扩张剂、神经营养药等配合超大剂量糖皮质激素冲击治疗。

1）神经营养药物：如维生素 $B_{12}$（甲钴胺）、维生素 $B_1$、神经生长因子等。

2）脱水剂：如甘露醇。

3）血管扩张剂：如复方樟柳碱、银杏叶制剂等。

（黄厚斌）

## 五、中毒性和营养缺乏性视神经病变

外来药物（毒素）或体内缺乏某种营养素，使视神经纤维受累而引起视功能障碍者分别称为中毒性视神经病变（toxic optic neuropathy）和营养性视神经病变（nutritional optic neuropathy）。临床上前者主要为烟草、甲醇、乙醇、铅、乙胺丁醇及奎宁等中毒，后者以 B 族维生素缺乏多见。目前，营养缺乏性视神经病变发病较以前明显减少，而中毒性仍在临床常见。中毒性和营养缺乏性所致视神经病变，临床表现类似，也常见先有中毒其后营养缺乏等症状。该病一般前期症状不明显，主要表现为对多种颜色光感的改变，如自觉颜色变淡等。当甲醇中毒时，视力减退呈急性，视盘可从正常至轻微水肿，或呈灰白色或苍白色萎缩，常见中心暗点或旁中心暗点，也有视野缩小等改变。临床发病视力可降至仅有光感，初诊时大多数患者视力在 0.1 左右，多为双侧，常对称。色觉障碍中红绿较黄色明显，逐渐性、对称的中心视力消失是中毒性视神经病变最常见临床所见。由于病变多在视交叉以下视神经发病，故无偏盲和象限盲，而呈中心暗点，旁中心暗点和周边视野缩小。病变多双眼发生，早期眼底无变化，晚期视盘颞侧色淡或呈苍白色，甚至完全视神经萎缩。其特征为选择性累及双眼视盘黄斑束、神经节细胞，且与直接用药剂量及用药期限等有关。其他，有关危险因素中以肾和肝功能衰退最为重要，糖尿病、动脉硬化等均可促进药物对视神经病变的影响。中毒性视神经病变常伴有维生素 $B_1$、$B_6$ 和 $B_{12}$、叶酸、氨基酸和锌的吸收减少。一般认为 1991—1993 年在古巴所谓的流行性视神经病变主要是由于缺乏营养所致。

临床诊断关键在于详尽的病史及相应实验室客观诊断标准，国内相对检查不够普遍，应争取或创造条件。由于工业的发展，中毒的种类越来越多，其中对于原因不明的视神经病变必须详细询问病史，可获得有益于诊断的线索，及时治疗可获得较好效果。眼部中毒检查时应结合全身中毒典型症状和体征，否则亦仅能作为推测可能。中毒性视神经病变如为药源性所致则可称药源性视神经病变，视力可部分或完全性恢复，亦可引起不可逆性视力丧失。临床上如出现隐匿而缓慢进展的双眼中心视野、视觉功能丧失，随之出现视力下降、色觉减退和中心暗点，应想到视神经病变的本质可能与营养不良、中毒或者药物副作用有关。发病初期，由于视盘病变表现不明显而诊断困难，最终会发展成视神经萎缩。在相同的临床情况下，必须考虑与青光眼的不典型中心视野丧失、黄斑视锥细胞营养不良、原发性遗传性视神经萎缩等鉴别。

中心视野缺损与中心盲点性视野缺损之间并没有明显的区别，对于隐匿进展或亚急性发作的中心视野缺损，要考虑可能是药物治疗的副作用，也可以是某一毒素中毒的结果。Grant 编的《眼部毒理学》收录了能致眼部病变的神经毒性物质可供参考，这里仅强调几种明确的毒性物质。其鉴别诊断应包括营养缺乏性状态，如硫胺素或维生素 $B_1$、烟草乙醇中毒性弱视、维生素 $B_{12}$ 或恶性贫血；药物与毒素，如乙胺丁醇、氯霉素、链霉素、异烟肼等；显性或青少年性，Leber's 遗传性视神经萎缩；脱髓鞘病变；Graves 病；不典型青光眼；黄斑营养不良和变性。抗结核药物异烟肼和盐酸乙胺丁醇（甲胺醇）在隐匿或亚急性视神经病变中有明确的剂量依赖关系，这种病变往往经过数月后可逆转，但并不都是如此，在用药剂量为 15～25mg/（kg•d）的患者中，估计有 2%～15% 发生病变，用药数月之后，视力下降及视野缺损呈典型的中心盲点性暗点，少数情况下，双颞侧偏盲也提示视交叉受累。

在寻找双眼中心暗点扩大的发病原因时，医师必须高度重视除了用药情况和家族史，必须仔细询问患者有无毒物暴露史，如重金属、烟雾和有机溶剂等。在没有找到任何明确的原因时，临床上如要明确病因，首先要排除黄斑病变，需要进行眼底荧光血管造影以及视网膜电图检查以了解黄斑中心凹区域锥体细胞的功能，还应该包括：家族史，病史，用药史，饮食情况，工作中有无毒物暴露史，血清中维生素 $B_{12}$ 和叶酸含量，血清中铅含量，血常规检查如平均血细胞比容，进行维生素 $B_{12}$ 吸收率测量，电子计算机断层增强扫描或磁共振成像进行前视路薄层检查。一般需要停止服用所有药物，给予高蛋白饮食，并充分补充复合维生素 B，如有恶性贫血，在进行肠道外给药的同时，应该进行血液学检查。

年龄、肾功能、血清锌浓度等因素的影响作用尚不明确。电生理检查提示双侧视网膜及视神经都受到影响，如视网膜电图和视觉诱发电位，视觉诱发电位、色觉检测和对比敏感度测量在检测亚临床中毒状况时有价值，比单纯性视力检查更为敏感有效。其他抗结核药物（如链霉素）很少引起视神经病变而常常引起听神经病变。可能有视神经毒性作用的药物还包括氯霉素、青霉胺、胶合剂散发出的甲苯、氟尿嘧啶、颈动脉内化疗药物（如顺铂、环磷酰胺）等。心律失常药胺碘酮则与视盘或视乳头水肿相关，这种视盘水肿类似于缺血性视神经病变或颅内高压引起；α- 干扰素也可引起突发性视力下降和视盘水肿。另外，本病还应和缺血性视神经病（NAION）鉴别。

停止可疑药物为最重要治疗。由于乙胺丁醇、异烟肼、青霉胺和奎宁等所致视神经病变可给予 10～25mg 硫酸锌 1 天 3 次，如已发展为视神经萎缩，一般用锌常无效。注射长效维生素 $B_{12}$ 可有效，更多患者用此方法可完全恢复视力。血锌及 $B_{12}$ 含量低可见于烟酒中毒性弱视，一般西药对中毒性无效，应用中西医结合治疗常可取得良好效果。

药源性视神经病变在诊治上仍存在挑战，眼科医师必须保持对接触高危药物的患者进行监视。以下主要介绍几种有关疾病：

### （一）维生素缺乏和烟草乙醇性弱视

营养不良性神经病变的原因，临床上最主要的因素是 B 族维生素的缺乏，主要是饮食中缺乏硫胺素，即维生素 $B_1$，它超过烟草或者慢性乙醇中毒的直接毒性作用。有认为烟草中毒性弱视是与滥用烟草相关的最常见的视神经病变，但也存在很多其他因素，如患者通常是有饮食中蛋白质及 B 族维生素不足的老年男性、维生素 $B_{12}$ 吸收障碍、长期摄入乙醇、抽粗制烟叶的烟斗烟等。烟草中毒性弱视、烟草 - 乙醇中毒性弱视、慢性乙醇性中毒性视神经病变或者营养不良性视神经病变之间，在临床上没有明显区别。其中营养缺乏最常见，在继续酗酒或者吸烟的情况下，补充维生素 $B_1$ 也能改善其症状。

嗜酒患者通常不会清楚地讲述其每天乙醇摄入量，因此向他的亲戚朋友询问其饮酒和饮食情况更为可靠，而且医生在裂隙灯下作体检时会明显地感受到从他们身上散发出的酒气，这些患者的体重多不符合标准。表现为双侧对称的中心盲点性视野缺损而周边视野正常，则是营养不良性、中毒性视神经病变的典型视野改变。虽然人们认为可以通过盲点的细小变化来区别乙醇性还是烟草性弱视，但是中心暗点和中心盲点性暗点之间没有真正的区别，精确的阈值检测技术可发现生理盲点与注视区之间的小片视野缺损。视野缺损的边界行软性变化的特点，意思是在半球形的视野屏幕上，用白色视标时不易界定，而用彩色视标检查，尤其是红色视标时，视野缺损的范围变大，也容易查出。有时，在盲点和注视区之间可查到致密的核状区域，但没有神经纤维束受损的情况出现。视力通常减至 20/200，虽然有中心视野缺损，但视力可以很好，这时的盲点在红色视标时容易查出。

双侧中心盲点性视野缺损有可能类似于视交叉的双颞侧偏盲改变。下列表现可以用于鉴别视交叉病变与营养性视神经病变：视力减退；视野缺损超过中线，当用红色视标时尤其明显；不存在周边偏盲；当视野缺损进展时，主要表现为中心盲点性视野缺损，而较少表现为偏盲。

眼底检查往往正常，很少患者可有少量视网膜出血，位于视盘上或其他部位，或者伴有极轻微的视盘水肿，Frisen 描述过弓形神经纤维束区毛细血管短暂的扩张及扭曲表现，这时又有视网膜出血，正如诱发电位所见，除了神经病变之外，有视网膜神经节细胞功能障碍。有报道 1 例严重的双眼视力下降病例，伴有双侧视盘水肿及视网膜出血，还有溃疡性结肠炎，在给予维生素 $B_1$ 注射后病情好转；原发于血液病的肠道吸收不良所致维生素 $B_{12}$ 缺乏给予叶酸治疗后好转，并在予以维生素 $B_{12}$ 后中心盲点性暗点消失。特别是老年患者，往往容易忽略其缺乏维生素 $B_{12}$ 或者叶酸，这时中心暗点可先出现，而那些典型的亚急性脊髓功能异常的神经综合征则为迟发出现，实际上，视神经病变和其他神经病变可能在巨细胞性贫血出现之前就已存在。因此，在双眼进行性中心暗点的病例中需要明确维生素 $B_{12}$ 吸收情况，特别是在血细胞比容正常时，恶性贫血或者恶性贫血前期的视野缺损与其他中毒 - 营养不良性视神经病变视野缺损相同，即使没有视力变化，在恶性贫血中也可有诱发电位异常。

营养缺乏、维生素 $B_{12}$ 吸收障碍、血清氰化物或硫氰酸盐水平（来自雪茄烟、烟斗烟）之间的关系，和维生素 $B_{12}$ 治疗反应尚待争议。为了进一步明确营养不良和外在因素之间的关系，在 1991—1993 年，古巴报道 50 000 个病例，其中绝大多数为男性，有流行性双侧视神经病变，并有多种感觉神经病变和感觉神经性耳聋，烟草被认为是相关的危险因素，给予肠外及口服复合维生素 B 后这些患者康复。但这些事实与 1969 年尼日利亚内战和 1981 年莫桑比克发生的情况相反，当时的饮食主要是木薯根及其叶，引起了双侧视神经病变、神经性耳聋及感觉性共济失调等综合征，同时伴随血清维生素 $B_{12}$ 升高。

除了极少数长期病变的病例，一般单纯的营养不良引起的患者，其视力预后很好。治疗主要靠平衡膳食和补充复合维生素 B，最廉价的方法是食用烘烤的含酵母的食品，既可以使用干酵母的粉剂，也可服用施贵宝产品的片剂如 500mg，每次 2 片，每天 3 次，必要时可肌内注射维生素 $B_1$。

### （二）铅中毒性弱视

铅是淡灰色软质金属，铅及其他化合物含有毒性，冶炼铅的温度超过 327℃熔点时，蒸汽外逸。铅广泛用于工业，如冶炼、印刷、铸字、浇板、焊接、喷涂、蓄电池制造、电缆、油漆、陶瓷绘料、釉料、含铅玻璃、枪弹、医药、塑料稳定剂以及含铅化妆品、染发剂等。生产过程中，人们可通过吸入铅蒸汽及粉尘中毒，汽车行驶中释放的含铅废气污染空气，含铅容器贮放食物或铅锡壶饮酒，服用过量含铅中成药，如黑锡丹、樟丹、红丹等也能引起中毒。

**【中毒机制】** 可能与抑制线粒体氧化磷酸化过程有关，扰乱机体生化生理功能。

**【临床表现】**

1. 急性中毒已少见，口内有金属味，口腔黏膜变白，恶心、呕吐及阵发性腹痛，贫血，铅麻痹，几天后或更久死于循环衰竭。

2. 慢性中毒多为职业性，较早出现神经衰弱，如头痛、头晕，乏力、四肢酸痛等。多发性神经炎，肢体闪电样疼痛、垂腕、垂足、运动障碍、进行性肌萎缩、中毒性脑病。眼征主要有视力减退、视盘充血或水肿，视网膜小动脉痉挛、硬化，视网膜出血、渗出，视神经视网膜炎，视野多中心暗点，尚可见眼肌麻痹、上睑下垂、调节功能麻痹、晚期视神经萎缩等。儿童铅中毒表现为情绪改变、智力减退、神经障碍等症状，腹痛、贫血、昏迷、癫痫或急性脑病、肾病发作。

**【诊断】** 应详细询问病史，注意职业史，临床上已见多例油漆工和印刷厂制铅工人，由于防护条件差，引起了视神经网膜炎和球后视神经炎。血铅增多（正常上限 2.4μmol/L）；红细胞游离原卟啉（FEP 正常值上限 1.78μmoL/L）和红细胞锌原卟啉（ZPP 正常值上限 1.79μmoL/L）增加；尿铅增多（正常值上限 0.39μmoL/L）和尿 α- 氨基乙酰丙酸（ALA 正常值上限 30.5μmoL/L）增多。尿中粪卟啉半定量 > 2+。定量检查含量超值有较大诊断价值。对于原因不明的视神经病变应排除铅中毒的可能。

**【治疗】**

1. 急性中毒　可催吐、洗胃和导泻。注意水、电解质平衡。急性症状缓解后立即给予驱铅治疗，急性铅脑病在儿童中多见，先用二巯丙醇（BAL）2.5mg/kg 肌内注射，每 4～6 小时 1 次，共 1～2 天，以后每天 1～2 次，共 5～7 天，接着按慢性中毒处理。脑病者可用脑活素、胞磷胆碱、ATP、细胞色素 C、维生素 $B_6$ 等处理，并注意脑水肿。

2. 慢性中毒

(1) 依他酸二钠钙（$CaNa_2$-EDTA）：驱铅效果最好，0.25～0.5g 加 2% 普鲁卡因 2.0ml 肌内注射，2 次 / 天，或每天 1g 加入 5% 葡萄糖 250ml 静脉滴注（浓度不超过 0.5%)，每天 1 次，3 天为一疗程，间隔 4 天，可重复使用 2～4 个疗程，根据尿铅排出量而定。

(2) 二巯丁二钠($Na_2DMS$)：每天 1g，缓慢静脉注射，疗程同 EDTA。

(3) 二乙烯三胺五乙酸三钠钙(促排灵 $Na_3Ca$-DTPA)：每天 0.5～1g，静脉滴注或分 2 次肌内注射，疗程与 EDTA 相同，疗效比(1)好。

(4) 二巯丁二酸(DMSA)：每次口服 0.5g，3 次 / 天，疗程同(1)，安全且方便，副作用小，已经得到广泛推广。

(5) 谷胱甘肽(GSH)：0.2g 口服，3 次 / 天，连服 4 周，若与 $CaNa_2$-EDTA 合用，可有协同作用，疗效更好，其他还可大量应用 B 族维生素。

### (三) 铊中毒

铊为灰白色软而重的金属，金属铊及其化合物硫酸铊、硝酸铊、醋酸铊等为强烈的亲神经毒物，广泛用于制造合金、光电管、光学玻璃、透镜、棱镜、低温剂、化妆品、超导材料、颜料、染料、焰火等许多行业。过去主要用于脱毛剂和灭鼠药，亟须明令禁止。吸入铊蒸汽或烟尘，可引起急性中毒，也可因被铊污染的饮水、蔬菜经消化道或皮肤吸收。

**【中毒机制】** 主要是中枢神经系统中毒，视神经也常有退变。全身脏器高度充血、水肿、出血。成人最小致死量约 0.8g，即相当于 12mg/kg。

**【临床表现】**

1. 急性中毒　误服后经 12～24 小时的潜伏期，早期即可出现恶心、呕吐、腹泻、腹绞痛及出血性胃肠炎。几天内可出现视、动眼、三叉和面神经等多发性脑神经损害及四肢多发性神经病，肢体感觉异常，下肢重于上肢，站立不稳，逐渐发展为典型的末梢神经炎，呈手套、袜套样感觉减退，肌萎缩无力。摄入过多可发生惊厥、谵妄、肢体震颤、痉挛、昏迷等中毒性脑病。中毒 10～14 天后，多出现毛发及眉毛、胡须脱落、皮肤干燥、齿龈出现蓝线。半数出现精神及反射动作异常、肌麻痹及视觉障碍，甚至失明，其他可有肝、肾、心肌损害，皮疹及指、甲面白色横纹。

2. 慢性中毒　眼征早期眼部常有视网膜退行性变、视觉障碍、视网膜炎、球后视神经炎或视神经萎缩、色觉障碍以及视野向心性缩小等，还可出现眼内、外肌的瘫痪等。国内眼科有报道可见有由于中毒引起的球后视神经炎。痛觉过敏，四肢疼痛无力，肌肉逐渐萎缩瘫痪并有癫痫、痴呆等症状，也可有舞蹈或搐划样的不自主运动、震颤、肌挛、抑郁不安，易激惹甚至意识障碍、昏迷。其他也可有毛发脱落、心肾受损、瘀斑、指甲萎缩。

**【诊断】**

1. 急性中毒根据患者职业接触史、临床表现和尿铊测定明显增高，容易确诊。

2. 慢性中毒患者如果出现神经系统病变，原因不明的腹痛和秃发以及视力减退时，就要考虑到有铊中毒的可能，24 小时尿液铊浓度检测是评估铊中毒的最好办法，尿铊 > 0.015mol/L(0.3mg/L)时，具有诊断价值。头颅 CT 检查可见大、小脑部有萎缩。脑电图检查可见慢波或癫痫样放电。

**【治疗】** 应立即停止接触毒物，用清水清洗污染的皮肤，加快毒物排泄。对于口服急性中毒患者应给予催吐，用 1% 碘化钠或碘化钾溶液洗胃，使其成为不溶性碘化铊后服活性炭吸附铊，使粪铊含量增加而排出。剂量为 0.5g/kg，也可口服硫酸镁 20～30mg 导泻。另外，可口服氯化钾，给普鲁士蓝，常用剂量为 250mg/(kg•d)，分 4 次口服，每次溶于 15% 甘露醇 200ml 中，并用利尿剂促进铊从大、小便中排出，剂量为 0.5g/kg，也可给予二巯基丁二酸钠驱铊。严重患者给血液透析甚至换血，其他可应用 B 族维生素及营养神经药物。

### (四) 甲醇中毒

甲醇为无色、易燃、易挥发液体，气味与乙醇相似，极易溶于水和液体。常由意外饮用甲醇或将作为乙醇替代物所致。

**【中毒机制】** 甲醇的毒性主要与其代谢产物甲酸或甲酸盐的蓄积，对眼视神经组织选择性的亲和作用有关。甲醇进入玻璃体和视网膜、视神经的剂量常是其他组织的几倍。急性甲醇中毒临床表现特点之一为眼部损害，原发作用部位在视神经，表现为两种病理类型，即视神经的坏死和视神经脱髓鞘病变，而不是早先报道的视网膜神经节细胞的退变，亦有称由于甲醇及其代谢产物甲醛、甲酸在房水和眼组织内含量较高导致视网膜代谢障碍，亦引起视网膜细胞、视神经损害和视神经脱髓鞘，亦有提及急性甲醇中毒对眼部损害，除视神经、视交叉以上部位外，视网膜及其神经纤维亦有损害。

临床以消化道吸收中毒最为常见，皮肤也可部分吸收，在肝脏内缓慢代谢转化为甲酸或甲醛。甲醇在体内氧化、排泄缓慢，故有明显蓄积作用。

**【临床表现】**

1. 急性中毒　属急诊范畴，主要见于大量吸入蒸汽或误做乙醇饮用。中毒早期呈酒醉状态，潜伏期为 8～36 小时，饮用甲醇 18 小时即可失明。若同时饮用乙醇，则潜伏期更长，可使中枢神经系统受损，头痛、眩晕、恶心、呕吐、肌无力。严重时谵妄、意识模糊，并可出现脑水肿死亡。双视力减退常伴有眼痛、复视、瞳孔散大，对光反应减弱或消失。眼外肌麻痹和上睑下垂，个别有肝肾损害。

2. 慢性中毒　长期吸入少量蒸汽或饮用低浓度的甲醇可发生结膜炎、眩晕、头痛、眼震、恶心、呕吐等，亦可出现视力减退、视野缺损、中心暗点、眼外肌麻痹和上睑下垂等。

3. 视力障碍　常为较早出现的症状，眼前有黑影、闪光感、视力模糊，重者视力急剧下降，甚至完全失明。多数患者在早期视力减退甚至完全丧失后，常有短暂的恢复期，以后又可再度加重。在急性期中毒，视力减退时常有瞳孔散大，对光反应迟钝或消失，对判断预后有关。瞳孔散大，对光无反应，常可提示预后差，有死亡可能；相反，瞳孔对光反应正常者，则视力一般无影响。

4. 眼底改变　在视力减退的同时，多数患者眼底可观察到视盘充血，持续1～7天。大约在视盘充血6～24小时后，视盘边缘及其邻近的视网膜处可见沿着视网膜血管分布区出现白色条纹状水肿改变，视网膜静脉充盈，视网膜水肿程度重者，视力受损也重。视盘充血和视网膜水肿，是最早期的、唯一的眼底变化。双眼视力受损程度主要取决于毒物损害视神经的部位，如果损害视神经的中央部（即乳头黄斑束），则可有明显的视力减退，视野检查有中央暗点；如果视神经中央部以外的神经纤维受损，视力轻度减退。视神经受损严重患者，30～60天即可出现原发性视神经萎缩，在一组31例62眼急性甲醇中毒者，视力下降54%，生理盲点扩大占59%，旁中心暗点占18%。轻度中毒视力下降100%，旁中心暗点、生理盲点扩大均为38%。重度中毒视力下降100%，象限性缺损18%，向心性缩窄18%，广泛性缺损占13%。P100潜伏期轻度中毒78%正常，重度中毒100%异常。

**【诊断】** 主要依据接触、吸入或饮用甲醇及临床表现。摄入后12～48小时测定血清甲醇浓度，超过6mmol/L（20mg%）即可确诊。生化检查可见阴离子间隙升高，血清甲酸盐增多，碳酸氢盐减少，颅脑CT有助于诊断。

**【治疗】**

1. 急性中毒　急救需及时，防止病情迅速变化，可先口服1%碳酸氢钠溶液洗胃，并以4%碳酸氢钠溶液250ml静脉滴注，纠正酸中毒，严重者做血液透析或腹膜透析，以清除体内甲醇。

透析的指征：①血液甲醇浓度＞15.6mmol/L；②严重代谢性酸中毒；③视力严重障碍或视盛、视网膜水肿；④肾衰竭。

当血液甲醇浓度＜7.8mmol/L（25mg%）时，可以终止透析。透析同时口服乙醇，可以阻断甲醇在体内代谢，更利于清除，有中枢神经抑制时，禁止使用。另外，可用20%的甘露醇250ml加地塞米松5～10mg，静脉滴注，防治脑水肿。

2. 慢性中毒　有视神经损害可按照视神经萎缩者给予神经营养改善微循环，促进神经功能恢复等。

### （五）胺碘酮相关性视神经病变

胺碘酮（amiodarone）是一种应用广泛的抗心律失常药物，为钙离子阻断剂，可通过延长动作电位时程使心肌细胞有效不应期延长。应用胺碘酮患者中有1%～2%会发生胺碘酮性视神经病变。

确切病因尚不清楚，有研究在视神经组织学检查中发现胺碘酮特征的脂质包涵体，从而支持胺碘酮中毒的可能。有不同观点认为该类患者与非动脉炎性前部缺血性视神经病变难鉴别，两者可能为巧合并发。应用胺碘酮患者常伴有不同程度、不同病因的心血管疾病，即可能存在发生非动脉炎性前部缺血性视神经病变（NAION）危险因素，而NAION也可导致视力下降、视盘水肿等表现。因此，服用胺碘酮患者所出现的视神经病变是否一定就系其毒性反应尚待研究。AON和NAION鉴别问题至关重要，如系NAION就不一定停药，可定期观察病情。AON可见视力下降、视野和色觉障碍、视盘肿胀、出血。发病呈隐匿，用药期间NAION的视力呈慢性进行性下降，部分患者无视力减退，一般视力减退不会低于0.1，视盘水肿为其主要临床体征，水肿消退时间需数月较长，而NAION则一般在6～8周即可消退，有认为可作为其主要鉴别点。停药后视盘水肿缓慢缓解，约1/3患者视功能随视盘水肿消退而恢复，其他患者视力维持稳定。在眼部组织电镜可观察溶酶体样胞质内膜上的板层小体可在眼外肌纤维、角膜上皮、实质层及内皮细胞、结膜上皮、巩膜、晶状体上皮、虹膜睫状体、视网膜，尤其在色素上皮细胞和视网膜神经节细胞，视神经粗大的轴突及眼部血管的内皮组织中聚集，但大部分患者并无眼症。

临床上对于是否停药尚无一致的看法，因为多数服该药并无视力减退，即使有轻微视盘水肿，如心血管医师认为仍需该药，可密切观察病情，如有进展再停药。因为有部分可能系NAION病变的发生所致，经治疗有好转。眼科医师主要在于密切观察病情，提供详细的检查资料。33%～100%角膜轮状改变可见应用该药患者。

有人认为，大部分在服用胺碘酮的患者，同时在服用如β受体阻断剂、钙离子阻断剂等，易引起夜间低血压的发生，为诱发NAION常见危险因素。不少患者在视神经损害前已出现视盘水肿，非胺碘酮毒性的表现。

### （六）乙胺丁醇中毒

乙胺丁醇对视神经有一定的亲和性，其左旋体对视神经有毒性，而右旋体有治疗作用。一次服药剂量过大及长期服药者，特别是年老体弱、糖尿病患者等易发生中毒。一般剂量不超过25mg/(kg•d)。无副作用，小剂量、短时间服药者亦有发生中毒的，与个体耐受性有关。目前，有人将中毒性视神经损害分为先兆前期、先兆期、急性期、晚期。当出现眼部灼热感、干燥感、畏光等先兆症状，为先兆期；紧接着视力下降、色觉及视野损害，为急性期；若不及时停药治疗，视功能严重损害，为晚期。急性期视神经明显受损，临床检查可见视觉诱发电位（VEP）潜时延长、波幅下降，说明神经纤维已受损。服乙胺丁醇前先检查视力、色觉、视野、VEP、视网膜电流图，以后在先兆前期进行VEP、ERG监测，预料会达到早期预防中毒性视神经损害目的。

在临床诊断上，服用乙胺丁醇是主要依据，视朦为主诉，视力、色觉、视野及眼底检查异常为体征，诊断一般不难。有人根据临床表现按乙胺丁醇损害的部位进行分型：①轴型：为视神经中央纤维受损，表现为中心视力明显下降、中心暗点及绿色盲；②轴旁型：为视神经周围纤维受损，中心视力尚可，色觉及中心视野正常，但周边视野缺损；③视网膜炎型：为视网膜受损，中心视力下降，黄斑病变，可有视网膜下出血等。有报道称分型诊断对判断视功能损害程度和预后有一定意义。

乙胺丁醇的作用机制还不十分清楚，可能是其与二价金属离子螯合从而消耗与眼新陈代谢直接相关的锌、铜离子，导致神经纤维代谢障碍。视神经损害一旦发生，明确诊断后应立即停服乙胺丁醇，及时治疗，受损的视功能可逆转；若不及时停药，延误治疗，可能由于二价金属离子消耗殆尽，中止新陈代谢的神经纤维萎缩，视功能永久丧失。给患者服用乙胺丁醇的医生有责任使其知道该药的具体毒副作用和一旦出现眼部症状应尽快到眼科诊治。

治疗上，由于乙胺丁醇日剂量小，视功能受损发生迟、程度轻，一般疗效较佳，但对日剂量较大的患者，要重视体征情况，受损发生越早、越重，预后越差。

及时停药最重要，中西医结合配合针灸有较好的疗效。

（王剑勇）

## 六、视神经肿瘤

原发于视神经的肿瘤较为少见，其临床表现为眼球突出及视力丧失。依据病理学的分类，可分为视神经胶质瘤及视神经脑膜瘤两大类。

### （一）视神经胶质瘤

多发生于儿童的视神经胶质瘤（glioma of optic nerve）为一良性肿瘤，又称青少年毛细胞性星形细胞瘤（juvenile pilocytic astrocytoma）。据统计，发病年龄多在5岁左右，80%以上发生于15岁以下，71%在10岁以内，很少有超过20岁者。发生于成年人则多为恶性视神经胶质瘤（malignant optic glioma）或称恶性视神经星形细胞瘤（malignant optic nerve astroma）。

儿童的视神经胶质瘤主要临床表现为视力减退及眼球前突。通常视力障碍多先于眼球前突，由于儿童单眼视力障碍不易早期发现，故就诊多因眼球前突。眼球突出为非搏动性及不能压回性突眼，眼球多向正前方突出，如肿瘤过大，也可使眼球向前及颞下方突出。由于肿瘤多在肌圆锥内，因此眼球运动一般不受影响；如肿瘤较大，影响眼肌，可发生眼球运动障碍。如肿瘤压迫眼球，可使眼底出现脉络膜视网膜皱褶或视乳头水肿及视神经萎缩。CT或MRI检查可见相应视神经处椭圆形的肿块，并常可见肿瘤中部特征性的弯曲。40%～50%的神经纤维瘤病可伴发这一肿瘤，因此儿童的视神经胶质瘤可能是von Recklinghausen病的不完全型表现，应当注意寻找神经纤维瘤病的皮肤改变，或在其亲属身上寻找神经纤维瘤病的证据，以助诊断。

成人的恶性视神经胶质瘤通常不伴有神经纤维瘤病，临床表现为单眼进行性的视力下降伴不同程度的眼球运动麻痹。视盘受累可发生出血、水肿和视网膜中央静脉阻塞。影像学检查可见肿瘤沿视神经弥漫性生长，偶尔可呈边界不清的圆或椭圆形的眶内肿块。

良性的视神经胶质瘤主要由实性增生的毛细胞性星形细胞所组成，恶性视神经胶质瘤由伴多形核及有丝分裂像的低分化纤维性星形细胞所组成。肿瘤多位于眶内段视神经，但可沿视神经向前及向后发展，向后可经视神经孔向颅内扩张。肿瘤邻近眶尖者，可有视神经孔的扩大。

大多数眶内的良性视神经胶质瘤可保持相对稳定，部分病例可见缓慢增大，因此目前多采取临床观察，如果患眼视力完全丧失且突眼严重，可考虑单纯切除肿瘤而保留眼球。视交叉或双侧视神经的肿瘤可试行放射治疗。对于恶性视神经胶质瘤则应积极采用广泛的手术切除，如果必要可施行眶内容剜出术。

眶内段视神经胶质瘤手术预后良好，很少复发或恶变。如肿瘤侵犯颅内，则可导致颅内压增高或视交叉和对侧视神经损害，死亡率可达50%。恶性视神经胶质瘤预后较差，许多患者常于2年之内死亡。

### （二）视神经脑膜瘤

视神经脑膜瘤（meningioma of the optic nerve）起源于视神经鞘蛛网膜外层表面的帽细胞，通常发生于眶内段视神经，可经视神经孔逐渐向颅内生长，也可先出现于视神经孔处，以后逐渐向眶内及颅内两边发展，通常不侵入软脑膜以内的视神经实质。因此，视神经多受机械性压迫的影响。偶尔少数病例肿瘤侵入视神经、巩膜、脉络膜及视网膜。脑膜瘤属良性肿瘤，生长缓慢，少数可发生恶变而迅速增长。

视神经脑膜瘤多发生于30岁以上的中年妇女，女性与男性患者之比可达5∶1。据统计，大约60%以上均发生于20岁以上，仅25%发生于10岁以下儿童。发病年龄越小，恶变程度越高。单眼发病为主，偶见双眼发病。

患者的主要症状为进行性眼球突出及视力下降。如果肿瘤起源于眶内段视神经，视力下降和眼球突出常同时发生；如果肿瘤起源于眶尖或视神经孔内，视力下降明显而眼球突出较轻或缺如；如果肿瘤对视神经的压迫不严重，在眼球突出一段时间后，仍可保持良好的视力。眼球多向正前方突出，后期由于肿瘤增大而占据眶内大部分空间，眼球可偏向下外方，此时眼球运动也可因眼外肌受压而发生障碍。

由于视神经受到肿瘤压迫，可出现视乳头水肿或视神经萎缩，还可并发视网膜中央静脉的阻塞。有时，在萎缩的视盘上可见到睫状视神经吻合血管（optociliary shunt vessel）或称视网膜脉络膜吻合血管（retinochoroidal shunt vessel），以引流受阻的视网膜静脉系统。有些患者眼底可见因受压而出现的脉络膜视网膜皱褶。

CT及MRI检查可见视神经普遍增粗或呈梭形及圆形的肿块，有时在肿瘤中央可见视神经线状阴影（铁轨征）。CT扫描有时可见钙化灶。

由于手术治疗视神经脑膜瘤不可避免地均造成视力严重损害，因此目前主要采用放射疗法治疗，已在控制肿瘤增长和保存视力方面取得了良好的效果。手术治疗仅针对肿瘤进行性增大、视力丧失和严重突眼的患者。

**（三）视神经的其他肿瘤**

视神经的其他肿瘤如原发性眼眶神经母细胞瘤、眼眶原始神经外胚肿瘤更为少见，临床多数为转移性肿瘤。常见有胃癌、肺癌和乳腺癌等腺癌的转移。肿瘤多先转移至视神经鞘膜，形成套状的浸润，然后再侵入视神经的实质中，形成癌性视神经病变。

（陆　方　严　密）

## 第二节　视交叉病变

引起视交叉损害的疾病，最常见的是垂体肿瘤。此外，颅咽管瘤、蝶鞍上脑膜瘤和基底动脉环的动脉瘤也较常见。比较少见的疾病有视交叉蛛网膜炎和视交叉神经胶质瘤。颅后凹及三脑室肿瘤也可由于三脑室前端的视隐窝和漏斗隐窝的扩张，压迫视交叉，造成视交叉的损害。

由于视交叉处的纤维的排列极为复杂，因此视交叉不同部位的损害，其在临床上的视野表现也各不相同，现分述于后：

### 一、视交叉体部病变

视交叉体部的病变损害双眼的交叉纤维，引起典型的双眼视野颞侧偏盲[图10-17(3)]。然而，视野不是一开始就表现为典型的双眼颞侧偏盲，这种视野改变是经过一定的过程逐渐形成的。

如果侵犯视交叉的病变是脑垂体肿瘤，由于垂体肿瘤自下方向上压迫视交叉，因此最初阶段肿瘤压迫视交叉下面的交叉纤维，所以视野缺损首先出现于双眼颞上象限。如肿瘤继续向上压迫，损害了视交叉上面的交叉纤维，双眼的颞下象限视野也发生缺损，此时即成为典型的双眼颞侧偏盲。如果未能及时治疗，肿瘤继续扩大，逐渐压迫到视交叉的颞侧份不交叉纤维。由于颞上纤维居于内侧，所以颞上纤维的损害较颞下纤维为早，因此又出现双眼鼻下象限的视野缺损。若肿瘤继续长大，影响了双眼的颞下方纤维，使残留的双眼鼻上象限视野也完全丧失，最终造成双眼全盲。因此，垂体肿瘤引起的视野缺损的顺序是先颞上，次颞下，再次鼻下，最终损及鼻上视野。对右眼来说，其视野损害的顺序是顺时针方向；对左眼来说，则是反时针方向（图10-75）。

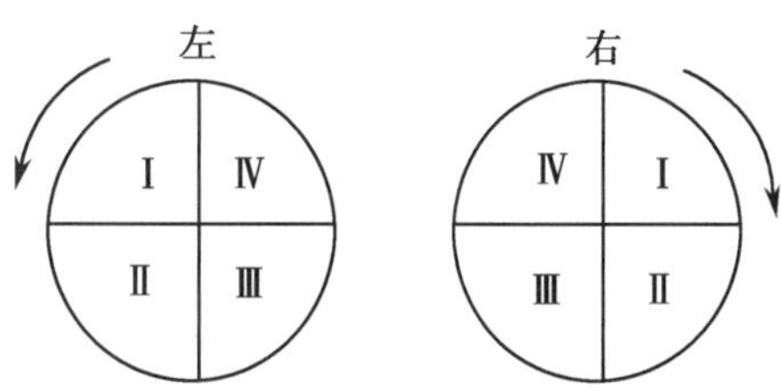


**图10-75　脑垂体肿瘤的视野缺损顺序**

垂体肿瘤的视野损害往往并非绝对双眼对称。有时，一侧视野损害较重，已经全盲，而对侧颞侧视野的损害可能还很轻微，仅表现为颞上象限偏盲或颞侧偏盲。

垂体肿瘤对视交叉的压迫在很大程度上取决于视交叉的前后位置的变异。当视交叉全部或大部位于蝶鞍正上方时，垂体肿瘤自下向上压迫视交叉体部，引起双眼颞侧偏盲。如视交叉系后置位，则有可能使垂体肿瘤完全在两侧视神经之间发展，不影响视交叉或仅侵犯其前缘。如果视交叉是前置位，即视交叉偏前一些，则垂体肿瘤不仅压迫视交叉体后部，而且还可能同时影响视束。

视交叉位置偏前的患者，垂体肿瘤最先压迫视交叉的后缘，因此可单独损害黄斑交叉纤维，表现为双眼周边视野完全正常，仅中央视野出现双眼颞侧偏盲型中心暗点。这种情况下，虽然患者主诉视力模糊，但检查时双眼视力正常，如果检查视野时不够仔细，往往会被遗漏，以致贻误患者的诊断和治疗。因此，在检查周围视野时，应注意当视标自周围向中心固视点移动时，在确定了该经线的周界之后，继续将视标向前移动直至中心固视点，才能不致遗漏中央部位的偏盲型暗点。或者，在给患者作了周围视野检查以后，再以平面视野计细查中央视野，以发现这种偏盲型暗点，使患者能够早日得到正确的诊断和治疗。

来自视交叉上方的病变，如颅咽管瘤、蝶鞍上脑膜瘤和血管瘤等，由于肿瘤是从视交叉的上方向下压迫视交叉，其视野的改变的顺序与垂体肿瘤自下而上的压迫不同。典型的来自上方压迫的视野缺损顺序是：最先为颞下象限，其次为颞上象限，再次鼻下象限，最后为鼻上象限视野缺损，终致双眼全盲。

## 二、视交叉前角处病变

病变位于视交叉前角的内侧，影响本侧视神经的交叉纤维，因此患侧视野表现颞侧偏盲。同时，对侧眼的视交叉前膝（鼻下纤维）受损，出现对侧眼颞上象限偏盲[图 10-76（1）]。如病变逐渐向外发展，则表现患侧眼全盲，对侧眼颞上象限偏盲。

病变位于视交叉前角的外侧，则表现为患侧眼鼻侧偏盲，对侧眼颞上象限偏盲[图 10-76（2）]；如病变逐渐向内发展，则表现为患侧眼全盲，对侧眼颞上象限偏盲。

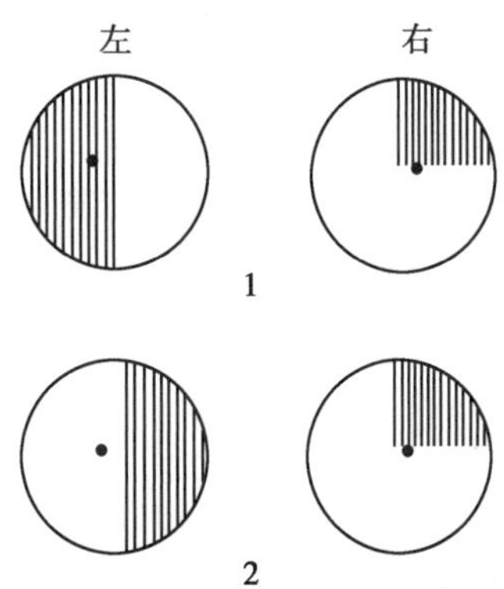


**图 10-76 图左侧视交叉前角处病变的视野缺损**

1. 视交叉前角内侧的病变 2. 视交叉前角外侧的病变

## 三、视交叉后角处病变

病变损害了视交叉后角的内侧时，最初影响对侧眼的交叉纤维，表现对侧眼的颞侧偏盲；以后病变继续向外发展，出现患侧的鼻侧偏盲[图 10-77（1）、（2）]。

如病变自视交叉后角的外侧向内发展，则先表现患侧眼的鼻侧偏盲，随后对侧眼的颞侧视野也发生偏盲[图 10-77（3）、（4）]。

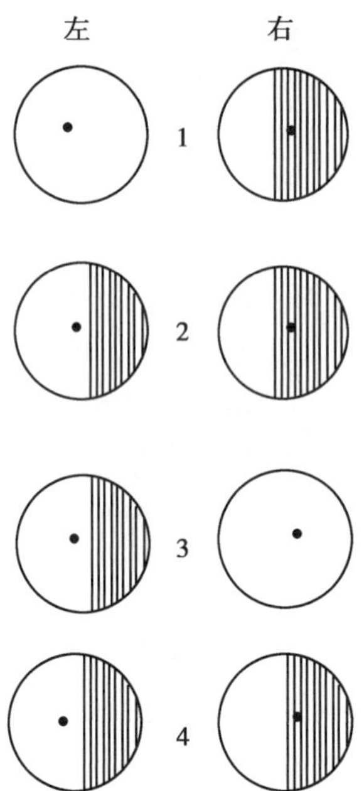


**图 10-77 图左侧视交叉后角处病变的视野缺损**

1、2. 视交叉后角内侧的病变 3、4. 视交叉后角外侧的病变

## 四、视交叉体部外侧份的病变

一侧视交叉体部外侧份的病变，引起患侧不交叉纤维受损，导致患侧眼视野鼻侧偏盲。如果病变较大，继续自外侧向内侧发展，还可使患侧眼的鼻上纤维和对侧眼的鼻下纤维（视交叉前膝）也受到影响，表现为患侧眼的鼻侧偏盲和颞下象限缺损，对侧眼的颞上象限视野缺损。

两侧视交叉体部外侧份的病变（如双侧颈内动脉硬化自外侧压迫视交叉），可引起双眼视野鼻侧偏盲。

视交叉处的病变，除引起视野改变外，还可出现双侧偏盲性瞳孔强直和原发性视神经萎缩。鞍上病变还可引起视乳头水肿。

# 第三节 视束病变

引起视束病变的原因很多，但一般多系邻近组织的病变波及，而视束本身的病变较为少见。损害视束的常见病变有脑瘤（垂体瘤、颞叶肿瘤、三脑室肿瘤等）、动脉瘤（后交通动脉、大脑后动脉等）、供应视束的血管闭塞、脑炎和脱髓鞘疾病。

视束受损害时，其视野表现为病变对侧的同侧偏盲。例如，左侧视束病变可引起双眼右侧的同侧偏盲，即表现为左眼的鼻侧偏盲和右眼的颞侧偏盲。但由于视束中的视觉纤维内交叉的和不交叉的纤维在视束中各占一定的部位，而非彼此互相掺杂，因此其视野改变两侧多不一致，也就是两侧视野缺损的范围大小不等[图 10-17(4)]。然而，如果病变范围较广，一侧视束全部受损，则可表现为完全的一致性的同侧偏盲，并有黄斑分裂。

如果病变位于视束前端，即与视交叉后角相连处，则由于本侧的鼻上纤维在视交叉后角处（视交叉后膝）也受到损害，因而视野表现为对侧眼的颞侧偏盲，患侧眼除有鼻侧偏盲外，还有颞下象限缺损。

视束病变，除引起视野缺损外，也可能引起视乳头出现苍白萎缩，但出现的时间多较晚，一般需要数月。

此外，由于瞳孔纤维在视束中伴行，因此视束病变可引起 Wernicke 偏盲性瞳孔强直，也就是用光源照射偏盲侧，不引起瞳孔收缩。若是外侧膝状体以后的病变，因瞳孔纤维已经离开视路，故光线照射偏盲侧时，瞳孔仍可收缩。虽然此征对鉴别视束或外侧膝状体以后的病变引起的同侧偏盲有很大价值，但是在临床使用上不很方便，因为这种检查要求能单独投射于视网膜某一侧的纤细光源，使用手持裂隙灯的最细窄的光或单束激光进行检查，此征的阳性率或可提高。

## 第四节 外侧膝状体病变

单独损害外侧膝状体的疾病极为少见，而且外侧膝状体疾病的视野缺损与视束病变的视野缺损并无特别的差异，因此临床上很少见到能明确定位于外侧膝状体的病变。

外侧膝状体病变的视野缺损，可能与视束相同，表现为损害的对侧的双眼同侧偏盲[图 10-17(5)]，但不伴有 Wernicke 偏盲性瞳孔强直；也可能与视放射前部损害相同，即表现为损害对侧的同侧象限偏盲或完全一致性同侧偏盲。例如：病变影响右侧外侧膝状体的内侧份时，表现双眼左同侧下象限偏盲；损害其外侧份时，则为双眼左同侧上象限偏盲。如两侧外侧膝状体的内侧同时受损，则表现下半视野水平偏盲，同时有黄斑回避。外侧膝状体的病变也可使视乳头出现苍白萎缩。

引起外侧膝状体损害的病变，一般以大脑中动脉及其分支的动脉瘤出血最为多见，或因血栓形成、栓塞等引起外侧膝状体的血源供应障碍以及附近肿瘤的压迫所致。

## 第五节 视放射病变

视放射的损害，可引起病灶对侧的双眼同侧偏盲。视放射前部受损时，双侧视野缺损可能不一致[图 10-17(8)]。视放射后份受损时，双侧视野的缺损则多较一致，还可能伴有黄斑回避[图 10-17(9)]。视放射的病变没有 Wernicke 偏盲性瞳孔强直和眼底视神经萎缩的表现。

### 一、内囊病变

视放射纤维自外侧膝状体发出后，向后通过内囊，位于内囊后肢部。因此，内囊区的病变可使视放射纤维受损，因为其纤维较为集中，故多引起病灶对侧的双眼完全一致的同侧偏盲。然而，由于内囊区的病变多由出血引起，因此患者常处于昏迷或意识朦胧状态，往往不能进行视野检查。

### 二、颞叶病变

颞叶病变影响视放射下份纤维，可引起病灶对侧视野的双眼上象限同侧偏盲[图 10-17(6)]。两眼视野的缺损多不一致，病灶同侧眼的视野缺损常较对侧为大。如病变位于颞叶前极，则不影响视放射纤维，故无视野改变。一般颞叶中后份的病变才可引起视野的改变。左侧颞叶病变，如果患者是右利者，常伴有成形的视幻觉。引起颞叶病变的原因以肿瘤和脓肿为最常见。

### 三、顶叶病变

顶叶病变如果损害部位较低，可影响视放射上份纤维，因而引起病灶对侧的视野双眼下象限同侧偏盲[图 10-17(7)]。如果病变位于左侧优势半球的角回和缘上回（右利者），则有失读和视觉性领会不能，导致无法检查患者的视力和视野。顶叶病变以肿瘤较为多见。

## 第六节 枕叶皮质病变

引起枕叶皮质病变的疾病以血管病、脑外伤为多见，脑脓肿和肿瘤次之。

枕叶皮质病变引起的典型视野缺损，一般表现为病灶对侧的双眼一致性的同侧偏盲，并常有黄斑回避。然而，枕叶病变视野缺损的形态常依据病变损害的部位和病变的范围而定。如果病变范围较广，损害了一侧的整个纹状区，视野缺损表现为病灶对侧的双眼完全的同侧偏盲；如果病变损害一侧纹状区的最前端，视野则表现为病灶对侧的单眼颞侧最外周部分的月牙形的颞侧新月缺损[图 10-17(10)]。

病变如果位于一侧枕叶后极处，只损害黄斑的纤维，视野损害的表现为病灶对侧的双眼同向偏盲型中心暗点[图 10-17(12)]。

病变如果仅仅损害了一侧楔叶或舌回，表现为病灶对侧的象限型视野缺损。病变损害双侧楔叶，视野表现为双眼下半的水平性偏盲；舌回受损时，则表现为上半视野的水平性偏盲。两侧枕叶皮质的广泛损害时，可表现双眼全盲，患者虽然双眼已完全失明，但瞳孔的光反射却完好无损，这就是所谓的皮质盲(cortical blindness)。

黄斑回避(macular sparing)是指患有同侧偏盲的患者，在其视野的可见区与偏盲区的垂直子午分界线上，其黄斑中心视野保留有 1°～2°(或更大一些)不受损害的区域。如果垂直分界线，将黄斑中心注视区一分为二，则称为黄斑分裂(macular splitting)。通常，黄斑回避多发生于外侧膝状体以上的视路损害，尤多见于枕叶病变。然而，有些枕叶病变也可以表现为黄斑分裂而不是黄斑回避。

至于黄斑回避发生的机制，曾众说纷纭。有人认为黄斑回避是由于检查视野的过程中的失误；有人认为是由于患者固视困难，在检查其中心视野时发生了眼球的移动。而另有人则推测黄斑纤维可投射于双侧枕叶皮质；还有人认为由于枕叶后极部的血液是由大脑中动脉及大脑后动脉的双重供应等等。

Morax(1919)提出的理论认为，视网膜中心凹有一条神经节细胞的垂直小带，其中有些细胞的纤维交叉，有些不交叉。Dubois-Poulsen 等(1952)、Gramberg-Danielsen(1959)根据临床的研究也认为可能在视网膜平面、神经节细胞及其树突在黄斑中心凹的垂直分界线处有重叠及互相联系。

Stone 等(1966，1973)的神经组织学研究支持了 Morax、Dubois-Poulsen 及 Gamberg-Danielsen 等的理论。Stone 在猫和猴的动物实验中，证实了在视网膜黄斑中心凹垂直分界线上的细胞有约 1°的重叠。在此线上的细胞，不仅投射至本侧，而且投射至对侧。Bunt 及 Minckler(1977)在动物实验中用辣根过氧化酶作标记，也证实了 Stone 的发现。Coway(1964)将微型电极置于对侧枕叶已被切除的鼠和猴存留侧枕叶皮质中，记录到了对侧盲区的旁中心区的电反应。McIlwain(1964)在猫的外侧膝状体细胞中，用微型电极记录到邻近垂直分界线的对侧盲区的刺激反应。

基于 Stone 及 Bunt 等的研究以及上述这些学者的工作，目前一般均认为黄斑在一定的范围内，确实存在双侧投射。在大多数情况下，黄斑回避无疑是由于纹状区双重血液供应的结果，而另一些则很可能是由于黄斑的双侧投射所致。

有时，双侧枕叶损害可因黄斑回避而遗留双眼管状视野。

枕叶皮质区病变，除引起视野改变外，既没有 Wernicke 偏盲性瞳孔强直，也无视神经的萎缩，但常伴有不成形的视幻觉。

(陆　方　严　密)

## 主要参考文献


1. 张晓君，景筠. 同仁神经眼科实证病例分析. 科学出版社，2010：39-55.
2. 张晓君，彭静婷，贾楠. 特发性脱髓鞘性视神经炎临床转归研究. 中华神经科杂志，2009，42：20-24.
3. 童绎，魏世辉，游思维. 视路疾病基础与临床进展. 北京：人民卫生出版社，2010：299-306，524-534.
4. 陈祖基. 眼药临床药理学. 北京：化学工业出版社，2011：566-581.
5. 童绎，高静娟，林玲，等. Leber 遗传性视神经病变线粒体 DNA 突变观察. 眼科新进展，2006，26(1)：40-42.
6. 童绎，王影，张守康. 中药五子衍宗丸治疗 Leber 遗传性视神经萎缩临床观察. 中国中医眼科杂志，2008，18(3)：154-156.
7. 梁敏，瞿佳，周翔天，等. 线粒体功能缺陷在遗传性视神经病变发病机制中的作用. 眼视光学杂志，2009，11(3)：234-237.
8. 黄厚斌，马志中. 外伤性视神经病变的基础及临床进展. 见：童绎，魏世辉，游思维. 视路疾病基础与临床进展. 北京：人民卫生出版社，2010：308-319.
9. 张卯年. 眼创伤学. 北京：军事医学科学出版社，2006：191-197.
10. 张卯年. 眼外伤——理论与实践. 北京：人民军医出版社，2010：421-433.
11. Smith CH. Optic neuritis. In：Miller NR，Newman NJ，Biousse V and Kerrison JB. Walsh and Hoyt's Clinical Neuro-ophthalmology. 6th ed. Baltimore：Lippincott Williams & Wilkins，2005：293-326.
12. D Paul，N Al Zubidi，S Yalamanchili，et al. Optic neuritis. Eye，2011，25：833-842.
13. Zhang X，Wang W，Wang Q，et al. Clinical features of optic neuritis in China. Neuro-ophthalmology，2007，31：133-136.
14. Keltner JL，Johnson CA，Cello KE，et al. Visual field profile of optic neuritis：a final follow-up report from the optic neuritis treatment trial from baseline through 15 years.

Arch Ophthalmol, 2010, 128: 330-337.

15. Optic Neuritis Study Group. Visual function 15 years after optic neuritis: A final follow-up report from the optic neuritis treatment trial. Ophthalmology, 2008, 115: 1079-1082.
16. Hickman SJ, Ko M, Chaudhry F, et al. Optic neuritis: An update.(1) Typical and atypical optic neuritis. Neuro-Ophthalmoly, 2008, 32: 237-248.
17. Michael Ko, Frasat Chaudhry, Simon J. et al. Jay. Optic neuritis: An update.(2) Optic Neuritis and Multiple Sclerosis. Neuro-Ophthalmology, 2009, 33: 10-22.
18. Petzold A, Pittock S, Lennon V, et al. Neuromyelitis optica-IgG (aquaporin-4) autoantibodies in immune mediated optic neuritis. J Neurol Neurosurg Psychiatry, 2010, 81: 109-111.
19. Wingerchuk DM, Lennon VA, Pittock SJ, et al. Revised diagnostic criteria for neuromyelitis optica. Neurology, 2006, 66: 1485-1489.
20. Cree LM, Samuels, et al. The inheritance of pathogenic mitochondrial DNA mutations. Biochimica et Biophysica Acta-Molecular Basis of Disease, 2009, 1792: 1097-1102.
21. Fraser JA, Biousse V, Newman NJ. The neuro ophthalmology of mitochondrial disease. Survey of Ophthalmology, 2010, 55: 299-334.
22. Frezza C, Cipolat S, de Brito OM, et al. OPA1 controls apoptotic cristae remodeling independently from mitochondrial fusion. Cell, 2006, 126: 177-189.
23. Qu J, Li R, Zhou X, et al. The noval A4435G mutation in the mitochondrial tRNA Met may modulate the phenotypic expression of the LHON-associated ND4 G11778A mutation. Invest ophthalmol Vis Sci, 2006, 47(2): 475-483.
24. Sigal IA, Ethier CR. Biomechanics of the optic nerve head. Experimental Eye Research, 2009, 88: 799-807.
25. Ghelli A, Porcelli AM, Zanna C. Protection against oxidant-induced apoptosis by exogenous glutathione in Leber hereditary optic neuropathy cybrids. Investigative Ophthalmology & Visual Science, 2008, 49: 671-676.
26. Wang JY, Gu YS, Wang J. MGB probe assay for rapid detection of mtDNA11778 mutation in the Chinese LHON patients by real-time PCR. J Zhejiang Univ Sci B, 2008, 9 (8): 610-615.
27. Wang JY, Gu YS, Wang J, et al. Oxidative stress in Chinese patients with Leber's hereditary optic neuropathy. J Int Med Res, 2008, 36(3): 544-550.
28. Yu-Wai-Man P, Trenell MI, Hollingsworth, et al. OPA1 mutations impair mitochondrial function in both pure and complicated dominant optic atrophy. Brain, 2011, 134; 1-5.
29. Qu J, Zhou X, Zhang J, et al. Extremely low penetrance of Leber's hereditary optic neuropathy in 8 Han Chinese families carrying the ND4 G11778A mutation. Ophthalmology, 2009, 116(3): 558-564.
30. Ji Y, Zhang AM, Jia X, et al. Mitochondrial DNA haplogroups M7b1'2 and M8a affect clinical expression of leber hereditary optic neuropathy in Chinese families with the m.11778G-->a mutation. Am J Hum Genet, 2008, 83 (6): 760-768.
31. Guo Y, Chen X, Zhang H, et al. Association of OPA1 polymorphisms with NTG and HTG: a meta-analysis. PLoS One, 2012, 7(8): e42387.
32. Tong Y, Mao Y, zhou X, et al. The mitochondrial tRNA (Glu) A14693G mutation may influence the phenotypic manifestation of ND1 G3460A mutation in a Chinese family with Leber's hereditary optic neuropathy. Biosshem Biophys Res Commun, 2007, 357(2): 524-530.
33. Heitz FD, Erb M, Anklin C, et al. Idebenone Protects against Retinal Damage and Loss of Vision in a Mouse Model of Leber's Hereditary Optic Neuropathy. PLoS One, 2012, 7(9): e45182.
34. Sadun AA, Chicani CF, Ross-Cisneros FN, et al. Effect of EPI-743 on the clinical course of the mitochondrial disease Leber hereditary optic neuropathy. Arch Neurol, 2012, 69 (3): 331-338.
35. Finsterer J. Inherited mitochondrial disorders. Adv Exp Med Biol, 2012, 942: 187-213.
36. Yu-Wai-Man P, Griffiths PG. Steroids for traumatic optic neuropathy. Cochrane Database Syst Rev, 2007, 4: CD006032.
37. Steinsapir KD. Treatment of traumatic optic neuropathy with high-dose corticosteroid. J Neuroophthalmol, 2006, 26(1): 65-67.
38. Orssaud C, Roche O, Dufier JL. Nutritional optic neuropathies. J Neurol Sci, 2007, 262(1-2): 158-164.
39. Murphy MA, Murphy JF. Amiodarone and optic neuropathy: the heart of the matter. J Neuroophthalmol, 2005, 25(3): 232-236.
40. Grzybowski A, Holder GE. Tobacco optic neuropathy (TON) - the historical and present concept of the disease. Acta Ophthalmol, 2011, 89(5): 495-499.
41. Becker M, Masterson K, Delavelle J, et al. Imaging of the optic nerve. Eur J Radiol, 2010, 74(2): 299-313.
42. Santaella RM, Fraunfelder FW. Ocular adverse effects associated with systemic medications: recognition and management. Drugs, 2007, 67(1): 75-93.

# 第四章 颅内炎症

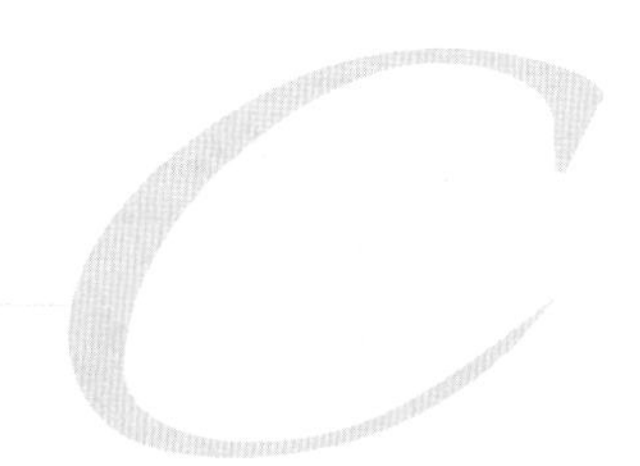

## 第一节 脑膜炎

### 一、概述

脑膜炎（meningitis）通常可泛指所有脑膜的炎症。硬脑膜的炎症称为硬脑膜炎；软脑膜及蛛网膜的炎症统称为软脑膜炎。然而，临床上一般所称的脑膜炎多指软脑膜的弥漫性炎症，它可分为感染性和非感染性两类；前者系由各种病原体所引起，后者则由于全身或脑膜邻近感染引起的浆液性反应而称为无菌性或浆液性脑膜炎。亦有根据病原及脑膜反应的不同分为化脓性或非化脓性两类。

无论哪种类型脑膜炎，通常均具有共同的症状及体征，起病或急或缓，有发热、头痛、呕吐，有的尚可有意识障碍及癫痫发作。脑膜刺激征如颈项强直、克氏征及布氏征阳性。如炎症累及颅内血管及脑实质时可出现肢体瘫痪及失语等，称为脑膜脑炎。脑膜可因炎性变化而增厚粘连以致囊肿形成，压迫脑组织或脑神经，尤其是炎性渗出物积聚于颅底时，可引起脑神经受损致眼球运动障碍、听力障碍、吞咽困难、声音嘶哑等。病变侵及脑干可引起脑神经及呼吸循环中枢受损症状，累及脑神经核及压迫脑神经，表现相应脑神经受损的体征。

### 二、化脓性脑膜炎

化脓性脑膜炎（purulent meningitis）系由化脓性致病菌所致的脑膜炎的统称，最常见的致病菌系脑膜炎双球菌、肺炎双球菌及流行性感冒嗜血杆菌B型。通常侵犯儿童，但成人亦可见，冬夏两季易流行。感染途径多由上呼吸道经血行感染或邻近病灶的直接侵犯以及开放性颅脑外伤、颅内病灶蔓延如脑脓肿破裂，医源性如腰椎穿刺亦可引起。

**【病理】** 最早期仅有软脑膜及大脑浅表血管充血、扩张，炎症可迅速沿蛛网膜下腔扩展，大量脓性渗出物覆盖于脑表面，常沉积于脑沟及脑基底部、脑池等处，亦可见于脑室内。数周后可由于脑膜粘连致脑脊液吸收障碍及循环梗阻，导致交通性或非交通性脑积水，脑室系统扩大。

**【临床表现】** 一般呈暴发性或急性起病，除由邻近病灶侵犯者有局部症状外，多表现有全身症状，如畏寒、发热、全身不适，并有咳嗽、流涕、咽痛等上呼吸道感染症状，头痛明显，并常伴有呕吐、颈项强直、凯尔尼格（Kernig）征阳性、全身肌肉痛等。精神症状多见，早期激动不安、谵妄，以后发展有表情淡漠、意识模糊昏睡以至昏迷。儿童常见局灶性或全身性抽搐，检查均可发现脑膜刺激征。面瘫、单瘫、失语等均可见，皮肤常有大量瘀点及瘀斑，特别见于暴发型病例。

眼征早期常合并有卡他性结膜炎，有的早期可先出现结膜炎，其后才发生流行性脑膜炎症状及体征，结膜分泌物中可培养出脑膜炎双球菌。昏迷患者可因睑裂闭合不全易引起暴露性角膜炎，亦可因颜面神经麻痹所致。有角膜浅层溃疡及实质层浸润。严重球结膜水肿时可能为转移性眼内炎或全眼球炎的反应，亦可能提示有海绵窦血栓形成，眼内炎不少见，严重者可致眼球萎缩。瞳孔异常是本病最常见的并发症，常发生在感染所致呼吸衰竭时，对临床诊断有较大价值，早期可见瞳孔缩小，或时大时小，在颞叶钩回疝可因动眼神经受压出现两侧瞳孔不等大，病变侧先小后大，先一侧瞳孔散大，对光反射迟钝或消失，最后两侧散大，对光反射消失。枕骨大孔疝患者双侧瞳孔开始缩小，相继散大，对光反射迟钝或消失，两眼球固定。眼底正常或视乳头充血，偶见水肿，尚可见视神经炎、视神经网膜炎或视神经萎缩等。因展神经在颅底经过长易受累，故展神经麻痹最多见。动眼神经不全麻痹，以上睑下垂最多见，罕见单独性滑车神经麻痹。如果累及脑桥时可发生眼球同向偏斜。眼球震颤较少见，一旦出现多示预后不良。在婴儿可突然发生皮质盲，多由于大脑皮质（特别是枕叶）受毒素影响使血管痉挛或由于大脑后动脉血栓形成所致。

**【诊断】** 根据有发热、头痛、脑膜刺激征，脑脊液早期压力增高，外观混浊甚至呈脓性，细胞数通常增高至 1000～10 000，以多形核白细胞为主，慢性期则以淋巴细胞为主，蛋白含量常增多，糖及氯化物常降低，半数涂片检查及细菌培养可查出致病菌；急性期白细胞总数增高，中性粒细胞占 80%～90%，可作出诊断，但应和结核性脑膜炎等鉴别。近年来开展的抗原抗体测定、放射免疫、ELISA 及 PCR 等方法有利于快速确诊。

**【治疗】** 给予磺胺类药或抗生素，病原菌能明确者应针对性选用药物，否则按一般发病规律给予治疗，同时应给予对症支持治疗等。有神经系统后遗症者，则可给予神经营养类药物，适当给予糖皮质类固醇可以减轻炎症反应和控制脑水肿，中药及针刺疗法对于后遗症亦有效。

## 三、结核性脑膜炎

结核性脑膜炎（tuberculosa meningitis）为由结核分枝杆菌引起的脑膜炎和脊髓膜非化脓性炎症，常伴发于身体其他部位的原发性结核感染，尤其常见于肺结核和急性粟粒性结核，其他如淋巴结核、肠结核、骨结核、肾结核等亦可伴发。任何年龄均可发病，以儿童多见，近年有发病年龄增高趋势。结核分枝杆菌随血行播散至脑膜及脑。

**【病理】** 脑膜广泛性慢性炎性反应，结核结节形成，蛛网膜下腔及脑室内有大量炎性渗出，尤其在脑基底部的视交叉池及脚间池等有黄厚黏稠的渗出物，脑膜增厚粘连，压迫脑神经及阻塞脑脊液循环通路，引起脑积水和颅内压增高，脑膜血管有显著炎症反应及血栓形成，引起多处脑梗死。

**【临床表现】** 症状轻重不一，常无特征性表现，一般起病常隐袭，有低热、头痛、情绪淡漠、精神萎靡，小儿常表现激动不安、食欲缺乏及体重减轻等，逐渐可出现呕吐、颈项强直、Kernig 征阳性、意识障碍、谵妄、幻觉、局灶性或全身性抽搐。脑膜刺激征很不明显甚至全不出现。后遗症可有脑积水、脑神经麻痹、肢体瘫痪、癫痫发作、智力障碍及脑垂体功能不足等。

眼征有视力减退，多由于视神经视交叉受累所致，可引起视神经炎，最后导致视神经萎缩。由于颅底视交叉的炎性粘连，视野常呈不规则偏盲及向心性视野缩小，颅内高压可使第三脑室扩大引起双颞侧偏盲，累及动眼神经表面的支配瞳孔括约肌神经，可致瞳孔散大及对光反射消失。核间性眼肌麻痹与血管炎缺血有关。视乳头水肿一般不多见，因炎性渗出物阻塞视神经鞘膜可引起粘连而不致使颅内高压影响视神经，如果渗出物粘连阻碍视神经鞘膜则会导致视网膜静脉回流障碍而发生视盘水肿，如有视乳头水肿出现常提示脑积水。颅内压 > 29.4kPa（300mm$H_2O$）者，一般有视乳头水肿，脑压正常而有视乳头水肿者应警惕椎管阻塞的可能。脉络膜结核的发现对诊断极有帮助，约 10% 有此征，尤其对于粟粒型或播散型结核病具有特征的诊断意义，但一般较少发现，因此对疑似病例均应散瞳，详细检查眼底周边部。

**【诊断】** 根据有结核病接触史，身体其他部位有结核病灶、脑膜刺激征及脑脊液变化等，脑脊液细胞数中度增多，约在 500/$mm^3$ 以下，以淋巴细胞为主，放置后可见薄膜形成，蛋白含量中度增高，糖及氯化物含量降低，脑脊液或其薄膜涂片以及脑脊液结核分枝杆菌培养或动物接种均有可能发现结核分枝杆菌，阳性率低，约占 8%～29%，典型病例诊断不难，但由于既往应用过药物以及某些临床症状的改变，易造成早期诊断困难。因此，遇到病因不明的脑膜炎或脑脊髓膜炎，必须及早考虑结核性的可能，同时也应与真菌性脑膜炎、脑肿瘤等鉴别。头颅 CT 扫描能显示大脑的损害程度或帮助鉴别诊断或可发现普遍性脑室扩大或脑脊液循环梗阻等，但不能提供诊断特异性依据。目前较常见的诊断方法是脑脊液分子生物学检查，可将结核菌阳性率提高至 70%～100%，敏感率 > 98%。

**【治疗】** 以抗结核治疗为主，颅内压增高严重，脑膜粘连症状明显者，可试用激素治疗。

## 四、脑结核瘤

多继发于身体其他部位结核（特别是肺结核），结核分枝杆菌感染经血行播散至脑，在脑内形成肉芽肿称脑结核瘤（tuberculoma of brain）。儿童者以小脑幕下小脑半球多见，成人者则幕上及幕下发病率相等，幕上则以额、顶叶多见。颅内结核瘤常位于血运丰富的皮质内，色灰黄，表面呈结节状，有时分叶伸入周围脑组织内，其大小常为 2～6cm 直径，一般都具有纤维组织形成的包膜，与周围脑组织有明显的界限，质较硬，其中有干酪样坏死物质，少数可见钙化，很少形成脓肿。手术可发现结核病变区常有脑膜脑粘连，特别是后颅窝，粘连多至 80%。

一般临床上分为两型：

1. 全身型　系结核瘤全身播散的一种表现，常为多发，且伴有结核性脑膜炎，宜用药物治疗，不宜手术。

2. 局限型　常为单发，多不伴有结核性脑膜炎，其他器官往往属活动性结核病灶。有颅内压增高及脑局灶症状，如癫痫，一般发病较缓慢，若脑结核瘤周围脑水肿重，则发展较快，幕上者常有癫痫，幕下有小脑症状、脑脊液蛋白质含量增高，大多数细胞数和糖耐量均正常。需手术摘除，预后较全身型佳。

眼征视结核瘤在颅内部位而定，视乳头水肿常见，继发性视神经萎缩，视神经结核瘤系由颅骨及软膜结核瘤蔓延所致，常发生于视神经后部，先有粟粒样结节，后逐渐融合成结核瘤，其后呈干酪样坏死。视神经炎或视神经萎缩均可发生，偶见单侧视神经孔扩大。位于视交叉的结核瘤可引起双眼视神经萎缩及双颞侧偏盲。累及动眼神经时可有上睑下垂、眼球运动障碍及瞳孔改变等。脑干结核病可见眼球侧方同向运动麻痹、核间性眼肌麻痹和眼球震颤等。颅内高压征常见展神经麻痹。眼球突出罕见。

**【诊断】** 以下各项有助于诊断：

1. 发病年龄以青少年和儿童多见，特别是30岁以下者。

2. 有结核病接触史，病史不超过6个月。

3. 有颅外结核病表现及病史，特别罹患活动期肺结核。

4. 有颅内高压症及相应的局灶性症状，癫痫发生率高。

5. 头颅CT及MRI有特征性改变，有助于诊断。CT可见有强化的小病灶，十分明显，MRI扫描示病灶在$T_1$和$T_2$加权中均为低信号，强化时加权中信号加强。

6. 脑脊液抗BCG分泌细胞测定有很高的敏感性和特异性。

**【治疗】** 抗结核药治疗，无效可考虑手术。

## 第二节　脑炎与脑病

### 一、概　　述

脑炎（encephalitis）与脑病（encephalopathy）均可包括在广义的脑炎范畴中，一般所称的脑炎系指脑实质受病原微生物直接侵犯所引起的炎性改变；而有脑炎样症状和病理变化但无感染的则称为脑病，全身感染性疾病如中毒型菌痢的脑病和百日咳脑病等统称为中毒性脑病。

关于脑炎的分类目前尚无统一的标准，有按病程分急性、亚急性和慢性脑炎者，有按病原微生物分病毒性、细菌性与真菌性者；有按流行情况而分流行性与散在性者。通常按病原性分类最为常用。

### 二、流行性乙型脑炎

流行性乙型脑炎（epidemic encephalitis B）系乙型脑炎病毒所致，该病毒属虫媒病毒，是一种嗜神经性的病毒，由蚊虫叮咬后侵入机体，然后沿周围神经通道或经血行入脑，为我国常见的脑炎，流行季节主要在5～9个月，以儿童多见。

**【病理】** 在大脑皮质、丘脑、纹状体、脑干、小脑和脊髓等处有软化坏死灶或白质脱髓鞘灶。

**【临床表现】** 起病急骤、高热、头痛、恶心呕吐等，经1～4天即转入严重损害期。有意识障碍、抽搐、脑膜刺激征、脑局灶征等，以瘫痪、锥体外系征最常见，亦可发生严重的呼吸循环衰竭，患者如能存活，则渐进入恢复期，约40%患者可遗留轻重不等的神经精神症状。

眼征早期可有眼痛、畏光和结膜炎，约有40%患者眼底改变，如视乳头充血、水肿、视网膜静脉弯曲扩张，动脉显著变细，后极部视网膜水肿少数有视乳头炎及视神经萎缩，偶见皮质盲。一般眼底改变的发生率与病情的轻重、病程的长短等成正比。约有10%瞳孔扩大或缩小，两侧瞳孔不等大，对光反射迟钝或消失，偶见调节障碍与Argyll Robertson瞳孔，瞳孔大小可能和意识障碍有关，昏迷浅者缩小，昏迷深者扩大，即瞳孔大小和对光反射可随病情而改变。在枕叶、颞叶病变较重时尚可有幻视、动眼神经不全麻痹，上睑下垂、斜视，偶有眼球固定、同向偏斜、阵发性上视痉挛（动眼危象）及眼球震颤。颜面神经麻痹可见眼睑闭合不全。脑干病变可呈眼外肌麻痹、上睑下垂、集合和调节障碍等。

**【诊断】** 根据在夏末秋初流行季节，结合临床发热、头痛、呕吐等，若有抽搐和（或）意识障碍、脑膜刺激征、锥体束损害征等应考虑本病的可能。白细胞可高达30 000，淋巴细胞增高。脑脊液中除有中等细胞数和轻度蛋白增高外，其他检查均正常。急性期和恢复期血清免疫试验显示特殊抗体的滴定度如乙脑的特异性IgM抗体测定于病后第4天即可查出增加。脑组织活检可分离出病毒。

**【治疗】** 本病治疗的关键在于降温，维持营养，控制抽搐和颅内压增高等对症处理和抢救呼吸循环衰竭，同时配合中药等。有后遗症可给予对症处理。

### 三、亚急性硬化性全脑炎

亚急性硬化性全脑炎（subacute sclerosing panencephalitis，SSPE）系麻疹或麻疹样病毒所致的慢性病毒感染，造成的大脑白质和灰质损害的全脑膜炎，即病毒在特殊条件下引起的神经系统广泛而慢性的感染过程。发病机制尚待进一步明确，常有细胞免疫功能障碍和家族性倾向。多见于12岁以下儿童，男多于女，半数以上患儿在2岁以前有过患麻疹史，潜伏期数月至数年。

【病理】 和其他病毒性脑炎一样，脑灰质，尤以皮质易受累，表现为广泛的神经元脱失，偶有吞噬现象。白质损害主要是脱髓鞘改变，血管周围淋巴细胞浸润及胶质细胞增生。神经细胞及胶质细胞核内或胞质内有特殊形态的大小不等的嗜酸性包涵体，乃本病的特殊病理改变，可累及颞叶、额叶、枕叶及顶叶，并逐渐累及基底节、脑干、小脑及脊髓等。

【临床表现】 本病起病隐袭，呈进行性发展，少数有短期缓解，病程一般在2个月～3年，一般可分为4期：

1. 第一期　人格改变、易激怒、行为异常、记忆衰退和嗜睡等，历经数周至数月。

2. 第二期　运动功能障碍期，呈多种形式的运动过度，其中最典型的为肌阵挛性抽搐。

3. 第三期　阵挛加剧，出现阵发性角弓反张，患儿终于陷入昏迷。

4. 第四期　肌张力逐渐降低，肌阵挛亦减轻，为大脑皮质功能丧失期，出现眼球活动、不自主哭笑、肌张力低下、四肢屈曲及肌肉松弛等。

眼征可见视乳头水肿、视神经萎缩、脉络膜视网膜病变、黄斑部退行性病变、皮质盲、垂直性或水平眼球震颤等。

【诊断】 根据临床表现，如儿童和青少年隐匿起病，先有精神智能及行为异常，以后有肌阵挛或其他锥体外系症状，有锥体束损害、去大脑强直、痴呆、昏迷等。结合以下诸点可以考虑该病：

1. 脑电图显示界限分明的周期性阵发放电。

2. 患者血和脑脊液的麻疹抗体结合中和血凝集和荧光抗体滴定平均升高。

3. 脑脊液蛋白质含量和细胞数均可正常或轻度增加，蛋白电泳显示丙种球蛋白增加，主要系IgG，有单克隆带，胶金试验呈麻痹型曲线。

4. 头颅CT和MRI无特异性发现，可显示脑萎缩，扫描显示脑室系统弥漫性对称性扩大，全脑白质有无数的密度减低病灶和异常信号区。

5. 确诊需脑组织活检，其血管周围炎性细胞浸润，特别是神经细胞内包涵体或麻疹病毒颗粒，或脑组织分离出麻疹病毒。

【治疗】 尚无有效疗法，主要为对症治疗，应防止发生并发症，预防性地使用麻疹疫苗，可使SSPE的发生率少10倍，麻疹疫苗接种似为唯一有效的预防措施。

### 四、急性中毒性脑病

急性中毒性脑病（acute toxic encephalopathy）系指发生于急性感染过程中的一种脑综合征，有称急性中毒性脑炎或急性浆液性脑炎。好发于2～10岁，年长儿童和成人少见，常见于上呼吸道、胃肠道疾病、出疹性疾病、支原体和其他感染、疫苗接种后等亦可引起，伤寒、败血症、肺炎、痢疾、猩红热、百日咳等感染所引起。

【病理】 主要有脑肿胀，可伴有点状出血、明显的血管周围及细胞周围的环状出血等。主要病理机制为缺血和缺氧，而不是过敏反应，病理改变的程度与毒血症的严重程度有关。

【临床表现】 起病急速，可能有上呼吸道或胃肠道前驱症状，或同时出现特定的感染症状。有头痛、呕吐、谵妄甚至昏迷。抽搐多为全身性，亦可局限性。反射亢进，肌张力增高，可出现去大脑强直，脑膜刺激征明显，少数病例可出现局灶性大脑及脊髓症状，亦可有脑神经受累。重者可遗留暂时性或永久性精神运动发育迟钝。

眼征可见上睑下垂、瞳孔大小不等，视神经萎缩，眼肌麻痹，皮质盲等。

【诊断】 根据临床表现，结合脑脊液检查正常，诊断并不困难，但需与病毒性脑炎、脑膜炎、脑出血等鉴别。CT或MRI显示全脑水肿或脑皮质弥漫受累表现。

【治疗】 应积极对原发感染给予治疗，同时也需对症处理以改善呼吸、控制抽搐与惊厥及脑水肿等。

附：中毒型菌痢（toxic bacillary dysentery）所致中毒性脑病，眼底有视网膜动脉轻度至重度痉挛、狭窄和视网膜水肿，常与病情程度有关。部分病例可表现为急性视神经炎，最后导致视神经萎缩。中毒性脑病如累及枕叶皮质可使该区血管痉挛、血供不足，严重缺氧则引起皮质盲，如及时给予治疗，可以恢复。

皮质盲（cortical blindness）和视神经炎所致的视力障碍，前者为功能性，常为可逆性，瞳孔和眼底无改变，预后较好；后者为器质性，常为不可逆性，瞳孔多散大，对光反射迟钝或消失，预后差，虽经治疗，也常遗留不同程度视神经萎缩。

中毒型菌痢患者昏迷清醒后，应密切注意观察视力、瞳孔和眼底改变，特别是瞳孔改变对鉴别诊断和预后等均有价值。

值得指出的是，国内常见的散在性脑炎偶见有类似中毒型菌痢所致的眼征改变，但从其病史或症状等可以明确鉴别。

## 第三节　脑　脓　肿

脑脓肿（brain abscess）系化脓性细菌侵入脑组织感染所形成的单个或多个脓肿。大多数的脑脓肿为继发性感染，主要病原体为化脓性细菌。多位于小脑幕上，可发生在任何年龄，以 11～35 岁多见，男多于女。按其病因和感染途径，可分为五类：

1．耳源性脑脓肿　最多见，约占脑脓肿的 1/2 以上，继发于慢性化脓性中耳乳突炎，多单发，约有 2/3 发生于感染源同侧的颞叶，其次好发的部位为同侧小脑半球，感染经鼓室上壁的鼓室盖向颅内发展，形成颞叶脑脓肿，向后侵蚀鼓室后壁，易引起小脑脓肿。

2．血源性脑脓肿　由于化脓性细菌引起败血症或菌血症，经血行扩散至脑部而形成，约占 1/4 左右，多发者居多，如为单发则以额叶最为多见。慢性肺部感染如支气管扩张、肺脓肿、脓胸等胸部慢性感染常见于大脑中动脉末梢分支的供血区。

3．外伤性脑脓肿　多继发于开放性颅脑损伤，尤其是硬脑膜有破损的贯穿伤，异物或碎骨片一旦进入颅内即可将感染带入。

4．鼻源性脑脓肿　感染来源于副鼻窦炎，以额窦炎多见，好发于额叶前部和底面。

5．隐源性脑脓肿　感染来源不明，可能系原发病灶较轻，已于短期内自行消散，或因有先天性心脏病静脉血不经肺循环而直接进入动脉系统，感染栓子得以转移至脑。此类感染源大多数毒性较低，或因机体强壮，临床症状往往不显著。此类脑脓肿多属慢性，诊断较困难，常误诊为脑瘤或颅内血肿，经手术方证实。

**【临床表现】** 根据临床和病理可分 3 期：

1．急性炎症期　在病原体侵入的部位将引起一个大小不一、形态不规则的炎性灶，由于该部位的小血管产生脓毒性静脉炎，或被感染性栓子阻塞，使局部组织发生坏死、液化、增生以及水肿等改变，临床上有显著的全身急性感染症状，如发热、头痛、呕吐，大约 2～3 周自行缓解。

2．化脓及肉芽增生期　以上炎症发展可逐渐形成脓腔，周围有新生血管及大量结缔组织增生，在脓腔周围逐渐形成一层明显的和不规则的肉芽组织及炎性细胞浸润。临床上全身感染中毒可逐渐缓解，但有头痛、精神淡漠，一般数周至数月。

3．脓肿壁形成期　一般在发病后 2～3 周开始，4～6 周后完全形成，相当于脓肿包膜形成后，临床上可有颅内高压和脑局灶性征。

眼征可因脑脓肿所在部位不同而异，视乳头水肿早期可很轻微或缺乏，晚期视乳头水肿较为明显，病灶侧视乳头水肿常较对侧明显。

1．额叶脓肿可见同侧瞳孔散大，眼球向病灶侧同向偏斜，位于额叶底部脓肿，偶可引起视神经炎，脓肿同侧可能有眼痛、球结膜水肿及眼球突出。

2．颞叶脓肿多见于耳源性所致，以颞下回与颞中回发病最多，故多见对侧同向偏盲或上象限盲，乃视放射下部纤维在绕过侧脑室颞角的一段径路受累所致，同侧动眼神经麻痹系颞叶疝病变，尤其是颞叶内侧面病变的常见征象。颞叶钩回疝发生率最高，尤其是脓肿位于颞叶前部时，显然是因颞叶脓肿较其他处脓肿更为靠近小脑幕切迹之故。由于脑脓肿本身的体积增加及脓肿周围的脑组织炎性水肿，就更易压迫颞叶的 Meyer 袢，因而脑脓肿较脑肿瘤更易引起视野改变，病变对侧同向上象限视野缺损，尤其对右侧颞叶静区的脑脓肿有一定的诊断价值。累及动眼神经时可先有同侧瞳孔缩小，其后瞳孔扩大，对光反射迟钝或消失。展神经麻痹亦常见，可从单侧发展为双侧。如枕叶、顶叶同时被波及则有完全性同向偏盲。有眼球震颤时常合并共济失调，不易与小脑脓肿区别。

3．枕叶脓肿可见对侧象限性或同向偏盲，可见视乳头水肿。

4．小脑脓肿眼征最常见的为眼球震颤，多呈水平性，快相朝向病灶侧，耳源性感染可因前庭炎而使快相朝向健侧，尚可见视乳头水肿。

**【诊断】** 如身体其他部位有某种化脓性病灶存在，特别是中耳炎、乳突炎、鼻窦炎、支气管扩张症等，同时有颅内压增高和局灶性脑症状时，均应考虑脑脓肿的可能。实验室检查可见白细胞增高、血沉增快，脑脊液压力多升高，细胞数在脑炎期明显增多，脓肿形成后多数细胞数少于 100/mm$^3$，蛋白量除脓肿接近脑表面及脑室者明显增高外，一般在 100～200mg% 左右，糖及氯化物于脑炎期可降低，于脓肿期正常。超声波检查可显示大脑半球中线波常向对侧移位或出现脓肿波，对确定病变部位和性质有帮助，但对幕下脑脓肿只能发现脑室扩大。脑电图对幕上脓肿有定位意义，阳性率可达 70%，一般在患侧大脑半球出现局灶性慢波。颅骨 X 线可显示乳突炎、鼻窦炎或松果体移位等改变，在婴儿或儿童尚可见颅缝分离、蝶鞍增宽与床突变薄等。头颅 CT 扫描对诊断有极大价值，典型脑脓肿的图像是脓肿部位呈低密度区，包膜比正常组织密度高，周围有一水肿带包绕，静脉注射碘剂强化后，脓肿包膜明显增强，表现非常清楚，脓肿所在部位、大小、单发及多发均可了解。直接行脓肿穿刺更可确诊。脓肿造影亦可显示其大小。磁共振（MRI）较 CT 更明显，MRI 对脑脓肿在脓肿包膜未形成时，仅表现脑内不规则，边界不清的长 $T_1$、长 $T_2$ 信号影，占位征象明显。当包膜形成时，$T_1$ 像则显示边界清楚、信号均匀的光团形低信号影或等信号影。$T_2$ 像显示高信号，有时可见圆形点状的血管流空影，为脓肿包膜的血管反应性增生。通常强化后可显示明显的异常对比增强。总之，尽管神经放射学对脑脓肿的诊断有长足的发展，但从神经眼科角度来看，视野检查对脑脓肿（特别是颞叶脑脓肿）仍不失为一种简单易行的诊断手段。

**【治疗】** 感染早期脓肿壁尚未形成时，以控制感染为主，可给予大剂量广谱抗生素，如脓肿壁已形成应及时进行手术治疗，但术前应精确定位。根据脑脓肿部位、大小、浅表或深在、单发或多发而采取相应的处理，浅表脓肿可摘除，深在脓肿可抽取脓液并注入抗生素，大块切除感染脑组织，如出现脑疝，应紧急手术。

## 第四节　脑型寄生虫病

生物病原体如蠕虫（血吸虫、肺吸虫、囊虫、包虫、蛔虫、丝虫、原虫、疟原虫、弓形体、阿米巴等）侵入人体后，成虫、虫卵或其代谢产物可累及脑部，引起炎症性反应，统称为脑型寄生虫病（parasitosis of brain），亦有称寄生虫性脑炎。临床常见的有脑囊虫病、脑型肺吸虫病、脑型血吸虫病和脑包虫病等。

### （一）脑囊虫病

脑囊虫病（cerebral cysticercosis）系猪绦虫的幼虫（囊尾蚴）寄生于人脑内所引起的疾病。在我国主要流行于华北、东北、西北、山东，其他地区亦有散在性发病。其发病原因系因吞食了猪肉绦虫的虫卵，虫卵进入消化道，孵化成幼虫，随血液、淋巴输送至体内多个器官成为囊尾蚴，外有囊壁包绕，囊内含囊液，称囊虫结节，最后囊虫结节发生钙化，进入脑部者即为脑囊虫病。

**【临床表现】** 根据囊虫在脑内的分布部位，其临床特点可分 3 型：①脑实质型；②脑室型；③脑底型。亦有分为脑膜脑炎型、癫痫型、脑瘤型及脊髓型等。临床症状可因所侵犯神经系统的部位及范围而不同，主要有各种类型癫痫发作、脑膜脑炎、颅内压增高、脑局灶性症状和精神症状等，可见头痛、呕吐、颈项强直、进行性痴呆、失明、失语、瘫痪、共济失调、脑神经麻痹等，如第四脑室内有漂浮的囊虫结节，在急速转头时突然堵塞其出口，颅压可骤升而突发眩晕、呕吐，甚至呼吸循环障碍。

眼征：由于颅底脑膜炎、颅内高压、脑实质受累及第三脑室扩大压迫视交叉可引起一系列神经眼科征，如视盘水肿、视神经炎、继发性视神经萎缩等，瞳孔大小不等，对光反射迟钝或消失，视野改变，眼外肌麻痹，眼球同向运动麻痹等。

**【诊断】** 2000 年 8 月，在秘鲁首都利马举行的脑囊虫病研讨会上，专家小组对脑囊虫病的诊断提出了较为准确、严格的修订标准，绝对标准是脑囊虫病的确诊标准；主要标准可高度提示诊断，但不能单独用来证实诊断；辅助标准是该病常见的但并非特异性表现；流行病学标准是支持该病诊断的间接证据。根据以上标准可作出确定诊断或可能诊断。确定诊断标准：①一个绝对标准；②两个主要标准加一个辅助标准及一个流行病学标准。可能诊断标准：①一个主要标准加两个辅助标准；②一个主要标准加一个辅助标准和一个流行病学标准；③三个辅助标准加一个流行病学标准。

1. 绝对标准

（1）大脑病变部位活检发现寄生虫，在组织切片看到头节并带有吸盘和钩，或有寄生膜，可确诊脑囊虫病。但钙化的囊尾蚴无特征性头节和寄生膜，不能作为诊断依据。

（2）CT 或 MRI 检查显示脑囊虫病特异性改变，即在脑实质、蛛网膜下腔或脑室系统中可见带头节的囊性病变。

（3）经眼底镜直接看到视网膜下寄生虫，因视网膜被认为是中枢神经系统的一部分，包囊通常位于黄斑区，故视网膜下囊虫病属于脑囊虫病，但不包括眼前房囊虫病。

2. 主要标准

（1）神经影像学高度提示脑囊虫病。除典型的带头节囊性病变，还可有多种较特征性表现，如常见无头节的囊性损害，单个或多发的增强的环形改变或结节以及圆形钙化等，反映了脑囊虫病发展的不同阶段。

（2）血清酶联免疫电泳转移印迹实验（enzyme-linked immunoelectrotransfer blot，EITB）检测猪绦虫糖蛋白抗原、抗体阳性。

（3）小的单个增强病灶自然消失。

（4）应用阿苯达唑或吡喹酮治疗后，颅内囊性病灶消失或转化为钙化结节是诊断脑囊虫病的强有力证据。

3. 辅助标准

（1）神经影像学检查提示脑囊虫病病灶：脑积水或软脑膜的异常增强及脊髓造影显示多发造影剂充盈缺损是脑囊虫病患者的非特异性神经影像学表现。脑室囊虫和囊虫性室管膜炎通常引起不对称脑积水，囊虫性蛛网膜炎引起侧脑室及第Ⅲ、Ⅳ脑室扩张，并常伴有基底软脑膜异常增强。结核性或真菌性脑膜炎、脑脊膜癌病等也可以有相似的表现，但通过脑脊液分析可加以鉴别。

（2）临床表现提示脑囊虫病：其临床表现多种多

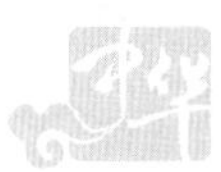



样，最常见表现是癫痫、局灶性神经损害、颅内压增高和智能衰退等。

(3) 酶联免疫吸附试验法检测脑脊液囊虫抗体或囊虫抗原阳性。

(4) 中枢神经系统以外的囊虫病。

4. 流行病学诊断　流行病学资料包括出生地、居住地及旅行史。

**【治疗】** 阿苯达唑或吡喹酮治疗，如局灶症状明显，定位明确可考虑手术。

**(二) 脑型肺吸虫病**

脑型肺吸虫病(cerebral paragonimiasis)是肺吸虫成虫移行入脑所引起，发病率约为肺吸虫病的20%～26%，感染来源为摄食未煮熟的感染小蟹。肺吸虫入脑途径可能是来自胸腔沿颈动脉而进入颅内，故多侵犯大脑半球。成虫在脑内爬行引起脑组织破坏、出血及炎症反应，亦可形成脓肿，其后形成含有胆固醇结晶，夏科-雷登晶体及虫卵甚至虫体的囊性肉芽肿，以后囊壁上可有钙质沉着。

**【临床表现】** 一般常先有肺或其他部位肺吸虫感染症状，神经系统早期症状类似脑膜炎，随后出现脑部局灶体征，亦有以蛛网膜下腔出血方式起病，或表现为进行性颅内压增高，类似脑肿瘤者。

眼征以视乳头水肿较多见，也可见神乳头炎、视神经萎缩、瞳孔大小不等，对光反射迟钝或消失，眼肌麻痹以动眼、滑车神经受累多见，根据病变累及部位的不同可出现相应的视野改变，如同向偏盲多由于视束受累。眼球震颤及视幻觉偶亦可见。脑肺吸虫病有时可同时发生眼肺吸虫病。

**【诊断】** 凡来自肺吸虫病流行地区的患者，曾有吃过未煮熟的蝲蛄、小蟹史，有急性感染或肺部感染，或有反复发作的脑膜脑炎、进行性瘫痪、局限性或全身性癫痫、颅内压增高等，应考虑脑型肺吸虫病的可能，如皮下结节活检找到虫体，从痰、胃液、大便等检查到虫卵即可确诊。抗原皮内试验灵敏性高，但与血吸虫及中华支睾吸虫有交叉反应。脑脊液补体结合试验或对流免疫电泳试验特异性很高，对脑型诊断有重要意义。血和脑脊液嗜伊红细胞增高，颅骨X线片有时可发现囊壁钙化，头颅CT及造影可显示囊肿均有助于诊断。

**【治疗】** 药物治疗以硫氯酚(别丁)为最常用。对局灶症状及颅内压增高显著者可手术治疗，但术后仍需继续硫氯酚治疗。

**(三) 脑型血吸虫病**

脑型血吸虫病(cerebral schistosomiasis)系血吸虫感染后的毒性作用或虫卵异位于脑组织内引起的神经系统疾病，发生率约为血吸虫病患者的1.7%～4.29%，近年来有所降低，在血吸虫疫区仍时有发生。血吸虫成虫寄生于血管系统，虫卵可随体循环或脊椎动脉系统入脑，成虫亦可寄生于颅内静脉窦，虫卵直接沉积于附近脑组织。病变部位以大脑中动脉供应区为最多，常发生在软脑膜下脑实质浅层内，表现为脑组织坏死及炎症反应，嗜酸性脓肿形成，虫卵周围肉芽肿性结节及瘢痕形成。

**【临床表现】** 分急性与慢性两型。

急性脑型肺吸虫病多见于青壮年初次大量感染尾蚴者，约在接触疫水后4～6周出现毒血症及急性脑膜炎，有高热、谵妄、抽搐、昏迷及脑膜刺激征等。治愈后很少有后遗症；慢性脑型肺吸虫病多见，可在血吸虫感染后任何时期中发生，常表现为癫痫和颅内压增高，有时表现类似急性脑血管病，临床经过与脑肿瘤相似。

眼征有视乳头充血、水肿，瞳孔缩小或扩大，对光反射迟钝或消失，眼肌麻痹，动眼、滑车及展神经均可受累，视野缺损多为同向偏盲或双颞侧偏盲，所有改变均视其病变部位而定，无特征性。

**【诊断】** 在流行地区有疫水接触史，经血和大便检查证实肠道血吸虫感染，一旦发现有颅内压增高、癫痫与定位神经征，即应考虑脑型肺吸虫病。免疫学检查如抗原皮肤试验和血清尾蚴膜试验阳性，直肠黏膜活检发现虫卵等均有助于诊断。有时需与脑炎、脑膜炎、脑脓肿等鉴别，如诊断有困难，而血吸虫病的诊断已成立，可先行锑剂治疗，治疗后如神经系统症状改善，即可帮助诊断。头颅CT对该病定位和定性诊断有价值。平扫可见病灶呈大小不等团块状或结节状混杂密度影，多数可见钙化，病灶周围有大片指套状或不规则水肿区，增强扫描可见病灶有明显强化。MRI $T_1$加权像呈低信号或等信号，$T_2$加权像呈高信号，周围有大片水肿区，病灶可有明显增强。

**【治疗】** 脑型血吸虫病的治疗首选药物治疗，目前认为吡喹酮是较为理想的抗血吸虫药物，具有疗效好、疗程短、副作用小等优点。合并脑水肿者，给予脱水、激素等治疗，有癫痫发作者，同时给抗癫痫治疗。药物无效时，有手术适应证可考虑手术。

**(四) 脑包虫病**

脑包虫病(cerebral echinococcosis)是狗绦虫(细粒棘球绦虫)的幼虫侵入脑部形成的囊肿性病变，多数为单发，发病率约为包虫病的1%～3%。

**【临床表现】** 主要可见颅内压增高和癫痫，其他有灶性症状取决于包虫所在部位，因棘球蚴大部系通过颈动脉到达大脑中动脉分布区，故局限性癫痫发作和单侧肢体轻瘫较多见。亦可存在于大脑半球静区、脑室、脑池或后颅凹中。

眼征以视乳头水肿多见，严重者可致继发性视神经萎缩，视野缺损多见同向偏盲。瞳孔大小不等，对光反射迟钝或消失，偶见旋转性眼球震颤。

**【诊断】** 对生活于牧区，有和犬羊等动物接触史者，如果尚有肝包虫病，有缓慢进行性的颅内压增高并伴有局灶性脑症状者，应考虑脑包虫病的可能。包虫补体结合试验和包虫囊液皮内试验阳性等有助于诊断。脑血管造影有特殊表现，如病变区无血管，围绕包虫囊肿的血管移位、变细、向下、呈蜘蛛足样，并环绕呈球形。头颅 CT 扫描可显示囊虫部位和大小，轮廓呈球形或卵圆形，低密度改变。MRI 扫描检查，断层形态同 CT，壳状钙化无信号，囊内液体信号同脑脊液，$T_1$ 为低信号，$T_2$ 为高信号，头节在 $T_1$ 为高信号具有特征性。头颅超声波可见中线波向对侧移位，有时可见液平面，颅骨 X 线平片可见病变部位颅骨变薄外凸、颅内钙化及颅内压增高征象等均有助于诊断。

**【治疗】** 甲苯咪唑治疗棘球绦虫效果显著，脑包虫病应及早手术治疗，如能完整地摘除囊肿，效果良好。

### （五）脑型疟疾

脑型疟疾（cerebral malaria）主要由恶性疟原虫引起。由于疟原虫及含疟原虫色素的红细胞充塞脑毛细血管，引起脑组织坏死、胶质增生、神经细胞变性和脑水肿。

**【临床表现】** 有剧烈头痛、高热、昏迷谵妄、抽搐等，也可因脑受累部位的不同而产生各异的局灶性神经征。小脑症状常显著，亦可有颅内压增高及脑膜刺激征等。

眼征中眼底可见视网膜水肿、出血，视网膜中央动脉痉挛或阻塞，视神经炎，继发性视神经萎缩。动眼、滑车、展神经麻痹常为不完全性。其他眼睑疱疹、角膜疱疹或溃疡亦可见。偶见皮质盲，特别在昏迷清醒后要注意检查。

**【诊断】** 主要根据血液中找到疟原虫，同时并发脑症状，即可确诊，应注意鉴别诊断。

**【治疗】** 积极抢救脑型疟疾在于及时诊断，急性期可用氯喹或盐酸奎宁，青蒿素 80mg/d，连用 5 天，首次加倍。有神经症状者可给予糖皮质类固醇等。

### （六）脑弓形虫病

脑弓形虫病（cerebral toxoplasmosis）系由弓形虫原虫引起，人类感染途径尚不明，一般多认为系通过食入未煮熟的感染动物的肉类而感染（获得型），弓形虫尚可通过胎盘使胎儿患病（先天性）。主要脑部病变是原虫侵犯血管引起脑组织炎症反应，坏死、软化灶及粟粒性肉芽肿形成，病灶内常可发现病原体。

**【临床表现】** 一般可分为两型，即先天型和获得型。

1. 先天型　脑征中有癫痫、脑积水、智力障碍、肢体瘫痪、肌张力增高等；眼征中常伴有视网膜脉络膜炎，眼底后极部有灰白色局限性炎性病灶，边界模糊不清，其后尚可见在其周围有色素沉着，酷似先天性黄斑缺损，尚可见先天性小眼球、先天性白内障等。

2. 后天型　又称获得型，脑部症状呈脑膜脑炎型表现，有头痛、抽搐、脑神经损害等。眼征中以动眼和展神经受累多见，尚可见视乳头水肿和视神经萎缩，眼底可见类似先天性脉络膜视网膜炎样改变，偶见前葡萄膜炎。

**【诊断】** 主要是结合临床症状及从淋巴结、肌肉、血、脑脊液作涂片检查或动物接种等找出病原体。公认酶联免疫吸附试验（ELISA）是最敏感的方法，对疑似的病例，可作脑脊液或其他组织的涂片或动物接种，以分离虫体。

**【治疗】** 主要是对症处理。口服乙胺嘧啶及三磺合剂等。

（童　绎）

## 主要参考文献


1. 李凤鸣. 眼科全书. 下册. 北京：人民卫生出版社，1996：3102.
2. 童绎. 中毒型菌痢与黑矇. 中华眼科杂志，1979，15：295.
3. 刘英奇，赵亮. 现代眼科学. 南昌：江西科学技术出版社；北京：北京科学技术出版社，1996：678.
4. 董为伟. 实用临床神经病学. 北京：中国医药科技出版社，2001：205-253.
5. 金永华，王维治. 脑囊虫病诊断的新标准. 现代神经疾病杂志，2002，2(6)：381.

# 第五章
# 颅内肿瘤

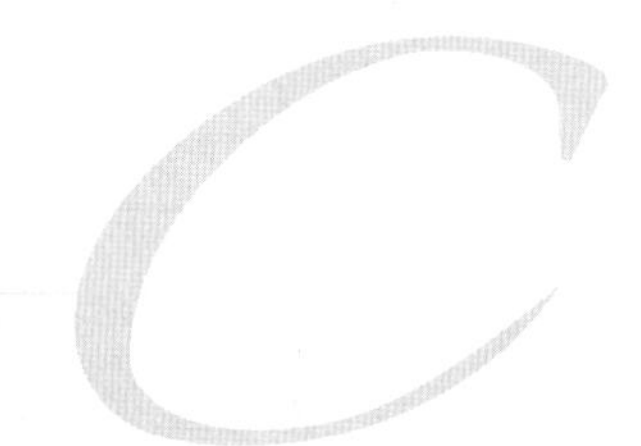

颅内肿瘤（intracranial tumor）简称脑瘤，约占全身各部位肿瘤的2%，儿童由于其他部位肿瘤少见，脑瘤的患病率相对较高，约占全身肿瘤的7%。脑瘤中以胶质瘤最多见，依次是脑膜瘤、垂体腺瘤、神经纤维瘤、颅咽管瘤、转移瘤、血管网状细胞瘤等。我国的脑瘤与欧美各国的脑瘤相比其发病率相似。小脑幕上的肿瘤以星形胶质瘤和脑膜瘤占多数，小脑幕下则以小脑的星形胶质瘤、髓母细胞瘤及听神经瘤较多，幕上与幕下肿瘤比约为2∶1。

近年来，由于头颅CT、磁共振（MRI）以及数字减影血管造影等新技术的开展，对于脑瘤的诊断已能够达到很早期的诊断并能极为精确的定位，目前已逐渐深入开展基础理论的研究。然而，对于早期颅内肿瘤的误诊仍屡见不鲜，值得重视。

神经眼科中脑瘤的眼征以视乳头水肿为重要客观征象，发病率在80%左右，常与肿瘤的所在部位是否引起脑脊液压力升高、肿瘤的性质（恶性或良性）及病程的长短等有关。幕下及中线肿瘤出现视乳头水肿较早且较严重；幕上肿瘤视乳头水肿的发生率较幕下者低且出现较晚，恶性胶质瘤及转移瘤一般出现则较早、发展迅速且较严重。早期脑瘤，并非每一例皆引起视乳头水肿，无视乳头水肿亦不能除外早期颅内高压征和脑瘤的存在。小儿脑瘤，由于颅缝尚未闭合易裂开使颅内高压得到代偿，视乳头水肿低于成人脑瘤，因此多出现在病程的晚期，然而一旦出现视乳头水肿，则对诊断很有意义。肿瘤引起的视乳头水肿，绝大多数为双侧性，但两侧的程度不一定相等，也不一定与脑瘤的发展平行。幕上脑瘤一般病变侧多较重，幕下脑瘤两侧大致相同。额叶底部肿瘤（如嗅沟脑膜瘤）直接压迫同侧视神经引起原发性视神经萎缩，因颅内高压而引起对侧视乳头水肿，称Foster-Kennedy综合征，具有一定的诊断意义。

根据颅内高压征所致视乳头水肿程度，结合病程长短和发展过程或神经系统其他体征，常能较正确地诊断幕上或幕下病变、良性或恶性脑瘤。如将视乳头水肿分为初期型、进行期型、恶性型、末期型等四型，对脑瘤的定位有一定的参考价值：初期型或进行期型，一般多为幕上肿瘤或早期幕下听神经瘤；恶性型者，肿瘤在幕上或幕下均有可能；末期型者，幕上肿瘤多于幕下肿瘤。视乳头水肿的分型对脑瘤的定性也有一定的参考价值：初期型或进行期型，一般多为良性肿瘤；恶性型者如为幕上肿瘤，大多数为恶性型，如属幕下肿瘤，良性或恶性均有可能；末期型者，病程在一年内者多为恶性肿瘤，在一年以上者多为良性肿瘤。如视乳头水肿伴大片眼底出血在颅压短期内急剧升高者，多见于恶性脑瘤；视乳头水肿伴点状或线状出血，颅内压升高缓慢发生者，多见于良性脑瘤。尚应指出的是，脊髓肿瘤亦可引起视乳头水肿，此乃因脑脊髓蛋白增高所致，应行脑脊液蛋白测定。

近年来，由于神经影像学的长足进步，不少脑瘤在还未引起视乳头水肿以前即被神经影像学作出明确的诊断，得到了及时的治疗，所以脑瘤引起的视乳头水肿的发病率有明显减少的趋势。

脑瘤引起视力减退约占80%左右，多由于长期的视盘水肿引起的继发性视神经萎缩以及脑瘤直接压迫或间接累及视神经或视交叉，致使供血障碍造成的原发性视神经萎缩。早期易误诊为视神经炎和球后视神经炎，应注意临床表现。

复视多由于颅内高压使在颅底行程较长的展神经受压及牵引所致，一般无定位意义。

视野检查（包括中心30°以内者）对于脑瘤的定位诊断有着非常重要的意义，将分述于以下各节中。

总之，对于原因不明的视力下降、视乳头水肿或视神经萎缩等，应尽可能详查发病原因，应常规检查头颅CT及磁共振（MRI），以便早期发现脑瘤。同时应注意鉴别诊断包括颅内静脉窦血栓形成、MRI或MRV为临床上首选检查方法，可直接显示脑静脉血栓并反映血栓的病理基础及病变过程，比CT更敏感、更准确。DSA是诊断金标准，准确率可达75%～100%。

## 第一节 幕上肿瘤

### 一、额叶肿瘤

额叶肿瘤(frontal lobe tumor)发生率居幕上各部位肿瘤的首位，约占脑瘤的1/5，占大脑半球内及凸面肿瘤的41.5%，以胶质瘤最多，其次是脑膜瘤。临床症状与肿瘤部位有关，一般而言，脑外凸面肿瘤常引起脑皮质刺激症状，而脑内肿瘤则常引起脑功能破坏性症状。额叶肿瘤以颅内高压而不伴有局部症状为其临床特征。由于额前区有"静区"之称，早期症状常不明显，颅内压增高征也常较晚出现，因此对早期诊断、治疗、预后等均有一定影响。

**【眼征】** 额叶底部肿瘤与神经眼科关系密切。如肿瘤扩张影响至视神经使患侧视神经萎缩，患侧嗅觉丧失，而对侧由于颅内高压引起视乳头水肿，此即称为Foster-Kennedy综合征，于1911年描述，作为额叶底部肿瘤特征。然而，后来人们发现，不少其他的非肿瘤性病变也可引起类似的综合征，因此，Foster-Kennedy综合征已远远超过了前颅窝底部肿瘤或嗅沟脑膜瘤的范围。如肿瘤向视交叉部位扩张可造成双颞侧偏盲，如果肿瘤直接向上压迫视束或由于额叶肿瘤对视束产生的远距离间接影响可致肿瘤对侧的同侧偏盲。额叶肿瘤早期多无视乳头水肿，头痛与视乳头水肿并不一致，晚期才发生视乳头水肿。向心性视野缩小多与患者注意力不够集中有关，无临床意义。同向偏斜和凝视麻痹系额上回、额中回后方受损引起，脑皮质刺激性病变使头和眼向肿瘤对侧偏斜，破坏性病变则向肿瘤侧偏斜，可伴凝视麻痹。有时同向偏斜呈发作性伴意识丧失。偶见凝视麻痹性眼球震颤。额叶前部肿瘤早期尚可使视野在一眼下方呈偏盲或有中心暗点。

**【其他】** 有关额叶其他定位体征，取决于损害的部位，常有精神症状，以进行性痴呆为主，系额叶前部损害所致，主要是记忆力障碍与性格改变，尤其是近记忆力的减退或丧失，而远记忆力保存。如额叶后部中央前回锥体束受累可产生对侧偏瘫；在优势半球额下回后部(Broca区)则可产生运动性失语症。近中央前回损害常有局限性运动性癫痫发作，或以局限性癫痫开始的全身性癫痫大发作。在额中回后方受损，则出现对侧上肢无意识地摸索强握反射。亦可见额叶性共济失调，以躯干表现为重，故主要表现为直立和行走障碍。

**【诊断】** 有高级神经活动障碍，颅内高压征和局限性运动性癫痫瘫痪或运动性失语等；或有病灶侧眼球突出、嗅觉障碍、颞部骨质隆起、视野缺损等，均应考虑有额叶肿瘤的可能性。头颅X线片对某些额叶肿瘤可作定位或定性诊断，常见前颅凹底部或蝶骨嵴骨质局限性增生、钙化斑或破坏现象。脑血管造影对额叶脑膜瘤、胶质瘤及转移瘤等有定位价值，晚近多被头颅CT或MRI所取代，CT主要通过肿瘤与周围组织的密度对比和正常结构(如脑室)的移位和变形诊断脑瘤，一般显示肿瘤密度较高，侧脑室前角常见受压变形，磁共振(MRI)对其诊断更有价值。

**【治疗】** 以手术摘除肿瘤为主，术后根据病理检查可配合化疗及放射治疗等。

### 二、颞叶肿瘤

颞叶肿瘤(temporal lobe tumor)为颅内好发部位之一，发病率在大脑半球肿瘤中居第二位，常见肿瘤为胶质瘤，其次为脑膜瘤，成年人多见，性别差异不大。颞叶前部被认为属于"静区"，故早期诊断有很大困难，尤其是病变位于右侧非优势半球者，临床症状及体征常不明显或仅有轻微症状。多数仅表现颅内压增高征。

**【眼征】** 由于颞叶肿瘤所在部位不同，而产生相应的神经眼科症状和体征。颞叶前部肿瘤尚未影响到视放射，因此可无视野改变，可能不发生任何眼部症状。一旦累及视放射即可产生同侧偏盲。颞叶内侧肿瘤常在小脑幕切迹疝发生前单独出现患侧动眼神经麻痹、对侧同侧偏盲以及视乳头水肿，视动性眼球震颤阴性。颞叶中部肿瘤，由于视网膜上部的纤维所在位置较深，下部则较浅，并且向前绕过形成前襻，所以下部纤维较易受损，因而颞叶肿瘤上象限盲较多见，上象限盲多表示Meyer襻受累，具有定位价值。颞叶后部肿瘤常发生视乳头水肿，常在偏盲侧发生幻视。位于颞叶下部为上象限盲，位于颞叶上部则为下象限盲，也可引起完全性同向偏盲，系视放射下部纤维在绕过侧脑室下角的一段径路经过颞叶所致(图10-78)。肿瘤越向前，双眼同向偏盲也越不对称，肿瘤侧视野缺损较对侧为轻，亦即病变一侧的鼻侧视野缺损小于对侧的颞侧视野缺损，以致偶尔出现一眼偏盲和另眼象限盲。总之，对侧同向性偏盲或象限盲是颞叶肿瘤最常见的症状之一，视野缺损双眼不对称，病变侧较显。

颞叶肿瘤尚可见视物变小、变远、变近或变形，偶尔有光幻视，但多数为形象幻视，形象模糊不清或十分清晰生动。肿瘤部位越向后越清晰，可发生于偏盲侧或非偏盲侧。一般认为高度分化的成形的视幻觉可提示为颞叶病变，多为有形的、各式各样的人物或动物，同一患者每次都可看到同一形象。此外，颞叶肿

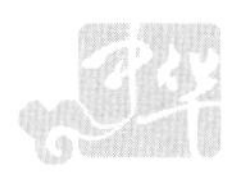



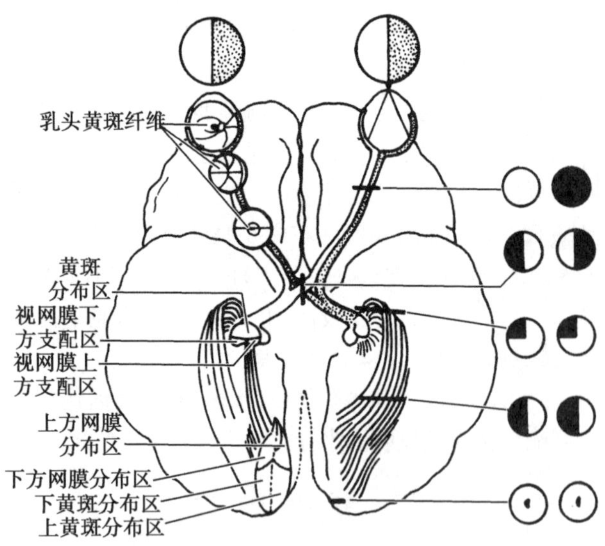


图 10-78　视觉径路及视神经不同部位损伤后的视野变化

瘤偶可因海马回经小脑幕切迹疝入后颅窝时压迫动眼神经引起麻痹，而滑车和展神经麻痹多因颅内高压所致。

**【其他】** 颞叶肿瘤还可能有味嗅幻觉，钩回发作，不自觉的舔舌、吞咽等。颞叶钩回疝可发生在大脑半球任何部位的占位性病变或脑水肿，但以颞叶肿瘤产生者为最多见，尤其是位于颞叶前部时可占 1/5，乃因颞叶肿瘤较其他部位更靠近小脑幕切迹。此外，还可有眩晕、精神错乱、精神运动性癫痫、记忆力丧失和梦幻状态。颞叶后部肿瘤如听觉中枢受累可有幻听及耳聋等症状，左侧颞叶后部有言语困难及失语症。

**【诊断】** 钩回发作是颞叶癫痫的典型表现，发作时可突然嗅到一种异常的恶臭或怪味，如同时伴有颅内高压即可诊断为颞叶肿瘤；无颅内高压者，但有颞叶癫痫亦应考虑颞叶肿瘤的可能。视野检查，对诊断颞叶肿瘤有极为重要的价值。头颅 X 线平片依肿瘤的性质、生长速度、位置及病程等，可呈颅压增高钙化、骨质破坏和增生等，常与肿瘤所在部位一致。脑超声波除见肿瘤波外，中线波向对侧移位最明显。晚近以脑 CT 扫描对诊断帮助最大，多显示为高密度区，亦有少数肿瘤有钙化、囊变、坏死等不同密度变化。MRI 更有助于诊断。

**【治疗】** 手术摘除肿瘤，辅以化疗、放疗等。

## 三、顶 叶 肿 瘤

顶叶肿瘤（parietal lobe tumor）发生率较额、颞叶者低，肿瘤多为胶质瘤，其次为脑膜瘤，好发于中年人。主要症状为对侧半身的感觉障碍，多见颅内高压征为首发者。

**【眼征】** 位于顶叶深部病变时，视放射上半部的纤维易受损，故出现病变对侧同向性下象限盲，顶叶下部肿瘤可引起同侧偏盲，但无黄斑回避。顶叶肿瘤，可能会有视动性眼球震颤征异常。如右侧顶叶肿瘤，将旋转鼓由左向右旋转，不发生视动性眼球震颤；但若将旋转鼓由右向左旋转，则可以引出视动性眼球震颤。此外，尚可有视物变形；视觉性空间知觉障碍，即不能判断所看见的物体与自己之间的空间关系，不能确定长度等；视滞留症即物体从眼前移去后仍有视像的感觉；人面失认症，不认识熟人面孔，视如生人；主侧半球角回病变可产生失读症等高级视觉障碍。颅内压增高时可见视乳头水肿。

**【其他】** 感觉中枢受刺激可出现对侧感觉性癫痫，可为局灶性或呈局灶扩展，受压破坏时出现对侧皮质复合感觉障碍。缘上回病变可引起双侧失用症。非主侧半球病变可产生躯体认识障碍及空间辨别障碍。

**【诊断】** 主要根据临床表现，有对侧半身的感觉障碍，尤其伴有局限性感觉性癫痫发作，则更有定位诊断价值。如深浅感觉障碍、实体感丧失或具有 Gerstmann 综合征（主侧角回病变引起失认、失算、失写、左右辨别不能等）对顶叶肿瘤有重要定位价值。头颅 X 线局部骨质破坏或变薄。头颅 CT 及磁共振根据肿瘤性质良、恶等更可显示病变范围大小。

**【治疗】** 主要应手术摘除肿瘤，根据肿瘤病理性质，术后可辅以化疗或放疗等。

## 四、枕 叶 肿 瘤

枕叶肿瘤（occipital lobe tumor）单纯局限于枕叶的肿瘤较少，因枕叶较小，常同时累及顶叶和颞叶后部。肿瘤亦多见胶质瘤，其次为脑膜瘤。

**【眼征】** 枕叶因与视觉功能有关，因此枕叶病变常首先出现视觉障碍。最常见的特征性表现为对侧同向偏盲，呈高度一致性，常有黄斑回避。无黄斑回避提示视放射纤维或视皮层有完全性或近完全的受累，有黄斑回避则提示视放射纤维中黄斑纤维未完全被阻断。中心视力可不受影响，因其系由分布较为广泛的黄斑纤维所支配；如果中心视力丧失，可能病变破坏了整个视放射及经过胼胝体压部至对侧枕叶的纤维所致；两侧枕叶肿瘤方可引起两眼完全失明。脑部其他部位肿瘤，不论是额叶或颞叶的肿瘤，偶可产生类似枕叶肿瘤的改变，此乃大脑后动脉被压向小脑幕游离缘引起单侧性或双侧性枕叶缺血或出血性梗死引起。枕叶距状裂皮质前端的病变，视野缺损在周边部；病变越近枕叶后部尖端，视野缺损越在中央部；局限性的小病灶可产生两眼对称性的象限盲或对侧眼颞侧周边月牙区的视野缺损。一般认为中心性或旁中心性同向暗点系枕叶皮层病变的征象（图 10-78）。枕叶肿瘤所引起的视野缺损可迅速发展或呈卒中样改变，类似脑血管意外，引起一过性全盲，此乃肿瘤本身或其周围水肿所致，数小时后健侧视野逐渐恢复，而遗留病损对侧同向性偏盲。此外，尚可有光幻视和色幻视，在完全或部分缺损的视野内，间歇地出现暗点，可呈跳动的圈点状、波浪状、星状或线条状，也可从一种转化为另一种；颜色则以金色或紫色多见。幻视可为感觉性癫痫发作的表现或为其先兆，通常系距状裂视皮层受刺激引起。枕叶病变所致幻觉与颞叶者不同，多不成形，如闪光、火星、圆圈、线条等，常在病变对侧视野中出现且有时呈浮动感。少数可出现复杂的成形幻视，甚至发生于术后，可能和邻近的颞叶受累有关。完全性的同向偏盲和不成形的视幻觉提示枕叶病变。视乳头水肿常见且明显，急速进展者常伴有视盘周围出血和渗出。如枕叶肿瘤同时影响至顶叶和颞叶，亦可见视动性眼球震颤异常，合并皮质盲时则完全消失。同向侧方运动麻痹和集合麻痹并不少见，但同向偏斜多不显著。Parkinson 研究一组 50 例仅局限在枕叶的原发性肿瘤，头痛占 90%，恶心呕吐占 46%，视野缺损占 38%，视力减退占 32%，运动失调占 30%，不成形幻视占 24%，惊厥占 18%，眩晕和感觉异常各占 16%，智力和性格改变占 16%，复视占 12%。

**【诊断】** 根据临床表现，结合头颅 CT 及 MRI 等检查更可确诊。

**【治疗】** 手术摘除或辅以化疗或放疗等。

## 五、胼胝体肿瘤

胼胝体肿瘤（corpus callosum tumor）以星形细胞瘤较多见，原发于胼胝体者较少，多数由一侧大脑半球肿瘤累及。

**【临床表现】** 有明显的精神症状，如精神淡漠、嗜睡及记忆力减退等，失用、运动障碍、颅内高压以及邻近结构受累症。早期运动及感觉障碍一般很少见，当肿瘤浸润至两侧大脑半球时可引起一侧或两侧不等的锥体束损害。当肿瘤位于胼胝体的最后部近后连合时，可产生四叠体的压迫出现 Parinaud 综合征。胼胝体肿瘤眼部症状无定位价值，颅内高压多见于晚期，视乳头水肿不显著。

**【诊断】** 由于缺少定位体征及颅高压征发生较晚，所以早期不易发现。如有精神或性格改变、失用、左右分辨不能、失认等，应考虑该瘤的可能。脑脊液中蛋白增高。头颅 CT 及 MRI 更可明确定位。

**【治疗】** 手术摘除肿瘤或对症治疗等。

## 六、矢状窦旁和大脑镰脑膜瘤

矢状窦旁和大脑镰脑膜瘤（para-sagital sinus and falx cerebral meningioma）系指矢状窦旁脑膜瘤与上矢状窦侧壁粘连，而大脑镰脑膜瘤与大脑镰粘连，多位于大脑镰的一侧，但也有相当一部分肿瘤穿破大脑镰向对侧生长。临床表现两者基本相似，大脑镰脑膜瘤对中央前回压迫较轻，而颅内压增高却较明显。按肿瘤与矢状窦或大脑镰粘连的部位可分前、中、后 1/3 三种，其临床表现、手术方法和疗效等均有所不同。分述如下：

**【临床表现】**

1. 矢状窦前 1/3 脑膜瘤　因肿瘤位于额叶，可长期无症状或仅有头痛，有时出现表情淡漠、记忆力减退等。肿瘤生长较大时可引起颅内高压，有剧烈头痛、呕吐和视乳头水肿，有的病例可有严重视力障碍及视神经萎缩。

2. 矢状窦中 1/3 脑膜瘤　以早期运动性或感觉性局灶性癫痫为首发症状，癫痫发作先从足部开始，逐渐向下肢、上肢和颜面部发生，晚期才出现颅内高压征。因中 1/3 者局灶征明显，易在早期被发现，因此病程比前和后 1/3 者为短。

3. 矢状窦后 1/3 脑膜瘤　可累及顶叶后部和枕叶。早期有发作性幻视，如眼前有光点或火星状等；颅内高压征通常较晚发生，定位症状较少，如累及枕叶距状裂可见对侧同向偏盲伴黄斑回避，常不为患者所察觉，其他尚可见感觉性或视觉性癫痫和皮质感觉障碍。

**【诊断】** 起病缓慢，从足部开始的限局性癫痫，一侧下肢单瘫或两侧下肢先后瘫痪伴有排尿困难，随后出现颅内高压者，可考虑为大脑镰脑膜瘤。约 1/4 矢状窦旁脑膜瘤颅骨 X 线可见颅骨增生、头皮血管扩张。头颅 CT 可直接显示肿瘤的大小、部位及形状，强化后影像清晰，并可作出定性诊断，显示出肿瘤区的高密度影。但如头颅 CT 未扫描颅穹隆顶部层面，可因未显示肿瘤而将周围低密度水肿区认为是病变本身而误诊。

**【治疗】** 根据肿瘤大小及局部相邻关系选择手术摘除。

## 七、鞍区肿瘤

鞍区即蝶鞍区，包括鞍内、鞍上及鞍区周围区域，鞍区肿瘤即指发生在此区域的肿瘤，神经眼科的症状和体征对诊断鞍区肿瘤具有重要意义。常见的有垂体腺瘤、颅咽管瘤，其他尚可见鞍结节、蝶骨嵴脑膜瘤等。

### （一）垂体腺瘤

垂体腺瘤（pituitary adenoma）发病率仅次于胶质瘤及脑膜瘤而居第三位，占 10.4%～11%，如包括垂体微腺瘤（病体＜1cm）则约为 20%～25%。男女均可发病，以中年和壮年多见。由于蝶鞍位于颅底，远离脑组织和脑室系统，如发生肿瘤常缺乏颅内高压征和神经系统体征，尤以早期为甚，但视交叉却易遭压迫，早期即可出现视力和视野障碍，故一般患者多先就诊于眼科。视交叉不仅为视路中枢重要连接点，也系神经内外科、眼科医师共同关注点。

垂体前叶由三种细胞所组成，其中以嫌色细胞（γ细胞）最多占 52%，嗜酸细胞（α 细胞）次之占 37%，嗜碱细胞（β 细胞）最少占 11%。临床上多将垂体肿瘤根据染色性质而分类，以嫌色垂体腺瘤为最多占 70% 左右，其次是嗜酸性腺瘤或混合瘤（包含嫌色和嗜酸两种细胞），嗜碱性腺瘤则更少见。但这种纯形态分类难以说明垂体腺瘤的不同临床病理性质，目前用电镜和免疫组织化学等方法检查，按分泌激素的不同将垂体腺瘤分为：生长激素（GH）腺瘤（占 20%～30%）、泌乳激素（PRL）腺瘤（占 40%～60%）以及两者混合腺瘤（GH、PRL）、促皮质激素（ACTH）腺瘤、促甲状腺激素（TSH）腺瘤、促生殖激素（GnH）腺瘤等数种有功能腺瘤。TSH 和 GnH 腺瘤混合者少见，各种内分泌腺瘤占 10%。另外尚有 1/4 病例属无功能性腺瘤。近代内分泌测定证明无分泌功能的垂体腺瘤实际上仍可分泌一定量的生长激素和催乳素，但其量少，测定较难。免疫组织化学研究结果与临床表现密切相关，同时尚可证实垂体腺瘤分泌产物和功能分类。嗜酸细胞性腺瘤和嫌色细胞性腺瘤主要分泌生长激素和催乳素。另外，在有些临床上无明显症状的腺瘤，通过免疫组织化学仍可有功能性表现。如仅有肢端肥大症而无性功能障碍的患者标记结果呈生长激素、滤泡刺激激素阳性；仅有 Cushing 征表现的患者标记呈 ACTH 催乳素阳性。此外，有时尚可见催乳素水平很高，但不一定产生催乳素的腺瘤，从而证实免疫组织化学在区分垂体腺瘤分泌产物及其功能性分类研究上有一定的价值。它能根据瘤细胞所产生的激素进行功能与形态相结合的分类和命名。垂体促性腺激素（GnH）腺瘤的发病率从 1980 年以来已从 1% 递增至 10%。GnH 腺瘤大多见于中年以上男性，常因视力锐减就诊，故发现时均属大腺瘤，视交叉前的视路障碍可产生同侧传入性瞳孔障碍，视交叉后的视路肿瘤可产生对侧传入性瞳孔障碍。伴有鞍上扩展和视交叉压迫征，以神经眼症为主要表现，及时手术可使大部分患者恢复视力。绝大多数垂体腺瘤属良性，少数可恶变称垂体腺癌，预后差。

垂体病变，尤其是垂体腺瘤，虽然从性质上来说是一种良性肿瘤，但由于其本身的性质及对垂体功能及周围组织结构的影响，具有很多特殊性。由于垂体是多个内分泌轴的共同中枢，具有分泌多种促激素的功能，而且垂体周围毗邻很多重要的结构，因此，垂体腺瘤患者既可以有垂体内分泌功能方面的改变，又可以有肿瘤压迫所引起的临床症状和体征。而垂体内分泌的改变又可以涉及多个系统直接或间接的改变。泌乳、月经周期紊乱、不育、性功能下降、面容改变、肥胖、高血压、糖尿病及头痛、头晕、乏力、视力视野障碍等都可以成为患者就诊的主诉。有时甚至没有任何异常表现，只是在常规体检时发现患有垂体腺瘤。此外，正是由于垂体的多重功能，治疗时如果采取的措施不当，也会造成多个内分泌轴功能的紊乱，又可以形成更加多样性的临床表现。

多数垂体腺瘤通过药物或手术治疗可以获得满意疗效，但对于那些侵袭性垂体腺瘤来说，单纯一种治疗方法往往难以控制肿瘤发展，常需多种方法综合治疗。

仅仅把垂体腺瘤当作中枢神经系统的一种肿瘤来看待，殊不知它是一种内分泌中枢的肿瘤，会引起人体内分泌系统及其他系统的连锁反应，与人的生活质量及寿命密切相关。

由于肿瘤大小、形态及周围视神经、视交叉和下丘脑等结果受累程度不同，其治疗方法也各不相同。如何使患者及家属了解这些知识，作出正确的选择是非常必要的。

**【眼征】** 垂体肿瘤的眼部症状取决于垂体腺瘤类型的性质及与视交叉的位置、和鞍背之间的关系、肿瘤生长的方向等。根据 Schaeffe 统计视交叉与垂体之间的位置可分四型，也有人有将其分为三型：正常人 80% 视交叉是直接位于蝶鞍上；约 10% 位于更前超过鞍结节，称前固定型；而另 10% 位于更后超过鞍背，称为后固定型。视交叉为前固定型和后固定型时，因肿瘤不直接压迫视交叉而不产生相应的双颞侧视野改变，前固定型者垂体腺瘤首先压迫视束，而后固定型者则压迫视神经（图 10-79）。垂体腺瘤首先顶起鞍膈，然后突破鞍膈向鞍外发展，压迫视交叉。在人类视神经纤维约 53% 是交叉的，47% 是非交叉的，来自视网膜鼻侧半的纤维交叉至对侧，并与对侧视网膜颞侧半非交叉纤维组成视束，两眼鼻侧视网膜的交叉纤维在视交叉处并非简单地对角线相交，而是相互交错，形成复杂的排列，致使发生多种变异的视觉症状。黄斑纤维在视神经和视交叉占据了总面积的 80%～90%，可以说视交叉主要是一个黄斑的组织，仅在其前下和后下缺乏黄斑纤维。视交叉位于鞍膈上方约 7mm 处，横径为 10～20mm，平均 13.3mm，纵径为 4～13mm，平均 8mm，厚为 3～5mm，平均 4mm，可因蝶鞍大小、深浅等多种因素因人而异，由于视网膜纤维及黄斑纤维在视交叉中排列有一定位置，故视野障碍亦有一定顺序。肿瘤由鞍内向上生长可压迫视交叉的下方及后方，将视交叉推向前上方，甚至将视交叉竖立，此时首先受压迫的是位于视交叉下方的视网膜鼻下象限的纤维，引起颞侧上象限视野缺损（图 10-80）。肿瘤继续发展可累及视交叉中层的视网膜鼻上象限纤维，因而产生颞侧下象限视野缺损，此时即为双颞侧偏盲，双颞侧偏盲是垂体瘤最常见的视野缺损，也是视交叉唯一的一个部位可因一个病灶而产生的双侧偏盲，可看作是垂体瘤视觉损害的同义词（图 10-78，图 10-81，图 10-82）。有时，因视网膜内上象限的纤维中有一部分混杂在不交叉的纤维中，位于视交叉侧面，故在颞侧偏盲中可保留小片视野称“颞侧小岛”，肿瘤继续发展向两侧影响位于视交叉较内侧的视网膜颞上象限的纤维（不交叉），而产生鼻侧下象限的视野缺损。位于视交叉的最外侧的视网膜颞下象限的视野常得以保留至最后才丧失；对右眼来说，其视野损害的顺序是按顺时针方向的，而对左眼来说则是反时针方向发展的（图 10-82）。如肿瘤位于视交叉后部影响黄斑纤维，则出现同上顺序变化一致的中心暗点改变，称暗点型视野缺损。即发展顺序与周边视野相同，以后中心暗点可逐渐与周边视野缺损相融合。因此，一般如仅检查周边视野而未检查中心暗点，无疑会将早期周边视野尚无影响的这种偏盲型中心暗点病例漏诊。检查周边视野时应注意，当视标自周边向前移动在确定了该经线的周边界限度数后，仍应继续将视标向前移动直至固视点，这样才不至于遗漏中央部位的偏盲型暗点，早期检查中心视野有重要意义。

典型的双颞侧偏盲，约占 75%～86%，同时双眼呈单纯性视神经萎缩，称视交叉综合征。近年来统计，垂体腺瘤视野缺损发病率明显下降，由 1955 年前的

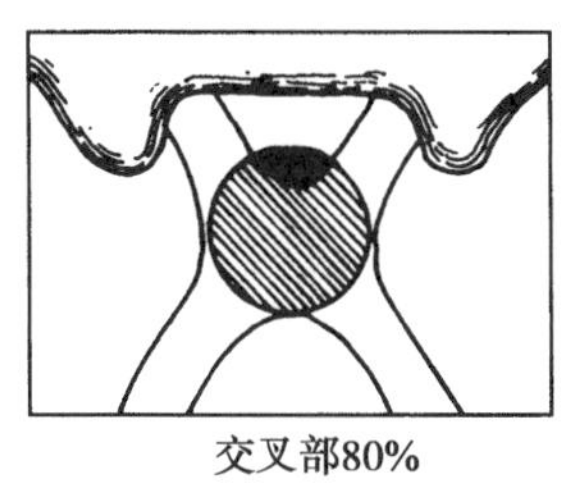
交叉部80%

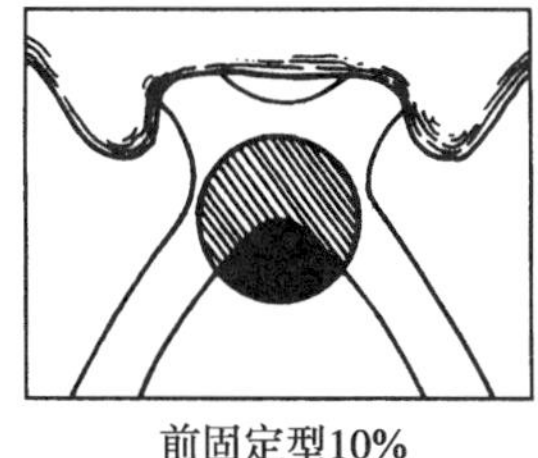
前固定型10%

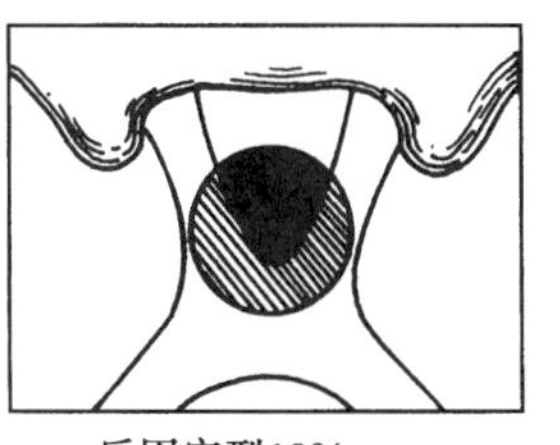
后固定型10%

图 10-79 正常视交叉的解剖变异

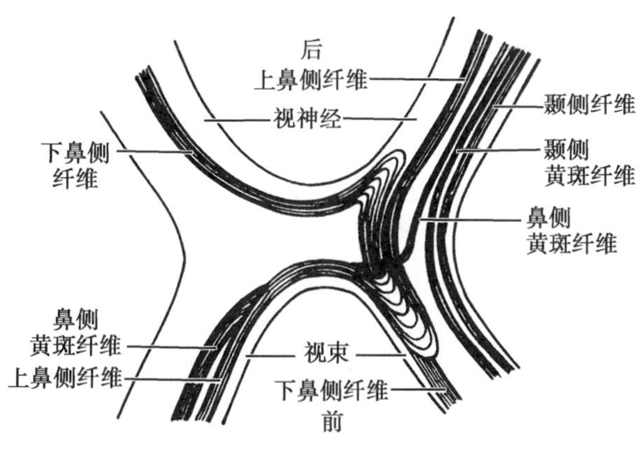


图 10-80 视交叉神经纤维排列

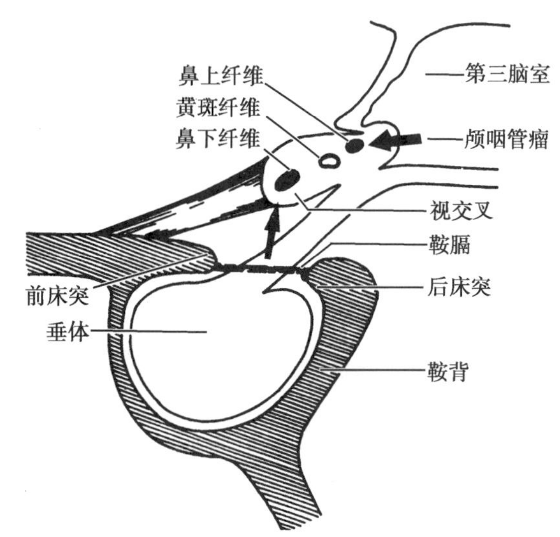


图 10-81 视交叉解剖

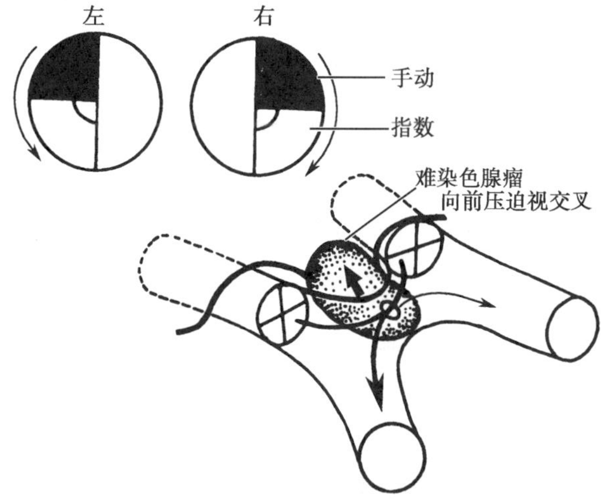


图 10-82 垂体腺瘤由下向上压迫视交叉

86% 降至 33%(1976—1980)，主要由于检查技术的提高。因此，眼科医师应特别注意早期非典型的视野改变，无论单眼颞侧偏盲或双眼颞侧偏盲，只要偏盲有垂直分界线，尤其是上半视野内垂直中线的象限型视野缺损或呈束状，可认为系视交叉受累的有力证据，甚至仅出现单眼颞上方的中心暗点，也应视为视交叉受压的可疑象征。视交叉除肿瘤压迫可产生颞侧偏盲外，由于视交叉中部存在一个微循环薄弱环节，早期是造成视交叉供血障碍的主要原因。供应视交叉下方的血供是来自垂体上动脉和漏斗动脉的分支，垂体漏斗与视交叉下方由共同的血管分支供应。当垂体发生肿瘤时，垂体局部这种高灌流状态借助共同血供“窃走”了大量血流。由于视交叉供血量因肿瘤的“窃流”或干扰而大为减少，使中部的微循环的薄弱环节首先缺血，导致视交叉中部的交叉纤维供血障碍，也可表现双颞上象限或颞侧偏盲。如垂体微肿瘤，尚未能足以压迫视交叉，显然系由于供血障碍所致。如果供血障碍不很严重，尚未使该区视觉纤维破坏，可以仅出现红色视野缺损，这种缺损是可逆的，一旦解除供血障碍原因，绝大多数视野缺损可完全恢复正常。未突出鞍膈的鞍内病变特别是垂体微腺瘤可表现仅有红色颞上象限视野缺损，因视野改变首先是有色视野缺损，又以红色视野为最早。近年来，色视野检查常不够重视。如单眼视力减退有中心暗点，另眼颞上方视野缺损且以垂直子午线为界，可考虑肿瘤累及一侧视神经和视交叉连接处病变。临床上有时检查出偏盲型束状盲点，乃视交叉改变的早期视野缺损表现，对定位诊断有重要意义。其特征为从生理盲点上方或下方，沿视野 10°～20° 作弧形向正中垂直线伸出，其尾端止于正中垂直线，而使弧形呈偏盲型(图 10-83)。颅后窝和第三脑室肿瘤、蛛网膜炎等皆可引起第三脑室扩大，视交叉上方为第 3 脑室的前端，第 3 脑室底部前端在视交叉后各形成一个隐窝，在前方者为视隐窝，后方者为漏斗隐窝。由于视隐窝或漏斗隐窝的扩大，引起视交叉受压致双眼颞侧偏盲，而可能误为垂体腺瘤；但视野缺损常首先由颞下方开始，因位居视交叉上方的双视网膜鼻上方纤维受累，故首先出现双颞下象限视野缺损，继之向颞上、鼻上扩展。因视交叉上后部黄斑纤维被扩大的第三脑室压迫，可见双颞侧偏盲型中心暗点。一般情况下，视野改变与肿瘤大小是相平行的，如肿瘤发展慢，即使肿瘤很大，由于视神经可以避开不受压，也可没有视野改变；如肿瘤发展很快，常首先出现暗点。向一侧生长压迫视束则可见同向偏盲，但较少见。检查视野时尚应区分偏盲的绝对性(即无光感)或相对性，如由相对性至绝对性视野缺损，说明肿瘤有向该处方向发展，对定位有一定参考价值。垂体腺瘤和鞍旁肿瘤扩展入视交叉前间隙可出现突然明显的早期视神经压迫症状，患者会特别主诉一眼视物暗，而视力及视盘正常，色觉测试图检查时，可发现色觉显著异常，并可存在相对性传入瞳孔反射阻滞及小的单眼视野缺损。影像检查多可证实肿瘤压迫于一侧有症状，一侧视神经的前交叉部分。此时，手术减压，视力多可迅速恢复。

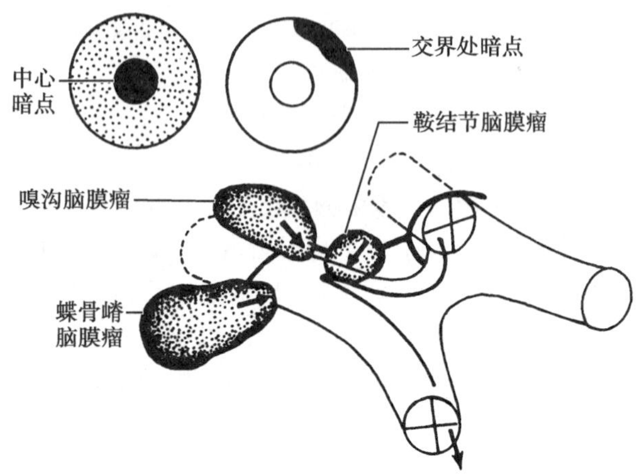

图 10-83 脑膜瘤压迫视神经示意图

视力减退占 94.7%～98.6%，常由于鞍内肿瘤突破鞍膈由下向上发展压迫视交叉引起，视交叉偏后者则一侧视神经常先受压，出现单眼视力减退或全盲，晚期方出现视交叉受压征。视力减退也可因肿瘤压迫基底动脉环，特别是大脑前动脉和前交通动脉，使视交叉和视神经血循环受到影响所致。少数情况如肿瘤向鞍底侵入蝶窦或肿瘤向侧方生长于颅中窝底部硬脑膜与颅骨之间以及视交叉位置偏移，可以没有视力及视野改变。根据视力减退的情况，常有助于判断本病是否侵犯视交叉前部或后部、左侧或右侧；如单眼或双眼视力减退而其中一眼视力障碍较重，则肿瘤多位于视交叉前部且偏视力减退较重的一侧；如果双眼视力减退程度大致相同，则多为肿瘤压迫视交叉正中部；如中心视力突然迅速减退，一般多是囊肿性肿瘤或囊肿内出血。一般视力减退多于视野缺损，而视野缺损又多于眼底变化，甚至有的视力及视野均有明显障碍而眼底仍正常者。

垂体有很强的代偿能力，当肿瘤压迫至垂体正常组织时，一般不会造成垂体激素的缺乏，而且垂体无功能性腺瘤约占全部垂体瘤 1/3 以上。唯一可能的临床症状来自视交叉，早期并不是受压而是缺血，因为视交叉是脑的属性，对缺血十分敏感。视交叉与垂体是同一血源，早期垂体瘤发生“盗血”，容易导致视交叉缺血，如果此时可确诊，那么视功能减退为可逆的。如误诊为一般眼病，视功能减退就不可逆，所谓出现典型的双颞侧偏盲，已不属于早期。视交叉与蝶鞍从解剖上看一般并不直接接触，其间有基底脑池（视交叉池和脚间池）相隔，两者之间相距1～10mm，故垂体瘤生长扩大冲破鞍膈后还需一段时间才会出现视交叉受压症状，临床上如果在该阶段如能正确诊断，则完全可以恢复功能正常。

鼻下方视网膜黄斑以外的纤维位于视交叉的腹面，沿视交叉缘向对侧，越过中线时和来自对侧眼鼻下方的纤维交叉。然后呈弓状向前突，在对侧视神经与视交叉交界处向前伸入达3～4mm，形成Wilbrand前膝，然后弯向视交叉并沿其外侧向后内进入对侧视束的下方继续后行。鼻上方视网膜黄斑以外的纤维混杂在同侧非交叉纤维之中，后行至同侧视束的后端，然后弓状弯曲形成不尽明显的“后膝”，之后沿视交叉后缘越过中线，进入对侧视束的上部偏内继续后行。

视神经萎缩可高达86%～97%，因视交叉或视束部病变所产生的双颞侧偏盲，累及以黄斑为中线的鼻侧视网膜神经纤维，而不影响进入视盘上下方的黄斑颞侧纤维，因此视盘上下方颜色几乎正常，而视盘颞侧及鼻侧苍白呈“蝴蝶结状”的视神经萎缩，有此征应高度怀疑垂体腺瘤，但晚期因视盘已全部萎缩很难发现该现象。少数因垂体腺瘤突入第三脑室引起颅内高压致视乳头水肿，如发生继发性视神经萎缩则视力将减退。

偶见幻视，与视交叉受压有关，手术切除垂体腺瘤或放疗后，幻视可部分或全部消失。眼肌麻痹常见于肿瘤由鞍部扩展至海绵窦累及眼球运动神经，以上睑下垂多见，偶见单侧突眼。

**【其他体征】** 嫌色性垂体腺瘤可致垂体功能减退，在男性有性欲减退或消失、全身性肥胖、腋毛和阴毛稀疏、皮肤干燥细腻、外生殖器小等；女性有闭经或月经失调。嗜酸性细胞瘤早期仅表现内分泌障碍，很少有眼征。因生长激素分泌过多，青春期以前出现巨人症，青春期后可见肢端肥大症。嗜碱性细胞瘤表现皮质类固醇增多症。各型垂体腺瘤在鞍内压迫鞍膈均可引起头痛或眶后疼痛，当肿瘤突破鞍膈后，头痛即减轻或消失，如肿瘤扩展影响鞍旁三叉神经或颅底动脉等痛觉敏感组织时仍可有疼痛，晚期如肿瘤突入脑室亦可致颅内高压而疼痛。

**【诊断】** 根据临床症状和体征，尚需依靠辅助检查等。头颅X线平片大多数有蝶鞍扩大，呈杯形、球形或扁平形等，鞍底骨质吸收加深。肿瘤生长不对称时可出现“双蝶鞍底”，肿瘤较大时，后床突鞍背变薄、直立、后移或破坏，甚至出现游离的后床突等。晚期可累及前床突及鞍结节，使骨质吸收模糊、变薄或前床突翘起，向后常可波及斜坡上部。蝶鞍断层片，特别是蝶鞍多轨迹断层片，对早期诊断垂体微腺瘤具有较大意义，但2mm连续蝶鞍断层扫描更有取代之势（图10-84）。头颅X线片近年来已被头颅CT等取代。头颅CT检查不仅对早期诊断，而且对选择适当的手术方式也具有重要的指导意义，因鞍区高密度的骨质和低密度的蝶窦气房常将病变掩盖，以致和鞍区肿瘤难以区别，如将视交叉避开蝶鞍区骨质和蝶窦气房的影响，则可清楚显示肿瘤；但如瘤体较小靠近高密度蝶鞍骨质者，有时也难诊断。高分辨的冠状CT扫描增强后可显示微腺瘤，但由于微腺瘤的视力、视野可正常，如蝶鞍大小在正常范围，仅有蝶鞍双底局部膨出或蝶鞍稍大也不能作为诊断唯一依据。如脑垂体激素测定明显超过正常可帮助诊断，但由于内分泌功能很复杂，影响因素多，虽超过正常值但如不太多也不能作为诊断唯一标准，蝶窦黏液囊肿等亦应鉴别，因此应结合临床、垂体激素测定、放射学检查等综合分析。小的红色视标检查视野，有时对于诊断有一定价值。头颅CT检查阴性时，MRI可显示出有肿瘤，因MRI是利用氢原子随磁场共振成像，骨组织含水和脂肪很少，缺乏氢原子的信号，而不产生CT对骨组织的伪迹，而且MRI可行轴面、矢状及冠状的断层扫描，可以清楚显示大小脑、脑干的解剖结构及脑室、脑池和肿瘤的相邻关系。

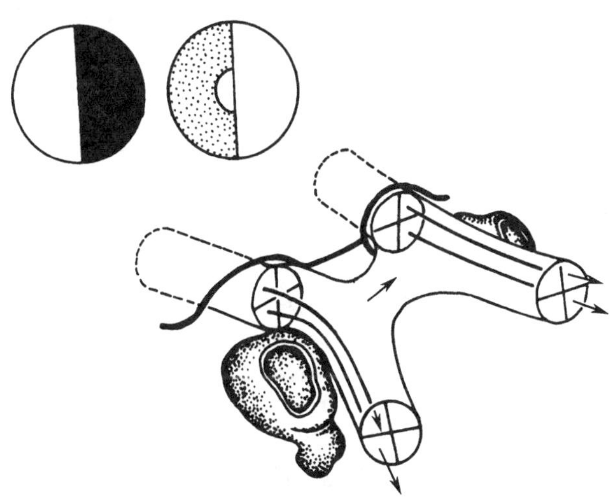

图10-84 动脉瘤压迫外侧视交叉

fMRI检查可能有助于客观地评价有严重视力丧失患者的残缺视功能，对视神经患者在治疗时和恢复后行fMRI检查，有助于评估已对大脑视觉功能的损害以及大脑皮层功能的重建。对于视神经改变患者，探究视功能损伤自中枢神经系统是否发生不可逆性改变以及是否有功能的重建均关系至实施视神经保护或视觉治疗的可能性，而 fMRI 将为这方面研究提供一个有效的手段。

由于现代神经影像学的发展及对肿瘤所致临床表现认识的增加，近年来在诊断具有严重视野损伤和视力丧失、视神经萎缩的患者数量已显著减少。有些垂体瘤可能尚未累及视交叉，视力、视野均无异常。但视觉诱发电位是不正常的，尤其是半侧 VEP，视觉诱发电位潜时的异常可认为是视路受侵犯的敏感指标。有认为对比敏感度试验对由垂体瘤引起的视功能障碍更敏感，可作为早期检测和随访时监测视觉损害的方法。对于早期视乳头变化可借助接触镜、激光扫描检眼镜（SLO）和光学相干涉断层成像技术（OCT）等。

垂体瘤视觉功能减退通常是缓慢的和不知不觉的，起初影响单眼，也可影响双眼。肿瘤出血或血管梗死可造成急性，有时是突然性视力减退。妊娠期间的激素影响可加速视觉损害。

**【治疗】** 既往手术的目的只是为了减轻肿瘤对视神经的压迫，恢复视力，故手术对象多为已有鞍上扩展并压迫视神经的较大肿瘤。随着对小的腺瘤及微腺瘤诊断水平的不断提高，目前手术的目的不仅要彻底切除肿瘤，而且要保留正常垂体组织，使患者的内分泌功能恢复正常。因此，目前多采用在保护视力下选择性切除肿瘤，手术能解除肿瘤对视神经的压迫，能使不太严重的视神经萎缩得到恢复，视力和视野迅速增进。术前视力、视野影响较轻，病程较短及眼底变化较轻者，术后恢复率较高。如视交叉被压过久，可引起视交叉区缺血及进行性软化、视盘苍白、视力失明、视力严重障碍者，因此早期诊断十分重要，而眼科医师常首先发现这类患者，易误诊为球后视神经炎。糖皮质激素有时会有一时性的视力好转，更应注意鉴别，因此责任更为重大。

规范化的诊断和治疗是垂体腺瘤患者能够得到正确治疗的保证。手术、药物和放射治疗是垂体腺瘤患者的主要治疗方法，在决定哪种方法更有利于获得激素水平的控制和缓解肿块压迫效应时，应该综合各相关学科的意见，为每一例患者权衡风险和利益，治疗的禁忌证和副作用。规范化诊断和治疗是提高垂体腺瘤诊治水平的必由之路。综合的治疗方案应该由一个专门的垂体腺瘤小组共同做出。患者对治疗方案的选择应该建立在对各种治疗方法知情的基础上，要让患者及家属充分意识到各种治疗方法的潜在缺点以及它在纠正这种复杂的代谢紊乱、减少并发症和最终在提高预期寿命方面的疗效。各医疗机构应该在规范化治疗的原则下进行诊治。应提及的是，如垂体瘤偏大、瘤体周围有广泛粘连不易分离时，不必勉强分离，临床上有时可见术后引起视力突然减退甚至失明者。

**附一　垂体卒中**

垂体卒中（pituitary apoplexy）为垂体腺瘤由于梗死或突然发生出血或因广泛出血引起的坏死，出现鞍旁组织的受压症状或脑膜刺激症状时才能称垂体卒中，本病并不罕见。垂体腺瘤内的血管丰富呈窦状，管壁薄而脆弱，并有透明变性及纤维化，容易破裂。有时，肿瘤过度生长引起供血不足、肿瘤压迫供血的血管以及绒毛膜促性腺激素、溴隐亭等药物均可引起肿瘤血管肿胀闭塞，这些因素均可导致垂体腺瘤出血和坏死。

**【临床表现】** 典型者有如下症状和体征：

1. 瘤内出血，瘤体急剧扩大，使鞍膈膨胀出现剧烈头痛、呕吐。

2. 压迫视交叉，视力急剧下降，严重者在几分钟内完全失明。

3. 两侧海绵窦受压，有球结膜水肿以及动眼、滑车、展、三叉神经麻痹等。

4. 出血和坏死的瘤组织流入蛛网膜下腔或第三脑室时，可有颈项强直、头痛等。

5. 丘脑下部受压时可见急性受累症状，如呕吐咖啡样物、高热、血糖增高等。

6. 急剧的垂体 - 肾上腺皮质功能不全时可出现休克。

**【诊断】** 对已有垂体功能减退者，如突然出现急剧的视力消失或减退，应考虑为本病。但因发病时常考虑不到垂体腺瘤的存在，患者并不知道有该瘤常易误诊。如发现双颞侧偏盲或偏盲型中心暗点则对诊断有一定的价值。头颅 CT 可显示新鲜出血者呈圆形、边界清楚的高密度阴影或高低密度混合区，能显示出血的范围和程度。MRI 可显示垂体腺瘤和出血或梗死的病变以及生长方向和出血的程度。

**【治疗】** 应作紧急处理，以挽救生命及视力。应用大剂量皮质类固醇激素及手术为抢救的重要手段。

**附二　空蝶鞍综合征**

空蝶鞍综合征（empty sella syndrome）系指蛛网膜下腔疝入鞍内致使其充满脑脊液，鞍内腺体被挤压，体积缩小，腺体萎缩，蝶鞍扩大等。

原发性的主要以先天性鞍膈过大或鞍膈缺损为主，70% 以上见于中年多产妇；继发性者亦常有鞍膈解剖变异，或因垂体腺瘤卒中、垂体腺瘤术后或放射治疗后，或因颅脑外伤、感染等所致，尚有垂体腺瘤伴发者。本征并不罕见。

**【临床表现】** 主要有不同程度的视力障碍和视野

缺损，眼底检查发现视乳头水肿或视神经萎缩，尚可有头痛、肥胖、颅内高压征等。国内病例常有视力障碍和视野缺损，国外则较少，可能与发病原因不同有关。视野缺损是由于鞍区局部蛛网膜增厚阻碍血液循环供应，或因蝶鞍空虚，视交叉或视神经下陷，致使其压迫鞍膈所致。

**【诊断】** 主要依靠神经放射学检查，头颅 CT 诊断率可达到 100%，CT 扫描除能显示蝶鞍扩大外，测量鞍内 CT 值明显减低，注射静脉造影剂其密度阴影不见增高为其特点，脑池造影扫描可发现造影剂进入蝶鞍的蛛网膜下腔，可与垂体腺瘤鉴别。头颅 MRI 确诊率更高。

**【治疗】** 应根据病因、有无视交叉粘连压迫征及内分泌障碍，结合实验室等综合分析，以决定内科或外科手术治疗，如有进行性视力、视野障碍为手术适应证。

### （二）颅咽管瘤

颅咽管瘤（craniopharyngioma）是一种先天性肿瘤，大多数起源于垂体前叶结节部的颅颊囊（或称神经颊囊；Rathke's pouch）残留的囊状上皮细胞，此囊在胚胎时期贯通颅腔与咽腔之间。少数起源于鞍内前后叶间残余的颅颊缝，个别见于蝶窦等。在胚胎发育过程中，囊状上皮细胞逐渐退化消失，颅腔与咽腔分开，若退化不完全，残留颅内即可发生本病。

本病常见于幼儿或青少年，男性较多见，约占脑瘤 5%～6%，约占儿童全部肿瘤的 15%，占鞍区肿瘤的 30%。约 80% 为鞍上型肿瘤，位于漏斗部前面和后面，可向视交叉生长或向视交叉后生长，少数向第三脑室内生长，有人将此称为视交叉前型、后型和脑室型三种，脑室型可阻塞室间孔引起阻塞性脑积水。脑瘤可分为囊性型及实质型，囊肿型以多房性囊腔为特征，囊内衬以齿龈样上皮，囊肿的急速增长、吸收或渗漏可使眼征急剧进展或自行缓解好转；实质型以瘤细胞团组成小囊变，易钙化，故 X 线上可发现鞍上钙化灶而确诊。

**【临床表现】** 依其肿瘤所在部位和大小可产生内分泌征和压迫征两大类。在儿童因垂体前叶及下丘脑受累多有垂体性侏儒，即以发育障碍和颅高压症多见；在成人多以尿崩症、性功能障碍、肥胖、体温调节障碍，嗜睡、视野缺损、视力障碍、精神症状、垂体功能低下等常见。在儿童尚可发生 Frohlich 征（又称肥胖性生殖无能综合征），早期视野缺损多未引起注意，直至视力严重障碍时才被发觉，特别在婴儿期有视力障碍和视野缺损，除非进展至相当严重的程度，很难被人发觉。儿童很少能表达主诉视力减退，只有在误撞目标，不停眨眼或歪头视物、阅读时，这时才怀疑可能有视力障碍而引起重视。由于颅咽管瘤基本上多起源于鞍外，可向视交叉后及视交叉上方发展。鞍上型肿瘤因其生长无一定规律，故对视交叉、视束压迫引起的各种视野缺损也不一致，视野缺损变异很大，可为象限性缺损，也可为同向偏盲型暗点；如双颞下象限型偏盲，说明压迫是由上而下，则以鞍上型颅咽管瘤可能性大。鞍下型肿瘤向鞍上发展可压迫视交叉产生的视野缺损与垂体腺瘤相同，仍以双颞侧开始较多见，但不如其典型，偏盲的分界线很少恰好在正中线上，大多数偏向偏盲的视野范围或偏向视力保留的视野范围（图 10-81，图 10-85）。随着视野的变化，视力可逐渐下降，也可突然失明，可能是影响了视交叉血供所致，偶可恢复。囊肿型瘤有时可破入第三脑室，使症状有明显的波动，视野缺损也会有波动，可先有双颞侧偏盲，以后转变为双眼同向偏盲，这乃该瘤的一个特征。从肿瘤所在部位来看，位于视交叉上方者，肿瘤增大时可向上伸入第三脑室和堵塞门氏孔引起脑内积水和颅内高压征，从而引起视乳头水肿和继发性视神经萎缩，然而多数引起原发性视神经萎缩。位于视交叉下方者，则很少侵犯第三脑室，而多数发生视神经萎缩。

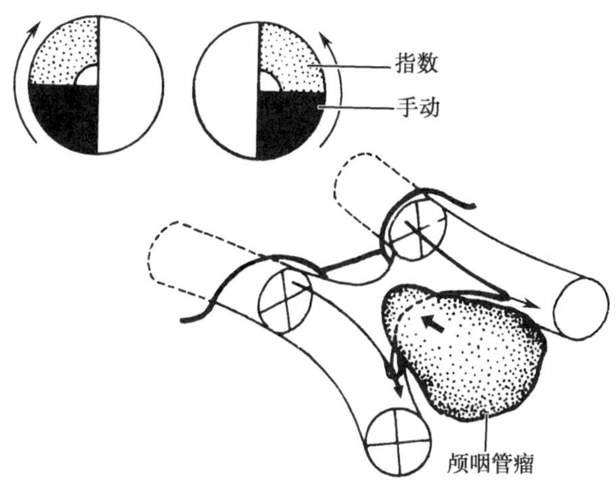

**图 10-85 颅咽管瘤由上向下压迫视交叉**

**【诊断】** 根据临床表现，结合神经放射学所见，一般不难诊断。头颅 X 线平片可见颅压增高、颅缝分离、脑回压迹增加等，蝶鞍多正常，也可见鞍前后径变小，鞍底变浅呈平皿状腐蚀，前后床突骨质破坏，尤以后床突脱钙较重，形状似舟状。鞍内或鞍上零星小点或团絮状钙化占 60%～80%，甚至有 90% 以上，特别是蛋壳样钙化对确诊更有价值。儿童比成人多见，常发生于眼征出现后。CT 扫描为鞍上低密度囊腔区，边界清楚，圆形、卵圆形或分叶状，有时囊壁钙化呈特有的蛋壳形，实体肿瘤CT扫描表现为均匀的低密度增高区，囊壁呈壳样钙化是该病特点，注射造影剂，实体肿瘤为均匀增强，囊性肿瘤为环形囊壁增强。MRI显示鞍上、鞍内的囊性肿物，可为长$T_1$、$T_2$，也可为短$T_1$、$T_2$信号。从神经眼科角度来看，对儿童原因不明的单侧或双侧视力突然急性或逐渐减退，眼底正常或已有视神经萎缩，或双颞侧偏盲有视乳头水肿者，应考虑鞍上占位性病变，特别是颅咽管瘤的可能。临床上有时误为弱视，应注意鉴别。

**【治疗】** 确诊后应及时手术，原则上应争取全切除肿瘤，但如肿瘤与周围重要结构粘连或分界不清者，则不必勉强全切除，以免损伤视神经、视交叉、颈动脉及丘脑下部。

### （三）鞍结节脑膜瘤

鞍结节脑膜瘤（tuberculum sellae meningioma）起源于蝶鞍结节的硬脑膜，它由蝶鞍的前上方长出，发生于视交叉前缘与两侧视神经间，常居于正中，也可稍偏左或偏右。鞍膈脑膜瘤发生在鞍膈，与鞍结节脑膜瘤共同组成鞍上脑膜瘤。占颅内脑膜瘤的9%～11%，多见于成人，女多于男。

**【眼征】** 单侧或双侧视力缓慢进行性减退常是患者首先出现的或长期的唯一的症状，不少患者因视力减退而就诊于眼科，早期眼底无异常，但可有中心暗点和旁中心暗点，极易和球后视神经炎相混淆。由于鞍结节两侧为视神经，后部为视交叉，大多数情况下肿瘤常偏一侧，因而视力障碍常先由一眼开始而后累及另一眼，临床上呈不规则、不对称视野缺损，其中以双颞侧偏盲最多见，其次为一眼失明，另眼正常或颞侧偏盲；一眼正常，另眼颞侧偏盲等。由于肿瘤对视神经直接压迫而出现视神经萎缩，亦可因一眼视神经萎缩，另眼因颅高压致视乳头水肿，形成Foster-Kennedy综合征（图10-83）。早期可单侧视力进行减退甚至失明，数年后，另眼受累。肿瘤波及海绵窦或眶上裂可致眼肌麻痹，累及室间孔可致视乳头水肿。

**【其他】** 当肿瘤逐渐发展不断增大时，对垂体及丘脑下部功能可产生影响，出现相应的不同程度的内分泌障碍，如阳痿、月经不调等。累及额叶可产生精神症状，嗅神经受损可致嗅觉丧失。有时，阻塞第三脑室可发生脑积水和颅内高压征，甚至肿瘤尚可经视神经孔及眶上裂突入眶内造成单侧突眼。头痛多见于眼征后，晚期才出现。

**【诊断】** 当成年人单眼或双眼有进行性视力减退，特别有单眼颞侧偏盲或具有不典型的视野缺损，有或无视神经萎缩，颅骨蝶鞍片未见异常，内分泌症状不明显，应首先考虑有鞍结节脑膜瘤的可能。凡妊娠时视力障碍发生或加重，分娩后减轻，经激素治疗后有暂时性好转甚至视力达到正常，以后视力又继续恶化者，均应考虑该瘤的可能性，应随访。头颅CT检查在鞍区前上方可显示轮廓清楚的等密度或高密度阴影，强化后肿瘤密度更高，对了解肿瘤大小及选择手术入路有很大帮助。MRI与CT一样作用，但能显示肿瘤与视神经颈内动脉及颅骨之间的关系更清晰。

**【治疗】** 早期诊断、及时手术是治疗的关键，但由于早期肿瘤发展缓慢，仅出现视力障碍而极易误诊，因此眼科医师应特别警惕。手术切除肿瘤为唯一治疗措施。

### （四）蝶骨嵴脑膜瘤

蝶骨嵴脑膜瘤（sphenoidal ridge meningioma）为颅内脑膜瘤好发部位之一，仅次于矢状窦旁和大脑凸面的脑膜瘤。因其位于前、颅中窝交界处包括蝶骨大翼和小翼，故肿瘤主要向颅中窝发展，也可向颅前窝生长。根据脑膜瘤的形态可分球形和扁平型两种，球型可使蝶骨嵴被破坏、骨质增生、蝶鞍后床突和鞍背吸收，如瘤体增大时可引起颅内高压及视乳头水肿，少数可侵入眶内而使视力障碍；扁平型发展缓慢，由于肿瘤基底宽广，常侵入颅底和邻近骨质内，或向颅外及眶内生长。

根据肿瘤发生在蝶骨嵴部位的不同，可分为：

1. 蝶骨嵴深部（内1/3），称床突型，占43%。
2. 蝶骨嵴中部（中1/3），称小翼型，占33%。
3. 蝶骨嵴外侧部（外1/3），称大翼型，占24%。

因位于蝶骨嵴中1/3、外1/3脑膜瘤临床表现类似，不易区分，国内有将其分为内侧型和外侧型两种，前者较后者多见。中1/3脑膜瘤根据肿瘤生长的方向可同时兼有内1/3和外1/3脑膜瘤的一些临床表现。

**【眼征】** 取决于肿瘤的发生位置而定，位于内1/3的脑膜瘤，因靠近视神经和视交叉连接处与眶上裂和海绵窦相邻近，一旦受累，其限局性体征较多，易早期发现。通常有单眼视力减退，一侧视交叉外侧受累可引起单眼鼻侧偏盲，视交叉内侧纤维因肿瘤压迫可出现单眼颞侧偏盲，有的尚可见中心暗点；偶见双侧对称性的同向性偏盲，乃颞叶受累所致（图10-83）。颅内高压征临床较少见，故眼底早期无异常，晚期有视神经萎缩。如肿瘤经眶上裂突入眶内或压迫海绵窦可引起眼睑、眼眶组织水肿及淤血，亦有因骨质增生肥厚而引起单侧突眼，约占75%。早期可见Ⅱ、Ⅲ、Ⅳ、Ⅵ、Ⅴ第一支的脑神经损害，表现类似海绵窦综合征，如瞳孔散大、对光反射消失、角膜反射减退及眼球运动障碍等。位于蝶骨嵴中部1/3脑膜瘤，眼底早期变化较内1/3少见，影响视力较晚，如早期肿瘤迅速发展，也可引起视乳头水肿或眼球运动障碍，突眼常见，但颞骨隆起少见。位于蝶骨嵴外1/3部位的脑膜瘤和中1/3部症状略同，约2/3有病灶侧颞骨隆起，并合并有眼球突出、结膜充血和水肿，此乃由于眼眶后外侧壁及颞部骨质增生、眼眶缩小或肿瘤直接侵入眶内所致。多数视力无影响，少数因肿瘤侵入眼眶而视力下降。

**【其他】** 肿瘤压迫嗅神经可引起同侧嗅觉障碍，累及垂体时可有垂体功能减退；如肿瘤向中线发展影响脑干时可出现锥体束征及钩回发作等，尚可见癫痫发作，中枢性面瘫及轻偏瘫。

**【诊断】** 该瘤早期诊断较为困难，如有单眼视力逐渐下降，伴有原发性视神经萎缩，单侧第Ⅲ、Ⅳ、Ⅵ脑神经麻痹及眼球突出，颞窝部有骨性隆起包块，并有颅内高压征时，应考虑蝶骨嵴脑膜瘤的可能。眼睑不同程度水肿，眼球向前、向下移位对该瘤有一定的诊断意义。即使伴有显著的突眼也很少发生视乳头水肿，此乃蝶骨嵴脑膜瘤扁平型的特征之一。中年女性无痛性慢性进行性单侧突眼应考虑该病的可能，特别是伴有同侧颞窝部肿块以及其后发生的视力和眼球运动障碍。头颅X线内侧型者骨质增生主要在前床突和蝶骨嵴；外侧型者骨质增生范围较广，累及眶部及颞部时应与骨质异常增殖症及骨瘤鉴别。头颅CT可显示蝶骨嵴部位高密度影，对手术途径、判断预后等均有重要指导意义，MRI可显示肿瘤与蝶骨翼和眼眶的关系、骨质破坏等，增强后的图像更清晰。

**【诊断】** 应及早手术切除肿瘤，内侧型较外侧型手术难做，有时可累及眶上裂并包绕于颈内静脉的周围使手术难以进行；外侧型球形脑膜瘤多可完整摘除。

## 八、嗅沟脑膜瘤

嗅沟脑膜瘤（olfactory groove meningioma）多由筛板及其后方硬脑膜长出，约占颅内脑膜瘤的5%～10%，为前颅凹肿瘤中最常见的一种，多呈球形，缓慢长大突向额叶底部，常位于一侧，也可向两侧生长。前颅窝脑膜瘤自筛板外侧眶顶部硬脑膜长出，两者都位于前颅凹底。嗅沟脑膜瘤可单侧或双侧发生，前颅凹脑膜瘤则单侧发生，两者的临床表现无明显差别，仅嗅沟脑膜瘤出现较早且较多。

**【眼征】** 由于肿瘤向后生长可压迫视神经致视神经萎缩，或由于颅内高压致视乳头水肿造成继发性视神经萎缩。少数约1/4患者可表现为Foster-Kennedy综合征，即表现为病灶侧视神经萎缩，对侧因颅内高压致视乳头水肿。如肿瘤向后生长可造成视交叉被压，有时尚可见眼突，多为一侧性，此由于眶顶骨质下陷或肿瘤侵及眶内所造成。有时，可见中心暗点、周边暗点、周边视野缩小或两侧不对称的视野缺损，亦可见一眼中心视野改变，而另一眼颞上方视野缺损等视野的变化（图10-83）。

**【诊断】** 主要根据临床表现，早期即有嗅觉逐渐丧失，单侧者有定位诊断意义。如有长期嗅觉减退，按慢性鼻炎治疗无好转，应警惕为嗅沟脑膜瘤。头颅X线见颅前凹底部、筛板、蝶骨平板等部位骨质增生或损坏，头颅CT和MRI可显示前颅凹一侧或双侧近中线处圆形肿瘤影像，边清，平扫即可见高密度影，对比增强后肿瘤密度增高。

**【治疗】** 应尽早手术摘除。

## 九、海绵窦肿瘤

海绵窦肿瘤（cavernous sinus tumor）通常由海绵窦肿瘤或蝶骨肿瘤等引起，鞍旁、鞍上及颅中窝脑膜瘤等也可引起，偶见动脉瘤。

**【临床表现】** 部分性或完全性第3～6脑神经麻痹，眼球突出较常见，在恶性肿瘤时同侧视神经可受累，在三叉神经支配区域内有疼痛与感觉障碍，有其特征性。根据肿瘤所在部位不同，有将其分为前、后海绵窦综合征者：

1. 前海绵窦综合征有三叉神经眼支及动眼神经麻痹。

2. 后海绵窦综合征有三叉神经所有分支障碍，眼外肌中只有展神经麻痹。

视力减退或消失多由于视神经萎缩所致，三叉神经眼支障碍有角膜知觉减退或消失。

**【诊断】** 根据临床表现，应和海绵窦血栓形成鉴别，后者有炎症的提示。CT和MRI可早期诊断海绵窦肿瘤，对比增强会使肿瘤影像清晰。

**【治疗】** 应及早行手术摘除肿瘤。

## 十、颅眶脑膜瘤

颅眶脑膜瘤（meningiomas of the cranioorbit）系眶内脑膜瘤经眶上裂向颅内生长（眶源性）或颅内脑膜瘤经眶上裂或视神经孔向眶内生长（颅源性）。颅源性多起源于蝶骨或鞍旁脑膜瘤。眶源性脑膜瘤可来自视神经鞘膜，它是一类似软脑膜的组织，都从间质细胞分化而来。

临床表现：本瘤多见于中年女性，一般为良性病变，起病缓慢。脑膜瘤外面虽有包膜，但可无孔不入地占据整个眼窝，引起眼球后部受压和眼眶血流回流障碍，从而引起眼球突出、眼球运动障碍、视力减退等。晚期可引起球结膜水肿、视乳头水肿和继发性视神经萎缩。如肿瘤侵犯眶上裂可呈眶上裂综合征，深入眶尖处可出现眶尖综合征。

眼眶X线片显示眼眶脑膜瘤视神经孔周围的骨质增生或破坏，视神经孔扩大，眼眶扩大，眶尖、眶顶和蝶骨嵴有骨质破坏或增生。CT和MRI可诊断眶内或与颅内沟通的小的脑膜瘤，甚至可看清视神经的走向，增强后视神经周围的脑膜瘤明显增强，在增强MRI图像上，$T_1$像视神经和眼外肌与脑组织密度相同，与球后脂肪的高信号形成对比，眶内或颅眶沟通的脑膜瘤在未经加强的MRI显示是与视神经信号相等，经加强后在MRI可清楚地辨认出视神经与肿瘤的关系。

治疗：可采用经颅或侧眶壁入路手术摘除。

## 十一、第三脑室肿瘤

第三脑室肿瘤(tumor of the third ventricle)较常见的为胶样囊肿，垂体腺瘤等累及第三脑室时会出现第三脑室肿瘤类似症状。由于侧脑室和第三脑室在解剖生理上有着密切的联系，两者临床表现十分相似。

**【临床表现】** 早期可有颅内高压引起的视乳头水肿，如治疗不及时可致继发性视神经萎缩。展神经麻痹较常见，亦可出现尿崩症、嗜睡、肥胖、糖尿、性功能减退等。如系黏液囊肿引起的颅内高压常可引起间歇性发作性头痛，头痛与体位、头位等有关，如仰卧位易致发作，俯卧位或膝胸位易使头痛减轻或消失。亦可呈阵发性颅内高压出现Bruns征及强迫头位，有时可伴有小脑症状。

眼征可因前部第三脑室肿瘤直接或间接压迫视交叉产生不对称的视交叉综合征，视神经萎缩乃视乳头水肿继发所致，视野呈不规则缺损，颞侧偏盲呈不完全性；后部第三脑室肿瘤因压迫中脑可出现双眼上视不能。

**【诊断】** 由于侧脑室和第三脑室肿瘤绝大多数缺乏明显的定位体征，因此临床诊断常较困难。头颅CT可见囊肿多为均一高密度圆或卵圆形边界光滑，脑室有扩大等充盈缺损，MRI可有助于肿瘤的定位。

**【治疗】** 手术摘除肿瘤或行姑息疗法。

## 十二、丘 脑 肿 瘤

丘脑肿瘤(thalamus tumor)系指原发于丘脑部位的肿瘤，由于肿瘤对丘脑结构的压迫和破坏而出现各种功能障碍。常见为胶质瘤以及星形细胞瘤，中青年罹患者较多。

**【临床表现】** 主要呈丘脑综合征，包括病变对侧半身感觉障碍，尤以深感觉障碍较显著；病变对侧半身自发性疼痛、肢体轻瘫；病变侧肢体共济失调有舞蹈样或指划运动。累及内囊时出现对侧偏瘫、偏身感觉障碍以及偏盲的"三偏"综合征。下丘脑受累时可引起自主神经及内分泌紊乱。肿瘤向丘脑前内侧发展时精神障碍较为明显，有时偶见锥体外系征。肿瘤向丘脑枕发展则除出现病变对侧的同侧偏盲外，尚可影响四叠体，双瞳孔大小不等大，对光反应消失，双眼上视不能，耳鸣，听力障碍。

**【诊断】** 一般局灶症状较少，对颅内压高者，如有"两偏"(偏瘫、偏身感觉障碍)或"三偏"(同侧偏盲)及精神障碍锥体外系症等，应考虑丘脑肿瘤的可能性。颅骨X线平片如发现丘脑部位钙化灶并有生理钙化移位，对丘脑肿瘤有很大帮助，脑CT可显示丘脑部出现肿瘤影，MRI可确诊。

**【治疗】** 手术摘除肿瘤。

## 十三、松 果 体 瘤

松果体瘤(pinealoma)为松果体部位最常见的肿瘤，位于胼胝体压部之下和中脑四叠体之上，前方为第三脑室后部，后下方隔小脑幕即为小脑。该瘤多发生于较大的儿童及青年人(10～30岁)，男多于女，约占脑瘤的0.4%～1.60%，日本报告较高，达5%～9%。松果体瘤也可发生在鞍区、颅底、小脑脑桥角或大脑半球，尤以出现于鞍区最多，称异位松果体瘤。

**【临床表现】** 该瘤发展较快，主要表现为颅内高压征，因肿瘤位于中脑导水管开口附近，早期即可引起脑脊液循环梗阻。少数可有下丘脑损害如嗜睡、多饮多尿等，尚可见锥体束征、听力减退及性早熟，均因肿瘤阻塞导水管和直接压迫中脑及小脑上脚所致。中脑顶部被肿瘤压迫常首先出现Parinaud综合征，Parinaud于1883年首先指出肿瘤压迫四叠体上丘可引起眼球向上运动障碍，并同时伴有瞳孔散大和对光反应消失，而瞳孔的调节反应存在称Parinaud综合征，即眼球垂直性同向麻痹，一般可分为两型：

1. 不能随意向上的同向运动，少数两眼不能下视，约占60%。

2. 不能向上及向下作同向凝视。

眼征中尚可见调节痉挛所致近视、瞳孔对光反射消失、集合反应正常以及瞳孔不等或双侧扩大；有时见双上睑下垂、单侧眼睑痉挛及动眼神经麻痹。由于肿瘤压迫第三脑室后部或中脑导水管可引起颅内高压而发生视乳头水肿。同向性垂直运动的核上性障碍可通过阳性Bell现象来证实，这种类型的同向性注视麻痹是由于接近后联合的前四叠体(上丘)部位内同向性垂直注视中枢的病变所造成。松果体瘤也可发生核性动眼神经麻痹，其特征是一侧眼或双侧眼的单独一条肌肉或某几条肌肉受影响。

【诊断】 由于松果体瘤早期不易诊断，如发现不明原因的视乳头水肿、视力障碍和Parinaud综合征，应作头颅CT扫描等检查，以便早期诊断。Parinaud综合征最常见病因为松果体瘤，但其他类型的肿瘤或血管性病变亦屡有发现。头颅X线可显示增大的松果体钙化影，如直径超过1cm，则有诊断意义。脑CT显示第三脑室后部类圆形、边界较清楚的高密度肿块，内部可有散在钙化点，两侧脑室及第三脑室前部扩大。MRI检查肿瘤在$T_1$加权像呈等信号，也可呈低信号，而在$T_2$加权像为高信号，矢状扫描有助于了解肿瘤的生长方向以及中脑受损的程度，Gd-DTPA增强对比亦为均一强化表现。

【治疗】 手术摘除肿瘤。该瘤对放射治疗极敏感，治疗后可显著改善症状，眼征得到完全缓解，但常为短期。

## 第二节　幕下肿瘤

### 一、小脑肿瘤

小脑肿瘤（cerebellum tumor）可位于小脑半球和蚓部，多见于儿童或青少年。

【眼征】 常见视物不清，一时性黑朦，特别当小脑有恶性肿瘤时，更易发生；视乳头水肿早期可见，不及时治疗可引起继发性视神经萎缩。除病程缓慢者外，大部分病例均可有眼球震颤，多属前庭型，以水平性多见，偶为旋转性或垂直性。在小脑半球肿瘤，眼震仅见于侧视时，向肿瘤侧注视时振幅粗大，向对侧注视时则振幅细小。小脑蚓部肿瘤除有水平性眼震外，尚可伴发垂直性眼震。凝视麻痹性眼震、跳跃性眼震、分离性眼震以及周期性交替性凝视偏斜等亦可见，复视与展神经麻痹与颅内高压有关。凝视麻痹、同向偏斜、眼辨距过度或不足、角膜反射减退或消失等亦可见。一般视野缺损少见，如果发生，也非视路直接受累所致，而是由于第三脑室扩张对视交叉间接压迫的影响。少数病例，小脑血管母细胞瘤可与视网膜血管瘤合并发生，称为von Hippel-Lindau病。

【诊断】 根据临床表现，结合神经放射学检查。如果有家族史或在体检中发现有视网膜血管瘤或其他内脏先天性异常，如多囊肾、胰腺囊肿以及皮肤牛奶咖啡斑等，即可诊断小脑血管母细胞瘤。脑CT主要显示高密度或高低不同的密度影，对1cm直径的肿瘤亦能显示出来。MRI更有助于诊断。

【治疗】 尽可能手术摘除肿瘤，或行对症支持疗法。

### 二、第四脑室肿瘤

第四脑室肿瘤（tumors of the fourth ventricle）多由室管膜瘤引起，脉络丛乳头瘤也可发生，以儿童多见，室管膜瘤因来自室管膜，仅发生于脑室系统及脊髓的中央管，而脉络丛乳头状瘤起源于脉络丛的立方上皮细胞，也只见于脑室系统内，且50%发生于第四脑室。起源于小脑蚓部或脑桥的肿瘤也可侵犯第四脑室。

【临床表现】 由于肿瘤阻塞第四脑室阻碍脑脊液循环，故颅内高压的症状出现早，而且比较明显，肿瘤压迫第四脑室底部，早期常引起呕吐，头痛有阵发性加剧，疼痛可放射至颈部甚至肩部和手臂等处。肿瘤向上压迫小脑蚓部，可出现步态不稳或蹒跚步态。肿瘤压迫前庭神经核时有明显的眼震，因头位改变可使第四脑室内肿瘤起活瓣作用，突然阻塞中孔、侧孔和中脑导水管，引起阵发性眩晕、呕吐和眼震，称Bruns征。此外，尚可见面瘫、角膜反射减退甚至双眼球运动协调障碍等，沿中线生长影响内侧纵束，可出现眼球向患侧注视麻痹，可产生眼球运动偏斜扭转。视乳头水肿明显且可伴有眼底出血，病程久者甚至可引起继发性视神经萎缩。有时，由于第三脑室扩大间接压迫视交叉可致双颞侧偏盲。亦可因肿瘤向上压迫两侧枕叶造成同侧偏盲。

【诊断】 根据临床表现，结合神经放射学检查。头颅平片颅内高压征，头颅CT见脑室内略高密度分叶状肿块，有均一强化及交通性脑积水表现，此为脉络丛乳头瘤的典型表现，与室管膜瘤的鉴别在于室管膜瘤无交通性脑积水表现，MRI检查室管膜瘤在$T_1$加权像上呈低或等信号，在$T_2$加权像呈明显的高信号。

【治疗】 以手术治疗为主，或行脑室引流术等。

### 三、小脑脑桥角肿瘤

小脑脑桥角肿瘤（cerebellopontine angle tumor）多见为听神经瘤，发生于Schwann细胞，其次为脑膜瘤上皮样囊肿等。中年常见，无性别差异，绝大多数为单侧性，虽属良性不浸润性生长，但肿瘤增大时可有一定的危害性。

【眼征】 并不多见，有水平性眼球震颤，向病灶侧较向健侧注视时明显，发病率高。有时，由于肿瘤直接压迫展神经或因颅内高压致展神经麻痹。如肿瘤较大，则邻近的脑神经或脑干均可受累，引起眼球运动麻痹。由于累及三叉神经根，多见同侧角膜反射减退或消失，早期即可出现。视盘水肿可由于颅内高压所致，占1/2以上，但无定位意义。大脑后动脉受压可引起一过性黑朦或同向偏盲。面神经受损可引起眨眼反射减退，同时，面瘫可使眼睑闭合不全，甚至发生角膜溃疡。展神经麻痹可由于肿瘤直接压迫或继发于颅内压增高所致。

**【其他】** 临床症状与肿瘤大小、起源部位及发展方向等有关，主要有不同程度的第Ⅴ～Ⅷ脑神经麻痹、小脑及脑干损害征等，晚期才发生颅内高压征。耳聋可为首发症状，逐渐发生，可伴有神经纤维瘤病。

**【诊断】** 听力消失及角膜知觉减退者为听神经瘤常见的症状，如同时并发展神经麻痹，在成年人又无中耳炎，有耳鸣及逐渐听力减退者，均应考虑有该瘤的可能。如同时相继出现同侧第Ⅴ、Ⅶ、Ⅸ、Ⅹ等脑神经障碍及小脑征，诊断一般不困难。X线内听道口扩大或破坏，头颅CT及MRI是较可靠的诊断方法，特别是对小脑脑桥角肿瘤和脑膜瘤鉴别诊断有价值，脑膜瘤呈边缘清晰的椭圆形或类圆形均匀的高密度阴影，瘤内可有钙化，听神经瘤呈高密度或有囊性变时有低密度影像。应注意检查四肢及背部皮肤有无牛奶咖啡色素斑，以鉴别有无多发性神经纤维瘤。

**【治疗】** 确诊后应及早手术治疗。

## 四、脑 干 肿 瘤

脑干肿瘤（brain-stem tumor）以儿童或青少年多见，在儿童的中枢神经系统肿瘤中占10%～20%，以胶质瘤发生者为主，多侵犯脑桥，以第Ⅲ、Ⅳ、Ⅴ、Ⅵ、Ⅶ、Ⅷ脑神经受累最常见，常轻重不等地累及多根脑神经，若伴有小脑征、眼震及锥体束征，更应考虑脑干肿瘤。髓母细胞瘤儿童多见，星形胶质细胞瘤成人多见。

**【临床表现】** 由于肿瘤的病理类型生长部位、分化程度与病程不同而临床表现不一。常见交叉性瘫痪，即同侧脑神经麻痹及对侧肢体瘫痪和（或）感觉障碍。不典型更多见，以脑神经麻痹先出现且较显著，往往有小便困难，颅内高压多发生在晚期，头痛以枕部为主，可放射至额部，尚可见精神及性格改变等。在神经眼科中，由于病变位于中脑和脑桥可引起一系列综合征，今分述如下：

1．中脑肿瘤　一般中脑上部的肿瘤产生向上的垂直同向运动的瘫痪，并伴有上睑的退缩；中脑下部的病变通常产生向下的垂直同向运动的瘫痪，并有眼睑下垂与眼球集合的瘫痪。

由于中脑肿瘤阻塞中脑导水管，通常在早期即可引起脑积水。病变侧动眼、滑车神经麻痹，对侧肢体的神经元性瘫痪或（和）偏身感觉障碍。若病变累及红核黑质，则病变对侧肢体可有强直、震颤、手足徐动、舞蹈等锥体外系征。如肿瘤原发于导水管附近，则早期出现颅内高压征。由于肿瘤可向周围扩展，故临床上可见如下综合征：

（1）Parinaud综合征：多由于原发于中脑四叠体肿瘤而引起，双眼同时向上或向下的垂直同向运动不能，以上视障碍为主，以及瞳孔光反射消失，而集合反应存在。

（2）Weber综合征：肿瘤累及大脑脚所致，同侧动眼神经麻痹，对侧肢体瘫痪。

（3）Benedikt综合征：由于肿瘤累及动眼神经核和同侧的红核、黑质，呈现病变侧动眼神经麻痹，对侧肢体不完全偏瘫，对侧肢体不自主运动。

（4）Claude综合征：乃肿瘤累及中脑背侧近导水管同时伴小脑结合臂损害，呈同侧动眼神经麻痹，对侧肢体小脑性共济失调。

2．脑桥肿瘤　呈核上性水平性同向运动麻痹，乃脑桥内核上性水平性同向运动中枢以及内侧纵束病变所致。脑桥内病变所致水平性同向运动麻痹，典型的表现是不论随意的视觉刺激诱发的或前庭性所引起的水平同向运动均可受累。一侧性脑桥病变，双眼向病灶的对侧偏斜，不能转向病灶侧。脑桥肿瘤中的眼球偏斜是永久性的，与大脑半球额叶眼球运动中枢的皮层性病变所造成的眼球偏斜是不同的，后一种情况下可见有迅速的代偿，系来自对侧的中枢。

（1）Millard-Gubler综合征：乃肿瘤原发于脑桥腹外侧所致，病变侧展神经及面神经麻痹，对侧肢体的运动障碍。

（2）Foville综合征：乃肿瘤原发于脑桥旁正中部，表现为两眼向病灶侧凝视困难、病灶对侧肢体瘫痪以及病灶侧外展和面神经下级神经元型瘫痪。

（3）Raymond-Cestan综合征：乃肿瘤原发于脑桥被盖部，小脑结合臂受累，常出现共济失调、眼球同向运动障碍，对侧肢体感觉丧失或减退，病变向下蔓延时还可引起一侧或双侧周围性面瘫及展神经麻痹等。

**【诊断】** 根据临床表现，如病程呈进行性发展；多发性脑神经损害；伴有或不伴有感觉或运动长束征；小脑征或眼球震颤；脑脊液正常或仅有蛋白增高；糖皮质激素治疗临床症状无改善，尚应除外脑干脑炎、多发性硬化及血管病等疾患。神经放射学检查如CT、MRI是诊断脑干肿瘤的重要手段。

**【治疗】** 以手术治疗为主或对症治疗。

（童　绎）

## 主要参考文献

1. 李凤鸣．中华眼科学．第2版．下册．北京：人民卫生出版社，1996：2948-2964.

2. 王忠诚．神经外科学．武汉：湖北科技出版社，1998：397，

468，489，522.

3. 藤野贞，童绎，李卓力，等. 实用临床神经眼科. 福州：福建科技出版社，1996：85.
4. 刘英奇，赵亮. 现代眼科学. 北京：北京科技出版社，1996：639-652.
5. 童绎，唐宝丰，罗添场，等. 神经眼科某些误诊原因的分析. 中华眼科杂志，1980，16：134.
6. 童绎. 眼底荧光血管造影对视乳头水肿诊断的临床意义. 眼底病，1989，5：30.
7. 童绎. 垂体瘤卒中二例. 中华眼底病杂志，1984，20：120.
8. 王鸿启. 视乳头水肿与临床. 实用眼科杂志，1985，3：262.
9. 王鸿启. 颅咽管瘤的眼部征象. 实用眼科杂志，1984：49.
10. 周晓平，等. 鞍内肿瘤引起失明 60 例临床分析. 中华眼科杂志，1987，23：209.
11. 樊郑军. 鞍内病变及其视野改变. 中华眼科杂志，1988，24：31.
12. 劳远琇，高桦，钟勇. 人体视交叉的血液供氧及双颞侧视野缺损. 眼科学报，1991，7：51.
13. 惠国桢. 垂体瘤. 北京：人民军医出版社，2004：144-175.
14. 童绎，金崇华. 神经眼科范畴和中国神经眼科的现状和展望. 中华眼底病杂志，2006，22(6)：363-366.
15. 韦企平，童绎. 视乳头水肿. 中国实用眼科杂志，2004，22(10)：773.
16. 王任直，郁琦，金自孟. 规范化治疗是提高垂体腺瘤诊治水平的必由之路. 中华医学杂志，2011，91(3)：145-146.
17. 童绎，王剑. 视神经疾病 165 例病因分析. 中国实用眼科杂志，2009，27(5)：474-476.
18. 王剑，童绎，王宁利，等. 以视力障碍为首发症状的鞍结节脑膜瘤 33 例临床分析. 中华眼底病杂志，2006，22(6)：408-409.
19. Albert & Jakobiec FA. Principles and Practice of Ophthalmology. 2nd ed. vol Ⅴ. 2000：4274-4286.
20. Kanski JJ. Clinical Ophthalmology. 4th ed. Oxford：Batterworth，1999：587-590，592-598.

# 第六章
# 脑血管疾病

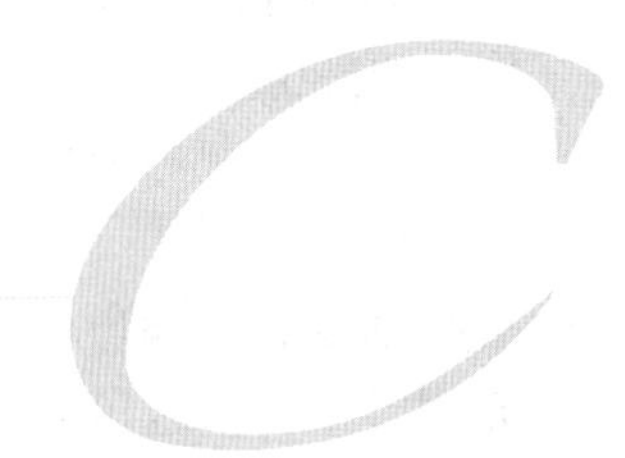

## 第一节　总　　论

视觉器官是脑组织的一个外延结构，不仅其血供来自颈动脉系统，而且支配眼部神经，也与颅内主要动脉相毗邻。因此，许多脑血管病有眼部表现，其中相当一部分患者以此首诊于眼科。由此可见，眼科医生应该高度重视与眼部密切相关的脑血管疾病（如颈内动脉狭窄、椎-基底动脉狭窄、颅内动脉瘤、颅内静脉窦血栓形成等），以免误诊、漏诊，贻误患者的治疗时间。

### 一、脑血管病的流行病学特点

脑血管疾病（cerebrovascular disease，CVD）是目前导致人类死亡的三大主要疾病之一，致残率和病死率高，50%～70% 的存活者遗留严重残疾，给社会和家庭带来沉重负担。脑卒中属于急性脑血管病事件，近年来，我国每年新发脑卒中患者约 200 万，每年死于脑卒中者约 150 万，脑卒中幸存者约有 650 万。随着我国人群预期寿命延长和人口老龄化速度加快，脑卒中发病率和患病率还有逐年增高的趋势；随着生活方式的转变（如高糖、高脂饮食）和不良生活习惯（如吸烟、酗酒、久坐等）的普遍存在，脑卒中发病有逐渐低龄化的趋势。

在医学诊疗技术飞速发展的今天，许多脑卒中是可以预防的，科研结果显示至少有 80% 的脑卒中是防有办法、治有措施的。面对当前脑卒中在我国（尤其在农村地区）造成大量不应发生的死亡和伤残的现实，加快推行对此类疾病的防控措施尤为重要，对那些具有脑血管病危险因素的人应及早进行筛查，及时给予适当的干预措施。

### 二、脑血管病的危险因素

脑血管病一般是多种危险因素共同作用的结果。对于任何个体来说，一个或多个危险因素存在，虽不能预测脑血管病的发生，但将增加其发病几率。这些危险因素分为可干预性和不可干预性两大类，前者是预防脑血管病的主要目标。

#### （一）可干预性危险因素

1．高血压　高血压是脑出血、蛛网膜下腔出血和缺血性脑卒中的危险因素。收缩压或舒张压均可增加脑卒中的发生率，有效的降压治疗能减低脑卒中发生率的 38%，减低脑卒中死亡率的 58%。

2．高脂血症　Tirschell 等发现血总胆固醇 >229mg/dl（5.92mmol/L），缺血性卒中的风险增高，达 288mg/dl（7.45mmol/L）时，此风险增加 0.6～2 倍。

3．吸烟　吸烟促进动脉粥样硬化，改变凝血系统功能（如升高纤维蛋白原、增强血小板聚集、降低高密度脂蛋白和增加血细胞比容）。吸烟者戒烟后，卒中的危险性降低 60%；戒烟 5 年，卒中危险才能降至无吸烟者水平。另外，吸烟也是动脉瘤性蛛网膜下腔出血的原因（动脉瘤破裂呈吸烟剂量依赖性，男性发病年龄提前 2～6 年，女性提前 7～10 年）。

4．糖尿病　糖尿病患者不仅易患动脉粥样硬化，常常同时还存在更多其他动脉粥样硬化的危险因素（尤其是高血压、高血脂、肥胖）。病例对照研究和前瞻性流行病学研究发现，糖尿病患者卒中风险增加 2～6 倍，空腹血糖受损（6.11～6.94mmol/L），患者卒中风险增加 2 倍。

5．肥胖　肥胖是发生高血压的独立危险因素，尤其是腹型肥胖。体质指数（body mass index，BMI）20～22 是中国人的最佳水平，24 及 28 是超重及肥胖的诊断分割点。BMI 24～26 时，患高血压、2 型糖尿病、血脂异常的风险升高；BMI≥30 时，患病风险增加 14.9 倍。

6．高同型半胱氨酸血症　同型半胱氨酸是一种存在于血和组织中的氨基酸，实验研究表明血浆同型半胱氨酸浓度升高与动脉粥样硬化、血栓形成有关。高同型半胱氨酸血症是血管疾病和静脉血栓形成的重要的独立危险因素。

7．心房颤动　非瓣膜性心房颤动是缺血性脑卒中的独立危险因素，此类患者发生脑卒中的风险是同年龄窦性心律者的6倍，且卒中的复发率也高。

8. 无症状颈动脉狭窄　无症状颈动脉狭窄是一种常见病，在血管狭窄到一定程度才可能引起血流动力学改变。在随机抽取的>65岁人群中，7%男性和5%女性的颈动脉狭窄>50%。动脉斑块厚度是发生短暂性脑缺血的独立危险因素，斑块厚度与斑块内出血、粥样溃疡、血栓形成和表面不规则相关。

9. 代谢综合征　代谢综合征由一组代谢性血管危险因素构成，包括腹型肥胖、致动脉粥样硬化性血脂异常、高血压、胰岛素抵抗、炎症前状态和高凝状态。目前，过分的营养和缺乏体育锻炼导致代谢综合征的发生。此类患者是卒中的高危人群，发生风险是非代谢综合征患者的3倍，病死率增加5～6倍。

10. 酗酒　乙醇深入与卒中危险性之间呈J型曲线关系。每天饮1～2份酒(1份酒相当于葡萄酒150ml，或啤酒350ml，或白酒30ml)可防止卒中发生；每天多于4～5份酒则有害。

11. 阻塞性睡眠呼吸暂停综合征　阻塞性睡眠呼吸暂停综合征是一种可治疗的呼吸障碍，表现为睡眠过程中上呼吸道反复闭合。由于呼吸障碍导致夜间持久、异常的交感神经兴奋，副交感张力降低，及内皮素释放和反复发生低氧血症，导致高血压、糖尿病、卒中的危险性增加，是脑血管病的独立致病因素。卒中患者中，该综合征的患病率>60%，而正常中年人群患病率仅为4%。

12. C反应蛋白　C反应蛋白是一种炎症标记物，与动脉粥样硬化关系密切。动脉粥样硬化是缺血性脑卒中发生、发展的直接原因，本质上是一种慢性炎症性增生性疾病。C反应蛋白不但是缺血性卒中的独立危险因素，还可能反映粥样硬化斑块的成分；其浓度较高者斑块的稳定性可能较差。

### (二) 不可干预性危险因素

1. 年龄　脑血管病发病率、患病率和死亡率均与年龄正相关，55岁以后发病率明显增加。

2. 性别　流行病学资料显示，男性卒中的发病率高于女性。

3. 遗传因素　父母双方有卒中史，子女卒中的风险增加2～4倍；单卵双生子共同发生卒中的发生率是异卵双生子的5倍。

## 三、眼部相关脑血管疾病的常用诊断技术

### (一) 腰椎穿刺

腰椎穿刺是一项临床基本操作技术，通过颅内压测定和脑脊液检查，对于动脉瘤性蛛网膜下腔出血、颅内静脉窦血栓形成等眼部相关脑血管病有重要价值。

脑脊液为无色透明液体，充满在各脑室、蛛网膜下腔和脊髓中央管内，对脑和脊髓具有保护、支持和营养作用。脑脊液产生于各脑室脉络丛(主要是侧脑室脉络丛，约占95%)，经室间孔进入第三脑室、中脑导水管、第四脑室，最后经第四脑室正中孔和两个侧孔，流到脑脊髓表面的蛛网膜下腔和脑池。大部分经脑穹隆面的蛛网膜颗粒吸收至上矢状窦，小部分经脊神经根间隙吸收。

正常脑脊液的压力与检测部位和检测时的体位有关。正常成人侧卧时腰椎穿刺压力为60～180mm$H_2O$，超过200mm$H_2O$为颅内压增高；成人坐位时腰椎穿刺压力为350～450mm$H_2O$；儿童侧卧位腰椎穿刺压力为40～100mm$H_2O$。测定的脑脊液压力有初压和终压之分，初压指穿刺成功后未放出脑脊液时测压管内所指示的压力，对于判断脑脊液的压力真实情况至关重要；后者指放出脑脊液之后的压力，一般放出1ml脑脊液，压力下降约5～10mm$H_2O$。

正常脑脊液为无色透明，若脑脊液为血性，需排除穿刺外伤性出血后，方能考虑蛛网膜下腔出血，鉴别要点见表10-3。

表10-3　腰椎穿刺时蛛网膜下腔出血与穿刺外伤出血的鉴别

| | 蛛网膜下腔出血 | 穿刺外伤出血 |
|---|---|---|
| 颜色 | 始终为均匀血性 | 初为血性，以后逐渐变浅，最后为无色透明(三管实验法) |
| 红细胞 | 红细胞呈锯齿状，并有破坏 | 镜下红细胞完整 |
| 沉淀后 | 上清为黄色 | 上清无色透明 |
| 凝固 | 不凝固 | 可有 |

### (二) 血管超声检测

头颈部血管超声是目前一项临床上广泛应用的无创检测技术，能够客观检测和评价头颈部动脉血管的结构、功能状态及血流动力学改变，在眼部相关脑血管病诊断、治疗和随访过程中占据重要地位。该技术的最大优势是无创性、可床旁应用、能够反复检查或连续检测，但其准确性在很大程度上取决于操作者的经验。

1. 颈部血管超声　颈部超声检查采用脉冲回波技术和多普勒技术，前者用于B型超声，采用高频超声波(7～10MHz)，能显示颈总动脉、颈内动脉、颈外动脉、椎动脉的形态结构及血流动力学改变，包括血管内径、血流参数及动脉粥样硬化斑块的形态、大小、部位、声波特性等；后者采用低频超声波，能够通过计算血流速度推算出血管狭窄的存在及程度。

(1) 正常颈动脉超声显像：二维显像可以清晰显示颈动脉结构，内膜层显示为一细线型连续平滑的等回声光带；中膜层为低回声暗带；外膜层是较内膜层而明亮的强光带。彩色多普勒血流显像图中，红色代表红细胞朝向探头运动，蓝色代表背离探头的血流。由于血流在血管腔内的流动为层流状态，正常颈动脉血流的彩色显像为中间明亮而周边相对减弱，血流的明亮状态与充盈状态能够反映血管壁结构变化。

(2) 颈动脉粥样硬化超声显像：根据动脉粥样硬化的程度，检测结果可从以下几方面评估：

1) 局限性血管内膜层病变：早期病变局限于内膜层，超声显像内膜层粗糙，伴阶段性增厚，回声不均匀、不连续。颈动脉内膜厚径(intimal medial thickness，IMT)≥1.0mm。

2) 弥漫性血管内 - 中膜病变：病变侵及到中膜平滑肌层，表现为内膜回声不均匀，IMT 继续增厚并向管腔内突出。1.0mm<IMT<1.5mm。

3) 动脉粥样硬化斑块形成：IMT>1.5mm，在血管腔内形成凸出于内膜表面的粥样硬化斑块。根据斑块形态分为规则型、不规则型和溃疡型，一般规则型斑块表面相对光滑，纤维帽完整，属于相对稳定性病变；不规则型和溃疡型是不稳定斑块，是颈动脉性缺血性脑血管病的重要原因。

斑块对超声波的反射因其组织成分的不同而不同，分为均质性回声或不均质回声斑块。均质回声中以中等回声(以胶原组织为主的纤维组织块)或强回声(斑块有钙化)特征的斑块相对稳定；低回声(以脂肪组织为主的纤维脂肪斑块)或不均质回声(斑块内部是低、中、强回声的混合)斑块相对不稳定。

(3) 颈动脉狭窄和闭塞超声显像：颈动脉狭窄和闭塞是颈动脉粥样硬化发展的严重阶段，其狭窄的准确测量是评估颈动脉狭窄的关键。一般来说，血管狭窄的计算方法有管径测量法(颈动脉长轴，纵断面)和面积测量法(颈动脉短轴，横断面)。面积测量法是超声波检测的特有方法，评估血管狭窄的准确率高，血管狭窄率 =(1－狭窄处最小管腔截面积 / 原始管腔截面积)×100%。

颈动脉狭窄后，血流的正常层流状态消失，通过狭窄管腔时阻力增加，血流加速，出现病理性涡流或湍流，彩色血流显像为“五彩交织”的特征。颈动脉狭窄对血流动力学的影响，随狭窄程度不同而不同：①狭窄程度<50%：二维图像显示局部斑块形成，管径相对减小，血流速度无明显变化；②狭窄程度 50%～69%：狭窄段血流速度相对升高，狭窄远端血流速度下降不明显，无低灌注血流动力学改变；③狭窄程度 70%～99%：狭窄段血流速度明显升高，狭窄近端血流速度相对降低伴血管阻力增加，狭窄远端出现涡流、湍流混杂的血流信号，出现明显的低灌注血流动力学改变；④血管闭塞：管腔内充填粥样斑块或血栓，血流信号消失。

(4) 椎动脉狭窄和闭塞超声显像：椎动脉狭窄、闭塞的超声波显像与颈动脉类似。椎动脉起始端是狭窄的好发部位，但其位于锁骨的后下方，超声不易清晰显示，容易漏诊。当椎静脉后方未显示椎动脉管腔结构时，不能草率诊断椎动脉闭塞，需注意与椎动脉缺如、变异相鉴别。

2. 经颅多普勒超声　经颅多普勒超声(transcranial Doppler，TCD)技术在国内的发展已有 10 余年，是一种无创性脑血流动力学检测技术。具有无创性、操作便捷、实时、重复性好等优点。目前可以检测颅外段及颅底动脉环主干的脑动脉血流动力学变化，对诊断颈动脉和颅内动脉的狭窄、闭塞具有一定特异性。

颈动脉探测采用 4MHz 探头，颈总动脉检测位置是锁骨上窝颈总动脉搏动处，颈内动脉起始端和颈外动脉检测位置是下颌角水平。颅底动脉环主干动脉的检测，需选择颅骨相对薄弱、超声波易于穿透的部位——声窗，常用的检测声窗有颞窗(颧弓上方的眼眶外缘和耳屏之间)、眼窗(闭合的眼睑上)和枕骨大孔窗(枕骨大孔)。TCD 对动脉的检测参数有：频谱形态、血流方向、血流速度、血管搏动指数和阻力指数、声频信号等。正常情况下，不同动脉有不同的血流动力学特征。

### (三) CT 血管成像

CT 血管成像(computed tomographic angiography，CTA)是指静脉注射含碘造影剂后，在靶血管内造影剂充盈的高峰期进行连续多层面 CT 扫描，然后运用计算机的后处理功能，显示靶血管的立体形态和邻近组织的空间解剖关系，对血管疾病进行诊断和术前评估。此技术主要涉及 3 个方面：容积数据采集、造影剂增强和计算机三维重建。根据增强前的 CT 平扫定位，以 M1 段为中心，通常颅内动脉 CTA 采用 0.625～2mm 层厚，扫描时间 10～20 秒，16 层以上扫描速度更快。

CTA 能清楚显示颅底动脉环和大脑前、中、后动脉及其主要分支，颅内动脉第 3 级分支的显示率达 100%。在确定颈动脉狭窄程度及区分狭窄、闭塞方面，CTA 与 DSA 的一致性达 90%，其空间、时间分辨率高于 MRA。CTA 显示颅内动脉瘤的敏感性、特异性和准确性高达 90%～100%，对颅底动脉环周围>4mm 动脉瘤的检出率与 DSA 相同，且能发现小至 2mm 的动脉瘤，可以明确动脉瘤位置、大小、形态、瘤颈宽度、起源动脉等。

### （四）磁共振血管成像

磁共振血管成像（magnetic resonance angiography，MRA）是利用MRI技术中流动血液的MR信号与周围静止组织MR信号的差异建立图像对比度，不需使用任何造影剂的非侵入性磁共振成像技术。其优点是不需要造影剂、方便省时、无创及无放射性损伤，能用于年老体弱、全身状况差及不能行DSA的患者；但幽闭恐惧症、体内有金属滞留物（如心脏起搏器、金属支架、金属假体等）患者禁忌使用。

MRA成像与血流有关，分叉处血流、涡流等导致信号丢失，导致血管狭窄程度夸大，尤其是中、重度狭窄易误诊为闭塞；移动及吞咽等运动伪影、需要多次扫描、扫描时间延长、扫描野局限等影响颈动脉起始段显像的清晰度。与DSA、CTA的比较研究显示，MRA对大脑前、后交通动脉的敏感性、特异性稍低，但对大脑前、中、后动脉和基底动脉、颈内动脉的敏感性和特异性均接近100%。MRA能清晰显示大血管及其分支的狭窄或闭塞，但对直径2mm以下动脉显示效果不佳；研究发现显示颈内动脉粥样硬化所致的血管狭窄、闭塞的效果近似于DSA。MRA对直径>5mm颅内动脉瘤的显示率达100%，而且结合源图像可以显示那些DSA不能显示的有血栓形成的动脉瘤；但对<5mm的动脉瘤误诊率较高。

### （五）数字减影血管造影

目前，数字减影血管造影（digital substraction angiography，DSA）是诊断颈部血管和脑血管狭窄或闭塞的“金标准”，不仅能显示大血管病变，也能清晰显示小血管（直径0.5mm）、静脉系统及侧支循环状况，对动脉瘤、颈内动脉和椎动脉狭窄、颅内静脉窦血栓的敏感性和特异性可达98%。

DSA多采用股动脉穿刺，少数采用肘动脉穿刺。颈总动脉及颈内外动脉造影需将导管插入双侧颈总动脉；在颈部动脉造影基本正常情况下，颅内动脉造影颈动脉系统应插入颈内动脉进行，椎动脉系统应插入椎动脉进行。在选择性或超选择性动脉造影时，动脉内造影剂随血液循环而流动，作快速连续拍片能够实时、动态地显现充盈造影剂的血管图像，清晰显示颅内动脉、毛细血管和静脉的形态、分布、位置。

但是，DSA是二维成像，不能直接反映血管壁结构、斑块及钙化情况；属于有创检查，价格高，并发症相对较多（如过敏反应、血管痉挛引发的症状、操作中突发蛛网膜下腔出血、术野血肿及感染等）。临床应用时必须严格掌握适应证和禁忌证，造影前要有充分准备，造影中及造影后应严密监护、及时处理并发症和防范意外情况发生。

总之，超声波、CTA、MRA、DSA和腰椎穿刺是颈内动脉狭窄、椎基底动脉狭窄、颅内动脉瘤、颅内静脉窦血栓形成等眼部相关脑血管疾病最常用的诊断技术。但是，它们各有优缺点，相互之间有一定互补性，临床应用时应根据患者的具体病情，选用最适合的检测手段，快速、准确地诊断疾病，为患者争取更多的治疗时间。

# 第二节　颈内动脉狭窄相关眼病

颈内动脉狭窄相关眼病是指由颈内动脉狭窄甚至闭塞引起的一过性黑矇、视网膜动脉栓塞、静脉淤滞性视网膜病变、缺血性视神经病变、眼缺血综合征等一系列急、慢性眼部缺血综合征。

## 一、解剖基础

颈内动脉约在第四颈椎水平（相当于甲状软骨上缘）由颈总动脉发出，管径约5mm。整个脑部血供约有70%～80%来自颈内动脉，每侧颈内动脉约以300～400ml/min的血液供应同侧眼眶及大脑前部，大部分血液流入大脑中动脉。颈内动脉走行分为四段：颈段（颅外段）、管段（岩骨段）、海绵窦段（虹吸部下半）和床突上段（虹吸部上半），其主要分支（大脑前动脉、大脑中动脉、后交通动脉及脉络膜前动脉）来自床突上段，在DSA上大多可以显影。临床上将颈内动脉的海绵窦段和床突上段合称为虹吸部，是颈内动脉粥样硬化的好发部位之一。

眼动脉是颈内动脉的第一个较大分支，从颈内动脉海绵窦段移行为床突上段处发出。随视神经下外侧经视神经孔入眶，最终至内眦处分为眶上动脉和鼻背动脉，末梢支与颈外动脉分支吻合。

单侧颈内动脉出现供血障碍的主要代偿途径：①对侧颈内动脉通过大脑前动脉、前交通动脉供血；②椎基底动脉系统通过后交通动脉供血；③颈外动脉系面动脉的鼻外侧动脉与眼动脉的鼻背动脉相连供血；④颈外动脉系颞浅动脉的颧眶动脉与眼动脉的泪腺支、睑支相连供血；⑤颈外动脉系上颌动脉的眶下动脉、蝶腭动脉与眼动脉的鼻背动脉、筛动脉相连供血。

## 二、病因及流行病学特点

颈内动脉狭窄的主要原因是动脉粥样硬化，其次是多发性大动脉炎和颈动脉瘤，其他原因还有先天性肌纤维发育不良、颈动脉周围病变等。流行病学资料显示，颈内动脉狭窄好发于岩骨段和海绵窦段。

随着人口老龄化及营养结构的改变，我国缺血性脑卒中的发病率呈逐年上升趋势。颈内动脉狭窄是引起缺血性卒中的一个重要原因。大样本流行病学调查表明，约10%～29%的脑缺血事件由颅内动脉粥样硬化、狭窄引起；颈内动脉颅内段狭窄患者脑缺血事件发生率为27.3%，卒中发生率为15.2%，短暂性脑缺血发生率为12.1%。

## 三、发病机制

目前，颈内动脉狭窄引起眼部病变的机制主要有两种可能的理论解释：动脉狭窄理论和微栓塞理论。前者是颈内动脉机械性狭窄引起眼动脉低灌注，导致眼部血流动力学改变，不能满足眼部组织代谢的需要，造成慢性缺血状态；后者是粥样硬化斑块溃疡、破裂，导致斑块脱落，随血流栓塞于眼动脉或其分支动脉，引起相应部位的急性缺血。Lyons-Wait等发现血流动力学改变明显的颈内动脉狭窄患者视网膜血管阻塞、正常眼压青光眼、周边视网膜出血发生率分别增加1.8倍、1.9倍和2.4倍。

针对这两方面的评价指标分别是颈内动脉狭窄度和斑块形态学。对颈内动脉狭窄度的评价，推荐采用北美有症状颈动脉内膜切除术试验协作组标准：轻度狭窄（0～29%）、中度狭窄（30%～69%）、重度狭窄（70%～99%）和完全闭塞。超声检查的低回声斑块、有溃疡的斑块及斑块下出血均是斑块不稳定的信号；而斑块的钙化程度则是反映稳定性的一个标志。

## 四、临床表现

急性缺血改变主要有黑矇、视网膜动脉栓塞。以黑矇最为常见，绝大多数是单眼发病，表现为无痛性、短暂性视力丧失；视野缺损由外周向中心逐渐发展，常表现为由上而下或由下而上的黑幕，完全性或不完全性偏盲发生在数秒钟之内，一般持续1～5分钟，在10～20分钟内视力逐渐恢复正常，多按发作时相的反顺序恢复；最常见原因是从粥样硬化颈内动脉来源的血栓栓塞引起的眼部短暂性低灌注。视网膜中央或分支动脉栓塞则是视网膜动脉血流的完全阻断，视力丧失多是不可逆的。

慢性缺血改变主要有静脉淤滞性视网膜病变、新生血管性青光眼、缺血性视神经病变和眼缺血综合征等。颈内动脉狭窄引起的眼部慢性缺血，早期可以无任何眼部症状，随着眼部血流动力学改变持续时间延长而出现。静脉淤滞性视网膜病变是由于眼动脉慢性低灌注压导致弥漫性视网膜缺血，视网膜动静脉循环时间增加所致，最初表现为视网膜静脉扩张，口径不规则和扭曲，眼底检查可见中周部视网膜微动脉瘤，视网膜内出血或神经纤维层片状出血，病情继续加重可出现棉绒斑，视乳头和黄斑水肿，视盘、视网膜、虹膜的新生血管，最终导致视力丧失，甚至发展成为眼缺血综合征。眼缺血综合征是以血流动力学改变明显的颈内动脉狭窄所致视网膜缺血为主要表现，包括眼前后节和其他眼眶结构慢性低灌注引起的严重致盲状态，后果最为严重，且容易误诊。

## 五、辅助检查

1．颈动脉二维显像-多普勒超声　将多普勒彩色血流测定和B超实时成像有机结合起来，是目前首选的无创性颈动脉检查手段。不仅能显示颈动脉解剖图像，进行斑块形态学检查，还可显示颈动脉血流量、流速、血流方向及血栓。AbuRahma等对91例DSA检查为颈内动脉闭塞的行颈动脉超声检查，87例与DSA结果一致，符合率97%、敏感性91%、特异性99%。另外，将颈动脉超声与TCD有效结合起来，也可以提高颈动脉狭窄病变的检测准确率。

2．MRA　能清晰显示颈内动脉及其分支的三维结构，重建这些动脉的影像；还能准确显示颈内动脉的血栓斑块、有无夹层动脉瘤等。但是，缓慢或复杂的血流常会造成信号缺失，夸大颈内动脉的狭窄度。目前的增强MRA检测速度更快、清晰度更高，明显优于普通MRA，其成像质量已非常接近DSA（图10-86）。

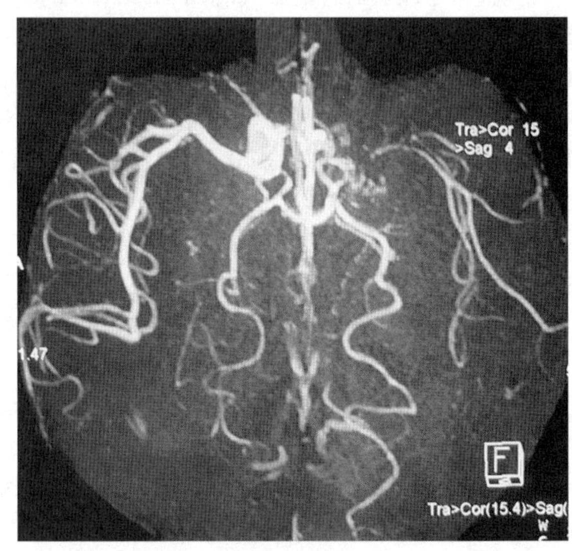


图10-86　左侧颈内动脉闭塞MRA图像

3．CTA　是一种低损伤性血管造影技术，在诊断颈内动脉狭窄方面应用很多，能准确反映颈动脉分叉处的狭窄率、狭窄范围及钙化等情况；能直接显示颈内动脉钙化斑块，并对不稳定斑块作出初步评价。对于怀疑颈内动脉狭窄的患者，一般将超声波作为一线检查方法，不能确诊时，CTA 是一种很好的补充检查。

4. DSA　随着颈动脉多普勒 / 超声、CTA 及高分辨率 MRA 的广泛应用，DSA 作为一种有创检查手段，已不再作为普查、初诊、随访的基本检查方法。但是，鉴于 DSA 对病变评价的高度精确性，它仍是诊断颈内动脉狭窄的“金标准”，在确定治疗方案时发挥着不可替代的作用。DSA 能够实时、动态地观察，详细了解病变的部位、范围、程度及侧支循环情况；帮助确定病变性质如溃疡、钙化及血栓形成等；还能了解并存的血管病变，如动脉瘤、血管畸形等(图 10-87)。

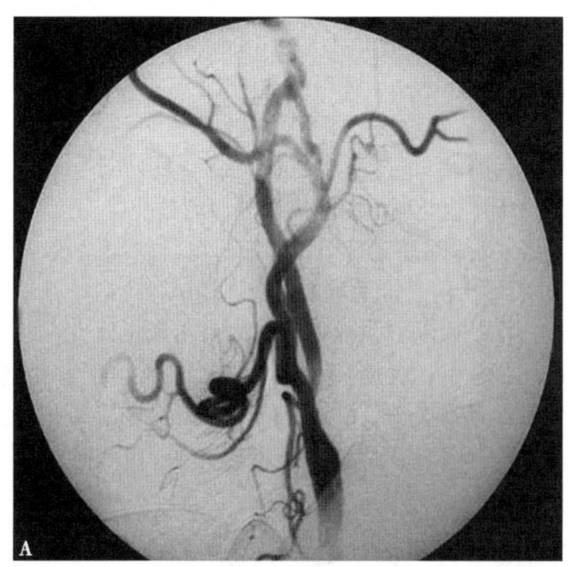

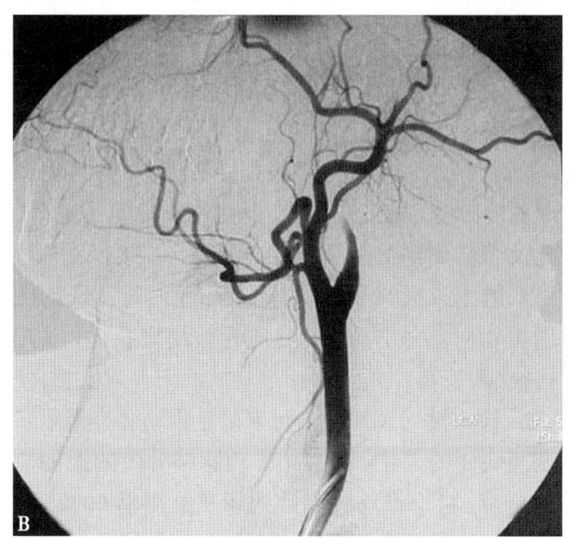

图 10-87　左侧颈内动脉狭窄、闭塞 DSA 图像

## 六、治　　疗

颈内动脉狭窄治疗目的是改善大脑供血，纠正或缓解脑缺血症状，预防发生脑卒中。目前已证实，恢复大脑的正常血流可以达到预防缺血性脑卒中的目的，对于颈内动脉狭窄程度超过 70% 者，行手术干预后发生脑卒中的概率远低于药物预防组。因此，对于此类颈内动脉狭窄，无论是否有症状，采用手术治疗来预防缺血性脑卒中已被逐渐接受。

目前，临床上最常用的颈内动脉狭窄的手术方法是颈动脉内膜切除术和颈动脉支架成形术(彩图 10-88，见书末彩插)。手术后，视网膜微循环得到改善，眼底多发棉绒斑小时，部分患者视功能得到改善；甚至已经形成的新生血管青光眼患者的眼压也能得到良好控制。

总之，颈内动脉狭窄可导致急性或慢性缺血性眼部病变，对缺血性眼病患者进行颈动脉系统检查可能会发现已存在的颈内动脉狭窄改变，通过及时的手术治疗，恢复眼部正常血流动力学，不仅能有效预防脑卒中，还能保护视功能。

# 第三节　椎基底动脉狭窄相关眼病

椎基底动脉系统负责脑干、枕叶、小脑及丘脑等重要脑区的血供，与人的视觉、精细运动、躯体平衡、脑神经功能及意识状态维持等密切相关。当椎基底动脉狭窄引起供血不足时，可出现视功能障碍、眩晕、共济失调、耳鸣及多根脑神经功能障碍等一系列异常表现，严重时发生脑卒中，危及生命。患者常因伴有的眼部症状首诊于眼科。

## 一、解 剖 基 础

椎动脉、基底动脉及其分支血管构成椎基底动脉系统，负责脑部血供的 20%～30%，供应脑干大部、小脑中部上部和蚓部、枕叶、颞叶下部、中脑、丘脑一部、内囊后部等区域。其中，枕叶是视觉中枢，脑干内由脑神经核、神经传导束，这些都与正常视功能密切相关。

椎动脉分为左、右两支，是锁骨下动脉发出的第一个主要分支；经枕大孔入颅，两支椎动脉在脑桥尾部汇合成为基底动脉。椎动脉从锁骨下动脉几乎垂直发出，管径只有 3～5mm，锁骨下动脉的血液仅有小部分直接进入椎动脉；其血流动力学与颈内动脉不同，形成的粥样斑块类型也不同。椎动脉的斑块比较光滑，不易形成溃疡及继发血栓形成。基底动脉全长约 3cm，管径较椎动脉粗，斑块或栓子不易栓塞于基底动脉主干，多随血流进入分支动脉，以终末支大脑后动脉最多。椎动脉的变异较多，包括椎动脉直径、数目、起始部、走行、分支、吻合等；约 15% 的正常人一侧椎动脉细小(直径 < 2mm)、闭塞，几乎不能维持有效血供，此时对侧椎动脉代偿性增粗，保持足够的血流量通过基底动脉，但是这种血流灌注将处于边缘状态，代偿储备能力较差，极易发生供血不足。

椎基底动脉出现供血障碍的主要代偿途径：①一侧椎动脉阻塞，对侧椎动脉代偿供血；②椎动脉进入枕骨大孔前发出肌支，与颈外动脉的枕动脉、腭动脉及锁骨下动脉的颈深动脉吻合；③椎动脉脑膜支与枕动脉的脑膜支在后颅窝硬脑膜吻合；④椎动脉发出小脑下动脉与基底动脉的小脑上动脉有分支吻合；⑤通过后交通动脉与颅内颈内动脉系统沟通。

## 二、病因及流行病学特点

椎基底动脉狭窄导致供血不足的常见原因有：椎基底动脉硬化、大动脉炎、颈椎病、血管痉挛、椎基底动脉先天畸形及变异、头颈部外伤等。其中，血管痉挛是中青年患者椎基底动脉供血不足的主要病因，常见诱因有：自主神经功能紊乱、情绪变化、季节交替、劳累等。需要指出的是，许多椎基底动脉供血不足患者是多种因素共同参与而发病，并非单一病因所致。

动脉粥样硬化可以发生在椎基底动脉全程，但以椎动脉起始段最为常见，此处是脑血管最易发生狭窄的部位之一，发生率仅次于颈内动脉的颈动脉分叉处。近25%的缺血性脑卒中发生在椎基底动脉系统；许多椎基底动脉狭窄没有临床症状，50%的患者以卒中为首发症状；有短暂性脑缺血发作的患者，预示着5年后有22%～30%的脑卒中发生率。椎基底动脉系统卒中的死亡率为20%～30%，明显高于颈动脉系统；无卒中发生的有症状椎基底动脉狭窄患者的长期生存率也偏低。椎基底动脉系统卒中的预后，与神经系统症状严重程度、是否有动脉病变、梗死部位、程度及缺血发生机制有关。椎基底动脉狭窄常伴冠心病、心肌梗死，心源性栓子脱落是导致其发生卒中的首要原因，此点有别于颈动脉系统；6个月内发生过椎基底动脉卒中或短暂缺血的患者，35%伴有冠状动脉疾病。

椎基底动脉狭窄有时难以诊断，患者主诉多变，且这些症状易与其他系统疾病混淆，导致临床医生忽视椎基底动脉供血不足的存在；一些无创性影像检查手段常不能很好显示椎动脉起始部。这些因素可能会掩盖部分椎基底动脉狭窄患者。

## 三、临床表现

1．视力下降、黑矇　多双眼发病，是最常见的眼部症状，主要表现为突发的视物模糊、视物发灰，视力下降为轻、中度，部分患者合并闪光感或视物变形，一般持续约1～5分钟后缓解。

2．同向偏盲或象限盲　表现为突然发生短暂的同侧视物不见，常伴枕部头痛。但因发作短暂，视野检查常来不及发现典型表现。大脑后动脉皮质支、中央支供血区缺血障碍，局部脑区发生卒中时可出现同向偏盲或象限盲。另外，双侧枕叶卒中时可出现皮质盲。

3．眼球运动障碍、复视　由眼外肌麻痹所造成。其发生是由于支配眼球运动的神经核位于脑干，椎基底动脉缺血影响到这些神经核，引起相应的脑神经功能异常所致；椎基底动脉血管硬化时压迫毗邻的第Ⅲ、Ⅳ、Ⅵ对脑神经也可出现眼外肌麻痹，如第Ⅲ脑神经位于小脑上动脉、大脑后动脉离开基底动脉处之间，第Ⅳ脑神经横过大脑后动脉，第Ⅵ脑神经绕小脑中动脉急转弯、前行时与基底动脉接触。

4．眼球震颤　维持眼球运动平衡、协调，需要保持多个神经中枢之间（皮质-皮质、皮质下-皮质、皮质下-脑干、脑干-神经核等）的正常联络，椎基底动脉缺血不足导致这些中枢之间的联络障碍。另外，椎基底动脉狭窄直接引起小脑、脑干、枕叶等重要区域功能障碍，也是引起眼球震颤的原因之一。

5．其他眼部症状　还包括幻视、注视麻痹以及偏斜分离等。由于椎动脉借后交通动脉与颈内动脉系统相连，椎基底动脉供血不足时也可出现反射性视网膜动脉痉挛，引起眼痛、眼底血管张力变化，如视网膜静脉扩张、动脉变细，颈部过伸时尤为明显。某些颈椎病患者还可伴发眼睑痉挛、结膜充血、角膜感觉减退等症状。

## 四、辅助检查

1．颈椎X线和CT　颈椎病是椎基底动脉狭窄的常见原因之一，颈椎检查对全面评估椎基底动脉狭窄有重要意义。颈椎正位X线片可见钩椎关节退变改变，如钩突骨赘、关节间隙模糊变窄；侧位片可见颈椎生理曲度改变（如弧度变直、反曲等），椎间孔变窄、横突孔及节结间沟处骨质增生、硬化等。颈椎CT对骨质退变增生致横突孔狭窄有诊断价值，能发现钩椎关节增生物向前外方突出、突向骨性横突孔内，双侧横突孔狭窄、变形。

2．超声波　超声检查可以确定椎动脉有无闭塞性病变及病变的部位、程度。椎动脉颅外段的无创检查首选超声，对于椎动脉起始处病变检出率60%以上；采用彩色多普勒血流图像，阳性率可达80%以上。但是，椎动脉超声检查需要有经验的技师才能得到满意结果。TCD对椎基底动脉病变的灵敏度能达80%，特异性约80%～97%。但是，TCD易低估椎基底动脉的狭窄程度，已闭塞的血管难以检测出（彩图10-89，见书末彩插）。

3．MRA　MRA能够检测颅内段和颅外段的椎基底动脉血管，尤其对基底动脉狭窄有较高诊断价值。

对于椎动脉起始处、颅内段椎动脉，尤其椎动脉颅外段与颅内段的结合处，MRA敏感性较低、显影不佳；使用造影剂(如钆增强)能提高MRA在椎基底动脉狭窄的诊断准确性(图10-90)。

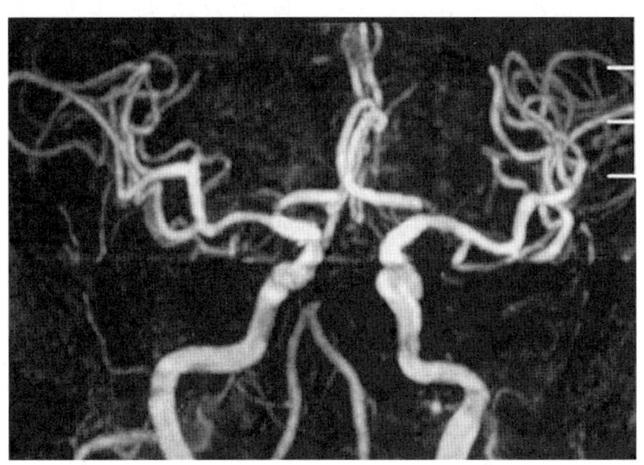

图10-90　基底动脉闭塞MRA图像

4. CTA　高质量CTA能充分显示椎基底动脉系统颅外及颅内的血管，对可疑椎基底动脉狭窄、闭塞患者的诊断很有帮助。CTA可以显像闭塞部位远端的血管，且影像可以自由旋转，能够鉴别血管扭曲和粥样硬化狭窄。但是，CTA难以准确判断椎基底动脉狭窄的程度。与MRA比较，CTA操作时间短、分辨率高，金属夹、支架和人造装置不产生明显的伪影，体内有金属植入物的患者也可检查；不足之处是存在电离辐射和造影剂可能引起的肾损伤。

5. DSA　DSA是诊断椎基底动脉狭窄的“金标准”，能从多个角度全面评价其颅外段和颅内段血管情况，以明确诊断及制订治疗方案。缺点是有创检查，设备、技术要求较高；图像放大率会带来误差；造影过程可能引起栓子脱落(图10-91)。

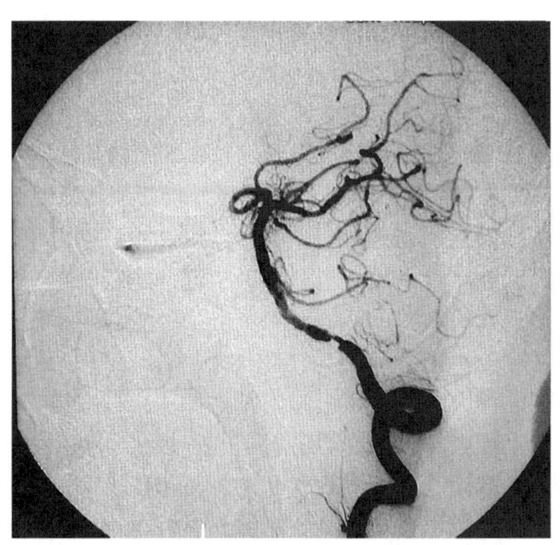

图10-91　左侧椎动脉狭窄DSA图像

6. 其他　如单光子断层扫描(SPECT)、正电子断层扫描(PET)能定量分析脑血流量，有助于判断脑血流动力学及脑代谢的变化等，但目前尚难以在临床普及应用。

### 五、治　疗

椎基底动脉狭窄治疗包括三个方面：保守治疗、手术治疗和介入治疗。

1. 保守治疗　针对病因治疗，如颈椎病引起应以骨科治疗为主、精神性因素诱发眩晕应给予心理治疗等。抗凝治疗，如阿司匹林、华法林、氯吡格雷等，对减少脑卒中风险有一定益处。

2. 手术治疗　主要有椎动脉内膜剥脱术和旁路手术，此类手术有较高的非脑卒中相关并发症，如Horner综合征、淋巴管内损伤、椎动脉栓塞、喉神经损伤等。

3. 介入治疗　目前主要包括椎基底动脉成形术和支架置入术。前者并发症较多、发生率相对较高，如颅内出血、远端血管闭塞、血管内膜夹层等，且术后再狭窄发生率高。目前，椎基底动脉成形术仅作为支架置入前的预扩张处理或应用于分期支架置入术。与椎基底动脉成形术相比，血管内支架置入术有许多优点：①对管腔狭窄的改善程度优于前者；②降低了血管急性闭塞的风险；③血栓形成及栓塞发生率较低；④明显降低缺血症状复发率。

## 第四节　颅内动脉瘤相关眼病

颅内动脉瘤相关眼病是指由颅内动脉瘤压迫、继发出血引起的以视神经、眼部运动神经功能受损及玻璃体视网膜出血为主要表现的综合征。颅内动脉瘤是一种急症，潜在危险是瘤体破裂引起的颅内出血，是引起自发性蛛网膜下腔出血的第一位原因，致死率及致残率均较高。

### 一、解剖基础

脑底动脉环是由两侧颈内动脉、大脑前动脉、后交通动脉、大脑后动脉及一条前交通动脉组成的六角形动脉环，位于脑底面蝶鞍上方的脚间池内，处于脑脊液中；1664年，由Willis详细描述，也称Willis环。大脑前动脉和前交通动脉形成动脉环前部，比较恒定，位于视神经和视交叉上方；后交通动脉、大脑后动脉和颈内动脉组成动脉环后部，变异较大，围绕灰结节、乳头体和脚间窝。此环是一个侧支循环装置，在脑底部把颈内动脉系统和椎基底动脉系统连接起来，在脑血流调控方面具有重要地位。人在正常安静状态下，脑底动脉环两侧血压几乎相等，一侧动脉血流不通过交通动脉流入另一侧，甚至颈内动脉系统的血液椎基底动脉系统的血液也不相混合；作 DSA 时，血管显影一般只限于被注射的动脉系，充分说明了这个问题。

一般来说，组成环的各动脉俱全、发育良好、没有变异的经典型 Willis 环比较少见，多为带有不同程度的组成动脉变异或发育不良的动脉环。Willis 环前部以变异为主，主要是前交通动脉；后部以发育不良最常见，尤其是后交通动脉。脑底动脉环异常者，其动脉瘤的发生率比正常者高 2 倍以上。前交通动脉是此环中变异最大的动脉，形式多种多样，但大都有一支发育良好，仍能起到侧支循环的作用；DSA 时，在斜位片寻找 Willis 环前部动脉瘤时易造成错觉，需警惕此情况，以免误诊。

脑底动脉与眼部神经关系：①颈内动脉海绵窦段：第Ⅲ、Ⅳ、Ⅵ脑神经及第Ⅴ脑神经第一支在颈内动脉外侧穿过海绵窦，此处受压产生海绵窦综合征；此处动脉瘤还可突入鞍内压迫一侧视交叉的下侧方，或破入海绵窦成为动静脉瘘。②颈内动脉床突上段：视神经和视交叉前侧角位于颈内动脉床突上段内侧；此处视神经受压可引起 Foster-Kennedy 综合征；若视交叉前外侧受压，引起对侧眼颞上象限偏盲。③大脑前动脉与前交通动脉连接处：视交叉在其下方，受压引起双眼颞下象限偏盲。④后交通动脉：动眼神经在其外侧伴行，视束横越此动脉上方；约 30% 以上的后交通动脉瘤可引起动眼神经麻痹。⑤大脑后动脉：邻近视束及第Ⅲ、Ⅳ、Ⅵ脑神经根。

## 二、病因及流行病学特点

颅内动脉瘤是脑动脉局限性的异常扩张，根据形态分为囊状动脉瘤（最常见，约占 90%）、梭形动脉瘤（少见，约占 7%）和夹层动脉瘤（罕见），与眼部关系密切的主要是囊状动脉瘤。对其病因目前尚有争议，大多认为囊状动脉瘤可能与遗传、先天发育不良有关，随年龄增长，由于动脉粥样硬化、高血压、血涡流等因素的影响（尤其是血管分叉处），动脉壁薄弱处逐渐向外膨出，形成动脉瘤。另外，高血糖、吸烟、雌激素水平等也可能与动脉瘤形成有关。

多数囊状动脉瘤发生在 Willis 环及大脑中动脉分叉部；年发病率为（6～35.3）/10 万人口，尸检解剖的检出率远高于此比例，约有 5%；发病年龄多在 40～60 岁；15%～20% 的患者为多发动脉瘤，女性多见，男女比例约为 5∶1。动脉瘤性蛛网膜下腔出血死亡率高，约 12% 的患者到达医院前死亡，20% 死于入院后，2/3 患者存活，但其中有 1/2 患者遗留永久性残疾，主要是认知功能障碍。

囊状动脉瘤在不同颅底动脉的发生比例不同，后交通动脉和颈内动脉连接处约 40%，前交通动脉与大脑前动脉分叉处约 30%，大脑中动脉在外侧裂第一个主要分支处约 20%；后循环动脉瘤发生率相对较低，最常见于基底动脉尖端、椎动脉与小脑后下动脉连接处。

## 三、发病机制

一般来说，颅内动脉瘤引起的临床表现分为两类：一是动脉瘤压迫或刺激邻近组织而引起局灶性症状；二是动脉瘤破裂引起的颅内出血，主要是 SAH。局灶性症状对眼部神经的影响主要是由于瘤体直接压迫及其随心脏跳动而产生的搏动性锤击有关。压迫症状与瘤体的大小及瘤体与受累神经的毗邻密切相关，瘤体越大，与目的受累神经的距离越近，眼部表现一般出现越早。而且，瘤体越大，破裂的风险也越大；临床上把瘤体直径 >15mm 者称为大动脉瘤，>25mm 者称为巨大动脉瘤。蛛网膜下腔出血影响眼部的机制主要有：①出血伴随的急性高颅压，影响到眼部静脉回流，造成眼静脉压短暂急剧升高，引起眼内出血。②早期血液直接刺激或切割破入到神经束内损伤轴索，晚期则慢性刺激引起神经纤维变性、继发纤维增生。③出血慢性刺激引起瘤体周围及蛛网膜下腔内粘连形成，牵拉眼部神经；或影响脑脊液正常循环，继发高颅压，压迫损伤脑神经。

## 四、临床表现

1. 头痛与眼痛　头痛是动脉瘤最重要的症状，常突发难以忍受的剧烈头痛，可伴呕吐、面色苍白、冷汗及眼部疼痛；一般为持续性疼痛或进行性加重，1～2 周后逐渐减轻或消失。头痛与眼痛虽无特异性，但有时对脑动脉瘤定位诊断有一定参考价值；眼痛以颈内动脉海绵窦段、后交通动脉的动脉瘤多见，可能为这些瘤体附近的硬脑膜分布大量感觉敏锐的三叉神经末梢，动脉瘤的搏动、突然增大、出血等对硬脑膜的刺激所致。

2. 视神经受累　大脑前动脉与前交通动脉连接处的动脉瘤向下压迫视交叉，引起双眼颞下象限偏盲。颈内动脉床突上段压迫视神经引起同侧视神经萎缩、对侧视乳头水肿（即 Foster-Kennedy 综合征）；压迫视交叉时，一般首先引起对侧眼颞上象限偏盲。眼动脉来源的巨大动脉瘤可引起同侧眼鼻侧视野缺损、对侧眼颞上视野缺损，甚至引起同侧视神经萎缩。大脑后动脉远端动脉瘤可导致枕叶缺血引起偏盲。另外，颈内动脉海绵窦段动脉瘤有时突入蝶鞍内，压迫同侧视交叉。

3. 眼底改变 动脉瘤破裂引起蛛网膜下腔出血时，约 20% 患者眼底可见玻璃体积血（称为 Terson 综合征），也可出现视网膜前、视网膜内或视网膜下出血，发病 1 小时内即可出现，是急性颅内压增高和眼静脉回流受阻所致。颅内巨大动脉瘤引起颅内压升高时可出现视乳头水肿。视神经或视交叉被动脉瘤体直接压迫，长时间不能解除，最终将引起视神经萎缩。对于动脉瘤性蛛网膜下腔出血，约有 10%～24% 患者因蛛网膜下腔粘连影响到脑脊液的正常循环，引起高颅压性视乳头水肿，最终演变为继发性视神经萎缩，产生不可逆的视功能损害。

4. 动眼神经麻痹 动脉瘤引起的脑神经麻痹中，动眼神经麻痹最为多见，主要见于后交通动脉瘤、颈内动脉海绵窦段动脉瘤及大脑后动脉瘤。动脉瘤引起的动眼神经麻痹为周围性眼外肌麻痹；瞳孔受累比率很高（约 97.5%）是其重要特征，这是由于支配瞳孔的神经纤维位于动眼神经的表层，动脉瘤压迫时首先受累。因此，临床上遇到伴有瞳孔改变的动眼神经麻痹，首先应考虑颅内动脉瘤（尤其是后交通动脉瘤）的可能，并及早确诊。许多后交通动脉瘤患者以单侧动眼神经麻痹为首发症状，约 20% 以上的患者首诊于眼科，眼科医生应高度重视此种情况，以免漏诊、误诊，危及患者生命。颈内动脉海绵窦段动脉瘤也可压迫动眼神经，引起麻痹，但临床上多表现为海绵窦综合征。大脑后动脉瘤也可在动眼神经通过其下方时压迫此神经引起麻痹。

5. 其他眼部神经 主要是展神经、滑车神经及三叉神经第一支受累。海绵窦内动脉瘤不但引起动眼神经麻痹，还引起展神经、滑车神经麻痹，但滑车神经麻痹的表现常被掩盖；当三叉神经第一、二支受累时，其支配区感觉消失；还可累及交感神经，引起同侧的 Horner 综合征，这些共同构成海绵窦综合征，具有非常明确的定位意义。床突下动脉瘤可累及动眼、展和滑车神经，一般以滑车神经麻痹出现最早。颈内动脉瘤和基底动脉瘤常压迫三叉神经后根及半月神经节，产生三叉神经麻痹症状，以第一支（眼支）受累最常见，发生率约为 10%。

## 五、辅助检查

1. CT 和 CTA 普通头颅 CT 对蛛网膜下腔出血的检出率达 90% 以上，增强 CT 也可发现大的动脉瘤。CTA 在诊断大于 3mm 的颅内动脉瘤时准确率达 90% 以上。

2. MRA MRA 对直径 3～15mm 的动脉瘤检出率达 84% 以上，由于空间分辨率较差，不能清晰显示瘤颈和载瘤动脉。因 MRA 是利用血液流动成像，较大的动脉瘤内部常形成涡流或缓慢的血流，导致这些动脉瘤不能被 MRA 完全显示。由于颅内动脉瘤好发于 Willis 环，毗邻颅底，MRA 不显示骨质，可避免颅底骨对动脉瘤观察造成干扰，在颅内动脉瘤诊断中 MRA 的应用也越来越得到重视（图 10-92）。

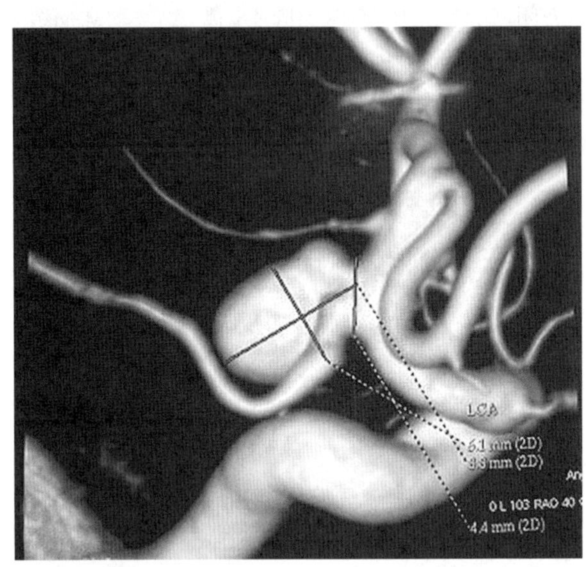


图 10-92 左后交通动脉瘤 MRA 图像

3. DSA 是颅内动脉瘤诊断的“金标准”，能清晰显示动脉瘤的瘤颈、瘤体及载瘤动脉，以指导介入栓塞治疗或瘤颈夹闭术的治疗。目前，应用旋转 DSA 设备，通过 180° 旋转连续摄片，多角度显示动脉瘤，进行多方位评价，避免周围血管的干扰，更清晰显示动脉瘤，并可对瘤体进行准确测量，对小动脉瘤的诊断具有很大价值，尤其是直径 3mm 以下的动脉瘤。造影时机一般选择在蛛网膜下腔出血 3 天内或 3～4 周后，以避开脑血管痉挛和再出血的高峰期（图 10-93）。

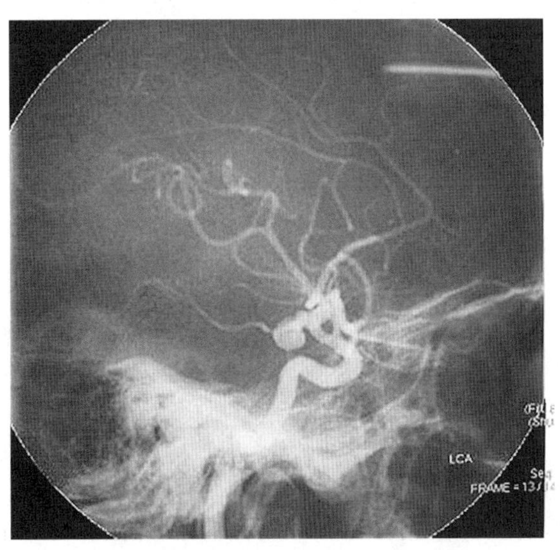


图 10-93 左后交通动脉瘤 DSA 图像

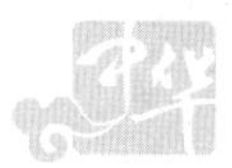



4. 腰椎穿刺　CT扫描不能确定蛛网膜下腔出血临床诊断时，可行腰椎穿刺检查脑脊液。

## 六、治　　疗

除了少部分患者(无症状小动脉瘤)可进行保守治疗外，多采用手术处理。手术方法很多，包括动脉瘤颈夹闭术、结扎术、瘤壁加固术、孤立术、动脉瘤缝术和血管内栓塞术等，主要目的是防止动脉瘤破裂，保持载瘤动脉通畅。其中，最常用的是动脉瘤夹闭术和血管内栓塞术(图10-94)。

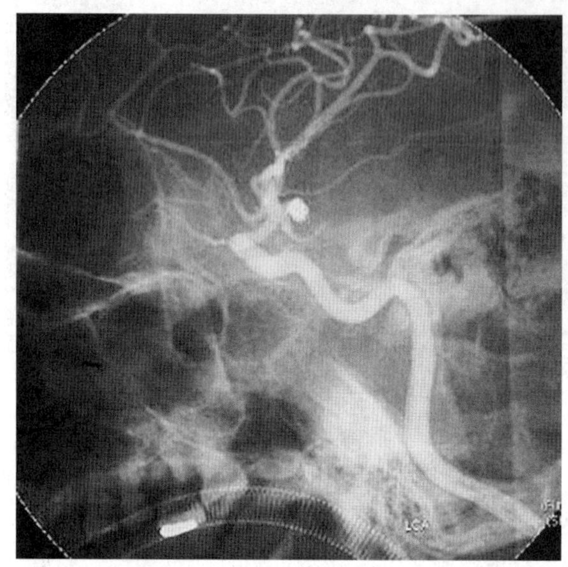

图10-94　左后交通动脉瘤血管内栓塞术后的DSA图像

动脉瘤夹闭术不但能直接夹闭瘤颈保持载瘤动脉通畅，还可行载瘤动脉成形、动脉瘤切除，同时清除血肿及蛛网膜下腔出血，效果肯定、可靠，复发率低，据统计围术期死亡率<3%；缺点是手术时间长，损伤大，并发症多，恢复慢。动脉瘤的血管内栓塞治疗始于1973年，目前已取得突飞猛进的发展，损伤小、无开颅手术的并发症，对于开颅手术高危险部位的动脉瘤(如海绵窦内、床突旁、后循环)效果肯定；缺点是与开颅手术比较开展时间较短、缺少长期随访资料，完全栓塞困难、瘤颈时有残留，栓塞宽颈和直径小于3mm的动脉瘤有困难，不能解除大动脉瘤的占位效应，发生某些并发症时仍需开颅手术，治疗费用高。因此，动脉瘤患者治疗方案的制定需要个体化，根据患者年龄、病情轻重、动脉瘤位置和大小、患者经济状况、本单位技术条件等因素综合考虑，不能模式化。

动脉瘤性蛛网膜下腔出血患者预后不好者多由再出血和脑梗死引起，随着破裂次数增多，患者的预后相对变差。目前已公认，动脉瘤的大小、位置、出血持续时间、出血量及有无合并脑室内出血或>20ml的脑内血肿与预后密切相关。

总之，颅内动脉瘤属于比较常见的脑血管疾病，已经引起神经外科医生的足够重视，但在患者尚不伴有明显的神经系统体征时，常常会因眼睑下垂、复视、视力下降等原因首诊于眼科。眼科医生只有充分了解了脑动脉瘤与眼科改变的关系，才会及时而准确地发现隐藏于颅内的脑动脉瘤，为患者争取宝贵的治疗时间，争取主动，甚至可以挽救患者的生命。

# 第五节　颅内静脉窦血栓形成相关眼病

颅内静脉窦血栓形成相关眼病是由于多种病因导致的颅内静脉窦形成血栓，阻塞脑脊液的正常循环，导致颅内压升高，而引起的一系列眼部表现。

## 一、解 剖 基 础

颅内静脉窦又称硬脑膜静脉窦，位于硬脑膜的骨膜层和脑膜层之间，其内壁仅有一层内皮细胞，各窦彼此之间互相交通，分布于大脑镰和小脑幕的连接及边缘部位。脑部深层或浅层静脉血均由静脉窦回流，经颈内静脉导入心脏。此外，颅内静脉窦的另一重要功能是引流脑脊液，也是颅内、外静脉吻合的主要通路。颅内主要静脉窦6个，即上矢状窦、下矢状窦、直窦、横窦、乙状窦和海绵窦。

1. 上矢状窦　位于大脑镰上缘，颅顶部中线稍偏右，是颅内最长的静脉窦。前方细小起始于鸡冠，到枕内粗隆附近形成的窦汇。上矢状窦管壁呈三角形，自前向后逐渐加宽，分上壁和两侧壁。上矢状窦全程接收10～15条大脑上静脉，主要收集大脑背外侧面上部和内侧面上部的血液及通过蛛网膜颗粒、绒毛吸收脑脊液。

2. 下矢状窦　位于大脑镰下缘，与上矢状窦平行，管腔较细。与大脑大静脉汇合后开口于直窦。下矢状窦主要引流大脑内侧面、大脑镰和胼胝体的部分静脉血。

3. 直窦　位于大脑镰和小脑幕结合处。由下矢状窦和大脑大静脉汇合而成，向后通窦汇。

4. 横窦　位于小脑幕后外侧缘附着处的枕骨横沟内，连于窦汇和乙状窦之间，是最大的成对静脉窦。横窦起源变异很大，多是右侧横窦在枕内粗隆附近起于上矢状窦，而左侧横窦起于直窦，正常人还可见一侧横窦缺如。

5. 乙状窦　位于颞骨乳突部的乙状窦沟内，是两侧横窦的延续。向内在颈静脉孔处延续、移行为颈内静脉。

6. 海绵窦　位于蝶鞍两侧，向前与眼静脉相延续，向后与岩上窦、岩下窦及脑底静脉丛相连，收集眼静脉、蝶顶窦、大脑下静脉和大脑浅静脉回流的血液，还借卵圆孔和破裂孔的导血管与翼状静脉丛相通。面部感染有引起海绵窦血栓形成的危险。两侧海绵窦通过海绵间前窦和后窦彼此相通，连成海绵窦环。海绵窦内有许多纤维带，将其分隔成海绵状。颈内动脉通过其中，展神经位于颈内动脉的下外侧，动眼、滑车神经和三叉神经眼支均位于窦的外侧壁。海绵窦发生血栓形成时，可出现上述神经受损症状。

颅内静脉（窦）具有以下特点：①脑静脉及静脉窦内无瓣膜，静脉血可以发生逆流；②颅内、外静脉之间有丰富的吻合支，颅外感染可通过这些通道直接入颅。静脉窦部分血栓形成或不完全梗阻时，可不出现任何临床症状；完全梗阻时脑脊液循环将发生严重障碍，引发脑淤血、脑水肿。

## 二、病因及流行病学特点

颅内静脉窦血栓形成的病因较多，分为感染性和非感染性，仍约 20% 患者病因不明。一般来说，非感染因素引起的血栓形成以上矢状窦多见；感染因素引起者以海绵窦和横窦多见。

1. 血液高凝状态　约占已知病因的 70%。主要是各种因素造成凝血功能、纤溶系统及血小板功能的单一或联合缺陷，使血液处于血栓前状态；多见于妊娠产褥期、血液和全身系统疾病以及治疗的副作用等。

2. 血流动力学异常　约占 5%。见于严重脱水造成的血流缓慢和血浆渗透压的增加、脑静脉（窦）机械性梗阻、心力衰竭和动静脉瘘等。

3. 炎症或感染性疾病　约占 12%。包括各种引起硬脑膜、静脉或静脉窦感染、渗出或纤维化的疾病，如鼻窦炎、乳突炎、急慢性脑膜炎、中耳炎、牙脓肿等。

4. 其他　如口服避孕药、糖皮质激素、腰穿等。高半胱氨酸血症、抗凝血酶Ⅲ缺乏症、蛋白 C 缺、蛋白 S 缺乏等遗传性因素。

1825 年，Riles 首次论述了颅内静脉窦血栓形成，以后的文献报道多为尸检材料。近 10 余年来，随着对该病认识的深入及影像学技术进展，该病的诊断率明显提高。与动脉血栓相比，其发病率相对较低，约为每年（1.5～2.5）/100 万；任何年龄均可发病，多见于老年人和产褥期妇女。北京协和医院及北京铁路医院近 10 年的回顾性分析发现，颅内静脉窦血栓形成仅占同期总住院人数的 0.005%，产褥期妇女、儿童及老年人多见。笔者回顾分析中国人民解放军总医院 1999—2005 年期间神经内科和介入科住院的 118 例颅内静脉窦血栓形成患者的临床资料，发现患者中男性 53 例、女性 65 例，男女之比为 1∶1.2，女性略多于男性；首发年龄最小为 15 岁，最大为 67 岁，平均年龄为（34.9±10.6）岁，多见于 20～45 岁，在 30～40 岁左右呈现首发的高峰。国内外多家医院对 CVST 的发病率报道不一，考虑与调查样本量的大小有关，目前尚需要大规模临床流行病学调查资料研究。颅内静脉窦血栓形成总体预后较好，50% 以上患者能够痊愈，死亡率≤10%，复发者极少。

## 三、临 床 表 现

颅内静脉窦血栓形成的临床表现不具有特异性，甚至很隐匿，主要分为两大类：①高颅压症状（静脉窦栓塞引起）；②局灶性神经功能损害症状（局部脑静脉栓塞引起）。一般来说，临床工作中遇到下列情况要考虑此病的可能：①中青年患者近期出现难以解释的头痛或在没有常见血管危险因素的情况下出现卒中症状；②高颅压患者；③ CT 表现为出血性梗死，尤其是多发梗死，又不局限于动脉血管分布区。

由于颅内静脉窦血栓形成的部位、范围、阻塞速度、发病年龄、病因不同，其临床表现多种多样。其中，眼部表现主要表现在以下方面：

1. 视乳头水肿　由高颅压所致，50% 的患者发生视乳头水肿，绝大多数为双侧发病。早期视乳头水肿，临床上患者可无任何症状。视乳头水肿明显时，可有短暂的视物模糊，眼前发暗、发黑，单眼或双眼一过性黑矇，持续数秒即可完全恢复，经常发生在弯腰或从卧位迅速站立时。视野检查多为生理盲点扩大。如果高颅压持续不能缓解，视乳头长期水肿，最终引起视神经萎缩，视力下降、视野缩小，甚至失明（彩图 10-95，见书末彩插）。

2. 展神经麻痹　部分患者发生单侧或双侧展神经麻痹，出现复视、斜视、眼球外展受限，这是高颅压压迫所致。展神经受损主要在这两个部位：①展神经通过岩蝶韧带（指附着于颞骨岩部尖端与蝶骨鞍背后床突之间的纤维束）与岩部尖端上缘的裂隙处，常与骨膜密着而固定于岩尖上，高颅压引起脑干下移时，展神经被牵拉过紧，挤压于岩尖上缘而受损；②展神经在颅后窝沿枕骨斜坡行向上外方，此处展神经与邻近血管（小脑下前动脉、迷路动脉等）的关系极为密切，高颅压时这些动脉可向斜坡挤压展神经，使其麻痹。可见，只要颅内压升高，展神经就可能受累，因此单纯的展神经麻痹一般无定位诊断意义。

3. 海绵窦综合征　海绵窦血栓多继发于眶部、鼻窦及面部的局部感染，大多数为感染性。化脓性血栓形成一般急骤起病，高热、眶部疼痛、剧烈头痛、呕吐及意识障碍。眼静脉回流受阻时出现眼球突出、眼睑结膜高度水肿、眼睑闭合不全；第Ⅲ、Ⅳ、Ⅵ和Ⅴ1，2脑神经受累出现上睑下垂、眼球运动受限、复视等。

## 四、辅助检查

1. 腰椎穿刺　脑脊液压力可正常或升高，最高可达 400mm$H_2O$ 以上，外观清亮或微黄色。非感染性，常有少量白细胞，蛋白含量可增加；感染性者白细胞数明显增多。

2. CT　表现包括直接和间接征象，但不是诊断颅内静脉窦血栓形成的敏感手段。直接征象包括条索征、高密度三角征、Delta 征或空三角征，具有诊断价值，但阳性率低。间接征象比直接常见，包括弥漫性脑水肿、出血性梗死、脑膜强化等。

3. MRI　是诊断颅内静脉窦血栓形成的首选方法，特异性征象为相应的静脉窦内血液流空现象消失，呈现随不同时期变化的血栓信号。对上矢状窦、下矢状窦、直窦血栓诊断较为可靠，对乙状窦和横窦血栓不敏感，对此类患者可进一步行 MRV 检查。

4. MRV　是目前诊断颅内静脉窦血栓形成最好的无创方法，能全面、快捷地显示脑静脉结构。表现为病变的静脉窦高血流信号缺失，或表现为边缘模糊且不规则的较低的血流信号。与常规 MRI 比较，MRV 不受血栓形成时间的影响，可经不同方向、角度旋转观察静脉窦病变。但 MRV 伪影的存在（或正常情况下出现信号丢失）影响诊断的准确性。因此，诊断颅内静脉窦血栓形成时，应将两者结合起来应用（图 10-96）。

5. DSA　是诊断颅内静脉窦血栓形成的“金标准”，

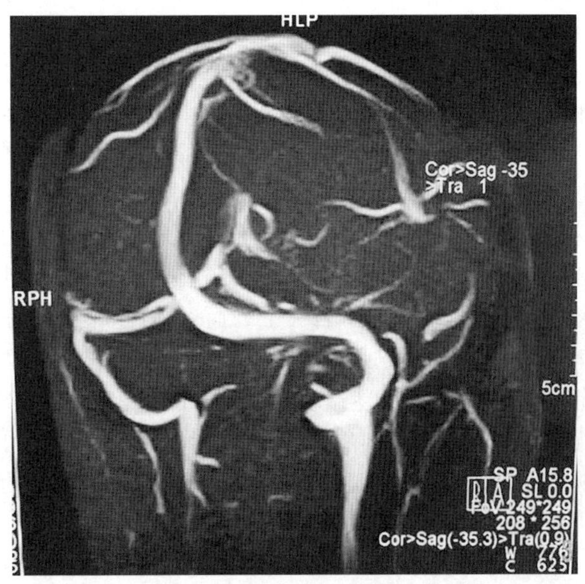


图 10-96　颅内静脉窦 MRV 图像

准确率可达 75%～100%，对脑内小血管的显示优于 MRV。不仅能够显示静脉窦的充盈状态（包括静脉窦充盈缺损或显影不良、回流静脉及吻合静脉扩张迂曲等征象），还能从血流动力学角度分析脑动静脉循环中的动脉期、毛细血管期和静脉期及窦期的循环时间来确定总循环时间的延长及被延误在哪个阶段（图 10-97）。

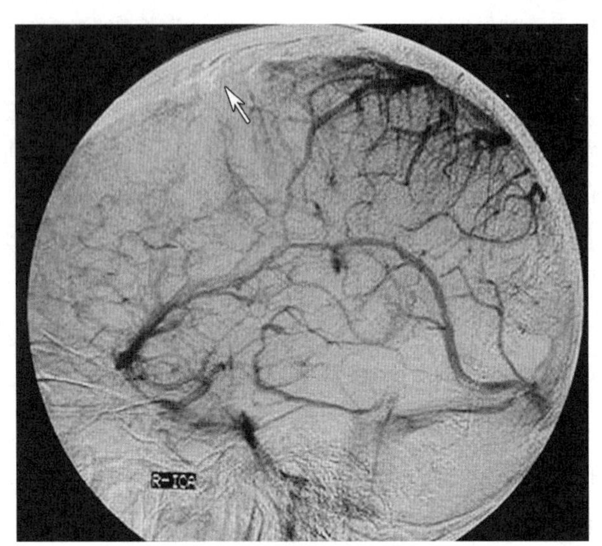


图 10-97　上矢状窦血栓 DSA 图像

## 五、治　　疗

1. 一般治疗　积极降低颅内压，包括静脉滴注甘露醇、激素、腰穿放脑脊液和应用乙酰唑胺抑制脑脊液分泌等。必要时可以采用脑室引流术、腰腹膜分流术等手术方法降颅压。大约有 1/2 患者有癫痫发作，可给予抗癫痫治疗；但对所有患者是否给予预防性抗癫痫药物仍有争议。

2. 抗栓治疗

（1）溶栓治疗：常用药物包括链激酶、尿激酶、组织型纤维蛋白溶酶原激活剂（t-PA）、乙酰化纤维蛋白溶酶原活性剂复合物（APSAC）、单链尿激酶型纤溶酶原激活剂等。溶栓方法包括全身静脉内溶栓、局部静脉内溶栓和局部动脉内溶栓。

（2）抗凝治疗：目前研究表明抗凝治疗有效，是此病的一线治疗方法。非口服抗凝剂有肝素及类肝素药物；口服抗凝剂有华法林、双香豆素、新抗凝片、双苯双酮等，其中华法林临床应用较多。

（3）抗血小板治疗：具有抑制血小板黏附、聚集的功能，抑制血小板内促凝物质的产生和释放，延长血小板存活时间。此类药物主要有阿司匹林、双嘧达莫（潘生丁）及噻氯匹定等。

3．介入治疗 随着神经介入技术的发展，出现了导管介入的局部药物溶栓治疗，提高了颅内静脉窦血栓形成的再通率，提高了该病的临床疗效。主要包括：①经皮股静脉穿刺溶栓疗法；②经颈静脉穿刺溶栓疗法；③经颅骨静脉窦插管溶栓疗法；④经前囟穿刺溶栓疗法；⑤微套圈辅助的直接溶栓疗法；⑥颈动脉穿刺溶栓疗法；⑦机械性破栓疗法。

4．外科治疗 为了使阻塞的静脉窦再通以及使受损的静脉窦得到重建，当前所使用的针对颅内静脉窦病变的外科治疗主要包括静脉窦切开血栓清除术、静脉窦插管溶栓术、Sindou 横窦搭桥术、静脉窦修补术、Donaphy 静脉窦修补术等。

总之，颅内静脉窦血栓形成的病因复杂，临床表现缺乏特异性，极易误诊、漏诊。目前，随着神经眼科学及其诊疗技术的发展，本病越来越受到眼科医生的重视。对不明原因的视力下降、展神经麻痹及视乳头水肿，要警惕颅内静脉窦血栓形成的可能性。

**（黄厚斌 魏世辉）**

## 主要参考文献

1. 童绎，魏世辉，游思维．视路疾病基础与临床进展．北京：人民卫生出版社，2010：464-483.
2. 芮德源，陈立杰．临床神经解剖学．北京：人民卫生出版社，2007：516-603，633-639.
3. 王克勤，金中奎．血管外科诊疗与风险防范．北京：人民军医出版社，2011：12-35.
4. 张勤奕．缺血性脑血管病外科治疗学．北京：人民军医出版社，2010：23-44.
5. 刘新峰．脑血管病介入治疗学．北京：人民卫生出版社，2006：207-264.
6. 贾建平．神经病学．北京：人民卫生出版社，2008：192-199，203-205.
7. 王忠诚．神经外科学．北京：人民卫生出版社，2008：170-177.
8. 毛俊峰，魏世辉，陈长青，等．单侧后交通动脉瘤患者眼部表现观察．中华眼底病杂志，2010，26：376-377.
9. 王大江，方伯言，魏世辉．首诊于眼科的颅内静脉窦血栓形成误诊分析．中国实用眼科杂志，2007；25：99-101.
10. 罗毅．椎 - 基底动脉供血不足的临床诊断．中华老年心血管病杂志，2005，3：145-147.
11. Acar M，Degirmenci B，Yucel A，et al. Comparison of vertebral artery velocity and flow volume measurements for diagnosis of vertebrobasilar insufficiency using color duplex sonography. Eur J Radiol，2005，54：221-224.
12. Kiselrva TN. Ultrasound examination methods in diagnostics of ischemic lesions of the eye. Vestn Oftalmol，2004；120：3-5.
13. Willinsky RA，Taylor SM，Ter Brugge K，et al. Neurologic complications：prospective analysis of 2899 procedures and review of literature. Radiology，2003，227：522-528.

# 第七章
# 颅 脑 损 伤

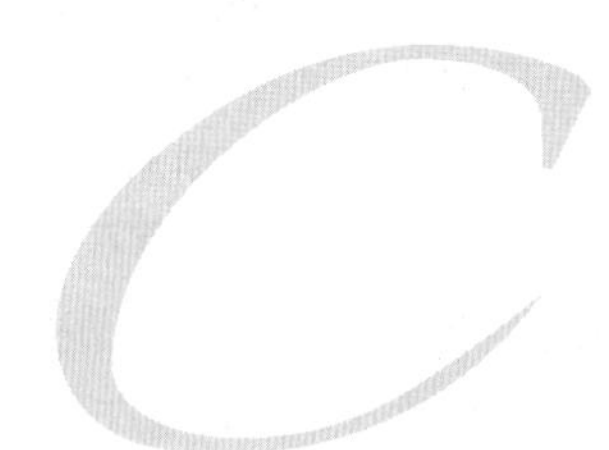

颅脑损伤是因外界暴力作用在头部所致，一般分为闭合性和开放性损伤，我们这里主要讨论闭合性颅脑损伤。如果按昏迷程度可根据格拉斯哥昏迷评分(Glasgow Coma Scale，GCS)分为轻、中、重三型，格拉斯哥评分是按检查时患者睁眼、语言和运动三项反应的情况给予评分，总分最高为15分，最低为3分。总分越低，表明意识障碍越重，总分在8分以下者表明昏迷。轻型：13～15分，伤后昏迷在30分钟以内。中型：9～12分，伤后昏迷时间为30分钟～6个小时。重型：3～8分，伤后昏迷6小时以上。特重型：3～5分，伤后持续性昏迷，3分者罕有生存，即使幸存也多数为长期植物生存。格拉斯哥昏迷评分方法见表10-4。颅脑损伤时，因不同的受伤机制，可以出现不同的眼部症状，可以合并不同的脑神经损伤，特别是视神经损伤，必须及时做出诊断，积极采取措施，以挽救视力。对继发性脑损伤引起的瞳孔及眼底改变，不但有重要的定位诊断价值，也标志着颅脑损伤的严重程度，对积极进行外科手术治疗也有重要的指导意义。

表10-4 格拉斯哥昏迷评分

| 睁眼反应 | 评分 | 语言反应 | 评分 | 运动反应 | 评分 |
|---|---|---|---|---|---|
| 自动睁眼 | 4 | 回答正确 | 5 | 遵嘱运动 | 6 |
| 呼唤睁眼 | 3 | 回答错误 | 4 | 刺痛定位 | 5 |
| 刺痛睁眼 | 2 | 语无伦次 | 3 | 刺痛躲避 | 4 |
| 不能睁眼 | 1 | 只能发音 | 2 | 刺痛肢屈 | 3 |
| | | 不能言语 | 1 | 刺痛肢伸 | 2 |
| | | | | 不能活动 | 1 |

根据格拉斯哥评分的伤情分类法：

轻型：13～15分，伤后昏迷时间<20分钟。

中型：9～12分，伤后昏迷20分钟～6小时。

重型：3～8分，伤后昏迷>6小时，或伤后24小时内意识恶化并昏迷>6小时。

## 第一节 颅脑损伤方式

外界暴力造成颅脑损伤一般有两种：直接损伤和间接损伤。

**(一) 直接损伤**

暴力直接作用头部引起的损伤。

1. 加速性损伤 头部处于静止状态，突然受到外力的打击，头部由静止状态转变为向作用力方向加速运动，由此造成的脑损伤(图10-98A)。

2. 减速性损伤 指运动中的头部突然撞到静止的物体，头部由动态转为静止造成的损伤(图10-98B)。

3. 挤压性损伤 由2个或2个以上方向不同的外力同时作用于头部，使头部在相对固定的情况下受挤压变形所致的损伤(图10-99A)。

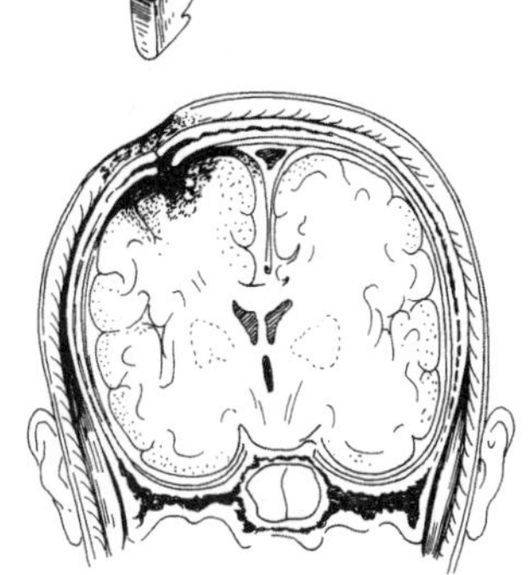

加速性损伤

图10-98A

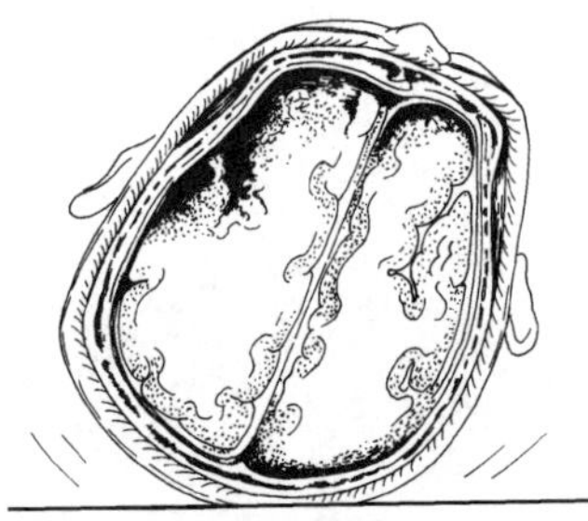

减速性损伤

图10-98B

（二）间接损伤

1. 传导性损伤　如高出坠落时患者两足着地，暴力通过脊柱传到颅底，造成枕骨大孔和邻近颅底骨折，进而导致延髓、颈髓上部损伤。

2. 挥鞭样损伤　外力作用于躯体，使躯体突然产生加速或减速运动，由于惯性作用，头部的运动往往落后于身体，引起颅颈交界处强烈过伸过屈动作，如同甩鞭子样动作造成脑干和颈髓交界处的损伤（图10-99B）。

3. 胸部挤压伤（创伤性窒息）　因胸部受到猛烈的暴力挤压，致使上腔静脉的血流逆行冲入颅内，脑部由于充血、静脉瘀积而出现弥散点状出血、小血管破裂等病理变化，可引起脑缺氧、脑水肿甚至颅内压增高，而表现昏迷（图10-99C）。

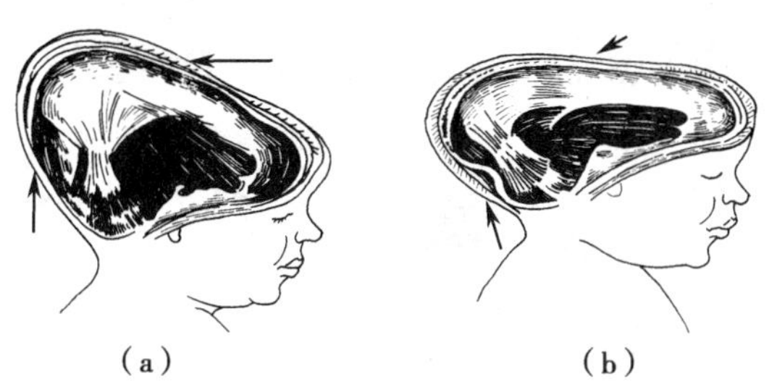


图10-99A　挤压性损伤

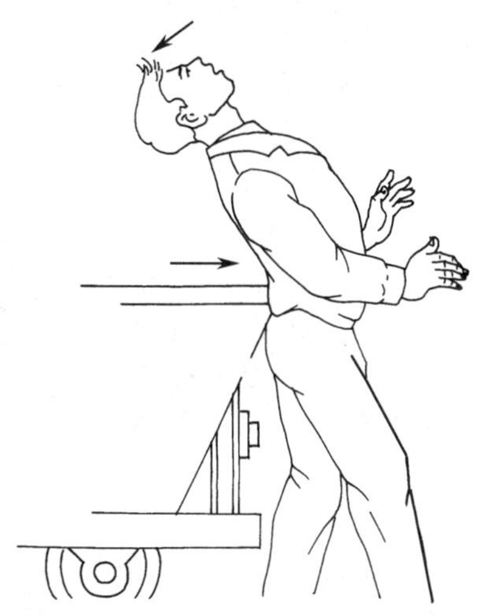

图10-99B　挥鞭样损伤

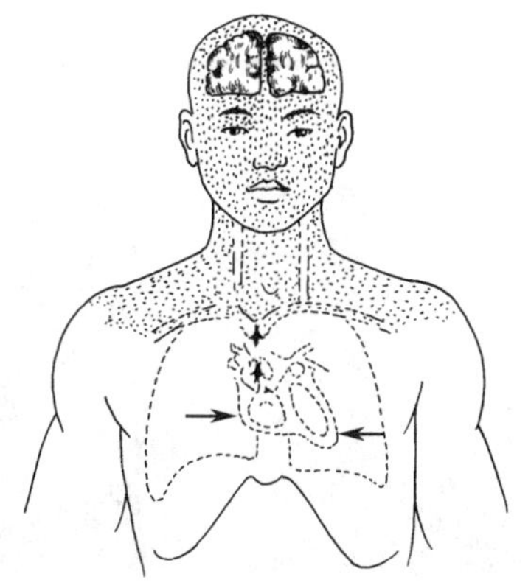

图10-99C　创伤性窒息

## 第二节　头皮损伤

头皮损伤（scalp　injury）分为以下三类：

（一）头皮血肿

1. 头皮结构　皮肤、皮下组织、帽状腱膜、帽状腱膜下层、颅骨骨膜（图10-100）。

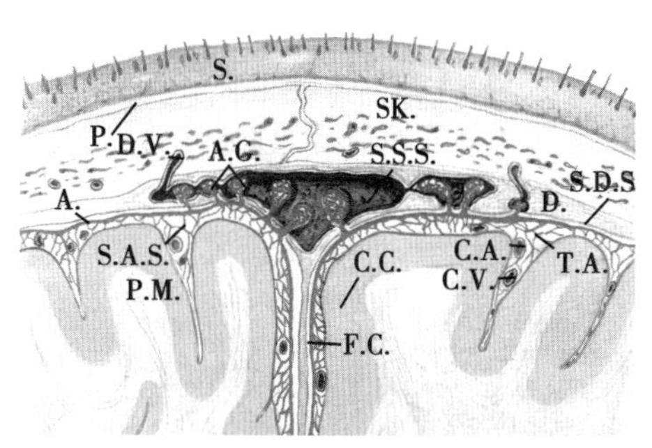


图10-100　头皮的结构

头皮血肿的原因多为钝器所致，按部位分：

(1) 皮下血肿：范围小，四周肿胀，中央凹陷易误认为凹陷性骨折，需靠X线区别。

(2) 帽状腱膜下血肿：此层组织疏松，范围大，儿童、体弱者、老年人多见。

(3) 骨膜下血肿：以骨缝为界，局限于某一颅骨范围内。

2. 治疗　小的头皮血肿，1～2周自行吸收。大的头皮血肿，4～6周自行吸收，可适当加压包扎，防止血肿扩大。同时，预防感染应用抗生素，一般不穿刺抽吸以免感染。

（二）头皮裂伤

1. 原因　多由锐器或钝器所致，创伤缘整齐，形状规则，裂口较为平直。创缘无缺损。头皮血运丰富，头皮出血多可致休克。

2. 处理　清创缝合、止血。清创时注意检查有无骨折或碎骨片，如发现有CSF或脑组织外溢应按开放性颅脑损伤处理，硬脑膜修补。

清创缝合时限可放宽至24小时。预防感染，应用抗生素。

（三）头皮撕脱伤

较为少见，指的是部分或整个头皮被撕脱，完全游离。多因发辫卷入车轮所致，大块头皮自帽状腱膜或骨膜撕脱，致失血性或疼痛性休克（图10-101A、B）。

治疗：应在压迫止血、抗休克、感染、清创的前提下：

1. 对位缝合，皮瓣未完全脱离血供良好。

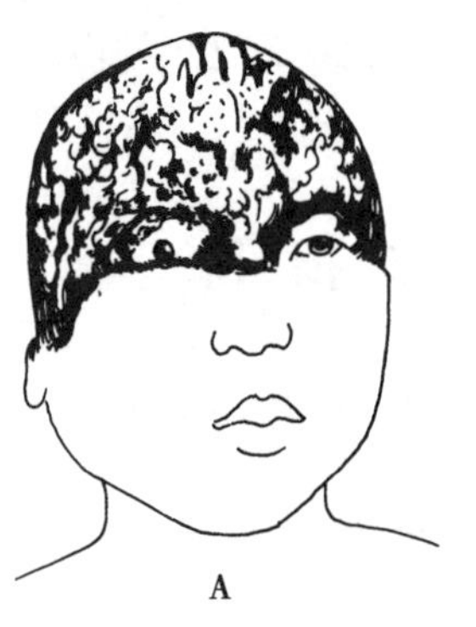
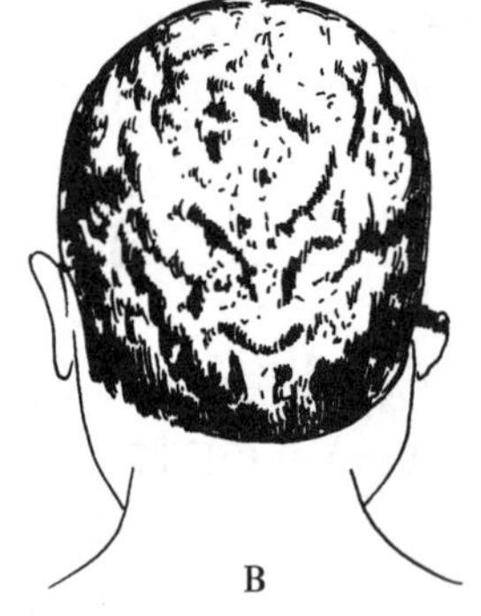

图 10-101　头皮撕脱伤

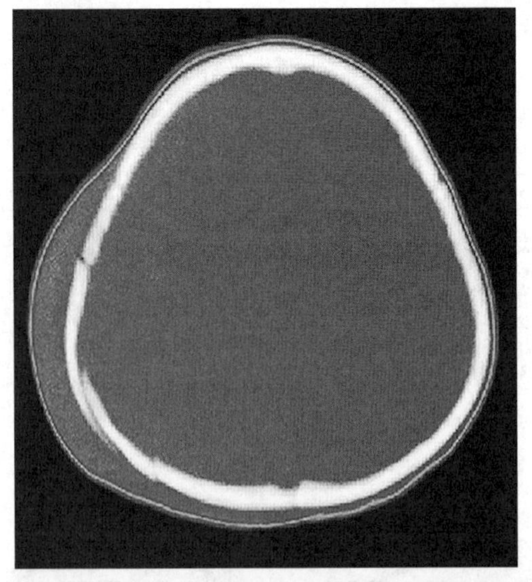

2. 皮瓣脱离但完整，<6 小时，血管吻合后行全层缝合或中厚皮瓣植皮术。

3. 若皮瓣挫伤重或污染重，游离植皮。

4. 骨膜已撕脱者，在颅骨外板上多处钻孔至板障，邮票式植皮。

## 第三节　颅 骨 骨 折

颅骨骨折是指颅骨受暴力作用使颅骨结构发生改变。颅骨骨折不一定合并严重的脑损伤，无颅骨骨折，也可能合并严重的脑损伤。

分类：

按部位分：①颅盖骨折；②颅底骨折（图 10-102，彩图 10-105，彩图 10-106，见书末彩插）。

按形态分：①线性骨折（图 10-103）；②凹陷性骨折（图 10-104）；③粉碎性骨折；④洞性（穿入）骨折。

按是否与外界相通分为：①闭合性骨折；②开放性骨折。

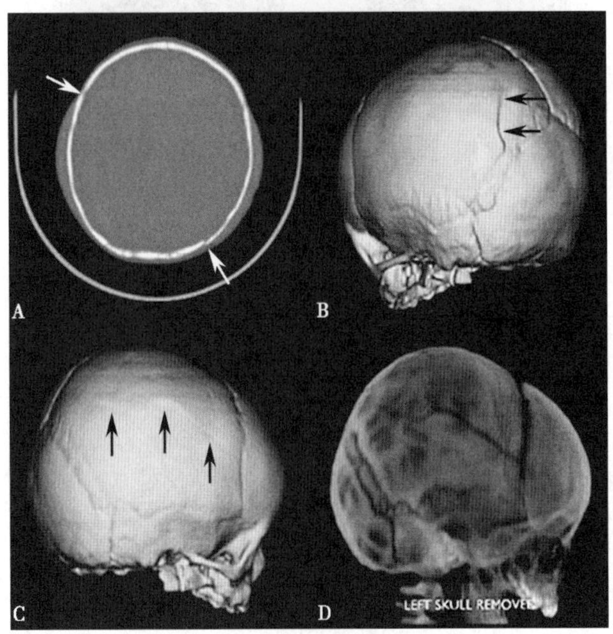

图 10-103　线性骨折的 CT 表现

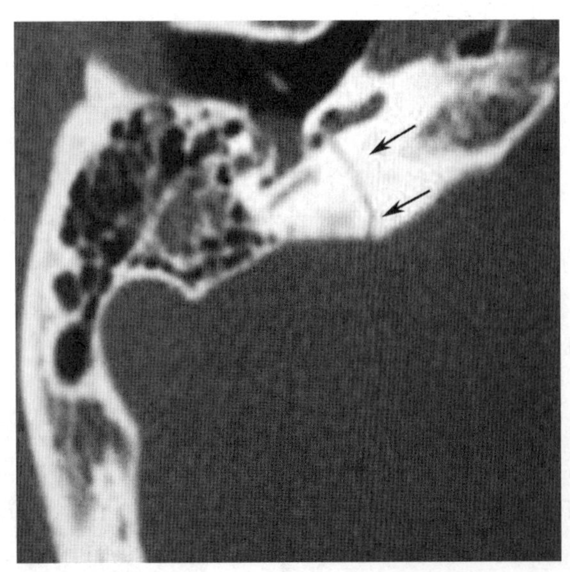
图 10-102　颅底骨折岩骨薄层扫描

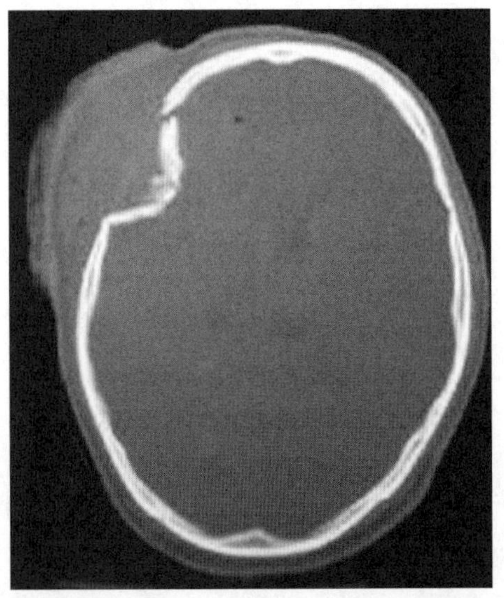
图 10-104　凹陷性骨折的 CT 表现

# 第四节　原发性脑损伤

## 一、脑　震　荡

脑震荡（brain concussion）是由轻度脑损伤所引起的临床综合症状群，其特点是头部外伤后短暂的意识丧失，历时一般不超过30分钟，旋即清醒，除近事遗忘外，无任何神经系统缺损表现。以往认为是暂时的脑功能障碍，无可见的器质性损害，近年来研究发现：神经元线粒体、轴突肿胀、间质水肿；CSF中乙酰胆碱、钾离子升高，轴突传导或脑组织代谢的酶紊乱。近年来，自从脑干网状结构的生理作用被发现后，通过病理解剖、神经生理及生化等研究后发现脑干网状结构受损是脑震荡后意识障碍的本质。同时，外伤时脑脊液在脑室内震动、颅内压力的急剧变化对整个大脑功能的改变有一定的作用。

### （一）诊断要点

1. 头部外伤史，伤后可以有头痛、头晕和呕吐等症状。

2. 外伤后短暂意识障碍，数分钟乃至十多分钟，一般不超过30分钟，有逆行性遗忘，即患者清醒后对受伤发生的时间、地点和伤前情景不能记忆，但对过去的旧记忆并无损害。

3. 神经系统查体无异常体征，脑脊液检查正常。

4. 头颅CT及MRI扫描无阳性发现。

5. 眼部症状无特殊性，意识障碍期间瞳孔可以表现对光反射迟钝，眼底检查正常。

### （二）治疗

脑震荡的预后较好，一般情况可以完全恢复健康，通常不需要住院治疗，严重者在家卧床休养1～3周，避免过度用脑或阅读，早期可试行高压氧治疗。可以使用一些神经营养药物多种维生素、谷维素等等。做好解释工作，消除患者对脑震荡的畏惧心理，多数患者2周内恢复正常。

## 二、弥漫轴索损伤

头部遭受加速性旋转外力时，因剪应力而造成的以脑内神经轴索肿胀断裂为特征的损伤（图10-107）。根据病理分为三级：

Ⅰ级：镜下发现轴索球，分布于轴索聚集区，以胼胝体和矢状窦旁白质区为主。

Ⅱ级：Ⅰ级＋肉眼可见胼胝体有撕裂出血灶。

Ⅲ级：Ⅱ级＋脑干上端背外侧组织撕裂出血灶。

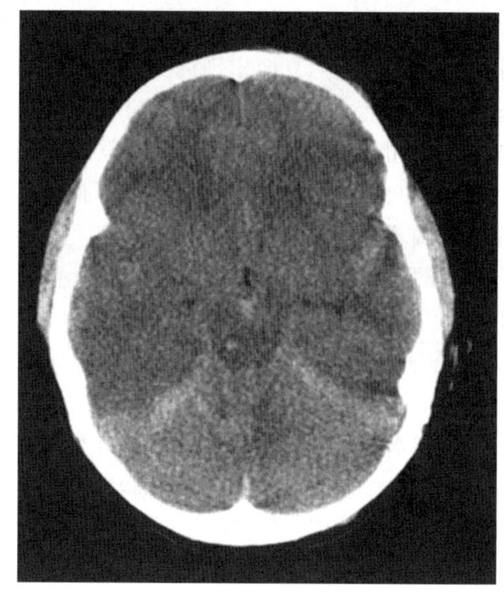

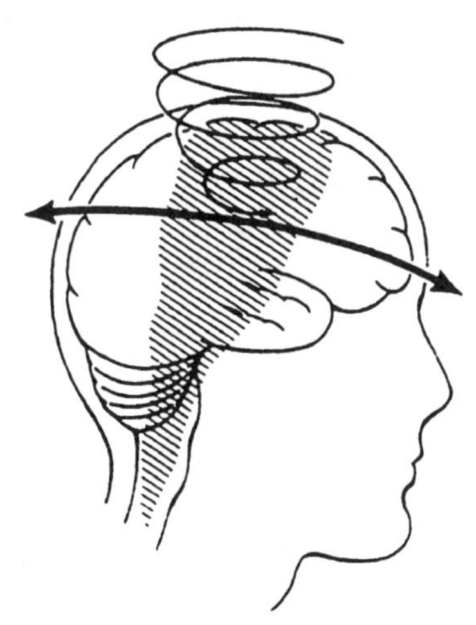

图10-107　弥漫轴索损伤CT表现及受伤机制示意图

### （一）诊断标准

1. 伤后持续昏迷（>6小时）。

2. CT或MRI检查可见大脑皮质的髓质交界处、神经合团和白质交界处、胼胝体、脑干等有单发或多发无占位缺血灶及弥漫性脑肿胀、蛛网膜下腔出血，中线结构无明显移位。

3. 颅内压正常但临床状况差。

4. 无明确脑结构异常的伤后持续植物状态。

5. 创伤后期弥漫性脑萎缩。

6. 尸检见特征性病理改变。

### （二）治疗

目前尚无明确有效药物和措施，主要采取减轻脑水肿、降低颅内压、防止继发性脑损害等综合处理措施。各种催醒疗法当中，高压氧治疗作用比较肯定。

## 三、脑 挫 裂 伤

脑挫裂伤（brain contusion）是指在外力作用下由于

和颅骨及硬膜的间隔发生撞击、摩擦所造成脑组织器质性损伤，它是以伤后立即出现局部脑皮质表面小血管损害和脑实质点片状出血为主要，常伴蛛网膜下腔出血。脑挫伤指脑组织遭到破坏较轻，软脑膜尚完整者；脑裂伤指的是软脑膜、血管和脑组织同时有破裂，伴有外伤性蛛网膜下腔出血。

### （一）临床表现

1. 意识障碍　伤后即出现，多在30分钟以上，重者可长期昏迷，少数范围局限的脑挫裂伤可不出现早期的意识障碍。

2. 头痛、恶心、呕吐　与颅内压增高、自主神经功能紊乱或外伤性蛛网膜下腔出血刺激脑膜有关。脑脊液呈血性。呕吐与呕吐中枢受脑脊液冲击、蛛网膜下腔刺激脑膜或前庭神经有关。

3. 颅内压增高与生命体征变化　轻中度挫伤生命体征变化不明显；重度挫伤出现继发性脑水肿或颅内血肿导致颅内压增高、生命体征紊乱、瞳孔不等大及锥体束征，应高度怀疑脑疝可能。

4. 局灶症状与体征　受伤当时立即出现与伤灶相应的神经功能障碍或体征。

（1）运动区：对侧肢体活动障碍，锥体束征。

（2）语言中枢：失语。

（3）哑区：无局部症状或体征。

### （二）诊断要点

1. 头部外伤史，意识障碍较显著，时间一般超过30分钟，头痛、恶心及呕吐症状较严重，部分患者可以有失语、脑神经损伤及癫痫等症状。

2. 在伤后诊治观察中，患者可出现血压升高、心跳减慢、呼吸节律变化等库欣（Cushing）综合征。腰穿脑脊液压力增高，脑脊液呈粉红、深红或全血色。

3. 头颅CT检查可显示脑挫裂伤的部位，脑挫裂伤表现呈水肿灶及低密度影，散在斑点或片状高密度小出血灶影像（图10-108A、B、C），边界欠清，多数可以见到蛛网膜下腔出血。头颅MRI检查可以更加明确诊断。

4. 眼部表现　轻度脑挫裂伤瞳孔多无显著改变，如果出现比较明显的瞳孔改变，可以间接判断出脑神经组织损伤程度。双侧瞳孔散大，对光反应消失，见于严重的脑挫裂伤至双侧小脑幕切迹疝。如果头颅外伤后出现双侧瞳孔短暂散大，随即很快恢复正常，预示脑皮质和自主神经并未遭受持久性损害。双侧瞳孔对称性缩小，常见于并发较重的蛛网膜下腔出血刺激动眼神经所致。双侧瞳孔极度缩小且对光反应完全消失，患者昏迷时间较长应考虑脑桥损伤。脑挫裂伤后一侧瞳孔进行性散大，对光反应消失，意识障碍较重

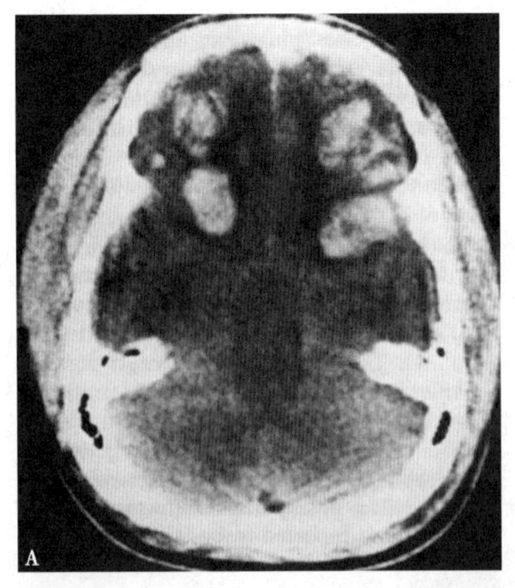



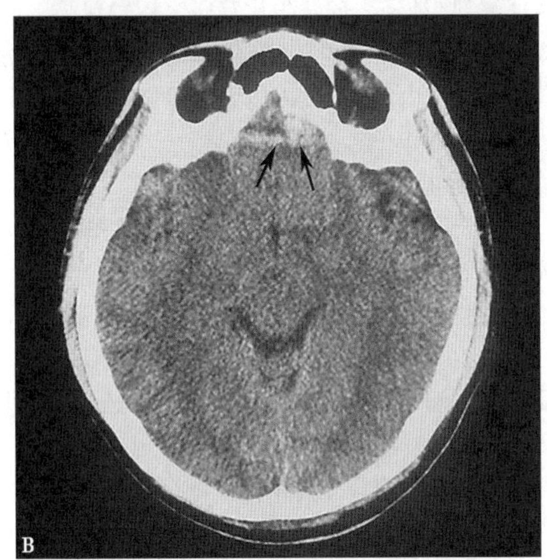



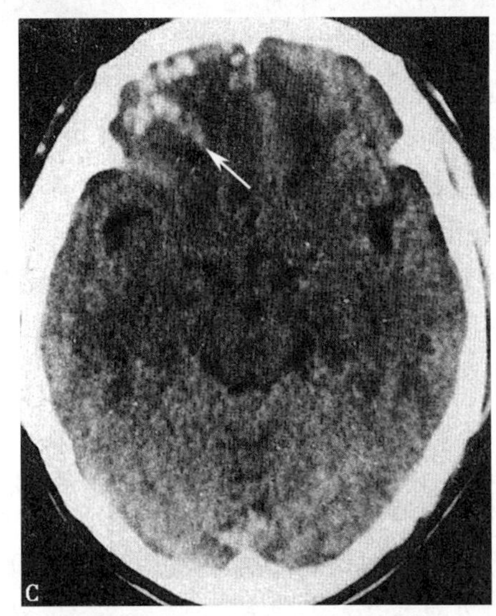



**图10-108　脑挫裂伤的CT表现**

A. 双额局灶性出血伴水肿灶　B. 额底挫伤　C. 右额挫伤伴出血

且对侧肢体瘫痪，首先考虑为小脑幕切迹疝；伤后一侧瞳孔立即散大，对光反应完全消失，患者深昏迷且对侧肢体瘫痪则考虑中脑损伤；伤后一侧瞳孔散大，直接对光反应消失，间接对光反应存在，同时有视力障碍提示原发性视神经损伤；伤后一侧瞳孔缩小，同时合并眼睑下垂，眼球轻度内陷，同侧面部无汗，为交感神经受损的Horner综合征表现，患者多有颈部外伤史。视交叉损伤、外侧膝状体损伤、视放射损伤、视皮层损伤可表现不同程度的双眼视野缺损改变。

### （三）治疗

1．原则是根据病因积极改善脑微循环、抑制脑细胞水肿、去除继发性脑损害的危险因素。

2．保持呼吸道通畅，吸氧，必要时进行气管切开。

3．抗休克治疗　根据颅内压（ICP）、脑灌注压（CPP）和中心静脉压数值决定补液量。根据情况补充晶状体、胶体及血制品溶液。

4．甘露醇降颅压、亚低温、糖皮质激素及抗癫痫治疗。

5．手术治疗　对于脑挫裂伤患者，有进行性意识障碍加重、头颅CT有明显占位效应者应积极进行手术治疗。

## 四、脑干损伤

脑干损伤（brain stem injury）是指中脑、脑桥和延髓的损伤，分原发性和继发性两种。原发性脑干损伤为外伤后立即发生，可分为脑干震荡、脑干挫伤及出血等。原发性脑干损伤比较少见，一般多伴有严重的脑挫裂伤。继发性脑干损伤为脑水肿、脑挫裂伤、颅内出血等引起颅内压升高，脑疝压迫脑干发生缺血所致。

### （一）诊断要点

1．外伤史　包括受伤时间、致伤原因、暴力作用的大小、致伤部位、受伤后的表现和病情变化以及伤后的处理情况。因为绝大多数脑干损伤患者均有意识障碍，应该及时向护送患者来院的人员了解受伤的具体情况，这对鉴别原发和继发损伤有重要的参考价值。

2．查体　头部伤情和合并伤情；生命体征变化；意识状态（GCS）评分；瞳孔和眼球运动情况；肢体活动和肌张力改变（图10-109）；锥体束征和生理、病理反射。

3．辅助检查　首选MRI检查，不仅可以显示脑干的结构形态，还可以判断损伤的病理程度。CT检查因颅后窝扫描伪影干扰较大，分辨率较差，对脑干损伤诊断较困难。脑干听觉诱发电位（BAEP）检查，可以反映脑干的电生理活动，能够较准确地反映脑干损伤的平面及程度，并能进行动态监测，以了解脑干损伤的情况。

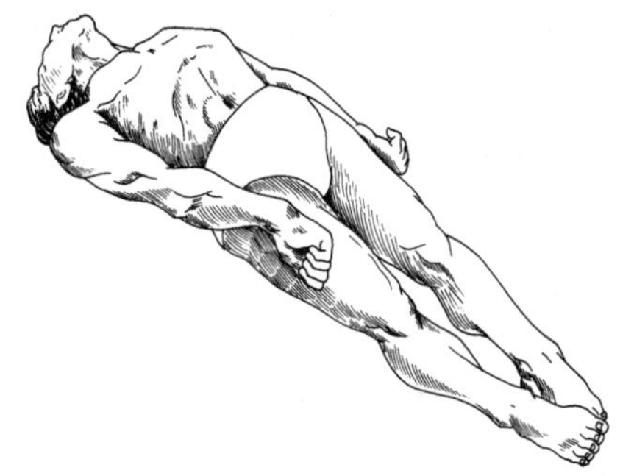

图10-109　脑干损伤后去脑强直发作表现

4．眼部表现　在脑干内有动眼神经核、滑车神经核和展神经核以及内侧纵束和交感神经等，所以脑干损伤时眼球运动和瞳孔会有相应的改变，损伤时双侧瞳孔会时大时小，眼球位置歪斜或凝视，内侧纵束损伤可致核间性眼肌麻痹和分离性眼球震颤，前者是在同向性眼球运动时表现为病侧眼球不能内收，后者是向健侧眼球外展运动过度。

### （二）治疗

1．监护治疗　包括：意识变化（GCS评分）、生命体征、眼征、锥体束征、脑干反射、血氧饱和度、颅内压情况、血生化测定、出入量及脑干诱发电位和影像学动态监测等。

2．保持呼吸道通畅，必要时尽早进行气管切开术。

3．控制颅内压增高及脑水肿，予甘露醇及激素脱水治疗，亚低温治疗降低脑耗氧量和代谢率。

4．其他治疗　包括维持水电解质平衡、防治消化道出血、预防感染、静脉高营养及高压氧治疗。

# 第五节　继发性脑损伤

## 一、颅内血肿

颅内血肿（intracranial hematoma）常见于较严重的颅脑损伤，根据血肿在颅腔内解剖部位可分为：①硬膜外血肿：血肿位于颅内硬脑膜外腔，出血来源通常为脑膜中动脉和静脉、板障血管、静脉窦及蛛网膜颗粒等；②硬膜下血肿：血肿位于硬膜下腔，出血来源通常为挫裂伤皮质动静脉、大脑凸面桥静脉等；③脑内血肿：血肿位于脑内，出血来源为挫裂伤脑组织内血管破裂；④颅后窝血肿：包括颅后窝硬脑膜外、硬脑膜下及小脑内血肿等，出血来源通称为窦汇、横窦、乙状窦、脑膜后动脉、板障血管及小脑挫裂伤导致的血管破裂等；⑤多发性颅内血肿：在颅内同一部位或不同部位形成

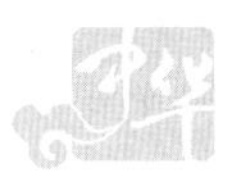



2个以上的血肿。根据临床征象出现早晚，可分为：急性（3天）、亚急性（3天～3周）和慢性（>3周）。

### （一）硬膜外血肿

硬膜外血肿是指颅脑损伤后血液积聚在颅骨内板与硬脑膜之间。约占颅内血肿的40%。好发于大脑半球图面，主要由脑膜中动脉破裂引起，也可以是静脉、静脉窦、颅骨板障静脉破裂引起。血肿一般呈梭形。常为颅缝所限，因硬膜在颅缝处与颅骨连接非常紧密。

1．病因

（1）硬脑膜主要血管撕裂。

（2）硬脑膜大静脉窦损伤。

（3）线形骨折处板障静脉破裂。

（4）硬膜自颅骨内板剥离，而引起硬脑膜表面小血管损伤。

2．临床表现

（1）外伤史：颅盖部有伤痕或头皮血肿，X线示颅骨骨折，跨过脑膜中动脉沟，后枕部受伤，有软组织肿胀、皮下淤血，骨折线跨过横窦。应高度怀疑硬脑膜外血肿的可能。

（2）意识障碍：

1）中间清醒期：原发损伤轻，引起的原发性昏迷时间短，清醒后可有头痛、呕吐。血肿增大继发脑疝引起再昏迷。此间有一段意识好转或清醒时间，称中间清醒期。最典型的临床表现：昏迷-清醒-再昏迷。

2）继发性昏迷：原发损伤轻，无原发性昏迷，只有脑疝形成后才引起意识障碍。清醒-昏迷。

3）进行性加重的意识障碍：原发性脑损伤较重或血肿形成迅速，可无中间清醒期。昏迷-持续加重。

4）瞳孔变化：小脑幕切迹疝后引起的瞳孔变化（继发性动眼神经损伤）。①早期：患侧瞳孔缩小，对光反射迟钝（刺激）；②中期：患侧瞳孔散大，光反射消失（直接、间接），睑下垂（损伤）；③晚期：双侧瞳孔散大，光反射消失（中脑受压）。

5）锥体束征：病变对侧伤后一段时间出现或呈进行性加重的肢体活动障碍。病理反射呈阳性。应与脑挫裂伤的局灶体征鉴别，伤后出现，无进行性加重。

6）生命体征紊乱：进行性的血压升高，心率减慢，体温升高。

3．诊断要点

（1）受伤史明确。

（2）意识障碍或神经功能缺失症状。

（3）影像学表现：X线有颞骨骨折，CT检查可发现在硬膜与颅骨之间有一呈棱状的高密度阴影，可有脑室受压，中线移位情况（图10-110A～C）。CT可计算血肿的量。

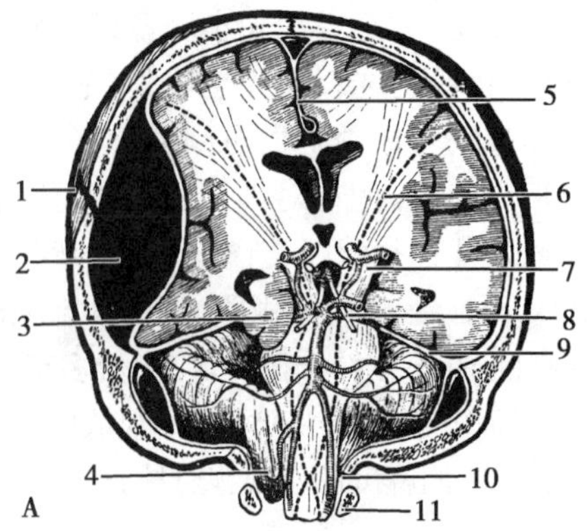


图10-110A 硬膜外血肿导致脑疝示意图

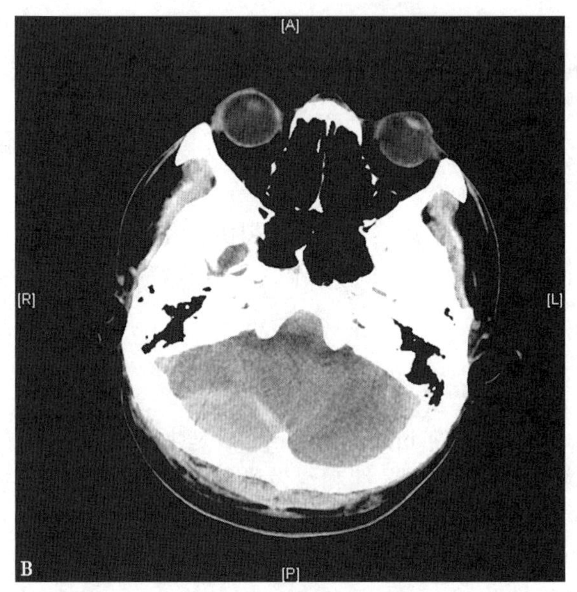


图10-110B 颅后窝硬膜外血肿

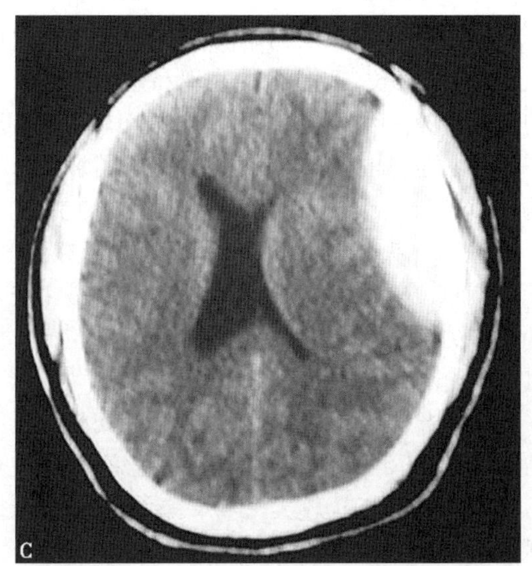


图10-110C 左额硬膜外血肿梭状高密度

4. 治疗与预后

(1) 手术：一经确诊应立即手术，根据 CT 显示可采取骨瓣、骨窗开颅。清除血肿后根据脑膜张力或疑有硬膜下血肿时可切开硬膜探查。若术前已脑疝，硬脑膜应减张缝合、去骨瓣减压。

(2) 非手术：伤后无意识改变，CT 示血肿 <30ml，中线结构移位 <1.0cm。

(3) 预后：若积极治疗预后较好。死亡率在 10%。死亡原因：延误治疗，致使小脑幕切迹疝及枕骨大孔疝；导致预后不良因素：血肿清除不彻底、术后再出血；遗漏其他部位血肿；合并其他伤。

### （二）硬膜下血肿

硬膜下血肿是指发生于硬脑膜与脑皮质之间的血肿，约占颅内血肿的 40%。可发生于颅腔内任何部位，但好发于额颞顶区的大脑凸面，后颅窝少见。硬膜下血肿多为复合性血肿，由对冲伤所致。可不伴有脑挫裂伤。好发于大脑半球表面。CT 检查可发现新月状高密度阴影，可有中线移位情况（图 10-111A、B）。CT 可计算血肿的量。多数有脑挫裂伤及继发的脑水肿同时存在，病情较重（比硬膜外血肿重）。可分为：急性（3 天）、亚急性（3 天～3 周）和慢性（>3 周）。本节主要讨论急性硬膜下血肿。

1. 临床表现

(1) 意识障碍：多数伴有脑挫裂伤较重或血肿形成，意识障碍进行较快：表现为意识障碍进行性加重，无中间清醒期或意识好转期。若脑挫裂伤较轻，血肿形成慢。可有意识好转期。不伴有脑挫裂伤的单纯硬膜下血肿，表现与硬膜外血肿相似，有典型的中间清醒期。

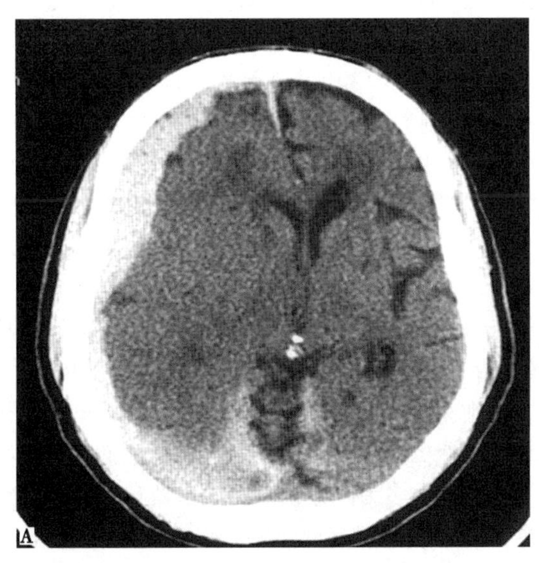

图 10-111A　右额颞硬膜下血肿

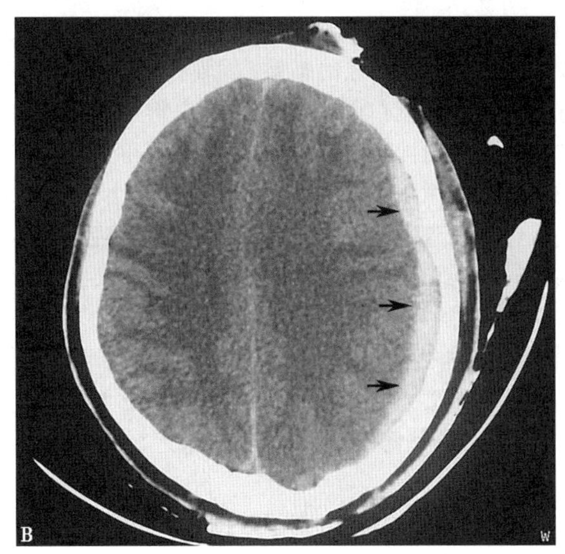

图 10-111B　左顶硬膜下血肿

(2) 颅内压增高表现：躁动，头痛，恶心，呕吐，视乳头水肿。

(3) 瞳孔改变：瞳孔变化是颅内血肿重要体征之一，颅内压增高早期血肿同侧瞳孔缩小，对光反应迟钝，随后瞳孔扩大，对光反应消失，晚期则双侧瞳孔散大，对光反应消失。颅后窝血肿可表现双侧瞳孔不等大、缩小、一侧或双侧瞳孔散大。

(4) 神经系统体征：伤后立即出现的运动障碍与功能区的挫裂伤有关。以后出现的与血肿压迫有关。

2. 治疗　幕上血肿量 >30ml 及幕下血肿 >10ml 一经确诊应立即手术，根据 CT 显示可采取大骨瓣开颅。切开硬膜清除血肿、切除坏死脑组织后根据脑组织张力。若术前已脑疝，硬脑膜应减张缝合、去骨瓣减压。治疗目的是清除颅内血肿、控制颅内出血、降低颅内压、防止脑移位和脑疝形成以及预防迟发性颅内压增高等。术后应予降颅压、监测生命体征、维持水电解质平衡、止血对症等治疗。

## 二、脑神经损伤

### （一）视神经损伤

闭合性颅脑损伤伴视神经损伤（optic nerve injury）的发生率约为 0.5%～4%，常因额部或额颞部的损伤引起，特别是于额眶部直接受力，暴力沿轴线传导至颅前窝及颅中窝，往往伴有颅底骨折。这种施加于头额部的力量可以传递并集中于视神经管，由于此处视神经同骨膜紧密相连，所以可以直接损伤视神经轴突和（或）影响视神经的血液循环而造成视神经挫伤性坏死。

Walsh 认为，外力可以造成视神经的原发性损伤和继发性损伤。原发性损伤包括：①视神经内、硬脑膜下出血；②视神经的撕裂；③视神经挫伤性坏死。继发性损伤包括：①视神经水肿，它将加重缺血并使有恢复潜能的神经元进一步丧失；②局部血管受挤压或全身血液循环障碍造成的视神经缺血性坏死；③相关血管阻塞造成的视神经梗死。由于视神经管内体积狭小，视神经的水肿加重了缺血，而缺血又继发性水肿，进一步加重缺血，所以造成恶性循环，加重视神经损伤，而视神经管减压手术可以阻止恶性循环的发生。

1. 诊断要点

（1）颅脑外伤病史：多数额眶部受力，伤后视力减退或丧失。

（2）瞳孔反射异常：对于单侧视神经损伤，表现为直接对光反射迟钝或消失，间接对光反射存在。

（3）裂隙灯和眼底检查：裂隙灯检查多无异常发现，早期眼底检查正常，2 周以后可以有视神经萎缩的表现。

（4）视觉诱发电位检查（VEP）：表现为 VEP P100 潜伏期延长，波幅降低，严重者波幅消失。

（5）影像学检查：视神经管 CT 薄层扫描，层厚 1.5mm 可以较好地显示视神经管、眶壁和管内段骨折情况以及颅内段、眶内段视神经情况。

2. 治疗

（1）减轻视神经水肿治疗，甘露醇、大剂量糖皮质激素应用。

（2）改善微循环的药物。

（3）神经生长因子的应用。

（4）手术减压治疗，经颅视神经管减压术或经鼻内镜视神经管减压术。

### （二）视交叉及视束损伤

1. 视交叉损伤　颅脑损伤引起视交叉的损伤较为少见，外伤性视交叉损伤仅占外伤性视觉损害的 0.3%。1883 年，Nieden 报道了第一例外伤性视交叉损伤，此后陆续有 170 余例病例见报。引起视交叉损伤的外伤多较严重，常伴发严重的颅脑损伤，患者存活率低，多见于青年男性。车祸伤是外伤性视交叉损伤最常见的原因，其次是工伤、打架。前额是最常见的受力部位，引起前额骨折、颅底骨折，常并发视神经损伤、垂体损伤、闭合性颅脑损伤。

损伤机制：包括直接撕裂、挫伤性出血、挫伤性组织坏死及上述几种机制的混合。影像学上，可将视交叉损伤机制分成两类：视交叉自身损伤——外伤直接伤及视交叉组织，如撕裂、视交叉内部出血等；视交叉邻近组织损伤引起对视交叉的压迫，从而引起压迫性缺血、组织坏死。

（1）诊断要点：

1）严重颅脑外伤史、可伴发的其他脑神经（如动眼神经）损伤、嗅觉减退或缺失等，损伤脑垂体时可出现尿崩症，颅底骨折时出现脑脊液漏。

2）视野检查：双颞侧偏盲。

3）影像学检查：可提供视交叉损伤的直接证据，CT 可见颅底骨折，MRI 可显示视交叉撕裂、出血或压迫。

（2）治疗：由于外伤性视交叉损伤较少见，目前缺乏该病治疗的随机对照多中心临床试验，无有效治疗该病的循证医学证据。结合文献报道，外伤性视交叉损伤的治疗包括：临床观察、大剂量激素冲击及神经外科手术干预，眼科手术干预仅在患者发生斜视或眼球损伤时采用。具体治疗方案的选择依患者伤情而定。

2. 视束损伤（optic tract injury）　视束损伤较少见，主要表现为不一致的同侧偏盲，瞳孔呈偏盲性反应，偏盲侧光反射消失，至末期可发生下行性视神经萎缩。治疗无特殊。

### （三）其他脑神经损伤

1. 嗅神经损伤　嗅神经损伤在颅脑损伤后发生率为 2%～38%，是轻微颅脑损伤最容易损伤的脑神经。可见于枕部或额部受伤患者，眶额部及颞叶的局部或广泛损伤可以导致嗅神经的再损伤，大约 50% 的前颅窝骨折脑脊液鼻漏的患者可出现失嗅，1/3 的患者在受伤后的数天至 5 年期间嗅神经功能自愈。

2. 动眼神经损伤　动眼神经损伤常为颅前窝骨折累及蝶骨小翼所致，也可因颅中窝骨折穿过海绵窦而引起，偶尔继发于颈内动脉海绵窦瘘、动脉瘤或海绵窦血栓。动眼神经完全麻痹时，患者伤后随即出现上睑下垂、瞳孔散大、对光反射消失，眼球偏向外侧稍下方且向上、向下、向内的运动及集合功能丧失。如果动眼神经不完全麻痹时，则上睑下垂和瞳孔散大程度轻，但患者常有复视，特别是患者向健侧凝视时更为明显，向患侧看时可减轻或消失。通常动眼神经损伤为不完全损伤，约有 73% 以上的患者常于伤后 2～3 个月即有明显好转，复视症状消失或减轻。如果持续 6 个月以上仍无改善时，则恢复无望。治疗目前无特殊方法，主要依靠神经营养药物及血管扩张剂，对于完全麻痹一年以上的重症患者，可行斜视及上睑下垂的整形手术以改善外观。

3. 滑车神经损伤　滑车神经损伤可因蝶骨小翼骨折或眼眶骨折累及上斜肌的滑车部而引起，但显著的滑车神经麻痹多为眶后出血所致。临床特点是：当患者向下凝视时出现复视，下楼梯时出现双影，步行困难。治疗目前无太好办法。

4. 三叉神经损伤　三叉神经损伤多见于颌面部骨折累及其分支眶上神经或眶下神经，而于颅内伤及三叉神经桥根、半月节或其主要分支者较少。三叉神经眼支损伤后常致前额部感觉障碍，角膜反射消失或减退，如果同时伴发面神经损伤，可因眼睑闭合不全而引起角膜炎、角膜溃疡，有失明的危险，一旦发生感染应及时行眼睑缝合术；上颌支损伤可以引起上唇、上牙及颊部感觉障碍；下颌支损伤可引起下颌部皮肤、下牙感觉障碍及咀嚼无力，张口时下颌偏向患侧。三叉神经或其分支在损伤后期可因部分神经纤维受压或者粘连而产生剧烈的神经痛。三叉神经损伤多数在伤后数周或数月可有不同程度的恢复，三叉神经痛的治疗主要依靠神经营养药物和物理治疗。

5. 展神经损伤　颅脑损伤时颅中窝岩尖部或蝶鞍底骨折可引起展神经损伤，展神经完全损伤可使眼球内斜、外展不能，部分性损伤时患者仅在向患侧凝视时出现复视。治疗早期依靠神经营养药物，当出现斜视，在伤后6个月以后可以考虑行斜视矫正手术。

6. 面神经损伤　颅脑损伤时颞骨和乳突骨折可以引起面神经损伤，面神经损伤致面瘫的临床表现是患侧失去表情，眼睑闭合不全，口角偏向健侧，患眼经常会有暴露性角膜炎。对于面瘫的患者，约75%可以完全康复，15%可部分恢复，余下的则为永久性面瘫。治疗在早期可以使用甘露醇、激素及神经营养药物。对于面神经受压或缺血时可以考虑行面神经减压术，对于面神经断裂者可考虑行面神经端端吻合或行面-副神经、面-舌下神经吻合术。

7. 听神经损伤　听神经损伤在岩骨骨折中常见，听神经有耳蜗和前庭两部分神经纤维，受损后部分患者有耳鸣及眩晕症状，由于耳蜗支和前庭支紧密相邻，两者往往同时受伤，表现为听力丧失、耳鸣、眩晕、眼震、恶心及呕吐症状。治疗在急性期可以予激素、适量脱水剂及神经营养药物治疗。对于晚期严重耳鸣及眩晕患者，可考虑行破坏迷路或选择性切断前庭神经手术。

8. 后组脑神经损伤　舌咽神经、迷走神经、副神经及舌下神经属后组脑神经，位于颅后窝，受损伤的机会相对较少，多因骨折线波及颈静脉孔及舌下神经孔所致，严重时可伴发面听神经损伤。舌咽神经受损后患者吞咽困难，患侧咽反射消失或减退，舌后1/3味觉丧失；迷走神经受损后表现为伤侧软腭运动障碍，声带麻痹而声嘶；副神经受损时患者表现为患侧胸锁乳突肌及斜方肌瘫痪，出现垂肩；舌下神经受损表现为半侧舌肌萎缩，伸舌偏向患侧。后组脑神经损伤治疗主要以神经营养及血管扩张药物为主，对吞咽困难者可予放置鼻胃管。

（王　剑　顾欣祖　刘明铎　蔡用舒）

## 主要参考文献


1. 王忠诚. 王忠诚神经外科学. 武汉：湖北科学技术出版社，2005.
2. 赵继宗. 神经外科学. 北京：人民卫生出版社，2007.
3. 江基尧，朱诚. 颅脑损伤临床救治指南. 上海：第二军医大学出版社，2002.
4. 江基尧，朱诚. 现代颅脑损伤学. 上海：第二军医大学出版社，1999.
5. 刘佰运，江基尧，张赛. 外伤大骨瓣手术方法介绍. 中华神经外科杂志，2008，24(2).
6. 江基尧，张玉琪，刘佰运，等. 颅脑创伤现场急救与并发症处理及康复治疗. 中华神经外科杂志，2008，24(6).
7. 梁玉敏，高国一，江基尧. 去骨瓣减压术治疗重型颅脑创伤的临床应用进展. 中华创伤杂志，2010，26(1).
8. 刘佰运，张玉琪，张文. 急性颅脑损伤治疗结果分析. 中国急救医学，2004(6).
9. 刘佰运，江基尧，张赛. 急性颅脑创伤手术指南. 中华神经外科杂志，2008(12).
10. 苗锋，刘希尧，杨晓黎. 重型颅脑损伤患者的早期诊断与救治. 中国全科医学，2005(14).
11. 刘涛，何晓光，刘佰运. 326例急性闭合性重型颅脑创伤早期死亡分析. 中华神经外科杂志，2010(8).
12. 王剑，童绎，付继弟，等. 外伤性视交叉损伤. 中华神经外科杂志，2008(11).
13. 王剑，王宁利，王文莹，等. 外伤性视神经损伤手术时机选择. 中华神经外科杂志，2005(9)：546-549.
14. 童绎，魏世辉，游思维，等. 视路疾病基础与临床进展. 北京：人民卫生出版社，2010.

# 第八章 神经系统疾病引起的其他眼部变化

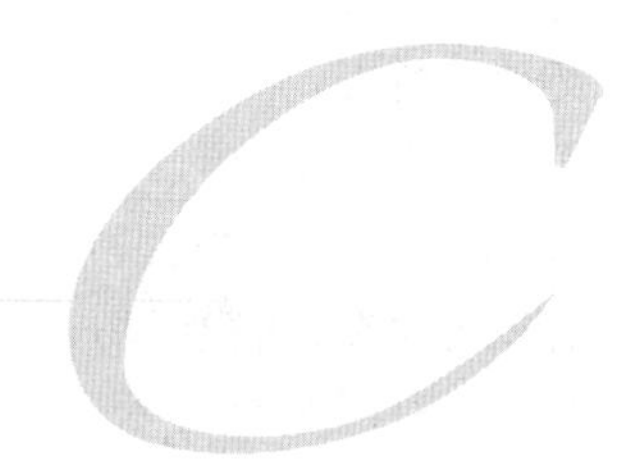

## 第一节 睑　　裂

眼睑闭合完好可以防止角膜干燥并使眼球减少意外损伤。但在某些病理状况下，睑裂的大小及其闭合的程度会发生改变，其中，由神经系统疾患引起的有：

### 一、面神经损害对睑裂的影响

面神经麻痹（facial nerve palsy）时，眼轮匝肌发生瘫痪。病侧睑裂变大和眼睑闭合不全。表现在病员平视正前方时，患侧睑裂较对侧为宽，下睑缘可有轻度外翻。当患者面神经完全麻痹时，上下睑完全不能闭合，形成所谓“兔眼”（lagophthalmos），当试图用力闭眼时，可见眼球转至上方和外侧（Bell 现象）。长期不能闭眼可引起暴露性角膜炎、角膜溃疡，严重者可致失明。面神经损害较轻者，眼轮匝肌多表现为无力，但外观上不易看出异常，眼睑闭合也可不受影响。然而，当嘱患者用力闭紧双眼时，患眼眼睑可以被检查者用手指分开，肌力明显地弱于健侧。因眼轮匝肌是受双侧皮质中枢所支配的，故严重的眼轮匝肌的瘫痪引起兔眼症者，只见于周围性面神经麻痹；而眼轮匝肌的无力则在中枢性及轻微的周围性面神经麻痹时均可发生。

### 二、动眼神经麻痹性上睑下垂

动眼神经麻痹性上睑下垂（oculomotor nerve paralytic ptosis）是由于提上睑肌麻痹的结果。完全性的动眼神经麻痹，表现上睑完全下垂，遮盖患眼，上睑不能上举。除此之外，尚伴有患侧瞳孔散大、固定，患眼的内直肌、上下直肌与下斜肌功能均有障碍，眼球活动受限。

### 三、交感神经麻痹性上睑下垂

交感神经麻痹性上睑下垂（sympathetic ptosis）乃 Müller 肌的功能不良所致，其上睑下垂的程度较轻。但提上睑肌功能无损，因此，上睑上提运动应无障碍，仅表现轻度上睑下垂，当双眼平视正前方时显示患侧睑裂稍窄于对侧，同时患侧瞳孔也略小于对侧，这就是 Horner 综合征。

### 四、重症肌无力对睑裂的影响

重症肌无力症（myasthenia gravis）患者睑裂可以有明显的狭窄，其上睑下垂多为双侧性，但双侧程度可以不等，而且多有明显的休息与疲劳时的变化，通常同时还有其他眼外肌的运动障碍，其与动眼神经麻痹所引起者的鉴别为瞳孔不受损害，而且注射新斯的明后睑裂常可明显改善。

另外，眼眶肿瘤及炎症所致的突眼或任何其他原因（如兴奋、甲状腺功能亢进等）刺激交感神经致使上睑收缩，均可引起睑裂开大。

## 第二节 眼眶与眼球突出

无论眶内炎症性或循环障碍性水肿，眶内肿瘤及血管过度扩张，眼眶血肿及寄生虫使眶内容增加，还是由于颅骨、眶骨的发育异常所致眶腔内容量的变化，均能造成眼球突出（proptosis）。其中，与神经系统疾病有关的有：

### 一、颅骨面骨发育不全症

颅骨面骨发育不全（craniofacial dysostosis）又称 Crouzon 病，为常染色体显性遗传。颅骨骨缝过早闭合，部分骨发育不良，额骨明显隆起，上颅骨萎缩，下颌突出，牙排列不齐，睑裂向外下倾斜，眶距过远，眶窝变浅致使眼球突出，可并有斜视及视神经萎缩。

### 二、尖头并指(趾)畸形

尖头并指（趾）畸形（acrocephalosyndactylism）又称 Apert 综合征，为先天性遗传性疾病，颅骨顶部尖，垂直径长，鼻突出，上颌骨小，因蝶骨大翼向前移位而眼眶变浅，眼球突出，同时有指（趾）完全并合或指

(趾)蹼，可因压迫致视神经萎缩。

## 三、下颌面骨发育不全

下颌面骨发育不全(mandibulofacial dysostosis)又称 Treacher-Collins 综合征，为常染色体显性遗传病，因颧骨和下颌骨的发育不全而导致鸟面外观、眼球突出、下睑缘缺损、睑裂向颞下方倾斜，并可有睑外翻、小耳、外耳道闭锁等。

## 四、舟 状 头

舟状头(scaphocephaly)为头颅矢状缝的过早闭合所致，其特征为头颅呈舟状，多有眼眶浅、眼球突出、外斜视、眼球震颤、视神经萎缩。此外，可能伴有下颌骨发育不全，牙齿发育不良、毛发稀疏及侏儒等。

## 五、面部正中裂综合征

面部正中裂综合征(median cleft face syndrome)又称 De Myer 综合征，为常染色体显性遗传，其特征是两眼眶距过宽、鼻和前颚骨顶部裂、V 形前额发际线等，并常合并眼球突出、眼睑缺损，内眦赘皮及遗传性的玻璃体视网膜的变性。

## 六、短 头 畸 形

短头畸形(brachycephaly)是由于颅骨骨缝的过早闭合所致，患儿前额狭窄，颞部突出，从颅顶部看头型可似三叶状、眼球突出、斜视、眼震以及肢体痉挛无力。还可有脑脊膜膨出、唇裂等。

## 七、畸形性骨炎

畸形性骨炎(osteitis deformans)又名 Paget 病，原因不明，有人认为系常染色体显性遗传，是一种骨质疏松伴有新骨形成的慢性进行性病变，颅骨变厚，眶腔狭小而致眼球突出，并压迫视神经而导致萎缩，压迫眼球运动神经使眼球运动障碍。

## 八、Sturge-Weber 综合征

Sturge-Weber 综合征，患者病侧颜面部三叉神经分布区皮肤血管痣，并合并同侧脑膜及脑的血管瘤以及因之而产生的神经系统症状。眼部主要表现为皮肤及脑的病变同侧先天性青光眼以及脉络膜血管瘤；亦可有眼睑、虹膜、结膜、巩膜、血管瘤等。由于患者的眼压升高，整个眼球膨大而表现外观上的眼球前突(牛眼)。

## 九、黄 色 瘤 病

黄色瘤病(xanthomatosis)又称 Hand-Schüller-Christian 综合征，本病系原因不明的类脂质代谢障碍，多见于儿童，其组织学特征为病变区出现富含胆固醇的泡沫细胞。这种黄脂性肉芽肿在眶内沉积引起眼球突出，侵犯或压迫脑垂体可出现尿崩症，侵犯颅骨引起典型地图样缺损的 X 线表现，是本病的典型症状。

## 十、海绵窦血栓形成

海绵窦血栓形成(cavernous sinus thrombosis)通常继发于面部及眼附近组织的急性化脓性炎症，经眼静脉而达海绵窦，如面部丹毒、疖肿、睑腺炎、鼻部疖肿、眶急性蜂窝织炎、筛窦炎、蝶窦炎、牙齿或扁桃体的化脓性炎症等都可引起海绵窦的血栓形成，亦可由急性传染病或脓毒血症迁徙而来。起病急骤，眼球突出，除此之外，还有眼睑红肿、球结膜水肿、眼球转动受限，由于窦内的Ⅲ、Ⅳ、Ⅴ、Ⅵ脑神经受累，其所支配的眼肌麻痹，后期表现为眼球固定不能转动，瞳孔散大，角膜知觉迟钝或消失，并伴有呕吐和严重的脑神经症状以及严重的全身毒血症症状。

## 十一、蝶骨嵴脑膜瘤

蝶骨嵴脑膜瘤(sphenoidal ridge meningioma)侵入眼眶可引起眼球突出或因眶顶和眶外侧壁骨质增生，致使眼眶变窄，眼球受挤，向外突出，但视力一般无障碍。由于直Ⅲ、Ⅳ、Ⅵ脑神经受损还可引起眼球运动受限，以及三叉神经第一支分布区感觉障碍引起所谓的眶上裂综合征(superior orbital fissure syndrome)。

此外，颈交感神经因附近炎症或肿瘤而致的刺激性损害，可引起 Claude-Bernard 综合征，其临床表现有睑裂增宽、瞳孔散大、眼球突出及额部多汗等。

另外，破裂孔综合征(foramen lacerum syndrome)亦可引起眼球向前突出。疼痛性眼肌麻痹综合征也有眼球突出的报道，但突出程度较轻，且有疼痛及眼球运动神经受损等其他症状。

# 第三节 角 膜

角膜是无血管的透明组织，容易遭受外界因素的损害，它的营养供应也与三叉神经有关，因此某些神经系统疾病常可引起角膜损害。常见的神经系统病变引起的角膜病变有：

## 一、神经麻痹性角膜炎

神经麻痹性角膜炎(neuroparalytic keratitis)是由于外伤、手术、炎症、肿瘤、血管障碍等原因，使三叉神经第一支的眼神经损伤而引起。由于三叉神经麻痹

而发生角膜的营养障碍，从而引起角膜上皮细胞知觉障碍，泪液分泌减少，而发生神经麻痹性的角膜炎症。其临床表现初为角膜感觉丧失、角膜上皮水肿和出现点状混浊，继之可出现角膜上皮脱落、组织缺损、角膜混浊，严重者可致角膜溃疡和穿孔。

### 二、肝豆状核变性

肝豆状核变性（hepato-lenticular degeneration）又称 Wilson 综合征，为常染色体隐性遗传的铜代谢缺陷所致的肝脏和脑部豆状核进行性的变性疾病。大多数在 10～25 岁之间发病，表现有进行性的肢体震颤、肝硬化及角膜色素环。典型眼征为角膜周边部的环状色素沉着，称为 Kayser-Fleischer 环，系本病的主要特征之一。此环位于角膜周边部后弹力层，宽约 2mm，呈棕绿色或灰黄色，多为单环，有时为双环，此色素是由大量细小而致密的颗粒堆积而成。严重者还可出现晶状体混浊、眼球震颤、眼肌麻痹、集合和调节障碍。

### 三、带状疱疹

带状疱疹（herpes zoster）系带状疱疹病毒感染，若侵犯三叉神经第一支分布区，则可累及眼部，发生角膜疱疹导致角膜溃疡。此外，亦可有虹膜睫状体炎、继发性青光眼、局限性脉络膜炎、出血性视网膜炎、巩膜炎等。

## 第四节 晶 状 体

晶状体的病理改变主要表现为丧失透明性，形成白内障和离开正常位置，形成晶状体脱位。与神经系统疾患相关的晶状体疾患有：

### 一、肌强直性营养不良

肌强直性营养不良（dystrophia myotonica）又称 Steinert 综合征，为常染色体显性遗传性疾病。以肌营养不良及眼症状为主。一般 15～35 岁起病，男多于女。表现为颜面和肢体的肌肉收缩无力和放松迟缓。此病 90% 患者均出现晶状体混浊，即肌强直性白内障（myotonic cataract）。此外，眼部还可出现上睑下垂、眼球运动障碍、低眼压、脉络膜视网膜变性和视神经萎缩。

### 二、非典型性外胚叶发育不全

非典型性外胚叶发育不全（atypical ectodermal dysplasia）即 Marshall 综合征，为常染色体显性遗传疾病。表现面畸形、鞍鼻、部分耳聋、白内障、晶状体脱位及近视等。

### 三、共济失调-白内障综合征

共济失调-白内障综合征（ataxia-cataract syndrome）即 Marinescó-Sjögren 综合征，为常染色体隐性遗传，婴幼儿期发病，缓慢发展，临床表现主要为小脑共济失调、智力发育不全、先天性白内障。此外，还可有小眼球、眼震、虹膜缺损、高度近视等眼部表现。

### 四、Marfan 综合征

Marfan 综合征（Marfan syndrome）为一种先天性代谢障碍引起的结缔组织异常。其特征为晶状体半脱位、身材瘦长和蜘蛛样指（趾）。同时可伴有全身和内脏病变，眼部除晶状体半脱位外，亦可有斜视、眼球震颤、青光眼等。

此外，Werner 综合征、结节性硬化症、Laurence-Moon-Biedi 综合征等均可有白内障发生。

## 第五节 眼 底

视网膜及视神经属于脑组织的伸展部分，结构细致而复杂，不少神经系统的病变可见有眼底改变，常见的有：

### 一、视网膜色素变性-肥胖-多指畸形综合征

视网膜色素变性-肥胖-多指畸形综合征（retinitis pigmentosa-polydactyly-adipose syndrome）又称 Laurence-Moon-Biedl 综合征，本病系常染色体隐性遗传，病因目前尚不清楚，为视网膜色素变性，伴有智力低下、多指（趾）畸形及外生殖器发育不全等先天性遗传综合征，眼部表现除视网膜色素变性外，还可有眼震、视神经萎缩、斜视、先天性白内障等。

### 二、视网膜色素变性-耳聋-共济失调-智力低下综合征

视网膜色素变性-耳聋-共济失调-智力低下综合征（retinitis plgmentosa-deafness-ataxia syndrome）又称 Hallgren 综合征，为常染色体隐性遗传，临床表现主要为视网膜色素变性、先天性耳聋、失语、前庭小脑性共济失调、智力迟钝。此外，还可有眼震、白内障等。

### 三、Pelizaeus-Merzbacher 综合征

Pelizaeus-Merzbacher 综合征（Pelizaeus-Merzbacher syndrome）系性连锁隐性遗传、男性发病，临床表现除视网膜色素变性外，尚伴有小脑共济失调、意向性震

颤等一系列神经系统损害的表现。除此之外，尚可有白内障等。

## 四、von Hippel-Lindau 病

von Hippel-Lindau 病（von Hippel-Lindau disease）又称视网膜中枢神经系统血管瘤病，本病系一种全身性的血管瘤病，主要累及视网膜及中枢神经系统，如小脑、延脑、脊髓等处。此外，肾上腺、肾、肝、附睾、卵巢等多种器官也可发生血管瘤、囊肿或肿瘤。病程长而发展缓慢，临床表现主要为视网膜血管瘤以及小脑等处的血管母细胞瘤，病程晚期可继发视网膜渗出和出血、视网膜脱离、玻璃体积血、青光眼、白内障。颅内的血管瘤可引起颅内压升高，从而引起视乳头水肿，如未能及时手术，可因长期颅内压增高而死亡。

## 五、神经鞘髓磷脂沉积病

神经鞘髓磷脂沉积病（sphingomyelin-sterol lipidosis）又称 Niemann-Pick 病，为常染色体隐性遗传，由磷脂代谢异常引起，此病患者约有 50% 有黄斑部樱桃红斑，除此之外，还有视神经萎缩、智力迟钝、肝脾大及皮肤有色素沉着等临床表现。

## 六、遗传性共济失调多发性神经炎

遗传性共济失调多发性神经炎（heredopathia atactica polyneuritiformis）又称 Refsum 综合征，常染色体隐性遗传，系植烷酸在体内异常沉积所致，童年或中年隐袭起病，临床表现主要为视网膜色素变性及多发性周围神经病、小脑性共济失调等。此外，眼部还可有眼球震颤、角膜混浊、白内障、玻璃体混浊等。

此外，尚有不少神经系统疾病可伴发眼底疾患，如：Lenoble-Aubineau 综合征（眼球震颤及小脑性运动失调）、神经纤维瘤病；结节性硬化；家族性黑矇性痴呆；Schilder 综合征；Gombault 综合征（肥大性间质性多发性神经病）；Bonret-Dechaume-Blanc 综合征（或称 Wybrun-Mason 综合征）等等。

（张 明 严 密）

## 主要参考文献


1. 戴成华. Laurence-Moon-Biedl 综合征二例报告. 眼底病，1990，2：108.
2. 丁淑静，李风鸣，刘家琦，等. 眼科手册. 第 2 版. 北京：人民卫生出版社，1965：349-350.
3. H.V 尼马. 眼部有关综合征. 张士元，孙葆忱，译. 北京：科学技术文献出版社，1979：3-46.
4. 李风鸣，罗成仁. 眼的先天异常. 北京：人民卫生出版社，1990：240-245.
5. 胡昌恒，周树舜. 临床神经病学. 成都：四川人民出版社，1980：126-134.
6. 宋振英. 眼科诊断学. 北京：人民卫生出版社，1985：359-360.
7. 童绎，高静娟. 眼综合征. 福州：福建科学技术出版社，1981：21-25.
8. 王鸿启. 神经眼科临床应用. 西安：陕西科学技术出版社，1980：150-160.
9. 王廷华，宋守道，等. 眼与全身病. 天津：天津人民出版社，1975：95-104.
10. 谢立科. Hallgren 综合征一例报道. 眼底病，1990，3：183.
11. 宰春和. 神经眼科学. 北京：人民卫生出版社，1987：330-333.
12. Newell FW. Ophthalmology. 5th ed. London：CV Mosby，1982：238-239.
13. Walsh FB. Clinical Neuro-ophthalmology. 2nd ed. Baltimale：Williams c̄ Wilkins，1957：406-414.

# 第九章 瞳 孔

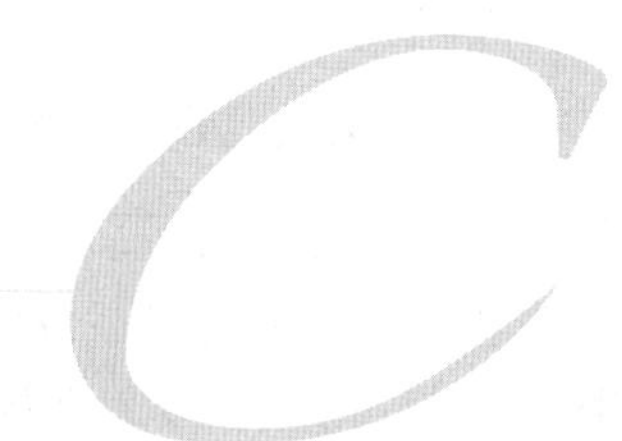

瞳孔(pupil)是位于虹膜中央部位的一个圆孔，它的大小、形态和反射等变化是反映自主神经系统功能和视网膜状态的一个动力学指标。通过观察瞳孔的变化和活动，可以评估视觉传入和动眼神经传出通路的功能状态，对于诊断神经系统疾病有重要价值。临床上往往可以根据瞳孔的变化对神经系统疾病作出极为精确的定位诊断。因此，瞳孔的检查是临床神经眼科学检查中一个重要的组成部分。此外，瞳孔也是神经内外科医师、药理学家、心理学家以及生物医学工程、神经生理学和神经生物学研究者所关心的课题。尽管如此，许多瞳孔反应的解剖通路至今还不十分清楚，许多临床问题还亟待解决。

## 第一节 瞳孔的解剖生理基础

### 一、瞳孔的正常形态及影响因素

正常的瞳孔呈圆形，边界整齐，位于虹膜中央或稍偏鼻下方，在瞳孔缘处有来自虹膜背面的色素上皮越过瞳孔边缘翻卷成的深色花边，在良好的光线照明下，用肉眼可以见到。正常瞳孔的直径约为2～4mm，两侧对称。

瞳孔大小的变化极为迅速，影响因素也较复杂，它可因光线、年龄、种族、虹膜色素的多少、注视目标的远近、睡眠与觉醒、精神状态以及屈光状态等因素而变化。

光线的强弱对瞳孔大小的影响极为明显。光线强时，瞳孔缩小，光线暗时，瞳孔散大；注视目标的远近也可引起瞳孔的变化，即注视远距离目标瞳孔较大，而注视近处的目标时瞳孔缩小；屈光状态的不同对瞳孔的大小也有一些影响，通常近视眼瞳孔较大，远视眼者因睫状体肥大故瞳孔较小；觉醒状态也是瞳孔大小的影响因素之一，睡眠及闭眼时，瞳孔均缩小，睁眼及觉醒时瞳孔则较大，这是由于正常人苏醒时网状结构受抑制故瞳孔呈中等度大，当睡眠时此种抑制消失，允许Edinger-Westphal核放电，以致正常睡眠时瞳孔显著缩小；虹膜色素的多少对瞳孔的大小也有影响，深色虹膜者较浅色虹膜者瞳孔小一些，因此有色人种瞳孔多小于白色人种。

年龄对瞳孔的影响也非常显著。新生儿由于整个眼球较小尚未完全发育，瞳孔开大肌发育也不完善，瞳孔较小；随着年龄的增长，瞳孔括约肌也逐渐发育完善，瞳孔逐渐变大，青少年时期瞳孔最大(4～4.5mm)。老年人由于虹膜的弹性减低以及瞳孔括约肌强直等原因，瞳孔常缩得很小，60岁的人瞳孔直径大约2mm，至80岁瞳孔直径可小达1mm。性别对瞳孔也有一些影响，大多数女性的瞳孔较男性稍大。

此外，精神状态对瞳孔的影响是明显的，如兴奋、愉快、恐惧和疼痛均可使瞳孔散大。疲劳时瞳孔减小。

通常，双眼瞳孔是对称的，两侧差异不超过0.25mm，但事实上几乎所有人的双侧瞳孔都不是绝对相等的。若两眼瞳孔直径相差不超过0.5mm，而瞳孔反应及药物试验都无异常，可以认为是正常，称生理性瞳孔不等或单纯性瞳孔不等。双侧瞳孔大小只要相差0.2mm临床检查就可发现；相差大于0.4mm时已很明显。瞳孔不等与性别、年龄、虹膜色泽深浅以及测定时间等因素无明显相关。

### 二、瞳孔运动的肌肉

瞳孔的大小是由瞳孔括约肌和瞳孔开大肌所控制的。在黑暗环境中，瞳孔扩大是瞳孔开大肌收缩和瞳孔括约肌松弛的结果；反之，在明亮环境中，瞳孔的缩小则是括约肌的收缩和开大肌的松弛。瞳孔括约肌是控制瞳孔大小的最主要因素，当它麻痹时，由于瞳孔开大肌的张力及虹膜组织的弹性作用而使瞳孔扩大。瞳孔缩小主要是括约肌的收缩所致。在传统的概念中，两者均系起源于神经外胚叶的平滑肌，近年也有研究认为虹膜肌肉可能源于神经嵴。

#### (一)瞳孔括约肌

呈环形带状，位于瞳孔缘附近虹膜深面的基质中，是典型的平滑肌，其宽度约为0.75～1mm，厚约0.1～1.7mm。受动眼神经中的副交感纤维支配。此肌收缩时，瞳孔缩小；弛缓时，瞳孔散大。实际上，瞳孔括约肌并不是一个完整的肌肉环，而是由与瞳孔缘呈同心圆排列的70～80个肌纤维束互相结合组成的。每一肌纤维束含5～8个梭形的虹膜括约肌细胞，细胞间紧密连接。肌纤维借虹膜基质中的血管和辐射状的结缔组织束与邻近的虹膜组织紧密相连。在括约肌的背面有一层致密的结缔组织使其与瞳孔开大肌和色素上皮分开。在成人的虹膜组织中，有许多由虹膜开大肌伸向括约肌的色素性突起（spurs）。这些突起若位于虹膜肌肉的背面，称为Fuchs突；位于括约肌周围边缘的为Michel突，位于虹膜根部的为Grunert突。

由于瞳孔括约肌的解剖特点，即使手术切除了部分虹膜，瞳孔仍可有收缩的反应。临床上有时也可见到外伤后或眼部缺血所致的瞳孔括约肌的节段性收缩或瞳孔的部分收缩。由于括约肌细胞的牵拉方向与瞳孔缘呈切线状，瞳孔的部分收缩常表现为相应部位瞳孔缘的皱褶。

### （二）瞳孔开大肌

由含黑色素和收缩性肌丝的肌上皮细胞组成，呈辐射状分布，其一端与瞳孔括约肌相连，另一端伸向虹膜根部与睫状肌相连，位于虹膜深层，与虹膜的最内一层组织——后上皮层相邻，受交感神经所支配。此肌收缩时，瞳孔散大；弛缓时，瞳孔缩小。瞳孔开大肌的发育较瞳孔括约肌晚，对瞳孔大小的影响也较瞳孔括约肌的作用要小。

当支配瞳孔开大肌的交感神经受到刺激也可发生瞳孔的节段性扩大，表现为部分方位的开大肌痉挛性收缩，使瞳孔失去圆形。此种情况可见于节后性Horner综合征和蝌蚪瞳孔（tadpole pupil）综合征。

## 三、瞳孔的神经支配

瞳孔的大小及反应由交感神经与副交感神经支配。这两种神经相互协调、相互制约，共同控制瞳孔的变化：

### （一）副交感神经

支配瞳孔括约肌的副交感神经纤维起自位于中脑导水管腹侧的动眼神经核前端的两个成对的Edinger-Westphal核及其向腹侧延伸的前正中核（anteromedian nucleus），由此核发出的副交感神经纤维加入动眼神经，位于动眼神经的上方及外表浅层，随同其他运动神经纤维组成动眼神经，向中脑腹侧面行进，从脚间窝穿出中脑，经颅底、海绵窦、眶上裂进入眼眶；然后随动眼神经下支分出的支配下斜肌的分支前进，再通过睫状神经节的短根进入睫状神经节，在睫状神经节内交换神经元后，由神经节发出的节后纤维形成的10～20支睫状短神经，在视神经周围穿进巩膜后，沿脉络膜上腔向前行，直至瞳孔括约肌和睫状肌，支配瞳孔的收缩以及睫状肌的调节作用。来自睫状神经节的神经支配约有95%止于睫状体。睫状神经节的损伤可引起眼内肌麻痹，表现为调节丧失、瞳孔散大、反射消失。

支配瞳孔括约肌的皮质中枢一般认为在额叶和枕叶皮质中。因为如果刺激额叶靠近眼球运动中枢（Brodmann第8区）附近以及枕叶纹状周围区（Brodmann第19区）均可引起瞳孔缩小，但其确切部位及范围目前还不清楚。此外，在中脑顶盖前区，即四叠体上丘的前外侧顶盖前核处，可能还有一个与瞳孔缩小有关的皮质下中枢存在。

### （二）交感神经

支配瞳孔的交感神经的皮质中枢尚不明确，可能起源于大脑皮质区，特别是额叶和枕叶，如刺激额叶和枕叶皮质时，可引起瞳孔暂时性扩大，抑制时瞳孔暂时性缩小，但它至下级中枢的传导通路尚未明了。一般认为起始于皮质的纤维经内囊至丘脑下部交感神经中枢，该中枢与中脑被盖内的瞳孔收缩核相接近，由此中枢发出抑制纤维至瞳孔收缩核，有中枢抑制作用，故熟睡、深度麻醉和昏迷时瞳孔缩小。有人认为额中回后份靠近眼球运动中枢附近（即Brodmann第8区）可能存在有交感神经系统的皮质中枢，因为有实验证明，刺激第8区时，除产生两眼同向运动外，还可以见到瞳孔扩大及睑裂扩大现象。目前尚未能得到统一的结论。

支配瞳孔开大肌的交感神经远较副交感神经复杂。交感传出纤维起自丘脑下部的中枢，它发出抑制缩瞳中枢的纤维，并刺激瞳孔扩大。支配眼的交感神经有三级神经元（图10-112）：

第一级神经元（中枢神经元）从下丘脑出发，在同侧不交叉下行，向下通过中脑的大脑导水管周围的中央灰质，经脑桥网状结构和延髓中间外侧核柱，最后到达颈8至胸2节段脊髓灰质侧角中间外侧柱内的Budge和Waller睫状脊髓中枢（Budge中枢，睫脊中枢）。

第二级神经元（节前神经元）从Budge睫脊中枢发出的白交通支纤维，伴随脊髓胸1～胸3节段的前根出脊髓，越过肺尖，进入椎旁交感神经干（$T_1$水平），然后沿脊柱两侧转向上行，在颈部与颈总动脉相伴，自下而上通过颈下、颈中交感神经节（在颈下、颈中节中瞳孔纤维不更换神经元，而仅从此两节中通过），沿颈动脉鞘达颈总动脉分叉处附近、下颌角后方的颈上交

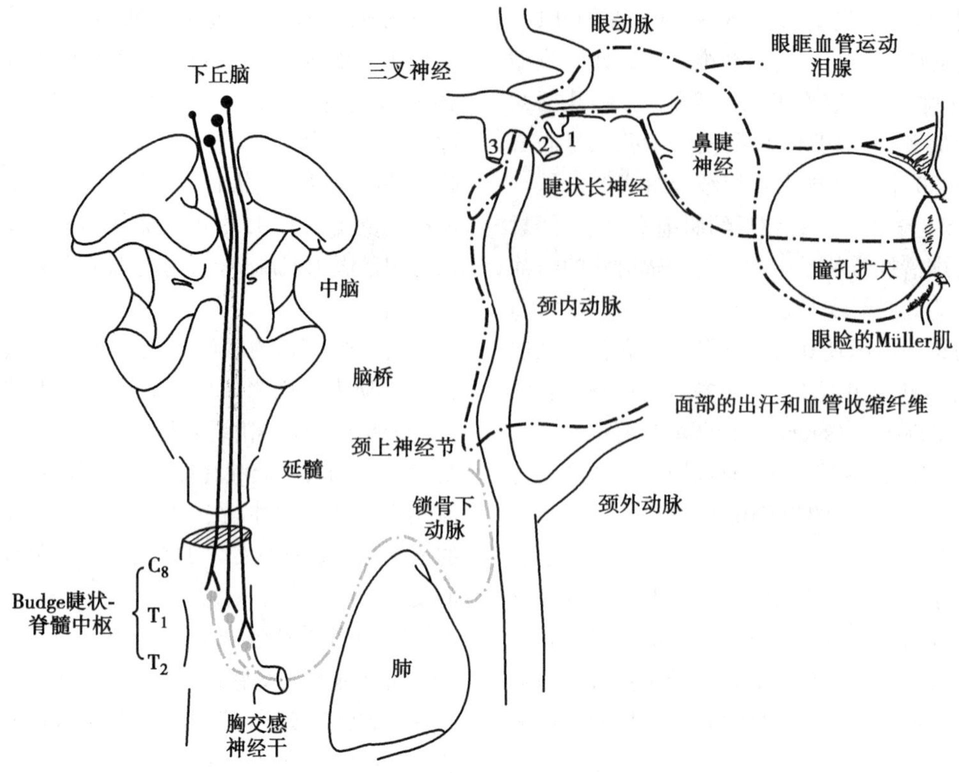


图 10-112 眼交感神经通路

感节。在左侧，交感链在锁骨下动脉周围分裂。

第三级神经元（节后神经元）在颈上节更换神经元后，形成的节后纤维围绕颈内动脉上行，在颈内动脉外形成颈内动脉交感神经丛，随颈内动脉入颅，在海绵窦内形成海绵窦交感神经丛，支配瞳孔的交感神经纤维在海绵窦内离开颈内动脉，与展神经短距离同行后加入三叉神经眼支，随眼支的鼻睫神经分支通过眶上裂进入眼眶。鼻睫神经内的交感神经纤维分为两支睫状长神经，后者与外侧及内侧睫状长动脉伴行穿过巩膜，沿脉络膜上腔达眼节前，支配睫状肌和瞳孔开大肌。但是，也有研究认为，还有一支由颈交感丛直接经交感根通过睫状神经节（在此节中不更换神经元），经由睫状短神经而支配睫状肌和瞳孔开大肌。

海绵窦交感神经丛的分支：到动眼神经的交感神经；到滑车神经的交感神经；到三叉神经第一支眼神经的交感神经；到睫状神经节的交感神经根；沿眼动脉分布的交感神经。

颈内动脉交感神经丛的分支：至展神经的交感神经；至泪腺的交感神经，可随泪腺动脉到泪腺，也可经三叉神经的颧神经至泪腺；岩深神经及翼管神经的交感神经至蝶腭神经节，再经眶下裂到眶底 Müller 肌。

交感神经还支配上睑平滑肌和眼眶平滑肌以及同侧面部的汗腺及血管，后者神经走行，自颈上节即离开交感神经干，随颈外动脉伴行，分布于同侧面部汗腺。

这些交感神经支配，具有以下功能：

1. 至瞳孔开大肌及睫状肌的纤维　司睫状肌调节和瞳孔扩大。

2. 至上下眼睑的 Müller 肌　与动眼神经上支伴行的到达上眼睑，协助提睑；与动眼神经下支伴行的到达下眼睑，协助使睑裂开大。

3. 血管运动纤维　分布于动脉、静脉和毛细血管壁上。可使脉络膜血管收缩；对视网膜血管则有时为收缩，有时为扩张。

4. 至葡萄膜色素小泡的纤维　与色素小泡的发育有关。在交感神经麻痹和眼球血供障碍时，可见葡萄膜内所有色素小泡失去细胞突而变为球形，泡内色素含量增多。

5. 至泪腺的纤维　与泪液分泌有关。

6. 至眶底 Müller 肌的纤维　在动物可使该肌收缩，眼球突出；在人类无此反应。

7. 至眼外肌和视网膜色素上皮的纤维　作用不详。

瞳孔虽受副交感及交感两个系统控制，但副交感处于优势状态。切断动眼神经，因副交感神经路径受阻，故瞳孔扩大，反射消失。切断动眼神经仅产生节前纤维损害，因睫状神经节的神经元尚可维持一部分张力，故瞳孔只中度散大；颈交感神经切断后瞳孔反应仅受轻微影响；动眼神经切断后再切颈交感神经，看不出切断交感神经对于瞳孔的影响。由此可知，交感神经的任务主要是使扩瞳肌维持恒定的张力，括约肌松弛时起辅助作用。另一方面，交感神经系统作用主要是抑制缩瞳中枢。当情感激动时，因加强抑制而使瞳孔扩大；睡眠、深度麻醉、昏迷时因丧失抑制缩瞳中枢的力量，故瞳孔缩小。

根据交感神经和副交感神经（统称自主神经）释放的神经递质不同，可将其分成两种：胆碱能神经和肾上腺素能神经。胆碱能神经兴奋时在其末梢释放乙酰胆碱，其中交感和副交感的全部节前纤维及运动神经支配的效应器中的受体属于N胆碱受体；而全部副交感神经节后纤维及极少数交感神经节后纤维（如分泌汗腺及扩张骨骼肌血管的神经）支配的效应器中的受体属于M胆碱受体。肾上腺素能神经兴奋时在其末梢释放去甲肾上腺素，几乎全部交感神经节后纤维都属此类。肾上腺素能神经所支配的效应器内的受体有α-肾上腺素受体及β-肾上腺素受体，其中β-肾上腺素受体又可分为β1-受体及β2-受体。

## 四、瞳孔的神经反射

### （一）光反射通路

光线照射人眼内，或光线的亮度突然增强，瞳孔立即缩小；光线亮度减弱或移去，瞳孔又立即散大，这种瞳孔对光线强弱变化的反应称为瞳孔的光反射（light reflex of the pupil）。

临床上将瞳孔的光反射分为直接光反射与间接光反射：光线照射一眼，被照射眼瞳孔立即缩小，称为瞳孔的直接光反射（direct light reflex）；与此同时，对侧未被照射眼的瞳孔也缩小，称为瞳孔的间接光反射，或称同感性光反射（indirect light reflex或consensual light reflex）。在人类和灵长类动物中，由于约有1/2的视觉纤维在视交叉处发生交叉，而且在脑干的瞳孔运动通路中的二级纤维也有完全的交叉，因此，实际上，光线照射任何一眼，必将同时、等量的到达双侧的Edinger-Westphal核，从而引起双侧瞳孔同时收缩。因此，从解剖、生理的角度来看，双眼瞳孔收缩都应该是“直接”光反射。然而，从临床的角度来说，将被照射眼的瞳孔反射称为直接光反射，而未被照射眼的瞳孔反射称之为间接光反射，对神经系统疾病的定位诊断有着极为重要的意义。

如果很仔细地观察瞳孔的光反射，实际上并不是光线一照射瞳孔立即缩小，而是光线照射瞳孔后有个短暂的无反应期，然后瞳孔缩小，但随之瞳孔又立即有一个很轻微的散大，其后又再次缩小。这样反复缩小、散大、缩小运动数次，最后瞳孔才不再发生变化而固定，直至光源移去或减弱时，才会发生另一次反应。对正常成年人而言，在暗室中用一笔式电筒检查，从照射至瞳孔初次收缩的潜伏期约为250～350毫秒。当刺激光亮度增强时，这一潜伏期缩短，初始收缩的幅度增加，随后的瞳孔再扩大减少；当光线较暗，则潜伏期延长，初始收缩减少，随后再扩大增强，甚至可回到瞳孔被刺激之前的大小。在兴奋或紧张的患者，瞳孔变大，对光反射的幅度缩小。老年人及瞳孔较小者，对光的反射也较小。

一般情况下，瞳孔的直接光反射和间接光反射应该相等。但有观察发现，利用特殊的记录方法和刺激方式，当光线从颞侧照射时，大多数正常人的直接光反射较间接光反射强；当光线移至鼻侧时则相反，即间接光反射强于直接光反射。这些差别很小，但也反映了脑干中瞳孔运动纤维交叉的不对称性。

光反射的通路可分传入弧、神经核及传出弧三部分（图10-113）。

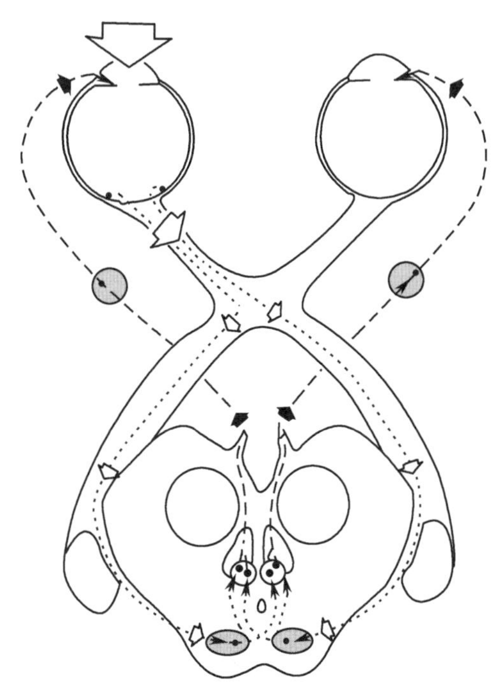

图10-113　瞳孔对光反射通路示意图

1．光反射的传入纤维　瞳孔的光反射同视觉形成一样，均起自视网膜的光感受器——视锥细胞与视杆细胞。瞳孔光反射的传入纤维与视神经纤维一道，经视神经、视交叉至视束。在视交叉处一部分纤维交叉到对侧视束内；另一部分纤维则不交叉，进入同侧视束。瞳孔纤维在邻近外侧膝状体时，离开视束，经四叠体上丘臂进入中脑顶盖前区，终于顶盖前核。在顶盖前核内更换神经元，再由此核发出纤维——顶盖动眼束，一部分绕过中脑导水管，与同侧的Edinger-Westphal核相联系；另一部分则经后联合交叉到对侧，与对侧的

Edinger-Westphal 核相联系。

瞳孔光反射的传入纤维是与视觉传入纤维伴行的一种单独的特殊纤维，抑或就是视觉传入纤维本身的一部分，现在还不十分清楚。有研究认为，瞳孔光反射的传入纤维起源于视网膜神经节细胞中的小型细胞——W 细胞。一般认为瞳孔的光反射传入纤维较视觉纤维纤细，且不含髓鞘。

2. Edinger-Westphal 核　缩瞳中枢即 Edinger-Westphal 核位于动眼神经核的两个外侧核的上方的内侧，是一对由小的多极神经细胞组成的细长的圆柱形神经核。此核为副交感神经核，其发出的副交感神经纤维加入动眼神经。

3. 光反射的传出纤维　光反射的传出纤维，经两侧的 Edinger-Westphal 核发出加入动眼神经。瞳孔纤维最初位于动眼神经的上方及外表浅层，当动眼神经向前位于床突下方及海绵窦时，瞳孔纤维转向下方，位于动眼神经外周。入眶后，随动眼神经下支分出的支配下斜肌的分支（瞳孔纤维在动眼神经的下斜肌分支内独成一束）进入睫状神经节，在节内更换神经元后，经睫状短神经在视神经周围进入巩膜，向前终止于瞳孔括约肌，引起瞳孔收缩。

光线射入眼内不同的视网膜区域，对瞳孔的光反射也有明显的不同。黄斑区最敏感，因此光线照射黄斑区时，瞳孔收缩最明显，越向视网膜的周边部，光反射越迟钝。鼻侧视网膜较颞侧视网膜敏感，因此，从颞侧来的光线引起的瞳孔反应较之从鼻侧来的光线引起的反应要强。

瞳孔的副交感性核上中枢，在枕叶及额叶各有一个中枢，司兴奋 Edinger-Westphal 核；在额叶及下丘脑有一个抑制中枢。

因为缩瞳核接受双眼的视网膜刺激，所以即使一眼的视网膜传入冲动并不到达此核，两眼的瞳孔运动仍然是相同的。实际上，一个完全失明的眼球，它的瞳孔较另一眼稍大些。Behr 为了说明这个现象，曾指出由于视网膜上愈向边缘区，视细胞对光敏感性愈减退，而减退的速度在颞侧较鼻侧为快，因而鼻侧视网膜所供给的潜在性的瞳孔运动的刺激较颞侧为多，但两侧视束对于瞳孔中枢的刺激则以对侧强于同侧，因为起自一眼视网膜的鼻侧纤维在视交叉处发生交叉，随而进入对侧视束，故仍刺激此眼。起自健眼的刺激较失明眼为多，故失明眼的瞳孔较健眼略大。

### （二）瞳孔的近反射

眼睛注视远距离目标，然后立即注视眼前近距离物体时，瞳孔立即缩小；先注视眼前近处目标，然后注视远处时，瞳孔立即散大。这种瞳孔随着注视目标的远近而发生的变化称为瞳孔的集合反应（convergence reaction of the pupil），也称为瞳孔的近反应（near reaction of the pupil）或调节反应，因为瞳孔的集合反应同时包括三个动作：集合、缩瞳、调节。集合是由于双眼内直肌收缩使两眼同时内转、会聚；缩瞳是由于双眼瞳孔括约肌收缩所致；调节是由于双眼睫状肌收缩使悬韧带松弛致使晶状体变凸以增强屈光力。这三个动作的目的是一致的，就是使近在眼前的目标能在视网膜上形成一个清晰的影像，并使影像落在双眼视网膜对应点（如黄斑）上，这样才能完成双眼单视。

但是，这三个动作究竟以谁为主？谁是次要的？谁是伴随的？长期以来都有争论。Behr 认为这三个动作是在注视近处目标同时产生的平行的反射动作，彼此是独立的。因此，Behr 称这三个动作为“近反应”。大多数教科书都是这样称呼的。然而，Kestenbaum 用一些实验比较有力地说明了三者之间的关系是有主有从的。一个有 10 个屈光度的近视眼的人，先注视远处，然后注视眼前 10cm 处近物，由于其远点恰为 10cm，因此在此距离时没有产生调节作用。但为了完成双眼单视，其双眼必须产生集合作用，此时可见到双眼瞳孔均缩小。因而证明了瞳孔缩小与调节作用无关，而是集合作用所引起。一个正常视力的正视眼，注视远处，此时双眼没有集合，但如在此人一眼前置一底向外的三棱镜，为了克服由此而产生的复视，其眼球必然产生集合作用，此时瞳孔可见有明显的收缩。因此，这时的瞳孔缩小不是由于看近处物体所产生的，证明瞳孔收缩与看近处无关，因而不是“近反射”。有些失明的患者，当其眼球自发地产生集合运动时，瞳孔也明显缩小，也证明了瞳孔的收缩与调节作用没有关系。Kestenbaum 根据他自己以及其他的一些学者的试验得出的结论是：①瞳孔的收缩反应仅仅产生于集合运动，也就是双眼集合时，瞳孔收缩；双眼散开时，瞳孔扩大。而且，这种关系是不可以颠倒的，即瞳孔缩小不会导致眼球集合运动。②调节作用的冲动本身，不会直接产生瞳孔收缩，只有在调节作用引起了集合运动时，才会间接地引起瞳孔反应。③瞳孔反应与注视近距离物体没有直接关系，只有在注视近距离物体引起集合运动的冲动时，才会发生瞳孔收缩。因此，Kestenbaum 认为瞳孔的这种反应不应该称为“瞳孔的调节反应”或“瞳孔的近反应”，而应该称为“瞳孔的集合反应”。

瞳孔的集合反应有两种：一种是由意志支配的随意的瞳孔集合反应，如自己注视鼻尖时双眼集合，瞳孔收缩；另一种是反射性的，如注视一个移动的目标逐渐由远到近或由近到远时引起的瞳孔反应。

瞳孔的集合反应与光反射不一样。瞳孔光反应的收缩是在缩小、散大、缩小这样反复运动下完成的；而集合反应则是目标在什么距离，双眼集合程度有多大，瞳孔就收缩多少，没有反复变化的情况。只要眼球集合的程度不改变，瞳孔的收缩程度也将始终如一。瞳孔集合反应的潜伏期也较瞳孔光反应的潜伏期长。

至于瞳孔的集合反应的神经通路和传导途径，目前还不完全清楚。

由意志支配的随意的集合运动的瞳孔收缩中枢肯定是在额叶，大约就在眼球运动中枢（Brodmann 第 8 区）附近，其下行纤维通过内囊，经皮质脑干束到达中脑，与动眼神经核中央的一个单独的 Perlia 核以及 Edinger-Westphal 核联系，由这些核发出的神经冲动至双眼内直肌、瞳孔括约肌、睫状肌，引起双眼集合以及瞳孔收缩。

由视觉刺激引起的集合运动的瞳孔收缩的传导途径，则与上述的瞳孔收缩通路完全不同（图 10-114）。它的传入途径同视觉传导一样，自视网膜起，经视神经、视交叉、视束、外侧膝状体、视放射至枕叶皮质终止于纹状区（Brodmann 第 17 区），再由此区传至纹状周围区（Brodmann 第 19 区）。其传出途径有两种意见，一种认为系由 Brodmann 第 19 区经枕叶至额叶的上纵束到达额叶，然后其下行纤维仍经皮质脑干束到中脑。另一种学说则认为由枕叶 Brodmann 第 19 区起，经枕叶中脑束直接到达中脑。纤维至中脑的动眼神经副核（E-W 核）和动眼神经内直肌核。由动眼神经副核发出的纤维，随动眼神经入眶，一部分经睫状神经节，在睫状神经节内不换元，经睫状短神经入眼球，继而达巩膜上神经节并在此换元，发出短小的节后纤维，支配睫状肌，司晶状体的调节作用；另一部分纤维在睫状神经节内换元，节后纤维经睫状短神经入眼，支配瞳孔括约肌，司瞳孔缩小。自动眼神经核发出的纤维经动眼神经至内直肌，使眼球发生集合作用。

应当注意的是，由于瞳孔缩小和调节是继双眼集合之后的反应，这 2 个反应的传入径路应当始于眼外肌的本体感受器，但传入冲动到达动眼神经副核的确切路径尚不详。由于在双眼集合与瞳孔收缩两者之间并没有传入纤维与传出纤维的联系，因此，严格说来，瞳孔在眼球集合运动过程中的收缩反应不能算成是一种反射，只是在同一过程中两项运动并行出现的一种协同现象。

### （三）暗反射

当眼的光照量减少，瞳孔扩大，此现象称瞳孔暗反射（dark reflex of the pupil）。以往对瞳孔的光反射强调较多，而对暗反射则认识不足，暗反射并非光反射的镜像。在黑暗中瞳孔扩大的潜伏期为 300～400 毫

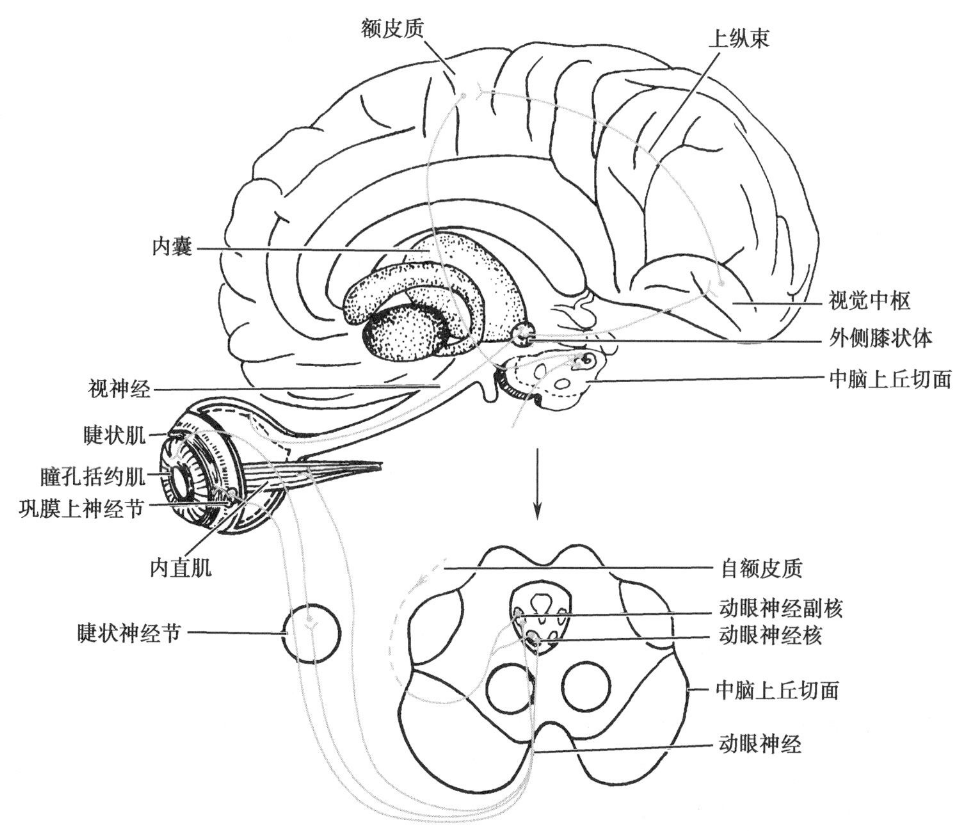


图 10-114　瞳孔集合反射通路示意图

秒，较在明亮环境中瞳孔缩小的潜伏期长。暗反射的瞳孔扩大较单纯，没有过分的扩大及随后的回缩现象，这点与光反射也不同。暗反射时瞳孔的扩大是瞳孔括约肌的松弛和开大肌的收缩的结果。交感神经切除眼在黑暗中仍可扩大，但较慢。在病理状态下，暗反应比光反应容易受损害，两者常同时受累，然而光反应正常者暗反应可异常。暗反射路径不明，与光反射的途径部分相同，部分相互分开，其传入途径可能是在传入纤维到达中脑以后，经过顶盖脊髓束到达脊髓的Budge中枢。光反应为副交感性，而暗反应主要为交感性。

### （四）闭睑反射

眼睑闭合时，瞳孔缩小；或当用手强行分开眼睑而被检查者企图用力闭眼时，瞳孔也收缩，眼睑睁开后瞳孔立即复原，这种瞳孔反射称为瞳孔的闭睑反射（lid closure reflex of the pupil），或称眼轮匝肌反射。这种瞳孔的闭睑反射为一种单侧性反射，对侧瞳孔没有变化。

瞳孔闭睑反应的反射途径不清楚。有人认为可能是面神经与动眼神经之间有联系，但由于其单侧性，可能不是一种中枢性的联系。当瞳孔的光反射和集合反应均消失时，如果此反射仍然存在，则证明瞳孔括约肌以及光反射的传出弧完好无损。因此，临床上可以利用这一反应判断瞳孔运动的下行路径有无损害。在茎乳孔处用可卡因麻醉面神经后，此反射即消失。

### （五）三叉神经反射

当角膜、结膜或眼睑受到刺激时，通过三叉神经眼支引起瞳孔缩小，称为瞳孔的三叉神经反射（trigeminal reflex of the pupil），或称眼球感觉反射，或眼球瞳孔反射。这种反射是双侧性的，不仅受刺激侧的瞳孔发生收缩，未受刺激的对侧瞳孔也同时收缩。即使事先用散瞳剂麻痹受刺激侧瞳孔，对侧瞳孔仍有收缩反应。其反应的情况是：最先有很短暂的瞳孔散大，继之即有持续性的收缩。此反射的机制不很清楚，可能系由三叉神经将感觉传入三叉神经主核，然后经内侧纵束到动眼神经的Edinger-Westphal核，由之发出运动纤维，使括约肌收缩。

此外，当刺激面颊或颈部皮肤时，可以通过三叉神经下颌支引起瞳孔散大，称瞳孔皮肤反射（cutaneous pupillary reflex）或睫脊反射（ciliospinal reflex）。

### （六）意识感觉性反射

刺激除了眼及其附属器以外的身体任何部位以及兴奋、恐惧或激动等情绪改变，均可引起瞳孔扩大，这种瞳孔反应称为瞳孔的意识感觉性反应（psychosensory reaction of the pupil）。这种因刺激以及突然的、强烈的情绪变化引起的瞳孔扩大反应系双侧性，而且当情绪激动的因素持续存在时，瞳孔也一直保持其扩大的状态。疼痛也可引起瞳孔散大，有人称瞳孔的疼痛反射（pain reflex of the pupil）。但疼痛性瞳孔扩大出现的时间较缓慢，在刺激以后一般常需稍候一段时间才能发现瞳孔扩大的反应。这种意识感觉性反应的发生机制不很明确。实验证明，即使在颈交感神经发生病变或单独切断交感神经或动眼神经，仍然可以见到瞳孔的意识感觉性反应，因此，一般认为它并不是因交感神经受刺激引起。这种意识感觉性瞳孔反应可能是副交感神经的抑制或是副交感与交感神经共同作用的结果。此外，体液因素也影响瞳孔的意识感觉性反应，肾上腺素、去甲肾上腺素、儿茶酚胺类物质经血液可影响瞳孔开大肌。疼痛性瞳孔扩大的反应并不是一种恒定的反应，此反射个体差异较大，并与交感神经的兴奋状态相关。正常人也可以不发生这种反应。

在想象明亮的环境时，瞳孔可以缩小，想象黑暗的环境时，瞳孔可以扩大。这种现象更说明了大脑皮质的活动与瞳孔运动确有很重要的关系。睡眠时瞳孔缩小，也许是大脑皮质抑制时，丘脑下部的交感神经中枢也发生抑制，因此，副交感中枢处于相对的优势之故。

综上所述，瞳孔的意识感觉性反应是与大脑皮质活动有关的一种反应。

### （七）前庭反射

内耳前庭器官受到刺激出现的瞳孔变化称为瞳孔的前庭性反射（vestibular reflex of the pupil）。用冷水、热水刺激内耳迷路或用旋转的方法刺激迷路，可引起双侧瞳孔开始有轻度缩小继而散大的反应。这种反应是前庭神经核受刺激后，经内侧纵束与动眼神经核或交感中枢发生联系所致。

### （八）耳蜗瞳孔反射

强烈的声音刺激时，瞳孔可以散大，这种由于耳蜗神经受到刺激而发生的瞳孔反应，称为耳蜗瞳孔反射（cochlea pupillary reflex）。声音刺激时，瞳孔先很快缩小，继而缓慢地散大。这种反射为双侧性，但受刺激侧瞳孔的反应往往更为显著。其反射途径可能与前庭性反射相似，由耳蜗神经核经内纵束与动眼及交感中枢联系。

### （九）迷走神经紧张性瞳孔反射

深吸气时瞳孔扩大，深呼气时瞳孔缩小，这种瞳孔随着呼吸而变化的瞳孔反应，称为迷走神经紧张性瞳孔反射（vagotonic pupillary reflex），或称呼吸性瞳孔反射。这种反射也是双侧性的，可能与迷走神经的兴奋有关。其反射途径不清楚，可能由迷走神经背运动核经内纵束再与交感及动眼神经相联系。

**(十)外展散瞳反射**

双眼向两侧方转动时，外展眼的瞳孔较内转眼的瞳孔稍大，尤其是在坚持向侧方注视约几秒钟后，瞳孔扩大更为明显，这种外展散瞳反射(abducent mydriatic reflex)又称为Tournay瞳孔反应。其发生机制不清楚。有人认为是因为眼球外转时，外直肌压迫了睫状神经节或睫状短神经，以致瞳孔收缩功能发生障碍，而致瞳孔扩大。另一种解释是从内直肌下核至脑干同侧Edinger-Westphal核过度的神经支配所致。然而，对于这种被认为是生理性的Tournay瞳孔反应，也有不少人提出了质疑。

### 五、瞳孔的功能

一般认为，瞳孔至少具有3个功能：①调节进入眼内到达视网膜的光线量。如进入暗环境时，瞳孔的扩大增加了进入眼内的光量，并增强了视杆细胞捕获光子的能力，从而提高了视功能。如果在黑暗中瞳孔仍然很小，如青光眼患者使用缩瞳剂后，将明显地影响视觉功能。长期在明亮环境中瞳孔若不能缩小，可能会导致视网膜的光化学损伤。②瞳孔的缩小可以增加视觉的景深。③由角膜和晶状体周边部引起的色像差和球面像差随瞳孔增大而增加，瞳孔缩小而减少。

在明亮环境中，瞳孔收缩或许对视力影响较小，但对减少视网膜光照和促进随后的暗适应有益处。例如，在明亮环境中，瞳孔散大的眼和正常眼同样可以看得很清楚；但当进入黑暗中时，瞳孔正常眼将较快地适应暗环境，更早地看得清楚。

此外，瞳孔收缩可能有助于增强立体视功能。

### 六、瞳孔的发育

胎龄8周时瞳孔已形成，但瞳孔膜直到胎龄7月时才开始萎缩，9月时瞳孔膜消失。胎龄10周时瞳孔括约肌开始从虹膜色素上皮前层分化出肌纤维，12周时瞳孔括约肌出现，6月时瞳孔括约肌分化完全。胎龄9周时睫状体逐渐出现，5月时睫状突已经发育完好，子午线部分的睫状肌仍在分化中，胎龄6月时睫状肌的斜肌出现，7月时睫状体扁平部出现，并达到睫状肌的前1/3平面处，足月时睫状肌的斜肌仍为分化完全。胎龄5月时瞳孔开大肌才开始发育。

瞳孔反应在孕31周才出现，不足32周的早产儿没有瞳孔对光反应。足月时虹膜开大肌才出现交感神经支配，所以早产儿的瞳孔对去氧肾上腺素有散大反应而对羟苯丙胺没有。早产儿的瞳孔散大不能认为是中枢神经系统疾病的表现。对于早产儿，以下情况要除外神经系统疾病：在暗环境下瞳孔 $< 1.8mm$ 或 $> 5.4mm$；31周龄而没有对光反射。

## 第二节 瞳孔的检查

### 一、瞳孔大小、形态和功能的评估

瞳孔的评估需要了解确切的病史和进行细致的检查，经常紧接着还要进行药物学试验。

首先，在暗室下强光照射每眼瞳孔，嘱患者注视远处目标，测量瞳孔反应的敏锐性，观察两侧瞳孔是否以同样的速度收缩、两侧瞳孔是否以同样的速度扩大，并分别检查两眼的直接光反射与间接光反射。确定瞳孔是否等大等圆，如果瞳孔不等大，应当确定瞳孔大小的差异是在亮光下较大还是黑暗处较大。裂隙灯下检查瞳孔、虹膜及眼前节有无异常。交替光试验评估是否存在相对性瞳孔传入障碍。当瞳孔光反应较差时，还应检查瞳孔集合反应。特殊情况下进行药物试验。

总之，瞳孔检查要明确下面几个问题：瞳孔圆吗？规则吗？双侧瞳孔对称吗？对光刺激反应如何？视近反应呢？可以归纳为PERRLA(pupils equal，round，reactive to light and accommodation)。

**(一)病史**

患者常常意识不到瞳孔大小的任何异常。配偶、朋友或医生才可能察觉到这些异常。瞳孔的异常可以是间歇性或偶发性的。确定瞳孔异常的发作日期可以借用放大镜观察唾手可得的老照片来获得帮助。

与瞳孔大小和形态异常相关的症状包括对光的敏感性(比如畏光)、随光线变化而调节的聚焦困难或视力模糊，视力模糊的主诉通常是非特异性的。

重要的既往史包括以前的感染史、外伤史、手术史(尤其是颈部手术史)或偏头痛史。职业史很重要，农民或花匠有可能暴露于能导致瞳孔扩大或缩小的植物或杀虫剂，医生、护士或其他卫生工作者工作环境中可能存在或接触到引起瞳孔局部扩大或缩小的物质。药物史也很重要，如阿片类可引起瞳孔收缩，而哮喘患者的吸入器中使用的抗胆碱能药物可引起瞳孔扩大。甚至有用预防晕车船药后引起散瞳的，因其含有洋地黄。

**(二)裂隙灯检查**

用裂隙灯检查眼前节是对瞳孔异常患者的基本检查。裂隙灯检查可以发现影响瞳孔大小变化的角膜外伤，或伴有睫状肌痉挛和瞳孔缩小的前房炎症。虹膜的检查包括虹膜括约肌细微外伤撕裂后的评估和虹膜透照，以发现虹膜缺陷，排除虹膜后粘连、异常的节段性运动或虹膜萎缩等局部病变。另外，在与虹膜成一定角度处放置一个大光柱，打开或关闭光源，这种光反射可以用来评估节段性异常，比如伴有强直性瞳孔和动眼神经异常再生的眼出现的节段性异常。同时还应进行裂隙灯显微镜检查。

### （三）瞳孔大小的测量

瞳孔直径的测量，可因光线的强弱而不同，其间差别可达 1～2mm，因此，测量瞳孔直径必须制定照明度，可惜现在尚无统一标准。

为了控制影响瞳孔大小和反应的因素，检查瞳孔应在一间不是很明亮的室内进行。室内光线太强，瞳孔缩得较小，不便观察瞳孔的反应；室内光线太暗，则不易观察清楚。对于瞳孔不等的患者，还应让患者注视远处目标，分别评估或测量暗光下和亮光下每眼瞳孔大小，观察瞳孔不等程度是在明亮环境下还是暗室中更为严重，以明确是交感或是副交感神经的病变。亮光下测量时，打开检查室照明，或使用卤素灯，或把间接检眼镜调至最亮；暗光下测量时，光线从下方弥散照射瞳孔，或者是在能够看清瞳孔边缘的最暗的室内光线下。光源应置于被检查者正面稍上方或稍下方，通常从下方照射，最好不要让光线从一侧照来，进行检查时应嘱被检查者全身放松，注视远方的目标，如远处的固视灯或视力表等，以减少与调节或集合反应相伴的瞳孔缩小。

瞳孔直径的测量宜使用手持式瞳孔尺（pupil gauge）、手持式瞳孔照相机或红外线视频瞳孔测量仪（pupillometer）来测量瞳孔，但不要用直尺直接测量，因为用直尺对准瞳孔的鼻侧缘和颞侧缘进行测量时容易因为瞳孔的轻微移动而出现错误结果。瞳孔尺上刻有一系列或实心或空心的圆或半圆，直径相差 0.5mm 逐步递增。检查时，手持瞳孔尺靠近眼球，以尺上的圆与被检查眼的瞳孔大小相比较，即可测出被检瞳孔的大小。手持式瞳孔照相机是一种更为精确的测量方法，可用于测量瞳孔大小、比较药物试验前后瞳孔的变化以及比较在不同光照强度下（但不是在黑暗中）瞳孔的变化。红外线视频瞳孔测量仪是测量瞳孔大小的最精确的测量方法，可连续记录瞳孔的直径和面积，而且不仅在有光线的条件下能观察瞳孔，在完全黑暗中也能观察瞳孔。

### （四）瞳孔对光反射检查

当进行光线照入眼的瞳孔对光反射的检查时，首先有一点非常重要，即需要有一个安静、暗光的房间。患者必须注视一定距离远处的目标，以消除任何调节反应对瞳孔大小的影响。用一较明亮的光源先照一眼，然后再照另一眼，注意两眼瞳孔缩小的程度和快慢以及维持的大小。光源应当直接照入瞳孔数秒钟，然后向下移开以消除刺激。在这一操作中进行瞳孔反射评估，并且应当重复数次。用来照亮瞳孔的光源应当足够亮，以产生最大强度的收缩和扩大。但是，如果光源太亮，将会出现持续数秒钟的延迟收缩，使得检查者难以判断正常的光反射。用次于亮光的暗光倾斜照亮某些患者的瞳孔非常有帮助，这种方法会增加深色虹膜的可见度。当光线照入一只眼时，对侧瞳孔以间接对光反射的形式同时收缩。间接对光反射的评估是用一个亮光源去照亮一只眼的瞳孔，同时用一个暗的光源斜照对侧的被观察眼。间接对光反射与直接对光反射的速度和程度应该大致等同，因为在中脑的瞳孔交叉纤维是各约 50% 进入每只眼球。

瞳孔对光反应分为两部分：①最初的瞳孔收缩反应，称之为瞳孔捕获；②随之而来的持续 2～5 秒的轻微再扩大（re-dilation），称为瞳孔逃逸（pupillary escape）。在弱光下的瞳孔逃逸比在明亮光线下明显。初始瞳孔的大小对于评估瞳孔捕获和瞳孔逃逸都很重要。大瞳孔更可能显示瞳孔逃逸，而小瞳孔更能显示瞳孔捕获。

临床上检查瞳孔光反射时，一定要认真。检查者应用小的笔式电筒先照射一眼，仔细观察该眼瞳孔的直接光反射与对侧眼瞳孔的间接光反射；然后将光源移至对侧眼，再观察该眼瞳孔的直接光反射与对侧眼瞳孔的间接光反应。应注意必须保证光源只照射了一侧眼，对侧眼不应受到光的照射。因此，检查时最好用手或其他物体将光线隔开，以免光线影响另一眼，而导致错误的结果。

瞳孔对光收缩、光刺激去除后再扩大的潜伏期和速度可以用瞳孔测定术来测定。应用瞳孔测定术记录瞳孔收缩和扩大的波形主要限于研究目的。

瞳孔周期时间（pupil cycle time，PCT，也称瞳孔循环时间）的测量：当一束裂隙光照在瞳孔边缘时，瞳孔将发生有规律的振荡，瞳孔收缩以避开光线，尔后又扩大回到光线中，如此反复。一个完整的振荡所需时间即瞳孔循环时间，可用计时表测定，正常人 600～900 毫秒。视神经病变患者瞳孔循环时间延长。这一检查方法现在临床上已经基本不用。

### （五）瞳孔近反射检查

瞳孔的集合反应有两种：一种是由意志支配的随意的瞳孔集合反应，如自己注视鼻尖时双眼集合，瞳孔收缩；另一种是反射性的，如注视一个移动的目标逐渐由远到近或由近到远时引起的瞳孔反应。

临床上应分别检查随意的集合反应和注视移动目标引起的反射性集合反应。检查随意的瞳孔集合反应时，先请被检查者注视远处目标，观察其双侧瞳孔大小并记录之；然后嘱被检查者看自己的鼻尖，观察双眼瞳孔缩小的情况；再嘱其注视远方，瞳孔又渐渐变大。检查瞳孔的反射性集合反应时，先嘱被检查者注视远处目标，观察双瞳大小；然后检查者以其手指或其他物体由1m远外逐渐向被检查者鼻尖部移动，嘱被检查者双眼跟随移动的手指注视，此时可见其双眼球逐渐集合，同时瞳孔也逐渐缩小。目标慢慢移向远处时，双眼球逐渐分散，瞳孔也慢慢扩大。

测量瞳孔的近反射应该在一个光线足够亮的房间里进行检查，务必让患者尽力，以便患者充分注视调节目标。在视觉目标移近时评估或测量瞳孔的直径，并进行瞳孔对光反射与瞳孔近反射的比较。像铅笔这种不适宜做调节目标，即使对正常人也可能不是一个能引起正常近反射的适宜的刺激目标。不应当让患者注视明亮的刺激物来引出近反射，因为光线本身能引起瞳孔收缩。可以借助照片或瞳孔测量仪记录光反射和近反射。当瞳孔光反应正常时，则无需检查瞳孔集合反应。

### （六）瞳孔扩大的评估

瞳孔扩大发生于多种情形下，最多见于光反射和近反射瞳孔收缩后的扩大。在某些视网膜病变和少数视神经病变患者，当用光照射一只眼睛时，瞳孔反而实际上是扩大的（反常性瞳孔反应）。反射性瞳孔扩大也可被突然的噪音或捏颈后部引出。

当检查瞳孔扩大时，检查者尤其应当注意扩大延迟。当光照刺激瞳孔收缩4～5秒较收缩15秒存在更为明显的瞳孔不等大时，呈现扩大延迟现象。扩大延迟现象虽然也可见于部分正常人，但典型病例见于瞳孔交感神经麻痹的患者（即Horner瞳孔）。

在关闭明亮的光源后，在非常暗的光线下同时可以观察双侧瞳孔的扩大延迟。正常瞳孔在12～15秒内恢复至最大尺寸，而且大部分程度的瞳孔扩大发生于前5秒内。扩大延迟的瞳孔在暗光下耗时25秒才恢复至最大尺寸，大部分程度的瞳孔扩大发生于关闭光源后10～12秒。扩大延迟也可以在关闭光源后5秒和15秒借助闪光照相来检查。

内科和神经科急诊时，有时可见患者单眼或双眼瞳孔散大，应询问既往瞳孔有无散大，应考虑可能为Adie综合征，不必立刻诊断为动眼神经麻痹，考虑颅内占位病变引起。

### （七）光-近反射分离检查

瞳孔对光线刺激反射和对近处目标刺激反射的分离（光-近反射分离）见于多种疾病患者。几乎所有患者的瞳孔对光反射受损，而瞳孔近反射正常或接近正常。因此，任何瞳孔光反射受损的患者应该考虑是否存在光-近反射分离。基本上所有光反射正常而近反射不好的光-近反射分离的患者，是由于其注视近物时缺乏努力引起的近反射减弱。

### （八）相对性瞳孔传入障碍检查

瞳孔反应是视功能评价中唯一完全客观的检查。如操作正确，可提供视觉系统从视网膜至视束完整性的信息。相对性传入性瞳孔障碍（relative afferent pupillary defect，RAPD）或称Marcus-Gunn瞳孔是神经眼科学最为重要的客观特征之一。在主诉一眼或双眼视力下降但眼底正常的患者，它可能是器质性视觉传入系统功能障碍的唯一证据。

Marcus-Gunn发现视神经病变的患者，健眼被严实地盖住，若用光照射病侧眼，病侧眼的瞳孔对光反应先是微弱，随即瞳孔又明显扩大，状似对光的矛盾性反应，并认为这是对暗的交感反应所致。倘若健眼未予完全遮盖，而半遮掩仅仅为了防止照射病眼的光误射入健眼，则病眼瞳孔不会扩大。这种离奇的现象似乎为正常的交感性暗反应（来自健眼），重叠在直接光反应障碍的病眼上而导致的结果。Kestenbeum（1947）称为瞳孔假不同反应，可用以鉴别器质性球后视神经病变及功能性视觉障碍。Duck-Elder（1945）认为这是一种特殊的瞳孔反应，是瞳孔对光反应与交感反应综合而成。Thompson（1979）建议用“相对性传入性瞳孔障碍（relative afferent pupillary defect，RAPD）”这个名称，临床上亦有简称为APD（afferent pupillary defect）。

如前所述，瞳孔对光反应分为最初的瞳孔收缩反应和随之而来的轻微再扩大，在弱光下的瞳孔再扩大比在明亮光线下明显。单侧视神经病变导致的“相对性瞳孔传入障碍”的表现犹如照射此眼的光线变暗。在照明相等的条件下，视神经病变侧的瞳孔再扩大比正常眼明显。灯光持续照射下，如一眼的初期收缩不良，或有明显的瞳孔再扩大，则此眼具有相对性瞳孔传入障碍（RAPD+）。

瞳孔传入障碍是在比较两眼瞳孔的不对称反应后得到的结论，是试验两眼传入性瞳孔反应的相对不同，因此只是单侧性的，例如APD+3OD，不可能APD+OU，也不能记录为一眼阳性，一眼阴性。

1. 检查方法

（1）交替光试验（swinging light test，alternating light test）：或者摆动光试验，也有人称之为“来回摆动法”。被检者进入暗室，暗适应5分钟，双眼睁大，平视前方。检查者手持光源，置于视轴稍下方，距眼3～5cm，照射右眼约1～3秒，灯光不要射及左眼，注意右眼的初期瞳孔收缩及再扩大，迅速移至左眼以相同的距离及投射方向照射相同的时间，注意左眼的瞳孔收缩及再扩大。再迅速移回右眼。以平稳的频率这样反复移动二三次，比较两眼的瞳孔反应。正常情况下，当光源从一眼移至另一眼时，没有瞳孔的运动，瞳孔缩小的程度也相同。如果有一眼再扩大较明显，则其RAPD阳性：双侧视神经传导不等时，当光源移至患侧时瞳孔扩大，移向健侧时瞳孔缩小；轻症者，当光源交替时仅表现为一侧瞳孔缓慢收缩或快速扩大。这种交替光试验也可用交替遮盖试验（alternate -cover test）证实，即用手或挡板轮流遮盖双眼瞳孔，可以发现遮盖患眼时健眼瞳孔无变化，而遮盖健眼时，患眼瞳孔明显散大。

当一侧瞳孔传出路障碍（如第Ⅲ脑神经麻痹、外伤性瞳孔括约肌麻痹或药物性瞳孔散大等）时，可以通过观察有反应的对侧眼的瞳孔变化进行交替光试验，即：如果一侧瞳孔因机械性或药物性原因无反应性时，检查者进行手电筒摆动试验时只观察非麻痹侧的瞳孔。如果异常眼的瞳孔是麻痹的，当光线直接照射正常眼时正常眼的瞳孔快速收缩，当光线照射瞳孔麻痹侧眼时正常眼的瞳孔散大。如果异常眼的瞳孔是有反应性的（非麻痹侧），当光线照射麻痹侧眼时异常眼的瞳孔收缩，当光线直接照射异常眼时异常眼的瞳孔散大。这对于确定动眼神经麻痹或外伤性虹膜睫状肌麻痹患者是否同时还患有视神经病或视网膜功能障碍非常有帮助。

1）结果判断：① RAPD阴性：具有明显的初期收缩，之后有轻微的再扩大，且两眼相等。② RAPD阳性：照射右眼时右眼无初期收缩，而瞳孔立即明显再扩大；照射左眼时左眼有初期收缩，之后有轻微的再扩大。记录为右眼RAPD+4。照射右眼时右眼初期收缩不明显，而瞳孔慢慢明显再扩大，明显地比刚才左眼的瞳孔大，记录为右眼RAPD+3。照射右眼时右眼初期收缩不明显，而瞳孔慢慢轻度再扩大，比刚才左眼的瞳孔稍大，记录为右眼RAPD+2。照射右眼时右眼瞳孔具有足够的初期收缩，但瞳孔再扩大现象比灯光照射左眼时的再扩大现象为明显，记录为右眼RAPD+1。

2）注意事项：

①检查RAPD以前，先检查两眼瞳孔，在天花板灯照明下，也许需要眼肌灯辅助照明，用瞳孔尺对比测定两侧瞳孔的直径、形态、直接对光反应。

②患者必须在具有均匀照明（天花板照明）的暗室中，其照明的亮度以刚能够观测到瞳孔大小为限。因为在这样的条件下，正常瞳孔的初步收缩明显，而再扩大现象较弱；反之，在较亮的室内照明条件下，初步收缩较弱，而再扩大现象较强，会降低检查的灵敏度，不利于观察比较。检查室越暗，瞳孔越大，就越容易发现双侧瞳孔对光反应的细微差别。可关掉暗室中的照明灯，让患者注视墙壁上的小红灯进行检查。小红灯应距离患者较远，以防止集合作用带来瞳孔收缩。

③照明工具要求极其明亮、均匀、只照一眼而照不到另一眼。间接检眼镜的照明系统最合适，其次也可以用持续充电的用导光纤传递光线的眼肌灯。光线越亮，双眼传入通路对光线传导的相对差异越明显。但是，太亮的光源将产生一种残留影像，使瞳孔收缩持续数秒，导致异常眼瞳孔扩大受阻，不能迅速重新放大，使得光线在两眼间交替时，无法观察到瞳孔运动的变化。需降低光刺激强度或将光移至距眼8～10cm处。

④注视距离固定，如果注视距离不固定，尤其当患者直接注视光线时，瞳孔收缩含有近反射的成分，则无法评价对光反射。

⑤两眼被灯光照射的时间必须相等。比如灯光照射在右眼的时间为3秒（一般默数一千零一、一千零二、一千零三）要与左眼一致。假如预先估计右眼为病眼，当照射右眼时，千万不要因再扩大现象未出现而延长照射时间。因为照射时间越长，视网膜的漂白现象越重，此可阻止瞳孔再扩大。如果一只眼睛视网膜发生了漂白，而另一只眼没有漂白，将会产生一个细小的假性RAPD。所以应当特别注意使视网膜漂白对称，尤其当使用大于1.2对数单位的中和密度滤镜测量时。

⑥以同样的投射方向照射两眼（一般灯光保持在视轴略下方），照射方向不同会导致照射到视网膜的部位及光线强弱发生变化。而照射视网膜的部位不同及照射光的强弱不同会导致不同的瞳孔反应，例如照射在黄斑正中引起的瞳孔反应远比照射在黄斑周边的反应为强。

⑦间歇时间（灯光从一眼移至另一眼）应尽量迅速。通常存在一个可以产生RAPD的最佳摆动频率，但各个患者之间这个最佳摆动频率也不相同。

⑧忽略掉最初的几个瞳孔反应，连续观察4～6个反应，以确定RAPD存在与否，而不宜太多次反复移动照射两眼。如还不能确定，可重复进行试验，但必须让每眼视网膜休息数分钟后再进行。

⑨瞳孔震颤（hippus）明显者会干扰对瞳孔反应的观察。待有一定经验后可以在意念上得出瞳孔不断运动的均数，来排除它的干扰。

⑩老年人的瞳孔小，照射灯的角膜反光可盖住瞳孔。唯一的方法是将照明灯略为下移些，照明光略上翘，照射另一眼时要用同样的条件。

⑪检查前有瞳孔不等者，判断时必须牢记在心。

当一只瞳孔非常小或瞳孔不等差异很大(2mm或以上)时常可使小瞳孔眼呈现假阳性,因为瞳孔不等时,较小瞳孔眼存在相对性视网膜遮挡(relatively shaded retina),当用强烈的手电光测试时,如较少的光照射到视网膜上,就会产生类似RAPD的现象。

⑫对于眼位不正(由于眼眶或颅内肿物引起的斜视、眼球移位或动眼神经麻痹等)的患者,应该注意沿视轴照射光线。

⑬初学者必须先反复检查视力正常的青年人的瞳孔,以便明了初期收缩及再扩大。顺便也可体会灯光的强弱、照射方向、照射时程对瞳孔反应的关系。

3)影响因素:

①光照强度和间歇时间对瞳孔反应有明显影响,因此必须保证双眼"距离"、"方向"、"时间"(照射时间、间歇时间)一致,才能得到可信结果。

②个体因素:小瞳孔、深色虹膜或瞳孔对光收缩微弱者,很难检查到轻度RAPD。

③双眼视网膜对光适应度的差别:如单眼上睑下垂或瞳孔不等时,检查结果不准确。

④瞳孔运动的生理性瞬时波动:瞳孔对相同光照的任意两次反应,在速度和幅度上可能不同。若检查者在交替照射一两次后,即根据主观观察,判断是否存在RAPD,可能造成假阳性或假阴性的误诊。

交替光试验操作简便易行,能初步判断是否存在RAPD,并粗略估计强度,但无法进行数值定量。

(2)中性密度滤光片法:上述交替光试验的+1~+4粗糙估量法不能精确判断病变的进展,可以通过中性密度滤光片(neutral density filter)或交叉偏振滤光片(crossed polarized filters)法对RAPD进行定量。原理是:在交替光照试验的基础上,将摄影用中性密度滤光片置于相对健眼前,削弱健眼的光照。滤光片密度越大,对光的削弱越强。不断调整滤光片密度,直至双眼瞳孔对光反射程度相同。中性密度滤光片可在照相器材部门购得,最有用的密度中和滤镜是透光率在80%(0.1对数单位)到1%(2个对数单位)区间的滤镜,常用的是透光率0.2、0.3、0.6、0.9、1.2、1.6对数单位的。

具体方法:先用交替性光照试验,确定哪只眼存在RAPD,密度从低到高,分别将滤光片置于相对健眼前,重复交替光照试验,直至双眼瞳孔的直接对光反射程度达到平衡。滤光片数值(密度以log单位计)代表相对损伤程度,作为评价瞳孔传入障碍大小的指标。用致密滤光片时,需从滤光片后观察瞳孔。而且,为了达到检查的终点,检查者应当"越过终点",也就是说,在正常眼(遮挡眼)造成一种RAPD,然后,检查者应当用下一个仅次一个低级别的滤镜进行交替光试验,重新洗脱那只眼的视网膜。

用中性密度滤光片法只能半定量地测量RAPD,精确度低(±0.3log单位),不能检测0.2log单位或更小的RAPD。

对于怀疑单侧视神经病变但在标准的交替光试验未产生RAPD的患者,可以采用中性密度滤光片试验对交替光试验进一步细化。在这些患者中,用0.3个对数单位透光率的密度中和滤镜经常可以发现RAPD缺陷。试验方法如下:首先将滤镜先放置在一眼前,进行交替光试验。然后将滤镜放置在另一眼前,重复进行交替光试验。如果任一眼的传入系统确实没有缺陷,每一只眼前放置滤镜都会引起滤镜遮挡侧眼的轻度而且是对称性的RAPD,这是由于遮挡眼的光线传入量减少所致。另一方面,如果一只眼已经有轻微的RAPD,眼前放置滤镜将会进一步减少光线传入量,因而增加先前不明显的传入缺陷,并使RAPD变得可以识别;在对侧(正常)眼前放置滤镜将会平衡患眼的传入缺陷,致瞳孔对光反射不出现明显的不对称。

(3)瞳孔仪(pupillometer):采用瞳孔仪测量能进行精确地定量。瞳孔仪能提供自动交替性光照,精确控制光刺激的范围、强度和持续时间,保证对双眼的刺激条件相同,并有红外线摄像仪准确测量、持续监测双眼瞳孔对光反射的整个动态过程,记录、存储并通过软件进行详细客观的分析。其重复性好,可重复测量几十、几百次后取平均值,以排除瞳孔反应瞬时波动的影响,减少测量误差,得到更加准确的结果。能克服检查者的主观因素的影响,使交替性光照试验标准化,减少误差。红外线摄像仪可使检查者在黑暗中同时清晰地看到两个瞳孔的运动变化,尤其适用于较难检查的RAPD,比如:单眼瞳孔固定者;双眼虹膜存在严重色素沉着者,由于黑色素反射红外线光,使黑色虹膜格外清晰,瞳孔对比突出,易观察。

RAPD的定量测量可以作为评价病情恶化或好转的指标。若初诊有明确RAPD,复诊RAPD检查阴性,表明相对差眼损伤有好转。又如CRVO患者,初诊检查结果为(0.3±0.05)log单位,一段时间后再次测量,结果为(0.5±0.05)log单位,RAPD值增大提示病情加重。

检测RAPD还可验证损伤原因。例如,一眼有轻度黄斑变性,另眼正常的患者预计只有0.3log单位的RAPD,若检查值为1.0log单位,可能存在其他视觉损失的原因。

2. RAPD的诊断意义 单侧或双侧不对称(一眼重于另一眼)的前段视路(也就是与瞳孔对光反射通路

相重叠的那一部分视路，包括视网膜、视神经、视交叉和视束的前 2/3）病变可表现为 RAPD 阳性，其中以视神经病变最明显。

RAPD 是瞳孔传入纤维不对称受损的表现，其大小与两眼间视野缺损的不对称程度高度相关，可反映视野缺损的范围和程度。单眼中央 5° 视野缺损引起的 RAPD 大约 0.3log 单位，中央视野（10°）的缺损约 0.6～0.9log 单位，黄斑外每个象限的视野缺损约 0.3log 单位，颞侧视野缺损相比鼻侧引起更多的瞳孔输入信息缺失。如双眼视野缺损相同，在双侧视神经病变、视交叉损害时，相对性传入性瞳孔障碍则不明显。

如果视力为 20/200 或以上，病因为黄斑病变（例如黄斑变性），其 RAPD 通常为 0.5log 或更小。局限于黄斑的病变很难引起大于 1.0log 的 RAPD。RAPD 可以出现于视网膜脱离患者，每象限新发视网膜脱离约可引起约 0.3log 的 RAPD。大约 90% 的非缺血性视网膜中央静脉阻塞伴有 0.3log 单位或以下的 RAPD，不会超过 0.9log 单位；与之相反，90% 以上的缺血性 CRVO 伴有 1.2log 单位或以上的 RAPD，不会小于 0.6log 单位。

重度弱视也会产生 RAPD 阳性，通常小于 0.5log 单位，其数值与视力无一定相关性。被遮住的眼在遮挡最初 30 分钟内逐渐出现暗适应及对光反应敏感，可以造成未被遮挡眼暂时出现达 1.5log 的假性 RAPD。

屈光间质混浊一般不会产生 RAPD 阳性，但很致密的白内障及浓密的玻璃体积血可产生轻微的 RAPD 阳性。单眼白内障即使非常浓厚也仅引起极弱的 RAPD 或无 RAPD，其原因部分是因为白内障后面暗适应的视网膜，部分因为进入瞳孔的光束被白内障捕获并像眼球内置的灯笼一样照亮晶状体，由此光线向各个方向照射，导致过度的视网膜刺激。单侧白色不透明的白内障确实常见对侧眼有轻微的 RAPD。

完全性或近完全性视束损伤不仅可以引起对侧同向偏盲，亦可引起对侧眼——颞侧视野缺损眼明确的 RAPD（0.3～1.8log 单位）。其部分原因是由于视交叉的交叉纤维多于非交叉纤维，亦由于瞳孔通路的中脑偏侧交叉亦为交叉纤维多于非交叉纤维。视束后视觉系统的损害不会表现为 RAPD 阳性。

多数同向偏盲患者没有 RAPD，除非病变累及对侧视束。先天性膝状体后同向偏盲患者是例外。在这些病例中，RAPD 出现在病变对侧（偏盲侧），产生机制是病变使同侧视束发生经突触变性（transsynaptic degeneration）。这些患者亦可出现视神经萎缩。

顶盖前核或上丘臂的单侧病变会损伤来自同侧视束的瞳孔纤维，从而产生没有视力下降或色觉丧失以及无任何视野缺损的对侧 RAPD，这种 RAPD 偶伴有同侧或对侧滑车神经麻痹。此外，累及外侧膝状体或膝状体后通路邻近部位的病变可能与对侧 RAPD 有关，不是因为累及传导通路，而是因为累及邻近的视觉通路和顶盖前区瞳孔运动中枢之间的中间神经元。

单眼非器质性视力丧失和非器质性视野缩小都不会引起 RAPD。相反，大多数单眼神经源性视野缺损患者有 RAPD。因此，单眼视力丧失患者此体征缺如且无屈光不正、晶状体浑浊或小范围黄斑病变的证据，应提示非器质病变。无论病因如何，如果疑有单侧视神经病变的患者没有 RAPD，则提示该患者或者不存在视神经病，或者为双侧视神经病。

部分正常受试者在缺乏任何可检出病变的情况下显示有持续存在的微弱 RAPD。这些情况下的 RAPD 十分微弱，通常在 0.3log 单位或以下，程度可有变异。

### （九）瞳孔测定的记录

比如：4→2 PERRL　APD（-）

4→2

意即两眼瞳孔直径 4mm，对光反应收缩至 2mm，PERRL（pupils equal，round，reactive to light）即瞳孔两侧相等，圆形，对光反应存在。APE（-）= 瞳孔传入障碍阴性。

4→3 PERRL　APD + 2

4→2

意即右眼瞳孔直径 4mm，对光反应收缩至 3mm，APD + 2 = 瞳孔传入障碍阳性；左眼瞳孔直径 4mm，对光反应收缩至 2mm。

### （十）药物试验

如果需要判断瞳孔对结膜囊内滴入的某种药物产生的反应是收缩还是扩大，无论何时都应当用一只瞳孔作为内参照。因此，如果是单侧病变，应当双眼用药，以便对比双眼对药物的反应。但双侧病变时，无法进行类似对比，应当努力确定观察到的反应确实是滴入的药物引起的。对这些患者应当只给单眼用药，这样才能比较用药眼和非用药眼的反应。

局部用药进行瞳孔的药物试验时还可能出现另一些问题：药物可能过期，这样药物效果可能较大或较小；患者流泪太多，以致药物在被吸收前即被稀释或冲洗出结膜囊，药物效力因此改变；患者在滴药过程中用力挤眼，阻止足量的药液滴入下结膜囊。检查者还要考虑到药物作用对不同年龄或不同颜色虹膜的患者存在的个体差异。依靠最初瞳孔的大小来确定瞳孔检测结果也是比较困难的。

常用的瞳孔试验的药物有以下一些（表 10-5）：

1．毛果芸香碱　M 胆碱受体激动药。睫状神经节被阻断后，毒扁豆碱作用消失，滴药后瞳孔不能缩小，而滴 0.05%～0.1% 毛果芸香碱能缩瞳。

2. 乙酰甲胆碱 2.5% 乙酰甲胆碱曾用于 Adie 瞳孔的失神经支配超敏感性试验。

3. 毒扁豆碱 可逆性胆碱酯酶抑制剂。常用 0.25% 硫酸毒扁豆碱眼膏或 0.25%～0.5% 的水杨酸毒扁豆碱滴眼液。

4. 可卡因 4% 可卡因滴眼几分钟后开始轻微扩瞳，45～60 分钟后瞳孔扩大至最高峰，扩瞳能维持 4 小时。交感神经节后纤维完全麻痹者因已不再释放去甲肾上腺素，可卡因已无肾上腺素能的扩瞳作用故而不能扩大瞳孔。

5. 羟苯丙胺（羟基异丙胺，氢溴酸羟苯丙胺，帕勒德林，新麻黄，羟基氨非他明，异丙胺，Hydroxyamphetamine，hydroxyamphetamine hydrobromide，hydroxyamfetamine hydrobromide，Paredrine，Paremyd，oxamphtamine） 1% 眼液用于 Horner 综合征的病损定位，以判断是节前还是节后或中枢。羟苯丙胺使交感神经节后神经元人为地释放储存的去甲肾上腺素，若神经已完全死亡，则羟苯丙胺不能使瞳孔扩大；但垂死的神经元所储存的去甲肾上腺素可维持约 1 周时间，因此病损开始的第一周内羟苯丙胺仍然有扩瞳作用。因去中枢后的超敏作用（decentralization supersensitivity），节前纤维病损时病侧瞳孔扩大的比正常眼大。可卡因能阻止羟苯丙胺的作用，所以必须在可卡因试验 48 小时后才能做羟苯丙胺试验。

6. 肾上腺素 1∶100 溶液能强有力地扩瞳，1∶1000 溶液不能将正常眼的瞳孔扩大；当交感神经节后纤维发生阻断变性后，对肾上腺素的敏感性提高，纵然用 1∶1000 溶液也能达到扩瞳目的。

7. 去氧肾上腺素 2.5% 及 10% 溶液有明显扩瞳作用。当交感神经节后纤维发生阻断变性后，对肾上腺素的敏感性提高，即使用 1% 去氧肾上腺素溶液也能达到扩瞳目的，其效果与肾上腺素 1∶1000 相仿。

瞳孔异常（扩大或缩小），痉挛性或麻痹性。Coppez 瞳孔试验的方法：滴 3 次 4% 可卡因或 1∶100 新鲜肾上腺素眼液（常将两药混合并用），每隔 15 分钟测量瞳孔直径，共测 4 次，可获如下结果：

1. 滴药后瞳孔有轻微扩大，此为正常的生理性反应。

2. 滴药后原本已大的瞳孔扩得很大，这表明为副交感麻痹性扩瞳，因缩瞳肌已无张力对抗，故滴兴奋交感神经性的药物能使瞳孔扩得很大。当动眼神经的病变在睫状神经节以上时，如滴阿托品，能使原本扩大的瞳孔更加扩大；若不用阿托品或在阿托品作用消失后滴入毒扁豆碱则能将病态瞳孔回复原状。

3. 原来扩大的瞳孔在滴入可卡因后并无作用，则为痉挛性扩瞳，因患眼扩瞳纤维业已处于极度兴奋状态，所以兴奋交感神经时不再能使瞳孔更扩大。痉挛

**表 10-5 常用瞳孔试验的药物**

| 药物 | 浓度 | 药理作用 | 瞳孔试验用途 | 瞳孔反应 |
|---|---|---|---|---|
| 毛果芸香碱 | 0.05%～0.1% | M 胆碱受体激动药 | Adie 瞳孔的失神经支配超敏感性试验 | 使 Adie 瞳孔缩小，而正常瞳孔不缩小 |
| 乙酰甲胆碱 | 2.5% | M 胆碱受体激动药 | Adie 瞳孔的失神经支配超敏感性试验 | 稳定性差，临床少用 |
| 毒扁豆碱 | 0.25% 眼膏或 0.25%～0.5% 眼液 | 可逆性胆碱酯酶抑制剂 | Adie 瞳孔的失神经支配超敏感性试验 | 临床少用 |
| 可卡因 | 4% 或 10% | 阻断交感神经末梢重摄取去甲肾上腺素 | Horner 综合征的明确诊断 | 正常瞳孔散大，Horner 综合征瞳孔不散大 |
| 阿伯拉可乐定 | 0.5% 和 1% | 选择性 α2 肾上腺素能受体兴奋剂 | Horner 综合征的明确诊断 | 正常瞳孔不散大，Horner 综合征瞳孔散大。敏感性不如可卡因 |
| 羟苯丙胺 | 1% | 促使胆碱能神经末梢储存的去甲肾上腺素释放 | Horner 综合征的定位诊断 | 节后病变瞳孔不散大，节前病变或中枢病变瞳孔散大 |
| 肾上腺素 | 1∶1000 | α、β 受体激动药 | Horner 综合征的定位诊断 | 节后病变瞳孔不散大，节前病变或中枢病变瞳孔散大。可靠性不及羟苯丙胺 |
| 去氧肾上腺素 | 1% | α 受体激动药 | Horner 综合征的定位诊断 | 节后病变瞳孔不散大，节前病变或中枢病变瞳孔散大。可靠性不及羟苯丙胺 |

性扩瞳滴用阿托品，瞳孔极度扩大，若滴用毒扁豆碱则能使瞳孔稍微缩小一些。

4. 滴入可卡因后，原本缩小的瞳孔呈中度扩大，此为正常的生理性反应。

5. 若可卡因对于缩小的瞳孔仅能轻度扩大或毫无作用，则此种缩小的瞳孔为麻痹性的或痉挛性的，两者可借阿托品或毒扁豆碱鉴别。滴阿托品后轻度扩大的为麻痹性缩瞳，若呈极度扩大为痉挛性缩瞳，因阿托品能解除缩瞳肌的痉挛。滴毒扁豆碱也能协助区别瞳孔缩小系麻痹性抑或痉挛性。麻痹性缩瞳因扩瞳肌麻痹，无对抗力，故用毒扁豆碱兴奋副交感神经能使瞳孔极度缩小；痉挛性缩瞳的缩瞳肌已处于痉挛状态，用毒扁豆碱再度兴奋，瞳孔不发生进一步改变。

轻度的不全麻痹与轻度的痉挛所造成的两侧瞳孔不等者，极难鉴别；若系完全麻痹或显著痉挛，则能用此法获知病变的性质——麻痹、痉挛或交感神经、副交感神经。但不能孤立地看待药物试验，需结合视力及瞳孔反应（直接及间接），了解究竟为传入纤维（感觉性）抑或传出纤维（运动性）障碍所致的瞳孔扩大。若系运动性障碍才适合用此法判别。

## 二、调节和会聚的评估

调节可以是调节过强、调节过弱或调节过慢。近反射的另外两个部分（会聚和瞳孔缩小）的病变可能出现会聚和瞳孔缩小表现过强或受损。

### （一）病史

由于调节障碍患者的症状是非特异性的，因此，某些方面的病史可能非常重要。例如，调节不足的患者经常主诉看近处视物不清而看远处时则很清楚。有调节障碍、老花眼、远视眼的患者会说他们所持有的东西拿得越远他们就看得越清楚。含有抗胆碱能作用的药物常常能促发远视眼和其他调节不足状态。

调节过度或痉挛常常是看近处视物清楚而看远处视物不清。除此之外，这些患者经常主诉眉弓、额部疼痛。除了调节受损之外，当会聚也受损时，可能会出现其他症状。会聚过度经常伴有看远处复视、视物模糊、振动幻视或疼痛。另一方面，会聚不足伴有阅读困难、看近处复视、视物模糊（当遮住任一只眼睛时视物模糊消失）及看近物时疼痛和不适感。

近反射痉挛患者的症状与所有三个组成部分的障碍相关。这些患者有调节痉挛（最高达到8～10屈光度）、极度瞳孔缩小和会聚引起的斜视。

### （二）检查

1. 总体原则　调节是指晶状体具有改变其折射力以使物体在视网膜上清晰成像的能力。对调节最主要的刺激是模糊，并且多数调节测试也是基于产生或消除模糊。对调节的刺激除了模糊，还包括色差和近知觉，这些都可以用来检测调节反射。

调节是维持近视力清晰——近反应（也称为近反射）——复杂的三种成分的一部分。虽然近反应的三种成分——调节、会聚和瞳孔缩小，看近处时在正常情况下作用协调一致，但每一个成分都能被单独检查。例如，检查者可以通过增加镜片的度数以减弱刺激物对调节的作用，或通过减低镜片的度数以增强刺激物对调节的作用，而不去刺激会聚和瞳孔缩小。检查者可以用低度基底向外的棱镜去刺激会聚而不去改变调节。在特定情况下，检查者可以测试调节而不去诱导瞳孔收缩。即使是无法调节的远视眼，会聚和瞳孔缩小仍然能继续检查。更进一步，如果一个人使用药物麻痹了调节，会聚仍然保持完整。

调节近点（near point accommodation，NPA）是目标骤然聚焦在视网膜上距离眼睛的最近点。调节通过调节幅度来测量，调节幅度即晶状体从非调节状态改变到完全调节状态的能力。这种能力用屈光度（diopters）来衡量。一个屈光度（D）是指注视距离的倒数。例如，1m是1D，0.5m是2D，0.33m是3D，依此类推。

调节范围是指眼睛能看清楚物体的最远点和能看清楚物体的最近点之间的距离。

会聚（convergence）是一种向内侧聚合的运动，这种会聚增加了视角，允许双眼在看近物时形成单个成像。会聚可以是主动性的，但并不需要主动去做；也就是说，不需要拿刺激物去诱发会聚。会聚也是近反射中的反射性和联合性运动。调节和会聚是相关联的运动；其中一种运动、一个单位的变化通常引起另一种运动也相应地有一个单位的变化。会聚可以被分成四种亚型：张力性会聚、调节性会聚、融合性会聚和主动性会聚。

眼球正常时趋于两相分离，因此，维持双眼直视需要增加内直肌的张力。这种张力就是张力性会聚（tonic convergence）。

调节性会聚（accommodative convergence）是以一定量的调节引发的一定量的会聚。调节和会聚之间的关系通常用调节性会聚的棱镜屈光度与调节屈光度的比率（即AC/A比值）来表示。因为调节随年龄增加而下降，所以AC/A比值随年龄增加而增加。

融合性会聚（fusional convergence）不是由调节变化的刺激而是由不同的视网膜成像的刺激而引起的会聚。一般认为融合性会聚是正常会聚的“微调”。

主动性会聚（voluntary convergence）是通过确定会聚近点（near point of convergence，NPC）来估量的，

会聚近点（NPC）——眼球能够会聚的最近点。会聚近点（NPC）比调节近点（NPA）离眼球更近，并且一般不像 NPA 一样随年龄增加而恶化。会聚近点（NPC）通常是 10cm 或更小的数值。

当从远处注视改为向近处注视时瞳孔收缩，这就是瞳孔缩小（miosis）。瞳孔缩小可以发生于黑暗中，比光反射慢，只要存在近反射就存在瞳孔缩小。瞳孔缩小增加看清物体的视野范围而不存在任何调节的改变，称为景深（depth of field）。远视眼患者甚至当调节已到最大时瞳孔仍持续缩小。

在检测调节和近反射时，必须记住之前提到的关系。而且，对调节永远不能进行绝对意义上的测量或检查，只能测量调节在一定检测条件下发生变化的反应。

2. 调节（accommodation）　临床开展适当的调节检测的主要障碍在于终点的主观性和必须控制的变量的数目。任何一种调节或近反射成分检查的第一步是进行远距离或近距离充分的屈光度的测定。对儿童和某些成人要求强制使用睫状肌麻痹剂（如环戊通）进行屈光度测定。这样处理实际上可以精确地确定远点。假性近视（pseudomyopia）有可能是调节痉挛的第一线索。远视力很好、近视力不好，提示调节不足或远视。

调节近点（NPA）是最常用的调节的衡量指标。最好使用有刻度的装置，如 Prince、Krimsky 或 Behrens 尺——这些尺子标有厘米和屈光度两种刻度，上面还有一个小的可滑动的 Snellen 字母表。这种调节检测技术称为移近法（push-up method）。一次检查一只眼睛。戴最佳远距离屈光度测定镜，遮挡另一只眼，患者注视镶在尺子上可以前后滑动的卡片上的小字（通常有 5 点）。尺子的零点应当在患者角膜前 11～14mm 处。这与眼镜校正的大致位置一致。将卡片从远处移向字体变模糊前能看清的最近点，这就是 NPA。这种操作应当重复几次，直到得出可以重复的结果。

如果测量尺是以厘米为刻度，调节幅度可以用 100 除以 NPA 的厘米计算得出。例如，一个人的 NPA 是 10cm，它的调节幅度是 10D；如果 NPA 是 25cm，调节幅度是 4D。这就意味着在这两个例子中眼睛的调节能力分别与焦距为 10D 或 4D 的眼镜镜片一致。

用移近法已经得出调节与年龄相关的正常数据。如果根据重复检测，NPA 或调节范围始终超出相应年龄的正常范围，应该认为其结果就是异常。照明度是进行检查时的一个关键因素。把照明度从 1ft 烛光增加到 25ft 烛光，非远视患者调节范围增加 28%，远视患者调节范围增加 73%。

调节范围可以用检查调节幅度类似的方法检测。应当指导患者，当物体在近处（近点）变模糊时和在远处（远点）变模糊时表述出来。然后计算调节范围，先确定近点和远点的屈光度，再用近点屈光度减去远点屈光度，得出的差值即是调节范围。对于一个正视者，近点就是调节范围，因为远点是无穷大。对于一个近视者，远点是眼前 50cm 或 2D，近点是眼前 10cm 或 10D，调节范围是 10－2＝8D。假如一个远视眼的远点是眼后 25cm 或 4D，近点是眼前 10cm 或 10D，调节范围是 10－(－4)＝14D。

如果患者的远视或近视太重而不能进行调节范围检查，应该用校正性镜片。检查者必须对结果进行调整，以反映出经过校正这一步骤。如果用了一个负的镜片，应该将镜片的屈光度加到结果上；如果用的是正的镜片，应该减去镜片的屈光度。

第二种调节幅度的测量方法是球径测量法（the method of spheres）。患者注视 40cm 距离远的阅读目标，通过增加负镜片直到字体变模糊来刺激调节。随后通过增加正镜片直到字体变模糊来减弱调节。镜片的总和就是调节幅度的测量数值。

3. 会聚（convergence）　整个会聚通常采取检查会聚近点（NPC）来测量。这种测量通常要求患者注视眼前 33cm 处的调节目标，然后将目标向靠近鼻子的方向移动，同时要求患者努力聚焦在目标上。检查终点是当患者报告出现水平复视或观察到一只向内转的眼突然向外转。检查者能用沿着鼻子放置的毫米尺来测量出现上述现象的距离。正常人的 NPC 波动在 5～10cm。NPC 大于 30cm 提示会聚不足。

确定会聚是否正常的另一个方法是当患者阅读时进行遮盖 - 去遮盖试验。只有在患者拥有完整视力并且没有前述的斜视时，遮盖 - 去遮盖试验对会聚的检查才会有所助益。

确定会聚量与调节量是否相当的测量方法是测量 AC/A 比值。测量 AC/A 有两种不同的方法。梯度法（gradient method）是通过在两眼前放置不同屈光度的镜片刺激或减弱调节时出现棱镜度数的反向变化来确定 AC/A 比值。必须使用一个调节目标，并且保持注视距离恒定一致。正或负镜片（＋1、＋2、－1、－2 等）用来改变调节需求。佩戴和不佩戴镜片的眼位的差异除以镜片的度数是 AC/A 比值。隐斜法（heterophoria）用远 - 近关系确定 AC/A 比值。在看远和看近时应该呈现相似的眼位。如果一个患者在看近处时眼位外展较多或内收较少，这提示会聚不足——AC/A 比值减低；如果看近处时内收较多或外展较少，这提示一个 AC/A 比值增高。

无论使用哪种方法检查，正常的 AC/A 比值介于 3 和 6 之间。AC/A 比值大于 6 提示每个调节单位的会聚过度，而AC/A比值低于3提示会聚不足。

检测会聚调节，也就是CA/A比值，需要患者在检测过程中不出现视物模糊。这可以通过应用针孔装置、微弱照明或一种高斯（Gaussian）目标来完成。在用基底向外的棱镜产生会聚时进行调节测量。CA/C比值随调节幅度下降而下降，因此CA/C比值与年龄相关，当然也与睫状肌麻痹剂使用相关。

## 第三节　瞳孔和调节异常

### 一、瞳孔功能障碍

观察瞳孔大小及舒缩功能在评估神经系统疾病患者中的价值无论怎样强调都不过分。在很多视力丧失的患者中，瞳孔反射异常是器质性视功能损害的唯一客观体征。

**（一）瞳孔的传出功能障碍**

瞳孔的传出功能障碍通常发生于单侧，因此会出现两侧瞳孔直径的差异，称为瞳孔不等（anisocoria）。一般将双眼瞳孔直径差别0.5mm以上称为瞳孔不等。休息状态时两侧瞳孔不等大者称静态性瞳孔不等，系生理性或病理性；反应时两侧瞳孔不等大者为运动性瞳孔不等，属病理性。

有些瞳孔不等可能是一种单纯的生理现象。在昏暗光线下检查时，大约10%～20%的正常人群有直径相差为0.5mm或0.5mm以上的瞳孔不等，但在通常室内光线下仅10%存在些种现象。这种形式的瞳孔不等称为生理性瞳孔不等（physiological anisocoria），推测可能因中脑Edinger-Westphal核两侧抑制不对称所致。这种瞳孔的大小容易产生波动，每天可能不同，眼别也可能变化。其瞳孔直径差异极少超过0.6mm，但亦可达1.0mm。这种瞳孔不等在明亮或黑暗环境中的变化几乎相同，但是在明亮环境中和视近时差异会缩小而显得不明显，可能是由于较小的瞳孔收缩首先达到机械阻抗带（zone of mechanical resistance），使较大的瞳孔亦有机会充分收缩。这种瞳孔对药物反应的程度相同。生理性瞳孔不等也称为原发性瞳孔不等、单纯性瞳孔不等（simple anisocoria）、中枢性瞳孔不等（central anisocoria）或者良性瞳孔不等（benign anisocoria）。观察以往的照片，甚至早至婴幼儿期都可以观察到生理性瞳孔不等，这种瞳孔不等很少会逆转。

病理性瞳孔不等常常是单侧或双侧虹膜或虹膜的神经支配有某种异常，视网膜、视神经、视交叉、视束等的病变不会引起瞳孔不等，中脑病变可能引起轻微的、短暂的瞳孔不等，大多数神经性瞳孔不等是由于交感通路或副交感通路病变所致，可以是一侧瞳孔缩小或者一侧瞳孔散大。一旦确定存在双侧瞳孔不等，应进一步明确差异程度在亮处还是在暗处更明显。

瞳孔不等的原因将于下详述，并小结于表10-6。

1. 暗光下更显著的瞳孔不等　大多数在暗光下更明显的瞳孔不等是瞳孔缩小侧为异常，首先提示交感神经麻痹或副交感神经兴奋。但是，交感神经兴奋或虹膜开大肌受刺激引起瞳孔散大也在黑暗中较光线明亮处更明显，这可能是由于虹膜括约肌对瞳孔的收缩作用远较虹膜开大肌对瞳孔的开大作用要强，因此强烈光线刺激时，虹膜括约肌的缩瞳作用强于虹膜开大肌兴奋的散瞳作用，致使患眼瞳孔反而明显缩小。而在暗光下，患眼除了有正常的在暗环境下的瞳孔散大作用外，同时还有虹膜开大肌兴奋引起的散瞳效应，因此瞳孔可明显较对侧散大。

（1）Horner综合征——交感神经麻痹：当眼部的交感神经麻痹时，无论发生在脑部、脊髓或颈部，它所支配的瞳孔开大肌、眼睑回缩肌（retractor muscle）即眼睑Müller肌等发生瘫痪，导致同侧瞳孔缩小、睑裂

表10-6　瞳孔不等的原因

| 瞳孔不等在暗环境中更明显 | 瞳孔不等在明亮环境中更明显 |
|---|---|
| 单纯性（生理性）瞳孔不等 | 支配虹膜括约肌的副交感神经传出通路损伤 |
| 交感神经通路抑制 | 动眼神经麻痹 |
| Horner综合征 | 强直性瞳孔综合征（包括Adie瞳孔） |
| 药物性（达哌唑、摩西赛利） | 副交感神经通路抑制引起单眼瞳孔间歇性扩大 |
| 交感神经通路兴奋 | 虹膜（瞳孔）括约肌外伤 |
| 蝌蚪样瞳孔 | 急性青光眼 |
| 交感神经功能亢进引起单眼瞳孔间歇性扩大 | 铁沉积病 |
| 药物性（可卡因、眼漂白滴剂、肾上腺素能药物） | 药物抑制副交感神经通路（阿托品、东莨菪碱） |
| 药物兴奋副交感神经通路（毒扁豆碱、有机磷酸酯、毛果芸香碱、乙酰甲胆碱、槟榔碱） | |

变窄等表现，称为Horner综合征。

1）临床表现：按照最初所描述的Horner综合征，应包括同侧瞳孔缩小、睑裂变窄、眼球凹陷、面部和颈部发汗停止、眼压降低、虹膜异色、泪液分泌量改变和面颈部皮肤潮红、温度增高等一系列体征。实际上，除了瞳孔缩小、睑裂变窄两个主要体征外，Horner综合征引起上述其他体征的机会不多，有些体征可能是一种偶然的巧合，有些体征则不很明显。因此，现在一般临床上所称的Horner综合征只包括瞳孔缩小和睑裂变窄两个主要体征。

瞳孔缩小：是Horner综合征最主要的体征，没有瞳孔缩小，则Horner综合征的诊断不能成立。是由于交感神经支配的虹膜开大肌麻痹使得瞳孔缩小。瞳孔虽然缩小，但瞳孔的一切反射均存在。根据颈交感神经切除术后的观察，一般说来，术后瞳孔立即缩小，其直径甚至可小于2mm，但常常于数天内瞳孔又逐渐散大，经过一段时间，最后即恒定于一定大小，但最终仍小于健侧。切除颈下交感神经节瞳孔缩得最小，切除颈上交感神经节次之，切除上下两节间之交感神经干，瞳孔则大于前两者，其机制目前尚无良好解释。瞳孔缩小在黑暗中更明显，因此瞳孔不等在暗环境中更显著而在光线明亮时几乎消失。Horner综合征的瞳孔不等于光线明亮时消失是由于双侧括约肌的正常活动趋于使双侧瞳孔更接近等大。当进入黑暗环境中后，由于失去了瞳孔开大肌的主动扩瞳作用，只能通过瞳孔括约肌的松弛而扩瞳，因此瞳孔的扩大较正常侧缓慢，称为瞳孔散大迟滞（dilation lag）。当进入黑暗中数秒后，两眼瞳孔不等最明显。此时将照明灯移开后的5秒内病侧瞳孔迟迟不能扩大而健侧瞳孔很快扩大，有经验者凭此现象即可拟诊Horner综合征。突发的噪声会引起支配开大肌的交感释放增加，导致一过性瞳孔不等。如疑Horner综合征为患者瞳孔不等的原因，在关灯之后引入突发噪声对检查有无瞳孔散大迟滞很有帮助。

睑裂缩窄：睑裂缩窄是指患侧睑裂较健侧为小，也是Horner综合征的一个重要体征。由于与上睑张开有关的由交感神经支配的平滑肌（Müller肌）瘫痪而有轻度上睑下垂（1～2mm），下眼睑内相同的平滑肌纤维在Horner综合征时亦可失去神经支配，因而下眼睑常轻微抬高，产生逆向上睑下垂（reverse ptosis）或颠倒性睑下垂（upside-down ptosis），使睑裂缩窄，并有明显的眼球内陷（enophthalmos）。然而，当眼球上转时，由于动眼神经支配的提上睑肌没有受损，因此上睑仍可上提。有部分Horner综合征的患者，其睑裂缩窄并不明显而不易察觉，有人认为交感神经的第一级神经元即丘脑下部至睫状脊髓中枢间的病变，睑裂缩窄征常常缺如。眼球凹陷原来认为是Horner综合征的三大主要体征之一，其发生机制曾经认为是交感神经所支配的位于眼眶内眶下裂处的平滑肌（即Müller眼眶肌）的瘫痪所致。然而，事实上，人类眼眶中这种平滑肌没有低等动物那样发达。刺激家兔等动物的交感神经可引起明显的突眼，而刺激人类的交感神经则未见眼球突出。而且，根据临床观察Horner综合征患者实际上并无眼球凹陷。其外观看来很像有眼球凹陷的原因，是由于睑裂缩窄所造成的一种假象。

同侧无汗：部分Horner综合征患者同侧面部皮肤的血管舒缩和排汗功能会出现特征性变化，其中最显著的特点是汗液分泌消失（无汗症，anhidrosis）。在温暖环境中，患侧皮肤摸上去会感到干燥，而正常侧皮肤感觉较潮湿。同侧面、颈部的发汗停止与否，取决于交感神经损害的部位。中枢第一神经元（丘脑下部至颈8到胸2脊髓段）的病变为整个患侧躯体无汗；累及从颈脊髓到颈上神经节的第二神经元（颈8至胸2脊髓到颈上节）病变为同侧面部无汗；病变在颈上神经节至眼的神经节后（第三神经元）病损则不表现无汗症，或只是前额无汗。这是因为支配面部的节后交感神经泌汗纤维于颈上神经节形成突触后，沿颈外动脉到达面部；支配眼部的交感神经纤维则穿经颅内动脉的颈动脉神经丛，传送少量泌汗纤维支配前额皮肤。支配面部发汗的交感神经纤维在离开颈上节以后，即与瞳孔的交感纤维分开，随颈外动脉行进，而瞳孔的交感纤维则随颈内动脉入颅。因此，此征有很重要的定位诊断意义，临床上常可利用口服阿司匹林或皮下注射1%毛果芸香碱的方法观察其出汗反应。

虹膜异色：即双眼虹膜颜色不同，患侧虹膜颜色变浅，是先天性Horner综合征的典型特点，在获得性Horner综合征患者中并不常见。罕见情况下可见于交感神经系统损伤后的成年人。此征多发生于2岁以前的儿童，其时虹膜色素发育还未充分完成。其发生机制可能是由于受交感神经支配的色素母细胞受损所致。国内文献少见有虹膜异色报道，估计可能因为国人色素较深，即使有轻度色素改变也不易看出；而白色人种色素少，而且虹膜异色多发生于浅色虹膜者，当色素发生改变时则较为明显之故。

眼压降低：最初也认为是交感神经麻痹的一个体征，然而这种眼压降低的情况多为暂时性，甚至有人报告Horner综合征有眼压升高者，因此近来已不把眼压的改变算成是Horner综合征的一个体征。

面颈部皮肤潮红、温度增高：在急性节前交感神经失神经支配后，患侧皮肤由于血管舒缩失去控制致血管扩张，因而温度升高。急性期可有不同程度的潮红和结膜充血、流泪及鼻塞。Horner 综合征由于血管的扩张可以引起暂时的面部温度增高及面部潮红，但此征不是永久性的，临床意义不大。

泪液分泌异常：有人报告 Horner 综合征患者泪液分泌减少，但也有人报告患者泪液分泌增多，因此，此征没有什么意义。

2）病因：引起 Horner 综合征的病因极为复杂，在交感神经冗长的传导通路上，自下丘脑起，经脑干、颈及胸脊髓、颈部、胸部、颈内动脉、海绵窦等直至眼眶，凡交感神经所经过的途径附近的病变，诸如基底脑膜炎、脑垂体肿瘤、三脑室肿瘤、脑桥的出血及肿瘤、延髓空洞症、延髓肿瘤及血管瘤、颈脊髓的肿瘤和外伤、脊髓空洞症、脊髓痨、臂丛损伤、颈肋和肺尖结核、肺肿瘤、纵隔肿瘤及淋巴结肿大、颈部包块、颈内动脉及海绵窦处的血管瘤或其他病变以及眼眶内的占位病变等均可引起此综合征。临床上把该通路分为三个部分，即中枢（第一级）神经元、节前（第二级）神经元及节后（第三级）神经元。

中枢性 Horner 综合征：交感神经第一级神经元，即自下丘脑经脑干至颈、胸段脊髓的睫状脊髓中枢的病变，这条通路实际上可能是多突触的，似乎位于脑干和颈髓的外侧，因此中枢神经元损害所引起的 Horner 综合征几乎均为单侧性。

丘脑和下丘脑病变引起的 Horner 综合征常伴有对侧轻偏瘫和偏身感觉障碍。Horner 综合征伴有体温调节障碍、尿崩、性早熟、性器官萎缩、过度肥胖等情况，也多为下丘脑附近病变。文献中曾报道不伴下丘脑功能紊乱的后部小丘脑梗死，其导致的 Horner 综合征常伴有构音障碍和因内囊受累所致的对侧面部和上臂无力。

中脑病变所致的 Horner 综合征可伴有同侧（在其交叉前受累）滑车神经核及其传导束受累的症状。一侧 Horner 综合征和对侧滑车神经麻痹同时出现，提示为 Horner 综合征侧滑车神经核受累或交叉前的同侧传导束受累。中脑病变也可导致核间性眼肌麻痹，常伴有眼球反向偏斜，使病变侧的眼位较对侧抬高。

脑桥病变导致的 Horner 综合征可伴有同侧展神经不全麻痹，还可以有同侧面神经或三叉神经的麻痹以及对侧肢体的偏瘫或感觉减退。该部位损害导致的 Horner 综合征的瞳孔变化是节前性损害的特点；位于海绵窦的病变则相反，其导致的 Horner 综合征也可伴有展神经不全麻痹，但其瞳孔改变属节后性。

延髓病变导致的 Horner 综合征可伴有交叉性半身感觉异常，同侧舌咽、迷走神经等的损害、眼球震颤及同侧共济失调或对侧偏瘫、感觉障碍等症状。

颈下段胸上段平面的脊髓病变导致的 Horner 综合征，还可伴有同侧上肢的下级神经元瘫痪、下肢的上级神经元瘫痪以及对侧痛、温觉障碍等情况。

Wallenberg 综合征（又称外侧延髓或小脑后下动脉综合征）所导致的 Horner 综合征可有各种延髓和脑干损害的症状和体征，包括同侧面部疼痛和感觉迟钝、咽下困难、声音嘶哑、同侧软腭和声带麻痹、同侧肢体咽喉反射减弱、对侧肢体及躯干痛觉和温度觉消失、同侧肢体共济失调、味觉消失（不常见）、眼球震颤、震动幻觉（oscillopsia）、病变侧眼位低的反向偏斜、眩晕、恶心、呕吐、同侧肢体共济失调、步态不稳和向病变同侧倾倒、垂直性斜视和周围环境倾斜感等。该综合征是由延髓背外侧病损引起，椎动脉和小脑后下动脉梗死为最常见的原因。

脑干部 Horner 综合征的病因可能是梗死（动脉粥样硬化、夹层动脉瘤、巨细胞性动脉炎等所致）、出血、肿瘤、脱髓鞘性疾病等。

颈部和上胸段病变导致 Horner 综合征可有症状性或无症状性脊髓病变，穿通性颈延髓交界段的外伤可导致 Brown-Sequard 综合征，同时伴有 Horner 综合征。常见的病因有：创伤、颈胸椎间盘突出和经前路的颈脊髓手术、肿瘤、脊髓空洞症和腰椎硬膜外麻醉等。

自主神经功能不全也可导致中枢性 Horner 综合征，已报告的可见于糖尿病性自主神经病变、淀粉样变相关的神经病变、纯自主神经功能衰竭、多巴胺 -β 羟化酶缺乏、遗传性感觉和自主神经病变、与癌性病变相关的交感神经病变、家族性自主神经障碍、多系统萎缩和 Fabry 病等。

节前 Horner 综合征：自睫状脊髓中枢至颈上节间的病变为交感神经第二级神经元损害。节前 Horner 综合征的上睑下垂和瞳孔缩小无特殊性，但无汗症的分布是特有的表现，全部一侧头部、面部及锁骨以上的颈部皮肤通常都会受累。

肺部病变：Pancoast 综合征是肺尖病变所致 Horner 综合征同时伴有臂丛神经损伤导致的上臂神经痛以及上臂和手部肌肉萎缩。肿瘤为最可能的原因，通常为肺癌。曾报道气胸导致 Horner 综合征。

臂丛外伤：是先天性 Horner 综合征的常见原因。常见于围生期外伤，亦可见于其他类型的外伤。如果 Horner 综合征伴有同侧手部的小肌和前臂的屈肌麻痹，则为臂丛病变的特点。

胸部病变：胸部病变导致 Horner 综合征的常见原因有肿瘤（儿童神经母细胞瘤、成人乳腺癌和肺癌）、外伤如第一肋骨骨折、外科手术（冠状动脉搭桥、起搏器植入、由于手掌部多汗行胸部交感神经切除术等)、上胸椎间盘损伤和突出等。

颈部:颈部病变引起节前 Horner 综合征的原因包括外伤(意外、医源性、甲状腺切除术、颈内动脉导管插入术、用乙醇注射治疗甲状旁腺肿瘤);颈内动脉疾病、畸形或手术(血栓形成或动脉炎、发育不全、支架术等);颈内静脉疾病、畸形或手术(血栓形成、颈内静脉扩张、颈内静脉导管插入术等);肿瘤(如甲状腺癌、甲状腺肿、鼻咽癌、交感神经干神经鞘瘤)等。波及 $C_6$ 水平颈动脉鞘后方的肿瘤可引起节前 Horner 综合征伴膈神经、迷走神经和喉返神经麻痹,即"Rowland Payne 综合征"。

硬膜外麻醉剂误入或胸膜间麻醉剂在肺尖处经胸膜吸收至颈胸神经节亦可短暂性阻滞节前神经元。胸腔引流导管、血管插管及枪弹伤可直接损伤节前交感神经。

节后 Horner 综合征:第三级神经元也就是从颈上节至眶内段的交感神经麻痹引起的 Horner 综合征。累及节后第三级交感神经元的病变可以位于颅内或颅外。颅外病变累及颈部交感神经,而颅内病变可在颅底、颈动脉管内及内耳处或海绵窦内波及交感神经。眶部病变极少造成单独的 Horner 综合征。根据面部发汗与否,可以区别病变是在颈动脉分叉以前还是在分叉以后。如 Horner 综合征伴有三叉神经的损害,则病变位于颈内动脉靠近三叉神经节附近。如 Horner 综合征伴有动眼、滑车和展神经的损害,则为海绵窦附近病变;然而,这里的病变由于动眼神经的损害,常使交感神经的麻痹无法显示。如 Horner 综合征伴有同侧眼球突出及其他眼眶症状,则病变位于眼眶内。

颈内动脉本身或沿颈内动脉走行的病变是造成节后 Horner 综合征的常见原因。

颈内动脉夹层动脉瘤是 Horner 综合征的一种重要病因,外伤性最常见,即使是相对轻微的外伤,还有手术操作造成或特发性。通常伴有特征性同侧颈部、眶周围、面部、牙齿和上颚非搏动性疼痛。根据夹层形成的部位,除嗅神经外,所有脑神经均可累及。及时诊断颅内动脉夹层动脉瘤对于预防由于夹层部位形成的血栓脱落而导致的眼和神经功能障碍非常重要。即使暂时性 Horner 综合征亦可作为颈内动脉夹层动脉瘤的表现,因此,对有一过性瞳孔不等和上睑下垂的患者及时进行药物实验以确定是否有 Horner 综合征很重要。颈内动脉夹层动脉瘤发生一过性视力障碍占 30%,而由于视网膜动脉阻塞引起永久性视力丧失罕见。短暂性脑缺血发作和永久性的缺血性梗死发生率在 20%~50%,常在颈内动脉夹层动脉瘤 1~4 周发生。颈内动脉夹层动脉瘤更常见于颅外,也可见于颞骨岩部。

颈部肿瘤、炎性病变和其他占位病变均可引起节后 Horner 综合征。任何蔓延或转移到颈部淋巴结的肿物亦均可损伤颈部交感神经干。位于同侧的节后 Horner 综合征、舌肌麻痹、咽部感觉缺失、困难可能提示鼻咽部或颈静脉孔肿瘤。

海绵窦的肿瘤、动脉瘤、炎症以及其他病变甚至牙科麻醉并发症都可引起节后 Horner 综合征,其中很多情况下都会伴有同侧眼肌麻痹和同侧面部疼痛或感觉迟钝,这些症状是由于海绵窦内的一或多支眼球运动神经及三叉神经受累所引起的,因此对于 Horner 综合征的定位诊断很有帮助。Horner 综合征的瞳孔缩小有时可被动眼神经麻痹所掩盖,这种情况下,瞳孔散大减慢和药物试验可提示交感神经支配障碍。因为展神经和眼交感神经在海绵窦内有短距离走行,当无其他神经系统体征的展神经麻痹和节后 Horner 综合征同时出现时即提示海绵窦病变的可能。

从集性头痛是一种特殊类型的偏头痛综合征,通常发生于夜间,一般持续 30~120 分钟。表现为严重的单侧眶周和眼眶痛,发作时患者因极为严重的撕裂样痛或触痛而痛苦不堪。由于伴随的交感神经麻痹会有眼睛发红、流泪、眼睑处于半闭合状态,并可有同侧鼻部充血、鼻塞。头痛消失后节后 Horner 综合征仍可持续存在。

其他缺血性病变如巨细胞动脉炎亦可引起节后 Horner 综合征。

颅底骨折、肿瘤(骨转移等)、颞骨岩部颈动脉瘤等颅底病变侵及 Meckel 腔和位于破裂孔处的颅内动脉也会导致伴有疼痛的节后 Horner 综合征。

眶部病变不常致 Horner 综合征,或者是由于常伴有广泛眶部病变造成假象不易被发现。

有关引发 Horner 综合征的病变在交感神经的三级神经元的发生情况报道不一。Giles 和 Henderson 报道,大部分病变位于颈部,累及第二、三级神经元(节前或节后交感链),只有约 10% 病变位于第一级神经元;1/2 以上的 Horner 综合征病因明确,其中约 1/3 是肿瘤,恶性肿瘤占肿瘤的 3/4。Keane 报告的 Horner 综合征中,约 2/3 的病例是第一级神经元的病变,多与脑卒中有关,约 1/4 源于第二级(节前)神经元,1/8 是第三级(节后)神经元;在病因明确的病例中,约 1/4 是肿瘤,其中 2/3 是第二级神经元,1/3 是第三级神经元。Grimson 和 Thompson 的病例中,第一级神经元的病变罕见,在病因明确的病例中,近 1/2 是第二级(节前性的)神经元的,1/3 多是第三级(节后性的)神经元,仅少数是第一级神经元（中枢性的）；约1/2的节前性病变是肿瘤，而节后性的病变多数由血管性头痛或头颅外伤引起。Maloney等报告约60%的Horner综合征患者可明确病因，其中13%为中枢性的，节前性的和节后性的分别为43%和44%。以上分歧可能与所观察的病例来源不同有关。

Raeder三叉神经痛（Raeder's paratrigeminal neuralgia）是以持续性三叉神经痛、三叉神经感觉障碍伴节后Horner综合征为特征的头痛综合征，病因包括附近结构的炎症、肿瘤，其中很多患者很可能是未被识别的颈动脉夹层的表现。Raeder综合征的上睑下垂及瞳孔缩小不如Horner综合征明显，有时很易忽略，头痛可达数周之久，数月后复发。无"颜面出汗停止"这一症状乃是与Horner综合征的主要区别。大部分患者有结膜充血与流泪。Raeder综合征为交感神经第三级神经元病变，故不能用可卡因散瞳，如为部分麻痹则瞳孔可稍被扩大，对1∶1000肾上腺素敏感，故能例外地扩大瞳孔。睑面是否出汗及可卡因、肾上腺素试验实为Raeder综合征与Horner综合征的主要鉴别点。

3）诊断和定位：

**【诊断】** 对于临床上疑诊为Horner综合征的患者，可应用可卡因试验（cocaine test）明确诊断。可卡因阻断交感神经末梢重摄取去甲肾上腺素，使得运动终板的这一神经递质增多，从而使正常瞳孔散大。Horner综合征的患者由于失交感神经支配后，其神经末梢不会持续释放去甲肾上腺素，因此滴用可卡因后不会出现瞳孔散大。正常眼滴用2次4%或10%可卡因（间隔5分钟）后可引起瞳孔散大，在暗光下于45～60分钟扩大至直径8mm甚至更大。患者在等待可卡因试验过程中需保持清醒、活跃（如可以走动以保持这一状态）。而在失交感支配的Horner综合征的瞳孔则没有散大反应。如果可卡因试验后瞳孔散大超过0.8mm，就极有可能患Horner综合征（几率约为1000∶1）。临床工作中，因为小于1.0mm的瞳孔直径的变化不容易测量出，因此临床上一般以1.0mm作为判断标准。在出现麻醉效果以前，滴入可卡因会造成短暂的局部刺痛。40～60分钟可获可卡因的药效高峰。10%的可卡因溶液无明显的精神行为作用，但24小时后100%的患者尿液中可检测到药物代谢产物，36小时的检出率为50%。可卡因仅影响交感神经系统，不影响副交感神经系统。如果在光线明亮的室内检查患者，瞳孔会显示对可卡因无反应，原因是光会使瞳孔收缩。应将患者带入暗光线的检查室，此时很容易观察、评价一眼或双眼的药物性瞳孔散大。Kardon等（1990）以119例Horner综合征与50例正常人对照，认为不管试验前瞳孔直径的不同，换言之，不计较滴可卡因扩瞳的绝对值，只要在滴可卡因后病变侧瞳孔较对侧小0.8mm或更多就有力支持Horner综合征。但可卡因不能提供交感神经病损的定位资料。

由于可卡因不容易获得，近年发现可以采用阿伯拉可乐定（Apraclonidine，商品名为Iopidine，又称阿普可乐定）试验来诊断Horner综合征。阿伯拉可乐定是选择性α2肾上腺素能受体兴奋剂，高浓度时也能刺激α1肾上腺素能受体。它与溴莫尼定（brimonidine，即Alphagan阿法根）是一类药。临床常用浓度为0.5%和1%，已广泛应用于青光眼患者的降眼压治疗。阿伯拉可乐定可造成Horner综合征患者逆向瞳孔不等，即使患眼瞳孔散大，而不影响正常眼瞳孔或使正常眼瞳孔轻微缩小。据推测这是由于Horner综合征同侧的瞳孔开大肌的α1受体存在去神经支配高敏感性所致。这一试验的敏感性为88%。

**【定位】** 第三级神经元损害的Horner综合征与第一、二级神经元损害的Horner综合征可以通过1%羟苯丙胺试验加以鉴别。方法是：每眼下结膜穹隆（lower cul-de-sac）各滴入2滴1%氢溴酸羟苯丙胺溶液，45分钟后在暗光线下观察瞳孔。该试验仅应在可卡因试验证实Horner综合征诊断或Horner综合征诊断明确的情况下施行。由于可卡因能阻止羟苯丙胺的作用，因此如已行可卡因试验，则在其后的48小时内不应做羟苯丙胺实验，以使角膜和瞳孔得以从可卡因的药物作用中恢复。羟苯丙胺可促使胆碱能神经末梢储存的去甲肾上腺素释放，从而使正常瞳孔散大。如果引起Horner综合征的病变是位于节后神经元，由于神经末梢本身的破坏，无存储的去甲肾上腺素释放，因而就不会有羟苯丙胺的瞳孔散大效应。如果病变位于节前神经元或中枢神经元，则瞳孔会充分散大，甚至比对侧瞳孔更大，很可能是由于开大肌的突触后受体上调的缘故。节后神经元去神经支配2周后，神经末梢就会被破坏，滴用1%羟苯丙胺后就不会产生瞳孔散大反应。在去神经支配的这一段时期内，尤其是Horner综合征发病后一周内，突触前膜处的去甲肾上腺素储存尚未耗竭，而且节后神经元损害的Horner综合征会表现出去神经支配的过度敏感性，此时滴用肾上腺素类药物，如1%去氧肾上腺素（phenylephrine）、1% polhedrine、羟苯丙胺的N-甲基衍生物等，瞳孔散大反应会比对侧正常眼更显著，从而使羟苯丙胺试验出现假阴性反应。羟苯丙胺试验也无助于对婴儿的定位诊断，因为节前神经元阻断后颈上神经节发生顺行性突触传递发育不全（orthograde transsynaptic dysgenesis）。

肾上腺素能药物也曾用于 Horner 综合征的定位诊断，1∶1000 的肾上腺素溶液不能将正常眼的瞳孔扩大，但是当交感神经节后纤维发生阻断变性后，对肾上腺素的敏感性提高，纵然用 1∶1000 溶液也能达到扩瞳目的（新鲜配制或封存在安瓿中者始有效，配制日久即不能起应有的作用），而第一或节前神经元病变的 Horner 综合征的瞳孔不能被 1∶1000 的肾上腺素扩大。但是，交感神经切断后立即用肾上腺素仍不能引起扩瞳，必须等待一定时期，使作用细胞变得敏感后才能异乎寻常地发生扩瞳作用。虹膜对肾上腺素能药物的失神经支配性超敏反应可能在长达 17 天后才会出现。肾上腺素试验的可靠性不及羟苯丙胺。瞳孔较小但可卡因不能使之散大，局部应用羟苯丙胺或类似药物后亦不能引起散大，很可能是由于节后交感神经元病变所致。这种瞳孔应显示有对肾上腺能药物失神经支配性超敏反应的证据，局部应用浓度很低的肾上腺素能药物即应引起散大。这种瞳孔的确不但会散大，而且会比对侧瞳孔更大。

也有试用 1% 去氧肾上腺素试验来鉴别第三级神经元和前两级神经元病变。去氧肾上腺素（苯肾上腺素、苯福林、新福林，Neo-Synephrine，phenylephnine），是一种 α1 受体激动药，临床常用 10% 浓度散瞳，但 1% 去氧肾上腺素不能使正常瞳孔散大或轻微散大。对于节后神经元损害的 Horner 瞳孔，由于存在瞳孔扩大肌去神经支配的超敏感性，点 1% 去氧肾上腺素后瞳孔散大。去氧肾上腺素试验对节后神经元病变的敏感性约 81%，但去氧肾上腺素试验的敏感性还取决于去神经支配的程度。因此，对于不完全性节后神经元损害的 Horner 综合征，就难以与非节后神经元病变区别开。

尚无药物试验可以验证中枢性 Horner 综合征，因此第一、二级神经元损害的 Horner 综合征须依据其伴发的神经系统或其他器官的症状和体征进行定位或定性的诊断。

4）儿童获得性 Horner 综合征：儿童 Horner 综合征常为无重要意义的孤立发现，有时与肿瘤形成有关，包括脊髓肿瘤、胚胎细胞癌、神经母细胞瘤和横纹肌肉瘤等，这种关联相当罕见。儿童获得性 Horner 综合征的其他原因包括创伤性臂丛神经麻痹、胸内动脉瘤及颈内动脉血栓形成。如果老照片明确提示儿童的 Horner 综合征是获得性的，推荐行胸部 CT 和 MRI 检查以进一步评估。

5）先天性 Horner 综合征：先天性 Horner 综合征少见。该综合征的完整表现包括上睑下垂、瞳孔缩小、面部无汗及受累虹膜色淡。出生时的臂丛神经损伤是多数这种病例的原因，亦有些病例的发生与先天性肿瘤有关，还有些发生于病毒感染后。

多数先天性 Horner 综合征患者可纳入以下三组之一：有颈内动脉交感神经丛产科损伤证据者，无生产损伤病史但有临床及药理学定位的颈上神经节病变者，以及有节前交感神经通路外科或产科损伤证据者。第一组患者多有产钳助产造成的围生期头部损伤病史，临床上可见这类患者有明显的眼睑下垂和瞳孔缩小，面部出汗完全正常，药物试验可以证实是节后病变。第二组患者的药物试验亦符合节后病变，但这类患者有面部无汗，提示病损接近泌汗纤维与颈外动脉伴行的分离处。这种病损的原因还可包括直接损害颈上神经节的胚胎病变、颈上神经节的供血血管破坏，或交感神经通路更近端处病变后发生的颈上神经节跨突触发育不全。第三组患者为节前眼交感神经通路损伤。损伤原因包括臂丛神经外伤和胸腔手术，但其中部分患者的药物试验结果显示为节后损伤的表现，推测可能提示为节前损伤后发生于节后神经元的跨突触变性。

先天性 Horner 综合征婴儿父母有时会发现婴儿在哺乳或哭闹时出现半侧面部潮红。婴儿的半侧面部潮红可能出现于 Horner 综合征的对侧，只是正常的反应，但由于先天性 Horner 综合征一侧的面部血管舒张功能受损，这种反应表现得更为明显。

当发现儿童有单侧上睑下垂和同侧瞳孔缩小但不能确定是否存在交感神经功能缺损时，睫状肌麻痹性屈光检查有时可因能引起阿托品潮红（atropinic flush）而意外解决这个难题。该反应只出现于皮肤交感神经支配完好的情况下，在 Horner 综合征一侧则缺如。

眼睛很蓝的 Horner 综合征患儿不会出现可见的虹膜异色，但多数 Horner 综合征患儿有受累侧虹膜颜色苍白。无论病变为节前性还是节后性，都会因顺行性跨突触发育不全而出现这种情况。如果交感神经通路在节前神经元处被破坏，远侧的下一级神经节——颈上神经节——就不会正常发育。神经节细胞数减少，羟苯丙胺引起的去甲肾上腺素储存释放亦减少。这种情况导致黑色素细胞发育受损，造成虹膜基质色淡。

（2）药物抑制交感神经通路：如达哌唑、摩西赛利等抗交感神经药引起瞳孔缩小，详见瞳孔缩小章节。

（3）药物兴奋副交感神经通路：某些药物可兴奋副交感神经系统而引起无反应性瞳孔缩小，造成瞳孔不等，如毒扁豆碱、毛果芸香碱、乙酰甲胆碱、槟榔碱等，以及用于杀虫的有机磷酸酯。在这类病例以及其他眼副交感神经通路药物性刺激的病例中，1% 托吡卡胺溶液会使较大且有反应的瞳孔散大，但不能散大小且无反应的瞳孔。

(4) 虹膜开大肌的药物刺激：鼻部治疗或其他原因局部应用可卡因可以通过泪小管向上返入结膜囊。多数含有拟交感神经药物成分的美白眼药水（eye-whitening drops）作用非常微弱，不足以使瞳孔散大，但是，如果角膜有破损（如因佩戴接触镜所致），则可能会有充分的羟甲唑啉或去氧肾上腺素进入房水使瞳孔散大。用于治疗肺部疾病的含肾上腺能药物雾化剂可能溢出于面罩周围，并于结膜囊内浓缩，引起瞳孔散大，这种散大常在黑暗中较光线明亮处更明显。肾上腺素类药物如去氧肾上腺素可刺激瞳孔开大肌但不能阻滞虹膜括约肌，散瞳作用不完全并保留较弱的对光反应，对 1% 毛果芸香碱的缩瞳效果好。

(5) 交感神经超敏反应：许多累及瞳孔的病变都会出现交感神经超敏反应。这类情况的双侧瞳孔不等在暗光环境中可能比光线明亮时观察更明显。

蝌蚪样瞳孔（tadpole pupil）是一种间歇性良性现象，极少见，是一种发作性的瞳孔不等。表现为发作性单侧瞳孔自发变形，瞳孔向一侧牵拉类似蝌蚪的尾巴，持续 1～2 分钟或数分钟，可能伴头痛。一般认为这种现象是由于反复出现的交感神经支配暴发（burst of sympathetic innervation）所引起（发作性虹膜开大肌节段性痉挛）。部分病例可发展为永久性瞳孔缺陷 Horner 综合征或强直性瞳孔。这种情况与发生于某些年轻患者典型偏头痛发作期间的发作性单侧瞳孔散大（episodic unilateral mydriasis）不同，尽管有某些类似。

部分有下颈段或上胸段脊髓损伤（如扭伤）的患者会出现发作性单侧瞳孔散大伴单侧出汗。药物试验提示该类患者的瞳孔散大是由于发作性交感神经兴奋所致。

(6) 生理性瞳孔不等：如前所述，生理性瞳孔不等也有可能在暗光下更明显一些。

2. 亮光下更显著的瞳孔不等　大多数在亮光下更明显的瞳孔不等是瞳孔散大侧为异常，首先提示副交感神经麻痹或交感神经兴奋。

(1) 支配虹膜括约肌的副交感神经传出损伤：完成瞳孔对光反应和近刺激反应的最后共同通路起自中脑的动眼神经内脏核，随动眼神经到达睫状神经节，经睫短神经达虹膜括约肌。累及这条副交感神经传导通路的任何病变都可能造成完全性瞳孔收缩麻痹，致使瞳孔散大且反应消失，所有的括约肌反射缺如。在很多情况下，所有至眼睛的副交感神经传入均被破坏，因而调节反射亦消失。虹膜麻痹和调节麻痹通常统称为眼内肌麻痹（internalophthalmoplegia），以区别于眼外肌麻痹（external ophthalmoplegia），眼外肌麻痹时，瞳孔反应是正常的。动眼神经麻痹体征的存在简化了虹膜括约肌麻痹的定位诊断。如有上睑下垂和上直肌、下直肌、内直肌以及下斜肌麻痹，无反应的、散大的瞳孔只是动眼神经麻痹典型表现的一部分。但是，仅有虹膜麻痹时，诊断非常困难。这时中脑、动眼神经、睫状神经节、睫短神经和眼睛本身的病变都必须考虑到。动眼神经麻痹不出现瞳孔变形或虹膜阶段性萎缩。

1) E-W 核的损伤：中脑嘴部损伤引起单侧孤立性无反应性散大的瞳孔可能性极微。当 E-W 核单独损伤时，双侧瞳孔通常均会出现异常。此外，多数引起瞳孔异常的该部位病变还会影响动眼神经核的其他部分，从而导致上睑下垂或（及）眼肌麻痹。

2) 束性（中脑）动眼神经麻痹：动眼神经束在中脑内可因多种病变而损伤，包括缺血、炎症及浸润性病变。这些病变可以造成完全或不完全的孤立性动眼神经麻痹，由于动眼神经的躯体运动神经和副交感神经在经过中脑被盖时分别走行于不同的纤维束，因此常引起不完全性的动眼神经麻痹。也常同时伴有其他邻近组织的受累，造成动眼神经麻痹伴有其他神经系统体征的综合征，例如同时累及动眼神经和同侧脑干的病变引起病灶侧动眼神经麻痹和对侧偏瘫（Weber 综合征）。因为自 E-W 核发出的纤维位于动眼神经组群的嘴侧部分，病变有可能仅破坏支配瞳孔功能的纤维，从而造成单侧无反应性散大的瞳孔。在其他病例中，累及动眼神经束的损伤可仅破坏支配眼外肌或（及）提上睑肌的纤维，而支配虹膜括约肌的纤维束未受影响，因而形成瞳孔回避（pupil sparing）的完全或不完全性动眼神经麻痹。

3) 蛛网膜下腔段瞳孔运动纤维损伤：离开中脑的动眼神经各个独立的纤维束在蛛网膜下腔内汇集成动眼神经。动眼神经在大脑后动脉和小脑上动脉之间短暂走行后进入海绵窦。在这段节前通路中，瞳孔纤维位于动眼神经表面，并从上内侧移行到下方。脑脊液所携带的有毒物质会危及蛛网膜下腔段动眼神经。例如，颅底脑膜炎时，神经周围被脓液所包绕，位于表面支配瞳孔的纤维尤易受损。颅底脑膜炎可由多种微生物引起，包括细菌、病毒和螺旋体，均可以造成单侧或双侧瞳孔反应减弱。颅内动脉瘤，尤其是后交通动脉、大脑后动脉或颈内动脉和后交通动脉接合处的动脉瘤以及钩回疝时，动眼神经受压，会造成无反应性散大的瞳孔，但一般都有其他动眼神经麻痹的证据。仅表现为无反应性散大瞳孔的动脉瘤性的动眼神经麻痹极为罕见，然而，这种情况也的确会出现。基底动脉尖部的动脉瘤比颈内动脉的动脉瘤可能更容易造成孤立的瞳孔散大。蛛网膜下腔内动眼神经自身的病变可以引起以瞳孔散大为起始表现的动眼神经麻痹。这类病变包括神经鞘瘤和血管瘤。

4）海绵窦段动眼神经损伤：瞳孔运动纤维位于海绵窦内段动眼神经的下部表面。动眼神经自身的损伤，尤其是糖尿病时的缺血，引起瞳孔回避性动眼神经麻痹并不少见，而该区域的瞳孔运动纤维损伤极少见有孤立性散大无反应的瞳孔。

5）睫状神经节和眶部神经根损伤——强直性瞳孔（Adie 瞳孔）：强直性瞳孔（tonic pupils）是由于源于睫状神经节的副交感神经节后纤维的损伤（包括睫状神经节、眼球后间隙或眼内间隙及脉络膜上间隙的睫状短神经），使一部分或更多的虹膜括约肌的对光反应损害而造成的传出性瞳孔功能障碍。急性期可能只有眼内肌麻痹，虹膜括约肌和睫状肌节段性失神经支配，瞳孔对光反应部分或全部消失，瞳孔调节反射也减退。其后随时间的进展进入慢性期，支配睫状肌的神经纤维逐渐再生恢复，调节功能逐渐改善，但瞳孔对光仍无反应。可观察到下列一个或更多个异常：裂隙灯下可见虹膜括约肌局部麻痹所致的瞳孔光反应迟钝、调节麻痹、失神经支配肌肉的胆碱能超敏反应、瞳孔近反射常增强呈强直性、近刺激瞳孔收缩后的缓慢强直性再散大。强直性瞳孔可以划分成三类：局灶性强直性瞳孔、神经性强直性瞳孔、单纯性或特发性强直性瞳孔。一般将单纯性或特发性强直性瞳孔称为 Adie 瞳孔或 Holmes-Adie 瞳孔（Adie 是 Holmes 的学生）；同时伴有其他并发症和功能障碍（如深腱反射消失、振动觉消失等）的称为 Adie 综合征或 Holmes-Adie 综合征；有些眼球或眼眶手术如透巩膜睫状体冷凝、小梁网的激光治疗、大范围视网膜光凝等可能损伤睫状神经导致瞳孔散大，称为 Adie 样瞳孔（即局灶性强直性瞳孔）。但习惯上有将强直性瞳孔混同于 Adie 瞳孔的趋势。

局灶性强直性瞳孔：急性眼内肌麻痹继发的强直性瞳孔可发生于多种炎症、感染和浸润性病变。这些病变可以单独累及睫状神经节，或作为全身性疾病的一部分。可引起局灶性强直性瞳孔的病变有带状疱疹、水痘、麻疹、白喉、梅毒（包括先天性和获得性的）、结节病、猩红热、百日咳、天花、流行性感冒、鼻窦炎、Vogt-Koyanagi Harada 综合征、类风湿关节炎、病毒性肝炎、脉络膜炎、原发性及转移性脉络膜和眶部肿瘤、眼球钝伤和眼眶穿通伤。因眼内铁异物所致铁质沉积造成的破坏显然不仅限于虹膜括约肌，可引起铁沉积性瞳孔放大（iron mydriasis）。各种眼球和眶内手术，包括视网膜复位术、下斜肌手术、眼眶手术、视神经鞘开窗术、光凝固术、经结膜冷冻治疗、经巩膜透热疗法、球后乙醇注射以及下牙槽神经阻滞局部麻醉等均可引起局灶性强直性瞳孔。偏头痛、巨细胞动脉炎及其他血管病变所引起的睫状神经节或睫短神经缺血亦可引起局灶性强直性瞳孔。两侧性 Adie 瞳孔见于糖尿病、慢性乙醇中毒。

神经性强直性瞳孔（neuropathic tonic pupils）：发生于全身广泛性周围神经病或自主神经病患者，当病变亦累及睫状神经节及（或）睫状短神经时，强直性瞳孔可为临床表现的一部分。在部分病例中可有交感神经和副交感神经系统均受累及的表现。引起本综合征的疾病包括梅毒、慢性乙醇中毒、糖尿病、部分脊髓小脑性共济失调、吉兰 - 巴雷综合征（GBS）（又称格林 - 巴利综合征）及 GBS 的 Miller Fisher 变异型。其他可能伴有强直性瞳孔的有自主神经系统功能障碍的系统性疾病为急性全自主神经失调症（acute pandysautonomia）、Shy-Drager 综合征、Ross 综合征（腱反射减低、进行性节段性少汗、强直性瞳孔）。系统性红斑狼疮患者可以出现伴随更广泛性自主神经病的强直性瞳孔，Sjögren 综合征患者亦可有类似情况，其瞳孔功能紊乱甚至可以为疾病的首发表现。强直性瞳孔亦可以出现于全身性淀粉样变性、遗传性感觉神经病、副肿瘤综合征和遗传性运动感觉神经病或称 Charcot-Marie-Tooth 病的患者。

单纯性或特发性强直性瞳孔——Adie 瞳孔或 Adie 综合征。

**【病因】** 强直性瞳孔的确切病因尚不清，但绝大多数病例属良性，如无其他症状或体征，并不预示有神经系统或全身性疾病。曾有报告一家三姐妹均患此病者，因此有人认为可能与遗传有关，但实际上绝大多数患者均未见有明显的遗传倾向。曾报告一例 Adie 综合征并发于甲状腺功能不足的患者，经服用甲状腺素后此征大为减轻，当患者忘记服药时此征又明显。也有报告此病伴发于精神障碍患者，然而临床上绝大多数患者均查不出任何疾病。近年来，有少数病理解剖报告证实睫状神经节中神经节细胞明显减少。药理研究和病理研究均提示睫状神经节及（或）睫状短神经是产生 Adie 综合征的病变部位。然而，引起睫状神经节发生退变的根本原因是什么，目前仍不清楚，而且膝反射及踝反射减退或消失的原因也不清楚。

**【临床表现】** Adie 瞳孔几乎均为散发性，发病率每年为 4/10 000～7/10 000，可有家族性发病。多数患者出现症状的年龄在 20～50 岁，尤多见于 30 岁左右，也有报告儿童发病者。病例中 70% 为女性，30% 为男性。80% 为单侧发病，如累及双侧，通常为间隔数月或数年先后起病，偶可同时发病。在发病后的第一个10年，另眼受累的平均年发病率为4%。发病一般均较缓慢，但也有数小时之内即发病者。据文献统计，这种瞳孔发生于左侧者多于右侧，其机制不详。

大多数患者无症状，矫正视力正常，无眼睑下垂及眼外肌麻痹。有症状者其主诉包括双侧瞳孔不等大（72%）、畏光（10%）、暗适应困难（3%）等瞳孔相关症状和视物模糊（33%）、调节反射强直（7%）、近注视工作后眉弓痛（5%）等睫状肌相关症状。聚焦困难在急性期表现为近注视困难、眼调节差、双眼调节不等、近注视时诱发散光等。在慢性期表现为眼调节过程中再调焦困难（如：患者先在电脑前工作或阅读，然后向远处看时，双眼注视到的远处的位置不同，受累眼和不受累眼的眼调节运动的动态改变不同）。

瞳孔散大：不少患者是照镜子时发现一侧瞳孔散大，或系别人发现其一侧瞳孔大于对侧。由于部分钟点位的虹膜括约肌强直性收缩，导致瞳孔不完全呈圆形。由于瞳孔散大，很多患者主诉在明亮光线下畏光，而当夜幕降临时眼有闪光感（图10-115）。

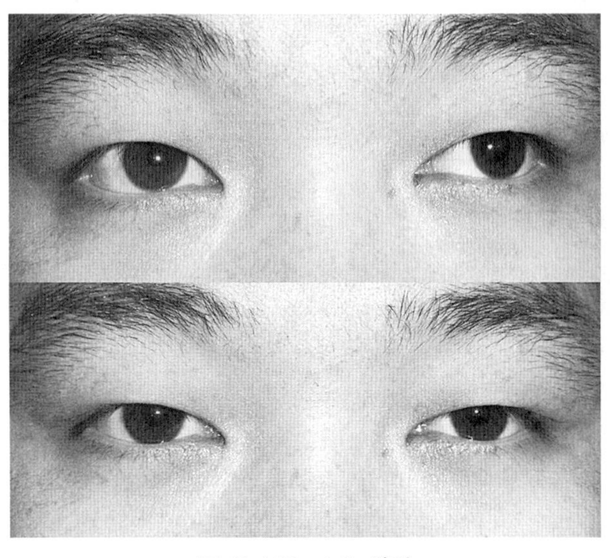

图10-115　Adie瞳孔

上图示左眼瞳孔扩大，对光反应消失；下图示阅读十余分钟后，左眼瞳孔缩小，光-近反射分离

对光反应异常：散大的瞳孔直接和间接光反射均完全消失或近乎完全消失，然而，如让患者坐于暗室中15～30分钟后，其患侧瞳孔也可以很缓慢地轻微散大一些；再用强烈光线照射，瞳孔也可有极缓慢的轻微的缩小。急性Adie瞳孔所致的双眼瞳孔不等大在亮光下更为明显（受累眼瞳孔在同样光强度照射下收缩程度较对侧正常眼差）。长期慢性的Adie瞳孔由于原本支配睫状肌调节的神经纤维错向再生支配虹膜括约肌后，虹膜括约肌维持在慢性收缩状态，形成“小的陈旧性的Adie瞳孔”，这种瞳孔在暗光下可能较小，但是在足够明亮的照射下，只要患者不进行调节，检查者一定可以检查到受累眼的瞳孔大于正常眼。在检查光反射和调节反射分离的慢性Adie瞳孔患者时，可能出现令人困惑的瞳孔反应。如果患者在被检查时无意中注视近距离目标（如医生的脸），可能会由于调节反射使受累的瞳孔瞬间变小。因此，必须嘱患者在检查瞳孔时放松其调节功能，注视远距离目标，否则调节反射导致的瞳孔收缩会令检查者误解。在患者因为调节反射而致瞳孔变小时照射瞳孔，由于调节活动被明亮光照所破坏，可产生反常的瞳孔扩大。由于调节反射的关系，改变患者的焦点时，瞳孔常可见大小不定改变。

调节麻痹：急性Adie瞳孔患者，受累眼的调节运动减弱，使其近注视点比另眼位置更远。慢性Adie瞳孔的睫状体神经再支配可不仅恢复患者的近注视调节，而且可使受累眼比正常眼的近点更近。多数Adie综合征患者的调节麻痹于数月内缓解，但部分患者由于睫状肌内神经异常再生引起的调节麻痹可一直存在，直到出现老视，这种症状才会减轻。

瞳孔和调节强直：瞳孔的一切运动均迟缓，所以称为“强直”。当原本支配睫状肌的神经纤维再生至虹膜括约肌时，这些错向再生的轴突导致虹膜括约肌大量的时钟性、节段性神经支配，由再生神经支配的虹膜节段在多数情况下保持在一个慢性收缩状态，形成“小的陈旧性的Adie瞳孔”。这种情况下，即使在暗处瞳孔仍保持较小状态，这是因为正常情况下调节反射的神经元在光线变暗时放电并不减少（与正常支配虹膜括约肌的对光反应纤维相比较），因此，在暗光下受累瞳孔较小，而在非常亮的光线下，受累瞳孔反而显得较大，因为正常瞳孔在足够亮的光线下可收缩至很小。在房间光线下，两个瞳孔的大小基本一致，即使有差别也不明显。因此，无论在什么光线下，小的陈旧性Adie瞳孔总是小的。在光线变化时瞳孔不动，因而形成“强直”瞳孔，总是保持在一定的收缩状态。在患者努力近注视时强直性瞳孔可收缩至更小。正常瞳孔在看近时轻微收缩，而在重新看远时迅速放大。强直性瞳孔则在看近时进一步缩小，继而保持在强直性收缩状态，而在重新看远时缓慢放大（如在10～30秒之后），即使如此，强直性瞳孔也并不充分扩大，仍比对侧眼瞳孔小。相似情况可发生在睫状体，这导致两眼间调节反射不平衡，这种情况尤其在当患者正在阅读或用电脑工作时转向远处注视时比较明显。

虹膜运动异常：用裂隙灯高倍放大观察可见虹膜

括约肌的节段性麻痹为该病特征。在突然的裂隙灯强光照射下，邻近瞳孔缘的未受累的有正常神经支配的一部分或更多虹膜括约肌节段可随着裂隙灯的照明开关突然打开而收缩，而相邻的麻痹的虹膜节段则对光不收缩，但可因附近正常的虹膜节段收缩而被牵拉移动，称为虹膜的“蠕动（wormform movement）”。因仍被正常神经支配的未受累括约肌节段可能仅存在于沿着瞳孔周围很小的范围区域中，因此应开关裂隙灯仔细注意观察每个象限范围。所有虹膜范围节段均有受累者罕见。虹膜括约肌小部分偶可有自发性、不规则的蠕虫样收缩运动。

光 - 近反射分离：受累眼瞳孔对近注视引起的收缩力超过对光反射导致的收缩力，即为光 - 近反射分离。如果光 - 近反射分离存在，说明不属于急性 Adie 瞳孔，而是慢性，是由于睫状神经及节后神经纤维受损后调节神经纤维在虹膜括约肌错向再生所致。睫状神经节外伤后存活的部分节后副交感神经细胞体在急性损伤后轴突再生，其中原本应支配睫状肌的部分纤维再生后抵达虹膜括约肌，因而每当睫状肌兴奋时就会引起瞳孔缩小。此外，正常情况下，支配睫状体的调节纤维与支配瞳孔括约肌的纤维的数量比是 30∶1，也就是说，抵达虹膜括约肌的瞳孔运动纤维大约仅占离开睫状神经节的节后神经元总数的 3%，其余均支配睫状肌。支配虹膜括约肌和睫状肌的节后神经纤维急性损伤至少 8～10 周后，神经纤维再生重新支配瞳孔括约肌和睫状肌，但几乎全部是由调节反射的神经元轴突的重新再生所致。由于调节反射的神经纤维的错向再生性支配，在患者努力看近的情况下，强直性瞳孔可进一步收缩至更小，导致光 - 近反射分离现象。患者如在候诊室阅读书报后病侧瞳孔可能维持小瞳孔，以致当医师检查时变成小瞳孔。

深部腱反射减弱：深部腱反射（包括二头肌、三头肌、膝腱反射、踝反射）通常减弱或消失，但在非特异性 Adie 瞳孔正常。Adie 综合征患者存在腱反射减弱，最可能的解释为病变位于脊髓中枢内。对一些 Adie 综合征患者的病理研究发现，脊髓后柱有萎缩性改变。可能后柱的细胞有类似发生于睫状神经节的变性，从而引起 Adie 综合征患者的腱反射消失。

其他表现：振动感常减弱，尤其是特发性 Adie 瞳孔。角膜有些区域的感觉减退推测可能与三叉神经传入纤维受累有关，因为后者经过睫状神经节或睫状短神经。眼球运动和眼睑功能正常。如果有皮肤汗腺缺乏或其他多汗区的，应该考虑 Ross 综合征。

随着病程延长，Adie 瞳孔的特征会发生改变：调节麻痹似可恢复；瞳孔光反射不恢复，且会变得更弱；腱反射会更低下；受累瞳孔逐渐变小；单侧 Adie 综合征患者的对侧瞳孔有随时间推移发展成为强直性瞳孔的趋势。急慢性 Adie 瞳孔的鉴别见表 10-7。

表 10-7 急性和慢性 Adie 瞳孔的鉴别特征

| 体征 | 急性 | 慢性 |
| --- | --- | --- |
| 畏光 | ++ | +/– |
| 瞳孔大小 | 大 | 长期慢性的可缩小 |
| 近注视视物模糊 | +++ | – |
| 注视时瞳孔大小异常运动 | + | +++ |
| 虹膜节段性对光反射消失 | +++ | +++ |
| 虹膜节段性对光反射消失，但该节段对近注视产生收缩反应 | –– | +++ |
| 对近注视的调节反应幅度 | 减退 | 正常（延迟）或增强 |
| 角膜感觉 | 减退或正常 | 减退或正常 |
| 腱反射 | ––/ 正常 | ––/ 正常 |
| 振动觉 | ––/ 正常 | ––/ 正常 |

瞳孔药物试验：Adie 瞳孔对阿托品、后马托品、可卡因、毛果芸香碱及毒扁豆碱等一切瞳孔药物均起正常反应，但对乙酰胆碱及类似物质（包括毛果芸香碱）具有超敏性。失神经支配超敏感性是由于神经离断后，效应细胞对递质或类似物质变得更加敏感。这种敏感性增高无论在节前神经元还是节后神经元损伤都可以出现，但是一般节后性失神经支配后超敏感程度较节前性失神经支配后略高。在急性神经支配失调 4～5 天后（有的称 2 周后），可发生胆碱能超敏现象，超敏性的强度取决于失神经的程度及虹膜括约肌神经再支配的数量。如果强直性瞳孔的诊断不确定，如裂隙灯检查时虹膜节段不存在对光线的反应，可以通过胆碱能超敏感性试验来证实，但是失神经损害的拟胆碱超敏性试验对强直性瞳孔的诊断不具有 100% 的特异性和敏感性，随着病程延长瞳孔括约肌的神经再支配，试验的敏感度降低。另外，动眼神经麻痹引起的瞳孔散大也可能出现拟胆碱超敏性。临床上应用新鲜配制的 2.5% 乙酰甲胆碱滴眼，可使强直性瞳孔产生缩瞳反应，但这种浓度不能使正常瞳孔收缩，借以作强直性瞳孔的鉴别诊断。由于甲基胆碱稳定性较差，药效常在 2～3 周内丧失，近年来多采用 0.05%～0.1% 的毛果芸香碱（其配制方法为用注射器取 1 份 1% 毛果芸香碱与 9～19 份生理盐水混合）滴眼。应用毛果芸香碱 30 分钟后，受累眼应比正常眼的收缩更为明显（要用暗光观察！）。必须注意的是，正常和受累眼均可

对稀释毛果芸香碱产生反应而收缩，但在双眼间收缩程度不同而产生差异，提示有超敏。有些正常瞳孔可由于角膜渗透对 0.1% 毛果芸香碱收缩，但 Adie 瞳孔在暗光下观察收缩更明显。如果检查未发现胆碱能超敏，而且从病史看病程至少 1 周，则有时需要最后加用 1% 毛果芸香碱完全缩瞳剂量对双眼进行测试。目的在于证明：①与另一眼比较，病侧瞳孔能够对超强的胆碱能刺激产生最大程度的收缩；②括约肌本身无永久性损伤（如由于带状疱疹虹膜炎、眼内压高峰时缺血）；③无抗胆碱药物引起的药物性散瞳：当瞳孔传出性反应障碍是由于药物性散瞳所致时，散瞳药的作用相等地作用于所有括约肌，因为散瞳药在房水中的弥散是相等的，即使是不完全散瞳或散瞳药药性作用消失的过程中也如此。抗胆碱药物引起的瞳孔散大对任何浓度的毛果芸香碱均无反应。由炎症、外伤或缺血等造成的直接虹膜括约肌损伤虽可为节段性，但不像在 Adie 瞳孔的反应，这些损伤的节段对光线的反应很差，即使可能对全量的 1% 毛果芸香碱稍有反应，但与未受累的眼相比较也非常差。

红外线虹膜透照：红外线虹膜透照可非常灵敏地反映每个括约肌节段在近刺激和药物刺激下收缩状况的情况。虹膜节段性瘫痪和（或）神经再生的情况很容易检查到，而且具有诊断价值。红外线透照时，括约肌强直性节段性收缩表现为瞳孔边缘变暗。

**【鉴别诊断】** 有复视、眼球运动障碍，同时有瞳孔扩大，可能是动眼神经麻痹的瞳孔受累的早期症状。动眼神经麻痹的瞳孔散大，使用 0.05% 毛果芸香碱瞳孔不会缩小。患者出现上睑下垂伴瞳孔扩大可能是有瞳孔受累的动眼神经麻痹的早期症状；上睑下垂伴瞳孔缩小则可能是 Horner 综合征的早期症状。眼球突出或有其他眶部症状，提示有其他原因所致的睫状神经节受累的疾病。

Adie 综合征亦可与药物引起的瞳孔散大和睫状肌麻痹相混淆，但裂隙灯检查可见虹膜括约肌节段性收缩。这种节段性收缩或“蠕动”可见于所有形式的强直性瞳孔，只要对光有任何反应（约 90%），都会有这种括约肌的节段性麻痹，而抗胆碱能药物阻断则使全部括约肌麻痹。

小的陈旧性 Adie 瞳孔可能与 Horner 综合征混淆，特别是在暗光下。但是两者混淆多半是由于医生未进行特征性的光 - 近反射分离检查所致。在这种情况下，进行可卡因实验时可能由于双眼瞳孔不等大的程度加大而出现假阳性。因为可卡因可使不受累瞳孔扩大，但小的慢性 Adie 瞳孔的瞳孔括约肌强直性收缩抵消了瞳孔开大肌对药物的反应，因而仅轻微散瞳。这时可用直接作用于交感神经药物如 2.5% 去氧肾上腺素进一步检测。后者并不能充分使受累的陈旧性 Adie 瞳孔充分散大，而可使 Horner 瞳孔充分散大，甚至超过另一眼瞳孔大小。相反，局部用抗胆碱能药物（如托品酰胺）很容易将小的陈旧性 Adie 瞳孔散大，因为后者可将再生支配瞳孔括约肌的胆碱能纤维很容易地阻断。

双侧慢性小的陈旧性 Adie 瞳孔需与 Argyll-Robertson 瞳孔鉴别，共同表现为小瞳孔、对光反应差和光 - 近反射分离。但是，虹膜蠕动运动、节段性萎缩甚至还有拟胆碱超敏性可作为强直性瞳孔的特征。

编者曾见一女性学生因瞳孔散大（双）视近模糊，以致学习成绩下降而失眠，竟然误为神经忧虑症。服用抗忧郁药，后发现除瞳孔散大外，尚有膝腱反射消失，滴用 0.1% 毛果芸香碱眼药水可见瞳孔缩小，确诊为 Adie 综合征。每天滴用 3～4 次稀释毛果芸香碱可明显改善临床视近不清症状。尚见一例仅双瞳孔散大，无视野及眼底改变情况下，误为开角青光眼，行青光眼减压术。

值得注意的是，在临床急诊时，特别是颅脑损伤，如果发现瞳孔散大，应询问原来有无瞳孔散大，如瞳孔散大呈非进行性，则应考虑强直性瞳孔或 Adie 综合征可能。国外有提倡给这类病员医疗鉴定卡说明瞳孔状况，因有误为颅脑外伤而手术者。近年来广泛开展的颅脑 CT 等检查，这种误诊已不大可能。

**【治疗】**

屈光治疗：较年轻的 Adie 瞳孔患者最为重要的体征是在注视近点时非对称性调节和当其从近至远注视时，有非对称性动态聚焦。最有效地治疗方法是在一副比平时新配的眼镜度数更高点的近用眼镜上再加上近视矫正平衡，这有助于防止患者增加调节。对于电脑使用者，可能需要一种较低位的节段镜片刚好高于瞳孔，这样就不会有不舒适的下颌向上的头位。在这种情况下，只需轻微低头通过节段上方来注视远处即可。矫正任何潜在的屈光不正是有用的，尤其对于儿童，因屈光不正和不对称调节可引起弱视。由于调节反射使两眼之间的瞳孔差距变大，单侧的 Adie 瞳孔尤其会感到不适。

缩瞳：有些患者喜欢用低浓度的毛果芸香碱滴眼 1～2 次 / 天，从而缩小瞳孔、减少任何畏光和眩目；缩瞳剂还作用于睫状体，帮助其调节功能；较小的瞳孔还可以增加景深；瞳孔缩小同时还具有一些美容效果。首先给患者约 1/10 浓度的毛果芸香碱（用人工泪液稀释，易配且方便）。由于对胆碱能的超敏，甚至在低浓度下也可足够发挥作用。初期用较高的浓度可由于调节活动过强、睫状肌收缩过度使其有不适感。长期应用可对稀释的毛果芸香碱作用有耐受，可尝试轻微增加较强的毛果芸香碱液。如患者主诉毛果芸香碱作用时间太短（3～4 小时），可使用很弱的新斯的明（以色林），常可维持整天。大部分患者发现自己忘记按时应用，或仅在需要时才应用。几个月后，错向再生使 Adie 瞳孔开始变小时，由于调节神经元代替瞳孔缩小，使很多患者即停用该药。随着时间的进展，另眼常可累及，这时由于双眼状态的平衡患者常无临床症状。年纪较大的患者，其未受累眼的调节活动幅度原本较小，因而常无不适症状，除非患者对双侧瞳孔大小不相等感到不适，或在明亮光线下有明显的畏光。

调节麻痹的药物治疗：Adie 瞳孔的患者可出现睫状肌功能不良的症状，表现为单侧性调节麻痹，引起散光和睫状体痉挛。药物对缓解上述症状作用不大，偶尔低浓度的抗胆碱酯酶（毒扁豆碱）、低浓度的胆碱能药（毛果芸香碱）或抗胆碱能药（托品酰胺、阿托品）滴眼液可能有一定的帮助。

（2）虹膜括约肌损伤：眼顿挫伤可引起虹膜括约肌或虹膜基底部撕裂伤。这种损伤可以导致无反应或反应微弱的不规则散大的瞳孔，容易与动眼神经麻痹的瞳孔散大相混淆。在大多数病例中，应用裂隙灯很容易观察到虹膜撕裂和虹膜离断。其他可在虹膜括约肌损伤患者中存在的提示眼部损伤的征象包括虹膜前部基质散在的色素、晶状体前囊色素（Vossius 环）、局灶性白内障、脉络膜破裂、视网膜振荡、视网膜出血。

（3）药物阻滞副交感神经通路：局部应用任何一种副交感神经阻滞药都会出现对光和近刺激完全无反应的瞳孔散大，药物性瞳孔可以极度散大，直径常在 8mm 以上，既无节段性麻痹，也无光 - 近反射分离。由于强直性瞳孔可能有某种类似表现，有必要对这两种不同的情况加以区分。另外，尽管动眼神经麻痹时受累的瞳孔散大极少达到很大的程度，且几乎均伴有其他动眼神经功能障碍的体征，临床医生仍有时担心散大的、无反应的瞳孔会是急性动眼神经麻痹的早期表现。可用 1% 毛果芸香碱溶液鉴别虹膜括约肌的药物阻断所引起的瞳孔散大与自脑干到虹膜括约肌的副交感通路的神经损伤性瞳孔散大。药物阻断性散大的瞳孔在局部应用毛果芸香碱溶液后无反应或收缩微弱，而同样浓度的药物足可使对侧瞳孔极度收缩。因为失神经性超敏感，甚至更低浓度的毛果芸香碱即可引起强直性瞳孔收缩，1% 毛果芸香碱溶液一定会使其收缩。动眼神经麻痹所引起的瞳孔散大在滴入毛果芸香碱后亦会有最大限度的收缩。药物部分阻滞（阿托品药效减弱）引起瞳孔不完全散大及保留一定程度的对光反应，尤其需与动眼神经麻痹鉴别。

3．发作性瞳孔不等　即短暂性瞳孔不等，可在亮处或暗处更显著的瞳孔不等。

（1）Tournay 现象：正常人极度侧视时，该侧瞳孔会变得较大，而对侧瞳孔会变得较小，这种现象称为 Tournay 现象，没有临床意义（请参见外展散瞳反射）。

（2）眼肌麻痹型偏头痛：多于 10 岁前起病，有典型的偏头痛发作史。偏头痛持续数小时至数天，眼肌麻痹通常在头痛高峰时发作，比头痛持续时间长数天甚至数周。眼肌麻痹恢复通常需要 1～4 周，反复发作后难以完全恢复。动眼神经最易受累而引起瞳孔变化，动眼神经麻痹与偏头痛在同一侧。急性发作期 MRI 可能显示动眼神经脑干发出处暂时膨大、信号增强。确诊需排除其他疾病，因为偏头痛急性动眼神经麻痹发作可能有其他原因，应进行正确的诊断分析。

（3）良性发作性瞳孔散大：短暂性单侧瞳孔散大发生于其他方面正常的年轻人，尤其是健康女性，受累侧有眼球及其周围的异常感觉，往往变成头痛而非典型偏头痛，常伴有视物模糊，可伴有调节功能障碍而无眼睑或眼外肌功能障碍等其他动眼神经麻痹的表现，包括脑动脉造影等的神经影像学检查均显示无颅内异常。这种瞳孔散大的发作可以持续数分钟、数小时甚至数周，并可于数年中再发，也被称为“弹性瞳孔”。发作间歇期瞳孔形状和功能正常，一般不会进展为永久性瞳孔缺陷或与系统性疾病有关，因此称之为“良性”发作性瞳孔散大。这类患者曾经被认为是眼肌麻痹型偏头痛的变异型，并认为与沿动眼神经走行或眶部的瞳孔传入运动纤维损伤有关；然而，部分患者证实为虹膜交感神经功能亢进而非副交感神经功能降低。确定头痛及单侧瞳孔散大患者处理的第一步是通过评估瞳孔对光反应及调节反应幅度以明确瞳孔不等是由于副交感神经还是交感神经功能失常所致。短暂性单侧瞳孔散大可出现在一些不伴头痛的健康人，这种现象亦可因副交感神经阻断或交感神经兴奋而引起。在部分患者中，受累眼的瞳孔散大伴有调节功能丧失的证据，因而提示副交感神经病变；而另一些患者可存在其他自主神经系统受累的表现，包括血压波动、颈部和胸部痛性红斑（erythromelalgia of the neck and thorax），这些特点加上调节功能正常提示交感神经系统功能亢进。因此，不论是否存在头痛，发作性单侧瞳孔散大都可能是由于副交感神经功能减退或者交感神经系统功能亢进所引起。

（4）丛集型头痛：此偏头痛的变异型多发生于男性。表现为严重的偏侧头痛，持续数分钟至数小时，多在数周内成串发作。头痛多于饮酒后发作，清晨时加重，患者常被痛醒。头痛剧烈时患者有特征性行为表现如踱步或搓脸。22% 的患者头痛发作时有同侧 Horner 综合征表现。需要注意的是，有多种原因可以引起伴疼痛的 Horner 综合征，如颈动脉夹层、蝶鞍旁肿物、颈动脉 - 海绵窦动脉瘤等。

4. 瞳孔不等的鉴别　首先要区分以下两类瞳孔不等：眼病性瞳孔不等和神经性瞳孔不等，角膜炎、虹膜炎症或肿瘤、虹膜粘连、虹膜萎缩、括约肌断裂、青光眼等均可引起眼病性瞳孔不等。以下所说的鉴别都是指神经性瞳孔不等的鉴别。

从实践观点来看，在暗处比明亮处更显著的瞳孔不等提示虹膜括约肌和使其收缩的副交感神经通路是完好的。因为两侧瞳孔均可因光刺激而收缩，但一侧瞳孔在黑暗中较另一侧散大得更多，故有一侧瞳孔较另一侧在黑暗中更为扩大。瞳孔不等在光线明亮处较黑暗时明显提示眼副交感神经通路和（或）虹膜括约肌功能障碍。这就为瞳孔不等患者提供了相对直接的手段，即利用瞳孔对光刺激的反应以及瞳孔的外形作为初始鉴别特征。

如果双眼光反射正常，则患者几乎均为生理性瞳孔不等或 Horner 综合征。这两种情况再以可卡因试验鉴别。如果可卡因试验提示为 Horner 综合征，于 24 小时后另行羟苯丙胺试验，以鉴别中枢性或节前性 Horner 综合征与节后性 Horner 综合征。交感神经失神经支配敏感性的试验并非常规例行，可采用 1% 去氧肾上腺素溶液或类似的低浓度肾上腺素溶液做该试验。

如果一眼或双眼光反射差，表明患者为副交感神经系统或虹膜括约肌功能缺陷。应以裂隙灯检查确定有无虹膜撕裂或其他虹膜损伤的证据，观察有无虹膜括约肌节段性麻痹或蠕动。如果没有虹膜损伤的证据，可用 1% 毛果芸香碱溶液区别药物阻滞性瞳孔和神经源性损害。如果试验结果提示为神经源性瞳孔不等，但没有动眼神经麻痹的其他证据，可再行安排用 0.1% 毛果芸香碱溶液检测，以除外副交感神经系统失神经支配超敏感性，该现象最常见伴发于强直性瞳孔综合征。或者，可以先用 0.1% 毛果芸香碱溶液测试失神经支配超敏感性；如果两只瞳孔均不收缩，再用 1% 毛果芸香碱溶液重复前述试验。

瞳孔不等的分析流程：

（1）在何种光强度下瞳孔不等最明显？

在弱光下测定瞳孔直径，然后在强光下再测瞳孔直径，比较之。

（2）弱光下瞳孔不等最明显：在弱光下瞳孔不等最明显者，瞳孔小的一侧为异常。

1）仅瞳孔小的那眼正在使用毛果芸香碱——药物性缩瞳。

2）小瞳孔眼有房水光带或虹膜后粘连——眼病性缩瞳。

3）瞳孔扩大延迟：将照明灯移开后 5 秒内病侧眼瞳孔迟迟不能扩大而健侧眼瞳孔很快扩大——Horner 综合征。

4）两眼滴 4% 或 10% 可卡因后 45～60 分钟：两侧瞳孔等大——生理性瞳孔不等；瞳孔不等≥0.8mm——Horner 综合征。

（3）强光下瞳孔不等最明显：在强光下瞳孔不等最明显者，瞳孔大的一侧为异常。

1）瞳孔大的那眼在 1 周内曾用散瞳剂——药物性瞳孔扩大。

2）大瞳孔眼有虹膜病变——眼病性瞳孔扩大：后粘连——前葡萄膜炎；虹膜萎缩——急性青光眼；括约肌断裂——外伤性瞳孔扩大；色素播散——铁质沉着症。

3）大瞳孔眼滴 0.1% 毛果芸香碱后 30 分钟：瞳孔明显缩小——Adie 强直性瞳孔。

4）瞳孔不能缩小者需滴 1% 毛果芸香碱测试：瞳孔明显缩小——动眼神经麻痹；瞳孔不能缩小——阿托品类药物性扩瞳。

### （二）瞳孔的传入功能障碍

1. 相对性瞳孔传入障碍　详见瞳孔的检查部分。

2. Wernick 瞳孔　又称偏盲性瞳孔麻痹。视束或视交叉的病变出现视野偏盲，如以光线刺激偏盲区，瞳孔对光反应消失或迟钝。用裂隙灯检查，更能清楚地看出光线刺激鼻侧及颞侧视网膜的瞳孔反应程度的差异。

在外侧膝状体以后的病变引起的同侧偏盲就不影响瞳孔反应，因为瞳孔光反应的纤维在入外侧膝状体之前已经分开转到四叠体的上丘。

3. 中脑疾病所致的瞳孔反应迟钝　散大无反应性瞳孔和对光及近刺激反应均差的瞳孔可能由至动眼神经内脏核的上行传入破坏或由该核及其传出纤维束破坏所引起。如果没有相关动眼神经功能障碍的证据，这种病变的精确位置几乎不可能确定。松果体区肿瘤患者可检出各种瞳孔异常。部分患者可有明显的光反射受损而近刺激反应相对完好（典型的光 - 近反射分离），而其他患者光反射和近反应均受损，极少患者有光反射相对完好而近刺激反应受损（反 Argyll Robertson 瞳孔）。

发生于松果体瘤或其他损害中脑背侧的肿瘤的散大无反应性或反应迟钝的瞳孔通常为双侧性，并可能在发生共轭上视性核上性麻痹之前出现。在一些病例中，最初可以有光 - 近反射分离。

由嘴侧动眼神经核群破坏引起的双侧散大无反应性瞳孔极少单独出现。引起这些改变的病变很可能位于导水管嘴侧端附近的导水管周围灰质。累及该区域的血管性、炎性、肿瘤及脱髓鞘疾病几乎都会有伴随的体征，包括核性眼肌麻痹、垂直凝视麻痹、会聚不能、外斜视、上睑下垂和其他眼球运动障碍。

4. 瞳孔对亮光和暗光的反常反应　先天性静止性夜盲(congenital stationary night blindness)、先天性全色盲、蓝色单色盲(blue-cone monochromatism)及Leber先天性黑矇症患者常表现有“反常”瞳孔反应，以在黑暗中瞳孔收缩为特征。在光线明亮的房间里，这些患者的瞳孔常中度散大；然而，在关闭室内灯光后，患者的瞳孔快速收缩，随后缓慢再放大。这种反应偶发生在视盘发育不良、常染色体显性遗传视神经萎缩及双侧视神经炎的患者。这些瞳孔反应的发生可能不是中枢神经系统异常所致，而是由于从视网膜光感受器到瞳孔运动中枢的传入信号的选择性延迟。

5. 光-近反射分离　正常瞳孔收缩不仅由于光刺激而引起，亦可作为会聚、调节和瞳孔缩小的近反射的一部分。对光反应消失，但近反应依然存在；或对光反应减弱，但是近反应比对光反应强，即为光-近反射分离(light near dissociation，LND)。而如果集合反应消失，但保留瞳孔对光反射，表明在完成集合反应时努力不足。瞳孔的对光反射通路经过中脑背侧(在此处的顶盖前核换元)，而近反射的神经通路不经过中脑背侧，因此中脑背侧的病变将损害瞳孔对光反应通路，但不损害近反射通路。这是Parinaud综合征和阿罗瞳孔出现光-近反射分离的机制(图10-116)。强直性瞳孔和动眼神经麻痹后错向再生出现光-近反射分离是由于支配虹膜括约肌的神经损伤后异常再生，本来支配睫状肌调节的纤维或内直肌的纤维错向再生至虹膜括约肌所致。

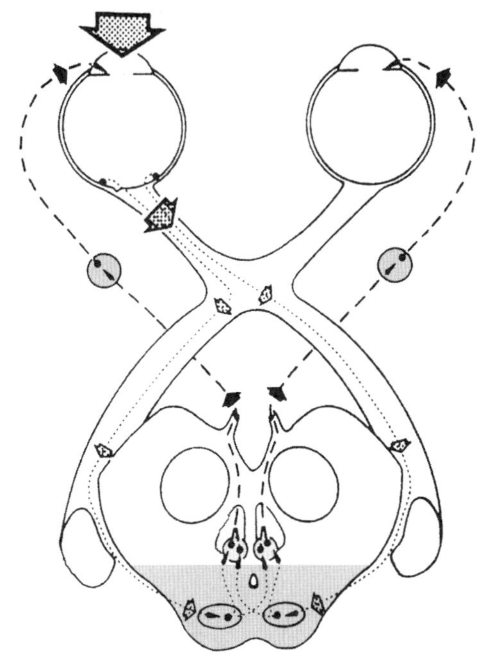

图10-116　中脑病变引起光-近反射分离的解剖基础
(黑色阴影部分的病变使瞳孔对光反射通路受损，但近反射通路不受损，从而出现光-近反射分离)

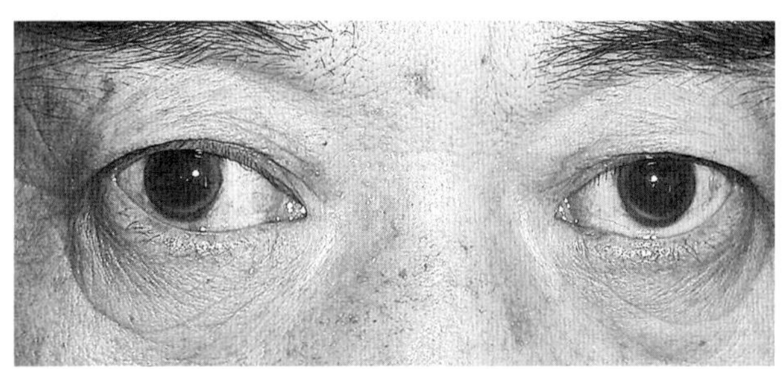

图10-117　神经梅毒所致的Argyll Robertson瞳孔

临床上出现光-近反射分离的现象，可见于以下几种情况：

(1) Argyll Robertson瞳孔：Argyll Robertson瞳孔又称阿罗瞳孔、反射性虹膜麻痹(reflex iridoplegia)。1869年，首先由英国眼科学者Douglas Argyll Robertson报道。阿罗瞳孔为三期神经梅毒的特有体征。系光反射的径路受梅毒病变(尤其是脊髓痨)的破坏引起。瞳孔缩小与中脑动眼神经核前方的中间神经元附近病变有关。

Argyll Robertson瞳孔的临床表现包括：瞳孔缩小(3mm以内)且在黑暗中不易放大(图10-117)；瞳孔对光反射消失或迟钝；集合、调节等近反射正常；瞳孔形态异常(不正圆和边缘不规则)；常为双侧，但不对称，偶为一侧性；视觉功能大致完整；毒扁豆碱滴眼可引起缩瞳，而阿托品滴眼扩瞳不完全；可有各种虹膜萎缩；这些障碍为恒久性；光反应受损的不完全型Argyll Robertson瞳孔比光反应消失者常见。

产生Argyll Robertson瞳孔的病变位于中脑导水管区嘴侧。在这个部位，病变损害了光反射纤维和接近动眼神经内脏核的核上性抑制纤维，而在视近物时收缩瞳孔的纤维避开了损伤。

(2) 中脑病变(Parinaud综合征)：中脑背侧的压迫可以产生Parinaud综合征，也称为中脑导水管综合征、Sylvian中脑导水管综合征、中脑背侧综合征。中脑嘴端的顶盖前核复合体损伤引起视网膜顶盖纤维中断、顶盖前核损伤，而保留核上性调节反射功能的神经通路，产生中等瞳孔扩大有关的光-近反应分离现象。中脑嘴侧后联合区域的这种综合征的临床表现包括：

中等瞳孔扩大且光刺激不能引起收缩或收缩极差；瞳孔光-近反应分离；核上性向上凝视麻痹（扫视常较追随受损明显）；眼睑退缩即 Collier 征；调节困难（调节麻痹和调节痉挛即近距离视物后不能放松）、试图向上注视时会聚退缩性眼球震颤。这种瞳孔可能是松果体瘤或其他肿瘤压迫或浸润至中脑背侧或脑积水（尤其是由中脑导水管狭窄或分流受阻所致者）的首发症状。

（3）强直性瞳孔（Adie 瞳孔）：在一些虹膜括约肌神经支配损害的患者中，光反射并非真正被“保留”，而是由受损纤维异常再生引起的恢复。这种现象发生在节前动眼神经结构损害后异常再生的情况下。向眼外肌和睫状肌走行的纤维可能会转向进入虹膜括约肌。支配虹膜括约肌的神经纤维较少，上述纤维中只需数条即足以使虹膜括约肌收缩。

（4）动眼神经麻痹后错向再生：慢性动眼神经麻痹数月后可能出现错位再生现象，原本支配眼外肌（尤其是内直肌）的神经纤维异常地支配到瞳孔括约肌，故对光反应消失的瞳孔在内直肌收缩，如进行会聚或同向性侧向凝视时可以出现收缩，表现为光-近反射分离的现象。实际上，这是一种错向联合运动，是由凝视诱发的瞳孔反应分离现象，不仅在会聚时瞳孔会缩小，在眼球上转、下转、内转时都可以同时有瞳孔缩小。红外线虹膜透照能够显示失神经支配和错向再生的神经支配的括约肌节段。

与 Argyll Robertson 瞳孔不同，错向再生的神经纤维支配的瞳孔增大而非缩小，并有动眼神经麻痹的其他表现如部分麻痹、部分错向再生的特征。但是，随时间延长，运动神经错向再支配加重，瞳孔可逐渐缩小。动眼神经的异常再生，大多发生在由后交通动脉动脉瘤或垂体卒中引起的急性动眼神经麻痹后。上睑下垂完全缓解或不甚明显。眼球上转或下转不好，但内收通常恢复。瞳孔对光无反应，但患眼内收时出现反应。当眼球内收和下转时，眼睑产生联动运动，睑裂开大。这种向下注视时的睑裂开大称为假性 Graefe 征。异常再生是压迫性或外伤性动眼神经麻痹的一种缓解形式。

一些患者从未患过急性动眼神经麻痹，但发生了缓慢进行性的动眼神经异常再生，称为原发性异常再生。通常位于海绵窦内缓慢生长的压迫性病变可产生此综合征。这些病变通常为脑膜瘤或海绵窦动脉瘤。

（5）严重的视觉传入通路病变：从视网膜至瞳孔运动纤维发出处的视觉通路病变使光反应受损，但近反应保留。例如，如果患者因视神经疾病致盲，其盲眼的直接光反射消失，而当用本体感觉作为刺激测试时，近反应可能保存完好。

（6）其他：还有一些疾病会出现光-近反射分离，可出现类似于阿罗瞳孔的表现，谓之假性 Argyll Robertson 瞳孔。表现为受累瞳孔扩大（80% 为单侧），光反应消失或迟缓，集合反应受累轻，偶见受累瞳孔于缓慢收缩后可较正常瞳孔小。常见病因有：影响到中脑的外伤；眼球或眼窝部外伤；中脑被盖部肿瘤，如四叠体、松果体、第三脑室、导水管部的肿瘤；脑血管病（中脑部软化灶）和多发性硬化、外侧膝状体盲、垂体肿瘤、肌强直性营养不良、家族性淀粉样变等。在这种情况下，除有阿罗样瞳孔外，往往伴有垂直凝视麻痹及其他眼外肌麻痹。在晚期糖尿病、慢性乙醇中毒、脑炎、多发性硬化、中枢神经系统老年性及变性病、某些少见的中脑肿瘤患者中还可以观察到“完全性”Argyll Robertson 综合征，极少情况下也可见于全身性炎性疾病，包括结节病、神经包柔螺旋体病（neuroborreliosis）、Lyme 病。

6. 其他瞳孔异常

（1）癫痫发作期间的瞳孔异常：有些患者，其中多数为儿童，在癫痫发作中或发作后会有短暂的单侧瞳孔散大。多数情况下，这种癫痫发作为小发作。癫痫活动中或其后瞳孔散大的机制是副交感神经冲动阻断和交感神经刺激的共同作用。

并不是所有在癫痫发作时伴瞳孔障碍的患者都为瞳孔散大。部分患者有发作性单侧或双侧的瞳孔收缩，伴或不伴上睑下垂。

（2）昏迷的瞳孔异常：昏迷是一种不能唤醒的心理性无应答状态。昏迷时患者闭目平卧，对外在刺激或内在需求均无心理理解性反应。昏迷患者的瞳孔异常非常常见。昏迷的原因包括幕上病变、幕下病变及各种炎症、感染、外伤、肿瘤、中毒、变性和代谢性疾病、心源性疾病等所导致的弥漫性脑功能障碍。在某些情况下，检查瞳孔是相当重要的，可能有助于疾病的分析和病变的定位，对诊断和预后有参考价值，还可协助决定有关的急诊处理。瞳孔改变，不宜草率估计，而必须在明亮的照明下用瞳孔尺准确地测量，经一定时间需反复测量，以资对比。根据眼别及瞳孔大小分成 4 种情况，在分析前先应排除近期曾用扩瞳药、缩瞳药、眼内手术的病史。既往有无瞳孔大小不等，应排除强直性瞳孔和 Adie 综合征的可能。

1）单侧瞳孔缩小：少见，发生于颈内动脉闭塞；颈动脉造影使动脉壁交感纤维缺血也可产生类似情况；脑干梗死也可引起 Horner 综合征；下丘脑的破坏，尤其是后侧和腹外侧区域的破坏，可产生同侧中枢性 Horner 综合征；伴有单侧 Horner 综合征的下丘脑下移通常是早期小脑幕疝的第一明确征象。

2）双侧瞳孔缩小：代谢性昏迷的原因有低血糖、

尿毒症、酸中毒、电解质不平衡、血管凝固、窒息、肝性脑病、癫痫发作等。代谢性昏迷及药物中毒引发的昏迷，因网状激活系统抑制，缩瞳中枢的抑制被去除，故瞳孔小，但反应存在；但代谢性脑病变的末期（缺氧期）则瞳孔扩大，提示预后不良。针尖样瞳孔见于脑桥出血及鸦片中毒。鸦片中毒者有用药史及腱反射迟钝。脑桥出血者腱反射活跃，后果不良。脑桥背盖部分的病变可破坏下行的交感神经通路，导致双侧小瞳孔。很多情况下，尤其是脑桥出血时，瞳孔呈针尖样，其机制很可能是交感神经被阻断及副交感神经失抑制的共同作用。间脑的损伤，尤其是在幕上病变导致全脑干功能恶化时，会产生对称性小而反应灵敏的瞳孔。

3）单侧瞳孔扩大：对于头颅外伤的患者，首先察看眼睑有无受伤痕迹，以排除眼挫伤引起的瞳孔扩大。外伤性瞳孔扩大者，直接和间接对光反应均消失；而单侧视神经损害者，直接对光反应消失，光照射病眼时另一眼间接反应消失；光照射另一眼，病眼间接反应存在。颅脑外伤者，应考虑视神经损伤或者伤前视神经已有病变。若受伤当时见视盘苍白，证明伤前已有视神经病变。

瞳孔扩大伴有动眼神经麻痹，应考虑下列可能：突然头痛后虚脱，有颈项强直或Kernig征阳性，提示为蛛网膜下腔出血（由于颅底部的动脉瘤破裂）。其次的原因是急性小脑天幕疝（颞叶钩回疝）将动眼神经挤压到大脑后动脉或小脑幕缘上，位于动眼神经周边部分的瞳孔纤维尤易受损。在这种情况下，瞳孔散大可能较动眼神经麻痹的其他体征先出现，这些患者可能表现为无反应的、散大的或卵圆形瞳孔。头颅外伤者可能为硬膜外血肿，无外伤者可能为脑出血、脑脓肿、迅速扩大的恶性肿瘤。病变在瞳孔扩大的同侧，需急诊行MRA或颈动脉造影术，硬膜外或硬膜下血肿需立即手术解除压力，一旦演变成两侧性瞳孔扩大，表示已失去手术时机。

幕上病变通过两种机制产生神经功能障碍：原发性大脑损伤和因移位、组织压迫、肿胀及血管闭塞而产生的继发性脑干功能障碍。这两种过程中，继发的脑干功能障碍对生命威胁更大。通常表现为两种主要模式之一。多数患者出现双侧间脑损害的表现，即中线综合征（central syndrome）。该综合征的瞳孔、眼球运动和呼吸征象演变提示间脑、中脑、脑桥终至延髓，依次从嘴端到尾端丧失其功能。其他患者出现动眼神经和中脑受压的颞叶钩回疝的表现，称为钩回综合征（uncal syndrome）。

中脑的顶盖后和顶盖前区病变阻断瞳孔光反射，但可能保留对近刺激的反应（光-近反射分离）。瞳孔圆、中等大小或轻度散大。动眼神经核区域的中脑病变通常会损伤至眼部的交感和副交感神经通路。受病变影响的瞳孔通常轻度不规则且不等，大小居中，对光刺激无反应。

4）双侧瞳孔扩大：代谢性脑病变的末期（缺氧期），瞳孔扩大，提示预后不良。急性幕疝的后期，表明脑损伤已不可恢复，发生在头颅外伤有颅骨骨折者，生命垂危在即。心搏骤停后因重症缺氧而致脑损害，也可发生类似病况。癫痫后昏迷兼有瞳孔扩大，常可很快恢复。药物中毒性昏迷兼有瞳孔扩大，其预后视中毒药物而定，巴比妥类药物中毒者预后不佳，阿托品或苯乙哌啶酮中毒者尚可恢复。

深昏迷患者瞳孔的状态可能是临床上区分代谢性和结构性疾病的唯一非常重要的判断标准。瞳孔通路对代谢性损伤的抵御能力相对较强。因而，尽管存在呼吸窘迫（respiratory depression）、能量不足（caloric unresponsiveness）、去大脑强直或运动不能，仍然保存的瞳孔光反射提示为代谢性昏迷。相反，如果可以除外昏迷的原因是窒息、药物摄入或之前存在瞳孔疾病，深昏迷患者的瞳孔光反射消失高度提示结构性病变而不是代谢性疾病。

（3）神经肌肉接头疾病的瞳孔异常：尽管虹膜肌肉组织来源于神经外胚层，全身性肌病和神经肌肉接头病仍可使之受累。

虽然多数研究者没有描述重症肌无力患者存在瞳孔异常，但偶有眼型重症肌无力患者在长时间光刺激下显现疲劳性瞳孔不等和（或）瞳孔反应迟钝。这种功能障碍无重要临床意义，不应混淆诊断。

肉毒中毒是一种致死性疾病，致病原因为肉毒梭状芽胞杆菌属中的几个菌株之一所产生的毒素的作用。在多数情况下，肉毒中毒源于经口摄入含有毒素的腐败食物。几乎所有肉毒中毒患者都有多种胆碱能功能障碍的症状和体征，包括瞳孔散大、对光反应差或无反应、调节麻痹、上睑下垂和眼肌麻痹。

（4）皮质盲：皮质盲又称中枢性盲，是两侧外侧膝状体内囊后肢、视辐射或枕叶视皮质损害引起的视力丧失，小儿常见于脑部器质性病变。主要为各种原因导致双侧大脑枕叶纹状区皮质损害所致，缺氧缺血性脑病、脑血管病、双侧大脑后动脉及其分支的痉挛或阻塞、脑肿瘤、脑脓肿、脑外伤、广泛脱髓鞘疾病、炎症及中毒等均可引起，以血管痉挛性损害最为常见。常见于2～6岁小儿。其特点为：①视力完全丧失，包括光亮和黑暗中；②瞳孔对光反射及集合反射存在；③对强光照射及恐吓眼睑闭合反射消失；④眼底正常；⑤眼睑活动正常；⑥可伴偏瘫、失语、感觉及定向障碍。

仅有①、②、④项即可诊断。如果病变是单侧性的，则不会发生皮质盲，只有双侧视皮质均受侵犯时才表现为皮质盲。因瞳孔反射传入纤维在视束后部便与视觉纤维分道而行，故瞳孔对光反射完全正常。

（5）瞳孔震颤：正常人的瞳孔有一种收缩和散大不断交替的运动存在，但瞳孔的这种轻微的非节律性张缩运动非常微细，肉眼检查不易发现，这是由于神经活动中的兴奋与抑制相互作用的结果，是一种生理现象。有人认为它与呼吸节律有关；也有人认为它与睫状脊髓中枢的节律性活动有关。

如果这种瞳孔缩小与散大的交替运动比较明显，肉眼即可查见者，称为瞳孔震颤（hippus）。此种震颤为双侧性，不受光线、集合、意识感觉等影响。有时在神经衰弱、癫痫、多发性硬化、脑膜炎、脑瘤以及脑卒中发作后，瘫痪对侧瞳孔可出现单侧瞳孔震颤；也见于动眼神经麻痹后的恢复过程中或对光反应消失者，少数正常人也可见到瞳孔震颤。产生瞳孔震颤的机制不明，病因也不清楚，可能是交感神经系统受刺激所致，对于中枢神经系统疾病的意义意见分歧，目前认为它可能不是一种病理表现，而是一种无害的生理现象，对诊断的价值不大。

（6）周期性动眼神经麻痹：动眼神经麻痹伴有短暂的自发性好转间歇期，数分钟后又恢复其麻痹状态者，称为周期性动眼神经麻痹（cyclic oculomotor Palsy）。本病较为罕见，原因不明，多发生于出生后或1～2岁时就发生了动眼神经麻痹患者。其临床表现极为特殊：如系单眼损害者，患者原有的上睑下垂、眼球外斜、瞳孔散大等体征，可有短暂的自发性好转间歇期，表现为上睑上提、眼球可以内转、瞳孔自行缩小，但在数分钟间歇好转期过后，该眼又恢复其动眼神经麻痹的外观。如果系双侧动眼神经瘫痪者，其表现则为右眼好转时，左眼瘫痪明显；左眼好转时，右眼瘫痪明显。有人将单侧动眼神经麻痹伴有短暂的间歇好转期者称为周期性动眼神经麻痹；而将双眼动眼神经麻痹发生两眼交替短暂好转现象称为交替性周期性动眼神经麻痹。

## 二、瞳孔的大小和形态异常

病理性瞳孔直径可自0.5～9mm，由于角膜的放大作用，通过角膜看到的瞳孔比实际大1/8。

### （一）瞳孔扩大

瞳孔比正常大为病理性瞳孔扩大（mydriasis），但是正常的瞳孔大小不易确定，在临床上现在尚无标准照明测量瞳孔，而照明对瞳孔大小的影响颇大。正常瞳孔不大于4mm可能是可靠的规定，因此瞳孔直径在5mm以上可以肯定为不正常。对于在限度以下的病例，两侧差异比较更为重要，一眼瞳孔较另一眼大0.5mm或更多，即属瞳孔扩大。

瞳孔扩大可能为麻痹性或痉挛性，麻痹性瞳孔扩大为副交感神经支配的瞳孔括约肌麻痹所致，痉挛性瞳孔扩大为交感神经支配的瞳孔开大肌兴奋所致。

1．麻痹性瞳孔扩大　其原因有支配瞳孔括约肌的副交感神经纤维传出径路或中枢发生障碍、药物和眼病等三类。

（1）神经麻痹性瞳孔扩大：因支配瞳孔括约肌的传出路径或中枢的病变引起，主要有动眼神经麻痹和强直性瞳孔（Adie瞳孔）。动眼神经麻痹用任何客观试验都不能与药物麻痹性者鉴别，但后者必有用药史，停药观察2～7天后如瞳孔复原，则提示为药物性，因为动眼神经麻痹性瞳孔扩大不可能在1周内恢复。

睫状神经节及其节后纤维病变引起者，瞳孔较大。节前纤维病变者，由于睫状神经节还可保留一部分神经张力，故瞳孔并不极度扩大。

动眼神经支配的眼外肌有一肌或数肌受累，则其病变可能在动眼神经的末梢或眼部。病变可能在中脑、脑膜、海绵窦、筛窦、眶裂及眼眶，其性质可能为炎症、变性、血管性、肿瘤或外伤。

倘若眼外肌的功能未受损害，且无眼眶病变的证据，则其病变可能在Edinger-Westphal核，此核与动眼神经核的其他部分核分离。

瞳孔是否正常有助于诊断急性动眼神经麻痹，有麻痹性瞳孔扩大者必须排除颈内动脉与后交通动脉交界处的动脉瘤。只有麻痹性瞳孔扩大的动眼神经麻痹，主要见于基底脑膜炎及海马钩旁脑回疝（uncal herniation）。

（2）药物麻痹性瞳孔扩大：抗胆碱药（anticholinergic agents）又称抗副交感神经药，与胆碱受体结合后，不产生乙酰胆碱样的神经介质，却能妨碍乙酰胆碱与受体结合，从而阻滞神经冲动的传递，产生对抗乙酰胆碱的作用。M胆碱受体阻断药能对抗乙酰胆碱及各种拟胆碱药的毒蕈碱样作用，使瞳孔扩大，如阿托品（atropine）、东莨菪碱（scopolamine）、山莨菪碱（anisodamine，654-2）、樟柳碱、后马托品（homatropine）、托吡卡胺（tropicamide）、环喷托酯（cyclopentolate）、尤卡托品（eucatropine）等，几种扩瞳药滴眼后作用比较见表10-8。

局部使用激素（如氟美松）有轻度扩瞳作用。

（3）眼病引起的瞳孔扩大：由眼病引起的瞳孔扩大较易诊断，常见于青光眼、眼挫伤等。原发性虹膜萎缩的瞳孔也较大，但少见。

2．痉挛性瞳孔扩大　痉挛性瞳孔扩大为交感神经

表 10-8　几种扩瞳药滴眼作用的比较

| 药物 | 浓度（%） | 扩瞳作用 | | 调节麻痹作用 | |
|---|---|---|---|---|---|
| | | 高峰（分） | 消退（天） | 高峰（小时） | 消退（天） |
| 硫酸阿托品 | 1.0 | 30～40 | 7～10 | 1～3 | 7～12 |
| 氢溴酸后马托品 | 1.0～2.0 | 40～60 | 1～2 | 0.5～1 | 1～2 |
| 托吡卡胺 | 0.5～1.0 | 20～40 | 0.25 | 0.5 | <0.25 |
| 环喷托酯 | 0.5 | 30～50 | 1 | 1 | 0.25～1 |
| 尤卡托品 | 2.0～5.0 | 30 | 1/12～1/4 | （无作用） | |

兴奋性病变所致。除用药物试验可与麻痹性瞳孔扩大鉴别外，痉挛性瞳孔扩大的对光反应及近距离反应不消失，凭此点足以与麻痹性者区别。

（1）药物性瞳孔扩大：拟肾上腺素药（adrenergic agents）又称拟交感神经药，直接与肾上腺素受体结合，或通过促肾上腺素能神经释放去甲肾上腺素，产生拟交感作用，具有扩瞳效应。但由于对不同受体的作用，其效果也有差异。瞳孔扩大肌内主要是 α 受体，瞳孔括约肌内 α 和 β 受体等量，睫状肌内主要是 β 受体。一般来说，作用于 α 受体的拟交感神经药物有很强的扩瞳作用，但几乎不能降低眼压，作用于 β 受体的药物其降压作用比作用于 α 受体者强。

1）α 受体激动药：如 α1、α2 受体激动药去甲肾上腺素和 α1 受体激动药去氧肾上腺素（苯肾上腺素、新福林），主要为刺激瞳孔开大肌引起瞳孔开大，并有轻度降低眼压的作用，其降眼压机制是增加小梁房水流出。中枢性 α2 受体激动药有可乐定（clonidine），外周性突触后膜 α2 受体激动药有羟甲唑啉（oxymetazoline，氧甲唑啉）和阿伯拉可乐定（阿可乐定，阿普可乐定，阿洛尼定，apraclonidine，aplonidine，iopidine），羟甲唑啉主要用于收缩局部血管，阿可乐定主要抑制房水生成，用于降低眼内压。

2）β 受体激动药：如异丙肾上腺素。主要用于心血管系统。有降低眼压作用，其降眼压机制与 α 受体药物不同，它是作用于睫状体减少房水生成。能松弛睫状肌，有扩瞳作用。也能松弛子宫及支气管的平滑肌，但它引起心跳增快。

3）α、β 受体激动药：肾上腺素和麻黄碱。地匹福林（dipivefrin，propine，普罗品）（Dipivefrin = dipivalyl epinephrine）是肾上腺素的前体药物（pro-drug），需要在酶激活后才起作用。propine 含有两个 pivalyl，角膜的酯酶将 pivalyl 基劈开，并且释放肾上腺素至前房，故 propine 穿透角膜的能力是肾上腺素的 17 倍。0.1% 地匹福林相当于 1%～2% 肾上腺素。

间接作用的拟肾上腺素药有可卡因（cocaine，古柯碱）。可卡因是最强的天然中枢兴奋剂，其中枢兴奋作用与苯丙胺基本相同，也是一种古老的强效局麻药，曾用于表面麻醉，配制成 1%～10% 水溶液涂抹、喷雾和填塞黏膜表面。可卡因与氨基氧化酶对抗，能阻止氨基氧化酶破坏去甲肾上腺素，故间接地兴奋交感神经。有人认为可卡因之所以能兴奋交感神经，是可卡因能阻滞神经节后轴索终端所释放的去甲肾上腺素的再摄取。

（2）神经性瞳孔扩大：Claude-Bernard 综合征又称为 Bernard 综合征、颠倒型 Horner 综合征，表现为痉挛性瞳孔扩大伴同侧睑裂增宽、轻度突眼，有时伴有同侧脸部皮肤发冷及出汗。这种兴奋性的病变甚为轻微，只表现在对可卡因反应较大或对阿托品延迟恢复。其病灶不容易发现，它可以在脑干、脊髓上部及颈交感神经节等任何部位。各种上胸部及颈部疾病都能刺激颈交感神经节，此类病变如肺尖部结核、颈肋异常、胸部及颈部动脉瘤、渗出性心内膜炎、咽喉肿瘤及甲状腺肿大。

瞳孔扩大也见于大脑皮质病变，如额叶中枢的兴奋及皮质的抑制、枕叶中枢的兴奋。在皮质肿瘤、脑脓肿、脑出血或外伤患者的瞳孔变化不定，但是瞳孔改变对于鉴定头颅骨折有价值。两侧瞳孔扩大并且反应完全消失为病情危重的征象。若为单侧性瞳孔扩大以及反应完全消失，则常为硬脑膜下出血。

3. 先天性瞳孔散大（congenital mydriasis）或先天性大瞳孔（congenital macrocoria）罕见。可为单侧或双侧发病，如不仔细进行眼科检查，可能很难与先天性无虹膜鉴别。其原因显然不是因为瞳孔括约肌的发育障碍，因为瞳孔括约肌的发育较瞳孔开大肌为早。这种瞳孔对光线无反应，也无瞳孔的集合反应，所以还应注意与药物性散瞳鉴别。先天性瞳孔散大的原因有多种，可以单独出现，也可以伴有发育迟滞，曾有报道 1 例患者伴 Waardenburg 综合征。

### （二）瞳孔缩小

瞳孔直径小于 2mm，或者一侧瞳孔较对侧明显缩小谓之瞳孔缩小（miosis）。也可分为痉挛性、麻痹性及先天性。痉挛性瞳孔缩小为副交感神经支配的瞳孔括约肌兴奋所致，麻痹性瞳孔缩小为支配瞳孔开大肌的交感神经麻痹所致。皮质病变阻断了中枢的抑制也能发生瞳孔缩小，但极少见。

1. 痉挛性瞳孔缩小　原因有药物、眼病、支配虹膜括约肌的运动神经或中枢的病变等。

（1）药物性瞳孔缩小：拟胆碱药（cholinergic agents），又称拟副交感神经药，可直接与胆碱受体结合，产生乙酰胆碱的作用，兴奋副交感神经。它又可分成两类：

1）M 胆碱受体激动药：一类为胆碱酯类，如乙酰胆碱（ACh）、醋甲胆碱（乙酰甲胆碱，mecholyl，methacholine）、卡巴胆碱（氨甲酰胆碱，carbachol）、氯贝胆碱（bethanechol chloride）等，大多数胆碱酯类药物对 M、N 受体均有兴奋作用，但对 M 受体的作用较强；另一种类型为从植物中提取的天然生物碱，即毛果芸香碱（pilocarpine）、毒蕈碱（muscarine）和槟榔碱（arecoline）。

2）抗胆碱酯酶药：并不直接作用于受体，而是抑制胆碱酯酶，减少组织内乙酰胆碱的破坏，使胆碱能神经末梢所释放的乙酰胆碱堆积起来，从而发挥拟似乙酰胆碱的作用，故这类药物又称间接性缩瞳剂，分为易逆性和难逆性。易逆性抗胆碱酯酶药包括新斯的明（neostigmine）、吡斯的明（pyridostigmine）、毒扁豆碱（physostigmine，依色林，eserine）、依酚氯胺（滕喜龙，tensilon）、安贝氯铵（ambenonium chloride，酶抑宁）、加兰他敏（galantamine）、地美溴铵（demecarium bromide）、他克林（tacrine）等；难逆性抗胆碱酯酶药即有机磷酸酯类，主要作为农业和环境卫生杀虫剂如敌百虫（depterex）、乐果（rogor）、马拉硫磷（malathion）、敌敌畏（DDVP）、内吸磷（systox E1059）、对硫磷（parathion，605）以及战争毒气如沙林（sarin）、索曼（soman）、塔崩（tabun）等，这类药物中毒者常可出现针尖样瞳孔。碘磷灵（echothiophate iodide，phospholine iodide，依可碘酯，碘化二乙氧磷酸硫胆碱，碘解磷定，砚化磷酰硫胆碱），是一种有机磷酸酯类药物，其 0.03%～0.05% 的滴眼液有强烈的缩瞳作用，用于治疗青光眼。异氟磷（丙氟磷，isoflurophatum，DFP，Dynos）也是一种有机磷酸酯类药物，抑制胆碱酯酶的作用强而持久，为作用持久的强力缩瞳药，0.1% 的溶液用于青光眼的治疗。

吗啡能兴奋支配瞳孔的副交感神经而缩瞳。

（2）眼病性瞳孔缩小：虹膜炎及角膜炎时主要是瞳孔括约肌受刺激而缩瞳。因手术或外伤使房水突然外溢也可发生缩瞳（虹膜受机械性刺激）。

（3）神经性瞳孔缩小：最重要的是 Argyll-Robertson 瞳孔，其次为慢性的强直性瞳孔（小的陈旧性的 Adie 瞳孔）。动眼神经麻痹后错向再生也可使瞳孔缩小，它发生于动眼神经外伤或压迫性损伤后数月的慢性动眼神经麻痹出现错位再生的患者，原本应该支配眼外肌的神经纤维错向支配瞳孔括约肌，致使患者眼球上转、下转、内转时瞳孔同时缩小（错向联合运动）。随时间延长，运动神经错向再支配加重，瞳孔可逐渐缩小。

流行性脑炎、脑桥出血或肿瘤，由于中枢作用及交感神经破坏可导致针尖样瞳孔。脑炎、脑膜炎、破伤风、海绵窦的炎症、眶裂及眼眶的病变皆能引起缩瞳。

2. 麻痹性瞳孔缩小

（1）神经性瞳孔缩小：典型的交感神经麻痹性瞳孔缩小为 Horner 综合征（见前面章节）。

（2）药物性瞳孔缩小：抗肾上腺素药（anti-adrenergic agents）又称抗交感神经药，与肾上腺素受体结合，阻碍肾上腺素能神经释放去甲肾上腺素，从而产生抗肾上腺素作用。根据受体类型不同可分为 α 受体阻断药和 β 受体阻断药两类：

1）α 受体阻断药：如莫西塞利（thymoxamine，百利安），降眼压及缩瞳，可将去氧肾上腺素扩大的瞳孔回复。达哌唑（达哌拉唑，哌吡三唑，dapiprazole，Rev-Eyes）仅作用于扩瞳肌而缩瞳，被去氧肾上腺素及托吡卡胺扩大的瞳孔，滴 Rev-Eyes 30 分钟内瞳孔回复。其他药物如麦角类收缩子宫及血管平滑肌，妥拉苏林扩张血管。麦角胺（ergotamine）具有 α 肾上腺素受体阻断作用，长期慢性中毒可致瞳孔缩小。

胍乙啶（依斯迈林，ismelin，guanethidine）抑制交感神经末梢去甲肾上腺素的释放，并耗竭其储存，可麻痹交感神经而缩瞳。

2）β 受体阻断药：有局部麻醉作用并能降低眼压，降眼压主要是 β 受体的阻滞作用，使房水生成量减少。有人认为局麻作用使 Schlemn 管壁平滑肌张力减低，管径扩大，房水流畅率增加而降眼压。全身作用有降低血压、减慢心跳、收缩支气管平滑肌。普萘洛尔（心得安）为典型代表。噻吗洛尔及左布诺洛尔（levobunolol，betagan）是降眼压药。

3. 先天性瞳孔缩小（congenital miosis）或先天性小瞳孔（congenital microcoria）　较为罕见，通常为双侧性，瞳孔极小，一般均小于 2mm，瞳孔反射很弱甚至缺如，患者常伴有调节痉挛，对可卡因及其他散瞳剂反应很差，瞳孔散大时可呈卵圆形，多具有遗传和家族性倾向。本症应注意与 Horner 综合征以及 Argyll-Robertson 瞳孔相鉴别。

（1）先天性小瞳孔近视青光眼综合征：先天性小瞳孔伴有其他眼部异常，包括近视、散光、青光眼（图 10-118），还可以有视网膜脱离、小角膜、虹膜萎缩、虹膜异色和前房角畸形等，可能是由于虹膜开大肌先天性发育障碍引起瞳孔括约肌持续性收缩所致。常染色体显性遗传。

(2) Pierson 综合征：先天性小瞳孔合并先天性肾病综合征，患儿常常在儿童期因肾病综合征而夭折，为基底膜的β2层粘连蛋白(laminin)缺乏所致。

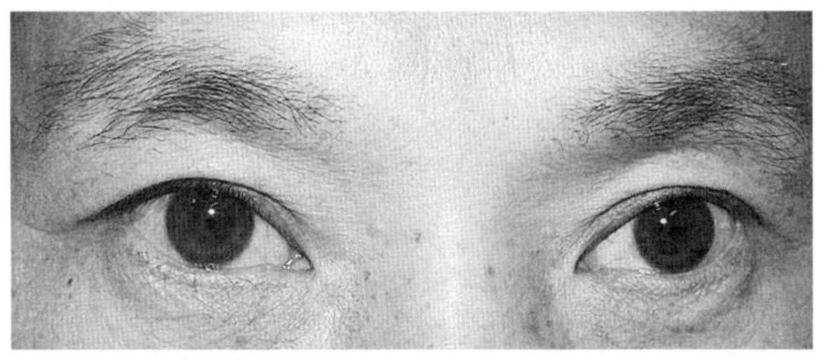

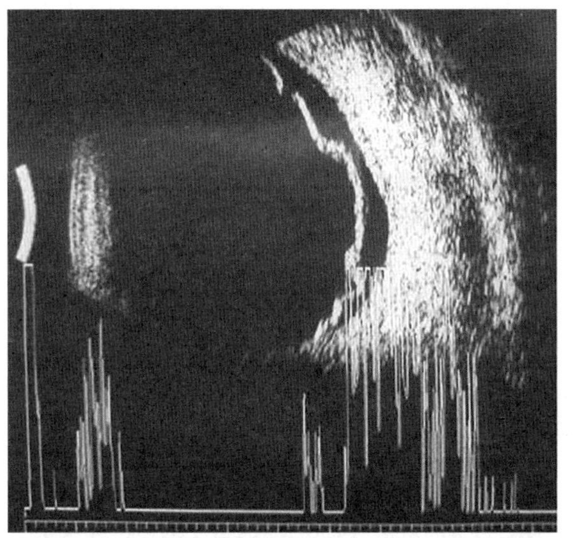

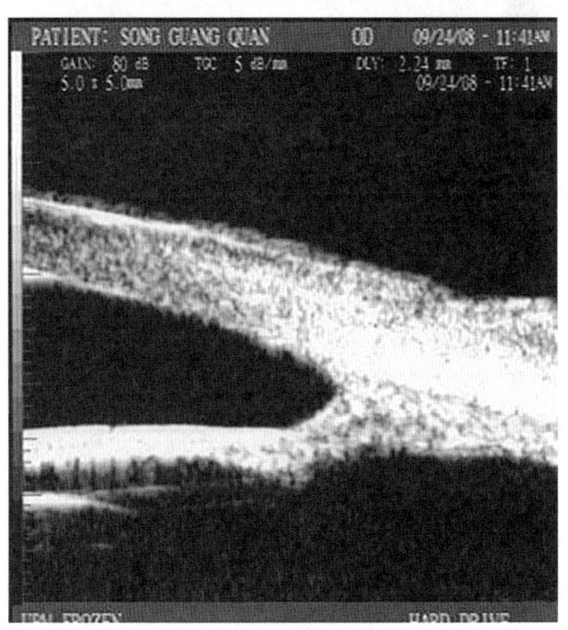


**图 10-118** 先天性小瞳孔近视青光眼综合征。患者男性，42岁。右眼 -10.0D=0.12，左眼 -6.0D=0.2。右眼眼压高(30～40mmHg)，B超示右眼视网膜脱离，UBM示房角宽、开放。双眼瞳孔均小，其中左眼为复方托吡卡胺点眼后瞳孔未见明显散大

## (三) 瞳孔形态异常

临床上常常见到一些先天性或后天性的瞳孔异常，在进行神经眼科检查时，应该特别注意，将先天性的瞳孔发育异常或因眼部疾病引起的瞳孔的后天性改变与神经系统疾病引起的瞳孔变化鉴别。

1. 先天性

(1) 先天性瞳孔残膜(congenital residual pupillary membrane)或称瞳孔永存膜(congenital persistent pupillary membrane, persistent pupillary membrane remnants)：系由于瞳孔区的第一中央动脉弓(应于胚胎6.5个月时消失)和第二中央动脉弓(应于胚胎7～9个月时消失)及其伴同的中胚叶组织未能按正常规律发生萎缩而残留于瞳孔区所致，是瞳孔先天异常中比较常见的一种。其特点为瞳孔区有与虹膜颜色一致的不规则膜状或条索状组织遮挡瞳孔，其四周常有一些条索附着于虹膜卷缩轮处；有时为一些透明无色的蛛丝状细丝成桥状横架于瞳孔之间，其两端也附着于虹膜卷缩轮处。这些残留物不会影响瞳孔运动，罕有临床意义。

(2) 先天性虹膜缺损(congenital iridocoloboma)：可以局限于虹膜组织，也可以是累及睫状体、脉络膜和视盘等较大范围缺损的一部分。由于胚裂闭合异常或在胚裂闭合后发生的虹膜发育异常所致，前者多伴有下方脉络膜、睫状体甚至视神经的缺损，后者则仅见虹膜缺损而无脉络膜等的缺损。临床表现为双眼对称性下方偏鼻侧虹膜部分或全部缺损，缺损的部位位于瞳孔缘，瞳孔呈锁孔状。虹膜缺损可以通过显性或隐性方式传递。

(3) 先天性无虹膜(aniridia)：为少见的眼部先天异常，由于虹膜的发育停滞于原始状态所致。多为双侧受累。临床表现为整个角膜范围内均看不见虹膜，由角膜直接即可见到晶状体赤道、悬韧带及部分睫状突，但几乎在所有的病例中，组织学和前房角镜检查都会发现有小量残留的细窄的虹膜组织。其发生可以作为遗传性疾病或作为散发现象。遗传性者通常以常染色体显性遗传的方式传递，罕有隐性传递的病例发生。先天性无虹膜患者一般视力很差、畏光，常伴有其他眼部异常，包括眼球震颤、青光眼、白内障、晶状体异位、角膜变性、视神经或黄斑发育不全或不发育。先天性无虹膜患者的全身性异常包括多指(趾)畸形、智力发育不全、颅骨发育不全、肢体及外耳畸形、脑积水、小脑性共济失调和精神发育迟缓。然而，最重要的伴发疾病是儿童期癌症——Wilms瘤。

(4) 先天性瞳孔异位(corectopia)：通常瞳孔位于虹膜中央略偏鼻下方，一些先天的(如Rieger异常和虹膜缺损)和后天的(如虹膜损伤、虹膜肿瘤和特发性

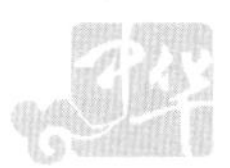


虹膜萎缩等）因素均可以引起瞳孔位置发生改变，称瞳孔异位。先天性者通常为双侧发病，呈对称性。异位的瞳孔多离开角膜中心位于其上方。这种瞳孔位置变异可以单独出现，但常伴有晶状体异位、先天性青光眼、小角膜、眼部缺损、白化病、眼外肌麻痹和高度近视。中脑病变和颅内压增高可以引起持续性或间歇性的瞳孔外形的不规则，如卵圆形瞳孔多见于昏迷患者。

（5）多瞳症（polycoria）：真性多瞳症时，额外的瞳孔具有见光可收缩的括约肌。实际上，很多额外的瞳孔只是虹膜上没有独立括约肌的孔，称为假多瞳症（pseudopolycoria），可能是先天性异常，如虹膜缺损或瞳孔残膜，或可以是几种以中胚层发育不全为特征的综合征的部分表现。假多瞳症更常见作为获得性疾病发生于直接的虹膜损伤，包括手术、光凝、缺血、青光眼，或者作为变性疾病的一部分，如ICE综合征。

（6）虹膜异色：虹膜的颜色取决于虹膜基质的色素含量。白化病患者的中胚层和外胚层均没有色素沉着，因此，虹膜呈透明、浅灰红色，极易透光。很多先天性和获得性疾病中，一眼虹膜的颜色会与另一眼虹膜不同。另一些疾病中，一侧虹膜完全正常，而另一侧虹膜的一部分与周围其余虹膜的颜色不同（“双色虹膜”）。这些异常统称为虹膜异色，可以见于：单独的先天性异常；伴随其他眼部异常，如虹膜或视盘缺如；伴随全身性疾病，如见于Waardenburg综合征、先天性Horner综合征、色素失调症患者；由获得性眼部疾病所致。

（7）其他的先天性瞳孔异常：如裂隙状瞳孔、瞳孔异形等均较少见，文献中偶见报道。先天性大瞳孔和先天性小瞳孔分别见瞳孔扩大和瞳孔缩小章节内容。

2．后天性　后天性疾病引起的瞳孔异形常见（图10-119）。虹膜前粘连常引起梨形瞳孔或瓜子形瞳孔，瞳孔的尖端总是指向虹膜前粘处。引起虹膜前粘连的原因包括粘连性角膜白斑、角膜瘘管、角膜破裂或穿孔、前房角粘连等。玻璃体或虹膜根部粘连于白内障手术切口、虹膜嵌顿术后可形成瓜子形瞳孔，尖端总在12点钟附近方位，而先天性虹膜缺损的瞳孔尖端常在6点钟。虹膜切除后瞳孔尖端的虹膜皱环中断而先天性虹膜缺损及虹膜嵌顿术后该处虹膜皱环依瞳孔形态走向角膜缘；多处点状虹膜后粘连散瞳后可形成花瓣状瞳孔，而一处宽阔的虹膜后粘连则可形成肾形瞳孔；青光眼急性发作的典型瞳孔为竖卵圆形；钥匙孔状瞳孔可见于虹膜节段切除后以及先天性虹膜缺损；瞳孔缘的细小缺凹提示虹膜括约肌断裂；虹膜根部离断或过宽的虹膜根部切除或者边缘切除可形成D形瞳孔；神经梅毒（尤其脊髓痨）因扩瞳肌纤维麻痹而使瞳孔不均匀，并且部分虹膜基质萎缩，所以除可表现长

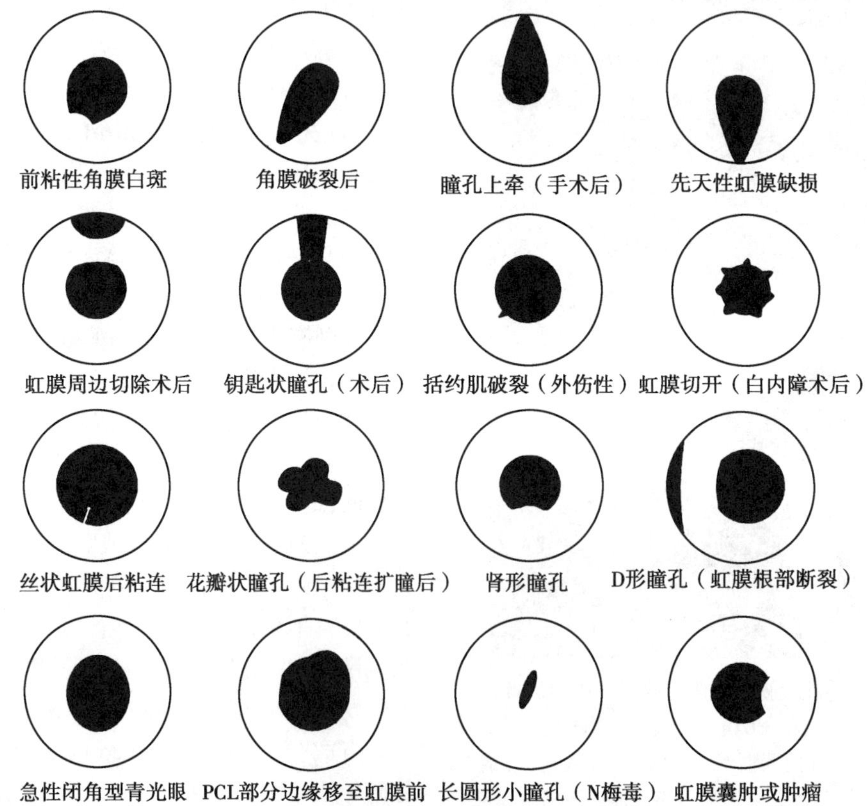


图10-119　瞳孔异形

圆形瞳孔外，尚能遇到多边形瞳孔；虹膜囊肿或肿瘤侵占一部分瞳孔可使瞳孔缘突出。

(1) 虹膜睫状体的炎症：虹膜炎症的急性期会出现虹膜肿胀、瞳孔缩小、睫状充血，瞳孔缩小是一种神经介质（P 物质）释放的结果，P 物质通过与虹膜括约肌上的特异受体相互作用引起瞳孔缩小。虹膜炎、虹膜睫状体炎等葡萄膜炎、眼内炎症常致虹膜向后与晶状体发生粘连，致使瞳孔缩小，边缘不整齐，有虹膜组织在瞳孔缘处与晶状体发生粘连；瞳孔反应迟钝甚至完全消失，散瞳药不容易使瞳孔散大，如果瞳孔并非全部向后粘连，经滴用散瞳剂后，未粘连部分可被药物散大，而已粘连处则不能扩大，形成典型的"梅花状或花瓣样"瞳孔；如果瞳孔缘一圈全部后粘连，则形成瞳孔闭锁。慢性虹膜炎的粘连可以使瞳孔变形，也可以使瞳孔固定散大。

(2) 青光眼的瞳孔改变：急性闭角型青光眼急性发作时常有瞳孔中度散大、反射消失，多呈垂直椭圆形，偶也可表现为横的或斜的长圆形。由于患者常有剧烈的偏头痛以及恶心、呕吐，因而偶可误诊为急性颅内压增高引起的动眼神经麻痹所引起的瞳孔散大，在诊断时应该注意。前者多有眼部充血、眼压增高、视力明显减退；后者眼部没有充血，眼压、视力正常，而且瞳孔呈正圆形散大。但有时候急性发作疼痛非常轻微，甚至无疼痛，仅出现眼红。如果眼压的急剧上升在 1～2 小时内下降，患者可能不会有疼痛主诉，而以随后出现的虹膜麻痹就诊。

(3) 外伤的瞳孔改变：痉挛性瞳孔缩小为眼球创伤常出现的直接后果，于角膜钝伤或眼穿通伤后即刻发生。这种瞳孔的收缩很强烈但一般短暂，常继以虹膜麻痹。外伤性瞳孔散大常于眼球局部外伤（尤其是钝挫伤）后出现，在初始的强烈瞳孔缩小缓解后发生调节麻痹，因常缺乏可检出的病理改变，提示其作用可能由于睫状丛的细小神经损伤所致。但更常见因瞳孔缘虹膜括约肌断裂而致外伤性瞳孔散大，瞳孔不规则，瞳孔缘有切迹，中等大小，光反应迟钝，这种瞳孔散大形态可能也并非正圆形，且常同时伴有眼部其他外伤的体征。有时，可在虹膜根部发生断裂，引起虹膜根部离断（iridodialysis），在与虹膜根部离断相对应的一侧瞳孔缘呈一弦状的直线，因而呈现 D 形瞳孔。严重的挫伤可引起虹膜根部完全离断，与先天性无虹膜表现相似，称外伤性无虹膜。

(4) 手术后的虹膜缺损：白内障、青光眼和玻璃体切除等手术常需作虹膜切除，如果虹膜切除范围大，则可引起瞳孔改变。白内障和青光眼手术切除的虹膜缺损区一般多位于上方 12 点钟方位附近，而玻璃体手术切除的虹膜缺损区多位于下方 6 点钟方位。手术引起的缺损较常位于虹膜根部。部分患者在角膜移植、白内障等手术后经过平稳，并无其他并发症，但可有不可逆的瞳孔散大和瞳孔固定。这种术后瞳孔散大或无张力性瞳孔（atonic pupil）很可能是手术中直接损伤虹膜括约肌的结果。

(5) 眼前节缺血：可引起虹膜麻痹。伴发于颈内动脉闭塞性疾病、偏头痛、巨细胞动脉炎或雷诺病的单眼黑矇发作期间可以出现短暂性瞳孔散大。这种单侧瞳孔变化不是由于视力丧失，而是由于低氧过程累及全眼，包括虹膜括约肌。如果整个眼球缺血（如闭角型青光眼），虹膜缺血会使虹膜括约肌松弛而出现瞳孔散大。眼球前部的慢性缺血会导致房角和虹膜表面新生血管形成（虹膜红变），引起虹膜萎缩、瞳孔缘色素外翻、青光眼以及虹膜固定。

(6) 肿瘤：极少肿瘤会影响虹膜，但如使之受累，可导致虹膜边缘不规整、瞳孔不等和瞳孔反应异常。平滑肌瘤、恶性黑瘤、淋巴瘤均可有此种表现形式。

(7) 虹膜萎缩：可由炎症、缺血或外伤引起，可为局限性或弥漫性，病变可累及前边缘层、基质和括约肌、前部上皮和开大肌、后部色素上皮，或这些结构共同受累。

## 三、调节功能障碍

调节功能异常通常为获得性，尽管先天性异常亦可发生。获得性调节功能障碍多数作为正常老龄过程的一部分而发生（老视）；然而，调节功能障碍亦可发生于其他方面健康者、广泛性全身性或神经系统疾病患者，还可以发生于患有可引起睫状体局部副交感神经（偶为交感神经）支配中断的疾病者。调节功能亦可因随意性控制而受损。

### （一）调节功能不全与麻痹

1. 先天性及遗传性调节功能不全和麻痹　先天性缺陷是孤立的调节功能缺乏的少见原因，但在很多先天性眼部异常时可有睫状体缺陷。在多数情况下，由于视力太差，患者和医生都不会注意到不能完成调节反射的问题。虹膜缺失和脉络膜缺损可引起明显的睫状体缺损，但睫状体发育不全亦可出现于外观正常眼，其虹膜完整，光反应正常。

2. 获得性调节功能麻痹

(1) 孤立的调节功能不全：调节功能不全可以分为两类，静态调节功能不全和动态调节功能不全。

静态调节功能不全（static insufficiency）患者具有正常的睫状体神经支配和正常的神经支配性冲动，但是晶状体或睫状肌反应均不充分。大部分本组患者都有老视。静态调节功能不全通常随着晶状体或睫状肌的改变而逐渐出现。然而，在有些情况下，会出现不可恢复的突然调节功能丧失。静态调节功能不全的患者需要适当的配镜矫正。

动态调节功能不全（dynamic insufficiency）患者没有足够的副交感神经冲动刺激睫状肌组织收缩。孤立的动态调节功能不全的患者瞳孔大小和反应正常。通过调节功能测量发现低于同龄人最小值，可作出动态调节功能不全的诊断。这类患者常伴有会聚功能不全。动态调节功能不全的症状是视觉疲劳，视疲劳有时可伴有额部疼痛、双眼刺激症状或烧灼感、视物模糊（尤其在视近物操作时）、注视不能集中和畏光。动态调节功能不全一般发生于患有其他无关疾病的视疲劳患者，亦可突然发生于其他方面健康的个体。一般来说，一旦患者的疾病成功获治，调节功能就会恢复。

动态调节功能不全的治疗方法为先治疗原发疾病，之后患者的症状常会消失。如果调节功能不全仍然存在，不管年龄多大，均需佩戴凸球镜片。对于伴有会聚功能不全的患者，会聚练习或在近视矫正的镜片上加底朝外的棱镜（base-out prisms）可能有益。

（2）眼部疾病的调节功能不全：虹膜睫状体炎可引起睫状体的功能严重受损。急性期可以有睫状体痉挛和调节功能丧失。在慢性期，睫状体萎缩可以导致调节功能不全。

儿童或青年的青光眼因继发性睫状体萎缩引起调节功能不全。治疗青光眼的药物在影响虹膜的同时，也影响睫状体。在调节功能仍存在的患者，缩瞳药常引起睫状体痉挛而出现视物模糊的症状。

脉络膜转移癌至脉络膜上间隙可因睫状神经丛损害而产生睫状肌麻痹和瞳孔散大。

眼球挫伤可以导致眼内肌麻痹。调节麻痹时，瞳孔散大且无反应。一般调节功能可以恢复。眼球创伤后，小带纤维破裂伴部分晶状体不全脱位亦可引起调节功能丧失。

眼的医源性创伤，如视网膜复位术、冷冻疗法或全视网膜光凝等在术中可能损伤睫状神经，产生调节麻痹和瞳孔散大。氩激光小梁成形术亦可造成虹膜括约肌的扇形麻痹。

（3）神经肌肉疾病的调节功能不全：有些疾病可使睫状体的平滑肌纤维出现肌病改变，但这种类型疾病单独出现眼部受累尚属罕见。

强直性肌营养不良常引起晶状体、视网膜锯齿缘区和前房角出现变性改变，这类患者还会出现其他平滑肌功能障碍，睫状体肌肉亦可受累。

重症肌无力可引起调节功能缺损，这可以是该病的首发症状。

调节麻痹是肉毒中毒的常见症状，也是早期症状。在部分病例中，调节麻痹是神经系统受累的最早体征，通常预示着完全性眼内肌及眼外肌麻痹以及各种球麻痹的发生。如果患者存活，调节麻痹可能持续 1 年之久。

破伤风可以引起调节麻痹。多数情况下，调节麻痹发生于普遍性眼肌轻瘫时。

（4）局灶性和广泛性神经疾病的调节功能不全：阻断睫状体神经支配的局灶性和广泛性神经疾病均可以引起调节麻痹。有些病例的眼副交感神经通路的局部病变可以产生特征性的调节异常伴瞳孔功能障碍及（或）眼球活动障碍。而在另一些病例，睫状体的副交感神经支配阻断是作为神经系统全面性受累的一部分。

中脑副交感神经核的病变（如脑炎后）可以造成双眼调节功能轻度麻痹。瞳孔可以受累或不受累。调节功能异常造成的视物模糊可以是中脑背部受压的最早期症状之一，压迫的原因可以为脑积水，也可以为新生肿物如松果体肿瘤。多发性硬化、吉兰 - 巴雷综合征及缺血均可以通过影响中脑而出现调节麻痹。多数患者还有其他中脑功能受累的体征。

大脑半球的急性神经功能障碍可以导致调节功能不全，产生这种现象的病变包括急性缺血性卒中和血肿。迄今为止，已有报道的病例均限于左侧大脑半球。

Wilson 病是铜代谢障碍遗传性疾病，其特点是中枢神经系统进行性变性和肝硬化。Wilson 病患者的眼部表现包括累及 Descemet 膜的角膜外侧缘铜沉积（Kayser-Fleischer 环）、晶状体囊下铜色素沉着和各种眼球活动障碍。这些患者常见有调节功能不全。

该病系由于基因突变引起，基因定位于 13 号染色体主臂上（13q14.3），主要病变位于基底神经节的豆状核和肝脏。典型者有锥体外系症状、肝硬化和肾脏损害及角膜缘棕黄色色素环 Kayser-Fleischer 环（K-F 环）。

多数有强直性瞳孔的患者最开始就有调节功能麻痹。在多数强直性瞳孔病例中，尤其是 Adie 瞳孔，数月后调节功能不全表现出显著改善。然而，由于睫状体的失神经支配超敏感性，部分患者有持续存在的强直性调节，另一些患者的调节功能持续存在波动性。

（5）全身性疾病的调节功能不全：儿童和成人均可因各种全身性疾病继发一过性调节功能不全。在这些病例中，调节功能不全似多可能发生于全身性疾病的间接并发症，而不是由于对睫状体或其神经支配的直接损伤。但确有些全身性疾病可直接影响睫状体和晶状体或其神经支配而引起调节功能不全。

罹患白喉的患者的调节功能不全通常为双侧性，

常出现于感染起病后第3周或3周以后。患者瞳孔光反应正常而视近物时瞳孔几乎无变化。

糖尿病患者可以出现短暂的调节功能丧失，尤其是年轻患者。各年龄段新发糖尿病患者中约14%～19%会发生此现象，而年龄在30岁以下的患者中有77%亦有屈光改变。调节麻痹可以发生于血糖未控制的患者，通常发生于治疗开始后。远视和调节功能减弱可在数天内于患者血糖已经下降后同时发生，随后逐渐在2～6周之间恢复正常。在该病患者中，代谢性或神经性机制均可能导致调节功能不全。

(6) 头颈部损伤伴发调节功能不全：看远和看近聚焦困难的症状常伴头痛和眼周痛为脑震荡或颅颈部牵拉伤患者的主诉。这些模糊不清的不适主诉在外伤后数周或数月中最为突出。这类主诉持续存在数月甚至数年，在那些期望通过法律程序对其损伤提出诉讼的患者中最为常见。确立这些主诉的器质性病变依据非常困难。从理论上说，任何大脑损伤都会损害参与近反应协同功能的高度复杂的神经生理系统。

(7) 药物所致的调节功能不全及麻痹：一些眼局部应用后可使瞳孔散大的药物亦可引起睫状肌麻痹，这些药物包括阿托品、东莨菪碱、后马托品、尤卡托品、托吡卡胺、环戊醇胺酯、羟苯乙胺。这些药物引起的调节麻痹均于停药后消失。

如果睫状肌麻痹剂或相关物质混合在药物中内服或外用于皮肤，吸收量足够多时可引起调节麻痹。这种情况下不会有完全性调节麻痹，且停止用药后短时间开始恢复。

(8) 看远调节麻痹：交感神经麻痹颈部交感神经传出部分病变引起的功能缺陷为患者目光从近处看向远处时不能充分调节，但多数报告描述Horner综合征侧调节幅度会有提高。看远调节麻痹亦可在Raeder旁三叉神经痛（paratrigeminal neuralgia）患者有周期性发作。

### （二）调节痉挛与近反射痉挛

1. 与器质性疾病有关的调节痉挛　调节危象和调节痉挛导致近视和假性近视度数增加。这种近视度数的增加常伴有会聚和瞳孔缩小——近反射痉挛。少见情况下，这些痉挛是由于各种不同的器质性眼球运动及神经系统疾病所引起或与之伴随发生，这些疾病包括肝性脑病、神经梅毒、眼部炎症、Raeder旁三叉神经痛综合征、周期性动眼神经麻痹、昏迷和重症肌无力。

患有原发性及继发性动眼神经异常再生的患者会有瞳孔异常，这些患者亦可有睫状体神经异常再支配，因而与正常年龄段的人群相比，这些患者的调节功能可能增强。

2. 与器质性疾病无关的调节痉挛　很多未进行睫状肌麻痹性屈光检查的年轻人始终佩戴矫正过度的凹球镜片。当这些人进行睫状肌麻痹性屈光检查后，会发现其为正视眼或至少近视程度明显低于非睫状肌麻痹性屈光检查时。这类人可表现有调节功能增强或调节痉挛。有些患者调节痉挛可十分明显，能达到10屈光度之多，可持续数年。这种程度的调节痉挛常伴有过度内聚，后者可引起变化不定的内斜视伴瞳孔缩小。

调节痉挛最常发生于诈病或转换性癔症（conversion hysteria）患者。这些患者通常表现为调节痉挛、会聚和瞳孔缩小（近反射痉挛）的间歇性发作。这种患者调节和会聚痉挛的程度不定，但是瞳孔缩小始终存在，给人印象深刻。

近反射痉挛可能伴有头痛、畏光、远近视力障碍、目光不能集中和有单侧或双侧水平性眼球运动受限。对有明显的单侧或双侧外展受限及严重近视（8°～10°）的患者来说，瞳孔缩小的观察对作出正确诊断非常重要。用手持遮眼器或眼罩遮住任一只眼，这种瞳孔缩小一般会立即缓解。此外，尽管双眼睁开时有明显的双侧外展力弱，但当遮住对侧眼直接测试转向时，这类患者通常显示每只眼均能充分外展。有无睫状肌麻痹性屈光可以证实假性近视的存在。

近反射痉挛患者的治疗取决于导致其产生的原发病。对有些患者仅需要使其打消患有不可逆性视力或神经系统病的疑虑。另一些患者则应进行心理咨询。部分患者应用睫状肌麻痹剂及双焦眼镜（bifocal spectacles）或阅读镜（reading glasses）可获得症状缓解。可用带有第三层不透明衬里透镜的眼镜（glasses with an opaque inner third of lens）治疗某些近反射痉挛的患者。这些眼镜的设计是当双眼内斜视时挡住视线，从而干扰会聚痉挛。

3. 药物所致的调节痉挛　本章前面提到的关于有引起瞳孔缩小药理作用的多数胆碱能药物亦可引起调节增强，偶尔导致调节痉挛。毛果芸香碱、毒扁豆碱和有机磷酸酯增加调节的作用最强，而醋克利定对调节的影响最弱。

（黄厚斌　童　绎　王雨生　严　密）

## 主要参考文献

1. 李凤鸣. 中华眼科学. 北京：人民卫生出版社，2004.
2. Miller NR，Newman NJ，Biousee V，等. Walsh and Hoyt 精编临床神经眼科学. 张晓君，魏文斌，主译. 北京：科学出版社，2009.
3. 施殿雄. 实用眼科诊断. 上海：上海科学技术出版社，2005：907-929.

4. 黄厚斌. 关于 Horner 综合征瞳孔试验的质疑. 眼科，2007，16(6)：376-377.
5. 童绎. 强直性瞳孔和 Adie 综合征 28 病例临床分析. 眼底病，1987，3(1)：28-31.
6. Levin LA，Arnold AC. Neuro-ophthalmology，the practical guide. New York：Thieme medical publishers，Inc，2005：318-339.
7. The patient with pupillary abnormalities. See：American Academy of Ophthalmology. Basic and clinical science course. Section 5. Neuro-Ophthalmology. 2005-2006：257-271.
8. Koc F，Kavuncu S，Kansu T，et al. The sensitivity and specificity of 0.5% apraclonidine in the diagnosis of oculosympathetic paresis. Br J Ophthalmol，2005，89(11)：1442-1444.
9. Chen PL，Chen JT，Lu DW，et al. Comparing efficacies of 0.5% apraclonidine with 4% cocaine in the diagnosis of horner syndrome in pediatric patients. J Ocul Pharmacol Ther，2006，22(3)：182-187.
10. Mirzai H，Baser EF. Congenital Horner's syndrome and the usefulness of the apraclonidine test in its diagnosis. Indian J Ophthalmol，2006，54(3)：197-199.
11. Chen PL，Hsiao CH，Chen JT，et al. Efficacy of apraclonidine 0.5% in the diagnosis of Horner syndrome in pediatric patients under low or high illumination. Am J Ophthalmol，2006，142(3)：469-474.
12. Danesh-Meye HV，Savino P，Sergott R. The correlation of phenylephrine 1% with hydroxyamphetamine 1% in Horner's syndrome. Br J Ophthalmol，2004，88(4)：592-593.

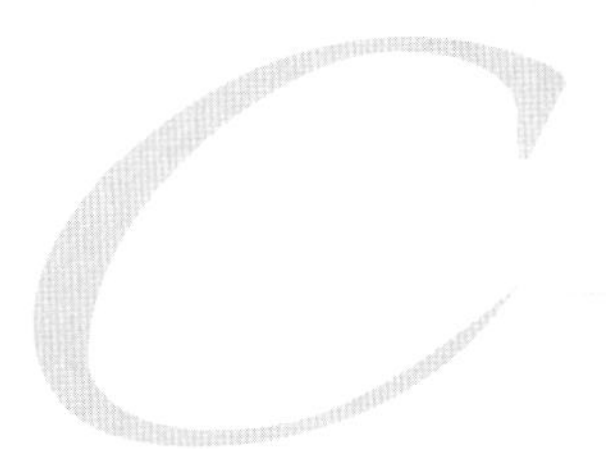

# 第十章 视觉传出性疾病

## 第一节 先天性及发育性眼球运动异常

临床上常见到不少斜视患者，并非由于眼外肌的麻痹所引起，而是一种先天性的，或者是因为发育过程中某种因素抑制了双眼单视的建立，或者是因为屈光不正，如高度远视和屈光参差引起过多的调节，从而引起过强的集合运动，因而产生的斜视，例如：共同性斜视、失用性外斜视、下斜肌作用过度、Duane眼球后退综合征等。这些斜视有时被误认为是麻痹性斜视，以致导致了错误的诊断。其实，它们是另一大类性质完全不同的斜视，眼科临床上把它们称为非麻痹性斜视——共同性斜视。有关这部分内容的讨论见第九卷眼肌学。

## 第二节 眼球运动神经损害的定位诊断

眼球运动神经在脑干及其在颅底的行程中，与周围其他神经结构紧相毗邻，因此，在不同的部位受到损害时，可以有不同的综合征出现。根据其不同的临床表现，就可推断其损害的确切部位，从而可以作出神经损害的定位诊断。

### 一、眼外肌麻痹

由于眼球运动神经的损害或其他原因引起的单眼或双眼的一个或多个眼肌麻痹，其临床表现有一些共同特点，这里简要地对眼外肌麻痹作一简单的概述。

眼肌麻痹不仅见于眼球运动神经的损害，也可见于眼肌的撕裂或钝挫伤、眼眶的骨折、严重的眼球突出、重症肌无力以及眼眶内的肿瘤、炎症和其他占位病变等。

眼肌麻痹的症状，虽然可因麻痹肌的不同而各有其特殊表现，然而眼肌麻痹还有其共同的一些现象。一般说来，患者最早期、最明显的症状是复视，但时间久些以后，特别是幼童，由于麻痹眼的像被抑制，因此，复视也可消失。其次，才是患眼出现斜视。复视和斜视的症状出现都非常突然。有时，由于瘫痪程度很轻，可仅有复视，而无明显的斜视和眼球运动障碍。如有斜视，则检查时可发现眼球向麻痹肌作用方向运动发生障碍。视轴的偏斜程度也随眼球运动而改变，向麻痹侧转动时斜角变大。健眼注视时的第一斜角小于麻痹眼注视时的第二斜角。由于复视常引起患者眩晕、恶心、步态不稳等一系列症状，因此，患者常有代偿性头位或自行遮盖一眼，以避免复视引起的这些症状。

由于长期的眼肌麻痹，因而引起其他眼外肌发生一些继发性变化，这种变化不仅限于患侧的其他眼肌，而且也发生于对侧健眼的一些眼肌，因此，使诊断变得复杂和困难。由于这些变化，致使失去麻痹性斜视的特点，而可能逐渐演变成共同性斜视的特征。

一个眼肌麻痹对其他眼肌的影响有：

1. 对侧眼的共转肌功能过强　这是因为患眼麻痹肌不能行使其正常功能，当用患眼固视时，则必须有较多的神经兴奋，才能使麻痹肌维持注视位。因此，麻痹肌的对侧眼共转肌也将接受此过度的兴奋，因而对侧眼共转肌的功能过强。

2. 患眼麻痹肌的对抗肌挛缩　这是由于麻痹肌无力，因此其对抗肌必然产生紧张的缘故。

3. 对侧眼的间接对抗肌产生抑制性麻痹　这是因为麻痹肌的共转肌功能过强，因此其对抗肌必然受到抑制。

例如，右外直肌麻痹必然引起：①左内直肌功能过强；②右内直肌挛缩；③左眼外直肌抑制性麻痹（图10-31）。当上述改变完全平衡时，也就是两眼内直肌功能过强，两眼外直肌功能不足变得比较一致时，则由原麻痹性内斜转变为共同性内斜，此时很难确定哪一侧外直肌为原来的麻痹肌。

再如，左上斜肌麻痹，根据上述原则，必然引起：①右眼下直肌功能过强；②左眼下斜肌挛缩；③右眼上直肌抑制性麻痹。上述改变平衡时，成为向左方转动时垂直性共同性斜视，很难鉴别原来究竟是左眼上斜肌或右上直肌的麻痹（图10-120）。

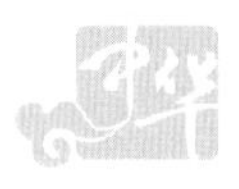


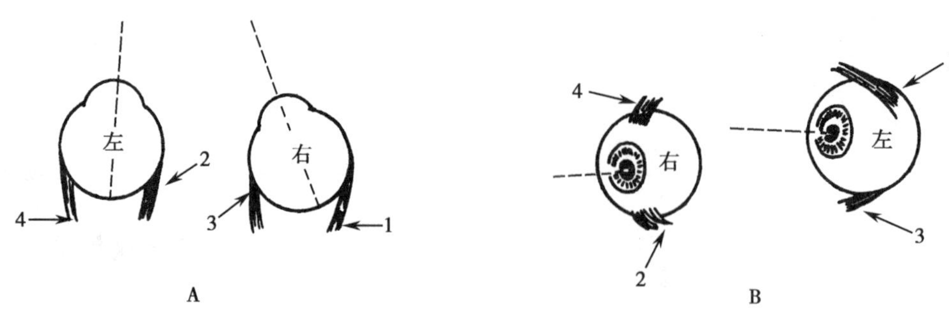


图 10-120 某一眼外肌麻痹对其他眼外肌的影响

| A. 右眼外直肌麻痹 | B. 左眼上斜肌麻痹 |
|---|---|
| 1. 右外直肌原发性麻痹 | 1. 左眼上斜肌原发性麻痹 |
| 2. 左内直肌过度的运动 | 2. 右眼下直肌过度的运动 |
| 3. 右内直肌挛缩 | 3. 左眼下斜肌挛缩 |
| 4. 左外直肌继发性麻痹 | 4. 右眼上直肌继发性麻痹 |

## 二、动眼神经损害的定位诊断

动眼神经麻痹，一般可按病损部位分为核性、束性和周围性等，但某些属于神经炎类型的病损则难以分段定位。

引起动眼神经麻痹的原因很多，诸如颅内肿瘤（颞叶肿瘤、垂体瘤、蝶骨嵴脑膜瘤、鼻咽癌的颅内转移）、动脉瘤（大脑后动脉、小脑上动脉、后交通动脉或颈内动脉）、基底脑膜炎（结核性、梅毒性）、外伤（颅底骨折、硬膜外血肿、蛛网膜下腔出血）、海绵窦疾病（静脉炎、血栓形成、动静脉瘘）和糖尿病性动眼神经炎等。常见的病因可用表 10-9 简单归纳如下：

表 10-9 动眼神经麻痹的常见病因

| | |
|---|---|
| 核性 | 梗死、脱髓鞘病变、肿瘤 |
| 束性 | 梗死、脱髓鞘病变（罕见）、肿瘤 |
| 脚间的 | 动脉瘤、外伤、脑膜炎 |
| 海绵窦 | 颈动脉 - 海绵窦瘘、肉芽肿性炎症（Tolosa-Hunt 综合征）、海绵窦内血管瘤、垂体瘤的鞍外侵犯、脑膜瘤、蝶窦肿瘤、转移瘤、毛真菌病（其他真菌）、带状疱疹 |
| 眼眶 | 非特异性炎症（炎性假瘤）、外伤、肿瘤、缺血性（糖尿病性）眼肌麻痹 |
| 其他 | 多发性神经炎（Guillain-Barre 综合征）、周期性眼肌麻痹、偏头痛、动脉炎 |

### （一）动眼神经的核性损害

动眼神经核在中脑所占位置较大，因此其核性损害多不完全，常系单个或几个眼肌受到影响。一般说来，眼外肌和眼内肌多不同时受损，而且如果病变逐渐扩大，其眼外肌的损害也要慢慢加多。由于支配眼外肌的动眼神经核有些是支配同侧的眼肌，有些是支配对侧的眼肌，所以，核性麻痹很少单独损害一眼。因此，如果一侧动眼神经所支配眼内、外肌完全受损害，而对侧眼肌全部正常，则可以肯定其病变不在动眼神经核处。反之，如果动眼神经支配的一部分眼肌发生进行性损害，而眼内肌一直保持正常，同时对侧上直肌也有进行性的损害，则可以确诊为动眼神经的核性损害。

核性动眼神经麻痹的原因有：脑干的出血、肿瘤、炎症，糖尿病性脑病，多发性硬化，梅毒，肉毒中毒，白喉和先天性动眼神经核的发育不全等。

### （二）动眼神经的束性损害

动眼神经纤维自核发出以后，在中脑髓内的一段称为动眼神经束。由于动眼神经核中的部分交叉纤维在紧邻核的附近已经交叉完毕，所以束性病变仅损害同侧的动眼神经支配的所有眼肌，而对侧眼肌不受影响。

束性及周围性动眼神经麻痹者损害较为完全，其所支配的眼内、外肌全部瘫痪，临床表现为：患侧上睑下垂，眼球偏向外侧，患眼向上、下、内方向的运动受限，瞳孔散大，对光反射消失以及调节作用麻痹。

束性损害常与其邻近结构同时受损，因此，常伴有其他神经系统症状，而组成一些不同的综合征。当出现下述这些综合征时，可判定为动眼神经束性损害。例如：

1. Benedict 综合征　Benedict 综合征（中脑被盖综合征）病变位于中脑背侧份，损害了动眼神经束及红核，引起同侧动眼神经麻痹及对侧肢体节律性震颤、舞蹈样运动或手足徐动症。

2. Nothnagel 综合征　Nothnagel 综合征（动眼麻痹 - 小脑共济失调综合征）　又称为中脑四叠体综合征。病变位于中脑四叠体、中脑导水管周围及小脑蚓部，影响了红核与小脑上脚联系的纤维，引起同侧动眼神经瘫痪及对侧肢体震颤以及小脑性共济失调。如病变同时影响内侧丘系，尚可伴有对侧偏身感觉障碍。

3. Weber 综合征　Weber 综合征（大脑脚综合征）又称为动眼神经 - 交叉性偏瘫综合征，病变位于中脑腹侧份大脑脚底部，影响同侧动眼神经及同侧大脑脚，临床特征为同侧动眼神经麻痹、对侧肢体偏瘫，后者包括对侧中枢性面瘫、对侧中枢性舌下神经瘫痪和上下肢痉挛性瘫。

### （三）动眼神经的周围性损害

1. 脚间凹病变　动眼神经在两个大脑脚之间穿出中脑，如该区有病变，仍表现为 Weber 综合征；如脚间凹处有病变，损害两侧动眼神经和双侧大脑脚，则表现为双侧动眼神经麻痹和双侧肢体偏瘫，称为脚间凹综合征（interpeduncular space syndrome）。

2. 颅底病变　动眼神经在颅后凹的行程中，穿行于大脑后动脉、小脑上动脉和后交通动脉之间。因此，当这些血管发生动脉瘤时，特别当动脉瘤有破裂出血时，患者的第一个也是最明显的一个症状就是同侧动眼神经麻痹。其中以颈内动脉 - 后交通动脉交点处动脉瘤最常见，患者表现为动眼神经麻痹、瞳孔异常。因此，临床上当发现一个患者有明显的动眼神经瘫痪，而无其他神经损害症状，应当考虑到颅底动脉瘤的可能性。

基底脑膜炎也可引起动眼神经麻痹，但多伴有其他脑神经的麻痹。

另外，当动眼神经经过小脑幕游离缘下方时，与大脑颞叶的钩回相邻，当一侧半球有占位病变或外伤引起的硬膜外血肿时，大脑半球向下向内侧移位，致使钩回疝入小脑幕切迹，压迫同侧动眼神经。早期，由于在此平面上瞳孔运动纤维居于背内侧，位置表浅，因而首先表现为瞳孔短暂的缩小，不久即进入麻痹期，瞳孔逐渐散大，继之眼肌运动也受损害。

3. 海绵窦病变　可以引起海绵窦综合征（cavernous sinus syndrome）。它包括同侧动眼神经、滑车神经、展神经及三叉神经第一支——眼神经的损害。临床表现为病侧眼疼痛，伴眼周区痛觉过敏，眼睑、球结膜水肿，静脉怒张，眼球突出，单眼的眼内肌、眼外肌麻痹；若病变蔓延至对侧，则另一眼同样受累。如果病变位于海绵窦后组，则可能包括三叉神经的第二支——上颌神经的麻痹。另外，糖尿病引起的动眼神经梗死则可导致无瞳孔受累的动眼神经麻痹。这种缺血性糖尿病性动眼神经麻痹可于 8～12 周内自行缓解，但可复发。

4. 眶上裂病变　可引起眶上裂综合征（superior orbital fissure syndrome）。此征也损害Ⅲ、Ⅳ、Ⅵ神经以及Ⅴ神经的第一支——眼神经。因此，眶上裂综合征不易与海绵窦综合征区别，但一般说来，前者全身中毒症状不显著，多表现为局部机械性障碍，而且病程较为长久；而后者全身中毒症状严重，高热、昏迷以及血象改变均很突出，而且常伴有眼睑及球结膜的水肿，病程也多较短。

5. 眶内病变　早期引起的动眼神经损害多不完全，因为动眼神经入眶后，即分为上下两支之故。若以上支受损为主，则上睑下垂明显；若下支为主，则瞳孔扩大明显。而且，患者常伴有突眼等眶内占位病变的体征。

### （四）难以明确定位的动眼神经损害

1. 眼肌麻痹性偏头痛　是一种少见的疾病，通常发生于有偏头痛家族史的儿童和青、中年人。在眼肌麻痹发生前常有一侧搏动性头痛、恶心、呕吐，持续数小时至数天，继之发生一侧动眼神经的轻度或完全麻痹。一旦发生麻痹，上述症状即减轻，头痛消失后，眼肌麻痹在数天或数周内恢复，频繁发作可造成不全恢复或永远不恢复。发病机制和动眼神经病损部位不明，据认为可能和颈内动脉海绵窦内段水肿压迫动眼神经有关，应与其他痛性眼肌麻痹综合征相鉴别。以前主张对不能确诊者行脑血管造影，但目前对该类患者是否需要进行动脉造影检查仍有争议。

2. 动眼神经纤维再生错向综合征　又称为 Fuchs 综合征，发生于第Ⅲ脑神经由于外伤、动脉瘤或肿瘤损伤的恢复期内。在恢复的过程中，新生长的轴突错位以致它们分布到本不该由其支配的眼外肌上。因此，导致几种异常的眼球运动形式的产生。如：

（1）假性 Graefe 现象：为原先支配下直肌的神经纤维错向生长至提上睑肌所致。使下直肌收缩的神经冲动不仅引起眼球下转，而且产生上睑上提，临床表现为在患者试图内转或下转眼球时出现患侧上睑上抬。

（2）假性 Argyll-Robertson 瞳孔：支配眼外肌的动眼神经纤维错向生长至瞳孔括约肌后，临床表现为当试图内转、上转和下转时可引起节段性瞳孔收缩，但直接和间接对光反射仍消失，“调节反应”却存在。

应该指出的是，第Ⅲ脑神经的再生错向从不与糖尿病性动眼神经病变相伴出现。动眼神经的再生错向发生之前未出现急性第Ⅲ脑神经麻痹者即称之为原发性再生错向，是海绵窦内脑膜瘤或动脉瘤的症候。

3. 周期性动眼神经麻痹（cyclic oculomotor palsy）又称为 Axenfeld-Schurenberg 综合征，其临床特征为在某只麻痹眼的基础上发生阵发性的痉挛。在痉挛期间，麻痹眼从外斜眼位转向中线，下垂的眼睑上提，扩大的瞳孔缩小。该病病因和病位不明，预后一般较好。

4. 眼肌麻痹 - 共济失调 - 深反射消失综合征（Fisher 综合征）　可能与病毒感染所致的变态反应有关。除周围神经损害外，另有较严重的脑干和小脑病变。临床特征患者大多先有呼吸道或消化道感染，数天至数周后出现复视、上睑下垂、眼球转动困难及四肢共济失调。眼内肌同时受累，导致瞳孔扩大和对光反应迟钝。有时累及面、吞咽、迷走及副神经等，导致多个脑神经麻痹。该病预后较好，一般可于2～4个月恢复。

5. 神经炎性动眼神经麻痹　多种细菌（如白喉、破伤风）、病毒（单纯疱疹、带状疱疹等）均可引起动眼神经炎；糖尿病可导致动眼神经干的缺血性损害；铅、砷、乙醇、一氧化碳及肉毒中毒等亦可导致动眼神经麻痹；感染性多发性神经炎累及动眼神经常为双侧性，严重者可致多个脑神经损害。

#### （五）孤立的动眼神经麻痹的临床分析要点

伴有眼球内收、上转、下转障碍以及上睑下垂是动眼神经麻痹的特征。患者瞳孔可散大、迟钝或正常。

在患有糖尿病、高血压或两者都有的中老年患者中，如发生突然的疼痛性或无痛性的无瞳孔受累的动眼神经麻痹，则表明几乎总有微血管病因的存在。葡萄糖耐量试验和血沉常可用作初步的评估。这种麻痹一般可在发作后的2～3个月完全消除。对无明显病因、瞳孔豁免的动眼神经麻痹的年轻患者，应进行全面的检查。

在任何年龄，突然发作的眼球运动障碍并累及瞳孔的第Ⅲ脑神经麻痹，是急诊进行神经影像学检查以排除后交通动脉动脉瘤的充分指征。

慢性动眼神经麻痹不论是否有瞳孔受累，建议进行影像学的检查，以排除周围神经路径上的肿物。可能存在动眼神经的再生错向。牵拉试验有助于排除限制性病因。

## 三、滑车神经损害的定位诊断

滑车神经麻痹多与其他眼球运动神经的损害共存，单独麻痹少见。可由血管性病变、脱髓鞘疾病、外伤、糖尿病、后颅凹肿瘤和带状疱疹等引起。

#### （一）滑车神经的核性损害

滑车神经的核性损害较为少见。损害一侧滑车神经核，引起对侧眼的上斜肌麻痹。如病灶范围较大，向上影响了动眼神经的下直肌核，临床上除对侧上斜肌麻痹外，尚有病灶同侧眼的下直肌的麻痹。如果病变更大一些，引起病灶侧动眼神经核全部受到损害，则可以引起病灶同侧的眼球动眼神经所支配的全部眼肌完全麻痹以及病灶对侧眼球上斜肌和上直肌麻痹。

#### （二）滑车神经的周围性损害

虽然临床上见到的滑车神经麻痹远较动眼、展神经的损害为少。但由于滑车神经是颅内行程最长而且最纤细的神经，因此它特别易于受到外力所引起的闭合性颅脑外伤的损伤，这种外力可由小脑幕切迹的游离缘传递至脑干。双侧外伤性滑车神经麻痹常发生在前髓帆，在此处双侧滑车神经汇集在一起，临床表现为下视受限和复视。

糖尿病性局部缺血性损伤是滑车神经麻痹的第二个最常见的原因。

中脑四叠体区肿瘤或松果体肿瘤，有时可引起一侧或两侧滑车神经麻痹。

动脉瘤是孤立性滑车神经麻痹的极为罕见的原因。

在颅底、海绵窦、眶上裂和眼眶等处的病变，滑车神经多与动眼、展和三叉神经等共同受到损害。另外，即使经过全面的临床的实验室检查，仍未能明确病因的孤立性第Ⅳ脑神经麻痹也颇为常见；尽管这种原因不明的麻痹通常是良性的，仍需进行观察。

#### （三）滑车神经的特殊综合征

1. 上斜肌腱鞘综合征（Brown综合征）　以内收眼的上转受限为特征。它是位于滑车平面的上斜肌鞘的运动受限的结果。先天性或后天性者均可发生。

2. 上斜肌肌纤维颤搐　是指上斜肌的无节律颤搐。症状包括由于震颤而引起的视力下降、视物扭转和垂直性复视。扭转及下偏斜的体征在临床上是难以辨认的，最好的方法是用检眼镜或裂隙灯显微镜直接观察结膜血管。这种病变从不伴有任何神经系统的疾病。使用"卡马西平"（酰胺咪嗪）可控制患者的症状，一般不需要手术治疗。

#### （四）孤立性滑车神经麻痹的临床分析要点

对滑车神经麻痹应采用三步法进行诊断：第一步是确定上斜位于哪一侧；第二步是观察当注视对侧时上斜视增加的情况；第三步是记录当头偏向同侧时，上斜视增加的情况。典型的双眼性第Ⅳ脑神经麻痹表现为后天性V内斜，即向左侧注视时右眼上斜；向右注视时左眼上斜；向下注视时出现扭转性复视。

无眼睑功能障碍的垂直性复视发作，最常见的原因是滑车神经麻痹。外伤性、血管性和脱髓鞘等病因也较为常见，而由压迫引起者少见。急性滑车神经麻痹的治疗与瞳孔豁免的动眼神经麻痹的处理相同。

慢性滑车神经麻痹可由先天性病变的失代偿引起，对照过去的相片有助于证实头部倾斜的存在。先天性病变相对较后天性病变更常见，在同视机检查时垂直融合的幅度常常增大，应使用牵拉试验和（或）腾喜龙试验（Tensilon test）来排除特殊的综合征和肌无力症。

## 四、展神经损害的定位诊断

在神经系统疾病中，展神经麻痹较为常见，依据其损害部位的不同而分为：

### （一）展神经的核性损害

展神经的核性损害较为常见，常为先天性展神经核发育不全或不发育，以及脑桥的肿瘤、炎症、变性和出血等原因所致。不影响邻近结构的孤立性展神经核性损害极为罕见，一般多同时影响脑干中的面神经、内侧纵束或脑桥旁正中网状结构等，因此，核性展神经麻痹常伴有一些相应的其他神经损害。

先天性展神经核的核性病变多为双侧性，表现为出生后即有的双眼外直肌麻痹；有时也可以是单侧的展神经核受损。此外，先天性的展神经核的损害，常可能伴双侧面神经周围性瘫痪，这种双侧先天性Ⅵ、Ⅶ神经的联合损害被称为 Moebius 综合征。

### （二）展神经的束性损害

展神经的束性损害多由脑桥的肿瘤、缺血、炎症和变性引起，临床上表现为神经束及其邻近组织同时受损的一些综合征，包括：

1. Foville 综合征（脑桥内侧综合征） 病变损害了展神经以及同侧脑桥的内侧纵束和锥体束。病因最常见为基底动脉旁正中支粥样硬化所致的缺血性梗死，其次为肿瘤和炎症。临床特征为同侧展神经麻痹、向病侧的同向运动麻痹伴同侧周围性面瘫，对侧外展眼震及对侧偏瘫。

2. Millard-Gubler 综合征（脑桥外侧综合征） 病变损害了展神经及面神经以及同侧脑桥髓内的锥体束纤维，临床表现为同侧展神经麻痹及同侧面神经的周围性麻痹以及对侧肢体中枢性偏瘫（包括对侧舌下神经的中枢性麻痹）。

3. Raymond 综合征 病变位于脑桥腹侧份，损害同侧展神经及锥体束，临床表现为同侧展神经麻痹及对侧偏瘫（包括对侧舌下神经的中枢性麻痹）。

### （三）展神经的周围性损害

1. 颅底段病变 展神经在颅内也是行程最长的脑神经之一，因而颅内很多疾病常可引起一侧或双侧展神经的麻痹，由于展神经在颅后凹的一段行程中，是在跨过小脑前下动脉后，即沿枕骨的斜坡经岩骨尖向上外爬行，因此，在颅内压力增高时，压力除可直接作用于展神经外，也可通过向枕骨大孔方向的压力使脑干向下移位，因而牵扯展神经，使之受压于小脑前下动脉或岩骨尖处，而发生麻痹。所以，如果患者先有颅内压增高，以后发生单侧或双侧展神经麻痹，常属假性定位体征。

少数人于腰椎穿刺后，发生一侧或双侧展神经麻痹，可能也是由于脑干向下移位，使展神经受压的缘故。这种腰椎穿刺后的展神经麻痹一般在4～6周后完全恢复。

鼻咽癌常经破裂孔进入颅底，引起同侧Ⅲ、Ⅳ、Ⅴ、Ⅵ等脑神经受损害。展神经是最先受损的神经之一，不少患者常常是以展神经或其他眼球运动神经麻痹为其首发症状。

2. 岩部病变 中耳乳突炎的炎变向岩骨尖部扩展，引起岩尖部限局性脑膜炎，可引起经过该区的展神经和位于岩尖附近的三叉神经眼支，甚至面神经同时受损害，称为 Gradenigo 综合征（岩尖综合征）。

小脑脑桥角处的肿瘤（常见为听神经瘤），常引起同侧外展、三叉、面以及听神经损害。临床表现同侧外直肌麻痹、面神经麻痹、重听、耳鸣、眩晕以及面部感觉减退等症状。

3. 海绵窦病变 在此，展神经是最容易受到损害的神经，因为它位于海绵窦的窦腔的中间，其他神经如Ⅲ、Ⅳ、Ⅴ等神经均在窦的外侧壁中，因此，展神经较其他神经损害为早。

4. 眶上裂病变 展神经同动眼、滑车以及三叉神经第一支——眼神经常常同时受损，形成眶上裂综合征。病因和动眼神经相应部位的病因相同。

如果病变稍偏内后方，同时影响到视神经，发生视神经炎或视乳头水肿，则称为眶尖综合征（apex syndrome）。

5. 眼眶内的病变 也可引起展神经麻痹。

### （四）展神经的特殊综合征

1. 儿童展神经麻痹 儿童展神经麻痹如在12周内无另外的体征出现，提示可能为一个良性的病毒感染后状态。倘若同时伴有水平同向运动麻痹则提示脑桥神经胶质瘤的存在；若伴有小脑体征则表明可能为星形细胞瘤、室管膜瘤或髓母细胞瘤。

2. Duane 眼球后退综合征 以眼外展受限并伴有内转时睑裂缩窄为特征。分为三种类型：第一型最常见，表现为外展受限和充分的内转；第二型外展正常但内转受限；第三型的特征是内转和外转均受限。虽然此综合征可由多种眼眶疾病引起，但先天异常很大可能是由于展神经核发育不全或完全没有发育，并伴有动眼神经的分支分布于外直肌所致。

### （五）孤立性展神经麻痹的临床分析要点

眼外展运动障碍是展神经麻痹的特征。第一眼位时呈现内斜视，当向麻痹眼侧转动时变为显著。为了减轻复视，头常常转向麻痹眼侧。

若发现中年或中年以上的糖尿病和（或）高血压患者，出现突然疼痛性或无痛性展神经麻痹，则说明一定存在微血管系统的病因。对这类患者应首先进行糖耐量试验及血沉的测定，以求得到确诊。这类的眼肌麻痹多在发作后2～3个月可望逐渐完全恢复。

慢性展神经麻痹倘若不是由一个特殊的综合征引

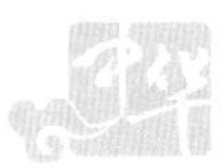


起，则高度提示存在压迫性病因。为此应进行神经影像学的检查。腾喜龙试验和牵拉试验可用以排除重症肌无力及某些限制性病因。

### 五、多发性眼运动神经麻痹

以下几个部位为眼球运动神经核密集或神经行程中共同的路径，易致多根神经的联合损伤。

1. 脑干　因所有的眼球运动神经核均位于中脑和脑桥的一个相对紧邻的解剖空间之内。因此，该部位的病变（如血管损害和肿瘤等）极易导致多根神经的损害。

2. 蛛网膜下腔　各种感染性或新生物性脑膜炎、头部外伤、中线肿瘤或动脉瘤可影响多根眼运动神经。

3. 海绵窦　海绵窦内的各种病灶如动脉瘤、动静脉瘘、脑膜瘤、肉芽肿（Tolosa-Hunt 综合征）和转移瘤等，常影响一根以上的眼运动神经。加之在窦内，三叉神经的三个分支分别自窦内不同的水平上发出，故它们是否受损对疾病的定位十分重要。三叉神经下颌支几乎立即从海绵窦的后部发出，上颌支从海绵窦的中部发出，只有眼支经过海绵窦的前部和眶上裂。

### 六、周围神经病变

Guillain-Barre 综合征的 Miller-Fisher 变异：由病毒感染后的神经病变所引起，影响脑神经和周围神经，导致眼肌麻痹、共济失调和反射消失三联症，并常伴有感觉症状和体征以及两侧面瘫。因为有各种各样的眼球运动损害，故可有不同的核上的、核间的和周围神经受损的表现。偶有伴随真正的中脑炎症的病例报道。

（刘瑜玲　严　密）

## 第三节　核上性及核间性眼肌麻痹

我们对视觉传出系统，也就是眼球运动路径了解随着近几年对灵长类动物模型的研究、功能磁共振成像、电生理检测、临床疾病影像学对应关系的研究逐渐完善。眼球运动路径的最终目的是建立清晰的、稳定的双眼视，而达到这一目的需要两个基本的眼球运动：凝视飘动和凝视稳定，即快速发现目标和将视线维持在兴趣目标上并精确移动。又进一步分解为扫视、固视、眼震的快相、平稳跟随运动、转向、视动、前庭运动等运动。为实现如上运动，眼球运动路径从上到下包括：①眼球运动的皮层控制（基底节、丘脑、上丘）；②眼球共同运动的运动前协调（前庭眼系统、小脑、脑干）；③控制眼球运动的脑神经核团及脑神经（第Ⅲ、Ⅳ、Ⅵ对脑神经）；④眼外肌。而又称前两部分为核上路径，后两部分为核下路径。

**【定义】** 核上性眼肌麻痹（supranuclear ophthalmoplegia），又称核上性凝视麻痹，系皮质侧视中枢及其联系纤维病变引起的眼球同向运动障碍。目前所知，眼球运动至少有六个核上性控制系统：扫视系统（saccade system）、跟踪系统（pursuit system）、视动眼震系统（optokinetic nystagmus system）、位置维持系统（凝视 fixation system）、前庭眼反射系统（vestibular ocular reflex system）、集合系统（convergence system）。如果以上控制系统一个或多个产生病变，则会导致眼球运动障碍。而核间性眼肌麻痹（internuclear ophthalmoplegia，INO）是由协调两眼运动的脑干通路破坏所致，也就是内侧纵束的病变引起的一种特殊的眼球运动障碍。

### 一、内侧纵束

内侧纵束是一束联系脑干各神经核极为重要的神经纤维束，位于脑干中线的两侧，上起自第三脑室底的间质核附近，向下一直到达颈上段脊髓，在动眼神经核和前庭神经核之间特别发达。内侧纵束在中脑平面位于动眼和滑车神经核的腹内侧，在脑桥平面位于展神经核的内侧。内侧纵束不仅使各眼球运动神经核之间彼此相互联系，从而完成两眼精细的协调运动；同时使眼球运动神经诸核与前庭神经核和其他神经核以及一些颈段脊髓神经相互联系，因此，刺激前庭器官和旋转头颈部都可引起反射性的眼球运动。此外，脑桥水平同向运动中枢也通过此束将神经冲动传至对侧动眼神经核，以完成水平同向运动。内侧纵束是眼球运动的核上支配的重要结构之一（图 10-121）。

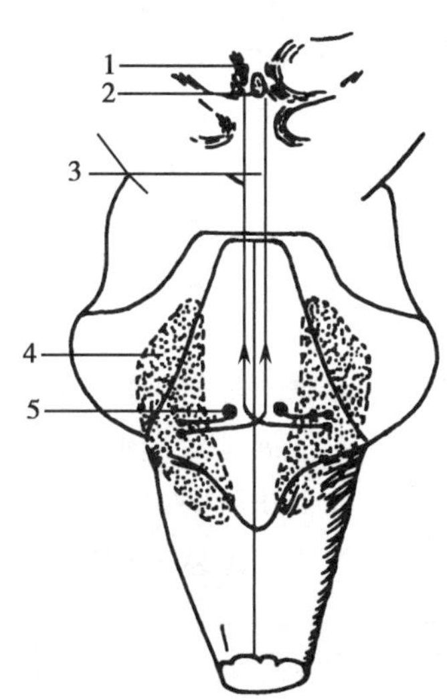

**图 10-121　内侧纵束与动眼、展神经核的联系**

1. 动眼神经核　2. Perlia 核　3. 内侧纵束　4. 脑桥水平同向运动中枢　5. 展神经核

## 二、核间性眼肌麻痹

内侧纵束的病变引起的核间性眼肌麻痹，由于病变损害内侧纵束的部位不同，其临床表现也不同，临床上分为前核间性眼肌麻痹和后核间性眼肌麻痹两种。不论是前部或后部的内侧纵束病变，可能是两侧均受到损害，也可能只损害单侧，一般临床上双侧性损害较单侧者为多。

### （一）前核间性眼肌麻痹

**【定义】** 前核间性眼肌麻痹（anterior internuclear ophthalmoplegia）病变的损害位于中脑部位，或者更确切地说，损害位于展神经核与动眼神经核之间的上行的内侧纵束纤维。临床表现为双眼向两侧水平方向转动时一眼（或两眼）的内直肌有明显的运动障碍，但其对侧的外直肌却收缩如常，然而此麻痹的内直肌在作集合运动时和用冷水刺激对侧迷路时仍可收缩。因此，证明该眼内直肌并非真正的麻痹，而是内侧纵束的病变所致。这种前核间性眼肌麻痹常常合并有集合运动的减弱或丧失。所以，前核间性眼肌麻痹常常被误认为内直肌的麻痹，因而忽略了内侧纵束的损害，这一点是应该引起密切注意的。应该结合患者有无瞳孔障碍和其他动眼神经支配的眼肌的麻痹，如果患者的条件允许，应作冷水灌注外耳道试验，观察其前庭反射性眼球运动存在与否，以区别前核间性眼肌麻痹与内直肌麻痹。

### （二）后核间性眼肌麻痹

**【定义】** 后核间性眼肌麻痹（posterior internuclear ophthalmoplegia）病变的损害位于脑桥以下和延髓之间，影响了下行的内侧纵束纤维，其表现为双眼向两侧水平方向转动时，一眼（或两眼）外直肌有明显的运动障碍，但对侧的内直肌却正常收缩。然而，麻痹的外直肌可因前庭器官的刺激而表现正常的收缩，同时这种患者的集合功能多完整无损。后核间性眼肌麻痹也很容易被误认为是外直肌的麻痹。因此，如果患者情况许可，凡疑为单纯外直肌麻痹者，应作前庭功能检查，以排除后核间性眼肌麻痹。

核间性眼肌麻痹有时可出现眼球震颤，但这并不是普遍伴有的特征。这种眼球震颤多为不对称的单侧性眼球震颤。前核间性眼肌麻痹，双眼向两侧水平方向注视时，一眼内直肌运动障碍，而对侧外展眼可显粗大的单眼水平性眼球震颤，其快相朝向眼球外转的方向；反之，后核间性眼肌麻痹则为内转眼出现单侧眼球震颤。一般认为，前部病变引起眼球震颤的机会较之后部病变引起眼球震颤的机会为小。核间性眼肌麻痹还常伴眼球歪扭偏斜。

尽管核间性眼肌麻痹可有内直肌或外直肌在眼球水平同向运动时的麻痹，然而在眼球处于原位时并不显示有任何斜视存在。如果病变同时影响了动眼神经核，则可合并有麻痹性外斜视；如果病变影响了展神经核，则可合并有麻痹性内斜视。此外，由于病变多同时影响脑干其他神经核，患者常可能伴有其他脑神经受损的体征。

近年认为，内侧纵束病变产生的核间性眼肌麻痹的特征是，单侧性内侧纵束病变者，病变同侧的眼球内转障碍，其表现可能为：①眼球完全不能越过中线；②眼球内转轻度受限，同时内转速度变慢；③仅表现眼球内转速度变慢，而无眼球内转障碍。而当眼球内转受限时，不论应用眼头运动反射试验或前庭功能试验，其内转功能均无改善。据研究推测，灵长类动物的水平半规管至眼球运动神经核的纤维不经内侧纵束；但是，临床上见到的内侧纵束损害的患者，刺激前庭时，常常不能改善其内转运动，提示至少在人类，一些水平前庭信号经前庭神经核至眼球运动神经核是位于内侧纵束内的。

以往不少学者均以在双眼向水平方向转动时，内直肌的运动障碍为前核间性眼肌麻痹，而外直肌的运动障碍为后核间性眼肌麻痹来划分这两种核间性眼肌麻痹。然而，近年来，大多数学者均认为这种划分是一种理论上的假说，事实上，他们从未见过以外直肌运动障碍为表现的所谓后核间性眼肌麻痹。目前，一般认为，前核间性眼肌麻痹是在双眼向水平方向转动时，除了患侧眼内直肌麻痹外，还有集合运动的麻痹；而后核间性眼肌麻痹则应该是除了水平方向转动时患侧眼有内直肌运动障碍以外，其集合功能正常，而且还有其他延髓等病变的体征。两者都表现为双眼球向水平方向运动时内直肌运动障碍，外展眼明显的单侧性眼球震颤。前核间性眼肌麻痹表示中脑病变，而后核间性眼肌麻痹则主要见于延髓病变。

有些内侧纵束受损的患者，其邻近组织，特别是脑桥旁正中网状结构以及展神经核及（或）展神经束也同时受损，这种复合性的损害称为麻痹性脑桥外斜视，亦称为“一个半综合征”（one-and-a-half syndrome）。这种综合征多见于脑干损害的早期，常见的病因是脑干梗死、出血和多发性硬化等。患者除了核间性眼肌麻痹外，还同时产生病灶同侧的眼球水平同向运动麻痹。这种患者在企图向病灶侧注视时，可表现为“一个”完全的同向运动麻痹，而向病灶对侧注视时，则因内侧纵束的病变而表现为核间性眼肌麻痹，即病灶侧的内直肌运动障碍，也就好像还有“半个”同向运动的麻痹。

有时，双侧性核间性眼肌麻痹患者表现不明原因的明显的外斜视，称为 WEBINO（wall-eyed bilateral INO）综合征。

双侧性核间性眼肌麻痹多见于多发性硬化、昏睡性脑炎、脑干的肿瘤和延髓空洞症等病。单侧性核间性眼肌麻痹则多由于基底动脉的小分支的闭塞所致。

50 岁以下的中、青年人核间性眼肌麻痹，尤其是双侧性的，最常见的原因是多发性硬化。其临床特征为眼球内转受限伴眼球震颤，而集合功能正常。核间性眼肌麻痹可与眼球歪扭偏斜或凝视诱发的上视性眼球震颤（gaze-evoked upbeat nystagmus）共存。大幅度的水平眼球冲动和向患侧眼球内转的迟滞是临床前期的特征，这种体征在诊断继发性视神经炎中非常有用。而在老年人最常见的病因是血管阻塞性疾病。任何在功能上或结构上阻断内侧纵束的传导都会引起核间性眼肌麻痹。除去多发性硬化和梗死外，至少已报道了 15 种其他的原因，如肿瘤、药物中毒、新陈代谢的先天异常、炎症、癌性脑膜炎、癌旁效应、伴继发性脑积水的 Chiari 畸形以及脊髓小脑退变等。

## 第四节　眼性眼球震颤

**【定义】** 眼球震颤（nystagmus）是眼球的一种不自主的有节律性的眼球来回的摆动。引起眼球震颤的原因有眼性、中枢神经性、迷路性以及一些少见的先天性或原因不明者四大类。本节将着重讨论眼性眼球震颤。

眼性眼球震颤（ocular nystagmus）又可分为视觉性眼球震颤、眼肌性眼球震颤、先天性或原因不明性的眼性眼球震颤三种。

### 一、视觉性眼球震颤

视觉性眼球震颤（optical nystagmus）是由于视力的障碍或视觉的刺激引起的一种眼球震颤，一般可分为三种：

#### （一）固视性眼球震颤

**【定义】** 固视性眼球震颤（fixation nystagmus）又称知觉缺陷型眼球震颤（sensory defect nystagmus），多见于 2 岁以前中心视力已丧失者，患儿在出生时或生后不久即已失明，其黄斑功能尚未充分发育，以致固视反射未能建立，因而发生眼球震颤。2～6 岁中心视力丧失的儿童，通常都只发生不规则和不能持续固视的眼球运动，而不是真正的眼球震颤；6 岁以后失明者，一般其眼球运动不受损害。这种由于中心视力障碍引起的眼球震颤多发生于先天性白内障、影响到黄斑的先天性或后天性视网膜脉络膜病变、先天性视神经发育障碍或视神经萎缩、先天性角膜白斑、先天性无虹膜、全色盲、白化病以及由于营养不良导致的角膜软化症等多种在 2 岁以前导致患儿视力丧失的眼病。

固视性眼球震颤的特点是：眼球呈现一种粗而缓慢的钟摆性眼球震颤（pendular nystagmus），眼球自中点向两侧等距离的摆动，没有快相和慢相之分。然而，当双眼向两侧转动时，这种钟摆性的震颤也可转变成有快相和慢相之分的急动性眼球震颤（jerking nystagmus），其快相向注视侧。钟摆性眼球震颤多为水平性，有时也可为垂直性（多见于单眼性眼球震颤），少有旋转性者。这种眼球震颤在患者企图注视时更加显著，而在减少其注视时减弱，在睡眠和闭眼时眼球震颤可完全消失。患者视力极差，一般多已完全失明，或只有光感或手动的视力，视力很少有在 0.1 以上者，而且眼部多有相应的原发疾病的体征存在。

#### （二）职业性眼球震颤

**【定义】** 职业性眼球震颤（occupational nystagmus）多发生于长期处在昏暗的光线下工作的人，由于工作环境光线过于暗淡，在这种微弱的光线照明下，双眼视网膜黄斑区的锥细胞已不起作用，全靠视网膜周边部的杆细胞发挥作用，因此，锥细胞处于抑制状态，时间一久，中心视力也就逐渐减退，黄斑失去固视功能，从而发生眼球震颤。

职业性眼球震颤多发生于矿井下工人，故又称矿工性眼球震颤（miner's nystagmus）。近年来，由于科学技术的进步、劳动条件的改善，这种职业性眼球震颤已很少见。

职业性眼球震颤的特点是：眼球震颤的速度很快，每分钟 150 次以上，甚至可达 700 次左右；震颤为钟摆型，无快慢相，常在向上看时加重，向下看时减轻。因此，患者在看东西时，有头向后仰、两眼球向下方俯视的特殊姿势。这种眼球震颤最初仅在工作时发生，时间一长，即可变为持续性眼球震颤。除个别严重患者外，一般在改善了工作环境后多可自行消失。

#### （三）视觉动力性眼球震颤

**【定义】** 视觉动力性眼球震颤（optokinetic nystagmus）是由于注视眼前快速移动的物体所引起的一种眼球震颤。这是一种生理现象，但平时不会出现，只有在一些特定的条件下才表现出来。例如，当人们注视眼前一系列移动着的物体，或者坐在行驶的火车车厢里注视着车窗外迅速移动的树木和风景时，双眼必然发生一种有节律性、有快慢相的水平性眼球震颤，其快相与火车前进的方向一致，慢相则与火车前进方向相反。这种因为注视眼前快速移动的物体引起的视觉动力性眼球震颤，简称视动性眼球震颤。

为了检查这种正常人应有的生理性的视动性眼球震颤，人们设计了一种高约20cm、直径为23cm，表面有宽约22mm黑白相间的垂直条纹的旋转鼓，称为视动鼓。当鼓向右侧转动时，可引出快相向左、慢相向右的水平性眼球震颤（图10-122）。当旋转鼓向左转时，眼球震颤的快相向右，慢相向左。正常人双侧都能引出这种眼球震颤，是为视动性眼球震颤征阴性。如果当视动鼓向右转动时不能引出眼球震颤，或眼球震颤幅度很小；而视动鼓向左侧转动时可引出明显的眼球震颤，则为视动性眼球震颤征右侧阳性。

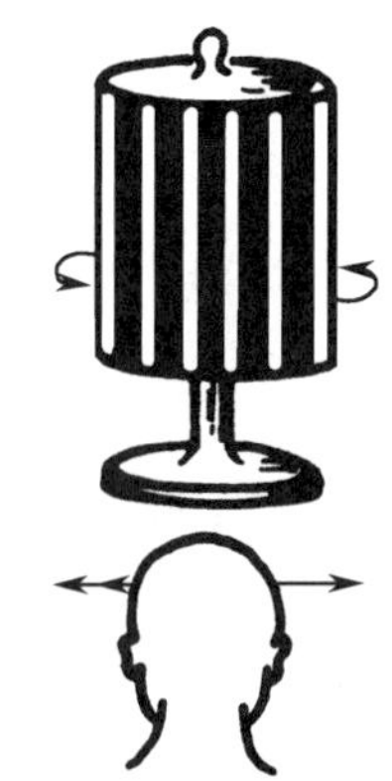

图10-122　视动性眼球震颤

检查儿童或失语患者时，标准的视动鼓可能引不起患者的注意力，如果将视动鼓的黑白相间的条纹改为人或动物等的画面，或许可以更好地进行检查。我国民间传统的走马灯应该是一个极好的视动鼓，但走马灯往往只能恒定地向着一个方向转动。因此，为了检查视动性眼震，应该设计两个不同方向的走马灯，也许可以很好地对失语、轻度木僵以及儿童患者进行检查。

从神经眼科学的观点来看，这种正常人应有的生理性的视动性眼球震颤对中枢神经系统疾病的定位诊断有很大的价值。例如，患者有同侧偏盲，用上述检查方法，视动鼓向两侧转动时，所引出的视动性眼球震颤双侧相等或大致相等，即视动性眼球震颤征阴性，那么，在很大程度上可能表示病变在视束、外侧膝状体、视放射前份或邻近距状裂的枕叶皮质区，因此，阴性征没有特殊定位意义。但是，如果同侧偏盲患者在视动鼓向病灶侧转动时，引不出快相向偏盲侧的眼球震颤，而视动鼓向病灶的对侧转动时，引出了快相向无偏盲侧的眼球震颤，则为视动性眼球震颤征阳性，则表示为顶颞或顶枕区的病变，也就是病变位于视放射中、后份。此阳性征定位价值十分可靠，据Kestenbaum的统计，其准确性可高达96%。还有人指出，视动性眼球震颤征阳性，表示为缘上回和角回的病变。

虽然仍有人怀疑此征的准确性，但是，严密等发现在临床上的观察，对于顶枕颞区（视放射中后份）的病变，此征的定位价值的确是比较可靠的。曾见到一例左侧角回、缘上回区病变病员有典型的字盲者，其视动性眼球震颤征为阳性。

## 二、眼肌性眼球震颤

### （一）终位性眼球震颤

**【定义】** 终位性眼球震颤（end-position nystagmus或endpoint nystagmus）又名生理性神经肌肉性眼球震颤，是一种生理性改变，正常人在双眼极度转向两侧水平方向时，可以引起双眼有短暂的、有节律性的、有快慢相的眼球震颤，其快相朝向注视侧；外转眼的眼球震颤可能较内转眼更为明显，振幅也较大；有时震颤也可仅现于外转眼。一般这种震颤多不超过十余次，当眼球稍向中线方向转动几度，震颤即可消失。实际上，它是一种假性眼球震颤，应该注意不要把这种生理性的假性眼球震颤误诊为病理性眼球震颤。

这种震颤多见于50～60岁的正常人，据Duke-Elder解释，当固视野的目标特别是要求集合的近目标位于固视野的周界以外时，由于有关眼肌的疲乏，放弃固视又重新固视的交替发生，而表现为眼球震颤。

作者认为，如果用更简单的道理来解释这种终位性眼球震颤发生的机制，是否可以假设当肌肉的收缩超过其极限时，肌肉力量已经明显不足，为了完成这种超负荷的收缩，肌肉竭尽全力收缩，因而发生了肌纤维的痉挛，遂出现眼球震颤。正如同举重运动员在举起超过其本人举重记录的重量时所表现的那种肌肉震颤一样。

一般眼球震颤多在固视约30秒钟后出现。在全身或眼球疲乏时、神经官能症者、有隐斜视者，则出现得更早。

当眼球震颤发生在固视野的周界（终位）以内时，应视为病理性的眼球震颤。

### （二）眼肌轻瘫性眼球震颤

**【定义】** 眼肌轻瘫性眼球震颤（muscle paretic nystagmus）是一种当某个单个眼外肌发生轻瘫时，在眼球转向该麻痹肌的运动方向之际，可以发生有节律性、有快慢相的眼球震颤，其快相朝向麻痹肌运动的方向。这种眼球震颤双眼常不相等，有时只有患眼才有震颤。其表现与上述的生理性神经肌肉性眼球震颤几乎完全一致。区别这两种眼球震颤的方法是：肌肉轻瘫者，眼球震颤仅表现于眼球转向瘫痪侧时，向对侧转动时没有眼球震颤；而生理性者系双侧均有。此外，眼肌轻瘫的患者必然表现有复视，用复视图（如红玻璃试验）检查，当可发现麻痹肌；生理性者无复视。

发生轻瘫性眼球震颤的机制，作者认为可能同生理性者一样，是肌肉克服"超负荷"的一种代偿性收缩。

眼肌轻瘫性眼球震颤，有时见于重症肌无力和垂体性眼肌麻痹。

## 三、少见的眼性眼球震颤

### （一）先天性眼球震颤

**【定义】** 先天性眼球震颤（congenital nystagmus，CN）又称先天性特发性眼球震颤（congenital idiopathic nystagmus），它是一种原因不明、表现复杂、危害较重而且难以治疗的眼病。自出生后即可有眼球震颤，而且这种情况终生不变。其表现为不自主性眼球运动，发病率约为 0.005%～0.286%。Cogan 将先天性眼球震颤分为知觉缺陷型和运动缺陷型，前者亦称钟摆型，后者又称冲动型。

知觉缺陷型眼球震颤表现常为双侧水平性眼球震颤，呈钟摆型，快慢相速度相等，振幅粗而不规则。双眼向正前方看时，震颤较细，向两侧看时，震颤可能明显一些。也有人向前方和向上看时，震颤更显著，向下看时减轻，因此，患者多采取头后仰、眼下转的特殊姿势观察事物以减轻眼球震颤。这种眼球震颤与视力障碍引起的固视性眼球震颤极为相似，然而其视力一般均保持在中等水平，约在 0.5～0.7 之间，眼球也无器质性损害。本病原因不明，如果同一家族中有多人患这种眼球震颤，则称为遗传性眼球震颤。

运动缺陷型眼球震颤，病因主要在传出通路，可能累及神经中枢或同向眼运动控制径路，而眼部无异常改变。眼球震颤呈冲动型，有快慢相之分。双眼向某一方向注视时振幅及频率减少，或眼球震颤完全消失，视力因此增加，故患者常采取代偿头位，使双眼处于眼球震颤最轻或完全消失的位置，此位置称静止眼位，亦称为休止眼位，即"零带"（zero zone）或"零点"（null point）。但是，也有同时存在两个静止眼位的。眼震图有助于诊断。目前，先天性眼球震颤发病的确切机制仍然不清楚。

### （二）隐性眼球震颤

**【定义】** 隐性眼球震颤（latent nystagmus）在患者双眼睁开时，没有眼球震颤，也没有任何眼球运动障碍，但当一眼被遮盖时，双眼立即出现有节律性、有快慢相的水平性眼球震颤，快相向未遮盖眼。因此，这种眼球震颤有时是在医生检查患者眼底时才被发现，因为检查其一侧眼底时，该眼被医生的头部或检眼镜所遮挡。有时也可在检查视力时被发现，当其双眼睁开时，视力良好；但分别检查单眼视力时，因一眼被遮挡而发生眼球震颤，故未遮盖眼不能固视，因而视力大减。

一般说来，这种眼球震颤在遮盖任一眼时都可发生；但也有少数人仅在遮盖某一眼时才发生，而遮盖另一眼时则不发生；或者遮盖视力较好的一眼时，眼球震颤明显，而遮盖视力较差一眼时，震颤很轻微。隐性眼球震颤系先天性眼球震颤的一种类型，常伴有内斜视或分离垂直性斜视（DVD），病因不明。若患有隐性眼球震颤的患者伴有神经系统的症状，如头痛和眩晕，临床上很容易将其误诊为神经系统疾病，应引起重视。

### （三）点头痉挛

**【定义】** 点头痉挛（spasmus nutans）多发生于 4 个月～1 岁的婴儿，3 岁以后未见有发病的。预后良好，一般多在 1～2 年内自愈，多数患儿在发病后数月即可痊愈。有时一个家族中可以有几个成员发病。其临床表现为：眼球震颤，头部呈点头动作或旋转性摇动，有些患者还合并有斜颈。据统计，眼球震颤的发生率约为 80%（31% 为单侧眼球震颤），头部点头样震颤为 87%，合并斜颈者为 38%。

眼球震颤多为水平性，但也可为垂直性或旋转性，通常多为双眼，但也有单眼发生的。眼球震颤为振幅细小而迅速的钟摆型，眼球震颤多在点头动作发生以后 0.5～2 个月之内发生，但其消失却较点头动作为早。点头动作多较缓慢且不经常，在患儿躺下和睡眠时停止，坐起或站立时又出现；闭眼时眼球震颤和点头动作可同时停止。

### （四）自主性和癔症性眼球震颤

**【定义】** 少数人能随意在任何方位表现出眼球震颤，称自主性和癔症性眼球震颤（voluntary nystagmus or hysterical nystagmus）。这种震颤速度快，振幅小，每分钟数百次，一般可持续 5～20 秒钟。眼球集合运动可诱发和维持这种震颤。但应该与眼球扑动（ocular flutter）相鉴别，因为后者是一种非自主性眼球震颤，往往合并有大脑疾病，容易误诊。少数癔症患者也有类似的眼球震颤。

### （五）中毒性眼球震颤

一些药物（如木醇、巴比妥类药物）中毒时，可引起中毒性眼球震颤（toxic nystagmus）。在眼球位于原位时不出现眼球震颤，但当眼球向两侧和上方注视时即可出现。其快相向注视方向。这种多变的震颤也见于烟和酒中毒、可待因和奎宁中毒、铅和砷中毒等。

（陆　方　严　密）

## 主要参考文献


1. 胡昌恒，周树舜．临床神经病学．成都：四川人民出版社，1980：148-166.
2. 宰春和．神经眼科学．北京：人民卫生出版社，1987：58-59.
3. 杨景存．眼外肌学．郑州：河南科学技术出版社，1994：82-108.
4. 严密．两眼的共同性运动．见：李凤鸣．眼科全书．北京：人民卫生出版社，1996：3015-3031.
5. Glaser JS. Neuro-ophthalmology. 3rd ed. Lippincott Williams & Wilkins，1999：405-460.
6. Burde RM，et al. Clinical Decisions in Neuro Ophthalmology. St Louis：CV Mosby，1985：178-195.
7. Duane TD. Duane's Ophthalmology. Clinical Ophthalmology，Lippincott-Raven，1997 on CD-ROM.
8. Duane TD. Duane's Ophthalmology. Foundations of Clinical Ophthalmology，Lippincott-Raven，1997 on CD-ROM.
9. Kestenbaum A. Clinical Methods of Neuro-ophthalmologic Examination. 2nd ed. New York：Grune Stratton，1961：227-294.
10. Miller NR. Walsh and Hoyt's Clinical Neuro-ophthalmology. 4nd ed. vol 2. Baltimore：Williams Wilkins，1985：559-784.
11. Miller EA，et al. Bilateral sixth nerve palsy. Arch ophthalmol，1982，100：603.
12. Rush JA，et al. Paralysis of cranial nerve Ⅲ，Ⅳ，and Ⅵ. Cause and prognosis in 1000 cases. Arch Ophthalmol，1981，99：76.
13. Savino PJ，et al. Chronic sixth nerve palsies. Arch Ophthalmol，1982，100：1442.
14. Liu GT，Volpe NJ，Galetta SL. Neuro-Ophthalmology Diagnosis and Management. Philadelphia：W B Saunders，2001：513-583.
15. American Academy of Ophthalmology. Basic and clinical science course 2010-2011，Section 5，Neuro-ophthalmology. San Francisco：American Academy of Ophthalmology，2010：37-226.
16. Albert D，Jakobiec FA. Principles and Practice of Ophthalmology. 2nd ed. CD-ROM Edition. WB Saunders，2000.
17. Dellosso L，Daroff RB. Eye Movement Characteristics and Recording Techniques. In：Tasman & Jaeger. Duane's Ophthalmology. 1997 CD-ROM Edition. Lippincott-Raver，1997.
18. Daroff RB，Troost BT，Leigh RJ. Supranuclear Disorders of Eye Movements. In：Tasman & Jaeger. Duane's Ophthalmology. 1997 CD-ROM Edition. Lippincott-Raver，1997.
19. Repka MX，Parks MM. Supranuclear Control of Eye Movements. In：Tasman & Jaeger. Duane's Ophthalmology. 1997 CD-ROM Edition. Lippincott-Raver，1997.
20. Dell osso LF，Daroff RB，Troost BT. Nystagmus and Saccadic Intrusions and Oscillations. In：Tasman & Jaeger. Duane's Ophthalmology. 1997 CD-ROM Edition. Lippincott-Raver，1997.
21. Liu GT，Volpe NJ，Galetta SL. Neuro-Ophthalmology diagnosis and management. WB Saunders，2001：584-650.

# 第十一章 肌　　病

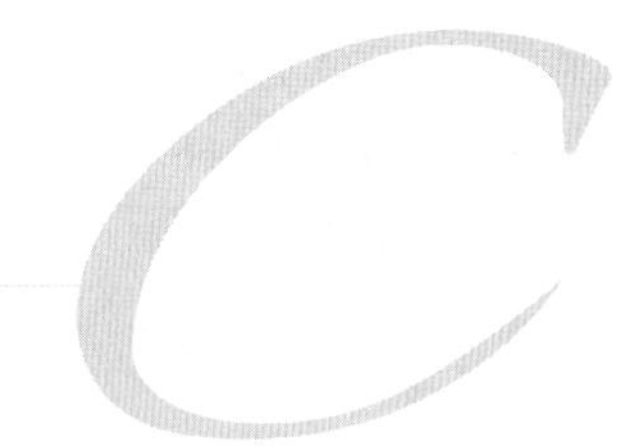

## 第一节　重症肌无力

重症肌无力（myasthenia gravis，MG）是神经肌肉接头处疾病（myoneural junction disease）中最常见及最重要的一种自身免疫性疾病，是神经末梢与肌肉接合处兴奋传递障碍所引起的一种慢性疾病，以部分特定肌群出现无痛性、波动性及易疲劳性肌无力为特点，具有晨轻暮重、活动后加重、经休息或用抗胆碱酯酶类药物后，症状迅速减轻或消失等症状。不对称的上睑下垂和双眼复视为最典型的首发临床表现，约 90% 的患者眼外肌受累。眼型 MG 患者常在 3 年内发展至延髓肌或四肢肌无力。目前研究认为重症肌无力与抗体介导的 T 细胞依赖的突触后膜终板的自身免疫损伤有关。

由于人们的平均寿命延长，MG 的发病率有上升的趋势，发病率约为 0.0015%。任何年龄均可发病，分布与年龄和性别有关，40 岁以前女性的发病率约为男性的 3 倍，40 岁之后男女发病率无明显差别。

**【病因】** 重症肌无力的发病机制是神经肌肉接头处的代谢异常，引起神经末梢与肌肉接头处的传递障碍所致。MG 患者血清中存在多种自身抗体，以乙酰胆碱受体抗体为主，在补体参与下和乙酰胆碱受体发生免疫应答，乙酰胆碱的有效受体数目减少，使乙酰胆碱与受体作用的几率降低，引起许多运动终板神经肌肉接头处的传导不足，致使整个肌力下降。近来研究发现其他与 MG 发病有关的自身抗体还包括有抗横纹肌抗体、肌肉特异性酪氨酸激酶抗体、抗乙酰胆碱酯酶抗体和抗细胞因子抗体等。

胸腺在 MG 的发病中扮演着重要的角色，但机制尚未阐明。大多数 MG 患者有胸腺异常，大于 50% 的抗乙酰胆碱受体抗体阳性的患者有胸腺增生，10%～15% 合并胸腺瘤。研究表明 MG 患者增生的胸腺包含所有与乙酰胆碱受体免疫反应的进展有关的功能元件。遗传因素在 MG 的发生中起一定的作用，MG 患者的亲属发病危险度为 2%～4%，显著高于普通人群。近来研究发现，HLA 基因复合体是 MG 主要遗传决定因素，HLA-DR3 和 HLA-B8 等位基因与伴胸腺增生的早发型 MG 具有正性相关性，HLA-B7 和 HLA-DR2 与晚发型 MG 相关。此外，近年研究发现淋巴细胞功能失调、非正常表达的细胞因子和趋化因子以及内分泌等系统因素也在 MG 的形成过程中发挥重要作用。

**【病理】** 骨骼肌中有散在的局灶性坏死，在肌纤维间和小血管周围有淋巴细胞浸润，尤在病程早期较为明显，以小圆形的单核细胞为主，该现象称淋巴漏现象。肌纤维可有不同程度的失神经支配性萎缩，肌纤维小，散在整个切片的断面，突触前的神经末梢内突触小泡及所含乙酰胆碱量在正常范围，但神经纤维变细。电子显微镜下可见突触后膜皱褶变浅，缺乏次级皱褶，突触间隙可见基底膜样物质聚积，构成神经肌肉传导阻滞基础，称为突触间失神经作用。

**【症状和体征】** 重症肌无力可分为两个类型，即小儿 MG 和成人 MG。

**（一）小儿 MG**

临床上一般将小儿 MG 分为三型：

1．新生儿一时性 MG　患 MG 的母亲所生的婴儿，约 12% 出现一时性 MG 症状。母亲、患儿均可检出抗乙酰胆碱受体抗体，通过胎盘传递到胎儿体内的母体抗体，在胎儿出生后引发其产生独立抗体。表现为精神萎靡、全身肌肉无力、肌张力低下、少动少哭、吞咽及呼吸困难、面肌无力、很少眨眼和凝视。眼外肌麻痹罕见，睑下垂约占 15%，眼球运动障碍约占 5%。这些症状持续几周后消失，不再复发。

2．新生儿持续性 MG　又名先天性 MG，患儿在出生后发病，患儿母亲并无 MG，但可发生在同一父母的弟兄姐妹中。其症状主要为眼外肌麻痹（尤以上睑下垂多见），全身肌肉无力，症状较轻，但病程较长，对抗胆碱酯酶药物不敏感。

3．儿童型 MG　指发病在出生后数月到 15 岁儿童。多在 10 岁以后发病，但也有在出生后不满 1 岁发病者。女性发病为男性的6倍，可有家族史，患者最先出现的症状为上睑下垂，多数为双眼，也有单眼者，也有两眼一前一后发病者，也有一眼痊愈后另一眼又出现症状者。继上睑下垂后，可出现眼球运动障碍和复视。5岁以下MG患者，可因上睑下垂而发生弱视，应引起重视。

### （二）成人MG

多发在21～40岁，女性患者较多。多为缓慢隐袭起病，个别病例起病及发展较快。肌无力有时可由情绪波动或感染诱发，也可以外伤、妊娠、分娩、麻醉、过度疲劳等为诱因，还可于胸腺瘤切除后或胸腺疾病后数月或数年发生。

肌无力发生后缓慢进展，最先累及眼外肌。成年人MG 70%的病例以上睑下垂、复视为首发症状，随着病程进展，有90%病例出现上睑下垂和复视。其上睑下垂可能两眼同时出现，可能一先一后，也可能一眼痊愈之后另一眼又出现症状。复视可呈间歇性，且性质经常有波动，有时为垂直复视，有时又变为水平复视。眼球运动肌肉无力也各式各样，有轻有重，有时一轻一重，有时仅累及一眼的某些肌肉，而另一眼却是另外一些肌肉。严重者眼球固定不动。有些患者表现为眼球震颤、眼急动性辨距不良、眼急动速度下降等其他眼球运动障碍。瞳孔括约肌一般不受累，少数患者虽然检查可发现有瞳孔大小不等、反射速度下降、光适应能力下降等现象，但都轻微无临床意义。

多数患者在首发症状出现1～2年之内逐步累及延髓肌、面肌、颈肌和四肢肌肉。少数患者始终局限于眼肌受累。有些患者以延髓肌麻痹、进食呛咳、构音不清或四肢无力为首发症状，并逐步累及眼肌、延髓肌、呼吸肌等而转化为全身肌无力。75%的患者为全身型MG，除了眼部症状还包括面肌无力、咀嚼肌无力、构音障碍和吞咽困难。颈背肌无力使患者不能抬头。四肢无力常见。近1/2患者可发生不明原因的缓解，但缓解一般不超过2个月。如缓解达1年或更长，然后再复发，则趋向于进行性发展。缓解多发生于疾病早期。MG的死亡危险在发病第一年最大，其次是病后4～7年。男性患者的疾病进展较女性快。

### （三）MG危象

肌无力累及呼吸肌而出现呼吸困难称MG危象，需人工呼吸紧急抢救。根据危象的发生原因可分为：①肌无力危象：最常见，因抗胆碱酯酶药剂量不足引起。部分患者有呼吸道感染、过量应用镇静剂或对神经肌肉传递有阻滞作用的药物等诱发因素，但多数无明显的诱发因素。②胆碱能危象：由抗胆碱酯酶药过量引起。除肌无力加重外，还有肌束颤动及毒蕈碱样反应（瞳孔缩小、心动过缓、流涎、多汗、腹痛、腹泻等）。③反拗危象：因机体突然对抗胆碱酯酶药不敏感引起。

MG分型，目前广泛采用改良Osserman分型法：

Ⅰ. 眼型（15%～20%）：单纯眼外肌受累，如上睑下垂或复视等，无其他肌群受累的临床及电生理证据。此型预后较良好，皮质类固醇疗效好，但对抗胆碱酯酶药的治疗敏感性较差。

ⅡA. 轻度全身型（30%）：常伴眼外肌受累，四肢肌群轻度受累，通常无咀嚼、吞咽及构音障碍，生活可自理，进展缓慢，不发生危象，药物治疗反应较好。

ⅡB. 中度全身型（25%）：眼外肌受累，骨骼肌和延髓肌严重受累，出现复视、眼睑下垂、吞咽困难及肢体无力，生活难以自理，但未发生危象，药物治疗反应欠佳。

Ⅲ. 急性暴发型（15%）：急性起病，症状危重，进展迅速，常在起病数周至数月达到高峰，生活不能自理，伴呼吸肌麻痹危象，常需气管切开或辅助呼吸，多合并胸腺瘤，药物治疗反应差，预后差，死亡率高。

Ⅳ. 迟发重症型（10%）：症状与Ⅲ型相同，可经过2年以上由Ⅰ型发展为ⅡA型、ⅡB型，再稳步进展而来，出现延髓麻痹或呼吸肌麻痹，药物治疗反应及预后差。

Ⅴ. 伴肌萎缩型：起病6个月内出现肌萎缩，长期肌无力出现失用性、继发性肌萎缩不属此型。

**【实验室检查】** 周围血液常规检查正常。血清免疫球蛋白测定可有2/3患者IgG增高，少数可有抗核抗体阳性，多数患者血清中抗AChR抗体阳性，$C_3$补体增高。周围血淋巴细胞对PHA刺激反应正常，ACh受体蛋白反应增高。少数人报告脑脊液中T-淋巴细胞数增高。

肌电图检查的特征性改变：低频（1～5Hz）重复神经电刺激（repetitive nerve stimulation，RNS）可引起肌肉动作电位幅度迅速降低。单纤维肌电图（single fiber electromyogram，SFEMG）上显示颤抖（jitter）增宽或阻滞。

**【诊断和鉴别诊断】** 根据受累肌群表现为易疲劳、波动性肌无力、晨轻暮重，活动后加重，休息后可以减轻和恢复的特点，神经系统检查无异常发现者，一般诊断并不困难。用于证实神经肌肉传递紊乱的主要工具可以分为三大类：药理学试验、电生理试验和免疫学试验。对可疑的患者可先作疲劳试验，即令患者作受累肌肉的快速重复收缩50次（如重复睁眼闭眼、大幅度眼急动、咀嚼或反复握拳和伸开）后出现暂时性瘫痪，休息后缓解。

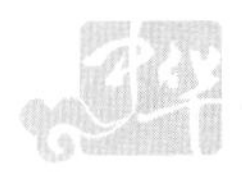



### （一）药理学试验

1. 腾喜龙试验 通过抑制乙酰胆碱酯酶的正常活动，腾喜龙及其他乙酰胆碱酯酶抑制剂允许乙酰胆碱微粒在突触间隙更广泛地扩散，从而与乙酰胆碱受体相互作用，提高终板（EPP）电位的振幅和持续性。腾喜龙静脉注射后30秒迅速起效，持续时间仅5～10分钟，因而是药理试验的理想药物。可用腾喜龙2mg静脉注射，症状迅速缓解者为阳性，若无反应，再注射3～8mg直至出现阳性反应或达到总量10mg，试验剂量未达到10mg时观察时间为90秒，达到10mg后观察时间为3～5分钟。腾喜龙的副作用包括流涎、出汗、恶心、胃痛和肌肉颤动等。低血压和心动过缓较为少见，一般可通过平卧休息缓解，严重时可肌注0.4～2mg阿托品消除。研究报告指出腾喜龙试验诊断重症肌无力的灵敏度为71.5%～95%，而特异度尚不明确。

2. 新斯的明试验 皮下注射甲基硫酸酯新斯的明（成人1～1.5mg，儿童按体质量0.02～0.03mg/kg，最大剂量不超过1mg），可同时皮下注射阿托品消除其毒蕈碱样副作用及心律不齐，且在试验中监测脉搏、血压的变化。通常注射后10～15分钟内可有效果，20分钟达高峰，持续2～3小时，肌力有进步者可确定诊断。

睡眠试验比新斯的明试验更为安全。在完成基本的检查后，让患者闭眼安静休息30分钟后，立即重复检查。如果休息后检查发现症状缓解，则提示MG。也可用冰块试验：用冰袋敷在眼睑周围2分钟左右，2分钟内可提高眼睑组织的肌力，甚至恢复正常。因延长了乙酰胆碱受体通道的开放时间，从而改善了临床症状。

### （二）电生理试验

若药理学试验不能确立诊断，可行电生理学检查，目前主要的两种电生理学检查为神经重复电刺激检查和单纤维肌电图检查。重复的运动神经低频刺激（2～5Hz）可使肌肉在最初的4～5次刺激内反应逐渐下降，如果诱发电位变化波幅递减等于或超过10%为阳性。服用胆碱酯酶抑制剂者，必须停药3～5小时后再作此项检查，否则容易出现假阳性。单纤维肌电图反映同一运动神经元支配的单条肌肉纤维传播时间的变化，神经肌肉接头处传导障碍引起的暂时阻滞也会出现。SFEMG的敏感性约为82%～99%，上直肌和提上睑肌的检查对于诊断有眼部症状的重症肌无力尤其敏感。

### （三）免疫学试验

MG患者应常规血清化验检查抗AChR抗体，抗AChR抗体通常被认为是后天型MG的一种特殊血清标记物。但抗体效价与疾病的严重程度并不相关。MG患者中约80%～85%的全身型患者表现抗体阳性，仅55%的单纯眼型患者表现抗体阳性。此外，还有检测乙酰胆碱受体阻滞抗体、乙酰胆碱受体调制抗体、横纹肌抗体、抗肌肉特异性酪氨酸激酶（MuSK）抗体和抗骨骼肌抗体等免疫学试验。

MG患者应常规行胸部CT检查了解胸腺情况，胸部CT相对于普通胸部X线检查在鉴别前纵隔肿物上有更高的敏感性，而MRI检查并不能提供更高的诊断率，碘化造影剂还可能加重肌无力。仅有眼部表现的患者也应行胸部CT检查。国内报道约75%的MG患者都伴有胸腺异常，其中15%为胸腺瘤，85%为胸腺增生。约20%～25%胸腺瘤患者可出现MG症状。40岁以上患者仍有胸腺存留或连续影像研究发现有增大趋势，应高度怀疑存在胸腺瘤。

其他检查主要针对相关疾病和治疗。由于MG经常与其他自身免疫疾病并存，特别是甲状腺疾病，因此应常规检查甲状腺功能。已确诊为MG的患者需要检查血细胞计数、抗核抗体分析、红细胞沉积率。如治疗时应用皮质类固醇，则需先排除糖尿病和肺结核。脑部的神经影像检查不列为常规，但对抗体阴性和治疗不敏感的非典型病例应考虑进行检查。

MG应与先天性上睑下垂相鉴别，先天性上睑下垂以双侧为多，有遗传性，可以是显性遗传或是隐性遗传。主要原因是由于动眼神经核发育不全或提上睑肌发育不全所致，临床上常见下列几种类型：

1. 单纯性上睑下垂 由于提上睑肌与上直肌在发育过程中存在着密切关系，因此部分患者可同时呈现两种肌肉的功能障碍，即除上睑下垂外，眼球上转功能也受到限制。

2. 上睑下垂伴有其他眼睑先天异常 如眦性赘皮、眼裂狭小等。

3. 上睑下垂伴随其他眼外肌麻痹 如同侧上直肌（最为常见）、下斜肌麻痹或整个动眼神经麻痹。少数病例可表现双眼集合功能障碍。

4. 下颌瞬目综合征（Marcus-Gunn征） 其特征是：当患者咀嚼、张嘴或将下颌朝下垂对侧方向移动时，下垂的上睑可以突然上提，甚至超过对侧的程度（例如右上睑下垂，则下颌向左移动时，右眼上睑可提起）。这可能是由于三叉神经核的翼外神经部分与提上睑肌的神经核区域之间存在着某些联系，或由于三叉神经与动眼神经之间在周围发生运动支的联系所致。

后天性上睑下垂，可以因为眼睑本身的病变所引起，但也见于神经系统或其他全身性病变的情况如眼睑本身的病变，可能直接破坏提上睑肌或Müller肌；也可由于病变使眼睑变得肿胀肥厚，导致机械性的下垂。也可由于动眼神经麻痹或颈交感神经麻痹，都可以导致上睑下垂。

【治疗】

（一）抗胆碱酯酶类药物

抗胆碱酯酶类药物可阻止乙酰胆碱降解，因快速有效和无长期副作用，是目前 MG 的主要治疗药物。抗胆碱酯酶类药物能有效对症治疗 MG，但不能阻止病程的潜在发展，适用于除胆碱能危象及反拗危象意外的 MG 患者，几乎可改善所有 MG 患者的临床症状。多数单用该药者开始时往往疗效明显，但不会持续太久，数月后效果逐渐下降，因此多数患者需接受其他治疗。代表药物：①溴化吡啶斯的明：为最常用的抗胆碱酯酶类药，成人每次 30～60mg，每 4～6 小时给药 1 次，研究认为此口服剂量能起到最大化疗效并使副作用降到最低。4 小时内总量一般不超过 120mg。药物口服后 30～45 分钟左右起效，1 小时达高峰，作用可持续 3～6 小时，毒性较低，故临床上较常用。②溴化新斯的明：成人每次 15mg，每 4～6 小时给药 1 次，可在进餐前 15～30 分钟口服，释放快，30～60 分钟作用达高峰，持续 3～6 小时。用药过量可出现 M- 胆碱样、N- 胆碱样毒副反应；③安贝氯铵：每次 7.5mg，每天 3～4 次，适用于全身肌型和延髓肌型，副作用较大。所有抗胆碱酯酶类药物的副作用相同，最常见的是胃肠道症状（恶心、腹泻）和肌肉跳动。过量可导致多涎、瞳孔缩小、视力模糊、多汗和无力（胆碱能危象）。要注意区别治疗副作用的胆碱能危象与 MG 本身病情的恶化。不能服药的患者可给肌内注射新斯的明 1mg，每 4 小时 1 次，或 0.5mg 加于 50% 高渗葡萄糖水静脉推注，或 1mg 加于 5% 葡萄糖盐水 500～1000ml 中缓慢滴注。

（二）危象的处理

危象是 MG 患者肌无力症状急骤进展，呼吸肌和延髓支配肌严重受累，迅速出现呼吸肌麻痹，以致不能维持换气功能，可出现四肢瘫痪，不及时抢救可危及生命，是 MG 死亡的常见原因。肌无力危象确诊后应尽早气管切开。如来不及作气管切开，可先给气管插管，24～48 小时后再作气管切开和人工辅助呼吸。通过临床表现及抗胆碱酯酶药试验，确定是何种类型的危象，再给予相应的治疗。①肌无力危象：肌无力危象是 MG 患者最常见的临床危象，需予气管插管呼吸器辅助通气或气道保护治疗，其插管治疗指征有呼吸肌疲劳、呼吸急促和潮气量下降、低氧血症、高碳酸血症及处理分泌物困难等。抗胆碱酯酶药在肌无力危象起始阶段，用辅助呼吸维持患者换气功能后应停用，血浆交换或免疫球蛋白一般在 1～2 天内即可见效，可缩短患者应用辅助呼吸时间，呼吸逐渐恢复后再缓慢给予抗胆碱酯酶药。②胆碱能危象：立即停用抗胆碱酯酶药，可给解磷毒（Pyraloxime Methiodide，PAM）200～400mg 静脉推注，或氯磷定及阿托品大剂量静脉注射。病情稳定后重新调整剂量，或改用其他治疗方法。③反拗危象：立即停用抗胆碱酯酶药，过一段时间后如对抗胆碱酯酶药物有效再重新调整剂量，或改用其他治疗方法。

若何种危象不能确定时，停用所有抗胆碱酯酶药物，人工呼吸器维持 72 小时，然后再作抗胆碱酯酶药物敏感性试验，此时常能取得满意效果。

（三）胸腺切除术

MG 患者大多数伴有胸腺病变，其中约 60% 的患者伴有胸腺增生，10%～20% 的患者伴有胸腺瘤。行胸腺切除可去除患者自身免疫反应的始动抗原，伴发胸腺瘤为胸腺切除术的绝对指征，而对于 45 岁以下 AchR 抗体血清反应阳性型的全身型 MG 患者及晚期的（50 岁以上）轻度全身型非胸腺瘤的 MG 患者，均应行胸腺切除术。57%～80% 的患者在术后可望症状好转或完全缓解，但部分病例可在术后 5～10 年复发。很多患者手术后立即起效，但有些在 2～3 年内疗效不明显。开胸手术时胸腔视野暴露大，有利于胸腺的完整切除和发现异位的胸腺组织。胸腺切除术的死亡率很低，近年来电视胸腔镜手术因其创伤小、术后肌无力危象发生率低、恢复快等优点而逐渐用于 MG 患者的外科治疗，且具有良好的前景。由于手术过程可能会加重病情，很多患者在手术前应经过短期血浆交换法治疗（plasmapheresis）。胸腺区的放射治疗作用原理与手术切除相同，但效果较前者差。

（四）免疫抑制剂治疗

用于抗胆碱酯酶类药物疗效不满意时。治疗数周或数月后起效。在胸腺切除前应用激素或环磷酰胺等免疫抑制剂，以减轻胸腺瘤或非肿瘤胸腺切除的手术反应，提高手术治愈率。

1. 糖皮质激素　糖皮质激素是第一种广泛应用于 MG 的免疫抑制剂，也是当今治疗 MG 的首选免疫抑制剂。泼尼松最常用，一开始用大剂量维持治疗几个月，而后逐渐减量至低维持量保持数年。开始剂量可用 1～1.5mg/（kg•d），治疗 2～4 周可观察到症状缓解，短期取得疗效后可改为 1.5mg/kg 隔天一次维持。隔天应用激素可减少副作用。对于单纯眼型或者轻度全身型 MG 患者，泼尼松用量为 30～40mg/d。据文献报道使用大剂量激素治疗的 MG 患者中，有 1/3～1/2 的患者可能出现肌无力加重，因此建议进行大剂量激素治疗的患者在治疗期间应住院，或者在治疗前实施血浆交换或注射免疫球蛋白，尤其是出现口咽或呼吸肌无力的患者。长期应用激素可引起消化道溃疡、骨质疏松、股骨颈骨折、糖尿病、皮肤溃破、体重下降和Cushing综合征的症状，因此需要适当的预防和监测。为降低并发症的发生率，应尽可能应用小剂量激素，如果需要可增加应用免疫抑制剂。

2. 非类固醇类免疫抑制剂 非类固醇类免疫抑制剂适用于以下情况的MG患者：伴有肺结核、溃疡病或糖尿病患者；胸腺切除后或血浆交换后症状有反复者；长期应用激素效果越来越差和对激素有依赖患者。常用的有硫唑嘌呤，起始口服剂量50mg/d，以每天50mg逐渐增加直至达到2～3mg/(kg•d)的治疗量。此外，还有环磷酰胺、环孢霉素A及他克莫司等。对于MG的长期治疗有效，可联合泼尼松、吡啶斯的明同时应用。联合用药可减少单独使用泼尼松的长期副作用，但仍应注意定期检查血常规、肝肾功能。极少数患者治疗多年后有发生肿瘤的可能性。

3. 血浆交换法(plasmapheresis)及静脉注射免疫球蛋白 血浆交换法可有效降低血循环中的自身抗体，特别适用于肌无力危象和肌无力严重的手术前患者。起效快，但维持时间短。免疫球蛋白治疗MG的机制尚未完全明确，可能与其竞争性抑制了致病性自身抗体的作用有关。静脉注射免疫球蛋白的适应证包括：用于迅速改善重型MG或肌无力危象患者的症状，减少围术期并发症的发生率等。治疗的常用剂量为0.4g/(kg•d)静脉滴注，连续3～5天；其起效较快，治疗数天后即可见症状改善，但疗效持续时间较短，仅为1～2个月。不良反应表现为头痛、感冒样症状，1～2天内可缓解。

4. 干细胞移植 造血干细胞移植治疗自身免疫性疾病是近年来发展的一种新的治疗方法。其基本原理是通过超大剂量化疗和(或)放疗预处理，使机体达到过度免疫抑制或免疫去除，然后回输经体外免疫净化处理的造血干细胞，进而排除自身反应性T细胞，或诱导产生对自身抗原的免疫耐受，重建造血和免疫功能，形成新的免疫平衡。

5. 眼部症状的治疗 上睑下垂对治疗反应敏感，而复视则较顽固。眼部症状只能对症改善。眼睑支撑器(lid crutches)对于上睑下垂患者有益，但上睑下垂手术只适用于对其他治疗无效且症状稳定的患者。复视可应用单眼遮盖或棱镜，斜视手术不适用于MG患者。

6. 伴发甲状腺功能亢进治疗 伴发甲状腺功能亢进者应当甲亢与MG同时进行治疗，甲亢治疗后，MG的症状多数无变化，有时则加重，有时肌无力症状好转。

7. 妊娠与MG伴存治疗 妊娠与MG伴存时，部分患者症状加重，少数症状减轻，分娩和产后常有症状加重或发生肌无力危象。育龄妇女应做好计划生育。

8. 禁用和慎用药物 箭毒、琥珀酰胆碱、奎宁、奎尼丁、氯仿、链霉素、新霉素、卡那霉素、多黏菌素等有阻断神经肌肉接头作用，应当禁用；吗啡、巴比妥类药物有抑制呼吸作用，应当慎用；静脉注射四环素及四环素类药物能使镁离子增加而抑制乙酰胆碱的释放，应当慎用或禁用。

**【病程与转归】** MG很少致命。大多数患者在治疗后可缓解或控制良好。发病时只有眼部症状和体征的患者，在发病后的2年内，10%～20%可自发缓解，50%～80%发展为全身型疾病。眼型肌无力患者，如50岁以上发病，一般进展为全身型肌无力；而发病年轻的患者则预后较好。

在成年患者，发病的最初10年中疾病最不稳定。MG导致的死亡大多数发生在发病的最初10年。10年后，病情更为稳定。如存在胸腺瘤，则长期预后差。MG的死亡原因一般为呼吸衰竭伴随继发性心脏功能障碍。

## 第二节 肌营养不良

肌营养不良(muscular dystrophy，MD)是一类与基因有关的，以进行性、对称性肌无力和肌萎缩为主要表现的遗传病。病因为基因异常，病理改变为肌纤维变性、缺失以及肌纤维被脂肪和纤维化所替代。目前，根据传统的临床类型、孟德尔遗传学说及异常基因和缺陷基因产物存在和位置，将肌营养不良进行了新的分类，如Duchenne型和强直性、眼咽型等肌营养不良。其中以Duchenne型和强直性肌营养不良最常见。由于分子生物学进展，虽然有关各型肌营养不良的基因定位、基因产物及病理生理过程都已阐明，但至今仍无一种完全治愈的方法。各型肌营养不良症以Duchenne型发病率最高，病情最严重，常早年致残并导致死亡，其他各型相对少见，现分述下列三型。

### 一、Duchenne型肌营养不良

Duchenne型肌营养不良(DMD)是一种致死性的基因疾病，也是肌营养不良类型中最常见的。是由于X染色体上编码大结构蛋白——抗肌营养不良蛋白(dystrophin)的基因缺陷。缺失或重叠的基因片段扰乱了阅读支架的密码子，抗肌营养不良蛋白缺乏或很少。抗肌营养不良蛋白对维持肌细胞膜的完整性和锚定肌营养不良蛋白相关蛋白复合物是必需的，缺乏将

导致炎症细胞和钙离子大量涌入肌纤维，最终肌纤维纤维化，表现为DMD。此型只影响男性。

在出生男孩的发生率为1/3500，与遗传或抗肌营养不良蛋白基因突变有关。多数在5岁左右发病（有家族史者可提前），12岁左右失去行走能力，20岁左右死亡。肌无力可累及全身骨骼肌，但以肢体近端为重，且出现最早。肌无力进行性加重，伴有肌萎缩及腱反射减弱或消失。可出现鸭步、小腿肌肉假性肥大、智能低下及脊柱畸形。虽然平滑肌不受累，但常累及心脏，出现各种心律失常。死亡原因多为呼吸麻痹及肺部感染。目前，DMD的治疗策略主要包括药物及支持治疗、基因治疗和干细胞治疗三方面。

### 二、肌强直性营养不良

肌强直性营养不良（myotonic dystrophy）是成人肌营养不良症的最常见类型，为多系统疾病，属常染色体显性遗传，外显率100%。发病年龄差异较大，多见于青春期或30岁以后，男性较多，以肌营养不良及眼部症状为主，有眼部症状的又称眼型营养不良症。病情进展缓慢。主要的临床表现有：①骨骼肌无力、萎缩、强直：通常以握拳不能立即松开和消瘦为主诉，先影响四肢远端，同一条肌肉的萎缩和强直并不一定平行，常有深反射减弱或消失，但无感觉障碍。一般在晚期累及咽喉肌及声带，致使发音含糊、鼻音重、吞咽困难。②平滑肌无力：累及消化道、泌尿道平滑肌时，则有腹痛、肠梗阻、尿潴留、便秘和腹泻。累及子宫平滑肌，可出现流产不孕。③心肌损害：约80%患者可累及心脏，出现心电图异常及各种心律失常。心脏异常可出现于肌肉症状之前及无症状者。④伴有其他非肌肉组织损害：最常累及眼部（90%），出现轻度眼睑下垂、瞬目少、两眼各方向凝视受限，斜视，瞳孔小，对光反射和集合反射均迟钝；角膜上皮营养不良，导致视力下降，角膜反射减退；约30%～40%有明显的白内障，晶状体多颜色的灰尘样混浊（早期在裂隙灯下发现具有特征性），也可有黄斑部变性、视网膜色素变性和中心性脉络膜视网膜病变等；眼压随年龄增长而降低。有的有智能缺陷（重者痴呆）、秃发、汗液和泪液增多、心脏传导阻滞、肺活量减少、阳痿、月经失调等。可伴有糖尿病和甲状腺功能亢进。

### 三、眼咽型肌营养不良

眼咽型肌营养不良（oculopharyngeal muscular dystrophy）呈常染色体显性遗传，有明显的家族遗传史，发病年龄晚，常在45岁以后发病。主要表现为提上睑肌及眼部肌肉无力，出现进行性眼睑下垂、眼球运动障碍和吞咽困难。病程进展慢，常在病后20年因吞咽严重障碍，饥饿衰竭死亡。

## 第三节　先天性肌强直

先天性肌强直（myotonia congenita）是一种不常见的骨骼肌疾病，依遗传方式不同可分为Thomsen病（常染色体显性遗传）和Becker病（常染色体隐性遗传），均由骨骼肌氯离子通道（CLC-1）异常引起。CLC-1是由骨骼肌氯离子通道基因（CLCN1）编码，迄今已有130种突变位点被发现。

先天性肌强直多在婴幼儿期开始出现症状，不伴肌无力和肌萎缩，呈非进行性病程，至成年期趋于稳定。特征性表现为肌强直及肌肉肥大。病理上除肌纤维肥大外无其他异常表现，受累肌易发生中央成核作用，增大的肌纤维含较多正常结构的肌纤维。

先天性肌强直主要表现为随意运动之后肌肉不能立即松弛，出现强直性痉挛（tonic spasm），重复收缩后可缓解。先天性肌强直的肌肉痉挛并不伴疼痛。累及眼肌时，表现在眼球向某方向注视时不能立即转回。累及眼轮匝肌表现在突然闭眼后数秒不能睁开。这一现象多见于婴儿哭过或打喷嚏后，有时还伴发内斜视。幼儿患者主要表现为迈第一步时出现腿僵硬。严重患者肌强直可累及全身骨骼肌，以下肢明显，行走或奔跑受限。突然的响声或惊吓可引起全身肌肉僵硬及跌倒。夜晚起床时如没有几分钟的活动，不能行走，坐位休息后起立困难。连续活动后一组肌肉的放松不能阻止另一组肌肉强直的发生。舌肌、鱼际肌等处叩击后，立即引起相应的肌肉强直性收缩，呈肌球状，消失缓慢。但反复运动后肌强直症状可逐渐缓解并接近正常。可有肌肉肥大。冷刺激不加重肌强直。智能正常，平滑肌、心肌、肌肉外系统不受累。

肌电图检查的特征表现为插入电位呈肌强直电位，肌纤维传导速度增快。肌肉动作电位正常。

许多先天性肌强直患者可不用药物治疗，可通过避免会引起肌强直的刺激和状况来减少肌强直症状的发生。当症状较重时，可用奎宁、普鲁卡因胺等药物治疗。

（朱益华　顾欣祖）

## 主要参考文献

1. 刘鸣，谢鹏. 神经内科学. 北京：人民卫生出版社，2008：414-424.
2. 王维治. 神经病学. 北京：人民卫生出版社，2006：1177-1190.

3. 何晓璐，童绎. 见王鸿启. 现代神经眼科学 - 眼型重症肌无力. 北京：人民卫生出版社，2005：334-347.
4. 吴迪炯. 干细胞移植治疗重症肌无力的机制及应用现状. 中华移植杂志，2010，4（2）：133.
5. Sha H，et al. Research advancement in immunopathogenesis of myasthenia gravis. Neurosci Bull，2010，26（1）：85-89.
6. Matthew N，et al. Myasthenia Gravis with Anti-Acetylcholine Receptor Antibodies. Front Neurol Neurosci，2009：26：94-108.
7. Matthieum G，et al. Genetic factors in autoimmune myasthenia gravis. New York Academy of Sciences，2008，1132：180-192.
8. Matthew N，et al. Myasthenia Gravis：Immunopathogenesis，diagnosis，and management. Continuum Lifelong Learning Neurol，2009，15（1）：35-62.
9. Naoki K，et al. Effects of thymectomy on late-onset myasthenia gravis without thymoma. Clinical Neurology and Neurosurgery，2007，109：858-861.
10. Jean-Thomas V，et al. Cell therapy for muscular dystrophies：advances and challenges. Current Opinion in Organ Transplantation，2011，16：640-649.
11. Christoph L，et al. Myotonia Congenita. Advances in Genetics，2008，63：25-55.

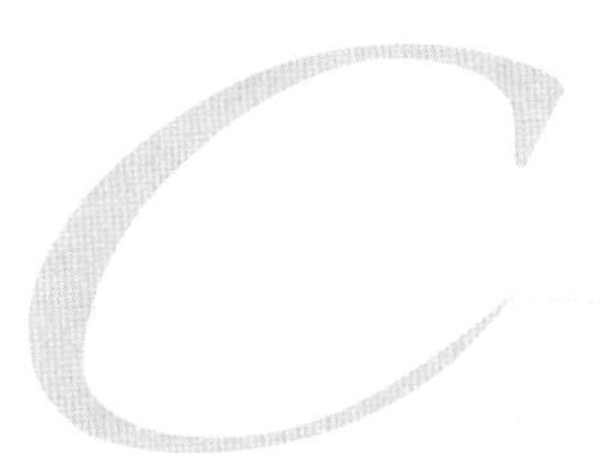

# 第十二章 视功能障碍性疾病

## 第一节 癔 症

癔症（hysteria）也称为歇斯底里，是一种较常见的精神病。目前认为癔症患者多具有易受暗示性、喜夸张、感情用事和高度自我中心等性格特点，精神因素，特别是精神紧张、恐惧是引发癔症的重要因素。这在战斗中发生的急性癔症性反应特别明显。而童年期的创伤性经历，如遭受精神虐待、躯体或性的摧残，则是成年后发生转换性和分离性癔症的重要原因之一。精神因素是否引起病症，或引发何种类型癔症与患者的生理心理素质有关。情绪不稳定、易接受暗示、常自我催眠、文化水平低、迷信观念重、青春期或更年期的女性，较一般人更易发生癔症。

**【临床表现】** 癔症的临床表现极为复杂多样，可类似多种疾病的症状，几乎占据了医学临床各科的所有疾病的症状表现。将癔症的临床表现分为两个类型：一类为分离症状，表现以精神症状为主（如精神错乱，哭笑吵闹，或呈朦胧状态，或呈木僵状态）；另一类为转换症状，主要表现为躯体的功能障碍（如全身运动兴奋、肢体抽搐或震颤、面肌痉挛、全身或局部瘫痪、不能行走或行走不稳、表现感觉障碍以及癔症性耳聋、失明、癔症性呕吐或呃逆、过度换气等自主神经功能障碍）。

眼部常见症状有：

1. 视力障碍　多表现为黑矇，也有表现为明显视力下降，其特征为情感冲动后突然发生，但瞳孔对光反射灵敏，眼部检查正常，无行动障碍，有时也可出现复视、变视、色觉障碍以及幻视等。

2. 视野改变　多呈向心性缩小，如果持续不断地检查，因视野收缩程度不固定，可出现典型的螺旋型视野曲线，或色视野交错现象。癔症性视野改变往往具有很强的暗示性，临床上即使视野已呈管状视野，也不妨碍正常行动。

3. 其他眼部症状　表现多种多样，常见有畏光、流泪、视疲劳、角膜反射消失、眼睑痉挛、上睑下垂，单眼复视、双眼复视、多视、小视、色视等，调节痉挛或调节麻痹，也可见集合功能异常，呈双眼凝视状及瞳孔强直，偶见瞳孔扩大。

**【诊断与鉴别】** 癔症的发作几乎可以模拟任何疾病，很多神经精神疾病和内科疾病也可出现癔症样发作。一病多症与多病一症相互重叠，使癔症易误诊，有时甚至造成严重后果。因此，对癔症的诊断必须十分谨慎，必要时可请神经科或精神科医师会诊。

1. 详细询问病史，是否有心理社会因素作为诱因；注意全身检查，是否有全身癔症表现；有充分根据排除器质性病变或非依赖性物质所致的精神障碍。

2. 一般体格检查和化验检查常无异常发现，功能障碍的表现与客观检查不一致是本病的特点。

3. 视力骤减与视野向心性缩小同时存在，对癔症的诊断意义很大。但应注意与视神经炎与伪盲等相鉴别。

**【治疗】** 癔症的症状是功能性的，因此心理治疗占有重要的地位。解释性心理治疗：让患者及其家属知道，癔症是一种功能性疾病，是完全可以治愈的。消除患者及其家属的种种疑虑，稳定患者的情绪，使患者及其家属对癔症有正确的认识，并积极配合医生进行治疗。暗示治疗：是消除癔症症状，尤其是癔症性躯体障碍的有效方法。物理疗法：中药、电针或针刺等治疗可收到较好的疗效，在治疗时如能加以言语暗示，则效果更佳。

**【预后】** 一般认为癔症的预后良好。60%～80%的患者可在一年内自行缓解。

## 第二节 幻 视 症

幻视（visual hallucination）是幻觉的一种，指没有视觉刺激时出现视觉形象的体验。幻视多发生于有意识障碍时，在白天意识清醒的情况下出现的幻视多见于精神分裂症。临床常见的有 2 种：一种是原始的不成形的视幻觉，如光视、色视，即眼前有暗点，视物变形，视野中各色亮光闪动、变化，或似流星从眼前视野穿过。这种情况多见于偏头痛患者，或大脑枕叶或顶部病变，但应仔细散大瞳孔检查眼底，以排除玻璃体混浊和视网膜脱离等眼底疾病。另一种为成形的人物场景，或视物变近、变大及变远、变小等。这种情况多见于颞叶或颞顶部病变（如该部位的肿瘤、癫痫及视皮质受刺激）和精神病患者。另外，病后或者手术后大脑缺血也容易发生幻视。

Winferger 认为，幻视本身无定位价值，视野任何部位的病变均能引起，它不是大脑皮质的局部兴奋，而是一种精神障碍，是整个皮质功能障碍的结果，幻觉的复杂性取决于精神和体质因素。一般仍然认为成形幻视系颞叶病变所致，不成形幻视和形象不确定的成形幻视系枕叶病变所致。

## 第三节 失视症和失读症

失视症（optical agnosia）又称视觉失认症，即丧失视觉功能，这是一种极少见的高级精神障碍，属高级视皮质丧失的一种表现，它是皮质层视觉中枢和识别中枢之间的病变，或称为视觉中枢的整合功能障碍，而识别中枢属高级神经中枢，不同的识别中枢分布于大脑的不同区域，当大脑的某一区域器官器质性病变恰在某一识别中枢分布区域，即可引起相应的视觉认识功能障碍，这是指无视觉缺陷、无失语、无明显智能障碍情况下新出现的视觉意义丧失，正如通常表现的视而不见，见而不识，也可称为视觉无能症，属于皮质盲的一种精神盲。

失视症的临床表现由于大脑器质性病变的区域不同而各有不同，临床上常见的有对文字、数字、音乐、空间、面孔、颜色及物体（包括物体的各种不同属性）的失认。

失读（aiexia）主要指对文字的失认，亦包括对数字的失认，属符号失视范畴，一般分为两种：

1. 伴失写的失读　亦称皮质性字盲或视觉符号失认。表现为不能随意地读或写（包括听写和抄写），其病变部位在左侧大脑半球角回下部 3/4 区域，由于左角回是文字记忆中枢、认字中枢，波及此区域的病变将导致理解书写语言的能力丧失，患者不会书写，但听觉语言理解功能正常。

2. 不伴失写的失读　亦称皮质下失读或称 Dejerine 纯字盲，表现为不能凭借视觉读出字和音符，但常能读数字，计算力正常，一般均能正确地自动书写、听写和抄写，但不能读出自己写出的字，其病变部位系左枕叶（一般为舌回、楔回或邻近白质）病损和胼胝体压部损害。左大脑后动脉供血区的梗死是常见的原因，少数为肿瘤或脑萎缩及多发性硬化引起。Dejerine 认为这是一种分离综合征，是视皮质和语言区的分离所致。由于左侧视皮质被破坏，左半球无视冲动运输至左角回，仅能靠左视觉感觉文字（右大脑皮质感知），由于右大脑不能读，右侧视皮质所接受的视觉刺激必须传递到左角回之后方能读出，胼胝体压部的损害破坏了右侧视皮质至左角回的联络径路，使绝大多数的视觉冲动不能输送到大脑皮质的读字中枢（左角回），所以患者不能读。由于角回本身未受影响，故书写无障碍。因此，任何阻断双侧视觉冲动输送至左角回的病变均可产生不伴失写的失读。

临床上只表现文字失读而不伴有数字失读的原因是数字不仅和视觉有关，而且也和其他感觉有关，故当视觉认识障碍发生后，仍可通过其他途径的联系认识数字。

眼科医师遇到失视症和失读症的患者应请精神科医师会诊，经过神经系统的全面检查方可确诊其病因或病变部位并决定其治疗。

## 第四节 伪　盲

伪盲（malingering blindness）又称诈盲，系指患者或受检者为达到某种目的而假装的视力明显减退或失明，因主诉的症状纯系伪造，故眼部找不到相应的客观依据。

伪盲虽然在临床上少见，但遇到时往往给诊断带来麻烦。由于伪盲是有意识的，为了发现和诊断，眼科医师应认真听取患者的主诉，仔细观察其行动，包括行走、生活、阅读等，同时进行眼科各种常规检查，以发现眼部是否有病变，功能是否正常，同时对照主诉和各种检查结果，全面分析视力减退的程度是否符合客观规律。

伪盲分单眼伪盲，单（双）眼伪装视力减退及双眼伪盲。因患者为避免行动困难或恐怕伪装得不够逼真，故单眼性伪盲多见。伪盲在程度上又可分为伪装视力完全丧失和伪装视力减退两种。

### 一、伪装单眼全盲的检查法

这种伪盲比较多见，检查方法是在患者同时睁开双眼时，检查其是否仍存在有同时视或对比单眼和双眼视功能的不同，常见的方法如下：

**（一）客观检查法**

1. 观察瞳孔对光反射　正常人瞳孔直接、间接对光反射灵敏，如一眼无光感，则该眼直接对光反射消失，间接对光反射存在。检查时双眼分别进行，检查一眼时，要对另眼严加遮盖，以防漏光而使被检眼出现间接对光反射。伪盲者虽一眼“失明”，但双眼均可有灵敏的直接与间接对光反射。如果突然的强光照射还有闭眼反射和恐惧动作，应注意的是切不可依此即轻率得出结论，应反复多次用不同方法进行校对。利用红外线瞳孔测试仪可自动检查瞳孔的直接、间接对光反射，得到量化结果，并可观察到瞳孔反射的整个动态过程，是目前较为理想的检查法。

2. 嘱患者双眼注视眼前一点，将$6^{\triangle}$的三棱镜放于所谓的“盲眼”前，伪盲者为了避免复试产生，眼球必向三棱镜底相反的方向运动。

3. Duane 实验　在患者朗读时，于“盲眼”前加一个底向下的$4^{\triangle}$三棱镜，如该眼的视力良好，则因形成复视而不能连续朗读；或嘱患者戴上底向上下的三棱镜后，做上下楼梯的运动，伪盲者则行动不便。

4. 伪盲者通过障碍物时不被绊脚，遇到眼前突然的伪装物时不回缩、不惧怕，并有试图看个清楚的表现。真盲者往往不会躲避而被绊倒。

5. 全视野视动性眼震（full field OKN）　嘱患者坐在全视野眼球运动检查大圆桶内，患者注视正前方，运动眼电图记录眼球运动。如出现与视动性条栅移动方向一致的快、慢相锯齿波，即证明是伪盲。

6. 视觉电生理检查　应用视觉诱发电位（VEP）检查，如果伪盲眼有正常的波形，而且峰潜时及波峰均显示正常，说明伪盲眼有正常的视功能。

### （二）主观检查法

1. 令患者双眼注视同一目标，伪盲者多故意向其他方向看。

2. 生理性复视法　用两个长 10cm、直径为 2～4cm 的硬纸筒，并把纸筒连在一起，其间距为 6cm，一端略向内偏，把较宽的一端放在两眼前方，令患者注视远方孤立目标，检查者突然把一个手指放在两筒中间 0.5m 处，此时患者如能看到两个手指，则断定为伪盲。

3. 人工复视法　借助三棱镜的作用，使单眼产生复视，用以迷惑患者。方法为遮住“盲眼”，用一个三棱镜放于健眼前，使底边恰位于瞳孔中央，产生单眼复视，然后打开“盲眼”，同时把健眼前的三棱镜遮住整个瞳孔，如仍复视，则断定为伪盲。

4. 雾视法　测视力时，如健眼戴一个高度凸或凹透镜，盲眼前放平光镜，或放低度凸或凹透镜，此时可暴露盲眼的真正视力。

Jackson 试验：用 +5.00D 及 −5.00D 的柱镜，两镜轴相重合置于健眼前，“盲眼”前放平光镜，双眼同时阅读视力表，当把其中一个柱镜的轴单独旋转 15°～20°（此时可产生复视），如患者视力不变，则证明为伪盲。

5. 卡片遮挡法　用长 10cm、宽 5cm 的硬纸卡片放在双眼正中，约眼前 3cm 处。此时卡片恰保持在双眼均可以看到卡片上的字体。左侧字体只能左眼看到，右侧字体只能右眼看到。在不移动头和读物条件下，如能顺利阅读则证明患者可用双眼注视读物，可判断为伪盲。

6. 立体镜检查法　用立体镜或同视机检查，如有同时知觉或立体视觉者必有双眼视觉，可明确诊断伪盲。

7. 视野法　不遮盖盲眼下检查健眼视野，如果周边视野鼻侧大于 60° 或中心视野查不出生理盲点，证实盲眼为伪装。

8. 暗适应法　令患者双眼暗适应 30 分钟以上，然后把盲眼严密遮盖，保持暗适应。待健眼明适应以后，再进入暗室，打开盲眼前遮盖物，如能马上辨认暗室物体和方位者证实为伪盲。

9. 红绿镜片检查　用红、绿镜片各一，分戴被检者双眼，让其识别红、绿色视标，两眼功能正常者，红、绿视标均可辨认。如一眼失明，就只能用健眼看，健眼戴红色镜片只能识别红色视标，不能识别绿色视标；相反，如戴绿色镜片，只能识别绿色视标，不能识别红色视标。如被检者既能看见红色视标，也能识别绿色视标，必为双眼所看。

## 二、伪装单眼视力减退的检查法

1. 变距试验　视力与距离有关，距离近，视力提高；距离远，视力减低。一定范围内，两者存在绝对关系。伪装单（双）眼视力减退者不了解这一点，不论远近，只能看清某一行视标，缩短检查距离，视力不见提高，或者提高很快，或者两次测试视力不一致，均提示有伪装可能。如令患者读 6m 远的视力表，记录所查的结果，再令其在 4m 处重复检查，如仍坚持只读原来的一行，则证明该眼为伪装视力减退。

2. 大视标小视角试验　人眼能否辨别一个物体是依其视角大小而定的，视角大的易分辨，视角小的难分辨。据此，设计两种视标，其中一个视标为大视标小视角，另一视标为小视标大视角。按视角原理，小视标大视角更容易辨认，如被检者能看清大视标小视角而看不清小视标大视角，可能系伪装视力减退。

3. 视标颠倒排列试验　视力表是按视标视角大小依次排列的，排在上边的视角大，易辨认，排在下边的视角小，难辨认。如第 10 行 1.0 之视标较第 5 行 0.5 之视标视角小，难辨认。检查时，可将视力表上的视标颠倒排列，如可将 1.0 行排在 0.5 行之上，而被检者仍然认为排在上边的应该比排在下边的好认，则有可能看清了 1.0 行之视标而述其下之 0.5 行看不清，如出现此种情况，则能证明伪装视力减退。

4. 记录双眼单独视力，然后于"患眼"前放一平光镜或低度凸或凹透镜片，于健眼前放置一高度凸或凹透镜片，再检查双眼同时看的视力，如"患眼"视力能提高，则证明为伪装视力减退。

5. 近视力检查法　伪装单眼视力减退者注意的是远视力检查，对于近视力检查常常心中没有概念。因此，查完远视力后，可以进行近视力检查。如伪盲眼刚开始看时只能看到 J7，此时可以诱导患者说：虽然他的远视力不好，但近处应该能看到；逐渐的伪盲眼的视力就会明显提高，据此即可判断。笔者曾用此方法鉴定多人，效果很好。

6. 视觉诱发电位检查法　根据所得视觉诱发电位的曲线图形，可以估计受检者视力，用这种视觉电生理检查法可以测得其他方法不能获得的视力。这是目前认为最精确、最客观和最可靠的伪盲检查法。

### 三、伪装双眼全盲的检查法

双眼伪盲伪装困难，鉴别也不容易。识别双眼伪盲的主要方法是观察法，即在被检者不留意的情况下，对其行动进行观察。如检查视力时，在被检者和视力表之间放置一些障碍物如凳子等，然后嘱其向视力表前移动，观察其对障碍物的反应，是否有意绕开以避免碰撞或跌倒。

上述检查伪盲的方法，如雾视法等，不仅应动作熟练，而且应使被检者注意力集中在前方视力表上，因为这些是建立在双目同时视物的基础上的，如被检者双目轮流闭合进行观察，则医生的一切努力都将白费。

对伪盲的诊断应慎重，必须做全面、细致的检查。排除各种引起视力降低的器质性病变，经过反复多次的检查，并用各种不同方法进行校对，切不可草率，特别是双眼伪盲与视路疾患（尤其外侧膝状体以上的病变）不易区分。故诊断应特别谨慎，必要时做好随访观察，或请精神科医师会诊。

## 第五节　偏　头　痛

偏头痛（migraine）是头痛中比较常见的一种。其特征是发作性、多为偏侧的、中重度、搏动样头痛，一般持续 4～72 小时，可伴有恶心、呕吐，光、声或活动可加重头痛，安静环境中休息则可缓解头痛。偏头痛可以分为先兆偏头痛（以往称典型偏头痛）、无先兆偏头痛（以往称普通型偏头痛）、眼性偏头痛、视网膜偏头痛、儿童期周期性综合征（以往称偏头痛等位症）等。本节重点讨论有先兆偏头痛。有先兆偏头痛约占偏头痛的 10%，多发于青春期少女，多有家族史，常以疲劳、失眠、情绪波动为诱因。头痛前有典型的先兆症状。

**【病因】** 偏头痛的发病原因与遗传因素、内分泌紊乱及变态反应有关。其发病机制的研究已取得了较大的进展，但至今仍未完全定论。近年来主要有 3 种理论：一是血管源学说，认为偏头痛发作开始时 5-HT 从血小板释放，直接作用于颅内血管使之收缩，此时可出现先兆，继之 5-HT 血浆浓度下降，其收缩血管作用消失，出现血管扩张性头痛；二是神经元学说，认为偏头痛是由不同神经递质介导的脑内不同区域神经元活动所致，重点是皮层扩散性抑制（CSD）现象，用皮层神经元扩散性去极化解释偏头痛先兆的发生；第三种学说将血管调节与神经元功能障碍整合在一起，认为偏头痛是由于三叉神经释放炎性神经肽，使脑膜血管扩张所致。目前，三叉神经血管学说在偏头痛病理生理机制中占主导地位。偏头痛患者中可检测到由三叉神经所释放的降钙素基因相关肽（CGRP），而降钙素基因相关肽为强烈的血管扩张药，并能使颅内痛敏组织过敏，轻微的刺激即可产生剧烈疼痛，Wilkinson 认为三叉神经分布于涉痛区域，偏头痛可能就是一种神经源性炎症。

**【临床表现】** 典型偏头痛的临床表现以视觉障碍和头痛为主，呈周期出现，一般可称为先驱期（或称先兆期）、头痛发作期和恢复期。

1. 先驱期　头痛发作前，出现一时性视觉障碍，偶尔也夹有失语和知觉异常。临床表现多种多样，最常见闪烁的黑点或"眼前冒金星"。暗点的形状与结构可以各不相同，暗点的周边时常有移动的亮光。起始在视野中央出现一闪光点或一小块暗灰区，也有呈彩色光环围绕小暗点，更多见于闪光、暗点交错出现，逐渐向四周延伸，呈锯齿状亮线形，如半圆状或马蹄形，有的图案呈城垛状，或呈各种光辉灿烂的色谱，典型者可扩展为同侧象限盲或偏盲，但盲区可越过中线，这种视觉障碍多为双眼，且为对称性，也可发生于单眼，少数患者可有短暂黑矇或水平半盲以及注视目标移动等幻觉。视觉先兆也可表现为其他视幻觉和视物变形、变大、变小、变色以及静止物体上下、前后跳动，有色物变为无色或灰色。此时眼底检查有时可见视网膜血管痉挛。这种视觉障碍可持续 5～20 分钟。视觉先兆症状在头痛出现之前发展至高峰，然后消失。

2. 头痛发作期　继先驱期的视觉紊乱之后，开始出现头痛，多自一侧额颞部、眼后部或眶上部开始，先为搏动性，逐渐加重，并可波及全头部，多伴有畏光、喜安静，头痛剧烈时可伴有面色苍白、恶心、呕吐。此时检查眼底可见视网膜血管扩张，一般头痛可持续一至数小时，重者可达数天，以后自行缓解。有些病例于发作前或发作期亦可伴有其他较轻的短暂的脑源性感觉运动障碍，如蚁走感、麻木、痛觉缺失、嗅幻觉、味幻觉、眩晕、失语、吞咽困难、偏瘫、单瘫等。

3. 恢复期　头痛逐渐减轻，患者疲惫入睡，醒后可恢复正常。

发作频繁，数天或数月不等，但每次发作疼痛部位常局限于一处。诱发因素包括强烈的情绪刺激、饮食因素（酒等）、月经来潮、疲劳、服血管扩张药等。

眼性偏头痛表现为反复头痛发作伴眼肌麻痹：至少有 2 次发作；头痛与脑神经Ⅲ、Ⅳ及（或）Ⅵ麻痹相重叠。

**【鉴别诊断】** 偏头痛需与颅压增高、三叉神经痛、鼻窦炎及青光眼等病鉴别。颅压增高引起的头痛往往为渐进性，头痛程度较轻，且多伴有其他症状及体征，如视乳头水肿、展神经麻痹，腰椎穿刺往往发现颅压增高；三叉神经痛多伴有明显的诱因，持续时间短，突然发作，疼痛部位仅限于三叉神经分布区；鼻窦炎引起的头痛为持续性钝痛，伴有鼻塞、流涕等局部症状和体征；急性闭角型青光眼头痛为发作性疼痛，伴有球结膜混合性充血、视力障碍及眼压增高等症状和体征。

对于血管运动神经障碍而引起的头痛，眼科医师可以应用视网膜中央动脉压力测量法以进一步明确诊断并指导治疗，倘若颅内血流循环正常，则视网膜中央动脉与颅内血管压力保持密切的平衡状态。颅内大血管扩张，可以引起视网膜中央动脉压升高，而颅内大血管收缩或颅内周边血管扩张，则可以引起视网膜中央动脉压力下降。

**【治疗】** 主要为对症治疗，可服用麦角胺咖啡因、止痛片、镇静剂以及中药复方羊角冲剂等。偏头痛至今仍然没有特效药物可以很好地根治。近年来，国外研究发现，口服大剂量的维生素 $B_2$ 能减少偏头痛的发作频率和持续时间。临床应用表明，大剂量服用维生素 $B_2$ 的效果比常用的治疗偏头痛的药物盐酸氟桂嗪的效果更好，且不良反应很小，费用也十分低廉。至于维生素 $B_2$ 的治疗作用，可能是由于维生素 $B_2$ 提高了细胞线粒体的能量潜能。对于一个月内只出现几次偏头痛的中度患者，用维生素 $B_2$ 来预防治疗偏头痛的效果是最好的，大多数在用药 3 个月后可以收到最佳疗效。偏头痛患者对维生素 $B_2$ 的用量一般掌握在每天 400mg 左右。药物治疗同时还应注意调整工作和休息，免除精神过度焦虑和紧张。中医药辨证论治可取得较好效果。

## 第六节　癫　　痫

癫痫（epilepsy）主要是因为脑内的神经原群过度地异常放电造成的阵发性的脑功能障碍。癫痫有两个基本特征，即反复性和发作性。所谓反复性，是指第一次发作后，间隔一段时间，肯定会有第二次、第三次以至多次发作；所谓发作性，是指症状突然出现，突然中止。由于异常放电的神经元在大脑中的部位不同而有多种多样的表现，如短暂的运动、感觉、自主神经、意识和精神状态不同程度的障碍等，同一患者可有一种或多种癫痫发作形式。约 2/3 的癫痫发作始于儿童期，是儿童期最常见的精神疾病。

癫痫主要是由遗传因素和脑损害所共同决定的，但癫痫发作是多种因素相互作用的结果，某些因素如生理因素（年龄、月经与妊娠等）、感觉刺激、精神状态均可影响癫痫发作。常见的诱发因素有：疲劳、饥饿、过饱、饮酒、睡眠不足、情感冲动、便秘、突然停服或过快更换抗癫痫药等。

发作常常与视觉有关的一类癫痫称为反射性癫痫（reflex epilepsy）或自我诱发癫痫，是由于视觉受到某些刺激后反射性引起大量神经元放电，呈现不同类型的癫痫发作。常见的刺激因素有：光刺激（恒定因素光刺激、闪烁性光刺激；点光源刺激、弥散光源刺激；色光刺激、白炽光刺激）、阅读（默读或朗读）、闭眼或迅速瞬目动作（使光线减弱或阻断）以及使注意力过于集中或情绪激动。在诱发因素存在时，EEG 显示有癫痫性放电活动。

癫痫按其临床表现可分为癫痫大发作、小发作、精神运动性发作、局部癫痫等类型。其常见的眼部表现有：

### （一）视觉障碍

常见癫痫大发作或精神运动性癫痫的先兆。分为正性先兆和负性先兆两种。正性先兆包括各种视错觉和视幻觉。视错觉根据表现不同分为以视物变大、变小、变近、变远和变形等为主的感知性视错觉和表现为“似曾相识”、“旧地重游”以及生疏感为主的记忆性错觉。视幻觉又称梦幻状态，即患者如置身梦境，其内容丰富，可表现为多种多样，但同一患者每次发作的先兆基本相同。负性先兆包括阵发性视物模糊，两眼黑矇和视野缺损，多为象限性盲和偏盲，少数患者在先兆症状发生后没有肌肉抽搐等各种类型的癫痫发作，称先兆型癫痫。

### (二)眼球运动障碍

常为大发作、小发作或局限性癫痫的首发症状。多表现为上睑上提，眼球上转或转向病灶对侧，有时伴肢体、下颌及颜面部肌肉阵发性抽搐，同时也可发生眼球节律跳动。

### (三)瞳孔改变

常见于大发作一开始就有瞳孔扩大、对光反射消失，局限性癫痫和间脑性癫痫亦可有类似的瞳孔改变，发作后常有短暂的双侧瞳孔不等大，伴对光反射迟钝。发作后的昏睡期则瞳孔缩小，与熟睡的健康人表现相同。

临床上对有过癫痫病史的患者应详细、系统检查，以除外器质性病变；对原发性癫痫应密切观察，注意安全，避免剧烈运动及精神刺激性因素，避免危险性工作以防发作时自伤。

平时应系统服用抗癫痫药物，如苯妥英钠、苯巴比妥、抗痫灵、地西泮等。癫痫持续状态时因常可发生危险，应静脉注射异戊巴比妥钠或肌内注射副醛等。

(杨 薇 顾欣祖)

## 主要参考文献

1. 董为伟. 实用临床神经病学. 北京：中国医药科技出版社，2001：792-816.
2. 徐韬园. 现代精神医学. 上海：上海医科大学出版社，2000：349-357.
3. 张秦初. 临床医学与案例分析. 北京：北京医科大学中国协和医科大学联合出版社，1995：141-144.
4. Mattson RH. Medical management of epilepsy in adults. Neurology，1998，51(suppl4)：S15-S20.
5. SO NK，et al. Differential Diagnosis. In：Engel J，Dedley TA. Epilepsy. A Comprehensive Textbook，Voll. Philadephia：Lippincett-Raven Pub，1997：793-795.
6. 偏头痛诊断与防治专家共识组. 偏头痛诊断与防治专家共识. 中华内科杂志，2006，8(45)：694-696.
7. 张艳梅，陈瑞玲. 偏头痛的发作机制及药物治疗策略. 中网药师，2008，1(9)：1108-1110.

# 第十一卷

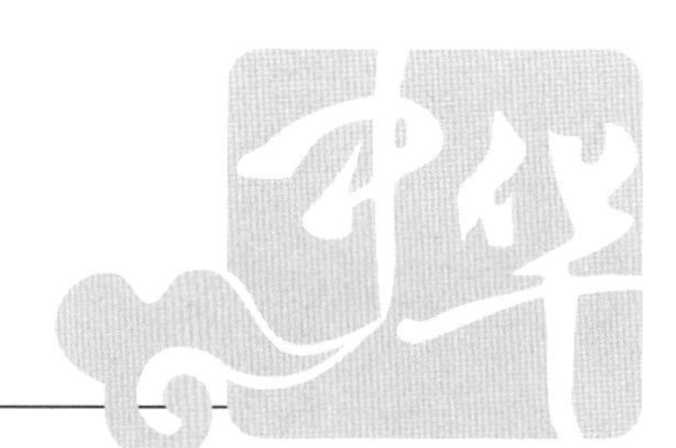

# 眼外伤与职业性眼病

# 第一部分 眼 外 伤

# 第一篇 眼外伤概论

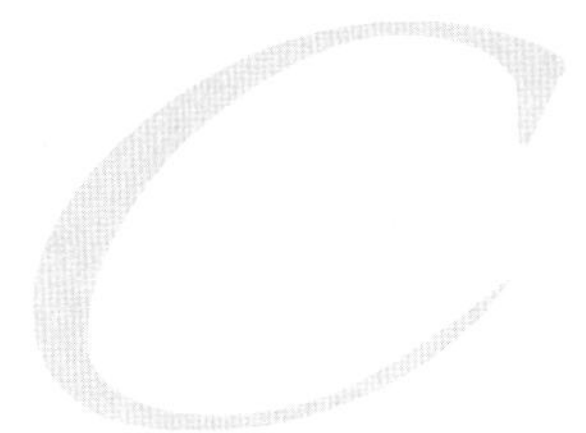

## 第一章 眼外伤史及现代眼外伤进展

### 一、古代和近代眼外伤记载

意大利人 Eernardino Ramazzini（1633—1714），在 Modena 市发现厕所清洁工在清厕工作时患眼疼、红，是由挥发酸引起。此为偶然发现硫化氢角结膜炎（hydrogen sulphide kerato-conjunctivitis）。尔后他进行了长期的研究，并写出他的经典著作 *De Morbis Artifium Diatriba*（Mutinae，1700）。

埃及国王（1304—1237 B.C.）拉美西斯二世（Rameses Ⅱ）所在的古埃及首都（Thebes）艺术画册中，有从工匠眼中去除异物的图画记载。

### 二、战 伤

早期文明记录的创伤治疗，无外乎希波格拉底所说："用烙铁治不了的病就得用火治"。最早的敷料是用滚烫的油"驱毒"。法国医师 Ambroise Paré（1510—1590）改变了这种亘古的方式，他在巴黎一家医馆做外科助手，经常到战争前线，一次他使的沸油用完了，从此他不再用沸油，改用犬油敷在伤口止痛。他在外科有许多建树，包括发明假肢和义眼，1562 年在法国做了第一例法医尸检。Ambroise Paré 被视为战伤外科的鼻祖。

在 20 世纪以前的伤眼不是被摘除，便是由交感性眼炎发生而致全盲。比如美国的南北战争，有记录的 1190 例枪伤，91% 发生了交感眼炎或对侧健眼视力下降。普法战争中，由飞行物致伤的伤眼 56.5% 发生交感眼炎（Steindorff，1914）。

在第二次世界大战中交感眼炎在英国美国军队的发生不清楚，但是两次相隔时间 20 年的战争中，尽管眼外伤的发生比例差不多，但二次大战中眼球摘除率却相当于一战的一半（表 11-1，表 11-2）。

朝鲜战争，眼外伤占 8.1%。头颅外伤中有 40% 合并眼外伤，穿通眼外伤中交感眼炎的发生率是 2%。

**表 11-1 第一次世界大战眼战伤类型**

军队医院入院战伤患者分析（1914—1919）

（Ormond，1920）

| | |
|---|---|
| 失明数（主要由弹片、子弹和爆炸所致穿通、贯通伤） | 1008 |
| 眼球摘除（主要是直接伤和异物） | |
| 双侧 | 250 |
| 单侧 | 780 |
| 穿通伤和眼内异物存留 | 294 |
| 间接伤（挫伤和震荡） | 405 |
| 毒气致角膜炎 | 83 |
| 外伤角膜炎 | 162 |
| 外伤白内障 | 162 |
| 眼内出血 | 140 |
| 视网膜脱离 | 31 |
| 眼睑伤 | 104 |

**表 11-2 第二次世界大战的眼外伤类型**

| | 英国（1946） | 美国（1947） |
|---|---|---|
| 复合伤需要立即行眼球摘除 | 56 | 104 |
| 非穿通异物 | 52 | 0 |
| 穿通异物 | 138 | 102 |
| 挫伤 | 52 | 54 |
| 爆炸和震荡 | 26 | 13 |
| 直接损伤于眼睑、眶等 | 0 | 30 |
| 间接损伤 | 0 | 40 |
| 烧伤 | 0 | 9 |

1966 年的越南战场，一只美国船医院，在船上接受初步处置的眼伤共 119 只眼。18 只眼眼内异物，33 只眼表面异物，37 只眼贯通伤，13 只眼睑裂伤，8 只眼烧伤，12 只眼钝挫伤，24 只眼行眼球摘除（20.2%）。这些都是贯通伤，无 1 例发生交感眼炎。

1967 年以色列 - 阿拉伯 6 日战争（Treister，1969）一共战场伤员 2500 人，140 人（5.6%）为眼伤。弹片伤约占 62%，30% 角膜异物，穿通伤 20%，双眼伤 26.1%。无 1 例发生交感眼炎。

## 三、现代眼外伤进展

直到 1967 年玻璃体切除术问世以前，眼球外伤的治疗没有突破性进展。传统的基本治疗方案是：修复伤口；防止感染；摘除异物；预防交感眼炎的发生。伤眼的预后主要依赖伤眼的严重程度。手术显微下玻璃体切除术的发明，彻底改变了传统的眼外伤急诊处理和后续治疗的方案。

1972 年 Coles 和 Haik 首先倡导了外伤眼的玻璃体切除术。1979 年开始，Cleary 和 Ryan 发表了一系列穿通眼外伤的实验报告。实验的核心内容是穿通眼外伤合并玻璃体内注入自家血，会发生牵引性视网膜脱离。玻璃体切割手术可以减少或防止牵引视网膜脱离的发生。他们认为手术的效果主要是去除了赖以增殖的玻璃体支架组织。从而奠定了外伤眼玻璃体手术的基础和基本原则。至今这些理论和原则依然在临床上占主导地位。

20 世纪 80 年代，临床实施的玻璃体切割手术正在发展，当时在眼外伤领域，围绕开放性眼外伤玻璃体手术时机发生争论。一方主张在伤后 48～72 小时内实施手术，而另一方主张在伤后 2 周内实施手术。但当时都没有高级别循证医学的依据。到了 20 世纪 90 年代，玻璃体手术技术已发展成熟，成为临床的常规手术。但和临床有关的一些重要问题，国际上没有进一步研究，被搁置起来。

首先，伤眼 PVR 发生的病因：

人们公认增生性玻璃体视网膜病变（proliferative vitreo-retinapathy，PVR）是伤眼（特别是开放伤）预后首位的危险因素，但是谁是外伤 PVR 发生的始作俑者？是玻璃体积血及其 PVR 赖以增殖的支架组织——玻璃体吗？

Ryan 等的原始经典著作只是原本地记录了这样的事实：造成外伤性牵引性视网膜脱离需要巩膜的伤口加上玻璃体内注自家血。只做巩膜切口不行。而且这样的模型病变可被 2 周内的玻璃体切割所预防。他们并没有断言玻璃体积血和玻璃体支架组是导致外伤 PVR 的始作俑者，更没有结论说治疗外伤 PVR 的玻璃体手术原则就是清除玻璃体积血并充分切除玻璃体凝胶。然而外伤 PVR 岂能与伤道无关？钝挫伤的玻璃体积血怎么不易形成 PVR？把重点集中在清理玻璃体积血和充分切除玻璃体，忽略了伤道这个外伤 PVR 的成因。而今依然把“彻底切除玻璃体”作为玻璃体手术最基本的准则和规范。

其二，伤眼 PVR 手术介入时机：

虽然实验和临床的观察外伤 PVR 发生的时间不一致，但 PVR 的发生、发展是经历时间过程这一点是共同的。既然是经历时间病理过程，在肯定发生外伤 PVR 复杂因素存在的前提下，必然存在何时介入手术对阻止 PVR 发生发展更有利的问题。外伤 PVR 过程应当是从外伤事件发生后就被启动了。早期手术时机争议的焦点是 72 小时内与 2 周内介入手术孰优孰劣。表面上是手术时机的争论，而实质内容却是两个不同时段介入手术质量和效果有何不同。

而手术时机重要性应当体现在手术介入晚到什么时候。由 PVR 本身引起的损害会成为不可逆或显著地引起预后不良。早期文献中的争论是发生在伤后 2 周前这段时间，而 PVR 本身的后果这时还没体现出来。正如前述，过去文献争论内容的实质是解除 PVR 赖以发生发展的条件。而与手术时机直接相关的恰恰是：在 PVR 发生发展病原未除的前提下，PVR 发展的严重程度导致不可逆损害的时间范围。找到这个时间范围（或点）的重要性在于它能告诉我们手术延到什么时候，由 PVR 发展导致的病变会带来不良预后。这才是玻璃体手术时机的关键问题所在。人们过去不一定是忽略了这个问题，而是 2 周内做了手术的病例还未涉及这个问题。PVR 发生是一个问题，只要外伤 PVR 成因存在，PVR 就会发生而且不会休止。而且伤后早期就能在临床上和组织病理上发现。PVR 引起的后果则是另外一个问题。两者不能混淆。原发病因不除，PVR 发生发展不可避免。但是 PVR 继发性损害则是丧失手术时机的后果。因此说 2 周内的早和晚是和消除 PVR 病因相关的；而真正涉及 PVR 发展后果的才与手术时机相关。没有 2 周以后足够长时间才接受手术的患者资料回答不了这个问题，而且个体间的变异性大，还要求足够的大样本。

其三，伤眼视网膜脱离的重要性：

区分玻璃体手术简、繁的分水岭是视网膜脱离。只要没有视网膜脱离的手术都趋简单，即便是精细的黄斑手术，也不复杂。一旦有视网膜脱离存在无论如何手术都不简单。本来没有视网膜脱离的病眼，一旦术中发生了视网膜脱离，手术的规模立即升级为复杂。

由此可见，视网膜脱离似乎是个带有象征意义的标志和转折点。国内外有关文献报道，伤后有眼内异物存留和视网膜脱离属于立即决定手术的范畴。看起来人们并没有忽视视网膜脱离的重要性。但在有关 PVR 鸿篇巨著中却把视网膜脱离放在一边，好像视网膜是被增殖的玻璃体膜牵引而被动脱离，是个“被动”的角色。由此我们不难想到原发孔源视网膜脱离发生继发 PVR 的例子。没有孔源视网膜脱离发生，何来 PVR？视网膜脱离复了位，PVR 过程怎么就停止了呢？难道说是切了玻璃体的缘故？果真如此，那些切了玻璃体、视网膜脱离复发 PVR 又作何解释？无论怎样，视网膜脱离都脱不了干系！

伤时发生的视网膜脱离如果没有立即接受玻璃体手术治疗（临床最常见的情况），直到接受玻璃体手术时为止，它将对 PVR 的发生发展影响如何？对伤眼的手术预后又是怎样？以往的研究没有对此作出回答。在少见的一些外伤 PVR 研究报告中曾经注意到视网膜脱离的发生与预后不良和 PVR 发生相关。

其四，伤眼无光感视力的挽救：

伤眼发生视网膜脱离是外伤程度发生改变的转折点。但伤后无光感眼是伤情重笃的另一个升级。它通常是决定一期实施眼球摘除的关键性体征。 近年的文献报道证实，伤后无光感眼有被成功抢救的病例。当然大多数这样的伤眼还是没有摆脱失明的命运。由于在这些伤后无光感眼有被成功抢救的病例，才发展了探查玻璃体手术（explosive vitrectomy）。从探查手术中观察到，这类伤眼内组织发生广泛而严重的损毁，然而在广泛而严重的组织损伤中，其分布和程度并不平衡。更令人受到启发的是有少数被成功挽救视力的病例，它们的损伤病变很严重，但没有致盲性。比如，伤后发生广泛而严重的暴发脉络膜出血，导致了伤眼无光感发生，但是大量而广泛的出血局限于脉络膜上腔，并没有进入视网膜下和玻璃体腔，手术时通过巩膜切开引流脉络膜上腔出血，眼底红光反射顿时可见。更堪称奇者，患者竟在手术中情不自禁惊呼：“医师！我看见光了！”此等幸事，恰恰被淹没在无光感的伤眼之中。如果按照过去依据术前评价来决定眼球摘除，这样的眼球就会被无辜摘除。

由于上述种种原因，以下诸疑问便自然提出：①在这些注定被摘除的重伤眼中，能被拯救的概率有多少？②在广泛而严重损毁的眼内组织中，哪些组织的损毁相对于不良预后起到了关键性的作用？③哪些关键性危险因素的组合，或单个的危险因素达到何种程度为临床确定“眼球摘除”提供可靠指征，从而为决定眼球摘除提供依据？这些关键性问题在以往的文献中尚未找到答案。

从 1998 年起，在中国解放军总医院首先建立外伤眼玻璃体手术患者资料库。以后发展为中国六家眼科机构参与的多中心前瞻性研究，正式注册命名为“眼外伤玻璃体手术研究”（Eye Injury Vitrectomy Study，EIVS）。参与部门有北京大学眼科中心、温州医学院视光医院、同仁医院、北京大学人民医院、解放军总医院和北京大学第一医院。这项研究的资料库历时 14 年病例积累，共登记近 2500 例外伤眼玻璃体手术资料。

该数据库资料全部是第一次接受玻璃体切割手术的外伤眼。国际上没有类似的研究。由于中国的特殊情况，资料最突出特点是收集到从伤后到临床显著 PVR 形成的各阶段的病例。资料的这种性质使我们能够去考察分析，伤眼在没有经历玻璃体手术之前的自然发展过程，尤其是 PVR 发生发展及其对伤眼影响的直接后果。相比于过去直到伤后 14 天的观察资料具有无可比拟的优势和难得。

该数据库的术中所具各变量一致性依据术者术中观察评价，立即填写进表格而生成的数据，与以往回顾性研究中的数据资料有质的不同。从而为获得高级别的临床循证分析提供了数据质量基础。

足够大的样本为多因素和单因素的分析，降低偏倚，排除相互干扰和交叉影响，提高了满足统计学意义上结论的可信度。

根据“眼外伤玻璃体手术研究”（EIVS）的文献报告，取得下述重要结论：

1. 开放眼球伤 PVR 发生的根源 依据本研究分析结果，PVR 的发生是开放眼球伤不良预后的重要危险因素。人们似乎总是把 PVR 当成一种病。并按一种病去治。其实它不是一种独立的疾病，而是视网膜脱离后如果不能以重新与 RPE 黏附方式修复时所采取的修复趋向和病理过程。放任 PVR 过程继续发展会导致眼球萎缩的不良后果，正如许多摘除眼球病理学观察的那样。但是 PVR 发生发展的根源却在伤道的不良愈合方式和视网膜脱离的存在（不论是伤后就有还是后来牵引继发脱离）。PVR 的存在是伤眼不良预后的标志性体征。并警示临床采取根治病源的恰当措施。它也告诉人们一个事实，伤眼不良修复方式是通过 PVR 的基本过程完成。病理学上看到的是伤眼不良修复的结局和后果。因此临床医疗应该在后果还未发生之前解除病因，终止 PVR 过程的进展。

2. 伤眼玻璃体手术时机 PVR 的发生发展随伤后玻璃体手术介入时间的延长而增加。正因为 PVR 代表了伤眼异常修复的过程，因此为开放伤眼存在玻璃体手术时机问题提供了直接的循证依据。特别是 14

天以后伤眼的自然修复过程的系统观察，从临床资料中知道，延迟手术导致的不良后果。从循证的直接依据支持了手术时机的重要性，从而使这个被历史尘封的争论问题显现端倪。

3. PVR 源于视网膜脱离　受伤当时发生的视网膜脱离使 PVR 发生危险度增加，并促进其发生发展。

视网膜脱离的存在与外伤 PVR 发生发展的密切关系，这个眼外伤史上不太显眼的问题，通过这个结论被提到了显著的位置。因为 PVR 本来就源起于视网膜脱离。只要视网膜不能达到贴附修复，则 PVR 过程就不能静止。在外伤眼又添加了伤道的瘢痕修复过程。视网膜脱离修复趋向与伤道的修复过程相互作用、效应叠加是外伤 PVR 发生发展的基础。这个认识转变的意义在于，它指导临床治疗不是把外伤眼手术的重点单纯放在彻底切除玻璃体上，而是把手术的细节放在创造视网膜复位条件和防止再脱离以及伤道的处理上。在伤道周围与视网膜之间开辟一条裸露区域（“防火墙”）的技术正是基于这样的认识而采取的有效措施。

4. 外伤后无光感眼经玻璃体手术拯救视力　外伤后无光感眼，与眼球破裂、广泛睫状体损伤、严重的脉络膜损伤以及视网膜严重损伤等广泛的眼内组织破坏密切相关。无光感眼通常是这些组织损伤并存或者其中两者或三者组合存在。但是这些无光感眼经过玻璃体手术拯救治疗，约 28% 可以获得解剖和功能的治愈。

这些结论只有在 EIVS 的大数库中有 72 例无光感眼样本才能获得；因为样本太小，因素复杂，则很难找到一般规律。

大约三分之一无光感眼的挽救可能性是隐藏在大多数难以挽救的伤眼之中。而这些可能性只有通过探查手术中的清理、修复措施才会知道。因此按照过去依据术前的评价来决定眼球摘除，就可能把这些能够挽救的伤眼摘除。

在人们没有介入无光感眼时代，眼内究竟发生了什么一无所知。现在知道了这些眼内发生广泛的组织损伤。但是个体之间的情况不一致，严重损伤组织的分布和程度差异很大，依然难以判断哪种因素或哪几种因素为无光感的主要原因。

但是，临床医师十分关注无光感的眼球，哪些通过手术治疗可以重见光明，哪些通过手术治疗也不能挽回视力。这依然是难题！在难题破解之前，暂且循行这样的治疗方案，首先实施探查手术，在探查手术中分离出可挽回视力的伤眼来。比如爆发脉络膜大出血，却没有脉络膜组织撕裂，出血仅存留在脉络膜上腔的病例。再比如视神经损伤，伤眼虽然丧失光感，但是眼球组织的损伤程度和范围并非达到无可修复程度；这些伤眼不要摘除眼球，要实施手术修复眼球，有可能挽回视力。总之，把那些伤眼无光感的眼球，首先实施手术探查及手术修复眼球，为患者从无光感的眼挽回光明。

在这组病例中约 50% 为硅油依赖眼，这些眼离了硅油眼压便难维持，从而维持在代偿状态。在探查手术中难以做出保留和摘除决定时，要保留眼球。在这些保留的眼球中，尚未发现交感性眼炎的案例。

在眼球钝伤方面，我国学者惠延年等作出贡献。在西方文献中，视网膜损伤只有一个级别，即视网膜震荡（commotio retinae）。惠延年等将其分成两个级别，轻型依然叫视网膜震荡，视力预后好，眼底不留痕迹。较重者称为视网膜挫伤，眼底除有 Berlin 水肿以外尚有出血和渗出等，恢复后留下不同程度的视力损害，并留有永久的痕迹。这种分级符合临床实际情况，对临床有指导意义。

关于眼球内异物伤，张效房的眼内异物定位法影响深远。他著的《眼内异物定位与摘除》（1976 年第 1 版）是 20 世纪 70～90 年代经巩膜切口摘除眼内异物的主要教材和参考书。在 CT 及 MRI 问世以前，用这些行之有效的定位方法成功摘除了成千上万的眼内异物，为眼外伤患者挽回了视力。1982 年，张效房在旧金山第 24 届世界眼科大会上报告了 3000 例眼内异物摘出的学术论文，在国际上产生重要反响。

关于眼外伤预防，1965 年杨敬文等对上海某机械厂 3020 人中 2205 例角膜异物进行了调查。对车间和工种与角膜异物发生的关系排了次序，发现照明不足和屈光不正有角膜异物高发趋势。且发现，工厂虽发了防护镜，但工人缺乏安全生产意识，很少有人戴防护镜。随后杨敬文等设计 5 种机器防护罩和防护眼镜，并协同工厂拟订安全生产措施和规章制度，要求在车间工作必须戴防护镜。实施上述一系列预防措施，结果使角膜异物发生率由原来的 17.7% 降至 2.5%。像这样客观调查、严谨设计、施加切合实际的预防措施，为眼外伤预防提供了科学的工作模式，在今天来看，也具有历史价值。

**（马志中　张效房　万光明　郝燕生　蔡用舒）**

## 主要参考文献

1. Cleary PE，Ryan SJ. Method of production and natural history of experimental posterior penetrating eye injury in the rhesus monkey. Am J Ophthalmol，1979，88：212-220.
2. Tolentino Fl，Liu HS，Freeman HM，et al. Vitrectomy in penetrating ocular trauma：an experimental study using

rabbits. Ann Ophthaomol，1979，11：1763-1771.

3. Cox MS，Freeman UM. Retinal detachment due to ocular penetration I. Clinical characteristics and surgical results. Arch Ophthalmol，1978，96（8）：1354-1356.
4. Mietz H，Heimann K. Onset and recurrence of proliferative vitreoretinopathy in various vitreoretinal diseases. Br J Ophthalmol，1995，79：874-877.
5. Cardillo JA，Stout JT，LaBree L et al. Post-traummatic proliferative vitreoretinopathy. The epidemiologic profile，onset，risk factors and visual outcome. Ophthalmology，1997，104：1166-1173.
6. Moshfeghi DM，Moshfeghi AA，Finger PT. Enucleation. Surv Ophthalmol，2000，44（4）：277-301.
7. Kuhn F，Slezakb Z. Damage contral surgery in ocular traumalogy. Injury，2004，35（7）：690-696.
8. Feng K，Wang CG，Hu YT，et al. Risk factors，anatomical and visual outcomes of injured eyes with proliferative vitreo-retinopathy : Eye Injury Vitrectomy Study. Retina. 2013，33（8）：1512-1518.
9. Feng K，Shen LJ，Pang XQ，et al. Case-control study of risk factors for no light perception after open-globe injury；Eye Injury Vitrectomy Study. Retina，2011，31：1988-1996.
10. Feng K，Hu YT，Ma ZZ. Prognostic indicators for no light perception after open-globe injury：Eye Injury Vitrectomy Study. Am J Ophthomol，2011，152：654-662.

# 第二章 眼外伤病史的采集和记录

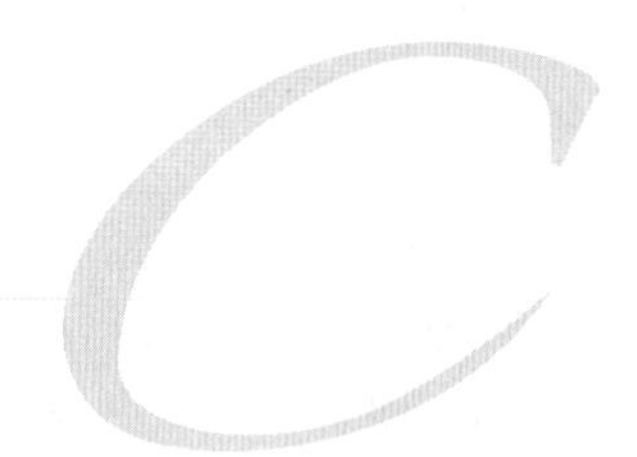

眼外伤是常见病，但其临床表现千变万化，每个人的反应不完全一样。为了及时确定治疗方案，接诊医师必须尽早地获得可靠的受伤史并详细记录，包括从受伤之时起直到接诊时的整个过程。病史的来源，可以是患者自述，也可以是护送人员或在场目睹受伤经过的证人。这些文件必须详细可靠，因为它不仅是治疗的根据，而且具有法律作用。

当然，对化学烧伤则属例外，抢救时间必须分秒必争，医师只要简单掌握病情，立即进行冲洗治疗，待抢救完毕再详询病史。

## 一、受伤的时间

写明何年何月何日何时受伤，受伤后经过多少时间才到达急救站，在急救站停留的时间，何时从急救站转到医院，根据受伤时的气候及受伤后沿途辗转的时间，医师可以初步估计病情的程度。

## 二、致伤地点和周围环境

不论平时或战时，创伤的发生可以在野外，也可以在室内，可以在很污秽的地方，也可以在比较洁净的处所。因此，伤口受感染的性质可以出现很大差别：致感染的物质，可以是泥土、植物或一般物质，致感染的微生物可以是细菌或真菌。

## 三、致伤物体和伤者体位

致伤物体的性质可以是气体、液体或固体。固体物质应辨明是金属或非金属；如果是金属、还应了解它是磁性或非磁性，如果是非金属，应弄清楚是塑料、玻璃、植物或动物。

致伤物体的大小，更可直接影响眼部创伤的程度。致伤物的形状可以是圆形，可以是不规则形，前者损伤小，后者损伤大。致伤物的数目可以是一个，如子弹伤；可以是多数如爆炸伤。可以是单眼或双眼，必须详细询问。致伤物侵犯的方向，受伤时患者头颅的位置和眼球注视的方向，这三者的相互关系，往往可以影响眼组织损伤的程度，例如从颞侧来的损伤，眼的颧骨具有一定保护作用，反之，来自正前方者，眼球遭受损伤的机会就增多了。伤者当时的体位对判断和分析伤情有很大意义，应当格外注意。例如一位俯卧位的伤员，面部朝下，但往往眼向前方注视，则眼球下方暴露损伤的机会更大。此外还应了解伤员当时有无预感，有无保护性动作（如闭眼、手臂遮挡），有无戴防护眼镜等，对判断伤情有一定意义。致伤物的致伤力量与致伤时间、致伤物与伤员之间的距离也十分重要，前者指的是动能（KE），即物质本身重量（M）与前进速度（V）$^2$之积，KE＝MV；后者，指明动能是随距离的指数而衰减，距离愈远，能量愈小，损伤情况就不同了，因此，询问病史，这些方面也很重要，有助于医师估计组织损伤程度。

## 四、眼外伤的种类和性质

引起眼外伤的种类很多，性质不一，常见的有挫伤、震荡伤、切割伤、穿通伤、异物伤、炸伤、烧伤、辐射伤、应激伤、动物咬伤等等。同一类的伤，伤的性质不同，伤的程度可以相差很远，例如，同是炸伤，火药炸伤、炮弹片炸伤还有雷管炸伤，其结果完全不同；同是烧伤，汽油烧伤重于火焰烧伤；同是化学烧伤，碱烧伤重于酸烧伤。在接诊伤员时，这一切都必须询问清楚。有时伤员会夸大伤情，或无法准确叙述，此时应当询问有关人士，尽可能获得更多有关受伤的细节。

在和平年代里，眼外伤的种类发生较大变化。春节期间和日常生活中的庆典活动期间，烟花爆竹眼外伤明显增多，往往合并有火焰烧伤，钝挫伤和异物穿通伤。一次性注射器造成的儿童眼穿通伤，往往因为伤口隐蔽，儿童惧怕家长批评隐瞒伤情，最终伤情加重，甚者发展为眼内炎，导致失明。近年来，生产安全事故频发，矿难爆炸伤夺走了许多人的眼球。农用雷管保管混乱，散落民间导致儿童眼残手残。

眼部遭受外伤后，外伤的范围不全相同，可以是单一伤，可以是多发伤或复合伤。单一伤是指某一致伤物，单纯损伤了眼部。多发伤是指在同一致伤物的作用下，身体同时或相继有两个以上解剖部位遭受损伤。复合伤是指两种以上的致伤因素同时或相继作用于伤员所造成的损伤。

接诊医师在询问病史及体格检查时，必须树立全局观点，不能只重视眼伤而忽视了全身器官的损伤。一定要注意生命体征。在抢救伤员时，首先要弄清楚何者最急，何者次急，根据轻重缓急，有条不紊地逐一进行处理。必要时，可以组织二组以上人员同时进行抢救。原则上是首先抢救生命，待生命体征稳定之后再进行眼科处理。切不可因抢救眼伤而忽视了全身，也不可以因抢救全身而忘记了眼伤的处理。

## 五、伤 前 病 史

受伤前，患者曾否患过眼病，曾否有过眼外伤，经过何种治疗，效果如何，有否弱视史，有无手术史，曾否做过内眼手术（青光眼外引流手术、白内障摘除术、穿透性角膜移植术等）。作过角膜切开术的眼，受伤后眼球破裂的机会大大增加。已植入眼内的人工晶状体或环扎带可以因外伤而脱位，并造成二次眼组织损伤。已缩小的青光眼视野会因受伤后眼压升高而更加缩小。了解伤员原有最好的视力，为判断预后视力提供参考指标。有糖尿病史，出血性疾病史的人，受伤后出血常较严重。全身健康状况如何，有无家族遗传疾病或先天发育异常历史，特别要注意有无气喘、糖尿病、高血压、心肾病或神经系统异常。曾否配有义齿，还要仔细询问有无过敏性疾病，对药物有无过敏史，何年何月注射过破伤风类毒素。

## 六、伤 后 处 理

受伤后，患者曾否经过就地抢救，曾否送急救站处理，接受过哪些局部和全身治疗，服用过何种药物，采用何种工具运送，曾否注射过破伤风类毒素或免疫血清，曾否使用过抗生素。

（郝燕生 蔡用舒）

## 主要参考文献


1. 蔡用舒. 创伤眼科学. 北京：人民军医出版社，1988：88-96.
2. Arcieri ES，Franca ET，de Oliveria HB，De Abreu Ferreira L，Ferreira MA，Rocha FJ. Ocular lesions arising after stings by hymenopteran insects. Cornea，2002，21（3）：328-330.
3. Mason JO 3rd，Feist RM，White MF Jr. Ocular trauma from paintball-pellet war games. Southern medical journal，2002，95（2）：218-222.
4. Pearlman JA，Au Eong KG，Kuhn F，et al. Airbags and eye injuries：epidemiology，spectrum of injury，and analysis of risk factors. Survey of ophthalmology，2001，46（3）：234-242.
5. Ling R，Quinn AG. Traumatic rupture of the medial rectus muscle. Journal of American Association for Pediatric Ophthalmology and Strabismus，2001，5（5）：327-328.

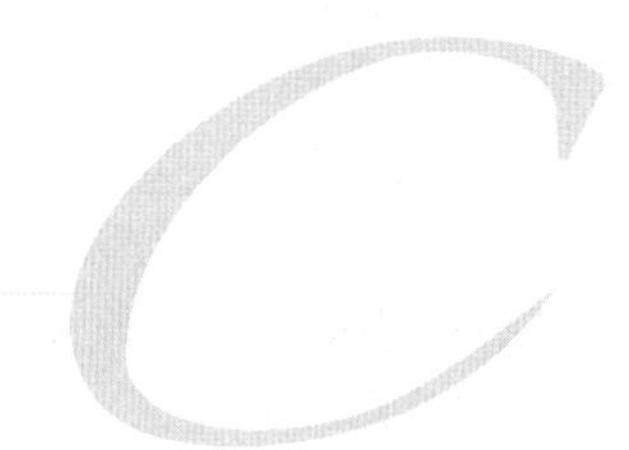

# 第三章 眼外伤的常规检查

患者到达医院后，首先是检查生命体征，包括脉搏、体温、呼吸、血压，其次是检查全身各部分，特别是一些重要的器官如颅脑、胸、腹、四肢，如为多发伤，特别要注意肝脾有无破裂，颅脑有无损伤，呼吸道有无阻塞，应及时请神经内、外科，耳鼻喉科，颌面外科等有关科室进行急症会诊。

生命稳定之后，如果患者神志清楚，应当检查双眼视力，包括裸眼视力、矫正视力。如果因眼睑痉挛、球结膜高度水肿不能进行检查时，可先滴黏膜麻醉剂，以开睑钩分开眼睑，然后进行测试。如果患者不合作，可酌量服用镇静剂。确实不能作详细检查者，应进行粗测，如光感、光投射、数指、色觉辨识力等。怀疑有颅脑伤者，应检查瞳孔及视野。

遇有严重眼球伤及眶骨骨折，可在手术室全麻下进行检查，不可施行球后麻醉，以免挤压眼球，加重眼内容物脱出。

眼部常规检查，应按程序逐步进行。

## 第一节　一 般 检 查

眼部检查应在全身伤情平稳后进行，伤员取舒适的坐位或仰卧位，头部有稳定的支撑。准备下列物品：聚焦灯、裂隙灯显微镜、直接（或间接）检眼镜、丁卡因、眼睑牵开器、生理盐水、棉签、注射器、纱布。

1. 视力、瞳孔、眼运动　初步测试伤眼有无视力、光感光定位、大致的视野范围。若眼前节完整而视力完全丧失，说明视网膜、视神经有严重损伤，若同时伴有低眼压、眼球变形，应考虑有后段眼球破裂伤。

2. 面部及眼睑　注意眼睑的颜色是红、紫或黑，外形是否正常，有无肿胀、撕裂、下垂，绘图说明裂伤的大小、长短及深度，损伤是否累及内眦及泪器。有无气肿及捻发音，有无眼眶及鼻骨骨折。皮下气肿和血肿应考虑有眶骨骨折。较深的伤口要注意是否同时伴有眼球穿孔伤，若伤口内有黑色素脱出则可以确诊有眼球穿孔伤，不宜再用探针探查，若伤口内有脂肪脱出表明眶隔有破裂，若伤口内或鼻腔内有淡黄色液体流出说明有脑脊液漏。位于内眦角的睑缘裂伤要注意有无泪管断裂。

3. 结膜　嘱患者不能用力闭眼，双眼同时睁开，保持头位不动，检查者要向伤员解释检查目的和操作方法，以取得患者合作。用手指垫纱布分开上下睑，切忌压迫眼球。如眼睑痉挛，刺激症状较重，可滴丁卡因麻醉后，用牵开器牵开眼睑。若眶压很高，不宜强行牵开，以免挤压眼球，必要时可做眼轮匝肌麻醉。用湿棉签拭去结膜表面的血块和分泌物，首先检查球结膜有无撕裂、出血或水肿。如系单纯撕裂，很容易愈合；如为缺损、则需缝合或修补。结膜下出血，小者无重要意义；如果是位于球结膜下的大片出血，且中央部颜色较深者，可能为巩膜穿通伤或眶内大出血引起。前者常伴有眼球变软，后者常合并有眼球变硬，眼球外突。用聚焦灯斜照角膜，常可发现角膜损伤和存留的异物，较小的角膜穿孔伤大多闭合，中等以上的伤口多伴有眼内容物脱出，嵌顿于伤口内，棕黑色组织为虹膜睫状体，灰白色或透明体为晶状体或玻璃体。若夹带有灰白色含血管的膜性物则为视网膜。位于鼻侧的大片出血，邻近穹隆部分颜色较浓，邻近角膜缘部分颜色变淡者，应排除是否系颅底骨折或眶壁骨折引起。球结膜水肿，轻者可能是眼球穿通伤等引起。重者呈鸡冠状，可见于颈内动脉海绵窦瘘或海绵窦血栓。

4. 角膜　角膜外伤最为常见，有擦伤、异物伤、浅层或深层裂伤、穿通伤、烧伤、军事毒剂伤。伤情轻重不一，轻者必须在结膜囊内滴入1%荧光素液，在裂隙灯下，详细查明损伤的范围。如果是异物，应观察异物的位置、深度及数目。如果是烧伤，应查明角膜上皮脱落情况，角膜混浊等级，瞳孔可见度及角膜缘情况。对裂伤则应绘图标明其位置形状、长短和深浅，更重要的是损伤是否穿通角膜全层，有无眼内组织脱出，前房深浅，有无毛发或植物进入伤口及前房。

5. 前房　不论是角膜或眼球的穿通伤或非穿通伤，

均应在裂隙灯下，详细检查前房，一是深度，二是混浊度，包括房水细胞数及房闪级别，有无纤维素，何种细胞。如果是前房积血，应绘图标明前房内的出血量和血沉颜色，并记载检查日期，以便逐日随访对比，伤后房水变透明者，还应检查前房角，观察有无房角后移等现象并绘图或照相记录之。观察眼底，特别是视乳头及视网膜情况。

6. 虹膜　裂隙灯下详查虹膜根部有无断离，如D形瞳孔表明虹膜根部离断，橘核形瞳孔表示其尖端部位可能有眼球壁全层伤口，虹膜嵌顿。虹膜震颤表示有晶状体脱位。虹膜间质或隐窝有无裂孔，虹膜瞳孔缘部有无撕裂，这些检查都必须在瞳孔散大之前进行，对虹膜穿孔，有时直接照明法不能看见，可改用后部映照法检查，此时穿孔处呈红色映光。对脱出的虹膜，应检查脱出部位、脱出量，有无撕裂，有无污染、渗出物，是否伴有晶状体物质或玻璃体。

7. 瞳孔　不论是单纯眼外伤或者是全身外伤，瞳孔检查具有很重要的诊断和预后意义，特别是颅脑外伤，因此检查必须细致，包括瞳孔的形状、大小、一半或全部、直接及间接光反应和调节反射，颅脑外伤患者还应在不散瞳下检查眼底，必须在神经外科医师会诊之后，方可散瞳，在此之前千万不可因急于检查眼底而散大瞳孔，以免掩盖瞳孔体征。瞳孔缩小，有的出现于受伤当时，经过几分钟或几小时之后，又可出现麻痹性瞳孔开大，因此观察时间应当长一点。此外，瞳孔变形都是发生在虹膜出现了因外伤而导致的解剖性改变之后。它的存在，提示我们必须详细检查虹膜组织。检查瞳孔要注意其形态、大小，光反射及两侧是否对称。钝伤后早期，瞳孔暂时痉挛性缩小和调节痉挛，随后出现瞳孔散大，调节力丧失。检查时不用药物散瞳，若对侧眼瞳孔也散大则提示有颅内压升高，应及时处理。

8. 晶状体　裂隙灯下，随时调整裂隙的宽窄及灯光与被检眼的距离，详细观察晶状体前后囊及晶状体核，混浊区的大小，部位、形状、混浊程度。有无虹膜后粘边，有无虹膜色素附着，有无弥漫性或环状黄色小点（铁锈沉着），有无皮质脱入前房，后囊的混浊程度，有无彩色反光小点，有无晶状体皮质进入玻璃体内，以及有无晶状体震颤和移位。

9. 玻璃体及视网膜　双目间接检眼镜，是检查眼底的重要工具。它照明强，视野大，而且是双目，即或伤眼瞳孔小，屈光间质不清，例如晶状体有部分混浊，玻璃体有中等程度出血，仍可以看清眼底，查明眼球后极部损伤部位，视网膜脉络膜出血点，眼内异物大小及位置。但对有眼球穿通伤的患眼，不宜采用巩膜压迫器。检查之后，应绘图记录。

直接检眼镜能辨认眼底很小的裂孔及出血点，缺点是灯光亮度不强，观察范围较小，不易看到周边眼底。检查时，先作彻照法（或后映照法），在橘红色反光中，如果看见黑影，令患者转动眼球，黑影与眼球转动方向一致，显示混浊位于晶状体前方；位置不动，显示混浊位于晶状体内，位置与眼球转动方向相反，自由飘动，显示混浊位于玻璃体。红色混浊为新鲜出血，暗红混浊为陈旧出血。观察异物时，应注意异物大小、反光度及活动度，以便辨别异物为金属、玻璃或寄生虫。彻照完毕，检查眼底时，先看视乳头，再看黄斑部，随后看视网膜血管，最后查周边视网膜。视乳头直径为1.5mm，以此计算损伤部位以及其与视乳头之间距离。视乳头高度和视网膜脱离的高度是按屈光度计算，每相差2.5个屈光度相当于1mm。

10. 眼压　眼球前段外形完整，但眼压很低，显示后段眼球壁可能有破裂伤，眼内容物脱出；眼压偏高显示眼球内或眶内可能有大出血。检查的方法，最简便的是指测法，两眼对比，作为初测。如果必须更准确，有条件者，可以使用非接触式眼压计，不接触眼球，为非创伤性检查。其次是采用压平眼压计。

11. 眼球运动　眼球运动一般只适用于眼球没有破裂伤时，以防眼内容物被挤出，询问患者有无复视。情况许可时，可查明眼球运动有无受限、受限的程度及方向；可以作复视图检查；必要时尚可作牵拉试验，查明运动受限的原因，是眶内组织水肿、眼肌挫伤、支配神经受伤或由于眶底骨折累及下斜肌及下直肌等引起。眼球运动受限，提示此方向眼肌损伤，或局限性骨折。若眼球固定，视力丧失，常提示眶尖骨折，多根神经损伤。

12. 眼球位置及眼眶　检查眼球的位置，有无突出或下陷，有无偏位，明显者肉眼即可看出，一般多采用眼球突出计检查。为了查明眼眶有无骨折或缺损，可用手指轻扪眶缘是否光滑整齐、皮肤有无气肿及捻发音。

## 第二节　特殊检查

### 一、眼和眶部的X线检查

1. 平片检查　采用最多，主要用于检查骨折、金属或其他不透X线的异物及其定位，眶骨感染等。常用体位有：

（1）后前位，又称Caldwell位，系眼部的标准正位投射体位：可显示两眶的形状、大小，眶壁骨质，蝶骨大小翼，眶上裂及筛窦。

（2）侧位，可显示眶的侧面观。

（3）视神经孔位，可显示视神经孔的轴位像和筛窦气房。

2. 造影检查　颈内动脉造影，可显示眼动脉影像，有助于眶内动静脉瘘、动脉瘤、及颈内动脉海绵窦瘘等的诊断，也有助于血供丰富的眶内肿瘤如脑膜瘤、横纹肌肉瘤及视网膜母细胞瘤的诊断和鉴别诊断。

3. 眼部异物定位　从X线检查角度，眼部异物一般可区分为不透X线异物，如钢、铁、铜等重金属；半透X线异物，如镍、合金等某些轻金属；可透X线异物如泥沙、玻璃、竹签、木屑等这些密度与眶内软组织几乎完全相等的异物。从操作角度看，一般可分为二步。

（1）确定有无异物存留：一般是采用眼部常规正、侧位平片检查。

（2）眼内异部定位：常用的方法，有直接定位法、无骨照片定位法、薄骨照片定位法、方格定位法及生理学定位法等，详见本卷第五篇第三章。

## 二、眼和眶壁的CT检查

CT检查对特别细致的结构骨折线非常有用，如纸板骨折，X线平片和断层均常为阴性，而CT投射像为阳性。CT检查软组织结果亦明显优于X线片。X线片可显出较大的异物，可能会漏掉较小的异物，而且不能确定异物与眼球的相关位置，必须借助定位器。在CT扫描所得的三维像上，可以直接判定，一目了然。通常CT检查和X线平片检查同时进行。

## 三、眼和眶壁的磁共振检查

磁共振成像术（magnetic resonance imaging，MRI）是一种生物磁学成像技术，是不使用放射线的无损伤摄影技术，根据近年来使用经验，MRI对眼外伤的诊断，可归纳为三点：

1. MRI对非磁性异物可以清楚勾画出其大小和部位，是很好的检查手段。对磁性异物则有困难，因为即或是极小的磁性异物亦可扭曲磁力线，出现显著的磁性金属伪影，难以确定异物的大小和位置，并可使邻近正常结构出现变形或扭曲。另外，在磁场中，磁性异物会产生移位而损伤眶内组织，故MRI检查禁用于可疑磁性异物的伤眼。

2. 外伤性眶内血肿　眶内新鲜血肿，CT扫描呈高密度，眶内脂肪为低密度，但在MRI中脂肪为高密度两者对比明显。CT对眼眶有否骨折的观察较清楚，但对眶顶及眶底血肿常易受骨性伪影和部分容积效应的影响而易被遗漏，MRI利用多种方向切层及不同序列的扫描，能较容易地确定血肿的部位及性质。

3. 外伤性海绵窦动静脉瘘　作CT扫描时必须注射足量的造影增强剂，才能显示清楚。作MRI时，因流动效应（flow effect）是MRI另一成像要素，故可以不使用造影剂，直接清楚地显示颈内动脉及扩张的海绵窦或眼静脉，十分简易方便。

## 四、眼外伤的超声诊断

玻璃体及视网膜。

眼外伤时，因超声诊断为无损伤、非侵入性检查，可以清晰显示正常眼球各层结构。眼创伤时，可以检出损伤所在，对诊断具有重要意义。常用的超声诊断方法为A超、B超和超声生物显微镜检查。

1. A型超声　主要用于眼前段没有伤口的眼，当有眼内异物存在时，在玻璃体平段内出现单高波，减小灵敏度能使眼球壁回声降低，甚至消失，但异物回声仍存在。还可用来测量伤眼眼轴长间接判断有无眼球破裂伤和视网膜脱离。

2. B型超声　可见眼内有强回声光点。①金属异物回声较非金属异物为强；②有伴随现象，眼内异物常伴有玻璃体积血、视网膜脱离、白内障等；③眼内异物定位，在异物部位作十字形交叉扫描，即一幅横断面图及一幅纵切面图，即可确定异物深度、部位及大小，对诊断及手术取出均有帮助，为了确定异物含铁量，可以进行A超或M超检查；④可以用于探测眼球后壁有无破裂伤，有无眼后段内容物脱出至眼眶内；⑤对眶内异物，通常由于眶脂肪结构不均匀，极难确定，如果有水肿及出血围绕，将周围脂质形成一个透明区，可以有助于诊断。

3. 超声生物显微镜　用于无眼球破裂伤的眼前段检查，可以了解角膜形状、晶状体位置、巩膜位置、睫状体有无撕裂和后退，对确定损伤类型和手术方式有极大帮助。

## 五、视觉电生理检查

随着科学技术的进步，视觉电生理在临床的应用范围愈来愈广阔，对眼外伤的诊断与预后也是如此。目前常用的视电生理检查，有视网膜电图（electroretinogram，ERG），记录视网膜动作电位；眼电图（electro-oculogram，EOG），记录视网膜外层静止电位；视觉诱发电位（visual evoked potential，VEP），记录大脑视皮质电活动。

1. ERG　眼外伤时，眼球穿孔后ERG可出现严重改变，例如铁质沉着初期，a波增高，若b波下降，表明铁质沉着加重，严重影响视力，应立即取出眼内异物。交感性眼炎是ERG呈负波型；眼球挫伤时b波下降。

总之，眼外伤后，ERG 正常或略下降，说明视功能未丧失，预后良好；如果 ERG 消失，甚至无法记录，表示视力完全丧失，预后不佳。

2. EOG 临床上常用于诊断视网膜疾病，包括药物中毒性视网膜病变，EOG 异常时，提示可能并发有视网膜脱离。

3. VEP 利用 VEP 作为外伤性器质性视功能障碍的鉴别方法，又如外伤性白内障患者的 VEP 及 ERG 改变轻者，手术预后好；无波形的病例，不适宜手术。玻璃体混浊患者，ERG 的 ab 波消失，VEP 改变明显，提示视网膜功能严重病变，不是玻璃体切除术的适应证。外伤严重的眼球，ERG 与 VEP 同时检出波形，不一定视力预后即好，如果 ERG 查不出波型，视力预后肯定不好。但 ERG 只能说明视网膜情况，视神经功能是否完整，必须检查 VEP，特别是并发眼眶及颅脑伤时。

## 六、眼底荧光血管造影脉络膜血管造影与眼底照相

利用荧光眼底血管造影术可以观察视乳头的改变，对视乳头水肿（真性、假性）、球后视神经炎、乳头上玻璃疣、视盘血管炎、视乳头前膜、视盘小凹、视神经萎缩、缺血性前部视神经病变、青光眼、视乳头肿物等进行鉴别诊断。视乳头和视网膜血管有无渗漏，有无出血，有无渗出，有无微动脉瘤与小出血点。在临床观察中，还要注意炎症团块与荧光素的关系；色素上皮正常时与病变时对脉络膜荧光的影响，脉络膜色素与巩膜荧光的关系。应用荧光血管造影连续拍片，不仅要注意到染料在血管内短暂的循环情况，还要看染料渗漏到被染组织的后期改变，包括视网膜及脉络膜血管以及视网膜色素上皮，玻璃膜和巩膜的情况。利用脉络膜血管造影术（ICG）可以了解脉络膜血管损伤部位、程度和范围。

### （一）视网膜震荡

轻度者表现为色素上皮损害。重度者，因色素上皮破损，屏障功能破坏，染料可渗漏于神经上皮下形成神经上皮脱离型渗漏点，但无视网膜血管渗漏。

### （二）黄斑裂孔

黄斑裂孔外的视网膜全层组织破裂者为全层穿孔，仅内层部分组织破损者为板层穿孔，荧光血管造影后，后者一般无透见荧光，前者因洞底色素上皮萎缩脱落，可见与裂孔形态一致的窗样透见荧光。如有渗出斑或色素堆积，在透见荧光中可见与其形状大小一致的斑点状荧光遮蔽。

### （三）脉络膜破裂

脉络膜破裂的深度不同，荧光血管造影和脉络膜造影都可反映脉络膜破裂。如破裂波及玻璃膜及脉络膜毛细血管，造影早期呈无灌注弱荧光，后期因周围荧光染料渗漏和巩膜着色而转为强荧光，如脉络膜破裂合并玻璃膜破裂，脉络膜的新生血管可沿玻璃膜破口处长入视网膜下或其内，造影可显示新生血管。

### （四）弹伤性脉络膜视网膜炎

造影的早期，因组织水肿、出血，遮蔽了背景荧光，病变区是呈弱荧光，或呈脉络膜血管无灌注区。后期因边缘染料渗漏而呈强荧光。病变晚期因脉络膜视网膜萎缩，荧光血管造影呈巩膜色染或机化组织着色。

### （五）视神经挫伤

视乳头充血时，荧光血管造影早期可见视乳头表面毛细血管扩张，染料迅速外漏，视乳头及其边缘呈强荧光。外伤后视神经萎缩时，荧光造影时由于视乳头头上血管萎缩闭塞，视乳头呈弱荧光暗区，后期偶见筛板处的血管渗漏或巩膜染色，但视乳头始终呈弱荧光暗区。

## 七、光学断层相干术（OCT）

利用相干光检测眼底后极部视网膜脉络膜损伤情况，主要用于屈光介质比较透明的后节受伤眼。可以反映出受伤视网膜有无水肿增厚，破裂深度，膜内及膜间出血，以及细微的膜性病变。

## 八、角膜地形图和波前像差仪

前者用于了解受伤眼角膜前表面形状改变，后者用于检测受伤眼整个屈光系统的光学像差，对于治疗和预后有很大的定量指导意义。

（郝燕生 蔡用舒）

## 主要参考文献

Joseph DP, Pieramici DJ, Beauchamp NJ Jr. Computed tomography in the diagnosis and prognosis of open-globe injuries. Ophthalmo3logy, 2000, 107(10): 1899-1906.

# 第四章 眼外伤的急诊及处置

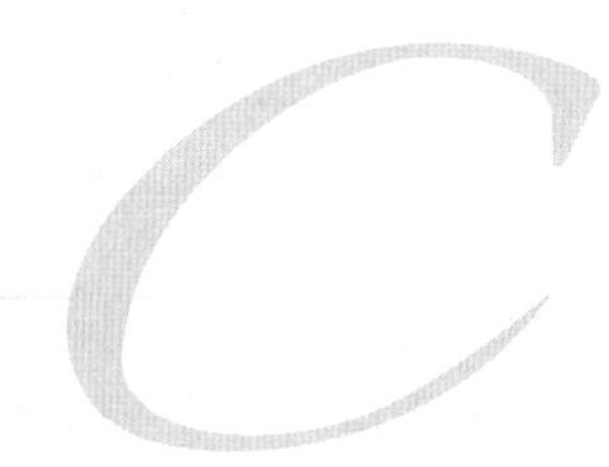

## 第一节 分 类

### 一、根据全身伤情的分类和处理

1. 第一类　全身伤情很重，危及生命。在这些伤员中，对有休克及有窒息现象者，应按第一级优先处理，有内脏损伤、颅脑闭合伤、血管伤及面积大于20%的全身烧伤，应按第二级优先处理，即是先治全身，待生命体征稳定之后，再治疗眼伤，但对必须进行减压的颅脑及脊柱伤，原则上应先检查瞳孔大小和光反射，并在小瞳下检查眼底，将检查所见，记录在病历上。

2. 第二类　全身及眼伤均严重，如全身爆炸伤及烧伤面积约为20%的患者，在全身抢救的同时或其稍后，应进行眼外伤的处理。

3. 第三类　全身伤情很轻，眼部伤情较重，先做急诊处理，如为眼球裂伤，则应手术治疗。

4. 第四类　全身及眼部伤情均轻，例如颜面及眼睑擦伤，门诊处理即可。

### 二、按照眼外伤的分类和处理

#### （一）一级急症

患者到达急诊室后，必须分秒必争，立即进行抢救。

1. 角膜化学烧伤、热烧伤、军事毒剂伤。
2. 眼球穿通伤合并眼球内容物脱出。
3. 眼球脱臼。

#### （二）二级急症

详询病史，进行必要的检查，制订治疗方案，应当在诊断明确之后立即给予手术和药物治疗，但在情况不明之前，切忌草率手术，包括：

1. 眼球穿通伤，但眼内容未脱出；
2. 眼部爆炸伤；
3. 睑撕裂伤；
4. 眼挫伤合并前房积血、继发青光眼；
5. 眼部挤压伤；
6. 角膜异物；
7. 外伤性角膜溃疡合并铜绿假单胞菌感染；
8. 眶蜂窝织炎；
9. 眼内炎，全眼炎；
10. 交感性眼炎；
11. 急性辐射伤；
12. 颅脑或颌面外伤后出现的急剧视力下降。

#### （三）三级急症

属一般性急症，可在做出诊断后适当处理或择期手术，如结膜下出血、眶内血肿、眼内异物伤、眶骨骨折、急性眼球突出、裂孔位于上方之视网膜脱离、原因不明之视力急剧下降。

## 第二节 初期急救处理

#### （一）初期急救的目标

1. 中止或减小对眼的持续性损伤。
2. 减小在等待专科正规治疗期间进一步损伤的危险。
3. 为专科治疗准备较好的手术条件。
4. 为安全运送伤员提供方便。
5. 减小伤员的心理创伤。

#### （二）处理原则

1. 全身及局部应用抗生素预防感染。
2. 有伤口者，注射破伤风抗毒素。
3. 在需要的时候选择性使用皮质激素。
4. 止痛剂、止血剂，包扎止血，避免使用难溶性颗粒性药物外敷伤口，以免影响手术清创，局部疼痛剧烈，可做局部阻滞麻醉。
5. 降低高眼压，可给予甘露醇50～100ml静脉滴注。
6. 清创缝合。

#### （三）眼睑、结膜伤的处理

较小的眼睑裂伤，水肿轻微，可一期缝合，明显水肿、淤血的眼睑伤口，泪小管断裂，如果同时伴有眼球穿通伤，应先缝合穿通伤，暂不缝眼睑，以免加重眼内容脱出。可用湿纱布包扎，或待水肿消退后再缝合。较小的结膜裂伤不需缝合。位于结膜的异物，可用棉签拭去或用针尖拨除。

**（四）穿孔伤和破裂伤的处理**

3mm 以下的周边角膜伤口，无虹膜嵌顿，不需缝合。有虹膜嵌顿时，均需用 10-0 尼龙线缝合角膜，脱出的虹膜清洗后还纳回前房，不可轻易剪除。显见的眼内异物，而且可以通过简单操作可以摘除的，应当及时摘除。但直视看不见，摘除有难度的异物应当通过规范的玻璃体手术途径摘除。眼内异物发生眼内炎的机会大，异物没有摘除、或暂不能摘除者，眼内注射万古霉素 1mg 对防止眼内炎发生具有重要作用。位于眼眶或颅内的巨大异物，若无脑外科医师在场，绝不要在现场取出，以免引起颅内大出血，危及生命。可将异物固定，包扎后立即安排手术。对已完全破坏的眼球，如不是其他手术需要，绝对不要在急救条件下做眼球摘除。

**（五）眶内及眼内异物的处理**

较小的眼内及眶内异物，原则上不在急救条件下手术取出，以免加重损伤。

**（六）化学伤的处理**

化学伤的清洗原则：

1. 使用中和性液体。

2. 先清除结膜囊内的化学物质颗粒。

3. 大量液体冲洗，至少 30 分钟，若无中和液体，可用生理盐水或清水代替。

4. 药物治疗，结膜下注射中和性药物，结膜囊内滴中和性药物、阿托品散瞳剂、抗生素眼液、抗生素眼膏。

**（七）烧伤的处理原则**

立即去除热源物质，涂抗生素眼膏，包扎。

**（八）包扎**

1. 保护创伤不再污染。

2. 保护已暴露的眼球，防止眼球及创面干燥。

3. 伤口上严禁涂洒任何难溶性的粉状药物，以免结痂，影响进一步处理。

4. 嘱伤员切勿用力挤眼，并戴金属眼罩，防止意外碰撞。

## 第三节 眼外伤患者的转送

多发伤合并眼外伤，其转送有两类：一是全身伤情重，有生命危险，必须优先转送；一是全身伤情中等，但眼伤很重，有失明危险。两者之中，应先抢救生命。伤员多时，更应权衡轻重，先送重伤员。

### 一、护送前的准备工作

1. 伤员全身情况平稳，能耐受运送行程。

2. 伤员已接受了眼部检查和急救处理。

3. 已填好详细的眼外伤病历记录。

4. 行程较远的伤员应建立静脉通道，全身应用广谱抗生素预防感染。

### 二、运 送 方 式

**（一）车辆运送**

优点是机动性强，不需转换即可直达附近医院，快速，适合于中短距离的伤员运送。缺点是受路况限制较大，颠簸性大，易致恶心、呕吐。眼附属器伤，眼球闭合性创伤，和较小的眼球穿孔伤，可取坐位或半坐位，较大的穿孔伤应取平卧位或 30° 半卧位，头部位于车厢中部，有良好的缓冲垫放于枕后。如有恶心、呕吐，可停车给药。为减轻车辆行驶中的颠簸和震动，可在车厢后部放置一些重物。

**（二）船舶运送**

适合于河流较多的地区和沿海地区。优点是容量大，平稳；缺点是速度稍慢需靠岸中转汽车，海上行驶受气候影响较大，不适于较重的伤员。伤员可取半卧或平卧位，与船只长轴方向一致，底舱中部摆动幅度较小，适合于安排重伤人员。为减轻晕船的影响，开船前应给予抗晕止吐药。

车船转送合并有头脑颌面伤的重伤员，护送人员要注意生命体征；要注意头部位置，严防窒息；要注意有无大出血，以保证生命安全；对眼球穿通伤、眼内容物脱出、视网膜脱离等伤员，可采取卧位运送，使用较平稳的运输工具，以便在运送途中减少颠簸；对重伤眼患者，伤眼用眼罩保护，另眼可用眼垫包扎，注意不要脱落，不要移动敷料。对双眼包扎的患者应给予生活照顾。眼重伤患者，在转送途中，如果时间不超过 24～48 小时，可以不必交换包扎，但抗生素类药物仍应继续使用。

**（三）飞机运送**

优点是迅速，相对平稳，适合于长距离运送。缺点是噪音和震动较大，还可引起一系列的全身性生理变化，因此眼外伤伤员的空中运送需要特别考虑和计划，如飞行引起的全身生理变化：

1. 低氧血症 随飞行高度增加，空气氧分压降低，低氧血症反射性扩张视网膜脉络血管，容易引起继发性出血。因此，飞行中应按 6～8L/min 持续吸氧。

2. 大气压降低 飞行高度增加，大气压降低，机舱内压力下降可增高眼压，也可使眼内气体膨胀，实验表明，眼内 0.25ml 气体可使眼压升达 40mmHg，故有继发性青光眼的伤员和眼内注气者不宜乘坐飞机，若伤员必须乘机，应保持机舱内压力，飞机升降速率应限制在 1～2m/s，或维持在 1300m 高度以下飞行。

3. 噪音和震动　气流干扰、震动和加速度作用于伤眼，可导致眼内组织牵拉，继发性出血等加重眼的损伤。如果情况允许，可在气流干扰较少的夜间飞行。

4. 机舱湿度降低　可使裂伤的组织边缘干燥，瞬目反射抑制时可致角膜干燥，应于伤眼覆盖消毒湿纱布保持湿润。近年来更多使用直升机运送伤员，上述大型飞机存在的问题基本上得到解决。

## 第四节　眼外伤后的抗感染

### 一、眼外伤后感染的影响因素

1. 细菌　细菌可以来自眼睑、睫毛或结膜囊内原有之附生菌，也可以随致伤物本身而进入伤道，是为原发性感染。如果因病房内消毒不严或患者交叉感染而来，是为继发性感染。细菌对组织的影响，常因进入组织的数量和毒力而不同，一般讲，每克组织所含细菌超过 100 个即能形成感染。全身抵抗力低下或伤口内有异物时，更小的数目即可引起感染。细菌的毒力因菌种而不同，梭状芽胞杆菌和溶血性链球菌能产生强有力的外毒素，铜绿假单胞菌和变形杆菌能产生毒素和酶，如凝血酶、纤维蛋白溶酶、透明质酸酶，能溶解坏死组织和血凝块，能透过创伤部位的组织屏障，促使感染发展扩张。就真菌而言，多来源于农村的植物性创伤，常见的有丝状真菌、新月孢子菌（*fusarium*）及镰状菌（*aspergillus*）等，此外，念珠菌属（candida）也可以导致感染。

2. 伤口处理不当　如伤口清创不当；止血不全；或单纯依赖抗生素，用药时间过长，细菌可出现耐药性。

3. 患者体质　如糖尿病患者的全身抵抗力比正常人低，容易发生感染。患者情绪紧张，身体疲劳，营养不良及贫血等亦可影响抵抗力。

### 二、抗生素的应用

眼球穿通伤，但感染不明显时，可立即应用广谱抗生素作静脉滴注。如果怀疑或肯定有眼内炎发生时，应当使用万古霉素 1mg 眼内注射。结膜下注射对眼内炎治疗一般无效。如果受伤环境污染严重，或者已经怀疑有眼内炎发生，需要转运条件好的眼科医院进行治疗，转运前眼内万古霉素 1mg 的注射为救治争取时间则意义更大。在此同时，应作细菌药敏试验，根据化验结果，随时更改抗生素品种及剂量。如果准备在 12 小时之内即进行手术，在手术室内，应作穿刺采取房水或玻璃体进行培养，随即静脉滴注抗生素。如果手术推迟了，应根据创伤情况，在手术之前采取合适的标本作培养，并及早进行抗生素治疗。

（马志中　蔡用舒）

### 主要参考文献

蔡用舒. 创伤眼科学. 北京：人民军医出版社，1988：88-96.

# 第二篇 眼附属器外伤

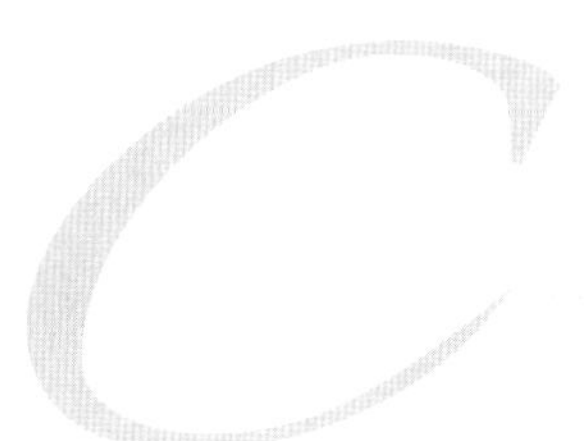

## 第一章 眼睑外伤

无论是平时还是战时，眼外伤中眼睑外伤总是占第一位。1968年Lamback报道平时成人眼外伤1017例中，眼睑结膜伤为533例，占52.4%。对越自卫反击战眼睑伤占眼外伤的24.9%。这可能与眼睑正好是人们注视正前方时首当其冲的组织结构有关。眼睑的位置和功能决定了眼睑外伤有较高的发病率。此外，当眼球、眼眶、颅底和颌面部受到各种创伤时，也常常合并有不同程度的眼睑损伤，特别是近年来由于车辆的急剧增加，交通事故导致头面及全身综合外伤也增多。因此当看到眼睑有严重创伤时，一定要认真问病史、用眼睑拉钩轻捷地拉开眼睑认真检查，必要时应作其他辅助检查及相关其他科室会诊，因为上述这些部位的创伤会给患者带来更为严重的组织结构及其功能的损害，甚至威胁生命。

眼睑创伤可由各种原因所致。由于致伤物性质、大小、形状、方向、距离、力量、患者本身情况的差异、伤后间隔时间的长短等，临床上必然产生各种各样的损害。相反，不同原因的外伤也可以出现类似的病变。总的说来不外乎以下这几种基本病变：①受伤后立即出现的眼睑和其他组织的生理功能障碍；②反应性血管改变所致的组织变化；③组织断裂、撕裂、缺损等。

临床上所见的眼睑外伤可分为近期和晚期两类。近期眼睑外伤多需急诊处理，此时不仅关系到眼睑外观和功能的恢复，还关系到患者日后的心理健康和生活质量，故其处置原则常与眼部整形相关。急诊处置多是在医师疲惫困顿的时间进行，特别对于伤情复杂的病例，更要求我们果断、细致地进行处理，从而避免很多难以医治的后果。

### 第一节 近期眼睑挫伤

眼睑皮肤的特点是皮肤较薄、伸展性好、皮下疏松结缔组织丰富。当发生外伤的瞬间，病员总是注视致伤物方向，并闭眼躲避，因此很容易引起眼睑损伤。最为常见的眼睑挫伤性病变包括：①眼睑皮肤擦伤：浅在、形状不规则、创面内弥漫小出血点、常附有各种异物及创面污染。处理时细心剔除异物、用清洁消毒剂处理创面、盖以消毒纱布或暴露创面，通常数天后表皮重新生长而痊愈。②皮下出血：毛细血管受损或破裂所致，其特点为出血位于受伤部位，即刻出现，色鲜红，边界清，大小不等，形状不一。因血管收缩和凝血而止血。如果出血部位于内、外眦部或伤及睑板的上、下血管弓，出血量则较大，甚至形成眼睑血肿。处理方法为48小时内冷敷，以后如无活动性出血可适当热敷。③眼睑血肿：受伤后不久，局部肿胀、色暗红、边界清、触诊有波动感。由于损伤小动脉或管径稍大的血管所致。出血量较大时，出血可以通过鼻梁进入对侧眼睑皮下，有时因鼻梁部皮肤厚，不易透见皮下的出血，故其外貌很像戴上一副暗红色眼镜，出血也可进入结膜下，甚至眶内，而致眼球突出。处理原则为通过皮肤撕裂创口寻找出血点、止血后排出积血，压迫包扎，并可配合云南白药等止血化瘀药物治疗。④皮下淤血：指他处出血流入眼睑皮下，如眶骨骨质、颅底骨质、对侧眼睑大量皮下出血等。皮下淤血特点为出血发生在外伤12～48小时后，大多为双眼，范围大，色青紫，可同时合并球结膜下出血，如果发生于颅底骨折，常有短暂昏迷，鼻内流“清水”，出现神经系统症状。发生于眶骨骨折，可出现眼球突出、眼球运动障碍、球结膜下出血，甚至视力丧失。由于出血部位为人体的重要组织结构，应邀请相应的神经外科、耳鼻喉科或颌面外科协助处理。⑤眼睑水肿：由于眼睑皮下组织疏松、血管丰富，反应性血管扩张、渗出，导致眼睑水肿。无须处理，或首先冷敷，48小时后热敷。⑥眼睑气肿：发生于筛骨纸板破裂后，当患者用力擤鼻时，鼻腔内的空气突然大量进入眼眶内和眼睑皮下，眼睑即刻肿胀，甚至睁不开眼。临床特点为触诊时皮下有气泡窜动感，有捻发音。处理要点：告诉患者不再擤鼻、清洁鼻腔，点以血管收缩剂和抗生素，必要时可同时口服或注射抗生素，眼部包扎，一般 3～5 天症状明显消退。

## 第二节 近期眼睑切裂伤

临床上较为常见的切裂伤包括锐器所致的眼睑切割伤和钝器所致的眼睑撕裂伤。由于伤口方向、长度、深度、部位不一，有无组织缺损，以及夹杂异物等不同情况，出现不同症状和体征。

1. 方向 伤口平行睑缘，与皮纹和眼轮匝肌方向一致，则伤口张力小、易对合，缝合针数少，术后瘢痕轻。如伤口位于外眦部，虽然与眼轮匝肌走行垂直，该处常有鱼尾纹，因此伤口不致裂开，同样可以取得较好的疗效。垂直皮纹和眼轮匝肌走行的伤口，尤其伤口深及眼轮匝肌的，由于肌肉收缩牵拉而导致伤口张开。如伤口深，缝合不完善，不仅术后瘢痕明显，而且易出现眼睑外翻、睑缘切迹和眼睑缺损等。例如眉毛内侧较深的纵行伤口，由于有皱眉肌和降眉肌的作用，如果忽略了深层肌肉的缝合，日后可因不断的皱眉动作出现瘢痕增宽、断眉等畸形。所以，对于此类伤口要认真分层对位缝合肌层、皮下组织和皮肤。

2. 长度 平行睑裂方向的裂伤，伤口较短、闭合较好的，可不必缝合，或使用蝶形胶布条拉紧粘贴。伤口长，形状不规则、闭合欠佳的应予缝合。一般使用铲针，6-0 黑丝线或尼龙线，间断对位缝合，一般术后 5～7 天拆线，最早满 4 天即可拆线。为达到较好的美容效果可作皮内缝合。

3. 深度 伤口深及眼轮匝肌，应用 6-0 尼龙线或可吸收线分层缝合。如伤口垂直睑缘，皮肤伤口应作 Z 形缝合（详见后述），但术前要充分交代病情，以期患者的理解和同意。如果患者不能理解增加辅助切口的问题，可以直接严密缝合伤口，充分交代日后可能出现的问题，并于伤后 3～6 个月根据瘢痕畸形情况进行二期整形。如伤口涉及睑板，即全层伤，可于睑板的眼轮匝肌面用 6-0 可吸收缝线作间断埋藏缝线。全层伤口如波及睑缘，一般伤口张开。由于伤及眼睑血管弓，出血必然较多，压迫或适当烧灼止血后，做睑缘垂直褥式缝合（图 11-1），缝合后局部稍有隆起，10 天后拆线，以后渐变平。也可作 Mustarde 睑缘缝合法（图 11-2）或 Minsky 缝合法（图 11-3）。单纯间断缝合睑缘，术后常导致睑缘切迹、外翻、内翻等，Wheeler 缝合法（图 11-4）虽然外形很好，但可致睑裂变短。

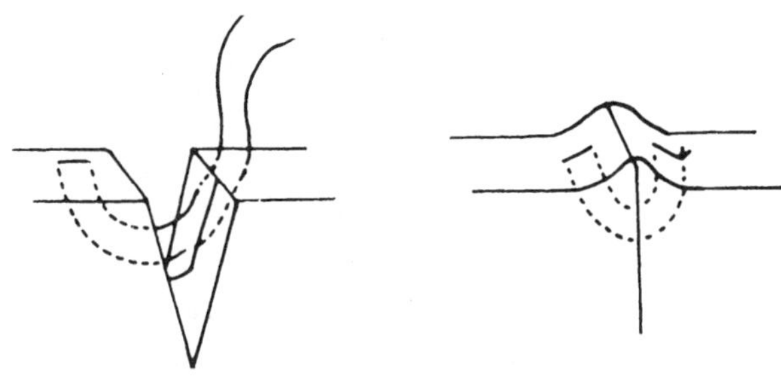

图 11-1 睑缘褥式缝线法

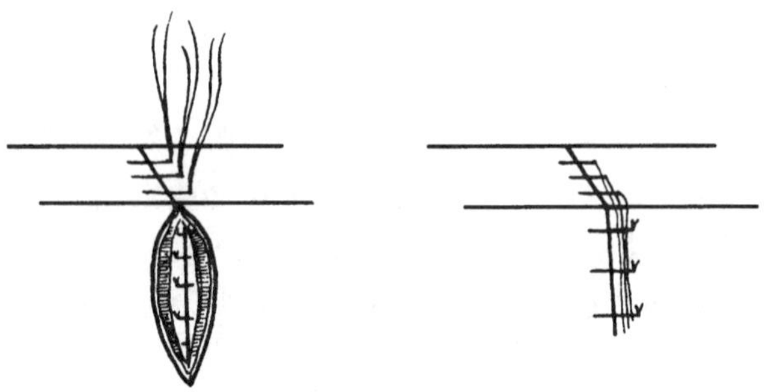

图 11-2 Mustarde 睑缘缝合法

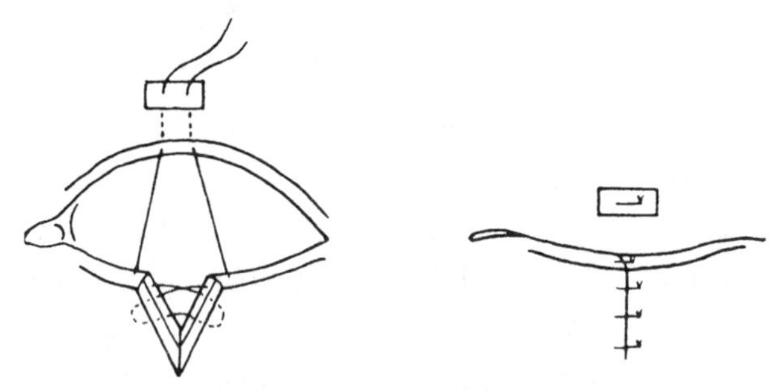

图 11-3 Minsky 睑缘缝合法

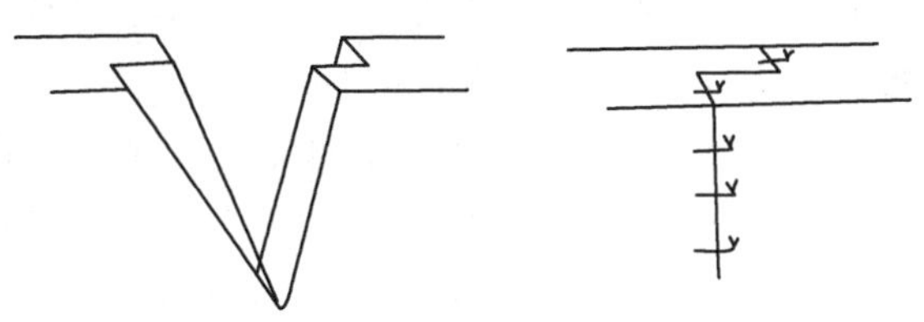

图 11-4 Wheeler 睑缘缝合法

4. 部位 伤口位于上眼睑睑板以上或下眼睑睑板以下位置，深及眶隔，可导致眶脂肪脱出。由于眶脂肪抗感染能力差，注意防止感染，术中充分冲洗干净，必要时术后给予抗生素。如脱出的眶脂肪较为干净，可以还纳，否则应予切除。眶脂肪的切缘充分烧灼止血，以免术后引起眼眶血肿。眶隔间断缝合、连续缝合或重叠缝合均可，如果伤口涉及眶骨缘，骨质无错位，可不必处理，有错位现象，应予复位，缝合骨膜，表面用四周的软组织覆盖，一般 10 余日即可基本固定。伤口较深，伤及上睑提肌，可引起部分性或完全性上睑下垂，因此在处理伤口时，要认真检查，尤其在眼睑明显肿胀、大量眼睑皮下出血等状态下，上睑下垂容易遗漏。术中令患者做睁眼动作，以寻找上睑提肌断端。如能找到者，应予对合缝合，可能会避免日后出现上睑下垂。有时因眼睑严重肿胀，不能准确判断是否存在上睑提肌的损伤。这时在外伤缝合术前要考虑到上睑下垂的可能，并充分交代病情。伤后3个月基本可以判断是否存在部分或完全性上睑下垂。值得强调的是，外伤性上睑下垂，由于局部常有多层次组织受损，即使于外伤缝合时修复了上睑提肌，术后也可能因局部瘢痕粘连而限制上睑运动甚至眼球转动受限制，故术前应向患者充分交代病情，告知如果日后仍有上睑下垂，可于半年后行二期修复手术。

内眦部切裂伤要特别注意是否伤及泪小管，临床上引起溢泪。缝合泪小管成功率不高，但新鲜的泪小管断裂缝合术成功率较陈旧性者为高。缝合泪小管的方法详见本篇第二章。内眦部切裂伤还要注意是否合并有内眦韧带断裂，如有应予缝合，否则术后可以发生远内眦畸形（其特点是：内眦角向颞、下、前方向移位），或内眦部向颞下侧移位。内眦韧带断裂时，其内侧断端有时会带有撕脱的骨膜及骨片，术中应一并复位缝合。

外眦部切裂伤有时也可同时存在外眦韧带断裂、外眦角变钝、睑裂变短。缝合外眦韧带一般不困难，也可将外眦韧带鼻侧断端缝于相应的眶骨膜上。

不论内眦还是外眦部的皮肤裂伤，都可能因瘢痕收缩形成瘢痕性眦角赘皮，术前应有充分估计，并向患者详细交代病情。

5. 缺损　眼睑部切裂伤等均可导致各种组织缺损，包括皮肤、眼轮匝肌，甚至全层眼睑缺损。一般少量皮肤缺损可以通过潜行分离四周皮下组织后拉拢缝合。也可以在整修创面后，采用移行皮瓣或转移皮瓣修复。下睑狭长的皮肤缺损创面，也可采用上睑双蒂皮瓣予以修复。下睑大面积皮肤缺损可用颧颌皮瓣或游离中厚皮瓣修复。

少量皮肤缺损合并部分眼轮匝肌缺损，一般不致影响眼睑闭合，必要时将四周的眼轮匝肌分离、移行覆盖于缺损创面内。当皮肤缺损较多时，可采用上述皮瓣技术予以修复。皮瓣的选择应根据患者的缺损部位、大小、周围组织弹性等灵活运用。

睑板是眼睑支架组织，缺损后可影响外貌和部分功能。通常采用对侧眼的睑板、耳软骨、鼻中隔软骨、骨膜、阔筋膜、异体巩膜、硬脑膜等修补。植入时要注意与四周组织固定好，植入物移动是导致手术失败的重要原因之一。植入物四周用软组织覆盖，以期改善局部血运。注意预防感染。上述植入物中的异体巩膜和硬脑膜制备方法：切取后浸泡于95%酒精内，每日换1次95%酒精，共3天，后改换为75%酒精（也可用纯甘油保存），于冷箱内保存。使用前，先将植入物以碘酒擦拭三遍、75%酒精脱碘，然后置于无菌生理盐水内浸泡10分钟复苏。异体巩膜或硬脑膜植入后最终被自身结缔组织替代，形成一种与植入物大小、形状、硬度等很一致的结缔组织块，术后不仅外貌明显改善，还能保持部分眼睑功能。

关于睫毛缺损问题，下睑睫毛缺损可不予修补，因为下睑睫毛在美容和功能上都不重要。上睑睫毛缺损多采用眉毛或头皮修补。用眉毛修补的方法有以下缺点：①供侧眉毛变细，致两侧眉毛不对称；②眉毛较疏松；③方向可能不一致。用头发修补的方法有以下缺点：①头发稀松；②不断生长，要经常修剪，否则容易刺激眼球给患者带来不适。目前趋势用假睫毛代替。

眉毛缺损可采用对侧眉毛或同侧作动脉岛状头皮瓣移植，但后者也需要经常修剪长长的头发。临床上也常用游离头皮瓣移植术，头皮瓣皮下组织过厚或植床瘢痕多、血运差，常常是手术失败的原因。

6. 在处理新鲜眼睑外伤时要注意以下几点

（1）止血：眼睑血供丰富，很易发生出血。尽量用压迫及钳夹止血。如用烧灼止血法，慎勿过度，因眼睑组织较薄，过度烧灼可能造成组织吸收以及瘢痕挛缩，眼睑深层组织如上睑提肌及下睑缩肌腱膜的挛缩可致眼睑退缩。如使用结扎止血法，尽量用可吸收缝线，特别是在较浅的伤口部位，以免日后较大的线结突出引起感染或局部发生异物反应形成肉芽肿。也不要在局麻药中加入过多的肾上腺素，虽然术中出血减少，但不久反应性血管扩张，导致局部出血，皮瓣下的凝血块可以导致组织坏死。术中出血多，必要时可于术后在皮瓣或皮片上作引流切口，压迫包扎。

（2）术中探查：严重的眼睑创伤，常常由于触目惊心的外貌，掩盖了深部组织的外伤，特别是眼球的各种损伤，也要认真检查有无上睑提肌、泪道、眶骨和颅底等的损伤。目前由于车祸增多，眼眶及头面部综合外伤比例加大，眼科医师要仔细询问病史病情并细致检查，必要时请神经外科、口腔科、耳鼻喉科等会诊，以免误诊漏诊、延误生命。

（3）异物：眼睑创伤时，创面内经常杂有各种异物，在清创时用生理盐水、抗生素冲洗，并清除异物。

（4）剪切：眼睑组织血运丰富，因此存活力极强，不要任意剪切各层眼睑组织，以免扩大组织缺损。

（5）缝合：缝合时，深度和宽度两侧要一致，注意对合，避免卷边、错位。对于不规则的伤口，应先缝合呈角的部位，然后分段间断缝合，两侧不等长的创缘缝合时，较长侧创缘的一端向背侧作一楔形切除，避免产生猫耳现象。或由于缝合时不匀称，导致继发赘皮。较深的伤口，注意缝合深部组织，否则该处可以出现死腔，以致术后感染，瘢痕粗大。

（6）预防感染：眼睑血供好，故抗感染能力也很强，如致伤物、创面等不洁，全身应给予抗生素、破伤风抗毒素为妥。

7. 近期眼睑外伤多需急诊处理，在眼科急诊处置中的整形原则如下

（1）眼科急诊整形手术的适应证：眉部、眼睑、结膜外伤，形成难以直接闭合的创面或勉强缝合后将产生明显畸形、甚至造成视功能障碍的急诊患者，在生命体征平稳、没有严重的出血或休克和潜在致命性脏器损伤的前提下，均可施行急诊整形手术。整形手术需要精细操作，并要求创面Ⅰ期愈合，急诊外伤时软组织往往受到污染，似与整形原则相悖，但眼部血运十分丰富，临床经验表明，只要清创进行得细致、彻底，加之合理应用抗生素，伤口感染是可以避免的。

（2）急诊整形手术的麻醉要求：整形手术必须在良好的麻醉状态下进行，整形手术的操作十分精细，手术时间相对较长，估计手术时间较长的复杂手术，应选择全身麻醉；对于精神紧张、躁动不安的患者或儿童，也应在施行基础麻醉后辅以局部麻醉以减少全身用药。

（3）整形清创术的原则：严格遵守无菌原则与无创原则。冲洗创口要仔细，去除所有异物，尤其是对于单纯擦伤的患者，要彻底刷洗创面，避免产生难治性、外伤性文身。对于有多量泥沙等异物的不洁伤口，先用过氧化氢溶液冲洗，术后用碘仿纱布覆盖，可有效地防止感染。准确判断组织活力，既要爱护组织，又要去除坏死组织，同时要明确组织缺损的范围及程度，常规测量健侧颜面以获得精确数据。对于皮肤、黏膜缺损大、不能直接拉拢缝合的伤口，可利用植皮/黏膜或皮瓣/结膜瓣转移技术Ⅰ期修复缺损。

（4）眼部急诊清创的特殊性：眼部皮肤、结膜裂伤原则上应在48小时以内予以缝合。在眼睑切裂伤的清创缝合手术中，应注意尽可能保留眼睑组织，特别是皮肤和睑板。有皮肤缺损时，如局部较清洁，且于伤后48小时之内，可做局部皮瓣或游离植皮修复创面。伤口不洁或时间过久，姑且局部换药，待其自然愈合后Ⅱ期整形；也可尝试刃厚皮片游离移植（刃厚皮片易成活，但术后收缩严重，颜色变化也大）。此时应注意是否有角膜暴露，要保护好角膜，必要时做湿房甚至睑裂缝合术或睑缘粘连术，待Ⅱ期整形之后再切开睑裂。个别病例眼部软组织大范围撕脱伤，眼睑、结膜大部缺失，甚至露出眶骨，剩下一个孤零零的眼球。这时，首先要用湿房保护好眼球，然后可考虑做额部动脉岛状皮瓣或吻合血管的前臂皮瓣进行修复，同时移植口腔黏膜做成皮瓣的衬里。但有时由于伤势过于严重，手术效果不尽如人意。

## 第三节　晚期眼睑切裂伤

### 一、陈旧性眼睑内眦部切裂伤

陈旧性眼睑内眦部切裂伤呈典型的远内眦畸形的外貌。伤口的瘢痕多较长，可起自一侧额部，通过同侧或对侧内眦部，向面颊部伸延，内眦部向颞下侧及前方移位，内眦部变宽变平，睑裂变短。如撕裂伤合并上颌骨额突和泪骨骨折、局部骨质畸形隆起而饱满。也因泪囊、鼻泪管断裂，最终导致慢性泪囊炎。如撕裂伤波及上睑提肌，将会引起上睑下垂。

远内眦畸形的处理方法：局部麻醉或全身麻醉。内眦部沿皮肤瘢痕切开皮肤和深部软组织，切除局部的瘢痕组织，松解四周所有的牵引力量，使眼睑内眦部能自然复位。尽量寻找内眦韧带的两侧断端。将颞侧断端缝合于鼻侧断端上，通常颞侧的断端不易找到。如找不到，可用不锈钢丝穿过颞侧内眦韧带断端相应部位的较为致密的组织上，鼻侧则缝于原内眦韧带附着部或其上方的骨膜上。如果内眦部骨质畸形明显，无法缝合，可用口腔科牙钻和装上克氏针的骨钻，在上颌骨额突上钻2个骨孔，骨孔间作隧道。钢丝通过隧道，扭转拉紧至内眦复位止。假如患者内眦部骨质畸形、过薄、松动、缺损等无法在该部作骨性隧道，可将克氏针于对侧上颌骨额突穿出，钢丝穿过隧道于对侧上颌骨额突上的2个骨孔内穿出，拉紧并扭转，直至外伤侧的内眦部恢复正常位置。切除多余的皮肤，分层缝合深部软组织和皮肤切口（图11-5）。也有作者认为钢丝对组织有慢性切割作用，术后可因张力较大而发生组织回退，更偏向用较粗的丝线缝合内眦韧带。

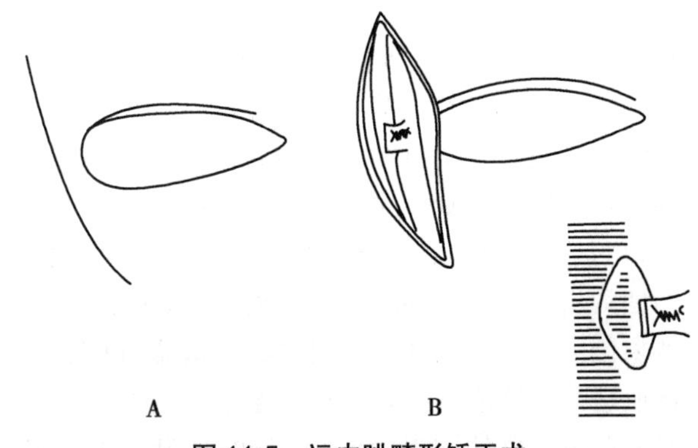


图11-5　远内眦畸形矫正术

A. 切口位置　B. 用钢丝将内眦韧带固定于相应的眶骨上

临床上部分病例不仅有远内眦畸形，并且内眦部明显地向颞下移位。手术方法为于距内眦部 5mm 处向上、下眼睑内侧 1/3 作平行睑缘的切口，上睑切口的远端向正常内眦部的鼻上方作切口（正常内眦部位于瞳孔中央至鼻梁中线的中心）。也即作 Z 形切口，其他手术步骤与上述手术方法相同。最后将 Z 形切口的两个皮瓣互相交错换位缝合（图 11-6）。远内眦畸形的患者大多内眦部饱满隆起影响外貌，处理方法：在上述手术最终缝合深部软组织和皮肤切口前，用纽扣 1 枚，孔内穿以不锈钢丝，钢丝两端同样穿过鼻部隧道于对侧内眦部皮肤面穿出，固定于另 1 个纽扣上，通常保留 3 个月后拆除。

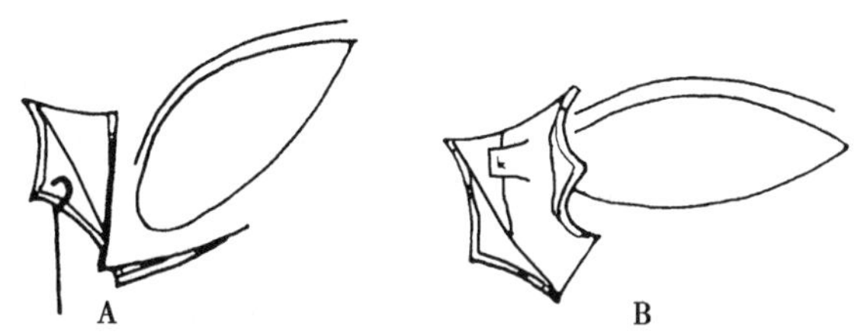


图 11-6 远内眦畸形 Z 形成形术矫正法

A. Z 形切口位置 B. 将内眦韧带固定于相应眶骨上，两个皮瓣交错换位后缝合

## 二、陈旧性眼睑外眦部切裂伤

临床上外眦部切裂伤较内眦部切裂伤少。外眦部韧带断裂可致外眦角变圆钝，睑裂变短，有的病例还合并外眦部向颞上或颞下移位。手术治疗方法：重新寻找断裂的外眦韧带复位缝合，常有一定困难，可将睑板颞侧端缝于相应的眶骨膜上。如缺损范围大，无法缝合，可于相应的眶缘上作一翻转的骨膜瓣，骨膜瓣的远端与睑板的颞侧端缝合（图 11-7）。也可用自体阔筋膜、异体的硬脑膜植入，代替原外眦韧带。单纯的外眦切开法、矛头状皮肤切除术或 Blaskovicz 法远期效果欠佳。

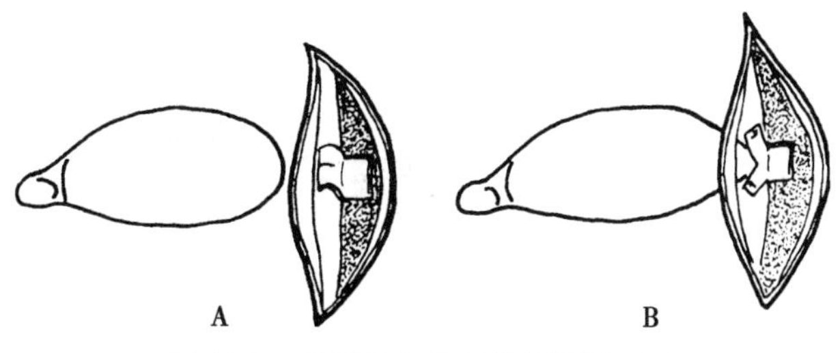


图 11-7 陈旧性外眦韧带断裂矫正术

A. 相应的外侧眶缘作一翻转的骨膜瓣 B. 切开骨膜瓣远端，缝于上下睑板颞侧端

## 三、外伤性上睑下垂

外伤性上睑下垂大多由于上睑提肌被切断或撕断所致；也有因眼球后陷、眶顶骨折、第Ⅲ脑神经损伤所致的。摘出眼球后或为变小的萎缩眼球，临床上也出现上睑下垂，这是因为上睑提肌改变了功能位置所致，装上义眼后可立即恢复。外伤所致上睑提肌出血、血肿、水肿等也可以引起暂时性的上睑下垂，经适当治疗均可恢复。

上睑提肌撕断或切割伤有时由于肌肉本身无严重变化，因此找出断端复位缝合的可能性是存在的。手术应在局部麻醉下进行，在未找到上睑提肌断端前暂不在上方眶内注入过多的局麻药。手术径路可以采用皮肤径路或结膜径路。暴露睑板上缘后，继续向上分离达眶缘，嘱患者反复向上注视，术者注意局部有无随患者向上看时组织的后缩现象。用有齿镊夹住有后缩现象的组织，嘱患者反复向上看，如术者觉得有向后的牵拉力量，说明夹持的组织可能为上睑提肌，如果上睑提肌短缺量不大，可切断该肌两侧的韧带，松出部分眶内的肌肉，缝合于睑板上缘即可。如无法找出上睑提肌，或撕脱的量较大，可行额肌瓣悬吊术或额肌悬吊术。临床上所见到的外伤性上睑下垂多有明显的局部瘢痕，粘连较重，手术中即使修复上睑提肌也常因术后再次粘连而失败，所以外伤性上睑下垂往往需要利用额肌的手术来解决问题。另外，外伤性上睑下垂可能合并有眼球运动障碍，要仔细检查患侧眼球的转动情况和贝尔征，以及有无双眼复视等。对于贝尔氏征消失和有双眼复视的患者，不能施以上睑下垂手术，否则术后会出现暴露性角结膜炎及生活障碍等严重后果。

## 四、睑缘切迹

睑缘切迹大多由于眼睑前层组织短缺、缝合过高、对合不佳、垂直瘢痕等各种原因所致。可于局部麻醉下切除瘢痕，松解一切牵引力量，作 Z 形整形术或 V-Y 缝合。如果睑缘切迹由于眼睑全层垂直切割伤所致者，可重新切断，整修创面后作眼睑分层缝合，睑缘部作褥式缝合，或 Mustarde 睑缘缝合法。睑缘和睑板的缝线 10 天拆除。

睑缘切迹也可采用相对的眼睑舌形睑板移行瓣予以修复。局部麻醉，于睑缘切迹处将眼睑劈为前、后两层。修整创面使眼睑后层组织呈矩形。于相对的眼睑对应处也将眼睑劈为前后两层，按照眼睑后层矩形缺损创面的宽度作舌形睑板移行瓣。将舌形睑板移行瓣插入对侧眼睑后层矩形缺损处，在睑板前表面（眼轮匝肌侧）作埋藏缝线。眼睑前层缺损创面可于四周作移行皮瓣或转移皮瓣修复（图 11-8）。由于上眼睑睑板较下眼睑的睑板宽，因此用上睑舌形睑板移行瓣修复下睑缘切迹或缺损，不会发生任何困难。相反，用下睑舌形睑板移行瓣修补上睑睑缘切迹或缺损时，要注意避免将下睑睑板整段插入上睑后层缺损创面内，当 3 个月后切断睑缘愈着处时发现下眼睑部分睑板缺损。如整修睑缘切迹后层缺损创面大，可以采用鼻中隔软骨鼻黏膜复合游离移植片修补，这种移植片应该黏膜范围大于软骨，眼睑前层缺损创面用移行皮瓣或转移皮瓣修补。

## 五、眼 睑 缺 损

眼睑缺损的修补或重建是眼部整形手术中的一个重要课题。临床上分为先天性和后天性两类。后天性眼睑缺损多由于创伤（眼睑垂直切割伤、撕裂伤等）和手术（切除眼睑各种良性肿物和恶性肿物等）所致，根据缺损位置、范围、深度灵活应用整形原则设计修复。

眼睑缺损修补方法，如缺损仅涉及皮肤，且范围小，不超过 5mm，可于两侧作皮下潜行分离，拉拢缝合。范围较大的皮肤缺损，大多使用邻近皮肤修补，因为其颜色、厚度等均较为接近，且血运好，易成活，临床上采用的方法如移行皮瓣、转移皮瓣、双蒂皮瓣等。大范围皮肤缺损可作颧颌皮瓣，或中厚游离皮瓣，但必须注意同一部位内眼睑前层和后层的修补不能都采用游离组织修补，因为血运差，最终移植组织坏死而失败。如果修复部位血运确实较差，可采用动脉岛状皮瓣。

眼轮匝肌缺损，一般部分缺损不致影响闭眼活动。必要时可将四周眼轮匝肌分离，移行于创面内。

眼睑缺损修复，上睑缺损必须考虑修复后上睑的活动性，以便于视物和润滑角膜。上睑中间的小缺损，常因闭合不全而易进沙尘，可引起角膜溃疡甚至失明，因而一般尽量少用上睑修复下睑，可用下睑修复上睑，再用其他组织修复下睑。再造的眼睑需具备皮肤、代替睑板的支架组织和黏膜。因眼睑内壁直接接触角膜，必须以润滑的黏膜修复，如口腔黏膜；伤眼已无法保留时，摘除眼球后则可用皮片或皮瓣修复结膜缺损。

睑板缺损的修复很重要，因睑板是眼睑的支持和动力传导结构，睑板的修复不仅影响外貌，对保持眼睑功能也起重要作用。可用健眼或对侧眼睑的睑板修补，但通常不易被患者所接受。临床上也有人用耳软骨替代，由于耳软骨不平整，使用时要修平，手术要注意严格消毒，一旦耳软骨感染，不易控制，最终造成耳廓畸形。用鼻中隔软骨鼻黏膜复合瓣修复也可取得较好的手术效果。应用硬腭黏骨膜瓣修复眼睑缺损，提供了黏膜与支架的复合体，也获得了很好的效果。此外，有的作者使用经处理的异体巩膜或硬脑膜修复或重建眼睑缺损，临床效果满意。异体巩膜不仅来源丰富，使用方便，其厚度和弧度均与睑板接近，因此术后外貌明显改善，部分患者还保持了眼睑活动的功能。下睑睑板还可用 Medpor（高密度聚乙烯）制作的薄板（下睑插片）修复，但是因该材料较硬，植入下睑后往往限制下睑的运动而影响读书，故该材料多用于义眼患者的下睑成形手术。该材料为异质材料，在血运不佳时可能发生脱出、感染等，所以不能用于上睑手术，以免造成严重的角膜损害。

## 六、眼睑缝合的几种术式

常用的眼部皮肤缝合有间断缝合和连续皮内缝合。眼部皮肤缝合，一般使用 6-0 黑色尼龙线或丝线。皮下组织和肌肉的缝合可用 6-0 可吸收缝线。

1. 间断缝合　用在皮肤切口时，要注意在皮肤较薄和张力较小的地方缝线距皮缘近些，一般在 1mm 以内，而皮肤较厚和张力较大处可适当加大距离。另外在皮肤移植时，皮片与周围皮肤厚度不同，缝合时要注意不要使两者出现“台阶”。

2. 连续皮内缝合　主要用于无张力的水平切口或伤口的缝合，比如下睑袋或一些眼部肿物水平梭形切除后的缝合。组织略有张力时，可先在轮匝肌层用 6-0 可吸收缝线做埋藏式间断缝合，然后表面皮肤再行皮内缝合。因眼部皮肤薄弱，其下面肌肉层的线结尽量

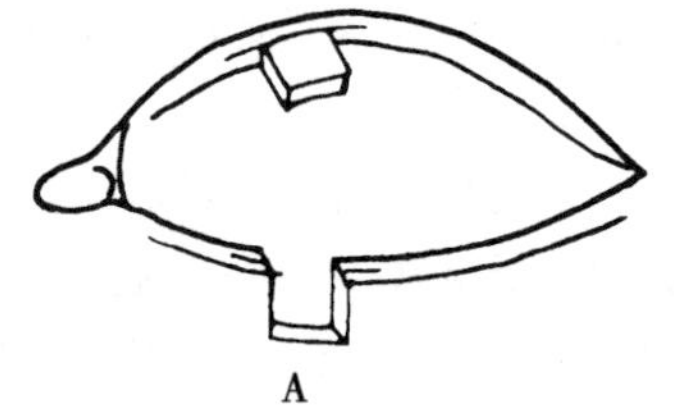

A

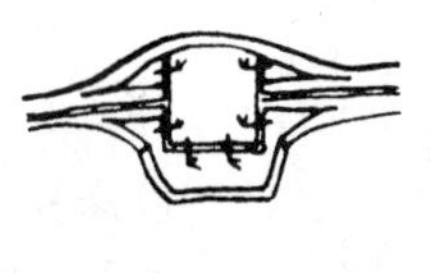

B

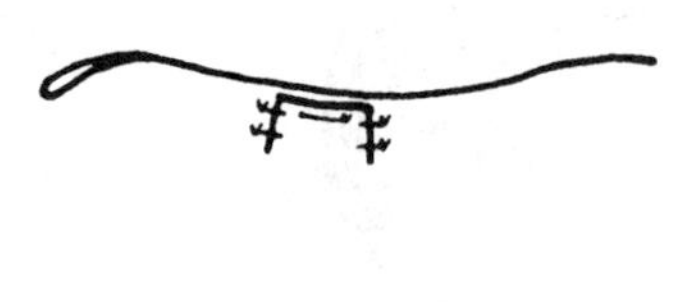

C

图 11-8　眼睑部分缺损舌形睑板移行瓣矫正术

A. 眼睑缺损相应对侧眼睑作舌形睑板移行瓣　B. 将舌形瓣插入眼睑缺损处，作埋藏缝线　C. 眼睑前层缺损用移行皮瓣修复

埋向深处，特别是使用黑色缝线时，以免在皮肤菲薄处（如老年人或眼睑皮肤弛缓症时）透见黑色线结。

3. 尖角或窄条组织的缝合　在做各种皮瓣时常常形成一些尖角，在外伤时又会出现窄条皮肤。对尖角和窄条状皮肤的缝合，缝线自皮瓣尖端或窄条皮肤下面的组织通过（图 11-9），避免了自皮肤面出入针所致皮肤豁裂。结扎时不要用力过度，使创缘对合即可，以免造成血运不良。

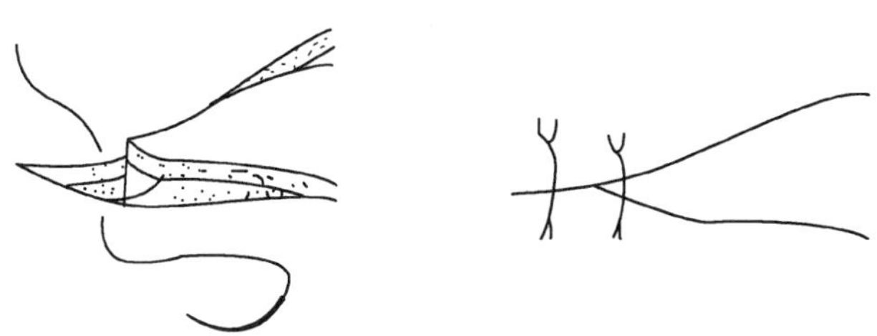

图 11-9　尖角或窄条组织的缝合

睑缘垂直伤口的缝合尤为讲究。这种伤口如果简单地直接拉拢缝合，愈合后随着纵行瘢痕的收缩，就会出现睑缘切迹。用垂直褥式缝合法，可以明显减少出现上述问题的机会。下面是睑缘垂直伤口的几种缝合技巧。

4. 睑缘垂直褥式缝合法　局部麻醉，修整创缘，用 6-0 丝线或可吸收缝线，于睑缘切口一侧的 1～1.5mm 处进针，通过两侧睑板创缘于切口另侧 1～1.5mm 处睑缘穿出。然后于该缝线外 1～1.5mm 处再次进针，通过两侧睑板创缘，于对侧睑缘缝线外 1～1.5mm 处穿出，结扎。注意针是从灰线处出入（两断端灰线对齐）。缝线结扎于睑缘，留较长的尾线固定于远离睑缘的眼睑皮肤，可避免线头刺激眼球。此针缝线结扎时可见缝合处睑缘稍隆起（见图 11-1），待愈合后则渐平复。为使伤口闭合牢靠，可于睑板伤口上加缝几针板层间断缝线。然后再分层缝合皮下组织和皮肤。和往常一样，术后 5～7 天即可去除皮肤缝线，而睑缘的那针垂直褥式缝线要到术后 10～14 天方可去除，以期伤口愈合牢固。该缝合法可用于眼睑外伤、肿瘤或瘢痕切除后遗留的纵行睑缘全层伤口。当然，对于较长的纵行伤口，仅仅睑缘一针垂直褥式缝线是不够的，还需要 Z 成形术才能进一步缓解垂直张力。

5. Mustarde 睑缘缝合法　局部麻醉、修整创缘。用 6-0 丝线于切口两侧睑缘灰线处作间断缝线，结扎，线头留长。然后于睑缘的前唇和后唇各作一间断缝线，结扎，线头留长。于睑板的眼轮匝肌面作埋藏缝线。分层缝合眼轮匝肌和皮肤，在结扎皮肤缝线时，将睑缘的缝线线头置于皮肤线结内（见图 11-2）。术后 10 天拆去睑缘缝线。

6. Minsky 睑缘缝合法　局部麻醉、修整创缘。于两侧睑板切口远端，用双针的 6-0 丝线分别穿入睑板，并绕圈于其上方睑板创面穿出。两侧缝线作 8 字交叉，于对侧睑板穿入，睑缘穿出，拉紧使睑缘创面密切闭合。两侧缝线分别于两相对眼睑的睑缘穿入，睫毛上 4mm 处皮肤穿出，垫以橡皮片后拉紧结扎。眼睑前层缝合（见图 11-3）。

7. Wheeler 睑缘缝合法　局部麻醉，修整创缘。将眼睑劈为前、后两层，前层包括皮肤和眼轮匝肌，后层包括睑板和睑结膜。创缘一侧前层切除一小三角，创缘的另侧后层也切除大小一致的小三角。拉拢对合后作褥式缝线缝合（见图 11-4）。

8. 骨膜瓣修补外眦韧带断裂　局部麻醉，于外眦沿眶缘作皮肤弧形切口，长约 1.5cm，钝形分离眼轮匝肌，暴露眶骨缘。分离鼻侧创缘，暴露上、下眼睑的睑板外侧端。于睑裂相应的眶缘上作基底在眶缘的骨膜瓣，宽 5mm，分离后在游离缘中央部切开骨膜瓣，翻转骨膜瓣，将上半部骨膜瓣与上睑板外侧端缝合，下半部骨膜瓣与下睑板外侧端缝合，分层缝合眼轮匝肌和皮肤（见图 11-7）。

## 七、Z 成形术

眼睑的创伤修复离不开整形技巧。眼科整形所涉及的多种皮瓣技术中，最简单实用者即是 Z 成形术，又称对偶三角皮瓣易位术。

典型的 Z 形皮瓣有三条等长的线和两个等大的角（图 11-10）。有时两条臂并不等长，两个角也可以不等大。角的大小一般在 30°～75°之间，太小了起不到作用，太大了不易扭转皮瓣。当然，角度的大小和臂的长度还要受到局部皮肤有否瘢痕等条件的限制。Z 形切口尽量要与皮肤自然纹理平行或接近平行。

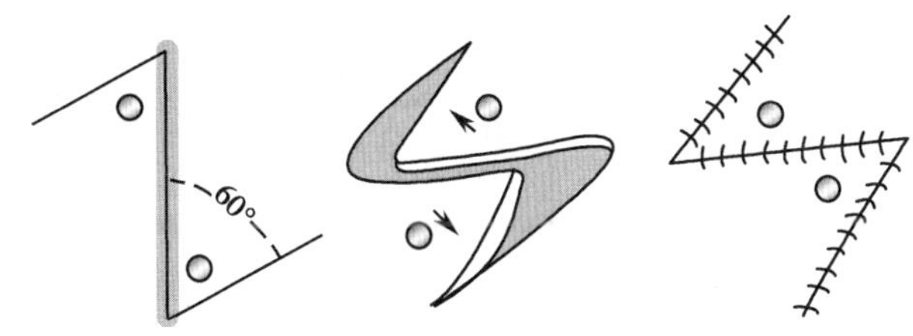


图 11-10　经典 Z 形皮瓣的设计

Z 形皮瓣的主要作用有二：组织延长，组织移位。利用这两个作用可以松解眼睑条索瘢痕和使错位的组织复位。Z 成形应用繁多，灵活机变，不一而足。

1. 修复条索瘢痕挛缩所致的眼睑外翻和切迹　Z 形皮瓣适用于垂直条索状瘢痕引起的轻度眼睑外翻和切迹。Z 形皮瓣的中轴线做在纵行瘢痕的脊上，也可将该瘢痕做适量梭形切除，然后按照一定角度做出2个侧臂，即形成了Z形皮瓣。对于较长的瘢痕可以做几对皮瓣以加强松解力量，在眼睑通常做2对即足以（图11-11）。有些瘢痕性眼睑外翻，其瘢痕呈片状（如眼睑脓肿破溃后的瘢痕），而非条索状（多由撕裂伤、切割伤所致），这时的主要问题是皮肤短缺，而不只是某一方向的牵拉，所以还是做游离皮肤移植效果好，而局部Z成形往往难以奏效。

2. 矫正内眦赘皮　眦角部外伤后，瘢痕牵拉可造成外伤性内眦或外眦赘皮。各种赘皮矫正手术实际上都是运用Z成形原理，使一对或几对皮瓣相互换位而达到局部松解的目的。较为实用的是Stallard手术和Spaeth手术（图11-12）。矫正赘皮时，Z形皮瓣的中轴线总是做在赘皮的嵴上。

3. 眦角移位的修复　眦角复位手术设计的着眼点在Z形皮瓣的两个角上：一个是移位的组织所在，另一个是要恢复到达的部位。内眦韧带断裂后，多形成远内眦移位。内眦角向上移位少见。外眦角随骨折塌

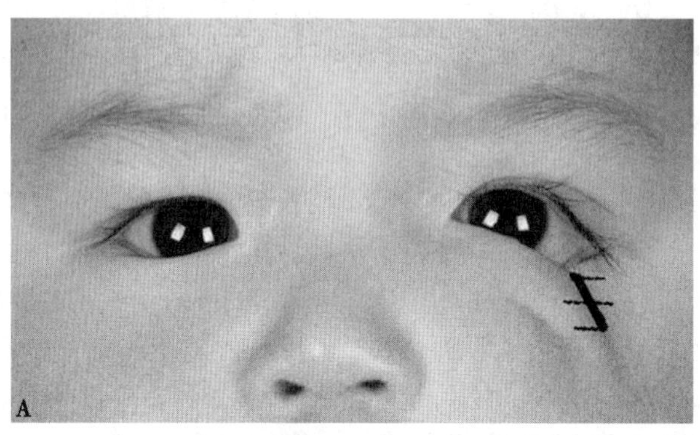
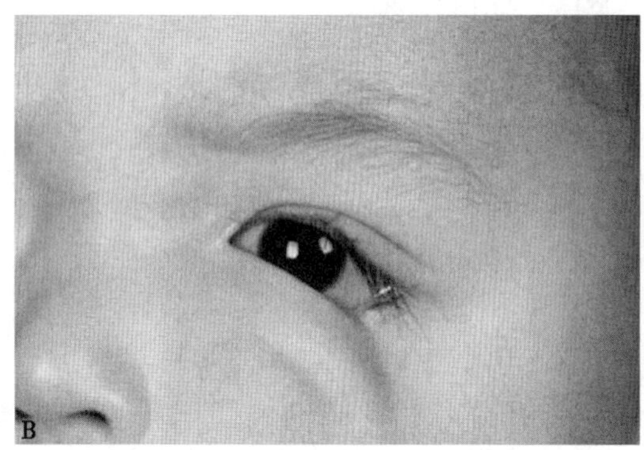
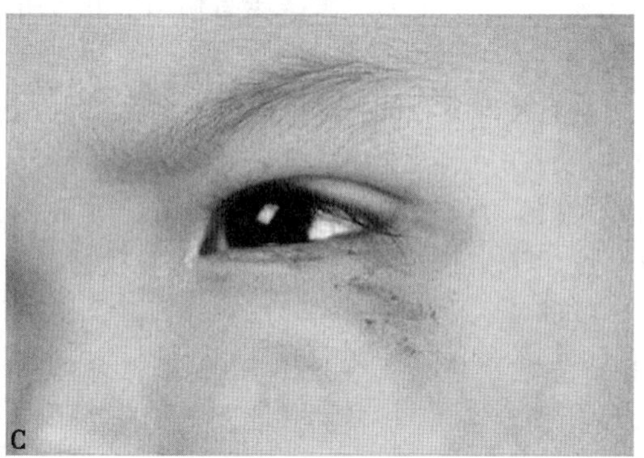

图11-11　Z成形术松解眼睑纵行条索瘢痕

A. 手术设计　B. 手术前后外观

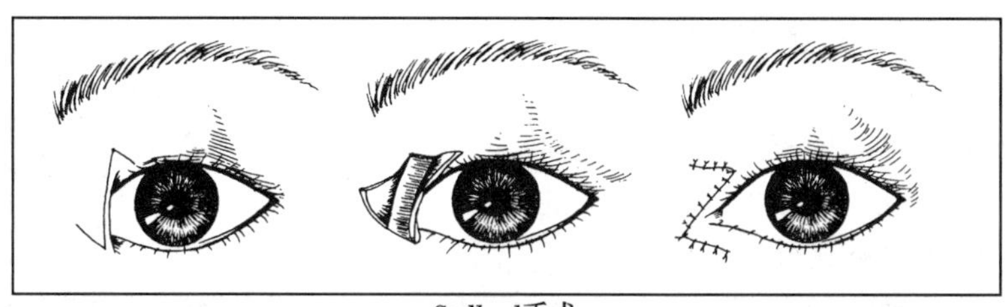

Stallard手术

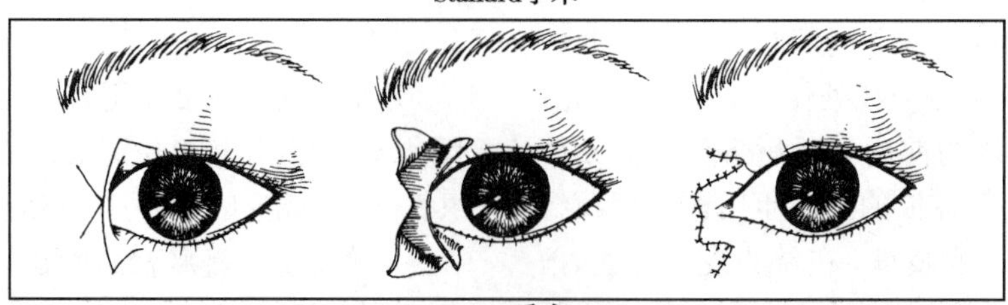

Spaeth手术

A

图11-12A　矫正眦角赘皮的手术设计

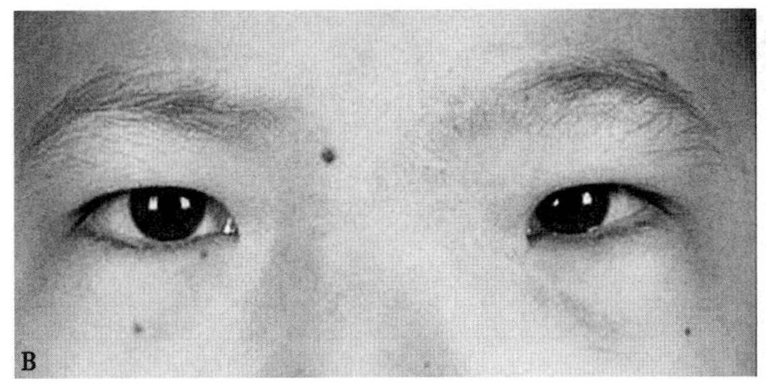
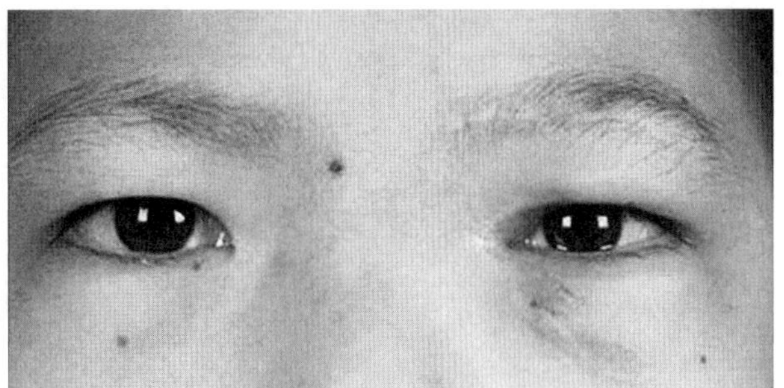

图 11-12B　左眼外伤性内眦移位矫正手术前后

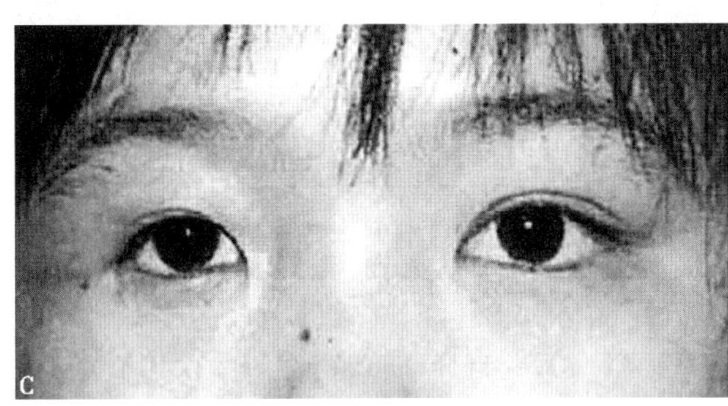
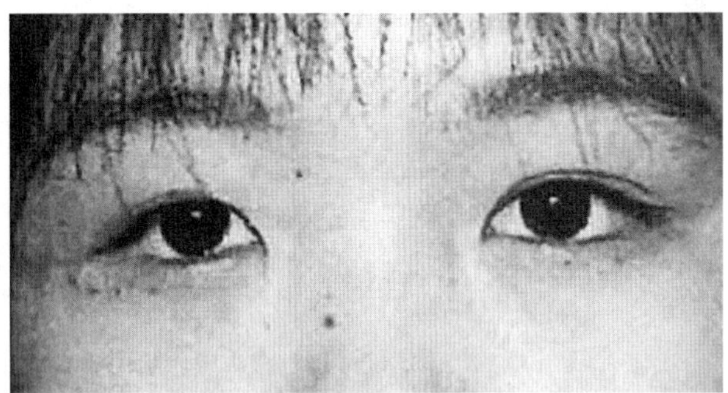

图 11-12C　右眼外伤性外眦赘皮矫正手术前后

陷的眶骨一起向下移位常见，也可见瘢痕牵引上移者。手术中要充分分离粘连才能使眦角复位，特别是合并有眶周严重软组织损伤和眶骨骨折时。内眦复位时要注意泪道问题，偶有泪道通畅的患者，术中要保护好泪道，勿致医源性泪道阻塞。眦角复位时注意眦韧带缝合固定在眶缘较深部的骨膜上，以使眦角贴近眼球（见图 11-6，图 11-12）。做眦角移位手术时适当矫枉过正。

4．眉下垂、移位、中断及错位的修复　道理与眦角复位手术相同，可对外伤性眉畸形错位进行修复。

5．修复眼睑缺损　眼睑缺损修复手术较为复杂，应用 Z 成形术要根据具体情况设计。挂一漏万，举例示之。

眼睑中央部分全层缺损的修复：位于眼睑（特别是上睑）中央部位的全层缺损，即使很小，也常在功能和外观上造成较明显的影响，比如进风沙、闭眼时遮光不严、外观明显受损等。所以，外伤等原因造成的眼睑中央部位全层缺损，应尽可能修复，特别是带有睫毛的睑缘结构。在此介绍一种外眦延长 Z 形皮瓣转位术，可将眼睑中央全层缺损（占眼睑水平长度 1/3 以内）良好修复。①设计一个外眦部延长的 Z 形皮瓣（图 11-13）。②沿设计线切开皮肤，在眶缘内的切口，应包括下面的轮匝肌。分离出各个皮瓣。③外眦部做“Z”形切开，皮瓣转位，断外眦韧带上支使上睑外侧得以向内移位，拉拢中央缺损区两侧缘分层对位缝合，外眦皮瓣转位后对位缝合。眼睑中央缺损区闭合后，上睑外眦部位为外侧皮瓣所成，缺损较大时可分离出上穹隆结膜衬于其内，而该处的睑缘结构不完整不会造成功能和外观上的障碍。

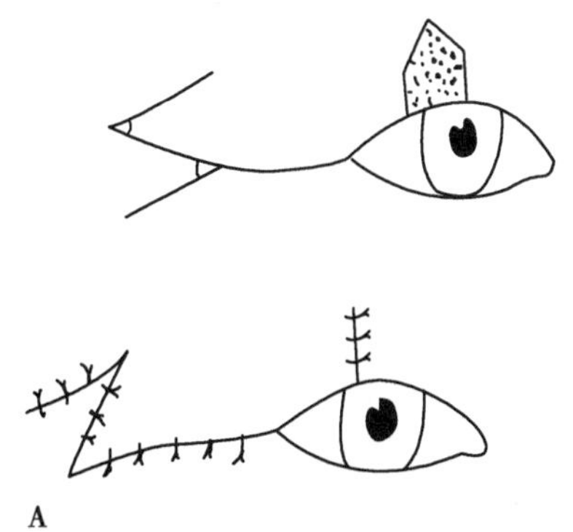

图 11-13A　外眦部延长 Z 形皮瓣修复眼睑缺损的手术设计

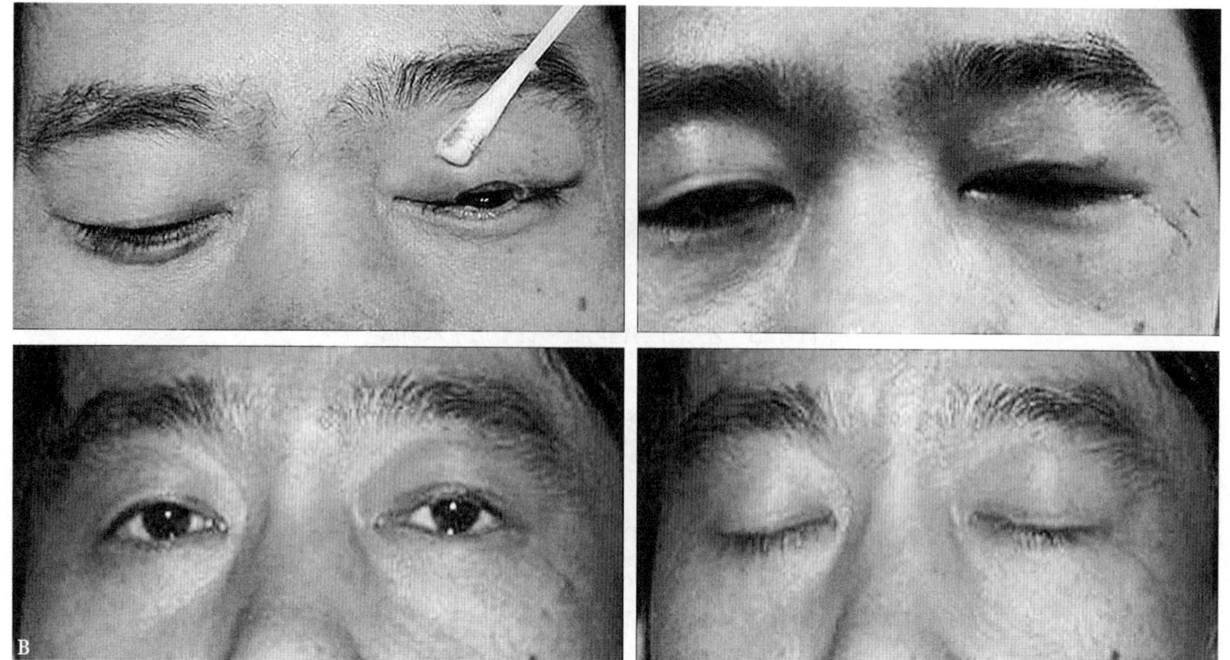

图 11-13B　上睑中央缺损修复术前、术后 1 周及术后半年（睁眼和闭眼）

（闵　燕　赵光喜）

## 主要参考文献


1. 赵光喜．眼部成形学．北京：人民卫生出版社，1995：193-207.
2. 林茂昌．现代眼部整形美容学．西安：世界图书出版公司，1997：359-369.
3. 徐乃江．实用眼整形美容手术学．郑州：郑州大学出版社，2003：1-49，171-189.
4. 施玉英，张舒心．同仁眼科手术笔记．北京：中国科学技术出版社，2004：167-256.
5. 闵燕．由德勃．外眦延长 Z 形皮瓣修复眼睑缺损．眼科，2006，15(3)：215-217.
6. 闵燕．重视眼科急诊处置中整形原则与技巧的运用．眼科，2006，15(6)：363-365.

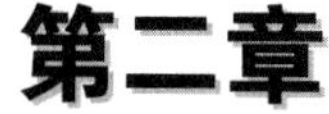

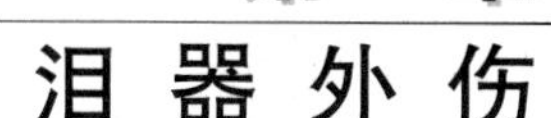

# 第二章 泪器外伤

泪器分为泪液分泌部和泪液导流部，前者包括泪腺和结膜副泪腺，其作用是分泌泪液；后者由泪点、泪小（总）管、泪囊和鼻泪管组成，作用是将泪液导流入鼻腔。泪器损伤主要有：①化学伤：一般伤及结膜副泪腺和泪小管；②钝挫震荡伤：包括严重的挤压伤，多伤及泪腺、鼻泪管；③穿通伤：可有异物残留，多伤及泪腺、泪小管及泪囊。

## 第一节　泪腺外伤

常见的泪腺外伤主要有三类：泪腺震荡伤、泪腺穿通伤和泪腺化学伤。由于泪腺位于泪腺窝内，前方有眼睑和坚硬的眶缘保护，单纯的泪腺损伤很少见，往往伴有严重的眼部外伤或危及生命的颅脑损伤，临床上容易被忽视或遗漏，得不到及时有效的治疗。接诊此类患者时，若患者有鼻、耳出血或留清水（脑脊液），应注意是否有颅底骨折。当眶骨骨折损伤泪腺时，若不能及时处理受损泪腺，将有可能导致泪腺囊肿或形成瘘管，晚期造成外伤性泪腺萎缩。

### 一、泪腺震荡伤

少见。多由于钝器打击或跌碰伤所致。主要损伤是泪腺因受挤压而破裂，或脱垂。挫伤还可引起泪腺炎症反应，但难于诊断。若钝挫伤伴眶缘骨折，可刺伤泪腺，晚期可形成泪腺囊肿，甚者造成泪腺脱垂。

Von Graefe（1866）首先观察到外伤性泪腺脱垂。生产中，过度挤压眼眶，也可造成泪腺脱垂，Würdeman（1932）有过报告。儿童，特别是10～14岁儿童，由于眶骨发育尚未完成，在嬉戏或运动时，若眶上外方受碰撞，可使泪腺受压而脱垂。在成人，眶上外缘骨质坚硬，难于伤及泪腺。但老年人由于眶隔和泪腺固定韧带松弛，轻微挫伤也可使泪腺脱垂。眉弓下穿通伤也可致泪腺脱垂。此类泪腺脱垂是由于外伤引起眶隔及固定泪腺的韧带撕破断裂所致，在上睑颞上方内可扪及一包块，能向上及左右移动，压之退入眼眶，松开后复出。

**【治疗】** 少数泪腺脱垂病例局部持续加压2周可望获永久性复位。大多需手术复位，将脱位泪腺缝合于眶骨膜，并缝合加固眶隔。手术中注意保护提上睑肌，以免造成医源性上睑下垂。对结构损伤严重、无功能恢复可能的泪腺，可手术摘除，但摘除前应注意排除干眼病。

### 二、泪腺穿通伤

少见。多由刀、剪等利器或枪弹异物存留所致，常合并有严重眼睑及眶内穿通损伤、撕裂伤、骨折、眼球和眼肌的损伤。多数致伤物有污染，因此泪腺穿通伤后，特别是有异物存留时，易继发感染，形成化脓性泪腺炎，致泪腺组织严重破坏；异物残留，不但会影响伤口愈合，甚至可有泪腺坏死或眶蜂窝织炎，形成泪腺瘘。

**【治疗】** 轻度泪腺穿通伤，如果伤口无严重污染，可清创缝合眶隔及睑部伤口；合并眶骨骨折者，复位骨折后缝合骨膜，如有眶缘骨质缺失时，可以植入钽片等整复材料修补，缝合骨膜；泪腺内的异物必须取出，若异物存留则感染难以控制和瘘管不易愈合。

### 三、外伤性泪腺瘘

分为泪腺脓瘘或泪液瘘。可以发生在泪腺及泪腺开口处或眼睑皮肤穿通伤口处。多由眼睑泪腺穿通伤后化脓性感染治疗不彻底，继发化脓性泪腺炎，脓液自未愈的创口持续流出，形成外伤性泪腺脓瘘。若感染不重或治疗及时有效，但泪腺导管与创口相通，则泪液从创口持续流出，使创口不愈合，形成泪液瘘管。也可由睑部手术，如睑皮肤脓肿切开或外眦成形术，伤及泪腺管或形成异常通路引起，少见严重碱烧伤或寻常狼疮则由于病变造成泪腺管坏死、缺损所致。

**【治疗】** 手术治疗是唯一有效的选择，单纯修补缺损或封闭瘘口易复发，最佳方案是将泪腺瘘管口移植于结膜囊上穹窿部，应注意探查是否有异物存留。

### 四、外伤性泪腺萎缩

可发生于泪腺穿通伤，特别是伴有异物存留或化脓性感染时，大量的腺体组织坏死，纤维化而萎缩。泪腺管切断、损伤或睑部泪腺切除后，化学性烧伤或热烧灼伤、放射性灼伤等引起广泛结膜严重损伤、结膜瘢痕化，导致泪腺管阻塞，从而造成继发性泪腺萎缩。

**【治疗】** 人工泪液替代治疗；佩戴角膜接触镜或湿房镜；泪点封闭减少泪液引流；并发严重角膜损伤时，可行睑缘缝合；唾液腺移植可代替无功能的泪腺分泌水样液。

## 第二节　泪 道 外 伤

眼睑内眦部的外伤，不管是钝器伤还是锐器伤，均可能导致泪（总）小管的损伤。在怀疑合并泪道断裂或撕裂存在时，应当进行泪道冲洗或探查，并尽力一期修复受损泪道，避免发生外伤性溢泪。

### 一、泪道挫裂伤

#### （一）泪道震荡伤

常发生在交通事故中，严重的顿挫伤常致面中部或颌鼻部骨折，骨折线可跨过泪骨。但有时泪道损伤很轻，只有泪囊后壁小损伤，泪道尚通畅，诊断不易明确，如用X线碘油造影术，可见造影剂广泛渗漏到眼眶和下睑，同时进入下鼻道。如果继发感染，可致泪囊周围脓肿，甚至形成泪囊瘘，通向内眦部或颊部较远处，或通入上颌窦，产生永久性的溢泪和不适。

**【治疗】** 主要是控制感染、减轻组织反应，避免和减轻继发性泪道阻塞。如果泪道狭窄，且无功能障碍，一般不需要治疗。治疗泪点外翻，可采用泪点复位术，如结膜面烧灼术、内眦部皮瓣成形术、结膜面组织梭形切除等。若合并眼睑位置异常，可根据实际表现，选择相应的下睑外翻矫正术等。

#### （二）泪（总）小管撕裂伤

见于眼睑内侧的顿挫伤或锐器伤，随着眼睑的撕裂常合并内眦韧带撕裂，使内眦移位，泪点外翻，引起溢泪；重者泪小管可随眼睑撕脱、断裂。

**【治疗】** 选择泪管修复术，见下面泪（总）小管断裂伤部分。

### 二、泪道穿通伤

内眦及其附近组织的穿通伤常常损伤泪小管和（或）泪囊，引起溢泪。伤后溢泪原因主要有：下睑缺损、瘢痕性睑外翻、泪点外翻、泪点闭锁等。这些情况均需施行整形手术，以恢复眼睑和泪点的正常位置。

#### （一）泪（总）小管断裂伤

新鲜的泪小管断裂并不少见，其中，以下泪小管断裂更多见。系由于面部或眼眶部挫伤所致。表现为眼睑内侧撕裂或切断。下泪管起始端长4～5mm段位于睑结膜下，位置表浅，易发生损伤，下泪管断裂常伴有内眦部皮肤裂伤；上下泪小管同时受累极少发生，多见于车祸或锐器致颜面部大范围创伤时。

**【治疗】** 泪（总）小管断裂吻合手术越早越好，但若周围组织有严重的肿胀和出血，可以延迟到24～48小时，此时组织水肿部分消退，手术野会清晰，最长可推迟5天。若治疗得当，一般预后良好。

1. 新鲜的泪小管断裂吻合最好在手术显微镜下进行，用10-0丝线或尼龙线，在吻合口上下及前方各缝合一针，将断端黏膜对合严密，缝合时应按照血管吻合的方式，一侧缝针从外面穿入管腔，另一侧从管腔穿出。结扎后断唇向外翻，以保持腔内最大空间。若泪小管缺损达5mm以上时，勉强端端吻合往往造成泪小管成角畸形，术后取出支撑物后，泪小管多通而不畅，出现功能性溢泪，久之则发生泪小管闭锁，因此，此种情况切不可勉强端端吻合泪小管，只需将泪小管两断端轻轻拉近固定，关键是尽量使断口二侧的泪小管的中轴线位于同一直线上，术后如未能恢复通畅，可行泪小管成形术，以高频泪道治疗仪或激光泪道治疗仪碳化两断端间的瘢痕组织后植入临时义管，多可恢复泪道通畅。

泪（总）小管断裂时，其断端，特别是内侧断端常不易寻得，常用的泪小管断端寻找方法有多种。

（1）直视法：清创后，用镊子牵开伤口，彻底止血或用蘸有肾上腺素棉片创面止血。由于泪小管断端水肿而轻微隆起，在创面中呈一白色小环，直径0.5～0.8mm，扩张状态下可达1.5mm。若断端收缩，则在管壁周围形成一凹陷，手术显微镜或放大镜下仔细寻找有助于发现。

（2）试探法：用镊子牵拉伤口，使两侧裂口密切对合，用泪道探子自泪小点进入，有时可以直接探入对侧断端。如未成功，可将鼻侧稍微牵开，在探针所指位置寻找，常可见到内侧断端。

（3）探通法：用猪尾式探针，从另一泪点和泪小管进入。如下泪小管断裂，则探针从上泪点、泪小管进入泪囊，试着将探针尖端经泪囊从下泪小管鼻侧断端穿出，以寻找创口鼻侧断端，但一般比较困难。注意动作不能太粗暴，以免造成假道。

（4）注液法：若下泪小管断裂，从上泪小点注入生理盐水、黏弹剂、消毒牛奶等，液体从下泪小管断端溢出，即可确定其位置，若断端距下泪点5mm以内，不易成功，因为液体多经由泪总管流入泪囊排出。注液时，应压迫内侧泪囊区。如上下泪点均断裂，则可从泪囊注液寻找两内侧断端。不建议使用染料，因为若一次不成功，染料染色创面，将增加寻找泪腺管断端的难度。

（5）泪囊切开法：使用其他方法未能找到内侧断端时，可切开泪囊前壁，探针从泪囊内进入泪小管，找寻断端，这是最容易的一种方法，但损伤大，术后易发生泪囊瘢痕性狭窄。

无论何种方法，找寻到泪小管断端后，应一期吻合并置放支撑物，如丝线、肠线、聚乙烯小管、硅胶或塑料管。支撑物的硬度应适中，过硬则术后有时会切割或撕裂泪小管，过软则术中不易插入泪道。必要时可使用硬管为引导性导管，以软管为留置管。置入方法有多种，可以用前端有孔的探针，在寻得泪小管断端时将线送入泪道；或者将塑料管套在细探针上送入泪道。固定方法：①直接插入法：可以将线或管的一端留于泪点外，胶布固定于鼻侧面颊部，另一端经泪囊鼻泪管从鼻前孔引出，亦固定于面颊部。②环形插入法：自上泪点插入支撑管，至泪总管处转向下泪管，经过下泪管断端，自下泪点穿出，端端固定支撑管，180°旋转支撑管，转端端缝合处到泪囊区。术后拆管时，先180°旋转支撑管，使端端缝合处暴露于内眦部（上下泪小点间），剪断并拔除支撑管。③Quichert法：用金属丝探子套上硅胶管，分别从上下泪小管穿过，经泪囊和鼻泪管到达鼻腔，两端留于鼻前庭。导管留置期间，常规抗生素眼药水点眼，定期从义管与泪小管间隙冲洗泪道。术后3个月拔除导管，并冲洗泪道。

2. 泪小管断裂常伴有眼睑裂伤，若整复不好，愈后瘢痕收缩多导致眼睑和泪点外翻，造成溢泪。对于下睑内侧垂直皮纹的裂伤，可采用Z字形皮瓣修复法，从而转换伤口与皮纹走向相近或平行，以减少瘢痕收缩引起泪点外翻的可能。操作方法：以下睑裂伤为轴，从上端点作与其夹角约30°～60°切口，长约3mm，自裂口下端点作与前切口平行等长的切口，分离皮下组织，形成两块三角形的皮瓣，交换位置进行缝合。

3. 陈旧性泪（总）小管断裂伤的修复　传统的方法通过切除泪小管断端间的瘢痕，重新吻合泪小管，此时手术寻找泪小管断端更困难，且术后效果不理想，尤其是眼睑损伤组织缺损较多，瘢痕形成较重者，手术成功率更低，建议实施高频泪道重建联合临时义管植入术，多可获得理想的术后疗效。

（1）泪囊切开法：从泪小点进入探针，在原伤口部垂直切开皮肤及深部组织，找到泪小管的颞侧断端；切开泪囊，从泪囊内泪小管开口处进入探针，再从其端部垂直切开，找到泪小管鼻侧断端。除去两断端间的瘢痕组织，按新鲜断裂的方法修复。如泪小管缺失过多，可按照Stallard方法，用一带蒂结膜瓣作管重建泪小管。若泪小管损伤严重，无法修复利用，则需另行结膜泪囊造口术或结膜鼻腔造口术。

（2）高频泪道重建联合临时义管植入术：将高频泪道探针插入泪小管至阻塞处，向颞侧牵拉眼睑，使泪小管呈直线状，顺泪小管方向碳化阻塞组织，有突破感后停止进针，轻微回退探针重复烧灼阻塞处瘢痕，至探针在泪小管内移动无阻力后，停止碳化退出探针，冲洗泪道，冲洗液进入鼻腔，然后行上泪道或全泪道植管（图11-14A），1.5个月后取出义管（图11-14B）。若合并鼻泪管阻塞，可碳化鼻泪管内的探组织，联合全泪道临时义管植入。

### （二）泪囊及鼻泪管外伤

少见，常伴发于鼻眶区域的创伤及骨折。如为闭合性，早期由于组织水肿，难以查清泪道情况，可待水肿消散后再检查。针对泪道损伤情况或阻塞部位进行治疗。

**【治疗】** 若伤口开放，应及时将骨折复位，修补泪

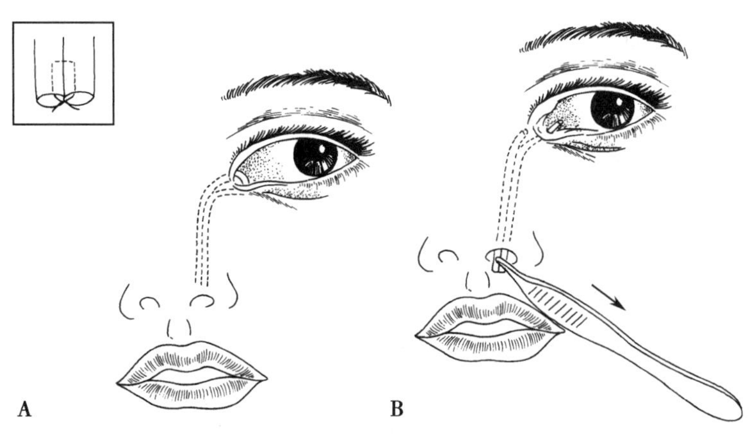


图11-14　泪道植管及义管取出

囊伤口，并植入支撑物。泪囊破裂严重，无法修复缝合者，可行泪囊摘除术。

伤后瘢痕形成，伴发鼻泪管阻塞、泪囊积液或积脓（泪囊黏液肿）者，可选择高频泪道再通术或鼻腔泪囊吻合术。若损伤局限于鼻泪管，而泪囊和泪小管正常，可行外路泪囊鼻腔吻合术、经鼻内镜泪囊鼻腔吻合术或泪道内镜鼻泪管钻切成形术。如果泪小管和泪囊均被破坏，则需要行全泪道高频重建术。必要时，也可行泪湖鼻腔造口植管术。泪道探通术对外伤性泪道阻塞是无用的。若泪道重建手术失败，可考虑泪腺摘除术，或闭塞其排出管（见泪器疾病篇）。

## 第三节 泪道异物

较少见，多为泪囊异物。异物种类包括金属异物、植物性异物、寄生虫或睫毛等。偶有医源性异物。诊断中，详细询问病史非常重要，患者往往有外伤史、手术史或其他泪道操作史，查体时，局部的皮肤瘢痕可提供有用的诊断参考。

### 一、泪点和泪小管异物

最常见异物是睫毛，其一端露于泪点之外，刺激角膜结膜，引起畏光、流泪，甚至角膜擦伤，形成瘢痕。其他异物包括毛发片段、植物碎屑，甚至昆虫都可以进入泪道。唐占禹报告一例泪道蛔虫病例。陈兵等报道一例在自行使用猪毛探通泪管，猪毛不慎滑入上泪道。许多医源性泪道异物残留也屡见报道。异物残体储留较长时，以其为核心，周围钙盐或磷酸盐沉积，形成泪石；异物可继发感染导致脓肿；刺激局部产生肉芽肿或息肉。异物可自行排出，否则需取出，必要手术切开取之。

### 二、泪囊异物

有时为结膜囊异物被泪液冲至泪囊。异物可引起急性泪囊炎，但多为慢性炎症。Dresner SC 报道一例硅胶管存留泪囊数年致泪囊慢性肉芽肿炎。陈家治报告一例铁质异物在泪囊存留 40 年之久，引起内眦部瘘管，伴有流泪流脓，手术取出一 8mm × 6mm × 2mm 异物。徐海龙等（2006）报道一例外伤后竹片异物留于泪囊，引起瘘管及肉芽肿形成。

泪囊结石不多见，Jones 报道 180 例泪囊手术中发现 25 例，多伴有各种感染，真菌常见。有时以存留异物为核心，钙盐等呈层状沉积，并多伴有慢性泪囊炎。结石在泪囊可以活动，因而有时堵住下口，出现泪道阻塞症状，一旦活动离开泪道又复通常，类似胆囊炎或膀胱结石的表现。这种结石，只能手术取出。

### 三、鼻泪管异物

较少见，多从鼻腔逆行进入，有报告树叶片在鼻内经多次反复喷嚏而被挤入鼻泪管，形成脓肿。雷流星（2001）报道一例患者，自行使用缝针模仿医师进行泪道探通术致鼻泪管金属异物。需手术取出。

（王智崇 王晓然 罗文彬）

## 主要参考文献


1. 周振德，吴德九. 临床泪器病. 上海：同济大学出版社，1993：161-191.
2. 王智崇，陈冬，程普斋，等. 内高频电灼法治疗慢性泪囊炎. 中华眼科杂志，1994，30（3）：230-231.
3. 陈兵，周建强，田文清，等. 泪道异物及取出. 眼外伤职业眼病杂志（附眼科手术），1999，4（21）：368.
4. 孔巧云，宋慧丽. 泪道冲洗致泪道异物 1 例. 医学理论与实践，2005，5（18）：509.
5. 胡天鹏，娜仁，李晓华. 医源性泪道异物 1 例. 中国眼耳鼻喉科杂志，2010，2：94.
6. 陈家治，钱国桢. 泪囊金属异物存留年一例. 眼外伤与职业性眼病杂志，1985，2：124.
7. 徐海龙，袁慧敏，刘钊臣，等. 外伤致泪囊异物肉芽肿 1 例. 眼科新进展，2006，3：27.
8. 雷流星. 鼻泪管异物一例. 眼科，2001，5（10）：288.
9. Chen D，Ge J，Wang LH，et al. A simple and evolutional approach proven to recanalise the nasolacrimal duct obstruction. Br J Ophthalmol，2009，93（11）：1438-1443.
10. Wang LH，Chen D，Wang ZC，et al. New technique for lacrimal system intubation，Am J Ophthalmol，2006，142（2）：252-258.
11. Chen D，Li NY，Wan PX，et al. A novel procedure for treating canalicular obstruction by re-canaliculisation and bicanalicular intubation. Br J Ophthalmol，2012，96：366-369.
12. Gupta D，Whittet HB，Sood S，et al. Dacryocystitis secondary to an iatrogenic foreign body in the lacrimal apparatus. Ear Nose Throat J，2009，88（7）：1001-1009.

# 第三章 眼外肌外伤

眼外肌外伤（injuries of external muscle）又称外伤性眼外肌麻痹（traumatic external myoplegia）、外伤性麻痹性斜视（traumatic paralytic strabismus）、外伤性斜视（traumatic strabismus）等，为由于钝性外力或锐器伤于眼部或头部，直接或间接损伤眼外肌及其支配神经，引起神经麻痹或肌肉断离、眼球运动障碍眼位偏斜或融合功能破坏而出现复视症状的斜视。

国内报道外伤性眼外肌麻痹在后天性麻痹性斜视中占22%～26%，在20岁以下人群中比例更高，占30%以上。

## 第一节　致伤原因

致伤原因主要分为三类：①眼外肌的直接损伤；②眶骨骨折；③神经损伤。此类眼外肌的损伤常见于眶部或颅脑部震荡伤以及眶部穿通伤。它们可以直接损伤眼外肌，也可以间接损伤眼外肌的运动神经或神经核，使其所支配的眼外肌发生功能障碍。如眼眶顿挫伤、穿通伤、神经或肌肉的直接撕裂、离断；眶内出血、水肿，对神经肌肉的压迫等；眶骨骨折碎骨片的直接切割、挤压；神经肌肉嵌入骨折缝或陷入上颌窦或筛窦内，以及颅脑震荡伤对脑干眼球运动神经核的损伤；颅底骨折直接损伤眼运动神经干；锐器刺伤眼外肌等，都可造成眼外肌的功能障碍。单独的眼外肌损伤是几乎见不到的，常合并眼睑、结膜甚至眼球破裂伤，眼眶骨折和颅脑震荡伤是眼外肌麻痹的常见合并伤或原因。

## 第二节　临床表现

### 一、眼外肌的直接损伤

1. 眼外肌断裂　眼外肌的断裂可发生在肌腱处，也可发生在肌腹甚至眼球赤道后肌肉部分；可以是部分断裂或撕裂，也可为全部离断，多见于眶部的穿通伤，由刀、剪、钩子、指甲、玻璃碎片等尖锐物穿入眶内所引起。也有医源性损伤，如翼状胬肉切除手术时误断内直肌；视网膜脱离手术时切断的眼外肌，缝合后肌肉滑脱；耳鼻喉科做上颌窦、筛窦或额窦根治手术时穿通眶壁误将肌肉剪断等。这种肌肉断裂也可见于眼眶部的挫伤。眼外肌断裂发生后，即刻出现眼球运动障碍，但由于结膜下淤血、水肿和眼睑的肿胀，患者通常由于疼痛不能配合检查，眼外肌断裂常不易发现，只有在水肿吸收消失后，患眼出现复视、斜视和眼球运动障碍后始被查出（图11-15、图11-16）。

2. 肌肉内出血　眼外肌内出血可发生于眼眶挫伤和眼外肌的直接损伤，出血来源于眶内血管破裂或肌肉内血管的破裂。由于肌肉内出血，使眼外肌浸满血液变得肿胀，失去收缩功能而呈现不同程度的弛缓。出血可在肌腹内，也可在肌腱内，如上斜肌腱内出血则表现为间歇性Brown上斜肌鞘综合征和牵拉试验阳性。MRI检查用于鉴别肌肉内出血或断裂。

3. 眼外肌陷入与嵌顿　称为限制性斜视，引起眼外肌或周围软组织嵌顿或陷入的常见原因是爆裂性眶骨骨折，眶底部的骨折使下直肌、下斜肌和眶下部软组织嵌顿疝入骨折裂口，甚至进入上颌窦内导致眼球不能上转；眶内壁骨折使内直肌嵌入导致眼球内转不

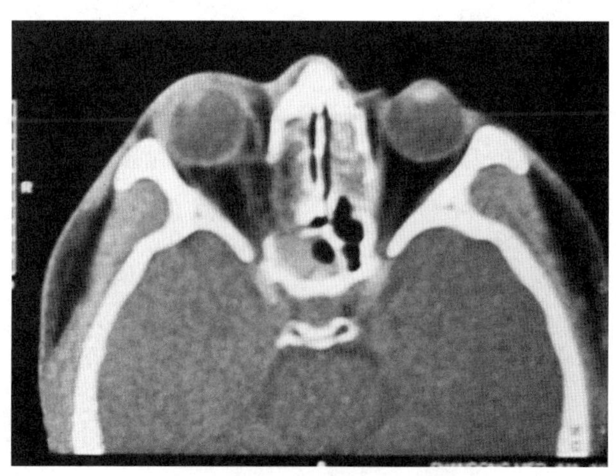

图11-15　右眼鼻内镜术后内直肌断裂

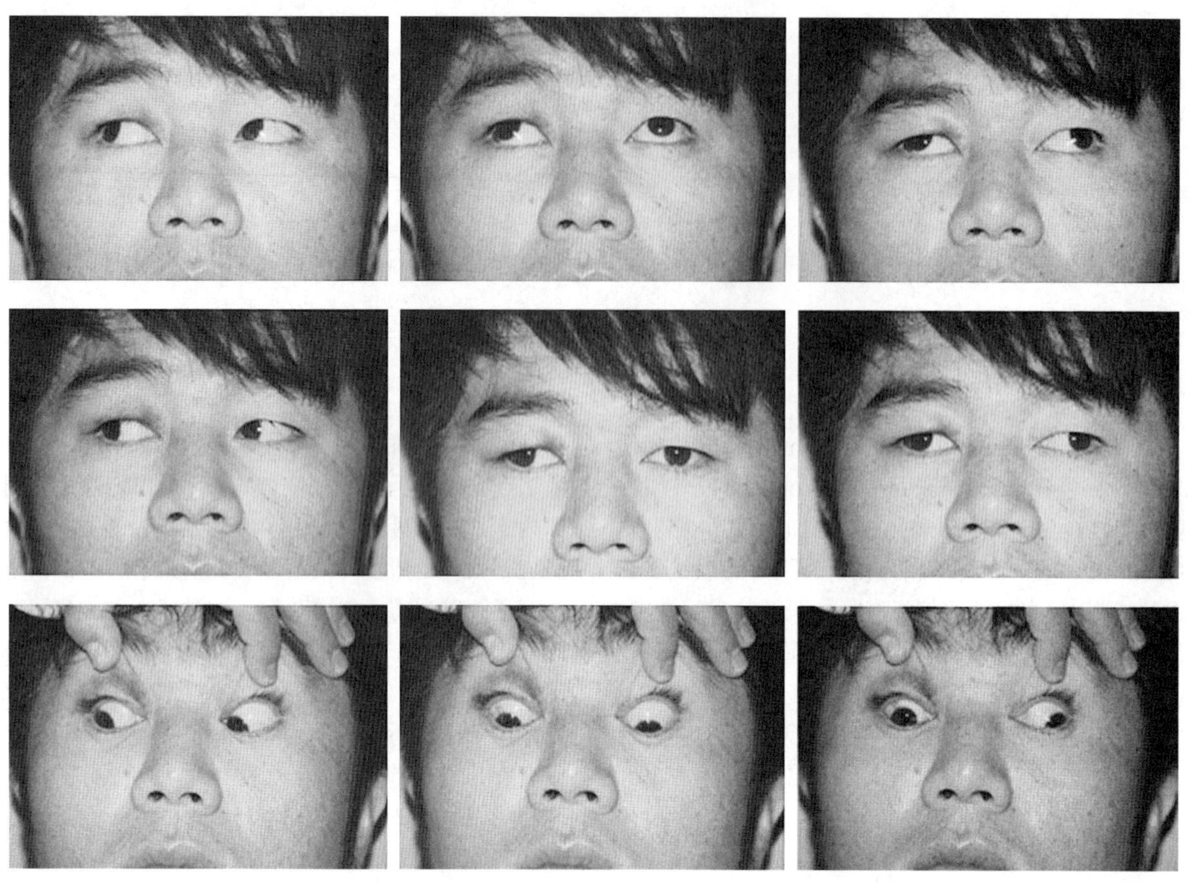

图 11-15　右眼鼻内镜术后内直肌断裂（续）

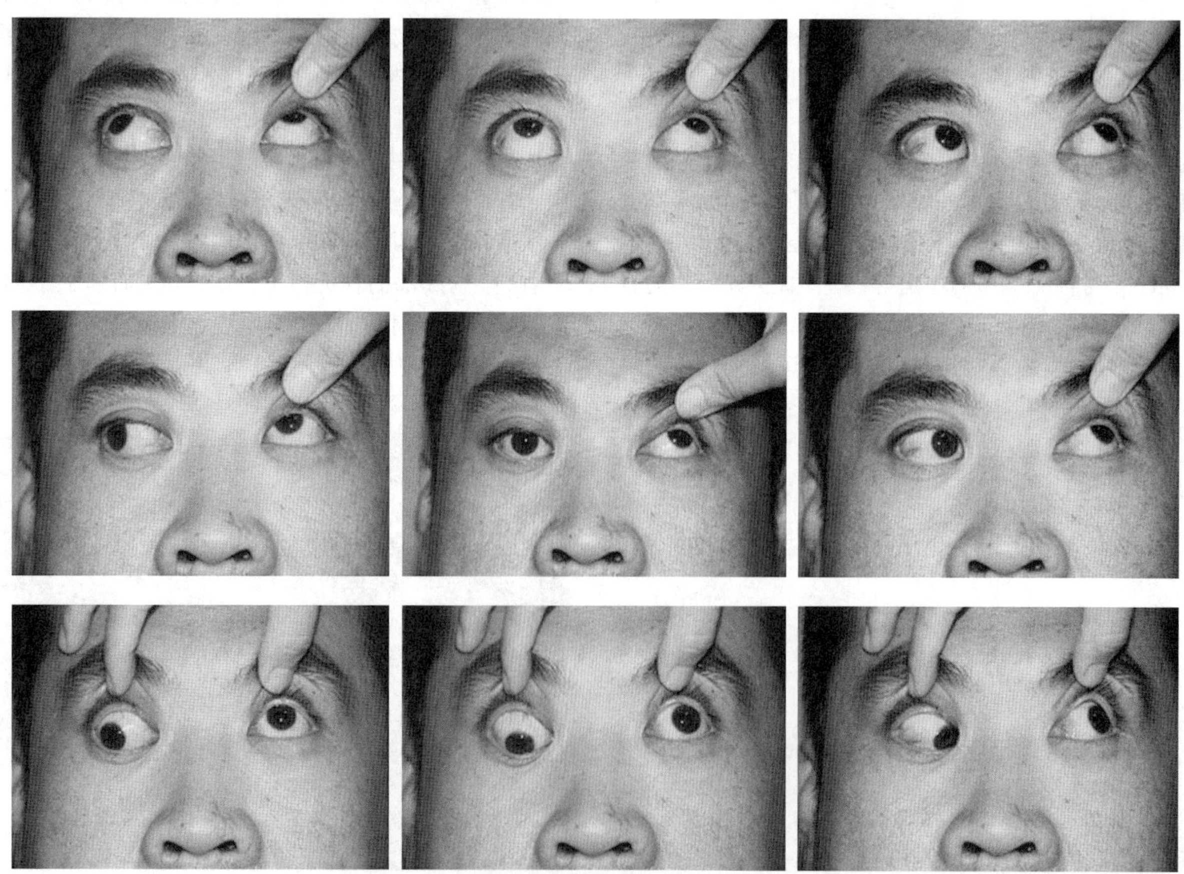

图 11-16　眶骨骨折后左眼下直肌断裂左眼下转不能

能和外转受限，且企图外转时眼球退缩并睑裂缩小，称之为假性 Duane 综合征；眶顶壁的骨折可使上直肌或上斜肌嵌入导致眼球下转障碍。伤后多数患者立即出现复视，但也有在眼睑水肿消失后才发现大的骨折除多条眼外肌及周围软组织嵌入外，常伴有眼球内陷；或骨折碎片直接刺伤眼外肌引起断裂或肌内出血。小的骨折或线状骨折可因眶内出血、水肿对眼外肌压迫、限制眼球运动，常在伤后 3 周内明显好转。可根据 X 线片和 CT 扫描发现骨折和组织嵌顿以及牵拉试验阳性等而确诊（图 11-17）。

4．眼球移位　眼眶外伤可使眼球在眶内向前后移位，文献中常有外伤性眼球脱臼的报道，这种眼球脱位多由于几条眼外肌的断裂或眶内软组织脱出所致；外伤性眼球内陷则多为严重的眶底骨折引起；外伤性眼球突出有两个方面的原因，一是眶内出血和水肿；二是外伤致颈内动脉海绵窦瘘。眼球向某一方移位，多为某一组眼外肌被机械性限制所致，也表现有眼球运动障碍和复视。由于眼眶容积或支持组织改变造成

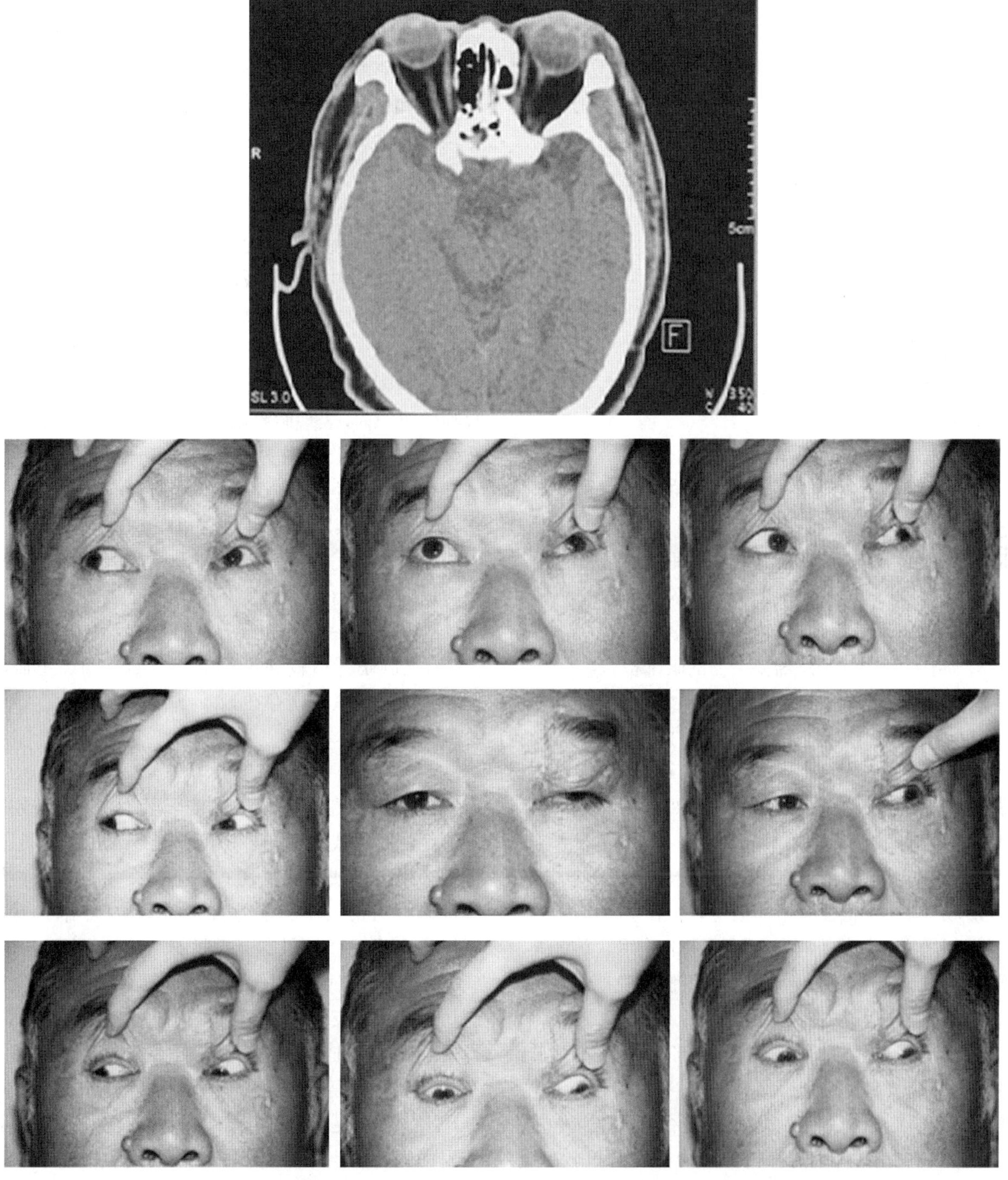


图 11-17　CT 显示左眼眼眶内壁骨折致内直肌嵌顿，眼位显示眶骨骨折导致内直肌损伤

的两眼位置不对称，而不是眼肌和神经损伤所引起的，临床上称之为相对性眼肌麻痹。

5. 滑车部损伤　临床上因滑车部损伤引起的上斜肌功能障碍很少见，原因是由于有眶上缘的保护所致，但也可见于眶内上部受到尖形物（如车把、棍棒）戳伤或柜角桌边碰伤等而引起的滑车部损伤。文献中有报道医源性滑车损伤的病例，如行上睑内侧部囊肿摘除，额窦、筛窦手术等。滑车损伤主要为脱离或移位。

6. 眼外肌瘢痕性收缩与粘连形成　眼眶顿挫伤与穿通伤不但可以直接损伤眼外肌及其支配神经，而且伤后眶内组织包括眼外肌还可发生瘢痕性收缩与粘连，使眼球运动障碍。此种粘连可见于医源性损伤，如眶肿瘤摘除术、眶减压术，眼外肌手术等操作不细致引起。鉴别粘连的最简单方法是牵拉试验。

## 二、眶骨骨折所致的眼外肌麻痹

### （一）眶底骨折

1. 受伤眼瘀斑。

2. 受伤后立即出现一些或全部注视眼位时的复视；在向上或向下注视时持续存在。

3. 眶下区域感觉异常或感觉迟钝，为继发于眶下神经的损害。

4. 眼球内陷，发生于早期或晚期。

5. 下直肌、下斜肌或周围组织的嵌夹。

6. 第一眼位下斜视在向上注视时增加，在向下注视时可减少或者成为上斜视，提示有联合的上抬机械性受限，以及下直肌不全麻痹或假性不全麻痹。

7. 颞侧眶壁骨折，导致内侧直肌嵌夹。

8. 常伴有眼内损害，需要全面的眼部检查。

### （二）眶内壁骨折

1. 复视及眼球运动障碍　内壁骨折特征性表现是水平性复视，眼球外展运动障碍。内壁骨折时，内直肌鞘及软组织嵌入骨折缝内，或内直肌向内移位粘连，限制眼球运动而出现复视。

2. 眼球内陷　由于眶内壁大部分薄弱，因此骨折时多形成骨折片，很少有线状裂隙，由于骨折片移位，眶腔容积增大，相当于眶内壁减压术的作用。这是早期即出现眼球内陷的主要原因。对于伤后晚期出现的眼球内陷，眶内脂肪萎缩是主要原因。

3. 脑脊液漏　在筛骨骨折偏上方，其水平板受损伤时，有脑脊液漏出现。

4. 鼻出血　伤后鼻出血，不管是否有眼眶气肿的存在，都要警惕眶内壁的骨折。因为筛窦开口较低，出血易于引流。

### （三）眼眶下壁骨折

1. 复视及眼球运动障碍　多发生眼球上转不足或下转受限的同时伴有垂直性复视，这是本病常见和重要症状。

2. 眼球内陷　严重外伤，骨折范围大，嵌顿于上颌窦软组织较多者，伤后立即出现眼球内陷，但大多数发生在伤后10天左右。轻者内陷2～3mm，重者可达5～6mm，睑裂变小。

3. 眼球突出　常见于伤后近期，这是由于伤后眶内出血，眼外肌、眶脂肪水肿和炎性反应的结果。在1周后水肿消退，出血吸收时好转或眼球内陷。

4. 眼位低　因眶下部脂肪、眼球悬韧带、下直肌和下斜肌疝入上颌窦，致使眼球向下移位。

5. 眶下神经知觉丧失　骨折位于下壁较薄弱的眶下沟（管）处，眶下神经受损。如果是眶下神经挫伤和出血、水肿压迫、这种知觉改变是暂时的，有恢复的可能；若眶下神经横断性损伤，知觉改变则不能恢复。眶下神经知觉丧失的范围是颊部、上唇、上齿部，患者感到这些部位麻木及感觉减退或丧失。

6. 眶内气肿　外伤后由于鼻出血，患者擤鼻、喷嚏时使鼻腔气体压力增高，传至窦内压力增高，空气经骨折裂隙溢入骨膜下或眶内，弥散于眶内软组织及眼睑软组织内，表现眼睑明显肿胀。

7. 眼部损伤　外力不是垂直于眼眶软组织，而是偏向一侧，或者在受力时眼球转动，可引起眼球破裂伤，或脱于上颌窦内。可伴有角膜、虹膜、晶状体、视网膜的损伤。另外，可以伴有眼睑淤血、上睑沟加深、上睑退缩、下睑松弛、视力下降等眼部损伤。

8. 鼻出血　可有可无，少量出血可积存在上颌窦内，因上颌窦开口较高不易引流。明显的鼻出血，应警惕有内壁的联合伤存在。

## 三、支配眼外肌的神经损伤

1. 周围神经损伤　又称末梢运动神经损伤或神经干损伤。眼眶或头部的外伤可使一条或几条眼肌运动神经遭受直接或间接损伤。在眶部损伤，如颧骨被外力推向眶内常损伤支配外直肌的展神经；眶顶骨折，可损伤支配上直肌和提上睑肌的动眼神经；眶内侧壁或眶底骨折，有可能损伤支配内直肌、下直肌、下斜肌的动眼神经和支配上斜肌的滑车神经。特别是眶骨骨折侵及眶上裂时，可损伤通过眶上裂的动眼神经、滑车神经展神经等运动神经及三叉神经眼支和上眼静脉，引起眶上裂综合征。如果再累及视神经管，可损伤视神经，引起眶尖综合征，颅骨骨折或脑实质损伤移位，可致眼运动神经于穿过骨壁处受到牵扯、压迫、撕裂和离断等损伤。此外，在婴儿出生时因产钳、骨盆狭窄、产程过长等也可伤及脑神经引起婴儿眼外肌麻痹，这是婴幼儿眼外肌麻痹不可忽视的一个原因。在支配眼外肌的末梢运动神经损伤中，以展神经最多，约占半数，其次是动眼神经，再次为滑车神经。

（1）展神经麻痹：展神经核在脑桥，纤维在脑干内向前穿出脑干，经过颞骨岩尖和海绵窦外侧壁，从眶上裂入眶内支配外直肌。在颅底行程较长，颅内高压时易受损。其机制是当颅内压增高时，可使展神经被压在小脑下前动脉上，或脑干向枕骨大孔下移，牵拉展神经，使其受颞骨岩部尖端的压迫而发生麻痹。当颅底骨折和眶上裂或眶外侧壁损伤和骨折时以及产钳伤等，展神经常遭损伤。展神经完全麻痹时眼球呈明显的内斜状态，不能外转（图 11-18），有水平同侧复视向患眼侧注视时，复像间距增大，代偿头位为面向患侧偏转。

（2）滑车神经麻痹：头部外伤是滑车神经损伤的常见原因，损伤部位为滑车神经在髓帆的脆弱附着，造成对侧挫伤，最后引起滑车神经小根的撕脱。另外在中脑下部的直接压压迫，神经的直接损伤或神经核损伤。在闭合性头部外伤后，由于挫伤力量的对称，常引起双侧滑车神经麻痹。临床表现为上斜肌麻痹，眼位偏斜主要为外旋斜和上斜及少许内斜。眼球运动为眼下转功能不足。患者自觉垂直同侧复视。为避免复视，患者头部向健侧倾斜，面向健侧回转，下颌内收，以保持双眼单视（图 11-19）。Bielschowsky 歪头试验阳性是鉴别上直肌麻痹的主要方法。多数双侧上斜肌麻痹，双侧并不对称，常误认为单侧麻痹，直至一眼手术后，才发现另一眼也有麻痹，称隐蔽性双侧麻痹。如检查出现以下体征，应疑有双侧麻痹：①主诉有不能克服的旋转复视；②向侧方注视时，出现垂直偏斜的翻转，即向右方向注视时，左眼上斜，向左方向注视时，右眼上斜；③双侧 Bielschowsky 歪头试验阳性；④头位异常表现下颌内收；⑤有明显的外旋斜视，第一眼位垂直斜视度小；⑥有明显 V 型斜视。

（3）动眼神经麻痹：动眼神经损伤部位按照解剖走行分四种：①髓内损伤（中脑损伤）：由于神经血管摩擦、血管痉挛出现循环障碍和中脑的局限性挫伤，动眼神经牵拉损伤等。②小脑幕孔内：大脑后动脉和小脑上动脉间，岩韧带部位损伤。③海绵窦内：海绵窦后壁硬脑膜穿通部位和海绵窦损伤。④眼窝内：由眶上裂至眼内外肌的损伤。动眼神经支配提上睑肌、

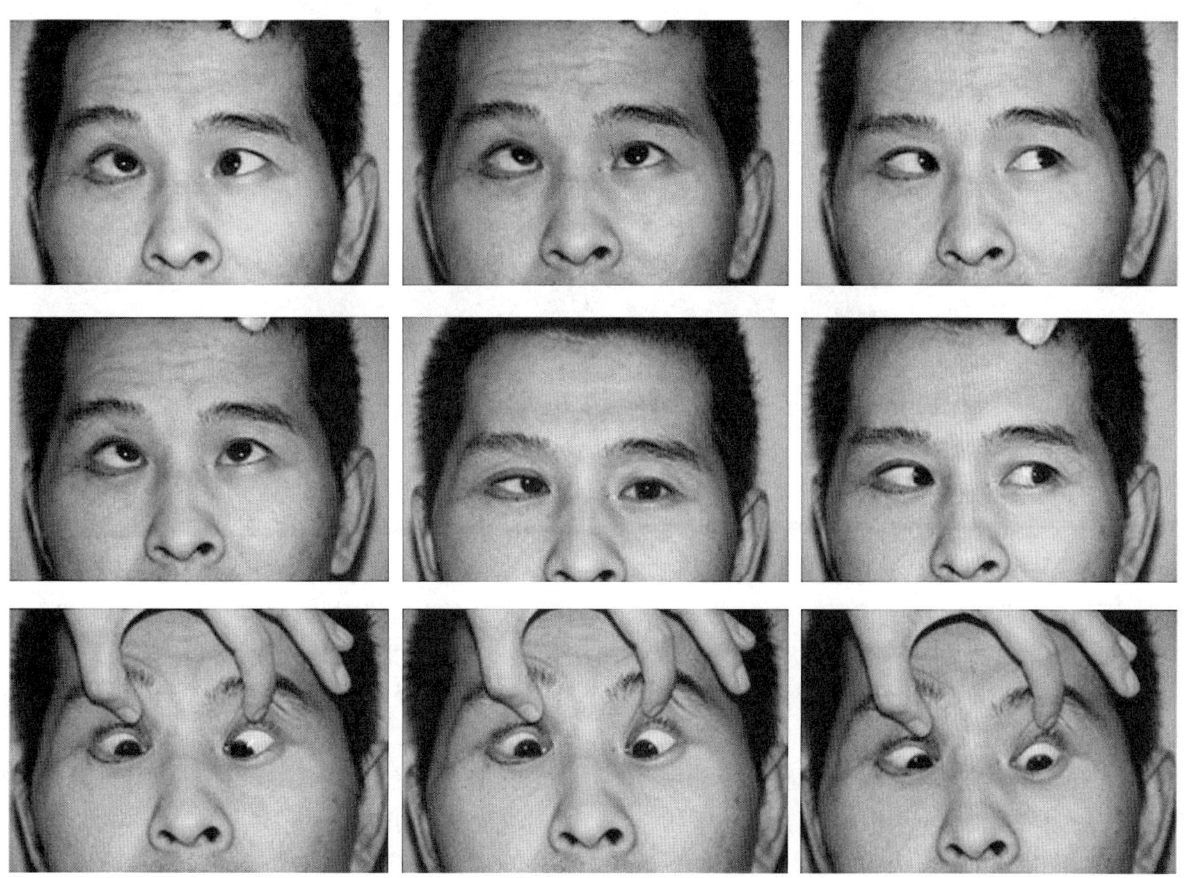

图 11-18　右眼展神经麻痹，右眼球不能外转

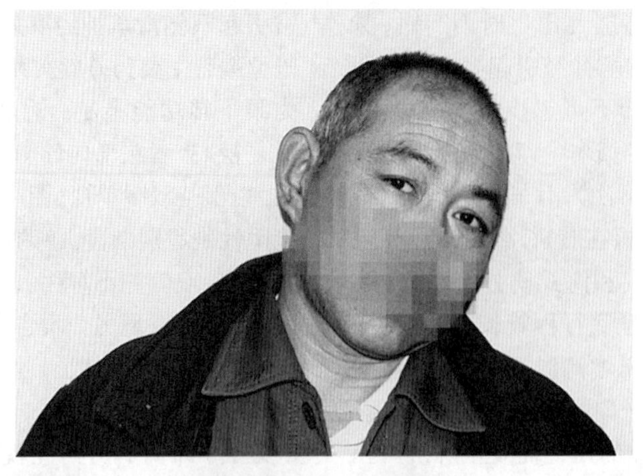

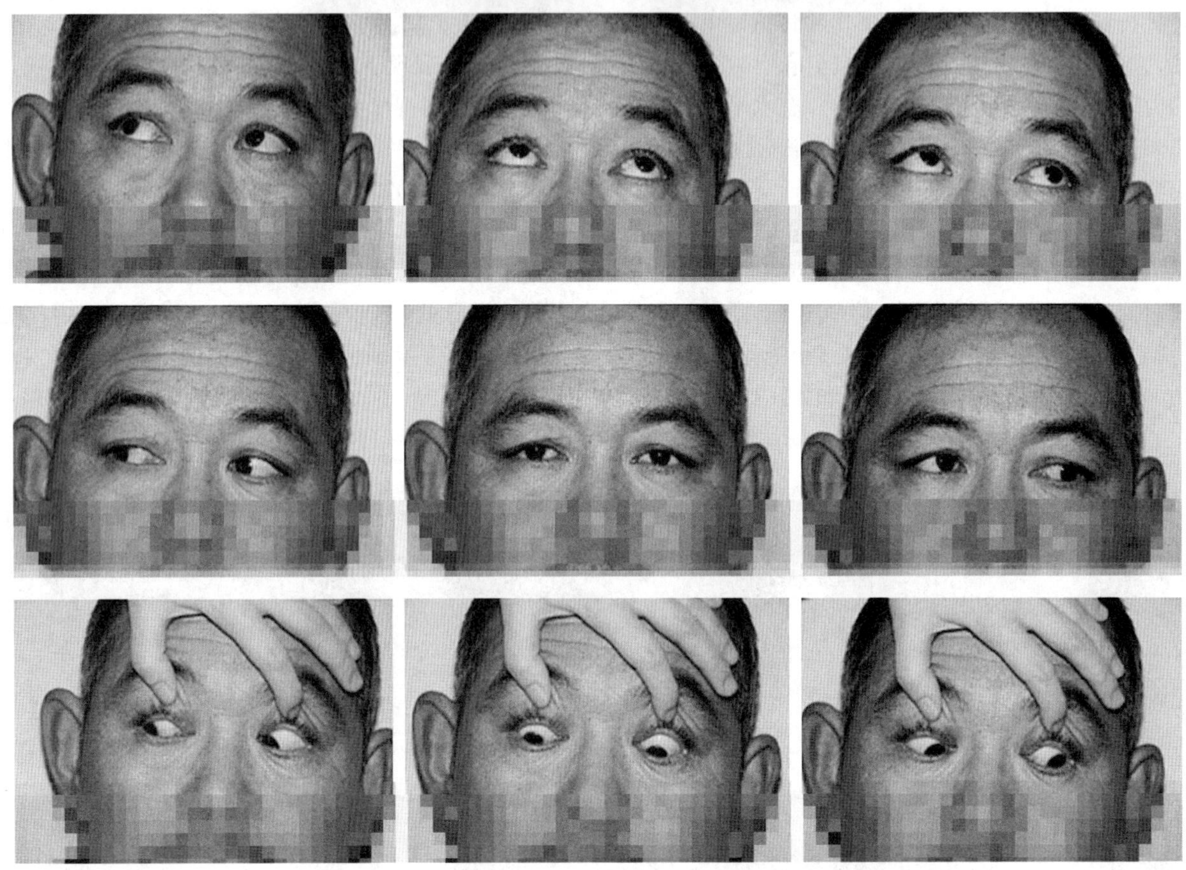

图 11-19　右眼滑车神经损伤代偿头位及继发斜视眼位

内直肌、上直肌、下直肌、下斜肌、瞳孔括约肌及睫状肌。动眼神经完全麻痹时则表现为上睑下垂及所支配的眼内外肌麻痹（图 11-20）。因滑车神经、展神经正常，眼球呈外下斜和内旋斜及瞳孔散大。不完全麻痹时，眼内肌常不同程度受累。而动眼神经所支配的肌肉的单条肌肉麻痹则较少见。

2．核性损伤　支配眼球运动的神经核位于中脑上、下丘，第三脑室和第四脑室周围，与大脑导水管相邻。因此当头部外伤时，外部打击的力量引起第三脑室内液体的流动，使大脑导水管前端周围压力增大，造成神经核水肿或斑状出血引起眼外肌麻痹。最容易受累的是第Ⅲ脑神经核，因其在中脑被盖灰质内，分布较广。而且互相紧邻，损害时常表现为双侧性和不完全性眼外肌麻痹，眼内肌一般不受累。如果是单侧的和完全的动眼神经麻痹则不是核性。滑车神经核损伤多为双侧表现为旋转性斜视。展神经核性损伤常伴有面神经传出纤维受累，临床上，不仅表现为外直肌麻痹，而且有周围性面瘫（图 11-21）。

3．核间性损伤　核间性眼肌麻痹（internuclear ophthalmoplegia）为内侧纵束损害引起的特殊临床现

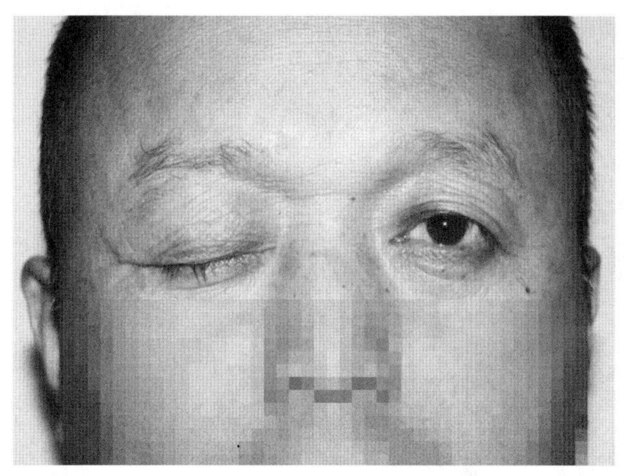

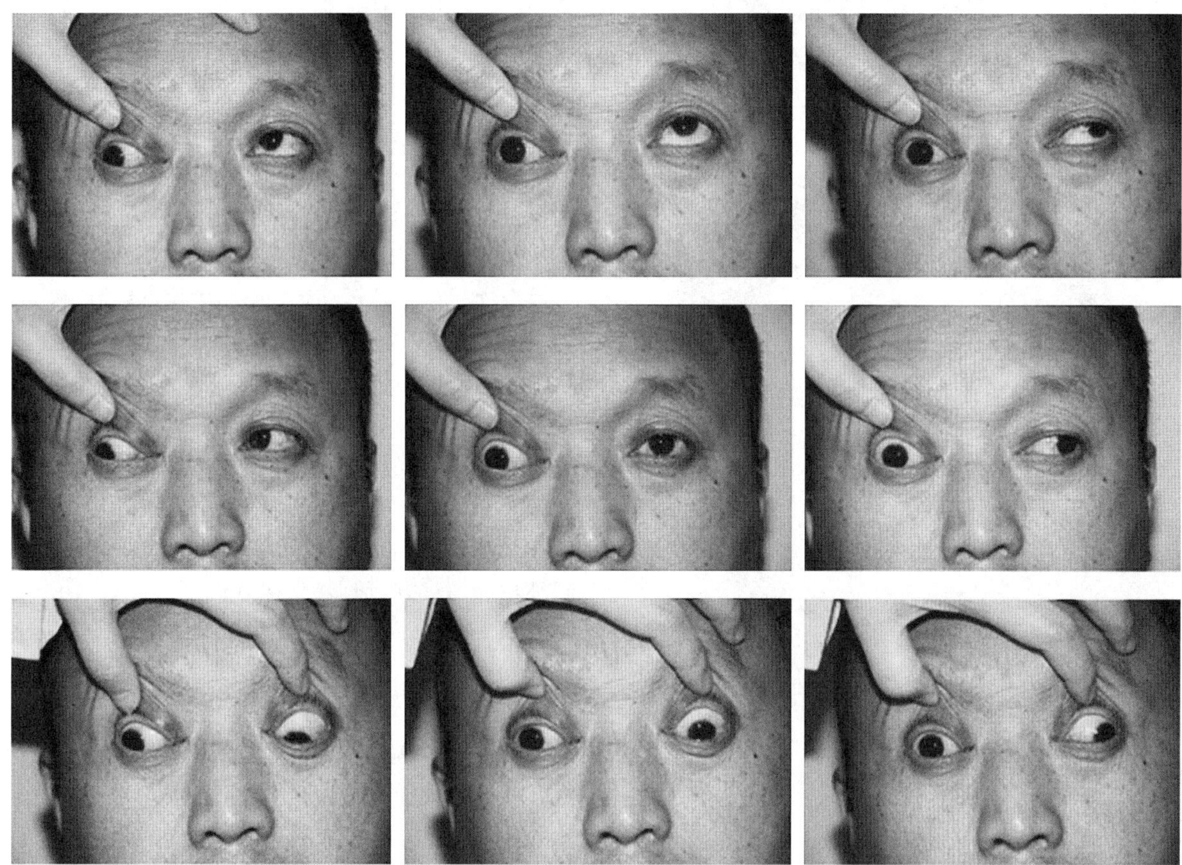

图 11-20 右眼动眼神经麻痹，上睑下垂，内转、上转、下转受限

象。内侧纵束受损引起的眼球水平同向运动麻痹。其主要发病机制有三种：①原发性脑干伤；②天幕疝导致的继发性脑干伤；③椎基底动脉的穿通支被剪切力损伤发生循环障碍。诊断主要依靠 MRI 检查，CT 检查有可能漏诊。临床表现分为三部分：

（1）前核间性眼肌麻痹：病变位于脑桥侧视中枢与动眼神经核之间的内侧纵束上行纤维。表现为两眼向病变对侧注视时，患眼不能内收，对侧眼球外展时伴有眼震，辐辏反射正常。由于双侧内侧纵束受损，出现双眼均不能内收。

（2）后核间性眼肌麻痹：病变位于脑桥侧室中枢与展神经之间的内侧纵束下行纤维，表现为两眼向病变同侧注视时，患侧眼球不能外展，对侧眼球内收正常，刺激前庭患侧可出现正常外展动作，辐辏反射正常。

（3）一个半综合征：一侧脑桥背盖部病变，引起脑桥侧视中枢和对侧已交叉过来的联络同侧动眼神经内直肌核的内侧纵束受累。表现为患侧眼球水平注视时既不能内收也不能外展，对侧眼球水平注视时不能内收，可以外展，但有水平眼震。

（4）核上性损伤：多为大脑皮质及进入动眼、滑

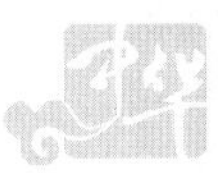


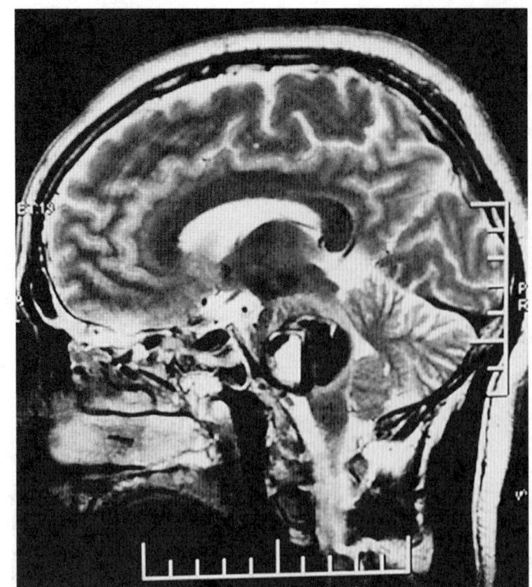

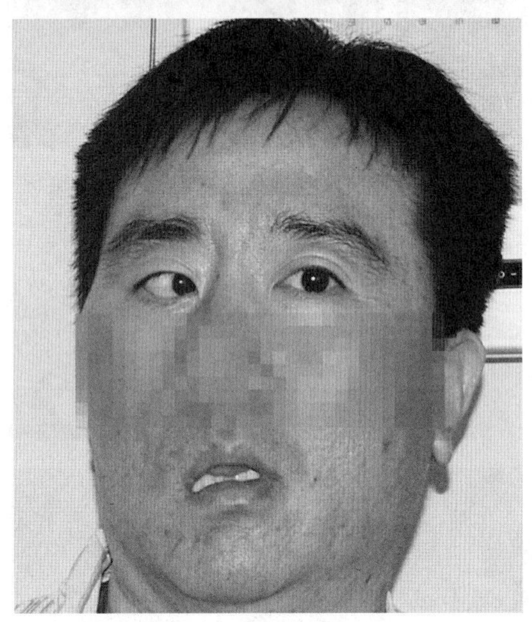

图 11-21　脑干损伤，展神经核性损伤，展神经麻痹伴随同侧面神经麻痹

车、展神经核的传导路损伤，临床上主要表现为两眼双侧同向运动障碍，而不是某一条眼外肌的运动障碍，其与核性或核下性损害的不同在于无复视症状。

## 第三节　诊断与鉴别诊断

### 一、诊　　断

对外伤性眼外肌麻痹的定位诊断比较困难，原因是伤情比较复杂常合并其他类型的外伤，尤其是两条或多条肌肉麻痹时就更难定位。崔国义 1989 年报道 43 例外伤性眼外肌麻痹的诊断与手术体会，并参考国内外文献，就诊断与鉴别诊断问题总结如下：

1. 详细了解伤情　包括头颅、眼眶 X 线片或 CT、MRI 扫描，脑电图检查，用红外线热成像仪观察眶下神经损伤，眼肌麻痹非手术治疗恢复情况等。目前，CT 扫描业已普遍应用，对了解眶区骨折范围、部位、大小、深度至关重要。宋维贤等认为眶区骨折 CT 扫描应用必须注意如下几个方面：①扫描范围要全面、够大，要包括颅面全部；②投射至少两个方位：水平位、冠状位，必要时加矢状位，仅做水平扫描对于了解骨折情况是不够的；③断层扫描间距以 2mm 一层为宜，这样能发现微细的骨折；④有条件应进行 CT 三维重建。这样能立体地观察骨折情况，对手术设计极有帮助。同时也可以评价眼外肌撕裂伤程度。MRI 可以提供眼外肌高清晰的影像，通常表现为 $T_2$WI 呈不同程度高信号，$T_1$WI 呈低或稍低信号，FSEIR 脂肪抑制像上显示更为敏感，尤其对可疑肌肉撕裂或者肌肉缺失检查较 CT 检查有优势。

2. 细致检查眼部情况　包括视力、眼底、视野、复视检查、眼位、眼球运动等。眼肌学检查包括：病史、视力、眼位、交替遮盖、遮与不遮、眼球运动（单眼运动、双眼运动）、同视机（两眼分别注视、9 个诊断眼位）、三棱镜中和、AC/A、A-V 现象、代偿头位、牵拉试验、歪头试验和睑裂高度测量等。眼位检查：采用三棱镜加交替遮盖法及同视机测定远近客观斜视角，当患者不能注视时，改用三棱镜映光法（Krmisky 法）测定，检查眼球运动情况并进行复视像分析，眼外肌外伤后引起复视、斜视和代偿头位，应首先查清是一条还是多条肌肉受累，对垂直性斜视更为重要。通过上述方法查出麻痹肌、判断复视由哪几条肌肉损伤引起。

3. 继发性偏斜　有些轻度的眼外肌麻痹可表现为继发性偏斜大于原发性偏斜陈旧性麻痹性斜视有肌肉挛缩时，则有一定的共同性，不易查出麻痹肌。有时在鉴别两个垂直肌肉何者为麻痹肌，也常有困难。需作 Hess 屏检查，或 Bielschowsky 歪头试验、Parks 三步法检查才能鉴别。

4. 被动牵拉试验和主动收缩试验简单而且方便，可用于鉴别眼眶骨折后眼球运动受限是限制性因素还是麻痹性因素所致。被动牵拉试验的具体方法为：双眼使用表面麻醉剂后，检查者用眼科镊夹持受伤眼的眼肌附着点. 将眼球向运动受限的方向牵拉，与健侧对比，如阻力较大为阳性. 提示有眼外肌或软组织的嵌顿或瘢痕粘连。具有手术松解的指征. 如能顺利牵拉则为阴性。提示为支配眼外肌的神经损伤。而眼外肌本身无机械性限制。在骨折早期，即使没有影像学提示眼外肌的嵌顿和粘连。有些患者被动牵拉试验也可为阳性，考虑与眼外肌的充血水肿及患者不配合有关。主动收缩试验是用镊子抓住角巩膜缘软组织，要求患者向相反方向看，正常情况下眼球转动对镊子的牵引作用很强，如果仅有很小的牵引力，提示眼外肌损伤导致继发性不全麻痹。

5. 眼外肌外伤后的追踪观察　对明显的锐器伤、受伤部位明确者，常可做出判断。但对眼外肌损伤后，眼睑水肿、不能睁眼的患者，待水肿消失后才能进行检查。在治疗与追踪观察中需要判断病情究竟在好转还是继续进展。

## 二、鉴别诊断

眼外肌麻痹多为颅脑外伤或眼部钝伤，眼外肌断离则多见于穿孔性外伤或眶骨骨折；此外在眶骨骨折眼外肌及周围软组织嵌顿时，牵拉试验为阳性，需作眼眶拍片或CT扫描等辅助检查才能区别。同时追问患者既往斜视病史及既往照片，以排除患者外伤前斜视。

# 第四节　治　疗

## 一、非手术治疗

非手术治疗的适应证：①外伤后3周内视功能障碍性复视显著改善和消除；②无明显的眼球内陷和眼球移位；③被动牵拉试验阴性，主动收缩试验正常、CT扫描显示眼外肌挫伤，无眼外肌嵌顿和陷入，不产生晚期眼球内陷的小的眶壁缺损。对一时难以决定的边缘病例，应在外伤后1～3周内详细检查患者，密切观察复视和眼外肌运动情况，眼球内陷及眼球下移度数改变，根据病情变化情况选择合理的治疗方案。

1. 药物治疗　外伤后早期的出血水肿或感染等，应用抗生素、皮质类固醇和止血药物以促进炎症消退和出血水肿吸收。之后用神经营养剂以帮助神经肌肉的功能恢复，常用的有B族维生素、肌苷、辅酶A、三磷酸腺苷等。在外伤早期，如果眼球内转或外转不过中线，可以早期在拮抗肌肉肌腹内注射少量类肉毒素，以防止拮抗肌肉痉挛及纤维化，为后期恢复或手术打下良好基础。

2. 正位视训练　对于眼位偏斜程度很轻，正前方无斜位，或有隐斜或轻度斜位，无明显代偿头位，只在某一方位视野内有复视，融合能力尚好，伴有视疲劳症状者，可采用正位训练。但不能增强已减弱的肌力，常用的有同视机训练法和双眼合像训练法。

3. 三棱镜矫正　对伤后较小度数的斜视或外伤手术后遗留的轻度斜位可配用一定度数的三棱镜，以消除因眼位偏斜引起的复视或视疲劳症状。但所用三棱镜度数有一定限度，一般以10△为限。近年来膜状Fresnel压贴三棱镜的问世可使患者戴用较大度数的三棱镜（最高可达30△），同时减轻了色散或物像变形等缺点，三棱镜仅可矫正水平和垂直斜位，不能解决旋转斜位。

## 二、手术治疗

### （一）手术适应证

早期新鲜的锐器伤引起的眼球运动障碍可行探查手术。手术指征：水平斜视≥15△，垂直斜视≥10△，手术应在伤后2周内进行。如果拖延治疗，术后眼外肌功能恢复欠佳。宋维贤等报道目前对于眶骨爆裂性骨折的处理：目前公认的原则为：该症不需急诊手术，即使CT片显示有明确骨折。无复视主诉及明显的眼球内陷，手术整复是多余的。手术适应证为：

1. 除非CT片显示骨缺损区特别大，直肌明显嵌入鼻窦，否则一般2周内不予手术。

2. 经2周观察，复视没有改善或改善不大，应即行手术整复。

3. 经2周观察，复视大部分消失，可继续观察，待伤后4周仍有复视者可酌情手术。

4. 早期手术治疗适应证　肖利华等认为，早期手术治疗可以恢复正常眼眶容积和解剖关系，临床上以早期手术治疗为主。早期手术治疗适应证：①视觉障碍性复视继续存在，无明显改善；②被动牵拉试验阳性，CT扫描眼外肌嵌顿或陷入骨折处；③美容上难以接受的眼球内陷，大于等于3mm的眼球内陷；④大于3mm的眼球移位；⑤ $2cm^2$ 的眶壁缺损，将引起晚期眼球内陷。

5. 晚期手术治疗适应证　晚期手术的时间为外伤后3周。主要适应证：①大于3mm的眼球内陷或眼球移位。②视觉障碍性复视。③眼外肌运动障碍。④并有明显的眼球内陷时应手术整复矫治。⑤儿童眶壁骨质柔软，弹性好，在瞬间暴力作用下形成裂隙状骨折，并迅速复位，极易将眼外肌夹持和嵌顿。临床称之为trapdoor型骨折，最常发生在眶下壁。此类型骨折对眼外肌的损伤极大，易造成肌肉缺血和坏死，应在24～48小时内手术，治疗是否及时与预后关系极为密切。如果为外伤性周围神经麻痹所致复视，不做任何处理也会有一部分斜视可以完全恢复，因此明智的方法是等待伤后6个月后，如果没有仍然存在复视，则应该手术治疗。如果已经决定了眼眶手术，则应先进行眼眶手术，有可能嵌顿的肌肉得到松解后，眼位可能恢复正常。也有可能眼眶手术后斜视更加严重，则应该眼科手术矫正。⑥ CT 显示眼外肌明显增粗的患者，骨折修复术后残留复视的概率较高，提示与眼外肌损伤有关。故手术后仍存在眼球运动障碍和复视者，不可急于行眼外肌手术，应待眼外肌的水肿与手术造成的麻痹得到充分消除，一般为 6～12 个月后再选择治疗方式。在复视保持稳定 3 个月后，选择配戴压贴三棱镜或手术来改善残余复视症状。

6. 在设计眼外肌手术时，由于麻痹的眼外肌无法恢复，没有条件在各个视野恢复双眼单视，应以恢复正前方和阅读位 15° 内的主要功能视野为目的。

### （二）手术方法

为了减少术后斜视复发，术式应注重麻痹肌功能的再建。常用术式有传统法、联结法和 Hummelshiem 肌移植术。传统法是将麻痹肌缩短，拮抗肌后徙。由于麻痹肌已无功能，术后其拮抗肌会再度挛缩，导致眼球重新偏位，此法复发率高已很少采用。联结法是将邻近 2 条眼外肌各 1/2 与麻痹肌的 1/2 在赤道部联扎。Hummelshiem 肌移植术尤其适于外直肌麻痹。将全部或部分上直肌及下直肌平行角膜缘移至外直肌两侧的位置。后两种方法效果较好。但因常与拮抗肌徙后术同时进行有引起眼前段缺血的可能。拮抗肌徙后术与联结术或 Hummelshiem 肌移植术相隔 14 天分两期手术较安全，而联结术由于肌肉不切断可随时拆除缝线以改善眼前段的血液供应将更为安全。对不同外伤所致的眼外肌麻痹采用不同的手术方法。

1. 对新鲜的肌肉断离　通常可以在肌肉止点后方 5～6mm 处找到肌肉断端，作“端对端”间断褥式缝合，用 6-0 不吸收缝线缝合。

2. 陈旧性肌肉断离　粘连明显或找不到肌肉时，在仔细分离粘连后，做相邻肌肉移植术。

3. 肌肉完全麻痹者　可用 Jensen 直肌联合术加拮抗肌减弱术。

4. 肌肉不全麻痹者　可首先采用拮抗肌减弱术，斜度较大者可两者联合应用。

5. 垂直肌肉麻痹者　如配偶肌过强，可减弱配偶肌，必要时加强麻痹肌，但要注意在正前方及正下方较大范围内保持双眼单视。

6. 眶底骨折伴有眼肌及周围组织嵌塞者　在修复眶底的同时，使眼外肌复位。

（王乐今　章应华）

## 主要参考文献

1. 范先群. 眼眶爆裂性骨折的发生机制和临床表现. 临床眼科杂志，1998，6（1）：66-68.
2. 王振常，燕飞，田其昌，等. 423 例眼眶骨折的 CT 研究. 中华放射学杂志，1995，29（2）：89-94.
3. 宋维贤. 眶壁骨折的诊断与治疗. 眼科，2002，（11）4：196-197.
4. 朱奇，肖利华. 眼眶爆裂性骨折的研究现状及进展. 武警医学，2008，（19）5：467-469.
5. 王毅，肖利华. 与眼眶疾病相关的复视问题及治疗对策. 中华眼视光学与视觉科学杂志，2012，14：260-263.
6. 徐宏. 眼肌外伤的手术治疗探讨. 眼外伤职业眼病杂志，1990，12（6）：625-626.
7. Batra R，Gao A，Shun-Shin GA. The management of traumatic isolated inferior rectus rupture. Strabismus，.2012，20（3）：105-108.

# 第四章 眼眶外伤

眼眶外伤(orbital trauma)常由于交通事故、高空坠落、打架斗殴等原因引起，轻者仅有眶内组织和眶壁损伤，严重者伴有邻近的颅脑和面部组织受累，甚至造成视力丧失和头面部畸形。近年来，由于机动车辆的增多、建筑和体育事业的发展，眼眶外伤有增加趋势。受伤者多为男性儿童和青壮年人。

根据致伤性质可分为眼眶钝挫伤、眼眶穿孔伤和异物伤、挤压伤和爆炸伤等；根据有无伤口分为开放性眼眶损伤和闭合性眼眶损伤；根据损伤的临床特征分为眼眶软组织挫伤、眶穿通伤和眶内异物、眶挤压伤、眼眶骨折、眼睑面部和眼眶复合损伤、眶颅联合损伤等。目前我国多以临床特征分类。

## 第一节 眶软组织挫伤

眼眶区受到钝性暴力打击，造成眶内血管、神经、脂肪、肌肉和骨膜损伤，称为眶软组织挫伤。拳击、交通事故、体育运动、撞击等为常见致伤方式。常表现为眶软组织肿胀、眶内出血和血肿。

### 一、眶软组织挫伤

**【原因】** 眼睑和眶内软组织受到机械外力的震荡、冲击和扣压打击，眶区皮肤可有不同程度擦伤，眼睑皮下和眶内组织血管收缩后持续扩张和血管通透性增加，浆液和纤维蛋白渗出，引起眼睑和眼眶软组织肿胀，小血管的多发挫伤则引起皮下和结膜下淤血。眼肌撕裂和肿胀可导致其功能障碍等。

眶内和骨膜血管裂伤可引起眼睑皮下或眶内出血和血肿。

**【临床表现】**

1. 眼睑淤血肿胀　眼睑皮下组织疏松，淤血肿胀(图 11-22)可导致眼睑增厚和肿硬，严重者渗出液和出血可穿过鼻梁皮下导致对侧眼睑淤血肿胀。部分患者可有皮肤擦伤。

2. 结膜水肿和出血　结膜水肿(chemosis)取决于结膜挫伤程度和眶内压力。轻者表现为结膜增厚和结膜下积液，重者结膜可脱出和嵌顿于睑裂外，影响眼睑闭合。部分患者可有鲜红色的片状或大面积结膜下出血。

3. 眼球突出　眶内软组织肿胀和渗血，容积增加可导致眼球突出、眶内压力和球后阻力增高。一般在2～3天后随软组织肿胀消退而复位。

4. 眼外肌不全麻痹　眶软组织挫伤多表现为眼外肌不全麻痹，这是由于：①眼外肌肌腹和肌腱部分撕裂、肌肉内出血；②动眼神经、滑车神经和展神经的挫伤。

5. 视力变化　仅眼眶软组织挫伤者，视力多正常。同时伴有眼球挫伤，如视网膜脉络膜挫伤、水肿和眼内出血，可有不同程度视力下降。强力冲击导致视神经撕脱伤和视神经管区损伤，表现为外伤后视力丧失，瞳孔直接对光反射消失，间接对光反射存在，眼底可正常。

**【诊断】** 眼眶软组织挫伤患者，除眼部检查外，应常规进行 CT 扫描，以明确有无眶骨骨折和眶内血肿。软组织挫伤的典型 CT 表现是眶内间隙增宽、软组织密度增高和眼球突出。

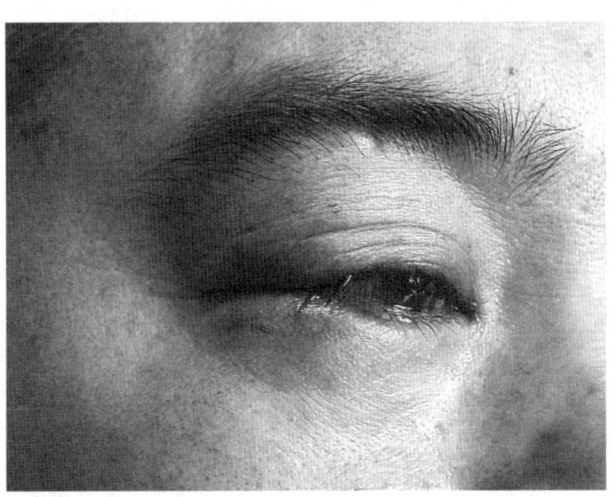

**图 11-22　眼眶软组织挫伤**

右眼拳击伤后 2 小时，眼睑肿胀和淤血、结膜充血水肿

【治疗】 眼眶软组织挫伤，伤后早期应冷敷，减少出血和组织肿胀。应用脱水剂和糖皮质激素，有助于减轻组织肿胀和眶内压力，促进眼睑和眼球运动功能恢复。如眼球突出严重，为防止暴露性角膜炎，应涂眼药膏和包扎患眼。

## 二、外伤性眶内出血和血肿

【原因】 外伤导致眶内软组织血管撕裂、眶骨折致骨内和骨膜血管撕裂、颅底骨折脑膜和脑组织损伤出血均可进入眶内。出血弥漫性浸入眶软组织和眼睑组织中导致眶内出血（orbital hemorrhage），出血局限于骨膜下间隙、骨膜直肌间隙、肌锥间隙、球筋膜囊间隙和视神经鞘间隙的出血，造成相应间隙的积血和血肿（hematoma）。

出血体质的患者如血友病、血小板数量功能异常、淋巴管瘤、维生素 C 缺乏病、抗凝治疗，眶内血管畸形以及高血压和动脉硬化患者等，可在经受轻微外伤时出现严重的眶内多发出血和血肿。

【临床表现】

1. 眼睑淤血肿胀　眶内出血浸透眶隔或眼睑挫伤，可出现眼睑肿胀和瘀斑（ecchymosis）。眼睑皮下和骨膜下血肿可导致眼睑青紫、肿胀和上睑下垂（图 11-23），涉及对侧可出现“熊猫眼”征。应与颅底出血导致的迟发型“熊猫眼”征相鉴别。

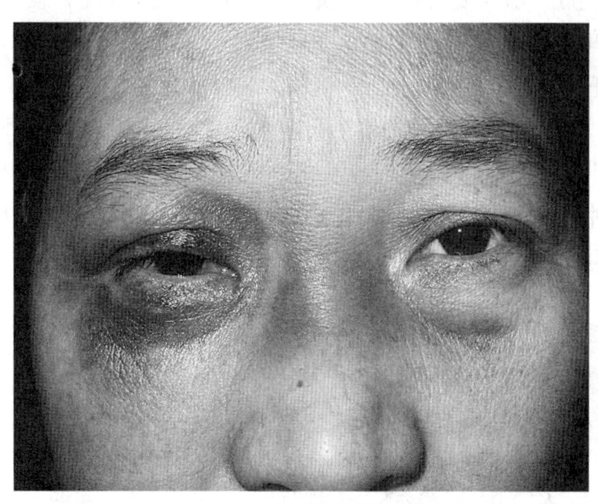

**图 11-23　右眼睑和眼眶皮下淤血**
右眶顶血肿 15 天，右眼球突出和下移

2. 结膜下出血　较少的出血呈鲜红色，较多的出血表现为紫红色，严重者涉及全部球结膜。

3. 眼球突出和移位　中等量以上的眶内出血可有眼球突出。弥漫性眶内组织出血表现为眼球轴向突出。血肿则使眼球向对侧移位，常见眶顶部骨膜下血肿使眼球向前下方突出、肌锥内血肿眼球向正前方突出。

4. 疼痛、恶心、呕吐　小量的眶内积血，缺乏或仅有轻微症状。中等量以上的出血和水肿，导致眶压增高和眶区疼痛，严重者眼眶剧烈疼痛和牵涉痛，眼 - 心反射可致恶心、呕吐和心率减慢。

5. 眼球运动障碍　软组织损伤出血和血肿压迫等原因，阻碍眼球运动。眶压急剧增高，可导致眼球固定。

6. 视力丧失　眶压急剧增高、眶尖部血肿压迫视神经或影响其血液供应、视神经鞘内出血造成视网膜中央动脉阻塞，均可造成部分或全部视功能丧失。出血和血肿导致的视力丧失，多发生在外伤 15 分钟之后，视力逐渐减退，直至黑矇。

7. 眶压和球后阻力增高　中等量以上的出血可导致眶压增高。大量出血导致眶压和球后阻力急剧增高，使眼睑触之坚硬如石，同时有眼压急剧升高。

8. 瞳孔变化　出血早期，由于牵张性疼痛，交感神经兴奋，瞳孔可缩小。大量出血导致眶压急剧增高，眼球和视神经供血障碍，可出现瞳孔散大、直接和间接对光反射消失。

【并发症】 大量眼眶出血和血肿，导致眶压急剧升高和眼球突出，如不能及时引流和减压，急性期导致视力丧失，晚期导致眼球暴露性角膜溃疡（图 11-24）和结膜水肿嵌顿。

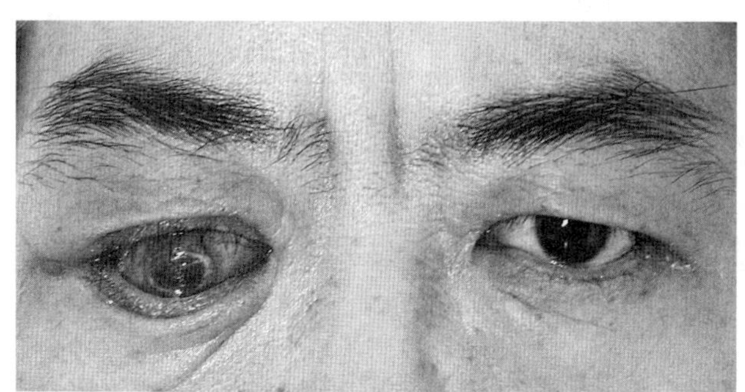

**图 11-24　暴露性角膜溃疡**
角膜浅层溃疡，结膜充血水肿

【诊断】

1. 外伤史和典型的体征（图 11-25A）。

2. 影像学诊断　B 超、CT 和 MRI 可显示血肿的位置和特征，并可显示其他眶内并发症。

（1）CT 扫描：眶血肿呈高密度块影，均质，CT 值约 + 60Hu，不被造影剂强化。因血肿多在眶顶区，水平扫描常被眶骨遮蔽，故常使用眼眶轴位扫描 + 冠状重建 + 矢状重建，显示血肿与眶顶的关系（图 11-25B）。弥漫性出血显示为眶内软组织密度不规则增高。

（2）超声探查：眶内血肿在出血后即刻探查为无回声暗区，当有弱回声光斑出现时表示已有血块形成（图 11-25C），待血块溶解后内回声又消失。眶血肿声衰减甚少，加压可变形。

(3) MRI 检查：新鲜出血 T1、T2 加权像均为低信号，72 小时后的陈旧性出血 T1 和 T2 加权像均为高信号，此点可与多数眶内肿瘤相鉴别。

3. 穿刺　眶内血肿早期为血凝块，不能穿刺抽出。出血 5～7 天以后，血凝块液化，超声发现液性占位病变后，即可穿刺。穿刺抽出陈旧性血液，既有诊断意义，又有减低眶压力和清除积血的治疗作用(图 11-25D)。

**【治疗】** 眶内少量出血和小血肿，缺乏严重的症状和体征，可自行吸收。出血量较多，较大的血肿形成，眶压明显增高或影响视力者，应积极治疗或紧急手术处理。

1. 冷敷和加压包扎　轻者早期冷敷和加压包扎减少和制止出血，24～48 小时后热敷促进水肿消退和出血吸收。

2. 止血　外伤后即刻给予注射用凝血酶等药物和加压包扎，可有效防止继续出血。

3. 降低眶压　全身给予高渗脱水剂、糖皮质激素对降低眶压和减轻组织水肿病变，有积极意义。

4. 血肿切开引流　血肿压迫、眶压过高威胁视力者，应紧急开眶引流积血和降低眶压力，并可放置引流。外眦韧带切断可暂不缝合，待眶压力恢复正常后在对位缝合。

5. 眶压急剧增高、视力丧失者紧急处理　①外眦切开减轻眶压力，或外侧开眶减压和清除眶内积血，放置引流；②静脉给 20% 甘露醇 250ml 快速静脉滴注脱水减轻眶压力，后持续低剂量脱水；③冲击量甲泼尼龙 0.5～1.0g 加 500ml 液体静脉滴注保护视神经。

6. 陈旧性积血穿刺抽吸　根据影像学显示血肿的部位，或直接在超声引导下穿刺抽吸液化的积血。一般采用 9 号针头，20ml 注射器，以免针头内径太小或阻塞，不能抽吸出黏稠的积血。可沿骨壁多点抽吸，但应避免造成新的出血。抽吸后加压包扎。

7. 并发症处理　高眶压导致的结膜脱出或嵌顿，

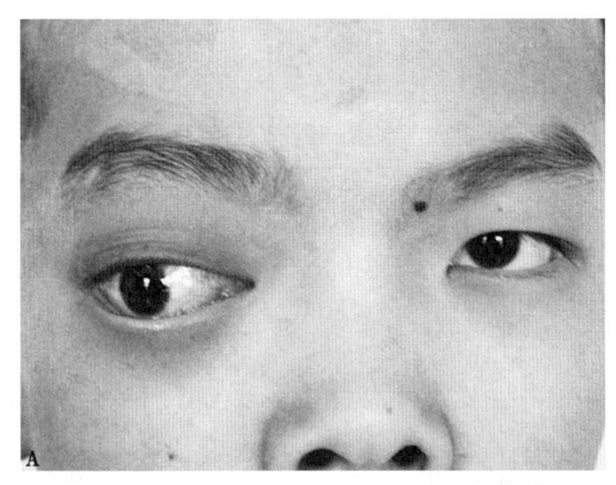


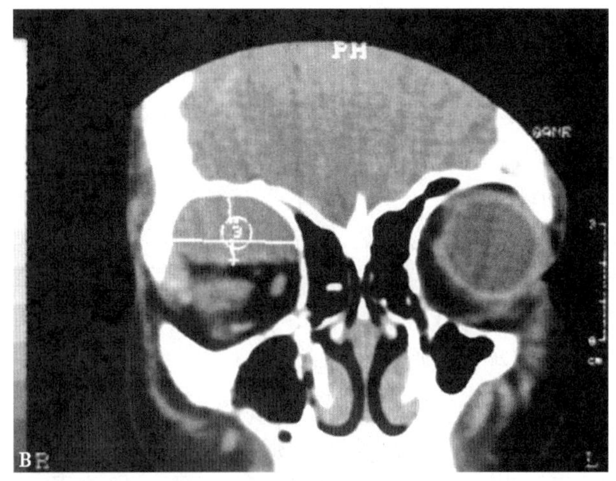


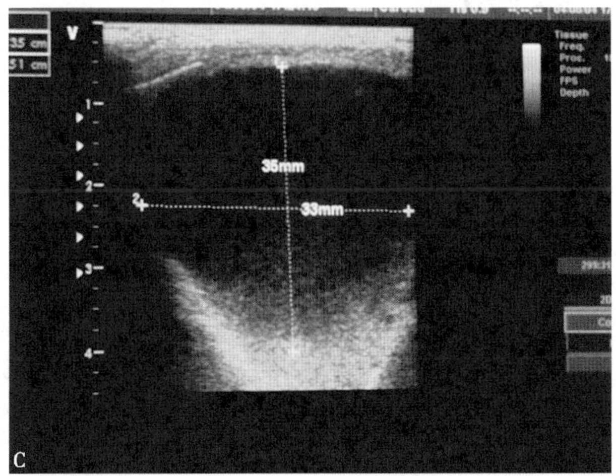


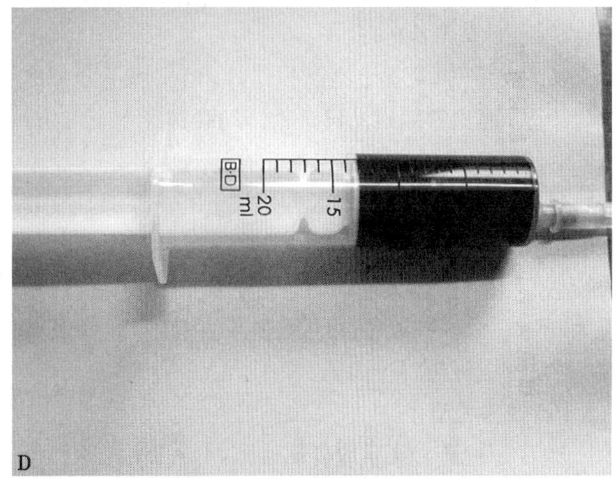


**图 11-25　右眶顶骨膜下陈旧性血肿**

A. 外观像：右眼球向外下方突出　B. 超声显示液性暗区　C. 冠状 CT 显示右眶上部高密度占位　D. 穿刺抽出陈旧性积血 13ml

病程1周以上者，可出现结膜下机化和结膜皱褶，难以自行复位，需待眶压恢复正常后手术切除脱出部分。眼球突出睑裂不能闭合，应涂眼药膏和包扎患眼，预防暴露性角膜炎。已经形成暴露性角膜炎者，应减低眶压后，行暂时性睑裂缝合术。

8. 多发和反复眶内血肿　应考虑凝血功能障碍，进行血友病等相关凝血因子检查。作者曾遇到数例患者，最后确定为凝血功能障碍。

## 三、眼外肌损伤或麻痹

**【原因】** 眼眶挫伤、眶穿通伤，以及眼眶或鼻窦手术等，均可损伤眼外肌及其支配神经，造成斜视、复视和眼球运动障碍。眶壁骨折引起的眼外肌损伤见后节。

**【损伤机制】**

1. 眼外肌损伤　眶软组织挫伤或穿通伤，以及眼眶和鼻窦手术，可直接造成眼外肌肌腹和肌腱的全部或部分撕裂或断裂，导致肌肉内出血和肿胀，或眶内出血压迫眼外肌，影响其功能，导致斜视、复视和眼球运动障碍。提上睑肌损伤则导致上睑下垂。

2. 支配神经损伤　颅脑损伤多见双侧或单侧展神经麻痹，是由于第Ⅵ对脑神经在颞骨岩部受到牵张所致。眶尖和眶上裂部的挫伤和挤压伤，可导致支配眼外肌的动眼神经、滑车神经和展神经挫伤或麻痹，出现眶上裂综合征的表现。肌锥内占位病变手术，可直接损伤相应的眼外肌支配神经。

**【临床表现】**

1. 斜视、复视和眼球运动障碍　外伤或手术后出现斜视、复视和眼球运动障碍，应考虑眼肌部分和全部撕裂或损伤，或是支配神经损伤。眼外肌断离或麻痹，表现为眼球向受累肌对侧旋转，向眼外肌作用方向运动受限（图11-26）。

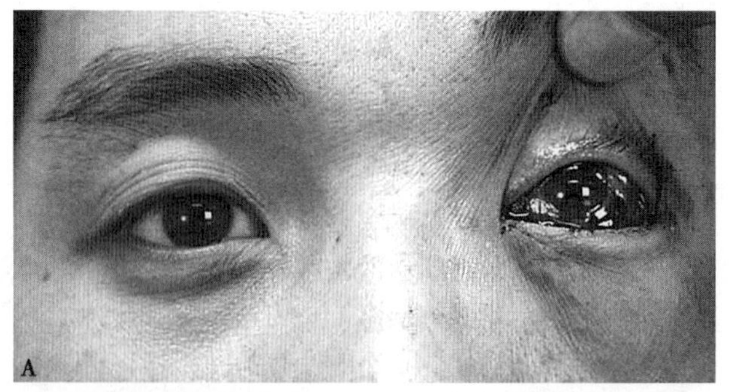

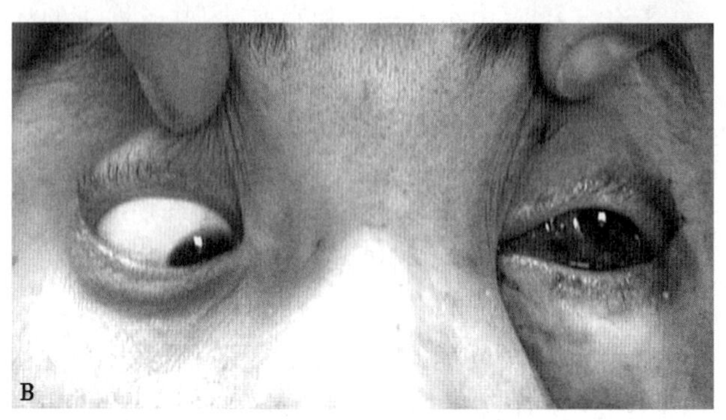

**图11-26　左眼下直肌挫伤性断离临床表现**
A. 左眼球上转位　B. 左眼外下转受限

2. 上睑下垂　提上睑肌损伤时，可出现不同程度上睑下垂，而上直肌运动可正常。动眼神经上支麻痹，则同时出现眼球外下斜和向外上方运动受限。

3. 眼球突出或内陷　眼外肌位于眶内深部且有较强的韧性，其损伤可伴有较为严重的眶软组织或眶骨的损伤。由于损伤早期眶内组织肿胀和出血，往往表现为眼球突出。损伤晚期组织肿胀消退，可有脂肪吸收、瘢痕收缩导致眼球内陷。

**【影像学检查】**

1. B超检查　正常眼外肌在强回声的眶内脂肪呈低回声长条形暗带。眼外肌损伤出血和肿胀，表现为肌肉不规则增粗、边界不清、回声不均匀增强；如眼外肌暗带不连续，或不能探查到暗带，提示眼外肌断裂。但B超探查不稳定和需要丰富经验。

2. CT检查　眼眶轴位CT可良好显示内、外直肌，冠状CT可显示四直肌断面及其周围关系，矢状重建可显示上直肌和提上睑肌、下直肌全长情况。CT可见眼外肌移位、嵌顿和肿胀，完全断离可见眼肌条带消失，眼球斜向对侧（图11-27）。

3. MRI检查　可轴位、冠状位和矢状位多层面显示眼外肌损伤情况，尤其是矢状位上、下直肌的显示，优于CT。

**【诊断】**

1. 外伤史或手术史。

2. 临床表现　斜视、复视和眼球运动障碍，以眼外肌功能障碍和麻痹为特征。

3. 影像学检查　发现眼肌损伤、移位或断离。

**【鉴别诊断】**

1. 眼外肌损伤的鉴别诊断　①牵拉试验：眼球表面麻醉下，使用有齿镊夹取受损的眼外肌止点，向肌肉收缩方向或对侧牵拉，判断是限制性或是麻痹性运动障碍。②根据斜视和眼球运动方向鉴别：如下直肌损伤麻痹眼球处于上转位、外下转受限；下直肌嵌顿表现为眼球下斜、上转受限。③影像学检查可协助判断眼肌损伤情况。

2. 上睑下垂　单纯提上睑肌损伤表现为不同程度的上睑下垂，动眼神经上支损伤同时伴有上直肌功能

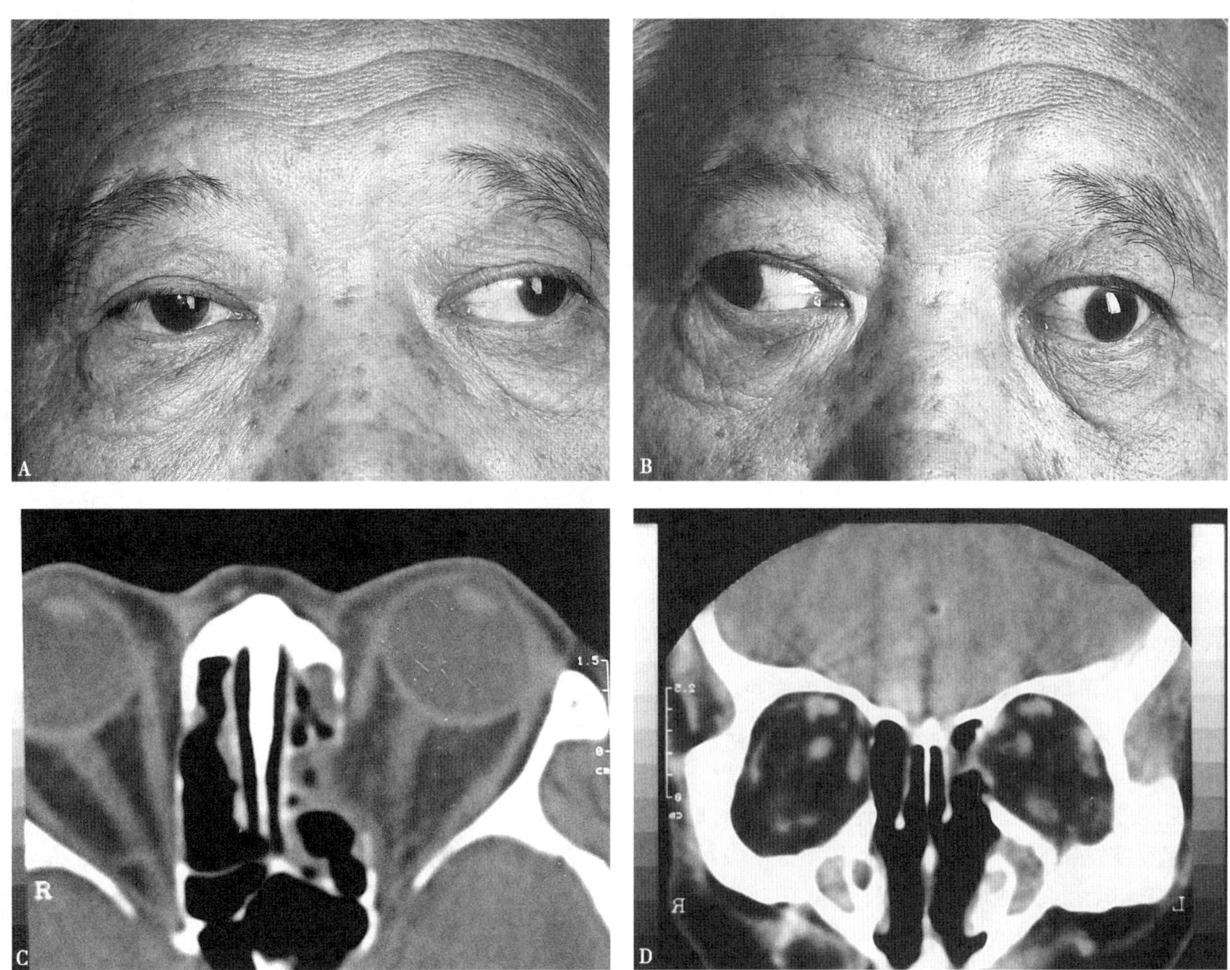

图 11-27 手术致内直肌断离的 CT 组图

A. 左眼内镜下鼻窦术后外斜视 B. 左眼内转功能障碍 C. 轴位 CT 显示左眼内直肌断离，眼球外斜 D. 冠状 CT 左眼内直肌断面缺失

障碍，眶顶出血压迫亦可出现提上睑肌运动受限。

【治疗】

1. 眼外肌挫伤治疗 眼外肌的断离或部分断离均应急诊缝合，由于 Polly 结构的存在，前部眼外肌断离一般容易找到。眼外肌挫伤出血肿胀，给予脱水剂和糖皮质激素，可有效减轻组织水肿和炎症反应，减少瘢痕形成。同时给予 B 族维生素、能量合剂和神经生长因子，促进神经肌肉功能恢复。眼外肌挫伤一般可在数周内逐渐恢复。

2. 支配神经损伤治疗 早期给予糖皮质激素可减轻水肿和保护神经组织，B 族维生素、能量合剂和神经生长因子，可有效促进神经肌肉功能恢复。但支配神经麻痹的恢复多需数月或更长时间，且部分为永久性麻痹。

3. 后期治疗 眼外肌修复术后或经药物治疗 6 个月后，斜视、复视和眼球运动障碍仍存在，可行眼肌手术矫正眼位、消除复视。

## 第二节 眶穿通伤和眶内异物

眶穿孔伤（orbital penetrating wound）和眶内异物（orbital foreign body）是由外界物体刺入和进入眶内引起的，两者具有类似的临床表现，诊断上所有眼眶穿通伤均应考虑眶内异物存留的可能，故一并论述。

【致伤物】 眼眶穿通伤多是杆状物或锐器切割或刺伤眶内组织。常见的致伤物为尖刀、锥、剪刀、伞尖、铅笔尖、削尖的木棍、树枝、玻璃片、注射针头和其他尖头工具。

外界物体进入滞留或刺入断离在眶内，成为眶内异物。最多见的眶内金属异物为铅弹、铁屑、铜片，植物性异物如树枝、植物杆、筷子、铅笔或各种笔尖以及爆竹纸片，少见为玻璃、石片、砂粒和塑料。

【损伤形式】

1. 致伤物以一定的力量和速度作用于眼睑和眼

眶区，刺伤和撕裂眼睑、结膜和眼球组织，达眼眶深部，多为杆状物损伤。

2. 身体以一定的速度撞向致伤物，多见于骑摩托车摔伤、车祸甩出，高处和高空坠落、摔倒跌落等。

3. 高速飞行的子弹弹片和爆炸物碎片，以穿切的形式进入眶内，并伴有一定的震荡损伤。

**【损伤机制】**

1. 机械性损伤　锐利器械或异物在穿过眼睑、眼球和眶内组织时，造成穿通、切割、撕裂损伤。高速飞行异物进入眶内，造成冲击和震荡损伤，如眶内组织出血和水肿，眼内出血、晶状体脱位、脉络膜裂伤，视网膜震荡、水肿、出血和脱离。高速子弹强烈冲击震荡造成的视网膜脉络膜裂伤、出血及坏死，称为弹伤性视网膜脉络膜病变。

2. 细菌感染　致伤物本身可带有致病菌，刺入眶内引起感染。也可将眼表的细菌带入眶内，引起感染。枪弹伤由于异物高速飞行，与空气摩擦产热，自然消毒，很少感染。而植物性异物表面不平，含较多病原菌，常引起眶蜂窝织炎和眶脓肿。

3. 瘘管形成　眶内植物性异物如不能及时取出，将引起反复发作的眶内化脓性炎症和瘘管形成。常见的皮肤瘘管在上、下眼睑或眶周，少见开口于结膜穹隆部，瘘口经常排出脓性分泌物。田文芳(1988)和朱豫(2008)报道，存留1个月以上的植物性异物，均有瘘管形成。

4. 化学性损伤　眶内铁质异物周围常有铁锈沉着，但很少影响功能。纯度较高的铜异物，可引起非细菌性化脓性反应。铅是非活泼金属，在软组织内表面很快形成碳酸盐，此物不溶于水，因而不发生化学反应，故铅弹一般不会引起铅中毒。砂、石、玻璃、塑料在人体内只引起机械性损害，不发生化学反应。

5. 异物性反应　眶内异物均可引起组织反应，最终被纤维组织包裹。机化包裹可孤立异物不对周围组织产生损害，但可引起周围组织机化和眼球运动障碍。如邻近眼外肌影响眼球运动和造成复视；异物邻近视神经可影响其功能和血液供应，导致视神经萎缩。

6. 迟发性眶内囊肿　外界物体刺入和异物进入眶内时，眼睑皮肤碎片和结膜带入眶内，可形成迟发性眶内囊肿。

**【临床表现】** 眼眶穿孔伤与眶内异物伤具有类似的临床表现。眶内异物伤必然有眼眶穿通伤，是眼眶穿通伤的一种特殊形式。

1. 穿通伤口　穿通伤口随致伤物差异较大。小的不易察觉，大的明显可见。伤口可位于眼睑、内外眦部、眉弓内或眶周皮肤(图11-28)；亦可位于球结膜或穹隆部结膜，容易被出血和水肿掩盖而漏诊；贯通眼球的伤口，视力损害严重。

2. 出血和肿胀　患者多有眼睑或结膜伤口出血、眶内出血和血肿形成。眼睑淤血和红肿肿胀，眼睑触之硬痛。部分患者伤口可见眶脂肪脱出。严重的眶内出

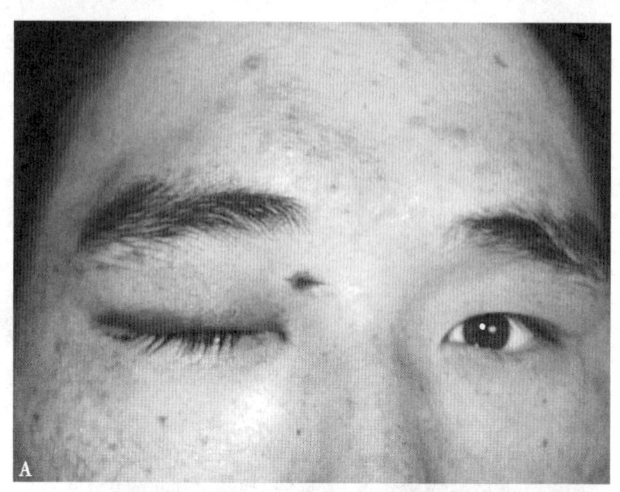

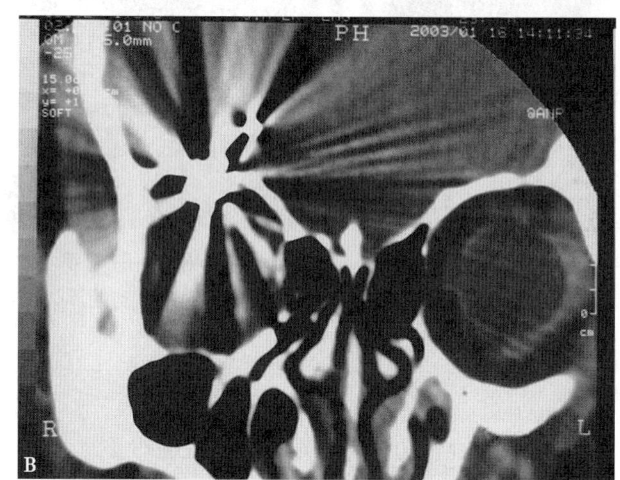


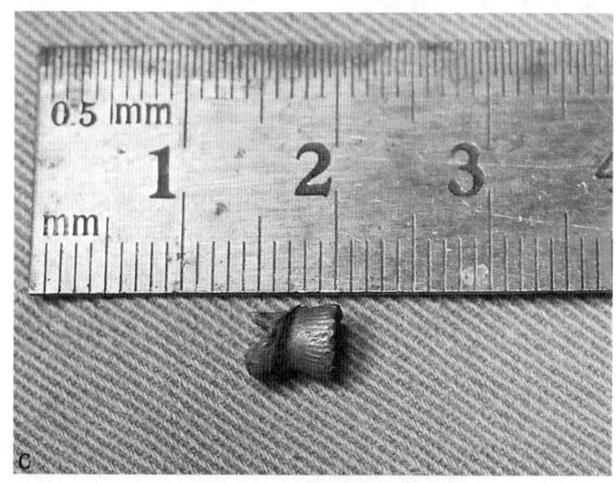


**图11-28　右眼眶气枪子弹(金属)异物**

A. 右上睑内侧穿孔伤口，上睑肿胀淤血　B. 冠状CT显示右眼眶顶处高密度带有明显放射伪影异物　C. 取出气枪子弹异物，术中见眶顶放射状裂缝骨折

血和血肿形成，可使眶压极度增高，结膜水肿脱出嵌顿。

3. 眼球突出 眶内组织和结构损伤、出血和组织肿胀，导致不同程度的眶压增高、眼球突出，多同时伴有眼球运动障碍。

4. 视力损害 ①视神经损伤：多见于眶尖部损伤，致伤物直接作用于视神经，致视神经挫伤，一般伤后即刻视力丧失，瞳孔传入路障碍，多数视力损害不可逆转。早期眼底可正常，后期视神经萎缩。②眼球损伤：眼眶损伤合并眼球损伤，多为眼球贯通伤。一般视力损害严重。如眼球破裂严重，眼内容大量脱出，视力无光感，最终多导致眼球萎缩。

5. 眶内血管神经损伤 ①重要血管损伤：眼动脉、视网膜中央动脉损伤，或视神经前段损伤，检眼镜下可见视乳头水肿或出血，视网膜动脉节段状、视网膜水肿、黄斑区樱桃红斑等表现。②运动神经损伤：动眼神经上支损伤表现为上直肌和提上睑肌麻痹；动眼神经下支损伤内直肌、下直肌、下斜肌麻痹；展神经损伤外直肌麻痹；滑车神经损伤上斜肌麻痹。外周运动神经损伤多可逐渐恢复。③感觉神经损伤：眶上神经损伤表现为上睑、前额和半侧头顶区痛觉、触觉和温觉消失；眶下神经损伤表现为下睑、鼻旁、上唇和齿龈麻木等。④眶尖综合征或眶上裂综合征：较粗的致伤物直接损伤眶上裂和视神经，可导致视力丧失、眼部运动神经损伤眼睑下垂及眼球固定、感觉神经损伤眼部知觉障碍，眶内出血或水肿引起眼球突出出、眶压和球后阻力增高，眼上静脉受压回流障碍出现视乳头充血、眼底静脉扩张，瞳孔中度散大、直接和间接对光反射消失，称为眶尖综合征（orbit apex syndrome，图 11-29）；如仅眶上裂内走行的神经和血管损伤，视力存在，称为眶上裂综合征。

6. 眼外肌损伤 可为肌腱或肌腹的全部和部分断裂，表现为斜视、复视和眼球运动障碍。提上睑肌腱膜部分撕裂，表现为不同程度的上睑下垂。

7. 泪器损伤 眼眶外上方的穿通伤可致泪腺碎裂或泪腺导管损伤，出现反射性泪液分泌障碍，晚期可有泪腺囊肿或瘘管形成。眼睑和内眦部撕裂伤，可造成泪小管断离、泪囊撕裂以及骨性鼻泪管损伤，如不能及时修复，日后患者常有溢泪或溢脓。

8. 内外眦韧带和眶隔损伤 内、外眦部的眼眶穿通伤，可伴有内外眦韧带的断离、撕裂或撕脱损伤，如不能适当的修复达到解剖复位，可造成眦角畸形和移位。较大的眶隔裂伤，未能修复和处理，可导致眶内脂肪脱出到皮下。

9. 眶周损伤 动能较大的锐器或异物穿通眼睑和眶周皮肤以及眶内组织后，还可穿过眼眶骨质涉及眶周的邻近组织，造成并发损伤。①颅脑损伤：详见眶颅联合伤节；②鼻窦损伤：眶内上角穿通损伤可涉及额窦，眶内壁穿通可损伤筛窦和鼻腔甚至鼻中隔，下壁损伤涉及上颌窦。鼻腔或鼻窦的气体和细菌进入眼眶内，可引起眶内气肿和感染。出血可经鼻腔流出，以后数日内可出现痰中带陈旧血丝或血块。

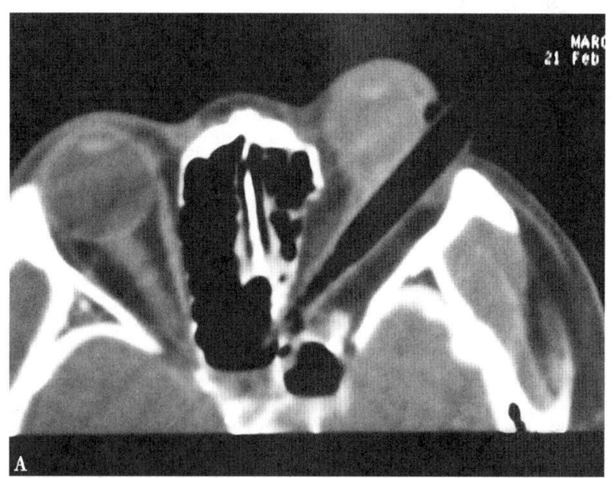


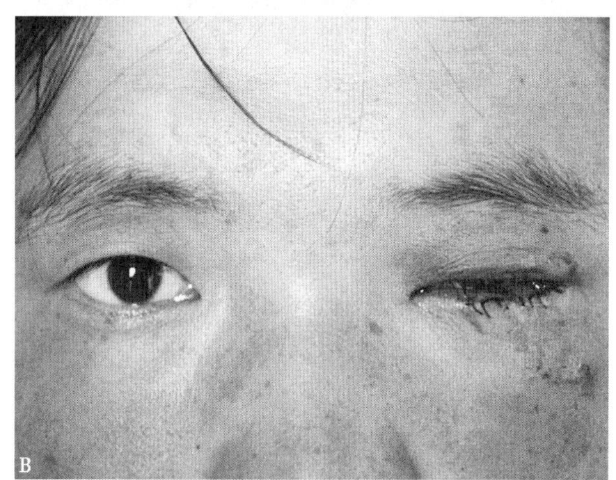


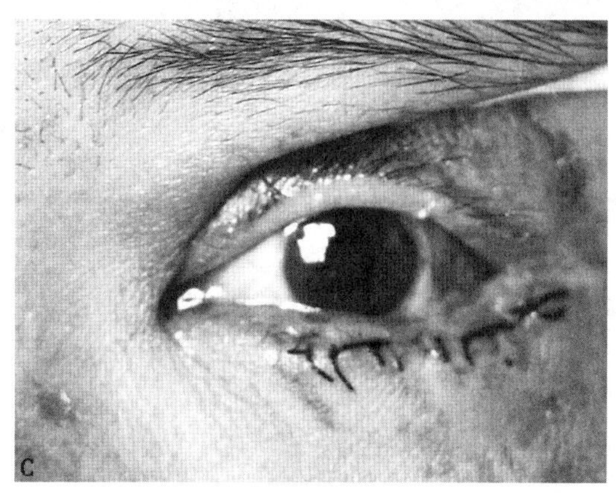


**图 11-29 树枝扎伤左眶尖部致眶尖综合征**

A. 轴位 CT 显示较粗的树枝扎伤左眶尖部 B. 异物取出后显示上睑下垂 C. 伤眼视力丧失、瞳孔散大、直接和间接对光反射消失

**【并发症】** 眼眶穿孔伤和眶内异物的并发症多且较为严重，应当引起高度重视。

1．感染　细菌感染可造成眶蜂窝织炎和脓肿，炎症可通过穿通伤口向颅内蔓延引起脑膜炎和脑脓肿，通过眼上静脉蔓延致海绵窦血栓性静脉炎，严重者可危及生命。

2．脑脊液漏　眼眶穿通伤口涉及颅前窝和颅中窝，可有脑脊液鼻漏。

3．颈动脉-海绵窦瘘　外伤导致颈动脉和海绵窦沟通，形成颈动脉-海绵窦瘘。严重者可在数日内发生，一般在外伤后1～3个月内出现典型表现。

4．瘘管形成　眼眶穿孔伤有眶内异物存留、尤其是植物性异物滞留时，可在伤口愈合后，引起反复发作的眶内炎症反应，以及瘘管形成并不断排出脓性分泌物（图11-30）。

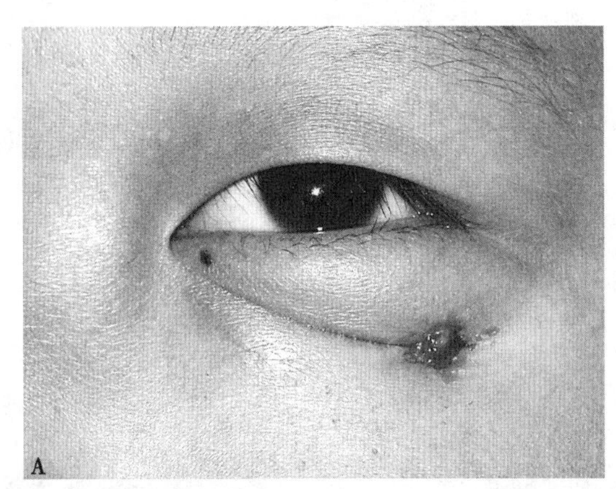

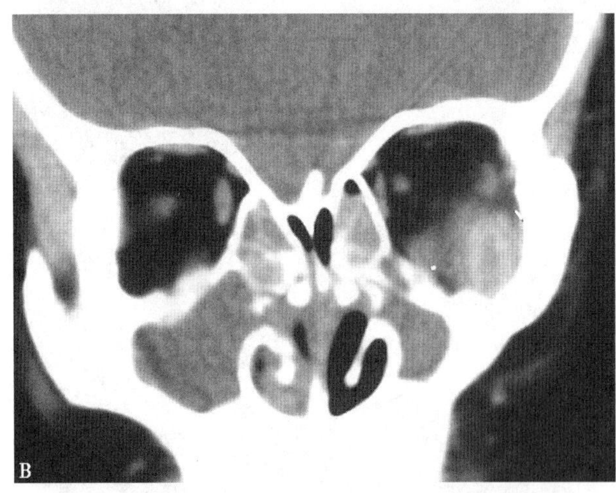

**图11-30　眶内植物性异物存留、瘘管形成**

A．左眶外下缘皮肤瘘管　B．冠状CT显示左眶外下方异物机化包裹，异物密度高于软组织，双侧上颌窦和筛窦炎症

5．眶内肉芽肿形成　眶内异物长时间存留，将引起慢性炎症反应，刺激周围组织，形成肉芽肿。眼外肌周围和眼球周围肉芽肿形成将影响眼球运动。

**【影像学检查】**

1．CT检查　是眼眶外伤的常规检查项目。一般同时采用轴位和冠状扫描，层厚3～5mm，软组织窗和骨窗双窗位显示。CT可显示眶内软组织肿胀、眼球形态、视神经和眼外肌有无断裂、眶内血肿等软组织损伤情况，以及眶内金属、砂石、玻璃和塑料异物，以及大多数植物性异物。

一般金属异物CT值在+3000Hu以上，合金在+2000Hu以上，在CT软组织窗图像上有明显的放射状伪影和放大效应（见图11-28），不能显示异物的大小和形状，可利用骨窗或加大窗宽和提高窗位方法消除伪影、显示异物的大小和形态。

砂石和玻璃异物CT值一般在+250～+600Hu之间，与眶内组织密度差别较大，在软组织窗CT片上显示为眶内异常高密度影，形成鲜明对比，不难诊断。硬橡胶类异物与砂石有类似的CT表现，边界清楚，无放射伪影（图11-31）。

塑料异物可为负值，但多数在0～+20Hu之间，在软组织窗CT片上与眶脂肪可明确区分，但与眼外肌密度类似，需要根据形态和眼外肌走行方向进行鉴别。

植物性异物存留早期，一般均为低密度的负值区，需与脂肪组织区别。而异物长期存留浸水后可表现为高密度。长期存在的植物性异物，周围有肉芽肿形成，可显示为不规则高密度区（见图11-29）。

2．超声探查　超声对眼眶软组织损伤的显示不如CT清晰，故穿孔伤和眶内异物较少采用超声探查。但对有经验检查者，眼外肌和视神经断离可发现相应暗区条带不显示；眶内血肿显示为无回声暗区；眶内异物周围有脓肿形成时，超声可见眶暗区内强回声光斑。颈动脉海绵窦瘘形成患者，彩色多普勒血流成像可见眼上静脉扩张增粗、呈红色搏动血流信号。

3．X线平片　眼眶X线正、侧位拍片，可良好显示金属或高密度异物的大小和形态，是其优势。

4．MRI扫描　对眼眶软组织损伤显示优于CT。但眶内磁性金属异物存在，可在磁场下运动造成组织再次损伤，以及形成较大的异物伪影，故列为禁忌。认为MRI对眶内植物性异物、塑料和有机玻璃异物显示优于CT。植物性异物在$T_1$WI和$T_2$WI均为低信号。

**【诊断】**

1．外伤史　眼眶穿孔伤和眶内异物伤往往有明确的外伤史。详细询问致伤物的大小、力量和速度，受伤的地点和周围环境，分析受伤的性质，对眼眶穿孔伤和眶内异物伤的诊断有重要意义。外伤后瘘管形成高度提示植物性异物存留。

2．穿通伤口　无论眼眶穿孔伤或眶内异物伤，一

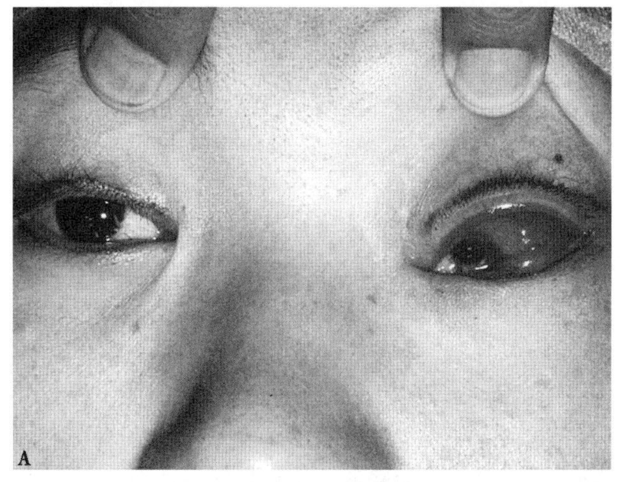


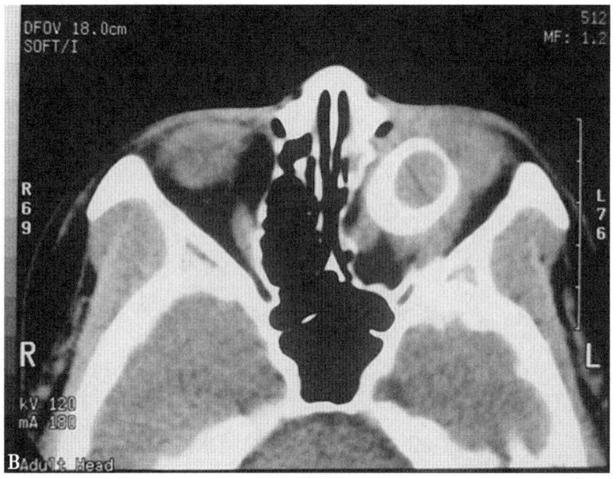


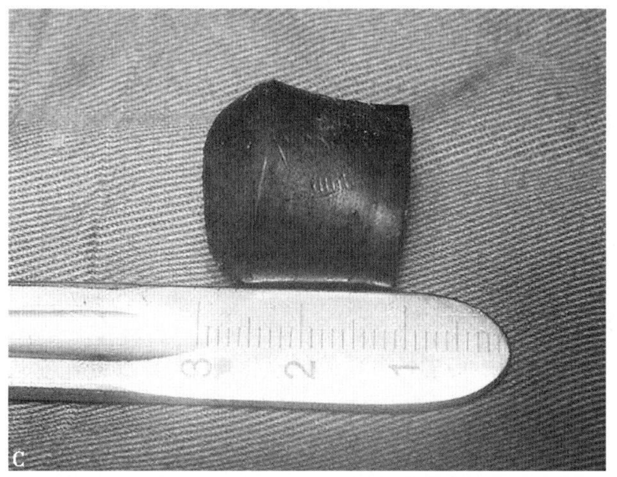


**图 11-31 硬橡胶眶内异物组图**

A. 橡胶异物存留左眶内下方，眼球周围炎症反应，眼球固定于内下方 B. 轴位 CT 显示：眶内下方环形高密度异物影 C. 取出 2mm 直径大小橡胶套异物

定存在穿通伤口。结膜穹隆部和半月皱襞处伤口不易发现，应予注意检查。陈旧性外伤创口愈合而不易发现伤口。有报道自行车把橡胶套和钢笔帽滞留眶内未能发现伤口者。

3. 影像学检查 CT 常规检查，金属异物的形态和大小显示 X 线平片较好，低密度异物影与气体鉴别和使用 MRI。

4. 生命体征检查 任何眼眶穿通伤患者，均应检查体温、脉搏、呼吸、血压，瞳孔大小及对光反射情况。观察和询问有无头痛、恶心、呕吐，有无昏迷或意识障碍。

5. 相关科室会诊 如患者有颅脑损伤表现、脑脊液漏或 CT 检查显示颅脑合并损伤，应及时请神经外科会诊。鼻窦损伤严重，请耳鼻喉科医师会诊协同处理。

6. 瘘管形成 高度提示眶内植物性异物存留，应进行 CT 和 MRI 检查。

**【治疗】**

1. 急诊处理 首先应清洁伤口周围出血和污染物，详细检查伤口，加压包扎，急诊 CT 检查。怀疑颅脑损伤请神经外科会诊。

2. 眼眶穿孔伤的处理 眼眶穿孔伤如需手术处理，由于组织肿胀，局部麻醉效果不佳，应尽可能采用全麻。①自行闭合的伤口：伤口较小，自行闭合，且无眼球和眶内重要结构损伤者，可仅给抗感染治疗。②有眶内组织脱出的创口处理：脱出破碎的脂肪组织可以剪除；血肿应清除或引流；眼外肌或肌腱断裂者应争取一期的修复；泪腺损伤和脱位缝合法复位；内、外眦韧带断离或撕裂应予缝合解剖复位；眼睑或结膜伤口适当缝合。眶压高、肿胀严重应放置橡皮条引流 24～48 小时。

3. 眶内异物的处理 任何眼眶穿孔伤，均应检查有无异物存留，尤其是注意眉毛、睫毛或皮肤碎片等影像学检查不能发现的异物，术中尽可能予以清除。

(1) 植物性异物：所有的植物性异物，均应尽早彻底取出。强调术前 CT 和 MRI 检查明确异物位置和深度的重要性，以及手术中不要满足于取出一块、应仔细探查残留异物及清除所有植物性碎渣。临床经常见到多次手术仍有较大异物残留的情况。

(2) 金属异物：小的金属异物，如无功能性障碍，一般可不取出。较大的异物，影响眼球运动应取出。眶深部邻近视神经的较大异物，为预防视神经萎缩，可采用外侧开眶取出。铜异物可引起化脓性炎症，最终需取出。

(3) 塑料、砂石、玻璃等异物：为非刺激性异物，如未造成功能障碍，无炎症反应可不取出，否则，亦应手术取出。

(4) 橡胶和橡皮类异物：应当尽早取出。

4. 防治感染 应尽早全身应用大剂量广谱抗生素预防和治疗感染，清创缝合时使用过氧化氢溶液和生理盐水彻底清洗创面，并于24小时内注射破伤风抗毒素或破伤风免疫球蛋白。一旦发生感染，应考虑异物存留可能，进行细菌培养和药敏试验，选用敏感抗生素。如有脓肿形成，尽早切开引流。

5. 并发症处理　颅脑和鼻窦损伤应请专科医师会诊处理。

## 第三节　眶挤压伤

眼眶区或头颅长时间受到压迫，出现眶内结构损害和视觉功能丧失，称为眼眶挤压伤（orbital crush injury）或眶挤压综合征（orbital crush syndrome），多发生在车祸或地震房屋倒塌被掩埋之后。骨科和颅脑外科长时间俯卧位手术，亦可造成压迫性缺血性单眼或双眼视力丧失。

**【发生机制】**

1. 重物压迫颅面眶骨变形　重物直接压迫或挤压头颅和眼眶，压力传导至眶尖部和眶上裂区，使眶上裂区和视神经管发生形变，挫伤其内走行的神经和血管，造成眶尖综合征或眶上裂综合征。

2. 眶口区长时间受到压迫　较大面积的重物作用于眶口区和头面部，使眼眶内压力长时间增高，导致眼动脉或视网膜中央动脉及其分支供血障碍，眶内各种结构包括眼球、视神经、运动感觉和自主性神经、眼外肌等完全处于缺血和缺氧状态，超过一定时间，将出现各种结构功能障碍和反应性水肿。压迫时间太长，则功能丧失不能逆转。据蔡用舒等（1978）报告，压挤30分钟至4.5小时后，只有少数患者恢复部分视力，而眼球运动及眼球突出可全部恢复，说明视神经和视网膜对缺血缺氧耐受性低于其他结构。笔者遇到1例，矿井罐笼挤压头部数分钟，双眼视力光感。

3. 面部向下体位手术　骨科或神经外科手术，患者采取面部向下的体位，如额托放置不当，头颅重力等长时间作用于眼眶区，导致眼球或视神经压迫性缺血。或控制性低血压、大量失血等多种因素存在，导致单眼或双眼视力丧失。笔者已见到数例，应引起高度重视。

**【临床表现】**

1. 视力丧失　经过长时间的压迫，视力完全丧失或仅保留微弱视力。只有那些压迫时间较短的病例，视神经损伤较轻者，才有可能保留有用视力。多数患者视力丧失不能恢复，少数于伤后两周开始出现光感，视野高度向心性收缩。

2. 瞳孔散大　单侧或双侧瞳孔散大，直接和间接对光反射迟钝或消失。

3. 眼底改变　早期如同视网膜中央动脉栓塞，视乳头和视网膜水肿、黄斑樱桃红色。伤后4～8天视乳头颜色变淡，晚期呈瓷白色。视网膜动脉纤细，呈白线状，分支隐匿不见。伤后3～4周血管两侧出现白鞘，视网膜萎缩变薄、有污秽点及色素游离。晚期视网膜呈青灰色，椒盐状或大片色素沉着。脉络膜萎缩，血管硬化，暴露白色巩膜。

4. 软组织水肿　压力解除后，无例外地发生软组织水肿，如眼睑肿胀，球结膜水肿脱出于睑裂之外（图11-32），眼球突出，暴露性角膜炎。一般1周后水肿消失，眼球复位。长时间随访约1/2患者出现眼球内陷，说明球后脂肪缺血坏死和吸收。

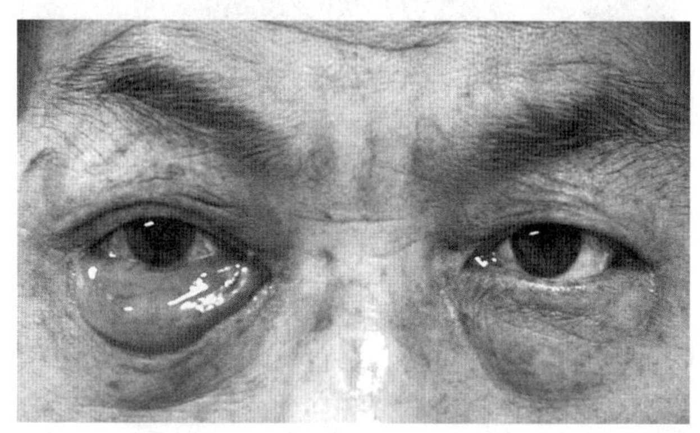

图11-32　挤压伤后右结膜水肿脱出

5. 运动和感觉神经障碍　伤后眼球运动神经功能完全丧失，上睑下垂，眼球固定于原始位，瞳孔散大。角膜及额部皮肤知觉丧失，4～6周后逐渐恢复正常。而运动神经恢复较慢。

6. 眼眶骨折　部分患者可有眶骨骨折，这是由于突然眶压增高或直接打击头面部引起，或眼眶骨形变超过张力限度。

**【诊断】**

1. 挤压伤史　有明确的挤压伤史，多数患者可以知道压迫时间。

2. 典型的眼底改变。

3. 眼眶影像学检查

（1）CT扫描：可显示眼眶软组织肿胀和眼球突出、眶颅骨骨折和颅内并发症。

（2）彩色多普勒血流成像：可显示眼动脉、视网膜中央动脉、睫状后动脉血流速度和阻力，有助于预测治疗效果。

**【治疗】**

1. 冲击量皮质激素　甲泼尼龙1g/d缓慢静脉滴注，3～5天。有助于减少视神经的继发损害，改善血流，减轻眶内水肿。

2. 降低眶压　眼眶肿胀较重者，可使用高渗脱水剂甘露醇、利尿脱水剂等，减轻眶内水肿和降低眶压。

3. 血管扩张剂　罂粟碱肌注，复方樟硫碱颞窝封闭，$CO_2$ 吸入或 4% 碳酸氢钠静脉滴注，使颈内动脉和局部血管扩张，迅速改善眼部微循环。

4. 促进细胞代谢　给予能量合剂促进细胞代谢，维生素 $B_1$ 和 $B_{12}$ 促进神经功能恢复。

5. 神经生长因子　鼠神经生长因子、神经节苷脂等，有利于促进神经功能恢复。

## 第四节　眼 眶 骨 折

眼眶骨折（orbital fracture）多发生在眼眶区和头面部遭受暴力打击时。常见于交通事故、棍棒打击、坠落、拳击和踢伤、严重挤压、体育运动、爆炸和枪弹伤等。临床可分为眼眶气肿、眶缘骨折、爆裂性眶壁骨折、视神经管区骨折和眶颅联合损伤的眶顶骨折等多种类型，由于后两者的特殊性，另节叙述。

### 一、眼 眶 气 肿

**【原因】** 眼眶遭受较轻的钝性暴力打击，多见于拳击、撞击和球类致伤，眶压突然升高导致眶内壁和眶下壁薄弱处裂伤或力量经骨传导至眶壁薄弱处致其破裂，患者鼓气或擤鼻时，气体由鼻窦进入眶内和（或）眼睑皮下，形成眶内气肿（orbital emphysema）和眼睑皮下气肿。认为眼眶气肿，多为眶壁裂缝骨折，当上呼吸道压力增高时气体间歇性进入眶内，典型发生在打喷嚏、鼓气、擤鼻、咳嗽、用力憋气时。少数伤口形成单向活瓣，使气体只进不出，眶压不断升高，甚至影响视神经和视网膜血液供应而导致失明。病原菌亦可通过损伤处进入眶内造成感染。

**【临床表现】** 眼部外伤后出现不同程度的眼球突出，用力鼓气时眼球突出突然加重，触诊眼睑有捻发音，压之有噼啪声，加压眼球可恢复原位，临床即可作出诊断。部分患者伴有眼睑皮下淤血。由于损伤部位和程度差异，眼部气肿有三种类型。

1. 眼睑气肿　单纯眼睑气肿较为少见。认为由眶骨膜和眶睑筋膜前的泪骨骨折所致，或泪囊破裂气体由鼻泪管向上进入眼睑皮下。表现为可压缩性的眼睑隆起，触之捻发音，无眼球突出。

2. 眼眶气肿　眶隔后骨壁破裂但眶隔完整，气体积聚在眶隔后肌锥内外间隙，眼球突出，眶压增高，睑裂增宽和眼睑紧张，压之有捻发音和捏雪感。严重者可有眼球运动受限和复视。

3. 眶睑气肿　眶壁裂伤或同时眶隔损伤，气体同时进入眶内和眼睑皮下或由眶内进入眼睑皮下，兼有眼睑和眼眶气肿的特征（图 11-33）。

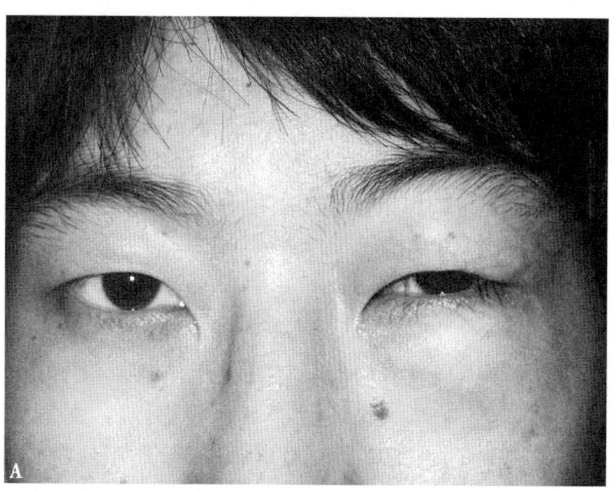


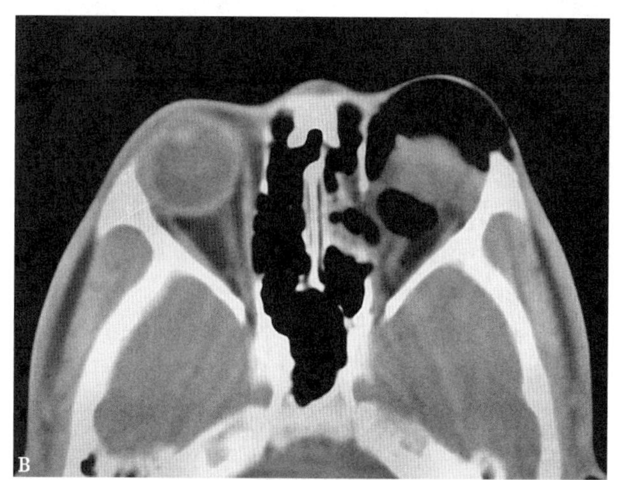


**图 11-33　眼眶和眼睑气肿**

A. 外观像：左眼睑肿胀、眼球突出　B. CT 像：左眼睑和眼眶内积气

**【诊断】**

1. 外伤史和临床特征。

2. 眼眶 CT 检查　眼睑和眶内气体为低密度区，CT 值约 −1000Hu，与周围组织界限清楚（见图 11-33B）。CT 可同时显示鼻窦积血情况、部分患者可见骨折裂缝处。

**【治疗】**

1. 避免用力鼓气　嘱患者避免擤鼻、咳嗽、打喷嚏、鼓气或用力憋气动作，防止气体再次进入眶内。

2. 加压包扎　使用绷带或四头带加压包扎，可防止气体继续进入眶内，气体可在数日内吸收。

3. 眼眶穿刺抽气减压　眶压较高，可能或已经影响视力者，可用注射器穿刺抽气减压。对有活瓣形成，眶压不断增高者，可保留软性导管减压，并行加压包扎。

4. 预防感染　由于眶壁存在破裂，应按开放性损伤处理。给予破伤风抗毒素1500u或破伤风免疫球蛋白250IU肌内注射，必要时应用抗生素预防感染。

## 二、眶 缘 骨 折

**【原因】** 车祸、工业事故、高速运行的重物、棍棒等打击眼眶，眶缘直接受力处发生骨折，称眶缘骨折(fracture of orbital rim)。这种骨折多为开放性、凹陷性和粉碎性，亦可为闭合性凹陷损伤。眶缘骨折可为局限性，但多涉及周围颅面骨。

**【临床表现】**

1. 软组织裂伤口　眼眶受力处或骨折表面皮肤和皮下组织、肌层及骨膜均可有裂伤，创口多不规则、伴有出血，部分伤口可见泥沙及其他异物。内、外眦部骨折移位和韧带撕裂可致眦角畸形，睑裂不对称，或内眦距增宽。部分患者局部可无伤口，仅有组织淤血肿胀。

2. 组织肿胀和局部压痛　眶缘骨折多为凹陷性和粉碎性，部分有骨质移位。损伤早期由于组织淤血肿胀，上述表现可不明显，但局部触压痛显著。急诊手术探查可见骨折、多个游离的碎骨片或眶缘凹陷错位。陈旧性损伤可有外观畸形和(或)触及眶缘骨质凹陷或阶梯畸形。

3. 眼位改变和运动受限　损伤早期由于眶内积血、水肿和软组织肿胀，多表现为眼球突出，晚期可为突出和凹陷。较为严重的眶缘骨折可压迫眼球向对侧移位，向骨折所在处转动受限，并可伴有复视。

4. 感觉障碍　眶内上缘处骨折可伴有眶上神经损伤，表现为同侧前额和头顶区麻木。眶下缘骨折涉及眶下神经损伤则面颊部、上唇及相应牙龈知觉丧失。眼眶外上缘骨折泪腺神经末支损伤部分患者可感到局部麻木。颧骨骨折和移位涉及颧面神经出现颧面部麻痹。

5. 视力下降　致伤物同时打击眼球，可导致眼球挫伤、穿孔或破裂，造成不同程度视力损害。外力经眶壁传导到眶尖部，可导致视神经管变形和骨折、损伤视神经，导致瞳孔传入和视力障碍。

6. 眶周组织损伤　车祸伤和坠落伤等，可导致眼眶、头颅、颌面严重合并损伤，甚至危及生命。

**【临床类型】**

1. 眶外上缘骨折　最常见和较为单纯，骨折碎片压入眶内，可导致上睑下垂和眼球向外上方运动受限，并可伴有额骨颧突或颧额缝处骨折(frontal-orbital fracture)和移位。

2. 眶外下缘骨折　颧骨骨折可表现为颧骨体骨折(orbitozygomatic fracture)，严重者颧额缝和颧颌缝分离以及颧弓骨折，形成典型的颧骨三点骨折(tripod fracture)。颧骨向外下移位造成眶腔扩大变形，可同时伴有上颌骨、下颌骨颧突异常，面部畸形和咬合关系异常。

3. 眶内下缘骨折　较为复杂，常涉及上颌骨额突、泪骨、鼻骨和筛骨，导致眶内下角凹陷、内眦增宽、鼻根部扁平畸形，下直肌起点移位导致复视，泪囊和鼻泪管损伤致溢泪和慢性泪囊炎，称为鼻眶筛骨折(nasal-orbital-ethmoid fracture)。

4. 眶中部横向骨折　多发生在额骨和双侧鼻骨、上颌骨、泪骨和筛骨缝处，造成明显的鼻根部凹陷，严重者双侧眶外壁中部骨折，造成颅面骨分离骨折。

5. 眶内上缘骨折　眶上缘中、内1/3处骨折可损伤眶上神经和血管，以及额窦。

**【诊断】**

1. 外伤史　较为严重的撞击或硬性物体打击。

2. 临床表现　软组织伤口、局部压痛和可见骨折等。

3. CT检查　三维CT骨算法成像是显示眶缘骨折及眼眶变形的最佳方法(图11-34)，可确定诊断和辅助手术设计。眼眶轴位和冠状扫描可显示眶内和眶周软组织损伤情况、骨折片与眼球的位置关系。CT是眼眶骨折的常规检查方法。

**【治疗】**

1. 创口和骨折的急诊清创处理　眶缘骨折如有创口，应急诊清创处理。①清创：创口有污染征象使用过氧化氢溶液和生理盐水冲洗反复冲洗，清除异物及坏死组织，至创口清洁。②探查：皮肤和皮下组织、眼部轮匝肌、骨膜与眶隔睑板、骨折情况、眶内组织损伤情况，由浅入深逐层检查，且检查和止血同步进行。③修复：首先修复眶内组织损伤如眼外肌、提上睑肌腱膜；清除眶内游离骨片，将连有骨膜的骨片复位，可用耳脑胶黏合骨片固定修复；眶缘和眶壁缺损较大，可用Medpor和钛网等材料修补；眶骨移位剪切力较大时，可用钛板和钛钉坚强内固定；尽可能修复骨膜-眶隔-睑板-内外眦韧带；分层缝合轮匝肌、皮肤和皮下组织。④估计术后眶内肿胀应缝眼睑，眼眶区常规四头带加压包扎3～5天。

2. 并发症处理　合并有上颌骨、颧骨骨折，张口困难，咬合关系异常者，应邀颌面外科医师会诊处理。鼻腔和鼻窦损伤应邀请耳鼻喉科医师处理。颅脑损伤请神经外科医师处理。

3. 防治感染　给予破伤风抗毒素1500u或破伤风免疫球蛋白250IU肌内注射，酌情全身应用抗生素预防感染。

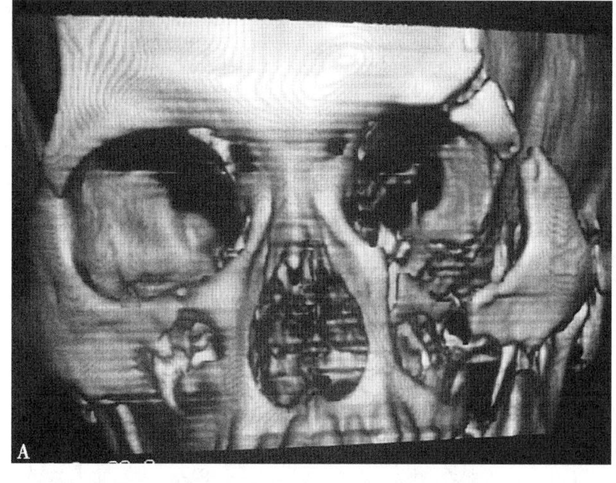


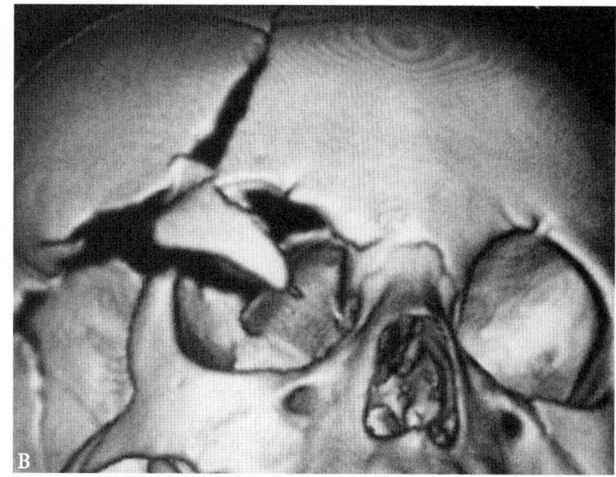


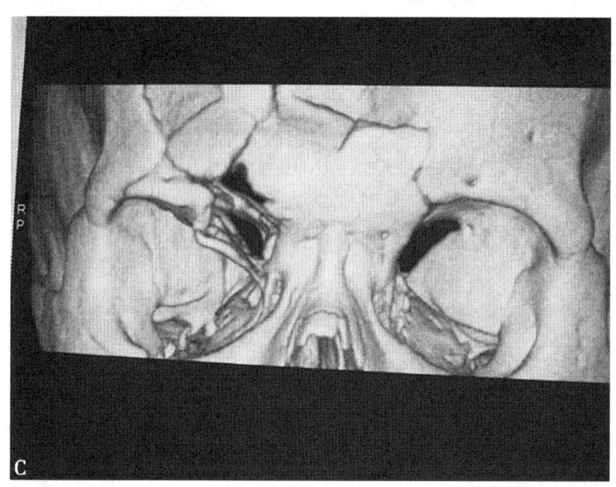


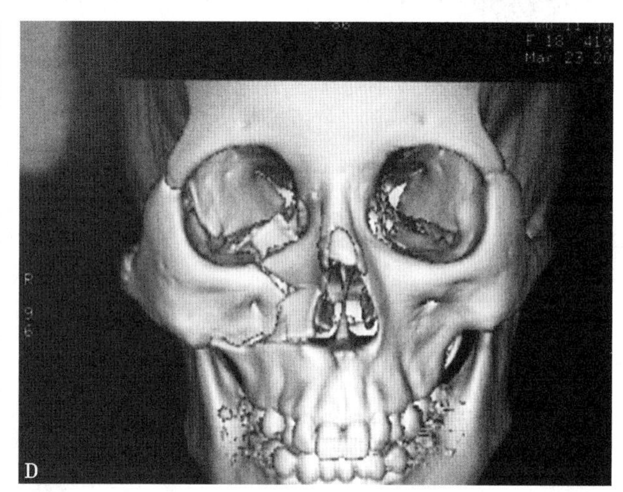


图 11-34 眼眶眶缘骨折三维 CT

A. 左眼眶外缘及颧骨分离骨折 B. 右眶外上缘及颅骨骨折 C. 右眶内上缘骨折（额骨大面积骨折） D. 右鼻眶筛骨折

4. 减轻眶压 糖皮质激素使用可减轻眶内组织肿胀；眶压高可使用脱水剂；对眼球突出，睑裂闭合不全，结膜脱出者，应涂眼膏保护角膜，必要时做睑裂缝合或开眶减压，避免角膜溃疡的发生。

5. 陈旧性眶缘骨折的治疗 如有明显的外观畸形和眼球移位，以及眼睑和眼球运动障碍，应予治疗。手术以去除眶内骨片、恢复眶腔和眶缘为原则。外观畸形应根据三维眼眶和面部 CT 设计手术修复方案。医学导航技术的应用可改善手术效果。

## 三、爆裂性眼眶骨折

爆裂性眼眶骨折（blow-out fracture）是指间接外力造成的眶壁薄弱处破裂，以及眶内软组织脱出嵌顿引起的一组综合征。特征是眶缘尚完整。

**【发生机制】** 大于眶口的物体，如拳、肘、膝、网球、机动车等，自前方直接打击和撞击眼眶区，使眶压突然增高，致眶壁薄弱处爆裂，骨折多见于眶下壁和眶内壁筛骨纸板处。儿童易发生颅顶击出性骨折。骨折处可呈裂隙状、洞穴状和阶梯状，亦可为大面积眶板粉碎性骨折向下或向内移位，前者以眶内容疝出或嵌顿于骨折处为主要表现，后者以眶腔扩大和眼球凹陷为主。一般很少有眼球同时受伤。常见于打架斗殴、车祸事故和体育运动。

**【临床表现】** 外伤后早期表现为眼睑肿胀和淤血、眼球突出、复视等，尔后出现典型的临床表现。

1. 眼球凹陷 外伤早期由于眼眶组织水肿和出血，多表现为眼球突出。待水肿消退和淤血吸收，逐渐显示眼球凹陷。造成眼球内陷的原因：①眶壁向下或向内骨折和裂开，眶腔容积扩大；②眶内软组织如脂肪、眶筋膜和眼肌疝出，使眶内容体积减少；③眶脂肪遭受重大压力后坏死、萎缩和吸收。

2. 斜视、复视和眼球运动障碍 眶壁骨折、眼外肌或筋膜疝出和嵌顿，使受累眼肌麻痹或不能放松，出现斜视、复视和眼球运动障碍。多见为内下斜视，垂直性复视，眼球上转明显受限和下转不足。具体原因：①眼外肌挫伤、出血和水肿，功能不足；②运动神经暂时性麻痹；③下直肌、下斜肌或内直肌嵌顿于骨折处，松弛受限；④骨折处瘢痕粘连形成，粘于骨膜，限制肌肉活动；⑤眼球内陷，眼外肌肌力不平衡（图 11-35）。

3. 眼球移位　大面积眶底骨折，眼球可明显下移，或眶下部脂肪、眼球悬韧带、下斜肌及下直肌疝入上颌窦，严重者眼球可陷入上颌窦内。大面积眶内壁骨折，眼球可向内侧移位，严重者眼球可部分陷入筛窦内。

4. 牵拉试验阳性　表面麻醉下有齿镊夹持下直肌或内直肌肌止点，向上或向外侧牵拉眼球，可因下直肌或内直肌嵌顿和粘连，出现眼球上转或外转受阻，为牵拉试验阳性。

5. 眶下神经麻痹　眶下壁骨折和向下方移位涉及眶下神经管，可造成不同程度的眶下神经损伤，出现下睑、面颊部、鼻翼、上唇和相应牙龈麻木。眶下神经损伤多可逐渐恢复。

6. 伴随损伤　强力打击眼眶区，可同时出现眼球破裂。眶内组织受力不均匀，可出现眼外肌撕裂或断离。出血进入筛窦和上颌窦，当时可有鼻出血，数日内痰中带有陈旧性血丝或血块。打喷嚏、擤鼻使鼻腔压力突然增高时，空气溢入眶内，可造成眶内积气和眼球突出。

**【诊断】**

1. 外伤史　尤其是眼眶钝性外伤。

2. 临床表现　伤后复视可为患者最早主诉，检查可见眼位异常和运动障碍，应及时做眼眶 CT 检查。眼球内陷多在 1～2 周水肿消失后出现。

3. 爆裂性眼眶骨折 CT 表现（图 11-36）　①眶壁的连续性中断和移位：多见于眶下壁、眶内下壁（见图 11-35D）、眶内壁，儿童可见眶上壁骨质连续性中断；眶壁爆裂性骨折可为裂隙状、洞穴状、阶梯状、向下或向内成角畸形。②眶壁大面积坍塌导致眶腔扩大、眼球内陷和移位。③眶内软组织疝出和嵌顿：眶内脂肪、眼外肌可疝出和嵌顿于骨折裂隙内；典型的眶下壁骨

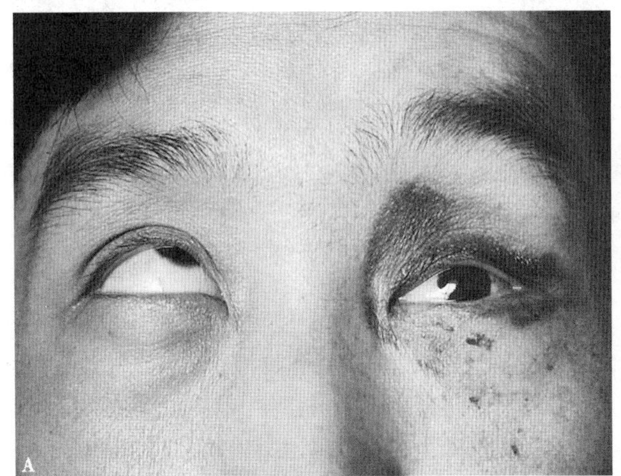

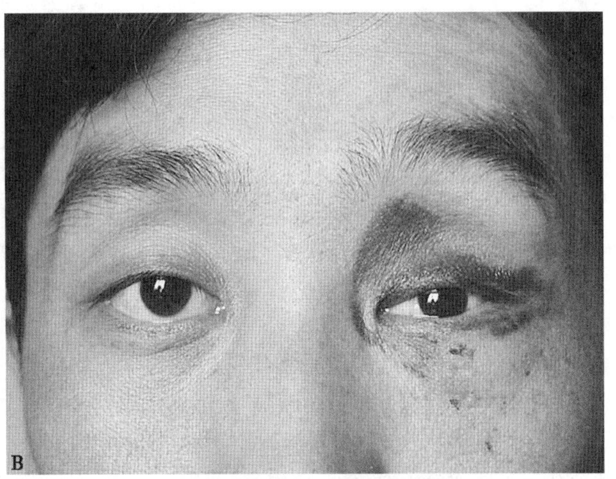

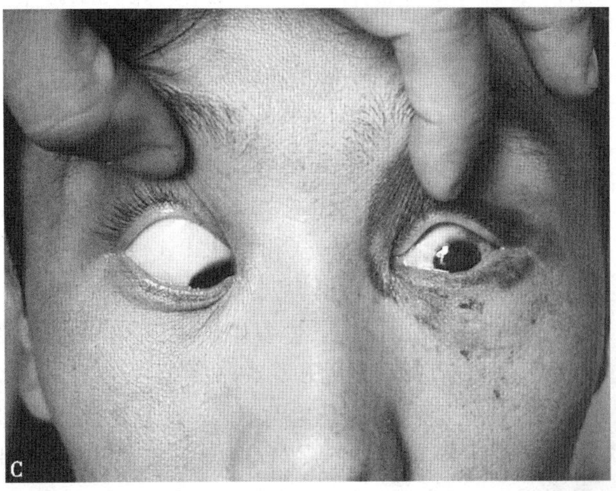

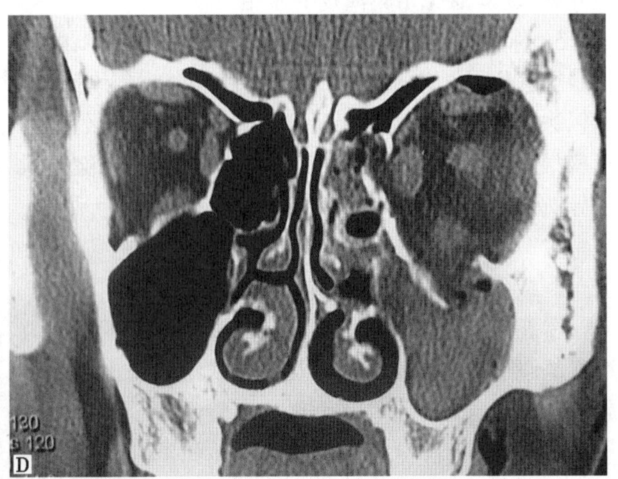

**图 11-35　爆裂性眼眶骨折外观组图**

A. 左眶内壁下壁骨折眼球凹陷外观像　B. 左眼球外上转受限　C. 左眼球外下转受限　D. 眼眶冠状 CT 显示左眶下壁和内壁骨折

折脂肪脱出悬于眶下壁呈“泪滴状”。④鼻窦压缩和积血：眶壁骨折多伴有骨膜撕裂和出血，CT显示筛窦和上颌窦积血密度增高；击出性骨折和眶组织向窦腔移位造成窦腔不同程度压缩（见图11-35D）。⑤眼外肌改变：多可见骨折局部眼外肌肥厚、增粗和边缘模糊；部分患者可见眼外肌陷入或嵌顿在骨折处。⑥其他眶内改变：眶内积气、眼球移位、眶内软组织密度增高、骨膜下血肿形成等。

爆裂性眼眶骨折，需眼眶轴位、冠状位、矢状位CT片联合以及软组织窗和骨窗双窗位局部放大显示，如果合并有眶缘骨折应做三维成像。

4. 眼眶MRI检查　轴位和矢状位片可较好显示眼外肌嵌顿情况，以及动态显示眼外肌活动情况。

【治疗】

1. 防治感染　爆裂性眶壁骨折通过窦腔与外界相通，属于开放性损伤，应给予破伤风抗毒素预防特异性感染。并酌情给予抗生素预防感染。

2. 抗炎消肿　伤后早期成人可服用泼尼松60mg/d，或给予地塞米松5～10mg/d静脉注射，5～7日，可有效减轻眼眶组织反应性炎症、组织水肿和组织粘连。

3. 眼眶加压包扎　损伤早期，为减轻组织水肿、预防眼眶气肿和血肿导致眼球突出和暴露性角膜炎，可加压包扎数日。

4. 眼球运动训练　较轻的眶壁骨折，应早期鼓励患者进行眼球转动训练。重者一旦水肿减轻，鼓励患者眼球转动训练，以减少组织粘连。

5. 手术治疗

(1) 适应证：外伤后药物治疗7～10天，存在以下情况，应考虑手术治疗。①斜视、复视或眼球运动障碍持续存在，无明显改善；②眼球内陷，或向下、向内移位大于3mm，影响容貌；③大于$2cm^2$的眶壁缺损，较多软组织脱出；④牵拉试验阳性；⑤CT检查发现眶壁骨折、眼肌和软组织疝出嵌顿。

(2) 早期手术治疗：指伤后2周内进行的手术。目的是解除眼肌嵌顿、眶内软组织复位和眶壁修复。由于眼外肌与眶壁尚未粘连愈合，尚无瘢痕组织形成，故可起到消除复视和眼球运动障碍的效果。获得功能和外观的良好恢复。一般认为10天左右为最佳时期。

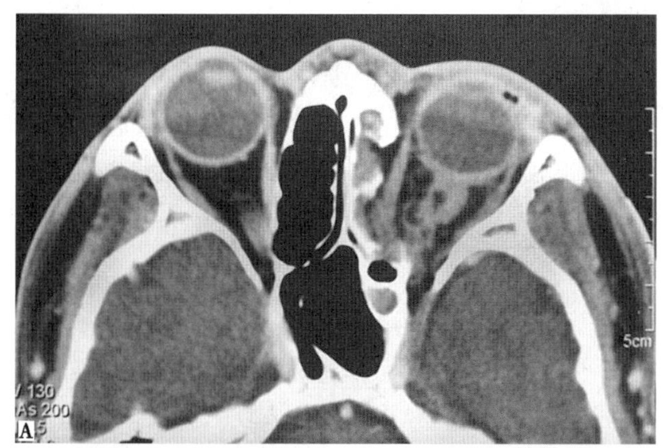
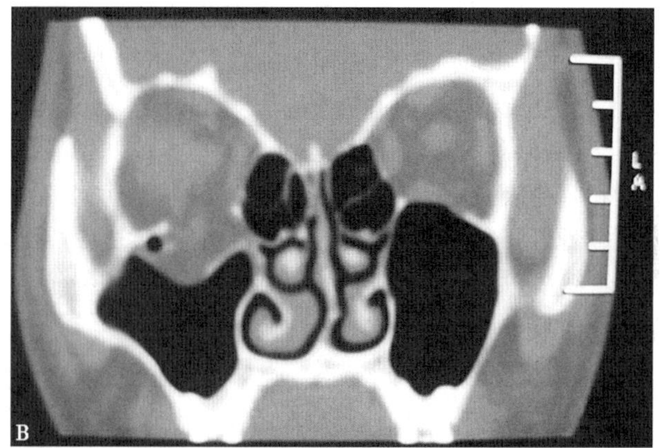
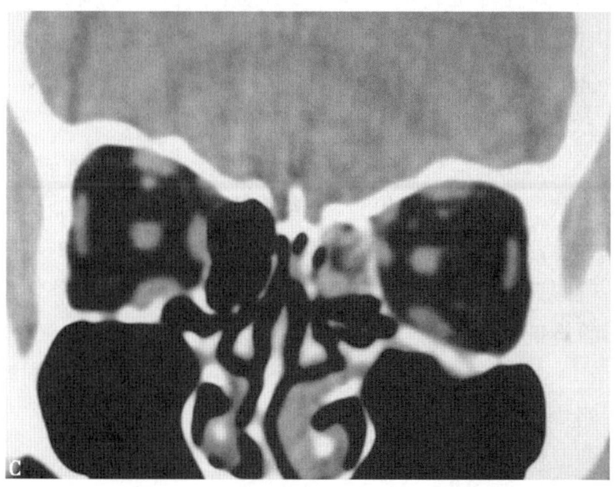
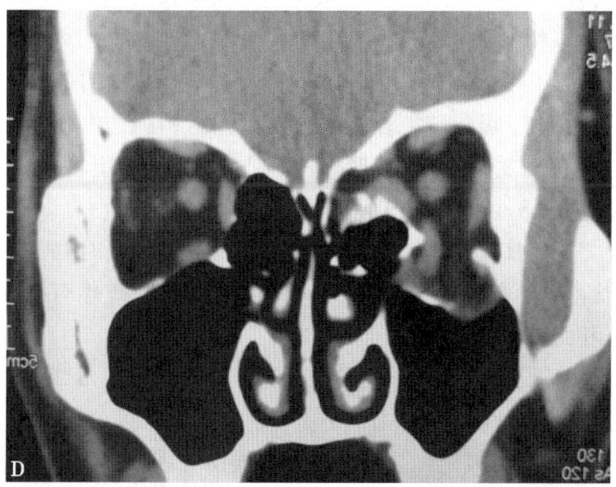

**图11-36　爆裂性眼眶骨折CT表现**

A. 左眶内壁骨折、内直肌增粗陷入筛窦　B. 右眶下壁骨折向下方移位、右下直肌和眶脂肪向下疝出嵌顿　C. 左眶内壁裂隙状骨折，内直肌嵌顿于骨折缝　D. 左眶内壁和下壁骨折、内直肌和脂肪陷入筛窦，下直肌和脂肪陷入上颌窦

（3）晚期手术：受伤 2～3 周后进行的手术，目的是解除组织嵌顿和眶壁修复。由于眼肌粘连和瘢痕化，术后复视和眼球运动改善较差，多需行二期眼肌手术消除复视和眼球运动障碍。

（4）手术要点：①彻底暴露骨折裂口，解除眶内脂肪、眼肌和韧带的嵌顿；②眶壁修复，可使用羟基磷灰石复合板、Medpor 眶板、钛网和自体骨，恢复眶腔大小和形态，并适当固定；③合并眶缘骨折，使用特制钛网，可同时恢复眶腔和眶缘。

（5）手术径路：①前路切口修复包括下睑睫毛下切口、外眦切开合并下穹隆结膜切口、内侧泪阜结膜切口、内侧皮肤切口；②上唇牙龈切口进路：切开牙龈，开放上颌窦前壁，清除积血，顶压复位眶下壁，7～10 天后抽出碘仿纱条；③鼻腔鼻窦入路：鼻内镜下眶内壁和眶下壁骨折复位。

## 第五节　开放性眼眶和眶周损伤

近年来，车祸等导致的大面积开放性眼眶和眶周组织损伤病例增多，其特点是外伤以眼眶为中心，涉及额部或颅脑、颌面以及鼻腔和鼻窦等较广范围，使眼科医师面临诊断和处理方面的挑战。

**【发生机制】** 车祸、高空坠落、重物打击、爆炸等原因，导致眼睑、颜面和头颅皮肤大面积开放性伤口，眶隔和眶骨膜、头面部骨膜撕裂，眼眶和眶周颅脑颌面及鼻骨骨折，眶内软组织、眼球和视神经以及眶周重要组织损伤，为大面积开放性眼眶和眶周组织损伤，亦有称为眼眶复合损伤。

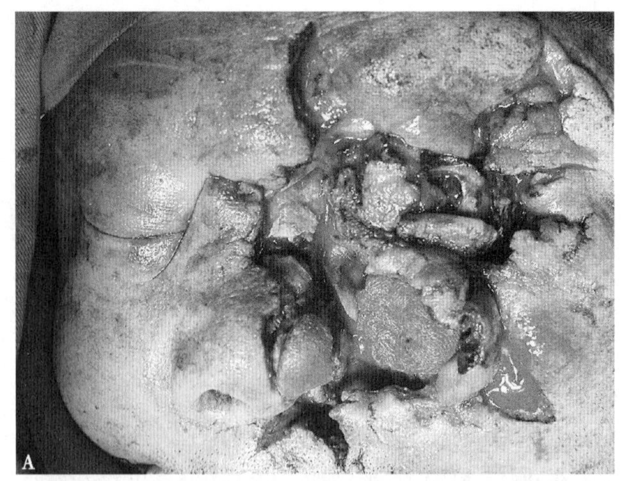

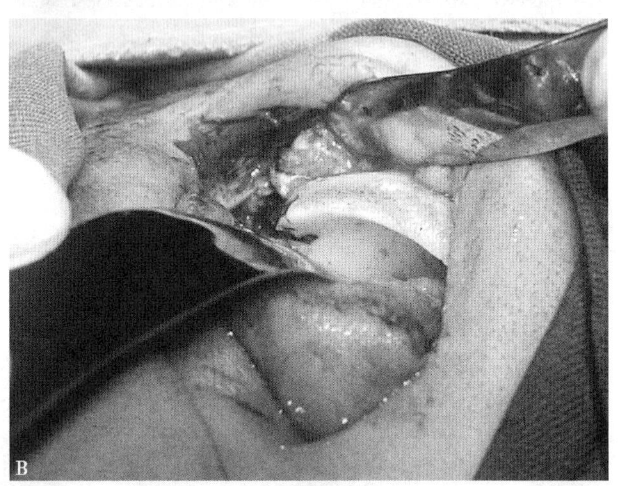

**图 11-37　眼眶和眶周大面积开放性损伤**

A. 左眼眶为中心的面部开放性损伤　B. 右上睑撕裂和眶外上方骨折

**【临床表现】**

1. 眼眶和眶周大面积开放性伤口　一般创口不规则、深浅不一、可深达骨膜或可见骨折暴露，可有皮肤、皮下组织和肌肉的撕脱和缺失（图 11-37）。眼部可有眼睑及内外眦韧带、眶隔与骨膜、提上睑肌、泪腺或泪道损伤、眼球破裂以及眶内组织和结构损伤。伤口可混有毛发、沙石和玻璃碎片等杂物，以及渗出物膜。超过 6～8 小时的伤口可有感染征象。

2. 创口出血和肿胀　新鲜创口可见出血和渗血，眼睑皮下淤血、结膜下出血或眼眶血肿。同时伴有眼眶和眶周组织肿胀。

3. 眼球突出　眼眶出血和肿胀导致眼球突出或移位。部分患者出现斜视、复视和眼球运动障碍。

4. 视力障碍　眼球和视神经损伤可导致不同程度视力障碍。严重者可有眶尖综合征表现。

5. 眼眶和眶周骨折　某些患者伤口可见骨折或可触及眼眶和眶周骨折，部分患者可见眼眶和颜面畸形。

6. 眶周组织损伤　严重的颧面骨折可有面部畸形和张口咀嚼困难，鼻根部骨折表现为鼻梁偏曲凹陷畸形，额骨骨折表现为额部隆起或凹陷，颅前窝骨折可有脑脊液鼻漏。颅脑损伤患者可有意识障碍、生命体征变化。

**【影像学检查】**

1. CT 检查　应急诊进行眼眶、头颅和颌面轴位、冠状位和三维 CT 检查，三维 CT 应进行眼眶颌面头颅骨算法成像，显示表面和颅底骨折畸形情况。CT 可明确眼眶及眶周骨质、软组织、颅脑损伤情况，是外伤后首选的检查项目。

2. MRI 检查　主要用于显示颅脑、眼眶和眶周软组织损伤情况。

**【诊断】**

1. 外伤史　多较明确，部分患者由他人发现送医不能提供外伤情况。

2. 检查气道和生命体征　急诊患者应首先检查气

道和生命体征，必要时紧急会诊处理。

3. 局部检查　包括眼球和视神经、眼眶、额部和头颅、颌面和鼻腔鼻窦情况。

4. 全身检查　车祸或坠落伤患者，应进行颈部、胸腹部、骨盆、躯干四肢和神经系统检查，明确有无内脏损伤和四肢躯干骨骼损伤。

5. 影像学检查　如生命体征平稳，立即进行颅脑 - 眼眶 - 颌面 CT 检查，明确损伤范围和程度。

6. 多学科会诊　损伤范围和处理可能涉及神经外科、颌面、耳鼻喉、骨科、整形等多个学科，应及时会诊，协同处理。

【治疗】 大面积开放性眼眶和眶周组织损伤，急诊清创缝合、组织解剖复位是十分重要。可避免和减少面部畸形，或为二次手术创造条件。

1. 麻醉　由于涉及范围较广，一般应在全麻或局麻加基础麻醉下进行。

2. 创面的清洁　较为清洁伤口可仅用生理盐水冲洗；污染和感染伤口应使用过氧化氢溶液和生理盐水反复冲洗；油污较重者可使先用软性肥皂水刷洗，再用过氧化氢溶液和生理盐水反复冲洗。伤口表面分泌物使用圆刀片刮除。吸引器使用对清洁创口有帮助。

3. 创口探查与止血　探查应由浅入深逐层进行：眼睑眶周皮肤和皮下组织，泪道；眼睑和面部轮匝肌层；睑板 - 眶隔 - 眶骨膜和面部骨膜，内外眦韧带；眶缘和眶壁骨折，额骨、颌面骨和鼻窦鼻腔损伤情况；眶内探查应注意眼球、提上睑肌、泪腺、眼外肌等重要结构。强调探查应彻底，不留死腔，清除异物和坏死组织，眼睑皮肤破碎尽量保留。浅表小血管断端可使用电凝器、骨面和断端使用骨蜡止血，肌锥内出血用明胶海绵和压迫止血法。

4. 组织修复　首先修复眶内的眼外肌、提上睑肌和骨膜；然后整复眶缘、眶壁和眶周骨折，可使用耳脑胶、钛板和钛钉；眼眶和面部骨膜、睑板 - 眶隔 - 内外眦韧带修复；眼睑和面部轮匝肌修复；泪道修复；最后缝合皮肤和皮下组织修复。强调眼睑和面部软组织必须分三层缝合，即骨膜、轮匝肌或表情肌、皮肤和皮下组织，以减少瘢痕畸形和运动障碍。

5. 术后处理　眼睑缝合一般不放引流。如眶内组织损伤严重，可缝合睑裂预防结膜脱出。四头带或绷带眼眶加压包扎预防出血。眶压高处理：糖皮质激素可有效缓解组织肿胀，脱水剂可有效减轻眶压，一般眶压高可在 48～72 小时后减轻；严重高眶压可侧壁开眶或外眦韧带剪开。术后酌情使用抗生素预防感染，24 小时内尽早注射破伤风抗毒素。

## 第六节　眶颅联合损伤

### 一、眶顶骨折和眶颅联合伤

眶颅联合伤（complex cranio-orbital injury）是指眼眶和颅脑同时受累的复合损伤，包括眼睑和眶软组织损伤、眶顶和颅底骨折以及颅内组织损伤，重者可危及生命。

【原因和分类】

1. 眶颅锐器穿通伤　锐利器械穿过眶顶、眶上裂或视神经孔刺入颅内造成颅脑损伤，常见致伤物为尖刀、剪尖、尖头工具，杆状物如编织针、筷子、树枝、削尖的铅笔等。

2. 眶颅异物伤　高速飞行、动能极大的物体可穿过眼眶、眶顶进入颅脑，多见于猎枪子弹（见图 11-28）和战争火器枪弹伤。锐性致伤物亦可折断和滞留于眶顶颅底骨折处。电锯木块飞溅刺入是较为常见的眶颅植物性异物伤。

3. 眶颅面骨骨折　强大的钝性外力作用于头面部和眶区，可造成颅脑、眼眶和颌面多发骨折，常见于交通事故（见图 11-34B）、体育运动、棍棒打击和坠落摔伤，损伤可为开放性、亦可为闭合性。异物由眶顶插进颅内造成眶顶隆起骨折、脑膜和额叶损伤；异物经眶缘滑向眶尖部，可造成视神经和眶上裂损伤，出现眶上裂综合征或眶尖综合征。

【临床表现】

1. 眼眶损伤表现　眼睑、结膜或眼球穿通伤口，眼睑和结膜淤血肿胀，眼眶出血和血肿，眼眶气肿，眼球突出和运动障碍。

2. 视神经和眶尖部损伤表现　单纯视神经损伤，视力下降或丧失、瞳孔传入路障碍。合并有眶上裂结构损伤，则表现为称为眶尖综合征。

3. 颅脑损伤表现　眶颅联合损伤，轻者可无颅脑损伤表现，重者可出现脑疝而危及生命。

（1）眶顶和前颅窝损伤：损伤涉及额骨眶板和筛骨水平板，硬脑膜撕裂，出血和脑脊液可经鼻孔流出，形成鼻出血和脑脊液鼻漏。出血进入眶内，向前弥散到眶口范围的眼睑和结膜下，形成黑紫色瘀斑，引起熊猫眼征。筛骨水平部大范围骨折，可致嗅觉丧失。气体进入形成颅内积气。大脑额叶损伤可无典型表现。

（2）颅中窝损伤：蝶骨骨折伴有脑膜破裂时，可有鼻出血、脑脊液鼻漏和颅内积气。颞骨岩部骨折，脑膜破裂则有脑脊液或血液经外耳道流出。下丘脑损伤可出现昏迷、高热和低温，循环和呼吸功能紊乱，瞳孔缩小或散大，泌汗障碍，上消化道出血或胃穿孔等自主神经紊乱征。颈内动脉损伤微小损伤逐渐造成颈动脉海绵窦瘘，严重损伤则致命。

(3) 颅内出血和水肿导致高颅压：头痛、恶心呕吐、视乳头水肿等，严重者可有脑疝形成。

【并发症】

1. 脑脓肿和眼眶脓肿　伤口直接感染，或外耳道和鼻窦损伤间接感染，以及异物存在，均可形成脑脓肿或眼眶脓肿。

2. 瘘管形成　眶颅损伤有异物或死骨片存留，尤其是植物性异物，可引起反复发生的感染和炎症反应，继而形成窦道或瘘管。

【诊断】

1. 外伤史　眶颅联合损伤多有明确而严重的外伤史。

2. 眼眶和颅脑损伤表现。

3. CT 扫描发现眼眶和颅骨骨折，颅内积气、出血或血肿，眶顶或颅内异物等病变。

【治疗】

1. 严密观察生命体征，双侧瞳孔大小及对光反应情况。及时请神经外科医师会诊，必要时转科治疗。

2. 防治感染　全身应用抗生素预防或治疗感染，24 小时内常规注射破伤风抗毒素。

3. 手术治疗　开放性眶颅联合损伤，应和神经外科医师一起在全麻下清创。急诊或早期手术目的是：清除颅内血肿和坏死脑组织，制止出血，修补硬脑膜破裂，整复颅底眶顶。如伤侧视力丧失，瞳孔传入路障碍，手术应同时开放视神经管。植物性异物必须尽早取出，金属异物应权衡利弊、酌情取出。晚期手术多为眶顶重建、异物取出或脓肿引流。

4. 对症处理　早期均应给予止血剂；高颅压给予脱水剂和糖皮质激素；脑脊液鼻漏者可抬高头位，观察数日，部分患者可自行闭合，禁止鼻腔填塞以防颅内感染，长期存在的脑脊液鼻漏应从颅内修补。

## 二、创伤性颈动脉海绵窦瘘

【原因】 颅脑外伤，颅底骨折刺破颈内动脉或外伤时撕拉使颈内动脉损伤沟通海绵窦。高压力的动脉血流进入海绵窦，致海绵窦内压力增高和机械性搏动，压力和搏动导致通过海绵窦壁的神经麻痹，以及眼上静脉血液倒流、扩张增粗、搏动、逐渐动脉化，眼球和眶内血液回流障碍。创伤性颈动脉海绵窦瘘（traumatic caroitid cavernous fistula）多为高流瘘。

【临床表现】

1. 自觉症状　头痛、视力减退、耳鸣，患侧感觉吹风样或轰鸣般杂音，安静环境下更为明显。

2. 体征　眼睑肿胀，结膜充血水肿和脱出嵌顿（图 11-38）；眼球突出、表面血管扩张呈螺旋状；眼睑下垂和眼球运动障碍；可见或触及眼球搏动，听诊器放于眼睑表面闻及金属样杂音；瞳孔轻中度散大，对光反射迟钝或消失；眼底静脉曲张、视盘轻度水肿等表现。

【诊断】

1. 外伤史　头颅和眶面部外伤史。

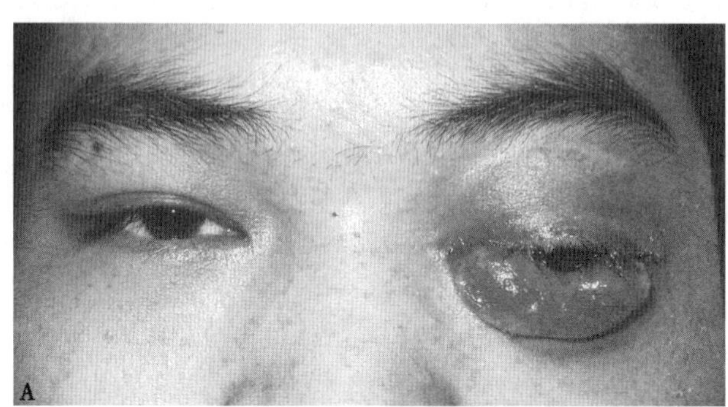


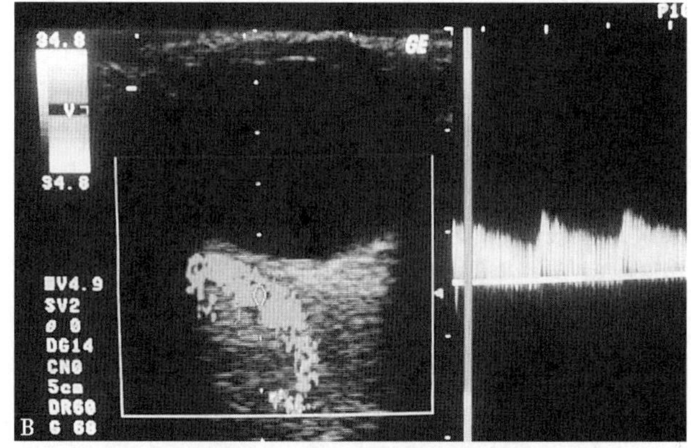


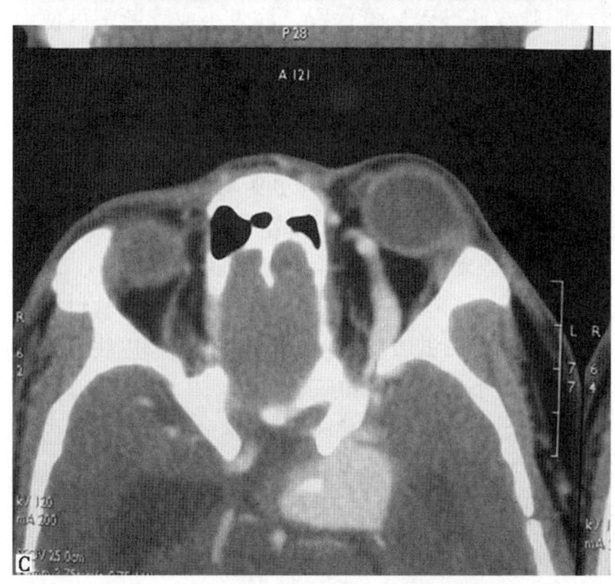


**图 11-38　创伤性颈动脉海绵窦瘘表现**

A. 左眼球突出、结膜水肿脱出　B. CDFI 显示眼上静脉增粗动脉血流信号　C. CT 强化显示海绵窦和眼上静脉增宽

2. 临床表现 伤后数日、十数日或数十日后出现典型的临床表现。

3. 影像学检查 B超检查可见视神经上方腊肠状低回声影，加压可见搏动，为扩张的眼上静脉。CDFI显示眼上静脉明显增粗、搏动，呈红蓝相间的彩色血流信号。CT平扫扫描可见眼上静脉显著扩张增粗和密度增高。MRI检查扩张的眼上静脉由于流空效应表现为低或无信号条状影。CT增强扫描、CTA、DSA均可见扩张膨大的海绵窦和眼上静脉。

**【治疗】** 目前一般采用动脉介入栓塞疗法，使用钨丝弹簧圈等填塞瘘口和海绵窦。少数患者动脉导管不能到达栓塞部位，可采用眼上静脉切开置管达海绵窦进行栓塞。

（朱　豫　宋国祥）

## 主要参考文献


1. 张效房，杨进献. 眼外伤学. 郑州：河南医科大学出版社，1997：200-230.
2. 范先群. 眼整形外科学. 北京：北京科学技术出版社，2009：606-664.
3. 张豫临，董利群，郑重. 眼眶外伤950例CT检查回顾分析. 国际眼科杂志，2011，11（11）：1997-1998.
4. 王飞，王振常，鲜军舫. 眼眶骨膜下间隙血肿的CT、MRI表现. 临床放射学杂志，2006，25（12）：1115-1118.
5. 朱豫，李志刚，张效房. 眼眶异物诊断和治疗中存在的问题—24例分析. 中华眼科杂志，2008，44（8）：676-680.
6. 孙丰源，宋国祥，潘叶，等. 眼眶爆裂性骨折患者的手术疗效分析. 中华眼科杂志，2002，38：648-650.
7. Ellis E，Tan Y. Assessment of internal orbital reconstructions for pure blowout fractures：cranial bone grafts versus titanium mesh. J Oral Maxillofac Surg，2003，61：442-453.
8. Go JL，Vu VN，Lee KJ，et al. Orbital trauma. Neuroimaging Clin N Am，2002，12：311-324.
9. Gewalli F，Sahlin P，Guimaraes FJ，et al. Orbital fractures in craniofacial trauma in Goteborg：trauma scoring，operative techniques，and outcome. Scand J Plast Reconstr Surg Hand Surg，2003，37：69-74.
10. Fini G，Frontero L，Cascino F，et al. Fronto-orbito-zygomatic trauma with eyelid involvement. J Craniofac Surg，2011，22（4）：1287-1293.
11. He D，Li Z，Shi W，et al. Orbitozygomatic fractures with enophthalmos：analysis of 64 cases treated late. J Oral Maxillofac Surg，2012，70（3）：562-576.
12. Rosado P，de Vicente JC. Retrospective analysis of 314 orbital fractures. Oral Surg Oral Med Oral Pathol Oral Radiol，2012，113（2）：168-171.
13. Shelsta HN，Bilyk JR，Rubin PA，Penne RB，Carrasco JR. Wooden intraorbital foreign body injuries：clinical characteristics and outcomes of 23 patients. Ophthal Plast Reconstr Surg，2010，26（4）：238-244.
14. Théaudin M，Saint-Maurice JP，Chapot R，et al. Diagnosis and treatment of dural carotid-cavernous fistulas：a consecutive series of 27 patients. J Neurol Neurosurg Psychiatry，2007，78（2）：174-179.

# 第三篇　眼前段外伤

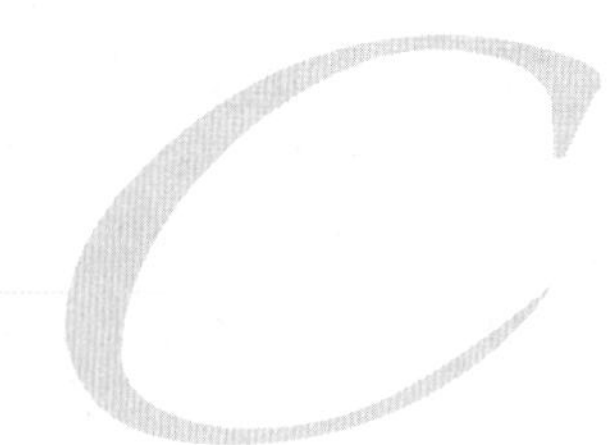

## 第一章　角膜外伤

### 第一节　概　　述

**（一）眼组织外伤修复的基本病理过程**

眼组织损伤后和机体其他部位一样，也要经历炎症、增殖、瘢痕修复三个基本的病理过程。只是眼组织结构的特殊性决定了修复方式的特殊性。比如透明角膜经历机械损伤后以不透明的角膜白瘢方式修复。经历严重化学烧伤或热烧伤后会以广泛瘢痕血管化形式修复，给进一步的角膜移植手术创造了巨大的难题。伤及玻璃体和视网膜的穿通性眼外伤得不到及时恰当治疗，会采取增生性玻璃体视网膜病变（Proliferative vitreoretinopath，PVR）的异常修复方式，从而给伤眼带来灾难性的后果。

**（二）机械性眼球外伤的术语、定义、分类和分区（terminology and classification and system for mechanical injury in eye(Ball)）**

目前，国际上已基本接受了1996年由美国“伯明翰眼外伤命名”（The Birmingham Eye Trauma Terminology BETT）倡导的分类。

机械眼球伤分类方框图

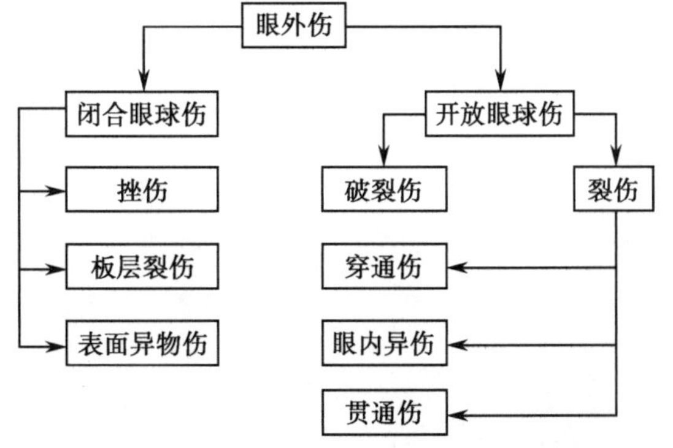


这个分类是以眼球作为参照组织，把球壁限定为角膜和巩膜。凡是球壁全厚完整性发生破坏划入开放眼球伤；球壁损伤未达全厚划归闭合眼球伤。上图的方框中每种损伤类型的术语和定义列入表11-3。

**表11-3　机械性眼球外伤分类的标准表述术语及其定义**

| 损伤类型 | 定义 |
|---|---|
| 闭合眼球伤 | 眼球壁无全厚伤口 |
| 开放眼球伤 | 眼球壁有全厚伤口 |
| 破裂伤 | 眼球壁全厚伤口，由钝物致伤，损伤是由内向外的机械力致眼压瞬间增高所造成 |
| 穿通伤 | 眼球壁只有入口的损伤，不存在出口，通常由锐物致伤，倘有一个以上入口，应是由一个以上致伤物造成 |
| 球内异物 | 由入口进入存于眼内的异物 |
| 贯通伤 | 眼球壁2个全厚伤口（即有入口还有出口），通常由1个致伤物或飞行物致伤 |
| 表面异物伤 | 由致伤物引起的闭合眼球伤。异物位于结膜和（或）角、巩膜但未造成球壁全厚损伤，可由钝/锐物致伤，也可为两者 |

因为眼外伤的临床特征、预后和处理不仅与类型相关，而且与损伤的部位和范围相关，次年（1997）眼外伤分类小组（The Ocular Trauma Classification Group）又将“伯明翰眼外伤命名”的分类修订拓展为分类、伤后当时视力、相对的传入性瞳孔障碍和损伤分区4个变量作为机械眼外伤最初评价的描述指标（表11-4、表11-5）。

此分类系统虽是指伤后最初的评价描述，但由于最初检查信息的局限，可结合手术中所见和其他检查所见加以补充修改最初的记录。表11-4、表11-5中类型项下的混合损伤是指损伤存在多个损伤机制，比如爆炸伤眼，既有表面异物、眼内异物（锐性钝性物所致），同时又合并明显的由冲击波引起的脉络膜破裂和视网膜震荡伤，这样的损伤应判定为混合伤。

**（三）危险因素**

影响伤眼预后的主要危险因素是上述四个参数，即：眼外伤类型，如破裂伤、贯通伤预后更差；伤后最

表 11-4 开放眼球伤分类

| |
|---|
| A. 破裂伤 |
| B. 穿通伤 |
| C. 眼内异物伤 |
| D. 贯通伤 |
| E. 混合 |
| 伤后最初视力分级 |
| 1. 20/40(0.5) |
| 2. 20/50(0.4)～20/100(0.2) |
| 3. 20/100(0.19)～5/200(0.025) |
| 4. 4/200(0.02)～光感 |
| 5. 无光感 |
| 传入性瞳孔障碍(relative afferent pupillary defect, RAPD) |
| 阳性:伤眼传入性瞳孔障碍存在(光照伤眼时对侧眼无瞳孔收缩反应) |
| 阴性:伤眼传入性瞳孔障碍不存在(光照伤眼时对侧眼瞳孔缩小) |
| **开放眼球**伤分区(图 11-39) |
| Ⅰ:局限于角膜(包括角巩缘) |
| Ⅱ:角巩缘至角巩缘后 5mm 巩膜 |
| Ⅲ:5mm 以后的巩膜 |

注:视力检查采用 Snellen 视力表 6m 距离,或 Rosenbaum 近视力表(需要时需用矫正或孔镜),括号内是笔者标注的大约相当于标准视力表的视力。光感检查采用亮的光源(间接镜的光源)

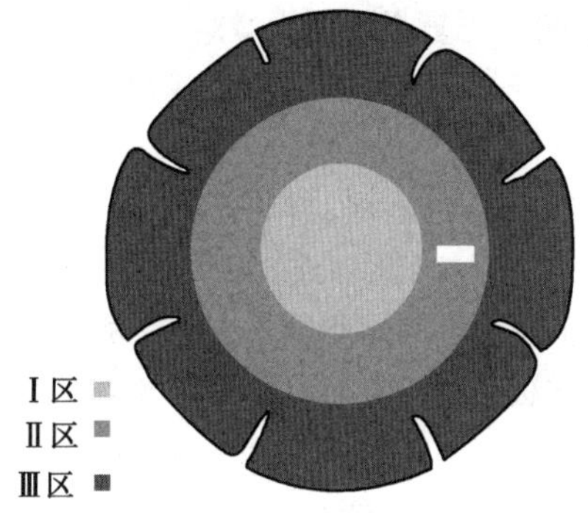

图 11-39 开放眼球伤分区

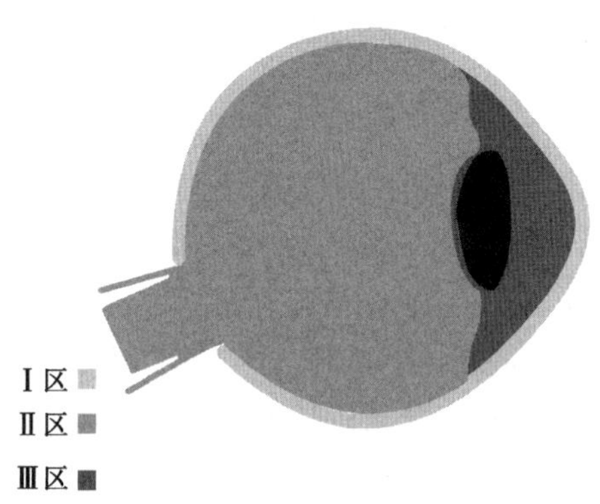

图 11-40 闭合眼球伤分区

表 11-5 闭合眼损伤分类

| |
|---|
| A:钝挫伤 |
| B:板层裂伤 |
| C:表层异物伤 |
| D:混合伤 |
| 伤后最初视力分级: |
| 1. 20/40(0.5) |
| 2. 20/50(0.4)～20/100(0.2) |
| 3. 20/100(0.19)～5/200(0.025) |
| 4. 4/200(0.02)～光感 |
| 5. 无光感 |
| 传入性瞳孔障碍(relative afferent pupillary defect) |
| 阳性:伤眼传入性瞳孔障碍存在(光照伤眼时对侧眼无瞳孔收缩反应) |
| 阴性:伤眼传入性瞳孔障碍不存在(光照伤眼时对侧眼瞳孔缩小) |
| **闭合眼球**伤分区(图 11-40): |
| Ⅰ:浅表(限于球结膜、巩膜和角膜) |
| Ⅱ:前段(包括角膜内部、晶状体后囊、睫状突但不包括扁平部的前段结构) |
| Ⅲ:后段(晶状体后囊以后的所有眼内结构) |

初视力,伤后视力越差预后也越差,伤后无光感(5 级)预后最差;RAPD,伤后相对的传入性瞳孔障碍阳性预后差;受伤分区(部位),受伤分区级别越高(部位越靠后或越深)预后越差。除此之外,伤口超过 10mm、异物大于 6mm、伤后视网膜脱离的存在,增生性玻璃体视网膜病变(proliferative vitreo-retinopathy, PVR)的发生、晶状体的被逐出,感染性眼内炎的发生也被认为是伤眼预后不良的危险因素。

## 第二节 角膜擦伤和角结膜异物

### (一)角膜擦伤

角膜擦伤可由手指、指甲、硬毛巾、办公用纸、不恰当的异物清除、不适当的角膜接触镜等引起。表现疼痛、流泪、异物感。检查发现角膜上皮的缺损或糜烂。需要与单纯疱疹病毒性角膜炎和角膜浸润(溃疡)相鉴别。治疗主要是抗生素眼膏和润滑剂。胶原膜可促进上皮愈合但患者常不易耐受。角膜接触镜不一定采用,如果应用,应使用抗假单胞菌属(如铜绿假单胞菌)的药物(如妥布霉素眼膏)。眼部加压包扎不一定采用,尤其是由接触镜所致的擦伤不能采用,因为有可能促进感染。

（二）外伤后复发性角膜糜烂

可在角膜擦伤后数周、数月或数年后发生，甚至患者本人回忆不起有过受伤的经历。发作常在凌晨或夜间睡醒时发生。剧痛、异物感、流泪。客观检查可有角膜上皮的粗糙、水肿或真正的上皮糜烂不等。有时患者的主观感觉与客观检查所见不成比例。但用裂隙灯后照方法仔细检查可发现角膜的微细改变。角膜上皮松弛地附着在基底膜和Bowman层可在急性发作时或在两次发作期间发现。急性发作时，病变区域角膜上皮堆积。荧光染色不是一片上皮裸露区，而是荧光素在该区的积聚。基底膜的缺失和上皮与基底膜半桥粒附着不良是外伤性复发性角膜糜烂发生的机制已被证实。

保守治疗包括无防腐剂的润滑剂频繁点眼，抗生素眼膏置结膜囊，高渗盐水（5%氯化钠）点眼等治疗达半年至1年。严重的病例可能需要用40%葡萄糖眼膏涂结膜囊。顽固的病例采用前实质层微针刺（anterior stromal micropuncture）治疗可能奏效。方法是用25号针头针尖弯曲，在病变区域内做散在点刺，深度到达实质浅层为度。目的是促进上皮和基底膜、Bowman层微瘢痕的形成，促进修复。

（三）结膜异物

有些结膜异物的隐匿性大，特别是上下穹隆的异物和透明的异物不易发现。当患者有明确病史，并有明显的异物感时要充分暴露上下穹隆认真检查。昆虫异物可引起显著的结膜水肿，异物清除后应给予局部抗过敏药物治疗。

（四）角膜异物

角膜异物在裂隙灯下不难发现。重要的是摘除时的无菌操作和异物清除后的预防感染。角膜深层部分进入前房的异物通常要在手术显微镜下联合前房内的辅助操作摘除异物。不可在裂隙灯下勉强操作，以防并发症的发生。

## 第三节　手术性外伤

（一）内眼手术所致的角膜上皮改变

可见于以下情况：手术器械的损伤；术中的过度冲水；术前局部过度应用眼药（包括它们的防腐剂）的毒性作用；面部皮肤消毒剂的误入结膜囊的损伤。手术后患者异物感，畏光，明显影响视力。往往对角膜上皮影响视力估计不足，而对基质的水肿和瘢痕的视力影响估计过高。

（二）内眼手术中的Descement膜改变

由于Descement膜的弹性可被牵拉变形，当基质吸水体积增加时Descement膜就会弯曲变皱，临床叫线状角膜病变。Descement膜脱离是由于手术器械或人工晶状体刮蹭引起或由于液体误注入Descement膜和基质之间引起。导致基质水肿和相应部位的角膜大泡。Descement膜脱离通常用前房注气的方法复位，发生移位时可能需要手术缝合。

（三）内眼手术的角膜内皮改变

引起角膜内皮改变可能有多种因素。Fuchs角膜营养不良，即使是顺利的手术也可能发生术后角膜水肿。前房内手术器械的损伤和超声乳化热传导可损伤内皮。囊内摘除或囊外摘除破囊玻璃体与内皮的接触也可损伤内皮。不良的灌注液和保存液误入前房，浓度不当的缩瞳或散瞳剂等均有可能损伤角膜内皮。预防是主要的。如有玻璃体的问题需要行前部玻璃体切除术。长期不能逆转的角膜内皮失代偿须行角膜内皮移植或穿透的角膜移植手术治疗。

## 第四节　角巩膜裂伤

### 一、病史、检查和评价

角巩膜裂伤属眼前部穿通性眼外伤。在机械性眼球伤大分类中，是开放性损伤。在亚分类中属于裂伤的一种类型，通常由锐器或高速飞行物致伤。眼前节穿通伤严格说来是指角膜、角巩缘和前部巩膜裂伤。不包括巩膜的破裂伤（是与裂伤并列的类型），它通常由钝物致伤，是眼压骤然升高而致球壁破裂，与裂伤有本质的区别。

穿通伤（penetrating injury）这个名词的含义需要与贯通伤（perforating injury）加以鉴别。穿通的本意是致伤物进入（pass into）某种组织，而贯通的意思是致伤物穿过（Pass through）某种组织。但具体到眼球各组织时就有一个相对于哪个具体组织的问题。比如异物穿过角膜滞留前房，就应当是贯通了角膜而穿通了眼球。如果把整个眼球作为参照组织，则一个致伤物必须造成既有入口又有出口的损伤才能称之为贯通伤。

眼球穿通伤患者如果合并全身其他部位的损伤，在进行眼科评价和处理之前，必须先除外有威胁生命其他部位损伤。

穿通伤的病史询问包括受伤环境、时间、眼内异物的可能性质、眼防护是否应用、以前曾经的处理。眼科的病史包括屈光状态、过去的眼病、近期接受的眼科治疗、以前手术史。过去史包括过去的全身疾病、近期的药物治疗、药物过敏史、HIV和肝炎感染的危险因素等。

眼科的检查核心的内容是获得前述的四个重要参数，即视力、传入性瞳孔障碍、损伤类型和损伤部位(分区)。视力检查尤其是光感的检查必须反复进行，由于遮挡健眼不严密或由于患者在应激状态的心理暗示作用，假阳性和假阴性的结果时有发生。然而伤后视力对判断伤情和预后是最靠得住的指标。需要注意的是传入性瞳孔障碍的检查。通常光照伤眼很难观察到伤眼的直接光反应，常常是光照伤眼观察健眼的间接光反应。但伤眼通常对光的敏感度显著下降，光的微弱变化先引起健眼的直接光反应，使判断发生困难。临床实用的方法是用一张全黑的X线胶片卷成一个圆桶制成一个简单的遮光筒，固定在电筒的头端，检查时把圆桶的另一端密闭与伤眼眶缘接触达到不漏光的程度，然后反复开闭电筒的光源，另用一弱光源(以能观察到瞳孔反应为度)从侧面持续提供观察照明，当光照伤眼时观察健眼的瞳孔反应，并反复测试。这样可比较准确地判断出伤眼的传入性障碍的有(阳性)或无(阴性)。确切的传入性瞳孔障碍测试结果甚至比模棱两可的视觉电生理检查更具可信度。损伤类型和部位有时在外伤手术处理前的评价时不能确定或需要修正，这种情况须在手术记录中加以补充。前节的外伤检查重点是裂隙灯显微镜检查。养成从前到后从外向内、从整体到局部、不遗漏任何组织的专业素养是作出全面、系统评价的基本保证。另外，在晶状体发生完全混浊和玻璃体积血弥散之前散瞳间接检眼镜检查眼底，可能发现辅助检查难以获得的直接体征。直接观察到的体征的可靠性是辅助检查的阳性发现无可比拟的。在屈光间质混浊的情况下，超声波检查、CT、UBM是重要的辅助检查方法。比如CT对确定眼内金属异物有决定性意义，也是其他方法难以替代的方法。当然，在眼球壁开放的情况下，超声波、巩膜外加压、房角镜检查是禁忌的。

## 二、修复原则

角膜、角巩缘和巩膜裂伤的手术修复，原则上，一是封闭眼球与外界相通状态，恢复眼球的密闭环境；二是尽可能地保存视功能；三是在最初修复手术中尽可能消除未来威胁眼球结构和视功能的潜在危险因素。具体地说，外伤修复手术应遵循以下原则：

1. 显微手术原则。即在可能的情况下尽可能采用显微手术处理眼球的外伤。

2. 要将显微手术的成就、基本概念、基本技术引入外伤的处理。比如不同角膜裂伤后的屈光变化规律；缝合以后的变化规律；不同类型的角膜伤口的缝合方法。黏弹手术技术的应用。虹膜脱出的处理方法。术毕即时形成前房，恢复眼压。外伤性白内障的处理原则。人工晶状体的手术适应证等。

3. 充分估计到外伤眼的复杂性。外伤波及的范围往往比表面看到的广而复杂。不仅要在术前做仔细的评价，而且要在手术中边处理边探查，及时消除隐患。

4. 与计划性手术不同，外伤修复手术还必须特别掌握伤道部位的处理方法。局限于角膜的伤口，在完成修复手术时应当使虹膜、晶状体囊膜、玻璃体组织与伤道内口完全脱离联系，否则修复远期粘连性角膜白斑就在所难免。术毕即时形成前房是预防的重要措施。

角膜缘和前部巩膜裂伤(相当于开放Ⅱ区损伤)，伤道内部往往是凝血块、玻璃体组织、晶状体囊膜组织、葡萄膜组织的复合体。在外伤修复的过程中又加入纤维细胞和新生血管的成分。这里是外伤事件的中心部位也是伤道自然瘢痕愈合引起严重并发症的祸源，因此就是手术处理的关键所在。这些严重并发症包括：后来形成的大面积粘连性角膜白斑、由于广泛的房角闭锁发生的继发青光眼、在儿童伤眼还会导致角巩膜葡萄肿或“牛眼”、伤道两侧翼睫状上皮脱离引起的低眼压、牵引性视网膜脱离等。理想的处理结果应当是廓清伤道与周围组织的联系。具体包括：彻底切除伤道内口处的血块和嵌塞的组织。切断虹膜组织与伤道的联系，开放伤道两侧的房角隐窝。充分清除伤道处虹膜后间隙的出血块、晶状体囊膜和玻璃体组织。有时为了给后来植入人工晶状体创造条件，可以保存部分晶状体囊膜资源，但务必将晶状体物质清除彻底。伤道两侧的睫状体内面的出血和玻璃体也需要彻底切除。最为重要的是伤道后面的玻璃体要细心切除彻底，使伤道与视网膜完全断绝联系。必要时在伤道附近的锯齿缘后视网膜进行预防性光凝。达到这些理想处理结果的途径是实行闭合式玻璃体切割手术。因为要达到手术目的需要玻璃体切割器、眼内照明、斜面镜的观察、巩膜外加压等辅助设备和措施，甚至需要激光器。但这样的手术操作在急诊伤口修复时难以一次完成，需要另行择期实施后续的玻璃体手术治疗，只是手术不应旷日太久，应在伤后2周内进行。在上述伤处的隐患未除就盲目地实施人工晶状体植入甚至是角膜移植等手术显然是不恰当的。

(马志中 蔡用舒)

## 主要参考文献

1. Kuhn F, Morris R, Witherspoon D, et al. A standardized classifaication of ocular trauma. Ophthalmology, 1996, 103: 240-243.

2. Pieramici DJ, Sternberg JP, Aaberg STM, et al. A system for classifying mechanical injuries of the eye (Globe). Am J Ophthalmol, 1997, 123: 820-831.

3. American Academy of Ophthalmology. Basic and clinical science course Section 8: External disease and cornea. 2005-2006.

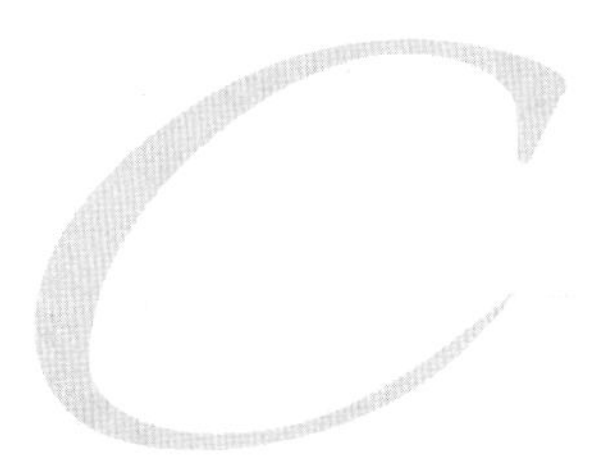

# 第二章
# 虹膜及睫状体外伤

虹膜是眼内最前部的葡萄膜组织，厚薄不一，最厚处为瞳孔缘，有瞳孔括约肌存在，宽约 0.8～1.0mm；最薄处为虹膜根部，可以只有一层色素上皮，因此特别脆弱。眼球遭受挫伤时，击力由前向后，眼球中部直径扩大，以角巩膜环最显著，所以虹膜根部容易发生断离。在虹膜小环及根部都有许多隐窝。虹膜虽是一个主要由血管构成的组织，但是剪除一片虹膜并不引起出血，因为正常的虹膜血管能够收缩。虹膜基质内含有大量的纤维组织。在外伤后诱发外伤性虹膜睫状体炎，组织修复能力也有限。

## 第一节　虹膜挫伤

### 一、外伤性瞳孔缩小

不论是角膜钝挫伤或角膜穿通伤后，都可以立即发生痉挛性瞳孔缩小，为时很短，但亦有时间较长者。其发生原因主要是分布在瞳孔缘、支配瞳孔括约肌的副交感神经纤维被刺激所致。近年来认为眼前节组织受伤后所产生的前列腺素亦与此有关。

治疗的方法，一是滴阿托品液，每日 2 次；二是滴吲哚美辛花生油剂，每日 4 次。

### 二、挫伤性虹膜炎

眼球挫伤后，伤眼视力减退、怕光，裂隙灯下房水闪光阳性，有浮游细胞，有纤维素，角膜后壁有灰色点状沉降物。前房角镜检查，在前房角处，特别是小梁网的表面，可以看到细胞、纤维素及残渣。挫伤性虹膜炎的产生，有人认为是由于虹膜被刺激后，细胞代谢作用紊乱，释放出组织胺类物质，继之毛细血管扩张，充血，渗透力增加。近年来认为与伤后房水内前列腺素增加有关。

治疗：皮质类固醇作滴眼剂及结膜下注射，滴散瞳剂，滴吲哚美辛花生油制剂于结膜囊内。眼压升高时可口服乙酰唑胺。

### 三、外伤性瞳孔散大（虹膜麻痹及睫状肌麻痹）

多由挫伤引起，最初有外伤性瞳孔缩小，很快即出现瞳孔散大及调节麻痹，显示虹膜肌及睫状肌同时受累，但亦有仅累及虹膜肌者。瞳孔呈中度散大或不规则散大，直接及间接对光反应均减弱。这种现象有的为暂时性，有的可以永久存在。恢复的时间依据伤轻重不等。轻者 2 个月，重者 2 年。有的终身比对侧瞳孔大。虹膜组织可没有显著的损伤痕迹，说明可能是压力波的冲击力量在挫伤时增加，导致穿过虹膜组织的神经受损，也可能是挫伤后对组织引起的机械性撕裂，裂隙灯下，可以看到瞳孔括约肌有小的撕裂，严重者瞳孔呈 D 形。

处理对症：伤眼有灼目引起的不适感，可以戴太阳镜。

## 第二节　虹膜裂伤

### 一、瞳孔括约肌撕裂伤

瞳孔括约肌撕裂伤一般都很小，但比较常见，撕裂部位有的是在虹膜基质前层，上皮层保持完整；有的在虹膜后层，包括色素上皮层及瞳孔括约肌；有的是虹膜全层。第一类损伤，虹膜虽有小的缺损，但瞳孔边缘完整，瞳孔反应正常；第二类损伤，由于肌肉上的毛细血管受伤破裂，常合并有前房积血，利用透照法可以看见红光，瞳孔有永久性散大；第三类损伤的受伤部位较多，而且受伤处有的可以较大，容易看见。但瞳孔功能仅受伤处减弱，其余保持正常。

### 二、虹膜断离

虹膜断离是指虹膜根部与睫状体相连处分离。其发生机制：①由于挫伤时，眼球受压迫，扩大的角巩膜环与因括约肌痉挛收缩而被拉伸向前的虹膜之间，产生对抗作用，虹膜组织可以变得比原来更薄。②在解剖上，虹膜根部原来就很薄，有时可以薄到像一层上皮。虹膜在正常时具有一定弹性，以兔眼为例，将眼球打开，用力拉长虹膜，可以延伸到好几倍长而不发生断裂。但是患过虹膜睫状体炎的患者，虹膜出现了萎缩，虹膜即像破报纸一样，一碰就碎。③在眼球遭受挫伤时，房水受压力作用，从中央区冲向周边，根部组织当然受到很大的冲击，而这个部位恰好没有晶状体的支撑，抵抗力很小，这些机制的联合作用，往往导致虹膜根部与睫状体分离。

断离的范围一般很小，在裂隙灯或前房角镜下，虹膜周边可以看到一个新月形黑色裂缝，或者一个破绽，通过断离处能看到晶状体周边部或睫状突，甚至有玻璃体疝出。由于供应虹膜的血管受伤，前房内常伴有出血。断离区域小者可以无自觉症状，略大者可以使瞳孔变形，产生视觉混乱；更大者，可以形成第二个暗孔，造成单眼复视。

轻者可以休息及观察，不需特殊治疗，较重者可作虹膜切除术，将断离的虹膜变成一个区域性全虹膜缺损，更严重者，可作虹膜缝入巩膜术，作角巩膜球外切口，取虹膜将断离的虹膜牵拉至巩膜切开处，用10-0尼龙线在虹膜断离1mm处作褥式缝线，两个线头相距2mm，取巩膜钩将切口后唇提起缝针经过前房角，在角膜缘后1mm，斜行穿巩膜缝合固定之，两线头相距2mm。这样可使断离的范围减小，直至消失。Allen证实这种缝线，经过2年观察，无副作用。

### 三、外伤性无虹膜症

是指虹膜根部与睫状体连接处全部360°圆周完全分离，可见于伴有眼球破裂的严重挫伤，亦可见于穿通伤。前房充满血液，偶有玻璃体大量积血及晶状体脱位，甚至视网膜脱离。但亦有眼内组织损伤轻微者。

临床表现不一，前房积血吸收后，眼内呈黑色，一旦屈光间质变清澈，眼底将呈红色反光。少量虹膜可以仍附着在睫状体，但前房角镜下，脱离的虹膜，有的退缩至前房角，有的完全脱离，在下方的前层角内卷曲成一灰色小团，最后脱入玻璃体内。

这类患者，多数无视力，但偶亦有保存少许视力者，有严重怕光时，可配戴有小孔的染色眼镜。

### 四、虹膜外伤手术

脱出虹膜的处理　过去长期为脱出之虹膜还纳还是切除、保存虹膜的伤后时限及保留指征的争论，其实缺乏临床实际意义。脱出虹膜的弃留应依据病史提供的受伤环境，虹膜的缺血坏死情况，表面的污染程度，有无感染迹象（如脓苔的存在）和前房的情况来综合分析判断来决定。甚至经常是在手术显微环境下，充分清理完伤口后方能决定。更可能是在术中随着手术的进展情况来改变原来的想法。有时本来想切除的虹膜术中会发现可以保留，而表面看来尚堪保留的虹膜，术中会发现应被切除。

决定保存的虹膜组织的处理应掌握以下要点：脱出的虹膜表面几乎无例外地粘着一层纤维素渗出膜，借此膜使虹膜组织与伤口牢固粘连，如果不将此膜剥除，则还纳虹膜困难。剥除的方法是用冷平衡盐液反复冲洗表面，使膜与角膜上皮的粘连首先松动，然后用无齿镊掀起松动的纤维膜由虹膜表面剥下。剥除此膜后如有小出血点发生则证明虹膜有血运存在。堪用的虹膜应是饱满和水肿状态的，而那些色深、萎陷、完全失去了弹性、轻轻一触便大量色素脱失的虹膜是无法保存下来的。纤维素渗出膜的清除也是虹膜与伤口创面分离所需要的，接着才可能利用黏弹物或器械帮助将虹膜复位。需要时，前房闭合注吸系统会给虹膜的复位带来帮助。因为在前房维持形成的情况下更便于虹膜的操作。在合并有玻璃体脱出的情况下，需要前部玻璃体切割设备的帮助，这不仅对手术即时整复虹膜组织是必需的，而且对解除虹膜组织与前部玻璃体的联系，防止后来发生前部PVR导致牵引性视网膜脱离也有重要的潜在价值。虹膜复位，创口缝合以后即时形成前房是白内障显微手术的重要成就，现已被大多数医师在外伤处理方面所采用。那种缝完伤口等待前房自然形成的古老办法已基本上被废弃，但在临床上仍不少见到。即时形成前房不仅可以即时检验伤口的密合性，更重要的是使虹膜完全离开伤口，防止了更大的粘连性角膜白斑的形成，也为以后的人工晶状体植入等视功能恢复手段创建了更优良的条件。

外伤性虹膜根部离断治疗方案及原则：

1. 患者无单眼复视或明显的灼目主诉时可不必做手术处理。

2. 当有明显单眼复视或灼目症状时可行虹膜根部离断缝合修复术。

3. 当合并广泛的房角后退等损害时，应随访眼压达6个月以上。

4. 当合并低眼压时，应仔细检查房角及UBM检查以确定可能合并的睫状体解离。

## 第三节　外伤性睫状体解离

眼球挫伤的钝性外力经房水传导到房角组织导致睫状体前缘损伤，可有两种情况：如果睫状体纵行纤维的前缘与其附着的巩膜突分离称之为睫状体解离

(dialysis of ciliary body)。使前房间隙与脉络膜上腔相沟通，房水经此间隙直接流入脉络膜上腔，而造成低眼压一系列症状体征。如果环状肌及放射形肌的纤维与纵行肌的纤维分离（睫状体自身撕裂而不是与巩膜相分离）导致前房角后退。

**【临床表现】** 一般由眼钝伤引起。常常在伤后早期有前房积血的历史或检查时合并虹膜根部的离断。合并有晶状体脱位和半脱位的情况也不少见。临床上常常是在前房积血吸收后持续低眼压，并常有虹膜根部离断存在。主要表现为视力下降，有时用凸透镜矫正可提高视力。前房变浅。眼压一般低到正常低线以下。黄斑水肿，视乳头充血或水肿，视网膜血管迂曲扩张，视网膜组织皱纹。过去是较难确定诊断的疾病，必须通过仔细的房角镜检查发现睫状体解离裂隙时方能确定诊断。自从UBM成为常规诊断手段以来，诊断变得容易得多。

**【诊断要点】**

1．眼球钝伤后的持续低眼压，常合并前房变浅。

2．视力下降。

3．房角检查中发现睫状体前缘与巩膜突出之间解离的裂隙。

4．UBM检查显示睫状体脱离并可直接发现睫状体与巩膜分离的裂隙。

5．黄斑水肿、视乳头水肿等低眼压眼底改变。

6．OCT可以提供黄斑水肿和视乳头水肿的客观依据，并作为临床随访的主要依据。

**【治疗方案及原则】**

1．激光光凝 实用于睫状体解离裂隙很小，如针孔大或裂隙很窄的病例。有时，UBM提示明确的睫状体脱离，眼底也有显著的低眼压改变但房角找不到明确的睫状体解离裂隙，在这种情况下，也可在房角的可疑区域进行激光光凝，往往可以奏效。其次，激光光凝也可作为手术以外的补充治疗。

2．冷冻和电凝 经板层巩膜外的单纯冷冻和电凝目前已不太使用，因为治疗效果可靠性较差，但常常作为睫状体缝合手术的联合措施，可提高缝合手术的成功可能。

3．睫状体缝合手术 睫状体解离范围较大，裂隙宽的病例主要通过手术方法加以治疗。术前和术中的睫状体解离部位的确立和手术缝合范围的确定是手术成功的重要前提。在前房很浅和极度低眼压的病例术前一般房角镜检查较难发现和评价裂隙范围，通常需要在手术中使用黏弹剂加深前房并提高眼压后，在手术显微镜下观察房角方能得到更为满意的检查效果。手术方法经过多年的改革已有多种改良的手术方式出现，具体的术式可以依术者的熟练方式而定。我们通常采用的手术方式是房角镜直视引导下的缝合方法。手术只延角膜缘切开球结膜，不做巩膜瓣。前房穿刺注入黏弹剂加深前房提高眼压后，用消毒的房角镜或三面镜的舌状镜在显微镜下作房角观察。在发现睫状体裂隙处，巩膜外标志。利用10-0 Prolene缝线，铲形针垂直刺入巩膜（角膜缘后1mm），以钩住解离睫状体组织的动作前行进针，再经巩膜出针。在拔针前，用房角镜观察确认是否缝针带上了睫状体组织。确定无误后再拔出缝针。出针后沿原路返回缝合，于原进针口附近出针打结。如此反复，直到将全部解离口全部缝合。这种缝合方式封闭解离口准确，手术程序简化，确定手术范围机动。尤其应对那些可疑的部位有优势。不论采用何种手术方式，基本原则是将解离的睫状体牢固地固定在巩膜内面发生粘连，并将所有可能漏液的部位加以包围封闭。

4．一次手术治愈者，术后应定期随访眼压和视野。一次手术眼压依然不能回升者应反复进行房角镜和UBM检查，微小的遗漏部位可用激光光凝补充治疗。但常需要二次甚至多次手术修复。

5．手术成功封闭裂隙后，通常会发生手术后的高眼压。需做对症处理。眼压会逐渐转至正常水平。但应特别注意的是需要眼压的长期随访，因为这些伤眼通常都合并广泛的房角损伤。

## 第四节 外伤性前房积血

**【临床表现】** 有钝物打击眼球历史，伤后视力显著下降。眼压可升高或降低。如前房积血未完全充满前房，则出现红色血性液平。如有继发青光眼发生则患眼剧痛，并可有呕吐等消化道症状。前房积血长时间不吸收并合并顽固的继发青光眼时会引起角膜血染。有少数病例在原发出血后的3～5天会发生继发出血，通常继发出血量大，更易发生继发青光眼和角膜血染。前房积血常常与虹膜根部离断合并存在，出血未吸收之前不易发现。

Shingleton将外伤性前房积血分为5级：

裂隙灯显微镜下出血：前房无液平，仅裂隙灯下见前房内红细胞浮游。

Ⅰ级：积血＜1/3前房

Ⅱ级：占前房1/3～1/2

Ⅲ级：占前房1/2以至近满前房

Ⅳ级：满前房（或形成“黑球”）

继发出血通常发生在伤后3～5天，因此在原发出血吸收以后万不可令患者麻痹大意，嘱患者限制活动和避免揉眼达7天以上。

**【诊断要点】**

1. 眼部钝伤历史。

2. 前房积存不同程度的红色血性液平或凝血块或“黑球”。

3. 可有继发青光眼发生。

**【治疗方案及原则】** 支持治疗及药物治疗包括：

1. 限制活动。

2. 头部抬高30°。

3. 必要时行实验室检查，除外与止血、凝血有关的疾患。

4. 不含阿司匹林药物。

5. 皮质激素眼液点眼。

6. 睫状肌麻痹剂。

7. 止血剂，以抗纤溶制剂如氨基己酸为首选。

8. 原发出血吸收后，仍应限制活动到伤后7天，以防再出血发生。

**【前房积血的手术处理指征】** “黑球”发生者应立即决定手术处理，不论眼压水平。因为这种病象意味着房水停止循环，血块与角膜内皮密接使细胞呼吸发生障碍，有损伤内皮的高度潜在性。除此之外，以下情况应考虑手术：

1. 眼压　眼压 > 50mmHg，持续5天；眼压 > 35mmHg，持续7天；伤前有青光眼或缺血视神经病变历史者更应提前。

2. 角膜血染　有角膜血染的早期体征或出血在Ⅳ级，眼压25mmHg以上达5天以上，或怀疑有内皮功能障碍者（如上皮水肿、实质增厚）。

3. 前房内成形血块不吸收超过10天，房角周边粘连或积血满前房达5天以上。

4. 血影细胞继发青光眼发生。

**【前房积血手术处理】** 包括前房穿刺术、前房冲洗和成形血块清除术。前房穿刺术对于前房游离积血几乎没有必要，而对于全部凝固积血又很难奏效，只适用于那些前房存有不凝成分，而且眼压极高，光感消失，又有复杂操作会有再发出血可能的伤眼。

一般的情况应采用前房冲洗术，当代的手术已很少采用单针注水方式的冲洗。多采用注吸功能的系统来完成手术，因为兼有注吸可以维持眼压和前房的稳定，不仅可以防止再出血而且在清除疏松的血块方面也更容易。

固体血块的清除则单纯采用注吸方式不易奏效，需要配合切除功能，通常要在角膜缘先预置一个灌注钝针建立灌注后另在角膜缘选一切口，玻璃体切割头进入前房进行边吸边切操作。有人建议用组织型纤溶酶原激活剂帮助清除血块。

合并继发青光眼的前房积血吸收后，高眼压常常非常顽固而难以控制。迫使人们容易做出错误的决定。即在早期实施小梁切除、引流阀植入以及睫状体光凝等手术。这样的手术处理不仅难以成功，更重要的是，这个时候房角的最终修复状况尚未确定。房角的代偿能力尚处于未知。因为房角组织的水肿、阻塞、损伤修复尚未完成。等到这些病理过程结束眼压可能恢复正常。在此期间（大约2个月）应采取对症性的降压措施治疗。等这些病理过程结束后，如果眼压依然不能控制正常才可按青光眼的诊疗原则处理。对于无青光眼素质的伤眼来说，视神经对高眼压的耐受性较强。

（马志中　蔡用舒）

## 主要参考文献


1. 赵家良. 眼科诊疗常规. 马志中. 角巩膜裂伤. 北京：中国医药科技出版社，2012.
2. American Academy of Ophthalmology. Basic and clinical science course Section 10：Glaucoma，1999-2000.
3. 张淑芳. 钝挫伤房角后退的临床研究. 中华眼科杂志，1985，21（1）：19.
4. 李志辉. 钝挫伤睫状体脱离的治疗. 中华眼科杂志，1985，21（1）：78.
5. Shingleton BJ. Hersh PS，Kenyon KR. Eye Trauma. St Louis：Mosby-Year Book Inc，1991.
6. Alfaro Ⅲ DV，Liqqett PE. Vitreoretinal surgery of the injured eye. Philadelphia：Lippircott- Raven Publishers，1999.

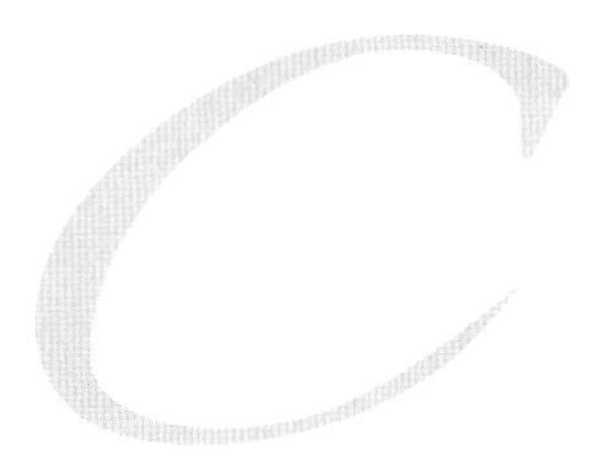

# 第三章 晶状体外伤

## 第一节　挫伤性白内障

### 一、Vossius 环

1903 年 Vossius 首先介绍，眼受挫伤后，在晶状体前囊上留下一个相当于瞳孔圈的棕红色色素环。

**【临床表现】** 在瞳孔区晶状体前囊上有一环形、分布不匀的棕色或紫铜色小点，环的直径约 1mm，愈向中心及外围色素愈少，瞳孔领域以外者必须散大瞳孔方可看清。裂隙灯下，晶状体前囊的色素环，系许多细小的棕黄色虹膜色素颗粒，呈单层排列，环呈断续状，有时宽，有时窄。受伤早期，色素环比较明显，年轻人比较容易出现，一般经过几周或几个月后，逐渐消失，亦有延续至几年者。视力预后良好。

**【发生原因】** 很可能是受伤瞬间瞳孔缘“印”在晶状体前囊上的痕迹。

### 二、外伤性播散型上皮下混浊

眼球挫伤力量很轻，但是在晶状体前部的上皮下可以发生许多散在的针尖样混浊，主要分布在中心部或赤道部，可以呈大片扩散，也可以是小区域。伤后几天或几周即消失，偶有持续很久者。由于晶状体上皮的不断生长，后一类混浊逐渐被移向深层，裂隙灯下，根据混浊所在深度，即可以估计受伤的时期。

晶状体挫伤后出现的上皮下混浊，可以是分散的小点，也可以是丝状或羽毛状，可以见于挫伤后几小时，也可发生在伤后 1 周或数周。视力良好。

### 三、外伤性玫瑰花状混浊

外伤性玫瑰花状混浊是一种上皮下晶状体混浊。可以位于晶状体前极，也可位于晶状体后极区，前者由挫伤引起，后者常见于小而轻的穿破伤，如针刺伤、异物伤等。

临床上，这类病变可分为两期：

1. 早期　在晶状体前囊上皮下的纤维接合部位有许多小滴液体，从中轴向赤道部辐射，形成羽毛状混浊、有的每个晶状体纤维接合线均被累及，变成玫瑰花结形状，如果仅波及一部分，则是花瓣状，轻伤时能保持透明，几天或几周后水珠被吸收，混浊消失，但多数伤眼可留有永久性混浊。如果数量不多，不影响视力。但年过 45 岁之后，可以促使老年性白内障早期出现。

2. 晚期　主要见于挫伤后十多年，在皮质层或成年核内可以见到玫瑰花状混浊，它与晶状体前囊之间是透明的。Vogt 认为这是因为囊下的纤维仅有很轻微的损伤，如果玫瑰花状混浊位于晶状体前部，而且很稀薄，对视力的影响很小，患者可以没有感觉；如果很致密，视力就会受影响。

### 四、弥散性挫伤性白内障

挫伤引起的晶状体弥散性白内障，除非合并有囊膜破裂，一般少见。囊膜破后，房水被吸收，很快混浊扩散，产生白内障，裂伤小者，最早是由纤维素封闭，以后有上皮长入、裂口大者，混浊发展很快，纤维肿胀，从裂口突出。或入前房，或入玻璃体腔，最后可以坏死。与此同时，晶状体囊的上皮细胞不断增生，企图覆盖破裂的晶状体，不仅长入晶状体前囊，亦可见于玻璃体前面及悬韧带。

年轻患者，白内障可以被吸收，只留下晶状体囊，老年患者，可以并发虹膜炎及青光眼，时期长久之后，眼球组织可以出现退行性改变，偶尔可见钙化或骨化现象。

## 第二节　晶状体脱位

眼球突然遭受钝挫伤后，压力迫使眼球变形，眼球中间段的水平直径扩大，房水冲击晶状体，随后，由于反弹力作用，玻璃体回跳冲击晶状体，如此晶状体前后部反复震动，将晶状体悬韧带扯断，引起晶状体半脱位或完全脱位，前者是部分脱离原位，后者是完全脱离原位。这与挫伤力量的大小，作用的方向，悬韧带断裂的数目及断裂的部位，有时呈全相关，有时则不相关。挫伤力大的，可以将晶状体悬韧带完全断裂，晶状体完全脱位，有的向前脱入前房；有的向后脱入玻璃体腔内；或嵌在巩膜与睫状体之间；眼球破裂者可脱入眼球筋膜下，球结膜下，甚至脱出眼球之外而丢失。

### 一、晶状体全脱位

1. 晶状体脱入前房　晶状体一旦脱入前房，可以翻转180°，后面对着角膜。在前房内晶状体可以保持透明，有的几乎占据整个前房；亦有沉于前房偏下部位者，有如1滴油珠，边缘显闪闪金光。虹膜被推向后，前房加深，瞳孔因有痉挛性收缩而变小，可以导致虹膜睫状体炎及急性青光眼等并发症。

2. 晶状体脱入玻璃体腔内　伤眼变成无晶状体眼，产生无晶状体眼的各种症状，如前房变深，虹膜震颤，玻璃体突出于前房，视力下降。晶状体在玻璃体内，早期尚可活动，时期久了，常被固定于下方，眼底检查可以看到发灰的边缘，主要并发症有因瘢痕牵引产生的视网膜脱离；晶状体循视网膜裂口进入视网膜间隙；晶状体前囊上皮变性，晶状体完全混浊，甚至过熟而出现晶状体过敏性眼内炎及晶状体溶解性青光眼，这种情况与针拨白内障完全一样，但是针拨白内障的眼球没有很重的外伤史。

3. 晶状体全脱位嵌于巩膜伤口　眼球遭受严重挫伤后，眼球破裂，晶状体脱出，有的进入前房，有的部分嵌在巩膜裂口内或角巩膜缘处的裂口内，球结膜下肉眼可以看到嵌顿的晶状体及角巩膜缘或巩膜裂开的伤口。

4. 晶状体脱入球结膜下　晶状体脱出眼球外、存留于球结膜下，肉眼可以见到一个圆形隆起，巩膜有伤口，附近有出血，如果脱出于筋膜下，局部亦可见隆起及出血，眼压低，检眼镜检查瞳孔区无晶状体，视力下降。

5. 晶状体脱失　严重挫伤病例，晶状体完全脱位后，可以脱出到眼球以外；甚至丢失了，伤员尚不自知。新鲜病例，可以看到眼球破裂的伤痕及体征；陈旧病例，仅有外伤史，仔细检查，可以找到眼球破裂的伤痕。

6. 晶状体脱入脉络膜上腔　脱位的晶状体经解离的睫状体间隙进入脉络膜上腔。

### 二、晶状体不全脱位（半脱位）

1. 轻度半脱位　晶状体偏向一侧，一部分韧带断裂，一部分被牵引拉长，在瞳孔区尚看不到晶状体的赤道部边缘，前房深浅不一，晶状体脱位后向前方突出，该处虹膜随之膨起，前房变浅而悬韧带断裂部位，则虹膜下陷，前房变深，晶状体脱位部分之虹膜震颤。眼压开始时偏低，以后逐渐升高，产生继发性青光眼，如果有虹膜根部断离，在无虹膜处，裂隙灯下可以看到晶状体赤道部及断裂的晶状体悬韧带。患者自觉视力下降。

2. 重度半脱位　裂隙灯下，瞳孔略大但不圆，虹膜面一部分高，一部分低，前房深浅不一，瞳孔区内可见一弧形明暗相间两部分，明亮部分为有晶状体部分的屈光质的光反射，暗区为无晶状体部分。彻照法检查，有晶状体区发暗，无晶状体区显新月形红色。检眼镜检查，在一个瞳孔区可以看到两个视乳头，无晶状体部分，用+10D屈光度，可以看到无晶状体眼眼底，视乳头小，视网膜血管细，虹膜震颤，有晶状体部分呈常见眼底像。

半脱位的晶状体，常移向瞳孔的一侧，有时略显倾斜，如果插入玻璃体腔，可伴有少量玻璃体疝；如通过破裂的虹膜或散大的瞳孔，则可突入前房，视物先有视力减退或单眼复视，以后可产生白内障，常见的并发症有继发性葡萄膜炎、青光眼或视网膜脱离。

## 第三节　晶状体穿破伤

### 一、限局性静止性白内障

这是因小针、小刺或很小异物损伤晶状体所致，常见的有两型：一是晶状体前囊损伤；一是星形白内障。

1. 晶状体前囊损伤　前囊被刺破后，晶状体混浊稳定静止，没有进行性改变。这类损伤多见于虹膜部位。前囊伤口裂开，边缘外展，晶状体纤维有时呈蘑菇状，从此处进入前房，如果不再发展，变得静止。裂隙灯下，可见一个灰色圈环绕，表示有纤维渗出覆盖，随即形成瘢痕，前囊部位有许多放射牵引条纹。如果这种情况出现在后囊，损伤部位愈合后，呈一圆锥形突出，有囊或结缔组织遮盖。

2. 星形白内障（star-shaped cataract）或玫瑰花样白内障　多见于小的刺伤，如小针刺伤或小的异物伤，晶状体前囊被刺破后，很快即闭合，因此没有引起晶状体纤维层大片混浊，损伤虽在前囊，典型表现常在后极部。损伤呈轴性位，局限于一个平面，该处晶状体纤维连结线呈暗色，其羽毛状分支呈灰色，构成玫瑰花结形态。在各纤维之间有气泡，整个形态给人一种印象，似乎受伤处在晶状体囊上皮下各纤维之间有水积聚，此类玫瑰花结改变，在伤后几小时至几天内即出现，以后混浊逐渐缩小甚至不显，亦有永久存留者，但其形态则由星芒状变为花边状，最后变成许多小颗粒。

### 二、完全性外伤性白内障

晶状体被刺伤后，有的伤口立刻被遮盖封闭，仅在局部形成一个限局性静止性白内障。也可因周围组织影响，创口延迟闭合，甚至创口张开而不能闭合，局部混浊逐渐扩大，形成外伤性完全性白内障，临床上可见一致的弥漫性混浊。有的表现板层分离，晶状体纤维呈有层次而不规则的普遍性混浊；有的虽全部混浊，显微镜下却呈分叶状，有的因囊膜破裂，大量晶状体皮质脱入前房，可诱发过敏性葡萄膜炎，偶有发生交感性眼炎者，如果脱出的皮质阻塞瞳孔或前房角，还可以导致继发性青光眼。

晶状体囊破裂后，晶状体纤维可以不断吸收水分而肿胀、碎裂、变性、乳化，外观呈弥漫性浅灰色白色，手术切开囊膜，可见乳白色液体外溢。年轻人的晶状体内乳白色混浊水分，可以逐渐被吸收，全部晶状体组织被吸收，仅余囊膜，形成无晶状体眼；中年以上的人晶状体内乳白色浑浊可以存留，但将发生组织机化、结晶，甚至可以出现结石。

晶状体受伤后，组织被破坏，大部分丢失，仅余囊膜，有的尚并发有睫状体炎性渗出、外伤性出血、聚集在囊膜上构成机化组织及致密瘢痕，形成厚薄不一的膜，这即是残余皮质、结缔组织与囊膜的结合物，临床上称之为后发性白内障，又名膜性白内障。

外伤性晶状体混浊的另一后果，是产生环形白内障，又名 Sommering 环白内障，这是由于晶状体中央区受伤后，皮质及核发生混浊，这些混浊位于中央区者，大部被吸收，呈盘状透明区，但周边部者，被前后囊包绕，其中的上皮细胞继续增殖，在虹膜后形成一个哑铃状混浊。

## 第四节　晶状体外伤的处理

挫伤性白内障，多数为限局性静止型，对视力没有重大危害，角膜及角巩膜没有破裂，晶状体囊膜完整者，不需要手术，伤后可滴托吡卡胺散瞳，每日 2 次，保持瞳孔轻度散大，不发生虹膜后粘连；非甾体抗炎眼液可能有帮助，定期随访的目的是损伤晶状体自身变化；眼压和迟发的视网膜脱离。如果晶状体完全混浊了，再考虑手术。

伤后晶状体囊膜有较大裂口，晶状体皮质进入前房者，可立即行白内障冲洗吸出术。如有硬核，则应加大角巩膜缘切口娩出或采用超声乳化的方式摘除。合并开放性前节损伤的晶状体损伤，通常不会单纯损伤晶状体，往往合并虹膜脱出、玻璃体脱出等，处理损伤晶状体时应当常备玻璃体切割设备，采用前节显微手术的技术进行综合处理。在无法完全或部分保存的晶状体囊膜，应当在观察周边棱镜，巩膜外顶压和眼内照明的辅助下彻底清除残余囊膜以及与此相混合的玻璃体、出血、纤维素渗出物一道彻底切除。尤其是角巩膜伤道的内口处和睫状沟区域。并认真检查有无玻璃体基部和锯齿缘区的视网膜损伤。这对防止远期并发症的发生至关重要。

（马志中　蔡用舒）

### 主要参考文献

1. 赵家良. 眼科诊疗常规. 北京：中国医药科技出版社，2012.
2. 蔡用舒. 创伤眼科学. 北京：人民军医出版社，1989：235.
3. 郝燕生. 现代白内障囊外摘除及人工晶状体植入术. 解放军医学杂志，1989，14（1）：33.

# 第四篇　眼后段外伤

眼后段(posterior segment of the eye)通常是指晶状体后表面以后的眼球部分。其中包含的视网膜、黄斑、视乳头、脉络膜和玻璃体，为视觉功能的关键结构基础，这些结构的外伤因而也具有重要的临床意义。

根据国际外伤学会提出的分类法，眼的机械性外伤分为开放性和闭合性二大类。眼球的开放性外伤包括：眼球穿通伤(penetrating injury)，即锐器造成的眼球壁全层裂开；眼球贯通伤(perforating injury)，即一个锐器造成眼球壁有入口和出口的损伤；眼内异物伤(intraocular foreign body)，即进入眼内的异物存留及其造成的相应损伤；眼球破裂(rupture of the globe)，即钝器撞击或打击造成的眼球壁全层裂开。闭合性外伤由钝器打击所致，没有眼球壁的全层破裂。由于眼内异物伤有另一篇讲述，本篇介绍除异物伤之外的开放性和闭合性眼球后段损伤。

## 第一章　开放性巩膜外伤

按解剖部位对开放性眼球外伤进行分类，可依眼球壁全层裂开的部位分为角膜裂伤、角巩膜裂伤和巩膜裂伤。由于临床表现、处理和预后上的相似性，角巩膜裂伤通常也归入巩膜裂伤(图 11-41)。20 世纪 70 年代以来，由于眼科显微手术的开展和抗生素的应用，角膜裂伤的预后已有很大改善，在多数病例，角膜伤口经初期修复，伤口对合良好，前房迅速恢复，较少有严重并发症发生，即使晶状体累及，也可行白内障手术，最终恢复有用视力。但是，巩膜裂伤的预后仍无明显改善，这主要是由于创伤愈合过程中引起的并发症可造成视网膜脱离等严重并发症。

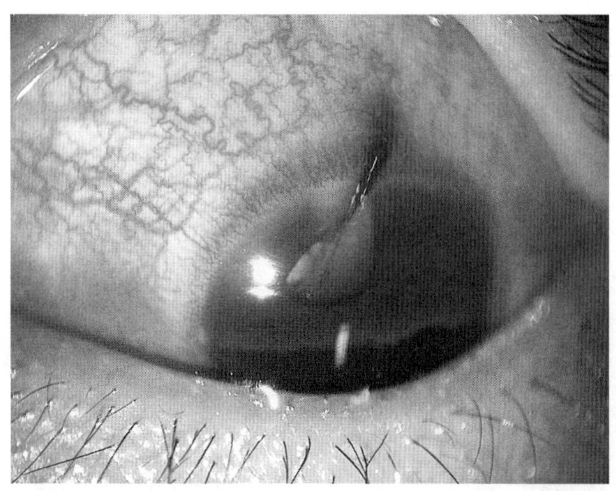

图 11-41　角巩膜缘的开放性外伤，伴有虹膜在伤口的嵌顿

### 第一节　病因病理学

1. 病因　大多数锐器刺穿巩膜引起巩膜裂伤，多位于前部巩膜，常常累及相邻的睫状体和玻璃体。晶状体也可能损伤。后部巩膜裂伤可能由高速飞行的金属片引起，或作为大的巩膜裂伤的一部分，或是眼球贯通伤的出口部位。这类裂伤总是伴有脉络膜、视网膜和玻璃体的损伤。

严重的钝挫伤可造成巩膜破裂。常见的破裂部位在角巩膜缘，也可在直肌下，或为在赤道部巩膜的间接性巩膜破裂，而且多伴有较广泛的脉络膜视网膜损伤及眼内出血。

医源性的巩膜裂伤可能发生在视网膜脱离手术中；球后注射或结膜下注射也偶有发生。硬而紧的巩膜环扎带可能穿破巩膜进入眼内。

2. 巩膜裂伤的愈合　巩膜伤口的愈合与角膜不同。巩膜表面无上皮覆盖。巩膜伤口主要由巩膜表层的成纤维细胞、偶尔也有葡萄膜基质的成纤维细胞或血管组织修复。根据动物实验观察，在伤后 1 天内，巩膜表层有轻度的炎症，巩膜的断端不能自行愈合。笔者曾用边长为2mm的三棱针造成巩膜裂伤，在巩膜全层刺伤即刻，伤口张开，有玻璃体嵌顿。伤后3～4天，巩膜表层的纤维细胞活化，变成典型的成纤维细胞，从外面长入巩膜缺口中；伤口部位脉络膜断端也明显增厚，基质中可见成纤维细胞。伤后7天，伤口的空缺已完全被增生的纤维组织充填，在组织学切片上可见这些成纤维细胞、胶原纤维及小血管与巩膜表层相延续，而巩膜实质层的断端无明显变化。伤后2周，修复巩膜缺口的纤维组织中，细胞成分减少，胶原成分增加，但瘢痕组织的厚度较邻近巩膜明显变薄。在伤口内侧表面的视网膜断端，组织变性萎缩，细胞核数量明显减少；伤口瘢痕的内表面无视网膜组织覆盖（图11-42）。在不合并玻璃体积血或葡萄膜、视网膜嵌顿于伤口的情况下，无论在兔眼巩膜穿通后不经缝合的赤道部小伤口（2mm大小），或在猴眼赤道部造成8mm长的、经过严密缝合的裂伤，巩膜、脉络膜和视网膜伤口的愈合

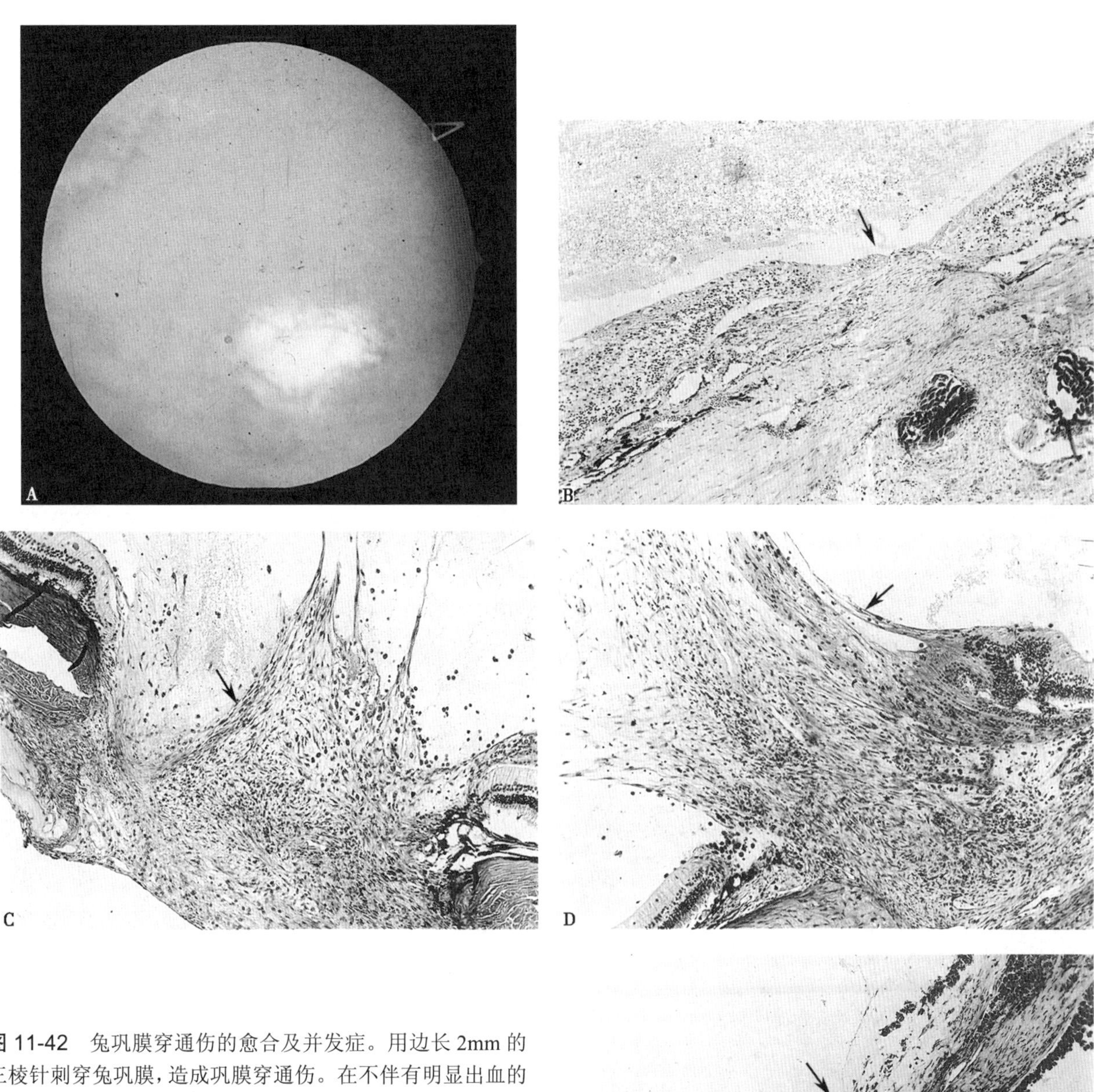

图11-42 兔巩膜穿通伤的愈合及并发症。用边长2mm的三棱针刺穿兔巩膜，造成巩膜穿通伤。在不伴有明显出血的情况下，伤口在致伤后2～4周愈合，没有向玻璃体内的增生（A，B）。但致伤时向玻璃体注射自体血液0.2ml，则引起明显的玻璃体内纤维组织增生（C，D和E）。A．致伤后2周的眼底照相，穿通伤内口闭合、平复。B．致伤后4周巩膜穿通伤口基本愈合（箭号），视网膜附着。致伤后伴有血液注入的眼，1周（C）与2周（D）时，显示活跃的成纤维细胞向伤内的增生（箭号），4周时形成粗大的增生条索（箭号），周围视网膜皱褶（E）。B～E，H.E染色，×200

过程都与上述观察一致，没有明显的向眼内的纤维组织增生。

3. 外伤性增生性玻璃体视网膜病变的病理学改变 在巩膜裂伤合并玻璃体积血、眼内炎症或组织嵌顿等情况下，巩膜伤口的愈合不同于以上描述的结局。大量的临床病例观察及动物实验，后者包括睫状体平部切口加玻璃体内注入自体血液、巩膜贯通伤、赤道部穿通伤加玻璃体积血、巩膜穿通伤加玻璃体内分别注入白细胞、红细胞及血清成分等，都证实巩膜伤的愈合过程过度活跃，从巩膜表层增生的成纤维细胞在伤后4～7天时，即沿着变性凝聚的玻璃体胶原束、血块或嵌顿的组织向眼内生长，此时伤口及玻璃体腔含有大量的巨噬细胞（见图11-42C～E）。在伤后7～14天，过度增生的纤维血管组织附着于视网膜上，病理检查见视乳头前及睫状上皮细胞也参与增生组织中，由于增生中含有肌成纤维细胞（myofibroblast），即具有平滑肌特征、含有5～7nm肌动蛋白（actin）微丝的成纤维细胞的收缩，造成牵拉性视网膜脱离，在睫状体平面形成的睫状膜的收缩，可使睫状体分离，并使整个视网膜皱缩于晶状体后或睫状膜部位，最终眼球萎缩（图11-43）。这一病变即称为外伤性增生性玻璃体视网膜病变（外伤性PVR）。

外伤性PVR实质上是创伤后炎症和修复过程在眼球后段的一种特殊表现。从病理学的一般规律看，这一病理过程与全身其他部位的创伤如发生在皮肤上的创伤有着共同的过程，即炎症期、增生期、重塑期。但是，由于眼球后段的特殊性和巩膜裂伤的特点，外伤性PVR与一般创伤的愈合相比，与特发性PVR（即孔源性视网膜脱离后发生的增生性玻璃体视网膜病变）相比，还有如下的特点：

（1）巨噬细胞是刺激眼内细胞增生的主要细胞之一。尤其在合并玻璃体积血时，玻璃体内有大量巨噬细胞浸润。巨噬细胞能分泌多种生物活性因子，包括生长因子、白介素-1、纤维结合蛋白以及各种溶酶体酶。笔者将活化的巨噬细胞注入兔眼玻璃体内，诱发了牵拉性视网膜脱离（图11-44）。持久的眼内慢性炎

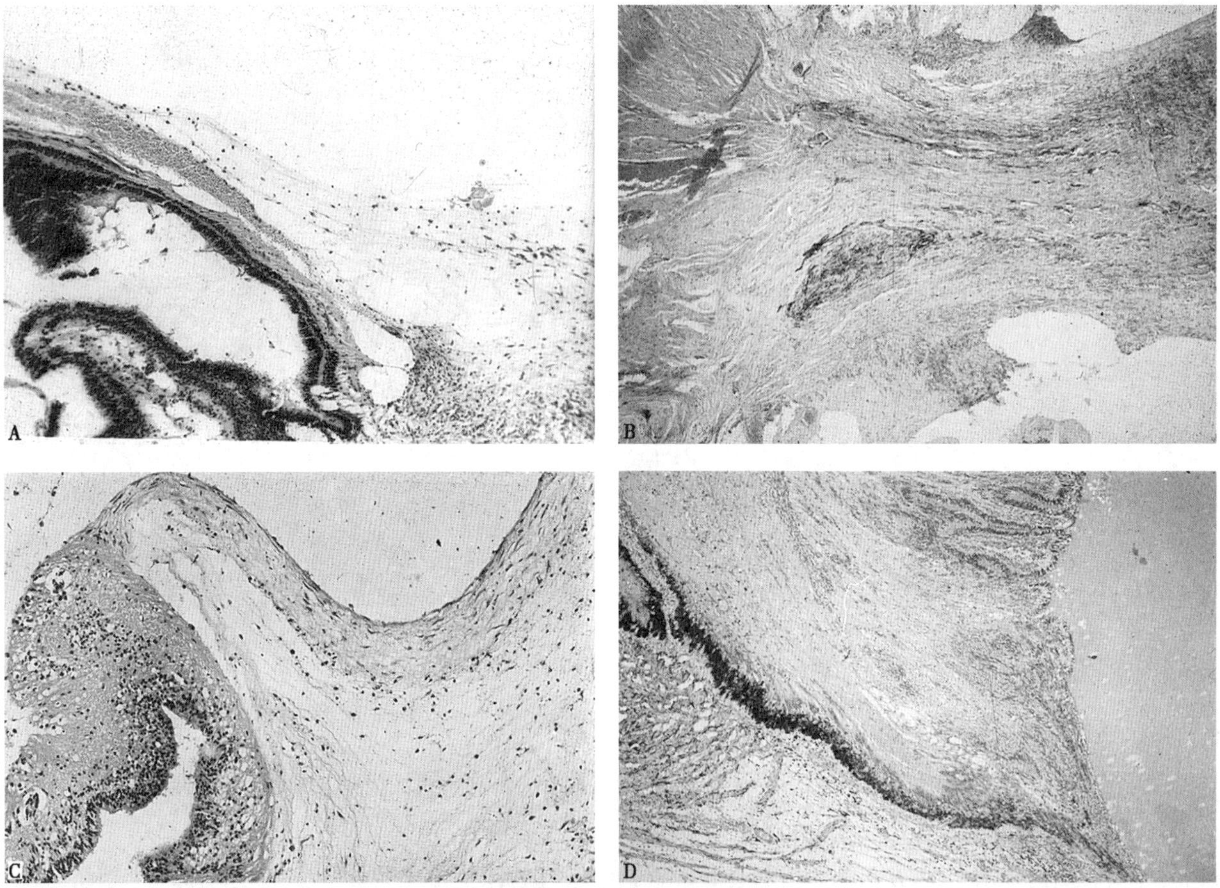

**图11-43 眼球巩膜裂伤后的组织病理学照相**

这4张照片代表4例来自20世纪70年代（玻璃体手术前时代）外伤后的眼球摘除。A. 睫状体平坦部的巩膜裂伤3周后，伤口内侧的细胞增生引起牵拉性视网膜脱离 B. 后部巩膜裂伤4周，长入玻璃体的粗大条索，引起眼球萎缩。注意这张照片与图11-41的E类似 C. 伤后4周，来自巩膜伤口的增生条索粘连在视网膜表面，形成牵拉性脱离 D. 巩膜外伤后4周的牵拉性视网膜脱离，视网膜皱缩于睫状体附近，睫状体平坦部的单层无色素睫状上皮变为多层 A～D. H.E.染色，×200

症及因血眼屏障损害向眼内的血浆渗出增加，总是与创伤愈合的过度反应和眼内细胞增生相联系。因此，玻璃体积血、眼内持久的炎症是发生外伤性 PVR 的刺激因素。

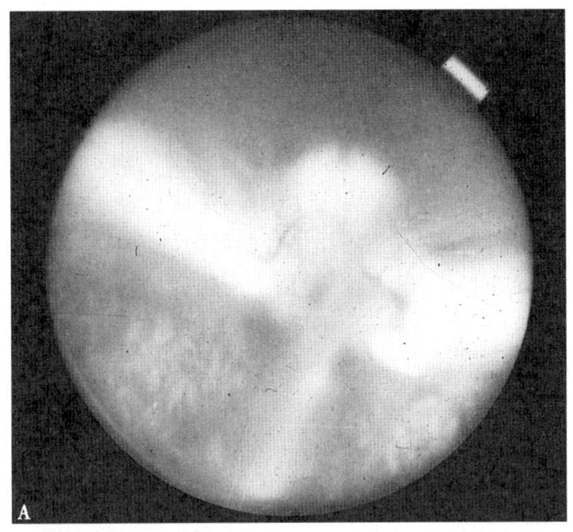

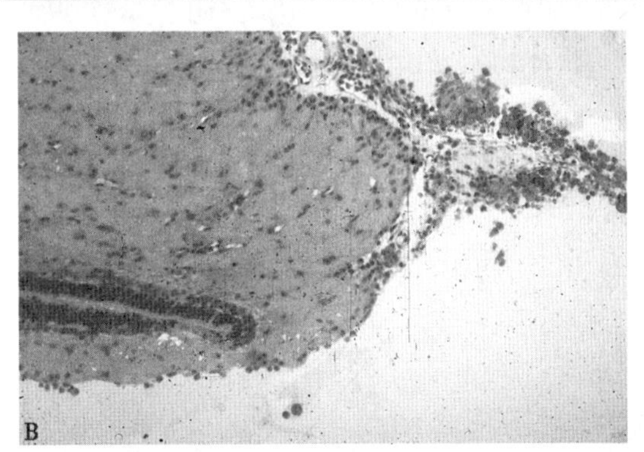

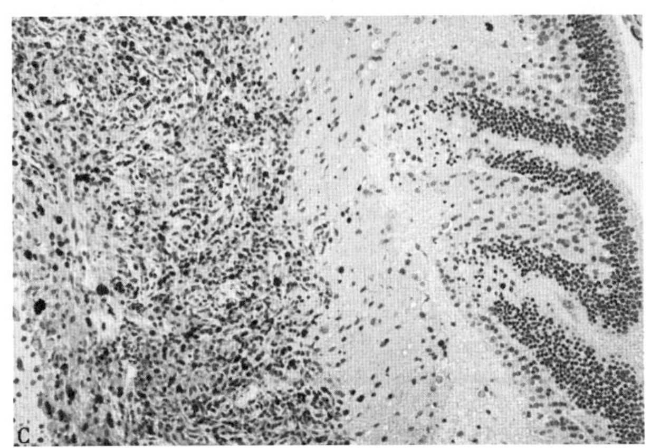

**图 11-44　活化巨噬细胞注入兔玻璃体内诱发牵拉性视网膜脱离**

A. 兔的活化巨噬细胞注入玻璃体内 4 周的眼底照相，可见视盘前的灰白色条索及牵拉隆起的髓线（兔视盘两侧水平的翼状有髓神经纤维，其上的血管是兔唯一的视网膜血管系统）　B. 造模后 2 周的视盘及其前方的组织切片，显示细胞增生和视网膜皱褶　C. 经 $^{3}$H- 胸腺嘧啶标记的组织病理学切片，显示大量增生的细胞（黑色核）和视网膜皱褶　B 和 C. H.E. 染色，×200

（2）眼内增生的细胞主要是成纤维细胞，而不是视网膜色素上皮细胞。成纤维细胞主要来源于伤口，也可来源于视网膜的血管复合体。此外，神经胶质细胞（Müller 细胞）、睫状上皮也参与增生组织。除伤口部位的视网膜破口之外，视网膜色素上皮细胞缺少机会游走和增生。在增生的组织中可含有小血管。引起增生组织收缩的主要力量来自肌成纤维细胞。

牵拉性视网膜脱离的发生时间多在伤后 2～4 周。横贯玻璃体腔的增生性条索或膜较为多见，在伤口附近也有视网膜周围膜形成。在有较多玻璃体积血的情况下，视网膜脱离发生时，玻璃体仍处于高度混浊的状态，难以用检眼镜直接观察到。因此，超声波检查具有重要的诊断价值。另外，角巩膜裂伤常引起睫状膜形成，继而造成前部增生性玻璃体视网膜病变，使玻璃体手术处理这类伤眼的手术时机非常短暂，难度也很大。因此，在符合手术适应证的伤眼，手术宜在伤后 1～2 周内尽早施行。

## 第二节　临床表现和诊断

开放性巩膜裂伤的伤情有很大的变异范围，如可以是一细针穿刺入眼内，也可能为较大的巩膜裂伤合并眼内各种结构的损伤及异物存留，以及眼球破裂合并驱逐性脉络膜出血。因此，每例外伤患者的临床表现也各不相同。

常见的症状有伤眼疼痛、红肿、怕光、流泪，视力有不同程度的下降。前部巩膜包括角巩膜的裂伤体征有：可能直接查见伤口，伤口部位结膜出血、裂开及水肿，睫状充血，角膜裂开或变形，前房消失或变浅，前房积血，葡萄膜嵌顿或脱出。后部巩膜裂伤不易直接查见伤口，尤其是较小的伤口，可能仅见局部结膜出血及水肿；在较大的裂伤，由于较多的出血和眼内容物脱出，可有较多的表现如结膜下出血、前房积血、眼压下降、眼球运动受限、视力严重损害等。除以上表现外，可伴有眼睑及其附属器的损伤。

就诊较晚的患者还可表现不同的并发症，如外伤性感染性眼内炎、继发性青光眼、交感性眼炎、眼球萎缩等。

巩膜裂伤的诊断应注意以下几点：

1. 避免漏诊　尤其是伤口较小的巩膜裂伤或后部巩膜裂伤。应仔细询问病史，包括受伤时的原因、环境、身体姿态和感觉，原来视力状况，视力损伤是当时即刻发生还是逐渐发生，经过什么处置等。充分估计开放性外伤的可能性；认真检查开放性外伤的体征，如局限的结膜下出血，视网膜周边部的出血，前房或

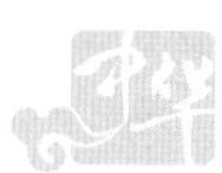



玻璃体内炎症表现如闪光、细胞等。

2. 超声波及其他影像学检查　在屈光介质混浊的眼，对了解眼内伤情，尤其是眼底病情的发展、视网膜脱离存在与否及其程度、眼球萎缩与否（小于正常眼或伤前 2mm 或更多）、指导手术处理有重要作用。一般应在初期修复巩膜伤口以后及时进行。对拟进行玻璃体手术的伤眼应列为常规检查。在合并玻璃体积血的眼，在伤后 1 周左右即可出现玻璃体后脱离，此时也可出现视网膜牵拉征，应注意鉴别。还可结合视觉电生理检查判断功能损害程度。

3. 眼内异物存留　是巩膜裂伤的一种常见原因，对眼内的损伤程度和临床表现主要取决于异物的大小、性质及损伤部位等因素。应结合外伤史进行影像学检查，以免漏诊。

4. 感染性眼内炎　对有污染或合并眼内异物的裂伤，应密切观察眼内感染的征象，如伤眼疼痛加重、高度肿胀、前房积脓、玻璃体内雪球样混浊团等。感染性眼内炎的早期诊断对挽救伤眼至关重要。

5. 巩膜贯通伤　使预后明显变坏。锐器刺入较深或高速飞行的金属片可在眼球后极部造成出口。由于对出口部位较难以进行初期修复，这类伤眼多需要玻璃体手术处理。

## 第三节　治　　疗

及时修复伤口、恢复眼球结构的完整性以及防治外伤后的并发症，是巩膜裂伤临床处理的基本原则。需要进行眼球的外重建（缝合伤口等）和必要时的内重建（即保持眼内介质透明、视网膜附着和维持眼压，实现结构和功能的尽可能的恢复）。

1. 伤口初期修复　应尽早手术处理穿通伤口。实验证实，巩膜伤口不易自行闭合，大于 2mm 的不规则伤口即有组织的嵌顿，也应手术清理、缝合。手术前，用生理盐水和稀释的抗生素溶液冲洗结膜囊。剪开球结膜，充分暴露伤口；伤口过大或位置靠后时，牵拉眼球不可过度，以避免更多的眼内容物脱出，此时，也可先清理、缝合前部的伤口部分，然后再向后探查，应看到并缝合伤口的止端。对脱出和嵌顿在伤口的眼内组织如葡萄膜、视网膜，用稀释的抗生素液充分冲洗，尽可能地游离并送回眼球内，但对脱出的晶状体物质、玻璃体应予剪除。缝合后若眼压过低，可注入平衡盐液或适量的黏弹剂。

初期修复伤口的主要目的是恢复眼球的完整性，在多数情况下不能完全解决眼球内的结构紊乱或介质混浊问题。这些问题可在初期修复后进行详细的检查，包括超声波和视觉电生理检查、X 线或 CT 检查等，然后决定进一步治疗或手术方案。在初期手术时，有以下几个问题值得提出讨论，其中有些问题仍有争议。近年来，由于玻璃体手术技术不断完善，有人提出初期手术即进行伤口修复和玻璃体手术，显然这可能只适合一部分病例。

（1）是否同时作白内障摘除：外伤性白内障多见于角巩膜裂伤。对非晶状体破裂性白内障，可在初期修复后再作处理。对晶状体破裂性白内障，如果没有嵌顿在伤口内，也可不在初期修复时摘出。因为开放性外伤的伤口不是清洁的，要清除眼内的晶状体物质，势必要在低眼压、组织关系不清晰等情况下，器械多次进入眼内，这对于伤眼尽快恢复完整性、预防或控制感染是不利的。同时，从伤口吸出晶状体物质还难以避免晶状体囊膜等在伤口的嵌顿（尤其在没有显微手术的条件下），这些物质的遗留可作为从伤口向眼内长入的成纤维细胞的支架，是加剧眼内增生和伤口愈合不良（尤其是角膜伤口）的因素（图 11-45）。如果破裂的晶状体物质嵌顿于伤口中，可以根据情况从伤口

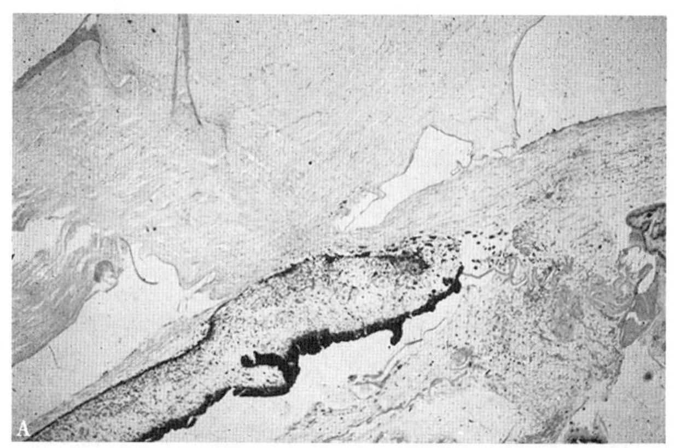


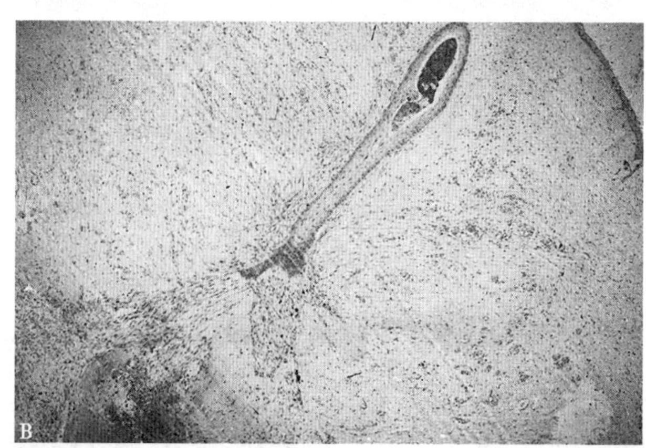


**图 11-45　角膜伤口嵌顿引起愈合不良的组织病理学照相**

2 例角膜穿通伤后 2 个月时各因眼球萎缩而摘除眼球。注意 A 图中角膜内伤道愈合不良，纤维瘢痕长入前房并与虹膜粘连，晶状体物质残留。B 图显示角膜基质内上皮囊肿形成，前房消失，充满瘢痕组织。H.E. 染色，×100

游离和吸出晶状体物质，缝合伤口时应确认伤口内无嵌顿。初期修复后，如晶状体蛋白进入前房，为避免继发性青光眼和晶状体过敏性眼内炎，可重新作角膜缘切口行白内障摘除术。没有晶状体物质逸出的外伤性白内障，可根据视力需要在晚些时间安排手术。

由于白内障手术技术的日臻成熟，在伤口缝合的初期手术中进行白内障手术也是可行的。但要避免上述的不利因素。首先，需要仔细用抗生素清洗结膜囊和伤口；应另作前房穿刺或辅助切口，注入黏弹剂形成前房，分离伤口内嵌顿的晶状体物质、虹膜组织或凝血块；从手术切口、而不是伤口吸出晶状体物质。

至于是否初期植入人工晶状体，则需要考虑更多的条件，如无感染可能，无视网膜的明显损伤，角巩膜伤口较小不至于引起较大的角膜瘢痕与散光等，植入后估计有一定的视力恢复等。否则，在处理外伤并发症时会遇到较大困难，甚至需要取出人工晶状体。

（2）是否同时作眼内异物摘出术：术前若能确定或疑为磁性异物时，可在影像学定位后，采用眼球外进路或通过伤口用电磁铁吸出异物。由于眼内异物是感染性眼内炎的主要原因之一，及时摘出异物是有利的。若为含铜的异物，可以在初期修复后尽早安排手术，以内进路（玻璃体手术）取出。过小的铜异物，如雷管爆炸时形成的1mm左右的碎片，实验证实不致引起明显的眼内损害，尤其被包裹时，可以不予摘出。铅异物可在伤后2～3周取出，动物实验已证实，在此期间内没有出现明显的视网膜毒性。玻璃等性质稳定的异物可根据大小、部位不一定强求作摘出术。由于外伤的情况千变万化，具体的处理都应根据实际情况决定，没有绝对不变的模式。

（3）是否向玻璃体内注药预防感染：这主要根据感染可能性大小的推测，伤后就诊的早晚而定。研究表明，静脉或球旁注射等方式给药都不能使玻璃体腔的药物浓度达到有效灭菌浓度，因此直接向玻璃体内注射药物是抗感染最有效的给药方法。通常对合并眼内异物、就诊及初期清创缝合手术较晚、伤口污染较重、葡萄膜脱出、玻璃体积血等病例，可以在初期手术中作预防性玻璃体注药，可给予万古霉素1mg、头孢他啶（ceftazidime）1mg、特殊情况下（如缺药）或庆大霉素200～400μg（剂量过大时有视网膜毒性）、地塞米松0.5～1mg。仅注射1次。各种抗生素的选择可参见表11-6。

（4）是否作巩膜外垫压术预防视网膜脱离：位于睫状体平坦部或锯齿缘以后的巩膜裂伤，尤其在伤口较大及合并玻璃体积血时，有较大的视网膜破口存在，发生玻璃体内纤维增生的可能性也较大，因此，采用

**表11-6 文献中记载的玻璃体内抗生素注射种类及其剂量**

| 抗生素 | 玻璃体内给药量（mg） |
|---|---|
| 氨基糖苷类 | |
| 庆大霉素（gentamycin） | 0.25 |
| 妥布霉素（tobramycin） | 0.4 |
| 阿米卡星（amikacin） | 0.4 |
| 卡那霉素（kanamycin） | 0.4 |
| 青霉素类 | |
| 新青霉素Ⅰ（methicillin） | 2.0 |
| 苯甲异唑青霉素（oxacillin） | 0.5 |
| 氨苄西林（ampicillin） | 5.0 |
| 羧苄西林（carbenicillin） | 2.0 |
| 其他 | |
| 先锋霉素Ⅱ（cephaloridine） | 0.25 |
| 红霉素（erythromycin） | 0.5 |
| 林可霉素（lincomycin） | 1.5 |
| 克林霉素（clindamycin） | 1.0 |
| 万古霉素（vancomycin） | 1.0 |
| 氯霉素（chloramphenicol） | 2.0 |
| 抗真菌药 | |
| 两性霉素B（amphotericin B） | 5～10μg |

电凝并顶压巩膜以封闭外伤性视网膜裂孔、缓解对视网膜的牵拉可以是一种选择的方法，但其效果没有循证医学的证据。可在缝合前部巩膜伤口后，对伤口周围作一排电凝，然后安置巩膜缝线，外垫压的硅胶材料可环形放置；然后用预置的巩膜缝线捆扎。较小的巩膜伤口，在缝合后可仅作电凝。据近年的经验，累及视网膜裂伤的开放性外伤，视网膜瘢痕通常会引起收缩和视网膜脱离，因此玻璃体手术和硅油填充几乎是必需的，预防性外垫压实际上很少采用。

初期缝合手术时还应注意以下几点：①巩膜伤口应良好对合：缝针应进入巩膜2/3深度，不能过深（穿透巩膜进入眼内）或过浅（对合不好或缝线撕脱），可用5-0～7-0缝线，进出针部位距伤口边缘1.5mm，伤口中无组织或血块嵌顿。②角巩膜裂伤应首先对合角膜缘部：在切开、分离球结膜和球筋膜囊后，先在角膜缘作1针缝合，然后依次缝合角膜伤口和巩膜伤口。③应充分暴露全部巩膜伤口：巩膜裂口可能向后延伸很长，应逐步暴露缝合。如果是贯通伤，一般先处理前部入口，再作360°球结膜切开，暴露赤道部或其后的出口。对接近后极部的较小伤口，由于暴露时难免挤压眼球，可能致使更多的眼内容物脱出，也可在初期手术时暂不处理。这类伤口可在1～2周愈合，在此

期间可根据超声波等检查结果考虑是否再行玻璃体切除术，以防止玻璃体内纤维组织增生造成牵拉性视网膜脱离。④巩膜缺损的处理：可大致按照角膜移植术的方法用异体巩膜作巩膜修补术。

2. 初期修复手术后的处理

(1) 外伤性葡萄膜炎：用阿托品散瞳，服用合成的前列腺素抑制剂、非激素类抗炎药。糖皮质激素类药物如口服泼尼松，40mg/d；短时地塞米松静脉注射。

(2) 外伤性感染性眼内炎：不同的给药方式效果有不同。用抗生素眼液频繁点眼（1～2 小时 1 次），可使结膜囊无菌，防止眼球外的感染源进入眼内；全身静脉或肌内注射大剂量抗生素，主要是防止眼内感染向全身扩散，由于血眼屏障的关系，这种给药方式尚不能提供玻璃体内有效的药物浓度。对玻璃体内感染最有效的给药方式是玻璃体内注射药物，一般仅注药 1 次。对一些脓肿形成的严重病例，可以考虑玻璃体切除术，在灌注液中可加入抗生素液。

(3) 外伤性增生性玻璃体视网膜病变：巩膜裂伤合并大量玻璃体积血、眼内炎症、眼内异物或贯通伤，是发生这一病变的高危险眼，可在伤后 1～2 周行玻璃体切除术。

(4) 眼内重建的玻璃体手术（详见本篇第三章）。

## 第四节 巩膜破裂

对眼球的钝力打击足够强时，如木条、石块、拳头，甚至高压气流撞击或冲击眼球，可在撞击部位或远离撞击点的部位发生眼球壁裂开，称为眼球破裂。破裂部位在巩膜的，称为巩膜破裂。其发生机制与锐器造成的直接切割伤不同，属于“间接性”的。近年来，随着小汽车的大量增加，交通意外事故成为头面部外伤和眼部损伤、包括眼球破裂的常见原因；建筑业的繁荣也使类似的外伤增加，值得引起重视。发生在前巩膜的眼球破裂多在直视下发现。但有时引起的眼球破裂伤口隐藏在完整的球结膜或血肿之下，或位于穹隆部结膜及其后，不能直接看到，这种眼球破裂称为“隐匿性眼球破裂”。

在开放性眼球外伤中，眼球破裂是最严重的一类外伤，预后很差；近年来玻璃体手术治疗可能挽救一些破裂眼不致被摘除，而且还可能保留一定视力。由于其临床特殊性，在此简要介绍。

### 一、发病机制与破裂部位

严重钝挫伤引起巩膜破裂的机制尚未完全明了。眼球充满液体，可看作一个不可压缩性球体。当受到压力引起形变时，要保持体积不变，只能增加表面积，眼球赤道部急剧扩张，当眼压升高到眼球壁不能耐受的程度时，眼压冲破眼球壁以获得压力的释放，这样在薄弱部位引起巩膜破裂。这种由眼压急剧升高造成眼球破裂的机制，称为“由内向外”的间接性机制，与锐器切割引起眼球壁裂开的“由外向内”机制不同。

由于直接打击的部位往往不是最薄弱的部位，因此直接打击部位的巩膜破裂较少发生。但是，巩膜厚度不是唯一的决定因素，否则所有的破裂应发生在巩膜最薄处，即紧靠直肌止端稍后的部位。临床统计表明，鼻上象限角膜缘后与 Tillaux 螺线（即通过四个直肌止端的圆）之间、颞上象限 Tillaux 螺线与赤道后 5mm 之间是巩膜破裂最多发的部位，其次是颞上象限角膜缘后与 Tillaux 螺线之间。Russell 等报告的最多见部位是颞上象限，其次是鼻上象限。惠延年等报告的 8 例隐匿性巩膜破裂中，7 例发生在上方两个象限内。可见上方两个象限是巩膜破裂伤的多发部位。

### 二、临床表现与诊断

巩膜破裂伤实质上是眼球的爆裂。巩膜一旦裂开，眼球立即减压，因此球结膜可不发生破裂。常见的临床表现有严重的结膜充血与水肿、结膜下出血、低眼压、前房积血、视力光感以下。但巩膜破裂处可能变得密不漏水，患者的眼压也可能是升高的。在巩膜破裂的象限，若邻近眼肌止点，眼球的运动受限。在前房大量出血时，前房深度不易判断；否则，前房可能变深。眼睑常出现肿胀、淤血。由于球结膜完整，巩膜破裂较锐器伤所致的巩膜穿通少见眼内感染。

因为巩膜破裂伤的部位可能靠后，或因球结膜完整、结膜下大量出血掩盖破裂部位，对这种称之为隐匿性（occult）巩膜破裂，可能引起误诊或漏诊。如我们曾遇到的一例男性患者，在操作电锯时，一根木条飞起打中右眼，当即视物不清、疼痛。检查右眼视力为光感，眼球向下方运动受限，眼睑肿胀并有皮肤裂伤，球结膜水肿，颞下象限有 8mm 长的球结膜弧形裂伤，结膜下出血，角膜透明，前房充满血液。指测眼压正常。急诊时仅处理眼睑裂伤，用玻璃棒探查结膜裂口下方未发现巩膜破裂。第 2 日患者眼痛明显，球结膜高度水肿，颞侧球结膜下淤血较多，角膜稍呈横椭圆形。于第 3 日行手术探查，见巩膜自紧接外直肌止端处开始破裂，纵行直达后极部，长 15mm，脉络膜、玻璃体及视网膜脱出，遂将巩膜裂口间断缝合。术后 10 天，前房积血完全吸收，视力光感不确切。

根据文献报告和作者的经验，没有一种单项体征可以作为诊断隐匿性巩膜破裂的绝对根据。Cherry 报告，高度怀疑为间接性巩膜破裂的临床表现为，伤眼有明显的球结膜水肿和结膜下出血（100%），可局限于一个象限或一半；眼球运动可能受限（82%），如果在一个方向更明显，破裂的部位可能在这个象限（44%）；在几乎所有的病例都有完全性前房积血（97%）；如果能够判断前房深度，则倾向于深前房（60%）；眼压可能很低（73.6%），但也可为正常。晚近 Russell 等报告，初诊时存在巩膜破裂的最重要体征是视力和眼压，大多数巩膜破裂病例视力为光感或无光感（86.7%）；眼压为 0 或 10mmHg 以下（58.8%）；出血性结膜水肿（73.7%）；前房积血（77.2%）。这些表现与无巩膜破裂的眼相比有显著的统计学差异。而前房深度、眼睑肿胀、眼睑裂伤、异常的眼球运动、角膜皱褶、视网膜脱离或玻璃体积血单独不能作为巩膜破裂的指征。他们认为若伤眼眼压低于 10mmHg 以下，视力为光感应行手术探查。超声波检查的阳性率不高。

由于上述临床表现每一项都不是特征性的，钝挫伤后初诊巩膜破裂的指征应包括：①视力光感以下；②球结膜水肿和球结膜下大量出血；③眼压低；④前房积血；⑤眼球运动某一方向受限。具有 3～4 种上述临床表现，巩膜破裂的可能性增大，应行手术探查。由于患者来诊的早晚不同，在伤后几天内，前房积血多见，巩膜裂口因血块及组织嵌顿、眼球内出血造成眼压正常的假象；2 周后来诊者，前房积血多已吸收，眼压很低。在一些病例，还可见角膜轻度变形和横的皱纹。超声波或其他影像学检查、视觉电生理检查对一些病例的诊断可能有帮助。

## 三、手 术 处 理

及时手术处理巩膜破裂极为重要。只要临床上怀疑巩膜破裂，应立即行手术探查。只有在患者全身情况不允许时（如醉酒），可稍推迟手术。可在怀疑破裂的象限内作 180° 以上的球结膜环形切开。若无定位的体征，应首先切开上方两个象限。若在预想的区域内没有发现破裂，可扩大结膜切开。一般认为，巩膜破裂多为一处，但最近也有两处破裂口的病例报告，因此探查应仔细。找到破裂处后，必须找到破裂的止端，冲洗，切除已脱出的玻璃体，但葡萄膜和视网膜组织应还纳（图 11-46）。缝合巩膜裂口。应尽一切可能保留那些严重破裂的眼球。绝大多数病例作初期缝合而不是摘除眼球。据报告在 50 例保留眼球的患者中未见交感性眼炎发生。伤口长度小于 9mm，缝合后行局部冷凝或玻璃体切除术，视力预后相对较好。即使视力结果不好，保留一个无视力的，但是美容上能够接受的眼球也比安装义眼要好些。如果在数周至数月后，这一无视力的眼球在美容上也难以接受，而且有疼痛，球后酒精注射或保守方法无效，可以考虑做二期眼球摘除术。

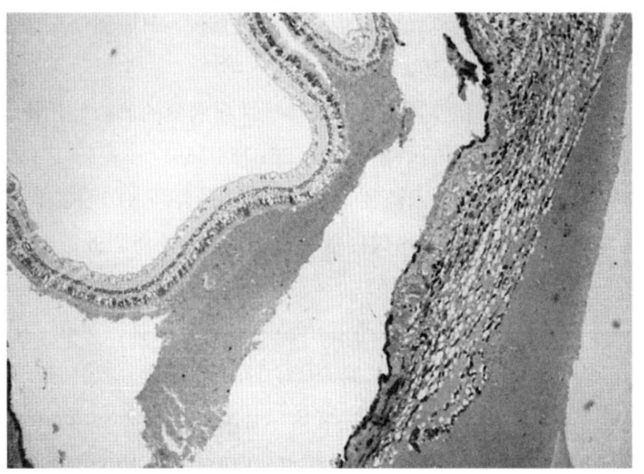

**图 11-46　20 世纪 70 年代眼球破裂伤后 3 天眼球摘除的组织病理学切片**

显示视网膜出血性脱离、脉络膜出血及其上腔出血。但视网膜形态和各层结构仍清楚，提示具有眼球修复重建的结构基础。H.E. 染色，×60

以往文献报告中的间接性巩膜破裂病例，大多数视力结果都很差。尤其在受伤后未能及时诊断和作初期修复，如在伤后 1 周左右，此期受伤眼无光感，疼痛和炎症很明显，往往导致初期摘除眼球的决定。因此，受伤后初期修复的时间是影响视力恢复的一个重要因素。Cherry 等报告的 50 例中，有 5 例（10%）最终视力达到 0.2 以上，其中 1 例裂口长 19mm，并有前房积血，经手术修复和电凝，最后视力恢复到 0.5。这些病例告诫眼科医师对巩膜破裂不推荐初期眼球摘除。近 20 多年来，由于玻璃体手术的进步和推广，玻璃体手术处理眼球破裂、甚至无光感眼获得明显的效果。关于手术适应证、手术时机和技术，见玻璃体手术章。

**（惠延年）**

## 主要参考文献

1. 惠延年，王琳，胡丹. 隐匿性巩膜破裂. 实用眼科杂志，1991，9：433-434.
2. 惠延年，蔡用舒. 兔眼后节穿孔伤玻璃体纤维组织增生. 中华眼科杂志，1985，21：75-77.
3. 蔡用舒，惠延年. 眼球穿孔伤的病理观察. 解放军医学杂志，1983，8：427-429.
4. 王琳，惠延年，李燕. 初期修复及二期玻璃体手术治疗严重眼球破裂伤. 眼外伤职业眼病杂志，1995，17：132-133.
5. 惠延年. 外伤性眼球破裂的临床特点与处理. 人民军医，1995，(2)：15-16.

6. 惠延年. 对眼外伤防治应引起极大重视. 中华创伤杂志，2000，16：389-390.

7. 惠延年. 外伤性增生性玻璃体视网膜病变的诊断与治疗. 眼外伤职业眼病杂志，2001，23：358-359.

8. 陈永东，吴强，宋蓓雯，等. 开放性眼外伤82例临床特征及影响视力的相关因素分析. 中华眼外伤职业眼病杂志，2012，34：262-265.

9. 朱雪菲，赫雪飞. 苏州市开放性眼外伤的临床分析. 中华眼外伤职业眼病杂志，2012，34：165-168.

10. Hui YN，Sorgente N，Ryan SJ. Fibrovascular proliferation and retinal detachment after intravitreal injection of activated macrophages in the rabbit eye. Am J Ophthalmol，1989，108（2）：176-184.

11. Hui YN，Sorgente N，Ryan SJ. An experimental model of posterior vitreous separation and cellar proliferation. In Heimann K，Wiedemann P（ed）：Proliferative Vitreoretinopathy. Heidelberg：Kaden，1989：50-56.

12. Russell SR，Olsen KR，Folk JCl. Predictors of scleral rupture and the role of vitrectomy in severe blunt ocular trauma. Am J Ophthalmol，1988，105：253-257.

13. Spalding SC，Sternberg P. Controversies in the management of posterior segment ocular t rauma. Retina，1990；10 suppl：s76-82.

14. Lamberts DW，Potter DE. Clinical Ophthalmic Pharmacology. Boston：Little Brown and CO，1987：526-559.

15. Andreoli MT，Andreoli CM Geriatric traumatic open globe injuries Ophthalmology，2011，118：156-159.

16. Ryan SJ，Yoon YH. Posterior segment trauma：open globe. In：Ryan SJ（ed.）. Retina. St Louis：CV Mosby，2006：2353-2364.

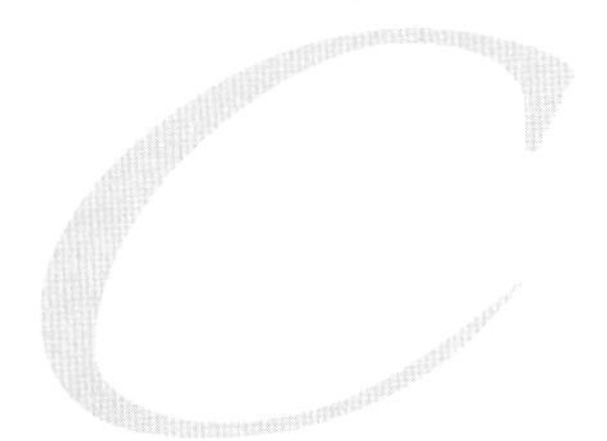

# 第二章 外伤性葡萄膜炎症

## 第一节 外伤性炎症及外伤性葡萄膜炎

### 一、外伤后炎症

造成细胞损伤的任何过程，如机械性外伤和手术，化学伤和微生物感染等，都会引起炎症。组织对损伤的反应是一个由血管、血浆蛋白、免疫、凝血、纤维蛋白溶解、补体和激肽等各种系统参与并相互作用的复杂过程。组织的代谢产物、血清成分、炎症细胞和炎性因子及其相互作用，能够启动、控制和解除炎症。炎症反应一般分为急性、亚急性、慢性和肉芽肿性。

当炎症的启动因子破坏或封闭，损伤组织被清除，组织的愈合过程也随之进行。外伤后炎症是组织修复愈合的先决条件。

### 二、眼外伤后的炎症过程

眼外伤时的组织反应具有炎症的一般特点。在急性炎症早期，主要是血管的改变。在损伤组织释放的前列腺素和组织胺的影响下，血管扩张，通透性增加，组织水肿，在眼前段引起血房水屏障（由睫状体无色素睫状上皮和虹膜血管内皮细胞构成）的破坏。葡萄膜血管扩张，血浆蛋白通过血房水屏障进入房水，房水内蛋白增加，表现为房水闪光阳性。同时，由于前部葡萄膜的血管扩张，微过滤增加，房水分泌增多，可出现一过性高眼压。此后因为睫状体和睫状突充血水肿，血流淤滞，房水分泌减少，又出现低眼压。此期患者有疼痛和刺激征。在眼后段，血浆蛋白也可通过受损的血-视网膜屏障（由视网膜色素上皮和视网膜血管构成）和玻璃体视网膜界面进入视网膜内和玻璃体腔，引起视网膜水肿和玻璃体蛋白阳性。

在血管反应后出现炎细胞的浸润。血清蛋白、前列腺素 $E_1$、变性蛋白和补体 C5a 自毛细血管渗出，能吸引中性粒细胞到达损伤部位。中性粒细胞具有活跃的吞噬功能，不仅能够在初期清除损伤组织，而且能吸引其他细胞成分。1～2 天后，炎症部位的中性粒细胞减少、消失，逐渐由巨噬细胞代替。

巨噬细胞来源于循环血中的单个核细胞，或组织中的组织细胞。微生物产物、纤维蛋白降解产物、淋巴因子（由激活的 T 淋巴细胞分泌）和补体成分对巨噬细胞都有趋化作用。巨噬细胞是一种高度分化的细胞，具有广泛的生物学活性，在炎症和细胞增生中起重要的调节作用。在急性炎症期，巨噬细胞经过激活，主要有两方面的作用。一是减少炎症反应的刺激物，一是启动修复过程。激活巨噬细胞的物质有淋巴因子，免疫复合物和补体 C3b。活化后的巨噬细胞吞噬功能增强，溶酶体活性和分泌活性增加。吞噬作用和由吞噬体融合成溶酶体都需要较高的代谢活性，与此有关的呼吸爆发能产生有毒的氧自由基，以杀灭细胞内的微生物，但也释放到细胞外，造成组织损伤。活化巨噬细胞分泌出溶酶体酶，如胶原酶、弹力纤维酶，也分泌生物活性物质如血小板产生的生长因子（platelet derived growth factor，PDGF）、纤维连接蛋白（fibronectin，FN）和白介素-1（interleukin-1，IL-1），这些物质通过对成纤维细胞的调节作用启动组织修复过程。伤后 3～4 天，成纤维细胞在炎症部位增生，同时也释放许多活性物质到细胞外间隙，如纤维连接蛋白、氨基多糖类和胶原。纤维连接蛋白在伤口修复中有重要作用，能为成纤维细胞的游走提供临时的支架，在早期的伤口中多见。随后，细胞外间质改建，产生胶原瘢痕。瘢痕成熟后细胞成分明显减少。瘢痕的收缩是由于肌成纤维细胞（myofibroblast）的作用。在炎症后的修复过程中，毛细血管内皮细胞增生，侵入损伤组织中形成血管芽，发育成新生血管，重新建立异常的循环。

眼内炎症主要影响富有血管的葡萄膜以及视网膜血管。在眼球开放性外伤后，眼内结构直接损伤部位的修复情况随组织的特点有不同。巩膜伤口主要由巩膜表层和脉络膜基质的成纤维细胞修复，视网膜的破损一般由胶质瘢痕封闭。虹膜和睫状体的修复能力很有限。慢性炎症可加剧修复过程，使眼内细胞过度增生，在眼后段内形成视网膜前膜或增生性玻璃体视网膜病变。

### 三、外伤性葡萄膜炎的临床表现和治疗

在临床上，外伤性葡萄膜炎多为急性过程。常表现为眼部疼痛、怕光、流泪，房水及晶状体后间隙玻璃体内蛋白及细胞阳性，前房内也可出现纤维蛋白性渗出，虹膜水肿。这些反应多在1～2周后逐渐减退。在合并伤口组织嵌顿、眼内出血、晶状体破裂或感染的情况下，炎症过程可能加重或持续更长时间，造成严重的组织损伤和视力损害。可出现囊样黄斑水肿使中心视力丧失。

闭合性眼外伤也可能引起葡萄膜炎。据Rosenbanm等报告，在496例葡萄膜炎中，约5%与外伤有关，主要是钝挫伤，如球类击伤、手指戳伤及碰伤等，有些外伤发生在工作时。多数病例为男性（占79%），相对年轻（31岁±16岁），多数为单侧眼，发病多在伤后几天内。主要表现为眼不适，视力下降，前房内细胞、玻璃体有细胞及混浊，虹膜后粘连等。关于这类外伤性葡萄膜炎的发病有几种假说。一是认为原已存在潜伏性炎症，外伤只是引起了患者的注意。但是，在一些病例，外伤可能是眼内炎症的原因。外伤可启动和激活生物活性介质及炎性因子，引起正反馈，不经过治疗难以自动停止。在已存在炎症的眼，如HLA-B27阳性、结节病、病毒性视网膜炎，可由外伤激发起炎症。

对外伤性葡萄膜炎的药物治疗，主要是采用糖皮质激素。不论什么原因引起的眼内炎症，糖皮质激素的应用都是有效的。其作用是，抑制炎症细胞各种活性介质的激活和释放，包括中性粒细胞、B和T淋巴细胞、巨噬细胞、嗜碱性及嗜酸性粒细胞的活化；抑制花生四烯酸的代谢，减少前列腺素的生成；抑制补体的活化；保持细胞膜的完整性；稳定溶酶体膜；抑制吞噬作用；抑制淋巴细胞有丝分裂，减少循环中的淋巴细胞数量。糖皮质激素可以口服、结膜下注射及点眼。局部点药对眼前段的炎症反应效果甚好。可根据炎症的严重程度确定点眼的频度，可以从每5分钟点1次，到2天只点1次。同时应用散瞳药点眼，防止虹膜粘连，使睫状肌麻痹以减轻水肿和疼痛。吲哚美辛能抑制前列腺素的合成，有轻度的抗炎作用，可以辅助使用，每次25mg，每日3次。最大剂量可为每日150～200mg。

对外伤后眼内炎症持久不退，应寻找原因，如有否伤口闭合不良，晶状体蛋白反应、玻璃体积血、感染等，必要时手术处理，并调整糖皮质激素及其他药物的用量。对外伤性葡萄膜炎的更多了解能使我们控制眼内炎症向有利的方面转化。

## 第二节　外伤性感染性眼内炎

感染性眼内炎是由于微生物侵入眼内组织生长繁殖引起的炎症反应，最终可能累及眼的各种结构。外源性感染性眼内炎是在眼球壁出现破口后微生物侵入而发生的；而内源性者较为少见，是由身体内其他部位的微生物扩散到眼内引起的。最常见的致病微生物是细菌，也可由真菌、寄生虫和病毒引起。病程可表现为急性、亚急性或慢性。

大多数感染性眼内炎发生在手术后，其中90%的病例是由细菌引起的。在所有的感染病例中，2/3发生在手术后，其中多数为白内障手术。Allen等报告3万例白内障手术，术后感染性眼内炎的发生率为0.057%。感染的细菌来源有一定的规律性，如白内障术后多为表皮葡萄球菌（*staphylococcus epidermidis*），一般预后较好。据美国Bascom Palmer眼科研究所2010年的统计，眼内炎发生率随年份显著性下降，在1984—1994年间为0.09%，1995—2001年间为0.05%，2002—2009年为0.025%。在一家著名的大学医院，8年内56 672内眼手术中，发生急性术后眼内炎的有14例，占内眼手术总例数的0.025%。其中，白内障手术后的眼内炎为0.028%（8/28 568例）；玻璃体手术后为0.011%（2/18 492例）；穿透性角膜移植术后为0.108%（3/2788例）。一半病例的感染由葡萄球菌引起。初期治疗均采用眼内注药万古霉素及头孢他啶（ceftazidime），36%经玻璃体手术；64%眼内同时注入糖皮质激素。最终视力在0.1或更好的占64%，14%无光感。同样，印度一家三级医院近8年的报告是，231 259例内眼手术后感染性眼内炎有98例，占0.042%。其中，白内障术后70例（0.053%），穿透性角膜移植术后10例（0.5%），其他内眼手术后18例（0.018%）。分离出的主要感染源为细菌（89.7%，其中，革兰阳性和革兰阴性均各占一半），真菌7例，多发性感染4例。但也有发生率较高的报告。如加拿大魁北克地区，2010年报告，在1996—2005年间，白内障手术术后90天内的眼内炎发生率为0.15%（754/490 690例）。

而外伤性感染性眼内炎约占所有感染性眼内炎病例的20%～30%，为感染性眼内炎的第二种最常见的原因。在眼球穿通伤后的发生率低者为2%，高者达到7.4%。眼球内有异物存留者，发生感染性眼内炎的危险是无眼内异物病例的2倍。外伤眼常见的致病微生物是革兰染色阳性杆菌，预后很坏。Faghihi等报告了一组开放性眼外伤2340例的5年回顾性研究，发生眼内炎117只眼，占5.1%。其中，角膜外伤后6.8%，

异物伤后 9.3%，晶状体破裂 7.1%，而针头所致的占 22.2%。认为外伤后眼内炎更可能发生在针头致伤、异物、晶状体破裂、小伤口或伤口在角膜的开放性损伤。

**【病原微生物】** 感染微生物的种类及其致病力是决定感染发作和疾病预后的主要因素。60%～80% 的病例是由革兰阳性菌引起的，10%～15% 是革兰阴性菌。在 Brinton 等报告的一组外伤性感染性眼内炎中，表皮葡萄球菌最常见，其次为金黄色葡萄球菌、链球菌和杆菌。在其他病例组中，也查到真菌。在革兰阳性菌中，细菌毒力和对眼的破坏作用有较大差别。表皮葡萄球菌属凝固酶阴性葡萄球菌，在医院感染的病例中多见，临床预后较好。金黄色葡萄球菌（*S.aureus*）为凝固酶阳性，毒力较大，临床预后相对较差。芽胞杆菌（*Bacillus spp.*）是一类需氧的、产生芽胞的杆菌，近年逐渐成为外伤后感染性眼内炎中最常见的细菌之一，它们引起的感染发病很快，常在角膜形成特征性的环形脓肿或溃疡，并伴有全身发热和白细胞增多症，容易发展成全眼炎，几乎总是造成视力完全丧失。真菌感染大约占所有感染性病例的 10%～15%。已报告的真菌种类有念珠菌（candida）、镰刀菌（fusarium）、曲霉菌（aspergillus）、淡紫拟青霉菌（paecilomeces lilacinum）等，主要见于外伤后及内源性感染。典型的真菌性眼内炎发病慢、病程长，早期可能无明显症状，以后逐渐出现玻璃体混浊或脓肿。

**【病理】** 对感染性眼内炎的病理研究主要是实验性的。向动物眼内注入细菌后，病理检查发现，24 小时内在眼内各层组织都有大量的中性粒细胞浸润，在 48 小时有明显的光感受器细胞变性。对多数菌种，注入后 24～48 小时眼内的细菌数量最多，此后数量自动减少，而 72 小时以后培养即为阴性。但是，病理改变继续向坏的方向发展，组织的损伤仍在继续。在表皮葡萄球菌引起的眼内炎，病情改变与细菌数量有关。少量的细菌仅引起轻度的改变，发展缓慢，其中一些眼有自愈倾向。细菌数量多时才引起较严重的感染。但无论细菌的数量多少，在 4 天时玻璃体内均已无菌。这些结果表明，炎症的继续发展并不取决于感染源的继续存在。在细菌内毒素及其他毒性产物的作用下，已经激发起的炎症仍能按炎症的发展过程继续进行并恶化。Peyman 等用金黄色葡萄球菌引起兔眼的眼内炎，未经治疗者均丧失了眼球。还有实验证实，完整的晶状体囊能阻止感染从前房向玻璃体腔扩散。

笔者曾观察到一例 20 世纪 70 年代的开放性眼外伤、因感染性眼内炎在伤后 2 周摘除眼球的组织病理学切片。在玻璃体内有大量脓细胞和嗜酸性浆液性渗出；视网膜全层水肿、增厚和炎细胞浸润，小血管扩张充血，神经节细胞层消失；在视网膜表面还可看到呈水平伸展的长梭形细胞，疑为间充质细胞在炎症刺激下的增生；视网膜神经上皮层渗出性脱离（图 11-47A）。在同一眼球、通过视盘的组织学切片上，可见视网膜已呈渗出性脱离，神经组织高度水肿，粘连在一起（图 11-47B）。从这一病例看出，在严重的感染性眼内炎病例，伤后 2 周已失去手术治疗机会。

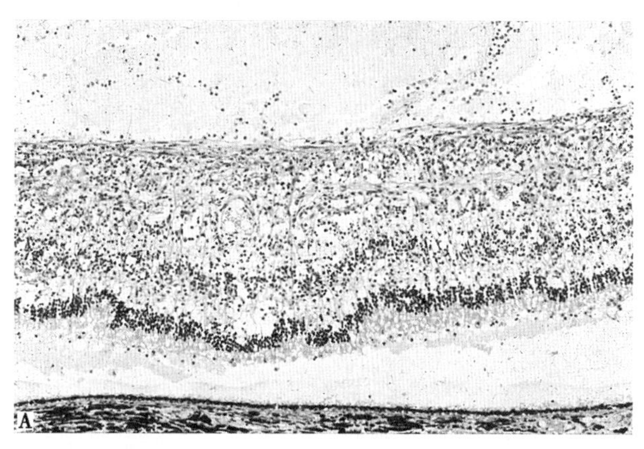


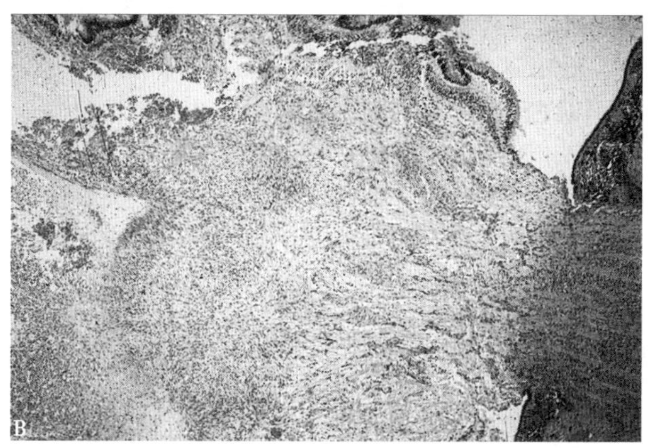


**图 11-47 开放性眼外伤的感染性眼内炎**

在伤后 2 周眼球摘除。A. 视网膜炎性水肿、增厚和渗出性视网膜脱离 B. 视盘水肿，视网膜漏斗状脱离和神经组织炎性粘连。H.E. 染色 ×100

**【临床表现】** 外伤性感染性眼内炎的临床表现，随感染发作的快慢和程度有不同。一般情况下，患者觉伤眼的疼痛明显加重，结膜水肿、充血，结膜囊的黄色分泌物增多。可有明显的眼睑水肿，不易睁开。角膜有不同程度的水肿，KP，伤口可能会裂开，严重者有分泌物从伤口流出。前房内蛋白及细胞增多，下部常有积脓，有时前房积脓混有血液。极重时，前房内出现血性渗出物，角膜变白（图 11-48）。如有人工晶状体，前后面都有纤维蛋白性膜。玻璃体内有大量细胞碎片，局部有白色的团状或成层的混浊。眼压可能降低，但也可为正常或偏高。瞳孔缩小，眼底难以检查。视网膜血管炎属于感染早期的表现，在多数病例看不

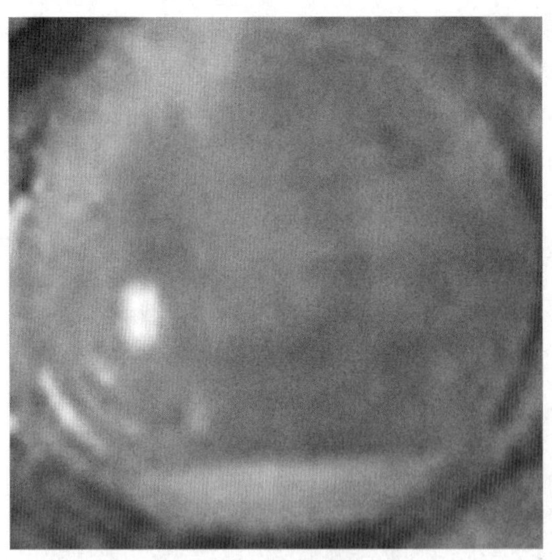

图 11-48　外伤性感染性眼内炎

伤后 3 天的照相，角膜灰白水肿增厚，前房积脓，虹膜水肿，瞳孔区及虹膜表面灰色炎性渗出膜

清楚。通常眼底仅有红光反射或完全无反射。由表皮葡萄球菌或其他凝固酶阴性菌引起者，临床发作可在伤后几天，表现较轻。

**【诊断】** 早期诊断比较困难，因为患者很难确定疼痛是由于原来的穿通伤或是由于感染引起的，而且外伤性眼内炎症也已存在。对有明显危险因素的病例，如锐器穿通伤、眼内异物应列为高度怀疑的对象，密切观察。而钝挫伤引起的眼球巩膜破裂则较少有眼内感染的可能性。要根据临床症状和体征初步诊断或列入可疑诊断，注意眼内的炎症表现已超出了外伤性炎症的程度。如发现前房内或玻璃体中有绒球样混浊，此为真菌感染的特征。

经标准化的超声诊断对确定感染的程度和范围有一定价值。患者因疼痛、眼睑肿胀不能睁眼，可闭眼，将超声探头置于眼睑上。这样虽然会减弱分辨能力，但仍可得到较多的信息。A 型超声扫描，中度的感染性眼内炎通常显示为玻璃体内有一连串的低幅度小尖波；B 型超声显示为弥散的细亮点。如果感染病灶在前部，后面仍有混浊点，一般前部的混浊要致密些。如果整个玻璃体腔受累，则在玻璃体内有比较均一的混浊点。如果在感染前不存在玻璃体后脱离，由于感染时玻璃体后皮层与视网膜产生炎性粘连，玻璃体后层仍会保持附着。还可看到视网膜脉络膜弥漫性增厚，渗出性或牵拉性视网膜脱离。在某些情况下，需要鉴别玻璃体混浊是由于感染还是出血，尤其是临床表现不能肯定有炎症时。主要的鉴别点在于，玻璃体积血比感染性眼内炎更常见有较广泛的玻璃体后脱离；由于重力作用，玻璃体积血时常在下方有玻璃体膜形成。如果玻璃体内有明显均一的炎症，一般看不到这些情况。

ERG 检查对伤眼视网膜功能评价也是重要的。由于疼痛和眼睑肿胀，不能应用角膜接触电极，但可用线形或皮肤电极以及明亮的闪光刺激得到。使用的亮度可达到正常闪光刺激的 10 万倍，足以使光线刺激透过眼睑。如果此时存在 ERG，可以确定有一定的视网膜功能；无反应则是坏兆头，但不能证实没有视网膜功能，因为穿通伤后的玻璃体积血或混浊使光学密度增大。

**【治疗】** 对可疑病例，在用抗生素前可作细菌培养和染色，以争取确定致病微生物的种类，有目的地用药。通常作前房穿刺和玻璃体穿刺，吸出眼内液，一般要 0.1～0.2ml，每份培养皿要 5～6 滴。但前房取样的阳性率不高。近年认为，玻璃体培养的安全办法是用玻璃体切割器械，因为单纯用针抽吸容易引起周边视网膜裂孔。玻璃体样品可以离心或用滤纸加以浓缩，以提高阳性率。对炎症明显的眼，应作玻璃体切除术。手术应有限地进行，过度切割可能造成视网膜破裂，预后极差。但无论是否作玻璃体切除术，都应进行玻璃体注药。静脉、口服或局部用药都不能在玻璃体内达到有效的药物浓度。虽然对预防性玻璃体内注药还有不同意见，但对有危险因素的伤眼进行玻璃体注药是可以肯定的。

应选用广谱抗生素，使用无明显毒性的最大剂量。以往曾推荐应用头孢唑啉（cefazolin）2.25mg，或庆大霉素 200μg 作玻璃体注射；或用阿米卡星（amikacin）400μg 玻璃体注射，好处是能对抗多种菌，包括对庆大霉素敏感的细菌；毒性较庆大霉素低。由于蜡样芽胞杆菌（bacillus cereus）对头孢霉素及青霉素类药有抗药性，而对万古霉素（vancomycin）或克林霉素（clindamycin）较敏感。近年常用万古霉素 1mg 和头孢他啶 1mg 做玻璃体内注射。除抗生素以外，糖皮质激素也是重要的，能抑制和减轻炎症和机化。可用泼尼松 80mg/d，也可作结膜下注射。

预后与外伤范围和程度、感染菌的毒性、发病与治疗的及时程度有关。如合并视网膜裂孔或脱离，预后极坏，但发生较晚者也是可治的。据一组报告，42% 可获得 0.06 以上的视力，26% 好于 0.6。但另一组报告，视力好于 0.05 者只有 22%。

## 第三节　交感性眼炎

交感性眼炎，或称交感性葡萄膜炎，是一种少见的双眼弥漫性肉芽肿性葡萄膜炎，可发生在一眼开放性外伤或手术性创伤后几天至数十年内。外伤眼通常叫作诱发眼，另一眼叫交感眼。葡萄膜的外伤和嵌顿几乎是所有病例的一个特征。临床症状和体征大多数在一眼外伤后的 3 个月内出现。发病常为潜伏性，病程漫长，有多次的反复加重和缓解，长达数年。在糖皮质激素和免疫抑制剂应用之前，视力预后很差。

在 1830 年，Mackenzie 描述了此病的临床特点，并首次使用交感性眼炎这一名称。Fuchs 在 1905 年报告了本病的组织学特征。虽然已经过许多年的研究，但是交感性眼炎的病因仍不甚清楚。自身免疫和感染是长期争论的两个观点。近年的实验表明，可能的发病机制是对视网膜组织抗原的自身免疫性迟发型超敏反应。在这些抗原的作用经过确认和特殊疗法产生之前，对交感性眼炎的诊断和治疗仍是眼科临床医师的一个难题。

## 一、发 病 率

此病甚少见。实际的发病率不容易确定。经组织学确诊的病例仅占所有病例的 1/3 左右。而一些临床上没有怀疑为交感性眼炎的病例经组织病理学检查得出了诊断。由于多在外伤后数月至数年发病，诊断上的迟缓是难以确定发病率的主要原因。以往较早的文献报告，眼球穿通伤后，交感性眼炎的发病率为 0.54%～17.5%，平均约为 2%。近年 Liddy 和 Stuart 报告，在穿通伤后为 0.19%，在内眼手术后为 0.007%。手术的类型包括白内障摘除术、虹膜切除术、前房穿刺术、睫状体分离术、视网膜脱离复位手术、角膜切开术、虹膜粘连分离术等。

张卯年等报告 2001—2005 年间 15 家三级医院 9103 例 9776 只眼外伤资料，有 18 例开放性外伤发生了交感性眼炎，发生率为 0.37%，另有 2 只眼（也占 0.37%）在玻璃体切除术治疗闭合伤术后发生，还有 2 只眼发生在烧伤角膜穿孔后。83.3% 的患者发生在外伤后或手术后 1 年内。经及时治疗交感眼视力恢复。

一些研究表明，交感性眼炎有性别上的差异，男性较多；而且儿童和年轻成人较多。实际上这只是反映出眼外伤多见于男性和这些年龄组的患者。如果仅从内眼手术后的发病例数看，性别比例是相同的。也没有年龄上的差别。在 60～70 岁也有一个年龄高峰，反映出此期患者的手术比例较高。未发现有地区差别，或存在遗传因素及类型。

## 二、病因和病理学

确切的病因仍不知晓。以往的临床研究表明，主要的发病因素是意外的穿通伤，占所有病例的 60%～70%；内眼手术约占 30%。其他病例如钝挫伤造成的隐匿性巩膜破裂、角膜溃疡穿孔、眼内肿瘤，尤其是坏死性黑色素瘤，也占较小的比例。绝大多数病例的共同点是存在穿通伤口，在伤口的愈合过程中有虹膜、睫状体或脉络膜的嵌顿。

从历史上看，一直认为感染或免疫学因素是交感性眼炎的病因。如有人提出结核或病毒是感染因素。也曾假设化脓性微生物通过穿通伤口得以侵入眼内，并通过神经、淋巴或循环通路到达另一眼。但是，从来没有在交感性眼炎患者中分离出过病原微生物。在实验动物中，也没有能用感染因素诱发出此病。

一些研究者提出，免疫学改变是交感性眼炎的发病原因，即对葡萄膜、葡萄膜的黑色素粒或视网膜抗原产生的、由 T 淋巴细胞介导的自家迟发型超敏反应。Marak 等证实，抽取和分离经组织学证实的交感性眼炎患者的外周淋巴细胞，在组织培养液中暴露于同种的葡萄膜视网膜提取物，结果促进了这些淋巴细胞的转化。这一试验说明，患者的淋巴细胞对葡萄膜和视网膜的某些抗原过敏。试验还证明，将交感性眼炎患者的淋巴细胞暴露于牛的脉络膜提取物中时，能抑制淋巴细胞的游走。此外，业已证实视网膜和其他表皮来源的眼结构中存在着能够引起迟发型超敏反应的抗原。当把从视网膜提取的抗原注射给豚鼠时，能在这类动物引起非常类似于交感性眼炎的眼内炎症。近年的研究进一步提示，交感性眼炎可能是对视网膜 S 抗原、光感受器间维生素 A 类结合蛋白、葡萄膜黑色素相关蛋白等抗原免疫反应的结果。有人提出这样的假说，由于外伤，使正常的结膜囊细菌群落中的一些细菌进入眼内，这些细菌作为佐剂，使眼内的抗原释放，这些抗原则通过穿通伤口得以进入淋巴系统，从而使正常的组织耐受性发生了改变。总之，关于交感性眼炎的病因细节，需要更多的研究才能回答。

病理研究证实，诱发眼和交感眼的病理改变相同，为典型的葡萄膜内弥漫性淋巴细胞浸润，伴有上皮样细胞巢，在上皮样细胞和巨细胞内常伴有黑色素粒存在。在大多数病例，炎症过程并不侵犯脉络膜毛细血管及视网膜。交感性眼炎的另一个病理特征是无坏死。在疾病早期，睫状体平坦部即出现炎细胞浸润，炎细胞并从这一部位进入玻璃体腔。类似的虹膜炎细胞浸润使虹膜增厚。炎症可扩散到晶状体前囊表面，引起虹膜后粘连。脉络膜病变通常是弥漫性的，浸润的炎细胞主要为淋巴细胞，还有上皮样细胞、少数巨细胞，中性粒细胞极少见。可能出现浆细胞，尤其在经过激素治疗后。嗜酸性粒细胞也可出现，常集中在脉络膜内层，在肤色重的人更明显（图 11-49）。含有

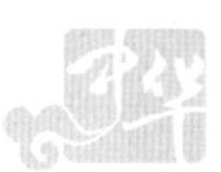



黑色素粒的上皮样细胞常呈结节样积聚，位于视网膜色素上皮与玻璃膜中，在临床眼底检查时表现为玻璃疣样的黄白色小点，叫 Dalen-Fuchs 结节。在视网膜内通常无炎性浸润，但单个核细胞偶可积聚在血管周围，或在 Dalen-Fuchs 结节上方及接近睫状体平坦部的部分有轻度受累。

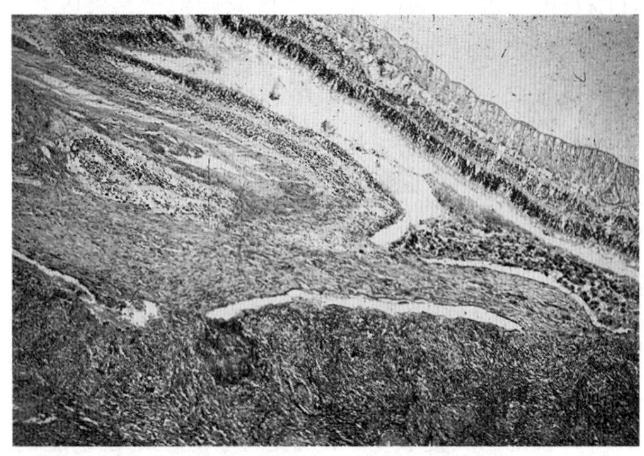

**图 11-49　开放性眼外伤后 3 个月后因交感性眼炎、眼球萎缩而摘除的眼球组织病理学切片照相**

照片下方为淋巴细胞致密浸润的、增厚的脉络膜，其中可见染色较淡的上皮样细胞巢。在脉络膜组织的上方可见在视网膜下、玻璃膜的破孔延伸的视网膜下膜。HE 染色 ×100

角膜内皮上的沉降物（KP）由上皮样细胞、淋巴细胞和巨噬细胞积聚形成。其他的病理表现还有，巩膜的穿入血管周围可有炎细胞浸润；炎性肉芽肿也可扩展到视神经及周围的脑膜鞘。结膜和眶组织也可有类似的炎性浸润，但很少见。

有些病例具有典型的交感性眼炎的组织学特征，但同时存在晶状体囊的破裂，表现为晶状体蛋白过敏性炎症，在晶状体纤维周围有带状的肉芽肿浸润。还有的病例表现出非典型的性质，为非肉芽肿性脉络膜炎，或脉络膜视网膜粘连，伴脉络膜毛细血管的炎细胞浸润，与慢性的 Vogt- 小柳 - 原田综合征的组织改变类似。

## 三、临 床 表 现

交感性眼炎开始发作时，交感眼出现轻度的炎症，诱发眼的炎症加重。交感眼的症状有轻度疼痛、怕光、流泪、视物模糊、视力疲劳、调节减退或麻痹。诱发眼的视力下降，怕光明显。双眼都有睫状充血，瞳孔不规则扩大，对光反应迟钝或消失，虹膜增厚，玻璃体混浊。诱发眼出现 KP，是一种最具有预兆性的体征。如果一个患者有过眼球穿通伤，受伤眼有虹膜炎，如果出现 KP，应密切随访交感性眼炎的体征。

交感性眼炎的症状和体征在各例可有很大的不同。在病程上可以是潜伏性的、逐渐发作，也可以发作很快。在部位上可以表现为轻度的眼前段葡萄膜炎，或者是眼后段的葡萄膜炎。在表现上可伴眼球疼痛，睫状体压痛，前房以及晶状体后的细胞和蛋白闪光，角膜后沉降物，轻度玻璃体混浊。眼后段的体征可有视乳头炎，弥漫性视网膜水肿，血管周围炎，视网膜色素上皮和玻璃膜水平上的黄白色渗出点（Dalen-Fuchs 结节）。周边眼底的某些区域可表现有脉络膜炎，在一些严重病例还可出现渗出性视网膜脱离。偶见多发性脉络膜肉芽肿，在检眼镜下类似于后部多发性鳞状视网膜色素上皮病变（multifocal placoid pigment epitheliopathy）。临床上很少见到累及巩膜的表现，但可以在摘除眼球的病理检查发现血管周围有炎性浸润。

外伤至交感性眼炎发作之间的时间，已报告最短为 5 天，最长为 66 年，但一般很少发生在外伤后 2 周内。80% 的病例发生在外伤后 3 个月内；90% 的病例发生在伤后 1 年以内。发病的高峰是伤后 4～8 周。国内报告最早是伤后 8 天，最晚在 34 年以上。

交感性眼炎不经治疗，病程迁延、反复发作。最初表现为急性炎症，以后呈周期性，可持续数月至数年。随时间变为慢性活动性，最终引起不可逆的眼损害，可导致失明及眼球萎缩。后期的并发症包括白内障、继发性青光眼、渗出性视网膜脱离，脉络膜视网膜瘢痕；视神经萎缩。在糖皮质激素疗法应用以前，仅有 40%～50% 的患者能够保留有用视力。近年，应用长期激素疗法，约 65% 的患者可以保留 0.3 以上的视力。但一些患者停药后会出现复发的情况。

## 四、诊断和鉴别诊断

1．诊断　对交感性眼炎的诊断依赖于临床表现，属于临床诊断的性质。目前无血清学的或免疫学的试验能够帮助诊断。过去曾有过葡萄膜的色素皮肤试验，但这一方法已认为是不可靠的，因结果多为假阳性，不宜推荐使用。同样，用视网膜可溶性抗原也报告属于假阳性的血清学试验。

眼底荧光血管造影对建立临床诊断很有帮助。典型的表现为，在静脉期，在视网膜色素上皮的水平有多发的荧光点，持续性，如果有渗出性脱离，点状的荧光会融合成片。原田病是另一种唯一的能出现类似荧光像的疾病。此外，还可能出现早期局灶性的脉络膜背景荧光遮蔽，后期荧光着色，类似于后部多发性鳞状视网膜色素上皮病变的荧光图像，但此种情况较为少见。

在后来需要摘除眼球的严重外伤眼，组织病理学检查能够最后得到确诊。

2. 交感性眼炎必须与其他一些疾病鉴别

(1) 交感刺激(sympathetic irritation)是一种发生在一眼外伤或患病之后，健眼出现反射性的异常的状况。与交感性眼炎不同，交感刺激的交感眼缺乏眼内炎症的客观体征。房水中的蛋白闪光和细胞极少见到，即使存在也是很轻微的。

(2) 某些细菌和真菌感染能引起肉芽肿性前部或后部葡萄膜炎，可以根据病史和有关的临床表现加以鉴别。在眼球穿通伤后，必须考虑感染性眼内炎发生的可能性；原来存在的炎症也可能由于外伤而重新激发；或者发生外伤后虹膜炎，外伤后虹膜睫状体炎。

(3) 晶状体蛋白过敏性眼内炎(phacoanaphylaxis)可能非常类似交感性眼炎的临床表现；而且，也可能与交感性眼炎同时发生。但这种情况通常发生在单眼。Easom 等报告过，交感性眼炎的患者有双眼的晶状体蛋白过敏性眼内炎，发生的比例可能在 4%～25%。据认晶状体蛋白过敏性眼内炎是一种免疫复合物性疾病，病理表现为在晶状体物质周围有严重的带状肉芽肿炎症。在双眼的晶状体蛋白过敏性眼内炎，首先累及的眼通常是安静的，而此时另一眼开始出现炎症，此点与交感性眼炎的发病不同。仔细的裂隙灯检查可以发现前房中存在晶状体皮质碎片或发现晶状体囊破裂，此点对诊断非常重要。如确定为这种病，作晶状体摘除可以从病因上得到治疗，从而避免不必要的眼球摘除。

(4) Vogt- 小柳 - 原田综合征是一种葡萄膜和脑膜的炎症性疾病，伴有双眼的弥漫性肉芽肿性葡萄膜炎、渗出性视网膜脱离、秃发、白癜风、听觉障碍，以及脑膜炎表现。虽然白癜风和秃发在此种综合征中常见，但在一些交感性眼炎患者中也可看到。KP、荧光眼底血管造影都有类似之处。穿通伤的病史有重要的鉴别诊断价值。在组织病理学检查中，这一综合征可有脉络膜毛细血管和其上视网膜的炎性浸润，此点与早期病程中发现的典型交感性眼炎病变有所不同。但在晚期或终末期交感性眼炎病理中，可出现脉络膜视网膜瘢痕，与这些改变非常类似。

## 五、治　　疗

对交感性眼炎最根本的治疗是防止它的发生。这包括在外伤后仔细地显微外科处理，立即关闭穿通伤口。应尽量挽救可能保留有用视力的眼。但已明显无视功能、眼球破损严重难以修复，也可在伤后 2 周内摘除。但即使如此，能否以防止交感性眼炎的发生仍无循证医学的证据。

交感性眼炎发生后，是否要摘除诱发眼，对此一直存在争论。一些研究者建议，早期摘除诱发眼可能改善交感眼的预后。但是，对这些研究提出的资料进行仔细地分析以后，并不支持这种结论。Winter 等研究了 257 例活组织学检查证实的交感性眼炎病例，指出摘出诱发眼对交感眼并没有好处，无论在哪一时间作摘除，即在交感性眼炎发生之前的短时间内、同时或随后，结论都是这样。事实上，诱发眼可能最终获得比较好的视力。摘除则剥夺了这种可能性。

糖皮质激素虽然没有经过证实的预防效果，但在治疗上确实有效。发病早期即应给以大剂量，在炎症明显缓解后至少还要维持 6 个月以上。第 1 周，每天给以 100～200mg 泼尼松口服，然后减为隔日剂量，在炎症好转后逐渐减量。在全身用药的同时，还可结膜下注射，点眼，散瞳药也应同时使用。

有些患者可能因内科病、全身或眼部的并发症不能长期使用大剂量糖皮质激素，此时可辅助应用免疫抑制剂，能够有效地控制炎症，使糖皮质激素用量减至无毒的水平，使疾病明显好转。一种用法是，用泼尼松 10～15mg/d，加上硫唑嘌呤 2～2.5mg/(kg•d)，一般在 4 周内见效，然后以 2.5mg 的间隔量在 1～2 周内逐渐将泼尼松减到每日 2.5mg，以后再逐渐减化疗药。如果患者对一种药不反应，可以换另一种。近年还有应用环孢霉素。用化疗药时，应密切随访患者，警惕骨髓抑制、肝肾毒害以及发生肿瘤的可能性。考虑到这些严重的副作用，化疗药物仅应用于严重交感性眼炎、常规大剂量糖皮质激素不能应用或无效的病例。

在糖皮质激素应用之前，本病的预后很差。近年采用糖皮质激素治疗后，经过长期随访，大多数患者达到 0.3 以上的视力。60% 的患者有复发；70% 出现继发性青光眼、白内障等并发症。

已报告有两种病理改变与预后较好有关。一是仅有少量上皮样细胞或巨细胞浸润；二是这些细胞吞噬的色素很少。但这些情况难以准确定量，与临床的严重程度也无明显关系。目前从临床角度还不能知道哪些眼有良好的预后。总之，交感性眼炎是一种严重的眼病，常引起视力丧失，长期的随访是很重要的。在病程早期应用大剂量糖皮质激素，或必要时辅以免疫抑制剂，患者的预后已有明显改善。对病因的进一步了解能使我们更有效地预防和治疗这一疾病。

（惠延年）

## 主要参考文献

1. 杨培增. 葡萄膜炎诊断与治疗. 北京：人民卫生出版社，2009：779-812.

2. Rao NA. Sympathetic ophthalmia//Ryan SJ. Retina. St Louis：

CV Mosby，2006：1821-1826.

3. Affeldt JC，Flynn HW Jr，Forster RK，et al. Microbial endophthalmitis resulting from ocular trauma. Ophthalmology，1987，94：407-413.
4. Brinton GS，Topping TM，Hyndiuk RA，et al. Post traumatic endophthalmitis. Arch Ophthalmol，1984，102：547-550.
5. Peyman GA，Carroll CP，Raichand M，et al. Prevention and management of traumatic endophthalmitis. Ophthalmology，1980，87：320-324.
6. Forster RK，Abbott RL，Gelender H. Management of infectious endophthalmitis. Ophthalmology，1980，87：313-319.
7. Marak GE Jr. Sympathetic ophthalmas. Ophthalmology，1982，89：1291-1292.
8. Zaharia MA，Lamarche J，Laurin M. Sympathetic uveitis 66 years after injury. Can J Ophthalmol，1984，19：240-243.
9. Andrasch RH，Pirofsky B，Burns RP. Immunosuppressive therapy for severe chronic uveitis. Arch Ophthalmol，1978，96：247-251.
10. Croxatto JO，Rao NA，Mclean IW. Atypical histolopathologic features in sympathetic ophthalmas. Int Ophthalmol，1982，4：129-135.
11. Zhang Y，Zhang MN，Jiang CH，et al. Development of sympathetic ophthalmia following globe injury. Chin Med J (Engl). 2009，122：2961-2966.
12. Faghihi H，Hajizadeh F，Esfahani MR，et al. Posttraumatic endophthalmitis：report No. 2. Retina，2012，32：146-151.

# 第三章
# 眼后段外伤的玻璃体手术

在过去30年间，显微外科手术和玻璃体视网膜显微手术是眼外伤手术处理中最重要的两项进展。它们的应用明显改善了眼外伤的预后，使一些原来可能丧失视力或眼球的患者得以保留了有用视力。显微眼科手术是在20世纪60年代迅速发展的，通过显微缝合使角巩膜裂伤达到良好闭合。玻璃体手术开始于20世纪70年代早期。Coles和Haik于1972年首先用玻璃体手术处理眼球穿通伤、眼内异物、晶状体脱位或晶状体破裂、外伤性感染性眼内炎以及复杂的外伤性视网膜脱离等病例。

玻璃体手术器械和手术技术日新月异。尤其在近10年间，小规格（25G、23G以及27G的照明光纤）的玻璃体手术系统、宽视野、双手操作技术的应用，使玻璃体手术修复眼外伤更为便利有效。但在复杂的病例，如眼球破裂伴脉络膜驱逐性出血、致密的玻璃体积血或积脓、视网膜在很大伤口的嵌顿等，20G手术系统仍然是需要的，较大口径的切割孔在切割和吸出时效率更高。另外，复杂眼外伤往往需要多次手术和更长期的随访。

笔者统计了1992—2001年间主刀完成的眼后段复杂眼外伤玻璃体手术的连续病例1682例，均没有初期的眼球摘除；与手术前视力相比，76.0%的伤眼视力改善。其中包括的典型病例组有5组。

第1组，即玻璃体手术联合白内障摘除和人工晶状体植入术组，这组病例多因穿通伤或眼内异物所致，有白内障或玻璃体积血，在确定无感染、无视网膜脱离风险，而且黄斑和视乳头无直接损伤的条件下，一期完成伤口缝合及眼内重建手术，使患者能尽早恢复视力、避免多次手术。在随访资料完整的143例中，132只眼（92.3%）视力改善，其中104只眼（72.7%）视力在0.15～1.5的范围，18只眼（12.6%）在0.02～0.1。另有11只眼（7.7%）不变或变坏。这一组病例是视力后果最好的、累及眼后段的开放性外伤病例。这显然与手术适应证的掌握有关，患者没有感染及视网膜明显损伤。

第2组，外伤性视网膜脱离的玻璃体手术组，这组病例包括开放性外伤造成的视网膜破裂、出血或牵拉性一种或多种因素引起的视网膜脱离。在资料完整的136例137只眼，经玻璃体手术治疗后，视网膜脱离的复位为80.3%（110只眼），部分复位的6.6%（9只眼），不复位的13.1%（18只眼）。97只眼（70.8%）视力比较手术前有改善。失败的主要原因是视网膜严重损伤及坏死，或手术时机过晚。

第3组，为严重眼球爆炸伤的玻璃体手术组。笔者所处的西北地区，开矿、修路、取石等爆炸作业相当普遍，加上管理和宣教的不周，爆炸性眼外伤时有发生。除了铜雷管碎片、石块等眼内异物存留带来的损害，爆炸引起的冲击往往造成多发性伤害。在127例（134只眼）开放性眼爆炸伤中，合并眼内异物的75只眼。实行一次手术或初期缝合后再行玻璃体手术二步手术法处理，术后视力比较手术前改善的有92只眼（68.6%），其中视力≥0.02的只有51只眼（38.1%），在0.1～1.2范围的有35只眼（26.1%）。38只眼（28.4%）视力不变或变坏。这一组病例的后果相对较差。

第4组，为眼球破裂伤83例，经玻璃体手术后，58只眼（69.9%）视力改善，其中视力≥0.02的有23只眼（27.7%），在0.1～0.9范围的仅有16只眼（19.3%）。视力较好的眼，多没有累及黄斑的脉络膜出血。视力不变或变坏的也有23只眼（27.7%），这些眼多合并驱逐性脉络膜出血。

第5组，外伤后无光感眼组，见本章第六节。

## 第一节　伴玻璃体积血或视网膜脱离的玻璃体手术

临床研究证实，眼球穿通伤的预后与外伤的性质、部位和最初损伤的程度有关。严重的视网膜毁损、睫状体的损伤，会造成伤眼永久性的功能丧失。外伤后的病理改变也是影响预后的重要因素。在实验性眼球穿通伤伴玻璃体积血时，总是发生牵拉性视网膜脱离。

因此，玻璃体手术用于严重的眼球穿通伤病例，基于以下理由：①切除损伤的玻璃体和玻璃体后皮层，以减少细胞增生的支架结构；②切除玻璃体积血及炎性产物，以减少刺激细胞增生的因子；同时使眼内介质保持透明，便于处理视网膜的或其他的合并症；也能促进视力的恢复；③清除可能存在的致病微生物；④向玻璃体内灌注抗生素和糖皮质激素，以利于控制眼内的感染、炎症和细胞增生；成形玻璃体被切除后，药物在眼内的扩散加快；⑤切除已增生形成的细胞性膜，解除对视网膜的牵拉，促使视网膜复位；⑥切除和松解视网膜嵌顿等。

对眼球穿通伤实行玻璃体手术的适应证，主要是巩膜裂伤伴中度或大量的玻璃体积血，视力为光感。关于手术时机仍有不同意见。但大多数研究者提倡早期手术。在伤口初期修复时就进行玻璃体手术主要限于有感染性眼内炎或存在毒性反应较快的眼内异物的病例。其他病例可在伤后4～14天以内实行。在此时间内手术能最有效的控制眼内细胞增生，防止牵拉性视网膜脱离。而且，可以有足够的时间作进一步的检查，如超声波、视电生理学、CT扫描或MRI（磁共振显像）等，并有充裕的时间作术前准备。此期可有自发性的玻璃体后脱离形成，便于进行玻璃体切割。在伤后1周内，葡萄膜充血明显，也可能伴有出血性脉络膜脱离，给玻璃体手术带来较大的操作困难。如难以插入灌注导管和其他器械，眼内出血不易控制，容易损伤视网膜等。但是，近年一些术者主张在大多数病例一次完成创伤修复和玻璃体手术，并较多地应用硅油填充压制瘢痕形成的后果，认为一次手术能较早地阻断各种外伤后的不良反应，获得较好的效果。不过，像一些复杂严重的外伤，如眼球破裂伴驱逐性脉络膜出血，初期手术完成玻璃体手术是困难的。

手术可在局麻或全身麻醉下进行。使用的手术显微镜应有电动聚焦、变倍和X-Y移位控制。对于已经缝合的巩膜伤口，要首先进行检查，必要时重新或加强缝合，使眼球密不漏水。然后，根据术前超声波检查，确定是否存在出血性脉络膜脱离。如果存在，应作巩膜切开，引流脉络膜上腔的血液。引流时，可通过角巩膜缘切口（在无晶状体眼）或睫状体平坦部切口（在有晶状体眼）向眼内灌注平衡盐液或空气，以保持眼压，迫使脉络膜上腔血液流出。在血液引流完毕后，通过睫状体平坦部巩膜切口插入较长的（6mm）灌注导管。经检查确认导管内端位于玻璃体腔后，再开始灌注。每个巩膜切口都要足够深，使器械能进入玻璃体腔。如果存在前房积血的话，应先作角巩膜切口处理前房内的血液，以便能够看清后部的结构。在眼球穿通伤，晶状体往往已受累，可能已破裂，或已发生混浊、半脱位，需要摘除；晶状体前或后表面有血液或混浊影响眼后段的视线；或存在睫状膜，在这些情况下都需要摘除晶状体，否则难以达到主要的手术目的。在多数情况下，可以通过睫状体平坦部切口切除晶状体。

在经过以上处理、眼前段变得透明之后，即可自前向后作玻璃体切割。很重要的一点是，要切除后部玻璃体皮层，这样能防止视网膜前膜的形成和牵拉性视网膜脱离。在已存在玻璃体后脱离的情况下，切割后皮层一般无困难。通常在外伤及玻璃体积血10天左右，多数伤眼存在着玻璃体后脱离。如果后部玻璃体皮层仍然与视网膜粘连，就需要采用真空吸引或用玻璃体视网膜挑取器造成玻璃体后脱离。这在已有视网膜脱离的部位可能是有害的，会使视网膜脱离的范围扩大，因此应避开这些部位，小心进行。

在完成玻璃体切割之后，需要仔细地检查有无视网膜裂孔和脱离。以往大多数手术医师即使没有发现视网膜问题，也常规做巩膜环扎术，以预防视网膜脱离。据Hutton等报告，在不做巩膜外垫压术的伤眼，视网膜脱离的发生率是27%；而做巩膜外垫压的伤眼中，以后出现视网膜脱离的只占8%。如果存在视网膜脱离，应切断或剥离所有对视网膜有切线牵拉或有前后玻璃体视网膜牵拉的膜结构。对存在的视网膜下液，可采用气液交换，通过视网膜裂孔或视网膜切开处引流这些液体。Flynn设计了一种可以伸出的硅胶导管，可以从周边视网膜裂孔伸入，达到后部的视网膜之下，引流出视网膜下液。然后交换注入长效气体，如六氟化硫（sulfur hexafluoride，$SF_6$）或过氟丙烷（perfluoropropane，$C_3F_8$），以对脱离的视网膜提供长时间的填塞。目前，由于玻璃体手术中能尽可能地解除存在的牵拉，或应用硅油做3个月以上的充填，等待创伤修复过程趋于平静后再取出硅油。这样，不再需要巩膜环扎术。

较大的巩膜裂伤往往造成视网膜在伤口的嵌顿，由此形成的视网膜脱离很难复位。在多数情况下，可以进行嵌顿区的环形视网膜切开术。在视网膜切开前，用眼内电凝或激光凝固以防止出血。

常见的术中并发症是眼内出血。有时出血很多，难以控制。发生率约为2%或稍高些。处理的方法包括，提高灌注液瓶的高度，以增加眼压；用眼内光凝或电凝凝固活动出血区；或用气液交换的方法填压止血。手术中角膜混浊可使眼后段看不清，这是手术的另一个难题。如果是角膜上皮混浊，可以用手术刀刮去角膜上皮；若为后弹力层皱褶，可向前房内角膜内皮的后表面注射一层透明质酸钠。如果因为外伤裂口和缝线的原因使整个角膜混浊，或有角膜组织缺损，可以使用暂时性的人工角膜。

对玻璃体手术的应用效果还有不同的评估。对严重的眼球穿通伤，玻璃体切除术的成功率大约为60%。在已经报告的一些病例组统计中，获得0.02以上视力的从50%到75%不等。多数研究者认为，玻璃体手术对这类伤眼的治疗效果是可以肯定的，但是由于最初外伤的程度、部位和合并视网膜损伤等情况的变异在各例都非常大，难以进行确切的比较。

## 第二节 眼球贯通伤的玻璃体手术

眼球贯通伤（perforating injury）是指眼球结构被完全贯穿，即一个物体通过角膜或巩膜进入眼内，穿过整个眼球，从另一侧的巩膜穿出。以往曾有应用的“双穿孔伤”术语，可能会发生在两个异物同时进入眼球的情况。眼球贯通伤约占眼外伤病例的4.4%，多数由高速飞行物、鸟枪弹或弹片致伤。在未开展玻璃体手术的年代，这类伤眼的预后很差，85%以上的病例仅有手动或更低的视力，或者有1/3以上的病例摘除了眼球。因此属于开放性眼外伤中预后最差的一种。玻璃体手术为改善这类伤眼的预后提供了新的希望。

从后部穿出伤口的纤维血管组织增生，并由此引起严重的牵拉性视网膜脱离，是眼球贯通伤视力预后差的主要原因。动物实验证实，伤后7天时后部巩膜伤口由成纤维细胞封闭。1～2周内，沿玻璃体伤道的细胞增生非常活跃。玻璃体手术的主要目的是阻止这一病理过程的发展。手术时机以伤后7～14天为宜。因为前部的进入伤口可以作初期缝合，但后部的出口则很难暴露和缝合。事实上，伤后早期作玻璃体切割往往引起眼内液体从后部伤口流出，眼压难以维持，给手术操作带来很大困难。

手术采用三通道的睫状体平坦部玻璃体切除术，自前向后清除玻璃体的混浊。同时，也需要切除玻璃体后皮层。如果没有发生玻璃体后脱离，后皮层仍与视网膜粘连，则需要制作玻璃体后脱离。要切除自进入伤口沿玻璃体内伤道至出口的纤维增生条索。但在出口部位，由于组织的修复尚不完全，因此不要全部切除，以免造成出口重新开放。但近来报告切除嵌顿到出口的视网膜和脉络膜，并电凝破坏出口周围1mm的视网膜脉络膜，视力和视网膜附着后果较好，PVR发生减少。马进报告了1例用自体筋膜覆盖出口内面。对视网膜裂孔，应作气液交换、眼内光凝和硅油填充。

术中并发症和对视网膜脱离的处理，与复杂眼球穿通伤的玻璃体手术相同。

临床资料表明，玻璃体手术对挽救和保存这类伤眼的有用视力是有益的（图11-50）。Martin等报告，一组48例（51眼）眼球贯通伤，经玻璃体手术后，63%达到了功能上的成功，加上解剖成功率，总成功率为80%。在影响视力预后的因素中，主要是后部伤口的位置和损伤程度，如果累及黄斑和视神经，视力预后会很差。后部伤口的位置与手术的处理也有关系，在玻璃体基底部附近的伤口容易处理些，引起手术并发症的机会也要少。

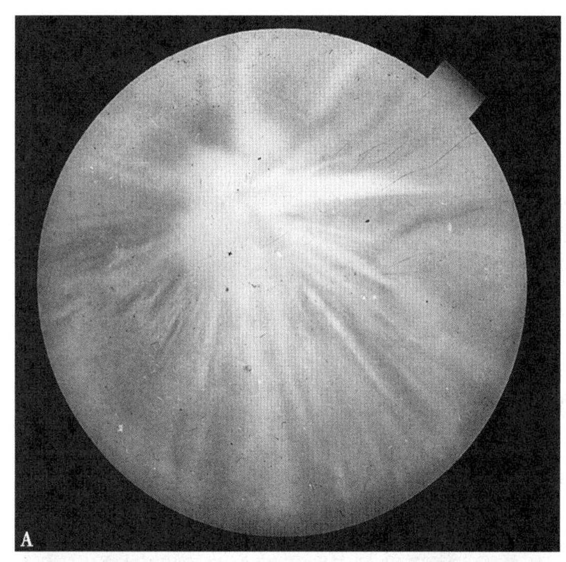


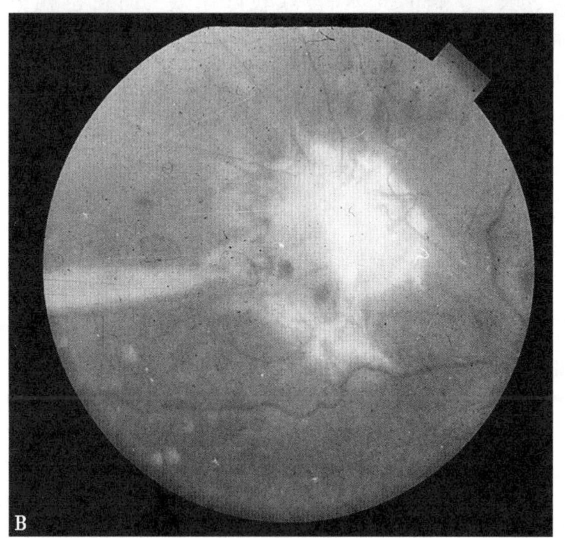


**图11-50 眼球贯通伤玻璃体手术前（A）和手术后（B）的眼底彩色照相**

位于后部巩膜的出口由异物贯通造成，在伤后2周已形成明显的辐射状增生条索，周边部视网膜受到牵拉。手术切除了伤口内表面的增生，显露出白色的伤口瘢痕，下方的瘢痕造成视网膜血管的轻度弯曲。赤道部子午线方向的白色带为异物飞行时引起视网膜的切线划伤

## 第三节　外伤性感染性眼内炎的玻璃体手术

应用睫状体平坦部玻璃体手术处理感染性眼内炎有不少优点。如，可以取得较多样本作细菌培养；切除感染的玻璃体，不仅能在数量上减少或清除致病的微生物，而且可以清除毒素，减少毒性产物对眼内组织的损害；可以很快清除混浊的介质，较快地恢复视功能，而在一般处理的病例，即使眼内感染得到控制，眼内介质变得透明也需要很长时间；在无晶状体眼，前、后房的直接交通能加快炎性产物的排出，因为通常前房的排出要比后房和玻璃体内快得多；可向玻璃体内注药，而药物的扩散也快得多。

动物实验证实，单用玻璃体切除术只能对某些细菌，如表皮葡萄球菌引起的眼内炎达到完全灭菌的目的。而合并用万古霉素和头孢他啶能使治疗眼细菌培养转为阴性。手术在什么时机最有效，与细菌的种类(毒力)和数量有关。多数研究者在实验性感染性眼内炎注入细菌后13～49小时内手术，同时向玻璃体注入抗生素，效果较好，可使多数眼培养结果转为阴性，而单纯玻璃体注药的效果较差。

对手术适应证尚有争论。通常认为，只要玻璃体严重累及，就应手术。但何为严重累及，未有确切的标准。一些眼也许不需要作玻璃体切割，但是一旦时间过去了，病情变坏，争取较好疗效的时机也就不存在了。一些医师建议，先作玻璃体内注药，同时吸取玻璃体样本作培养。如果对玻璃体注药无明显反应，再决定作玻璃体切除术。也有的主张，在建立诊断后72小时内，如果超声波诊断玻璃体有明显混浊或局限的“机化”，则决定手术。可以肯定的是，对外伤性感染性眼内炎，大多数医师的态度是激进的，认为只要视网膜看不清楚，就应早期手术。尤其是金黄色葡萄球菌或铜绿假单胞菌引起的眼内炎，尽早手术是关键性的。

手术可在局麻或全身麻醉下进行。由于眼内介质高度混浊，在睫状体平坦部安插灌注导管是很困难的。如果前部玻璃体可以看清，可在手术开始时作睫状体平坦部切口，插入灌注导管。如果前房存在明显的纤维蛋白膜及积脓，再加上角膜的反应性水肿，虹膜和前部、中部的玻璃体可能都看不清楚，此时可根据情况在9：30或2：30作角巩膜缘切口，先向前房灌注，同时吸取或切割炎性产物。在虹膜、晶状体或人工晶状体的表面常常有连续性的炎性膜样物。如果存在人工晶状体，可不必摘除，否则会增加虹膜出血的危险，但应切除炎性渗出性膜。可使用一个锐利的针头挑起这层膜，然后切割。如果晶状体存在，切除膜时应从虹膜表面开始，逐渐接近瞳孔边缘。由于瞳孔难以散大，眼内结构不清，在很多病例，需要切除晶状体。

取细菌培养的标本时，应在手术一开始时进行。由于前房取样培养的阳性率不高，应用灭菌注射器用手法吸取玻璃体样本，或用切割头在不打开灌注的情况下吸引切割玻璃体液，直接接种在不同的培养皿上。也可同时作涂片检查，以便帮助选用抗生素。

在玻璃体切割时，首先清除中央部的玻璃体，有时玻璃体腔局部有明显的浸润区或脓肿，在无晶状体眼可用巩膜外顶压法暴露周边部分，加以切除；但要避免造成视网膜裂孔。若已形成玻璃体后脱离，可以较容易地完全切除玻璃体。但如果后部玻璃体仍附着于视网膜，切除这样的玻璃体后皮质极易引起已经水肿或坏死的视网膜产生裂孔，而且这类裂孔难以封闭，最终导致手术失败，因此应极小心进行，不应试图吸取过多。如果在视网膜前存在没有机化的脓肿，可以用真空抽吸的方法轻轻吸出。

手术中最重要的问题是看清眼内结构。如果眼内介质混浊，可再次灌洗前房或切除晶状体前后表面的膜。手术结束时，要严密关闭巩膜切口，然后向玻璃体内注药。多数病例主要硅油填充。主要的术中并发症是眼内出血和视网膜脱离。前部的出血主要见于切口，虹膜根部和表面血管。可升高灌注液瓶，增加眼压止血；后部的出血可采用眼内电凝或光凝处理。对视网膜脱离，除了渗出性的因素外，应检查有否视网膜裂孔，可在气液交换后做激光光凝，最后注入硅油。Lin等报告，预防性巩膜环扎术和硅油填塞对成功治疗眼内炎是重要的。

## 第四节　晶状体脱入玻璃体的玻璃体手术

眼球钝挫伤常可引起晶状体悬韧带断裂，发生晶状体脱位或半脱位；或继发晶状体混浊。用常规方法摘除脱位的白内障容易引起玻璃体脱出。在摘除时，晶状体也可能向后掉入玻璃体腔，或晶状体破碎。眼球穿通伤也常常累及晶状体，造成晶状体破裂。在这些情况下，可能合并有继发性青光眼或晶状体源性的眼内炎症。不经处理，伤眼的视力预后很差。

采用睫状体平坦部玻璃体切除术能较好地处理这些情况，并能避免常规手术方法的一些并发症。决定手术的主要因素有，晶状体物质的多少，脱位的部位，晶状体的活动度和硬度，以及介质是否透明。其他并发症如有否视网膜脱离、玻璃体嵌顿、虹膜外伤等，也应在术前充分考虑到，以便在术中处理。

按常规方法进行玻璃体手术。如果晶状体仍基本处于原位，可通过一个巩膜切口进入器械固定晶状体，从另一侧巩膜切口进入玻璃体切割头切除晶状体。由于多数外伤发生在儿童和年轻的成人，单用切割头在大多数情况下能够完成晶状体切除。同时，也应切除晶状体周围的玻璃体。如果晶状体核较硬，可以作晶状体粉碎术或超声乳化吸出术。如果晶状体碎片掉入后玻璃体，应抓取到中、前部玻璃体腔，再予切除。对较软的晶状体，一般切除并不困难。

但是，对硬的晶状体落入玻璃体腔或视网膜表面，采用切割或超声乳化就难以奏效，而且也是危险的。硬的晶状体最好能升到前房由角巩膜缘切口取出。Shapiro 等报告，用过氟化碳液体（perfluorocarbon liquid）帮助浮起脱入玻璃体的硬性晶状体。在手术中，先完成大部分玻璃体切割，看清晶状体核落在视网膜上。注入过氟化碳液体，晶状体核即随之浮起。随着持续注射，晶状体漂浮到玻璃体前部。用导管针轻轻拨动晶状体，使其停留在瞳孔区，此时可通过角巩膜缘切口，用晶状体匙娩出晶状体。为了避免过氟化碳液体接触角膜内皮引起可能的损害，在娩出晶状体时，前房内仍维持平衡盐液灌注。晶状体取出后，缝合角膜缘切口，用导管针吸出过氟化碳液体。手术结束时，应仔细检查视网膜周边部，以发现可能的视网膜裂孔、锯齿缘离断或视网膜脱离。如果存在这些改变，要采用凝固、巩膜外垫压及眼内注入长效气体或硅油。

## 第五节　合并眼后段异物的玻璃体手术

眼后段的异物包括玻璃体和视网膜内的异物（图 11-51）。玻璃体手术处理这些异物的主要适应证为，位于玻璃体内、球外磁铁试取失败的磁性异物；位于视网膜内的异物，因为异物的取出会造成视网膜裂孔，需要立即在手术中处理；非磁性金属或其他性质的异物；合并晶状体破裂、玻璃体积血、眼内炎或具有视网膜损伤需要同时进行手术处理的异物病例等。

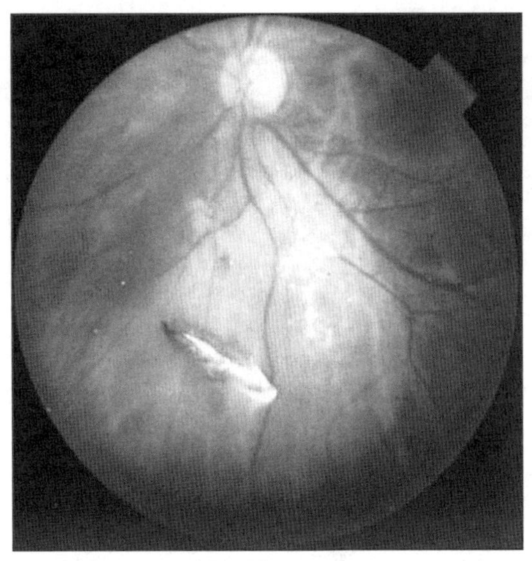

**图 11-51　部分嵌入视网膜内的、约 2.5mm 长的铁质异物**
异物溅入眼内 3 天，在异物周围已形成较大的铁离子化学反应损害区，视网膜水肿，与周围正常视网膜界限清楚。此例随即采用玻璃体手术摘除了异物

手术操作视异物位置和眼内并发症而不同。晶状体混浊时需要切除晶状体，清除玻璃体积血或混浊物。看清异物的位置、性质与视网膜的关系，再决定异物的取出方法。磁性和非磁性异物摘除时，所需要的切口大小与异物的尺寸相比是不同的。如果异物属磁性，用磁铁吸引时，异物总是顺磁力线、以最小宽度吸出，因此，切口大小等于铁质异物的最小宽度。而摘出非磁性异物，切口要较大，大约是异物最小宽度加上异物镊的尺寸。对于需要 4mm 以上的切口，若做在巩膜缘后 3～4mm，容易引起周边视网膜的损伤，而且也难以保持眼球闭合式操作，一旦异物在第一次夹持中坠落，再次夹取会非常困难。因此，对 4mm 以上的较大异物，适合从角膜缘隧道切口摘除。整个手术可以控制在闭合式条件下进行。由于各个病例的不同，仔细的分析和设计手术方式是重要的，可以使伤眼获得最大困难的结构和功能恢复（图 11-52）。

视网膜内异物的取出可能造成视网膜的损伤或脱离，需要经玻璃体手术取出。手术时，先完成玻璃体切割，分开包裹异物的渗出膜，松动异物，再用异物镊抓取。在手术中切除玻璃体后皮质、制作玻璃体后脱离是很重要的。若留下玻璃体后皮质可能继发视网膜前膜，引起牵拉症。以往曾报告，在经过睫状体平坦部玻璃体切割取出视网膜内异物的病例中，90% 发生了视网膜前膜或增生性玻璃体视网膜病变。

对视网膜内异物造成视网膜裂孔的问题，有几种处理的选择。如果眼内介质透明，可在术前对视网膜内异物的周围进行几排激光光凝。手术中在异物周围、异物取出后在裂孔周围都可补充光凝。虽然制作了后玻璃体脱离，裂孔周围的牵拉解除，但随后的瘢痕形成还可能形成新的牵拉，因此注入硅油填塞是可行的。

据报告，多数眼内异物的病例在手术后视力预后尚好，75% 能得到有用的视力。但较大异物伤的预后较差。这类异物速度较低，对巩膜和视网膜的破坏很大。一些伤眼最终作了眼球摘除。

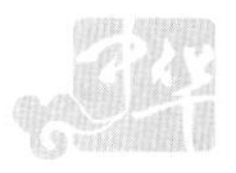

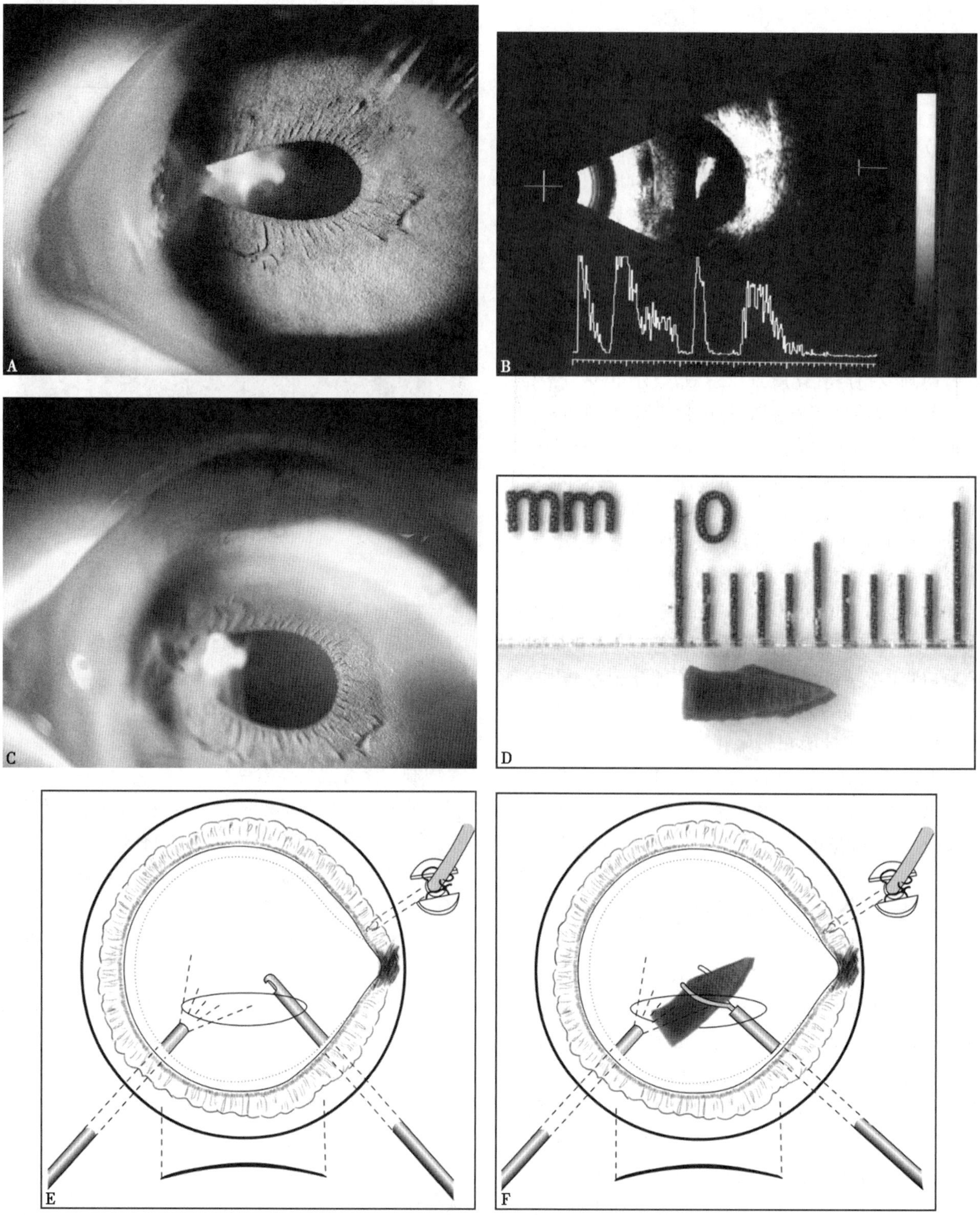

图 11-52　女童右眼被烟花炸伤、塑料异物存留 5 个月

手术前照片（A）显示前粘性角膜白斑和局限性白内障，B 型超声图显示漂浮在玻璃体内的异物（B；摘除的异物约 6mm 长，D），和手术后照相（C）。设计并施行了晶状体切除、异物摘除及人工晶状体植入术（E～H）。由于无视网膜损伤和感染，设计了通过角巩膜缘“眉状”隧道切口，作为异物和人工晶状体的共同通道。本例先做角巩膜缘切口但不穿透，建立三通道玻璃体手术，切除晶状体，刨光前囊下上皮细胞，用切割头做一个椭圆形切口，为异物置于前房做准备（E）。然后用异物镊夹稳异物，缓慢通过前囊的切口，放在囊膜上。做椭圆形前囊开口显然是便于托住异物，使其不致掉落（F）

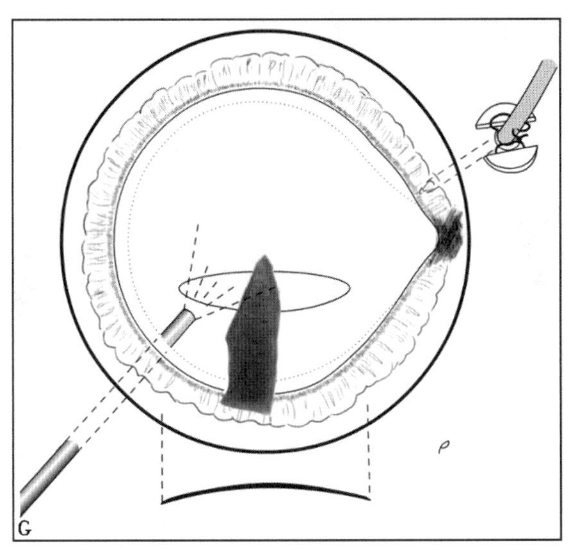


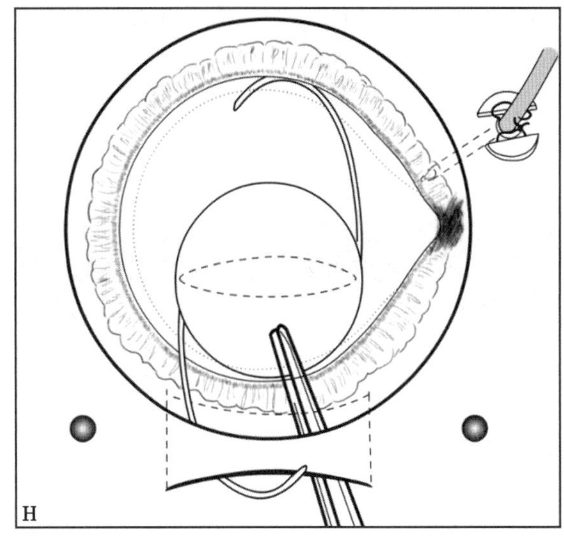


**图 11-52 女童右眼被烟花炸伤、塑料异物存留 5 个月**（续）

用 3.2mm 刀切透角巩膜缘切口，进入前房，注入黏弹剂，用镊子夹住异物缓缓移出（G）。检查无特殊情况后，植入人工晶状体，其襻位于睫状沟内。用切割头扩大前囊切口至 5mm 大小，以防止日后混浊，关闭各个切口（H）。此例术后视力从术前的 0.1 恢复到 1.0

## 第六节 外伤后无光感眼的探查性玻璃体手术

外伤后无光感曾经是初期眼球摘除的一项指标。随着显微手术和玻璃体手术的发展，已发现一些外伤后无光感眼经过手术不仅能够保留眼球，而且还能恢复光感以上的视力。因此，只有在外伤后确因眼球毁损严重、三级医院眼科中心不能修复缝合的眼球，才考虑初期眼球摘除术。

外伤后初次的视力检查是重要的。要严格确定“无光感”，应该在暗室中检查，应严密遮盖对侧眼，在伤眼前 1m 手持烛光或向上的手电筒光，让患者辨认光的存在。视觉电生理检查可能受到伤情的影响，不便立即进行，或在初期缝合后进行；角膜不能安放电极时，可仅作视觉诱发电位（VEP）。但是，即使没有引出 VEP，也不能断定无光感是不能恢复的。在我们的病例中，不乏 ERG 和 VEP 都没有记录到但手术后恢复光感以上视力的病例。

这些伤眼都属于最严重的开放性眼球外伤或严重的钝挫伤。在一些个案，严重钝挫伤引起的闭合性眼球外伤，伤情远重于开放性伤，可包括玻璃体积血、出血性视网膜脱离等眼内结构高度紊乱。

我们对外伤后无光感的发病机制，以及致密的玻璃体积血、脉络膜出血引起出血性视网膜脱离是否为可能的原因进行了实验研究。

首先，我们用物理学方法测量了血液对白色闪光的透过率，发现随着浓度和厚度的增加，血液对光线的透过率呈指数下降趋势。1mm 厚度的全血对光线的透过率仅有约 1%，3mm 全血光透过率约为 0.1%。在经玻璃体气体压缩术形成的兔眼玻璃体腔中注入 0.5ml 自体全血，利用强闪光视网膜电图（ERG）技术和光强度振幅曲线的计算，分析 ERG 的变化，结果玻璃体积血使常规 ERG 检查的波形消失，用增强 3.5log 单位的强闪光刺激可以引出 ERG 波形。在 2 周时经玻璃体切除术清除积血后，常规 ERG b 波逐渐恢复。实验表明，血液对白色闪光有较强的吸收能力，光线被玻璃体内积血吸收可以导致常规 ERG 波形消失，此时应用强闪光 ERG 可以测得接近于正常的 ERG b 波最大反应，说明视网膜功能并未因玻璃体大量积血而发生不可逆病变。显然，致密玻璃体积血可能引起无光感，但视力恢复的潜能仍存在。

其次，我们用内路法建立了出血性视网膜脱离兔模型，采用眼底照相、A/B 型超声检查、OCT、视觉电生理检查、光学和电子显微镜检查等方法，观察血液对视网膜的影响，发现此模型在 1 周时，视网膜结构和功能开始发生明显损害（图 11-53）。因此，玻璃体手术的时机应在 1 周时为宜。

据手术中观察，在我们的 91 例 92 只眼中，无光感的原因包括致密玻璃体积血、合并视网膜脱离或合并视网膜及脉络膜脱离三类情况。经过探查性玻璃体手术，60 只眼（65.2%）恢复了光感～0.4 的视力，其中≥0.02 的 14 只眼（15.2%），0.1～0.4 的有 11 只眼（12.0%）。未恢复光感的 32 只眼（34.8%），主要原因是驱逐性脉络膜出血、视网膜闭合不能展开，或视网膜残缺坏死、视乳头损伤等。

马志中等报告了33例开放性外伤后的无光感眼。经探查性玻璃体手术后随访6个月，所有病例依结果分为2组，结果好的一组解剖上保全了眼球并有光感以上视力，不好的一组无光感、眼球萎缩或摘除。两组间有7个危险因素显著不同，即眼球破裂伤、开放性伤3区、巩膜伤口 > 10mm、睫状体损伤、严重眼内出

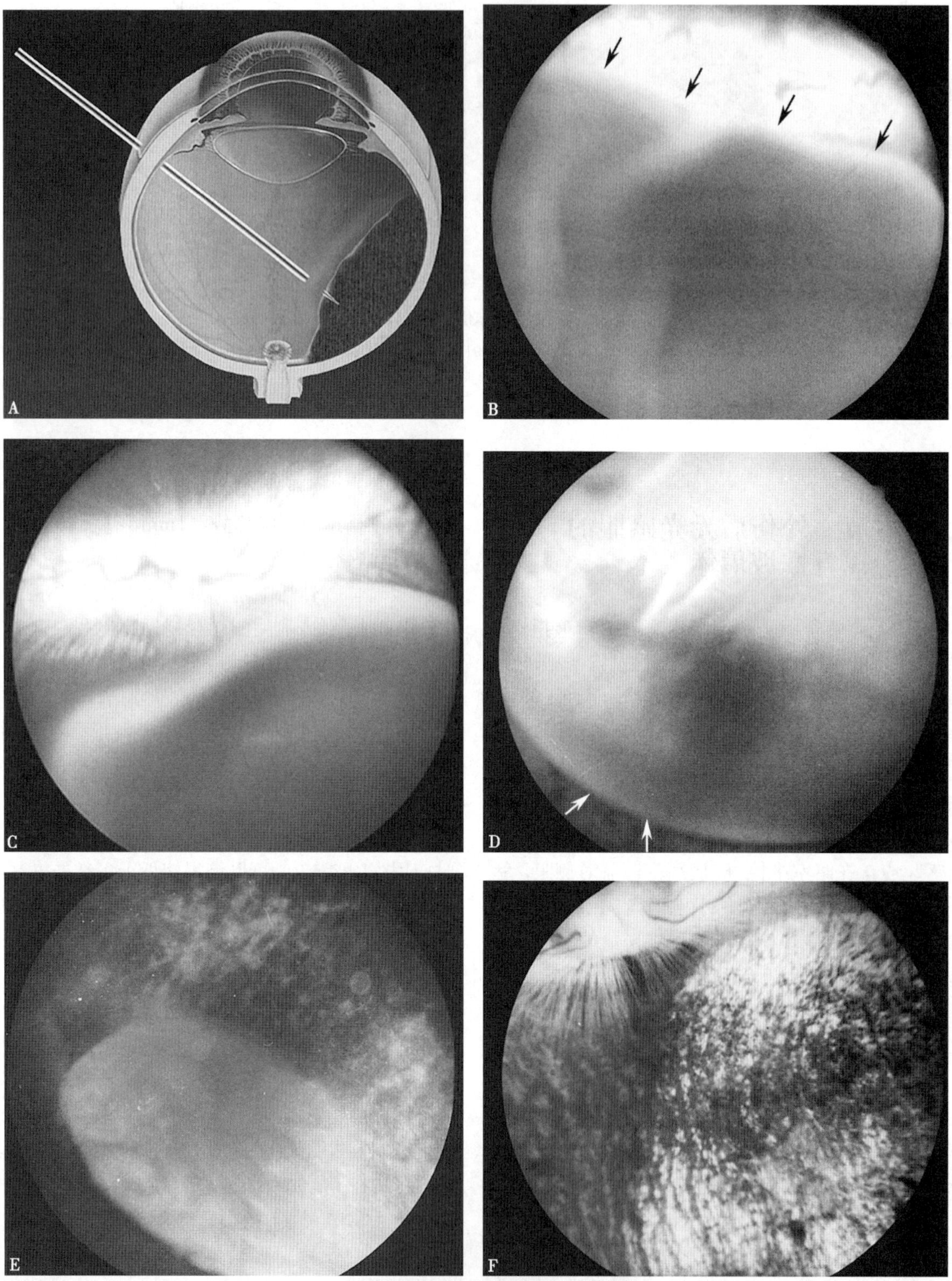

图11-53　出血性视网膜脱离的兔模型

A. 造模示意图，向视网膜下注入0.2ml自体血液。注入血液后1h（B）、1d（D）和28d（E）的眼底照相，分别显示出血性视网膜脱离，以及出血大部分吸收、遗留视网膜萎缩及色素变性（E）。C与F分别为注入生理盐水0.2ml作为对照组、在1h和28d的眼底照相，F显示注射区色素部分脱失

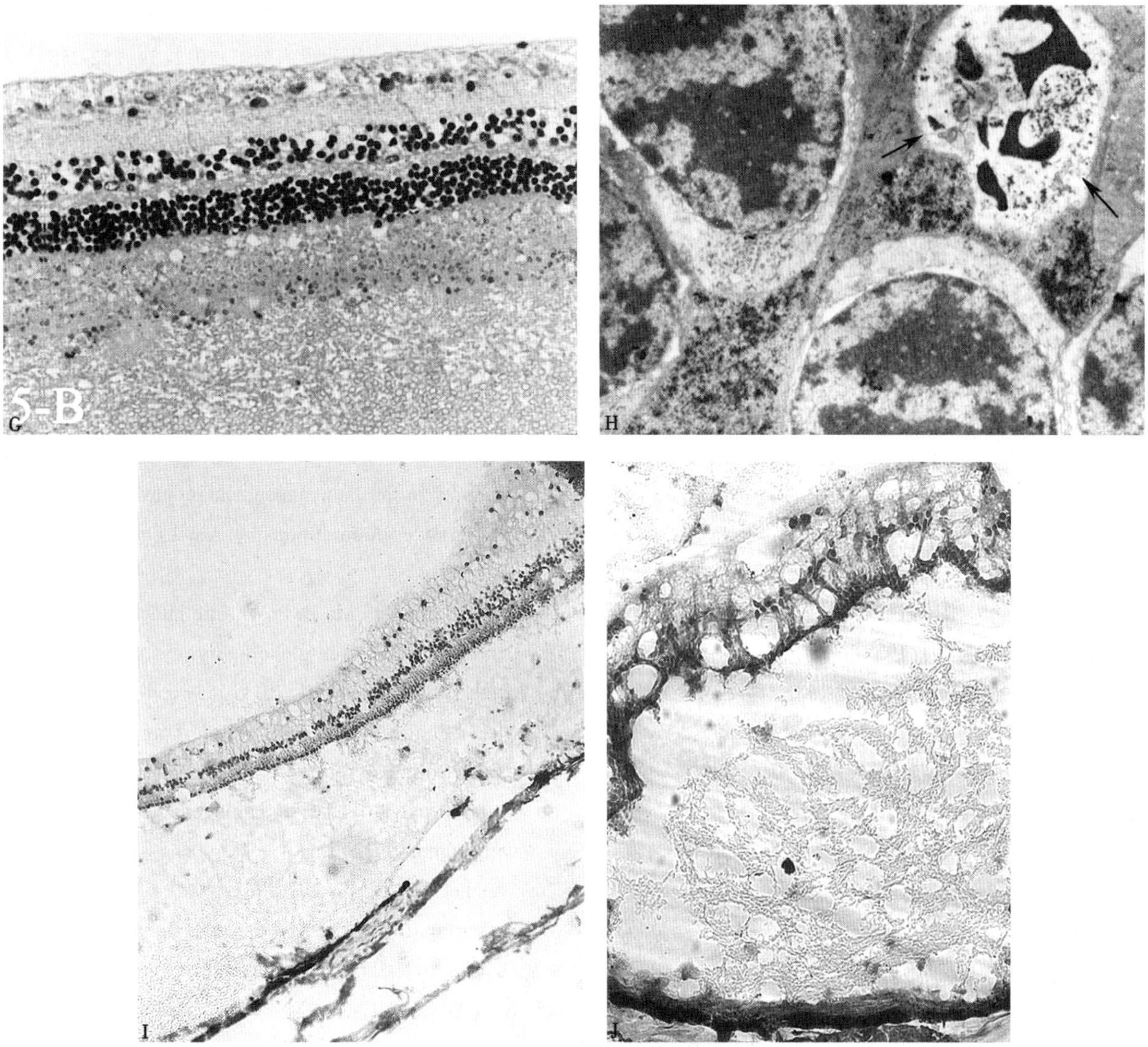

**图 11-53 出血性视网膜脱离的兔模型**(续)

G 为注入血液后 1h 的组织切片，可见视网膜各层次完整，视网膜感觉层下浓厚的血液，H.E.，×100。H 为注入血液后 3d 的透射电镜照片，显示光感受器核固缩(箭号)，×2000。I 与 J 分别为注入血液后 7d 和 10d 的组织切片，显示视网膜结构尚完整(I)和明显变性(J)，×60

血、闭斗视网膜脱离或视网膜脱出以及脉络膜损伤。

玻璃体手术前对病情的准确评估是重要的。这主要根据致伤的性质、临床表现、初期缝合手术中的发现、B 型超声检查结果等。例如，在眼球破裂伤，如果缝合伤口时看到视网膜嵌顿，通常表明存在驱逐性出血；在初期缝合后巩膜呈黄色，也是脉络膜出血的体征。对视网膜全脱离呈漏斗状(闭斗)应特别警惕，因为手术可能打不开，最终失败(图 11-54)。

手术要点，包括在建立眼内灌注时，可先引流脉络膜出血，使用长的灌注管，辨认视网膜。只要发现玻璃体(伴出血或炎性)，清除后多能看清视网膜。应完全解除视网膜嵌顿。最困难的病例是视网膜全脱离呈漏斗状(闭斗)，其漏斗呈索条状，需要先清除视网膜下

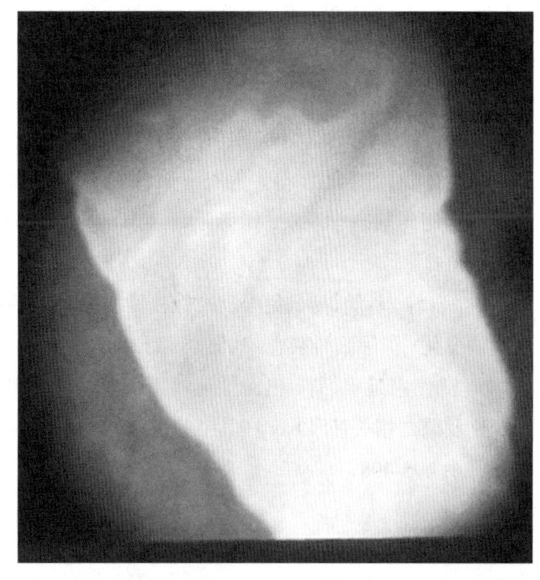

**图 11-54 眼球破裂伤驱逐性脉络膜出血，视网膜闭合**

膜，再松解周边视网膜，寻找其开口，向其深处注入重水，边注入边打开，直到平伏。视网膜粘连或缩短时，需要切开或切除。最后应用激光处理和硅油充填。

（惠延年）

## 主要参考文献


1. 惠延年，郝燕生，王琳．玻璃体切除和人工晶体植入联合手术治疗眼外伤．中华眼科杂志，1994，30：414-416.
2. 王琳，惠延年，李燕．初期修复及二期玻璃体手术治疗严重眼球破裂伤．眼外伤职业眼病杂志，1995，17：132-133.
3. 惠延年．玻璃体手术治疗严重眼球爆炸伤．中华眼底病杂志，1996，12：169-171.
4. 惠延年，王琳，单武强，等．伴致密玻璃体出血的外伤后无光感眼的玻璃体手术探查．中华眼科杂志，1996，32：450-452.
5. 刘子江，惠延年．眼球破裂伤硅油填充重建眼球．眼外伤职业眼病杂志，1997，19：180-181.
6. 邱福军，惠延年，徐宁．玻璃体切除联合环扎术治疗外伤性眼内炎．眼外伤职业眼病杂志，1998，20：23-24.
7. 惠延年．复杂眼球外伤的现代治疗．眼外伤职业眼病杂志，1998，20：636-637.
8. 王琳，惠延年，王雨生．眼钝挫伤致眼底损伤的玻璃体手术治疗．中华眼底病杂志，1999，15：100-102.
9. 惠延年，黄蔚，王琳，等．玻璃体手术联合人工晶体植入治疗经选择的复杂眼外伤 103 例．眼科学报，2000，16：109-111.
10. 薛国民，艾华，惠延年．儿童眼球穿孔伤 279 例治疗探讨．眼外伤职业眼病杂志，2000，22：518-519.
11. 张自峰，刘玮，王雨生，等．出血性视网膜脱离的发生原因．国际眼科杂志，2003，3：80-83.
12. 杜红俊，惠延年，王琳，等．玻璃体手术治疗复杂眼后段异物 81 例．国际眼科杂志，2005，5：115-117.
13. 张自峰，王雨生，惠延年，等．出血性视网膜脱离模型的建立．中华眼底病杂志，2003，19：175-178.
14. 刘玮，张自峰，王雨生，等．兔眼出血性视网膜脱离后的视网膜组织病理学观察．国际眼科杂志，2004，4（6）：1002-1005.
15. 刘玮，张自峰，肖航，等．兔眼出血性视网膜脱离后的超微结构变化．国际眼科杂志，2005，5：1131-1134.
16. 刘玮，肖航，惠延年，等．出血性视网膜脱离后兔眼视网膜变化及凋亡相关基因 bax 在其中的表达．眼科新近展，2006，26：495-498.
17. 谢莹，李秋明．严重眼外伤一期玻璃体切除术的临床研究．中华眼外伤职业眼病杂志，2012，34：252-255.
18. Shapiro MJ，Resnick KI，Kim SH，et al. Management of the dislocated crystalline lens with a perfluorocarbon liquid. Am J Ophthalmol，1991，112：401-415.
19. Martin DF，Meredith TA，Topping TM，et al. Perforating（through and through）injuries of the globe. Surgical results with vitrectomy. Arch Ophthalmol，1991，109：951-956.
20. Liggett PE，Ma C，Astrahan M，et al. Pars plana vitrectomy for acute retinal detachment in penetrating ocular injuries. Arch Ophthalmol，1990，108：1724-1728.
21. Wiedemann P，Lemmen K，Schmiedl R，et al. Intraocular daunomycin for the treatment and prophylaxis of traumatic proliferative vitreoretinopathy. Am J Ophthalmol，1987，104：10-14.
22. Feng K，Hu YT，Ma Z. Prognostic indicators for no light perception after open-globe injury：eye injury vitrectomy study. Am J Ophthalmol，2011，152：654-662.
23. Ma J，Zhang Y，Moe MC，et al. Transocular removal of a retrobulbar foreign body and internal patch of the posterior exit wound with autologous tenon capsule. Arch Ophthalmol，2012，130（4）：493-496.
24. Weichel ED，Bower KS，Colyer MD. Chorioretinectomy for perforating or severe intraocular foreign body injuries. Graefes Arch Clin Exp Ophthalmol，2010；248：319-330.
25. Bai HQ，Yao L，Meng XX，et al. Visual outcome following intraocular foreign bodies：a retrospective review of 5-year clinical experience. Eur J Ophthalmol，2011，21：98-103.
26. Rouberol F，Denis P，Romanet JP，et al. Comparative study of 50 early- or late-onset retinal detachments after open or closed globe injury. Retina，2011，31：1143-1149.
27. Lin H，Ling S，Liu Z，et al. Preventive scleral buckling and silicone oil tamponade are important for posttraumatic endophthalmitis successfully managed with vitrectomy. Ophthalmologica，2011，226：214-219.
28. Andreoli MT，Andreoli CM. Surgical rehabilitation of the open globe injury patient. Am J Ophthalmol，2012，153：856-860.
29. Recchia FM，Aaberg T，Sternberg P. Trauma：principle and techniques of treatment//Ryan SJ. Retina. St Louis：CV Mosby，2006：2379-2402.

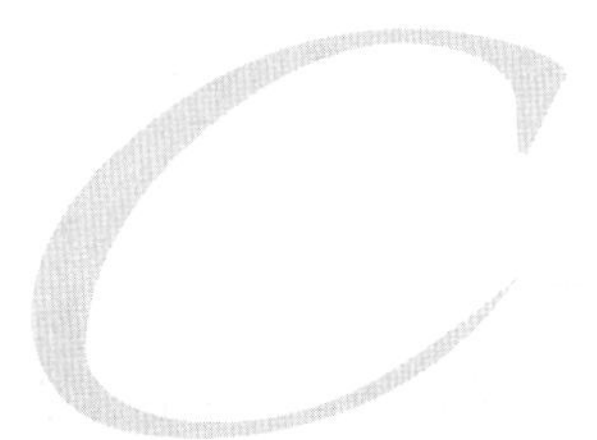

# 第四章
# 外伤性视网膜脉络膜病变

## 第一节　概　　述

眼外伤是视力损害的主要原因之一。据国外统计，眼外伤引起的视功能损害占所有功能损伤的8%～10%，占严重功能损伤的5%，是世界上引起失明的6种主要原因(其他为沙眼、结膜干燥症、河盲病、白内障和青光眼)之一。每年眼外伤的发病率据估计为4.23‰～10.98‰。国内“北京眼研究”2012年报告，大北京地区40岁以上人群眼外伤患病率为1.6%±0.2%，5年发病率为2.6%±0.3%。与职业有关的劳动、体育运动，殴打和日常生活是引起眼外伤的主要事件。患者多为青年男性。以18～44岁年龄段的发病率最高，其次为17岁以下的学生或儿童；男性约为女性的5倍以上。国内因钝挫伤住院的眼病患者，约占所有眼外伤住院患者的20%～48%。因眼球钝挫伤引起的视网膜脉络膜病变是眼外伤后视力丧失的主要原因之一。

在近代眼科学发展史上，对眼外伤病变的发现占有重要的一页。早在1854年，Von Graefe就描述了钝挫伤后的半月形脉络膜破裂。大约20年后，即在1873年，Berlin报告了钝挫伤后眼底后极部视网膜的乳白色水肿，并称之为视网膜震荡(commotio retinae)，后来常被称作Berlin水肿(Berlin edema)。1912年，Purtscher报告了在头胸损伤后眼底后极部出现的软性渗出，被称为Purtscher视网膜病变。

### 一、眼球挫伤的力学致伤学说

虽然对眼球钝挫伤后或身体其他部位外伤后的眼底改变在临床上已有较充分的认识，但对发病机制仍然所知甚少，看法也不一致。首先，对眼球挫伤的力学发病机制，迄今可以归纳为三种假说，这些假说都有一定的临床证据，但缺乏直接的证实。

1. 对冲伤(contrecoup)机制　这一学说将颅脑外伤的对冲伤机制引入眼球外伤中。认为除了眼球直接受力部位的损伤外，外力将主要通过玻璃体传递，向各方向眼球壁传递的力也将被球壁反射，最后集中在眼球后极部，造成间接的后极部损伤。这一理论可能解释临床上常见的视网膜震荡或视网膜挫伤。但是，眼球是一个有弹性的、可以变形的球体，并不像颅骨那么坚硬和脑组织可能移动。眼球容易受到来自颞下方向的打击，按照对冲伤的理论，应该在视乳头的鼻侧多见脉络膜和视网膜损伤。但临床发现闭合性外伤主要造成视乳头颞侧的脉络膜破裂。迄今还没有关于证实对冲伤理论能够令人信服地解释眼球钝挫伤的实验报告。

2. 球壁传递假说　Wood等根据间接性脉络膜破裂的病例临床研究结果，提出了一个工作假说。当能量沿着一个球体的壁传递时，在球壁上任何一个中断(不连续)点，或者球壁上有一个附着物，在这个局部，都会引起应力的增加。对眼球来说，球壁上的不连续点或有物体附着的部位包括，视神经入口(后巩膜孔)和后睫状动脉的入口，视神经、后睫状血管和下斜肌从外部的附着，以及后玻璃体皮层从内面与视乳头的附着。因此，视乳头周围的视网膜和脉络膜受到的张力增大。此外，由于玻璃体基底部附着于周边部视网膜，这一部位也有较大的应力。眼球发生急剧变形时，最大的张力效应将集中在视乳头周围以及周边部视网膜，引起破裂和撕裂。临床上见到的脉络膜破裂主要发生在视乳头周围(间接性)或周边部(直接性)，视网膜裂孔和玻璃体基底部撕裂、锯齿缘离断也发生在周边部。以往在猪眼的实验研究也曾支持外力沿眼球壁直接传递的理论。

3. 力传递阻断学说　用于解释不同组织损伤的情况。认为力在传递方向上所造成的一系列间接损伤主要集中在密度不同的两种组织界面上，在这些界面上产生力的传递阻断，释放出能量作用于组织。在眼球钝挫伤时，以致密较硬的巩膜和脆弱的视网膜界面之间的损伤最明显。实验研究发现严重的钝挫伤主要造成脉络膜毛细血管层、玻璃膜、视网膜色素上皮和光感受器细胞即视网膜外层的损害。临床上观察到的视

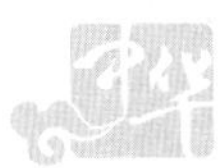


网膜脉络膜损害也主要是脉络膜毛细血管层撕裂（脉络膜半月形破裂）及色素性视网膜病变（视网膜色素上皮脱失、游离及局部增生）。除眼底改变外，其他部位组织界面上的损伤还有晶状体囊破裂、晶状体悬韧带断裂致晶状体脱位等。

由于钝挫伤时的变异因素很多，变异范围也很大，外伤引起的改变可能不只限于一两种模式。例如，受力面积较大的冲击或撞击伤与受力面积较小的棍棒戳伤，引起间接损伤和直接损伤的情况会有不同。力量较局限的戳伤可能以直接的周边部损伤为主，而弥漫的冲击伤以后极部改变常见。在受力大小和压强不同时，外力沿眼球壁传递以及沿玻璃体传递的情况也可能不同。在一定的情况下，可能以玻璃体传递为主；外力较大时，也可能以眼球壁的传递为主，以致在极其严重时会造成巩膜破裂。在临床上，通常可以看到，一些伤眼主要表现为眼前段的损伤，如前房积血、虹膜基质或瞳孔缘撕裂、房角后退、外伤性白内障等；有些伤眼则主要表现为后段损伤，如视网膜震荡或挫伤、脉络膜破裂、视网膜裂孔等；而有一些伤眼则两者均有。我们将以上三种情况分别称作眼球钝挫伤的前段型、后段型及混合型。这种外伤后临床表现的不同，反映了致伤条件和发病机制上存在着较多的模式。总之，从生物力学上认识钝挫伤的发病规律，还有许多工作要做。

## 二、眼球挫伤的组织损伤机制

对眼球钝挫伤的组织损伤机制也存在不同的认识。可以归纳为以下几种观点。

1. 神经血管反应　Duke-Elder 认为，钝挫伤后的视网膜水肿主要是由于伤后的血管运动反应，即血管麻痹扩张，血液成分渗出。实验发现外伤后早期脉络膜的血流量增加。

2. 组织变性坏死　在钝力的直接作用下，组织发生机械性损伤，如光感受器破坏，视网膜色素上皮损伤等。在急性冲击力的作用下，玻璃体急剧变形引起的牵拉力量使视网膜出现破口。组织的破裂（如脉络膜破裂）也是机械性损伤的直接效应。严重受损的细胞可发生变性坏死。在我们的实验模型中发现，光感受器细胞核的固缩和坏死可见于致伤后 4 小时内，一直持续到伤后 3～4 周。伤后较晚时间的细胞死亡则可能与代谢障碍有关。

3. 血 - 视网膜屏障的损害　血 - 视网膜屏障是维持视网膜内稳态的主要结构。在眼球钝挫伤，主要出现外层血 - 视网膜屏障的破坏，即视网膜色素上皮细胞及细胞间紧密连接的改变。在以往的实验研究中，一些研究者报告猴无血 - 视网膜屏障破坏，另一些则报告（猪、猫）出现破坏。我们采用胶体镧示踪剂（直径为 2nm）证实，兔眼轻度的视网膜损伤无屏障的破坏；但在重度挫伤时，镧示踪剂进入视网膜外层，可以达到光感受器细胞核水平。在伤后 2～4 周，在严重损伤区，视网膜外层几乎完全由神经胶质细胞代替，未见示踪剂的侵入。这些结果说明，严重钝挫伤后外层血 - 视网膜屏障已不完全地修复（图 11-55）。这一屏障的破坏与外伤后视网膜病变的发展有明显关系。可以肯定，由于外伤性质和程度的不同，组织损伤的机制也有所不同，但在多数情况下，是几种因素的共同作用。

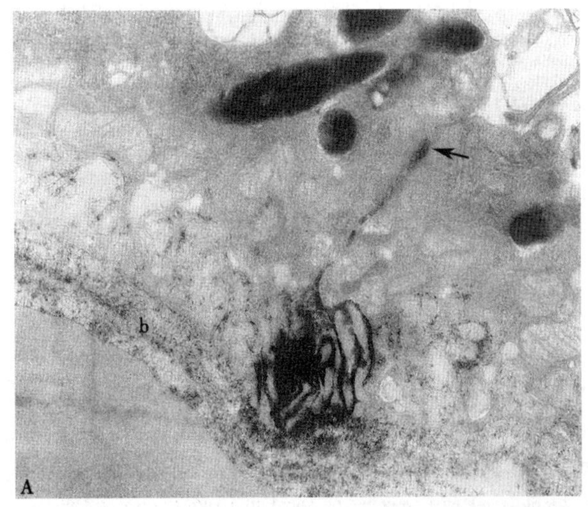


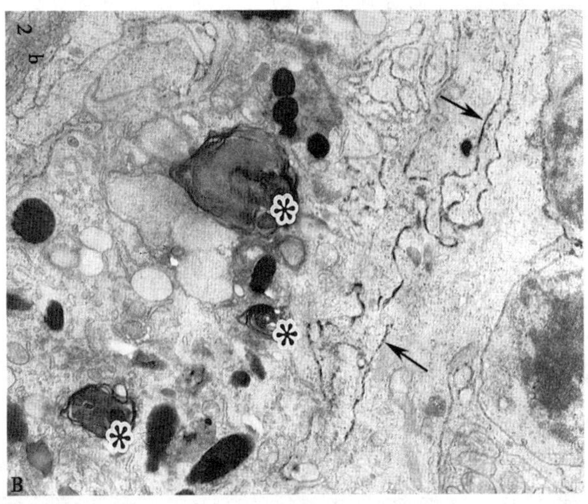


**图 11-55　重度兔眼钝挫伤后血视网膜外屏障损害与不完全修复：硝酸镧示踪法**

A. 正常对照，镧示踪剂止于视网膜色素上皮细胞（RPE）之间的紧密连接（箭号）。致伤后 1d（B）和 7d（C），示踪剂到达光感受器受损的核（* 号）水平（箭号）。D. 致伤后 4 周，神经胶质瘢痕替代部分死亡的 RPE 细胞，示踪剂止于瘢痕中（箭号）。×2000

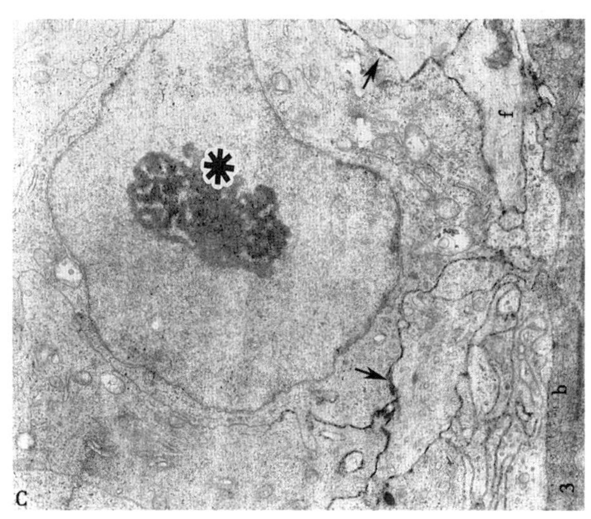


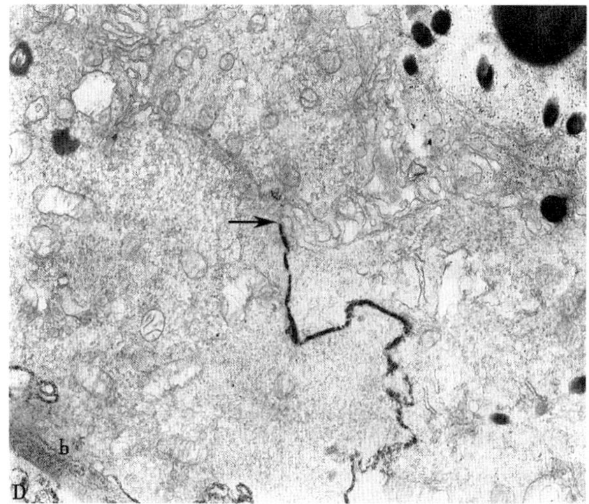


图 11-55 重度兔眼钝挫伤后血视网膜外屏障损害与不完全修复：硝酸镧示踪法（续）

## 第二节 视网膜震荡和挫伤

### 一、两类不同的挫伤性视网膜水肿

当检查一位眼球钝挫伤的急诊患者时，可能会发现眼底后极部有界限不清楚的视网膜白色混浊，视力有中度或严重的丧失。以往通常称为视网膜震荡或Berlin水肿。但是患者的预后最终可能是两种结局中的一种。即多数患者病情较轻，在1～2周视网膜水肿消失，视力恢复；而另一些患者则出现眼底改变和永久性的视力损害。因此，伤后早期的视网膜水肿究竟是轻度的可逆性改变，或是严重的不可逆改变。显然，对这两种结局，仅统称视网膜震荡是不准确的。在此，我们把这两种类型的钝挫伤性视网膜水肿分别称之为视网膜震荡（轻度挫伤）和视网膜挫伤（重度挫伤）。

1. 视网膜震荡　是指钝挫伤后轻度的视网膜灰白色混浊，可以是直接或间接的损伤所致。一般没有视网膜的出血，视力的丧失是轻微的，在伤后数天之内，水肿吸收，眼底检查正常，视力恢复，未遗留色素变性和其他病理改变。伤后早期的荧光眼底血管造影可能出现轻度的弱荧光，这是因为视网膜水肿遮蔽部分荧光所致，无荧光渗漏，无血-视网膜屏障的破坏。整个病理过程是可逆的。

2. 视网膜挫伤　是指钝挫伤后重度的视网膜乳白色混浊。同时多伴有眼底出血，水肿范围也较大。中心视力可有明显下降，一些病例在0.05以下。在不伴有眼底出血或其他明显的眼内损伤的情况下，伤后早期区别视网膜震荡和视网膜挫伤有较大困难。在伤后1～2周视网膜水肿吸收后，在损伤区出现永久性的组织损伤，眼底可见脱色素区，或色素紊乱与增殖，中心视力不能恢复。病变是不可逆的。荧光造影检查对区别以上两种病变有帮助。由于视网膜挫伤总是伴有视网膜色素上皮屏障的破坏，在乳白色的视网膜水肿区域，造影早期因荧光遮蔽为弱荧光，造影后期在视网膜的深层出现荧光渗漏。在渗漏区往往存在着视网膜色素上皮变性和萎缩。

### 二、挫伤性视网膜水肿的病理研究

近年的实验研究使我们对挫伤性视网膜水肿的发生机制和病理改变有了较多的了解。为了显示非破裂性眼球钝挫伤的不同病理改变及其与临床处理的关系，我们建立了轻、重两型钝挫伤的动物模型。

1. 视网膜震荡的实验病理　用铅锤下落的方法（平均致伤能量为1.28J）打击兔眼角膜中央，造成轻型伤的模型。致伤后，即刻可见球结膜充血，或有结膜下点状出血，角膜上皮点状剥脱，瞳孔中等缩小，晶状体未见损伤。结膜水肿逐渐明显，但在1天后水肿和充血明显减轻，角膜透明，房水闪光可疑或弱阳性，3天后眼前段无异常改变。眼底在伤后3小时可见后极部视网膜雾状混浊，视乳头下方轻度充血，脉络膜血管不清晰。伤后3天，视网膜混浊范围缩小，可辨认脉络膜纹理。7天时，眼底恢复正常，未见色素紊乱（图11-56A、B）。病程中也未出现眼底出血等其他改变。荧光眼底血管造影检查，在伤后1天因后极部视网膜水肿，因而在造影早期为弱荧光，未见荧光渗漏。视电生理检查，ERG a波振幅与伤前无明显差别，b波振幅在伤后3小时下降19%～27%（$P<0.05$），伤后1～3天，逐渐恢复到伤前正常水平。组织病理学检查，伤后1～3小时，脉络膜血管轻度充血，1天时充血更明显，视网

膜色素上皮形态完整，视锥、视杆层局部增厚，结构松散，外核层稍稀疏，但细胞排列整齐，提示主要存在外层视网膜水肿。伤后 3 天时光学显微镜下未见明显异常。透射电镜检查的主要发现是，3 天内光感受器少数内节线粒体肿胀，嵴断裂或消失，外节之间的间隙增宽，少数盘膜紊乱。7 天后未见异常改变。用离体荧光素及胶体镧方法检查血 - 视网膜屏障，见示踪剂存在于脉络膜血管内、外，沿视网膜色素上皮细胞间连接移动，完全受阻于紧密连接部位，说明屏障无损害。

以上结果典型地显示了视网膜震荡的眼底表现、荧光造影、视电生理、病理和超微结构以及血 - 视网膜屏障的状态。轻度挫伤引起的视网膜混浊水肿，是一过性、可逆性的变化，发病机制主要是血管性反应。即伤后脉络膜血管液体成分渗出，视网膜色素上皮泵的功能有暂时损害，调节视网膜下及外层液体的功能部分障碍，因此出现轻度的视网膜水肿，但血视网膜外屏障功能仍然保持正常，能够阻止大分子物质进入视网膜内。视电生理检查显示短暂的功能下降，随即恢复正常。

2. 视网膜挫伤的实验病理　重度钝挫伤的动物模型是用弹射钢珠的方法建立的，平均致伤能量约为 2.87J。伤后眼前段的主要表现为，伤后即刻球结膜充血，多数伴结膜下点状或片状出血，角膜受击部位有

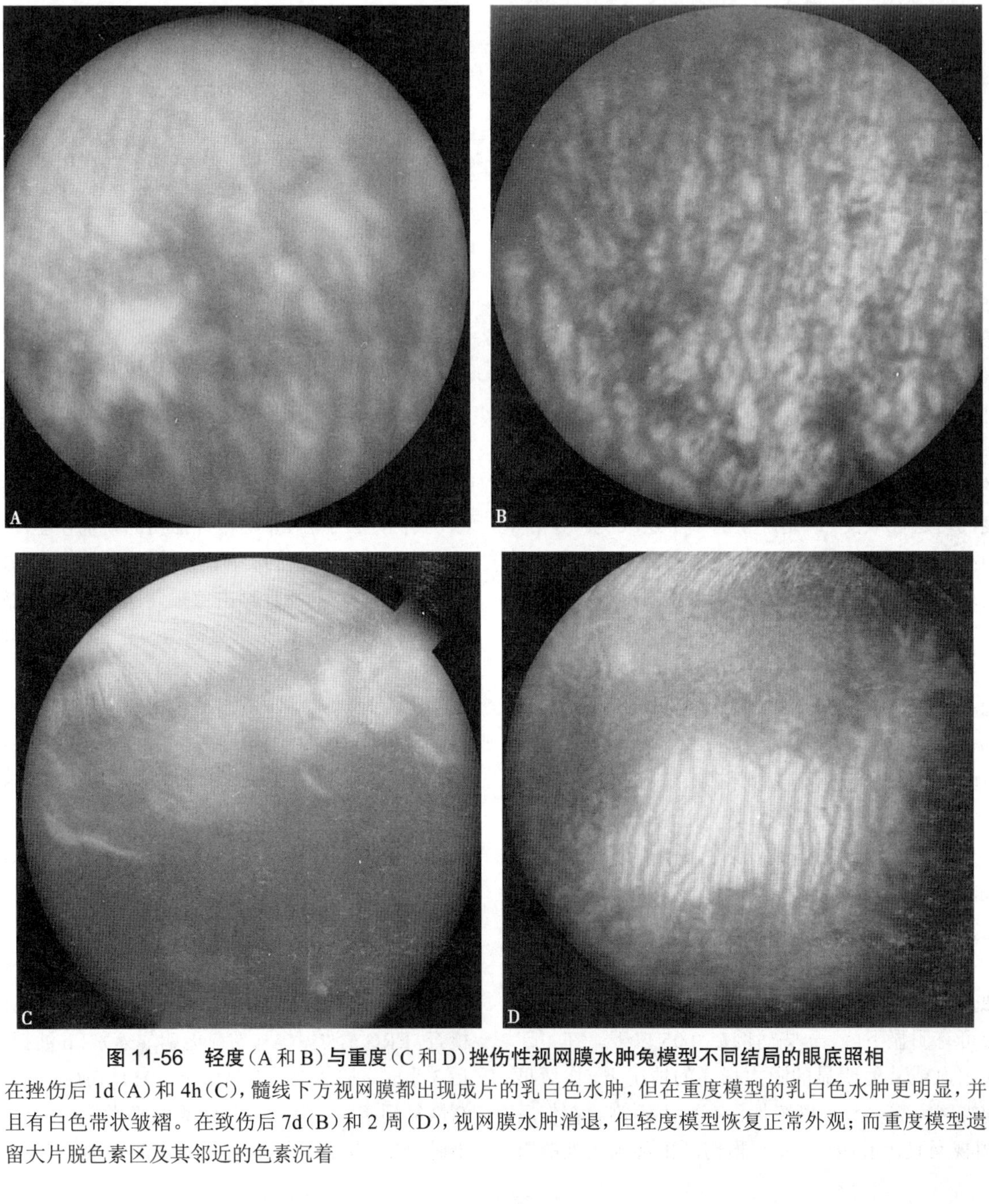

**图 11-56　轻度（A 和 B）与重度（C 和 D）挫伤性视网膜水肿兔模型不同结局的眼底照相**

在挫伤后 1d（A）和 4h（C），髓线下方视网膜都出现成片的乳白色水肿，但在重度模型的乳白色水肿更明显，并且有白色带状皱褶。在致伤后 7d（B）和 2 周（D），视网膜水肿消退，但轻度模型恢复正常外观；而重度模型遗留大片脱色素区及其邻近的色素沉着

上皮点状剥脱或局限性水肿混浊，瞳孔明显缩小。伤后 1～3 小时，球结膜充血更明显且水肿，角膜上皮混浊，房水蛋白闪光明显，细胞多见，少数眼有晶状体前囊混浊或不全脱位。上述改变在伤后 1 天最明显，3 天后结膜水肿减轻，房水闪光逐渐减弱，至 7 天时消失。少数结膜下出血至伤后 2 周完全吸收。

眼底的表现如下：伤后 1 小时，视盘及髓线下方视网膜呈絮状或片状渗出，乳白色，范围较大，有脉络膜出血。伤后 3 小时，视盘和髓线模糊，下方有条状或羽毛状白色混浊，视网膜水肿，并可见明显条纹，有些眼出现视盘点状出血或轻度水肿。伤后 1 天时，视网膜的水肿渗出最严重。伤后 3 天，眼底的渗出开始逐渐吸收，病变中部的混浊减轻，乳白色视网膜条纹变细，片状出血区也开始变小。7 天时，多数眼底出血吸收，但大片出血区仍可见到积血；病变中心区域眼底变为灰白色，为片状色素脱失区，边缘部位有不均匀的色素沉着或增殖，视盘水肿也明显减轻。2 周后，眼底病变区仅表现为色素紊乱，即中央区域脱色素，周边部位色素不均匀(图 11-56C、D)。

对重度挫伤的荧光眼底血管造影检查发现，在伤后 3 小时至 3 天内，病变区有明显的荧光遮蔽，静脉期可见点状渗漏。1 周后，病变中央因色素脱失可见荧光增强(为窗样缺损，或透过荧光)，在出血区仍有荧光遮蔽。2 周后未见荧光渗漏。视电生理检查，ERG a 波在伤后 3 小时、1 天和 3 天时分别下降 29%～42%($P<0.05$)，b 波振幅则下降 38%～47%($P<0.01$)，伤后 1 周开始逐渐恢复，在伤后 2 周至 2 个月时，b 波振幅达到伤前水平的 84%～91%。

组织病理学检查发现，伤后 1～3 小时脉络膜明显充血，视网膜色素上皮层部分细胞破裂，色素颗粒弥散。1 天时，视网膜轻度增厚，视锥、视杆层结构紊乱，有些部位视网膜下大量积液，造成浆液性视网膜脱离(此点与眼底表现的白色条纹相对应)，在视网膜下出血区可见局部出血性视网膜脱离，外核层局部细胞核稀疏。3 天时，一些色素上皮细胞向视网膜下间隙游走，病损严重区视锥视杆断裂，消失或变薄，外核层多见核固缩或溶解，细胞核数目明显减少，细胞间隙增宽。2 周时，脉络膜充血减轻，病变中心区毛细血管层消失或闭塞，色素上皮层不连续，视网膜色素上皮细胞，视锥、视杆层基本消失，外核层细胞核稀少，仍可见核固缩，神经胶质细胞(Müller cells)增生，修复外层视网膜组织坏死的空缺。病变严重区边缘部位，视网膜色素上皮细胞完整，局部有增殖，病变向边缘区域逐渐减轻，并逐渐过渡到正常结构。透射电镜检查进一步证实了以上的病理变化。即脉络膜毛细血管层闭塞；视网膜色素上皮细胞破裂、变性；玻璃膜外层断裂；光感受器细胞在伤后 4 小时即见核固缩，变性坏死过程一直持续 2～4 周；病变中心区外层视网膜完全由神经胶质细胞增生修复，胶质瘢痕直接与玻璃膜附着，视网膜色素上皮的修复是很有限的，在病变中心造成永久性缺失(图 11-57)。

在离体胶体镧示踪法检查血 - 视网膜屏障时发现，镧示踪剂在伤后 1～3 小时即通过视网膜色素上皮层达到光感受器细胞内节水平。在伤后 2 周内，在受损的光感受器细胞核水平，细胞体间有镧的显示。伤后 4 周，在损伤严重区，即胶质瘢痕完全与玻璃体相贴的区域，未见镧示踪剂侵入视网膜内。结果证实，重度挫伤有严重的外层血 - 视网膜屏障损害，但在伤后晚期，尽管结构上发生改变，屏障功能仍得到不完全性的修复。

根据以上实验观察，可以认为，重度挫伤引起的视网膜水肿的发病机制主要是由于组织的坏死变性造成的。在伤后即刻观察到的视网膜色素上皮细胞和视锥视杆的崩解、断裂，表明是外力的机械作用直接造成的；伤后稍晚时间的细胞变性与坏死，除了外力的机械性损害外，与血 - 视网膜屏障损害和代谢障碍有关；脉络膜毛细血管层的明显病变(闭塞与消失)也有明显的关系。由于光感受器细胞的明显丧失，视功能出现永久性障碍。显然，这些病变是不可逆的。

## 三、临床处理

对视网膜震荡或视网膜挫伤的临床处理，目前尚无一致意见。根据实验研究结果和临床实践，提出以下几点：

1. 根据钝挫伤病史，视力和眼底检查结果，不难发现钝挫伤性视网膜水肿的存在。对后极部水肿范围较小，水肿程度较轻，而不伴有视网膜出血或其他明显挫伤性改变者，可以初诊为视网膜震荡。对眼底水肿范围大，程度严重，黄斑部类似樱桃红样改变，视力严重下降，伴视网膜出血或其他明显挫伤性改变者，可以初诊为视网膜挫伤。但无论轻度或重度挫伤，都应在伤后 1～2 周内密切随访观察，尤其在 1 周内，每日检查视力和眼底水肿的恢复情况。

2. 在 1 周内进行荧光眼底血管造影和视电生理检查对鉴别诊断和判定预后有较大价值。在视网膜挫伤病例多见有荧光渗漏，ERG a 波和 b 波有较大幅度的下降，而且在 1 周内恢复缓慢，或不能达到正常水平。必要时在伤后 2 周，复查 ERG 进行对比。近年，采用干涉光断层扫描(OCT)能够检测到黄斑水肿程度及损伤的细节。

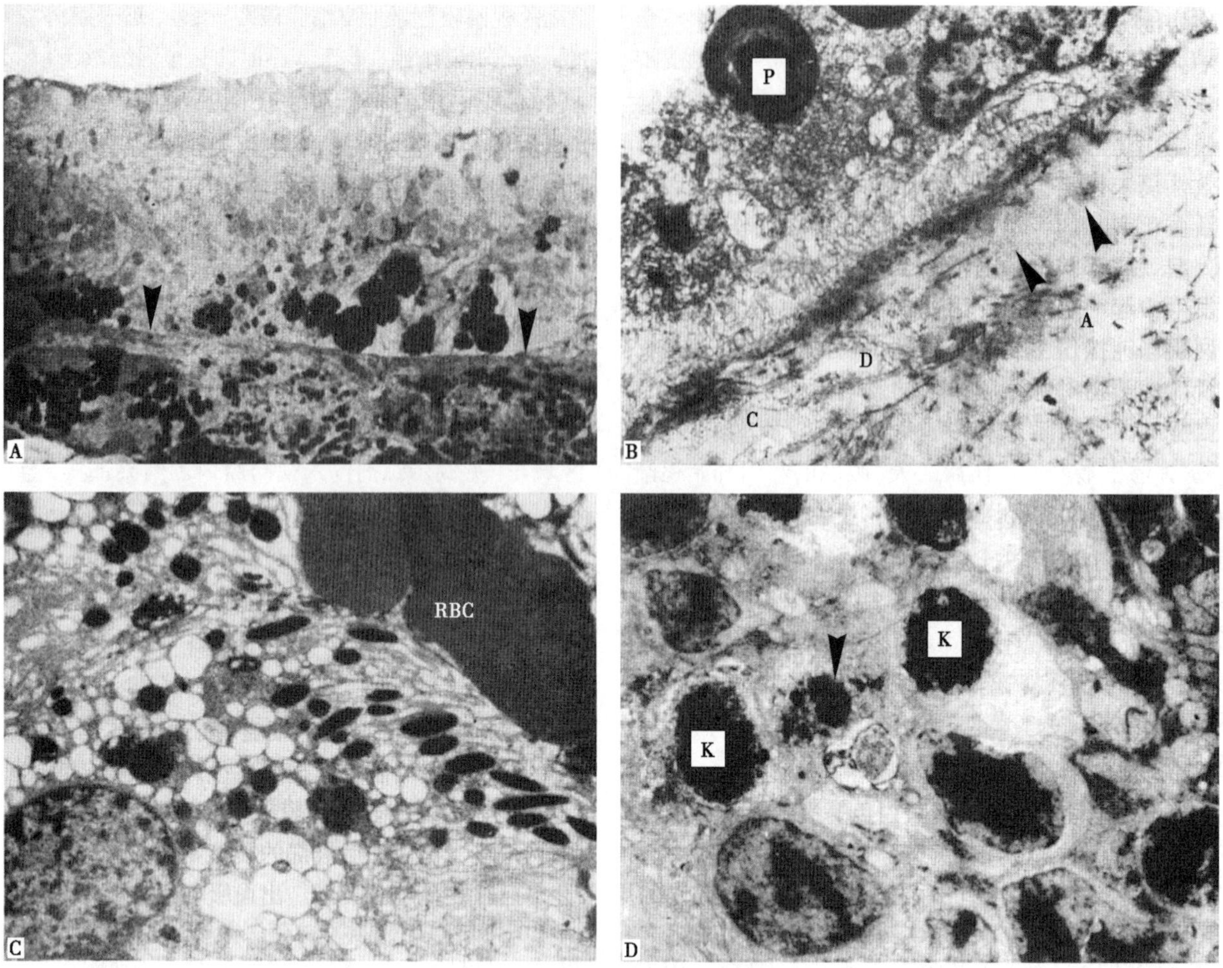

图 11-57　视网膜损伤的组织改变

A. 伤后 4 周，脉络膜毛细血管闭塞，色素上皮层消失（箭头），外核层为增生的神经胶质细胞和色素上皮细胞替代（×400）　B. 伤后 4 小时，脉络膜毛细血管（C）的内皮细胞变性（D），附近区域（A）毛细血管层消失，与 A 相对应的 Bruch 膜外层的胶原纤维和基底膜消失（箭头），色素上皮细胞线粒体变性，P 示吞噬的外节（×10 000）　C. 伤后 4 周，视网膜色素上皮细胞空泡变性，顶部仍有完整的红细胞（RBC）（×6000）　D. 伤后 4 小时，光感受器细胞核固缩及坏死（箭头）（×4000）

3. 药物治疗问题　目前尚未证实药物或其他疗法能阻止或减轻视力及眼底组织的损害。由于视网膜震荡是可逆的改变，理论上讲不需要应用药物。对于视网膜挫伤，药物的有效性仍未肯定。国内常用糖皮质激素、脱水剂、维生素类药、血管活性药、活血化瘀制剂等。糖皮质激素在创伤治疗中常被应用（对保护组织损伤有一定作用），如与脱水剂一起，用于脑水肿的治疗。在实验性视网膜震荡中也显示一定效果。血管反应的改变在视网膜水肿的发生中起一定作用，因此伤后早期使用血管活性药物以改善血液循环也许是有益的。但是，对外层视网膜（钝挫伤主要的损害部位）的血液供应是来自脉络膜。由于脉络膜血液循环极其丰富，已认为血管活性药物对脉络膜循环的影响可能是很小的。此外，在研究和评价药物疗效时，钝挫伤造成的很大变异（即使动物模型也难以避免）给对照带来困难。总之，对眼球钝挫伤的处理更应强调预防为主的原则，在伤后应注意康复和随访观察。

## 第三节　脉络膜破裂

### 一、概　　述

脉络膜破裂（choroidal rupture）是在视网膜色素上皮、玻璃膜和脉络膜毛细血管层复合体因组织撕裂而形成的半月形裂痕，而脉络膜大血管层完整。完全性的破裂致脉络膜色素显露，呈斑点状青灰色或黑色，或没有色素呈白色；不完全性的破裂多呈黄白色。裂痕通常为平行或向心于视乳头边缘。当脉络膜破裂位于眼底周边部时，裂痕较直，也宽些，若黄斑部无挫伤，裂痕对中心视力影响很小。但位于后极部的裂痕则明显影响中心视力。脉络膜破裂多伴有出血。伤后急性期，眼底的局限性出血往往掩盖破裂区，出血吸收后，脉络膜的半月形裂痕方显露出来。在一些病例，破裂可出现多条，往往中间的裂痕最长（图 11-58）。

## 二、损伤因素与类型

Wood 等研究了间接性脉络膜破裂在致伤因素、损伤类型和视力预后的关系。在一组 30 例患者中，多为男性，年轻成人，平均年龄 24 岁（8～45 岁），伤后随访时间平均 4.5 年。致伤原因为运动受伤 11 人，挨打 13 人，与工作有关的外伤 6 人。将损伤的力量分为两类，一类为较弥散的外力冲击（如拳击），引起的脉络膜破裂多限于视盘附近，为典型的弧线或曲线，向心性，对向视盘。破裂多出现在视盘的外（颞）、下方向。前部葡萄膜的损伤少见，在 7 例中，仅 1 眼有房角后退，无直接的脉络膜撕裂。另一类为投射物致伤，打击力较局限，如手持的器具、棍、箭、小石头、砖片等所引起的脉络膜破裂多不靠近视盘，一般为多个裂痕，广泛，不规则，前部葡萄膜损伤多见，有直接裂伤（如虹膜根部离断），又有间接的脉络膜破裂。外伤后最终的视力情况是，30 例中，有 17 例好于 0.5。其中颞侧脉络膜破裂者视力差，主要因为黄斑受累。5 眼中心凹受累，视力为 0.1 或更差；另 10 眼有黄斑部损伤，中心凹未受累，但考虑为色素性黄斑病变，视网膜损伤，视力下降至 0.1 及以下。2 例脉络膜不完全破裂距中心凹很近，但视力较好。视野缺损的情况与视网膜色素上皮损伤

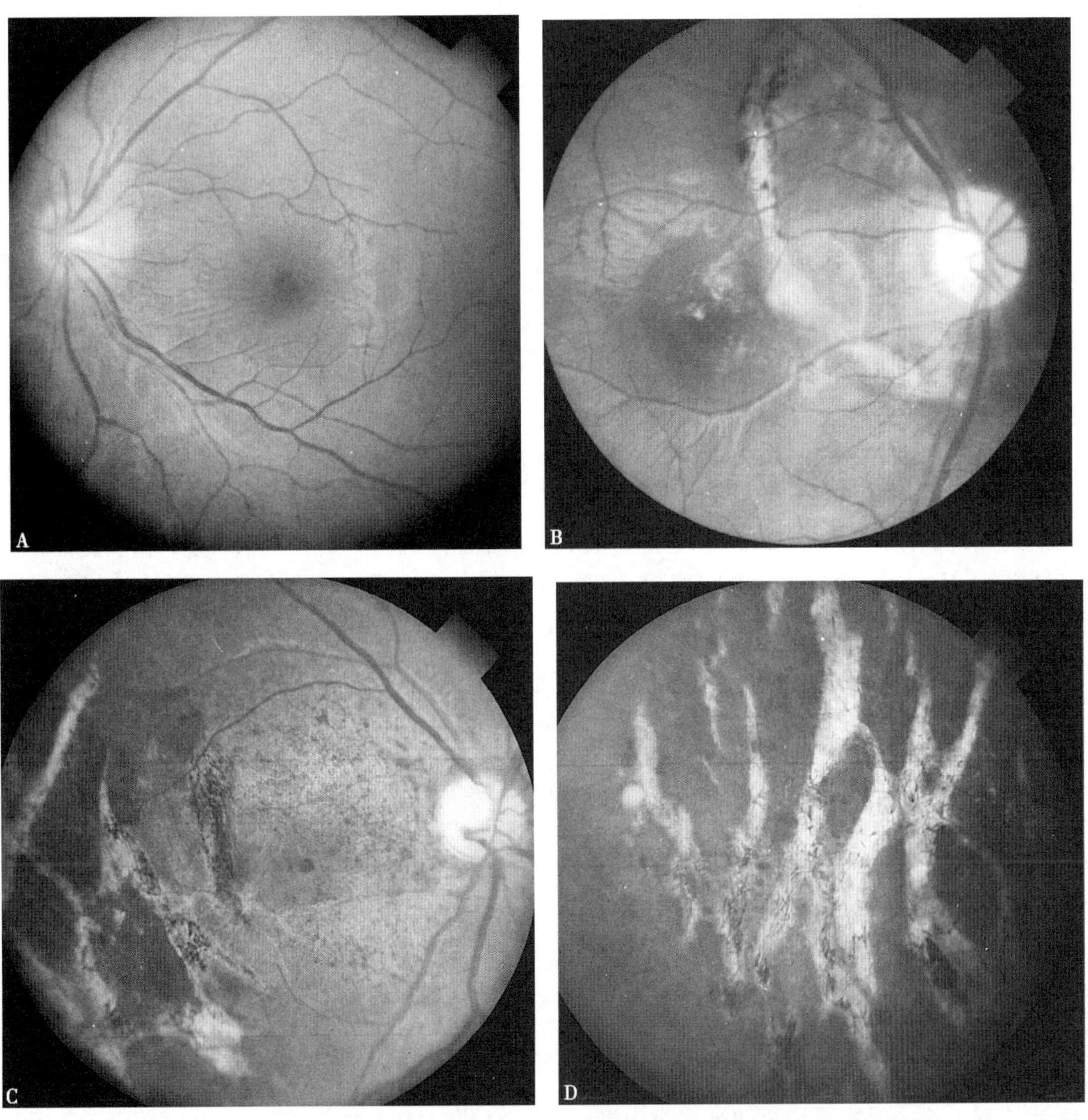


**图 11-58 眼球闭合性损伤引起不同程度和范围的脉络膜破裂的眼底彩色照相**

A. 挫伤性黄斑水肿伴其颞侧板层破裂，略显淡黄色 B. 通过黄斑内侧、凹面对向视盘的长弧形脉络膜不完全破裂，黄斑中心有色素脱失 C 和 D. 同一只眼严重的、多发性脉络膜全层破裂，部分区域破裂带呈网格状 D. 为眼底颞侧部分

的区域相对应，而不是与单个的脉络膜裂痕对应。根据以上研究，认为弥散的打击力，无前节损伤，脉络膜破裂限于视盘周围者，外伤的程度较轻一些，若黄斑未受影响，患者的视力一般较好。而局限的外力可能引起眼球严重变形，造成多发性损伤，包括黄斑和视神经损伤，视力预后往往很差。

## 三、弹伤性脉络膜视网膜病变

单纯的脉络膜破裂比较常见，但有时可与视网膜破裂同时发生。一般认为视网膜比脉络膜的弹性大，只有损伤力量较大，眼球变形严重时才会出现脉络膜视网膜破裂（chorioretinal rupture）。破裂部位多在周边部，为直接损伤所致，也可间接地发生在后极部。伤后早期常有局限的玻璃体积血，或视网膜出血，使损伤部位看不清。晚期由神经胶质和视网膜色素上皮细胞增生修复，形成瘢痕组织。在组织的自发性修复中，血管系统会发生重建，在一些伤眼，荧光眼底血管造影会发现有视网膜和脉络膜血管吻合支出现。以往对这种脉络膜视网膜联合破裂，称之为弹伤性脉络膜视网膜炎（chorioretinitis sclopetaria），尤其是指高速飞行的物体，如弹片等在非常接近眼球的部位通过时所造成的钝挫伤，外力使眼球壁的内面两层破裂，但巩膜仍完整。这种联合破裂一般不造成视网膜脱离。神经胶质的增生瘢痕可能使脉络膜和视网膜产生了足够强的粘连。

## 四、视网膜色素上皮撕裂

钝挫伤造成眼底组织撕裂的情况，除了脉络膜、视网膜破裂之外，还有一种少见的、特殊的损伤，即视网膜色素上皮撕裂（RPE tear）。这种撕裂以往见于老年性黄斑变性的浆液性脱离等情况下，但偶尔可发生在钝挫伤时。Levin 等于 1991 年报告 2 例，在眼部受打击或车祸后，在黄斑区出现橘黄色的半月形区域，范围 1PD 大小，中央部有色素性膜，病变上方有浆液性神经视网膜的脱离。荧光素眼底血管造影检查，在半月形区域内有斑点状荧光增强，为脱色素区窗样缺损造成的透过荧光；下方边缘部有小片荧光遮蔽，相当于视网膜色素上皮翻卷的部位；造影晚期在撕裂区上方有荧光渗漏，但无色素上皮脱离。1 个月后，病变区脱色素，呈斑点状橘黄色，下方边缘色素上皮翻卷处明显色素脱失，荧光造影仍表现为窗样缺损，晚期上方有荧光渗漏。中心视力无明显改变或有中度下降。根据以上临床表现，认为造成视网膜色素上皮撕裂的原因是眼球后极部有急性切线方向的牵拉。撕裂呈水平方向，与常见的脉络膜破裂不同。这类裂伤少见的原因可能是引起视网膜色素上皮撕裂的力量范围很窄。如力量强时，视网膜色素上皮和玻璃膜都发生破裂，即为脉络膜破裂；力量小时，则无组织破裂发生。只有力量足够撕裂视网膜色素上皮，而又不破坏玻璃膜时，才引起这种损伤。

## 五、预后与临床处理

很显然，以上组织破裂都是机械力作用的瞬间造成的，病情的变化和视力预后取决于损伤的部位和程度。对这类损伤的处理是期待性的，依赖于组织本身的不完全修复，最终留下永久性瘢痕。晚期并发症如青光眼和视网膜脱离，则分别是由于房角挫伤和视网膜裂孔的原因，与脉络膜破裂无直接关系。但是，脉络膜破裂后可能引起视网膜下新生血管形成，在少数情况下，使中心视力进一步下降。

据 Wood 等报告，间接性脉络膜破裂后的视网膜下新生血管膜形成，发生率在 5% 以下，多出现在接近于中心凹的破裂端。按出现部位可分为两型：一型是脉络膜破裂位于颞侧，但通过中心凹区域；另一型是破裂位于视盘的上方或下方，破裂的尖部接近中心凹。这些脉络膜破裂通常很窄，不完全性。荧光造影发现，新生血管总是出现在伸展到中心凹附近的破裂尖端。即使在个别较宽的脉络膜破裂，新生血管也发生在近中心凹的边缘部位。一部分患者中心视力下降到 0.1 以下。按发生的时间，也主要有两型。一种多出现在伤后 2～4 个月，另一种则多发生在伤后 1 年以上，最长为 37 年。病理研究发现，脉络膜破裂后，修复组织中的新生血管多在 2 周后消退。由于受伤者多为年轻男性，视网膜色素上皮健康，能够抑制新生血管的形成。已认为旁中央凹区的色素上皮对新生血管的抑制能力较差，而且随年龄进一步降低，因此这一部位的玻璃膜和视网膜色素上皮破裂容易发生新生血管。

因此，对所有脉络膜破裂的患者，应警惕视网膜下新生血管发生的表现，尤其在伤后 1 个月应多次随访。若有新生血管发生，最好观察一定时间，看是否能够自发消退。危及中心视力时，可考虑用激光光凝治疗，据报告在有些病例获得好的效果。

# 第四节　黄 斑 裂 孔

以往曾认为眼球钝挫伤是黄斑裂孔的重要原因，以后发现外伤性黄斑裂孔占所有黄斑裂孔病例的不到 10%。各种眼内炎症、视网膜色素变性、血管性病变、高度近视等引起的囊样黄斑水肿和变性，都可形成黄斑裂孔。老年性特发性黄斑裂孔在所有黄斑裂孔中所占的比例更大。已认为玻璃体黄斑牵拉和黄斑部的变性，是黄斑裂孔形成的主要原因。

## 一、病因病理

外伤性黄斑裂孔可能由外伤直接引起，玻璃体的急性牵拉可能是发病的原因；也可以由外伤后继发性囊样黄斑水肿引起。病理检查发现，黄斑裂孔一侧的视网膜多有大小不等的囊腔，分布于内核层及外网状层，视网膜内表面可有神经胶质细胞增生形成的视网膜前膜。无论在外伤性黄斑囊肿、板层黄斑裂孔或是完全性黄斑裂孔，多数眼存在着完全性或不完全性玻璃体后脱离。我们曾报告 1 例石块打伤后，黄斑部有 1.5PD 大小的视网膜内出血，在伤后第 2 周形成黄斑裂孔，推测系由继发性的黄斑变性所致。

## 二、临床表现与诊断

患者有明显的中心视力下降，在完全性的黄斑裂孔，视力通常为 0.1 或更差。眼底检查，在黄斑部有一圆形或椭圆形红色区，一般小于 1PD，但外伤性黄斑裂孔一般比特发性者要大些。可伴有其他外伤表现。应注意以下鉴别诊断：

1. 假性裂孔（pseudoholes） 是指黄斑部实际上没有组织的缺失，而是由于黄斑周围内表面的病变造成视网膜内陷的一种状况。如边界清楚的视网膜色素上皮萎缩，正常中心凹周围的颗粒状色素改变，糖尿病患者的旁中心凹毛细血管扩张，都可能类似黄斑裂孔。可由裂隙灯检查、OCT 和荧光造影检查鉴别。多数假性裂孔由胶质性视网膜前膜造成，围绕黄斑，边界可以很清楚，但多不整齐，视网膜前膜的收缩可以产生全层黄斑裂孔的假象。如果中心凹不受累，视力大多正常或稍有影响。除本身的病变外，荧光造影检查无异常。

2. 黄斑囊肿（macular cysts） 是指黄斑部视网膜内、外层都完整，但视网膜内有液体积聚。在囊样黄斑变性，内层视网膜缺血萎缩，囊肿由 Müller 细胞变性液化及神经元变性形成，小的囊腔塌陷变成大囊腔。用三面镜裂隙灯检查可看到视网膜的内表面。视力可能在 0.2～1.0 之间。荧光眼底血管造影检查时，在静脉晚期可以看到囊腔内有荧光积聚。黄斑囊肿可发展成黄斑裂孔。

3. 板层裂孔（partial thickness hole） 可分为外板层裂孔和内板层裂孔两种。外板层裂孔实质上是大的囊肿塌陷而成，视网膜色素上皮、光感受器细胞和外网状层组织完全丢失，但内层仍存在。眼底检查为椭圆形红色病变，三面镜下见圆或椭圆、深而不规则的凹陷，但视网膜内层完整。中心视力在 0.05～1.0，主要取决于中心凹光感受器破坏的程度。除钝挫伤外，日蚀性黄斑病变也可出现这种改变，并已得到组织学证实。荧光造影显示出不同程度的窗样缺损，可能显示内层的视网膜毛细血管，使诊断得以确立。内板层裂孔更常见，通常所说的板层裂孔主要指这种类型，即视网膜内层组织缺损凹陷，而外层仍存在，多由囊肿内层破裂所致，呈圆形或椭圆形凹陷，大小通常为 500μm 或稍小些，周围可有囊样变性区，但无视网膜下积液，色素上皮层存在。视力可在 0.2～1.0。荧光造影无透见荧光，外层很薄时可显示轻度的窗样缺损。

4. 全层裂孔（full thickness hole） 是指各层视网膜组织（光感受器外节到内界膜）的圆形破裂，有明显边界，可见裂隙光线中断。底部的视网膜色素上皮层是完整的，但可增生或萎缩。裂孔周围可有囊样变性，并有视网膜前膜形成（占 10%～20%），以及视网膜浅脱离（可占 50% 的病例）。裂孔底部有黄白色点状沉着物，可能为色素上皮结节样增生，或为吞噬脂褐素的巨噬细胞，一般认为此点对诊断全层裂孔是重要的，荧光造影可显示窗样缺损。视力一般仅有 0.1。

近年由于 OCT 的广泛应用，黄斑病变的诊断变得直观和容易。

## 三、临床处理

已形成全层裂孔的眼，中心视力下降，常有旁中心凹注视点形成。近年采用玻璃体手术联合内界膜剥除，可使大多数黄斑裂孔愈合或闭合，中心视力有不同程度的恢复。但外伤性黄斑裂孔的视力改善似不如特发性黄斑裂孔。另外，少数外伤性黄斑裂孔会引起视网膜脱离，可采用玻璃体手术、内界膜剥除、气体或硅油填充。

# 第五节 视网膜裂孔及视网膜脱离

## 一、视网膜裂孔的病因和类型

钝挫伤可以引起各种视网膜裂孔。有的可在伤后立即出现，因而可能是视网膜的机械性破坏，或是由于玻璃体的迅速移位，引起急性玻璃体视网膜牵拉所致。据 Cox 等对 160 例由钝挫伤引起的视网膜脱离的研究，发现视网膜裂孔可有以下类型：A. 玻璃体基底部前部边界离断；B. 玻璃体基底部撕裂；C. 黄斑裂孔；D. 玻璃体基底部后边界马蹄形撕裂；E. 在子午线皱褶后端的马蹄形裂孔；F. 赤道部的马蹄形裂孔；G. 盖膜位于前方玻璃体的裂孔；H. 玻璃体基底部后边界的视网膜锯齿缘离断（图 11-59）。

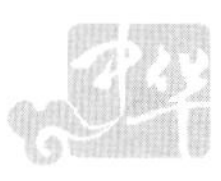



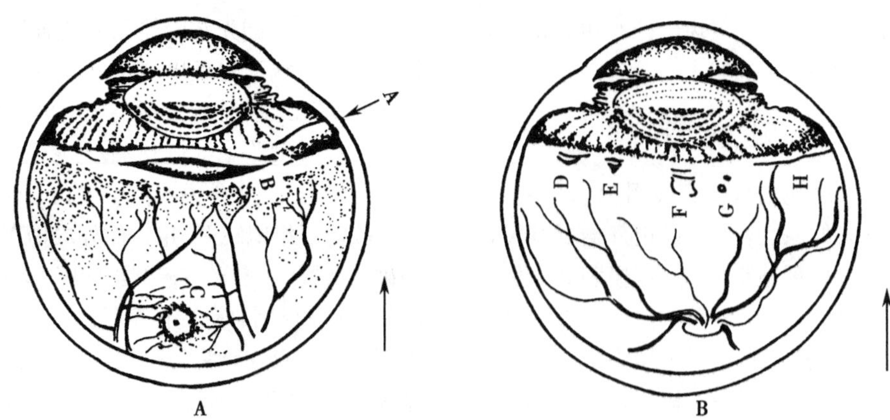


**图 11-59 钝挫伤引起的视网膜裂孔类型（A～B）**

其中最常见的是锯齿缘离断，在鼻上和颞下象限多见，赤道部在受到冲击时的扩张和对玻璃体基部的牵拉可能是形成的原因。因此，在眼球钝挫伤后，应仔细检查视网膜周边部，以发现可能的视网膜裂孔

### 二、视网膜脱离

钝挫伤后急性的孔源性视网膜脱离并不常见。多数年轻患者的玻璃体正常，对视网膜有顶压作用。如果玻璃体液化，液体可通过裂孔进入视网膜下形成视网膜脱离。对这种情况，通常可以用常规的巩膜外垫压术治疗。尤其对锯齿缘离断病例，以环扎术较适当。可作视网膜下液引流，用冷凝或电凝处理裂孔。当有玻璃体牵拉存在时，或偶尔出现的外伤性巨大裂孔（大于 3 个钟点），需要用玻璃体手术处理，术中切除玻璃体以解除牵拉力量，必要时使用气液交换，以顶塞视网膜裂孔部位，同时给以光凝或电凝。这类病例由于常伴有黄斑损伤，视力预后可能较差。

## 第六节 眼部挤压伤的视网膜脉络膜病变

眼部受长时间压迫后，眼底出现一种以缺血及其他血管性改变为主的病变。蔡用舒等（1976）在唐山地震后观察到一组患者，并作了详细报告。患者除有严重的视力减退外，大多数伴有不同程度的第Ⅲ、Ⅳ、Ⅴ、Ⅵ对脑神经受累。本病分为三型：

1. 只有眶尖综合征，眼底基本正常。

2. 视乳头色调全部变浅，有的颞侧色淡以至苍白萎缩。此型合并闭合性颅脑损伤。

3. 眼底改变明显，轻者视乳头苍白，血管变细较明显的一侧有色素改变。重者视乳头极度苍白，筛板可见。动脉闭塞为银丝状，视网膜颜色紊乱呈污秽感、色素游离、萎缩。加之眶尖损害。此型占多数，称之为眼部挤压伤综合征。此外，还可见视网膜混浊，点状出血；偶有玻璃体积血和继发性视网膜脱离；晚期可出现低眼压、眼球萎缩。有残余视力者 ERG a、b 波幅均降低，无光感者 ERG 无波型；眼血流图检查波幅显著降低。

眼底缺血是由于眼球受挤压时，眼压极高，超过视网膜中央动脉收缩压，动脉血不能灌注所致。眼底病变所反应出的缺血的程度，取决于压力的强度和挤压的时间。在从受压开始到失明的过程中，眼球对压力处于耐受阶段，如抢救及时，可以有不同程度的眼底改善和相应的视野改善，但实际上这种机会多早已错过。

## 第七节 间接性眼损伤

### 一、Purtscher 视网膜病变

1912 年首次描述的严重头部外伤伴突然失明的综合征，特征为出血性和血管阻塞性视网膜病变。典型的眼底表现为多发性白色视网膜斑块（棉绒斑）围绕视乳头分布，视网膜出血伴有视力严重丧失。引起此病的外伤主要有胸部钝挫伤、头部外伤等。在较轻的患者，荧光素血管造影可显示视网膜小动脉、毛细血管和小静脉荧光素渗漏；较重的病例小动脉阻塞。出血和棉绒斑会消退，但视力不能恢复。

Purtscher 样视网膜病变的临床表现相同，但伴随其他疾病，包括急性胰腺炎（可由酗酒引起，与胰腺炎的严重程度无关）、系统性胶原血管病如红斑狼疮、慢性肾衰、血栓性血小板减少性紫癜、羊水栓塞、先兆子痫、溶血、肝脏酶升高等。炎症的胰腺的酶等引起补体激活，粒细胞聚集，激发视网膜微血栓形成，可能与发病有关。没有循证医学的疗法。

## 二、Terson 综合征

与任何类型的颅内出血相关的玻璃体积血综合征，称为 Terson 综合征。1881 年 Litten 和 1900 年 Terson 分别描述了这种与蛛网膜下腔出血相关的眼内出血。占蛛网膜下腔出血患者的 3%～8%。多双眼受累。常见原因是颅内动脉瘤破裂引起急性蛛网膜下腔出血。在急性期，玻璃体积血常遮蔽眼底观察，部分吸收后可见视网膜前、视网膜内或视网膜下的出血。可并发视网膜前膜。其发生机制不清。玻璃体积血可能持续较长时间，玻璃体手术干预有效。对儿童患者可早期手术，以防止弱视发生。

## 三、Valsalva 视网膜病变

是以关闭声门时用力呼气导致的胸膜腔内压力骤然升高发生的、以视网膜前出血为特征的视网膜病变。一般认为，静脉回流减少、伴有颅内静脉压升高是发生的原因。举重、用力排便、咳嗽和呕吐，是发生的伴随事件。因内界膜下出血、视网膜前出血、视网膜出血或玻璃体积血引起视力丧失。血液吸收后视力可有恢复。

## 四、摇晃婴儿综合征

多发生在 3 岁以下儿童。遭受头部损伤的儿童表现出一种特殊的出血性视网膜病变，为多发性、致密或弥散的神经纤维层出血，以及视网膜前出血。出血吸收后，常有永久性视力丧失。可以伴发多种眼部、眶部以及颅内损伤。虽然视网膜出血可见于多种原因的头部损伤，但若缺乏明确原因，应怀疑存在儿童虐待。

（惠延年）

## 主要参考文献


1. 惠延年，梁厚成，王雨生，等．眼球钝挫伤的流行病学调查．实用眼科杂志，1989，7：248-250.
2. 惠延年，蔡用舒，白建伟，等．眼球钝挫伤及其合并症的临床病理观察．解放军医学杂志，1989，14：275-278.
3. 王雨生，惠延年，肖庆珊，等．钝挫伤性视网膜水肿的实验研究．Ⅰ轻度钝挫伤对视网膜功能及形态的影响．眼外伤职业眼外伤杂志，1990，12：72-74.
4. 王雨生，惠延年，肖庆珊，等．视网膜钝挫伤临床分型的实验研究．解放军医学杂志，1990，15：332-334.
5. 王雨生，惠延年，肖庆珊，等．实验性兔眼重度挫伤的视网膜脉络膜改变．中华眼科杂志，1990，26：368-370.
6. 吴永强，惠延年，肖庆珊，等．轻度和重度眼球挫伤的血视网膜屏障改变．眼底病，1992，8：131-133.
7. 王琳，惠延年，胡丹，等．重度眼球钝挫伤的脉络膜血管改变．中华眼底病杂志，1993，9：5-7.
8. 巢阳，袁俭，王正国，等．超氧化物歧化酶和大剂量地塞米松对兔视网膜冲击伤的防治作用．中华创伤杂志，2000，16：394-396.
9. 巢阳，王正国，惠延年，等．兔视网膜中度冲击伤后血视网膜屏障改变及其治疗的研究．第三军医大学学报，1997，19：25-27.
10. 巢阳，王正国，惠延年，等．镧示踪剂观察兔视网膜冲击伤后血视网膜屏障改变．中华创伤杂志，1999，15：298-299.
11. 吕刚，高月，孙素英，等．Purtscher 视网膜病变．中华眼科杂志，2010，46：565.
12. Wood CM，Richardson J. Indirect choroidal ruptures. Br J Ophthalmol，1990，74：208-211.
13. Wood CM，Richardson J. Chorioretinal neovascular membranes complicating contusional eye injuries with indirect choroidal ruptures. Br J Ophthalmol，1990，74：93-96.
14. Levin LA，Seddon JM，Topping T. et al. Retinal pigment epithelial tears associated with trauma. Am J Ophthalmol，1991，112：396-400.
15. Wang JD，Xu L，Wang YX，et al. Prevalence and incidence of ocular trauma in North China：the Beijing Eye Study. Acta Ophthalmol，2012，90（1）：e61-67. Epub 2011 Aug 23.
16. Agrawal A，Mckibbin MA. Purtscher's retinopathy and Purtscher-like retinopathies：a review. Surv Ophthalmol，2006，51：129-136.
17. Oh J，Jung JH，Moon SW，et al. Commotio retinae with spectral-domain optical coherence tomography. Retina，2011，31：2044-2049.
18. Dugel PU，Win PH，Ober RR. Posterior segment manifestations of closed-globe contusion injury. In：Ryan SJ（ed.）. Retina. St Louis：CV Mosby，2006：2365-2378.
19. Hui YN. Wu YQ，Xiao QS，et al. Repair of blood retinal barrier after severe ocular blunt trauma in rabbits. Graefe's Arch Clin Exp Ophthalmol，1993，231：365-369.
20. Mayer C，Khoramnia R. Purtscher like retinopathy caused by acute pancreatitis. Lancet，2011，378（9803）：1653.

# 第五篇　眼内异物伤

眼内异物(intraocular foreign body, IOFB)所致的损伤常常是比较严重的眼外伤。眼球穿孔伤为眼科临床上的急重症，而伴有眼内异物存留者大多具有更大的危害性。不仅当异物进入眼球时所形成的机械性损伤可破坏眼球不同部位的组织，而且由于异物的存留增加了眼内感染的危险，也增加了发生交感性眼炎的可能性。一般说来，异物的长期存留是对眼内组织的持续性刺激，可因此而引起一系列的并发症。如异物接近睫状体，常引起反复发生和经久不愈的虹膜睫状体炎；前房角的异物可引起时轻时重的局部角膜水肿和虹膜刺激症状；晶状体内的某些异物，可加速白内障的形成；玻璃体内的异物可引起增生性玻璃体视网膜病变(PVR)，常最终导致不易挽救的盲目；更有甚者，大多数金属异物所发生的化学性损害，常形成难以治疗的金属沉着症而损害视力，甚至破坏眼球；植物性和动物性异物所具有的生物学效应，尤其不能为眼球所耐受，常引起强烈的炎症反应，重者可发生前房积脓和化脓性眼内炎。

由于异物在眼内存留对眼球发生持续的影响，所以原则上所有的眼内异物都需要及早诊断，适时摘除，以保护眼球，保持和恢复视力。

眼内异物的性质，磁性异物约占78%，非磁性异物约占22%。由近年来的情况看，非磁性异物所占的比例有逐渐增多的趋势。常见的非磁性异物有铜、石、玻璃、塑料、铅等，还有竹木、睫毛、指甲、骨、麦芒、豆类、眼膏、煤、瓷、玉、金、矿渣、水泥、泥沙、纸屑等。如按金属和非金属区分，则金属异物占大多数。一般每只眼内有1枚异物，但也有2枚或多枚者，甚至多达十余枚。极少数病例一眼内同时有不同性质的异物，例如铁和铜、铜和睫毛等。

异物在眼球内的位置各有不同，位于前房者约占6%，后房、睫状体、晶状体和前部玻璃体者约14%，后部眼球内者80%，其中有些位于不同部位的眼球壁。

## 第一章　眼内异物的诊断

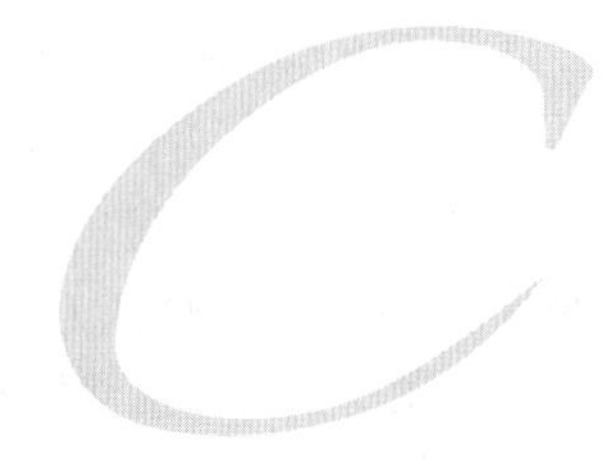

眼内异物的诊断并非都很容易，有时因病史和表现不典型，而使眼科医师一时难以判断，甚至在很有经验的医院也偶有发生误诊和漏诊，并因而延误治疗者。

眼内异物的诊断根据有以下几项：

### 一、病　　史

首先询问有无眼外伤史。进一步询问外伤的种类、致伤物的性质和大小等。以手锤敲击和爆炸致伤者，眼内异物的可能最大。此时致伤物为飞扬的碎屑或破片。此外，机床上的飞屑和射击时的各种弹丸也是常见的致伤物。树枝、麦芒、竹签、细木棍、细铁丝等一类物体的刺伤，要想到其尖端折断而留在眼球内的可能性。

### 二、眼球穿孔伤

异物进入眼球必然先造成眼球穿孔伤。所以，眼球穿孔伤是眼内异物诊断的重要依据。

这里再从眼内异物伤的角度加以讨论：

1. 结膜伤口　球结膜的伤口或伴有出血或结膜下眼内容脱出。

2. 角膜伤口　裂开的角膜伤口易于发现，但自行闭合的斜行劈裂的全层伤口和愈合成为全层瘢痕的穿孔伤也不可忽视。角膜缘的小伤口更不易发现，需细心检查。

3. 巩膜伤口　常伴有球结膜的伤口，但有时被较多的结膜下出血所掩盖。或者小的球结膜伤口已自行愈合，则巩膜伤口不易发现，当伤口中有葡萄膜或玻璃体嵌顿则易于辨认。

4. 眼压减低 新鲜的穿孔伤，房水或玻璃体流出，眼压则明显下降。

5. 前房改变 角膜伤口使房水流出，则前房变浅。有时巩膜伤口使玻璃体或葡萄膜脱出则前房变深。

6. 虹膜穿孔 异物穿过角膜后，如又穿过虹膜，则虹膜上的穿孔终生不能愈合。

7. 瞳孔变形 角膜的穿孔性外伤时，该处的瞳孔缘显著地向周边移位，或呈梨形瞳孔。

8. 晶状体浑浊。

9. 眼内容脱出。

10. 视力下降。

这里列出的异物进入眼球时眼球穿孔伤的10种表现，固然可以作为眼内异物存留的诊断根据，但是眼内异物伤时决非各项表现具备。有的表现并不明显或完全不出现，或已经自行消失。不可不慎！

## 三、异物的发现

### （一）前房异物

前房异物多位于虹膜的表面，用裂隙灯显微镜或仅用斜照法检查，易于发现。位于前房角者，须用前房角镜检查。

### （二）晶状体异物

晶状体及其囊上的异物，一般用裂隙灯显微镜易于发现，如晶状体已有轻度浑浊，可用彻照法或裂隙灯的反光照射法检查由于异物的遮光而显示一黑影。位于近赤道部的异物，须充分散瞳后进行检查。

### （三）睫状体异物

可用UBM进行检查。位于睫状体平坦部的后部接近锯齿缘处的异物，用三面镜或间接检眼镜加巩膜压迫法可以看出。

### （四）前部玻璃体的异物

用良好的焦点照明或裂隙灯显微镜观察易于发现，接近眼球壁者须用间接检眼镜或三面镜检查，极靠前的异物UBM也可发现。

### （五）眼球后段异物

如屈光介质尚透明，可用通常眼科临床诊断的一切手段进行检查，如间接检眼镜、直接检眼镜、裂隙灯显微镜加前置全视网膜镜或三面镜等检查法，往往可在后部玻璃体、视网膜或视盘上发现异物或包裹异物的机化团。如屈光介质浑浊，上述方法不能发现异物时，则须用下述的眼内异物特殊检查方法进行检查。

## 四、异物通道的发现

如果不能直接看到异物，则可试行寻找异物进入眼球的通道，例如：

1. 角膜上有新伤口，而虹膜、晶状体均无外伤表现，且病史上又系细小的碎屑致伤，则异物可能位于前房或前房角。

2. 角膜有伤口，相应的虹膜上又有一穿孔，但晶状体并无损伤，则需想到后房异物的可能。

3. 角膜、虹膜有损伤，且晶状体相应部位局限性或大范围的浑浊，则异物很可能在晶状体内或穿过晶状体而到达以后的部位。

4. 玻璃体通道 角膜、虹膜、晶状体有上述相应部位的损伤，而晶状体大部分尚透明者，或眼球壁的入口在巩膜者，可仔细寻找玻璃体通道。此通道为透明或半透明的条索状，有时呈白色致密的一束。条索上或稀疏地散布着色素颗粒或伴有出血。

发现异物的通道后，常需再用CT或X线拍片等特殊检查方法证实异物的存在，进一步确定异物的位置。

## 五、视网膜损伤

异物达视网膜时，可形成视网膜的损伤，最初常见一块出血斑，以后出血吸收，成为一个萎缩的病灶。常可在此处发现异物或包裹异物的机化团，但异物也可能深入视网膜下或嵌于巩膜内。一种少见的情况是异物撞击视网膜后又弹回而存留于其他部位的视网膜表面。此外，也可能是异物进入眼球后又穿出眼球壁形成二次穿孔，此处是二次穿孔的出口。

## 六、眼内异物并发症的出现

眼内异物常见的并发症有眼铁质沉着症、眼铜质沉着症、虹膜睫状体炎、白内障、青光眼、增生性玻璃体视网膜病变和（或）视网膜脱离等，分述如下：

1. 眼铁质沉着症（siderosis bulbi） 铁异物进入眼内，房水中铁含量一日之内即可增加，存留数日至数月可发生临床上的铁质沉着，呈现棕黄色的细微颗粒样的沉着物，由异物周围扩散而传播到眼球内各组织。角膜多在基质层，以周边部较多。虹膜呈棕色，时久有虹膜萎缩、后粘连、瞳孔中等度散大，对光反应减弱或消失。晶状体先在前囊下出现棕色颗粒，以后皮质浑浊并呈弥漫的棕黄色。玻璃体液化并呈弥漫的棕褐色。视网膜易受侵犯而发生变性萎缩，表现为视力减退和视野缩小。

早期铁质沉着症须与玻璃体长期积血所引起的改变相区别。后者可表现为玻璃体溶解，有棕色颗粒状浑浊，并在晶状体后囊上有较稀疏的点状棕色色素沉着。另一重要鉴别方法是荧光检查，在暗室内以荧光灯照射瞳孔区，铁质沉着症时，晶状体正常的荧光现象消失。而出血或其他原因所致的色素沉着时，晶状体仍呈现正常的荧光反光。

2. 眼铜质沉着症（ocular chalcosis） 铜异物进入眼内数小时，即可在房水中查出铜含量的增加。但临床上出现铜质沉着症的表现，则常在伤后数月或更久。异物的含铜量愈高，眼铜质沉着症愈严重。若异物被机化组织包裹，铜质沉着症则较轻，发展较缓慢。虹膜表面的细小铜异物常不发生铜质沉着症。角膜的铜质沉着症以周边部的后弹力层最为明显，临床上呈现类似 Kayser Fleischer 环的表现。虹膜亦呈现黄绿色，瞳孔中等度扩大，对光反应迟钝。晶状体也可在前后囊下皮质及后囊表面呈现黄绿色细点状沉着物。晶状体典型的改变是葵花状白内障，即前囊下的皮质中部有一灰黄色的圆盘状浑浊，周围伸出许多放射状的花瓣形浑浊。日久可发展为全白内障。玻璃体的铜质沉着症常发生在晶状体明显浑浊之前。斜照法检查时，可见玻璃体内有一个金黄色明亮的反光团，酷似铜异物本身的反光，但随光线照射的方向改变而迅速移动。裂隙灯显微镜检查时，呈现众多细微深黄绿色颗粒，随眼球的运动而飘动。视网膜上可见血管的两侧出现金黄色的反光，并常在黄斑部出现灰黄色的病变区。眼铜质沉着症的特点是，进行铜离子导出治疗后，各处的黄绿色颗粒可逐渐消失，黄斑部的病灶成为灰白色的萎缩区，晶状体呈现乳白色浑浊。

有的铜异物（含铜量极高者），可以逐渐前移并形成无菌性化脓，最后在眼球前部自行穿破巩膜而排出眼球外。

3. 虹膜睫状体炎 长期反复发作的不明原因的单眼虹膜睫状体炎或全葡萄膜炎，应详细询问外伤史，并进行各种必要的检查以证实或排除眼内异物的存在。

4. 白内障 青壮年不明原因的单眼白内障，有时可为晶状体内异物或穿过晶状体的异物所致。

5. 其他并发症 不明原因的玻璃体浑浊伴有机化膜或条索、增生性玻璃体视网膜病变、单眼继发性视网膜脱离、单眼原因不明的继发性青光眼，单眼反复发生的虹膜睫状体炎，以及时轻时重的局限性角膜边缘水肿等，也要考虑眼内异物存留的可能性，进行相应的检查以证实或排除。

## 七、眼内异物的特殊检查方法

除临床检查方法外，眼内异物的特殊检查方法用于诊断，有时也极为有用，不仅可以证实临床检查的结果，而且在临床检查无法获得有无异物的确切结果时，只有依靠这些特殊检查方法方可进行诊断。眼内异物的特殊检查方法，有以下数种：磁性试验法、电感应试验法、超声检查法、X 线检查法、X 线摄片法、CT、磁共振成像、UBM、OCT 和化学分析法。现简述如下，其具体方法则将在眼内异物定位方法的相应段落中一并叙述。

1. 磁性试验法 以电磁铁在眼球前方及其周围进行试吸，根据患眼有无疼痛感觉及眼球的被试吸部位有无跳动而判断眼球内有无异物。

此法仅适用于磁性异物，其诊断阳性率也不高。此外，如在虹膜、晶状体、玻璃体或视网膜看到有疑似的异物，用此法可以根据其跳动而确定为磁性异物。此法可能会使磁性眼内异物的位置发生改变，并发生新的并发症，所以目前已经很少应用。

2. 电感应试验法 又称电磁定位法，所用的仪器为眼科金属探测仪。此仪器与扫雷器的原理相同，在其探头前端所形成的磁场中如有金属物体，即发生感应，经过放大而以指针摆动和音响表示。

此法对较大的异物或眼前部的异物的诊断有一定的意义。对铁的感应较灵敏，可在 10 倍于异物直径的范围内探查出异物。其他无磁性金属则较差，仅能在其 1～2 倍距离的范围内探出。对非金属异物则完全无效。故临床上多用于手术中的辅助定位，而在术前诊断中则意义不大，仅偶尔用作眼前段异物的检查，以判断有无异物及其性质。

3. 超声探查法 超声探查的 A 型扫描和 B 型扫描，都可用以诊断眼内异物。由于使用方便，适应范围较广，故其应用已日渐普遍。不仅能显示各种金属异物，而且对 X 线无法显示的非金属异物也大多能清楚显示。

4. X 线摄片法 用 X 线摄片法诊断眼内异物，一般摄头颅和眼球的侧位片及后前位片，从平片上可以确定有无异物及其大小、形状和大致的位置。如眼内异物为一个短的金属丝时，X 线摄片可以清晰显示金属丝的大小、形状（如弯曲度等），而 CT 则显示在多个切面均可见到异物，甚至一个切面多个异物（如金属丝呈“S”弯曲时，可在一个切面见到 3 枚异物）。

5. 电子计算机 X 线体层摄影法（CT） 有较高的分辨力，可查出密度低的异物，且可同时显示出眼球壁的轮廓，是较好的方法。

6. 磁共振成像（MRI） 较 CT 更为清晰。除较大的磁性异物外，其他异物都可应用。较大（≥2mm）的磁性异物在 MRI 的强磁场内会发生旋转和移动，而形成眼内组织的损伤，因而禁用 MRI 检查。极小的磁性异物，由于其对磁场的干扰而得以诊断。

7. 化学分析法 用房水的化学分析法确定眼内异物的性质，也是一种眼内异物诊断的方法。如利用铁、铜异物进入眼球后可使眼组织和房水中铁、铜含量增高的特点，来判断异物的性质，以确定眼球内有无铁或铜异物。也可用铜离子导出的方法，将导出液作为样本，再用光谱仪测定其铜浓度。

（张效房　万光明）

## 主要参考文献

1. 张效房. 眼内异物的定位与摘出. 第3版. 北京：科学出版社，2009.
2. 朱豫，张效房，盛艳娟. 多种影像方法联合诊断眼内异物及其并发症. 中华眼科杂志，2003，39(9)：520-523.
3. Shingleton BJ，Hersh PS，Kenyon KR. Eye Trauma. St Louis：Mosby Co，1991：226-235.
4. Azad R，Kumar N，Sharma YR. Sonographic diagnosis of an unusual retained intraocular foreign body. J Clin Ultrasound，2003，31：289-290.
5. Knox FA，Best RM，Kinsella F，et al. Management of endophthalmitis with retained intraocular foreign body. Eye，2004，18：179-182.
6. 王爽，万光明，张效房，等. 后极部眼球壁异物玻璃体切除联合后径摘出的体会. 眼外伤职业眼病杂志，2009，31(4)：264-266.

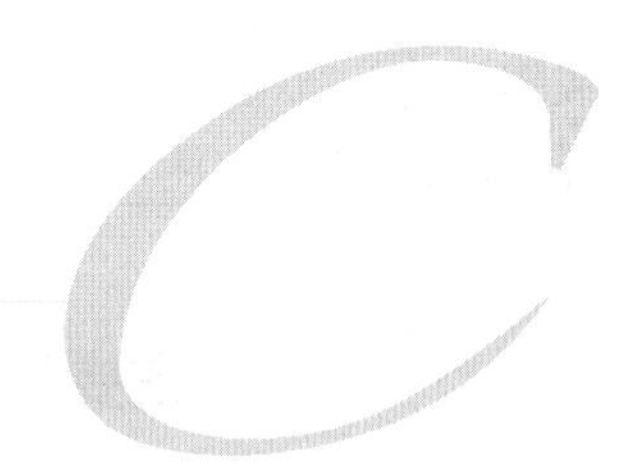

# 第二章 眼内异物的定位

在诊断出眼内异物以后，还需进行眼内异物定位(localization of intraocular foreign body)。虽然随着玻璃体手术的开展，很多眼内异物可不必作特殊的定位，即可进行摘除手术，但是掌握各种不同的术前定位方法仍是非常重要的，特别是对于暂时尚无玻璃体切割手术条件的基层医院，术前必须进行准确的定位(前房或晶状体的异物除外)。某些牢固嵌入眼球壁及被机化组织包裹固定的异物，须经巩膜摘出，术前和术中定位应力求准确。

准确的定位是异物得以摘出的重要保证，也是手术后保持和恢复视觉功能的必要条件。眼内异物摘出的目的不仅在于将异物摘出，而更重要的是为了在异物摘出后，最大限度地保持和恢复视觉功能。定位愈准确，术中眼球的损伤就可能愈小，术后视力情况就可能愈好。

处理眼内异物的眼科医师，必须熟悉眼内异物各种必要的定位方法，掌握其适应范围和正确的实施方案。在每次手术之前，应选用一种或数种定位方法，务必得出一个准确的定位结果，才能求得手术的成功和视力的恢复。

本章所述的定位方法有检眼镜定位法、X 线定位法、CT 定位法、磁共振成像定位法、超声定位法等，均选其中临床上常用的方法加以介绍。

## 第一节 检眼镜定位法

后部眼球内的异物，凡用检眼镜能看到的都可以用检眼镜定位法(ophthalmoscopic localization of intraocular foreign body)直接测出异物的经线位置和前后位置，以及异物和眼球壁之间的距离。对漂浮于玻璃体内的异物，还可以观察其活动范围。此外，一般说来，检眼镜定位法不受异物性质和体积大小的限制，也是其可取之处。在定位之后可考虑进行磁性试验，以了解异物有无磁性、磁性大小和异物被固定的程度。

但是，眼球外伤后大多发生屈光间质的混浊，如外伤性白内障、玻璃体积血或浑浊以及角膜浑浊等。浑浊重者常无法用检眼镜看到或看清异物。位于后房或睫状体内的异物，以及埋入眼球壁内的异物，则更不可能为检眼镜所发现。检眼镜所测出的异物的经线和距离，是由计算或对比所得的结果，不是直接量出的数字，其精确性也较 X 线摄片和 CT 定位为差。这些都是其不足之处。不过，检眼镜定位法简单易行，不需特殊设备，省人力，省时间，又不增加患者痛苦，所以在某些病例，作为主要的或辅助的定位方法，还是有其重要意义的。

### 一、定位方法

眼内异物的检眼镜定位的方法，和视网膜脱离时裂孔的定位方法大致相同。常用的有对比定位法、视野计定位法和玻璃体漂浮异物定位法。分别介绍如下：

#### (一) 对比定位法

对比定位法是以视盘的直径作为测量的尺度，进行对比测量。瞳孔充分扩大后，用检眼镜检查眼底。如异物位于后极附近，则测量其与黄斑中心凹之间的距离相当于几个视盘直径(图 11-60)。视盘的直径约为 1.5mm，如异物距锯齿缘较近，则测量与锯齿缘之间的距离。然后还要确定异物所在的经线，以时钟方向表示。检查时以用间接检眼镜检查为好，因所见范

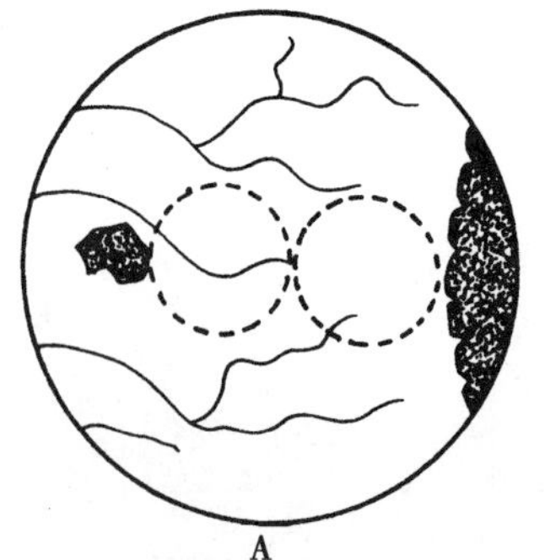


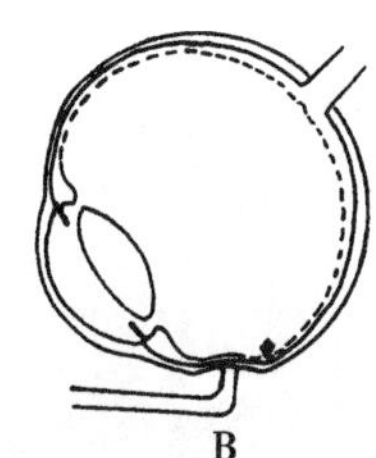


**图 11-60 周边部的异物，测量与锯齿缘的距离**

A. 检眼镜查眼底对比定位法 B. 在检眼镜下用巩膜压陷法测量异物与锯齿缘的距离

围较大，常可同时看到异物和视盘，便于对比，而且也易于看到锯齿缘。但对极小的异物，还可用直接检眼镜检查，因放大倍数较大，易于看清异物及其与周围组织的关系。

锯齿缘在检眼镜下通常不易看到。可用巩膜压陷法。锯齿缘附近极细小的异物，也可再用裂隙灯三面镜检查，作为辅助的方法。

各象限角膜缘与锯齿缘的距离是(弧线距离，单位mm)：鼻侧6.6，颞侧7.9，上方7.4，下方6.8。

应将所测得的异物和锯齿缘之间的距离，按不同的象限加上此数字，即为异物与角膜缘间的弧线距离，以便手术时自角膜缘向后测量。

### (二) 视野计定位法

以手持式小型视野计放在患者眼前，使患眼恰在视野计的圆心，并向弧臂中心的注视点注视。遮盖另眼，检查者以直接检眼镜按通常检查眼底的方法进行检查。看到异物后，将检眼镜移远，继续观察异物，并使异物保持在检眼镜视野的中心。旋转视野计的弧臂，当弧臂恰遮住检查者的视线时，弧臂所在的经线的另一端，即为异物所在的经线。检眼镜灯光所照的弧臂上的刻度则代表异物所在的纬度(图11-61)。

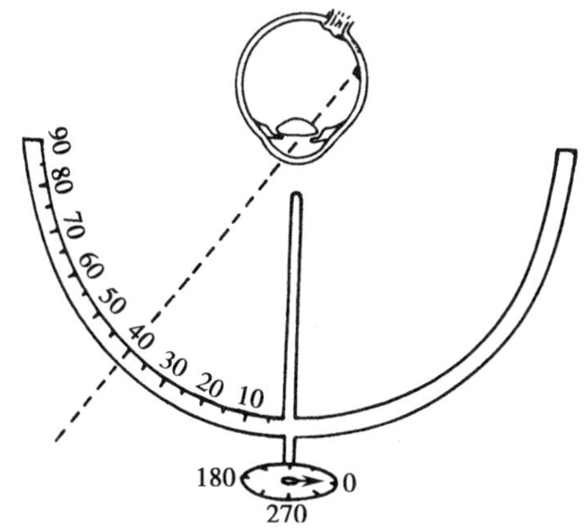


图11-61 检眼镜定位视野计定位法示意图

经纬度的换算方法：

经度不需特别换算，左、右眼相同，均以左侧水平方向为0°，由此开始，逆时钟计算。经线与时钟方向的关系是：

| | | |
|---|---|---|
| 左侧水平方向 | 3时 | 0°(或360°) |
| 正上方 | 12时 | 90° |
| 右侧水平方向 | 9时 | 180° |
| 正下方 | 6时 | 270° |

纬度的换算系将角度换算成角膜缘后的距离。换算的方法有多种，其中杨沛霖的换算方法，是参照我国人眼球的常数，充分考虑到眼球表面前后各部分弯曲度的不同，并考虑到结点角的特点。所以此法既精确合理，又符合我国的临床实际(表11-7)。

表11-7 纬度与距离的关系(杨沛霖) (单位：mm)

| θ (交角) | 弧长 | 弦长 | 垂距 (张效房) | 轴距 (包廷钊) |
|---|---|---|---|---|
| 0° | 30.90 | 22.63 | 21.94 | 0.00 |
| 5° | 29.47 | 22.22 | 21.85 | 1.43 |
| 10° | 28.05 | 21.76 | 21.59 | 2.83 |
| 15° | 26.63 | 21.21 | 21.17 | 4.18 |
| 20° | 25.21 | 20.58 | 20.58 | 5.46 |
| 25° | 23.81 | 19.88 | 19.85 | 6.66 |
| 30° | 22.42 | 19.12 | 18.99 | 7.75 |
| 35° | 21.05 | 18.30 | 18.02 | 8.72 |
| 40° | 19.69 | 17.44 | 16.96 | 9.56 |
| 45° | 18.36 | 16.52 | 15.82 | 10.26 |
| 50° | 17.05 | 15.57 | 14.64 | 10.82 |
| 55° | 15.77 | 14.59 | 13.42 | 11.23 |
| 60° | 19.69 | 13.60 | 12.20 | 11.54 |
| 65° | 18.36 | 12.59 | 10.99 | 11.64 |
| 70° | 17.05 | 11.57 | 9.80 | 11.65 |
| 75° | 15.77 | 10.56 | 8.66 | 11.55 |
| 80° | 9.84 | 9.55 | 7.56 | 11.50 |
| 85° | 8.77 | 8.56 | 6.53 | 11.04 |
| 90° | 7.73 | 7.59 | 5.56 | 10.66 |

表11-7中所列出的弧长和弦长，均指垂直经线上的距离。关于γ角的校正折算，杨氏也提出了合理的方法。不过为简便起见，可按γ角的平均数5°计算，即鼻侧水平经线上按实际测得的纬度减5°进行换算，颞侧则加5°换算。例如鼻侧水平经线上的异物，测得其纬度为60°，则按55°查表；而颞侧的60°，则按65°查表。至于垂直经线和水平经线之间的异物，则可在两数字之间适当增减即可。

此换算方法，是以正视眼为主的，而眼轴的长度常因屈光状态的不同而有变化。尤其是高度近视的眼球，其变化更大，故应进行折算。方法是：近视10D，弧长乘以1.16；近视15D，弧长乘以1.25；近视20D，弧长乘以1.33。

另有一种折算方法，即按每一屈光度的近视，弧长增加0.012倍；每一屈光度的远视，弧长减少1.2%。

### (三) 漂浮异物的定位

玻璃体内的异物，如未固定在眼球壁上，则有时可随体位的改变或眼球的转动而漂浮移动。这样的异物，如术前未按漂浮异物进行定位，则在手术时异物可能因重力关系而移动位置或远离眼球壁的切口，往往使手术遇到困难。

漂浮异物定位的步骤是：

1. 判断异物和眼球壁之间有无距离　在用检眼镜检查时，如发现视网膜上有异物的投影，则说明异物与眼球壁（视网膜）之间有一定的距离；当改变检眼镜的投照方向时，阴影大多随之移动。移动越快，说明异物距眼球壁愈远。这在充分扩大瞳孔后易于看到。

2. 测定异物与眼球壁间距离的大小　用直接检眼镜检查，细心旋转镜片盘，分别观察异物附近的视网膜和异物的表面，均选用所能看清的最低的凹透镜或最高的凸透镜。可由看清视网膜和看清异物时所用的镜片度数之差，计算两者间的距离。按每3D之差相当于1mm的近似值来计算。例如看清视网膜所用的最低凹透镜为 −2D，看清异物表面的最高的凸透镜为 +4D，则异物的前表面距视网膜为6D，即大约2mm。

3. 了解异物活动的幅度　在检眼镜看清异物后，让患者转动眼球，以观察异物是否活动，以及活动的方向和范围。先让眼球转向一侧或上、下方，然后急速转回原位。开始时作小角度的转动，以后再逐渐作大角度的转动。以眼底的标志如视盘、黄斑、血管以及出血点或瘢痕等作为对照，确定异物向各个方向活动的范围。

4. 了解在何种体位时异物最适于手术　对于活动幅度较大的异物，可改变体位进行检查。分别采取坐位、仰卧位、左侧卧位、右侧卧位、俯卧位、头低位，以及结合眼球向上、下、左、右转动，一一测出异物的位置，以便确定在何种体位时，异物与眼球壁间的距离最远或最近。特别是了解何种体位时异物最接近睫状体平坦部，或接近无晶状体眼的瞳孔区。检查的目的是为了提供在异物摘出术时选择切口位置、体位和眼位的依据。对磁性异物而言，磁铁吸力的大小与异物和磁铁距离的立方成反比，即距离2mm时的吸力仅及距离1mm时的吸力的 $1/2^3$ 即1/8。所以要使异物与平坦部的切口接近，而易于摘出。对非磁性异物而言，考虑异物钳便于到达，和减少损伤视网膜的可能性。

## 二、磁性试验

用检眼镜或其他方法直接查到的异物，可进行磁性试验。磁性试验的目的在于：了解异物有无磁性及磁性的大小；了解异物是否固定及固定的程度。

### （一）磁性试验的方法

一般眼内异物用间接或直接检眼镜检查，前房角的异物用前房角镜检查。检查者看清异物后，助手以电磁铁进行试验。先用手持电磁铁，磁铁尖端指向异物，距患眼10cm。反复开关3次。检查者密切观察异物，如在接通或关断电流时异物有移动，为阳性，应即停止试验。如异物完全不动，则可将电磁铁稍移近，再开、关3次。如仍为阴性，则再稍移近。每次移近2～3cm。最后电磁铁头可接触球结膜或眼睑。如异物仍不动，则可暂定为阴性。此时，或可换用巨大电磁铁，如上法由远移近并逐渐加大磁力以试之。磁性试验必须在保持直接观察的情况下进行。

### （二）阳性的表现

磁性试验时，异物稍有移动，即为阳性。玻璃体内漂浮的磁性异物，其移动大多极为明显，移动幅度较大。视网膜上的磁性异物，移动的方式有摆头（点头）、旋转、纵向移动等（图11-62）。

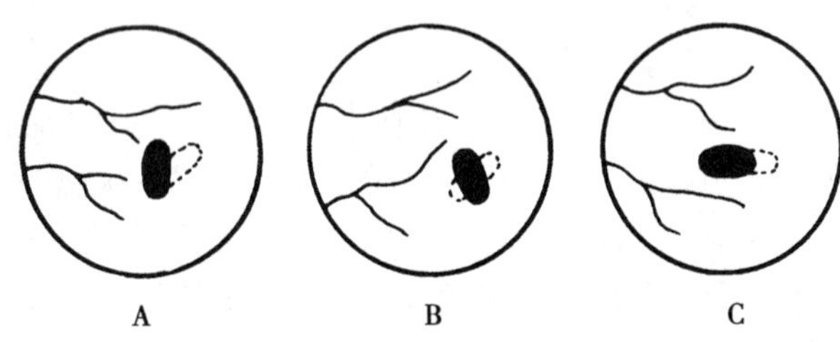


图11-62　视网膜异物的磁性试验

A. 摆动　B. 旋转　C. 纵向移动

### （三）阴性结果的判断

异物完全不动，为阴性。阴性结果有下列几种可能：

1. 异物为非磁性。

2. 异物固定　异物虽为磁性但刺入眼球壁较深且较牢固；或由于存留时间较久由于其周围的组织反应而形成大量的机化物，将异物包绕而固定在巩膜上。这样的异物，可以显示为阴性。

3. 异物体积小或异物为磁性较弱的金属或合金。

凡磁性试验为阴性的异物，手术时均不易被电磁铁吸出，宜采用非磁性异物的手术方法，玻璃体内的异物采用经玻璃体异物钳夹取法，固定于眼球壁的异物采用方格定位摘出法较好。

# 第二节　X线摄片定位法

眼内异物的X线定位法（X-ray localization）的历史已超过百年，因其定位较为准确可靠，而且不受眼的屈光间质浑浊的影响，所以目前仍有其应用价值。但对能透过X线的异物，常不宜用X线定位，极细小的金属异物也不易显影。

眼内异物的X线摄片定位法，最早的是Davidson（1898）和Sweet（1897—1909）设计的X线几何学定位法。以后，Norman于1915年设计了角膜缘标记的直接定位法，系以一金属环固定于角膜缘作为标记。此法测量和计算均较为简单，减少了定位的误差，提高了准确性。此外，Comberg 采用接触镜和 балтин 采用铅环把金属标记置于角膜缘，也都属于直接定位法。Vogt 所用的无骨摄片法，可对眼球前部的异物，特别是其他方法不易显影的异物进行定位。

1949 年新中国成立以来，各地眼科和放射科工作者先后设计应用了许多效果良好的定位方法，其中主要的有接触镜定位法、简易立体定位法、三角函数定位法、薄骨定位法、吸附定位器定位法、方格定位法以及各种定位校正方法等。我国各地广大眼科和放射科医务工作者运用这些定位方法，不仅增加了应用的便利，减少了患者的痛苦，而且还大大提高了异物定位的准确性，从而提高了异物摘出手术的成功率，同时也减少了手术所造成的眼球损伤，提高了术后视力恢复的效果。

以下分别介绍几种临床上较常用的 X 线定位方法。

## 一、X 线直接定位法

由正位及侧位照片上直接测量出异物位置的定位方法，称为 X 线直接定位法（direct method of X-ray localization）。

通常是在角膜缘放置一金属标记，拍摄眼球的正位片及侧位片。在这些照片上直接进行测量。根据异物与角膜缘之间的关系，确定异物所在的经线、异物与矢状轴之间的距离以及异物与角膜缘之间的距离。

本法的优点是技术简单、易于测量、不需特殊设备，而且误差一般较小，所以一向被广泛采用。但本法系以标准眼球推算异物的位置，不能完全适合不同大小的眼球，为其不足之处。而且正位片上常可出现一些经线误差，侧位片上也可出现距离的误差。必要时还需再摄垂直位片来加以校正或用其他方法校正。

在 X 线直接定位法中常用的是角膜缘环形标记定位法，或称铅环定位法，介绍如下：

### （一）角膜缘环形标记定位法（铅环定位法）

1. 标记位置　所用标记即角膜缘定位环，是由铅、银、不锈钢或其他合金的细丝制成的圆环。在环的接口处要有明显的标志或留一缺口，使之在照片上能被认出。为了适应不同大小的角膜，一般可制成直径为 10.0mm、10.5mm、11.0mm、11.5mm、12.0mm 等数个，以 11.0mm 者最为常用。

放置定位环时，先按一般外眼手术常规消毒。患眼滴表面麻醉剂滴眼液。将定位环缝合于角膜缘处的球结膜上。缝时使环的接口处位于左下象限。通常在 3 时和 9 时两个部位各缝 1 针。结扎要稍紧，务使定位环牢固固定，并使环的各部紧密地贴附于角膜缘。必要时可于 6 时处加缝 1 针。

若眼球有新鲜外伤不适于缝合定位环，可采用手持定位环法。为避免缝线所造成的痛苦，亦可采用接触镜、吸附接触镜或其他放置定位环的方法。有一种带有指示杆的吸附接触镜式定位器，既可以吸附于角膜，也可以缝合于角膜缘，其正中有一金属指示杆，杆长 20mm，直径 2mm，此杆在投照时和读片时均甚有用（图 11-63）。

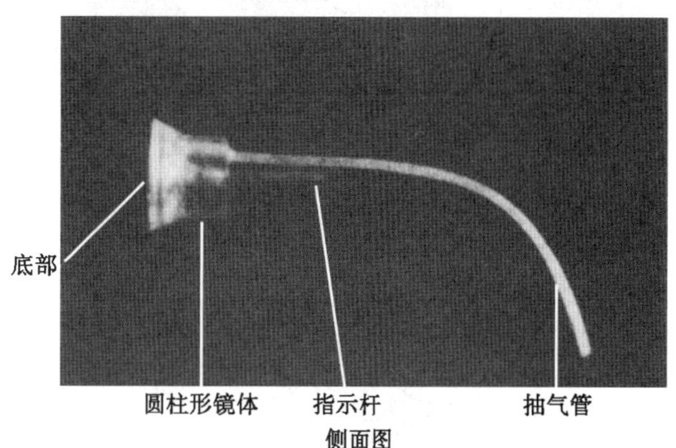


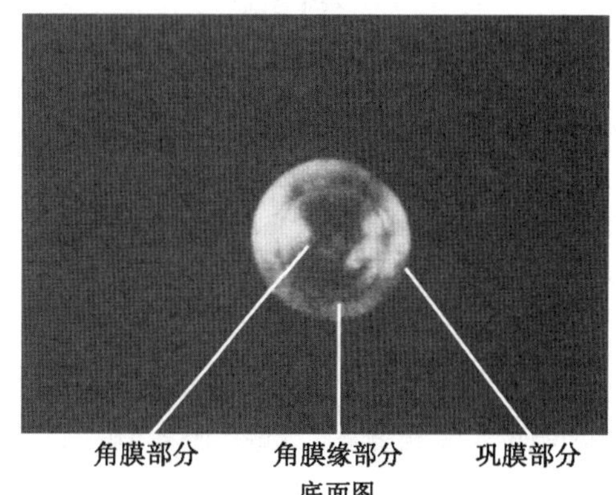


图 11-63　两用接触镜式定位器
（抽气用橡皮球图中未显示）

2. 投照方法　投照方法的正确与否，直接关系到异物定位的准确性，故应加以注意。通常只摄正位片和侧位片即可，有时还需要再摄垂直位片才能准确地测量出异物的位置。

（1）正位：正位投照一般采用后前位。患者俯卧于检查台上，头颅矢状面与台面（或片匣）垂直，头稍上仰，使听眦线与台面成 45°，以避免颞骨岩部和眼眶投影重叠。患者向台面垂直注视（图 11-64），即眼球矢状轴位于垂直方向。如用带有指示杆的定位器时，则观察指示杆的方向，指示杆垂直于台面时，则说明患眼位置是正确的。

X 线球管垂直放置，即由上向下垂直投照。使 X 线中心线与患眼的矢状轴一致。球管的距离也很重要。应使靶 - 片距离与眼 - 片距离之比为 10∶1。当患

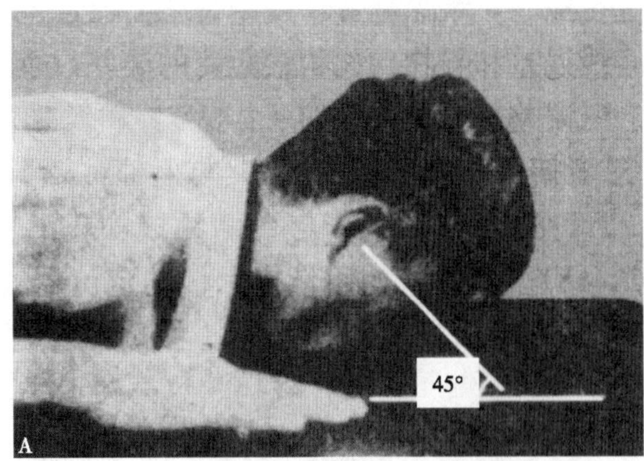


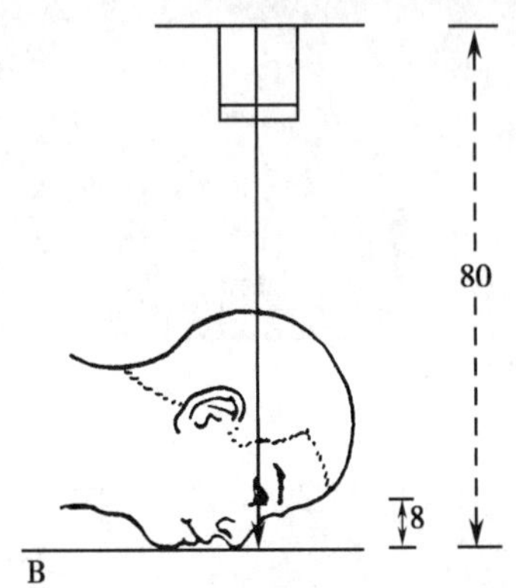


**图 11-64 正位（后前位）投照方法**

A. 患者仰卧，头稍上仰，听眦线与台面成 45° 角，患者向下方垂直注视 B. X 线中心线与患眼的矢状轴一致，与胶片垂直，靶 - 片距离与眼 - 片距离之比为 10∶1

者的头和眼的位置摆好后，测量患眼（角膜缘）与胶片的距离。按此距离的 10 倍安置球管与胶片的距离。投照时最好通过滤线器，以使异物形象较为清晰。

前后位投照。有时为了易于使眼球保持正确位置，可作前后位投照。患者俯卧于检查台上，头颅矢状面与台面垂直，头稍后仰，下颌抬起，使听眦线与台面成 45°。让患者垂直向正上方注视，即矢状轴位于垂直方向。位置摆好后，测量眼 - 片距离。球管自上方向下垂直投照，使 X 线中心线与患眼的矢状轴一致。距离的安排是靶 - 片距离与眼 - 片距离之比为 5∶1 或 4∶1（图 11-65）。

投照时，眼球的位置和球管投照的方向均极重要，拍摄正位片时，常因眼球的少许偏斜而造成明显的定位误差。所以必须保持眼球的正确位置，不使发生偏斜。并使 X 线中心线通过眼球的中心，并与其矢状轴一致。

（2）侧位：患者侧卧于检查台上，头侧放，患侧贴近台面（或片匣），头颅矢状面与台面平行（图 11-66）。双眼水平注视，即使角膜缘平面与台面垂直。如用带指示杆的定位器，则由患者头侧观察，使指示杆与台面平行即可。位置摆好后，测量眼球（角膜中心）与胶片的距离。

X 线球管垂直放置，使 X 线中心线与角膜缘平面相一致，与眼球的横轴相平行。调整球管距离使靶 - 片距离与眼 - 片距离之比为 10∶1。

（3）垂直位：由于拍正位片时，特别是后前位投照时，眼球位置易发生偏斜而在定位片上出现经线的误差，尤其是近后极部的异物，往往出现较大的经线误差和异物与矢状轴距离的误差，故必要时可加拍垂直位片，以便用侧位片和垂直位片来校正正位片上的误差。投照方法如下：患者俯卧于检查台上，头向上仰，颏部前伸且紧靠台面（或片匣），使听眦线与台面约成 30°。双眼向前平视（图 11-67）。此时，如用带指示杆

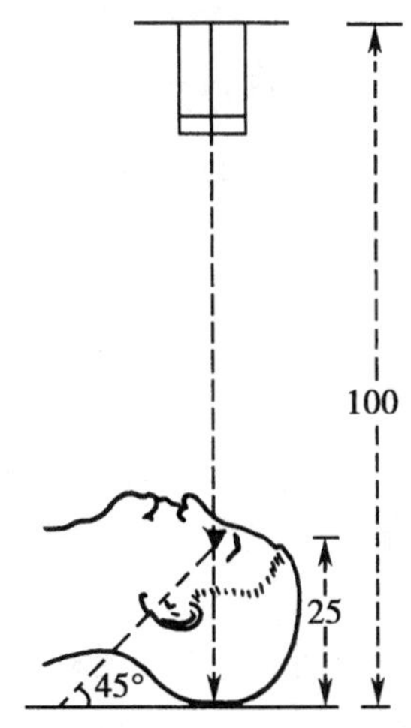


**图 11-65 正位（前后位）投照方法**

患者仰卧，头稍后仰，听眦线与台面成 45° 角，X 线中心线与患眼的矢状轴一致，与胶片垂直，靶 - 片距离与眼 - 片距离之比为 4∶1

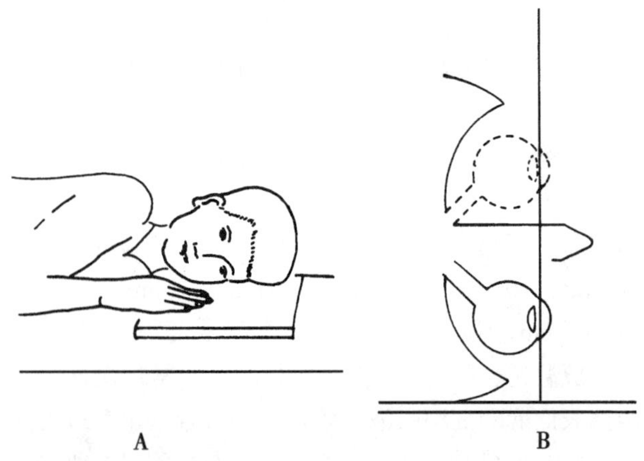


**图 11-66 侧位片投照方法**

A. 患侧贴近台面，患眼向前方水平注视 B. X 线中心线与角膜平面一致，与眼球横轴平行，靶 - 片距离与眼 - 片距离之比为 10∶1

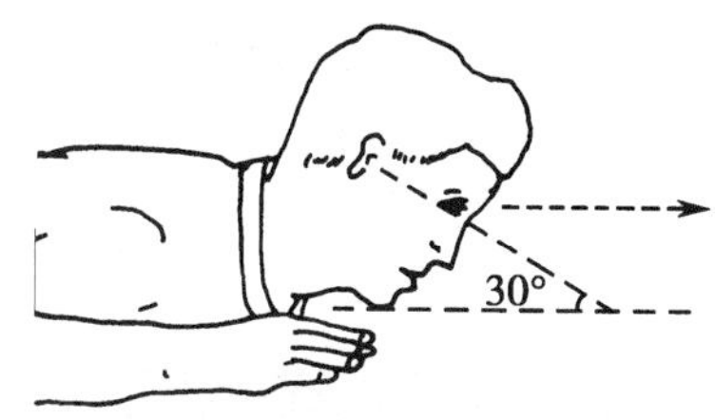


**图 11-67 垂直位投照方法**

患者俯卧，头尽量上仰，听眦线与台面成 30° 角，向正前方水平注视，X 线中心线与患眼垂直轴一致

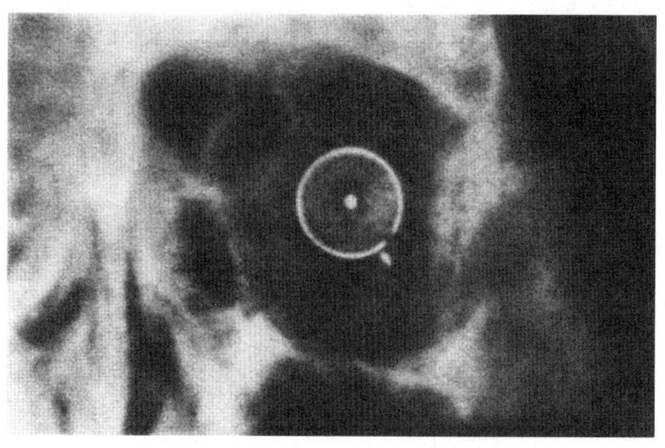

**图 11-69 直接定位法的正位片**

投照时眼球无偏斜，指示杆投影为一圆点

的定位器，则可由患者颞侧观察，使指示杆与台面平行。然后测量患眼与胶片的距离。

X 线球管垂直放置，使 X 线中心线通过角膜缘平面，与眼球垂直轴平行，调整球管距离使靶 - 片距离与眼 - 片距离之比为 10∶1，也可为 5∶1 或 4∶1。

摄片完毕，立即冲洗胶片阅读。如投照结果满意，不需重拍时，可将定位环或定位器拆除。

3. 测量方法 为了确定异物在眼球内的具体位置，除了拍摄准确的定位片外，还必须应用正确的测量技术。兹介绍两种不同的测量方法：

（1）定位测量器测量法：定位测量法系使用眼内异物定位测量器测量异物的位置。可在正位、侧位和垂直位照片上测量。此法简单易行，便于掌握，而且也比较准确，是临床上常用的方法。所用的眼内异物定位测量器有各种类型，各有其所长。郑州大学第一附属医院于 1965 年设计了一种测量器，临床应用比较方便。

此定位测量器包括三个部分，以便分别测量正位、侧位片和不同比例的照片（图 11-68）。

1）正位片的测量：如投照时位置正确，则 X 线正位片上定位环的投影应居于眼眶影的中心，且为正圆形（图 11-69）。指示杆的投影为一直径 2mm 的正圆形点，位于定位环投影的中心。测量时，将异物定位测量器重合于照片上，使测量器的正面图的圆环与照片上的定位环投影相一致，即可测出异物所在的经线和异物与矢状轴的距离。

经线的测量，可由异物所在处测量器经线所标的数字直接读出，并计算出相当于时钟几点几分的位置。

异物与矢状轴的距离，可由异物所在处测量器圆环所标的数字直接读出。测量器正面图的每一圆环代表 1mm，最外的一个圆环代表 12mm，此图是按 1.11 倍的放大率绘制的（校正因数为 0.9），所以测量靶 - 片距离与眼 - 片距离之比为 10∶1 的照片，就不必再行换算，直接读出数字即可。

如前后位照片的靶 - 片距离与眼 - 片距离之比不是 10∶1，而是 5∶1 或 4∶1 时，则其放大率分别为 1.25 倍和 1.33 倍，校正因数分别为 0.8 和 0.75。测量时则须用测量器中间的竖标尺。方法是：先将竖标尺的圆环重合于定位环的投影，然后使竖标尺有相应的放大率的一端通过异物，即可测出。

对较小的异物，由异物的中心测量即可；如异物较大，则应测量其长径的两端，以便全面地考虑异物的位置。在侧位片和垂直位片的测量时，亦应如此。

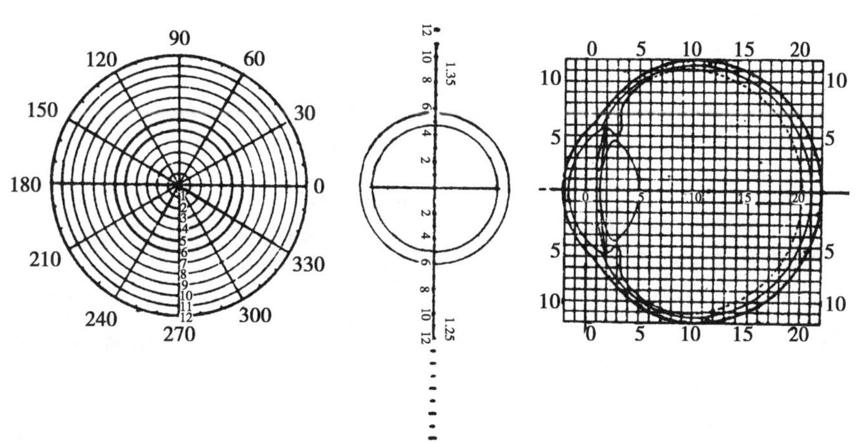


**图 11-68 眼内异物定位测量器**（实物大小）

郑州大学（原河南医学院）第一附属医院制

2）侧位片的测量：如投照时位置正确，则侧位片上定位环的投影应成一条直线（图 11-70）。此直线即代表角膜缘平面。用异物定位测量器直接测量异物至该直线的垂直距离，即为异物距角膜缘平面的垂距。其方法是：将测量器的侧面图重合于照片上，使图中相当于角膜缘的直线（零线）与定位环投影相重合，则由异物所在的位置，看出异物与角膜缘平面的垂直距离。测量器的侧面图中每一小方格的长、宽均代表 1mm。此图也是按 1∶11 倍的放大率绘制的，所以也不必再进行任何换算，直接读出数字即可。

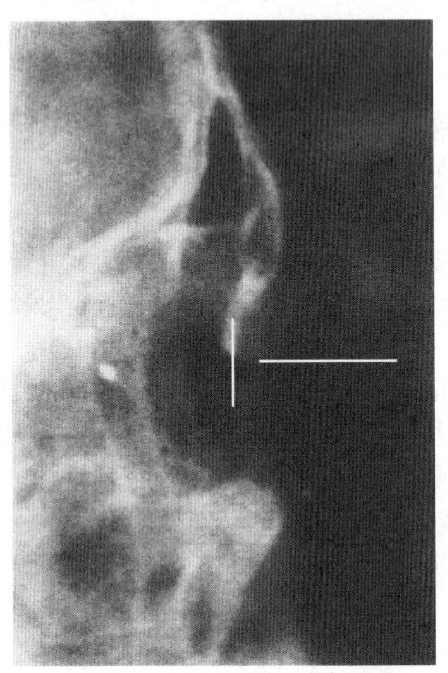

**图 11-70　两用接触镜定位法的侧位片**
指示杆投影与眼球水平面一致

此外，为了校正正位片之用，还应测量侧位片上异物与眼球水平面的垂距。为此目的，还要测量异物位于眼球水平面的上方或下方，以及与水平面的距离。

3）垂直位片的测量：如投照时位置正确，则垂直位片上定位环的投影应成一条横的直线（图 11-71）。垂直位片上的测量方法，基本上与侧位片的测量方法相同，亦用测量器的侧面图进行测量。

由垂直位片上所测得的异物与角膜缘平面的垂直距离，可与由侧位片上所测得的该距离互相对照，两者应完全相等。这是拍摄垂直位片的一个目的，但是主要目的并不在此，而在于必须测量出异物与眼球矢状面的关系，即测量异物位于矢状面的颞侧或鼻侧，及其与矢状面的距离。

在拍摄垂直位片时，如果靶 - 片距离与眼 - 片距离之比为 5∶1 或 4∶1，则与正位片的测量方法相同，要用测量器中间的竖标尺进行测量。

（2）作图测量法：如手边无眼内异物定位测量器，也可通过在 X 线片上的几何学作图，然后用量角器和直尺直接测量出异物的位置（图 11-72、11-73）。

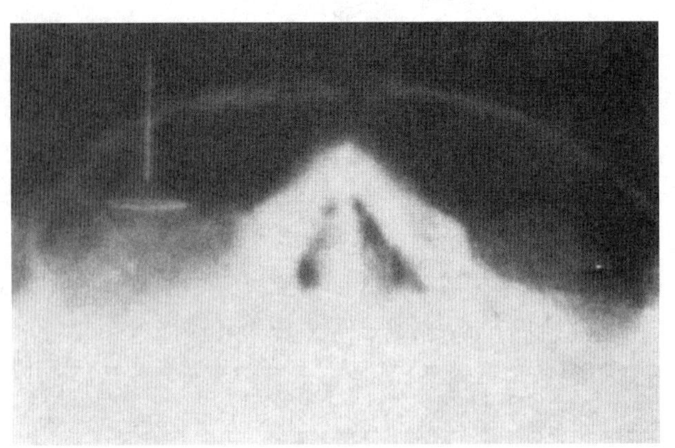

**图 11-71　两用接触镜定位法的垂直位片**
指示杆投影与眼球矢状轴一致

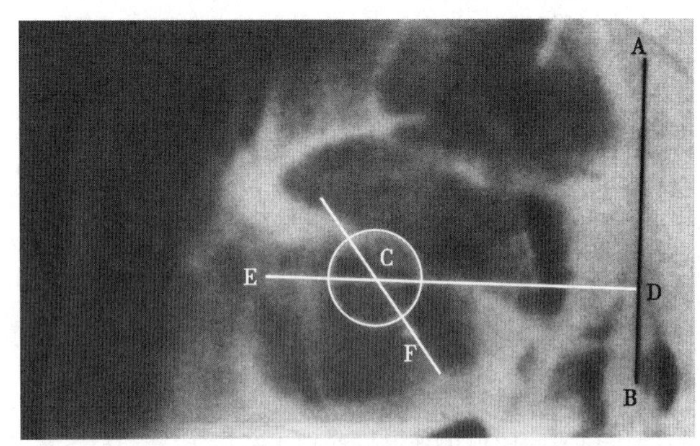


**图 11-72　正位片的测量**（作图法）
AB. 垂直基线，通过额骨鸡冠和鼻中隔的直线　DE. AB 的垂线通过圆心　F. 异物　∠DCF. 异物所在的经线（图中为 310°）　CF. 异物与矢状轴的距离

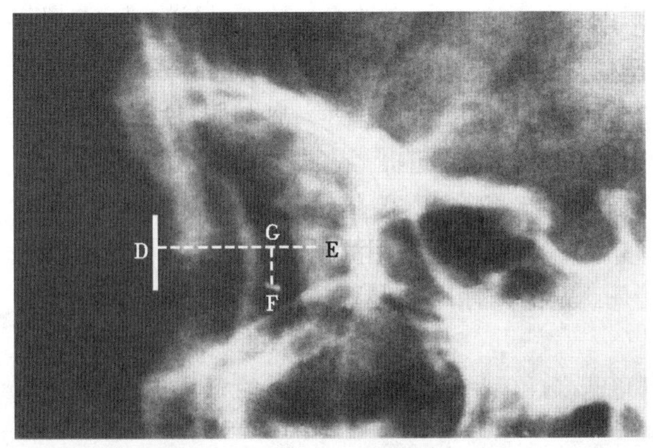


**图 11-73　侧位片的测量**（作图法）
DE. 定位环投影的中垂线　FG. 自异物（下）向 DE 的垂线　DG. 异物与角膜缘平面的距离　GF. 异物与水平面（在垂直位上为矢状面）的距离

4. 记载方法 在正、侧位或垂直位片上测量之后，除用文字记载异物所在的经线、异物与矢状轴的距离和异物与角膜缘平面的距离这三个主要数字外，最好把异物在各片上的位置绘于眼内异物记录图(图11-74)。

此记录图由于同时供几何学定位的绘图和记录之用，所以系按1∶1绘制，即未计算放大率。所以记录时，还需先用异物定位测量器在X线胶片上测量，或用直尺测量并加以换算后方可标绘与此记录图上。

### (二)定位校正方法

在定位片上有时可出现不同程度的误差。正位片的误差可由指示杆的投影不呈圆形点而为一椭圆形或长形而看出。此时，定位环的投影也不呈正圆而为一椭圆形，且不在眶缘投影的中心，而偏于一边。侧位片或垂直位片的误差，表现为定位环的投影不是一条直线，而为一或窄或宽的椭圆形。发生的原因，大多是由于摄片时患者不能充分合作，眼球位置不正，以致X线中心线未能与眼球矢状轴保持一致(正位片)，或未能与角膜缘平面保持一致(侧位片或垂直位片)。

定位的误差是手术失败的主要原因。为使手术易于成功，并把手术创伤减至最小限度，则必须对有误差的定位片加以校正。定位校正的方法甚多，择其简单而实用的方法，介绍如下：

1. 垂直位校正法 是利用侧位和垂直位片来校正正位片误差的一种简单的方法。

在直接定位法的正位片上，容易出现经线位置的误差。这是由于投照时各种原因所形成的眼球向上、下或向左、右的偏斜所致。异物距角膜缘愈远，误差愈大。后极部附近的异物，当投照时眼球有5°的偏斜，就将出现约2mm的误差。投照时眼球向上、下偏斜所造成的误差，通常用侧位片加以校正。而要校正眼球向左、右偏斜所致的误差，则须用垂直位片校正。

校正方法举例(图11-75)：

如果投照准确，正位片、侧位片和垂直位片上异物位置的关系应为$BC^2+AC^2=AB^2$。BC为侧位片上异物距眼球水平面的距离，AC为垂直位上异物距矢状面的距离。反之，如果知道异物在侧位片和垂直位片上的位置，即可推出异物在正位片上所处的位置。如图中所示，异物距矢状轴的距离为AB，异物所在经线则为180°−∠A，∠A可通过正切函数算出。

更为简单的方法是在异物定位记录图上直接绘图(图11-76)，例如侧位片和垂直位片显示异物位于角膜缘平面后17mm，水平面上4mm，矢状面鼻侧7mm。分别作经过异物平行矢状轴的直线，两者交叉于正位图上的位置即为异物在正位片上的投影。

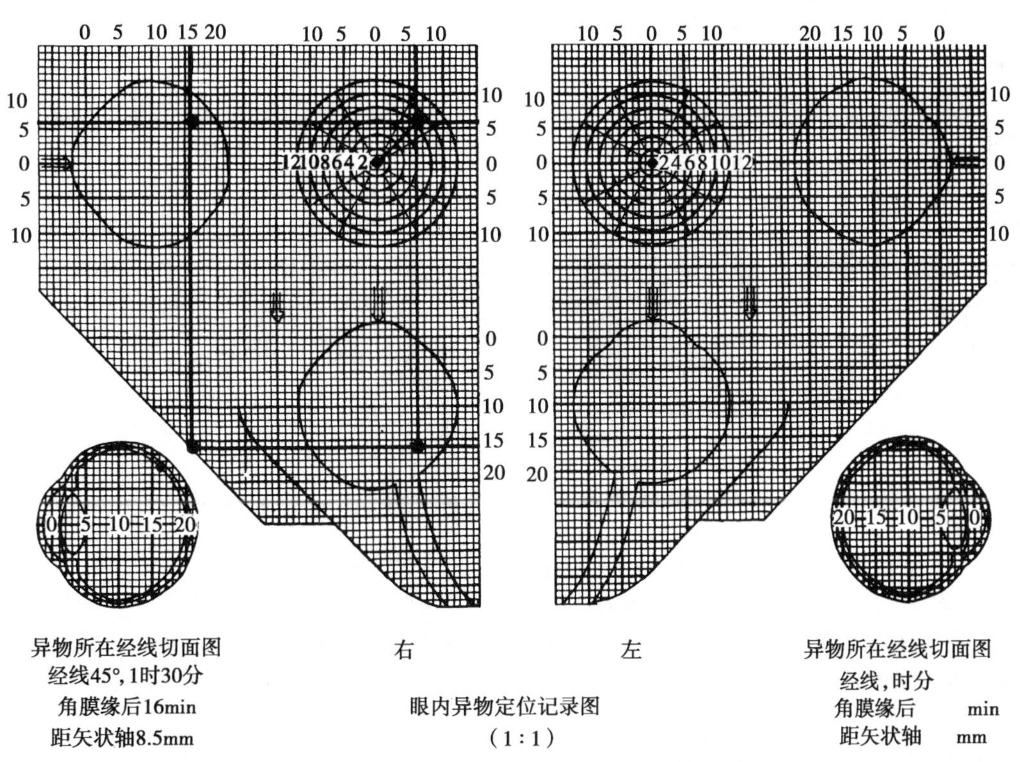


图11-74 眼内异物定位记录图记载法举例(右眼)

(1)正位图上，异物位于45°经线距矢状轴8.5mm处 (2)侧位图上，异物位于角膜缘后16mm，水平面上6mm (3)垂直位图上，异物位于角膜缘后16mm，矢状面鼻侧6mm，以上各点可用直线相连接 (4)将角膜缘后16mm，距矢状轴8.5mm的异物位置移绘于异物所在经线切面图上，则见异物恰位于眼球壁的内表面

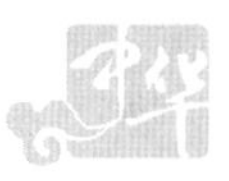



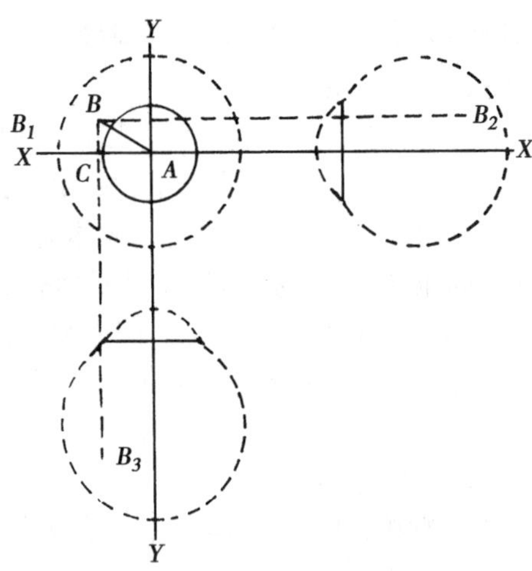


图 11-75　垂直位和侧位校正法

$B_1$. 不校正时异物在正位片上的位置　$B_2$. 侧位片上测出的异物位置　$B_3$. 垂直位片上测出的异物位置　B. 校正后异物在正位片上的位置

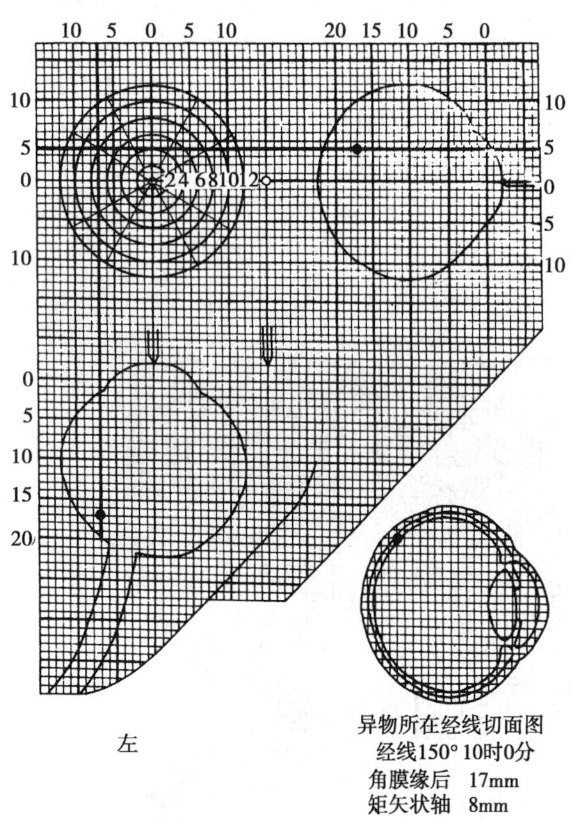


图 11-76　定位记录图直接标记法

侧位片上异物位于水平面上 4mm、角膜缘后 17mm，过此点作一水平线。垂直位片上异物位于矢状面鼻侧 7mm，过此点作一垂线。两线相交处即为正位片上的异物位置。即 150°经线，距矢状轴 8mm

由上例可以看出，用侧位和垂直位片校正正位片，可以获得异物在正位片上的正确位置。因而，拍摄正位片并非完全必要。特别是那些不能很好配合或正位片上异物显示不清的患者，可省去正位片，而只摄侧位片和垂直位片即可。但正位片也有其意义，即正位片上可以直观地显示异物在冠状面上的位置。

并非每一眼内异物患者都要进行校正。对于锯齿缘以前的异物或赤道部前后较大且存留时间不久的异物，一般只拍摄正、侧位片即可。而对于近后极部的细小而较久的异物，则校正就颇为必要。当然，正、侧位片都完全标准的片子，无校正的必要。

2. 电子计算机绘图定位法　眼内异物的 X 线直接定位法，再加定位校正法，大大提高了定位的准确性，但还有一不足之处，即 X 线不能同时显示眼球壁。当患者眼球的大小与正常有较大差异时（最大的差异可达 5mm 以上），以直径 24mm 的标准眼球进行测量，显然是不妥的，特别是眼球壁附近异物时，判断异物在眼球内、眼球壁或眼球外，容易出现错误。

借助于电子计算机绘出每一患者的眼球轮廓图，可解决这一问题。此方法称为电子计算机绘图定位法。方法是：以 A 型或 B 型超声扫描技术，准确测量眼球的矢状轴以及各经线的曲率半径和长度，快速地绘制眼球的正位、侧位和垂直位图像，形象地显示异物与眼球壁及其他眼内结构的关系（图 11-77）。根据需要，可打印出多种图像和参数，如异物距角膜缘平面的距离、所在经线、与矢状轴距离、与眼球壁表面的距离及最佳切口位置等。

按眼周长绘出 4 个图，依次为正面图、侧面图、异物所在的冠状切面图和异物所在的经线切面图，并标出各图上异物的位置。此例眼轴长为 23.8mm，异物位置的 5 个数据是：经线 210°（8 时方位），距矢状轴 8mm，角膜缘后 18.5mm，异物距巩膜外表面（深度）1mm，最佳切口位置是角膜缘后 20.2mm。

张效房、朱豫（1988）设计应用该技术，临床实践表明，该方法较一般的直接定位法定位更准确，数据误差更小，而且直观形象。

## 二、几何学定位法

几何学定位法（geometric localization）乃依靠球管从不同角度投照的两张照片上测量异物位置的方法，是最早的定位方法。我国的三角函数计算定位法是这个方法的简化和改进。临床上还有一更为简单的方法，是在直接定位法的基础上改进的。

几何学定位法在临床已很少应用，本章不再详述。

## 三、生理学定位法

生理学定位法（physiological localization）又称眼球转动定位法。在 X 线球管和患者头部固定不动的情况下，让眼球转动至不同方向而作两次或多次投照，

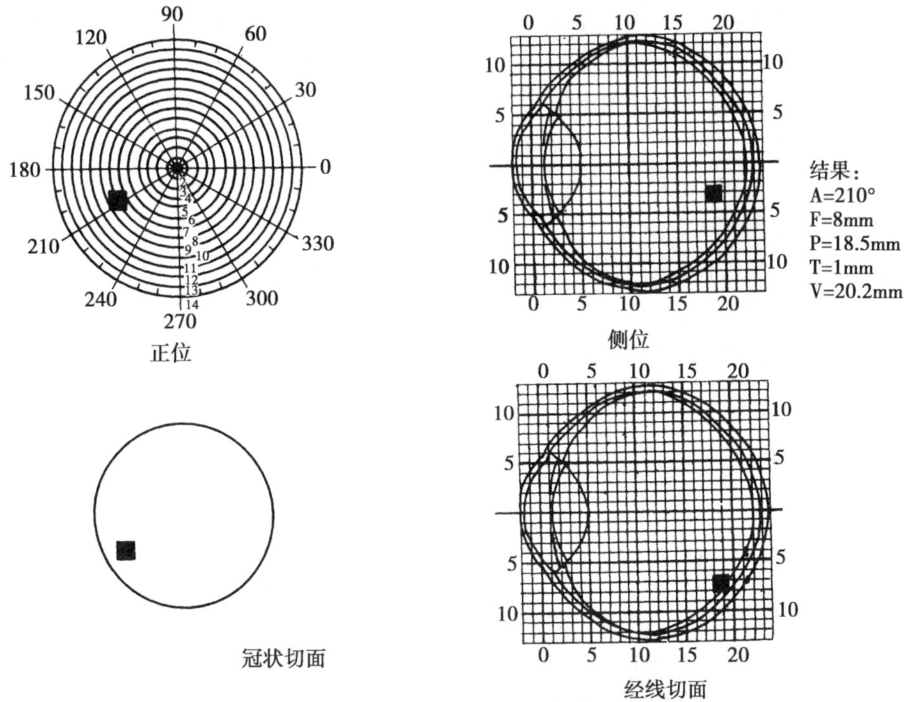


图 11-77 眼内异物计算机绘图定位法

以观察异物是否随眼球移动。临床上往往遇到这样的情况，即从定位照片计算出异物恰位于眼球壁或其外表面附近，此时究竟是眼内异物或眼球外异物，实难以判断。生理学定位法即在这样的情况下，用以区别这种边界异物是位于眼球内、眼球壁或眼球外。此外，当眼内有多数异物时，也可用此法来区别哪些在眼球内，哪些在眼球外。

生理学定位法，常用的有三种不同的方法：

1. 简单法 患眼不必安放定位器，X 线球管位置固定不动，患者头部位置亦完全固定。按直接定位法作正位或作侧位投照。作正位投照时让患眼向内转和向外转各曝光 1 次，即在一张胶片上作两次曝光。临床上大多采用侧位投照法，让患眼向上和向下转各曝光 1 次。如在两次曝光的照片上只有一个异物投影，则说明眼球转动时异物未动，即认为异物在眼球外（图 11-78A），如片上有两个异物投影，则说明眼球转动

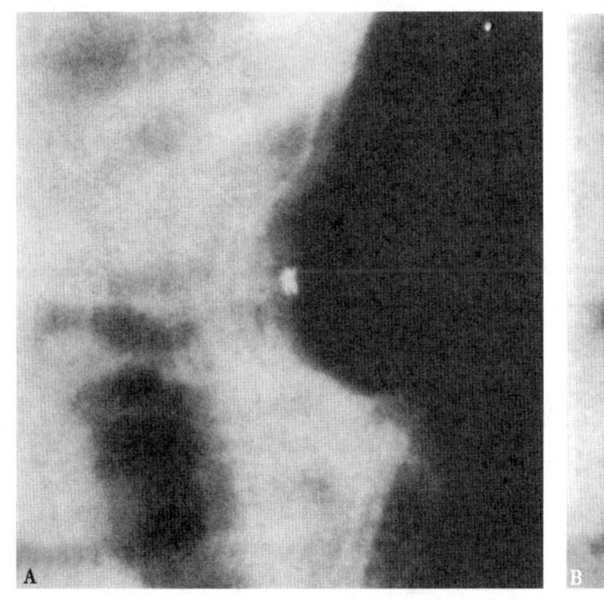

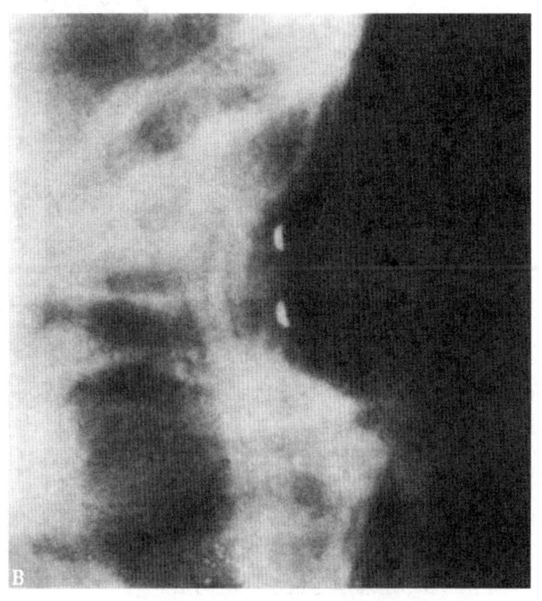

图 11-78 生理学定位法

A. 二次曝光片上只有一个异物影，异物可能在球外 B. 有两个异物影，异物可能在球内

时异物亦有移动，即认为异物在眼球内（图 11-78B）。此法甚为简便，但不够准确。

2. 实测法　或称测量判断法。同上法侧位投照，让眼球向上转和向下转，在同一胶片上作二次曝光。患眼要事先安放一固定良好的定位标志，如缝一角膜缘定位环，或安放一吸附接触镜式定位器。在此二次曝光照片上，必显示两个定位器投影。如仅一个异物影，则说明异物是在眼球外；如有两个异物影，则用异物定位测量器或用作图法，由照片上分别测量两次投照时异物的位置。如两者位置完全相同，则认为异物在眼球内，如两者位置不同，大多为眼球转动的幅度大，而异物移动的幅度小（即异物落后现象）则可认为异物系在眼球附近的软组织中。

3. 对比法　同上法，但分别拍两张侧位照片，以便把两张照片重叠起来观察，作准确的对比。先将两张照片上的定位器投影完全重合，再看异物影是否重合。如异物影完全重合，且形状也完全一致时，即可诊断为眼内异物（图 11-79）。否则，即可诊断为眼球外异物（图 11-80）。此法省去了测量或作图的麻烦，而且异物位置稍有变化即可看出。

## 四、薄骨定位法

上述的直接定位法对眼内异物的定位虽然简便而准确，但有些极为细小的异物或密度较低因而显影较淡的异物，则往往不能在 X 线照片上显示。这是因为侧位片上两侧眶外壁和两侧眶内壁互相重叠，正位片

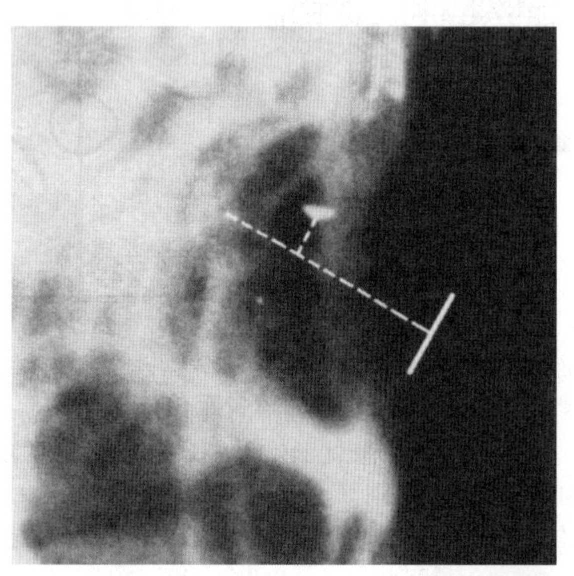

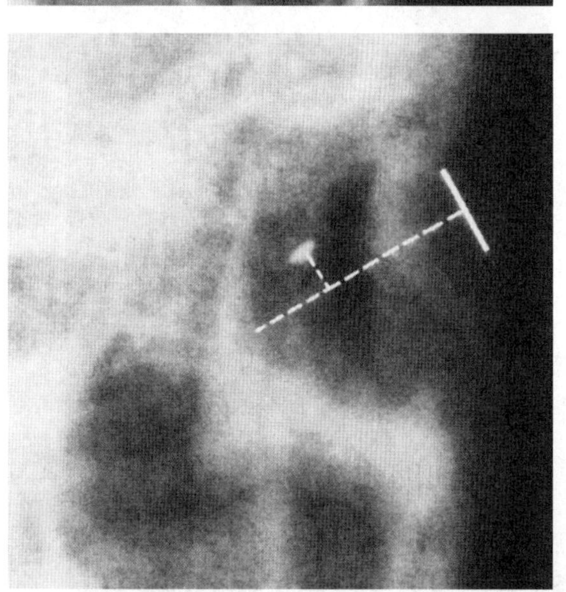

**图 11-79　生理学定位法　对比法（一）**

异物在眼球内，1～2 两张照片上异物与定位器的关系完全一致，重叠观察时，彼此完全重合

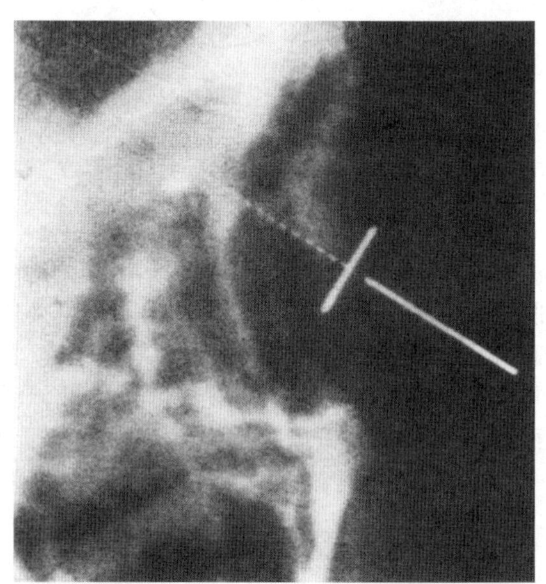

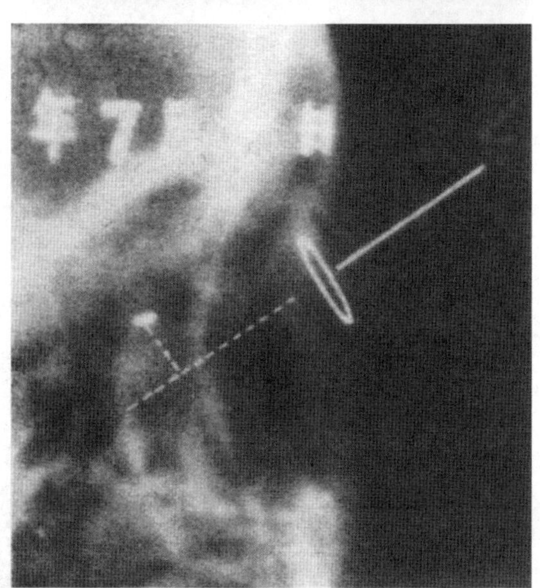

**图 11-80　生理学定位法　对比法（二）**

异物在眼球外，1～2 两张照片上异物与定位器的关系不一致，重叠观察时，彼此不能重合

上则顶骨和眶壁相重叠，由于骨影重叠太多，异物多被其遮盖。

郑州大学第一附属医院眼科于1959年设计了一种定位方法，以后在临床应用中又加以改进。此法避免了颅骨过多重叠，所以眼眶范围内影像较为清晰，细小异物和显影较淡的异物较易显示。因系只通过眶外壁这一较薄的骨板而投照定位，故称为薄骨定位法（thin-bone localization）（图11-81）。此法是在Belot及Fraudet（1917）的摄影法的基础上设计的。

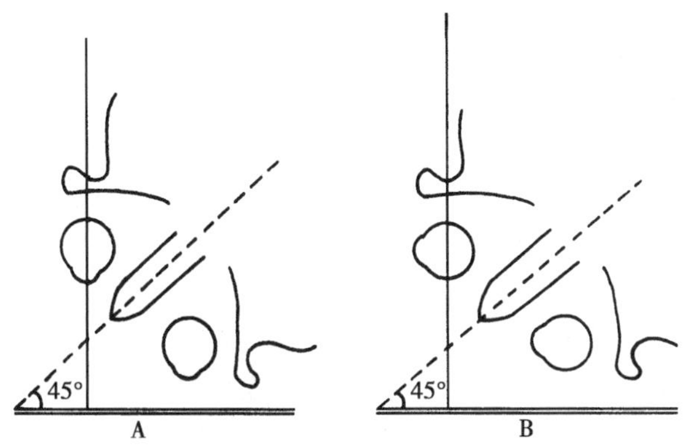


**图11-81 薄骨定位法示意图**

A. 正位，头颅转45°后，患眼内转45° B. 侧位，头位同左图，患眼外转45°

此法也可用于其他特殊情况，如两眼或两眶内皆有异物，侧位片上不易区分时；皮肤或软组织内的异物，正位或侧位片上与眼内异物相混淆时等。

此法实际上是直接定位法的一种，所用标记亦为角膜缘标记。最好采用缝合式的定位器。

1. 投照方法 患者俯卧于检查台上，先按头颅后前位摆好头的位置，然后颜面向患侧转45°，X线球管由上方投照，中心线垂直通过眼球。靶-片距离等于眼-片距离的10倍。

先使眼球垂直向下注视，即眼球内转45°，拍摄眼球的后前位片；然后头位保持不变，再使眼球向颞侧注视，即外转45°，拍摄眼球的侧位片（图11-82）。眼球位置的观察和保持，均与前述的直接定位法相同。

2. 测量方法 在照片上测量的方法和直接定位法相同，即由眼球正位片上量出异物的经线和异物与矢状轴的距离；由眼球侧位片上量出异物与角膜缘的距离。在侧位片上测量当无问题，而在正位片上测量异物的经线，则有困难，需要加以注意。

在薄骨定位片上，通常作为基线的两侧额颧缝、鼻中隔和额骨鸡冠等，因头颅的偏转，均不能在片上显示出来。而显示较为明显的骨的投影则是颞骨表面和眶外缘的投影。根据100个成人头骨的测量结果，

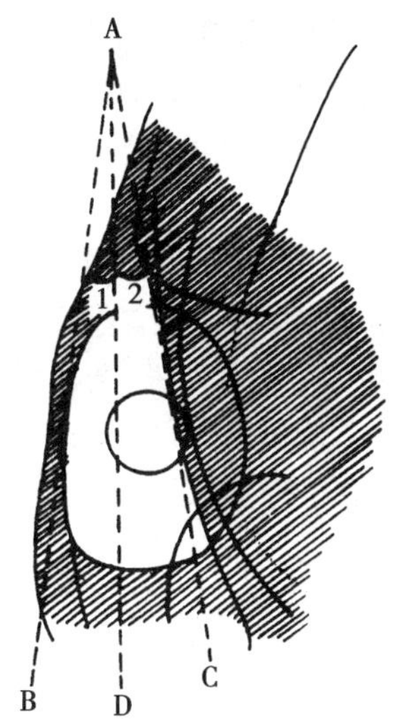


**图11-82 薄骨定位正位片上异物经线的确定**

作眶外缘投影的延长线AB，作颞骨表面投影的延长线AC，两线相交于A，∠BAC的分角线AD约与眼球矢状面平行

在片上作眶外缘投影和颞骨表面投影的延长线，此两线在上方相交。此两线夹角的分角线约与眼球的矢状面相平行（平均误差1.65°）。以此线作垂直基线，即可量出异物所在经线（图11-82）。

## 五、无骨定位法

眼球内体积极小或成影极淡的异物，在正、侧位照片上不能显示时，用无骨定位法（bone-free localization）常可发现异物并确定其位置。无骨定位时X线完全不通过骨组织，仅仅通过眼球而投影于胶片上。此方法自Vogt（1921）介绍以来，在实践中不断改进和提高。我国武汉和天津都做了大量有益的工作。

无骨定位法的基本方法是以小胶片插于结膜囊内进行投照。胶片剪成宽15～25mm、长40～50mm的小条。前端呈半圆形，用黑纸妥为包裹。摄片时患眼表面麻醉，将小胶片插入结膜囊。插片的方法很多，或将小胶片装入橡皮指套内直接插入结膜囊；或者用手持的胶片托，将胶片插入结膜囊；或者借助于附装在一额镜式架子上的胶片托插入。亦可放于眼睑皮肤外。一般是摄一侧位片和一垂直位片。

摄侧位片时，将小胶片贴近眼球插入内眦部，使上下眼睑尽量分开，胶片尽可能插得深些，以便能将眼球较大的部分包括在内。球管置于患眼的颞侧，中心线通过眼球而与胶片垂直，进行投照。

摄垂直位片时，将小胶片插入上穹隆部，或放于上眼睑外。采取颏顶位的投照方法，中心线通过眼球与胶片垂直，进行投照。

侧位和垂直位照片上都可显示出角膜和眼睑的轮

廓。可根据角膜的轮廓，向后延长而勾画出整个眼球的轮廓。两张照片互相对照，即可确定异物的位置。必要时可用数个小胶片连续重叠围绕眼球放置，避免异物被遗漏。

另一方法是，如摄侧位片那样，把滤线器和胶片放在患眼和颞侧，患眼稍外转，球管由对侧投照。中心线越过鼻根与患侧的眶外缘，与角膜缘平行。所摄的照片可显示出眼睑软组织和眼球前部组织。

为了易于定位，亦可按直接定位法那样，在角膜缘放置定位标志，再进行定位投照。

上述的方法，只能拍摄赤道部以前的异物。如欲拍摄较后部的异物；则可采取一些辅助措施：如在球后注射生理盐水，使眼球突出一些再进行投照；或用缝线缝于直肌的附着点，向前牵引眼球；或用吸附接触镜吸牢后，牵拉接触镜的指示杆，将眼球拉出少许。但这些方法只在十分必要时才采用。

## 六、方格定位法

方格定位法（lattice localization）或方格定位摘出术，是郑州大学第一附属医院张效房等（1959）为了摘出眼内非磁性异物而设计应用的方法。实际上是一种手术中的辅助定位方法。

非磁性异物在各种眼内异物中的比例，随着工业的发展而逐渐上升。非磁性异物因不能被电磁铁所吸引而要求有更为精确的定位。某些弱磁性合金，亦极难被电磁铁所吸引。嵌于眼球壁的磁性异物和时间较久的细小磁性异物，因其被巩膜嵌顿或被机化组织所包绕而附着牢固，也不易被电磁铁所吸出。这些异物都应该按非磁性异物的手术方法进行手术。其定位精确要求的程度，必须是在切开眼球壁时刀刃能触及异物，或切口适在异物的表面。如此方能保证异物的摘出。但是，一般的X线定位方法，如眼球前部标记定位法，实难达到如此精确的程度。方格定位法，乃将方格定位器直接固定在与异物相对应的巩膜表面进行摄片，不必由眼球的前部向后进行推算，也不必于手术中在巩膜上测量计算，因而可大为减少定位的误差。

1．方格定位器　为包含10个小方格的金属网（图11-83）。其中突出的一个小方格供辨认方向之用。每个小方格长宽各2mm，整个定位器边长6mm，总面积为40mm$^2$。方格定位器不可太厚，线条不可太宽，以免与细小异物重叠而不易分辨。一般用厚和宽各为0.1～0.15mm者为宜。

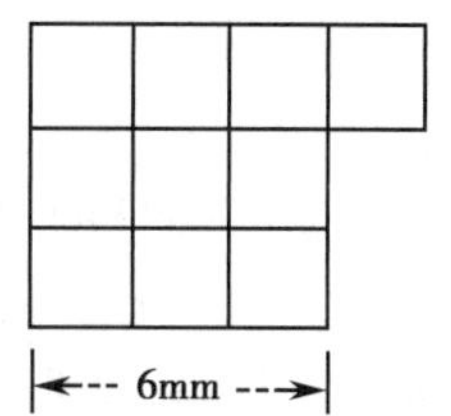


图11-83　方格定位器

包含10个小方格的金属网，每一小方格长宽各2mm，多出的一个小方格作为辨认方向之用

2．方格定位的方法　方格定位是在一般方法定位的基础上，在手术中进行的辅助定位方法。采用无骨定位的摄片方法，即将无骨小片装于灭菌的橡皮指套内，紧贴眼球壁插入进行无骨摄片。这样既可避免骨影掩盖异物影像，又便于准确安排投照位置。可使用小型X线机在手术台旁进行。

通常需要摄方格定位器的正位片和侧位片两张照片。摄正位片的目的在于确定与异物相应的巩膜表面的精确位置，摄侧位片的目的在于观察异物与眼球壁间的距离。摄方格定位器的正位片时，应使定位器的平面与胶片平行，X线中心线与定位器平面垂直并通过定位器的中心；摄定位器的侧位片时，应使定位器的平面与胶片垂直，X线中心线亦与胶片垂直并通过定位器（图11-84）。由于方格定位器与异物非常接近，定位时，即使X线中心线有一些偏斜，其定位误差也不很大，一般不超过0.3mm。

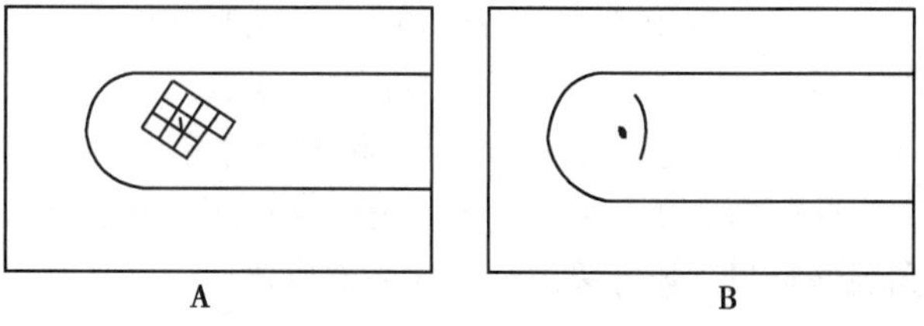


图11-84　方格定位法示意图

A．正面像，显示异物位于定位器的正中小格内略偏于一角
B．侧面像，显示异物距定位器约2mm

方格定位法主要适用于紧贴于眼球内壁的异物或固定的接近眼球壁的异物，而对于远离眼球壁的漂浮异物，则不宜于用方格定位法进行手术。

## 七、DR　摄　片

DR（digital radiography）即直接数字化X射线摄影系统，由电子暗盒、扫描控制器、系统控制器、影像监示器等组成，直接将X线光子通过电子暗盒转换为数字化图像，是一种广义上的直接数字化X线摄影。较普通的X线拍摄有以下优点：

### （一）拍摄效率的提高

DR直接数字化X射线摄影，只需要将患者的代码输入到操作台的电脑台上，电脑会通过系统的网络功能，自动选择大小及拍摄条件等，操作人员只要摆好患者的体位直接拍摄即可，图像只要几秒中就可以直接传到电脑屏幕上，可以使操作人员或诊断人员及时诊断或加拍位置，大大提高了工作的效率，可以避免过于烦琐的操作造成的不必要的失误。另外所需X线量较少，减少了X线辐射的危害。

**（二）摄图像质量的提高**

以前的普通的X线的拍摄预想质量里，主要取决于操作人员的经验、选择拍摄条件的好坏，所以经常造成不必要的图像质量问题。另外，DR系统可以用控制台上的电脑后处理功能，随意调节拍摄图像的对比度、灰雾度、大小等条件，大大提高了图像的质量。

**（三）DR系统大大节约了空间**

以前X线的片子都是需要一个储片的地方，要找一张片子就像大海捞针一样，在几百万张片子中寻找。很多需要以前片子和现在片子比较的时候浪费了诊断的宝贵时间，还会因为保存时间过于长而造成了片子的损坏和模糊。

DR可以把许多图像的资料刻入光盘中，几百万份片子只要一个小抽屉就可以存储了，光盘可以不停的复制，不会发生图像质量降低的问题，节约了很多人力和空间。

**（四）会诊的方便**

DR图像数字化后可以通过计算机的网络传输到其他科室以外的地方，医师可以很快看到所需要的图像，其他医院如果需要也可以很方便地通过网络来会诊。节约了来回人力送片子的时间。

但DR系统的成本较高，机器本身昂贵，其配件的要求也要有很高的稳定性和可靠性，所以一些工作的常规电脑也要求十分高，一般都配有医院专用网络系统，此系统也要求医院有一定的规模，这些硬件软件都要很高的成本和保养费用，在一些规模不是很大的医院很难有实力安装，高额的成本和维护费用大大阻碍了DR在中小医院的推广，制约了其普及。

### 八、其他定位方法

上述几种定位方法，对大多数异物来说，已能够满足手术中的需要，但是临床上还会遇到一些特殊情况，如眼内漂浮异物，单眼以及双眼的多发异物等。为此，学者们也设计其他一些定位方法，以确定异物的位置、活动度、异物与眼球以及眼别的关系等。这些方法多需单眼多次摄片或几种定位方法联合使用，因此比较烦琐。CT扫描定位技术以及玻璃体手术开展之后，这些方法已很少使用，在此不再赘述。

眼内异物X线摄片定位方法在20世纪70年代以前是最重要的和唯一的影像学定位方法，但20世纪70年代至今，CT、B超、MRI和UBM相继问世并在眼内异物定位中广泛应用，目前，除直接定位法仍作为最基本的定位方法，方格定位摘出法用于眼球壁非磁性异物外，其余的方法已较少用或仅作为辅助的定位方法。

## 第三节 眼内异物的CT诊断

### 一、CT眼内异物诊断的发展

1969年，英国电气工程师Hounsfield设计成功X线计算机断层摄影（computed tomography，CT），神经放射学家Ambrose将其应用于临床并于1972年首先报道。Kallaris（1977）首次用于眼内异物诊断的研究，之后迅速普及。我国李洪海、李星星、马世英等于20世纪80年代末率先报道CT在眼内异物诊断中的应用。关于CT用于眼内异物定位，崔红平和张效房等进行了较为深入的研究，并于20世纪90年代初作了报道。

CT的发明和应用，使眶壁、眼球壁、眶内软组织和异物同时显示在影像片上，极大地提高了眼内异物的检出率和定位的准确性，使X线影像诊断产生了质的飞跃。经过30年来扫描方法和技术方面的不断改进和普及应用，目前CT已经成为眼外伤和眼内异物的常规检查手段，并已普及到市、县级医院。CT眼内异物定位的基本方法也已逐渐被多数眼科医师所掌握。

### 二、眼内异物CT诊断技术

**（一）扫描技术**

眼内异物诊断一般采用CT水平面扫描，必要时进行冠状扫描和矢状位重建。由于异物无血管，不用增强扫描。

1．水平面扫描　患者取仰卧位，身体正中线与检查床中线一致，听眦线与检查床面垂直，眼向正上方注视，平行于听眦线由下向上（或相反方向）扫描。扫描层厚一般为2mm，间隔2mm，以免漏掉小的异物和微细病变。

2．冠状面扫描　患者取俯卧位，头颅矢状面与检查床中线一致，下颏置于托架上，头尽量后仰，双眼平视。扫描平面尽可能与听眦线垂直，由外耳道前4.0cm处开始从后向前扫描，扫描条件同水平面。在冠状面图像上，能清晰地显示眼球、眼眶、视神经、眼外肌冠状切面图像，如果有眼内异物存在，还可显示异物所在经线、异物与矢状轴的距离以及异物与周围结构的关系。

3. 矢状位重建图像　大部分CT装置不能进行眼矢状位扫描。可以利用水平和(或)冠状扫描后重建矢状位图像，但其图像不如直接扫描所见者清晰。螺旋CT可以解决这一问题。以下是螺旋CT的优点：①整个器官或一个部位一次屏息下的容积扫描，不会产生病灶的遗漏；②单位时间内扫描速度的提高，减少了运动伪影，使造影剂的利用率提高，节省造影剂用量；③可任意地、回顾性重建，无层间隔大小的约束和重建次数的限制；④容积扫描，提高了多方位和三维重建图像的质量。

### （二）眼内异物CT扫描参数设置

眼内异物CT扫描层厚可为5mm、3mm和2mm，层厚愈薄异物显示率愈高。窗宽一般放在300～500之间，窗位应根据异物的CT值调整。对高密度金属异物有明显伪影时，适当提高窗宽和窗位。对低密度眼内异物，应减低窗宽和窗位，以便显示异物。郑州大学一附院常规采用窗宽300～500，窗位+80，层厚2mm，间隔2mm，临床认为对一般密度不太高和不太低的眼内异物显示尚好。

## 三、眼内异物的CT诊断

一般眼眶扫描可用于诊断眼内异物，但用于眼内异物定位时，需注意眼球位置的安排，并用水平扫描和冠状扫描两种扫描方式，方可获得异物的三维数据，为眼内异物手术提供准确的信息。

### （一）眼内异物的CT表现

1. 高密度影　在眼内异物的构成中，金属异物占有相当大的比例，其中多为钢铁、铜、铅以及这些金属的合金，所以，对X线的衰减作用强，即高CT值，在CT图像上呈现为高密度影。有下列三种情况：

（1）高密度影伴有明显的放射状伪影，使眼环或周围结构成像模糊，多为CT值2000Hu以上的金属异物（图11-85、图11-86）。

（2）高密度影伴有一定的放射伪影，周围组织成像尚好，多为CT值1000Hu以上的合金类异物（图11-87、图11-88）。

（3）高密度影无放射伪影，边界清楚，常见为玻璃、石屑等（图11-89）。某些物质密度虽高于玻璃体，但对比度不太清楚、边界也不清晰（图11-90）。

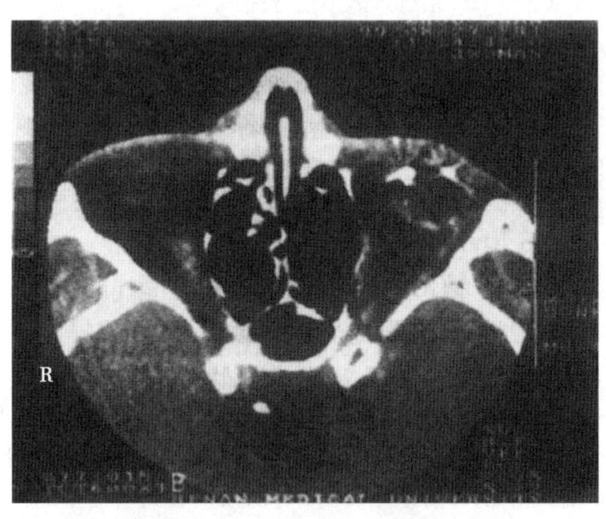


**图11-86　眼内金属异物的CT图像**

左眼球内下方前部2枚金属异物，伴明显的放射状伪影，周围结构和眼环成像模糊

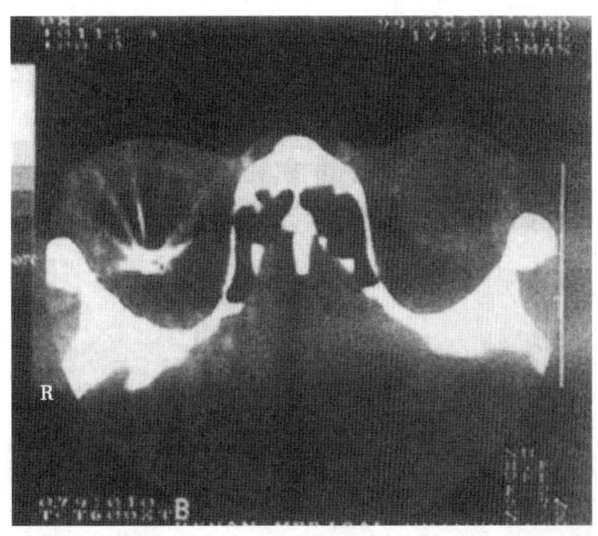


**图11-85　眼内金属异物的CT图像**

右眼球后壁金属异物：高密度异物影，伴明显的放射状伪影，使眼环或周围结构成像模糊

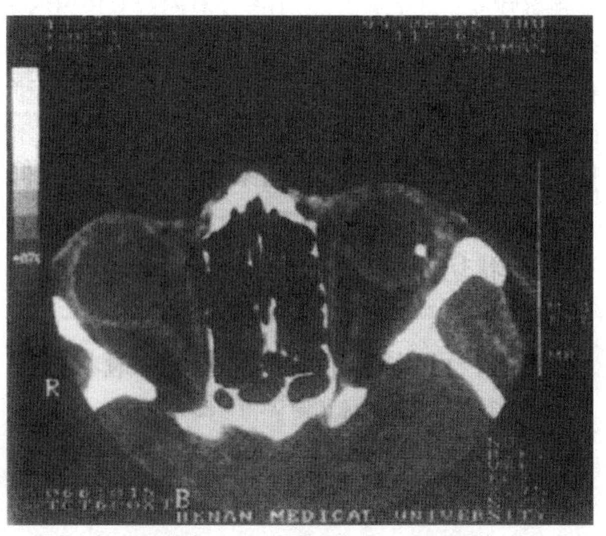


**图11-87　眼内高密度异物CT图像**

左眼内异物（赤道部正中水平偏下）：高密度影、轻度放射伪影、周围组织成像基本正常

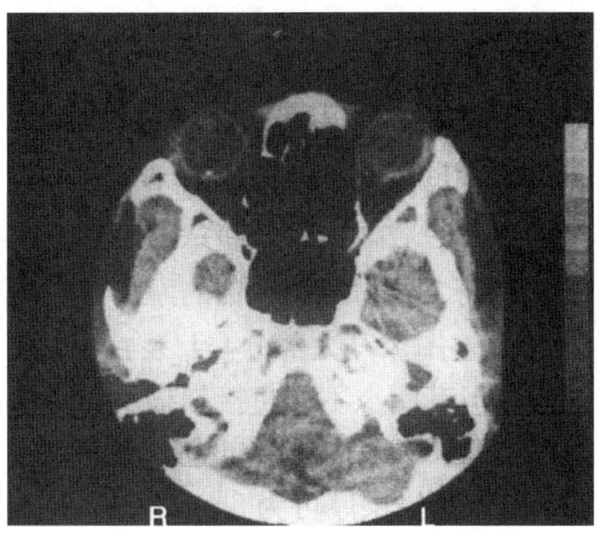


图 11-88 眼内高密度异物 CT 图像
右眼后极部微小高密度异物

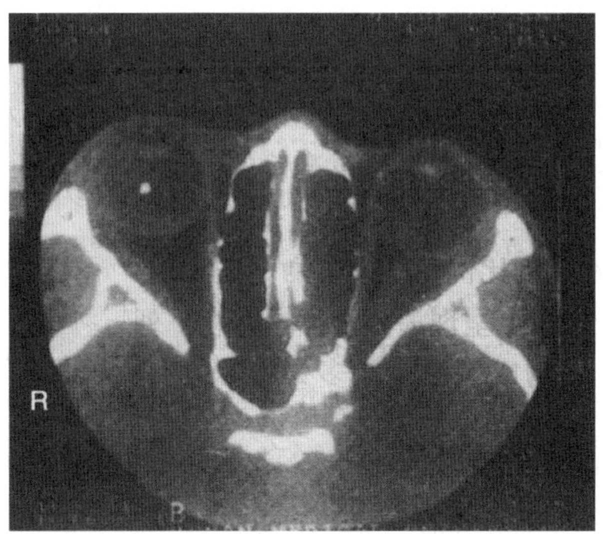


图 11-89 眼内非金属高密度异物
右眼玻璃体中部高密度异物：边界清楚、无伪影

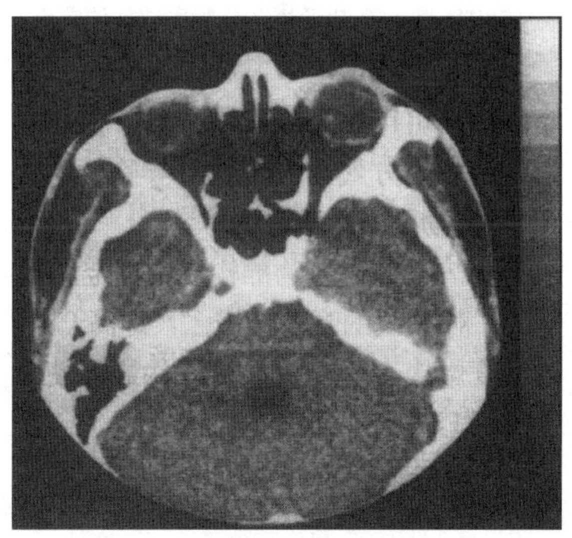

图 11-90 眼内非金属较高密度异物
左眼玻璃体后部内侧见一不规则高密度区

2. 低密度影 如果眼内异物为木质或塑料，其 CT 图像呈类似空气泡的低密度影或不显影，当遇到这种情况而又无眼内手术病史时，应考虑眼内异物存在的可能性，需借助 B 超或 MRI 等手段进一步检查。

3. 伪影 由于大多数异物为金属性，其 CT 值都显著高于周围组织，甚至引起伪影，伪影是诊断眼内金属异物的重要依据。

### （二）CT 值对异物性质的判断

为成功地摘出眼内异物，除需要了解异物的位置外，了解异物的性质也非常重要，因为这关系着最佳手术方案的选择。CT 对眼内异物的显示主要依靠异物对 X 线的衰减系数或 CT 值，因此，单凭 CT 征象很难准确地确定异物的性质。Zinreich（1986）等曾通过体内及体外研究，评价了 CT 对金属异物（包括高质钢、钨钢、铜、低质钢、锡、铅）和非金属异物（包括玻璃、木质和塑料）性质的判断能力。结果显示，CT 很容易将上述的金属和非金属异物区分开来，因为两类异物之间的 CT 值相差甚大，而且金属异物有明显的伪影存在，金属异物的 CT 值均为 3000Hu 以上，而这些非金属异物的 CT 值分别为 318.6Hu、−199.2Hu 和 3.7Hu，无伪影存在。同时，玻璃的 CT 值也明显高于木质和塑料的 CT 值。但是，上述研究只能反映一些常见眼内异物的 CT 所见，并不能反映所有异物。据我们的临床经验和其他报道可知，一些金属异物，如铝，在 X 线平片上显影远不如铁、铅等金属异物，而一些玻璃异物，由于含铅等重金属，显影反而很明显。因此，CT 结果只能给我们一些提示，而不能对异物有无磁性做出诊断，临床工作中需注意与病史结合考虑。

## 四、眼内异物 CT 定位测量

一般在 CT 图上，根据异物所在的层面，可判断异物大致位于眼球的中部、上部、下部，以及前部、中部或后部。根据异物与眼环的位置关系可大致判断所在象限。但要获得准确的三维定位数据，则需在水平和冠状片上进行测量。

1. 异物所在经线及与矢状轴距离的测量 在冠状片上进行。先找出冠状切面上眼环的中心，两眼环中心连线即为经过眼球矢状轴的水平切面。借助眼内异物定位测量器，即可测量异物所在的经线和异物与矢状轴的距离。为方便测量，可将图像放大为 1∶1 的比例。或借助于 CT 图上的距离标尺测量。

2. 异物距角膜顶点或巩膜外沟距离的测量 在水平扫描片上进行。测量水平切面上异物距巩膜外沟或距角膜顶点的前后（垂直）距离。测量的起点标志为角膜顶点或巩膜外沟，而通常手术中测量的起点为角膜缘，三者之间的关系为角膜缘在角膜顶点之后 2.2mm，在巩膜外沟之前 1mm。

3. 异物与眼球壁、视盘及晶状体等关系的判断　借助水平切面图像及冠状切面图像，可直观地判断异物与眼环、视盘、晶状体等结构的关系，并可测量相互之间的距离。

### 五、CT 在眼内异物诊断、定位中的优缺点及注意事项

#### （一）CT 在眼内异物诊断、定位中的优点

1. 适应证广　眼内异物的 CT 诊断不接触眼球，安全简便，无痛苦。因此，无缝环或超声定位的禁忌证，尤其适应于小儿眼外伤以及眼球穿孔伤、破裂伤等不适于缝环定位或超声检查者，也不需要顾虑 MRI 检查时磁性异物的移动。

2. 异物检出率高　CT 具有极高的分辨能力，能区分 0.5% 的密度差，因此，一些 X 线检查不能显影的微小金属异物或非金属异物能在 CT 片上清晰显示。对多发异物，还能明确地诊断出异物的数量、大小及位置。

3. 结果直观、形象，准确性高　CT 能清晰地显示眼球壁、晶状体、视神经及眼内异物，也能显示异物与眼结构的关系。因此，这就克服了 X 线摄片定位法中按标准眼球测量的弊端，使其诊断的准确性提高。

4. 可推测异物的性质　根据异物的 CT 值和有无放射状伪影，可大致判断异物的性质和密度（金属或非金属）。

5. 能同时显示与眼内异物并发的外伤　不少眼内异物往往合并眼部组织，如眼睑、眼眶、眼球及眼内结构、视神经等组织的损伤。在诊断眼内异物的同时，CT 还能显示异物合并发生的外伤，这也是常规 X 线诊断或超声诊断难以比拟的。

#### （二）CT 在眼内异物诊断、定位中的缺点及注意事项

1. 低密度或微小高密度异物的显示较差　眼内木质及塑料等低密度异物，CT 显影不清，有时似气泡影，易造成漏诊，必要时结合 B 超或 MRI 进行诊断。对某些微小的异物，由于部分容积效应和层厚的影响，也易漏诊。

2. 异物三维定位测量困难　异物和眼球壁之间往往有较大的密度差别，因而，在一张图像上通常不能同时清晰显示巩膜外沟和异物，如做定位测量，往往需要借助两张重建图像进行分析。

3. 异物放大和伪影效应　高密度异物尤其是金属异物，往往有明显放大效应和伪影产生。金属异物可放大 4～10 倍，影像放大可掩盖附近小的异物；明显的伪影可影响异物周围组织成像，影响异物定位。对此，应适当调高窗位，抑制伪影和放大效应。

4. 眼球运动的影响　CT 扫描时，如眼球运动可造成某一或某些层面缺失、影像模糊或异物漏扫。

5. 眼内高密度异物与钙化的鉴别　慢性葡萄膜炎、外伤后眼球萎缩、视网膜母细胞瘤等病变可有眼内钙化斑或眼球壁钙化。鉴别要点：①病史；② CT 图像特征：眼内钙化表现为较高密度影，形态多不规则、多发钙化斑，一般无放射伪影，CT 值 300Hu 左右。

## 第四节　眼内异物的超声诊断

### 一、眼内异物超声诊断的发展

1956 年，A 型超声诊断仪开始应用于医学临床，国外 1959 年即有眼内异物 A 型超声诊断报道。我国 1962 年有应用报道。1964 年张效房、王光莹等系统地报告了眼内异物的超声诊断和定位。眼科 B 型超声诊断仪于 20 世纪 60 年代末 70 年代初出现并迅速普及应用，至 1977 年《美国医学科学年鉴》对眼外伤眼内异物诊断作了全面和详细的介绍。我国 20 世纪 80 年代初宋国祥首先报道 B 型超声眼内异物定位和介绍国外眼科超声诊断进展，之后何慧珠、蒯慧玉和张康兰等于 20 世纪 80 年代中后期率先报道 B 超在眼内异物定位中的应用，自此眼科 B 超在我国普及应用。彩色多普勒技术对眼内异物及其并发症视网膜脱离等的鉴别诊断，有无可比拟的优越性。20 世纪 90 年代初出现的眼科超声生物显微镜（ultrasound biomicroscope，UBM）对眼前段，尤其是虹膜后、后房、睫状体部微小占位病变及异物的揭示，补偿了光学仪器的盲区，克服了 10MHz 以下 B 超近场区分辨率较低的缺点，以其高分辨率显示出独特的展现眼前段形态学的应用前景。目前，超声检查尤其是 B 超已经成为显示眼内异物及其并发症的常规手段之一。

### 二、眼内异物的 A 型超声诊断

1. A 型超声诊断仪的工作原理　A 型超声（A 超）诊断是简单的界面回声一维示波图像。眼科 A 型超声诊断仪一般是用 5mm 直径探头，工作频率 5～10MHz，以界面回声的时间显示测定距离，以波幅的高低显示界面回声的强度。

2. A 超眼内异物探测方法

（1）眼睑表面直接探测法：患者取仰卧位，轻轻闭眼。探头涂以耦合剂，直接放在眼睑表面。探头在眼睑上沿上、中、下 3 条弧线、9 个探查方位上，以不同角

度向眼内探查。此法甚为简便，但由于眼前段处于近场区，分辨率差，且不能同时测量视轴。

(2) 角膜表面水囊间接探测法：患者仰卧位，开睑器开睑，表面麻醉，置 5～10mm 水囊于角膜表面，探头放在水囊表面向眼内探测。此法避免了近场盲区，眼前段分辨率高，并可同时测量眼轴，但操作较复杂。

3. 眼内异物波形

(1) 眼内异物——单高波或饱和波：正常眼 A 超角膜表面、晶状体前表面、晶状体后表面和眼底视网膜表面出现 4 个波形，在此之外出现的单高波或饱和波，考虑为眼内异物波(图 11-91)。如降低增益至眼底波消失，此异常波形仍存在，为高密度异物。

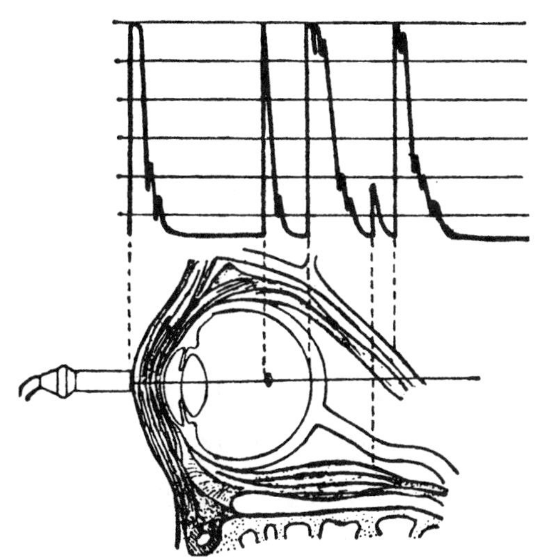

**图 11-91　A 超显示眼内异物**

玻璃体液平段内出现单高波(玻璃体内异物)

(2) 眼球壁异物——重叠波：当异物贴附或嵌顿于眼球壁时，A 超显示眼底波异常增宽和加强，是异物波和眼底波重叠而成，我们于 1965 年将其命名为重叠波。当减低增益至眼底波消失，重叠波范围仍见单高波，为高密度金属异物。借单高波与重叠波的相对位置，可判断异物贴附眼球内壁、眼球壁层间或位于眼球外壁表面。眶内(眼球外)异物，由于眶内回声复杂，A 超难以判断。

4. 眼内异物 A 超诊断评价　在 B 超和 CT 未出现以前，A 超为眼内异物诊断或辅助 X 线眼内异物定位诊断的一种有效方法。但较小异物 A 超难以探到，易漏诊。且 A 超探查异物费时较长，不直观。故在 B 超和 CT 出现后，除在基层医院外，已很少应用。

## 三、眼内异物的 B 型超声诊断

### (一) B 超的性能特征

B 超使用超声线阵探头和机械扇扫探头两种扫描方式，图像是超声所经过组织切面的二维图像。反射回声的强弱以灰度表示，强回声表现为亮点，弱回声为暗点，明暗不同的点形成图像。探头频率 5～10MHz，5MHz 者可探测眼球和眼眶，而眼科专用超声诊断仪多为 10MHz，其分辨率较高，但仅适合于眼球探查。眼内异物的探查多使用眼睑表面直接探查法，即将探头放于眼睑表面由上向下、由左到右等多方位探查。由于眼内异物多位于玻璃体、晶状体无回声区内，易于显示。

### (二) 眼内异物的 B 超声像图特征

1. 强回声光点或光斑　眼内出现异常强回声光点或光斑，应考虑眼内异物。密度较高的金属、沙石和玻璃等声阻抗与眼内组织差异大，超声在界面上反射强，形成强回声光点或光斑(图 11-92)；塑料、有机玻璃和木质回声相对较弱，形成较强回声光点和光斑。高密度异物强回声光斑在进行“窗”试验和降低 B 超灵敏度至机化物、玻璃体积血和眼球壁回声消失时，异物回声光斑仍可存在。

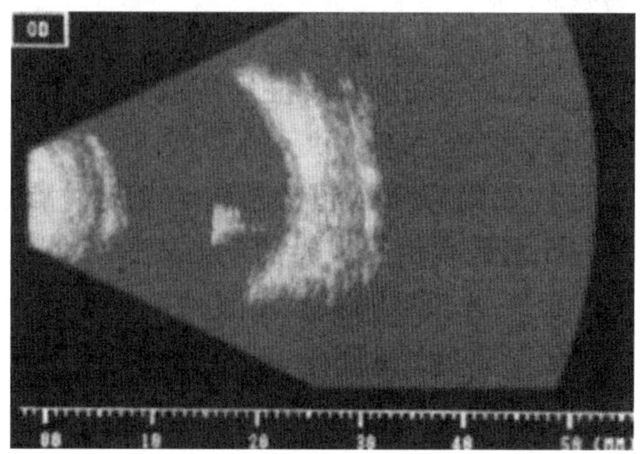


**图 11-92　B 超眼内强回声光斑**

玻璃体内出现强回声光斑，伴彗星征和轻度声影(铁质异物)

2. 彗星征或尾随回声　当超声垂直入射到形态规则、前后边界整齐的较大的眼前段或玻璃体内异物时，在异物后出现一连串形态相似、距离相等的回声，宽度逐渐减小、强度减弱直至消失的回声，称为彗星征或尾随回声，是超声在异物前后表面多次反射的伪影(见图 11-92)。

3. 声影　由于异物的反射和吸收，超声穿过异物后大为减弱，以致其后的组织(眼球壁和眶脂肪等)回声弱而不能显示，在异物之后形成一条暗区，称为声影(图 11-93、图 11-94)。多见于高密度金属异物。

4. 眼球壁隆起假象　超声在高密度物体中传播速度较快，通过异物的声束较早到达眼球壁，在声像图上此处眼球壁向前隆起。此现象仅出现在眼内较大的金属异物。

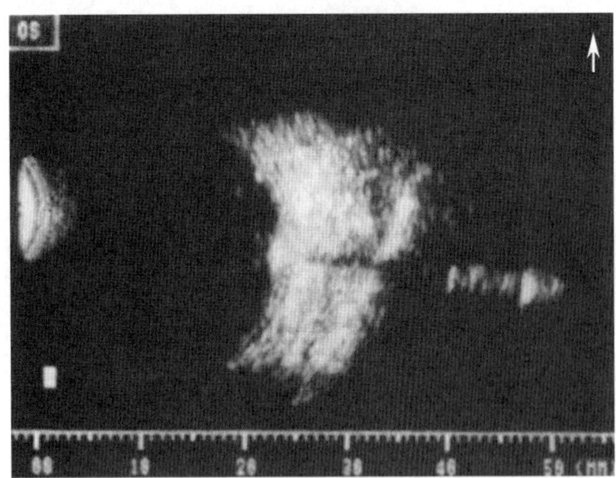

图 11-93　B 超显示异物声影

眼球后壁强回声光斑、伴显著声影

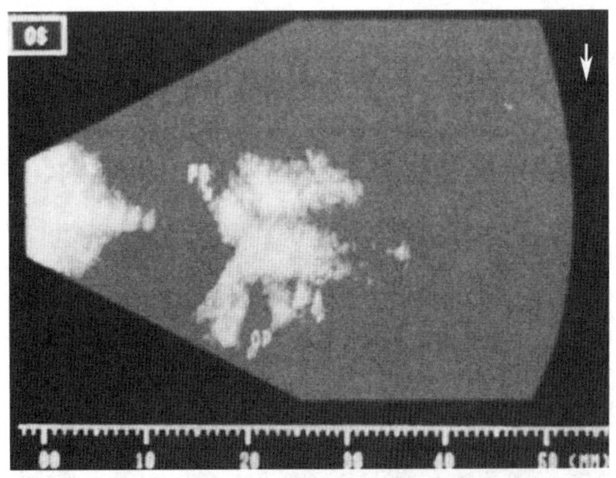

图 11-94　B 超显示异物声影

左眼内近球壁异物，强回声光斑、彗星征和显著声影

5. 后运动试验或眼球转动试验　当 B 超检查发现异物回声时，嘱患者将眼球向上下或左右转动，眼球转动停止时，观察异物有无继续运动。玻璃体内异物，可有明显的运动和后运动，称后运动试验阳性。晶状体和眼球壁异物没有后运动。后运动试验可鉴别异物是否可移动、异物位于玻璃体或眼球壁，以及异物运动的幅度。

6. B 超下磁性试验　B 超探测发现眼内异物时，固定探头，手持电磁铁将磁头尖端对向睫状体平坦部，距离 10cm 处开始，电磁铁开关的同时注意异物回声有无摆动。如有摆动，说明异物有磁性，为磁性试验阳性；如无摆动，将电磁铁移近，再次试验，直至磁头接触眼睑或眼球表面，如仍无摆动则为磁性试验阴性。磁性试验阴性说明异物无磁性、磁性异物嵌顿于眼球壁或机化包绕不能运动、异物小或磁性极弱。

### （三）眼球壁异物的 B 超特征

异物贴近视网膜，表现为视网膜光带前强回声光斑；异物嵌顿于眼球壁时，由于其周围常有出血和水肿，声像学上异物强回声光斑周围为弱回声裂隙环绕。眼球壁异物强回声光斑缺乏后运动，且多可见明显的声影。异物附近的玻璃体可因积血表现出低或等回声光点、光斑和条状物。

### （四）眶内异物的 B 超检查

由于眶内脂肪和组织回声复杂，眶内异物 B 超一般很难做出明确诊断。如异物较大、密度较高，仍可显示。如异物周围有炎症反应或脓肿形成时，声像学上可见弱回声区中强回声光斑或光团。眶内异物一般首选 CT 检查。

### （五）眼内异物 B 超诊断和定位的优点

1. B 超是利用超声界面反射成像，能够显示 X 线不能发现的眼内低密度异物。

2. 由于 B 超可同时显示眼球壁和异物，可明确判断异物位置。

3. B 超下磁性试验，可在术前大致判断异物有无磁性或磁性的强弱。

4. 可同时显示异物的眼内并发症，尤其是对玻璃体积血和视网膜脱离的显示优于 CT。

5. B 超为无创性检查，重复性好，易为患者接受。

### （六）眼内异物 B 超诊断和定位的缺点

1. 由于超声近场区分辨率低，对眼前段异物显示较差。

2. 对异物的三维空间定位不如 X 线精确。

3. 眶内异物的显示不如 CT 和 MRI。

4. 对有新鲜眼睑和眼球壁伤口的病例，检查受到一定限制或不适于检查。

5. 对检查者要求较高。B 超检查者应熟悉眼部解剖，眼内异物的典型声像学特征和并发症，以便正确报告检查结果和打印贮存临床医师需要的 B 超图像。

## 四、超声生物显微镜眼前段异物定位诊断

眼前段异物是指存在于角膜内、巩膜内、前房和房角、后房、晶状体内、睫状体附近和前部视网膜的异物。这些部位的异物，尤其是当异物较小、密度较低时，临床检查难以发现，如同时伴有屈光间质浑浊和瞳孔膜闭则诊断更加困难。此时，UBM 检查是一个得力的助手，实践证明它能够准确地显示异物的大小、异物与周围组织的关系和距离，以及根据探头位置确定异物所在方位，为前段异物的定位诊断和手术设计提供良好的图示（图 11-95）。

Charkabarti 和 Atta（1998）报道 1 例眼前段金属

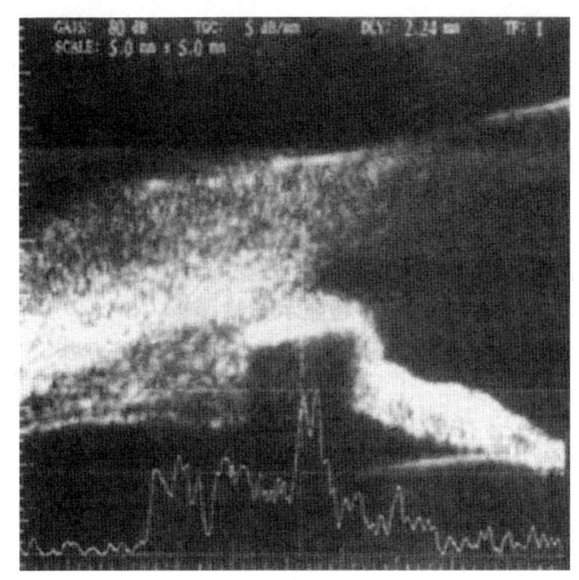


图 11-95 睫状体部异物 UBM 图像

异物，X 线、B 超和 CT 均发现异物但不能准确定位，UBM 显示异物位于 5 点钟方位、角膜缘后 5mm、邻近睫状体平坦部，按 UBM 显示的位置手术顺利摘出异物。何雷等（1998）报道 6 例眼前段微小异物：UBM 均良好显示并定位，而普通眼 B 超均未能发现异物。3 例 CT 检查，2 例未发现异物，1 例定位有误。X 线检查 5 例，3 例未发现异物。Deramo（1999）等对 12 例眼表面（角膜、结膜下、巩膜内）和眼前段微小异物的检查，显示 UBM 能够探测到眼科物理检查不能发现的异物。

UBM 用于眼前段异物定位诊断的缺点是：UBM 检查需要在眼球表面置眼杯和耦合剂，探头放置于眼杯的耦合剂内，距眼球表面约 2mm，不适于有新鲜开放伤口者。

UBM 在眼前段异物诊断中的应用评价：目前，眼内异物的定性定位诊断方法有两大类：一类是光学仪器，另一类是影像学方法，前者适用于屈光间质清晰的病例，后者适用于屈光间质浑浊者。检眼镜、裂隙灯及前置全视网膜镜和三面镜可查及眼底达周边部视网膜，前房角镜下可见虹膜前表面根部和前房角，但虹膜后部和后房、睫状体区和极周边视网膜是光学仪器检查的盲区。眼用 5～10MHz AB 超声诊断仪对玻璃体及眼球后段异物显示良好，但对眼前段分辨率差，可出现漏诊和定位不确；CT 由于层厚效应、金属伪影和解剖标记不明确等原因对眼前段异物定位困难；MRI 不适于磁性异物检查，对非磁性金属异物和低密度异物同样存在定位不确的问题。所以，UBM 的问世，弥补了光学仪器的盲区和其他影像学检查的缺点，是眼前段异物显示的理想的方法。随着 UBM 的进一步普及应用，它将在眼前段异物，尤其是微小和低密度异物的诊断中发挥重要作用。

## 第五节 眼内异物的磁共振成像诊断

在眼内异物的影像诊断中，传统 X 线平片已形成了多种有效的异物的诊断和定位方法，但对非金属异物诊断有很大的局限性。尽管 CT、B 超的出现弥补了 X 线诊断的某些不足，但对一些非磁性细小异物、多发性异物和异物的并发症等方面的诊断仍有一定的限制。磁共振成像（magnetic resonance imaging，MRI）的临床应用，为眼内异物特别是非金属异物的诊断和定位提供了新的手段。

### 一、磁共振成像在眼部异物诊断应用的发展史

磁共振（magnetic resonance，MR）现象是由美国哈佛大学的 Purcell 和斯坦福大学的 Bloch 领导的两个科研小组 1946 年各自独立发现的一种核物理现象，两位学者为此获得了 1952 年的诺贝尔物理学奖。1980 年商品 MRI 机器出现，并广泛迅速地应用于临床。1983 年，MRI 开始应用于眼部疾病的诊断中。1986 年，Kelly 首先报道 1 例脑转移瘤患者伴眼内铁质异物，MRI 检查时眼内异物移动导致眼内出血和视力丧失。之后，眼内异物的 MRI 研究受到人们的重视。Lagouros 等（1987）、Williams、Willson（1988）、Williamson（1989）、Green（1990）、Gunenz（1992）等分别进行了眼和眶异物体外实验、动物模型、尸体和部分患者的 MRI 研究，认为 MRI 对眼和眶非金属低密度异物的显示率高于 CT，MRI 应禁用于眼内磁性异物。

广州第一军医大学南方医院于 1985 年引进我国首台 MRI 仪，该院周国筠、陈龙华等（1991）和赵俊峰等（1992）率先报道了眼外伤和眼内异物 MRI 检测的临床病例和实验研究。张效房、程敬亮、施光普等在 20 世纪 90 年代中期于郑州大学第一附属医院对 MRI 检测眼内和眶内异物进行了较为全面和系统的动物实验和临床应用研究，为 MRI 眼异物定位诊断在我国的应用奠定了基础。

### 二、眼部异物磁共振表现及定位

眼部异物依其所在位置可分为眼内异物、眼球壁异物和眼球外眶内异物。根据异物的成分可分为金属性异物和非金属异物，后者包括植物等生物组织类异物。依异物在磁场中的特性分为顺磁性、抗磁性和铁磁性异物，顺磁和抗磁性异物仅有微弱磁性，在 MRI

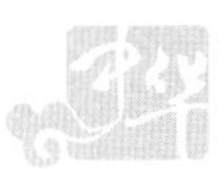



外加磁场中产生的额外磁场很弱，不足以干扰外磁场的均匀性，统称为非磁性异物。

### （一）非磁性异物的MRI表现

眼部非磁性异物多为非磁性金属异物（如铜、铅、铝、金等）、木质异物、塑料和玻璃等。目前临床上MRI所用的靶核为氢质子，而绝大多数非磁性异物为乏氢物质，MRI呈现为信号缺失区，且不伴伪影。但我们在研究中发现，某些所谓的非磁性异物（砖块、石块、瓷片、石墨和混凝土块）在高磁场下MRI扫描时，可出现铁磁样伪迹，但较同样大小铁异物的伪迹明显减小，可能与这些异物中混有铁磁性物质有关。而在低磁场下MRI检查可能不出现伪迹。提示某些所谓的非磁性异物随MRI场强增大，伪迹可从无到有或从小到大。就检出眼部非磁性异物MRI扫描所使用的脉冲序列总体而言，Flash 2d序列和SE序列中的$T_2$WI最优，其次为PDWI，而$T_1$WI最差。

1. 玻璃体内非磁性异物的MRI表现　MRI不仅可多参数成像，尚可多方位成像，在眼位不变的情况下可行横轴面、冠状面、矢状面和各种角度的斜面扫描。MRI图像不仅眼内组织显示清晰，而且能直观地显示玻璃体异物与眼球壁、晶状体和睫状体之间的关系。因而对异物的位置有良好的判断力，较CT有优越性。例如，玻璃体内近球壁异物，MRI可直观显示异物与球壁的关系，异物位置明确。

$T_1$加权像玻璃体呈低信号，而绝大多数非金属异物缺乏氢质子也呈低信号，两者缺乏良好对比，检出异物常发生困难，但对某些$T_1$加权像上呈高信号的异物敏感。$T_2$加权像（$T_2$WI）和质子密度加权像（PDWI）玻璃体信号增强，与异物常形成明显对比，易检出玻璃体内异物，但可遗漏高信号的玻璃体内异物如青枝柳条等。Flash 2d序列玻璃体信号较SE序列$T_2$加权像更高更均匀，显示玻璃体内非磁性异物更清楚直观（图11-96、图11-97）。

MRI不同扫描序列检出不同性质异物各具优势，同时应用可起到互补作用。其中SE序列$T_2$加权像和Flash 2d序列是检出眼内非磁性异物的优选序列，Flash 2d序列可作为首选。

生物组织异物是少见的眼内异物，这类异物常因眼外伤或眼内手术时偶然带入眼内。因较罕见，影像科和眼科医师对此类异物缺乏充分认识，常造成漏诊。由于生物组织异物进入眼内常引起一系列组织反应，即使是自体组织如角膜、结膜进入眼内也可引起组织增生，形成植入性囊肿，眼睑毛囊植入可引起眼内珍珠样囊肿（表皮样囊肿）。因此，眼内生物组织异物一旦发现也应尽早摘出。MRI和CT在眼内生物组织异物的显示上起着重要作用。我们将巩膜、结膜、角膜、横纹肌和脂肪植入兔眼玻璃体腔，进行CT和MRI扫描，结果发现，巩膜、结膜、横纹肌和角膜呈中等密度，CT值介于47～52.5Hu之间，高于玻璃体密度（CT值13～28Hu）而被检出。但小于1mm×1mm×0.8mm者CT均未显示。MRI扫描$T_1$WI巩膜、角膜、结膜和横纹肌相对于玻璃体呈略高信号，但较小者可被漏检。PDWI玻璃体信号增加，与这些组织间缺乏对比而不能显示。$T_2$WI和Flash 2d序列扫描玻璃体信号显著增高，与巩膜、结膜、角膜和横纹肌间形成鲜明对比，可检出更小的异物，其中以Flash 2d观察这些异物更清楚直观。总之，对巩膜、结膜、角膜和横纹肌生物组织异物的显示，MRI优于CT，尤其对较小异物显

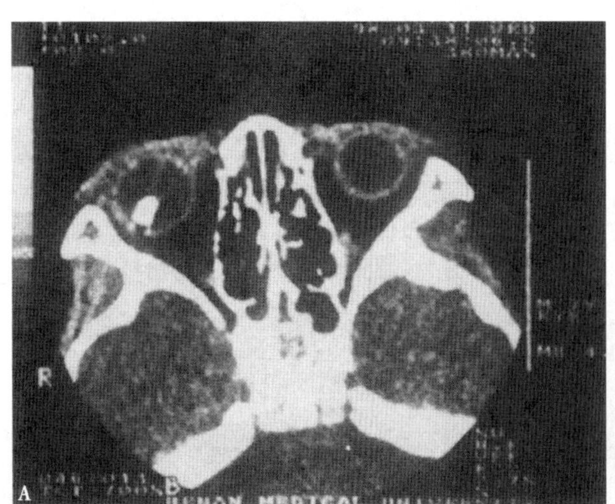


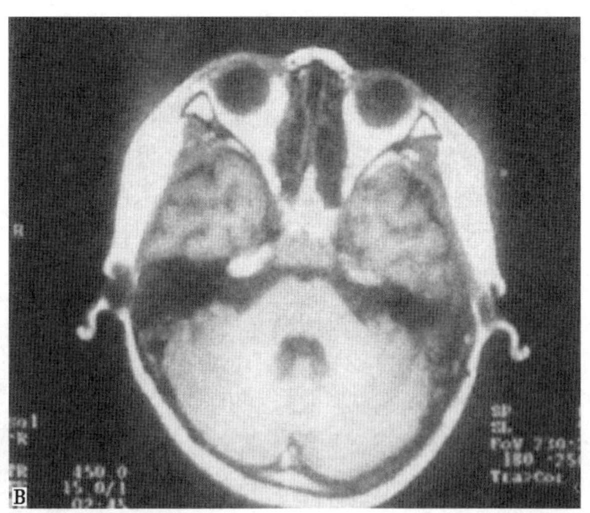


**图11-96　右眼（晶状体已摘出）玻璃体内玻璃异物**

A. 横轴面CT，玻璃异物呈高密度，其周见线束状伪迹　B～E. 依次为横轴面$T_1$WI、$T_2$WI和Flash 2d序列上以下Flash 2d序列异物最清楚　F、G. 为冠状面$T_2$WI，玻璃呈低信号

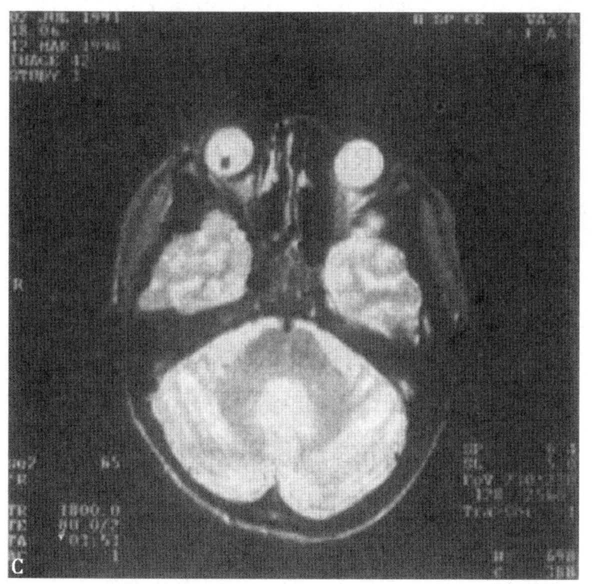


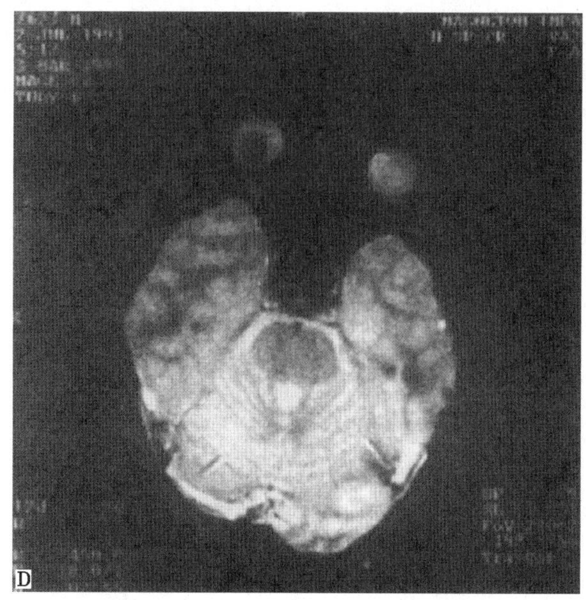


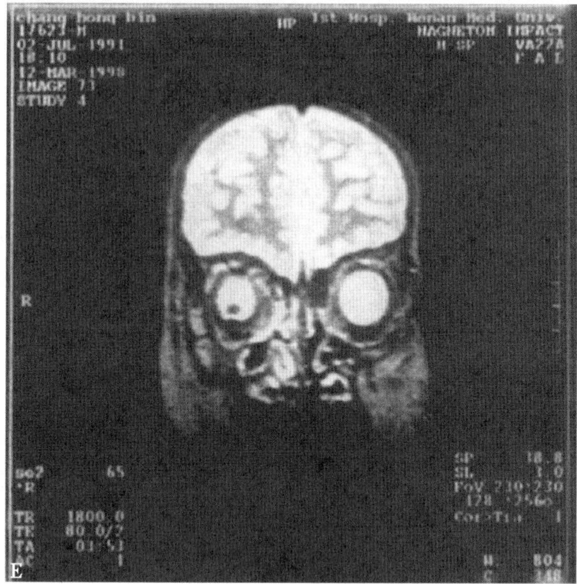


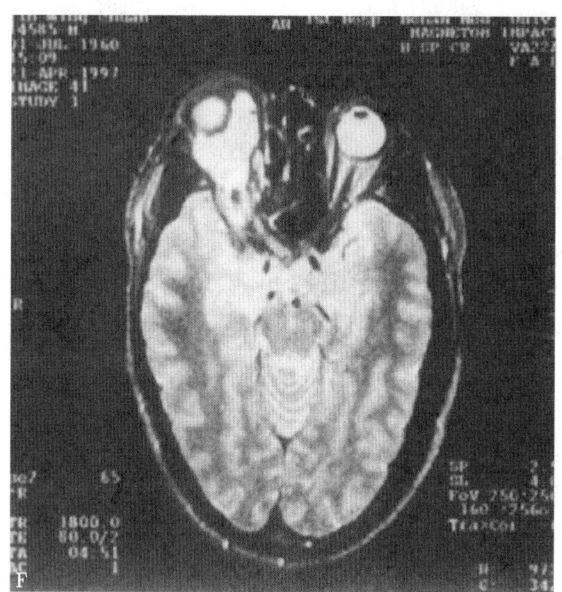


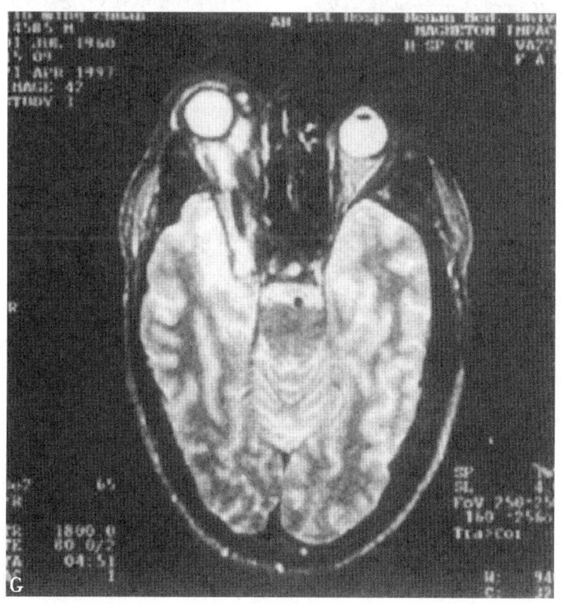


图 11-96 右眼（晶状体已摘出）玻璃体内玻璃异物（续）

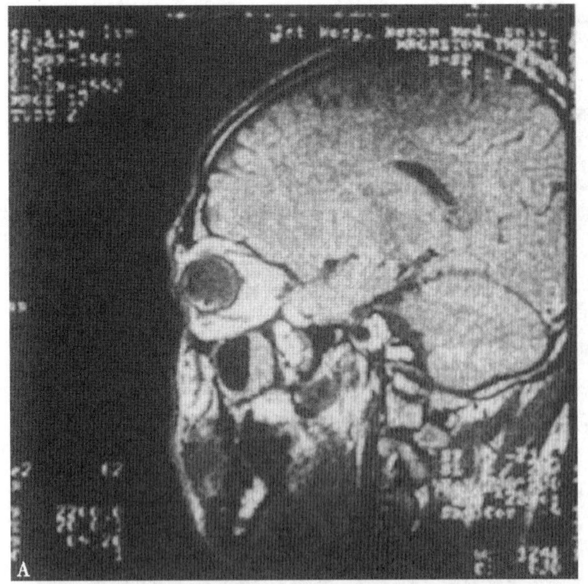

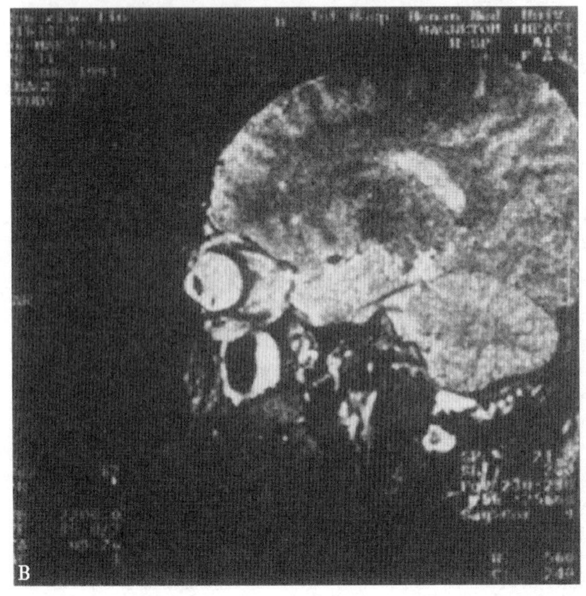

**图 11-97　右眼玻璃体内铜异物合并限局性无菌性眼内炎**
A. 矢状面 PDWI　B. 矢状面 $T_2$WI。铜异物呈点状低信号，其周无菌性眼内炎呈高信号

示更是如此。显示这些生物组织异物 MRI 以 SE 序列 $T_2$WI 和 Flash 2d 序列为优。需要指出的是，这些异物虽可被 CT 和 MRI 发现，但 CT 和 MRI 不能鉴别这 4 种生物组织异物，并且与新鲜的植物性异物如青枝柳条也不能区别。此外，尚需与眼内急性期血块鉴别。

眼内脂肪组织异物 CT 和 MRI 均可很好显示，且可确定其性质。CT 上脂肪呈脂肪性低密度，CT 值 −70～−130Hu。就 CT 密度而言，脂肪与某些干木异物、塑料异物不能区别，且可与眼内气体相混淆。MRI 扫描 $T_1$WI、PDWI 脂肪呈高信号，而在 $T_2$WI 和 Flash 2d 序列则呈相对低信号，这有别于眼内低信号的气体和木质异物。此外，MRI 中 SE 序列 $T_2$WI 可见脂肪周围出现化学位移伪迹，较为特殊。利用脂肪抑制技术，脂肪呈低信号，有助于与眼内血块鉴别。因此，CT 和 MRI 联合应用能有效地确定眼内脂肪异物的性质，并能有效地与眼内气体、干木异物和出血鉴别。

MRI 可显示脱位于玻璃体内的人工晶状体。因人工晶状体材料 PMMA 缺乏氢质子，MRI 呈低信号，可很好地显示人工晶状体的大小、形态和眼内位置，MRI 可作为影像学观察人工晶状体有无移位的方法。CT 难以显示人工晶状体。MRI 可检出玻璃体视网膜手术中常用的玻璃体填充物——硅油，其 MRI $T_1$ 加权像和质子密度加权像呈高信号，$T_2$ 加权像和 Flash 2d 序列呈低信号。MRI 各扫描序列均可见硅油周围有一侧带状高信号，另一侧带状低信号的化学位移伪迹，从而确定硅油的性质。MRI 可作为观察玻璃体内硅油存在和演变的有效方法。CT 也能显示硅油，呈现为高密度均质改变。实验发现，MRI 和 CT 均不能显示眼前房内 2% 甲基纤维素。

2. 眼球壁非磁性异物　X 线平片因其密度分辨力差，不能分辨眼内各结构间的密度差别，难以显示较小的金属异物和大多数非金属异物，虽借助铅环定位等方法，但对球壁及其邻近异物常定位困难。MRI 具有很高的软组织分辨力，且能够多方位、多切层和多参数成像，在眼内非磁性异物尤其是低密度异物诊断中发挥着愈来愈重要的作用。

高场强 MRI 可清晰显示眼球及眶内各结构，尚可分辨呈高信号的脉络膜、视网膜及呈低信号的巩膜，MRI 判定视网膜和脉络膜表面异物优于 CT。此外，MRI 多方位扫描，能更好地显示异物的全貌。

巩膜主要由纤维组织构成，相对缺乏氢离子，MRI 各扫描序列呈低信号，巩膜穿行的血管呈流空低信号，而大多数非磁性异物为乏氢物质，MRI 也呈现为低信号，增加了巩膜内小异物检出的难度。此外，睫状后长、后短动脉及涡静脉在巩膜壁内均有穿行过程，无论是水平切面或冠状切面，这些血管的断面均有可能显示，表现为 MRI 图像上巩膜壁内圆形低信号区，易与异物混淆。MRI $T_2$ 加权像及质子密度加权像球壁异物检出率不及 CT。而 MRI Flash 2d 序列检出球壁非磁性异物阳性率（97%）明显高于 CT（80%），所以 Flash 2d 序列为检出眼球壁异物的最佳序列。另外，MRI 可检出 CT 难以显示的某些眼球壁木质及塑料异物。

3. 眶内异物　眶内眼球后异物由于不能经检眼镜发现，均需影像学检查确诊，但 B 超难以发现球后异物，常规 X 线片难以显示非金属异物和较小金属异物，CT 和 MRI 为眶内异物的检查提供了有效的检查手段。

眶内正常结构主要有眶脂肪、眼外肌、视神经和血管等。这些结构在眶内有固定位置，MRI 可以识别，而大部分异物为乏氢物质呈低信号。MRI $T_1$ 加权像很易检出其内的低信号异物，尤其是木质异物的检出 MRI 优于 CT。有报道，CT 检出眶内木质异物阳性率为 75%，MRI 检出眶内木质异物阳性率为 100%。因此，对眼外伤疑有眶内木质异物者，即使 CT、X 线平片和 B 超均未发现异物，也应进一步作 MRI 检查。MRI 有多方位成像的优点，可更确切显示眼眶异物与视神经的关系。

MRI 扫描 $T_1$WI 眶脂体呈明显高信号，与大多数乏氢的非磁性异物对比明显，因此，$T_1$WI 成为球后异物的优选序列。我们在研究中发现 Flash 2d 序列也是检出球后异物的良好序列，而 $T_2$WI 和 PDWI 检出球后异物较差。MRI 尚可用于眼睑、泪腺异物的检出。

硅胶带和硅胶海绵常用于巩膜环扎和巩膜外垫压，为常用的眼部植入物。硅胶带内缺乏氢质子，MRI 各扫描序列均呈极低信号，而 CT 上硅胶带与邻近组织密度相似难以显示，因此，了解巩膜环扎物硅胶带的位置应选择 MRI 而非 CT。硅胶海绵孔内含有空气，CT 呈低密度，MRI 各扫描序列呈低信号。但硅胶海绵随植入时间的延长，其内气体吸收，液体、蛋白和细胞进入，其 CT 密度和 MRI 信号可有增高。虽然各扫描序列均可显示硅胶带和硅胶海绵，但以 Flash 2d 序列和 SE 序列 $T_2$WI 显示最佳。

眼部木质异物的 MRI 表现较为复杂。大多数木质异物为乏氢物质，MRI 呈低信号，这同大多数非磁性异物的 MRI 表现相同（图 11-98）。某些新鲜木质异

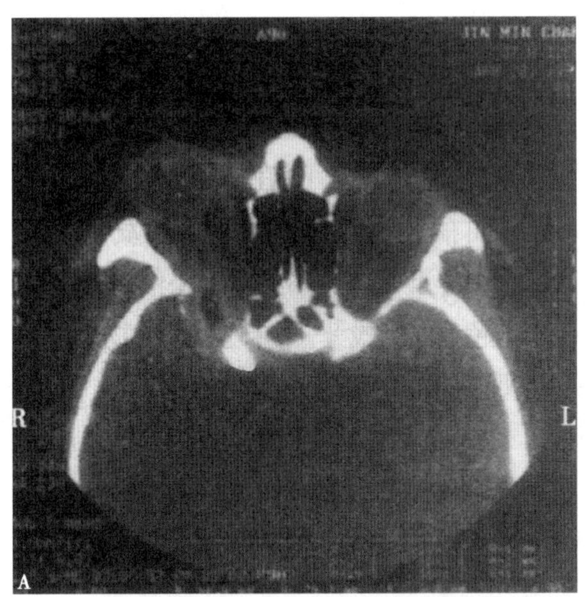


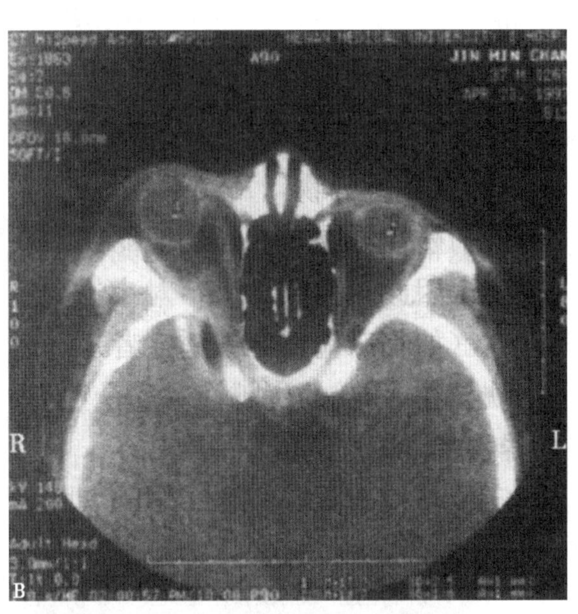


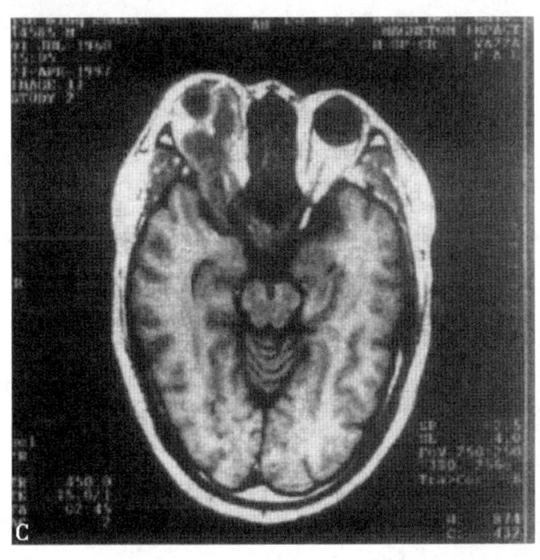


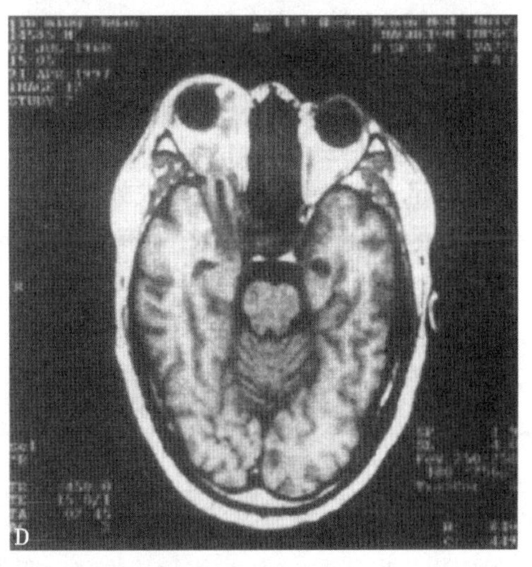


**图 11-98　眶颅联合伤木质（桐木）异物的 MRI 表现**

（合并眼球后及颅内脓肿形成，右眶外侧壁骨折和右眼球突出）　A、B. 横轴面 CT，桐木异物呈低密度，CT 值 -252Hu，其周脓肿呈中等密度　C、D. 横轴面 $T_1$WI，脓肿呈低信号，异物呈更低信号

物如青枝柳条因含较多的结合水，$T_1WI$ 可呈中等或中等偏高信号。干木异物在眼部滞留随其内水分的渗入，其 MRI 信号和 CT 密度逐渐增高。我们的研究发现，MRI 对眼部木质异物的显示优于 CT、B 超和 X 线平片，其中以 Flash 2d 序列检出木质异物最敏感。

（二）眼内铁磁性异物 MRI 表现

在室温下，铁、钴、镍和钆及其合金是仅有的几种铁磁性物质，铁异物最为常见。眼内铁磁性异物在局部产生一个较强的附加磁场，破坏外磁场的均匀性，MRI 出现磁性金属伪迹，常导致周围组织结构变形，虽可确定异物的存在，但难以确定异物的具体位置。磁性异物 MRI 伪迹常为异物本身大小的数十倍，表现为颇具特征的中间区呈低信号，周边为不连续的高信号带影，据此可确定为铁磁性异物。铁磁性异物所致的这种伪迹，随 SE 序列 $T_1WI$、PDWI、$T_2WI$ 到 Flash 2d 序列逐渐增大。此外，某些重金属粒子如染眉或文身的颜料可能含有铁磁性物质，可导致局部磁场变化及结构变形，某些情况下其结构变形很像眼部疾病，如睫状体黑色素瘤或囊肿。因此，在行 MRI 前必须将其清除。

眼内铁磁性异物在 MRI 检查时可产生移动，导致眼部额外损伤，限制了 MRI 在眼内异物诊断中的应用。1986 年，Kelly 等首先报道了 1 枚视网膜下铁磁性异物在场强 0.35T MRI 时发生移动，导致玻璃体积血而失明的病例。铁磁性异物的移动性与异物大小、成分、部位、MRI 场强、异物周围有无纤维肉芽组织以及进床速度等有关。我们实验发现，在 1.0T 场强下行 MRI 扫描，玻璃体内小于 0.3mm × 0.3mm × 0.2mm 的铁屑无移动，大于 0.4mm × 0.3mm × 0.2mm 的铁屑有不同程度移动。铁屑的移动主要发生在进入磁场的瞬间，移动方向主要是顺主磁场方向移动，可伴有横向移动及旋转。因此，若经其他方法证实为眼内磁性异物者，建议禁止再进行 MRI 检查。对经常接触铁磁性物质（如铁匠等），有可能发生眼内磁性异物的患者，行 MRI 检查前应拍摄眼眶 X 线平片，X 线平片无阳性异物者再行 MRI 检查。X 线平片上呈阴性的铁磁性异物行 MRI 是较为安全的。

铁磁性异物禁行 MRI 检查是我们工作中遵循的一般规律。但在临床工作中，我们遇到 2 例玻璃体内直径小于 0.5mm 的铁磁性异物，X 线平片、CT 和 B 超均未发现异物，而在 MRI 时呈现典型的铁磁性异物伪迹，从而确定为磁性异物，并经玻璃体切割、磁棒接力而摘出异物，术中也未发现因 MRI 扫描使异物移动所致的损伤。因此，我们认为，对微小铁异物显示 MRI 优于 CT、B 超和 X 线平片。对临床上有外伤史，疑有铁异物（如临床检查有铁锈症者），即使 CT、B 超和 X 线平片未发现异物，仍应建议行 MRI 检查。但有关微小铁异物 MRI 的优越性和安全性尚需进一步观察和研究。

（三）眼内异物的 MRI 定位

眼内异物的定位与检出同样重要，MRI 对异物定位也需测得下列数据：①异物位于角膜顶点后方之距离；②异物所在的经线方位；③异物距眼球矢状轴的距离。这些数据在眶部 MRI 横轴位、冠状位和矢状位上容易测得。

1. 眼内异物的 MRI 定位　在冠状位上可测出异物的经线方位、距眼球矢状轴的距离及距眼球壁的最近距离；在横轴位或矢状位上测出异物距角膜顶点的距离。

2. 眼球壁异物的 MRI 定位　非金属异物位于球壁时，MRI 定位较 CT 优越。MRI 除可进行多方位定位外，又由于眼球壁诸层 MRI 信号有别，可区分出巩膜及与其紧贴在一起的视网膜和脉络膜。因此，MRI 定位除可满足上述数据及经线要求外，还可确定异物与眼球壁各层的位置。

3. 眼眶异物的 MRI 定位　MRI 对异物的显示由于有眶内脂肪、肌肉及视神经的衬托而更容易。除需测量前述之距离和方位外，还需测出以视神经为轴心的方位及距离，以及异物与肌锥、眼壁、眶壁的关系。此外，还应注意是否合并有颅内异物。异物可经眶顶、视神经孔、眶上裂等部位进入颅内。颅内异物可根据横轴位、冠状位及矢状位成像进行精确定位。

（张效房　万光明）

## 主要参考文献

1. 张效房. 眼内异物的定位与摘出. 第 3 版. 北京：科学出版社，2009.
2. 朱豫，张效房，盛艳娟. 多种影像方法联合诊断眼内异物及其并发症. 中华眼科杂志，2003，39(9)：520-523.
3. Duke Elder S，MacFaul PA. System of Ophthalmology Vol 14. London：Kimpton，1972：565-613.
4. Shingleton BJ，Hersh PS，Kenyon KR. Eye Trauma. StLouis：Mosby Co，1991：226-235.
5. Azad R，Kumar N，Sharma YR. Sonographic diagnosis of an unusual retained intraocular foreign body. J Clin Ultrasound，2003，31：289-290.
6. Knox FA，Best RM，Kinsella F，et al. Management of endophthalmitis with retained intraocular foreign body. Eye，2004，18：179-182.

# 第三章 眼内异物摘出

眼内异物的危害，不仅在于异物进入眼球时所造成的机械性损伤，还在于异物在眼球内存留所形成的持续的影响。包括感染、化学性损伤和机械性刺激等。所以就绝大多数患者来说，应当尽早摘出异物，已伴有眼内炎时，亦应尽早摘出异物。

眼内异物摘出不是治疗眼内异物的目的，而仅仅是治疗的手段。治疗的目的是恢复或保存视力。所以对每一眼内异物患者都必须精确定位，细心手术，以减少手术的创伤，为恢复视力创造条件。

## 第一节 术前准备

### 一、器械准备

眼内异物摘出手术所用的器械，大多为一般内眼手术的器械。经玻璃体摘出异物手术需玻璃体切除术的器械。后径摘出手术则和视网膜脱离手术大致相同。但开睑器、镊子等应无磁性。另需磁铁、接力磁棒和异物钳等特殊器械，当眼内异物为巨大非磁性异物时，还可准备显微枪形麦粒钳。

1. 磁铁　有恒磁铁和电磁铁两类，电磁铁又分为手持电磁铁和巨大电磁铁两种。

(1) 手持电磁铁(hand magnet)：体型小、重量轻，使用时用手握持操作灵便，并可按需要改变角度，易于达到眼球后部的切口，且不妨碍视线，但吸引力较小。其中短而粗的磁头吸引力较大(磁头尖端成157°者吸引力最大)，细而长者或弯者吸引力较弱，但使用较方便。有连续吸引和脉冲吸引两种吸引方式，有的有强弱数挡，可控制磁力的大小。

(2) 巨大电磁铁(giant magnet)：吸引力强大。在眼球后部的异物、时久、细小或磁性较弱的异物等不易被吸出的情况下，巨大电磁铁特别有用。

锤形巨大电磁铁，又称Haab式巨大电磁铁，为封闭线圈式，磁铁装于柱上杠杆的一端，另一端为配重，以减轻磁铁的重量，便于操作。

环形巨大电磁铁，又称Mellinger式巨大电磁铁，为内极式。用时可旋转，将线圈套在患者颜面。电磁头也有多种型号，术者手持电磁头放于线圈内，一端接近眼球壁的切口吸引即可。

巨大电磁铁体积较大，移动和使用均不太方便。在发明了磁棒接力和玻璃体切割异物摘出法以后，目前已很少使用。

(3) 恒磁铁(permanent magnet)：由稀土金属磁性材料制成。磁力恒定，不需电源，使用方便。有各种大小和不同形状的磁头(图11-99)。常和接力棒合用应用于玻璃体切割手术中摘出异物。

2. 垂距测定器　由X线、CT、MRI定位照片上所量出的异物前后位置，是异物与角膜缘平面之间的垂直距离。不同于眼球表面弧线的距离(弧长)，也不同于异物至角膜缘的直线距离(弦长)，手术中在眼球上测量此距离，须借助于一定的器械。

垂距测量器由细金属丝或针灸针制成，可以临时自制。有2个或3个弯曲。3个弯曲者适用于赤道后的异物，其中段为垂距的长度，前段为由角膜缘到赤道的切面的垂直距离，后段为异物所在处的巩膜表面到赤道切面的垂直距离。后两个距离均可由眼内异物定位测量器或异物定位记录图上查出。赤道部或其前的异物，只需两个弯曲。

3. 其他特殊器械　方格定位器(参见本篇第二章)；导光透照器，为由导光纤维制成的巩膜透照器；异物钳，为从玻璃体内夹取异物的特殊钳子，包括普通异物钳(鸭嘴式异物钳)和爪式异物钳两种，由于其各自的特点，眼内异物摘出手术时多同时准备，以防玻璃体内异物摘出时落到视网膜表面(爪式异物钳和异物钳均有粗细2种型号，套管直径分别为1.2mm和0.9mm，小号用于摘出一般小异物，大号者用于较大的异物摘出)，但如果异物有两个以上经线大于4mm，则两种异物钳均难以夹持；手术显微镜，应有同轴光照明者；玻璃体切除器、水下电凝器、眼内激光、冷凝和透热器等，均为眼内异物摘出及其并发症处理的必须设备。

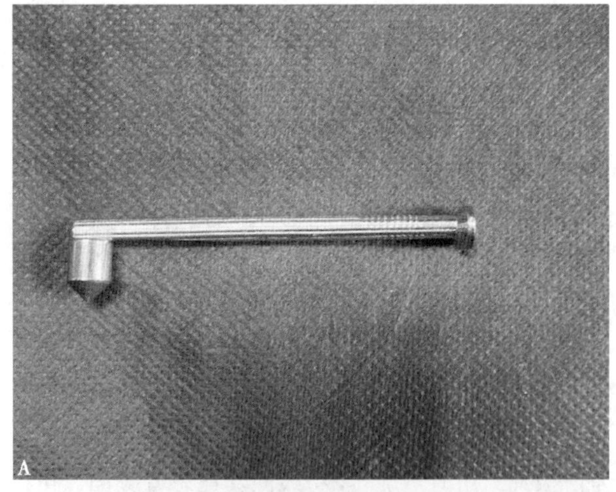

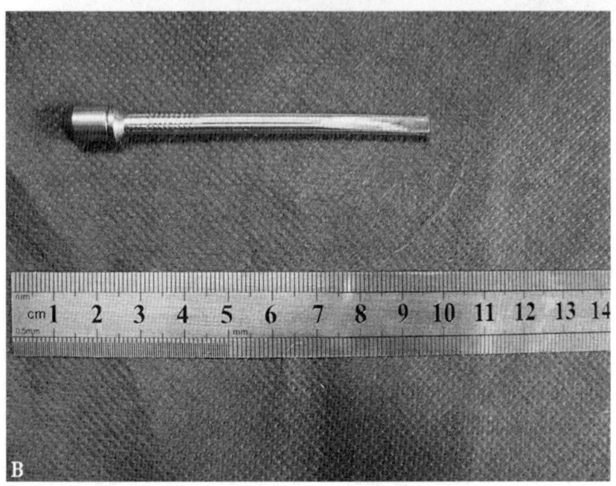


图 11-99　微型平衡磁铁

A. 微型平衡磁铁，手指从柄的中部挑起，两端重量平衡
B. 微型平衡磁铁，磁铁头吸附于膨大的一端，便于把持

## 二、消毒与麻醉

消毒与麻醉与一般眼内手术相同。局部麻醉最好用长效者，如 0.75% 布比卡因（bupivacaine）或罗哌卡因（ropivacaine）等。

# 第二节　眼前段异物的摘出

## 一、眼前段磁性异物的摘出

眼球前段的异物，指前房、虹膜、后房、睫状体和晶状体的异物。由于其易于看到和位置易于到达，便于操作，所以摘出比较容易。但是术者也不可稍有疏忽。要避免由于操作不慎而造成眼组织不必要的损伤，或术中异物由前方坠入后方，增加手术困难。

### （一）前房、虹膜异物的摘出

前房异物多附着在虹膜表面、沉坠于前房角或嵌顿于角膜的后层。有时进入虹膜的层间。

前房和虹膜的异物，术前不可用散瞳剂，麻药中不可加肾上腺素。否则瞳孔扩大，术中异物易坠入后房或损伤晶状体，或因虹膜出现较深的卷缩轮而使前房角和虹膜表面的异物不易被看到，也不易被吸出。如术前瞳孔原已散大，则应先进行缩瞳。

黏弹剂（viscoelastic）的应用十分重要，为避免切开角膜致前房消失，而使异物刺伤晶状体和角膜，可以黏弹剂注满前房，常用的黏弹剂有 1% 透明质酸钠（sodium hyaluronate，healon）及 2% 羟丙基甲基纤维素（hydroxypropyl methycellulose）。术毕应以平衡盐溶液置换出前房内剩余的黏弹剂。

1. 虹膜异物　于异物所在的经线作角膜缘切口。切口的长度应略大于异物的横径。小切口不必加预置缝线。角膜切开后前房注入黏弹剂。以手持电磁铁或恒磁铁，接近切口进行吸引。磁头的长轴方向应与切口和异物的连接线的方向相一致。磁头由远移近，当看到有异物蠕动时，即停止前进，异物蠕动逐渐加强，最后异物离开虹膜或连同虹膜一起被吸至角膜切口处。一旦异物有明显移动，就不可中断，应持续吸引，直至异物吸出角膜切口为止（图 11-100）。如突然中断，异物即迅速弹回，有可能损伤晶状体或坠入后房。如异物到达切口时不能顺利吸出，可用无磁性的虹膜整复器压迫切口的后唇，使切口张开，异物即易被吸出。如仍不能被吸出，则可能系切口太小之故，可将磁铁慢慢移远，待异物退回后，扩大角膜切口，再次吸引。

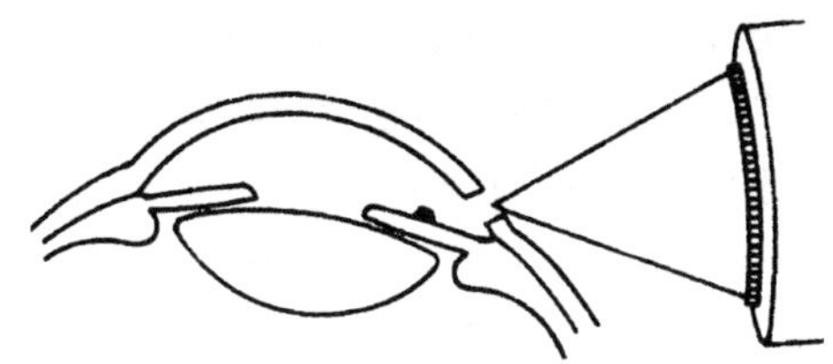

图 11-100　虹膜异物的摘出（吸出）
以手持电磁铁自切口吸出异物

如虹膜与异物一起被吸出，则为异物埋入虹膜，或机化组织包绕异物所致，可用小平镊小心将异物自虹膜上剥出，再将虹膜送回前房，充分整复虹膜，使瞳孔复原。如异物位于虹膜的后表面，则须将虹膜翻转后，异物才能被磁铁吸去或用镊子剥掉。无论异物在虹膜的前面或层间，只有当异物剥不下来时，方可用虹膜剪连同一部分虹膜将异物剪下。

角膜小切口一般不必缝合，特别是倾斜的切口，多可自行闭合；较大的切口，可缝合 1～2 针。前房注入空气或生理盐水，以防止虹膜前粘连。

术后滴散瞳剂、抗生素及皮质类固醇，单眼覆盖，不必静卧。

2. 前房角异物 根据前房角镜检查出的异物所在经线，作角膜切口。切口应向前房角偏斜，以便于异物的吸出。亦可先作结膜瓣，然后由角膜缘的巩膜侧作切口。以磁铁经切口吸出异物。

3. 角膜后层异物 异物的一部分在前房，一部分在角膜的后层。这样的异物要根据具体情况来选择手术方法。

如异物大部分在前房，则可在瞳孔缩小之后，以手持电磁铁或恒磁铁，自角膜缘的方向小心吸引，可使异物自角膜脱落而被吸出，或坠于虹膜表面。然后，按虹膜异物进行手术摘出(图 11-101)。

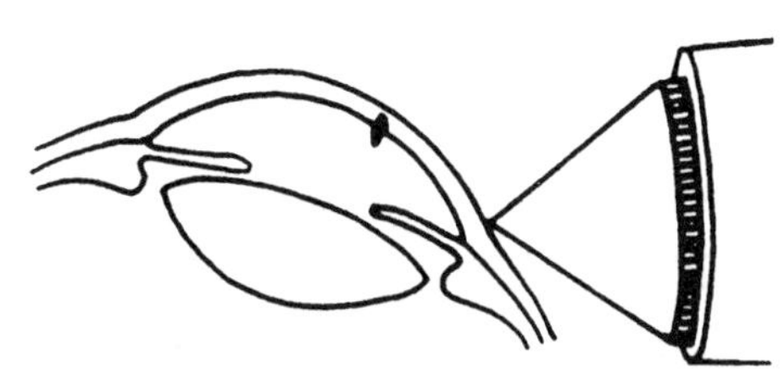

**图 11-101 角膜后层磁性异物的摘出**

异物大部分在前房者，先吸引至前房，再按虹膜异物摘出

如异物大部分在角膜内，则可由角膜前表面作一切口，用手持电磁铁将异物吸出。应采用极锐利的刀片轻轻划切，注意避免异物坠入前房。切口方向应与异物的平面相一致，由异物较深的一端向较浅的一端划切，切口直达异物。待刀刃触及异物时，立即以磁铁循异物的长径方向，将异物吸出(图 11-102)。

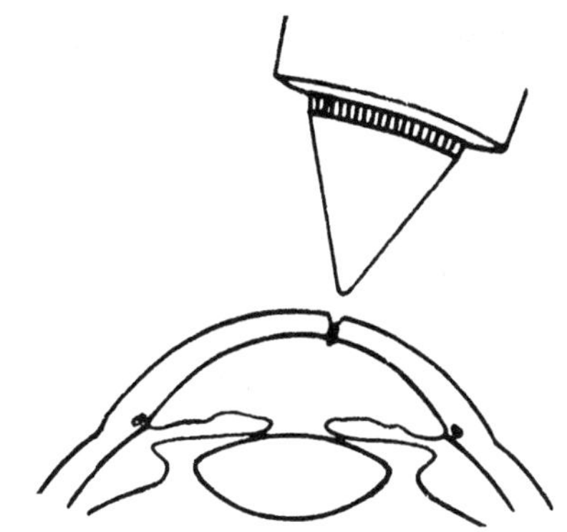

**图 11-102 角膜后层磁性异物的摘出**

异物大部分在角膜内者，自角膜作切口将异物吸出

### (二) 后房异物的摘出

分三种情况：

1. 同时有外伤性白内障 如已适于白内障摘除手术，则可在作白内障摘除手术时，通过通常的上方或偏上方角膜缘切口，以磁铁自切口处通过散大的瞳孔将异物经前房吸出，然后再进行白内障摘除手术并可植入人工晶状体。

2. 虽有外伤性白内障，但晶状体浑浊尚较轻，或暂不适于白内障摘除手术，但须摘出异物时，可先以磁铁由异物所在处的角膜上吸引，见该处虹膜有隆起，即说明异物被吸动，此时改变磁头位置和吸引方向，将异物经瞳孔吸至前房，再将磁头回到开始的位置并稍倾斜，使异物落在虹膜表面，再按虹膜异物摘出方法摘出。

术前用去氧肾上腺素或托品卡胺散瞳，不可用阿托品，以便在异物吸至前房后，再用毛果芸香碱或卡巴胆碱缩瞳时易于缩小。瞳孔缩小后，异物不致再落入后房，可以从容切开角膜吸出异物。不过，如术前瞳孔并不过大，则异物吸至前房后，就不必再进行缩瞳，亦可安全地吸出异物。

3. 晶状体完好时后房内磁性异物的摘出，虽然可按上述方法进行，但为了避免损伤晶状体，也可采取另一方式。即在异物所在经线的角膜缘，垂直切开角膜，并作该处虹膜根部切开，然后以磁铁由切口直接吸出异物(图 11-103)。如虹膜切口不太大，则仍可保持圆形瞳孔。如虹膜切口较大，则需用 10-0 聚丙烯线缝合，修复虹膜，重建瞳孔。

### (三) 睫状体异物的摘出

睫状体异物由于其所在的位置不同，可根据其具体的位置，选用适当的方法摘出。

1. 睫状冠部前表面的异物 可按照后房异物的摘

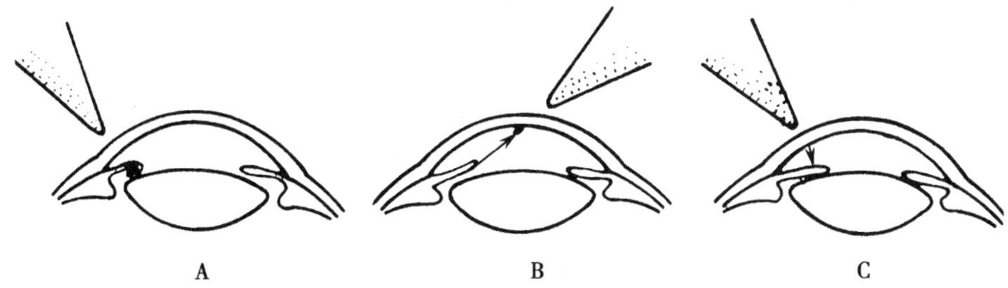


**图 11-103 后房磁性异物的摘出**

A. 由异物所在处角膜缘吸引 B. 将异物吸至角膜后面 C. 使异物落至周边部虹膜表面

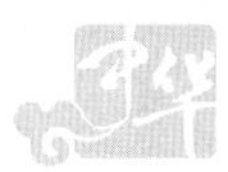


出方法，即前径摘出法进行手术，即将异物先吸至前房而摘出。因前径摘出法对睫状体的损伤较小，术后反应亦较轻。但如有异物存留时间较久，或外伤后炎症反应较重，以致异物被机化组织包绕，与睫状体牢固粘连，则此法不易成功。则可按后径摘出法进行手术。

2. 睫状冠部的层间和睫状环部的异物（图 11-104）均可用后径法摘出，即由异物所在处的巩膜表面作切口而将异物吸出（具体方法详后）。

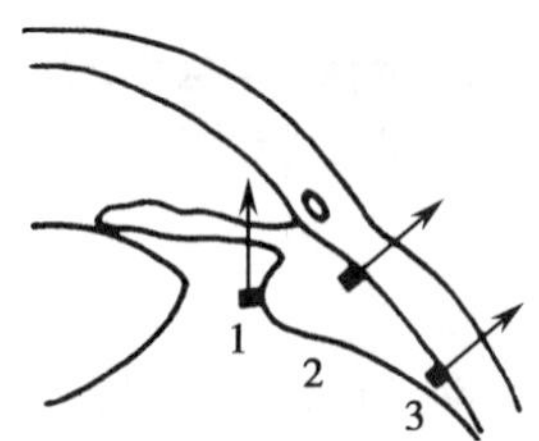


**图 11-104　睫状体磁性异物的摘出途径**

1. 睫状冠部内表面的异物，通过虹膜及角膜吸出　2. 睫状冠部层间的异物，通过巩膜吸出　3. 睫状环部层间的异物，通过巩膜吸出

### （四）晶状体异物的摘出

晶状体内的异物大多较小。也偶然会遇到较大的异物，则部分在晶状体，部分在前房、虹膜或玻璃体内。一般说来，晶状体内磁性异物均应及早摘出，否则日后晶状体的浑浊必继续发展，白内障难以避免，异物摘出手术仍不可少。

如晶状体已完全浑浊，可在摘出白内障的同时摘出异物。而晶状体只有局限性混浊，视力尚好者，如及早摘出异物，有可能使局限性混浊不再发展，从而使较好的视功能或可得以长期保持。

具体方法是：

1. 异物与白内障同时摘出　视晶状体前囊破裂的情况，采取适当的截囊方法，由于穿孔性外伤性白内障多无硬核，故一般只需做较小的隧道切口，不需进行乳化技术。甚至当切开角膜或在截囊之后，异物随软化的皮质涌出，否则可用手持电磁铁或恒磁铁由角膜切口，正对异物进行吸引，大多能将异物吸出。如异物较小或磁性较弱而未能吸出，可用接力磁棒由切口插入晶状体内接近异物，再以磁铁接触磁棒的外端，即可将异物吸出（图 11-105）。异物摘出后再清除剩余的皮质，最后植入后房人工晶状体。

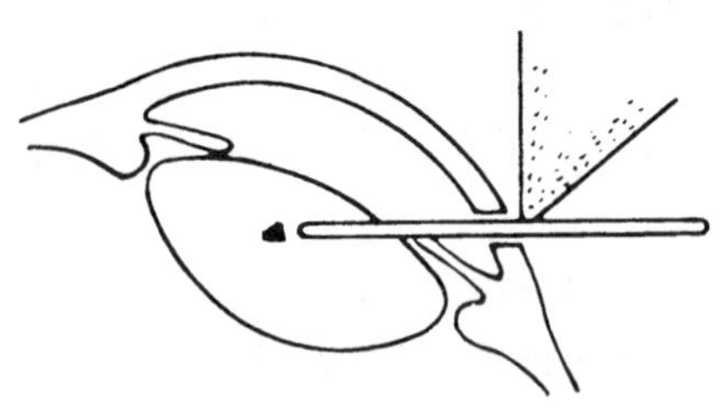

**图 11-105　晶状体磁性异物与白内障同时摘出**

细小异物采用磁棒接力法吸出异物

2. 透明晶状体内磁性异物的摘出　当晶状体仅有局限性浑浊甚至看来完全透明时，晶状体内磁性异物的摘出须加以周密安排，要将异物摘出又不发生白内障才好。为了不使晶状体发生浑浊，必须使晶状体前囊异物被吸出的创口迅速封闭。要做到这一点，有三种方法可供采用：

（1）借助于形成虹膜后粘连而使晶状体前囊的创口自行封闭的方法：术前以去氧肾上腺素或托品卡胺散瞳，以手持电磁铁或巨大电磁铁自角膜吸引，先与角膜保持一些距离，接通电流，进行吸引。如异物未能被吸动，则在电流接通保持磁力的情况下，将磁头慢慢移近，使异物被吸引移动，移至距前极约 3mm 处的前囊下（图 11-106）。然后将磁头改变位置，使之正对异物并尽量接近角膜，并避开角膜的中心区。接通电流或反复开关数次，以使异物穿破前囊而至前房。进入前房后，立即改变磁头位置，将异物引致周边部虹膜上。在接近异物的角膜缘作切口，吸出异物。术毕立即应用缩瞳剂。术后继续应用缩瞳剂，使虹膜的瞳孔缘遮盖晶状体前囊的创口，以使两者发生粘连。如能迅速形成粘连，则晶状体囊的创口即被封闭，房水不能进入，晶状体仅形成局限性浑浊，不致发生白

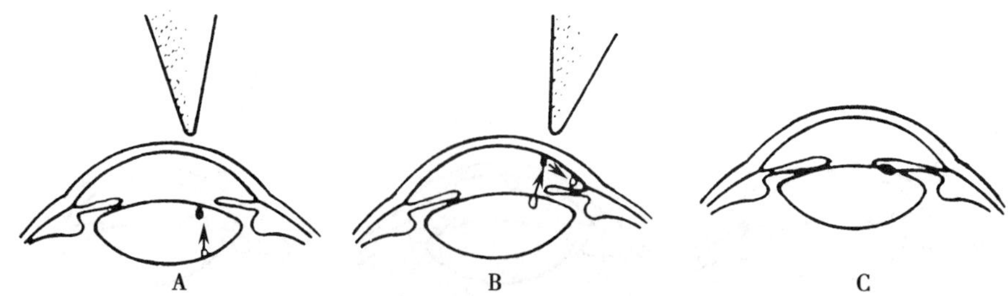


**图 11-106　透明晶状体内磁性异物的摘出**

A. 将异物吸至距前极 3mm 处的前囊下　B. 将异物吸至前房　C. 异物由前房摘出后，应用缩瞳剂，使虹膜与晶状体囊的创口粘连

内障。但如封闭创口的目的未能达到，晶状体终于完全浑浊，则只好再作白内障手术，以恢复视力。

(2) 借助于血浆凝块封闭晶状体前囊创口的方法：手术前，在无菌条件下抽取患者静脉血 9ml，加枸橼酸钠并离心。取少许血浆，以显微镜观察，加 10% 葡萄糖酸钙，证实有血浆凝块。所余血浆备用。

手术方法：球后麻醉。尽可能不散瞳。如瞳孔小，异物又在晶状体的较近周边部，可用去氧肾上腺素或托品卡胺使瞳孔略散大。以细注射针头，自角膜缘刺入前房抽出房水，尽量使前房排空。更换注射器，注入前房等量的枸橼酸化的血浆。再由第 3 个注射器注入前房小量葡萄糖酸钙。此时密切观察前房。如纤维素凝块充满前房且异物较小，则可立即以电磁铁将异物从晶状体吸至前房，并作角膜缘小切口，自切口吸出异物。术中注意勿使凝结纤维素大量流出。结扎预置的缝线，严密闭合切口。如异物较大，或异物虽不大但纤维素凝块未充满前房，则将异物由晶状体吸出后，不作角膜缘切口，不摘出异物，而使异物暂时留在前房中虹膜表面。次日再由前房摘出异物。

(3) 用黏合剂封闭晶状体前囊创口的方法：应用无毒性、无刺激的高分子黏合剂封闭异物摘出后晶状体前囊的创口，如用氰化丙烯酸酯(cyanoacrylate)注入以黏合前囊创口的方法。方法是：在前房注气使前房充满气体后，用一次性 1ml 塑料注射器加干燥过的 9 号注射针头抽取少量黏合剂，然后再重新换上干燥过的 4 号钝针头，将微量黏合剂小心涂于前囊创口。

## 二、眼前段非磁性异物的摘出

### (一) 前房、虹膜异物的摘出

虹膜的非磁性异物的摘出，与前述的磁性异物相应的摘出方法相同。但角膜的切口应达 3～4mm 长，以便用无齿镊或异物钳伸入前房，将异物夹出(图 11-107)，如异物与虹膜粘连较紧，或异物嵌入虹膜的层间或位于其后层，则可将虹膜连同异物一起拉出，把异物由虹膜上剥离后，再将虹膜妥为整复。

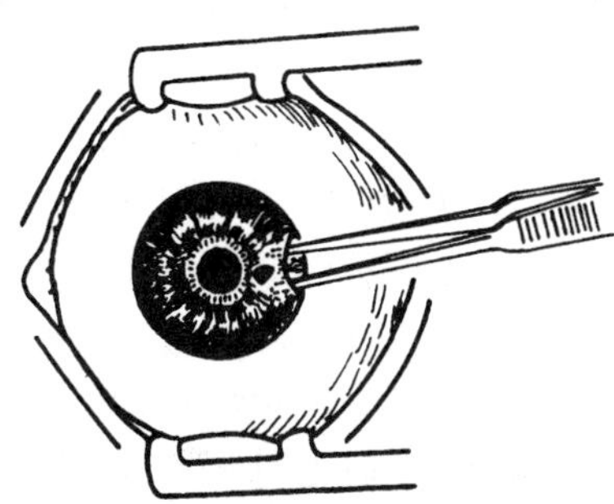

图 11-107 虹膜非磁性异物的摘出
自角膜缘切口，直接夹出异物

虹膜表面细小的非磁性异物，如摘出有困难，可不必勉强摘出。临床上常见到虹膜上多数细小的石屑、玻璃等异物而患眼长期无明显变化的病例。甚至虹膜表面的细小铜异物也可不发生铜沉着症。故遇此情况，可以继续保持密切观察，而不必匆忙试取异物。

前房角的非磁性异物，缩瞳后通过小的结膜瓣作一个 3～5mm 长的巩膜切口，牵引创口的预置缝线，开大创口，使露出异物，以小镊子夹出(图 11-108)。应注意的是，此种切口与白内障手术的切口不同，其内口要恰在前房角或略偏后，而不是在透明角膜。

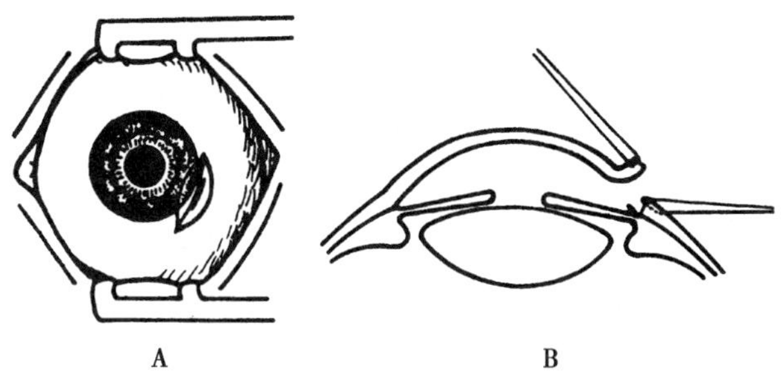


图 11-108 前房角非磁性异物的摘出
A. 先作小结膜瓣，自巩膜切至前房角 B. 牵引预置的缝线，开大创口，看见异物，直接夹出

角膜后层异物，可参照相应部位的磁性异物的摘出方法进行手术。因异物易于坠入前房，损伤晶状体或虹膜，故手术中应十分细心。对一部分进入前房一部分在角膜后层的异物，则可通过一角膜瓣而摘出异物，即在角膜上作一三角形或"U"形切口，深达角膜厚度的 1/2 以上，作层间分离，直达异物。以预置缝线掀起角膜瓣而露出异物，小心夹出。为防止异物摘出前，房水自异物一旁流出，前房消失，异物刺伤晶状体，则可先在角膜缘做 1mm 小切口注入黏弹剂(甲基纤维素或透明质酸钠等)维持前房深度。

亦可采用由前房摘出异物的方法。缩瞳后在黏弹剂辅助下，以粗针头进入前房，直接把突出于角膜后方的异物抽吸入针头内。或在保持前房的情况下，把极易损伤晶状体的异物，以钩、拔的方法，使之坠于虹膜表面，然后再由前房摘出异物。最好先以黏弹剂注入前房，术中前房保持一定深度，可增加手术的安全。

### (二) 后房异物的摘出

后房内非磁性异物，可按前述的前房角异物的摘出方法，在异物所在经线，通过结膜瓣作角膜处的巩膜切开，然后再作虹膜根部的切开(图 11-109)，暴露异物而夹出。靠近瞳孔区的异物，可在前房内注入黏弹剂的情况下，用虹膜钩拉开虹膜暴露异物而夹出。

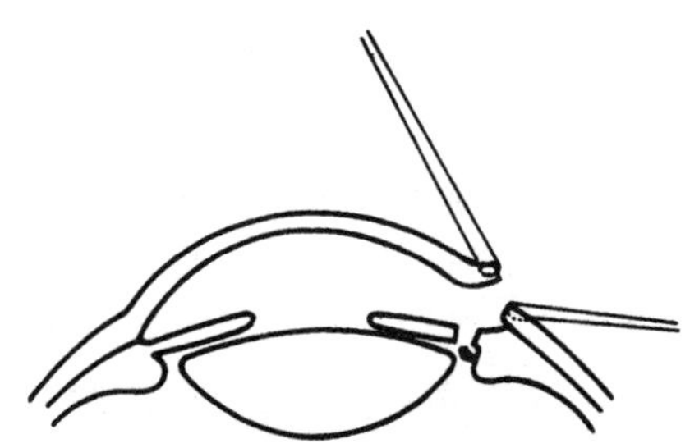

图 11-109　后房非磁性异物的摘出
先切开巩膜，再作虹膜根部切开，暴露异物，直视下夹出

**（三）睫状体异物的摘出**

非磁性异物如位于睫状冠部的前表面（即睫状突上）时，可按上述后房异物的摘出方法进行手术。

异物如位于睫状冠部的层间或睫状环部，则可切开巩膜摘出。按 UBM 检查或 X 线直接定位法所确定的异物位置作切口。必要时亦可作方格定位，则切口位置可更加准确。切开睫状体寻找异物，特别是在睫状冠部的层间寻找异物时，常因持续不断的出血而使手术十分困难。此时可用肾上腺素或去氧肾上腺素棉片进行止血，也可用透热或冷凝法止血。

睫状体磁性异物简易摘出法，下一节有较详细介绍。

**（四）睫状体附近非磁性异物的摘出**

睫状体附近，即悬韧带和前部玻璃体是目前手术显微镜下不能经瞳孔直视的部位，此处的异物，可采用上述睫状体异物的摘出方法。但有时难度较大，可在角膜缘后 3～3.5mm 处，横行切开睫状体平坦部，预置缝线拉开切口，寻找异物。也可用内镜技术进行手术，随着眼内镜技术的发展，后房和睫状体部非磁性异物摘出将不再是难题。

**（五）晶状体内非磁性异物的摘出**

晶状体内的非磁性异物，只有在做晶状体摘出时一并摘出，手术中应防止异物坠入玻璃体内。

如晶状体囊已破裂，皮质已涌入前房，手术时应先摘出异物，然后再摘出晶状体。细小的异物可以吸入针头内而摘出；若晶状体囊尚较完整时，则在前囊截囊以后，先用显微镊夹出异物，或以注吸套管吸出异物，再清除皮质。若晶状体囊严重破裂，晶状体皮质与玻璃体混合时，需作晶状体与前段玻璃体切割，同时摘出异物。

如晶状体尚透明或仅有局限性浑浊时，则可继续观察，而不必急于摘出异物。因非磁性异物中的玻璃、塑料等，可以不引起晶状体浑浊的继续发展，甚至铜异物也有在晶状体内长期存留而被很好地耐受者。

## 第三节　眼后段异物的摘出

眼后段异物是指玻璃体内和后部眼球壁异物。在玻璃体切割技术发明以前，一般采取在异物所在处的巩膜上做切口的方法摘出异物，磁性异物用磁铁吸出，而非磁性异物用镊子夹出。所以，术前必须确定异物是磁性或非磁性，而且术前、术中准确的定位极其重要。眼后段非磁性异物尤其是合并屈光间质浑浊时摘出手术十分困难，并发症多、视力预后差。在 20 世纪 70 年代以前，这是最重要且最常用的手术方法，当时称为常规后径摘出法。以后，由于手术显微镜、玻璃体切割技术和眼内显微器械用于眼内异物摘出，使摘出手术较为容易，成功率显著提高、视力预后大有改善。目前，无论磁性或非磁性眼内异物、有无屈光间质浑浊、异物位于玻璃体内或是眼球内壁，只要术前定位确定异物在眼内的位置，使用玻璃体切割技术发现异物后，均可在直视下用磁铁、恒磁棒、接力磁棒或异物钳摘出异物。这种方法手术损伤小、异物摘出成功率高、手术并发症少、术中可同时处理眼内异物的并发症，视力预后好。这种手术方式称为经玻璃体的眼内异物摘出术。不过有些情况下，如异物嵌顿于眼球壁或由坚韧的机化物牢固地将异物包裹而紧紧粘连于眼球壁的仍须采用常规后径摘出法，在暂时尚不具备玻璃体切割条件的基层医院，常规后径摘出法还是首选的方法。本章同时介绍这两种异物摘出方法，以便在不同的情况下选择使用。

### 一、经玻璃体的眼内异物摘出术

异物穿通眼球壁进入眼内存留于玻璃体和或视网膜，可造成玻璃体和视网膜等眼组织的病理改变。由于异物的性质、大小和存留的部位不同，病理变化也不相同，屈光间质可仍然透明，或完全浑浊，情况比较复杂，摘出异物的方法也有很大差别。合并外伤性白内障的眼内异物可进行联合手术摘出。

**（一）透明玻璃体内异物摘出术（extraction of foreign body in the clear vitreous）**

某些透明玻璃体内异物病例，仍可保持受伤前视力或视力无明显下降，玻璃体也未见明显增生机化，异物一般较小。此类病例可采用睫状体平坦部切口摘出。而对于玻璃体内异物若距眼球壁较远，特别是非磁性异物或很小的磁性异物，只能实行透明玻璃体内异物摘出术。其适应证为：屈光间质透明，玻璃体内磁性或非磁性异物可经瞳孔看到；或在眼球外抵压巩膜时看到异物。其禁忌证为：位于锯齿缘前，玻璃体切割手术中难以观察到的异物及嵌顿于眼球壁内的异物。

1. 术前准备 充分散瞳，以保证术中容易观察异物的位置。

2. 手术 若异物在手术显微镜直接照明下自瞳孔可清楚观察到异物，一个睫状体平坦部手术切口即可满足手术要求，磁性异物可用接力磁棒方法取出，非磁性异物可自穿刺口插入爪式或鸭嘴式异物钳，将异物夹持而摘出。若异物位于后段或周边玻璃体内，必须用接触镜及眼内导光纤维照明，则还应再做一导光入口。一般也不需要做灌注切口。

另外，如果是异物嵌顿于视网膜，应先进行异物周围的视网膜光凝，再进行异物剥离后取出异物。若异物位于周边部，需进行巩膜外抵压方可看到异物。

采用玻璃体径路无玻切的导光下单纯眼内异物摘出不仅避免了对玻璃体、视网膜及眼内其他组织的干扰，而且大大缩短了手术时间，减少了术后眼内炎、视网膜脱离等并发症的发生，手术损伤小，视力恢复快。玻璃体径路无玻切的手术方式行眼内异物摘出时，异物较大时应在磁棒进入眼内前适当给予扩大切口，以保证异物顺利摘出。

磁棒接力法(magnetic reductive pin method)：自穿刺口插入软铁制成的接力磁棒，使与异物接近，再以磁铁接触接力磁棒的眼外部分，吸出异物(图 11-110、图 11-111)。

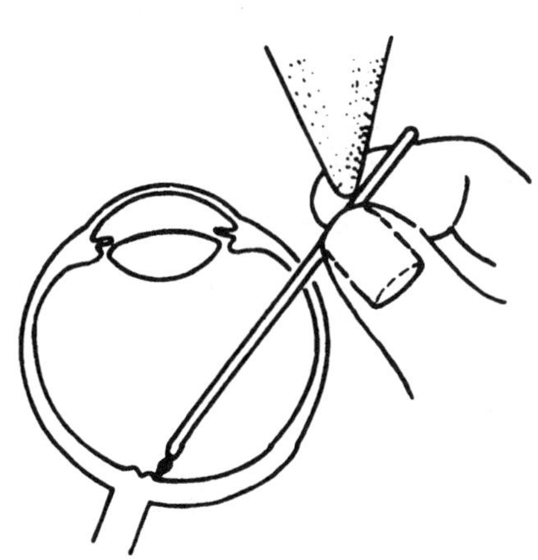

**图 11-110 磁棒接力法**

插入磁棒，磁铁接触磁棒的后端

### (二) 玻璃体切割联合眼内异物摘出术(vitrectomy combined with extraction of intraocular foreign body)

如有玻璃体积血、浑浊，或伴有外伤性白内障或角膜浑浊，而异物不可见，则不能应用透明玻璃体内异物摘出术，而须应用玻璃体切割与眼内异物摘出联合手术。郑州大学第一附属医院自 1979 年开始进行此种手术，在大量的临床实践中体会到此联合手术在摘出异物、增加视力以及防止玻璃体继续机化收缩方面是十分有意义的，它已成为一种重要的眼内异物摘出手段。玻璃体切除术既可清除玻璃体内的积血和机化组织，清洁屈光间质，又可以直视下摘出异物，松解玻璃体的牵引，减少术后牵引性视网膜脱离等并发症的发生。如果合并有视网膜脱离，还可进行剥膜和眼内光凝，根据需要进行长效气体或硅油填充。

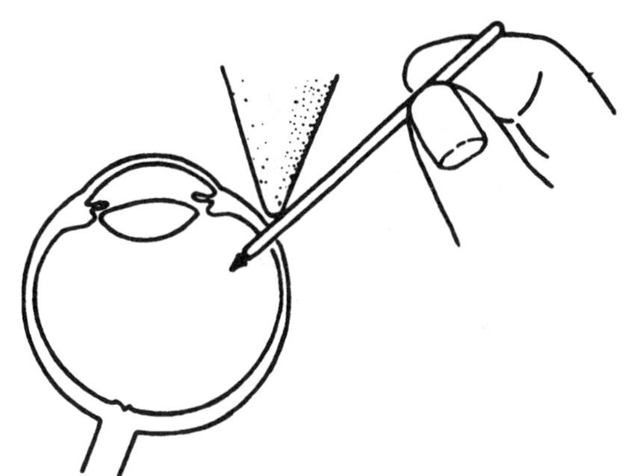

**图 11-111 磁棒接力法吸出异物**

磁棒吸附异物后，缓缓退出，但磁头不可随磁棒后退，而应更接近眼球

1. 适应证

(1) 接近中轴的玻璃体腔内细小磁性异物或活动度大的非磁性异物。

(2) 晶状体浑浊和(或)玻璃体积血的眼内异物。

(3) 伴眼内炎的眼内异物。

(4) 伴牵引性视网膜脱离或裂孔的眼内异物。

(5) 磁性异物较大，后径摘出损伤太大者。

手术时机：最好是受伤后 7～10 天，在急性损伤反应消退后而眼内纤维组织增生、异物被包裹之前进行。

2. 手术步骤 术前充分散瞳。

(1) 麻醉：球后麻醉或眼周麻醉。

(2) 切口：常规作玻璃体切除术的平坦部 3 个眼球壁穿刺口，颞下穿刺口用以灌注，颞上、鼻上分别用以插入玻璃体切除器头和导光纤维。自颞下切口插入灌注头并固定。

(3) 浑浊玻璃体的切除与异物摘出：切除浑浊的玻璃体或积血，以期使屈光间质透明。切除浑浊玻璃体的同时，注意异物的位置，按术前定位结果，寻找异物。若发现异物被机化包裹时，可用刺切针剥离异物(图 11-112)，当异物几乎从机化组织中游离时，可用磁铁或插入接力磁棒吸出。若为非磁性异物，可以用异物钳夹出(图 11-113)，巨大非磁性异物可应用显微枪形麦粒钳取出，若异物与视网膜粘连较重，按视网膜异物处理。

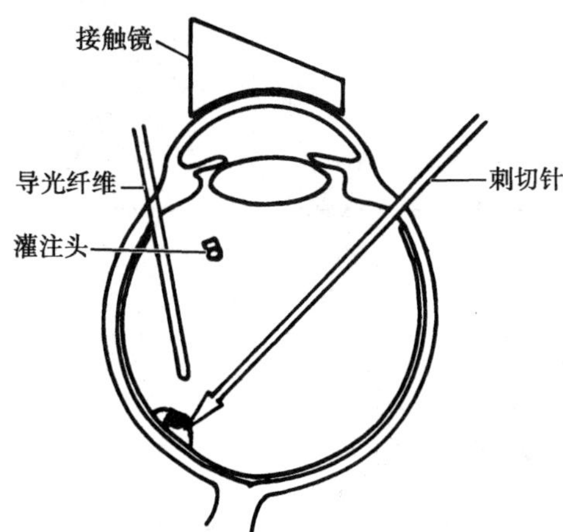

图 11-112　切开包裹，剥离异物

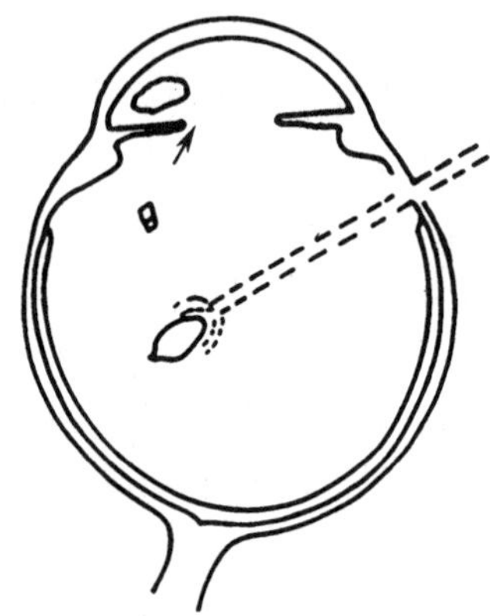
图 11-113　用异物钳摘出异物

异物钳进入眼球，到达异物后张开钳口，夹持异物

（4）眼内并发症的预防和处理：异物摘出后，尽可能切除残留的浑浊玻璃体，包括玻璃体基底部和玻璃体后皮质，以预防血管纤维化组织的生长，减少日后发生牵引性视网膜脱离的危险。术中应避免异物向后坠落，严密观察异物周围的玻璃体切割情况，适时摘出异物。若异物坠落，应调焦寻找，直视下选择时机摘出，切忌在玻璃体内盲目钳夹。玻璃体广泛切除后，有时需要巩膜环扎术（如原已并发较重的眼内炎时），以预防术后视网膜脱离。

（5）结束手术：同常规玻璃体切除术。

3．术后处理　每日换药并涂阿托品及抗生素眼膏，观察玻璃及前房情况，若玻璃体有明显浑浊或房水闪光明显，可于球结膜下注射妥布霉素及地塞米松。

4．术中注意事项

（1）异物周围的机化组织要清除干净，异物充分游离，避免在摘出异物时，牵拉而使视网膜破裂，发生视网膜脱离。

（2）异物游离后，常常沉在后部视网膜表面，在抓取异物时，仔细看清异物形态防止异物爪刺伤视网膜。

（3）根据异物大小，睫状体平坦部切口要足够大，否则异物在出口处受阻，很容易再次落入眼内。

（4）如果术中在抓取异物时发生眼内积血，影响观察异物位置，可将灌注瓶抬高，升高眼压，灌注液内加用肾上腺素，用笛针或用玻切头吸出玻璃体积血。

（5）如果损伤视网膜，按视网膜脱离处理，可行眼内光凝等。如果无此条件，可行巩膜外加压术、巩膜透热或冷凝术。

5．玻璃体切割手术的价值　与常规后径异物摘出术相比，玻璃体切除术在眼内异物摘出中的价值主要有以下几方面：

（1）有效地切除浑浊的屈光间质，为直视下眼内异物的摘出及视力恢复创造条件。准确的异物定位是传统的眼内异物摘出手术成败的关键，弱磁性及非磁性异物的摘出更是如此，定位稍有误差异物就难以摘出。玻璃体切除术因能有效地切除浑浊的屈光间质，在很大程度上克服了上述不足。浑浊的屈光间质被切除后，异物与周围组织的关系清晰可见，为直视下摘出创造了条件，也为术后视力的恢复创造了条件。

（2）手术损伤小，能有效地保留原有的视功能。位于赤道前的眼球壁异物，采用后径摘出法，术中暴露异物处巩膜并不困难，而且眼球壁的切开对中心视力影响也不大。然而当异物位于后极部，尤其是视盘、黄斑或其附近时，手术造成的损伤往往使异物摘出失去了意义。而玻璃体切割手术可最大限度地保留视功能。

（3）预防和治疗并发症。异物进入眼球后，除其本身对眼组织造成的损伤外，其继发病变，如玻璃体积血、眼内纤维组织增生及牵引性视网膜脱离有时造成较异物伤更为严重的后果。因此，如何治疗和预防眼内异物的并发症，也是术后视力恢复的重要因素。玻璃体切除术在眼球穿孔伤及玻璃体内异物摘出的临床应用，已充分肯定了其治疗和预防眼内异物并发症的作用。

## 二、常规后径摘出法

眼内异物后径摘出，或称后路摘出（extraction of intraocular foreign body by posterior route），又称外路摘出法，是指后部眼球内的异物，在最接近异物的眼球壁上作切口而摘出异物的方法。

1．适应证　眼球壁深层磁性和非磁性异物，或被坚韧的机化物包裹而牢固黏附于视网膜的异物，不能经玻璃体摘出的眼球内壁异物。

2．禁忌证　禁忌证包括玻璃体内漂浮异物、距眼球壁有一定距离的玻璃体内异物。能通过睫状体平坦部切口摘出的异物、未造成视网膜脉络膜损伤的玻璃体内异物，列为相对禁忌证，以免后径手术造成视网膜脉络膜完整性的破坏。

3．麻醉　成年人采用结膜下浸润及球后麻醉，小儿全麻。

4．手术步骤

（1）定位缝线：根据术前各种定位方法所确定的异物的经线位置，安置定位缝线。方法是先在异物所在经线的角膜缘上作一标记，可用蘸有亚甲蓝等染料的针头刺入球结膜，作成一着色点，或用有齿镊在角膜缘球结膜上夹一出血点。在此经线对侧角膜缘处的球结膜上缝一缝线，缝针刺入方向与角膜缘垂直（图 11-114），然后打结，并将此缝线拉向标记，看其是否通过角膜的中心（图 11-115）。如果缝线未通过角膜中心，则缝线或标记至少有一个位置不对，应重新缝线或重作标记。

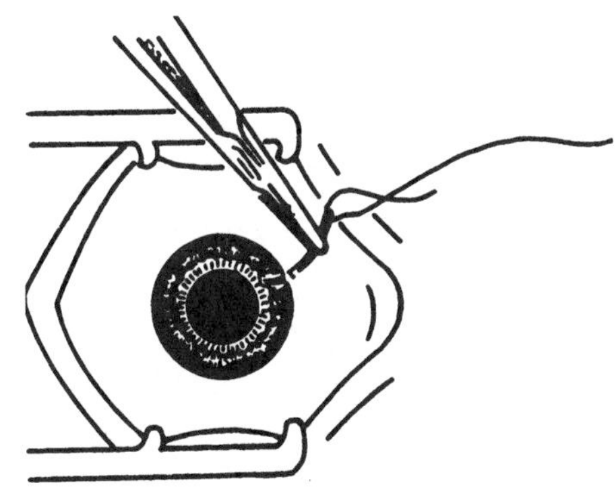

**图 11-114　后径摘出法定位缝线（一）**

在异物所在处角膜缘（例如 210°）作一标记，再于其对侧角膜缘（例如 30°）缝一丝线

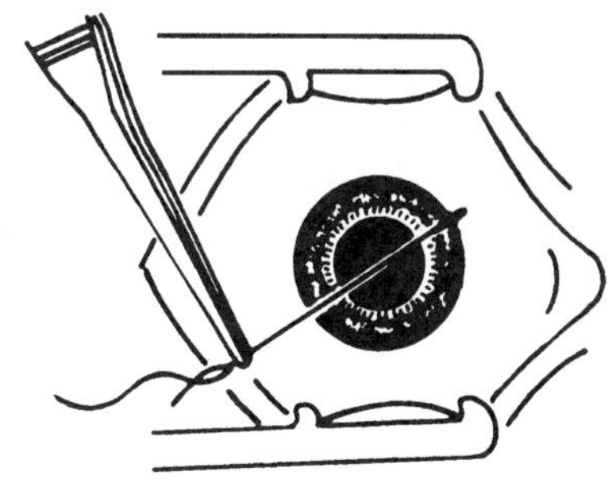

**图 11-115　后径摘出法定位缝线（二）**

牵引定位缝线，使之通过对侧的标记向后延伸

例如，术前定位确定异物位于 210° 经线（即 8 点钟处），则在此处角膜缘作一标记，在其对侧 30° 经线（2 点钟处）角膜缘缝一线。手术中牵引此定位缝线横过角膜，使之通过对侧角膜缘的标记，沿巩膜表面延伸至赤道部及后极，则此线即表示异物所在经线。

定位缝线须在离断眼外肌前缝好，以免离断眼肌后，眼球发生旋转，经线位置不易定准。

定位缝线对后部的异物十分重要。例如，经线如差 5°，在赤道部的位置可相差 1mm，后极部相差 2mm。所以测量经线应力求准确，尽量减少误差。锯齿缘以前的异物因经线误差较小，也可不加定位缝线，而只作角膜缘标记。后极部的异物，有时也可用其他方法作为术中辅助定位（详后），而不一定加定位缝线。

（2）结膜切开：根据异物定位结果，于异物所在象限做球结膜切开。一般采用弧形切开，切口距角膜缘 6～7mm，与角膜缘平行，即与角膜缘呈同心圆。亦可采用角膜缘切开法，或做梯形结膜瓣。不仅切开球结膜，并应同时切开眼球筋膜囊，暴露出巩膜和眼肌。

结膜弧形切开的切口长度一般为 10～20mm。前部的异物切口可较小；异物越近后极，切口应越大，有时甚至需要长达半圆周。如由睫状体平坦部的巩膜作切口，切口可以小一些。

（3）离断眼肌：异物摘出手术常需暂时离断眼肌，以便于牵引旋转眼球，使手术野充分暴露。方法是由球结膜切口暴露眼肌后，用斜视钩由眼肌下穿过。在接近其附着点处的肌腱上预置缝线。缝线时，由一侧边缘开始，连续三次穿通肌腱，以使其较为牢固，不易滑脱，然后，由接近巩膜处剪断眼肌。各直肌附着点处的宽度为 10mm 左右，即略小于角膜直径。用斜视钩游离眼肌时，应考虑此宽度，一次将其全部钩住。熟练的手术者，可不用斜视钩，而直接用镊子夹住眼肌的附着点缝上缝线，则不仅较为迅速，且使眼肌较少受损。

术中应尽可能不断或少断眼肌。如巩膜切口在赤道部以前，且眼肌不妨碍切口时，可以不必离断眼肌；如巩膜切口恰在某一眼肌所覆盖之处，则可在眼肌肌腹下穿一缝线，将其向一旁牵引，以便于暴露出该处巩膜。只有较后部的异物，必须将眼球旋转较多时，方可离断眼肌。一般离断 1 条眼肌即可，必要时可离断 2 条，切忌离断 3 条，以免造成眼前段供血障碍。

（4）牵引眼球：在已离断的眼肌的残端，缝牵引缝线，牵引眼球，使之偏转固定，以使后巩膜表面手术野充分暴露。可用黑丝线两次穿过肌肉附着点，或稍穿入一些巩膜浅层。牵引此缝线，并用蚊式钳固定在手术巾上。

如离断的眼肌不止一条，则每条眼肌的残端均可缝以牵引缝线。有时为便于暴露眼球后极，除了使眼球偏转外，必要时还可向前提起牵引缝线，将眼球从眼眶内向前拉出少许。

如不需离断眼肌，但须牵引眼球时，则牵引缝线除可缝在未离断的眼肌附着点外，还可缝在两肌之间的巩膜上。但缝线不可距巩膜切口太近。

（5）眼球表面定位：牵引已缝好的定位缝线，使之通过角膜缘标记，在巩膜表面上拉向眼球后部，则定位缝线即表示异物所在经线（图 11-116）。如定位及测量准确，则异物必在此缝线的相应部位。然后即沿此线在巩膜表面测量角膜缘后的距离。

如术前曾作检眼镜定位，则按异物与角膜缘距离的弧长，在巩膜表面测量。如有现成的特制巩膜尺，则直接用巩膜尺测量即可。如无巩膜尺，则可用定位缝线测量，即在此线的相当于角膜缘标记处打一结，按异物位置的弧长，用直尺由此结量起，量取所需的长度剪断或再打一结，则断端或第 2 结处即为异物所在。

（6）辅助定位：无论按哪一种方法所确定的异物的位置，都不可能是完全准确的。因为手术前定位时的误差、术中眼球表面上测量的误差都很难完全避免；而且眼球的大小和表面的曲率半径，个体间也有差异。所以，术中还应采用一些辅助的定位方法，以增加定位的准确性，减少误差。术中辅助定位方法详后。

（7）巩膜半切开：在所确定的巩膜表面做巩膜切口，切口的中心应恰在定位的标记上。切口的方向一般是经线行，即与角膜缘垂直。切口应较异物略大，小而薄的异物，切口较异物大 1/2 即可；较大的异物，则切口应较异物的短轴长 1～2mm；如异物较厚，则应更大一些；大而厚的异物，则作 T 形切口（图 11-117）。

已经应用了某些辅助的定位方法，增加了定位的准确性，即可在巩膜上进行切开。巩膜的切口，第一步仅作半切开，即将巩膜切开全厚的 3/4 或更多些，切至可看到葡萄膜的颜色，只剩下很薄的一层巩膜，但不可切透。

（8）透热或冷凝：在切口周围的巩膜表面进行透热。切口的两侧各透热一排，并包括切口的两端。可用扁平电极或球形电极作表面透热，亦可用针形电极作非穿通性透热，电极的尖端刺入巩膜半层（图 11-118）。亦可进行冷凝。

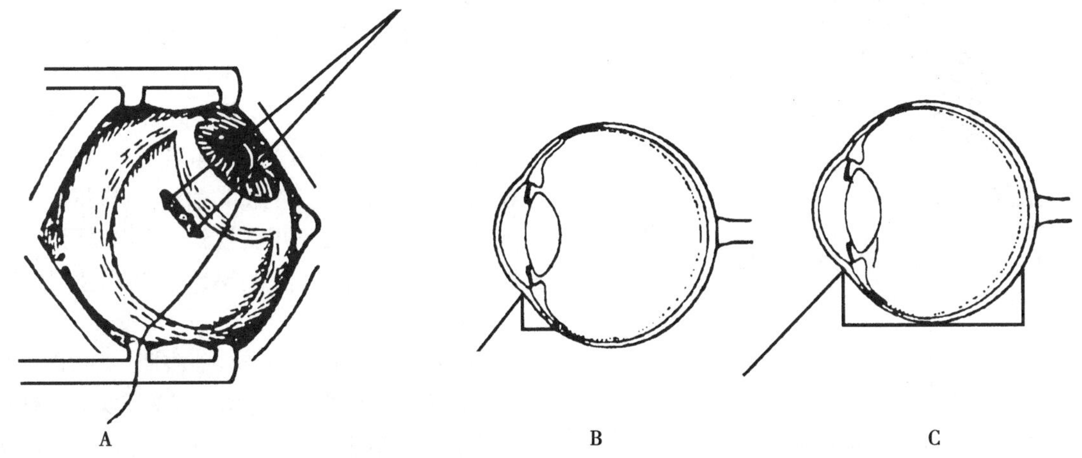


**图 11-116　后径摘出法眼球表面定位**

A. 经线的确定：牵引定位缝线，经角膜缘标记拉向眼球后部，此线即表示异物所在的经线　B、C. 垂距的测量：用垂距测定器沿此线在巩膜表面上量出角膜缘后的距离，在垂距测定器的后端所指的巩膜上作一记号，B 为赤道部前异物，C 为赤道部后异物

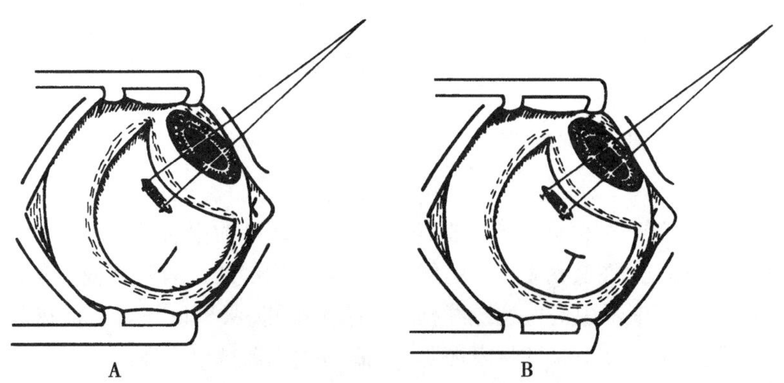


**图 11-117　后径摘出法巩膜半切开**

A. 一般情况下作巩膜经线行切开，以巩膜上所作的标记为中心，半切开巩膜
B. 大而厚的异物可作 T 形切口

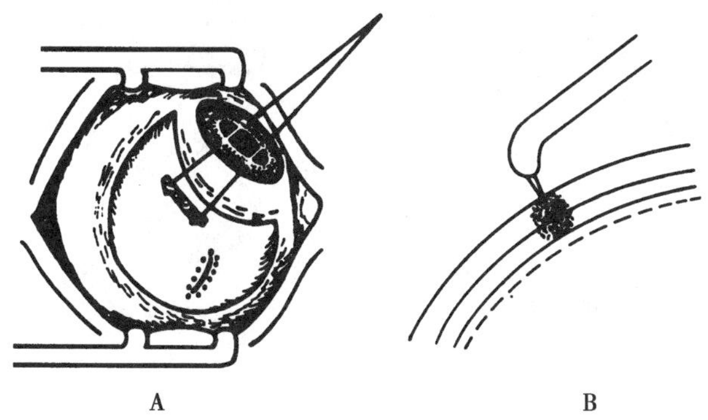


**图 11-118 后径摘出法透热**（或冷凝）

A. 在切口周围的巩膜上以扁平电极进行透热，透热点分布在切口的两侧和两端 B. 亦可用针形电极做非穿透性透热

透热的目的既在于预防术后视网膜脱离，又在于防止术中的出血。所以，透热应稍重。手术中如欲延长切口，则应先在延长之处进行透热，然后切透眼球壁。透热范围不可太大，特别是后极附近的异物，当异物较小，定位也较准确时，则只在此小切口处做 1～2 个透热点即可。大而圆钝的异物，可在切透脉络膜前，在其表面上进行轻的透热。

亦可用冷凝方法代替透热。

（9）预置缝线：在巩膜半切开的切口两唇，预置缝线。小的切口可预置一单结节的缝线；较大的切口，可预置一褥式缝线；T 形切口，则预置一层间方形缝线。无论何种缝线，均不可穿透巩膜全层，只能从层间通过。

预置的缝线，既可在手术中牵开切口，便于异物的摘出，也可在异物吸出之后，立即闭合切口。可用 5-0～8-0 的尼龙线或细而坚韧的白色丝线，或浅色不吸收的合成线。缝时如不慎穿透巩膜，则白色丝线上即带有葡萄膜色素，易被辨认。如有此情况发生，即应拆除此线，重新再缝。

（10）切透眼球壁：用锐利的刀片（如钻石刀或剃须刀片），在半切开的切口内，切透所剩的巩膜、脉络膜和视网膜。也可在半切开的沟内，以小球形电极进行轻透热后，再行切开。

（11）摘出异物：磁性异物可用电磁铁吸出（图 11-119）。使用电磁铁吸出异物时，借助于预置的缝线将切口尽量拉开，用手持电磁铁接近切口，进行吸引。电磁头应正对切口，并与巩膜表面垂直。较前部的异物，易于到达者，可用直的电磁头；较后部的异物，不易到达者，可用长而弯的电磁头吸引，以便接近切口。可先用较弱的电磁力吸引，如不能吸出，则逐渐增强磁力。开始时，电磁头可与切口的表面保持少许距离，以便看到切口处有无异物跳动。如不能吸出，则可接触切口处的巩膜或葡萄膜的表面。如用有脉冲装置的电磁铁，可先用脉冲吸引，数次之后，改为持续吸引。如无脉冲设备，可连续踏动开关 3～6 次，然后在持续吸引的情况下，将电磁铁轻轻抬起，离开切口，看有无异物吸附在电磁头的尖端而被拉出。亦可用恒磁铁吸出异物。

吸引异物时，可能有以下的情况，可采取相应的措施，以利于异物的摘出：①小而薄的异物，一般易于吸出，即使切口的内口不够大，异物也可穿破切口两侧的视网膜和脉络膜以及薄层巩膜而被吸出。②较大而圆钝的异物，或机化组织包绕较甚的异物，如切口有足够的大小，也可顺利吸出。但如内口较小，则常可见脉络膜被吸引而由切口内膨出，但异物未能被吸出。此时，切不可将脉络膜吸起太高，以免其受牵引过甚或造成撕裂。可用刀尖划破切口处的脉络膜和视网膜，则异物多可顺利吸出。③有时异物虽然被吸至切口处并露出于切口中，但仍不能被吸出于眼球外，这大多是由于机化物包裹粘连太甚之故。可用无磁性镊子夹持异物，然后移去磁铁，以剪刀紧贴切口剪断

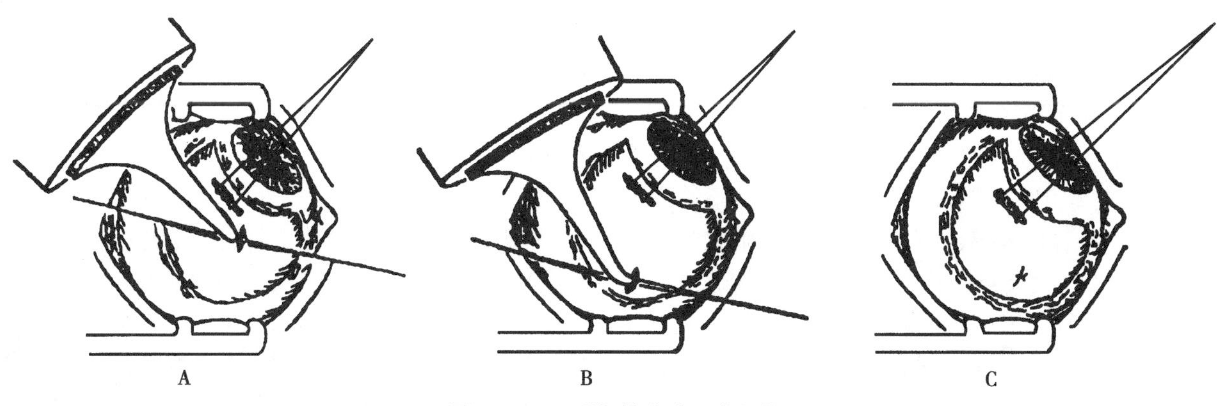


**图 11-119 后径摘出法吸出异物**

A. 较前部的异物易于到达者，用直的磁头吸引 B. 后部的异物不易到达者，用长而弯的磁头 C. 异物吸出后，结扎预置的缝线

其下的机化物，将异物夹出。④如只见切口处巩膜随吸引而跳动，但异物并不露出于切口，则可能是由于切口太小之故（如因摄片时的角度关系，异物的大小估计不准；或由于机化物包裹，异物未能循其长轴被吸出；或因坚韧的机化物紧紧包裹异物，其体积大于异物本身等），可将切口加以延长，再行吸引。⑤如切口延长后，异物仍不能被吸出，则可能由于异物的磁性较弱、异物太小或机化物包裹较甚之故。此时可继续用脉冲或反复踏动开关的方法以使异物感磁并逐渐松动。多次吸引之后，异物与周围机化组织松脱，即可能被吸出。⑥如这样进行感磁之后，异物仍不能被吸出，则可能是由于异物嵌顿于切口附近的巩膜或异物位置有少许误差。此时，可在切口附近试吸，观察何处的跳动更为明显，然后，即向此处延长切口，继续吸引。⑦如在附近试吸的结果不能发现切口旁有跳动更明显之处，仍是切口内跳动最明显，或延长切口后仍不能吸出异物时，则可采用上法感磁和试吸，或换用巨大电磁铁。一般说来，只要是发现了异物的跳动，最终总能安全地把异物摘出来。⑧如用手持电磁铁或甚至巨大电磁铁吸引，巩膜切口处毫无反应，完全不能看到异物的跳动；或再用可能应用的辅助定位方法，仍无帮助时；则有以下几种可能：定位误差较大；异物为非磁性；异物极小且嵌顿于眼球壁内（特别是后极部附近的异物）；或异物极小且机化组织粘连甚紧。这些情况都需要更为精确的定位。此时，可用方格定位法术中定位，继续手术。⑨任何情况下，都不允许将电磁头伸入玻璃体内盲目吸引，而宁可暂停手术，将切口缝合，重新定位，改期手术。

一旦异物被吸出，立即将切口两侧的预置缝线相互交叉牵引，闭合切口，以避免玻璃体脱出。然后再缓缓拉紧缝线并结扎之。如切口较长，或术中曾延长了切口，则结扎预置的缝线后，再补充缝合，以使切口对合良好。

（12）结束手术：异物摘出，巩膜创口妥为缝合后，则依次吻合所离断的眼肌并缝合结膜。

吻合眼肌时，即将原来肌腱的预置缝线缝合在眼肌的残端即可，缝合时应将眼肌断端尽量伸展。结扎不可太紧，以免眼肌因而缩短。

缝合结膜前，先将眼球筋膜和结膜的创缘拉展，以黑色细线做连续缝合（图 11-120）。然后，结膜下注射庆大霉素和地塞米松，结膜囊内滴入阿托品、皮质类固醇类及抗生素眼膏，双眼包扎（如切口在锯齿缘以前，则可单眼包扎）。

5. 术后处理

（1）术后静卧，双眼包扎 1～2 周。然后改为单眼包扎，健眼戴小孔镜。如切口在锯齿缘以前，则不需静卧，单眼包扎 1 周即可。

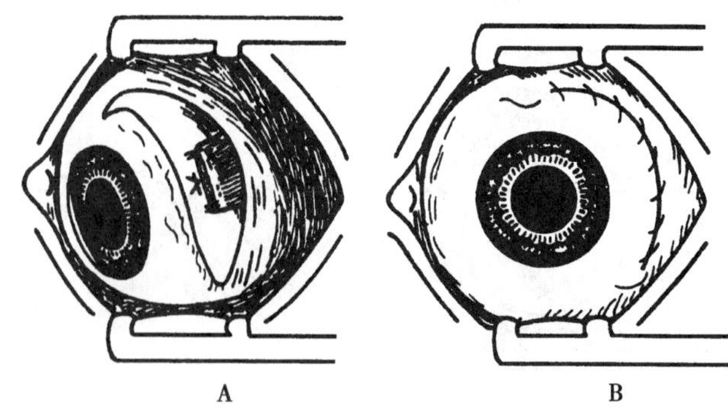

图 11-120　后径摘出法结束手术
A. 吻合眼肌　B. 缝合球结膜

（2）术后患眼散瞳，适当应用止血剂。

（3）应用皮质类固醇和抗生素 3～5 天。

## 三、常规后径异物摘出术中的辅助定位方法

对后部眼球内的异物来说，手术前的定位方法，如检眼镜定位法、X 线定位法和 CT 定位法等，均难完全避免有或多或少的误差，手术中自角膜缘向后测量定位，也很难做到完全准确。为此，在手术中采用一些辅助的定位方法，即在术前定位的基础上，进一步定位，则可减少误差，提高眼内异物摘出手术的成功率，减少手术创伤。常用的术中辅助定位方法有以下几种：

### （一）后极部异物的巩膜表面标志定位法

后极部的异物，由角膜缘向后测量，因距离太远，常易发生较大的误差，手术中可由巩膜表面的解剖标志进行定位。巩膜后极与黄斑相应的位置，相当于下斜肌附着点后端的鼻侧 2mm，上方 1mm；或上斜肌附着点内侧端的下方 6mm；或视神经的颞侧 2.5mm，偏下 0.5mm（图 11-121）。其中上斜肌附着点距离黄斑较远，且其位置的变异较大，视神经又不易暴露，所以用下斜肌附着点来定位较好。如异物不是恰在黄斑而是在黄斑附近，则按上述的位置关系再加上异物与黄斑的距离即可定位。

### （二）巩膜抵压定位法

巩膜抵压定位法，即术中直接定位的方法，对眼底能看到的异物，此法在术中定位比较方便。方法是以检眼镜看到异物后，用一特制的巩膜压迫器或前端呈直角弯曲的虹膜整复器，或用弯形有齿镊子，抵压异物所在处的巩膜，同时用检眼镜观察眼底（图 11-122）观察视网膜被顶起之处的中心与异物之间的关系。如两者之间有距离，则改变抵压的位置，逐渐移向异物，直

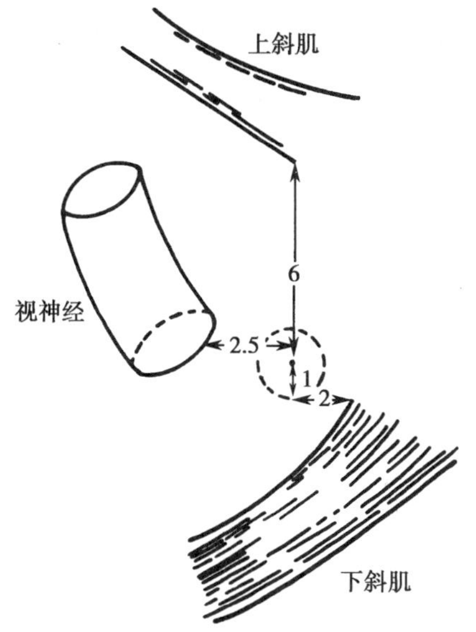


图 11-121 黄斑周围的位置关系

（单位为 mm，右眼，由后面观）

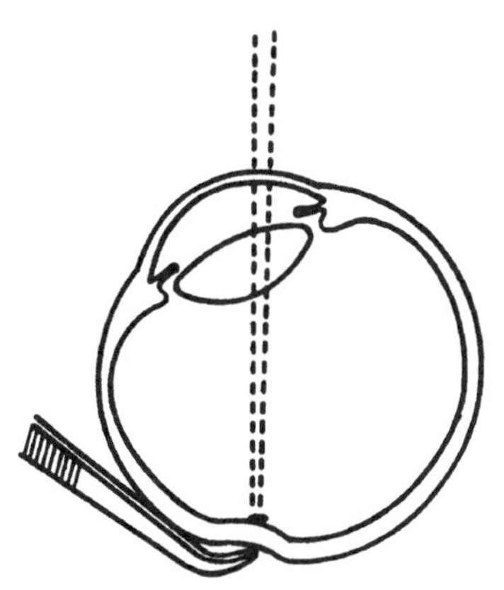

图 11-122 巩膜抵压定位法

用小弯镊抵压定位

至被顶隆起的中心恰位于异物所在处为止。此时压迫器在巩膜上所造成的压痕或镊子所夹持之处，即为巩膜上与异物相应的位置。抵压是视网膜裂孔的定位方法，亦可用于异物手术的辅助定位。但异物定位时不可加压太重，否则异物所在处的视网膜和脉络膜可能受到损伤。如异物存留的时间较短（如在数日以内），与视网膜的粘连还不牢固，则术中还应注意异物被压脱落的问题。

### （三）透热定位法

采用两点透热定位法。按前述眼球表面定位方法，确定异物所在的部位后，在预计异物的两侧作两个透热点，用针形电极作非穿透性透热，透热须稍重，以使透热点在眼底易于辨认。根据眼底两透热点和异物三者间的三角关系而确定异物相应于巩膜上的准确位置（图 11-123）。

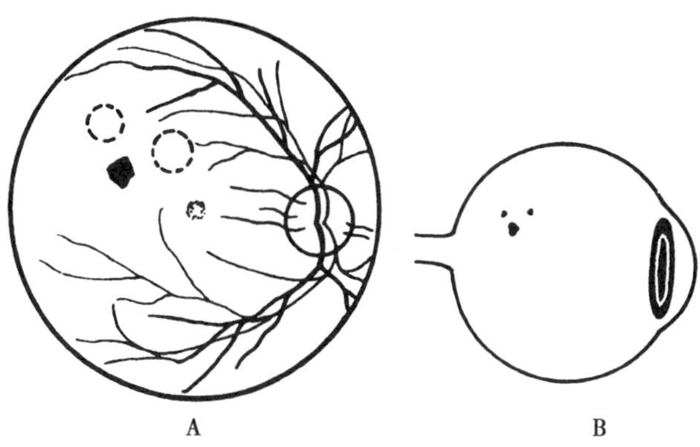


图 11-123 透热定位法

A. 在巩膜上作 2 个透热点，根据眼底所见的透热点和异物的三角关系 B. 在巩膜表面上确定异物的相应位置

### （四）巩膜透照定位法

在手术中用导光纤维透照器由巩膜表面进行透照，同时用检眼镜看眼底。当透照灯光移至异物时，透照灯所在的巩膜表面，即为应作切口之处。此时，利用透照灯导光纤维的金属套管作为透热电极进行透热，即可由巩膜上的透热点辨认其位置。

对不能看到眼底的患者，可用反向透照定位法。即用导光纤维透照器放在角膜上，或放在异物对侧的巩膜上，以最强的光线进行透照，由异物所在的巩膜上观察，此时可见大片巩膜被照亮，异物处则显示一暗点。但当玻璃体积血、异物距离眼球壁较远或异物太小时，则不易出现此暗点。

### （五）磁吸试验

手术处的巩膜充分暴露和眼球表面定位以后，于巩膜半切开之前，可进行磁吸试验作为主要的辅助定位方法。此试验对磁性异物简便而有效，可列为手术中常规定位方法，只有磁吸试验阳性时方进行下步手术，从而使摘出成功率大为提高。方法如下：

1. 跳动试验　以巨大电磁铁或手持电磁铁，在已定位的巩膜表面试行吸引，当磁头接触巩膜而缓缓离开时，可见巩膜有被粘起之状；或当磁头接近但未接触巩膜时，见巩膜对着磁头处出现一小的隆起，并随电磁铁的吸引而起伏，此试验称作跳动试验。

2. 黑点试验　在电磁铁一次或多次吸引之后，该处巩膜面出现一黑点，数十秒钟后方始消失。如异物较小，则在巩膜半切开和板层分离后也能显示出黑点。黑点只出现在正对异物的巩膜上，故出现黑点后，就在该处作切口，多可吸出异物。注意不可用太尖的电磁头，也不可在巩膜上抵压太重，电磁头太热时不可使用此法，以免出现假阳性。

### （六）纬线切开和跳动试验

异物摘出术的眼球壁切口多采用经线行切口，即与角膜缘垂直的切口。这是因为血管和神经多为经线行，这种切口损伤较小。但是在定位时最多出现的误差是经线的误差，即异物所在的经线位置不易定得十分准确。此时，如在巩膜上作纬线行切口，即与角膜缘平行的切口，则所包括的经线范围较大，手术易于成功。

纬线切开的方法是：按异物所在的经线和角膜缘后的距离，在巩膜表面测量定位。在做巩膜半切开[前述常规后径摘出法的手术步骤(7)]时，改作纬线行切开。切口长度为6～8mm，切口深度可达巩膜厚度的3/4或更多些。然后向切口的两缘作层间分离，分离的宽度每侧为3～4mm。层间分离处只剩下菲薄的一层巩膜。再按前述手术步骤之(8)、(9)，进行透热和预置缝线。缝线应为褥式缝线，此时用电磁铁作跳动试验。即电磁头接近半切开的巩膜时，接通电流，反复开关数次，观察该处巩膜有无跳动。如异物适在该处巩膜下，则必被电磁铁吸引，将菲薄的巩膜顶起，而跃向电磁头，即跳动试验阳性。如所剩的巩膜还不太薄，仍呈乳白色时，可在跳动试验的同时观察有无黑点出现。如这两种试验在整个剥离区内均为阴性，则须再适当延长切口并扩大剥离范围，再继续试验。有时，薄而锐利的异物，可被吸引冲破此薄层巩膜而出。较圆钝的异物或被机化组织包裹较甚的异物，则仅见跳动而不能被吸出。此时可在该处已剥离的巩膜上先行透热，然后作一纵行(经线行)的小切口，常可将异物吸出。异物吸出后，迅速闭合切口，并结扎预置缝线。如切口较长，还可再加1～2条补充缝线。

作褥式缝合，还可使该处巩膜缩短，故同时有治疗和预防视网膜脱离的意义。

### (七) 超声直接定位法

这是手术中在巩膜表面上进行A超扫描的定位方法。为了抵消探头所产生的盲区，可在探头前接一缓冲接头。将此接头直接放在巩膜表面，在预定手术区进行探查。此法不仅可以定出异物的准确位置，而且可以确定异物与眼球壁间的距离。

### (八) 电磁定位法

电磁定位法作为异物摘出手术中的辅助定位是一种较好的方法。用细而尖的探头可使定位极为精确。性能良好的电磁定位器，可在磁性异物本身大小10倍的范围内呈现阳性反应，反应最强之处即为异物所在处。非磁性异物也可在其本身大小的2倍范围内显示阳性反应。

### (九) 电视X线定位法

术中将患者移于电视X线的检查台上，用一有齿小镊子置于巩膜表面，在电视荧光屏上观察异物与镊子的关系，移动镊子，当两者重合时，镊子所夹持之处，即为异物所在。对较小的异物，亦可用尖刀片代替镊子，当与异物重合时，可在巩膜上作一浅的小切口，然后再延长之。电视X线检查法亦可用于方格定位时，即不用摄片方法，而在电视荧光屏上观察异物在方格投影中的位置。

### (十) 方格定位摘出法

方格定位适应于靠近眼球壁的非磁性异物、磁性较弱异物、体积过小或机化物极多的异物。此外，本法也适用于难以摘出或其他手术失败的眼球壁的磁性异物。对于远离眼球壁的漂浮异物，则不宜用方格定位法进行手术。非磁性异物在各种眼内异物中的比例，随着工业的发展而逐渐上升。非磁性异物因不能被电磁铁所吸引而要求有更为精确的定位。某些弱磁性合金，亦极难被电磁铁所吸引。嵌顿于眼球壁的磁性异物和时间较久的细小磁性异物，因其被巩膜嵌顿或被机化组织所包裹而附着牢固，也不易被电磁铁所吸引。这些异物都应该按非磁性异物的手术方法进行手术。其对定位精确程度的要求，必须是在切开眼球壁时刀刃能触及异物，或切口适在异物的表面，如此方能保证异物的摘出。但是，一般的X射线定位方法，如眼球前部标记定位法，实难达到如此精确的程度。方格定位法，乃将方格定位器直接固定在距异物最近的巩膜上进行摄片，不必由眼球的前部向后进行推算，也不必手术中在巩膜上测量计算，因而可大量减少定位的误差。

1. 方格定位器　为包括10个小方格的金属网。其中突出的一个小方格供辨认方向之用。方格定位器边长6mm，总面积为40mm$^2$。使用中只需一次拍片即可。避免了反复改变定位器的位置及重新摄片的麻烦。方格定位器不可太厚，线条不可太宽，以免与细小异物重叠而不易分辨。一般用厚和宽各为0.1～0.15mm者为宜。

2. 方格定位的方法　方格定位是在一般定位方法的基础上，在手术中进行的辅助定位方法。虽然方格定位法可以将胶片放在眶外进行投照，但是最好采用无骨定位的摄片方法，即将无骨小片装于灭菌的塑胶指套内，紧贴眼球壁插入眼球筋膜囊内进行无骨摄片。这样既可避免骨影掩盖异物影像，又便于准确安排投照位置。可使用小型X线机在手术台旁进行。

通常需要摄方格定位器的正位片和侧位片两张照片(图11-124)。摄正位片的目的在于确定与异物相应的巩膜表面的精确位置，摄侧位片的目的在于观察异物与眼球壁间的距离。摄方格定位器的正位片时，应使定位器的平面与胶片平行，X射线中心线与定位器平面垂直并通过定位器的中心(图 11-125)。摄定位器的侧位片时，应使定位器的平面与胶片垂直，X 射线中心线亦与胶片垂直并通过定位器(图 11-126)由于方格定位器与异物非常接近，定位时即使 X 射线中心线有一些偏斜，其误差也不很大，一般不超过 0.3mm。

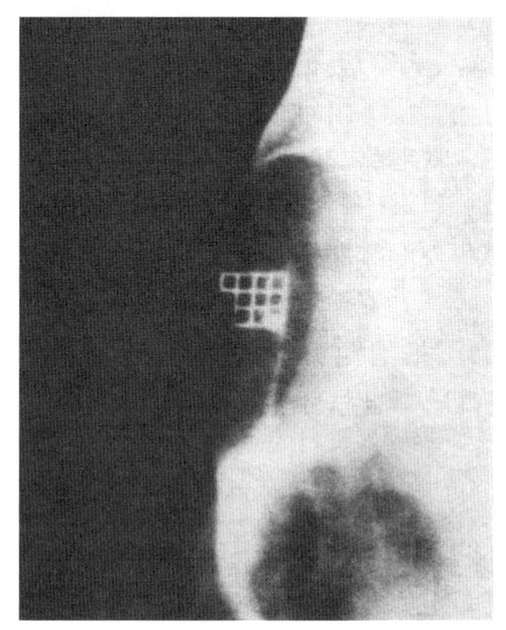

**图 11-124 方格定位法**(一)(薄骨照片)
定位器正面像，异物投影在方格的一个角上

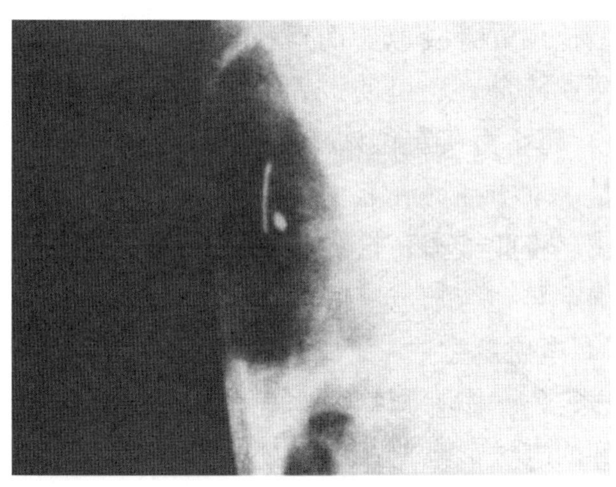

**图 11-125 方格定位法**(二)(薄骨照片)
定位器侧面像，可看出异物与定位器的距离

## 四、睫状体磁性异物简易摘出法

睫状体位于眼前段与眼后段之间。如前所述，除了睫状冠部前表面的异物可按后房异物摘出法手术之外，睫状体内及内表面和其附近的磁性异物，因通过瞳孔难以看到，故不宜施行经玻璃体的手术，内镜手术又有损伤晶状体之虑，故只能采取后径(外路)摘出

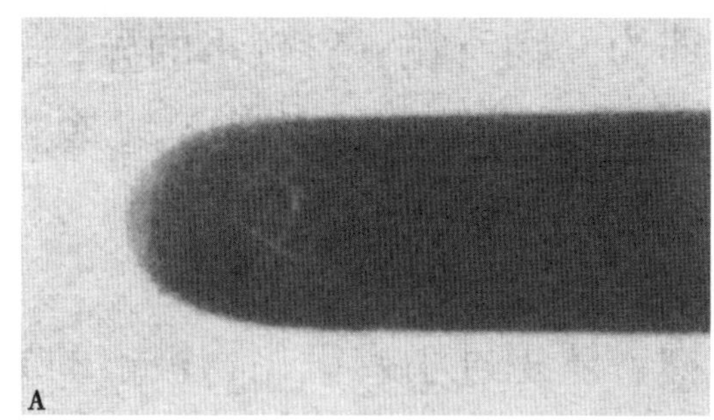


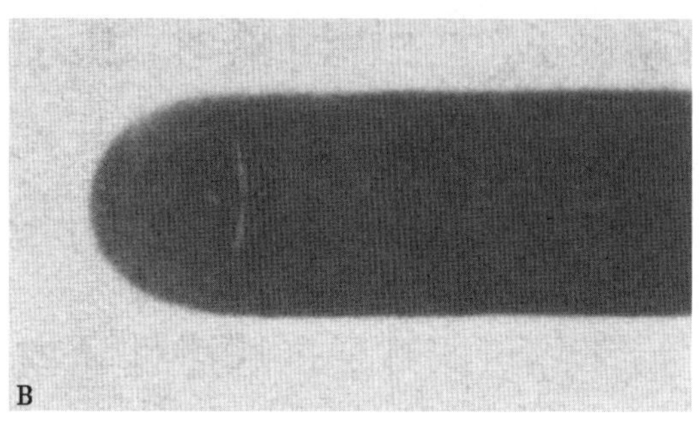


**图 11-126 方格定位法**(无骨照片)
A. 正面像，显示异物位于定位器的正中小格内略偏于一角
B. 侧面像，显示异物距定位器约 2mm

手术。此法不扰动玻璃体，又不受屈光介质浑浊的影响。又因其位置靠前，定位误差较小，而且手术野易于暴露，操作方便，所以可采取较为简单的摘出方法。具体步骤如下：

1. 术前定位(点头试验) 按通常 X 线直接定位法、CT、超声或 UBM 定位法所定的位置，术前再以微型平衡磁铁加以确认。方法是：微型平衡磁铁的磁铁头吸附于柄的削平部分，用手指挑起柄的中部，磁铁头悬于柄的一端，使两端保持平衡(见图 11-99，图 11-62)，磁铁头在异物所在象限的眼球表面上方，距球结膜 3～5mm 处前后左右移动，当移动至异物所在之处，磁铁头吸引异物而下沉，好像点头一样，即确认了异物的大致位置，且确认异物为磁性。此试验可在病房床边进行。

2. 术中定位 缝线开睑或用无磁性开睑器开睑。

(1) 点头试验：重复术前的点头试验，在点头最灵敏之处切开球结膜 6～8mm，并切开眼球筋膜囊，暴露巩膜。

(2) 黑点试验：在该处巩膜上，以磁铁头安在柄的膨大端的微型平衡磁铁的尖端，轻轻接触巩膜表面，只有在异物所在处的巩膜表面，由于磁铁吸引异物而出现一个黑的斑点，此黑点 20 秒钟左右自动消失，重复吸引重复出现。通过此黑点作巩膜半切开。切口的方向，角膜缘后≤4mm 处，切口与角膜缘垂直，＞4mm 处，切口与角膜缘平行，切口长度 2～3mm 或略大于异物横轴。切开深度达 3/4 巩膜厚度。切口可预置缝线。

（3）跳动试验：牵引预置缝线使切口略张开。以磁铁在切口处试吸，仔细观察切口的哪一端或哪一侧跳动最明显，则偏于该侧或该端切透巩膜和睫状体，然后以磁铁吸引，异物即可被吸出。有些具有锐利边缘或尖端的异物，在做跳动试验时，可穿破薄层巩膜而被吸出。

## 五、眼内镜眼内异物摘出术

眼内镜（optic endoscope）的设计最初仅是为了眼内摄像，后来用于睫状体光凝，并逐渐扩大用途，与玻璃体切除术联合进行各种眼内手术，形成了比较完整的眼科内镜手术学。这是一项新的眼科技术，正在迅速发展之中。

内镜眼内异物摘出术（endoscopic intraocular foreign body extraction）是和玻璃体切割联合进行的。通过内镜系统寻找眼内异物，可以发现玻璃体切除术中经瞳孔无法发现的异物，如睫状体特别是睫状冠部的异物，及玻璃体前部周边，即晶状体赤道附近的异物。无论是经硬性内镜或导光纤维内镜，直接观察或经监视器的屏幕观察，都可看到清晰而放大的图像。

手术方法：按常规三通道玻璃体切除术方法操作，充分切除玻璃体，然后经内镜观察，参照依术前眼内异物定位结果寻找异物。内镜下常发现未完全切除的玻璃体，可继续进行切除。看到异物后，根据异物的大小，适当延长右上象限的切口，可用刀或剪沿与角膜缘平行的方向弧形切开巩膜和睫状体。切口两端加以缝合，打活结闭合切口，只在中心部留下 1mm 的间隙，容接力磁棒或异物钳进入眼内。磁性异物可用接力磁棒吸出，非磁性异物则以异物钳夹出。异物摘出后，打开巩膜缝线的活结，重新结扎（图 11-127）。

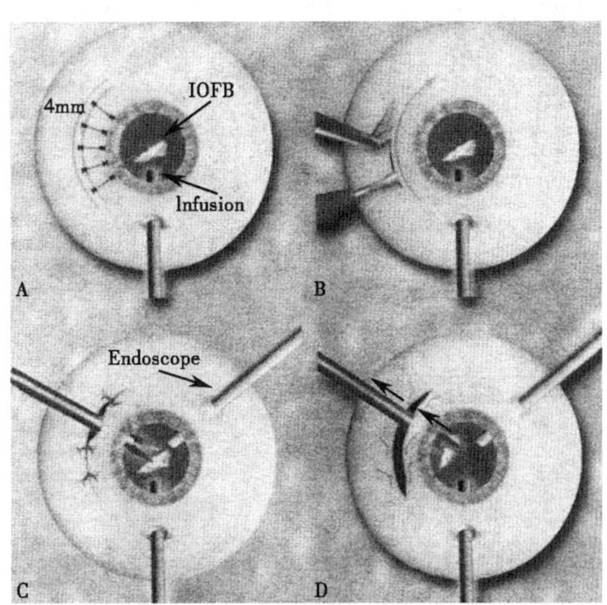

图 11-127　眼内镜眼内异物摘出术

如为多发性异物，接力磁棒或异物钳可以多次进入眼内摘取异物。术中还可同时处理眼内异物的并发症，如视网膜裂孔、视网膜脱离、玻璃体机化以及出血等。接上激光配件，可以进行眼内光凝。颞上和鼻上象限的切口，可参照异物所在位置而选择切口方向，以使手术中易于到达异物。

（张效房　万光明）

## 主要参考文献

1. 张效房，杨景存. 眼内异物磁棒接力摘出法. 中华眼科杂志，1982，18：74-77.
2. 曾水清，胡椿枝. 疑难前房异物的摘出手术. 眼外伤职业眼病杂志，1987，9：65-67.
3. 杨景存，张效房. 磁性眼内异物手术失败的原因和摘出成功的方法. 眼外伤职业眼病杂志，1987，9：3-5.
4. 张效房，石鹏，季林纾，等. 玻璃体切除与眼内异物摘出联合手术. 中华眼科杂志，1989，25：6-7.
5. 杨景存，张效房. 磁性眼内异物手术失败的原因和摘出成功的方法. 眼外伤职业眼病杂志，1987，9：3-5.
6. 张效房，杨进献. 眼外伤学. 郑州：河南医科大学出版社，1997：567-596.
7. 张效房. 眼内异物的定位与摘出. 第 3 版. 北京：科学出版社，2009：109-154.
8. 万光明，郭强英，张效房，等. 玻璃体径路无玻切磁性眼内异物摘出的初步体会. 中华眼外伤职业眼病杂志，2012，34（6）：409-411.
9. 曾宪果，钱诚，金学民. 睫状体平坦部附近磁性异物的摘出. 眼外伤职业眼病杂志，2011，33（5）：330-332.
10. Charles S. Vitreous microsurgery. Baltimore：Williams & Wikins，1981：146-150.
11. Zhang xiaofang，Zheng lingnian，Shi peng，et al. Three thousands cases of intraocular foreign body extraction. In Acta 24th International Congress of Ophthalm. Philadelphia：Lippicott，1982：1085-1087.
12. Uram M. Endoscopic surgery in Ophthalmology. Philadelphia：Lippincott Willicom & Wilkins，2003：206-209.

# 第二部分　职业性眼病及其他

# 第一篇　职业性眼病

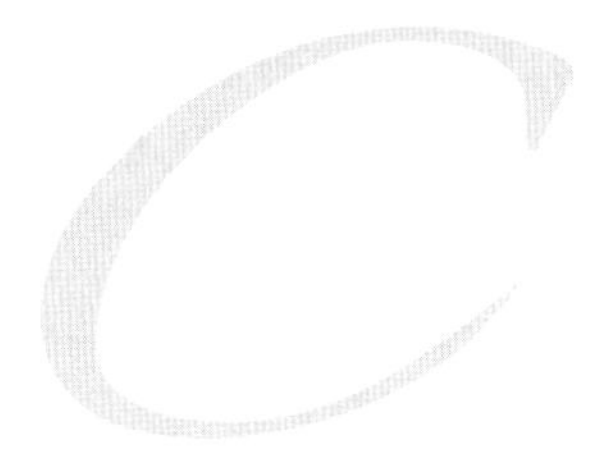

# 第一章
# 眼部烧伤

## 第一节　概　　述

眼部烧伤是一种常见眼外伤，平时常见，战时多见。严格地讲，眼部烧伤的成因除了热烧伤（火焰、热气、蒸气、炽热金属）、化学烧伤（化学战剂、酸、碱、磷、镁等）之外，还包括电烧伤和辐射烧伤（核爆炸落下灰尘中β粒子等电离辐射伤，非电离辐射伤和微波辐射伤）。本章仅讨论热烧伤和化学烧伤，其余将在第二篇内叙述。

热烧伤的首要致伤因素是温度。组织在不同温度其变化不同。40℃时，组织各种酶活性升高，高于50℃组织蛋白开始凝固，细胞死亡，高于100℃组织细胞内的液体开始沸腾，150℃组织开始汽化，高于200℃组织碳化。

热烧伤的第二个致伤因素是热烧伤持续时间，持续在静止部位的烧伤，其严重程度一般大于短暂的高温损伤。

热烧伤的第三个致伤因素是烧伤面积和深度。大面积烧伤引起剧烈的全身反应，而深度则与持续部位烧伤相关。因此，接诊烧伤伤员首先要判断烧伤的大致面积，及时处理随后而来的全身反应。

人体对烧伤的防御反应是尽快脱离热源。但在很多情况下，热源往往附着在身体上，例如凝固汽油、液化石油、炽热液态金属、液态化学物，或者伤者无法脱离热源，例如落入热水、热油中，或者伤者自身无力摆脱与高温物体的接触，例如在森林火场，封闭环境中的火场。持续的热损伤在热源冷却后或脱离接触后才终止，因而伤情较重。在急救现场，以最快的速度协助伤员脱离热源是第一位的。

脱水战时，热烧伤往往同时伴有爆炸伤、冲击伤等复合伤，伤员众多，通常有专业救治人员采取标准的程序急救处理。在平时，热烧伤往往是偶发因素。现场救治人员多半是非医务人员，致伤情节无法追述，初期处理方法不正规，为后续救治带来许多隐患。因此，急诊医师应当再次询问伤情，充分掌握受伤情况，为下一步治疗提供更多的信息。

随着社会发展进程不同，热烧伤的类型也发生明显变化，近年来，各种形式的汽油热烧伤，液化石油气罐爆炸、手机电池爆炸、液化石油气打火机爆炸、烟花爆炸引起的热烧伤、高压热容器爆炸、矿山炸药爆炸引起的热烧伤较为常见。家庭环境中，高压锅爆炸、热水热油泼溅引起的热烧伤也比以往增多。而因家庭木柴失火等引起的热烧伤已十分少见。

化学烧伤（chemical burns）的损害程度，与化学品的性质、剂量、浓度、物理状态（固态、液态、气态）、接触时间和接触面积的大小，以及当时急救措施等有着密切的关系。化学物质对局部的损伤作用，主要是细胞和蛋白质变性，有的产热而加重烧伤。有的化学物质被吸收后可发生中毒。

（郝燕生　蔡用舒）

## 第二节　眼烧伤的分度

### 一、国际通用Hughes分度法

#### （一）轻度

1. 角膜上皮侵蚀。
2. 角膜微混。
3. 结膜及巩膜无贫血坏死。

### （二）中度

1. 角膜混浊，虹膜纹理看不清。

2. 结膜及巩膜少量贫血坏死。

### （三）重度

1. 角膜混浊、瞳孔及虹膜看不清。

2. 结膜及角膜苍白。

## 二、我国1982年眼外伤与职业性眼病协作小组通过的分度标准

### （一）眼睑烧伤

Ⅰ度　皮肤充血。系表皮及浅层烧伤，皮肤表层血管扩张充血，出现红斑，感觉过敏，疼痛、水肿。因皮肤未完全破坏，仍有保护作用，通常不发生感染。伤后2～3天上皮愈合，不留痕迹。

Ⅱ度　皮肤水疱。表皮全层和真皮的一部分受损伤。毛细血管渗透性增强，血浆大量渗出，形成水疱和皮下水肿，烧伤处剧痛。因真皮层未完全受累，并有少量表皮基底细胞层残留，如无感染，伤后1～2周，表皮增生愈合，不留瘢痕。

Ⅲ度　皮肤浅层坏死，真皮完全被破坏，但毛囊汗腺周围的表皮基底膜还保留。如无感染，在伤后3～4周，经岛状上皮增生而愈合；如发生感染，则肉芽组织增生、瘢痕形成而愈合。

Ⅳ度　焦痂。眼睑全层包括皮肤、肌肉、睑板均坏死。由于皮肤全层坏死，无水疱形成，也无疼痛。但坏死组织周围则有明显炎症反应。因毛细血管渗透性增强，大量血浆渗出而水肿，坏死组织较重，很易发生感染。坏死组织溶解脱落后纤维组织增生，形成大面积瘢痕，收缩后引起畸形，眼球裸露，

### （二）结膜烧伤

Ⅰ度　结膜轻度充血水肿。

Ⅱ度　结膜贫血水肿。

Ⅲ度　结膜全层坏死，毛细血管不可见，呈灰白色。

Ⅳ度　焦痂坏死，白中带黄，显示累及巩膜。

### （三）角膜烧伤

Ⅰ度　上皮损伤，上皮混浊脱落。但前弹力层及角膜基质未受损失，痊愈后不留痕迹。

Ⅱ度　仅基质浅层水肿，未累及深层，故深层仍保持透明。

Ⅲ度　实质浅层水肿，混浊显著，角膜呈磨玻璃状，角膜实质较深层也受损伤，虹膜隐约可见。

Ⅳ度　角膜全层受累，呈瓷白色混浊，虹膜看不见。

### （四）角膜缘损伤

Ⅰ度　无缺血。

Ⅱ度　缺血少于或等于1/4。

Ⅲ度　缺血超过1/4，少于或等于1/2。

Ⅳ度　缺血大于1/2。

## 三、烧伤面积计算法

1. 全身烧伤体表面积按9分法计算法

成人头颈部为9%（其中头部占6%，颈部占3%）；

每个上肢为9%；

躯干前后各为13%，臀部为1%，合成为13%×2+1%=27%，按9分法相当于3×9；臀部加两下肢占5×9%+1%=46%，即每一个下肢加臀部为23%。

2. 眼部烧伤面积计算　判断眼部烧伤的严重性，不仅要注意烧伤深度，还要考虑烧伤面积。

（1）烧伤面积≤1/4为+。

（2）烧伤面积>1/4，≤1/2为++。

（3）烧伤面积>1/2，≤3/4为+++。

分别计算眼睑、球结膜及角膜情况。

上述分类方法，分别适用于专科医院及科研单位和基层医疗单位，可根据具体要求采用。

（郝燕生　蔡用舒）

# 第三节　热　烧　伤

## 一、火焰烧伤

1. 致伤原因　多发生于工农业生产事故中，常见的火源有森林大火，煤油、汽油、天然气、液化石油气意外燃火等。近年来，在日常生活中易燃物质引发的火灾，例如房屋装修失火、娱乐场所失火明显增多，由此引发的烧伤更具有特点。多半有呼吸道烧伤，有毒物质呼吸道中毒窒息。烧伤面积大而严重。部分交通意外可能会引起车辆起火，受困车内的人员烧伤往往集中在上半身。此外，近年来发生的烟花烧伤人数明显增多。此类型伤员多半为轻伤，受伤的范围主要是暴露的颜面部包括五官、头发等部位。在战争条件下凝固汽油燃烧弹或火焰喷射器造成的严重烧伤，烧伤的范围可以累及整个颜面和眼部直至全身的大部。部分伤员同时伴有爆炸伤和异物伤。

2. 临床表现

（1）轻度者，发际附近的头发、眉毛及睫毛被烧焦，由于热浪刺激引起的瞬目反射，使双眼紧闭，从而防止了火焰直接作用于眼球，保护了角膜及结膜。眼睑皮肤可以有充血水肿。角膜上皮被波及，亦仅发生上皮层混浊，2～3天之内即愈合，这类烧伤的温度约在55℃以下，接触时间不超过30秒。如果温度达到60℃，接触时间30秒以上，将出现中度烧伤。

（2）中度烧伤者，眼睑的生发层受累，血管先是收缩，随即扩张，发生渗出反应，皮肤水肿，且有水疱。一般可自行消退，很少有继发感染。角膜偶有轻度混浊，呈雾状，虹膜纹理看不清晰。

（3）重度者，热源温度在65℃以上，接触时间约30秒。可产生按我国分级的Ⅲ～Ⅳ度烧伤。火焰接触的中心部为凝固区，中间带为水肿区，外周为充血区。伤后数分钟内整个面部肿胀，36小时达到高峰，眼睑皮肤全层坏死，其周围有明显炎症反应及大量血浆渗出所造成的水肿，角膜变瓷白色、虹膜看不见，结膜呈焦样坏死。颜面水肿消退后，烧伤区可见焦痂，黑色，脱落后变成红色肉芽组织。愈合慢，而且常出现各种并发症，如眼睑外翻、眼睑闭合不全、睫毛乱生、暴露性角膜炎及结膜炎，泪小点及泪小管闭塞等。这类损伤多见于昏迷伤员，眼睑失掉了瞬目的保护作用。

## 二、接触性烧伤

1. 致伤原因　日常生活中，沸水、沸油、灼热煤渣、炭末或烟灰溅入眼内；工业上如熔化铁水、铅、玻璃等飞溅入眼均可引起眼部接触性烧伤。因致伤物体的温度、大小及接触时间各不相同，烧伤程度不一，常有致伤物体附着在组织上。致伤物的体积大，温度高，接触时间长，组织损伤就重；反之则轻。铁水熔点1200℃、玻璃水熔点1300～1500℃、铜水熔点为1000℃，而结、角膜温度达到65～80℃时即可引起眼组织Ⅳ度损伤。另一方面，物体在空气中停留时，有降温作用；物体与泪水接触也有降温作用，临床上这类熔化的铁水溅入结膜囊内与角结膜接触后，有时并未产生更可怕的破坏，其原因可能与此有关。

2. 表现　损伤多见于下穹隆部和眼球下部。如果是沸水、蒸气、沸油、煤火花、烟灰等温度较低的物质，接触球结膜时，立即被泪水冷却，形成一层薄膜，角膜表层有一层上皮坏死，呈灰白色，1～2天后痊愈，不留痕迹，或稍有薄翳、云翳。如果是工业上高热熔化的铁水、钢渣、铜水、铅水等落入下穹隆及眼球下半部时，将形成一金属块附着，该处角膜呈瓷白色混浊，边界清楚。角膜混浊坏死后，脱落，轻者形成溃疡，重者形成局部葡萄肿，直至穿孔。结合膜不仅球部烧伤，睑部亦可被累及，前者结膜凝固坏死，其下之巩膜也常并发坏死穿破，导致巩膜葡萄肿、玻璃体脱出、眼内炎；后者可产生睑球粘连、眼睑缺损。

## 三、热烧伤的急救和治疗

眼部热烧伤可以单独出现，更多的是作为全身烧伤的一部分出现，因此，在抢救热烧伤患者时，要全面了解其致伤物是气体、固体或液体，要仔细检查其全身及局部。要检查伤员的血压、体温、脉搏和呼吸。对气体及火焰烧伤，要检查呼吸道有无烧伤。早期的处理主要是治疗或预防休克，静脉补充液体，其次是抗感染，镇静止痛。在全身状态稳定后可以处理眼部烧伤。

眼部烧伤，不论是轻重程度均以开放疗法为佳。优点是烧伤表面能与外界空气接触，干燥快，有利于伤口愈合，而且观察方便，护理简单。首先用肥皂水擦洗烧伤四周的健康皮肤，然后用灭菌生理盐水冲洗清洁创面，用消毒湿棉球或纱布擦除创面污垢或异物，轻者直接在创面及结膜囊内滴抗生素液或涂抗生素眼膏，重者先用消毒注射针头，抽出眼睑上水疱内的液体，擦去已坏死崩解的皮肤，然后涂广谱抗生素眼膏，盖以吸水纱布。或用笼架盖着头颈部，架上用纱布覆盖。球结膜水肿严重者可作放射切开，放出结膜下积液，以减少毒素的吸收，降低对血管的压迫，改善局部循环。如果球结膜已发生凝固性坏死，则应早期切除，移植结膜，羊膜，球筋膜或唇黏膜。为了避免睑球粘连，应早期涂眼膏，戴睑球隔离器或角膜接触镜。

对重度眼睑烧伤，除了用含抗生素生理盐水溶液浸透纱布湿敷，使焦痂早日脱落外，则应早日植皮，及时行睑缘缝合术，防止眼睑外翻、睑裂闭合不全，导致暴露性角膜炎。

热烧伤晚期，可考虑角膜周围血管切断术或β射线照射治疗角膜新生血管。全层或板层角膜移植术治疗角膜瘢痕。眼睑及结合膜瘢痕可做整形修复术治疗。

（郝燕生　蔡用舒）

# 第四节　化学性眼灼伤

## 一、概　　述

化学性眼损伤分两大部分，其一为工业生产使用的原料、制成的化学品或剩余的废料直接接触眼部，引起化学性结膜角膜炎、眼灼伤；其二，有毒化学物质通过身体吸收引起急性或慢性中毒而发生的眼部病变。前者称接触性眼病，后者称中毒性眼病。据统计，在农业、军事、生活中能引起化学灼伤的物质有25 000余种之多。根据全国30个省市主要医疗机构统计资料，在我国引起化学灼伤的化学物质有180余种，其中有机化学物质110余种，无机化学物质有70余种，两者之比为1.67∶1。引起眼灼伤的化学物质可为液体、固体、粉尘、烟雾或蒸气，其中液体占31%，固体占17%，化学烟雾占52%。随着化学工业的发展，化学性眼灼伤有逐年增多的趋势。眼化学灼伤约占眼外伤的10%，占整个工业性危害的5%～20%。致眼损伤的化学物质有10余大类，主要为酸和碱类化学物质，其次为金属腐蚀剂、非金属无机刺激剂及腐蚀剂、氧化剂、刺激性及腐蚀性碳氢化物衍生物、起泡剂、催泪剂、有机溶剂、表面活性剂等。

## 二、发病机制

化学性眼灼伤的程度与化学物质的种类、浓度、剂量、作用方式、接触时间、面积以及与化学物质温度、压力及所处状态有关。其局部作用机制有：①氧化作用，如铬酸、次氯酸钠，高锰酸钾；②还原作用，如羧基汞剂、盐酸、硝酸等能结合组织蛋白的游离电子而产生蛋白变性；③腐蚀作用：如酚、黄磷、重铬酸盐、金属钠及各种碱液等作用于组织蛋白，使之广泛变性；④原生质毒：如钨酸、苦味酸、鞣酸、三氯醋酸、蚁酸等与组织蛋白质形成盐类，抑制机体存活必需的钙质或其他无机离子；⑤脱水作用：如硫酸、盐酸；⑥起泡作用：如芥子气、路易士气、二甲基亚砜等。

化学性眼灼伤程度还取决于化学物质穿透眼组织的能力。角膜的上皮、内皮和结膜是亲脂性组织，水溶性物质不易透过，而角膜实质层和巩膜属于亲水性组织，脂溶性物质不易溶解和透过；而具有水溶性，又具有脂溶性的物质则易于透过眼组织。眼球壁的这种特性，只是对稀薄的化学药物在治疗上而言，若较高浓度的酸碱物质进入结膜囊内，菲薄的眼组织是不能抵御的，而且极易被毁坏。

碱性化学物质能与组织细胞结构中的脂类发生皂化反应，形成的化合物具有双相溶解度，既能水溶又能脂溶，使碱类物质能很快穿透眼组织，因此，碱性化学物质极易渗入深部组织，在组织表面的碱性物质即使被冲洗干净或停止接触后，已渗入组织内的碱性物质也可继续扩散，引起内眼组织的破坏，故在眼的碱性化学灼伤时，眼部组织的破坏是持续性的，可因角膜穿孔或其他并发症而失明。在常见的几种碱性化学物质眼灼伤中，如果浓度和接触时间相同，则以氨对组织的损伤最重，钠和钙次之。氨水在15秒钟内即可进入前房，20%氢氧化铵及5%氢氧化钠30秒钟可使房水pH升高。酸可分有机酸及无机酸两大类。有机酸中以三氯醋酸的腐蚀力较强。酸性溶液基本上是属于水溶性的。酸性化学物质灼伤可使组织蛋白发生凝固，形成所谓凝固性坏死，在结膜及角膜表层组织上形成焦痂。这种焦痂可以减缓酸性物质继续向深部组织扩散。酸性化学物质对眼组织的渗透性和破坏性虽不及同等浓度的碱性溶液强，但亦不能轻视。

## 三、临床表现

化学性眼灼伤是以酸、碱为主的化学物质所致的腐蚀性眼损伤。按化学物质性质、浓度及接触时间的长短，可引起眼组织不同程度的损害。

### （一）化学性结膜角膜炎

主要为车间空气中化学烟雾、气体、粉尘刺激所致，可为短时间高浓度的暴露，也可为较长时间低浓度的暴露。表现有明显的眼部刺激症状如眼痛、灼热感或异物感、流泪、眼睑痉挛等，眼部检查可有结膜充血、角膜上皮有损伤，但无角膜实质层的损害，视力一般不受影响，预后良好。李凤鸣等的调查表明，受化学烟雾刺激后66.7%的工人有视物模糊等刺激症状，角膜上皮点状剥脱，荧光素染色阳性率高达59.6%，与空气中化学物质浓度明显相关，空气中化学物质浓度愈高，角膜损害愈重，角膜荧光素染色阳性率和角膜薄翳或斑翳均显著高于对照组。

### （二）眼睑灼伤

常是面部或全身灼伤的一部分。轻度灼伤时眼睑皮肤充血、肿胀，重者起水疱，肌肉、睑板等均可受到破坏。灼伤如在内眦附近，则伤后瘢痕变化常造成泪点或泪小管的阻塞，引起溢泪。面积广泛的灼伤，则可形成睑外翻、睑裂闭合不全、睑内翻、睑球粘连等。

### （三）眼球灼伤

主要指结膜、角膜和巩膜的灼伤。临床上常以组织学的急性破坏、修复及其结局为依据，将其灼伤后的临床演变过程分为急性期、修复期和并发症期。也有作者将其分为接触期、扩散期、炎症期和恢复期或急性期、营养紊乱期、代偿性新生血管期或瘢痕期。

1. 急性期　一般认为从灼伤后数秒钟至24小时。主要表现为结膜的缺血性坏死，角膜上皮脱落，结膜下组织和角膜实质层水肿、混浊，角膜缘及其附近血管广泛血栓形成，急性虹膜睫状体炎，前房积脓，晶状体、玻璃体混浊及全眼球炎等。实验室检查发现，角膜实质层黏多糖减少，房水和角膜实质层中葡萄糖及维生素C含量锐减。

2. 修复期　伤后10天至2周。组织上皮开始再生，多形核白细胞和成纤维细胞亦伴随血管新生进入角膜组织，巩膜内血管逐渐再通，新生血管开始侵入角膜，虹膜睫状体炎趋于稳定状态。

3. 并发症期　灼伤2～3周后即进入并发症期，表现为反复出现的角膜溃疡、睑球粘连、角膜新生血管膜，继发性内眼改变如葡萄膜炎、白内障和青光眼等。

在临床上，从灼伤开始至角膜组织完全修复，炎症过程是贯穿始终的。一些患者在灼伤后数小时内尚存有一定视力，随着病情进展，特别是进入并发症期以后，由于反复溃疡、葡萄膜炎、白内障、前房角结构遭破坏等一系列病理变化，病情常有很大的不同，患者亦有时轻时重的主观感觉。因而细致观察掌握整个病理发展过程，对指导正确处置，判断治疗措施具有决定性的作用。原则就会被许多现象所迷惑而延误治疗时机。

### （四）酸碱灼伤的临床特点

1．一般认为酸灼伤具有以下特点。

（1）酸向眼内渗入较慢，病变部边缘较为清晰。

（2）酸灼伤病变一般为非进行性，常在灼伤后数小时内即可判断其预后如何。

（3）角膜上皮很少呈片状脱落。

（4）角膜、结膜和虹膜的广泛浸润或纤维素性虹膜炎较少见。

（5）对于血管的侵犯，如早期强烈的结膜水肿、贫血、出血以及虹膜血管的贫血现象，不如碱性灼伤显著。

（6）组织坏死一般限于酸接触面，内眼组织如晶状体的损伤较少见。

（7）晚期并发症病例亦较碱性灼伤少见。

2．碱性灼伤则不然，其具有以下临床特点。

（1）碱性化学物质渗入组织的速度快。

（2）灼伤病变一般为进行性的，其接触面常呈扇状扩散。

（3）病变边缘不清，灼伤组织呈无色或灰白色。

（4）角膜上皮常有片状脱落。

（5）由于碱性化学物质具有较强的穿透力，并能使组织蛋白溶解成为可溶性的蛋白化合物，因而使组织的破坏逐渐深入，即使碱性物质未曾接触的周围组织，亦可引起病变，造成广泛而较深的组织坏死，形成深层瘢痕收缩，从而发生睑球粘连，以及眼内组织发生剧烈的炎症反应和破坏作用，终致全眼球炎或继发性青光眼、眼球萎缩等。

### （五）诊断与分级标准

准确划分和掌握化学性眼灼伤的诊断标准及诊断分级对判断预后具有一定的指导作用。Hughes、Roper-Hall及国内许多作者均提出过不同的诊断分级标准。李凤鸣、朱秀安等受全国卫生标准委员会的委托，研制了职业性化学性眼灼伤诊断标准及处理原则，已报批为国家标准，其诊断及分级如下：

1．化学性结膜角膜炎　有明显的眼部刺激症状：眼痛、灼热感或异物感、流泪、眼睑痉挛、结膜充血、角膜上皮脱落等。荧光素染色有散在的点状着色。裂隙灯下观察以睑裂部位最为明显。

2．轻度化学性眼灼伤　凡有下列情况之一者：

（1）眼睑皮肤或睑缘充血、水肿和水疱，无后遗症。

（2）结膜充血、出血、水肿。

（3）荧光素染色裂隙灯下观察可见角膜上皮有弥漫性点状或片状脱落、角膜实质浅层水肿混浊。角膜缘无缺血或缺血＜1/4。

3．中度化学性眼灼伤　除有上述（2）、（3）两项并有下列情况之一者：

（1）出现结膜坏死，修复期出现睑球粘连。

（2）角膜实质深层水肿混浊，角膜缘缺血1/4～1/2。

4．重度化学性眼灼伤　凡有下列情况之一者：

（1）眼睑皮肤、肌肉和（或）睑板灼伤形成溃疡，修复期出现瘢痕性睑外翻、睑裂闭合不全者。

（2）出现巩膜坏死，角膜全层混浊呈瓷白色，甚至穿孔，角膜缘缺血＞1/2者。

## 四、病理变化

1．结膜　轻度灼伤时，结膜组织及毛细血管充血水肿，白细胞浸润，加之损伤组织的细胞碎片，形成无菌性黏液脓性分泌物。严重损伤则炎性反应更为明显，由于血管内皮丧失，血管破裂，常常导致局部组织多发性出血或灼伤组织局部血管血栓形成。24小时后上皮开始增殖，1星期后结缔组织形成，黏膜组织被高度增生的纤维组织代替，在眼睑和眼球之间形成条索组织，发生睑球前粘连或后粘连，结膜穹隆消失。

2．角膜　角膜组织化学性损害首先表现为细胞核和胞质改变。当细胞水肿变性时，在裂隙灯下观察可见细胞水肿，透明度增加，与此同时，组织黏附力减低，以致在上皮细胞间液体积聚，导致前弹力层与上皮层间分离。重则胞核碎裂，细胞破裂，细胞死亡，整个细胞凝固，胶原凝结，类黏蛋白变性，结构蛋白遭到破坏，以致角膜实质层在几天之内发生溶解，而导致眼球穿孔。如果损伤在结角膜缘部位，可见有结膜上皮向角膜内移行，大片结膜细胞覆盖角膜，结膜下结缔组织也可伴随上皮细胞移行，临床表现为假性翼状胬肉。角膜实质改变常继发于角膜上皮和角膜内皮的损害，尤其是角膜内皮的损害。内皮细胞对化学性损害较上皮更为敏感，轻则细胞肿胀，重则细胞皱缩，细胞退行性变，细胞肥大簇集成块和似Hassall-Henle体的透明蛋白样沉淀。一旦角膜上皮和内皮受损，实质层即发生水肿、混浊。新生血管形成通常是化学性眼灼伤的显著特点，分浅层和深层新生血管。浅层新生血管位于角膜表层，深层新生血管位于实质层浅层。如果组织完全凝固，受损组织脱落并为纤维组织所代替，从而形成纤维血管化的角膜翳，甚至白斑，成为永久性病理性损害。

电镜观察表明，实验性碱灼伤即刻制片观察可见角膜组织有广泛的破坏和上皮细胞皱缩，修复过程中再生上皮细胞形态异常，有多腔包囊，在缺损的上皮边缘可见基底细胞，3 个月后仍可见细胞形态不规则。长期上皮缺损（大约 2 周后），基底膜可见斑点状侵蚀表现，此时角膜溃疡形成，角膜实质网状的胶原纤维束裸露。Pfister RR 等的实验性碱灼伤角膜组织电镜观察发现，灼伤后角膜溃疡部成纤维细胞形态学改变与维生素 C 缺乏病组织学表现相一致，并强调指出，这种组织形态学的改变就是局部组织的维生素 C 缺乏病。整个角膜灼伤，全部角膜内皮细胞遭破坏时，几天后在房角组织可见成纤维细胞，进而形成结缔组织的角膜后膜；而角膜组织部分灼伤时，内皮细胞产生退行性变，并很快为附近的正常内皮所代替，形成细胞性角膜后膜，其间有胶原纤维、新生的角膜内皮及后弹力膜等组织结构。

## 五、常规治疗

### （一）治疗原则

1. 化学性结膜角膜炎和眼睑灼伤应积极对症处理，必要时脱离接触。

2. 眼球灼伤者应立即就近冲洗，仔细检查结膜穹隆部，去除残留化学物质。

3. 预防感染，加速创面愈合，防止睑球粘连和其他并发症，严重眼睑畸形者可施行成形术。

4. 散瞳，可用 1% 阿托品，以防止虹膜后粘连。

### （二）早期（紧急）处理

1. 尽快而充分的冲洗　是减少组织损伤的最关紧要的急救办法。鉴于碱对眼组织的穿透极快，冲洗必须争分夺秒。现场冲洗比什么都重要，工作场所附近没有自来水设施的，可放置一盆清洁水，盖好备用，万一有酸碱溅入眼内，立即将面部浸入水盆，拉开眼睑转动眼球，摆动头部，将溅入眼内及面部的酸碱洗掉，浸洗 10～15 分钟。冲洗液可用生理盐水、中和液、自来水或其他净水。要详细探查上下穹隆部有无隐藏的化学物质颗粒，以免继续对眼组织产生腐蚀溶解作用。在紧急冲洗之后，还应根据化学物质的性质，延长冲洗时间，如果为有机溶剂，冲洗时间可短些。

2. 中和治疗　意在中和组织内的酸性与碱性物质。酸灼伤可用弱碱性溶液，如 2% 碳酸氢钠、磺胺嘧啶钠结膜下注射。碱灼伤则选择维生素 C 注射液作结膜下注射。

## 六、特殊治疗

治疗围绕促进上皮愈合，控制溃疡发生或促进愈合和防止并发症发生三个重点。

### （一）促进上皮创面修复

选下列一项或一项以上。

1. 泪液替代物和润滑剂。
2. 严重的干眼用泪小点封闭术。
3. 闭合眼睑（加压包扎，睑缝合术）。
4. 治疗性软性角膜接触镜。
5. 纤维连接蛋白。
6. 表面生长因子。
7. 眼表（结膜或角膜缘）移植。
8. 羊膜移植。

### （二）控制溃疡和促进愈合

1. 伤后 10 天后限制皮质激素的应用，除非上皮完全愈合。

2. 下列治疗选择 1 项或 1 项以上：

（1）促孕激素（黄体酮）。

（2）抗坏血酸（维生素 C）。

（3）枸橼酸。

（4）组织黏合剂和软性角膜接触镜。

（5）结膜覆盖。

（6）角膜移植：修补植片，板层移植，穿透移植。

### （三）防止并发症

选下列一项或一项以上。

1. 抗青光眼药物（通常用减少房水生成药）。
2. 睫状肌麻痹剂。
3. 结膜粘连分离（玻璃棒）。
4. 长效抗炎药物。
5. 维生素 A。
6. 在施行穿透性角膜移植前行眼表组织移植。

### （四）严重化学灼伤的治疗

这里说的严重眼表化学伤是指 Roper-Hall（1965）分类的Ⅳ级（角膜混浊看不到虹膜和瞳孔，角膜缘缺血大于 1/2 周围），或是 Dua HS、King AJ 和 Joseph A（2001）修订的新分类的Ⅳ～Ⅵ级［预后不确定到很差；角膜缘受累范围大于 1/2 到全圆周；结膜受累范围大于 50% 至 100%（全部）受累；可比评分（Analogue Scale）6.1～12（角膜缘受累时钟位）、51%～100%（结膜受累面积）］。

在对角膜缘干细胞充分认识和自体角膜缘移植，同种异体角膜缘移植或羊膜移植等技术问世之前，这些严重的眼表烧伤，依靠常规的处理措施一般预后较差或很差。

角膜上皮的修复从角膜缘干细胞而来。修复过程是采取从周围向中心区生长。同时也延着角膜缘迁移生长的方式进行。而结膜的干细胞是位于穹窿部，修复损伤时它们分别向球结膜和睑结膜方向生长去覆盖创面。

对角、结膜干细胞的认识和新技术的重要进展归结到一点是促进眼表损伤组织的再上皮化。获得再上皮化修复的角膜才能防止组织溶解、穿孔或基质变薄，防止感染，减少后来的血管化和瘢痕化。结膜的尽早修复也是防止后来发生瘢痕缩窄、干眼和为角膜损伤修复创建良好环境的重要前提。

严重的眼表烧伤的治疗，包括自体角膜缘移植、同种异体的角膜缘移植、羊膜移植结合全身免疫抑制剂和自体血清的应用。

自体角膜缘移植适用于单眼眼表的烧伤，角膜缘烧伤严重而广泛，结膜烧伤面积较小的病例。前提是健眼有可利用的角膜缘供体资源，突出优势是不引起排斥反应，促进修复作用最佳，不需要免疫抑制剂。缺点是双眼烧伤时此方案无法实行。

同种异体角巩缘组织移植适用于那些双眼烧伤的病例。基本的方法是利用眼库内供体眼的周边区角膜或角膜缘组织移植到患眼。尽管宿主细胞最终要将这种组织排斥掉或取代移植组织，但会获得较好的远期效果。这可能是因为排斥反应的发生需要一定的免疫诱导期，与组织损伤愈合过程产生了“时间差”。当免疫排斥发生时损伤创面的上皮化过程已经完成。移植的这些“过渡性”组织，在它们被排斥掉或被宿主细胞替代之前，对组织愈合发挥了重要的支架和桥梁作用。在它们被排斥之前，已经完成了自己的“历史”使命。这种作用于机体其他部位的大面积皮肤烧伤，通常采用同种异体皮片移植相似。为了避免异体移植组织的快速排斥，并能更好地发挥其作用，合理地使用免疫抑制药物，如环孢A和皮质类固醇药物会明显减轻排斥反应和延长移植组织存活的时间，为损伤的愈合争取更多的时间，获得更好的结局。

### （五）治疗过程中特别关注的问题

1. 正确认识上皮、实质修复的相互关系和皮质激素的恰当应用。单纯的上皮损伤和可正常修复的实质损伤，在很好控制并发症（如感染）的情况下，可以按照预期的时间阶段完好地修复。但在严重的烧伤、实质的溶解坏死、溃疡形成时，上皮的修复是以实质的修复为前提的，这时促进溃疡的愈合是为关键。尤其合并广泛结膜和角膜缘严重烧伤时，角膜缘的缺血和大面积的组织缺损使再生细胞移行困难，使溃疡愈合更加缓慢而艰难，并发症发生概率也更为加大，这时不应使用抑制组织修复的药物。皮质激素在控制早期炎症性改变是有益的，但在这样的情况下，伤后10天，应严格控制使用。否则会明显延缓溃疡的愈合而起到不良作用。直到上皮组织完全修复，对减轻晚期的过度瘢痕化和血管化又会有所帮助。

2. 促进损伤组织的修复是求得更好预后和防止并发症的关键。对广泛而严重的烧伤来说，靠自然的修复过程，即使良好地控制了并发症发生，也会历时很长，而且修复以后的角膜血管化、瘢痕化、干眼和睑球粘连等并发症也会很重。因此，应该在伤后的早期阶段就采取主动的外科手段促进损伤组织的快速愈合，比如单侧烧伤病例，可行自体结膜移植，角膜缘组织移植等，如为双侧损伤则可以采用羊膜移植和有活力（新鲜）的眼表组织移植，手术的要点是充分清除坏死和感染以及无活力的组织，提供一个能与移植组织迅速愈合的新鲜创面。如果在植片下形成感染和坏死则会适得其反。

3. 化学烧伤眼的角膜移植问题　除非作为穿孔局部修补或移植，否则不能在伤后早期实施穿透性角膜移植，因为在一个炎症尚未稳定的伤眼实施移植，植片会被毫无例外地排斥掉。晚期作为增视性角膜移植应该视条件而定，深达浅层实质的血管翳眼应采用板层移植，因为这可以避免实质和内皮型排斥；深层血管翳眼可以采用深板层的移植，至少可以避免内皮型排斥。全角膜的混浊伴有严重的角膜缘和结膜瘢痕化，必须行穿通角膜移植时，应当在自体的角膜缘移植术后半年至1年再行穿通移植。广泛瘢痕和血管化伤眼，如不行角膜缘移植，穿通角膜移植应在伤后1年以上待修复过程和充血状态完全消失以后才能实施。即便如此，一些退行成为血管影子的角膜组织在手术和异体植片的刺激下也很快活化导致严重排斥，使移植手术失败。对合并有严重睑球粘连、睑内翻、泪液缺乏、角结膜广泛血管、瘢痕化和角膜后膜的伤眼，与其说勉强实行穿通移植更不如选择人工角膜。另外在合并有继发青光眼的病例，应先将青光眼有效控制以后再实施角膜移植手术。

## 七、化学烧伤的预防

从事化学工业的场所及化学研究实验室必须有自来水设施，最低限度也要有一缸清洁水备用。

化学烧伤除了有意伤害，多为意外致伤，常常因为从业人员麻痹大意，不按规程操作，缺乏安全操作常识引起。所以凡是这类从业人员在上岗前必须常规进行训练和教育。在进行操作中应常规戴好防护镜，应让每个从业人员都知道一旦事故发生，首要的是就地冲洗而不是送医院。

（马志中　李凤鸣）

## 第五节　化学武器伤

装填化学毒剂（或毒剂的二元组分）并将毒剂造成战斗状态的兵器称为化学武器。它的杀伤破坏作用靠的是化学毒剂（或称化学战剂）。化学武器的施放装置包括炮弹、航空炸弹、火箭弹、导弹弹头、手榴弹、地雷、飞机布洒器及其他容器等。

化学毒剂又称军事毒气军事化学战剂，是在战争中用来杀伤人员、牲畜、毁坏植物等的各种有毒的化学物质。1899 年《海牙公约》明文规定禁用，但 1915 年德军首先在 Ypres 战役中使用。第二次世界大战时，因双方都有戒备，没有正式使用。2003 年下半年，我国齐齐哈尔市发生毒剂泄漏事件，造成 1 人死亡、40 余人受伤的严重后果。鉴定表明毒剂是从侵华日军遗留下来的化学毒剂弹中泄漏出来的。金属桶为“芥子气”毒剂桶。中毒人员与芥子气中毒症状相符，即中毒者出现了伤口糜烂、头晕、头痛、恶心、呕吐、双目刺痛等临床表现。

### （一）化学毒剂按毒害作用分类

1. 神经性毒剂　它是一类能破坏神经系统的毒剂，主要有沙林（Sarin）、梭曼（Soman）、维埃克斯（VX）、塔崩（Tabum）等。人员可通过吸入或皮肤吸收引起中毒，毒害作用迅速，主要中毒症状是瞳孔缩小、胸闷、多汗、全身痉挛等。神经类毒剂是属于速杀、致命程度极高、一沾即死型的毒剂。其毒性比常被用来自杀的农药敌敌畏（也是一种神经性毒剂）大一千到几千万倍。

2. 糜烂性毒剂　它是一类能使细胞组织坏死溃烂的毒剂，主要有芥子气（Mustard gas）、路易氏气（Lewisite）。人员通过吸入或皮肤接触引起中毒，毒害作用通常比较缓慢，主要中毒症状是炎症、溃疡。

3. 全身中毒性毒剂　它是一类能破坏组织细胞氧化功能的毒剂，主要有氢氰酸、氯化氰。人员可通过吸入引起中毒，毒害作用迅速，主要中毒症状是口舌麻木、呼吸困难、皮肤鲜红、痉挛等。

4. 失能性毒剂　它是一类能造成思维和运动功能障碍使人员暂时丧失战斗力的毒剂。主要有 BZ 等。人员可通过吸入引起中毒，毒害作用较迅速，主要中毒症状是神经错乱、幻觉、嗜睡、身体瘫痪、体温或血压失调等。

5. 窒息性毒剂　它是一类刺激呼吸道引起肺水肿造成窒息的毒剂，主要有光气（phosgene）、双光气（diphosgene）等。人员可通过吸入引起中毒，毒害作用缓慢，主要中毒症状是咳嗽、呼吸困难、皮肤从青紫发展到苍白、吐出粉红色泡沫样痰等。

6. 刺激性毒剂　它是能刺激眼睛、上呼吸道和皮肤的一类非致死的暂时失能性毒剂，主要有西埃斯（CS）、亚当氏气（Adamsite）、苯氯乙酮（chloroacetopheuone）、CR 等。人员可通过吸入、接触引起中毒，毒害作用迅速，主要中毒症状是眼睛疼痛、流泪、喷嚏、咳嗽及皮肤有烧灼感。

这几种毒剂对眼睛的损害，以刺激性毒剂最敏感，能 100% 损害眼睛，糜烂性毒剂和窒息性毒剂的损害发生率为 70%～75%，都是直接接触眼睛引起的。

### （二）损害眼睛的化学毒剂的分类

1. 糜烂性毒剂

（1）芥子气：芥子气的学名为 β，β′- 二氯二乙硫醚。纯芥子气为无色有微弱大蒜气味的油状液体，工业品为黄色、棕色至深褐色，含杂质越多颜色越深。芥子气的纯度越高气味越小。芥子气难溶于水，但易溶于四氯化碳、乙醚、氯仿、汽油、煤油、乙醇等物质中。性质稳定。芥子气能溶解橡胶，因此，用橡胶布制作的防毒衣对芥子气来说使用时间十分有限。作用持久，毒性广泛，消毒及治疗麻烦，迄今无特效药，但制作简易，因此各国仍大量生产，和平时期偶见于制造和搬运事故。

芥子气对皮肤有较强的渗透性，其液滴 3～5 分钟就渗入皮肤，15～20 分钟可被皮肤完全吸收。芥子气主要以液滴经皮肤吸收杀伤人员，也能以气、雾经呼吸道和皮肤吸收杀伤人员。芥子气对人体的作用是多方面的，能引起皮肤、眼睛、呼吸道及消化道损伤，并能通过上述途径引起全身中毒。芥子气对人造成伤害的实质是破坏组织细胞使之坏死、溃烂。芥子气中毒后愈合较慢且易引起感染。还由于芥子气扰乱中枢神经系统的正常功能，致使神经活动出现障碍，从而可以引起痉挛和麻痹。

1）临床表现：潜伏期为 6～8 小时。根据剂型浓度不同，表现轻重不一。

芥子气雾烧伤：轻者双眼流泪及刺激症状，眼睑水肿，结膜充血，约 2 周开始消退。暴露于较浓芥子气雾者，除眼睑及结合膜充血水肿外，角膜上皮可见点滴状水肿或缺损，荧光素染色呈浅层点状角膜炎，但角膜实质未累及，一般约 2～3 个月方可痊愈。

芥子气液滴剂与角膜直接接触时，可产生严重芥子气伤，作者根据实验，将其改变分为四型：①自愈型：结膜充血、水肿，眼睑痉挛，角膜上有浅层点状着色，6 天后开始好转，14 天恢复正常。②水肿型：伤后第 7 天角膜上缘出现新生血管，呈壶形扩张，2～3 周后，着色及水肿消退，留有灰白色混浊。③溃疡型：经过几周后，刺激症状复发，结膜下出血，角膜缘血管扩张，角膜实质水肿、出血、新生血管、溃疡深1～2mm，逐渐扩大，前房积脓，虹膜发炎，有后粘连。④穿孔型：溃疡迅速发展，前房积脓增多，溃疡区实质溶解变性、穿孔，虹膜等脱出。

Mann将其分为：①最轻型，仅伤及球结膜；②轻型，相当于上述自愈型；③重型：相当于上述角膜水肿型；④最重型，相当于上述溃疡型及穿孔型。

值得注意的是，有些伤眼早期并无症状，15～20年后才出现阵发性怕光、流泪、角膜缘充血，是为延迟型芥子气角膜炎，睑裂区角膜混浊，角膜溃疡，其发生机制不明，可能为伤后的变性蛋白导致组织过敏反应所致。

2）急救和治疗：急救的方法是立即用水或2%碳酸氢钠液彻底冲洗。治疗随病情而定，伤情轻者可以少治疗或不治疗；伤情重者，取1.5%碳酸氢钠液冲洗双眼2分钟；滴1%阿托品液；结膜及角膜有多处损伤者，间隔24小时后，结膜囊内滴入液体石蜡、鱼肝油、凡士林等以预防粘连，戴墨镜，但不宜将眼包扎；滴10%弱蛋白银，每日用硼酸溶液冲洗3次，滴或全身服用抗生素预防感染。

（2）路易氏气：是一种毒性很强的军事毒气，近年来，因其在野外使用不甚方便，多已停产。

1）临床表现：基本上与芥子气相同，但较快较重。

2）急救和治疗：急救方法同芥子气。治疗方法主要是采用二硫基丙醇（BAL）滴液或眼膏，此药有抗毒作用，因为它的分子中含有2个活性巯基，与砷有亲和力，能夺取已与组织中酶系统结合的砷，形成稳定的无毒络合物，由尿排出，使巯基酶恢复活性，从而解除砷所引起的中毒现象。但它是一种竞争性解毒药，因此必须很快使用，中毒2分钟以内用药，可以治愈；超过5分钟者，虽可治愈，但病情将延长；超过1小时者，角膜将被破坏，不过损伤程度可以减轻。

2. 刺激性毒剂　包括CS、西阿尔、亚当氏气和苯氯乙酮。西埃斯是白色或黄色结晶，有胡椒味，不溶于水，可以使水源长期染毒。它易溶于酒精、烟油等，遇火碱、硝酸、次氯酸钙、高锰酸钾失去毒性。西埃斯主要呈烟状或粉末状引起中毒。它有强烈的喷嚏作用，又有较强的催泪作用。人员中毒后眼睛有灼烧、异物感，大量流泪。由于它对鼻、咽喉、口腔的刺激，会出现连续喷嚏、咳嗽和流口水。如果人员吸入高浓度刺激性毒剂后，也可能引起死亡。西阿尔是1962年以后产品，性质稳定，难溶于水，配成溶胶沫状后使用，受气象条件的影响较小，美军认为这是一种比CS及苯氯乙酮均优的刺激性毒剂，具有催泪、喷嚏和刺激皮肤等多种作用。但其作用是可逆的，一旦离开毒区，不作治疗，症状亦可消失。防毒面具可有效地防护。曾被广泛应用于战场，又被许多国家作为警用防暴武器，故又称为控暴剂（riot control agent）。现已规定，不属化学战剂范畴，但严禁应用于战场。

（1）临床表现：气中含量为1∶1千万时，眼即发红，有烧灼感，眼睑痉挛，1分钟之内严重流泪。伤员离开污染区后，症状即自动消退。但红眼可持续数小时，离开污染区后1小时再次进入，因获得了耐药性，损伤症状可减轻。

（2）急救和治疗：嘱伤员紧急离开污染区，用2%碳酸氢钠液洗眼即可，其次是双眼滴皮质激素及血管扩张剂。

3. 窒息性毒剂　又称肺损伤剂（lung injurant）。光气是毒性较低的毒剂。光气是无色的气体，有烂干草和烂水果味，工业品为黄色或淡黄色液体。光气蒸发快，易形成伤害浓度，但持续时间短，易被活性炭等多孔物质吸附。它遇水或火碱及氨水等会失去毒性。窒息性毒剂主要损害呼吸器官，引起肺水肿，肺泡内气体交换受阻，血液摄氧能力降低，机体缺氧以致窒息死亡。吸入光气后会感到胸闷、咽干、咳嗽、头晕、恶心，经2～8小时后，出现严重咳嗽、呼吸困难、头痛、皮肤青紫，并咳出淡红色泡沫痰液，中毒严重时会窒息死亡。可以说，光气中毒是通过引起人员肺水肿，造成肌体严重的缺氧窒息而杀伤人员的。

（1）临床表现：当浓度为10PPM时，不到1分钟，此气体即可刺激眼睛及呼吸道。结膜充血、双眼流泪、有烧灼感。空气中浓度加倍时，眼睛除有表层角膜炎外，尚可并发虹膜睫状体炎，少数眼底可出现视神经炎。

（2）急救和治疗：对这类伤员的急救，重点是防治呼吸道水肿。应立即给氧，防止窒息，静注5%葡萄糖液防止休克，服用强心剂防止心衰。凡进入染毒区的人，均应戴防护面具，遇紧急情况，可用水浸湿毛巾或手帕，遮盖口鼻。同时，应立即用水或2%碳酸氢钠溶液冲洗双眼。双眼涂抗生素眼膏防治结膜及角膜感染，戴有色眼镜。

（郝燕生　蔡用舒）

## 主要参考文献

1. 朱秀安. 眼科疑难病. 北京：科学技术文献出版社，2009：415-416.

2. 赵家良. 眼科诊疗常规. 北京：中国医药科技出版社，2012.

3. 蔡用舒. 创伤眼科学. 北京：人民军医出版社，1987：252-279.

4. Shingleton BJ. Hersh PS，Kenyon KR. Eye Trauma. St Louis：Mosby-Year Book，Inc. 1991.
5. Dua HS，King AJ，Joseph A. A new classification of ocular surface burns. Br J Ophthalmol，2001，85：1379-1383.
6. Dua HS，Forrester JV. The corneoscleral limbus in human corneal epithelial wound healing. Am J Ophthalmol，1990，110：646-656.
7. Thoft RA. Kerotoepithelioplasty. Am J Ophthalmol，1984，97：1-6.
8. Schrage NF，Kompa S，Haller W，et al. Use of an amphoteric lavage solution for emergency treatment of eye burns. First animal type experimental clinical considerations. Burns：journal of the International Society for Burn Injuries，2002，28(8)：782-786.
9. Gerard M，Merle H，Chiambaretta F，et al. An amphoteric rinse used in the emergency treatment of a serious ocular burn. Burns：journal of the International Society for Burn Injuries，2002，28(7)：670-673.
10. Hall AH，Blomet J，Mathieu L. Diphoterine for emergent eye/skin chemical splash decontamination：a review. Veterinary and human toxicology，2002，44(4)：228-231.
11. Kuckelkorn R，Schrage N，Keller，G，et al. Emergency treatment of chemical and thermal eye burns. Acta ophthalmologica Scandinavica，2002，80(1)：4-10.
12. Dua HS，King AJ，Joseph A. A new classification of ocular surface burns. The British journal of ophthalmology，2001，85(11)：1379-1383.
13. Nishiwaki-Dantas MC，Dantas PE，Reggi JR. Ipsilateral limbal translocation for treatment of partial limbal deficiency secondary to ocular alkali burn. The British journal of ophthalmology，2001，85(9)：1031-1033.
14. Vajpayee RB，Thomas S，Sharma N，et al. Large-diameter lamellar keratoplasty in severe ocular alkali burns：A technique of stem cell transplantation. Ophthalmology，2000，107(9)：1765-1768.
15. Shimazaki J Yang HY，Tsubota K. Amniotic membrane transplantation for ocular surface reconstruction in patients with chemical and thermal burns. Ophthalmology，1997，104(12)：2068-2076.
16. Kuckelkorn R，Redbrake C，Reim M. Tenonplasty：a new surgical approach for the treatment of severe eye burns. Ophthalmic surgery and lasers，1997，28(2)：105-110.

# 第二章
# 化学物质中毒

有毒的化学物质通过身体吸收可引起急性或慢性中毒而发生眼部病变。这些物质大多是在工业、农业生产过程中的中间产物或终末产品，常使从事该行业的劳动者得病，故而列入职业性眼病的范畴。这些物质污染环境后也可使并非从事某一职业的一般居民得病。通过改革生产流程，实施环境保护，便可以大大降低其发病率。

## 第一节　无机化合物中毒

### 一、铅

**【概述】** 铅（lead）是灰白色质软的重金属。工业用途广泛。主要以粉尘、烟雾或蒸气的形式经呼吸道进入人体。也可经消化道和皮肤吸收。引起急性中毒的最小口服剂量为 5mg/kg。而慢性中毒与空气中铅浓度的关系，文献报道不一，一般认为铅浓度在 $0.05mg/m^3$ 以上，长期接触可以发生铅吸收和慢性铅中毒。我国工作场所有害因素职业接触限值规定铅尘为 $0.05mg/m^3$、铅烟为 $0.03mg/m^3$（PC-TWA）。中毒机制尚未完全阐明，主要累及神经、造血、消化、心血管系统和肾脏。视觉系统也是铅毒作用的靶器官，急性或慢性铅中毒能引起不同程度的视功能损害。

**【全身症状】** 职业性慢性铅中毒是生产中长期接触铅烟或铅尘所致的全身性疾病。其早期表现为卟啉代谢障碍、神经衰弱综合征和消化系统症状，中毒较重时出现贫血、腹绞痛，严重时出现铅性麻痹或中毒性脑病。

职业性慢性铅中毒诊断标准（GBZ-37-2002）：

1. 诊断原则　应根据确切的职业史和以神经、消化、血液系统损害为主的临床表现及有关实验室检查，参考作业环境调查，进行综合分析后，方可诊断。

2. 诊断及分级标准

（1）观察对象：有密切铅接触史，无铅中毒的临床表现，具有下列表现之一者：尿铅≥0.34μmol/L（0.07mg/L）或 0.48μmol/24h（0.1mg/24h）；或血铅≥1.9μmol/L（0.4mg/L）；或诊断性驱铅试验后尿铅≥1.45μmol/L（0.3mg/L）<3.86μmol/L 者。

（2）轻度中毒

1）血铅≥2.9μmol/L（0.6mg/L）或尿铅≥0.58μmol/L（0.12mg/L）；且具有下列一项表现者，可诊断为轻度中毒：

a. 尿 δ- 氨基 -γ- 酮戊酸≥61.0μmol（8mg/L）。

b. 血红细胞游离原卟啉（EP）≥3.56μmol/L（2mg/L）。

c. 红细胞锌原卟啉（ZPP）>2.91μmol/L（13.0μg/gHb）。

d. 有腹部隐痛、腹胀、便秘等症状。

2）诊断性驱铅试验，尿铅≥3.86μmol/L（0.8mg/L）或 4.82μmol/24h（1mg/24h）。

（3）中度中毒：在轻度中毒的基础上，具有下列一项表现者：

1）腹绞痛。

2）贫血。

3）轻度中毒性周围神经病。

（4）重度中毒：具有下列一项表现者：

1）铅麻痹。

2）中度性脑病。

**【眼部表现】**

1. 急性中毒　较少见。常由于吸入大量铅尘、铅烟或吞食大量铅化合物所致，因颅内压增高而表现的视乳头水肿，球后视神经炎及眼肌麻痹。急性铅中毒脑病时还可出现皮质性铅性黑矇，突然双目失明，但瞳孔对光反应正常。持续数小时或数日后视力可完全恢复。也可反复发作。并同时出现眼肌全麻痹。

2. 慢性中毒　主要表现为铅性视网膜病变，视网膜动脉痉挛、硬化、动脉周围炎、视网膜出血、渗出，甚至视网膜中央动脉闭塞、脉络膜血管硬化和闭塞等。

视网膜点彩为 Soukin（1963）首先提出，并认为是铅中毒早期诊断的临床表现特征之一。其主要表现为视乳头周围的视网膜表面有灰色带金属光泽的细点状沉着物，呈散在分布，即所谓视网膜点彩。但此后国内外不少学者对此进行了观察，均未能得出一致看法，甚至得出完全相反的结果，因此，视网膜点彩征及其临床价值尚需进一步探讨。

实验研究发现长期接触铅可出现视网膜色素上皮的多发性损害以及暗适应功能减低等。

视神经病变是铅中毒眼损害最常见的表现，视力减退，可表现为视神经炎或球后视神经炎，为双侧性。视野检查有中心、傍中心暗点或环形暗点，尤其是定量视野检查，比平面视野检查更敏感。在慢性暴露于中、低浓度铅作业环境、平面视野检查阳性者，用定量视野检查常能较早检出中心或傍中心暗点。因此，有作者称此为亚临床视神经病变。此外，也可见周边视野缩窄。一般来讲，眼部损害多发生在慢性中毒后数月或数年，不是铅中毒的早期表现，但儿童例外，眼部损害可为首发症状。瞳孔麻痹散大，但眼外肌麻痹少见，如果存在，多为外展肌或动眼神经支配的眼肌。

**【治疗】**

1. 驱铅疗法　适用于急、慢性中毒。以依地酸钙（$CaNa_2EDTA$）疗效最好。以短程间断疗法为原则，每日1～2g，静脉滴注、肌注或静脉注射，3天为一疗程，间隔3～4天后重复使用，视治疗中铅排泄情况以决定疗程数，一般可连续使用2～8个疗程。也可用二巯丁二钠（Na-DMS），疗效与依地酸钙相近，每日1g，肌内或静脉注射，以3～5天为一疗程，间隔3～4天后再重复使用。此外，还可用青霉胺（penicillamine）、二巯基丙磺酸钠（unithiol）等。

2. 对症治疗　慢性中毒时，宜适当注意休息，给予合理的营养，以富于钙质及维生素食谱为宜。急性中毒时，按急性中毒有关急救原则处理。

## 二、汞

**【概述】** 汞（mercury）化合物可分为无机汞与有机汞两大类。无机汞又分为金属汞和无机汞化合物，都具有不同程度的毒性。使用汞的工业至少有80多种。

金属汞是一种银白色液态的金属。在常温下即能蒸发，温度愈高，蒸发量愈大。汞具有较高的脂溶性，在生产条件下，金属汞主要以汞蒸气的形式经呼吸道吸入人体，汞蒸气进入人体后，仅可通过肺泡膜扩散，吸入浓度1～3mg/m$^3$数小时可致急性中毒，甚至浓度在0.13～0.8mg/m$^3$时，也有急性汞中毒的病例报告。经消化道的吸收量甚微，约小于摄入量的0.01%。汞并且以元素汞的形式溶解于血液的类脂质中，吸收入血后，一小部分保持元素汞的形式，大部分缓慢地被氧化为汞离子。血液中溶解的元素汞有较高的扩散性，易溶于类脂质中，可通过血脑屏障及胎盘屏障。体内分布以肾脏最高，其次为肝脑。排泄缓慢。

有机汞化合物品种甚多，分烷基汞化合物，芳基汞化合物和烷氧基汞化合物三大类。主要用作农药杀菌剂。有机汞农药毒性甚大，过量使用或污染食物，往往造成严重的群体中毒，例如轰动世界的日本水俣病（minamata disease）就是由于居民食用了大量被甲基汞污染了的海产品鱼贝类所致的中毒。

汞中毒机制目前仍不很清楚。汞与蛋白质中的巯基有特殊的亲和力，它与酶中的巯基结合形成硫醇盐，可使一系列含巯基酶的活性受到抑制，从而导致中毒的发生，出现一系列急、慢性中毒的临床表现，眼中毒临床表现常是全身中毒表现之一。

**【全身表现】** 汞全身中毒主要表现为：口腔炎及其他消化道症状、精神神经障碍和肾脏损害。

职业性汞中毒诊断标准（GBZ89-2007）：

1. 观察对象　长期接触汞后，尿汞增高无慢性汞中毒临床表现者。

2. 急性汞中毒

（1）轻度中毒：短期内接触大量汞蒸气，尿汞增高，出现发热、头晕、头痛、震颤等全身症状，并具有下列一项者：

1）口腔-牙龈炎和（或）胃肠炎。

2）急性支气管炎。

（2）中度中毒：在轻度中毒基础上，具有下列一项者：

1）间质性肺炎。

2）明显蛋白尿。

（3）重度中毒：在中度中毒基础上，具有下列一项者：

1）急性肾功能衰竭。

2）急性中度或重度中毒性脑病。

3. 慢性汞中毒

（1）轻度中毒：长期密切接触汞后，具有下列任何三项者：

1）神经衰弱综合征。

2）口腔-牙龈炎；手指震颤，可伴有舌、眼睑震颤。

3）近端肾小管功能障碍，如尿低分子蛋白含量增高。

4）尿汞增高。

（2）中度中毒：在轻度中毒基础上，具有下列一项者：

1）性格情绪改变。

2）上肢粗大震颤。

3）明显肾脏损害。

(3) 重度中毒：慢性中毒性脑病。

【眼部表现】

1. 汞性晶状体或中毒性晶状体变色（mercurilents） 裂隙灯检查见汞作业工人晶状体前囊下出现浅灰棕色到深红棕色或黄色光反射，瞳孔区中心部最明显，也偶然发生于成人核前皮质内，有角膜后层和视网膜上也可见金属反光。一般不影响视力。脱离接触也不消退。有人认为此征可能是汞中毒的早期表现，现认为这是汞被吸收后沉着于晶状体前囊的表现，并非汞中毒的体征。国内尚未见类似报道。长期使用以硝基苯汞为保存剂的缩瞳药的患者，亦可发生类似的汞沉着。

2. 视力减退 大部分患者有中心视力减退，少数出现皮质盲。

3. 视野缩小 以蓝色视野缩小最为明显，有时可见鼻下象限有一缺口，有作者称之为马蹄形视野。

4. 眼底改变 视乳头边缘模糊、视网膜静脉扩张及视网膜出血等。

5. 其他表现 眼睑震颤、眼外肌不全麻痹、瞳孔对光反应和调节反应迟钝。也有少数病例表现为视神经炎，伴有小的中心暗点，甚至视神经萎缩等。长期使用含汞眼膏如黄氧化汞或白降汞眼膏，可使眼睑皮肤发生汞沉着，呈灰黑色。有的患者在角膜缘范围内角膜基质深层出现灰色环。

【诊断】 汞中毒的诊断需有长期接触汞的职业史。如疑为急性汞中毒，其诊断要点在于详细询问毒物接触史。尿汞测定结果高于当地正常值时，对汞中毒的诊断有重要参考价值，但尿汞不高也不能排除汞中毒的可能性，仅具备尿汞单项指标增高也不能诊断为汞中毒。

用二巯丙磺酸0.25g肌注或二巯丁二钠0.5g静脉注射进行驱汞试验，观察24小时尿汞排泄量，当尿汞 > 45μg/d,，提示有过量汞吸收，对诊断有参考意义。

【治疗】 可用二巯丙磺酸（unithiol）解毒剂。

## 三、锰

【概述】 锰（manganese）主要用于生产各种锰合金、炼钢、制造焊条、高锰酸钾、电池、玻璃、颜料、油漆、火柴、陶瓷、鞣皮、防腐剂以及纺织物漂白等，以上行业均可接触，主要经呼吸道吸入，长期吸入含锰浓度高的烟尘，可引起职业性锰中毒；在胃液中的溶解度很低，经消化道吸收很慢，而且很不完全；经皮肤吸收量甚少，在工业生产中无重要意义。锰是正常机体必需的微量元素之一，正常人每日从食物中摄取锰3～9mg，锰在体内分布和不同的投给途径有关，主要存积于肝、肾、胰、脑等。慢性锰中毒是职业性锰中毒的主要类型，起病缓慢，发病工龄一般为5～10年，引起发病的空气浓度据报道多在40～173mg/m$^3$之间。锰进入身体后，常引起慢性神经系统中毒，以脑底节神经元损害最为显著。

【全身表现】 长期接触锰的烟尘可引起以神经系统改变为主慢性锰中毒，早期表现为神经衰弱综合征和自主神经功能紊乱。中毒较明显时，出现锥体外系损害，并可伴有精神症状。严重时可表现为帕金森综合征和中毒性精神病。

职业性慢性锰中毒诊断标准（GBZ3-2002）

1. 观察对象 具有头晕、头痛、容易疲乏、睡眠障碍、健忘等神经衰弱综合征的表现，以及肢体疼痛、下肢无力和沉重感等症状，并有下列情况之一者：

(1) 有多汗、心悸等自主神经功能紊乱的表现。

(2) 尿锰或发锰超过本地区正常值上限。

2. 诊断及分级标准

(1) 轻度中毒：除上述症状外，具有下列情况之一者：

1) 肯定的肌张力增高。

2) 肌张力增高不肯定，但手指有明显震颤，腱反射亢进；并有容易兴奋、情绪不稳定、对周围事物缺乏兴趣等精神情绪改变。

(2) 重度中毒：具有下列情况之一者：

1) 明显的锥体外系损害：表现为帕金森综合征：四肢肌张力增高，伴有禁止性震颤，可引发出齿轮样强直；并可出现对指或轮替试验不灵活、不准确，闭目难立征阳性，言语障碍，或步态异常、后退困难等运动障碍。

2) 中毒性精神病：有显著的精神情绪改变，如感情淡漠、反应迟钝、不自主哭笑、强迫观念、冲动行为等。

【眼部表现】

1. 瞳孔不规则，瞬目动作减少，眼肌运动障碍，集合困难，调节减弱，眼球震颤，动眼危象（oculogyric crisis）。

2. 有的病例有角膜知觉减退，辨色力障碍，视野向心性缩窄。

3. 眼底检查可见视网膜静脉扩张，动脉变细，视网膜水肿等。

4. 锰合金的异物存留眼内，经过分解而产生氢，可导致眼内化脓性炎症。

【诊断】 眼锰中毒临床表现无特异性，其诊断必须与全身中毒表现结合起来考虑。慢性锰中毒的早期诊断目前尚有困难，必须先详细调查锰接触史和现场劳动卫生条件，对主要以类神经症表现为异常的患者，应定期追踪观察，着重检查有无肌张力增强，并结合实验室检查结果进行综合分析，然后做出诊断。对重度锰中毒患者，应与震颤麻痹（帕金森病）及帕金森综合征如一氧化碳中毒后遗症、脑炎后遗症和脑动脉硬化以及肝豆状核变性等进行鉴别。

**【治疗】**

1. 可选依地酸二钠钙或二巯丁二钠等进行驱锰治疗。

2. 对症治疗。

## 四、铬

**【概述】** 铬（chromiums）是银灰色、质坚硬而脆的金属，有二价至六价五种化合价，二价及三价化合物一般认为是无毒的或毒性不大，六价化合物如铬酸酐、铬酸盐、重铬酸盐等则有毒，其毒性是三价铬的100倍。主要用于冶金工业、耐火材料和镀铬工业；此外，鞣皮，羊毛、皮毛的媒染剂和固色剂，照相、印刷制版的感光剂，油漆及颜料的生产中均使用铬及其化合物。以上行业作业的工人均可接触。铬所致机体损害多由六价铬化合物引起。通过皮肤、胃肠道及呼吸道等途径侵入机体，引起胃肠道及肝、肾功能的损害，急性损害可引起上呼吸道刺激症状，慢性损害则引起接触性皮炎、铬疮、鼻中隔穿孔等。

**【眼部表现】** 铬酸酐及重铬酸的钾、钠盐对角膜、结膜等有刺激作用，引起结角膜炎甚至溃疡。

长期接触其粉末可致氧化铬沉淀于角膜实质前部，裂隙灯下观察睑裂部呈带状棕色改变。内有其表面的上皮层呈灰色型空泡，最后形成溃疡。

**【治疗】** 可试用硫代硫酸钠、二巯基丙醇（BAL）、二巯丙磺酸等解毒剂。眼部中毒表现可给予对症处理。

## 五、铊

**【概述】** 铊（thallium，Tl）为银白色柔软的金属。常用的化合物有硝酸铊和硫酸铊等，生产上用于制造光电管、光学透镜、棱镜以及特殊光学玻璃、低温计等工业。吸入铊烟尘、蒸气为急性铊中毒的主要侵入途径。食用或饮用被铊污染的土壤上生长的蔬菜或水等也可致急慢性铊中毒。铊及其化合物属高毒的神经毒物，具有蓄积性，并可引起肝脏及肾脏损害。成人MLD在0.12～1.0g之间。

**【全身表现】** 急性铊中毒多数为非职业性中毒。国外曾有因误服铊盐制剂而引起中毒的病例报道。我国福州、上海等地曾在20世纪60～70年代有急性铊中毒的个案报道。1983年刘金铎报道4例贵州山区农民因长期进食含铊蔬菜引起的一起特殊的慢性铊中毒，同时对该地区分别发生在1960、1967、1977年141例铊中毒患者的临床表现进行了分析。主要表现为：①常于中毒后3～5日首先出现下肢酸、麻、蚁走感等多发性神经炎表现；②经口侵入者胃肠道症状明显，如恶心、呕吐、腹痛、胃肠道出血等；③脱发，一般在中毒后10天左右发生，先脱前额，后两颞及枕部，数日至2周脱光或成斑秃；④指甲可见类似砷中毒的白色横纹（Mees纹）等。慢性中毒表现与急性中毒者相同，但发病缓慢，常在吸收毒物1～2周后出现症状，早期可有轻度类神经症表现。

职业性铊中毒诊断标准（GBZ226-2010）

1. 接触反应　短时间内接触较大量铊后出现头晕、头痛、乏力、咽部烧灼感、恶心、呕吐、腹痛等症状，尿铊增高。

2. 诊断及分级标准

（1）急性中毒

1）轻度中毒：除具有头晕、头痛、乏力、食欲减退、腹痛症状及尿铊明显增高外，同时具备以下一项者：

a. 四肢远端特别是下肢痛觉过敏、麻木、疼痛，或痛觉、触觉减退呈手套、袜套样分布，可伴跟腱反射减弱。

b. 明显脱发，指（趾）甲出现米氏纹。

c. 神经肌电图显示有神经源性损害。

2）中度中毒：轻度中毒基础上，具有以下一项者：

a. 四肢远端痛觉、触觉障碍达肘、膝以上，伴跟腱反射消失；或深感觉明显障碍伴感觉性共济失调。

b. 四肢受累肌肉肌力减退至4级。

c. 脑神经损害。

d. 轻度心、肺、肝、肾或脑损害。

3）重度中毒：上述症状加重，并具有以下一项者：

a. 四肢受累肌肉肌力减退至3级，或四肢远端肌肉明显萎缩。

b. 中-重度心、肺、肝、肾或脑损害。

（2）慢性中毒

1）轻度中毒：长期接触后出现乏力或下肢无力，连续两次检测尿铊增高，并具有以下一项者：

a. 双下肢疼痛、麻木，出现对称性袜套样分布的痛觉、触觉或音叉振动觉障碍，伴跟腱反射减弱。

b. 明显脱发。

c. 轻度视神经病或视网膜病。

d. 神经肌电图显示有神经源性损害。

2）重度中毒：上述症状加重，并具有以下一项者：

a. 四肢远端感觉障碍、跟腱反射消失，伴四肢肌力减退至3级或四肢远端肌肉萎缩。

b. 视神经萎缩。

【眼部表现】 刘金铎、曾键等的观察表明，铊中毒眼损害主要表现为视网膜及视神经病变，有以下三种临床表现类型：①视网膜炎、球后视神经炎；②单纯性视神经萎缩；③视神经萎缩、视网膜及视网膜色素上皮病变。早期表现为视网膜反光增强，后极部视网膜有比较均匀一致如大头针帽状黄色闪辉性渗出。色素上皮改变明显，有尘点状、斑点状、小片状色素增生，间有色素缺失灶。脑神经有时受损，多在中毒1周后出现上睑下垂、球后视神经炎，最终发生视神经萎缩等。典型表现是视野检查有绝对中心暗点。病理检查证实，第Ⅲ、Ⅴ、Ⅶ、Ⅷ对脑神经有轴索变性、弯曲、断裂。慢性中毒时眼肌麻痹，白内障和虹膜睫状体炎等表现。视力逐渐减退，视物模糊，少数重症患者可完全失明。

慢性毒性试验还观察到中毒动物有角膜炎表现。铊中毒10天左右可出现脱发，包括眼眉毛、胡须等也可全部脱尽。

【诊断】 根据明确的职业史或接触史，结合典型临床表现，诊断并不困难。尿铊测定对诊断有参考意义，正常人尿内不含铊。

【治疗】 无特效解毒剂。依地酸钙、二巯丙醇(BAL)、二乙基二硫代氨甲酸钠(dithiocarb)及双硫腙等有一定排铊作用，可在临床上试用。辅以增加营养、维生素等对症支持治疗，可收到良好效果。

## 六、砷

【概述】 砷(arsenic)在自然界中主要以硫化物形式存在，如雄黄、雌黄等，主要化合物有三氧化二砷、亚砷酸盐及砷酸盐等。采矿、熔炼、毛皮业加工、制造及使用含砷农药等行业均可接触。职业中毒多经呼吸道和皮肤吸收，非职业中毒(如食用砷污染的水源、酒、食物等)则多为经口中毒。此外，使用化妆品及药物不当，有时亦可引起中毒。

砷及其化合物对体内酶蛋白的巯基具有特殊亲和力，可使重要的有关细胞代谢的酶系统失去作用或受到破坏，从而引起神经系统、新陈代谢、毛细血管以及其他系统一系列的功能与器质性病变。人口服三氧化砷的中毒剂量为0.01～0.05g，致死量为0.06～0.6g。

【全身表现】 短期大量或较长期密切接触砷化物后，出现呼吸、皮炎、皮肤过度角化、皮肤色素沉着及消化系统、神经系统等的急、慢性中毒临床表现。

职业性砷中毒诊断标准(GBZ83-2012)

1. 接触反应　短时间接触大量砷及其化合物后出现一过性的头晕、头痛、乏力或伴有咳嗽、胸闷、眼结膜充血等黏膜刺激症状，经24～72小时观察，上述症状消失或明显减轻。

2. 诊断标准

(1) 急性中毒：接触反应的症状加重，并具备以下一项者：

1) 急性气管-支气管炎或支气管周围炎(见GBZ73)。

2) 恶心、呕吐、腹痛、腹泻等急性胃肠炎表现。

3) 急性中毒性神经系统疾病(见GBZ76)。

(2) 慢性中毒

1) 轻度：长期密切接触砷及其化合物后出现头痛、头晕、失眠、多梦、乏力、消化不良、消瘦、肝区不适等症状，尿砷或发砷超过当地正常参考值，并具有下列情况之一者：

a. 手、脚掌跖部位皮肤角化过度，疣状增生，或躯干部及四肢皮肤出现弥漫的黑色或棕褐色的色素沉着，可同时伴有色素脱失斑。

b. 慢性轻度中毒性肝病(见GBZ59)。

c. 慢性轻度中毒性周围神经病(见GBZXX)。

2) 中度：轻度中毒的症状加重，并具有下列情况之一者：

a. 全身泛发性皮肤过度角化、疣状增生；或皮肤角化物脱落形成溃疡，长期不愈合。

b. 慢性中度中毒性肝病(见GBZ59)。

c. 慢性中度中毒性周围神经病(见GBZXX)。

3) 重度：中度中毒的症状加重，并具有下列表现之一者：

a. 肝硬化。

b. 慢性重度中毒性周围神经病(见GBZXX)。

c. 皮肤癌(见GBZ94)。

【眼部表现】 砷及其化合物如硫化砷、氧化砷、氯化砷、砷化氢等都可直接刺激外眼，眼睑皮肤出现丘疹、脓疮疹，眉毛和睫毛脱落及皮肤溃疡。球结膜高度水肿充血，睑裂斑增厚，球结膜下出血，睫状充血，重者可致急性脓性结膜炎及剥脱性结膜角膜炎，最初角膜表层呈点状或弥漫性浸润，在上下睑掩盖的部分呈两个半月形的溃疡，以后整个角膜，类似涂蜡样乳白色改变，甚至角膜坏死、穿孔，导致化脓性全眼球炎。有时可见球结膜上有成堆的棕黑色色素沉着。眼底可发生视网膜出血、神经炎，最终导致视神经萎缩。早期表现有视力减退。周边视野呈向心性缩窄，重时可呈管状视野，以红色视野缩小最为显著。有时也可查出中心暗点。汪苍壁等对砷污染区居民731人周边视野调查表明，长期吸收过量的砷，虽未达中毒程度，亦能招致视野缩窄，其损害程度与接触时间成正比。

【诊断】 有砷或其化合物的接触史，眼中毒临床表现应结合砷急、慢性中毒的全身临床表现及尿砷测定等进行综合判断。

急性砷中毒可有多种表现：①大量口服可溶性砷化合物，可于数小时内突然死于急性中毒性心肌损害；②较多见的是所谓急性胃肠炎型，主要表现为腹痛、恶心、呕吐、腹泻，大便呈米汤样，重者常发生休克，多数病例有中毒性肝脏损害；③砷中毒性神经炎，表现为不同程度的感觉型或感觉运动型多发性神经炎的临床症状。

慢性砷中毒临床突出的全身表现是皮肤色素沉着、角化过度或疣状增生等。

尿砷测定对诊断有一定帮助，正常24小时尿砷为0～0.126mg/L，如果尿砷超过0.2mg/L，一般应考虑为异常。

**【治疗】** 可给予二巯丙磺酸（unithiol）、二巯丁二钠（Na-DMS）等解毒剂。并应停止与砷接触。眼科治疗可根据其表现进行对症处理。治疗可停止神经退行性变继续发展，但不能挽救已丧失的视力。因此，应早期治疗，在周边视野出现改变之前即进行，一般可使视力恢复。

## 七、磷

**【概述】** 磷（phosphorus）分无机磷和有机磷。无机磷有四种异构体即黄磷（白磷）、红磷、紫磷及黑磷。黄磷为高毒。接触黄磷的主要工业有：黄磷、红磷、三氧化磷、五氧化磷和磷酸的制取以及军火工业、焰火、爆竹、信号弹和人造磷肥等部门。对人的最小致死量（MLD）估计为0.1～0.5g，吸收量达1mg/kg即可致死，主要以蒸气及粉尘形式经呼吸道进入人体。有机磷主要为农药，如1059、1605、3911、4049、DDV、乐果、敌百虫等均为高毒杀虫剂，可经皮肤、黏膜、呼吸道及消化道进入体内，分布全身，与胆碱酯酶结合形成磷酰化胆碱酯酶，从而阻碍了胆碱酯酶对乙酰胆碱的分解，造成乙酰胆碱的大量蓄积，以致产生全身中毒作用，包括中枢神经系统，全身平滑肌、横纹肌以及肝脏等均遭受损害。

**【眼部表现】** 磷及其无机化合物中毒时以全身中毒表现为主，而眼部表现主要见于有机磷农药中毒，临床表现如下：

1. 急性有机磷中毒的典型表现之一是瞳孔缩小，如果农药污染眼部，瞳孔也可极度缩小，呈针尖状大小。常有视物模糊、视力减退、睫状肌痉挛等。由于急性中毒致肝脂肪变性，可出现巩膜黄染。

2. 眼底检查可见视盘充血，边界模糊，视网膜动脉细窄，视网膜出血和渗出，重者有似肾炎性视网膜病变时的黄斑水肿、星芒状斑等。

3. 近年有许多报道，发现长期接触有机磷作业人员的视野检查有向心性缩小，不论白色视野还是色视野，其缩小程度基本一致，并与接触有机磷作业工龄长短有一致关系，实验病理观察到有睫状体上皮肿胀、变性，视网膜、色素上皮细胞及球后视神经受损等病理改变，并认为周边视野缩小是由于睫状体扁平部及其紧邻的视网膜周边部水肿致该处功能障碍所引起。重者甚至可导致视网膜脱落。此外，色觉功能障碍，明适应延长也有报道。

4. 慢性有机磷中毒也可出现上述体征，眼睑和舌的震颤、瞳孔缩小等常是全身中毒最早出现的典型体征。

急性有机磷中毒时，胆碱酯酶的抑制程度与病情大致呈平行关系，活性越低，病情越重，眼部表现的程度也大体呈一致关系。而慢性中毒则不然，血胆碱酯酶活力虽明显下降，但临床症状往往很轻或不出现。其机制目前还不甚清楚。

白磷在空气中（34℃）可以自动燃烧，落入结膜及角膜，如不立即除尽，可以引起反复烧伤。

**【诊断】** 眼部中毒表现结合全身中毒的典型症状和体征，做出准确的临床判断并不困难。

1. 有确切的职业或生活接触史。

2. 磷及其无机化合物急性中毒时以肝脏受损为突出表现，重度中毒可引起急性重型肝炎及昏迷。慢性中毒主要表现为骨质疏松及坏死，如果有眶骨坏死时也可累及眼球。接触黄磷可引起急性皮肤灼伤，慢性黄磷中毒可引起下颌骨坏死。

3. 有机磷中毒时临床上可见典型的毒蕈碱样症状如恶心、呕吐、腹痛、流涎、多汗、视物模糊和瞳孔缩小等，烟碱样症状，主要表现为肌束震颤、肌力减退、肌肉痉挛、麻痹等。血胆碱酯酶活性减低为诊断的主要依据。

**【治疗】** 眼中毒表现恢复的好坏取决于全身中毒治疗的及时与否。

1. 有机磷中毒

（1）迅速清除毒物，用肥皂水或大量清水清洗被污染的部位，口服中毒者应立即反复洗胃。眼部污染者，可用2%碳酸氢钠溶液或清水冲洗，洗后滴入1滴4%～20%后马托品。

（2）应用特效解毒药，可给予抗胆碱能神经药物阿托品及胆碱酯酶复能剂解磷定或氯磷定等，以使被抑制的胆碱酯酶恢复活性。青光眼患者要慎用。

2. 磷及无机化合物中毒　可给予护肝药物以及对症处理。口服中毒者须用0.2%硫酸铜或0.1%高锰酸钾液洗胃。

3. 接触性磷烧伤的急救　主要是取0.5%硫酸铜

液冲洗结膜囊，如无，则改用水冲洗，将双眼浸泡在水中，然后用镊子夹出所有含磷颗粒。另一急救办法是用湿眼垫遮盖双眼，然后按眼烧伤治疗。

## 第二节　有机化合物中毒

### 一、三硝基甲苯

【概述】三硝基甲苯（trinitrotoluene，TNT）为国防工业和矿山建设中常用的炸药。淡黄色针状结晶。有五种异构体，其中以 2，4，6- 三硝基甲苯最重要。为脂溶性物质，难溶于水，易溶于乙醚、酒精、丙酮等有机溶剂。易燃、易爆。职业接触限值 PC-TWA 为 0.2mg/m$^3$，PC-STEL 为 0.5mg/m$^3$。在生产和使用过程中，主要通过呼吸道和污染皮肤吸收，也可通过消化道吸收。用［$^{14}$C］TNT 放射性同位素标记显示，24 小时后脏器分布以血液中含量最高，主要存在于血红蛋白中，其次为肝、肾；$^3$H-α-TNT 标记结果显示，眼球组织中 96 小时标记物含量最高，说明眼球组织有 TNT 的缓慢蓄积。TNT 进入人体后的代谢研究表明，用层析法可测得 TNT 作业工人尿中代谢产物至少有 12 种，但具体化学成分不完全清楚，采用高效液相色谱等技术进行分析，目前比较明确的代谢产物有五种，它们是：4- 氨基 -2，6- 二硝基甲苯（4-A）；2- 氨基 -4，6- 二硝基甲苯（2-A）；4- 羟氨基 -2，6- 二硝基甲苯（4-HA）；2，4- 二氨基 -6- 硝基甲苯（2，4-DA）和 2，6- 二氨基 -4- 硝基甲苯（2，6-DA）。TNT 的代谢产物主要从尿、粪中排出，排出的速度较慢。脱离接触后 1 年甚至 5 年，尿中仍能测得 TNT 的代谢产物，说明该毒物在体内有明显的蓄积作用。

【临床表现】

（一）全身中毒表现

1．血液改变　TNT 急性或慢性接触可导致溶血性贫血，表现为血红蛋白减少、红细胞计数降低，网织红细胞计数增加。近年来由于生产环境和技术的改善，没有再生障碍性贫血病例的报道。

2．中毒性肝损伤　可有不同程度的消化道症状，大量接触 TNT 时，可发生严重肝损害，甚至死于急性重型肝炎。急性或慢性严重肝损害可引起肝硬化。

3．高铁血红蛋白血症　接触高浓度 TNT 可出现面色苍白、唇、舌、耳廓部发绀，血液检查可见 Heinz 小体，网织红细胞增多，血高铁血红蛋白增高。

（二）眼部表现

1．眼睑皮肤可有红斑和丘疹，疹后脱屑，慢性者呈苔藓样改变。

2．结膜、角膜、巩膜均可受 TNT 粉尘或蒸气刺激而发生炎症，睑裂暴露部位结膜和巩膜黄染。

3．眼底改变　少数 TNT 接触者可发生视网膜出血，视神经炎，球后视神经炎，甚至视神经萎缩。视野检查周边视野缩窄，偶有中心暗点。接触高浓度 TNT 者，由于血内高铁血红蛋白增高，不仅出现青紫面容，而且整个眼底也呈暗紫红色，离开工作岗位后皮肤和眼底颜色均恢复正常。

4．晶状体损害特征及诊断　晶状体为 TNT 中毒最易发病的部位。TNT 白内障为 TNT 特异性的眼损害。TNT 晶状体病变始于晶状体的周边部，病变过程缓慢，检查时应散大瞳孔方能发现。

（1）后映照法检查：晶状体周边部呈环形暗影，环为多数尖向内、底向外的楔形混浊连接而成。环与晶状体赤道部间有一窄的透明区。少数工龄较长的患者，晶状体中央部也出现一环形混浊，位于晶状体瞳孔区，环的大小约等于瞳孔直径，初起可为不完全的环，逐渐加重，混浊致密，呈花瓣状或盘状。

（2）裂隙灯显微镜观察：晶状体混浊是由多数大小不等的灰黄色小点聚集而成。周边部混浊位于前后成人核和前后皮质内，整个周边部皮质透明度降低；中央部混浊位于前成人核和前皮质内。

随着工龄的加长，晶状体混浊加重，楔形混浊向中央部延伸，甚至与中央部盘形混浊融合。

TNT 所致晶状体混浊形态、分布都具有特异性，已得到公认，但对 TNT 白内障诊断分期划分存在不同看法，有的建议将 TNT 白内障的诊断分期划分为Ⅰ、Ⅱ、Ⅲ、Ⅳ四期或疑似、初期、中期、晚期四期，每期又分为 1、2、3 级，其混浊程度又分别注明“浓、淡、疏、密”或“+、++、+++、++++”等，显得过于烦琐，分得太细、太复杂，很难为基层医务工作者所掌握；也有少数分类比较简单，对于 TNT 白内障诊断的起点划线较高，这对工人的健康保护不利。1982 年国家正式颁布的 TNT 中毒诊断标准及处理原则中有关 TNT 白内障的诊断原则，通过几年的临床使用，在眼外伤及职业眼病学组中多次进行过讨论，已逐渐为大多数人所接受。李凤鸣等在 TNT 中毒诊断标准基础上，研制了“职业性三硝基甲苯白内障诊断标准及处理原则”并经国家认定颁布（GB11512—89），2002 年《中华人民共和国职业病防治法》颁布实施，该标准重新发布并转化为 GBZ45—2002，未对标准实质内容进行调整，2009 年第一次进行修订，参与本标准的修订单位及研究工作者，在总结分析二十多年临床应用经验基础上，制订本标准并报请中华人民共和国卫生部批准，以 GBZ45—2010 发布，于 2010 年 10 月 1 日起实施。

职业性三硝基甲苯白内障的诊断（GBZ45—2010）：

1．观察对象　裂隙灯显微镜检查和（或）晶状体摄影照相具有下列一项表现者：

（1）晶状体周边部皮质内有灰黄色均匀一致的细点状混浊，形成半环形或近环形暗影。

（2）晶状体后极部后囊下皮质有数个灰白色细点状混浊及空泡。

2．诊断与分级标准

（1）壹期白内障：裂隙灯显微镜检查和（或）晶状体摄影照相具有下列一项表现者：

1）晶状体周边部由灰黄色细点状混浊构成的环形混浊，其最大环宽小于晶状体半径的1/3。

2）晶状体后极部后囊下皮质有灰白色点状混浊并排列成环形，可伴有空泡；视功能不受影响或正常。

（2）贰期白内障：在上述晶状体损害基础上，晶状体改变具有下列表现之一者：

1）晶状体周边部灰黄色细点状混浊排列成环形并形成楔状，其范围等于或大于晶状体半径的1/3；和（或）在瞳孔区晶状体前皮质内或前成人核出现相当于瞳孔直径大小的不完全或完全的环形混浊。

2）在晶状体后极部后囊下皮质环状混浊的基础上发展为盘状混浊，可伴有空泡；可向深部皮质发展交错成宝塔状外观，其间可有彩色斑点；和（或）前囊下皮质出现点状、片状灰白色混浊。

3）视功能可不受影响或正常或轻度减退。

（3）叁期白内障：在贰期白内障基础上，晶状体损害改变进一步加重，并具有下列表现之一者：

1）晶状体周边部环形混浊的范围等于或大于晶状体半径的2/3；和（或）瞳孔区晶状体前皮质内或前成人核混浊构成花瓣状或盘状。

2）晶状体后囊下皮质盘状混浊向赤道部伸延，成蜂窝状混浊，后极部混浊较致密，向赤道部逐渐稀薄。

3）视功能可受到明显影响。

3．TNT白内障晶状体病理观察　光镜下观察，晶状体皮质浅层及深层均为透明变性，并于深层纤维束间有深嗜伊红色类似血红蛋白的沉积物，核部纤维排列紊乱；电镜下见皮质纤维胞质膜模糊不清、断裂、消失，呈裂隙状及髓鞘样结构，核部纤维细胞结构破坏明显。

4．TNT白内障视功能改变　TNT白内障早期正常，贰期、叁期白内障视敏锐度、视野、暗适应功能等有不同程度损害。权志昌等的调查表明：晶状体损害越重，视野缩小幅度越大，说明视野缩小与晶状体混浊程度有关。同时也发现，周边视野缩小早于晶状体改变，作者认为周边视野缩小的原因是视网膜、视神经等眼部组织损害所致。袁佳琴等的研究表明，TNT白内障和视野收缩相重叠又有分离，表明TNT作用于眼的不同部位和环节。因此，TNT中毒视野损害机制尚需进一步研究。

徐立等的暗适应功能检查结果证明TNT作业工人暗适应功能的变化与视锥、视杆细胞功能受到损害有关。

### （三）TNT白内障的鉴别诊断

1．先天性白内障

（1）晶状体周边部细小散在混浊点，应与早期TNT白内障鉴别，先天性者点细小，数量较少，大小较一致，晶状体皮质透明，为非进行性的。

（2）先天性周边部花冠状白内障，后映照时晶状体周边部也呈环形暗影，裂隙灯检查，混浊点较大，有的呈棒槌形，排列较整齐。点多者呈花冠状，其余部分的晶状体皮质透明，多数为非进行性的。

（3）先天性核性白内障，混浊位晶状体中央部婴儿核内，呈球形，界限清楚，非进行性。

2．早期老年性白内障　见于老年人，一般晶状体混浊开始于鼻下方，多呈片状致密的灰白色混浊或呈大小不一的楔形，两眼的混浊程度、部位、形状不一定对称。

3．其他中毒性白内障　二硝基酚和萘均可致白内障，开始于晶状体囊下，迅速累及皮质，短期内晶状体完全混浊。

### （四）TNT白内障的发病因素

TNT白内障发病率与作业工种和工龄密切相关。常见于装药、铸药、粉碎、包装、搬运等TNT作业工种。工龄愈长发病率愈高，从事TNT作业1年以后即可发生TNT白内障，一般为3～5年后出现，但也有报道接触TNT不满1年即发生TNT白内障者。根据全国调查资料显示，TNT白内障总检出率为17.9%，最高检出率为85.2%，最低为7.6%，李凤鸣等最先报道其检出率为26.6%。TNT白内障的发生还与工作条件、个人防护、个人卫生习惯和卫生条件有关系，其中加强个人防护，有良好的个人卫生习惯尤为重要，大量调查资料显示，即使工作条件、生产工艺得到改善，车间空气TNT粉尘浓度控制在1mg/$m^3$容许范围内，临床观察表明仍有TNT白内障的发生，说明TNT接触不仅仅通过呼吸道侵入，而经皮肤吸收可能是TNT接触的另一重要途径。

### （五）TNT白内障的追踪观察

业已证实，TNT白内障患者在脱离TNT接触后病变仍可继续进展。但较之继续接触者，晶状体病变的发展要慢些。也有TNT作业者脱离接触多年以后，眼晶状体检查由正常发展成典型的TNT白内障者。这都说明TNT接触者体内有TNT慢性蓄积作用。也有TNT作业工龄较长而晶状体未见明显改变的，这些人多属接触量不多或仅部分时间在TNT作业车间劳动的。由此说明，如果把接触量和接触时间加以调整，有可能避免眼晶状体损害的发生。

**【发病机制】** TNT中毒机制还不清楚，但近年来的实验研究取得了一些进展。现已证明TNT进入体内后可以产生共价结合物，即TNT-血红蛋白结合物，并证实这种结合物经水解后的主要产物是4-A和2-A。TNT先经硝基还原转变成亚硝基活性代谢产物4-A和2-A，然后才能与大分子的血红蛋白共价结合，说明结合物的生成与活性代谢产物的生成有关。由于人红细胞生命期长达4个月，TNT-血红蛋白结合物因而能较长时间存留体内，慢性反复接触可呈现蓄积作用。也有实验研究发现，红细胞能活化TNT并诱发活性氧，同时有高铁血红蛋白形成，从而否定了TNT中毒所致变性血红蛋白为TNT代谢产物所致的论点。两者都证明TNT对人体的毒作用部位首先是侵害红细胞，但究竟是TNT的直接毒作用，还是TNT的代谢产物所致，尚不完全清楚。这为研究TNT白内障的发病机制提供了新的线索，值得进一步探讨。

**【预防】**

1. 上岗前必须进行体格检查。体检应包括眼部，特别是晶状体的检查。上岗后也应定期进行眼部检查，以了解中毒病变的发生和发展情况，及时防治。

2. 工人下班后应睁眼淋浴，冲出眼球表面的粉尘。

3. 有条件的工厂，可将TNT作业工人，特别是粉尘浓度较高的工种，分为两组，设轮换制，每年轮换1次，间断脱离接触TNT，使眼部发病率不致因工龄增加而上升。

**【治疗】** 可给予增进晶状体营养代谢药物，口服适量维生素C、维生素$B_1$、维生素$B_2$、谷胱甘肽等。

严重的白内障可行白内障摘除术。

## 二、二硝基酚和二硝基萘

**【概述】** 二硝基酚（dinitrophenol）为黄色或无色结晶，有六种异构体，以2，4-二硝基酚（dinitronaphthalene）毒性最大，经皮肤、消化道及呼吸道吸收中毒。用于染料、显影剂、炸药、有机合成、除锈剂及木材防腐等工农业生产。二硝基萘毒性与二硝基酚相似。

**【眼部表现】** 接触二硝基酚或二硝基萘可使机体新陈代谢亢进，过多的能量不能转变为三磷腺苷或磷酸肌酸的形式而贮存，以致出现高热，引起肝、肾及中枢神经系统损害和白内障形成。长期接触及早先使用二硝基酚治疗肥胖均观察到有白内障的发生。中毒剂量大小不同，多在接触数月后发生，初起于晶状体前囊下，呈灰色尘状混浊，并在晶状体后皮质区出现粒状金属样反光的盘状混浊区，逐渐伸延至晶状体核。发展迅速，最终晶状体完全混浊。早期对视力影响不大。

**【治疗】** 对症治疗。晶状体全部混浊者可手术摘除。

## 三、二硫化碳

**【概述】** 二硫化碳（carbon disulfide，$CS_2$）是一种易挥发、无色、有坏萝卜样气味的液体。主要用于制造粘胶纤维、橡胶、树脂、玻璃纸、农药杀虫剂等。$CS_2$主要是经呼吸道吸入中毒，吸入量的80%可滞留在体内。在吸入1.5小时后，血液中即达饱和并进入平衡状态，主要分布在周围神经、脑、肝等组织，以结合或游离的形式存在。皮肤和胃肠道亦可吸收。Payer（1851）首先提出$CS_2$可对人体产生危害。以后Delpech（1856）在法国、Frost（1885）在英国相继报告了$CS_2$中毒的病例。$CS_2$为脂溶性物质，易损伤神经系统，故认为系亲神经毒物；以后逐渐发现$CS_2$干扰脂蛋白代谢，可促使动脉硬化，在长期接触低浓度$CS_2$而发生慢性中毒的病例，主要表现为全身动脉粥样硬化，又被认为是亲血管毒物。甚至有人认为先有血管的改变，然后才有神经系统损害的表现。由于眼部结构既有精细的神经系统，又有丰富的血液循环，而且可以直接从眼底观察病变，有助于$CS_2$中毒的诊断，故自20世纪中期起，特别是60年代以后，有关$CS_2$中毒眼部病变的报道日益增多。

**【中毒机制】** $CS_2$属低毒类毒物。急性中毒时症状出现较快，毒作用带较窄，特别是吸入中毒更为明显。根据已知$CS_2$的毒作用和代谢过程，认为是$CS_2$及其代谢物抑制了多巴胺-β-羟化酶和需吡哆醛为辅酶的酶类代谢以及扰乱了儿茶酚胺代谢的结果。从而导致中枢及外周神经的损伤和代谢障碍，尤其是当脂肪代谢有障碍时，可引起血管病变。比较常见的是冠状动脉、脑血管、肾动脉和眼底血管（图11-128～图11-132）。

**【临床表现】** $CS_2$主要对神经和血管产生损害。中毒表现复杂。接触后可立即出现急性中毒表现，也可经数周、数月乃至一二十年才能出现各种不同的症状。一次接触3500mg/m$^3$的高浓度，可引起麻醉；512～2560mg/m$^3$的浓度经数月可引起神经精神疾患；低浓度（62mg/m$^3$以上）长期接触则引起心血管病变。眼部中毒表现是全身中毒的主要表现之一。

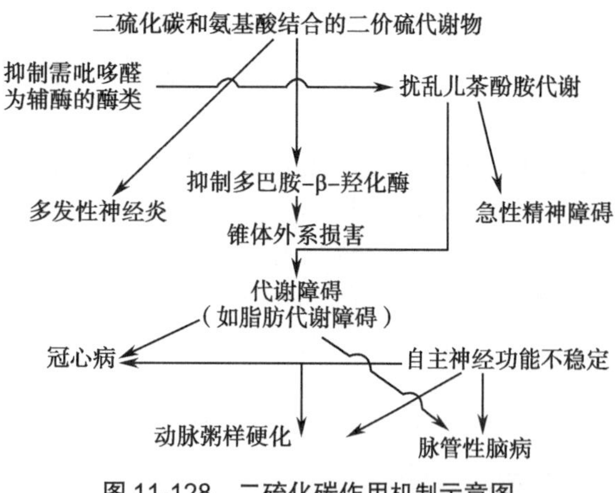

图 11-128　二硫化碳作用机制示意图

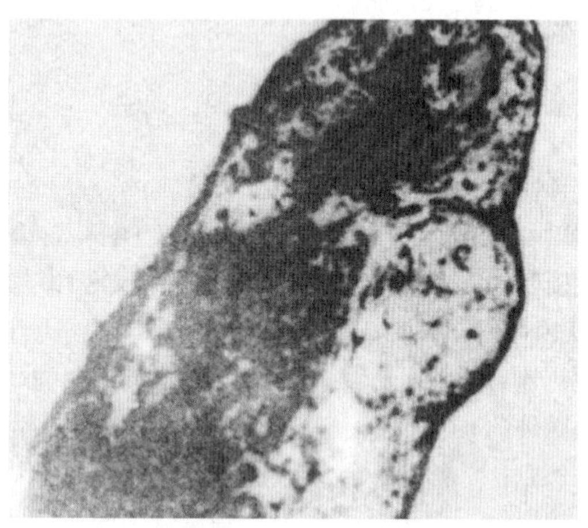
图 11-129　虹膜血管壁增厚、变性、管腔变窄，甚至闭锁

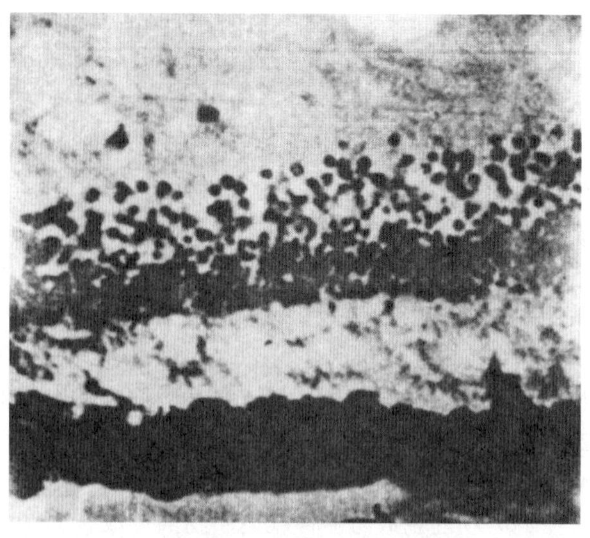
图 11-130　视网膜神经节细胞变性肿胀，数量减少，内外核性层排列紊乱，有色素上皮进入神经层

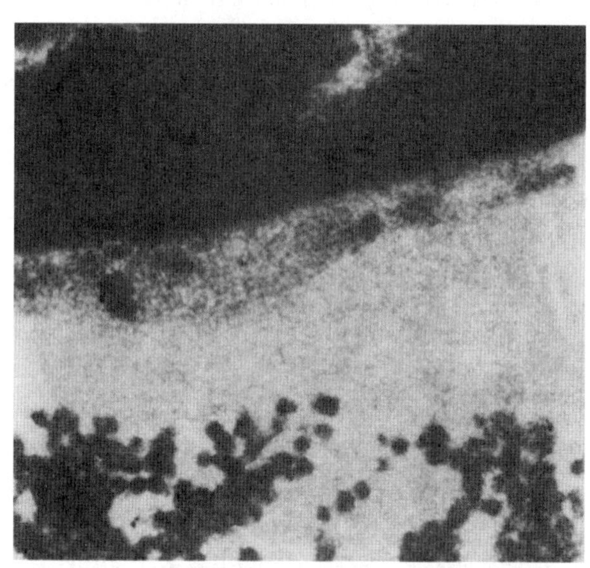
图 11-131　视网膜色素上皮细胞变性肿胀、部分消失

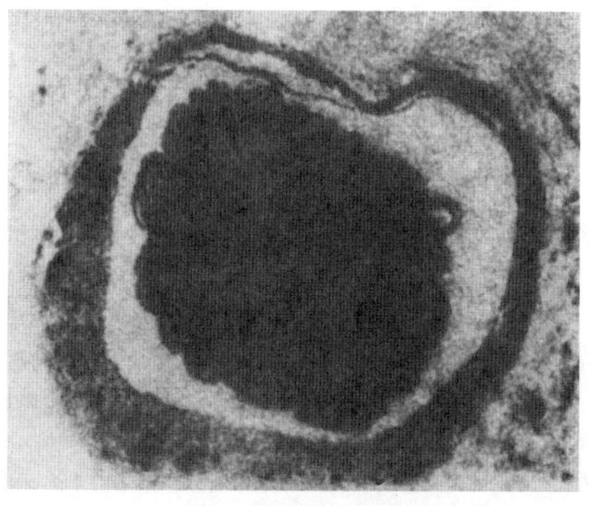
图 11-132　视神经萎缩鞘间隙加宽

### （一）急性中毒

全身可以出现谵妄、昏迷、呼吸衰竭而死亡。眼部表现角膜知觉消失，睫状肌麻痹，瞳孔散大，对光反应消失，眼底可出现视乳头水肿，边缘模糊，视网膜动脉痉挛变细，视网膜出血等。

### （二）慢性中毒

见于低浓度长期接触的工人，全身疲倦、头晕、精神错乱，眼部症状除上述各项外，尚可有不同程度的畏光、流泪、眼痛、视力减退、视物变色及视物变形等。晚期视乳头颞侧苍白。

1. 视网膜血管改变　较常见的是视网膜动脉的改变，即视网膜动脉痉挛、动脉硬化和视网膜微动脉瘤。

一般认为视网膜动脉痉挛是 $CS_2$ 接触者眼底血管改变较早期的表现，时间久后则出现视网膜动脉硬化。临床调查研究显示，年龄在 30 岁上下、接触 CS2 工龄 5 年以上者，这种表现比较多见，而正常人在这种年龄尚不到出现视网膜动脉硬化的时间。

Machengie 等（1877）曾报道 $CS_2$ 中毒可引起视网

膜微动脉瘤。自20世纪60年代起，日本眼科工作者发现长期接触$CS_2$的工人主要的眼底表现为视网膜微动脉瘤，并认为这是慢性$CS_2$中毒的临床表现特征。

微动脉瘤在检眼镜下呈暗红色，境界清晰，圆形或椭圆形红色小点，直径为20～100μm，多在眼底后极部，以黄斑部周围较为常见。这种小点与视网膜深层小出血点很难区别。近年来眼底荧光血管造影术的应用为判明微细血管瘤提供了可靠的依据。一般出血斑点不显荧光，而微动脉瘤则出现一定亮度的荧光及荧光渗漏现象。此外，还可见视乳头周围脉络膜荧光素迟缓充盈，$CS_2$中毒者多在4秒钟以上尚未完全充盈（图11-133～图11-135）。荧光素微血管瘤的检出率比仅用检眼镜检查为高，根据日本的报告，甚至可为2∶1。北京医科大学第三医院眼科姜美琪、李凤鸣等在一组$CS_2$作业工人的检查中，视网膜微动脉瘤检眼镜下接触组中发现15人，检出率为9.2%，但在经过选择的37例进行眼底荧光血管造影中有微动脉瘤21例，占所检人数的56.7%，对照组中未发现1例，两组比较有显著性差异。其异常率亦随工龄的增加而增加。K.Sugimoto等（1976）在慢性$CS_2$中毒引起视网膜病变中按视网膜微动脉瘤的检出数量和视网膜病变的程度分为0、Ⅰ、Ⅱ、Ⅲ四期。

0期：眼底无异常所见；

Ⅰ期：黄斑区可见1～2处视网膜微动脉瘤；

Ⅱ期：眼底可见数处视网膜微动脉瘤，少量点状或斑片状出血和少许硬性渗出；

Ⅲ期：眼底可见多处视网膜微动脉瘤，数处点状或斑片状出血及少许硬性和软性渗出。

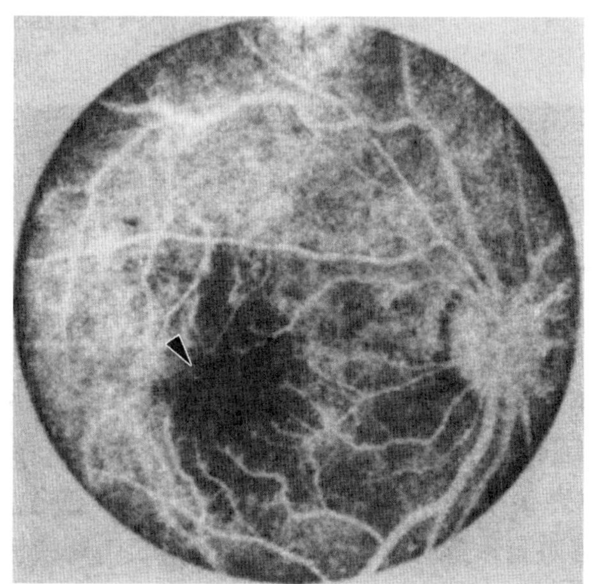

**图11-133 二硫化碳中毒荧光素眼底血管造影黄斑部微血管瘤**（黑三角处）

微动脉瘤是$CS_2$中毒性视网膜病变的主要早期特征，但微动脉瘤本身并无特异性，不能作为某种疾病的独特诊断依据。临床研究表明，微动脉瘤以糖尿病性视网膜病变最多见，其次为视网膜静脉阻塞，还可见于Eales病、贫血、无脉症、Coats病、Leber病以及严重的高血压视网膜病变等20余种（类）疾病，临床上应注意鉴别。

接触$CS_2$工人视网膜微动脉瘤检出率差异很大，日本约为30.0%，北欧国家极低。中国的北京、天津、保定等地检出率分别为9.2%、9.7%和6.8%，新乡和上海分别为2.8%和1.28%。有人对这种差异性进行分

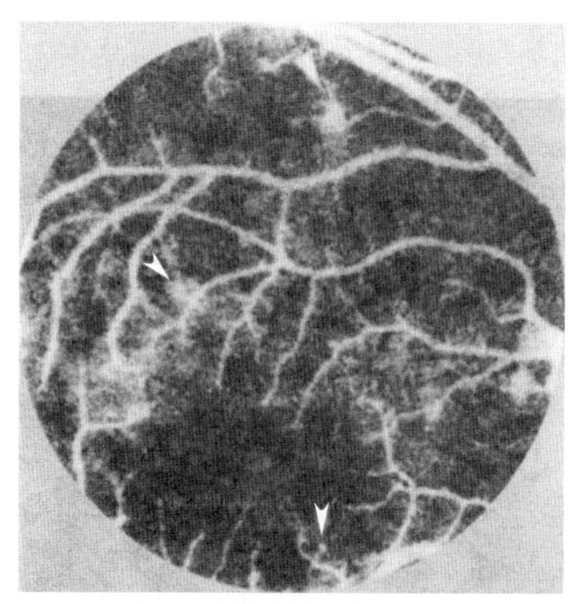

**图11-134 荧光素眼底血管造影（人眼）视网膜微血管渗漏**（白箭头）

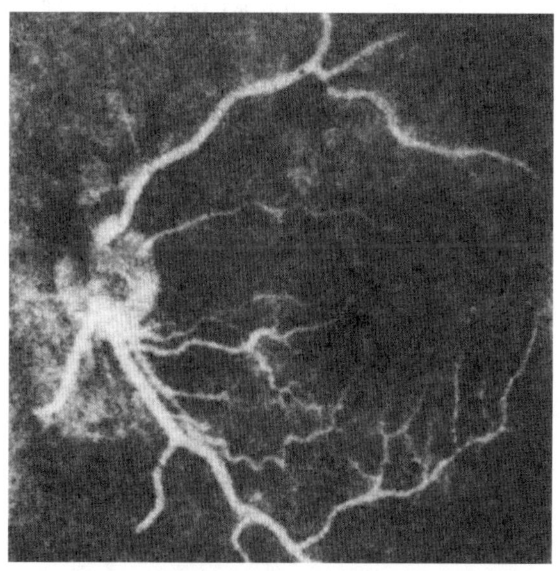

**图11-135 荧光素眼底血管造影（人眼）注射后16秒动静脉期鼻侧支血管迟缓充盈**

析，认为与多种因素有关：①检查方法；②接触 $CS_2$ 的浓度和时间；③调查对象的选择标准不统一；④地区和人种等。因此，$CS_2$ 视网膜微动脉瘤在 $CS_2$ 中毒诊断中的价值应根据病史作进一步研究。

由于在临床上和组织学方面均观察到 $CS_2$ 接触者眼底视网膜病变的表现基本与糖尿病早期眼底表现类似，进一步研究发现，$CS_2$ 可引起异常糖代谢，即有轻度的致糖尿病性作用，但 $CS_2$ 如何引起血糖调节紊乱则不清楚。

2. 视功能改变　慢性中毒者中 40%～60% 的患者有视力下降，其发生主要是由于双眼周边视野向心性缩小，盲点扩大或中心暗点。有人认为这些视野改变为接触 $CS_2$ 工人的明显症状之一，是周围神经炎的一种表现。姜美琪、李凤鸣等对 163 人 326 只眼的检查中，白、蓝、红色视野异常率分别为 14.72%、24.23%、26.38%，而对照组分别为 4.63%、4.63% 和 5.56%，两组比较均有高度显著性差异（$P<0.01$）。工龄 10 年以上者，红、蓝色视野异常率明显增加。

3. 其他　两侧角膜反射显著减弱或消失，而第 V 脑神经的其他分布区域无知觉异常，这种情况在其他病症中是极为少见的；睫状肌调节异常；眼睑或眼球震颤；浅点状角膜炎等。

**【病理改变】** 姜美琪、李凤鸣等的实验病理观察表明：①眼球、心肌间质和脑实质内小血管内皮细胞增生，血管壁增厚，管腔狭窄，呈动脉硬化现象；②视网膜色素上皮细胞和神经节细胞肿胀、变性，甚至消失，内外核性层排列紊乱；锥、杆体层出现空泡；③视神经脱髓鞘改变。

**【诊断】** 根据 $CS_2$ 长期职业接触史，眼科检查中角膜知觉减退；睫状肌调节异常；视野缩小；特别是眼底微动脉瘤的出现，对慢性 $CS_2$ 中毒的诊断有一定的意义。中华人民共和国国家职业卫生标准“职业性慢性二硫化碳中毒诊断标准”（GBZ4—2002）将眼底出现视网膜微动脉瘤列为观察对象，并指出如发现视网膜微动脉瘤时，需要排除引起微动脉瘤的其他疾病，如糖尿病、视网膜静脉阻塞、脉络膜视网膜炎、镰刀细胞病、Eales 病、无脉症、Costs 病、严重的高血压视网膜病变、贫血、慢性青光眼、Leber 病、视网膜母细胞瘤及某些中毒性视网膜病变。

**【治疗】** 除全身治疗外，加强神经血管营养剂，多摄取富含维生素和蛋白质食物。

**【预防】**

1. 密闭生产 $CS_2$ 的设备，加强工作场所的通风排气装置，定期进行检查，使生产环境中 $CS_2$ 浓度保持在最高容许浓度（$10mg/m^3$）以下。

2. 定期进行体格检查。

3. 注意个人卫生，工作中戴防护口罩，必要时戴防毒面具。

## 四、甲　醇

**【概述】** 甲醇（methanol）是一种具有轻微乙醇气味和味道的有毒性的挥发性液体。是主要危害神经及血管的剧烈毒物，具有十分显著的蓄积作用。甲醇的特殊毒性，通常是与其在机体中代谢转变形成的甲酸有关，眼毒性反应的轻重与血中甲酸盐的浓度成正比关系。对不同种系的动物，毒性差异很大，其中以猴最为敏感。职业性接触甲醇所致中毒性眼损伤较生活性中毒要少得多。甲醇可经呼吸道、胃肠道吸收，皮肤也可部分吸收。在水和体液中的溶解度极高，以脑脊液、血液、胆汁和尿中甲醇含量最高，骨髓和脂肪组织中最低。无论经何种途径进入机体，急性中毒时所观察到的最典型表现之一是视神经和视网膜的损害。

**【中毒机制】** 目前尚不完全清楚。临床观察和实验动物研究发现，甲醇中毒性视乳头水肿与颅内压升高所致视盘水肿表现十分类似，因而推测轴浆流障碍可能是其主要原因。因为甲醇在水和体液中的溶解度极高，可迅速分布在机体各组织中，含量与该组织的含水量成正比，而眼房水和玻璃体含水量达 99% 以上，故中毒后甲醇含量很高。由于醇脱氢酶的作用，甲醇转化为甲醛，再经甲醛脱氢酶作用，氧化为甲酸，后者抑制了氧化磷酸化过程，干扰了线粒体电子传递，ATP 合成受到限制，致使细胞发生退行性变，轴浆流淤滞，从而发生中毒性视神经病变（图 11-136）。视神经髓鞘、少突神经胶质细胞和星形细胞的肿胀，对筛板后区视神经纤维产生压迫也是造成轴浆流障碍的原因之一。

**【临床表现】**

1. 视力障碍　视力障碍常为较早出现的症状，可在口服后 1 小时或数天后出现。最初双眼表现为眼前有黑影、闪光感、视力模糊，重者视力急剧下降，甚至完全失明。多数患者在早期视力减退甚至视力完全丧失后，常有短暂的恢复期，以后又可再度加重，最终导致严重视力障碍。在中毒的急性期，凡视力减退者多有瞳孔对光反应迟钝，其程度轻重，常能对中毒患者的预后做出估价。瞳孔扩大无对光反应者常死亡，即使全身中毒后康复，也多留有严重的视力障碍。相反，瞳孔对光反应正常者很少影响视力。

2. 眼底改变　在视力减退的同时，多数患者眼底可观察到视乳头充血，持续 1～7 天。在视乳头充血 6～24 小时后，视乳头边缘及其邻近的视网膜处可见

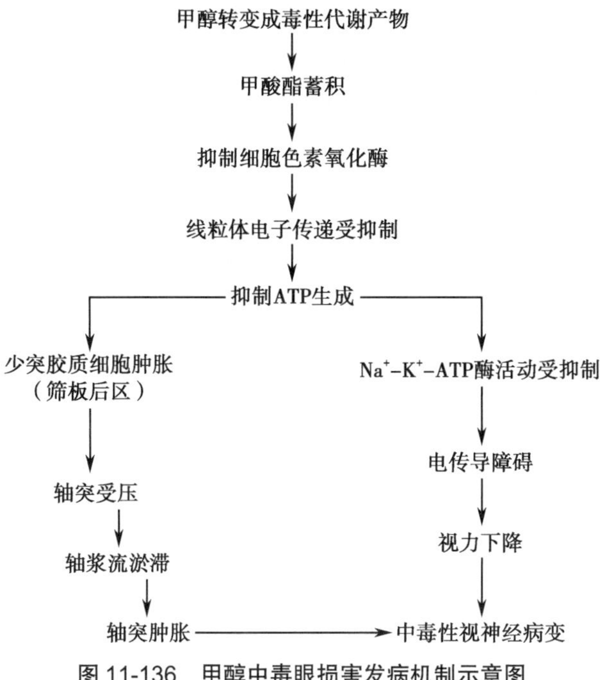


图 11-136 甲醇中毒眼损害发病机制示意图

沿着视网膜血管分布区出现白色条纹状水肿改变，形成沿颞侧视网膜血管上下支绕黄斑区的弓形水肿图像，有时延伸至黄斑区，形似火山状水肿，可持续 10～60 天。同时有视网膜静脉充盈。眼底荧光血管造影可见视乳头及其周围视网膜有微动脉瘤和毛细血管扩张，荧光后期视乳头边缘模糊。视乳头充血和视网膜水肿，是最早期的眼底所见。视网膜水肿程度重者，视力受损也重。双眼眼底表现基本相似。但也有双眼视力受损程度不一致者，这主要决定于毒物损害视神经的部位。视神经受损严重者，30～60 天即可出现原发性视神经萎缩。有时还可观察到视网膜小片出血。

3. 视野改变 甲醇中毒的典型视野改变是致密的傍中心暗点或中心暗点。这是甲醇中毒眼部早期表现之一。周边视野缩小多见于中毒的晚期。此外，也可见到纤维束状缺损及生理盲点扩大。

**【病理改变】** 早先在光镜下组织病理学检查表明，视网膜神经节细胞以及视乳头处的神经纤维有广泛的退行性变。这种改变并可上伸到外侧膝状体，意味着视神经萎缩是继发于视网膜神经节细胞的损伤。近来研究表明，甲醇中毒的原发损害部位是在视神经而不是在视网膜神经节细胞，主要表现在后极部视乳头以及筛板后区至眶尖部的神经纤维受损。实验病理也进一步证实，甲醇中毒眼损害病变部位在视神经近端的中央部，视神经的远端部分及视网膜是正常的。但也有筛板后区视神经髓鞘脱失的报道，值得进一步研究。实验病理电镜观察表明，甲醇中毒性视神经损害的形态学改变可分为两类，即轴突内和神经胶质细胞的改变。轴突内改变包括线粒体肿胀，线粒体集聚，神经小管破裂，空泡形成，无定形蛋白密度增加以及轴突肿大；神经胶质细胞改变包括星形细胞、少突神经胶质细胞肿胀。

**【诊断】** 根据接触史、临床表现和实验室检查，一般不难确诊。根据职业性急性甲醇中毒诊断标准（GBZ53—2002），有视乳头充血、视乳头视网膜水肿或视野检查有中心或旁中心暗点即可诊断为轻度甲醇中毒，出现视力急剧下降，甚至失明或视神经萎缩者，可诊断为重度甲醇中毒。血液甲醇、乙醇和甲酸测定有助于明确诊断和指导治疗。正常人血液中甲醇 <0.0156mmol/L（0.05mg/dl），血液甲醇 <6.24mmol/L（20mg/dl）时，通常不出现明显症状；>6.24mmol/L 时，可有中枢神经系统症状；>31.2mmol/L（100mg/dl）时，出现眼部症状。由于采血时间不同，个体差异以及受同时摄入乙醇的影响，上述剂量 - 效应关系仅供诊断时参考。因甲醇毒性主要与代谢产物甲酸有关，故血液甲醇浓度不能作为判断预后的可靠指标。血液甲酸 >4.34mmol/L（20mg/dl）时，多有眼损害和代谢性酸中毒。Becker（1981）指出，有视力模糊的主诉、意识相对清楚的患者，如实验室检查发现有酸中毒并伴有阴离子间隙增大，则强有力支持甲醇中毒的诊断。

**【治疗】** 治疗必须及时。遵照急性中毒处理原则，可采取以下具体措施：

（1）清除已吸收的甲醇，加速排出。中毒患者应迅速脱离现场，脱去污染的衣物。口服中毒患者，视病情采用引吐、催吐或即刻用盐水或碳酸氢钠溶液洗胃。

（2）解毒剂的应用

1）乙醇溶于 5% 葡萄糖液中，配成 10% 浓度静脉滴注，疗效可靠。为抑制甲醇的代谢，血液中乙醇浓度维持在 21.7～32.6mmol/L（100～150mg/dl）。在使用中要经常测定血液乙醇浓度，及时调整剂量和进入速度。乙醇治疗指征为：①血液甲醇 >6.24mmol/L；②口服甲醇量达 0.4mg/kg；③酸中毒；④考虑需血液透析患者。血液甲醇降至 6.24mmol/L 以下，可终止应用乙醇。

2）叶酸 50mg 静脉注射，每 4 小时 1 次，连用几天。有促进甲酸氧化成二氧化碳，减少体内甲酸蓄积的作用。

3）4- 甲基吡唑（4MP）可抑制醇脱氢酶，从而阻止甲醇代谢成甲酸。一般摄入 4MP 20mg/kg 后，体内 24 小时无甲酸盐形成。

叶酸类和 4MP 的疗效均在猴的实验研究中证实，迄今尚未用于临床。

（3）支持和对症治疗：包括纱布遮盖双眼，避免光线刺激，有呼吸困难时及时供氧；有循环虚脱时给予输血；体液平衡后，可告患者要多食糖和蛋白，以保护肝脏。

## 五、一 氧 化 碳

**【概述】** 一氧化碳（carbon monoxide，CO）是古老的化学毒物，广泛地见于社会生产和人民生活中。急性CO中毒仍然是当前工业生产中重要的职业中毒和常见的生活性中毒之一。CO的毒性效应受到广泛研究已有一百余年历史，但对急性CO中毒的防治和环境中CO污染的控制，至今仍未达到令人满意的地步。环境中人为排放的CO量每年多达3.5亿～6亿吨，长期接触低浓度CO对人体健康的影响已开始受到注意和重视。

CO是无色无臭无刺激性气体，几乎不溶于水，但易溶于氨水，与气体混合的爆炸极限为12.5%～74%。CO经呼吸道吸入，通过肺泡进入血液循环，与血液中的血红蛋白（Hb）结合，形成稳定的碳氧血红蛋白（HbCO），随血流分布全身。CO与Hb的亲和力要比氧与血红蛋白的亲和力大200～300倍，而碳氧血红蛋白的离解却比氧合血红蛋白缓慢3600倍，故CO一经吸入，即与氧争夺同血红蛋白结合，碳氧血红蛋白形成后不易分离。此外，由于碳氧血红蛋白的存在妨碍了氧合血红蛋白的正常离解，使血液携氧功能发生障碍，造成机体急性缺氧血症，导致组织缺氧。在一氧化碳浓度较高时，还可以与细胞色素氧化酶的铁结合，抑制组织细胞的呼吸过程，阻碍其对氧的利用。由于中枢神经系统对缺氧最敏感，故首先受累而产生一系列的全身症状。眼部中毒表现只是急性或慢性CO中毒临床表现之一。CO中毒的程度，主要取决于体内血中HbCO的浓度，而HbCO的浓度又与空气中CO的浓度及接触时间有关，当浓度为0.02%时，2～3小时即可出现症状，0.08% 2小时即可昏迷。

**【临床表现】**

1. 全身表现　可以是接触反应，轻度反应、中度反应或重度反应，亦可分为急性反应或慢性反应，接触反应表现为头痛、头昏、心悸、恶心等症状，吸入新鲜空气后症状可消失，轻度、中度或重度反应则有不同程度意识障碍（见后）。急性中毒者可有剧烈的头痛、头昏、四肢无力、恶心、呕吐，重者出现意识障碍、脑水肿、肺水肿、呼吸衰竭、上消化道出血、休克或严重的心肌损害等。慢性中毒是由于长期与低浓度一氧化碳接触，其症状为头痛、倦怠、注意力不集中，有幻视、幻听等。

2. 眼部表现　急性中毒可有一时性黑矇和幻视，属脑皮质性，是重度急性CO中毒致使视分析器受损的结果。这种变化在数日或数周后可以完全恢复，也可遗留黄视症或融合缺陷或同侧偏盲。瞳孔对光反应仍存在。经数小时或数周视力可以恢复。周边视野向心性缩小，尤其急性重度CO中毒患者昏迷时间在5小时以上者更为明显，可能与血氧含量降低，供氧不足，引起周边视网膜缺氧，致使视网膜变性有关。冯葆华等（1982）通过对71例长期接触低浓度一氧化碳工人和4例急性一氧化碳中毒患者治疗前后的暗适应检查表明，11°固视检查暗适应曲线升高是一氧化碳中毒比较敏感可靠的、客观指标。眼底呈现显著的发绀变化，缺氧性视神经视网膜病变，视网膜出血、渗出，血管痉挛和视神经盘水肿。发生球后视神经炎者伴有中心暗点，周边视野变小，视力下降。有时还可以发生核性眼肌麻痹，出现单一或多发眼肌麻痹。瞳孔大小不均；急性窒息时瞳孔开大，有时出现一过性眼球震颤，也可有上睑下垂、调节功能减退以及角膜知觉减退等。

**【诊断】**

1. 诊断原则　临床诊断可参见职业性急性一氧化碳中毒诊断标准（GBZ23—2002）。

根据吸入较高浓度一氧化碳的接触史和急性发生的中枢神经损害的症状和体征，结合血中HbCO及时测定的结果，现场卫生学调查及空气中一氧化碳浓度测定资料，并排除其他病因后，可诊断为急性一氧化碳中毒。

2. 诊断及分级标准

（1）接触反应：出现头痛、头昏、心悸、恶心等症状，吸入新鲜空气后症状可消失。

（2）轻度中毒：具有以下任何一项表现者：

1）出现剧烈的头痛、头昏、四肢无力、恶心、呕吐；

2）轻度至中度意识障碍，但无昏迷者。

血液碳氧血红蛋白浓度可高于10%。

（3）中度中毒：除有上述症状外，意识障碍表现为浅至中度昏迷，经抢救后恢复且无明显并发症者。

血液碳氧血红蛋白浓度可高于30%。

（4）重度中毒：具备下列任何一项者：

1）意识障碍程度达深昏迷或去大脑皮质状态；

2）患者有意识障碍且并发有下列任何一项表现者：

a. 脑水肿；

b. 休克或严重的心肌损害；

c. 肺水肿；

d. 呼吸衰竭；

e. 上消化道出血；

f. 脑局灶损害如锥体系或锥体外系损害体征。

碳氧血红蛋白浓度可高于50%。

(5) 急性一氧化碳中毒迟发脑病(神经精神后发症)：急性一氧化碳中毒意识障碍恢复后，经20～60天的假愈期，又出现下列临床表现之一者：

1) 精神及意识障碍呈痴呆状态，谵妄状态或去大脑皮质状态；

2) 锥体外系神经障碍出现帕金森综合征的表现；

3) 锥体系神经损害(如偏瘫、病理反射阳性或小便失禁等)；

4) 大脑皮质局灶性功能障碍如失语、失明等，或出现继发性癫痫。

头部CT检查可发现脑部有病理性密度减低区；脑电图检查可发现中度及高度异常。

**【治疗】** 以全身中毒治疗为主，眼中毒表现可辅以对症处理。

## 六、萘

**【概述】** 萘(naphthalene)为闪亮的鳞片状粉末，有特殊气味，挥发性强。主要用作防蛀剂，也是制造某些染料、树脂和溶剂等的主要原料。在生产过程中可产生萘粉尘和萘蒸气，经呼吸道吸入。高浓度暴露可致溶血性贫血，肾和肝脏以及眼的损害。

**【眼部表现】** 萘蒸气对角结膜有很强的刺激性，轻者角膜上皮点状脱落，位于睑裂区，呈带状，重者可致角膜灼伤，呈致密白色粉尘小点及水疱状混浊。萘的慢性损害可引起视乳头炎及状似糖尿病的眼底病变，有渗出及出血，最初为小点，位于周边，以后可聚结成大片，位于后极中央，视网膜各层之间有水肿，随后视网膜脉络膜萎缩。临床及动物实验均观察到晶状体混浊即萘中毒性白内障(图11-137)，其临床特点表现为晶状体周边部有灰白色放射状排列的或蜡烛样条状排列的混浊，其性质与老年性白内障相似，最终导致晶状体全部混浊。此外，长时间接触萘或在高浓度作用下，观察到玻璃体及视网膜内有针状草酸钙结晶沉淀(图11-138，图11-139)，视网膜上有乳白色点(图11-140)，玻璃体闪辉性溶解结晶。

这些都是草酸钙形成，大量存在，有如天上星点，主要存在于视网膜神经节细胞层。值得注意者，眼内有结晶状体者很少出现白内障。萘引起白内障的主要原因，认为与萘的代谢产物1，2-萘醌有关。1，2-萘醌为一种活性物质，它可以降低体内谷胱甘肽水平及房水中氧的含量，与晶状体内谷胱甘肽、氨基酸等物质发生反应，形成不溶性晶状体蛋白的复合物，萘醌与其酶的作用干扰了晶状体的氧化还原能力，导致异常代谢反应，从而引起晶状体混浊，最终形成白内障。

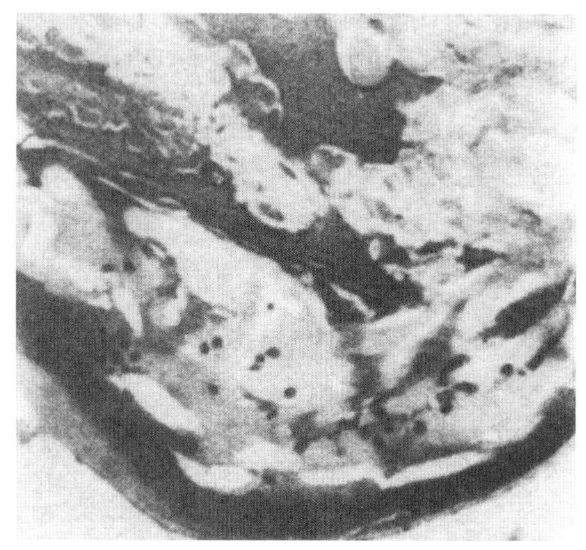

图11-137　萘性白内障晶状体纤维变性和Morgagni小体形成

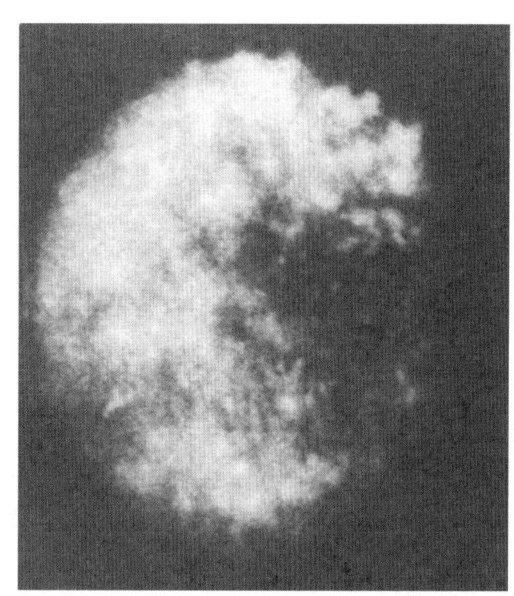

图11-138　玻璃体内草酸钙结晶

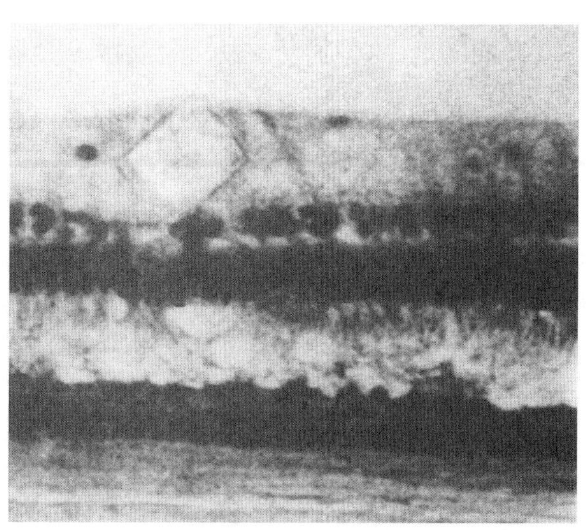

图11-139　视网膜轻度变性可见其内有草酸钙结晶

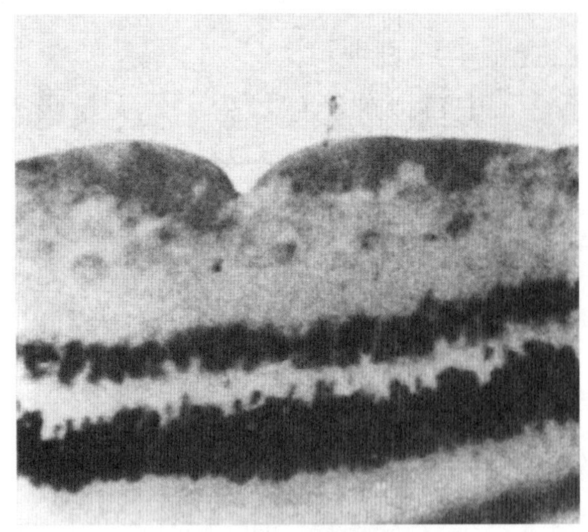

图 11-140　视网膜表面渗出

李宗仪、李凤鸣等的实验研究表明，动物吃含萘的饲料 2～3 周，即可产生白内障。萘白内障发生时，房水总维生素 C 含量比实验前减少，房水和血浆维生素 C 含量比值下降。晶状体谷胱甘肽含量减低。注射维生素 C 可降低萘白内障的发生率，减轻萘白内障的程度，推迟视网膜病变的发生。但使用维生素 C 治疗观察到视网膜草酸结晶加重。

【治疗】

1. 口服大剂量维生素 C，对萘所致机体损害有一定预防作用。维生素 C 治疗萘白内障机制，认为与房水高含量维生素 C 消耗了 1，2- 萘醌，相对减少了其对晶状体的有害作用，从而减轻或防止白内障的形成或发展。如果萘白内障已明显影响视力，可行白内障摘除术。

2. 对症治疗。

## 七、苯

【概述】 苯（bnzene）是一种芳香族烃类化合物。工业中可用作溶剂、稀薄剂、生产原料、燃料和清洁剂等。常用于喷漆、制药、橡胶、有机合成、印刷和洗染等工业。

苯是以蒸气形态由呼吸道进入人体。属中等毒类，主要毒作用由其在体内的代谢产物酚类——邻苯酚和醌醇所引起。急性中毒，轻者呈醉酒状，重者呈中毒性脑病，可因呼吸中枢麻痹而危及生命。慢性苯中毒主要引起造血系统和神经系统的损害。

【眼部表现】

（1）急性苯中毒的症状与吸入苯浓度密切相关，当空气中苯蒸气浓度为 9600mg/m$^3$ 时，约几分钟即可出现眼和鼻黏膜的刺激作用，引起结膜炎，浅层角膜炎，后者以睑裂部为重，临床上自述眼痛、眼红、畏光、流泪、视力模糊等。丁敬春在对 51 名苯作业工人眼损害调查中发现，有 31.1% 作业人员有角膜知觉减退，明显高于对照组。

（2）全身苯中毒由于全身造血器官受到损害，眼部表现常可见眼睑、结膜、虹膜出血，甚至视网膜出血、视网膜动脉变细。

（3）中枢及自主神经系统功能紊乱是慢性苯中毒最早期的征象，文献中有因重度中毒而引起的多发性神经炎、球后视神经炎、视乳头水肿甚至视神经萎缩的报道，因而视野检查可见相应的改变。

【诊断】 眼部表现是苯中毒临床表现之一，临床诊断必须结合以下几点考虑：

1. 有明确苯作业职业接触史。

2. 有全身苯中毒表现。

（1）急性苯中毒以神经症状为主，大量吸入时有类似氯仿麻醉的作用。患者有头痛、头晕、嗜睡、肌肉抽搐，重者昏迷死亡。

（2）慢性苯中毒以造血器官损害为主，有贫血、白细胞减少、出血性紫癜、月经过多、大便带血等。

（3）皮肤直接接触，则局部红、肿、起疱。

【治疗】 苯中毒无特效解毒剂。临床上以中西医结合治疗为主。急性苯中毒则与一般麻醉性气体中毒的治疗原则相同。眼科可给予对症治疗。

## 八、三 氯 乙 烯

【概述】 三氯乙烯（trichloroethylene）为无色液体，有似氯仿气味，不燃烧，不溶于水，可溶于有机溶剂。遇火焰生成光气。用于金属脱脂，油脂、石蜡的萃取，橡胶、树脂的溶剂，冷冻剂、杀菌剂及制造农药等。以上行业的作业工人均可接触。经呼吸道、消化道和皮肤吸收。三氯乙烯属于蓄积性麻醉剂，对中枢神经系统有很强的抑制作用，稍次于氯仿。长期反复接触可致成瘾性或精神依赖性。饮酒者对本品的耐受性降低。急、慢性中毒主要是导致神经系统、肝、肾及心肌损害。

【眼部表现】 三氯乙烯在室温下即可蒸发导致吸入性中毒，其中毒表现与甲醇中毒相似，有视物模糊、视力减退、视觉障碍等早期表现。眼部检查可见视盘水肿，视野检查生理盲点扩大、有中心暗点或旁中心暗点，出现中毒性弱视，后期则视神经萎缩，甚至失明。由于三叉神经感觉受损，出现面部感觉减退，眼部表现有结膜、角膜知觉减退或消失，甚至发生麻痹性角膜炎。暴露于三氯乙烯蒸气也可引起结膜、角膜的刺激或灼伤。

【诊断】 职业性急性三氯乙烯中毒的诊断可参见中华人民共和国国家职业卫生标准（GBZ38—2002）。

（1）有三氯乙烯接触史。

（2）有全身中毒临床表现。

（3）测定尿和血中的代谢产物三氯乙酸与三氯乙醇含量对诊断有参考价值。

【治疗】 对症处理。

## 九、四氯化碳（四氯甲烷）

【概述】 四氯化碳（carbon tetrachloride，tetrachloromethane）是无色、透明的油状液体。用于制造二氯二氟甲烷、三氯氟甲烷、氯仿、DDT和药物等，是油、脂肪、蜡、橡胶、油漆、沥青和树脂等的良好溶剂。是常用的灭火剂、熏蒸剂。接触火焰或高热物质表面可形成光气，毒性明显增加。呼吸道和皮肤均可吸收，以脂肪组织和骨髓含量最高。四氯化碳是肝脏毒物。肝细胞坏死、肝脂肪变性和肝功能障碍以及肾脏损害是四氯化碳中毒的主要临床表现。

【眼部表现】

（1）接触较高浓度四氯化碳蒸气，眼、鼻、上呼吸道等出现刺激症状，可有球结膜下出血。

（2）慢性四氯化碳中毒患者有少数患者血糖过低，导致视网膜代谢功能减退，发生中毒性弱视，临床表现视力减退，视野呈向心性缩窄，红色视野尤为明显。严重者视神经可以出现萎缩。

【诊断】 根据明确的职业接触史和急性肝、肾损害表现，急性四氯化碳中毒诊断不难，而慢性中毒的诊断则不容易，必须有肯定的接触史，并结合现场调查，车间发病情况，临床动态观察，并排除了其他病因后，始可确定诊断。职业性急性四氯化碳中毒的诊断可参见中华人民共和国国家职业卫生标准（GBZ42—2002）。眼科临床上遇有不明原因的视神经炎以及弱视患者，应考虑有否中毒性弱视的可能，并结合全身情况进行分析判断以明确诊断。

【治疗】 以全身治疗为主，采取保护肝、肾的措施。有眼部中毒表现者可给予对症治疗。

## 十、氢氰酸和氰化物

【概述】 氰化物按化学结构可分为无机氰化物和有机氰化物，后者亦称为腈类（nitriles）化合物。两者有相似的毒性。常见的无机氰化物有氰化氢、氰化钠、氰化钾、氰化钙，氰氨化钙以及氯化氰、溴化氰等；腈类化合物则主要有丙烯腈（acrylonitrile）、甲基丙烯腈（methacrylonitrile）和乙腈（acetonitrile）等。

氰化物（cyanides）广泛用于制造药物、合成纤维和塑料，也用于电镀、钢的淬火和选矿等工业。某些植物的果实或根部中，如苦杏仁、枇杷仁、桃仁、木薯、白果等都含有氰化物。进食过量，可致中毒甚至死亡。职业性无机氰化物中毒，主要是从呼吸道吸入氰化氢的气体或氰化物盐类的粉尘所致。有机氰化物中毒，除吸入其蒸气外，经皮肤吸收占重要地位。

氢氰酸为无色液体。具苦杏仁特殊气味，溶于水、酒精、乙醚。气体状态称为氰化氢，溶解于水，称氢氰酸。属高毒类毒物。人类经口的MLD为0.7～3.5mg/kg，吸入120～150mg/m$^3$即有生命危险，约在1小时内死亡，吸入300mg/m$^3$则可立即致死。

【眼部表现】 氰化物进入体内后，析出的氰离子（$CN^-$）与高铁型细胞色素氧化酶结合，变成氰化高铁型细胞色素氧化酶，失去传递氧的作用，引起组织缺氧而致中毒。其全身中毒的临床表现可分为四期，即前驱期、呼吸困难期、惊厥期和麻痹期。由于病情进展快，上述各期往往不易区分。眼部检查可见瞳孔缩小，眼底可见视网膜水肿，呈灰白色，视乳头边缘模糊，黄斑中心窝呈樱桃红色，与视网膜中央动脉栓塞相似。局部接触可引起结角膜的刺激症状，重者可发生灼伤。动物实验还发现，给兔每天肌内注射0.05ml乙腈，可引起两侧进行性突眼，若预先给碘剂可起预防作用。也有急性氰化物中毒致白内障的病例报道。

【诊断】 氰化物急性中毒的诊断主要根据接触史和临床表现，由于发病急骤，急性中毒的抢救必须分秒必争，不要等待化验检查才作诊断，以免贻误抢救。中毒早期患者呼出气和呕吐物中可闻及杏仁气味，皮肤黏膜及静脉血呈鲜红色，系氰化物中毒的特殊体征。眼部中毒表现，结合全身中毒的表现特点，及时、准确地作出判断是非常重要的。职业性急性氰化物中毒和职业性急性丙烯腈中毒的诊断可分别参见中华人民共和国国家职业卫生标准GBZ209—2008、GBZ13—2002。

【治疗】

1. 解毒剂的应用

（1）亚硝酸异戊酯吸入，可以数支滴在手帕或海绵上，每分钟令患者吸入15～30秒，直至开始使用亚硝酸钠时为止。

（2）3%亚硝酸钠静脉注射，每分钟不超过2.5～5ml。

（3）25%硫代硫酸钠12.5～25g，缓慢静脉注射。

2. 眼或皮肤污染时，用大量清水冲洗，离开中毒现场，去除污染衣物等。

3. 对症处理。

（周安寿　李凤鸣）

# 第二篇　特种眼外伤

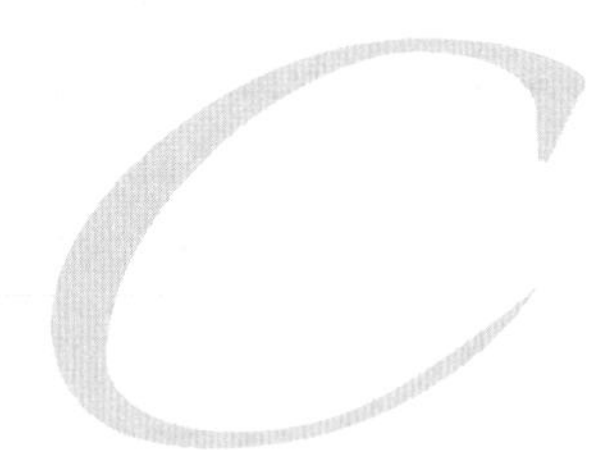

## 第一章　非电离辐射性光损伤

### 第一节　概　　论

在空间区域内当存在变化的电场时，会在邻近的区域引起随时间变化的磁场，变化的磁场会产生新的电场，交替变化的电磁场在空间中按照一定速度由远向近传播，形成了电磁波。电磁波在空间传播的速度($c$)近似光波，每秒30万公里。频率($f$)与波长($\lambda$)成反比，用$\lambda=c/f$表示。电磁辐射是一种电磁波，按照辐射粒子能否引起传播介质的电离，把辐射分为两大类：电离辐射和非电离辐射(表11-8)。电离辐射(ionizing radiation)是指一切能引起物质电离的辐射总称，包括α射线、β射线、γ射线、X射线、中子射线等。电子能量小于12eV的电磁辐射能使生物组织的分子旋转和颤动，但不足以引起组织电离，这类辐射称为非电离辐射(nonionizing radiation)，主要包括紫外线、可见光线、红外线、微波等。非电离辐射的应用非常广泛，随着现代化的发展，大功率电子设备的应用，高能量密度的射线束的发射，电气设备普及，对人体的影响亦将日益明显。因此加强职业性危害的调查和防护研究是有十分重要意义的。

#### 一、非电离辐射的分类

非电离辐射大致可分为五个波段(表11-9)，前三个波段的主要来源是太阳光和人工热源。紫外线由气体放电等产生，微波由微波管振荡器或微波固体源产生。波段精确范围文献介绍略有不同，所列皆为近似值。

表11-9　非电离辐射的波长和能量范围

| 类别 | 波长范围 | 每个光子能量范围 |
|---|---|---|
| 紫外线 | 100～400nm | 12.40～3.10ev |
| 可见光 | 400～780nm | 3.10～1.59ev |
| 红外线 | 0.78～1000μm | 1590～1.24mev |
| 微波 | 1～1000mm | 1240～1.24μev |
| 射频 | 1～3000m | 1240～0.41nev |

#### 二、热源与热辐射

1. 太阳辐射线　太阳是自然界最大的热源，温度约6000K，其辐射波长除$10^{-10}$μm的宇宙线外，主要波长范围为0.15～4μm，占太阳辐射总能量的99%，其

表11-8　辐射分两大种类

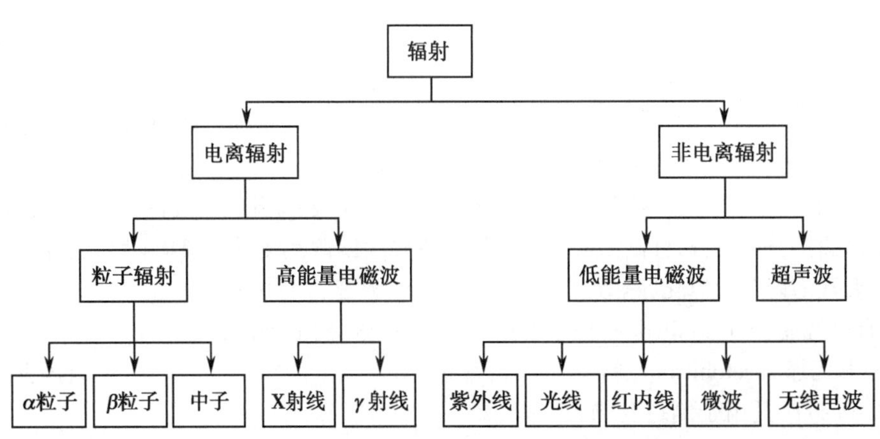

中可见光区占50%，红外线占43%，紫外线占7%，辐射能量最大的波长为475nm（蓝色光）。大气层对太阳辐射线有反射、吸收和散射作用，波长愈短散射作用愈强，只有40%的太阳辐射线到达地面。太阳高度角大小对太阳辐射线到达地面的强度有明显影响，中午太阳高度角大，太阳辐射能量被大气层吸收30%，早晚时太阳辐射线斜向穿过大气层，其辐射能量被吸收75%。

太阳辐射线的紫外线，波长小于200nm的为高层大气中的氧吸收，波长200～320nm的被大气层中臭氧吸收。红外线主要被大气中的水和水汽吸收（图11-141）。

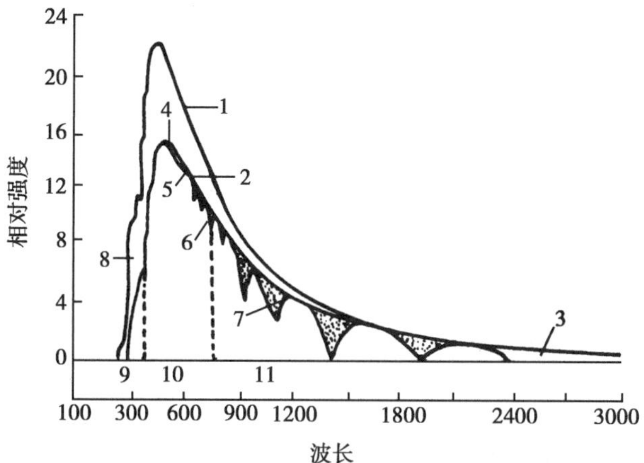


**图11-141 大气层外表面和海平面的太阳光谱**

1. 大气层外的阳光 2. 海平面上的阳光 3. $CO_2$ 4. $O_3$ 5. $O_2$ 6. $O_2$ 7. $H_2O$ 8. $O_3$ 9. 紫外线 10. 可见光 11. 近红外线

2. 人工热源辐射线 一切物体只要在绝对温度0K（-273℃）以上都有辐射热的能力。热源辐射线的波长与热源的温度成反比，$\lambda$(μn1)=2898/T(K)。黑体温度升高，其辐射线由长波移向短波，当温度在2500K以上时，可发射能量在紫外线范围的大量光子。黑体温度6000K时，其辐射线与太阳光谱相似，其能量的峰值在500nm附近（图11-142）。黑体加热射线的性质与黑体化学成分有关。金属的光谱富于紫外线（表11-10）。

**表11-10 几种热源的辐射线**

| 热源 | 红外线(%) | 可见光(%) | 紫外线(%) |
|---|---|---|---|
| 太阳 | 58 | 40 | 2 |
| 碳弧光 | 85 | 10 | 5 |
| 钨弧光 | 68 | 16 | 16 |
| 水银蒸气弧光 | 52 | 20 | 28 |
| 电焊弧光 | 60 | 30 | 10 |
| 乙炔焊火焰 | 95 | 0.5 | 4.5 |

（Duke-Elder）

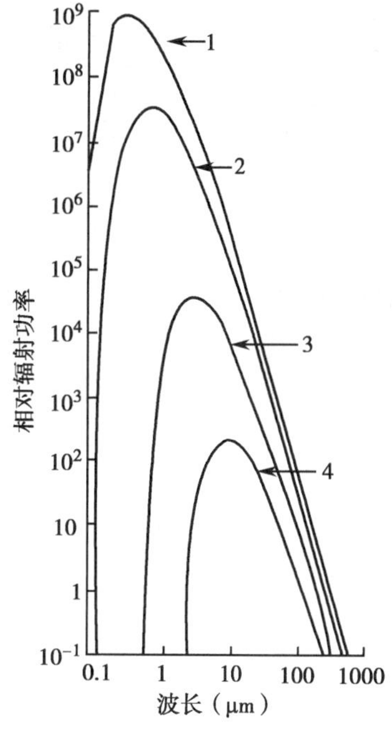


**图11-142 不同温度的黑体所发射的光辐射**

1. 6000K（太阳） 2. 3000K（钨丝） 3. 800K（赤热的物体） 4. 300K（人）

## 三、辐射线对机体的作用

1. 辐射线的穿透和吸收 X射线、γ射线可以穿透眼组织。紫外线230～290nm部分97%以上被角膜上皮吸收。近紫外线透过角膜后主要为晶状体吸收，少量可达视网膜。可见光经屈光间质特别是晶状体吸收后，约有40%到达视网膜，其中以红色光成分最大，紫色光最小。红外线的穿透力随着波长的增大而减弱，1μm的红外线全部透过角膜，1～3μm的部分透过角膜，其透过部分主要被房水和晶状体吸收，少量到达视网膜。3～6μm的红外线全部为角膜吸收，大于6μm的实际上无穿透力。微波和射频可以穿透眼组织（图11-143）。

2. 辐射线的生物效应 辐射线使生物系统产生的与生命现象有关的响应称为辐射线的生物学效应。任何能量的辐射线凡被组织吸收的才发生作用。组织吸收辐射线后引起共振，光能量转变为分子的强烈振动而出现机体的变化。光子能量不同其组织的反应亦不一致。红外线、微波的光子能量很小，产生热效应。紫外线的光子能量大，产生光化学反应。可见光主要可产生光化学反应也有热效应。生物效应引起组织损伤的程度大于组织的正常修复能力时出现急性或慢性损伤。世界卫生组织在1998年的调查报告中指出，过量的电磁辐射可导致视力下降，严重者可导致视网膜脱落。长期遭受低强度电磁辐射的作用，可促使视觉

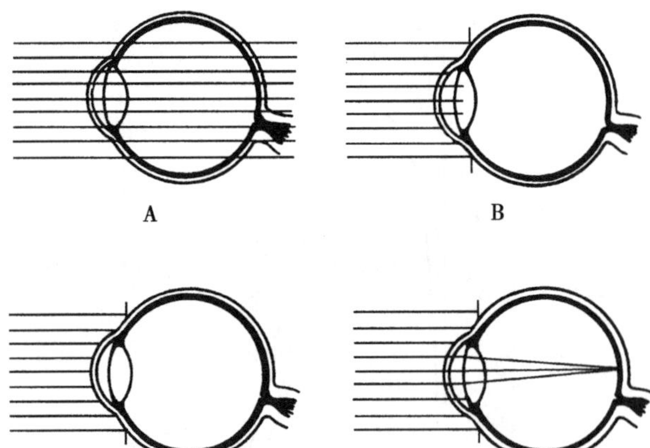


图 11-143　各种辐射线对眼组织穿透能力

A. X 射线和赫次波　B. 近紫外线　C. 远紫外线远红外线　D. 可见光和近红外线

疲劳、眼睛不舒适和眼感干燥等现象发生。眼睛是人体中对电磁辐射比较敏感的器官之一，容易受到电磁辐射的损伤。眼部无脂肪层覆盖，眼组织含有大量的水分，晶状体缺少血管散热，在受到电磁辐射热效应后，晶状体蛋白质凝固并产生酶代谢障碍，从而导致晶状体混浊，严重的会形成白内障。同时强电磁辐射会使人眼的重要器官角膜受到伤害，从而造成视觉疲劳、视力下降或丧失。

3. 影响辐射伤的因素　辐射伤的形式不同于机械伤，它往往是无形的，无明显的致伤过程，而且又有一段不同程度的潜伏期，因此受伤者多不能及时警觉和预防。潜伏期与波长和辐射能量有关，红外线、微波照射后立即出现热感觉。紫外线照射后常在数小时出现症状。影响辐射损伤的因素很多，除波长、能量、照射时间外，还与照射距离和角度有关。辐射强度与辐射源距离平方成反比，与射线入射角的余弦成正比。射线垂直照射时，其辐射强度为 100%，入射角 60° 时其强度减至 50%，如入射线与照射面平行时其强度为 0。此外，还有眼球结构的特殊性也可影响辐射损伤。角膜上皮缺乏角化层，对紫外线的耐受力低。屈光间质的聚焦作用，极大地增加了入射眼内的辐照强度。加以视网膜和脉络膜色素组织有高度吸收辐射能的作用，因此眼组织极易受辐射线的损伤。

## 第二节　紫　外　线

紫外线（ultraviolet yays，UV）是非电离辐射线中最引人注目的一部分，它具有较高的光子能量，且与人们生活密切相关，是生物生存不可缺少的。暴露在紫外线下而无防护者，皆有损伤的危险，其主要靶器官是眼和皮肤。

### 一、紫外线的性能和分段

紫外线按其生物效应不同，国际照明委员会（CIE）对其进行分段（表 11-11）。

表 11-11　紫外线分段的波长和能量范围

| 分段 | 波长范围 | 每个光子能量范围 |
|---|---|---|
| 真空 | 10～190nm | 124～6.5ev |
| 远 | 190～300nm | 6.53～4.13ev |
| 近 | 300～400nm | 4.13～3.10ev |
| UV-C（杀菌区） | 100～280nm | 12.40～4.43ev |
| UV-B（红斑区） | 280～315nm | 4.43～3.94ev |
| UV-A（黑光区） | 315～400nm | 3.94～3.10ev |

太阳光是紫外线的最主要来源。紫外线光谱广阔，短于 190nm 的为真空紫外线，被空气吸收，不出现任何生物效应。太阳光中 242nm 以下的紫外线通过光化学作用产生臭氧，波长短于 290nm 的紫外线为大气层中的臭氧所吸收。由于工业发达，地面上发射到同温层中有惰性的挥发物质，如氯氟碳等通过光化学反应产生氯、氧氮化合物和自由基，侵蚀臭氧，破坏了臭氧浓度的产生和自发损耗间的动态平衡。如臭氧层被破坏，射到地面上的短波紫外线增加，对一切生物将是灾难性的。有资料表明，臭氧层平均厚度减少 1%，非黑色素皮肤癌将增加 2%。

地面上太阳光中紫外线的 UV-A 部分占 97%，UV-B 占 3%。太阳光中紫外线的强度还受季节、纬度、海拔等影响，热季、低纬度或高海拔区，紫外线含量要高。在 4000m 以上的高原区，近紫外线的辐射强度比地面大 2.5 倍。此外，太阳光中紫外线的强度还受空气中的尘埃、烟雾和废气等污染的影响。地面上紫外线的强度还因物质的反射而不同，草地反射紫外线 5%～15%，沙地反射 30%，雪反射 70%，水面和冰反射 85%。电焊弧光亮度随电流强度而增强，在焊接不锈钢时紫外线反射 30%，焊接明亮的铝件时反射 90%（Carl Zenz，1988）。离子吹管的温度 >6000℃，产生极强烈的紫外线。

### 二、紫外线的生物效应

紫外线辐射的生物效应的病理基础，主要是曝光细胞的 DNA 吸收紫外线后产生嘧啶二聚体和导致突变。波长 280nm 以下的紫外线全为角膜所吸收，295nm 以上的可透过角膜而被晶状体吸收，极少的 UV-A 可到达视网膜。非电离辐射引起的光化学损伤的水平，远低于热的损伤。热损伤的曝光时间为300毫秒至10秒，而光化学效应一般发生时间从10秒持续到数天。强辐射短时间与弱辐射长时间所产生的光化学损伤是相同的。组织吸收紫外线与细胞中水分和细胞膜性物质发生光化学作用，并通过自由基毒性效应的介导产生组织损伤。

吸收紫外线的蛋白主要是芳香族氨基酸。核酸吸收峰值为265nm，酪氨酸为275nm，色氨酸为280nm。有实验表明角膜上皮吸收紫外线的顶点为265nm，角膜炎吸收曲线顶点在285nm，相当于细胞质蛋白的吸收曲线。李树贤（1987）亦通过实验证明280nm紫外线对兔角膜上皮损伤最严重。角膜上皮受紫外线照射损伤后，其水合作用明显增加，角膜上皮糖原含量减少，三磷腺苷酶的活性受抑制。Kestermich（1980）还发现角膜和房水中的维生素C、乳酸盐和丙酸盐的水平明显下降。

角膜上皮的组织学改变，小剂量照射后兔角膜上皮细胞的有丝分裂受抑制。剂量增大导致细胞核肿胀，染色质溶解并凝集于核膜，细胞核固缩、碎裂。角膜上皮与前弹力层的黏附能力丧失，上皮细胞坏死脱落。朱秀安等（1988）用电焊弧光照射兔眼后平均3小时角膜上皮水肿、胞质变宽，细胞间隙加大，进而细胞核碎裂，胞质染色深浅不一，呈嗜伊红反应，基质细胞亦有肿胀。

Ringnold（1983）用电镜观察，发现兔角膜上皮细胞原生质膜早期损伤。认为光毒损伤的机制之一是单位膜正常脂质代谢障碍，引起细胞胶体渗透机制的改变。光毒对角膜基质和内皮亦有潜伏危害。紫外线长期照射后，可导致内皮细胞数量减少和形态改变（Karai，1984）。

## 三、紫外线对眼的损伤

紫外线的病理效应分非随机效应和随机效应。非随机效应与辐射线直接相关。多为急性发生，亦有迟发的，其严重程度因剂量而异。300nm紫外线照射皮肤主要表现为速发性红斑，随后出现色素增加，表皮细胞有丝分裂和表皮增生脱屑现象。眼的非随机效应主要为速发的电光性眼炎、视网膜灼伤，亦可诱发单疱角膜炎和反复性角膜糜烂。迟发效应为白内障。

随机效应的损伤无阈值，皮肤受280～300nm的紫外线照射后，可发生基底细胞癌和鳞状上皮细胞癌，致癌效应取决于波长、剂量大小和辐照时间。眼肿瘤的发生尚无临床证实。曾有人作过动物实验紫外线可诱发角膜纤维肉瘤和血管内皮瘤。

光敏作用是指口服补骨脂、血卟啉、异嘌呤、甲氧呋豆素等化学药物和紫外线的共同作用，导致组织的光毒性反应或光变态反应，增加了机体对紫外线的敏感性。最常见是皮肤出现晒斑反应，亦可发生晶状体和视网膜的病变。沥青工人发生的晒斑和结膜炎亦属此类性质。

### （一）电光性眼炎

Faucault（1849）最早报道紫外线引起眼的损伤。1859年Charcot首次报告电光性眼炎（electric ophthalmia）。它是机械工业中最常见的一种职业病，任何接触紫外辐射而无防护者皆可发生。在高原、冰川雪地、海面或沙漠上作业和旅游而发病者称日光性眼炎（solar ophthalmia）或雪盲（snow blindness）。

**【病因】** 紫外线照射引起组织的损伤取决于吸收的总能量而不是吸收率，因此与辐射强度和持续时间密切相关。Pitts（1977）实验表明，兔发生电光性眼炎的最小阈限值是，波长270nm的紫外线为50J/m$^2$，310nm为550J/m$^2$。220～250nm的紫外线被角膜上皮吸收后立即发病，但消退亦快。250～310nm的紫外线角膜间质亦吸收，发病较迟，反应重，症状消退亦慢。

同济医科大学1989年以来探讨电光性眼炎的发病机制，动物实验证明紫外线照射后兔角膜上皮的前列腺素含量皆明显增加，并证明吲哚美辛油剂对前列腺素的产生有显著的抑制作用。实验还证明紫外线照射兔角膜上皮中的丙二醇含量显著升高，超氧化物歧化酶的含量下降。

**【临床表现】** 紫外线有累积作用，电光性眼炎的潜伏期的长短取决于吸收紫外线的总能量，以3～8小时多见。本症特征是起病急、常在晚上或夜间发生，且多双眼同时发生。眼剧痛，畏光流泪，眼睑痉挛，皮肤潮红，结膜充血，角膜上皮点状荧光素着色，瞳孔缩小，严重者角膜上皮大片剥脱，感觉减退。如无感染一般经6～8小时自行缓解，24～48小时完全消退。高压线电闸短路的闪光伤亦可出现类似症状。

**【治疗和预防】** 早期冷敷或针刺合谷穴可减轻症状，滴丁卡因眼水1次可立即消除剧痛。用0.5%吲哚美辛油剂或混悬液、地塞米松眼水、鲜奶汁等皆能缩短病程，前者还有预防作用。

电光性眼炎好发于电焊工和辅助焊接的工人，点燃焊条时或多部焊机联合作业时最易受弧光伤。因此除防护面罩外可戴橙色玻璃眼镜作辅助防护，并可减少角膜异物的发生。在高原、冰雪上作业者或水手亦应戴上述防护眼镜。焊接时可产生锰等有毒气体，焊接铝件时空气中氧经紫外线照射产生更多的臭氧。臭氧是一种强氧化剂，有很强的毒性，可刺激眼结膜和

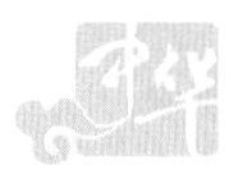



呼吸道。其阈值为 0.1ppm，故进行这类焊接时应戴呼吸罩。此外还应加强安全教育，在焊接场所应重视劳动组合，增设防护屏，加强通风设备等（图 11-144）。

### （二）紫外线与白内障

紫外线对晶状体的影响通过动物实验和流行病学的调查，已得到证实，并日益引起人们的关注。Lermen（1980）曾报道了与职业有关的 3 例紫外线白内障。

**【病因】** 波长 295nm 以上的紫外线穿透角膜后为晶状体所吸收。大剂量单次照射主要损伤晶状体皮质，小剂量长期照射即引起晶状体核的改变。晶状体吸收紫外线后首先诱发芳香族氨基酸（主要是色氨酸）的光化学作用，产生的荧光发色团主要集中在晶状体核，其浓度随年龄增加、晶状体老化而加重。荧光发色团与晶状体可溶性蛋白交联聚集成高分子量的不溶性蛋白。晶状体皮质中含有谷胱甘肽、维生素 C 等抗氧化物质，可减少产生高分子量的聚集交联作用，从而保护了晶状体的透明性。Zigman（1987）实验，以 360nm 紫外线照射晶状体，发现晶状体细胞的 ATP 酶活性丧失，使膜泵功能改变，引起晶状体细胞水肿和皮质混浊。UV-B 引起的后囊下白内障已为动物实验和流行病学调查所证实，并认为晶状体后囊下皮质的混浊，可能还与晶状体上皮细胞内 DNA 合成障碍有关。

晶状体老化和老年核性白内障的发生除受太阳光的影响外，还与缺氧效应有关。高海拔区大气压低，氧分压也降低。长期缺氧使血红蛋白与氧的亲和力减少，房水中供氧量减少而乳酸含量增加，其毒害作用使晶状体上皮细胞分裂受抑制。在缺氧下还加强了太阳辐射对晶状体的作用。Brilliant（1983）报道每日阳光暴露 12 小时的地区，白内障发病率比暴露 7 小时的高 3.8 倍。老年性白内障和棕色白内障的发病率北纬 15° 地区要比 35° 地区高 5 倍。非洲、南亚及我国西藏皆属白内障高发地区。毛文书（1980）分析表明，我国农村白内障随着纬度降低、海拔升高和日照增强，其发病率增高，发病年龄提前。我国广东、广西等地调查，白内障发病率室外工作者明显高于室内工作者。

服光敏药物经紫外线照射产生的光毒反应，可增加晶状体的损伤，甲氧呋豆素服后 24 小时，晶状体内可查出它和蛋白质的光化学产物，故在服药后 24 小时内，不论在室内、外皆要戴防护眼镜。

**【临床表现】** 白内障核多呈棕色，重者可呈黑色。有的表现为后囊下白内障，成熟后与老年白内障无区别。

**【治疗与预防】** 吃含维生素 C 高的食物，或长期服维生素 C 和维生素 E 等抗氧化药物，有助维护晶状体蛋白的透明性。在太阳光下作业者应戴遮阳帽或太阳镜减少紫外线对眼的照射。白内障引起视力明显减退者可手术治疗。

### （三）紫外线对玻璃体的影响

UV-A 可以通过角膜和晶状体而被玻璃体吸收。正常玻璃体是主要由水、胶原样蛋白、长链碳水化合物等组成的胶样物质。它含有色氨酸、玻璃体细胞和纤维细胞，故有吸收紫外线的功能。实验证明大于 320nm 波长的紫外线照射玻璃体后，经光化学作用产生的自由基损伤玻璃体的胶原结构，使玻璃体凝胶收缩和胶原网架的变性降解。这种变化在白内障摘除或人工晶状体的病眼中可以出现。

### （四）紫外线对视网膜的损伤

由于晶状体的大量吸收，UV-A 到达视网膜的量很少。以 365nm 波长的紫外线为例，到达视网膜的不到 1%。这样就保护了视网膜不受紫外线的累积性损伤。这种保护作用随年龄增大、晶状体老化而增强。Lermen（1982）曾报道 10 岁以下的晶状体可透过长波

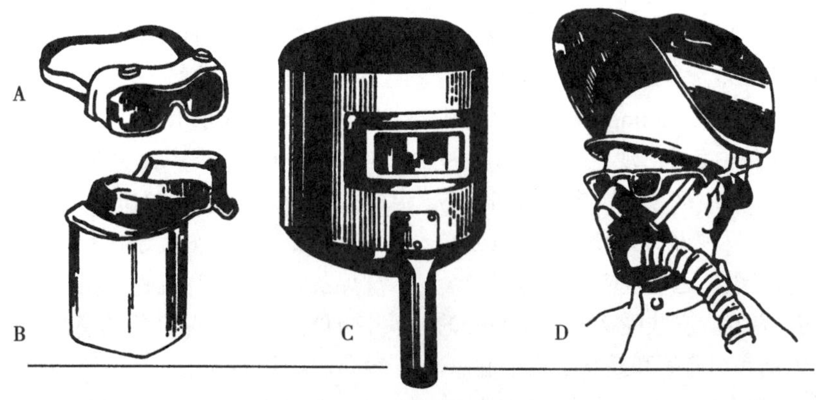


**图 11-144 防护镜和防护罩**

A. 防护眼镜 B. 帽式防护面罩 C. 手持式电焊面罩 D. 焊工头盔式面罩，防护口罩，辅助防护眼镜

紫外线 75%，25 岁以上时就降至 10%。在一般情况下，老年人的组织修复能力不如年轻人，但老年人晶状体的保护作用亦相应地减少视网膜病变的发生。这种现象可以解释人类视网膜比其他动物的光照阈值更高的原因。一旦白内障摘除或植入一般的人工晶状体，视网膜长期受大量的长波紫外线照射，而产生不可逆的损伤。波长 325nm 和 350nm 的紫外线其损伤视网膜的敏感性比 441nm 的蓝光要大 6 倍。而在可见光中蓝色光的光子能量最强。两者皆通过光化学反应对视网膜感光细胞造成损害。

黄斑区组织结构较特殊，它只有外核层，无毛细血管而相对缺氧。随年龄增长许多抗氧化剂含量减少，对视网膜感光细胞的保护功能降低，有效的修复机制减弱。而且眼的聚焦作用增强了辐射线的能量。这些都可促使老年性黄斑变性的发生。

长期服用维生素 C 和维生素 E。白内障摘除后应戴吸收长波紫外线的眼镜，或安装吸收 UV-A 的人工晶状体，可预防或减轻黄斑变性的发生。

**（五）紫外线与翼状胬肉**

翼状胬肉和睑裂斑的发病规律是农村高于城市，室外工作者高于室内工作者，老年高于青年，男性高于女性。随纬度的降低翼状胬肉的发病率逐渐上升，故低纬度区太阳光中 290～320nm 波长的紫外线辐照度比高纬度还要强。我国翼状胬肉发病率的调查表明，北方低于南方，沿海高于内地，发病率为 0.1%～24.72%，渔民发病率可高达 45.29%。电焊工的翼状胬肉发病率亦高。

上述调查表明翼状胬肉的发病与紫外线有关，但其发生机制不清。可能的解释有：紫外线损伤角膜前弹力层，使结膜下结缔组织增生；角膜缘血管反复受刺激而发展成血管生长因子；长期受紫外线照射使角膜前弹力层中的白蛋白改变，而起到刺激因子的作用。

## 四、紫外线防护与安全标准

紫外线防护的主要目的是不受过量的照射，避免产生急性或慢性的损伤。多种弧光和紫外线灯，不仅含有短波紫外线，且能量大。泛光灯或黑光灯含有长波紫外线，暴露时间长亦可产生潜伏性危害。电视终端在正常情况下发射微量的紫外线和 X 射线，皆低于国际安全标准。有实验表明电视终端的紫外线的能量还不到太阳光引起损伤的最低水平的 1/10，不可能对晶状体和视网膜造成损害。但服光敏药物者要注意防护。

防护眼镜或太阳镜不能只从眼镜外形和镜片颜色来选择。镜片颜色太深，瞳孔扩大，反可增加紫外线射入眼内。太阳镜或一般防护眼镜的选择要求是：①有色镜的总透光度在室内为 20%，室外工作者为 10%；②必须能滤过 UV-A 和蓝光（320～470nm），最大限度透过可见光线；③能区别颜色，至少能区别红、绿色；④镜片、镜架的硬度、抗击力、易燃性有一定的标准。作者曾对国产部分防护眼镜及太阳镜的镜片进行滤光功能的检测（表 11-12）。最需要选戴防护眼镜或太阳镜的是受光毒损伤的高危人群，如无晶状体眼，在不正常紫外线下工作者或长期在太阳光下的作业者，以及服光敏药物和患视网膜色素变性或黄斑变性的患者。

**表 11-12 各种镜片滤光作用的测定**

| 分类 | 镜片名称 | 颜色 | 厚度（mm） | 石英摄谱仪谱片出现光谱波长（nm） | 分光光度计 | | | | 照度计测定可见光线透过率（%） |
|---|---|---|---|---|---|---|---|---|---|
| | | | | | 透过之最短波长 | 紫外线透过率（%）（220～400） | 可见光线之透过率（%）（400～760） | 红外线之透过率（%）（760～1400） | |
| 国产护目焊片工 | 12 号 | 黑色 | 2.5 | | 1200 | 0 | 0 | 0.1～0.4 | 0.002 以下 |
| | 11 号 | 黑色 | 2.2 | 全吸收 | 780 | 0 | 0 | 0.5～7.6 | ±0.02 |
| | 10 号 | 黑色 | 1.6 | | 780 | 0 | 0 | 0.5～14 | ±0.033 |
| 其他有色玻璃 | ※ | 暗黄绿色 | 2.55 | | 560 | 0 | 0～0.3 | 0.3～12.5 | ±0.11 |
| | ※ | 深黄绿色 | 2.4 | | 420 | 0 | 0～1.2 | 0.8～24 | ±0.25 |
| | ※ | 黄绿色 | 2.45 | | 400 | 0.1 | 0.1～16 | 13.2～57 | 8.5 |
| | | 浅黄绿色 | 1.19 | 382.8 | 400 | 0.2 | 0.2～48.5 | 26.5～63 | 43.3 |
| | | 浅橙色 | 1.6 | 395 | 420 | 0 | 0.5～53.4 | 57～85.3 | 36.6 |
| | | 深橙色 | 1.06 | 全吸收 | 500 | 0 | 0～38.8 | 50.5～87.5 | 23.3 |
| | | 红色 | 2.16 | 全吸收 | 600 | 0 | 0～67.5 | 70.8～76.8 | 33.3 |
| | | 绿色 | 2.52 | 400 | 420 | 0 | 0～23 | 3.2～36.5 | 16.6 |

续表

| 分类 | 镜片名称 | 颜色 | 厚度(mm) | 石英摄谱仪谱片出现光谱波长(nm) | 分光光度计 透过之最短波长 | 分光光度计 紫外线透过率(%)(220～400) | 分光光度计 可见光线之透过率(%)(400～760) | 分光光度计 红外线之透过率(%)(760～1400) | 照度计测定可见光线透过率(%) |
|---|---|---|---|---|---|---|---|---|---|
| | | 深黄色 | 2.39 | 370 | 400 | 2 | 2～69 | 59～65.5 | 73.3 |
| | | 蓝绿色 | 1.53 | 375 | 400 | 3 | 3～14 | 1.5～31.6 | 13.3 |
| | | 浅灰色 | 1.36 | 364 | 350 | 0.1～8.5 | 8.5～12.5 | 5～43 | 16.6 |
| | | 深灰色 | 0.71 | 370 | 380 | 0.2～0.5 | 0.5～3.5 | 2.5～37.5 | 6.6 |
| 炼钢工应用 | 钴蓝玻璃 | 蓝色 | 2.08 | 315.2 | 320 | 2.2～81 | 0～81 | 32.5～78.5 | *33.3 |
| | 钴蓝玻璃 | 深蓝色 | 2.61 | 315 | 320 | 4.6～78 | 0～72.5 | 3.5～77.8 | *16.6 |
| | 窗用玻璃 | 无色 | 1.88 | 306 | 320 | 15～87.6 | 80.5～89.8 | 73～79.2 | 96.6 |
| 国产眼镜玻璃 | 托拉克 | 无色 | 1.59 | 300 | 320 | 30～87.6 | 84～90 | 90～91 | |
| | 克罗克斯 | 无色 | 1.9 | | 320 | 15.8～89 | 89～91.5 | 87.5～90 | |
| | 克罗赛 | 微红色 | 1.95 | | 350 | 5.5～68.8 | 68.8～85.5 | 83～86.8 | |
| 国产水晶眼镜 | 水晶 | 无色 | 1.96 | | 220 | 80～91 | 89.5～93 | 90～91 | |
| | 茶晶 | 茶色 | 1.9 | 全透过 | 220 | 0.5～7.2 | 7.2～37 | 45～90 | |
| | 茶晶 | 深茶色 | 2.9 | | 280 | 0.1～0.5 | 0.5～14 | 21.2～85.5 | |
| 眼镜框材料 | 硬性塑胶 | 红色 | 1.4 | | 580 | 0 | 0～76 | 76.5～81 | |
| | 硬性塑胶 | 金黄色 | 1.0 | | 540 | 0 | 0～74.5 | 75.5～82 | |
| | 赛璐珞中妃明 | 褐红色 | 1.9 | | 340 | 1～5 | 5～20 | 17.5～28.5 | |
| | 赛璐珞中白明 | 淡黄色 | 1.5 | | 380 | 1～3.5 | 3.5～54 | 55.5～68.5 | |

* 近期生产钴蓝防护镜片近红外线透过率平均为1%～20%

紫外线的安全标准主要着重有害效应方面。美国政府工业卫生会议（American Conference of Government Indusfrial Hygienists，ACGIH）颁布的标准是以最小红斑量的作用光谱和正常白色人种的最小电光性眼炎剂量为依据的，以防止发生急性效应。表11-13是裸露的皮肤和眼在UV-C、UV-B段8小时内辐照量的阈限值（threshold limit values，TLV）。

裸露的皮肤和眼在UV-C、UV-B下，在每天规定的时间内，不能超过表11-14中所列的有效辐照度。

表11-13、表11-14所列的阈限值适用于各种弧光、荧光灯、白炽灯和太阳光等，不适用于激光和服光敏药物的患者。不能把上述的阈限值看成是安全和危险的界线，而是控制暴露紫外线的准则。至于320～400nm紫外线的职业曝光时间大于$10^3$秒（约16分钟）时，对未加防护的皮肤和眼所承受的全部辐照度不超过1mW/cm$^2$（10W/m$^2$），如曝光时间小于$10^3$秒，则不超过1J/cm$^2$。

**表11-13 波长的相对光谱效应**

| 波长(nm) | 阈限值(mJ/cm$^2$) | 相对光谱效应 |
|---|---|---|
| 200 | 100 | 0.03 |
| 210 | 40 | 0.075 |
| 220 | 25 | 0.12 |
| 230 | 16 | 0.19 |
| 240 | 10 | 0.30 |
| 250 | 7.0 | 0.43 |
| 254 | 6.0 | 0.5 |
| 260 | 4.6 | 0.65 |
| 270 | 3.0 | 1.0 |
| 280 | 3.4 | 0.88 |
| 290 | 4.7 | 0.64 |
| 300 | 10 | 0.30 |
| 305 | 50 | 0.06 |
| 310 | 200 | 0.015 |
| 315 | 1000 | 0.003 |

表 11-14　允许紫外线暴露值

| 暴露时间(d) | 有效辐照度(μw/cm²) |
|---|---|
| 8 小时 | 0.1 |
| 4 小时 | 0.2 |
| 2 小时 | 0.4 |
| 1 小时 | 0.8 |
| 30 分钟 | 1.7 |
| 15 分钟 | 3.3 |
| 10 分钟 | 5 |
| 5 分钟 | 10 |
| 1 分钟 | 100 |
| 30 秒 | 300 |
| 10 秒 | 3000 |

# 第三节　可　见　光

可见光由 380nm(紫色)到 760nm(红色)波长的电磁波组成。强烈而持久的可见光刺激通常会引起厌恶反应而避开光源，保护眼睛免受伤害。视网膜上的光化学反应来自持续暴露于强度超过 0.1mW/cm² 的光源，如光源强度超过 10W/cm²，虽有短暂暴露，但也可能会导致灼伤。注意一般的卫生常识通常足以帮助人们防止视网膜过多地暴露于光源。然而，在某些情况下，比如碳弧或激光，适当的训练、严格的操作规范、恰当的仪器设备如防护眼罩都很重要。

# 第四节　红　外　线

任何热源皆有红外线(infrared，IR)存在；眼和皮肤是红外线作用的主要靶器官。长期在红外线下作业而无适当防护时，将产生潜伏性危害。

## 一、红外线的性能和分段

红外线是指电磁波谱中 0.78～1000μm 的一段，多数情况下与可见光同时存在。太阳光辐射能量中红外线占半数以上，和黑体光源一样，都属宽带红外线辐射。按国际照明委员会将红外线从生物学上划分为三个明显的区带(表 11-15)。

表 11-15　红外线区带的波长和能量范围

| 分区 | 波长范围(近似值 μm) | 每个光子能量范围(mev) |
|---|---|---|
| IR-A | 0.78～1.4μm | 1590～886mev |
| IR-B | 1.4～3 | 886～413 |
| IR-C | 3～1000 | 413～1.24 |
| 近红外 | 0.78～3 | 1590～413 |
| 中红外 | 3～30 | 413～41.33 |
| 远红外 | 30～1000 | 41～1.24 |

## 二、红外线的生物效应

红外线的光子能量低，组织吸收后只产生热效应。远红外线只透入组织 0.5cm 左右，大部分被皮肤表层组织吸收。近红外线可透入组织 3～8cm。小剂量照射局部组织升温，毛细血管扩张，促进新陈代谢。大剂量照射时可造成闪光性灼伤(flash burn)，组织出现凝固坏死，类似烫伤，所不同者红外线灼伤是浅层深层组织同时发生，而烧伤是组织由浅及深发生坏死。角膜对热感觉很敏感，受高强度红外线照射，温度达到 45℃时(相当于 100kW/m²)，即刻发生角膜疼痛，如角膜基质蛋白质损伤，则出现角膜混浊。

近红外线特别是 1～2μm 段，可透过角膜被房水、晶状体和玻璃体吸收，一部分到达视网膜。眼对红外线的吸收率见图 11-145。虹膜的色素对红外线很敏感，中度照射即可出现充血性瞳孔缩小。视网膜对波长最短的红外线吸收最多，有时难以与可见光辐射相区别。Meyer-Schweckernath 利用氙灯光凝视网膜，就是利用氙灯光中的红外线。

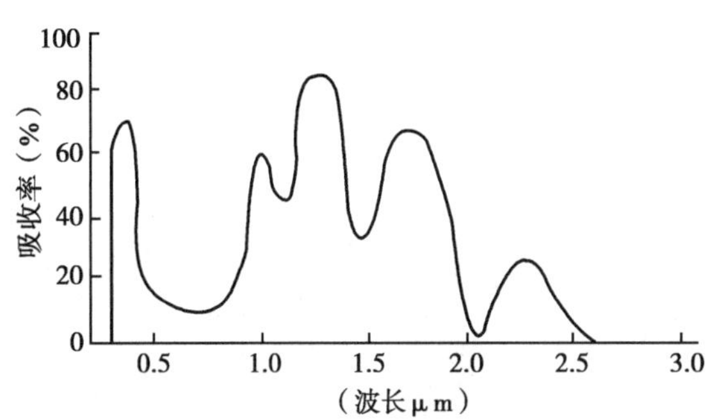


图 11-145　眼的深部组织(房水、晶状体、玻璃体)对透过角膜的光辐射的复合吸收率

## 三、红外线对眼的损伤

### (一)红外线白内障

1786 年 Wenzel 最先描述玻璃工人发生的白内障，称玻璃工人白内障(glassblower cataract)。Legge(1907)调查证实后确定为职业性眼病。红外线白内障亦称辐射热白内障(heat-ray cataract)。发病率很不一致，20 世纪 50 年代国外有的报道高达 50%。随着设备的革新和劳动条件的改善，发病率日趋减少。20 世纪 80 年代我国各地对玻璃厂工人、冶炼工、铸造工和电焊工等

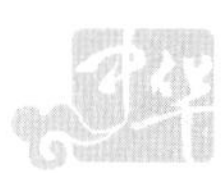


调查，晶状体混浊的阳性发现率为 0.12%～4.72%。但都缺乏红外线辐照度的资料。Wallace（1971）调查炼钢工的晶状体混浊，其发病率随年龄增大、辐照度增加而增高。Lydahl（1985）还发现玻璃工人的晶状体混浊左眼明显高于右眼，因作业时左眼曝光量比右眼大 2～3 倍。

**【病因】** 红外线作用于晶状体的方式曾有两种解释。一种是红外线间接作用，Goldmann 实验观察到黑兔比白兔易发病，白兔晶状体混浊发生较迟。单独照射瞳孔区，晶状体不发生混浊，而首先出现虹膜后方的晶状体皮质混浊，虹膜后方晶状体前表面升温 10～12℃，晶状体后囊升温 2℃。另一种是红外线直接作用，Vogt 认为白内障和红外线直接吸收有关。晶状体组织先发生水解变性，后发生凝固，这不能以单纯热的因素解释。从临床白内障形态亦可以证实。

**【临床表现】** 红外线白内障的发病率随热辐射强度、工龄的增加而上升。其典型病变是晶状体后囊下皮质有混浊斑点，初为空泡变性。有的呈蜘蛛网样不规则的格子状外观，逐渐发展为边界清晰而不规则的碟状混浊，由视轴区向赤道部扩散。后皮质可呈板层状排列，其尖部伸入核部。伴有金属光泽的结晶。前囊下皮质可呈现点状、线状混浊和空泡，有的呈放射状扩散。在瞳孔区前囊有的可出现呈透明膜状卷起飘浮在前房中（图 11-146）。在红外线下长期作业的工人，可因泪膜的不断蒸发，副泪腺分泌不畅而出现干眼的症状。有的工作人员还出现眼调节功能衰退的早老现象。

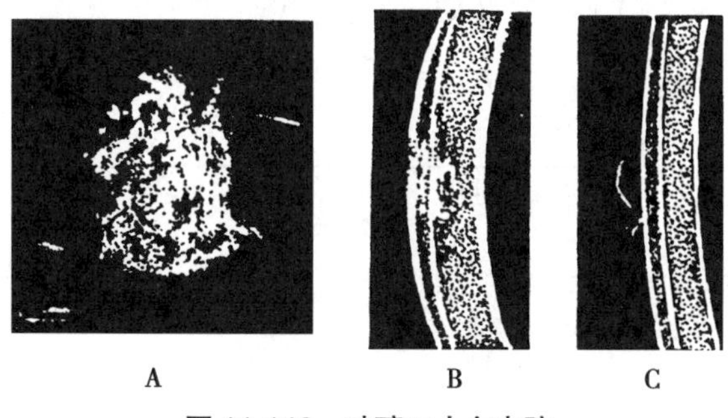


图 11-146 玻璃工人白内障

A. 后皮质混浊 B. 后皮质混浊的光学切面 C. 前囊膜带状板层裂开，飘向前房

**【治疗与防护】** 红外线在一般条件下常伴着可见光，瞳孔呈反射性缩小，限制了红外线透入眼内的辐射量。眼睑瞬目反射和泪膜皆有保护功能。但工业用红外线有的不伴有红光，应注意防护，避免直视辐射波。防护的基本措施是隔离法和反射法。在红外源与作业区之间加以隔热板或墙，或用水幕吸收红外线。铝的反射系数很高，如铝瓦楞或铝挡板等，其表面光滑干净者，反射红外线的效果最佳。

防护眼镜对个体防护十分重要。GB401383 钴蓝片及双层镀铬的 GRB 的无色镜片对紫外线和红外线的吸收率在 90% 以上。暗绿色玻璃含氧化亚铁和碳；可吸收 96% 的红外线和大部紫外线，可见光透过 40%。镀金属膜的反射式防护镜亦有效。为了推广，防护眼镜的实用、轻便、舒适、美观是十分重要的。据美国标准（ACGIH），为避免晶状体可能造成的延迟效应而出现混浊，近红外线的阈限值，其辐射量以 $100W/m^2$ 为限，在 $1kW/m^2$ 时只容许几分钟的偶然照射。

晶状体混浊伴有视力障碍者，应脱离红外线的强烈照射工作。视力严重障碍的白内障可进行手术治疗。

### （二）日光性视网膜脉络膜灼伤

直视太阳光或受强烈弧光的直接照射所造成的视力损伤，人们已有所警惕，但对其潜伏性危害还没有引起普遍重视。

**【病因】** 虹膜色素吸收大量红外线，对视网膜有保护作用。入射眼内的光线，波长短的主要为感光细胞吸收，波长较长的为色素上皮和脉络膜色素所吸收。有实验表明，太阳辐射线经眼的聚焦作用后，其热量高达 $810.92J/(cm^2 \cdot min)$，比海平面上原有光线的热量大 113 倍。如在 $209J/cm^2$ 下曝光 30 秒，眼底就发生轻微的灼伤。视网膜吸收可见光和红外线，主要产生热效应，紫外线和蓝光产生光化学反应，蔡用舒（1989）用氩激光造成视网膜损伤，检测其丙二醇（MDA）的水平比正常视网膜有显著升高。这两种反应常可同时存在。光化学损伤的病灶是均一的、可逆的。热灼伤病灶的中心更严重，四周绕以水肿，病变是不可逆的。

**【临床表现】** 急性病例多发生于观察日食者和航空观察哨，故称为日食盲（eclipse blindness）。我国 1955 年发生日食后陆续报道 15 例以上，多见双眼。最初畏光、眩光，继有光幻觉、色视症、变形视和中心暗点，视力减退。眼底病变多限于黄斑区，轻者黄斑区变暗，重者呈灰白色水肿，偶见小出血，数日后黄斑有少数黄白色小点，围绕有色素紊乱。一般预后良好，罕见黄斑穿孔。严重的电焊弧光伤，除角膜上皮大片剥脱外，还可见黄斑四周广泛视网膜水肿和渗出斑（图 11-147）。

**【治疗与预防】** 加强宣教，禁止直视太阳、电弧光、冰或水面的镜面反光。观察日食时用烟燻玻璃、涂墨玻璃皆无可靠防护作用，用黑玻璃亦不能久视。因上述玻璃遮盖眼部，瞳孔面积扩大 1 倍以上。可见光虽大部吸收，但红外线的透过率仍有 50%。而观察者自认为安全，延长观察时间，结果同样发生视网膜灼伤。如在黑玻璃上盖针孔黑纸较为安全，但仍以数秒钟的间歇

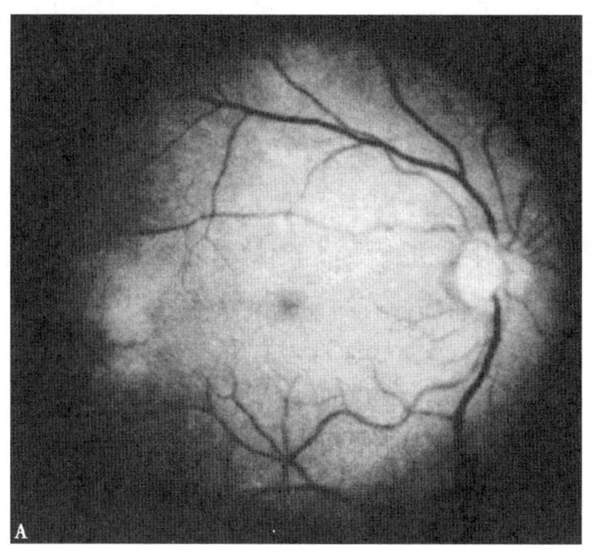


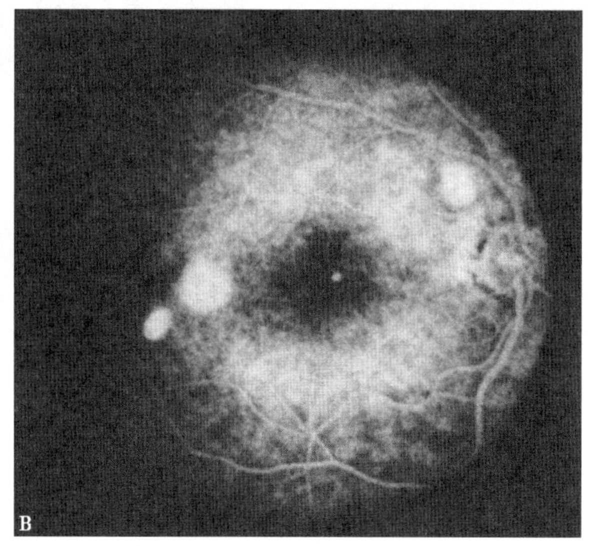


**图 11-147　焊工严重电光性眼炎伴有变形视、小视和绿色视症**

阳性中心暗点，伤后 5 个月眼底后极部视网膜大片灰白色水肿和渗出，眼底荧光血管造影显示强荧光斑，持久不退，治疗 11 个月后视力 1.2

观察为宜。铸造车间的标准防护镜（BSS674-1947）或 CR-39 树脂片皆能吸收近红外线。

视网膜灼伤的早期可服泼尼松，肌注维生素 $B_1$、$B_{12}$，继用能量合剂和血管扩张剂治疗。

### 四、远红外辐射

远红外辐射所致的损伤主要是皮肤的烧伤和白内障。潜在的危险来源包括炉子、烤箱、焊接电弧、熔化玻璃、熔化金属和热灯。远红外辐射通常能因厌恶反应和应激反应而防止皮肤烧伤；但是，晶状体因为缺乏感知或驱散热量的能力而容易受损伤。玻璃吹制工、铁匠、烤箱操作员、在加热和烤灯附近工作的人员患红外辐射相关性白内障的风险大大增加。控制红外线辐射的危害需要适当屏蔽其来源，训练可能的暴露者，以及应用防护衣和防护眼镜。

## 第五节　微波和射频

微波和射频辐射是频率在 300MHz～300GHz、波长 1mm～1m 的电磁波。微波和射频辐射应用广泛，如雷达、电视、移动电话、无线广播、焊接、熔化金属、家用电器（例如微波炉）和医疗应用（例如透热疗法和高温症）等。微波和射频辐射的生物学效应主要是热效应。由于这类辐射的深层穿透作用，其导致的皮肤烧伤通常深及真皮层和皮下组织层，并且愈合缓慢。微波可对晶状体、视网膜和角膜产生影响。晶状体含水量非常丰富，易于吸收微波辐射的能量，同时由于晶状体无血管，热交换很慢，极易受微波辐射损伤。高强度的微波辐射形成白内障，低强度微波辐射也可引起晶状体纤维空泡形成、上皮细胞核固缩、出现无细胞区；晶状体蛋白表达或功能异常均可诱发白内障。微波辐射是否可致视网膜变性尚有争议。但动物实验发现微波辐射可致视网膜脂质过氧化损伤。由于角膜位于眼球前表面，受辐射的概率大。10mW/cm$^2$ 强度的 2450MHz 脉冲波和 20～30mW/cm$^2$ 强度的连续波均可致猴眼角膜内皮损伤。对机体的影响还包括生育能力受损、发育障碍、神经行为异常、免疫力下降和患癌症的风险。微波和射频辐射还能干扰心脏起搏器和其他的医学设备。对微波和射频辐射的防护，主要是减少或杜绝辐射源的辐射泄漏、屏障辐射源、屏蔽辐射源附近的工作地点、加大工作地点与场源的距离、加强个人防护措施以及加强医疗预防措施等。

## 第六节　超　声　波

虽然经常归类于非电离辐射，但是超声是一种人耳不能听到高频率的机械振动的声波，不是电磁波谱的一个组成部分。

高能低频超声广泛用于科学和工业，用来清洁、脱脂、塑性焊接、液体提取、雾化、均化、乳化操作和碎石。低能高频超声在分析工作和医疗诊断（例如：超声波检查）方面应用广泛。

高能超声对组织的生物学作用机制同机械振动 - 局部加热、震荡和裂解是相似的。长时间暴露于高能超声产生的有害作用包括头痛、萎靡不振、耳鸣、眩晕、对声光刺激的高敏感性和周围神经炎。与高频超声源的长时间身体接触也会出现上述症状。但是，在医学超声波检查中所用的低能高频超声没有表现出不良反应。为了保护在超声波周围工作的人员免受损伤，需要对发生源进行适当的隔离和绝缘、加强对工作人员的正确训练和佩戴耳朵保护装置。每年对工人进行听力测试和神经学检查。

（张明昌　姜发纲　胡椿枝）

## 主要参考文献

1. 蔡用舒. 创伤眼科学. 北京：人民军医出版社，1988：465-509.
2. 翁景宁，胡椿枝. 角膜紫外线损伤与前列腺素间关系的实验研究. 眼外伤职业眼病杂志，1990，12：265.
3. 薛季成. 从地理分布看翼状胬肉与紫外线的关系. 眼外伤职业眼病杂志，1986，8：153.
4. 毛文书，许京京，朱斯平，等. 西藏拉萨白内障病例对照研究. 眼科学报，1988，4：199.
5. 丁淑静，朱秀安. 微波对眼的损伤. 眼外伤职业眼病杂志，1981，3：71.
6. 黎勉勤，金锡鹏. 微波对眼的影响. 眼外伤职业眼病杂志，1983，5：6.
7. 李君萍，常继增. 红外线作业工人眼损伤的流行病学调查. 眼外伤职业眼病杂志，1990，12：249.
8. Fishman GA. Ocular phototoxity：Guideline for selecting Sunglasses. Survey of Ophthalmol，1986，31：119.
9. Andley UP. Photodamage to the eye. Photochemistry and Photobiology，1987，46：1057.
10. Carl Zenz. Occupational Medicine. 2nd Edition，Chicago：Year Book Medical Publisher，1988：463-471.
11. Lipman RM，Tripathi BJ，Tripathi RC. Cataract Induced by microwave and ionizing radiation. Survey of Ophthalmol，1988，33：200.

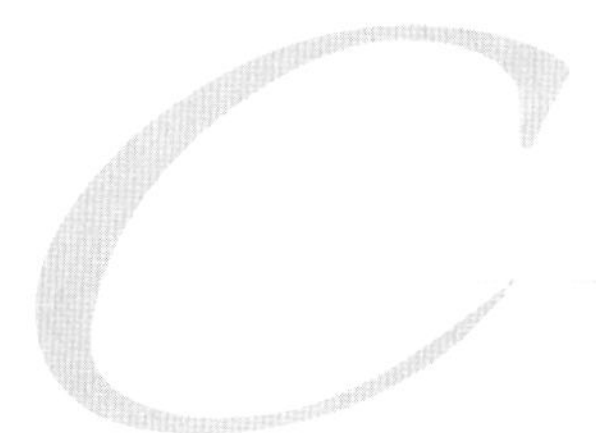

# 第二章 电离辐射对眼部的损伤

## 一、概　　述

可导致眼部组织电离性损伤的辐射粒子有X射线、γ射线及中子，其中以中子危害性最大。β射线因其穿透能力小，作为外照射一般不造成严重的危害，但高能量β射线也可致晶状体混浊。

电离辐射致眼部组织的损伤包括眼睑、结膜、虹膜、睫状体、晶状体及视网膜等，其中晶状体为最敏感，晶状体也是全身对电离辐射最敏感的器官之一。致晶状体的损害称为电离辐射性白内障(ionizing radiational cataractionizing radiational cataract)，电离辐射性白内障也称放射性白内障(radiation cataract)。

1895年伦琴发现X射线，2年后Chalupecky(1897)首先用X射线照射家兔眼发现晶状体改变。Gutmann(1905)曾报道一位X射线球管技师发生了晶状体混浊，造成视力障碍。Rohrschneider等实验证实X射线可致人和动物发生白内障，并报道了31例辐射治疗所致放射性白内障，引起人们的关注。以后，特别是第二次世界大战日本广岛和长崎分别受原子弹袭击后，幸存者白内障发生率增高，促使人们对放射性白内障的研究。我国李凤鸣(1979)首先报道一位放射科医师由X射线所致放射性白内障。李凤鸣等(1982)又报道4例电离放射性白内障不同时期的晶状体改变。朱秀安等(1984)对我国500例医用X线工作者眼晶状体调查，发现6例放射性白内障。由朱秀安起草的《放射性白内障诊断标准及处理原则》，1986年2月经全国卫生标准技术委员会放射性疾病诊断标准分委员会审查通过，1987年中华人民共和国卫生部颁布了《放射性白内障诊断标准及处理原则》为国家标准(GB 8283—87)。2002年朱秀安起草修定了1987年的国家标准(GB 8283—87)，经全国卫生标准技术委员会放射性疾病诊断标准分委员会审查通过，2002年4月中华人民共和国卫生部颁布《放射性白内障诊断标准》为中华人民共和国职业卫生标准(GBZ95—2002)。

## 二、生物学作用

放射线粒子对眼部的损害有直接作用和间接作用。细胞中的DNA对射线敏感，小剂量即可引起链的断裂，因此被认为是射线作用的生物学靶子，DNA的损伤主要是射线的直接作用。晶状体前囊下的上皮细胞生发区，在正常情况下，不断地进行有丝分裂，当放射线粒子引起晶状体上皮细胞内DNA损伤，则有丝分裂受抑制和细胞异常生长。间接作用为射线粒子引起细胞内的水分子发生电离，产生大量的$H_2O^+$、$H_2O^-$和H、OH等自由基，自由基与细胞内的有机化合物相互作用，形成氧化物而破坏细胞内的代谢过程，引起晶状体细胞染色体畸形、核碎裂及变性等。这些受损伤而发生变性的上皮细胞移行和堆积在晶状体的后极部，借助裂隙灯检查，可见其为点状及颗粒状混浊。

## 三、临床表现

放射性白内障见于放射事故伤员、放疗患者、辐射工作者及文献报道日本原子弹爆炸幸存者。

### (一) 潜伏期

致电离辐射引起晶状体混浊的潜伏期长短相差很大，最短9个月，最长12年，平均为2～4年。年龄愈小，潜伏期愈短；剂量愈大，潜伏期愈短。

### (二) 白内障临床形态

关于放射性白内障临床形态的特征，已有很多文献报道，各家所述基本一致。只有用裂隙灯检查才能发现放射性白内障的早期症状，表现为晶状体后极部后囊下皮质有灰白色点状混浊，排列成环形，由于光反射并有彩虹点。Roth研究了快中子对眼的损害，指出放射性白内障早期的改变为晶状体的后极部后囊下出现细小的颗粒状混浊及空泡，损害严重者，混浊点向赤道部延伸，排列成放射状条纹。Hayes报告一例X线小剂量长时间的辐射效应，发现晶状体除了后极部后囊下混浊以外，前极部前囊下皮质也有混浊。李凤鸣报道1例放射科医师由X线所致早期放射性白内障，双晶状体后极部后囊下呈盘状混浊。还报道3例较晚期的放射性白内障，晶状体后囊下呈蜂窝状混浊，并有空泡及彩虹点，前囊下有网状混浊及空泡。吴奕灿等追踪观察25例X线所致晶状体改变，归纳为早期晶状体后极部后囊下皮质出现小泡，并有尘雾状或点片状混浊，以后加剧变为圆盘状混浊（图11-148、图11-149）。

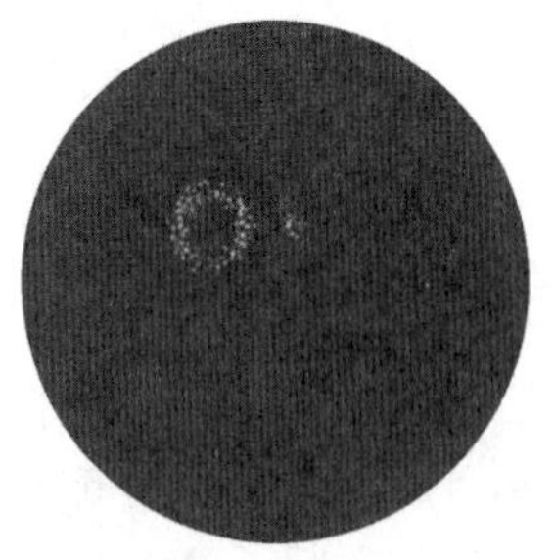
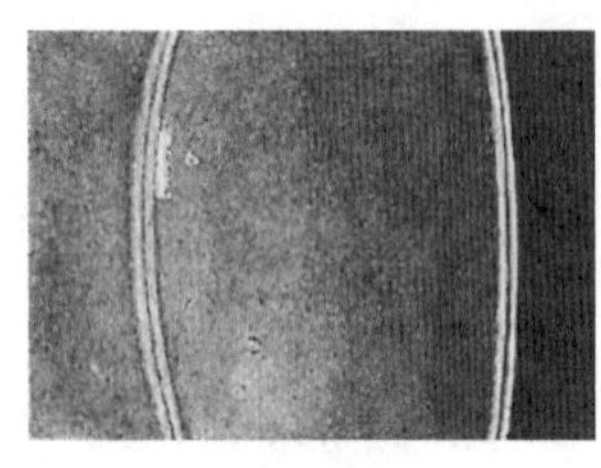

图11-148　患者左眼有早期的电离辐射性白内障，后囊下皮质内有环形混浊

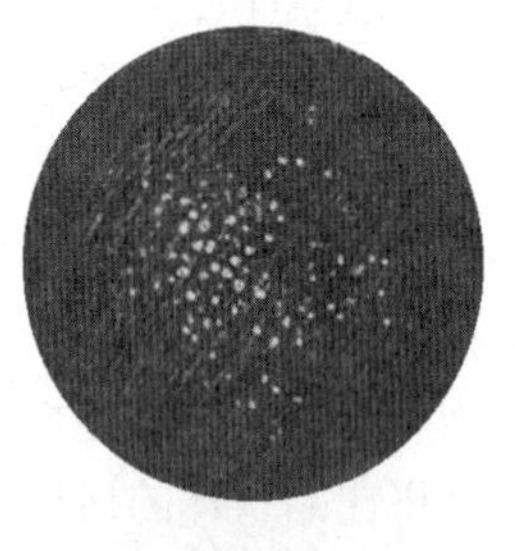
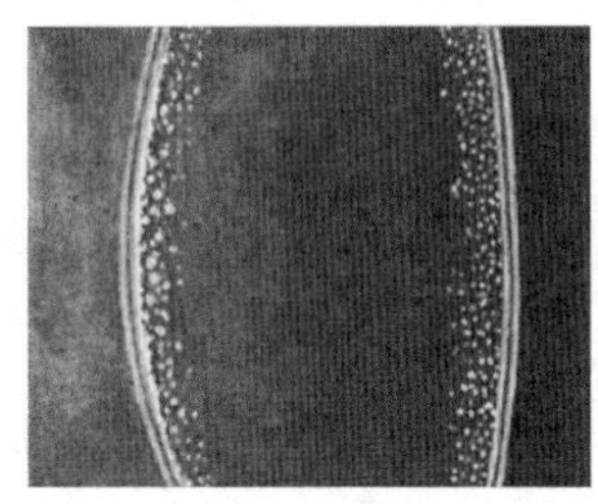
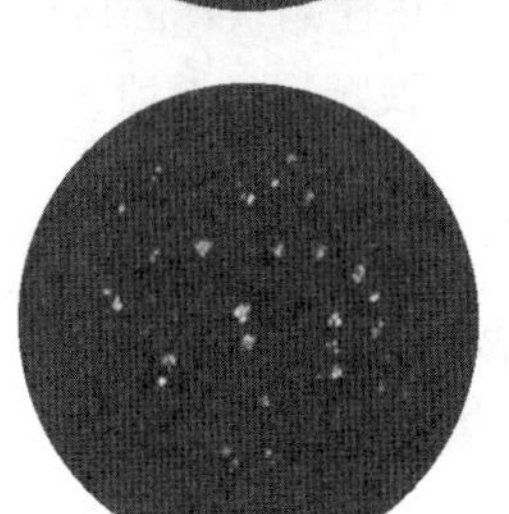

图11-149　电离辐射性白内障

左上图示后囊下皮质呈锅巴底状混浊，其前有珍珠样混浊及细点状混浊。左下图显示前囊下皮质内有尘埃状、点状及片状混浊

Cogan等根据20例早期放射性白内障的观察，描述了白内障不同阶段的形态。将人的放射性白内障临床经过分为四个阶段：

初起期：在晶状体后极部后囊下的皮质出现数个粉末状混浊小点，呈白色、灰色或呈金色、彩虹色，且伴有小空泡，这个阶段不引起视力损害。

第二期：病程经过一段时间发展，后囊下皮质内的细点状混浊逐渐增多，排列呈环形，并有小空泡及细微丝条状混浊散在其间。新形成的空泡向深部皮质内扩散，同时前囊下可出现点状及线状混浊，但比后极部的变化轻微。

第三期：病程时间更长，后囊下的混浊更多，渐次形成盘状，外形不规则，混浊的外层密度加大。裂隙灯下可见混浊的后层沿晶状体的弯曲度向后凸起，混浊的前层则大致为平面状。也有数层混浊呈重叠形式。盘状混浊的外周有散在的小点状混浊，混浊区渐向赤道方向及前面扩大，同时晶状体赤道部发生楔形混浊。

第四期：最后晶状体全部混浊，看不出前三个阶段的晶状体改变，也不能和老年性白内障鉴别。

## 四、诊断与分期

关于电离辐射性白内障的诊断与分期文献已有不少报道。1987年中华人民共和国卫生部发布实施《放射性白内障诊断标准及处理原则》（GB8283—87）作为中华人民共和国国家标准，2002年又作了新的修订。标准内容如下：

### （一）诊断标准

眼部有明确的一次或短时间（数日）受到大剂量的外照射，或长期外照射历史，晶状体吸收剂量在0.5Gy（国际放射防护委员会，ICRP，2011年4月公布），并结合健康档案进行综合分析、诊断。

### （二）晶状体改变及分期标准

Ⅰ期　晶状体后极后囊下皮质内有细点状混浊，排列成环形并伴有空泡。

Ⅱ期　晶状体后极后囊下皮质内呈盘状混浊且伴有空泡。更甚者，在盘状混浊的周围出现不规则的条纹状混浊向赤道部伸延。盘状混浊也可向皮质深层扩展，可呈宝塔状外观。前极前囊下皮质内也可出现细点状混浊及空泡，视力可能减退。

Ⅲ期　后囊下皮质呈蜂窝状混浊，后极部较致密，向赤道部逐渐稀薄，伴有空泡，也可有彩虹点，前囊下皮质内混浊加重，有不同程度的视力障碍。

Ⅳ期　晶状体全部混浊，严重视力障碍。

## 五、鉴别诊断

电离辐射性白内障的形态特征与其他病因引起的白内障不易区别，如微波白内障、红外线白内障、电击伤白内障、药物（肾上腺皮质激素）或毒性物质（二硝基酚、萘和甾体类化合物）引起的白内障。此外，视网膜色素变性及高度近视和糖尿病引起的并发性白内障及起始于后囊下皮质的老年性白内障等。所以在诊断电离辐射性白内障时，首先应排除其他物理因素、化学中毒及代谢疾患所致的白内障，排除并发性白内障及后囊下型的老年性白内障。在确诊电离辐射性白内障时，必须有辐射剂量材料作为根据。

## 六、治　　疗

1. 眼部可试用谷胱甘肽溶液等治疗白内障的眼药。

2. 口服维生素C、维生素E、维生素$B_1$、维生素$B_2$。

3. 晶状体混浊，视力减退影响阅读或驾驶，应施行白内障摘除术及人工晶状体植入术。

## 七、阈值剂量与防护

### （一）阈值剂量

虽然有关电离辐射性白内障的报道较多，但对人导致白内障照射的阈值剂量尚不一致。由于各家对确定晶状体混浊程度的指标不一，观察方法上的差异，晶状体照射后检查时间上的不同，以及电离辐射性质、能量、强度、照射方式、受照射对象等因素的影响，所以在判断引起放射性白内障的阈值剂量上差别较大；关于电离辐射性白内障的阈值剂量，长期以来一直在变化，一直在争议。Merriam等收集了用X射线或γ射线照射治疗的173名眼部、鼻部、鼻窦及面部肿瘤患者，其中100名发生了白内障。他们进一步研究了放射性白内障与剂量的关系，其结论为：X射线或γ射线导致白内障最低辐射剂量，一次照射量为0.02Gy；3周至3个月多次照射的累积量为0.04Gy；3个月以上多次照射的累积量为0.055Gy；若照射总量超过0.115Gy，则不论照射的次数和经过的时间长短，都会产生白内障。但也有人报告照射量大于上述阈值剂量，并未见晶状体发生混浊。中子致晶状体混浊的效应大，实验表明，中子致晶状体混浊的相对生物效应为γ或X射线的2～14倍，一般认为快中子致白内障的阈值剂量在0.007～0.01Gy之间。关于β射线的阈值剂量尚无报道。李凤鸣等报道1例皮肤癌患者接受电子加速器治疗，3年内晶状体吸收β射线剂量为0.18～0.21Gy，2年后晶状体完全混浊，施行了白内障摘除术。

国际放射防护委员会（ICRP）2011年4月公布，晶状体吸收剂量的阈值现在考虑为0.5Gy。职业照射的眼晶状体当量剂量限值，委员会现在建议：规定的连续5年期间，年平均当量剂量，20mSv；任何一年中的当量剂量，50mSv。

### （二）防护

1. 必须根据不同能量的射线，使用不同厚度的铅屏蔽，使外照射剂量不超过阈值剂量。

2. 为了防止晶状体受辐射损伤，从事放射线工作者应戴铅防护眼镜。

3. 头颈部放射治疗患者，眼部应加用有效的屏蔽防护。

4. 就业前体格检查，如发现先天性发育性白内障、并发性白内障、早老性白内障及其他原因所致的白内障，不应在电离辐射现场工作。

5. 就业后每年进行眼部检查，如确诊为放射性白内障。应调离岗位，不再接触电离辐射，安排其他工作。

## 八、电离辐射对眼部其他组织的损伤

眼部组织中以晶状体上皮对电离辐射最为敏感，损害剂量为0.5Gy。眉毛、睫毛的脱毛量为9Gy，角膜、结膜损伤剂量为15Gy，角膜实质层为25Gy，葡萄膜血管及视网膜损害为30Gy。

1. 眼睑　电离辐射所致眼睑损害主要表现为皮肤红斑、放射性皮肤炎、皮肤溃疡及放射性皮肤癌。睫毛脱失、眉毛脱失。

2. 结膜　结膜损害表现为结膜炎、结膜水肿及坏死。

3. 虹膜及睫状体　可发生虹膜睫状体炎、虹膜萎缩。

4. 视网膜　急性放射性视网膜病出现一过性暗适应功能下降。迟发性放射性视网膜病变系在一定潜伏期后出现血管障碍，主要为毛细血管，次为小动脉损害，视网膜中央动脉及静脉也有损害。检眼镜检查，眼底改变表现为视乳头充血，视网膜中央动脉变细，静脉迂曲扩张及节段性闭塞，视网膜有出血、渗出及水肿。后期视网膜出现纤维样改变及色素紊乱。

（朱秀安）

## 主要参考文献

1. 吴执中. 职业病（下册）. 北京：人民卫生出版社，1983：190-191.
2. 李凤鸣，丁淑静，朱秀安. 电离辐射性白内障. 中华眼科杂志，1982，18：261-264.
3. 朱秀安，聂纯一，胡连义. 医用诊断X线工作者的眼晶状体检查. 中华放射医学与防护杂志，1984，4：33-35.
4. 朱秀安，丁淑静，高锦. 核爆炸现场狗眼晶状体的调查研究. 中华眼科杂志，1986，22(5)：297-299.
5. Duke-Elder S. System of oplthalmology. Vol 14. London：Kimpton，1972：985-999.
6. ICRP. Draft report：Early and late effects of radiation in normal tissues and organs：threshold doses for tissue reactions and other non-cancer effects of radiation in a radiation protection context. ICRP ref. 2011：4844-6029-7736.

# 第三章 核爆炸所致眼损伤

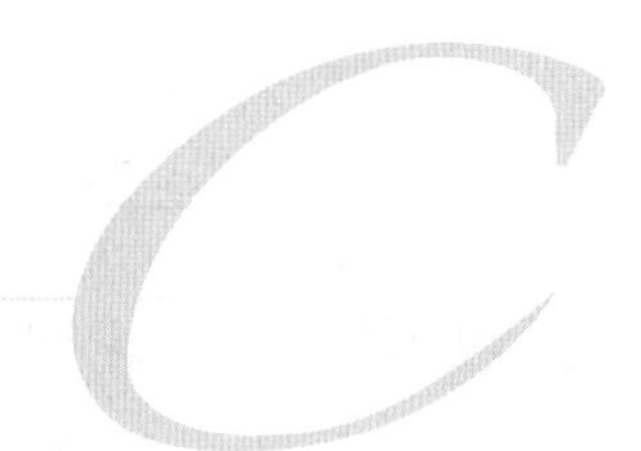

## 一、核武器的杀伤作用

核武器是利用原子核发生裂变或聚变反应时放出大量能量以达到杀伤和破坏作用的武器。它包括原子弹、氢弹和中子弹。核爆炸的威力以TNT（黄色炸药）当量表示，可划分为千吨级、万吨级、十万吨级、百万吨级和千万吨级。核武器的爆炸方式有地面爆炸、空中爆炸、地下爆炸、水面和水下爆炸五种。

核武器的杀伤效应由四种因素产生，即光辐射、冲击波、早期核辐射和放射性沾染。前三种因素在核爆炸后最初10～20秒内起杀伤破坏作用，故统称瞬时杀伤因素。而反射性沾染的作用时间较长，也称剩余核辐射。光辐射是核爆炸瞬间释放出的巨大能量，形成几千万度高温高压火球，向四周辐射出强烈的光和热。其能量的释放可分为两个阶段：第一阶段即核爆炸闪光阶段，亮度极高，持续时间极短，主要光谱成分是紫外线；第二阶段即核爆炸火球阶段，持续时间较长，占释放能量的99%，光谱成分主要是可见光和红外线。光辐射的强弱以光冲量（$cal/cm^2$）表示。冲击波是由核爆炸火球的高温和高压急剧挤压周围空气，并向四周迅速传播而形成的高压气浪，主要通过动压和超压造成机体损伤，负压也有一定的致伤作用。其强弱以压力值（$kg/cm^2$）表示。早期核辐射指核爆炸后最初十几秒内释放出的γ射线和中子。放射性沾染指爆炸时带有放射性的灰尘，飘落到地面，形成沾染区，可通过外照射致伤或通过皮肤、黏膜、呼吸道进入或食入体内。

核爆炸后可造成多种眼组织损伤，其中主要包括：

1. 光辐射造成角膜、晶状体及视网膜烧伤。

2. 核闪光或散射光造成的闪光盲效应。

3. 冲击波或飞散碎片引起机械眼外伤，包括动压和超压造成的眼压增高，眼挫伤，挤压伤，严重者可发生眼球破裂。

4. 全身放射病合并眼底病变，如眼底出血、虹膜睫状体炎、化脓性视网膜脉络膜炎等。

5. 早期核辐射造成的角膜、晶状体及视网膜损伤，如角膜化脓性溃疡、前房积脓、晶状体混浊以及视网膜水肿、出血等。

6. 放射性沾染造成的外照射眼损伤及局部沾染放射性落下灰所引起的角膜、结膜炎。

## 二、核爆炸光辐射所致角膜烧伤

由于角膜位于前表面，因此核爆炸时受光辐射烧伤较多见。核试验表明，在角膜致伤地域内的404只狗中，角膜烧伤发生率约47.5%。其烧伤光冲量阈值18～27$cal/cm^2$。由于角膜对可见光及红外线的透射率较高，加之有泪层，因而比皮肤烧伤阈值高，致伤距离小。试验表明，角膜烧伤半径大体与皮肤Ⅱ度烧伤相接近。光辐射角膜烧伤的早期表现主要为角膜混浊、溃疡、穿孔及伴发前房积血、前房积脓或虹膜睫状体炎等并发症，后期形成角膜斑翳或白斑。角膜损伤程度，主要取决于所接受光冲量。一般在光辐射下，45℃以上即可造成角膜热灼伤，60℃可发生角膜水肿，80℃可伤及角膜内皮层。当光冲量达22$cal/cm^2$时可累及半层角膜，当达29$cal/cm^2$时，可致角膜全层混浊。角膜烧伤的主要病理变化，轻者上皮细胞变性、肿胀，细胞核感染，重者发生凝固坏死，坏死组织脱落形成溃疡，溃疡区可见数量甚多的中性粒细胞浸润，部分病灶可见菌团，主要为球菌。后期形成角膜斑翳或白斑并有新生血管长入。

## 三、核爆炸所致晶状体损伤

核爆后早期核辐射的γ射线与中子可引起放射性白内障。日本广岛原子弹袭击后，放射性白内障的发生与距离有关，如有报道在2km内白内障发生率为54.7%，2～3km发生率为22.3%。在急性放射病患者中，白内障发生于全身脱毛者约为80%，而脱毛面积40%～60%者约为50%，无脱毛者约20%。晶状体发生混浊的潜伏期，短者6个月左右，长者可达30余年，一般为2～3年。日本广岛距爆心500～950m的7名罹难者，晶状体混浊而致视力降低的潜伏期平均2.3年。日本原子弹幸存者放射性白内障裂隙灯下所见，以后囊下粒状混浊为多见，也有圆盘状混浊、空泡聚集、血样或星芒状混浊。

试验观察表明，核爆炸光辐射也可造成人及动物晶状体灼伤。在一次10万吨级空爆试验中，位于爆心投影点34km处，该处早期核辐射剂量及冲击波超压值为零，一位25岁工作人员，未戴防护镜，窥视核爆炸火球，造成双侧视网膜烧伤，伤后45小时见双侧晶状体前皮质有鳞灰色混浊。一次万吨级空爆试验中，恒河猴在光冲量41cal/cm$^2$剂量下，伤后6天出现双侧晶状体圆形及椭圆形灰白色混浊。另一次万吨级空爆试验中，受光冲量22～78cal/cm$^2$作用后，56条狗眼病理检查发现28例晶状体发生早期混浊，而所受核辐射剂量及冲击波超压不足以引起晶状体损伤。光辐射晶状体灼伤主要发生在瞳孔区前皮质，轻者表现点状灰白色混浊，重者出现斑块状或大片乳白色混浊。病理改变，早期主要为皮质空泡形成及上皮细胞变性坏死。

## 四、核爆炸光辐射所致视网膜烧伤

核爆炸光辐射作为眼的致伤光源，与一般光源不同，其主要特点：能量以两个脉冲释放，第一阶段核闪光主要造成闪光盲，第二阶段核火球，主要造成视网膜烧伤；核火球辐射近似黑体辐射规律，核火球大小随爆炸当量和时间而变化，光冲量随距离而减少。高温高压核火球发出的光辐射，汇聚于视网膜所形成的倒像，造成视网膜烧伤。视网膜烧伤的辐照量以光冲量（cal/cm$^2$）表示，其辐照度指单位面积、单位时间所接受的能量，以cal/（cm$^2$•s）表示。

一般而言，核武器的杀伤范围，以光辐射的杀伤半径最大，其次为冲击波，早期核辐射最小。由于眼的光学系统的聚焦作用，可使视网膜所受能量密度比相应的角膜入射量高$10^4$～$10^5$倍，因此光辐射视网膜烧伤半径，远远超过皮肤烧伤半径，视网膜烧伤阈值为0.1～0.2cal/cm$^2$，而造成皮肤轻度烧伤需4.5～5cal/cm$^2$。试验表明，兔视网膜烧伤半径与皮肤烧伤半径之比为2.3～6.6。

视网膜烧伤的伤情分类，依据损伤的轻重程度，可分为三种类型：①轻度烧伤多为圆形或椭圆形，面积小，色泽淡灰，病程5～10天，水肿吸收，色素沉着或小圆形瘢痕，病理改变以视网膜外层损伤为主，视锥及视杆细胞崩解，色素上皮肿胀，色素颗粒游离，视网膜下水肿渗出；②中度烧伤多为大的灰白色或蓝灰色圆形斑，周围有水肿环，一般不伴有出血或仅有点状出血，病程10～15天，水肿基本吸收，遗留白色瘢痕，色素增生，病理改变视网膜全层凝固坏死，视神经细胞核固缩、破碎，坏死组织脱落形成楔形或蚕食状组织缺损，凝固坏死区周围视网膜层间有水肿渗出，形成隆起的水肿环，大量色素颗粒游离，脉络膜血管扩张；③重度烧伤，多为白色圆形凝固斑，中央有裂孔，巩膜裸露，更严重者，眼组织蒸发汽化，发生局部微爆，形成眼底及玻璃体大量出血，伤后2～3周出血吸收，形成大片瘢痕及色素增生。病理改变多为视网膜全层崩解，中央裂孔，出血自裂孔流入玻璃体内，形如火山口状。从视网膜病变发展过程来看，典型损伤大体可分为凝固坏死期，于照后即刻发生组织变性、水肿、凝固及坏死；急性炎性反应期，以伤后1～3天明显，病灶及周围组织急性充血、水肿渗出及炎性细胞浸润；修复愈合期，水肿出血逐渐吸收，成纤维细胞及少量神经胶质细胞长入，瘢痕形成。

视网膜烧伤的治疗原则：伤眼充分散瞳休息；增加组织营养如维生素、ATP能量制剂等；积极控制炎性反应，如使用激素类药物；增加出血及渗出的吸收，如使用血管扩张剂、碘制剂等。

## 五、核爆炸闪光盲效应

核爆炸闪光盲是由爆后第一脉冲释放的高强度闪光所引起的暂时性视功能障碍，其持续时间短，可自行恢复，有的出现后象，严重者可出现头晕、恶心、呕吐等全身不适。闪光盲的严重程度常以其恢复时间来衡量。闪光盲越重，恢复时间越长。闪光盲的发生受多种因素影响，一般说来，核爆炸光辐射越强，闪光盲越重；在同等亮度光辐射下，测试靶标越亮，恢复时间越短。造成同等程度闪光盲，强背景光比弱背景光所需闪光亮度高。试验表明，以视网膜电流图为指征，核爆后观察到b波出现一过性消失，其恢复时间与闪光强度相关，b波恢复时间越长，闪光盲效应越强，作用距离越远。核试验场地的闪光盲安全距离，系根据闪光盲恢复时间，所需视网膜照度，加以安全系数，进行推算。如以观看飞行仪表，闪光盲恢复时间10秒为指征，则视网膜的照度，白天需$2\times10^7$～$3\times10^7$td/s，夜晚约需$4.7\times10^5$td/s。

由于直射核闪光及散射光均可引起人眼闪光盲，因此核闪光盲的致伤边界最远，远远超过核爆炸后其他各种杀伤因素的致伤边界。如万吨级空爆条件下，皮肤Ⅰ度烧伤边界为5km，在34km处发生视网膜烧伤，而于80km处发现有闪光盲。在百万吨级空爆下，皮肤Ⅰ度烧伤边界20km，66km处观察到视网膜烧伤，而至160km处仍有闪光盲的发生。

为防止核闪光及核火球眼损伤，应注意人员防护，充分利用地形、地物隐蔽，避免直视光辐射。对于指战人员，观测人员或飞行人员应配有个人护目镜或固定的防护设备，使光辐射衰减至安全容许辐射量。目前使用的防护镜有多种类型。一般要求自动防护镜开态透光率可达 50%～70% 或以上，关态光密度达 3 以上，关闭时间应短于 100 微秒，并能在核闪光后重新开启，反复使用。

（徐碣敏）

## 主要参考文献

北京 59172 部队. 防原医学与放射卫生基础. 北京：原子能出版社，1978.

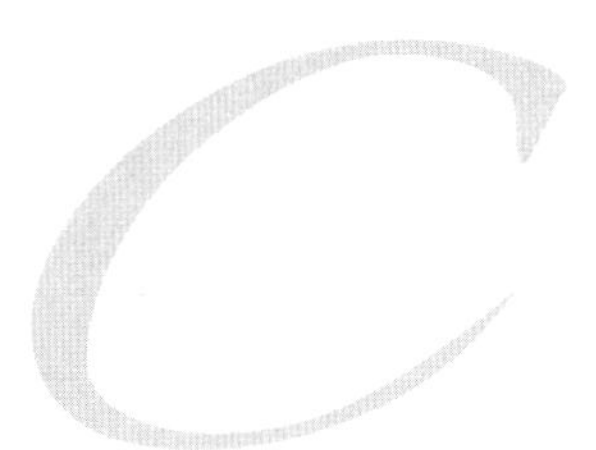

# 第四章 激光对眼部的损害

## 一、概　述

激光科学技术是20世纪60年代新兴的科学。1960年Maiman研制出第一台激光管。20世纪60年代激光即被应用于医学领域，首先用于眼科治疗视网膜病变。尔后，又用于治疗青光眼、白内障囊膜切开等。此外，肿瘤科、心血管、妇产科等也把激光作为有效的治疗手段。近20年来激光技术发展迅速，广泛应用于医学和工业、农业、通信、空间技术及环境保护等各个领域。

激光是在物质的原子、分子体系内，通过受激辐射，使光放大而形成的一种新型光。激光具有单色性、方向性及相干性等特点。

### （一）单色性

普通光源发射的光，其波段范围较宽，例如太阳光包含红外线、可见光及紫外线。而激光为单色光，如氦氖激光谱线宽度小于1/1000万 。

### （二）方向性

普通光源向立体空间各个方向均匀散射，而激光仅沿着一定方向规则地发射出一束很细的光。

### （三）相干性

普通光各组分之间没有固定的相位关系，而激光与无线电波一样，其频率、振幅都是均匀的、连续不断的，是一种相干的波，具有很好的相干性。

产生激光的装置称为激光器，按照产生激光的物质，激光器分为固体激光器、气体激光器、液体激光器和半导体激光器。常用的固体激光器有掺钕钇铝石榴石（Nd∶YAG）和钕玻璃激光器；气体激光器有氦氖激光器、氩离子激光器、氪离子激光器和二氧化碳激光器；液体激光器有螯合物激光器、无机液体激光器和有机染料激光器。半导体激光器是所有激光器中效率最高、体积最小的一种。

## 二、生物学作用

### （一）激光对人眼损伤的机制

激光对人眼损伤的机制非常复杂，目前认为，激光有三种破坏性效应：热效应、冲击波效应及电磁波效应。

1. 热效应　是损伤眼组织的重要因素，组织吸收光后温度很快上升，Meguh认为在数毫秒的极短时间内可升温至200～1000℃；45～50℃的温度持续1分钟左右，这两种情况中的任何一种，均使蛋白质破坏，机体细胞遭受损害。实际上，激光引起机体组织的热损伤，同烧伤特别是同高频电流所致烧伤相似，所不同的是激光损伤的界限十分清楚，只是由于后来损伤处的继发性渗出、出血及再生等使损伤边缘变得模糊。

2. 冲击波效应　受照射的机体组织由于温度在极短时间内急剧上升，而在瞬间释放出来的热来不及通过热传导和对流等扩散时，则产生热膨胀。机体组织如此快速膨胀，导致冲击波的产生，并向组织扩散，因此冲击波效应常和热效应同时存在。

3. 电磁波效应　强度激光照射于组织时引起组织内原子和分子的振动，引起电磁效应及离子化使组织遭到损伤。

激光对机体组织的作用，通常是几种效应同时在起作用，只是各种效应的比重有所不同。氩离子激光及二氧化碳激光的主要作用机制为热效应，而冲击波效应则不甚重要。脉冲时程短、功率高的巨脉冲激光，最大能量在极短时间内释放出来，则冲击波和电磁场效应为造成机体组织损伤的主要作用。

### （二）影响激光对眼部损伤的因素

眼部受激光损伤的程度取决于激光本身的因素及眼球的情况。

1. 激光本身的因素

（1）激光波长：据测定人眼对0.4000～1.4000μm波段内的各种光波都能通过，透过率的大小随波长的长短而异。其中0.4000～0.8000μm的可见光波段以及0.800～0.900μm光的近红外线绝大部分都能透过眼的屈光间质到达眼底，并被色素细胞吸收，其吸收率随波长增大而降低，故在此段内的激光（如氩激光器的0.4880μm，氦氖激光器的0.6328μm，红宝石激光器的 0.6943μm)，一般都不损害屈光间质，而只损伤视网膜、脉络膜。

在 0.400μm 以下的紫外线波段中，以 0.300～0.400μm 主要被晶状体吸收，对 0.300～0.380μm 的紫外线吸收尤为强烈。0.2950μm 以下的紫外线几乎全被角膜与结膜吸收，因此，紫外线波段的激光只损伤角膜与结膜，亦即所谓电光性眼炎。

0.9500～1.0500μm 特别是 1.0000μm 的红外线，能被眼的屈光间质吸收，以热辐射形式损伤眼的浅层组织，处在这一波段内的钕玻璃激光器和掺钕钇铝石榴石激光器的 1.0600μm 的激光，约有 50% 以上的能量被屈光间质吸收。具体对 1.0000μm 以上的红外线，如吹玻璃工人产生的白内障；角膜、屈光间质对 1.4000μm 以上的红外线都有明显的吸收作用，因此对眼的损伤也较大。

(2) 激光能量或功率：激光能量或功率愈大，对眼的损害也愈大。

(3) 激光照射眼的角度：光束垂直于角膜表面照射眼部比斜照的损伤严重，因为入射角愈小则在视网膜上的光斑愈小，能量密度愈集中，故损害程度亦严重。

2. 眼球的情况

(1) 色素：眼底色素越多，激光引起的损害愈大。

(2) 眼的调节：平行光线进入正视眼球时，只是在睫状肌松弛的条件下(即视远)到达视网膜上的光才能经眼的屈光系统聚集成最小的光斑，容易造成视网膜损伤。当睫状肌收缩时(即视近)，视网膜的成像会大一些。

(3) 眼注视方向：如果眼正视激光束，则激光聚焦于视网膜黄斑中心凹处，成像小，则损伤大。若斜视激光束，则激光落于黄斑之外，损伤小。

(4) 瞳孔大小：瞳孔白天缩小，晚上扩大，两者相差较大，显然在受到相同的激光能量密度辐射时，晚上较白天更易引起眼底损伤。

## 三、临 床 表 现

在人体器官中，眼是最易受到激光损害的部位。因为视器官直接与外界接触，而眼球的屈光系统角膜、晶状体和玻璃体又有很强的聚光能力，使激光进入瞳孔到达视网膜的光能密度增大；再者眼底组织对多种波长的激光都能有效地吸收，因此激光对眼组织的损伤阈值远比其他器官要低，黄斑部更为敏感。

激光对眼部的损伤可分为明显性和潜伏性。明显性大都由于意外事故所引起。潜伏性主要由于缺乏必要的防护或不遵守操作规定，使眼部反复受到激光照射而逐步造成的损伤。

### (一) 角膜损伤

角膜为凝固性灼伤。Leibowitz 用高能不聚焦的脉冲红宝石激光器照射 25 只兔眼，角膜接受能量为 29.5J/cm$^2$，92% 的兔眼在 2 周内出现角膜带状变性。何芳德等曾报告二氧化碳激光光误伤，引起角膜灼伤，愈后角膜遗留斑翳。

### (二) 晶状体损伤

Leibowitz 用脉冲波长为 1.3μm，能量为 29.5J 的红宝石激光，不聚焦地照射缩瞳后的兔眼虹膜，2 个月后检查，发现 23 只兔眼晶状体前后囊及皮质混浊，观察 6 个月，晶状体混浊缓慢进行。

### (三) 玻璃体损伤

何芳德等报道，应用激光治疗眼底病变的患者，激光照射后玻璃体产生混浊。

### (四) 视网膜损伤

杨冠等(1978)报道 6 例患者激光意外性眼底灼伤。正视激光束，可造成黄斑部视网膜脉络膜严重损害，中心视力明显减退，甚至失明。眼底表现和日蚀性视网膜炎相同，黄斑部明显水肿，并有出血和渗出。

## 四、阈值剂量与防护

### (一) 阈值剂量

激光的安全阈值应大大低于激光的损伤阈值。激光的生物效应可有累积作用，单次激光照射后未引起明显损伤，多次照射后引起损伤。我国目前尚未订出统一的安全阈值及防护标准。可参阅美国国家标准研究所制订的激光安全标准(表 11-16)。

**表 11-16 激光安全标准**(美国国家标准研究所制)

| 照射时间(s) | 射入眼球的最大容许照射量 | 角膜上的最大容许照射量(cm$^2$) |
|---|---|---|
| $10^{-1}$～10 | $10^{-4}$W | $2.5\times10^{-4}$W |
| $10^{-5}$～$10^{-2}$ | $(t\times10^{-9})^{1/2}$J | $(2.5t\times10^{-9})^{1/2}$J |
| $10^{-9}$～$10^{-5}$ | $10^{-7}$J | $2.5\times10^{-7}$J |

该标准数据运用于激光发散角小于 1 毫弧度，曝光时间($t$)小于 10 秒的情况，或激光发散角小于 5.6 毫弧度，$t$ 大于 0.1 秒的光源。

### (二) 防护

激光对人眼虽有一定的损害，但只要采取切实可行的防护和安全措施，完全能够防止激光对眼部的损伤。

1. 接触激光的人员必须严格遵守安全操作规则

(1) 决不能用眼直接观看功率超过安全阈值的激光束。从黑相纸反射回来的光束也可能灼伤黄斑。

（2）激光器工作的房间尽可能有较亮的照明条件，房间四壁或工作台应有较粗糙的表面和较深的色泽，以减少激光的反射或散射。

（3）激光器光路上要求设置不透明的封闭遮光罩，挡住激光的靶材料应具备无反射和防燃等特性。

（4）对于人工触发的脉冲激光器，在触发前，最好把眼睛闭上，或背向激光光路，要特别注意和防止脉冲激光器的偶然输出。在对激光器进行光学调试时，都要事先让电容器放电，并切断电源。

2．激光防护镜　工作人员操作时应戴上相应的防护眼镜。

激光防护镜应具备的主要条件：能对所有波长的激光（主要是 0.3200～0.6000μm）具有防护作用。保证将可能达到视网膜的光能减弱到安全水平。根据防护要求的不同，防护镜可分反射型、吸收型、反射吸收型、爆炸型、光化学反应型、光电型以及变色的微晶玻璃型等不同种类。

（朱秀安）

## 主要参考文献

1. 郭秉宽．中国医学百科全书（眼科学）．上海：上海科学技术出版社，1983：158-159.
2. 吴执中．职业病（下册）．北京：人民卫生出版社，1983：263-270.

# 第五章
# 冷　　伤

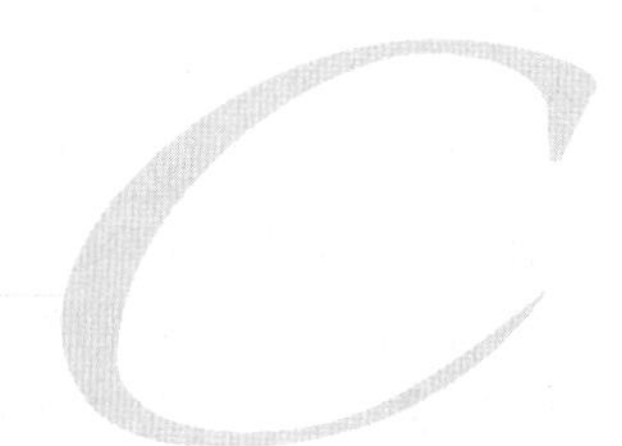

冷伤亦称冻伤，是由寒冷引起的组织损伤。在冬季地处寒区一带如黑龙江、内蒙古、西藏高原等地常有发生。

## 第一节　致伤原因及易冻部位

发生冷伤的直接原因是寒冷。通常人体在寒冷环境中，局部特别是肢体末端温度不断下降，当降至组织冰点以下时，就会发生冻结损伤。如周围环境温度稍高（0～10℃）但较潮湿，也可因局部散热过多和血液循环障碍而发生非冻结损伤。

一般认为冷伤的程度与寒冷的程度及持续时间成正比。但是寒冷能否导致冷伤，尚与环境、衣着、全身状态及作业性质等因素有关。

### （一）致伤原因

1. 潮湿　潮湿本身并不直接致伤。但由于水的导热性比空气大20余倍，因此，在寒冷环境下，潮湿可严重破坏防寒的保暖性而增加体热的散失。

2. 冷风　空气是热的不良导体，通常停留于体表之间的空气层呈相对的静止状态，因而具有良好的保温作用。但冷风会使空气对流加速，破坏了保温层，从而使体热散失。一般认为风速越大，保温散失越多，人体的冷感亦加剧。因此，风的冷却作用对发生冷伤有很大影响。

3. 接触冷物　人体局部与极冷的金属、石块等导热性很强的器物接触时，会发生局部温度骤然下降，以致发生冷伤。如局部潮湿，可使皮肤与冷物冻结在一起，处理不当时还会发生裂伤。

4. 局部血液循环障碍　在低温情况下肢体长时间静止或受挤压，均可造成局部血液循环障碍，影响局部温度的保持，促使发生冷伤。

### （二）易冻部位

冷伤多发生于足、手和颜面等部位。据抗美援朝志愿军某部统计，在后送的冷伤伤员中，下肢占97.3%，上肢占2.7%。平时与战争不同，据寒区部队近来统计，足冷伤占51.8%，手冷伤占36.5%，颜面冷伤占11.7%。

## 第二节　冷伤的生理病理

目前对局部冷伤的生理病理变化的研究较为深入，认为原发冷伤和继发血液循环障碍是造成冷伤的主要原因。局部冷伤发病过程可分三个阶段。

### 一、生理调节阶段

在一般情况下，人体产生热和放散热之间保持着动态平衡，因而能保持体温恒定。当人体过冷时，不论寒冷强弱，作用久暂，人体抵御寒冷的过程主要是通过体温调节中枢来完成。受冻之初主要表现为产生热增加，放散热减少，以保持中心温度，并减少末梢部位发生冷伤的机会。

#### （一）产生热增加

一般通过两个途径来完成：①在受冻之初，对缺乏抗寒力的人，主要是增加肌张力，随之出现寒战，使代谢率显著增加至正常的数倍，同时耗氧量增加，称为物理性产热；②在继续受冷时，对具有一定抗寒力的人，肌肉以外器官的代谢活动也随之增加，称为化学性产热。与此同时，在脑垂体前叶的作用下，甲状腺等和肾上腺皮质激素分泌增多，从而也促进了代谢过程。

#### （二）放散热减少

主要是通过皮肤血管反应来完成。人体受冷时，皮肤血管有明显的收缩，使流经皮肤血管的血液减少，皮肤温度降低，从而缩小皮肤与环境温度的湿差，以减少放散热。但在持续受冷后，末梢血管往往出现扩张，以至舒缩交替。这种现象是一种保护性反应，其频度之大小和持续时间之长短，能较为确切地反映人体的耐寒力。因为，血管扩张可使局部血流增加，皮肤温暖；随之出现的血管收缩，可免除热量的大量散失。伴随着血管收缩与舒张交替，而出现冻痛与缓解现象。

## 二、组织冻结阶段

当组织温度降至冰点以下时，就发生冻结。组织冰点因组织种类和部位而异。既往曾认为皮肤的冰点为 −2℃，但实际要低于此值，为 −5.0～−10℃。因此，一般组织开始冻结的温度应低于 −5℃。

组织冻结又可分为速冻和缓冻，常见的冷伤发病过程均属缓冻。缓冻时首先使细胞外液的水分形成冰晶状体，随着时间的延长，冰晶状体逐渐增大。速冻时不仅使细胞外液冻结，同时也冻结了细胞内液。而且速冻时形成的冰晶状体一般较缓冻时为小。不论速冻或缓冻，一旦发生组织冻结，则进展均比较迅速，犹如结霜的过程一样，先形成冰核，进而向四周扩散。

局部冷伤的组织损伤，在冻结阶段就已开始，其损伤程度和可逆性与寒冷的强度及作用时间有密切关系。以往认为是机械性损伤，晶状体增大，细胞间桥断裂和细胞膜破坏。近来研究表明，冻结过程及融化时所产生的细胞损伤，主要是由于电解质浓度改变后，发生严重的细胞脱水和蛋白变性所致。

当细胞外液中的水分形成冰晶状体时，细胞外液中电解质浓度升高，细胞外液渗透压随之上升，由此使细胞内水分逸出到细胞外，造成细胞脱水和皱缩。有人研究细胞失水达 78% 时，就能造成损伤。而在冻结时，失水程度可达 85%～90%。与此同时还出现细胞膜类脂蛋白变性、细胞物质（三磷腺苷）丢失，细胞渗透性改变，细胞膜破裂，因而细胞质和细胞核中各种酶的活性减低。此外由于血流与气体交换障碍，使细胞代谢率进一步下降（50% 以上），因而也会造成有害的影响。Cooper 认为所有组织局部在 −20℃冷冻 1 分钟以上，都会发生无菌性坏死反应。

## 三、复温融化阶段

复温融化后，如冻结仅限于皮肤表层，此时只出现一般炎症性反应，而不引起组织坏死，1～2 周可痊愈。如深部组织也曾发生冻结，则复温融化后可因局部血液循环障碍而进一步发生损伤。

融化后血液循环暂时恢复，冻区血管扩张充血，但由于冻结阶段时已形成的血管壁损伤，可使毛细血管通透性增加，发生血浆渗出和水肿；同时出现血流缓慢，血液的有形成分堆积和凝聚，以至血栓形成，但大血管通常可以保存不受损害。据实验观察，复温融化后 24 小时，可见到小动脉和小静脉内有血栓，3～4 天后就可发展成为广泛性血栓形成，造成组织坏死。

复温融化阶段的组织损伤，与复温方法关系甚大，通常用 42℃温水快速复温，能明显地减少组织损伤。复温融化后，因局部血液循环障碍而引起的损伤，称为继发性损伤。原发性损伤即冻结时的细胞脱水、蛋白变性和酶的破坏，是造成坏死的基本原因。但在一定条件下，因冻区血液循环障碍所致的继发性损伤，也可能成为冷伤的主要损伤。

# 第三节　临床表现和诊断

冷伤的诊断主要是依据临床表现和受冻历史，尚处于冻结状态的肢体难以判定其损伤程度。因此，冷伤程度需融化后才可以确定。根据冷伤的损伤程度，可将冻结性冷伤分为 4 度（表 11-17）。

**表 11-17　冷伤临床分度诊断表**

| 临床表现 | 轻度 | | 重度 | |
|---|---|---|---|---|
| | Ⅰ度 | Ⅱ度 | Ⅲ度 | Ⅳ度 |
| 皮肤颜色 | 红 | 红或暗红 | 青紫 | 紫或青灰 |
| 水疱 | 无 | 有 | 有 | 无或有 |
| 直径 | | 大 | 小 | 更小 |
| 颜色 | | 橙黄或微黄 | 红或暗红 | 咖啡色或暗紫色 |
| 疱底 | | 鲜红色 | 暗红 | 污秽色 |
| 疱壁 | | 薄 | 厚 | 厚 |
| 密集度 | | 往往连成片 | 分散 | 分散 |
| 渗出物 | 无 | 少 | 多 | 多 |
| 感觉 | 疼痛 | 疼痛过敏，深部感觉存在 | 浅部感觉迟钝，肢体痛 | 肢体痛 |
| 皮肤温度 | 正常或增高 | 增高 | 降低 | 近于室温 |
| 水肿程度 | 无 | 明显 | 明显 | 轻微 |
| 损伤程度 | 表皮 | 真皮 | 皮肤全层皮下组织部分肌肉 | 肌肉骨骼 |

### （一）Ⅰ度冷伤

损伤仅限于表皮。复温前局部苍白。复温后皮肤发红、肿胀，有时有刺痒发热感。一般在数周或数月内有多汗和冷感等后遗症。Ⅰ度冷伤与冻疮的病史不同，但表现有许多相同之处。

### （二）Ⅱ度冷伤

损伤达真皮层。复温前局部苍白。复温后冻区红、肿、发热、痛觉过敏、触觉迟钝，有浆液水疱形成，且往往融合成大疱。疱液橙黄色透明，疱底为鲜红色。如无感染，疱液可逐渐吸收，形成褐色痂皮，脱痂后露出角化不全的上皮。

（三）Ⅲ度冷伤

其特点是皮肤、皮下组织和部分浅层肌肉受损。复温前局部苍白。复温后冻区肿胀，呈青紫色或青灰色。有血性水疱，疱液为红色，疱底呈灰白或污秽色。经过一段时间后渗出增多，水肿渐消，水疱亦逐渐变小，颜色较深，多数伤员浅部感觉消失，但自觉有肢体痛。最后冻区发生坏死，形成明显的坏死分界线。有时并发局部甚至全身感染。偶尔发生须紧急截肢的气性坏疽。

（四）Ⅳ度冷伤

为皮肤及皮下所有各层组织的寒冷损伤。其特点是骨组织亦受累。复温前呈冰冻蜡状。复温后冻区轻度肿胀、皮肤为青紫色或青灰色。无水疱或有少数小水疱，疱液呈咖啡色或紫黑色，皮肤温度明显下降，感觉丧失。但有时有严重的肢体痛。经过一段时间后，冻区逐渐消肿，组织坏死，木乃伊化，最后脱落形成残端。有时发生湿性坏死，软组织腐烂。

就眼科言，由于有眼睑保护，眼球很少冷伤，眼睑血运丰富，其冷伤机会亦较其他部位为少。但是角膜没有血管，而且房水的温度一般偏低，所以角膜的温度总是低于正常体温3～5℃。如果眼睑闭合不全，眼前节的温度就会下降很多。因此，在高原地区遇上暴风雪时，偶尔可以发生角膜侵蚀或混浊及结膜充血，但为时很短，可以痊愈。前苏联曾有人报道，在暴风雪中1天后，双脚、鼻及眼均出现冷伤，眼睛出现双侧角膜溃疡，遗留有永久性角膜瘢痕。空军高空飞行，如果座舱损坏或发生其他故障，必须跳伞，慌忙中丢失防护眼镜时，亦可发生眼部冷伤，角膜上皮脱落，暂时混浊，经过3天后可以恢复；即或冷伤时期持续8小时左右也可以痊愈；但最严重病例，因昏迷而长期暴露，在严寒冰霜中，不仅眼睑，整个眼球及眶内容都可以冰冻坏死，以后由肉芽组织修复。

在医疗上，有两种情况可以出现冷伤，一是冷冻治疗；二是低温麻醉将全身体温降低，主要用于心血管外科及神经外科。如果将温度降至治疗范围以下，如在5℃以下，动物试验发现不仅有角膜及晶状体混浊，其他眼内组织，特别是睫状体及视网膜伴有广泛的细胞及血管改变，房水分泌减少。当大血管出现闭塞时，视网膜动脉及静脉变得不清晰，血栓呈细小点彩及节段状，视网膜发灰。15分钟后，中央凹红色消失。20分钟后，视网膜苍白，布满斑点，视乳头变白，动脉闭塞。但血循环恢复后约2秒钟，眼底恢复正常。低温初期，瞳孔逐渐扩大，最大时直径可达7mm，复温后，瞳孔恢复原形。冷冻治疗眼病的历史很久，但直到1961年经Krwawicz及Cooper相继改进之后，才逐渐推广。目前作白内障手术时，接触冷冻头的温度为-20～-40℃；用于视网膜脱离使局部产生视网膜脉络膜炎的温度是-40～-80℃；用于造成局部组织坏死治疗早期恶性及良性肿瘤、青光眼等，其温度为-40～-190℃。

冷冻头顶端接触组织后，在局部形成冰球。冰球中心温度最低，向外逐渐升高，至冰球边缘则达冰点。冰球大小与冷冻头顶端直径的大小和温度高低，以及附近组织血液供应情况有密切关系。冰球中心冷冻速度最快，离中心越远越慢。

人体各组织对冷冻的反应不一致，除与冷冻温度、时间和速度有关外，同时与组织的含水量、导热和细胞本身的特征也有一定关系。色素组织对冷冻敏感；神经组织对冷冻具有一定抵抗力；冷冻对缺血的瘢痕组织比正常组织容易发生坏死；皮肤、黏膜和眼球结膜冷冻后，再生力强，几乎不形成瘢痕。在眼睑部位的良性肿瘤，经过冷冻后治愈，可避免手术切除后带来的整形问题。沈阳军区总医院对色素痣、血管瘤尤其是基底细胞癌等，用冷冻治疗收到良好效果。由于考虑面部美容，一次不宜采用过大冷冻头及过度致冷量。有的复诊次数多，需要患者坚持治疗。

## 第四节　分级救治

（一）现场急救

（1）迅速将伤员移入温暖环境，脱掉或剪掉潮湿冻结的衣服鞋袜。

（2）应尽快用42℃温水实施快速融化复温，浸泡30分钟左右，局部外敷冷伤膏，尔后进行无菌包扎。禁用冷水浸泡、雪搓或火烤。

（3）伤部疼痛时，口服或注射止痛剂。

（4）注意局部保暖，迅速送医院。

（二）救护所的紧急救治

（1）对未进行复温而又处于冻结状态的冷伤，进行快速复温。

（2）复温后外敷冷伤膏，每日1～2次，无菌保暖包扎，不要弄破水疱。

（3）有条件时，静滴低分子右旋糖酐，按每日每公斤体重10～20ml的剂量给药。

（4）重冷伤伤员应肌注抗生素药物。

（5）注射破伤风类毒素或抗毒血清以预防破伤风。

（三）基层医院的早期治疗

（1）对全身冷伤或重度冷伤实施补充治疗后，于24～48小时内送专科医院。

（2）对Ⅱ度冷伤面积较小，生活能自理的冷伤伤员，应酌情留治。

(3) 对暂时不能后送的Ⅲ度冷伤伤员，在留治过程中，严格地按照急救和早期处理的各项措施实施治疗，以免延误时机。

**(四) 专科医院的治疗**

(1) 有水肿和水疱的伤员应卧床休息，大水疱用无菌操作抽出水疱液，再用敷料包扎。

(2) 根据条件，伤部或全身每天温浴 40～44℃ 2 次，每次 30 分钟。关节部位要经常活动。

(3) 伤面敷冷伤膏或中草药浸膏。未破溃的患部可用茄子、辣椒的茎、叶煎水擦洗，每日 1～2 次。Ⅲ度冷伤等坏死组织分界线出现后，停敷冷伤膏。感染时用 1% 苯扎溴铵洗敷。

(4) 坏死组织分界线形成后，一般不截肢。

## 第五节　预　　防

**(一) 预防冷伤的基本原则**

1. 搞好宣传教育，普及防冻知识　对人民要广泛进行宣传教育，讲清搞好防冻工作对加强保障身体健康的意义。向居民积极宣传防冻知识，使其熟悉各种防冻方法，以减少或避免冷伤的发生。

2. 掌握冷伤规律，制订防冻措施　在寒冷、强风、潮湿、疲劳和饥饿等条件下，如缺乏精神和物质准备，容易发生冷伤。冬季行军和户外作业过程中，大量出汗后在室外停留过久，或执行潜伏、伏击、站岗等肢体活动很少的任务时，亦易发生冷伤；初入寒区、零星外出、体弱和(或)有冷伤史的人员，更易受冻致伤。因此，防冻工作必须根据易冻时机、人员等特点，有针对性地制订防冻措施，以便有效地预防冷伤。

3. 开展耐寒锻炼，增强抗寒能力　经常进行耐寒锻炼，充分发挥机体本身抗寒冷的作用，增强抗寒力，是防止冷伤最积极、最有效的措施。部队在寒冷条件下训练、施工、值勤等，都是很好的耐寒锻炼，因此，应把耐寒锻炼和完成各项任务有机地结合起来；组织居民进行爬山、滑雪、跑步、打球等活动，积极进行锻炼；坚持用冷水洗手、洗脸，能适应者还可用冷水洗脚和擦身。冷水锻炼必须循序渐进，持之以恒；掌握“迟穿棉、逐渐添、室内减、室外穿”的原则，减少服装必须根据天气变化、任务性质和个人差异适当掌握。

4. 做好充分准备，搞好物资保障　居民应及早做好各项防寒的物资保障工作，如及时搞好取暖设备的维修，积极改善饮食、热水和干粮的供应，利用旧布、旧棉、干草等制备一些补助防寒用品等。

**(二) 个人防冻注意事项**

1. 炼　积极进行耐寒锻炼，且要持之以恒。

2. 动　无论做室内或室外工作，都必须做到静中求动，特别是活动手脚和揉擦面、耳、鼻部。

3. 干　在各种情况下，都应克服困难，保持衣服和鞋袜干燥。脚汗重者应采取相应防治措施。

4. 暖　合理使用防寒装备，做好保温，取暖、勤用热水洗脚，但在发生冷伤后，切忌用火烤、雪搓和捶打。切忌值勤前喝酒。

(马志中　蔡用舒　朱鹏汉)

## 主要参考文献

吴公良，赵连壁. 野战外科学. 上海：上海科学技术出版社，1979：133-144.

# 第六章
# 电击伤与雷击伤

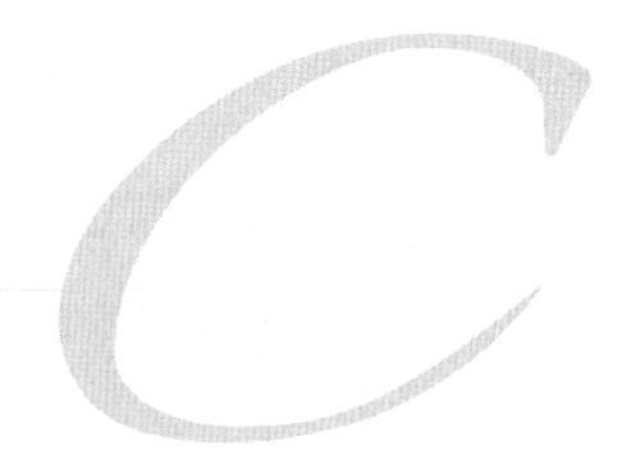

## 第一节 概　　论

雷雨闪电，可以伤人，并可伤眼，文献中偶有报道。随着电器事业的发展，不论是工业用电或家用电器，偶一不慎均有触电的危险，电流通过全身，造成电休克。我国电击伤员，一般均收入烧伤科，眼科医师很少见到，因此有关眼伤的情况较少报道。

人体触电后，电流从进口到出口是循一条直路前进，在任何部位都能产生创伤。通过体内的电流量是：

$$C=V/R$$

式中，$C$ 代表电流（安培）；$V$ 代表电压（伏特）；$R$ 代表电阻（欧姆）。电流通过体内组织时，其所产生的热可用下式代表：

$$H=C^2R/4.187$$

式中，$H$ 是每秒的克卡，$C$ 是电流（安培），$R$ 是电阻（欧姆）。一般讲，如果其他条件相同，电压愈大，抵抗力愈小，电流就愈强。事实上，人体各组织的抵抗力不完全一样，即使是同一组织，情况不同，抵抗力也就不同。例如厚的皮肤抵抗力大于薄的皮肤，湿的皮肤抵抗力大于干燥皮肤，骨头的阻力也很大，因此，当电流经过皮肤或骨组织时，可以产生很高的热量，将细胞的蛋白凝结。反之，神经组织抵抗力小，可以导电。血管也是一个比较容易遭受电击伤的组织，身体内大量的电流可以沿着血管传导，电流经过之处，血管壁变得很脆，故易产生继发性出血，内皮细胞壁碎裂，可以反复出现血栓栓塞。根据文献报道引起电击性白内障的电压范围相当大，从 500V 至 80 000V，但以 10 000V 以上的高压电为多。总之，电流流经组织时，细胞可以直接被热或电解作用所损伤。电流对内部组织损伤的程度与电流的大小成正比，电流又与电压成正比。

病理检查发现电在进口处向体内呈辐射状散开，在出口处又集合。因此大密度的电场量是在电流的进口及出口部位，各组织的损伤程度则随其抵抗力而异，皮肤的抵抗力最大，可产生各种程度的烧伤，直径从数毫米到数厘米，色灰黄，中央凹陷，呈无菌性坏死，愈合时，肉芽组织生长，呈薄的瘢痕。

雷电损伤则不同，即或被雷电击毙，多数遇难者，全身无伤痕，仅偶尔在入口处可见到深层坏死性烧伤或线状烧痕，但头发、眉毛、睫毛常有烧焦者，衣服被烧毁，肢体骨折，受冲击波影响，人可被抛至几尺之外，伤员昏迷。醒时发现双目双耳均受影响，严重的病例双耳失听，记忆力减退，双眼失明。

交流电比直流电产生的损伤重，交流电中又以低频（15～150Hz）为甚，接触时间长者比短者重。由于其他客观因素，有时 110V 的交流电也可以丧命。特别是雷电，由于接触面大，产生的热量低，皮肤可以没有损伤，但是进入体内的电流很集中，可以使呼吸和循环麻痹。如果接触面小，全身可以无生理性改变，局部反而能产生很深的烧伤。

## 第二节 皮肤与眼睑损伤

皮肤与眼睑被电击伤后，其主要表现为局部烧伤，皮肤电烧伤后与常见的热烧伤不同，其主要特点是：①不痛；②干燥；③无感染；④面积局限；⑤坏死，初起时为凝结性坏死，由于深层血管有栓塞，不仅累及邻近组织，而且后果往往比初见时更严重；⑥继发性出血。

临床所见主要为头发、眉毛及睫毛被烧焦。烧伤浅者，眼睑肿胀，球结膜水肿，深者睑板被穿通，晚期瘢痕收缩时，可以导致睑裂闭合不全，眼球暴露。

预防的方法：首先是加强安全教育和安全措施，工作时可穿橡皮衣、戴橡皮手套等。

治疗：采用暴露法，清洁受伤区，全身注射抗破伤风血清，服用抗生素，必要时应及时补充液体，1 周以后，待坏死区分界线明显时，可以切除之，然后植皮。

从受伤开始，即应注意保护眼球，特别是伤及睑板时，更应如此，防止暴露性角膜炎。

## 第三节　电击性白内障

电击伤或雷击伤所引起的白内障，其性质基本相同，其发生时期可以是在伤后的即刻，个别患者可以发生在伤后十多年，平均为2～6个月。一般讲，雷击伤者发生较早，电击伤是否引起白内障，与电流通过人体时间的长短、人体与带电导体接触的面积、电流通过的方向等有关。但最主要的是取决于电击部位与眼的距离，电击邻近一眼时，该眼即发生白内障，如果邻近双眼，则双眼均可发生，两眼之中，距离电击部位较近的一眼先发生击伤。

为何电击伤后可以发生白内障，原因尚不清楚。可能是电流通过眼球时，经过房水到达晶状体，房水通过的电流较大，而晶状体是一个含有蛋白的组织，电阻极大。当较大的电流到达晶状体前囊，遇到较大的电阻时，就产生较多的热能，从而破坏晶状体前囊。通过电流导致的电解作用和热效应，进一步引起晶状体囊膜的通透性改变及晶状体纤维蛋白反应。此外，晶状体内细胞损伤也可能是导致白内障形成的一个原因。晶状体核不受影响，可能是因晶状体核的电阻低，电流容易通过，故组织损伤小。

临床上，白内障可见于受伤后2～6个月，少数患者可以出现在2年以上。李崇俊报告的2例，分别见于伤后3个月及11个月；侯忠敏报告2例，分别为伤后3个月和7个月；何志远报告的1例为伤后4个月；沙存芬报道的11例中3例为6个月至2年，其余为1天至3个月。年龄愈轻愈易受伤。裂隙灯下，晶状体的变化主要是在前囊、后囊及囊下皮质。前囊下皮质有大小不一的空泡，几天或几周以后，空泡消失，代之以不规则的线状改变，前皮质浅层出现片状灰色混浊。后囊下皮质也可以见到空泡及不定形的混浊，但不及前皮质下者那么明显。这些混浊大多数属进行性，成熟时期为数月或2年以上，偶亦有静止的。

治疗：晶状体完全混浊时，作白内障摘除人工晶状体植入术，术后效果良好，但视力的恢复程度主要是取决于眼底有无损伤和损伤的轻重。

## 第四节　视网膜脉络膜损伤

遭受电击或雷击伤后，有的视网膜脉络膜可发生改变，其发生或由于光损伤，或由于电击伤，或由于辐射伤，也可能是几种伤综合形成，经过屈光系统聚焦在黄斑部。同时，因为视网膜的色素上皮层与脉络膜的色素组织，能将大量光、电及放射能吸收，转化为热，造成眼底损伤。因此眼底所见病变多在后极部，黄斑水肿，类似视网膜震荡伤，视网膜出血，视乳头炎或水肿，偶有发展成视神经萎缩者。视网膜脉络膜除了水肿及出血外，并可有散在的白色或色素小点，视网膜脉络膜裂伤及片状萎缩斑。

自觉症状：怕光，眼睑痉挛，视物变形，视野有环状暗点或向心性缩小、中心暗点，视力减退，甚至失明。

治疗：首先是抢救生命，包括人工呼吸，输液或输血，同时要注意预防破伤风及梭状芽胞杆菌属感染，局部用药包括阿托品液、激素眼药水，口服激素、维生素及血管扩张剂等。

（朱秀安　蔡用舒）

### 主要参考文献

1. 李发科. 雷击性眼损伤五例报告. 中华眼科杂志，1982，2：117.
2. 李崇俊. 雷击性眼损伤两侧. 眼外伤与职业性眼病杂志，1982，4：199.
3. 沙存芬. 11例电击性白内障病例报告. 眼外伤与职业性眼病杂志，1983，5(4)：191.
4. 陈光齐，袁良礼. 电击致角膜黄斑损伤一例报告. 眼外伤与职业性眼病杂志，1985，7(4)：237.
5. 余红. 单侧雷电击性眼损伤一例报告. 眼外伤与职业性眼病杂志，1986，8(1)：35.
6. 杨付合. 电击性白内障一例. 眼外伤与职业性眼病杂志，1986，8(3)：152.
7. 梁锋. 黄斑部高压电灼伤一例. 眼外伤与职业性眼病杂志，1986，8(3)：162.
8. 余振业. 电闪性视网膜灼伤8例报告. 眼外伤与职业性眼病杂志，1987，9(1)：44.

# 第七章
# 应激性损伤

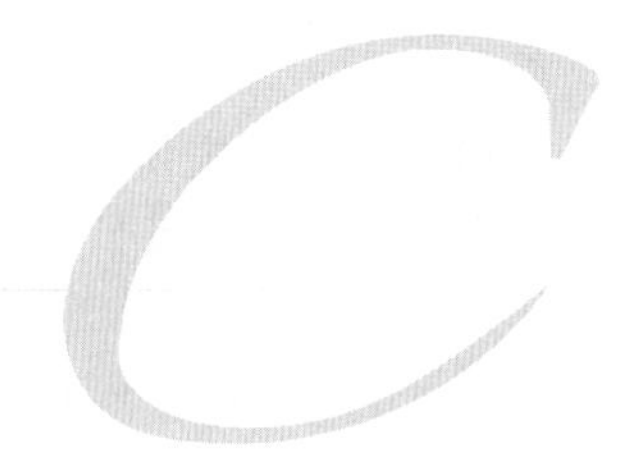

应激（stress）在心理学领域内一般是指机体对各种不良环境因素作用下的一种反应，Hans Selye 称之为机体适应综合征（general adaptation syndrome GAS）。换句话说，应激是表示各种应激源在机体内引起的非特异性效应。应激源（stressor）是指对机体构成威胁的任何刺激，可以是躯体的、心理的和社会的诸多因素。实际上，应激是一个极为复杂的反应，常合并了许多生理机制，因此，到目前为止尚无一个精确的定义。应激这一名词在实际应用中是相当宽松的。

通过应激机制可以激活许多疾病。一般认为，75%～90% 的疾病可能与应激机制的激活有关。Shily（1987）报道心理生理应激可以使眼压升高，引起急性闭角型青光眼的发作，Kaluza 等（1996）报道了开角型青光眼与心理应激的关系。Gelber（1987）报道心理因素应激可以引起中心性浆液性视网膜脉络膜病变。Kumar（1981）报道了应激与葡萄膜炎的关系。航空航天活动是在特殊的物理环境下进行的。在这种特殊的物理环境下工作，既可以由于外在的环境因素使机体产生应激反应，也可能同时因心理负荷而加重应激反应。本章主要介绍由于航空航天环境因素改变所引起的眼的应激性损伤（包括视觉功能改变）。

## 第一节　高空飞行环境对视觉功能的影响

大气压力（atmospheric pressure）是由于地球周围大气的重量而产生的压强，亦称大气压强，简称气压。根据气象学上惯用的定义，某一高度上的大气压，是指从该高度起到大气顶界，横截面积为 $1cm^2$ 的大气柱的重量。在标准条件下，海平面（高度为 0）大气压力为 101.3kPa（千帕）。气压的单位过去常用汞柱的高度（mmHg）来表示，101.3kPa 等于 760mmHg，即一个大气压。随着高度的增加，压在上面的气柱逐渐缩短，气压也就越来越低。在潜水时，随着深度的增加，压力逐渐增加。高空飞行环境对视觉系统的影响主要是由急性压力降低和缺氧（anoxia）所致。气压突然改变对眼的影响，主要发生在减压过程中，即减压病（decompression sickness）所致的视觉系统损伤。

### 一、高空缺氧对视觉系统的影响

根据发生缺氧的不同条件，高空缺氧可以分为：①急性高空缺氧时的眼部改变；②高原适应不全时的眼部改变；③高原居民的眼部改变。

#### （一）急性高空缺氧时的眼部表现

急性高空缺氧是指持续时间为数分钟至几小时，急性暴露于高空低气压环境中所引起的缺氧，多发生于航空或低压舱（low-pressure chamber）模拟升空时。急性缺氧主要影响视觉功能。

1. 暗适应功能下降　缺氧时对视觉功能的影响，首先表现在对视网膜杆体细胞功能的影响，对光敏感性下降。在高度 1200m 时，即出现暗适应时间延长，是缺氧对视觉功能影响最敏感的指标。随着高度的增加，夜间视觉受影响的程度亦加重。

2. 视敏度下降　轻度缺氧时视觉对比敏感性下降，随着缺氧的加重，平均在 5500m 高度时中心视力开始下降。当环境照度低时，视敏度下降明显，环境照度高时，视敏度下降则不显著。一般在吸氧后即很快恢复，根据这一特点，推测缺氧所致的视敏度下降，主要为缺氧影响了视中枢和视网膜神经组织（如系光化学变化，则恢复时间要长）。

3. 视野缩小　在 6000m 高度可出现视野缩小，生理盲点扩大。

4. 深径觉障碍　缺氧可使深径觉障碍。

5. 色觉障碍　根据低压舱上升实验，缺氧可使辨色力减退。

6. 其他　缺氧可使眼肌功能发生障碍，如隐斜度数增加、调节力减退，近点远移。

#### （二）高原适应不全时的眼部表现

高原适应不全症为慢性高空缺氧，多发生在海拔 3000m 以上地区。高原适应不全症的类型常见者有：

高原昏迷、高原肺水肿、高原心脏病、高原高血压、高原红细胞增多症或以上数型混合存在者。

高原适应不全症时眼部表现可有视觉功能障碍和眼部器质性改变。前者有视力模糊、视力减退、暗适应减退、视力疲劳以及闪光、幻觉、飞蝇症，甚至复视；后者有视网膜动脉痉挛和硬化，视网膜静脉扩张和迂曲，视网膜出血、水肿和渗出，视乳头充血、水肿和萎缩。此外，还可有眼外肌麻痹、球结膜血管扩张、充血、迂曲等改变。

急性高原暴露，如登山者，高原缺氧可以引起视乳头水肿、神经纤维和视网膜厚度增加、角膜水肿、眼压轻度升高、瞳孔运动能力下降等结构和功能的可逆性变化。

**（三）高原居民的眼部表现**

世居高原地区（一般指在海拔3000～4500m的高原或高山区）的居民，一般来说机体已适应这种客观环境，视觉功能多无改变，但在部分居民中，眼底可见视网膜静脉充盈，颜色较暗，走行较迂曲。视乳头颜色较红，但边缘清楚，无水肿。

## 二、高空减压对视觉系统的影响

减压病（decompression sickness）可发生于两种情况：一是发生在高空飞行或低压舱模拟升空时，即周围环境的大气压力从一个大气压力减压至低于一个大气压力，这种减压病称为高空减压病（subatmospheric decompression sickness）；另一种是在潜水时，当潜水员从水下向水面回升时，即从高于一个大气压力条件下向一个大气压过渡，这种减压病又称为潜水病（caisson disease）。这两种减压病虽有区别，但其发病机制和临床表现是相似的。

**（一）发生减压病的机制**

减压病的发生是由于原来溶于组织内的氮气，在大气压力降低时离析出来，形成了气泡。这些气泡既可梗塞血管（气栓），又可压迫组织，因而引起各种症状和体征（图11-150）。

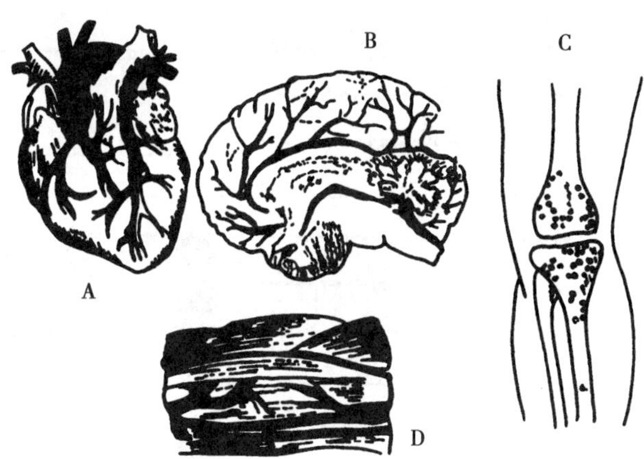


**图11-150　组织器官中的气泡**

A. 心脏冠状血管中的气泡　B. 脑部血管中的气泡　C. 骨关节中的气泡　D. 肌肉血管中的气泡

**（二）减压病的全身症状**

1. 屈肢症　这是减压病最常见的症状，约有90%的患者发生屈肢症。患者感到四肢关节及其周围的骨及肌肉组织疼痛，由于疼痛而将肢体屈曲，故称之为屈肢症。

2. 其他症状　①皮肤瘙痒或刺痛，或有异常冷、热感；②呼吸系统可有胸骨后不适，咳嗽或呼吸困难；③神经系统可出现四肢无力、瘫痪或知觉麻木等；④严重者可发生休克。

3. 后遗症　个别患者可在发病数月或数年后仍遗有四肢无力、麻木、视觉功能障碍、记忆力减退等症状。

**（三）减压病的分级**

根据病情的轻重可分四级，参见表11-18。

**表11-18　减压病的分级**

| 分级 | 根据症状种类及严重程度 | 根据屈肢症的严重程度 |
|---|---|---|
| Ⅰ | 轻度屈肢症，能自行消退 | 轻度的、断续的屈肢症 |
| Ⅱ | 明显的，但尚能忍受的屈肢症 | 持续性的屈肢症 |
| Ⅲ | 不能耐受的屈肢症及呼吸困难 | 增压后屈肢症才能消退 |
| Ⅳ | 有中枢神经系统症状或休克、虚脱 | 增压后屈肢症仍不能消失 |

**（四）眼部表现**

1. 视觉功能障碍　比较少见，但属于严重症状，表示病变已影响到中枢神经系统。眼部症状有视力模糊、复视、视野缺损及闪辉性暗点。图11-151显示1例高空减压病患者呈偏头痛发作时的脑电图和视野改变。

2. 眼部所见　在高空迅速减压时，眼底视网膜血管内可出现气泡（图11-152）。文献上还有结膜下出血、脉络膜和视网膜出血的报道。视网膜中央动脉可因气泡而栓塞。此外，还可发生视神经盘水肿、减压性白内障、瞳孔变形、眼外肌麻痹、眼球震颤及视神经萎缩。

**（五）防治原则**

1. 预防措施　保持身体健康，严格遵守飞行及潜水作业的卫生保障措施。

2. 及时治疗　发生高空减压病或潜水病症状者，从高空下降到地面或从水下返回水面后即使症状已完

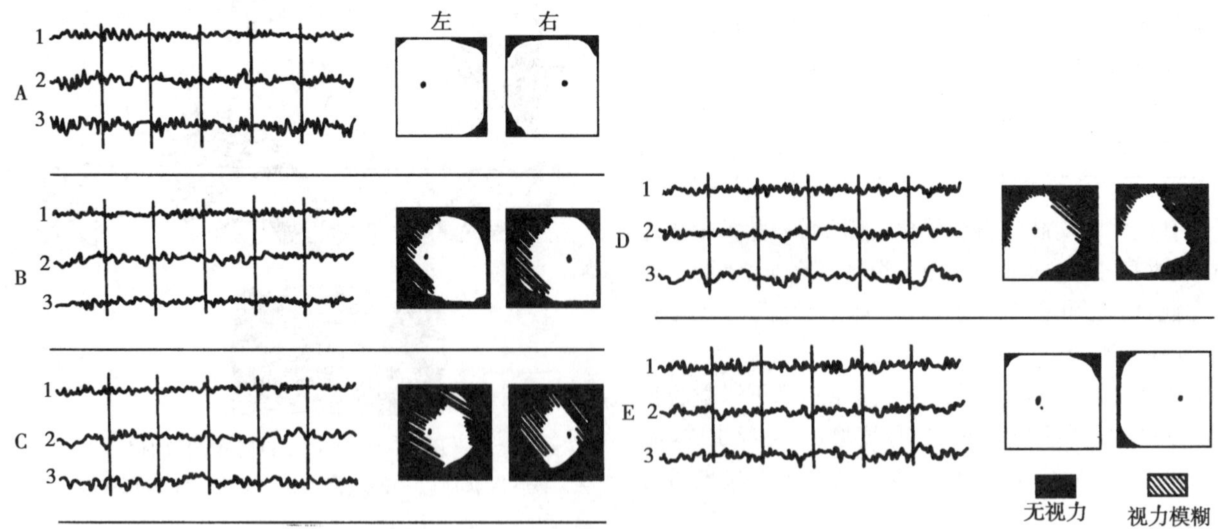


**图 11-151　偏头痛型飞行后反应的脑电图与视野**

A. 下午 2:30 对照　B. 下午 5:05，飞行后 5 分钟　C. 下午 5:24 飞行后 24 分钟　D. 下午 5:37 飞行后 37 分钟　E. 下午 7 点，飞行后 2 小时脑电图　1. 横过顶部　2. 右枕部　3. 左枕部

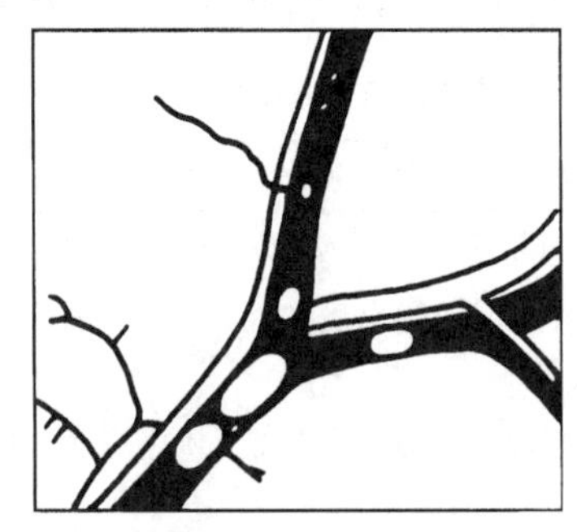

**图 11-152　动物实验显示眼底视网膜静脉内有气泡**

全消退，本人感觉良好、但仍有复发甚至发生减压后休克的可能性。为了能够及时发现减压后休克的征兆和减少发生的可能性，病员应继续卧床休息，观察 6～12 小时。

有症状者应呼吸纯氧，住院进行加压治疗，并密切观察可能发生休克的症状和指征。如已发生休克，即进行治疗，包括给氧、输液、应用呼吸中枢兴奋剂等。

眼部一般不需局部治疗，但如发生视网膜中央动脉栓塞、视网膜出血等，则应根据具体情况采用相应的局部和全身疗法。

3. 加压治疗　将患者置于加压舱内，舱内增压到 2～6 个大气压，使机体内残存的氮气泡充分溶解，直到症状完全消失，再缓慢减压恢复到地面水平。

## 三、氧　中　毒

在海平面高度，周围环境的气压为 101.325kPa（一个大气压，760mmHg），大气中氧约占 21%，氧分压为 21.2kPa（159mmHg）。前节已阐述氧分压降低会引起机体一系列反应或损害，眼部也会受到影响。反之，人如长期吸入氧分压高于 23.5kPa（176mmHg）的氧气，人体也会发生一系列的反应甚至损害，称之为氧中毒（oxygen toxicity）。氧中毒主要表现在对呼吸系统、心血管系统和造血系统的影响，但眼部也会发生一些改变。

氧中毒可以分为两种情况：一种是氧分压高于 23.5kPa（176mmHg），但不超过一个大气压，这种情况见于航空或临床上应用氧气治疗时；另一种是周围环境的气压高于一个大气压，吸入纯氧，称之为高压氧，常见于潜水作业和高压氧加压治疗。

不成熟的和正在生长的组织对氧有较高的敏感性。在人，早产儿出生后需在保温箱中生活，所呼吸的气体氧分压高于 176mmHg（常用纯氧），在这种环境生活 4～8 周后，眼底周边部先有血管收缩，继而血管闭塞，再后有血管增生、视网膜水肿、出血，最后进入机化膜形成。机化膜收缩、牵拉，可发生视网膜脱离，玻璃体皱缩，晶状体后面形成白色混浊晶状体后纤维组织形成（retrolental fibroplasia）。

如前所述，不成熟的或正在发育的组织对氧很敏感，而成熟的组织则次之。成人如长期吸入氧分压高于 176mmHg 的氧气也可发生不良反应，可发生视功能障碍，如视野缩小、暗适应延长等（图 11-153）。

吸入高于 1 个大气压（101.325kPa）的纯氧，视网膜血管收缩。一般说来，吸入一个大气压的纯氧 5～30 分钟后，视网膜动脉管径缩小 17%，静脉管径缩小 20%。这种变化是可逆的（图 11-154）。

Noel（1958）报道，吸入高压氧后，视网膜电图上 b 波幅下降，呼吸空气几分钟后，即可恢复。

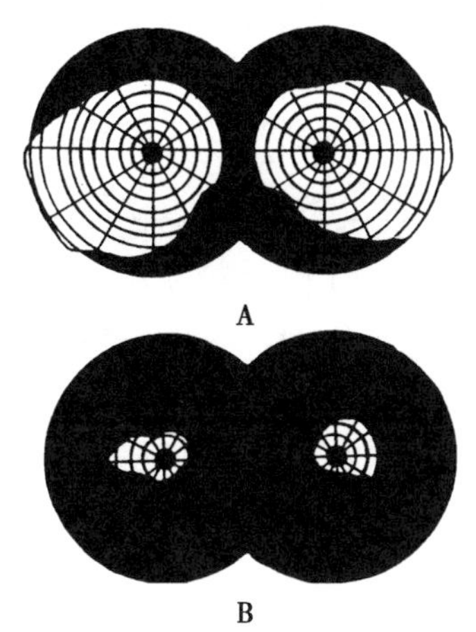

图 11-153 吸入高压氧后视野缩小

A. 吸入高压氧前 B. 吸入 3 个大气压氧 3.5 小时后

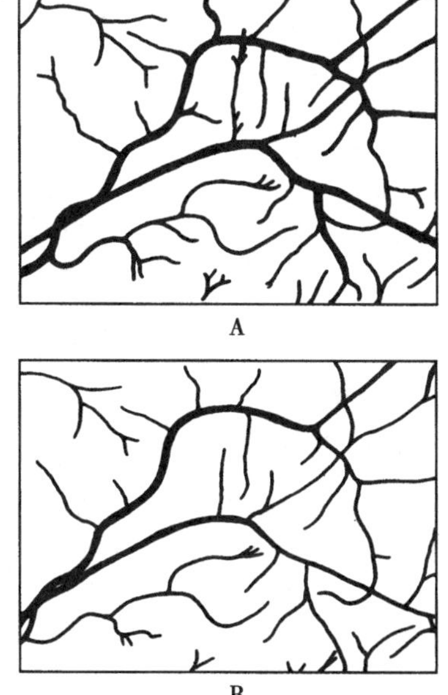

图 11-154 30 岁男性的同一视网膜区域

A. 呼吸空气 B. 呼吸 2 个大气压氧气由于对氧的反应，视网膜血管收缩特别是小动脉及所有静脉

## 第二节 高空飞行速度因素对视觉功能的影响

飞机是在三维空间高速运动的。随着飞机性能的不断提高，飞机的飞行速度和机动性能大幅度提高。由于飞机高速飞行所带来的视觉问题直接危及飞行安全，因此历来受到航空医学领域的关注。

### 一、高速飞行对视觉功能的影响

人眼视网膜从接受光的刺激到信息传输至视中枢引起视觉约需 0.1 秒，这段时间称为视觉反应时（潜伏期）。飞行员对信号进行抉择、有效地操纵飞机改变飞行运动轨迹，这一过程约需数秒钟。在这段时间内，飞机将按照原来的轨迹继续运动一段距离，飞机的运动速度越快，这段距离越长。若是两架速度相同的飞机相向而飞，则需增加一倍的距离才能避开对方。对这段距离以内的目标，飞行员可能“未能看清”或“看清却未能回避”就飞越过去或相撞了。飞行人员在飞行中能够看见且能产生有效反应的视野，称为“有效视野”（effective field of vision）。事实上，在高速公路、高速铁路行车均存在“有效视野”问题。有效视野随着飞行速度的增加而缩小，如飞机以 6 倍音速（Ma）飞行时，飞行员的有效视野只剩下中心凹附近的十几度。有效视野还与目标大小有关，目标愈大，有效视野也愈大，反之则愈小。

### 二、加速度飞行对视觉功能的影响

当物体的速度在数值或方向上发生改变时，即产生加速度。加速度是个矢量，因而具有方向和大小。在航空医学文献中对直线加速度和法向加速度的分类和命名，如表 11-19 所示。

加速度对人体的影响，实质上是惯性力的作用，与以下三个因素有关：①组织与器官重量增加；②血液

表 11-19 直线、法向加速度常用术语、矢量符号对照表

| 飞行器加速度运动方向 | 飞行器加速度术语 | | 关于惯性力的术语 | | |
|---|---|---|---|---|---|
| | 矢量符号 | 加速度名称 | 矢量符号 | G 名称 | 超重名称 |
| 向前 | $+a_x$ | 向前加速度 | $+G_x$ | 胸 - 背方向横 G | 胸 - 背横超重 |
| 向后 | $-a_x$ | 向后加速度 | $-G_x$ | 背 - 胸方向横 G | 背 - 胸横超重 |
| 向上 | $-a_z$ | 向头加速度（正加速度） | $+G_z$ | +G | 正超重 |
| 向下 | $+a_z$ | 向足加速度（负加速度） | $-G_z$ | −G | 负超重 |
| 向右 | $+a_y$ | 向右侧加速度 | $+G_y$ | 右 - 左方向横 G | 右 - 左横超重 |
| 向左 | $-a_y$ | 向左侧加速度 | $-G_y$ | 左 - 右方向横 G | 左 - 右横超重 |

分布的改变；③组织与器官移位。在正加速度（+Gz）作用时，加速度作用方向是从足到头，而惯性力的作用方向则是由头向足，以致头部（包括眼球）的血液向身体下部移动，头部及眼缺血，使脑和视觉功能受损。而负加速度则与此相反，血液从下半身流向头部及眼，同样可造成循环停滞，使脑和视觉功能受损。横向加速度对头部及眼的血液分配改变不大，故可耐受较大的加速度而不出现脑和视觉功能改变。

### （一）持续性+Gz作用对视觉功能的影响

在+Gz的影响下，视觉功能障碍突出，出现在脑功能障碍之前，因此常用于评定人体正加速度耐力的指标。

视觉功能障碍的主要表现是不同程度的视力障碍。最早的症状是视力模糊，眼前物体看不清，好像有一层烟雾笼罩在眼前。进而视野缩小，周边物体看不见，即所谓灰视（gray out or tunnel vision）。进一步，则中心视力丧失，感到眼前发黑，什么也看不见，但意识尚未丧失，这时称之为黑视（blackout）。发生黑视后，如加速度值进一步增加，则发生意识丧失（图11-155）。

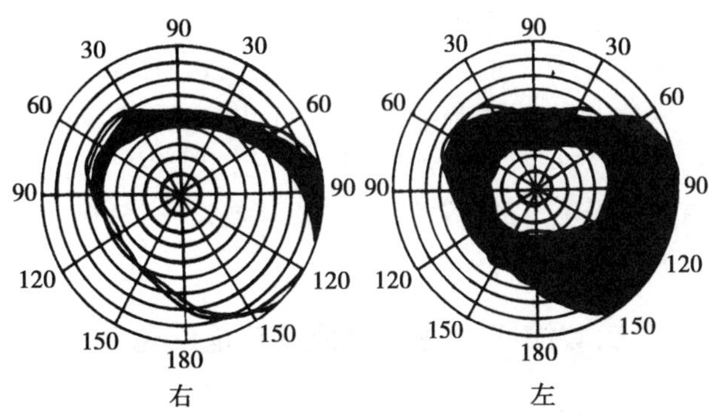


**图11-155　不同G值条件下的视野范围**

右：+2.6$G_2$无视觉症状　左：+3.0$G_2$灰视，周边视力丧失

+Gz引起视觉障碍，一般认为是由于在加速度作用下，头部血液向下半身移动，导致头部和眼球缺血。Armstrong报道在+2.0G时，颈内动脉血压降至80mmHg；+8.3Gz时，降至15～20mmHg。眼与头部虽处于同一水平面，但正常成人眼压平均为10～21mmHg，而颅内压力则在5～15mmHg，眼压正常时高于颅内压。因此，眼内循环障碍要比脑循环障碍出现得早。据离心机实验，当眼水平的动脉压降到25mmHg时，周边视力丧失；当眼水平的动脉压降到20mmHg以下时，即低于眼压，出现黑视，但意识尚未丧失。如G值进一步增加，随即出现意识丧失。根据Duane（1954）报道，视力改变与眼底动脉血管改变之间的关系，如表11-20所示。

**表11-20　视力与眼底动脉的改变**

| 分期 | 主观感觉 | 客观所见 |
|---|---|---|
| Ⅰ | 周边视力丧失 | 视网膜动脉搏动 |
| Ⅱ | 黑视 | 视网膜动脉塌陷 |
| Ⅲ | 中心视力恢复 | 视网膜动脉搏动 |
| Ⅳ | 完全恢复 | 恢复正常 |

在正加速度作用下，人眼底视网膜血管的变化如图11-156所示。虽然+Gz会引起眼部缺血性变化，但是张作明等通过动物实验研究认为，短暂的+Gz作用不会引起视网膜病理学变化，而是一种可逆性的功能变化。

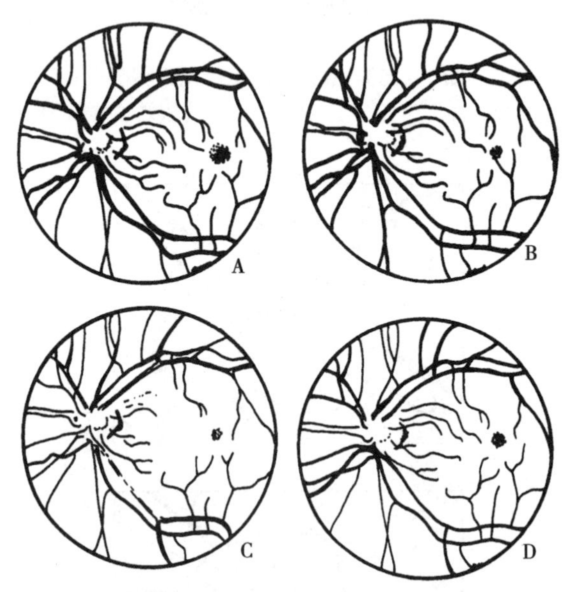


**图11-156　受试者发生黑视时的视网膜变化**

A. 正常视网膜　B. 第一期：最初的小动脉萎缩搏动期　C. 第二期：小动脉失血和完全萎缩期　D. 第三期：小动脉恢复搏动和静脉扩张期

+Gz的影响主要是由于眼部和头部血流量的减少，因此采取各种措施改善头部血流量是提高加速度耐力的关键。

1. 一般性措施　加强体育锻炼，增强体质、保持身体健康、有助于提高耐力。

2. 消除各种不利因素　如禁烟、忌酒，禁止空腹、饱腹飞行，有疾病应进行治疗。

3. 对抗动作　例如直坐位时，头与心脏的距离大约30cm，一般在5～6+Gz时出现黑视；如采取上身前屈，头低位时，减少了头与心脏的距离，则可耐受7～8+Gz值（图11-157）。

4. 使用抗荷装置。

5. 人体可耐受较大G值的横向加速度，如改变座椅的位置（后倾），则可减少+G2的影响。

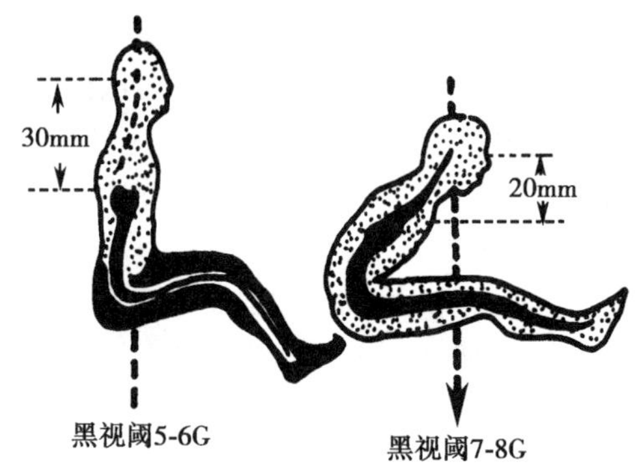


图 11-157　身体位置对黑视阈的影响

### （二）持续负加速度（-Gz）对视觉功能的影响

在 -Gz 作用下，血液由身体下部向心脏水平面以上方向转移，以致头部及眼部充血、血液淤积、流动缓慢，流体静脉压增加，动 - 静脉压差缩小，脑循环速度变慢，甚至停滞、发生缺氧。

在 -2～-3Gz 时，可产生眼球疼痛，大量流泪，视力模糊。有时还可发生复视、红视。随着 -Gz 作用 G 值的增加，疼痛加剧，还可发生黑视。眼部还可发生球结膜下出血、前房积血和视网膜出血。

-Gz 引起黑视，可归因于脑循环障碍性缺氧。负加速度作用下产生红视的原因，目前尚缺乏较为满意的解释。以下两种解释可供参考：①眼球结膜血管破裂、血液染红泪液，通过红色的泪液观察外界景物，产生红视；②下眼睑上移遮住了瞳孔，光线通过充血的眼睑，犹如通过红色透镜一样、产生红视。

人体对负加速度的耐受值较低，一般在飞行活动各过程中尽量减少产生负加速度的动作。预防措施的关键在于阻止身体上半部血液量的增加，办法有：①使用加压头盔；②改变体位、减少 -Gz 的影响。

## 第三节　其他高空飞行因素对视觉系统的影响

### 一、高空近视

当人眼接受来自不同距离的目标物的刺激时，为了获得一个清晰的视网膜上的成像，眼睛需要进行调节。一旦人眼得不到目标物的刺激，眼的远点并不在无限远处，而是在眼前 1m 左右。Hennessy 等（1976）报道，用人工瞳孔进行实验时，当人工瞳孔越来越小时，例如当人工瞳孔的直径为 0.5mm，无论目标位于何处，眼均有 0.5～1.0D 的调节存在。

在高空飞行（如 20 000m 以上高空），飞机座舱外的天空，无烟无云，浩渺无垠，地面上的目标也看不清楚，形成所谓空虚视野（empty field），这时人眼睫状肌处于一种不自主收缩状态，使眼的远点近移到眼前 1m 左右，导致视距缩短，影响空中观察及判断距离，这种现象称之为高空近视（space myopia）或空虚视野性近视（empty field myopia）。除了高空环境外，还有海上飞行，夜间飞行、雪地上空飞行或在太空工作环境下也可能发生这种不自主的调节，产生轻度的暂时的近视，其中在夜间发生的称为夜间近视（night myopia）。高空近视对飞行安全，特别是空中飞机相撞的避免具有特别的意义。

克服高空近视的办法一般是让观察者定时（每 3～4 秒）观察一次远处（5m 以外）的目标（如编队飞行的飞机），即给以一定视觉刺激，抑制不自主的调节。此外，也有人建议，让观察者右眼与左眼分别通过各自的观察点向外观察，控制观察者不产生辐辏，以抑制不自主的调节，进而预防高空近视。

### 二、飞机座舱显示环境

现代飞机上多采用机载显示器以取代原来的大部分仪表，如歼 10 飞机，显示器所呈现的信息量大幅度增长，由此使飞行人员的工作负荷增加。在设计上，机载显示器的亮度、信息标志能够跟随座舱外光线环境动态变化，使飞行员能够在最适状态下进行观察，满足工效学的要求。但是在实际飞行过程中，飞行员不仅要不断地变换观察舱内、舱外目标，眼的适应状态也在不断地发生变化。如迎向阳光区或背向阳光区飞行后再观察舱内显示器信息，对目标的识别必然受到影响，因此更容易产生视疲劳。头盔显示器能够把视频图像以及字符信息准直投影到透明显示媒体（如半反光镜、护目镜）上，并显示给飞行员。由此带来的视觉问题包括视疲劳和空间定向障碍等视觉相关问题。夜视辅助装置，如夜视镜所呈现的是特殊条件下的二维影像，物体影像的清晰度差、缺乏颜色和立体感，佩戴夜视镜飞行改变了以往习惯的视觉成像模式、观察习惯和视觉经验等，飞行人员必须经过严格的地面模拟训练才能够逐步适应。因此新的装备应用提高了飞机的作战性能，但是也带来了新的飞行安全隐患。

### 三、暗视觉与眩光

现代战争行动多选择在夜间进行。夜间飞行除了生理性的“夜间近视”生理性问题、夜视装置应用所带来的安全问题，还有如何保护暗视觉问题。影响暗视觉的因素很多，如眩光、缺氧、维生素缺乏和视网膜疾病等。眩光可以破坏视网膜的暗适应功能，尤以对夜间飞行安全影响大。在敌对条件下，通过激光致眩武器干扰对方飞行员已经有成功的战例。在常规飞行中，飞行也经常会受到城市灯光、激光或探照灯的影响。美国民航局最近统计报告了激光对民用飞行的影响，有的是无意的，有的则是恶意的，因此民用激光的应用对飞行安全存在潜在的威胁。如何保护飞行人员的暗视觉一直是航空医学保障的重要课题。目前，航空兵部队规定夜间飞行时要常规吸氧，以避免缺氧对暗适应的影响；夜间飞行前要注意保护飞行人员的暗适应，如室内采用红光照明；口服多种维生素片，改善膳食结构，避免维生素缺乏；夜间飞行时，机场灯光需要进行管制，特别要注意机场灯光不能迎向飞行方向或对向飞机座舱。另外，针对如闪光弹、激光致眩（或致盲）武器等的强光损伤尚需要加强针对性的防护措施的研究。

### 四、飞行中的振动与噪声对视觉系统的影响

振动（vibration）是工、农业生产过程中和军事活动中常遇到的一种力学现象。从物理概念上讲，振动是一种周期性的加速度和减速度，是一种特殊形式的重力变化。根据对人体的影响可分为局部振动和全身振动。人受到振动后可产生一系列生理、心理效应，也可造成损伤。损伤的程度取决于振动的强度和频率。短时间的强烈作用，可造成急性损伤，主要的症状是疼痛和功能障碍；而长时间受到振动作用，可发生慢性损伤，通常称为振动病或称为振动综合征（vibration syndrome）。

全身性振动对机体的影响是多方面的，在强烈低频振动影响下可发生心律失常、头昏、眼花、工作能力下降、内分泌紊乱和代谢失常等。全身性振动还易诱发运动病。

振动对眼的影响由全身性振动所致。人体也是一个振动系统，是一个非均匀、非线性系统。振动所引起的效应与人体的共振或体内器官或组织的共振有关。共振是指身体或身体的某一部分产生比被迫振动的振幅更大的振荡。振动引起的人体共振，取决于振动的频率与强度、方向和时间。眼球位于眼眶内，引起共振响应的频率是20～90Hz。20～40Hz主要是引起眼睑及面部软组织共振，但也可引起眼球的被迫运动。60～90Hz则可引起眼球及眶内组织共振。

全身振动可降低视力和阅读仪表的准确性。这种影响在很大程度上取决于观察者与景像的相对运动。如被注视的物体不动，观察者受到6～8Hz的振动，由于前庭-视觉反射的维持，景物在视网膜上的成像仍能维持，尚可保持良好的视敏度。当受到快速运动作用时，虽然振幅很小（仅有几个mm），但是视力可下降25%，仪表判读及精细目标识别发生困难。垂直振动20～90Hz时，能引起面部组织（包括眼睑）及眼球共振，对视力的影响更为明显。另有一些研究则谓振动在25～35Hz时，视力最差；随着频率的增加，对视力的影响则逐渐减少，达到78Hz时，视力可恢复到正常。文献上也有因振动而引起器质性损伤的报道，如Martin（1987）报道1例因长期遭受振动发生晶状体悬韧带离断。

噪声是各种不同频率和强度的声音无规律的杂乱组合。它的波形是不规则、非周期性的。从人们的主观感受上来说，凡是不需要或不愿听的声音都是噪声。

噪声对人体的影响是多方面的，长期的影响可引起噪声综合征（noise syndrome）。从临床上讲，可分为特异性和非特异性噪声综合征。前者是指噪声引起听觉器官的柯蒂器损伤；后者是指噪声对听觉器官以外，对人体其他器官的影响，主要是对中枢神经系统和心血管系统的影响。此外，对消化系统、内分泌系统和视觉器官也有影响。

在噪声的影响下，视觉中枢的诱发电位的阈值升高，眼球对运动目标的跟踪运动速度变慢。噪声还可降低对光敏感性、视野缩小、视力下降和辨色力下降。噪声对视觉器官的影响，主要是中枢性抑制，而不是局部损伤。

## 第四节　航天环境对视觉系统的影响

航天活动中对人体有影响的因素包括失重、宇宙辐射、昼夜节律、座舱微小气候环境、幽闭环境等。其中失重不可屏蔽，其对人体的影响也最大，如心血管适应性、骨骼肌萎缩、骨质疏松问题等已经有了大量的研究。而对视觉系统的相关研究尚比较少，且多认为对视觉系统没有明显的影响，除飞行中出现“闪光”现象。以往航天员曾经多次报告在轨道飞行的时候有闪光现象，这种现象多发生在暗适应，没有光线的条件下。目前认为这种闪光现象的发生与宇宙中的粒子辐射有关。在宇宙中有多种辐射，其中绝大部分可以通过飞船的屏蔽系统进行屏蔽，而对高能重粒子等尚缺乏有效的措施进行防护。这种高能重粒子轰击到视网膜上可能是使航天员产生“闪光”感觉的原因。高能粒子是通过某种未知机制启动了信号传递通路或通过影响视紫红质而产生“闪光”感觉的尚不清楚。

航天飞行时，航天员不是处于完全失重环境，而是一种微重力（microgravity）环境。细胞学实验表明模拟失重可以损害人视网膜色素上皮细胞，动物实验研究表明航天飞行可以引起新生小鼠视网膜发生退行

性变。最近的一些文献报道，长期航天飞行（6 个月）可以使部分航天员视网膜发生病理性改变，包括视盘水肿、眼球扁平化、脉络膜皱褶、棉絮状渗出、神经纤维层变厚。另外，有的航天员有近视力、屈光的变化，眼部的这些变化可能与航天飞行时血流动力学变化和颅内压力变化有关。

（张作明　郭守一）

## 主要参考文献


1. 刘克嘉，邬勤娥．应激与应激性疾病．北京：人民军医出版社，1991：1-79，145.
2. Rennie D，Morrissey J. Retinal changes in Himalayan climbers. Arch Ophthalmol，1975，93（6）：395-400.
3. Ehrlich DL. Near vision stress：vergence adaptation and accommodative fatigue. Ophthalmic Physiol Opt，1987，7（4）：353-357.
4. Shily BG. Psychophysiological stress，elevated intraocular pressure，and acute closed-angle glaucoma. Am J Optom Physiol Opt，1987，64（11）：866-870.
5. Kaluza G，Strempel I，Maurer H. Stress reactivity of intraocular pressure after relaxation training in open-angle glaucoma patients. J Behav Med，1996，19（6）：587-598.
6. Kumar A，Nema HV，Thakur V. Stress and uveitis. Ann Ophthalmol，1981，13（9）：1077-1080.
7. Gelber GS，Schatz H. Loss of vision due to central serous chorioretinopathy following psychological stress. Am J Psychiatry，1987，144（1）：46-50.
8. Martin X. Vibration can induce rupture of zonular fibers. Ophthalmologica，1987，194（2-3）：86-89.
9. Dainoff MJ，Happ A，Crane P. Visual fatigue and occupational stress in VDT operations. Hum Factors，1981，23（4）：421-437.
10. Fuglesang C，Narici L，Picozza P，et al. Phosphenes in low earth orbit：survey responses from 59 astronauts. Aviat Space Environ Med，2006，77（4）：449-452.
11. Mader TH，Gibson CR，Pass AF，et al. Optic disc edema，globe flattening，choroidal folds，and hyperopic shifts observed in astronauts after long-duration space flight. Ophthalmology，2011，118（10）：2058-2069.

# 第八章
# 微波对眼的损害

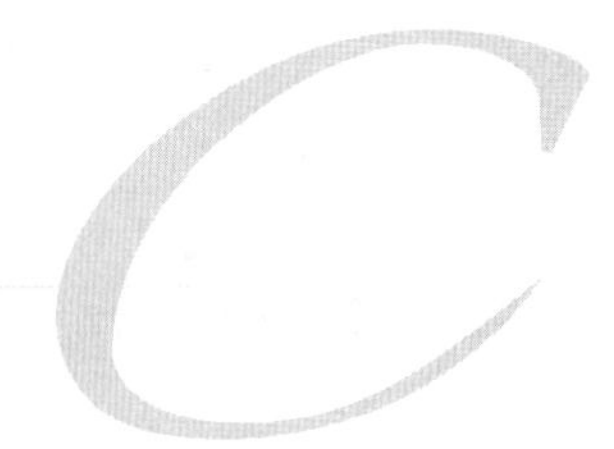

## 一、概　　论

微波是电磁波中的一个波段，其波长在 1m～1mm 之间，频率在 300MHz～300GHz 范围内。微波辐射分脉冲波与连续波，在同样场强下脉冲波对人体影响最大。微波辐射强度的单位为功率密度（power density），以 $mW/cm^2$ 或 $\mu W/cm^2$ 来表示。

微波为现代电子工业中的一门新技术，微波不仅用于雷达与微波通信，而在工业、农业及食品加工中也广泛应用，人们接触微波辐射的机会也相应增多。微波辐射已成为可以危害人体健康的一种因素，因而被联合国人类环境会议列入必须控制的主要污染物之一。眼的晶状体及睾丸是人体对微波最敏感的部位。

Richardson 等（1948）首先报道了实验性微波白内障，以波长 12.5cm 的微波直接照射兔 3～9 天引起晶状体后皮质混浊，并测得晶状体后极部附近的玻璃体温度平均为 55.1℃，显示晶状体混浊为受热所致。Hirsch 等（1952）报道了第 1 例微波白内障。从此微波辐射对人眼的危害引起了普遍的重视。丁淑静等（1980）报道了我国第 1 例微波白内障。

## 二、生物学作用

人体处在微波的环境下，能吸收一定的辐射能量。微波在电磁波中，所占的波长范围，其量子能量的水平在 12eV 以下，这样的能量水平不足以造成物质的电离，所以微波的生物学作用属于非电离性辐射，它的生物学作用，主要为致热效应。其特点为穿透组织较深，在较深层组织内转变为热能。微波致热作用与机体组织之间有一定的关系。微波波长愈短，在组织内穿透深度愈浅，但被组织吸收的能量愈大；反之，波长越长则穿透深度愈深，被吸收的能量愈小。微波功率密度越大，则致热作用越大。脉冲波比同样辐射强度的连续波对机体的影响更严重。含水量比较低的组织，如脂肪，易被微波穿透。含水量较高的组织，如肌肉，微波不易穿透。血管丰富的组织，血流快，易散热，如皮肤散热较快。而皮下血管较少，散热较慢，所以有时皮肤并不感觉痛，而深部组织已被损伤。因此，微波对血管分布少，散热较慢的组织，如晶状体及睾丸危害较大。

眼球前部暴露在空气之中，即使有眼睑覆盖，起一定保护作用，但眼睑皮肤肌肉很薄，缺乏脂肪组织，睑板含水量较低，所以微波较容易穿过眼睑。角膜、房水虽含水多，但亦很薄，故微波辐射能量大部达到眼球内转变为热能，尤其眼球内晶状体受热，使其酶系统代谢障碍，维生素 C 含量下降，促使晶状体变性混浊而致成白内障。也有人认为，晶状体前囊或囊下上皮细胞受热损伤，致其渗透力改变，房水渗入晶状体内致混浊。此外，也有人认为非致热作用引起晶状体代谢紊乱而致白内障。

## 三、临 床 表 现

Zaret 在收集的 42 例微波白内障中，根据发病的缓急将其分为三种类型，即急性微波白内障、亚急性微波白内障及迟发性微波白内障。急性者是在多次重复暴露于大剂量微波数周到数月后立刻发生白内障；亚急性是在反复受到亚临床剂量的照射数月至数年以后发生，而在 5～30 年内缓慢发生者为迟发性。

根据许多作者对微波白内障观察中的描述，关于微波白内障的形态及发展过程表现为：白内障开始于晶状体后极部后囊下皮质，先出现细小点状混浊，进一步发展，点状混浊组合为线条状或圈形混浊，线条状混浊交织成网，圈形混浊相互套叠，再发展于后囊下皮质形成蜂窝状混浊，间有彩色斑点，同时前囊下皮质可出现薄片状混浊，最终整个晶状体混浊，与其他病因所致白内障不能鉴别（图 11-158、图 11-159）。

微波对眼的损害除了白内障以外，Aurell（1973）报道可引起轻度的视网膜脉络膜炎性改变。我国丁淑静等（1981）报告 4 例微波辐射所致视网膜出血，为点状或三角形，数目不多，位于黄斑周围（图 11-160、图 11-161）。

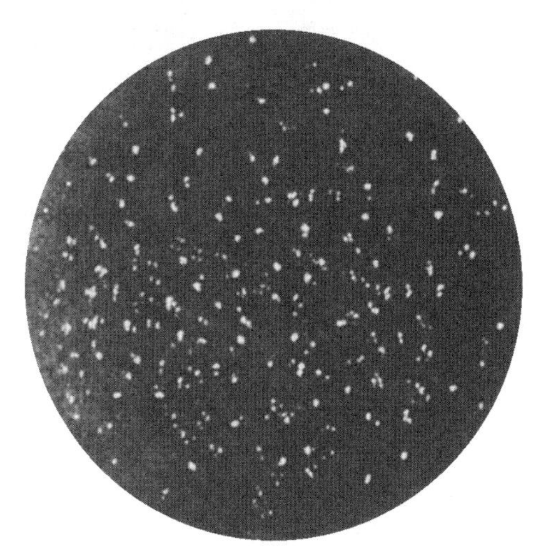

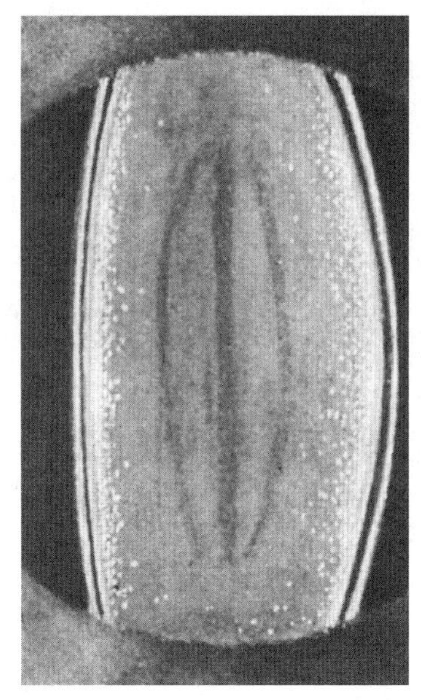

**图 11-158　微波白内障**

患者接触微波 11 年，最大功率密度有时高达 $12mW/cm^2$ 以上，患者伴有不育症。图示后囊下皮质呈蜂窝状混浊，前囊下有弥漫性点状混浊

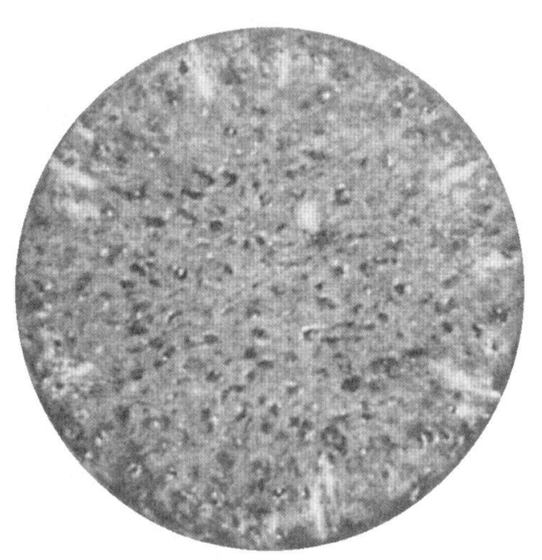

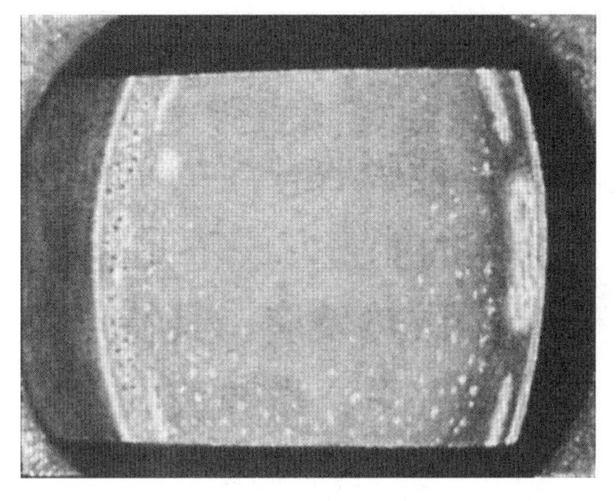

**图 11-159　微波白内障**

患者接触微波 11 年，场强在 $200\mu W/cm^2$ 以上。患者伴有明显的神经官能症及月经失调。图示后囊下皮质呈蜂窝状混浊，赤道部有散在的、规则的柱状混浊（此为发育性的改变）

1978 年楼苏生发现 1 例微波辐射所致急性视神经视网膜损伤。一位中年男性工程技师，正在检修突然发生故障的微波设备，当技师拆掉波道末端（直径 1cm、波长 10cm、功率密度 $1W/cm^2$）后盖时，用左眼靠拢向内窥视，突感该眼视物模糊。正在车间现场作流行病卫生调查的楼苏生医师，立即为其检查：左眼视力数指 /25cm，视盘颜色较深，视盘鼻下方、颞上及下方的视网膜各有近 1PD 大小的火焰状出血，经治疗 3 个月，出血吸收，裸眼视力恢复 0.8。

微波对全身其他组织的损害，表现为中枢神经系统、心血管系统、内分泌系统及消化系统等功能紊乱。特别是生殖系统，女性表现月经周期紊乱，男性表现为阳痿及不育症。

丁淑静等于 1976—1978 年，对 450 名从事微波技术人员做了调查，发现 3 例微波白内障，工龄均在 10 年以上，眼部长期接受微波辐射，白内障的形态特点为晶状体后囊下皮质呈蜂窝状混浊，其中 1 例，男，34 岁，工龄 11 年，接受脉冲型微波，波长 60cm。在大功率整机调试时，工作点的功率密度一般为 180～$650mW/cm^2$，有时高达 $12mW/cm^2$ 以上，未戴微波防护

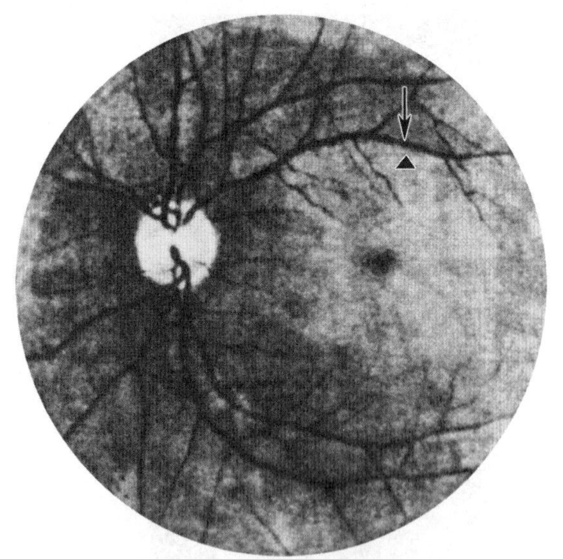

图 11-160 微波技术人员受微波辐照后，黄斑附近有一小出血点

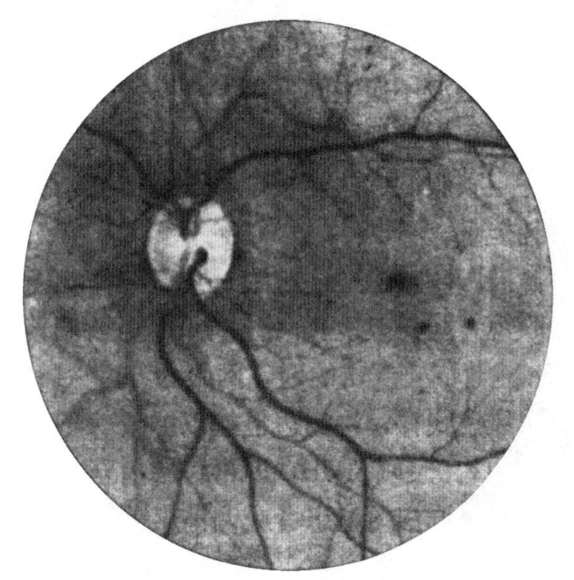

图 11-161 微波技术人员受微波辐照后，黄斑周围有两个小出血点

眼镜，多用左眼直视微波。开始，左眼后极囊下皮质呈灰白色点状混浊，2 年以后，点状混浊发展为网状混浊，数层网状混浊交错重叠，似蜂窝状，间有彩虹点，同时前囊下皮质也开始出现点状混浊，视力从 1.5 降退至 0.1。除晶状体混浊以外，伴有性欲减退，婚后 10 年不育，爱人妇科检查正常，当即诊断为微波白内障，调离工作，脱离接触微波 5 年后，恢复生育能力。

## 四、治 疗

1. 可口服维生素 C、维生素 E 及维生素 $B_1$、维生素 $B_2$。

2. 可试用谷胱甘肽溶液等治疗白内障的眼药水。

3. 晶状体混浊，视力减退影响阅读或驾驶，则施行白内障摘除术人工晶状体植入术。

## 五、卫生标准与防护

美国的现行卫生标准为 $10mW/cm^2$，此值最早由 Schwan（1953）提出。美国三军（1958）一致同意将 $10mW/cm^2$ 作为法定的军用微波辐射的标准。1965 年基于短时间大强度微波辐射的条件下，没有人体危害的观察，又提出与容许辐射强度有关的时间因素。美国国家标准研究所于 1966 年基于三军标准使用情况及生物实验致热作用的实验研究提出 $10mW/cm^2$ 的卫生标准，具体规定：在正常环境条件下，照射时间 >6 分钟时，在任何 6 分钟时间内，平均功率密度不容许 > $10mW/cm^2$。1970 年美国职业安全和健康法确认了这个卫生标准。美国政府工业卫生会议提出：有一定时间限制的容许功率密度值：①功率密度≤$10mW/cm^2$，容许 1 天 8 小时连续照射；②功率密度 10～$25mW/cm^2$，在 8 小时间断照射工作期间，任何 60 分钟内，每次都不得大于 10 分钟；③功率密度 > $25mW/cm^2$，则不容许受照射。

英、法、德都建立了与美国类似的微波辐射标准。荷兰、瑞典对于长时间的职业暴露规定为 $1mW/cm^2$ 容许强度，对短时间的暴露容许达 $10mW/cm^2$ 水平。

美国制定的卫生标准是以微波的热效应和热交换原则为依据，而前苏联认为微波除了致热作用外还有非致热作用，因此前苏联确定 $10\mu W/cm^2$ 作为微波的安全标准，与美国相差 1000 倍。我国目前对微波辐射的安全标准仍在调查研究及试用过程中。

预防微波危害的措施，主要是利用微波能被吸收、反射和其较强的方向性等特征来采取的。在调整、试验无线电探测设备时，仍采用功率吸收器，防止敞开的波导或不必要的天线辐射波能。如采用等效天线，使电磁波不向空间发射。用微波吸收材料加某些厚度为波长 1/4 生胶和羰基铁混合物，背面敷铜箔式网作反射层做挡板，利用较薄材料的谐振特性，可吸收微波辐射，使用多孔性和碳黑粉，或聚乙烯塑料光面包一层碳膜制成的挡板，吸收作用与谐振无关，是背材料和自由空间的阻抗匹配，以便在很宽频率范围内消耗能量。

对微波的防护除上述措施，将微波作业场所的微波功率密度控制在安全标准以下，微波作业接触者需戴防护眼镜。防护眼镜有两种，一种是玻璃镜面，表面有半导电的 $SnO_2$ 透光膜；另一种是直径 0.07～0.14mm 的黄铜特制成的网，网眼为 560～186 孔 $/cm^2$ 的防护眼镜。当网眼长 = 波长 /4 时屏蔽效果良好。为防止微波的绕射和反射，应将防护眼镜做成风镜式样，将四边也加以屏蔽。防护眼镜的防护能力至少应达到能将穿透的微波能量衰减不少于 30dB（分贝）。衰减 30dB，即可将辐射至人体的微波功率密度衰减到原来功率密度的 1/4。

微波防护关键是加以有效的屏蔽。由于各种原因仍有泄露，故尚需加以个体防护。一般在车间工作的技师所处位置屏蔽良好，而工作场以外的位置却有较大的场强。1978 年楼苏生实地检测，发现工作场不仅各处测到的场强不同，而且同一位置在地上 80cm（近似生殖器平均高度）、120cm（近似心脏平均高度）、160cm（近似眼部平均高度）三个不同高度的场强也多不相同。同一位置各 4 个不同方向测出场强多不同。表明由于微波的反射和绕射使工作场各不同位置、各不同高度、各不同方向的微波辐射量多不相同。且有的部位场强比工作位大数倍。这种复杂、不确定的情况，对微波的防护和微波对眼损伤的流行病卫生调查提出了新课题。

确诊为微波白内障患者应调离微波现场，改换不接触微波的工种。

（朱秀安　楼苏生）

## 主要参考文献

1. 丁淑静，朱秀安．微波白内障一例报道．中华预防医学杂志，1981，15（1）：48-49.
2. 丁淑静，朱秀安．微波对眼的损伤．眼外伤与职业眼病杂志，1981，3（2）：71-73.
3. Duke-Elder S. System of oplthalmology. Vol 14. London：Kimpton，1972：861-866.

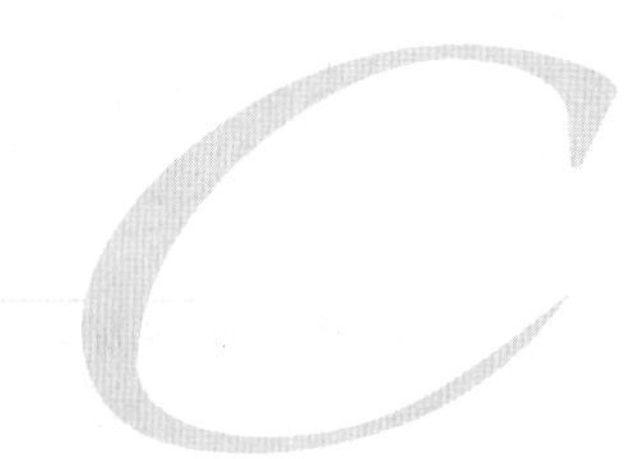

# 第九章
# 视网膜光损伤和老年性黄斑变性的病因

## 第一节 概　　述

视网膜的主要功能是感受光。但过去的70年中，对视网膜光损伤未引起足够的重视。Verhoeff和Bell（1916）提出，在正常条件下，视网膜不受环境光线的影响。近20年的研究证明，光感受细胞很脆弱，易受环境和人造光源的损伤。光感受细胞是中枢神经系统的神经细胞，一旦受损，不能再生。因此，视网膜光损伤的研究在临床眼科和视觉科学中占有重要地位。视网膜光损伤的研究还具有广泛的社会和经济含义。如对室内、公共场所、办公室等的环境光及眼科仪器中的光强度制定安全标准，估计太阳镜和风镜的保护作用等。另外，长期视网膜光损伤的累积作用是否为老年性黄斑变性（AMD）的病因，也应进一步研究。本文着重研究了光对视感受细胞的损伤及光损伤的病原机制。

光以三种方式损伤视网膜：①短脉冲能量的激光。如YAG激光，由声波或气化作用产生的微爆破效应，可对视网膜产生机械性损伤。②连续波长的激光照射使视网膜温度高于体温10℃以上时，可对组织中的蛋白质产生热凝作用。③光化学效应引起的损伤。此时视网膜组织的温度升高不明显，也无机械性的破坏作用。近年研究认为，许多环境光引起的视网膜损伤（包括日光性视网膜炎），主要是光化学损伤，而不是热效应损伤。本文主要讨论视网膜光化学损伤作用。

光的传导过程由光感受细胞的感光部分起始。在那里，少量的光子能立刻被转化为生理的视觉冲动。光感受细胞和周围有关的细胞体系如何消除视网膜所吸收的剩余光子能，其机制目前尚不清楚。部分光子能可被RPE细胞中的黑色素粒吸收而分散到周围的组织中。有学者提出，脉络膜毛细血管的血流能消除RPE细胞吸收的能量，产生冷却作用。近年研究认为，细胞质中的光敏物质，如视紫质、维生素$B_2$、维生素A醇也能吸收多余的光子能，引起原发性光动力学反应，产生自由基攻击视网膜组织，使光感受细胞损伤。这些自由基可很快被视网膜中的抗氧化剂猝灭，如超氧化物歧化酶、过氧化氢酶、维生素C和维生素E。其他与光损伤有关的反应包括，RPE细胞、脉络膜毛细血管及Müller细胞的激活和恢复变化。显然，光化学损伤不是孤立的，它与一系列反应有关。这些反应又涉及许多不同的病因。许多学者已开始对视网膜光损伤的复杂原因加以研究。

慢性光损伤与视网膜变性疾病之间可能存在的联系也需要研究。的确，低能量光的慢性累积性损伤可能是光感受细胞老化原因的一条线索。Young和Bok等提出，视杆细胞和视锥细胞的光感受成分可不断更新。视感受器内节粗面内质网中，氨基酸前体合成蛋白质，通过内节与外节相连接的纤毛而运送到外节。纤毛项部的外节可不断产生，外节盘膜也可被RPE细胞吞噬。如果这种生理性更新系统受过多的光照，光的累积作用可使视感受细胞产生不可逆性损伤。有趣的是恒河猴视感受细胞受光损伤后5年，外节盘膜仍很短。光最可能损伤视感受细胞，所以研究年龄增长过程中，低能量光源长期照射是否能引起视感受细胞逐渐变性，具有重要意义。AMD可能与生活中长期轻度的视网膜损伤有关。Gardner和Henkind的确观察到，在老年性眼病中，视感受细胞受累占多数。本文将对与视网膜光损伤有关的AMD的病因加以讨论。

## 第二节 环境光和视网膜

已有许多文献描述了环境光对视觉的作用。Clark等观察了2周内每天在日光下工作3～4小时的海军人员，发现暗适应阈值明显升高。当这些人免受日光照射后一天，暗适应阈值恢复正常。戴保护性偏光镜（透射率为12%）的人员，暗适应阈值明显低于不戴保护眼镜的人员。Necht等将2周内每日在晴空下工作4分钟至1小时的人员与每日暴露在海滩日光下4小时的人员作比较，发现每日反复日光照射能引起暗适应延迟，这种暗适应延迟现象可持续 1 周。暗适应阈值升高与视力、视野、对比敏感度及辨别力的受损有关。Smith 报告了二次世界大战期间驻守在太平洋热带岛国，从事户外工作长达 4 个月之久的陆军人员出现视力逐渐下降及黄斑区色素改变的症状。而在同样环境下从事室内工作的文书、药剂师等未见有黄斑区色素变化。

## 一、注视日光引起的日光性黄斑病变

从古至今，太阳和日蚀就有迷人的魔力。很早曾有人报告，注视太阳或日食可引起光照性黄斑病变。近年来 Cordes 描述了 23 例患有日食引起视网膜炎的患者。发现其中部分患者的视力，随时间的延长可明显恢复。Ewald 和 Rilchey 在陆军人员中发现了 1 例黄斑中心凹视网膜炎的患者。注视太阳已被认为是一种与自发性损伤有关疾病（如滥用药物）的病因。在急性阶段，中心凹深部组织出现黄色渗出。两周后，中心凹出现深红色孔样缺损，伴细的色素颗粒沉着，周围有环状色素颗粒聚集。急性期，眼底血管荧光造影在黄色渗出区发现局灶渗漏。晚期患者无渗漏。

我们让 4 例患单眼恶性脉络膜黑色素瘤拟行眼球摘除术的患者注视太阳，然后对该眼的视网膜中心凹区进行临床和病理学检查。4 例患者患眼的黄斑区正常，视力在 20/30～20/15 范围，均同意眼球摘除前注视太阳 1 小时（图 11-162）。注视太阳前矫正患眼的屈光不正，遮盖健眼。注视太阳期间，4 例患者无眼痛及注视困难的主诉。据患者描述，最初太阳为一个明亮的火球，然后变成周边有淡红色晕环的黑球。两例未散瞳的患者，平面视野及 Amsler 表检查未发现暗点，视力无改变。两例散瞳的患者，出现相对中心暗点，其中一人的视力由 20/20 降至 20/25。4 例患者的注视眼，光应力试验（photostress test）的恢复时间明显延长，中心凹轻度水肿、颜色变淡。其中三只眼在注视后两天内摘除眼球，另一眼 12 天后摘除眼球。后者在未摘除眼球期间出现持续性视力下降，由 20/20 降至 20/40；中心凹可见黄白色盘状病灶，周边有色素环绕。注视日光后 24 小时作眼底血管荧光造影，4 只眼均在静脉晚期出现中心凹区渗漏（图 11-163）。注视日光后 10 天荧光造影检查，中新心凹区无渗漏。

造影照片，中心凹可见明显的渗漏，在静脉晚期荧光强度增强组织病理学检查，4 例患眼的中心凹区出现一系列变化。最轻的患眼，RPE 细胞出现不规则色素，伴有核染色质移向核的边缘。超微结构检查，RPE 细胞中度水肿，无坏死，胞质内含有丰富的吞噬体，其中一些是被吞噬的黑色素粒和外节盘膜。较严重的患眼，RPE 细胞在视网膜下间隙，胞质浓缩，浆膜崩解，细胞出现坏死样改变。病灶边缘，RPE 细胞呈扁平状，向病灶中心区移行，覆盖裸露的 Bruch 膜。脉络膜毛细血管的周细胞被激活，向 Bruch 膜浸入。病灶区可见浆液性视网膜脱离，光感受细胞无明显改变。电镜

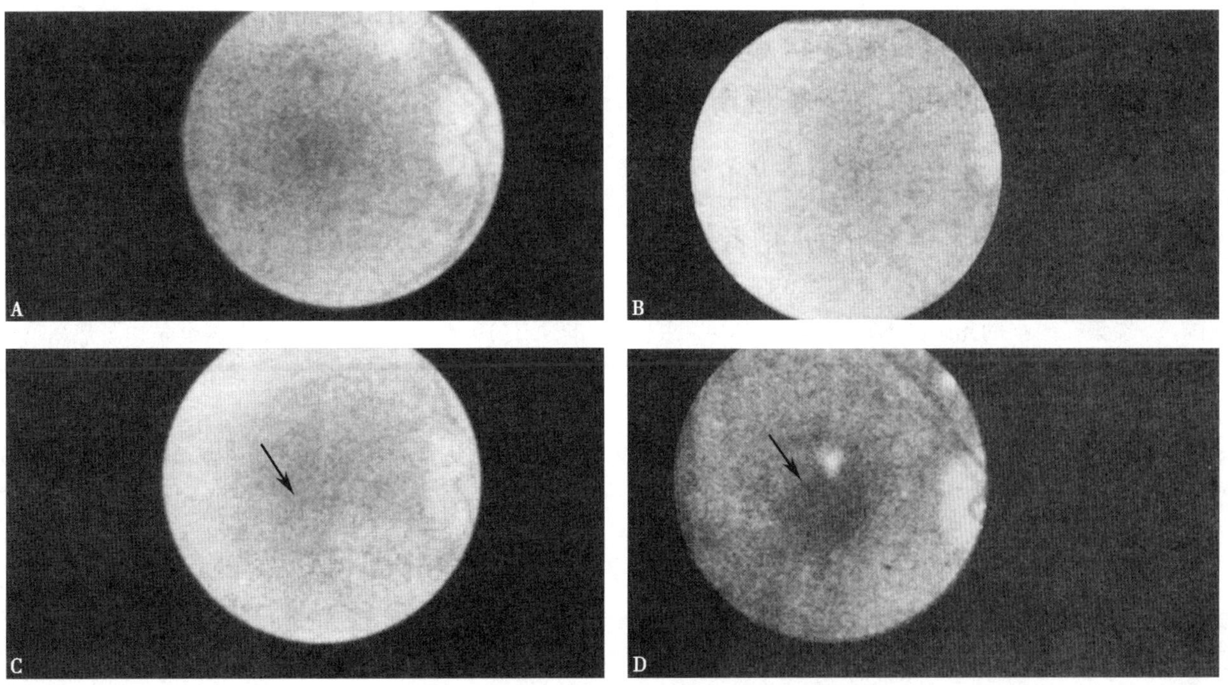


**图 11-162　患者持续注视日光半小时**

A. 注视日光前　B. 注视后 1 小时，显示黄斑无改变　C. 注视后 2 天出现中央凹轻度水肿　D. 注视后 9 天可见色素游离

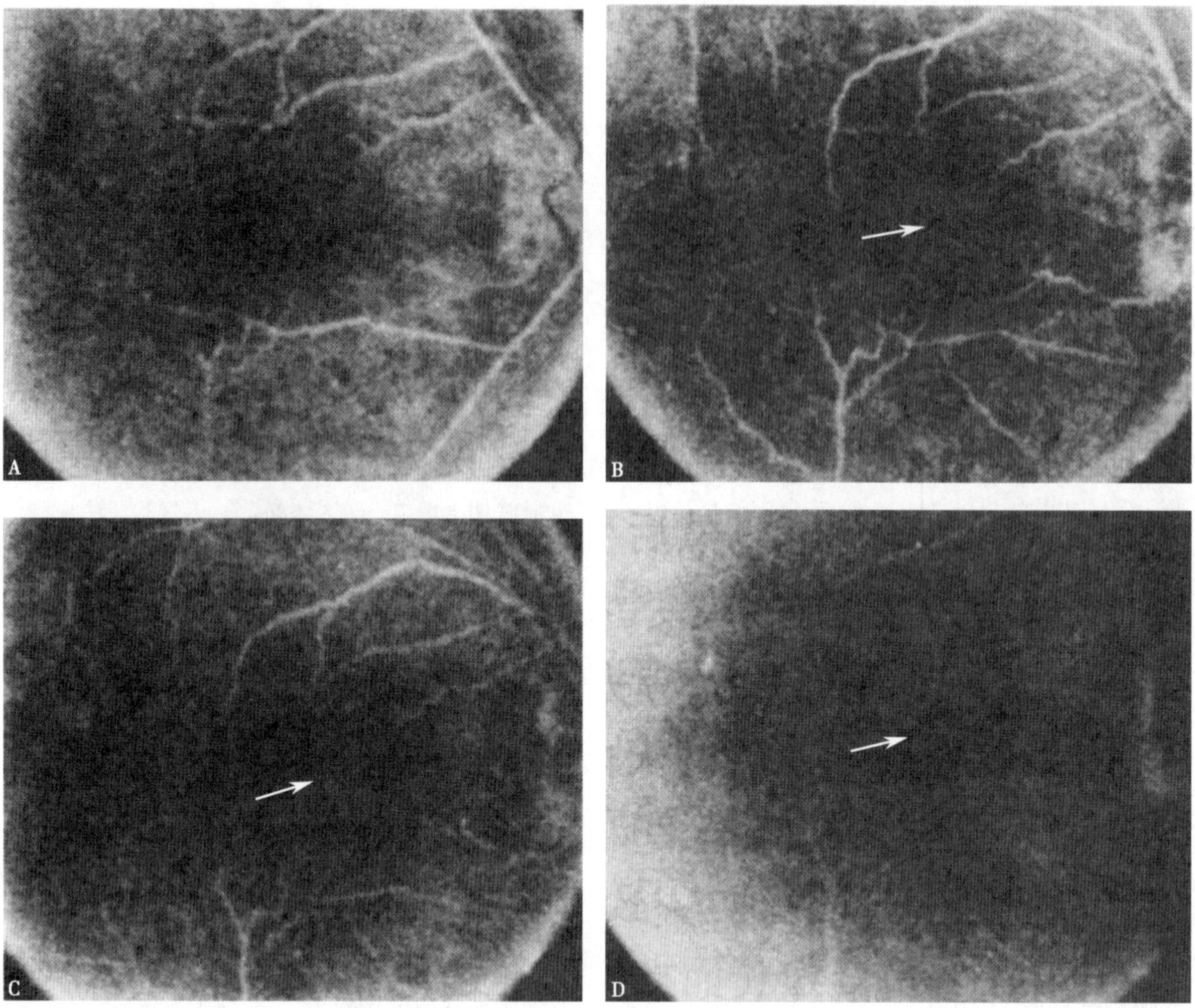

图 11-163　示图 11-162 中患者注视日光后 48 小时的荧光眼底血管造影照片，中央凹可见明显的渗漏，在静脉晚期荧光强度增强

检查，病灶区 RPE 细胞上的光感受细胞外节排列不规则，轻度空泡样变性。内节聚集浓密的管状结构。光感受细胞核无固缩。注视太阳后 12 天摘除的眼球，组织病理学改变与前不同。Bruch 膜上覆盖扁平、变薄的 RPE 细胞。含有色素的巨噬细胞出现于视网膜下间隙，并聚集在破损的光感受器成分周围。中心凹区光感受细胞核消失。

上述病例证实，直接受太阳照射，中心凹区出现以 RPE 细胞和光感受细胞为主的损伤。因患者无眼痛症状，注视太阳后患者较难发现眼部受损。最早的病理变化是出现 RPE 细胞坏死，突入视网膜下间隙。以后光感受细胞外节出现管状和空泡样变性。光感受细胞变性早期表现为内节胞质内聚集微管样结构。光照后 12 天，病理改变加重，光感受细胞逐渐出现变性改变，巨噬细胞浸入视网膜下间隙。RPE 细胞迅速增生，至两周时中心凹的病灶区被脱色素的 RPE 细胞覆盖，荧光造影不再出现渗漏。光照后视网膜迅速出现变性改变，以后进行性加重，即使不再受光照损伤也是如此。光照后无疼痛眼症，光感受细胞变性出现较晚，使得光照性损伤比较隐蔽，患者几天后方可出现症状。

以往对日光性视网膜炎的病因了解不多。Verhoeff 和 Bell（1916）认为，日光性视网膜炎是由于热效应损伤所引起。他们提出，正常条件下，视网膜不受环境光源的影响，当过多注视太阳或红外光照射时，使视网膜产生热损伤。Vos 的研究证实，注视太阳时的视网膜温度仅升高 2℃。Ham 详细研究了视网膜对光损伤的易感程度，认为日光性视网膜炎的原发损伤来自光化学作用。因为在视网膜受光损伤时，组织温度升高并不能达到热凝损伤的程度。他认为太阳光谱中的短波成分是造成光损伤的主要因素，而红外光仅起较小的作用。目前，大多数的研究者同意 Ham 的观点，认为日光性视网膜炎是光化学损伤的结果。

## 二、白内障术后的光照性黄斑病变

日光性视网膜炎临床上比较少见，以往对光照性视网膜病变的重要性和波及范围认识不足。MacDonald和Lrvine在6例行白内障囊外吸除术加后房型人工晶状体植入术的患者中首先发现了光照性黄斑病变。他们认为，标准的悬吊式Zeiss手术显微镜，用30W的灯泡时即可诱发视网膜病变。6例患者均经历了晶状体前囊截囊，晶状体核娩出，自动注吸器吸除晶状体皮质，后囊抛光，前房注气后植入人工晶状体。手术时间1小时30分钟至1小时50分钟之间。6例患者术后均在黄斑旁出现一个特征性的视网膜病灶，局部视网膜水肿，RPE细胞脱失，平面视野检查有暗点，眼底荧光造影可见明显的椭圆形RPE细胞着色区。以后Boldlrey等又发现了12例由手术显微镜引起的黄斑旁及黄斑区视网膜病变的患者。所用光源是Zeiss Op MI Ⅳ手术显微镜（钨灯）和Weck 108型悬吊式手术显微镜（有卤素纤维光导照明系统）。这些患者经历了白内障囊外吸除加虹膜根切术，手术历时55～175分钟。其中1人术后3个月，视力由20/300增进到20/30，其余患者视力仍维持在20/200。其中4例患者有中心性或旁中心暗点。但患者本人并无自觉症状。检眼镜及眼底血管荧光造影检查与MacDonald所描述的症状相似。手术期间曾采取了多种保护性措施，9例患者的手术显微镜上加了紫外滤光镜片，同时采用前房注气来偏转入射光。1例患者在人工晶状体植入后，角膜上放置腔状海绵，遮挡光线继续照射视网膜。12例患者均用缩瞳剂缩瞳。尽管采取了上述预防措施，全部患者在术后均发生了光照性视网膜病变。

Robertson等将手术显微镜光源聚焦在一完全失明的盲人眼的后极部30分钟。光照前该眼屈光间质清晰，眼底正常。光照后发现以RPE细胞水肿为主的视网膜病灶，随后病灶区出现点状色素沉着。眼底血管荧光造影可见点状高荧光区，与MacDonald、Lrvine及Boldrey等的观察相同。另一患有周边部脉络膜恶性黑色素瘤的患者，同意注视手术显微镜（Zeiss OP MI Ⅳ型）光源30分钟，视网膜的光照强度为0.37W/cm$^2$。光照后63小时，视力由20/20降至20/25。主诉有视物不清、视物变小。Amsler表检查有高密度的旁中心暗点。检眼镜检查，中央凹颞侧的黄斑区内有灰色病灶。组织病理学检查，明显的黄斑区病变，RPE细胞广泛变性，基底部的细胞膜皱褶及顶部微绒毛消失。脉络膜毛细血管内皮细胞水肿。光感受细胞外节盘膜轻度崩解。上述组织病理改变与未散瞳注视太阳的患者的组织病理改变相同，说明两者的病原机制相同。

# 第三节 视网膜光化学损伤的病理改变

人视网膜光损伤的病例较少，有关这方面的临床过程，生理学指标，病理学过程及一些物理变化特征主要依赖大量动物模型进行观察。

白内障摘除术后，手术显微镜光照引起的视网膜的临床和病理改变与间接检眼镜照射恒河猴黄斑区60～120分钟引起的改变相仿。动物全麻后，局部滴1%阿托品+10%去氧肾上腺素散瞳。临床病理变化可分为三期：

第Ⅰ期：光照后立刻检查眼底，无肉眼可见的病变。6～24小时，视网膜轻度水肿。荧光血管造影可见RPE细胞有弥散性渗漏改变。令人奇怪的是，含有丰富色素的黄斑区荧光渗漏较弱。组织病理检查，RPE细胞水肿，浆膜破裂（图11-164），细胞间连接完整。说明血-视网膜屏障的破坏是由于细胞膜失代偿所致，而不是细胞间连接分离的作用。光感受细胞内出现明显的囊管样变性，同时可见细胞核固缩。邻近的Müller细胞明显肿胀。内层视网膜无明显改变。

第Ⅱ期：光照后1个月，视网膜水肿逐渐消退。可见黄斑区点状色素聚集。荧光血管造影，RPE细胞出现不规则点状着色。1个月后，色素聚集区逐渐变小。3～5个月后，某些病例的色素聚集可完全消失，遗留黄白色瘢痕。组织学检查，RPE细胞脱色素，含有色素的巨噬细胞聚集在受损的光感受细胞外节周围。RPE细胞增生至3～4层。核固缩的光感受细胞脱落、消失，外核层变薄。

第Ⅲ期：光照后长期随访2个月～5年，黄斑区可见黄色、隆起的病灶，含有不规则色素。中央凹很少受累，即使光照整个黄斑区也是如此。在黄斑区常可见到隆起的脱色素瘢痕，这种×征状可持续5年。荧光血管造影，动脉早期出现不规则高荧光，以后广泛着色，静脉晚期出现渗漏。组织病理学检查，在立方层排列的RPE细胞下出现增生的RPE细胞，呈梭形，鳞状排列。辣根过氧化物酶示踪证实，RPE细胞释放示踪剂进入视网膜下间隙，并向外界膜弥散。电镜观察，增生的梭形RPE细胞被基底膜包绕，丰富的基底膜使增生的RPE细胞看上去似化生的成纤维细胞，但在超微结构上仍保持有上皮细胞的特征。脉络膜新生血管浸入增生的RPE细胞层。黄斑病变区外核层变薄，仅剩1～2层。光照后5年光感受细胞内节丰满，外节变短，仅有原长度的1/3。RPE细胞萎缩、变薄。变短的外节可能是光感受细胞受损的部分。关于光照

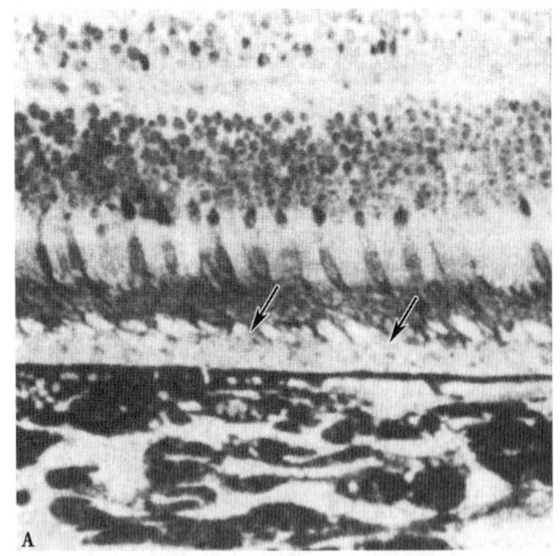

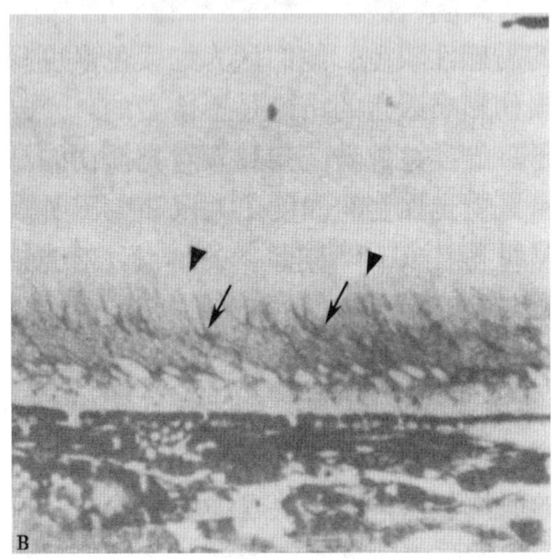

图 11-164 视网膜光损伤的组织学改变

A. 光照性黄斑病变周围的 RPE 细胞水肿（箭头），但光感受器细胞相对完整（×3200） B. 辣根过氧化物酶研究表明示踪剂经 RPE 渗漏到视网膜下腔，但示踪剂被视网膜的外界膜阻止（未染色×320）

后视感受细胞代谢紊乱的详细机制有待进一步研究。有趣的是，在老年性黄斑病变的患者中常可见到这种变短的外节结构。

## 第四节 影响视网膜光损伤的生理因素

视网膜光损伤与许多复杂的生理机制有关。视网膜光损伤的影响因素主要来自大鼠、兔子、猫、狗、鸽子及灵长类（不包括人）的动物实验。因此，其中有一些对人适用，而另一些具有种属特异性。视网膜的不同部位，对光损伤的易感性不同。Rapp 和 Williams 发现，大鼠视网膜的中上部对光损伤高度易感。Noell 证实，视乳头周围和锯齿缘的光感受细胞对光损伤耐受性较强。绿色荧光照射后的 Sprague-Dawley 大鼠，对光损伤的程度有很大的个体差异。一般来说，视网膜的颞侧和上部对光损伤最敏感。Carter-Dawson 等证实，正常或缺乏维生素 A 的大鼠，视网膜鼻下方易受光损伤。

影响视网膜光损伤的第二个因素是明适应和暗适应。环形灯下饲养的大鼠比光照前暗适应两天的大鼠对光损伤耐受较强。啮齿类动物和猴子在光照的同时升高体温，可增加光损伤性视网膜变性。这一发现也能部分解释高热患者常出现畏光主诉的原因。

色素含量也能影响视网膜光损伤的易感性。曾有人设想，患有光敏症和中心暗点的白化病患者比正常人更易受光损伤。Rapp 和 Williams 将散瞳的白色大鼠和有色大鼠在同样条件下进行光照比较，发现有色大鼠对光损伤的易感性较差。他们认为虹膜色素可降低视网膜的光照量。但用不同家系的大鼠进行比较而得出色素对光损伤影响因素的结论是不恰当的。

大鼠、兔子、蛙类、鸽子、狗和人对光损伤的易感性明显不同。兔子、猴和人光损伤的阈值明显高于大鼠。Hamster 鼠受光损伤的程度比大鼠和兔子要重。种属相同品系不同的动物，基因结构也影响光损伤的易感性。LaVail 等证实，不同品系的小鼠，对光损伤的反应各异。C57B1/6J-c2J 鼠对光损伤的耐受性比 Balb/c 鼠强，通过杂交产生的子代对光损伤的反应介于两亲代之间。

年龄的增长使大鼠对光损伤的易感性增加。O'steen 等发现，7 周龄的大鼠比 3～4 周龄的大鼠更易受光损伤。但 Messner 等的研究中，新生恒河猴的视网膜更易受光损伤。

缺乏维生素 A 的大鼠比用正常饲料喂养的大鼠对光损伤的耐受性增强。这一发现支持视紫质依赖性视网膜光损伤的假说。啮齿动物缺乏维生素 E 并不增加光损伤的程度。缺乏维生素 C 的豚鼠，对视网膜光损伤的反应明显增强，猴子也有相类似的结果。

短波长的可见光较长波光线更易使视网膜损伤。一般来说，波长愈短，损伤作用愈强。光的强度愈大，视网膜损伤程度愈重。散瞳也能增加视网膜的光照度而加重损伤。Sperling 等发现，用蓝或绿的间歇光照射猴眼，使感蓝或感绿的锥体细胞损伤。同样条件下，连续光照比间歇光照对 RPE 的损伤更严重。白内障或人工晶状体植入后的患者，通过晶状体能滤除不同波长的光线。因光损伤随波长不同而各异，所以白内障时晶状体蛋白的变化将影响光损伤的程度。

## 第五节 眼科仪器光的物理学指标

某些眼科仪器可产生视网膜光损伤。Calkins、Delori、Mainster等检查了直接、间接检眼镜，裂隙灯，手术显微镜，头戴式手术照明灯，眼底照相机等其他仪器光的物理学指标，发现损伤程度受视网膜的光照面积和时间、眼屈光间质对光的透射率、光源的光谱特征及视网膜的光照度等因素影响。

因当时没有标准的不相干的白色光源，许多学者使用相干的激光做光源来确定白光对视网膜的最大容许光照度（maximum permissible exposure，MPE）。光强度开到最大时，间接检眼镜对视网膜的平均光照度是69～125mW/cm$^2$。相反，直接检眼镜在使用标准灯泡时，视网膜的光照度为29mW/cm$^2$，几乎为间接检眼镜的一半。头戴式手术照明灯和直接检眼镜相仿，光照度在25mW/cm$^2$范围。裂隙灯视网膜的光照度比间接检眼镜高3倍。最令人惊讶的是手术显微镜，如设有纤维光源的Zeiss OP MI型手术显微镜，对无晶状体眼视网膜的光照度为100～970mW/cm$^2$。因此，手术显微镜比间接检眼镜光照度高2～5倍。据Calkins等计算，手术显微镜照1分钟就已超出安全范围。他们认为，双目间接检眼镜（使用+20D的透镜）的MPE在20～40秒之间。Delori估算，眼底照相机的MPE为5～53分钟，他认为眼底照相机光损伤的危险性较小。

## 第六节 视网膜光损伤的机制

许多生理均可影响光损伤的严重性。视网膜光损伤的病理机制由一系列反应组成，最终引起光感受器及色素上皮细胞的复合体损伤。Noell在研究了光对大鼠视网膜的损伤后首先提出，光损伤有两种：其一是与视感受细胞核坏死有关的色素上皮细胞消失。体温升高可明显加重这一反应。用50～200支烛光照射大鼠8～48小时，能诱发视网膜产生这种损伤灶。并且，对完全暗适应条件下的动物，这种损伤加重。全天生活在环形灯环境中的大鼠，对同样条件的光照可不出现视网膜损伤。其二是指年龄不满24小时的大鼠，受持续光照8～50天，可产生广泛的视感受细胞死亡，但色素上皮细胞仍保留。与第一种光损伤不同，持续的暗适应可增加幼鼠对光损伤的抵抗力。

Noell假设，第一种光损伤是视紫质引起的。这虽可作为原发损伤机制，但似乎又与广泛视网膜色素上皮细胞坏死相矛盾。另有假设认为，原发损伤出现于视网膜色素上皮细胞，光感受细胞死亡是继发改变。有争议的是，用碘酸盐破坏色素上皮细胞后，光感细胞仍可存活。Noell也认为，光氧化作用或许是光损伤的重要机制。视感受细胞对光的生理性反应异常可通过光敏物质的作用而增加，引起视网膜损伤。但维生素A醇的膜溶解作用可能不是光损伤的重要病理机制。

Feeney-Burn等对人不同年龄组视网膜色素上皮细胞中的黑色素粒及脂褐素进行了研究。发现随年龄的增加，RPE细胞中的脂褐素也增多。他们认为，光照引起氧分子产生单价还原反应，从而产生许多自由基。这些自由基与视感受器-色素上皮细胞复合体中的多不饱和脂肪酸反应，产生各种脂质过氧化降解产物。他们的研究表明，RPE细胞中的脂褐质可使细胞的抗自由基损伤保护机制失常。维生素E可猝灭自由基，是眼的重要强力抗氧化剂。用缺乏维生素E的饮食饲养大鼠或猴子，RPE细胞中确可聚集丰富的荧光性脂褐颗粒。但是Organiscak等证实，光照后的大鼠，维生素E和谷胱甘肽并不减少。Stone等证实，缺乏维生素E和硒的大鼠并不增加光损伤作用。尽管维生素E在视网膜光损伤中的作用尚未明确，但脂质过氧化反应是光损伤的重要过程。Anderson等的实验也支持这一点。他们的实验显示，光损伤后，视网膜中脂质过氧化物增加，同时二十二碳六烯酸与视网膜总脂的比率也增加。Lawwill概括视网膜光损伤的病理生理机制有三种：第一种为脂褐质特异性，与Noell对啮齿类动物的描述相同。他认为大鼠的视网膜对脂褐质依赖性光损伤特别敏感。而对于灵长类动物来说，这种损伤并不重要；第二种为视锥细胞色素特异性。长期重复光照灵长类动物，可引起对红、绿颜色敏感的锥体细胞损伤。第三种是指对灵长类动物持续光照时，蓝色波长的光引起的损伤最重。Lawwill认为，蓝光可直接作用于视网膜组织中的线粒体，引起全层视网膜损伤。

作者对人、猴、豚鼠及大鼠光损伤作用研究后认为，视网膜光损伤过程可分三期，每期可引出一个不同的病理机制。

第Ⅰ期指损伤后很短时间内出现的病理变化包括，视感受器外节崩解，囊泡形成；线粒体空泡变性；RPE细胞肿胀。原发机制是通过光敏物质和氧诱发的，以光动力学为特征的损伤。当光照射透明的视网膜时，一些能量被光色素吸收产生神经冲动。剩余的光子能量一部分由黑色素粒吸收，分散到细胞成分中，一部分激发视网膜及视网膜色素上皮细胞中的光敏物质转变成三重态。在此过程中主要发生两种反应，Ⅰ型是指激发态的光敏物质与视网膜组织中的还原物质反应产生自由基。Ⅱ型是指激发态的光敏物质与外层视网膜中丰富的氧反应生成单线态氧，此反应可使三重态的光敏物质明显减少。两型反应中产生的自由基与单线态氧可进一步与视网膜组织中的多不饱和脂肪酸反应，引发脂质过氧化反应和组织损伤。

第Ⅱ期光损伤是以巨噬细胞从体循环进入到视网膜下间隙，清除RPE细胞及视感受器碎片为特征。巨噬细胞浸润可引起不同的病原机制。活化的巨噬细胞经过呼吸爆发使细胞耗氧量增加10～20倍，并产生多种自由基，包括超氧阴离子（O−•2）和过氧化氢（$H_2O_2$）。通过Haber-Weis和Fenton反应还可产生•OH。伴随自由基产生的同时，巨噬细胞吞噬、消化细胞碎片。过多自由基形成可攻击病灶周围视网膜组织，使之变性。在视网膜下间隙及RPE细胞中含有超氧化物歧化酶，过氧化氢酶和谷胱甘肽，这些抗氧化物质可清除过多产生的自由基。但光照后，巨噬细胞可滞留在视网膜下间隙达5年之久，持续产生自由基引起光感受细胞变性。

第Ⅲ期是指在恢复期过程中出现光感受器细胞死亡和RPE细胞坏死。光损伤区周围的RPE细胞变平、移行，替代坏死细胞。RPE细胞坏死的同时，血-眼屏障破坏。血-眼屏障可通过RPE细胞增生而恢复。有时，在光损伤后，血-眼屏障破坏可持续5年之久。此时并不伴有RPE细胞和光感受器细胞死亡。在坏死的光感受器细胞脱落后，剩余的光感受器细胞可移形覆盖坏死部位。光感受器细胞在某种程度上可进行再生修复缺损。这种再生能力随种属不同而各异。再生过程常常是不完全的，形成形状短粗的外节及变薄、萎缩、脱色素的RPE细胞。这些再生的细胞对继发性光损伤更易感。

光损伤涉及一连串的病理机制，许多因素可以改变损伤作用。一些机制是原发损伤，如脂褐质、视锥细胞色素及黑色素粒吸收光子并激发光敏物质。其他反应是继发的，如损伤视网膜组织引起的巨噬细胞浸润。光损伤后的组织再生过程有种属特异性，并可影响视网膜变性的程度。

## 第七节　光损伤和老年性黄斑变性

光损伤与多种视网膜变性之间的关系引起许多学者的极大兴趣。很多学者在继续认真地探讨老年性黄斑变性（AMD）与光损伤的可能联系，但至今仅得到了一些有关的旁证。目前，在遗传性视网膜变性和AMD的病因研究中，还没发现与光损伤有关的直接证据。在美国，尽管AMD是造成失明的最常见原因之一，但因病因尚不明确，对AMD还无有效的治疗。AMD与性别、年龄、虹膜色素、屈光异常、遗传因子及家族史有关，但其中没有一个是AMD的明确病因。假如光损伤是AMD的病因之一，那么对AMD的早期治疗将会有很大帮助。

从多种病原影响因素推断，AMD是由许多发病因素集中到一起而产生的一种综合病征。遗传因素、光损伤、营养不良、中毒、心血管和呼吸系统疾病及以往存在的眼病均与之有关。这些因素可单独，也可联合起作用，使黄斑出现与年龄增长有关的病变，引起一系列临床症状，故称老年性黄斑病变。以下仅就直接或间接与光损伤有关的病因加以讨论。

1. 年龄　许多与AMD有关的病原因素中，以年龄因素与之关系更密切。黄斑病变的发病率在52～64岁的人群中为1.6%，65～74岁时增加至11%，75岁以上占27.98%。光感受细胞的主要功能是感受光。可以推测，随年龄的增加，光照损伤的累积作用能引起黄斑区光感受细胞发生变性。有证据表明，轻度光损伤（包括注视太阳）后，光感受器成分能再生修复。但动物试验显示，这种修复过程并不完善。视网膜光损伤的累积作用最终导致光感受细胞死亡。Gardner和Henkind对人黄斑研究中观察到，随年龄增长，黄斑区光感受细胞的数量减少。

2. 种族和肤色　某些流行病学的研究发现，相同年龄中的黑人较白人黄斑变性的发病率低。Gregor和Jaffe将南非两个医院中的黑人与伦敦Moorfield眼科医院中的白人做比较发现，在有视网膜玻璃疣和色素上皮改变的患者中，白人比黑人多两倍。Chumbley也发现，65岁以上的罗德西亚黑人中，黄斑变性的发病率较低，仅为1%。Schaty发现，美国黑人发生AMD的患者临床上也不常见。但Klein从美国国家卫生与营养监察局的调查资料中发现，发生AMD的患者中，白人与黑人差别不大。

Hyman等报告，AMD多发生在浅色虹膜的人群中，而棕色虹膜的人较少患病。Weiter等将650例AMD的白人患者与对照组的363例患者进行比较，发现76%的AMD患者是浅色虹膜，而对照组仅有30%。眼底色素深浅对AMD的影响也有相似的结果。他们认为，眼部色素深能减少AMD的发病。在进一步研究中证实，年龄变化过程中，RPE细胞中的黑色素粒与脂褐素增加与光损伤有关。黑色素粒能吸收视网膜中多余的光能，并可焠灭自由基的产生，因此对光损伤有保护作用。Feeney和Berman在人眼RPE细胞中也发现了脂褐素，并认为脂褐素是视网膜光毒性反应的产物。

3. 视网膜光损伤的定位和黄斑变性　Young 提出眼的屈光系统将光线聚焦于黄斑、使之较视网膜周边部更易受光损伤。Sykes 等用荧光灯（弥散光）照射猴眼，发现大部分损伤发生在黄斑区的光感受细胞。大鼠视网膜的中上区也是较易受光损伤的部位。在 AMD 中变性的光感受细胞集中在黄斑区，这与弥散光照射动物眼产生的病变位于视网膜中央部位相同。

4. 视网膜光损伤和 AMD 病理变化的比较　一般来说，AMD 的病理变化分两型：①蜂窝状色素上皮萎缩，或萎缩性黄斑病变。②视网膜下色素上皮层新生血管形成，它可引起渗出性或出血性黄斑变性，最终导致盘状黄斑变性。

蜂窝状色素上皮萎缩的检眼镜下表现为黄斑区出现不规则色素脱失，中央区视网膜变薄，中央凹光反射消失。眼底血管荧光造影出现不规则的窗样缺损，无渗漏。组织病理学检查，RPE 细胞扁平，充满脂褐素粒。光感受细胞逐渐脱落，视网膜外核层进行性变薄。剩余的光感受细胞外节变短。严重的病例，RPE 细胞和光感受细胞消失，内核层接近 Bruch 膜。

视网膜下色素上皮层新生血管形成，新生血管破坏 Bruch 膜达到视网膜下色素上皮间隙，形成新生血管网，从而引起渗出性 RPE 细胞脱离。病程继续发展，在 RPE 细胞下出现出血。检眼镜检查，可见由出血引起的绿色视网膜隆起。以后出血在视网膜下间隙扩延，刺激 RPE 细胞和神经胶质细胞增生，并可出现机化的纤维血管组织浸润。增生的 RPE 细胞和胶质细胞形成盘状瘢痕。有时渗出性新生血管网可以维持几个月甚至几年，引起黄斑区出现持续性、浆液性视网膜脱离和黄色脂质样渗出性改变。

用间接检眼镜照射恒河猴黄斑区 1～2 小时后，也可产生与 AMD 相似的萎缩性黄斑病变和视网膜下色素上皮层新生血管形成。萎缩性黄斑病变在光照后 5～12 个月之间内产生。其特征是色素上皮脱失，光感受细胞层变薄。剩余的光感受细胞外节变短或缺失。说明再生不完全。个别病例可见新生血管浸入增生的 RPE 细胞内。这些新生血管的前、后壁可见少量的内皮细胞，外周被发育不完全的周细胞包绕。视网膜下色素上皮层形成的新生血管与人眼所见的相似。因此，光照损伤猴眼视网膜的模型能复制出 AMD 中出现的两型病理改变，即萎缩性黄斑病变和视网膜下色素上皮层新生血管形成。

5. 维生素 C 和光损伤　维生素 C 广泛存在于机体组织中，视网膜中维生素 C 的含量几乎比血浆中高 20 倍，说明它对视网膜的功能和代谢有特殊作用。近来的生化研究证实，眼组织中的抗坏血酸有清除超氧阴离子的作用。现研究认为，视网膜中的光敏物质，如维生素 $B_2$、细胞色素 C 等物质，受光照射被激活，通过光动力学反应可诱发产生单线态氧、氢氧自由基、过氧化氢和其他自由基，维生素 C 的抗氧化剂作用可清除自由基，减少光损伤。

我们发现，豚鼠和狒狒视神经视网膜中，还原型抗坏血酸占总量的 97%（豚鼠）和 93%（狒狒）。轻度光损伤后，两动物视网膜中还原型抗坏血酸含量减少，氧化型增多。Organiscia 等用荧光灯照射大鼠后 24 小时发现，视网膜中的抗坏血酸被氧化的同时能产生清除自由基的作用。同样光照条件下，正常饲料喂养的大鼠与饲料中添加维生素 C 的大鼠进行比较，结果发现维生素 C 组可减低光照引起的视紫质减少。左旋抗坏血酸盐、抗坏血酸钠和脱氢抗坏血酸盐均有减轻光照引起的视紫质减少的作用，而右旋抗坏血酸无此作用。抗坏血酸盐保护视紫质的作用具有剂量依赖性，光照前应用有效，光照后应用无效。在大鼠视网膜光损伤的研究中发现，补充抗坏血酸盐的大鼠，视感受细胞的减少和破坏明显减轻。将正常豚鼠及猴分别与患维生素 C 缺乏病的豚鼠及猴进行比较，光照后视网膜伤在有维生素 C 缺乏病的动物中更严重。这说明抗坏血酸的确能减轻视网膜的光损伤。

6. AMD 的脉络膜血管改变　关于脉络膜血管在萎缩型和盘形黄斑变性中的作用一直存在着争议。Klein 描述 AMD 的患者脉络膜毛细血管大致正常。Green 和 Key 的观察，黄斑变性的患者脉络膜毛细血管比较完整。产生这些争议的主要原因之一是对老年性脉络膜血管改变的研究比较困难。Kerschbaumer 认为，脉络膜毛细血管的老年性改变如下：①细胞质减少。②血管壁透明变性改变增多。③管腔狭窄或闭塞。④毛细血管床萎缩。Friedman 和 Smith 将后极部脉络膜毛细血管制成平铺标本，研究它的老年性改变。他们发现脉络膜毛细血管的老年性改变轻微，可见细胞质减少，血管壁能被 Schiff 过碘酸染色，毛细血管间结缔组织增加。他们认为，脉络膜毛细血管萎缩及减少与脉络膜大血管的变化有关。但实验中未发现由脉络膜动脉闭塞引起的毛细血管萎缩。

作者用平铺标本研究脉络膜毛细血管变化时发现，正常成年人后极部由窦状脉络膜毛细血管网组成。窦状毛细血管呈叶状分布，中央有营养小动脉，周围有引流小静脉。萎缩性 AMD 的患者，在黄斑病变区管状毛细血管网代替了窦状脉络膜毛细血管网。这种脉络膜血管改变是 AMD 的原发性改变，还是继发的改变尚需进一步研究。

Paver 等认为，后极部脉络膜血管的快速血流有温度调节功能。视网膜吸收光子能后使组织温度升高，AMD患者的脉络膜毛细血管硬化，血循环受阻，不能即时调节光照后视网膜的温度变化，从而增加了视网膜对光损伤的易感性。

7. 吸烟与老年性黄斑变性 Paetkan等研究了吸烟与AMD的关系，发现由AMD引起失明的平均年龄，吸烟者为64岁，不吸烟者74岁。Hyman等证实，吸烟与眼部黄斑变性的确有关。吸烟可破坏体内大量维生素C，诱发维生素C缺乏病。因此，吸烟者比不吸烟者对光损伤更敏感。

8. 白内障与老年性黄斑变性 van der Hoeve认为，晶状体混浊对视网膜光损伤有保护作用，并可减少AMD的发生。通过对1336例年龄在60岁以上患者的观察发现，未患AMD的人当中白内障患者是非白内障患者的两倍。Gjessing（1953）检查了4088例男性及4606例女性，年龄均在55岁以上。男性中患白内障的占27.84%，黄斑有改变的占7.5%，两者均有的仅1.86%。女性中患白内障的占27.17%，黄斑有改变的占9%，两者均有的仅占3.2%。他认为晶状体混浊可减少AMD的发病。

9. 皮肤弹性蛋白变性和老年性黄斑变性 Blumenkranz等将26例AMD患者的前臂外侧（日光照射面）与前臂内侧（非日光照射面）皮肤弹性蛋白变性的情况进行比较。发现非日光照射面皮肤弹性蛋白变性的范围、年龄及全血细胞计数可作为预测AMD发病的指标。黄斑盘状变性的患者，前臂非日光照射区发生中度或重度弹性蛋白变性的可能性增高2倍，在前臂日光照射区，发生皮肤弹性蛋白变性的可能性更大。他们认为，黄斑盘状变性的患者，全身对光损伤的易感性增加。

光损伤并不是引起AMD的唯一病因。如许多AMD发病前先出现玻璃疣，此时并没有光损伤的迹象。光损伤的动物模型可以有视网膜下色素上皮层新生血管形成，但通过一个修复过程，新生血管很快消失。相反，老年性黄斑盘状变性中形成的新生血管网很难恢复自愈，往往引起黄斑区严重受损。对灵长类动物（不包括人）反复光照损伤，也难以复制出AMD患者出现的进行性视网膜下色素上皮层新生血管形成。

尽管世界某些地区对视网膜光损伤有零星的报道，但尚无流行病学资料可以肯定某种生活方式或增加环境光照射更易导致AMD发病。在马里兰的某项研究中，有人将该地区长年出海的渔民的黄斑变化与偶尔出海渔民的黄斑进行比较。还应在这一地区作进一步的流行病学调查。

除光损伤外，还有其他因素能引起视网膜损伤。如远视眼、高血压、呼吸系统疾病、中毒反应等，这些疾病在AMD的患者中是常见的。光损伤可能是AMD的发病因素之一，这值得进一步研究。因为大部分与AMD有关的因素，如遗传因素、眼部结构、全身疾病等较难治疗。而光损伤可通过抗氧化剂（如维生素C）和戴保护性眼镜来防治。

（曹安民）

# 第十二卷

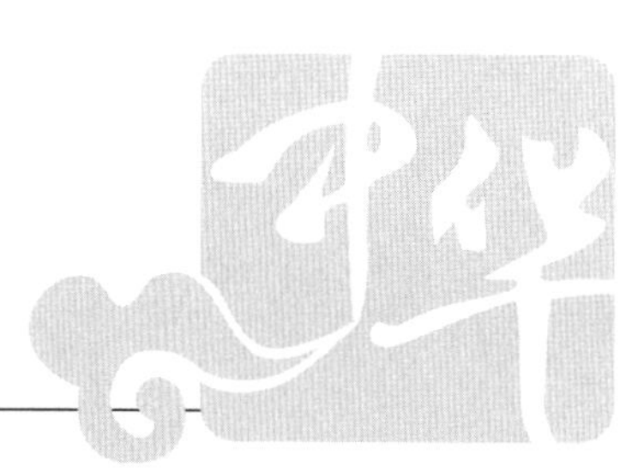

# 眼与全身病

# 第一篇　全身病在眼部的表现

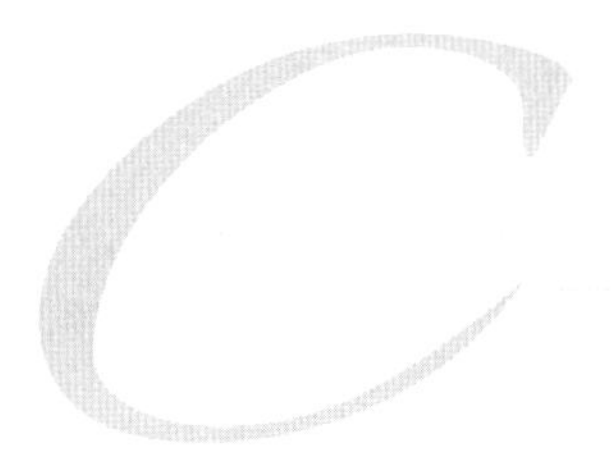

## 第一章　有眼部表现的全身性遗传病

许多全身性遗传病与眼有关，由于不少眼部疾病易被发现，也受到越来越多眼科学家及遗传学家的重视，随着遗传学各种技术的进步，更多相关病种、发病机制逐渐清楚。据我国近年来的调查资料表明，眼科遗传病的发病率并不低。在眼科的遗传病中伴有全身其他系统器官异常的病种也不少（见第二卷第二章中常见眼科遗传病），但本章只讲述有眼部病变的全身性遗传病。

### 第一节　染色体病

染色体病由染色体畸变或异常所致，因涉及许多基因，患者有较明显的全身症状，表现为多系统器官受损，故又称染色体异常综合征。染色体病常有包括先天性多发畸形、智力低下和生长发育迟缓，特殊的皮纹改变，或伴生殖器异常等共同特点。

#### 一、常染色体异常

常染色体异常是指常染色体数目或结构异常，约占染色体病的2/3。

**（一）21三体综合征（Down综合征，先天愚型）**

这是最早发现又常见的一种染色体畸变病，为21号染色体多一条的三体综合征。除有智力低下等全身多系统器官异常外，尚有鲜明的眼部异常。

**【眼部表现】** 睑裂小，呈外眦向上斜睑裂（倒八字形斜睑裂），内眦赘皮，双眼距宽，虹膜Brushfield斑，先天性白内障，高度近视，斜视。

**【全身表现】** 智力低下，身材矮小，肥胖，先天愚型样面容（倒八字形斜睑裂，内眦赘皮，张口伸舌，大舌头，鼻根低平），耳低位，先天性心脏病，通贯掌，肌张力低下，患者IgE水平低，易发生呼吸道感染。

**【病因与发病机制】** 因原发性染色体不分离所致，核型47，+21。90%以上为单纯的三体型。在活婴中的发病率为1/800，我国每年约有2.7万新患儿出生。随着母亲年龄增长，发病率成倍或数倍增加；父亲高龄也应重视。已生育本病患儿者再发危险率约1%～2%，尤以25岁以下年轻母亲再发危险率最高。

**【遗传方式】** 常为散发，易位型约4%，嵌合体约2.5%。

**（二）18三体综合征（Edward综合征）**

18三体综合征是18号染色体多一条的一种三体综合征，患儿发育迟缓，常有流产、早产或早死。

**【眼部表现】** 上睑下垂，内眦赘皮，小睑裂，小眼球，角膜混浊，先天性白内障，视网膜异常，视神经萎缩。

**【全身表现】** 智力低下，小口，耳畸形，颈短，先天性心脏病，肾畸形，握拳拇指叠在上，摇椅足底，通贯掌。

**【病因与发病机制】** 核型47，+18。大多因18号染色体不分离所致。发病率约为1/3500～1/8000活婴。发病率随母亲年龄增长而增高。

**【遗传方式】** 常为散发。嵌合体约10%

**（三）13三体综合征（Patau综合征）**

13三体综合征是一种具有三条13号染色体的三体综合征。患儿畸形较前两种更严重，大多数胎内已死亡，导致流产。

**【眼部表现】** 小眼球或无眼球，角膜混浊，虹膜缺损，先天性白内障，视网膜视神经发育不良。

**【全身表现】** 智力及生长发育障碍，小头，大脑缺损，低耳位，耳畸形，耳聋，唇腭裂，颌小，心、肾畸形，多指，摇椅足底。

**【病因与发病机制】** 因13号染色体不分离所致，核型47，+13。在新生儿中发病率为1/25 000。约80%由于染色体不分离所致，往往与母亲高龄有关。

**【遗传方式】** 常为散发，罕见遗传。10%～15%为易位型，5%为嵌合体。

**（四）5号染色体短臂部分缺失（5p-综合征，猫叫综合征）**

5号染色体短臂部分缺失综合征是以咽喉发育不

良，哭声似猫叫为特征的一种染色体病。

**【眼部表现】** 内眦赘皮，眼距宽，白内障，椒盐状眼底，视网膜血管迂曲，视神经萎缩，斜视。

**【全身表现】** 哭声尖细似猫叫，低智力，身材矮小，小头，先天性心脏病，肾畸形，肌张力低。

**【病因与发病机制】** 核型5p14-，是由于5号染色体短臂的部分缺失造成，约15%患者有易位。新生儿中发病率约1/50 000。

**【遗传方式】** 常为散发。10%为不平衡易位。

### （五）11号染色体短臂部分缺失（11p-综合征，WAGR综合征）

11号染色体短臂部分缺失综合征是以Wilms瘤、无虹膜、泌尿生殖系异常及智力低下为特征的一种染色体病。

**【眼部表现】** 畏光，眼球震颤，角膜周边混浊，无虹膜，晶状体混浊，青光眼，黄斑发育不良。

**【全身表现】** 智力低下，Wilms瘤，泌尿生殖系异常。

**【病因与发病机制】** 因11号染色体短臂部分缺失所致。核型11p13-。

**【遗传方式】** 散发者多，少数有阳性家族史，后者表现为几乎完全外显的常染色体显性遗传。

### （六）13号染色体长臂部分缺失（13q-综合征）

本综合征除有染色体畸变的共同表型外，视网膜母细胞瘤是其突出的重要表现。

**【眼部表现】** 上睑下垂，内眦赘皮，眼距宽，小眼球，斜视，虹膜缺损，视网膜母细胞瘤。

**【全身表现】** 智力低下，小头，有前额突出、鼻根低宽、鼻短呈球状、嘴大、上唇薄的典型面容，颈短，先天性心脏病。

**【病因与发病机制】** 视网膜母细胞瘤绝大多数发病在婴幼儿，发病率在1/21 000～1/10 000。其发病因胚胎中两次突变所致，其中遗传型的第一次突变发生在生殖细胞，而非遗传型的两次突变均发生在体细胞。抑癌基因RB1的缺失引起突变，其位点为13q14.1。近日美国有研究指出，视网膜母细胞瘤中SYK蛋白水平升高，可能给发病提供了关键因子。

**【遗传方式】** 散发或家族性，属常染色体显性遗传。遗传型为双眼发病，约占全部患者中的20%～25%。非遗传型的多为单眼发病，而单眼患者中又有10%为遗传型。

## 二、性染色体异常

性染色体异常是指性染色体X或Y的数量与结构异常，约占染色体病中的1/3。

### （一）Turner综合征（45，XO综合征）

Turner综合征是一种以X性染色体缺少一条为特征的先天性卵巢发育不全综合征。

**【眼部表现】** 眼球震颤，视力不良，色盲的发生率高（8%）。

**【全身表现】** 卵巢功能发育差，原发性闭经，不育，第二性征不发育，外生殖器幼稚，身材矮小，小颌，后发际低，颈蹼，肘外翻，心血管缺陷，肾畸形。

**【病因与发病机制】** 发病是由于双亲配子形成中，性染色体不分离造成的X染色体缺失，导致先天性卵巢功能发育不良。在活产女婴的发病率约1/5000。

**【遗传方式】** 核型45，X，部分为嵌合体。75%的染色体丢失发生在父亲。基因定位于Xq13.1。

### （二）Klinefelter综合征（47，XXY综合征）

Klinefelter综合征是一种较正常男性多一条X染色体的，以先天性睾丸发育不全为特征的综合征。

**【眼部表现】** 眼距宽，内眦赘皮，近视，斜视。少有色盲。

**【全身表现】** 睾丸发育差，不育，第二性征发育差，体征呈女性化倾向。先天性心脏病，骨骼异常，智力低下或精神异常。

**【病因与发病机制】** 为亲代减数分裂不分离的结果，60%来自母亲，40%在父亲。在出生男婴中的发生率约为1/1000～2/1000，其发生率随父母年龄增长而增加。

**【遗传方式】** 80%核型为47，XXY，嵌合体有47，XXY/46，XY；47，XXY/46，XX。

# 第二节　代　谢　病

此类疾病包括多种先天性生化代谢异常，属单基因病，绝大多数为常染色体隐性遗传。

## 一、糖代谢病

### （一）半乳糖血症（galactosemia）

半乳糖血症是一种因半乳糖代谢酶缺陷导致的，以先天性白内障为特征，或伴有其他系统异常的遗传性代谢病。主要的缺陷酶为半乳糖-1-磷酸尿苷转移酶（GPUT）和半乳糖激酶（GK），尿苷二磷酸半乳糖-4-表异构酶较少见。发病率为1/40 000～1/60 000。

1. 经典型半乳糖血症　半乳糖-1-磷酸尿苷转移酶缺乏，除先天性白内障外，尚有脑、肝、肾等多器官严重损害。

**【眼部表现】** 先天性白内障，发病早，常出现在出生头几周。早期可见典型的晶状体核与皮质进行性混浊，呈“油滴状”外观，最后发展到全混浊。

**【全身表现】** 喂食乳制品后引起呕吐、腹泻，进而出现黄疸、肝脾大，肾功能障碍，智力与生长发育障碍。血、尿中半乳糖含量高。

**【病因与发病机制】** 半乳糖 -1- 磷酸尿苷转移酶（GPUT）缺乏，导致半乳糖代谢障碍。半乳糖醇聚集于晶状体和半乳糖 -1- 磷酸堆积在脑、肝、肾等，即发生白内障及其他器官损害。若在生后早期禁食乳类食品，则有望控制白内障及其他器官损害的发生。

**【遗传方式】** 为常染色体隐性遗传，GPUT 基因定位于 9p13。纯合子酶活性完全缺乏者较少见；杂合子及其变异型的酶活性降低，在人群中有一定比例。此类的全身症状较轻，有观察该酶活性降低与先天性白内障，尤其是核性/绕核性白内障相关。

2. 半乳糖激酶缺乏症　是因半乳糖激酶缺乏导致先天性白内障的半乳糖代谢障碍病。

**【眼部表现】** 先天性白内障。

**【全身症状】** 轻或无。或伴有半乳糖尿。

**【病因与发病机制】** 半乳糖激酶（GK）缺乏，血中半乳糖增高，中间产物半乳糖醇在晶状体堆积致白内障。半乳糖激酶活性降低与先天性白内障关系密切的研究已有不少。

**【遗传方式】** 为常染色体隐性遗传。纯合子罕见，杂合子发生率为 0.2%～1%。GK 基因定位于 17q24。

3. 尿苷二磷酸半乳糖 -4- 表异构酶缺乏　此类较少。

**【眼部表现】** 先天性白内障。

**【全身症状】** 轻或无。

**【遗传】** 酶基因定位于 1p36-p35。

### （二）糖原贮积症Ⅰ型（GSDⅠ型，von Gierke 病）

**【眼部表现】** 黄斑区旁有散在对称性黄色病灶。

**【全身表现】** 喂养困难，生长发育迟缓，进行性肝肿大，低血糖，代谢性酸中毒及出血倾向。

**【病因与发病机制】** 葡萄糖 -6- 磷酸酶活性缺乏，糖原降解受阻，致大量糖原贮积在肝、肾组织中。

**【遗传方式】** 常染色体隐性遗传。酶基因定位于 17q21。

### （三）糖尿病眼病

**【眼部表现】** 并发性白内障，典型的为雪花状白内障，晶状体性屈光改变，糖尿病性视网膜视神经病变，眼肌麻痹，虹膜红变，继发性青光眼。

**【全身表现】** 高血糖，糖尿。易感染。不少患者由体检发现，部分因出现眼或心、肾、神经系统并发症才被确诊。

**【病因与发病机制】** 胰岛素分泌不足或靶细胞对胰岛素敏感性降低，导致的一系列糖代谢紊乱。由遗传和环境因素相互作用所致。

**【遗传方式】** 绝大多数属多基因遗传，具有很强的遗传异质性。1 型中，少年成年发病型为常染色体显性遗传。1 型定位于 20q12-q13.1，2 型定位于 2q24.1，12q24.2，19q13.3。

### （四）粘多糖病

粘多糖病是一组因遗传性粘多糖代谢酶缺陷，使酸性粘多糖部分分解产物堆积在各器官，而致病的粘多糖贮积症。根据酶缺陷不同又分为以下七型。

1. Hurler 综合征（MPSⅠH 型）

**【眼部表现】** 先天性进行性角膜混浊，呈牛奶雾样，波及整个角膜。先天性白内障，青光眼，视网膜色素变性，眼距宽，上睑下垂，斜视等。

**【全身表现】** 智力发育障碍，侏儒状，面容丑陋，浓眉，低鼻梁，宽鼻翼，唇厚，舌大，耳聋，颈短，胸廓脊椎变形，心血管病，肝脾大。患者多在 10 岁前死亡。

**【病因与发病机制】** α-L 艾杜糖醛酸酶缺乏，溶酶体不能分解粘多糖物质，使之在组织内沉积。尿中有大量硫酸皮肤素（DS）和硫酸乙酰肝素（HS），白细胞中有 Reilly 颗粒。新生儿中发病率为 1/100 000，杂合子频率为 1/150。

**【遗传方式】** 常染色体隐性遗传。基因定位于 4p16.3。

2. Scheie 综合征（MPSⅠS 型）

**【眼部表现】** 角膜混浊严重，视网膜色素变性，青光眼。

**【全身表现】** 智力正常，面容丑陋，耳聋，关节僵硬，主动脉区杂音，肝大，多毛。

**【病因与发病机制】** α-L 艾杜糖醛酸酶缺乏，尿中有 DS 和 HS。

**【遗传方式】** 常染色体隐性遗传。基因定位于 4p16.3。

3. Hunter 综合征（MPSⅡ型）

**【眼部表现】** 幼时角膜透明，随年龄增长可出现角膜混浊，症状较Ⅰ型轻，视网膜色素变性。

**【全身表现】** 智力低下，身材矮，丑怪面容，关节僵硬，耳聋，心脏肿大，肝脾大，症状较Ⅰ型轻，发病晚。

**【病因与发病机制】** 因艾杜糖醛酸硫酸酯酶缺乏，致黏多糖代谢障碍，DS 和 HS 在内脏和组织贮积，并从尿中排出。

**【遗传方式】** X 连锁隐性遗传。基因定位于 Xq28。

4. Sanfilippo 综合征（MPSⅢ型）

**【眼部表现】** 一般无角膜混浊，有报告视网膜血管色素改变及视神经萎缩。

【全身表现】明显智力低下，无怪面容，无心脏病，肝脾中度肿大，进行性神经系统症状，如惊厥、手足徐动等，多发性骨营养不良，躯体症状轻。

【病因与发病机制】缺陷酶为N-乙酰-α-氨基葡萄糖苷酶，尿中大量硫酸乙酰肝素(HS)。

【遗传方式】常染色体隐性遗传。基因定位于12q14。

5. Morquio综合征(MPSⅣ型)

【眼部表现】角膜混浊，较轻，眼底改变较少。

【全身表现】智力正常，骨骼畸形明显，侏儒，面容丑陋，进行性耳聋，心血管病，肝脾大。

【病因与发病机制】半乳糖6硫酸酯酶(A型)或β半乳糖苷酶(B型)缺乏，DS不能降解，贮积在器官和组织，尿中含大量KS(硫酸角质素)。

【遗传方式】常染色体隐性遗传。基因定位于16q24.3(A型)，3p21.33(B型)。

6. Maroteaux-Lamy综合征(MPSⅥ型)

【眼部表现】角膜混浊，视网膜色素变性，视神经萎缩。

【全身表现】智力正常，生长迟滞，颈短，怪面容，骨骼畸形，心血管病，肝脾大。

【病因与发病机制】芳基硫酸酯酶B缺乏，DS不能降解，尿中有大量DS。

【遗传方式】常染色体隐性遗传。缺陷酶定位于5q11-q13。

7. Sly综合征(MPSⅦ型)

【眼部表现】角膜混浊。

【全身表现】有/无特殊面容，发育迟缓，智力低下，骨骼畸形，肝脾大，心血管病，易感染。

【病因与发病机制】β葡萄糖苷酸酶缺乏，DS不能降解，尿中大量DS。

【遗传方式】常染色体隐性遗传。基因定位于7q21.11。

## 二、氨基酸代谢病

### (一)白化病(albinism)

白化病是一种以皮肤和眼缺少色素为突出表现的遗传病。发病率为1/35 000～15 000，其中眼型白化病的发病率约为1/50 000。

【眼部表现】畏光，眼球震颤，视力障碍，浅灰色虹膜，虹膜透光，瞳孔呈红色反光，晚霞样眼底，黄斑中心凹发育不良，斜视。

【全身表现】全身皮肤、毛发缺少色素，对日光敏感，易患皮肤癌。

【病因与发病机制】因酪氨酸酶缺陷，导致黑色素生成障碍。其中一型酪氨酸酶完全缺乏(酶阴性)，不能生成黑色素；二型酪氨酸酶阳性，可生成褐黑色素，但真正的黑色素合成是被阻断的。

【遗传方式】眼皮肤型为常染色体隐性遗传，基因定位于11q14-q21(酶缺乏)，15q11-q13(酶阳性)。眼型为X连锁隐性遗传，基因定位于Xp22.3-p22.2，少数为常染色体隐性遗传。皮肤型除少数为常染色体显性遗传外，大多为常染色体隐性遗传。

### (二)同型胱氨酸尿症(homocystinuria)

同型胱氨酸尿症是一种以眼晶状体脱位为特征的同型胱氨酸代谢障碍病，在活婴中的发病率为1/20 000～1/40 000。

【眼部表现】晶状体脱位多为鼻下方，双侧对称性，白内障，青光眼，视网膜脱离。

【全身表现】身材瘦长，骨质疏松，脊柱侧弯，头发色淡、细脆，皮肤薄，好发血栓栓塞易引起手术或麻醉风险，智力发育迟缓，癫痫。

【病因与发病机制】胱硫醚β合成酶缺乏，同型胱氨酸代谢障碍，血清中同型胱氨酸和蛋氨酸升高。补充维生素$B_6$及甜菜碱能缓解病状。

【遗传方式】常染色体隐性遗传。酶基因定位于21q22.3。

### (三)脑回状脉络膜视网膜萎缩(gyrate atrophy of choroid and retina)

脑回状脉络膜视网膜萎缩是一种具特征性眼底改变的鸟氨酸代谢障碍遗传病。本病在芬兰较多见。早期减少富含精氨酸食物对缓解病情发展有助。

【眼部表现】近视，夜盲，继而伴有进行性视野缺损，由赤道向后极进展的脑回状脉络膜视网膜萎缩是其突出表现，白内障，暗适应，EOG及ERG改变。

【全身表现】血、脑脊液及房水中鸟氨酸增高，高鸟氨酸尿症。

【病因与发病机制】鸟氨酸δ转氨酶(OAT)缺乏致高鸟氨酸血症，鸟氨酸在组织中大量贮积。

【遗传方式】常染色体隐性遗传。OAT定位于10q26。

## 三、脂代谢病

### (一)无β脂蛋白血症

无β脂蛋白血症是指因脂蛋白合成障碍造成脂肪吸收不良的代谢病，多发病于婴幼儿期。

【眼部表现】视力下降，夜盲，眼球震颤，视网膜色素变性。

【全身表现】食欲差，呕吐，脂肪吸收不良，脂肪痢，继发性维生素及矿物质缺乏，全身衰弱，骨关节畸形。

【病因与发病机制】 载脂蛋白B合成障碍或脂类在细胞内集合障碍，致脂肪吸收不良。

【遗传方式】 常染色体隐性遗传。基因定位于4q22-q24。

### （二）高脂蛋白血症（家族性高胆固醇血症）

高脂蛋白血症是体内胆固醇与甘油三酯增高致病的一种家族遗传性代谢病。

【眼部表现】 眼睑黄色瘤，角膜老年环/青年环，青光眼，视网膜动脉硬化。

【全身表现】 血脂及胆固醇高，动脉硬化，冠心病。

【病因与发病机制】 血浆低密度脂蛋白（LDL）受体缺陷，细胞内胆固醇合成增多，血液中和细胞内胆固醇浓度升高、堆积致病。

【遗传方式】 常染色体显性遗传。患者多为杂合子，发病率约为1/500。LDL受体基因定位于19p13.1-p13.2。

### （三）神经鞘磷脂沉积病（Niemann-Pick病）

神经鞘磷脂沉积病是一种发生在婴儿早期，因鞘髓磷脂酶缺乏，造成严重神经系统病变的鞘髓磷脂贮积症，眼底以樱桃红斑为突出特征。

【眼部表现】 A型：黄斑樱桃红斑，角膜混浊。C型：或有黄斑樱桃红斑，其他型无眼改变。

【全身表现】 肝脾大，骨质破坏，骨髓泡沫细胞，智力迟钝及其他神经系统受损症状。

【病因与发病机制】 鞘髓磷脂酶缺乏，鞘髓磷脂贮积于全身器官与组织内，特异性Niemann-Pick细胞（泡沫细胞）大量见于骨髓、肝脾及淋巴结中。

【遗传方式】 常染色体隐性遗传。A、B型基因定位于11p15.4-p15.1，C型基因位于18q11-12，14q24.3。

### （四）神经节苷脂贮积病（gangliosidosis）

神经节苷脂贮积病是一组因脂代谢中不同的特异性酶缺乏，神经节苷脂等贮积于脑、内脏和血管的遗传病。眼部常有樱桃红斑。

1. GM1神经节苷脂贮积病

【眼部表现】 失明，黄斑樱桃红斑；成人型可伴有角膜混浊。

【全身表现】 精神运动障碍，癫痫，生长发育迟滞，骨关节畸形，肝脾大，肌张力低，反射亢进，易感染。

【病因与发病机制】 β半乳糖苷酶缺乏，GM1神经节苷脂贮积于组织内，网状内皮系有泡沫细胞。

【遗传方式】 常染色体隐性遗传。酶基因定位于3p21.33。

2. GM2神经节苷脂贮积病（家族性黑矇性痴呆，Tay-Sachs病）

【眼部表现】 黄斑区樱桃红斑，视神经萎缩，致失明，常有眼球震颤。

【全身表现】 痴呆，中枢神经系统广泛衰退，强直性麻痹。进行性耳聋，肝脾大。

【病因与发病机制】 氨基己糖苷酶A缺乏，致组织内神经节苷脂GM2大量堆积。

【遗传方式】 常染色体隐性遗传。多见于犹太人，以Ashkenazi犹太人发病率最高。基因定位于15q23-q24。产前诊断可测羊水中酶活性。

3. 异染性脑白质营养不良（硫酸脑苷脂沉积病）

【眼部表现】 结膜黄斑，视神经萎缩，少数黄斑樱桃红斑，眼球震颤。

【全身表现】 进行性瘫痪和痴呆，成人型可伴有精神症状。

【病因与发病机制】 芳基硫酸酯酶缺乏，大量硫脂（硫酸脑苷脂）聚集于脑白质、外周神经及部分内脏。

【遗传方式】 常染色体隐性遗传。基因定位于22q13。

4. 葡萄糖脑苷脂贮积症（Gaucher病）

【眼部表现】 楔状睑裂斑，麻痹性斜视，眼球震颤，视网膜出血。

【全身表现】 肝脾大，伴造血和神经系统症状，易感染。

【病因与发病机制】 葡萄糖脑苷酶缺乏，使葡萄糖脑苷脂堆积在肝、脾、骨髓和脑中。

【遗传方式】 常染色体隐性遗传。基因定位于1q21。

5. 三己糖神经酰胺贮积症（糖鞘脂贮积症，Fabry病）

【眼部表现】 角膜具有特色的混浊，在基质层内细点混浊呈旋涡状排列成线条，汇集到中下部角膜中。此外有结膜血管扩张，晶状体后囊下混浊，视网膜静脉迂曲扩张等表现。

【全身表现】 反复发作肢端痛，皮肤斑丘疹，肾及心血管功能不全致衰竭。

【病因与发病机制】 a半乳糖苷酶活性缺乏，致大量三己糖苷脂贮积在神经和内脏器官。

【遗传方式】 X连锁隐性遗传。基因定位于Xq22。

## 四、其他代谢病

### （一）肝豆状核变性（Wilson病）

肝豆状核变性是一种遗传性铜代谢障碍病，较多起病于青少年期，约40%以肝损害为主，40%以神经症状为主，后者较多发生在成年患者。本病的眼部表现（角膜K-F环、晶状体葵花样混浊）很具特征性。

【眼部表现】 角膜周边后弹力层黄绿色环（K-F

环)，晶状体前囊下葵花样混浊，视网膜灰黄色小点，静脉充盈，暗适应功能下降，及斜视，集合力差等。

**【全身表现】** 震颤，肌张力亢进等锥体外系病征，情感障碍等精神症状；肝肾功能损害。血清铜蓝蛋白减少，尿铜增加。

**【病因与发病机制】** 铜代谢异常，大量铜贮积在组织内，使脑、肝、肾及眼多器官受累。

群体发病率约为1/3万～1/10万，杂合子约1/90。

**【遗传方式】** 常染色体隐性遗传。基因定位于13q14.3。

#### (二) 葡萄糖-6-磷酸脱氢酶缺乏症(蚕豆病)

葡萄糖-6-磷酸脱氢酶(G6PD)缺乏症是一种因G6PD缺乏，主要表现为溶血性贫血的遗传病。

**【眼部表现】** 先天性白内障，早老白内障。

**【全身表现】** 新生儿黄疸，轻、中度贫血，肝脾大，某些药物和食物可诱发溶血。

**【病因与发病机制】** G6PD缺乏，使红细胞的GSH生成减少，或在不同诱因下使红细胞受破坏，导致溶血。

**【遗传方式】** X连锁隐性遗传。G6PD基因定位于Xq28。

## 第三节 神经系统遗传病

### 一、遗传性共济失调

遗传性共济失调是一组以共济失调为主要表现的中枢系统遗传病，临床症状多样，病理改变以小脑、脊髓受累为主，也常有如视神经等颅神经受损。

#### (一) Friedreich共济失调

Friedreich共济失调是一种以脊髓受累为主的神经变性遗传病。本病在白人的发病率为1/30 000～1/50 000。

**【眼部表现】** 1/3患者有经常性眼球震颤，眼外肌麻痹，瞳孔异常，少数有球后视神经炎，视神经萎缩。

**【全身表现】** 少年起病的共济失调，下肢发病早，且较重，腱反射消失，深感觉障碍，骨骼畸形及构音障碍等。

**【病因与发病机制】** 主要病变为脊髓脱髓鞘病变，致脊髓萎缩变性。

**【遗传方式】** 常染色体隐性遗传。基因定位于9q13-q21.1。

#### (二) 遗传性痉挛性共济失调(Strumpell-Lorrain病)

遗传性痉挛性共济失调是一组具遗传异质性的进行性神经变性的共济失调。

**【眼部表现】** 眼球震颤，眼肌麻痹，视网膜变性，球后视神经炎，视神经萎缩。

**【全身表现】** 进行性双下肢痉挛性无力，共济失调，锥体束征，四肢远端肌萎缩，可伴记忆力下降。

**【病因与发病机制】** 未明，病理改变主要是小脑、脑干和脊髓后索变性和脱髓鞘，视神经也可有改变。

**【遗传方式】** 具不同的遗传类型。基因定位于12p13，13q12。

#### (三) 脊髓小脑共济失调3型(Joseph病)

脊髓小脑共济失调3型是一种表现有特征性突眼征和广泛神经系统变性的遗传性共济失调症。

**【眼部表现】** 眼睑后退，呈特殊的眼球突出(bulging eyes)，凝视诱发眼震。

**【全身表现】** 步态不稳，面舌肌震颤，腱反射亢进，构音障碍等不同程度的锥体束、锥体外系症状和周围神经病变。

**【病因与发病机制】** 属多聚谷氨酰胺病，受损部位累及广泛分布的神经系统。本病约占常染色体显性共济失调的40%～60%。

**【遗传方式】** 常染色体显性遗传。致病基因定位于14q32.1。

#### (四) 遗传性共济失调-白内障-侏儒-智力缺陷综合征(Marinesco-Sjogren综合征)

**【眼部表现】** 先天性白内障，眼球震颤，斜视。

**【全身表现】** 智力低下，侏儒，小脑性共济失调，构音障碍，肌张力低，骨骼畸形和性功能发育不良。

**【病因与发病机制】** 不明，属小脑型变性，明显萎缩。

**【遗传方式】** 常染色体隐性遗传。基因定位于5q31。

### 二、肌肉疾病

#### (一) 强直性肌营养不良(Myotonic dystrophy)

强直性肌营养不良是一种伴眼部异常和进行性肌强直与肌营养不良的神经、肌肉遗传病。发病率为1/20 000。

**【眼部表现】** 白内障，发生率高，出现早，典型为皮质中出现彩虹样结晶，进而发展成后囊下白内障，直至皮质性全白内障，色素性视网膜病变，眼肌损害，上睑下垂。

**【全身表现】** 多发生在成年早期的进行性肌无力，肌强直萎缩，从肢端到近端，渐累及面和颈部，心电图及脑电图改变。

**【病因与发病机制】** 广泛的膜病变致多系统病损。

**【遗传方式】** 常染色体显性遗传，外显率高。基因定位于 19q13.2-q13.3（DM1）和 3q13.3-q24（DM2）。

### （二）进行性眼外肌麻痹

进行性眼外肌麻痹是一组以慢性进行性眼外肌麻痹为特征的肌营养不良症。

**【眼部表现】** 主要表现为缓慢进行的上睑下垂和眼外肌麻痹。

**【全身表现】** 进行性加重的肌肉萎缩无力，不同程度心肌损害，约 1/3 有智力障碍。

**【病因与发病机制】** 肌纤维膜缺陷或肌浆网膜异常，导致肌纤维变性萎缩。多数为骨骼肌线粒体 DNA 突变所致，少数与核 DNA 突变有关。

**【遗传方式】** 包括有常染色体显性遗传，常染色体隐性遗传及母系多种类型。基因定位因分型不同而异：15q25，4q35，10q24，17q23-24。

## 三、神经皮肤综合征

### （一）结节性硬化症（Bourneville 病）

结节性硬化症是以皮脂腺瘤、癫痫、智力发育迟缓三联征为特点的多器官错构瘤遗传病，发病率约 1/2～3 万。

**【眼部表现】** 眼睑皮脂腺瘤，结膜虹膜偶见小结节；视网膜或视盘上星形细胞错构瘤呈黄白色桑葚样。

**【全身表现】** 面皮脂腺瘤，皮肤鲨鱼皮斑，脑室星形细胞瘤，癫痫，智力减退，肾错构瘤等。

**【病因与发病机制】** 未明，基于错构瘤发生在多器官，推测本病是结节性硬化基因突变导致基因产物失活，导致神经外胚层、中胚层及内胚层发育畸形。

**【遗传方式】** 具遗传异质性，多数为常染色体显性遗传。外显不全，表现度不一。基因定位于 16p13.3，9q34。

### （二）脑三叉神经血管瘤病（脑 - 眼 - 皮肤血管瘤病，Sturge-Weber 综合征）

脑三叉神经血管瘤病是一种常累及眼部，以面部皮肤血管畸形和脑膜血管瘤为特征的综合征。

**【眼部表现】** 主要有脉络膜视网膜血管瘤，眼前节的血管增殖可导致青光眼。血管瘤样变化还可表现在眼睑、结膜、虹膜。

**【全身表现】** 以头面部皮肤火焰痣为特征的毛细血管瘤，也可累及粘膜。常沿三叉神经分布。脑血管瘤可致癫痫发作，有不同程度智力障碍。

**【病因与发病机制】** 未明，可能与遗传有关。其发病为胎儿早期外、中胚层发育障碍，产生脑血管瘤及皮肤毛细血管扩张。

**【遗传方式】** 未定，常染色体显性遗传常染色体隐性遗传均有报道。

### （三）多发性神经纤维瘤病（von Recklinghousen 病）

多发性神经纤维瘤病是一种以皮肤、中枢与外周神经髓鞘的多发瘤为特点的遗传病，眼也有多样病损。

**【眼部表现】** 眼睑象皮肿，上睑下垂，眼球突出，眼肌麻痹，前房角发育不良继发性青光眼，虹膜表面粟粒状棕黄色小结节（Lisch 结节），后葡萄膜增厚，视网膜胶质错构瘤，视神经胶质瘤或星形细胞瘤及白内障等。

**【全身表现】** 皮肤牛奶咖啡斑，皮肤和皮下纤维瘤和纤维软瘤，神经系统症状常由听神经瘤、其他颅神经及椎管内肿瘤引起，此外尚可有骨骼异常。

**【病因与发病机制】** 因 17 号染色体上 NF-1 基因突变，外胚层及中胚层先天发育不全的结果。在活婴中发病率为 1/3000～1/3500。

**【遗传方式】** 常染色体显性遗传，外显率较高。基因定位于 17q11.2（Ⅰ型），22q11.2（Ⅱ型）。

### （四）脑视网膜血管瘤病（先天家族性视网膜脑血管瘤病，von Hippel-Lindau 综合征）

脑视网膜血管瘤病是一种以视网膜血管瘤和小脑血管网状细胞瘤为主要表现的家族遗传病。发病率约 1/40 000。

**【眼部表现】** 周边部视网膜毛细血管瘤，视网膜水肿、渗出、出血，及继发的视网膜脱离、增殖，继发性青光眼，并发白内障等。

**【全身表现】** 脑血管瘤好发于小脑与第四脑室，常有颅内压增高、共济失调、肌张力减退。部分患者有肾细胞瘤，肾、胰、附睾囊肿。

**【病因与发病机制】** 因 3 号染色体短臂上 VHL 基因突变所致。

**【遗传方式】** 常染色体显性遗传，外显率高。表现度不一。基因定位于 3p25-p24。

## 四、其他综合征

### （一）Norrie 病

Norrie 病是一种发生在男孩，因视网膜发育不良的双眼先天性盲、耳聋和智力发育迟缓的遗传病。患儿一般出生即发病。

**【眼部表现】** 视网膜血管异常，视网膜脱离，角膜混浊，白内障，眼球萎缩。

**【全身表现】** 智力障碍，耳聋。

**【病因与发病机制】** Norrie 基因突变和缺失所致。

**【遗传方式】** X 连锁隐性遗传。基因定位于 Xp11.4-p11.1。

### （二）眼脑肾综合征（Lowe 综合征）

**【眼部表现】** 眼球震颤，先天性白内障，青光眼，斜视。

【全身表现】 智力低下，生长发育障碍，肾小管功能不全，肾性佝偻病，多种氨基酸尿，酸中毒，肌张力低。

【病因与发病机制】 未明。

【遗传方式】 X连锁不全显性遗传。基因定位于Xq24-q26。

## 第四节　骨和结缔组织遗传病

### 一、颅面骨发育不全

#### （一）尖头并指畸形（Apert综合征）

【眼部表现】 眼眶过浅，致眼球突出，斜视，两眼距过远，外眦下移，视盘水肿，视神经萎缩。

【全身表现】 颅缝早闭致尖头、头痛、颅压高、面中部发育不全，高腭弓，智力减退，并指（趾）或有指（趾）蹼等。

【病因与发病机制】 颅缝早闭，致颅面骨发育不良。

【遗传方式】 常染色体显性遗传/散发。基因定位于10q26。

#### （二）颅骨面骨发育不全（Crouzon综合征）

【眼部表现】 眼球突出明显，闭睑不全，两眼距过远，V型外斜视，视盘水肿，视神经萎缩，少数有虹膜缺损，无虹膜，青光眼，白内障，眼球震颤。

【全身表现】 颅缝早闭，尖头，鹰鼻，小颌，面中部发育不全。

【病因与发病机制】 颅缝早闭，致颅面骨发育不良。

【遗传方式】 常染色体显性遗传/散发，外显率高。基因定位于10q26。

#### （三）眼下颌颅面骨畸形（Francois综合征，Hallerman-Streiff综合征，Ullrich-Fremerey-Dohna综合征）

【眼部表现】 小眼球，上睑下垂，外眦下移，眼球震颤，斜视，蓝色巩膜，虹膜萎缩，先天性白内障，青光眼，视网膜色素变性。

【全身表现】 身材矮小，颅面骨发育不良，钩鼻，小下颌，小嘴伴高腭，呈鸟样面容，牙发育不良，毛发稀少，皮肤萎缩，少数有脊柱畸形，智力低下。

【病因与发病机制】 颅缝闭合延迟。

【遗传方式】 常染色体隐性遗传/散发，亲代近亲通婚率较高。

### 二、指趾骨发育异常

#### （一）Laurence-Moon-Biedl综合征

Laurence-Moon-Biedl综合征是指眼部有视网膜色素变性，伴智力低、肥胖、多指趾及泌尿生殖系异常的一种综合征。

【眼部表现】 视网膜色素变性，并发性白内障，眼球震颤，近视。

【全身表现】 智力低下，肥胖，多指（趾），性腺发育不良，心、肾异常。

【病因与发病机制】 未明。

【遗传方式】 常染色体隐性遗传。

#### （二）Rubinstein-Taybi综合征

Rubinstein-Taybi综合征是伴有先天性眼部异常，以宽大拇指（趾）为特征的全身多种畸形综合征。

【眼部表现】 高眉弓，长睫毛，内眦赘皮，外下斜睑裂，先天性泪道阻塞，斜视，角膜混浊，虹膜缺损，先天性白内障。

【全身表现】 身材矮小，低智能，特殊面容，高颧弓，低耳位，特征性宽大拇（踇）指（趾），隐睾，多毛，皮肤火焰痣，枕骨大孔大，胸骨、脊柱异常。

【病因与发病机制】 未明。

【遗传方式】 基因定位于16p13.3。

### 三、结缔组织疾病

#### （一）Marfan综合征

Marfan综合征是一种伴有晶状体脱位，累及心血管和骨关节的中胚叶发育不良综合征。

【眼部表现】 晶状体脱位（双侧性，向上或鼻侧为多），轴性近视，儿童弱视，继发性青光眼，白内障，视网膜脱离，斜视等。

【全身表现】 身材高瘦，四肢细长，蜘蛛指（趾），韧带松弛，胸廓、脊柱畸形，肌肉发育差，肌张力低，及主动脉扩张、瓣膜闭锁不全等心血管异常。

【病因与发病机制】 结缔组织胶原分子的交叉连接或透明质酸合成异常，多因15号染色体上原纤维蛋白-1基因突变所致。

【遗传方式】 常染色体显性遗传，外显率高，少数常染色体隐性遗传。基因定位于15q21.1，非典型定位于7q22.1。

#### （二）Weill-Marchesani综合征

Weill-Marchesani综合征是一种以球形晶状体、晶状体脱位为特点的结缔组织异常遗传病。

【眼部表现】 球形晶状体，晶状体脱位（为双侧向下脱位），白内障，继发性青光眼，轴性近视。

【全身表现】 身材矮胖，胸廓圆厚，肌肉发达，肢体指（趾）粗短，或有智力低下。

【病因与发病机制】 未明，有报道指与原纤维蛋白-1基因突变有关。

【遗传方式】 常染色体显性遗传/常染色体隐性遗传。定位于19p13.3-p13.2。也有报道指与原纤维蛋白-1-基因(15q31.1)突变有关。

（三）成骨不全(蓝色巩膜-脆骨综合征)

成骨不全是以蓝色巩膜、脆骨为特征的全身结缔组织遗传病。

【眼部表现】 蓝色巩膜，偶有圆锥角膜，大角膜，角膜混浊，白内障，青光眼。

【全身表现】 骨质疏松，骨脆，皮肤薄，萎缩，易出血，耳硬化致耳聋，牙质生成不全，牙畸形，心血管异常。

【病因与发病机制】 原胶原α链的结构改变，胶原合成减少或异常，累及全身结缔组织。

【遗传方式】 常染色体显性遗传，外显率高，但表现度不一。Ⅱ、Ⅲ型有常染色体隐性遗传。基因定位于7q22.1。

（四）Ehlers-Danlos综合征(弹力过度性皮肤)

Ehlers-Danlos综合征是一种弹力纤维发育异常病。

【眼部表现】 眼睑皮肤松弛，内眦赘皮，斜视，蓝色巩膜，高度近视，晶状体易脱位，眼底血管样条纹，视网膜脱离。

【全身表现】 皮肤脆性增加，皮肤薄而脆弱，易损伤，静脉曲张，轻微损伤可致大动脉破裂，先天性心脏病，疝，关节过度伸展，易脱位。

【病因与发病机制】 胶原合成障碍，广泛性弹力纤维发育异常。

【遗传方式】 遗传异质性(常染色体显性遗传，常染色体隐性遗传，X连锁隐性遗传)。Ⅰ、Ⅱ型基因定位于9q34.2-34.3。

## 第五节　遗传性皮肤病

### 一、角化异常

（一）血管萎缩性皮肤异色病(Rothmund综合征)

【眼部表现】 白内障(双侧，儿童期发病，发展快)，角膜营养不良、带状变性，虹膜发育不良。

【全身表现】 皮肤毛细血管扩张，色素沉着或减少，皮肤萎缩，毛发稀少，指甲，牙发育不全。

【病因与发病机制】 未明。

【遗传方式】 常染色体隐性遗传。

（二）鱼鳞病

【眼部表现】 点状角膜炎，角膜混浊，白内障，周边视网膜色素改变，睑外翻。

【全身表现】 皮肤干而粗糙，附以鱼鳞样鳞屑。

【病因与发病机制】 表皮细胞增殖率增高，部分与体内胆固醇硫酸酯酶缺乏有关。

【遗传方式】 不同型遗传方式不同(常染色体显性遗传，X连锁隐性遗传，常染色体隐性遗传)。基因定位于Xp22.32。

（三）毛囊角化病(Darier-White病)

【眼部表现】 眼睑丘疹，角膜，结膜病损，白内障。

【全身表现】 毛囊丘疹，渐增大成疣或乳头状瘤，掌跖角化过度。

【病因与发病机制】 未明，可能与维生素A代谢障碍或神经内分泌调节障碍有关。

【遗传方式】 常染色体显性遗传。

（四）掌跖角化病

1. 伴角膜营养不良掌跖角化病(Richner-Hanhart综合征)

【眼部表现】 点状或树枝状角膜营养不良。

【全身表现】 掌跖不同程度的点状或条纹状角化过度。

【病因与发病机制】 肝细胞内酪氨酸氨基转移酶缺乏，致酪氨酸在角膜和皮肤沉积。

【遗传方式】 常染色体隐性遗传。

2. Schafer综合征

【眼部表现】 先天性白内障。

【全身表现】 掌跖角化，脱发，甲营养不良，身材矮小，智力低下，生殖器发育不良。

【病因与发病机制】 未明。

【遗传方式】 常染色体显性遗传。

### 二、色素沉着异常

（一）Waardenburg综合征

【眼部表现】 内眦外移，部分或全部虹膜异色，视网膜色素减少，视神经发育不良，斜视，小眼球，小角膜等。

【全身表现】 鼻根粗大，鼻额角消失，连眉，白额发，皮肤白斑，先天性耳聋，其他有唇腭裂、巨结肠。

【遗传方式】 常染色体显性遗传/散发，外显率高，表现度不一。Ⅰ、Ⅲ型基因定位于2q35，ⅡA型定位于3p14.1-p12.3。

（二）色素失禁症(Bloch-Sulzberger综合征)

【眼部表现】 蓝色巩膜，先天性白内障，葡萄膜炎，视网膜炎，视神经萎缩，眼组织色素性改变，斜视等。

【全身表现】 反复发作皮肤丘疹，水泡后变成疣，最后遗留皮肤色素斑，牙发育不良或缺损；先天性心脏病，智力迟钝，骨骼畸形等。

【病因与发病机制】 未明。

【遗传方式】 X连锁显性遗传。Ⅰ型基因定位于Xp11.21-cen，Ⅱ型定位于Xq28。

### 三、光敏感疾病

#### （一）着色性干皮病（Xeroderma pigmentosum）

【眼部表现】 因眼的严重光敏损伤，80%畏光流泪，患者有眼部症状，如畏光流泪，慢性结膜炎，角膜炎，胬肉，睑球粘连，睑外翻，角膜、巩膜溃疡等。

【全身表现】 轻微光照后皮肤出现红斑，水疱，色素沉着，干燥，萎缩及光化性疣状赘生物，皮肤瘢痕致畸形，皮损易恶变，可伴神经生殖系异常。

【病因与发病机制】 皮肤性对光敏感，因皮肤成纤维细胞对紫外线照射后DNA修复功能缺陷所致。

【遗传方式】 常染色体隐性遗传，有遗传异质性。基因定位：A型9q34.1，B型2q21，C型3p25，D型19q13.2，E型11p12-p11及11q12-q13，G型13q33。

#### （二）侏儒-视网膜萎缩-耳聋综合征（Cockayne综合征）

【眼部表现】 白内障，视网膜色素变性，视神经萎缩，麻痹性斜视。

【全身表现】 侏儒，智力发育不全，小头，大耳，听力减退，面部红斑，皮下脂肪减少，皮肤萎缩，进行性小脑功能失调，早期动脉硬化。

【病因与发病机制】 紫外线照射后皮肤成纤维细胞集落，形成能力降低，可能是DNA连接酶缺陷所致。

【遗传方式】 常染色体隐性遗传。A型基因定位于5号染色体。

### 四、皮肤发育异常

#### （一）早老症（Hutchinson-Gilford综合征）

【眼部表现】 婴幼儿期发生白内障，角膜变性，睫毛、眉毛稀少或缺。

【全身表现】 早老面容，秃发，皮肤干皱，牙齿早脱，面部发育不良，声音高调，智力正常，早发动脉硬化。

【病因与发病机制】 未明，可能与胶原“老化”，DNA修复功能异常有关。

【遗传方式】 常染色体隐性遗传或常染色体显性遗传。

#### （二）成人早老症（Werner综合征）

【眼部表现】 白内障，角膜变性，睫毛早脱。

【全身表现】 青春期开始早衰，头发变白，秃发，皮下脂肪及肌肉进行性萎缩，声音细而高调，骨质疏松。

【病因与发病机制】 未明。

【遗传方式】 常染色体隐性遗传。基因定位于8p12-p11.2。

## 第六节 伴耳聋的综合征

#### （一）眼耳脊椎发育不良（Goldenhar综合征）

【眼部表现】 角结膜皮样囊肿，脂肪皮样肿，上睑缺损，鼻泪管阻塞，小眼球，斜视；其他眼组织缺损。

【全身表现】 外耳畸形，耳前瘘管、赘生物，耳聋，颧颌骨发育不良，面肌发育不良，颊横裂，脊椎异常，智力低下。

【病因与发病机制】 未明。

【遗传方式】 多为散发，少数为家族性，常染色体显性遗传。基因定位于7p。

#### （二）聋哑-视网膜色素变性综合征（Usher综合征）

【眼部表现】 视网膜色素变性，并发性白内障。

【全身表现】 先天性感音神经性耳聋，少数伴共济失调，智力低下。

【遗传方式】 常染色体隐性遗传，偶有X连锁隐性遗传。Ⅰ型定位于11q13.5，Ⅱ型定位于1q32-q41。

#### （三）视网膜变性-糖尿病-耳聋综合征（Alstrom综合征）

【眼部表现】 视网膜色素变性（起病较早），常伴白内障和眼球震颤。

【全身表现】 神经性耳聋，肥胖，儿童期糖尿病（成年后出现）；性发育不全。

【遗传方式】 常染色体隐性遗传。

#### （四）耳聋合并遗传性肾炎（Alport综合征）

【眼部表现】 前锥晶状体，前极性白内障；近视；球形晶状体，视网膜脱离，视盘玻璃疣等。

【全身表现】 出血性肾炎，神经性耳聋。

【遗传方式】 男性较重，常染色体隐性遗传，基因定位于2q36-q37。

## 第七节 伴牙异常综合征

#### Rieger综合征（Rieger异常，Axenfeld综合征）

【眼部表现】 角膜后胎生环，角膜、虹膜表层发育不良，角膜混浊，多瞳孔，房角异常，先天性青光眼，前极性白内障，晶状体脱位，视神经萎缩。

【全身表现】 牙发育不良，鼻根宽扁，上颌骨发育不良，下唇突出等面部畸形；智力低下。

【遗传方式】 常染色体显性遗传，外显率较高，表现度不一，少数为散性。Ⅰ型基因定位于4q25。

## 第八节　线粒体遗传病

这是一种母系遗传病，病种很多，且病因也不同，有的完全因线粒体DNA（mtDNA）异常致病，也有的只部分与线粒体异常相关。

### （一）Leber遗传性视神经病

Leber遗传性视神经病是最早认识的线粒体病，是以视神经萎缩为主要特征的母系遗传病，在11～30岁男性的视神经节细胞和轴突出现退化。

**【眼部表现】** 急性或亚急性中心视力下降，多为双眼受累。视神经进行性萎缩，致失明。伴相应的视野改变及色觉异常。

**【全身表现】** 由于周围神经的退行性变，可导致震颤、心传导阻滞、肌张力降低及小脑共济失调。

**【病因与发病机制】** 由于线粒体DNA上的点突变，影响了线粒体氧化磷酸化作用和产生ATP的能力，因此线粒体改变只对某些组织产生作用。而包括脑和视神经的中枢神经对氧化代谢的需求高，这也说明了会以视力下降、失明为首发症状。

**【遗传方式】** 属母系遗传，男性患者多。mtDNA点突变中90%为11778、14484或3460。

### （二）慢性进行性眼外肌麻痹（眼肌型肌营养不良症）

慢性进行性眼外肌麻痹是一种以进行性眼外肌麻痹和视网膜色素变性为特征的线粒体病。发病年龄多小于20岁。

**【眼部表现】** 眼外肌麻痹、复视，进行性加重，累及双眼。视网膜色素变性。

**【全身表现】** 心传导异常，小脑性共济失调，近端肌无力，内分泌紊乱等。

**【病因与发病机制】** 因线粒体DNA结构异常致病，此改变包括大片段mtDNA缺失（大于1000bp）和DNA复制。约1/3的卡恩斯-塞尔综合征病例与4977bp缺失有关。

**【遗传方式】** 大多数为散发，但不排除由母系遗传的可能性。

（陈又昭　曾凌华　马巧云）

## 主要参考文献

1. 陈竺. 医学遗传学. 第2版. 北京：人民卫生出版社，2010，66-211.
2. Forrester JV，Dick AD，Mc Menamin PG 主编. 眼科基础医学. 第3版. 王宜强，刘廷主译. 北京：人民军医出版社，2010，158-162，487-488.
3. Riordan-Eva P，Whitcher JP. 韦阿普通眼科学. 第17版. 张研，译. 北京：人民军医出版社，2011，273-297.
4. 刘焯霖，梁秀龄，张成. 神经遗传病学. 第3版. 北京：人民卫生出版社，2011，58-60，96-136，242-265.
5. 李丹杨，毛文书，马巧云，等. 半乳糖1磷酸尿苷转移酶与先天性白内障. 眼科学报：1991，7(2)：67-69.
6. 陈又昭，曾凌华，马巧云，等. 早老及老年性白内障的葡萄糖-6-磷酸脱氢酶的研究. 中华眼科杂志：1993，29(2)：126-127.
7. 陈又昭，马巧云，曾凌华. Rubinstein-Taybi综合征——附三例报告. 眼科学报：1989，5(3/4)：92-95.
8. 李丹杨，马巧云，陈又昭，等. Waardenburg综合征. 眼科学报：1991，79(4)：196-198.

# 第二章 全身性免疫异常在眼部的表现

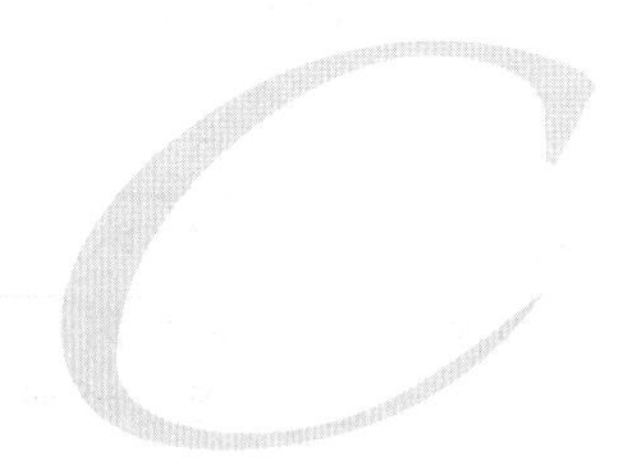

## 第一节 超敏反应疾病与眼

超敏反应（hypersensitivity）也称变态反应（allergy），是机体受同一抗原再次刺激后发生的表现有功能紊乱或组织损伤的异常的病理性免疫反应。1963 年 Gell 和 Coombs 根据其发生机制分为四型，至今已得到公认。各型在眼部都可有病理性表现。

### 一、Ⅰ型超敏反应

Ⅰ型超敏反应又称过敏反应（anaphylaxis），因反应迅速又称速发型超敏反应（immediate hypersensitivity）。致敏原进入过敏体质的人体后，刺激机体产生 IgE 抗体，IgE 与肥大细胞和嗜碱性粒细胞的受体结合，使机体处于对该致敏原致敏的状态。当相同的致敏原再次进入人体时，和固定于细胞上的 IgE 特异结合，激发上述细胞脱颗粒，释放一系列生物活性介质，如组胺（histamine）、白三烯、激肽（kinin）等，引起毛细血管扩张、血管壁通透性增加、平滑肌收缩和腺体分泌增多。临床出现荨麻疹、哮喘等多种疾病以及过敏性休克。

Ⅰ型超敏反应疾病在眼部的表现多反映在眼睑和结膜。

#### （一）过敏症

1. 免疫病理　基本病理变化是毛细血管扩张，通透性增加，微动脉收缩和平滑肌收缩，造成循环血容量骤降，血压下降，心输出量减少，组织和器官缺血。液体由血管大量渗出，使血液浓缩，循环血容量进一步减少以及组织水肿。

2. 临床表现　起病急骤，在注射抗毒素血清或药物（如青霉素、荧光素钠）后几秒钟或几分钟内发生。可出现皮肤痒感、红斑或荨麻疹等皮肤表现，胸闷、咳嗽、呼吸困难等呼吸系统症状，恶心、呕吐、腹痛、腹泻等消化系统症状。严重者面色苍白，四肢发冷，脉搏微细，血压下降，休克甚至死亡。

3. 眼部表现　可出现偏盲及视力下降。有黏液性分泌物、眼睑肿胀、潮红，也可有风团及皮疹。结膜充血、水肿。瞳孔对光反射减弱或消失。眼底视网膜动脉细、静脉扩张，黄斑部出现水肿，也可无明显表现。

4. 诊断　主要依据上述的过敏症状和体征。例如过敏性休克的诊断，主要是血压下降急剧，患者意识障碍以及其他体征如荨麻疹，结膜充血，尤其发生在药物注射之后。个人的过敏病史及直系亲属的过敏病史也有助于诊断。

确定诊断有赖于免疫学检测，常用的方法有，将致敏原的稀释浸液用于皮内注射，皮肤斑贴及皮肤划痕法，或滴入结膜囊的结膜试验法。对药物激发试验应慎重，有严重过敏反应者一律禁止。为判定致敏原也可做人嗜碱性粒细胞脱颗粒试验。

5. 防治　立即终止与致敏物接触。0.1% 肾上腺素 0.2～0.5ml 肌内注射，需要时每 15 分钟重复注射一次。应用抗组胺类药物及糖皮质激素等。对症治疗如应用支气管扩张剂、强心剂等。其他抢救措施包括静脉输液、给氧。眼部可滴入肾上腺素稀释液及糖皮质激素滴眼液等。

#### （二）花粉症

1. 免疫病理　花粉症（pollinosis）又称枯草热（hayfever），是特应性个体对花粉的超敏反应。致敏原是花粉，真菌、尘螨等也在发病上起一定作用。抗体是 IgE，效应器官是鼻黏膜、眼结膜、支气管黏膜和平滑肌等。花粉致敏原与固定在肥大细胞上的 IgE 特异性结合，导致介质释放，引起毛细血管扩张，组织水肿，分泌物增多，支气管平滑肌痉挛以及嗜酸性粒细胞浸润等。

2. 临床表现　鼻分泌物增多，鼻塞、鼻痒，打喷嚏，咳嗽，可有哮喘及全身不适，头痛等。

3. 眼部表现　可有一时性视物不清，眼部痒感，流泪并有黏液性分泌物。眼睑皮肤水肿，结膜充血、水肿，角膜缘可出现浸润小点和小泡。

4. 诊断　根据发病季节，临床症状和体征容易诊断。过敏病史有助于诊断。

确定诊断可采用免疫学检测，常用方法如，鼻或眼分泌物涂片及结膜上皮刮片检查嗜酸性粒细胞。将脱脂处理的干花粉喷入一侧鼻腔做黏膜试验。用1∶1000及1∶10 000的稀释花粉浸液做皮肤试验。将1∶100的稀释花粉浸液一滴，滴入一眼的结膜囊内，将生理盐水一滴，滴入另一眼对照，5～10分钟如果有痒感、流泪、结膜充血、水肿为结膜试验阳性结果。

5. 防治　花粉散布在空气中，除非异地而居很难避免接触致敏原。只有采用药物治疗。如抗组胺药，局部用药如减充血剂（decongestant）麻黄碱、去氧肾上腺素液点眼或点鼻，糖皮质激素药点眼或点鼻。色甘酸钠10～20mg鼻腔或支气管吸入，2%溶液点眼或点鼻。

如果已测知花粉致敏原，可采用脱敏疗法。开始注射非常小量的致敏原在微微克水平稀释浸液，每周递加剂量皮下注射，可防止疾病复发。作用机制不十分清楚，可能是诱导机体产生IgG抗体，当再次吸入致敏原时，致敏原与IgG结合并被巨噬细胞吞噬消除，不能再与固定在肥大细胞的IgE结合，使患者解脱致敏状态。脱敏治疗要慎重，应随时准备抢救措施。

### （三）荨麻疹

1. 免疫病理　食物、药物、感染、虫咬都可成为致敏原。荨麻疹（urticaria）多属Ⅰ型变态反应。主要是组胺使真皮毛细血管扩张，通透性增加，液体大量渗出，皮下水肿，胶原纤维及胶原束分离。并有中性多形核白细胞、嗜酸性粒细胞和淋巴细胞浸润。胃肠道黏膜也可出现反应。

2. 临床表现　主要是迅速出现和消退的风疹块，常有痒感。皮肤出现红色或淡黄色水肿性扁平斑块，边缘有红晕，有时有水疱，可发生在头部，躯干，四肢的任何部位，在几小时或几天内自然消失，有时有复发。也可伴有发热、腹痛及腹泻。

3. 眼部表现　眼部有黏液性分泌物遮挡，可有一时性视物模糊，眼睑皮肤和眼眶四周的皮肤肿胀，可见大小不等及形状不规则的风疹块。也可伴有春季卡他性结膜炎，结膜充血，水肿，睑结膜有铺路石样乳头增生。角膜缘有灰白色结节样病变，并可出现点状角膜浸润及溃疡。

4. 诊断　根据迅速出现和消退的典型的风疹块容易诊断。皮肤试验检测致敏原。

5. 防治　避免接触致敏原。抗组胺药物如苯海拉明、氯苯那敏、布克力嗪等可交替使用或合并使用。可口服麻黄碱0.03g，一日2～3次。也可合并应用氨茶碱。全身和眼部可采用糖皮质激素治疗。皮肤可用炉甘石洗剂及氧化锌洗剂。

### （四）多形红斑

1. 免疫病理　多形红斑（erythema multiforme）是病原微生物及药物等多种致敏原诱发机体产生的Ⅰ型超敏反应。皮肤为急性炎症性皮疹损害。病变也可侵犯黏膜，严重者累及内脏器官。

2. 临床表现　患者可有发热、咳嗽。主要在四肢伸侧和手、足背部呈现皮疹、多形性的红斑、丘疹、水疱、风团和紫癜等。可有消化道和泌尿生殖器黏膜糜烂，严重者累及肺、肝、肾等器官，可继发感染甚至败血症死亡。

3. 眼部表现　畏光、流泪、眼痛及视力下降，有黏液脓性分泌物。眼睑水肿，结膜充血，严重者结膜有滤泡、糜烂及纤维素样假膜覆盖，可形成睑球粘连，并发角膜干燥，导致角膜全层混浊。少数可有虹膜睫状体炎及虹膜粘连。

4. 诊断　根据病史及典型的皮疹损害进行诊断，黏膜及眼部病变仅供参考。

5. 治疗　脱离所有可疑的致敏原，清除和治疗体内的感染病灶，停用可疑的致敏药物。采用抗组胺类药物、糖皮质激素类药物以及抗生素控制感染。结膜囊细菌培养及药物敏感试验后可针对性地应用抗生素及磺胺类眼药水和眼药膏。2%硼酸溶液多次冲洗分泌物，及时除去假膜，用药膏时注意以玻璃棒或小金属棒钝性分离穹隆部及睑球相贴处以防止睑球粘连。

### （五）血管性水肿

1. 免疫病理　如药物、化妆品、化学物质以及虫咬等诱发血管性水肿（angioedema），为Ⅰ型超敏反应。所释放的生物活性物质如组胺等，使小血管扩张，血管通透性增强，大量液体渗出主要位于皮下组织。

2. 临床表现　接触某种致敏物质后，可在数秒钟内突然发生限局性水肿，一般不痒或有轻度痒感，可在数小时或2～3天自然消退。

3. 眼部表现　因眼睑皮肤组织疏松，水肿明显，可有球结膜水肿，一般2～3天消退。

4. 诊断　根据病史及典型的体征不难诊断。

5. 治疗　脱离致敏原，应用抗组胺药物。如果出现喉头水肿影响呼吸需采取紧急治疗。可用0.1%肾上腺素皮下注射以及异丙肾上腺素喷雾吸入。眼部用2%硼酸溶液或生理盐水冷湿敷。

## 二、Ⅱ型超敏反应

Ⅱ型超敏反应的特点是补体（complement）结合抗体与靶细胞或组织上的抗原相结合，使靶细胞或组织损伤，因此又称细胞毒型（cytotoxic type）或溶细胞型（cytolytic type）超敏反应。急性期可出现眼睑和结膜的变化，发展严重可表现眼底改变。

### （一）免疫性中性粒细胞减少症（immune neutropenia）

1．免疫病理 药物（氨基比林、吲哚美辛、磺胺噻唑、氯丙嗪、肼屈嗪、苯妥英钠）与载体蛋白结合，形成抗原，刺激机体产生相应抗体，药物 - 抗体 - 补体复合物附着于粒细胞膜上，使粒细胞被破坏。

2．临床表现 在服药数日内发病，轻者可无症状，重者并发感染，患者突然出现寒战、高热，多发生黏膜坏死如粒细胞缺乏性咽峡炎，也有关节疼痛、颈部淋巴结肿大、肝脾大、皮疹及败血症等，病死率可达20%。

3．眼部表现 患者有视力疲劳及视物模糊。眼睑水肿，卡他性结膜炎表现，有较多黏液脓性分泌物，结膜充血，结膜下有出血点，片状出血以及溃疡。眼底可见视网膜静脉迂曲扩张，散在点状及片状出血斑，有棉絮状灰白色渗出斑，视盘充血，严重可有视盘水肿。

4．诊断 末梢血涂片发现中性粒细胞极度减少，甚至缺如，骨髓穿刺发现成熟粒细胞缺乏而早幼粒细胞增多。患者体内可测出抗中性粒细胞特异性抗原NA2或ND1抗体。患者用药史对诊断具有重要意义。

5．治疗 立即停止所有可疑引起疾病的药物。并发感染时做细菌类别测定后迅速应用大量抗生素，对严重患者要采取抢救措施。患者要置于严密消毒的隔离房间。输全血或白细胞，用大量糖皮质激素。注意口腔护理。眼部用2%硼酸溶液冲洗，结膜囊细菌培养后选用敏感的抗生素眼液点眼，睡前涂抗生素眼膏。

### （二）免疫性血小板减少性紫癜

1．免疫病理 免疫性血小板减少性紫癜（immune thrombocytopenic purpura）是由于病毒感染诱发抗原抗体复合物形成，该复合物黏附在血小板表面，导致血小板破坏或病毒改变了血小板表面抗原结构，引起血小板自身抗体产生，抗体与血小板表面抗原相结合，在补体参与下导致血小板破坏。某些药物吸附在血小板表面也可引起Ⅱ型超敏反应导致血小板破坏。发生在新生儿的血小板减少性紫癜是由于胎儿的血小板抗原来自其父，当具有此抗原的血小板进入母体，可刺激母体产生抗体，抗血小板抗体进入胎儿血循环内则与胎儿血小板抗原相结合，通过Ⅱ型超敏反应过程破坏血小板，引起出生后新生儿的血小板减少性紫癜。

2．临床表现 发生在婴幼儿的急性血小板减少，多有病毒感染史如上呼吸道感染，麻疹或水痘。起病急，发热，紫癜，可有鼻出血、牙龈出血、胃肠道及泌尿系统出血，甚至颅内出血。新生儿在出生后数小时内即可出现紫癜、脐带渗血、呕血、便血、尿血以及颅内出血等。

3．眼部表现 可有眼睑皮下瘀斑、结膜下出血、前房积血、视网膜后极部散在出血斑点，眼眶内出血表现为眼球突出。颅内出血表现为瞳孔不等大、眼肌麻痹及眼球震颤等。

4．诊断 根据出血体征及化验室检查所见，凝血时间延长，血块收缩不良，血小板低于$30 \times 10^9/L$，血红蛋白正常。母亲的血小板数正常。可测出婴幼患儿血小板表面相关IgG、IgM及血小板表面C3增高。

5．治疗 为抑制抗体与血小板结合，使血小板恢复正常，可采用糖皮质激素以及免疫抑制剂如环磷酰胺、长春新碱等。换血疗法可清除抗体，供给活性血小板。对新生儿可输入处理后的母亲血小板。

## 三、Ⅲ型超敏反应

机体遭受抗原入侵或出现自身抗原引起免疫应答产生抗体。当抗原稍多于抗体时形成的抗原抗体免疫复合物不易被吞噬清除，又不易由肾小球滤出而被阻留在毛细血管壁内或沿基膜沉积，即可激活补体系统产生各种活性介质如趋化因子及血管活性胺等引起血管及其周围组织炎症损伤。这种全身性或局部性炎症反应又称为免疫复合物型（immune complex type）或血管炎型（vasculitis type）超敏反应。

循环免疫复合物可同时沉积在眼部引起巩膜炎，葡萄膜炎及视网膜血管炎等疾病。这里着重讨论系统性Ⅲ型超敏反应疾病的眼部表现。

### （一）链球菌感染后肾小球肾炎

1．免疫病理 一般发生在链球菌感染后2～3周，甲组溶血性链球菌的菌膜抗原与相应抗体形成抗原抗体复合物，随血流沉积在肾小球，通过经典途径和替代途径激活补体。补体成分C3a和C5a具有过敏毒素的作用，可使中性粒细胞和肥大细胞破裂，释放组胺，使血管通透性增加。并可黏附血小板，使血小板集聚，促使血液凝固，毛细血管内血栓形成。导致肾小球炎症损伤。

2．临床表现 大多数见于儿童，成年人也可发生。常在扁桃腺炎、猩红热、丹毒、脓疱病等感染后3周左右发病。小儿常有发热、尿频、尿急，急性肾炎症状，如水肿、高血压、血尿、蛋白尿，重者可发展到急性肾衰竭，轻者仅尿常规略有异常。

3．眼部表现 病情轻者除眼睑轻度水肿外眼底正常，重者可有视力减退，视物变形，视网膜动脉变细，反光强及动脉静脉交叉压迫现象。视网膜水肿及棉絮状渗出斑，圆形及火焰形出血斑，黄斑部有灰白色星芒状斑，患有尿毒症者有视盘水肿及双眼黑矇的可能，但很少见。

4. 诊断 尿常规及肾功能测定是必需的诊断条件。

5. 治疗 经咽拭培养溶血性链球菌阳性者根据药物敏感试验选用抗生素控制感染。对症治疗包括利尿，控制高血压以及治疗高血压脑病、心力衰竭及肾衰竭的抢救等。

#### （二）亚急性细菌性心内膜炎

1. 免疫病理 以草绿色链球菌为主，葡萄球菌及其他致病微生物也可引起。在感染过程中所产生的抗体与相应抗原结合形成的循环免疫复合物沉积在心内膜，尤其是在已有病变的心瓣膜上即可通过Ⅲ型超敏反应过程，导致局部有以血小板、纤维蛋白、炎细胞及细菌组成的赘生物及内膜灶性坏死等。

2. 临床表现 多数起病缓慢，发热，进行性贫血。体征主要是心脏杂音或原有杂音的变化。心内膜赘生物脱落可出现各部位血管栓塞，如脑栓塞、肺栓塞等。皮肤黏膜有出血斑及瘀斑。在手掌及足底可出现紫色或红色稍隆起的结节（称为 Osler 小结）或红斑样损害（称为 Janeway 损害）。严重者可出现心力衰竭。

3. 眼部表现 根据眼底病变，视力可有不同程度下降。眼睑及结膜有出血点及瘀斑，中心部有灰白心，这是由于毛细血管栓塞出血引起。视网膜病变以出血为主，可位于浅层或深层，呈圆形、扇形或点状。有的出血斑也有白心，有的只见圆形白点（称 Roth 点）。当栓子栓塞葡萄膜或视网膜血管，可引起转移性眼炎或脓毒性视网膜炎。

4. 诊断 持续高热，心脏杂音，血培养阳性，有其他器官栓塞现象更有助于诊断。约有 90% 以上患者的循环免疫复合物阳性且在 100μg/ml 以上。

5. 治疗 做血培养，明确病原体及药物敏感试验，采用最有效的抗生素。及时发现身体其他部位栓塞进行针对性治疗。眼部并发症如出现葡萄膜炎需要采用抗生素同时增加糖皮质激素的全身及眼局部应用，如球旁注射及点眼。阿托品眼液及眼膏散瞳。发生视网膜中央动脉栓塞则立即用血管扩张剂，眼球按摩，必要时行前房穿刺。

### 四、Ⅳ型超敏反应

抗原如微生物、寄生虫、异体组织以及半抗原化学组织等进入机体，T 细胞接受抗原信息转化为致敏 T 细胞。当致敏 T 细胞再次接触相同抗原时可直接杀伤并释放淋巴因子引起局部炎症反应及组织损伤。参与反应的是致敏淋巴细胞，单核 - 巨噬细胞等，反应一般在抗原刺激 24～48 小时之后发生，故又称迟发型（delayed type）或细胞介导型（cell-mediated type）超敏反应。

主要有眼部表现的疾病为：

#### （一）接触性皮炎

1. 免疫病理 如药物、染料、油漆、塑料等半抗原接触皮肤时能与角质蛋白结合成完全抗原，使机体致敏，当再次接触相同抗原时在 24 小时后发生湿疹样皮炎。皮肤反应因子使皮肤毛细血管扩张，促进炎症细胞的浸润。

2. 临床表现 初起时接触部位发痒、发红，并迅速加重。出现红肿，小丘疹，水疱。水疱破溃出现糜烂及结痂，感染可变成脓疱。

3. 眼部表现 由于眼睑组织松弛，当致病物直接接触眼睑后，眼皮可水肿如球状，不能睁眼。眼睑皮肤也可出现丘疹，水疱，糜烂及结痂。结膜充血水肿，角膜可出现点状混浊并可发展到深层混浊，为浅层或深层的角膜炎。

4. 诊断 根据接触史及皮肤损害可进行诊断。

5. 治疗 首先脱离变应原。可口服抗组胺类药物。也可应用糖皮质激素。皮肤发红起疱时采用冷湿敷法，尽量少用更不能滥用外用药，在皮肤科医生指导下可用外敷药如复方硫酸铝溶液（布罗溶液）及 1∶10 000 高锰酸钾溶液以及薄荷脑氢化可的松软膏等。

#### （二）结核病、麻风病（请见有关篇章）

## 第二节 自身免疫性疾病与眼

正常情况下，机体对自身正常组织不发生免疫反应，称为自身免疫耐受（immune tolerance），是维持自身稳定的重要机制之一。当各种因素造成自身抗原结构改变或隐蔽抗原释放，人体产生对自身抗原的免疫反应。这种自身免疫反应是一过性的，一般不引起免疫损害。在基因、内分泌等多种病理因素影响下免疫调节功能紊乱，使自身免疫反应持续发展并造成免疫损害，出现临床症状称为自身免疫病（autoimmune disease）。自身免疫病的特点是出现针对宿主组织产生反应的抗体或针对内源性多肽的自身反应性免疫效应细胞。

### 一、存在自身抗体的自身免疫性疾病

#### （一）抗中性粒细胞胞质抗体相关的血管炎

抗中性粒细胞胞质抗体相关血管炎是一组系统性血管炎的总称，此类血管炎均与抗中性粒细胞胞质抗体（anti-aeutrophil cytoplasmic antibody，ANCA）密切相关。疾病主要表现为中小血管的坏死性炎症反应而

不伴有或轻微伴有免疫复合物在血管壁的沉积。

1. 变应性肉芽肿性血管炎（Churg-Strauss syndrome）　是一种累及全身中小血管的坏死性血管炎伴有血管外肉芽肿病灶和小血管嗜酸性粒细胞浸润。典型表现为晚发型哮喘（或过敏性鼻炎）、嗜酸性粒细胞增多症、发热和全身表现。其中贫血、心衰、复发性肺炎、出血性腹泻常见。皮肤损害表现为紫癜、肉芽肿、周围神经病变等。可以合并肾损害，主要损害是局灶阶段性肾小球肾炎，表现为显微镜下血尿和蛋白尿。

大约38%～80%患者出现ANCA阳性，主要表现为核周型，针对的抗原是髓过氧化物酶。ANCA阳性可能与缺血性眼部表现相关。

本病眼部受累少见，可以表现为眼部组织及神经的肉芽肿性病变及血管炎性病变，已有神经营养性角膜溃疡、葡萄膜巩膜炎、结膜肉芽肿、炎性假瘤样眼眶浸润、一过性黑矇、视网膜动脉闭塞、缺血性视神经病变、双眼不对称进展性视网膜毛细血管闭塞和视网膜新生血管形成、动眼神经麻痹、滑车神经麻痹的报道。

本病的诊断主要依据临床表现及病理学检查。1990年美国风湿病联盟提出的诊断标准为：①有反复发作的哮喘病病史；②外周血嗜酸性粒细胞增多，嗜酸性粒细胞占外周血白细胞总数的10%以上；③系统性血管炎所致的单发性或多发性神经病变，如手套或袜套样分布；④有非固定性肺浸润性病变；⑤鼻窦异常，表现为急性或慢性鼻窦疼痛或不适，放射影像学提示鼻窦混浊；⑥病理检查示血管外嗜酸性粒细胞浸润，如动脉、小动脉、小静脉外周有嗜酸性粒细胞浸润。

具备以上6项标准中的4项或4项以上即可诊断该病。抗中性粒细胞胞质抗体滴度显著升高亦有助于诊断。活检取材诊断血管炎可取腓肠神经、肌肉、肠、肝、肺、肾为标本。

治疗：本病的治疗与其他系统性血管炎类似。包括诱导缓解和维持治疗。通常使用醋酸泼尼松1mg/(kg•d)口服1～2个月至活动性系统性血管炎消退，之后给予醋酸泼尼松逐渐减量。对于应用糖皮质激素控制欠佳或激素减量出现病情反复的患者可联合环磷酰胺［慢速静脉滴注750～1000mg/m$^2$或1～3mg/(kg•d)口服］治疗6～12个月。在环磷酰胺治疗过程中应密切评估疾病活动性、疾病慢性损伤、药物毒性和感染。在此之后根据病情给予硫唑嘌呤或甲氨蝶呤联合低剂量波尼松维持治疗。对于细胞毒药物治疗无效或弥漫性肺出血或新月体肾小球肾炎患者可应用血浆置换疗法。

本病经醋酸泼尼松联合免疫抑制剂治疗后预后较好，1年生存率为90%，4年生存率为62%～75%。其中提示预后欠佳的因素为心肌病、肠系膜动脉梗死。

2. 显微镜下多血管炎（microscopic polyangiitis，MPA）　是一种系统性血管炎，主要表现为小血管-毛细血管的炎症反应并存在循环的核周型抗中性粒细胞胞质抗体。本病主要累及肾和肺毛细血管，是Goodpasture综合征的重要病因之一。此外，本病也可以表现为皮肤、神经、胃肠道受累。

大约80%～100%的MPA患者出现肾表现。肾表现的特征是快速进展的肾小球肾炎，症状从无症状显微镜下血尿到终末期肾病均可以出现。肾病理特征性表现为节段性坏死性肾小球肾炎，可出现新月体改变。

大约20%～55%的MPA患者出现肺部表现，表现为呼吸困难、咳嗽、咯血、胸膜疼痛。对于肺泡出血的患者放射学检查可以表现为双侧片状肺叶混浊影，对于出现间质慢性炎症、毛细血管炎的患者肺CT表现为毛玻璃样改变。肺纤维化较少见。

大约30%～60%的MPA患者出现皮肤病变，较常见的是可触及的紫癜。网状青斑、结节、荨麻疹、皮肤溃疡也可发生。

大约30%～58%的MPA患者表现为腹痛，21%～29%患者表现为胃肠道出血，最常见的是胃肠动脉血管瘤出血。少见的胃肠道受累表现为结肠溃疡、小肠缺血、肠穿孔等。

大约37%～72%的MPA患者出现神经系统受累，周边神经病变较中枢神经系统受累常见。

大约50%～75%的MPA患者实验室检查ANCA阳性，多数为核周型抗中性粒细胞胞质抗体。

文献报道MPA患者大约有10%出现眼部表现，表现为对全身免疫抑制治疗有效的巩膜炎、前房积脓性前葡萄膜炎、结节性结膜炎、周边角膜溃疡、结膜瘢痕、睑球粘连、视网膜棉絮斑等。

对于合并肾受累的患者治疗主要是激素联合环磷酰胺治疗，大约90%患者能达到完全缓解或部分缓解。对于合并肺受累的患者主要治疗方案是激素联合环磷酰胺强化治疗和血浆置换。

本病经免疫抑制治疗后1年生存率为77%～100%，5年生存率为46%～80%，10年生存率为60%～80%。19%～39%患者发生复发。

3. 韦格纳肉芽肿（Wegener's granulomatosis，WG）　是一种原因不明的系统性坏死性血管炎，具有经典的三联征：上呼吸道、肺、肾病变。其病理特征为坏死性结节形成、中小血管炎。80%～90%患者外周血可以检测到ANCA。

韦格纳肉芽肿确诊的平均年龄为40～55岁，无明显性别差异。

90% 的 WG 患者出现耳、鼻、咽喉受累。最早的鼻部表现为鼻塞、浆液性或血性分泌物、鼻出血。随疾病进展可以出现鼻中隔软骨破坏，严重者向后侵袭颅顶形成空洞。鼻窦在慢性或复发性炎症过程中可以出现瘢痕化和骨化。外耳、中耳受累表现为耳廓软骨炎、浆液性或化脓性中耳炎、鼓膜穿孔、乳突炎等。中耳受累可引起传导性耳聋，而耳蜗小血管炎可引起感觉神经性耳聋。口腔溃疡、牙龈炎亦常见。

80% 的 WG 患者合并肺部病变。约 1/4 患者出现声门下狭窄，此病可以导致呼吸困难。下支气管狭窄可引发肺不张和阻塞性肺病。大约 1/2 患者出现肺部浸润和结节，其中约 1/3 患者无明显临床症状仅放射学检查阳性，其余患者可表现为咳嗽、咯血、呼吸困难或胸膜疼痛。随全身病变进展，可出现肺泡毛细血管炎、肺泡出血合并间质炎症，常导致急性呼吸衰竭或肺动脉栓塞。

80% 的 WG 患者合并肾受累。多表现为较轻微的局灶阶段性肾小球肾炎，患者多无症状，仅表现为镜下血尿、尿沉渣异常、肾功能轻度受损。但少数患者也可以表现为急进型弥漫性坏死性和新月体性肾小球肾炎，数天至数周进展为少尿或无尿。

皮肤表现为可触及的紫癜、出血性水疱病变、网状青斑、皮下结节、缺血性溃疡、坏疽性脓皮症等。

20%～33% 的 WG 患者出现神经系统损害。主要表现为多发性单神经炎和远端的感觉运动多神经病变。中枢神经系统受累表现为脑血管炎、单或多发的脑神经病变等。

52%～58% 的 WG 患者合并眼部表现。最常见的是眼眶受累，可为原发炎症病灶，也可以是从鼻窦侵袭而来的病变；巩膜炎及巩膜外层炎；周边角膜溃疡；鼻泪管阻塞及慢性泪囊炎；肉芽肿性前、后、全葡萄膜炎等，此外尚有溃疡性坏死性结膜炎、丛状眼睑黄色瘤、视网膜血管白鞘形成或静脉阻塞、脉络膜结节的报道。

诊断标准为：①痛性或无痛性口腔溃疡、伴或不伴脓性或血性鼻分泌物；②胸片示肺部结节、空洞或浸润灶；③尿沉渣检查发现镜下血尿或红细胞管型；④受累组织的活检病理发现动脉壁肉芽肿炎症；⑤血浆蛋白酶 3 抗体阳性。

治疗：对于系统性损害未出现的早期 WG 患者给予磺胺甲噁唑 - 甲氧苄啶治疗。伴有系统损害疾病的活动性患者给予环磷酰胺 2mg/(kg•d) 联合泼尼松口服控制病情，达到缓解后可以逐渐减少激素用量和环磷酰胺用量，并逐渐用甲氨蝶呤或硫唑嘌呤代替环磷酰胺维持治疗。进展期患者可静脉应用免疫球蛋白作为辅助治疗。对于肾小球肾炎导致急性肾衰竭的患者可给予血浆置换。

### （二）抗磷脂综合征

抗磷脂综合征（antiphospholipid syndrome，APLS）是一种获得性的自身免疫性疾病。其典型表现为动脉或静脉的栓塞性疾病和（或）死胎、流产、早产。患者血浆内存在抗磷脂酸抗体，主要是狼疮抗凝抗体和抗心磷脂（ACL）抗体。

APLS 最常见的临床表现是血管栓塞，本病可以累及动脉、静脉、小血管。动脉栓塞主要累及中枢神经系统，但也可以表现为青年患者的心肌梗死、肠坏死、肾上腺功能不全、周边坏疽等。静脉栓塞主要累及深静脉，表现为肺栓塞。威胁生命的抗磷脂综合征表现为广泛血栓形成、急性病情加重、严重血小板减少、多器官衰竭和成人呼吸窘迫综合征。

反复自发性流产是 APLS 常见的表现，妊娠第 2～3 个月常见。此外，妊娠早期死胎、妊娠 34 周内的先兆子痫、子痫及胎盘功能不足导致早产亦常见。

APLS 的患者尚可出现血小板减少、类似多发性硬化或癫痫的短暂性和复发性的神经症状、心脏瓣膜病变、肾小动脉受累和慢性肾缺血引起的肾病变等。

APLS 的眼部表现包括特发性视网膜血管炎动脉瘤视神经视网膜炎（IRVAN）、视网膜分支静脉阻塞、视网膜动脉阻塞、双侧视神经视网膜炎、脉络膜梗死等，尚有结膜血管迂曲、点状角膜上皮炎、边缘角膜变薄、眼外肌麻痹的报道。眼部的症状包括单眼或双眼视物模糊、一过性黑矇、视野缺损或盲点。APLS 的视网膜病变分为轻型和重型，轻型患者仅表现为轻度的微血管病变伴有棉絮斑和视网膜层间出血，重型患者表现为局灶或广泛视网膜无灌注区伴有新生血管形成。

本病诊断标准目前应用比较广泛的是 1999 年提出的国际 APLS 初步分类标准。①临床标准：a. 动脉和（或）静脉和（或）小血管的栓塞；b. 妊娠发病率：一次或多次孕 10 周以内的不能用其他病因解释的死胎，三次或更多的孕 10 周以内的不能用其他疾病解释的连续性自发流产，一次或多次孕 34 周以内的因严重的先兆子痫、子痫或严重的胎盘功能不全引起的早产；②生物学指标：抗心磷脂抗体（IgM 或 IgG）间隔 6 周以上检测至少两次滴度中高度增高或狼疮抗凝物间隔 6 周以上检测至少两次升高。如出现至少一项临床标准和一项生物学标准可以诊断本病。目前血浆 β2 糖蛋白 1 抗体也是重要的诊断本病的依据。

本病需要风湿科、产科、血液科共同密切监测和适时的干预。一线治疗为去除可治疗的危险因素，如高血压、高血脂、糖尿病等。对于发生大动脉或深静脉栓塞的患者给予华法林终生应用，对于短暂性缺血、三个月内的流产、中度以上血栓性血小板减少给予小剂量阿司匹林口服，对于灾难性 APLS、重度血栓性血小板减少给予皮质类固醇口服，华法林抗凝，必要时进行免疫球蛋白输注和血浆置换。对于无症状的轻症患者应每 12 周复查血浆学检查及密切随访全身疾病。

### （三）类风湿关节炎

类风湿关节炎是以关节病变为主的慢性全身性自身免疫病，称为类风湿病（rheumatoid disease）更恰当。

1. 免疫病理 滑膜细胞的蛋白多糖发生改变而产生抗原性，这种自身抗原一方面刺激机体产生抗体 IgG，并形成抗原 - 抗体复合物；一方面使 IgG 分子的 Fc 段发生改变形成新的抗原决定簇并刺激产生另一种抗体即类风湿因子（rheumatoid factor，RF），主要为 IgM。RF-IgG 免疫复合物在关节内可固定并激活补体，释放活性介质，造成组织损害。也可累及关节以外的组织或器官的结缔组织。

2. 临床表现 大部分为 20～45 岁青壮年。起病缓慢，有低热，关节红肿、疼痛，运动受限，可导致关节畸形。初起多为小关节游走性炎症，以后可累及其他关节。可有心瓣膜病变、肺及周围神经病变等。

3. 眼部表现 主要有各种类型巩膜炎，如浅层巩膜炎、深层前巩膜炎、合并深层角膜炎和虹膜睫状体炎称为硬化性角膜炎（sclerosing keratitis），并有葡萄膜炎的深层环形巩膜炎称为胶状巩膜炎（brawny scleritis）。后巩膜炎可合并脉络膜炎继发视网膜脱离。严重者巩膜穿孔，甚至失明。

4. 诊断 美国风湿病学会（ACR）2010 年诊断标准为：分关节受累、血清学、滑膜炎持续时间、急性时相反应物 4 个部分，评分为 10 分。总得分大于等于 6 分以上可确诊为类风湿关节炎，3～5 分疑似类风湿关节炎。

（1）关节受累（0～5 分）：1 个中大关节 0 分；2～10 中大关节 1 分；1～3 个小关节 2 分；4～10 小关节 3 分；>10 个至少 1 个为小关节 5 分。

（2）血清学（0～3 分）：RF 或抗 CCP 抗体均阴性 0 分；RF 或抗 CCP 抗体至少 1 项低滴度阳性（规定高于正常人上限水平且低于 3 倍正常人上限水平）2 分；RF 或抗 CCP 抗体至少 1 项高滴度阳性（规定高于 3 倍正常人上限水平）3 分。

（3）滑膜炎持续时间（0～1 分）：<6 周 0 分；≥6 周 1 分。

（4）急性时相反应物（0～1 分）：CRP 或 ESR 均正常 0 分；CRP 或 ESR 增高 1 分。

备注：患者接受的每个评分范畴，按最高得分。例如，患者 5 个小关节受累同时四个大关节受累，评分为 3 分。

5. 治疗

（1）非甾类抗炎药：①阿司匹林（aspirin）为首选药，常用量 0.3～0.6g，每 4 小时一次可止痛。如消炎可加大量，4～6g/d，以肠溶阿司匹林较好，因该药有抑制血小板聚集作用，需注意出血倾向。②吲哚美辛（indomethacin）常用量 25mg 每日 3 次。③布洛芬（ibuprofen）200～400mg 每日 3 次，副作用有胃肠道出血，白细胞减少及视力下降。④萘普生（naprosyn）250mg 每日 2 次。副作用有胃出血及耳中毒。

（2）缓解病情药可以降低红细胞沉降率及类风湿因子效价。①金制剂如硫代苹果酸钠金（gold sodium thiomalate）。②青霉胺（penicillamine）第一个月每天口服 250mg，第二个月每次 250mg 每日 2 次。无效者第三个月每次 250mg，每日 3 次。病情改善后用小剂量维持一年。副作用有肾损害及血小板、白细胞减少。③雷公藤，已较普遍应用，效果较好。副作用有白细胞及血小板下降。

（3）细胞毒药：在上述药物治疗无效，病情持续加重再考虑使用。①硫唑嘌呤，可自 1～1.5mg/（kg·d）开始，增至 2～2.5mg/（kg·d）；②甲氨蝶呤，口服或肌注均可，每周一次，自 2.5～5.0mg 开始，渐增至 15mg。

（4）糖皮质激素：可全身以及局部应用，如关节腔内注射。

（5）眼部炎症：需及时散瞳、热敷，局部使用糖皮质激素类药物。

### （四）抗肾小球基膜抗体疾病

抗肾小球基膜抗体疾病（anti-glomerular basement membrane antibody disease）是一种少见的自身免疫性疾病。本病表现为肾小球肾炎伴有血清抗肾小球基膜（glomerular basement membrane，GBM）抗体或肾或肺组织病理免疫荧光染色 IgG 线样沉着。这些异常的抗体可以引起急性快速进展性肾小球肾炎和（或）肺出血。其中肾小球肾炎伴有肺出血的病例被称为 Goodpasture 综合征（GPS）。

临床主要表现为肾、肺受累。肾受累通常表现为急性或亚急性肾衰竭，大约 50% 的抗肾小球基膜抗体疾病的患者在明确诊断接受免疫抑制剂治疗前已经接受透析治疗。大约 60%～70% 的患者出现肺泡出血表现，临床表现为呼吸短促、咳嗽、咯血。严重者可以出现弥漫性肺部浸润。

目前报道的眼部表现为双眼渗出性视网膜脱离、反复发作的前葡萄膜炎或全葡萄膜炎、继发性高血压相关的视网膜出血、渗出病变。

本病的诊断主要依赖于肾或肺的组织学检查。对于快速进展的肾小球肾炎应怀疑此病，进行肾病理检查。特征性表现为新月体性肾小球肾炎伴免疫荧光染色 IgG 线样沉着于肾小球毛细血管周围。肺的病理通常表现为肺泡出血、含血红蛋白巨细胞、肺泡细胞增殖等，免疫荧光 IgG 染色通常位于肺泡基膜上。

血清学人 alpha-3 抗原作为底物进行 ELISA 试验，如患者血清抗体滴度高提示病情进展迅速。此外尚需要进行 ANCA 试验以除外 ANCA 相关系统性血管炎的可能，进行抗核抗体、抗 DNA 的检查以除外系统性红斑狼疮。

治疗的关键在于早期诊断和及时治疗。首次肾活检新月体数量少于 30% 且血浆肌酐含量小于 3mg/ml 是预后良好的指标。目前治疗方法包括血浆置换、激素冲击及维持治疗联合环磷酰胺治疗。激素的起始量为泼尼松龙 250mg 连续三天冲击治疗，之后为醋酸泼尼松 1mg/（kg•d）口服治疗，达到疾病缓解后逐渐减量。环磷酰胺 750mg/m$^2$ 体表面积每 3～4 周一次，视肾功能受损情况酌情减量。每 1～2 周检测血清中抗 GBM 抗体水平，如治疗 3～4 月后抗体水平仍阳性，治疗应持续 6～9 个月。

本病预后与首诊时肾受累程度有关。首诊时需要透析的患者多终身维持透析。本病复发少见。

**（五）类风湿因子血清学阴性的脊柱关节炎**

1．强直性脊柱炎（ankylosing spondylitis）　是一种慢性关节炎，主要累及脊柱和骶髂关节。临床典型表现为有症状的骶髂关节炎（3 个月以上的持续疼痛和僵硬）伴有晨僵和运动后改善或休息后加重。

本病多累及男性，男女比例为 2∶1～3∶1。发病年龄多在 40 岁以下。

临床表现：本病主要表现为下背部疼痛伴晨僵，脊柱活动受限伴脊椎旁肌肉痉挛，此外大约 20%～30% 患者可以出现髋关节受累表现。50% 患者可以出现外周非对称关节炎。肌腱 / 韧带骨附着点炎可以引起足跟疼痛、胫骨结节疼痛等。

25% 强直性脊柱炎患者出现眼部受累。其中 80% 患者双眼发病。可以表现为结膜炎、虹膜炎。反复发作的虹膜睫状体炎是最常见的临床表现。少见的关节外表现包括 IgA 肾病、肺纤维化等。

辅助检查大约 90%～95% 患者外周血 HLA-B27 检测阳性。红细胞沉降率增快，C 反应蛋白升高。类风湿因子一般阴性。X 线检查表现为椎体的骨质疏松和方形变，骶髂关节关节面模糊、关节间隙变窄或融合不等。

纽约（1984 年）强制性脊柱炎诊断标准为：①下腰背痛的病程至少持续 3 个月，疼痛随活动改善，但休息不减轻；②腰椎在前后和侧屈方向活动受限；③胸廓扩展范围小于同年龄和性别的正常值；④双侧骶髂关节炎Ⅱ～Ⅳ级，或单侧骶髂关节炎Ⅲ～Ⅳ级。如果患者具备④并分别附加①～③条中的任何 1 条可确诊为强直性脊柱炎。

治疗的原则在于早期诊断，缓解症状、减轻炎症、维持关节正常功能和体位。应鼓励患者适当不间断锻炼，非甾体类抗炎药可以缓解症状。免疫抑制剂对中轴关节受累无效。对于晚期脊柱强直患者可考虑手术治疗。

2．赖特综合征（Reiter syndrome，RS）　典型表现为结膜炎、尿道炎、关节炎。多数 RS 发生在性病型尿道炎或细菌性肠炎之后。多为 20～30 岁年轻男性。一般在泌尿系或肠道前驱症状后 3～30 天出现结膜炎和非对称单一或少关节关节炎。

此外，患者还可以出现溢脓性皮肤角化病、口腔一过性无痛性浅表溃疡等。

结膜炎多双侧发病，少数患者可以表现为虹膜炎或角膜溃疡。

80% 以上患者 HLA-B27 阳性，急性期病例可以出现红细胞沉降率加快和 C 反应蛋白升高。

诊断：尿道炎、关节炎、旋涡状龟头炎和溢脓性皮肤角化病任何 3 项出现 2 项即可作出诊断。

治疗：急性期患者给予四环素或红霉素抗生素治疗 10～14 天，对于出现关节炎的患者给予非甾体类抗炎药缓解症状。严重病例给予甲氨蝶呤口服维持 6 个月。

3．青少年特发性关节炎（juvenile idiopathic arthritis，JIA）　是指一组疾病，其共同特征是指 16 岁以下发病，病程持续 6 周以上且病因不明。本病是一个排除性诊断。

本病按照关节受累的数量分为系统型、寡关节型、多关节型。

寡关节型是最常见的儿童慢性关节炎类型，占 JIA 的 40%～50%。诊断标准为：至少 1 个关节持续 6 周以上的急性滑膜炎；发病年龄 16 岁以下；在最初发病的前 6 个月内可达到 4 个关节受累；在前 6 个月以后累积受累关节数可达到 5 个或更多。本病有除髋关节和肩关节以外的大关节受累趋势。本病女孩多见。抗核抗体阳性。多不合并发热、乏力、体重下降等全身病表现。最常受累关节为膝关节、踝关节、肘关节及手关节，表现为关节肿胀和僵硬，此种关节炎急性症状多持续 2～5 年。大约 20% 的寡关节 JIA 患者会出现隐匿的葡萄膜炎。

多关节型JIA中类风湿因子阴性的多关节炎诊断标准为：16岁以下发病；病程持续6周以上；发病时5个或5个以上关节受累。可出现短期低热或一过性皮疹表现等关节外表现。关节炎特征为快速进展的关节病变，手部腕骨融合和腱鞘病变较为常见。肘关节、肩关节、跗骨、膝关节、髋关节、颈椎受累均常见。大约7%～14%多关节型类风湿因子阴性JIA患者出现葡萄膜炎表现。

系统型JIA占JIA的10%。诊断标准为：间断发热2周，体温至少达到38°C，弛张热至少三天伴短暂性非固定红斑、淋巴病变、肝或脾受累、浆膜受累中的一项或多项；关节炎表现为大小关节均受累，出现在发热前或与发热同时出现；16岁以下发病；病程持续6周以上。系统型JIA较少发生眼部病变。本病需要与多种感染、感染后免疫反应、炎性疾病及恶性肿瘤相鉴别。

JIA相关的眼部最常见并发症为JIA相关葡萄膜炎。患儿多无明显症状或症状轻微。2/3的患者双眼受累。其中女孩、幼年发病（<7岁）、抗核抗体阳性、HLA-DR5阳性、寡关节型或多关节型分型是发生葡萄膜炎的危险因素。出现JIA相关葡萄膜炎的患儿中大约有10%表现为轻型葡萄膜炎，多需要局部激素点眼、散瞳药物活动瞳孔治疗；65%为中重度葡萄膜炎，重者需要给予醋酸泼尼松联合甲氨蝶呤或生物制剂治疗；25%为对常规治疗无效的患儿，目前考虑生物制剂抗肿瘤坏死因子拮抗剂治疗。多数患儿葡萄膜炎发病时间较长，视眼内炎症控制情况酌情进行白内障、青光眼、角膜病变手术治疗。

对于寡关节型JIA，治疗主要是急性期保持正常关节功能，早期治疗眼部炎症。早期应用非甾体类抗炎药及关节腔内激素注射治疗关节炎。密切随访排查和及早治疗JIA相关葡萄膜炎。对于多关节型JIA，治疗主要是控制关节炎症，减少畸形，包括非甾体类抗炎药物维持治疗和物理治疗，以及随访排查JIA相关葡萄膜炎、物理治疗，脊柱关节受累者使用柳氮磺吡啶。对于系统型JIA，利用非甾体类抗炎药物控制炎症不佳则给予醋酸泼尼松2mg/kg口服，必要时联合甲氨蝶呤或生物制剂治疗，并对症处理心包、胸膜腔、关节腔积液。

成人Still病与系统型JIA相似，好发于16～35岁。肺和眼受累较儿童常见。目前报道的眼部受累包括眶炎性假瘤、上睑下垂、脑神经麻痹、眼球震颤、Purtscher样视网膜病变等。

4. 炎性肠道疾病　常见的炎性肠道疾病（inflammatory bowl disease，IBD）包括溃疡性结肠炎和克罗恩病。表现为病因不清的慢性肠道炎症伴系统性炎症病变。两种疾病有类似的肠外表现，包括外周和躯干骨骨骼疾病、肌腱末端炎症、黏膜皮肤病变（结节性红斑、坏疽性脓皮病、口疮性口腔炎等）、眼部病变、肾病变、脂质代谢异常等。本病的诊断依靠肠镜活检确诊。

大约10%～19%的IBD患者出现眼部表现，常见的包括睑缘炎、结膜炎、葡萄膜炎、巩膜外层炎和巩膜炎。巩膜炎多表现为慢性疼痛弥漫性巩膜炎，但预后较好，角膜受累少见。葡萄膜炎表现分为两种，一种为双侧慢性隐匿发病的后节受累为主的葡萄膜炎，表现为渗出性视网膜脱离、脉络膜浸润、球后视神经炎、视神经炎、脉络膜皱褶，多对全身应用激素和控制IBD治疗反应良好；一种为HLA-B27相关的反复发作的葡萄膜炎。此外尚有接受肠部手术后营养不良患者继发内源性真菌性眼内炎的报道。

治疗方法为非甾体类抗炎药联合口服糖皮质激素和柳氮磺吡啶治疗。出现肠道相关并发症如肠穿孔时需手术治疗。

5. 银屑病关节炎（psoriatic arthritis，PsA）　是一种伴有银屑病的血清阴性炎性关节炎。30～50岁高发，起病隐匿可伴有急性发作。

关节受累不对称，且常常与银屑病皮肤病变的活动性一致。通常少于5个关节，以手足远端或近端关节受累常见，多伴发腱鞘炎，此外可累及膝、髋、踝、腕等关节。皮肤病变多发于头部和四肢伸侧，为皮疹和斑块，表面附有大量银白色鳞屑。20%患者出现顶针样甲板凹陷增厚、甲下角质增生等。

眼部受累较常见，表现为结膜炎、虹膜炎、脉络膜视网膜炎、巩膜外层炎、干眼症等。其中以结膜炎和虹膜睫状体炎较为常见。

诊断：有银屑病或银屑病指甲病变及血清阴性外周关节炎，关节表现为远端指间关节为主即可确诊银屑病关节炎。

治疗包括休息、理疗、治疗皮肤病变和控制关节炎。皮肤病变局部可长期应用长效激素，关节病变以非甾体类抗炎药为一线药物，病情较重需要口服甲氨蝶呤、硫唑嘌呤、环孢素等免疫抑制药物。眼部葡萄膜炎和巩膜炎可使用局部激素点眼治疗，病情较重者给予口服免疫抑制剂治疗。

### （六）干燥综合征（Sjögren syndrome，SS）

是一种以外分泌腺体受累（涎腺和泪腺）为主要表现的多系统自身免疫疾病。SS可以是原发性疾病，也可以继发于其他诊断明确的自身免疫病，如类风湿关节炎、系统性红斑狼疮、多发性肌炎、全身性硬皮病等。

目前ACR（2012年）的SS的诊断标准为，满足以下 3 条标准中至少 2 条：①血清存在抗 -SSA/Ro 和（或）抗 SSB/La 抗体（类风湿因子阳性且 ANA 滴度大于等于 1∶320）；②涎腺活检提示局部淋巴唾液腺炎且淋巴细胞灶≥1 灶 /4mm$^2$；③角结膜干燥症眼表染色分≥3（前提为患眼为接受青光眼药物治疗且近 5 年未接受角膜手术或美容性眼睑手术）。此外诊断 SS 尚需要除外：①头颈部放射治疗史；②丙型肝炎；③继发性免疫缺陷综合征；④结节病；⑤淀粉样变；⑥移植物抗宿主疾病；⑦ IgG4 相关疾病。

SS 全身表现包括滑膜炎、关节病变、冷球蛋白相关血管炎、神经病变、肾、肺受累以及 SS 相关非霍奇金淋巴瘤等。

眼部治疗主要包括补充人工泪液、口服毛果芸香碱片 5mg 每天四次促分泌治疗、局部环孢素抗炎治疗、泪道栓子等。

## 二、自身免疫性神经系统疾病

### （一）多发性硬化

多发性硬化（multiple sclerosis，MS）是一种自身免疫性的多灶性脱髓鞘疾病伴有进展性神经退行性变。临床表现随脱髓鞘的神经不同而多种多样，但多伴有血脑屏障炎症细胞浸润和神经脱髓鞘水肿改变。疾病多呈现发作 - 缓解特点，但随病程进展多出现不可逆神经损伤。早期治疗可以延缓部分患者神经病变的进展速度，约有 10%～15% 多发性硬化患者病程呈持续进展。

诊断主要是依靠病史和临床检查。修正的 McDonald（2010）诊断标准为：

（1）2 次或 2 次以上发作，客观临床证据记录≥2 处病灶或客观临床证据记录 1 处病灶伴有既往发作的可信记录。

（2）≥2 次发作但客观临床证据为 1 处病灶，或 1 次发作但客观临床证据为 2 处病灶，需要满足如下条件：

1）需要在中枢神经系统多发性硬化典型的 4 区域内的 2 个区域（脑室旁、皮质旁、幕下或脊髓）存在≥1 处 T2 病灶。

2）等待提示不同中枢神经系统病灶的临床发作的出现：①同时存在的无症状强化和非强化病灶；②随访时出现新的 T2 和（或）强化病灶；③出现新的临床发作。

（3）1 次发作伴有客观临床证据记录 1 个病灶，需要满足如下条件：

1）需要在中枢神经系统多发性硬化典型的 4 区域内的 2 个区域（脑室旁、皮质旁、幕下或脊髓）存在≥1 处 T2 病灶。

2）等待提示不同中枢神经系统病灶的临床发作的出现：①同时存在的无症状强化和非强化病灶；②随访时出现新的 T2 和（或）强化病灶；③出现新的临床发作。

（4）隐袭起病的进展性神经病变提示多发性硬化，需要满足如下条件：病程 1 年以上伴以下 3 项中的 2 项：①空间特点：在中枢神经系统多发性硬化典型的 4 区域内的 2 个区域（脑室旁、皮质旁、幕下或脊髓）存在≥1 处 T2 病灶；②空间特点：脊髓内≥2 处 T2 病灶；③脑脊液阳性（寡蛋白条带和（或）IgG 指数升高）。

多发性硬化的眼部表现常见的包括视神经炎、中间葡萄膜炎、前葡萄膜炎、静脉周围炎、巩膜炎、眼外肌麻痹、核上性眼肌麻痹、眼球震颤等。

NHS 的多发性硬化治疗指南（2008）提出早期免疫资料的目的在于终止炎症和减少神经轴的损伤。应在初次发作 2～3 个月内进行头颅核磁检查以明确是否存在亚临床炎症活性。治疗开始时干扰素 β 或醋酸格拉替雷作为一线治疗，如果每年有 2 次以上严重复发可首选那他珠单抗治疗。在治疗过程中应每 3 个月随访疾病活动程度，病情活动性增加则加用那他珠单抗、米托蒽醌、环磷酰胺等药物。对于反复发作患者可考虑糖皮质激素冲击治疗或血浆置换。应注意监控干扰素 β、那他珠单抗的中和抗体的滴度。

### （二）重症肌无力

重症肌无力（myasthenia gravis，MG）是指存在抗乙酰胆碱受体的自身抗体引起的神经肌肉连接终板损伤，引起冲动传导异常所致的神经、骨骼肌的慢性病变。

1．免疫病理　本病 70%～80% 患者伴有胸腺异常，如胸腺滤泡增生、胸腺炎及胸腺瘤等（30% 的 MG 患者合并胸腺瘤。MG 病情通常较重，且药物治疗反应欠佳）。胸腺在产生抗乙酰胆碱抗体和 MG 发病中发挥重要作用。胸腺内产生乙酰胆碱特异性 CD4$^+$ T 细胞和产生抗乙酰胆碱 IgG 抗体的 B 细胞。80% 以上患者在突触后运动终板存在抗乙酰胆碱 IgG 抗体，引起乙酰胆碱降解、针对肌膜的补体反应。对于抗乙酰胆碱抗体阴性的患者，其神经肌肉接头处可能存在其他抗体，如抗肌肉特异性酪氨酸激酶抗体。

2．临床表现　可发生在任何年龄组，女性较多。主要为肌肉无力，常累及运动活跃的横纹肌如动眼肌、面肌、喉肌、咽肌及呼吸肌等，经休息或用抗胆碱酯酶类药物后症状迅速减轻或消失。本病常有明显的自发性缓解期。

3．眼部表现　眼外肌受累的发病率较高，占 50%～90%。上睑下垂、复视为常见的初发症状。晨起较好，下午渐加重。眼球运动障碍及复视以上转障碍为多，次为内直肌，也可全眼肌麻痹。可单侧或双侧发生。也可出现集合不足及调节减弱以及瞳孔运动障碍等。

4. 诊断　根据病史及临床出现的肌肉疲劳和麻痹症状。肌注新斯的明 0.5～1.0mg 15 分钟后肌肉运动可明显好转，主要观察上睑运动。肌电图检查也有助于诊断。

5. 治疗　包括利用皮质类固醇联合硫唑嘌呤抑制自身免疫反应，抗胆碱酯酶药物抑制胆碱酯酶活性，使终板处有足够的乙酰胆碱，有利于神经冲动的传递。新斯的明口服后 1～2 小时起作用，可维持 3～6 小时。成人 10～20mg/ 次，一日 3 次。注射剂量成人每次 1.0mg。溴吡斯的明（pyridostigmine bromide）口服，成人 60mg/ 次，一日 3 次。对眼型重症肌无力效果较好。0.1%～1% 溴化双斯的明眼液点眼，为眼型首选药。利妥昔单抗 B 细胞去除治疗近期证明在控制不佳的 MG 患者和 Lambert-Eaton 肌无力综合征有效。对于重症患者还可以酌情进行血浆置换以清除自身抗体。对于存在神经肌肉终板抗乙酰胆碱抗体或肌肉特异性酪氨酸激酶抗体的患者可进行胸腺切除手术，患者胸腺内淋巴滤泡增殖情况和淋巴细胞浸润程度与胸腺切除术后症状缓解程度有关。多数患者在胸腺切除术后病情得到完全稳定缓解。对于血清不存在神经肌肉接头抗体的患者不推荐进行胸腺切除术。

### （三）Vogt- 小柳原田病

本病的详细论述请参考葡萄膜炎相关章节。

### （四）抗 N- 甲基 -D- 天冬氨酸受体脑炎

抗 N- 甲基 -D- 天冬氨酸受体脑炎（anti-N-methyl-D-aspartate receptor encephalitis，NMDAR）是一种与 NMDA 受体相关且对治疗有良好反应的脑炎，属于副肿瘤性边缘叶脑炎中的一种，常常发生在伴有卵巢畸胎瘤的年轻女性患者，也可见于无肿瘤的儿童。

临床特点为显著的精神症状、抽搐发作、此后 10～20 天出现记忆受损、意识水平降低、自律神经障碍、运动障碍并且常出现低通气，需气管插管呼吸机辅助呼吸。血及脑脊液中可以检测到抗 NMDA 受体的抗体。NMDA 抗体的水平与临床疾病的严重程度相关。疾病早期脑脊液淋巴细胞聚集伴寡克隆条带形成。70% 以上患者 MRI 无异常信号。

迄今为止，国外报道抗 NMDA 受体脑炎六百余例。眼部的主要表现为眼球震颤、向下凝视麻痹等。

对于存在副癌的患者，治疗主要包括糖皮质激素联合血浆置换、静脉输注免疫球蛋白、环磷酰胺、利妥昔单抗等免疫抑制治疗和肿瘤化疗及切除治疗。经肿瘤去除和免疫抑制治疗后 NMDA 抗体可以明显减少，早期去除肿瘤预后较好。

对于不存在副癌的患者，主要依靠免疫抑制治疗。

### （五）Stiff-Person 综合征

Stiff-Person 综合征（SPS）是一种中枢神经系统少见疾病，特征表现为躯干中轴部位肌肉和下肢近中轴部肌肉进行性、波动性僵硬伴阵发性痉挛。

本病的特征是慢性波动性进展，前驱病状常表现为躯干肌阵阵酸痛和紧束感，症状进展后表现为以躯干、肢体为主的持续性肌僵硬。突然的刺激可引起痛性痉挛发作，睡眠时消失。神经系统检查除肌僵硬及由此产生的运动障碍外余无异常。智能正常，肌电图表现为静息时持续出现正常运动单位电位，在痉挛发作时肌电发放明显增强，静注地西泮或神经阻滞药物后运动单位明显减弱直至停止。

60%～80% 的 SPS 患者脑内和脊髓内存在抗谷氨酸脱羧酶抗体（合成抑制性神经介质 γ- 氨基丁酸的胞质限速酶）。35% 的 SPS 患者同时患有 1 型糖尿病，5%～10% 患者同时患有自身免疫性甲状腺疾病、Graves 病等。

Dalakas 诊断标准为：①中轴部肌肉僵硬，特别是腹部、胸部脊柱旁肌肉，此处肌肉可以引起固定急性；②意外的噪音、感情压力、触觉刺激激发的过度收缩的痛性痉挛；③肌电图表现为拮抗肌和主动肌持续出现正常运动单位电位；④除外神经源性或先天性引起僵直的损害；⑤血浆抗谷氨酸脱羧酶 65（或 amphiphysin）抗体阳性；⑥地西泮治疗有效。

眼部异常表现为脑神经受累引起的眼肌麻痹、核上性凝视麻痹、眼球震颤、扫视运动减慢而受到惊吓后出现重复扫视和眼睑痉挛异常等。

治疗包括拮抗 γ- 氨基丁酸 A 的地西泮 5～100mg 口服治疗，拮抗 γ- 氨基丁酸 B 的巴氯芬 5～60mg 口服治疗，免疫球蛋白输注、血浆置换、利妥昔单抗等免疫调节治疗。尚有应用糖皮质激素联合吗替麦考酚酯、环磷酰胺、环孢素等免疫抑制剂治疗控制自身抗体滴度的报道。

典型的 SPS 患者对治疗反应良好。10% 患者出现自律神经障碍或猝死。但本病与 1 型糖尿病和肿瘤的相关性较高，故应引起重视。

### （六）巨细胞动脉炎

巨细胞动脉炎是主要累及主动脉弓起始部分的动脉分支或主动脉远端动脉及中小动脉（颞动脉、眼动脉等）的特发性炎症。炎症特征性表现为血管中膜弹力层与内膜连接处大量单核细胞浸润伴多核巨细胞和肉芽肿性成。血管损伤多呈节段性、多灶性、广泛性特点。

多见于50岁以上老年人，女性较男性高发。在乏力、食欲下降、体重减轻、低热等前驱期症状后出现因受累血管不同而表现复杂的临床症状。

颞动脉和面动脉受累可以出现头痛症状。面动脉受累可引起间歇性咀嚼障碍。颈动脉或椎动脉病变可引起脑缺血、脑卒中，是巨细胞动脉炎的主要致死原因之一。眼动脉或后睫状动脉受累引起缺血性视神经病变是最常见的眼部表现。此外尚可出现中央视网膜动脉阻塞，脑神经麻痹所致眼肌麻痹、上睑下垂，交感神经受累可以表现为Horner征。心血管系统受累可表现为心肌梗死、心肌炎、心包炎等。

美国诊断标准（1990）：①发病时年龄在50岁以上；②颞动脉病变，颞动脉压痛或触痛、搏动减弱除外颈动脉硬化所致；③新近出现或出现新类型的局限性头痛；④红细胞沉降率增快；⑤动脉活检异常：标本为血管炎，以单核细胞炎症浸润或肉芽肿炎症为主，伴多核巨细胞。符合以上3项或3项以上可诊断巨细胞动脉炎。

起始治疗为泼尼松1mg/（kg•d）口服，如必要时给予甲强龙冲击治疗。免疫抑制剂一般首选环磷酰胺800～1000mg静脉滴注，3～4周一次。经上述治疗4～6周，病情逐渐控制，红细胞沉降率恢复正常可酌情减少激素用量。一般免疫抑制治疗需要维持1～2年。

## 三、自身免疫性淋巴增殖性疾病

请参考眼眶肿瘤淋巴增殖性疾病章节。

## 四、其他自身免疫性疾病

### （一）甲状腺相关性疾病

1．毒性弥漫性甲状腺肿（toxic diffuse goiter）　又称突眼性甲状腺肿（exophthalmic goiter）、Basedow病或Graves病。甲状腺肿大，功能亢进，是受体病。

（1）免疫病理：正常甲状腺细胞膜上有促甲状腺素受体（TSH受体）。患者血清中存在抗TSH受体的自身抗体IgG，称为甲状腺刺激性抗体（TSI）。当它与TSH受体结合后不但不破坏细胞，反而刺激细胞膜上的腺苷酸环化酶活化，促使细胞内腺苷三磷酸（ATP）合成环腺苷酸（cAMP）从而刺激分泌过多的甲状腺素（$T_4$）和三碘甲状腺原氨酸（$T_3$），引起甲状腺功能亢进。

（2）临床表现：多见于女性，以20～40岁多发生。代谢过高及交感神经高度兴奋的表现是多食、消瘦无力、怕热，多汗也可伴有低热。心率快，重者有心房纤颤、心脏扩大及心力衰竭。收缩压升高。易激动失眠，舌及手微颤，多数患者基础代谢高。甲状腺弥漫性肿大，可闻及杂音，扪及震颤。

（3）眼部表现

1）眼球突出是常见的典型症状，多为双侧，可不对称，与病情轻重程度无明显关系。

2）上睑回缩，睑裂增大又称Dalrymple征，为早期最常见体征。

3）Von Graefe征，即眼睑迟落，约半数患者有此体征。

4）Stellwag征，凝视，瞬目减少。

5）Möebius征，辐辏减弱，眼球集合力差。

6）Joffroy征，向上看时前额皮肤无额纹。

7）眼外肌麻痹，10%患者有此体征。因肌肉水肿，细胞浸润变性纤维化挛缩所致。首先下直肌挛缩使眼球不能上转。其次为内直肌及上直肌受累。患者有复视。

8）结膜充血，血管扩张及水肿，严重者有暴露性角膜炎及角膜溃疡。由于眼眶浸润，眶压高可引起视网膜及视盘水肿及继发视神经萎缩。

（4）诊断：典型病例根据临床症状和体征及基础代谢率增高，碘-131（$^{131}$I）吸收率和血浆蛋白结合碘高于正常即可诊断。CT检查可发现眼外肌粗大。

（5）治疗：服用放射性碘及抗甲状腺药物，选药顺序为丙硫氧嘧啶（PTU）、甲巯咪唑（他巴唑）、卡比马唑、甲硫氧嘧啶（MTU）等。普萘洛尔可作为辅助治疗。在药物治疗后，施行甲状腺次全切除术，90%患者可以治愈。虽然甲亢控制但Graves眼病也有可能继续进展，尚需认真治疗以保护眼球和视力。

1）保护外眼：睡眠时垫高头部及服用利尿剂可使眼睑及结膜水肿减轻。5%～10%胍乙啶眼液点眼减轻眼睑退缩及眶周水肿。0.5%～1%甲基纤维素或抗生素眼液点眼，夜间涂大量眼膏保护角膜。

2）免疫抑制剂：首选大剂量糖皮质激素，也可加用硫唑嘌呤、环磷酰胺等，近来应用环孢素效果较好。也可试用免疫调节剂如左旋咪唑。

3）眼眶放射治疗：对药物治疗无效者，采用放射治疗可以减少淋巴细胞浸润，减轻充血缓解视神经受累。

4）手术疗法：眼球突出重者可采用睑缘缝合术，眼眶减压术，病情稳定半年后可做眼睑退缩矫正术及眼肌手术矫正复视。

2．桥本甲状腺炎（Hashimoto thyroiditis）　又称慢性淋巴细胞性甲状腺炎（chronic lymphocytic thyroiditis），是一种自身免疫性疾病。

（1）免疫病理：病因不明。体内抗原特异性T抑制细胞缺少，以致细胞毒性T细胞无控制地对滤泡细胞进行攻击，同时失去控制的T辅助细胞（Th细胞）参与B细胞形成自身抗体，使患者血内经常有促甲状腺素（TSH）受体抗体，微粒体抗体，甲状腺球蛋白抗体及滤泡细胞膜抗体等。在抗体依赖性细胞毒（ADCC）、补体激活等作用下也导致甲状腺损害。甲状腺有炎细胞浸润，滤泡萎缩，结缔组织增生。甲状腺功能低下。

（2）临床表现：发病多在30～50岁，女性多见。常有颈部发紧感，吞咽困难，疲倦，怕冷，便秘，甲状腺弥漫增大，毛发干涩，黏液性水肿，心动过缓，血压低。

（3）眼部表现：视力因近视或复视而减低。眼睑肿胀，苍白或有色素沉着。睫毛和眉毛稀少。泪液减少，可有眼干燥症。结膜干燥起褶，色灰白可有结膜炎及浅层角膜炎。晶状体混浊，视网膜及视盘水肿，眼肌运动受限。

（4）诊断：基础代谢率降低，$T_3$、$T_4$和T3摄入率均低，TSH水平升高。血中检测出抗甲状腺球蛋白抗体，60%～75%患者被动血凝试验阳性。

（5）治疗：糖皮质激素可在初起病时短期使用。长期永久性治疗药物为甲状腺片剂。

### （二）系统性红斑狼疮

系统性红斑狼疮（systemic lupus erythematosus，SLE）是一种多系统损害的自身免疫病，具有以抗核抗体为主的多种自身抗体的特点。

1. 免疫病理　病因不十分清楚，可能与遗传及免疫调节功能紊乱有关。在物理刺激如日晒，化学刺激如药物以及病毒感染等作用下，机体的某些组织细胞抗原性改变并刺激产生多种自身抗体，主要是抗核抗体与核抗原相结合的免疫复合物可沉积于全身多处组织器官，通过Ⅱ型或Ⅲ型超敏反应过程造成的组织损害以急性坏死性小动脉炎为主要病变。

2. 临床表现　缓慢发病，发热、乏力、消瘦。有时只有一个器官损害，也可能多个器官同时发病。

（1）皮肤：面部蝶形红斑、水疱、溃疡、萎缩及瘢痕形成。常易对日光过敏。并有脱发及黏膜溃疡。

（2）关节：90%患者有关节疼痛或关节炎。

（3）肌肉：30%患者有肌痛，严重者有肌肉萎缩影响运动功能。

（4）心脏：50%患者可出现心肌炎。

（5）肾：50%～80%患者出现狼疮性肾炎，表现为血尿、蛋白尿可发展为高血压及肾衰竭。

（6）浆膜：50%患者有心包炎，30%患者有胸膜炎，50%患者有腹膜炎。

（7）神经系统：20%患者有神经系统损害，如精神障碍，癫痫发作，偏瘫，截瘫以及肢体感觉或运动障碍。

（8）肝脾大：20%～30%患者出现。

（9）血液：50%患者淋巴细胞或粒细胞减少。20%患者血小板轻度下降，多数为正常色素及细胞性贫血。

（10）淋巴结：50%患者有不同程度淋巴结肿大，随病情好转可消失。

3. 眼部表现　眼睑皮肤可出现微隆起的或萎缩性红斑，色素沉着及色素脱失都可存在，并有鳞屑样损害。睑缘干燥，有鳞屑及睫毛秃。可有结膜炎、角膜炎及巩膜炎。约20%～25%的患者有眼底改变，可由于免疫复合物沉积管壁造成小血管炎及阻塞，也可并发于肾炎的高血压及尿毒症。视盘可充血、轻度水肿。由于动脉栓塞继发视神经萎缩。视网膜因缺血性改变呈现棉絮状斑、也可有出血及水肿。视网膜动脉变细，动静脉有交叉压迫征，视网膜中央动脉可出现栓塞，中央静脉可出现血栓形成。

4. 诊断　90%以上患者间接免疫荧光测定抗核抗体（ANA）阳性。活动期多出现抗双链DNA（ds-DNA）抗体阳性。外周血中白细胞中的狼疮小体。红细胞沉降率快，丙种球蛋白增高，免疫复合物增加，补体C3下降。皮肤狼疮带试验有一定价值。

5. 治疗

（1）无重要器官损害的系统性红斑狼疮：可选用偏小剂量激素如泼尼松20～30mg/d，清晨顿服，每周服5天停2天。同时可用羟氯喹0.1～0.2g/次，一日2次。6～8周无效应停此药。此药可储积于视网膜色素上皮层，引起视力减退或失明，应警惕。

（2）伴有重要器官损害的系统性红斑狼疮：采用较大剂量的泼尼松40～60mg/d。环磷酰胺400～600mg/周，分2～3次静注，或100～200mg/d口服，或两者合用。对视网膜病变可球后注射地塞米松溶液一次2mg，每周2～3次，效果较好。

（3）如去除循环中免疫复合物可考虑采用血液透析法（plasmapheresis），但必须同时使用类固醇和免疫抑制剂进行免疫调节。

### （三）1型糖尿病

1型糖尿病：在遗传因素作用下，可能因病毒感染引起胰岛β细胞的损害，诱发自身免疫反应，产生抗胰岛细胞的自身抗体，它参与了胰岛细胞损害的免疫病理过程，胰岛内淋巴细胞浸润，组织细胞变性、萎缩导致胰岛素分泌减少，血糖升高。请参考眼底相关章节。

### （四）类天疱疮（pemphigoid）

1. 免疫病理　抗基膜及抗结膜上皮抗体IgG和IgA与组织抗原相结合，激活补体，导致皮肤、黏膜和结膜的破坏。在表皮、黏膜及结膜下有肉芽组织增生，淋巴细胞、浆细胞弥漫浸润，血管壁增厚，水疱形成，晚期结缔组织增生，瘢痕形成。

2. 临床表现　多发生在老年人，除结膜外有口腔、咽部、鼻腔、食管、龟头及阴道黏膜的炎症、起疱和糜烂，最后瘢痕形成。部分患者皮肤有类似大疱性类天疱疮的紧张大疱。病程持久。

3. 眼部表现　初起为慢性卡他性结膜炎表现，有黏液性分泌物，由于继发感染变成黏液脓性分泌物，结膜出现水疱、溃疡，随后瘢痕形成，由于杯状细胞破坏以及睑球粘连使泪液分泌减少，出现眼干燥症，角膜混浊，视力严重受损害。

4. 诊断　患者血清可测出抗基膜，抗结膜及抗核抗体以及补体 C1q、C3 和 C4。结膜活体组织检查可发现抗原抗体复合物沉积。

5. 治疗　采用大剂量糖皮质激素药物以及合并应用氨苯砜或其他免疫抑制剂可缓解病情，对部分患者明显有效。眼部可用醋酸泼尼松龙眼液，氢化可的松眼液及四环素眼膏，静止期可戴软角膜接触镜。人工泪液应用可减轻干眼症状。

### （五）IgG4 相关疾病

IgG4 相关疾病是一种以血清 IgG4 显著升高，组织 IgG4 阳性浆细胞浸润为特征的疾病。本病多在累及部位形成较大的病灶和纤维化，具有缓解 - 复发特点，对糖皮质激素反应良好，预后较好。

IgG4 相关疾病的靶器官主要包括胰腺、泪腺和涎腺。胰腺受累主要引起自身免疫性胰腺炎，泪腺和涎腺受累引起 Mikulicz 病，可以引起继发性干燥综合征。本病与干燥综合征的区别在于发病无明显性别差异，血浆中无抗 SS-A/SS-B 抗体，对激素反应较好。

此外尚有炎性假瘤样肺病、肠炎、炎性腹主动脉瘤和肝、肾、脑膜、淋巴结受累的报道。

### （六）全身性硬皮病

全身性硬皮病又称进行性系统性硬化病（progressive systemic sclerosis），是全身性结缔组织病，主要表现为皮肤炎症，纤维化并有其他器官损害。

1. 免疫病理　主要病变为皮肤胶原变性及纤维化。血管周围细胞浸润及纤维化。

2. 临床表现　肢端可出现雷诺现象（Raynaud's phenomenon），即开始因小动脉痉挛缺血苍白，随后因缺氧发绀，最后充血而发红，伴有疼痛。四肢及躯干皮肤水肿，硬化，晚期萎缩。食道黏膜发生纤维化及肌肉萎缩，吞咽困难。肺纤维化。肾由于动脉痉挛及小血管壁增厚导致高血压及肾衰竭。心肌纤维化可导致心律失常及心肌缺血。

3. 眼部表现　眼睑皮肤受侵犯、硬化、萎缩可引起眼睑闭合不全。泪液分泌减少出现眼干燥症。动眼神经麻痹使眼球运动受限，结膜受累造成睑球粘连。角膜缘血管痉挛可引起边缘性角膜溃疡，角膜混浊。也可出现虹膜睫状体炎，白内障及视网膜脉络膜炎。

4. 诊断　实验室检查，抗核抗体阳性者占 50%～80%，其滴度显著升高。类风湿因子阳性占 30%，滴度不太高。丙球蛋白增高。尿羟脯氨酸和血浆蛋白结合性羟脯氨酸量增高。约 5% 病例狼疮细胞阳性。

5. 治疗　物理治疗及支持疗法被认为是较好方法。青霉胺可以干扰胶原分子间连锁，使可溶性真皮胶原增加，不溶性胶原减少，可改善微循环及皮肤营养，在病程早期疗效较好。糖皮质激素可使皮肤略软，减轻吞咽及呼吸困难。剂量不必大，一般泼尼松 5～15mg/d 即可。

### （七）皮肌炎

皮肌炎是一种以横纹肌变性和坏死为主要病变的自身免疫病，伴有皮肤损害，又称多发性肌炎。

1. 免疫病理　感染、神经内分泌紊乱、恶性肿瘤等都可能是与本病有关的因素。体内可测出多种抗体。主要损害为表皮萎缩，皮肤有酸性黏多糖沉积，皮下炎细胞浸润，肌纤维折断并有纤维蛋白沉积。小血管内膜增生及血栓形成。

2. 临床表现　儿童多为急性，成年人多为慢性。急性发病可有发热，关节疼痛，面部水肿。皮肤有红斑、水肿及色素沉着。肌肉无力及压痛。可有吞咽困难及呼吸困难。心肌炎，肝、脾及淋巴结肿大。成人中伴有恶性肿瘤者可高达 20%，如果肿瘤切除，本病可缓解。

3. 眼部表现　眼睑皮肤红斑及水肿时轻时重。尤其上睑的水肿、红斑、色素沉着及毛细血管扩张形成本病所特有的眼睑皮损称为血玉样红斑，呈紫红色隆起，有时有水疱。眼肌包括眼轮匝肌可受累，眼睑运动障碍及眼球活动受限，复视。也可出现巩膜炎、虹膜睫状体炎。眼底可见视网膜静脉迂曲扩张，有灰白色絮状渗出斑及黄色斑，深层圆形及浅层火焰状出血斑。

4. 诊断　常用诊断标准为：①对称性四肢近端肌无力；②血清肌酶升高；③肌电图异常；④肌肉活检的病理改变；⑤临床皮肤病损。具备以上 2 项即可诊断。

5. 治疗　几乎所有患者都需用糖皮质激素，也可与免疫抑制剂如甲氨蝶呤和硫唑嘌呤合用。眼部需积极对症治疗。

## 第三节　免疫缺陷病与眼

免疫缺陷病（immunodeficiency disease）是由遗传或其他原因造成的免疫系统发育缺陷或免疫反应障碍引起的免疫功能不全的病症。临床主要特征为抗感染功能低下，易发生反复严重的感染，同时伴有自身稳定和免疫监视功能异常，因而常合并发生自身免疫性疾病，过敏性疾病及恶性肿瘤等。所以免疫缺陷病也可以说是免疫缺陷综合征。有两种类型：①原发性免疫缺陷病，又称先天性免疫缺陷病，与遗传有关，多发生在婴幼儿；②继发性免疫缺陷病又称获得性免疫缺陷病，可发生在任何年龄，与遗传无关，多为感染、恶性肿瘤、免疫抑制、放射损伤和化学疗法等的合并症。近年由于实验室检测方法的发展，免疫缺陷病的诊断率已提高。

## 一、婴幼儿无丙种球蛋白血症

婴幼儿无丙种球蛋白血症婴幼儿无丙种球蛋白血症（Bruton-Janeway 综合征）是典型的“纯”B 细胞缺陷性疾病。

1. 免疫病理　是一种 X 连锁遗传病，可能与编码单种蛋白质合成的单基因缺损有关。由于骨髓前 B 细胞不能成熟为 B 细胞，血中 B 细胞减少甚至缺如，浆细胞缺如，因而血清 IgG、IgM、IgA 都减少或缺乏。

2. 临床表现　出生后 5～6 个月发生反复感染，仅见于男孩。感染可为支气管炎，肺炎，脓疱病，脑膜炎或中耳炎。虽然患儿对病毒易感，但病程与一般患儿相同。血中不出现病毒的中和抗体。

3. 眼部表现　主要为化脓性结膜炎。也可见细菌感染的眼睑化脓性炎症以及角膜溃疡等。

4. 诊断　B 细胞缺乏或严重减少。血清免疫球蛋白总量不超过 250mg/dl，IgG 不超过 200mg/dl。外周淋巴结组织学检查，缺乏生发中心和次级滤泡。骨髓中缺乏浆细胞。

5. 治疗　应用丙种球蛋白替代疗法（获自正常健康志愿者血浆）。合并细菌感染者应加用抗生素。少数患者经积极治疗虽可存活二三十年，但反复感染可引起各种并发症，预后通常不良。

## 二、先天性胸腺发育不良

先天性胸腺发育不良（Digeorge 综合征）是典型的“纯”T 细胞缺陷性疾病。

1. 免疫病理　可能与妊娠初期八周内的宫内感染有关。胚胎 6～8 周时第三和第四对咽囊管发育障碍进而导致胸腺和甲状旁腺的发育缺陷。无细胞介导的免疫反应。

2. 临床表现　患儿出生后即出现典型的低血钙症。先天性心血管异常如主动脉狭窄，主动脉弓右位畸形。智力低下。细胞免疫功能不全表现为易发生病毒感染，也易感染真菌及结核菌。

3. 眼部表现　主要为先天畸形如双侧眼距增宽。

4. 诊断　凡有低血钙，先天性心脏病及特殊面容而细胞免疫功能低下即可诊断此病。迟发型皮肤试验阴性，X 线前纵隔侧位像可见胸腺阴影缺如。外周淋巴细胞低于正常。而且淋巴细胞转化能力降低。

5. 治疗　近年来用胚胎胸腺或胸腺上皮移植治疗以及胸腺肽（thymopeptides）等有一定疗效。口服钙及维生素 D 或甲状旁腺激素。

## 三、毛细血管扩张性共济失调症

毛细血管扩张性共济失调症（ataxia telangiectasia）又称 Louis-Bar 综合征。为常染色体隐性遗传病。为混合型免疫缺陷病。

1. 免疫病理　胸腺发育不良，淋巴结无淋巴滤泡形成，浆细胞也少见，可能有多系统胶原羟脯氨酸缺乏，器官成熟缺陷，DNA 修补缺损等因素，因 T、B 细胞缺少，患者常有反复呼吸道感染，也易发生肿瘤。

2. 临床表现　一般在 2 岁开始起病，为进行性小脑性共济失调。皮肤血管扩张，鼻窦及肺部反复感染。可因脑内毛细血管扩张破裂导致死亡。活到成年可有全身性肌无力症。

3. 眼部表现　向上注视时引起快速眨眼，固视性眼球震颤（Roth-Bielschowsky 现象），向外及向上注视时出现慢而断续的眼球运动。头转动时，眼球转向对侧，然后缓慢回复原位。毛细血管扩张，首先见于球结膜，呈对称性红色纤细的条纹位于水平部位，逐渐发展可累及眼睑并向颅面部蔓延，使皮肤呈红色。

4. 诊断　淋巴细胞数减少，迟发性皮肤试验阴性，40% 患者 IgA 缺损，某些患者 IgE 缺损。

5. 治疗　胸腺移植有一定作用。每月输入冻干血浆可补充抗体来源。采用广谱抗生素治疗感染。

## 四、免疫缺陷伴湿疹 - 血小板减少病

免疫缺陷伴湿疹 - 血小板减少病（Wiskott-Aldrich 综合征）为 X 连锁隐性遗传的疾病。

1. 免疫病理　可能与具有抗原传递功能的单核细胞亚组缺陷有关，使细胞免疫反应和体液免疫反应同时受损。外周血、胸腺和所有其他淋巴组织中淋巴细胞皆减少。

2. 临床表现　通常发生于 6～12 个月的婴幼儿，主要为湿疹，血小板减少和反复感染。感染为最常见的死亡原因。有些儿童也可出现致命性的淋巴网状细胞恶变。

3. 眼部表现　眼眶周围出血，眼睑泡样皮疹，睑缘炎，结膜溃疡、出血及有脓性分泌物。还可有角膜炎、巩膜炎等。检眼镜检查可见玻璃体积血、视网膜出血

及视盘水肿，导致视力下降。

4．诊断 出生时即可发生血小板减少及出血，B细胞数正常，多糖抗原免疫后不能形成抗体。IgM减少。结合临床体征及实验室检查不难诊断。

5．治疗 可进行骨髓移植。每月输入冻干血浆。大量抗生素控制感染。眼部感染可用抗生素眼液点眼及抗生素眼膏等。

## 五、Chediak-Higashi综合征

Chediak-Higashi综合征为常染色体隐性遗传，为吞噬细胞功能缺陷。

1．免疫病理 主要由于中性粒细胞趋化性缺陷及细胞内溶酶体异常，对某些细菌的杀菌作用缺陷，主要表现为反复感染。

2．临床表现 患儿常有白化病、淋巴结腺体组织增生和肝脾大，反复细菌感染，易发生进行性神经障碍及淋巴网状细胞恶性肿瘤，多数死于儿童期。少数可活到20～30岁。智力低下。

3．眼部表现 可有双侧上睑下垂及展神经麻痹。虹膜色素减少可有畏光。角膜上皮水肿，瞳孔不等大，对光反射消失。视网膜血管变细，脉络膜色素减少，视盘水肿等。

4．诊断 对于血液发育异常的白化病患儿应考虑本病。中性粒细胞内出现溶酶体融合所形成的大颗粒为典型的胞质包涵体，以及全血细胞和血小板减少等都可作为诊断依据。

5．治疗 以抗生素控制感染及加强支持疗法为主。

## 六、获得性免疫缺陷综合征

获得性免疫缺陷综合征（acquired immunodeficiency syndrome，AIDS）简称艾滋病，是健康成年人所发生的T细胞免疫缺陷，常伴有条件性感染和Kaposi肉瘤、淋巴结病以及患其他恶性肿瘤的倾向。目前无有效治疗方法，发病一年内病死率50%，5年以上几乎100%死亡。

1．病原学 本病的病原是人类T细胞病毒Ⅲ型（human T lymphotropic virus type Ⅲ）又称人免疫缺陷病毒（human immunodeficiency virus，HIV）。该病毒颗粒为球形，直径100～140nm属于一特殊种属，称为反转录病毒（retrovirus）。最外层病毒包膜由两层脂质和两种糖蛋白构成。其内为核衣壳，最内核心有作为遗传信息的单股RNA及反转录酶。反转录酶使病毒的遗传基因RNA分子复制成DNA并整合于宿主细胞的DNA中，依靠宿主细胞供给的能量及营养进行复制（图12-1）。

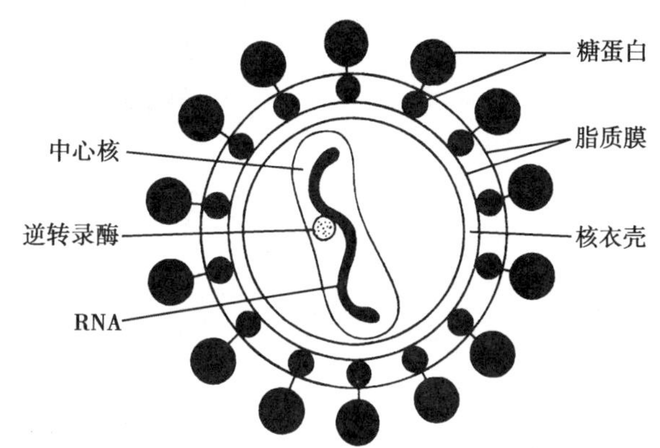

图12-1 艾滋病毒的形态结构图

2．发病机制 如图12-2，CD4细胞表面有HIV受体，病毒吸附于CD4细胞膜表面的受体上，病毒胞膜与细胞外膜融合，病毒脱去包膜穿入细胞内，病毒衣壳溶解释放出病毒RNA。通过反转录酶由RNA产生DNA，整合到宿主CD4细胞的DNA中，使该细胞成为携带艾滋病毒遗传基因的感染细胞。此后病毒或呈“休眠状态”与靶细胞互不干扰，甚至可持续数年。当病毒呈“活跃状态”，带有病毒DNA的宿主细胞的DNA链被启动，转录出病毒mRNA，最后复制装配成病毒颗粒释放到血液中，宿主细胞被破坏死亡。大量复制的病毒侵入其他CD4细胞中。

3．免疫病理 CD4细胞在免疫应答中处于中心地位，其所分泌的淋巴因子可以促使B细胞成熟分化为浆细胞，后者合成及分泌免疫球蛋白。可诱导CD8细胞成熟（包括Ts和Tc细胞），CD8细胞中的抑制性T细胞（Ts）可以释放抑制因子，CD8细胞中的细胞毒性T细胞（Tc）可以杀伤病毒感染的靶细胞。艾滋病毒主要是破坏CD4细胞，从而导致以上免疫功能降低及缺损。使机体出现免疫缺陷综合征，表现为多种条件性感染和肿瘤发生（见图12-3）。由于单核细胞、巨噬细胞、中枢神经系统小神经胶质细胞和皮肤Langerhans细胞的表面都有艾滋病毒受体，都可与艾滋病毒结合而被破坏从而造成一系列疾病。

4．流行病学

（1）传播途径：HIV可以在患者血液、唾液、泪液、尿、乳汁、脑脊液、羊水、精液中分离出。其传染途径是：①性生活，以同性恋者最多；②输血及血制品尤其是Ⅷ因子；③药瘾者之间由于共用一个注射器；④母婴之间由患艾滋病母亲通过宫内或产后传染给婴儿；⑤密切接触者。

（2）易感人群：年轻人多，90%在20～49岁，男性90%，女性6.5%，其他为药瘾和血友病患者。自1981年发现1例后，至今世界已有1000万感染者。

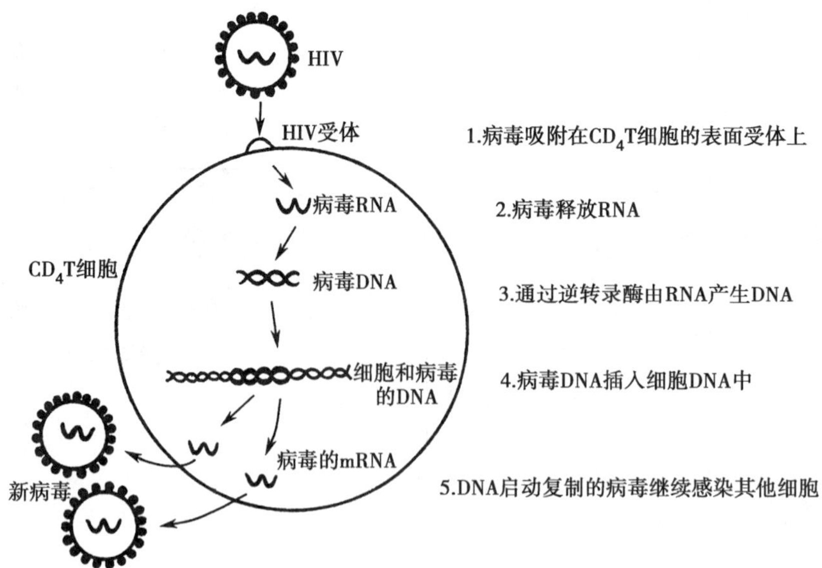


图 12-2　艾滋病毒感染 T 细胞模式图

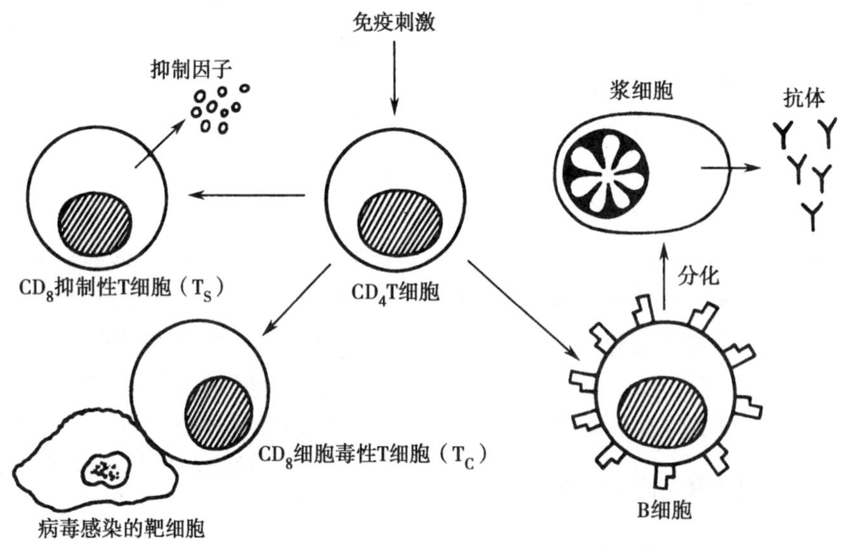


图 12-3　$CD_4$T 细胞的作用

（3）潜伏期：由数月至 2 年，最长可达 5 年以上，潜伏期长短和感染病毒量有关。经输血感染者病毒量大，潜伏期相对较短，经性接触感染者，病毒量少，潜伏期稍长。

5. 临床表现　因病情多变，自 1986 年后多采用以下临床分类。

（1）急性感染：临床表现为一过性传染性单核细胞增多症，血的抗 HIV 抗体阳性。

（2）无症状的 HIV 感染：抗 HIV 抗体阳性，其他检查均属正常范围。

（3）持续性全身淋巴结肿大：在腹股沟以外的其他部位，有 2 个以上直径在 1cm 以上的淋巴结，持续肿大 3 个月而原因不明。

（4）其他临床症状可分 5 型：

A 亚型：有非特异的全身症状，如持续一个月以上的发热、腹泻。体重减轻 10% 以上而找不出其他原因。

B 亚型：表现神经系统症状如痴呆，脊髓病，末梢神经病变的症状而找不出病因。

C 亚型：由于 HIV 感染后引起细胞免疫功能不全导致合并二重感染者，常见感染如卡氏肺囊虫肺炎，慢性隐球孢子病，弓形虫病，间质外粪圆线虫病，念珠菌病，隐球菌病，组织胞浆菌病，鸟结核分枝杆菌病，巨细胞病毒感染，慢性播散性疱疹和进行性多发性白质脑病。其他尚有口腔内毛状白斑症，复发性带状疱疹，复发性沙门菌血症，奴卡菌症，结核和口腔念珠菌病。

D 亚型：继发肿瘤，主要是 Kaposi 肉瘤，非霍奇金淋巴瘤和脑的原发性淋巴瘤。

E 亚型：其他并发症如慢性间质性肺炎。

6. 眼部表现　泪液、结膜、角膜、葡萄膜及视网膜中皆可分离培养出 HIV。根据报道，艾滋病患者 40%～92.3% 可并发眼病。眼的各组织皆可受累。如 Kaposi 肉瘤可侵及眼睑和结膜，呈紫红色丘疹或结节。带状疱疹可累及眼睑、角膜。单纯疱疹引起角膜炎、巩膜炎、葡萄膜炎，可继发脉络膜脱离、白内障、青光眼、玻璃体炎及视网膜炎等。巨细胞病毒性视网膜炎是艾滋患者最常见且严重的眼并发病。眼底表现为视网膜静脉迂曲扩张并可有白鞘伴随，视网膜有淡黄色斑及水肿，视网膜出血，视网膜坏死病灶，后期呈现大片萎缩斑。视盘充血、水肿。荧光血管造影有视网膜微血管瘤的改变。其他条件感染患者检眼镜检查可见视网膜棉絮斑、出血以及玻璃体混浊，导致视力下降。由于神经系统病变，眼部可表现瞳孔活动障碍及眼肌麻痹等。

7. 实验室检查　患者必须进行全面的免疫学检查，包括外周血淋巴细胞计数、T 细胞计数和分类以及 T 细胞功能。E 玫瑰花结形成减少。淋巴细胞转化率明显降低。T 细胞亚群检查 CD4/CD8 比值下降是艾滋病的突出特征。皮肤结核菌素试验常呈阴性。B 淋巴细胞功能也下降，在新抗原刺激下产生新抗体的能力减弱。病原学诊断方面，可以分离 HIV 和检测抗体，约 90% 患者可检得抗 HIV 抗体。但晚期抗体效价不高或阴性。患者血、骨髓、淋巴结、唾液、精液等可分离培养病毒。几乎每个艾滋病患者都会发生条件致病性病原体的感染，如从患者血、脑脊液、痰、咽部分泌物以及肺、淋巴结、肝及皮肤等病理活检可查出寄生虫及各种真菌、细菌等。

8. 诊断　根据病史、体检及实验室检查可确定诊断，标准如下：①找不到其他原因的免疫功能低下；②患有卡氏肺囊虫肺炎或 Kaposi 肉瘤等条件致病性病原体感染和恶性肿瘤；③ CD4 细胞总数下降，CD4/CD8 < 1；④抗 HIV 抗体阳性，经用蛋白印迹法作确诊试验也为阳性。

9. 治疗　至今尚无特效药。齐多夫定（zidovudine）是抑制反转录酶，阻断 HIV 复制，在短期内有一定疗效。因为病毒的 DNA 已和人细胞 DNA 整合无法除去，一旦感染 HIV 将为终身的，用药仅能控制 HIV 复制，停药又复发，因此要长期用该药的维持量。重组人 γ-A 干扰素（recombinant human interferon，γ-A）能抑制 HIV 在外周血单核细胞内复制，可早期应用，但仍在试用观察阶段。此外，针对条件性感染疾病如卡氏肺囊虫肺炎用大剂量复方磺胺甲噁唑或喷他脒，弓形虫病用乙胺嘧啶与碘胺嘧啶合用，真菌感染用制霉菌素、两性霉素 B 及酮康唑，病毒感染用阿昔洛韦、氧甲基鸟嘌呤等以及其他抗生素的选择应用。对巨细胞病毒性视网膜炎，有报道采用二羟丙氧甲基鸟嘌呤（dihydroxy propoxymethyl guanine，DPMG）治疗，效果较好。

10. 预防　疫苗正在研制中，目前主要预防措施是开展社会宣传教育，控制性传播疾病，加强输血和血制品管理。尤其禁止国外血制品进口。医务人员要及早发现可疑病例。对入眼库的眼球及角膜移植的供者要除外艾滋病患者。对测眼压及配戴角膜接触镜等都应严格消毒，尽量用手套操作。

## 第四节　免疫增生病与眼

淋巴细胞分化、发育失控所出现的增生和恶性变称为免疫增生（immunoproliferation）。淋巴细胞的恶性增生既可影响免疫功能，又能在局部造成侵袭性损伤和引起全身性疾病。免疫增生时淋巴细胞虽然在数量上有极大增加，但是这些异常细胞不能发挥正常的免疫功能，所以患者表现为继发性免疫缺陷。

淋巴细胞系增生及恶变的原因不明，可能与病毒感染、物理化学因子刺激有关。随着病例免疫组织化学和分子技术的进步，疾病可分为克隆性和非克隆性病变。淋巴增殖性病变主要累及眼眶，按照其临床特点可以分为 4 型。在全身受累出现贫血时眼底可出现贫血的慢性缺血改变，如出血、软性渗出、新生血管形成等。按照组织细胞特点，可以分为淋巴细胞性、浆细胞性、其他以及组织细胞病。

1 型病变主要表现为眼眶肿物，最常见的表现为无痛性、隐匿进展的眶前部肿物，影像学表现为眶周病变同周围组织粘连并与邻近组织成铸型。常见的疾病包括：B 细胞淋巴瘤、小细胞不典型淋巴增殖、反应性淋巴增殖、软组织浆细胞瘤。

2 型病变主要表现为暴发性眼眶浸润，最常见的表现为眼眶快速生长和浸润的肿物，此类患者因继发免疫低下有继发眶内细菌、真菌感染的可能。常见的疾病包括：白血病（特别是急性淋巴母细胞或恶性造血的加速阶段）、霍奇金病、恶性组织细胞病、偶发的骨髓瘤。

3 型病变主要表现为继发性眼眶浸润。临床表现常见的是突然发病和进展，大多数此类疾病侵犯骨骼，影像学表现为眶骨膜及眼眶肿块伴骨质破坏。常见的疾病包括：继发于骨骼的相关疾病如 B 细胞淋巴瘤、大细胞浆细胞肿瘤、朗格汉斯组织细胞病、Burkitt 淋巴瘤、骨髓白血病和继发于皮肤的 T 细胞淋巴瘤。

4 型病变主要表现为神经 - 眼病。常见疾病为晚期播散型白血病、晚期播散型淋巴瘤、恶性组织细胞病、晚期骨髓瘤、晚期 Burkitt 淋巴瘤。

## 一、淋巴细胞性肿瘤

### (一) 反应性淋巴细胞增生

反应性淋巴细胞增生是指由组织学明确的淋巴细胞的灶性聚集。其增生具有非克隆浸润的特征，具有淋巴滤泡、多克隆抗体、多形性浸润、血管玻璃样变等特点。临床上通常起病隐匿，呈眶前部及全身其他部位结节状坚实浸润灶。对中等剂量激素反应较好，必要时需联合细胞毒性药物或低剂量局部放射性治疗。

### (二) 淋巴瘤

淋巴瘤(lymphoma)是原发于淋巴结和淋巴结外淋巴组织的恶性肿瘤。按照 Real 周边性非霍奇金淋巴瘤分类原则和命名法，分为结外边缘区 B 细胞淋巴瘤、弥漫型大 B 细胞淋巴瘤、周边性 T 细胞淋巴瘤和血管中心性淋巴瘤。

1. 淋巴瘤的眼眶表现

(1) 小 B 细胞淋巴瘤：眼眶淋巴增生性疾病大多起源于 B 细胞。大部分由近似正常淋巴细胞的小 B 淋巴细胞组成。组织学特征为可见到生长中心。其中黏膜相关性淋巴组织淋巴瘤是眼眶及其附属器官最常见的淋巴瘤。组织学具有特征性三联征，即小的非典型淋巴细胞、反应性淋巴滤泡和淋巴上皮病变。此类病变注药累及眼眶和结膜，全身累及倾向较小。皮质细胞淋巴瘤具有较高的侵袭力，表现为边界不清或弥漫增殖，由轻度增大的核形不规则的小淋巴细胞构成。浆细胞淋巴瘤是少见的眶内肿瘤，表现为以浆细胞成分为主，出现 Dutcher 小体和 Russel 小体，常伴有单克隆血清蛋白。

通常 60～70 岁发病，表现为 1 型肿物，大部分始发于眶前部，呈粉红色结膜下肿胀和眼球铸形改变。CT 显示病灶多边界清楚、易压迫，通常位于肌锥外，泪腺受累常见。此外也可表现为孤立的泪腺肿块、后部肌锥内病变、神经周受累及翼腭窝受累。除皮质细胞淋巴瘤外，此类单克隆 B 细胞节外淋巴细胞性淋巴瘤临床进展较慢，生存期长。局部放疗和(或)全身化疗治疗有效。

(2) 弥漫性大 B 细胞淋巴瘤：是一种进展快速的中高度恶性的眼眶淋巴瘤可全身扩展。多为始于鼻窦的淋巴瘤的眼眶受累。此种类型淋巴瘤由弥漫的大淋巴细胞组成。

(3) Brukitt 淋巴瘤：是一种高度恶性的未分化淋巴细胞性肿物，中非地区多见，与 c-myc 基因染色体异位、EB 病毒感染、疟疾或 HIV 感染有关。临床上平均发病年龄为 7 岁，通常表现为单个肿物的暴发性生长。60% 为面部肿瘤，25% 为腹部肿块，15% 病例伴截瘫。病变播散可累及眼眶和中枢神经系统。组织学表现为中等大小淋巴细胞，其核圆形，多倍体小核，有丝分裂率高。预后较差，需要全身化疗。

(4) 皮肤 T 细胞淋巴瘤：临床特征为皮肤弥漫红斑样病变、淋巴结病、外周血有典型细胞、器官异常增大。病变分为红斑样病变、浸润样斑和肿瘤三个阶段。大部分眼眶和眼球病变是全身疾病的反应或局部皮肤病变扩展的结果，少数病例开始就累及眼睑侵犯眼眶。组织学特征为累及真皮层和表皮层的高度卷曲核的淋巴细胞，可形成特征性小脓肿。本病多见于 40 岁以上男性。多表现为眼睑深部、结膜、泪阜病变，也有角膜炎、视神经病变、葡萄膜炎、脑神经麻痹的报道。对于局部病变多采用放疗治疗，对于全身播散病变给予全身化疗治疗。

(5) 霍奇金病：眼眶表现较罕见。一旦发生多处于疾病晚期，表现为发展相对较快的眼眶肿物。需要进行全身病变排查，及时给予放疗和化疗。

2. 淋巴瘤的眼内表现　眼内淋巴瘤有两种特殊类型，一种是中枢非霍奇金淋巴瘤的特殊类型，此类淋巴瘤多为大 B 细胞中高恶性淋巴瘤，3 年生存率低；一种是系统性非霍奇金淋巴瘤，此类淋巴瘤多为小 B 细胞增殖或低恶度淋巴瘤。

多数眼内淋巴瘤的患者为中年或老年患者，女性较男性多见。约 30% 患者发病时仅为单眼受累，但 80%～90% 患者最终发展为双眼受累。眼内淋巴瘤患者有 56%～85% 合并中枢神经系统受累，其中 1/3 患者中枢神经系统表现出现在眼部病变前，50%～65% 患者在眼部出现症状后 1 个月到 10 年内出现中枢神经系统症状(平均为 24 个月)。

眼内淋巴瘤多隐匿发病。眼内淋巴瘤表现多种多样，临床上可以表现为类似葡萄膜炎，且激素治疗效果欠佳。75% 患者可以出现前节炎症细胞，玻璃体腔根据淋巴瘤浸润情况可表现为轻重不等的玻璃体炎症。眼内淋巴瘤的典型表现为视网膜色素上皮下肿物浸润，病变可以自行消退，残留脉络膜萎缩和视网膜下纤维化。此外眼内淋巴瘤还可以表现为视网膜深层点状浸润、视网膜浸润及视网膜坏死、视网膜血管浸润及视网膜静脉阻塞或视网膜动脉阻塞、视神经浸润。中枢神经系统淋巴瘤多数发生于眼部疾病出现之前，也可以与眼部病情同时或在眼部发病之后发生。

对于老年患者，出现激素治疗不敏感的双眼或单眼的慢性葡萄膜炎，应注意除外淋巴瘤。对于拟除外眼内淋巴瘤的患者应进行全面的神经科检查、头颅磁共振成像检查以及脑脊液检测除外中枢神经系统淋巴瘤。眼内淋巴瘤的诊断主要依赖于玻璃体活检和细胞学检测，必要时进行脉络膜活检。玻璃体活检样本液基薄层图片寻找异型淋巴细胞是诊断眼内淋巴瘤的基础，对淋巴细胞进行PCR检测B细胞淋巴瘤IGH基因重排或T细胞TCR基因重排是目前诊断眼内淋巴瘤的敏感检测方法。但即使采取上述诊断方法，眼内淋巴瘤发病到确诊的平均时间仍为21个月。

## 二、白　血　病

### （一）粒细胞肉瘤

粒细胞肉瘤通常为急性原粒细胞白血病或慢性粒细胞白血病的原始细胞危象。儿童多见，平均年龄7岁，眼眶病变的位置可以为软组织、泪腺、或骨，多在2个月～3年进展为急性原始粒细胞白血病。石蜡切片免疫组化染色检测髓过氧化物酶、神经氨酸酶、CD43对诊断有所帮助。需要强化化疗。

### （二）白血病

白血病是造血干细胞的恶性肿瘤。随着化疗方案的进展，白血病患者的生存时间得以延长，白血病细胞浸润的骨髓外表现也越来越多。中枢神经系统是最常见的诱导缓解后复发的部位之一。目前认为眼部白血病细胞浸润和中枢神经系统浸润一样，是化疗不易治疗的部位，需要放疗消除肿瘤细胞。眼底的典型表现是视网膜病变和眶内浸润。

白血病视网膜浸润可以发生在急性白血病和慢性白血病，其中急性白血病患者更为常见。表现为视网膜静脉迂曲、血管白鞘；视网膜硬性渗出和棉绒斑，视网膜出血多位于后极，以视网膜内火焰状出血和圆形出血多见。其中Roth斑表现为中央白色细胞碎屑及毛细血管内栓子，其周为视网膜内层出血。此外在慢性白血病患者可以表现为周边结节状视网膜浸润、周边视网膜微血管瘤、玻璃体白血病细胞浸润。

葡萄膜白血病细胞浸润以脉络膜很多情况下无明显临床表现，在急性白血病患者可表现为视网膜下浸润，渗出性视网膜脱离。在少数情况下淋巴系白血病患者发生白血病细胞虹膜睫状体浸润，可以表现为急性前葡萄膜炎伴前房假性积脓，此类前房炎症可最初表现为激素治疗缓解但随后加重。此外还可以表现为虹膜结节。前节白血病细胞浸润可以通过前房穿刺细胞学检测白血病细胞确诊。

急性和慢性白血病的眼及眼附属器累及少见。眼眶软组织受累在急性白血病（淋巴母细胞白血病常见）较慢性白血病常见。

1．急性淋巴细胞白血病（acute lymphocytic leukemia）　为急性发作，是淋巴母细胞恶性增生。

（1）免疫病理：病因不明。与电离辐射、化学中毒、感染及遗传都可能有关。由于造血干细胞或原始幼稚白细胞恶变使正常淋巴细胞不能分化成熟而转化为白血病细胞。这些细胞大量增生进入血循环并浸润全身各组织器官，引起直接的和继发的病变。

（2）临床表现：主要为小儿及青少年。发病急剧，进展迅速。

1）由于白血病细胞增殖引起出血及贫血。如皮下、口腔黏膜、鼻腔出血还可有各器官、颅内出血。以及严重贫血的各种临床症状。

2）由于瘤细胞增殖，代谢亢进及免疫功能低下可有发热及并发的感染。

3）由于白血病细胞浸润各器官引起继发病症：①白血病细胞增生使骨髓腔压力增高，骨质破坏引起骨及关节疼痛；②因白血病细胞浸润引起肝、脾及淋巴结肿大；③神经系统由于细胞浸润及颅内出血可引起神经麻痹、瘫痪及精神症状甚至昏迷死亡；④其他呼吸、胃肠及泌尿生殖器系统都可受累。

（3）眼部表现：常有视力及视野的损害。

1）由于白血病细胞的浸润可出现眼睑皮下结节和肿块。眼眶内包括泪腺肿块，眼球突出，眼位偏斜及眼球运动障碍。球结膜水肿，弥漫浸润或结节状隆起，角膜缘肥厚及血管翳形成，角膜糜烂。前房混浊。巩膜前部多可见白血病细胞浸润。虹膜白血病细胞浸润多表现血管扩张及瞳孔不等大，对光反射迟钝。脉络膜受累在检眼镜下可见灰黄色斑块。玻璃体混浊。视网膜静脉扩张，水肿并有灰白色及灰蓝色斑。视盘充血水肿。

2）由于贫血及出血可出现眼睑皮下出血瘀斑。眼眶出血、眼球突出。结膜颜色淡而球结膜下有出血斑。玻璃体积血。视网膜血管色淡，并散在有白色中心的出血斑以及浅层火焰状和深层圆点状出血斑。视盘可表现为色淡或水肿。

（4）诊断：血中白细胞总数增高，也可正常或减少。白细胞分类计数除见到成熟的分叶核粒细胞外，出现较多数量不一的原始细胞。血小板明显减少，血色素降低。骨髓穿刺发现正常造血组织均匀地为白血病浸润灶所替代而确立诊断。

（5）治疗：近年来急性淋巴细胞白血病的治疗有较大进展，已由单纯延长寿命转为争取长期生存甚至治愈。其治疗目的为尽可能杀灭白血病细胞。通过突击性细胞抑制剂化疗和全身放射治疗后进行骨髓移植。用药方面通过对白血病细胞的严格分型采用相应的有效方案。主要药物为阿糖胞苷，柔红霉素，长春新碱，环磷酰胺，甲氨蝶呤及泼尼松等。采用大剂量短期冲击促使白血病细胞迅速下降达到临床缓解，继续应用原有药物巩固治疗，以后进行小剂量药物维持治疗并准备骨髓移植。眼部可采用对症治疗。

2. 慢性淋巴细胞白血病　为淋巴结和淋巴组织中的淋巴细胞异常弥漫增殖。病程长，发展缓慢。

(1) 免疫病理：主要为成熟的小淋巴细胞大量增生，但免疫功能低下，绝大多数来源于 B 淋巴细胞，但不能分化为浆细胞。由于骨髓抑制造成贫血及出血。瘤细胞对器官的浸润引起继发性疾病以及感染。

(2) 临床表现：多为老年，在 50～70 岁之间，男性较多。早期可无症状，有时由于淋巴结肿大或脾肿大就医。一般为乏力、消瘦、低热或胸痛。皮肤可出现特异性的红皮病，以及丘疹、脓皮病等。急性变时可有高热、脾急剧肿大、骨关节痛、贫血、出血等急性白血病表现。

(3) 眼部表现：患者有视力下降、夜盲等。眼睑水肿、苍白。眼眶可触及肿物，眼球突出以及眼位偏斜和眼球运动受限。结膜呈贫血状态，苍白及表面干燥。白血病性视网膜病变主要表现为视网膜呈贫血状态，静脉扩张血柱变淡，与动脉不易区分。有时静脉扩张充盈。视网膜有浅层火焰状出血及深层圆形出血，出血斑中央有一白心。灰白色絮状渗出斑多在后极部。视盘色淡，边缘模糊，也可见轻度水肿。

(4) 诊断：外周血白细胞计数明显增高是主要特征。一般在（30～100）× $10^9$/L。80%～99% 为小淋巴细胞。血涂片中常常出现破碎细胞即所谓 Gumprecht 核影，此为诊断旁证。骨髓象大量成熟小淋巴细胞约占 50%～98% 可确诊。血清免疫球蛋白减低。

(5) 治疗：早期无症状者特别在老年人无任何体征者，不需治疗。若临床体征较明显或有贫血、血小板减少者均应治疗。烷化剂类如苯丁酸氮芥或环磷酰胺，连续或间断服用持续长期，泼尼松口服。淋巴结肿大引起压迫症状或脾明显肿大可采用放射治疗。此外可采用成分输血。加强抗感染治疗。最近口服胺苯吖啶（Amsacrine）有一定疗效。对突眼要采用药物及眼垫保护角膜。

对于白血病患者，特别是接受化疗的患者，眼部作为化疗药效不易到达的部位应注意有无白血病复发细胞浸润眼部的可能。对于初诊为葡萄膜炎的患者应检查血象，了解有无异常。

## 三、浆细胞肿瘤

浆细胞淋巴瘤伴有巨球蛋白血症又称 Waldenstrom 综合征，具有淋巴细胞及浆细胞特征的细胞恶性增生，并有大量巨球蛋白形成。肿瘤细胞可以分泌大量 IgM 异型蛋白引起血清单克隆峰。

1. 免疫病理　病因不明，可见有家族聚集。骨髓、淋巴结、脾、肝存在灶状或弥漫性淋巴细胞和浆细胞增殖。免疫荧光法证明这些细胞中有 IgM 合成。增多的 IgM 主要为 19S 五聚体，也有从 27S 至 31S 的更大的聚合体称巨球蛋白。可使血黏度增高。

2. 临床表现　多发生在 60～80 岁老年人，除体重减轻、乏力、贫血、出血倾向和肝、脾、淋巴结肿大，反复感染等一般症状外，主要是 IgM 过多引起的血液流变学紊乱所致的高黏滞综合征（hyperviscosity syndrome），如心、脑和肾血管疾病及脂肪痢腹泻。巨球蛋白具有冷球蛋白性质，患者可有雷诺现象，在寒冷时出现末梢动脉淤塞，肢端发绀。患者平均活 3 年。

3. 眼部表现　结膜血管扩张呈节段状粗细不匀，结膜下有片状出血。高血黏度及出血倾向表现在眼底可有视网膜静脉明显迂曲扩张，微血管瘤形成，视网膜出血及渗出，重者出现视盘水肿，也可发生视网膜中央静脉血栓形成、睫状体平坦部肿瘤。眼眶表现为孤立的边界清楚的软组织病变、暴发性眼眶浸润（多见于多发骨髓瘤或免疫抑制宿主并发感染）、邻近骨髓病变浸润及神经 - 眼受累等。

4. 诊断　红细胞沉降率快，一小时可超过 100mm。贫血，骨髓涂片存在淋巴样细胞浸润。外周血涂片红细胞易形成缗钱状。血清免疫电泳证实有单克隆免疫球蛋白 IgM 型存在，具有诊断的决定性意义。这种蛋白占全蛋白质 20%～70%。

5. 治疗　烷化剂治疗，一般采用小剂量。如苯丁酸氮芥（CB1348）、环磷酰胺或美法仑三者中可任选一种。维持治疗过程中发现骨髓有抑制现象及早停药。青霉胺能使免疫球蛋白二硫键解离，破坏 IgM 分子使血黏度降低。巨大淋巴结肿可进行放射治疗。高黏滞综合征可行血浆置换治疗。必要时可输血。加强预防感染。

## 四、组织细胞增多症

组织细胞增多症非常罕见，大部分发生于儿童，男性多见，约有 1/3 患者表现为播散型全身病变（暴发性病变称为莱特勒 - 西韦病），余下 2/3 表现为单灶或多灶骨累及（称为汉德 - 许勒尔 - 克里斯琴病，Hand-Schüller-Christian disease）。播散型、2 岁以下发病患儿、伴血小板减少、黄疸、肝脾大、贫血和呼吸功能不全的患者病死率高，预后差。

骨和周围组织受累的典型三联征为尿崩症、突眼和骨病变。本病通常累及骨及邻近组织，颅骨、蝶骨翼较常受累，表现为局部孔样或虫蚀样骨溶解和软组织膨胀伴中央低密度坏死。病变区骨硬化灶伴发育障碍形成浅眼眶和扁平额畸形。皮肤受累表现为瘙痒性湿疹和红黄色病变，头皮常见。3 岁以下儿童多急性发病，表现为发热、局部感染、皮肤病变、中耳炎、肝脾大、淋巴结病变。骨髓受累者出现贫血、血小板减少和白细胞减少。

本病具有自发消退的过程，局部病变可给予低剂量局部放疗，播散型病变应给予局部激素注射联合细胞毒性药物化疗。局限眶周疾病给予低剂量放疗。

（杨乃华　王　红）

## 主要参考文献


1. 何维. 医学免疫学. 北京：人民卫生出版社，2010，330-462.
2. 王健瑚，黎勉勤，陈卫玲. 191 例系统性红斑狼疮眼部变化分析. 实用眼科杂志：1989，3：15-17.
3. 季强，季华，梁军. 韦格纳肉芽肿眼部病例 2 例. 中华实用眼科杂志：2004，6：87.
4. 赵玉沛. 北京协和医院医疗诊疗常规风湿免疫科诊疗常规. 北京：人民卫生出版社，2012，46-100.
5. 顾瑞金. 变态反应学. 北京：中国协和医科大学出版社，2000，102-600.
6. 王保君，郭晓文，杨华. 巨细胞病毒性视网膜炎与获得性免疫缺陷综合征. 中华眼底病杂志：2002，2：4-6.
7. 杨德旺. 眼科临床免疫学. 北京：人民卫生出版社，1991，307-319.
8. 朱正宏，俞光岩，邹留河. 自体颌下腺移植治疗角结膜干燥症的实验研究. 现代口腔医学杂志：2001，3：23-25.
9. 杜红艳，杜鹏程. 强直性脊柱关节病伴发葡萄膜炎的临床研究. 临床眼科杂志：2008，5：60-62.
10. 张胜正，刘月华，徐景娜. 关节病型银屑病并发葡萄膜炎. 临床皮肤科杂志：2007，1：34-35.
11. 景筠，余华峰，赵毅. 视神经炎与多发性硬化的视神经功能障碍. 中国神经免疫学和神经病学杂志：2001，4：21-24.
12. 景筠，贾建平，卢炜. 重症肌无力患者肌肉 AchR 亚单位基因的表达. 中国免疫学杂志：2007，1：72-74.
13. 杨爱君，崔红，魏田力. 抗 NMDA 受体脑炎. 实用儿科临床杂志：2011，18：71-73.
14. 高静娟，任代玉. 浆细胞性白血病并发眼睑及眼眶将细胞肉瘤 1 例. 中华眼科学杂志：1995，2：101.
15. 朱利民，何彦津，张虹. 以眼眶病首诊的多发性骨髓瘤一例. 中华眼科杂志：2006，5：86-87.
16. 刘绮霞. 原发性巨球蛋白血症视网膜病变一例. 中华眼科杂志：1987，23：248.
17. （加）鲁特曼（Rootman J）编著. 眼眶疾病. 第 2 版. 孙丰源主译. 天津：天津科技翻译出版公司，2006，330-350.
18. 刘兆华，牟忠林，刘友生，等. 头颈部结外非霍奇金淋巴瘤的 REAL 分类和治疗方式选择. 中国眼耳鼻喉科杂志：2002，6：349-351.
19. Masi AT，Hunder GG，Lie JT，et al. The American College of Rheumatology 1990 criteria for the classification of Churg-Strauss syndrome（allergic granulomatosis and angiitis）. Arthritis Rheum：1990，33（8）：1094-1100.
20. Luqmani RA. Suppiah R，Grayson PC，et al. Nomenclature and classification of vasculitis-update on the ACR/EULAR Diagnosis and Classification of Vasculitis Study（DCVAS）. Clin Exp Immunol：2011，164：11-13.
21. Leavitt RY，Fauci AS，Bloch DA，et al. The American College of Rheumatology 1990 criteria for the classification of Wegener's granulomatosis. Arthritis Rheum：33（8）：1101-1107.
22. Aletaha D，Neogi T，Silman AJ，et al.（September 2010）. 2010 rheumatoid arthritis classification criteria：an American College of Rheumatology/European League Against Rheumatism collaborative initiative. Ann. Rheum. Dis：69（9）：1580-1588.
23. Vander Linden S，Valkenburg HA，Cats A. Evaluation of diagnostic criteria for ankylosing spondylitis. A proposal for modification of the New York criteria. Arthritis Rheum：1984，27（4）：361-368.
24. Berntson L，Fasth A，Andersson-Gäre B. Construct validity of ILAR and EULAR criteria in juvenile idiopathic arthritis：a population based incidence study from the Nordic countries. International League of Associations for Rheumatology. European League Against Rheumatism. J Rheumatol：2001，28（12）：2737-2743.
25. Shiboski SC，Shiboski CH，Criswell LA，et al. American College of Rheumatology classification criteria for Sjogren's syndrome：A Data-Driven，Expert Consensus Approach in the Sjogren's International Collaborative Clinical Alliance Cohort. Arthritis Care& Research：2012，64：475-487.
26. Polman CH，Reingold SC，Banwell B，et al. Diagnostic criteria for multiple sclerosis：2010 revisions to the McDonald criteria. Ann Neurol：2011，69（2）：292-302.

27. Alexopoulos H，Dalakas MC. A critical update on the immunopathogenesis of Stiff Person Syndrome. Eur J Clin Invest：2010；40（11）：1018-1025.
28. Manjot KG，Lee MJ. Variations in the presentation of primary intraocular lymphoma：case reports and a review. Survey of ophthalmology：2001，45：463-471.
29. Foster ST，Vitale AT. Diagnosis and treatment of uveitis. New Delhi：W.B. Saunders company，2002.

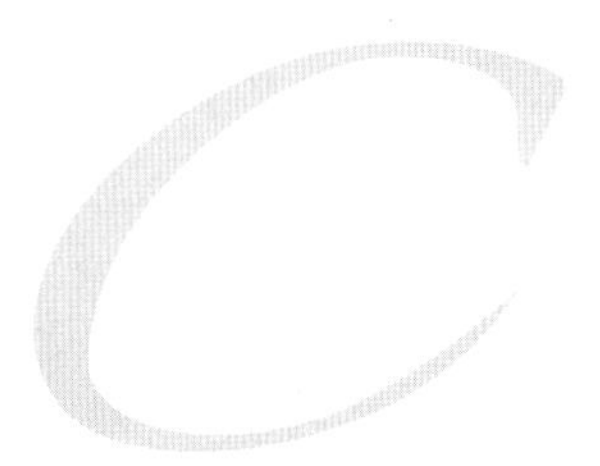

# 第三章 精神病患者的眼部表现

## 第一节 概　　述

眼睛是人类十分宝贵的器官，它是人们与外界联系的重要渠道，通过眼睛获得最基本和真实的形象。同时它又可以反映身体内部的情况，中医书籍所载："肝开窍于目"，英文谚语"眼睛是灵魂的窗户"都是众所周知的。

人们生活在社会群体中，时时要与周围的人和事接触，眼睛可以传达人们的情绪及思想。每天，人们不断地用眼睛与周围的人相互传递信息、交流感情与思想，也反映自己的情绪。有人以为眼球只是在白天可以反映人的情绪和内心的情况，殊不知即使在睡觉中，眼球同样在为我们的生活服务。人们的睡眠可分为快相睡眠和慢相睡眠两种情况，当人们进入"快相睡眠"阶段时，眼球有每分钟20～30次的急速摆动，此时的肌肉处在更加松弛的情况，这个阶段不仅标志睡眠更加深沉，而且实验证实，这个时候也正是人们在"做梦"的时候。由此看来，人们在睡眠时，眼球的位置和不自主的摆动是睡眠程度深浅的标志。可以说眼睛与心理、精神活动是无时无刻都紧密相连的。

当生活遇到挫折，心理平衡遭到破坏或者精神受到猛烈冲击时，眼睛会做出相应的反应，因此眼睛也是人们与周围环境和谐和协调程度的指针。

## 第二节 与视觉相关的精神症状

### 一、眼　　神

"眼神"基本含义为眼睛的神态。眼睛是心灵的窗户，而眼神则是透过窗户传递出的内心世界的本质。一个公正无私的人，那他的心底就像一方晴朗的天空，清澈、洁净、透明，从他眼神中流露出来的那种公正、公平的力量，能让我们的心情变得阳光，变得灿烂；一个与人为善的人，眼神中流动着的鼓励和肯定，像一股股暖流，温暖滋润着我们的心灵，鼓舞着我们的斗志；一个充满爱心的人，眼神也一定充满爱意，严肃中透露着慈祥，平静中透露着期盼，就像一条汩汩流淌的河流，不断地荡涤着我们的心灵。眼神是一种更含蓄、更微妙、更复杂的语言！在正常情况下，眼球表面因有泪液使其保持光亮光滑，使两眼熠熠有光，眼球对外界的反应也灵活自如。当精神受到挫折时，眼球的转动缓慢，眨眼次数明显减少，因此眼球表面干燥而失去了原来的光泽，表现呆滞，这是许多精神病患者的共同表现，对外界反应迟钝，双目直视。此时的眼神是冷漠的，甚至使人感到其目光可怕。但是随着病情的好转，其眼神也逐渐变得柔和而正常。所以有些家属常常根据患者的眼神来判断病是不是复发了，这是有根据的。

### 二、视　错　觉

错觉（illusion）指对客观事物歪曲的知觉。就是把实际存在的事物歪曲地感知为与实际完全不相符合的事物。正常人的错觉是偶然出现的，一般通过验证，能很快地被纠正。精神患者临床上以视错觉最常见。例如把挂在门后面衣架上的大衣看成躲在门后的人，一个装置在天花板上的圆形灯罩被看作为悬挂着的人头等。如远望铁轨好像轨距越来越近而交叉，绘画的线条不同而可使画面呈立体感等，这种叫物理性错觉（physical illusion），又称被动性错觉，是感觉器官因外界条件变化而造成的错觉（如筷子插入有水的杯子里，看上去筷子好像断了似的也属此类）。另外还有一种叫自动性错觉（或称生理性错觉），也是正常人可有的，如"风声鹤唳，杯弓蛇影"，在等候来人时，远望来的以为是要等的人等。

病理性错觉常在意识障碍时出现，带有恐怖色彩，多见于器质性精神障碍的谵妄状态。如谵妄的患者把输液瓶标签上的一条黑线看成是蜈蚣在爬动。此外，病理性视错觉，还可见于感染、中毒、衰竭性躯体疾病引起的精神障碍，如一个发热的患者把病房门后的拖把看成是一个人等。在中毒性精神病还可以出现黄视症、绿视症或红视症，即所有的东西都是某种颜色。轻度认知障碍、癔症及精神分裂症患者可有幻想性错觉(pareidolia)，患者把实际存在的事物，通过他主观想象的作用，错误地感知为与原事物完全不同的一直种形象。例如患者把天花板的吊灯感知为人的形象。

一般来说，视错觉在精神疾病中的重要意义不如视幻觉，所以也不太被重视，但是在意识清楚时突然出现较长时间的视错觉，应考虑精神状态是否正常。

## 三、视　幻　觉

幻觉(hallucination)指没有现实刺激作用于感觉器官时出现的知觉体验，是一种虚幻的知觉。视幻觉是临床上常见而且重要的精神病性症状。

按视幻觉内容是否活动或是否改变，可分为所谓的“稳定性幻觉”和“舞台样幻觉”两类，前者形象不活动，后者则像舞台和电影形象那样活动而多变。较常见的是客观现实中可有的形象，但有时，可见到一些凶恶恐怖的鬼怪、猛兽等，常见于谵妄状态。

按视幻觉的形象结构，可分为成形和不成形两种。不成形的幻觉，又称原始性视幻觉。原始性视幻觉表现只是单纯的闪光，火花或某种颜色并无一定的结构及形态，又称光幻视(photopsia)。视网膜受到炎症或牵引的刺激会产生闪光感，除此以外，实验中发现为刺激距状裂的视觉投射区能引起闪光的感觉，如果刺激 Brodmann 第 17、18、19 区可引起彩色活动性光感、目眩、三角形和锯状等线条感觉。这种视幻觉一般都是在意识清楚时出现，常不伴随有思维、情感或行为方面的症状，常见于脑器质性精神病和中毒性精神病，也可见于精神分裂症。成形的视幻觉最多见，指的是幻觉的形象具有具体形态和明确的结构，如见到完整的人或者动物等。

按视幻觉的性质，可以分为假性视幻觉与真性视幻觉。真性视幻觉，其内容与真实事物完全一样，患者自己体会到是自己眼睛所看到的，其幻觉来自客观空间，形象生动逼真，因此患者深信不疑，常伴有思维、情感和行为反应。在意识清楚时出现的常见于精神分裂症。在意识障碍时出现的常伴有恐怖情景，多见于中毒性精神病，感染中毒性精神病等。假性视幻觉与真性视幻觉不同，幻觉不是来自客观的空间，因此它不是用眼睛看到的，而是脑子看到某种幻觉。这类幻觉一般并不生动，也较不明显，所以患者自己也会感到奇怪迷惑不解，这类幻觉有时表现很奇特，比如他向前看时，他的脑子可以“看到”后面有个魔鬼或一个人的形象，或者他的脑子能够“看到”自己的内脏等，这些都多见于精神分裂症。

按视幻觉的产生条件分为功能性视幻觉、反射性视幻觉、入睡前视幻觉和心因性视幻觉。

功能性视幻觉：是一种伴随现实刺激而出现的视幻觉，现实刺激与视幻觉共同存在又共同消失，但是两者并不融合在一起。例如，患者在看到床的同时看到蛇。前者是真实存在的，后者是幻觉。多见于精神分裂症或心因性精神病等。

反射性视幻觉：当某一感官处于功能活动状态时，出现涉及另一感官(眼睛)的视幻觉。如从收音机里听到广播的同时看到广播员站在面前。多见于精神分裂症。

入睡前视幻觉：此种视幻觉出现在入睡前，患者闭上眼睛就能看见幻觉形象，如可见到各种动物、风景或人体的个别部分等。它与睡梦时的体验相近似。多见于酒精中毒者或者谵妄状态。

心因性视幻觉；是在强烈心理因素影响下出现的视幻觉，幻觉内容与心理因素有密切联系，常富有幻想性和情感色彩。多见于神经症等。

由以上可以看出，视幻觉在许多精神病中都可以出现，是一个十分常见的精神症状，但是视幻觉在鉴别诊断上并无特异性，不能单凭某种视幻觉去诊断是某病或不是某病，只能说明有精神障碍而已，因为在任何精神病中可以出现各种不同的视幻觉。

## 四、视物显大、视物显小和视物变形

这是一种综合感觉障碍，视网膜的异常如黄斑水肿可有视物显小症，视网膜脱离可视物变形。

视物显大症(macropsia)是指看到物体的形象比实际增大，如有一位慢性酒精中毒患者，他把医生的听诊器看得有碗口那么大。

视物显小症(micropsia)是指看到物体的形象比实际缩小，如癫痫患者，早晨起床后发现房间所有的东西都变得很小，看到桌子上的镜子只有指甲那么大，方桌也变得像块积木。

视物变形症(metamorphopsia)：患者感到周围的人或物体在大小、形状、体积等发生了变化。如一位精神分裂症患者，早晨起床指着其哥哥大笑不已，说是哥哥的两只耳朵变成了电视上猪八戒的两只大耳朵，另一位患者看到护士的头上长了一对牛角等，这类情况一般都是在意识清醒下出现，都是病理性的，多见于癫痫、中毒性精神病、颅脑损伤所致精神障碍及精神分裂症等。

### 五、空间知觉障碍

患者感到周围事物的距离发生改变。有的患者不能准确地确定周围事物与自己之间距离，如汽车驶进站台，但患者仍觉距离自己很远。有的患者感到有的东西似乎不在它原来的位置上。如患者想躺在床上，但由于床实际距离尚远，因而患者摔倒在地上，多见于癫痫。

## 第三节　与视知觉障碍相关的各类精神疾病

### 一、精神分裂症

精神分裂症是最常见的精神病性疾病，具有感知觉、思维、情感、行为等多方面异常的障碍，以精神活动与环境之间不协调为特征。多起病于青壮年，常缓慢起病，病程迁延呈慢性化和衰退倾向。

视知觉障碍对精神分裂症患者而言缺乏特异性，并且出现频率不高，精神分裂症患者以听幻觉为主，也可以出现视幻觉。比如患者在进行思维活动的同时，就在眼前出现相应的形象，这又叫做视心症（visible thought）。在疾病早期，有些精神分裂症患者不断地照镜子（所谓窥镜症状）看到自己的脸形变得非常难看，两只眼不一样大，鼻子和嘴都斜到一边。虽然患者还知道是自己的面孔，但模样却产生了改变。不少患者眼部表现为眼的光泽变暗，有时可长时间凝视一点，好像有什么心事似的，旁边的人说话他可以听不见，如果叫他，他猛然一惊的样子，回过头来，直勾勾地盯着你，使你感到莫明其妙，问他看什么，想什么，他却说不上来，这种现象如果深入了解和观察，便可发现其他精神症状，如妄想、思维障碍等。

在疾病症状期，精神分裂症患者的眼部变化可根据其症状不同而不同，如有被害妄想，可出现用搜索的眼光、怀疑的目光注视人和观察环境；也可以出现仇恨的眼光，双目圆睁，认为对方是迫害他的人。精神分裂症紧张型（或木僵型）的患者，患者可以较长时间不食不动，不言不语，双眼微闭。开睑时，眼球固定或缓慢转动，也可能开睑时，他更加紧闭双眼，这类患者的瞳孔大小和对光反应都是正常的，根据一些特殊的紧张症状可以诊断。

在精神分裂症的临床辅助检查中，Diefendor 等（1908）首次将平稳眼运动用于研究精神分裂症，我国自 20 世纪 90 年代末引入探究性眼球轨迹运动标记记录仪，其在精神科应用于临床研究近 20 年，为精神分裂症提供了有价值的辅助诊断依据，提示精神分裂症患者存在眼球轨迹运动功能障碍，其眼跟踪过程中平稳视踪比值减少，而眼快动频率增多。

在精神分裂症的治疗中，一般以抗精神病药物治疗为主，几乎所有的抗精神病药物都有一定的副作用，其中最常见的就是传统抗精神病药所致的锥体外运动系统障碍，表现为动作缓慢，面部表情呆板，两眼直视无神，面部皱纹变平而发亮，有的还有流涎、手脚发抖等现象，这些症状与药物剂量大小有一定关系，第二代抗精神病药的此类副反应很轻。

精神分裂症的复发率相当高，在两年之内约有 60%～80% 可以复发，因此主张病愈以后仍须服用药物来维持以免复发。疾病在复发前，往往表现为两眼发呆，眼球转动不灵活，因此许多家属都有体会，这种表现是疾病复发的早期信号，如果及时调整其维持量药物就可以控制和制止其复发。

### 二、心 境 障 碍

心境障碍是另一类常见的精神疾病，大约占整个精神疾病的 15%～20% 左右，心境障碍的患者较少出现视知觉障碍。此类疾病有两种完全不同的表现即：躁狂状态与抑郁状态。两种表现可以交替出现，或者仅是出现其中某一种，在各个年龄阶段都可患病，但以中年以后常见。

躁狂状态的患者，表现为语言、动作增加，而且常伴有夸大妄想，吹嘘自己财大业大，夸耀自己身体强壮、精神饱满，整天眉开眼笑，遇见路人也像老熟人一样，热情召唤，目光传递喜悦之情，但情绪不稳定，瞬间易激惹发怒，双目圆睁，凶光毕露，可见其眼神、表情变化反映其心境情绪变化。

抑郁状态的患者表现为唉声叹气，少语少动，语音低沉缓慢，双目微闭独坐一偶，像这类患者常有自罪、自责妄想，有自杀自伤的行为。此外，抑郁状态的患者在其情绪低落的心境背景下可出现非真实感，即患者感到周围事物和环境发生了变化，变得不真实，视物如隔一层帷幔，像是一个舞台布景，周围的房屋、树木等像是纸板糊成的，毫无生气，但是患者对此具有自知力。

### 三、脑器质性精神障碍

脑器质性精神障碍是指脑部已经发现明显病理形态和病理生理的改变，包括脑变性疾病、脑血管疾病、颅内感染、脑外伤、脑肿瘤、癫痫等所致精神障碍。并非所有脑器质性精神障碍均会出现视知觉障碍，在此，我们将主要介绍临床常见到视知觉障碍的脑器质性疾病。

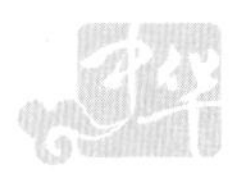


谵妄(delirium)为一种起病急、病程短、发展迅速的脑器质性综合征。谵妄在综合医院是最为常见的一种精神障碍，特别在重症监护病房其发病率更高。谵妄为意识障碍状态，表现为意识清晰度水平降低，出现大量的视错觉和视幻觉，内容多为生动而逼真的、形象性的人物或场面，如见到昆虫、猛兽、神鬼、战争场面等。患者多伴有紧张、恐惧等情绪反应和相应的兴奋不安、行为冲动、动作杂乱无章。对于谵妄的治疗主要为病因治疗、支持治疗和对症治疗，预防因视幻觉、视错觉导致的意外。

痴呆是一种由大脑病变引起的慢性脑器质性综合征，临床特征为记忆、理解、判断、推理、计算和抽象思维多种认知功能减退，可伴有幻觉、妄想、行为紊乱和人格改变。痴呆依据病因和病理常见以下三类：阿尔茨海默病(Alzheimer's disease，AD)、血管性痴呆、其他原因引起的痴呆。

AD 的视空间障碍为其早期症状之一，即画图测验不能精确临摹简单立体图，韦氏成人智力量表检查显示视空间技能如(积木设计)分值低。AD 患者幻觉发生率约 21%～49%，平均为 28%。听幻觉最常见，其次为视幻觉，多出现在傍晚，常为小人、儿童或矮子，其他幻觉少见。AD 还表现为 Klüver-Bucy 综合征(KBS)，一种与颞叶功能有关的行为异常，与双侧颞叶切除动物的 KBS 类似，如视觉认识不能，不能识别亲人相貌或镜中的自我，有报道其发生率可高达 70%。

老年痴呆路易体型除表现为痴呆症状外，还表现为波动性认知功能障碍、帕金森综合征和视幻觉，其视幻觉反复出现、约 80% 患者可见，内容典型生动，常幻视人、物品和动物的图像。

梅毒所致的麻痹性痴呆患者早期可出现特征性的眼科体征，表现为两侧瞳孔不等大，一般以缩小多见，形状、边缘也不整齐，约 60% 的病例有阿 - 罗瞳孔(Argyll-Robertson pupils)即瞳孔对光反射完全消失或迟钝，而调节或聚合反应依然保存。视力显著减退，约 20%～30% 的病例可出现原发性视神经萎缩。其他脑神经常表现有轻度不等的麻痹，尤其在卒中发作后更为明显。由于动眼神经的麻痹，两侧的上睑下垂。眼轮匝肌不全麻痹以致眼裂变宽，患者好似瞪目而视。

癫痫所致精神障碍多以原始性的视幻觉为简单部分性发作或者先兆，即意识保存。视幻觉主要由枕叶视觉皮质的异常放电引起，也可由其他皮质放电引起。这是种常见的感觉症状，如看到闪光、冒金花、黑矇，但亦可看到很复杂而完整的情景，或既往经历的重现，有时可出现错觉或感知综合障碍，后者常为视物显大症、视物显小症、视物变形症等。此外，患者还可有自身幻视或自窥症。

颅外伤所致精神障碍，主要为外伤性谵妄，其表现为丰富的视幻觉。

颅内肿瘤所致精神障碍，不同部位的肿瘤可产生不同种类的幻觉，如枕叶肿瘤可产生简单的原始性视幻觉，颞叶肿瘤可出现较复杂的视幻觉，额叶肿瘤也可因影响邻近的颞叶而出现视幻觉。

## 四、躯体疾病所致精神障碍

躯体疾病所致精神障碍是中枢神经系统以外的躯体疾病引起脑功能紊乱而产生的精神障碍的总称，如躯体感染、内脏器官疾病、内分泌障碍、营养代谢疾病等。躯体疾病所致精神障碍因其疾病不同，故精神症状缺乏特异性。

如果在意识清楚的情况下，突然出现大量的视幻觉并持续较长时间(如半月或数月)，这常见于躯体疾病引起的精神障碍如尿毒症幻觉症、糖尿病幻觉症，这是一类以视幻觉为主的精神病理状态。

躯体疾病所致精神障碍主要表现为急性脑病综合征又称为谵妄状态，多继发于急性躯体疾病或急性应激状态。起病急，症状鲜明，病期较短，症状可随躯体疾病好转而恢复，以意识障碍为主，其余症状均在此基础上发生，其视幻觉生动形象。

甲状腺功能减退相关的视知觉障碍，主要为成人甲状腺减退所致精神障碍，即黏液性水肿时的精神障碍，常见于急性发病者，严重时可出现错觉和片段幻觉，以视幻觉多见，常为人和动物形象。糖尿病所致的精神障碍也表现为偶有一过性闪光、闪电或各种彩色物体的视幻觉。

## 五、精神活性物质所致精神障碍

精神活性物质指能够影响人类情绪、行为、改变意识状态，并致依赖作用的一类化学物质，人们使用这些物质的目的在于取得或保持某些特殊的心理、生理状态。

阿片类物质(opiates)是指任何天然的或合成的、对机体产生类似吗啡效应的一类药物。此类物质有吗啡、海洛因，哌替啶、美沙酮等。阿片类物质中毒可出现缩瞳作用，是吸毒及吸毒过量最重要的体征之一，即出现针尖样瞳孔或瞳孔较小，其原理为阿片类药物作用于第三对脑神经，产生缩瞳效应。阿片类物质戒断反应会出现一过性的视幻觉、妄想等精神症状。

中枢神经系统兴奋剂主要为苯丙胺类兴奋剂，其急性中毒临床表现为中枢神经系统和交感神经系统的兴奋症状，中度中毒出现谵妄、听幻觉、视幻觉、被害妄想等精神症状。

急性酒精中毒的患者，表现为口齿不清、步态不稳、眼球震颤、共济失调等表现。其中，饮用一定酒后突然醉酒，并同时产生严重的意识障碍的病理性醉酒患者可出现幻觉、妄想，并且神经系统多出现瞳孔对光反应迟钝或消失，腱反射减低或消失。慢性酒精中毒的患者视幻觉比较特殊，多是小动物如青蛙、蚂蚁、小虫子，有时也可见到各种色彩的情景，如果压迫这类患者的双眼球，这些视幻觉的形象明显增强，即使在恢复期视幻觉已经消失，用此法亦可使其幻觉复现。这类患者有时对着镜子凝视时也可以出现幻觉。长期大量饮酒者如果突然断酒，大约在48小时后出现震颤谵妄，表现为定向力障碍，幻觉以视幻觉为主，内容丰富多样，大多为小动物和各种各样的昆虫在爬行，此外还常见形象歪曲而恐怖的毒蛇猛兽、妖魔鬼怪。患者极不安宁、兴奋躁动及在幻觉的影响下，对周围产生敌意，有时会出现攻击行为。此外，酒精性所致的幻觉症，是酒依赖患者突然停饮后出现的器质性幻觉，幻觉是在患者意识清晰状态下出现的，表现为生动、持续性的视、听幻觉，可持续数日、数周、数月后消失，而超过半年以上者少见。

## 六、癔症性精神病与癔症性失明

癔症性精神病是指由精神因素，如生活事件、内心冲突、暗示或自我暗示，作用于易病个体引起的精神障碍。癔症性精神病的主要表现有分离症状和转换症状两种。

这也是一种常见的精神疾病，男女老少都可发生，而以女性较多。其发作可以是单个的，也可以是集体的发作，集体发作与文化背景及环境更与性格有明显关系，由于其发作突然并迅速扩散，常可造成社会不安。

癔症性精神病症状很多，可出现意识混浊或在漫游症的背景下出现行为紊乱、思维联想障碍或片段的幻觉妄想以及人格解体等症状。患者可出现视觉障碍如表现为失明、管状视野、单眼复视等。在社会上及基层医务人员中间，人们往往把“癔症”与“装病”、“没有病”等同起来，这是极为错误的。癔症与装病完全是两回事，当然在癔症患者，有时候对症状有所夸大是有的，即使如此也不能说是装病，面对癔症患者，首先是要详细了解其疾病的全过程，深入了解其个性、家庭及社会环境情况，对精神刺激也应有正确的科学的态度去详细了解。在实行暗示治疗之前应做好充分的准备工作，包括医生、家属和患者心理上的准备。彼此都要有足够的信心和迫切要求治疗的信念是治疗结果最重要的、最关键的。

癔症性失明又称精神盲。系在强烈精神刺激之下，在大脑皮质视觉投射区出现局部性抑制之故，一般此种抑制并不均匀和完全。其表现完全看不见，但在熟悉的环境中却能避开眼前的障碍物而可行动自如，常被认为是装盲装看不见，因此有时患者在某种情况之下仍能“看到”物体甚至可以看书读报，却可看不到前面的大的物体，在临床上常易与“诈病”混淆。其实患者并不是故意看不见，因此常伴随有焦虑情绪，而且常伴随有其他症状。处理这类病例十分棘手，尤其是由于民事纠纷而出现所谓“赔偿性神经症”时，症状可迁延很久，基层医生随意给予“脑外伤后遗症”、“脑震荡后遗症”是这类疾病迁延不愈的主要原因，对此类患者更不宜轻率地认为是“装病”或“没有病”。

癔症性失明在临床并不多见，在某种特殊情况下偶可见到。比如因公致伤在评定残疾等级时。一般来说，假装失明都不是完全失明，而是某只眼睛看不见或者只是“视力极为减退”，而在某种情况下他可以看得见。

癔症性失明患者总希望医生能够详细检查、诊断、快点治好他的病，而装病的人则恰恰相反、他是唯恐医生识破他是装的，因此他就有意回避医生和在医生面前过分的装扮，这就是与癔症区别的根本点。必要的检查手段如验光及检眼镜检查等都是十分必要的，如用近视镜、远视镜及三棱镜片等反复为其检查视力，有时可取得良好的效果。尤其是对那些只装一只眼失明的人，比如他说左眼看不见，可以给左眼戴上平光镜片，而右眼却戴上三棱镜片，如其能活动自如，则说明其左眼是看得见的。

（罗忠悃　马　辛）

## 主要参考文献

1. 沈渔邨. 精神病学. 第5版. 北京：人民卫生出版社，2009.
2. 郝伟. 精神病学. 第5版. 北京：人民卫生出版社，2004.
3. 于欣. 老年精神病学. 北京：北京大学医学出版社，2008.
4. 蔡焯基. 精神病学. 第2版. 北京：北京大学医学出版社，2009.

# 第四章
# 心血管病在眼科的表现

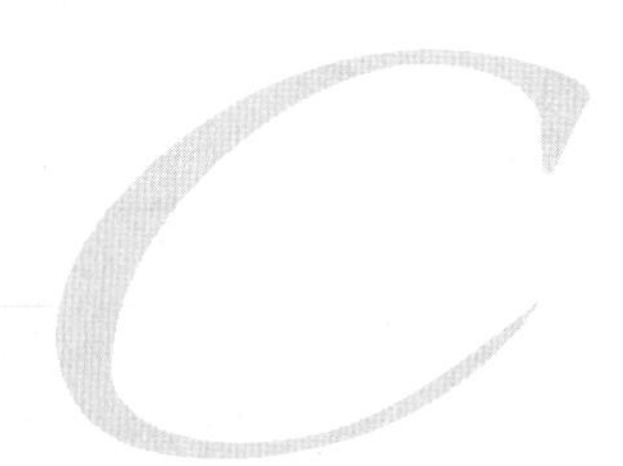

## 第一节　心 脏 疾 病

### 一、先天性心脏病

先天性心脏病（congenital heart disease）是心脏或大血管在胎儿发育时期异常所造成的先天性心脏畸形，常与其他先天性畸形同时存在。在小儿心脏病中约 80%～90% 为先天性心脏病。成年人先天性心脏病的患病率位于肺心病、冠心病和风心病之后，据各地统计分析约占心脏病的第 4～6 位，且 90% 发生在 25 岁以前。

#### （一）导致心血管发育障碍的因素

1. 母体因素　母亲在妊娠 3～4 个月内罹患病毒感染，如风疹、流感等，早期服用大剂量镇静药或经常接受放射线或对细胞有毒性的化学制剂，吸烟、酗酒等都可诱发先天性心血管畸形。

2. 胎儿周围环境因素　胎儿羊膜病变或胎儿周围有局部机械性压迫，影响发育，导致畸形。

3. 遗传因素　某些家族中，有患先天性心血管畸形的倾向。某些基因异常已证明是先天性畸形的病因。

#### （二）分类

1. 按发绀出现早晚分类

（1）早期发绀型：出生后不久即出现发绀，心脏畸形多较复杂。如 Fallot 综合征、全肺静脉异位引流等。

（2）晚期发绀型：出生后并无发绀，随着年龄的增长，心脏症状出现若干年后才发生发绀，如房、室间隔缺损、肺动脉瓣狭窄等。

（3）终生不发绀型：虽有先天性心脏病，但一生不出现发绀，如右位心等。

2. 按分流情况分类

（1）无分流组：左右两侧心房或心室以及主、肺动脉之间无异常通道，不产生血液分流。如肺动脉瓣狭窄、主动脉缩窄等。

（2）左向右分流组：左右两侧房室之间或主、肺动脉之间有异常通道，动脉血从左侧房室或主动脉分流入右侧房室或肺动脉内，血液分流方向决定于两侧心腔内的压力差。通常左侧压力高于右侧，动脉血流入静脉中，故而不出现发绀。至疾病晚期右侧压力高于左侧时，血液开始能由右向左产生双向分流而出现发绀。如房、室间隔缺损、动脉导管未闭等。

（3）右向左分流组：在左右两侧血液循环途径之间有异常通道，使静脉血从右侧房室或肺动脉分流入左侧房室或主动脉中，故有发绀并常伴有杵状指。如 Fallot 四联症、三联征、大血管异位等。

#### （三）临床症状

先天性心脏病往往同一病例有两个以上的缺陷并存，各种类型的症状和体征也并不相同。动脉导管未闭患者自觉症状主要是身体特别容易疲劳，劳动后呼吸困难，胸骨左缘第二肋间隙通常有 3～4 级连续性机器样杂音，并常伴有收缩期震颤。主动脉狭窄患者自觉症状往往不明显，但常出现上肢血压高，下肢血压低，心前底部和左侧肩胛间常有 2～3 期收缩期杂音。房间隔缺损患者自觉症状主要为轻度呼吸困难，在肺动脉瓣区第 2 心音显著加强，胸骨左缘第二肋间有 2～3 级收缩期杂音。Fallot 四联症是肺动脉瓣狭窄、主动脉骑跨、心室间隔缺损和右心室肥大等特点并存的一种先天性心脏病，临床主要表现为血液缺氧，最突出的症状为一活动即出现深度发绀，劳动后呼吸困难，杵状指，血红细胞增多，胸骨左缘第三、四肋间有 2～4 级收缩期杂音，肺动脉瓣区第 2 心音减弱。X 线检查常显现肺动脉段突出，右心房、心室扩大，双侧心室扩大或左室扩大，主动脉结缩小、扩大或右位，肋骨下缘出现凹陷切迹。心电图检查显现 P 波高而尖，$V_1$ 导联呈典型右室肥厚，P-R 间期延长，双侧心室肥厚或左室肥厚，电轴左偏，$V_3$ 导联出现深而大的 QRS 波。

#### （四）眼部表现

此病患者所产生的一系列眼部表现，主要都是由于缺氧和静脉压升高所致，也有合并眼组织先天畸形者。

眼睑皮肤有时呈现青紫色或黄紫色，常伴有轻度水肿。结膜静脉显现充盈弯曲。重症者结膜血管充血发绀，呈紫红色或紫青色。

先天性心脏病可作为一些全身性疾病的一部分，如Marfan综合征伴发晶状体脱位和晶状体发育异常。

检眼镜检查：轻者视网膜血管较充盈、扩张和弯曲；重症者视网膜发绀，呈深红、紫红或暗红色，血管本身的颜色也较深。静脉管径宽、怒张，走行弯曲，动脉经过处呈现节段状或腊肠状。视网膜动脉的颜色和管径变化较静脉轻微。视网膜血管常出现增生和增多现象，视网膜呈满布血管的形状，致使黄斑区中心凹显示淡红色。后极部视网膜可发生出血及水肿，也可伴发视网膜静脉血栓形成。

### （五）治疗原则

对眼部并发症应根据具体情况对症治疗。

## 二、肺源性心脏病

肺源性心脏病（cor pulmonale）可分急性和慢性两大类：急性肺源性心脏病比较少见，主要原因为肺动脉的栓塞，肺循环突然严重障碍，从而引起右心室扩张和急性右心衰竭；慢性肺源性心脏病是慢性支气管炎、肺气肿、其他肺胸疾病或肺血管病变引起的心脏病，有肺动脉高压，右心室增大或右心功能不全。

### （一）临床症状

慢性肺源性心脏病一般发展缓慢，症状和体征逐渐出现，逐渐加重，可分为3期：①功能代偿期；②心力衰竭期；③呼吸衰竭期。患者原有的肺部疾患症状，如咳嗽、气促、咳痰、咯血和杵状指等均依然存在，同时出现右心室衰竭的表现，如颈静脉怒张，呼吸困难，发绀，胸部呼吸运动受限制，有哮鸣音、干性和湿性啰音，肺动脉瓣区第2心音增强，部分患者出现桶状胸，肝脾大和压痛，并出现下肢水肿和右心室衰竭症状。后期呼吸障碍加重，尤其在患有急性感染时，可以诱发呼吸衰竭，重度缺氧，继发性高碳酸血症和呼吸性酸中毒等，常出现嗜睡和昏迷症状。

此外，由于缺氧，常导致红细胞增多和血液黏度增高，从而加重肺动脉高压，当血细胞比容高于55%时，血液黏度可比正常高6倍。据国内外统计，肺心病引起左心室肥厚的发生率为15.2%～61.5%，血液黏度升高，右心房和右心室内压力增高，影响冠状动脉血液循环，均可导致左心的损伤。X线、心电图、超声心动图和血气分析等检验可协助诊断。

### （二）眼部表现

眼睑：经常轻度水肿，当并发气促或呼吸困难时，眼睑皮肤呈现紫红色，严重时发绀呈青紫色伴明显水肿，甚者皮下出现瘀斑。

结膜：结膜血管充盈，呈深红色，呼吸困难时球结膜可出现发绀现象。右心衰竭时，球结膜水肿隆起，形如大水疱，甚至突出于睑裂外。这种结膜血管的变化与一般炎症结膜血管充血现象不相同，颜色偏重紫蓝色，分泌物不多。

检眼镜检查：轻症者视网膜色较红，静脉比较充盈弯曲；严重病例视网膜发绀，静脉弯曲度显著增加，动脉血柱呈发绀色，管径轻微变细，血管壁光反射带加宽。视网膜常出现散在性小出血点，出血多在静脉附近，量多时可侵入玻璃体内。黄斑部常出现水肿或渗出斑，黄斑周围区域可出现新生血管。

### （三）治疗原则

积极控制和治疗感染，改善呼吸功能，保持呼吸道畅通，纠正心、肺功能衰竭，纠正酸碱平衡失调与电解质紊乱。近年来多采用动脉血气（ABG）分析以指导呼吸衰竭的治疗和以人工呼吸机供肺心病患者使用，均起到一定疗效。

眼部病变的治疗仅在肺心病治疗的基础上，辅以对症治疗。

## 三、瓣膜性心脏病

风湿性心脏病通常侵犯二尖瓣，其次是主动脉瓣。风湿性主动脉瓣关闭不全也常合并二尖瓣病变，临床称之为联合瓣膜病（combined valvular disease）。梅毒性主动脉炎可发展为梅毒性主动脉关闭不全或主动脉瘤。

### （一）临床症状

二尖瓣狭窄是心脏瓣膜病中最常见的一种。女性多于男性，发病年龄多在12～20岁，部分患者有风湿热史。主要症状为在体力活动后出现气短，心率增快，呼吸困难，阵发性咳嗽，一般为干咳或咳出泡沫样痰，严重者有咯血、胸痛、发绀和右心衰竭症状。听诊可闻第1心音亢进，二尖瓣开瓣拍击音，心尖区隆隆样舒张中期杂音及收缩前期杂音。X线检查典型改变为左心房增大，肺动脉段突出，右心室增大，长期肺淤血病例呈现肺含铁血黄素沉着病变。心电图检查典型者出现二尖瓣型P波，右心室肥厚或右束支传导阻滞。

主动脉瓣关闭不全早期仅有心悸和胸前区不舒适感觉，晚期时常出现左心功能不全或肺淤血等症状，劳动后出现呼吸困难，少数病例发生心绞痛。查体时可见心尖搏动点向左下移位，心浊音界向左扩大，在胸骨左缘第3～4肋间可听到舒张期吹风样杂音。X线检查常见心影呈靴状，主动脉弓轻度扩大。心电图检查常显示电轴左偏及左心室肥大。

（二）眼部表现

往往出现眼睑水肿，以早晨起床时比较明显。有时发生球结膜下出血，多见于下方或颞下方。

视网膜：视盘轻度充血，边缘不清。视网膜动脉较细，颜色较淡，视网膜后部水肿，黄斑区呈现红色，视网膜常有出血现象，出血状如瘀斑，常不规则，吸收也较慢。主动脉瓣关闭不全病例常因动脉舒张压过低见到视网膜中央动脉的搏动现象。瓣膜上赘生物也可发生视网膜中央动脉栓塞（彩图 12-4，见书末彩插）。

治疗上眼科无特殊处理。

## 四、感染性心内膜炎

由微生物引起的心脏瓣膜或心壁内膜的炎症统称为感染性心内膜炎（infective endocarditis），是一种严重的心脏病，依据病程可分为急性和亚急性两类。急性者常呈全身性微生物感染的一部分，病情迅猛，中毒症状明显，病死率较高。亚急性者病程较缓慢，病情较轻微，患病率比较高，绝大多数患者原来就患有心脏病，其中的 80% 发生于风湿性心瓣膜病基础上。

亚急性感染性心内膜炎（subacute infective endocarditis）发病年龄以 20～50 岁为多，男性多于女性。病原体以往以草绿色链球菌为主要致病菌，近年来，金黄色和白色葡萄球菌也不少见。此外，嗜血性流感杆菌、变形杆菌、念珠菌、放线菌、组织胞浆菌或立克次体等也可致此病。病原体进入体内的方式，具体到某一患者常不易查明，但最常见的感染途径为拔牙、牙槽脓肿、扁桃体摘除术、胆囊摘除术或导尿管。近年来静脉营养、心插管术、人工肾透析疗法、瓣膜手术及器官移植术等也可是引起发病的途径。

（一）临床症状

1. 全身症状　起病缓慢，发热，寒战，无力，关节疼痛，皮肤黏膜出现瘀斑，食欲减退。

2. 心脏表现　患者中绝大多数原来就患有心脏病，若并发此病时，除原有心脏病体征外，由于赘生物不断生长脱落，原有的心脏杂音发生改变。晚期患者常常出现充血性心力衰竭或心律失常等症状。

3. 栓塞现象　细菌性心内膜赘生物容易脱落，可发生栓塞，根据栓塞血管的部位不同，症状不一。如脑栓塞，可发生偏瘫或弥散性栓塞性脑膜炎；肺栓塞，突然气促、胸痛；脾栓塞，左上腹部剧烈疼痛，脾肿大；肾栓塞，肾区剧痛，尿内出现蛋白和红细胞；肢体动脉栓塞，病变部位肢体发冷，色白，软弱无力，动脉搏动微弱，手指或足趾出现紫红色 Osler 结节；皮肤和黏膜栓塞，出现出血点或瘀斑，较大出血斑的中心部位常呈灰白色，并伴有压痛。

4. 其他　常伴贫血，红细胞沉降率加速，白细胞增加。血液细菌培养阳性。尿中出现蛋白和红细胞。

（二）眼部表现

眼睑和皮下小出血点或出血斑，其中心部常呈灰白色。球结膜下出现点状、线状或火焰状出血斑点，一般很小，但对临床早期诊断颇具有一定意义。可伴发虹膜睫状体炎。如细菌栓子进入葡萄膜，可引起转移性眼内炎，其轻重程度和病理变化与细菌的种类、毒性以及机体的抵抗力有一定关系。细菌栓子经血流达视网膜血管可以发生栓塞、脓毒性视网膜炎和眼内炎，在视盘附近的视网膜出现出血和渗出病变。出血数量、大小和形状不一致，一般小而圆，也可呈火焰状或视网膜前出血。渗出物多呈圆形或椭圆形白点状，大小约 1/3 视盘直径或更小些，多位于眼后极部视网膜浅层，单独存在或绕有出血圈，称为 Roth 斑，是本病典型的眼底所见，此斑常新旧交替，多双眼出现。脓毒性栓子可成为视网膜中央动脉阻塞的原因。眼球内炎后，出现白瞳症，少数病例伴发全眼球炎。

（三）治疗原则

早期全身治疗极为重要，迅速应用大剂量抗生素类药物，如青霉素或先锋霉素等。同时结合血培养结果及药物敏感试验给药。如致病菌为真菌，首选药物为两性霉素 B。亚急性感染性心内膜炎一旦复发或出现栓塞等并发症时，给药剂量应加大，治疗时间应延长，在治疗期间如患者发生心力衰竭者，要注意其有无瓣膜穿孔或中毒性心肌炎。

对于眼部并发症需要采取积极的对症治疗。

# 第二节　血管疾病

## 一、高　血　压

血压是指血管内的血液对于血管壁的侧压。通常以毫米汞柱（mmHg）为单位。动脉血压的形成是在循环系统平均充盈压的基础上，心室射血和外周阻力两者相互作用的结果。

目前高血压诊断标准及分类（表 12-1）：18 岁以上成年人高血压定义为：在未服抗高血压药物情况下收缩压≥140mmHg 和（或）舒张压≥90mmHg。患者既往有高血压史，目前正服用抗高血压药物，即使血压已低于 140/90mmHg，仍诊断为高血压。如患者的收缩压和舒张压属于不同的级别，应按两者中较高的级别分类。

目前高血压在世界各地都是一种比较常见的疾病，大多数患者年龄在 40 岁以上，但也有青年人或儿童罹病。男女性别差异不显著。

表 12-1 血压水平的定义和分类（mmHg）

| 类别 | 收缩压 | 舒张压 |
|---|---|---|
| 正常血压 | ＜120 | ＜80 |
| 正常高值 | 120～130 | 80～89 |
| 高血压 | ≥140 | ≥90 |
| 1 级高血压 | 140～159 | 90～99 |
| 2 级高血压 | 160～179 | 100～109 |
| 3 级高血压 | ≥180 | ≥110 |
| 单纯收缩期高血压 | ≥140 | ＜90 |

### （一）临床症状

高血压的临床症状和表现因患者病情的轻重、进展的速度以及个体多方面的差异诸因素而不一致。临床病程进展缓慢者称为缓进型高血压，也称良性高血压；病情危重进程较快者称为急进型高血压，也称恶性高血压。

1．缓进型高血压　一般分为三期：

第一期：血压较正常者稍高，经休息后可降至正常范围。大部分患者无自觉症状，仅在查体时被发现，眼底多属正常发现，无心、肾等器官病变。

第二期：血压持续在较高水平，左心室逐渐肥大，导致高血压性心脏病。眼底出现小动脉痉挛或轻度硬化。尿中可出现蛋白或少量红细胞。部分患者主诉头痛、头晕或耳鸣等症状。

第三期：血压持续在高水平，心、肾和脑组织出现继发性病变，如心力衰竭、肾功能低下和脑血管意外等症状，眼底出现高血压性视网膜病变。

2．急进型高血压　多见于青少年或中年人。血压高，舒张压持续高于 130mmHg。肾功能急剧减退。尿中出现红细胞、管型和蛋白，并可出现尿毒症。眼底呈现高血压性视神经视网膜病变。可伴发左心衰竭和高血压脑病。

高血压早期时比较常见的主要自觉症状为头痛、头昏、心悸、胸闷、烦躁和比较容易疲乏等。以后的临床症状则因病变器官和靶器官受累的程度而很不一致。

（1）心脏方面症状：心脏代偿时期症状不明显，偶有心悸症状，在劳累时心悸较显著，呼吸较困难，心脏扩大，主动脉瓣区第 2 心音亢进，心尖区出现收缩期杂音。部分患者并发冠状动脉粥样硬化，出现心绞痛及心肌梗死。心电图（ECG），超声心动图（UCG），放射学检查，CT 和磁共振成像（MRI）以及动脉造影和数字减影血管造影（DSA）等项检查都有助于诊断和指导治疗。

（2）脑部症状：早期有头痛、头昏、脑血管间歇性痉挛或小出血，可引起暂时性瘫痪、失语和失明等症状。急进型高血压有时可因脑部血液循环的急性障碍而引起脑水肿和颅内压增高，从而产生剧烈头痛、恶心、呕吐、昏厥、昏迷、惊厥和颅内压增高等症状，称为高血压脑病。发作时血压常骤然升高，也可并发脑血栓形成或脑出血。

（3）肾症状：高血压性肾功能减退时，尿内经常出现蛋白、管型和红细胞。严重病例出现尿毒症。

### （二）眼部表现

球结膜小血管常呈现迂曲、怒张状，并常见球结膜下出血，由于颜色鲜红，外观显目，常致患者恐惧不安，这种出血一般在数日内即可吸收。球结膜小动脉经常收缩变细，静脉毛细血管扩张，并出现微血管瘤呈红色小圆球状、囊状或梭状，多位于角膜缘外附近部位的球结膜。

视网膜变化包括：

1．高血压脉络膜病变　脉络膜病变早期，眼底呈现一些浅白色或带红色斑，位于视网膜深层色素上皮的平面（elschnig 斑），荧光素眼底血管造影见于脉络膜毛细血管低灌注区。随后这些病变便弥漫性地渗漏荧光。在眼底后极可见局灶性浆液性视网膜脱离。在视网膜中心的周围，Henle 纤维内可见硬性渗出（黄斑星芒）。视网膜动脉可出现局限性收缩伴视网膜静脉轻度充盈。在赤道部可有色素斑沿脉络膜血管行径呈线状分布（Siegrist 斑）。

2．高血压视网膜病变

（1）血管收缩期：在血管收缩期，升高的血压刺激柔软和未硬化的视网膜动脉血管，经过自我调节作用使其张力增高。临床检查可见视网膜动脉局限性狭窄，若病程持久则出现普遍性狭窄。

（2）硬化期：若升高的血压在血管收缩期经药物或手术治疗被迅速控制，视网膜血管可恢复正常而不发生永久性病变。若高血压持续一段时间则发生硬化改变。在临床上，硬化的血管具有的特征包括：①动脉普遍狭窄；②动静脉压陷；③血管壁硬化导致血管壁光反射改变；④血管迂曲；⑤动脉和小动脉分支角度增大。虽然这些视网膜血管改变在一些“正常”人中也可发现，但在高血压患者中肯定更为常见。这些改变在这两种人中都与老年有关。Coise 等曾经指出，临床特征如“动脉变直，动脉变细，动静脉交叉改变和光反射增宽”不是高血压血管疾病可靠的指征。

1）动脉变狭窄：小动脉普遍狭窄，有或无局限性收缩，是识别高血压的有用指标。如所周知，血管狭窄极难定量。有些作者将动脉管径与静脉作对比，但静脉常现扩张，不宜作参考标准。早期狭窄最多见于视网膜动脉第二或第三级以后的较小分支。必须注意，很多眼病如高度近视、葡萄膜炎和视网膜营养不良可导致视网膜血管狭窄。检查者在估量动脉狭窄时须作临床判断。

2）动静脉交叉处的改变比动脉狭窄能比较客观地判明。动脉行经静脉的前方，可见动静脉压陷征，反之则无。这一特征可分为三级：①轻度动静脉压陷，②中度动静脉压陷，③分支静脉阻塞。轻度压陷者，动脉下的静脉偏曲，出现早期隐蔽现象。中度压陷则动脉后的静脉变尖并缩窄和偏移（Gunn 氏征）（彩图 12-5，见书末彩插）。静脉在交叉外稍远处可现轻度膨胀，称为静脉“斜坡”（彩图 12-6，见书末彩插）。第三级损害则在动静脉交叉的远侧端见静脉阻塞的出血和渗出。

3）动脉壁硬化常由血管壁的光反射进行估计。虽然年龄较大者也可见这种改变，但仍能提供一种估计慢性高血压对血管壁作用的有用参数。可将硬化分为 3 级：①轻度光反射增加；②“铜丝样”；③“银丝样”。硬化过程的早期动脉壁光反射增宽，以后逐渐增加，最后覆盖整个动静脉的前面，血管呈磨光的铜丝外观。动脉硬化的极度表现，血管壁变厚并透明样变，呈白色银丝状，但即使这样，可能仍有血流。

4）慢性高血压可见动脉迂曲，管腔内压力增高，肌纤维渐有透明样变和纤维化，以致动脉长度增加。视网膜动脉在视网膜内呈迂曲走行。但应与一种常见的良性视网膜动脉迂曲鉴别。

5）高血压血管疾病的另一有用体征为动脉大分支处的角度，尤其是第二或第三级分支。血压愈高则分支的角度愈大。轻度者分支动脉的夹角在 45°～60°之间，中度分支角为 60°～90°，重度分支角大于 90°。

在高血压视网膜病变硬化期，经荧光素眼底血管造影和玻璃体荧光光度测定，可能没有血液 - 视网膜屏障的主动破裂。然而，若压力突然或进行性升高，则患者可进入高血压视网膜病变的渗出期。

（3）渗出期：高血压视网膜病变的渗出期，可与高血压脉络膜病变或高血压视网膜病变的血管收缩或硬化期相伴或随后发生。此期的出现表明视网膜的灌注压已超越其生理性自我调节机制，导致了血液 - 视网膜屏障破坏，从循环系统中漏出液体和血细胞，血管壁破损和血流异常，常发生缺血。

渗出性视网膜病变的早期体征之一为小的线状或焰状出血，多数在视盘周围神经纤维层内（彩图 12-7，见书末彩插）。出血的线状形态是由于：①发生在视网膜神经纤维层；②血管漏出的血液沿神经节细胞的轴突延伸。出血也可呈斑或点状：若出血发生于视网膜深层，则呈卵圆轮廓，因漏出血液的扩散被 Muller 细胞突限制。间或可发生血液穿破内界膜而位于玻璃体下，在后极呈舟状出血。

硬性蜡样渗出表明血管漏出血浆脂蛋白、磷脂、胆固醇和甘油三酯。这种渗出呈有光泽的黄色，最常分布于后极，可在黄斑中心区呈星芒状，从黄斑区沿 Henle 纤维层放射（彩图 12-7，见书末彩插）。有一些患者硬性渗出可形成一个晕环，围绕一巨大血管瘤或成簇的渗漏的微血管瘤。因这种硬性渗出的环形外观，被称为环状视网膜病变。

棉絮状斑为灰白或黄色斑，边缘发毛，在视网膜神经纤维层内，大多位于后极口尤其是围绕视盘周围：棉絮斑的长轴常与神经纤维层的方向成直角，最常位于视网膜血管的浅面，经过一段时间，棉絮状斑可发生粒状外观且最终消失，此时视网膜外观变薄，内界膜出现反光的不规则外观（彩图 12-8，见书末彩插）。这些部位被称为“斑状凹陷”，表明有梗死导致的局部性内层视网膜结构的损失。荧光素眼底血管造影常显示围绕棉絮状斑的一些无灌注区，还有毛细血管的扩张和微血管瘤。还可见到侧支血管伴念珠状血管改变，并有视网膜组织荧光素着染。

（4）视网膜动脉硬化的并发症：包括中央或分支视网膜动脉阻塞（彩图 12-9，见书末彩插）、中央或分支视网膜静脉阻塞（彩图 12-10，见书末彩插），巨大血管瘤和视网膜前膜或增殖性玻璃体视网膜病变。可发生继发于缺血性改变的黄斑囊样水肿。血管阻塞过后，尤其是血压已控制者，血管可以改观，但因在急性期发生过缺血性坏死，视功能可不恢复。

高血压视网膜病变患者的视功能常不受大的影响，因为多数病变在后极分散分布，但在并发分支动脉或静脉阻塞、黄斑水肿、黄斑出血或渗出、黄斑毛细血管消失或黄斑区发生视网膜前膜伴内界膜皱褶，则影响中心视力。多数高血压视网膜病变患者在出现硬化期的并发症以后才可能有明显的视力症状。

3. 高血压视神经病变　高血压可引起一些视盘的改变。在恶性高血压可见视盘水肿，视盘出现边缘模糊，视杯充盈和视网膜静脉充血（彩图 12-11，见书末彩插），黄斑可见渗出改变。可有或无高血压脑病伴颅内压升高。

高血压视神经病变患者视盘可呈普遍或高位性苍白和萎缩。这些患者可有中央或分支视网膜动脉或静脉阻塞。他们常有重度视力损害并不同程度的视野缺损。患者可有视物模糊的急性发作。检眼镜检查，视盘轻度肿胀。视盘的边缘有 2～3 处焰状或线形出血。可见高位性或弓形视神经纤维束缺损。荧光素眼底血管造影可有视盘内区段性渗漏。迅即视神经萎缩伴小动脉狭窄。常有高血压和糖尿病的病史。

## 二、动 脉 硬 化

视网膜中央动脉在视神经内管径比较大，约 200μm 与全身其他部位小的肌动脉相似。当靠近筛板时，管径逐渐变细，进入筛板后，在视盘附近减小为 100μm 左右，管壁厚度约 15～18μm。以后逐级分支愈远愈细。在视网膜上的第一分支以后和距视盘约 1～2PD 以外即为小动脉，但视网膜动脉肌层发育良好，近视盘的动脉壁有 5～7 层平滑肌细胞层。在赤道部减为 2～3 层，周边部仅为 1～2 层，故侵犯全身动脉和小动脉的硬化改变都可能使视网膜动脉受损。根据年龄、地区、家族、遗传及全身情况如血压、血脂等状况，视网膜动脉硬化表现的分类和程度有所不同。主要可分为以下三类，即老年性动脉硬化、动脉粥样硬化和小动脉硬化。

### （一）老年性动脉硬化

随着年龄的增大，全身各器官和组织逐渐衰老，老年性动脉硬化便是血管系统衰老的表现这种改变普遍地分布于全身血管，与血压关系不大。通常发生在 50～60 岁以上的老年人。其发生率较高，约占 40%～80%。其主要的组织病理改变是血管壁中层纤维样变和玻璃样变，致使弹力层和肌层受损，血管弹性和舒缩性降低。在正常人，末梢循环依赖于动脉舒缩功能及其紧张性。当动脉弹性降低时，心脏收缩压增高才能维持其血流。故老年性动脉硬化周身表现为稍高的收缩压和正常的舒张压。由于管壁退行性变，管腔血流量降低使周身和脑供血减少，活动功能减弱，但很少造成严重组织损害。如合并高血压时，则病理改变明显，由于血压升高，血管壁脆弱可导致血管屏障受损，产生破裂出血和渗出等。

眼底所见：在无高血压的老年人，视网膜动脉普遍变细，透明度降低，颜色变淡，反光带变暗，血管走行平直，分支呈锐角。由于舒张压不高，动静脉交叉处很少有变化，远端静脉不充盈，静脉无隐蔽或缩窄现象。如合并有高血压或动脉粥样硬化，则动静脉交叉处有明显改变，静脉隐蔽、缩窄或远端膨大，甚至静脉内膜增殖和发生阻塞等。

视网膜动脉硬化与脑动脉硬化关系密切，有作者统计 44 例脑出血或血栓形成患者 70% 有轻度至重度的视网膜动脉硬化；两处血管的病理改变也相似。当视网膜血管有老年性硬化时，一般提示全身血管也可能有改变，但严重程度可不一致，并且眼底血管正常也不能完全排除全身血管无硬化改变。

### （二）动脉粥样硬化

动脉粥样硬多发生在老年人，据统计 50 岁以前死亡者 50% 的人有动脉粥样斑块，而 75 岁以前死亡者则 90% 的人有动脉粥样斑块。但有个别报告，50 年代对平均 22 岁死亡士兵进行尸检。有冠状动脉粥样硬化者高达 40%。动脉粥样硬化可以与高血压无关，但有高血压时病情加重，与家族遗传因素有一定关系，随种族和地区不同，发生率也有某些差异，一般亚洲和非洲地区比欧美地区稍低。

动脉粥样硬化好发于全身大型和中型动脉，也可累及小动脉。最常见于降主动脉、冠状动脉和脑动脉，眼动脉较少受侵犯。即使大的动脉粥样硬化已相当严重眼底也可无改变，故眼底未见血管异常症状，并不能排除身体其他部位存在动脉粥样硬化。眼部血管粥样硬化一般发生在视网膜中央动脉视神经内段和视盘筛板区，视网膜上则仅发生于视盘附近的主干动脉。

产生动脉粥样硬化的原因尚不完全明了，与脂质代谢，特别是胆固醇含量增高有关。摄入的胆固醇酯、磷脂及中性脂肪沉积于血管内膜深层，使内膜增厚、隆起，形成粥样化斑块向内突起，使血管管腔变窄，甚至阻塞。当病变进行时，向外可侵犯中层的肌层和弹力，向内破坏内膜。结缔组织细胞成为含有脂肪的泡沫细胞，组织增厚，营养障碍而发生坏死和钙化。严重者内膜破裂形成溃疡，其粗糙面使血液有形成分如血小板、血细胞滞留，形成血栓而阻塞血管。脱落的粥样斑块也可流向远端小动脉，导致视网膜中央动脉等血管栓塞。

眼底所见：如果粥样斑块发生在筛板后的视网膜中央动脉，则眼底看不见粥样斑。但由于病变处动脉管腔变窄，动脉血流量减少，血流缓慢，可见视网膜动脉变细。严重者可导致视网膜动脉阻塞或静脉阻塞，或缺血性视盘病变。当粥样斑块发生在视网膜时，一般在视盘附近的动脉主支上，由于粥样斑块突出于管腔而使动脉呈局限性锯齿状，该处血管有长短不一的局限性狭窄，管壁呈白色或黄白色。晚期粥样斑块纤维化，形成白色混浊斑点或呈白鞘，甚至如白线样，但荧光素眼底血管造影见有些血管仍有血流通过，有的管腔完全闭塞（彩图 12-12，见书末彩插），最后血管可完全被纤维组织代替。如病程发展缓慢，可有侧支形成。

治疗较困难，预防性措施可限制摄入高胆固醇食物。

### （三）小动脉硬化

不论任何原因引起血压缓慢而持续的升高，长时间不能降至正常，则全身小动脉产生一种代偿性的反应性改变，小动脉产生增殖性改变，发生纤维增殖，小动脉硬化。最初血管的病理改变为血管中膜弥漫性细胞增生和增厚，特别是血管的内皮下，肌层和弹力层，胶原纤维和弹力纤维增生，甚至玻璃样变性，血管壁增厚。管腔变窄甚至闭塞。晚期血管壁纤维增殖，完全硬化，丧失弹性和收缩。

## 三、眼缺血综合征

眼缺血综合征（ocular ischemic syndrome，OIS）是由于颈动脉阻塞或狭窄所致的脑和眼的供血不足而产生的一系列脑和眼的症状。眼缺血综合征最常见的病因是动脉粥样硬化，另外血栓形成、巨细胞动脉炎、Behçet 病、创伤、血管痉挛、动脉瘤切除术后等可导致颈内动脉狭窄的疾病都可以引起眼缺血综合征。

### （一）临床症状

一般颈内动脉狭窄超过 90% 时，患者才会出现明显症状及体征，但这不是绝对的。如果患者建立了有效的侧支循环，可以不出现任何症状。大部分患者早期症状轻微，表现多样，无特异症状。

1. 脑部表现 阵发性头晕、头痛，短暂发作，通常在患者进行剧烈活动后发生，可伴有同侧眼部一过性黑矇。其他临床表现还可见感觉障碍、失语失认及类似老年痴呆的精神样症状等。同侧偏盲，分为部分性、象限性和完全性同侧偏盲。部分性同侧偏盲最常见，缺损边缘呈倾斜性，双眼可对称、也可不对称，常见于视束病变。上象限性同侧偏盲，见于颞叶或距状裂下唇的病变；下象限性同侧偏盲，见于视放射上方纤维束或距状裂上唇的病变。完全性同侧偏盲，同时伴有黄斑回避常见于视放射病变及枕叶病变。

脑卒中，又称中风或脑血管意外，是一组突然起病，以局灶性神经功能缺失为共同特征的急性脑血管疾病。临床上表现为一过性或永久性脑功能障碍的症状和体征，以猝然昏倒、不省人事或突然发生口眼歪斜、偏瘫、智力障碍为主要特征。颈内动脉狭窄可以表现出语言中枢障碍。注意区别椎基底动脉系统缺血时的表现，后者表现出眩晕和四肢无力等症状。

其他还可见暴发性脑血管意外等相关脑部表现。

2. 全身表现 对侧偏瘫，以偏侧肢体或单肢的发作性轻瘫为最常见。瘫痪通常以上肢和面部较重。还可同时伴有偏身感觉障碍，如果出现颈部高调血管杂音则提示脑梗死的可能性大，还可出现同侧 Honor 征。较为明显的全身表现不多见，一般眼部表现早于全身。

### （二）眼部表现

结膜、巩膜及角膜：结膜和巩膜血管扩张。继发于同侧颈内动脉不全闭塞的眼缺血综合征，可出现巩膜溶解。慢性缺血引起的角膜水肿伴后弹力层皱褶，可导致大泡性角膜炎，角膜上皮层、基质层及内皮层均可水肿。

色素膜：虹膜萎缩和新生血管形成也是慢性眼前节缺血的体征。瞳孔括约肌缺血可使瞳孔出现固定或肿大。也可出现瞳孔对光反射迟钝和相对性传入性瞳孔阻滞，眼内压可在正常范围内，甚至可出现低眼压，主要原因为睫状体缺血使得房水生成减少。20% 患者可出现轻度虹膜炎。房水闪辉通常较细胞性反应明显，角膜后沉积物不常出现。

晶状体：晶状体混浊可发生于眼缺血综合征的晚期，甚至形成成熟期白内障。

视网膜：通常可见视网膜动脉狭窄，血柱极细。视网膜静脉不规则扩张但是不迂曲。静脉扩张可出现串珠样改变。视网膜动脉自发性搏动视网膜出血出现于中周部视网膜，也可出现于后极部。出血灶较少，相互之间几乎不融合，常位于视网膜深层，偶见于神经纤维层（图 12-13）。它们主要由于缺血性血管内皮损伤，或者是由于毛细血管微血管瘤破裂引起。微血管瘤常见于中周部主要血管弓之外（图 12-14）。黄斑区樱桃红，黄斑水肿，视网膜新生血管形成，新生血管

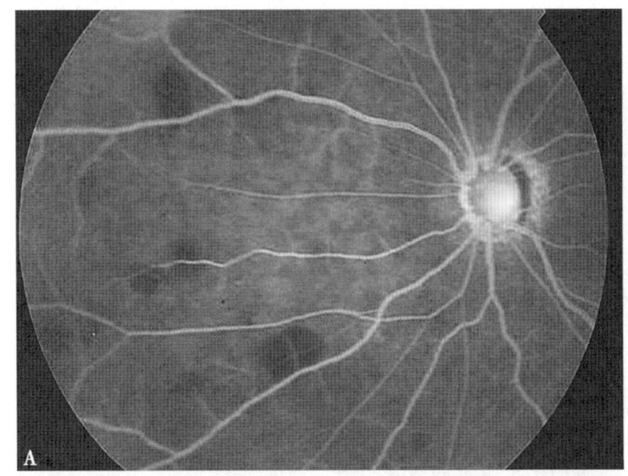


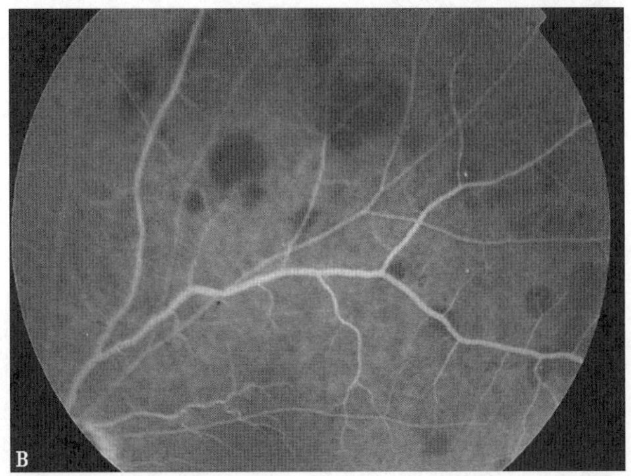


图 12-13 眼缺血综合征，出血灶较少，相互之间几乎不融合，常位于视网膜深层

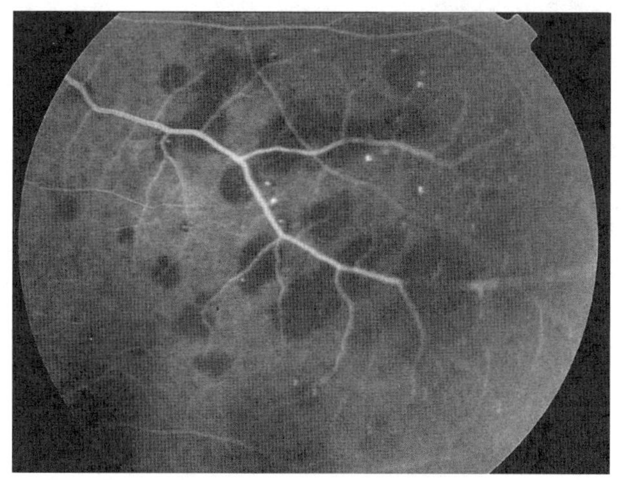

图 12-14　眼缺血综合征，微血管瘤常见于中周部主要血管弓之外

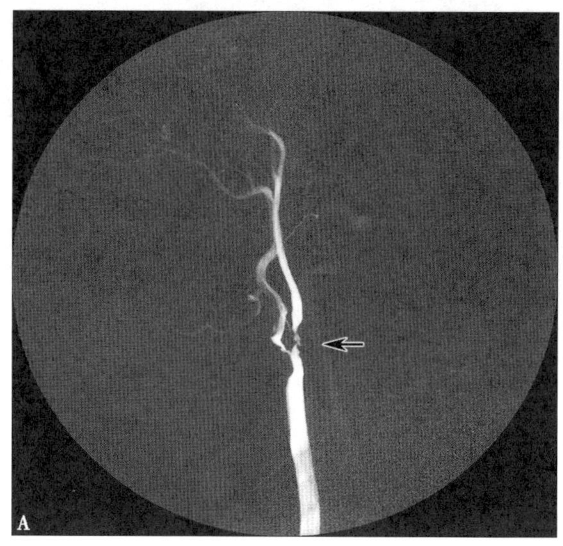

图 12-16A　支架植入术前颈内动脉 DSA 情况

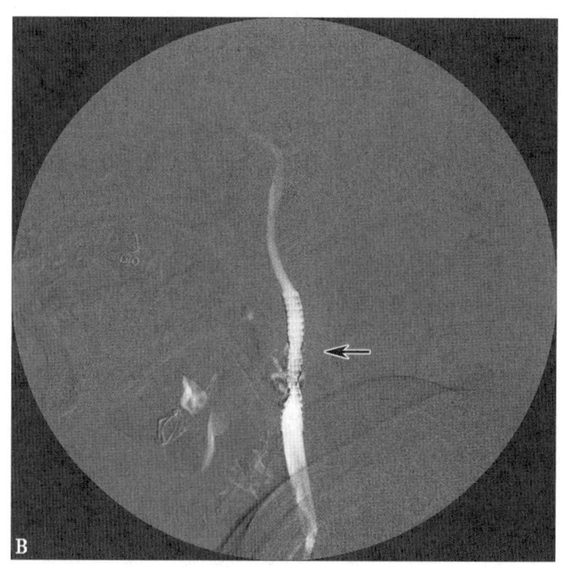

图 12-16B　支架植入术后颈内动脉 DSA 情况

极细，螺旋形弯曲，纠缠成团或互相吻合的新生血管网。新生血管出血可伴随着玻璃体积血，以及少见的严重的纤维血管增生。更进一步的眼后节体征包括棉絮斑（彩图 12-15，见书末彩插），视网膜栓子，周边视网膜可见脉络膜视网膜楔形萎缩区，主要原因为脉络膜缺血。

视神经：视盘苍白，生理凹陷扩大，边界清楚，视网膜神经节细胞及其轴索的死亡，视杯可见筛孔。

眼眶梗死综合征：较为罕见，眶内及球内组织缺血可发生于眼眶梗死综合征引起的眼缺血综合征，包括眼眶疼痛，伴有眼内炎及低眼压的眼前后节缺血，眼肌瘫痪，上睑下垂，以及角膜感觉减退。累及整个眼眶，见于颈外动脉、对侧颈动脉系统及其他颈部动脉充足的侧支代偿的中断。

### （三）治疗原则

控制高血压、高血糖、高血脂、肥胖、吸烟、饮酒等。颈动脉狭窄是眼缺血综合征最主要的原因，通过外科手术干预，解除颈内动脉狭窄，恢复眼球血液灌注，在一定程度上能改善患者的视功能。颈动脉内膜切除术（carotid endarterectomy，CEA）和颈动脉支架植入术（carotid artery stenting，CAS）是治疗颈动脉狭窄较常用的方法（图 12-16）。此外，颅内 - 颅外动脉旁路移植术（extracranial-intracranial arterial bypass surgery，EC-IC）对于改善眼部症状具有一定疗效，临床上也有一定的应用。

眼部治疗主要是通过对症治疗，扩血管及营养神经药物治疗，当眼底出现毛细血管无灌注区（>4PD）或虹膜新生血管形成时应行全视网膜光凝。缺血引起的新生血管性青光眼可通过药物治疗，联合应用抗代谢药的滤过性手术，房水引流物植入术，睫状体破坏手术。

## 四、多发性大动脉炎

多发性大动脉炎（multiple aorto-arteritis）又称无脉症（pulseless disease），为大动脉多发性、慢性进行性、非特异性炎症，引起管腔狭窄与闭塞，产生器官缺血。病因尚未明确，多数患者发病前有各种感染史，故可能是感染引起机体的变态反应或自身免疫反应或自身免疫所致。大动脉对这类抗原抗体复合物可能具有免疫学的亲和性或易感性。病变最多见于主动脉及其分支。患者常有多数血管受损，为一种慢性进行性累及血管壁全层的弥漫性纤维增生，使管壁增厚以至管腔狭窄、闭塞。部分血管中层被破坏，加以局部受血流动力学影响而出现瘤样扩张或动脉瘤形成。病变多见于胸、腹主动脉和右侧头臂动脉。当主动脉弓及其主要分支管腔狭窄或闭塞时，头部和上肢的血流量减少，甚至缺如，可致上肢肱动脉血压不能测出，桡动脉搏动不能触及或极微弱，所以也称为主动脉弓综合征或闭塞性锁骨下及颈动脉炎。此病在我国及亚洲地区较欧美各国多见。患者多为女性，男女性别之比为1∶6～1∶10。约50%发病年龄在15～25岁或更大些。病理组织学变化主要为非特异性炎症性血管闭塞性疾患、慢性炎症病变首先侵及血管外膜和中膜，继而伴以纤维化，瘢痕收缩和血栓形成。

**（一）临床症状**

早期时常先有眩晕、头痛、耳鸣或语言障碍等症状，也常有间歇性视物模糊，上肢无力，上肢运动或高举时疼痛、麻木等症状，这些症状常在体位改变时特别显著。与此同时患者单侧或双侧桡动脉搏动消失，患侧上肢血压不能测得。由于头部和上肢血液循环发生了障碍，只得借助脊柱动脉所发生的侧支循环来维持，它虽可起到一定代偿作用，然而上肢和头、脑、眼、耳、鼻等器官仍然供血不足，故而经常出现一系列症状，如中枢神经系统缺血性头晕、阵发性视力减退、一过性黑矇、癫痫样痉挛、肢体瘫痪、周期性语言障碍、听力减退、月经减少、胸痛、半身麻痹、上肢末端苍白、局部温度低下和未触及脉搏。另外，Heidenreich（1957）指出面部软组织慢性萎缩是主动脉弓综合征的常见体征。

患者红细胞沉降率增快。血象嗜酸性细胞增多，血清纤维蛋白原增高，白蛋白减少，球蛋白增高，免疫球蛋白IgG和IgM增高。颈部可听到血管杂音。胸部X线片、动脉示波计检查和心电图均出现异常现象。荧光素眼底血管造影可见主动脉弓内腔狭窄、动脉管壁增厚，主动脉弓的三大分支均狭细或完全闭塞不显影。

**（二）眼部表现**

早期时往往主诉阵发性或一过性视物模糊、雾视或视力减退，并常与体位有一定关系，当由仰卧位突然起立时，或头部转动时，常发生视力减退，甚至发生间歇性失明，这种症状一般与眼供血不足有关系。同时常伴有周期性头晕。临床无脉症患者常有首先就诊于眼科者，临床眼科医生对有以上症状的患者应首先检查其脉搏与血压，如触不到脉搏时，结合其症状，诊断此病并不困难；否则由于此病在眼科的早期表现并不完全典型，如不作全面检查，未想到触其腕部脉搏可能延误诊断。

无脉症患者也有主诉眼前出现光亮幻觉或幻视症状者。

检查可发现球结膜血管常扩张或弯曲迂行。表层巩膜血管往往怒张和充盈。虹膜早期时一般正常。缺血的虹膜组织可以出现轻度萎缩，并发生表面新生血管。瞳孔缘色素上皮外翻，瞳孔扩大、变形或不等大，对光反应迟钝或消失，调节功能减退。病程较久者晶状体可发生混浊。有些病例患者视网膜动脉血管管径较窄细，动脉血管出现中断和分节状，甚至似视网膜中央动脉栓塞的表现。另外，视网膜静脉变粗，怒张、迂曲，有的似念珠或腊肠样形状，颜色紫黑，致使静脉与动脉非常容易区分。视网膜血管在视盘和其周围部位经常出现典型的动静脉吻合支，并且为进行性，这种血管吻合常成花环状。视网膜微血管也呈现增生现象，并沿血管分支出现微小血管瘤，此时可见血管呈现花枝样形状。视网膜动静脉血管交叉处可见交叉压迫征。视网膜周边部血管也可发生闭塞。视网膜本身常出现出血斑或渗出，黄斑部可发生水肿。以致视力重度减退。晚期患者可发生新生血管性青光眼。

**（三）治疗原则**

以全身疗法为主。但由于病因尚未完全确知，也属于对症疗法，大多患者可自然缓解。眼科对症治疗。

## 五、椎基底动脉供血不足

椎基底动脉综合征（vertebral basilar artery syndrome）又称椎基底动脉供血不足综合征，特征为由椎动脉基底动脉供血不良，引起的脑眼病征，诸如体位性眼球震颤，暂时性复视、幻视及视力障碍，剧烈头痛，突然晕厥，以及偏瘫的多次发作。可发病于任何年龄，以成年人或年龄较长者机会多。

病因：由于头部外伤、头部急速前倾致颈项过度延伸，或颈椎骨质增生性关节炎、颈肋，以及动脉硬化等，均可导致此供血不足综合征的发病。

**（一）临床症状**

全身性表现：①颈部剧烈搏动性头痛，颈项痛，恶心，呕吐，眩晕；②运动失调，半侧麻木，偏瘫或四肢瘫痪，语言障碍，听力减退或消失，吞咽困难，肌张力减退或消失；③阵发性高血压，精神错乱或昏迷。X线、CT摄像；血管造影；脑电图（EEG）、超声Doppler、脑血流图。可协助诊断。

**（二）眼部表现**

椎基底动脉综合征的眼部表现有：①体位性眼球震颤；②暂时性复视；③核间性眼肌麻痹；④视力减退，幻视，同侧偏盲及调节性功能障碍。

**（三）治疗原则**

病因处理，对症治疗。预后取决于伤害的轻重，可反复发作。

## 六、Raynaud病

Raynaud病为肢端动脉阵发性痉挛，病因尚不明确。情绪激动、精神紧张或寒冷往往是其诱因，可能为肢体指、趾局部动脉对寒冷等刺激发生异常反应，或交感神经功能紊乱、亢进。发病多为年轻女性，在青春期之前或40岁以后少见。

### （一）临床症状

起病缓慢，一般在受寒后，尤其是手指与冷水接触后易于发作。手指皮肤颜色先变白，继而发绀，常从指端开始而后波及整个手指，甚至手掌，伴有局部冷、麻、针刺样疼痛或异常感觉。持续数分钟后自行消失，皮肤变为潮红色，然后转为正常。经常两手对称发病，小指和无名指常常最先受累，以后波及其他手指，拇指多不受累。下肢受累者也很少见。发作时，若将手置于温暖环境中，或挥动肢体，可使发作停止。若发作频繁，或在温暖环境中也发作，可引起肢端营养不良性改变，甚至动脉搏动消失，局部发生溃疡或坏疽，并伴剧烈疼痛。甲床微循环检查可显现于给予冷刺激时，指端血管明显减少，或口径缩小，血流变慢或停滞。毛细血管血流量也明显减少。发生发绀时，毛细血管扩张。

### （二）眼部表现

在肢端动脉痉挛时期，患者眼底出现视网膜动脉痉挛，可发生于视网膜中央动脉，然而较多见之于视网膜周边部血管。由于血管痉挛，视网膜可出现缺血现象，局部视网膜呈现灰黄色。严重者视网膜发生水肿或线状出血。

### （三）治疗原则

避免情绪紧张或波动，禁烟，防止手足受凉，有助于减少发作。应用交感神经阻滞剂和血管扩张剂。

（王延华　王艳玲）

## 主要参考文献


1. 王延华. 眼与全身病. 天津：天津人民出版社，1983.
2. 刘力生. 临床高血压学. 天津：天津科学技术出版社，1990.
3. 李士敏. 简明内科学. 北京：人民卫生出版社，1987.
4. Arruge J. Ophthalmic findings in 70 patients with evidence of retinal embolism. Ophthalmology，1982，89：1336.
5. Brown GC. Central retinal artery obstruction and Visual acuity. Ophthalmology，1982，89：14.
6. Chumbley Le. Ophthalmology in Internal Medicine. Philadephia：Sannders，1981.
7. Duke-Elder S. System of ophthalmology. Vol XV. London：Henry Kimpton，1976.
8. Grey R. Vascular disorders of the ocular fundus. London：Butterworth-Heinemann Ltd，1991.
9. Hayreh SS. Fundus lesions in malignant hypertension. Ophthalmology，1986，93：1383.
10. Kert E. Chronic Ocular ischemia. Acta Ophthalmol，1989，67：386.

# 第五章
# 耳鼻喉科疾病的眼部表现

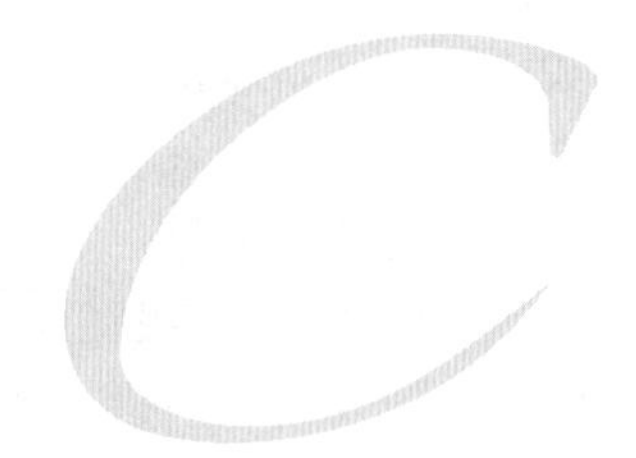

在面部眼与鼻窦相毗邻，病变可相互影响，诸如炎症、外伤、肿瘤等。一般通过病史、体检、化验、X线检查、CT、超声、病理等检查可以确诊。有些治疗可配合进行。

## 一、先 天 畸 形

颅面部发育畸形可出现多种综合征，如Pierre Robin、Down、Crouzon、Apert、Hurler综合征，除有眼及耳鼻咽喉科症状外，还伴全身其他畸形。现就累及鼻和眼部畸形介绍如下。

1. 鼻裂　鼻梁正中留有浅沟，将鼻梁分为两半，鼻背平坦，两眼间距增宽。

2. 外鼻缺损　因胚胎发育时期一侧鼻额突和嗅囊发育不良，产生外鼻缺损，影响鼻泪道及下睑和面部。

3. 先天性鼻侧喙　胚胎期鼻额突与上颌突结合处的中胚层发育不全，在内眦处生长一长形管状物如喙，同侧鼻翼发育甚小，鼻泪管缺如，可伴鼻孔闭锁。

4. 面（斜）裂（facial cleft）　在胚胎6周时鼻外侧突与上颌突之间未融合，自下睑内侧缘至上唇完全裂开，下睑内眦缺损，眼球移位。

5. 脑膜（脑）膨出　脑膜（脑）组织经颅骨缺损处部分突出于面部。若缺损发生在上颌骨额突与泪骨之间，或额筛骨与泪骨之间，则膨出部分影响眼眶，在内眦处皮下膨隆呈囊性肿物，囊内含有脑脊液或同时有脑组织。

6. 鼻窦发育异常　鼻窦未发育，该处凹陷，影响面形及眶内容。若鼻窦发育过度，窦腔极度膨大，亦可影响面形及眶内容。后筛窦及蝶窦过度发育，形成巨大蝶筛房，骨壁变薄围绕视神经，一旦有感染，可影响视力。

## 二、炎　　症

鼻和鼻窦的急性炎症致病菌以流感嗜血杆菌、葡萄球菌、链球菌和肺炎球菌多见。鼻窦与眶之间仅隔薄层骨板，最薄处不到半毫米，间有血管交通。鼻窦急性感染扩散可引起眶周蜂窝织炎、眶骨膜下脓肿或发生眶内脓肿等，引发海绵窦血栓和败血症。

### （一）急性额窦炎

额窦发育较晚，7～8岁时开始形成，至成年逐渐发育成形。额窦位于眶内上角，有时可部分扩及眶顶，与眶相隔薄骨板，有小静脉交通。额窦急性炎症常发生在上呼吸道感染、游泳之后，感染严重可发生骨髓炎，尤其在外伤继发感染之后。患者鼻塞、头痛，上午较重，鼻腔黏膜充血，中鼻道有脓性分泌物。头痛当身体前倾或鼓气时加重。体检可见上睑红肿，眶内上角有压痛。X线摄片患侧额窦模糊。额窦急性炎症扩散可侵入眶内，发生蜂窝织炎。

### （二）急性筛窦炎

筛窦出生时即存在，一岁时开始骨化，与眶仅隔极薄骨板，称：纸样板，有血管与眶内交通。幼儿患筛窦炎（3/4发生于6岁以下）易波及眶内。急性筛窦炎常与上呼吸道感染同时发生，出现鼻塞、流涕、鼻黏膜充血，中鼻道有粘液或脓涕，若后组筛窦受累见嗅裂区有脓涕，眉间内眦部红肿压痛，感染扩散入眶内，可引起球结膜水肿。X线筛窦模糊。

### （三）蝶窦炎

蝶窦含于蝶骨体内，发育较晚，毗邻重要结构，其上有视神经交叉及垂体，旁有海绵窦及颈内动脉，炎症扩散可影响视神经及海绵窦，X线窦腔模糊。

### （四）急性上颌窦炎及骨髓炎

儿童2岁时上颌开始成腔，婴儿时上颌骨被胚牙占据，一旦牙蕾受葡萄球菌感染，易发生上颌骨骨髓炎，发热、颊部及下睑红肿，压痛，晚期牙龈有脓瘘，并有死骨形成，X线可显示。

成人上呼吸道感染后或牙根感染，引起上颌窦炎，患侧颊部肿，压痛，头痛、牙痛，鼻腔中鼻道有脓性分泌物，X线上颌窦模糊或有液面。成人若曾患眶底骨折，上颌窦炎可扩散入眶，引起眶内炎症。

### （五）面蜂窝织炎

鼻疖或上唇疖，多由葡萄球菌感染，局部红肿压痛，易累及静脉发生栓塞性静脉炎。由于该处静脉无瓣膜，感染沿内眦静脉、眼静脉直到海绵窦，引起海绵窦血栓形成，出现一系列眼部症状，败血症及脑膜炎症状。

### （六）中耳炎

中耳与眼相距较远，但遇中耳炎发生合并症时，可出现眼部症状，如面瘫，眼不能闭紧；乳突炎扩及颞骨岩部时，引起岩尖炎，出现 Gradenigo 综合征，头痛、球后痛及外直肌瘫痪。中耳乳突炎合并乙状窦栓塞性静脉炎，扩及岩窦炎，可引起海绵窦血栓形成。

### （七）鼻和鼻窦真菌感染

常见致病菌有毛霉、曲霉、放线菌、鼻孢子虫菌、念珠菌及青霉菌等。好发于慢性病体质虚弱患者，如患糖尿病、血液病、长期使用抗生素、长期使用激素、贫血、烧伤、营养不良等。

毛霉病（mucormycosis），鼻腔感染后，迅速发生组织坏死，骨质破坏，通过血管可扩散入眶，内眦部红肿，眶周坏死，睑成脓瘘，眶内炎症，眼球突出，视力减退，可累及Ⅱ、Ⅲ、Ⅳ、Ⅴ、Ⅵ脑神经，晚期可侵入颅内，病死率 50% 以上。近年采用两性霉素 B 治疗，效果稍好。

放线菌病（actinomycosis）：可感染面颌部，局部红肿、浸润，皮肤暗红色，硬，后期化脓成脓瘘，排出硫磺样颗粒脓性物，细菌检查真菌阳性。青霉素治疗有效。

### （八）慢性特异性炎症

结核、梅毒、狼疮、鼻硬结症、麻风等常侵犯鼻腔鼻甲，不论在浸润期、溃疡期、瘢痕期，可影响鼻泪管及其开口，可引起泪道阻塞、流泪。

眶部感染应与泪囊炎、睑炎和泪腺炎鉴别。

## 三、外　　伤

面部外伤常引起面部骨折，累及眶。近年国外统计半数以上是由于意外车祸，其次是竞技、拳击、球类等钝器损伤。面骨损伤以颧骨多见，其次面中部眶底及眶缘损伤。面部骨折约 70% 伴眼部损伤。患者男性多于女性，平均年龄为 36 岁，老年及幼年均少。筛骨骨折中 50% 合并眶骨折。

面部外伤合并眼部损伤可为暂时性，约占 80%，如结膜下出血、一时性眼球运动受限、角膜擦伤、视网膜水肿等。严重损伤较少，如前房积血、视网膜出血、视网膜脱离、玻璃体积血、角巩膜撕裂、眼肌损伤、晶状体脱位等。失明者约占 3%，多因视神经撕裂、骨折刺伤、长期压迫缺血或视神经萎缩等。

眶壁损伤引起骨折易发生在眶底、眶下缘、眶纸板、眶外侧、眶顶及眶尖。临床表现为眼球运动障碍及复视，常由于眼肌嵌顿、眼肌撕裂伤、肌内出血以及神经肌肉损伤等。眼球内陷常由于眶内脂肪外溢、眶增大、眶脂肪坏死或眼肌缩短。眦距增宽多由于内眦韧带断裂或移位。视力障碍多由于球内出血、视网膜损伤或视神经损伤。有时可发现患侧眼球有下垂现象。一般认为眶损伤后如发现眼压增高，多说明有眼球损伤。

眶骨折有两类较为特殊，分述如下。

（1）颧骨骨折：颧骨与额蝶、眶、上颌及颞骨相连接。颧骨组成眶之外下角，因较突出，易受外力损伤。颧骨骨折有 46%～60% 累及眼。

临床表现：有明显外伤史，伤后眶下区麻木、颧突下陷、颧弓不整齐、额颧不整齐、眶下缘不整齐、张口困难。眼科检查有眶周水肿、结膜下出血、眶周皮肤撕伤、眶下区感觉减退、皮下瘀斑、眼球内陷、向上看有复视。X 线检查见骨折线、两侧颧骨不对称，上颌窦模糊。血性鼻溢。

治疗：可经上颌窦、颞下凹、耳前眶侧皮肤切口复位，钢丝固定。少数可经结膜囊及外眦切开进路。

（2）眶爆裂性骨折：又称压力性骨折，指钝挫伤，外物直径大于眶（如拳击、足球），外力突然击在眼球前方，眶内压力突然增高，然后向四周扩散，眶壁最薄部位以内壁泪囊后方和眶底眶下神经管内侧明显，易受压迫发生骨折，呈线形或粉碎，眶内脂肪可疝出，经常眼肌嵌顿在断裂处。眼球受坚硬眶缘的保护，损伤较轻，如角膜擦伤、前房积血等，偶见晶状体损伤、玻璃体积血等。

局部表现：外伤史，眶周皮下出血呈黑眼圈、睑水肿、皮肤撕伤、结膜下出血、眼球运动受限、神经肌肉损害、瞳孔缩小、球后出血，结膜下牵拉直肌有嵌顿感，伴有复视，尤其向上看时明显，眼球内陷、眼肌失调，轴位改变使眼球下垂。同时伴鼻出血或皮下气肿。

X 线检查：可见骨折线、上颌窦积血、上颌窦内软组织阴影，CT 可进一步证实。

治疗：应在伤后 7～10 日内探查复位。手术进路：①上颌窦前壁开孔，回纳眶内容，骨折复位，下鼻道作对孔，窦腔充填 2～3 日。对陈旧骨折，复位困难。②经眶沿距下睑睑缘 2～3 毫米作切口达眶缘，切透肌层，切透骨膜，在眶骨膜外剥离达到眶底骨折处，回纳眶脂肪及眼肌，如裂口大，可垫骨片、硅胶片、特弗龙等，防止再疝出。眶骨膜撕破处应缝合。③筛骨纸样板骨折，可经鼻内镜下筛窦开放，向眶内挤压纸样板骨折复位，鼻腔适当充填，保证充分引流。

（3）医源性损伤：诸如额窦手术、筛窦手术、上颌窦手术、蝶窦手术包括经鼻垂体瘤切除术，均有可能损伤眶壁或视神经。鼻外额窦手术时有可能使滑车移位，上斜肌功能暂时障碍，多能自行调整。鼻内手术可损伤鼻泪管。

## 四、肿　物

鼻腔鼻窦肿物包括囊肿、良性恶性肿瘤，有少数眶内原发瘤累及鼻窦。

1. 鼻窦囊肿　常见为黏液囊肿，好发于额窦和筛窦，多由于炎症、或因外伤、鼻内手术后或肿瘤压迫等使鼻窦自然开口堵塞，窦腔积液并继续扩大。因额窦和筛窦与眼眶之间骨壁甚薄，囊肿可扩展到眶内，在眶内上角或内眦处膨隆，使眼球向下外或外侧移位，继而眼球突出，严重者眼球运动受限，引起复视、视力下降。黏液囊肿可引起头痛、鼻塞，鼻腔见筛泡膨隆，如合并继发感染，可形成脓囊肿，局部红肿疼痛，可有脑膜刺激征。

黏液囊肿若发生于后组筛窦或蝶窦，极易引起视力障碍、视野缩小、盲点扩大、瞳孔反射减退甚至视神经萎缩。

上颌窦常发生黏液囊肿，有时形成含齿囊肿，继续增大，可压迫眶底。

2. 鼻腔鼻窦良恶性肿瘤

骨瘤：原发于额窦占 80%，筛窦占 25%。骨瘤生长缓慢，早期无症状，可偶然 X 线摄片中发现。肿瘤渐增大侵入眶内，引起眼球突出、眼球移向下外或外侧。X 线摄片可确诊。

鼻咽纤维血管瘤：好发于男性青年，原发自鼻咽部，继续增大，可侵入翼腭窝，向上发展，可影响眶尖。

鼻腔或鼻窦癌：好发于中老年，80% 为鳞癌，多发生在上颌窦和筛窦，出现鼻塞、头痛、血性鼻溢、眶下区麻木，鼻腔可见红色肿物，触之易出血。肿瘤继续增大可破坏纸样板和眶底入眶，使眼球移位突出，于内眦或眶下缘可触及硬块。X 线摄片有明显骨质破坏，活检阳性。

基底细胞癌：好发于外鼻皮肤，浸润并溃烂，向四周扩散，向外可累及内眦和下睑皮肤。

肉瘤类：好发于青少年，常见横纹肌肉瘤，自鼻腔上颌及面颊部膨隆，可累及眶。局部红肿，发展迅速，预后不佳。

鼻泪管肿瘤：鼻泪管除受鼻腔侧壁肿瘤浸润压迫外，可原发鼻泪管乳头状瘤和鳞癌，因部位隐蔽难于早期发现，晚期可破坏邻近骨壁侵入鼻腔。

3. 恶性肉芽肿（Wegener's granuloma）　近年倾向于分类为淋巴系统恶性肿瘤，又细分类为 B 或 T 细胞淋巴瘤等，是一种原因不明的鼻面部进行性肉芽增生性溃疡，可持续破坏皮肤、黏膜及骨壁，累及鼻腔、外鼻、鼻窦，形成溃疡坏死，有臭味，经上颌及筛窦可扩及眶，引起坏死。病理检查常无肿瘤细胞可见，免疫组化有助于诊断。可先后伴有肺和肾相似病变，病情发展迅速，终因衰竭或大出血死亡。

4. 纤维性骨炎　好发于女性青年，多累及上颌骨。正常骨代以胶原、成纤维细胞及骨样组织，面骨无痛肿胀，边界不清，坚硬，可累及牙槽突，颊部隆起，眶下缘增厚，可侵入眶底，引起眼球突出和眼向上移位，若累及眶尖可影响视力。X 线摄片患侧上颌骨均匀致密。应与硬化性假瘤鉴别。

## 五、眼球突出

眼球突出除急性鼻窦炎引起眶内感染、鼻窦肿瘤侵入眼眶、面颌骨折等与耳鼻喉科有关外，眼科、神经科、全身发育、内分泌紊乱等原因均可出现单眼或双眼眼球突出。其中中毒性甲状腺肿多引起双侧眼球突出，严重者可进行手术治疗，如 Kronlein 眶侧法、Naffziger & Jones 眶顶法、Sewall 前筛窦法、Hirsch 上颌窦法、Nibo 额筛窦法、Ogura & Walsh 上颌窦筛窦联合法，暴露眶骨膜，纵行切口，容许眶内脂肪疝出，注意勿损伤肌肉，有利于眼球回缩，改善视力。

## 六、失　明

### （一）眶内出血

多见于外伤性眶骨折或鼻内筛窦手术后，引起眼球后出血，眼压增高、眼痛、眼球突出、球结膜水肿、眼肌麻痹等，若眼压增高过久，可影响视力。药物保守治疗无效时，可采用鼻内镜下筛窦开放或与经上颌窦联合进路进行眶减压，暴露并切开眶骨膜，清除血块。

### （二）视神经管骨折

眶部外伤发生骨折时若累及视神经管，损伤视神经，视力减退。经确诊后，根据病情选用经鼻内镜下鼻内进路开放后筛蝶窦，进行骨折复位，视神经减压，挽救视力。

### （三）球后视神经炎

慢性扁桃体炎和鼻窦炎慢性感染灶，毒素吸收，形成眶尖综合征，引起视神经炎，可行手术清除病灶。较多见于急性筛窦和蝶窦炎发作时，有鼻塞、鼻溢、头痛、眶上痛、眶周水肿、视力减退，CT 可显示球后病变，或伴骨膜下脓肿、后筛蝶窦炎性分泌物潴留，应及时采取措施促进鼻腔鼻窦引流，给予有效抗生素治疗，控制或消除炎症扩散，必要时行鼻内筛蝶窦开放术。

### （四）头颈注射药物失明

有报道在扁桃体切除术后及面神经痛作封闭疗

法，利多卡因、肾上腺素与泼尼松龙混悬液混合后注射，注射后突然失明，经检查发现视网膜动脉有白色块状栓塞。动物试验亦证实该混合液可引起视网膜动脉栓塞。大剂量激素及肝素治疗或可挽救。

## 七、流　　泪

鼻部外伤骨折损伤泪点、泪囊、鼻泪管，瘢痕性狭窄泪道受阻溢泪。鼻内手术或鼻侧切开术损伤鼻泪管以及鼻腔慢性炎症，肉芽增生或瘢痕形成，影响鼻泪管引流，保守治疗无效时，可选经鼻内鼻腔泪囊吻合术。

末梢性面神经损伤后，面瘫不完全恢复，出现味觉泪反射，每当进食咀嚼时流泪。

（韩德民）

## 主要参考文献

1. 黄选兆，汪吉宝，孔维佳. 实用耳鼻咽喉头颈外科学. 第2版. 北京：人民卫生出版社，2008.
2. 韩德民. 鼻内窥镜外科学. 北京：人民卫生出版社，2012.
3. 韩德民主编. 2012耳鼻咽喉-头颈外科学新进展. 北京：人民卫生出版社，2012.
4. 周兵，王振常，韩德民，宋维贤，田其昌，鲜军舫，梁熙宏，王景礼. 鼻眼相关疾病的CT扫描诊断. 临床耳鼻咽喉科杂志，1998，12(4)：158-161.
5. 韩德民. 微创技术与鼻眼相关外科. 眼科，2003，12(5)：260-262.
6. 周兵，韩德民. 经鼻内镜常见鼻眼相关疾病的处理原则和经验. 中华耳鼻咽喉头颈外科杂志，2011，46(10)：874-876.

# 第六章
# 结核病的眼部表现

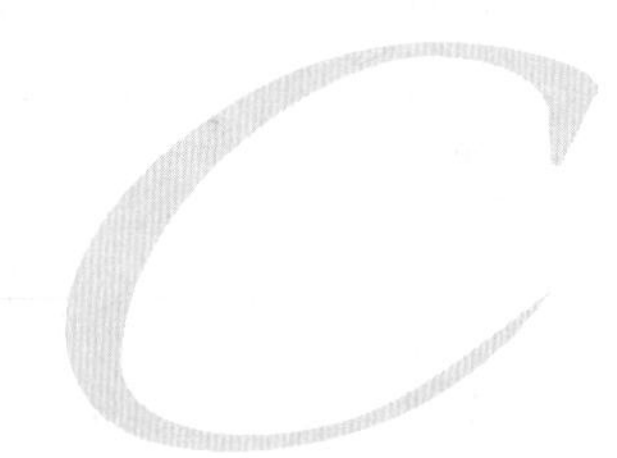

## 第一节　概　　况

结核病是结核杆菌引起的一种慢性传染病，其流行程度与人们的生活卫生条件、习惯、年龄，特别是与患者的接触程度有关。绝大多数感染者首先是起于肺部感染，随后才扩散到全身，播散的病菌可以直接致病或者在组织内长期潜伏，当机体抵抗力降低时引起发病。眼结核病的发生主要表现为播散后潜伏发病的形式，其病理学形态以单核细胞浸润、结节、干酪坏死为主要特点。结核的确诊依赖于结核菌的检出。

结核病是一种古老的疾病，人类经受结核病的磨难已上万年。新石器时代（公元前 10 000～5000 年）人的颈椎骨化石，已发现有结核病变。中国古籍上也有"周公植鳍"、"傅说偻背"的记载，三千多年前的两位古人都是驼背，疑为脊椎结核之后遗症。工业革命时期的欧洲，结核病流行严重。18 世纪中叶，伦敦的结核死亡率高达 900/10 万。以往中外医学家诊断结核主要靠临床症状，如咳嗽、咯血、潮热、盗汗、身体消瘦等；治疗结核则采用卫生营养方法——休息、营养、空气、日光等。1882 年 Koch 发现了结核杆菌，为结核病的诊断、治疗和预防提供了可靠的依据。1895 年 Rontgen 发现了 X 线，对结核的诊断提供了有效的工具。1922 年卡介苗问世，随后成为预防结核病的有效措施。结核病的治疗的突破则是在一系列的抗结核药如链霉素（1944）、对氨水杨酸（1946）、异烟肼（1952）等发现后。

### 一、病　原　菌

结核杆菌属放线菌目，分枝杆菌科的分枝杆菌属。主要分为人型、牛型、鼠型和非洲型。对人类致病者主要是人型菌，牛型菌较少，非洲型更少。

**【形态及生物学特性】** 结核菌细长微弯，两端稍钝，不能活动，无荚膜或芽胞，大小为（0.3～0.6）μm×（1～4）μm。单个散在，呈 V、Y 形，或条索状、短链状排列。因其具有抗酸和抗酸性乙醇脱色的特点，故又称之为抗酸杆菌。结核菌的细胞壁比其他细菌的细胞壁厚，电镜下约 20μm，表层粗糙。菌壁干重的 60% 为脂质，具疏水性，故可适应恶劣环境。脂质还与蛋白质和碳水化合物组成各种复杂成分，对宿主具致病作用。胞质内有大小不等的糖原和多磷酸盐颗粒及类脂体，核质区周围无包膜。结核菌是专性需氧菌，生长缓慢，在固体培养基上，增代时间为 18～20 小时，培养时间至少需要 4 至 8 周。最适 pH 6.8～7.2，最适温度为 35～37℃。在无氧条件下虽不能繁殖，但仍可生存很长时间。在湿温 60℃能活 30 分钟，70℃时 10 分钟，100℃时 5 分钟。阳光直晒下能活 2～7 小时，在潮湿阴暗的地方能活 2 年以上。

**【致病力】** 在致病的结核菌中，人型是人类结核病的病原菌，牛型菌除引起牛及其他畜类结核外，少数也可引起人类患病。结核菌无荚膜，不能抗拒吞噬细胞的吞噬作用，它本身不能分泌外毒素和内毒素，其致病力可能与菌壁外层由茧密糖二霉菌酸构成的膜性索状因子和类脂质有关。类脂质可抑制溶酶体的融合，并促进结核菌在巨噬细胞内的生长繁殖。此外，磷脂、蜡质 D、多糖类物质也和致病力相关。相同致病菌的致病力不尽相同，受营养条件、环境、耐药性的影响。

### 二、流 行 病 学

**【传染源和传染途径】** 开放性结核患者是结核病的重要传染源。结核菌主要通过呼吸道传染，活动性肺结核患者咳嗽、喷嚏或大声说话时，会形成以单个细菌为核心的飞沫悬浮于空气中，经呼吸道一次吸入少量细菌即可发病。结核菌不能通过健康皮肤发生感染，但可经创伤侵入人体。经消化道、泌尿生殖系统的传播极少见。先天性结核亦极为少见。

**【易感人群】** 糖尿病、矽肺、肿瘤、器官移植、长期使用免疫抑制药物或者皮质激素者易伴发结核病。生活贫困、居住条件差以及营养不良是经济落后社会中结核病高发的原因。越来越多的证据表明，宿主遗传因素在结核病的发生发展中也扮演着重要角色。现已筛选出多种人的结核病相关候选基因，如三类 HLA 基因区多态性与结核病易感性的关系在国内外均有报道。所以，并非所有传染源接触者都可能被感染，被感染者也并不一定都发病。

**【流行情况】** 20 世纪 40 年代中期，随着抗结核药物的发现和临床应用，结核病的发病率明显得到控制。然而近 20 年来，由于人类免疫缺陷病毒（HIV）的感染流行，人口增长和战争难民等社会问题的影响，结核病在世界范围内又有死灰复燃的趋势。目前全球约有 1/3 人口感染结核菌，每年新增患者 800 万～1000 万，每年死亡人数近 300 万。2011 年 WHO 报告显示，2010 年全球新发结核感染 880 万例，我国新发 130 万例，占其中的 14.3%，是仅次于印度的全球第二大结核发病国家。

我国结核病防治工作已取得了阶段性的成果。2005 年底，全国以县（区）为单位直接督导短程化疗（DOTS）策略覆盖率达到 100%，新涂阳肺结核患者治愈率达到 91%。根据卫生部 2010 年全国第五次结核流行病学现场调查结果显示，与 2000 年的第四次调查相比，我国肺结核患病率呈现下降趋势。15 岁及以上人群肺结核的患病率由 2000 年的 466/10 万下降到 459/10 万，其中传染性肺结核患病率下降尤为明显，由 2000 年的 169/10 万下降到 66/10 万。据此推算全国肺结核患者约为 597 万。然而由于耐药菌株的出现和流动人口增多，使得结核病防治工作具有在长期性、复杂性和艰巨性。

眼部结核少见，且很少发生在活动性肺结核患者身上。根据结核病疗养院患者眼部检查情况看，全身其他部位有活动性结核病的患者，眼结核的发病率较低，一般不超过 1%。

## 三、发病机制

最常见的首次感染是因吸进带活菌的飞沫并附于肺泡上皮引起的。结核病的致病性、病变范围及发病时期，常取决于人体的免疫状态，尤其是根据过敏性与免疫两者间的平衡状态而定。细菌的数量及感染途径、患病年龄、性别和健康水平、营养状态等均有一定影响。

**【结核感染的免疫反应】** 结核菌引起的免疫反应主要是细胞介导的迟发型免疫反应（Ⅳ型变态反应），主要抗原是结核蛋白肽链中的天冬酰胺—甘氨酸—丝氨酸—谷氨酰胺—精氨酸副链。人体初次感染的前几周中，结核菌迅速增殖，并沿淋巴及血行播散，某些 T 淋巴细胞受其刺激后转化成寿命长的小型致敏 T 细胞。这种 T 细胞再经 3～6 周的增殖，达一定数量后即可发挥控制结核菌繁殖的获得性免疫力。致敏的 T 细胞释放相应的淋巴因子，淋巴因子吸收游走的巨噬细胞和（或）网罗循环系统的大单核细胞进入组织抗御细菌，在反应区活性巨噬细胞可分化为类上皮细胞或成纤维细胞，更好地控制感染。在潜伏感染时，结核分枝杆菌存在于受感染器官肉芽肿的巨噬细胞中，以休眠、非复制状态存在，不被机体免疫反应所杀死。此时机体免疫反应与结核菌处于一种动态的平衡中，而这种平衡一旦被打破将导致细菌的再活化和复制，并伴有组织的坏死和破坏，即发生了结核病。巨噬细胞在维持这样一种平衡状态中起着重要作用。

肺泡初染结核后，很快发生淋巴和血行播散，因为此时机体对结核菌尚无免疫力，故可播散至全身各器官。因需氧关系结核菌常在组织氧分压较高的肺、肾及血供丰富的骨骼端生长。血行菌通过网状内皮系统，可被过滤沉着下来，故淋巴结亦为易染结核菌组织。

绝大多数人在初次感染产生结核菌素过敏后，结核灶被包围或钙化，形成所谓 Ghon 灶，只有其中的 5%～15%（婴幼儿多见）可发展为活动性结核，表现为急性全身性结核或粟粒性结核及脑膜炎。

眼部组织，除晶状体外，均有发生结核的报告。有些长期不愈且病因不清的炎症，常是结核感染所致。结核菌初次感染人体后，可潜伏于肺和其他器官，眼部结核除直接由结核感染或急性粟粒性结核全身播散外，很少同时存在其他部位的活动性病灶。但眼外组织中已痊愈或钙化的结核灶，有时可向血流中播散少量结核菌，在全身症状不明显的情况下引起轻微的菌血症，如细菌停滞在眼内，则可引起眼部的结核性病变。由于葡萄膜组织血管丰富、血流缓慢，有利于细菌停留，因此，葡萄膜的结核感染相对多见。

## 四、组织病理学

组织病理学形态反应与细菌侵入数量、毒力和体内特异反应性 T 细胞数有关，即病理表现是病原体与机体免疫力的相互作用的结果，可分为以下三种类型：

1．渗出性病变　当细菌数量较多，毒力强以及特异性 T 细胞活力强所致。组织初为充血、水肿，继而出现中性粒细胞、淋巴细胞、单核吞噬细胞和少量类上皮细胞、多核巨细胞和纤维蛋白等。当抵抗力强或治疗及时，渗出性病变可完全吸收而不留痕迹，但亦可转化为则增殖性或坏死性病变。

2．增殖性病变　当侵入的细菌较少，而 T 细胞较多时，则发生特征性的结核性肉芽肿，以放射状排列的类上皮细胞为主要成分，其中有朗格汉斯巨细胞。类上皮细胞由单核 - 吞噬细胞转化而来，胞质嗜酸性，颗粒状；核质淡。类上皮细胞外周有淋巴细胞和少量反应性增生的纤维细胞。其中极少有结核杆菌。单个结节直径为 0.1mm，脉络膜孤立性结核瘤或虹膜、视网膜粟粒性结核即属此例。

3．坏死性病变 当侵入的细菌多，毒力强，机体抵抗力低下时，可出现以坏死为主的病理变化。表现为组织呈凝固性坏死，色黄，呈乳酪样，嗜酸性染色，干酪样坏死是其特征性改变之一。干酪样物质可多年不吸收亦不液化。其内的细菌或巨噬细胞内的细菌可转化成静止菌。在某些因素的影响下，干酪样灶亦可液化，中性粒细胞侵入，并形成空洞。眼前部或后部发生的所谓团集性结核，以及迅速恶化、扩展到整个眼底的渗出性脉络膜炎即属此类。

## 五、临床表现及诊断

结核病的临床表现缺乏特异性，早期症状轻微而易被忽视，中晚期症状明显。全身症状有倦怠、乏力、午后低热、夜间盗汗、食欲下降、体重减轻，女性月经不调及自主神经功能紊乱等。肺部结核可有咳嗽、咳痰、咯血、胸痛等。局部症状常因部位而异。既往可有结核接触史。

结核病诊断的“金标准”是病变组织涂片染色或培养出结核杆菌。结核菌素试验（PPD）是临床常用的测定人体对结核菌及其代谢产物的过敏反应的一种皮肤试验，可判定是否感染过结核菌。γ 干扰素释放试验和聚合酶链反应（PCR）的敏感性、特异性均较 PPD 高，但价格较贵，目前尚未在临床广泛开展。此外，血结核抗体测定，红细胞沉降率和胸部影像学检查也是诊断结核病的重要参考手段。

由于大多数眼部结核的患者并不存在系统的活动性结核，依据系统结核的诊断来推断眼部结核的存在不具有临床可行性，而依靠眼局部组织取材培养或病理学检查又因具有明显的创伤性和低阳性率而使用受限，因此，眼部结核，特别是眼内结核的确切诊断存在很大的困难，目前国内尚无统一的诊断标准。在临床实践中，我们通常首先考虑能否在尽可能创伤小的情况下，对可疑眼部结核病灶进行取材组织涂片染色或培养，以“金标准”诊断眼部结核。如果不具有这种检查的条件，或者检查的阴性结果不足以排除眼部结核，我们通常还要参考以下因素帮助临床诊断。①患者是否具备发生结核感染的危险性。病史中重点询问患者本人和家庭成员是否有结核患病史及接触史。②患者是否发生过肺部的结核感染。为患者进行胸部影像学检查，判断是否有过结核感染，病灶是陈旧的还是新鲜的。③患者对结核菌素的反应情况。当患者的结核菌素皮肤试验呈现强阳性结果时，提示眼部组织同时存在高度敏感性，此时，患者眼部病变与结核病变具有相关性的可能性较大。④患者眼部病变是否具有结核病变的特征。一些特殊表现的病变具有眼部结核诊断的提示性，如脉络膜结核瘤。⑤试验性治疗有效。对于高度怀疑为眼部结核的患者可给予抗结核药物 2～4 周，观察疗效。将以上各点结合起来考虑，并排除其他病因，特别是其他肉芽肿性眼病（如麻风、类肉瘤等），才能对结核病的诊断有所帮助，结核性葡萄膜炎的诊断参见后面章节。

## 六、治 疗

结核病的治疗是从 1946 年链霉素、异烟肼问世以后才进入有效的化学药物治疗时代。目前对结核菌有抑菌杀菌作用的药物有 20 多种，分为一线药物和二线药物。常用抗结核药物的主要作用见表 12-2。

抗结核药物治疗应遵循早期、规律、全程、适量、联合的原则。用药需注意：①药物不宜单独使用，一般至少联合使用两种，有时使用 4 种，目的是取得协同作用，并降低耐药性的发生率。②用药不宜中断，用药中断是治疗失败的主要原因，以致疾病不能及时治愈，甚至反复发作，并出现耐药菌，成为慢性传染源。③用药剂量应适当，剂量过小，达不到治疗效果；剂量过大，增加副作用。④避免耐药性的发生，耐药问题影响治疗效果，目前认为，采用联合治疗原则，初治患者可不做耐药性测定，但在有条件的地区对复治病例及经过一个时期化疗而疗效不佳的初治病例可做耐药性测定，以便及时更换已具耐药性的药物。⑤用常规剂量异烟肼（300mg/d）治疗时，一般不需要加用维生素 $B_6$，但在剂量达 14mg/kg 时，加用小剂量维生素 $B_6$（10mg/d）即可避免发生周围神经炎。⑥激素的应用要谨慎，以免引起病情恶化。⑦增强体质，补充营养和维生素也是非常必要的。

## 七、预 防

做好结核病的预防工作非常重要，主要有如下环节：①卫生宣传，提高广大群众对结核病发病原因及传播途径的认识，掌握预防和治疗的基本知识，自觉养成不随地吐痰等良好卫生习惯。②实行登记管理制度，在流行病调查的基础上做好登记，定期随访，特别对痰菌阳性者，要严加管理，按时服药，定期复查，以控制及消灭传染源。③早期发现，早期治疗。对工厂企业、机关、学校、服务性行业、托儿机构及有条件的

表 12-2　常用抗结核药物作用表

| 药名 | 制菌作用 | 日用量(g)（成人） | 毒性反应 |
|---|---|---|---|
| 异烟肼 | 抑制 RNA 合成，对细胞内、外结核菌均有杀灭作用 | 0.3～0.4 | 35 岁以下者严重反应少见，大剂量用药可见周围神经炎、肝炎 |
| 利福平 | 抑制 RNA 合成，对静止灶内潜伏菌尤为有效 | 0.45～0.6 | 肝损害，紫癜及血小板减少 |
| 吡嗪酰胺 | 进入菌体转变为吡嗪酸杀菌，在酸性环境起细胞内杀菌作用 | 1.5～2.0 | 可有严重的肝损害，偶有高尿酸血症 |
| 乙胺丁醇 | 阻碍戊糖代谢及 DNA 合成，除细胞外杀菌作用外，主要是防止耐药菌出现 | 0.75～1.0 | 视神经炎及过敏 |
| 链霉素 | 抑制蛋白质合成，在弱碱性环境中对细胞外细菌有杀灭作用 | 0.75～1.0 | 对第 8 对脑神经有损害作用，与剂量有关，过敏反应 |
| 利福喷汀 | 作用机制同利福平 | 0.45～0.75 | 同利福平，但较轻微 |
| 卡那霉素 | 抑制蛋白质的合成，代替链霉素，用于对链霉素耐药菌的感染 | 0.75～1.0 | 听力减退，肾损伤 |
| 卷曲霉素 | 制菌作用，代替链霉素用于耐药菌株 | 0.75～1.0 | 听力减退，肾损害 |
| 左氧氟沙星 | 抑制 DNA 复制、转录 | 0.4～0.6 | 胃肠道反应，头痛、头晕及精神症状 |

地方应每隔半年到一年查体一次，以便及早发现，及早治疗。④做好卡介苗接种，卡介苗是牛型结核菌在牛胆汁特殊培养基移种数百代后，转化成的对人无害而仍具免疫性的活菌。接种前一般先做皮肤结核菌素试验，阴性反应者为接种对象。接种 6～8 周后，如结核菌素试验阳性，则表示人体已产生免疫力，如仍为阴性，表示接种失效，应再次接种。

## 第二节　眼部结核感染

眼部结核感染可分为原发性和继发性。原发感染指眼部组织作为结核菌首先侵犯的部位，继发感染指由其他部位蔓延而来或经血行播散而来。值得注意的是，眼部结核"原发"和"继发"感染的概念与肺结核不同。原发性肺结核指结核杆菌初次侵入人体后引发的感染，一般多见于儿童；继发性肺结核指潜伏病灶中的细菌重新活动或人体再次感染结核杆菌而发生的肺结核病，以成人多见。应注意不要将概念混淆。

眼部结核感染累及的组织甚为广泛，眼眶、眼睑、泪器、结膜、角膜、巩膜、葡萄膜、视网膜以及视神经各部都可直接或间接受到结核感染的影响。

### 一、眼眶结核

眼眶结核比较少见，分为：①原发性病变，可为眶缘部结核性骨膜炎或眶组织结核瘤。②继发性感染，炎症可由泪囊、鼻窦、眼球及视神经转移而来，或通过血源性传播至眼眶，有时可发生于外伤之后。结核性眶骨膜炎患者多为儿童或青少年，眶外上缘、外下缘为好发部位。早期表现为眼眶骨壁上下缘隆起，皮肤长期充血水肿，组织变厚而硬。随之，眼睑和球结膜发生水肿，最后形成冷脓肿，引起瘘管，并有死骨形成，所属淋巴结亦可受累。病程发展缓慢，经久不愈，最后皮肤与眶骨粘连，睑缘受瘢痕组织牵连而形成外翻。眼眶结核瘤的患者多为 40～50 岁的成年人，眼睛有流泪现象，患部常疼痛，可有眼球突出，眶内可扪到肿块，多不伴全身其他部位活动性结核病灶，应注意和眶内肿瘤或眶内炎性假瘤相鉴别。诊断靠病理学检查或细菌学检查，主要病理学特点是干酪坏死性肉芽肿。

眼眶结核的治疗除全身及局部应用抗结核药物外，早期可切开引流，取出死骨，窦道搔刮，愈后可行矫形术，以纠正瘢痕性睑外翻。

### 二、眼睑结核

原发于眼睑的结核少见，多因眼睑皮肤受外伤后结核菌直接侵入所致。继发性感染多因体内结核灶的蔓延或血行播散而成，多见于儿童。临床上眼睑结核分为以下三种：①结核性溃疡，早期与睑板腺囊肿极为相似，以后形成溃疡。有稀薄脓液流出，因混有少许血液，流出液常呈粉红色。溃疡边缘不规则，底部有肉芽组织。化脓与结痂反复出现，有时出现瘘管，不断排出液体，其中可找到结核菌。若经久不愈，可形成瘢痕性睑外翻，严重者可发生暴露性角膜炎。应注意与眼睑癌肿及梅毒性溃疡相鉴别，组织学检查为结核性肉芽肿。②寻常狼疮性结核常由鼻黏膜、颧部皮肤、结膜或面部病灶蔓延而来，可累及上、下睑。初起为大小不等的圆形结节，呈苹果酱色，以玻片压之，可见棕黄色小点。结节中央有愈合倾向，四周有新鲜病变。少数病灶皮肤变薄，在睑缘部形成浅溃疡，溃疡基底光滑色红，周边有易出血之肉芽，愈后常留大的瘢痕。③瘰疬性皮肤结核是眼睑掩盖下眼部组织的原发性结核的一种表现，原发灶可位于睑板、眶骨、泪囊或筛窦等处，开始为眼睑部的波动性、紫红色肿块，然后形成溃疡，溃疡有潜行边缘，向周围和深部扩散，使睑组织严重破坏。病变可持续多年不愈。

治疗：①全身用药，正规的抗结核治疗，佐以维生素、钙剂。②局部清洁，杀灭细菌，促进愈合，可用 3% 硼酸软膏，5% 异烟肼软膏，亦可用紫外线照射治疗。③外科手术，清除瘘管及周围坏死组织。

## 三、泪器结核

结核侵犯泪器比较少见，但结核性泪腺炎相对较多。此病多见于青年人，常为双侧性，多由血行播散或邻近病灶的蔓延所致。主要表现为泪腺肿大，上眼睑肿胀和轻度下垂，耳前淋巴结可受累肿大。易误诊为泪腺脱垂或其他泪腺肿瘤。病程进展缓慢。轻者可治愈或自行消退，重者可发生局部坏死或干酪样变，形成脓肿、溃疡、瘘，迁延不愈。

结核性泪囊炎常由局部感染所致，亦可由邻近病灶蔓延而来。患者多为青年女性，表现为泪囊部肿胀，溢泪，且有黏液脓性分泌物自泪点溢出。日久，可破坏泪囊甚至周围软组织和骨组织，形成结核性泪囊周围炎或寒性脓肿，亦可形成瘘，耳前和颌下淋巴结可以肿大。治疗以手术为主。

## 四、结膜结核

结膜结核比较少见，常单眼发病，多见于青年人。原发性结膜结核多由结膜外伤和（或）结核菌直接感染所致，好发于上睑板下沟，常伴有耳前和颌下淋巴结肿大及化脓；继发性结核可由面部、眼睑、泪腺或眶骨原发性结核病蔓延而引起，也可经血行播散形成，一般耳前和颌下淋巴结不受累。结核感染后，依患者的免疫和过敏状态不同而有多种表现，若免疫力低，病灶开始为限局性，进展缓慢，表现为肉芽肿性，即结核瘤或寻常狼疮，治疗效果不佳；如免疫力强且敏感性高者，则病灶常表现为多发性，变化较快，无扩展倾向，临床表现为结核疹，治愈后不留痕迹。

结膜结核有以下几种表现：

1. 结核瘤　以急性结膜炎表现开始，急性期过后即发展为典型的结核灶，病程长，发展缓慢。早期耳前、颌下及颈淋巴结肿大，根据抵抗力及细菌毒力不同可表现为：

（1）溃疡型：常见于睑结膜，表现为一个或数个小溃疡，也可融合成较大溃疡，严重者可累及角膜、巩膜。病程长而顽固，刮片可找到结核杆菌。

（2）结节型：常见于球结膜，为结膜下黄色或灰色小结节，形如沙眼滤泡。小结节可向四周扩大并形成肉芽组织，最终发展成菜花状，易误为肿瘤。其中央出现一坏死区，此型可向乳头增生型过渡。

（3）乳头增生型：常见于睑结膜和穹隆部结膜，为扁平红色肉芽组织，突出于结膜面，呈鸡冠样外观，质地似胶冻状，常有浅表溃疡。

（4）息肉型：常见于睑结核，为有蒂的肿块，似肉芽组织或肿瘤。

（5）结核瘤型：为球结膜下单个、质硬、黄色或红色的无痛性结节，上皮层完整，不发生溃疡。

（6）结膜结核疹：为球结膜上的疹状小结节，有自发消失趋势。

以上类型应与沙眼、春季结膜炎、各种类型的 Parinaud 眼 - 腺综合征、结膜下异物、梅毒等相鉴别。

2. 结膜寻常狼疮　少见，常由眼睑皮肤等邻近病灶蔓延而来，表现为病变处结膜一致性增厚，可见红斑，红斑中有针头大至豌豆大的半透明果酱色肿块，可见小溃疡。病情顽固，常伴有睑外翻。

3. 泡性结膜炎　多数是对结核蛋白的迟发型过敏反应所致，常见于儿童和青少年。表现为单眼或双眼的球结膜出现单个或数个孤立小结节，黄白色，直径约 2～3mm，周围有限局性充血。患者常有异物感、刺痛感。结节数日后破溃，一般不留瘢痕。

治疗当以病灶切除、烧灼或紫外线照射，结合全身抗结核治疗。X 线照射亦可应用。

## 五、角膜结核

多为继发性，常从结膜或巩膜结核蔓延而来，亦可从虹膜、睫状体的结核结节沿 Schlemm 管而感染；葡萄膜结核灶播散出的细菌则可直接侵犯角膜的后部组织。常见的有：

1. 结核性角膜溃疡　临床症状类似匐行性角膜溃疡或溃疡性盘状角膜炎，常发于角膜缘部。角膜深浅层均可有新生血管侵入，病情顽固，久治不愈，可发生角膜穿孔，造成严重后果。

2. 原发性浸润型角膜炎　角膜病变多呈结节状或结核瘤状，常发生于角膜缘附近。开始有睫状充血，接着角膜出现点状浸润，进而病灶融合成舌状，向角膜中央侵犯。也有在角膜中央单独发生浸润者。角膜出现浓淡不一的炎症，严重者可形成角膜后脓肿。病程进展缓慢，时好时发，最终成角膜白斑，影响视力。

3. 深层中央性角膜炎　首先在角膜中央基质出现灰色浸润区，并逐渐向实质层扩展，周边部透明。新生血管开始出现于深层，晚期才出现于浅层。此类病变类似病毒性盘状角膜炎，但角膜知觉不减退，愈后遗留白色瘢痕。

4. 结核性角膜基质炎　多见于年轻女性，可由邻近病灶蔓延所致或与结核菌素过敏有关。好发于角膜下方，表现为灰黄色结节状的角膜深部浸润，有时也可呈弥漫性浸润，新生血管可在深层，亦可在浅层。浅层血管较粗，通过侧枝互相联络。病变可影响虹膜，发生羊脂状角膜后沉着物。病程冗长，时愈时发，可延续数年之久。愈后常留下角膜混浊，视力受损。本型应与梅毒性角膜炎鉴别，结核性者多为单眼，病程长，好发于下方角膜，基质瘢痕比较浅且厚。血清学检查可确定诊断。

5. 泡性角膜炎　多数是对结核菌蛋白过敏所致，青少年较多。有时患者身体他处有活动性病灶，患者有眼部刺激症状，睫状充血，有时会发生角膜穿孔，愈后遗留角膜混浊，影响视力。

治疗：局部应用链霉素、黄氧化汞眼膏、乙基吗啡及散瞳剂等；全身应用抗结核药物；加强营养，维生素等支持疗法。

## 六、巩 膜 结 核

巩膜结核可来源于结膜、角膜和葡萄膜结核灶的蔓延，也可与结核蛋白过敏有关。根据巩膜累及的组织层次，可分巩膜外层炎与巩膜炎。

1. 巩膜外层炎　多发生在中年人，表现为角膜缘外结膜下有结节状隆起，也称结节性巩膜表层炎。结节呈紫红色，直径数毫米不等，中央顶端常呈黄色。因为结节常位于睫状神经穿过眼球处，故疼痛及压痛显著。因病变位于巩膜表层，其表面球结膜可自由推动。

2. 巩膜炎　亦称深层巩膜炎或巩膜实质炎，比巩膜外层炎少见。因解剖位置关系，常可引起角膜及葡萄膜的并发症。依其发病位置不同，分为前巩膜炎及后巩膜炎，临床上以前者较多。

（1）前巩膜炎：多为双侧性，常见于青年，女性发病较男性多，表现为前部巩膜弥漫的紫红色浸润。由于水肿较明显，浸润部位的结节常不显著。结节性浸润可以环角膜缘进展，形成环形巩膜炎。病灶表面的球结膜充血，但仍可自由推动。患者主诉疼痛重，急性期可出现暂时性近视，可能由于睫状体水肿，晶状体前移所致。愈后留下紫蓝色瘢痕，并可扩张形成前巩膜葡萄肿。当炎症侵及角膜时，形成巩膜角膜周围炎，首先在靠近巩膜病灶的角膜缘部出现舌状或三角形浸润，尖端向角膜中央实质层扩展，混浊开始为灰白色或灰黄色，以后变为浅蓝色或白色，个别病例可发生边缘性溃疡。病程很长，一般可以自愈，留下与巩膜相连的瓷白色瘢痕，故亦称硬化性角膜炎。

（2）后巩膜炎：发生在眼球赤道后部，眼前节没有明显变化，诊断比较困难。临床表现有眼痛、眼睑水肿、球结膜水肿，眼球轻度前突，眼球运动可受限。除眼球运动受限发生复视外，视力一般正常。后部巩膜炎可并发球后视神经炎和葡萄膜炎，并可造成巩膜与眼球间的永久性粘连或产生眼外肌麻痹。本症有时需与眶蜂窝织炎鉴别，后者一般眼球突出较著。

巩膜结核治疗效果欠满意，主要是全身抗结核和局部治疗，包括热敷、散瞳、黄氧化汞软膏及乙基吗啡、激素等。

## 七、结核性葡萄膜炎

葡萄膜是眼部结核累及的主要部位。可能的发病机制：①超敏反应：为眼部组织对结核菌体蛋白的迟发型变态反应，多表现为急性伴有明显渗出的炎症；②细菌侵袭：为真正的结核感染对眼部组织的损害，表现为慢性增殖性病变而多无严重的炎症反应。葡萄膜位于眼球壁的中层，在无周围病灶蔓延的情况下，侵犯的细菌均来自血流。少数情况下葡萄膜受细菌侵犯处于有活动性结核的菌血症时期，多数情况下葡萄膜病变内的结核杆菌则来源于体内相对静止的结核病。可能因眼组织的免疫性低于全身免疫状态，所以当细菌滞留于眼组织引起眼结核性病变时，患者可以全身不发生症状。结核性葡萄膜炎通常双眼发病，按发病急缓，可分急性和慢性两型。按临床病变形态可分为四型：结节型、团球型、渗出型和成形型。按发病部位可分前、中、后和全葡萄膜炎，后葡萄膜炎最为常见，其次为前葡萄膜炎和全葡萄膜炎，中间葡萄膜炎较少见。

### （一）结核性前葡萄膜炎

结核性前葡萄膜炎可表现为虹膜睫状体的结核结节性炎症和弥漫性过敏性炎症两种类型。结核结节性炎症多发生于儿童和青年，表现为急性或慢性肉芽肿性炎症。发病机制复杂，与细菌毒力、数量、患者的抵抗力和过敏状况有关。一般情况下，当机体抵抗力低，组织敏感性高，大量结核菌进入血行播散可产生粟粒性结核；而当机体抵抗力强，组织敏感性低，结核菌到组织后发展缓慢，则形成增殖性病变，称为结核瘤；当患者抵抗力相对低下时，随病变破坏加重，结核结节可融合成大块，称为团球状结核；若病变发展较快，则形成弥漫性增殖性结核，表现为广泛的破坏及干酪样坏死。弥漫性过敏性炎症为非肉芽肿性炎症，与患者对结核蛋白的过敏有关。如中度过敏可出现急性成形性炎症，而高度过敏则出现复发性渗出性炎症。结核菌素引发的过敏与一般血清型过敏不同，它是一种迟发型反应，发作较慢，且有远程反应。若眼部有轻度结核感染后，则处于敏感状态，此时一旦遇到结核蛋白，如皮内注入较多结核菌素，可引起眼部炎症反应。一般幼儿易发生粟粒性结核，青年人则发生增殖性及干酪样坏死性结核，成年及老年人多发生急性成形性炎症及渗出性炎症（图12-17，图12-18）。

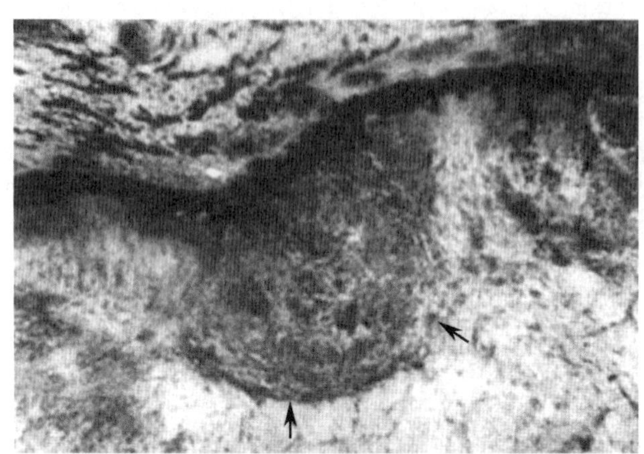

图12-17　睫状体扁平部结核结节（100×）（箭头示）

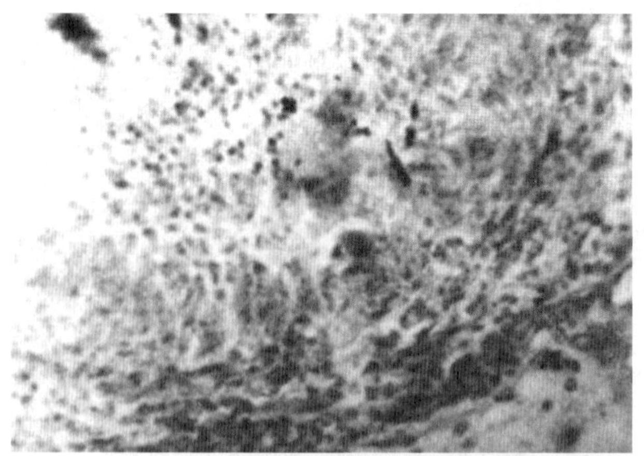

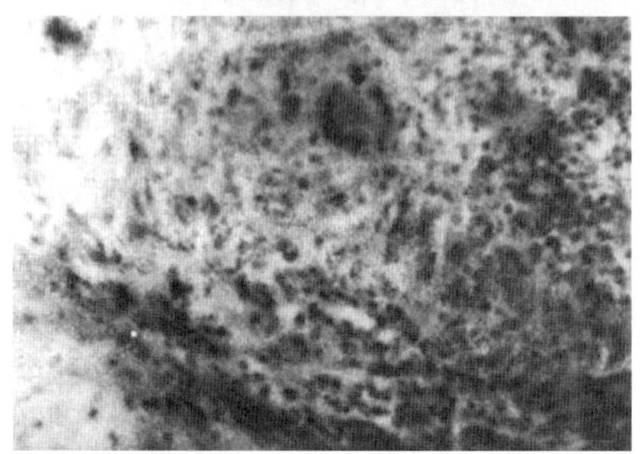

图12-18　图12-17放大（400×）
（箭头示结节中央可见朗格汉斯巨细胞）

1. 结核结节性虹膜睫状体炎　较少见，好发于儿童或青年人，一般单眼发病，形成结核结节为其特征。病程缓慢，如治疗不当，可持续发展为干酪坏死，甚至眼球穿孔。根据临床表现又可分为：

（1）急性粟粒性结核：患者机体抵抗力低，当有大量细菌侵入血流，则形成虹膜急性粟粒性结核，多伴有全身粟粒性结核。表现为虹膜表面或浅层基质内散在小的灰黄色结节，结节周围及表面有新生毛细血管网，粟粒性病灶无融合或干酪化倾向。

（2）慢性粟粒性结核：患者抵抗力较高，或进入血流的细菌较少，则形成慢性粟粒性结核瘤。表现为虹膜基质内小的灰白色隆起，可增大至1～3mm，一般多位于瞳孔缘附近或虹膜根部，表面有新生血管侵入，严重者可伴弥漫渗出性虹膜炎。

（3）团球状结核：病程长，呈慢性进展性。虹膜或睫状体上的结节可逐渐增大，与邻近结节融合成黄色团球状包块，表面有较多的新生血管侵入。包块可持续生长，充满前房，易被误诊为恶性肿瘤。前房内亦可发生浆液性渗出、出血或干酪样前房积脓。若累及前房角则可继发青光眼。病变可波及角膜形成硬化性角膜炎，亦可侵及Schlemm管，并沿血管穿出巩膜，在角膜缘形成葡萄肿样外观。重者可侵及后部葡萄膜发生干酪样坏死，并以全眼炎或眼球痨告终。

（4）弥漫性增殖性结核：少见，一般发生于抵抗力低的患者，细菌毒力强，炎症发展快而迅猛，往往波及整个眼球，以干酪样坏死为主。开始表现为虹膜全面浸润而增厚，有时可见到结节，前房充满脓液。

2. 弥漫性过敏性虹膜睫状体炎　比较多见，常累及双眼，以慢性和复发性为特点，炎症损害缺乏特异性表现。多见于成年人和以往有结核病史者，但一般找不到结核杆菌，组织病理上亦不一定有结核结节。根据机体敏感状态不同，临床上分为两种类型：

（1）急性成形性虹膜睫状体炎：多见于青壮年，起病急，表现为患眼疼痛，球结膜充血，有成形渗出物。易发生虹膜后粘连，无肉芽肿性结节，但瞳孔缘可有半透明的Koeppe结节。有时合并硬化性角膜炎。

（2）慢性反复性渗出性虹膜睫状体炎：多发生于成年女性，角膜后有羊脂状沉着物，大量渗出，虹膜广泛后粘连，易形成瞳孔闭锁，玻璃体混浊重。病程长，反复发作，最后眼球多被破坏而失明。

### （二）结核性中间葡萄膜炎

最常见的表现为玻璃体炎，可出现雪球样混浊、雪堤样改变、血管周围白鞘以及周边视网膜脉络膜肉芽肿，可合并黄斑囊样水肿。炎症反复发作可导致视网膜前膜、板层黄斑孔及黄斑区瘢痕。

（三）结核性后葡萄膜炎

结核性后葡萄膜炎即结核性脉络膜炎，是结核性葡萄膜炎最常见的类型，好发于青年人，可分以下四种类型：

1. 脉络膜结节 是结核性脉络膜炎最常见的表现，通常来源于结核杆菌的血行播散。可以是全身粟粒性结核病的表现之一，尤其是结核性脑膜炎。临床上，脉络膜结节表现为边缘不清的圆形或椭圆形小结节，双眼或单眼均可发生。通常结节数小于 5 个，但是也可以多达 50～60 个。结节多位于后极部，颜色从灰白色到黄色不等，大小约为视盘直径的 1/6～1/4。粟粒性结核病患者的结节可为更小的多发性结节。脉络膜结节局部可伴有浆液性视网膜脱离，一般不伴有眼前节或玻璃体炎症。此种病变对抗结核治疗反应良好，经 3～4 个月多可愈合。病变吸收后，常遗留白色瘢痕，周边伴有色素环。

2. 脉络膜结核瘤 常表现为一较大的孤立性团块，可发生于后极部、赤道部或视盘周围。结核瘤为淡黄色的视网膜下团块，大小 4～14mm 不等，外观类似肿瘤。瘤体表面可出现视网膜出血、皱褶，后期可出现渗出性视网膜脱离。脉络膜结核瘤也可以表现为在脉络膜内的弥漫而平坦的播散性生长。该类型若不伴全身系统性结核表现，易与眼内肿瘤相混淆。

3. 视网膜下脓肿 肉芽肿干酪样组织中结核菌的增殖可以造成组织的液化性坏死以及脓肿形成。视网膜下脓肿可出现在粟粒性结核病患者，也可以单发生在眼部而全身其他部位没有结核病灶。脓肿外观多呈淡黄色，表面可有视网膜出血。随病程延长，此类病变往往会有发生视网膜血管瘤样增殖的倾向。该病对抗结核药物治疗有效，愈合后多形成色素或萎缩，但在瘢痕区域内可能发生视网膜下新生血管，导致脉络膜出血。

4. 匍行性脉络膜炎 是一类主要侵害脉络膜和脉络膜毛细血管的慢性迁延性炎症。常起病在视盘周围，并向外扩展。研究证实一部分匍行性脉络膜炎患者的皮肤结核菌素实验及眼内液的结核菌 PCR 呈阳性，提示结核性脉络膜炎也可以表现为匍行性脉络膜炎，这也可能是部分匍行性脉络膜炎单纯应用糖皮质激素和免疫抑制剂治疗效果差的原因。结核性的匍行性脉络膜炎初始表现为病灶相对独立的多发性脉络膜炎，随病情进展，病灶逐渐融合，并向四周扩散，形成匍行性病变。也可以表现为以变形虫样方式扩散的弥漫性斑状脉络膜炎。一般认为此种病变与结核菌激发的迟发型超敏反应有关。

（四）结核性全葡萄膜炎

整个葡萄膜都受累，开始表现为轻度葡萄膜炎，角膜后有少量沉着物，瞳孔缘有小结节，晶状体后皮质混浊，玻璃体混浊。病程可反复发作，持续数年，致虹膜后粘连，瞳孔闭锁，严重者继发青光眼最终导致失明。

（五）葡萄膜结核的诊断

确诊依靠在病变组织中检测或培养出结核杆菌，但获取眼内标本有一定风险，且阳性率较低，故临床上常根据下列标准进行假设诊断：①典型的结核性葡萄膜炎表现，如双眼反复发作的前葡萄膜炎，多发性脉络膜结节等应高度怀疑；②结核菌素试验强阳性（硬结直径≥15mm 或有水疱、坏死）；③根据病史和全身检查排除结节病、梅毒和弓形虫等其他致病因素；④抗结核治疗有显著疗效。一般认为应接受试验性抗结核治疗 2～4 周，观察疗效。此外，对于部分患者可进行 T 细胞 $\gamma$ 干扰素释放试验和 PCR 检查。诊断应结合上述各种结果综合分析，避免误诊和漏诊。

（六）葡萄膜结核的治疗

葡萄膜结核的治疗方法：①局部治疗：包括散瞳、热敷、用链霉素球结膜下注射，每周 2～3 次，每次 0.1g，或其滴眼液滴眼。②全身疗法：增加营养，增强抵抗力，给予钙剂和多种维生素制剂，并全身应用抗结核药物。

## 八、视网膜结核

视网膜结核不如葡萄膜结核那样常见，可分为原发性感染和继发性感染。原发性感染导致的视网膜受累极少见，继发性感染可循血行而来，表现为全身粟粒性结核的一部分；亦可由邻近组织的结核灶蔓延而来，如从睫状体、脉络膜或视神经侵犯到视网膜。主要临床表现为：

1. 视网膜结核结节 少见，是全身粟粒性结核的一部分，多与脉络膜的粟粒性结核共存。Litten 曾报告一例结核性脑膜炎，眼底呈灰白色，且有出血，状似视网膜脱离。组织学检查发现视网膜色素上皮和神经上皮层间有结核样变化及结核菌。Perls 则发现视网膜结节位于视网膜内层和血管附近。

2. 结核性视网膜炎 主要由睫状体、脉络膜或视神经的结核灶蔓延所致，发病多为儿童或少年，临床表现为视网膜静脉淤血，网膜有出血及较多的黄白色棉絮斑，眼底表现很像视网膜静脉阻塞。如结核感染来自虹膜或睫状体，常因原发灶致屈光介质不清，不能窥见眼底情况。如病变来自脉络膜，常表现为 Bruch 膜稍被结节推向前，但不破裂，相应部位的视网膜色素上皮细胞消失或所含色素减少，视网膜水肿。脉络膜的团球状结核或结核瘤，亦可致视网膜水肿、坏死、脱离，有时可误为恶性肿瘤而摘除眼球。单纯视网膜受累，一般因血行感染引起，表现为视力减退，网膜有水肿、小片状出血及棉絮斑，对抗结核治疗反应良好。

3. Eales病　既往称为视网膜静脉周围炎，主要累及视网膜静脉，也可以累及毛细血管、小静脉和小动脉。患者多为20～40岁的健康成年人，男性多于女性，90%患者双眼受累，可同时发病，亦可有先后之分。1882年Henry Eales发现本病的出血和视网膜静脉改变之间的关系。20世纪初，Axenfeld和Stock从临床方面证实该病和结核感染有关。2002年Madhavan利用巢式PCR在Eales病患者玻璃体和视网膜前膜中均发现有结核杆菌的基因表达。患者常无全身其他部位的结核灶，部分患者可伴有肺结核灶或已钙化的病灶。目前多数学者认为该病与结核菌蛋白引发的超敏反应有关。该病的主要临床特征有：视网膜静脉迂曲，扩张，出现血管白鞘，形成视网膜毛细血管无灌注区和新生血管，伴有反复的玻璃体积血。一般不合并前节和玻璃体的炎症反应。病变最初多发生于周边部视网膜，逐渐向后极部进展。早期视力一般不受影响，患者常无自觉症状。发生玻璃体积血时则出现视力下降，症状可逐渐加重，亦可突然发生。如出血量不多，可表现为眼前黑影、蜘蛛网样漂浮物。如大量出血侵入玻璃体，患者可突然感到眼前云雾飘荡，然后出现红视，视力骤降，眼底不能窥见。玻璃体积血可全部或部分吸收，视力可逐渐恢复。吸收后经过不定期的间歇，数月甚至数年后出血可再次复发，或另眼发生出血。早期眼底检查，可发现视网膜周边部小静脉淤血、迂曲、怒张，宛如小血管瘤。静脉旁形成节段性白鞘，开始为一、二支血管受累，最终可扩展到整个视网膜。有时可发生视网膜中央静脉主干受累而闭锁，则可导致视盘水肿，而有典型视神经炎现象，表现为整个视网膜静脉充盈，片状出血，视力几乎完全丧失。Eales病晚期可形成增殖性玻璃体视网膜病变和牵拉性视网膜脱离，视网膜新生血管可引起虹膜红变，导致继发性青光眼和出血性青光眼，后果严重。

本病病程缓慢，视网膜出血和玻璃体积血通常反复发作。有的患者经多次发作，视力仍较好，有的患者则因发生继发青光眼、视网膜脱离，并发白内障等而丧失视力。治疗应给予抗结核和凉血止血药物，也可联合使用糖皮质激素。其他治疗包括光凝封闭无灌注区及玻璃体切除手术等。

4. 结核性视网膜血管炎　主要累及视网膜静脉，很少累及动脉。其临床表现包括玻璃体炎症浸润、视网膜出血、新生血管和视神经网膜炎。与Eales病的区别在于该病常伴玻璃体炎。有学者认为该病变是眼内结核的常见表现，其发生率仅次于慢性虹膜睫状体炎。视网膜血管炎本身是否具有感染性，该类病变是否为结核杆菌导致的超敏反应目前尚不明确。

5. 近视盘性脉络膜视网膜炎　又称Jensen病，多发生在青年人，推测可能是结核感染引起。典型病变表现为视神经附近出现1～2个椭圆形病灶，开始见于脉络膜，继之视网膜轻度水肿，稍隆起，有出血及渗出，玻璃体常出现混浊，角膜后常有少许沉着物，患者视力常明显降低。炎症消退后，眼底相应部位留一萎缩斑，视力不易恢复，出现相应的扇形视野缺损。

## 九、视神经结核

视神经结核少见。多来自邻近组织的结核灶，如脑膜、巩膜、葡萄膜和视网膜结核，也可由血行感染而来，或与变态反应性炎症有关。主要表现为球后视神经炎，视力锐减。结核性脑膜炎也可以引起视神经炎，可双眼发病，发病率在10%左右。有时亦可引起视盘炎，视盘上可发现结核结节或团球状结核瘤，严重者可出现重度玻璃体混浊，以致眼底不能窥见，最终可致视神经萎缩。

（孙为荣　彭晓燕）

## 主要参考文献

1. 复旦大学上海医学院《实用内科学》编辑委员会 陈灏珠. 实用内科学（上册）. 第13版. 北京：人民卫生出版社，2009.
2. 杨培增. 葡萄膜炎诊断与治疗. 北京：人民卫生出版社，2008.
3. 储昭节，惠延年. 结核性葡萄膜炎的研究进展. 中华眼科杂志，2010，9(46)：861-864.
4. Gupta V，Gupta A，Rao NA. Intraocular tuberculosis-an update. Surv Ophthalmol，2007，52：561-587.
5. Abu El-Asrar AM，Abouammoh M，Al-Mezaine HS. Tuberculous Uveitis. International Ophthalmology Clinics，2010，50(2)：19-39.
6. Gupta A，Bansal R，Gupta V，et al. Ocular Signs Predictive of Tubercular Uveitis. Am J Ophthaloml，2010，149(4)：562-570.
7. Ezra DG，Pavesio CE. Chorioretinal granuloma in tuberculosis. N Engl J Med，2010，363(23)：2248.
8. Alvarez GG，Roth VR，Hodge W. Ocular tuberculosis：diagnostic and treatment challenges. International Journal of Infectious Diseases，2009，13：432-435.

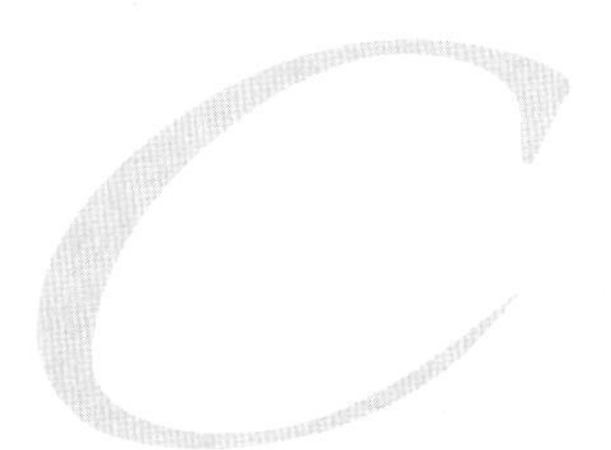

# 第七章 麻风眼病

## 第一节 麻风病概要

麻风病，亦称 Hansen 病，是因麻风杆菌感染而引起的一种慢性传染性疾病，主要侵犯人体皮肤和外周神经，严重危害人类健康。在我国属于丙类传染病。

### 一、历史回顾

麻风病在全世界的流行历史已久。在非洲，公元前约 1550—1400 年就有关于麻风病的历史记载。目前，麻风病在非洲中部，流行仍较严重。在欧洲，于公元前 1000—1400 年期间，麻风流行达到最高峰。从 16 世纪到 18 世纪，麻风病的流行逐渐下降。目前在欧洲绝大多数国家，麻风已不是公共卫生问题。在挪威等少数国家，麻风已基本消灭。美洲的麻风病是随着殖民、移民及贩卖黑奴而引入和流行的。20 世纪 60 年代至 90 年代，在美国的西南部有少数散发病例，但南美的麻风一直流行到现在，以巴西的患者为最多。

根据历史的记载，亚洲可能是麻风的发源地。在公元前 1400 年时，印度梵文经典《吠陀》中即有麻风一词出现。目前麻风病在印度仍在流行。在我国，有人考证春秋时代，孔子的弟子冉伯牛（公元前 544—477 年）患有麻风。战国时有不少关于麻风的记载，秦汉以后的中医典籍内关于麻风的记载更多。

### 二、流行病学

麻风病主要流行于热带及亚热带，可视为一种热带病。目前全球约有 1200 万麻风患者。2008 年全球新发麻风病例 24.9 万，其中 98% 的患者分布于非洲、东南亚、南美洲及西太平洋地区。麻风患者最多的国家为印度，其患者数约占全世界的 1/3。在我国，1949 年以前未进行过普查，也无确切的麻风患者总数的调查数据。1949 年至 2009 年，我国累计发现 48.8 万例患者，主要分布于东南沿海及长江流域省份。通过 50 年来有效的防治，我国麻风的发病率从最高 1958 年的 5.56/10 万下降到 2009 年的 0.12/10 万。至 2009 年底，全国现症麻风病例 6603 例。患者主要分布在云南、贵州、四川、广东、广西等省（自治区）气候温暖湿润且经济较为落后的山区。

麻风病的流行与社会、经济、文化、卫生等因素有关。从总的趋势看，在某些第三世界国家如印度、非洲等地区，麻风病的发病率仍在上升。而在另一些第三世界国家（如我国）及工业发达的国家，随着生活和卫生条件的改善，麻风发病率已持续下降。20 世纪 40 年代以来，有了有效的抗麻风药物，麻风病在许多国家已不成为公共卫生问题。按第 44 次世界卫生大会（WHA）的标准，目前我国的麻风病已经处于极低的流行状态。

近年来，国内外学者进行了麻风患者的菌株分型。2005 年 Monot 初步确定麻风杆菌可根据单核苷酸多态性（single nucleotide polymorphisms，SNP）分为四型。通过细菌基因型的鉴别可追踪疾病的传播路线，有助于麻风的流行病学研究。

麻风病可发生于任何年龄段。患者以青壮年为多，男性多于女性，男女之比在我国约为 2.5∶1。

### 三、病 原

麻风杆菌于 1873 年为 Armauer Hansen 所发现，是人类最早发现的一种病原微生物，比结核杆菌的发现早 9 年。1960 年 Shepard 在小鼠足垫内接种麻风菌，使其得以繁殖。1971 年 Kirchheimer 及 Storrs 用麻风菌接种犰狳，成功地建立了动物模型，为研究麻风病提供了基础条件。2000 年完成的麻风杆菌基因组测序则为其分子生物学的研究打下了基础。

麻风杆菌属于放线菌目，分枝杆菌科的分枝杆菌属。麻风菌为抗酸菌，能耐酸的脱色；一般为短小直棒状或稍弯曲，无鞭毛、芽胞和荚膜。长约 2～7μm，宽约 0.3～0.4μm；也可呈短杆状、念球状和颗粒状多种形态；有时还见到其一端或两端膨大而呈鼓槌状或哑铃状。电镜下，麻风杆菌的细胞壁厚约 20nm，含有电子密度高的内层和电子透明的外层。细胞壁下有连续性胞质性膜。胞质中含有DNA、中体、贮存颗粒等。

麻风杆菌生长缓慢，毒力较弱，适宜生长在37℃以下。组织及组织匀浆中的麻风菌在4℃下，活力可保持7～10天。在混悬液中贮存于零下25℃时，活力至少可保持6个月。在0℃时，活力可保持20～30天。在室温下（18～23℃），可保持3周。在30～33℃，活力可保持两周。菌液在45℃水中，置放1小时，菌的活力即丧失。一般认为，麻风菌可耐煮沸1～8分钟。在夏季中午，日光直接照射1小时后其活力明显降低；照射两小时以上，活力完全丧失。将鼻分泌物置于不同温度和湿度的避光条件下，用小鼠足垫接种技术逐天观察其中麻风菌的活力，表明在平均温度20.6℃，湿度43.7%时，菌可存活7天；若平均温度为36.7℃和湿度为77.6%时，可存活9天。

人是麻风杆菌的主要自然宿主，野生犰狳和中非的黑长尾猴也是自然宿主。

## 四、传染途径及潜伏期

由传染性麻风患者的皮肤和黏膜（主要是鼻黏膜）排出的麻风菌可传染他人。一般认为麻风杆菌侵入另一个体最主要的途径是呼吸道和破损的皮肤。在乳汁、泪液、精液及阴道分泌物中也存在有麻风分枝杆菌，但菌量很少。据国际麻风病研究机构证实，麻风分枝杆菌不会通过胎盘传染给胎儿，所以麻风病不会在母婴间传播。

由于与麻风患者的接触史常不明确，加之其发病缓慢，早期症状不明显，所以一般很难确定麻风病的感染时间及发病时间。麻风病的潜伏期仅能根据流行病学的调查，病史及临床情况来推算。一般认为潜伏期最短为数十天，最长的可达10余年，平均为2～5年。

## 五、分　　类

麻风菌是胞内寄生菌，对施万细胞和网状内皮细胞有特殊亲和力。麻风菌对宿主细胞毒性相当低。人体感染麻风菌后是否发病，以及其表现的临床类型，都与机体的免疫反应相关。麻风病的大部分临床症状和合并症，几乎都是免疫反应引起的。感染的免疫反应涉及细胞免疫及体液免疫。细胞免疫反应，尤其是T细胞数量及功能的状态与麻风病的发生发展密切相关。如少量麻风菌进入人体，机体的免疫功能良好，入侵之菌可被消灭而不发病，即使发病也属无传染性的结核样型（TT）。如机体缺乏免疫力，感染麻风菌后，病情属富于传染性的瘤型（LL）。部分病例由于机体的免疫力不够强或很弱，发病后属TT及LL两型之间的界线类麻风（BB）。这类病例的免疫力可因各种因素的影响而由弱变强或由强变弱，病变更偏向结核样型（BT）或更偏向瘤型（BL）。

未定类麻风（Ⅰ）是早期的麻风，因机体免疫能力不同，其日后演变的方向亦不同。部分未定类麻风可向两极型或界线类演变。瘤型（LL），界线类偏瘤型（BL），及中间界线类（BB）麻风因病灶内有大量麻风菌，故统称为多菌型麻风。结核样型（TT）、界线类偏结核样型（BT）及未定类（Ⅰ）麻风，属少菌型麻风（图12-19）。

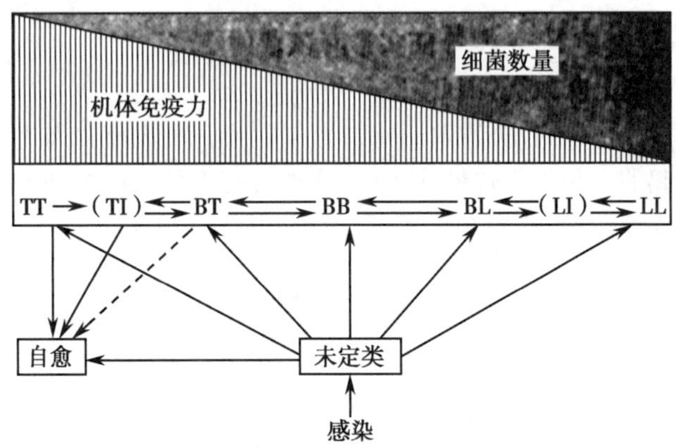


**图12-19　各类型麻风演变示意图**

TT：结核样型　TI：低抵抗力结核样型　BT：界线类偏结核样型　BB：中间界线类　BL：界线类偏瘤型　LI：瘤型亚极型　LL：瘤型机体感染麻风菌后，有时可不通过未定类而直接发展为各类型麻风；虚线表示可能性小

组成麻风病变的细胞成分有：①淋巴细胞、T淋巴细胞、B淋巴细胞及其他各种亚群；②浆细胞；③单核-巨噬细胞；④上皮样细胞；⑤Langhans巨细胞；⑥异物巨细胞；⑦Touton巨细胞；⑧麻风细胞：吞噬麻风菌后的巨噬细胞；⑨泡沫细胞：麻风细胞的进一步演变发展，其胞质内出现许多小空泡，形成泡沫状；⑩肥大细胞；粒性白细胞：有嗜中性、嗜酸性及嗜碱性三种，在麻风病变内较少见。

1. 结核样型（tuberculoid，TT）麻风　因其组织病变与结核性肉芽肿相似，故称为结核样型麻风。病灶内含菌极少，病变发展缓慢，传染性低。主要侵犯皮肤和神经，绝少侵及内脏。皮肤病变散在于真皮浅层，有时病变延及真皮与表皮交界处。病变为类似结核病的肉芽肿。肉芽肿内主要为类上皮细胞，有或无Langhans巨细胞，周围有淋巴细胞浸润。病灶中极少有干酪样坏死。因病灶多围绕并破坏真皮小的神经和皮肤附件，故引起局部感觉减退和汗闭。神经损害，多限于一二条周围神经，常累及尺神经，腓总神经，耳大神经等，也可侵犯表浅皮神经。神经的结核样病灶可有干酪样坏死。神经功能障碍出现早而明显，可产生严重的肌肉萎缩、运动障碍及畸形等。

2. 瘤型（lepromatous，LL）麻风　病变除发生于皮肤和神经外，还常侵及鼻黏膜、眼、淋巴结、肝、脾以及睾丸。病灶内有大量的麻风杆菌，病变发展快，传染性强。皮肤的病变主要为泡沫细胞组成的肉芽肿，夹杂有少量淋巴细胞。抗酸染色后，可见泡沫细胞内有多量麻风菌，甚至集聚成堆，或形成麻风球。麻风菌还可见于异物巨细胞、立毛肌、皮小神经、血管或淋巴管内皮细胞等内。除汗腺腺细胞、淋巴细胞及浆细胞内难以看到外，几乎皮肤内各种细胞中均可发现麻风菌。病灶围绕小血管和附件，病变发展可融合成片。但真皮内浸润灶与表皮之间有一无细胞浸润的区域。神经纤维间的神经束衣内有泡沫细胞及淋巴细胞浸润。抗酸染色后，在泡沫细胞和 Schwann 细胞内可查得多量麻风菌。晚期神经纤维可被完全破坏。

3. 界线类（borderline，BB）麻风　本类患者的免疫力界于瘤型和结核样型之间，病灶中同时有瘤型和结核样型病变。由于免疫反应强弱不同，有时病变更偏向结核样型（BT）或偏向瘤型（BL）。

4. 未定类（indeterminate，I）麻风　是麻风病的早期。其组织病理变化为非特异性炎性浸润，只在皮肤血管周围或小神经周围有灶状淋巴球浸润。在病变组织中，不易找到麻风菌。未定类麻风不稳定，如果患者抵抗力低，则日后可发展为瘤型麻风或界线类麻风；如果患者对麻风菌有较强的免疫力，则可发展为结核样型。

## 六、麻风反应

麻风反应系指在麻风的慢性过程中，机体对麻风菌抗原的一种急性过敏性炎症，多由于患者免疫平衡状态发生改变而引起，与麻风病的进展和消退并无直接关系。麻风反应对病情有益或有害，要看反应所造成的结果而定。

### （一）Ⅰ型麻风反应

Ⅰ型麻风反应多在免疫力较不稳定的麻风类型（BT，BB，BL）中发生。一般认为是一种迟发性变态反应，属机体对麻风菌抗原的细胞免疫反应。在临床上出现反应症状前，组织学改变为真皮浅层及肉芽肿内外有水肿，真皮内有与肉芽肿无关的成纤维细胞增生。这类患者随着免疫力的增加或降低，可向 2 个方向转变，即升级反应和降级反应。病理组织改变按反应方向不同而有区别。但往往需要和该患者以前的组织切片中的病变对照，才能做出是升级还是降级的判断。

1. 升级反应　转向 TT 端者称为升级反应。可见肉芽肿内外发生水肿，病灶内的淋巴细胞浸润增多，病灶扩大。巨噬细胞多向上皮样细胞分化，细菌数量减少。肉芽肿内偶尔出现灶性坏死，Langhans 巨细胞的形成也逐渐增多。有时尚出现异物巨细胞。最后病灶可纤维化。一般见于细胞免疫力增强或接受了有效治疗的患者。

2. 降级反应　转向 LL 端者称为降级反应。与升级反应相反，在病灶内淋巴细胞减少。典型的上皮样细胞消失，巨细胞减少，巨噬细胞增多，其胞质出现泡沫样变，而麻风菌数量增多，一般不见纤维化。病变发展的方向为 TT → BT → BB → BL → LL。多见于细胞免疫力降低或未经有效治疗的患者。

### （二）Ⅱ型麻风反应

Ⅱ型麻风反应是一种体液性过敏反应，不伴有病变类型的移动演变。主要发生于瘤型麻风，偶可发生于界线类偏瘤型麻风。皮肤出现结节性红斑为本型反应的主要表现。这是抗原与抗体结合形成的复合物沉积引起的，与 Arthus 过敏反应相似。组织学改变为病变处有大量多形核白细胞浸润，晚期则以淋巴细胞浸润为主。约一半患者有累及小动脉及小静脉的血管炎，甚或血管周围有组织坏死，反应部位内麻风菌很少，且多呈颗粒状，甚至查不到细菌。但用免疫过氧化物酶技术可查见麻风特异性抗原存在于巨噬细胞、多形核白细胞和细胞间隙中。

### （三）混合型麻风反应

系由细胞免疫反应和体液反应同时参与的一种混合型反应。主要发生于界限类麻风。其特征兼有上述两型的表现。

## 七、诊断与治疗

麻风病早期症状和体征隐匿，因此早期发现困难。诊断主要根据病史、临床症状、细菌检查和组织病理等结果。麻风杆菌检查主要从皮肤和黏膜上取材，必要时可作淋巴结穿刺查菌。组织病理检查对麻风的诊断、分型和疗效判定都有重要意义。鼠足垫接种、血清学试验、皮肤试验和 PCR 主要用于研究。

我国目前应用 WHO 于 1981 年推荐的联合化疗方案，即给予利福平、氨苯砜和氯法齐明三种药物治疗 24 个月。对于麻风反应的治疗可选用皮质类固醇激素、雷公藤等药物。

## 八、预　　防

鉴于目前对麻风病缺少有效的疫苗和理想的预防药物，应广泛开展麻风知识的宣教工作，加强对医务人员麻防知识培训和基层防治网络建设，争取早期发现患者，控制传染病源，切断传染途径，同时提高周围自然人群的免疫力。对流行地区的儿童、患者家属以及麻风菌素及结核菌素反应均为阴性的密切接触者，可给予卡介苗接种，或给予有效的化学药物进行预防性治疗。

## 第二节　眼各部麻风的临床表现

麻风菌除侵及皮肤及外周神经外，还可以侵及体内各器官及组织，眼也是最常受累的器官。麻风患者的眼患病率占63.9%。其中视残占27.18%，眼盲占12.0%。就全世界范围来看，约有200万麻风患者并发眼部疾病，约25万人因此失明。Gerhard Armauer Hansen于1873年已指出："任何疾病都不像麻风那样经常引起眼部病变"。此外，由于麻风眼病进展缓慢，症状不够明显，往往被患者忽略，最后危及视力甚至造成失明。麻风常见的眼部表现为秃睫和兔眼，常见的致盲的原因为虹膜病变及继发性白内障。以瘤型麻风导致眼部病损最常见，其后依次为结核样型麻风和界线类麻风。眼部麻风病变如经仔细检查并及时处理，目盲常常是可以预防的。

眼部麻风病变有原发性和继发性两种。原发性的是直接由麻风菌及其抗原引起的，主要见于瘤型麻风。病原可由眼睑、鼻部或泪器等眼周围组织的病变处蔓延而来，或由血行到达眼部。麻风菌通过血行进入眼内时，首先到达的部位可能是睫状体。细菌在此处繁殖，并向周围组织扩展，或沿神经或血行到达周围组织，使虹膜和角膜也发生病变。因角膜透明，故其病变容易首先被发现。原发病变最常见的受累部位为眼前部。瘤型患者在晚期几乎均有眼部病变。继发性麻风眼病是由于眼部感觉神经或眼睑的运动神经受累而引起的一系列后果，可出现在各型麻风患者中。麻风病程越长，麻风反应的次数越多，眼部受累就越严重。

### 一、眼附属器病变

#### （一）眼睑病变

1. 秃眉　主要发生在瘤型患者，因其眉部皮肤经常有麻风病变。其他类型甚至类结核型的患者，当病损出现在眶部皮肤时，亦可发生秃眉。秃眉一般由眉外侧开始，眉毛脱落稀少，最后整个眉毛均可脱落。

2. 秃睫　出现在多菌型患者中，是睑缘睫毛毛囊被麻风病损破坏所造成。中部及外侧睫毛首先受累。

3. 倒睫　毛囊周围的组织发生麻风病变并有瘢痕形成，使毛囊位置发生异常，睫毛可倒向并接触眼球。如果此时角膜及结膜的感觉功能良好，患者会有刺激症状。若因麻风已有眼部感觉丧失，则患者无不适感觉。倒睫可引起的角膜血管新生及混浊等后果。

4. 眼睑肌肉麻痹　眼睑有开睑的提上睑肌及闭睑的眼轮匝肌，麻风病时多见的是轮匝肌的麻痹。这是由于支配轮匝肌的神经从颧颞突（zygoma）到眼睑这段位置浅表，易受麻风损害。在不稳定的界线型发生Ⅰ型反应的患者，及面部病损复发的类结核型患者中，易于发生。由于受损神经的范围不同，眼睑闭合不全的范围亦不同。一般睑部轮匝肌纤维较眶部轮匝肌纤维先受损害。因此患者睡眠时，因眼睑不能闭合而使角膜暴露。但醒觉时经主动努力眼睑可以闭合。全部轮匝肌麻痹者不多见，因总有些肌纤维得以幸免。当眼轮匝肌麻痹，同时眼部的感觉神经又受累时，眼受外伤的机会就大大增加。

下睑外翻会造成泪膜不完整，结膜及角膜干燥，该处结膜充血，角膜下部血管新生，角膜上皮糜烂及混浊。患者除有因泪点外翻的溢泪外，还有烧灼感。

如果发生Horner肌麻痹，则影响泪液从泪囊排向鼻泪管。

#### （二）泪器病变

泪腺直接受麻风病变的损害尚无记载，但在尸检中看到有些患者的泪腺有萎缩。在临床上有的患者泪液减少，有的患者则因泪点位置异常，或角膜及结膜暴露而发生反射性流泪。

1. 溢泪　泪液的引流需要泪液流动正常、泪囊泵作用正常、泪点位置适宜及泪道通畅。这些因素如发生变化，将引起溢泪。泪液滞留再发生感染，则使问题更为突出。

2. 泪囊炎　在鼻腔内有广泛麻风病变并结瘢的患者中常有泪囊炎。

### 二、眼球的病变

#### （一）角膜病变

角膜温度低，适于麻风菌的活动。角膜的麻风病变开始时累及角膜神经。其后有血管新生时，细菌又可随血流进入角膜，此时出现与血管相关的病变。

1. 与神经有关的角膜病变　发生于界线型及瘤型患者。在16倍放大镜下可以见到：①无髓神经有短暂的变粗及混浊；②神经局限性肿胀，呈念珠状。多发生在有髓神经，病变较持久。病变的神经中有成堆的麻风细胞及少量的淋巴细胞及浆细胞浸润。神经的"念珠"及肿胀、混浊可自行消退，或经抗麻风治疗而消退。但有的"念珠"可钙化而持续存在数年之久。这些与神经有关的病理改变并不一定造成角膜知觉减退。

2. 麻风性、无血管性点状角膜炎　这种角膜炎是发病头10年中最常见的一种病变。患者常无自觉症状，结膜不充血。病变最早常出现在颞上象限的近角膜缘处。裂隙灯下可见角膜上皮下实质内有小而分散的混浊，因病变微细而易被忽略。随着病情的进展，病变逐渐扩展到其他象限，鼻下象限常最后受累。病变可融合并向深层侵犯。瞳孔区受累时则影响视力。组织学上，早期病变为散在分布的小麻风瘤，由成堆的麻风细胞及淋巴细胞与浆细胞组成。随着细菌的繁殖，成堆的麻风球聚集成团，裂隙灯下呈"珍珠"或斑块样，非常浅表的可突出上皮层。经过治疗"珍珠"可消退，有的则发生变性、钙化而持续存在数年。

3. 麻风瘤性角膜血管翳　这种病变多发生在发病后的第2个10年内。随着角膜炎的发展，血管由角膜缘向中央生长。更多的麻风菌经血流进入角膜，产生新的浸润性病变。新生血管也最先出现在颞上象限。由角膜缘发生的新生血管可以是一小束，也可以是由角膜缘处进入角膜的小束。新生的血管分支可形成血管网。在网眼内，有细菌浸润形成呈"珍珠"样的小麻风瘤。如果眼部病变非常活跃，这种小麻风瘤可扩展到邻近的结膜。早期的血管翳需用裂隙灯进行检查，在晚期用6倍放大镜就可看出。

4. 角膜麻风瘤或结节　眼部麻风瘤性浸润和皮肤相似，可为弥漫性或结节性。结节系由小麻风瘤聚集形成，质韧呈淡乳粉色，其中多无血管。在发病的早期，结节性病变少见，偶尔可见于外侧角膜缘附近的上巩膜。结节可侵及角膜表层，多无自觉症状。结节增大时，可影响眼睑与角膜的正常关系及泪膜的更新。

有时角膜的结节来自睫状体的病变。这是由于睫状体内结节增长，穿过虹膜根部、巩膜及上巩膜、或角膜缘及角膜周边部而累及角膜。这种病变多发生在晚期患者，出现在发病后20年或20年以上。结节可多发，甚至环绕角膜缘发生。但最早发生的，最大的结节常是在外侧部。结节如侵及全层角膜实质时，该处角膜即混浊如巩膜并增厚。角膜的麻风瘤几乎都来自角膜缘的病变，少有独立发生的。

5. 与兔眼有关的角膜病变　与暴露有关的角膜病变，不是直接因麻风菌侵犯引起，而是由于第七或第五脑神经受损引起的眼睑运动障碍造成的睑裂闭合不全，及角膜感觉丧失而引起的后果。两者可合并发生，为其他致病因素提供了条件。

兔眼增加了发生外伤的危险，并在睡眠时使角膜暴露、干燥。患眼可有烧灼感及溢泪症状。因角膜丧失感觉，其损伤易被忽略，从而后果就更为严重。

慢性暴露性角膜病变多发生在角膜下部。由于干燥及轻微外伤（如揉眼），可造成角膜上皮糜烂，随之出现新生血管。随病情进展，角膜上皮增生，角膜变性，可发生混浊。如果外伤后继发感染，角膜可溃破穿孔（图12-20，图12-21）。

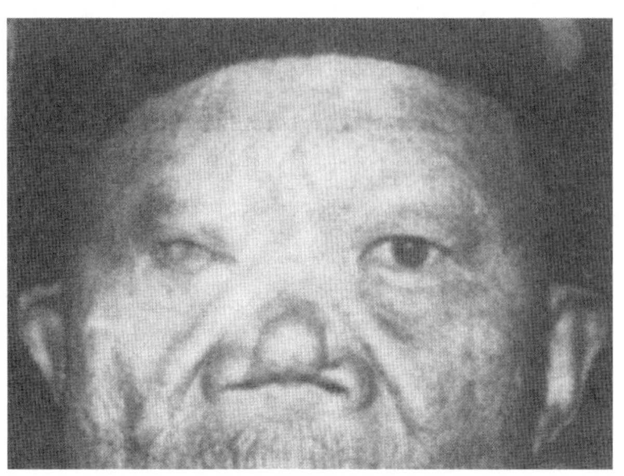

**图12-20　瘤型麻风患者**

秃眉，鞍鼻，睑轮匝肌麻痹造成的右下睑外翻，右眼角膜混浊

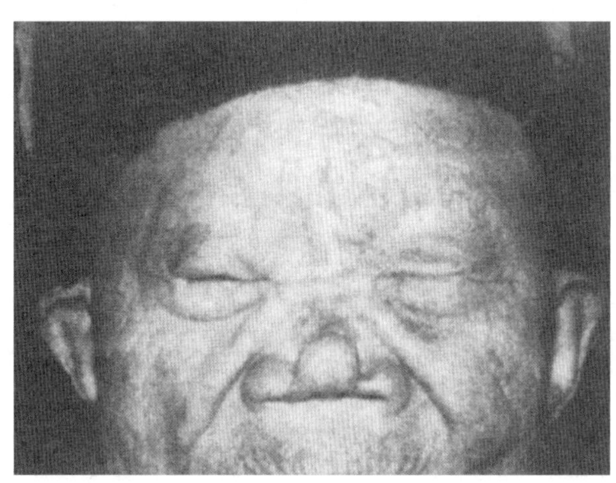

**图12-21　瘤型麻风患者用力闭眼时右眼睑不能完全闭合**

### （二）虹膜及睫状体的病变

1. 与麻风菌侵入有关的虹膜病变　由于虹膜和睫状体富含小肌肉纤维、无髓神经纤维及多巴（DOPA，dihydroxy phenyl alanine）（麻风菌对DOPA有亲和力），且靠近眼球表面，温度较低，在病的早期麻风菌可能就在这里繁殖。但由其造成的临床症状往往在几年之后出现。在瘤型病变中，虹膜和睫状体往往均受累。在组织中平滑肌和神经周围有巨噬细胞、淋巴细胞及浆细胞浸润。在血管的内皮细胞、神经束、色素上皮、瞳孔开大肌及括约肌内、虹膜睫状体的实质中均可能找到抗酸菌。

在患病后10年或第2个10年的早期，在瞳孔区虹膜中会出现约0.25～0.5mm大小的闪光的白色病变，即"珍珠"，为小麻风瘤。和角膜的小麻风瘤一样，虹膜早期的浸润很少有症状。后来，可能经过一、二次反应性炎症发作之后，由于组织萎缩，在周边虹膜实质隐窝内可以发现“珍珠”。

在出现“珍珠”样结构之前，该处虹膜常有局限性脱色区，此后“珍珠”逐渐出现，继而逐渐接近虹膜表面，通常在瞳孔缘呈项圈样分布。最后甚至脱离虹膜而游离在前房内。这个脱离的过程可能需要几周时间。在前房内“珍珠”可被吸收，如被钙化，可在前房内存留数周，甚至数年。“珍珠”可以移动，可进入后房甚至玻璃体内，然后可又再出现于前房内。如果数个“珍珠”同时脱落，则可聚集成团。虽然小的“珍珠”在裂隙灯下才能查出，但大的“珍珠”或聚集成球者用放大镜或肉眼就可看到。

随着病情的进展，虹膜还可出现较大的结节，表现为黄白色分叶状多形性结节。此种结节多出现在角膜缘部有结节性病变的晚期患者中。这时往往伴有明显的前房炎症反应，随后有组织破坏及瘢痕形成。最后常造成虹膜前、后粘连，或虹膜被拉向有结节的方向而使瞳孔变形。

2. 与麻风菌侵入有关的睫状体病变　尸检的材料证实，麻风菌在睫状体内比在虹膜内繁殖的多。在活动性瘤型患者的尸检中，可见睫状体内有重度的浸润性病变，睫状肌及小神经分支被破坏。瘤型患者出现早老性老视，可能与睫状肌及小神经的受损有关。有的患者眼压低，但没有可致睫状体萎缩的炎症历史。这可能是因自主神经损伤造成的。

3. 虹膜睫状体炎　是Ⅱ型麻风反应中眼部常见的表现之一，是瘤型麻风中局部变态反应性的炎症，也是最严重的并发症之一。虹膜睫状体炎多数发生在眼部有瘤型浸润的患者中，但也可发生在眼部无明显麻风菌浸润时，可能与全身循环的抗原有关。虹膜睫状体炎也可发生在病情不活动的患者中。

虹膜睫状体炎可持续数月或数年，急性发作与静止相交替。如全身性麻风未被控制，虹膜睫状体炎则难以消除。

急性虹膜睫状体炎通常双眼受累，发病突然，进展较快，表现为：睫状充血，角膜水肿呈雾状，虹膜纹理不清，瞳孔括约肌反射性痉挛，瞳孔缩小。前房中的炎性细胞附着在角膜内皮细胞上，形成角膜后沉着物。血管通透性的增加，使炎性渗出物逸出到前后房，造成房水混浊，甚至出现多发性的蛋白凝聚物。房水黏度的增加以及组织水肿，会造成眼压一时性增高，后可随炎症的消退而下降。

有时虹膜睫状体炎不经治疗也能有所缓解，但难以完全消退，轻度的炎症可持续存在。此时患者眼部可无自觉症状，眼部外观上也无明显改变，但在裂隙灯下可见房水混浊及角膜后沉着物。这种状态可持续到另一次急性发作。

慢性虹膜睫状体炎表现为肉芽肿性炎症，可有细小或羊脂状的角膜后沉着物，可见前房闪辉及前房浮游细胞。

自觉症状依炎症的程度及患者感觉神经的状态而不同。在病期很长的患者中，因其感觉丧失，疼痛与否不是病变的可靠指征。这时应定期检查患者及其视力。

虹膜睫状体炎的常见合并症为瞳孔缘部后粘连及虹膜周边部前粘连。如果瞳孔因炎性渗出而阻塞，房水的循环发生障碍，会造成虹膜膨隆，若虹膜完全后粘连可导致继发性青光眼。在只有轻度的炎症时，也可以发生粘连，因常无明显症状，所以往往被忽略。因此要特别注意眼压情况。

4. 虹膜睫状体萎缩　常见于慢性虹膜睫状体炎的患者，与肌肉和神经的损伤及炎症有关。表现为虹膜纹理消失及孔洞形成，瞳孔边缘变透明，瞳孔变小，对常用的散瞳剂无反应。角膜内皮细胞及前房角处有来自虹膜的色素散在。睫状体萎缩可致眼压降低。

### （三）巩膜和上巩膜病变

关于巩膜麻风瘤的报道很少。在晚期活动性瘤型患者中，睫状体区的上巩膜及结膜血管周围可有浸润性病变。睫状体的结节病变扩大可侵及巩膜及上巩膜。

上巩膜炎是麻风Ⅱ型反应中眼部常见的最早表现之一。它一般与虹膜睫状体炎同时发生，往往在眼部无明显浸润的情况下出现。上巩膜炎起病急剧，因此时神经功能尚存在，故有中度疼痛，眼球转动时尤为严重。病变为局限性，范围大小不等。病变区的炎症为弥漫性。如有坏死，可形成结节或浅表的脓肿。病变区局部组织水肿，充血呈暗红色，有压痛。在早期患者中，上巩膜炎可自限或经局部类固醇治疗而消散，在晚期患者中，炎症持续时间长，并很顽固。

巩膜炎不多见，可伴角膜炎或虹膜睫状体炎。其疼痛症状比上巩膜炎更重且难以处理，对眼的危害更重。疼痛可延及眼眶周围并辐射到颞部。炎症多发生在睫状体区的巩膜，可表现为结节性或弥漫性。因充血的血管位于深层，病灶处深部呈紫红色并混有鲜红色的表浅结膜充血，压痛重。

巩膜在重症持久的炎症中，组织可发生坏死、溶解，形成巩膜穿孔。有时病变区巩膜变薄并有瘢痕形成，其下的色素可有所显露，使该处呈灰蓝色。如果该处不能抵抗一定程度的眼内压，就会形成巩膜葡萄肿。

### （四）晶状体病变

常见于慢性或反复发作的虹膜睫状体炎患者，炎症使房水的产生及成分发生改变，导致晶状体发生混浊。晶状体混浊还可能是应用类固醇药物治疗麻风病所引起的医源性变化。混浊多发生在后囊下。

### （五）眼球后部结构的病变

眼球后部温度较前部高，不利于麻风菌增殖，故后部的结构很少发生病变。但有人发现极少数患者视网膜内有小而分散、大小如虹膜“珍珠”的病变，系由含麻风菌的巨噬细胞聚集而成。偶可引起脉络膜炎、非特异性播散性周边脉络膜炎和视网膜色素增殖性改变等。视神经的麻风病变尚无报道。

## 第三节　麻风眼病的治疗

由于麻风眼病症状不明显，进展缓慢，所以常不引起患者的注意。在感觉神经受损、痛觉丧失的患者中尤其如此。待到引起注意时，视功能的损伤往往已不能恢复。所以早期发现和早期治疗麻风和麻风反应，对避免或减少麻风眼病的损害至关重要。

应教育并提醒患者，使其特别注意麻风病对眼的危害。如有眼红及视力减退，应及时诊治。对无自觉症状的麻风患者，特别是痛觉丧失的患者，也应定期检查其眼部的情况。

### 一、全身抗麻风治疗

为在尽量短的时间内杀死麻风菌并防止耐药菌株的出现，目前采用联合化疗。所用的药物有氨苯砜、氯法齐明及利福平等。经治疗，多数眼中的浸润病变可逐渐消退，浸润重者，组织可发生变性。

### 二、局部治疗

1. 眼局部应用抗麻风药物　曾局部用砜类药物治疗，但效果欠佳。

2. 对症治疗

（1）秃眉：为美容，可画眉或行植眉术。

（2）倒睫：行拔睫，睫毛毛囊电解术。倒睫多时，可行内翻矫正术。

（3）睑外翻：①为防止因暴露引起的角膜干燥，可用人工泪液点眼。②行睑成形术。在下睑外翻时，于水平方向缩短下睑。在眼睑皮肤缩短时，可行全层皮肤移植。

（4）兔眼：①让患者主动闭睑。每日3次，每次用力闭眼20次，以充分锻炼剩余的未麻痹的睑轮匝肌纤维。②手术治疗。行眼睑缝合术使睑裂变窄；矫正睑外翻；移植颞肌以辅助睑轮匝肌的作用。③睡眠时防止角膜暴露干燥。睡前涂眼膏；可做圆锥形眼罩盖住眼球（使中央部远离眼球）。④滴用人工泪液。可用1%甲基纤维素，1%或1%～3%的聚乙烯醇点眼。也可使用消毒的蓖麻油、香油点眼。但泪液中混有油滴，能暂时影响视力。⑤角膜发生溃疡时，用抗生素治疗并散瞳。如病情不能控制，则在溃疡部位做一临时性的眼睑缝合，以促进病变的愈合。

（5）泪囊炎：如一般泪囊炎的处理。

（6）虹膜睫状体炎：①散瞳。②抗炎治疗。如果虹膜睫状体炎是Ⅱ型反应中的眼部表现，恰当的全身处理有助于控制眼部的症状。如果全身用药效果不理想，或眼部症状很突出，则可加用类固醇点眼或结膜下注射，力争及时控制炎症，防止发生进一步的合并症。③热敷，卧床休息，服止疼药，以缓解症状。④观察眼压。暂时性眼压增高可使用降眼压药物。如果眼压持续增高，并有瞳孔阻塞，周边前房变浅，则需行抗青光眼手术。

（7）上巩膜炎及巩膜炎：热敷及局部点用类固醇。如果症状不缓解甚至加重时，则结膜下注射类固醇。在巩膜炎，如果局部用药效果不明显，则需要全身类固醇治疗。

（8）白内障：当患者有活动性麻风病变，但眼部无炎症反应时，可行白内障摘除。如果房水中有少量蛋白，偶尔有房水细胞出现，但无其他炎症反应时，也可行白内障摘除，但术后易有炎症反应。这时需连续用类固醇治疗数月。眼部从未有过炎症的患者，可行人工晶状体植入。当睫状体萎缩而眼压低时，内眼手术危险度增大。但许多患者因瞳孔缩小，晶状体混浊，视力已经极坏，相比之下可以去冒这种危险。有的这种患者在白内障摘出后，效果良好。

（9）眼球前表面的结节：眼球前表面有结节并较大，影响泪膜的分布时，可行手术切除。

（石珍荣　彭晓燕）

## 主要参考文献

1. 李文忠. 现代麻风病学. 上海：上海科学技术出版社，2006.
2. 陈贤义. 麻风病防治手册. 北京：科学出版社，2002.
3. 陈小华，翁小满. 早期麻风分子生物学和免疫学诊断. 中国皮肤性病学杂志，2011，(25)：493-496.
4. 邢燕. 麻风菌基因分型国内外研究进展. 中国麻风皮肤病杂志，2011，27(3)：184-187.
5. 李桓英. 麻风病的防治和研究进展(1983-2008). 中华预防医学杂志，2008，11(42)：93-108.

6. Mondal KK，Biswas S. Review of ocular leprosy，Journal of the Indian Medical Association，2006，104(7)：401-403.
7. Reddy S. C.，Raju B. D. Ocular involvement in leprosy：a field study of 1004 patients. International Journal of Ophthalmology，2009，2(4)367-372.
8. World Health Organization. Leprosy control in China：trends in detection of new cases，1987-2008. WHO weekly Epidemiological Record(WER)，2010，85(17)：149-156.
9. WHO. Global leprosy situation. Weekly Epidemiological Record，2009，84：333-340.
10. Samanta SK，Das D. Recent advances in ocular leprosy. Indian Journal of Leprosy，2007，79(2)：135-150.

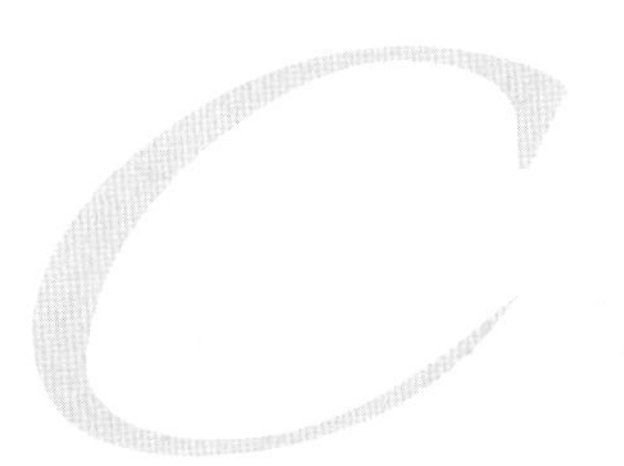

# 第八章 病毒感染性疾病在视网膜和脉络膜中的表现

几乎所有由病毒引起的视网膜和脉络膜的感染性疾病，即使仅表现为眼部症状，都为系统性病因。本文所涉及的特定病毒包括DNA（疱疹病毒）和RNA（风疹、麻疹）类病毒，以及反转录病毒（retrovirus）（HIV）。由于病毒为专性细胞内寄生物，以细胞 - 细胞为基础进行增殖，病毒感染造成组织严重的、常为不可逆的损害。免疫能力受到破坏的个体比健康的个体更容易受到病毒感染。这些人群包括已接受了组织移植者和（或）接受免疫抑制药物治疗者，患有免疫介导性疾病或淋巴细胞功能异常疾病如获得性免疫缺陷综合征（acquired immunodeficiency syndrome，AIDS）者，以及患有慢性病如肾衰竭者。

## 一、麻　　疹

麻疹病毒（measles virus）是RNA病毒并属于副粘病毒类。人类是麻疹病毒唯一的自然宿主。通过接触呼吸道飞沫传染，急性发病，具有高度传染性，主要侵害学龄儿童。在发达国家由于计划免疫的普及率高，麻疹的发病率很低。在疾病的前驱期，主要表现为呼吸道的卡他性炎症，伴有发热、咳嗽、鼻炎，眼部表现为急性结膜炎。之后出现特征性的黏膜疹（口腔颊部Koplik斑），以及由面部向躯干和四肢发展的皮肤斑丘疹。麻疹可引起严重的双侧神经视网膜炎，但在免疫功能正常的患者中很少见。神经视网膜炎通常出现在最初的皮疹出现后1～2周内。此时，视盘和黄斑弥漫性水肿伴静脉扩张，常伴有黄斑区星芒状改变。视力减退常非常急剧，水肿消退后视力可有一定程度的改善。在几周至几个月内，出现继发性视神经萎缩、血管变细和色素变性。视网膜电图（electroretinogram，ERG）出现异常改变，视野缩小，而且中心视力通常严重减退。由视神经炎导致的视力减退和色素变性可在以后的许多年内逐渐加重。麻疹性视网膜病变也可相似于视网膜色素变性，发生周边部视网膜散在分布的骨针样色素、视神经萎缩和血管变细。对这种视网膜病变无特异性治疗。

母亲在妊娠的前三个月感染麻疹可影响胎儿，产生心脏病变、白内障和视网膜病变。新生儿可出现色素性视网膜病变，具有相似于在先天性风疹视网膜病变所见的椒盐样或点画样色素改变。如风疹一样，视力正常而且眼电生理检查正常。

麻疹病毒感染晚期一个罕见但严重的并发症为迟发性亚急性硬化性全脑炎（subacute sclerosing panencephalitis，SSPE）。一般发生于麻疹病毒感染后6～7年，是一种在儿童和青春期出现的中枢神经系统的变性疾病。最早在二十世纪三十年代由Dawson首先描述，他在一个16岁的亚急性进行性脑炎的患者颅内神经元中发现了病毒包涵体，之后很多证据支持SSPE是麻疹病毒引起。本病在男孩发病率常是女孩的2至4倍，病程开始于隐性发作，表现为智力和行为改变，但呈逐渐进展的过程，出现震颤，不自主肌肉运动等锥体外系改变。本病是致命性的，大部分患者在发作后的1至2年内死亡。典型的脑电图（electroencephalogram，EEG）改变、脑脊液（cerebrospinal fluid，CSF）中γ球蛋白的增高、血清和CSF中高滴度的麻疹抗体可证实临床诊断。

几乎50%的SSPE患者在本病病程中可出现眼部症状和体征。这些症状可被分为三类：较严重的视觉功能障碍（幻视或皮质盲）；眼运动障碍（眼肌麻痹、核上性麻痹、上睑下垂、眼球震颤）；眼底改变（脉络膜视网膜炎，视盘水肿、视神经炎、视神经萎缩、视神经视网膜炎）。

特征性的眼部表现为局灶性的视网膜炎和脉络膜视网膜炎（黄斑区和周边部都可累及），散在分布的视网膜水肿、出血，以及浆液性视网膜脱离，玻璃体无炎症征象。在瘢痕期，眼底病灶出现萎缩，不规则的色素沉着。视网膜前膜以及黄斑裂孔也可发生。由于眼底变化可出现在神经体征之前几个月，这些病例可能被误诊。也有报道SSPE的患者眼底表现为坏死性视网膜炎。

组织病理检查显示内核层和神经节细胞受损比视网膜外层更严重。受侵视网膜可变为具有少量炎性细胞的纤维胶质瘢痕组织。视网膜内可见到包涵体，电子显微镜检查证实有副黏液病毒的管状细丝，表明SSPE的眼底病变是病毒感染的直接结果。

虽然有报告在接受过麻疹预防接种的儿童中发生SSPE，但广泛接受麻疹预防接种的人群的SSPE发病率显著下降。大多数抗病毒药物对SSPE病程无有益的作用。

## 二、风 疹

风疹病毒（rubella virus）是RNA病毒并属于披膜病毒类。风疹感染的严重程度取决于感染的时间。生后感染是个轻度自限的疾病，通过直接接触呼吸道分泌物传播，伴有低热、淋巴结炎和皮疹等症状。眼底改变有伴RPE脱离的视网膜炎，大多轻微自限。然而，在胎儿、尤其在妊娠头三个月，感染风疹病毒可导致一系列严重的疾病，包括听力丧失，先天性心脏病，智力发育迟缓，小头畸形，眼部疾病，内分泌疾病等。导致先天性风疹的母体的感染由于没有患病的征象，常无临床表现。在母体感染的10至12天内有病毒血症，病毒穿过胎盘屏障并感染胎儿。在妊娠的头3个月内，81%受感染的胎儿将产生一种或多种先天性风疹的特征。这种慢性感染开始于胎儿期并持续至婴儿期。病毒排泄在出生后持续一段时间。在另一方面，妊娠第16周后发生的感染，很少发现出生时有缺陷。

眼部损害在先天性风疹病毒感染的儿童中多见。两项前瞻性研究中显示眼部损害的发病率分别为43%和49%。以白内障和色素性视网膜病变为最常见的眼部表现。风疹性视网膜病变包括“椒盐样”色素改变或斑驳状、片状、不规则的色素，通常黄斑区最致密。中心凹反射消失。色素性改变可能仅见于黄斑区或周边部。可单眼发生，或仅累及1或2个象限。周边部色素改变更多表现为点画样或尘样。色素通常位于视网膜血管下同一深度。视盘色泽可正常或呈苍白色，视网膜血管正常。如果不同时伴有其他病理改变，视力和视野可正常或接近正常。大多数患者视网膜电图和眼电图正常。组织病理学上表现为视网膜色素上皮改变，局灶性色素增生或脱失，伴细胞丧失。

既往认为这种色素性视网膜病变是静止的，但近年来先天性风疹患者出生后色素性视网膜病变的发展或加重已有报告。可能是在出生后，病毒和在其他组织中一样，在视网膜色素上皮内发生增殖。作为晚期并发症的黄斑区脉络膜新生血管膜形成可造成显著的视力减退。

色素性视网膜病变的鉴别诊断包括麻疹性视网膜病变、毯样视网膜变性、无脉络膜症、眼白化病、梅毒和罕见的其他病毒性视网膜病变。毯样视网膜变性通常可由视网膜电图的严重异常或无反应得到确诊。家族史有助于排除无脉络膜症。梅毒性视网膜炎可能相似于风疹性视网膜病变而且ERG通常正常，但视网膜血管变细并且在严重的病例可有视神经萎缩。对这一疾病的诊断血清学检查是十分重要的。母亲可能没有症状，但抗体滴度可有助于确立诊断。其他的病毒感染如麻疹、水痘和流感极罕见通过胎盘传染。在儿童期发生的包括风疹在内的各种病毒感染极少引起类似于先天性风疹的色素性视网膜病变。

风疹的其他眼部表现还包括伴有视神经萎缩和视力减退的青光眼、一过性角膜混浊、小眼球、眼球震颤、高度屈光不正、斜视、虹膜发育不良等。

对于风疹最有效的治疗在于预防。可单独接种风疹疫苗或联合腮腺炎病毒和麻疹病毒疫苗。计划免疫的推广实施，有效地降低了先天性风疹综合征的发病率。

## 三、急性流行性腮腺炎

流行性腮腺炎病毒（mumps virus）是RNA病毒并属于副粘病毒类。流行性腮腺炎是急性传染性疾病，感染者的唾液通过空气途径传播到新宿主的呼吸道。临床表现为高热、头痛、食欲不振，接着出现腮腺或其他唾液腺肿大。感染后的两周内可出现神经系统受累，表现为脑膜炎和脑炎，常可恢复正常。生殖系统受累出现睾丸炎或卵巢炎，其他还有胰腺炎或听力丧失。眼部表现通常在急性起病后10天至三周才出现，按照出现的频率包括泪腺炎、视神经炎、滤泡性结膜炎、巩膜炎、角膜炎、葡萄膜炎、视网膜炎、眼外肌麻痹、眼肌痉挛、青光眼。虽然某些患者会遗下永久性视力低下，幸运的是大部分患者的视力可恢复。

流行性腮腺炎病毒感染母体后，侵害胎儿造成先天性白内障、眼球震颤、视神经萎缩和视网膜病变已有报告。

## 四、疱疹病毒

疱疹病毒（herpes virus）是一类大的DNA病毒，它是造成人类感染最常见的病原体之一，可以引起一系列的急性和慢性疾病。疱疹病毒在受感染个体内终身存在，随着机体免疫状态的变化，可以自发激活产生临床症状。虽然在动物界疱疹病毒有很多种类，但在人类只有8种疱疹病毒。其中前5种可产生眼部疾病。疱疹病毒1型为单纯疱疹病毒1型（HSV-1）；2型为单纯疱疹病毒2型（HSV-2）；3型为水痘-带状病毒（VZV）；4型为Epstein-Barr病毒（EBV）；5型为巨细胞病毒（CMV）。

### （一）单纯疱疹病毒（herpes simplex virus，HSV）

HSV基因组是一线型的双链DNA。HSV病毒的重要特征包括复制周期短，在组织内发生溶解感染，静止期在神经节内潜伏。HSV分1和2型。人群中HSV-1或HSV-2抗体滴度90%呈阳性，所以只有急性期和恢复期滴度的明显升高或下降才提示有活动性病变。

HSV-1的感染在儿童和成人中通过直接接触传播，主要侵犯皮肤和口唇黏膜。原发感染后病毒潜伏在神经节内，直至发生了某些情况如物理性外伤、日光暴晒（紫外线）、或精神创伤、或应力激起了复发。然后病毒移行到受侵犯的神经支配的皮肤黏膜，引起口唇疱疹。复发的HSV-1感染可引起疱疹性树枝状角膜炎。虽然HSV-1很少引起生殖器的病变，但它可被传播到新生儿，导致全身性感染和脉络膜视网膜炎。这种病毒感染儿童和成人可引起严重的脑炎，伴有视网膜出血、血管炎、视网膜炎和（或）渗出性视网膜脱离。脑炎是一种不常见但危险的疾病，病死率很高。伴有脑炎的视网膜炎其发病率可能比报告的更高，因为患者处于高危之中，视网膜的检查可能被忽视。HSV-2通过直接的性接触传染，导致复发性疼痛性生殖器溃疡（生殖器疱疹）。病毒在胎儿通过产道时接触母体的疱疹性宫颈炎，或在羊膜早破时接触受感染的母体体液而播散。如果分娩时有病毒存在，新生儿感染的危险约40%。

无论在儿童还是成人，HSV原发或复发感染时可表现为轻度的滤泡性结膜炎，角膜炎，葡萄膜炎至严重的坏死性视网膜炎。小的点状黄白色视网膜病灶；大面积渗出，出血；视网膜水肿和视网膜血管炎。病灶累及周边和后极部视网膜，常伴严重的玻璃体炎（见本章第五部分）。

抗病毒药物阿昔洛韦（acyclovir）仅特异地作用于被病毒感染的细胞，而全身副作用小，被作为治疗HSV感染的首选用药。静脉给药用于治疗HSV引起的脑炎患者，可降低病死率，改善其预后。口服阿昔洛韦被成功地用于预防生殖器疱疹的复发，而且在免疫抑制患者也有效。其他新的抗病毒药物如泛昔洛韦（famciclovir），伐昔洛韦（valacyclovir），西多福韦（cidofovir）等也可用来治疗HSV感染，特别是对阿昔洛韦耐药的HSV。因为早期治疗效果好，所以及时诊断十分重要。

### （二）水痘带状疱疹病毒（varicella-zoster virus，VZV）

水痘和带状疱疹是由同一病毒——VZV引起的两种不同的临床综合征。VZV感染在人群中很常见，20岁以上的人群中血清的VZV抗体阳性率高达90%以上。

被称为水痘的原发性感染主要发生于儿童，通过直接接触感染的呼吸道分泌物传播，有高度传染性。一般来说由暴露到发病平均潜伏期为2周。在免疫功能正常的儿童，水痘表现为轻微病症，一般发热不适1～2天后即出现典型的水痘样红斑，由头面，躯干发展到四肢。10～14天后皮肤病灶可完全愈合。成人或免疫功能异常的儿童感染往往较重，可有肺炎、大脑共济失调、脑炎等并发症。水痘引起的脑炎少见并常常比麻疹、风疹或流感引起者更良性。有些患者在水痘发生之前即有脑炎引起头痛，而在另一些患者，脑炎发生在水痘已消散之后。视神经炎可引起视力下降，但常可恢复。一过性的黄白色的黄斑病变也有报道。其他眼部并发症包括眼睑皮炎、结膜炎、角膜炎、虹膜睫状体炎、葡萄膜炎、视神经萎缩和颅神经麻痹。

先天性感染虽然罕见，但已有报告，一旦母亲在妊娠早期感染，水痘就感染了胎儿。先天性感染可使胎儿发生小眼球、脉络膜视网膜炎、白内障、肢体畸形，瘢痕性皮肤病变和脑损伤等。

病毒的再激活引起带状疱疹最多见于老年人，但也见于成年人而罕见于儿童。病毒在神经节内被激活，然而沿神经移行到分布的皮肤，引起一团痛性水疱。常见受累的部位包括三叉神经眼支，肋间神经支配的区域。疱疹后神经痛是这一疾病最缠人的后果之一。在曾有水疱发作的部位发生令某些患者不能忍受的深部疼痛而大多数治疗都没有效果。许多学者认为在疾病的急性期全身应用皮质类固醇可减少带状疱疹后神经痛的发作次数和程度。然而，皮质类固醇的应用是有争议的，因为这一疾病有全身扩散的危险。

当鼻睫状神经和三叉神经第1支和第2支发出的神经受侵犯时，出现眼带状疱疹。炎症通常首先表现为一侧面部的水疱样皮疹。当同侧面部的鼻尖部出现水疱时，提示鼻睫状神经受侵犯，并可能累及眼球。眼周皮肤可以有严重病变，皮肤水疱和溃疡的病毒消失约需1周，愈合通常需要2周，但有时需有几周或几个月时间。由金黄色葡萄球菌或链球菌引起的继发性感染可引起瘢痕、并造成倒睫、秃睫、睑内翻、睑外翻、泪点或泪小管的狭窄或阻塞。急性期和急性期后，常可发生神经感觉迟钝和疼痛。

眼部并发症发生率在一般人群为20%～50%，在AIDS患者为57%。在水疱皮疹同侧的眼球可受侵害，包括严重的角膜炎、虹膜睫状体炎、继发性青光眼、白内障、前房积脓、积血、眼前节缺血、巩膜炎、眼外肌麻痹等。眼后段侵害，如后部葡萄膜炎和视网膜炎在此阶段罕见，但可发生血管炎、视网膜坏死、脉络膜炎、视神经炎和视神经萎缩。有时，在皮疹消退后几周或几个月出现视网膜病变。视网膜的表现可相似于急性视网膜坏死，葡萄膜炎可以十分严重，以致出现眼球痨。在疾病的急性期，眼球痨被归因于闭塞性血管炎和睫状体坏死。

眼带状疱疹的各种组织中都可见到组织病理学改变。肉芽肿性葡萄膜炎可累及脉络膜、视网膜和巩膜，与临床观察一致。视神经内轻度慢性炎症反应细胞位于血管周围，证实了临床所见的血管炎和视神经炎。

患带状疱疹的健康成人推荐使用的抗病毒药物包括泛昔洛韦 500mg 口服一天 3 次，伐昔洛韦 1g 口服一天 3 次或阿昔洛韦 800mg 口服一天 5 次。免疫抑制的 VZV 感染的患者需静脉给予阿昔洛韦。被动免疫已被成功用于高危的免疫受抑个体，如接受大剂量类固醇的恶性肿瘤患者。经应用被动免疫疗法后，水痘病毒原发性感染的发生率和严重程度可以降低。对已暴露于病毒的个体可给予水痘带状疱疹免疫球蛋白，但在确诊临床感染之前往往不能证实是否暴露于病毒。用减毒活疫苗使高危者产生免疫已成功地用于防止他们发生严重的原发感染。

已从 ARN 患者中培养出水痘带状疱疹病毒，在有关 ARN 的节段内讨论这些患者的治疗。

### （三）巨细胞病毒

巨细胞病毒（cytomegalovirus，CMV）是普遍存在的人类病毒。在发达国家 50%～80% 的人群中，CMV 抗体阳性。即使感染数年后，还可以从感染个体的体液中分离出病毒。病毒可通过直接接触，经胎盘，性接触，输血和器官移植传播。初次感染后并不能获得免疫力，同样母亲抗体阳性也不能保护胎儿免于宫内感染。复发感染可以是再次暴露于外在病毒或是内在潜伏的病毒激活。在免疫功能正常的儿童和成人，CMV 感染可以没有症状或表现为单核细胞增多症样综合征，伴发热，淋巴结病和肝炎。在胎儿，新生儿和免疫功能下降的人群中，CMV 感染可产生严重疾病。20% 的先天性 CMV 感染可发生听力丧失或智力发育障碍。0.1% 可发生其他各种严重的先天异常，包括黄疸、肝脾大、小头畸形、贫血。先天性 CMV 眼部最常见的表现为脉络膜视网膜炎。Lonn 等描述了一个 3 月大患儿双眼后极部眼底的典型表现，“散在，环形的瘢痕，视网膜的炎症，伴 RPE 受损和边缘色素增生。可有邻近玻璃体受累”。这些病灶检眼镜下的表现和先天性弓形虫病引起的脉络膜视网膜瘢痕相似，但不同的是这类典型病灶不会在既往没有病变的部位发生。在免疫功能低下的患者中 CMV 感染可发生肺炎、脑炎、结肠炎，在眼部则表现为巨细胞病毒性视网膜炎（详见本章第六部分）。

### （四）Epstein-Barr 病毒（EBV）

EBV 也是疱疹病毒家族中一个普遍存在的 DNA 病毒。它在人群中的抗体阳性率高达 90%～95%。在人群中可观察到两个发病年龄高峰，一是小于 5 岁，另一个是二十几岁。儿童原发感染常常没有症状，但有时也可有皮疹和肺炎。较大儿童和成人主要表现为感染性单核细胞增多症，有发热、淋巴结病和喉咙痛。特征性试验室检查包括非典型性淋巴细胞增多和血清转氨酶升高。眼部常见表现为轻度结膜炎，较少见有角膜炎，视神经炎，视网膜炎和葡萄膜炎。临床上有数篇关于伴有 Epstein-Barr 病毒感染的脉络膜视网膜疾病的报告发表。20 世纪 90 年代，来自日本的 Sakai 报告了 28 名葡萄膜炎的患者，通过测量血清和前房水中 EBV 抗体滴度，发现其中有 3 名患者的葡萄膜炎可能和 EBV 感染有关。总结 EBV 有关的葡萄膜炎有如下临床特点：①出现眼症状前，有“流感样”发热史；②急性起病伴纤维素样渗出的前葡萄膜炎；③可转化为慢性肉芽肿性前葡萄膜炎；④玻璃体无明显炎症；⑤视盘明显充血和水肿；⑥起病时无脉络膜视网膜改变，但可有轻度视网膜血管炎；⑦与 Vogt- 小柳原田综合征（Vogt-Koyanagi-Harada disease，VKH）相比，晚霞样眼底出现早；⑧双眼受累；⑨视力预后好；⑩不伴全身异常。

但尽管有这些报告，在将疾病的发病原因归为任何致病菌前，必须十分谨慎地在确实有病的组织中证实有该种致病菌存在。已有作者强调用血清学检查去证实一种临床诊断的危险性。关于 Epstein-Barr 病毒与脉络膜视网膜疾病之间的许多问题仍有待于进一步阐明。

EBV 感染的治疗很大程度上是支持性的。虽然 EBV 的 DNA 聚合酶对阿昔洛韦和更昔洛韦敏感，在组织培养时可使病毒复制减少，但是临床应用并没显示足够有效。有关 EBV 的疫苗还在研制中。

## 五、急性视网膜坏死

急性视网膜坏死（acute retinal necrosis，ARN）代表了一种明确的临床情况，它是由疱疹病毒感染累及视网膜引起的眼部综合征。临床表现有四个主要的特征：①周边的视网膜坏死，呈环形融合进展；②闭塞性视网膜动脉炎；③玻璃体和前节炎症；④不同程度视神经病变。如果不治疗，疾病进展迅速，大于 75% 的患者发生视网膜脱离，视力严重丧失。

**【病因】** 引起急性视网膜坏死最常见的疱疹病毒为 VZV，其次为 HSV-1 和 2 型。其他还有极少数报道提示 ARN 是由 CMV 和 EBV 感染所致。病毒的传播途径仍不很清楚，但大多认为是休眠在背根神经节的病毒复活沿血源或神经递质播散至眼内。从ARN急性期患者的眼部培养出了水痘带状疱疹病毒和HSV-1。HSV-1引起的ARN患者比VZV发生脑炎或脑膜炎的危险性更高。

**【临床表现】** 患者一般情况通常健康。最早的症状常是眼部充血和眼深部疼痛。在这一阶段被诊断为结膜炎者并不少见。以后，大部分患者但不是所有患者，出现前段肉芽肿性葡萄膜炎，有时可发现暂时的眼压升高。几天后接踵而来的是后葡萄膜炎、血管炎、急性视网膜坏死。坏死性视网膜炎典型地表现开始在周边部出现多个病灶，然后融合，并向后极部扩散。单个片状的视网膜炎可出现在后极部。动脉炎症比静脉更严重，并且在一些患者，血管壁变得混浊。荧光血管造影证实有灌注减少，血管闭塞、脉络膜炎症和视网膜色素上皮损害。经常出现伴有视盘水肿的视神经炎。玻璃体炎症往往较重，早期即出现玻璃体内浮游细胞。视网膜病灶愈合后，存留轻度至中度斑驳状色素，明显地显示出以前视网膜坏死区的边缘。由于血管炎、血管闭塞和视神经缺血引起的视神经炎，可使患者视力突然降至光感或无光感。

视网膜脱离常见，发生于50%～75%的眼，通常在发病的30～90天内出现。玻璃体出现机化和收缩，导致伴有增殖性玻璃体视网膜病变和巨大裂孔的视网膜脱离。这些裂孔通常出现在受累的与正常的视网膜交界处。这些视网膜脱离的复位是困难的。也可见到视网膜新生血管形成。

大约有三分之一患者，第二只眼发生ARN。如果第二只眼受侵害，通常发生在第一眼ARN发病的6周内，但也有在几年后侵害第二眼，甚至在阿昔洛韦抗病毒治疗后。

**【诊断】** 美国葡萄膜炎协会在1994年颁发的ARN的诊断标准指出ARN的诊断是完全建立在临床表现和病程进展。而病原体检测和患者的免疫状况并不是诊断必需。

**【鉴别诊断】** 包括CMV视网膜炎、梅毒性视网膜炎、眼弓形虫病、念珠菌性眼内炎、原发玻璃体视网膜淋巴瘤和急性多灶性出血性视网膜血管炎。

**【治疗】** 急性视网膜坏死最重要的治疗是抗病毒治疗。它能阻止第一眼病变的进展和减轻第二眼侵害的严重程度。最常选用的抗病毒药物为1500mg/($m^2$•d)的阿昔洛韦(无环鸟苷)分三次静脉给药。这个剂量对HSV和VZV眼内感染都有效。一般静脉用药7～10天后，需要改口服抗病毒药3～4周。口服阿昔洛韦的剂量为800mg一天5次。近年来有生物相容性比阿昔洛韦更好的抗病毒药面世，如泛昔洛韦(famciclovir)，500mg每天3次；伐昔洛韦(valacyclovir)，1000mg每天3次。在开始抗病毒治疗后的24～48小时后，可给予全身皮质类固醇，以预防由炎症反应引起的损害。切忌只单用皮质类固醇，它可以加重ARN，使病情急剧恶化。局部应用类固醇和睫状肌麻痹剂对前部葡萄膜炎有效。

急性视网膜坏死视力丧失的最主要原因是视网膜脱离。试图用预防性光凝周边坏死视网膜后缘，以防止经常出现的视网膜脱离，但效果很难评价，因为患者数太少。实际工作中，由于玻璃体炎症混浊明显，常使光凝治疗无法施行。预防性玻璃体切割术，早期清除混浊的炎症介质，解除玻璃体视网膜牵引，术中光凝以形成新的锯齿缘对预防视网膜脱离有一定效果。但尚缺乏大样本随机对照研究结论。一旦视网膜脱离发生，也需要玻璃体手术治疗，通常选择硅油或气体填充。ARN远期并发症还有白内障，黄斑病变，视神经萎缩和低眼压。

**【组织病理】** Culbertson等发表了本病急性期的组织病理学。电子显微镜下发现正常的与受侵害的视网膜连接处有全层视网膜坏死，具有核内包涵体，与疱疹病毒引起的改变一致。还可见到视网膜动脉内血栓形成和节段性坏死性视神经炎。所有这些发现都与ANR急性期的临床观察相对应。

一例HSV-2眼内炎病例的组织病理学研究发现在正常的与坏死的视网膜移行区有病毒颗粒，提示视网膜改变应归因于病毒对视网膜的直接感染而不是免疫反应，这些发现支持治疗应针对病毒感染及其炎症而不应仅治疗炎症反应的观点。

## 六、巨细胞病毒性视网膜炎

巨细胞病毒在人群中有相当高的感染率。在免疫功能正常的个体，一般不引起严重疾病。但在免疫功能低下的患者中CMV感染可发生胃肠道、中枢神经系统和肺部疾病，在眼部则表现为巨细胞病毒性视网膜炎。是引起视力丧失的重要病因。

全身免疫低下可以是获得性的(HIV感染)、医源性的(器官移植后应用免疫抑制剂)或先天性的(少见的免疫缺乏综合征)。药物引起免疫低下时的CMV视网膜炎，其相关细节及治疗与发生在HIV相关的CMV感染者十分相似。在这两种人群中，不论是CMV视网膜炎的临床表现、或是对治疗的反应都没有差别，但是比较此两者的研究还为数不多。

**【病因】** 巨细胞病毒是普遍存在的人类病毒。病毒可通过直接接触，经胎盘，性接触，输血和器官移植传播。CMV 具有与其他疱疹类病毒（单纯疱疹病毒、水痘和带状疱疹病毒、Epstein-Barr 病毒）所常有的在首次感染后潜伏于细胞内保持其活力的能力。在适宜的情况下（如免疫抑制），潜伏的病毒为循环的白细胞（或可能有其他载体）携带，受激活，并由血源播散，造成许多器官和系统的临床疾病。

**【临床表现】** 活动性的 CMV 视网膜炎患者诉有视觉症状，如飞蚊症、闪光感和视野缺失，或者为一般性的视物模糊。应仔细询问患者有无眼部以外的感染史，因为 CMV 常可侵犯其他器官和系统，造成轻度或亚临床的炎症。

典型的 CMV 视网膜炎常无前部葡萄膜炎的表现。眼底表现为一进展缓慢的全层视网膜坏死性感染，典型的表现呈干性和颗粒状的外观，伴有程度不等的出血或视网膜血管炎。CMV 视网膜炎的病灶可呈多灶性，当其扩展时，可伴发渗出性视网膜脱离。病灶呈离心状缓慢扩展（每星期 200μm），并明显有沿着神经纤维层扩展的趋势。当出现在周边部时，病损发展表现得比较缓和。临床上有把未治疗的 CMV 视网膜炎分为两种类型。一种为“暴发型或水肿型”，病变通常沿视网膜血管分布，表现为致密融合的白色混浊，常伴中重度的视网膜出血和视网膜血管鞘。另一种为“懒惰型或颗粒型”，通常位于周边部视网膜，呈圆形或椭圆形轻度颗粒状外观，无或很少出血，不伴视网膜血管鞘。

有些 CMV 视网膜炎患者，视网膜血管鞘明显，表现类似“急性霜样树枝状血管炎”。

轻微的玻璃体炎是 CMV 视网膜炎的典型表现，也是与其他病原体感染的重要鉴别点。对伴有显著的玻璃体炎的患者要对本病的诊断提出怀疑。随着活动性感染区向前推移，坏死和细胞碎屑逐渐廓清，随之出现神经视网膜发生萎缩，露出其下方呈点状色素斑的视网膜色素上皮。

**【诊断】** CMV 视网膜炎的诊断主要是临床诊断。免疫功能低下的患者，具有相应的症状和典型的 CMV 视网膜表现，就可以做出诊断。对治疗的反应也可佐证本病的诊断。血清抗 CMV 抗体在人群中大多都已存在，单测血清抗体无助于 CMV 视网膜炎的诊断。聚合酶链反应（polymerase chain reaction，PCR）是最近发展起来的一种能快速地测定特定 DNA 的方法，可用以检测房水、玻璃体、视网膜组织中 CMV 的核酸，阳性结果支持 CMV 视网膜炎的诊断。

**【鉴别诊断】** CMV 视网膜炎虽然有其特征的临床表现，但还需和其他病原体感染相鉴别。特别是病程早期局灶性的视网膜炎需与 HIV 感染所致的棉毛斑相鉴别。HIV 性微血管病灶，除了棉毛斑外，可有视网膜毛细血管的变化，如微动脉瘤形成和小的表浅性出血。一般边界清楚，不伴卫星病灶或炎症反应。一周后随访，如病灶进展，高度提示 CMV 视网膜炎。

弓形虫性视网膜脉络膜炎在免疫功能低下的患者中的表现可与 CMV 视网膜炎类似，但一般前者玻璃体炎症较明显，视网膜出血相对少可帮助鉴别。其他鉴别诊断还包括急性视网膜坏死综合征、进展性外层视网膜坏死综合征、梅毒性视网膜炎、原发玻璃体视网膜淋巴瘤和一些非感染性视网膜炎。

**【治疗】** 针对 CMV 感染的药物有更昔洛韦（ganciclovir）和它的前体缬更昔洛韦（valganciclovir）、膦甲酸钠（foscarnet）、西多福韦（cidofovir）、福米韦生（fomivirsen）。这些抗病毒药都只是抑制病毒而不能杀灭病毒，所以对免疫功能持续低下的患者，抗病毒治疗一定要长期进行，以阻止继续发展着的视网膜炎。治疗 CMV 视网膜炎包括开始时大剂量的“诱导期”，一般为 2～3 周，主要是使活动病灶丧失活动性；接着进入低剂量的“维持期”，对免疫功能无法恢复的患者来说，需终生维持用药。

由于全身用抗病毒药物可引起骨髓抑制（ganciclovir）或肾功能障碍（foscarnet，cidofovir），所以对于不宜进行全身治疗的患者或视网膜炎进展可能威胁黄斑的患者可考虑玻璃体腔注射抗病毒药或植入抗病毒药物缓释物。

常用的抗病毒药物治疗方案：①更昔洛韦，诱导期按 5mg/kg 体重，每天 2 次静脉滴注 2 至 3 星期，接着每天用 5.0mg/kg 体重维持。玻璃体腔注射，2000μg，每周 2 次持续 3 周，接着 2000μg，每周 1 次维持。②膦甲酸钠，诱导期每 8 小时按 60mg/kg 体重给药一次或每 12 小时按 90mg/kg 体重给药，2～3 星期，再用每天 90～120mg/kg 体重一次维持。玻璃体腔注射，2400μg，每周 2 次持续 3 周，接着 2400μg，每周 1 次维持。③西多福韦，诱导剂量 5mg/kg，每周静脉注射 1 次，连用 2 周，然后改为每两周注射 1 次维持。

对于 CMV 所致的孔源性视网膜脱离，往往需要经平坦部玻璃体切割术，并联合硅油填充。

**【组织病理】** 组织学上表现为累及全层视网膜和 RPE 的病损，有细胞核内和胞质内包涵体，以及单核细胞浸润。最终，胶质和 RPE 增殖替代了神经视网膜组织，下方的脉络膜萎缩。由于纤维组织的增殖，萎缩性裂洞并不少见。

## 七、裂谷热

裂谷热（rift valley fever，RVF）由 RNA 病毒引起

并常传染家畜。通过蚊虫媒介和直接接触受感染的动物内脏传染给人。它是裂谷地带包括埃及和东非的地方性流行病。

**【临床表现】** 在人类，裂谷热是一种急性的双周期体温升高的发热性疾病，相似于登革热。患者有肌肉和关节痛，头痛、偶有恶心和呕吐。之后出现眼部，血液系统和神经系统受累表现。眼部并发症约占 RVF 的 20%。早期可有畏光、结膜炎和一过性非肉芽肿性前葡萄膜炎。视力减退出现在发热消退后几天或几周。典型的眼底表现为单侧或双侧黄斑区和旁黄斑区发生急性坏死性和出血性视网膜炎。还可伴视网膜血管炎和视神经炎症。荧光血管造影显示视网膜和脉络膜循环充盈时间延迟，晚期视网膜病灶和视网膜血管有渗漏和着染。RVF 感染后大多数受累眼视力预后差。由于黄斑或黄斑旁瘢痕形成，视网膜血管闭塞以及视神经萎缩，在急性期后，40%～50% 的患者有永久性视力减退。少数患者可发展为视网膜脱离。

**【诊断】** 在羊牛等家畜中出现 RVF 暴发时，与之密切接触的人群很容易感染。病毒分离培养，血清学抗体滴度上升可帮助明确诊断。

**【鉴别诊断】** RVF 视网膜炎需要与其他如麻疹、风疹、流感等病毒引起的视网膜炎相鉴别。临床病史和血清学检查可帮助鉴别。

**【治疗】** 对 RVF 引起的出血或脑炎并发症以及眼部并发症都没有特殊有效的治疗。病毒减活疫苗或灭活疫苗可用于预防家畜 RVF 的流行暴发。疫苗在人群中的应用还在试验中。

## 八、获得性免疫缺陷综合征

获得性免疫缺陷综合征（acquired immunodeficiency syndrome，AIDS）简称艾滋病，1981 年美国首次报道后相继出现类似病例，迅速在世界范围内蔓延流行。1983 年，艾滋病的病毒被成功分离，后统一命名为人免疫缺陷病毒（human immunodeficiency virus，HIV）。HIV 为单链 RNA 反转录病毒，病毒对细胞膜有 CD4 受体的细胞有亲和力，主要感染 T 细胞亚群中 T 辅助细胞（Th）。HIV 在 Th 细胞内复制、成熟、释放，细胞进行性衰竭死亡。HIV 核酸与宿主细胞核酸整合，持续潜伏在细胞内，细胞分裂时病毒基因伴随存在。机体感染后产生免疫应答，早期出现 IgM 抗体，3 个月消失。2～8 周出现 IgG 抗体，长期持续。细胞内 HIV 不受相应抗体作用，HIV 与抗体并存。机体不能清除 HIV，HIV 进行性破坏免疫系统，Th 细胞耗竭，巨噬细胞功能失常，免疫衰竭使机体丧失抵抗微生物感染的能力。HIV 有 HIV-1（世界范围）、HIV-2（西非地区）两个血清型别。主要通过性、血液和母婴传染。

**【临床表现】** HIV 感染后多无症状或仅表现一过性传染性单核细胞增多症样症状，约 1 周消退。经数月到数年无症状期后逐渐出现免疫异常，Th 细胞减少，细胞免疫功能减退。出现持续性全身淋巴结肿大、发热、腹泻、体重下降、肝脾大等症状称为 AIDS 相关复合征（AIDS-related complex，ARC）或 AIDS 前期，历时半年至 1 年进入 AIDS 期。此期患者严重免疫缺陷导致全身多系统、多器官、多病原体的条件致病微生物（病毒、真菌、细菌、原虫等）感染，以及卡波西肉瘤、淋巴瘤等不寻常新生物。在没有有效抗病毒治疗前，患者常在半年或一年内死亡。

调查 HIV 抗体阳性的无症状者、AIDS 前期及确诊 AIDS 患者有眼部病变者达 43%。

在 AIDS 早期，常可见到眼部异常。最常见的变化为眼底的棉毛斑或神经纤维层梗死，这是一种微血管性病灶，在临床上不能与糖尿病或高血压引起者相区别。这些病灶在病因学上可与 HIV 感染本身有关，故一定要与早期的视网膜机会性感染相鉴别，其中最重要的就是 CMV 感染。HIV 性微血管病灶，除了棉毛斑外，可有视网膜毛细血管的变化，如微动脉瘤形成、毛细血管扩张和小的表浅性出血。血管内皮细胞损害是这些病损的病因，这可直接与内皮发生病毒感染有关，或者是由 HIV 感染时常见的免疫复合物和血液学异常所引起。

CMV 视网膜炎作为 AIDS 的“标示性”疾病，是 AIDS 进展期最常见的眼后节表现（详见本章第六部分）。

进展性外层视网膜坏死综合征（progressive outer retinal necrosis，PORN）是在晚期 AIDS 患者中发生的快速进展的坏死性视网膜炎，常由水痘带状疱疹病毒引起。特征表现为多灶性视网膜深层混浊，很快发生融合。黄斑受累和视网膜脱离在 70% 的患眼在数天或数周内引起视力完全丧失。抗病毒治疗也不能改善视力预后。

弓形虫性视网膜脉络膜炎（toxoplasmic retinochoroiditis）发生在 AIDS 患者中较免疫功能正常的个体病变更严重，进展更快。双眼发生并不少见，可以是单个或多个病灶，常有大面积的视网膜坏死类似病毒性的坏死性视网膜炎，常同时伴脑弓形虫病。前房、玻璃体炎症明显，视网膜可以没有旧的病灶。如不治疗病变继续扩展。有报道病理检查在视网膜脉络膜坏死区见弓形虫包囊。

其他条件致病微生物眼后段感染，如梅毒性脉络膜视网膜炎、白色念珠菌性视网膜炎、新型隐球菌性脉络膜视网膜炎、内源性真菌性眼内炎、卡氏肺囊虫脉络膜炎、鸟分枝杆菌性脉络膜视网膜炎、荚膜组织胞浆菌性脉络膜炎等。

**【诊断】** HIV 感染的患者，如果 CD4 淋巴细胞计数少于 200 细胞 /ml 或者出现特殊的指示疾病之一（如巨细胞病毒性视网膜炎）就可诊断艾滋病。

HIV 感染可通过检测 HIV 抗体证实。酶联免疫吸附试验（enzyme-linked immunosorbent assay，ELISA）、间接免疫荧光试验（indirect fluorescent antibody，IFA）敏感性高，用于 HIV 抗体的初步筛查。阳性结果或可疑阳性时再做免疫印迹试验（Western blot，WB）或放射免疫测定（radioimmunoprecipitation assay，RIP）确诊。

**【治疗】** AIDS 迄今还是一个潜在致死尚不能治愈的疾病。但是近年来随着抗病毒治疗的进展，AIDS 患者生存期限延长，生存质量提高。影响 AIDS 患者生存率的因素有：CD4 水平、病程、既往机会感染、病毒负荷、和新近出现的"临床进展"事件。CD4 计数是预测机会感染的重要指标，而血浆 HIV 的 RNA 水平是疾病进展和对治疗反应的最好的单个指示计。

多个药物联合应用的鸡尾酒疗法，或称高效抗反转录病毒疗法（highly active antiretroviral therapy，HAART）自 1996 年由美籍华裔科学家何大一提出以来，已经成为治疗 AIDS 的标准方法。通常包括三种或三种以上的抗病毒药物（反转录酶抑制剂、蛋白酶抑制剂等）联合使用来治疗艾滋病。该疗法的应用可以减少单一用药产生的抗药性，最大限度地抑制病毒的复制，使被破坏的机体免疫功能部分甚至全部恢复，从而延缓病程进展。

其他治疗还包括重建机体免疫力的免疫调节药物，以及针对引起机会感染的病原微生物，如巨细胞病毒、带状疱疹病毒、单纯疱疹病毒、弓形虫、真菌等的治疗。

预防 AIDS 的病毒亚单位多肽、基因工程疫苗正在研制中。

（庄依兰 常 青）

## 主要参考文献

1. Yoser SL，Forster DJ，Rao NA. Systemic viral infections and their retinal and choroidal manifestations. Surv Ophthalmol，1993，37（5）：313-352.
2. Givens KT，Lee DA，Jones T，et al. Congenital rubella syndrome：ophthalmic manifestations and associated systemic disorders. Br J Ophthalmol，1993，77（6）：358-363.
3. Matoba AY. Ocular disease associated with Epstein-Barr virus infection. Surv Ophthalmol，1990，35（2）：145-150.
4. Cochrane TF，Silvestri G，McDowell C，et al. Acute retinal necrosis in the United Kingdom：results of a prospective surveillance study. Eye（Lond），2012，26（3）：370-377，378.
5. Culbertson WW，Clarkson JG，Blumenkranz M，et al. Acute retinal necrosis. Am J Ophthalmol，1983，96（5）：683-685.
6. Agrawal R. Cytomegalovirus and Eye. Eye（Lond），2012.
7. Al-Hazmi A，Al-Rajhi AA，Abboud EB，et al. Ocular complications of Rift Valley fever outbreak in Saudi Arabia. Ophthalmology，2005，112（2）：313-318.
8. Anand R，Nightingale SD，Fish RH. Control of cytomegalovirus retinitis using sustained release of intraocular ganciclovir. Arch Ophthalmol，1993，111：223.
9. Chuang EL，Davis JL. Management of retinal detachment in AIDS patients with CMV retinitis. Eye，1992，4：26.
10. Holland GN. AIDS and ophthalmology：the first quarter century. Am J Ophthalmol，2008，145（3）：397-408.

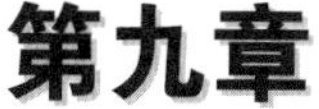

# 第九章

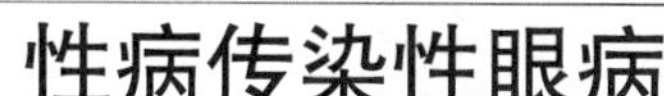

# 性病传染性眼病

性病是通过性接触传播的传染病。随着科学发展，检测、诊断技术提高以及新疾病的发现，性病概念已由梅毒、淋病、软性下疳、性病淋巴肉芽肿四大性病扩大到生殖泌尿系统衣原体感染、单纯疱疹病毒Ⅱ型感染、艾滋病、传染性软疣、尖锐湿疣、支原体感染等多种病，统称为性传播疾病（sexually transmitted diseases）。性病在世界范围广泛传播，不少性病感染累及眼器官致病。我国通过大规模防治性病措施，曾于1964年将大陆性病基本消灭。此后，随着国际交往增多，性病又重新出现、蔓延，成为新的社会问题。眼科领域日益关切地注意到性病传染性眼病发病率上升，对此应给予重视，熟悉性病传染性眼病，掌握有关的诊断、防治措施。

## 第一节　梅　　毒

梅毒为慢性全身性传染病，可侵犯人体很多器官、组织，如皮肤、黏膜、心血管系统、神经系统等，危害极大。眼部常受累及。自然感染仅限人类。

获得性梅毒（acquired syphilis）　通过性接触或其他直接接触，梅毒螺旋体自皮肤、黏膜微破损处或经正常上皮细胞间隙侵入人体，局部繁殖发病。此后侵入淋巴结，经血流全身播散。典型病程第一潜伏期约2～4周。Ⅰ期梅毒为感染局部浸润性丘疹、硬结，发展为无痛性溃疡，即硬性下疳。局部淋巴结肿大。3～4周自行消退。第二潜伏期后出现发热、头痛等前驱症状。Ⅱ期梅毒为泛发期，螺旋体血行播散。全身皮肤、包括手、足掌出现蔷薇疹、丘疹、脓疱、扁平湿疣、全身淋巴结肿大，伴脱发、指、趾甲损害、脑膜炎、脑脊髓膜炎、肝炎、肾炎、骨膜炎、关节炎、眼部病变等，反复发作历时1～3年。Ⅲ期梅毒为迟发型变态反应性病变，表现皮肤、黏膜、心血管、中枢神经系统肉芽肿性炎症。动脉炎致缺血性坏死，局限坏死称树胶肿。口、鼻、软、硬腭溃疡，鼻软骨破坏穿孔形成鞍鼻。主动脉炎、主动脉瓣膜闭锁不全、主动脉瘤。Ⅳ期梅毒或神经梅毒出现脑、脊髓病变如脑梅毒、脑膜炎、脑神经麻痹、进行性麻痹性痴呆、脊髓痨等。潜伏梅毒为血清反应阳性但无症状，偶于查体发现。

先天性梅毒（congenital syphilis）　孕妇妊娠2个月后感染梅毒，螺旋体沿脐带静脉周围淋巴间隙或通过胎盘血流感染胎儿或分娩时经产道感染。宫内感染的胎儿常流产、早产、死产或生时正常而以后出现症状。2岁内早期表现为皮肤斑疹、水疱、脱皮、黏膜溃疡、口周溃疡、鼻黏膜溃疡、鞍鼻、硬腭穿孔、骨软骨炎、骨膜炎、肝脾大等。迟发表现多发生于7～8岁或青春期。Hutchinson牙为恒牙的上中切牙短小，前后径增厚，游离缘狭窄，切缘中央部有半月形凹陷，齿角钝圆。患儿前额隆起，胫骨肥厚前凸。口角皲裂、关节炎等。基质性角膜炎、Hutchinson牙、神经聋是先天性梅毒的三大体征。

### （一）病原

梅毒螺旋体为纤细无色透明密螺旋体，其黏多糖酶黏附分解组织，对皮肤、黏膜、胎盘、脐带、主动脉等含黏多糖高的组织更有亲和性。Ⅰ期溃疡有大量梅毒螺旋体，侵入组织后大量繁殖，血流播散。荚膜样表面物质能抗吞噬，在体内能长期存活。外膜蛋白有高度免疫原性。新鲜标本在光学显微镜暗视野阴性染色下可见。螺旋体抵抗力较弱，对热敏感。潮湿状态下12～24小时仍保持其感染性。干燥易死亡，消毒剂易灭活。

### （二）梅毒性眼病

获得性梅毒、先天性梅毒皆可累及眼部致病，可有多种表现。多发生在梅毒Ⅱ、Ⅲ期，双眼患病。

1. 基质性角膜炎　螺旋体血行播散致敏角膜，此后隐存的螺旋体抗原、毒素经血流达已致敏角膜时，局部抗原 - 抗体反应或抗原 - 抗体 - 补体反应性炎症而发病。临床表现角膜基质非化脓性炎症，淋巴细胞浸润但不形成溃疡。

（1）先天性梅毒性基质性角膜炎：是先天性梅毒最常见的眼病（10%～40%）。发病年龄5～20岁，小于5岁或大于30岁者极少见。皆为双侧性，双眼同时发病或一眼先发病，数周至数月内另眼发病。两眼临床病程相同，治疗一眼不能防止第二眼发病。初期，轻度睫状潮红或充血。裂隙灯检查角膜上部近角膜缘处基质轻微雾状浸润，轻度水肿。内皮水肿，少量细微角膜后沉着物。经1～2周发展为进行期，出现明显刺激症状，畏光、睫状充血。角膜上部基质扇形炎性浸润，初为边缘不清的淡灰色斑点或片状混浊，位于基质中、后层，向角膜中央部扩展。少数人病变始于中央部。病变区上皮水肿，表面失去光泽，轻度增厚。来自结膜血管弓、巩膜前睫状动脉的新生血管自角膜上缘伸入角膜内，向中央部进行并扩展至角膜全周。并发的虹膜睫状体炎因角膜浸润而不能看清。历时数周达高峰期，炎症更加重，全角膜基质弥漫浸润，呈毛玻璃状混浊。视力严重减退。角膜表层新生血管肩章样分布于浅层，深层血管毛刷状、帚状进入基质中、后层。血管高度充盈，致角膜带暗红色。2～4个月后炎症缓慢退行，自周边部角膜开始浸润渐吸收。新生血管管腔变细，血柱渐消失。上皮层恢复光泽，基质浅层渐清亮。最后基质遗云翳、斑翳，血管影子终生存在。角膜后壁有时见嵴状、膜网状玻璃样条纹。视力不同程度恢复，仍保持一定视力。

(2) 获得性梅毒性基质性角膜炎：较少见。Ⅱ、Ⅲ期梅毒时发生单或双侧角膜炎，常局限于角膜某一象限，伴前部葡萄膜炎。炎症不似先天性梅毒性角膜炎严重，慢性病程，良性趋势。

基质性角膜炎的病理改变为淋巴细胞浸润、板层胶原纤维坏死与血管新生。后期角膜细胞增生，结缔组织形成。狄氏膜增厚且多层次。层间见纤维结缔组织、含色素的巨噬细胞。前弹力层被结缔组织替代。

2. 虹膜睫状体炎、葡萄膜炎　在梅毒性眼病中最常见。梅毒性基质性角膜炎皆伴有急性虹膜睫状体炎。Ⅱ期梅毒时出现急性虹膜睫状体炎，浆液性或纤维素性炎症，角膜后壁沉着物，房水闪光强阳性。虹膜肿胀、充血，虹膜蔷薇疹、巢状血管袢、灰黄或淡红色丘疹或小结节。有时伴皮疹同时出现，可多次复发。虹膜毛细血管内螺旋体栓致血管炎，常遗巢状虹膜萎缩区。虹膜环状后粘连，可致继发性青光眼。Ⅲ期梅毒时可见肉芽肿性葡萄膜炎，虹膜肿胀充血，前房内纤维素性渗出、积脓、积血，玻璃体炎。偶见虹膜睫状缘棕黄色梅毒瘤。此外，用抗生素驱梅治疗开始数小时至48小时内，由于螺旋体大量死亡，释放内毒素可致一过性反应性虹膜睫状体炎（Jarisch-Herxheimer reaction），伴全身乏力、发热等症状，于12～24小时内自行消退。

3. 脉络膜视网膜炎　先天梅毒患儿出生前或生后不久双眼患弥漫性脉络膜视网膜炎。眼底周边部，也可扩散到后极部散在细小淡棕黑色色素斑点及同样大小的脱色素斑点，即椒盐状眼底（pepper and salt fundus）；周边部或全眼底散在片状脉络膜视网膜萎缩区，黑色素斑外围以黄白色陈旧病变；也可形成片状脉络膜视网膜萎缩灶与骨细胞样色素沉着。脉络膜视网膜炎有时伴视盘苍白，视力差但不一定有夜盲。获得性梅毒Ⅱ、Ⅲ期常表现播散性脉络膜视网膜炎。双眼玻璃体炎性混浊，眼底后极部或围绕视盘附近脉络膜视网膜播散状灰黄色渗出斑或融合呈地图状形态，视网膜水肿。荧光素眼底血管造影检查，初期病变区背景荧光增强，后期视网膜深层荧光素贮留。色素上皮剥离。视网膜血管常受累，表现视网膜动脉炎或动脉周围炎，血管附近见浅层视网膜出血斑、渗出斑。限局性脉络膜视网膜炎多位于视盘附近或中心性脉络膜视网膜炎。有时见弥漫性脉络膜视网膜炎或囊状黄斑水肿。炎症退行后视网膜、脉络膜萎缩，见浓密不等的块状色素增生或环形瘢痕。伴随血管旁白鞘，也可见骨细胞样色素。免疫复合物沉积在色素上皮层——脉络膜毛细血管水平，表现为板鳞状脉络膜视网膜炎。脉络膜视网膜炎常并发视神经炎、继发视神经萎缩。

4. 视神经炎、视神经周围炎、视神经视网膜炎、球后视神经炎、视神经萎缩、梅毒性颅底脑膜炎　常致视神经炎，炎症沿视神经鞘扩展致视神经周围炎、视神经视网膜炎、继发视神经萎缩。双眼原发性视神经萎缩是脊髓痨的先驱症状或并发症。双眼同时或先后发生，视盘苍白，边缘清楚。开始中心视力基本正常，进行性视野向心性缩小或扇形缺损，最后失明。大脑梅毒瘤时致视盘水肿。

5. 脑神经麻痹　斜视、上睑下垂、瞳孔异常。脑膜血管梅毒时第Ⅵ、Ⅲ、Ⅳ脑神经受累出现斜视、上睑下垂。第Ⅴ脑神经受侵犯时发生神经麻痹性角膜炎。另可见面神经麻痹性闭睑不全、核上注视麻痹。脊髓痨时表现Argyll Robertson瞳孔，双侧瞳孔缩小，不等大，不正圆形。反射性瞳孔强直，光、近反应分离即无光反应而有调节反应与集合反应，为动眼神经副核Edinger-westphal核和中脑pretectal核（顶盖前核）间神经元连接中断。对扩瞳剂反应差。原发性视神经萎缩、Argyll Robertson瞳孔和脊髓性小瞳孔合称脊髓痨症候群。

6. 结膜炎、上巩膜炎、巩膜炎　Ⅱ期梅毒时乳头性结膜炎，球结膜弥漫充血，玫瑰红色，浸润增厚。偶见肉芽肿性结膜炎，或表现结膜巩膜炎、上巩膜炎、环形巩膜炎。

7. 其他　原发感染偶见于睑缘、结膜、角膜缘硬性下疳，或扁平湿疣样病灶。伴耳前淋巴结、颌下淋巴结肿大。偶见近角膜缘球结膜树胶肿、眶骨骨膜炎等。

### （三）诊断

依据眼部表现结合全身体征、性乱史、患者或患儿父母性病史等可初步诊断，实验室检查确诊本病。常用的实验室检查方法如下。

1. 镜检　Ⅰ期溃疡病灶处取材，光学显微镜暗视野油镜下检查梅毒螺旋体。Ⅱ期梅毒房水、玻璃体取材，荧光抗体染色，荧光显微镜检查螺旋体。

2. 血清学试验　为最常用的实验室诊断方法。感染后2～3周，患者血血清学试验呈阳性反应。

(1) 非螺旋体抗原试验：感染梅毒后由于宿主组织被破坏释放出类脂质半抗原，刺激机体产生抗类脂质抗体，即反应素(reagin)。反应素为嗜异抗体，患者血清对正常牛心肌的类脂抗原呈嗜异反应。目前世界各实验室普遍采用的血清学方法为性病研究实验室试验(venereal disease research laboratory, VDRL)，此试验为玻片微量絮状试验、快速血浆反应素试验(rapid plasma regain test RPR)。用于常规筛查。感染初期可假阴性结果。胶原病、慢性肝病、结核患者可假阳性结果。

(2) 螺旋体抗原试验：以预处理过的梅毒螺旋体为抗原检测患者血清中特异抗体用于确诊，如荧光螺旋体抗体吸收试验(FTA-ABS)、螺旋体微量血凝试验(TP-MHA)、螺旋体运动抑制试验(TPI)、螺旋体补体结合试验(TP-CFT)等。

### （四）治疗

1. 全身驱梅治疗　首选青霉素（青霉素皮试阴性者）。苄星青霉素240万U/次，肌注，每周2～3次，1个月后第2疗程；普鲁卡因青霉素80万U/d，肌注，10～15日。口服丙磺舒(probenecid)0.5g，每日3次；头孢曲松250～500mg/d，肌注，10日。青霉素皮试阳性者口服红霉素、阿奇霉素、多西环素连续2周。先天性梅毒早期肌注苄星青霉素5万U/(kg•次)。晚期梅毒肌注普鲁卡因青霉素5万U/(kg•d)，10日。

2. 抗炎症　口服或静脉滴注肾上腺糖皮质激素、眼局部应用激素可明显地控制炎症、缩短病程且视力恢复较好。点用0.5%氢化可的松、1%醋酸泼尼松龙或0.1%地塞米松滴眼剂，每半小时一次。炎症缓解后改维持剂量。重症者结膜下或球后注射地塞米松或泼尼松龙，口服非甾体类抗炎药如吲哚美辛等。角膜炎、虹膜睫状体炎应阿托品散瞳、热敷。

3. 对症治疗。

## 第二节　淋　　病

淋病为最常见的性病，世界性广泛流行。20世纪40年代青霉素应用后患病率曾明显下降，随着质粒介导产生β内酰胺酶的耐青霉素菌株PPNG和染色体介导耐青霉素、四环素、头孢菌素等遗传位点基因突变耐药菌株出现，淋病患病率又升高且无症状带菌者增加。

淋病通过性接触传播，少数人经带菌的分泌物、污染物感染，引起泌尿生殖道炎症。感染后2～10日出现急性尿道炎，尿道口红肿、灼痛，尿频、尿急、尿痛、脓性分泌物。前部尿道炎扩展到深层腺体，表现前列腺炎、附睾炎。女性尿道炎较不显著，常表现阴道炎、子宫颈炎、输卵管炎、盆腔炎等。少数患者高热、寒战，有的并发关节炎、心内膜炎。男性患者中5%～20%，女性患者中60%感染后不表现临床症状或慢性感染。

### （一）病原

淋菌为Gram染色阴性肾形双球菌，碱性亚甲蓝染色呈蓝色。人是淋菌的唯一自然宿主。菌体表面菌毛、膜蛋白黏附黏膜柱状上皮细胞、移行上皮细胞表面的微绒毛上，可侵入完整的黏膜上皮屏障。菌经吞噬进入上皮细胞内，大量增殖致细胞崩解，菌被释放到黏膜下层，菌体外膜脂多糖内毒素激活补体系统释放炎性介质，中性粒细胞趋化引起化脓性炎症。淋菌对理化因素抵抗力弱，离开人体不易生存，干燥环境1～2小时即死亡，潮湿环境下可活存10～24小时，在脓液中可存活数日。感染性强，感染后很少免疫，可重复感染。

### （二）淋菌性角膜结膜炎

1. 淋菌性角膜结膜炎(gonococcal keratoconjunctivitis)　为典型化脓性结膜炎，偶为卡他性结膜炎或假膜性炎症。发展迅速，破坏性大，不治疗可致严重角膜溃疡、角膜穿孔、眼内炎而失明。淋病患者通过手指或经污染物将有菌的分泌物自身接种感染眼部，偶有淋菌经血行播散到结膜而发病者。潜伏期10小时至3天。单眼急性发病，眼红、眼痛、畏光、流泪。眼睑水肿，睑、球结膜鲜红色充血、水肿、乳头增生。浸润期分泌物开始为浆液性、黏液脓性。3～5日进入脓漏期，眼睑高度红肿，睁眼困难、触痛。眼痛加重，结膜重度充血、球结膜水肿，可见出血点。结膜囊大量脓性分泌物故称脓漏眼，有时混有血液。球结膜重度水肿时可遮盖角膜周边部。患侧耳前淋巴结肿痛。约9.5%～37.5%患者角膜受累及，除上皮点状剥脱外，周边部角膜基质浅层弧形或环形浸润。浸润与角膜缘间有窄清亮区相隔，伴轻度前房炎症。轻症浸润数日后吸收退行，遗薄翳。治疗较晚或治疗不当者形成环形溃疡。少数中央部角膜浸润，形成中央部溃疡和穿孔。急性炎症持续十余日至数周逐渐缓解，慢性结膜充血与粗绒状乳头增生则持续较长时间。重症者全角膜弥漫浸润，溶解变薄，后弹力层膨出、溃疡穿孔、虹膜脱出、眼内炎。一眼患病后另眼常相继感染，传染性强。急性淋菌感染时血循环中淋菌毒素或菌血症血行播散，偶致内因性卡他性结膜炎、虹膜睫状体炎，为双侧性，伴发热等全身症状，良性病程。

2. 儿童淋菌性角膜结膜炎　2～10 岁儿童结膜急性化脓性炎症，角膜上皮点状荧光素着染。症状比成人轻，女童常伴阴道炎。

3. 新生儿淋菌性角膜结膜炎或新生儿淋菌性眼炎（gonococcal ophthalmia neonatorum）　新生儿淋菌性角膜结膜炎是新生儿眼炎中最严重者，曾为盲童的主要致盲眼病。患儿父母有淋病，患淋菌性子宫颈炎的产妇分娩时，新生儿通过产道直接感染或生后经污染淋菌的手、被褥等间接感染。生后 2～5 日双眼急性发病，生后 5 日后发病者为生后感染。临床表现急性结膜炎，浸润期眼睑、睑结膜、球结膜充血、水肿，水样、血清样或血性眼分泌物。脓漏期重度眼红肿，重度结膜炎症，球结膜水肿。大量脓性分泌物，睑缘粘合不能睁眼。角膜暗无光泽，周边部浸润、溃疡或中央部溃疡。病情凶险，发展迅速，常致溃疡穿孔、虹膜脱出、眼内炎而致残甚至视力丧失。本病应与预防性滴用硝酸银所引起的化学性结膜炎相区分，后者发生于生后 1～2 日内，轻度眼睑水肿，轻度自限性结膜炎，于数日内恢复。另外，新生儿包涵体性结膜炎发生于生后 5～13 日，呈中度炎症。

4. 眶蜂窝织炎　眼球摘出后配戴义眼污染淋菌时表现急性眶蜂窝织炎。

### （三）诊断

依据病史、性病史及临床表现可做初步诊断。每例急性化脓性结膜炎皆需除外淋菌感染。淋菌性角膜结膜炎病情重笃，发展快，传染性强，应迅速明确病因，及时有效地防治。实验室检查对判定病因，指导治疗药物非常重要。

1. 结膜细胞学检查　结膜感染淋菌 24 小时上皮细胞表面即可查见淋菌。36～48 小时睑结膜、球结膜上皮细胞胞质内、中性粒细胞胞质内吞噬多量淋菌。刮取结膜表层上皮细胞或拭取结膜囊眼分泌物轻涂玻片上，固定后 Gram、Giemsa 染色，光学显微镜油镜下检查。上皮细胞、中性粒细胞胞质内见集簇的 Gram 阴性双球菌，有的菌在细胞外，有的菌呈单个球状。急性炎症期检出阳性率达 93%～99%。细胞内查见 Gram 阴性双球菌可推断本病但与脑膜炎双球菌、卡他球菌形态相似。外膜蛋白的单克隆荧光抗体直接染色，荧光显微镜检查可提高诊断。

2. 结膜囊细菌培养、药物敏感试验　确切诊断需细菌培养鉴定。抗生素治疗前用棉拭子取材，在尽量短时间内接种血琼脂、巧克力色琼脂培养基或 Thayer-Martin 培养基培养。菌落生长后涂片染色镜检、过氧化氢酶试验、氧化酶试验、糖发酵试验鉴定细菌。做药物敏感试验。B- 内酰胺酶产生试验可检测 PPNG 指导药物治疗。随诊培养以确定是否治愈。

### （四）治疗

淋菌性眼感染由于发展迅速，致盲率高，依据临床表现眼科医生在实验室检查结果回报前即应及时抢救隔离治疗。防止交叉感染。治疗一般细菌性结膜炎以局部抗生素为主但治疗淋菌性感染则除局部药物外，尚需全身应用有效抗生素控制感染，防止并发症。门诊患者宜大剂量强化药物治疗，每日随诊并依据临床疗效反应及实验室菌株药物敏感情况随时调整药物。有角膜并发症者住院隔离治疗。

1. 全身治疗

成人：青霉素皮试阴性者，普鲁卡因青霉素 480 万 U/d 肌注，5 日；水剂青霉素 240 万～1000 万 U/d 静脉滴注，5 日；或苄星青霉素 120 万～240 万 U/d 肌注。口服丙磺舒。对产生青霉素酶的耐药菌用头孢曲松，肌注 500mg～2g，每日 1 次，3～7 日，或静脉滴注 1g，每日 1～2 次；大观霉素（spectinomycin）有很强的抑制淋菌蛋白合成作用，青霉素过敏者或耐药菌感染，肌注大观霉素 2g/ 次，或每 12 小时肌注 1g，2～3 日；或静滴头孢噻肟 500mg，2 次 / 日，5～7 日或口服 1g，2～3 次 / 日。或肌注 1g/d，或口服氟喹诺酮剂。

新生儿：水剂青霉素 5 万～10 万 U/（kg•d），分 2～4 次剂量静脉滴注，连续 7 日；或头孢曲松 25～50mg/（kg•d）肌注；或静脉滴注 1 次 / 日，3～7 日。或肌注头孢噻肟 40mg/（kg•d），5 日。

其他，如口服红霉素、阿奇霉素、罗红霉素、多西环素、磺胺剂等。

2. 局部治疗

（1）温生理盐水冲洗结膜囊以除去含菌分泌物及细菌毒素。分泌物多时每 5～10 分钟冲洗一次，逐渐减为每 15 分钟、30 分钟、每小时一次，直到分泌物消失。冲洗时头偏向患眼侧，防洗液污染另眼。

（2）频点抗菌药物。冲洗后频滴水剂青霉素 1 万～5 万 U/ml，开始每分钟一次，半小时后每 5 分钟一次，半小时后每半小时一次。点药一日后每小时一次，逐渐改为每 2 小时一次，持续 2 周。或滴用头孢曲松

10mg/ml、0.5% 氯霉素、0.3% 氟喹诺酮类、0.1% 利福平滴眼液。

(3) 红霉素、四环素眼膏，每日 4 次。有角膜病变时用阿托品扩瞳。

(4) 大的角膜溃疡穿孔时，抗生素控制感染后行穿通性角膜移植或角巩膜移植。

**(五) 预防**

本病传染性很强，必须严格隔离，避免接触污染。单眼发病时防护另眼。手接触患眼或尿道分泌物后用 1∶1000 氯化汞或 1% 甲酚溶液消毒，70%～75% 酒精擦手。患者洗脸用具、衣物等煮沸消毒。自 Crede 提倡用 1% 硝酸银预防新生儿淋菌性眼炎后新生儿感染率已显著下降。基于无症状的生殖道淋病流行及耐药菌株增多，很多国家仍坚持新生儿生后在产房常规预防性滴药。使用一次剂量蜡封的 1% 硝酸银液，滴时注意分开睑裂，使药液布满结膜囊，不行冲洗。新生儿滴硝酸银后 50%～100% 发生不同程度的化学性结膜炎，1～2 日内恢复。近年多改用红霉素、四环素眼膏、聚维酮碘预防。孕、产妇患淋病时应治疗。必要时新生儿肌注青霉素 2 万～5 万 U/kg，一次剂量预防感染。

## 第三节　包涵体性结膜炎

衣原体性尿道、生殖道感染为患病率最高的性病。非淋菌性尿道炎中 40%～50% 为沙眼包涵体结膜炎衣原体感染。用荧光素标记的抗沙眼包涵体结膜炎衣原体单克隆抗体检测我国非淋菌性尿道炎男性患者的尿道分泌物涂片，衣原体阳性率为 14%。正常人群女性子宫颈衣原体感染率为 1%～2.4%。除尿道炎外，男性可并发前列腺炎、膀胱炎、精囊炎、睾丸炎、附睾炎。女性常表现子宫颈炎、子宫内膜炎、输卵管炎、盆腔炎、异位妊娠及男、女不孕症等。性接触感染后潜伏期 1～3 周，出现少量黏液性、脓性尿道分泌物、轻度排尿困难等尿道炎症状、子宫颈炎症状或亚临床感染。衣原体通过尿道、生殖道分泌物感染眼部致病，也可经污染的游泳池水、浴池水感染眼部。另外，新生儿分娩时通过患病母体产道也可感染。

**(一) 病原**

沙眼衣原体种中 D、Da、E、F、G、H、I、Ia、J、K、血清型为眼 - 泌尿生殖型（包涵体结膜炎衣原体），即包涵体结膜炎、泌尿生殖道感染的病原体。感染颗粒为原体，球形，200～400nm。Giemsa 染色呈紫红色。原体侵入敏感细胞，在吞饮泡内原体增大，演化为簇集斑点，即始体（网状体）。胞质内形成包涵体。始体直径 0.5～1μm，大小不等。Giemsa 染色呈蓝色。始体为衣原体繁殖相，代谢活跃，分裂增殖后演化为子代原体。最后自细胞排出再感染敏感细胞。包涵体结膜炎衣原体主要以性接触、产道途径传播。

**(二) 临床表现**

1. 新生儿包涵体性结膜炎（包涵体眼炎）　本病在新生儿眼炎中常见。预防淋菌感染的 Crede 法不能预防衣原体感染。患衣原体生殖道感染产妇的新生儿经产道感染，生后 4 日～2 周，双眼急性或亚急性发病。眼睑轻度红肿，睑结膜、球结膜充血，水肿。睑结膜浸润增厚，乳头增生但无滤泡。下睑病变较上睑重。黏液脓性分泌物，有时见假膜。耳前淋巴结肿大，可伴有衣原体性肺炎、中耳炎。结膜炎历时 1～数个月，良性自限病程，无角膜血管翳。重症者与淋菌性眼炎近似但一般不发生角膜溃疡。应排除淋病奈瑟菌感染或合并感染。

2. 成人包涵体性结膜炎　见于青、壮年，主要由自身生殖泌尿系统衣原体感染分泌物污染眼部或通过污染的游泳池水、浴池水感染（游泳池结膜炎）。潜伏期 3～4 日。单侧急性、亚急性滤泡性结膜炎，1～2 周内另眼累及，或双眼同时感染。初期眼睑水肿，结膜弥漫充血、水肿、黏液脓性分泌物。睑结膜浸润。发病 7～10 日上、下睑结膜出现滤泡，以下睑结膜、下穹隆部为多，半月皱襞、泪阜处也见滤泡。滤泡较大，可融合，无胶样坏死。常伴有上皮性点状角膜炎。患侧耳前淋巴结肿大，有压痛。病程迁延时经 3～4 周结膜充血浸润逐渐消退，滤泡变小，最后恢复正常。

**(三) 诊断**

依据病史、患儿父母、患者本人性病史，游泳史，结合临床表现诊断。实验室检查可确诊。

1. 结膜刮片细胞学检查　Giemsa 染色见中性粒细胞、淋巴细胞反应。上皮细胞胞质内见衣原体包涵体。Lugal 碘染色包涵体基质中糖原染为褐色。荧光素标记的抗沙眼衣原体单克隆抗体直接免疫荧光染色后荧光显微镜下检测衣原体抗原。免疫酶法检测衣原体抗原。PCR 法测衣原体 DNA。

2. 结膜涂搽标本接种 McCoy 细胞、HeLa229 细胞或鸡胚卵黄囊分离衣原体。血清、泪液分泌物测沙眼衣原体抗体。

**(四) 治疗与预防**

局部 0.1% 利福平滴眼液、10%～15% 磺胺醋酰钠或氟喹诺酮类滴眼液、红霉素、四环素眼膏，口服阿奇霉素、红霉素、克拉霉素、四环素、多西环素或磺胺剂。孕妇患衣原体宫颈炎者服红霉素、阿奇霉素治疗，新生儿生后即用红霉素或氟喹诺酮类眼膏预防。成人包涵体结膜炎应注意其性伴侣的检查与治疗。新生儿包涵体结膜炎应对其父母进行检查与治疗。新生儿生后在产房常规用红霉素或氟喹诺酮眼膏涂眼预防。

## 第四节 性病淋巴肉芽肿性结膜炎

性病淋巴肉芽肿（腹股沟淋巴肉芽肿）为急或亚急性腹股沟淋巴结炎。潜伏期数日至1个月。生殖器初疮开始为丘疹，继而水疱、脓疱，最后消退形成瘢痕。2个月后腹股沟淋巴结红肿痛，化脓破溃形成瘘孔，排出浆液性渗出，肝脾大，持续数月以上。性病淋巴肉芽肿性结膜炎很少见，偶为实验室工作者意外感染或性病淋巴肉芽肿患者自身污染眼部。

### （一）病原

性病淋巴肉芽肿的病原为沙眼衣原体种的淋巴肉芽肿生物变种，有L1、L2、L2a、L3四个血清型。

### （二）临床表现

性病淋巴肉芽肿的眼部表现为急性滤泡性结膜炎、结膜肉芽肿性炎症。眼睑重度红肿，球结膜水肿、充血，睑结膜滤泡增生，合并上皮性角膜炎。偶见角膜浸润或基质性角膜炎。发病48小时耳前、颌下、颈部淋巴结肿大，硬且明显疼痛。一般3～4周炎症退行。重症者并发上巩膜炎、虹膜睫状体炎、视神经炎。淋巴管闭塞时发生眼睑象皮病。

### （三）诊断

冶游性病史。Frei试验为迟发型变态反应皮肤试验。结膜刮片细胞学检查包涵体或荧光抗体染色。衣原体分离。

### （四）治疗

局部滴用利福平滴眼剂、红霉素或四环素眼膏涂眼。口服红霉素、多西环素、阿奇霉素或磺胺剂，连续3～6周。

## 第五节 获得性免疫缺陷综合征及其眼部并发症

获得性免疫缺陷综合征（acquired immunodeficiency syndrome，AIDS）简称艾滋病，是20世纪80年代以来世界瞩目的新型病毒性传染病，特点为平素健康者出现严重免疫系统损害，以细胞免疫缺陷为主，发生严重难以控制的条件致病微生物感染，常合并恶性肉瘤、中枢神经系统脑病，患者在较短时间内死亡。1981年首次病例报道后相继出现同样病例，并迅速在非洲、美洲、欧洲、亚洲、澳洲等地蔓延，现已全世界流行。我国大陆1985年发现首例AIDS患者后，也遍及多省市查见被感染者，AIDS已成为严重威胁人类健康的传染病。随AIDS患者相继出现，眼科医生发现HIV/AIDS病程中、病程的后期或早期40%～70%出现眼部病变，引起视力损害，重者失明，眼科检查对早期发现、诊断、治疗及估计AIDS患者预后均有重要意义。

### （一）病原

1983年Montagnier自患淋巴结肿大的同性恋者淋巴结分出淋巴结病相关病毒（lymphadenopathy associated virus，LAV）。1984年Gallo自AIDS患者外周血淋巴细胞分离出人类嗜T淋巴细胞病毒Ⅲ型（human T cell lymphotropic virus type-Ⅲ，HTLV-Ⅲ）。后证明LAV与HTLV-Ⅲ的基因组和抗原结构一致，同为AIDS的病原。1986年统一命名为人免疫缺陷病毒（human immunodeficiency virus，HIV）。

HIV为单链RNA反转录病毒。病毒对细胞膜表达有CD4分子的细胞有高亲和力，主要感染在诱导免疫应答中起中心作用的$CD4^+$ T细胞亚群中T辅助细胞（Th）。也感染巨噬细胞、树突状细胞和B淋巴细胞。HIV在Th细胞内复制、成熟、释放，细胞进行性衰竭死亡。另外，HIV核酸与宿主细胞核酸整合，持续潜伏在细胞内，细胞分裂时病毒基因伴随存在。机体感染后产生免疫应答，感染至产生抗体所需时间称为窗口期，约2周～3个月。先出现IgM抗体，3个月消失。IgG抗体长期持续。细胞内HIV不受相应抗体作用，HIV与抗体并存，机体不能清除HIV。HIV进行性破坏免疫系统，Th细胞耗竭，巨噬细胞功能失常，免疫衰竭使机体丧失抵抗微生物感染的能力。

HIV感染者和AIDS患者（HIV/AIDS）的泪液、结膜、角膜、房水、虹膜、玻璃体、视网膜、视网膜血管内皮细胞均曾分离出HIV或检出HIV抗原。HIV通过同性恋、异性恋、性乱接触传播；接触或输入污染HIV的血液、血制品、卖血等血源传播；经污染的注射器、药瘾者共用注射毒品针头等水平传播；通过宫内感染、产道感染、母乳母婴垂直传播。偶通过污染的锐利器械刺破伤、器官、组织移植、人工授精等传播。

### （二）全身临床表现

潜伏期6～12周，长者达5～10余年。HIV感染后可无症状但为持续带毒者，有传染性。少数表现一过性传染性单核细胞增多症样症状。经数月到数年无症状期后逐渐出现免疫异常，$CD4^+$ Th细胞数量进行性减少，功能减退。Th细胞/Ts细胞比值倒置，细胞免疫低下。持续性全身淋巴结肿大、发热、腹泻、体重下降、肝脾大等症状称AIDS相关综合征（ARC）或AIDS前期，历时半年至1年进入AIDS期。患者严重免疫异常，免疫缺陷衰竭导致全身多系统、多器官、多病原体的条件致病微生物（病毒、真菌、细菌、原虫等）

感染，出现不同相应临床症状及卡波西肉瘤、淋巴瘤等。HIV 致 HIV 脑炎或 AIDS 痴呆综合征。患者多在半年至 1 年内死亡。

### （三）眼部并发症

眼部并发症可为无症状性，易被忽略，也常致重度视力损害乃至失明。调查 HIV 抗体阳性的无症状者、AIDS 前期及确诊 AIDS 患者有眼病变者达 43%。AIDS 患者发生眼部病变表明其免疫受损程度重于无眼病变者，是预后更险恶的征兆。据不同报告者 AIDS 并发眼病达 40%～92.3%。有人提出 HIV/AIDS 患者做荧光素眼底血管造影检查，视网膜血管灌注异常达 100%。尸检 95% 查见眼病损灶。有些 AIDS 患者视力虽正常但常有不明确视物模糊症状，辨色力下降，视觉对比敏感度检查对比阈值减少。HIV/AIDS 患者皆应做详细眼科检查并且定期随诊。

最近我国东部地区经 HAART 治疗的 787 例 HIV/AIDS 患者中有眼并发症者为 26.30%，其中巨细胞病毒性视网膜炎为 10.6%，病程中患免疫恢复性葡萄膜炎者 16.9%。眼微血管病变为 9.4%。神经性眼异常者为 3.4%。HIV/AIDS 主要的眼病如下。

1. 微血管病变　血管内皮细胞受 HIV 感染或小动脉循环免疫复合物沉积致血液流变学失常。

(1) 视网膜棉絮斑（cottonwool spots）：为最多出现的病变（35%～71%），HIV/AIDS 病程中几乎所有患者都迟早发生。眼底后极部沿血管弓附近视网膜神经纤维层孤立的白色棉絮状混浊，单或多发。在视盘周围者呈放射状分布。暂时性出现，无自觉症状，4～6 周内自行消散后在不同部位可再出现新病灶。棉絮斑为视网膜神经纤维层毛细血管前小动脉血管免疫复合物沉积所致的梗死性损伤，致局部缺血、缺氧，轴浆流运转停滞，神经纤维末端水肿变性，轴突球形肿胀，断面如圆或梭形细胞故名细胞样体（cytoid bodies）。荧光素血管造影局限不灌注，局限渗漏。棉絮斑也可见于糖尿病、高血压等视网膜病变，吸收后遗局限浅层视网膜变薄区。

(2) 视网膜、球结膜微血管异常：荧光素眼底血管造影检查见灶性视网膜微血管异常，毛细血管闭塞、毛细血管前小动脉闭塞，血液不灌注致片状缺血区。病检见小动脉内皮细胞肿胀变性，基膜增厚，周细胞消失。近棉絮斑处小动脉部分或全闭塞。免疫荧光染色检查血管壁可查见 IgA、IgG，偶见 C3b。微血管病变由于血循环中免疫复合物过多，沉积于小动脉、微血管致局部免疫复合物性微血管炎或血管内皮细胞受 HIV 感染所致。后极部视网膜见小片状火焰状出血及有白色中心的出血斑（Roth 斑）。另可见毛细血管瘤、点状出血斑及血管周围白线等。裂隙灯检查主要在下方角膜缘附近球结膜微血管见管腔不规则，节段状血柱、颗粒状血流、流速减慢、毛细血管瘤。小动脉狭窄呈灰色线状。偶见周边溃疡性角膜炎。

(3) 缺血性黄斑病变：黄斑区中心窝周围毛细血管受累时视力急剧下降，表现黄斑区视网膜水肿与渗出。

(4) 缺血性视盘病变

2. 条件致病微生物眼部感染　人类生活在多种可致病及一般不致病和条件致病的微生物环境中，免疫系统担负着极其重要防卫职责。HIV 选择地感染、破坏免疫系统核心的 $CD4^+$ Th 细胞造成不可逆转的免疫衰竭，从而导致全身包括眼科领域多种条件致病微生物感染。眼部感染多伴有全身感染。有时眼部感染是全身感染的首先表现。

(1) 巨细胞病毒性视网膜炎（cytomegalovirus retinitis，CMVR）：AIDS 患者病程中巨细胞病毒活化，播散感染是 AIDS 患者死亡的主要病因。AIDS 患者中 12%～51% 并发巨细胞病毒性视网膜炎，近年 HIV/AIDS 患者，经高效抗反转录病毒治疗后生命有所延长，巨细胞病毒性视网膜炎的发病率有所下降。本病常见于 AIDS 晚期，但也可在全身其他症状出现以前首先出现，具有特征性，提示预后更险恶。初双眼或单眼发病，不治疗时双眼累及，且常复发，最后失明。仅周边眼底病变时可无自觉症状或仅有轻度视物模糊、闪光幻视、眼前飘浮物感。病变延及后极部则有视野改变。沿视网膜一或数个血管弓周围（最常见为颞侧支）黄白色奶酪样视网膜混浊、水肿，边缘散在白色颗粒状斑，中央区坏死。渗出斑开始时边缘模糊，淡灰色，数周内扩大融合，常伴出血斑，黄斑区浆液性渗出或见星芒图形。病变进行性加重向周围蔓延，可见炎性血管鞘、闭塞性血管炎、霜枝状血管周围炎、视网膜中央动脉闭塞、中央静脉阻塞，伴火焰状视网膜出血。渗出与片状出血同时存在则呈奶酪与番茄酱样眼底。病变相应区视野缺损。前房反应轻微，玻璃体较少累及或轻混浊。荧光素眼底血管造影检查沿颞上、颞下血管弓广泛血管渗漏、血管闭塞，大片视网膜区域无血流灌注，弱荧光。视网膜水肿混浊向眼底周边部扩展，边缘处见淡灰色卫星状混浊。进行性视网膜坏死、萎缩导致视网膜脱离。病变视网膜与正常视网膜交界处出现一或多数网膜破孔，致孔源性视网膜脱离。巨细胞病毒侵犯视神经时，视盘水肿、视盘炎，最后视神经萎缩，视力丧失。病检视网膜广泛全层坏死、萎缩，色素上皮层变性。见巨大细胞，核内靶心状嗜碱包涵体、胞质内嗜酸包涵体。视网膜血管内皮细胞肿胀变性，管腔狭窄闭塞。电子显微镜检查视网膜、脉络膜血管内皮细胞、视神经筛板前后均见巨细胞病毒体。间接免疫荧光染色、生物素 - 抗生物素免疫过氧化物酶技术均可检出病变区视网膜各层的巨细胞病毒抗原。核酸探针、聚合酶链反应（PCR）可检出巨细胞病毒DNA序列。

近年，HIV/AIDS患者经高效抗反转录病毒治疗（HAART）后免疫缺陷有所改善，免疫功能有所恢复，CMVR患病率较前下降且病情减轻，发生视网膜脱离危险下降。但需重视的是15%～25%非活动性CMVR患者于HARRT治疗数月到数年后发生新的免疫恢复性葡萄膜炎（immune recovery uveitis，RIU）。临床表现中或重度前房炎症，玻璃体炎，全葡萄膜炎，霜枝状脉管炎，视网膜、视盘新生血管，黄斑水肿，增生性视网膜病变，晶状体前、后囊膜混浊，并发白内障等，致视力严重受损。其病因可能和T细胞介导的对CMV抗原的免疫反应或自身免疫有关。

（2）弓形虫性视网膜脉络膜炎（toxoplasmic retino-choroiditis）：常为新感染。弓形虫病虫血症期原虫经后短睫状动脉达后极部视网膜或自脊髓液达视盘附近，表现双或单眼局限或弥漫坏死性视网膜脉络膜炎，约50%同时伴脑弓形虫病。急性视力减退，黄斑区或视盘附近单或多发的直径2～3PD灰白色渗出灶。病灶边缘模糊，稍隆起，邻近视网膜水肿，多无陈旧瘢痕病灶。常伴中到重度全葡萄膜炎，明显前房、玻璃体炎症。病变退行后病灶区色素沉着，胶质细胞增生，遗灰白色增殖性瘢痕。病检在视网膜脉络膜坏死区见弓形虫包囊。

（3）卡氏肺囊虫脉络膜炎（pneumocystis carinii choroiditis）：卡氏肺囊虫为单细胞原虫。滋养体无性繁殖，成熟包囊含8个囊内小体，存在于自然环境中。卡氏肺囊虫肺炎是HIV/AIDS患者最重要的机会感染。肺外，卡氏肺囊虫全身血行播散是AIDS患者主要死亡原因之一。肺囊虫播散到眼致脉络膜炎，有特征意义。可无眼外表现或自觉症状，通过眼底检查发现AIDS。双眼底后极部见直径1/3～3PD的乳酪色圆或卵圆形扁平或微隆起的脉络膜病灶。病灶数目不一，多者达10～20个以上，有的病灶可融合。眼底荧光血管造影检查，病灶区早期示脉络膜荧光阻断，晚期示视网膜血管下方不规则低荧光区。视网膜色素上皮细胞正常或见细小色素颗粒沉积。一般无眼内炎症，玻璃体正常。组织病理检查在脉络膜病灶处见多数含囊内小体的肺囊虫及无定形泡沫物质。脉络膜血管管腔部分或全部阻塞。视网膜内丛状层及邻近血管的神经节细胞内也可见肺囊虫。肺炎患者的痰或肺泡灌洗液细胞经Giemsa染色见肺囊虫包囊及囊内染为紫红色的囊内小体，Gomori银染色包囊呈黑褐色可助诊断。

（4）新型隐球菌性脉络膜炎（cryptococcus neoformans choroiditis）、白色念珠菌性视网膜炎（candida albicans retinitis）：新型隐球菌是AIDS患者条件致病的真菌之一，可致脑膜炎、肺炎。菌血行播散到眼或中枢神经系统。病变扩展，可致隐性球菌性脉络膜炎、视神经病变。脉络膜见多发散在孤立的病灶。玻璃体炎性混浊，有雪球样物浮动。脉络膜内层血管、毛细血管内见菌栓。可见视盘水肿、视神经炎、视神经萎缩。另外，偶可致眼睑结节、结膜结节、肉芽肿性虹膜炎或眼内炎。

HIV/AIDS患者重度免疫功能低下时，尤其静脉药瘾者或静脉留置插管者发生白色念珠菌播散感染致口炎、肺炎、脑炎、脑膜炎等。播散到眼致白色念珠菌性视网膜炎、脉络膜炎、转移性眼内炎或玻璃体脓肿。偶见特发性角膜炎、睑皮肤炎。

（5）眼带状疱疹（herpes zoster ophthalmicus）、单纯疱疹病毒性角膜炎（herpes simplexvirus keratitis）：HIV/AIDS患者5%～15%并发眼带状疱疹，可为其首先出现的眼病。多为40岁以下的年轻人。尤其AIDS高危人群，是免疫缺陷的重要信号。三叉神经眼支的鼻睫状神经、额神经、泪腺神经及上颌支配的多处皮区出现疱疹病灶。皮疱疹，常并发结膜炎、角膜炎、前部葡萄膜炎、上巩膜炎、巩膜炎乃至视网膜炎、脑神经麻痹。睑缘炎继发细菌感染致泪点、泪小管闭塞。病程迁延，可多次复发。

HIV/AIDS患者患单纯疱疹性角膜炎可双眼发病，常见角膜周边部树枝状病变及慢性眼睑疱疹、结膜疱疹。病情重，愈合慢，病程长且可多次复发。角膜基质较少累及。重症者合并单纯疱疹病毒性脑膜脑炎。

（6）急性视网膜坏死综合征（acute retinal necrosis syndrome）、进行性外层视网膜坏死综合征（progressive outer retinal necrosis syndrome）：HIV/AIDS患者水痘 - 带状疱疹病毒、单纯疱疹病毒活化、致急性视网膜坏死综合征。急性葡萄膜炎、重度前房反应、玻璃体炎性浑浊。中周部、周边部、延及后极部视网膜见多灶炎性坏死病变，闭塞性视网膜血管炎、动脉炎，血管节段状，有白鞘或白线状。视神经及黄斑区常累及。周边部视网膜灰白色混浊。后期视网膜变薄，玻璃体增殖，发生孔源性或牵拉性视网膜脱离。

HIV/AIDS患者水痘 - 带状疱疹病毒感染活化致进行性外层视网膜坏死综合征。周边部视网膜大范围黄白色深层混浊、水肿、坏死，很快发展累及后极部包括黄斑区。黄斑中心窝处呈樱红色，视神经受累及，闭塞性血管炎。一般无眼前节炎症，无玻璃体炎或低度玻璃体反应，视力严重受损或丧失。

（7）鸟 - 胞内分枝杆菌性脉络膜炎（avium-intracellulare mycobacterium choroiditis）：非结核分枝杆菌属中鸟 - 胞内分枝杆菌血行播散至眼部可为 AIDS 患者唯一并发症。患者多无自觉症状或轻度视力减退。眼底后极部脉络膜多发黄白色浸润灶，可融合为肉芽肿性非干酪性炎症。见泡沫状巨噬细胞及胞质内抗酸红染的杆菌。视网膜血管正常。

（8）微孢子虫性角膜结膜炎（*Microsporidia keratoconjunctivitis*）：微孢子虫为专性细胞内寄生，产生孢子的早期真核单细胞原虫，在自然界普遍存在。寄生的宿主范围很广，包括非脊椎动物、昆虫和脊椎动物，偶然机会感染人类。随 HIV/AIDS 流行，患者并发微孢子虫播散性感染肠道，致慢性腹泻，尿道、肝、肾、鼻窦及眼感染的报道增加。Encephalitozoon 属微孢子虫通过粪便、尿液污染传播，经手 - 眼途径或密切接触猫、鸟等受染动物或污染泥土等途径感染人眼。微孢子虫在角膜、结膜上皮细胞内增殖，孢子簇集在细胞内、外，经细胞 - 细胞间扩展致浅层点状上皮性角膜炎，伴轻度结膜炎或无结膜炎症。患眼畏光、异物感，视力正常或轻度减退。临床表现双或单眼角膜上皮层散在大小形状不等的浅灰色点状、颗粒状混浊。角膜表面显粗糙。裂隙灯下见有的病灶区上皮点状糜烂，荧光素染色着染，有的病灶区表层上皮下见微浸润，荧光素不着染。偶见丝状角膜炎或伴轻度虹膜炎。结膜轻度充血，可见轻度乳头增生或滤泡。孟加拉玫红染色见点状红染。共焦显微镜检查在角膜上皮细胞内见多个紧密聚集的高对比的 1×2μm 大小的微孢子虫孢子。结膜或角膜刮片用 Gram 染色、Giemsa 染色、改良的三色染色、改良的 Ziehl-Neelsen 染色或 Gomori 乌洛托品银染色后光学显微镜检查，或 KOH- 钙荧光白染色后荧光显微镜下可见微孢子虫孢子。

（9）传染性软疣（molluscum contagiosum）：传染性软疣一般多见于儿童、青少年。HIV/AIDS 患者成年人发生眼睑、睑缘、结膜、泪阜或角膜缘处广泛软疣结节。疣体大，单或多发，可融合。较少并发滤泡性结膜炎。容易复发。

3. 眼部罕见恶性肿瘤

（1）卡波西肉瘤（Kaposi sarcoma）：为皮肤、黏膜的多发性血管性肿瘤。原偶见于赤道非洲、地中海区青、老年人患病，后偶见于免疫抑制人群及肾移植者。20 世纪 80 年代以来随 AIDS 患者增多，发现约 1%～5% HIV 感染者，约 20% AIDS 患者除并发皮肤、黏膜卡波西肉瘤外，且肉瘤广泛内脏播散到肺、肝、胃肠道等处，致命性出血成为 AIDS 主要死因之一。条件致病的人疱疹病毒 8 型（HHV-8）与卡波西肉瘤发生有关。HHV-8 原发感染后病毒潜伏，适当情况下病毒被激活，发生卡波西肉瘤。肉瘤组织中存在 HHV-8，患者血清的抗 HHV-8 抗体滴度升高。PCR 法从患者外周血单核细胞可检出 HHV-8 DNA。皮肤卡波西肉瘤见于体表各处，常集中于下肢、颜面皮肤，无痛。AIDS 并发卡波西肉瘤患者中约 20% 累及眼部，可见于眼睑、结膜、睑缘处，睑板腺、泪腺、虹膜，眼窝等处也可发生。肉瘤呈鲜红或暗红丘疹状，青紫色扁平或微隆起斑疹或紫红色、暗褐色结节。孤立或多发的隆起结节或相互融合为弥漫性血管性肿物。结膜病灶以下睑、下穹隆处最常见，偶见于球结膜。卡波西肉瘤缓慢增大，常无自觉症状，可反复出血。应与结膜下出血、海绵状血管瘤、杆菌性血管瘤相鉴别。组织病理检查见血管梭形内皮细胞核深染，围绕空血管腔，纺锤形肉瘤细胞增生。致密区见多数新生的不规则毛细血管间隙，有的含红细胞。成纤维细胞增生，慢性炎细胞浸润。细胞间，细胞外有含铁血黄素沉积。

（2）Burkitt 淋巴瘤（Burkitt's lymphoma）：为与 EB 病毒密切相关的非霍奇金淋巴瘤。EB 病毒嗜 B 淋巴细胞，受染后恶性增殖，自高表达 B 细胞 CD 分子标志的瘤细胞可分离出 EB 病毒。约 3.3% 或 10% AIDS 患者发生 Burkitt 淋巴瘤，可为其早期表现。淋巴瘤侵犯中枢神经系统、肠道、肾、颌骨、鼻窦等部位。筛窦、蝶窦 Burkitt 淋巴瘤常侵犯眼窝、表现为单侧眼睑、眼窝肿胀、硬结、上睑下垂、结膜充血、水肿、眼球突出、眼外肌麻痹、暴露性角膜病变等。偶见结膜或眼内淋巴瘤。超声检查及 CT 扫描有助诊断。瘤组织活检见密集增殖和部分凋亡的中等大小的 B 淋巴细胞及散在的胞质内含凋亡瘤细胞残体的巨噬细胞。低倍光学显微镜观察呈星空状（starry sky）。

4. 神经性眼部异常　中枢神经系统 HIV 感染表现进行性痴呆、注视麻痹、进行性多灶性白质脑病。单纯疱疹病毒性脑炎、巨细胞病毒性脑炎、弓形虫性脑炎、隐球菌性脑膜炎、中枢神经系统淋巴瘤、卡波西肉瘤等并发症时Ⅲ、Ⅳ、Ⅵ脑神经障碍，表现眼睑下垂、复视、眼内、外肌麻痹、视盘水肿、视盘炎、球后视神经炎、视神经萎缩。

5. 其他　HIV/AIDS 常合并梅毒、结核感染。可见干燥性角膜结膜炎。偶见重症睑缘炎、后巩膜炎、葡萄膜炎。

**（四）诊断**

AIDS 临床诊断依据病史、高危人群、综合性全身多系统症状体征，不明原因的细胞免疫缺陷，广谱反复性或一种以上条件致病微生物感染及其特有临床表现，结合罕见的 Kaposi 肉瘤、卡氏肺囊虫肺炎等可初步诊断。

实验室检查：

1. 流式细胞仪检测末梢血淋巴细胞绝对值，检测 Th、Ts 细胞值及其比值。$CD4^+$ T 细胞数 <400 个 /μl，且逐渐下降。$CD4^+$ T 细胞 /$CD8^+$ T 细胞 <1。Th 细胞功能减退，皮肤对植物血凝素和某些抗原反应消失，对结核菌素迟发超敏反应下降、血循环中免疫复合物增加等表明免疫异常。

2. 测 HIV 特异抗体　酶联免疫吸附试验（ELISA）、间接免疫荧光试验（IFA）敏感性高，用于初步筛查。阳性结果或可疑阳性时再做蛋白印迹法（Western blot）或放射免疫测定（RIP）确诊。HIV 抗体阳性的意义为已受 HIV 感染，血液有感染性，如做血淋巴细胞培养，95% 以上可检出 HIV。

3. 检测 HIV 核心 P24 抗原；患者血液、脑脊液等分离培养 HIV；ELISA 法、间接免疫荧光法检测 HIV 抗原；检测病毒培养液中 HIV 反转录酶；组织切片免疫组化法检测 HIV 抗原；原位核酸杂交、聚合酶链反应（PCR）法检测 HIV 核酸序列。荧光定量 PCR 法检测 HIVRNA 载量。

### （五）治疗和预防

我国将 HIV/AIDS 定为乙类传染病。对 HIV 抗体阳性，临床上述条件微生物感染或恶性肿瘤疑诊 HIV/AIDS 者，医师及医疗单位应即刻向上级卫生防疫机构报告。

1. 感染科全身治疗

（1）抗 HIV，抑制 HIV 反转录酶药物、蛋白酶抑制剂。核苷类 HIV 反转录酶抑制剂如齐多夫定（AZT）、扎西他滨（ddCzalcitabine）、去羟肌苷（didanosine）、拉米夫定（3TC）等；非核苷类 HIV 反转录酶抑制剂奈韦拉平（NVP）、地拉韦啶（DLV）等；HIV 蛋白酶抑制剂 indinavir，（IDV）等。其他如膦甲酸钠（PFA）、舒拉明（suramin）等。高效抗反转录酶病毒治疗（HAART）（鸡尾酒疗法）为联合应用 3 或多种抗 HIV 药物治疗，已取得良好疗效。

（2）重建细胞免疫功能：如胸腺肽、转移因子、白细胞介素 -2、α 干扰素等。

2. 治疗条件致病微生物感染

（1）巨细胞病毒视网膜炎：静脉滴注更昔洛韦 2.5～5mg/kg，每日 2 次，3 周后 5mg/kg 每日 1 次，以后口服。或静脉滴注阿昔洛韦 5～10mg/kg 每日 3 次，7 日后口服 400mg 每日 5 次。或静脉滴注膦甲酸钠 60mg/kg，每日 3 次，两周后 90mg/kg 每周 5 次。黄斑区受累时玻璃体内注射更昔洛韦 200μg～400μg/0.1ml，间隔 1～2 周。眼内更昔洛韦缓释装置。对免疫恢复性葡萄膜炎用糖皮质激素抗炎治疗。

（2）弓形虫视网膜脉络膜炎：口服磺胺嘧啶 1g，4 次 / 日，加乙胺嘧啶（daraprim）25～50mg/d。或服克林霉素、阿奇霉素、克拉霉素。

（3）卡氏肺囊虫脉络膜炎：口服复方新诺明 2 片，2 次 / 日。静脉滴注喷他脒，4mg/（kg•d）。

（4）隐球菌性脉络膜炎、白色念珠菌性视网膜炎：静脉滴注两性霉素 B 0.1mg/（kg•d），逐渐增加至 0.5～1mg/（kg•d）。静脉滴注氟康唑 200～400mg/d。口服伊曲康唑、氟胞嘧啶、酮康唑、咪康唑或克霉唑等。

（5）眼带状疱疹、单纯疱疹性角膜炎：静脉滴注阿昔洛韦 5～10mg/kg，3 次 / 日，7～10 日后口服阿昔洛韦 400～800mg，3 次 / 日。口服更昔洛韦、伐昔洛韦 300mg，3 次 / 日，或泛昔洛韦 250～500mg，2～3 次 / 日。局部更昔洛韦、阿昔洛韦滴眼液、凝胶。重组人基因工程干扰素 α-2b 滴眼液。

（6）急性视网膜坏死综合征、进行性外层视网膜坏死综合征：静脉滴注阿昔洛韦，5～10mg/kg，3 次 / 日，7～10 日。口服阿昔洛韦 400～800mg，5 次 / 日。静脉滴注更昔洛韦 5～10mg/kg，2 次 / 日。口服更昔洛韦 500mg，2～3 次 / 日。或静脉滴注膦甲酸钠 60mg/kg，3 次 / 日，7 日后 40mg/kg，3 次 / 日。口服伐昔洛韦、泛昔洛韦。

（7）鸟 - 胞内分枝杆菌性脉络膜炎：口服莫西沙星、加替沙星、克拉霉素、阿奇霉素、利福平、乙胺丁醇、异烟肼等，或肌注阿米卡星、妥布霉素。

（8）微孢子虫性角膜结膜炎：夫马洁林（fumagillin）10mg/ml 平衡盐混悬液，或夫马洁林二环己基铵盐（fumagillin dicyclohexyl ammonium salt）0.113mg/ml 滴眼液 1 次 / 小时。0.1% 依西双溴丙脒（propamidine isethionate），Biolene 滴眼液。口服阿苯达唑（albendazole）400mg，2～3 次 / 日，伊曲康唑 100mg，2 次 / 日。

（9）传染性软疣：液氮冷凝。

3. 眼部 Kaposi 肉瘤　局部放射治疗。局部手术切除。液氮冷凝。肌内注射重组人 α 干扰素 100 万～500 万单位，1 次 / 日或 3 次 / 周。或肿物局部注射。静脉滴注长春新碱、多柔比星。

4. Burkitt 淋巴瘤　放射治疗。环磷酰胺、丝裂霉素、长春新碱、甲氨蝶呤化疗。

AIDS 主要通过性接触传染，禁止性乱交是预防 AIDS 的关键。国际间已建立了世界合作中心、AIDS 监测网站进行全球监测，遏止其蔓延。每年 12 月 1 日为世界 AIDS 日，全世界共同承担宣传教育任务。加强国境监测检查，及时发现传入病例及带毒者，做好疫情报告。除普及宣传 AIDS 科普知识和性道德教育外，献血或提供器官者包括角膜等材料供者必须做 HIV 抗体检测，阴性时才能使用。血制品应保证不污染。接触 AIDS 患者血液、体液时戴手套，严密隔离消毒。基于曾自 AIDS 患者泪液、结膜、角膜、房水等分离出 HIV，眼科医生给 AIDS 患者检查时接触眼表面可能污染，应戴乳胶手套。给 AIDS 患者用过的注射器、针头一次性试用，单独消毒处理。用 3% $H_2O_2$ 或 70% 酒精消毒使用后的眼压计、前房角镜、接触镜等。预防 AIDS 的病毒亚单位多肽、基因工程疫苗正在研制中。

（金秀英）

## 主要参考文献


1. 杨佩菲. 获得性免疫缺陷综合征的眼底改变 1 例. 中华眼科杂志，1988，24：177.
2. 金秀英. 性病传染性眼病. 国外医学眼科学分册，1989，13：1.
3. 孙挥宇，赵红心，伦文辉，等. 病毒性视网膜炎的眼底病变特征分析. 中华眼底病杂志，2011，27：157.
4. Gaudio PA. Ocular syphilis review. Curr Opin Ophthalmol，2006，17：562.
5. Deschenes J，Seamone C，Baines M. The ocular manifestations of sexually transmmited disease. Can J Ophthalmol，1990：25：177.
6. Garland SM，Malatt A，Tabrizi S，et al. Chlamydia trachomatis conjunctivitis. Prevalence and association with genital tract infection. Med J Aust，1995，162：363.
7. Chen JY. Prophylaxis of ophthalmia neonatorum：comparison of silver nitrate，tetracycline，erythromycin and no prophylaxis. Pediatr Infect Dis，1992，11：1026.
8. Cui Y，Liau A，Wu ZY. An overview of the history of epidemic of and response to HIV/AIDS in China：achivements and challenges. Chin Med J（Engl），2009，122：2251.
9. Shular JD，Engstrom RE，Holland GN. External ocular disease and anterior segment disorders associated with AIDS. Int Ophthalmol Clin，1989，29：98.
10. Vrabec TR. Posterior segment manifestations of HIV/AIDS. Surv Ophthalmol，2004，49：131.
11. Cunningham ET，Margolis TP. Ocular manifestations of HIV infection. New Engl J Med，1998，339：236.
12. Chiou SH，Liu CY，Hsu WM，et al. Ophthalmic findings in patients with acquired immunodeficiency syndrome. J Microbiol Immunol Infect，2000，33：45.
13. Jabs DA，Von Natta ML，Holbrook JT，et al. Longitudinal study of the ocular complications of AIDS. Ophthalmology，2007，114：780.
14. Kara Vellas MP，Azen SP，MacDonald JC，et al. Immune recovery vitritis and uveitis in AIDS；clinical predictors，sequelae and treatment outcomes. Retina，2001，21：1.
15. Alp MN，Baykam N，Kural G. Immune recovery uveitis associated with highly active antiretroviral therapy in a patient with CMV retinitis and AIDS despite a low 17CD4+ T cell count：case report and a review of the literature. Int Ophthalmol，2010，30：183.
16. Wang ZL，Jia RB，Ge SF，et al. Ocular complications of human immunodeficiency virus infection in East China. Am J Ophthalmol，2012，153：363.
17. Shami WJ，Freeman W，Friedberg D，et al. A muticenter study of pneumocystis chroidopathy. Am J Ophthalmol，1991，112：15.
18. Sahu DK，Namperumalsamy P，Walimbe P，et al. Ocular manifestations of HIV infection/AIDS in South Indian. Indian J Ophthalmol，1999，47：79.

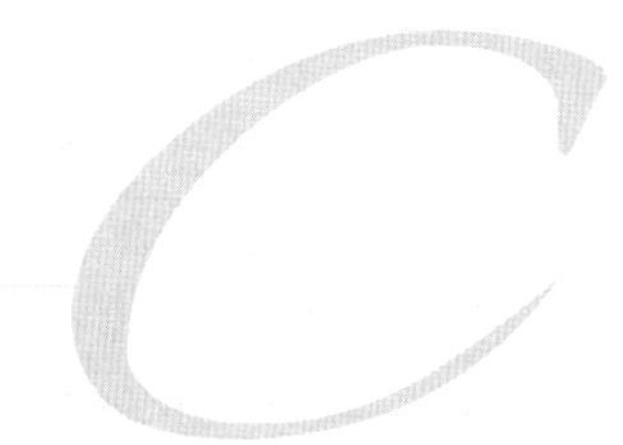

# 第十章 眼部的弹力纤维及有关疾病

弹力纤维是一种主要存在于结缔组织中细胞外基质的重要成分，主要由成纤维细胞、平滑肌细胞等产生，广泛分布于动脉、肺、皮肤及韧带等部位。眼部几乎所有组织都含有弹力纤维，尽管弹力纤维只占眼部结构蛋白的2%～7%，但完善的弹力纤维系统对眼的正常发育、结构和功能等方面具有重要作用。

## 第一节 弹力纤维系统的成分与结构

弹力纤维由两个基本单位组成，一是弹力微纤维(microfibrils)，另一是弹性蛋白(elastin)，在成熟的弹力纤维，两者的比例约为9∶1。弹力微纤维光镜下呈分支网状结构，是弹性蛋白沉积的支架，其主要成分为纤维蛋白素(fibrillin)。弹性蛋白是弹力纤维的核心，其主要成分为原弹性蛋白(tropoelastin)，沉积于弹力微纤维的弹性蛋白与相邻的弹性蛋白分子通过多种形式交联，形成一团像皮筋一样的结构。受到张力时可以拉直，牵拉解除之后自动恢复原状，其变化范围在56～150nm之间，这就造成了它的弹性。

弹力微纤维和弹性蛋白的这两种基本组成部分的不同比例，造成了三种不同类型的弹力纤维，这三种形式也是在弹力纤维形成过程中先后表现出的不同形态。最简单的是耐酸纤维(oxytalan)，以弹力微纤维为主，一般与上皮细胞、血管的基膜相连接，或与其他类型的弹力纤维相连。如晶状体悬韧带即由纤维蛋白素-1(fibrillin-1)构成，不含有弹性蛋白，其一端附着于睫状上皮的基膜，另一端附着于晶状体囊，也就是晶状体上皮细胞的基膜上。第二种是原弹素(elaunin)纤维。它是耐酸纤维与成熟的弹性纤维的中间阶段。在弹力微纤维的支架上开始有弹性蛋白的沉积，但还没有完全融合而弹力化。在电镜下，弹力微纤维依然清晰可见。在一些眼部组织，如前房角的小梁中，多数弹力纤维就停留在这一阶段。第三种是成熟的弹力纤维(elastin)，多位于较深部的组织。在电镜下它的电子密度是比较低的，融合成一片的弹性蛋白遮盖住弹力微纤维的结构，只能在弹力纤维的边缘见到少量的弹力微纤维。

这三种类型的弹力纤维可能代表着弹力组织成熟过程中的不同阶段。如在新生儿中以耐酸纤维为主。随年龄增长，成熟的弹力纤维逐渐增多。这三种弹力纤维也可能代表不同的弹性功能。不同组织对弹性的要求不同，因而弹力纤维成熟的程度与速度也有所不同。同一组织内弹力纤维的成熟也可以停留在不同的阶段，三种类型的弹力纤维可以同时存在，如在前房角邻小管区。病理情况下弹力纤维的类型构成则更加复杂。

除上述两种主要基本成分外，近年还发现大量弹性蛋白相关蛋白，如纤维蛋白素-1，2、微纤维相关糖蛋白、弹性蛋白受体、弹性蛋白与微原纤维间界蛋白、骨桥蛋白等，某些蛋白已被证明对于弹力纤维的结构和功能具有同样重要的作用，另一些的生物功能则尚不清楚，它们与弹力纤维一起构成了复杂而多变的弹力纤维系统。

弹力纤维至少有三种重要功能：赋予所在结缔组织以良好的弹力和弹性回缩力；组成成分或其相关分子调节结缔组织内TGF-β生长因子家族的活性；直接介导细胞间的黏附连接，从而调节细胞的迁移、存活及分化。

很多中胚叶和神经嵴来源的细胞都可以产生弹力纤维。越来越多的体内体外实验证明很多上皮细胞在正常或病理情况下也可以产生弹力纤维的成分，至少为弹力微纤维。凡能产生基膜的细胞，几乎都有这种能力。

弹力纤维可以终生保持弹性，但在自然情况下，随着年龄的增长，弹力纤维更新速度逐渐减慢，表面沉积的各种酶(如基质金属蛋白酶和丝氨酸蛋白酶)使其分子发生裂解，弹力纤维发生退行性改变最终导致结缔组织老化。在病理情况下，弹力纤维系统的组成成分发生变异导致严重遗传性结缔组织病的发生(如纤维蛋白素-1变异引起的Marfan综合征)。

应用X线衍射及拉曼光谱可以观察弹力纤维大体结构及在张力下变化情况。应用免疫组织化学的方法可以将弹力纤维的基本组成成分在超微结构水平上显示和定位。用抗弹力微纤维、抗弹性蛋白和抗淀粉样蛋白成分的抗体与胶样金进行标记，可以看到在弹力纤维上不同抗体标记于不同的部位：弹性蛋白位于无结构的中心。弹力微纤维在弹力纤维的周围，而淀粉样蛋白成分则定位在弹力微纤维与弹性蛋白的交界处（图12-22）。

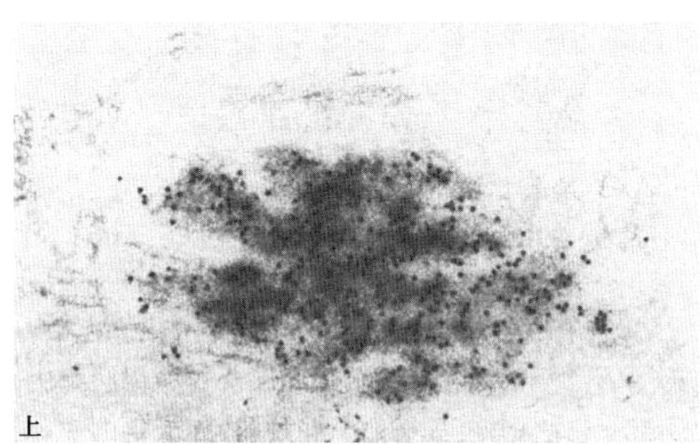


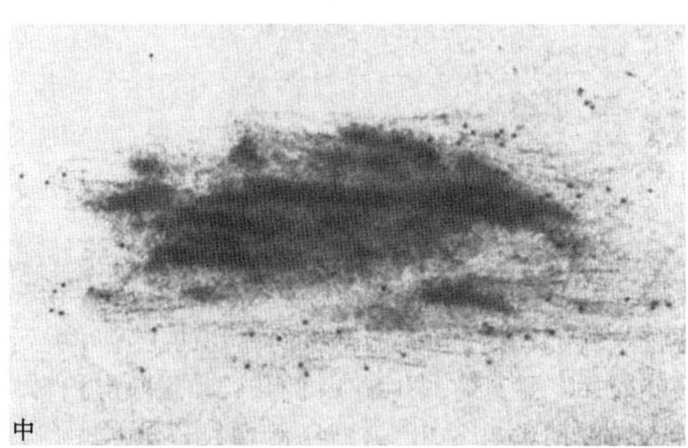


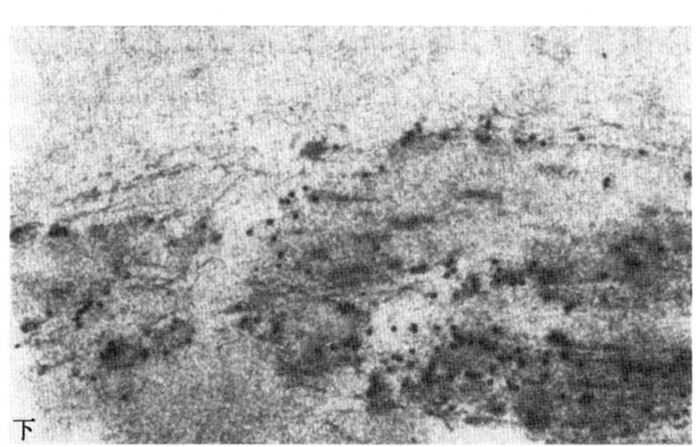


**图12-22　免疫电镜下显示弹力纤维上的弹力组织**

上：弹性蛋白在弹力纤维的无结缔区域　中：弹力微纤维定位于弹力纤维周边部　下：淀粉样蛋白成分结合在弹力纤维的边缘

## 第二节　弹力纤维在眼部不同组织内的分布及其异常

### （一）角膜

弹力纤维常见于其他一些种属，如成年的兔、小鼠和猪的角膜内。初生婴儿至8岁儿童的角膜中也可以看到成束的弹力微纤维，它们主要分布在角膜内三分之一的胶原纤维之间，或接近上皮及Descemet膜的部位，随年龄增长，微纤维逐渐减少。在健康成人，弹性蛋白和成熟的弹力纤维主要分布在周边角膜及角巩膜缘，特别是在胶原纤维排列规则处并与其平行交错。这些弹力纤维可以吸收眼内压力的波动，抵御眼球运动产生的外力，和胶原纤维一道使角膜保持正常的曲率。弹力微纤维在某些病理情况下如角膜瘢痕，先天异常及一些角膜变性等可明显增多，如Fuchs角膜内皮营养不良时弹力纤维存在于增厚的Descemet膜的小滴（guttata）周围，眼内压长期升高可使弹力纤维增多并发生破裂。

### （二）巩膜

巩膜中的弹力纤维系统是胶原纤维的重要补充，在巩膜中至少可以找到19种不同的弹力纤维蛋白成分。胚胎发育第7周左右巩膜中开始出现弹力微纤维，其后弹性蛋白不断沉积，到第18周形成更为粗大的复合沉积物。表层巩膜中没有或很少弹力纤维，深部的实质层和棕黑层中弹力纤维含量最多，它们一般沿眼外肌作用方向排列。赤道部、角巩膜缘及视盘处局部的弹力纤维明显增多。弹性蛋白约占成人巩膜的2%，在巩膜突和小梁网中则增加到约5%。巩膜筛板中弹性蛋白的含量是视盘周围的4倍，而在赤道部几乎没有弹力蛋白。

弹力纤维这种分布规律对巩膜的功能非常重要，它可以使巩膜在房水循环引起眼内压波动时产生微小的起伏，并能缓冲眼内压的突然改变。因此，巩膜弹力纤维结构的排列异常可能参与青光眼的病理机制。目前尚未有证据表明弹力纤维与近视的形成相关，但Marfan综合征因基因变异导致弹力纤维变性可以引起高度近视改变。

### （三）前房角

前房角小梁的基质由小梁内皮细胞合成的间质成分所组成，包括基膜、胶原、弹力纤维和一些蛋白多糖。小梁网和邻小管区有大量含有弹性蛋白的弹力微纤维，形似筛网样结构，使得前房角的结构既能承受前后方向的张力，又能承受内外方向的张力。这些形成筛网的弹力纤维通过含有Ⅵ型胶原的细小纤维与邻

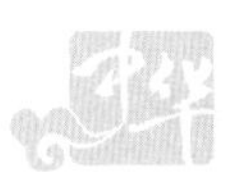



小管区细胞和 Schlemm 管内皮细胞相连接，并与巩膜突的纵向突起连接，最终到达睫状肌腱膜，在调节时，睫状肌收缩，前房角的弹力纤维系统将管的内壁向内牵拉，防止 Schlemm 管的(坍塌)关闭。巩膜突中还有一种收缩性细胞，这种细胞可以通过弹力纤维网调节房水流出。小梁网和邻小管区的细胞类型高度相似甚至完全相同，只是后者在体内或体外受到牵拉时可表达 αβ 晶状体蛋白，因此这种蛋白表达的差异可以判断邻小管区细胞是否通过弹力纤维受到慢性挤压，张力或牵拉。弹性蛋白位于小梁网和邻小管区弹力微纤维中央的电子低密度区，其周围鞘样物质相互交叉连接处形成“鞘源性斑”(sheath derived plaque)，鞘样物质的主要成分是 fibulin-1、纤维蛋白素 -1，2、弹力微纤维相关糖蛋白 -1，2，4，还有大量其他细胞外基质，包括纤维连接蛋白、多能聚糖和核心蛋白聚糖。这些分子表面不同主域之间包括一些细胞表面受体之间的连接情况已经完全清楚，许多已用于解释其构造。然而，这些构造学说要么非常复杂，要么存有争议，还没有一个能够详细阐释房水流出通路，但一些学说已将弹力纤维系统和参与房水流出阻力的细胞外基质及特异性细胞黏附成分联系起来。

小梁网的退行性表现为弹力纤维鞘增厚，鞘源性斑增多。在原发性开角型青光眼，小梁网因小梁细胞减少而变薄，微纤维和细胞外基质其他成分的沉积造成鞘源性斑的增加更为显著。在激素性青光眼，Schlemm 管内皮细胞内壁下区域可见微纤维增多，与原发性开角型青光眼不同，这些微纤维并不与弹力纤维鞘相连接。

### （四）晶状体悬韧带

晶状体悬韧带是由大量直径 10～12nm 中空的蛋白纤维素 -1 构成的弹力微纤维束，主要由睫状体无色素上皮细胞合成，以出芽的方式从睫状体分泌后在其向晶状体行进过程中富集延展。晶状体悬韧带与晶状体及睫状体基膜的附着非常虽然表浅，小于 1.6μm，但通过弹性蛋白和胶原纤维组成的结缔组织嵌入睫状体，与睫状肌间接相连接，因此附着力非常牢固。这些结缔组织还可作为睫状体环纵形肌收缩延展的支点。在终点，晶状体悬韧带呈扇形覆盖于晶状体囊膜，穿透并深入至相邻晶状体上皮细胞之间。在晶状体囊膜内，可以看到与晶状体悬韧带平行走行的层粘连蛋白，这些层粘连蛋白是弹力微纤维间的黏附因子，有人认为它们属于晶状体悬韧带的一部分。正常人晶状体悬韧带是没有弹性蛋白沉积的，而悬韧带本身有一定的弹性。用旋转投影(rotary shadowing)的技术可以看到晶状体悬韧带的微纤维呈串珠样结构(图 12-23)。如果把悬韧带在牵拉的状态下固定，发现小珠之间的纤维被拉长了。由此可知弹力形成于这些细纤维中。随着人体老化，蛋白纤维素 -1 mRNA 表达逐渐减少但不会终止，晶状体悬韧带弹性减退，伴随晶状体硬化和肌肉萎缩，最终形成老视。病理条件下，蛋白纤维素 -1 基因突变造成构成晶状体悬韧带的弹力纤维断裂则是造成晶状体异位型 Marfan 综合征的原因。

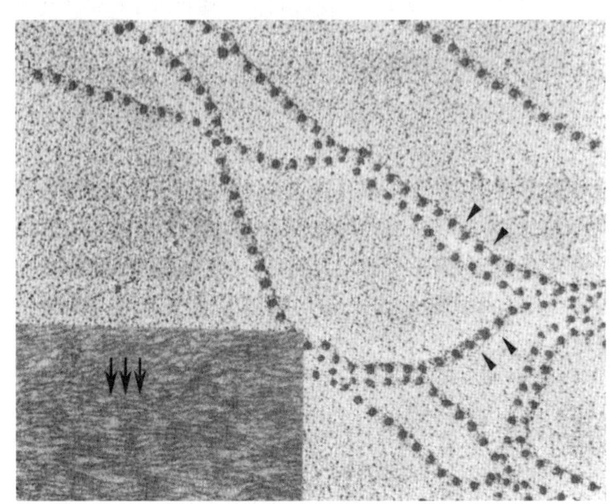

**图 12-23 晶状体悬韧带的超微结构**

旋转投影(rotary shadowing)显示微纤维呈串珠样结构。小珠内有细丝相连(大箭头)，框内是悬韧带，为成束的弹力微纤维组成，不含弹性蛋白成分，可见跨越几根微纤维的条纹(小箭头)

### （五）虹膜和睫状体

虹膜血管附近存在有少量的耐酸纤维，没有进一步弹力化的纤维。前面谈到过弹力纤维的作用是组织受到的牵拉解除后使组织恢复原状。虹膜瞳孔括约肌和开大肌两者的平衡调节着不同方向的运动，弹力纤维的作用不是必需的。

睫状体有丰富的弹力纤维成分，与睫状色素上皮的基膜、血管相连。睫状体的弹力纤维系统向前与巩膜突，前房角邻小管组织及小梁网的弹力纤维连接，在调节时睫状肌的运动可以控制房水的流出。向后经由扁平部与 Bruch 膜相连接，作为睫状肌后部的附着部位，几乎没有睫状肌的纤维向后越过锯齿缘，而弹力纤维向后延伸，这可以在调节时对视网膜及周边部脉络膜造成一定的张力。随年龄的增长，睫状体弹力纤维周围的胶原纤维增多，造成弹性减低而影响调节，这也可能是老视形成的原因之一。

### （六）脉络膜和 Bruch 膜

脉络膜含有丰富的弹力纤维。弹力纤维系统通过耐酸纤维与脉络膜血管的基膜相连。这种连接可能参与血压或眼压改变引起的血管反应性变化。脉络膜弹力纤维还与睫状体平部联系，因此睫状肌收缩可影响脉络膜张力。

Bruch 膜位于视网膜色素上皮和脉络膜之间。电镜下可见五层结构，由内向外为视网膜色素上皮的基膜，内胶原层，弹力纤维层，外胶原层及脉络膜毛细血管的基膜。其中央的弹力纤维层具有对脉络膜新生血管的屏障功能，其来源目前还不十分确定，但视网膜色素上皮与弹力纤维密切相关，电镜下可见成熟的弹力纤维和酸性纤维贴近视网膜色素上皮细胞且他们细胞质突起沿弹力纤维长轴排列，因此视网膜色素上皮细胞在弹力纤维层形成过程中的作用不能排除。在哺乳动物，弹力微纤维首先出现在脉络膜毛细血管内皮一侧，距视网膜色素上皮较远。以后随弹力纤维逐渐成熟而变得与两者等距。随年龄的增长，Bruch 膜可见玻璃疣（drusen）、基膜沉积、钙化、增厚及透水性下降，其中弹力纤维层的改变是 Bruch 膜老化的标志性改变。年龄相关性黄斑变性（AMD）即与 Bruch 膜弹力纤维病理改变有关，其主要病因为 fibulin-5 基因突变造成弹力纤维成分或组合异常，其他 AMD 危险基因还包括 fibulin-6、ARMS2 及 TIMP3 等，最近研究发现弹力纤维层中 HTRA1 蛋白的过度沉积也参与 AMD 的病理过程。

### （七）视网膜

正常的视网膜没有弹力纤维的成分。视网膜中央动脉进入视网膜后就失去了内弹力板。在一些病理情况下，如老年人的眼中或高血压患者中，在视网膜血管周围可能会有少量弹力微纤维存在。在视网膜色素变性时，视网膜色素上皮细胞移行到视网膜神经纤维层内，围绕在血管周围形成骨细胞样沉积（图 12-24）。

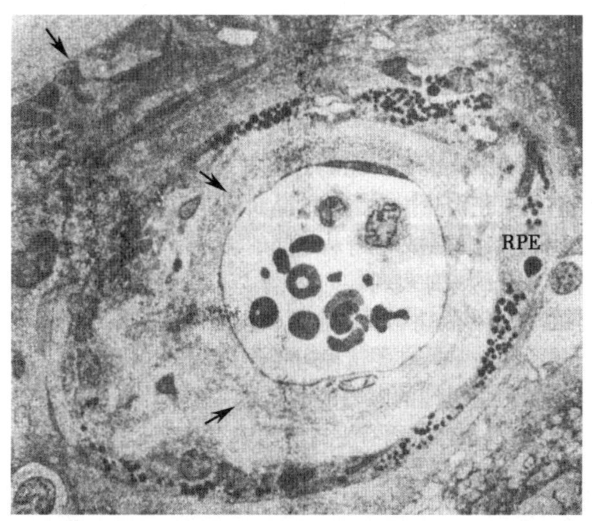


图 12-24　视网膜色素变性的视网膜血管被移行的视网膜色素上皮细胞（RPE）包绕，在色素上皮和血管内皮细胞之间有弹力纤维成分存在（小箭头），大箭头处为内界膜

视网膜色素上皮细胞的基膜与血管内皮或周细胞的基膜之间的细胞外间质层内，不但可以看到弹力微纤维，而且有弹性蛋白存在。有研究者推测弹力纤维蛋白可能是由视网膜色素上皮细胞合成，因为视网膜色素上皮细胞也是构成增殖膜的主要细胞，因此弹力纤维可能参与增生性玻璃体视网膜病变（PVR），虽然 PVR 增生膜中还未发现弹力纤维，但是确有弹力纤维的前体耐酸性纤维的存在。另外一些原发性视网膜脱离也被认为与全身的弹力组织异常有关。

### （八）视神经

弹力纤维围绕着视神经巩膜孔，延伸到筛板，在神经隔和视神经鞘里也有弹力纤维。筛板弹力纤维的成熟比周围的巩膜晚。在胎儿时视神经孔周围巩膜的弹力纤维已有弹性蛋白沉积时，在筛板内只能看到成束的弹力微纤维。小儿筛板与弹力纤维共存的Ⅰ型胶原很少，随年龄增长，弹力纤维变粗，而Ⅰ型胶原的含量也随之增加。弹力纤维变粗有两个原因，一是弹性蛋白不断的合成，二是弹性蛋白分子之间的交联增多。这种交联的增多会造成弹性减低。

筛板中的弹力纤维与胶原可以共同缓冲眼内压保护视神经。在压力较小时，胶原很容易变形，而由弹力纤维承受着全部张力。而压力较大时，由于胶原伸展的程度有限，它的强度支持着筛板的形状。筛板弹性的减低是造成在眼压增高后组织压缩、塌陷的原因之一。在原发性开角型青光眼，筛板的细胞外基质成分有很大的改变。早期有新合成的弹力微纤维和弹性蛋白，基膜的成分大大增加，胶原密度减低。之后弹力纤维变成不规则形、有的如虫咬状，围绕在弹力纤维周围的胶原变成颗粒状的间质。这种改变有可能是因为弹力纤维的合成代谢异常如弹性蛋白基因表达异常增加造成的，也可能是由于赖氨酰氧化酶活性降低造成弹力纤维变性或导致了新生成的弹力纤维不能正常成熟。

### （九）眼附属器

1. 眼睑　眼睑皮肤真皮内有大量弹力纤维，这些弹力纤维维持眼睑的弹性和回弹力。睑板处弹力纤维多分布于 Meibomian 腺周围，可能与睑板腺分泌有关。睑缘部弹力纤维细小而完整，此处弹力纤维数量如较少则有利于重睑形成。另外睑缘处的睫毛没有竖毛肌，故弹力纤维还起到生理竖毛肌的功能。眼睑其他部位的弹力纤维增多而较为破碎，这是弹力纤维退化的一种表现。眼睑皮肤内的弹力纤维还可因光化学损伤而逐渐增多，特别是皮肤较厚处。因此功能性弹力纤维的减少可以解释老年人生理性眼睑皮肤松弛。而在进行性睑内翻和睑外翻患者，特别是以睑外翻为特征的眼睑松弛综合征（floppy eyelid syndrome，FES）患者，病理染色发现睑板基质、眼轮匝肌和眼睑皮肤内的弹力纤维数量明显减少，而睑板的结构以及胶原纤维并无数量上的改变，提示弹力纤维可能与眼睑松弛有关。同时FES患者上睑的基质金属蛋白酶（matrix metalloproteinase，MMP）表达增高，尤其是MMP-7和MMP-9。这些蛋白酶均具有分解弹力纤维的能力，而不会降解胶原纤维，这与病理结果一致。MMP的表达会导致弹力纤维数量减少，使FES患者的上睑睑板失去了原有的弹性和稳定性而变得松软易折叠，并可轻易外翻，即出现了上睑的水平相松弛。

2. 结膜　结膜的弹力纤维由固有层内成纤维细胞合成的并与弹力纤维交织形成纤维层，在睑结膜缺乏，因此球结膜及穹隆结膜具有良好的弹性和韧性。老年人结膜弹力纤维发生退行性改变，结膜弹性、张力降低，组织变薄，手术时易被撕破。结膜固有层弹力纤维减少是结膜松弛症的主要病因之一。

在睑裂斑和翼状胬肉中，病变组织被称之为弹力样物质（elastotic material）而不是弹力组织（elastic tissue）。这些组织虽然呈弹力染色阳性，但对弹性蛋白酶不敏感。在形态上睑裂斑与皮肤的日光性弹力变性有很多相似之处。但与日光性弹力变性时大量产生弹力微纤维相反，病变组织内有大量的弹性蛋白，但缺少弹力微纤维。在睑裂斑除在深部基质存在有少量新合成的不成熟的弹力纤维之外，较表浅部位由于微纤维的缺乏，阻止了正常弹力纤维的形成，只见到一些含有弹性蛋白的团块，形态上与弹力纤维无相似之处。这不是简单的不成熟而是组合上的不正常，属于发育不良（dysplasia）。很明显，弹力纤维形成的控制遭到严重的失调，淀粉样蛋白成分和溶菌酶在睑裂斑内的存在可能通过抑制弹性蛋白的消化过程而间接影响对弹力纤维形成的控制。与皮肤的日光性弹力变性相比，睑裂斑有明显的弹力微纤维合成的减少，是更严重的日光引起的损伤。可能是由于结膜的上皮比皮肤薄得多的缘故。

3. 泪器　泪腺、泪点、泪道及泪囊均有弹力纤维分布，这些弹力纤维可以维持正常泪腺位置和泪液回流。合并泪腺脱垂的眼睑松弛综合征患者，组织学检查可见泪腺区皮下组织内淋巴细胞浸润，弹力纤维断裂崩解。对Sjogren综合征患者的病理检查也发现，泪腺中的弹力纤维数量明显减少，伴随结构异常。泪液引流通路中弹力纤维的减少则可造成泪溢。

4. 眼外肌　与眼外肌有关的经典解剖学结构包括Tenon囊、节制韧带、肌鞘都含有弹力纤维。对于球周弹力纤维的研究着重于两个部位：①提上睑肌腱膜内或其周围，特别是其止点。②外眼直肌套袖样结构或pulley系统。最近研究发现，球周弹力组织可以按照弹力纤维方向分为三类：①前后走行的弹力纤维。②内外走行的弹力纤维。③形成筛网结构的弹力纤维。第一类可见于提上睑肌及内、外直肌pulley滑车。第二类主要见于下直肌中央的pulley。在内、外直肌的pulley滑车中，前后走行的弹力纤维包裹着横纹肌。Tenon囊和直肌肌鞘主要是内外走行的弹力纤维。然而，在肌肉止点，Tenon囊折返并与肌鞘相延续，混杂的弹力纤维形成筛网样的框架结构。同样的结构还可见于泪小管周围。直肌的pulley大致由两部分构成：包裹直肌的结缔组织和在肌肉止点处特异化的Tenon囊。弹力纤维是两者的主要功能成分。内外直肌pulley滑车中的弹力纤维会受到相同方向横纹肌的牵张作用。这种弹性界面能够阻止压力在此处聚集从而干扰眼外肌正常生功能。因此，这些解剖结构中弹力纤维的异常可以改变眼外肌力的作用方向，形成复杂的非共同性斜视。

## 第三节　弹性假黄色瘤

弹性假黄色瘤（pseudoxanthoma elasticum，PXE）是一种系统性遗传性疾病，以弹力纤维变性为特点，皮肤、心血管和眼均具有特征性改变。PXE的发病率约为1/50 000，以常染色体隐形遗传为主，种族之间没有明显差异。绝大多数患者致病基因定位为16号染色体短臂上的ABCC6基因突变。PXE可在任何年龄发病，大多发病于30岁以前，也有幼年发病的。

1. 全身表现

（1）皮肤损害：颈侧、锁骨下、腋、腹壁、腹股沟、会阴、大腿等处为好发区，这些部位的皮肤可见一些直径1～3mm的黄色或乳白色小斑丘疹，按条状或网状排列成片，伴以毛细血管扩张。唇内面、腭、鼻、胃肠、阴道等黏膜亦可受累。皮损常经久不变，并有对称性分布倾向，偶可发展为慢性肉芽肿结节皮肤增厚，松软而略有皱纹。皮肤组织学检查，在真皮中下层有上下界限较明显的带状病变部位，可见有弹力纤维颗粒变性、断裂与肿胀。网状纤维增多，可有巨细胞反应及钙质沉积。同样的纤维变性也见于血管壁、脉络膜基底层、心内膜与心外膜。

（2）消化道出血：由于血管壁中层结缔组织退化、变性、破碎致血管病变，临床常见消化道出血，如呕血、便血或黑便。也可见鼻出血或血尿。

（3）心血管病变：心脏病变发生在心瓣膜与心肌的弹力纤维而不在冠状动脉，年轻患者常可出现心绞痛。周围血管受累，甚至出现血管钙化，约有 1/3 的患者可以发生高血压。此外还可出现青少年小腿痉挛与间歇性跛行，臂部及下肢血管搏动减弱或触摸不及，脉搏曲线平坦。

（4）并发症：偶可发展为慢性肉芽肿结节，最终可因视网膜硬化而失明。可有消化道出血或血尿，出现心绞痛、高血压。可伴发甲状腺功能亢进、糖尿病、畸形性骨炎、镰状细胞贫血、钙质沉积、颅内血管瘤等。

2. 眼部表现　典型的眼部病变为视网膜血管样条纹。最初眼底可见中心凹颞侧的橘皮样损害灶（peau d'orange），表现为后极部网状色素萎缩、局灶性视网膜色素上皮（RPE）萎缩及黄色斑块。橘皮样损害可进展为颜色不一、宽窄不一的血管样条纹。视盘区条纹多，且相互吻合呈星状。有时伴新生血管、出血或渗血，视力减退最终可因视网膜硬化而失明。眼部血管条纹的表现可较皮损明显甚至仅此表现持续数年，因此常由眼科首先发现本病。

血管样条纹的病理机制尚不明确。有学者推测可能为钙化的 Bruch 膜在眼内外肌肉牵拉作用下发生断裂，形成自视盘向外周放射状分布的特征性表现。外伤或眼压对血管样条纹进展的影响仍有争议。组织学检查与皮肤相类似，早期可见 Bruch 膜增厚钙化，随着脉络膜毛细血管、视网膜色素上皮细胞层及光感受器细胞的萎缩，脉络膜逐渐出现全层缺损，纤维血管组织长入形成脉络膜新生血管，最终进展为视网膜下的盘状病灶。

## 第四节　Marfan 综合征

Marfan 综合征是一种较常见的结缔组织常染色体显性遗传疾病，主要累及心血管、骨关节、眼，主要原因是 15 号染色体上的纤维蛋白素 -1 基因突变。

弹力纤维病常常可以危及生命，如患有 Marfan 综合征的早产儿通常因急性主动脉夹层，随后弹力纤维变性，出现进展性升主动脉扩张而死亡，显示了弹力纤维系统对于弹性结缔组织特别是心血管系统的重要性。突变造成弹力纤维素 -1 结合异常或分泌减少，含有变异分子的弹力微纤维对蛋白水解性损伤敏感性增加。最近研究表明 Marfan 综合征与 TGF-β 信号通路高度相关，该信号通路过度增强造成进展性病变，如二尖瓣发育不良或肺泡壁缺陷造成的气道末端扩张，都是因为 TGF-β 通路介导的细胞增生影响了细胞外基质沉积和转化。TGF-βⅡ型受体突变可以造成Ⅱ型 Marfan 综合征和家族性胸主动脉瘤。在两名 Furlong 综合征患者体内还发现新型杂合子 TGF-β 受体Ⅰ突变，而这种疾病与 Marfan 综合征具有一定临床相似性。Loeys-Dietz 胸主动脉瘤综合征和 Marfan 综合征一样具有严重的心血管缺陷，它的病因是 TGFBRⅠ和Ⅱ细胞质激酶突变，同样是由 TGF-β 信号通路增强引起的。纤维蛋白素 -1 突变已经在许多具有 Marfan 综合征表型 - 即所谓的 1 型纤维蛋白素病变 - 的疾病发现，包括 Marfan 综合征、新生儿 Marfan 综合征、非典型重症 Marfan 综合征、晶状体异位 Marfan 综合征、脊柱后凸侧弯、家族性蜘蛛指样综合征、家族性升主动脉瘤及主动脉夹层、MASS 表型（二尖瓣脱垂，不伴有夹层的主动脉瓣关闭不全，骨骼和皮肤异常）、Shprintzen-Goldberg 综合征、单纯性骨骼病变、“新型变异性 Marfan 综合征”、Weill-Marchesani 综合征。最近，有证据表明氯沙坦，一种血管紧张素Ⅱ的 1 型受体阻断剂，能够预防 TGF-β 信号通路增强相关性 Marfan 综合征。纤维蛋白素 -2 突变造成先天性挛缩性蜘蛛指综合征，也称为 Beal 综合征，特点是多发性屈曲挛缩，蜘蛛脚样指（趾），严重的脊柱后凸侧弯，耳廓异常及肌肉发育不良。其中一些与 Marfan 综合征的临床病理相似，但主动脉根部扩张罕见。

晶状体脱位是 Marfan 综合征患者最常见的眼部表现，大约可占 50%～80%。这种脱位往往为双眼、对称、在童年早期即稳定，方向大多为颞上。患者主要症状：晶状体脱位造成视物模糊、复视、严重散光。晶状体完全脱入前房造成角膜内皮损伤、青光眼，表现为头痛、眩晕。晶状体脱入玻璃体造成晶状体源性葡萄膜炎、视网膜脱离，表现为眼痛、视力丧失。体征包括：屈光状态不稳定、晶状体活动、虹膜震颤、晶状体震颤、房角后退等。可通过瞳孔看到晶状体赤道部及晶状体悬韧带。眼压升高、角膜水肿、前房可见房水闪光、眼底可见视网膜脱离。晶状体脱位的病理因素可能包括睫状突减少、纤维蛋白素富集的睫状体带合成、分布、附着异常及其对溶蛋白性裂解的敏感性增加。正常人晶状体悬韧带及其附着的晶状体囊膜富含纤维蛋白素，囊内染色可以看到纤维蛋白素向心性减少，至前后极处完全消失。从 Marfan 综合征患者摘除的晶状体囊膜内，使用抗纤维蛋白素抗体染色可以看到细小不规则的纤维蛋白素片段，弥散分布于前囊内。而在赤道部则轻度着染，此处为大多数晶状体悬韧带嵌入的部位，因此晶状体悬韧带往往稀少、衰弱而破碎。电镜显示这些晶状体悬韧带更为细小并且排列方式随意而不是规则平行排列。纤维蛋白素的这些异常引起晶状体发育不良及结构异常，从而造成晶状体脱位及其他病理改变如小球形晶状体。弹力纤维在眼部结缔组织的广泛分布也可用于解释 Marfan 综合征的其他眼部异常如近视、扁平角膜、视网膜脱离、斜视、青光眼等。

## 第五节　假性剥脱综合征

假性剥脱综合征（pseudoexfoliation syndrome，PFS）也称为剥脱综合征，是一种与年龄相关的全身性细胞外基质疾病，主要表现为在眼部及各种内脏器官的结缔组织和皮肤内产生并进行性累积一种纤维物质（exfoliation material，XFM），光镜下为颗粒状淀粉样蛋白纤维。PFS在眼部则影响所有的眼前节结构及眼眶组织，并可由此引起囊膜剥脱性青光眼（exfoliation glaucoma，XFG），在某些国家中XFG占青光眼的大多数。

### 一、流 行 病 学

PFS的发生与年龄密切相关，50岁以前很少发病，患病率随年龄增高呈上升趋势。是否具有性别差异，仍然存在争议。PFS在全世界范围内均可发生，但各国报道的人群患病率差异较大。斯堪的纳维亚中多见而黑人中少见。亚洲人群患病率较低，华人的人群患病率为0.2%，其中新加坡50岁以上人群患病率为0.2%，60岁以上人群患病率为0.7%；香港60岁以上白内障患者中，PFS患病率为0.4%。各国报道的人群患病率差异与其种族、遗传、环境等因素相关，也受调查方法、诊断标准、检查的彻底性及检查者的经验等诸因素的影响。

### 二、病理生理学

PFS是一种广泛的细胞外基质的病理过程，特征为多部位过度形成一种典型的细胞外XFM，其不被降解，反而进行性地累积在眼内和眼外组织中。有两种理论解释这种细胞外基质的病变：①弹性微纤维理论，认为PFS是一类弹性蛋白变性，尤其影响弹性微纤维功能。②认为PFS为基膜的一种全身性疾病。前一种理论的缺陷是未解释剥脱基质的来源和作用，后一种理论尚不能说明为何这些正常的基膜成分是剥脱物的一部分。XFM包含两种成分：①纤维状的剥脱纤维，由类似于弹性微纤维的纤维（8～10μm）组成，并有特征性的电子显微镜外观。②无形态的剥脱物质，其成分只有通过免疫组织化学法才能鉴别。XFM由复合糖蛋白或蛋白多糖结构组成一个蛋白核心，周围包绕丰富的糖复合物，但其确切的化学组成仍不清楚。XFM的蛋白组成：包括非胶原基膜成分如层粘连蛋白、纤连蛋白、弹性纤维系统的弹性蛋白及弹性微纤维成分的纤维蛋白素-1。在PFS眼中，细胞外基质代谢和应激反应的基因和蛋白表达水平均与正常眼有明显差异，前者的表达水平明显上调，后者的表达水平显著下降。在眼部，XFM主要由赤道前晶状体上皮细胞、非色素睫状上皮细胞、虹膜色素上皮细胞、小梁内皮细胞、角膜内皮细胞、虹膜所有实质细胞及与房水循环密切相关的脉管系统细胞产生。在眼外，XFM主要来源于内脏器官和皮肤的结缔组织成纤维细胞、平滑肌细胞、横纹肌细胞及心肌细胞。所有累及的细胞均显示出活跃的形成原纤维的超微结构性征象，如表面形成内陷并出现剥脱纤维。细胞周围累积XFM，进而使细胞的基膜受到破坏，最终使受累的细胞变性（变性性纤维病变）。

1. 眼部组织的病理改变

（1）晶状体：晶状体前表面可见XFM，呈现3个典型的明晰区域，即中央盘、中间透明区、周边颗粒区。这些区域的形成与晶状体前表面和虹膜之间的地形关系有关，某些区域聚集了颗粒状沉积物，另一些区域的沉积物则被摩擦掉。在虹膜后不被临床直接观察到的悬韧带附着于晶状体前囊区，因赤道前晶状体上皮主动生成XFM，使悬韧带板层被抬起而离开晶状体囊，导致悬韧带的不稳定性。

（2）虹膜：除可见XFM沉积于瞳孔缘外，所有虹膜结构和细胞类型均受累。后虹膜色素上皮产生并累积XFM，表现为明显的变性，细胞膜破裂，释放黑色素颗粒。实质内的XFM主要沉积于眼球前表面层、括约肌和扩张肌内、血管壁内。虹膜血管受损表现为XFM堆积在外膜，使平滑肌细胞、周细胞及内皮细胞逐步变性，直至虹膜血管壁完全被破坏，留下由一环状XFM构成轮廓的“鬼影血管”，或致血管腔完全闭塞。微细的超微结构变化可发生于所有临床单眼患者的对侧眼，这表明PFS是一种发生于双眼的疾病，可有双眼不平衡的临床表现。

（3）睫状体和悬韧带：羽毛状的XFM呈套筒样覆盖在睫状突上。非色素睫状上皮局部产生XFM，因XFM进行性大量累积，破坏了这些上皮细胞的基膜，从而发生变性。XFM呈现典型结霜样外观包裹悬韧带。悬韧带纤维一端因大量的XFM插入而与睫状上皮基膜分隔，另一端由于赤道前XFM插入而与晶状体囊膜分隔，因此使悬韧带与睫状体和晶状体的附着松弛。

（4）小梁网：Schlemm管的内皮下、邻管组织、Schlemm管的外壁、集液管与巩膜房水静脉的周围，均可检测到XFM。XFM累积在邻管组织区，不仅减少房水的流出，而且造成正常组织结构的改变。正常情况下，整个 Schhmm 管的周边环绕着一个弹力微纤维网，为管壁提供张力和弹性。XFM 的沉积使这种弹力微纤维网遭到破坏并被 XFM 所替代，使管壁失去了结构的稳定性和弹性，最终导致正常邻管组织结构明显破坏，Schlemm 管部分闭塞和分裂。房水静脉也因周围沉积 XFM 而发生塌陷。

（5）角膜：角膜内皮后可见片状的 XFM 贴附。内皮细胞生成 XFM 并发生变性，从 Desemet 膜上脱离，可导致内皮细胞数量减少和形态改变。

（6）视神经和眼后节：尚未检测到 XFM。

2. 眼外组织的病理改变　结膜实质、眼外肌、眼眶结缔组织、皮肤、心、肺、肝、肾、胆囊及脑脊膜的纤维血管结缔组织间隙中，均可检测到 XFM。

## 三、病　因　学

目前，对 PFS 的发病原因尚不清楚，可能与遗传和环境因素的共同影响有关。不同种族的患病率差异较大，提示遗传可能是 PFS 的危险因素。以家系为基础的研究表明，PFS 患者有家族史，且 PFS 患者家属中的患病率较一般人群高，表明 PFS 具有家族聚集性。双生子研究也支持 PFS 的遗传假说。多数研究报道，PFS 的遗传方式为常染色体显性遗传，具有晚发性和不完全显性；也有研究报道，XP3 可能为母系遗传（线粒体遗传，X 染色体遗传，常染色体遗传伴随遗传印迹）。目前，尚未证实有清晰的遗传模式，提示 PFS 为复杂性疾病，可能涉及到多个基因和（或）环境因素。而且，PFS 是一种晚发性疾病，发病率随年龄增高而增加，通常在老年时期发病并被诊断。区分正常的年轻人与最终将发生该病的人及寻找有两代以上患病个体的家系存在困难，因此，进行传统的连锁分析和关联研究较难。一项在芬兰的 PFS 家系中全基因组连锁分析结果显示，其遗传位点位于 18q12.1～21.33、2q、17p 及 19qL30。近来，关于 PFS 与赖氨酰氧化酶样基因 -1（lysyl oxidase-like 1，LOXL1）的关联研究引起各国学者的广泛兴趣。最初，来自冰岛和瑞典的研究者发现了第一个与发生 PFS 或 XFG 相关的危险基因 LOXL1。他们的全基因组关联研究表明，位于染色体 15 科的 LOXL1 有 3 个单核苷酸多态性（single nucleotide polymorphism，SNP），即 rs104866l、m3825942 及 rs2165241，与 PFS 和 XFG 存在较强的关联性。随后此研究结果在美国、澳大利亚、欧洲人群中得到了证实。而日本人群中的研究结果却表明与这些报道相反的危险等位基因。陈玲、王宁利等对我国人群中 PFS 和 XFG 患者与 LOXL1 基因的关联性研究表明，LOXL1 基因与 PFS 和 XFG 有关联性，主要与 SNP rs1048661 关联；而且发现，我国人群中 SNP rs1048661 和 rs2165241 的危险等位基因与白种人群中的相反。新加坡有一项研究报告，显示华人中 SNP rs3825942 与 PFS 有关联，而未发现 SNP rs1048661 与 PFS 有关联。LOXL1 基因涉及弹性纤维的合成与稳定性，因此在生物学上也证实与 PFS 相关。但目前对 LOXL1 基因多态性与 PFS 的确切关系尚未被阐明，其基因检测的价值和意义也未被证实。

## 四、临 床 表 现

临床可表现为单眼或双眼受累，而组织病理学改变累及双眼。临床单眼受累通常为双眼受累的前兆，但其发生需经历数年，也可能在患者的有生之年不会发生。

1. 症状　在 PFS 长期和潜伏的过程中，患者通常无临床症状。只有随着白内障的发展或当青光眼出现严重的视功能障碍时，才会出现症状。

2. 体征

（1）晶状体：白色的片状物沉积在晶状体前表面是最重要的诊断体征，其典型的表现形式包括 3 个区：中心盘区，为一均匀、细小混浊且类似于玻璃纸的膜，位于晶状体囊膜的前极；周边区，呈颗粒状，霜白色；隔离中心盘与周边两个区的透明区。周边区是诊断 PFS 最可靠的体征，散瞳后眼部检查对确诊 PFS 至关重要。由于晶状体悬韧带不稳定，致晶状体震颤很常见，时可发生晶状体脱位。由于虹膜的硬度增加，晶状体震颤不一定均合并有虹膜震颤。白内障的形成与 PFS 有关，最常见的为核性混浊和后囊膜下混浊，可能与 PFS 患者房水中的抗坏血酸水平降低有关。

（2）虹膜和瞳孔：除了晶状体，XFM 最主要位于瞳孔缘。血管的损害可表现为诊断性散瞳后偶尔发生虹膜实质内出血。血管的闭塞和虹膜低灌注可导致虹膜新生血管化，引起药物性散瞳后的前房出血。虹膜血 - 房水屏障破坏可导致房水闪光和假葡萄膜炎，使术后纤维性渗出的危险性增加。虹膜色素的脱失和黑色素的播散多表现为瞳孔缘色素领的缺失和透光，也可见整个瞳孔括约肌区透光的同心环及色素沉积在虹膜表面。诊断性散瞳或手术后可产生明显的黑色素颗粒播散，以致发生虹膜异色症，暂时性阻塞房水流出通道，而使眼压升高。因此，对所有 PFS 患者滴用散瞳药后，均应常规地进行眼压测量。PFS 眼也易在虹膜色素上皮和晶状体前囊之间形成粘连，尤其易发生于虹膜和人工晶状体之间。瞳孔开大肌萎缩及 XFM 堆积可引起虹膜实质组织的弹性下降，造成瞳孔散大和药物性缩小均不充分。

（3）角膜：在角膜内皮细胞表面可观察到散在的

XFM片状物，色素沉积通常引起广泛的非特异性中央角膜内皮色素化。角膜内皮细胞密度下降、形态和大小的改变，可使一些PFS患者仅在眼压中等升高或白内障手术后早期发生角膜内皮失代偿。

（4）睫状体和悬韧带：PFS早期行睫状体镜检查，可在睫状突和悬韧带上方检测到XFM。

（5）前房角：PFS患者可发生前房角缩窄或闭塞，发生率约为20%。所有临床症状明显的患者，均可见到明显的小梁网色素化程度增加；有时可发现片状XFM，通常位于后部小梁网，文献报道其发生率约为5.6%～50.0%。

（6）视网膜和视盘：多项研究报道，PFS患者中视网膜分支或中央静脉阻塞发生率较高。关于筛板和盘沿的血流是否减少。不同的研究报道了不同的结果。有研究结果表明，PFS是发生视盘出血的危险因素之一。

3. 全身并发症　有研究者报道PFS与Alzheimer病、短暂性脑缺血发作、脑卒中、腹主动脉瘤、高血压、心绞痛及心肌梗死有关联，提示PFS对血管的影响作用；但是，另外的研究却未发现PFS与心血管或脑血管疾病相关。这些研究结果均提示，任何全身性疾病即使与XFM有关联的话，其关联强度可能也很弱。

4. XFG的临床特征和发病机制　XFG与原发性开角型青光眼（POAG）相比，其临床症状更严重，预后更差；眼压比POAG更高，昼夜眼压波动比POAG大；视神经损害发生率更高，视野损害更严重；对药物治疗反应更差，病情进展更迅速，需要手术治疗的患者比例更高。但不同于POAG之处是局部使用糖皮质激素的反应类似于正常人群，眼压亦无变化。

（1）PFS发生开角型青光眼的机制：与房水流出阻力增高及眼压升高有关，可能的发生机制包括XFM和（或）虹膜释放的色素阻塞并损害了小梁网，小梁网细胞功能障碍，以及同时并发POAG。XFG具有特征性的XFM沉积，组织病理学上可清晰地与POAG相鉴别，这提示XFG与POAG的发病机制完全不同，强调XFG需要特殊的治疗方法。虽然XFG特征性地表现为高眼压，但有些研究结果表明，即使在眼压不升高的情况下，PFS也易发生青光眼性损害。这提示存在非眼压依赖性危险因素，如筛板结缔组织的改变和血管异常。

（2）PFS发生闭角型青光眼（ACG）的机制：最初，PFS与闭角型青光眼之间的关联被认为少见且巧合，仅有散在的病例报道。但是，最近的研究发现，部分ACG患者由PFS所引起。Herbst于1976年首先提出PFS与ACG之间存在着因果关系。PFS的病变特征使其易患ACG，如虹膜色素上皮和晶状体表面均包裹有XFM，易于形成虹膜后粘连和虹膜囊阻滞。在虹膜后粘连的基础上。缩瞳剂可诱导发生ACG，因悬韧带松弛及晶状体向前移位可进一步激化ACG。因虹膜比正常时更僵硬，后房的压力使其在虹膜根部这一最薄弱的部位向前膨起。以上因素可联合导致瞳孔阻滞和ACG的发生。

## 五、治　　疗

目前尚无可以预防PFS发生或减缓其进展的方法。所有PFS患者均应长期随访，以严密观察XFG的发生，防止视野和视盘的损害。XFG与POAG的治疗方法相同，目的是通过降低眼压至视神经可耐受的水平，以预防青光眼的进展。

1. 药物治疗　β受体阻滞剂是最常用的局部降眼压药物，但任何单一的药物反应常不充分，需要联合应用其他降眼压药物，如溴莫尼定、拉坦前列素等。缩瞳类药物尽管有很好的降眼压效果，但因可加速血-房水屏障的功能障碍，降低瞳孔括约肌的灵活性，增加虹膜后粘连和白内障形成的危险。在晶状体悬韧带明显不稳定的PFS眼，缩瞳剂可能进一步诱导瞳孔性或晶状体性ACG的发生。

2. 激光治疗　氩激光小梁成形术最初的成功率较高，但长期效果不令人满意。文献报道，1年的成功率为82%，3年为53%，5年仅为31%。在窄前房角的患者，激光周边虹膜切除可减少相对性瞳孔阻滞和虹膜摩擦释放色素的情况。

3. 滤过性手术　滤过性手术比药物或激光治疗可有效地降低眼压，但应考虑到滤过性手术后的并发症，如炎性纤维性反应及后粘连的形成。当XFG合并白内障时，可考虑联合行超声乳化白内障吸出和小梁切除术。

4. 小梁抽吸术　术中将剥脱物、色素沉积及其他小梁间和小梁前残余物于直视下抽吸，以改善房水的流出。这种方法的降眼压效果较好，但PFS是一个持续性的病变过程，此方法仅能暂时性地缓解XFG。

## 六、并发症的预防

应认识到PFS眼白内障摘除术中潜在的晶状体悬韧带不稳定问题，以避免术中和术后并发症的发生。具体预防措施：术前和术后应用糖皮质激素；充分散大瞳孔；不使用硅胶型人工晶状体，以预防囊膜收缩综合征和人工晶状体光学部的移动；插入虹膜钩和支撑环固定晶状体囊，以便安全地进行超声乳化术；施行囊内白内障摘除，以巩膜缝线固定后房型人工晶状体；术后早期检测和治疗眼压升高、纤维素性渗出及后粘连形成等并发症。

眼部所有的组织在正常或病理情况下都有弹力纤维系统的成分存在。弹力纤维可表现为不同的形式或停留在某种发育阶段。与其他因素协同，弹力纤维直接或间接地参与多种眼部的病变。尽管弹力纤维系统与视觉无直接关联，它在眼的正常发育、保证正常结构和功能上起着重要作用。有关眼部弹力纤维的研究是一个值得重视的领域。

（李宗仪　潘志强）

## 主要参考文献


1. Kielty CM. Elastic fibres in health and disease. Expert Rev Mol Med，2006，8（19）：1-23.
2. Pasquali-Ronchetti I，Baccarani-Contri M. Elastic fiber during development and aging. Microsc Res Tech，1997，38（4）：428-435.
3. Sherratt MJ. Tissue elasticity and the ageing elastic fibre. Age（Dordr），2009，31（4）：305-325.
4. del Buey MA，Cristóbal JA，Ascaso FJ，et al. Biomechanical properties of the cornea in Fuchs' corneal dystrophy. Invest Ophthalmol Vis Sci，2009，50（7）：3199-3202.
5. Kamma-Lorger CS，Boote C，Hayes S，et al. Collagen and mature elastic fibre organisation as a function of depth in the human cornea and limbus. J Struct Biol，2010，169（3）：424-430.
6. Piñero DP，Alio JL，Barraquer RI，et al. Corneal biomechanics，refraction，and corneal aberrometry in keratoconus：an integrated study. Invest Ophthalmol Vis Sci，2010，51（4）：1948-1955.
7. McBrien NA，Gentle A. Role of the sclera in the development and pathological complications of myopia. Prog Retin Eye Res，2003，22（3）：307-338.
8. Schultz DS，Lotz JC，Lee SM，et al. Structural factors that mediate scleral stiffness. Invest Ophthalmol Vis Sci，2008，49（10）：4232-4236.
9. Grant CA，Thomson NH，Savage MD，et al. Surface characterisation and biomechanical analysis of the sclera by atomic force microscopy. J Mech Behav Biomed Mater，2011，4（4）：535-540.
10. Rada JA，Shelton S，Norton TT. The sclera and myopia. Exp Eye Res，2006，82（2）：185-200.
11. 龙琴，褚仁远. 巩膜细胞外基质及基质金属蛋白酶在近视发展中作用的研究进展. 中华眼科杂志，2005，141（11）：1047-1049.
12. Acott TS，Kelley MJ. Extracellular matrix in the trabecular meshwork. Exp Eye Res，2008，86（4）：543-561.
13. Fuchshofer R，Tamm ER. Modulation of extracellular matrix turnover in the trabecular meshwork. Exp Eye Res，2009，88（4）：683-688.
14. Tektas OY，Lütjen-Drecoll E. Structural changes of the trabecular meshwork in different kinds of glaucoma. Exp Eye Res，2009，88（4）：769-775.
15. Hann CR，Fautsch MP. The elastin fiber system between and adjacent to collector channels in the human juxtacanalicular tissue. Invest Ophthalmol Vis Sci，2011，52（1）：45-50.
16. Tamm ER. The trabecular meshwork outflow pathways：structural and functional aspects. Exp Eye Res，2009，88（4）：648-655.
17. Hiraoka M，Inoue K，Ohtaka-Maruyama C，et al. Intracapsular organization of ciliary zonules in monkey eyes. Anat Rec（Hoboken），2010，293（10）：1797-1804.
18. Cain SA，Morgan A，Sherratt MJ，et al. Proteomic analysis of fibrillin-rich microfibrils. Proteomics. 2006，6（1）：111-122.
19. Raghunath M，Cankay R，Kubitscheck U，et al. Transglutaminase activity in the eye：cross-linking in epithelia and connective tissue structures. Invest Ophthalmol Vis Sci. 1999，40（12）：2780-1787.
20. Azad R，Tewari HK，Mondal AK，et al. Elastic fibres in retinal detachment. Indian J Ophthalmol，1990，38（2）：74-77.
21. 王良海，李根林. 增生性玻璃体视网膜病变过程中细胞外基质作用的研究进展. 中华眼科杂志，2008，44（8）：759-763.
22. Ugarte M，Hussain AA，Marshall J. An experimental study of the elastic properties of the human Bruch's membrane-choroid complex：relevance to ageing. Br J Ophthalmol，2006，90（5）：621-626.
23. Yu HG，Liu X，Kiss S，et al. Increased choroidal neovascularization following laser induction in mice lacking lysyl oxidase-like 1. Invest Ophthalmol Vis Sci，2008，49（6）：2599-2605.
24. Huang JD，Curcio CA，Johnson M. Morphometric analysis of lipoprotein-like particle accumulation in aging human macular Bruch's membrane. Invest Ophthalmol Vis Sci，2008，49（6）：2721-2727.
25. Urban Z，Agapova O，Hucthagowder V，et al. Population differences in elastin maturation in optic nerve head tissue and astrocytes. Invest Ophthalmol Vis Sci，2007，48（7）：3209-3215.

26. Tektas OY, Lütjen-Drecoll E, Scholz M. Qualitative and quantitative morphologic changes in the vasculature and extracellular matrix of the prelaminar optic nerve head in eyes with POAG. Invest Ophthalmol Vis Sci, 2010, 51 (10): 5083-5091.
27. Oyama T, Abe H, Ushiki T. The connective tissue and glial framework in the optic nerve head of the normal human eye: light and scanning electron microscopic studies. Arch Histol Cytol, 2006, 69(5): 341-356.
28. Damasceno RW, Heindl LM, Hofmann-Rummelt C, et al. Pathogenesis of involutional ectropion and entropion: the involvement of matrix metalloproteinases in elastic fiber degradation. Orbit, 2011, 30(3): 132-139.
29. Kakizaki H, Takahashi Y, Nakano T, et al. The distribution of elastic fibers in the Asian upper eyelid skin. Ophthal Plast Reconstr Surg, 2011, 27(3): 201-203.
30. Zhang XR, Cai RX, Wang BH, et al. The analysis of histopathology of conjunctivochalasis. Zhonghua Yan Ke Za Zhi, 2004, 40(1): 37-39.
31. Schenke-Layland K, Xie J, Angelis E, et al. Increased degradation of extracellular matrix structures of lacrimal glands implicated in the pathogenesis of Sjögren's syndrome. Matrix Biol, 2008, 27(1): 53-66.
32. Osanai H, Murakami G, Ohtsuka A, et al. Histotopographical study of human periocular elastic fibers using aldehyde-fuchsin staining with special reference to the sleeve and pulley system for extraocular rectus muscles. Anat Sci Int, 2009, 84(3): 129-140.
33. Kakizaki H, Takahashi Y, Nakano T, et al. Whitnall ligament anatomy revisited. Clin Experiment Ophthalmol, 2011, 39 (2): 152-155.
34. Uitto J, Bercovitch L, Terry SF, et al. Pseudoxanthoma elasticum: progress in diagnostics and research towards treatment: Summary of the 2010 PXE International Research Meeting. Am J Med Genet A, 2011, 155A(7): 1517-1526.
35. Georgalas I, Tservakis I, Papaconstaninou D, et al. Pseudoxanthoma elasticum, ocular manifestations, complications and treatment. Clin Exp Optom, 2011, 94(2): 169-180.
36. Nemet AY, Assia EI, Apple DJ, et al. Current concepts of ocular manifestations in Marfan syndrome. Surv Ophthalmol, 2006, 51(6): 561-575.
37. Nahum Y, Spierer A. Ocular features of Marfan syndrome: diagnosis and management. Isr Med Assoc J, 2008, 10(3): 179-181.
38. Schlötzer-Schrehardt U, Naumann GO. Ocular and systemic pseudoexfoliation syndrome. Am J Ophthalmol, 2006, 141 (5): 921-937.
39. 王猛，董晓光. 剥脱性青光眼的研究进展. 中华眼科杂志，2011，47(2): 181-184.
40. 陈玲，王宁利. 囊膜剥脱综合征的研究进展. 中华眼科杂志，2010，46(6): 572-576.
41. 余灵详，邹仲之. 弹性纤维研究进展. 解剖学报，2002，33: 221-223.
42. Kielty CM, Sherratt MJ, Shuttleworth CA. Elastic fibres. J Cell Sci, 2002, 115(14): 2817-2828.

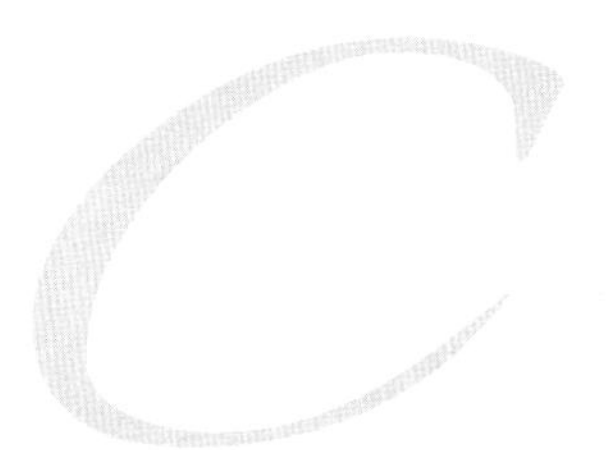

# 第十一章 高原眼病

## 第一节 概　　述

### 一、高原概况

凡海拔在1000米以上，面积广大，地形开阔，周边以明显的陡坡为界，比较完整的大面积隆起地区称为高原。在医学上，高原是指使人体产生明显生物学效应的海拔在3000米以上的区域。高山病又名高原病（high altitude disease），是高原低氧引起的高原特有的一类疾病，统称高山病（mountain sickness）或称Acosta病。我国海拔在3000m以上的高原高山地区占全国总面积的六分之一。据全国1977年的人口统计，为9亿多，单以青藏高原计算，包括西藏、青海、四川和甘肃部分地区的人口约有1000万，如果加上内蒙古高原、黄土高原、云贵高原及帕米尔高原等，高原地区的人口约为6000万。

#### （一）高原地区对人体的影响

高原地区对人体的影响主要指高原气候对人体的影响。高原气候有其不同的特点。

1. 太阳辐射增强，日照时间长。
2. 大气压和氧分压减低，空气稀薄。
3. 大气温度降低，日差较大，年差较小。
4. 大气绝对湿度降低，降水少，干燥。
5. 风日多、大风多、雷暴、冰雹、霜冻、寒潮等自然灾害多。

#### （二）高原自然条件对人体的影响

1. 气压与氧分压　大气是混合气体，主要成分是氧和氮。氧是人类维持生命不可缺少的气体，氮是大气中含量最多的气体，是合成氨的基本原料，氧、氮各占大气体积20.95%、78.09%。此外大气中还含有微量的二氧化碳，占0.03%，还有极少的臭氧。近年来由于工业的发展，空气中的二氧化碳含量有所增加，对气候变迁产生了一些影响，含量不固定的臭氧，多在离地面20～30km处，它能大量吸收太阳短波辐射，减少地面紫外线的照射量。大气的质量随高度的增高而递减，氧的含量也随之减少。正常人气体交换：氧的吸入、二氧化碳的排出，与该气体的分压是有着密切的关系的，即根据气体弥散定律，分压高流向分压低。海平面大气压为101.5kPa（760mmHg），氧分压21.3kPa（159.5mmHg），二氧化碳分压5.2kPa（39mmHg），人的肺泡中氧分压13.6kPa（102mmHg），毛细血管内氧分压为5.34kPa（40mmHg），二氧化碳分压6.14kPa（46mmHg）。

由上可知，在海平面处空气中氧、二氧化碳分压与肺泡、毛细血管内氧、二氧化碳分压差别是很显著的，人体呼吸时，气体交换很顺利地进行。当海拔高度逐渐增高，大气压、氧分压逐步降低，分压差就越来越小，譬如海拔高度达到4000m时，空气氧分压约97mmHg，虽肺泡氧分压也相应降低，氧气尚能进入肺泡、进入毛细血管内，但由于分压差小，故进入速度大为减慢，人体吸入的氧不够，就会产生一系列缺氧症状。但机体对外界环境是有强大适应能力的，在一定范围内，人体通过神经体液系统的调节，产生一系列代偿反应，是可以习服外界缺氧环境的。一般高山反应的临界高度为3000m，目前将3000～5000m作为机体可以适应的范围。5000m作为代偿障碍的临界高度，而在5000m以上地区，机体则难以完全习服。

2. 低气温　高原气候寒冷，日温差可在20℃以上，故高原居民皮肤触觉痛觉迟钝，末梢血管处于收缩状态，易产生皮肤干裂、擦伤、冻伤。气温与太阳辐射强度变化有关，而每个地区的太阳辐射强度决定于太阳的高度，日照时间、投射于地面的角度和大气的透明度，一般而言，在对流层中，气温随高度增加而递减。

3. 太阳辐射线　太阳辐射是地球上光和热的源泉，也是气候现象及其变化的根本原因。地表接受的辐射量随海拔高度增加而增加。平原地区空气层厚，尘埃多、太阳辐射线在穿过大气层时，其强度已大为减弱，而在高山和高原地带，空气稀薄，水汽及尘埃较少，加之日照时间长，所接受的日辐射量多于平原地带。在雪线上的高山和冬季的高原，冰雪覆盖面大，反射率增大，致使生活在这里的人吸收的辐射能增加，以紫外线而言，海拔每升高100m，紫外线强度增加1.3%。辐射线对眼球的影响，应当在有关眼病中叙述。

### 二、光敏度、视敏度与色觉

视网膜在结构上与脑密切相关，且代谢情况相似，因此它同样对缺氧也敏感，表现为光敏度和视敏度的降低。根据MC Tarland（1972）报道，光敏度在海拔1220～1520m时就已减弱，在4880m时，视力降低到平原的一半，换句话说，在这种情况下，需要给予2倍的光亮，才能感受到一定的刺激。Halperin等（1959）指出，在海拔2130～5030m间，只要3～4小时，视敏度即下降，但是吸入纯氧几分钟之后，就可以恢复。高原对视敏度的影响，随光照强度而定，若照度强，海拔高度即使稍超过5490m，视敏度也几乎没有减弱，相反，在低照度下，海拔低到2440m，视敏度就开始降低了，在5180m时仅为平原值的一半。在英国二战期间，夜盲成为战斗机飞行员的一个问题，在海拔3660m时，几乎完全夜盲，但可完全恢复，不需补充大量维生素A，而只需吸氧。很明显，对夜视力起重要作用的视网膜视杆细胞，对缺氧是非常敏感的。有报告称气球驾驶员首先感到读压力表有困难，意味着在高空调节功能减退。在5468m高处，眼凝视的精确性普遍有减少的倾向，说明集合功能有些疲劳，隐斜在这时也表现出来了。

色觉，辨色力在海拔2000～3000m时增强，而在海拔5000～7000m时减弱（Frantsen等，1958）。另据报道，在海拔5490m时，对蓝色和绿色的辨别力稍减弱（Schmidt等，1953）。

### 三、视　　野

Evans和McFarland（1938）指出，在高原地区虽然人的中央视野似乎不受影响，但表明周边视野轻度缩小。1980年胡雪篱在青海省大通地区（海拔2600m）用弧形视野计5mm白色视标检查了20～45岁正常人50例（100只眼）及51～82岁68例老人135只眼的周边视野，被检者主要是世居高原和少数移居高原20年以上的矿工、干部、退休职工、医务人员以及普通居民，均按严格的程序进行，得出如下意见：

高原正常人视野与北京正常人视野相对照，双眼均有10条子午线的平均值小于平原正常人，与广州正常人视野相比，双眼均有9条子午线的平均值小于平原正常人，证明高原人周边视野轻度缩小。北京、广州均用3mm白色视标，胡用5mm白色视标，如在同等条件下，胡报道的视野应当会更小一些，因为视野的大小，在一定界限内与视标大小成正比关系。高原老年人的视野比20～45年龄组的视野有显著缩小。高原人视野缩小的机制，可能与缺氧引起的视敏度下降有关。

## 第二节　高原与结膜角膜病变

### 一、慢性结膜血管扩张症

世居3000m以上高原的居民，很多人球结膜呈紫红色，血管迂曲扩张，以睑裂部最为明显，有时在穹隆部结膜可见到粗大的紫蓝色迂曲血管，在红色背景下十分突出。睑结膜亦充血、模糊不清，患者无任何自觉不适，结膜囊内无分泌物，因此它不是炎性改变，而是高原地区特有的慢性结膜血管扩张症。特别严重的人，睑裂部球结膜增厚，有形成翼状胬肉的倾向。我们于1978年在3700～4300m处调查500名世居藏族，20岁以上的人群中患病率为76%。朱志忠在5500m高山湖泊地区调查51人，37人有结膜血管扩张。

病因：①与缺氧有关，由于血氧分压降低，使表面小血管扩张，结膜血管也随之扩张和世居高原地区的居民脸颊部红润，毛细血管明显扩张属同一道理；②与日光中紫外线，红外线所致的物理性刺激有关。

### 二、春季卡他性结膜炎

春季卡他性结膜炎主要累及青少年，多数患者在春季发病，自觉症状奇痒，一般认为属于过敏性反应性疾病，但多数患者经数十种抗原皮内过敏试验，仍找不到确切的变应原，张苓芝认为本病可能是自身免疫性疾病。根据本病在西北地区高发的特点，袁佳琴提出地理气候因素也与本病的发生和发展有一定关系，她根据西北五省区流行病学调查结果，进一步提出气候干燥、日照强度大、大风日多及海拔较高可能是本病在西北高发的气候和地理特征。

青海省乐都县人民医院（海拔2040m）于1979年统计门诊患者1563人，本病患者66人，占4.22%，比河北的1.26%及上海崇明县的0.45%高出3.35倍和9.4倍，本病到底与高原地理及气候有什么具体关系，有待进一步研究。

### 三、结膜微循环

人体和动物体内的细胞、组织和器官要维持其正常活动，必须随时接受营养物质和运出代谢产物，不断地进行物质交换，以维持其生命力。微循环就是直接参与细胞、组织的物质代谢的体液循环状态。微循环包括微动脉、毛细血管和微静脉在内的血液循环，球结膜微循环的检查对不少疾病的诊断及病情的估计有一定的参考价值。由于球结膜微循环的变化比视网膜出现的早，而且观察球结膜微循环形态还具有下列优点：①裂隙灯显微镜放大倍数大，球结膜微血管表浅，易于看见，且清晰度高；②可观察到一段较长的血管，在一个视野中同时可见小动、静脉及毛细血管；③观察区底色白，球结膜微血管中血液红细胞与底色间反差显著。

张希兰等（1984）报道了对平原地区200只正常眼球结膜微循环的观察，119只眼（59.5%）正常，81只眼异常，表现为血柱不均（35只眼），血管瘤（25只）、毛细血管弯曲（21只）、动脉细（20只）、囊状扩张（17只）、静脉迂曲（13只）、红细胞聚集（11只）。1992年在西藏郭灵常等对移居海拔3658～4760m 20～35岁的汉族正常人158例球结膜微循环做了检查，正常者26例（16.46%），异常者132例（83.54%），其中Ⅰ级改变94例（71.21%）、Ⅱ级25例（18.94%）、Ⅲ级13例（9.85%），以上分级按骆秉铨制定的三级分类法（表12-3）。

上述资料表明，高原20年以上的汉族正常人球结膜微循环改变异常率明显高于平原正常人，随着居住高原时间的延长和海拔高度的增高，球结膜微循环改变越来越多，越来越重。在高原时间长于30年，海拔高度高于4670m者，球结膜微循环改变发生率分别为100%和90.48%，其中Ⅲ级者分别为41.67%和47.62%。

高原缺氧是微循环改变的主要原因。久居高原汉族人对缺氧通气反应下降，这可能与呼吸中枢及外周化学感受器的敏感性降低有关，导致通气不足，机体缺氧，刺激造血系统产生更多的红细胞，则血细胞比容增高，当血细胞比容超过40%时，红细胞聚集能力增强，致使血流缓慢，甚至出现泥流滞流，致静脉回流障碍而出现血管扩张、血管弯曲、血管瘤以及毛细血管数量增加等形态改变。

## 四、高原紫外线角膜结膜炎

高原日光强烈，日照时间长，较长时间暴露于日光下，不仅得日光性皮炎，眼部也常受损害。在冬季高原上大雪茫茫，整月不消，在太阳光照耀下，闪烁刺眼，如不加防护，可发生雪盲（snow blindness）。它并非因雪本身致病，而是雪面反射了太阳光中的紫外线损害了眼部。名虽雪盲，一般强度照射下很少致盲，因此，赵金甲称此为紫外线角膜结膜炎比较合适。

1．紫外线与人体　紫外线有光电作用、光化学作用、荧光作用以及生物抑制作用。适量的紫外线对人体有益，可使血液及淋巴循环加快，组织充血和毛细血管渗透性增高，新陈代谢旺盛，网状内皮系统的吞噬能力加强，结缔组织及上皮细胞的再生能力增强，因此它有良好的消炎、止痛、促进创面或溃疡愈合、杀菌、病房及手术室的消毒作用，但过大剂量的紫外线对人体就有损害了。高原地区由于种种因素：高海拔，空气稀薄、水蒸气尘埃少、结晶的冰雪面的反射等等，使高原地区的长波紫外线、短波紫外线均较海平面地区强烈。

2．紫外线损伤眼球　被眼组织吸收而转化为热能，另外，紫外线有生物抑制作用，在大剂量照射下，可使组织细胞核分裂抑制，随后细胞核肿胀，染色体凝集，最后核膜破裂，染色体分散于细胞质内，细胞肿胀死亡。高原紫外线角结膜炎的临床病理表现就是这两种作用互相协同的结果。一般情况下，长波紫外线穿透角膜的能力较强，大部分被晶状体所吸收，但其生物抑生能力较弱，对眼的损害轻微。短波紫外线其穿透能力虽弱，绝大部分被角膜所吸收，对角膜组织的增热与抑生作用极强，所以对角膜的损害也重。

3．病理变化

（1）角膜：上皮表层肿胀，细胞不规则，形成水泡细胞核内有嗜酸性颗粒，此为紫外线损伤的特殊病变，细胞坏死后脱落，实质细胞核破碎，原浆颗粒性病变，角膜周围充血，有多形核白细胞和嗜酸性粒细胞浸润。严重者蛋白质凝结，角膜混浊，有血管侵入，角膜浅层改变较深层为重，角膜前弹力层及后弹力层一般无变

表12-3　结膜微循环三级分类法

| | 正常 | 微血管病 | | |
|---|---|---|---|---|
| | 0 | Ⅰ | Ⅱ | Ⅲ |
| 1．微血管瘤 | 无 | 孤立瘤样扩张或血管粗细不均 | 微血管瘤 | 多数微血管瘤 |
| 2．血管张力变异 | 走行自如 | 微静脉迂曲 | 微静脉明显迂曲，微动脉纤细 | 静脉血管扭绞缠绕，动脉细直 |
| 3．动静脉之比 | <1∶2 | <1∶2 | 1∶3～1∶4 | ≥1∶1.5 |
| 4．血细胞聚集 | 血流通畅 | 中小血管呈泥沙状和粒状血流 | 中血管颗粒状聚集，伴小血管分节血流 | 中小血管有团块状聚集可伴填塞血流 |
| 5．血流速度 | 快 | 快 | 缓慢 | 淤滞 |
| 6．外溢 | 无 | 无 | 无 | 有 |

化。赵金甲认为使角膜损害最重的紫外线波长为305～250nm，其中波长280nm的紫外线对角膜的作用最强。

（2）晶状体：大剂量紫外线长时间照射可使晶状体囊下上皮细胞增生、肿胀、核固缩，出现嗜酸性颗粒，晶状体表面有时有纤维变性。

4．症状和体征　症状的轻重与照射时间及照射剂量成正比，与光源的距离平方成反比。当阳光中的紫外线经过大雪的散射照入人眼后，开始并无任何症状，潜伏期一般为6～10小时，初次发病的患者潜伏期长，累次复发者潜伏期短，照射剂量小者潜伏期长，反之则短，最严重的患者潜伏期仅为半小时，也有迟到24小时才发病者。

发病时双眼磨痛，异物感，似有沙粒在眼内滚动，流泪、怕光，严重者还有虹视，视物模糊，并有中心色觉暗点。检查时可见眼睑皮肤红斑，有时水肿，水疱及小出血点，眼睑痉挛，如不经适当处理很难将睑裂分开。结膜囊内泪水极多、球结膜充血并有细小出血点，角膜表面有小点片状上皮剥脱，房水中有时可见到浮游物，虹膜痉挛，瞳孔极度缩小，处于强直状态，晶状体透明，眼底一般无异常改变。

5．治疗和预防　轻者在发作后6～12小时自动缓解，重症患者持续时间长，需7～10天才能痊愈。治疗的原则在于解除患者痛苦，预防感染，减少眼内的摩擦，促进角膜上皮修复。近年报告本病结膜囊内有大量前列腺素，故可加用非甾体类抗炎药。

为了预防紫外线对眼球的损伤，在大雪冰封的高原上工作，行路时，应戴太阳镜，国外有一种含铀的玻璃眼镜，可将紫外线完全吸收，例如Crookes灰绿色眼镜，不但能屏除全部紫外线，且能吸收95%红外线，是高原雪地上一种理想的防护镜。对于皮肤的损伤可用油脂或含有喹啉或鞣酸的粉剂涂于皮肤表面，可将紫外线全部吸收，青海高原的藏民就是用酥油涂面来保护眼睑及面部皮肤的。

## 五、翼状胬肉

翼状胬肉是高原地区常见病、多发病，1984年5月，笔者曾对青海省民和县官亭乡4107名土族进行眼病调查，胬肉患病率为8.91%，性别间无差异，但随年龄的增长而增高，以51～60岁年龄组患病率最高，双眼发病居多，绝大部分发生于鼻侧球结膜。

翼状胬肉发病机制：1965年，Cameron观察了纬度与翼状胬肉患病率的关系，现列表如下（表12-4）。

**表12-4　纬度与翼状胬肉患病率的关系**

| 患病率 | 纬度 |
|---|---|
| 低0～1.9% | 40° |
| 中2%～4.9% | 35°～40° |
| 高5%～10% | 30°～35° |
| 更高10%以上 | 30°～赤道区 |

Cameron认为：纬度30°～赤道区患病率高的原因是该地区接受太阳辐射的角度大都在80°或以上，在这种角度下，居民经常暴露于波长为320～290nm的紫外线下，易得此病。地处北纬20°的夏威夷群岛，居民20%患此病，除纬度因素外，还与海面对紫外线的反射有关。例外的是位于北纬6°～10°的斯里兰卡，居民患病率仅0.7%（1970年），Sivasubramaniam推测是茂盛的植物覆盖着整个岛国大地，而且岛上气候多雨多云，可使紫外线辐射能力减弱。

根据国内大数量调查的资料统计，从高纬度到低纬度，翼状胬肉患病率有逐渐增加的趋势，见表12-5。

**表12-5　国内不同纬度地区翼状胬肉的患病率**

| 纬度 | 地区 | 报告年代 | 检查人数 | 患病率 |
|---|---|---|---|---|
| 48° | 阿勒太 | 1978 | 4000 | 0.25% |
| 43° | 哈密 | 1978 | 5294 | 2% |
| 40° | 北京 | 1984 | 10 063 | 1.91% |
| 37° | 泰安 | 1980 | 9660 | 3.69% |
| 30° | 绍兴 | 1964 | 928 | 11.2% |
| 22° | 中山 | 1965 | 13 857 | 18.2% |

从上表可以看出，我国各地翼状胬肉的患病率与纬度关系也极为密切。但是太阳辐射的最大值在北纬20°附近，我国的海南岛正好在这个位置上，根据海南眼病防治队对岛上九个县1 702 671人口普查，对其中3552人次手术中，翼状胬肉为1696人次，占47.75%，为所有手术的第一位，推想翼状胬肉患病率也是相当高的。

我们调查的官亭乡位于北纬36°线上，其预期患病率应在4.9%以下，我们调查结果为8.9%，这除了受纬度影响外，也与官亭乡地处海拔1600m的高原上，日照时间长、紫外线多有关。许多学者通过翼状胬肉的组织学和流行病学的特征，显示在发病机制中，长期暴露于紫外线是起了重要作用的，过量的紫外线照射，过量的风沙、尘埃的刺激以及遗传因素的影响，使角膜缘部的结膜血管和Bowmann膜连接处发生非感染性炎症，在炎症自溶过程中，基底细胞发生代谢异常，向基底细胞膜下释放成纤维细胞成长因子，导致成纤维细胞增殖，同时引起淋巴细胞、浆细胞浸润，产生IgE，进一步引起肥大细胞浸润，使蛋白质降解为氨基酸混合物，其中含有促进新生血管生成因子，形成以纤维血管性反应为特征的生长性翼状胬肉。

## 第三节 高原与眼底病变

### 一、眼底表现

长期生活在缺氧、高寒、干燥、强辐射线（特别是紫外线、红外线）照射环境中的高原居民，必然发生人体结构及功能上的某些变化，因而使高原健康人的眼底表现和平原地区居民眼底表现存在着差异，现根据笔者1978年在青海省某山区（海拔3700～4300m）对250名世居健康藏民所做的眼底检查叙述如下：

#### （一）眼底改变

高原健康人的眼底表现：①静脉血柱发暗，甚者呈紫绀色，占68.0%。②静脉充盈，普遍变粗，有的呈腊肠状，动静脉比例一般均在1∶2及以上，有的高达1∶3，占41.2%。③静脉迂曲，不像平原地区所见正常眼底静脉呈弧形走向，而是多处曲折、回转，以致使静脉总的长度增加，占5.6%。④动脉充盈，即动脉略扩张，但不如静脉明显，占2.8%。⑤视盘充血变红，但边缘模糊，占2%。眼底表现正常者70例，占28.0%。

眼底的改变与性别没有关系，与年龄有关，随着年龄的增长，眼底发生变异的比率越高，血红蛋白值越高，眼底发生改变的机会越多。

#### （二）高原居民眼底变异的机制

高原地区有其气候特点：它的气压与氧分压随海拔高度的增高而逐步降低。海平面的大气压为101.3kPa（760mmHg），空气中的氧含量占20.93%，故氧分压为21.2kPa（159mmHg），二氧化碳分压为0.04kPa（0.3mmHg）。正常人肺泡中氧分压为13.3kPa（100mmHg），静脉血管内氧分压为5.33kPa（40mmHg），二氧化碳分压为6.13kPa（46mmHg）。正常人的气体交换——氧的吸入与二氧化碳排出，与各该气体的分压关系密切，根据气体弥散定律，分压高流向分压低。故在海平面地区，由于外界与体内分压悬殊较大，气体交换很顺利。而在高原地区，情况则不同，例如在3500m的高原处，大气压力为65.7kPa（493mmHg），氧分压为13.7kPa（103mmHg），为海平面值的65%，由于内外分压差别微小，故气体进入速度大为减慢，人体吸氧不够，遂产生一系列的缺氧症状，呼吸、循环系统产生一系列生理上的适应，在眼底可有如下表现：

1. 动静脉充盈与扩张　红细胞增多是高原人体对缺氧环境的一种代偿性适应，因为在缺氧刺激下，肾产生一种促进红细胞生成的酶，作用于血浆中的促红细胞生成素原，使它转化为促红细胞生成素，由血液运输到骨髓，促使骨髓中的原血细胞转化为原红细胞，并促使以后进一步增生与成熟。由于高原人血红蛋白及血细胞容积的增加可导致血液黏滞性增加，从而使静脉、动脉均较平原地区充盈扩张。Rennie等测量，在海平面地区动静脉之比为1∶1.32，而在5883m处，动、静脉之比为1∶2.4，动脉直径平均增加24%，静脉直径平均增加23%。

2. 静脉血柱发暗　甚者呈紫绀色，为血氧饱和度降低的结果。当动脉血氧气压降到6.67kPa（50mmHg）以下，动脉血氧饱和度降到80%以下时，常可见血管的中心呈紫绀色，在100ml血中，还原血红蛋白量达到4～5g时，即可见发绀。由于高原世居藏民的血红蛋白值平均在17g以上，而血氧饱和度远较平原地区为低，例如平原地区动脉血氧饱和度为95%、静脉血氧饱和度为70%～75%，而在4500m的高原上动脉血氧饱和度为80%，故高原健康人视网膜静脉颜色发暗甚至发绀比较常见。

3. 关于视盘充血　视盘充血与毛细血管网增加有关。Wiedman强调本地人对于低氧的适应是通过增加红细胞及毛细血管网，增加细胞色素氧化酶及线粒体的浓度来完成。增加毛细血管网，可能是增加氧从毛细血管弥散到细胞的面积。有人采用适应动物大脑皮质（Diemer和Henn，1965）、骨骼肌（Valdivia，1958）和心肌（Cassin等，1966）的毛细血管计数，表明每单位组织中毛细血管数目有所增加。高原居民眼底视盘发红可能与此有关。

笔者没有发现世居高原者有视网膜出血。Rennie、Wiedman、Shults等分别报告登山运动员的视网膜出血比率，最高可达66%，重者出血可进入玻璃体，但这些人均由平原地区突然来到高原，由于机体一时不能适应而产生这种合并症。Rennie等通过对15名美国登山队员登尼泊尔道拉吉里峰（世界第六高峰，8170m）的眼底照片及检查，发现视网膜出血者占1/3，而5名世居的尼泊尔舍帕人向导，却无一人发生眼底出血，这说明移居与世居高原的人，不管移居时间的久暂，在生理病理反应上仍然存在着差异。

### 二、日光性视网膜灼伤

日光辐射引起视网膜灼伤，最多见于裸眼观察日蚀者，1955年6月20日的一次日蚀，国内杂志上报道了15例。Elliot在《热带眼科学》一书中曾描述一患者在水边行走时，因看了水中的太阳反光而患此病。笔者1990年报道青海一例患者，于午睡醒后睁眼看到桌上镜面里太阳反光，当即感到左眼前出现团状黑影，视力明显下降，数天以后自觉视物变形。此病也见于防空哨或高射炮工作人员观察太阳方向的飞机飞行情况、行路或航海者注视水面或雪地所反射的太阳光等。

1. 发病原因　本病是由于透入眼球内视网膜的光灼作用。光透过眼球间质时发生屈折，在黄斑区形成焦点，被黄斑区的色素上皮吸收转变成热能，向黄斑区深部及周围扩散，而致黄斑区损害。根据动物试验，引起视网膜灼伤的最低能量为 209.2J（50 卡）/（$cm^2$•分），需暴露 30 秒 292.88J（70 卡）/（$cm^2$•分）的能量，暴露 10 秒即有损害，30 秒形成中等损害，2 分以后形成重度损害。测得太阳表面温度为 6000℃，则太阳辐射到大地的能量为 1J（1 000 000 尔格）秒 /$cm^2$，由于光线的刺激，假定瞳孔缩小为 2mm，当直观太阳时，有 3% 的光线射入眼内，其中有 30% 为屈光间质吸收，则透到视网膜上的能量为 0.001J（20 000 尔格）秒 /$cm^2$。由于射入眼内的光线经过屈折集聚于黄斑，其焦点大小为 0.15mm 左右，那么集中于此的能量为 14J（14 000 000 尔格）秒 /$cm^2$，这样大的能量比地表能量大 14 倍，在短时间内引起视网膜灼伤就有可能了。在高原地区，由于光照格外强烈，居住于此的人接受光辐射的机会更多，特别在冬春季节，青藏 4000m 的高原上，经常冰雪覆盖大地，在这样的雪地上行走及劳动，视网膜是容易受到损伤。笔者于 1978 年在青海省尕干沟高山地区（海拔 4000m 以上）进行高山眼病调查时，发现四例这类患者。两例是在雪地上骑马行走 4 小时及 10 小时，两例是在雪地上工作 1 小时及 4 小时，以后自觉眼前发雾发暗，视物不清，眼底检查双眼黄斑区均遗有灼伤病变。

2. 症状　常双眼发病，主觉双眼有眩光感，视物模糊，继之眼前出现黑影，怕光、光幻觉及单色盲或双色盲（红、黄、绿），数天以后，有的有视物变形。视力一般在 0.5 左右，也有降到 0.1 以下者。视野中有中心暗点，有的为绝对性，有的则为相对性，暗点的位置常偏向一侧，大小为 1° 左右。眼底的黄斑区，早期因脉络膜充血可呈暗褐色，中心凹反光仍保持清晰，重症灼伤可见黄斑区水肿凸起，呈灰白色，中心凹反光消失，有的有小出血点，数日以后，黄斑区水肿渐退，出现少数黄白色小点，绕以色素斑点，数月后出现退行性变性，多数患者仅有灰白色或黄白色小萎缩斑，暗点及视物变形症状亦逐渐消退，少数患者最后形成黄斑区囊样变性甚至穿孔，遗留永久性视力障碍。

3. 治疗和预防　治疗原则是口服血管扩张药及维生素 $B_1$，球后注射及全身服用激素，眼局部滴弱散瞳剂。为了防止此病的发生，使用特制的防护镜，常用防护眼镜有两种，一种镜片内含有氯化亚铁，可以将热吸收，另一种镜片可以将热反射，在冕玻璃与暗绿色玻璃之间夹入一张用很薄的透明金片组合的眼镜，金片可将 98% 的光反射，可见光的透过率是 75%。国产防护镜以双层镀铬 GRB 套镜最佳，对光的吸收率达 99.3%，价格便宜，CR-39 光学树脂镜片也有一定效力。高原藏族一般都配有一副墨镜。生活在高原地区的藏族，根据祖辈的生活经历，他们在雪地骑马行路时，常将自制的狐皮软帽拉到眉部，使帽沿上密密细毛遮挡瞳孔的前方，而通过间隙仍可看到道路，可以免除或减轻光照的直射。当然，在雪地上长时间行路时，如避免直视路面，也能减轻伤害。

## 三、高原红细胞增多症

在高原长期生活的人群，由于慢性低氧的环境，可致外周红细胞总数，血红蛋白量，血细胞比容都比平原居民有明显的增加，此种增加与海拔高度一般呈正相关。机体为适应低氧环境而增加携氧能力，随着时间增加，适应机制逐步建立，而代偿能力也逐步增高，当达到一定程度时即趋于稳定，这是机体的正常生理性变化。但其中有一部分个体，仍然不能适应相对稳定的环境，由于内在因素加重低氧血症，低氧敏感，红细胞代偿差异等多种因素，发生过分的代偿，以致红细胞总数、血红蛋白量、血细胞比容，超过同海拔的正常范围，称为高原红细胞增多症。

本病多发生在海拔 3000m 以上地区，目前诊断本病的标准，一般采用血红蛋白在 20g%，红细胞 650 万 /$cm^3$，血细胞比容 65% 以上作为诊断指标。发病率：本病以移居高原者发病高，青海地区男性为 9%～20%，女性 1.5%～2.5%，西藏地区为 12.97%～38.43%，世居者亦可发病。

### （一）临床症状

1. 自觉有视力疲劳、闪光感、飞蚊症、视力短暂模糊、暗适应障碍、复视、颜色暗点和暗点等。

2. 眼部改变

（1）眼睑皮肤及面颊皮肤呈暗红色。可见到皮肤表面扩张的毛细血管。

（2）睑结膜、球结膜均有血管扩张充血，血管数增多，裂隙灯下扩张的血管呈茂密的灌木丛状，并有散在的小出血点。睑裂部球结膜血管扩张尤为显著，形成高原地区特有的慢性红眼病。

（3）虹膜肿胀、肥厚、虹膜瞳孔区的皱襞变粗大，睫状区呈一致平坦外观，收缩沟变浅。

（4）视盘充血，边缘模糊，视盘表面毛细血管增多。有人观察，正常人视盘越过乳头边缘的毛细血管有 10 条左右，本病均在 10 条以上，致使生理凹陷可见度降低，有时可见视盘水肿 2～3D。产生视盘水肿的原因可能是血黏度增高，血流缓慢，致视盘小血管阻塞，或因缺氧组织水肿之故。

(5) 视网膜静脉扩张、迂曲、呈紫红或紫黑色，在动静脉交叉处，交叉上面的远端静脉膨隆，有的管径粗细不均，血柱浓淡相继，成串珠状改变，有的远端静脉可增宽 2～3 倍，状如腊肠，极为严重的病例，可出现中央静脉或分支静脉阻塞，笔者在青海曾见到 4 例静脉阻塞病例。黄斑区及周边部毛细血管可见数增多，有的在分支处呈结节状扩张。视网膜上可见到小点状、小片状浅层出血。

3. 全身体征　患者呈发绀面容，尤以唇舌发绀更为明显，黏膜和四肢也发绀。有的可有肝脾增大，指甲凹陷，颜面及下肢水肿，患者可有头痛、头晕、耳鸣、气短、心悸、全身乏力，消化不良、胸痛、腹胀、鼻出血、消瘦、手足发麻、失眠等症状。化验检查，红细胞数均在 $6.5\times10^{12}$/L 以上，曾有报告高达 $10\times10^{12}$/L 者，血红蛋白增高，血小板和白细胞数也常增高，孙报告 33 例骨髓检查，骨髓增生等级增高，属于极度活跃及明显活跃的 29 例占 87.9%。

### (二) 眼部改变的机制

高原红细胞增多症是由于缺氧作用，人体动脉血氧分压降低造成的。无论是外源性低氧环境，还是内源性加重低氧的因素，都可引起肾内、外促红细胞生成素的生成和分泌，致血中网织红细胞数量增多。血细胞比容与血液黏度有密切关系，当血细胞比容超过 40% 时，红细胞的聚集性和形成钱串状的能力增强，致使血流缓慢，循环阻力增大。当血细胞比容增高至 80% 时，由于红细胞紧贴在一起形成一个整体，完全失去其流动性，易使视盘小血管阻塞产生视盘水肿。血液流速降低，易形成视网膜静脉阻塞，从而引起一系列高血黏滞性综合变化。另外，缺氧的直接作用，亦可引起眼球的改变，此病是上述两种因素共同作用的结果。

### (三) 治疗

目前尚缺成熟的治疗方案，多是对症和探讨性的，主要针对缺氧引起的系列病变。

1. 改善缺氧状态

(1) 间断吸氧。

(2) 高压氧舱。

(3) 充氧自体静脉血回输。

2. 降低红细胞数

(1) 放血疗法。

(2) 己烯雌酚治疗。

3. 疏通血液

(1) 低分子右旋糖酐。

(2) 阿司匹林、复方丹参等。

4. 栓塞及出血的治疗

(1) 抗凝抗栓塞：尿激酶，纤溶酶，肝素。

(2) 止血剂，凝血酶，补充凝血因子（弥散性血管内凝血引起的出血，在高凝为主时，首先以肝素抗纤溶治疗）。

5. 中药治疗　红景天、学府逐瘀等。

6. 转送平原或低海拔地区　只有脱离高原地区，才能根本治疗，一般 1～2 个月，可使红细胞降至正常。

## 四、急进高海拔地区眼底改变

高原昏迷眼底改变：一般从低海拔进入高原，可发生高原反应，绝大多数人经短期适应过程，可逐渐缓解，少数人对急性缺氧的反应和耐受能力较差，可发生重症高原反应或高原昏迷，这与神经系统特殊代谢有关。因为神经系统一般代谢率比机体内其他组织高，正常脑组织大约是 100g 每分钟需氧 3.3ml，葡萄糖消耗量是 5.4mg，血流量为 54ml。人脑占体重 2%，而它的需氧量达全身需氧 20%～25%，说明脑组织代谢的特殊性。目前比较普遍的意见是高原缺氧导致脑水肿是高原昏迷的发病原理。

1990 年郭灵常报道了西藏军区总医院 1958—1989 年间收治的 132 例高原昏迷病例，100 例做了眼底检查，均为移居汉民，年龄 17～45 岁，初次进藏者 86 例，由高地到更高地者 14 例，男 88 例，女 12 例，昏迷前均有较重的高山反应，如头痛、头晕、耳鸣、心悸等，继之出现大脑皮质功能紊乱症状直到昏迷，眼底视网膜出血 51 例，视盘充血 51 例，视盘水肿 32 例，视网膜静脉怒张 24 例，视网膜动脉痉挛 4 例，正常眼底 22 例，眼底改变轻重与昏迷程度成正比。本病在高原地区的发病率报道不一致，主要与地区高度、登高速度，登高时是否从事重体力劳动等因素有关。但是视网膜出血的发病率大致相同，在 4270m 以上地区约为三分之一左右，视网膜出血可作为诊断急性高原病的标志之一。

高原昏迷发病的根本原因是缺氧，特别见于急速登高在 4000m 以上者，由高地进入更高地，或在高原地区伴发感染或过度劳累所致。本病一旦发生，除及时就地抢救外，有条件者应立即转送低海拔地区，途中应持续加压吸氧，病情不特别严重者，一般预后良好。

## 五、新生儿视网膜出血

新生儿视网膜出血发生率为 10.69%～22.6%，三度出血为 3.29%～13.51%。1987 年陈玉华报道了海拔 2260m 的西宁市 610 例围产期新生儿眼底改变，视网膜出血 212 例，占 34.8%，三度出血 258 眼，占 67.5%，出血率及三度出血率均居国内报道之首位。其出血原因除与平原地区机制相同外，还有自身特点，与高原地区地理环境直接有关，是高原地区缺氧的结果：

1．缺氧引起毛细血管通透性增加，致使血浆内的胶体物质、离子、水分向管壁外及细胞内移动，而致脑组织水肿，脑脊液压力增高，脑脊液与视神经蛛网膜下腔直接交通，不但压迫视网膜中央静脉，尚可压迫视网膜—脉络膜吻合支，妨碍眼部静脉回流，从而导致视网膜静脉高压与出血。

2．缺氧可使红细胞数代偿性增多，血容量增加，血液黏滞度增高，导致视网膜静脉迂曲、扩张、出血。

## 第四节　白　内　障

白内障是高原地区的多发病，国内学者对此已有共识。1968 年笔者在青海省昂欠县进行白内障普查，共查了 10 个乡的全部村组，历时一年，该县海拔高度为 3600～5100m，共普查藏民 26 000 人，查出成熟期白内障 203 例，患病率为 0.78%，至于初发期、未成熟期白内障因视力减退不严重，未包括在筛选的复查范围内，其实际患病率远较此数为高。

白内障患病率是随着纬度的减低而增高，此点毛文书已有详尽的论述，其实，白内障患病率也与海拔高度有密切关系（表 12-6）。

表 12-6　纬度、海拔高度与白内障患病率

| 地区 | 纬度 | 海拔高度（m） | 每年日照（小时） | 白内障患病率 |
|---|---|---|---|---|
| 兰西 | 45° | 171 | 2541 | 0.096% |
| 中牟 | 34° | 110 | 2430 | 0.063% |
| 昂欠 | 32° | 4000 | 2995 | 0.78% |
| 阿里 | 32° | 4278 | 3085 | 10% |
| 马荣 | 30° | 4451 | 3156 | 8.92% |
| 泽当 | 29° | 3800 | 3005 | 1.32% |
| 中山 | 22° | 1.1 | 1939 | 0.23% |

由上可见广东中山虽处于北纬 22° 线上，比同海拔地区的高纬度区白内障患病率高得多，但比北纬 29°～32° 的泽当、昂欠、阿里、马荣等地要低得多，因为上述四地均在海拔 4000m 以上，日照时间远比中山为长，这就是高原地区老年性白内障患病率高的地理气象因素，且原因是多方面的。

1．红外线辐射　红外线长期慢性照射引起白内障已为人们所熟知。在海拔 4000m 高原上，空气稀薄、大气污染物、尘埃大量减少，特别是空气中的二氧化碳及水蒸气较海平面减少更多，红外线主要为二氧化碳及水蒸气所吸收，水蒸气吸收红外线的能力较干燥空气强 72 倍，因此高原地区红外线格外强烈。长期接受红外线照射的高原居民，可产生红外线的慢性蓄积效应，促进了老年性白内障的发生。

红外线产生白内障的原因说法不一，Vogt 认为是红外线被晶状体吸收后，红外线直接作用于晶状体产生原发性损坏。Goldmann 则认为是虹膜及睫状体长期受红外线的热作用，影响晶状体的新陈代谢，致晶状体发生混浊。

2．紫外线辐射　在海拔 4000m 的高原，紫外线含量可由海平面的 1%～2% 增到 5%～6%，加上冰雪的作用，70% 被反射形成相互交错的散射，Abbot 报道，因反射而增多的波长短于 366nm 以下的紫外线，较日光中的直射量多 2～4 倍。强烈的紫外线辐射是形成高原居民白内障的重要因素。

（1）短波紫外线被晶状体吸收后，在紫外线的分化作用影响下发生的磷离子，可与衰老的晶状体中增多的钙离子相结合，形成不可离解的磷酸钙，从而导致晶状体的硬化与钙化过程，成为老年性白内障的发生基础。

（2）长波或近紫外线（300～400nm）可诱发晶状体蛋白的化学变化以及生长活跃的上皮细胞的病理变化，它不是直接损伤 DNA，而是诱发具有抑制作用的光化产物。长波紫外线容易穿透角膜而被晶状体吸收，几乎全被游离分散的小分子和蛋白的芳香族基所吸收，参与光氧化反应，紫外线诱发芳香族氨基酸产生自由基，继而转变为光氧化产物，晶状体蛋白质间因此而共价交联，形成大分子蛋白质，晶状体变混浊。

（3）长波紫外线可使晶状体中的色氨酸光氧化，光氧化反应可改变晶状体结构蛋白及酶蛋白的性质，而使晶状体内不溶蛋白的生成，而形成白内障。已有研究证实西藏老年性白内障 6- 磷酸葡萄糖脱氢酶（G6PD）活性下降，提示该地区白内障抗氧化功能减弱，加重了晶状体的氧化性损害。

（4）Adams 等指出，紫外线可使晶状体谷胱甘肽减少。此物含硫氢基而具有可逆性氧化还原作用，能保护含硫氢基的酶和参与晶状体的氧化还原反应。谷胱甘肽的丧失，影响了晶状体的正常代谢，可能与老年性白内障发生有关。

（5）青海大学附属医院动物实验证实：紫外线照射豚鼠，24、48、72 小时均诱发不同程晶状体混浊。

3．高原缺氧　动物试验证明，在低气压下引起鼠晶状体混浊，对照实验证明是缺氧所致，并测得房水乳酸含量增加了 3～4 倍，而乳酸对晶状体有一种毒性作用，可使晶状体混浊。

4. 抗坏血酸缺乏　晶状体的营养代谢有赖于自身的氧化系统，抗坏血酸在晶状体自身氧化系统中起重要的作用。Hoyt 发现老年性白内障患者的晶状体及房水中抗坏血酸的含量较正常人低得多，笔者曾检测94例老年性白内障房水中抗坏血酸含量，已证实较非白内障眼含量显著减少。正常人房水中抗坏血酸含量较血浆中高出10～50倍，因为①晶状体可用糖合成抗坏血酸；②房水中还原型抗坏血酸是由血浆中氧化型抗坏血酸经晶状体还原后而形成的，主要是通过谷胱甘肽的作用，一旦变成还原型后，便再也不能由血房水屏障通透出去，致浓度升高；③它也可能由睫状上皮分泌而来。可见晶状体对保持房水中抗坏血酸的高浓度起着积极的作用。老年性白内障房水中抗坏血酸浓度减低，可能与谷胱甘肽减少有关，另一原因与高原农牧民生活习惯有关，因为人体自身不能制造抗坏血酸，通过食物摄入是体内抗坏血酸唯一的来源，而高原居民以炒面、酥油、牛奶、酸奶为主，整年都没有吃蔬菜的条件，致使抗坏血酸摄取量不足，而影响了房水的浓度，进而影响到晶状体的正常代谢功能。

老年性白内障的成因比较复杂，上述各条仅是成因之一。年龄、性别、职业、内分泌失调、营养、过度的调节作用、晶状体硬化脱水以及遗传等也有着重要影响。

高原白内障患者，发病年龄早内地5～10岁，比国外报告的更早。由于高原交通极为不便，就医十分困难，往往双眼失明要等待很长时间，笔者曾见一90岁老妪，失明30余年，无处求医，也见数例因白内障过熟，致囊膜破裂，核自行吸收，或仅达原核1/3～1/4大小，悬于玻璃体中，类似针拨术后，但他们从无手术史。

高原白内障摘除手术，经常就地在帐篷中进行，没有床，土块上放一张木板就是手术床，因为太低，笔者有时是跪着手术的，帐篷四面通风，加上以牛粪燃烧取暖，消毒极难保障，笔者1968年在青海昂欠县基层共做手术168例，疗效也令人满意，术后反应也很轻，合并症不见增多，计有角膜纹状混浊124眼，占73.8%；虹膜脱出1眼，0.6%；虹膜睫状体炎12眼，7%；前房积血3眼，1.7%；眼内感染1眼，0.6%。

## 第五节　青　光　眼

笔者在青海高原31年突出的感到，藏族很少见到闭角型青光眼，开角型青光眼相对多些。1968—1969年，笔者在青海省昂欠县巡回医疗13个月，并对全县26 000人口进行眼病普查，共查到两例开角型青光眼，在168眼白内障摘除手术前，全部用1%去氧肾上腺素液散瞳，仅有一例诱发急性闭角性青光眼，在青海的盲目病因报告中，青光眼占致盲病因的3.6%，可见，青海高原青光眼确属少见。赵家良对拉萨西郊堆龙德庆县进行原发性闭角型青光眼流行病学调查，共查2665人，共确诊原发性闭角型青光眼2例，均为50岁以上女性，患病率为0.08%，占40岁以上的1297名受检查者的0.15%。赵将此结果与北京顺义县相比，20岁以上人口，青光眼患病率北京比西藏高5.4倍，40岁以上高出6.2倍，充分证实西藏高原原发性闭角型青光眼患病率很低。其中的机制何在？赵发现西藏人浅前房眼仅占0.08%，而北京为5.04%，北京周边前房深度≤1/4角膜厚度的占6.9%，而西藏仅占1.31%，这可能是西藏居民原发性闭角型青光眼患病率低的重要解剖因素。

青海、西藏均位于世界屋脊的青藏高原上，两地原发性闭角型青光眼患病率均很低，其间必然存在着内在的联系，赵认为西藏居民浅前房比例很少的原因，可能由于种族差异及遗传因素造成。已有资料证明，随着海拔高度的升高，近视眼患病率有升高的趋势。青海湖、西宁、民和的资料报道中，在屈光不正类型中，远视眼分别占5.56%、2.4%和5.5%，比内地报道的低得多，近视眼占绝大多数，近视眼眼轴长、前房深，这也许是高原地区闭角型青光眼少见的另一个重要因素。

## 第六节　高原的屈光状态

近视眼的发病受到遗传及外界环境多种因素的影响，1985年，笔者在海拔3200m的青海湖畔，对山鹰机械厂职工子弟学校进行调查，共查小学、初中及高中学生352人，因屈光不正而致视力下降者101人，视力下降率28.7%，小学、初中、高中分别为16.2%、39.6%、76.5%，本资料比西宁（2260m）、桂林（161m）的患病率高，均有显著差异，随着海拔高原的上升，近视眼似有增加的趋势。青海湖的学习环境有利于近视眼的防治：①光线充足，人工照明符合标准；②功课安排不紧，课后作业不繁重；③青海湖是一望无际的湖面与大草原，无高楼遮挡视线。在这种环境中学习，近视眼患病率明显升高，不能不考虑眼球功能受到高原环境的损害。

高原地区居民视敏度下降，已被许多学者所注意，高原地区氧分压低，久居高原的人易产生慢性缺氧症状，在视网膜循环上可发生血流动力学的障碍，导致视网膜静脉迂曲扩张，毛细血管增加甚至出血，这些都可造成代谢产物的蓄积。由于代谢产物不能迅速有效的排出体外，可刺激睫状肌，进而造成睫状肌、脉络膜、巩膜萎缩，眼球壁因萎缩而变得脆弱，在眼球运动、眼调节及眼内压波动等因素作用下，可导致眼球后极部扩张，以致眼轴延长。

在屈光不正类型方面，远视占5.56%，西宁中小学生远视为2.4%，远较内地为低，内地一般在10%以上，因为久居高原的人，脆弱的眼球壁在各种因素影响下，容易导致眼球后极部扩张，使在发育阶段上的远视眼，更早地进入正视和近视状态。

（刘正中　王　青）

## 主要参考文献


1. 张彦博．高原疾病．西宁：青海人民出版社，1982，1-22，324-331，332-339.
2. 迈克尔•沃德．高山医学．国家体委体育科学研究所运动医学研究室，等译．北京：人民卫生出版社，1978，311-312.
3. 胡雪篱．高原居民（正常人及老年人）的视野调查．中华眼科杂志，1980，16（4）：340.
4. 左克明．我国正常人视野测定的初步报道．中华眼科杂志，1957，7（7）：539.
5. 周文炳．我国人正常视野的测定．中华眼科杂志，1960，10（1）：5.
6. 杨钧．中国人正常视野的调查．中华眼科杂志，1964，11（1）：7.
7. 陈昌玖．高原4300米世居藏族眼病调查．实用眼科杂志，1988，6：636.
8. 袁佳琴．西北地区春季卡他性角结膜炎流行病学研究．中华眼科杂志，1986，22：43.
9. 张希兰．高血压球结膜微循环改变初步报告．中华眼科杂志，1984，20：159.
10. 郭灵常．移居高原20年以上汉族人球结膜微循环改变初步报告．实用眼科杂志，1992，10：274.
11. 张惠蓉．眼微循环及其相关疾病．北京：北京医科大学、中国协和医科大学联合出版社，1993.
12. 刘正中，等．青海高原翼状胬肉患病的地理与种族因素．眼科研究，1987，5：118.
13. 刘正中，梁云慧．青海高原健康藏胞眼底的观察．中华眼科杂志，1984，20：91.
14. 刘正中．日光性视网膜灼伤一例．眼外伤职业性眼病杂志，1990，12：36.
15. 秦德勇．两例日蚀性视网膜炎病例报告．中华眼科杂志，1956，6：203.
16. 马亦法．日蚀性视网膜灼伤．中华眼科杂志，1956，6：198.
17. 刘正中．高山日光性视网膜灼伤四例．眼外伤与职业性眼病杂志，1981，3：57.
18. 张铸．200例高山红细胞增多症眼部表现．中华眼科杂志，1965，12：430.
19. 尹树国．高原红细胞增多症的眼部改变观察．中华医学杂志，1984，64：389.
20. 郭灵常．高原昏迷100例眼底改变．中华眼科杂志，1990，26：374.
21. 孙桂兰、魏庆璋．新生儿视网膜出血．中华眼科杂志，1953，3：38.
22. 毛文书．新生儿视网膜出血1142例．中华眼科杂志，1959，9：163.
23. 杨传珠．新生儿视网膜出血37例分析．眼外伤与职业性眼病杂志，1983，5：151.
24. 陈玉华．高原地区212例新生儿视网膜出血的观察．中华眼科杂志，1987，23：172.
25. 刘正中．白内障142例术后自由活动的临床分析．青海医药，1980，3：35.
26. 毛文书．我国老年性白内障调查分析．中华眼科杂志，1982，18：257.
27. 刘正中．青海高原之白内障．青海医药杂志，1985，3：11.
28. 刘晓莉，等．西藏地区老年性白内障与紫外线照射．中华眼科杂志，1992，28：131.
29. 宋文熹．西藏昌都地区1468名藏族农牧民中老年性白内障的发病情况调查．中华眼科杂志，1979，15：100.
30. 刘正中．白内障患者前房水中维生素C的测定．眼科新进展，1985，5：30.
31. 刘正中．青海高原土民盲目及眼病调查．实用眼科杂志，1986，4：444.
32. 赵家良．西藏原发性闭角型青光眼流行病学调查．中华眼科杂志，1990，26：47.
33. Cameron M. Geographic distribution of Pteygia. Am J Ophthalmol，1964，57：880.
34. Heath D，Williams DR. Man at High Altitude. 2nd ed. Livingstone：Churchill，1981，6，26，67，172.
35. Rennie D，Morrissey J. Retinal changes in Himalayan climbers. Arch Ophthalmol，1975，93：395.
36. Wiedman M. High altitude retinal hemorrhage. Arch Ophthalmol，1975，93：401.
37. Shults WT. Swan KC：High altitude retinopathy in mountain climbers. Arch Ophthalmol. 1975，93：404.
38. Pirie A，Heyningen RV. Biochemistry of the eye. Blackwell Oxford，1956.
39. Adler. Physiology of the eye. London：Henry Kimpton，1953，85，207-208.
40. 吕永达．高原医学与生理学．天津：天津科技翻译出版公司，1995，1-2.

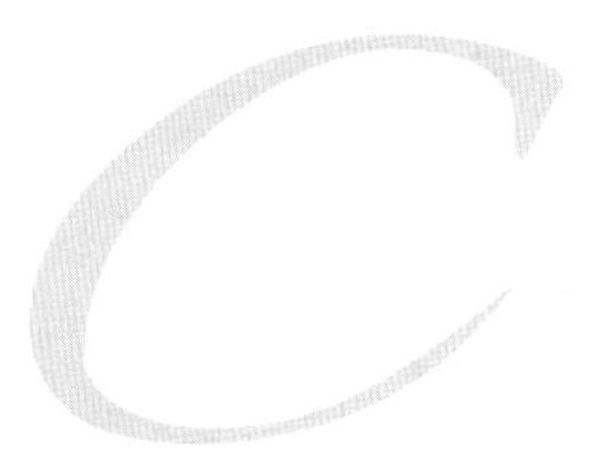

# 第十二章 颅眼压力相关性视神经病变

## 第一节 概 述

视神经是由眼内的神经节细胞轴突在视盘处汇聚，穿过巩膜组织，出眼球壁进入位于眶内的视神经蛛网膜下腔，再通过骨性视神经管一直延续到颅内，双侧视神经连接于视交叉。人体的视神经组织分别处于眼内腔和颅内腔两个单独封闭的压力腔内。由于颅骨骨壁坚硬，不可扩张，颅腔内压强的变化对神经组织所造成的各种应力及剪切力等均可对神经组织造成不同程度的损害；眼球亦属于封闭的球体，可扩张度极小，眼内压力的变化对眼球内各种组织也会造成不同程度的损害。同时，由于眼内压与颅内压之间本身存在一定的压力梯度（约 5～11mmHg，眼压 > 颅内压），当眼内压或者颅内压任何一方发生变化时，均会造成视神经所处的两个压力腔之间压力梯度，即跨筛板压力差的改变，产生剪切力，可能导致两压力腔交界处（筛板结构区）组织构型畸变、神经轴索折曲、动静脉血流速度异常以及视神经轴索轴浆流运输状态破坏，表现为视盘水肿或凹陷，从而最终导致视神经损害的发生。因此，任何原因造成颅压或眼压变化均可能造成跨筛板压力差增大所致的视神经病变。

## 第二节 视 盘 水 肿

视盘水肿主要见于各种原因造成的颅内压增高。

许多神经内外科疾病均可造成颅内压力的升高，如颅内占位性病变、颅内感染性疾病、颅脑损伤、脑缺氧、中毒、内分泌功能紊乱等等；其中，颅脑肿瘤是十大常见致死性肿瘤之一，其患病率为 130.8/10 万人，估计我国约有 200 万脑肿瘤患者群体；同时，随着高速交通工具的普遍使用，建筑业的高度发展，创伤性颅脑损伤发病率已经成为导致年轻人死亡和致残的重要原因之一（发病率：250/10 万人 / 年），据统计，严重颅脑损伤患者中，约 40% 伴有难以控制的颅内压增高，造成患者终身的残疾甚至死亡。

除继发性原因外，还存在许多特发性颅内压增高患者，特发性颅高压患者在普通人群中患病率约为 1.56/10 万人，在肥胖女性中其患病率高达 85.7/10 万人；随着社会经济水平的高速发展，我国肥胖人口不断增多，预计特发性颅高压的患病率在未来将呈暴发性增长。

关于颅内压增高如何导致视盘水肿，经过一系列实验动物研究，认为其机制可能如下：

1. 视神经蛛网膜下腔内脑脊液压力的增高导致跨筛板压力差逆向增大，视神经轴索内正向及逆向轴浆流运输在视盘处被阻断，导致视盘前轴索内轴浆流蓄积，视盘及视网膜神经纤维水肿。

2. 视神经蛛网膜下腔内脑脊液压力的增高导致跨筛板压力差逆向增大，穿行于眼内与视神经蛛网膜下腔的视网膜中央静脉回流受阻，导致视盘前静脉血瘀滞，视盘及视网膜神经纤维层水肿。

此外，部分严重的低眼压患者也会发生视盘水肿。并且，低眼压对视神经轴索内轴浆流运输的干扰模式与颅内压增高相似。

因此认为，颅内压增高与低眼压可能同时导致跨筛板压力差逆向增大，导致视盘水肿的发生。

## 第三节 视 盘 凹 陷

既往认为，视盘凹陷是青光眼的特征性病变，主要由于眼压增高对视盘的压陷性损害造成。流行病学资料显示，原发性闭角型青光眼在中国人群患病率为 0.5%，原发性开角型青光眼在中国人群中的患病率为 1.0%。随着人口的老龄化，预计到 2020 年，全球青光眼患者将增至 7964 万，1120 万人可能因青光眼发展为双眼盲。除原发性青光眼外，许多继发因素亦会导致眼压增高，如外伤、糖皮质激素的使用、色素播散性青光眼等，该部分继发性青光眼患者在亚洲人群中占开角型青光眼患者总数的 18%。

然而，在临床上观察到，正常眼压青光眼患者也同样出现视盘凹陷性损害，并且原发性开角型青光眼患者中很大一部分为正常眼压性青光眼（normal tension glaucoma，NTG）。在邯郸眼病研究中对患有原发性开角型青光眼的患者进行24小时眼压监测发现，中国人原发性开角型青光眼中，约有83%为正常眼压青光眼，其峰值眼压小于21mmHg。更有趣的是，国际OHTS（the ocular hypertension treatment study group）研究5年随访发现，高眼压症（ocular hypertension，OHT）患者中仅有9.5%最终发展为青光眼。说明高眼压并不是导致视盘凹陷的唯一危险因素。

近年来，有学者提出相对偏低的颅内压可能与眼压增高一样导致跨筛板压力差的增大，从而发生视盘凹陷性视神经损害。北京同仁医院通过前瞻性临床观察研究发现：原发性开角型青光眼患者，尤其是正常眼压性青光眼患者其颅内压水平处于颅内压正常值范围的下限，且明显低于非青光眼对照组的颅内压值，证明青光眼患者的颅内压与非青光眼患者相比相对较低，偏低的颅内压可能同时导致了视神经蛛网膜下腔脑脊液压力的减低，使得筛板前眼压相对较高，跨筛板压力差增大，从而发生了青光眼压力相关性视神经损害。与此同时，美国杜克大学Berdahl等通过回顾性临床研究，也得出了相似的结论；瑞士巴塞尔大学Jaggi等的研究数据亦表明，约81.8%的正常眼压性青光眼患者脑脊液压力值偏低（小于150mm$H_2O$）。此外，北京同仁医院与美国杜克大学分别通过前瞻性研究及回顾性研究对眼压偏高却不发生视神经损害的高眼压症患者进行研究发现，高眼压症患者的脑脊液压力显著高于正常对照组，推测高眼压症患者脑脊液压力与眼压同时偏高，但跨筛板压力差并没有增大，从而避免了压力相关性视神经损害的发生。

在另一项研究中，北京同仁医院的学者通过对正常眼压青光眼患者视神经蛛网膜下腔脑脊液宽度进行测量，发现其视神经蛛网膜下腔脑脊液宽度小于正常对照组和高眼压青光眼组，说明正常眼压青光眼患者视神经蛛网膜下腔脑脊液压力确实降低。在对22例高眼压青光眼，13例正常眼压青光眼及17例高眼压症患者的跨筛板压力差进行观察发现：跨筛板压力差与青光眼患者视野损害程度以及盘沿缺损程度相关，并且其相关性高于眼压或者脑脊液压力任何一个单独指标与视野损害程度及盘沿缺损程度的相关性。由此提出眼压与视神经蛛网膜下腔脑脊液压力之间跨筛板压力差增大可能是导致青光眼视神经损害的主要原因。

因此，除了眼压增高以外，偏低的颅内压也同样可以导致跨筛板压力差增大，从而发生视盘的凹陷性损害。

（王宁利　杨迪亚）

## 主要参考文献


1. Liang YB, Friedman DS, Zhou Q, et al. Prevalence of primary open angle glaucoma in a rural adult Chinese population: the Handan eyestudy. *Invest Ophthalmol Vis Sci*, 2011, 52(11): 8250-8257.
2. Liang Y, Friedman DS, Zhou Q, et al. Prevalence and characteristics of primary angle-closure diseases in a rural adult Chinese population: the Handan Eye Study. *Invest Ophthalmol Vis Sci*, 2011, 52(12): 8672-8679.
3. Kwon YH, Fingert JH, Kuehn MH, et al. Primary open-angle glaucoma. *N Engl J Med* 2009, 360(11): 1113-1124.
4. Burgoyne CF, Downs JC. Premise and prediction-how optic nerve head biomechanics underlies the susceptibility and clinical behavior of the aged optic nerve head. *J Glaucoma*, 2008, 17(4): 318-328.
5. Fechtner RD, Weinreb RN. Mechanisms of optic nerve damage in primary open angle glaucoma. *Surv Ophthalmol*, 1994, 39(1): 23-42.
6. Wang NL, Friedman DS, Zhou Q, et al. A population-based assessment of 24-hour intraocular pressure among subjects with primary open-angle glaucoma: the handan eye study. *Invest Ophthalmol Vis Sci*, 2011, 52(11): 7817-7821.
7. Kass MA, Heuer DK, Higginbotham EJ, et al. The Ocular Hypertension Treatment Study: a randomized trial determines that topical ocular hypotensive medication delays or prevents the onset of primary open-angle glaucoma. *Arch Ophthalmol*, 2002, 120(6): 701-713; discussion 829-730.
8. Ren R, Jonas JB, Tian G, et al. Cerebrospinal fluid pressure in glaucoma: a prospective study. *Ophthalmology*, 2010, 117(2): 259-266.
9. Berdahl JP, Allingham RR, Johnson DH. Cerebrospinal fluid pressure is decreased in primary open-angle glaucoma. *Ophthalmology*, 2008, 115(5): 763-768.
10. Berdahl JP, Fautsch MP, Stinnett SS, et al. Intracranial pressure in primary open angle glaucoma, normal tension glaucoma, and ocular hypertension: a case-control study. *Invest Ophthalmol Vis Sci*, 2008, 49(12): 5412-5418.
11. Jaggi GP, Miller NR, Flammer J, et al. Optic nerve sheath diameter in normal-tension glaucoma patients. *Br J*

*Ophthalmol*, 2012, 96(1): 53-56.

12. Ren R, Zhang X, Wang N, et al. Cerebrospinal fluid pressure in ocular hypertension. *Acta Ophthalmol*, 2011, 89(2): e142-148.
13. Wang N, Xie X, Yang D, et al. Orbital Cerebrospinal Fluid Space in Glaucoma: The Beijing Intracranial and Intraocular Pressure (iCOP) Study. *Ophthalmology*, 2012, 119(10): 2065-2073.e2061.
14. Ren R, Wang N, Zhang X, et al. Trans-lamina cribrosa pressure difference correlated with neuroretinal rim area in glaucoma. *Graefes Arch Clin Exp Ophthalmol*, 2011, 249(7): 1057-1063.
15. Quigley HA, Addicks EM. Chronic experimental glaucoma in primates. II. Effect of extended intraocular pressure elevation on optic nerve head and axonal transport. *Invest Ophthalmol Vis Sci*, 1980, 19(2): 137-152.
16. Mark OM. Tso, Sohan Singh Hayreh. Optic Disc Edema in Raised Intracranial Pressure: IV. Axoplasmic Transport in Experimental Papilledema. Arch Ophthalmol, 1977; 95(8): 1458-1462.
17. Hayreh SS. Optic disc edema in raised intracranial pressure. V. Pathogenesis. Arch Ophthalmol, 1977; 95(9): 1553-1565.

# 第二篇　与眼有关的综合征

## A

**Aberfeld 综合征**

别名：Schwartz-Jampol 综合征；先天性小睑裂合并全身性肌病变综合征；眼面异常综合征。

概述：该综合征表现为眼及面部畸形，虽属先天性发育性疾病，但生后一个月内出现肌强直与挛缩，病变在继续发展。

病因：不明。

眼症状与病征：①主要为睑裂狭小；②可有上斜、外斜和近视；③偶见白内障、小角膜。

全身性表现：①颜面发育异常，低位耳，小下颌及喉发育不良；②全身性肌病，骨骼畸形，侏儒，蜘蛛指，脊椎侧弯，短颈，多毛症。

诊断：①临床病征；② X 线或 CT 扫描。

治疗：对症处理。

预后：不定。

**Achard 综合征**

概述：为 Marfan 综合征合并下颌颜面骨发育障碍的联合表现，临床所见常为不完全显示。

病因：为常染色体显性遗传。

眼症状与病征：①近视；②晶状体半脱位；③球形晶状体。

全身性表现：①下颌颜面骨发育障碍；②骨骼异常；③蜘蛛指(趾)；④高弓形上腭；⑤心脏病。

诊断：①临床病征；② X 线摄片；③心电图检查。

治疗：对症处理。

预后：不定。

**Acosta 综合征**

别名：Monge 综合征；高山病；登山者综合征。

概述：发生于活动在高海拔环境，显示脑缺氧的一连串症状。

病因：登山者、高空飞行员及某些高原生活者，海拔高，氧气压力低，导致换气量低及脑缺氧。

眼症状与病征：①视物模糊；②色视力差；③明适应差。

全身性表现：①烦躁不安；②头痛；③约在海拔 4500m 高时出现淡漠及判断障碍；④高达 5500～6000m 时，出现意识错乱、发绀、肌肉失调及知觉丧失。

诊断：①高海拔环境；②缺氧体征。

治疗：①给氧；②对症处理。

预后：一般佳。

**Addison 综合征**

别名：Addison 病；特发性甲状旁腺功能减退合并念珠菌病。

概述：特点为甲状旁腺与肾上腺皮质功能不足。血钙、钠降低；血磷及钾增高。常合并念珠菌病，多在出生后第一年发病。

病因：具家族遗传倾向，念珠菌感染。

眼症状与病征：①眉毛稀疏；②上睑下垂、睑缘炎及眼睑痉挛；③伴严重畏光的角膜结膜炎，角膜溃疡、新生血管与混浊，念珠菌性角膜炎，巩膜外层炎；④白内障；⑤视网膜出血；⑥视盘水肿(脑脊液压力)。

全身性表现：①念珠菌病：常在 5～6 岁时发病，为最早出现病征(可见于皮肤、黏膜和内脏感染)；②进行性皮肤色素沉着、皮肤干燥、指(趾)甲脆弱、阴毛及腋毛稀疏或脱发。③手足搐搦；④进行性衰竭；⑤厌食；⑥颅内钙化、癫痫；⑦少牙。

诊断：①临床病征；②查血清钙、磷、钾与钠：注射甲状旁腺素后，见血钙增加；尿中磷排出增加。注射 ACTH 后，尿中 17- 羟皮质酮及 17- 酮类固醇不增加；③病灶培养念珠菌。

治疗：针对临床表现用药。

预后：肾上腺皮质萎缩，预后欠佳。

**Adie 综合征**

别名：精神性瞳孔强直综合征；假 Argyll Robertson 综合征；Adie 瞳孔。

概述：特点为瞳孔对光反应消失，近点(会聚与调节)反应存在。有类似 Argyll Robertson 综合征，又不完全相同。青壮年女性多。

病因：多为精神受刺激，紧张、焦虑或感情过于激动而发病。

眼症状与病征：瞳孔强直性散大，对光反应消失(或迟钝)。近点反应存在，但表现迟钝，眼部点滴缩瞳或散瞳剂，药物作用发挥充分，多为单眼发病(80%)。

全身性表现：①膝、踝关节反射消失(或迟钝)；②精神常显紧张。

诊断：①临床症状与病征；② VDRL 试验(venereal disease research laboratories test)阴性。③注意与 Argyll Robertson 综合征鉴别。④与 Weill-Reys 综合征(中枢损伤性瞳孔强直综合征)鉴别；⑤与 Westphal-Piltz 综合征鉴别。

治疗：①安定精神；②服镇静药物；③眼滴缩瞳剂。

预后：佳。

**adrenal sympathetic syndrome（肾上腺交感神经综合征）**

别名：嗜铬细胞瘤综合征；肾上腺髓质肿瘤综合征。

概述：由于肾上腺髓质的嗜铬组织肿瘤影响，组织肿痛，肿瘤称为肾上腺嗜铬细胞瘤或神经节瘤。肾上腺素长期超常分泌，导致血压增高等一系列高张力神经血管病变，致眼部及全身发生严重损害。

病因：肾上腺髓质嗜铬细胞增殖，肾上腺素及去甲肾上腺素分泌过盛，全身性血管收缩。

眼症状与病征：①轻者（早期）视网膜动脉痉挛收缩；②继而，沿视网膜血管示火焰状出血、棉絮样渗出物及视盘水肿；③晚期，视网膜动脉银丝状、阻塞，视神经萎缩。

全身性表现：①高血压；②头痛、心动过速，大汗、颜面苍白；③有的呈末梢血循环障碍征。

诊断：①临床病征；②嗜铬细胞瘤定性检查：尿检、血浆儿茶酚胺含量、嗜铬细胞瘤定位检查。

治疗：①手术切除；②不能手术者，可服用α- 肾上腺素能受体阻滞剂（如酚苄明等）。

预后：不能手术者，预后不良。

**agranulocytosis syndrome（粒细胞缺乏综合征）**

别名：恶性白细胞减少综合征；恶性白血病；粒细胞缺乏性咽峡炎；Schultz 综合征。

概述：血液中粒细胞缺如或明显减少。急性发病，伴寒战、发热和无力。多见于成年女性，男女之比为1∶3。

病因：①对某些化学制剂和药物过敏；②受离子辐射，致骨髓粒细胞的形成受抑制；③特发性。

眼症状与病征：①结膜、巩膜黄疸；②结膜下出血；③视网膜出血。

全身性表现：①关节肿胀疼痛；②全身不适；③并发黏膜溃疡的咽痛；④败血病；⑤严重肺炎与出血，常见于晚期病例。

诊断：①了解病史中之可能致病因素；②眼及全身体征；③血液检查：粒细胞缺如或锐减；④骨髓穿刺检查。

治疗：①解除致病因素；②促白细胞药物：维生素 $B_4$、维生素 $B_6$、维生素 $B_{12}$、叶酸等。③肾上腺皮质激素；④输血或白细胞悬液。

预后：病死率约为 20%～50%。

**Aicardi 综合征**

概述：表现为脊椎畸形，眼部畸形及颅脑病变，一切病变均于出生后出现，癫痫发作最早引人注意。所有症状随年龄增加而加剧。

病因：具先天性因素。

眼症状与病征：①小眼球；②眼睑抽搐；③瞳孔反应消失；④类似裂孔的圆形视网膜腔隙，达视神经盘大小，且可见视网膜血管行经其上；⑤漏斗状视盘。

全身性表现：①婴儿性痉挛：呈屈曲性强直发作；②癫痫发作；③发绀；④精神异常；⑤脊椎畸形（椎骨缺损、脊椎融合及脊椎裂），肋骨异常；⑥毛细血管扩张；⑦肌张力减弱；⑧头面畸形（头骨两侧隆起、枕骨扁平、斜头、面不对称及低位耳）。

诊断：①临床表现；② X 线骨骼摄片；③心电图（ECG）、视网膜电位图（ERG）及视觉诱发电位（VEP）检查：示功能紊乱与减低。

治疗：对症处理。

预后：不佳。

**acquired immunodeficiency syndrome（获得性免疫缺陷综合征）**

别名：AIDS，艾滋病。

概述：acquired immunodeficiency syndrome（AIDS）的特点为原因不明的细胞免疫功能降低或缺陷，伴有条件性的一种或多种微生物感染。部分患者还可发生淋巴肉瘤或 Kaposi 肉瘤。

病因：目前认为人类 T 淋巴细胞性白血病病毒第三型（HTLV-Ⅲ）为致病病因。传染途径，以血与精液为主，其次为唾液泪液。主要为青壮年男性发病，多有同性恋交往。异性关系中，如不正常性交、法国式接吻。还有因污染药品血液制品、注射、手术、损伤而传染。感染之母体可通过子宫使婴儿患病。

眼症状与病征：①视网膜棉絮样渗出斑，视网膜浅层出血，眼底可出现出血，渗出等病变，其中比较典型的表现称之为“奶油加番茄酱”样病变；②有的可见视网膜坏死、视网膜脉络膜炎、视盘水肿；③也可出现青光眼或眼 Kaposi 肉芽肿。

全身性表现：①潜伏期可 1～15 年不等；②早期不规则发热、盗汗、无力、消瘦、体重减轻，全身淋巴结肿大、感冒、腹泻、鹅口疮及单纯疱疹；③可发生颅内损害，表现为头痛、恶心、呕吐、癫痫发作及脑功能障碍；④免疫功能低下，易受感染，发生 Kaposi 肉瘤。

诊断：血液免疫功能低，辅助 T 细胞明显偏低，HTLV-Ⅲ抗体阳性。

治疗：对症处理，尚无特效疗法。

预后：不佳。

**Albers-Schönberg 综合征**

别名：大理石骨病；弥漫性脆骨硬化症；骨石化症；骨斑纹症。

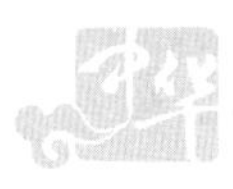



概述：本综合征分良性显性型（又名Henck-Assmann综合征）与恶性隐性型，表现为骨质密度增加，软骨增厚，高血色指数贫血，骨质脆弱，骨性视神管增殖压迫视神经视力障碍，多发性骨折。

病因：属遗传性。

眼症状与病征：①良性型见视神经萎缩，部分病例示眼球突出，动眼神经与面神经麻痹；②恶性主要发生于小儿，视神经萎缩占78%，还可见眼神经功能障碍。

全身性表现：①软骨与骨组织增殖；②多发性骨折；③高血色素性贫血；④骨髓炎；⑤良性可有：脑神经麻痹、弥漫性骨硬化；⑥恶性可有：发育障碍、智力迟钝，头颅及四肢骨骼畸形、脑神经麻痹、肝脾肿大及贫血等。

诊断：①临床表现；②X线骨骼检查；③血象检查。

治疗：对症处理。

预后：良性佳，恶性较差。

**albinism（白化病）**

概述：白化病之特点为眼睛、皮肤及毛发缺乏色素，呈白色、黄白色、乳白色或粉红色。

病因：为常染色体隐性遗传或不规则的显性遗传。由于酪氨酸先天性缺陷，黑色素体不能产生正常的黑色素。黑色素细胞的数量和结构正常，电镜下仅可见二期色素体，而无成熟的黑色素体（黑色素颗粒）。

眼症状与病征：①不论完全性白化病（包括眼和皮肤）或不完全性白化病（仅眼部白化病），眼部皮肤都呈粉红白色，睫、眉毛白色；②畏光，视力减退，眼球震颤或斜视，多有屈光不正（近视或散光）；③虹膜缺乏色素呈灰色或蓝灰色，瞳孔红色反光；④眼底缺乏色素脉络血管可见；⑤眼部白化病也分完全与不完全型，不完全型则有眼底异常-白化病，而外眼正常。

全身性表现：①完全性白化病全身皮肤毛发色素缺乏，皮肤乳白或粉红色，皮肤细嫩光洁，日光照晒明显变红；毛发黄白或白色，纤细而柔软，皮肤皱缩，青年犹似老人。②不完全型，仅有皮肤白化病而眼部正常。

诊断：①先天性发病，毛发皮肤及眼部缺乏色素或仅显示一部分；②与白癜风鉴别：白癜风后天发病，皮肤色素脱失为局限性。

治疗：无特殊治疗。可戴避光眼镜或全身性皮肤防晒保护。

预后：一般不发展，部分病例可随年龄的增加，色素有渐增加趋向。

**Albright综合征（1）[*]**

别名：Fuller Albright综合征；McCune-Albright综合征；Albright-McCune-Sternberg（Stenbergh）综合征；Wright综合征（2）；播散性纤维性骨炎；棕色斑点综合征；骨营养障碍性纤维化；多发性纤维性骨发育异常。

概述：该病特点为骨发育异常、皮肤广泛散在棕色斑点、性发育过早及眶颅骨影响的眼病征。多见于儿童和青年女性。

病因：可能与遗传有关。

眼症状与病症：①眼球突出（或下陷）；②复视及眼球运动障碍；③瞳孔散大；④视神经缺损、视盘水肿或视神经萎缩。眼损害之程度与骨损害之部位轻重有关。

全身性表现：①广泛的纤维性囊性骨炎；②畸形与骨折；常见于骨盆与下肢；③皮肤棕色斑点；自轻微的雀斑至片状的棕褐色斑块，其与骨质损害部位有关，头至脊背大腿皮肤多见；④性发育早；月经早潮、乳房外阴明显；⑤神经系统可见惊厥、智力差及听力障碍。

诊断：①临床症状；②血清磷酸酶增加；③X线检查：囊性骨畸形；④穿刺病理检查：纤维组织代替正常骨髓结构。

治疗：对症处理。

预后：病情不停止发展，预后不佳。

**Alfano-Alfano综合征**

别名：上腔静脉综合征；腔静脉阻塞综合征。

概述：由于上腔静脉血流受阻，而发生呼吸困难，发绀，面部虚肿，眼面颈胸静脉怒张，躺卧后症状加重。

病因：主动脉瘤、胸腔内肿瘤、慢性纵隔炎及甲状腺炎，压迫上腔静脉或上腔静脉阻塞，均可导致发病。

眼症状与病征：①眼睑、结膜及眶内组织显著充血；②躺卧时眼压升高；③视网膜出血。

全身性表现：①头面颈项与躯干上部重度发绀、水肿；②呼吸困难，吞咽困难，用力时，头部发胀；③鼻出血，嘶哑，眩晕，耳鸣，头痛，嗜睡，晕厥；④坐位呼吸，躺卧或非直立、端坐，则病情加重。

诊断：①临床病征；②X线CT扫描；③血管造影。

治疗：解除致病病因。

预后：病因能解除，预后良好；否则，不佳，可大出血死亡。

**Alport综合征**

别名：Diekinson综合征；遗传性家族性先天性出血性肾炎；遗传性血尿肾病耳聋综合征；眼耳肾综合征。

概述：特征为遗传性出血性肾炎，神经性耳聋及眼部病变。多于小儿发病，发展至青壮年。

病因：可能为常染色体遗传，也有人认为与氨基酸代谢紊乱有关。

眼症状与病征：①近视、斜视；②晶状体前囊变

[*] Albright综合征（2），即Turner综合征（性腺发育不全综合征）

薄，进行性双眼前锥形晶状体，囊下白内障，晶状体上皮细胞减少，也可见先天性晶状体混浊、球形晶状体、后锥状晶状体，可自发性晶状体囊破裂；③点状视网膜病变，视网膜脱离，视网膜发育不全，黄斑变性；④视盘玻璃疣，假性视神经炎。

全身性表现：①出血性肾炎、反复性肾盂肾炎；②血尿、蛋白尿、脓尿、氨基酸尿、多尿；③进行性神经性耳聋，前庭功能紊乱，多发生在 10 岁以后。

诊断：①全身及眼病征；②尿检查；③血清蛋白检查：$\alpha_2$- 球蛋白增高，γ- 球蛋白降低。

治疗：对症治疗。

预后：男性常于 20～30 岁死亡，女性如无合并症，寿命如常。

**Alström 综合征**

别名：视网膜变性糖尿病耳聋综合征。

概述：该综合征主要为眼的视网膜及视神经病变，早年发生糖尿病，以及耳聋。无多指（趾），智力障碍（此不同于 Laurence-Moon-Bardet-Biedl 综合征）。Alport 综合征虽有类此综合征之处，但不伴糖尿病和童年肥胖。

病因：为常染色体隐性遗传，常有同胞发病。

眼症状与病征：①视力减退至失明，多出现在早年；②视网膜色素变性；③视神经萎缩；④眼球震颤；⑤白内障或晶状体脱位；⑥青光眼；⑦屈光不正（远视眼）。

全身性表现：①进行性神经性耳聋，常在 2～10 岁时出现；②青年性糖尿病，常在 15 岁后发病；③肥胖，常在 2～5 岁发病；④肾病，可有早期氨基酸尿、尿崩症及尿毒症；⑤其他，可见高血脂、高尿酸、脱发、黑棘皮病以及生殖器畸形等。

诊断：①临床病变与病征有关检查；②与 Laurence-Moon-Bardet-Biedl 综合征、Alport 综合征鉴别。

治疗：对症处理。

预后：多不佳。

**amaurosis fugax syndrome（一过性黑矇综合征）**

别名：暂时性黑矇综合征

概述：突然间视物蒙眬或完全看不见成为黑矇，片刻视力即恢复，可不定期多次发作，严重者最后失明。

病因：主要为脑缺血，可因椎 - 基底动脉供血不足，也可因颈动脉、脑血管病变。①体位性脑缺血：发作于体位突然改变；②毒素刺激：如烟草、毒性药物；③物理刺激：过于高低的热冷、剧痛；④精神刺激：突发意外事件；⑤血液病：如红细胞增多症；⑥心血管病：高血压、动脉硬化、冠心病；⑦脑血管病：脑外伤后，特别是额、颞叶大面积损伤；颅内新生物；脑血管造影后。

眼症状与病征：①视力暂时丧失，可几秒钟或几分钟，反复发作，最后可永久失明；②发作前可有闪辉暗点，雾视或头痛；③眼底可见视网膜动脉痉挛或末梢缺血；④可有全身病眼底病征。

全身性表现：可见有关全身性病征。

诊断：①发病史；②全身性病征有关检查。

治疗：对症处理，解除或控制全身性疾患。

预后：严重病例反复发病者，预后不佳。

病例：王某，女，护士，25 岁。近一年来，不定期发生突然眼前一片黑，视物不见，停止生活和工作，几分钟后，视力恢复，眼前仍发雾，睡一觉后，一切如常，发病前有头痛先兆。眼底检查：视网膜动脉微细、反光增强，全身检查无特殊，家庭生活关系紧张。

**amaurotic family idiocy syndrome（黑矇性家族性白痴综合征）**

别名：家族性遗传性黑矇性痴呆；视神经节苷脂质沉积综合征；色素性视网膜类脂神经元性遗传变性；脑视网膜变性综合征。

概述：该综合征特点为进行性视力减退、智力障碍及不等程度的肢体瘫痪。多发于犹太族，在我国曾有数例报告系河南籍，据了解与犹太籍有关。本病可发生在任何年龄期，在临床上又分先天型、婴儿型、晚期婴儿型、幼年少年型及成人型 5 型。

1. 先天型（Norman-Wood 综合征）　出生即已显示症状和病征。

2. 婴儿型（Tay-Sachs 综合征）　出生后 3～12 个月发病，视力显著减退或丧失，多 3 岁前死亡，女多于男。

3. 晚期婴儿型（Dollinger-Bielschowsky 综合征）3～4 岁发病，生命一般维持 4 年。

4. 幼年少年型（Batten-Mayou 综合征；Spielmeyer-Vogt 综合征），5～8 岁发病，平均年龄约在 18 岁死亡。又称青年型。

5. 成人型（Kufs 综合征）　15～25 岁发病，病程较长，一般发病后 15～20 年死亡，又称其为晚期青年型。

病因：属家族遗传性，呈常染色体隐性遗传。发病可能与脂类代谢异常有关。

眼症状与病征：①视力逐渐减退至失明；②视网膜退行性变：色素变性、脂质沉积、黄斑区樱桃红，周围白色混浊，视网膜动脉窄细；③视神经萎缩；④眼球震颤、斜视、白内障，在视力减退过程中，见视野缩小、夜盲。

全身性表现：①智力障碍、痴呆；②惊厥、听觉过敏、肌肉痉挛、强直、共济失调；③运动神经麻痹。

诊断：①临床病征与症状；②神经系统功能检查（包括ERG、VEP）。

治疗：对症处理。

预后：不佳。

病例：（童绎等例）两个家系，5例发病，近亲姻缘。

**Amendola综合征**

概述：主要为眼睑及全身性皮肤病变，表现为疱疹、天疱疮，1945年Amendola首作报告，发生在国外少数地区，病例不多。

病因：与家族血缘婚姻有关，具有地区流行性，是病毒还是免疫性疾病尚不清楚。

眼症状与病征：①眉弓眼睑疱疹，眼睑外翻或内翻，倒睫；②急性病例可有虹膜病变；③偶见晶状体前极混浊。

全身性表现：皮肤天疱疮，表现为传播迅速的巴西天疱疮，此属天疱疮的落叶型（天疱疮分寻常型、增殖型、落叶型和红斑型），可能为节肢动物为媒介的一种传染病。初发水疱为瘪薄不完全性水疱，破后呈湿疹状。

诊断：①区域家族流行；②临床表现；③可能病源学检查。

治疗：据记载抗疟治疗有效。也可用肾上腺皮质激素。

预后：病程长者可达5～20年，多死于合并症。

**Andersen-Warburg综合征**

别名：Whitnall-Norman综合征；Norrie病；智力发育不全小眼球综合征；先天性眼球萎缩；胎儿虹膜炎综合征。

概述：特点为大脑发育不全智力低下，双侧小眼球。

病因：为家族性隐性连锁遗传。

眼症状与病征：①双侧小眼球，出生即失明；②眼内假性肿瘤表现，眼球组织严重破坏；③角膜混浊；④虹膜炎症、粘连与萎缩；⑤晶状体损害，后连肿块；⑥视网膜脉络膜畸形。

全身性表现：①智力差：由智力迟钝到白痴；②耳聋：发生在9～45岁间，约1/3患者发病。

诊断：临床表现及有关病征之专科检查。

治疗：无特效治疗。

预后：不佳。

**Andogsky综合征**

别名：过敏性白内障综合征；皮肤病性白内障；家族性过敏性白内障。

概述：为过敏性皮炎和白内障，儿童时期即发生过敏性皮炎，病程缓慢持久，至30岁左右发生双眼白内障。

病因：原因不明。与遗传可能有关，过敏反应也可能涉及免疫性因素。

眼症状与病征：①过敏性眼睑皮炎；②过敏性角膜结膜炎，圆锥角膜；③葡萄膜炎；④白内障：开始于囊下部分混浊，渐发展至晶状体全混浊；⑤视网膜脱离（有人认为与白内障摘除有关，也可能由于某些血管病所致）。

全身性表现：过敏性皮炎，表现为红斑、皮疹、皮肤增厚、色素沉着以及鳞屑病变。多发生于腕部、腘窝、颈部与额部，因为皮疹发痒又称Besnier痒疹。

诊断：临床病征，应与Rothmund综合征、Werner综合征相鉴别，因为此二综合征均具白内障及皮肤损害。但是Rothmund综合征之白内障为先天性或出生后早期，且皮肤损害为毛细血管萎缩、色素沉积。Werner综合征之白内障发生于成年以后，皮肤损害表现为硬化萎缩，体态呈早老征。

治疗：对症处理。

预后：病程较长，并发症严重者，预后欠佳。

**Angelucci综合征**

别名：急性过敏性结膜炎综合征。

概述：为特急性结膜炎发病，伴有血管运动不稳定，易激动，过于兴奋，心动过速。

病因：淋巴体质，眼及全身过敏性变态反应。

眼症状与病征：结膜炎表现类似春季卡他，但其发作与终止均较突然。奇痒，卵石样睑结膜滤泡。

全身性表现：①心动过速；②皮肤黏膜疹；③血管运动不稳定，皮肤充血或苍白；④性情激动、兴奋；⑤哮喘；⑥内分泌失调或营养不良。

诊断：临床症状及有关检查。

治疗：对症处理。

预后：较佳。

**Antimongolism syndrome（反先天愚型综合征）**

别名：反（倒）蒙古样白痴综合征；逆Down综合征；逆先天性白痴综合征；21号染色体部分缺失综合征；单体21号染色体部分缺失综合征；G（Ⅰ型）缺失综合征。

概述：该综合征的临床表现，示与Down（先天性白痴）相逆。

病因：与遗传有关。

眼症状与病征：①睑裂斜向颞下方；②眼睑皮肤松弛；③偶有白内障。

全身性情况：①大耳垂，高鼻梁；②骨质发育不良、生长迟缓，小下颌，半侧脊柱发育不全，指甲生长慢；③智力低下、隐睾、尿道下裂，幽门狭窄，心脏收缩期杂音；④血小板减少，嗜酸性粒细胞增多；⑤手掌纹正常。

诊断：临床症状与染色体检查。

治疗：对症处理。

预后：生活能力差。

**Anton 综合征**

别名：否认失明综合征；否认视幻觉综合征；幻觉视力综合征。

概述：患者已经失明，但否认自己看不到事物。常有闪光感。外观似常人，多发老年人，平均发病年龄为 63 岁。

病因：与脑功能障碍有关，可发于脑损伤、脑肿瘤、脑动脉硬化、脑手术、脑基底动脉或双侧枕叶动脉阻塞或供血不足。枕叶与间脑的联系中断为主要影响。

眼症状与病征：①目盲，否认看不见，且认为视觉良好；②可有闪光感；③可有视野缺损。

全身性情况：空谈视觉、异侧感觉，感到有病变的肢体对侧受刺激。

诊断：①临床表现；②有关脑病变检查；③鉴别皮质盲（有将其称为逆 Anton 综合征者）。

治疗：对症处理。

预后：多不佳。

**Apert 综合征**

别名：尖头并指（趾）综合征；尖头指（趾）骨畸形；Apert 病。

概述：特征为指（趾）合并，颅骨发育畸形，尖头，以及与颅骨发育异常所显示的眼病征（多在 6 岁后出现视力障碍）。

病因：家族遗传性疾病，多系隐性遗传，也可为显性遗传，大约在胚胎 8 周时，中胚叶缺陷发育异常所致。

眼症状与病征：①浅眼眶、眼球突出、眶距过宽；②上睑下垂、斜睑裂（内眦高于外眦）；③斜视、眼球震颤、眼肌麻痹；④视力减退、远视、上方视野缺损；⑤虹膜缺损；⑥暴露性角膜炎、大角膜、圆锥角膜；⑦白内障、晶状体异位；⑧髓鞘纤维、视网膜脱离、脉络膜缺损、视盘水肿及以后之视神经萎缩。

全身性表现：①尖头（塔状头）；②对称性并指（趾），段存友等病例手足指趾完全并生；③肩肘关节骨联合固定；④短颈；⑤脊柱四肢发育不全；⑥头痛、惊厥、嗅觉及听力障碍；⑦可合并 Bonnevie-Ullrich 综合征或 Laurence-Moon-Bardet-Biedl 综合征发病。

诊断：①临床症状；② X 线摄片，CT 扫描；③与 Crouzon 综合征鉴别，无并指（趾）。

治疗：对症处理。

预后：发展不停，预后不佳。

**Argyll Robertson 综合征**

别名：阿罗综合征。

概述：瞳孔对光反应消失，调节与会聚近点反应存在，瞳孔有时不圆，主要为脑部的器质性损害，损害部位主要在瞳孔光反射路径（Westphal 核）以前。

病因：50% 为梅毒，另外可因脑积水、脑肿瘤、脑炎、脑膜炎、脑外伤、急性多发性神经炎、铅中毒以及糖尿病性硬症等。

眼症状与病征：①瞳孔光反应消失，多为双侧；②调节会聚近点反应存在；③眼点滴散瞳或缩瞳剂不敏感。

全身性表现：①多有脑神经症状；②常精神淡漠。

诊断：①临床病状与病征；②血清 VDRL 试验或未加热血清反应素（unheated serum regain，USR）试验多阳性。

若损害仅在近点反射路或中枢（Parlia 核）则表现为与此综合征相反的病征：对光反应存在，近点反应消失，称逆 Argyll Robertson 综合征或称 Gowers 综合征，或 Paton 综合征。

治疗：①病因治疗；②对症处理。

预后：依全身病而异。

**Arnold-Chiari 综合征**

别名：Celand-Arnold-Chiari 综合征；扁颅底综合征；小脑延髓畸形。

概述：由颅底发育畸形，致使部分小脑及延髓通过枕大孔形成疝，引起有关的脑神经症状。

病因：枕骨及颈椎上部发育畸形。

眼症状与病征：①眼球震颤、水平、垂直与旋转均存在，以垂直较多见，尤以眼球向上和向下凝视时，最易发生，此为该综合征之主要特点；②复视、颞侧偏盲与视盘水肿。

全身性情况：①双侧锥体束征，小脑性共济失调；②脑积水、脑膜脊髓脱出；③脊椎裂；④头痛、脑神经功能障碍、运动与感觉障碍。

诊断：① X 线摄片示颅底枕骨扁平、枕大孔狭窄；②气脑造影；③与 Dandy-Walker 综合征鉴别（主要第四脑室导水孔闭锁）；④与多发性硬化症、脊髓空洞症、进行性延髓麻痹及肌萎缩性脊髓侧束硬化症鉴别。

治疗：针对畸形，可手术。

预后：手术得不到改善，预后不佳。

**Arnold Pick 综合征**

别名：Pick 综合征；失语失认失用综合征。

概述：大脑皮质广泛萎缩，萎缩波及皮质和白质，致使脑回萎缩脑沟增宽，于是发生进行性痴呆，运用不能、认识不能和失语。多发生于 40～70 岁女性。

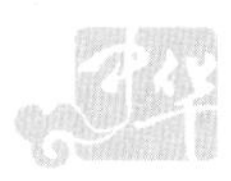



病因：脑皮质萎缩，以枕叶为主要病变区。

眼症状与病征：①皮质盲，无注视反应，不能注视物体；②失认事物，视野缺损；③个别病例发生视神经炎。

全身性表现：①认识不能，表情淡漠；②失语或语言迟钝、刻板；③运用不能，失去鉴别能力；④早老或进行性痴呆。

诊断：①眼视功能检查；②脑电图、气脑造影及CT检查——脑萎缩病变。

治疗：无特效疗法。

预后：不佳。

**Arruga综合征**

别名：扣带综合征。

概述：此综合征系由于做视网膜脱离环扎术后的并发症。发生于术后4～19日，眼内组织结构改变，血循环障碍，于是发生剧烈眼痛及眼部病变。

病因：手术致血管阻塞，血循环不良所致。

眼症状与病征：①眼睑与球结膜水肿；②眼球突出；③葡萄膜炎；④角膜透明，前房深，房水闪光阳性，虹膜固定，瞳孔内呈特殊绿色表现，眼压低（可开始一度过高，继而下降）。

全身性表现：①头痛；②可能食欲不良。

诊断：手术史与临床病征。

治疗：①肾上腺皮质激素，低分子右旋糖酐；②拆除环扎线；③对症处理；④预防：结扎勿太紧，眼压勿过高，最好接近正常，微高；结扎时避免直接压迫或损伤涡静脉（结扎可带倾斜）；电灼或冷冻不宜过重；直肌切断不宜超过两条。

预后：可致眼前节组织坏死，视网膜再脱离，或眼球萎缩。

**Ascher综合征**

别名：眼睑松弛甲状腺重唇综合征；非毒性甲状腺肿伴眼睑皮肤松弛症；眼睑松垂症；甲状腺肿伴上唇裂综合征。

概述：表现为甲状腺肿、眼睑皮肤松弛及双重口唇，且基础代谢正常或基本正常。

病因：可能系内分泌功能低下有关青春期内分泌平衡失调发病，多在青春期出现症状。眼睑松弛为家族性简单遗传。

眼症状与病征：①眶组织脱垂、脂肪脱垂及泪腺脱垂，乃眶隔眶筋膜松弛缺乏张力所致；②眼睑皮肤松弛，上睑皮肤下垂遮盖睑缘。下睑痉挛性内翻。眼睑皮肤萎缩、皮下组织与肌肉萎缩，睑板腺阻塞。

全身性情况：①甲状腺肿，但功能正常；②双重口唇：唇黏膜及牙龈水肿增厚，进一步黏液腺及黏膜肉芽形成，于是在上唇后又形成一口唇，成重唇；③偶见半侧颜面部轻度萎缩。

诊断：临床病征，排除甲状腺功能异常检查。

治疗：①酌用激素；②必要时可手术。

预后：症状控制，后果较好。

**A-V综合征**

概述：乃内斜或外斜在向上或下注视时偏斜度不相同，向上较向下注视时眼向外偏斜度大时，双眼角膜在上下部位的表现，上呈V的外观，即V综合征。若向下较向上注视时，眼向外偏斜度大，呈现A的外观者，即A综合征。在临床便有V内斜、A内斜与V外斜、A外斜之分。斜视上中下三点并非都是一致的表现差，也有上中下不一致的，于是出现一些变异征，如X征、◇征、Y征、人征，即中点向内度与向外度差异，以及上下分合度的差异。A-V综合征在水平斜视中的发病率，各家报告极不一致，一般在5%～10%，个别报告在50%以上者，这与各自的诊断标准不一致有关，如有的以上下差$10^{\triangle}$（5°～6°），有的以$15^{\triangle}$（8°～9°）为准，若以上下差5°或10°为准，则差异可以很大。

病因：眼外肌功能不良。至于属水平肌或垂直肌、先天性或获得性，有多派学说，尚难肯定。

眼症状与病征：

1. V-内斜　全名为：内斜合并双眼会聚时之上斜视，向下较向上更为内斜，因为向下注视较向上注视更为明显，故可称为"内斜合并双眼在内转时之上斜与V综合征"。由于许多患者都有内转时之上斜，故可简称"内斜合并V综合征"或"V-内斜"（其他三型均依此理简称）。

当双眼向右看时，左眼有上斜出现，向右上方看时明显；当双眼向左看时，右眼出现上斜，向左上方看时更是显现，会聚功能佳。

2. A-内斜　内斜视向上注视较向下注视时明显者为之。当双眼向左看时，右眼向下斜；当双眼向右看时，左眼向下斜，会聚功能佳。

3. V-外斜　外斜视向上注视较向下注视时明显者为之。当双眼向左看时，右眼向上斜；当双眼向右看时，左眼向上斜，会聚功能尚可。

4. A-外斜　外斜视向下注视较向上注视时明显者为之。当双眼向右看时，左眼向下斜；当双眼向左看时，左眼向下斜，会聚功能多不佳。

5. 变异型

（1）Y型：第一眼位及向下注视时为正位，而向上注视时眼位分开。

（2）人型：第一眼位及向上方注视时为正位，而向下注视时眼位分开。

(3) X型：第一眼位为正位或轻度外斜，而向上向下注视时眼位皆分开。

(4) ◇型：第一眼位为正位或轻度内斜，而向上向下注视时，皆为内斜位。

全身性表现：无特殊。

诊断：检查眼位要求与标准

1）注视点：①正前方5m；②向上，无限远（6m）；③向下330mm。

2）视线夹角：向上、向下与中视水平线夹角各25度。

3）病理诊断范围（尚无统一的规定，有以下几种分法）：①向上向下与中线位相差15△（8°～9°）。②A-内斜、A-外斜，上下各差10△（5°～6°）。V-内斜、V-外斜，上下各差15△（8°～9°）。③外斜AV型，上下角斜度要求一致；而内斜A型上为10△（5°～6°），下为15△（8°～9°）。④上下眼位斜视角差：以30△分界，若小于30△，上下差应增100%；若大于30△，上下差应增50%。

治疗：①矫正屈光不正。②三棱镜练习。③治疗弱视。④手术矫正：结合眼位斜视度，施水平肌或垂直肌手术。

预后：佳。

**Avellis综合征**

别名：疑核脊髓丘脑综合征；舌咽迷走舌下与副神经综合征；延髓后橄榄体综合征。

概述：为疑核、孤束及附近丘脑脊髓束病变，重点影响第9～12对脑神经。于是有眼的Horner综合征、咽喉麻痹、吞咽困难及半侧肢体知觉麻痹。

病因：因血管病、外伤、炎症、肿瘤或中毒，损害及颅内有关部位，而破坏迷走神经、副神经的内侧支及上行感觉束等。

眼症状与病征：同侧眼睑下垂、瞳孔缩小、眼球内陷（Horner综合征）。

全身性表现：①同侧软腭与咽喉麻痹，言语不清，吞咽困难，咽喉部知觉丧失（因迷走神经与副神经的延髓部分受损害）；②对侧分离性半侧麻痹（痛觉、温度觉丧失，而触觉与压迫觉依然存在，乃脊髓、脑束受累）。

诊断：①临床病征及有关神经功能检查；②X线、CT检查。

治疗：对症处理。

预后：不佳。

**Axenfeld综合征**

别名：Hagedoom综合征；角膜后胚胎环；角膜虹膜发育不全；角膜后周边环状混浊。

概述：角膜后环状混浊，位于近前房角之Schwalbe线处前，为角膜后弹力层之连续，其不同于临床常见的老年环，后者主要为角膜实质层前弹力层，混浊由深内向浅外分布，外周可有透明带，该综合征则无。本综合征由于虹膜和滤帘网状结构不完全劈裂，前房角异常，多在青春期或成年早期眼压增高。

病因：显性遗传，中胚叶角膜虹膜发育障碍，前房角异常。

眼症状与病征：①视力减退；②角膜后周边混浊，滤帘过长，Schwalbe线突出；③各种表现不同的虹膜角膜（Schwalbe线）粘连；④虹膜发育异常，无瞳、瞳孔异位、多瞳；⑤青光眼。

诊断：①临床病征；②应注意与脂沉积角膜环鉴别。③与Rieger综合征鉴别（此综合征有全身性骨质异常）。

治疗：对症治疗（可实施必要的手术）。

预后：无严重并发症，可维持一定视力。

**Axenfeld-Schürenberg综合征**

别名：周期性动眼神经麻痹；周期性眼球运动麻痹与痉挛，先天性周期性眼球运动麻痹。

概述：动眼神经支配的眼肌发生交替性麻痹和痉挛，多为单眼，常在一岁内被患儿父母发现。

病因：可能为先天性

眼症状与病征：①麻痹期上睑下垂、眼外斜、瞳孔散大；②痉挛期上睑上提、眼球向内斜（或向外）、瞳孔缩小，非常小，使对光反应消失；③麻痹与痉挛交替发作。

全身性表现：无。

诊断：临床症状及有关检查。

治疗：对症处理。

## B

**Babinski-Nageotte综合征**

别名：延髓被盖麻痹；延髓综合征；舌咽迷走舌下神经综合征。

概述：主要为小脑性半侧运动失调，对侧偏瘫及Horner综合征。

病因：为脑桥延髓部肿瘤或血管性损害，累及绳状体、Deiter核及交感神经纤维所致。

眼症状与病征：①患侧Horner综合征（上睑下垂、瞳孔缩小及眼球内陷）；②眼球震颤。

全身性表现：①对侧偏瘫与感觉障碍，②同侧小脑性运动失调，面瘫及声带软腭麻痹，③更替运动性不能，侧向前进，辨距不良。

诊断：①临床病征及有关检查。②与如下几个综合征鉴别：Avellis 综合征：无小脑性运动失调；Cestan-Chenais 综合征：为 Avellis 综合征合并 Babinski-Nageotte 综合征两者表现；Wallenberg 综合征：为椎动脉或其分支的小脑后下动脉阻塞所致，无偏瘫或极轻微。

治疗：对症处理。

预后：病情发展，预后不佳。

**Bailey-Cushing 综合征**

别名：Bailey 综合征，小脑蚓部综合征；小脑中线综合征；绒球小结叶综合征。

概述：特征为身体失控，不能掌握平衡，犹若悬入半空之感，眼球震颤，运动失调，行动困难，躺下后则自控感好转。两性发病，以儿童为多见。

病因：小脑中线肿瘤，成神经管细胞瘤及其他新生物、血管损害等，均可发病，主要影响第四脑室。

眼症状与病征：①眼球震颤（非特征性）；②视盘水肿；③偶见眼外肌麻痹及角膜知觉障碍。

全身性表现：①头痛，呕吐（早期症状），严重食欲不振，体重减轻；②头颅增大（脑积水）；③身体平衡失控，运动失调，小脑性步态，严重者不能站立；④颈和肩部强直和疼痛。

诊断：① X 线 CT 颅脑扫描；②气脑造影，血管造影，腰穿。

治疗：手术。

预后：不佳，发病后数月或 2～3 年死亡。脑室压迫，可突然死亡。

**Balint 综合征**

别名：Holmes-Horrax 综合征；精神性固视麻痹综合征；癔症性注视麻痹综合征；皮质性视固定麻痹综合征。

概述：不能注视视野中的任何一点，不能控制眼球随注视目标任意转动，不能估计两目标间的距离，对外界事物似漫不经心。

病因：双侧顶枕部脑损害发病，损害因素可为血管病或新生物。

眼症状与病征：①一过性注视麻痹；②眼球运动无目的、不协调；③伸手取物与视觉位置错误；④认识力与视记忆力存在，可缓解但反复发病。

全身性表现：①上肢呈强直性和运动失调现象；②全身运动失调，姿势异常，行走时常碰碰撞撞；③语言困难、失语，书写不能。

诊断：结合症状检查颅内病变。

治疗：针对原发病治疗。

预后：依颅内原发病治疗后果而定。

**Banti 综合征**

别名：Banti 病，脾性贫血；慢性充血性脾肿大；纤维充血性脾肿大综合征；脾功能亢进症；脾 - 肝综合征。

概述：多发生在 35 岁以内，脾功能亢进，表现为脾肿大、肝硬化、脾性腹水与贫血，血小板减少及全血减少。为一种阻塞性疾患。

病因：①继发于门脉高压，门脉血栓，血吸虫病动脉瘤；②红细胞增多症、系统性红斑狼疮、Gaucher 病、淋巴瘤、恶性网状细胞病；③特发性，原因不明。

眼症状与病征：①视网膜动脉收缩，静脉淤滞，贫血，出血，可呈宝石样中红外白、火焰状或圆点状；②黄斑区散在浸润点；③视盘色调淡或苍白，边界不清。

全身性表现：①突然的呕血、黑便，腹胀、腹泻，身体衰弱；②脾肿大、肝硬化、腹水；③皮肤色素沉着，呈棕褐色；④贫血。

诊断：有关脾肿大、门脉高压及贫血之有关检查。

治疗：脾切除术，或门脉高压分流手术。

预后：病程缓慢，出血加速病情恶化。

**Barre-Lieou 综合征**

别名：后颈部交感神经综合征，颈部捩伤综合征。

概述：有颈部病变历史，相继发生颈部强直、头痛、眩晕、耳鸣及面部血管运动障碍。多发生于老年，病程缓慢。

病因：因颈椎三、四椎外伤、关节炎或椎间盘损害，激惹脊神经在颅内三叉神经与听神经核区产生循环障碍之故。

眼症状与病征：①暂时性失明与复视；②眼球与眼眶痛；③上睑震颤；④角膜知觉减退，睑裂部角膜顽固性溃疡；⑤虹膜异色或 Horner 综合征；⑥视网膜动脉压降低，黄斑区水肿。

全身性表现：①颈部转动受限、强直及疼痛；②头痛、眩晕、耳鸣、耳痛；③咽喉部感觉异常，吞咽及发音困难；④面部血管运动障碍及疼痛；⑤精神焦虑、抑郁，思考困难与记忆力减退。

诊断：依临床症状与病征，进行神经科、骨科与眼科有关检查。

治疗：病因与对症处理。

预后：依颈部伤害之轻重与症状控制情况而有异，损害严重者，预后不佳。

**Bartholin-Patau 综合征**

别名：Patau 综合征；D 综合征；染色体 D 三体综合征；唇裂眼畸形综合征。

概述：先天性染色体异常，发育障碍，表现为眼畸形，唇腭裂，脑及心肾发育不良。

病因：常染色体异常，组型较常人多 1 个，额外染色体在 D1（即 13～15）。

眼症状与病征：①小眼球，无眼球，小眼眶，眶距过宽，上眶缘浅，斜睑裂，眉毛缺如，眼球内软骨形成；②角膜混浊，虹膜缺损，白内障，晶状体后囊血管膜；③视网膜发育异常，视神经缺损，视神经萎缩。

全身性表现：①神经系统发育不良，智力低下，脑小畸形，癫痫小发作，脑发育不全，无嗅脑；②小头畸形，颅骨缝闭合不全，前额低斜，小下颌，耳低位，耳廓畸形，耳聋，唇裂，腭裂，多指趾，指甲隆突，手与手指弯曲；③皮纹特异，猴掌样掌纹，多发性毛细血管瘤，多指趾；脊柱裂，先天心脏病（心室间隔缺损，动脉导管未闭）；④肾畸形，隐睾，阴囊异常，双子宫，脐疝；⑤中性细胞核突起。

诊断：①临床病征；②X线CT扫描；③EEG、ECG；④血液检查。

治疗：对症处理，部分畸形可行手术。

预后：发育缺陷明显者，尤其心脑损害，是致命的，有的3个月内死亡。

**Basedow综合征**

别名：Basedow病；Graves病；Parry病；突眼性甲状腺肿；中毒性甲状腺肿；甲状腺功能亢进症。

概述：特点为甲状腺功能亢进，交感神经兴奋，眼球突出，新陈代谢亢进。

病因：为家族性单纯的常染色体隐性遗传，多发于女性（女男4∶1）。可为原发性甲状腺增生，也可因精神创伤、感染，或脑垂体病变促甲状腺素分泌过多发病。

眼症状与病征：①眼球突出，眼睑水肿，眼睑眼球活动障碍；②重者睑裂闭合不全，并发角膜溃疡、角膜穿孔；③视网膜血管迂曲、视网膜水肿及视盘水肿和炎症；④几种特殊的表现病征（见“诊断”）。

全身性表现：①甲状腺肿大；②基础代谢增加，消瘦；③神经过敏、精神紧张、不安，微细肌震颤；④心动过速、中毒性心肌炎，心房纤颤；⑤多汗，失眠。

诊断：①基础代谢检查。②眼病征：a. Enroth征：眼睑水肿。b. Jellinek征：上睑皮肤脱色。c. Dalrymple征：因睑裂过大，使之眼若固视。d. von Graefe征：当眼向下视时，上睑不能循眼球下降，反而向后缩。③Koeber征：当眼向上视时，眼球跟不上上睑。④Gilford征：因上睑收缩与强硬，使之翻转困难。⑤Rosenbach征：轻度闭睑裂时，眼睑震颤。⑥Suker征：极度向外侧注视时，固定困难。⑦Stellwag征：瞬目作用减弱，使之瞬目不全，频次少而不规。⑧Knies征：双眼瞳孔不等。⑨Möbius征：会聚力差，使之视力疲劳。⑩Ballet征：可能见外眼肌麻痹。

鉴别诊断：①Brain综合征：眼肌麻痹型突眼性甲状腺肿，特点外眼肌麻痹。②假性Graefe综合征：乃非突眼性甲状腺肿，上睑提举困难。③恶性甲状腺肿：用抗甲状腺功能药物，作甲状腺摘除手术，或放射线治疗，均不见效，眼球继续突出继续发展，致使神经受损害，视力锐减。

治疗：①眼科对症处理；②控制基础代谢；③甲巯咪唑、卡比马唑等；④甲状腺摘除；⑤甲状腺放射线治疗；⑥放射线照射脑下垂体。

预后：重症预后不佳。

**Bassen-Kornzweig综合征**

别名：先天性β脂蛋白缺乏综合征；无β脂蛋白血症；棘状红细胞β脂蛋白缺乏症。

概说：系脂质吸收和转运障碍所致，血液检查可见棘状红细胞，凝血酶原降低，β脂蛋白缺乏，总胆固醇、磷脂、甘油三酯降低或缺乏，粪检含脂肪量大，脑脊髓液内蛋白增高。表现为不典型视网膜色素变性，脊髓小脑性运动失调。病程缓慢，随年龄增长而发展。

病因：为外显率不同的常染色体隐性遗传，脂蛋白合成缺陷所致。与家族遗传有关，部分患者之双亲有血缘关系。

眼症状与病征：①近视、夜盲；②上睑下垂、眼球震颤，进行性眼肌麻痹；③青春期后出现不典型视网膜色素变性；④黄斑变性、脉络膜萎缩及视神经萎缩；⑤白内障。

全身性表现：①神经病变约在5岁出现：脊髓小脑运动失调，运动震颤、手足搐动、肌力减退及反射消失；②脂肪泻约在8～10岁出现；③血脂与血液异常；④棘皮症、脂溢；⑤脊椎畸形、多指、颈蹼及佝偻病；⑥贫血与心力衰竭。

诊断：临床病征有关检查。

治疗：对症处理，尚无特效疗法。

预后：不佳。

**Bazzana综合征**

别名：血管痉挛性眼耳综合征。

概述：该综合征为1950年Bazzana在总结的20例耳硬化患者所发现，除耳听力障碍外，还有视网膜血管变化及视野改变。

病因：血管痉挛为发病主因。

眼症状与病征：①视野缺损，向心性缩小；②视网膜动脉痉挛，血管弯曲、粗细不匀。

全身性表现：①耳硬化症，双侧进行性耳聋；②外耳道萎缩性改变。

诊断：结合病征作有关检查。

治疗：对症处理。

预后：关键是听力障碍。

**Beck 综合征**

别名：前脊椎动脉综合征；前脊椎动脉阻塞；脊髓腹侧综合征；脊髓软化综合征；髓质综合征。

概述：脊椎前动脉受到损害，使辖区脊椎前 2/3，包括脊髓皮质、脊髓丘脑侧束及灰质前角的供血发生障碍，于是出现一系列神经系统症状。

病因：相关前脊椎动脉部位，发生创伤、肿瘤、动脉瘤、动脉硬化、梅毒以及感染等，造成血管阻塞及血流障碍。

眼症状与病征：眼球震颤。

全身性表现：①突然发病，如脑卒中样，有时有头痛及感觉异常先兆；②四肢软性瘫痪，损害以下之皮肤感觉分辨力消失；③大小便失禁；④延髓旁中区动脉分支受损，则表现为同侧舌麻痹、对侧臂及下肢瘫痪，并伴有触觉异常。

诊断：临床病征之有关检查。

治疗：针对可能之发病原因治疗。

预后：不定。

**Behçet 综合征**

别名：Behçet 病；皮肤黏膜葡萄膜综合征；皮肤口眼综合征。

概述：Behçet 于 1937 年将有关资料作综合性叙述，提出虹膜炎、口黏膜溃疡及泌尿系黏膜溃疡之特点，后又增加皮肤病征，而称眼黏膜皮肤三联征，国内 1957 年齐续哲曾作实验研究并著文论述，以后则有多例报告。今日临床则较为常见。

病因：尚不肯定，曾有病毒感染之说，也曾有人认为系结缔组织病，近多认为属自身免疫病。

眼症状与病征：①视力下降；②反复发作虹膜睫状体炎，前房蓄脓；③还可见结膜炎、角膜炎、后葡萄膜炎、玻璃体混浊、视网膜病变——出血、脉管炎，以及眼球震颤、眼肌麻痹等。

全身性表现：①口腔黏膜溃疡最常见；②还常见生殖器黏膜溃疡；③皮肤损害有结节、红斑或溃疡；④其他，还可有关节肿痛，神经系统症状：脑膜炎、精神错乱、抽搐、截瘫及脑脊液淋巴细胞增多。

诊断：①眼皮肤黏膜病征；②皮肤针刺处（注射点或针灸刺点）显充血肿胀或化脓点；③反复发病，每发作一次，多显症状及病情加重。

治疗：①对症治疗（如眼部散瞳等）；②免疫抑制剂：肾上腺皮质激素，环磷酰胺；③中药治疗，孙家栋认为本症属中医之狐惑病，应分症投以甘草泻心汤、苦参汤及猪苓散。

预后：反复发病，虹膜后粘连、瞳孔闭锁、玻璃体严重混浊、视网膜功能障碍、预后不佳。

**Behr 综合征**

别名：视神经萎缩共济失调综合征；顿挫性遗传性共济失调。

概述：先天性发育不良，婴儿即出现视神经病变、锥体束征及肢体运动共济失调。运动失调进程呈顿挫性，进展若干年后可稳定，两性发病。

病因：常染色体隐性遗传，也有报告一为家族性显性遗传者。

眼症状与病征：①视力障碍、视野缺损或色盲；②视神经炎、视神经萎缩或视盘黄斑变性；③眼球震颤及眼肌麻痹。

全身性表现：①肢体运动障碍共济失调；②锥体束征，如腱反射增强，Babinski 征阳性；③智力减退；④括约肌力减弱、肌张力增强、畸形足及腭裂；⑤脑积水。

诊断：临床病征及有关检查。

治疗：对症处理。

预后：完全型预后不佳，常在 10 岁或 20 岁内死亡，顿挫型能存活者，仅维持其低视力。

**Bell 综合征**

别名：面神经麻痹综合征，寒性麻痹。

概述：常在轻度发热、耳后疼痛及颈部僵硬后，随之而出现一侧面部僵硬，表现为面神经麻痹及有关的临床症状。

病因：发病于寒冷或风吹后，有的发病前有鼻咽部感染，也有的发病前并无任何因由，真正的原因尚不清楚，有报告家族性发病者。病理检查显示在面神经管内面神经受压，神经鞘或骨膜肿胀、充血。

眼症状与病征：①患侧睑裂扩大；②泪点外翻、溢泪；③闭眼困难，闭眼时眼球上转，下方巩膜外露；④可发生暴露性角膜溃疡。

全身性表现：①面部表情异常，一侧发病（极少数为双侧发病）面部歪向健侧，病侧额纹消失，鼻唇平坦；②病侧不能作皱眉、露齿、鼓气和吹口哨动作；③病侧舌前 2/3 味觉减退，听觉过敏及唾液分泌减少。

诊断：依临床病征进行有关检查。

治疗：①保护病侧角膜；②肾上腺皮质激素；③维生素 $B_1$、$B_{12}$；④针灸、理疗。

预后：①一般 2～3 周可能开始恢复，2～3 个月完全恢复；②部分患者遗留面肌挛缩；③可能并发 Bogorad 综合征（鳄鱼泪综合征）。

**Benedikt 综合征**

别名：被盖综合征，被盖中脑麻痹；动眼神经锥体外系交叉综合征；旁中心中脑综合征；Benedikt 下部综合征。

概述：由中脑下损害，使病变侧动眼神经麻痹，而对侧显示锥体外系体征。

病因：外伤、血管病及新生物，损害及中脑的延髓部，累及内侧丘系、红核、动眼神经及下脑脚。

眼症状与病征：①同侧动眼神经麻痹，表现为上睑下垂，眼球会聚、上下转运动障碍；②瞳孔散大；③复视及轻度眼球内陷。

全身性表现：①病变对侧半身麻痹、运动失调、感觉障碍。②肢体粗大震颤、舞蹈症。

诊断：临床病征表现的有关科检查。

治疗：对症与有关的病因治疗。

预后：依颅内损害之轻重而异，一般可保留生命。

**benign abducent nerve paralysis syndrome（良性展神经麻痹综合征）**

概述：为某些感染性疾病发病后，而发生的单纯性展神经麻痹，10 周内可愈，而不留后遗症。

病因：可因上呼吸道感染，中耳炎以及病毒性感染而发病。

眼症状与病征：①展神经麻痹，眼外转受限；②有复视无疼痛。

全身性表现：先有如上所述之全身性炎症病变。

诊断：无其他脑神经病征，可与其他脑神经疾患相鉴别。

治疗：对症处理。

预后：佳。

**Berardinelli-Seip 综合征**

别名：先天性全身脂质营养障碍。

概述：为先天性脂质代谢疾患，表现为手大、脚大，肢端肥大症，骨发育过早，肝脾肿大及眼角膜病征。

病因：可能为常染色体隐性遗传性下丘脑病变，第三脑室与基底池扩大，常有生长激素与血清脂质增加。

眼症状与病征：点状角膜浸润（角膜脂质营养障碍）。

全身性表现：①巨人症，大手、大脚（常在 4 岁时出现）；②牙齿及骨骼发育过早；③肝脾肿大、肝硬化；④皮肤色素沉积、干燥与粗糙；⑤心脏扩大；⑥下肢浅静脉怒张；⑦全身多毛症；⑧面容衰老征。

诊断：临床病征有关的客观的检查，如 X 线 CT 颅脑检查、气脑造影、血脂及内分泌检查等。

治疗：对症处理，无特殊方法。

**Berlin 病**

别名：Berlin 水肿；视网膜震荡。

概述：该病的特点是视网膜震荡性水肿，水肿和视力减退是暂时的，短时间内水肿即可消失，恢复视力。

正像脑震荡一样，头颅并不伴有其他任何重要损害。

病因：当眼球受到打击后，视网膜局部发生微循环紊乱，毛细血管渗透性改变，产生组织水肿，影响视力。

眼症状与病征：①眼球受钝挫伤而无破裂；②视力减退；③视网膜水肿；④偶见小出血点。

视网膜水肿突出表现在黄斑区：伤后可见视网膜血管明显收缩，然后 1 小时即可见黄斑区示灰白色混浊，混浊区逐渐扩大，色调由暗变白；24～36 小时混浊渐减轻；约 3～4 天，混浊消失，视力恢复正常。

全身性表现：无。

诊断：应与眼球破坏性视网膜水肿相鉴别，视网膜损伤严重，5 天内不可能恢复正常，即使以后视网膜水肿消失，则遗留明显的黄斑伤痕迹和视力障碍。

治疗：①休息，限制活动；②维生素 $B_1$ 及中药活血化瘀利水剂。

预后：佳。

**Bernard 综合征**

别名：Claude Bernard 综合征；颈交感系统刺激症；颈交感神经刺激综合征；反 Horner 综合征；颈交感神经刺激眼面综合征。

概述：该综合征首先由 Claude Bernard 于 1853 年介绍，其临床表现与临床常述的 Horner 综合征恰恰相反，故又名反 Horner 综合征。

病因：颈交感神经受刺激，可发生于交感神经中枢或传导路径上，如炎症、外伤、新生物或血管损害的早期，倘若病变发展达到压迫致神经麻痹者，则表现 Horner 综合征。

眼症状与病征：①病变侧瞳孔散大；②睑裂增宽；③上睑后退；④眼球突出，瞬目减少；⑤泪液分泌增加。

全身性表现：①同侧颜面血管收缩，皮肤苍白，温度下降；②面部出汗。

诊断：①依临床表现，进行与交感神经相关的病变检查，包括中脑、延髓、颈髓检查，颈胸部局部病变如脊髓肿瘤、胸动脉瘤、纵隔障内新生物、胸膜炎等。还有相关部位的损伤；②排除临时的局部用药，如局部用肾上腺素类药物。

治疗：相关原因病治疗。

预后：依病因的情况而有异。

**Bielschowsky-Lutz-Cogan 综合征**

别名：Lhermitte 综合征；核间性眼肌麻痹综合征；内侧纵束综合征。

概述：特征为侧视时，病变侧眼球不能内转，会聚功能一般存在。病变出现在视中枢至对侧内直肌核之间，损害内侧纵束，该束联系动眼、滑车与展神经核。

病因：多发性硬化症、动脉硬化、肿瘤、梅毒、酒精中毒或脑干炎症，损及脑之如上部位。损害部位绝非一致，又有前核间眼肌麻痹与后核间眼肌麻痹之分。

眼症状与病征：①前核间眼肌麻痹：当眼向损害的对侧注视时，同侧内直肌麻痹与会聚不能；②后核间眼肌麻痹：侧视时，同侧内直肌麻痹，不影响会聚功能；③侧视时之外展眼多表现为眼球震颤。

全身性表现：①头痛；②耳鸣；③眩晕；④感觉异常；⑤可有多发性硬化及其他致因性疾患的全身性表现。

诊断：有关的神经系统及眼肌功能检查。

治疗：对症处理及有关原因病治疗。

预后：依原因病之进行与停止而有异。

**Biemond 综合征**

别名：类 Laurence-Moon-Bardet-Biedl 综合征（LMBBS）

概述：表现为脑垂体型的幼稚性病征，精神迟钝，视网膜病变，近似 LMBBS。

病因：单纯性隐性遗传，可能与 LMBBS 为同一类。

眼症状与眼病征：①视网膜色素变性；②不等程度的夜盲；③偶有虹膜缺损。

全身性表现：①精神迟钝；②多指(趾)；③生殖器发育不良及第二性征缺如。

诊断：临床病征及有关检查。

治疗：对症处理，尚无特效疗法。

预后：病情发展不停止，终将失明。

**Biermer 综合征**

别名：恶性贫血综合征；Addison 恶性贫血；Addison-Biermer 综合征；Biermer 恶性贫血综合征。

概述：主征为慢性进行性巨幼细胞（母细胞）贫血，维生素 $B_{12}$ 缺乏，眼底缺血与视网膜出血。两性发病而多见于女性，常在 30～50 岁间出现症状。

病因：为常染色体显性遗传，曾有人认为系自身免疫机制。由于胃部正常的内在分泌因素缺乏，于是影响维生素 $B_{12}$ 在肠道的吸收。脱氧核糖核酸合成失调，产生、巨幼细胞贫血。

眼症状与病征：①视网膜出血；②视网膜视盘缺血：色调淡或苍白；③视野缩小或中心暗点；④偶有视神经萎缩。

全身性表现：①贫血：血流见许多不成熟的巨红细胞、变形细胞；且可见巨形白细胞及一些不成熟的细胞；血小板略增加，血胆红素过多，高血浆铁；骨髓不成熟巨形红细胞增生；②胃酸分泌减少或缺乏；舌炎，口腔炎，便秘或腹泻；③神经系统异常：精神失常，感觉异常，共济失调，嗅觉障碍。

诊断：①血象检查；②骨髓穿刺；③胃液分析；④胃组织活检。

治疗：终生补给维生素 $B_{12}$。

预后：改善贫血，则佳。

**Bing-Neel 综合征**

别名：神经精神性巨球蛋白血症综合征。

概述：该综合征为巨球蛋白血症（Waldenström 综合征）合并有神经精神症状与病征。特点为丙种 M 球蛋白过多，巨形球蛋白约占血清蛋白的 4%，可增至 5% 或更高，多发生在 50 岁以上老年人。血黏度高，血流淤滞，继发性组织缺氧，引起一系列微循环障碍病变。

病因：不明（可能为中毒感染？）

眼症状与病征：①视力影响取决于视网膜的损害程度；②上睑下垂；③外眼肌麻痹；④青光眼；⑤视网膜脉络膜炎，视网膜静脉节段性扩张，血管迂曲，视网膜出血及周边部毛细血管瘤，偶见黄斑变性与视网膜脱离，Kotz 与 Jahnke（1954）命名异型蛋白血症眼底；⑥轻度视盘水肿。

全身性表现：①巨球蛋白血症的临床表现（参考 Waldenstrom 综合征）；②中枢神经系统症状：慢性脑病，周围神经病变，脑卒中，蛛网膜下腔出血；③其他：衰弱，倦怠，体重减轻，脾肿大，腺病变，贫血，呼吸困难，黏膜出血，四肢血管痉挛。

诊断：①神经系统检查；②眼底及屈光体检查；③血液检查，血象、蛋白等；④骨髓穿刺；⑤尿蛋白、管型。

治疗：①青霉胺，提取血浆治疗，肾上腺皮质激素；②对症处理。

预后：治疗能延长寿命，一般 6～12 个月死亡，主要死于神经系统病变。

**Blatt 综合征**

别名：颅眶视神经管闭合不全综合征。

概述：为广泛的颅眶面骨畸形病变，同时影响有关的软组织发育。

病因：由低外显营养障碍基因的常染色体显性遗传。

眼症状与病征：①骨性视神经管畸形，②眶距宽；③小眼球；④双行睫与睑板腺缺如；⑤屈光参差。

全身性表现：①颅骨畸形；②颜面骨畸形；③脑或脑脊膜膨出。

诊断：临床病征有关检查。

治疗：对症处理。

预后：骨骼畸形所致之功能障碍，尚难处理。

**Bloch-Sulzberger 综合征**

别名：色素失调症；Bloch-Siemens 综合征；Siemems-Bloch 综合征。

概述：为家族性发病，表现为特殊的皮肤色素斑，皮疹，毛发异常，并有眼牙齿神经骨髓异常及先天性心脏病。

出生时或出生后发病，女性10倍于男性发病，约25%～35%具眼病征。

病因：为外、中胚叶发育异常，遗传方式不明，有人认为可能系妊娠期病毒感染所致。

眼症状与病征：①眼眶肿块、小眼球、蓝色巩膜、角膜混浊；②近视、斜视、眼球震颤；③虹膜畸形或葡萄膜炎；④先天性白内障，晶状体后纤维增生（原始玻璃体发育异常）、假性神经胶质瘤；⑤视网膜皱襞，视网膜色素缺乏，视网膜出血；⑥视盘炎、视神经萎缩。

全身性表现：①皮肤丘疹、水疱，相继色素沉着呈线状、网状或螺纹状，色调呈棕褐色、淡灰色，可消失或变成萎缩区；②毛发稀疏、脱发（女性），指（趾）甲营养障碍或缺损，毛囊性皮肤萎缩；③牙齿发育不全，出牙延迟；④神经系统异常，精神障碍，智力不足，脑积水，癫痫，痉挛性瘫痪；⑤先天性心脏病，骨骼畸形。

诊断：①皮泡内嗜酸细胞占95%，血嗜酸性粒细胞占30%～50%；② X线CT扫描、骨髓检查；③临床病征。

治疗：对症治疗，出疹期肾上腺皮质激素可用。

预后：依各器官组织损害的轻重则预后各异，若仅为皮肤损害，预后佳。

**Boder-Sedgwick综合征**

别名：婴儿进行性共济失调综合征。

概述：自婴儿期即出现小脑性运动失调。

病因：属家族性发病，可能与遗传有关。

眼症状与病征：①球结膜毛细血管扩张；②眼球震颤；③痉挛性慢性眼球运动。

全身性表现：①四肢运动失调；②语言障碍，发音不清；③鼻梁及耳部皮肤毛细血管扩张；④肺部与鼻旁窦炎症。

诊断：临床病征有关检查。

治疗：对症处理。

**Bogorad综合征**

别名：阵发性流泪综合征；鳄鱼泪综合征；食欲流泪综合征。

概述：特征为饮食或饮水时，伴发单侧眼的流泪现象，极度唾液分泌时，也发生流泪现象，当有进食欲望，思及或食欲刺激因素（想象葡萄、看见醋瓶），反应性泪分泌增加，正像所谓，鳄鱼欲食猎物即流泪，故有“鳄鱼泪”之称。

病因：该综合征发病于面神经病变（面神经炎、面神经麻痹）后，损害累及面神经膝状节，在恢复期，唾液腺神经纤维部分（岩浅大神经、岩浅小神经）发生侧芽，长入泪腺神经，致使味觉刺激时引起流泪反应。

眼症状与病征：①有条件的阵发性面神经病变侧泪分泌过多，流泪；②面神经麻痹功能恢复不良者，可见病侧睑裂闭合不全、眼睑松弛、下睑外翻，则为流泪加溢泪，流泪症状更明显。

全身性表现：①面神经病变历史或可见面神经病变后遗痕迹；②饮食时唾液过度分泌；③偶见面肌痉挛。

诊断：临床病征，诱发试验。

治疗：尚无特效治疗，针灸疗法可行。

预后：随着病程的延伸，症状将渐渐缓解。

病例：男22岁，左侧面神经麻痹后约2个月，神经麻痹之眼症状消失，而出现原病侧眼于吃饭时流泪，泪道畅通。新针疗法症状好转。

**Bonnet-Dechaume-Blanc综合征**

别名：神经视网膜血管瘤病综合征。

概述：发病在儿童早期，偏瘫、智力衰退。单侧眼球突出、眼底弥漫血管瘤，合并心室肥大，脑病在视丘和中脑。它不同于Wyburn-Mason综合征，多双例发病，为动静脉瘤，脑病在中脑双侧。可延至20～30岁发病。有人认为此两病为一种综合征。本综合征也不同于von Hippel-Lindau综合征。脑病损在小脑侧叶或第四脑室壁，有运动失调。

病因：先天性因素，非恶性血管异常。

眼症状与病征：①单侧眼球突出，无搏动；②结膜血管扩张；③斜视；④眼球震颤；⑤光与调节反应消失；⑥弥漫性小血管瘤，很难区分出动静脉。

全身性表现：①头颅听诊，可听到与心脏搏动一致的收缩期杂音；②偏瘫；③神智障碍；④左心室扩大。

诊断：头颅眼部心脏X线CT扫描或血管造影。应与Wyburn-Mason、von Hippel-Lindau及Sturge-Weber诸综合征鉴别。

治疗：对症处理。

预后：单眼失明，精神障碍，以及脑损害影响。

**Bonnevie-Ullrich综合征**

别名：Ullrich-Bonnevie综合征；颈翼（蹼）淋巴管扩张综合征，淋巴管扩张综合征。

概述：先天性手足淋巴管扩张性水肿，皮肤弹性增强，乳突与肩峰之间皮肤皱褶，形成颈翼（颈蹼）、斜颈，眼部皮肤眼肌异常，女多于男（女男为4∶1）。

病因：与遗传有关，遗传因子未定，为不规则显性遗传，发病原因不明。

眼症状与病征：①内眦赘皮，上睑下垂，睑裂小，眼睑缺损；②两眼距远，泪阜缺如，泪腺发育不全；③眼球突出，眼肌麻痹，斜视、小眼球或隐眼畸形；④角膜混浊，先天性白内障，视网膜色素异常，视神经萎缩。

全身性表现：①翼状颈皮（颈蹼）皮肤松弛；②手足背淋巴管扩张性水肿，出生后即见，多在3岁内消退，毛发过度增生，指（趾）甲营养不良；③骨骼肌肉发育不良，四肢畸形、侏儒；④神经系统病变，动眼、滑车、外展、面神经与舌下神经可发生瘫痪。

诊断：依临床病征进行有关专科检查。

治疗：对症处理。

预后：神经系统损害对预后影响较大。

**Bonnier综合征**

别名：Deiter综合征；外侧前庭核综合征；核性眩晕综合征。

概述：损害在Deiter核（外侧前庭核）及其附近的神经通路，临床症状与Meniere综合征近似。

病因：可因血管病、新生物或寄生虫，损害及Deiter核或其附近。

眼症状及病征：①眼球震颤；②眼球运动障碍。

全身性表现：①眩晕、恶心及耳聋；②三叉神经痛；③心动过速，四肢无力，嗜睡。

诊断：可能的脑神经原因病检查。

治疗：对症处理，原因病治疗。

预后：以原因病为转归。

**Bourneville综合征**

别名：Bourneville病；结节性硬化症；结节性（脑）硬化综合征；Bourneville-Pringle综合征。

概述：主要特点为脑病征、精神异常、眼病变及皮肤损害，多发病于儿童早期，女性多见。有将此综合征加指（趾）甲下和甲周围发生疣样纤维瘤者，另列Pringle-Bourneville综合征。其实皮肤表现之皮脂瘤、纤维瘤均属同一范畴。

病因：为家族性遗传，外显率不定的不规则显性遗传。在胚胎早期神经外胚叶异常发育。

眼症状与病征：①眼底病征：在视盘附近或其他部分视网膜散在黄白灰各色之小突起肿瘤或囊肿，高起1～8屈光度不等，大小不一。还可见视网膜血管纹、视盘水肿或视盘玻璃疣；②眼睑皮肤粟粒丘疹，睑结膜结节，角膜混浊伴血管增殖，虹膜结节，晶状体、玻璃体混浊，青光眼。

全身性表现：①癫痫，智力差（低能至痴呆），头颅畸形，脑积水，半身肥大、瘫痪，猿手；②皮肤皮脂腺瘤，丘疹，咖啡色斑、黄皮斑，乳头瘤，纤维瘤。指（趾）甲周硬结，甲损残缺；③全身性肿瘤，肾脏肿瘤，心脏肿瘤，甲状腺瘤。

诊断：依临床病征进行有关专科检查，特别是神经系统、皮肤和眼科检查。

治疗：①对症处理；②手术切除较大肿瘤。

预后：进行性病例，患者系死于肿瘤出现后10～30年间、肾病变以及癫痫发作。

**Bowen病**

别名：上皮内上皮瘤；上皮内上皮癌；表皮内鳞癌；本位癌。

概述：为上皮内上皮增殖，有其溃变为恶性肿瘤的癌前期损害过程。好发皮肤和黏膜，在眼部多发于角膜缘。因表浅的上皮细胞向侧旁上皮细胞组织扩展，可见有丝分裂与无丝分裂，上盖一厚层角化过度上皮鳞屑。

病因：真正原因不明，多见于老年人，发病原因可有慢性炎症、外伤或其他刺激。

眼症状与病征：①角膜、结膜或角膜缘呈现块状或结节样红色隆起，表面光滑透明胶样，可见溃破；②周围有新生血管，增殖发展，以睑裂部角膜缘居多；③也可见于眼睑皮肤。

全身性表现：①多见于外阴部，以皮肤损害为多，累及黏膜，常为单个，也可多发，为淡红或褐红色丘疹，上覆角质痂皮，剥去痂皮，呈现颗粒状隆起，表面再形成痂皮。破溃则有出血、渗出物，向外围发展，可转向鳞状细胞癌；②也可发生于口黏膜。

诊断：临床病征，应与如后的眼病相鉴别：①慢性肉芽增殖；②外伤后粘连；③翼状胬肉；④皮样肿；⑤肥厚性血管翳。⑥彻底切除，病理组织学检查。

治疗：①手术切除；②放射线；③激光。

预后：一般不转移，有恶化趋向。纪元曾报告一例，男，56岁，1980年11月发病，1989年5月死亡。

**brain dysfunction syndrome（脑功能障碍综合征）**

别名：控制障碍综合征。

概述：患者意志失控，行为暴虐，记忆力丧失，发生于局限性脑萎缩。

病因：脑肿瘤损害及局部脑组织病变，导致脑萎缩。

眼症状与病征：①视野缺损；②阅读困难。

全身性表现：①狂躁；②盲目残暴行为，淫虐狂；③癫痫，幻觉，记忆力丧失，语言障碍。

诊断：CT、脑电图与气脑造影可明确诊断。

治疗：尚无何特效疗法，对症处理。

预后：多不佳。

**Brown综合征**

别名：上斜肌腱鞘综合征。

概述：乃上斜肌鞘短并附着固定于滑车，腱鞘粘连，使眼球内收时上转受限，常被误诊为下斜肌麻痹。

病因：不明原因的先天性疾患，表现为眼肌及其鞘膜与附着点的原发性异常。

眼症状与病征：①双侧上睑下垂伴仰头姿势，眼球上转时睑裂开大；②眼球向上斜肌运动方向转动困难，好像该肌麻痹，可合并下斜肌功能欠缺，内收或外展功能受限或完全丧失；③当眼球向与上斜肌功能相反方向运动，病眼下斜；④结膜弹性差；⑤脉络膜缺损。

全身性表现：无。

诊断：①眼肌功能检查；②与先天性下斜肌麻痹鉴别，在全身麻醉下，将患眼牵拉至内转位，本综合征则显示，该眼被动上转不能达到自主转动的眼位；③手术检查可明确诊断。

治疗：手术。

预后：佳。

**Brown-Marie 综合征**

别名：Brown-Marie 运动失调综合征；Sanger Brown 综合征；Marie 遗传性运动失调；遗传性运动失调综合征。

概述：主要特点为运动失调，且合并有眼球震颤，眼肌麻痹，瞳孔异常及眼底病变。

眼症状与病征：①眼球震颤、斜视、眼肌麻痹；②瞳孔异常：双眼瞳孔不等，光反应异常，表现为 Argyll Robertson 综合征病征；③视网膜色素变性，视神经炎（球后视神经炎），视神经萎缩。

病因：单纯性隐性遗传，偶有不规则显性遗传。

全身性表现：①运动失调，步态蹒跚，舞蹈样活动，手指搐动症，语言障碍；②锥体束麻痹；③晚期可发生智力减退。

诊断：临床病征有关检查。

治疗：对症处理。

预后：病情发展，预后不佳。

**Brown-Sequard 综合征**

别名：Brown-Sequard 脊髓损害综合征。

概述：脊髓受到损伤或病损，损害以下发生单侧随意运动障碍，损害部位以下感觉消失及节段性萎缩，同时，双侧痛觉与温度觉消失。损害部位较高者，多出现眼病征。

病因：脊髓单侧损伤，新生物、变性、炎症、梅毒损害或压迫。

眼症状与病征：①眼球震颤；②瞳孔反应迟钝；③视神经萎缩。

全身性表现：①损害侧痉挛性麻痹，关节深部感觉、肌腱及震动感觉消失；②对侧痛觉与温度觉消失；③括约肌功能障碍。

诊断：①脊髓穿刺（脊髓液蛋白增加）；② CT 检查。

治疗：病因治疗。

预后：因损害解除情况而异。

**Brueghel 综合征**

别名：眼睑痉挛口下颌肌张力障碍综合征；双侧眼睑痉挛综合征；豆状核性张力障碍综合征。

概述：所有面肌、舌肌和颈肌痉挛收缩，初为间歇性发作，久则呈持续性。

病因：原因不明，可能为锥体外功能异常，或豆状核性张力障碍的表现。也可精神刺激发病。

眼症状与病征：特发性眼睑痉挛。

全身性表现：①口及下颌肌张力障碍；②斜颈；③臂部运动障碍。

诊断：临床病征有关检查。

治疗：对症处理。

预后：控制症状，预后不佳。

病例：男，55 岁，精神受刺激后发病已 10 余年，发病时咬肌、胸锁乳突肌强直性痉挛，致不能自主张口，斜颈，外界强音刺激也可发病，长期眼睑痉挛，致轻度上睑下垂。

**Bruns 综合征**

别名：体位改变综合征；Bruns 症状性体位改变综合征。

概述：当头位改变时，则突然发生剧烈头痛、眩晕、恶心、呕吐及眼肌麻痹，尤其是向前低头位时易于发病，于是常将头保持在前屈或侧屈位。发作间歇期间，所有症状消失，此为不同与 Nothnagel 综合征之点。

病因：可由于第三、第四或侧脑室或大脑中线部受肿瘤，囊肿、或寄生虫损害所致。可能的发病机制：①头位改变时脑室系统阻塞，导致间歇性脑积水；②当血压升高刺激髓质内的迷走神经中心；③较大动脉的局部压力升高或头位改变时静脉回流障碍；④前庭功能障碍。

眼症状与病征：①动眼神经麻痹，眼球运动障碍，注视麻痹；②黑矇；③闪光感。

全身性表现：①阵发性剧烈头痛、恶心、呕吐与眩晕；②呼吸不规则、窒息及晕厥；③心动过速；④眼运动麻痹后发作的运动失调。

诊断：①与 Nothnagel 综合征鉴别；②技术诊断：头颅 X 线 CT 扫描；脑血管造影；气脑造影；脑电图；腰椎穿刺。

治疗：原因病治疗——依情予以手术治疗。

预后：因对因治疗效果而异。

**Buckler 综合征**

别名：角膜营养不良症；角膜营养障碍综合征。

概述：Buckler 综合征分为 3 个类型，两性均可发病。Buckler 综合征Ⅰ，又名 Groenouw 综合征Ⅰ，或称角膜颗粒状营养障碍综合征；10 岁以内发病，50～60 岁视力减退；Buckler 综合征Ⅱ，又名 Groenouw 综合征Ⅱ，或称角膜斑点状营养障碍综合征，起病于儿童早期，30～40 岁视力明显减退，并进一步恶化；Buckler 综合征Ⅲ，又名 Haab-Dimmer 综合征，或称角膜格子状营养障碍综合征，起病于 20～30 岁，视力进行性减退。

病因：不明，Ⅰ、Ⅲ型为家族性常染色体显性遗传，Ⅱ型为隐性遗传。

眼症状与病征：Ⅰ型有许多边界清晰之灰白色混浊颗粒，分布于角膜上皮与前弹力层之间，多位于角膜中区，混浊点之间角膜透明。Ⅱ型为许多边界不清之灰色小点，存在于整个角膜，尤其是中区混浊更明显，其存在于角膜实质层。Ⅲ型为许多微细混浊条，在角膜实质层纵横交错成格子样，主要表现在角膜中央与周边之间，中央与周边角膜透明。

全身性表现：无。

诊断：①临床病征；②角膜组织活检。

治疗：可依情试用肾上腺皮质激素或适合条件的角膜移植术。

预后：混浊发展不停，预后不佳。

**Bürger 病**

别名：血栓闭塞性脉管炎。

概述：血栓闭塞性脉管炎主要出现在四肢，尤以下肢发病为多且重。其为一种全身性疾患，且可发生于诸内脏和眼部，病变轻重程度不一。多在 20～40 岁间发病，95% 为男性。

病因：患者多有吸烟、受寒湿史，动静脉均受损害，血管壁肿胀，相继发生血栓，表现为一种炎症反应、血凝块机化，周围组织瘢痕形成，损及附近血管和神经，末梢供血发生障碍，继发组织坏死。

眼症状与病征：①偏盲；②视网膜中央动脉阻塞（部分性或完全性）；③静脉血栓或静脉周围炎；④可玻璃体积血。

全身性表现：①四肢（多见下肢）剧烈疼痛，初间歇痛后呈静息痛，久不缓解，夜间尤甚。肢体皮肤干燥，色暗红或紫红，汗毛脱落，肌萎缩，可有表浅静脉硬结及压痛。末梢动脉搏动减弱或消失，晚期肢端坏死；②心、脑、肾可发生闭塞性脉管炎，有关组织表现为缺血病征。

诊断：①临床病征；②肢体抬高试验：如下肢病变，抬高 45°，3 分钟后皮肤苍白或蜡黄，自觉麻木或疼痛加剧。后让下肢自然下垂，则显肤色潮红，斑块发绀；③血管造影。

治疗：①对症处理；②血管扩张剂；③手术：交感神经节切除术，神经压榨术，血管移植术，坏死肢段切除术。

预后：重症预后不良。

**Bürger-Grütz 综合征**

别名：特发性高脂血症；家族性脂导性高脂血症；家族性高脂蛋白血症；家族性高乳糜微粒血症；急性腹部高血脂综合征；高血脂性肝脾肿大症。

概述：血脂过高，血浆呈奶油样，高血脂病征可出现在身体的任何部位。常在儿童早期出现症状，发作之快，在儿童摄取脂肪后即腹痛、厌食，并发热。

病因：为家族性遗传疾患，常染色体隐性遗传，全身性脂质代谢异常，血液内乳糜微粒清除困难。两性发病。

眼症状与病征：①视网膜血脂症，因病之轻重可表现为橙色、黄色、黄棕色或棕褐色，视网膜血管窄细，视盘色淡或暗；②眼睑见黄色瘤，结膜色暗或灰白，角膜实质层脂质沉积，局限混浊或弥漫黄色。

全身性表现：①血液脂质过高；②肝脾肿大；③皮肤黄色瘤一般呈灰黄或黄白色，腱鞘小结节。

诊断：①临床病征；②血脂检查；③组织活检（所有组织内均可见泡沫细胞，尤以网状组织系为多，如骨髓、肝、脾等）。

治疗：控制脂肪摄入（限在摄入卡的 20%～25%）。

预后：危险在反复发作的胰腺炎。

**Burnett 综合征**

别名：病理性钙化综合征，饮乳者综合征；碱性乳综合征。

概述：特点为全身性钙沉积，高血钙，碱中毒，暂时性肾功能不全。该病具可逆性，停用牛乳或碱性药物后，症状可好转。

病因：大量饮用牛乳或治疗消化性溃疡长期或大量服碱性药物导致发病。

眼症状与病征：①结膜炎（结膜结石）；②钙沉积性带状角膜炎。

全身性表现：①发作性头痛、恶心、呕吐、厌食、眩晕及衰弱；②精神错乱、僵呆、偶见共济失调。

诊断：①血、尿化验钙量；② X 线 CT 扫描、组织摄片检查脑、肾及有关器官。

治疗：①停用牛乳与碱性药物；②静脉输入氯化钠溶液。

预后：治疗可愈。

## C

**Caffey 综合征**

别名：Caffey-Silverman 综合征；Caffey-Smith 综合征；De Toni-Silverman-Caffey 综合征；Roske-De Toni-Caffey 综合征；婴儿皮质性骨肥厚（症）；骨膜下

皮质性骨肥厚(症)；增生性骨肥厚(症)。

概述：为好发于女性婴儿的骨皮质病，特点是病变区肿胀疼痛，多在5个月内突然发病。

病因：原因不明。可能为常染色体显性遗传，也可能与胶原病、过敏、病毒感染有关。

眼症状与病征：眶周围组织肿胀与压痛，单侧或双侧一过性眼球突出，轻度结膜炎。

全身性表现：①面颌部肿胀压痛，以后可相继出现在四肢骨、锁骨、肩胛骨与肋骨区域。数周或数月可自行消失，但可反复发病；②发热；③红细胞沉降率快，中等度贫血及中性粒细胞增加，血清磷酸酶增高；④病变区骨皮质肥厚，早期示骨膜疏松，后期可发生肌坏死和纤维化病变。

诊断：结合临床病征，检查血象和骨质变化。

治疗：对症处理。

预后：因病情轻重不同，可持续数周或数年，少有病亡者。

**Caisson syndrome(沉箱综合征)**

别名：Diver麻痹；压缩空气病；减压病；高空病；潜水员麻痹；气栓；气阻塞。

概述：主要发生于潜水员自水下高压环境中，突然减压(1～3小时)而导致全身多关节剧痛，呼吸困难，组织间隙出现气泡，并发生许多全身症状。飞行员自地面突然快速飞入高空(一般高于8000m)也可发病。

病因：人体自高压下突然减压到正常大气压，血液中的饱和氮便溢入，进入组织间隙，发生破坏作用，而导致发病。

眼症状与病征：①眼球震颤；②暂时性失明；③复视；④可发生晶状体囊下皮质气泡与混浊；⑤也可发生视网膜血管收缩；⑥偶见视盘水肿和视神经萎缩。

全身性表现：①头痛，眩晕、恶心，呕吐，耳聋，惊厥或昏迷；②胸部压迫感，呼吸困难，干咳，心动过缓，口腔黏膜发绀；③全身性关节疼痛，腹痛；④偏瘫或截瘫，肠与膀胱麻痹；⑤皮肤斑纹(块)，青紫，也可见皮下气肿。

诊断：①病史；②临床病征；③影像检查。

治疗：关键在预防——缓慢减压。如已出现症状，应即刻加压，而后缓慢减压。

预后：处理得当，预后较佳。

**canalis opticus syndrome(视神经管综合征)**

概述：颅脑前额部钝挫伤后失明，外伤未直接影响眼部，眶顶或视神经管骨折并非必要条件。也无眼球脱位或视神经管内神经受压。

病因：脑震荡引起的神经管内段与颅内段，突然的强力牵拉，使管内固定部分与颅内可动部分交接处延伸发生损害。Seitz(1963)曾做病理检查，证明该段神经纤维坏死。

眼症状与病征：①自发的单侧或双侧，可逆或不可逆的黑矇；②全盲者瞳孔反应消失。

全身性表现：头部钝挫伤，以及有关的全身性症状和病征。

诊断：X线或CT扫描，局部与神经系统检查。

治疗：视神经后段坏死，虽治疗无效，但是有的在临床上神经管段压伤所致者难以鉴别，在条件允许情况下，可试作视神经管松解术。

预后：重伤者视力不能恢复。

**Capgras综合征**

别名：双错觉综合征，双幻象综合征；不认识错误综合征。

概述：思维混乱，对认识的人不认识或错认识，仅发生于对熟悉的人或关系重要的人，而对其他人与事物则无此现象。多发生于女性。

病因：由于中枢性接收、认识过程与思维过程的分离，属精神病的妄想型。

眼症状与病征：眼部无器质性改变，视熟悉的人不认识，或视其为双像。可有色觉障碍。

全身性表现：常有妄想与幻想。

诊断：可按精神病对待检诊。

治疗：对症处理。

**carotid artery syndrome(颈动脉综合征)**

别名：颈动脉供血不足综合征

概述：早期为动脉阻塞的症状，表现为单眼的暂时性失明，对侧偏瘫或感觉障碍，还可见一些脑神经症状。多见于50～70岁的男性。

病因：颈动脉供血不良病因有多种，如动脉粥样硬化斑，小栓子(胆固醇结晶，血小板凝块，纤维素)，非特异性动脉炎，肿块或瘢痕形成压迫动脉等。

眼症状与病征：①病侧眼一过性无疼痛视力丧失，闪光感，偏盲；②畏光，流泪；③视网膜动脉闭塞，且在动脉上看到胆固醇斑；④视神经萎缩。

全身性表现：暂时性脑缺血，同时对侧上下肢无力与感觉障碍，精神失常，语言障碍，头痛、眩晕，癫痫。

诊断：①脑血流图、动脉压与多普勒(Doppler)检查；②视功能检查；③临床病征。

治疗：对症处理。

预后：有可逆性，造成器质性损害者，不佳。

**carotid artery-cavernous sinus fistula syndrome(颈动脉海绵窦瘘综合征)**

别名：搏动性眼球突出综合征。

概述：颈动脉海绵窦因破裂而沟通，形成瘘，于是发生搏动性眼球突出，眼部内外静脉怒张，并有烦人的颅内音响与头痛。血管造影见两者交通。

病因：该综合征75%发生于头部外伤，男性为主，多见于左侧；另25%由于颈动脉瘤自发性破裂，或先天性疾患与动脉粥样硬化所引起。

眼症状与病征：①进行性搏动性眼球突出（一般为单侧，也有双侧者）；搏动可波及内眦上方之眶上静脉；②眼睑静脉怒张充血；③眼肌麻痹：表现不一，关键在于第Ⅱ至第Ⅳ脑神经受影响程度；④继发性青光眼；发生于进行性病例；⑤结膜严重的水肿、肥厚与充血；⑥眼球突出导致睑裂闭合不全，角膜暴露、溃疡，下睑外翻。同时因眼神经的损害而发生角膜感觉丧失；⑦视网膜水肿，静脉搏动、怒张或出血；⑧视盘水肿：依静脉回流障碍的程度不一，而显示轻度水肿或明显水肿，严重病例导致视神经萎缩。

全身性表现：①剧烈的偏头痛，常发生于眼球突出之前；②颅内及耳部自感有嗡嗡噪音，当压迫患侧颈动脉时，噪音可消失。由于代偿性侧支循环的建立，噪音消失或减轻。

诊断：①临床病征；②脑血管造影；③CT扫描、X线摄片。

鉴别诊断：①Foix综合征（海绵窦综合征），虽有许多类同的眼病征，而X线摄片无蝶鞍，蝶骨与眶壁之骨质破坏；②具有搏动性眼球突出及杂音的疾患，其各有特征。

治疗：①颈总动脉或颈内动脉结扎（可能导致半侧瘫痪）；②颅内瘘区以上颈内动脉结扎。

预后：颅内结扎者佳，也可因血栓形成阻塞瘘道而好转，但有再发的可能。

**Carpenter综合征**

别名：尖头并指（趾）畸形综合征；尖头并指（趾）生殖腺异常综合征。

概述：特点为尖头并指（趾），生殖腺发育不良及骨骼畸形。其发病与Apert综合征（无生殖腺异常）、Laurence-Moon-Biedl综合征（有视神经、视网膜病征）各有不同之处。

病因：为家族性常染色体隐性遗传，属先天性畸形。

眼症状与病征：①眶距过宽，眼球突出，斜视；②虹膜、前房角或晶状体发育异常。

全身性表现：①尖头及面形异常；②多指（趾）、并指（趾）及短指（趾）、尤其是第3、4并指，中指短；③生殖腺功能不全；④髋外翻，膝外翻及足内翻；⑤先天性心脏病；⑥肥胖；⑦精神迟钝。

诊断：临床病征有关检查，应与几种近似的综合征鉴别。

治疗：对症处理，可施畸形矫治术。

预后：视是否继续发展而异。

**Carson综合征**

别名：Field综合征；高胱氨酸尿综合征。

概述：特征为晶状体脱位、骨骼异常、心血管疾病与智力低下，在临床常有与Marfan综合征混淆者。此综合征患者尿中高胱氨酸含量增加，尿硝基氢氰酸盐试验阳性，血浆高胱氨酸和甲硫丁氨酸增加。

病因：常染色体隐性遗传，父母常为近亲姻缘。由于先天性含硫的氨基酸代谢障碍，缺乏丙氨酸、丁氨酸及硫醚合成酶，而导致脊髓液、尿与血浆内高胱氨酸及血中甲硫丁氨酸含量增加而发病。

眼症状与病征：①晶状体脱位，多向下，或偏鼻侧，也可脱入前房或玻璃体内，继发青光眼。也可为先天性青光眼，先天性白内障，球形晶状体，无虹膜；②视网膜囊样变性，视网膜脱离，视神经萎缩；③小眼球，高度近视（后两类病征较少）。

全身性表现：①智力低下，惊厥，精神分裂症，癫痫发作；②四肢细长，蜘蛛指（趾），关节松弛，膝外翻，足畸形，漏斗胸，脊柱异常弯曲，骨质疏松，骨折；③毛发色淡稀疏粗糙，皮肤网状青斑；④血黏度高，易引起血栓（如心、肾、脑、肺）。

诊断：①血、尿、脊髓液检查；②Beckman自动分析仪行氨基酸分析；③尿硝普钠试验阳性（粉红色至紫色）；④EEG；⑤骨骼X线CT扫描；⑥ECG。

治疗：低甲硫氨酸饮食。

预后：死于心脑血管阻塞。

**cartilaginous-arthritic-ophthalmic-deafness syndrome（软骨关节眼耳聋综合征）**

别名：CAOD综合征

概述：该综合征系1952年Hiding综合软骨病理、多发性关节脱臼以及破坏性虹膜睫状体炎等所阐述。老年发病，为进行性。

病因：原因不明。

眼症状与病征：①进行性视力减退，至视力丧失；②破坏性虹膜睫状体炎，虹膜后粘连，虹膜萎缩；③进行性眼压减低；④角膜炎，巩膜炎；⑤白内障。

全身性表现：①软骨变性萎缩：甲状软骨、耳软骨、鼻软骨、肋软骨变性，于是出现鞍鼻、耳畸形，深呼吸时胸廓下陷；②关节病变：由于关节囊松弛，致多发性关节脱臼。类风湿样关节炎，关节面损害轻微，无关节强直；③耳聋。

诊断：CT扫描、X线与超声显像及有关临床病征的客观检查。

治疗：对症处理。

预后：病情发展，预后不佳。

**cat cry syndrome（猫叫综合征）**

别名：cri-du-chat（法文）syndrome；crying cat syndrome；Lejeune 综合征；$B_1$ 组染色体缺失综合征；染色体短臂缺失综合征；5p- 综合征。

概述：为先天性遗传性疾患，女性婴儿多见，由于喉部发育不良，致使哭叫时发出悲哀似猫喵喵叫的声音，故有其名。由于染色体的异常，而出现许多畸形。

病因：染色体异常，B 组染色体 5 的短臂部分缺失。有人认为系孕妇妊娠早期受放射线照射所致。

眼症状与病征：①眶距过远，与鼻根部宽相关；②反蒙古样睑裂，内眦赘皮；③外斜视；④视网膜血管迂曲、视神经萎缩；⑤虹膜缺损，高度近视。

全身性表现：①发声如猫叫声，小喉，小会厌；②精神障碍，智力低下；③全身性畸形：小头，小下颌（或下颌后缩），低耳，短颈，并指（趾），脊柱弯曲异常，猿猴掌纹；④肌张力低，腹股沟疝，直肠脱垂；⑤先天性心脏病（50%）；⑥毛发过早灰白（30～40 岁即开始）。

诊断：临床病征及有关检查。

治疗：对症处理。

预后：依主要器官损害程度而有异。

**cat eye syndrome（猫眼综合征）**

别名：Schachenmann 综合征；Schmid-Fraccaro 综合征；部分三染色体综合征。猫眼肛门闭锁综合征。

概述：先天性发育异常，全身多处畸形，双眼虹膜垂直向缺损，瞳孔上下长形似猫眼。

病因：常染色体异常，由于额外染色体所致，其一部分可能来于 13～15 或 21～22 染色体。额外染色体的短臂附有随体（卫星体，satellites）。额外染色体比 G 组染色体小，多认为其为 D 组染色体的一部分，并构成部分 D 染色体三体的某些基因。

眼症状与病征：①双眼眶距增宽，倒斜型小睑裂；②小眼球，斜视；③虹膜下方缺损，似猫眼；④白内障，脉络膜缺损及视网膜发育异常。

全身性表现：①直肠闭锁，肛门阴道瘘；②耳前瘘管，耳前庭后瘘管，耳壳畸形；③心脏、肾脏异常，脐疝；④智力低下。

诊断：依临床病征进行有关检查。

治疗：对症处理。

预后：无继发症，将可维持有关器官的功能。

**cerebrofacial-reno-arthro-syndactylia syndrome（脑面肾关节并指（趾）综合征）**

别名：CFRAS 综合征。

概述：该综合征系涉及面较广的病征与症状群。

病因：不明。

眼症状与病征：①双眼眼眶大小不对称，睑裂倾斜不对称，右侧低于并小于左侧。倒睫，脂溢性睑缘炎。②视力正常，无夜盲，对白色与其他色视野，普遍相对性收缩。瞳孔与眼压正常。③视网膜周边色素异常（ERG 正常），暗适应略差。

全身性表现：①精神发育欠缺，智力差；②头小，枕部扁平，面孔不对称，腭弓高而窄；③耳畸形，听觉障碍；④双侧 4、5 指与 2、3 趾有蹼，双脚短粗；⑤右胸锁乳突肌萎缩，左肩关节脱臼，胸过度前突；⑥全身性脂溢性皮炎，皮癣及斑痣；⑦肾发育不全，小肾，间质性肾炎；⑧右髋关节骨骺性骨软骨病（Perthes 病）。

诊断：结合临床病征进行检诊。

治疗：对症处理。

预后：畸形施手术可获一定疗效。

**cerebro-oculo-facio-skeletal syndrome（脑眼面骨骼综合征）**

别名：COFS 综合征。

概述：先天性多器官发育畸形，特征为成长无能合并呼吸道反复感染，由于吞咽功能失调，进食困难，多在 3 岁以内死亡。

病因：可能为常染色体隐性遗传。

眼症状与病征：①小眼球；②小睑裂；③白内障。

全身性病表现：①小头、小下颌，鼻根前突，大耳廓，肌张力差，上呼吸道异常；②进行性肘膝关节弯曲挛缩，指趾弯曲挛缩，骨质疏松，髋臼发育不良，髋关节外翻，脊柱后弯或侧弯；③掌纹单一，显纵沟和皱褶，中突。

诊断：临床病征及有关器质性和功能性检查。

治疗：对症处理。

预后：不良。

**Cestan-Chenais 综合征**

别名：Castan 综合征（1）*：Avellis-Babinski-Nageotte 综合征；舌咽迷走副神经综合征。

概述：该综合征系舌咽迷走与副神经遇到损害表现的病征，也就是由咽喉或舌咽神经麻痹的 Avellis 综合征与 Babinski-Nageotte（延髓被盖麻痹）综合征的合并。

病因：在椎动脉接近后下小脑动脉与前脊髓动脉分支处发生栓塞，或该处发生炎症或新生物，均可导致该综合征。相继病变可损及交感神经、脊髓丘脑束、绳状体、迷走神经及舌下神经等。

眼症状与病征：病变侧上睑下垂，眼球内陷与瞳孔缩小（Horner 综合征）；眼球震颤。

---

* Castan 综合征（2）即 Raymond-Cestan 综合征

全身性表现：①同侧软腭与声带麻痹，面部痛觉消失；②对侧偏瘫，感觉障碍及小脑性共济失调。

诊断：①临床病征；②脑血管造影；③ CT 扫描。

治疗：针对病因施治。

预后：控制或解除致病因素，则较佳。

**Chandler 综合征**

别名：虹膜萎缩青光眼综合征。

概述：特点为角膜内皮病变，虹膜萎缩，继发青光眼。

病因：病因不明，有人认为虹膜萎缩系血管阻塞所引起，也有人认为血管阻塞是结果。

眼症状与病征：①角膜内皮病，可增殖、机化延伸至前房角，角膜水肿，圆锥角膜，角膜不圆（张翼飞等报告角膜呈纵椭圆形）；②虹膜萎缩，瞳孔不圆，虹膜前后粘连，闭塞前房角与瞳孔；③继发青光眼；④视力下降。

全身性表现：无。

诊断：①眼科常规检查即可确诊；②结合原发进行性虹膜萎缩与虹膜痣综合征（Cogan-Reese 综合征），则诊为虹膜角膜内皮综合征（张巍等有病例报告）。

治疗：对症处理，主要是施青光眼减压术。

预后：眼压不能控制，终将丧失视力。

**Charcot-Marie-Tooth 综合征**

别名：Tooth 综合征；进行性神经肌肉萎缩；骨肌萎缩；进行性腓骨肌萎缩。

概述：特征为自腓骨肌和足部小肌肉先发生萎缩，发展缓慢，最后损及上肢与肩臂，也可在一定进程中停止；多于 5～15 岁发病，临床 90% 见于 20 岁以前，男性发病多。

病因：为遗传性疾患，属显性或隐性多性状连锁遗传。脊髓灰质前角细胞、锥体束和后柱退行性变。

眼症状与病征：①眼肌麻痹，眼球突出，眼球震颤；②角膜知觉减退，瞳孔大小不等、反应异常；③视神经萎缩，视网膜色素变性。

全身性表现：双侧下肢（腓骨肌）足萎缩，足下垂内翻，呈鹤样腿，与麻雀脚、蟹足或马蹄足。还表现为感觉、反射异常，肌震颤、疼痛和血管病变。病情发展，由上肢，而臀肩，而躯干。

诊断：① EMG 与神经传导检查；②脑脊液穿刺（可见蛋白微增）；③临床病征。

治疗：矫形支持，对症处理。

预后：病程缓慢，可以停止。

**Charcot-Wilbrand 综合征**

别名：大脑后动脉阻塞综合征。

概述：由于大脑后动脉阻塞，而使意识视觉不能如常表现。

病因：可因病变或外伤而致大脑优势侧角回动脉阻塞。

眼症状与病征：视觉失认，视觉形象回忆能力丧失。

全身性表现：①书写不能；②图像记忆力丧失。

诊断：①血管造影；② CT 扫描；③临床病征。

治疗：病因治疗。

预后：病因不能解除，则不良。

**Charlin 综合征**

别名：鼻睫状神经综合征；鼻神经综合征。

概述：特点为剧烈的眼痛与眼眶痛，鼻痛与鼻腔水样分泌物外流。

病因：三叉神经眼神经的鼻状神经受刺激所致，刺激可起于炎症、血管或新生物压迫。也可因糖尿病、烟草或酒精中毒所引起。

眼症状与病征：①眼痛，眼眶鼻侧疼痛，以眶内上与内眦部为重点；②畏光，流泪；③眼睑痉挛，肿胀；④假性化脓性结膜炎，角膜炎，虹膜睫状体炎。

全身性表现：①鼻根、鼻翼剧痛；②鼻腔过多分泌物；③鼻黏膜充血。

诊断：①临床病征；②神经功能检查；③眶脑 CT 扫描；④脑血管造影。

治疗：①病因治疗；②对症处理：1% 丁卡因滴鼻，血管收缩剂滴鼻。

预后：剧烈疼痛可使人不堪忍受，制痛措施至关重要，以防发生意外，病因解除预后佳。

病例：女性，45 岁，眶鼻剧痛，脑血管造影示患侧颅前凹血管瘤，施术病愈。

**Chediak-Higashi 综合征**

别名：Chediak-Steinbrinck-Higashi 综合征；Chediak-Higashi 病；异常性白细胞包涵体病。

概述：临床表现为皮肤色素异常，白细胞内含有典型的胞质包涵体，眼部色素缺乏。有人认为系先天性免疫缺陷病的一种，属于吞噬细胞缺陷。为发于儿童的进行性、退变体质性、致死性家族性疾病。多因淋巴瘤的发展与感染，而导致早年死亡。

病因：为原因不明的家族性，常染色体隐性遗传，常见于血缘联姻的白化病患者。

眼症状与病征：①双眼上睑下垂，双侧展神经麻痹；②白化病眼征：虹膜色素少，脉络膜色素减退或消失，畏光，见光眼球震颤；③角膜缘、虹膜、脉络膜及视网膜可见本病特征的包涵体；④角膜水肿，瞳孔不等及光反应消失，视盘水肿，视网膜色素缺乏，血管狭窄数目减少。

全身性表现：①皮肤白化似透明，日晒后淡红或发暗，毛发稀疏色银灰。皮肤抗力弱，易感染；②白细胞内含巨大的嗜苯胺蓝色颗粒（包涵体），白细胞与血小板减少；③肝脾肿大，全身淋巴结肿大，易发恶性淋巴瘤；④智力较差。

诊断：①临床病征；②血象、骨髓检查。

治疗：对症处理，防止继发感染。

预后：不良，感染与出血为致命主因。

**chromosome 13q-partial deletion-long arm syndrome（染色体 13q 长臂部分缺失综合征）**

概述：染色体异常综合征之一。

病因：由于 13 号染色体（13q）长臂部分缺失所致，无遗传因素，双亲染色体正常。

眼症状与病征：①小眼球；②小睑裂，内眦赘皮；③斜视、白内障，脉络膜缺损；④伴发视网膜母细胞瘤；⑤视力障碍。

全身性表现：①小头，小口、大耳、短颈，侏儒；②小脑，无嗅脑，脑膨出，智力低下；③生殖器畸形（隐睾、尿道裂、肛门闭锁）；④先天性心脏病；⑤猿猴样掌纹，牙齿异常。

诊断：①临床病征；②染色体检查。

治疗：对症处理。

**chromosome 18 partial deletion-long arm syndrome（染色体 18 长臂部分缺失综合征）**

别名：de Grouchy 综合征。

概述：染色体异常综合征之一。

病因：由于第 18 号染色体长臂部分缺失所致。

眼症状与病征：①眶距过宽，内眦赘皮，小睑裂；②眼球震颤，斜视，近视，小角膜；③卵圆瞳孔，青光眼；④巩膜后葡萄肿，花毯样视网膜变性，黄斑异常，视神经萎缩。

全身性表现：①小头，侏儒，面中部发育异常，鱼样口，下颌突出；②智力低下；③生殖器缺陷；④先天性心脏病；⑤肩峰下陷，锤状指，马蹄足。

诊断：①临床病征；②染色体检查。

治疗：对症处理。

**chromosome 18 partial deletion short arm syndrome（染色体 18 短臂部分缺失综合征）**

概述：染色体异常综合征之一。

病因：由于第 18 号染色体短臂部分缺失所致。

眼症状与病征：①眶距过宽，内眦赘皮，上睑下垂，斜睑裂；②斜视，眼球震颤，独眼畸形，③角膜混浊，瞳孔异位，白内障。

全身性表现：①小头，侏儒，耳低位；②智力低下；③满月脸，鼻梁扁平；④秃发，牙齿发育不良，咽下困难。

诊断：①临床病征；②染色体检查。

治疗：对症处理。

**chronic fatigue syndrome（慢性疲劳综合征）**

别名：疲劳病；低 NK 细胞综合征；天然细胞低能综合征（hypoactivity natural killer syndrome）。

概述：发病为低热，畏寒，咽痛，肌肉与关节痛，像感冒的症状，又像艾滋病的初期症状，又有称其：第二种艾滋病。据资料美国已有数百万人感染了此病，在日本已引起重视。松田重三曾说“此病有可能成为 90 年代的最大疾病”。

病因：不明；可能与抗病毒的免疫力缺陷有关。

眼症状与病征：视觉障碍。

全身性表现：①低热，畏寒，咽喉痛；②头痛，肌肉痛，关节痛，体力下降，极度疲劳，精神错乱，记忆力丧失，睡眠障碍，神经系统症状；③淋巴结肿大。

诊断：①临床病征；②免疫检查；③淋巴结活检。

治疗：尚无特效疗法，对症处理。

预后：①继续发展不仅体力下降，智力也将减去一半，日常生活难以处理；②无死亡病例；③部分可自愈。

**Claude 综合征**

别名：红核下综合征；红核脊髓小脑角综合征；中脑震颤。

概述：由于中脑病变，而导致的第Ⅲ、Ⅳ脑神经及小脑角脊髓的神经病征。其与 Benedikt 综合征有近似之处，但有区别。

原因：中脑的旁正中线发生损害，使供应红核下方的旁中央动脉末梢分支受阻所致。

眼症状与病征：同侧动眼神经、滑车神经麻痹，表现为复视、斜视。

全身性表现：对侧运动失调，共济失调，动作过大过小，辨距障碍，更替性运动不能，同时对侧半身麻木。

诊断：临床病征及神经系统检查，脑血管造影。

治疗：对症处理，无特异疗法。

预后：改善较困难。

**Coats 综合征**

别名：Coats 病：大块渗出性视网膜炎；外层渗出性视网膜炎。

概述：为发生在视网膜外层的疾患，破坏性较强。表现为渗出物、出血，以致达视网膜脱离，继发性青光眼，眼球萎缩。

病因：原因不明，发生在少年青壮年，潘作新做病理检查见发病自视网膜外层血管，扩张增殖破坏诸层。有疑为中毒性毛细血管病变。

眼症状与病征：有将其分为两类，一为视网膜深层病变，大块黄色渗出物，视网膜表面呈现局部隆起。另一类为视网膜小血管明显病变，新鲜出血，还有如上所述深层渗出物。病情发展，则出现玻璃体混浊，视网膜脱离。视网膜脱离可自渐平复，而旁区又发生脱离，曾见两例反复发病，最后视力完全丧失。严重者可继发虹膜睫状体炎、新生血管性青光眼、并发性白内障，终致眼球萎缩。FFA：病变区小静脉及毛细血管异常扩张、扭曲，动脉瘤形成及片状毛细血管闭塞，可有异常渗漏的新生血管。

全身性表现：无。

诊断：临床病征：病史与病程，有重要诊断价值。临床应与视网膜母细胞瘤、视网膜血管瘤鉴别。

治疗：对症处理，初期治疗（如糖皮质激素、透热、激光或冷冻）有效。已发生渗出性视网膜脱离者行玻璃体切除、视网膜复位及眼内激光光凝，可挽救部分患眼。

预后：反复发病，预后不良。

**Cockayne综合征**

别名：Neill-Dingwall综合征；视网膜萎缩耳聋侏儒综合征；染色体20三倍体综合征；三倍体-20综合征；小头纹状体小脑钙化脑白质营养不良综合征。

概述：特征为侏儒同时有视网膜萎缩与耳聋。发病于年幼儿童，生下无显著的异常，多于生后第二年发病，而后面出现蝶形红斑，近似狼疮，伴低热。很快即出现精神神经症状，生长发生障碍。

病因：家族性遗传疾患，为常染色体隐性遗传，有47个染色，额外染色体在F组20号位上。

眼症状与病征：①视网膜示椒盐状外观，黄斑区尤著，中心凹反光消失，动脉窄细，趋萎缩；视盘色灰或蜡黄，趋萎缩；ERG异常。②瞳孔不圆，对散瞳剂不敏感。③眶脂肪减少，眼球内陷，远视，外眼肌麻痹，角膜混浊及白内障等逐步出现。

全身性表现：①智力迟钝，情绪失常，听力减退，言语不清，双手震颤，动摇步态，鸟样动作，以及癫痫等，均呈进行性；②侏儒，颅骨发育障碍，骨质增生，颅骨钙化，相对大手大脚，脊柱弯曲，X线显示指（趾）骨骺呈大理石样；③面部脂肪脱失，呈老人样面孔，肝脾肿大，皮肤对光线敏感，暴露部分易发生皮炎，色素沉着，疱疹，经过治疗，一般不留瘢痕，如反复发病可留瘢痕。

诊断：①临床病征；②染色体分析；③X线CT检颅骨与四肢；④ERG与ECG。

治疗：对症处理。

预后：病情发展，预后不良。

**Cogan综合征Ⅰ**

别名：非梅毒性角膜实质炎；角膜实质炎耳聋综合征。

概述：特点为基质性角膜炎、耳聋，还有血液与血管异常。耳症状类似Meniere综合征，角膜与耳症状及青少年发病；又类似Hutchinson综合征，但无牙齿异常及梅毒因素（血康华反应阴性）。起病多为突然发作，多见于青年，也可见于儿童及较长成年人。

病因：原因不明。可见于过敏反应、血管疾病，也见于病毒感染。

眼症状与病征：①角膜实质炎：单眼或双眼发病，实质层颗粒状、斑点状浸润，浸润混浊点间透明，浸润点闪光如胆脂结晶，主在角膜后半部，角膜外示炎症征，病程缓慢；②偶有葡萄膜炎或视网膜血管性病变。

全身性表现：①耳病征：突然发作恶心，呕吐，眩晕，耳鸣，眼球震颤，重听，很快发展为耳聋；②多发性结节性动脉周围炎，可因结节、肿胀导致血管闭塞，也可因血管壁薄而成动脉瘤；③白细胞数增高，以嗜酸性粒细胞为著，红细胞沉降率加快；④发热，惊厥，腹泻，淋巴结及肝脾肿大。

诊断：①临床病征；②血液检查；③与近似综合征鉴别。

治疗：对症处理。

预后：病程发展不能控制，则不良。

**Cogan综合征Ⅱ**

别名：先天性眼球运动不能综合征；共轭注视麻痹综合征。

概述：眼球不能自由转向一侧，不能行共轭性注视，企图以头转向一侧以代偿，前庭性反射使眼球转向目标，于是显示过度的注视（凝视），此属代偿性、反射性及痉挛性运动的综合。多见于男性婴儿。

病因：原因不明，属先天性，发生于幼儿，可能与产伤，或孕期一氧化磷中毒有关。

眼症状与病征：①频繁瞬目；②不能一侧注视，共轭注视麻痹；③偏头位，凝视。与产伤，或孕期一氧化磷中毒有关。

眼症状与病征：①频繁瞬目；②不能一侧注视，共轭注视麻痹；③偏头位，凝视。

全身性表现：①小脑症状；②年龄大则阅读困难。

诊断：①临床症状与病征；②神经系统检查。

治疗：此属功能性障碍，训练活动。

预后：随年龄增长，症状逐渐减轻或消失。

**Cogan-Guerry综合征**

别名：微囊性角膜营养障碍综合征

概述：角膜上皮层内许多微小囊肿，且同时有固缩核及碎屑。基膜增厚、增殖，侵入上皮细胞层间，形成囊腔，破而又成多层，使角膜表层形成0.1～0.5mm直径的小混浊区，常无症状，多见于女性。

病因：不明。

眼症状与病征：①视力早期正常，损害及角膜中区后视力减退；②角膜混浊，上皮深层波浪状似指纹，表面如地图，基膜层次紊乱，散在微小囊样混浊。

全身性表现：无。

诊断：临床病征。

治疗：尚无良法。

**Cogan-Reese综合征**

别名：虹膜痣综合征

概述：特征为虹膜表面扁平或带蒂色素痣，并继发青光眼。该综合征与Chandler综合征（虹膜萎缩并发青光眼）及原发性进行性虹膜萎缩，三者合并称虹膜角膜内皮综合征（ICES）。三者具共同的临床特征：多为单眼发病，中年女性多见，无家族史，病变主要表现在角膜。虹膜和前房角，但其病理损害并不相同。

病因：不明，发病起自角膜内皮，向前后邻近组织侵犯。

眼症状与病征：①角膜内皮多形变化，角膜水肿；②虹膜结节，色素痣，数目不等散在；③虹膜前后粗糙，瞳孔移位；④继发性青光眼。

全身性表现：无。

诊断：临床病征。

治疗：对症处理。

预后：与眼压控制与否有直接关系。

**Conradi综合征**

别名：Hunermann综合征；先天性多发性骨骺发育不全综合征；先天性点状骨骺发育不全综合征；先天性钙化性软骨营养不良综合征。

概述：骨化中心钙质沉着，软骨骺处黏液样和囊样变性，致使骨骼发育畸形，关节挛缩，四肢尤显，呈一种上身长下身短的侏儒。此外，还有多系统缺陷。出生后几日或几个月内发病，女多于男，多活不到3岁。

病因：为常染色体隐性遗传。

眼症状与眼病征：①白内障，50%生后短期发生；②眶距过远；③虹膜异色；④视网膜色素沉着；⑤视神经萎缩。

全身性表现：①侏儒，四肢短与并指（趾）；②膝肘及髋关节挛缩，骨骺钙化点（X线检查）；头畸形；大或小，面孔异常；③皮肤角化不良，心脏病，胃肠症状-呕吐、腹泻，智力差。

诊断：①X线骨骼摄片；②临床病征。

治疗：对症处理。

预后：病征完全者多在1岁内死亡；异常的钙沉积在3～4岁可吸收；如在3岁后能存活，可趋好转。

**Costen综合征**

别名：颞下颌关节综合征；颞下颌关节疼痛与功能障碍综合征。

概述：临床表现为剧烈头痛，面颞、眼及耳部疼痛，颞颌关节活动困难，且表现为眩晕、耳鸣及咽部烧灼感。

病因：①由于牙齿咬合不正，于颞颌关节周之半月板、关节突等骨质吸收疏松，咬合时关节过于用力可以发病；②也由髁骨折、恶性变或骨萎缩为发病因素，病理检查，见关节盂糜烂或下颌髁嵌入组织间隙；③因肌筋膜触发带遭受刺激而发病，常见的刺激如冷、热、压力或针刺等。

眼症状与病征：①眶上部剧痛，②眼球震颤。

全身性表现：①严重的神经痛，头痛，面部痛；②耳堵塞感，听力减退，耳痛，耳鸣，眩晕；③口腔、舌及咽喉烧灼感；④口腔黏膜及外耳道疱疹。

诊断：X线下颌关节检查。

治疗：①矫正不正之牙齿咬合；②颞颌关节注射肾上腺皮质激素。

预后：病因解除，可好转或痊愈。

**Cottle综合征**

别名：宽鼻症。

概述：鼻道阻塞，鼻部增宽，呼吸功能失调，影响泪道而流泪。

病因：下鼻甲黏膜肥厚，阻塞Hasner瓣，影响该瓣在呼气和吸气时的缓冲功能，致泪道不通。泪道本身无器质性阻塞。

眼症状与病征：溢泪，干眼，干燥性结膜炎。

全身性表现：①鼻孔宽大，下鼻甲肥厚，锥状鼻；②鼻黏膜干燥，结痂，慢性炎症。

诊断：①临床病征；②泪道及鼻腔检查。

治疗：可施鼻甲手术。

预后：及时处理，良好。

**cranio-cervical syndrome（颅颈综合征）**

别名：颈椎过度伸屈伤综合征。

概述：此种损伤主要发生于乘坐汽车时，汽车相撞或急刹车，第四、第五颈椎连接处脊柱与脊髓损伤，又称乘坐汽车颈椎伤，由于头颅与脊椎表现为不协调的运动导致的伤害，故也称颅颈综合征。有设想下三个颈椎为鞭柄，上四个颈椎为皮鞭，头颅为鞭梢头，急剧的突然动作如甩鞭子，故有鞭式损伤综合征之名。临床表现为一系列的颈部血管、神经受损害的症状与病征。

病因：头颈脊椎在突然的不协调运动时，颈椎过度伸屈，脊椎脊髓受伤，同时颈部其他神经血管也遭伤害，而有许多相关的临床表现。

眼症状与病征：①眼痛；② Horner 综合征（上睑下垂，眼球内陷，瞳孔缩小）；③眼球运动障碍，会聚力差，眼球震颤，复视；④视网膜动脉收缩；⑤视力减退或疲劳。

全身性表现：①头痛，颈痛与背痛；②眩晕，恶心；③双臂血压异常。

诊断：①特殊的外伤史；②临床病征；③有关的特殊检查，如 EMG、ECG 与 ERG。

治疗：对症处理。

预后：一般良好。

**craniodiaphyseal dysostosis syndrome（颅骨骨干发育障碍综合征）**

别名：颅骨与长细骨畸形。

概述：出生后早几年发病，表现为明显的面孔变形，肋骨增宽，锁骨中段增厚。病理检查示颅骨硬化，鼻旁窦过度增长。长骨、细骨皮质普遍增厚，掌骨跖骨中段皮质增厚有些像气球样膨大。

病因：不明，为显性或隐性遗传。

眼症状与病征：视力减退或消失，与颅底骨损害有关。

全身性病征：鼻孔阻塞，食欲不振，呕吐，耳聋，智力迟钝。

诊断：X 线骨质检查。

治疗：手术解除骨质对神经的压迫。

预后：不良，比 Pyle 综合征更坏，较快的致全盲与死亡。

**Creutzfeldt-Jakob 综合征**

别名：Jakob-Creutzfeldt 病；痉挛性假性硬化综合征；脑皮质纹状体脊髓变性综合征。

概述：为一种发展迅速的脑神经病变，中老年发病，多在 50～70 岁间。智力减退，言语困难，视物不能，病死率高。

病因：家族遗传发病。大脑皮质、基底核及脊髓变性，脊髓束降支等呈弥漫性神经元变性。

眼症状与病征：表现为皮质盲。

全身性表现：①进行性锥体束征的反射消失，肢体僵直，发音困难，运动失调，②智力下降，精神异常，惊厥发作。

诊断：临床病征与神经系统检查。

治疗：可对症处理。

预后：不良，多在发病后 12～16 个月死亡。

**Crouzon 综合征**

别名：Mobius-Crouzon 综合征；Crouzon 病；Virchow 尖头综合征；颅面骨发育障碍综合征；颅狭小综合征；顶尖头（oxycephaly-acrocephaly）综合征；鹦鹉样头综合征。

概述：颅骨发育不良导致许多不良后果。病变的发展可分为三个阶段，第一，颅骨缝过早愈合，使部分骨不发育；第二，颅内脑组织随年龄增长，向未融合的骨缝方向及骨板薄处扩展；第三，因颅骨缝闭合早已形成畸形，脑及各部位组织受压迫，而发生许多病变与病征。临床表现为头颅畸形，面孔异常，眼球突出，上颌缩小及下颌突出等。

病因：为常染色体显性遗传，也有个别单纯隐性遗传病例报告。

眼症状与病征：①眶距过宽，浅眼眶，眼球突出，眼球脱臼，外斜视，眼球震颤；②睑裂闭合不全，暴露性角膜炎；③视力减退，弱视，视神经萎缩。

全身性表现：①额骨前突，顶骨上突，上颌骨上升，高腭，下颌骨前突，呈塔状头或舟状头，鹦鹉样鼻合并额突，若鹦鹉头样外观；②头痛，智力差，听力减退，偶有抽搐；③偶见并指（趾），心脏病。

诊断：①头颅 X 线 CT 检查；②应与 Aport 综合征、Greig 综合征、Franceschetti 综合征，Helmholz-Harrington 综合征鉴别。

治疗：可施有关骨压迫的骨松解术。

预后：达一定年龄病情可停止发展，或施以适当手术，一般良好。

**cryptophthalmia syndrome（隐眼综合征）**

别名：隐眼并指（趾）综合征。

概述：特点为眼球隐没，有的可呈眶内小囊肿，自眼睑可触及球样物存在，同时并发指（趾）畸形及脑神经症状。Ullrich-Feichtiger 综合征、Meyer-Schwickerath 综合征与此综合征有许多相同之处，故而认为其属一类，Magalini 即将其列为一个综合征。

病因：常染色体隐性遗传，可能有性染色体的变异，有血缘关系的患者占 15%～40%。

眼症状与病征：①隐眼畸形，眶内皮样囊肿；②眉毛脱落，上睑遮盖睑裂，结膜囊部分或完全缺如。

全身性表现：①并指（趾）；②隐睾，尿道裂，阴蒂肥大，阴道闭锁，肾发育不全；③智力低下，脑膜膨出，颅面畸形，外听道畸形，耳聋，唇腭裂。

诊断：①临床病征；②染色体内分泌检查；③与有类小眼球畸形综合征鉴别。

治疗：无特殊方法，全身情况对症处理。

预后：功能障碍，预后不良。

**Curtius 综合征**

别名：外胚叶发育障碍伴眼畸形综合征。

概述：皮肤毛发指（趾）甲发育异常，眼部畸形，并有颅骨颌面发育不良。

病因：先天性发育不良，真正原因不明。

眼症状与病征：①眼距过宽，睫毛稀疏；②眼球震颤，斜视，弱视；③少泪，角膜损害；④脉络膜缺损，花毯样视网膜变性；⑤偶见先天性白内障。

全身性表现：眉毛稀疏部分缺如，汗腺发育不良，偶见鱼鳞癣，指（趾）甲异常，颅骨发育不全，小头畸形，面不对称，半面大半面小，牙齿发育不良，并指（趾）。

诊断：①临床病征；②骨骼X线摄片。

预后：改善较困难。

**Cushing综合征Ⅰ**

别名：肾上腺皮质综合征；肾上腺功能亢进；垂体性嗜碱细胞增多症；肾上腺综合征。

概述：由于肾上腺皮质激素分泌过多，而发生肥胖，多毛皮肤棕黑，高血压，骨质疏松及眼底病变。常见于分娩年龄的女性，男女比例为1∶5。

病因：病因不明。症状发病由于：①原发或继发肾上腺皮质增殖；②肾上腺皮质肿瘤；③垂体分泌ACTH过多（垂体瘤占10%）；④非肾上腺垂体的内分泌肿瘤（如胰腺、胸腺、甲状腺等）。

眼症状与病征：由于脑垂体出血、新生物、或海绵窦区受压迫，可引起：①眼痛，眼球突出，眼肌麻痹，颞侧偏盲；②视盘水肿，视神经萎缩，视网膜出血，高血压性视网膜病变。

全身性表现：①肥胖，满月脸；②高血压，糖尿病；③女性全身性多毛，痛经，闭经，粗声音，男性阳痿；④皮肤色素沉着，色棕黑，可见大理石样花纹，常有痤疮；⑤骨质疏松，易骨折；⑥精神改变，易激动，神经过敏，全身无力，重者可成精神分裂症；⑦血红细胞增多，淋巴细胞减少，尿17-羟、17-酮增加。

诊断：①临床病征；②有关血尿及X线检查。

治疗：①手术切除新生物；②药物治疗：如Metopirone等。

预后：经治疗一般良好。

**Cushing综合征Ⅱ**

别名：小脑脑桥角综合征；角瘤综合征；脑桥小脑角肿瘤综合征；听神经瘤综合征。

概述：小脑脑桥角肿瘤损害，影响第5、6、7、8脑神经和脑干，表现为眼耳面病征。多发病于壮年人（30～45岁）。

病因：小脑脑桥角区肿瘤致病，也可因血管性病变致病。

眼症状与病征：①眼轮匝肌麻痹，外直肌麻痹，混合性眼球震颤及歪头；②如新生物压迫大脑导水管，则颅内压升高，致眼外肌麻痹；③早期发生同侧角膜反射减退；视盘水肿，发生于颅压升高。

全身性表现：①病侧耳聋，迷路功能障碍或丧失，耳鸣；②面部感觉过敏，面神经麻痹（全麻痹者少见）；③声音嘶哑，吞咽困难，呃逆；④头痛，运动失调。

诊断：①CT颅脑检查；②神经功能检查；③临床病征。

治疗：据情况可施术，或血管病变对症处理。

预后：病情发展，预后不良。

**Cushing综合征Ⅲ**

别名：视交叉综合征。

概述：在颅内视神经交叉部发生损害，表现为双颞侧半视野缺损（偏盲），早期可能不甚明显，患者自觉双侧视野模糊，检查系相对（比较性）半视野缺损。

病因：视交叉部新生物，蝶鞍上脑膜瘤，脑垂体瘤，耳咽管瘤。或Willis环前部血管瘤，其压迫视交叉部。此外也可见于视交叉胶质瘤，视交叉蜘蛛膜炎，以及鼻咽癌，其视野表现，不如前类典型。

眼症状与病征：①双颞侧视野缺损，多为进行性；②视盘色淡或水肿，最后苍白视神经萎缩；③中心视力，早期正常，后减退，最后可致盲。

全身性表现：①头痛，头胀；②脑垂体分泌ACTH过多症状——Cushing综合征Ⅰ。

诊断：①临床病征；②X线CT头颅扫描；③脑血管造影或气脑造影。

治疗：①手术摘除肿瘤；②控制先症；③对症处理。

预后：一般良好。

**cyclopia syndrome（独眼畸形综合征）**

别名：猴头畸形；无鼻脑畸形。

概述：仅有一个眼，位于面部正中，为菱形睑裂，中有一眼球，其中有不同程度的两个眼的眼内组织。同时并发有其他组织畸形，小头，脑积水，多指（趾）等。

病因：染色体异常，一小的染色体分节缺失所致。在C组一个错误的第三染色体异位。

眼症状与病征：①独眼居一般眼位两者之间；②眼球可正常大小，或较大较小；③眼睑缺损或发育极差；④眼肌视神经发育不良，基本未构成正常形态，颅视神经孔仅有一个。

全身性表现：①鼻破被咬样组织代替而位于眼之上，中央有一孔，末端为盲管；②颅小，偶见伴有脑积水，脑发育不全，颌小，牙齿常在出生时已存在；③指（趾）畸形。

诊断：临床病征。

治疗：能成活者，可施整形术。

预后：多不能成活。

童绎所见病例，尚有先天性巨结肠。

**cystic fibrosis syndrome（囊性纤维化综合征）**

别名：胰腺纤维囊性病；胰腺囊性纤维变性。

概述：主要为胰腺的变性疾患，并累及腮腺、肺脏及肠道，发生代谢紊乱，排出通道障碍。

病因：真正原因不明。为隐性遗传，多见于白种人，钾、钠、氯代谢异常，胰、肺、涎腺分泌液排出管阻塞，糖、蛋白含量失常。

眼症状与病征：缺血性视网膜视神经病变，视力减退。

全身性表现：①皮肤咸味，汗内钠盐增高；②胰腺功能不全，血糖升高，体重减轻；③肺部感染，肺内高度充气，支气管周围浸润，鼻息肉；④肠梗阻，肠脱出，胆汁性肝硬化，精液缺乏。

诊断：①临床病征；②血液分析；③超声影像检查。

治疗：对症处理。

预后：变性不停，预后不良。

## D

**Danbolt-Closs 综合征**

别名：Brandt 综合征，肠源性肢皮（肢体皮肤）炎综合征。

概述：发病在婴幼儿早期，均龄 9 个月，男女均可患病，患儿生长迟缓。表现为胃肠道功能障碍，继发皮肤四肢感染。

病因：原因不明，有报告为家族性常染色体隐性遗传，也可能由于胰酶不足所致。

眼症状与病征：①畏光；②眉毛睫毛脱失，睑缘炎，睑外翻，泪点阻塞；③结膜炎，角膜浅层点状散在性混浊。

全身性表现：①舌炎，口腔炎，口颊黏膜红色或白色；小点，口腔黏膜水肿、糜烂和溃疡，胃炎，腹泻；②脱发皮疹（对称），皮肤水疱，糜烂，侵及颜面、耳、肘、膝、臀部和手脚，指（趾）及甲周围，呈炎症表现。

诊断：组织活检与消化酶检测。

治疗：双碘喹啉（Diodoguin）内服。

预后：①未治疗者，自发病日起，活不过 10 年；②经治疗者，可控制到青春期。

**Dandy-Walker 综合征**

别名：第四脑室导水孔闭锁综合征；Luschka-Magendie 孔闭锁综合征；第四脑室侧孔 - 中孔闭锁综合征。

概述：此为第四脑室正中孔（Magendie 孔）与外侧孔（Luschka 孔）畸形，狭窄或阻塞，第四脑室扩大，小脑蚓突部（Rostra）异常，见于婴儿。

病因：先天性第四脑室区域发育异常，致脑脊液循环障碍。

眼症状与病征：①上睑下垂；②展神经麻痹；③视盘水肿及视神经萎缩。

全身性表现：①脑积水，颅骨质薄，头颅进行性增大，前囟门突出，枕部突出，头皮静脉怒张，颅缝闭合不良或未闭；②智力发育不全，四肢痉挛性瘫痪，运动失调及腱反射亢进；③脊髓积水，脊柱侧弯；④心搏与呼吸徐缓；⑤ CT 扫描、X 线片示：Magendie 孔与 Luschka 孔狭窄、闭塞或脑膜遮盖，第四脑室扩大，小脑蚓部突喙部异常。

诊断：① CT 扫描、X 线摄片；②脑室造影试验：1% 酚酞注入侧脑室，3～12 分钟观察色素，了解脑室是否通畅。

治疗：脑脊液引流术可行。

预后：多不佳。

**Darier-White 综合征**

别名：Darier 病；毛囊角化病；毛囊角化综合征；毛囊角化不良综合征。

概述：为一种特殊毛囊角化皮肤病，影响眼睑结膜角膜及口腔黏膜。多于幼年发病，男性多，为硬性丘疹，双侧对称，好发部位为面、颈、肩部，四肢屈侧、腋窝、腹股沟，以及胸背中线区域。进一步发展扩大，呈乳头瘤状生长，继发感染。夏季加重，冬季缓解。

病因：病因不明，为不规则显性遗传，有人认为系细胞内张力微丝一桥粒复合体缺陷所致，微丝束形或大而均匀的角化不良物质，导致桥粒体消失而发病。还有人认为维生素 A 代谢障碍、内分泌障碍等可能与发病有关。

眼症状与病征：①眼睑皮肤表现为丘疹或疱疹，存在于毛囊开口处，扩大为乳头样融合块，可溃疡或化脓，眼睑外翻；②结膜、角膜出现光滑的小结节，角膜上皮下浸润，可成溃疡；③偶见白内障，眼球震颤或弱视；④虽有维生素 A 代谢障碍之说，但无夜盲表现。

全身性表现：①全身皮肤丘疹（色初红后暗呈乳头状）或疱疹。可形成溃疡和化脓，偶有恶变者，可见脂溢性皮炎，脱发。手掌足跖皮肤角化，指（趾）甲营养障碍增厚发脆；②口腔、食管、肛门和生殖器黏膜可表现为白色脐状损害，可出现吞咽困难；③有的身体矮小，智力差；④血液维生素 A 含量降低；⑤ X 线片见肺下叶弥漫性结节样纤维化，偶见骨质囊样变。

诊断：①临床病征；②皮肤组织活检；③血液检查维生素 A；④ X 线检查胸肺。

治疗：①给大量维生素 A 两个月，后小量维持；②氯喹也可有一定疗效，不宜多用；③也可用肾上腺皮质激素穴位注射；④皮肤涂搽角层分离软膏。

预后：为缓慢良性情况，用药控制可停顿，易复发。

**Davis 综合征**

别名：葡萄膜炎类风湿关节炎综合征。

概述：特征为葡萄膜炎与类风湿关节炎并存，两者发病并不一致，非因果关系。多于儿童发病，也可发生于任何年龄。葡萄膜炎开始可仅有虹膜睫状体炎，后进而发展。

病因：不明；可能为胶原性疾患，或自身免疫性疾病。

眼症状与病征：①视力障碍，畏光，流泪，睫状压痛，睫状充血；②虹膜睫状体炎，脉络膜炎，全葡萄膜炎；③带状角膜变性，巩膜炎，巩膜软化穿孔，玻璃体混浊；④黄斑水肿，视盘炎。

全身性表现：①类风湿关节炎；②肝脾肿大（偶发）。

诊断：①临床病征；② ESR；③类风湿关节炎的有关检查。

治疗：肾上腺皮质激素。

预后：多不良。

**Degos 综合征**

别名：Degos 病；Degos-Delort-Tricot 综合征；Kulmeier 综合征；恶性萎缩性丘疹病；皮肤内脏综合征。

概述：Degos 综合征为一种罕见的皮肤内脏疾患，多发于男性，在 20～30 岁间发病。临床表现为瓷白色皮肤黏膜损害，且影响脑神经、眼部及胃肠系统，病死率较高。

病因：不明，可能为多发性动脉炎，以及免疫与自身免疫过程的变异。

眼症状与病征：①眼睑皮肤萎缩；②结膜毛细血管瘤，白色无血管萎缩，睑、球结膜均可见到；③缺血性视网膜脉络膜病变，可见脉络膜萎缩斑，视网膜色素缺乏；④视盘水肿，视神经萎缩，复视，视力障碍。

全身性表现：①非对称性黄红色丘疹，中心部渐萎缩呈瓷白色，丘疹扩大凹陷呈溃疡，后成凹陷性萎缩瘢痕，全身皮肤均可发病，常以躯干、颈部及四肢为多发区；②口腔黏膜、胃肠道黏膜可见黄白色萎缩斑、表面溃疡或可发生穿孔，临床表现为腹痛、腹膜炎征；③中枢神经病变大脑与小脑进行性萎缩，厌食，体重下降；④脑脊液蛋白增加，淋巴细胞增多；血液白蛋白略减，球蛋白增加。

诊断：①临床病征；②组织活检；③脊液、血液检查。

治疗：无特殊疗法，探查术有时可行。

预后：腹膜炎常为致死因素，有个别病例仅有皮肤病者，可维持生命。

**Déjean 综合征**

别名：眶底综合征。

概述：以眶底受损害，尤其是新生物的压迫为多见。表现为眶内组织受压的症状，如眼球突出及复视等。上颌窦肿瘤所致者，表现为该区剧烈疼痛。

病因：凡损害眶底的任何病变（包括肿瘤、炎症或外伤）均可发病。

眼症状与病征：①眼球突出（眶下来源的压力）眼球内陷（眶底骨折），复视或眼球运动受限（下斜肌、下直肌受压）；②眼睑血肿，水肿；③视盘水肿，视神经萎缩；④视力下降，流泪。

全身性表现：①上颌区剧痛；②三叉神经第一、二支症状；③恶心、呕吐。

诊断：① X 线 CT 扫描；②细菌培养及血象检查。

治疗：病因治疗，对症处理。

预后：病因解除可愈。外伤严重或恶性上颌窦肿瘤转移，不良。

**Déjérine-Klumpke 综合征**

别名：Klumpke-Déjérine 综合征；Klumpke 综合征；Klumpke 麻痹；下臂丛神经根综合征；内索或臂丛神经炎。

概述：损害侵及第 8 颈椎与第 1 胸椎部（臂丛内索）所组成的臂丛神经下根，临床表现为 Horner 综合征及上肢尺神经与正中神经症状。

病因：凡臂丛神经下根遭受损害（如肿瘤、外伤或炎症），均可导致该综合征发病。

眼症状与病征：上睑下垂，睑裂变小，眼球内陷，瞳孔缩小（Horner 综合征），有的视力障碍。

全身性表现：①前臂和手的小肌肉麻痹与萎缩（尺侧腕部屈肌，指屈肌，骨间肌，大小鱼际肌），致成猿手变形；②前臂内侧与手尺侧知觉障碍或过敏，剧痛，血管营养障碍，三头肌反射消失。

诊断：临床病征与神经功能检查。外伤占 50%，感染与肿瘤占 50%。

治疗：病因治疗。

预后：在于病因解除之程度。

**Déjérine-Roussy 综合征**

别名：豆状核后综合征；丘脑综合征；后丘脑综合征；丘脑感觉过敏性缺失。

概述：此乃丘脑后发生病变，主要是血管性病变，而发生偏盲和肢体功能障碍。

病因：来源于大脑后动脉的丘脑膝状体动脉发生病变，如血栓、出血、肿瘤或脑软化。该血管供应后腹及外侧腹核的血运，损害影响外膝状体和视放射起始部。

眼症状与病征：①偏盲，或象限盲，可有黄斑回避；②瞳孔不等；③剧烈眼痛。

全身性表现：①剧烈头痛；②病变对侧深浅感觉与立体感丧失，面部常回避，一过性偏瘫；③对侧肢体运动失调，臂部舞蹈样动作，手指搐动，皮肤血管运动异常；④部分面瘫，膀胱功能障碍。

诊断：①临床病征；②神经系统检查；③脑 CT、血管造影。

治疗：①对症处理；②额叶手术。

预后：除手术可解除病损症状好转外，半侧体位觉完全丧失。

**Déjérine-Sottas 综合征**

别名：Gombault 综合征；肥大性神经炎综合征；间质性肥大性进行性婴儿性神经炎；肥大性间质性神经根神经病变；多发性神经根神经病变；遗传性肌萎缩综合征。

概述：发生于婴儿的进行性肌萎缩，可起病于儿童至成年早期者。主要为四肢，先由下肢发病，进而上肢与手部小肌肉。同时伴发眼症状。

病因：原因不明。可能与遗传有关。神经间质增殖伴肌肉萎缩。

眼症状与病征：①眼球震颤；②瞳孔异常：不等或缩小及对光反应异常；③ Romberg 征（闭目站不稳）；④视神经萎缩（偶见）。

全身性表现：①四肢对称性进行性肌萎缩运动失调；手足畸形，感觉减退或丧失；②脊柱后凸侧弯；③神经肥大、硬化，呈索状，有触痛；④皮肤母斑，皮下神经纤维瘤。

诊断：①临床病征；② EMG；③神经活检（神经肥大似洋葱球病变）；④化验一般无发现，偶有脊髓液蛋白增加者。

治疗：无特效方法。

预后：进行性发展，死于发病 20～40 年间发生的并发症。

**Déjérine-Thomas 综合征**

别名：脑桥橄榄体小脑综合征；橄榄体脑桥小脑综合征。

概述：为进行性运动失调，颅内神经组织退行性病变，组织萎缩。中年以后发病，病情发展 5～10 年，无能为力。与 HolmesⅡ- 橄榄体小脑萎缩综合征有密切关系。

病因：原因不明。病理检查示小脑皮质、脑桥、橄榄体弓状核及中部小脑脚萎缩。

眼症状与病征：眼球震颤。

全身性表现：①四肢与躯干进行性运动失调，波浪步态，头与躯干摆动；②智力减退，发音困难，有时诸括约肌功能障碍；③深反射亢进，Babinski 征阳性，脑脊液压增加。

诊断：①临床病征；②腰椎穿刺，脑脊液检查。

治疗：对症处理。

预后：死于患病过程。

**de Lange 综合征**

别名：de Lange 综合征Ⅰ；Lange 综合征；Corelia de Lange 综合征；Brachman-de Lange 综合征；Amsterdam 型侏儒综合征；先天性肌肥大脑病综合征。

概述：为一种先天性对称性骨骼肌肥大，脑功能障碍，一字眉为特征的侏儒畸形。

病因：原因不明。常染色体隐性遗传，有人认为与染色体畸变有关。病理学研究显示：真性肌萎缩，脑积水，脑回过多而小，脑白质和丘脑空洞。

眼症与病征：①眉毛长而多，二眉相连成一字眉，上睑下垂，眼轮匝肌发育不良，内眦赘皮，眼距过宽，睫毛长而粗；②眼球突出，小眼球，眼球震颤，外斜可为交替性；③虹膜畸形，瞳孔不等，对光反应迟钝；④慢性结膜炎，角膜混浊，蓝色巩膜，干眼；⑤高度近视，视盘色淡或苍白，视网膜劈裂，偶见视网膜母细胞瘤。

全身性表现：①侏儒，小头或大头，短头，口大，耳低位，鼻小而上仰（朝天鼻），下颌小，牙齿稀疏，面形异常；②智力低，生长慢，言语声低，哭叫音微弱，锥体外系统运动障碍；③四肢肌肥大，张力亢进，骨畸形，并指（趾）或短小；④皮肤多毛，尤其是面部、前额和背部。乳头发育不良；⑤心、肾和消化道畸形，肝脾肿大，隐睾。

诊断：①临床病征；②脑 CT 扫描，四肢 X 线摄片。

治疗：对症处理。

预后：病程进展，多死于肠梗阻并发症。

de Lange 综合征Ⅰ，用以区别 de Lange 综合征Ⅱ，其表现为先天性肌营养障碍，又名严重先天性肌营养障碍综合征。

**dental-ocular-cutaneous syndrome（牙眼皮肤综合征）**

概述：以牙根为特征且合并眼与皮肤病变的综合征。

病因：为外胚叶与间质组织发育异常。

眼症状与病征：下睑内翻，青年型青光眼。

全身性表现：①全部乳牙与恒牙的第一磨牙都只有单纯的根；②毛发稀少，指关节处皮肤色素沉着；③上唇弓形缺损，人中变宽；④并指（趾），指弯，指甲有横嵴；⑤听力丧失。

诊断：临床病征及相关检查。

治疗：对症处理。

预后：一般可生存。

**de Myer 综合征**

别名：面部正中裂综合征。

概述：为头面部中裂的发育畸形，上自颅裂，而鼻中裂，以及下至唇腭裂。

病因：不明。

眼症状与病征：①眼距过宽，眦距远，内眦赘皮，②结膜角膜皮样肿，斜视，小眼球。

全身性表现：①隐性颅中裂，额部脑膜膨出，正中位脂肪瘤、畸胎瘤；②低位 V 字发际；③鼻、唇、腭中裂。

诊断：①临床病征；② X 线 CT 扫描。

治疗：部分异常和病变可施术治疗。

预后：维持畸形。

**de Sànctis-Cacchione 综合征**

别名：着色性干皮病。

概述：皮肤日照后发生红斑，后干燥色素沉着，同时可有眼病变及脑症状。婴幼儿发病。

病因：常染色体隐性遗传。有人认为脱氧核糖核酸修复功能缺陷而致病。

眼症状与病征：①眼睑皮肤病变，睑外翻；②角膜炎；③视力下降。

全身性表现：①皮肤病变：可分三期：皮肤红斑，干燥，色素沉着，皮肤萎缩、雀斑，间有疣状丘疹及小结节。发生肿瘤病变。②小头畸形。③智力差，发育迟缓。④痉挛性瘫痪。⑤言语不清。⑥生殖器发育不全。

诊断：①有家族史；②临床病征；③神经系统检查；④皮肤活检。

治疗：对症处理，避阳光暴晒。

预后：治疗结合保护，良好。

**Devic 综合征**

别名：Devic 病；视神经脊髓炎；眼脑脊髓病综合征。

概述：视神经炎并发脊髓炎，可先发生视神经炎(80%)，也可先发生脊髓炎，还可两者同时发病，但甚少。视神经炎以球后视神经炎为主。任何年龄均可发病，国外以儿童较多，国内发病多为成人。

病因：原因不明。系一种脱髓鞘疾病，累及视神经与脊髓神经。致病因素有人认为系感染、中毒、血管病或变态反应，也有人认为系免疫性疾患。病理改变示，病变神经髓鞘脱失，轴索破坏，小胶质细胞增生，及星形细胞增多，以及淋巴细胞浸润。

眼症状与病征：①眼痛出现在早期，眼球转动时明显；②视力急剧锐减，可先发一眼，也可双眼同时发病，主要为双眼。视力可达光感消失；③瞳孔光反应迟钝，反应消失；④视野缺损或缩小；⑤视盘炎、水肿，或正常，后期可见视盘颞侧苍白或完全苍白——视神经萎缩；⑥偶见动眼神经、展神经麻痹。

全身性表现：①头痛，发热，上呼吸道感染症状；②脊髓炎症，双下肢初活动不灵，后截瘫，大小便失禁，肢体麻痹区域依病情向上发展，可至上肢，呼吸肌受累；③脊髓液细胞数，蛋白增加，也可正常。有的淋巴细胞明显增多。偶见脊髓阻塞。

诊断：①临床病征；②神经系统检查；③腰椎穿刺脑脊液检查。

治疗：①对症处理；②预防并发症。

预后：①视力快速减退，视盘无明显改变者，视力多可恢复；②视神经萎缩者，视力恢复困难；③反复发病者预后不佳，患者多死于损害扩及高位者，呼吸障碍、合并症等，病死率为 50%。

**Dialinas-Amalric 综合征**

别名：Amalric 综合征；Amalric-Dialinas 综合征；聋哑视网膜变性综合征；黄斑营养障碍聋哑综合征。

概述：该综合是单纯聋哑眼综合征，无突出的其他全身病征，此即不同于 Hallgren、Cockayne、Alport 与 LMBB 诸综合征。发病于婴儿早期(获得型生后可得，遗传型 5 岁发病)，男女均可罹病。

病因：原因不明。为常染色体隐性遗传，或胚胎病变，或产后感染。耳迷路可见损害。

眼症状与病征：①虹膜异色；②视力轻度障碍，但视野、暗适应与色觉均正常；③在深灰色的眼底背景下黄斑中心凹显示红色，散在色素及黄白色小点，偶见色素线条延伸达视网膜周边，有的通过视网膜可见脉络膜血管丛，常为双眼，ERG 正常。

全身性病征：①耳聋(占 50%～60%)；②言语不能。

诊断：临床病征有关检查。

治疗：无特殊治疗。

预后：①黄斑变性不发展；②遗传型耳聋发展。

**Down 综合征**

别名：伸舌样痴呆综合征，伸舌样白痴；染色体 21 三体综合征；22 三体综合征；G1 三体综合征。

概述：该综合征主见于小儿，张口伸舌痴呆面容，同时表现为全身性发育畸形，智力障碍，以及眼部畸形与病变。两性发病，多为高龄妇女所生，在发病的家系妇女生产患病率：25 岁(母亲)为 0.05；35 岁为 0.5；40 岁以上为 2.5 或更高。发育迟慢，女性青春期征出现晚，闭经早。

病因：为家族性单纯隐性遗传，染色体异常，21 三体或22三体结构变异，有人认为与G1三体结合异常，还有人认为在妊娠期间受放射线或化学药物影响所致。

眼症状与病征：①内眦赘皮，睑缘炎，眶距过宽，斜睑裂（内低外高呈倒八字），扁平面孔；②眼球突出，眼球震颤；③近视眼；④先天性青光眼；⑤角膜膨大，角膜水肿，角膜白斑，圆锥角膜；⑥虹膜异常：异色，缺损，Brushfield斑（大小0.1～1.0mm，形态不定，可联合，位于虹膜中与内1/3。Wolfflin结节（大小0.1～0.2mm），形态一样，表现规则，位于虹膜外4/5；⑦白内障；⑧视盘发育不全，似神经胶质增殖。视网膜血管分布如车轮辐条。

全身性表现：①精神缺陷，智力低下；②头短，枕部扁平，鼻旁窦发育不良；③耳小低位，上耳廓短；④皮肤过松而多出；⑤小指骨中节发育不良，手脚掌宽且短，指掌分开呈圆形，猿猴掌纹，间单掌纹（断掌纹），第一与第二趾间宽远；⑥心房室缺损，法洛四联症，动脉闭锁不全；⑦腹直肌松弛，伸展过度，十二指肠梗阻，肛门闭锁；⑧血白细胞三倍高于同龄人，嗜碱性粒细胞增加明显。

诊断：依临床表现（伸舌面孔、神智迟钝及断纹手掌等）与血象检查，一般诊断困难不大，从优生学观点看，应针对该病的遗传性染色体异常的特点，进行未出生前的胎期诊断，以便及早处理。

产前诊断技术：①经腹壁羊膜穿刺术（妊娠15～16周），培养细胞的染色体，进行分析；②通过绒毛膜的绒毛抽样检查（在妊娠10周），借助超声显像；③胎儿畸形显出，超声也可较早发现。

治疗：尚无特殊的治疗，急需处理的多为心肺的急救工作。

预后：50%死于生后早年，一般无严重心肺损害者，平均可活达30岁。

**Doyne综合征**

别名：皮革蜂窝样视网膜变性综合征。

概述：为一种特殊视网膜变性，病理检查示结节样增厚，脉络膜正常。侵犯双眼，两性发病，20～30岁间发病，30～35岁进一步发展。

病因：原因不明。为常染色体显性遗传。

眼症状与病征：①视力减退，75%为进行性；②视网膜周边部与黄斑区可见白色小点病变。后进一步发展，许多均匀一致的白色小体融合，呈表面革皮样内蜂窝样的萎缩区。视神经盘鼻侧的白色小体，具有重要的病理诊断价值。

全身性表现：无。

诊断：①临床病征；②ERG。

治疗：无特殊治疗。

预后：黄斑区情况佳者，较好。进行性视力减退，预后不良。

**Drummond综合征**

别名：特发性高钙血症；“蓝色尿布”综合征。

概述：患者血钙增高，色胺酸代谢障碍。发病于婴儿，一岁多发病，色胺酸在肠道内运转缺陷。因色胺酸减少，于是引起吲哚和尿蓝母（indican）尿增加，尿蓝母氧化成靛蓝将布染成蓝色，故称“蓝色尿布”综合征。该综合征也可由于维生素D中毒而发病。

病因为隐性遗传性疾患。

眼症状与病征：①视力减退；②内眦赘皮；③眼球震颤，斜视；④周边视网膜萎缩；⑤视盘水肿，视神经萎缩。

全身性表现：①侏儒，骨硬化，头颅畸形，鼻梁凹陷，古怪面容，智力差；②厌食，呕吐，便秘；③较严重病例可见；肾衰，多尿，身体衰弱与皮肤黏膜苍白；④血钙高。

诊断：结合病征作有关检查。

治疗：对症处理。

预后：发生全身并发症（如肾衰竭），预后不良。眼底损害，难以恢复。

**Duane综合征**

别名：Stilling综合征；Turk-Stilling综合征；Stilling-Turk-Duane综合征；后退综合征；眼球后退综合征；眼球后退运动综合征。

概述：特点是眼球内转时眼球向后退缩，且眼球向上或向下转，不能达到正常的内转位，即所谓内转受限，会聚力减弱，同时睑裂变窄。眼球外转时睑裂扩大，眼球略突出。EMG异常。常为单眼，据231例统计中，左眼占79.9%。女性发病多，约为60%，国内病例男多于女。

病因：为家族性，为常染色体显性遗传。发病原因：①中枢性因素，第6脑神经核及其纤维发育不全，或/及先天性的第3与第7脑神经的支配异常；有迷路纤维发生；②内直肌止端附着偏后，且其控制韧带粘连于眶内壁；③内直肌肥大合并外直肌发育不良；④腱膜异常，外直肌成一无弹性条索，功能不良；⑤可能有垂直功能异常的参与。

眼症状与病征：

1. 典型眼球后退病征　①眼球外转能力减低或完全丧失。②眼球内转受限，且会聚力减弱。③眼球内转时，眼球向后退缩。④眼球内转时，睑裂变窄；而眼球外转时睑裂变宽，眼球略突出。⑤眼球内转时，眼球显著向上转，或急剧下转。

2. Lyle分型（三型）　A型：自然状态（第一眼位），

眼球正位、内隐斜或内斜视，眼球向内转与外转均受限，外转较内转受限更明显。B型：自然状态同A型，眼球外转受限，而内转时正常。C型：自然状态为外隐斜或外斜视，眼球内转及外转均受限，内转较外转受限明显。

3. 眼球后退外病征　眼球震颤，小角膜，虹膜异色，瞳孔异位，视网膜髓鞘神经纤维，脉络膜视网膜萎缩，Horner综合征，Bogorad综合征（鳄鱼泪）。

全身性表现：①伴发Klippel-Feil综合征（椎体融合，短颈，头运动受限等）；②面双侧不对称，耳牙畸形，脊柱裂，脊髓空洞症。

诊断：临床病征。

治疗：①轻型，不影响生活和工作，且外形又无不雅，可不予处理；②症状与病征明显者应予手术矫正；③当EMG显示神经支配自相矛盾的，为手术禁忌证；④对症处理。

预后：一般不发展。

**Dubin-Johnson综合征**

别名：Dubin-Sprinz病；慢性自发性黄疸；黑色肝黄疸综合征；黄疸肝色素沉着综合征。

概述：为特发性黄疸，周期性发作，婴儿发病，先见眼部黄疸征、肝脏病理检查，肝呈黑色，在肝实质内见色素颗粒样沉积，在中心叶尤著，肝管无炎症及纤维化，Kupffer细胞无色素沉积。本综合征虽与Rotor综合征（婴儿黄疸，间歇性上腹及肝区痛）有类似之处，但后者肝脏无病理性改变。

病因：不明。可能为常染色体显性遗传。家族性代谢障碍，肝细胞结合胆红素的排泄与其他有机成分结构的缺陷。

眼症状与病征：结膜巩膜黄疸。

全身性表现：①右季肋部疼痛，恶心、呕吐、腹泻，厌食，身体虚弱；②间歇性皮肤黏膜黄疸；③肝大；④血清胆红素增加，尿中尿胆元增加；⑤胆囊造影，肝汁排泄系统缺乏活力；⑥BSP（磺溴酞钠肝功能试验），2小时后血浆曲线上升。

诊断：①临床病征；②血尿检查；③胆囊造影；④肝功试验；⑤肝穿刺活检。

治疗：无特效治疗，保护肝脏处于良性状态，不要做不必要的手术。

预后：良好。

## E

**Eales病**

别名：视网膜静脉周围炎；结核性视网膜静脉周围炎；青年性反复发作性视网膜玻璃体积血。

概述：特点为视网膜反复出血，损害在视网膜静脉，出血累及玻璃体。好发于青年，可双眼发病，也可为单眼发病。据我们的43例分析，平均年龄25岁，双眼罹病21例，右眼13例，左眼9例。对照国内外资料，国内发病率高于国外。

病因：不明。曾有结核感染之说，也有人认为系病灶感染、过敏因素、中毒、内分泌紊乱及胶原性病变。

眼症状与病征：本病虽为突然发病，但其病程有一定的规律性，病程较长。一般可分为五步进程。

1. 视网膜静脉周围病变　早期在视网膜静脉周围产生白色或灰白色浸润、渗出物，有的渗出物遮盖静脉，呈静脉缺损外观，或呈鞘样湮没。

2. 视网膜出血　初呈火焰状出血，多在视网膜周边区，视力尚佳。进而出血量增大，形态不定，影响黄斑区视力。荧光素血管造影，受累小静脉管壁着色，毛细血管扩张，染料渗漏，周边有大片毛细血管无灌注区和新生血管膜。可见血管变形，但无荧光素渗漏入出血区，也可一次大出血。

3. 玻璃体积血　由于大量视网膜出血，血液进入玻璃体。少量可见新鲜出血或血凝块，或出血弥散呈红色映光。大量出血，则呈一片黑暗。

4. 增殖性视网膜炎　实为视网膜结缔组织增殖，可呈瘢痕，视网膜血管变形，可呈束条突入玻璃体内，与玻璃体混浊组织相牵连。

5. 反复发作　反复发作，损害逐渐增加，视力障碍渐严重。原有玻璃体混浊，如有新的出血，患者自觉视力（指数、手动或光感）更差，突然眼前发红或发暗。反复发作病例常出现并发症，如视网膜脱离，继发性青光眼，以及白内障等。

全身性表现：一般患者无明显的全身性疾病。有的可见肺部或关节结核，牙齿或耳鼻喉病灶。

诊断：①临床病征；②病灶检查；③视网膜荧光素造影；④与视网膜中央静脉阻塞鉴别（示静脉不通病征）。

治疗：无特效治疗。对症处理，中药活血利水止血剂辨证施治，有一定的疗效。也可施出血血管光凝治疗，以消除无灌注区，促进新生血管消退，减少出血。对严重玻璃体积血，观察三个月无吸收好转，或发生牵拉性视网膜脱离，应行玻璃体切割术。

预后：无严重并发症者，多可保留一定视力。

**Eaton-Lambert综合征**

别名：肌无力综合征；眼肌阵挛综合征；合并支气管肺癌肌无力综合征。

概述：为一种肌无力，肌阵挛综合征，近端肌无力，暂时性肌力增长。它不同于重症肌无力，当作

EMG 高频率（10/ 秒以上）连续刺激时，动作电位幅度明显增高。且对新斯的明几乎无任何反应，对箭毒敏感。眼肌运动受累，发生肌阵挛。常合并胸部新生物，特别是一种支气管肺癌，称退行发育性或燕麦细胞（oat-cell）支气管肺癌。多发于 40 岁以上男性。

病因：神经肌肉连接处功能障碍。与运动神经末梢乙酰胆碱的释放减少有关。常合并有退行发育性支气管肺癌。故有人认为支气管肺癌为主要致病原因。

眼症状与病征：①眼睑、眼球肌阵挛，Bell 现象；②眼睑下垂，眼轮匝肌无力，眼球外肌麻痹，眼球运动受限；③视力减退，结膜充血，角膜知觉减退、上皮剥脱，角膜混浊，瞳孔缩小。

全身性表现：①肌无力，表现在肢体近端骨盆、躯干肌疲乏无力，肌活动后疲劳，如继续进行收缩则肌力可暂时改善，深反射减弱或消失；②口干，吞咽困难，感觉异常；③对胆碱酯酶抑制剂无效，对箭毒极敏感，用箭毒、盐酸胍、奎尼丁等药可使症状改善；④ EMG，低频（1～10/ 秒）反复刺激，动作电位幅度下降，高频反复刺激，则动作电位显著升高，是与重症肌无力的差异。

诊断：① EMG，与重症肌无力症（Erb-Goldflam 综合征）鉴别；②胸部 X 线摄片，支气管造影，支气管镜检查。

治疗：①对症处理；②放射线或化学药物治疗支气管肺癌。

预后：支气管肺癌不能控制，即很快死亡。如为肺癌发病，癌切除后，40% 可缓解症状。

**Edward 综合征**

别名：染色体 18 三体综合征；E 三体综合征。

概述：为一种先天性染色体异常的遗传性疾患，其病变性质有类似 Down 综合征。表现为智力低下，头面畸形，心肾畸形，眼部畸形，先天性青光眼及视神经萎缩等。发病女多于男（3∶1），出生后即示异常，病死率高。

病因：在 47 个染色体的核型内，第 18 号染色体（也有报道 17 号染色体）具三体性。高龄孕产易发病。

眼症状与病征：①单侧上睑下垂，小睑裂内眦赘皮；②小眼球，眼球突出，眼距过宽，斜视；③视力不良，黑矇；④角膜混浊，白内障，先天性青光眼；⑤视网膜脉络膜病变，视神经萎缩，偶有视神经，脉络膜缺损。

全身性表现：①头面畸形，异常面容（有称小精灵脸），小嘴，小下颌，双耳低位，高腭弓，枕部突出；②大脑发育异常，智力低下，可有脑膜膨出；③先天性心脏病，室间隔缺损，动脉道管未闭，血管异常，肾畸形，隐睾，小阴唇发育差，Meckel 憩室（卵黄管的遗迹）；④皮肤多毛，皮纹异常，颈蹼；⑤手指异常，指屈曲过度，指贴手掌，并指趾，船形足，胸骨短，骨盆小。

诊断：① X 线、CT、B 超检查；② EEG、ECG；③染色体检查。

治疗：对症处理，畸形矫治。

预后：半数在生后 2 月内死亡。内脏畸形对生命具一定的影响。

**Ehlers-Danlos 综合征**

别名：Danlos 综合征；Meekeren-Ehlers-Danlos 综合征；广泛性弹力纤维发育异常；超弹性纤维发育异常；真皮超弹性皮肤松弛症；橡皮样皮肤病。

概述：为一种全身性普遍存在的皮肤弹性超常，关节松弛。皮肤薄而脆，牵拉如橡皮条，易容易发生破裂和出血。

病因：不明。为家族性常染色体显性遗传，偶见隐性遗传，多发于男性，出生即显病征。基本病变为胶原纤维发育不全或消失，全身弹力纤维增多，真皮内可见很多扩张血管。

眼症状与病征：①眼睑皮肤弹性过强，上睑易翻转，上睑下垂，常显内眦赘皮；②巩膜蓝色显薄，角膜小或呈圆锥，晶状体半脱位；③ Bruch 膜变性和血管样纹，脉络膜视网膜出血，增殖性视网膜炎，继发性视网膜脱离，黄斑变性，④眼外肌张力减退，斜视，近视，球后血肿，偶见继发性青光眼。

全身性表现：有将其分为皮肤型与关节型，另外还有其他异常。①皮肤弹性超常松弛，薄脆易破裂出血，萎缩，假性软疣样肿瘤，皮下血肿；②关节过度松弛，易脱臼、出血；③脊椎肢体畸形，内脏异常，血钙过多，听力障碍，牙齿发育不全等。

诊断：①临床病征；②皮肤活检；③关节摄像与造影。

治疗：①对症处理；②避免外伤；③必需时可行手术治疗（如皮肤破裂，血肿或过于松弛且影响功能者）。

预后：多不危及生命，关节功能欠缺，偶因内脏出血、异常变化而致命。

**Ellis-van Creveld 综合征**

别名：Ellis-van Creveld 病；软骨外胚层发育异常综合征。

概述：为骨发育异常的先天性疾患，表现为侏儒，指（趾）及指（趾）甲畸形，牙齿内脏异常，心脏尤为严重，先天性心脏病约占 50%。并有眼畸形与智力障碍（约 30%）。美国宾夕法尼亚一个地方统计，新生儿发病 0.5%。

病因：不明。常染色体隐性遗传。四分之三双亲有血缘关系。

眼症状与病征：①眉毛稀疏纤细；②虹膜缺损；③白内障；④内斜视。

全身性表现：①侏儒，四肢长骨软骨发育不良，多发性畸形，膝外翻，足内翻，腕骨融合；②多指（趾），指（趾）甲发育不良，薄而发皱，呈下陷形态；③上唇中部与牙龈融合，牙齿畸形且小而少；④毛发稀少且纤细；⑤心脏病，常见房间缺损；⑥泌尿生殖器异常，隐睾，尿道裂；⑦智力低下。

诊断：①临床病征；② X 线骨骼摄片检查；③ ECG。

治疗：无特效治疗。对症处理。

预后：30% 出生后 2 周内死亡，侏儒可生存，心力衰竭为常见的致死原因。

**empty sella syndrome（空蝶鞍综合征）**

别名：空蝶鞍症。

概述：该病变为蝶鞍区空虚，无任何实质性物质，而蝶鞍却显示扩大，且表现为一些蝶鞍损害的病征。

原因：①发育异常——蝶鞍内蜘蛛膜囊肿或蝶鞍脑脊膜膨出；②手术——脑垂体因新生物已摘除；③放射线治疗垂体肿瘤，垂体萎缩；④垂体腺瘤因出血或坏死而萎缩；⑤外伤、感染，垂体、蜘蛛膜继发性病变。

眼症状与病征：①视力减退，目盲，也可正常；②视野缺损，半视野或象限视野，中心暗点，多为双颞侧视野缺损；③视盘色调淡或苍白，视神经萎缩。

全身性表现：①头痛，女性可发生闭经；②垂体瘤样肢体病征；③ X 线 CT 扫描或气脑造影，蝶鞍内示空腔。

诊断：X 线 CT 扫描或气脑造影。

治疗：对症处理，不需手术。

预后：一般无发展趋向。

**Engelmann 综合征**

别名：Camurati-Engelmann 综合征，Engelmann 病；Camurati-Engelmann 病；进行性骨干发育异常综合征；骨干发育异常综合征：婴儿多发性硬化性肥厚性骨病。

概述：表现为骨发育不全，腿细长，肌萎缩。颅底骨硬化，视神经萎缩，耳硬化，出牙迟。进行性骨质再吸收，骨膜肥厚与骨皮质下骨增殖，板层肥厚。在长骨中段最明显，骨病变向长骨两端扩展，随年龄增长而加重。常在 6 岁以前发病，学龄儿童以后者少发生。两性均可罹病。

病因：不明。为常染色体隐性遗传。

眼症状与病征：①眼球突出，继发性双眼眶距增宽，上睑下垂，睑裂闭合不全；②外直肌麻痹，会聚不足，复视，溢泪；③白内障（可并发手足搐搦），视网膜血管迂曲，视盘水肿，视神经萎缩。

全身性表现：①肢体疼痛。行动缓慢，步态蹒跚，肌肉发育不良，肌萎缩，双侧长骨骨干对称性梭形扩大，膝内翻，膝外翻，髋外翻。扁平骨，肋骨、耻骨与骨盆也可有变化，面骨可无影响。②出牙迟缓，龋齿，耳聋。③性功能低下，肝脾肿大，皮肤干燥有鳞屑。

诊断：①临床病征；② X 线摄片。

治疗：无特效治疗，对症处理。

预后：进行性，对生命无威胁，也不会有重残废。

**Epstein 综合征**

别名：肾病综合征；特发性肾病综合征；脂质性肾病综合征；膜性肾小球肾病综合征。

概述：特点为蛋白尿，低蛋白血症，高脂血症，以及全身性水肿。表现在眼部的症状主要为眼睑水肿。多见于男性儿童（1～6 岁），也可见于其他任何年龄，肾脏肿大，基膜肥厚，肾小管扩大，内皮上皮细胞不等程度的增殖，病变进行可致纤维化的结局。

病因：①不明；②有些成人为链球菌性慢性肾小球肾炎后转移；③在儿童，家族因素；④自身免疫的作用；⑤药物、毒素的影响。

眼症状与病征：①眼睑水肿，可为早晨较明显；②眶周围弥漫性水肿。

全身性表现：①全身性普遍水肿，随病情的轻重、时间的不同、体位的不同，水肿轻重程度可有不同；②血浆蛋白含量明显降低（低于 2.5g%），α 与 β 球蛋白增高，血纤维蛋白原过多，血脂过多，高血尿素氮，红细胞沉降率快；③蛋白尿，血尿，管型。

诊断：①血、尿检查；②肾活检。

治疗：①可能的病因治疗；②肾上腺皮质激素、ACTH；③利尿剂（不适用激素者）；④饮食；⑤血浆或人白蛋白输入。

预后：①儿童对激素敏感者，预后佳；②毛细血管肾小球硬化者，预后欠佳；③红斑狼疮性者，预后不佳。

**Erb-Goldflam 综合征**

别名：Erb 综合征（2）*；Hoppe-Goldflam 综合征；重症肌无力；假性麻痹综合征。

概述：为一种全身性肌肉无力，开始可以如常，经运动后，活动越多越显得疲劳，好像麻痹，所以有假性麻痹之称。当休息后，如睡一晚，次日早一切活动如常。也可单见于眼，上睑下垂之表现尤为典型。EMG 检查，激发电位振幅下降，连续刺激，振幅下降更明显，此为不同于 Eaton-Lambert 综合征（肌无力综合征）者。用重症肌无力之名以示区别。一般发病于成人，

* Erb 综合征（1）系梅毒性强制性脊髓麻痹综合征。

国内小儿居多。男女均可发病，女略多于男(3∶2)。

病因：不明。多认为与胸腺和淋巴系统有关的自身免疫疾患。可能由于胆碱酯酶过多，或乙酰胆碱形成不足或破坏太多所致。

眼症状与病征：①上睑下垂，单眼或双眼，眼睑活动时间愈长，下垂愈明显；外眼肌麻痹，斜视，复视；②眼轮匝肌无力，闭眼困难；③视力疲劳、模糊。

全身性表现：①全身肌肉运动极易疲劳，咀嚼肌无力，吞咽困难，发音困难，呼吸紧迫，面肌无力表情呆滞，深反射迟钝或消失；②可有胸腺肥大或胸腺肿瘤。

诊断：①临床病征；②新斯的明 0.5～1.5mg 肌注，20～30 分钟肌无力明显改善；③ EMG；④ X 线胸部(胸腺)检查；⑤有用依酚氯铵试验者，因其可导致眼压增高，宜慎重。

治疗：①新斯的明 15mg，每日 3～4 次内服，也可用溴吡斯的明或安贝氯铵；②手术或放射线治疗(行胸腺治疗)。

避免用箭毒、奎宁、奎尼丁、吗啡或巴比妥类，以及一些抗生素。

预后：常为进行性。可因偶然的机会而使症状缓解(如妇女怀孕)，也可突然死亡，如心肌受累、呼吸障碍、消耗或营养不良等。

**Espildora-Lugue 综合征**

别名：黑矇偏瘫综合征；眼大脑中动脉综合征。

概述：由于眼动脉与大脑中动脉病变，引起的单眼失明及对侧肢体偏瘫的综合征。

病因：因眼动脉阻塞，大脑中动脉的反射性痉挛。

眼症状与病征：单眼视力丧失，该侧眼动脉阻塞。

全身性表现：暂时对侧偏瘫。可有表达性失语(Broca aphasia)。

诊断：①临床病征；②血管造影。

治疗：早期可用溶栓剂、活血化瘀剂。

预后：偏瘫为暂时性，栓塞不解除，黑矇为永久性，且可见视神经萎缩。

**exfoliation syndrome(剥脱综合征)**

别名：囊膜剥脱综合征；晶状体囊剥脱综合征；囊性青光眼。

概述：晶状体囊面剥脱，前房周围散在碎屑，早期眼压正常，进一步发展眼压可升高，称囊性青光眼。临床表现类似开角型青光眼。多见于老年人，双性均可发病。

病因：可能为性连锁遗传。属退行性变。晶状体囊膜剥脱的碎屑与溶解的虹膜色素颗粒，阻塞前房角，并波及前房周围各组织。近来生物化学和超微结构的研究认为可能与晶状体前囊上皮细胞、虹膜组织的基膜生物合成紊乱，黏多糖代谢异常或淀粉样变性有关，并非囊皮真性剥脱，又叫假性囊皮剥脱。

眼症状与病征：①虹膜震颤，虹膜发红；虹膜红样改变；②白内障，晶状体脱位，晶状体震颤；③角膜病变，脉络膜血管硬化，视神经萎缩。

全身性表现：无。

诊断：①临床病征；②房角、眼压。

治疗：对症处理，必要时施术治疗青光眼。

预后：有严重并发症者，不佳。

## F

**Fabry 综合征**

别名：Fabry-Anderson 综合征；Ruiter-Pompen 综合征；Sweeley-Klionsky 综合征；ACD(angiokeratoma corporis diffusum)综合征；弥漫性全身性毛细血管角化瘤综合征；弥漫性毛细血管角化症；糖脂质代谢障碍综合征。

概述：特征为弛张型发热，突然发作四肢疼痛，皮肤丘疹样血管瘤或角化斑。为一种弥漫性毛细血管角皮瘤病，在全身各个器官发病，尤其是心脑血管，影响较大。眼部直观可见其具体表现，血管形态及血流改变，有局限性糖脂质蓄积的沉积点，为糖脂代谢异常的系统性疾患。病理检查示全身各器官内糖脂质沉积。发病有家族性倾向，儿童或青春期发病。病程为进行性。

病因：为性连锁不完全性隐性遗传，女性为携带者而不出现症状，男性发病。也有见女性表现为角膜浸润者。系一种神经酰胺多糖苷分解酶的代谢缺陷。

眼症状与病征：①眼睑肿胀；②结膜、泪阜毛细血管扩张，血管瘤；③角膜浸润混浊，浅层可呈旋涡样；④部分(15%)有核性白内障，或后极羽毛样混浊；⑤视网膜小静脉扩张、弯曲，动脉瘤样扩张，视网膜水肿，出血及周边囊样变性。

全身性表现：①皮肤丘疹，紫色，广泛分布于阴囊、大腿、臀部及脐周围，躯干及腋部也可见毛细血管扩张；②口腔、唇部黏膜点状或斑块状紫红色损害；③心肾血管损害：绞痛，心脏扩大，高血压，血尿，蛋白尿，尿毒症，脑血管病变，贫血；④恶心、呕吐、眩晕，头痛。

诊断：①尿检查；②血与骨髓检查；③眼裂隙灯显微镜检查；④皮损害活检。

治疗：①对症处理；②肾上腺皮质激素可缓解其急性症状。

预后：进行性反复发病，导致肾衰、高血压及心脑血管病变，死于 40～50 岁间。

**familial histiocytic dermatoarthritis syndrome（家族性组织细胞皮肤关节炎综合征）**

概述：为眼、皮肤与关节的多发性组织细胞增殖，儿童或青春期发病，为进行性。

病因：可能为常染色体显性遗传，家族性发病。

眼症状与病征：原发性青光眼，双侧葡萄膜炎，并发性白内障。

全身性表现：①多发性组织细胞皮肤结节（面部、耳及四肢），皮下斑块肥厚发硬，皮肤呈苔藓样；②对称性破坏关节炎，主要表现在手与腕部，脚和肘部也可见到；③可能听力丧失。

诊断：①临床症状；②皮肤活检。

治疗：无特效疗法，对症处理。

预后：呈进行性。

**familial hypogonadism syndrome（家族性性腺功能障碍综合征）**

概述：青春前期发育早，13 岁停止发育，性功能障碍，血浆睾酮含量低于常人而高于女性，尿中 17- 酮类固醇分泌减少。睾丸小管有损害，而睾丸间质细胞形态发育良好。

病因：家族性先天性发育异常，男性发病。

眼症状与病征：进行性视力减退，白内障，视网膜退行性变。

全身性表现：①早期耳聋；②中等肥胖，体矮；③正常男性征。

诊断：①临床病征；②血尿检查。

治疗：无特效疗法。

预后：视听功能障碍属进行性。

**Fanconi 综合征**

有将 Fanconi 综合征分为两型：Ⅰ型又称青幼年型，也称家族性青年性肾萎缩；Ⅱ型又称成年型，表现为骨软化，假性骨折及畸形，胱氨酸沉积，肾小管病变，也称 Fanconi-Lignac 综合征。

别名：Toni-Fanconi 综合征；Fanconi-de Toni 综合征；Fanconi-de Toni-Debre 综合征；de Toni-Debre-Fanconi 综合征；Lignac 综合征；骨肾病综合征；氨基多尿症；低血氯糖尿骨肾病综合征；肾病糖尿侏儒低磷酸盐血症佝偻病综合征。

概述：特征为蛋白代谢、钙磷代谢异常与血液病的综合征，影响骨骼肾脏等。血液病症状主要表现在幼年或青少年，成年人则以钙、磷代谢障碍为主（该部分症状类似 Milkman 综合征：表现为骨质疏松、骨软化及假性骨折；病变骨表压痛，腰背部疼痛；血清钙、磷低）。

病因：可能为孟德尔式隐性遗传，有家族发病倾向。

眼症状与病征：广泛的大片视网膜出血，继发于血恶病质病变。

全身性表现：①全身多处瘀斑、黏膜出血，皮肤超常色素沉着（血铁质沉积），再生障碍性贫血；②骨软化，假性骨折，桡骨畸形与拇指缺如；③网状内皮系统（肝、脾、肾、骨髓、淋巴结）胱氨酸沉积，肝、肾功能障碍，多发性骨髓瘤；④骨髓发育不良，白细胞减少，血小板减少，氨基酸尿，糖尿，高磷酸盐尿、尿酸及尿氨。

诊断：①临床病征；②检查血、尿、骨髓；③ X 线骨骼摄片。

治疗：维生素 D 及补充体内欠缺成分。

预后：属于慢性进行性，多死于肾衰竭尿毒症。积极治疗者则略佳。

**Fanconi-Türler 综合征**

别名：家族性运动失调性双瘫；运动失调性双瘫。

概述：表现为小脑性运动失调，双侧瘫痪。属家族性，男女均可发病，有报告多男性。罕见。

病因：为动眼神经核上型发育异常所致。可能与近亲结婚有关。

眼症状与病征：①眼球震颤；②眼球运动失调；③辨距能力不良。

全身性表现：①小脑性运动失调；②神智障碍；③痉挛性双侧麻痹。

诊断：症状有关的神经系统检查。

治疗：无特效疗法。

**Farber 综合征**

别名：播散性脂性肉芽肿病综合征；Farber 脂性肉芽肿病综合征。

概述：为一种全身性脂质代谢异常疾患，表现为播散性脂糖蛋白复合体泡沫细胞性肉芽肿。婴幼儿发病，与 Tay-Sachs 综合征、Niemann-Pick 综合征、Fabry 综合征及 Gaucher 综合征关系密切。

病因：不明，可能为常染色体隐性遗传。有人认为组织乳酶缺乏与本病有关。

眼症状与病征：①有报告双目失明者；②眼底黄斑区轻度樱桃红斑，中心凹周围水肿。

全身性表现：①周期性发热；②进行性嘶哑，发音困难，呼吸困难；③四肢肿胀，关节周围及皮下组织呈结节与肉芽肿性浸润；骨质疏松，关节周围钙化；④淋巴结病变，进行性恶病质，白细胞增多，贫血。

诊断：①临床病征；②皮肤活检；③血液检查及骨髓穿刺；④ X 线摄片。

治疗：①试用肾上腺皮质激素治疗；②化学疗法。

预后：属于进行性，多死于 2 岁以内。

**Favre-Racouchot 综合征**

别名：结节性弹力纤维病综合征

概述：由长期皮肤日晒，皮肤出现黄色肥厚，且呈现粉刺及滤泡样囊肿。多在30～50岁间发病。

病因：日晒反应。

眼症状与病征：睑眶周围皮肤黄色肥厚及类全身性病变。

全身性表现：全身受日晒部位皮肤发生病变，偶尔颈部与耳后也可发病。

诊断：①临床病征；②皮肤活检。

治疗：保护皮肤。

预后：可呈持久性，缓缓发展。

**Feer 综合征**

别名：Swift-Feer 综合征；Selter 综合征；Swift 病；Feer 增殖体神经病；肢痛症；婴儿肢痛症；粉红色病。

概述：为一种婴幼儿获得性疾患。4个月至4岁发病，皮肤黏膜发生充血、溃疡及剥脱，肢体缺血、疼痛及坏死。同时发生眼充血及精神神经症状，50% 出现眼症状。

病因：不明，可能为汞过敏反应，或由于感染或营养障碍，可有一定的季节性，多春季发病。

眼症状与病征：①眼球突出，畏光，流泪，奇痒，结膜充血，结膜下出血，角膜疱疹，角膜炎；②瞳孔散大，视盘水肿，视神经炎。

全身性表现：①烦躁易怒，失眠不安，表情淡漠，多汗，震颤，多发性神经炎，惊厥及昏迷；②高血压，心动过速；③肌张力减退，活动力差，直肠脱出；④指趾末梢发绀，疼痛（重例出现坏死），手足掌皮疹，皮肤大片剥脱呈红皮，四肢多毛；⑤鼻发绀，口腔黏膜溃疡发炎，牙齿脱落；⑥尿中汞排出。

诊断：临床病征相关检查

治疗：①对症处理；②肾上腺皮质激素；③定量二巯丙醇治疗；④非汞因素患者，加强抗感染。

预后：数月或数年可愈，有复发可能。10% 死亡。

**Felty 综合征**

别名：Chauffard-Still 综合征；原发性脾性合并关节炎的中性白细胞减少症；类风湿性关节合并脾功能亢进。

概述：表现为多发性关节炎，脾肿大及淋巴结病变，中性白细胞减少，淋巴细胞正常。骨髓增殖，脾脏内皮细胞增生。成年人发病。也有人认为此属 Still 综合征的成年型，Still 综合征主征为幼年型类风湿关节炎。

病因：不明，可能为类风湿关节炎的变异，其含不常见的网状内皮系的刺激征（中性粒细胞减少及脾功能亢进）。对 Still 综合征的病因，则有人认为与胶原纤维及自身免疫有关。

眼症状与病征：①干燥性角膜结膜炎；②角膜溃疡；③浅层巩膜炎，可发生穿孔性巩膜坏死。

全身性表现：①慢性变形性类风湿关节炎；②白细胞减少；③脾脏肿大；④淋巴结病变；⑤皮肤淡黑色结节；⑥口炎；⑦小腿溃疡；⑧低热。

诊断：①临床病征；②血、骨髓穿刺检查。

治疗：①对症处理；②脾切除。

预后：类风湿关节炎为进行性，常引起许多并发症。

**fetal alcohol syndrome（胎儿酒精综合征）**

概述：因胎儿母亲嗜酒、酒癖或酒精中毒，而致新生儿身高、体重及头围发育畸形。

病因：与母体饮酒有关，有报告胎盘小、脐带细、线毛膜玻璃样变性及脐带血管炎。

眼症状与病征：①睑裂外下斜，短睑裂，内眦赘皮，内眦距远；②上睑下垂，斜视，近视，偶见视盘苍白。

全身性表现：①身体智力生长发育迟缓；②小头，上下颌畸形，耳大低位，关节脱臼，指趾骨异常，掌纹异常，运动功能障碍；③毛细血管瘤，外生殖器异常，心脏畸形。

诊断：①临床病征；② X 线摄片。

治疗：对症处理。

预后：形态畸形部分可矫治。

**Fisher 综合征**

别名：眼肌麻痹共济失调反射消失综合征；急性播散性脑脊髓神经根病。

概述：临床表现为重度共济失调，完全性外眼肌麻痹及近完全性内眼肌麻痹，全身性深反射消失，其发病表现类似 Guillain-Barre 综合征，为其变异型，无向上凝视性麻痹。不同于 Nothnagel 综合征（眼肌麻痹小脑共济失调综合征）。

病因：神经系统对病毒感染的过敏反应。与 Guillain-Barre 综合征类同。

眼症状与病征：①双眼完全性外眼肌麻痹；②瞳孔对光反应迟钝，括约肌近于全麻痹；③上睑中等度下垂；④偶见三叉神经麻痹。

全身性表现：①共济失调，腱反射消失；②眩晕，咀嚼困难，胸痛；③震颤感减退或消失，一过性手指麻木；④脑脊液细胞与蛋白分离现象。

诊断：①临床病征；②神经系统检查；③脑脊液穿刺检查。

治疗：肾上腺皮质激素可控制急性症状。

预后：10～12周病程，可自控，预后佳。

**Foix 综合征**

别名：Godtfredsen 综合征；海绵窦综合征；垂体蝶

窦综合征；海绵窦神经痛综合征；海绵窦鼻咽肿痛综合征；外侧壁综合征。

概述：眶内静脉向后回流者，血液直接注入海绵窦。每侧海绵窦内均有颈内动脉通过，其外为展神经。海绵窦的外侧壁，自上而下为动眼神经、滑车神经及三叉神经Ⅰ、Ⅱ支。当海绵窦外壁受到损害，以眼部诸神经显示病征者，则名外侧壁综合征。因鼻咽部恶性肿瘤，引起海绵窦神经性病变，并有颈淋巴结病变者称 Godtfredsen 综合征，或称海绵窦瘤形成神经性综合征。一般海绵窦受损的血管神经性病征，总命名为海绵窦综合征。

病因：海绵窦血栓，海绵窦感染，脑垂体瘤，蝶骨纤维骨瘤，蝶窦肿瘤，颅内血管瘤及转移瘤等均为发病因素。

眼症状与病征：①眼及眶周剧痛；②眼球突出，睑裂闭合不全，眼睑水肿，球结膜水肿，角膜知觉减退；③动眼、滑车及三叉神Ⅰ、Ⅱ支功能障碍；④视盘水肿，视神经萎缩。

全身性表现：①耳后乳突部水肿、压痛；②颈外静脉怒张；③三叉神经痛（Ⅰ、Ⅱ支分布区），头痛，有杂音；④舌偏向病侧。

诊断：①临床病征；②颅骨 X 线 CT 扫描；③神经系统检查；④ EEG；⑤血管造影，气脑造影；⑥血象；⑦脑垂体功能检查。

治疗：①针对发病原因治疗；②抗炎症；③施术。

预后：因病不同而有异。不能施术的肿瘤，预后不佳。

**Fölling 综合征**

别名：苯酮尿性白痴综合征；苯酮尿性智力发育不全，苯酮尿症。

概述：为一种先天性代谢障碍疾患，突出表现为智力发育不良，色素代谢障碍，苯酮尿及神经系统症状。两性发病。

病因：家族性常染色体隐性遗传。由于肝脏内缺乏苯丙氨酸羟化酶，使苯丙氨酸化为酪氨的正常代谢不能进行，而转化成不正常的正酪氨酸和正酪氨，此两种物质影响脑发育。

眼症状与病征：①眼部分白化病；②畏光，流泪；③蓝色巩膜；④角膜混浊；⑤虹膜色淡；⑥白内障。

全身性表现：①苯酮尿；霉臭气味，尿中大量苯丙酮酸和苯丙氨酸，血浆脑脊液中游离苯丙氨酸明显增高；②智力发育不良，痴呆，脑小（约为正常人 2/3），癫痫，常呕吐，语言困难；③皮肤色素缺乏，部分白化病，皮细嫩，发细黄软；④锥体束外症状，肌张力腱反射亢进，震颤，步态不稳，共济失调；⑤先天性心脏病，唇裂，腭裂。

诊断：①临床病征；②血尿检查；③ EEG；④气脑造影。

治疗：饮食限制苯丙氨酸的摄入。

预后：不佳。

**foramen lacerum syndrome（破裂孔综合征）**

别名：颈内动脉（血管）瘤综合征；前额头痛动眼神经麻痹综合征。

概述：颈内动脉在破裂孔处发生动脉瘤，破裂孔为颞骨岩部与蝶骨大翼间的裂孔，颈内动脉与岩大浅神经通过。尤其在颅内部分发病，表现为脑神经及眼部症状。

病因：主要为颈内动脉血管瘤，也可因血管中层膜缺陷、外伤、炎症或动脉硬化，损及该区域。

眼症状与病征：①眶周疼痛，轻度眼突；②上睑下垂，眼球运动麻痹，复视；③眼内肌麻痹，瞳孔光反射调节反射消失；④视盘水肿，视神经萎缩；⑤可发生视力减退，暗点，偏盲或光感消失。

全身性表现：①病侧额部头痛，偏头痛；②精神紊乱，脑膜刺激症状；③颈动脉瘤颈部病征；④ X 线示破裂孔扩大，邻近骨质畸形，蝶鞍前突损害；⑤血象、血脂可异常，或示外伤征。

诊断：① X 线摄片；②血管造影；③血象、血脂、EEG。

治疗：①对症处理；②针对发病原因治疗；③手术；④抗炎症。

预后：依不同病因表现轻重而有异。

**Forsius-Eriksson 综合征**

别名：Aland 病。

概述：为一种遗传性疾患，表现为眼部发育畸形，视功能障碍及一些神经系统症状。因发病在 Aland 岛，故又名 Aland 病。

病因：为性连锁遗传，女性携带男性发病。有报道父母为近亲姻缘。

眼症状与病征：①小眼球，不规则性眼球震颤；②视力减退，暗适应差，色觉障碍，近视，散光；③视网膜色素变性、花毯样变性，黄斑区发育不良，黄斑周围色素缺乏呈白区。

全身性表现：智力低下，癫痫，听力障碍，早产。

诊断：临床病征，有地区性、家族性。

治疗：无特殊治疗，控制近亲姻缘。

**Forssman 综合征**

别名：Forssman 颈动脉综合征。

概述：属于头体不自主不平衡不稳定运动。转动为沿垂直轴之纵向转动，此症状发作时间不一，自数分钟至多日。由于 Forssman 曾做动物实验，将小量抗体血清注入天竺鼠颈动脉，而发生类似的神经症状，故其命名为颈动脉综合征，后人称其名 Forssman 综合征。

病因：可能与过敏有关。病变部位在中脑与后脑的右半侧，有明显的血管扩张和内皮细胞损害，神经细胞呈弥漫性变性及局限性脱髓鞘病变，相继发生神经胶质反应。

眼症状与病征：双眼球强制性相反转动，当右眼向鼻侧转动时，而左眼转向相对侧，眼球震颤。

全身性表现：①头不自主的沿垂直轴纵向转动，呈不平衡性运动；②脊柱向左侧转，右侧肢体痉挛性直伸，且有阵发性痉挛与强直性运动。

诊断：临床病征与神经系统检查。

治疗：对症处理。

预后：良好。

**Foster Kennedy 综合征**

别名：Gowers-Paton-Kennedy 综合征；Kennedy 综合征；(脑)额叶基底部综合征。

概述：简言之，为一眼视盘水肿，另一眼视神经萎缩。属脑额叶的基底部病变，损害在视神经交叉附近，又是偏于一侧，双眼视盘先后发生损害；或一轻一重，进一步发展，多导致双眼视神经萎缩。除视神经病征外，同时出现各种有关的脑神经症状。

病因：①脑额叶基底部占位性病变，如肿瘤、脓肿或血管瘤；②嗅叶蝶骨嵴脑膜瘤；③蜘蛛膜炎；④颈内动脉硬化；⑤脑外伤。

眼症状与病征：①一眼视盘水肿，另一眼视神经萎缩；②双眼视力不同程度下降，视神经萎缩眼可视力消失，视野缺损；③眼外肌麻痹，眼球震颤，眼球突出。

全身性表现：①颅内压增高征(头痛、眩晕、恶心、呕吐)；②嗅觉丧失；③血白细胞数增高；④心脑血管病变。

诊断：①颅脑 X 线 CT 扫描；②脑血管造影，气脑造影，EEG、ECG；③血、脑脊液检查。

治疗：针对病因治疗(手术、抗炎药物或心脑血管病治疗)。

预后：不能解除致病原因者，预后不佳。

**Foville 综合征**

别名：Foville 大脑脚综合征；Foville脑桥综合征；偏视协调麻痹综合征。

概述：两眼向病变侧的同向运动障碍，呈同侧偏视协调麻痹(无此病征则为 Millard-Gubler 综合征)。属脑干综合征，同时引起脑病变对侧肢体偏瘫。病变发生在脑干大脑脚的脑桥近动眼神经核与后侧纵束一线，或在脑桥的展神经、面神经与锥体不一线。

病因：①肿瘤；②出血；③多发性硬化症；④结核肿；⑤感染；⑥纵束退行性变；⑦单侧大脑旁中动脉分支阻塞。

眼症状与病征：①病侧外直肌麻痹，外转障碍，表现为内斜或复视；②双眼不能向病侧同向转动(同向偏斜)；③眼球震颤。

全身性表现：①病侧面瘫；②对侧偏瘫。

诊断：①颅脑 X 线 CT 扫描；② EEG、ECG；③脑血管造影；④血、脑脊液检查。

治疗：针对病因治疗。

预后：病因不能解除或控制者，不佳。

**Franceschetti 综合征**

别名：Franceschetti-Zwahlen 综合征；Franceschetti-Zwahlen-Klein 综合征；Berry-Franceschetti-Klein 综合征；Treacher Collins-Franceschetti 综合征；Treacher-Collins 综合征；下颌骨面部发育障碍综合征；下颌骨面部综合征；眼睑颊部下颌骨综合征；眼脊椎综合征；双侧面部发育不全综合征；多发性面部异常综合征；鱼样面综合征。

概述：为头面骨发育不良综合征。双眼睑裂外眦低位，两耳后贴头部，尖头低颌大口小下颌，外观形似鱼面，以“鱼样面综合征”命名虽有些不雅，但可给予较深刻的印象，见此面形即可注意该综合征的可能性。

病因：不规则显性遗传，先天基因异常所致，在胚胎期第一内脏弓的中胚叶分化延迟所致，故有将此类导致的畸形综合征统称第一内脏弓综合征，除此综合征外，还包括 Pierre Robin 综合征、Goldenhar 综合征、眶距过远综合征、唇腭裂综合征等。

眼症状与病征：①斜睑裂，50% 下睑外 1/3 缺损，75% 呈切迹状，睑板腺缺失，下泪点缺失；②小眼球；③眼眶畸形，眶缘缺损，眶顶外下斜。

全身性表现：①头、面、额、颊、耳、上下颌畸形；②智力低下，精神紊乱；③脊椎、手足关节畸形，多指趾；④胸部不对称，心血管异常。

诊断：①临床病征；② X 线 CT 扫描头颅、躯干和四肢。

治疗：畸形矫治。

预后：①早期哺食困难，发绀者，不佳；②定形之畸形不发展。

**Francois 综合征**

别名：Francois 颅面畸形综合征；Hallermann-Streiff 综合征；Ullrich-Fremerey-Dohna 综合征；颅骨下颌眼面综合征；眼下颌颅骨畸形综合征。

概述：特点是颅面骨畸形，下颌发育不良，尤为突出的表现是所谓“无下颌”，相对的显示鼻尖部突出，形象好似鸟样头征。人的病名尽量不用动物名称，而另一方面作为直观的印象，以此命名的概念，见到患者面孔，则会很快联想到此综合征，对该疾患之早期诊断，应该说有一定的启发。该综合征除颅面病征外，还有全身骨骼、皮肤和眼部病征。此综合征国内并不罕见。

病因：可能为常染色体隐性遗传。胚胎5～7周时，脑额叶发育障碍所致。有报道双亲有血缘关系，具家族性。

眼症状与病征：①双眼小眼球，眼球震颤，眼球突出或下陷，斜视；②上睑下垂，下睑缺损，睑裂外眦低位，睫毛眉毛稀少；③小角膜，球形角膜，角膜混浊，蓝色巩膜；④低视力、弱视，远视眼；⑤晶状体异常（重点病征）：白内障，无晶状体，膜样晶状体，白内障自行破裂，吸收；⑥虹膜缺损，虹膜萎缩，永存瞳孔膜；⑦高眼压，玻璃体混浊；⑧脉络膜视网膜及视神经萎缩，黄斑变性。

全身性表现：①颅面骨畸形，小头，短头，舟状头，三角头，脑发育不良，智力低下；②下颌畸形发育不良，小下颌，牙齿异常，缺如不全，牙列不整，稀疏（主征）；③毛发稀少或缺如（头发、腋毛及阴毛），皮肤硬化、萎缩，色素缺乏，干燥，菲薄，苍白，下颌皮肤皱缩，血管扩张；④侏儒，脊柱弯曲，锁骨畸形，关节过伸，骨质疏松，大理石样骨。

诊断：①临床病征；②颅骨与全身骨X线CT扫描。

治疗：对症施术。

预后：畸形多难矫治，但不影响生命。

**Francois-Haustrate综合征**

别名：半侧面小体综合征；单侧面部发育不全；耳下颌骨发育障碍。

概述：颅面发育畸形，面貌不对称，主要为一侧偏小，多发生在左侧。

病因：胚胎期（约在胚胎20～25mm时）第一鳃弓发育障碍，与遗传无关，可能与子宫内环境紊乱有关。

眼症状与病征：①小眼球，先天性囊状眼，眼球内陷；②病变侧睑裂向下移位，斜视；③虹膜、脉络膜、视网膜缺损；④偶见先天性白内障。

全身性表现：①单侧小耳，耳翼扭曲，外耳道缺如，单个或多个附耳，耳瘘管；②单侧面肌不全（包括咀嚼肌、翼状肌、颞肌，以及诸面表情肌），病变侧肺发育不全；③巨口（30%），唇裂，腭裂，齿列不整，上颌骨畸形，横向面裂，下颌骨发育不良。

诊断：①临床病征；②X线CT扫描。

治疗：部分畸形可施术矫治。

预后：不危及生命。

**Frankl-Hochwart综合征**

别名：松果体神经眼综合征

概述：表现为脑垂体功能障碍，共济失调，耳聋及眼的暂时黑矇。

病因：原于松果体肿瘤，压迫丘脑中心、脑垂体及第三脑室所致。

眼症状与病征：①一过性黑矇；②视野向心性缩小；③向上注视受限；④视盘水肿。

全身性表现：①颅内压增高，头痛与呕吐；②脑垂体功能低下；③共济失调；④耳聋。

诊断：①头颅X线CT扫描，气脑造影，脑血管造影；②有关脑垂体功能检查。

治疗：手术或放射线治。

预后：不佳。

**Freeman-Sheldon综合征**

别名：吹口哨面容综合征；颅腕睑板营养不良症。

概述：为一种小眼球、小鼻及小嘴综合征，面形特殊，似吹口哨。还有手脚骨骼发育异常。

病因：不明，可能为常染色体显性遗传。

眼症状与病征：①由于颧骨发育不良，眶距过宽，上睑下垂，睑裂窄且外眦低位；②小眼球，眼球内陷，会聚性斜视。

全身性表现：①颜面骨扁平，口小，口唇前突状似吹口哨；②鼻小，鼻孔小，鼻翼弯曲，人中长，鼻唇沟浅，高腭弓，小下颌；③手指畸形，手指屈曲挛缩，马蹄内翻足，肢体末端肥大；④脊柱弯曲，脊柱裂。

诊断：①临床病征；②头颅四肢X线CT扫描。

治疗：无特殊方法，对症处理。

预后：畸形一般不影响生命。

**Frenkel综合征**

别名：眼球挫伤综合征；眼挫伤综合征。

概述：乃眼球钝挫伤后，眼球自前至后表现为不等程度的损害，尤以眼前部为主，又称眼前节挫伤综合征。

病因：眼部受钝挫伤后（连续数月或数年的观察）。

眼症状与病征：①D形瞳孔（85%），虹膜根部断离，瞳孔对光及调节反应迟钝，50%病例发生虹膜瞳孔缘断离，上皮剥脱，虹膜睫状体炎；②晶状体混浊与移位为60%，晶状体后色素沉积者56%；Vossius环；③角膜水肿，前房积血，玻璃体混浊；④黄斑水肿，黄斑旁中心渗出性斑点，视网膜色素萎缩病变，脉络膜萎缩。

全身性表现：无。

诊断：临床病征。

治疗：针对伤害，对症处理，如止血剂，散瞳剂，抗炎药物，肾上腺皮质激素，必要时可手术，如白内障摘除术。

预后：无眼底严重损害者，多保持较佳视力。

**Friedreich 病**

别名：Friedreich 共济失调综合征；遗传性脊髓共济失调。

概述：发病年龄较早，多见于5～15岁，病程进行缓慢，具家族遗传。以脊髓性共济失调为主征，同时表现为眼球震颤及其他损害。

原因：不明。为常染色体隐性遗传，同家族多人发病。由脊髓小脑束、皮质脊髓束以及脊髓束的后柱退行性变所引起。

眼症状与病征：①眼球震颤，向颞侧凝视最明显，眼球共转性偏斜，眼外肌麻痹；②上睑下垂，下颌瞬目现象；③ Argyll Robertson 瞳孔，虹膜缺损，白内障；④视网膜色素变性。

全身性表现：①共济失调，以下肢为主。步态蹒跚，行走困难，站立不稳，摇摆舞蹈样；②语言失调，缓慢困难；③下肢腱反射消失和深度觉障碍，锥体束征阳性，有的疼痛与感觉异常；④肌力减退和肌萎缩，脊柱侧弯，心脏病。

诊断：①临床病征；②脑脊液正常或蛋白与细胞略增高。

治疗：无特效疗法。

预后：病程进行性，偶有在20岁症状缓解，死于病程发展期或心力衰竭。

**Fröhlich 综合征**

别名：Fröhlich-Babinski 综合征；Babinski-Frohlich 综合征；Lenois-Claret 综合征；肥胖性生殖无能综合征；性幼稚型综合征；肥胖性脑垂体幼稚型综合征；神经垂体功能障碍综合征；成人垂体幼稚型综合征；脑性肥胖综合征。

概述：常见于男性儿童，肥胖，生殖发育不良，青春期变的明显，成人示女性体型。

病因：脑垂体前叶分泌亢进或丘脑附近病变所致，如蝶鞍上肿物压迫下丘脑，垂体腺瘤，颅咽管瘤，Rathke 囊状肿瘤，脑炎，结核瘤，结节病，外伤。

眼症状与病征：①双眼颞侧偏盲，暗适应与视力略差；②视盘水肿，继发性视神经萎缩。

全身性表现：①肥胖，女性体型；②生殖器发育不良呈幼稚型，男性生殖器小，隐睾，性功能差，无生殖能力；③发育缓慢，智能低；④成人女性可无月经或停经，男性可出现女性化，音高，无须；⑤尿促性腺激素减少或缺乏，多尿，烦渴；⑥蝶鞍扩大或破坏，80%～90%见蝶鞍上钙化点，脑积水。

诊断：①尿（脑垂体病征）；②头颅蝶鞍 X 线 CT，血管造影，气脑造影；③脑脊液，脑压；④血象。

治疗：手术、放射线或内分泌治疗。

预后：依病因解除或控制与否而有异。

**frontonasal dysplasia syndrome（额鼻发育异常综合征）**

别名：面部中裂综合征

概述：发育畸形，自额鼻中线分开，双侧对称。

病因：胚胎期额面中线缺陷。

眼症状与病征：①眶距过宽；②双眼小眼球或无眼球。

全身性表现：①潜在正中颅前裂，V 形发线前伸；②宽鼻梁无鼻尖，鼻中隐沟或鼻裂；③双侧鼻翼裂，上唇裂，或腭裂。

诊断：临床病征。

治疗：手术矫正。

预后：佳。

**Fuchs 综合征**

以 Fuchs 命名的综合征有多种：① Fuchs 综合征Ⅰ：异色性睫状体炎综合征；② Fuchs 综合征Ⅱ：黏膜皮肤眼综合征；③ Fuchs 综合征Ⅲ：假性 Graefe 综合征；④ Fuchs 综合征Ⅳ：血管神经性睑皮松垂症；⑤ Fuchs-Lyell 综合征：过敏性表皮松解症（重型）；⑥ Fuchs-Salzmann-Terrien 综合征：过敏表皮松解症（轻型）。该命名之 Fuchs 系指 Ernest Fuchs（1851～1930），近期所见文献 Fuchs 乃其子 A.Fuchs，所谓小 Fuchs。

**Fuchs 综合征Ⅰ**

别名：Fuchs异色症综合征；异色性睫状体炎综合征。

概述：该综合征有三特征，即虹膜异色、睫状体炎与白内障。20～40岁间发病，隐袭发作，患者多不自觉，直至其出现玻璃体、晶状体混浊妨碍视力才发觉。

病因：不明。有将其分为先天性与获得性两类，先天性与遗传有关；获得性与病毒感染有关。在其活动期，示睫状体毛细血管渗透性增强，前房内蛋白增加。组织学所见：虹膜色素细胞缺乏，实质层结缔组织过度生长，血管壁玻璃样变性及淋巴细胞与浆细胞浸润。睫状体纤维化，睫状肌萎缩。

眼症与病征：①视力障碍：一般单眼发病，视力缓慢渐渐下降；②虹膜异色，轻重不一，虹膜色泽改变显而易见，由棕褐变黄而灰白，组织稀疏，瞳缘部虹膜纹理不清，房角可见小梁缺陷；③睫状体炎：角膜轻度水肿，微细白色角膜后沉着物（KP），可见房水光斑及 Tyndall 现象，无虹膜后粘连，无疼痛，可有轻度睫状充血或无，三面镜可见睫状体面渗出物；④白内障：为睫状体炎的继发症，晶状体混浊出现较晚，开始多周边、后囊下皮质，点状、线状混浊，逐渐扩大，终成弥漫混浊；⑤玻璃体混浊，较晶状体混浊出现早；⑥脉络膜炎，主在周边；⑦继发性青光眼：单眼发病为5%～15%，双眼发病为22%～33%。

全身性表现：无。

诊断：眼病征。

治疗：①肾上腺皮质激素；②白内障、青光眼可施术；③对症处理，如用散瞳剂等。

预后：治疗可控制或改善情况。

**Fuchs综合征Ⅱ**

别名：黏膜皮肤眼综合征

概述：为一种特发性眼皮肤黏膜综合征，全身性发病，病程约一个月，可不治自愈，复发者少见。因为发病时急重，有人认为属Stevens-Johnson综合征范畴，但较之后者后果较佳，尚难绝对归属。

病因：不明。

眼症状与病征：①严重的结膜炎，合并泡性损害或溃疡；②结膜破溃，可发生睑球粘连。

全身性表现：①发热，头痛，发绀；②皮肤斑状红疹，水疱病变，面部水肿；③口、鼻、生殖器及上呼吸道黏膜多发性溃疡。

诊断：临床病征。

治疗：对症处理。

预后：佳。

**Fuchs综合征Ⅲ**

别名：假性Graefe综合征

概述：为一种神经迷乱综合征，犹如Bogorad综合征的神经错位样表现。特点为眼部表现为Graefe病征，但又非Graefe征病变的损害，列其为假性。具体地说，在一定条件下，脑神经核或神经发生错误的冲动或进入短路，使神经传导进入另外的末梢器官或肌肉，而发生异常的功能障碍。

病因：脑肿瘤压迫，脑系统血管损害，脊髓瘤，前脊髓灰质炎，脑伤，产伤等，影响动眼神经。还有把突眼性甲状腺肿也列为致病因素。有人认为该种迷乱性病征为颅内囊状动脉瘤的特殊表现。有人认为系变性的动眼神经核刺激扩散。

眼症状与病征：①上眼睑运动迟缓，当眼向下看时眼球反而向上转那样，在受影响的眼肌运动麻痹时，眼球却向上转；②有表现为下直肌神经纤维进入提上睑肌或瞳孔括约肌；③另有病例，令眼球向任何方向转动时，动眼神经支配的肌肉，同时发生对抗性冲动。随后，虽眼球可向颞侧转及上睑上提，但眼球不能向上下方活动。

全身性表现：可有脑病变的全身性病征。

诊断：①临床病征；②颅脑X线CT扫描；③有关造影术。

治疗：针对病因施治。

预后：病因很难区分时，则施术困难。

**Fuchs综合征Ⅳ**

别名：眼睑皮肤松垂症

概述：为一种双眼眼睑反复发作的血管神经性水肿，年轻时发病为一过性，常仅出现在上睑，偶有下睑也发病者。

病因：不明。眼睑皮肤皮下组织局限性萎缩。

眼症状与病征：①眼睑水肿（上睑或上下睑）；②进一步发展，眶脂肪与泪腺脱出，上睑下垂；③发病期取皮下水肿组织做病理检查，见血管周围淋巴细胞浸润至皮下组织萎缩，最后弹性纤维消失。

全身性表现：无。

诊断：临床病征，必要时活检。

治疗：可施整形手术。

预后：病程属进行性。

**Fuchs-Lyell综合征**

别名：Dabre-Lamy-Lyell综合征；中毒性表皮松解症*；中毒性上皮坏死溶解综合征。药物性皮炎综合征。

概述：为一种严重的药物中毒反应，广泛的浅层皮肤黏膜损害，表皮疏松、坏死而不损坏血管。病死率较高，约占1/3。

病因：属用药后的变态反应，致病药物有抗生素、吡唑啉类等，小儿可能合并有葡萄球菌感染。

眼症状与病征：①结膜炎、角膜溃疡，上皮疏松、坏死剥脱；②睑球粘连，睑内翻，角膜瘢痕形成（偶见角膜穿孔，虹膜前粘连），鼻泪管阻塞。

全身性表现：①全身性表皮细胞疏松（坏死、剥脱）；②黏膜上皮浸润、溃疡；③指甲损害；④发热。

诊断：①临床病史、病征；②皮肤黏膜活检。

治疗：①对症处理；②肾上腺皮质激素；③脱敏药物或抗生素（感染）。

预后：婴儿病死率高，不死者很快痊愈。

**Fuchs-Salzmann-Terrien综合征**

别名：轻型中毒性表皮松解症。

概述：与Fuchs-Lyell综合征类似，药物反应，症状较轻。属另一种疾患。

病因：致病药物如抗生素、磺胺类、砷类等。

* 有将中毒性表皮松解症，以Lyell综合征命名而单列一疾患者。查其参考文献来源，合并于Fuchs-Lyell综合征，关系接近，较为合理。

眼症状与病征：①角膜上皮剥脱，角膜结节，角膜变性；②眼内出血，脉络膜出血。

全身性表现：①皮肤红肿，发痒；②表皮疏松（松解），剥脱，溃疡。

诊断：临床病征。

治疗：对症处理，停药可愈。

预后：佳。

## G

**Ganser 综合征**

别名：假性痴呆综合征；无感觉综合征；胡言乱语综合征；监狱精神病综合征。

概述：为一种精神异常，语言行为混乱，很难发现有器质性损害。常突然发病，多夹杂有不合作表现。

病因：与所在环境有关，精神受刺激发病，常见于监狱囚犯。偶见于脑外伤后遗症。

眼症状与病征：视功能正常，幻视，假装看不见或不能阅读。

全身性表现：①对过去与周围事物假装不知道，不知自己年龄，不知看读；②轻度智力低下，健忘，头痛，背痛，淡漠，昏睡；③肢体震颤，抽搐，区域性痛觉缺失。

诊断：①精神状态失常；②无器质性损害。

治疗：发作期作精神病治疗。

预后：病程不长，可自愈，其后之抑郁症状短时不易消失。

**Gänsslen 综合征**

别名：家族性溶血性黄疸；血液性代谢性骨质异常；家族性溶血性黄疸骨病变综合征。

概述：特征为严重的代谢性骨病变，同时并发家族性溶血性贫血。另外，还有眼部畸形与病变。任何年龄均可发病。

病因：家族性常染色体显性遗传，也有隐性遗传。多见于高加索人。

眼症状与病征：①内眦赘皮，小睑裂，眼睑皮下出血；②小眼球，眶距、瞳距宽；③近视眼，色觉异常，红绿色盲；④巩膜黄疸，球结膜下出血；⑤虹膜异色，瞳孔异位，瞳孔大小不等；⑥先天性白内障；玻璃体混浊；⑦视网膜水肿、色淡、血管扩张、深层出血、渗出物、色素异常，黄斑区水肿、星芒斑，偶发视网膜脱离。

全身性表现：①侏儒，额顶骨突起，塔状头（50%）；②溶血性贫血，黄疸，脾脏肿大，先天性心脏病；③骨质疏松，骨皮质变薄，骨小梁消失，先天性髋关节脱臼，内翻足，指趾畸形（指趾多、短与并联），齿列异常，宽鼻，耳畸形）听力障碍；④生殖器发育不全、幼稚型；⑤幼稚红细胞增多，示溶血危象。

诊断：①临床病征；② X 线 CT 骨检查；③血象、骨髓检查。

治疗：对症处理。

预后：较佳。

**Garcin 综合征**

别名：半侧颅底综合征；单侧全部脑神经损害综合征；Schmincke 肿瘤单侧脑神经麻痹综合征；半侧多发性脑神经病变神经麻痹综合征。

概述：特征为单侧所有脑神经受累麻痹，不能反映出损害侧脑神经的功能症状与病征，也可为不完全性。病情一般发展较快。

病因：①颅底原发性肉瘤，鼻咽部原发性新生物扩展至颅内；②脑膜炎和颅内多发性神经炎；颅底梅毒性骨膜炎，海绵窦血栓形成，侧窦动脉瘤。

眼症状与病征：①单侧眼肌麻痹；②视盘水肿，视神经萎缩；③视力障碍，视野缺损。

全身性表现：①第 7～12 脑神经功能障碍或丧失；②面瘫，听力障碍，语言、吞咽与呼吸困难。

诊断：①全身性神经病征；②头颅 X 线 CT 扫描。

治疗：①原因治疗；②放射线或手术治疗。

预后：恶性肿瘤，转移性新生物，预后不佳。

**Garland 综合征**

别名：Spillan-Scott 综合征；中枢神经系统缺陷综合征。

概述：中枢神经系统的一种退行性病变，主要发病于因长期监禁、作战、饮食供应困难者，可能与营养有关，当给予正常饮食后，病情也无改善。

病因：原因不明，可能系营养缺乏所致。有人认为系维生素 $B_{12}$ 缺乏，导致脊髓后束和侧束变性。

眼症状与病征：①中心视力明显减退，尤其是近视力，但很少达全盲者；②相对或绝对性中心或旁中心暗点；③双侧视盘颞侧苍白。

全身性表现：①智力低下或偶见精神失常；②不完全耳聋或耳鸣；③喉麻痹；④下肢麻木、刺痛（上肢少见），骨盆以下震动感消失，严重病例可有步态不稳，腱反射亢进或消失，趾跖位觉消失。

诊断：结合临床病征进行有关检查，新的诊断技术，器质性损害病征多不明显。

治疗：营养疗法。

预后：病情发展，疗效不佳。

**Garrod 综合征**

别名：尿黑酸尿病、黑酸尿病（alkaptonuria）、褐黄病（ochronosis）综合征。

概述：系一种先天性遗传性疾病，呈常染色体隐性遗传，特点为眼及全身褐色色素沉积，也可显示黄或蓝色，故称其为褐黄病。

病因：先天性缺乏尿黑酸氧化酶，使苯丙氨酸和酪氨酸代谢发生障碍，致其中间产物堆积在血液中，沉积于各组织内，尤其是纤维组织。尿黑酸自尿中大量排出。

眼症状与病征：角膜、结膜及巩膜示微细的圆形棕黄色斑点，睑裂部结膜呈三角形褐色或灰白色斑点，盖由于色素沉积于有关的纤维组织内。

全身性表现：①尿褐色或黑色；②多发性关节病变：关节痛、关节炎、增生、钙化，发生在15～20岁；③全身纤维组织、软骨、脂肪、大血管色素沉积；④内脏（心、肺、肾、脑及甲状腺）受影响；⑤耳、鼻皮肤色素斑点、软骨蓝色，听力障碍，声音嘶哑。

诊断：①尿检查：尿黑酸；②X线检查骨、关节病变；③眼皮肤病征。

治疗：尚无善法。

预后：关节活动受限使患者卧床数年，心血管病变及尿毒症可导致死亡，最老患者达99岁。

**Gasperini 综合征**

别名：脑桥被盖综合征。

概述：脑桥周围受到病变损害或压迫，发生眼球位置异常及有关脑神经的颜面肢体病征。

病因：脑桥背盖部，其尾端与外侧部病变所致。

眼症状与病征：①眼球震颤；②展神经不全麻痹；③双眼向病变侧运动障碍。

全身性表现：①病变侧三叉神经不完全性麻痹，面部知觉障碍；②病变侧面神经不完全性麻痹；③病侧听力减退；④病变对侧上下肢感觉障碍。

诊断：①临床病征；②X线CT扫描。

治疗：病因治疗。

预后：以损害因素不同有异。

**Gaucher 综合征**

别名：Gaucher病；脑苷脂沉积综合征；糖脑苷脂沉积病。

概述：为一种脂质代谢障碍疾患，主要为脑苷脂类沉积于网状内皮系统细胞内，脾肝淋巴结骨髓影响较大，其次为脑眼组织。一般分为婴儿型与成人型两类，前者主要为急性，后者多为慢性，犹太人多发病，国内非犹太人也有发病。

病因：为常染色体隐性遗传，偶有不规则显性遗传。脑苷脂类沉积与β葡萄糖脑苷脂分裂酶缺乏，或活力降低有关，致使脑苷脂类沉积于诸组织。

眼症状与病征：①眼睑、结膜、角膜与巩膜显示黄色类脂沉积点、斑，球结膜在睑裂斑部位，球结膜纤维组织增殖肥厚，楔形基底向角膜的棕黄色斑，先发病于鼻侧，而后颞侧发病；②贫血眼底，视网膜出血、水肿、渗出物，以及黄斑变性，脉络膜斑点，视神经萎缩（晚期）；③斜视，不规则眼球运动（见于婴儿型），偶见类黑矇性痴呆。

全身性表现：①急性型（婴儿）：全身肌张力增加，颈强直，角弓反张，深反射亢进，呕吐，咽下及呼吸困难，喉痉挛，智力差。恶病质，继发感染；②慢性型（幼年或成年）：隐性发病，肝脾肿大，全身淋巴结肿大，性腺发育不良，皮肤发黄褐、青铜色。侏儒，骨质疏松，腰背四肢痛，步行障碍，无菌性骨髓炎，自发性骨折。低色素性贫血，白细胞血小板减少，皮下出血，鼻出血，牙龈出血。骨髓、肝、脾、淋巴结等组织，可检出脑苷脂细胞（Gaucher细胞）泡沫状，巨大细胞内包含一或两个核（含有光泽的均质胞质）。

诊断：①血液；②骨髓；③X线CT颅骨、长骨扫描。

治疗：①对症处理；②脾切除（成人）。

预后：婴儿80%死亡，多死于继发感染、恶病质。

**Gelineau 综合征**

别名：发作性睡眠综合征。

概述：突然发作无法控制的睡眠，也可从打瞌睡而进入睡眠，每日可发作数次，每次睡眠数分钟至半小时，醒后有周期性的阅读困难，常反复发作。男性较女性发病率高6倍以上，任何年龄均可发病，但以20～40岁间居多。

病因：不明。下丘脑损害与脑炎可为病因，脑外伤、感染及多发性硬化症、第三脑室肿瘤、真性红细胞增多症等，也可为致病因素。

眼症状与病征：①睡眠时眼球向上（Bell征）；②醒后复视；③在睡眠发作之间，可表现为一过性视物模糊、阅读不能。

全身性表现：①发作性睡眠；②精神受刺激可发生昏倒；③可有睡眠性麻痹或幻听；④可伴发梦行症（somnambulism）。

诊断：①临床病征及病史；②血象；③X线CT颅脑扫描，气脑造影，血管造影；④EEG、眼电图（EOG）、EMG。

治疗：哌甲酯（Ritalin），硫酸苯丙胺（amphetamine sulfate）

预后：①特发性终生反复发病；②继发性以发病因素不同而有异。

**Gerstmann 综合征**

别名：半球优势综合征；左侧角回综合征。

概述：临床表现为书写不能、计算不能、手指失认及左右定向障碍（分辨不出）四特征，但智力正常。可以同时出现，也可单个显示。

病因：由于优势大脑半球（左侧）肿瘤或血管异常累及左侧顶枕叶和颞叶角回。

眼症状与病征：①同侧偏盲；②色觉障碍；③偶见展神经不完全麻痹。

全身性表现：①四“不能”特征；②疾病感缺失；③也可见精神错乱。

诊断：①临床病征；② X 线 CT 颅脑扫描；③脑血管造影、气脑造影。

治疗：病因治疗。

预后：四特征同时存在，表示脑功能损害严重，预后不佳。

**Godtfredsen 综合征**

别名：海绵窦鼻咽部肿瘤综合征；海绵窦神经痛综合征；海绵窦新生物神经痛综合征。

概述：特点三叉神经痛，鼻咽部海绵窦新生物，以及部分眼肌麻痹。

病因：鼻咽癌转移入海绵窦及颈淋巴结。

眼症状与病征：①眼球剧痛；②角膜感觉消失；③展神经麻痹（内斜）；④偶见动眼神经、滑车神经麻痹，以及眼球突出。

全身性表现：①三叉神经区疼痛或麻木；②颈部淋巴结病变，颈部肿胀；③舌偏向患侧（舌下神经麻痹），鼻咽部肿痛；④ X 线示颅底骨质破坏。

诊断：①临床病征；②颅底 X 线 CT 扫描。

治疗：X 线放射治疗。

预后：不佳。

**Goldenhar 综合征**

别名：眼耳椎骨发育异常综合征；耳椎骨综合征。

概述：出生后即有不等程度的听力障碍，自轻度重听至耳聋；眼病变包括皮样肿、视力障碍与畸形，还有脊椎骨及颅骨发育异常。男孩发病约占 60%。

病因：不明。尚不能证明为遗传性疾患，病例为散发性，偶见常染色体异常。可能由于胚胎期血管异常，影响第一和第二臂弓、脊椎和眼的进一步发育。

眼症状与病征：①外下斜睑裂，上睑下垂，上睑与眼眉缺损，无睫毛，泪点异位，泪阜异常，鼻泪管阻塞，偶见小眼球、无眼球畸形；②眼球表面皮样肿或脂质皮样肿，皮样肿多局限于颞下区角巩膜结合部，而脂质皮样肿都常在颞上象限；③虹膜萎缩，虹膜缺损，脉络膜缺损，白内障，视盘不清；④眼球突出，眼球震颤，眼外肌麻痹。

全身性表现：①耳畸形：小耳、附带耳，外耳道阻塞，耳盲管，外耳道缺如，重听或耳聋；②口面异常：小嘴，巨口（颊横裂），唇裂，腭裂，高腭，小下颌后缩，颧骨发育不良，半面发育不良；③脊椎异常：椎骨结合，楔形椎骨，椎骨椎管异常，脊柱裂，脑脊膜膨出，脊椎弯曲；④颅骨、肋骨、四肢骨骼异常，脑积水，智力低下，心肾消化道多器官异常。

诊断：①临床病征；② X 线 CT 扫描。

治疗：整形、矫形手术。

预后：良好。

**Goldscheider 综合征**

别名：Weber-Cockayne 综合征；大疱性表皮松解症。

概述：特征主要为皮肤黏膜发生水疱性损害，轻重不一。有将轻型者（单纯型）命名为 Weber-Cockayne 综合征，愈后无瘢痕，重型者（营养障碍型）命名为 Goldscheider 综合征，愈后遗留不等程度的瘢痕；还有第三种多发性发育异常的严重型，愈后遗留较深的严重瘢痕。

病因：不明。为遗传疾患，轻型为常染色体显性遗传，多见于婴儿；重型为常染色体显性或隐性遗传，见于出生后至青春期；严重型为单性遗传，多于出生后 3 个月内死亡。

眼症状与病征：①皮肤泡性损害，顽固性睑缘炎；②结膜炎，上皮剥脱，假膜形成，瘢痕收缩，睑球粘连；③角膜上皮水疱，上皮剥脱、溃疡，角膜混浊，角膜穿孔；④巩膜可发生类似角膜损害。

全身性表现：①全身皮肤发生大疱性病变，黏膜水疱，多在易受撞擦的部位，轻微破擦即发病。大疱内液透明，破则易继发感染，破裂瘢痕形成，不破裂也可吸收，遗留色素沉着或瘢痕形成，器官管道阻塞；②侏儒，小头颅，发育迟缓，智力低下，皮肤萎缩，毛发退行性变。

诊断：病史病程与临床病征。

治疗：对症处理。

预后：重型并发感染及严重型不佳。

**Goltz 综合征**

别名：局灶性皮肤发育不全综合征

概述：特点为全身性皮肤局限病变，皮肤萎缩菲薄，皮肤弹力纤维减少，胶原纤维缺乏，以及指趾骨异常，出生后即可见皮肤病变，常见于幼女，男性罹病多难生存。

病因：外胚叶与中胚叶发育异常，无家族史。与母体妊娠期感染或用药有关。

眼症状与病征：眼缺陷占 50%，小眼球，虹膜缺损，脉络膜缺损，斜视。

全身性表现：①多发性局限性皮肤损害，皮肤条纹状色素沉着，毛细血管扩张，脱发，少汗，菲薄而发生皮下组织膨出——脂肪疝、脐疝及腹股沟疝；②皮肤黏膜交界处（口腔、肛门、生殖器）多发生乳头状瘤；③骨骼异常：小头畸形（智力低下），指趾缺少，并指趾（多见第3、4），甲薄，锁骨、脊椎骨畸形，牙齿发育不全，小口，鼻骨异常；④血、尿正常。

诊断：①临床病征；②皮肤活检；③X线摄片；④血尿。

治疗：矫正畸形。

预后：男性不良。

**Goodman综合征**

别名：锥细胞功能障碍综合征；全色盲综合征。

概述：表现为色盲，可分为两型，一为先天稳定型，暗适应正常；二为杆细胞功能障碍型，全色盲或不全色盲，视野收缩非进行性。

病因：先天性遗传，男性发病，女性携带，呈性连锁隐性遗传。

眼症状与病征：①色盲：全色盲或色弱；②视力减退；③眼球震颤；④视野缩小，畏光；⑤视网膜中心区色素沉着，黄斑变性；⑥ERG光闪烁反应完全消失。

全身性表现：无。

诊断：眼症状与ERG。

治疗：无。

预后：不进行。

**Gopalan综合征**

别名：烧脚综合征；电脚综合征；营养性肢痛综合征；足底灼痛综合征；疼痛脚。

概述：双手脚灼痛，感觉过敏，尤以双脚明显，特别是足掌面为著，夜间加剧。皮肤温度增高，血管运动性改变。血蛋白降低，过多出汗及形体消瘦。20～40岁发病，女性多见。

病因：泛酸缺乏，烟草酸缺乏与蛋白质摄取不足也可发病。多呈流行方式发病，见于营养不良人群、囚犯及慢性酒精中毒。

眼症状与病征：①视力下降；②中心或旁中心暗点；③营养性弱视。

全身性表现：①双足掌、手掌发热剧痛；②全身性营养不良、消瘦及多汗；③循环障碍深反射消失，心动过速，肌萎缩，步态蹒跚。

诊断：血蛋白检查可决定诊断。

治疗：泛酸钙，浓缩酵母及营养治疗。

预后：关键在治疗，不治可死亡，治则佳。

**Gorlin-Chaudhry-Moss综合征**

别名：颅面畸形综合征。

概述：出生即表现为颅面骨发育不良，还有牙齿、心血管及外生殖器异常。

病因：不明。可能为一种变异的颅面成骨不全。

眼症状与病征：①眶上缘凹陷，眶距过宽；②眼睑发育不全，睑裂斜向外下，睑裂不能充分启闭，睫毛稀少；③小眼球，眼球上转受限，极力注视颞侧发生水平性眼球震颤；④暴露性角膜炎，角膜瘢痕性混浊，散光，远视；⑤瞳孔光反应正常，而调节反应不良。

全身性表现：①颅面骨发育不全，额前突，上面部呈鞍状，腭弓高窄，有前额痛；②牙齿大小、数目及排列表现异常；③动脉导管未闭，大阴唇发育不全，多毛症，智力正常，易疲劳。

诊断：①临床病征；②X线CT扫描。

治疗：可施术矫治畸形。

预后：无严重并发症，预后较佳。

**Gorlin-Goltz综合征**

别名：多发性基底细胞痣综合征；多发性痣样基底细胞癌；多囊瘤。

概述：全身多处发生基底细胞痣及囊肿，肋骨畸形和眼病征。骨骼畸形出生即有，皮肤病损始于儿童，主要发展在青春期。

病因：为家族性，常染色体显性遗传，外显率低。

眼症状与病征：①眶上缘过度发育突起显眼球内陷，眶距过宽，眦部异位，眼睑丘疹样基底细胞癌；②眼球震颤，内斜视；③角膜白斑，先天性白内障，脉络膜与视盘缺损，青光眼。

全身性表现：①皮肤多发性基底细胞痣，见于面部、躯干及四肢，呈圆丘疹状，表面平滑，大小不等，自肉色至淡色色素沉着。手脚掌面角化不良；②上下颌骨囊肿，含齿囊肿，纤维肉瘤，成釉细胞瘤；③肋骨畸形：叉状肋、融合肋、遗迹肋。脊椎畸形：融合，后侧凸。第四掌骨短；④智力低下或精神分裂症，胼胝体发育不全，颅骨畸形：额、颞与颌骨突出，鼻根宽，盆骨钙化点；⑤卵巢纤维瘤，髓母细胞瘤，隐睾。

诊断：①皮损活检；②静脉注射甲状旁腺激素，尿内无磷排泄。

治疗：手术或放疗、光疗。

**Gradenigo综合征**

别名：Lannois-Gradenigo综合征，岩尖综合征，颞骨综合征；岩部骨髓炎展神经麻痹综合征。

概述：为颞骨岩部尖端区域受到损害发病的综合征，影响展神经、三叉神经等。

病因：岩部外伤，脑膜炎，硬膜外脓肿，脑膜出血，化脓性中耳炎，乳突炎。

眼症状与病征：①同侧展神经麻痹，内直肌痉挛，内斜视，复视；②眼神经分布区剧痛，畏光，流泪，角膜知觉减退；③偶见滑车神经（上斜肌）、视神经、动眼神经功能障碍。

全身性病征：①发热，周围性面神经症状-面瘫，面颞区疼痛；②中耳炎、内耳感染及乳突炎；③颅底岩尖区脑神经症状。

诊断：① X 线 CT 乳突、颞骨岩部扫描；②神经系统检查。

治疗：抗炎症治疗，手术，病因处理。

预后：充分的治疗可愈。

**Greenfield 综合征**

别名：Scholz 综合征；van Bogaert-Nijssen 综合征；婴儿异色性白质营养不良症；异色性白质营养不良症；硫脂质沉积症。

概述：为一种中枢神经白质弥漫性变性，硫脂质沉积的脱髓鞘疾患。临床表现为神经功能性障碍，分为三型：一为婴儿型，多在 2 岁发病；二为青年型：1～14 岁发病病程略慢；三为成年型，进程很慢。

病因：常染色体隐性遗传。白质髓鞘形成障碍或营养不良，脑白质中少突神经胶质间束完全消失，脑组织内有大量的脂质沉积，神经纤维髓鞘不全。

眼症状与病征：①上睑下垂，眼球震颤，斜视；②视力下降，视皮质萎缩性失明。

全身性表现：①痴呆，低能，情绪不稳，心理紊乱，夸大狂，幻觉，听觉障碍；②共济失调，肌张力减退或消失，咽下困难，肌僵硬，Babinski 征阳性；③尿及唾液腺有硫脂质颗粒排出，周围神经或直肠活检，可见异染色性脂质颗粒。

诊断：①临床病征；②神经系统功能检查；③ EEG、EMG、VEP；④尿脂质检查或组织活检。

治疗：无特效治疗，对症处理。

预后：不佳。

**Gregg 综合征**

别名：母体风疹综合征；眼部风疹；先天性风疹综合征；风疹性胎儿症。

概述：由于母体妊娠早期患风疹病，导致胎儿双眼及全身多器官畸形和病变。小眼球、白内障与视网膜病变，为该综合征三主征。

病因：孕妇头 3 个月受风疹病毒感染，新生儿眼可分离出风疹病原体。

眼症状与病征：①小眼球，无眼球，眼球震颤，斜视，复视，青光眼；②白内障，小晶状体，锥形晶状体，晶状体异位；③角膜混浊，角膜溃疡，虹膜缺损，虹膜异色，虹膜囊肿，永存瞳孔膜，瞳孔不等；④视网膜色素变性，视网膜畸形，视网膜脉络膜炎，视神经炎，视神经萎缩。

全身性表现：①小头畸形，智力低下，脑积水，脑膜膨出，惊厥，共济失调，不随意运动；②耳畸形，听力障碍，心脏、肾脏、骨关节畸形；③肝脾肿大，贫血，肺炎，发热。

诊断：①临床病征病史；②诸器官异常的有关检查。

治疗：对症处理。

预后：可施术而无严重继发症者，良好。

**Greig 综合征**

别名：双眼距离过远综合征；阔睑裂症；原发性胚胎性眼远距综合征。

概述：双眼间距过大，眶距过宽，两眼分离，眼球向外。加之鼻平宽，口形大，就其外观，国外有一不雅的称谓，“牛样面”，却有形象化概念。

病因：有报告为常染色体显性遗传者。早期胚胎发育缺陷，蝶骨小翼早期骨化，导致颅骨眼眶、神经的病理改变。

眼症状与病征：①眶距过宽，眼距远，眶上缘突出，眼球内陷，双眼外斜不能共视，有的展神经麻痹，眼内斜；②眼睑、眼眉发育不良，内眦赘皮，睑裂外上斜位；③小眼球，小角膜，蓝色巩膜，视神经骨管狭窄，视神经萎缩；④视力减退，视野缺损。

全身性表现：①宽鼻根，扁鼻梁，大鼻孔（筛泡增大数目多）；②颅骨畸形，额突，枕骨平，高腭，腭裂，唇裂，牙齿不全，脊柱指骨畸形；③智力低下，癫痫，心肾睾丸发育异常。

诊断：①临床病征；② X 线 CT 扫描。

治疗：可手术矫正畸形。

预后：脑神经功能障碍不大，可正常生活。

**Groenblad-Strandberg 综合征**

别名：Groenblad-Strandberg-Touraine 综合征；弹力组织假性黄色瘤综合征；PXE、Darier 综合征；遗传性弹力组织营养不良；营养不良性弹力组织变性；系统性弹力组织病；全身性弹力纤维碎裂综合征。

概述：特征为眼底血管样纹、皮肤弹力组织假性黄色瘤及心血管病变。眼底血管样纹病变在 Bruch 膜，弹力组织破裂。皮肤弹力组织假性黄色瘤又名 Darier 病，具结缔组织病的特征，结缔组织基质纤维变性，真皮层结缔组织变厚、破碎、卷曲和颗粒状，可见钙质沉积。任何年龄均可发病，以青中年早期发病居多，女多于男。

病因：为常染色体隐性遗传，偶见显性遗传。也有合并 Paget 综合征，Marfan 综合征，Herrick 综合征，或 Albers-Schönberg 综合征者。

眼症状与病征：①眼底血管样纹：宽窄不一，在视盘周围吻合，位视网膜深层后，视网膜血管行经其上。色泽不一，有棕红、棕灰、淡红、浅灰，自视头向眼底周边分布，颇似血管；②脉络膜血管硬化条纹显于血管样纹之后，黄斑区病变，出血或渗出物；③角膜周边变性。

全身性表现：①皮肤假性黄色瘤：黄色小斑点或稍隆起的小结节，沿着皮肤纹理排列，呈对称性多发生在身体大关节皮肤多皱褶处，如颈、面、腋、腹股沟、膝肘关节及胸腹部。也可影响黏膜组织；②心血管病变：动脉硬化，冠状动脉供血不全，心内膜炎，高血压，紫癜，消化道：吐血、柏油便，肾脏出血，四肢末梢动脉收缩缺血——脉细或搏动消失；③内分泌紊乱，甲亢、糖尿病，精神异常。

诊断：①临床病征；②皮肤活检；③血尿、粪隐血检查；④X线CT颅、骨骼器官检查；⑤超声、EEG、ECG；⑥眼底血管荧光造影。

治疗：无特殊疗法，对症处理。

预后：一般不影响生命过程，若并发大出血与心脏损害，则有一定的风险。

**Gruber综合征**

别名：内脏囊肿脑发育不良综合征

概述：脑颅面发育异常，全身多器官发生囊肿，以及肢体骨骼畸形。Putscher认为此综合征是von Hippel-Lindau综合征的致死型。罕见，女性较多发病。

病因：不明。

眼症状与病征：眶距过宽、过浅，眼球突出，小眼球，眶内囊肿。

全身性表现：颅骨发育不良，脊柱、指趾及生殖器畸形，肝、肾、胰腺、卵巢多发性囊肿。

诊断：临床病征，器官X线CT扫描及功能检查。

治疗：无特殊疗法。

**Gruner-Bertolotti综合征**

别名：为Parinaud综合征与von Monakow综合征（即前脉络膜动脉综合征）的联合。将可命名为Parinaud-von Monakow综合征。

概述及其他各项，参考Parinaud综合征与von Monakow综合征。

**Guillain-Barre综合征**

别名：Landry-Guillain-Barre综合征；Guillain-Barre-Strohl综合征；Landry综合征；Landry麻痹：急性感染性多发性神经根炎；急性感染性神经炎；急性多发性神经根炎；急性发热性多发性神经炎。

概述：此为一种双侧上行神经炎，累及脊髓及脑神经的周围神经，而不侵及中枢核部分，为多发性，体温升高。脑脊液示蛋白细胞分离现象——蛋白量增高，而细胞数正常。病理检查，早期可见神经根、脊髓神经节和周围神经柱状轴束破裂；晚期见炎性细胞浸润和神经髓鞘变性；还可见前角细胞与Clarke柱细胞染色质溶解。儿童成人均可发病，男女无差异。50%的患者发病时表现为上呼吸道感染病征。

病因：不明。①常由于急性感染而发病，与病毒、细菌、寄生虫感染有关；②由于毒素、血液、淋巴病变所引起；③过敏体质，手术、外伤；④也可能为自身免疫疾患。

眼症状与病征：①视物不清，复视，眼眶痛；②下睑麻痹性外翻，睑裂闭合不全；③眼球运动障碍，示动眼、滑车及展神经麻痹；④瞳孔反应异常；⑤视盘水肿，视神经炎，视神经萎缩。

全身性表现：①双下肢麻痹，站行不稳，腱反射消失，进行性，为首发病征；②膀胱失禁，呼吸肌受影响，面神经麻痹；③表情淡漠；④发热，偶有不发热者（有文献强调不发热）。

诊断：①临床病征；②脑脊液检查。

治疗：①肾上腺皮质激素；②对症处理；③恢复期物理治疗。

预后：病死率10%～20%；恢复期突发呼吸衰竭；少数病例遗留肌无力；治疗过程，无并发症，1～3个月可康复。

病例：女，26岁，有过敏史，风湿性心脏病，与其爱人相会，过于激动兴奋发病，双眼视力各0.2，眼肌麻痹、复视、四肢活动障碍，脊液蛋白细胞分离，因激素等治疗，病程4月，一切完全恢复正常。

## H

**Hallervorden-Spatz综合征**

别名：苍白球色素变性综合征；进行性苍白球变性综合征。

概述：为脑苍白球变性，进行性，约在7～9岁发病。表现为四肢慢性痉挛和僵直，脑功能障碍以及视神经视网膜病变。

病因：家族性，显性遗传。脱髓鞘及变性累及苍白球与黑质网状部分，变为锈褐色。在苍白球、黑网状组织、神经节细胞及间质组织见铁质沉着，故有人认为铁质沉积而致病。

眼症状与病征：①眼球震颤；②视网膜色素变性；③视神经萎缩。

全身性表现：①情绪紊乱，智力迟钝，言语困难，吞咽困难；②四肢慢性进行性搐动、痉挛，直至僵直，足畸形，肌萎缩；③皮肤色素沉着。

诊断：①临床病征；②颅部X线CT扫描；③EMG、EEG。

治疗：无特殊疗法，对症处理。

预后：属进行性，自症状出现后10～20年死亡。

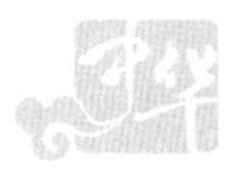



**Hallgren 综合征**

别名：视网膜色素变性耳聋运动失调综合征。

概述：先天性发病，后天发展，男女罹病无差异，视力障碍随年龄增长而发展，最后达完全失明，40～50 岁约为 40%，60～70 岁达 75%。出生即有听力障碍，由于迷路受累而前庭小脑运动失调者占 90%。

病因：为常染色体隐性遗传。

眼症状与病征：①视网膜色素变性，视网膜萎缩，视网膜血管狭窄，黄斑中心反射消失，视神经萎缩；②白内障，在 40 岁发病，约为 30%；③水平性眼球震颤。

全身性表现：①耳聋；②运动失调；③智力差，精神幼稚；④偶见骨骼异常（膝内翻，足畸形，驼背，矮身材）。

诊断：①临床病征；② ERG、电测听；③ X 线、CT 骨骼摄影。

治疗：无特殊疗法，对症处理。

预后：精神异常，失明。死亡者少。

**Hamman-Rich 综合征**

别名：肺泡毛细血管阻塞综合征，弥漫性肺纤维化综合征；类风湿肺综合征；家族性肺囊性纤维变；肺间质性纤维化综合征。

概述：肺泡毛细血管阻塞，形成许多小囊泡，肺泡壁肥厚纤维化，发生缺氧性病变，最后导致呼吸困难，心力衰竭。

病因：属家族性，孟德尔式隐性遗传。可能对病毒、粉尘、化学物质过敏；某些放射线（如 X 线、铍）损害也可致病；还可能与类风湿关节炎或硬皮病有关。常在 40～50 岁间发病。

眼症状与病征：①眼干燥，角膜软化，偶见暗点；②视网膜静脉淤血、扩张，缺血性视网膜病变，黄斑囊样变性。

全身性表现：①隐性发病，干咳，呼吸表浅、快，呼吸困难，发绀；②杵状指趾，体重减轻，汗内氯、钠增加；③心力衰竭；④血液类风湿因子效价可能高，二氧化碳张力增高。

诊断：①查血；②肺 X 线、CT 摄片；③肺功能、ECG。

治疗：无特效疗法，可试用肾上腺皮质激素。

预后：不良，死于发病后 2～6 年。

**Hand-Schüller-Christian 综合征**

别名：Schüller Christian 综合征；Christian 综合征；类脂质肉芽肿，类脂质组织细胞病；恶性血胆固醇正常黄色瘤病；糖尿病性眼球突出性骨发育障碍；网状内皮细胞肉芽肿；慢性组织细胞病；突眼尿崩症性骨发育障碍综合征；胆固醇细胞内蓄积症。

概述：此综合征有三特征：①眼球突出（双侧或单侧）；②颅骨扁薄缺损；③尿崩症。成人虽也可发病，但以小儿居多，一般 6 岁前发病，男较女多（2∶1）。

病因：家族性发病，脂质代谢障碍，网状细胞增殖，骨内类脂质沉积，骨质溶解。

眼症状与病征：①眼球突出，眼球搏动（眶顶骨缺损，脑搏动波及眼部），眼球震颤，眼肌麻痹，眼球运动障碍；②眼睑肿胀、淤斑，黄色瘤，睑缘炎，上睑下垂，睑裂闭合不全；③角膜结膜类脂质沉积混浊或呈肉芽肿，巩膜蓝色；④视网膜出血、渗出物，血管怒张，黄斑区出血、渗出物，视盘周围黄色沉积斑，视盘水肿，视神经萎缩。

全身性表现：①骨质缺损：骨质溶解显示锐的边界（多见于肋骨、颅骨、骨盆、股骨），板状骨厚薄不匀（如颅骨 X 线片呈地图样），还可累及脊椎骨与其他长骨；②尿崩症（50%）源于脑垂体受影响；③皮肤黏膜黄色瘤、斑及肉芽肿；④肝脾淋巴心肺脑组织均可发生病变；⑤贫血，血胆固醇正常或增高，骨髓可见大巨噬细胞与嗜酸性粒细胞。

诊断：①临床病征（常不全，尤其早期）；② X 线、CT 摄片；③血骨髓检查；④皮肤黏膜黄色瘤活检。

治疗：①放射线；②皮质激素；③细胞毒药物；④加压素（pitressin）必需时可用。

预后：病程缓慢，可自然缓解。治疗有一定的疗效。一般于发病后数月至 20 年死亡。

**Haney-Falls 综合征**

别名：先天性局限性后圆锥角膜。

概述：圆锥角膜的圆锥突起在角膜后面，遗传的基因缺陷和异常，还表现为骨骼、形体与智力的异常。

病因：不明，可能为常染色体显性或隐性遗传。Haney 和 Falls 曾报告有家族连锁病例。

眼症状与病征：①后圆锥角膜，角膜后面突曲率增加，局限混浊，内皮沉积物，可影响视力，近视性散光；②眶距增宽，睑裂外眦高位。

全身性表现：①智力低下，生长缓慢；②鼻扁平而宽，颈蹼、圆桶胸及指趾畸形。

诊断：①临床病征；② X 线 CT 骨骼扫描。

治疗：对症处理，可手术矫正异常。

预后：不危及生命。

**Hanhart 综合征**

别名：Richner 综合征；隐性掌跖角化病。

概述：为一种退行性遗传性手掌脚底的角化病，且伴发眼皮肤及脑神经症状。

病因：为常染色体隐性遗传，可能为酪氨酸代谢异常，可有父母近亲血缘，可能与潜在的新生物有关。

眼症状与病征：①畏光，流泪；②结膜上皮大包涵体；③树枝状角膜炎，角膜混浊，角膜知觉正常。

全身性表现：①手足掌跖角化不良，弥漫性角化病；②毛发稀疏，指趾甲营养不良，指趾残缺畸形；③小颌畸形，智力低下，牙周病。

诊断：①临床病征；②皮肤活检。

治疗：对症处理。

预后：不危及生命。

**Harmann综合征(先天性字盲)**

别名：Critchley发育性阅读障碍，先天性阅读障碍综合征；原发性阅读障碍。

概述：多发于男性儿童，主要为无阅读能力，智力一般正常或较好，还存在听视觉结合障碍。

病因：大脑半球颞顶叶功能障碍。

眼症状与病征：①功能协调与阅读之间无联系——能视辨物体而不能阅读；②会聚力差；③屈光不正；④眼肌运动功能不平衡；⑤眼球震颤；⑥深度觉差；⑦视物变形；⑧色觉障碍。

全身性表现：①空间定向能力低；②听视觉结合能力障碍；③表现为拙笨。

诊断：ECG。

治疗：无特殊治疗。

预后：无改善。

**Hartnup综合征**

别名：Hartnup病；H病；Hart病；遗传性烟酸缺乏症；糙皮病小脑共济失调肾性氨基酸尿综合征。

概述：为一种先天性氨基酸代谢异常，表现为红斑样皮炎，类似糙皮病，对光反应敏感，眼部反应性损害。常于2～10月间发病，可能该时期阳光照射较强。

病因：常染色体隐性遗传，血亲姻缘有一定影响。

眼症状与病征：①睑外翻，睑球粘连；②畏光，眼球震颤；③角巩膜溃疡，角膜白斑。

全身性表现：①进行性智力减退，精神错乱，情绪激动哭闹，小脑性运动失调，深腱反射亢进，头、胸、腹及四肢疼痛；②皮肤过敏反应(以暴露日光处明显)，皮肤肥厚有鳞屑，皮疹与过多色素沉积，有糙皮病样组织改变。毛发干燥，色泽不一；③氨基酸尿，尿中色氨酸和多种吲哚化合物量多，血内氨基酸减少。

诊断：①临床病征；②尿色谱层析；③皮病变活检；④EEG。

治疗：烟酰胺维生素B合剂。

预后：随年龄增长症状可减轻，但精神症状发作难控制。治疗有一定作用。

**Heerfordt综合征**

别名：葡萄膜腮腺热；葡萄膜腮腺炎；葡萄膜腮腺性麻痹。

概述：为一种慢性发热的眼腮腺淋巴结疾患，葡萄膜炎为肉芽肿型，常双眼先后发病。腮腺、颌下腺、舌下腺及泪腺均肿大，脾脏及淋巴结也肿大，常无疼痛，多在20～30岁发病，女性多见。

病因：多为结节病所致，也有人认为与过敏反应、病毒或结核有关。

眼症状与病征：①肉芽肿型葡萄膜炎，可见虹膜结节(Koeppe结节见于瞳孔缘)，虹膜后粘连，瞳孔不等，不圆。可见玻璃体混浊，视网膜脉络膜病变，可见结节，也可侵犯视神经，可致盲；②眼睑、结膜也可累及，可见结节和肉芽肿，可反复发病。

全身性表现：①腮腺肿大，常双侧，无痛，病程6周～2年，颌下腺、舌下腺及泪腺也可见肿大，脾肿大，全身淋巴结肿大；②面瘫(腮腺肿大引起，占1/3病例)，皮肤红斑，皮下结节，多发性周围神经炎，耳聋，软腭麻痹，吞咽困难，低热。

诊断：①临床病征；②皮下结节活检。

治疗：①皮质激素；②对症处理。

预后：一般数月可愈，易复发。

**Heidenhain综合征**

别名：老年前期痴呆脑皮质变性综合征；老年前期痴呆皮质盲。

概述：脑皮质(尤其枕叶)变性，海绵状脑，常发生于38～55岁男性，痴呆目盲，发展迅速。

病因：不明。脑皮质一主要是枕叶变性，包括距状裂区域，顶叶皮质受轻度影响。原生质与纤维性星状细胞结构紊乱与增殖，小神经细胞皱缩和色素萎缩。

眼症状与病征：①视力迅速丧失(皮质盲)，眼底正常；②偶见偏盲。

全身性表现：①痴呆，癫痫，全身僵硬，发音困难，无锥体束征；②运动失调，手足搐动样运动。

诊断：①脑CT扫描；②EEG。

治疗：无特效疗法。

预后：发展较快，几个月死亡。

**Helmholtz-Harrington综合征**

别名：角膜混浊颅骨发育障碍综合征。

概述：特征为先天性角膜混浊，以及颅骨畸形和其引起的全身性病征。

病因：不明，发育异常。两性发病。

眼症状与病征：①角膜混浊；②带状白内障；③颅骨畸形所致眼功能障碍。

全身性表现：①颅骨畸形一舟状头，智力低下，肝脾肿大；②指趾畸形——多、并、弯指趾，手足短厚虾钳样畸形，椎骨畸形。

诊断：①临床病征；②X线CT扫描。

治疗：对症处理。

预后：不危及生命。

**Hennebert综合征**

别名：梅毒性耳源性眼球震颤综合征。

概述：为先天性梅毒而引起的眼耳及鼻部异常的病变。与Hutchinson综合征类同。

病因：先天性梅毒，损害迷路。

眼症状与病征：①眼球震颤；②偶见角膜实质炎，葡萄膜炎或脉络膜视网膜炎。

全身性表现：①迷路瘘管，眩晕，耳聋（指压外耳道或牵拉耳屏，可诱发大振幅眼球震颤）；②还可见鞍鼻，凹切牙。

诊断：血清反应（VDRL或USR）阳性。

治疗：青霉素，驱梅治疗。

预后：此综合征为先天性梅毒症状的一部分，其预后还看全身的并发症轻重。

**Herrick综合征**

别名：Dresbach综合征；镰状细胞病；镰状细胞贫血，血红蛋白病，新月形红细胞病。

概述：为一种家族性遗传性溶血性贫血，表现为：①血流内镰状红细胞；②重度贫血；③多在黑种人发病，其他肤色人也有发病，女性发病较多。血红蛋白电泳可示不典型的S、C型等。

病因：常染色体显性遗传（孟德尔定律性遗传方式）。正常人血红蛋白β链上的谷氨酸为缬氨酸所代替，而导致镰状红细胞的发生。

眼症状与病征：①结膜微循环：毛细血管宽窄不一，毛细血管扩张，毛细血管瘤，血流缓慢、淤滞，出血；②视网膜血流不畅，组织水肿，毛细血管瘤，血管阻塞，出血，渗出物，血管变形，纤维增殖，视网膜裂孔、脱离，视盘水肿；③视力减退，光感消失，晶状体混浊，玻璃体混浊，巩膜黄疸，虹膜疹、发炎或萎缩，青光眼。

全身性表现：①严重性贫血，溶血性危象，血尿，血流镰状红细胞，骨髓红细胞过度增生；②发热，头痛，出血可累及颅内，腹痛肝脾淋巴结肿大，皮肤贫血，须发稀疏，黄疸，心动过速，心脏肥大；③骨关节疼痛，关节腔积血，长骨皮质密度增加，骨髓腔变窄，骨折。

诊断：①血尿骨髓检查；②X线CT头颅四肢躯干扫描。

治疗：无特殊疗法，对症处理。为防溶血性危象可输液，用扩张血管剂治疗危象，脾功能亢进，可施脾切除术。

预后：一般不佳，多在10岁内死亡，也可延缓到30～40岁，主要死于休克、合并感染以及心肾衰竭。

**Hertwig-Magendie综合征**

别名：Magendie-Hertwig综合征；Hertwig-Magendie现象；眼反位偏斜综合征。

概述：双眼斜位不一致，眼偏位对抗性不协调。

病因：原发于小脑的肿瘤，转移至后颅凹中脑的肿瘤，以及因外伤、神经手术、动脉硬化或新生物引起大脑脚及其附近的损害，均可引发此病征。

眼症状与病征：①不协调眼球偏位，当病侧眼向下向内转，而对侧眼则向上向外偏；②交替性麻痹或交替性上隐斜；③复视；④属于反应性缺血现象者，可为一过性。

全身性表现：以脑神经影响之轻重可有不同的脑神经症状，无重大损害的反应性者，症状出现时间短暂，共济失调多见。

诊断：脑病变可能病因检查。

治疗：以脑病变而确定。

预后：反应性者，预后佳；损害性者，不定。

**Hilding综合征**

别名：破坏性虹膜睫状体炎多发性关节脱臼综合征。

概述：为一种软骨病变，而骨骼与关节面无损害，由于软骨萎缩，关节囊过度松弛，广泛发生关节脱臼。虹膜睫状体也发生萎缩，初期呈炎症表现，后因组织萎缩，眼压降低，而发生许多并发症，视力丧失。

病因：不明，可能与类风湿关节炎有关。

眼症状与病征：①严重的虹膜睫状体炎，虹膜睫状体萎缩；②白内障，晶状体后膜状增殖；③低眼压，视力丧失。

全身性表现：①多发性关节脱臼；②多发性软骨破坏性改变，鼻软骨萎缩消失，鼻中隔软骨缺失，鞍鼻；③耳软骨病变、肥大，耳廓增厚变性，变形，感音性耳聋；④肋软骨变软，胸骨上关节活动性很大，呼吸时胸骨凹陷。

诊断：①临床病征；②骨骼X线摄影。

治疗：无特效疗法，对症处理。

预后：可视力丧失。

**Hodgkin综合征**

别名：Hodgkin病；Bonfils综合征；Pal-Ebstein综合征；Sternberg综合征；淋巴肉芽肿；淋巴肉瘤；淋巴网状细胞瘤；恶性肉芽肿综合征；副肉芽肿（paragranuloma）。

概述：为一种无红痛的进行性淋巴结肿大，早期：颈60%～80%，腋6%～20%，腹股沟6%～12%。纵隔6%～12%。在疾病进程中约为60%，腹部及腹膜较常发生。肝脾肿大，皮肤、内脏、骨骼及眼病变。长期发热，抗生素治疗无效。贫血，出血，血清蛋白减少，血液可见异常的网状细胞。淋巴结内可见Hodgkin细胞(Sternberg-Reed细胞),为多核分叶状巨细胞。该综合征比较复杂,有将其分为:①单发期;②多发期(膈上或膈下);③膈上、下期;④退变期(各组织继发病变)四期。有按组织病理将其分为三类:①副肉芽肿;②肉芽肿;③肉瘤。男较女发病多。

病因:不明,属于淋巴组织恶性病变,有人认为与病毒或免疫有关。可能为一种以上几种恶性新生物或炎症的合称。

眼症状与病征:①眶内组织结节,眼球突出,眼肌麻痹;②葡萄膜炎,视网膜炎,视盘水肿。

全身性表现:①发热、无力,消瘦。体重减轻,恶心,出汗,咳嗽;②肝、脾、淋巴结肿大,贫血,出血,皮肤、心、肺、胃肠、肾、骨骼及脑组织可累及。

诊断:①淋巴结活检;②血、骨髓检查;③X线、CT、B型超声,有关组织摄像;④ECG、EEG。

治疗:①放射线照射;②化疗;③抗生素、皮质激素;④对症处理。

预后:不佳。多死于并发症,据统计死于重度感染21%,肺功能衰竭20%,神经系统损害11%,胃肠出血10%,肝衰7%。

**Hollenhorst综合征**

别名:脉络膜视网膜梗死综合征。

概述:为一种特殊情况下发生的综合征。国外介绍由于施术时,患者头位不正确,使头垫压迫了眼球,苏醒后患者发觉视力障碍,其8例患者中5例失明,另3例仅有光感。以后仅有2例视力恢复正常,1例进步至20/60。这种情况很类似我国地震发生的眼球压迫综合征,其较此压迫时间更长,损坏性更强。

病因:眼球受压迫时间较长,有人认为与低血压可能有关,但未被认可。

眼症状与病征:①单眼视力光感或光感消失;②眼睑水肿、淤斑;③眼球突出,眼肌麻痹,角膜水肿,瞳孔散大、反应消失或极迟钝;④视网膜水肿,黄斑樱桃红点,视网膜动脉窄细,浆液性视网膜脱离,视网膜色素变性,视神经萎缩。

全身性表现:可能有低血压。

诊断:病史与病征

治疗:扩张血管,改善视网膜血循环。

预后:较差。

**Holmes综合征(1)***

别名:视觉定位障碍综合征;空间知觉定位障碍综合征。

概述:视力锐敏度良好,而不能确定一个物体的具体位置,对三维空间的活动目标缺乏分辨力,估计不出目标的距离,对物体的长度大小判断错误,实体感消失者罕见。

病因:损害脑双侧顶叶后部或枕叶表面,起因于出血、外伤等影响。

眼症状与病征:①物体定位不能,视标判断错误;②失认,失去鉴别力;③注视近目标,调节与会聚力缺乏,瞬目反射缺如。

全身性表现:失认。

诊断:脑X线CT扫描。

治疗:病因治疗。

预后:依病情表现与治疗有直接关系。

**Hooft综合征**

别名:低脂血症综合征。

概述:低血脂导致的发育异常,低智力,发育障碍,以及花毯样视网膜变性。

病因:为常染色体隐性遗传,由于色氨酸代谢障碍所致。

眼症状与病征:①视力减退,可达视力丧失,ERG无反应波;②弥漫性视网膜花毯样变性,后极部散在许多不规则微细灰黄色病灶,黄斑反光增强。

全身性表现:①生长迟缓,智力低下;②毛发、指甲及牙齿异常;③面部与四肢皮肤鳞屑样红斑;④血清磷脂低。

诊断:①血清检查;②临床病征。

治疗:对症处理。

预后:血脂不能补正,预后不良。

**Horner综合征**

别名:Bernard-Horner综合征;Claude Bernard-Horner综合征;颈交感神经系统麻痹;颈交感神经麻痹综合征;Horner眼瞳孔综合征。

概述:该综合征首先由Claude Bernard于1862年报告,继而由Johann Friedrich Horner于1869年进一步作较详细的描述,故而称其为Horner综合征或Bernard综合征,主要表现为颈交感神经麻痹的眼面病征。另外,Bernard曾于1853年曾报告颈交感神经刺激的眼面病征,由于后人多注意交感神经麻痹的Horner综合征,与此相联系又称此刺激综合征为逆或反Horner综合征。

病因:外伤、手术、炎症、新生物、血管损害或畸形,影响有关颈交感神经各神经元导致麻痹。

眼症状与病征:病变侧上睑下垂,睑裂变窄,瞳孔缩小,眼球内陷;多泪(或少泪),低眼压,偶有虹膜色

* Holmes综合征(2)为橄榄体小脑萎缩综合症(Olivocerebellar atrophy syndrome)

素脱失（见于儿童发病）及白内障。

全身性表现：患侧面颈部无汗、干燥，面部潮红温度升高（可为一过性），可有半侧面部萎缩。

诊断：①临床病征；②可能原因病检查；③瞳孔药物试验以确定损害在何部位。

第一神经元（自下丘脑至睫状脊髓中枢）病变：眼滴 4% 可卡因瞳孔扩大，而滴 0.1% 肾上腺素或 1% 去氧肾上腺素，对瞳孔不起作用。

第二神经元（自睫状脊髓中枢至颈上交感神经节）病变：上两类滴眼剂均不起作用。

第三神经元（自颈上交感神经节至虹膜瞳孔扩大肌）病变：滴可卡因瞳孔不扩大，而滴肾上腺素或去氧肾上腺素则起作用。

治疗：①原因病治疗；②部分病例可施睑板肌结膜部分切除术。

预后：依原因病的轻重而异。

**Horton 综合征**

别名：隐性暂时性动脉炎综合征；组胺性头痛综合征；老年性动脉炎综合征；颅侧动脉炎综合征。

概述：特征为短暂的、反复发作性、剧烈的单侧头痛，主要发生在颞部、眼部与颈部。两性发病，以老年（60～80 岁）为多，55 岁以下者罕见。

病因：不明。常为肉芽肿性动脉炎、巨细胞动脉炎的扩展型，包括结缔组织病。

眼症状与病征：①结膜血管充血；②流泪；③眼眶部疼痛，多为单眼，偶见双眼；④继续扩展，可导致眼动脉性失明。

全身性表现：①剧烈头痛，自颞眼部扩延至上颌、下颌、枕部、颈部及肩部，常在夜间突然发病，多为时短暂，若持续时间长者，常极严重；②疼痛区皮肤充血温度增高，尤其在颞动脉区肿胀压痛，动脉肥厚突起，常搏动消失；③食欲减退，失眠，体重减轻，低热；④红细胞沉降率增快，白细胞增加，$\alpha_2$ 球蛋白增高。

诊断：①临床病征；②压迫膨隆的颞动脉或颈动脉，头痛可缓解；③血液检查；④必要时做动脉活检。

治疗：① ACTH 与肾上腺皮质激素；②局部或全身静脉普鲁卡因封闭治疗；③严重、顽固的疼痛可以手术治疗。

预后：①经过数月可自控；②可致盲。

**Hunt 综合征**

别名：Ramsay Hunt* 综合征；James Ramsay Hunt（1874～1937）美神经病学家。膝状神经节综合征；膝状神经痛综合征；耳部带状疱疹。

概述：主要表现为耳与乳突部疼痛，面神经麻痹，听力障碍，以及影响到眼部的症状。

病因：面神经的膝状神经节遭受带状疱疹病毒感染所致。

眼症状与病征：①睑裂闭合不全（面神经麻痹）；②角膜运动性反射消失，而健侧交感反射存在；③泪液减少，眼球震颤。

全身性表现：①耳部带状疱疹，外耳道、耳部及乳突部剧痛，耳鸣，眩晕听觉敏感，听力减退，甚至听力丧失；②面神经麻痹，面部深浅反射消失，头面部口黏膜疱疹，唾液减少，声音嘶哑，偶有舌前 2/3 味觉消失。

诊断：临床病征及有关系统检查。

治疗：①抗病毒、抗生素药物应用；②光线与放射线治疗；③对症处理。

预后：治愈困难，治愈者，功能完全恢复不易，常遗神经痛。

**Hunter 综合征**

别名：黏多糖沉积病Ⅱ型；MPSⅡ（mucopolysaccharidosisⅡ）。

概述：此为一种黏多糖代谢障碍疾患。在以前的文献内，将其命名为 Hurler 综合征、承溜状病（Gargoylism 脂肪软骨营养不良症）或 Hurler-Hunter 综合征。后来 Gillo（1965）又将黏多糖代谢障碍以表现不同分为五型：Ⅰ型 Herler；Ⅱ型 Hunter；Ⅲ型 Sanfilippo；Ⅳ型 Morquio；Ⅴ型 Scheie，以后又加Ⅵ型 Maroteaux-Lamy。虽各型有差异，但差异并不太大。Ⅲ型临床症状较Ⅰ型轻，病死率低，角膜混浊无或轻微，常见有耳聋。

病因：为性连环隐性遗传，硫酸软骨素 B 及硫酸肝磷脂代谢缺陷引起的黏多糖代谢障碍，由于酶的缺陷不同，而临床表现不一，故有诸型的差异。

眼症状与病征：①视力减退，夜盲，视野缩小，暗适应减退，ERG 示减低或消失，EOG 可有熄灭现象；②角膜混浊（自动透明，随年龄增加而发展，黏多糖少量沉积于角膜实质，大量存在于角膜内皮，角膜周边前弹力层分裂或缺如；③巩膜增厚；④虹膜睫状体色素上皮增厚；⑤视网膜血管窄细、色素变性，脉络膜血管硬化，视盘色调苍白。

全身性表现：①侏儒，智力低下，头颅增大，面部畸形呈滴水嘴样；②四肢关节强直，姿态异常，运动受限；③肝脾肿大，耳聋，脐疝；④尿中硫酸软骨素 B 和硫酸类肝素排出增加。

诊断：①结合临床检查血、尿和骨髓；② X 线 CT 扫描；③ ERG、EOG、EEG。

治疗：对症处理，无特效疗法。

* James Ramsay Hunt（1874—1937）美国神经病学家。

预后：病程缓慢进展，症状日渐增多加重，有致盲者，生存到20～30岁或更长。

**Hurler综合征**

别名：Pfaundler-Hurler综合征，黏多糖沉积病Ⅱ型，MPSⅠ（mucopolysaccharidosis Ⅰ），多发性骨发育障碍综合征；软骨骨营养障碍综合征。还有脂肪软骨营养不良综合征，有人认为系误称。

概述：为黏多糖代谢障碍疾患之一，症状较MPSⅡ（Hunter）综合征严重，临床骨与软骨损害表现明显，畸形突出，故有怪面形病之称。多见于婴儿，男女均可发病，生存年限短。

病因：为常染色体隐性遗传。由于黏多糖代谢障碍，尤其硫酸软骨素B及硫酸肝磷脂代谢异常，过多的黏多糖沉积于各结缔组织和器官内，软骨骨组织发育障碍等。也有人认为α-L-艾杜糖醛酸酶的异常为致病因素。

眼症状与病征：①角膜混浊（出生即有，为主要病征），除角膜上皮层和内皮层外，全角膜广泛存在灰黄色细点状脂质沉积，呈牛乳样或雾状，也可见上皮基底层空泡或囊样病变，均系黏多糖沉积所致；②眶距过宽，眼睑肥厚，上睑下垂，眼球突出，内斜视；③先天性白内障，青光眼，黄斑区水肿，视网膜脉络膜病变，视网膜色素变性，视网膜脱离，视盘充血水肿，视神经萎缩；④ERG反应低，暗适应差；⑤可能有大角膜、小角膜、虹膜缺损。

全身性表现：①颅面畸形：头大，脑积水，前额突出，宽鼻，低鼻梁，大鼻孔，厚唇，张口，巨舌，伸舌，出牙迟，智力低下；②侏儒，颈短而粗，脊柱后凸，四肢畸形，骨骼短，指趾短粗，爪样掌，关节活动受限，锁骨粗；③耳聋，肝脾肿大，心脏畸形，腹股沟疝，脐疝，皮肤多毛；④尿中硫酸软骨素B和硫酸类肝素排出增加，血白细胞内有Reilly颗粒。

诊断：①血尿骨髓检查；②X线CT颅骨等扫描；③ERG、EEG、ECG。

治疗：对症处理，无特效疗法。

预后：一般死于10岁以内，死于呼吸系感染，心力衰竭。

**Hutchinson综合征**

别名：Hutchinson三联症

概述：为先天性梅毒所致的Hutchinson牙齿、耳聋和角膜实质炎。多发生于6～12岁，男女均可罹病，我们也遇到16岁、19岁及26岁始发生实质角膜炎的病例，其牙齿异常与听力障已发病在前。

病因：母体梅毒，双亲性病史。

眼症状与病征：角膜实质炎，起病急，发展快，遗角膜新生血管。

全身性表现：①Hutchinson牙齿（梅毒齿）牙齿排列不整，牙色污灰，牙齿稀疏，门牙中间凹切，边缘弧弓状，其他牙齿呈楔状、豆状、木钉样，牙釉质缺乏，牙本质外露无光泽；②耳聋，或重听；③鼻梁低，关节炎。

诊断：血清VDRL、USR试验阳性。

治疗：青霉素治疗。

预后：良好。

**Hutchinson-Gilford综合征**

别名：Gilford综合征，早老综合征；早老症（progeria）。

概述：小儿表现为老年外貌，皮下脂肪缺乏体格瘦小。有人认为婴儿初生一年内表现正常，以后生长发生障碍，体重身高明显受到影响。

病因：原因不明。可能为外胚层发育不全，脑垂体前叶功能不良为后发病致病因素。

眼症状与病征：①小眼球，小角膜，先天性白内障；②眉毛睫毛稀少或缺如；③偶见眼球突出。

全身性表现：①老年外貌侏儒，鸟样头，鹦鹉鼻，颌骨发育不全，牙列不整，牙缺少；②皮肤萎缩，皮肤无弹性，皮下脂肪缺失，毛发稀少或缺如；③胸窄腹突，四肢瘦细，肌肉发育不良，指甲萎缩，生殖器发育不良，性腺功能减退，动脉硬化，关节异常；④血脂高，轻度氨基酸尿，长骨缺钙。

诊断：①临床病征；②血尿生长内分泌素检测；③X线CT扫描。

治疗：无特殊疗法，可试用脑垂体前叶制剂。

预后：一般在10～20岁死亡。

**Hutchison* 综合征**

别名：Pepper综合征；肾上腺髓质综合征；婴儿肾上腺肉瘤综合征；先天性神经母细胞瘤综合征；成交感瘤细胞综合征；肾上腺皮质神经母细胞瘤合并眶内转移。

概述：肾上腺髓质肿瘤发展扩散，转移到全身各组织。发病起自右侧肾上腺髓质的称Pepper综合征，主要转移至肠系膜淋巴结、肝及邻近器官。起自左侧肾上腺髓质的称Hutchison综合征，主要转移至眼眶，其次为颅骨及其他部位，如肋骨、胸骨及各大骨骼。也有起自双侧肾上腺髓质的约占10%。发病于6岁以内的婴幼儿。

病因：不明。肾上腺髓质发生肿瘤转移所致。

眼症状与病征：①眼球突出；②眼睑血肿、水肿，结膜下出血，眼外肌麻痹；③脉络膜转移瘤，视盘水

* Hutchison系Robert Hutchison而非Jonathan。

肿，视神经萎缩。

全身性表现：①严重贫血，红细胞沉降率增快，偶可触及腹内肿瘤；②尿排出 3-.Methoxy-4-hydroxy mandelic acid；③可见淋巴结、骨骼或腹腔器官损害。

诊断：①临床病征；②超声影像学检查；③血尿检查。

治疗：无特效治疗，早期可施放射线或手术治疗。

预后：不良。

**hypothalamique-carrefour syndrome（下丘脑交叉综合征）**

别名：交叉下丘脑综合征。

概述：发病于中年女性高血压患者，突然发病，表现为视力障碍，肢体功能障碍。

病因：不明，有高血压因素。

眼症状与病征：突然视力丧失。

全身性表现：①高血压；②交叉性半身麻木；③运用不能；④立体感觉丧失；⑤协同不能。

诊断：①颅脑 CT 扫描；②临床病征。

治疗：对症处理

预后：趋向退化表现。

## I

**incipient prechiasmal optic nerve compression syndrome（早期视神经交叉前压迫综合征）**

概述：为视神经交叉部位以前的早期影响，视神经受到压迫，多为单眼早期症状或病征，若能及早诊断明确与治疗，将可能有好的结果。

病因：视交叉前的肿瘤增长或慢性病变压迫及视神经。也可为 Foster Kennedy 综合征的更早期，或为一种轻型。

眼症状与病征：①视力逐渐减退，色觉减退，视野不规则缺损；② Marcus Gunn 瞳孔征阳性（瞳孔光传入反应功能缺陷）；③视神经萎缩（在于压迫的时间和轻重与手术治疗的及时与否）。

全身性表现：一般无，还要视颅内损害，影响视神经以外的情况。

诊断：①颅底视神经附近的 X 线 CT扫描；②视功能检查。

治疗：病因治疗，主要为及早对肿瘤施术。

预后：与损害病因性质有关。

**IOL toxication syndrome（人工晶状体毒性综合征）**

别名：无菌性前房蓄脓。

概述：人工晶状体植入眼内后，发生非感染性前房积脓。

病因：人工晶状体的质量欠佳，植入眼内产生一种毒性反应，也可能为一种过敏反应。

据已发表资料主要有以下说法：

1. 环氧乙烷（ethylene oxide，EO）消毒气体残留，特别是毒性更大的次产品，如乙二醇（EO 加水）和 2- 氯乙醇（EO 和含氯化物溶液）更易引起毒性反应（Stark，et al，1980）。

2. 由 EO 破坏的 Gram 阴性细菌所释放的致热原，没有被充分洗除（Stark，et al，1980）。

3. EO 产生的静电吸附灰尘及其他颗粒，没有被过氧化钠洗除（Stark，et al，1980）。

4. 抛光成分含有硅和铝，残留于干包装内（Meltzer，1981）。

5. 致炎物质，如硅、铝、钡等自包装容器溢出（Meltzer，1981）。

6. 湿包装晶状体表面化学变化（Ratner，1981）。

7. 单体含量和释放取决于人工晶状体的质量，与其有关的证据是术后 14～16 天晶状体表面形成巨细胞沉着物（Turkish and Galin，1980）。

8. 因手术创伤及灌注刺激而产生的白细胞反应（亦称白细胞毒性）（Galin，et al，1977）。

9. 尼龙襻水解和剥落形成白细胞抗体产物，并刺激酶活性增强。这些酶激活的化学反应可使尼龙多聚体分解成可溶性小分子，甚至水解 PMMA 的酯侧链（Hessburg，1980）。

10. 复杂的免疫学反应（Galin，et al，1980；Tuberyiller，et al，1982）。

11. γ 射线照射引起平衡盐液内化学成分改变（Galin，1980）

12. 某些质量低劣的 PMMA 晶状体，其襻为含有毒性物质的 PMMMA 铸压而成，可引起严重的反应。这种晶状体的襻不是纯净的 PMMA，而是含有其他物质，这很可能是产生毒性综合征的原因之一（Clayman，1983）。

眼症状与病征：①人工晶状体植入眼内情况；②前房蓄脓，瞳孔光反应迟钝，睫状充血，眼内后部看不清。

主要临床表现：术后数天或数周，突然出现晶状体表面色素性沉着物，及无菌性前房积脓，同时伴有玻璃体混浊。通常眼不痛，充血和结膜水肿极轻。前房水和玻璃体细菌培养为阴性。偶尔伴头晕、头痛和血压增高。

全身性表现：无。

诊断：无细菌感染条件和因素。

治疗：控制刺激反应，激素有效。

预后：反应控制不住者，不良。

**iris dysplasia-hypertelorism-psychomotor retardation syndrome（虹膜发育异常双眼距增宽精神运动阻滞综合征）**

概述：颅骨异常，蝶鞍扩大，虹膜瞳孔异常，还具有 Rieger 综合征的某些常见病征，如角膜虹膜中胚叶的发育不良，牙齿异常等。

病因：常染色体显性遗传，性连环显性遗传也应考虑为可能因素。

眼症状与病征：①眶距过宽；②虹膜实质发育不良，Schwalbe 线明显凸出，虹膜与角膜之间粘连，呈梨形瞳孔。

全身性表现：①颅骨畸形，短头，面部畸形，髋关节脱臼（单侧或双侧）；②智力低下，听力减退，精神运动迟钝，肌张力减退，关节过松弛；③ X 线示蝶鞍扩大，上颌骨发育不良，蜘蛛膜下池与脑室系统扩大。

诊断：① X 线 CT 扫描；②临床病征。

治疗：对症处理。

预后：无颅内继发性病变，不危及生命。

**Irvine 综合征**

别名：Irvine-Gass 综合征，前玻璃膜综合征（anterior mombran vitrea syndrome）。

概述：白内障顺利的摘除术后，2～3 周内视力下降，在于黄斑部出现水肿，囊样变性，严重的可见黄斑裂洞、视网膜脱离。

病因：①玻璃体前膜破裂，玻璃体向前移位，脱离的玻璃体或玻璃体膜与创口粘连，牵引视网膜，发生黄斑水肿（Tolentino 与 Schepans，1965）；②黄斑部与视盘区毛细血管渗透性增加，荧光造影可见明显的渗漏现象，血管渗透性改变为其致病因素（Gass 与 Norton，1966）。组织学检查可见，组织间隙包括细胞在内液体积聚，液体将神经纤维层分开，且见细胞内大量液体积存，黄斑部呈囊样表现；③睫状体炎也可能参与黄斑部囊样变性的发生（此为 Norton 解剖一侧白内障术后黄斑病变 7 个月后因脑血管死亡的病例所见）。

眼症状与病征：①白内障术后眼部情况；②视力减退，可改善，或视力继续下降；③黄斑部囊样水肿，视盘水肿，进行发展出现视神经萎缩，严重者黄斑裂孔，视网膜脱离；④玻璃体前膜破裂，玻璃体手术创口粘连，玻璃体混浊，玻璃体后脱离，玻璃体视网膜牵引；⑤虹膜前牵引，前粘连，瞳孔变形，角膜水肿、变性，继发青光眼；⑥视网膜荧光素造影，黄斑、视盘周边血管渗漏，初针尖状，后扩大呈放射状或花瓣样。

全身性表现：无。

诊断：①临床病征；②眼底荧光素血管造影。

治疗：激素滴眼，筋膜囊腔内或球后注射。

预后：①轻症 2～3 月可恢复；②破坏性明显者，视力难以恢复。

## J

**Jacobs 综合征Ⅰ**

别名：三 X 染色体综合征；XXX 综合征；超女性综合征。

概述：患者表现为性功能异常，颅骨与眼部畸形，智力低下。突出的为三个 X 性染色体和 44 个常染色体。

病因：染色体异常。

眼症状与病征：①眶距过宽；②内眦赘皮，睑裂外眦角低位；③斜视。

全身性表现：①小头畸形，高腭弓，牙齿、牙列异常；②智力低下，精神不健全，言语障碍；③生殖腺发育不全，生殖功能低下，月经异常，痛经，闭经或早停经；④颊部黏膜涂片可见 2 个性染色体。

诊断：①性染色体检查；②临床病征。

治疗：无特殊治疗，对症处理。

预后：不危及生命。

**Jacobs 综合征Ⅱ**

别名：Gopalan 综合征；Jolliffe 综合征；眼口腔阴囊综合征；核黄素缺乏综合征；营养性肢痛综合征；烧伤综合征。

概述：为一种黏膜皮肤综合征，多有严重的肢指趾灼痛。发生于集体生活营养差之环境，如军营、监狱、俘虏营等。如二次世界大战中美国的一个俘虏营内 800 名日俘，食不良大米 6 个月后，有 75% 以上人员发病。有的将 Gopalan 综合征另列。突出肢灼痛，将无肢指趾灼痛者列为 JacodsⅡ。

病因：营养不良维生素 $B_2$ 缺乏，同时与维生素 $B_1$ 缺乏有关，长期应用抗生素或慢性酒精中毒也可为致病因素。

眼症状与病征：①结膜炎（93%）；②角膜炎；③球后视神经炎，视神经萎缩。

全身性表现：①舌炎，口角炎，咽及软腭红斑，口颊黏膜溃疡及线状斑；②阴囊皮炎，阴囊痒，灼痛，溃疡，色素沉着；③肢体灼痛，尤其是双脚灼痛，犹如烧灼，如烧伤样脚；④贫血，眩晕，营养不良，肌无力，腹泻。

诊断：病史与临床病征。

治疗：大量维生素 $B_1$、$B_2$ 补给。

预后：一般良好。

**Jacobsen-Brodwall 综合征**

别名：红细胞生成缺陷眼肾损害综合征。

概述：先天性红细胞生成缺乏，肾发育不全，眼视力障碍，眼内多种损害，并还有听力、牙齿与骨骼异常。

病因：不明。为一种遗传性疾患。

眼症状与病征：①弱视，进行性视力减退直至光感消失；②白内障，玻璃体混浊，青光眼；③黄斑区变性，视网膜出血及渗出物。

全身性表现：①贫血，眩晕，听力障碍；②肾脏发育不全，Henle 襻缺失，腹绞痛，口渴，疲劳，身体衰弱等；③牙齿发育不良，牙齿再吸收，膝外翻，弓形足；④气脑造影示侧脑室与第三脑室扩大，EEG、ERG 异常。

诊断：①血、骨髓检查；②肾功能检查；③ EEG、ERG；④ X 线 CT 扫描。

治疗：无特效疗法，对症处理。

预后：视力丧失不易恢复。血、肾异常可危及生命。

**Jacod 综合征**

别名：Nagri-Jacod 综合征；岩蝶间隙综合征；Jacod 三联征；岩蝶交叉综合征。

概述：三特征为：①完全性眼肌麻痹；②视束损害性单眼黑矇；③三叉神经痛。

病因：原发性或转移性肿瘤位于并侵犯中颅窝，邻近海绵窦延伸到圆孔、卵圆孔及眶上裂。损害主要在颞骨岩部与蝶骨之间，第 2～6 脑神经功能完全丧失。最多见的为鼻咽癌的转移。

眼症状与病征：①单侧眼全眼肌麻痹，黑矇及眼神经痛；②视束损害，视神经萎缩。

全身性表现：①单侧或双侧淋巴结肿大；②单侧三叉神经痛；③耳聋，腭麻痹；④鼻咽部肿瘤。

诊断：① X 线 CT 扫描；②气脑造影，组织活检。

治疗：放射线（深 X 线）。

预后：极不良。

**Jadassohn-Lewandowsky 综合征**

别名：先天性指趾甲肥厚综合征。

概述：特征为指趾甲肥厚，手脚皮肤角化，口腔黏膜白斑及角膜角化不良。因为该综合征临床并不同时存在，或不能完全见到，故而又分为三型：Ⅰ型对称性手脚角化和体表毛囊角化；Ⅱ型为Ⅰ型加口黏膜白斑；Ⅲ型为Ⅰ型加角膜病变。病理检查见，皮肤增厚，角化的残屑阻塞毛囊与汗腺导管。口腔黏膜细胞内空泡及不完全角化。双性发病，出生即显或婴儿早期发展。

病因：常染色体显性遗传，外显率低。

眼症状与病征：①角膜角化不良，不全角化；②视力障碍；③白内障。

全身性表现：①指趾甲增厚、楔状、横向弯曲，变硬突起，色棕黄。易发炎，可剥脱；②掌足皮肤角化，多汗，皮肤水疱（暖季易感染），肘、腘、膝和臂部皮肤显小泡样丘疹，中心角化；③毛发营养不良，脱发，秃发；④口腔黏膜白斑，咽喉黏膜增厚，声音嘶哑，鼻黏膜与耳鼓膜肥厚。

诊断：①临床病征；②组织活检。

治疗：无特效疗法，保护性对症处理。注意白斑恶化。

预后：缓慢发展，甲脱可再生。

**Jensen 综合征Ⅰ**

别名：邻视盘视网膜脉络膜炎

概述：为一种特殊视网膜脉络膜炎，主要表现为：①贴近视盘表现为圆形或卵圆形灰白渗出物斑块，数目一个或多个；②视野缺损与生理盲点相连，视力减退；③视盘与视网膜血管不受损害。该综合征不同于 Bourneville 综合征，无皮肤与精神神经病征。也不同于 von Recklinghausen 综合征，无肿瘤及骨骼变化。

病因：不明。

眼症状与病征：①视力减退；②视野缺损，中心暗点扩大；③视盘邻近渗出物；④眼底荧光血管造影视网膜血管无损害；⑤可见玻璃体混浊。

全身性表现：可伴有某些病灶性疾患。

诊断：①临床病征；②眼底荧光血管造影。

治疗：肾上腺皮质激素，扩张血管剂与活血化瘀剂。

预后：病程数周数年多年不等，预后良好。

**Jensen 综合征Ⅱ**

别名：软骨皮肤角膜营养不良综合征。

概述：手脚骨软骨畸形，皮肤黄色瘤样损害，以及角膜混浊。两性发病，初生正常，1～2 岁发病。

病因：不明。

眼症状与病征：①双眼角膜中心或周边混浊；②病理检查，可见大的圆的或拉长的含空泡的细胞。

全身性表现：①手脚骨软骨畸形，骨化缺陷影响长短骨，肌腱痉挛，关节半脱位；②皮肤散在黄色瘤样小硬结（真皮内有含空泡的大的圆的或拉长的细胞，有淋巴间隙的浓厚的结缔组织）。

诊断：① X 线骨骼摄影；②皮肤活检。

治疗：矫正畸形。

预后：慢性进行性发展。

**Johnson 综合征**

别名：粘连综合征；外直肌粘连综合征；外直肌上直肌假性麻痹综合征。

概述：由于先天性眼外肌发育异常，而在临床表现为眼肌麻痹样假象，最常见的为上直肌、外直肌与上斜肌粘连。由于眼肌的异位，于是有倾斜头位。多在 3 岁以内发现，也有在 3～5 岁或更大些。

病因：先天性眼肌发育异常。

眼症状与病征：①上直肌与上斜肌鞘膜间有粘连致眼球向上运动受限，若此二肌粘连在交叉之前，向下运动也受限，于是有代偿性偏歪头向；②外直肌与下斜肌鞘粘连，示眼外展受限；好似外直肌麻痹；③也有上斜肌与内直肌粘连者。

全身性表现：代偿性偏头位。

诊断：眼肌功能试验区分各眼肌功能。

治疗：粘连部分分离功能重建手术。

预后：轻症不治可自愈，重者手术方可消除症状。

## K

**Kahler-Bozzolo综合征**

别名：Huppert综合征；McIntyre综合征；von Rustitski综合征；多发性骨髓瘤综合征；多发性浆细胞瘤性骨髓瘤。

概述：为一种骨髓的原发性恶性肿瘤，具有骨痛、渐进性恶病质与尿中Bence-Jones蛋白体三特征。Bence-Jones蛋白为尿内含轻链二聚体蛋白，在45～50℃凝聚，沸点时部分或全部溶解。检查方法之表现称Bence-Jones反应。男性多发病，常在50岁以后发病。好发于扁骨，也可发病于长骨。

病理检查：骨壁菲薄，骨皮质可再吸收，髓质呈红色胶质样物质。镜检见浆细胞与出血。肾脏示典型肾炎。肝脾与诸器官见类淀粉样物质沉积（10%）。

病因：不明，近认为是控制免疫球蛋白合成的基因突变。发病起源于骨髓的原始网状组织，也可发生于骨外组织。

眼症状与病征：①眼眶壁增厚；②眼球突出。

全身性表现：①虚弱，无力，厌食，体重减轻；②骨痛，为游走性与间歇性，常见背痛，次为胸痛与肢体痛。而后该区骨肿大，或（和）同时发生骨折；③肝大，少有脾肿大，贫血，血钙增高，球蛋白增加，球白蛋白比例倒置，尿中Bence-Jones蛋白反应阳性，红细胞沉降率加快，最后可呈现恶病质。

诊断：①血尿骨髓检查；②扁长骨X线摄影。

治疗：①环磷酰胺或美法仑；②ACTH与激素；③输血。

预后：不佳；死于发病数月至数年乃至10年；局部手术或放射治疗偶见治愈。

**Kallmann综合征**

别名：促性腺激素分泌不足性腺功能减退嗅觉缺失综合征。

概述：性腺分泌功能不良，性成熟障碍，性征减退，并发嗅觉缺失。

病因：不明；家族性发病，下丘脑功能障碍，嗅泡缺陷，垂体激素分泌不足。有做动物实验摘除嗅泡，则导致性腺萎缩。说明嗅觉气味与性发育有密切关系。

眼症状与病征：可能有色盲。

全身性表现：①性成熟不能；②第1、2性征欠缺或减退；③嗅觉丧失；④第4掌骨短小；⑤高血压；⑥精神障碍。

诊断：①临床病征；②性功能与嗅功能检查。

治疗：性激素治疗。

预后：对生命无威胁。

**Kandori综合征**

别名：Kandori视网膜斑点综合征；斑点视网膜病变。

概述：表现为视网膜三特征：①黄色斑点；②胶样体或玻璃疣；③白点，血管造影提示视网膜色素上皮局灶病变。青年发病，也有早在10岁者，一般在25岁左右。具家族性。

病因：家族遗传。

眼症状与病征：①眼底散在视网膜三病征（如前述）；②周边视功能略差，轻度暗适应障碍，EOG异常，血管造影病变处可见荧光斑，视网膜无色素斑，血管正常，视力视野正常。

全身性表现：无

诊断：①临床病征；②EOG、荧光素血管造影。

治疗：无特殊治疗。

**Kartagener综合征**

别名：鼻窦炎支气管炎内脏反位综合征；Kartagener三联征。

概述：内脏发育生长在常人的相反部位，鼻窦炎以及慢性支气管炎，构成本综合的三主征。大部（90%）发病于早年婴儿和15岁的幼年时期。

病因：不明；为常染体隐性遗传，偶有显性遗传，有人认为发病系先天与生后获得疾患的混合。

眼症状与病征：①结膜黑色素沉着病，半月皱襞肥厚；②虹膜脉络膜缺损，角膜白斑，白内障，青光眼，近视；③视网膜血管扩张弯曲，视网膜色素变性，假性视盘炎，视盘膜。

全身性表现：①呼吸困难，含痰咳嗽，支气管扩张，慢性支气管炎，呼吸道反复感染，肺炎，呼吸道分泌物清除困难；②鼻窦炎，鼻窦发育不全，鼻息肉，中耳炎，鼻音语言，传达性耳聋，聋哑；③完全性内脏反位，心音在右侧，肝浊音在左侧，脑积水，智力差，心脏病，唇裂，肋间骨性结合，脊柱裂，多指（趾）。

诊断：①颅、胸X线CT扫描；②ECG、EEG、ERG；③痰培养细菌检查；④婴儿免疫球蛋白暂时性缺乏。

治疗：①抗炎治疗；②如适应手术，可施肺叶切除术。

预后：相对较好，患儿死于心力衰竭或并发感染。

**Kasabach-Merritt综合征**

别名：毛细血管瘤合并血小板减少性紫癜综合征。

概述：血小板减少，骨髓未成熟巨核细胞，纤维蛋白溶解活性增加，以及大的毛细血管瘤，导致婴儿全身性多发性出血。

病因：①血管瘤引起血小板分离与血小板缺乏；②与外伤、内分泌功能障碍、药物中毒或过敏反应有关。

眼症状与病征：①眶内球后出血，眼球突出，眼睑皮下出血，结膜下出血；②视网膜出血，脉络膜出血，玻璃体积血，玻璃体混浊。

全身性表现：①全身性巨大血管瘤，毛细血管瘤，组织、皮下及黏膜出血；②脾源性贫血；③血小板减少，出凝血时间延长，骨髓内不成熟多核巨细胞增多，纤维蛋白溶解活性增加，毛细血管瘤内可检出血小板栓子。

诊断：①血、骨髓检查；②注射 $^{51}Cr$（铬）标记血小板在肿瘤内的集聚程度。

治疗：X线或镭射线治疗肿瘤。

预后：破坏肿瘤，血小板恢复正常，可愈。

**Kaufman综合征**

别名：Franceschetti 角膜营养障碍；上皮糜烂综合征；伤后或后发疱疹性角膜炎；后发性疱疹性角膜炎。

概述：常见于单纯疱疹病毒感染后数周或数月，角膜上皮复发性糜烂，造成形状不规则的上皮剥脱，角膜实质层不水肿或极轻微，在角膜新生上皮基膜与 Bowman 膜之间的贴附力缺失，其间有水分存积，上皮层固着不牢容易脱落，且无树枝状较深层溃疡形成。

病因：角膜受伤害以前，上皮基础已遭破坏（伤害包括病毒、化学伤、异物等）；或为家族遗传性形成的常染色体显性遗传。

眼症状与病征：①晨起睁眼即感疼痛，后渐减轻；②角膜上皮糜烂剥脱，呈卵圆形区域或不规则，一般不侵犯实质层，偶有深层轻微水肿。上皮生长后，即使日常的瞬目活动，也可使上皮剥脱。

全身性表现：①轻度发热；②偶见皮肤疱疹。

诊断：①临床病征；②病毒培养阴性。

治疗：点滑润保护剂或肾上腺皮质激素，化学剂腐蚀、抗生素无效。

预后：良好，通过保护治疗，随年龄增长而改善。

**Kearns综合征**

别名：Kearns-Sayre 综合征；Barnard-Scholz 综合征；眼肌麻痹视网膜变性综合征。

概述：特点为眼肌进行性麻痹、视网膜色素变性，心脏、听力异常，神经、骨骼病变。脑脊液蛋白增加，肌肉超微结构检查，见类脂质小滴积聚，线粒体异常。

病因：不明。

眼症与病征：①眼外肌麻痹，完全或不完全性，发展最后全部眼外肌麻痹；②上睑下垂，眼睑诸肌无力，斜视；③视网膜色素变性。

全身性表现：①智力低下，小脑性共济失调，周围神经病变，性发育障碍；②面、颈与肩肌损害，进行性肌营养不良，肌无力，骨骼异常，偶见侏儒；③心脏疾患及传导阻滞，前庭损害耳聋，发音与咽下困难。

诊断：① EOG、EEG、ECG 及 ERG；② X 线 CT 扫描；③脑脊液、肌组织电镜检查。

治疗：无特效疗法，对症处理。

预后：不明。

**Kiloh-Nevin综合征**

别名：眼外肌营养障碍综合征；眼肌病变综合征。

概述：为眼外肌变性而发生的多眼肌麻痹。有人认为系骨外伤所引起，特别指出前臂骨伤或骨折。故有将 Kiloh-Nevin 综合征命名为前骨间神经综合征。

病因：不明；为常染色体显性遗传。可能与骨外伤有关。

眼症状与病征：①上睑下垂，眼轮匝肌无力，双侧或单侧眼肌麻痹；②视网膜色素变性。

全身性表现：①进行性肌营养不良，颜面及咽肌受累；②共济失调；③前臂骨伤或骨折。

诊断：① EMG；② X 线上肢骨摄片。

治疗：对症处理。

预后：若以骨伤为致病因素，预后佳。

**Kimmelstiel-Wilson综合征**

别名：糖尿病性肾小球硬化综合征；毛细血管间肾小球硬化综合征；肾小球透明变性糖尿病综合征；糖尿病高血压肾病综合征。

概述：主征为糖尿病，高血压，毛细血管或毛细血管间肾小球硬化或肾小球透明变性，以及视网膜病变。

病因：不明；毛细血管病变及肾小球损害。

眼症状与病征：①糖尿病性眼外肌麻痹，白内障，青光眼，玻璃体积血；②视网膜毛细血管瘤，出血，渗出物，黄斑区星芒斑，动静脉交叉压迫征，新生血管，结缔组织增殖，视网膜脱离，视盘水肿。

全身性表现：①高血压；②糖尿病性肾病，血尿，糖尿，蛋白尿，NPN 增高，肾衰竭，末梢神经变，昏迷。

诊断：①临床病征；②血尿及肾功能检查；③眼底血管造影，ERG；④分型：以全身性病变分为弥漫型、结节型与渗出型；⑤分期：以眼底病变分期，有四期法，六期法多种，主要病征依然为血管瘤（毛细血管与大血管病变），出血，渗出物，玻璃体积血，增殖性视网膜病变及视网膜脱离，以其病征轻重与繁简而分列。

治疗：①控制血糖：胰岛素或其他降糖药物；②饮食治疗；③胰岛移植；④激光、光凝、冷冻、放射线眼底病变治疗或脑垂体治疗；⑤手术：视网膜脱离复位及其他。

预后：①轻型治疗得当，可改善；②眼底损害明显，肾功能差者，预后不良。

**Kinsbourine 综合征**

别名：跳动眼综合征

概述：眼球不停地上下跳动，有的表现为水平眼震颤，好像眼在跳舞表演。全身也出现肌痉挛性跳动。

病因：病因不明；常见于 1～3 岁幼儿，可能为婴幼儿肌阵挛性脑病，EMG 示单一肌阵挛运动电位，或发作性运动电位。

眼症状与病征：①眼球不规则垂直跳动偏斜，且不协调，有的表现为不规则非持续性侧向眼球震颤；②有时眼睑和眉毛出现抽动。所有的跳动可随活动而加剧。

全身性表现：①头部、躯干和四肢显示痉挛跳动性运动，随活动而加剧；②智力差，烦躁，共济失调，小儿易受伤。

诊断：①临床病征；② EMG。

治疗：对症处理。

预后：有严重外伤或并发症，欠佳。

**Klauder 综合征**

别名：外胚叶开口部糜烂综合征

概述：为一种眼皮肤黏膜综合征，有类似 Stevens-Johnson 综合征之处，但较其病程短，症状轻，无严重的皮肤渗出性多形红斑病变。急性发病，病程 5～6 周可愈。发热，皮肤黏膜起水疱、疱疹，多位于皮肤黏膜接连部位，如口、肛门、阴道口及眼部。

病因：不明。

眼症状与病征：①结膜炎，睑缘炎，结膜下出血；②偶有累及角膜者；③严重病例可致视力丧失。

全身性表现：①急性起病，发热，发冷，头痛，不适；②口腔黏膜疱疹，相继结膜、鼻黏膜、尿道、阴道及肛门发病，充血、水肿、疱疹，并累及皮肤，偶尔见发生肺炎；③躯干、颜面与四肢皮肤病变，初为红斑，而后为丘疹、疱疹，溃疡，出血。

诊断：临床病征。

治疗：① ACTH 和肾上腺皮质激素治疗有效；②抗生素防止合并感染。

预后：一般良好。

**Kleeblattschädel 综合征**

别名：Holtermüller-Wiedemann 综合征；Kleeblattschüdel 三叶草样颅骨综合征；三叶草样颅骨综合征；极度脑积水综合征；先天性脑积水软骨营养障碍综合征；先天性脑积水合并冠状缝人字缝子宫内骨结合。

概述：严重脑积水，颞侧突起明显，表现为三叶草样颅面畸形，眼球脱位，耳位下移，见于婴儿。

病因：不明；由于在子宫内颅骨冠状缝合与人字缝合骨结合，脑脊液阻塞，脑积水。Rh 因子不相容，羊水过多，母方风疹综合征可能为致病因素。

眼症状与病征：①眼球突出，向下脱位，斜视，眼球震颤；②上睑退缩，下睑遮盖角膜下半；③视神经被牵拉，视力明显下降。

全身性表现：①脑积水，特殊三叶形颅面畸形，颞部隆起，双耳低位；②四肢痉挛无力，抽搐，足畸形；③唇裂，脊柱裂，脑膜膨出；④可合并 Arnold-Chiari 综合征的一些病征。

诊断：①头颅四肢 X 线 CT 扫描；②临床病征。

治疗：无特殊疗法。

预后：不良（多有死于子宫内者）。

**Klein 综合征**

别名：虹膜皮肤听觉发育障碍综合征。

概述：表现为虹膜异常，睑裂异常，部分性白化病，以及耳聋与骨发育异常。

病因：显性遗传。

眼症状与病征：①眶距过宽，睑裂狭窄，眉毛过多；②虹膜异色，蓝色巩膜。

全身性表现：①皮肤毛发部分性白化病，多毛，指趾蹼，胸肩腋蹼；②头颅畸形，鼻额角平，下颌后缩，高腭弓，牙齿牙列异常，关节僵化，小骨未分化，肋骨发育不全；③双侧迷路性耳聋。

诊断：①临床病征；② X 线 CT 扫描，电测听。

治疗：进行可能的畸形矫治。

预后：无破坏性，不危及生命。

**Klinefelter 综合征**

别名：Klinefelter-Reifenstein-Albright 综合征；Reifenstein-Albright 综合征；XYZ 综合征；男子女性型乳房无精子综合征；细精管发育不全综合征。

概述：发育障碍的男性表现为女性特征，且可见眼部发育畸形，以及全身性异常。

病因：染色体异常，核型显示 47 个染色体——44 个常染色体和 3 个性染色体，多倍 XXY，其中 2X 染色体来自母方，可能在卵生成期，X 染色体有丝分裂未断离。

眼症状与病征：①无眼畸形，小眼球，斜视，近视，色盲；②睫毛过长，内眦赘皮，睑裂外上斜，双眼眶分离过远；③角膜混浊，虹膜缺损，晶状体混浊。

全身性表现：①睾丸小，男性的女性型乳房发育，去睾体质，女性面貌，不育，无精子或极少精子；②智力差，尺桡骨结合，先天性心脏病，唇裂，腭裂，尿道裂，气管食管瘘，食管闭锁或畸形，甲状腺肿大；③尿中促卵泡成熟激素（FSH）增加，17- 羟、17- 酮正常或减低。

诊断：①尿检 FSH、17- 羟、17- 酮。染色体；②器官功能骨骼检查。

治疗：①可用雄性激素可促第二性征改善；②男子女性乳房可施术整形。

预后：佳，无生育力，不影响寿命。

**Klippel-Feil 综合征**

别名：短颈综合征；先天性蹼颈综合征；先天性骨斜颈综合征；先天性颈胸椎骨结合综合征。

概述：短颈，颈胸椎融合或数目减少，扁后颅枕部，后发际偏低位。可有"镜反像运动"，当一侧肩臂运动时，另一侧也不自主地表现为类似活动，好像照镜时肢体活动，镜内也出现类同活动。

有将其分为三种类型：Ⅰ型：广泛异常，许多椎体结合成为一单体；Ⅱ型：一个或两个颈椎间隙不能分开；Ⅲ型：Ⅰ型或Ⅱ型同时并发腰椎低位异常。

病因：不明；先天性两个或更多椎体融合所致。

眼症状与病征：①内斜视，上斜视，全眼外肌麻痹，水平性眼球震颤；②视网膜脉络膜萎缩；③可并发 Horner 综合征、Duane 综合征。

全身性表现：①后扁头，短颈，斜颈，无痛性颈强直，发际低，好似无颈项；②枕骨发育不良或缺如，颅底扁平，环椎畸形，颈椎脊柱裂，蹼形斜方肌；③双肩胛上移位，圆桶胸，四肢痉挛性无力，镜反像样运动（mirror movements），颈肋，椎骨不全，脊柱侧弯、前、后弯畸形，椎骨结合椎间隙消失；④高腭弓，腭裂，耳聋，面不对称。

诊断：①临床病征；② X 线 CT 骨骼扫描。

治疗：部分畸形可施矫正术。

预后：畸形姿态不危及生命。

**Klippel-Trenaunay-Weber 综合征**

别名：Parkes-Weber 综合征；Ollier-Klippel 综合征；Weber（PF）综合征；Trenaunay 综合征；血管扩张肥大综合征；血管骨肌大综合征；痣疣肥大综合征。

概述：局限于肢体单侧的血管痣，静脉曲张，骨与软组织肥大，上肢较下肢多（60%∶30%），明显的较非病变侧长些，湿度亦高。静脉怒张与骨组织肥大，出生时并不明显，以后数月或数年内发展。眼部表现与 Sturge-Weber 综合征有部分类同之处。

病因：不明；不规则显性遗传，双亲有血缘关系者为隐性遗传；可能为血管壁间质组织薄弱之故。

眼症状与病征：①单眼盲，眼球内陷，眼积水（双侧罕见）；②球结膜毛细血管扩张，虹膜缺损，白内障；③视网膜血管扩张弯曲，脉络膜血管瘤，黄斑区蓝色。

全身性表现：①静脉扩张，血管痣，毛细血管瘤，淋巴管瘤，动静脉血管瘤，动静脉瘘，静脉炎，静脉血栓；②骨骼及软组织肥大，发热、多汗，感觉异常，皮炎，脊柱侧弯。

诊断：① X 线 CT 扫描；②临床病征。

治疗：无特效疗法；部分适合手术治疗。

预后：增大到一定程度，可突然停止，遗留一些畸形，眼损害明显的，视力受到一定的影响。

**Kloepfer 综合征**

别名：智力发育不全少年性痴呆。

概述：智力发育障碍，日晒后皮肤严重水疱，黑矇。两性发病，生后两个月发病，5～6 岁身体停止生长发育，同时皮肤红斑也停止发病。

病因：不明；常染色体隐性遗传，外显率 100%。脑皮质神经细胞消失，皮质下脱髓鞘改变及星状神经胶质增生。还可见铁质沉着与色素变性。

眼症状与病征：进行性视力减退直至全盲。

全身性病征：①智力发育不良，幼稚，进行性发展至痴呆，进行性耳聋；②日晒后红斑、水疱，红皮病。

诊断：①临床病征；② EEG。

治疗：无特效方法。

预后：死于 10～20 岁间。

**Klüver-Bucy 综合征**

别名：颞叶切除行为综合征。

概述：施脑颞叶切除术后，患者表现为记忆减退，精神性失明，食欲及性欲旺盛。

病因：因脑颞叶性癫痫施术切除颞叶者，动物实验也证明此病征。

眼症状与病征：①精神性失明；②无视觉辨识能力，不能辨认亲属与自然界事物。

全身性表现：①记忆力差，感情行为失常，狂怒无恐惧反应；②强烈的舔、咬、嚼及口味辨识能力，食欲强，性欲旺盛。

诊断：手术史，CT 扫描。

治疗：无特殊治疗。

预后：不良。

**Koerber-Salus-Elschnig 综合征**

别名：Sylvius 综合征；Sylvius 导水管综合征；中脑导水管综合征；退缩性眼球震颤综合征。

概述：眼球向任何方向运动，出现退缩性眼球震颤，痉挛性眼球退缩。同时表现为肢体半侧震颤，共济失调。

病因：因新生物、血管病、炎症或寄生虫损害，累及 Sylvius 导水管邻近的灰质而发病。因为损及第三脑室，第四脑室或四叠体，导水管阻塞而发生脑积水及颅内压增高等。

眼症状与病征：①眼活动时眼睑退缩；②眼球退缩；③眼球震颤（向上下注视时，呈垂直性眼球震颤）；④瞳孔反应异常；⑤一过性黑矇。

全身性表现：①头痛、头晕、高血压；② Babinski 征阳性，共济失调，半侧震颤，可能偏瘫。

诊断：① X 线 CT 头颅扫描；②脑血管造影，气脑造影；③磁共振成像检查。

治疗：针对病因处理。

预后：因新生物居多，预后多不佳。

**Kohn-Romano 综合征**

别名：眼睑四联综合征。

概述：主征为眦距增宽，反向内眦赘皮，上睑下垂及睑裂缩小（称四联征）。此外尚有耳畸形及智力障碍等。多见于男性。

病因：为孟德尔显性遗传，完全外显性。

眼症状与病征：①四联征（见前述）；②睑缘延长，倒睫，泪点异常，泪阜半月皱襞发育不良；③小眼球，眼球震颤，眼肌功能障碍，内斜视；④视力减退，可有弱视，小角膜视神经缺损。

全身性表现：①低位耳，耳廓畸形；②高腭弓。

诊断：临床病征。

治疗：矫正可手术之畸形。

预后：畸形不发展。

**Krabbe 综合征（1）***

别名：球样细胞白质营养障碍综合征。

概述：为中枢神经系统（脑干和小脑）脱髓鞘疾患，脱髓鞘区可见球形细胞及巨细胞，细胞内有大量半乳糖脑苷，脾、淋巴结、肺可受累，内囊也常波及。视网膜神经节细胞突脱髓鞘，神经纤维层和节细胞层广泛消失。临床表现为视力障碍，脑神经症状。双性罹病，常在生下一年内发病，以后至成年也有发病。

病因：不明；常染色体隐性遗传，与神经鞘脂类代谢异常有关。导致半乳糖脑苷脂和 β- 半乳糖苷酶缺乏，妨碍髓鞘转化。同时半乳糖脑苷脂积聚在神经内，而形成球形细胞。

眼症与病征：①视力丧失为首发症状。②视束病变，下行性视神经萎缩；③眼球震颤。

全身性表现：①惊厥，耳聋；②肌张力减退，痉挛，瘫痪，挛缩，腱反射异常；③脑脊液蛋白可增高。

诊断：①脑脊液检查；② EEG、ERG、VEP；③ X 线 CT 颅脑扫描；④脑血管造影，气脑造影。

治疗：无特效疗法；对症处理。

预后：不良，目盲，生命维持不了几年。

**Krause 综合征**

别名：Krause-Reese-Blodi 综合征；先天性脑眼发育异常；脑眼综合征；视网膜发育异常。

概述：双眼眼球、视网膜及眼内组织异常，脑组织病变，头面畸形，四肢指趾发育异常。

主要发病在早产儿和多产胎的个别婴儿，常于婴儿出生后显现症状和病征。

病因：不明；神经外胚叶先天性缺陷；与 D 组染色体中的三倍体（13～15 三倍体）、妊娠高血压症与胎盘出血有关。

眼症状与病征：①小眼球，眼球内陷，斜视；②上睑下垂，巩膜萎缩，虹膜萎缩，虹膜前后粘连，眼内出血渗出物，继发青光眼；③晶状体后组织增殖与永存血管膜融合，视网膜、脉络膜与视神经发育异常，视网膜外层增殖，形成皱襞和玫瑰花样团块，也可见视网膜胶质增殖。

全身性表现：①先天性大脑发育不全，脑积水或小头畸形，智力低下；②骨骼发育不全，多指趾，侏儒，四肢畸形，腭裂，唇裂；③内脏异位，内脏异常。

诊断：①临床病征；② X 线 CT 扫描；

治疗：对症处理。

预后：不良，多死于婴儿期。

**Krukenberg 综合征**

别名：Krukenberg 梭（Krukenberg's spindle）；角膜梭形色素病（Corneal spindle melanosis）。

概述：角膜最深层沉着棕色色素呈梭形垂直位，中心区色素浓，梭区外显微镜观察仍可见散在微细色素，色素渐淡，灰色。色素形态可为带形、半月形或不规则。与葡萄膜炎及青光眼有一定关系。

病因：①先天发育异常，胚胎期瞳孔膜与角膜接触，后遗留色素于角膜（Krukenberg）；②后天发病，眼内潜隐葡萄膜变性可为致病因素，多在 10 岁以后发病（近年部分学者病例分析为依据）。按后者见解，对出生后即有病征者不好解释。是否可以有先天因素，后天组织变性而晚发病的可能性。

眼症状与病征：①视力减退；②角膜梭形色素沉着，房水内色素浮游，晶状体囊面色素沉着，前房角色素沉着，Schlemm 管内色素沉积；③可发生色素性青

* Krabbe 综合征（2）为 Sturge-Webor 综合征的别名。

光眼；④可见葡萄膜变性或炎症。

全身性表现：可能有全身性畸形（毛文书例：鞍鼻；童绎等例：双亲血缘联姻）。

诊断：临床病征。

治疗：对症处理。

预后：无葡萄炎、青光眼并发症，预后较佳。

**Kuhnt-Junius综合征**

别名：Kuhnt-Junius病；黄斑盘状变性；老年性圆盘状黄斑部变性。

概述：多发于60岁以后，少数可见于早期老年，特征为黄斑区圆盘样隆起，发生视力障碍，病变发生于视网膜色素上皮层与Bruch膜间，脉络膜出血进入，出血区与脉络膜间结缔组织增殖。Gass（1967）通过眼底血管荧光素造影，将其分为变性前期（黄斑部脉络膜变性）与变性发展期。发展期分四阶段：①浆液性脱离期；②出血期（色素上皮下出血，视网膜下腔积血，视网膜玻璃体积血）；③恢复期（出血与渗出物的变性与吸收，组织变形与色素上皮增殖）；④继发出血与渗出性病变期。双眼发病。

病因：可能为常染色体显性或隐性遗传。

眼症状与病征：①视力减退，视物变形，中心暗点；②黄斑中心凹反光消失，初期外观模糊，后明显全盘状或近盘状隆起；③盘状隆起可高达数屈光度，大小不一，色泽不定，一般暗黄，也可见灰白、灰黄，硬性渗出点，出血斑，色素沉积；④可玻璃体混浊；⑤荧光素眼底血管造影可以分辨各期损害。

全身性表现：无直接有关病征。

诊断：眼底血管荧光造影。

治疗：可试用改善血循环药物。

预后：慢性发展。

**Kussmaul-Maier综合征**

别名：结节性多发性动脉炎综合征；结节性动脉周围炎综合征。

概述：全身性广泛发生动脉炎、动脉周围炎，皮肤斑疹皮下结节，发热、出血及恶病质，心肾脑病变，高血压，以及血尿病变。常伴发Raynaud现象，较严重。男女发病，男性较多为2.4∶1。

病因：特发性，属自身免疫性胶原性疾患。

眼症状与病征：①视力障碍，偏盲，眼肌麻痹；②视网膜血管周围炎，视网膜血管阻塞，视网膜高血压病变，视网膜脱离；③葡萄膜炎，脉络膜萎缩，视盘水肿，视神经萎缩。

全身性表现：①皮肤损害（25%），各种皮疹，红斑，紫癜，溃疡，皮下结节；②疼痛或压痛：皮肤损害区、肌肉、关节、腹部及咽峡部；③发热，消瘦，体重减轻，出血，恶病质，水肿（50%）；④血管阻塞，Raynaud现象，急性坏死；⑤高血压（67%），心脏功能不全，主动脉炎，心包炎，心动过速（与发热不相符）；⑥肾炎，多发性神经炎，急性脑症状，惊厥，偏瘫；⑦可有呼吸道感染或药物过敏反应；⑧贫血，中心多核白细胞增多，嗜酸性粒细胞增多（75%），红细胞沉降率增快，γ球蛋白增高，血尿素氮高；⑨尿内有蛋白、红细胞与管型。

诊断：①检血、尿；②结节与肌肉活检。

治疗：ACTH与皮质激素应用有效，酌情用抗生素。

预后：较差，皮肤损害轻者较佳，肾损害明显者不佳。

**Kwashiorkor综合征**

别名：M'Bwaki综合征；低蛋白血症综合征；营养不良综合征；恶性营养不良综合征；多种缺陷综合征；低能儿综合征；“断奶”综合征。

概述：临床表现为明显的营养不良，角膜混浊、软化，身体消瘦，肌肉萎缩。多发生于4个月至5岁间的婴幼儿，营养条件差的地区，尤其是人工喂养的小儿。因为蛋白质缺乏或吸收困难，而表现为贫血，低蛋白血症。脂肪并不缺乏，于是发生脂肪肝、胰萎缩等。因为营养不良，影响发育生长，小儿表现异常，显而易见。

病因：营养不良缺乏蛋白质，或蛋白质吸收障碍。

眼症状与病征：①结膜角膜光泽消失，水肿肥厚，肥皂沫样黏稠分泌物粘于结膜上；②角膜混浊、软化，组织剥脱，形成溃疡；③严重者，发生角膜穿孔，眼内炎，视力高度障碍。

全身性表现：①全身水肿，厌食，呕吐，腹泻，消瘦，肝脾肿大，肌肉萎缩；②毛发稀疏，色淡，皮肤脱屑，脱屑性皮炎，色素沉着或色素异常；③表情淡漠，易激动；④贫血，低蛋白血症。

诊断：①临床病征；②血液检查。

治疗：高蛋白质饮食，多种维生素。

预后：经治疗可好转，不及时治疗将死亡。

## L

**Lafora病**

别名：肌阵挛性“Lafora体型”癫痫；Lafora体病。

概述：特征为肌阵挛性癫痫，在有些神经节及轴内可见Lafora体（为细胞质内的包涵体，类似植物淀粉颗粒）。

病因：不明；常染色体隐性遗传，乃糖蛋白、酸性黏多糖代谢异常。

眼症状与病征：①皮质性黑矇；②视网膜神经节细胞内可见Lafora体。

全身性表现：①肌阵挛，共济失调，癫痫，进行性痴呆；②构音困难；③血黏蛋白减少，脊髓神经轴索内可见 Lafora 体。

诊断：① EEG、EOG、EMG、ERG 及 VEP；②血液检查。

治疗：对症处理。

预后：发病后 2～10 年死亡。

**Landouzy-Dejerine 综合征**

别名：面肩胛臂营养障碍综合征；肩胛臂营养障碍综合征；FSH 轻度限制营养障碍综合征。

概述：特征为肩面肌肉功能异常，首发症状为肩胛肌无力，面肌无力，自上而下影响到骨盆及四肢肌肉，甚至影响内脏肌肉。发病在 12～14 岁间，迟发者可在 30～40 岁间。男女同样发病。

病因：不明；为常染色体显性遗传，呈孟德尔遗传方式；也有报告隐性遗传与性连锁有关者。成年肌红蛋白增加，儿童型减少。

眼症状与病征：睑裂闭合无力，不能闭合。

全身性表现：①面肌无力表现为无表情的特殊面孔；②口吸吮、鼓气和吹口哨困难或不能；③双上肢抬举困难，常高抬不能高过头高水平线；④腹骨盆肌及下肢无力；⑤肌肉活组织检查可见肌纤维肿胀、横纹消失，肌膜细胞核增加，肌内膜胶原蛋白与脂肪增加，肌萎缩；⑥有机酸尿，肌酸酐减少。

诊断：① EMG；②血尿检查。

治疗：无特效疗法；维持活动功能，防心力衰竭。

预后：虽可维持生命，以晚期全身无力为患。

**Lanzieri 综合征**

别名：颅面畸形无腓骨综合征。

概述：头颅发育异常，侏儒，小眼球，以及生下即无腓骨。

病因：发育异常。

眼症状与病征：①小眼球，无眼球；②虹膜缺损，先天性白内障；③视网膜脉络膜缺损，视神经缺损。

全身性表现：①头颅发育障碍，颅面畸形，侏儒；②先天性无腓骨、跖骨与跗骨；③牙齿异常，皮肤萎缩及多毛症。

诊断：① X 线 CT 扫描；② B 型超声软组织病变扫描。

治疗：施可能实施的手术。

预后：畸形不发展，不危及生命。

**Launois 综合征**

别名：Launois-Cleret 综合征；Neurath-Cushing 综合征；伴垂体功能减退的巨人症；巨大畸形综合征；垂体巨大畸形综合征；原发性垂体性巨大症；肥胖生殖性营养障碍 - 巨人症。

概述：特点为脑垂体内分泌异常，自青春期发育增长迅速，躯干肢体肥大，肢端巨大，且智力较差。有将其分为两个类型，其一命名为 Launois 综合征，主诉其脑垂体功能减退与巨大畸形，另一命名 Launois-Cléret 综合征，述及童年肥胖，生殖器发育障碍，有近似 Fröhlich 综合征。其实为一个综合征，本文不再分述。

病因：特发性，或因不染色腺瘤、颅咽管瘤，伴促性腺激素、促甲状腺激素与促肾上腺皮质激素减少，生长激素分泌增多。

眼症状与病征：①视野缺损；②视盘部分色淡，视神经萎缩。

全身性表现：①颅骨增大，额骨前突，蝶鞍扩大；②躯体高大，四肢及肢端肥大；骨骺脱离；③性器官发育不良，小阴茎、小睾丸及类无睾征，高音调，阳痿，无性欲，皮肤细白光滑，女性皮肤多毛，性功能差；④智力差，头痛，无力，出汗；⑤性激素，促甲状腺激素及促肾上腺激素减少。

诊断：①激素检测；② X 线 CT 扫描。

治疗：①激素治疗有效；②新生物施术或放射线照射。

预后：依病因不同而有异，已形成的畸形不能消退。

**Laurence-Moon-Bardet-Biedl 综合征**

别名：Laurence-Moon-Biedl 综合征；LMBB 综合征；Bardet-Biedl 综合征；Biedl 综合征。视网膜色素变性多指趾肥胖生殖器异常综合征。

概述：主要特征为视网膜色素变性，肥胖，多指趾，性器官发育不良，智力不足。男女均可发病，但以男性为多，发病见于儿童期。男性出现女性乳房，无精子或少精子；女性出现乳房不发育，无月经。

病因：不明；为染色体异常的遗传性疾患，有人认为系一个常染色体显性基因与一个性染色体隐性基因相结合，或两个基因在同一个染色体上，对胚胎早期发育有影响，近亲姻缘发病率 25%～40%；可能与间脑、视丘下部和视网膜神经上皮营养不足有关。

眼症状与病征：①视网膜色素变性，骨细胞样色素沉积，视网膜血管窄细，黄斑部变性，视盘蜡黄白色，视神经萎缩，脉络膜萎缩，视网膜视杆与视锥细胞功能紊乱，ERG 示波幅下降或消匿；②进行性视力减退，夜盲，远视或近视（很少有正视），视野缩小或环形暗点；③小眼球，眼球震颤，斜视，眼肌麻痹，圆锥角膜，虹膜缺损，白内障，青光眼，内眦赘皮，上睑下垂。

全身性表现：①肥胖，智力低下，性器官与性功能异常，男性女体型，乳房及臀部肥大，睾丸小或不下降，小阴茎，无精子或少精子，阳痿。女性乳腺不发育或发育不良，闭经，性腺分泌功能障碍，甲状腺功能不全，代谢功能差；②先天性心脏病，侏儒，头颅畸形，小头或尖头畸形，聋哑，尿崩症，脱发或多毛，肛门尿道畸形，多指趾，膝外翻，舞蹈病，共济失调。

诊断：①临床病征；② ERG、EEG、ECG；③ X 线 CT 头颅骨骼扫描；④行内分泌及染色体检查。

治疗：无特效治疗，按国内发病治疗可用性激素、番木碱等。

预后：①早期婴儿易感染，病死率高；②成人视力减退为进行性，若不停止，可达全盲；③先天畸形多无变化。

**Leber 综合征**

别名：遗传性视神经萎缩综合征；视神经萎缩黑矇垂体病变综合征；家族性遗传性视神经萎缩。

概述：特征为对称性视神经萎缩，眼底三特征为视盘周围：①小血管病变；②假性水肿；③荧光素血管造影不显色。与家族遗传有关，非先天性出生即显神经萎缩。发病在青春期、哺乳期和停经期，多在 20～30 岁间出现症状，而 6 岁以前与 60 岁以后发病者少见。男女皆可罹患，据资料，欧洲人 80% 为男性，日本人 70% 为女性，国内病例近于男女各半，男性偏多。

病因：不明；家族性遗传，与性连锁隐性遗传有一定可能性；可能为炎症影响或毒素代谢紊乱，或硫氰酸酶活性异常，发生氰化物代谢异常，也可能与吸烟有关。

眼症状与病征：①进行性视力减退，至完全失明者少，可在一段时间后停顿下来。视野中心暗点或旁中心缺损（15～40），色觉多有障碍，色盲或色弱；②视盘肿胀、水肿、出血及周围病变，视神经萎缩。视网膜出血、水肿、渗出物与血管鞘。

全身性表现：①头痛，眩晕，耳鸣，耳聋，智力差，惊厥，癫痫，共济失调；②蝶鞍脑垂体病变，X 线 CT 扫描显蝶鞍病变。

诊断：①头颅 X 线 CT 扫描；②眼底荧光造影；③ EEC、ERG、VEP；④脑脊液，血尿检查。

治疗：①无特效治疗；②病因解除；③对症处理。

预后：视力高度障碍。

**Leber tapetoretinal dystrophy syndrome（Leber 花毯样视网膜营养障碍综合征）**

别名：先天性黑矇综合征；视网膜发育不全综合征；视网膜生活力缺损综合征；色素性视网膜变性合并先天性黑矇综合征；视网膜视神经上皮发育不全综合征。

概述：特点为视网膜血管、色素、黄斑病变，显示黑色、红色、黄棕色、灰色，以及椒盐样斑点，表现为一幅花毯样视网膜图案。最多的发病年龄为童年，一般发病自少年中期至 30 岁。

病因：家族性常染色体隐性遗传，近亲姻缘多见。

眼症状与病征：①视网膜色素变性，椒盐斑点或典型骨细胞样色素斑点，视网膜动脉窄细（67%），黄斑区损害表现为黄棕或灰色（20%），视网膜灰色萎缩损害，偶见视盘苍白（视神经萎缩）；②眼球内陷，眼球震颤，眼外直肌与上直肌麻痹，圆锥角膜，白内障；③视力减退（95%），ERG 系熄灭现象占 92%，余显示反应减弱。

全身性表现：①小脑畸形，智力低下，聋哑；②先天愚型面容，EEG 异常（33%）。

诊断：①临床病征；② ERG、EEG；③ X 线 CT 颅脑扫描。

治疗：无特效疗法，对症处理。

预后：视力障碍难以改善。

**left-sided syndrome（左侧位综合征）**

别名：左侧无力血压变异视神经萎缩综合征。

概述：病征主要出现在左侧。

病因：可能为一种特殊的动脉硬化分布或为一种不明确的脑功能紊乱（Weatherby、Wiley）。长期喝酒可能为一危害因素。

眼症状与病征：①左侧视神经萎缩；②视野缩小（管状视力）。

全身性表现：①左侧肢体无力，以左上臂与左腿最明显，右侧面部肌肉与舌之左侧轻度无力，均在活动以后加重；②左侧肢动脉血压消失（听不出）；③蹒跚步态，活动后易向左侧倾倒，深反射较对侧敏感或相同。④全身性动脉硬化，肾功能不良（肾衰），胸腔内肿瘤、动脉瘤，主动脉窄狭血压变异。

诊断：① X 线、CT、超声波检查；② ECG、ERG、EEG、EOG。

治疗：①尚无特效疗法；②可能的原因病治疗；③对症处理。

预后：较差。

**Legg-Calve-Perthes 综合征**

别名：Legg 综合征；Calve-Perthes 综合征；Perthes 综合征；扁平髋关节综合征；股骨头骨骺骨软骨病综合征；特发性假性髋关节痛综合征；股骨头无菌性坏死综合征；青少年变形性髋关节骨软骨炎综合征。

概述：突然或渐渐发病，发病年龄在 6～12 岁间。开始髋关节中等度疼痛，以后该下肢活动受限，渐发展严重。

病因：骨化中心特发性缺血，外伤，偶见合并 Herrik 综合征（镰状细胞贫血），可能与黏多糖类物质代谢障碍有关，也可能与中胚叶发育障碍有关。

眼症状与病征：①前房角发育异常，梳状韧带残留，虹膜根部发育不良，不规则附着；睫状体异常；②可有血管发育异常。

全身性病征：①髋部压痛；②髋部肌痉挛，最后肌萎缩，腿短，跛行；③ESR 轻度增快，X 线见骨骺碎裂，骨吸收、硬化，骨下切迹，关节粗糙不规则。

诊断：① ESR；②髋部 X 线摄像。

治疗：卧床休息，相对限制（固定）2～3 年。

预后：经过自我限制持续数年后，可部分治愈遗留畸形。30% 完全治愈，30% 基本正常，25% 尚有疼痛，活动受限。

**Leigh 综合征**

别名：亚急性坏死性脑脊髓病变综合征；婴儿性亚急性坏死性脑病变综合征。

概述：表现为明显的神经、精神体征，眼神经病变也显而易见。两性均可罹患，常在婴儿期发病，在幼婴为急性型；较大婴儿发病者为亚急性型；若在青少年发病，则呈慢性病程。

病因：不明；可能为常染色体隐性遗传，与先天性不明原因的代谢障碍有关。脑干被盖部对称性受累，可见脱髓鞘、坏死与毛细血管增殖，灰白质均受损。

眼症状与病征：①眼球震颤，分离性眼球运动，眼球摆动或跳动，眼肌麻痹，眼球内斜或外斜；②视力障碍，可无光感（皮质盲），中心暗点，半视野，下行性视神经萎缩；③上睑下垂瞳孔散大或缩小，麻痹性角膜炎。

全身性表现：①进行性智力减退，精神运动性痴呆，嗜睡，全身无力，呼吸与吞咽困难，高热，反复感染，肺炎，耳聋；②四肢轻度痉挛，运动失调，肌张力低或无反射，偏瘫，共济失调；③血清乳酸盐与 / 或血清焦葡萄酸盐增加，血中 α- 酮戊二酸盐及氨基酸尿含量增加，脑脊液蛋白增加，血白细胞增加。

诊断：① EEG、ERG、EOG；②血、脑脊液检查。

治疗：无特效疗法，对症处理。

预后：不良，多在发病数月至一年内死亡。

**Lenoble-Aubineau 综合征**

别名：眼球震颤肌阵挛综合征。

概述：特征为先天性眼球震颤，视网膜色素变性，肢体与躯干肌阵挛性运动，寒冷或敲击压迫等机械刺激时，症状加重。多发于出生后早年，男性较多。

病因：不明；为家族遗传性疾患，常为单纯性隐性遗传。脑膜血管与胶质改变。

眼症状与病征：①眼球震颤；②视网膜色素变性。

全身性表现：①全身性肌阵挛；②小脑性运动失调；③反射亢进；④偶见尿道下裂，牙齿异常，局部水肿，血管舒缩紊乱。

诊断：①临床病征；② EEG、EMG、ERG。

治疗：无特效疗法，对症处理。

预后：不易治愈，但不发展。

**Lèri 综合征**

别名：Léri 病；Lèri 型脆性骨质硬化综合征；过度骨化综合征；腕管综合征。

概述：由于长骨骨骺过早骨化，骨发育异常，多发于一肢，于是一肢缩短，导致为不相称的侏儒，其骨质增殖在近骨端呈不规则增厚，犹如蜡烛燃烧之贴干流油凝固，又称烛泪样骨质增生综合征。因骨质异常，正中神经常受压迫，显示腕中缺陷损害凹陷如管道，故也称腕管（或隧道）综合征。该综合征还有眼与皮肤等损害。两性发病，多发于早期婴儿，精神常为正常发育，也有个别精神减退者。

病因：常染色体显性遗传；先天性骨营养障碍，长骨骨骺过早骨化；也有人认为与细菌寄生虫感染有关。

眼症状与病征：①眼睑肥厚，弥漫性角膜混浊，白内障；②小眼球或无眼球，眼球运动麻痹，斜视。

全身性表现：①患侧骨钝痛，活动后加剧，休息后减轻，可有精神萎靡；②关节畸形，不相称性侏儒；③腕管病征，肢体半屈位，指趾骨间关节挛缩，大指趾异常；④先天愚型面容，皮肤异常；⑤病理所见病变，骨质增厚，关节畸形，关节囊收缩。关节囊为质厚的纤维软骨组织充填而无弹力纤维。

诊断：① X线 CT 扫描；② EOG、EEG。

治疗：并发症可施术矫正。

预后：对生命无威胁。

**Lermoyez 综合征**

别名：耳鸣耳聋眩晕综合征。

概述：发病时耳鸣耳聋，相继发生眩晕。当眩晕发展达高点时，耳鸣与耳聋反而减轻或消失。此与 Meniere 综合征的眩晕相继耳鸣耳聋程度恰恰相反，此为该综合征的特点，还表现为过敏性体征。有人认为系 Meniere 综合征的特殊型。发病在 20～40 岁间。

病因：迷路动脉痉挛；过敏反应；当前庭病损达到极点时，听敏度改善。耳蜗与球囊的内淋巴压力和椭圆囊及半规管的内淋巴压力出现不平稳，Best 瓣膜在发病时被压迫关闭，从而导致本系统的两部分功能的脱节，耳蜗侧的淋巴压力通过内淋巴囊而达平衡，于是听力发生改善。

眼症状与病征：眼球震颤背向病变前庭系统的对侧或张力增长的一侧。

全身性表现：①耳鸣、耳聋、眩晕（前后发病程序不一致，相反）；②恶心、呕吐，出汗；③过敏反应，如荨麻疹（有时此症状先出现）。

诊断：临床病征，耳电测听、眼震电描记术（ENG）。

治疗：①避免精神刺激；②低盐饮食，限制饮水；③抗过敏药物、烟酸、维生素 $B_1$ $B_2$；④必需时可施术。

预后：良好；可恢复健康，症状消失。

**Letterer-Siwe 综合征**

别名：Siwe 综合征；Letterer-Siwe 病；急性组织细胞病；网状内皮细胞增殖病；非类脂组织细胞增多病；非脂质性网状内皮细胞增殖综合征；儿童型系统性网状内皮细胞增殖综合征；ABT-Letterer 综合征。

概述：由骨骼病变，皮肤损害，肝脾肿大，淋巴结病变，贫血，以及有出血倾向组成的一种综合征。多发病于 3 岁以前幼儿，也偶有发病晚些至青少年，起病急，发病快。

病因：不明；与家族遗传有关。病理检查肝、脾、肺、骨髓、皮肤与眼部，均示组织细胞和嗜酸性粒细胞浸润。

眼症状与病征：①眼球突出（眶内组织细胞增殖），也可见眼球震颤；②角膜混浊，角膜溃疡，巩膜增厚；③前房积血，葡萄膜损害，脉络膜炎性肥厚，视网膜继发性脱离。

全身性表现：①低热，疲劳，厌食，消瘦；②骨骼坏死性病变，特别以颅盖骨为著；③皮肤水肿，皮肤黄棕色丘疹，边缘红色而中心黄色，皮肤皱褶处湿润糜烂，皮肤瘀斑及紫癜；④贫血，肝脾及淋巴结肿大，牙龈水肿增厚，中耳炎，诸内脏病变，有出血倾向；⑤血白细胞增多，血小板减少（组织细胞增殖，犹如全身性网状细胞肉瘤）。

诊断：①血、尿及肝功能；② X 线 CT 骨骼（尤其颅骨）扫描；③皮肤损害活检。

治疗：肾上腺皮质激素，长春碱（vinblastine）

预后：不良；急性型很快死亡；经治疗或可生存数月至数年。

**Lewis 综合征**

别名：Lewis 结节状匍行性梅毒疹。

概述：为眼、鼻和耳部受侵犯的梅毒性病变，临床表现有类似寻常性狼疮之处，检诊宜加鉴别。

病因：梅毒感染。

眼症状与病征：①眼睑皮疹，常损及下睑；②泪点、泪小管浸润，结膜结节、溃疡；③角膜溃疡，类似结核性肉芽肿；④葡萄膜受累，虹膜睫状体炎。

全身性表现：①鼻、耳、口腔皮肤黏膜交界处表现为皮疹与溃疡；②四肢、躯干与面部表现为类似的皮肤疹；③血 VDRL、USR 试验阳性。

诊断：血 VDRL、USR 试验。

治疗：①驱梅治疗；②大量青霉素类应用；③对症处理。

预后：无主要器官并发症，预后较好。

**Lignac-Fanconi 综合征**

别名：Fanconi-Lignac 综合征；Lignac 综合征；Fanconi 综合征；Reicher 肾性骨软化性甘氨酸磷酸盐尿性糖尿病综合征；胱氨酸病综合征；胱氨酸贮积病综合征；胱氨酸贮积氨基酸尿侏儒综合征；肾佝偻病综合征。

概述：特征为胱氨酸结晶沉积于全身许多组织，特别是角膜结膜组织的沉积更为明显。全身多见于网状内皮系统组织，尤其是肝、脾及淋巴结。有骨软化，肾小管病变，氨基酸尿，糖尿及低血钾等。多发生于发育不良、侏儒、骨质疏松、骨软化及软骨病的儿童，成人也有发病，少。

病因：为单纯性孟德尔隐性遗传，有家族性。

眼症状与病征：①结膜、角膜、巩膜、虹膜、睫状体及脉络膜各组织胱氨酸结晶沉积；②角膜大量的胱氨酸结晶沉着，沉积结晶呈微细光亮密集状态，致角膜弥漫混浊，此为该综合征确诊依据，也可发生角膜带状混浊。

全身性表现：①侏儒，佝偻病，骨质疏松；②肝、肾、脾及淋巴结病变。

诊断：①临床病征；② X 线、CT 骨骼检查；③血尿检查。

治疗：①无特效疗法；②大量维生素 D、钾盐补给，Albright 溶液矫治酸中毒。

预后：①儿童发病预后不良，多在 10 岁内死亡；②成人预后较佳。

**Lijo Pavia-Lis 综合征**

别名：良性视网膜脑垂体功能低下综合征。

概述：因垂体功能不良，内分泌障碍，剧烈头痛，视力减退。

病因：垂体促性腺激素分泌减少。

眼症状与病征：①视力减退，鼻上方视野缺损；②视网膜动脉变细，黄斑水肿；③视神经炎，视神经萎缩。

全身性表现：①剧烈头痛，眩晕，精神异常；② X 线片示蝶鞍后床突钙化及骨溶解；③尿糖。

诊断：①头颅 X 线 CT 扫描；②血尿糖性腺激素检查。

治疗：脑垂体促性腺激素制剂有效。

预后：治疗及时，效果较佳。

**Lilliputian 综合征**

别名：视物显小综合征。

概述：这是一种错觉性视物变小。

病因：常为精神障碍，如中毒性谵妄，急性感染性疾患，酒精中毒，痴呆。

眼症状与病征：①视外界一切都显小；②对于空间事物大小、距离、位置不能如实认识，处于错觉判断。

全身性表现：错觉，幻觉，对事物判断不准确。

诊断：脑X线CT扫描，精神神经系统检查。

治疗：对症处理。

预后：无破坏性损害，部分可改善。

**Little综合征**

别名：指甲髌骨综合征；遗传性骨指甲发育障碍综合征；HOOD（hereditary osteoonycho-dysplasia）综合征。

概述：特征为手指甲、肘、膝关节及骨盆病变，且有虹膜异色。两性均可发病。

病因：常染色体显性遗传，外胚叶与中胚叶受损。

眼症状与病征：①双眼眶距宽，上睑下垂，内眦赘皮；②虹膜异常，虹膜根部淡的色素沉积伴以三叶草样暗色素点，成线条排列，称为Laster线（盖由于Laster于1936年曾首作描述），后也有持怀疑态度者（Flickinger与Spivey，1969），瞳孔异常；③小角膜，圆锥角膜，角膜硬化，白内障，小晶状体。

全身性表现：①指甲有纵行嵴，拇指（趾）半侧生长不良；②桡骨头脱位或发育不全，髌骨发育不全或缺如（单侧或双侧），双侧髂骨嵴突角（Fong征）；③颅骨外生骨疣，智力减退或精神障碍；④慢性肾小球性肾炎。

诊断：①临床病征；②X线CT扫描。

治疗：无特效疗法，对症处理。部分可施手术。

预后：无进行性病变，可不危及生命。

**Loeffler综合征**

别名：Loeffler嗜酸细胞增多综合征；嗜酸细胞性肺炎；浸润性嗜酸细胞增多综合征；肺浸润并发嗜酸细胞增多症；PIE（pulmonary infiltration with eosinophilia）综合征。

概述：以嗜酸细胞浸润为主征的肺部炎症，并发眼内损害。病理学检查，肺部嗜酸细胞、巨细胞浸润，间质组织增殖，浆液性渗出物及血管病变。

病因：不明；与药物过敏、寄生虫、真菌及结节性动脉周围炎有关；自身免疫也属可能。

眼症状与病征：①视网膜渗出物、出血，视网膜血管阻塞；②眼内炎。

全身性表现：①发热，干咳，厌食，不适，胸痛，体重减轻，重者呼吸短促，有的可无症状；②肺部啰音，心包积液，呼气延长，并有喘息表现；③血嗜酸性粒细胞增多（多达80%），痰内大量嗜酸细胞，X线示肺部不规则片状阴影或斑点样浸润。

诊断：①临床病征；②血、痰、X线胸部摄片。

治疗：肾上腺皮质激素有效。

预后：急性自限型有良性转归。

**Louis-Bar综合征**

别名：共济失调毛细血管扩张综合征；头脑眼皮肤毛细血管扩张综合征。

概述：男女发病率相等，初生几年首先出现肢体舞蹈搐动，进行性共济失调，眼球运动障碍，智力差，呼吸道感染。在4～6岁时，出现颜面眼耳颈肘及腘窝毛细血管扩张，全身发育障碍。

病因：不明；常染色体隐性遗传，可能为免疫缺陷病。

病理：中枢神经系统改变限局于小脑，脑皮质变性，小脑膜与白质小静脉扩张，篮样细胞、颗粒细胞及Purkinje细胞（在小脑皮质中层的大分支神经元）消失。支气管扩张，胸腺萎缩或消失，淋巴组织内淋巴细胞缺乏。小脑萎缩。

眼症状与病征：①脂溢性睑缘炎，眼睑毛细血管扩张；②球结膜鼻颞侧毛细血管扩张，表现为对称性光亮的红色线条，眦部结膜静脉表现突出，而上下方结膜无损害；③眼球运动缓慢，向上向外注视时表现为断续性眼球转动，转头时眼球向对侧转动，后慢慢恢复原位，眼球视动不能，视动性眼球震颤消失，凝视性眼球震颤，假性眼肌麻痹，向上注视时迅速眨眼，会聚功能差。

全身性表现：①共济失调，缓慢节奏语言，智力低下（80%），生长缓慢（65%），侏儒；②皮肤毛细血管扩张与小点状色素沉着，较多的表现在颧面、耳、腭、颈、肘前、腘窝及足背区；③呼吸道感染（鼻炎、鼻窦炎，支气管扩张，支气管炎，肺炎）、胃肠道及泌尿系也可感染；④血γ球蛋白减少，血液和唾液IgA缺乏（50%），IgE减少。

诊断：①X线CT扫描；②EOG、EEG；③气脑造影；④免疫检测。

治疗：无特效方法，对症处理。

预后：缓慢进行，反复呼吸道感染，具高度恶性变，死于淋巴网状细胞的恶性变、肺部感染，多于20岁内死亡。

**Lowe综合征**

别名：眼脑肾综合征；眼脑肾发育异常综合征。

概述：该综合征常见于男性小儿，一岁左右发病。表现为先天性白内障、青光眼及眼的其他组织异常，智力低下，以及肾病变——肾性佝偻病，氨基酸尿及肾衰竭等。

病因：不明；可能为先天性氨基酸代谢障碍，肾脏产氨能力受到损害，引起全身性酸中毒、氨基酸尿及低磷酸血症；多为性连锁隐性遗传，由异型合子的女性传递，男性发病。

眼症状与病征：①先天性白内障、青光眼；②角膜混浊，蓝色巩膜；③ Schlemm 管发育不良或缺失，或前房角发育不良或劈裂，虹膜缘色素外翻，虹膜畸形，小瞳孔无反应，晶状体赘生物，视网膜病变；④眼球震颤，斜视，无眼畸形。

全身性表现：①智力低下，精神状态异常，脑电图异常，发育迟缓，头大，额突，鞍鼻，耳大，皮肤干燥；②肾损害，氨基酸尿，蛋白尿（轻），糖尿，磷酸盐尿，代谢性酸中毒，肾衰竭，隐睾；③肌肉骨骼异常，肌张力减退，反射减低，骨软化，佝偻病；④碱性磷酸酶增高，血磷减少。

诊断：① X 线 CT 扫描；② EEG、EOG、ERG；③血、尿检测。

治疗：对症处理。

预后：肾衰竭为致命因素。

**Lubarsch-Pick 综合征**

别名：原发性淀粉样变性综合征；原发性家族性淀粉样变性综合征；自发性淀粉样变性综合征；并发巨舌系统性淀粉样变性综合征。

概述：为一种原发性多发性全身性病变，表现为多组织淀粉样变性，重点表现在肌肉、皮肤、舌、眼、心脏、肝、腺、肾。舌与颌下淋巴结浸润性肿大为早期出现症状。多见于 40 岁以后的男性。

病因：不明；可能常染色体显性遗传。常合并γ球蛋白血症，淀粉样物质沉于人体多种组织内。

眼症状与病征：①眼睑周围早期可见黄色斑块，眼泪减少；②眼内外肌麻痹，眼外肌膜内淀粉样物质沉积；③结膜中外层、巩膜表层、睫状血管及角膜实质层淀粉样物质沉着；④玻璃体混浊，视网膜出血与血管周围渗出物；⑤脉络膜血管壁中外层、Bruch 膜及睫状神经鞘淀粉样物质沉积。

全身性表现：①巨舌、颌下淋巴结、肝、脾肿大；②骨骼肌肉关节疼痛，四肢末梢神经病变，进行性肌病变，蜡样皮肤，骨损害；③心衰，肝、肾功能障碍。

诊断：①血尿检查；②心肝肾功能检测；③组织活检。

治疗：无特效方法，对症处理。

预后：欠佳，多死于心力衰竭或肾衰竭。

**Lukianowicz 综合征**

别名：Lukianowicz 现象；镜像综合征；自体幻视综合征。

概述：患者把自己视为双人，此系精神分裂症的幻觉表现，且有脑神经症状。与 Capgras 综合征相近似。

病因：精神分裂症患者视像与脑神经的分辨反应混乱，把错误的自体像反映到视野内。

眼症状与病征：幻视自身为双像。

全身性表现：①精神分裂症，精神抑郁；②偏头痛，癫痫发作。

诊断：①临床病征；② EEG、ERG。

治疗：对症处理。

预后：可愈。

## M

**macrocomous syndrome（长毛综合征）**

别名：先天性巨毛症。

概述：为一种先天性异常，发病于小儿，出生几个月正常，发育障碍，眼部的眉毛、睫毛增长旺盛，毛发长多。

病因：不明；与外胚叶发育障碍有关。

眼症状与病征：①眉毛、睫毛多而长，泪管阻塞；②视力减退，虹膜异色，视网膜色素变性。

全身性表现：①侏儒，出牙迟；②毛发生长异常；③智力减退或正常。

诊断：①临床病征；②头颅 CT、EEG。

治疗：无特效疗法。

预后：视力障碍，不危及生命。

**Maffucci 综合征**

别名：Kast 综合征；多发性内生软骨瘤病综合征；进行性软骨发育异常与多发性血管瘤综合征；软骨发育异常血管瘤综合征。

概述：出生时正常，1～5 岁间出现骨与软骨畸形，软骨瘤主要侵犯手脚小骨，常发展成软骨肉瘤，软骨发育异常直至青春期。全身多处发生血管瘤，平时无疼痛，但当坐或站时可出现直立性低血压，为血管瘤血容改变的情况。轻微撞碰即可发生骨折。

病因：不明，内生软骨瘤与血管瘤伴发。

眼症状与病征：①眼睑、眼眶软组织与视网膜血管瘤；②可见视盘水肿（与球后或颅内病变有关）。

全身性表现：①多发性软骨瘤，软骨肉瘤，骨折，畸形，多为长骨发病，扁平骨少；②多发性血管瘤，静脉扩张，或有错构瘤，静脉结石；③直立性低血压。

诊断：①骨骼 X 线 CT 扫描；②血管造影；③活检。

治疗：可施术切除肉瘤，矫正畸形。

预后：病变进行一般不超过 20 岁，患者多死于肉瘤转移。

**malignant hyperthermia syndrome（恶性高热综合征）**

别名：白内障术后高热综合征；术后诱发高热综合征。

概述：先天性白内障全麻下施摘除术后，发生高热反应。

病因：不明；可能由于对氟烷和琥珀胆碱的不良反应。

眼症状与病征：先天性白内障摘除术后情况。

全身性表现：①体温迅速升高，代谢速度加快；②心动过速及严重窒息。

诊断：①病史；②高热（无其他原因）。

治疗：对症处理。

预后：70% 死亡。

**Marchesani 综合征**

别名：Weil-Marchesani 综合征；反 Marfan 综合征；矮体合并球状晶状体综合征；先天性增殖性中胚叶营养障碍综合征；先天性中胚叶两型营养障碍综合征；反 Marfan 球状晶状体矮体综合征。

概述：侏儒、短肢指（趾）及球形晶状体为本综合征的三大特征，因其与 Marfan 综合征的蜘蛛肢指、瘦长体型与晶状体异位呈相反的表现，故又有反（逆）Marfan 综合征之称。眼病征在 10 岁以内发病，近视与高眼压，手指不能完全屈曲，不能攥成拳头。

病因：不明；为家族遗传性，基于胚胎期中胚叶发育缺陷所致；有显性或隐性遗传的意见；也有人认为两种合子遗传基因所致，指骨畸形为异合子基因，眼病变为同合子基因。

眼症状与病征：①视力障碍；②晶状体异常，球形晶状体（短轴∶长轴为 5.5∶7.8mm，正常人为 4∶10.5mm，毛文书）；白内障，晶状体异位，小晶状体；③虹膜震颤，前房深浅不一；④高眼压，日压差较大，常在滴缩瞳剂后眼压更高，滴散瞳剂后则眼压下降（其与晶状体中轴长，瞳孔受阻有关）；⑤近视眼，屈光度可高达 −40 度；⑥小角膜，眼球震颤，永存瞳孔膜，视网膜脉络膜变性，视神经萎缩。上睑下垂（少）。

全身性表现：①侏儒，生长迟缓：体短肥胖、头小、颈短、胸宽、四肢短，指趾短粗宽厚，关节活动范围小；②皮下脂肪丰满，肌肉发育良好，皮肤紧而光滑；③心脏病，听力障碍，耳前漏管。

诊断：①临床病征；② X 线 CT 扫描。

治疗：对症处理，晶状体摘除。

预后：可致盲，无全身性并发症，无碍寿命。

**Marcus Gunn 综合征**

别名：Gunn 综合征；下颌瞬目综合征。

概述：上睑下垂，由于张口和下颌向左右活动时，睑裂发生不同的变化。典型病征是，张口时下垂之上睑上举。下颌动向健侧，则病变侧上睑下垂之上睑上举，睑裂扩大；下颌动向病侧，则病变侧之睑裂变小。此综合征有先天性与获得性两种，先天性为生下即有，获得性者可发生于任何年龄，有统计先天性上睑下垂者，约 2%～3% 有此类综合征。还有一种与此综合征临床表现完全相反的病征，称为 Marin Amat 综合征。

病因：

（1）先天性：不规则常染色体显性遗传，有家族倾向；可能为神经联系异常，动眼神经支配之提上睑肌与三叉神经支配之翼外肌，在中枢神经系统中支配两者神经间有异常联系。

（2）获得性：由脑外伤、肿瘤或手术后，如上两神经系统发生异常联系。

眼症状与病征：①轻度上睑下垂，多为单侧（90% 以上），左侧较右侧多，男性多；②上睑下垂与睑裂改变，除前典型病征外，还有在咀嚼时，随着张口闭口睑裂随之宽窄改变；当吹口哨时，睑裂变小，遮盖健眼时，睑裂增大；下颌前突时，睑裂增大；双眼下转时，上睑下垂之上睑上举；③部分性眼外肌麻痹，内斜视。

全身性表现：①咀嚼肌不正常收缩；②皮质性癫痫；③牙釉质发育不良；④缺指、隐睾、钩足（少）。

诊断：①临床病征；②头颅 CT；③ EEG。

治疗：轻者不予处理，重症可施术矫治（有提上睑肌切断与不切断两种矫正法）。

预后：①呈进行性；②常可维持终生；③可活动性病变自行消失，仅遗上睑下垂；④有一过性完全消失者。

**Marfan 综合征（蜘蛛指综合征）**

别名：先天性中胚叶营养障碍综合征；细长体型综合征；细长指趾综合征。

概述：为一种先天性发育异常的综合征，特点为：晶状体异位、脱臼，近视，先天心脏病以及细长体型与肢指。因为细长肢指较为突出，易引起注意，曾有“蜘蛛肢”名称。Marchesani 综合征之矮体型，短肢指与球形晶状体，呈明显的对比差异，在临床常遇到的高胱氨酸尿综合征与 Marfan 综合征有许多类同之处，突出的特点是有胱氨酸尿。

病因：不明；常染色体显性遗传，15 号染色体异常。先天性中胚叶营养障碍发育不良，可能外胚叶也受影响，结缔组织紊乱。病理检查可见弹性纤维消失，血管扩张，心瓣膜缺陷，椎骨融合，眼睫状肌纤维与悬韧带发育不良及固着异常。

眼症状与病征：①晶状体小且呈球形，晶状体异位，可偏向各方向，悬韧带脆弱、易于断裂，常有晶状体半脱臼或脱臼，向鼻上方半脱臼（移位）者较多，多为对称性，移位的晶状体可为透明或半透明，完全混浊者少；②虹膜异常：虹膜病变与晶状体异位有密切关系，晶状体半移位者，有晶状体部位虹膜前突前房浅；无晶状体部位虹膜后陷、震颤，前房深。前房浅范围大者可影响眼压。瞳孔一般显小，散瞳剂不敏感，有时可见瞳孔膜，虹膜异色或缺损；③屈光不正，高度近视，散光，调节异常，色觉障碍；④眼球震颤，分开性斜视，大眼球大角膜，角膜变性、色素沉着，蓝色巩膜，青光眼，眼睑与睑裂异常；⑤眼底病变：脉络膜缺损，脉络膜视网膜动脉硬化，黄斑缺损，视网膜色素变性、裂洞及脱离，视神经缺损。

全身性表现：①骨骼异常：体型瘦高，四肢掌跖指趾细长，可有指趾蹼，杵状指趾，拇指特大，趾挛缩，足外翻或内翻，扁平足。头颅长形，额突，高腭，耳畸形，鸡胸，脊柱弯曲，翼状肩。韧带松弛，关节过伸；②先天性心脏病，瓣膜异常，房间隔缺损，卵圆孔未闭，心脏扩大，主动脉壁夹层血管瘤；③皮下脂肪缺乏，肌肉发育不良，衰老面相，忧郁，肺及肾脏异常；④基础代谢低，第二性征发育差，血清黏蛋白低，尿内羟脯氨酸高，黏多糖增高，尿中透明质酸过多。X 线所见骨质疏松。

诊断：① X 线 CT 扫描；② EEG、ERG、EOG、ECG；③血尿检测；④基础代谢。

治疗：①眼部屈光不正矫正，手术；②全身性器官，骨骼手术。

预后：①生命的长短，心脏异常治疗效果起决定作用；②眼病变损害大部可治愈，视网膜脱离、青光眼的治疗效果关系视力的后果。

**Marie-Sainton 综合征**

别名：Scheuthaurer 综合征；Hulkcrantz 骨形成不全综合征；颅锁骨发育障碍综合征；锁颅骨发育障碍综合征；突变性发育障碍综合征。

概述：表现为颅骨发育不良，头面部畸形，且影响脑神经，锁骨发育不良，成假关节、塌陷肩，还有脊椎、四肢及骨盆畸形。

病因：为常染色体显性遗传，外显率高。

眼症状与病征：①眶距过宽，眶缘突出、眶上下径大于横径；②单眼眼球突出；③倒斜睑裂。

全身性表现：①颅骨发育不良，囟门大，短头或舟状头，鞍鼻，高腭，突下颌，牙齿稀疏；②侏儒，智力低下，精神迟钝或精神病，偏瘫或痉挛性截瘫；③锁骨部分或完全发育不良，肩端缺损或中部缺损形成假关节；骨被结缔组织代替，关节过度松弛；④脊柱前、后凸或侧弯，脊柱裂，骨盆畸形，四肢骨脆弱，病理性骨折。

诊断：①临床病征；②骨骼 X 线摄片。

治疗：手术矫治可能矫治的畸形。

预后：少有严重的不能活动者，活动寿命如常。

**Marin Amat 综合征**

别名：反 Marcus Gunn 综合征；反 Marcus Gunn 征；瞬目下颌综合征。

概述：临床表现与 Marcus Amat 综合征相反，当患者张口时，则上睑下垂睑裂闭合。当下颌向病变眼对侧运动时，上睑下垂睑裂闭合更紧。咀嚼时泪分泌增加。

病因：不明；由于多发病在周围性面瘫后，可能在面神经和三叉神经间发生神经迷路增殖之故。

眼症状与病征：①角膜反射运动：当角膜受压，则发生瞬目，且对侧下颌不自由快速活动，有时轻度向前；②张口时睑裂闭合反射；③上睑下垂，下颌运动睑裂闭合反应；④运动性流泪。

全身性表现：可有面瘫遗留病征。

诊断：①临床病征；② EEG、EOG；③面部神经、三叉神经功能检查。

治疗：对症处理。

预后：症状可改善，不危及视力和生命。

**Marinescó-Sjögren 综合征**

别名：Garland-Moorhause 综合征；Sjögren 综合征Ⅱ（Sjögren 综合征Ⅰ指眼黏膜皮肤干燥综合征）；Sjögren-Marinesco 综合征；白内障共济失调综合征；先天性脊髓小脑性共济失调先天性白内障智力发育不全综合征；遗传性共济失调白内障侏儒智力缺陷综合征。

概述：特征为先天性白内障，遗传性共济失调，智力发育不全以及骨骼发育不全、侏儒等。

病因：不明；常染色体隐性遗传，双亲有血缘关系。病理检查见，神经节细胞慢性萎缩及神经纤维稀疏。

眼症状与病征：①双眼先天性白内障，出生后不久可见，呈进行性，为极性、带状或完全性；②小眼球，大角膜，圆锥角膜，眼球震颤，斜视；③虹膜缺损或缺如，晶状体异位，高度近视，近视性脉络膜病变，视网膜脱离，视神经萎缩。

全身性表现：①智力低下，共济失调，Babinski 与 Romberg 征阳性，发音困难，肌张力低；②侏儒，颅骨缺损，脊柱侧弯，膝外翻，指趾畸形；③毛发稀少色淡，唾液分泌过多。

诊断：① X 线、CT；② EEG、EOG；③肌活检。

治疗：无特效疗法，对症处理。

预后：寿命如常。

**Maroteaux-Lamy 综合征**

别名：黏多糖病Ⅵ型综合征；MPSVⅠ综合征（mucopolysaccharidosis syndrome）；全身性（系统性）黏多糖病Ⅵ型综合征。

概述：两性发病，起病于婴儿，除智力正常外，其他表现类同 Hurler 综合征，表现为侏儒，肝脾肿大，关节僵硬，头面骨与四肢骨发育障碍、畸形，角膜混浊，尿中硫酸软骨素 B 增高。婴儿期发病，两性无差异。

黏多糖病分型：黏多糖病Ⅰ型，即 Hurler 综合征；黏多糖病Ⅱ型，即 Hunter 综合征；黏多糖病Ⅲ型，即 Sanfilippo 综合征；黏多糖病Ⅳ型，即 Morquio 综合征；黏多糖病Ⅴ型，即 Scheie 综合征；黏多糖病Ⅵ型，即 Maroteaux-Lamy 综合征。

病因：常染色体隐性遗传，先天性黏多糖代谢障碍。

眼症状与病征：①角膜雾样或混浊；②视盘水肿，视神经萎缩；③ ERG、VER 异常（视网膜功能异常）。

全身性表现：①骨骼畸形，躯干四肢异常，膝外翻，胸骨前凸，脊柱后弯，面孔宽，关节强直；②肝脾肿大，皮肤厚，妇女轻度多毛；③尿中硫酸软骨素 B 增加，末梢血中白细胞内可见 Reilly 颗粒（异色性包涵体）。

诊断：①血、尿、骨髓；② ERG、VER、ECG、EEG；

治疗：无特效疗法，对症处理。

预后：欠佳（参考 Hurler 综合征）。

**Marquardt-Loriaux 综合征**

别名：眼病变糖尿高血压综合征。

概述：表现为眼部明显损害，视力障碍，并有青年性糖尿病、高血压，以及其神经系统病变。

病因：有家族性表现；视网膜神经细胞层、神经纤维层及颗粒层首先出现退行性变。

眼症状与病征：①视力明显减退，色觉障碍，视野缺损，可仅存旁中心岛状视力区，暗适应力减退；②眼底检查显示高血压病征，视神经萎缩；③ ERG、VER 异常与严重之视力障碍不成比例。

全身性表现：①自主神经系统功能障碍，神经性耳聋，EEG 异常；②糖尿病，多尿，尿无味，高丙氨酸尿；③高血压。

诊断：① ERG、EEG、VER；②血尿检测。

治疗：对症处理。

预后：视力高度障碍。

**Marshall 综合征**

别名：非典型外胚叶发育异常综合征。

概述：先天性或青年性白内障，能自然吸收。面部畸形，少汗或无汗。

病因：常染色体显性遗传，外胚叶发育不良。

眼症状与病征：①白内障，晶状体脱位，玻璃体液化；②近视；③视网膜脱离。

全身性表现：①面部畸形，鞍鼻；②轻度耳聋；③少汗或无汗；④智力正常。

诊断：①临床病征；②电测听，X 线、CT 检查。

治疗：部分病变可手术治疗。

预后：视力障碍依病变情况有异。

**Matsoukas 综合征**

别名：眼脑关节骨骼综合征。

概述：眼睑眼球及屈光体异常，智力差，侏儒、骨骼及关节病变等，此综合征为多病症疾患。

病因：可能为常染色体显性遗传。

眼症状与病征：①双眼瞳距、内眦距增宽，睑裂较小、鼻泪管窄细；②小眼球，近视眼；③角膜硬化，角膜缘血管网增殖，老年性白内障。

全身性表现：①侏儒，智力低下，高腭，小嘴；②多发性关节脱位，小指内屈。

诊断：①临床病征；② X 线 CT 扫描；③ EEG。

治疗：对症处理，部分病变可施术。

预后：视力可改善，无生命威胁。

**Mauriac 综合征**

别名：青年性糖尿病侏儒肥胖综合征；侏儒肝大肥胖青年性糖尿病综合征。

概述：属于紊乱型儿童发生的糖尿病，病程进展缓慢，治愈困难，对速效胰岛素敏感，对长效胰岛素可获效，眼部可见典型的糖尿病性白内障。身体发育缓慢，呈矮短体型满月面容，脂肪浸润性肝大。

病因：不明；营养不良，胰岛素缺乏，代谢性疾患均可能为病因。与肾上腺皮质、脑垂体无关。

眼症状与病征：①糖尿病性白内障；②糖尿病性视网膜病变——毛细血管瘤、出血、渗出物及新生血管，血管和神经胶质增殖；③视神经病变、高血压病征及动脉硬化病征；④视力障碍。

全身性表现：①糖尿病；②侏儒，骨质疏松；③肥胖，圆面孔；④肝大，血压高，动脉硬化，蛋白尿。

诊断：①血、尿、肝功、血脂；② ECG、ERG；③排除不影响脂肪蓄积性疾患。

治疗：①慢作用型胰岛素有效；②适当的饮食疗法。

预后：糖尿病影响。

**McFarland 综合征**

别名：面部畸形多关节脱位综合征。

概述：先天性多发性关节脱位，额鼻眼眶异常，唇裂、腭裂以及手足骨骼异常。

病因：为家族遗传性，常染色体隐性遗传。

眼症状与病征：①眶距过宽；②眦部异位。

全身性表现：①面容扁平，额突，鞍鼻，唇裂，腭裂；②多关节脱位，以肘关节、膝关节与髋关节为多见；③脊椎骨异常，短手掌，马蹄外翻足；④心脏发育不良（室间隔缺损较常见）。

诊断：① X 线 CT 扫描；②临床病征。

治疗：部分畸形手术矫治。

预后：多不危及生命。

**Melkersson-Rosenthal 综合征**

别名：Melkersson（Melkerssohn）综合征；Melkersson 自发性纤维性水肿；Miescher 肉芽肿性唇炎；反复发作性面肿 Bell 瘫皱舌综合征；复发性唇面肿胀面瘫综合征。

概述：发病于儿童或青少年，无性别种族差异。面瘫，面肿，非压陷性，可波及面颊颌上下唇或舌，可愈而复发，有的可间隔 25 年，舌皱犹如阴囊之皮表。面瘫与水肿可合并复发，也可单独小区发作。偶合并偏头痛。

原因：不明；常为家族性发病；供面神经血循环紊乱，感染，过敏反应，过于疲劳，坏天气均可导致发病。病理检查水肿部组织示肉芽肿性炎症征。真皮内淋巴管扩张，上皮肥厚，细胞内水肿。

眼症状与病征：①反复性双眼眼球突出；②眼睑肿胀，眼睑痉挛，眼睑皮肤松弛，上睑下垂；③面神经麻痹，睑裂闭合不全，角膜干燥，暴露性角膜炎，角膜溃疡，内直肌麻痹；④偶见"鳄鱼泪"（Bogorad 综合征），球后视神经炎。

全身性表现：①双侧周围性面瘫，面部与口唇水肿；②舌皱，舌乳头萎缩，舌炎，舌前 2/3 味觉减退或消失；③颊黏膜、软腭、牙龈肿胀、唇炎；④周期性偏头痛，多汗，听觉障碍，肢端感觉异常。也可合并颅咽管瘤及巨结肠。

诊断：①临床病征；②神经系统检查；③必要时组织活检。

治疗：对症治疗。

预后：反复发作，初期见改善，以后渐成慢性。

**Ménière 综合征**

别名：Ménière 病；眩晕综合征；迷路综合征；听迷路眩晕综合征；内耳眩晕综合征；阵发性迷路性眩晕综合征。听迷路积水眩晕综合征。

概述：为阵发性旋转性眩晕，耳鸣，眼球震颤，伴发耳鸣、重听及进行性耳聋。重则不能活动被动卧床，动则出现恶心、呕吐。多发病于 20～50 岁，男多于女（2∶1）。关于眩晕有关的综合征，在临床常有混淆，检诊时应与 Lermoyez 综合征、Bonnier 综合征、Cogan 综合征Ⅰ、Cushing 综合征Ⅱ及 Hunt 综合征鉴别。

病因：不明；内耳病变合并迷路积水，迷路内淋巴管积水扩张；发病与病毒感染、病灶有关。

眼症状与病征：①眼球震颤，多为水平型，有的呈旋转型，发作眼震快相向健侧；②角膜反射消失；③复视。

全身性表现：①眩晕、耳鸣反复发病，可一日数次，或间隔数周或更久；②发作时恶心、呕吐，脸色苍白，进一步发展，觉周围一切旋转，被动卧床，甚至虚脱，意识丧失；③听力障碍，初期单侧发病，仅低音调障碍，后高低音调均受影响；④内耳影响诸症状可消失，以后可复发。

诊断：① EAG（电测听）、ENG（电眼震仪描记）EEG；② X 线 CT 头颅检查。

治疗：①镇静剂，利尿剂，扩张血管剂；②低盐饮食，限制饮水；③严重可施迷路术。

预后：①反复发作进行；②听力丧失，则眩晕停止。

**Menkes 综合征Ⅱ**

别名：卷发综合征。

概述：特征为毛发卷曲，表现为脑与眼组织变性病征，与铜代谢异常有关，自婴儿早期发病，仅见于男性。

病因：不明；为性连锁隐性遗传。病理检查见大脑与小脑的灰白质，呈现小区或弥漫的退行性变；毛发串珠形。视神经脱髓鞘，萎缩的神经纤维被神经胶质取代。视网膜部分神经节细胞与神经纤维变性。

眼症状与病征：①进行性视力减退，暗适应差；② ERG、VER 异常。

全身性表现：①毛发卷曲、质硬、粗细不匀呈念珠样以及色素异常；②患儿呈痉挛状态，屈曲动作发病，生长发育迟缓，痴呆；③血清谷氨酸增高，血清铜蓝蛋白及铜氧化酶降低。

诊断：① ERG、VER、EEG；②血清检查；③毛发活检。

治疗：无特效疗法，对症处理。

预后：不良。

**Meyer-Schwickerath-Meyers 综合征**

别名：Meyer-Schwickerath 综合征；小眼球综合征；眼牙指发育异常综合征。

概述：该综合征先后由 Meyers H（1954）以颅面畸形合并先天性白内障与毛发稀少，与 Meyer-Schwickerath G 等（1957）以"小眼球综合征"为题介绍。Meyer-Schwickerath 进一步将其分轻重两型，轻型指眼牙指发育异常；重型全颅脑臀部指趾发育障碍。重型还有许多致命的内脏畸形。

病因：不明，为家族性。

眼症状与病征：①隐眼畸形，小眼球，眼球内陷；

②内眦赘皮，双眼距较大，睑裂短，眼睑缺损，睫毛稀少；③小角膜，角膜混浊，角膜溃疡，近视眼，远视眼；④瞳孔异常，中心偏移，永存瞳孔膜，虹膜组织异常，小梁、Schlemm 管异常，青光眼，白内障；⑤视网膜脉络膜异常。

全身性表现：①颅面异常：小鼻子，鼻孔外翻，鼻翼发育异常；②耳畸形：小耳朵，猫样耳、多赘耳，中耳异常，听力障碍；③牙齿异常：牙釉质发育异常，牙质异色，喉部畸形，声音粗嗄；④四肢发育畸形，指趾异常（多指趾、并指趾，指趾骨畸形）；⑤脑膜膨出，毛发稀疏，生殖器发育异常，先天性心脏病，多肾，肾畸形。

诊断：①临床病征；② X 线、CT 骨骼检查。

治疗：对症处理，矫治畸形。

预后：内脏损害严重者，预后不良。

**Mikulicz 综合征**

别名：Mikulicz 病；von Mikulicz 综合征；Mikulicz-Radecki 综合征；Mikulicz-Sjögren 综合征；泪腺涎腺病变综合征；泪腺涎腺肿胀综合征。

概述：特点为双侧泪腺唾液腺无痛性肿大。有人以临床表现范围区分为病与综合征，即仅泪腺涎腺发病者称 Mikulicz 病；若合并全身性病变者称 Mikulicz 综合征。也有人按腺管 X 线显影变化区分为病或综合征，当腮腺管显示正常分支且能完全排空者称“综合征”；如有末梢管阻塞，扩张，囊肿形成，则称为“病”。据资料分析和临床观察，其实为一类，不过在不同病例不同角度看表现不同而已。多在 30 岁后发病。

病因：不明；与淋巴性白血病、淋巴肉瘤、肉芽瘤病、结核、梅毒、Hodgkin 病以及内分泌障碍有关；有人认为系 Sjögren 综合征的变异；近认为属结缔组织病或自身免疫性疾患。病理检查，腺实质萎缩，腺泡被淋巴细胞代替。

眼症状与病征：①双侧无痛性泪腺肿大，触之也无压痛，软具弹性；②泪腺肿胀上睑突起；③泪液减少或缺如；结膜干燥；④虹膜结节。

全身性表现：①双侧对称性唾液腺（尤其是腮腺与颌下腺）肿大；②口腔及喉部干燥，牙龈炎，咽炎；③听力障碍，多发性关节炎，淋巴结肿大，肝脾肿大，贫血，神经系统病变，肺炎，全身感染。

诊断：①有关可能的病因检查；②临床病征。

治疗：①可能性病因治疗；②肾上腺皮质激素；③抗生素。

预后：与可能性病因治疗有直接关系。

**Millard-Gubler 综合征**

别名：外展面神经麻痹与交叉性偏瘫综合征；脑桥核性损害综合征。

概述：特征为病变侧展神经与面神经麻痹，而对侧肢体发生偏瘫。无面神经麻痹则为 Raymond 综合征。

病因：脑桥基底部发生肿瘤（包括假瘤、结核及梅毒病变等）、血管病或脑炎，影响及展神经、面神经核与锥体束。

眼症状与病征：①展神经麻痹，眼球不能向颞侧转动，内斜视，复视；②面神经麻痹，睑裂闭合不全。

全身性表现：①同侧面神经麻痹病征；②对侧上下肢瘫痪，运动不能（属中枢性）。

诊断：①可能的病因检查；②血象、血清，脑脊液；③ X 线、CT 检查；④血管造影等。

治疗：针对发病病因进行治疗。

预后：以病因治疗效果不同而有异。

**Miller 综合征**

别名：Wilms 综合征；Wilms 无虹膜综合征；Wilms 肿瘤与半侧肥大综合征。

概述：特征为 Wilms 肿瘤，智力、骨骼及生殖器发育异常，半侧肥大，虹膜发育异常。好发于儿童，多为男性。以 Wilms 肿瘤为主的病变则多为女童。

病因：不明；为先天性眼肾脑畸形；先天性无虹膜是由于常染色体显性基因所致，示完全性外显率及充分表现型；Wilms 瘤乃由畸形因素所诱发。

眼症状与病征：①双眼无虹膜，部分虹膜根部残留；②先天性白内障。

全身性表现：① Wilms 瘤（一种迅速形成的恶性混合型肾瘤）、肾畸形；②半侧肢体肥大；③小头畸形，智力低下，生殖器畸形，隐睾，下尿道裂；④变态反应，湿疹，血尿，低 γ 球蛋白血症，IgG 降低，IgA 略低。

诊断：① X 线 CT 扫描；② B 超内脏扫描；③血、尿检查；④肾功能检测。

治疗：对症处理，早期可施术，畸形矫正。

预后：Wilms 瘤发展，预后不佳。

**Milroy-Meige-Nonne 综合征**

别名：遗传性慢性下肢淋巴性水肿综合征；Nonne-Milroy-Meige 综合征。

概述：为主要发生于双下肢的肿胀，初期呈压陷性水肿，腿抬高肿可消；后期压之无陷凹，抬腿肿不消退。眼部也表现为淋巴性水肿。多发于女性，起自婴幼儿，延至青春期。

病因：不明；淋巴管发育障碍，收缩力欠缺，淋巴管阻塞；皮下组织呈海绵状，皮下脂肪被淋巴间隙所代替，血管纤维化，组织变僵硬。

眼症状与病征：①结膜淋巴性水肿；②上睑下垂，双行睫，眼睑内翻或外翻，眼睑色素增殖；③斜视。

全身性表现：①下肢水肿（单侧或双侧），早期皮肤松软，后期僵硬；②皮肤色素沉着。

诊断：①临床病征；②皮下组织活检。

治疗：无特效疗法，可用肾上腺皮质激素。

**MLN 综合征**

别名：黏膜皮肤淋巴结综合征（mucocutaneous lymph node syndrome，MLNS）。

概述：主征为结膜充血，发热，口咽黏膜及手脚掌皮肤充血，颈淋巴结肿大，症状类似 Stevens-Johnson 综合征，也有些像猩红热发病。常见于婴儿至儿童期。男略多于女（1.5∶1）。

病因：不明，可能对某些化学制剂过敏，或对感染的异常反应。

眼症状与病征：重度结膜充血。

全身性表现：①发热（1～2 周）；②口唇干燥皲裂，口咽黏膜充血，草莓样舌；③手掌足跖皮肤充血，多形皮疹，硬结样水肿，指趾端皮肤膜样脱落（恢复期）；④急性非化脓性颈淋巴结肿大；⑤关节炎，心肌炎，偶见腹泻、黄疸及无菌性脑膜炎；⑥血白细胞增多与左移，红细胞沉降率快，红细胞与血红蛋白略减，$\alpha_2$ 球蛋白增加，C 反应性蛋白（CRP）阳性，蛋白尿。

诊断：①血、尿检查；②皮肤、淋巴结活检。

治疗：对症处理（脱敏、抗炎等）。

预后：一般良好，少数死于冠状动脉阻塞（1%～2%）。

**Möbius 综合征**

别名：von Graefe 综合征；先天性双侧面瘫综合征；先天性展神经面神经麻痹综合征；先天性眼面神经麻痹综合征。

概述：此为一种大脑运动核发育障碍的综合征，主要为展神经与面神经麻痹，还影响及其他脑神经、骨骼与肌肉等。

病因：先天性；在胚胎发育早期大脑形成过程压迫有关展神经面神经及邻近组织的发育成长，病理检查见大脑运动核发育不全，内侧纵束、锥体束与橄榄体发育不全。

眼症状与病征：①双眼外直肌麻痹，外直肌纤维化，眼球不能外转超中线；②睑裂闭合不全；③内眦赘皮，上睑下垂，小眼球，垂直性眼球震颤，眼球突出，泪腺分泌异常。

全身性表现：①双侧面神经麻痹，假面具样面容，嘴闭不拢，不能作吹口哨动作；②精神迟钝，智力低下，耳聋，舌麻痹，舌萎缩，语言障碍；③先天畸形，耳廓缺损，胸肌发育不良，弯脚，多指趾，蹼指趾。

诊断：①临床病征；② X 线 CT 扫描（颅脑四肢）；③ EEG、EMG；④气脑造影。

治疗：对症处理，矫治手术。

预后：可部分恢复，将遗留一些功能障碍。

**Mohr-Claussen 综合征**

别名：眼口面指骨骼异常综合征

概述：为一种发育异常的疾患，主要为眼面鼻口舌异常与指趾骨骼毛发病变，发病男女无何差异。

病因：不明；常染色体隐性遗传。

眼症状与病征：①内眦赘皮；②视网膜脉络膜桥样缺损。

全身性表现：①鼻梁低平宽，鼻翼发育不全；②上唇假性唇裂，唇系带肥大，舌裂与舌纤维瘤，狭腭弓，牙齿不规，齿列紊乱；③多指趾，肱骨、股骨与胫腓骨缩短；④肌张力低，毛发细软稀疏。

诊断：①临床病征；② X 线 CT 扫描；③眼发育异常合并全身性骨骼与牙齿病变的综合征较多，应予鉴别，如 Carpenter 综合征（尖头并指趾），LMBB 综合征（多指趾、视网膜病变、肥胖），Ellis-van Creveld 综合征（肢指畸形，牙眼异常）等。

治疗：畸形矫治。

预后：不危及生命。

**moisture syndrome（湿性综合征）**

别名：反 Sjögren 综合征。

概述：与 Sjögren 综合征的全身性干燥完全不相同，而是相反，表现为处处湿润，水分多。如眼的泪多，皮肤汗多，口腔唾液多。

病因：由于毒素刺激视丘下部导致中枢神经系统病变反应，与汞中毒有关。

眼症状与病征：①泪液增多，溢泪，泪多质淡钠少低渗；②畏光，眼睑痉挛，结膜充血，疱疹。

全身性表现：①汗多，汗疹，皮肤痒，疱疹，脓疱；②颊鼻尖紫红，肢端灼痛，肤色玫瑰红；③唾液多，奇渴，饮水多，尿少。

诊断：①临床症状与病征；②血、尿汞含量检测。

治疗：①解除可能致病源；②按汞中毒解毒剂用药，如二巯丙醇、二巯丙磺钠等。

预后：良好。

**Morgagni 综合征**

别名：Stewart-Morel 综合征；Morgagni-Pende 综合征；Morel-Moore 综合征；Morel-Moore 代谢性颅骨病变综合征；代谢性颅骨病变综合征；额骨内板骨质肥厚综合征；内板骨质肥厚综合征；颅内骨疣综合征；颅盖骨质肥厚综合征。

概述：额骨内面骨质肥厚呈疣状突起，压迫脑组织，颅前窝组织受限制，偶有额叶脑皮质萎缩。于是引起有关脑神经功能异常及眼部症状。主要为女性发病，常于绝经期出现症状，亚急性进行性前头痛，多很严重。

病因：不明，为显性遗传，有人认为系脑垂体视丘下部系统功能紊乱；常伴有老年性痴呆、精神病和动脉硬化。

眼症状与病征：①视神经萎缩，视野缺损，视力障碍，可达目盲（颅骨病变范围扩大波及视神经管，或骨管壁生长骨疣）；②白内障；③局限性视网膜脉络膜炎。

全身性表现：①剧烈头痛，眩晕，耳鸣，嗜睡，忧郁，无力，疲劳，精神委靡不振；②肥胖，多毛症，智力障碍，甲状腺功能障碍，垂体视丘下部功能障碍，口渴，多尿，月经不调；③ X 线摄片示颅额骨内板增殖肥厚，波及视神经管。

诊断：① X 线 CT 颅骨（包括视神经管）检查；②有关内分泌及电生理检查。

治疗：对症处理，对神经功能障碍难以见效。

预后：慢性病程，顽固性头痛，个别病例智力障碍。

**morning glory syndrome（牵牛花综合征）**

别名：视盘中区胶质细胞异常综合征。

概述：乃一种先天性发育异常，视盘中心凹陷周边倾斜扩大，外环绕一脉络膜视网膜萎缩带，好似一朵牵牛花。还表现为许多其他病征。男女均可发病，可发于单眼或双眼，以单眼为多见。

病因：不明；为先天性异常，可能与胚裂上端闭合不全、中胚层的异常有关，但无遗传因素。

眼症状与病征：①视力障碍，有时影响较大，生理暗点扩大；②视盘较大，约为正常眼视盘的 2.5～4 倍。中区盆底样或漏斗样凹陷，示灰白色羽毛状，且可见白绒样小点，向周围渐呈粉红色，苹果红色，中区看不到血管，视盘周围环样隆起，色橘红，环外为视网膜脉络膜色素带。约有 20 支左右血管在视盘边缘出入，分布至眼底周边，眼底荧光血管造影示视盘明显扩大，动脉期视盘及周围荧光素渗漏，并不断增强；③视盘区外可见视网膜出血、渗出物、新生血管或视网膜脱离；④前房角劈裂，永存玻璃体动脉，白内障，斜视。眼压正常。

全身性表现：偶有癫痫或并指趾。

诊断：①临床病征；②眼底荧光造影。

治疗：无特殊治疗。

预后：视力障碍多难以矫正。

**Morquio-Brailsford 综合征**

别名：Morquio 综合征；Brailsford 综合征；Brailsford-Morquio 综合征；Morquio 病；Brailsford-Morquio 营养障碍综合征；黏多糖病Ⅳ；MPSⅣ（mucopolysaccharidosisⅣ）综合征，硫酸角质素尿（keratosulfaturia）综合征；软骨发育不全综合征；软骨骨发育异常综合征；离心性骨软骨发育不良综合征；非典型软骨营养障碍综合征；家族性骨营养障碍综合征。

概述：幼儿期发病，男性较多，特征类似 Hurler 综合征（MPS Ⅰ），所不同者，此综合征患者尿内硫酸角质素增多，无明显的智力障碍。突出表现：侏儒，骨质疏松、石化，可见视神经萎缩。

病因：常染色体隐性遗传，先天性黏多糖代谢障碍，骨软骨发育异常。

眼症状与病征：①眼眶增宽，眼球内陷或突出，睑裂开大或较窄，瞳孔缩小，低眼压，流泪（与颈交感神经受刺激与否，以及眶后病变有关）；②偶见角膜混浊，常在 10 岁以后出现视网膜色素变性。

全身性表现：①侏儒，智力正常或略迟钝，头颅正常，低鼻梁，牙冠灰色；②骨骼畸形进行发展，骨骺骨化延迟，骨质疏松，桶状胸脊柱畸形，鸭子样步态，肌张力差，关节处可闻碎裂音；③尿内硫酸角质素增多，血淋巴细胞内可能见 Beilly 颗粒。

诊断：①骨骼 X 线 CT 扫描；②血、尿检查。

治疗：对症处理。

预后：进行发展将导致行动困难。

**Mosse 综合征**

别名：红细胞增多肝硬化综合征。

概述：特征为红细胞明显增多，肝脾肿大，腹水，巩膜黄疸。

病因：不明。

眼症状与病征：①巩膜黄疸；②视网膜静脉怒张，偶见视网膜中央动脉阻塞，视盘水肿。

全身性表现：①红细胞增多，头痛，耳鸣，多汗为首先出现；②肝脾肿大，肝硬化，门静脉阻塞，肝静脉血栓（Budd-Chiari 综合征），腹水，偶见黄疸；③肝功能异常，纤维蛋白原减少，骨髓增殖。

诊断：①血、骨髓检查；②肝组织活检。

治疗：针对红细胞增多症与肝硬化治疗。

预后：较单纯的红细胞增多症差。

**multiple lentigines syndrome（多发性着色斑综合征）**

别名：豹斑综合征

概述：全身性散在着色斑，并发多器官畸形以及心肺生殖系病变。

病因：不明；曾有家族性发病报道。

眼症状与病征：①眶距过宽；②眼球突出；③视力减退（可很严重）。

全身性表现：①全身性皮肤着色斑；②颅面畸形，下颌后缩，双耳低位，嗅觉障碍，听力丧失；③身体发育不良，生长缓慢，骨骼畸形，骨融合涉及颈椎、脊椎、手腕足跗小骨，关节过度伸展；④心、肺异常，生殖器畸形，肾脏发育不良。

诊断：①临床病征；② X 线 CT 扫描；③ ERG、ECG、EEG；④内脏 B 型超声扫描。

治疗：对症处理。

预后：视力障碍恢复困难，心肺损害严重者可危及生命。

**multiple mucosal neuromata with endocrine tumors syndrome（多发性黏膜神经瘤合并内分泌腺瘤综合征）**

别名：多发性黏膜神经瘤嗜铬细胞瘤及髓性甲状腺癌综合征（multiple mucosal neuromas-pheochromocytoma and medullary thyroid carcinoma syndrome）

概述：为一种多发性黏膜神经瘤，合并内分泌腺瘤，神经纤维瘤及脑瘤，出现在身体各部分，严重的发病具极大危险性。多发病于青壮年。

病因：不明，部分可能属常染色体遗传。

眼症状与病征：①角膜实质层白色有髓鞘神经纤维，自角膜周边延伸汇合于角膜中央；②结膜神经瘤（偶见）。

全身性表现：①神经瘤：多见于唇及舌前部，少见于颊、牙龈及喉黏膜；②嗜铬细胞瘤，髓性甲状腺癌，合并神经纤维瘤，脑瘤（脑膜瘤，成胶质细胞瘤，室管膜瘤，星状细胞瘤，小脑成血管细胞瘤）；③高血压，面部潮红，头痛，出汗，衰弱，心悸，腹泻。

诊断：①临床病征；② X 线 CT 扫描，B 超声扫描；③组织活检。

治疗：对症处理，可酌情施术。

预后：转移性癌变，休克，心衰可导致死亡。

## N

**Naegeli 综合征**

别名：Franceschetti-Jodassohn 综合征；色素痣综合征。

概述：网状皮肤色素沉着发展，并无先驱炎症表现，渐发展为全身性。皮肤角化常表现在手掌与足跖，汗腺减少体温受影响，脱发，秃发。牙釉质发育异常和眼病变，眼病变中并无色素沉着，此点则不同于色素失调症（Bloch-Sulzberger 综合征）。两性均可发病，起病于 2～3 岁。

病因：不明；常染色体显性遗传。

眼症状与病征：①眼球震颤，斜视，先天性白内障，原始玻璃体残存；②假性胶质瘤，视网膜皱褶，脉络膜缺损，视盘炎，视神经萎缩；③视力障碍。

全身性表现：①全身皮肤网状色素沉着，大小密度不一，色浑黑、褐，以及白色夹杂；②皮肤角化（手掌足跖为主病变部位）；③皮肤干燥，毛发减少或秃发；④牙釉质异常，可见许多黄色斑点，牙齿稀疏，牙列不整。

诊断：皮肤活检。

治疗：无特效疗法，对症处理。

预后：病情呈进行性，不影响神智与精神。

**Naffziger 综合征**

别名：Adson 综合征；Coote 综合征；Noone 综合征Ⅱ；Haven 综合征；前斜角肌综合征；颈肋综合征。

概述：为臂丛神经与锁骨下动脉受压迫，所导致眼与上肢的症状，类同侧 Horner 综合征及上肢功能障碍。

病因：①臂丛神经与锁骨下动脉低于第一肋骨；②前斜角肌痉挛。除外颈椎副肋，脊椎结核，脊索肿瘤，椎间盘髓核破裂，颈椎关节病，肺尖瘤（Pancoast 肿瘤）。

眼症状与病征：眼球内陷，上睑下垂，瞳孔缩小，睫状脊髓反射消失。

全身性表现：①手及前臂疼痛、感觉异常、麻木、冰冷及发绀；②动脉搏动减弱或消失，肌张力减低，手握无力。

诊断：X 线颈肩摄片。

治疗：①普鲁卡因封闭；②前斜角肌切断；③合并颈椎副肋，切除副肋。

预后：一般良好。

**negative accelerator syndrome（减速综合征）**

别名：流动静力压综合征；超音速跳伞综合征；负加速综合征。

概述：人在改变环境，突然的由高空下降，则人体血管内压力迅速升高，血液涌向头面，发生许多眼脑病征，而称负高速综合征，也就是减速综合征，这是流动静力压的突然升高，故又称流动静力压综合征。主征为精神错乱，休克与眼部出血。

病因：高空超音速飞行跳伞，或类似之高速环境改变。

眼症状与病征：①眶周围水肿；②眼睑淤血；③暂时性失明；④结膜下出血；⑤视网膜出血与渗出物，视网膜动脉痉挛。

全身性表现：①精神错乱；②休克；③可有内脏穿孔。

诊断：①病史；②临床病征；③ EEG、ERG。

治疗：①早期改变环境压力；②对症处理。

预后：无严重并发症，无生命危险。

**Nelson 综合征**

别名：促肾上腺皮质激素过量分泌综合征。

概述：促肾上腺皮质激素（ACTH）与色素刺激素（MSH）在不完全受抑制或未受抑制的情况下分泌增加。早期 Nelson 报道，因 Cushing 综合征双侧肾上腺切除后而发生色素沉着合并脑垂体瘤。在血清与脑脊液内 ACTH 含量增高。X 线示蝶鞍扩大。发病在肾上腺摘除 1～8 年后（平均 3 年）

病因：因手术摘除肥大的肾上腺后，脑垂体嫌色性肿瘤发展，ACTH 过度分泌。

眼症状与病征：①进行性视力减退；②双颞侧偏盲；③视盘水肿，视神经萎缩。

全身性表现：①皮肤黏膜严重的色素沉着；②间歇性头痛；③蝶鞍瘤病征。

诊断：① X 线 CT 头颅检查；②血清 ACTH 检查。

治疗：①放射线蝶鞍照射；②肿瘤摘除术。

预后：较差，关键在于治疗的效果。

**nematode ophthalmia syndrome（线虫眼炎综合征）**

别名：内脏幼虫移行综合征。

概述：由犬和猫弓蛔虫幼虫侵入内脏和眼而发病，主要在儿童。在眼部损害眼内各组织，影响视力；在全身侵入诸器官，如肝脾心肺，影响其功能。

病因：因接触犬猫，弓蛔虫卵进入人体孵化幼虫，移行于各组织内。

眼症状与病征：①视力严重障碍；②瞳孔区白色反光，并发白内障，玻璃体内大量浮游性混浊；③葡萄膜炎，视网膜炎，大量增殖混浊囊样白块延伸入玻璃体内，使在瞳孔内呈白色反光，且可导致视网膜脱离。

全身性表现：①肝脾肿大；②肺部浸润，咳嗽；③食欲不振，偶见神经过敏；④血嗜酸性粒细胞明显增多，高球蛋白血症，血清反应阳性；⑤组织活检阳性，眼球切片可见幼虫。

诊断：①血液检查；②可能的组织活检。

治疗：①对症处理；②灭虫治疗。

预后：视力多不佳。

**Nicolau 综合征**

别名：Nicolau-Hoigne 综合征。

概述：肌肉注射药物后发生眼部、脑部或全身任何部位的血管阻塞性病变和病征。

病因：药物肌肉注射误入血管而发病。早期发现注射铋剂，以后又见注射青霉素、四环素而发病，日本有例为鼻根注射青霉素美容而发生视网膜动脉阻塞者。

眼症状与病征：①视力障碍，取决于血管阻塞之程度；②相应的视野缺损；③视网膜中央动脉或分支阻塞。

全身性表现：①脑血管区域性血管阻塞病征，轻瘫、麻痹；②心动过速，耳鸣，嗜睡，运动性刺激反应；③四肢与腹部突然疼痛，皮肤苍白，发绀，水肿，休克。

诊断：①病史与病征；②血管造影。

治疗：对症处理，针对发病情况治疗。

预后：重要血管阻塞，预后不佳。

**Nieden 综合征**

别名：毛细血管扩张白内障综合征。

概述：特征为全身性毛细血管扩张，以面部与上肢最显著，以及白内障，多为双眼，可见于小儿，多于成人发病，在 30～40 岁。

病因：不明；Petersen 报道家族发病。

眼症状与病征：①双眼白内障，皮质混浊或全部混浊；②虹膜实质缺损，瞳孔异常；③眉毛稀疏，青光眼。

全身性表现：①全身性毛细血管扩张；②皮肤萎缩性肥厚；③颈部色素沉着；④心脏缺损、扩大，主动脉发育不良。

诊断：①临床病征；②皮肤活检；③ ECG，血管造影，B 超，X 线 CT 扫描。

治疗：白内障可施手术。

预后：全身损害在于心脏与大血管病变之轻重。

**Nielsen 综合征Ⅰ**

别名：耗竭性精神病综合征；神经肌肉性耗竭综合征；全身性神经肌肉耗竭综合征；血肾上腺素过少综合征。

概述：整个人体表现为极度衰竭无力，精神疲惫不堪，双眼达到不听使用的程度。

病因：精神的过度刺激，身体的过度疲劳，极度的紧张工作之后，肾上腺素分泌极少，达几乎不能维持身体生活的程度。

眼症状与病征：①眼外肌麻痹；②复视。

全身性表现：①注意力不集中，表情淡漠，体力耗竭，极度衰弱；②谵妄，烦躁不安，抑郁焦虑；③肌束抽搐，疼痛性痉挛，肌肉弛缓、萎缩，反射消失。

诊断：①病史及病征；② EEG、EMG。

治疗：①休息保护；②对症处理。

预后：一般良好，心力呼吸衰竭，不佳。

**Nielsen 综合征Ⅱ**

别名：扣带回综合征。

概述：对一切不关心无反应，对刺痛也不在乎。

病因：双侧扣带回损害，可因外伤、肿瘤或血管损害。

眼症状与病征：双眼睁大，呆视。

全身性表现：①感情淡漠，缄默，对疼痛不在乎；②运动不能，括约肌失禁，双侧 Babinski 征阳性，肌张力正常。

诊断：X 线、CT 颅脑检查，血管造影。

治疗：对症处理。

预后：不佳。

**Niemann-Pick综合征**

别名：特发性脂质性组织细胞增多（症）综合征；神经鞘磷脂固醇沉积（病）综合征；神经鞘磷脂网状内皮细胞（病）综合征；磷脂沉积（病）综合征。

概述：此属脂质细胞内沉积病的一种，为细胞内磷脂沉积。脑苷脂类沉积则为Gaucher（病）综合征，胆固醇细胞内蓄积称Hand-Schuller-Christian（病）综合征。主征为肝脾肿大，皮下脂肪脱失，大腹细肢，皮肤棕色斑，进行性视力障碍与神智障碍。发病女多于男，主在婴幼儿，尤以婴儿为多（85%）。

有将其分为五型或四型。

五型：①高速发展婴儿型：为一般书本所描述者；②损害内脏而脑神经无损，畸形；③青少年型：经过略缓，无明显的肝脾肿大，晚期侵犯中枢神经系统，黄斑樱桃红迟发或无，可较长时间存活；④缓慢进行型（即Nova-Scotia型或Crocker-Farber型）：神经征表现为严重的肢体无力，显著黄疸；⑤亚急性型：一岁发病，缓慢发展，诸器官鞘磷脂浸润，而脑无病变，4～10岁死亡。

四型：A型：婴儿早期发病，肝脾肿大，黄斑樱桃红，一般2岁死亡；B型：肝脾肿大，生活正常；C型：婴儿后期发病，肝脾肿大，精神障碍，约3～6岁死亡；D型：发病于儿童早期或中期，神经系统症状及肝脾肿大，无樱桃红征。12～20岁死亡。

还有一种不能肯定的成人型，称海蓝色组织细胞综合征（syndrome of sea-blue histocyte）血内见蓝色颗粒状组织细胞及肝脾肿大，紫癜，可能为Niemann-Pick综合征一型。

病因：常染色体隐性遗传；因缺乏神经鞘磷脂酶，而导致鞘磷脂沉积。

眼症状与病征：①黄斑部樱桃红（60%），周围白色围绕；②视神经萎缩（进行性）；③视力障碍，可达目盲。

全身性表现：①肝脾肿大，淋巴结肿大；②皮肤苍白、灰棕，咖啡斑，皮下脂肪消失；③智力低下，痴呆，发育障碍，肌力差；④颅骨、长骨骨质疏松；⑤血：低血色素贫血，见嗜碱性粒细胞及泡沫细胞（白细胞），Kampine Brady Kanfer试验（血白细胞），神经鞘磷脂酶极低；⑥骨髓、活检可见此病的特殊细胞。

诊断：①临床病征；②X线、CT、B超行头颅、四肢及内脏检查；③血象、骨髓与活检。

治疗：①无特殊疗法；②脾切除可能有作用，但不能改变预后。

预后：不良。

**Noonan综合征**

别名：男性Turner综合征；假Turner综合征；Turner男性表现型综合征。

概述：表现为智力障碍，生长迟缓，胎儿期性腺功能发育停滞。Turner综合征又名先天性卵巢发育不良综合征，发病女性。而本综合征则为男女两性发病，并非仅限于女性，若发病于男性，临床症状与Turner综合征多易区分，生殖器缺陷，或全无男性性功能，若发生于女性，从正常的性发育，进而出现发育停止与原发性无月经。

病因：不明；表现为性连锁显性遗传，或多基因遗传。

眼症状与病征：①眶距过宽；②单侧或双侧上睑下垂，内眦赘皮，睑裂外眦低位；③眼球突出，眼球震颤，圆锥角膜；④高度近视，弱视，斜视。

全身性表现：①智力低下，生长发育障碍，侏儒；②性器官与性功能障碍，男性隐睾，精子发育不良，性功能不良，女性多毛症；③骨骼畸形，胸廓畸形，脊柱异常，肘外翻，指趾畸形；④蹼颈，后发际低，颌小，耳低，牙齿异常，指趾甲营养不良，皮肤纹理异常；⑤心脏畸形，房间缺损；⑥染色体正常（46）XX或XY。

诊断：①临床病征；②X线、CT骨骼检查；③ECG、EEG；④染色体检查。

治疗：①早期试用性激素；②畸形矫治。

预后：依病情轻重、畸形程度，器官病变范围，后果不同。

**Nothnagel综合征（1）***

别名：眼肌麻痹小脑性共济失调综合征。

概述：主征为病变侧动眼神经麻痹，同时发生小脑性共济失调。不同于Bruns综合征（症状出现为发作性或间歇性），症状持续；不同于Benedikt综合征（无小脑部病变），表现为小脑性共济失调；也不同于Fisher综合征（腱反射及深感觉消失）。

病因：主要损害累及小脑上脚、红核和动眼神经离心纤维，病变见于松果体肿瘤、小脑部和四叠体肿瘤或血管性病变。中脑病变损及单侧动眼神经核中脑结合臂。

眼症状与病征：同侧动眼神经麻痹，向上注视时可出现不等程度的内外侧眼肌麻痹。

全身性表现：①小脑性共济失调；②上肢协调运动困难。

诊断：进行有关脑神经病变之检查，如CT、气脑造影、血管造影或脊椎穿刺等。

---

* Nothnagel综合征（2）指血管舒缩性心绞痛综合征。

治疗：依病因处理。

预后：关键在于病因治疗的效果。

**obesity-cerebral-ocular-skeletal anomalies syndrome（肥胖脑眼骨骼异常综合征）**

概述：肥胖脑眼骨骼异常综合征为一种先天性畸形，脑眼骨骼受损害，且表现为肥胖的综合征，与LMBB（Laurence-Moon-Bardet-Biedl）综合征、HHHO（hypomyotonia-hypophrenia-hypogonadal-obesity）综合征有近似之处，但是又有区别。

病因：常染色体隐性遗传，先天性因素。

眼症状与病征：①睑裂外眦低位，双眼睑裂不对称；②小眼球，斜视，近视眼；③视力障碍，可单眼盲；④虹膜缺损，脉络膜视网膜缺损，豹纹眼底，视网膜斑点。

全身性表现：①肥胖，儿童中期发病；②智力低下，小头畸形，颅面发育异常，短人中，高腭弓，小下颌；③肌张力减退，四肢逐渐消瘦，肘及指趾关节伸张范围过大，脊柱前弯、侧弯，指趾肘膝外翻，猴猿样掌纹。

诊断：①临床病征；② X 线 CT 扫描；③ EEG，ERG。

治疗：对症处理，矫正畸形。

预后：视力损害多难康复。

## O

**ocular compression syndrome（眼部挤压综合征）**

别名：眼部挤压伤综合征；地震伤视神经视网膜病变，眼部挤压伤，挤压性眶尖综合征；眼挤压震荡综合征。

概述：此种眼部挤压伤不同于一般性挫伤性挤压，一般挫伤性挤压为一过性，且有反作用在内，压迫的时间短暂，而在我国唐山地震发生的眼挤压伤，伤眼受压迫时间长，损害严重，有其特殊的表现，至于在其他地区发生地震，建筑物倒塌，将人压于其下达相当时日者，当不会例外。关于因地震发生眼部挤压伤，国内报告较早的为蔡用舒，在 1976 年第四军医大学《创伤外科专辑》上的报道，西安抢救组织治疗的 28 例（1978 年又增加沈阳军区 10 例，南京军区 3 例，在中华眼科杂志报道）。1980 年范德彰等随访伤后两年的 15 例，认为轻症者可恢复部分视力，眼底损害明显者视力与眼底损害均难改善。1988 年庞纯玉等随访 41 例挤压综合征中的 6 例，眼底退行性变较原始记载更严重，视盘变瓷白色，动静脉灰白色线条状无血柱。视网膜灰黑色素、棕红色素沉着，荧光造影无荧光素充盈。ERG、VEP 波幅均消失。前后报告计 142 例，多为单眼。此中可能有重检者。总之，这些伤例的表现，对其认真对待，对以后的诊断处理将是有益的。

病因：地震或其他类似方式，眼部被长时间挤压所致。眶内软组织水肿，压迫眼球前突，眶尖部血管神经受压迫，眼球受压迫，使视神经、视网膜及脉络膜血管发生缺血性病变。

眼症状与病征：①视力障碍，常表现为视力极差或光感消失，经治疗部分病例可康复，严重病例多无希望。②视野：表现不一，生理盲点扩大，中心暗点，环形暗点，向心收缩。③外眼表现：眼球突出，先下陷后突出，眼球运动受限，眼肌麻痹，复视，上睑下垂，球结膜水肿，暴露性角膜炎，瞳孔散大，瞳孔光反应迟钝或消失。④眼底表现：伤害轻重极不一致；有将其分为轻中重型，有按神经与血管变化轻重而区分。a. 视盘色淡，颞侧淡，苍白，瓷白色；b. 视网膜血管窄细，血管闭塞，血管白线或红线样，脉络膜血管变窄，呈节段状；c. 黄斑区水肿，中心凹反光消失，色素沉着；d. 眼底全貌：水肿，散在出血，渗出物，萎缩，色素斑，黑色、棕色、灰色、白色或混杂斑块。⑤ X 线眼眶检查；视神经孔不清，视神经骨管骨折，眶周壁骨折，以及未见骨损害者。

全身性表现：眼部挤压综合征，可有颅脑、颌面、躯干及四肢伤，也可仅有软组织伤。①昏迷；②恶心，呕吐，头痛，头昏；③全身性外伤体征。

诊断：①伤史、临床病征；② X 线、CT 眶颅检查。

治疗：①扩张血管剂；②中药活血化瘀剂；③肾上腺皮质激素。

预后：损害严重者，视力难以恢复。

**oculo-cerebellar-tegmental syndrome（眼小脑被盖综合征）**

概述：为中脑血管病变引起的眼和肢体病征，涉及小脑与被盖部。

病因：中脑血管损害，伴有小脑被盖脚软化。

眼症状与病征：眼球运动麻痹，属于前核间性眼肌麻痹。

全身性表现：①突然发作性偏瘫，可很快恢复；②双侧小脑性症状。

诊断：① EEG；②脑血管造影。

治疗：无特效疗法，对症处理。

预后：病情发展，预后不佳。

**oculo-oto-oro-reno-erythropoietic disorder syndrome（眼耳口肾红细胞生成障碍综合征）**

概述：在文献有些综合征与此有类似之处，但此综合征还未正式用人名定名，至今仍以眼病征、耳聋、牙腭病变，肾功能障碍与血色素红细胞异常而综合命名。本综合征不仅是发育异常，且有进行性发展。

病因：可能是同型合子的遗传缺陷与先天性代谢功能紊乱所致。

眼症状与病征：①进行性视力减退，可达视力丧失，弱视，斜视；②青光眼，白内障，玻璃体混浊；③虹膜睫状体炎，虹膜膨隆，虹膜后粘连，慢性葡萄膜炎，黄斑病变，视网膜出血、水肿及渗出物，视盘水肿（病理学检查示，视网膜胶质增殖，神经节细胞退行性变）。

全身性表现：①贫血，血色素低，红细胞大小不等，可见少量靶细胞，骨髓内幼红细胞增多；②无症状性肾功能障碍，尿浓缩力差；③牙齿发育不全，牙周病，龋齿，高腭弓；④神经性耳聋，眩晕；⑤腹绞痛，膝外翻，弓形足；⑥脑电图异常，侧脑室、第三脑室扩大。

诊断：①头颅 X 线 CT 扫描，气脑造影，EEG；②血象、骨髓检查；③肾功能检查。

治疗：对症处理。

预后：视力障碍。

**oculopharyngeal syndrome（眼咽综合征）**

别名：眼咽肌肉营养障碍综合征；进行性肌肉营养障碍合并上睑下垂与吞咽困难综合征，迟发性上睑下垂综合征；遗传性迟发性上睑下垂与吞咽困难综合征。

概述：为遗传性中枢神经性病变，发病于晚年，先有咽下困难，经数月或数年后，发生上睑下垂，还有其他肌肉前后相继发病。

病因：不明；为显性遗传型；与动眼、舌咽与迷走神经核变性有关。

眼症状与病征：①进行性上睑下垂（后发）；②眼外肌肌无力。

全身性表现：①进行性吞咽困难；②面肌肌无力，咀嚼无力，表情呆板；③肢体牵引肌衰弱；④ EMG 示肌原性病变，吞咽试验证明咽、咽下与食管上 1/3 功能异常。

诊断：①临床病征；② EMG。

治疗：无特效方法。

预后：吞咽困难与上睑下垂及肌功能障碍，缓慢发展。

**Oguchi 病**

别名：小口氏病

概述：此病系日本人小口忠太于 1907 年所报道，国内 1952 年、1958 年关冠武、范鸿简先后有病例报道。据报道资料，血缘婚姻中 62%～69% 发病。特点是夜盲，眼底水尾现象。

病因：先天性隐性遗传，视网膜杆细胞功能障碍，色素上皮层脂质蓄积，组织变性。

眼症状与病征：①夜盲：暗适应延长，光觉恢复极慢，5 分钟微改善，30 分钟无进步，数小时后始见明显改善，48 小时功能恢复达顶点，夜盲为停止型；视力一般正常，或有较差者，色觉正常。②视网膜灰白变色，视网膜呈淡黄灰白色，色调污浊，有的呈光辉的黄灰白色，淡黄色，金黄色混浊。眼底周边暗淡，黄斑部色调暗，似枯叶样。视网膜血管在灰白色调之视网膜背景前，血管较正常者暗，动静脉常不易区分，血管末梢分布清晰，血管一侧有灰白色反射，如树枝积雪样。③视盘可略充血，周围色调暗，有的与黄白色或鲜黄色的黄斑区，呈明显的对比。④水尾现象：让患者坐暗室 2 小时后，视网膜的灰白变色逐渐消失，树枝积雪样病征消失，眼底如常。再到自然环境下，30 分钟至 24 小时，平均 2～3 时又恢复原病征。⑤ ERG 异常。⑥可有近视、白内障。

全身性表现：可有智力障碍。

诊断：①临床病征；②水尾现象、暗适应、ERG 检查。

治疗：无特效疗法。

预后：一般不发展。

**Ollier 综合征**

别名：软骨发育障碍综合征；多发性内生软骨瘤病综合征；软骨疣综合征。

概述：为骨骼变形，关节畸形及颜面不对称。表现为手、足、肱骨、腓骨及骨盆的功能障碍。多为单侧，偶见病理性骨折。

病因：不明；非遗传性；由于骨端发育未钙化，软骨过度增长，导致畸形。

眼症状与病征：①视神经萎缩（视神经骨管受损害）；②眼肌麻痹（眶上裂受影响）；③偶见视网膜色素变性。

全身性表现：①一侧骨骼病变，身体不对称；②面部不对称，一侧上下肢长（对侧短），脊柱弯，髋内翻，髋外翻；③骨折。

诊断：X 线 CT 扫描。

治疗：畸形矫治。

预后：①软骨增殖可停止，也有终生不停增殖者；②有的可增殖成软骨肉瘤；③有的终生残废。

**ophthalmodynia hypertonica copulations syndrome（性生活过度眼痛综合征）**

别名：俯卧位性眼痛综合征（prone position ophthalmodynia syndrome）。

概述：由于患者存在有高眼压的因素，加之患者处于俯卧位，致使晶状体前移，与虹膜瞳孔部贴附，前房角受压关闭，眼压增高，眼部疼痛。

病因：具闭角型青光眼眼部病变，加之患者处俯卧位，可因性生活，也可因作俯卧位眼压激发试验。

眼症状与病征：①眼痛，在俯卧位一定时间后发作；②眼压升高；③可见急性闭角型青光眼病征。

全身性表现：①头痛；②恶心或呕吐；③食欲不振。

诊断：病史病征。

治疗：按青光眼处理。

预后：一般较佳。

**ophthalmoplegic migraine syndrome（眼肌麻痹性偏头痛综合征）**

概述：由于颅内病变，引起的单侧神经性眼肌麻痹与偏头痛，因病因不同，可有阵发性、持久性与反复发作性，多见于动眼神经麻痹，也可见滑车神经与展神经麻痹，全眼肌同时麻痹者罕见。

病因：颅内单侧容积增加，使同侧发生海马回疝，通过小脑幕而发作。可因血管病变，动脉瘤，肿瘤，蝶窦黏液囊肿，或海绵窦特异性或非特异性炎症而导致。

眼症状与病征：①病变侧眶上剧痛；②上睑下垂；③眼球运动障碍（眼肌麻痹），复视；④瞳孔大小不等，瞳孔反应正常；⑤视网膜出血；⑥视盘水肿（可为双侧）。

全身性表现：①偏头痛（先出现）；②眩晕、恶心、呕吐，嗅觉减退；③对侧面部痛觉减退。

诊断：①颅脑 X 线 CT 扫描；② EEG，脑血管造影，气脑造影。

治疗：病因治疗，条件适应可施手术。

预后：依病变性质不同而有异。

**Osler 综合征**

别名：Vaquez 综合征，Vaquez-Osler 综合征；真性红细胞增多综合征；脾大性红细胞增多综合征；原始性红细胞增多综合征；骨髓病性红细胞增多综合征；隐源性红细胞增多综合征。

概述：主要为原发性红细胞增多，骨髓增殖与脾脏肿大。颜面及四肢末梢发红，皮肤紫癜，结膜、黏膜充血，血管怒张。男女发病，男性偏多，中年和晚年发病，偶有儿童发病，潜隐发病，头痛，头晕，耳鸣，视力障碍。

病因：不明；具家族遗传性，属于原发性骨髓增殖综合征。也可继发于高山病，先天性心脏病，慢性缺氧。

眼症状与病征：①结膜充血，结膜下出血，血管怒张，色暗红；②虹膜变色（血管扩张）、色素紊乱；③眼底全貌发暗，视网膜血管色调暗，静脉怒张，迂曲，出血，脉络膜充血、发暗及肥厚，荧光眼底造影，除色斑区外，全眼底呈一片斑点状态；

全身性表现：①血红细胞增多高出正常 2 倍，血红蛋白也较常人加倍，血小板增加，血黏度与血容量增多；②脾脏肿大（90%）。肝脏肿大（40%～50%）；③全身性皮肤充血或淤血，色红或青紫暗，紫斑；④偶见手脚指趾蟹爪样；⑤沐浴后皮痒，皮肤对冷敏感，牙龈出血，肢指趾疼痛。

诊断：血液、骨髓检查。

治疗：①静脉放血治疗；②磷 -32 放疗；③白消安；④抗组胺治疗。

预后：①进行性可绵延很久；②出血、心血管缺陷可导致死亡；③眼底出血，重者可导致盲。

**Ota 综合征**

别名：太田痣综合征；眼上部暗褐天蓝色痣综合征。

概述：眼与颜面部色素痣，颜色暗褐、天蓝或棕色，病变部皮肤扁平不隆起。女多于男（4∶1）发病，青春期蔓延，不恶变。色素颗粒被结缔组织和上皮细胞所覆盖。

病因：不明；为遗传疾患，主要发生于有色人种。

眼症状与病征：①眼皮肤色素痣，分布眼睑，眼眶周围，侵犯三叉神经第一、二支支配区；睑缘处特别明显；②单侧虹膜异色，结膜与巩膜色素沉着，小梁区大量色素沉着；③眼底青灰色或蓝褐色（过多的色素沉着）；④偶见视盘部色素沉着；⑤可有婴儿性青光眼。

全身性表现：①颜面（颧、颞、前额及鼻部）色素沉着，耳部及口腔黏膜，咽部也可见色素沉着；②骶部蒙古斑（出生即有的色素斑，至青春期即逝）。属于太田痣病变，为青春期才开始有，或始被注意。

诊断：①临床病征；②皮肤活检；③注意与眼部恶性黑瘤或黑瘤癌前期色素变化相鉴别。

治疗：冷冻治疗，据保阪善昭报告液氮较干冰佳，还可结合用擦皮术及脱毛针，以治疗局部色泽较深者。

预后：不合并恶性肿瘤不危及生命。

## P

**Page 综合征**

别名：高血压间脑综合征。

概述：病征为间脑的交感与副交感神经中枢受刺激，反应性表现，也可为特发性，皮内注射 0.25mg 组胺即可诱发。一次发作可持续数分钟，一天可发作数次。多见于 18～30 岁的女性，也有男性发病。

病因：不明；视丘与下视丘功能紊乱，或该区受肿瘤压迫，间脑自主神经中枢受刺激所致。

眼症状与病征：①过度流泪；②视网膜高血压、动脉硬化病征。

全身性表现：①血压不稳或轻度升高，发作时可增高 2.66～3.999kPa（20～30mmHg），偶尔表现为低热；②心动过速，心悸，脉速；③面部、颈部、躯干皮肤充血潮红，过后相继出汗；④头痛，流涎，耳鸣、肠鸣音增加，性欲减退（女性性感缺失）；⑤四肢发冷，苍白，双手发麻震颤，头皮发紧，对冷敏感，甲状腺轻度肿大，呼吸减弱或困难。

诊断：①临床病征；②组胺试验。

治疗：①镇静剂；②降血压药物；③重症患者可施交感神经节切除术。

预后：一般发作可控制。

**Paget 综合征**

别名：Pozzi 综合征；畸形性骨炎；先天性高磷酸盐血症；骨外层肥厚畸形综合征。

概述：为一种慢性进行性骨病，同时伴有血管与眼部病变。在发病过程中，骨质吸收与骨质增生交替进行。颅骨与四肢骨病变的进展，产生畸形和有关组织的病征出现。多见于 40 岁以上男性，隐性发病。若发病于女性，则病情较严重。恶性发展，可成骨性肉瘤。

病因：不明；常染色体显性遗传不规则显性；内分泌失调致新陈代谢障碍，血清碱性磷酸酶升高，骨外层肥厚。

眼症状与病征：①眼眶畸形；眶骨增殖，眼眶变浅，眼球突出，眼外肌麻痹，复视，泪道狭窄；②眼睑、结膜水肿，角膜环状混浊，白内障；③视盘水肿，视网膜出血、血管样纹、动脉硬化及色素变性，黄斑盘状变性，脉络膜血管硬化、萎缩及变性，视神经萎缩。

全身性表现：①头颅骨质增殖、扩大、变形，头上大小形似猿猴面孔，压迫有关组织，发生头痛，耳鸣，耳聋，面瘫，以及有关神经病征；②肢体畸形，锁骨、脊柱、四肢骨弯曲、变形，关节畸形，病理性骨折；③高血压，动脉硬化，心力衰竭，肾结石，乳腺病变；④血清碱性磷酸酶增高磷酸盐高，血钙高，尿钙高，尿羟脯氨酸增高；⑤ X 线可见：颅骨斑纹与毛状阴影，骨质疏松，钙化线。

诊断：①血液检查；② X 线 CT 扫描。

治疗：①高磷酸钙摄入；②组织代谢激素，皮质激素；③ EDTA（乙二胺四乙酸，依地酸）。

预后：为进行性，危险性在于心衰、肾衰、骨折及骨肉瘤。

**Pancoast 综合征**

别名：Pancoast-Tobias-Ciuffini 综合征；Hare 综合征；Ciuffini 综合征；肺尖肋骨脊椎综合征；肺尖综合征（肺尖癌综合征）；上肺沟综合征。

概述：表现为严重的一侧肩痛，臂部肌麻痹或无力，肩、臂与手肌肉萎缩，多有肺尖部病变，出现 Horner 综合征。

病因：肺尖部肿瘤，原发性支气管癌占 50%。胸腔上口或纵隔之上部有原发或继发性肿瘤，均为致病因素。

眼症状与病征：①眼球内陷；②上睑下垂；③瞳孔缩小（Horner 综合征）。乃影响交感神经干或神经节所致。

全身性表现：①肺尖部肿瘤；②肩、臂及手疼痛、萎缩与功能障碍。

诊断：① X 线 CT 扫描；②咳出物检查。

治疗：①手术切除病变；②化疗。

预后：不佳，一般死于发病一年内。

**Papillon-Leage-Psaume 综合征**

别名：Gorlin 综合征；Grob 舌颜面发育异常综合征；口指颜面综合征。

概述：口舌牙齿畸形，指趾骨发育异常，眼面容反常以及智力障碍。

病因：为家族遗传性疾患，多见于女性显性遗传。

眼症状与病征：①眶距过宽；②内外眦位置异常，睑裂外眦角低位；③瞬目频繁，外斜视。

全身性表现：①舌系带发育异常，致舌裂及下颌裂，50% 舌中线有白色错构瘤斑；②牙齿、牙列异常，牙齿异位、不发育，咬合错位；③颅底角增大，宽鼻根，扁平面容，秃发；④指趾畸形，多指趾、并指趾、短指趾及爪形指，手足小管骨变短增厚，骨质疏松；⑤智力差。

诊断：①颅肢指趾 X 线 CT 扫描；②临床病征。

治疗：对症处理，可施术矫正畸形。

预后：男性发病者，多死亡。

**Parinaud 综合征**

别名：Parinaud 眼肌麻痹综合征分开性麻痹综合征；垂直运动麻痹综合征；核上性垂直运动麻痹综合征；核上性向上运动麻痹综合征；四叠体综合征；丘脑底部综合征。

概述：特征为上睑下垂，眼协调向上转动困难，或同时有下转不能，呈垂直性麻痹，单纯向下转麻痹者无。可伴收缩性眼球震颤，眩晕，运动障碍。与 von Monakow 综合征联合，即为 Gruner-Bertolotti 综合征。

病因：属颅内核上性病变，引起协调运动麻痹。可因肿瘤、血管病、炎症、外伤及出血而发病。肿瘤病变位置可在：松果体、四叠体、瞳孔运动线路、大脑后联合、脑桥被盖、小脑脚、胼胝体、第四脑室、导水管以及其邻近部位。

眼症状与病征：①上睑下垂（如病变在中脑灰质，则可见上睑后缩睑裂扩大）；②双眼协调性上下运动麻痹，无会聚障碍。如有会聚痉挛，则显会聚功能不足；③收缩性眼球震颤，复视；④瞳孔异常，Argyl Robertson 瞳孔，偏盲，无光感；⑤视盘水肿；⑥先天性病变，眶距过宽，瞳孔异位。眼表现的差异，与病变的部位有关。

全身性表现：①眩晕；②小脑性共济失调；③舞蹈性指痉挛性运动。

诊断：① X 线、CT 颅脑检查；②气脑造影，脑血管造影；③ ERG、EEG、ENG。

治疗：①针对病因治疗，如肿瘤的手术摘除；②对症处理。

预后：决定于病因解除的程度。

**Parinaud 眼淋巴结综合征**

别名：Parinaud 眼淋巴结综合征；Parinaud 结膜炎综合征；Parinaud 结膜腺炎综合征；猫抓病眼淋巴结综合征；结膜炎合并耳前淋巴结病变综合征。

概述：特征为单侧结膜炎（溃疡或结节），发热，颈前淋巴结病变，腮腺肿大。多见于儿童，成人也有发病。潜伏期 7～10 天。

病因：不明；用猫抓热抗体作皮内试验，呈阳性反应，故认为其属猫抓热炎；土拉伦病、纤毛菌、结核菌、淋巴肉芽肿病毒、球孢子菌、孢子丝菌、梅毒、结节病以及李斯特菌病等，均可能致病。

眼症状与病征：①结膜炎：结膜肉芽组织增殖，呈红色或黄色，肉芽肿厚 3mm，直径 2～6mm，开始半透明后混浊，溃破，结膜溃疡，损害可发生于睑结膜、球结膜或穹隆结膜；②眼睑肿胀，结节、坚硬；③结膜分泌物黏液纤维素性，可有假膜，结节肿块内为炎性渗出物，巨噬细胞外围主要为淋巴细胞和浆细胞，可见组织坏死。

全身性表现：①发热，不规则或中等度升高，一般持续 4～5 天；②淋巴结肿大发炎，表现在耳前、颈前淋巴结，腮腺肿胀，大多只侵犯一个淋巴结；③猫抓过部位可见红色丘疹，触痛；④血白细胞核左移。

诊断：①组织活检；②病毒细菌检查培养及有关试验。

治疗：①对症处理；②针对病因治疗。

预后：①数周或数月后可自愈；②针对性治疗可早愈。

**Parkinson 综合征**

别名：震颤麻痹；“震动麻痹”；肌震颤综合征。

概述：此综合征具三大特征，间歇性震颤、强直和运动不能。两性发病，男多于女，一般在 50～65 岁间，缓缓的潜伏发病。

病因：不明；部分家族性发病报告；脑皮质与颅底神经节广泛性退行性病变；可发生于脑炎、动脉硬化、外伤，或重金属、一氧化碳与镇静剂中毒。

眼症状与病征：①眼睑瞬动，眼睑痉挛，上睑下垂，偶见眼睑麻痹；②眼球震颤，会聚性麻痹，外直肌麻痹，复视，眼球疼痛；③瞳孔光反应或调节反应迟钝或消失，瞳孔散大或不等；④偶见视盘水肿或视神经炎。

全身性表现：①肢体震颤：在停止意识活动时，不停的震颤，上肢最明显，尤其是手，做着搓丸的动作；②肢体强直：全身肌张力增强，上下肢举止动作如拨齿轮，肢体活动困难，步行如电拖牵引，步态短碎，无正常的上肢与步行协调动作；③肌肉僵硬活动失灵或不能，面无表情，似戴假面具。身体屈曲，头颈前俯，四肢屈曲；④口涎腺分泌增多，口水嘴角自垂。皮肤病变，皮脂多，易出汗。

诊断：①临床病史及病征；② EEG；③血清检查；④可能的病因检查。

治疗：①可能的病因治疗；②颠茄或镇静剂（苯海索、赛克立明、丙环定）；③手术去除或破坏病灶。

预后：为进行性病程，治疗可控制部分症状。

**Passow 综合征**

别名：Bremer 神经管闭合不全综合征；神经闭合不全状态综合征。

概述：为先天性神经管发育过程，发生的有关组织异常，主要为脊柱裂及畸形。

病因：先天性神经管闭合不良，家族性遗传，有散发。

眼症状与病征：① Horner 综合征表现（上睑下垂，眼球内陷，瞳孔缩小）；②眼球震颤，展神经麻痹；③角膜知觉消失，麻痹性角膜炎；④虹膜异色，前葡萄膜炎；⑤视盘水肿，继发性视神经萎缩。

全身性表现：①三叉神经第一支分布区知觉消失；②面神经麻痹，半侧面萎缩；③肌营养障碍症状，肌无力；④脊柱裂，脊柱后侧弯，颈肋，漏斗胸，四肢畸形。

诊断：①临床病征；② X 线 CT 扫描；③ EMG、EEG、ERG、VEP。

治疗：①对症处理；②针对性矫形手术。

预后：①视神经萎缩者视力可高度障碍；②神经症状恢复正常困难。

**Pelizaeus-Merzbacher 综合征**

别名：Pelizaeus-Merzbacher 病；先天性皮质外轴突发育不全；家族性中脑叶硬化。

概述：为一种遗传性进行性中枢神经系统疾患。临床表现为眼球震颤、摆动，全身震颤与运动障碍。婴儿或儿童期发病，多为男性。病程一般缓慢进行，可持续数年，也有发展较快者。

病因：不明；家族性，性连锁隐性遗传；大脑皮质下白质弥漫性硬化，脑干也可累及，视网膜视神经细胞变性，神经脱髓鞘、轴索消失。

眼症状与病征：①眼球震颤，主要为旋转性和垂直性。眼球经常摆动，非节律性游走性眼球运动；②视力障碍，早期非固定性凝视，晚期因脑部及眼部损害，视力明显减退，瞳孔光反应正常；③视网膜花毯样变性（具视网膜色素变性特征），黄斑中心凹反光消失，视网膜动脉窄细，视盘水肿、色淡、萎缩。

全身性表现：①精神、智力与运动发育迟缓，小头，侏儒，头发少，肌力异常；②头震颤，运动震颤，共济失调，意向性震颤，舞蹈样动作，膝反射亢进，Babinski征阳性、腹反射缺如；③节奏性语言，发音不清，听力障碍。

诊断：① X 线 CT 扫描；② EEG、ERG、VEP。

治疗：对症处理。

预后：不良，多死于并发症。

**Penfield 综合征**

别名：间脑性癫痫综合征；自主性癫痫综合征；前间脑性自主性癫痫综合征；抽搐替代综合征。

概述：特征为不定时癫痫发作，常伴有不能自控的阵发性自主神经症状表现，呈面红耳赤，流涎流泪，烦躁不安。多见于 6～7 岁男性，发作时间不定，每次发作约为 4～12 分钟。

病因：丘脑下功能紊乱与丘脑背核区有癫痫灶刺激，第三脑室底部损害。

眼症状与病征：①流泪；②眼球突出；③瞳孔异常。

全身性表现：①颈交感神经刺激征：颜面潮红，唾液增多；②激动不安、多语，头痛，腹痛，脉快，血压高，寒战，潮式呼吸；③癫痫发作。

诊断：① X 线、CT 颅脑检查；② EEG、脑血管造影，气脑造影。

治疗：①对症处理；②针对脑损害施术或施特殊治疗。

预后：取决于致病原因的处理后果，一般欠佳。

**Perheentupa 综合征**

别名：Mulibrey 侏儒综合征。

概述：特征为胎儿期进行性发育障碍，青春期发育迟缓，颅面畸形，脉络膜毛细血管发育不良，体材矮小，心血管异常。

病因：常染色体隐性遗传。

眼症状与病征：①斜视（交替性内或外斜视），弱视；②视网膜散在黄色小点及色素，色素簇集多在眼后极区，脉络膜毛细血管异常，Bruch 膜玻璃疣；③ ERG 正常。荧光血管造影示脉络膜视网膜异常。疣源于中胚叶，色素系继发性病变。

全身性表现：①侏儒，三角面容，前额突出，宽鼻架，X 线示蝶鞍变浅扩大，脑室扩大；②心血管异常：出生婴儿即可见发绀或发生窒息，心脏扩大（可伴心力衰竭），颈静脉怒张，肺充血，心包狭窄，皮肤火焰样痣，X 线示心包钙质沉着；③青春期发育迟缓或来迟，女月经少，低音细嗓；④四肢纤细，纤维性胫骨发育不良，肌张力低；⑤肝大，腹水，肺充血。

诊断：① X 线 CT 扫描；② EEG、ECG、ERG 眼底血管造影。

治疗：对症处理。

预后：心力衰竭对生命为一大危害。

**Peter 综合征**

别名：Rutherford 综合征；眼牙综合征。

概述：属于先天性胚胎发育异常的一种综合征，主要表现在角膜、晶状体及牙齿的病变。

病因：大部分属常染色体隐性遗传，或不规则的显性遗传。由于胚胎期角膜胚叶缺陷与晶状体间不完全分裂而导致。

眼症状与病征：①大角膜，角膜混浊（中区或周边），角巩膜葡萄肿；②高度近视；③继发性青光眼；④假性眼球突出；⑤视力低下，视野缩小；⑥无虹膜，虹膜前粘连，瞳孔膜残留，前房浅；⑦黄斑区色素沉着，视盘生理凹陷扩大，视神经萎缩。

全身性表现：①牙齿稀少而小；②牙列不整；③牙轴质发育不良；④牙龈增殖肥厚。

诊断：临床病征。

治疗：对症处理。

预后：发育性缺陷与功能不良，不易改善。

**Peutz-Touraine 综合征**

别名：Peutz-Jeghers 综合征；Peutz 综合征；Jeghers 综合征；Hutchinson-Weber-Peutz 综合征；皮肤色素沉着黏膜黑斑肠息肉综合征；肠息肉综合征；着色斑息肉消化道综合征；着色斑小肠息肉病综合征。

概述：特征为小肠黏膜息肉病，经常发生在皮肤与黏膜的色素沉着，眼部各组织多发性色素沉着。不分种族性别均可罹病，一般在青春期发病，反复发作，青壮年症状明显。自出生即可见全身皮肤、黏膜雀斑色素沉着，直径 2～5mm，或融合成色素斑块，青春期后皮肤色素可渐消减，肠息肉则渐突出。

病因：常染色体显性遗传，具完全外显率。

眼症状与病征：①眼睑皮肤、睑缘皮肤结膜交界处，散在色素斑点；②结膜、角膜、巩膜、虹膜，均可有棕色色素沉着斑点；③白内障（较多见），结膜息肉（少见）。

全身性表现：①色素沉着；见于颜面、四肢与腹部皮肤，口腔黏膜，以皮肤黏膜交界处明显；②消化道息肉：发病时可有剧烈的腹痛，肠鸣。息肉多见于空肠，胃大肠少见。消化道出血常见，贫血，粪隐血；③杵状指，支气管腺病，卵巢囊肿。

诊断：①临床病征；② X 线、CT、B 超检查；③血象、粪检查。

治疗：①非并发性息肉可切除或物理性处理；②定期观察，对症处理。

预后：有恶化转移可能性。

**Pickwickian 综合征**

别名：肥胖者心脏呼吸综合征

概述：多为肥胖的成年人，肥胖小孩少有，表现为嗜睡、多食（胃口过盛）。因临床表现类似狄更斯小说《匹克威克外传》中的主人公，故有 Pickwickian 综合征之名。

病因：该综合征的发生，系由于过度肥胖导致慢性肺功能障碍，使血氧含量显著下降，二氧化碳大量增加，于是引起脑血管充血、扩张。

眼症状与病征：①眼前部可见静脉充血；②偶见前房积血；③脉络膜视网膜静脉充血，同时可见视网膜出血与渗出物；④视盘水肿。

全身性表现：①极度肥胖；②头痛，嗜睡，意识障碍，小儿智力较差；③呼吸困难、发绀，心力衰竭，肌肉抽搐；④血红细胞增多，低血氧。

诊断：①血象；②肺功能检查；③心电图、脑电图检查。

治疗：①支气管扩张药物；②兴奋剂；③饮食疗法；④抗心衰治疗。⑤给氧常加重精神症状。

预后：如意识丧失，不佳；如及时治疗呈可逆性。

**pigmentary ocular dispersion syndrome（眼色素弥散综合征）**

别名：色素性青光眼。

概述：眼内色素性病变，发生青光眼，还可能有先天性畸形。眼压升高发生在早期老年，约 50 岁左右，男多于女。有报告发病于青年者。

病因：不明；家族性多基因遗传；虹膜萎缩，前房角被虹膜剥脱之色素颗粒阻塞。

眼症状与病征：①眼压增高，青光眼性视野改变，青光眼视盘凹陷；②虹膜萎缩、色素剥脱、半透明（65%）；③角膜中央纺锤样色素沉着，晶状体赤道部色素沉着；④前房角结构异常，虹膜突插入巩膜脊，滤帘网色素沉积，在 12 点色素带，房角 3～4 度；⑤近视（70%），大角膜，晶状体异位或缺损，眼积水。

全身性表现：无。

诊断：①临床病征；②房角检查。

治疗：①可施过滤过手术；②眼压不太高，可按开角型青光眼试用药物治疗。

预后：与眼压控制情况及眼内损害程度轻重不同有异。

**Plummer-Vinson 综合征**

别名：Paterson-Brown-Kelly 综合征；Waldenström-Kjellberg 综合征；Paterson 综合征；Kelly-Paterson 综合征；缺铁性吞咽困难综合征；缺铁性鼻咽病变综合征。

概述：特征为低血色素性小细胞性贫血，鼻咽、口腔病变，吞咽困难，以及眼和全身性营养不良病征。一般多发病于中年妇女。病理学与 X 线检查，提示食管上端缺损，食管破裂，胃溃疡，出血。

病因：维生素 B 类与铁质缺乏。

眼症状与病征：①眦角皲裂，睑缘炎；②眼干燥，结膜苍白，球结膜静脉扩张迂曲，泪液减少，角膜弥漫性浸润，丝状角膜炎；③偶有视网膜出血，视盘水肿。

全身性表现：①吞咽困难：主要为在硬性与带刺激感食物吞咽通过咽部时发生灼痛；②舌炎，口角皲裂，口腔黏膜溃疡萎缩，咽癌，食管癌，食管胃癌、黏膜溃破出血、萎缩，胃酸减少或缺乏，粪便隐血；③颜面脂溢性皮炎，指甲凹陷；④贫血：特征为小红细胞、低血色素性，血浆含铁量降低。

诊断：①血、粪检查；② X 线、B 超行消化道检查。

治疗：铁与维生素 B 类补给。

预后：①取决于铁与维生素 B 类的补给与吸收；②因癌症导致的病征，关键在于癌症能否治愈。

**Pompe 综合征**

别名：von Gierke 心脏病；Cori Ⅱ型糖原贮积综合征；糖原贮积性心脏病；全身性糖原贮积病；先天性心脏横纹肌瘤；弥漫性糖原贮积心脏肥大；特发性全身性糖原贮积病；全身性神经肌肉型糖原贮积病。

概述：依临床损害侵犯器官不同程度，将其分为四种类型，症状与病征有许多交叉表现，即①心脏扩大型；②普遍型；③肌肉型；④晚期婴儿酸性麦芽糖酶缺陷型。还有分为 11 型者，但总的情况是在全身各器官内糖原沉积，如在心肌、肝脾、肾、肾上腺、甲状腺、骨骼肌以及周围神经系统和网状内皮系统，眼的视网膜也受影响。

病因：不明；常染色体隐性遗传；由于缺乏 α-1，2-葡萄糖苷酶，或酶活性降低，糖原分解酶缺陷，致使糖原在各组织中沉积，也有发现由于糖原合成酶减少，而致肝糖原减少者。

眼症状与病征：①斜视；②视网膜血管壁细胞和神经节细胞内糖原沉积。

全身性表现：①早期发病于婴儿，恶心，厌食、流涎，身体衰弱、衰竭。严重的精神障碍，反复呼吸道感染，发热、咳嗽，晚期则出现呼吸困难；②心脏扩大，心力衰竭，肌无力及肌张力减退，晚期肌腱收缩，肌僵硬和橡皮样；③肝脾肿大，巨舌，多器官功能障碍，膀胱肠括约肌失灵（发生在晚期）；④胎期取羊水细胞检查，可早发现该病。

诊断：①血：糖、糖原、糖耐量检查；② ECG、EMG、ERG；③ X 线、CT 检查；活检。

治疗：①试用维生素 A；②可能原因治疗。

预后：不佳，多在 1～2 年死亡。

**Posner-Schlossman 综合征**

别名：青光眼睫状体炎综合征；青光眼睫状体炎危象综合征；青光眼睫状体炎危象。

概述：青光眼与睫状体炎并存，属单侧性反复发病，且不充血无疼痛，青光眼具原发性开角性青光眼特点，在非发病期，眼部一切如常。多发于青壮年。也可合并其他型青光眼，则称混合型青光眼。

病因：不明；有人认为系视丘下的中枢与末梢的自主神经系统功能障碍；发病与过敏反应或工作疲劳、精神刺激有关。

眼症状与病征：①视物模糊，虹视，暂时性暗点扩大，无永久性视野缺损，发病时自觉轻度不适，无疼痛症状；②发病眼结膜不充血，或仅有极轻微之充血；③眼压升高，多在 5.3kPa（40mmHg）以上，瞳孔轻度散大，眼底无青光眼视盘下陷征，④角膜后沉着物（KP）大小、多少不等，可呈细点或羊脂样片块，房水透明，或轻微混浊，前房深度正常，无虹膜后粘连，虹膜色调正常，或色调微淡，ETG（电眼压描记）：C 值趋低；⑤间歇期，ETG：正常，激发试验阴性。

全身性表现：可有过敏性体质（或病史）。

诊断：青光眼、睫状体炎检诊。

治疗：①有自愈倾向，常反复发作；②肾上腺皮质激素有效；③对症处理，手术无效。

预后：良好。

**posthypoxic encephalopathy syndrome（缺氧性脑病综合征）**

别名：缺氧综合征；顶叶枕叶综合征；一氧化碳中毒性枕叶顶叶综合征。

概述：脑缺氧后在神经系统发生一系列症状，精神错乱，幻觉，视觉障碍，肢体活动障碍，以至昏迷，死亡。

病因：①严重的脑缺氧：一氧化碳中毒，全身麻醉，高空病，登山运动，低血糖，窒息，右心衰竭及心跳停止；②脑顶叶包括视放射广泛脱髓鞘病变。

眼症状与病征：①畏光，幻视，中心暗点，视野缩小，暗适应减退，皮质盲；②核性眼肌麻痹，瞳孔麻痹，眼球震颤；③视网膜和视神经萎缩。

全身性表现：①精神错乱，错觉，烦躁不安，阅读不能，定向障碍；②肌痉挛，步态蹒跚；③脑病发展，可导致昏迷和死亡。

诊断：①病史与临床病征；② EEG、ECG 及血氧检测。

治疗：及时给氧。

预后：与缺氧时间和给氧情况不同，可有很大出入，轻者，可恢复正常，重者可能死亡，有的给氧后症状改善，但造成的脑细胞缺氧损害，可继续发生变化，如脱髓鞘病变，皮质盲。

**postvaccinal ocular syndrome（种痘后眼综合征）**

别名：意外性眼部牛痘。

概述：为发生于牛痘疫苗接种的病征，其可分为：①原发性直接接种：接种时将疫苗溶液误溅或误带入眼部，可损及眼睑或结膜、角膜；再者为受接种者手搔抓接种处，而后接触眼部，此多伤及眼睑部，潜伏期一般为 3 天；②全身性迟发性反应；多在疫苗接种后 10～12 天，发生脑病变及眼的前后部病变，重者可见脑炎、全眼球炎。

病因：牛痘疫苗接种及眼部疫苗意外接触。

眼症状与病征：①眼睑水疱，脓疱疹，眼睑红肿；②角膜结膜“误染”：睫状充血，畏光，流泪，局部疱疹，溃疡，角膜损害侵及实质，中心圆盘状，深部损害可见角膜穿孔；③迟发反应：角膜炎，脉络膜视网膜炎，中心性浆液性视网膜病变，血栓及血栓性静脉炎、视神经炎与萎缩，全眼球炎，孤立性眼肌麻痹，眶蜂窝织炎。

诊断：病史及临床病征。

治疗：无特效治疗，对症处理。

预后：损害重者，预后不佳。

**Pott 综合征**

别名：David 综合征；Pott 病；脊椎结核综合征。

概述：主要为脊椎结核，表现为其损害所引起的全身性症状，且有损颈交感神经节的眼病征。可发生于任何年龄，以儿童为多，无性别差异。

病因：结核菌感染。

眼症状与病征：①双侧瞳孔缩小；②也可单侧瞳孔散大或缩小（乃刺激或麻痹之不同表现）。

全身性表现：①局部疼痛，或反射性疼痛；②脊椎脓肿、畸形，强硬，腰椎损害多；③截瘫。

诊断：① X 线 CT 扫描；②旧结核菌素（OT）试验。

治疗：①抗结核治疗；②手术。

预后：较佳，损害严重，遗留畸形，截瘫。

**Potter 综合征**

别名：肾发育不全综合征；肾面综合征。

概述：为一种多发性先天性畸形，突出表现为面形与泌尿生殖多种组织器官，诸如耳畸形低位，眼内眦赘皮特长，肾发育异常及阴道，肛门异常。见于初生婴儿，多难成活。

病因：不明；先天畸形，有人认为是第 18 对染色体三体形态异常所致。

眼症状与病征：①眶距过宽；②内眦赘皮皱褶过长延伸；③睑裂外眦角位偏低。

全身性表现：①面容畸形，耳畸形、低位，鼻梁扁平，小下颌；②肾发育不良，囊样变，畸形。羊水过少，结节性羊膜，女性无阴道、无子宫，男性无肛门、无直肠；③骨骼异常，脊柱裂，关节强直，手足畸形，杵状指趾。

诊断：①临床病征；② X 线、CT、超声检查；③染色体检查。

治疗：无特效疗法，可对症处理。

预后：死于婴儿早期。

**Prader-Willi 综合征**

别名：Willi-Prader 综合征；Prader-Labhart-Willi-Fanconi 综合征；肌张力减退智力减退性腺功能减退肥胖综合征；HHHO（hypotonia-hypomentia-hypogonadism-obesity）综合征。

概述：特点为低智力低张力性功能低及肥胖故又称 HHHO 综合征。多发病于男性，正常怀孕与分娩出生（或妊娠期偶有延长），出生时体重略轻于正常。生后肌变化有两个阶段：第一阶段，生后张力低或缺乏，嗜睡，抽搐（很少），喂养困难（常为管饲）；第二阶段，出生后约 6 个月，张力低下改善，喂饲困难现象消失，被过量饮食与肥胖发育所代替，高度增长慢，神智迟钝，2 岁后能行走，语言发育差，精神障碍。常有烦渴、多尿。

病因：不明；可能为视丘下功能障碍；也有人认为系常染色体隐性遗传。

眼症状与病征：①睑裂外眦偏高，内斜视；②蓝色巩膜，虹膜斑点，白内障。

全身性表现：① HHHO 四特征。②全白发，小下颌，耳发育不良，牙齿缺损，牙列不整，指趾异常，身材矮小。③生殖器异常，阴茎小，单侧或双侧隐睾，第二性征不明显，性功能障碍。女性青春期来迟或缺如。④血糖高，丙酮血症，EEG 慢波、波峰异常，EMG、PEG 均正常。

诊断：① X 线 CT 扫描；②性内分泌检测，血糖等检查；③ EEG。

治疗：对症处理。

预后：尚无足够资料评价，有报告死于糖尿病的血管并发症。

**pterygo-palatine fossa syndrome（翼腭窝综合征）**

别名：蝶骨上颌窝综合征。

概述：特点为上颌内神经痛，眶下部感觉麻木，同侧失明、耳聋与翼状肌麻痹。

病因：多由恶性肿瘤侵犯翼腭窝。

眼症状与病征：①三叉神经的上颌神经支麻痹——眶下部麻木；②侵犯同侧视神经，视力丧失。

全身性表现：①早期：上颌神经痛，耳聋，进而下颌神经痛，下颌偏向患侧；②晚期：双侧颈部及咽后壁淋巴结肿大，颞窝胀满。

诊断：①临床病征；② X 线 CT 扫描。

治疗：可化疗或放疗。

预后：不良。

**punch-drunk syndrome（击晕综合征）**

别名：外伤性脑病；外伤广泛颅脑综合征；脑震荡综合征；外伤后精神病态。

概述：该综合征发生于格斗或拳击者，表现为步态不稳，说话模糊，两手震颤与点头病征。

病因：头部连受打击，脑与小脑多发生小出血，继而神经胶质增生，脑功能障碍。

眼症状与病征：①眼球震颤；②震颤性眼球跳动。

全身性表现：①性格改变，无表情，说话含糊，神智错乱；②步态蹒跚、不稳，双手震颤，点头动作，肌运动无力。

诊断：①临床病史与病征；② EEG。

治疗：对症处理。

预后：依脑损害轻重而有异。

**Purtscher 综合征**

别名：远距创伤性视网膜血管病；脂肪栓塞综合征；创伤性视网膜血管病变综合征；创伤性脂溢综合征。

概述：外伤性视网膜血管病变，但眼部并未受伤，创伤发生于头部、胸部或四肢。其不同于眼球挫伤发生的视网膜震荡，不是伤后眼底即出现病征，而是在距眼的远组织，受伤后数小时至数天始发病。

病因：不明；可能外伤后高压性脑病，脑脊液受挤压，进入视神经周围，进入视网膜淋巴间隙；有人认为系脂肪栓子进入视网膜静脉；也可能系血管舒缩运动病变，血管渗透性增加，血管破裂所致。

眼症状与病征：①视网膜血管病变为单眼或双眼，视力障碍程度与损害轻重有关，一般视力数月后可恢复，黄斑区及视神经损害明显者，则遗留相当的视力障碍；②视网膜水肿，渗出物白色，形态大小不一，多为圆形或椭圆形，位于视网膜浅层、视盘附近，视盘黄斑间可见线状、火焰状出血，出血、渗出物可掩盖部分血管；③黄斑区水肿，渗出，小出血点；④视盘水肿，视盘部血管怒张，色调淡，晚期可见视神经萎缩。

全身性表现：①头颅，肋骨或四肢骨骨折，胸部挤压伤为多发病；②肺充血，咳嗽或咯血，呼吸困难；③淋巴液溢漏。

诊断：①X线、CT检查；②眼底荧光血管造影。

治疗：①创伤治疗；②眼对症处理。

预后：一般较佳。

**Pyle综合征**

别名：Bakwin-Krida综合征；颅、骨干骨骺发育障碍综合征；家族性长骨干骺发育障碍综合征；骨性狮面综合征。

概述：特征是颅骨发育障碍，骨板障消失，骨质增厚，鼻旁窦及乳突无气室腔形成，致头面畸形，长骨干端骨骺发育不良，骨质密度增加如象牙质，骨内Havers管扩大，细胞缺如，不能正常改造发育骨质，使长骨末端呈喇叭样，形成肢体畸形。发病于婴幼儿，具家族性。

病因：不明，常染色体隐性（个别显性）遗传。骨细胞增殖发育异常，骨海绵质不能吸收改造，此海绵质可导致骨骺外翻。

眼症状与病征：①眶距过宽；②睑裂闭合不全；③眼球震颤；④视神经管狭窄，视盘水肿，视神经萎缩；⑤视力减退至视力丧失。

全身性表现：①颅骨畸形，骨质狮面孔，头大，鼻梁宽；②出牙齿晚，鼻旁窦发育不良，耳聋；③长骨骨骺末端外翻，肢体呈长颈瓶样；④头痛，烦躁，呕吐，面神经麻痹，面肌萎缩。

诊断：①临床表现；②X线颅骨、四肢摄片。

治疗：手术解除对神经的压迫。

预后：不佳，死于枕骨大孔骨质病变。

## R

**Raeder综合征**

别名：Horton头痛，Raeder旁（类）三叉神经综合征；组胺性头痛；旁（类）三叉神经麻痹综合征；旁（类）三叉神经麻痹眼交感神经瞳孔病变综合征。

概述：为三叉神经旁发生病变，影响三叉神经，表现为类三叉神经病变的临床病征，同时表现为交感神经麻痹病征（类Horner综合征，无面部出汗，是与典型Horner综合征之别）。乃颈动脉周围交感神经丛纤维受伤害。临床分为两型：Ⅰ型，有三叉神经痛、交感神经麻痹，有蝶鞍旁脑神经损害，颅内病变严重，称为真性。Ⅱ型症状基本同Ⅰ型，但无蝶鞍旁脑神经损害，为良性病变，属自限性。主要发病于男性。

病因：新生物、外伤，炎症，血管性或特发性损害，损及眼交感神经末梢达颈外动脉分支处（支配出汗神经纤维自此发出），未伤害出汗的神经纤维。Ⅰ型损害在颅中凹以前，损及蝶鞍周围；Ⅱ型未伤害蝶鞍周围神经，如来自牙周脓肿、颈内动脉瘤以及其新生物等。

眼症状与病征：①上睑下垂；②瞳孔缩小，轻，有时很难分辨；③眼球内陷，轻度；④角膜感觉迟钝（或过敏）；⑤流泪；⑥结膜充血；⑦可有低眼压、暗点，以及眼球运动受限和复视。

全身性表现：①单侧颜面深部疼痛，颜面无汗，头痛；②三叉神经一、二支分布区感觉异常；③咀嚼肌无力或瘫痪；④高血压；⑤可有颅内压增高、炎症体征。

诊断：①X线、CT颅内外检查；②颈动脉造影。

治疗：依病因处理。

预后：Ⅰ型多预后不良；Ⅱ型佳。

**Raymond综合征**

别名：Raymond-Cestan综合征；Cestan综合征（2）［Cestan综合征（1）即Cestan-Chenais综合征］；上型Foville综合征；脑桥综合征；侧向注视分离综合征。

概述：单侧展神经麻痹，对侧偏瘫为本综合征的特点。

病因：因肿瘤、出血、血管栓塞，尤其是基底动脉分支栓塞，影响及脑桥上部小脑脚交叉的下方，影响锥体束横过脑桥部之纤维，内侧丘系及后侧纵束，可发生脑软化。

眼症状与病征：①病侧展神经麻痹；②侧向共轭注视麻痹，呈眼球方向分离征。

全身性表现：①病损对侧偏瘫；②同侧面、躯干和四肢麻木；③同侧共济失调；④同侧肌辨距力不良，对侧肢体投射运动与手指粗幅抽动。

诊断：①临床病征；②X线、CT颅脑检查；③脑血管造影。

治疗：针对病因治疗。

预后：依病因轻重而有异。

**Raynaud现象**

Raynaud现象在临床有许多种，可列为系列性。为肢体小动脉与或微动脉收缩，表现为皮肤颜色的变化，苍白或与浅发绀。

1. Raynaud综合征　见后。

2. 伤后情况　冻伤；气锤综合征；外伤或手术后；打字员钢琴家血管痉挛现象。

3. 神经性情况　腕管综合征；神经系统疾患；肩胛带压迫综合征。

4. 闭塞性动脉病　动脉硬化阻塞；栓塞；栓塞性脉管炎；血栓。

5. 中毒　麦角；重金属。

6. 其他情况　寒冷血凝反应综合征；皮肤肌病综

合征；红斑狼疮综合征；胼胝体变性综合征；类风湿关节炎；硬皮病综合征；巨球蛋白血症综合征。

**Raynaud 综合征**

别名：Raynaud 现象综合征；Raynaud 病。

概述：Raynaud 综合征为 Raynaud 现象的一部分，属特发性。具体表现为全身各末梢小动脉、微动脉痉挛，发生皮肤苍白，青紫，甚至坏死，多见于指趾末梢，也见于眼、鼻、耳及颜面其他部位，损害部位温度降低，疼痛。此综合征不包括前 Raynaud 现象所到的其他病因所致者，如栓塞、阻塞、血栓、炎症、外伤等。多发病于女性（5∶1），常起病于早年。20 岁以内。

病因：不明；属特发性功能性血管痉挛；发病诱因通常为寒冷、精神或物理刺激、外伤等。

眼症状与病征：①视网膜中央动脉痉挛；②结膜微循环障碍。

全身性表现：①暴露手指开始发冷、轻度肿胀、苍白缓缓发展，进而发绀或发红，疼痛、麻木。也可突然的明显改变，发生坏死。常反复发作，表现为硬皮病征及轻度坏疽病变。开始仅发生于一个或两个指端，后扩延至所有手指和手的其余部分，为双侧性；②病变可发生于脚趾、面部、耳与鼻部末梢血管；③进行期末梢小血管内膜肥厚，后期可见动脉阻塞与坏死。

诊断：①临床病征；②血管活检；③排除此综合征外的 Raynaud 现象。

治疗：①肢体维护防冻、防伤；②女性月经期或闭经期可用雌性激素；③扩张血管剂；④交感神经节切除术；⑤封闭疗法或针刺疗法。

预后：①生命可如常维持；②疗效常不理想。

**Reese 综合征**

别名：眼脑骨骼发育不全综合征（ocular dysplasia cerebral hypoplasia skeletal hypoplasia syndrome）。

概述：为一种先天性视网膜发育异常、视神经发育不全，脑发育不全、脑积水，骨骼发育畸形，以及其他器官发育异常。

病因：为一种先天性染色体异常疾患，可能与 D1 三体型有关。

眼症状与病征：①视网膜发育异常（为最常见极重要的病例），合并视网膜脱离，视神经发育不全；②虹膜发育异常，瞳孔膜残留，脉络膜缺损，晶状体钙化；③小眼球，眼眶囊肿。

全身性表现：①脑发育不全，脑积水，中枢神经系统发育不全，小头畸形，耳低位，唇裂，腭裂；②骨骼发育畸形，多指趾畸形；③心血管改变合并先天异常、肾肠道疾患及肝大；呼吸道病变：呼吸困难、发绀与肺炎；泌尿生殖系病变：畸形、肾盂积水。

诊断：① X 线、CT、B 超检查；②气脑、脑血管造影、EEG、ERG、ECG。

治疗：矫正畸形。

预后：因畸形所致之功能障碍，治疗效果多不理想。

**Reese-Ellsworth 综合征**

别名：前房劈裂综合征。

概述：乃中胚叶发育异常，而表现为眼、颅脑、指趾发育畸形，眼部的突出表现为前房角、虹膜根及角膜周边异常。出生即见异常，多发于双眼（80%）。

病因：常染色体显性遗传；母体妊娠前 3 个月患风疹感染；由胚胎中胚叶正常的细胞移行穿向眼前部障碍，或中胚叶组织后期分化不全而引起该类病变。

眼症状与病征：①角膜硬化，角膜、巩膜移行混浊，虹膜前粘连混浊，且可致角膜水肿，Schwalbe 环线突出明显，有接触性透明膜；②前房常浅——虹膜缺损或发育不良，虹膜与角膜间粘连，中胚叶组织残留于前房角，最严重的是角膜中心外的虹膜睫状部前粘连，角膜浓厚的混浊；③青光眼，白内障，永存玻璃体动脉；④视力障碍，与角膜混浊程度，以及晶状体、玻璃体情况有关。

全身性表现：①颅面骨发育不全，智力低下，部分病例神经管闭合不全，大脑性麻痹，②腭裂，并指趾，肌强直性营养障碍。

诊断：①临床病征有关检查；② EEG、ERG、EOG；③ X 线 CT 扫描。

治疗：对症处理，眼部相适应手术，矫正畸形。

预后：眼组织损害严重者，视力障碍明显。

**Refsum 综合征**

别名：遗传性运动失调多发性神经炎综合征。

概述：属于一种脂质代谢异常疾患，脑脊髓液蛋白含量增加，而细胞数正常。表现为不典型的视网膜色素变性，脊髓小脑性运动失调，以及肢体多发性神经炎等。4～7 岁儿童发病，男女无何差异。

病因：为常染色体遗传性类脂质代谢缺陷，因缺乏植烷酸氧化酶，不能将 α- 植烷酸（phytanic acid）氧化，致使植烷酸蓄积于血液和各组织内，且在髓鞘内产生病理性改变。

眼症状与病征：①夜盲，视野向心性缩小；②视网膜色素变性（不典型），黄斑区微细色素沉积，周边视细胞功能不良，无骨细胞样色素，可见视神经萎缩；③瞳孔光反应、会聚反应差，瞳孔小，对散瞳剂不敏感；④角膜斑块混浊，白内障，玻璃体混浊；⑤上睑下垂，眼球震颤，进行性眼外肌麻痹。

全身性表现：①脊髓小脑性运动失调，肢体多发性神经炎，知觉、运动神经功能障碍，进行性神经性耳聋，嗅觉、味觉消失，中枢神经系统病变，精神紊乱。病理检查：神经肿大，在神经束之间与神经束膜下渗出物沉积，轴突周围纤维组织增多，神经周围鞘肥厚；②皮肤鱼鳞癣；③四肢消瘦，肘、肩、膝关节骨骺发育异常；④心脏扩大，传导完全阻滞，心律失常，尿道括约肌失灵；⑤脑脊液内蛋白增高，(可高达 2g/L)，细胞数正常，少，呈分离现象。ECG、EEG 波异常。血清植烷酸浓度增加。

诊断：①血与组织检查：植烷酸增高；②临床病征。

治疗：不含植醇(phytol)、植烷酸和叶绿素饮食。

预后：病情一直发展进行数年，最后死亡，治疗可改善。

**Reimann 综合征**

别名：高黏度综合征。

概述：由于血黏度增高影响血液循环，致使眼部、头部及心血管发生异常病变，其常与 Waldenström 综合征、高球蛋白血症并发，且与骨髓瘤、网状组织细胞肉瘤等有关。

病因：血内 γ 球蛋白增高，或其他蛋白血症致使血黏度增高。

眼症状与病征：①眼球震颤；②球结膜血管迂曲，血循环障碍，红细胞凝集，血流呈泥流现象；③视网膜血管呈蛇行，血流障碍，可见毛细血管瘤，出血及渗出物。

全身性表现：①头痛，眩晕，厌食，无力，疲劳；②黏膜出血，血压低，脉缓，血小板异常，心衰；③惊厥，呼吸困难，共济失调，感觉异常，听力部分丧失；④血清 IgM 高(超常 5 倍)。

诊断：①血 IgM、γ 球蛋白、血黏度、血小板检测；② EEG、ECG、ERG 检测。

治疗：输血浆结合化疗。

预后：及时治疗，一般良好。

**Reiter 综合征**

别名：Fiessinger-Leroy 综合征；Waelsch 综合征；Brodie 综合征；Fiessinger-Leroy-Reiter 综合征；结膜尿道滑液膜综合征；特发性黏液脓性关节炎；肠炎多发性关节炎。

概述：眼结膜炎、关节炎与非特异性尿道炎为本综合征的三特征。还有皮肤，血液淋巴和内脏病变。国内有不少报道，除眼部情况外，也引起泌尿、关节诸专科所注意。多发病于男性，10～40 岁间起病。

病因：属于自身免疫性疾患，发病可能与病毒、衣原体感染有关。

眼症状与病征：①结膜炎：常为双眼急性发作，呈无菌性化脓表现，一般持续 10～20 日；②角膜炎：角膜水肿、浸润及溃疡，损害多在周边，有的呈疱疹性损害；③虹膜睫状体炎：较常见，后发病，前房蓄脓，可发生虹膜后粘连，波及脉络膜及玻璃体；④巩膜炎，巩膜外层炎，多不典型；⑤严重的可发生白内障，青光眼，视网膜炎及视神经炎。

全身性表现：①泌尿系病变：尿道口发炎，排尿时灼热感，重症有脓性物自尿道口溢出，排尿剧痛，包皮水肿，尿频，尿混浊，前列腺炎，膀胱炎，肾炎、蛋白尿；②关节炎：多发性关节炎(96%)，局部疼痛、压痛、发热、肿胀及渗出性积液，载重关节较常发病；③皮肤损害类似多发性红斑，或脓性卡他性角皮病；④血液、淋巴、心血管病变：贫血，白细胞增多，红细胞沉降率增快，脉速加快，血压低，心杂音，期外收缩，心内膜炎，末梢淋巴结病变；⑤胃肠炎，口腔黏膜损害，消化不良，腹泻，唾液腺肿胀，咳嗽，胸膜炎。

诊断：①临床病征；②血、尿检查；③关节摄片。

治疗：四环素类，肾上腺皮质激素。

预后：无严重损害者，预后良好。

**Rendu-Osler 综合征**

别名：Rendu-Osler-Weber 综合征；Babington 综合征；Goldstein 综合征；家族性遗传性多发性毛细血管扩张症，毛细血管扩张症。

概述：特点为全身性皮肤黏膜毛细血管扩张，出血。小儿为反复性鼻出血；10～30 岁间可在全身各处见毛细血管扩张征，点状或块状红蓝色斑，毛细血管瘤；隐性或显性消化道出血(呕血或黑便)出现在中年或晚年；贫血可发生在任何年龄。男女发病无差异，犹太人多发病。

病因：不明；常染色体显性遗传。

眼症状与病征：①睑结膜星形血管瘤，异物感；②间歇性丝状角膜炎；③视网膜小血管瘤，偶发视网膜出血。

全身性表现：①血管瘤：多见于颜面、口唇、上肢皮肤，口、咽及鼻黏膜；②出血：鼻出血，血尿，呕血，黑便；③贫血，肺动脉瘤(咯血，发绀，红细胞增多症，手指末端杵样，呼吸困难)。

诊断：①临床病征；②血管造影，血液检查。

治疗：①治疗出血及贫血，补铁；②电灼出血点；③放射线治疗；④炔雌醇有报道见佳效者；⑤肺动脉可施术。

预后：重症病例，不能止血者，报告有 4% 死亡。

**renofacial syndrome(肾脏面部综合征)**

概述：为一种先天性发育异常，眼、耳及颌面畸形，肾脏发育不全的综合征。

病因：不明；有人认为系染色体缺陷或畸变所致，

证据尚不甚确凿。

眼症状与病征：①眶距过宽；②内眦赘皮。

全身性表现：①面部畸形，耳大低位，鼻根低平而宽，下颌明显的小；②肾脏发育不良，畸形，缺如。

诊断：①临床病征；② X 线、CT、B 超检查。

治疗：畸形矫治手术。

预后：肾脏异常的轻重，关系生命的长短。

**Reye 综合征**

别名：急性脑病综合征；肝大块脂肪变性急性脑病综合征；脑病内脏脂肪变态综合征。

概述：特点为急性脑病发作，多器官脂肪病变，视力、瞳孔与视盘病变。多发病于半岁至 10 岁，两性发病无差异。

病因：不明；可能为肝毒性物质或病毒所致。

眼症状与病征：①皮质盲；②瞳孔散大，光反应迟钝或消失；③视盘水肿。

全身性表现：①急性脑病，发热，呕吐，惊厥，昏迷，脑水肿，脑脊液糖含量减低，EEG 异常；②呼吸道感染（50% 为早发病症），部分伴有胃肠道影响；③肝脏大块脂肪变性，且有坏死性病变，肝功能不良，转氨酶增高。肾脂肪病变，肾功能障碍。心脏、胰损害；④肌张力减低，肘部屈曲，手掌紧握腿直伸；⑤血中性白细胞增多，酸中毒，低血糖，尿素氮增高，尿酮体。

诊断：①血、尿及脑脊液检查：② EEG、ECG；③肝组织活检。

治疗：可试用葡萄糖输液、皮质激素、胰岛素。

预后：多 3～5 日死亡，部分病例可愈，而无后遗症。

**Rieger 综合征**

别名：Axenfeld 综合征合并青年性青光眼；Axenfeld 角膜后胚胎环合并青年性青光眼；角膜虹膜中胚叶发育不全，中基质发育不全综合征。

概述：为一种先天性中胚叶发育异常的疾患，表现为角膜、虹膜及前房角异常，而发生青光眼。同时有眼睑、牙齿及骨骼指趾病变。童年发病，男女病例均有报道，有的家族全系男性发病，也有全为女性病员。

病因：常染色体显性遗传；中胚叶发育障碍，发生于胚胎第 5、6 周；有人认为染色体第四或第五对部分缺失之故。

眼症状与病征：①先天性青光眼，前房角发育不良，可见梳状纤维，房角多处粘连，眼压波动极大；②角膜后混浊环，Schwalbe 线（环）明显，角膜后透明膜，角巩膜界限不清，角膜混浊，小角膜；③虹膜发育不全，或无虹膜，瞳孔畸形、偏位，瞳孔闭锁，瞳孔缘色素外翻，虹膜萎缩，前粘连，虹膜裂；④前极性白内障，晶状体异位，视网膜血管异常，视神经萎缩；⑤上睑下垂，眶距过宽，结膜血管瘤，小眼球，斜视。

全身性表现：①颅面骨发育异常，面容宽，下颌突出，牙齿不规、缺损，牙釉质发育不良，偶见多指趾畸形；②智力低下，女性男性化，营养不良性肌强直。

诊断：①临床病征；②前房角镜、裂隙灯显微镜及角膜内皮镜检查。

治疗：针对临床病变施术，或对症处理。

预后：眼损害轻者施术，可见改善；重症手术后果多不佳。

**Riley-Day 综合征**

别名：家族性自主神经功能异常综合征；先天性家族性自主神经功能异常综合征；中枢性自主神经功能障碍并发先天性泪液缺乏综合征。

概述：为一种先天性自主神经功能异常性疾患，出生后即显示症状，无泪或泪液缺乏，角膜感觉缺失，相对的痛觉极不敏感。而唾液分泌增多，常流涎，出汗也异常增多。还有反复性呼吸道感染，皮肤损害及血压异常。多见于犹太族儿童，婴幼儿发病。

病因：不明；常染色体隐性遗传；有人认为系儿茶酚胺代谢异常所致；有报告脑干中有呈网状散在病变。

眼症状与病征：①泪液减少，或无泪，患儿哭时也无眼泪；②角膜感觉消失，角膜干燥，角膜溃疡，麻痹性角膜炎，带状角膜病变，角膜感染；③瞳孔大小不等（瞳孔扩大肌纤维缺如）；④外斜视，近视，屈光参差，视网膜血管迂曲，青光眼。

全身性表现：①唾液分泌增加，常流涎，出汗特别多；②高热惊厥，情绪不稳定易激动，运动不协调，脑电图异常；③肾上腺功能减退，副甲状腺功能差，深部腱反射消失或减退，血压易波动，发作性高血压，直立性低血压；④呼吸道感染，吸入性肺炎，周期性呕吐，吞咽困难，味觉差，腹泻；⑤皮肤对称性点状红斑，对疼痛不敏感；⑥脊柱后凸侧弯，特发性骨折；⑦尿内 HVA/VMA 比值升高，即高香草酸（homovanillic acid）与香草扁桃酸（vanillylmandelic acid）的比值；⑧药物试验：a. 结膜囊内滴甲基胆碱液，瞳孔缩小；b. 皮内注射组胺后，面部无潮红反应；c. 注射甲基胆碱和去甲肾上腺素呈兴奋反应。

诊断：①药物试验；② X 线、CT 颅脑检查；③ EEG 检查；④检尿 HVA/VMA。

治疗：尚无满意的有效疗法，虽有某些手术可行者，麻醉有高度的风险。

预后：不良，吸入性肺炎、高热、肾硬化均可导致死亡。

**Robin 综合征**

别名：Pierre Robin 综合征；小下颌舌下垂综合征。

概述：特征为小下颌、小舌、舌下垂，以及腭裂，还表现为小眼球与全身性畸形，侏儒，呼吸道及心血管异常，婴儿期即出现症状。

病因：不明；有家族性，遗传方式不明；与早孕时胚胎发育障碍有关，高龄产妇尤多见；有人认为患儿父母任何一个有梅毒、过度饮酒，或儿母孕期维生素B缺乏，应考虑为致病因素。

眼症状与病征：①小眼球，眼球突出，高度近视，内斜视；②大角膜，结膜炎，上睑下垂；③先天性青光眼，白内障，脉络膜缺损，视网膜脱离，视力下降。

全身性表现：①小下颌（鸟样面），舌下垂，腭裂，高腭弓，鼻根扁平。小舌，吞咽困难，饲养困难，呼吸困难，发绀；②侏儒，智力低下，耳低位（类鱼样面）耳廓畸形，听力障碍，先天性聋哑，心血管异常；③骨骼异常，软骨发育不全，马蹄足。

诊断：①临床病征；②X线CT扫描；③EEG、ECG、ERG、电听力计（electroaudiometry，EAM）。

治疗：①护理矫治，咽腭舌畸形所致的呼吸饮食障碍，可用假腭板维持生活；②对症处理。

预后：在数周或数月内，婴儿生长较饲养和呼吸困难条件改善快，可继续生存生活下去，护理不当，可死于呼吸、饮食困难。

**Robinow-Silverman-Smith 综合征**

别名：侏儒眼面生殖器畸形综合征。

概述：为一种遗传疾患，表现为眼眶睑畸形，侏儒，颜面畸形及外生殖器畸形。

眼症状与病征：①眶距过宽；②内眦赘皮。

全身性表现：①身体矮小，前臂与腿均短；②面畸形，前额突出，扁平鼻梁，下颌骨发育不良，牙齿排列不整；③阴茎、阴唇及阴蒂发育不全、畸形。

诊断：①X线、CT检查；②临床病征。

治疗：矫治畸形。

预后：不影响生命的存活。

**Rochon-Duvigneaud 综合征**

别名：眶上裂综合征

概述：源损害发生于眶上裂，而导致的眼与颜面部的许多病征，诸如眼球突出、眼肌麻痹及三叉神经支配的部分区域病变。此综合征与眶尖综合征（Rollet）、蝶骨海绵窦综合征有许多近似之处。

病因：为眶上裂处遭受炎症、外伤、肿瘤、脑膜瘤、颈动脉或血管损害所致。蜘蛛膜炎可为较多见的炎症原因。

眼症状与病征：①眼球突出；②眼睑水肿；③眼肌麻痹（部分性或完全性，第3、4、6脑神经）；④视力减退，角膜感觉减退，视盘水肿，视神经萎缩，均与具体损害的轻重有关。

全身性表现：眼神经的额神经、鼻睫状神经、泪腺神经分布区感觉减退。

诊断：①X线、CT、B超行眼眶、颅底检查；②血管造影。

治疗：针对病因治疗。

预后：恶性肿瘤和损害严重者可危及生命，或视力丧失。

**Rollet 综合征**

别名：眶尖综合征；眶尖蝶骨综合征；眶上裂视神经孔综合征；蝶裂视神经管综合征，简称S-O综合征（sphenoidal fissure-optic canal syndrome）。

概述：眶尖综合征损害在眶尖部，影响通过该处的血管、神经、肌肉及其他。临床表现：眼球突出，眼肌麻痹，以及眶前周围之异常表现。发病急，眼部肿胀疼痛明显。

病因：眶尖部炎症、肿瘤、血管病变及外伤均可致病。

眼症状与病征：①视力剧降，中心暗点，复视，严重者可导致光感消失；②眼球突出，多偏向外下方，常呈固定状态；③眼睑肿胀，结膜水肿，上睑下垂，睑裂闭合不全；④脑神经受损害，第2、3、4、6脑神经及第3脑神经第一支，致使各眼肌功能障碍，麻痹；⑤角膜感觉减退或消失；瞳孔散大，光反应迟钝、消失；视网膜静脉怒张，血回流障碍，出血；视盘水肿，充血，视神经萎缩。

全身性表现：①三叉神经第一支分布区感觉麻木或过敏；②头痛，主要在前头。

诊断：①X线、CT、B超检查；②全身检查，特别是心肺肝；③血象。

治疗：针对病因治疗，消炎、手术或全身性施治。

预后：①转移性癌症多不佳；②常致视力丧失。早期治疗者，部分病例尚佳。

**Romberg 综合征**

别名：Parry-Romberg综合征；进行性半侧面萎缩综合征。

概述：临床表现为颜面半侧部的皮肤、皮下组织、肌肉与骨骼萎缩下陷。常见于一侧的三叉神经分布区，影响脑神经、交感神经、肢体及眼部。男女均可发病，发病多在10～20岁，童绎病例为男性23岁，眼球内陷，突度9mm。笔者一病例女性41岁，眼突3mm均为缓慢发展。有报告至终生。

病因：不明；常染色体显性遗传，基因外显率低；可能与神经系统发育障碍或中胚叶发育不全有关；外伤可能为诱因；由于血液供给障碍，影响三叉神经及交感神经等。

眼症状与病征：①眼球内陷，低眼压，眼肌麻痹，眼球萎缩；②上睑下垂，外眦低位，鼻侧眉毛脱落，下睑收缩，睑裂闭合不全，偶见泪点闭锁、泪小管阻塞或泪囊炎；③角膜炎（为多发病征，与角膜感觉障碍，瞬间不灵或睑裂闭合不全有关）；④虹膜炎，虹膜睫状体炎，虹膜异色，瞳孔缩小，光反应迟钝或消失；⑤白内障，脉络膜炎，视盘水肿，视神经萎缩。

全身性表现：①病侧面部萎缩（包括皮肤、皮下组织与骨骼），面孔下陷上下短，中线上下端弯向病侧，病侧无汗。面瘫，舌萎缩，病侧秃发、白发，偶见肢体萎缩；②偏头痛，眩晕，癫痫。

诊断：①临床病征；②颅骨X线CT扫描。

治疗：尚无特效疗法，对症处理。尽力改善其血液循环，有施术颜面整形者。获得暂时性容貌改善。

预后：缓慢发展，最后，视力障碍影响较大。

**Rosenthal-Kloepfer 综合征**

别名：回状头皮综合征。

概述：特征为角膜混浊，肢端肥大，面额部增殖、皱缩，表现为回状沟纹。眼症状出现较早，一般在10岁左右，头面皮肤病变发生较晚，约在30～40岁间。发病性别无差异。

病因：不明；常染色体显性遗传。

眼症状与病征：①眶骨上缘外侧呈角状突出；②角膜混浊，初为浅淡混浊，进行性，渐呈白斑，发生于单眼或双眼；③视力减退。

全身性表现：①颅骨增厚，下颌突出；②肢端肥大，掌纹异常，出现纵向裂纹；③头面部，尤其是额部组织增殖，呈回沟样皱纹。

诊断：①临床病征；②颅面四肢X线、CT检查；③病变皮肤组织活检。

治疗：无特效疗法，对症处理。角膜混浊可手术。

预后：虽病程属进行性。无碍生命。

**Ross 综合征**

别名：Holmes-Adie 综合征并发节段性少汗；进行性选择性分节段促出汗神经失能综合征。

概述：特征为精神性瞳孔强直综合征（Holmes-Adie 综合征），合并发生节段性少汗或无汗，无血管收缩或血流改变。

病因：不明。

眼症状与病征：Adie 瞳孔强直。

全身性表现：①局限性进行性少汗或无汗；②深部腱反射减退或消失。

诊断：①出汗试验（如毛果芸香碱试验）；②瞳孔试验。

治疗：无特殊疗法（参考 Adie 综合征）。

预后：无器质性损害。

**Roth-Bielschowski 综合征**

别名：假性眼肌麻痹综合征

概述：表现为单侧的侧向注视麻痹，前庭性眼球震颤，为慢相震颤，快相消失。

病因：由于颞叶的核上损害所致。Roth 与 Bielschowski 曾认为系基底核或顶盖的病变所致。

眼症状与病征：①单侧侧向注视麻痹，刺激一侧迷路可致眼球向麻痹侧的对侧偏斜，刺激对侧迷路，则眼球向麻痹侧偏斜，可有选择性的垂直运动障碍；②异常型的前庭性眼球震颤，向麻痹侧的眼震快相消失，而慢相仍然存在。

全身性表现：可能有颞叶核上病变的其他病征。

诊断：①临床病征；② ENG、EEG；③颅脑X线CT扫描。

治疗：依颅内可能损害原因治疗。

预后：依病因不同而有异。

**Rothmund 综合征**

别名：Rothmund-Thomson 综合征；Bloch-Stauffer 综合征；毛细血管扩张色素沉着白内障综合征；外胚叶综合征；先天性皮肤异色病合并青年性白内障综合征；皮肤异色性皮肤病综合征；外胚叶中胚叶发育异常合并骨损害综合征；先天性血管萎缩性皮肤异色病；中外胚叶发育异常综合征。

概述：为一种先天性发育异常，表现为皮肤异色，毛细血管扩张，白内障，骨骼异常及生殖器发育不良。女性较男性发病高，约为2∶1。出生后3～6个月出现症状。在临床 Werner 综合征与本综合征有许多类同之处，不同之处，Werner 综合征发病年龄晚，在10～30岁间，男性则较多，皮肤损害多先出现在腿脚，且极少发生于手前臂、手与面部，性器官发育不良者少。

病因：不明；可能为隐性遗传，有家族性，且有血缘关系。

眼症状与病征：①双眼先天性白内障，4～7岁发病，发展快，混浊位于前囊下，核周围，后极呈星状；②角膜营养不良，带状变性，还可见小角膜，圆锥角膜；③睫毛眉毛稀少或缺如，眶距过宽，溢泪，斜视，弱视；④ Schwalbe 线明显，虹膜发育不良，视网膜色素过多，视盘倾斜。

全身性表现：①皮肤病变，薄细柔软，初起为皮炎，而后毛细血管扩张，棕色色素沉着，发绀，皮肤萎缩，呈皮肤异色症。发病表现在面、耳、臀部，以及四肢的屈侧皮肤，毛发稀疏、脱落；②头颅畸形，鼻梁宽平凹，身材小，牙齿畸形，骨骼发育不全，骨缺损，指骨短，无拇指，尺桡骨畸形；③生殖腺发育不良，内分泌紊乱，月经过少；④血维生素A低。

诊断：①皮肤活检；②血维生素A检查。③注意与Werner综合征鉴别。

治疗：可施白内障摘除术。

预后：早年属进行性，而后可停止发展；可能死于皮肤癌变。

**Roussy-Levy综合征**

别名：遗传性共济失调合并肌肉萎缩综合征；家族性爪样脚合并腱反射消失综合征。

概述：为一种遗传性共济失调，且有进行性肌肉萎缩，肢体瘦削变形，腿反射消失，眼瞳孔强直。发病于婴幼儿，行动困难。

病因：不明；家族遗传性，常染色体显性遗传；脊髓根部与后根变性，有人认为属Friedreich共济失调的变异型。

眼症状与病征：①瞳孔强直；②斜视；③白内障。

全身性表现：①智力低下，精神萎靡；②共济失调，步态失调，深部感觉障碍，双手协调动作障碍，表现为笨拙、震颤，静止时震颤更明显；③上下肢肌肉萎缩，手部肌肉萎缩，较轻，足部萎缩明显呈弓形；④脊柱弯曲，后侧突。

诊断：①EMG、EEG；②脑脊液穿刺。

治疗：无特殊疗法，对症处理。

预后：缓慢进行，可自行缓解，死于病程进行中。

**Rubinstein-Taybi综合征**

别名：Rubinstein综合征；宽拇指及宽趾综合征；巨指趾综合征。

概述：为一种先天性发育异常的综合征，表现为特殊的面形，拇指趾明显巨大，且有神智迟钝，眼部畸形及全身多器官异常。婴儿出生后即可见其异常，男女发病无差异，据资料，黑人很少发病。国内陈又昭等（1989）曾报告3例（11个月、17个月、18个月，随访34个月）均具典型表现。

病因：不明；可能与先天性代谢异常或多遗传因子、染色体畸变有关。

眼症状与病征：①睑裂外眦低位，内眦赘皮，长睫毛，高眉弓，上睑下垂，眶距增宽；②鼻泪管阻塞，慢性泪囊炎，泪囊瘘管，泪点闭锁，泪小管阻塞；③斜视（外斜多于内斜），屈光不正，高度近视；④眼球内陷，青光眼，白内障，晶状体缺损，无晶状体，晶状体异位。⑤小角膜，球形角膜，角膜混浊，虹膜缺损，多瞳，脉络膜缺损，视神经缺损，视神经萎缩。

全身性表现：①巨指趾畸形，手足掌跖指趾短粗，拇指、趾宽大，末端尤甚，形似铲刀，轻度反甲，掌跖皮纹粗糙、桥贯；②枕部扁平，发际低，面部异常，宽鼻梁，高腭弓，鼻中隔延伸呈钩鼻，上颌骨发育不全，唇腭裂，前额血管瘤，耳大小形状位置异常，笑时呈假笑面容，身材矮小；③神智低下，精神迟钝，发育迟缓，运动迟缓，行走晚，语言晚（陈等病例近3岁始能行走，仅能喊爸妈），吸奶难，进食呛，吞咽困难；④四肢异常，关节过度屈伸，关节松弛，深腱反射亢进，多发性骨骼异常，步态、体位异常；⑤心脏异常，肾脏缺损，呼吸道及泌尿系感染，男性隐睾，女性多毛；⑥脑电图异常，枕大孔扩大。

诊断：①EEG、ECG；②X线、CT颅脑、四肢检查。

治疗：无特效疗法；针对缺陷与畸形施术。

预后：除心脏意外，一般不危及生命。

**Rud综合征**

别名：脑细胞变性综合征。

概述：为脑细胞发育不良，发育不成熟，细胞数量减少，脑皮质Betz细胞（大脑皮质运动区的一种巨形锥体细胞）变性，慢性染色质溶解，而额叶皮质的少突神经胶质明显增殖。脑神经功能障碍，表现为痴呆，癫痫，智能低下，皮肤、视网膜病变。起病自幼儿时期，两性均可发病。

病因：不明；可能为常染色体隐性遗传，与外胚叶发育异常有关。

眼症状与病征：①视网膜色素变性；②睑外翻，暴露性角膜炎，角膜营养不良。

全身性表现：①智能低下，痴呆，癫痫，幼稚型侏儒；②先天性鱼鳞癣，细长指趾，肌肉萎缩；③巨幼细胞贫血。

诊断：①血象；②皮肤活检。

治疗：对症处理。

预后：不良。

**Russell综合征**

别名：间脑综合征；婴儿间脑综合征；婴儿消瘦综合征；消瘦间脑综合征；营养不良综合征。

概述：为发生于婴儿的消瘦性疾患，胃口及肠道吸收良好，皮下脂肪脱失。皮肤苍白瘦贴，而黏膜下则无脱失征。运动功能亢进，表现健康，精神欣快。眼球震颤，血嗜酸性粒细胞有时增加，血糖低。脑脊液蛋白增高，并不固定不变。X线四肢摄片，正常的脂肪线较之严重饥饿与绝食显示消失，蝶鞍前床突骨质破坏，侧面蝶鞍呈J字形。发病于出生婴儿3个月至2岁间。

病因：乃颅内肿瘤所致，多为不知不觉的在发展。下丘脑前星状胶质细胞瘤最常见；视交叉、小脑中部及中线脑室管膜瘤也为致病因素。

眼症状与病征：①眼球震颤，常为早期症状，方向为水平、垂直或旋转；②眼睑退缩，同侧偏盲，瞳孔光反应迟钝；③视神经萎缩，少有视盘水肿；④视力严重障碍或失明。

全身性表现：①全身性极度消瘦，皮下脂肪缺失，生长激素高，血糖低；②发病呕吐，多汗，易激动，血压高或低不稳（自主神经系统平衡失调）；③皮肤苍白，精神欣快，身体活跃，烦躁不安。

诊断：①血、脑脊液检查；②X线、CT颅脑四肢检查；③气脑、脑血管造影，EEG。

治疗：放射线照射（如$^{60}$钴等），酌选手术。

预后：严重，经治疗者可缓解2～4年，最终死亡。

## S

**Sabin-Feldman综合征**

别名：脑发育缺陷眼病变综合征

概述：脑发育缺陷较坏死性、破坏性病变更加明显，眼表现为脉络膜视网膜病变，与弓形虫病类似，脉络膜视网膜病变补体结合试验阳性者90%脑钙化。

病因：不明。

眼症状与病征：①脉络膜视网膜炎，或脉络膜视网膜改变；②可有瞳孔固定，斜视；③小眼球，小角膜，晶状体后圆锥，视神经萎缩。

全身性表现：①惊厥，发育迟缓；②脑积水，脑钙化，脑过小。

诊断：①EEG、ERG；②颅脑X线CT扫描；③弓形虫病补体结合试验。

治疗：无特效方法，对症处理。

预后：欠佳。

**Sandifer综合征**

别名：裂孔疝斜颈综合征。

概述：表现为斜颈、膈裂孔疝及眼斜位，眼斜与斜颈无关，也就是说斜颈并非眼病所引起。倘若施术修补膈裂，则斜头位可消失。多见于男性。

病因：属遗传性疾患，但遗传方式尚不明确。

眼症状与病征：斜视。

全身性表现：①歪头转颈，食物、阅读时加重，睡眠时消失；②呕吐（早期），上消化道不适，营养障碍，缺铁性贫血；③钡餐造影可见膈裂孔疝。

诊断：钡餐X线肠胃造影。

治疗：膈裂修补术。

预后：良好。

**Sanfillipo综合征**

别名：Sanfillipo-Good综合征；黏多糖沉积病Ⅲ型（MPSⅢ，mucopolysaccharidosis Ⅲ）；肝素尿综合征。

概述：为黏多糖沉积病的第三型，简称MPSⅢ，重点表现为智力低下，有体形、关节的改变，视网膜色素变性，中等度肝脾肿大，尿内可见大量硫酸肝素，血细胞中常见有染色异常的颗粒，全身性症状较MPSⅠ（Hurler）、MPSⅡ（Hunter）轻。

病因：不明；常染色体隐性遗传；黏多糖代谢紊乱，尤其是硫酸肝素代谢异常。

眼症状与病征：①视网膜色素变性，动脉变细，血管迂曲，ERG波幅低于正常；②夜盲，也可有视野异常暗点。

全身性表现：①神智迟钝明显，以致学龄不能就学，面貌表情呆滞；②肝脾肿大，关节强直；③身材矮小，但较其他诸型黏多糖沉积病轻；④血尿异常（见前）。

诊断：①血尿检查；②X线、CT骨骼检查；③EEG、ERG、EOG。

治疗：无特效方法，对症处理。

预后：生活困难，需要适应。

**scaphocephaly syndrome（舟状头综合征）**

概述：属于颅面骨发育不良的综合征，与Crouzon综合征类似，其表现各显特征。头形舟状，前后轴长，影响脑神经及颜面，致眼部异常。家族发病，男性多见（80∶20），出生即显现症状，缓慢发展直达4岁以后，眼病症状至8岁方见稳定。

病因：原始中胚叶发育障碍。

眼症状与病征：①眼眶浅，眼球突出（约50%），眼球震颤，分开性斜视，眼球运动受限；②视神经孔小，视盘水肿，视神经萎缩；③无虹膜，白内障；④视力受损，降至目盲者约达18%。

全身性表现：①舟状头，头前后长，横径短，有称“梆子头”者；②前额扁平，眉弓缺如，鼻隆突，上颌小，下颌大；③颅内压高，头痛，智力低下（常见）。

诊断：①临床病征；②X线、CT颅脑检查。

治疗：①对症处理；②畸形矫治。

预后：一般不危及生命。

**Schäfer综合征**

别名：手掌足跖角化病综合征。

概述：特征为手掌足跖皮肤角化，侏儒，生殖腺发育不全，先天性白内障。还有智力低下，毛发及口黏膜等异常表现。

病因：不明；外胚叶发育不良，显性遗传，有人认为角膜发生损害者为隐性遗传。

眼症状与病征：①先天性白内障；②角膜病变，角膜下弥散粉尘样或不规则损害。病毒性角膜炎——树枝状或疱疹性损害。

全身性表现：①手掌足底皮肤角化，全身皮肤可见毛囊角化症，秃发，指趾甲肥厚；②口黏膜角化白斑；③小头畸形，侏儒，智力发育不良；④生殖腺发育不良。

诊断：①临床病征；②皮肤黏膜组织活检。

治疗：无特效疗法，对症处理，白内障可手术。

预后：眼损害严重者，视力障碍。不影响生命。

**Schaumann 综合征**

别名：Besnier-Boeck-Schaumann 综合征；Jungling 综合征；Mortimer 综合征；Besnier-Boeck 综合征；Hutchinson-Boeck 综合征；Boeck 肉样瘤综合征；Boeck 多发性肉芽肿综合征；Schaumann 良性淋巴肉芽肿病；良性淋巴肉芽肿病；葡萄膜肉样瘤综合征；结节瘤。

概述：为网状内皮系统的全身性疾患，多发性结节、肉芽肿性小结，累及皮肤、肺部、淋巴结、肝脾、肢体末端骨骼，以及结膜与葡萄膜。多发于 30～40 岁成人，女性多发病，病程缓慢进行，可自行缓解或反复发病。

病因：不明；与免疫反应有关。

眼症状与病征：眼的各部组织均可受侵犯，尤以葡萄膜炎为重点。①眼睑皮下皮内结节，眶骨畸形，眶内肉芽肿样组织增殖，泪腺肿大，泪液减少，眼肌麻痹，眼球突出；②结膜结节，浅层巩膜结节，角膜干燥、水肿，带状角膜炎；③角膜后沉着物，房水闪光、漂浮物，虹膜充血、结节与肿胀，白内障，玻璃体混浊，视网膜脉络膜炎症、结节，呈肉芽肿性，血管炎，视神经炎，结节及视神经萎缩，继发性青光眼。

全身性表现：①早期：无症状性疲劳，轻度体重减轻，咳嗽，不明确的胸痛。在北欧一些国家急性症状还有，发热，关节痛，皮肤结节和红斑，体征示轻度肺变化。②晚期：a. 咳痰，咯血，发绀，呼吸困难，Bell 麻痹，视力障碍，盲；b. 体征示腺体病变，尤其以淋巴结明显，颌下腺与耳下腺肿大，肝脾肿大；c. 皮肤多发性结节，发硬，无炎症；d. 肺部 X 线片示，肺门淋巴结肿大，肺弥漫浸润、大理石样阴影；e. 手脚小骨囊样、切线样或网状病变。③检查：a. 血清球蛋白增高，白蛋白球蛋白比例倒置，白细胞减少，血磷低，血钙高，碱性磷酸酶高，红细胞沉降率高，嗜酸性细胞增多，α 与 γ 球蛋白高；b. 尿钙过多；c. OT 试验阴性，Kveim 试验阳性（具特异性，用粗制 10% 肉样瘤组织盐水混悬液，前臂皮内注射 0.1～0.2ml，2～3 分钟后发生丘疹为阳性）。④结节活检：为上皮细胞、巨噬细胞、巨细胞和淋巴细胞，无干酪样变，可能有坏死或玻璃样变。

诊断：①结节活检查；肝穿刺；②血液检查；③尿检查；④ X 线 CT 扫描；⑤ Kveim 试验、OT 试验。

治疗：肾上腺皮质激素有效。

预后：早期 20% 死亡，缓慢发展，绵亘约存活 10 年；在北美 9/10 经 2 年而愈。

**Scheie 综合征**

别名：黏多糖沉积病Ⅴ型；MPSⅤ；Hurler 综合征变异型。

概述：为黏多糖沉积病的第五型，简称 MPSⅤ。重点表现为角膜混浊、视网膜色素变性、夜盲，关节指趾病变与先天性心脏病。两性发病。

病因：不明；常染色体隐性遗传；黏多糖代谢紊乱，尿中硫酸软骨素 B 排出过多。

眼症状与病征：①进行性视力减退，夜盲，视野缺损（环形暗点，向心缩小）；②角膜混浊（弥漫性，进行性，角膜移植效果不佳）；③视网膜色素变性，暗适应障碍，ERG 波降低（开始病征不显，属进行性，后渐显出）。

全身性表现：①身体矮小，面形宽，嘴大，智力无障碍；②手脚爪状畸形，指趾关节强直，腕部隧道征，多毛；③心脏病，主动脉闭锁不全；④尿中硫酸软骨素 B 排出过多，肝素分泌也增多。

诊断：①临床病征；②尿检查；③ ERG、ECG；④ X 线摄片

治疗：无特效疗法，对症处理。

预后：一般不影响寿命。但也很难肯定生命之长短。

**Schilder 综合征**

别名：Heubner-Schilder 综合征；Schilder 病；弥漫性轴索周围性脑炎；广泛脱髓鞘病；弥漫性脑硬化症。

概述：脑病变发生大块髓鞘脱失，常是先侵犯大脑半球枕叶，而后向前发展，波及颞叶、额叶，且扩散到脑干、脊髓。发病急缓不定，病程长短不一，少者数日，多者有 16 年或更长者。50% 发病在 15 岁以内。临床表现为精神迟钝、痴呆，耳聋，视力减退，眼球震颤，痉挛麻痹，运动失调。男性发病较多，可发生于任何年龄。

病因：不明；有遗传性；脑半球脱髓鞘，胶质增殖，空腔形成。发病可能与感染、中毒或神经营养不良有关。

眼症状与病征：①视力下降，视野缺损，偏盲，多发生皮质盲；②侵犯脑干眼球震颤，眼肌麻痹，睑裂闭合不全；③瞳孔反应不一，枕叶盲，瞳孔反应存在，脑前部损害，瞳孔反应迟钝或消失；④视盘水肿，视神经炎，视神经萎缩。

全身性表现：①发热，头痛，呕吐，眩晕；②颅内压升高，脑水肿，重听，耳聋，半身瘫痪，运动失调，痉挛麻痹；③精神障碍，运动不能，认识不能，言语不能，记忆力消失，痴呆。

诊断：① EEG、ERG、VEP；② X 线、CT 颅脑检查。

治疗：对症处理。

预后：与损害轻重、范围大小、位置有关，一般预后不良，死于发病数月至一年，个别有生存 3～4 年者。

**Schnyder 综合征**

别名：结晶性角膜营养障碍综合征；遗传性上皮性角膜营养障碍综合征。

概述：为一种遗传性角膜浅层损害，发生于幼年，属进行性，中等度视力障碍，两性发病。

病因：不明；常染色体显性遗传。

眼症状与病征：①角膜青年环；②角膜中区混浊，呈卵圆形或环形，角膜周区透明，混浊向周围发展，但从不达角膜缘；③视力减退；④病理切片见混浊区为针尖样结晶，存在从前至 Bowman 膜。

全身性表现：无。

诊断：①裂隙灯显微镜检查；②角膜活检。

治疗：对症处理，必要时，可施表层角膜移植术。

预后：视力部分受影响。

**Schonenberg 综合征**

别名：侏儒心脏病综合征。

概述：为先天性发育异常，表现为全身成比例的矮小，心脏病变及眼畸形。

病因：不明；家族性发病，有血缘姻亲的报告。

眼症状与病征：①内眦赘皮，小睑裂；②假性上睑下垂。

全身性表现：①侏儒；②先天性心脏病。

诊断：①临床病征；② ECG、心血管造影、X 线、CT、B 超检查。

治疗：对症处理，心脏病依情施术。

预后：因心脏病变轻重而有异。

**Seabright-Bantam 综合征**

别名：Martin-Albright 综合征；Albright 遗传性骨营养障碍综合征；假性甲状旁腺功能障碍综合征；慢性肾小管功能不全综合征。

概述：临床表现类似甲状旁腺功能障碍，但甲状旁腺功能正常，只是肾脏和骨骼对甲状旁腺激素不起反应，如用甲状旁腺制剂，则肾脏将不能发挥对磷酸盐的利尿作用。女性多（2∶1），出生后即发病。

病因：不明；常染色体显性遗传，常为家族性。

眼症状与病征：①视力障碍，畏光；②蓝色巩膜，斜视；③点状白内障，白色或多色混浊（可能由于高磷酸盐血所致）；④偶见视盘水肿。

全身性表现：①短身材，肥胖，圆面孔，短颈，短指趾掌跖骨（尤其第四指趾），皮下组织及外生骨疣转移性骨化（在特发性甲状旁腺功能障碍者，则罕见）；②牙齿脱钙，肾钙沉着；③肌肉痉挛，手足抽搐，Chvostek 试验（轻叩面部肌肉或面神经时引起的面肌痉挛）阳性，Trousseau 现象（压迫肌肉的神经时，引起该肌肉痉挛性收缩现象）阳性；④智力低下，头痛乏力，知觉麻木，腹痛；⑤血磷增高，血钙降低，碱性磷酸酶正常，尿钙、磷减少。

诊断：①临床病征；②血、尿检查；③ X 线骨骼摄片；④特发性甲状旁腺功能障碍鉴别。

治疗：对症处理。

预后：良好。

**Seckel 综合征**

别名：Virchow-Seckel 综合征；鸟样头侏儒综合征。

概述：先天性发育异常出生后体重轻，生长障碍，身材矮小，小头、鼻突耳低位及下颌发育不全，表现为特别的鸟头样头形，还有眼部、骨骼、皮肤及神智异常。

病因：不明，常染色体隐性遗传。

眼症状与病征：①眶距过宽，眉毛部分缺失；②视力障碍，远视眼；③小眼球，交替性斜视，水平性眼球震颤；④视盘发育不全，黄斑缺损、色素沉着及脐形凹陷。

全身性表现：①颅面畸形，鸟样头，侏儒，智力低下，中枢神经受损害；②骨骼畸形，胸部狭窄，肋骨串珠，髋关节脱臼，短臂，爪形手，拇指缺如，牙齿异常，牙釉质发育不良；③泌尿生殖系统发育异常，残留性泄殖肛；小肝脏、小肾畸形；④毛发稀疏。

诊断：① X 线、CT 颅脑、躯干及四肢检查；② B 超声内脏摄像。

治疗：对症处理，可能的畸形矫治施术。

预后：良好。可生存达其身体可承受的年龄。

**Senior 综合征**

别名：肾小管实质性肾病变综合征；肾小管实质性肾病视网膜变性综合征。

概述：为一种家族性小儿疾患，表现为肾小管、肾实质原发性肾病，且并发 Leber 花毯样视网膜变性。

病因：不明；可能由于表现型可变异的多位基因所致。

眼症状与病征：①进行性视网膜花毯样变性；②视力减退，终致盲。

全身性表现：①肾小管肾实质型肾病变，无蛋白尿、血尿，或仅有轻微表现；②智力低下，高血压；③在早期，儿童有口渴、多尿。

诊断：①临床病征；②尿及肾功能检查，B 超声肾扫描、摄像。

治疗：肾上腺皮质激素可用。

预后：不良，死于肾衰及尿毒症。

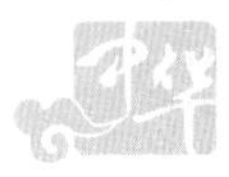


**Sèzary 综合征**

别名：Sèzary 网质细胞增多综合征；恶性皮肤网质细胞增多综合征；蕈样真菌病综合征。

概述：全身性红皮病，严重的皮肤瘙痒，多汗，色素沉着，表现为淋巴结病变，以及眼睑、眼内病变，构成此综合征。

病因：不明；乃蕈样真菌病的变异；病毒、免疫反应也可为致病因素。

眼症状与病征：①眼睑肿胀增厚，睑缘炎，睫毛脱失，睑外翻，偶见眶组织受侵犯；②角膜结膜炎，葡萄膜炎；③视网膜水肿、渗出物，视盘水肿，偶见全盲。

全身性表现：①皮肤增厚肿胀，极度瘙痒，剥脱性皮炎呈红皮病，湿疹，脓皮病，皮肤色素沉着，呈斑点样外观，面部呈狮样面容，手掌足跖皮肤角化病；②多汗，多毛，或秃发，指甲营养障碍变形；③表浅淋巴结病变，肝大；④血液检查、淋巴结活检、骨髓穿刺，可见单核白细胞增多。

诊断：①周围血象；②皮肤活检；③淋巴结活检；④骨髓穿刺。

治疗：肾上腺皮质激素有效；对症处理，甲氨蝶呤类药物可试用。

预后：一般发病后 5 年死亡。

**Sheehan 综合征**

别名：Simmonds-Sheehan 综合征；Rey-Sheehan 综合征；脑垂体坏死综合征；产后脑垂体功能减退综合征；脑垂体产后坏死综合征，产后脑垂体功能障碍综合征；产后全垂体功能减退综合征。

概述：由于分娩或流产后大出血或血管损害，脑下垂体坏死、瘢痕形成，继发甲状腺萎缩，或肾上腺皮质、卵巢萎缩，临床表现为月经异常，生殖器萎缩，阴毛、腋毛脱落，皮肤干燥、脱色素及少汗，眼部表现为缺血性病征。

病因：脑下垂体前叶供血障碍，由于动脉痉挛、闭塞或栓塞所致。发病机制不明。

眼症状与病征：①眼睑皮肤干燥，鳞屑脱落，眉毛、睫毛脱失；②葡萄膜色素脱失；③视力减退（供血不足所致）。

全身性表现：①月经异常，不规则，无月经，生殖器萎缩；②精神倦怠，冷漠，嗜睡，冷感（夏日晒太阳），接触冷物呈过敏反应，失血早期昏迷；③皮肤干燥，少汗，色素脱失，皮肤脱屑，阴毛、腋毛脱失，晚期出现黏液水肿；④低血糖，尿崩，低血糖危象；血胆固醇高，蛋白结合碘低，尿中皮质类固醇、促性腺激素及雌性激素分泌减少，基础代谢率低。

诊断：①病史与病征；②血、尿及内分泌功能检查。

治疗：性激素代替疗法，再妊娠改善内分泌，可好转或痊愈。

预后：经治疗或妊娠，可改善或痊愈。

**Shy-Drager 综合征**

别名：Shy-McGee-Drager 综合征；直立性低血压综合征。

概述：为一种多神经系统的变性疾患，病理见脱髓鞘和神经元消失，损害见诸基底核、皮质脊髓运动系统、小脑及对称性自主神经系统。病变属进行性，症状逐渐增多加重。一般直立性低血压及排尿障碍最早出现，其次相继发生阳痿，少汗或无汗，排便障碍，瞳孔不等大，Horner 综合征，口干。运动系统症状，首为小脑系统，以后出现震颤麻痹（Parkinson 综合征）样锥体外系统症状。有将此综合征分为两型，一为早发型，平均 40 岁，在自主神经出现的同时，渐出现小脑、脑干和 Parkinson 综合征；另一为迟发型，平均 65 岁，多在自主神经症状后 5 年内，逐渐出现 Parkinson 综合征，迟型较早型致残迟。

病因：不明；神经系统进行性变性；炎症因素不能排除；有报道家族发病者。

眼症状与病征：①视力障碍；②虹膜萎缩；③瞳孔不等大；④ Horner 综合征；⑤外眼肌轻瘫。

全身性表现：①直立性低血压，卧位与直立位收缩压相差 2.67～5.33kPa（20～40mmHg），而心率不变；②自主神经系统功能障碍，如排尿排便困难，性功能障碍，阳痿，少汗或无汗；③智力低下，感觉异常，语言障碍，咽下困难，肌无力，强直，震颤，交替性运动障碍；④血电解质紊乱，尿皮质酮排泄异常，注射醋甲胆碱无反应。

诊断：①临床病征；② EEG、EMG、ECG；③血、尿检查；④醋甲胆碱试验。

治疗：氟氢可的松对直立性血压控制有效，但不能制止神经症状的继续发展。

预后：严重的进展。

**Shy-Gonatas 综合征**

别名：类脂质代谢异常综合征

概述：为类脂质代谢障碍疾患，临床表现类似 Hunter 综合征和 Refsum 综合征。表现为上睑下垂，进行性眼肌麻痹，小脑运动失调及心律不齐。

病因：不明；有人认为脱髓鞘和磷脂代谢缺陷，类脂质在肌肉内蓄积所致。

眼症状与病征：①眶距过宽，上睑下垂；②眼球突出，进行性眼外肌麻痹，复视；③视力障碍，视野缩小，可有夜盲；④角膜病变可并发角膜溃疡，Bowman 膜格子样白色混浊；⑤视网膜色素变性（不典型）。

全身性表现：①痴呆，小脑性共济失调；②肌肉和神经病变，耳聋，四肢近端无力，反射消失；③心律失常；④脑脊液蛋白增高，EEG 异常，示慢波，ERG 可异常。

诊断：①临床病征；② EEG、ERG；③肌活检。

治疗：对症处理。

预后：进行性病例预后不良。

**Siegrist 综合征**

别名：Siegrist 色素点综合征；Siegrist 色素线综合征；脉络膜血管周围色素综合征。

概述：特点为脉络膜的较大血管周围出现色素，色素呈圆点状排列成线，沿脉络膜血管延伸达周边。同时并发高血压、蛋白尿，甚至发生肾衰。多女性发病（2∶1），起病于生长年龄。

病因：不明，有人认为恶性高血压与发病有关；脉络膜血管周围色素沉着与动脉硬化有关。

眼症状与病征：①脉络膜血管周围点线色素；②蛋白尿性脉络膜炎；合并妊娠发生视网膜脉络膜炎；③眼球突出，球后疼痛，眼球运动受限；④视力减退。

全身性表现：①高血压；②头痛，表情淡漠，呼吸困难，癫痫样抽搐；③蛋白尿，尿毒症，肾衰。

诊断：①临床病征；②尿检查。

治疗：无特效疗法，对症处理。

预后：脉络膜血管周围色素点线之显示，乃预后不良之征。

**Siemens 综合征**

别名：Siemens 综合征（1）*；Siemens 病；Christ-Siemens-Touraine 综合征；Weech 综合征；棘状毛囊角化病；少汗性外胚叶发育异常；无汗性外胚叶发育异常；无汗性遗传性外胚叶发育异常；先天性皮肤发育异常白内障综合征。

概述：表现为皮肤病变，皮肤干燥、灰白色，光滑发亮，皮肤薄细、脆弱皱缩，无汗，毛发稀疏及不耐热，颈、掌、跖部呈滤泡性过度角化。先天性白内障及牙齿异常。男性发病占 96%（Bowen）。

病因：不明；隐性性连遗传，女性为携带者。

眼症状与病征：①眉毛、睫毛脱落，毛囊角化，睑缘炎，眼睑肥厚，眼睑内翻或外翻；②泪液减少，畏光，白内障，近视，玻璃体液化；③角膜、结膜干燥，角膜上皮剥脱、溃疡与混浊。

全身性表现：①皮肤干燥，少汗或无汗，毛发稀少或缺失，指趾甲凹陷；②颅骨畸形，前额突出，鼻梁低，唇厚，大耳，下颌宽，牙齿不全、畸形、缺失；③口鼻黏膜干燥萎缩；④智力低下，嗅觉、味觉缺失，发音、吞咽困难。

诊断：①临床病征；②颅骨 X 线 CT 扫描；③皮肤活检。

治疗：无特效疗法；注意皮肤眼部保护，生活环境温度适宜；口腔牙齿矫治。眼部施术。

预后：一般无碍生命，生活不适，眼损害明显者，妨碍视力。

**Silverman 综合征**

别名：虐待儿童综合征。

概述：发生于受虐待的年幼儿童，客观环境提供小儿受父母或管教人员虐待，受打击，又称打击幼儿综合征、表现为头颅、眼部、面部、四肢及软组织的骨折、青紫瘀斑、出血、肿胀等。

病因：突然的外伤，恶劣的生活环境，视小儿为“眼中钉”的条件。

眼症状与病征：①眼睑青紫瘀斑、水肿，眼眶内出血、眼球突出，眼球活动受限；②结膜下出血，前房积血，玻璃体积血，晶状体脱位，继发青光眼；③视网膜出血、渗出物，视网膜脱离，脉络膜视网膜萎缩，视盘水肿。若仅眼内后部损害，应与 Coats 病相鉴别。

全身性表现：①小儿表现异乎寻常，不符合一般外伤的表现，陪随人员语言与伤情发生不符；②颅骨、肋骨、四肢长骨为多发性骨折；③躯干四肢易受棍棒、手指接触的突出部位软组织瘀斑青紫、水肿；④脑挫伤或震荡病征。

诊断：①伤史与病征；② X 线、CT 骨骼摄片。

治疗：①按眼伤、骨折常规处理；②改换小儿环境；③教育管教人员。

预后：以伤情轻重后果不一。

**Simmonds 综合征**

别名：Simmonds 病；Glinski-Simmonds 综合征；脑垂体功能减退综合征；脑垂体恶病质综合征；青春期后改变全脑垂体功能减退综合征。

概述：为一种慢性进行性的内分泌障碍，主发病于女性，在青春期后，经产妇尤易罹病。其由于脑垂体腺的前叶激素产生功能衰竭，广泛的影响到各组织和器官。突出的表现为：无力，进行性消瘦，体重减轻，肌肉萎缩，皮肤萎缩，性器官萎缩，性功能与性欲消失。并表现为畏寒，立体位低血压甚至休克，其临床表现有类似 Sheehan 综合征，晚期表现犹如 Snapper-Witts 综合征。

病因：因垂体前叶损害与功能减退，和（或）萎缩，由于肿瘤、感染、X 线照射、手术或生产时血管梗死、出血所致，也可为特发性。

* Siemens 综合征（2）为真性真皮黑变病，或称真皮黑色素沉着变性。

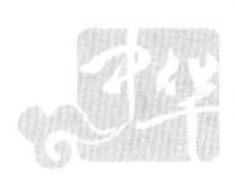



眼症状与病征：①眉毛、睫毛脱落；②视力减退，可达目盲，视野中心暗点；③下行性视神经萎缩；④有糖尿病视网膜病变者，可因此综合征的发展而减轻或痊愈。

全身性表现：①食欲减退，体重减轻，衰弱，无力，皮肤干燥，皱缩，脱发，指甲脆陷，早老面容；②性功能障碍，无月经（男性阳痿），无性欲；③代谢低，对冷敏感，即使夏日，手触冷器皿，即打喷嚏或畏寒收缩身体；④心跳缓慢，立位低血压，贫血；⑤齿，骨骺分离；⑥精神异常。

诊断：①病史与病征；②血 ACTH 与 TSH、BMR、Hb、RBC；③尿 17- 羟、17- 酮及促性腺素（低）。

治疗：ACTH，促性腺激素，甲状腺及其他缺乏的激素。

预后：给予治疗，有希望改善。

**Sjögren 综合征（1）***

别名：Gougerot-Sjögren 综合征；Gougerot-Houwers-Sjögren 综合征；Gougerot-Houwers 综合征；分泌抑制综合征；干燥性角膜结膜炎综合征；皮肤干燥收缩综合征；泪腺口涎腺萎缩病变综合征；眼黏膜皮肤干燥综合征。

概述：特征为全身多发性干燥症，包括眼部、皮肤和黏膜，泪腺、口涎腺及其他外排管腺，均发生分泌障碍。多发于女性（80%～90%）青壮年女性占 36%，更年期或以后妇女占 64%。男性发病平均年龄为 47 岁。应与 Riley-Day 综合征鉴别，其为失水性干燥综合征。还有与 Mikulicz 综合征近似之处。

病因：不明；为常染色体隐性遗传，具家族遗传性，与内分泌激素平衡失调有关；有人认为系自身免疫性疾患。

眼症状与病征：①结膜干燥，充血；②角膜干燥，上皮剥脱，角膜点状、线状混浊，丝状角膜炎；③泪液缺少，眼干，刺痛、异物感，灼热感，眼睑启闭困难；④可有眼睑皮肤干燥，痒感，或轻度水肿；⑤泪液电泳示溶菌酵素缺乏，结膜刮片，见上皮角化，黏液内无白细胞。

全身性表现：①皮肤干燥，轻者全身皮肤脱屑，重者如硬皮症，毛发稀疏或脱落，皮肤脆弱，一般摩擦即可发生皮肤破损，出现紫癜；②黏膜干燥，鼻黏膜干燥、出血，口腔黏膜干燥，唇裂、溃疡，讲话、咀嚼、吞咽困难，阴部黏膜干燥，痒感，性生活不便，阴道炎；③关节肿胀，多发性类风湿关节炎，肌无力，腱反射减弱或消失；④肝脾肿大，肺部感染，动脉炎，周期发热；⑤腮腺肿大，X 线造影见导管狭窄与扩张之不等变化，病理检查，见腺体组织被黏附于血管壁的密集小淋巴球与透明结缔组织所代替，阻塞腺管；⑥血色素低，红细胞沉降率快，白蛋白低，球蛋白高，免疫球蛋白 G、A、M 高。

诊断：①临床病征；②泪液试验；③血液检查，④皮肤黏膜活检。

治疗：①副交感神经兴奋剂，如新斯的明；②肾上腺皮质激素，ACTH；③对症处理，如灼泪点，滴人工泪液，局部用激素类药物。

预后：①部分病例可控制；②有的发展为淋巴瘤、网状细胞肉瘤、淋巴结病变，还有并发各种胶原病者。

**Sjögren-Larsson 综合征**

别名：Torsten-Sjögren 综合征；鱼鳞癣样红皮病痉挛性双瘫低度智力发育不全综合征。

概述：先天性皮肤损害为重要的病征之一，表现为鱼鳞癣样皮肤角化红皮病征。智力障碍，痉挛性双侧瘫痪及视网膜变性构成此综合征。发病无性差异，通常在出生 1 岁后发病。神经系统病变则很难在早年明确诊断。

病因：常染色体隐性遗传；双亲有血缘关系，同胞发病率高。大脑灰质皱缩，导致脑皮质萎缩，神经元消失，灰质普遍神经胶质增生。

眼症状与病征：①眼睑皮肤鱼鳞癣病变，眶距过宽，轻度内斜视，角膜病变；②视网膜色素变性，视网膜闪光点，黄斑区附近色素沉着，视网膜脉络膜炎，荧光造影，损害区有渗漏现象。

全身性表现：①智力障碍，痴呆，癫痫，语言障碍，全身性腱反射消失；②双侧痉挛性瘫痪，双手慢性震颤，腿部肌肉萎缩；③头面及手掌足跖皮肤过度角化，身体大部分鱼鳞癣样红皮病；④骨骼牙齿异常；⑤脑脊液 $\gamma$ 球蛋白增加，血脂高。

诊断：①血液、脑脊液检查；② EEG、EMG、气脑造影；③皮肤活检。

治疗：对症处理。

预后：不良，估计仅为常人 1/2 的年龄。

**Sluder 综合征**

别名：Sluder 神经痛；蝶腭神经节综合征；蝶腭神经节神经痛综合征；下面部神经痛综合征；鼻神经节神经炎。

概述：反复发作的不明确的头痛，痛在面前鼻部、眼眶及其他部位，但从不向后超过耳部，向下也可有颈部和肩部疼痛。一次发作持续数分钟，数小时或数日。Vail 综合征与此综合征临床症状有类似之处，故

* Sjögren 综合征（2）即 Sjögren-Marinesco 综合征，又名白内障共济失调综合征。

有将其合为一类，而Durham将其分开，认为Vail综合征病损在翼管，Sluder综合征在蝶腭神经节，发病情况也有差别。

病因：蝶腭神经节受刺激而发病，刺激因素可为炎症或血管病变。

眼症状与病征：①眼眶及其周围剧痛；②眼痛时流泪，结膜充血；③鼻滴丁卡因眼痛可止。

全身性表现：①头面眼鼻肩颈剧痛；②蝶腭神经节注射普鲁卡因症状可缓解。

诊断：①临床病征；②蝶腭神经节注射试验。

治疗：蝶腭神经节注射普鲁卡因、无水酒精。

预后：一般良好。

**Smith-Lemli-Opitz综合征**

别名：脑肝肾综合征。

概述：为一种先天性多发性畸形，突出表现为一字眉，白内障，颅脑发育不良，肝肾畸形。家族发病，童绎等曾介绍一家族一母三子发病。共同特点为①智力明显低下，发育差；②小头畸形，身材矮小；③双眼先天性白内障、小角膜与内眦赘皮。

病因：不明；常染色体隐性遗传，常见于同胞儿女；染色体无异常。

眼症状与病征：①一字眉（连眉、平眉）双侧上睑下垂，内眦赘皮；②眼球震颤，斜视，眼反射性运动；③小角膜，白内障；④视神经脱髓鞘病变。

全身性表现：①智力低下，发育障碍，肌张力增强，小儿常有呕吐；②小头畸形，身材矮小，腭裂、高腭弓，宽鼻梁，朝天鼻（鼻孔向上），耳位低，耳畸形，外耳道小，下颌小；③掌纹异常，断掌纹，指趾畸形，并指趾；④肾脏畸形，多囊肾，肾皮质囊肿，肝脏肿大，胆管异常，先天性心脏病，隐睾，尿道下裂。

诊断：①病史与病征；②X线CT扫描；③EEG、ECG、ENG。

治疗：对症处理。

预后：死于早年并发症。

**Snapper-Witts综合征**

别名：迟发性脑垂体功能减退综合征。

概述：为一种脑垂体前叶激素产生功能减退的综合征，为Simmonds综合征的迟发型。

病因：同Simmonds综合征。

眼症状与病征：①进行性视力减退至目盲；②视神经萎缩。

全身性表现：①脑垂体功能障碍，性功能不足；②亚急性脊髓变性，胃酸缺乏，消化不良；③毛发稀疏无光泽，皮肤苍白萎缩；④血色素异常。

诊断：同Simmonds综合征。

治疗：同Simmonds综合征。

预后：同Simmonds综合征。

**Sorsby综合征**

别名：遗传性黄斑缺损综合征。

概述：为一种先天性遗传性疾患，特征为双侧黄斑缺损及四肢末端发育不良。曾有报告一母及其7子女中的5位发病。

病因：为显性遗传。Francois认为此综合征与Laurence-Moon-Bardet-Biedl综合征、Biemond综合征关系密切，乃其变异型。

眼症状与病征：①双眼黄斑缺损，有不等程度的色素沉着，且缺损边界清晰可见；②视力减退，远视眼，眼球震颤。

全身性表现：①手足末端发育不良，示指趾末端骨萎缩，拇指分叉，示指指甲部分或完全缺失，小指末端及关节畸形，趾缺失，指趾末端骨萎缩，趾外翻；②腭裂，肾发育不全。

诊断：①临床病征；②X线手足摄片。

治疗：无特殊治疗。

预后：视力障碍难以补偿。

**Sotos综合征**

别名：巨脑综合征。

概述：属于巨大畸形的一种，大头大脑、手足巨大，大体型，体重显著高。智力差，行动迟钝失调。病变在初生2年内，增长发展，4岁后发育正常。故又称儿童性巨脑症。有人认为儿童巨脑症、完全性脂质营养障碍与Russell综合征为同一病类。

病因：特发性间脑功能障碍。

眼症状与病征：①眶距过宽；②外眦低位斜睑裂。

全身性表现：①智力低下，共济行动不足，动作迟钝不灵；②大头巨脑，前额突出，腭弓高，下颌长；③手足明显巨大，躯体肥大；④额窦大，脑室大（X线、气脑造影）。

诊断：①X线、CT行颅脑、四肢检查；②气脑造影。

治疗：对症处理。

预后：一般无碍生命（影响视力）。

**Spanlang-Tappeiner综合征**

别名：手掌足跖角化角膜营养障碍综合征；脱发多汗舌形角膜混浊综合征。

概述：特点为手足掌面皮肤角化，部分或全部脱发，角膜舌状混浊病变，损害不侵及角膜中心。其有与Schafer综合征类似之处，但有多处不同。两性发病，发病年龄在5～20岁间。

病因：不明；常染色体显性遗传。

眼症状与病征：①舌状角膜混浊；②视力减退（取

决于角膜混浊的范围和影响)。

全身性表现:①脱发,常为部分性,可为全部;②手掌足跖过度角化,指甲营养障碍;③多汗。

诊断:①临床病征;②皮肤活检。

治疗:对症处理。

预后:视力可发生部分障碍。

**spheno-cavernous syndrome(蝶骨海绵窦综合征)**

概述:眶后病变致眼球突出等病征的综合征有多种,诸如眶上裂综合征(Rochon-Duvigneaud 综合征),眶尖蝶骨综合征(Rollet 综合征);蝶裂视神经孔综合征(S-O 综合征);海绵窦外壁综合征(Foix 综合征);蝶骨上颌窝综合征。但是各综合征又各有其特点。蝶骨海绵窦综合征的特点为眼球突出与第 3、4、5(第一枝)及第 6 脑神经麻痹。

病因:由于颈动脉瘤、海绵窦血栓、脑膜瘤侵犯海绵窦、鼻咽部肿瘤、眶后肿瘤及转移癌等损害所致;也可由于炎症、血管损害外伤导致。

眼症状与病征:①眼球突出,眼睑结膜水肿,眶后痛;②视力减退,复视,角膜知觉减退或消失;③眼肌麻痹,依第 3、4、及第 6 脑神经受影响程度,出现完全或不完全麻痹。

全身性表现:①半侧面部麻木;②可有咀嚼肌麻痹(偶有损及三叉神经第 2、3 支者)。

诊断:① X 线 CT 扫描;②临床病征。

治疗:手术,控制炎症。

预后:多不良。

**pterygopalatine fossa syndrome(翼腭窝综合征)**

**别名:蝶骨上颌窝综合征**。

概述:此综合征是由翼腭窝病变引起的,表现为三叉神经的上颌神经枝受损害的有关病征。其某些症状与 Trotter 综合征类同,但是基本的不同是,Trotter 综合征的发病损害在 Morgagni 窦区(相当于鼻咽部侧壁区深部),多为原发性病变。主要损害三叉神经的下颌神经枝,而后波及上颌支,有牙关紧闭等表现。

病因:恶性肿瘤转移至翼腭窝所致。

眼症状与病征:①眶下神经感觉分布区麻木;②同侧视神经萎缩,视力丧失。

全身性表现:①上颌神经痛及上列牙痛;②翼状肌麻痹,颌骨向病侧移位;③耳聋(属中耳性);④下颌痛;⑤咽后与颈淋巴结肿大。

诊断:①临床病征;② X 线、B 超检查。

治疗:对症处理。

预后:多不良。

**Stannus 小脑综合征**

别名:Stannus 小脑性共济失调综合征。

概述:临床表现为眼球震颤、运动失调,且示睑缘炎、角膜新生血管,具维生素 $B_2$ 缺乏病征。

病因:发病可能与维生素 $B_2$ 缺乏有关,但有报道用维生素 $B_2$ 治疗,效果并不理想,疗效短暂或无效。

眼症状与病征:①眼球震颤,畏光,流泪,视疲劳,弱光及黄昏时即表现为夜盲;②睑缘炎,眦部睑缘结膜炎;③角膜上皮水肿,浅层弥漫性角膜炎,角膜混浊,角膜新生血管,角膜缘血管扩张及色素沉着;④虹膜结节,白内障;⑤视网膜棕色色素斑,球后视神经炎,部分性视神经萎缩,常仅示颞侧苍白。

全身性表现:①眩晕,共济失调,交替性运动障碍;②肌疲劳及肌张力减弱,阵挛性收缩,震颤发抖;反射亢进,钟摆样膝反射,辨距着点不准。

诊断:①临床病征;② EEG、EMG、ENG。

治疗:维生素 B 应用。

预后:部分病例可控制。

**Stargardt 综合征**

别名:少年型先天性遗传性黄斑变性。

概述:特点为伴有黄色斑点的萎缩性黄斑变性。为家族遗传性,双眼发病,慢性进行。多发病于 6～20 岁,因初期眼底常看不到变化,而被误诊为癔症或弱视。因为有些病例发病并不限在 20 岁以内,具有停止与进行之差异,还有眼外脑损害病征,故将其进一步分类,可供参考。按发病年龄分型:①先天婴儿型(Best 病);②少年型(Stargardt 少年型),6～8 岁;③青年型,12～14 岁;④成年型,20 岁左右;⑤老年早期,40～50 岁;⑥老年,60 岁左右。

临床分:①原发性先天性黄斑部病变;a. 停止型,即 Best 型;b. 进行型,即 Stargardt 型。②有无脑并发症:a. 脑黄斑型,即 Oatmann 型,有脑症状;b. 黄斑型,无脑症状。

病因:不明;常染色体隐性遗传,有报告为不规则显性遗传;还有人认为系营养衰竭,可能与某种酶的障碍有关。

眼症状与病征:①黄斑区病变,横向椭圆形,范围为 2×1.5 视盘直径大小,周边境界可见,但不甚清晰,病变区金箔样反光(呈薄青铜样萎缩),多数灰色、金属粉末样杂以色素斑,有的椒盐状,黄斑中心凹反光消失,该病变区周围可见黄色斑。若中区病变范围扩大,则周边又出现新的黄色,并向周围进行扩展,但绝不达赤道部。另有黄斑与视盘间散在病变。末期可见病变区脉络膜毛细血管,进而见毛细血管硬化,赵文江等(1989)报告 6 例,将其分为 3 型:Ⅰ型单纯黄斑变性;Ⅱ型黄斑变性伴周围黄色斑点;Ⅲ型黄斑变性伴后极区弥漫性斑点。②色觉障碍,红绿色盲,全色盲。③中心暗点（绝对性或相对性）。④荧光素造影除可见黄斑椭圆区及其周围的荧光渗漏外，有的还可见脉络膜淹没征及窗样缺损。⑤ EOG 低于正常，ERG 与暗适应无异常，此为与视网膜色素变性不同之处。

全身性表现：①脑变性；②智力低下，精神衰颓，痴呆。

诊断：①临床病征；②荧光素造影；③ EEG、EOG、ERG。

治疗：无特效疗法，对症处理。

预后：病情进行不止，预后不佳——视力丧失。

**Steele-Richardson-Olszewski 综合征**

别名：进行性核上麻痹。

概述：特点为核上性眼肌麻痹，假性延髓麻痹，颈项和躯干上部张力障碍性强直。常在 50～60 岁间发病，数年后死亡。病理所见，小脑、脑干与基底核部分神经胶质增生、神经细胞消失、神经纤维原纤维错乱、脱髓鞘及颗粒样空泡变性。

病因：不明；可能为变性或病毒感染。

眼症状与病征：眼外肌麻痹（核上性）主要为垂直性凝视，尤其是向下注视。

全身性表现：①假性延髓麻痹；②构音困难；③颈项与躯干上部张力障碍性强直；④小脑与锥体束症状（不持久）；⑤痴呆（轻）。

诊断：①临床病征；② EEG、EOG。

治疗：无特殊疗法。

预后：不良。

**Steiner 综合征**

别名：半侧巨体综合征；半侧巨人症；半侧面部肥大症；单侧肥大症。

概述：半侧头面和肢体肥大，也可为不完全性，肥大侧骨骼、肌肉及器官异常。男性多见，常见于右侧，出生即见其异常。

病因：不明。多认为与遗传有关，可能有染色体异常。子宫内环境不良，不完全双胎，内分泌不平衡，血管与淋巴管异常均可能为致病因素。

眼症状与病征：病变侧瞳孔异位、散大，虹膜异色。

全身性表现：①半侧面部肥大，可合并躯体肥大，骨骼、肌肉、肢、指趾肥大，畸形，骨盆倾斜，脊柱弯曲；②口腔畸形，牙、舌、唇、齿槽、硬软腭悬雍垂及上下颌均一侧肥大，犬齿粗大为较早病征；③智力低下，泌尿生殖器一侧异常，坐骨神经痛，皮肤、毛发及腺体异常。

诊断：①临床病征；② X 线、CT 颅骨、四肢与牙齿摄片。

治疗：手术矫正可能矫治部分畸形。

预后：因神经系统受侵犯程度不同而有异。

**Stevens-Johnson 综合征**

别名：Baader 综合征；Neumann 综合征（2）*；Neumann 黏膜溃疡病；Fissinger-Rendu 综合征；重型渗出性多形性红斑综合征；渗出性多形性红斑综合征；大疱性多形性红斑综合征；大疱性恶性多形性红斑综合征；黏膜皮肤眼综合征；恶性眼皮肤黏膜综合征；发疹热性口腔炎眼炎综合征；多管口烂性外胚层形成异常综合征；皮肤口腔炎综合征。

概述：此综合征为眼皮肤黏膜综合征之一，但较其他此类综合征险恶，发病急，发高热，病情重，有一定的死亡数。如李英华报告 17 例其中 2 例死亡，赵永鉴等报告 4 例死亡，其次，皮肤损害遗留瘢痕，眼部损害，破坏角膜，虹膜粘连，眼球穿孔及全眼球炎。有将 Fuchs 综合征Ⅱ及 Klauder 综合征列入此综合征者，盖因前二综合征症状轻，预后佳，且临床表现也不尽相同，Durham 将其单列，有其一定的道理。任何年龄均可发病，但以 10 岁以内与 20～30 岁间发病者最多。男性较女性多（75%），发病有季节性。

病因：不明；有人认为系变态反应，发病与细菌、病毒感染有关。

眼症状与病征：①结膜炎，多呈急性化脓性病征，重度充血，黄色脓样分泌物，可有假膜。睑缘炎，浸润或溃烂；②角膜炎，角膜水肿、溃疡，并可穿孔；③虹膜睫状体炎，或眼内炎，前房蓄脓。

全身性表现：①发热，头痛，常表现为急性呼吸道感染病征。②皮肤损害，四肢、躯干及面部发生水疱或红斑疹，溃破，结痂，痊愈后见色素斑块，皮肤 Nikolsky 征阴性（此试验为轻擦皮肤，即可出现表皮剥脱，是为阳性征）；疱疹内容物含有嗜酸细胞、纤维蛋白沉积、淋巴细胞及中性白细胞。病理检查可见皮肤过度角化与棘皮症病变，真皮内血管周围淋巴浸润。③口腔黏膜病变，口唇、颊部、牙龈及舌部出现水疱、溃疡、肿胀，溃破处出血，张口困难。④生殖器及肛门病变，龟头、尿道口、大小阴唇等处，出现水疱、溃疡及糜烂。阴道炎、尿道炎、膀胱炎。皮肤红斑、肿胀、溃烂，肛门周围红肿，溃疡。⑤肠胃道溃疡，肾炎。⑥血内白细胞增加，红细胞沉降率快。

诊断：①血液检查；②疱疹检查；③皮肤活检。

治疗：①卧床休息，热病护理；②抗生素、激素治疗；③ $^{90}$锶 β 线有效；④对症处理。

预后：①一般严重期为 10 日左右，15～30 日可

---

* Neumann 综合征（1）是寻常天疱疮（Neumann 变异型）。

愈；②治愈后，可能反复；③可遗视力障碍；④严重病例可死亡。

**Stickler综合征**

别名：遗传性进行性关节眼病综合征。

概述：儿童时期发病，患儿出生后即有关节病变，为进行性。膝及髋关节最为严重，此外还有腕肘及踝关节被累及。先天性高度近视及散光，也为进行性，可致视网膜全脱离，而目盲多发生在10岁以内。

病因：不明；常染色体显性遗传，高度外显率及不同表现。

眼症状与病征：①高度近视和散光（83%）；②脉络膜视网膜变性，视网膜脱离；③角膜病变，白内障，慢性葡萄膜炎；④青光眼性盲，眼球痨。

全身性表现：①骨骼异常，骨骺发育不良，关节增大，关节面异常，多关节发病，多发病于壮年；②关节痛，关节之结缔组织异常，关节过度伸屈，关节强直；③腭裂，小下颌，神经性耳聋；④尿内羟脯氨基酸增多。

诊断：①临床病征；②X线骨关节摄片；尿检查。

治疗：对症处理。

预后：①部分病例可自行缓解，但有反复；②一直呈进行性，可致盲、关节强直。

**Strachan综合征**

别名：Howes-Pallister-Landor综合征

概述：为一种营养障碍表现的综合征，全身性感觉麻木，双眼表现为弱视，角膜变性，视神经中心有髓纤维脱失，重症黄斑区神经节细胞消失。

病因：慢性营养不良。

眼症状与病征：①弱视；②角膜变性；③视力障碍，视神经视网膜病变。

全身性表现：①眩晕，耳聋，声音嘶哑；②手、足及躯干麻木，也偶见于面部；③共济失调，痉挛强直状态，反射消失；④会阴部皮炎，舌炎，口腔炎；⑤全身性慢性营养不良表现；⑥血示低蛋白血症，血红蛋白过少，小细胞或巨幼细胞贫血，偶见维生素$B_2$降低，转酮醇酶（transketolase）能力降低。

诊断：①临床病征；②血液检查。

治疗：营养补给，尤其维生素B类大量提供。

预后：取决于营养补给与身体恢复程度，早治者多佳。

**Sturge-Weber综合征**

别名：Sturge-Weber-Dimitri综合征；Sturge-Kalisher-Weber综合征；Weber-Dimitri综合征；Sturge-Parkes-Weber-Dimitri综合征；Sturge-Weber-Krabbe病；Lannois-Bernoud综合征；Jahnke综合征；Kalisher综合征；Lawford综合征；Milles综合征；Schirmer综合征；Krabbe综合征（2）*；即球样细胞白质营养障碍综合征；脑膜皮肤综合征；血管性脑三叉神经综合征；神经眼皮肤血管瘤病；脑面血管瘤病；脑三叉神经血管瘤病；脑膜面血管瘤病；皮肤软脑膜血管瘤病；血管瘤病综合征。

概述：此综合征为眼、皮肤及脑血管瘤（痣）。面部血管瘤循三叉神经分布区发病。皮肤血管瘤为紫葡萄红色，除面部外，还可见于头皮、躯干及四肢。部分病例累及肌肉、骨骼及多器官（如肺、脾、睾丸、胸腺与淋巴结等）。由于此综合征血管瘤损害影响范围大，表现症状不一致，于是许多名称将其单列，或将其列为异型，如将伴发早期青光眼的称Schirmer综合征，伴发晚期青光眼的称Lawford综合征，不伴发青光眼的称Johnke综合征，不伴发青光眼且具脉络膜血管瘤者称Mille综合征。据有关资料记载分析，一种综合征各病征有早有晚，表现可全面也可部分缺如。如上所列称为异型，也只是表现有差异而已。

病因：属先天遗传性疾患；在胚胎6周时期，胚胎血管系统发育异常。组织学检查示脑灰质钙沉着；血管瘤血管中胚层缺如；X线片示脑回钙沉着血管瘤钙化。

眼症状与病征：①青光眼：可为眼积水或牛眼征，也可为后天继发性高眼压；②眼睑皮肤血管瘤；常与面部血管瘤连续，侵及眉部，可发生眶内血管瘤，眼球突出；③结膜血管瘤：表层巩膜血管扩张、血管瘤，及深部受影响；④脉络膜血管瘤：为本综合征主征，影响眼压，波及视网膜，且可发生视网膜脱离，脉络膜血管显现不典型者，可施血管荧光造影与脉络膜黑瘤易于鉴别；⑤视力减退，严重者可致失明；⑥其他：虹膜异色，瞳孔异常，白内障，神经胶质瘤，视盘缺损，视盘水肿，视网膜色素变性，高度屈光不正，斜视，眼球震颤，眼黑变病。

全身性表现：①半面部头皮皮肤血管瘤（痣）循三叉神经支分布区，表面高起、不平，波及鼻部、口腔等黏膜，病侧面孔长于对侧；②同侧脑皮质、脑膜、脑垂体血管瘤，且可钙化，影响有关神经而发生，对侧痉挛麻痹，半侧萎缩，癫痫，智力低下，肢端肥大，肥胖，脑电波节律障碍，生殖器功能障碍；③肺、脾、胸腺、睾丸、淋巴结、肌肉、躯干及四肢皮肤均可出现血管瘤。

诊断：①临床病征；②X线CT扫描；③血管造影；④EEG、ERG、B超行眼部摄像。

治疗：①血管阻塞；②冷冻疗法；③硬化剂注射；④放射线；⑤早期脑叶切除。据周树夏教授一特殊病

* Krabbe综合征（1）即球样细胞白质营养障碍综合征。

例，在血管造影时，由于造影剂质量问题，而致血管阻塞，血管瘤痊愈。

预后：倘病情不能控制，则智力障碍与偏瘫将得不到改善或发展。

**subclavian steal syndrome（锁骨下动脉盗血综合征）**

别名：臂基底（动脉）闭锁不全综合征；基底动脉闭锁不全综合征；锁骨下动脉偷血综合征。

概述：由于一侧的锁骨下动脉在椎动脉分支处发生阻塞，该侧上肢缺血，血液则由对侧的椎动脉转流，而通向病侧上肢供血，血流改道，在此情况下，病侧上肢虽有血流供给，但已远不及未阻塞之供血良好，同时因椎动脉血流部分流向病侧，而原颅内供血即发生不足，似为供脑部之血液被中途偷取，故有称其为“盗血”，或称“脑血倒流”。于是发生上肢与脑部供血不足的病征。在临床表现为病侧上肢麻木、发冷、活动不灵。左侧较右侧发病机会多，与其解剖位置可能有关。脑部表现为头晕、眼花、晕厥及枕部头痛。手臂运动时，眼部缺血则出现突发性黑朦。

病因：先天性血管发育异常，主动脉狭窄，动脉硬化，锁骨下动脉近端阻塞，无脉症。

眼症状与病征：①上睑下垂；②眼球震颤；③复视（常为一过性）；④一过性视力丧失（当该侧臂膀活动时出现）。约 1/3 病例发生双侧视力障碍。

全身性表现：①阻塞侧锁骨上部位可听到杂音，脉搏弱而缓，血压降低，收缩压较健侧低 2.67kPa（20mmHg）；②病侧上肢运动失灵，麻木，发凉，疼痛；③头晕、头昏眼花，晕厥，后头痛，构音困难，共济失调。④血管造影示椎动脉反流。

诊断：血管造影。

治疗：手术改变异常之血路通道，结扎椎动脉，最好是在颈总动脉与锁骨下动脉间进行端侧移植吻合，远端至椎动脉起端。

预后：施血流改道手术可使临床症状消失。

**sundown syndrome（日落综合征）**

别名：落日综合征。

概述：此乃后房型人工晶状体植入后，晶状体位置下移，经瞳孔可见晶状体上缘，由于眼底的红色映光，透明发白的晶状体，似夕阳西下之半个太阳景象，原晶状体居中之视力减退。

病因：手术致下方悬韧带断裂，或晶状体囊破裂人工晶状体下坠。

眼症状与病征：①视物模糊，可有双像复视；②虹膜震颤；③前房深浅不一致。

全身性表现：无。

诊断：眼科仪器检查可确诊。

治疗：可手术复位，旋转人工晶状体。或缝合固定。

预后：一般良好。

**suprarenal-sympathetic syndrome（肾上腺交感神经综合征）**

别名：嗜铬细胞瘤综合征；肾上腺髓质瘤综合征。

概述：由于肾上腺素与去甲肾上腺素分泌过多，而导致全身及眼部血管收缩，久之导致不良后果。发病男多于女，症状可为阵发或突发。

病因：可由肿瘤存在肾上腺、交感神经节或其他嗜铬组织，导致肾上腺髓质嗜铬细胞过多的分泌肾上腺素或去甲肾上腺素而致病。

眼症状与病征：①视力减退，视野缩小；②视网膜动脉痉挛，棉毛样渗出物，火焰状出血，动脉硬化；③视盘水肿，视神经萎缩。

全身性表现：①高血压；②心慌、焦虑、头痛，恶心；③心动过速，面色苍白，出汗，口渴，多尿；④末端肥大蓝紫，尤以指端与鼻尖为著。

诊断：①临床病征；② X 线、B 超检查；③尿检 3-甲氧基 -4- 羟基苦杏仁酸、3- 甲氧基肾上腺素、儿茶酚胺。

治疗：肿瘤（多为良性）可行手术。

预后：一次突然发病可死亡；肿瘤切除者，预后较佳。

**Swan 综合征Ⅰ**

别名：先天性眼睑赘皮下斜肌功能不足综合征。

概述：特征为下睑内眦赘皮，同时下斜肌功能不足，多见于婴儿。单纯的下睑内眦赘皮，东方较多，国内许多婴幼儿，尤其是较肥胖者多有之，常遮盖内眦角，因为同时下睑内眦段内卷、睫毛刺激眼球，不需手术，小儿渐大而自愈。可同时有下斜肌功能障碍，少见。

病因：家族性发育异常。

眼症状与病征：①下睑内眦赘皮；②下斜肌功能欠缺；③下睑内翻倒睫；④假性内斜视（由于内眦遮盖，似乎角膜偏鼻侧）；⑤偶可发生角膜炎。

全身性表现：小儿多肥胖。

诊断：临床病征。

治疗：可点药保护，避免因睫毛刺激而发生角膜炎，不需手术。

预后：良好。

**Swan 综合征Ⅱ**

别名：盲点综合征；斜视综合征。

概述：于 1947 年 K.C.Swan 所报告的一种无复视的斜视。共同性内斜视，斜视度为 12°～18°之间，一眼中心固视点在生理盲点区（生理盲点在颞侧 15°），约 5.5°～6° 范围），于是不出现复视，实为单眼视。Swan 推荐可用镜片矫正、手术或功能训练。

**Sweet 综合征**

别名：急性发热性嗜中性白细胞皮肤病。

概述：此综合征有人认为系相当严重的疾患，有类似 Stevens-Johnson 综合征之处，但预后较其良好。特点为急性发病发热，皮肤多发性硬性隆起环形红斑，眼充血，眼睑、结膜、上层巩膜红斑（结节），红细胞沉降率快、中性白细胞增多，以及关节病变等。女性发病较多，有反复发作趋向。

病因：不明。

眼症状与病征：①眼睑皮肤红斑，大小约 15mm 直径，边高起约 2mm；②球结膜充血，结膜上层巩膜圆形红斑样结节；③视网膜黄斑区病变，色素沉积、萎缩。

全身性表现：①体温高可达 40℃以上；②全身性皮肤斑疹，颜面颈项与四肢较多，红斑周围隆起。且可见皮下结节，有压痛。皮疹及水疱、脓疱疹尖端可有脓点。病变区有压痛或发痒，愈合不留瘢痕；③口咽黏膜充血、干燥、皲裂或溃疡；④血白细胞增高，中性高，红细胞沉降率快，免疫球蛋白 G、E 高，补体 $C_3$ 也略高；⑤皮肤活检示表皮下水肿，血管周围细胞浸润，真皮白细胞浸润。

诊断：①临床病征；②血液检查；③皮肤活检。

治疗：①肾上腺皮质激素；②阿司匹林、吲哚美辛、氯喹及氨苯砜。

预后：较佳，易复发。

**Symonds 综合征**

别名：Quinke 综合征；Borries 综合征；耳炎性脑积水综合征；浆液性脑膜炎综合征。

概述：特征为过量的脑脊液，而导致颅内压增高，且脑脊液清澈，无细胞与蛋白之异常。常并发中耳炎，有脑膜症状，而无脑炎病征，可间歇发病，在两次发病中间，患者感觉良好，此点可否定脑脓肿、无菌性脑膜炎的诊断，所以本综合征不包括乳突炎、脑膜炎、脑脓肿及侧窦血栓形成。此综合征发病于儿童及青春期，病程数周或数月，偶可自愈。

病因：头部外伤，中耳感染。

眼症状与病征：①同侧展神经麻痹，复视；②视野缩小，视力减退；③视网膜出血、渗出物；④视盘水肿，视神经萎缩。

全身性表现：①脑脊液压力明显增高，常高过 $30mmH_2O$；②间歇性头痛，嗜睡，恶心，呕吐（不定）。

诊断：①腰穿检查；②排除类似疾患。

治疗：对症处理，反复腰穿，手术减压。控制中耳炎，使用抗生素（作药敏试验）。

预后：良好。

## T

**Takayasu 综合征**

别名：高安病；Martorell 综合征（2）*；Raeder-Arbitz 综合征；无脉病；主动脉弓综合征；反向（主动脉）缩窄综合征；女青年主动脉弓动脉炎综合征；慢性锁骨下动脉颈动脉阻塞综合征；熄灭性臂肱动脉炎综合征。

概述：主征为手指触之桡动脉触不到搏动，同时头部也示供血障碍病征，主要病变在主动脉弓及其发出的无名动脉、颈总动脉或锁骨下动脉。损害发生在腋肱动脉者，其无脉征范围较小。发病年龄在青壮年，以女性为多。

病因：动脉炎、狭窄、闭塞；外伤、手术感染或硬化免疫性病变。组织检查示，为一种圆细胞非特异性炎症，损及血管各层，弹力层破裂，内层萎缩及纤维化，致动脉管道狭窄或闭塞。

眼症状与病征：①视物模糊，直立时更明显，视力减退，一过性黑矇，向心性视野缩小。②球结膜血管扩张，宽窄不一，血流淤滞，或节段性血流，毛细血管瘤。③角膜混浊，虹膜萎缩，虹膜新生血管，瞳孔散大，白内障，眼球内陷。低眼压，新生血管波及前房角，继发青光眼。④视网膜血管宽窄不一，毛细血管瘤散在，节段性血流，周边部视网膜血管闭塞，视网膜出血与渗出，增殖性视网膜病变，玻璃体混浊或积血，视网膜中央动脉压减低，色素变性或视网膜脱离，视盘周围动静脉吻合，视盘水肿，视神经萎缩。

全身性表现：①无脉征：头颈及上肢动脉搏动消失或减低，上肢血压测不出或甚低；②中枢神经缺血征：发作性晕厥，眩晕、失语、偏瘫、抽搐、癫痫与间歇性跛行；③面部萎缩，鼻中隔穿孔，鼻黏膜萎缩，口腔黏膜溃疡，牙齿脱落，皮肤柔软，毛发细，月经少或无；④压迫颈动脉窦可致意识丧失，血管造影示，少量血流入颈动脉及无名动脉；⑤红细胞沉降率快，血丙种球蛋白增高，白蛋白降低。

诊断：①临床病征；②血管造影摄像；③血液检查。

治疗：①针对可能原因病治疗；②疏通阻塞血管（药物或手术）③抗血凝剂与肾上腺皮质激素可用。

预后：不良，一般发病后能存活 1 至 15 年。

**Tangier 综合征**

别名：α 脂蛋白缺乏综合征；家族性高密度脂蛋白

* Martorell 综合征（1）为高血压下肢溃疡综合征。

缺乏综合征。

概述：表现为原因不明的角膜混浊，全身性淋巴结、扁桃体及肝脾肿大。两性发病，年龄自儿童至40岁或50岁，在有些病例常无症状，有的周期性腹泻，双侧肢体运动能力减弱，常发生在近端，也偶有出现在远端。

病因：不明；合并不等外显率的常染色体隐性遗传；脂蛋白代谢障碍，不能将多肽合成高密度脂蛋白，脂蛋白与胆固醇沉积于全身各组织（尤其是网状内皮组织）。

眼症状与病征：①角膜混浊，许多致密小点沉积于角膜后1/3，混浊呈旋涡样；②视力障碍。

全身性表现：①皮肤斑丘疹；②扁桃体肿大，典型的橘黄色，扁桃体摘除后，遗存滤泡依然为橘黄色；③肝脾肿大，淋巴结病变；④腹泻（脂肪便），疲劳，贫血。⑤肌活检示，神经源性肌病变，淋巴结活检与骨髓检查示，泡沫细胞；血胆固醇低，磷脂低，高密度脂蛋白缺乏。成人血尿酸过多。

诊断：①血液检查；②组织活检；③ EMG。

治疗：无特效疗法，对症处理。

预后：良性病程，进行性血管病变。

**tapetal-like reflex syndrome（毯层样反射综合征）**

别名：花毯样眼底综合征。

概述：特点为眼底后极区有一约6个视神经盘直径大的病变区，在视网膜血管的深部显示绿色或黄褐色金属样反光，反光犹似猫眼的绿色光亮反射，有深在性脉络膜斑，好像光彩斑斓的花毯。中心视力与周边视力无影响，而可有环状暗点。有报告一家族女性为视网膜花毯样反射病征，男性表现为视网膜色素变性。

缪天荣认为，眼底花毯样斑斓反射与脉络膜毛细血管层中有反光能力很强的薄平内皮细胞层有关。林文秉强调花毯样反射应与花毯样视网膜变性区分开，前者为先天性异常，不发展，中心视力正常。而后者为进行性，中心视力障碍。

病因：不明；性连锁杂合基因遗传，Bruch膜变性表面粗糙，折光乱反射表现为彩色光反射。

眼症状与病征：①环形暗点；②眼底花毯样光反射；③可有视网膜色素变性。

全身性表现：无

诊断：临床病征。排除中心性视网膜脉络膜光点征的病变。

治疗：无。

预后：良好。

**Taveras综合征**

别名：进行性颅内动脉闭塞综合征。

概述：进行性脑血管病变，主要为颅底Willis环区，扩展至大脑前动脉，中动脉远端，表现为眼动脉压升高，一过性黑矇，头痛、癫痫，记忆力减退或丧失，脑神经麻痹。多见于儿童和青年，女多于男。

病因：不明，可能系先天性血管畸形，外伤，动脉硬化，或非特异性动脉炎。

眼症状与病征：①单侧上睑下垂；②视动性眼球运动缺失；③视无辨识能力，一过性黑矇，视野缺损；④眼动脉压异常的升高，可为早期诊断依据，可能在动脉造影出现异常之前。

全身性表现：①进行性脑动脉闭塞，包括双侧颈内动脉；②记忆力丧失，失语，失用，失读，精神紧张，哭叫，头痛，肢体无力，偏瘫、癫痫；③脑神经麻痹；④脑血管造影，颈内动脉上段，大脑前动脉、中动脉近端示严重狭窄或完全闭塞，脑基底血管异常，毛细血管吻合，侧支循环丰富，该区域影像特殊，犹如烟雾，故有烟雾病之称。

诊断：①临床病征；②脑血管造影。

治疗：有选择的施术。

预后：较差。

**temporal arteritis syndrome（颞动脉炎综合征）**

别名：颅动脉炎综合征；巨细胞性动脉炎。

概述：该综合征之动脉炎病变，属全身性病变，常以颞动脉较显著和较常见。在脑动脉病变明显时可致死亡，眼动脉发生病变时，供视神经的小血管发炎，则可发生视神经缺血性病变，导致视力障碍，甚至失明。血管的损害在血管全层，改变呈节段性，血管壁肥厚，中层最明显，管腔狭窄，管腔充塞炎性细胞、肉芽组织与坏死组织，血流障碍至阻塞，多发生在老年女性，约40%眼部发病。

病因：病因不明；可能与过敏反应或感染有关。

眼症状与病征：①一过性上睑下垂，畏光，外眼肌麻痹；②视力突然减退，初视物模糊。进而很快视力锐减或丧失，色觉异常，视野缺损，复视；③视神经缺血性病变，视盘轻度水肿，视盘周围偶见出血，视神经萎缩，视网膜动脉狭窄，中央动脉阻塞（10%），视网膜出血、渗出或脱离。

全身性表现：①发热，头痛，不适，无力，厌食，体重减轻，头皮触痛。头痛急剧，咀嚼时及夜间加重。②颞动脉外触发硬，如索条蛇形弯曲、动脉搏动减弱或消失。③肌肉关节疼痛，肝脾肿大。④红细胞沉降率增快，贫血，白细胞增多（单核与嗜酸性粒细胞尤为明显），血浆蛋白减低，免疫球蛋白增高，白蛋白与球蛋白比例倒置。

诊断：①血管造影；②颞动脉活检；③血液检查。

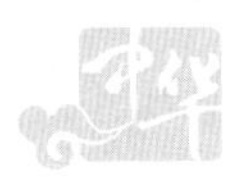


治疗：大量肾上腺皮质激素治疗；抗炎、脱敏与改善血循环治疗。

预后：病情轻重与治疗早晚的预后不一致；一般病死率约为 12.5%；部分病例可自愈，视神经萎缩者，视力预后不良。

**Terry 综合征**

别名：晶状体后纤维组织形成；早产儿视网膜病变综合征。

概述：此综合征表现为视网膜出血、水肿，以及视网膜血管增殖、机化，纤维组织伸入玻璃体，达晶状体后，牵引可使视网膜脱离。发病于早产儿，尤其是多产儿，母体年龄大者，初生儿用过高浓度氧或不合理用氧。有将视网膜病变的发展分为五期：①视网膜血管迂曲，新生血管；②前病征增加视网膜水肿、血管扩张和出血；③二期症状加重，小部分视网膜脱离；④大部分视网膜脱离；⑤视网膜完全脱离。

病因：早产儿过多吸氧。

眼症状与病征：①早期病征：真正的晶状体后纤维增殖组织形成，出生时并不存在，一般在出生后 4 周左右开始。a. 视网膜动脉迂曲，静脉怒张；b. 视网膜周边灰色肿胀隆起；c. 视盘周边模糊，视网膜普遍水肿；d. 玻璃体混浊，增生纤维自视网膜伸入玻璃体抵晶状体后；e. 晶状体后纤维组织形成，视网膜损害可致视网膜脱离。一般活动性病变 5 个月前停止。②晚期病征（5 个月以后）：a. 玻璃体混浊；b. 视网膜萎缩，脱离；c. 晶状体、角膜混浊；d. 视力障碍，眼球震颤，斜视，屈光不正；e. 眼球萎缩，发育性小眼球，青光眼。

全身性表现：可见皮肤血管瘤。

诊断：病史与临床病征。

治疗：①维生素 E；②皮质激素；③酌情施术。

预后：①眼球萎缩；②目盲；③保持一定的视力。

**Terson 综合征**

别名：蜘蛛膜下腔出血综合征；蜘蛛膜下腔出血合并玻璃体积血综合征。

概述：此综合征为一种颅内蜘蛛膜下腔突然出血，头痛，昏迷，有的病例相继发生玻璃体积血。并发眼内出血者约占 1/5，并发视盘水肿者为 1/6。发病性别无差异，发病年龄多在中年。

病因：颅内动脉瘤破裂，外伤性出血，或特发性蜘蛛膜下腔出血；玻璃体积血源于血循环障碍、视网膜血管破裂或血液通过视神经的蜘蛛膜下腔进入眼内。

眼症状与病征：①视力突然下降，视网膜出血，玻璃体积血；②视盘水肿及周围出血，视网膜前出血；③视神经炎，瞳孔缩小或散大，双眼瞳孔大小不等，对光反应迟钝，眼肌麻痹，同侧偏斜。

全身性表现：①突然意识丧失，颅内出血体征；②脑压增高，腰椎穿刺为血性脑脊液，压力高；③早期脑膜刺激征，头痛，颈项强直。

诊断：① X 线、CT 颅脑检查；②腰椎穿刺（慎重）；③脑血管造影。

治疗：①颅脑手术；②眼出血对症治疗。

预后：视网膜出血者，死亡数为未出血者的 2 倍；视功能未损害或损害轻者，玻璃体血吸收后，视力可部分改善。

**Thomsen 综合征**

别名：先天性肌强直综合征；营养障碍性肌强直综合征。

概述：特征为全身性先天性多发性肌强直，当令肌肉休息后，其处于强直状态，再让其松弛较困难，需有一个过渡时间，方可行动。与重症肌无力表现相反，重症肌无力开始，提睑闭睑裂正常，活动后启闭无力，发生睑裂异常，休息后则会好转。此肌强直征，闭睑裂后，再睁眼困难，必须经一定时间，才能慢慢睁眼，此种肌强直病变，一般少有肌萎缩者，常伴有假性肌肉肥大。男性多发病，出生后或过一段时期发病，多在 5 岁以前，至青春期症状显著，也有至青春期突然发病者。当情绪紧张或天气寒冷时，症状加剧。反之，则症状缓解。

病因：不明；有家族遗传性；一般属显性遗传，也有报道隐性遗传者。

眼症状与病征：①眼肌硬固，眼睑运动困难，闭眼后不能立刻睁眼，常需待几秒钟后方可睁开睑裂；②眼球固定，眼球转动迟钝；③一过性外眼肌轻瘫；④白内障。

全身性表现：①智力低下；②咀嚼肌与喉肌发生病变，咀嚼吞咽困难；③肢体肌肉强直，运动障碍，影响生活、行动；④肌肉假性肥大，坚硬。⑤肌病理改变，肌原纤维数增加，肌浆量增加，肌纤维膜细胞核增多，间隙结缔组织也增加。

诊断：①临床特征；② EMG；③肌活检。

治疗：①对症治疗；②药物：奎宁，普鲁卡因胺。

预后：治疗可改善症状。

**Tolosa-Hunt 综合征**

别名：疼痛性眼肌麻痹；眶上裂炎。

概述：眼肌麻痹性偏头痛为此综合征的主要症状，常在眼肌麻痹前数天，表现为严重的球后疼痛。有自行缓解的可能，但易复发。多见于老年人。

病因：不明；可能为免疫缺陷性反应；有人认为系一种眶上裂的非特异性炎症；与血管性病变有关。

眼症状与病征：以神经受影响之范围大小、程度轻重，有各种表现。①眶后痛，闪辉性暗点，视物模糊，严重者可致视力丧失（与视神经之损害程度有关）；②上睑下垂，第3、4、6及第5脑神经的眼支的功能障碍，不完全性病变，以内外直肌为多发。常为单侧眼发病，偶有双侧者；③眼球突出，瞳孔对光反应迟钝，瞳孔固定，角膜知觉减退，视神经受影响。

全身性表现：①恶心、呕吐，头痛，红细胞沉降率增快；②可有面颊部痛觉消失；③X线CT扫描，血管造影，绝大多数正常。

诊断：①临床病征；②颅脑X线CT扫描。③红细胞沉降率。

治疗：肾上腺皮质激素有效。

预后：不明。

**iliopsoas trigone syndrome（三角综合征）**

别名：脉络膜动脉闭塞综合征。

概述：特征为眼底的睫状后血管系统分布区三角形病变，三角形区的基底在周边，顶点向眼底后极。

病因：血管病变、外伤或手术，致睫状后动脉阻塞，其三角形供血区发生循环障碍。

眼症状与病征：①眼底三角形区之视网膜脉络膜病变，色素萎缩与脱失；②中心区视网膜脉络膜病变与黄斑变性；③视力障碍，视野缺损；④荧光素血管造影示动脉阻塞病征。

全身性表现：可有动脉硬化病征。

诊断：①血管荧光造影照相；②病史与临床病征。

治疗：溶血栓或血管阻塞治疗。

预后：血管阻塞不能解除，眼底情况难以改善。

**trisomy-22 syndrome（22三体综合征）**

别名：高度近视颌面畸形综合征。

概述：此综合征为先天性染色体异常综合征，虽部分病征类似Down综合征，并不属于其诊断范围内。表现为高度近视，精神异常，以及肢体颌面畸形。

病因：在47个染色体的核型内，第22号染色体具三体性（即额外染色体在22号位）。

眼症状与病征：高度近视。

全身性表现：①精神分裂症；②小下颌大鼻孔，枕部扁平；③肘关节过度伸展。

诊断：①临床病征；②染色体检查。

治疗：对症处理。

预后：不危及生命。

**Trotter综合征**

别名：Morgagni窦综合征；咽鼓管周围综合征。

概述：此综合征为损害发生在Morgagni窦（即咽颅底窦）所引起的病征，有类似翼腭窝综合征或Jacod综合征（损害在颞骨岩部蝶骨间隙）。但此综合征因损害的部位关系，自有其与其他综合征不同之处，特别较接近的翼腭窝综合征（PPF），可以在其前，或在其后，也可同时出现。值得注意的是此综合征，耳聋出现早（PPF出现迟），无视神经损害（PPF损害视神经可致盲），三叉神经1、2支先出现症状（PPF为1、3支）晚期牙关紧闭，无软腭麻痹（PPF恰相反），发病多以原发性肿瘤为主（PPF则多为转移性癌变）。发病以男性为多，发病年龄自青春期至老年，但以30～40岁者居多。

病因：新生物发生于鼻咽部的侧壁，以Morgagni窦区为主要部位。

眼症状与病征：①眼球突出，眼球疼痛，眼球运动障碍；②角膜结膜感觉消失，展神经麻痹。

全身性表现：①传导性中耳型耳聋；②下颌神经分布区疼痛或麻痹；③软腭麻痹，晚期牙关紧闭；④可波及邻近肌肉与淋巴结。

诊断：①X线、CT、超声检查；②组织活检。

治疗：放射线治疗，手术仅为辅助放射治疗手段。

预后：治疗可延续生命，预后不良。

**Tuomaala-Haapanen综合征**

别名：眼骨骼皮肤综合征。

概述：此综合征为家族性发病，临床表现类似Seabright-Bantam综合征（假性甲状旁腺功能减退综合征）。

病因：不明，家族性。

眼症状与病症：①睑裂外眦斜下，睑板组织发育不良，双行睫；②眼球震颤，斜视，近视；③白内障，黄斑中心凹发育不良。

全身性表现：①侏儒，尖头畸形，宽鼻梁，小上颌，牙齿缺失，短指趾；②秃发，皮肤色素脱失。

诊断：①临床病征；②X线CT扫描。

治疗：对症处理。

预后：不危及生命。

**Turner综合征**

别名：Turner（HH）综合征*；Turner-Albright综合征（2）；Turner-Varny综合征；XO（染色体有X无Y）综合征；性腺发育不全综合征；性发育不全综合征；生殖器侏儒综合征；卵巢残缺综合征。

概述：为一种染色体异常（XO）的综合征，主要发病在女性。特征为生殖器幼稚型，性功能不良，侏儒，蹼颈，低发际与肘外翻。因Noonan综合征的临床病征，有许多近似此综合征，故而将前者称假性Turner综合征。基本不同之处，此综合征染色体45（OX），有听力减退（耳聋占70%），生殖器发育不全（非单纯功

* Turner（HH）综合征，以与Turner JW综合征相区别。

能低下)，大部分有肾畸形。

病因：具遗传性；染色体 45 个，核染色质为阴性模式，仅有一个 X 染色体而无 Y 染色体(XO)。

眼症状与病征：①眶距过宽，上睑下垂，内眦赘皮；②色盲，近视，视野缩小；③眼球突出(轻)，眼球震颤；④角膜椭圆，角膜混浊，蓝色巩膜；⑤先天性青光眼，白内障，视网膜色素缺乏。

全身性表现：①性器官发育不良，假两性征，卵巢发育不全，生殖器呈幼稚型，胸体男性化，乳头间距宽，毛发稀少，阴毛、腋毛少或缺如，原发性闭经。男性者生殖发育不良，性功能障碍；②侏儒，发育迟缓，智力低下；③蹼颈，弯颈，低发际，低位招风耳，听力障碍，高腭弓，颌面不对称。各部不成比例，脊柱畸形，肘外翻，指掌骨畸形；④心血管异常，主动脉狭窄，高血压，马蹄肾，四肢淋巴管循环障碍，色素痣；⑤尿性激素减少，促性腺素增加。

诊断：①临床病征；②染色体检查；③尿检查。

治疗：无特效疗法，对症处理，早年试用性激素。

预后：发育缺陷，功能障碍。

## U

**UGH 综合征**

别名：葡萄膜炎青光眼前房积血综合征。

概述：近些年人工晶状体眼内植入日渐增多，由前房型转向后房型。术后并发症较严重的为葡萄膜炎(uveitis)(虹膜炎较常见)、青光眼(glaucoma)与前房积血(hyphema)，简称其 UGH 综合征。

病因：人工晶状体眼内植入后不良反应，也可能与手术技巧或晶状体质量有关。具体说，如手术损伤虹膜、眼内晶状体皮质残留、透明质酸钠清除不够，或人工晶状体不合适，反复操作等。

眼症状与病征：①眼胀痛，睫状充血，前房积血；②瞳孔固定，房水混浊，KP；③眼底看不到，视力不良；④可能人工晶状体移位。

全身性表现：①食欲不振；②可能头痛、恶心、呕吐。

诊断：①临床病征；②超声检查摄片。

治疗：①对症处理；②症状不能控制者，可摘除人工晶状体。

预后：症状不能控制者，预后不佳。

**Ullrich 综合征**

别名：Ullrich-Feichtiger 综合征；头颅臀部指骨发育不良综合征。

概述：为一种发育异常综合征，表现为颅面畸形，小眼球，低鼻梁，骨骼畸形，心脏病变，泌尿生殖器发育异常。

病因：不明。

眼症状与病征：①小眼球或无眼球，小睑裂，眶距过宽，斜视；②角膜混浊，角膜溃疡，前房角结构异常，青光眼；③无虹膜，睫状体发育不良，视网膜脉络膜缺损。

全身性表现：①颅面异常，头短顶尖，前额凸起，下颌小而后缩，鼻梁低鼻翼宽，腭裂，耳聋；②骨骼畸形，脊柱裂，多指趾，并指趾，足畸形；③先天性心脏病，囊样肾；④尿道下裂，隐睾，双角子宫或有隔阴道，假两性畸形。

诊断：①临床病征；② X 线 CT 扫描。

治疗：对症处理。

预后：①先天性视力损害，无改善可能；②心脏病与肾病变对全身有影响。

**Unverricht 综合征**

别名：Lundborg-Unverricht 综合征；Unverricht 肌阵挛癫痫综合征；家族性肌阵挛综合征。

概述：属家族性的一种弥漫性神经元疾患，表现为广泛的肌阵挛，痴呆，四肢瘫痪。如在中枢神经系统、视网膜和其他器官内见到嗜碱性沉积点，那就和 Lafora 体病的表现一样。此综合征较 Lafora 体病危害性大，在儿童晚期发病。

病因：不明；常染色体隐性遗传。

眼症状与病征：①黑矇；②在视网膜神经节细胞层与内核状层，可见分层的 Lafora 小体存在于细胞内或细胞外，也可见于内丛状层、神经纤维层及视神经内。

全身性表现：①癫痫大发作；②广泛性肌阵挛；③痴呆；④四肢瘫痪；⑤假性延髓麻痹；⑥血黏蛋白减低。

诊断：①临床病征；② EEG、EMG、ERG；③血黏蛋白。

治疗：苯妥英，苯巴比妥。

预后：不良，死于青年成年阶段。

**Urbach-Wiethe 综合征**

别名：Rössle-Urbach-Wiethe 综合征；脂蛋白蓄积综合征；皮肤黏膜透明变性综合征。

概述：此综合征为一种无构造的透明变性、嗜酸物质沉积与脂蛋白质沉积。在皮肤与黏膜发生损害，显示玻璃样变。早期，毛细血管壁玻璃样增厚；中期，在真皮内，嗜酸性透明变性带环绕毛细血管，透明物质包绕着汗腺；晚期，皮肤的胶原与弹力组织，被透明物质所代替，同时腺体萎缩。脂质沉积在透明变性处，上皮遮盖其上，变成增生性与角化性肥厚。婴幼儿发病，缓慢发展，常在 10 岁后才发现。

病因：不明。

眼症状与病征：①眼睑缘皮肤小结节，黄棕色，硬如蜡烛，增殖成斑块直径达5mm，不侵犯结膜。病变损及毛根致倒睫，睫毛刺激致角膜溃疡；②角膜后弹力层与内皮之间，视网膜色素上皮与Bruch膜之间，脉络膜血管、视网膜小动脉，以及毛细血管壁，均可发生透明质变性与脂质沉积。

全身性表现：①皮肤损害：在面部、头皮、肢体伸面（肘、膝部）及阴囊等皮肤表现为角化增殖性病变。面部损害中区苍白下陷，外围亮棕色半透明结节，似痘疱疹。致如狮面外观；②黏膜损害：咽喉病变，嗓子嘶哑，局部脂质沉积，透明变性，点点白斑，渐限制生理活动，可致喉阻塞；③血脂蛋白增加，尤以$\alpha_2$-球蛋白明显。

诊断：①皮肤活检；②血脂。

治疗：无特效疗法，肾上腺皮质激素可用。

预后：为良性病程，喉阻塞后果较严重，眼损害，致视力障碍。

**Usher综合征**

别名：耳聋视网膜色素变性综合征；遗传性视网膜色素变性综合征。

概述：遗传性视网膜色素变性，有家族性夜盲，红绿色盲或全色盲。当在4～6岁时，即发生进行性听力障碍，达耳聋。相继发生语言困难。常在数年后（一般9岁），夜视力障碍进行性发展，视野向心缩小，进而成管状视力，目盲。

眼症状与病征：①夜盲，色盲，视力减退，视野缩小，暗适应差；②视网膜色素变性，视神经萎缩；③ERG波低或无反应。

全身性表现：①听力障碍，耳聋，EAG（电测听）异常；②继发性言语障碍；③智力低下，精神异常，EEG异常。

诊断：①临床病征；②EAG、ERG、EEG。

治疗：早期治疗，肾上腺皮质激素（局部与全身性应用）。

预后：不良。

**Uyemura综合征**

别名：夜盲干燥综合征；夜盲白点眼底干燥综合征；可逆性夜盲白点眼底综合征。

概述：此综合征表现为双眼干燥，眼底白斑及可逆性夜盲。多发病于男性，从儿童与青年时期发病。

病因：不明；可能与维生素A缺乏有关。

眼症状与病征：①暂时性夜盲，暗适应障碍；②结膜干燥，Bitot斑；③眼底灰白色调，视网膜分布许多黄白色点，主在赤道部，不累及黄斑；④ERG反应消失。

全身性表现：无。

诊断：①临床病征；②ERG；维生素A治疗有效。

治疗：维生素A补给。

预后：良好。

## V

**Vail综合征**

别名：翼管神经痛综合征。

概述：特征为剧烈的阵发性疼痛，表现为眼部、颜面、头颅与肩部，有时也伴发鼻窦炎症状。多发病于成年女性，常为单侧，夜间发作。

病因：翼管神经发炎或受刺激，继发蝶窦感染。

眼症状与病征：①眼痛，眼眶痛，眼球痛；②结膜充血，流泪。

全身性表现：①颜面痛；②鼻痛，耳痛；③头颅与肩部痛，可扩延到上肢；④蝶腭神经节封闭可止痛。

诊断：①临床病征；②蝶腭神经节普鲁卡因注射试验。

治疗：①鼻窦炎治疗；②蝶腭神经节普鲁卡因注射或酒精注射。

预后：注射法效果佳。

**Van Bogaert-Hozay综合征**

别名：眼面指趾发育异常综合征。

概述：先天性发育异常，出生后已有部分显示，3岁后症状明显，与Rubinstein-Taybi综合征有类似之处，但无衰弱无力、白内障与视神经萎缩表现。

病因：不明；可能与先天性代谢异常或多遗传因子、染色体畸变有关。

眼症状与病征：①眶距过宽，睫毛与眉发育不良，上睑下垂；②近视，散光，交替性斜视。

全身性表现：①颜面发育不良，鼻梁低平，鼻翼宽扁，颧弓扁平，高腭弓，面容不对称；②骨骼异常，四肢短，指趾关节增厚，手足发绀。

诊断：①X线、CT检查；②临床病征。

治疗：对症处理，白内障等可施术。

预后：视力障碍。

**Van Bogaert-Scherer-Epstein综合征**

别名：原发性高脂血症综合征；家族性高胆固醇血症综合征；肌腱黄色瘤病综合征；脑脊髓胆固醇沉积综合征。

概述：此综合征为一种脑脊髓胆固醇沉积的肉芽肿样病变，损及肌腱、大脑、小脑、脑干与眼部。大脑白质萎缩、脱髓鞘、囊样间隙含泡沫细胞及胆固醇结晶。两性均可发病，儿童期出现智力障碍，进行至青春期出现运动失调，痉挛及白内障，最后至成年期发生肌腱黄色瘤，表现为严重的痉挛性运动失调综合征，以及球性麻痹与远端肌消瘦。

病因：不明；染色体隐性遗传；胆固醇代谢障碍。

眼症状与病征：①眼睑黄色瘤；②角膜青年环；③脂性角膜病变；④白内障；⑤视网膜胆固醇结晶病变（偶见）。

全身性表现：①智力低下，痴呆；②进行性运动失调，痉挛性运动失调；③肌腱黄色瘤病；④肢体远端肌衰竭；⑤血脂高，晚期胆固醇明显增高；⑥进行性动脉粥样硬化，冠状动脉供血不良，心肌梗死。

诊断：①血液检查；② EEG、EMG；③肌腱活检。

治疗：无特效疗法，对症治病。

预后：慢性进行性发展，心脏可发生意外，否则各病变日渐严重，可活达 50 岁或 60 岁。

**Van der Hoeve 综合征**

别名：Adair-Dighton 综合征；Dighton-Adair 综合征，Eddowes 综合征；Löbstein 综合征，Parak-Durante 综合征；Spurway 综合征；Ekman 综合征；脆骨蓝巩膜耳聋综合征；脆骨蓝巩膜综合征；脆骨症综合征；成骨不全综合征。

概述：此综合征的特征为：蓝色巩膜，耳聋，以及经常发生骨折，即使伤害力不大也可致其骨折，愈合不困难，以后可见多次骨折遗迹，肢体畸形。婴儿至童年皆可见其病征。

病因：不明；常染色体显性遗传。

眼症状与病征：①蓝色巩膜；②角膜菲薄，大角膜，圆锥角膜；③内眦赘皮，上睑下垂，小眼球，色盲，远视，青光眼，白内障（偶见）。

全身性表现：①多次性骨折，肢体畸形（骨形成不良，骨干细、骨皮质薄、Havers 管扩大）；②关节韧带松弛；③耳聋；④毛发细软稀疏；⑤牙釉质缺损，指甲发育不良；⑥血钙、磷及碱性磷酸盐正常，尿氨基酸高。

诊断：①临床病征与病史；② X 线摄片。

治疗：无特殊疗法，对症处理。

预后：生命无影响。

**Vernet 综合征**

别名：颈静脉孔综合征；后破裂孔综合征。

概述：为颈静脉孔处发生损害导致的综合征，引起第 9、10 及 11 脑神经病征，表现为声音嘶哑，咽下困难，以及 Horner 综合征等。

病因：在颈静脉孔区的血管瘤、外伤或肿瘤损及或影响第 9、10 与 11 脑神经功能。

眼症状与病征：①眼球内陷；②睑裂变小；③瞳孔缩小（Horner 综合征）。

全身性表现：①舌后 1/3 味觉消失，声音嘶哑，腭麻痹，咽下困难；②斜方肌上部与胸锁乳突肌麻痹与萎缩；③无汗症；④心动过速。

诊断：① X 线 CT 扫描；②血管造影。

治疗：对症处理，解除压力，酌情手术。

预后：取决于伤害情况。

**vertebral basilar artery syndrome（椎动脉基底动脉综合征）**

别名：椎动脉基底动脉供血不足综合征。

概述：特征为由椎动脉基底动脉供血不良，引起的脑眼病征，诸如体位性眼球震颤，暂时性复视、幻视及视力障碍，剧烈头痛，突然晕厥，以及偏瘫的多次发作。可发病于任何年龄，以成年人或年龄较长者机会多。

病因：由于头部外伤、头部急速前倾致颈项过度延伸，或颈椎骨质增生性关节炎、颈肋，以及动脉硬化等，均可导致此供血不足综合征的发病。

眼症状与病征：①体位性眼球震颤；②暂时性复视；③核间性眼肌麻痹；④视力减退，幻视，同侧偏盲及调节性功能障碍。

全身性表现：①颈部剧烈搏动性头痛，颈项痛，恶心，呕吐，眩晕；②运动失调，半侧麻木，偏瘫或四肢瘫痪，语言障碍，听力减退或消失，吞咽困难，肌张力减退或消失；③阵发性高血压，精神错乱或昏迷。

诊断：①病征与病史；② X 线 CT 扫描；③血管造影；④ EEG、超声 Doppler、脑血流图。

治疗：病因处理，对症治疗。

预后：取决于伤害的轻重，可反复发作。

**Villaret 综合征**

别名：腮腺后间隙综合征。

概述：为病侧软腭、咽部及声带麻痹，同时出现 Horner 综合征。

病因：外伤、肿瘤或炎症损及第 9、10、11 及 12 脑神经，以及同侧的交感神经。较常见的病因为扁桃体周围脓肿、鼻咽癌和其他恶性肿瘤的转移，病变部位在腮腺后间隙。

眼症状与病征：①上睑下垂，眼球内陷及瞳孔缩小（Horner 综合征）；②流泪，睑裂闭合不全。

全身性表现：①同侧第 9、10、11 及 12 脑神经麻痹；②软腭、咽、声带麻痹，吞咽困难，构音困难，舌后 1/3 味觉丧失；③胸锁乳突肌与斜方肌麻痹，偶见面神经麻痹。

诊断：① X 线 CT 扫描；②血管造影；③细菌培养（咽喉炎症）；④组织活检。

治疗：针对致病原因施术。

预后：炎症控制，预后良好；不能手术或手术不理想，预后不佳。

**vitreocorneal touch syndrome（玻璃体角膜接触综合征）**

概述：白内障摘除术后玻璃体与角膜后壁接触，角膜后壁内皮细胞功能失常，导致角膜水肿混浊。可发生于术后任何时候，但多发生于术后2～3周。

病因：发生于白内障摘除术后，玻璃体前膜破裂，玻璃体疝，玻璃体脱出于瞳孔之前，接触前膜后壁内皮。

眼症状与病征：①视力减退；②角膜内皮肿胀、脱失，后弹力膜皱褶，线状角膜混浊，中心区角膜水肿，角膜混浊，大疱性角膜病变（晚期）；③前房深浅不一（瞳孔小者，前房浅，瞳孔大者，前房深）；④瞳孔不圆，光反应迟钝，瞳孔小者，虹膜膨隆，瞳孔大者，玻璃体嵌顿，虹膜后移；⑤玻璃体透明度改变，变性，后膜脱离；⑥视网膜水肿，皱褶，黄斑中心凹反光消失，可发生视网膜脱离；⑦眼压异常（高眼压或低眼压）。

全身性表现：无。

诊断：①手术史与病征；②裂隙灯显微镜检查、摄像；③角膜内皮摄像。

治疗：①绝对仰卧休息；②玻璃体脱离角膜后进行缩瞳；③短期使用全身脱水剂；④后玻璃体部分切除，前房注气。

预后：①轻度（小区）接触，可自行摆脱或无损害；②角膜混浊，大疱性角膜病变，继发青光眼，视网膜脱离。

病例：男，53岁，右眼白内障术后2周，视力差（F.C），仰卧床2周，脱离了接触。

**vitreous tug syndrome（玻璃体牵拉综合征）**

别名：玻璃体发束样综合征；玻璃体嵌顿综合征。

概述：此综合征虽与玻璃体角膜接触综合征有类似之处，也与角膜接触，但有其特异之点，此玻璃体牵拉多有角膜创口嵌顿，且不仅限于白内障手术，也可发生于眼球穿孔伤后的玻璃脱出等。牵拉处主要在角膜周边，甚至可有角膜瘘。

病因：眼球内手术（包括白内障）后，眼球穿孔伤等，玻璃体脱出，角膜创口处理不佳或未作处理。

眼症状与病征：①视力减退，闪光视觉（视网膜受牵拉）；②角膜创口闭合处有玻璃体粘连或嵌顿；③玻璃体与角膜创口间显示发束样条索；④角膜缘创口处可有房水外漏（甚至成小瘘道），荧光素试验，前房内可见荧光素反应；⑤区域性角膜混浊；⑥前房深浅不一；⑦瞳孔不圆，或呈梨形，同时有虹膜前粘连或嵌顿；⑧玻璃体索条牵引视网膜，视网膜皱褶，视网膜水肿，黄斑区中心凹反光消失；⑨可有视网膜脱离，可发生继发性感染——眼内炎。

全身性表现：无。

诊断：①病史与病征；②荧光素试验。

治疗：①玻璃体切割，前房注气；②严密封闭创口。

**Vogt-Koyanagi-Harada syndrome 综合征**

别名：Vogt-Koyanagi 综合征；Harada 病；葡萄膜大脑炎；葡萄膜脑膜大脑炎综合征；葡萄膜炎白斑白发脱发综合征；Vogt 小柳原田综合征；弥漫性葡萄膜炎综合征；葡萄膜炎白发脱发重听白癜风综合征。

概述：Vogt-Koyanagi-Harada 综合征，简称 V-K-H 综合征，是以双侧肉芽肿性全葡萄膜炎为主征得疾病，常伴有皮肤白斑、白发或脱发，以及重听或耳聋。此综合征在国内较为常见，多发病于成年人，无性别与种族之差异。起病时有脑膜刺激症状，头痛、恶心、呕吐，发热、颈强直等，于是有不少病例多先就诊于神经科，且疑为脑炎、脑瘤等。此综合征有将其分为 Vogt-Koyanagi 综合征和 Harada 综合征，发病起于前葡萄膜，症状较急、较重，属前者；发病起于脉络膜者，称 Harada 综合征（或病），按发病性质，全病经分析，其属于一个综合征，故今多用 V-K-H 综合征。

病因：由自身免疫反应所致，还与 HLA-DR4、HLA-$DR_W$53 抗原相关。

眼症状与病征：①视力减退；②虹膜睫状体炎病征；③并发白内障；④玻璃体混浊；⑤脉络膜、视网膜炎病征；⑥视盘水肿、充血；⑦继发青光眼，视网膜脱离，眼球萎缩；⑧睫毛、眉毛变白、脱落。

此病有典型的临床进展过程：①前驱期（葡萄膜炎发病前1～2周内），患者可有颈项强直、头痛、耳鸣、听力下降和头皮过敏等改变；②后葡萄膜炎期（葡萄膜炎发生后两周内），典型表现为双侧弥漫性脉络膜炎、脉络膜视网膜炎、视盘炎、视网膜神经上皮脱离、视网膜脱离等；③前葡萄膜受累期（发病后约2周～2个月），除后葡萄膜炎期的表现外，出现尘状 KP、前房闪辉、前房细胞等非肉芽肿性前葡萄膜炎改变；④前葡萄膜炎反复发作期（约于发病两个月后），典型表现为复发性肉芽肿性前葡萄膜炎，常有眼底晚霞样改变、Dalen-Fuchs 结节和眼部并发症。上述4期并非在所有患者均出现，及时治疗可使疾病终止于某一时期，并可能获得完全治愈。

全身性表现：①神经系统症状，出现在发病早期，脑膜刺激征；②皮肤损害：头发稀疏，白发，脱发，白斑，见于面部、躯干和四肢，前面与伸面较多见；③耳鸣，重听或耳聋。

诊断：①临床病征；FFA 检查可见早期出现的多发性细小的荧光素渗漏点；②腰穿；③ EEG，X 线 CT 扫描排除其他脑病变；④排除交感性眼炎发病。

治疗：大量糖皮质激素治疗。用肾上腺皮质激素过久，可导致糖尿病，治疗矛盾，ACTH 酌用至关重要。对于继发性青光眼和并发性白内障，应给予相应的药物和手术治疗。

预后：病程反复，慢长，一般病程 1 年，有 3～5 年延绵不愈者，常遗后遗症，可致盲；治愈，较长时间不复发者，则可保留一定视力。

**von Bechterew-Strümpell 综合征**

别名：von Bechterew 综合征；Bechterew 病；Pierre Marie 综合征；Marie-Strumpell 脊椎炎；von Becherew 脊椎炎；类风湿性脊椎炎；关节性硬性脊椎炎综合征；韧带骨化性脊椎炎；青少年青春期脊椎炎。

概述：此综合征为风湿性关节炎的变异，表现为广泛的类风湿性脊椎炎，常为进行性，直至脊椎完全强硬。在青春期发病，20～40 岁间为发展阶段，男性多发病。X 线示脊椎竹节样，病理检查示，纤维炎性改变，关节囊与椎间韧带钙化，关节周围骨质疏松，关节固定僵硬。

眼症状与病征：①非肉芽肿性虹膜炎或虹膜睫状体炎（50% 强）；②巩膜炎，巩膜软化，穿孔；③偶有视神经萎缩。

全身性表现：①腰痛，脊椎活动受限，关节强硬，脊椎强直；②脊椎炎，骶髂关节炎，多发性关节炎，关节强硬。

诊断：①临床病征；② X 线关节摄片。

治疗：①对症处理；②皮质类固醇类药物。

预后：脊椎僵硬。

**von Economo 综合征**

别名：良性肌痛性脑脊髓炎；冰岛病；Akureyri* 病；昏睡性脑炎，昏睡病。

概述：此综合征是一种起源于冰岛 Akureyri 地方的流行病，故又称冰岛病或 Akureyri 病。发病时，发热、头痛，肌痛，头昏眼花，眼肌麻痹，无力，舞蹈病样运动，昏睡。晚期发生 Parkinson 病征，以及脑血管神经病征。两性发病，不分年龄大小均可发病。

病因：可能为一种病毒感染，导致脑脊髓发炎。

眼症状与病征：①视力下降，眼球震颤；②眼肌麻痹，复视，斜视，调节力减退，眼位失控。

全身性表现：①发热，头痛，肌痛，头昏，失眠，痉挛，手足搐动或舞蹈病样运动，昏睡；② Parkinson 综合征表现，肌强直与震颤，惊厥，失语，精神障碍，以及血管运动不稳定病征；③脑脊液：压力、细胞与蛋白增高；④病理检查脑组织脑桥、中脑基底核充血、瘀斑；神经纤维紊乱，淋巴细胞浸润。

诊断：①腰穿查脑脊液；②脑脊液培养。

治疗：对症处理；试用抗病毒药物。

预后：依病情轻重、经过情况，后果不一，可有不同程度的后遗症。

**von Herrenschwand 综合征**

别名：交感性异色综合征。

概述：临床表现为单侧 Horner 综合征，虹膜异色。虹膜组织结构与周围关系清晰正常，不同于 Fuchs 综合征Ⅰ有炎症表现。

病因：可能为不规则常染色体显性遗传；发病由于颈淋巴结肿大、甲状腺肿瘤、结核、胸膜炎、瘢痕形成、颈肋或脊髓空洞症等，所导致的交感神经麻痹。

诊断：①临床病征；② X 线、CT、B 超检查。

治疗：针对致病病因治疗，可施术。

预后：以原因病变解除之效果彻底与否而有异。

**von Hippel-Lindau 综合征**

别名：Lindau-von Hippel 综合征，Hippel 综合征；中枢神经系统血管瘤综合征；小脑视网膜成血管细胞瘤病综合征。

概述：此综合征的特点是血管瘤增殖性病变，有将其分为两类：单发于视网膜者称 von Hippel 综合征，合并脑组织同样性质病变者，称 von Hippel-Lindau 综合征或中枢神经系统血管瘤综合征。实为一种病变，同时并发其他器官组织血管瘤病或囊肿，如肾脏、肾上腺、附睾、卵巢、胰腺及脊髓。此综合征与 Bonnet-Dechaume-Blanc 综合征（神经网膜血管瘤病综合征）、Wyburn-Mason 综合征（脑视网膜动静脉瘤综合征），有近似之处，但各有其特征。

病因：不明，属遗传性疾患，一般为常染色体遗传。

眼症状与病征：①视网膜血管瘤：瘤体数目、大小不一，以单个较多，距视盘有一定距离，可大于视盘 2～4 倍，高起约 2～6 度。多者可达 10 个以上，连系瘤体之血管迂曲、怒张；②眼底渗出物，多围绕于血管瘤周围，视网膜下可见黄色点；③黄斑区点状变性，或呈放射状芒斑；④视网膜出血，小量见于瘤体周围，大量则可破入玻璃体内；⑤视力减退或丧失；⑥继发视网膜脱离、青光眼、葡萄膜炎、白内障、低眼压以及眼球萎缩。

全身性表现：①头痛、恶心、呕吐、眩晕；②单侧运动失调，步态蹒跚，Romberg 征，颈僵硬，癫痫；③智力障碍、精神错乱；④血红细胞增高；⑤肾囊肿，肾癌，胰腺囊肿；⑥脑病理检查，脑血管瘤，囊肿，出血，多发生在小脑侧叶，且可有血管壁结节，血管上皮增殖管道以及泡沫细胞。

诊断：①脑血管造影；② X 线 CT 扫描；③器官超声摄像。

* Akureyri 为冰岛的一个地名。

治疗：光凝、冷凝、激光照射，血管阻塞，手术摘除。

预后：失明，遗脑损害。

**von Monakow 综合征**

别名：Monakow 综合征；脉络膜前动脉综合征。

概述：由于脑的脉络膜前动脉发生病变，致使该血管供血区组织发生缺血性损害，视力与肢体等出现各种病征。

病因：大脑脉络膜前动脉阻塞，或破裂导致发病，血管瘤、肿瘤也可致病。内囊后部、苍白球、视放射起始部以外侧膝状体，或大脑脚的中 1/3 受损害。

眼症状与病征：同侧视束、视放射受损害，双眼同侧偏盲 - 视野缺损（损害对侧）。

全身性表现：①病变对侧半身瘫痪、运动障碍；②对侧知觉障碍，感觉丧失。

诊断：①“三偏”（偏盲、偏瘫及偏体麻木）病征；② X 线 CT 扫描；③脑血管造影。

治疗：①对症处理；②条件适应可施术。

预后：多不佳。

**von Recklinghausen 综合征（1）***

别名：Recklinghausen 综合征；神经纤维瘤病综合征；多发性神经纤维瘤综合征。

概述：为一种多发性神经、眼与皮肤病变综合征，多发性神经纤维瘤，眼部除泪器、晶状体外各部分均可发病，皮肤咖啡色色素斑，以及骨骼损害。于儿童时期发病，至青春期，妊娠，或月经来潮，症状发展且明显。

病因：不明；先天性常染色体显性遗传；神经外胚叶及部分中胚叶的发育异常。

眼症状与病征：①眼睑与眼眶为重点发病部位：眼睑皮肤咖啡色色素斑点，眼睑象皮肿，上睑下垂。眼球突出，眼球偏位，眼眶扩大，视神经孔扩大，眶骨壁缺蚀、增殖，眶内神经鞘瘤，颅内脑膜瘤侵眶，致眼球搏动与脉搏一致而无杂音。②眼肌麻痹，功能障碍，眼球运动受限或不能。③结膜结节。④角膜混浊，角膜神经结节状肿胀。⑤虹膜结节，周边前粘连，前房角发育不良，胚胎组织残余，Schlemm 管缺如，前房深，眼压高（先天性青光眼，眼积水）。⑥晶状体少有病变。⑦睫状体、脉络膜与视网膜弥漫性散在结节，神经纤维瘤，成纤维组织增殖，纺锤样细胞色素沉着，神经纤维卷曲的卵圆形小体。⑧视盘水肿，视神经萎缩（原发或继发），视盘神经纤维瘤。

全身性表现：①皮肤牛奶咖啡斑点广泛存在，皮肤结节、纤维性软疣或神经纤维瘤等；②颅面骨发育不良，脊柱后凸侧弯，脊柱裂，尺桡骨脱位，髌骨缺如，并指，骨膜下囊肿，自发性骨折；③生长发育异常，性发育障碍，智力低下，癫痫，面两侧不对称，半侧肥大或半侧萎缩，巨大舌畸形，听神经瘤，偶见甲状腺、肾上腺或骨瘤。

诊断：① X 线、CT 颅脑骨骼检查；②组织活检；③ EEG、B 超摄像。

治疗：肿瘤摘除；对症处理。

预后：肿瘤一般良性不发展，病变眼损害视力，脑病变危害性较大。

**von Reuss 综合征**

别名：半乳糖血综合征。

概述：由于半乳糖代谢障碍，而致发育障碍，肝、脑、眼、肾等发生损害。多见于婴幼儿与儿童，年龄在生后 3 周至 1 岁，成年罕见。

病因：常染色体缺陷性遗传，有血缘关系者发病极高；由于红细胞内缺乏磷酸半乳糖尿苷转化酶，而不能使进入人体的半乳糖的中间代谢产物，1- 磷酸半乳糖转变为 1- 磷酸葡萄糖。1- 磷酸半乳糖为毒性物，导致各组织损害及反应。

眼症状与病征：①先天性白内障（核性、油滴样，皮质性、点状、环状、碟状或缝合性）；②眼球震颤；③房水内半乳糖增高。

全身性表现：①烦躁不安，呕吐，腹泻，拒食；②脱水，体重下降，营养不良，消瘦；③肝脾肿大，腹水，黄疸，肝硬化，贫血；④生长发育缓慢，智力障碍，耳聋，骨质疏松，痉挛，肾病；⑤血内半乳糖增高，葡萄糖减少，半乳糖尿，氨基酸尿，蛋白尿。

诊断：①血、尿检查；② X 线、CT、B 超对有关部位检查。

治疗：①无乳糖食物，不进乳类食品，不喂人奶、牛奶；②喂食谷类食品、维生素类、无机盐等。

预后：①继用乳糖食物可致死亡；②及时更改饮食，可痊愈；③已发生之器官损害，治疗可停止发展或改善。

**Von Sallmann-Paton-Witkop 综合征**

别名：Witkop-Von Sallmann 综合征；遗传性良性细胞内角化不良综合征。

概述：此综合征为上皮细胞的角化不良病变，突出表现在黏膜，如口黏膜，口唇，眼结膜，局限性混浊斑，皱褶肥厚，结膜泡沫样，胶样斑块。两性发病，起病于婴儿或儿童，进行性发展至青年壮年，在夏季眼刺激征较明显。

病因：不明；常染色体显性遗传。

* Recklinghausen 综合征（2）为广泛性纤维性骨炎综合征，又名 Engel-Recklinghausen 综合征。

眼症状与病征：①畏光，流泪；②结膜胶样混浊斑，睑裂部、眦角部、睑缘部明显。

全身性表现：①口腔黏膜乳白色斑块，表面光滑，病损区肥厚有皱褶；②口唇部斑块，在口角，唇黏膜与皮肤交接处多而明显；③损害部病理检查可见棘皮症病变、空泡细胞、嗜酸细胞、角化不良与类角化不良病变，还可见细胞内细胞的特异征。

诊断：①组织活检；②临床病征。

治疗：无特效疗法，可试用免疫制剂。

预后：病程进行达一定程度（一般达成年）即稳定停止发展，属良性情况。

## W

**Waardenburg 综合征**

别名：Van der Hoeve-Halbertsma-Waardenburg 综合征；Waardenburg-Klein 综合征；Mende 综合征；Klein-Waardenburg 综合征；胚胎发育固定综合征；眼间虹膜皮肤听力障碍综合征。

概述：先天性胚胎发育障碍的一种综合征，表现为眼距过宽，鼻部异常，虹膜畸形，听力不良及白化病等特征。发病无性别差异，出生时许多病征可见。临床所见病征常不完全。

病因：不明；常染色体显性遗传；先天性家族性外胚叶发育障碍，胚胎发育约在 8～10 周胚胎发育停止固定，一般归于神经脊发育障碍。

眼症状与病征：①眦部异位（99%），眉毛过度增长，两眉间趋向近于连接（45%），两眶眼距过远，睑裂小（99%），睑板肥厚，内眦赘皮（偶见），泪点偏外，泪小管较长，泪阜发育不良；②小眼球，内斜视，弱视；③小角膜，扁平角膜，小晶状体，晶状体缺损，晶状体前圆锥，晶状体前囊破裂；④虹膜异色，无虹膜或部分缺损；⑤视网膜与视神经发育不良，眼底色素沉着。

全身性表现：①先天性耳聋，聋哑（有病理检查见 Corti 器缺如，蜗旋神经节与神经萎缩）；②鼻梁高而宽（78%），鼻额角消失；③牙齿异常，无悬雍垂；④白化病，皮肤白斑，色素斑，灰发，额白发（自少许至多而明显，可在出生时即明显，几岁内消失，也可在青春期消失），皮肤性并指；⑤骨骼发育不良，关节强直，短头畸形（偶见），智力低下。

诊断：①临床病征；② EEG、ERG。

治疗：眼部可施矫正手术。

预后：不危及生命。

**Wagner 综合征**

别名：玻璃体视网膜变性综合征；遗传性玻璃体视网膜变性腭裂综合征；劈裂综合征。

概述：此综合征为家族遗传性眼面发育异常的疾患，眼部特点为进行性近视、玻璃体变性混浊，以及视网膜病变。全身表现为腭裂及颜面畸形。玻璃体视网膜变性常在 15 岁以后始日渐明显。发病多见于男性。

病因：不规则显性遗传，先天性视网膜劈裂则为性连锁隐性遗传。

眼症状与病征：①视力减退，目盲，近视（进行性），视野暗点或视野缺损，夜盲；②内眦赘皮，眼球震颤；③角膜带状变性，前房角异常，虹膜萎缩，青光眼，白内障；④玻璃体变性，后膜皱褶，浓密、条状混浊；⑤视网膜病变，花毯样视网膜变性，视网膜血管膜、色素沉着、血管狭窄、视网膜劈裂、脱离，视网膜前无血管膜样增殖，广泛的脉络膜硬化；⑥视盘苍白，假性视盘水肿，Bergmeister 视盘病变。

全身性表现：①面容异常，上颌骨发育不良，鞍鼻，腭裂；②髋关节畸形，指、肘、膝关节过度伸展，手指纤细，近端指趾关节肿胀，膝外翻，马蹄形内翻足。

诊断：①临床病征；②骨骼 X 线 CT 扫描。

治疗：对症处理，畸形施术矫治。

预后：病情发展，视力降低，可达目盲。

**Waldenström 综合征**

别名：Waldenström 综合征（1）*；巨球蛋白血症综合征；原发性巨球蛋白血症综合征；特发性巨球蛋白血症综合征。

概述：表现为血清球蛋白增高及球蛋白的分子量异常升高，视网膜脉络膜出血与渗出物，淋巴结、唾液腺、肝脾肿大，以及多发性出血。两性发病，多发病于中年至 50 岁左右男性。

病因：不明，可能为蛋白质合成障碍，过敏反应或染色体异常；初发型表现为典型的淋巴细胞增殖，继发型发生于典型的淋巴瘤、恶性肿瘤、骨髓瘤、结缔组织病、慢性感染、肝硬化，以及肾病综合征。

眼症状与病征：①视力减退，偏盲性视野缺损；②结膜血管扩张、血管宽窄不一、血流淤滞、泥流，结膜下出血，结膜、角膜干燥；③视网膜微血管瘤、出血与渗出，视网膜中央静脉血栓，黄斑变性及视网膜脱离；偶见视盘水肿；④继发性青光眼。

全身性表现：①早期全身无力，体质衰弱，皮肤苍白，体重下降；②淋巴结、唾液腺及肝脾肿大；③鼻、口、消化道与阴道黏膜出血，蛛蛛膜下腔出血；④精神异常，失语，轻瘫，四肢血管痉挛；⑤贫血，红细胞沉降率增快，血白细胞减少，淋巴细胞增多，血小板减少，

* Waldenström 综合征（2）又名高球蛋白血症性紫癜综合征。

红细胞钱串状形成，谢氏试验（Sia test）* 与甲醛凝胶试验阳性，血 γ- 球蛋白与巨球蛋白增高。骨髓内见大量淋巴样浆细胞。

诊断：血液检查，骨髓穿刺。

治疗：青霉胺，皮质类固醇，血浆提取疗法，对症处理。

预后：不良，病情发展，数周或数年死亡。

**Walker-Clodius 综合征**

别名：龙虾爪征鼻泪管阻塞综合征。

概述：为一种先天性发育异常，表现为手足畸形，泪道阻塞及唇、腭裂。

病因：常染色体显性遗传，发育不良。

眼症状与病征：①眶距过宽；②鼻泪管阻塞，溢泪，畏光；③结膜黏液脓性分泌物；④偶见虹膜缺损。

全身性表现：①手足畸形，呈龙虾爪样；②唇裂，腭裂；③指、趾骨缺失，掌跖缺失或残缺，并指、趾；④心、肾发育不全。

诊断：① X 线、CT、B 超检查；②临床病征。

治疗：对症处理，畸形可施术。

预后：心肾损害影响健康。

**Wallenberg 综合征**

别名：背侧延髓综合征；小脑后下动脉综合征；小脑下脚综合征；侧脑球综合征。

概述：此综合征多为突发或部分为渐渐发生，小脑后下动脉分布区组织发生功能性损害，引起感觉与交感神经的功能不良，以及小脑与锥体束的病征，且侵犯部分三叉神经、舌咽神经、迷走神经与副神经的神经纤维。多发病于 40 岁以上者。因为影响 Deiter 核（该核位于延髓内绳状体内侧，系听神经内侧根的基始部），故有眩晕等症状，在临床有与 Bonnier 综合征（Deiter 综合征）、Babinski-Nageotte 综合征，以及 Meniere 综合征相近似之处。

病因：小脑后下动脉或椎动脉（小脑后下动脉为椎动脉分支）血栓形成或阻塞，或动脉硬化、梅毒，以及其他致阻塞之疾患发生。

眼症状与病征：①同侧 Horner 综合征（眼球内陷、上睑下垂与瞳孔缩小，盖由于损及网状结构内之交感神经纤维）；②同侧性眼球震颤（也可有对侧眼球震颤）；③展神经麻痹；④角膜反射消失。

全身性表现：①眩晕（多严重，可跌倒），恶心，呕吐，干咳，呃逆，嘶哑，吞咽困难，语言困难；②同侧小脑性共济失调，肌张力减退；③同侧面部痛觉与温度觉丧失，对侧躯干与四肢痛觉与温度觉减退，或痛觉消失，温度觉存在，或偶见对侧轻瘫。

诊断：①脑血管造影；② EEG；③ X 线 CT 扫描；④腰穿。

治疗：①抗血凝、溶栓治疗；②病因治疗。

预后：①症状可突然自行消失；②一般康复常需数月；③有些后遗症（如面、躯干、四肢神经痛）可持续较长时间。

**Ward 综合征**

别名：上皮瘤性斑痣错构瘤病综合征；斑痣下颌囊肿综合征。

概述：特征为全身性多发性基底细胞痣，下颌囊肿，其与先天发育异常有关。青春期发病。

病因：家族性常染色体显性遗传，外胚叶骨质缺陷。

眼症状与病征：①双侧眶眼距过远，眦角异常；②眼睑斑痣，继续发展可损及整个眼睑；③先天性盲、角膜混浊、白内障及视网膜脉络膜缺损。

全身性表现：①颜面、颈项及躯干基底细胞痣及多发性基底细胞癌样结节；②囊样腺性上皮瘤；③下颌囊肿。

诊断：①临床病征；②组织活检。

治疗：及早将损害切除；对症处理。

预后：继续发展，病变部位进一步损害。

**Weber 综合征**

别名：Weber-Gubler 综合征；Weber（H）** 综合征；Leyden 综合征；核上型交叉性偏瘫综合征；交叉性动眼神经麻痹综合征；中脑前内侧综合征；动眼神经锥体束交叉综合征；小脑脚综合征。

概述：此为中脑腹侧受损害的综合征，影响范围较大，上至第三脑室、大脑脚，下波及小脑（脑桥臂）、中（结合臂）、下（绳状体）脚与延髓。重点表现为同侧动眼神经麻痹，对侧偏瘫及舌、面麻痹。

病因：肿瘤、血管瘤或血管阻塞、出血，发生在中脑前内侧部位。

眼症状与病征：①上睑下垂；②同侧动眼神经麻痹，常为完全性；③外斜视；④同侧瞳孔散大、固定。

全身性表现：①对侧下面部痉挛性麻痹；②对侧舌麻痹（均属核上性）；③对侧肢体瘫痪；④多尿，烦渴。

诊断：①腰穿；②脑血管造影。

治疗：针对病因治疗。

预后：损害情况不同，差异很大，多预后不良。

---

* Sia test 是我国内科学家谢和平检查黑热病的一种血清试验，有絮状沉淀为阳性。

** Weber（H）指 Herman Weber，因医学专用名词中姓 Weber 者太多，所以有时专门注明。

**Weber-Christian 综合征**

别名：Pfeiffer-Weber-Christian 综合征；回归性热性结节性非化脓性脂膜炎；结节液化性脂膜炎。

概述：特征为全身皮下脂质膜发炎、液化，不化脓、不溃破，吸收，组织收缩，皮肤下陷呈脐样，眶脂肪组织病变，于是出现眼球内陷。在发病期有体温升高，且反复发病，构成此综合征的特性。发病与年龄无关，多发于女性。

病因：不明；发病与外伤、对碘溴过敏、病灶感染或过敏体质有关，可能为自身免疫性疾患。

眼症状与病征：①眼球内陷（曾见病例双眼球内陷，眼球突度均为 8mm，眼睑局限收缩瘢痕形成）；②虹膜睫状体炎；③继发性青光眼；④急性渗出性脉络膜炎；⑤视盘充血。

全身性表现：①低热（反复发热），不适，厌食，肌肉疼痛，关节痛，口腔咽喉感染，咽喉疼痛。②损伤、过敏、感染病征（或病史）。③皮肤皮下病变：全身广泛性皮下结节，大小不一，1～12cm 或更大，成条块。常见于头面、胸腹与四肢、结节以上之皮肤暗红，有压痛，少见主诉疼痛者，急性期过后，局部组织萎缩，皮肤色素沉着并下陷。结节罕有破穿者，穿刺可见黄色脂性液体。④肝脾肿大，内脏功能障碍，糖尿病。⑤贫血，红细胞沉降率快。⑥结节活检示：早期，充满脂肪的巨噬细胞；较大损害，中心脂肪坏死，周围淋巴细胞晕；老的损害，坏死物质减少，纤维组织增殖，偶见血管炎性改变，血管栓塞，或结节钙化。

诊断：①血液检查；②结节活检；③ X 线或 B 超显像；④临床病征与病史。

治疗：①对症处理；②类固醇治疗，并发糖尿病者，处理较棘手；③中药祛风清热解毒剂可控制症状。

预后：反复发病，结节萎缩，血管病变等后遗症，损害心肝等器官，如心肌病，冠状动脉阻塞等。

**Wegener 综合征**

别名：Klinger 综合征；Wegener 肉芽肿病；动脉炎肺肾病变综合征；肉芽肿动脉炎肾小球性肾炎综合征；病理反应性肉芽肿病综合征。

概述：特征为肉芽肿性损害，损及全身多种组织和器官——肺、肾、动脉、关节、眼及鼻旁窦。Straatsma（1957）概括重点表现为三：①呼吸道坏死性肉芽肿；②广泛病灶性动脉炎；③坏死栓塞性肾小球炎。病理检查示：广泛的大片溃疡、坏死与水肿，绕坏死区被上皮和巨细胞包绕，局灶性血管炎，血管内可见透明与纤维栓。发病不分男女老幼，但以 20～50 岁间居多。

病因：不明。可能为自身免疫性疾患。

眼症状与病征：①眶内肉芽组织增殖，眼球突出，睑裂闭合不全，眼球运动受限或固定，上睑下垂，眼睑水肿，泪腺炎，泪腺脱出；②结膜充血、水肿，巩膜外层炎，巩膜炎，角巩膜缘溃疡、肉芽组织增殖，胶样隆起，角膜混浊，色灰白；③肉芽肿性葡萄膜炎，视盘水肿，视神经萎缩。

全身性表现：①发热，衰弱，消瘦，体重减轻；②呼吸道损害：鼻炎，鼻黏膜肿胀，肉芽组织增殖，组织坏死，恶臭，鼻中隔损害，鼻梁塌陷、鞍状，鼻窦炎，声带肿胀，呼吸困难（严重者达必须切开气管程度），肺炎样病征，咳嗽，咯血；③肾病变，肾小球肾炎，蛋白尿，血尿，管型尿；④脉管炎，主要为动脉炎，动脉周围炎，也可侵及静脉达全身性，也可限于局部；⑤皮肤红斑，关节炎，神经炎，心肌炎，腮腺炎及前列腺炎。

诊断：①组织活检；②胸部 X 线摄片；③血尿检查。

治疗：①激素、氮芥；②放射线（$^{60}$钴）；③抗生素防治合并感染。

预后：不良，多在发病后数月内死亡，也有延续 2～3 年者，常死于尿毒症与血管炎。

**Weil 综合征**

别名：Vasilev 综合征；Mathieu 综合征；Landouzy 综合征；钩端螺旋体病。

概述：钩端螺旋体病在国内曾有大面积的流行，对其诊断治疗已有较明确成熟经验。以前因遇到病例少，诊断不甚明确，故有不少综合征的名称，60 年代在山东东部发病流行，发热，虹膜睫状体炎，也有人认为系一种新的综合征者。王兆玺一次报告有葡萄膜炎表现的 5205 例，在临床当时以病原体凝集试验反应不同分为 12 型，近年以临床表现（与 12 型有关）分 6 型处理（即：①流感伤寒型；②黄疸出血型；③脑膜脑炎型；④肾型；⑤肺大出血型；⑥胃肠型）。据笔者参与该地区发病流行所见，轻者结膜充血，中等者示虹膜炎，重者示全葡萄膜炎，发病者老幼男女均有，无任何倾向性。

病因：不同型别的致病性钩端螺旋体致病，病原体通过猪、牛、鼠类污染，疫区流行。

眼症状与病征：①视物不清，视力下降；②虹膜炎，虹膜睫状体炎；③全葡萄膜炎，视网膜出血，玻璃体混浊。

全身性表现：①发热，畏寒，头痛，全身痛，腓肠肌痛；②黄疸、出血、咳嗽、少尿或无尿，肠胃出血，休克。

诊断：①病史与发病环境（疫源流行）；②临床病征；③病原体检查；④血清学检查。

治疗：①对症治疗；②大量青霉素，盐酸甲唑醇，咪唑酸乙酯。

预后：一般良好，脑肾及出血严重者有死亡。

国外资料平均病死率为 1%，显高。

**Werner 综合征**

别名：成人早老。

概述：青壮年成人貌似老人，概由于面部皮肤萎缩，毛发稀疏，身材瘦小，双眼白内障，视力不佳，精神不振等表现之故。青春期发病，多在 10～30 岁间，男性较多；童绎病例，兄妹二人发病，父母近亲结婚。

病因：不明；单纯性隐性遗传；近亲姻缘有关。

眼症状与病征：①视力减退；②睫毛缺如，眉毛稀少；睑外翻，睑裂闭合不良，干眼；③角膜营养障碍性缺陷，大疱性角膜炎，角膜环，蓝色硬化巩膜；④青年性白内障，缓慢进行；⑤虹膜毛细血管扩张，视网膜色素变性，黄斑周围视网膜变性；⑥眼球突出。

全身性表现：①身材矮小（最高 160cm），四肢瘦细，嘴小，鼻尖，指短，趾、足跟与踝部营养障碍性溃疡（无痛）；②皮肤萎缩、变性，粉红色、蜡样变，变黄，面部老人相，四肢手足皮肤菲薄，色素沉着或缺乏，毛发稀疏、灰发，秃发；③骨质疏松，性功能低下，甲状腺功能障碍；动脉硬化，糖尿病，心力衰竭（继发性）；④皮肤病理检查示：局限区域过度角化并萎缩，皮肤收缩牵拉紧贴骨骼；毛囊与汗腺缺乏或不发育。

诊断：①皮肤活检；② X 线摄片，B 超检查；③内分泌、血糖检查。

治疗：对症处理，白内障施术，顽固溃疡施术植皮，无特效疗法。

预后：不良，早年死亡，也可延长至 40 岁后。

**Wernicke 综合征**

别名：Gayet-Wernicke 综合征；Wernicke 出血性脑灰质炎；脑灰质病 Wernicke 综合征；出血性脑上部灰质炎综合征；出血性脑上部灰质病变综合征；出血性上部脑炎；脑脚气病综合征。

概述：急性发病，示脑炎病征，眼球震颤，眼肌麻痹，共济失调，语言障碍，神智错乱。发展快，后果严重。Bender 等依临床症状差异又分为五类。

病因：严重的营养障碍，特别是维生素 $B_1$ 缺乏；致第 3、第 4 脑室与大脑导水管周围灰质的血管损害，还影响邻近有关神经血管组织；多见于饮酒过度者。

眼症状与病征：①上睑下垂，眼肌麻痹，复视（单侧或双侧，肌损多少与神经核受影响范围有关）；②眼球震颤；③瞳孔反应迟钝，或 Argyll Robertson 瞳孔；④视网膜出血，视盘水肿，视神经炎，视神经萎缩；⑤视野缺损。

全身性表现：①早期衰竭，厌食，呕吐，焦虑或嗜睡，谵妄或昏迷，惊厥，震颤，木僵，痴呆，精神错乱，智力障碍至 Korsakoff 型精神病（酒精中毒性精神病）；②语言困难，共济失调，蹒跚步态，末梢性神经炎；③呼吸肌麻痹，肺水肿，循环障碍；④血红蛋白缺少性贫血，丙酮酸高。

诊断：①血；②腰穿；③ EEG。

治疗：维生素 $B_1$ 50mg，每日 1 次。多种维生素 B 补给。

预后：①早治可愈；②不治疗，昏迷、死亡。

**Wildervanck 综合征**

别名：颈眼听神经综合征。

概述：该综合征表现为短颈、斜颈与耳聋，与 Klippel-Feil 综合征有近似之处，但眼及其病征可以鉴别。多为女性发病。

病因：不明，发育异常。

眼症状与病征：①眼球后退，眼球震颤；②展神经麻痹（单眼或双眼）；③虹膜异色。

全身性表现：①耳聋或聋哑；②斜颈，短颈蹼颈（颈椎愈合），脊柱侧突；③智力低，癫痫，右位心。

诊断：①临床病征；② X 线 CT 颅脑、颈椎扫描；③ EEG、ERG、ECG。

治疗：对症治疗，有些畸形可术。

预后：不危及生命。

**Wilson 综合征**

别名：Kinnier-Wilson 综合征；Westphal-Strumpell 综合征；肝豆状核变性综合征；肝脑变性综合征。

概述：特征为进行性逐日加重的肢体震颤，肌强直，肝硬化，以及眼角膜的 Kayser-Fleischer 环（K-F 环）。发病多在儿童至早期成年，男多于女。

病因：家族性，常染色体隐性遗传，铜代谢障碍，铜主要沉积于肝、脑、肾及眼。有报告长期用铜食具者发病。

眼症状与病征：① Kayser-Fleischer 环：具重要诊断价值。环为全环或半环，宽约 2mm，一般上方较宽，环外可如一角膜透明带，有的不太明显。环的色调如雨后长虹，金绿鲜艳，或棕绿、金棕，有的青蓝发暗，常周边色深，向中心色淡。色素闪光颗粒，一般沉积于角膜后弹力层，严重者向角膜中央区扩散。②偶见向日葵样白内障（类眼内铜沉着症）。眼球震颤，夜盲，视网膜变性。

全身性表现：①肝硬化，早期黄疸，肝脾肿大，腹水，胃肠道症状，血循环障碍；②脑神经症状，语言障碍，吞咽咀嚼困难，肢体震颤，肌强直，面容呆滞，张口流涎，精神异常，神智障碍，痴呆；③血清铜减低，血清铜氧化酶活性降低。尿内铜及氨基酸排出量增加。脑脊液内铜增加。肝功能减退。骨质疏松。

诊断：①血；②尿；③腰穿；④肝功、肝活检；⑤ X 线骨摄片。

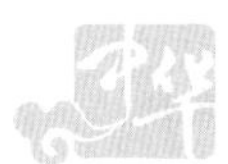



治疗：二巯丙醇，青霉胺。

预后：早期治疗有益，病程进行，生活困难，死于肝衰竭。

**Wilson-Brocq 综合征**

别名：剥脱性皮炎综合征。

概述：特征为全身性（包括眼睑）皮肤红斑、肿胀，继之脱屑（剥脱）Hebra（1868）曾将剥脱性皮炎分为四型，把 Wilson-Brocq 综合征列为其中的一型，以后观察，以原发与继发分类为宜。此综合征主要发生于成年人，婴幼儿发病者，常并发角膜软化症（后将发生于婴儿者称 Leiner 病）。

病因：①药物过敏；②继发于其他皮肤病或恶性肿瘤；③原因不明。

眼症状与病征：①眼睑剥脱性皮炎，初发红疹，后产生碎屑，鳞屑剥脱，皮肤鲜红；②皮肤萎缩瘢痕形成，眼睑外翻；③角膜结膜发炎，瘢痕形成，睑球粘连。

全身性病征：①广泛性剥脱性皮炎；②可能有牛皮癣、湿疹、脂溢性皮炎或扁平苔藓等；③可能有全身性恶性病变，如白血病等；④瘢痕形成性皮肤萎缩，指甲变形；⑤肝脾肿大。

诊断：①病史与体征；②活检。

治疗：①类固醇类药物；②抗感染；③原因治疗；④对症处理。

预后：病死率约为 10%～20%，多死于感染，败血症，心力衰竭，恶性肿瘤。

**windshield wiper syndrome（风挡雨刷综合征）**

别名：刷雨器综合征；摆动人工晶状体。

概述：人工晶状体植入后，人工晶状体摆动，妨碍视力，犹如汽车挡风玻璃前之刷雨器一样，下雨时不停地摆，使人心烦。

病因：植入眼内的人工晶状体不合适，一般是较小，小于 13mm，支架过短，晶状体襻未固定合适，有活动余地，常在晃动。

眼症状与病征：视物不清，复视，视物移位，物像摆动。

全身性表现：①心烦；②活动减少。

诊断：显微镜下可见人工晶状体活动。

治疗：①转动人工晶状体方向，摆脱支架襻的位置；②更换较大合适晶状体。

预后：一般良好。

**Wiskott-Aldrich 综合征**

别名：Aldrich 综合征；Aldrich-Dess 综合征；湿疹血小板减少反复感染综合征。

概述：全身无痛性湿疹，多发性出血，鼻出血，血便，易发生皮肤青肿（即使极轻微的碰撞也可发生），反复感染，特别是中耳炎。婴儿与儿童发病，仅发生于男性。

病因：不明；隐性遗传，性连锁免疫障碍。

眼症状与病征：①眶周出血，泡样眼睑皮疹，睑皮肤结节，睑缘炎；②视力减退；③结膜水肿、充血、脓样分泌物、溃疡及出血，巩膜黄染；④角膜溃疡，单疱性角膜炎；⑤玻璃体积血，视网膜出血，视盘水肿，视盘周围出血。

全身性表现：①皮肤无痛湿疹，紫癜，棘皮症；②鼻出血，吐血，咯血，血便；③反复多发性感染全身性病征，表现为中耳炎、支气管炎；④贫血，血小板减少，淋巴细胞减少，血丙种球蛋白过少，IgM 降低，IgA 增高，IgG 正常；⑤骨髓：血小板产生减少，幼稚（小）血小板。

诊断：①查血；②骨髓穿刺；③病史与病征。

治疗：①血小板补给；②抗生素治疗；③患者安排于无菌环境；④对症处理。

预后：不佳；症状严重，多在 10 岁内死亡，常死于出血、感染。

**Wolf 综合征**

别名：4号染色体短臂缺失综合征；4p- 综合征；单体 4 部分缺失综合征。

概述：此综合征的眼症状表现为多发性畸形，类似猫叫综合征（5p- 综合征），但无发声如猫叫之特征，且有腭裂、唇裂及癫痫样发作征。

病因：B 组染色体 4 的短臂部分缺失。

眼症状与病征：①眶眼距过远，睑裂外眦向下斜低位，内眦赘皮，上睑下垂；②眼球突出，眼球震颤，斜视；③虹膜斑点，虹膜缺损；④视网膜缺损。

全身性表现：①小头畸形，唇裂，腭裂，鼻根宽，鼻尖钩突，人中宽，高腭弓，小下颌，耳低位，耳畸形，面部不对称，满月脸，骶骨畸形；②生长发育障碍，智力低下，癫痫，肌张力减退；③先天性心脏病，隐睾，尿道下裂。

诊断：① DNA 放射自显影（autoradiography）；②染色体检查；③临床病征。

治疗：对症处理，畸形矫治。

预后：部分畸形可矫治，约 1/3 幼儿 3 岁内死亡。

**wrinkly skin syndrome（皱皮综合征）**

别名：皮肤皱纹综合征。

概述：全身表现为广泛的皮肤皱纹或皱褶，同时示眼部异常，发育迟缓，身材畸形与智力障碍。

病因：常染色体隐性遗传，父母有血缘关系，皮肤活检无异常的弹力纤维或胶原纤维，此点可与其他皮肤皱褶性综合征相鉴别。

眼症状与病征：①高度近视眼；②脉络膜视网膜病变，视神经部分萎缩。

全身性表现：①皮肤干燥伴许多皱纹，包括手足的背面，手掌足跖许多皱褶，皮肤弹性消失，面部无异常的皱纹或皱褶；②发育迟缓，智力低下，肌张力减弱；③身体姿态不良，驼背，短身材，胸壁静脉怒张，翼状肩。

诊断：①皮肤活检；②临床病征。

预后：视力部分障碍，不直接危及生命。

**Wyburn-Mason 综合征**

别名：脑视网膜动静脉瘤综合征。

概述：为中脑与视网膜动静脉瘤，自出生有病，症状出现在20～30岁，多男性发病，缓慢或突然出现症状，主要是动静脉交通成血管瘤，瘤破出血引起的各部症状。

病因：常染色体显性遗传，中胚叶外胚叶发育不良，产生动静脉吻合畸形，影响视网膜、中脑及皮肤。

眼症状与病征：①单眼视网膜动静脉吻合，血管畸形，迂曲扩张，呈蔓状。眼底后极部可见动静脉瘤，周边可见葡萄样动脉瘤。②单眼视力可因瘤破出血视力突然丧失。③可有视盘水肿，视神经孔扩大或视神经萎缩。④上睑下垂，眼球震颤，眼球突出及眼外肌麻痹。

全身性表现：①眼部侧面部血管瘤，分布于三叉神经支配区；②神经系统症状取决于中脑动静脉瘤之大小、部位以及是否破裂，可有很大差异：头痛、呕吐，颈强直、面神经麻痹、语言障碍、半身瘫痪；③可出现智力、听力及小脑症状。

诊断：①临床病征，有关检查；②应与 Bonnet-Dechaume-Blanc、Von Hippel-Lindau 及 Sturge-Weber 诸综合征鉴别。

治疗：①对症处理；②依血管瘤所在位置可选用激光、透热、阻塞或手术治疗。

预后：中脑出血者不佳。

## Z

**Zellweger 综合征**

别名：脑肝肾综合征。

概述：此综合征为先天性髓鞘脱失性病变，眼部畸形，脑神经损害，肝肾病变。

病因：脑灰白质、脊髓及周围神经脱髓鞘，由于酶的缺陷。

眼症状与病征：①眶距过宽；②小眼球，眼球震颤；③角膜混浊，单侧瞳孔散大，光反应消失，眼压升高，白内障；④视网膜血管狭窄，视网膜色素紊乱、色素脱失，无视网膜脱离的视网膜裂孔，花毯样视网膜变性，ERG示熄灭现象，视盘边界不规则，视盘灰色。

全身性表现：①前额突起，脑功能障碍，肌张力障碍；②肝大，肾病变、蛋白尿；③可能累及心脏及骨骼系统。

诊断：①临床病征；② EEG、ERG。

治疗：对症处理。

预后：不良。

**Zieve 综合征**

别名：嗜酒性高血脂综合征，黄疸短期高脂血症溶血性贫血综合征，高脂血症溶血性贫血黄疸综合征。

概述：此综合征常发生于中年男性，有常饮酒历史，潜行发展。表现为钝性痉挛性上腹痛，渐变剧烈局限。痛区多在右侧，急性发病数分钟至数小时，但无完全消失过。还表现为黄疸、贫血与高血脂。

病因：发病于久饮酒者，肝脏与胰发生破坏。

眼症状与病征：①巩膜黄染，角膜混浊，角膜溃疡；②视网膜脂血症。

全身性表现：①厌食，恶心，呕吐，疲惫，无力，消瘦，发热；②上腹痛，腹泻；③肝脾肿大，黄疸，毛细血管扩张，阻塞性胰腺炎；④溶血性贫血（网状细胞增加，胆红素增多），高血脂（血浆牛奶样，高胆固醇，高磷脂，中性脂肪和脂肪酸增高），高血尿酸，WBC与血小板常增高。骨髓可见：幼红细胞明显增多，巨噬细胞含脂颗粒。肝穿刺可见脂肪浸润。

诊断：①血液检查；②骨髓与肝穿刺。

治疗：①戒酒；②针对性饮食治疗（如低脂饮食）。

预后：戒酒后4～6周，症状可缓解。

**Zinsser-Engman-Cole 综合征**

别名：Cole-Rauschkolb-Toomey 综合征；先天性角化不良合并色素沉着综合征；先天性角化不良综合征。

概述：特征为皮肤角化不良，且有皮肤组织萎缩，毛细血管扩张，色素沉着循血管走向，有大理石纹外观。损害累及结膜、眼睑及消化道黏膜等。约在5～13岁间发病，几乎全部为男性。

病因：不明；性连锁隐性遗传，有双亲血缘关系报告。

眼症状与病征：①慢性睑缘炎，睑外翻，睫毛脱落；②泪点阻塞，溢泪；③结膜白斑、糜烂，角化病变，泡性结膜炎。

全身性表现：①皮肤角化不良，皮肤萎缩，毛细血管扩张，色素沉着，面部发红，皮肤斑点，色素沉着多循血管分布方向，呈网状色灰暗，损害影响全身皮肤，以颈部、股部及躯干多发病，手掌足跖多汗，皮肤大疱病变，重者四肢发绀，指趾甲营养不良，萎缩、变形及甲沟炎；②全身性黏膜损害，口腔黏膜微细浸润、糜烂、白斑，牙齿缺失；③再生障碍性贫血，脾功能亢进，智力低下，小睾丸，食管憩室，吞咽困难。

诊断：①临床病征；②皮肤活检；③验血。

治疗：对症处理。

预后：①局限皮肤型，仅有角化不良与色素沉着，不影响其生长寿命；②癌性病变者，死于30～50岁间。

**Zollinger-Ellison综合征**

别名：Strom-Zollinger-Ellison综合征；Z-E综合征；致溃疡岛细胞腺瘤综合征；多腺体腺瘤病综合征；多发性内分泌腺瘤病综合征。

概述：特点为多发性内分泌腺瘤病变，常表现为顽固性消化道溃疡，疼痛(90%)，重症顽固，需作胃切除术。发病男多于女(2∶1)，发病高峰在20～50岁间，20岁以前发病者仅占10%。

病因：常染色体显性遗传，家族性发病；胰岛细胞腺瘤分泌促胃酸激素样物质，多为恶性转移性瘤，10%综合征病例为单纯弥漫性岛细胞增殖。

眼症状与病征：①视力障碍与视野缺损(与肿瘤大小、位置有关)；②视盘水肿，视神经萎缩。

全身性表现：①消化道溃疡与/或肠炎症状，腹痛，呕吐(25%)，呕血与黑便(45%)，腹泻(36%)；②消化道息肉，过度分泌，溃疡穿孔；③多腺体肿瘤与增殖，胰腺、甲状旁腺、脑垂体腺为主要发病组织(较少累及甲状腺与肾上腺皮质)。

诊断：①胃液分析；②消化道X线检查；③消化道内镜检查；④粪便检查；⑤可能之新生物检查(X线、CT、B超检查)。

治疗：施术完全切除肿瘤。

预后：与肿瘤切除彻底与否有关。

(以上内容为在先师宋振英主任稿件基础上进行的整理、补充和修订，蒋华)

# 中文索引


1% 硫酸环戊通　2703
17 区　331
1931 色系统标准观察者　328
21 号染色体部分缺失综合征　3580
22 三体综合征　3605
3 点钟 9 点钟染色　2745
4△基底朝外三棱镜试验　2870
4△三棱镜试验　2886
5p- 综合征　3595
5 分制对数视力表　644
5- 羟色胺　337
Ⅰ期临床试验　526
Ⅰ型 Bowman 层角膜营养不良　1330
Ⅰ型 Groenouw 角膜营养不良　1332
Ⅰ型超敏反应　448
Ⅰ型前界膜角膜营养不良　1330
Ⅱ期临床试验　526
Ⅱ型 Bowman 层角膜营养不良　1331
Ⅱ型 Groenouw 角膜营养不良　1333
Ⅱ型超敏反应　448
Ⅱ型前界膜角膜营养不良　1331
Ⅲ期临床试验　528
Ⅲ型超敏反应　449
Ⅳ期临床试验　528
Ⅳ型超敏反应　449
Aberfeld 综合征　3576
ABO 血型抗原　467
AC/A 比率　2933
ACD 综合征　3610
Achard 综合征　3576
Acosta 综合征　3576
Addison-Biermer 综合征　3588
Addison 病　1248，3576
Addison 恶性贫血　3588
Addison 综合征　3576
Adie 瞳孔　700，3576
Adie 综合征　3576
Aicardi 综合征　3577
Aland 病　3613
Albers-Schönberg 综合征　3577
Albright-McCune-Sternberg（Stenbergh）综合征　3578
Albright 综合征（1）　3578
Alfano-Alfano 综合征　3578
Alport 综合征　3578
Alström 综合征　3579
Amalric-Dialinas 综合征　3605
Amalric 综合征　3605
Amendola 综合征　3580
Amsler 方格表检查法　666
Amsterdam 型侏儒综合征　3604
Andersen-Warburg 综合征　3580
Andogsky 综合征　3580
Angelucci 综合征　3580
Anton 综合征　3581
Apert 病　3581
Apert 综合征　3581
Arden 对比度卡片　647
Argyll Robertson 瞳孔　699
Argyll Robertson 综合征　3581
ARG 三联征　1921
Arlt 线　1218
Armaly-Drance 法　1771
Arnold Pick 综合征　3581
Arnold-Chiari 综合征　3581
Arruga 综合征　3582
Ascher 综合征　3582
ATP 结合转运蛋白 G 超家族成员 2　220
Avellino 角膜营养不良　1333
Avellis-Babinski-Nageotte 综合征　3595
Avellis 综合征　3583
A-V 综合征　2900，3582
Axenfeld-Rieger 异常或综合征　1918
Axenfeld-Rieger 综合征　498,1918
Axenfeld-Schürenberg 综合征　3583
Axenfeld 异常　1918，1919
Axenfeld 征　1341
Axenfeld 综合征　1353，3583
A 型超声检查　734

A 型超声图　735
A 型肉毒毒素　2936
B1 组染色体缺失综合征　3595
Babinski-Frohlich 综合征　3616
Babinski-Nageotte 综合征　3583
Bagolini 线状镜片　2870
Bailey-Cushing 综合征　3584
Bailey 综合征　3584
Balint 综合征　3584
Banti 病　3584
Banti 综合征　3584
Barnard-Scholz 综合征　3634
Barre-Lieou 综合征　1353，3584
Bartholin-Patau 综合征　3584
Basedow 病　3585
Basedow 综合征　3585
Bassen-Kornzweig 综合征　3585
Bazzana 综合征　3585
Beck 综合征　3586
Behçet 病　464，1351，3586
Behçet 综合征　3586
Behr 综合征　3586
Bell 现象　271
Bell 综合征　3586
Benedikt 下部综合征　3586
Benedikt 综合征　3586
Berardinelli-Seip 综合征　3587
Berger 间隙　1473
Berger 晶状体后间隙　110
Bergmeister 视盘　2419
Berlin 病　3587
Berlin 水肿　3331，3333，3587
Bernard-Horner 综合征　3627
Bernard 综合征　3587
Berry-Franceschetti-Klein 综合征　3614
Best 病　2139
Bielschowsky-Lutz-Cogan 综合征　3587
Bielschowsky 现象　2897
Biemond 综合征　3588
Biermer 恶性贫血综合征　3588
Biermer 综合征　3588
Bieschowsky 歪头试验　2862
Bing-Neel 综合征　3588
Bitot 斑　1350
Bjerrum 区　1780，1781
Blatt 综合征　3588
Bloch-Siemens 综合征　3588
Bloch-Sulzberger 综合征　3588
Bloch 定律　290
Boder-Sedgwick 综合征　3589
Bogorad 综合征　3589
Bonfils 综合征　3626
Bonnet-Dechaume-Blanc 综合征　3589
Bonnevie-Ullrich 综合征　3589
Bowman 膜　79
Brachman-de Lange 综合征　3604
Brandt 综合征　3602
Broca 公式　143
Brodmann 17 区　159
Brown-Marie 运动失调综合征　3591
Brown-Marie 综合征　3591
Brown-Sequard 脊髓损害综合征　3591
Brown-Sequard 综合征　3591
Brown 上斜肌肌鞘综合征　2920
Bruch 膜　93
Brueghel 综合征　3591
Bruns 症状性体位改变综合征　3591
Bruns 综合征　3591
Buckler 综合征　3591
Bürger-Grütz 综合征　3592
Bürger 病　3592
Burnett 综合征　3592
B 淋巴细胞　447
B 细胞　445
B 型超声检查　734
B 型超声图　735
$Ca^{2+}$ 假说　335
Caffey-Silverman 综合征　3592
Caffey-Smith 综合征　3592
Caffey 综合征　3592
Caldwell 位　730
Camurati-Engelmann 病　3609
Camurati-Engelmann 综合征　3609
CAOD 综合征　3594
Capgras 综合征　3593
Carpenter 综合征　3594
Carson 综合征　3594
Castan 综合征（1）　3595
Celand-Arnold-Chiari 综合征　3581
Cestan-Chenais 综合征　3595
CFRAS 综合征　3595
cGMP 循环　336
Chandler 综合征　1354，2140，3596
Charcot-Marie-Tooth 综合征　3596
Charcot-Wilbrand 综合征　3596
Charlin 综合征　1354，3596
Chauffard-Still 综合征　3612
Chediak-Higashi 病　3596

Chediak-Higashi 综合征　3596
Chediak-Steinbrinck-Higashi 综合征　3596
Chievitz 过渡性纤维层　24
Christian 综合征　3624
Churg-Strauss 综合征　2223
Ciaccio 腺　135，1198
CIE 1931 色度图　291
Claude Bernard- Horner 综合征　3627
Claude Bernard 综合征　3587
Claude 综合征　3597
Cloquet 管　111
Coats 病　2225，3597
Coats 角膜白环　1326
Coats 综合征　3597
Cockayne 综合征　3598
COFS 综合征　3595
Cogan-Guerry 综合征　3598
Cogan-Reese 综合征　2141，2168，3599
Cogan 微囊性角膜营养不良　1326
Cogan 综合征　1354
Cogan 综合征Ⅰ　3598
Cogan 综合征Ⅱ　3598
Conradi 综合征　3599
Coppock 样白内障　500
Corelia de Lange 综合征　3604
Costen 综合征　3599
Cottle 综合征　3599
Creutzfeldt-Jakob 综合征　3600
Critchley 发育性阅读障碍　3625
Crohn 病　2095
Crouzon 病　3600
Crouzon 综合征　3600
CT 分辨率　741
CT 伪影　748
CT 血管成像　3142
Curtius 综合征　3600
Cushing 综合征Ⅰ　3601
Cushing 综合征Ⅱ　3601
Cushing 综合征Ⅲ　3601
Dabre-Lamy-Lyell 综合征　3617
Dalen-Fuchs 结节　3318
Danbolt-Closs 综合征　3602
Dandy-Walker 综合征　3602
Danlos 综合征　3608
Darier-White 综合征　3602
Darier 病　3602
Davis 综合征　3603
de Lange 综合征　3604
de Lange 综合征Ⅰ　3604
de Myer 综合征　3605
de Sànctis-Cacchione 综合征　3605
de Toni-Debre-Fanconi 综合征　3611
De Toni-Silverman-Caffey 综合征　3592
Degos-Delort-Tricot 综合征　3603
Degos 病　3603
Degos 综合征　3603
Déjean 综合征　3603
Déjérine-Klumpke 综合征　3603
Déjérine-Roussy 综合征　3603
Déjérine-Sottas 综合征　3604
Déjérine-Thomas 综合征　3604
Descemet 膜　80，1257
Devic 病　3605
Devic 综合征　3605
Dialinas-Amalric 综合征　3605
Diekinson 综合征　3578
Diver 麻痹　3593
DNA 测序技术　491
DNA 分析　513
DNA 微芯片技术　492
DNA 芯片　491
Donders 法则　280
Donder 法则　2841
Down 综合征　3605
Doyne 综合征　3606
Draeger 手持式压平眼压计　1698
Dresbach 综合征　3626
Drummond 综合征　3606
Duane 眼球后退综合征　2876，2918，2942
Duane 综合征　3606
Dubin-Johnson 综合征　3607
Dubin-Sprinz 病　3607
D 综合征　3584
Eales 病　3607
Eaton-Lambert 综合征　3607
Edinger-Westphal 核　148
Edinger-Westphal 核病变　699
Edward 综合征　3608
Ehlers-Danlos 综合征　1354，3608
Ellis-van Creveld 病　3608
Ellis-van Creveld 综合征　3608
Engelmann 病　3609
Engelmann 综合征　3609
Epstein 综合征　3609
Erb-Goldflam 综合征　3609
Erb 综合征（2）　3609
Espildora-Lugue 综合征　3610
ETDRS 视力表　645

E 三体综合征 3608
Fabry-Anderson 综合征 3610
Fabry 综合征 1354，3610
Fanconi-de Toni-Debre 综合征 3611
Fanconi-de Toni 综合征 3611
Fanconi-Lignac 综合征 3611
Fanconi-Türler 综合征 3611
Fanconi 综合征 1354，3611
Farber 脂性肉芽肿病综合征 3611
Farber 综合征 3611
Favre-Racouchot 综合征 3612
Feer 增殖体神经病 3612
Feer 综合征 3612
Fehr 点状角膜营养不良 1333
Felty 综合征 3612
Ferry 线 1325
Field 综合征 3594
Finnish 型家族性淀粉样变性 1332
Fisher 综合征 2910，3612
Fleischer 环 1325，1341
FM-100 色彩试验 650
Foix 综合征 3612
Fölling 综合征 3613
Forsius-Eriksson 综合征 3613
Forssman 颈动脉综合征 3613
Forssman 综合征 3613
Forster 视野计 1761
Foster Kennedy 综合征 3614
Foville 大脑脚综合征 3614
Foville 脑桥综合征 3614
Foville 综合征 3614
Franceschetti-Zwahlen-Klein 综合征 3614
Franceschetti-Zwahlen 综合征 3614
Franceschetti 角膜营养障碍 3634
Franceschetti 综合征 3614
Francois-Haustrate 综合征 3615
Francois-Neetens 斑点状角膜营养不良 1335
Francois 颅面畸形综合征 3614
Francois 中央云雾状角膜营养不良 1336
Francois 综合征 1354，3614
Frankl-Hochwart 综合征 3615
Fraser 综合征 1346
Freeman-Sheldon 综合征 3615
Frei 实验 1225
Frenkel 综合征 3615
Friedreich 病 3616
Friedreich 共济失调综合征 3616
Fröhlich-Babinski 综合征 3616
Fröhlich 综合征 3616
Fuchs-Lyell 综合征 3617
Fuchs-Salzmann-Terrien 综合征 3617
Fuchs 斑 2155，2586
Fuchs 虹膜异色性虹膜睫状体炎 / 葡萄膜炎 1877
Fuchs 角膜内皮上皮营养不良 1874
Fuchs 角膜内皮营养不良 434，1336
Fuchs 内皮角膜营养不良 497
Fuchs 腺瘤 1894
Fuchs 小凹 1324
Fuchs 异色症综合征 3616
Fuchs 综合征 1877，3616
Fuchs 综合征Ⅰ 3616
Fuchs 综合征Ⅱ 3617
Fuchs 综合征Ⅲ 3617
Fuchs 综合征Ⅳ 3617
Fuller Albright 综合征 3578
G（Ⅰ型）缺失综合征 3580
G1 三体综合征 3605
Ganser 综合征 3618
Gänsslen 综合征 3618
Garcin 综合征 3618
Garland 综合征 3618
Garrod 综合征 3618
Gasperini 综合征 3619
Gaucher 病 3619
Gaucher 综合征 3619
GDx 神经纤维分析仪 1831，2559
Gelineau 综合征 3619
Gelsolin 型 LCD 1332
Gennari 纹 159
Gerstmann 综合征 3619
Giemsa 染色 769
Gilford 综合征 3629
Gobin 原理 2831
Godtfredsen 综合征 3612，3620
Goldenhar 综合征 3620
Goldmann-Favre 玻璃体视网膜变性 2138
Goldmann-Favre 综合征 2427
Goldmann 三面镜 631
Goldmann 视野计 656，1761，1768
Goldmann 压平眼压计 1696
Goldscheider 综合征 3620
Goltz 综合征 3620
Gombault 综合征 3604
Goodman 综合征 3621
Gopalan 综合征 3621，3631
Gorlin-Chaudhry-Moss 综合征 3621
Gorlin-Goltz 综合征 3621
Gowers-Paton-Kennedy 综合征 3614

Gradenigo 综合征 3621
Gram 染色 769
Graves 病 1349，3585
Graves 眼病 1891
Grayson-Wilbrandt 角膜营养不良 1331
Grede 滴眼预防法 1221
Greenfield 综合征 3622
Gregg 综合征 3622
Greig 综合征 3622
Groenblad-Strandberg-Touraine 综合征 3622
Groenblad-Strandberg 综合征 3622
Gruber 综合征 3623
Gruner-Bertolotti 综合征 3623
GTP- 结合蛋白循环 336
Gudden 联合 157
Guillain-Barre-Strohl 综合征 3623
Guillain-Barre 综合征 3623
Haab 纹 1911
Hagedoom 综合征 3583
Hallermann-Streiff 综合征 3614
Hallervorden-Spatz 综合征 3623
Haller-Zinn 动脉环 115
Haller 钟 62
Haller 钟状部 67
Hallgren 综合征 3624
Hamman-Rich 综合征 3624
Hand-Schüller-Christian 综合征 3624
Haney-Falls 综合征 3624
Hanhart 综合征 3624
Harada-Ito 术 2982
Harder 腺 68
Harmann 综合征 3625
Hartnup 病 3625
Hartnup 综合征 3625
Hart 病 3625
Hasner 瓣膜 139
Hassall-Henle 疣 1323
Heerfordt 综合征 3625
Heidenhain 综合征 3625
Helmholtz-Harrington 综合征 3625
Helsinglandica 营养不良 1328
Henle 纤维 106
Henle 纤维层 99
Henle 腺 135
Henle 腺或隐窝 1201
Hennebert 综合征 3626
Hering 法则 281，2842
Herrick 综合征 3626
Hertwig-Magendie 现象 3626
Hertwig-Magendie 综合征 3626
Hess 屏测量法 2867
Hilding 综合征 3626
Hirschberg 试验 2860
Hodgkin 病 3626
Hodgkin 综合征 3626
Hollenhorst 综合征 3627
Holmes-Horrax 综合征 3584
Holmes 综合征（1） 3627
Holtermüller-Wiedemann 综合征 3635
Hooft 综合征 3627
Hoppe-Goldflam 综合征 3609
Horner 肌 129，138
Horner 眼瞳孔综合征 3627
Horner 综合征 700，3583，3627
Horton 综合征 3628
Hovius 环 75
H-P-A 法 1793
Hudson-Stahli 线 1325
Humbrecht 氏阴影 1213
Hummelshiem 肌移植术 3272
Humphrey 视野分析仪 1762
Hunermann 综合征 3599
Hunter 综合征 1354，3628
Hunt 综合征 3628
Huppert 综合征 3633
Hurler 综合征 1354，3629
Hutchinson-Gilford 综合征 3629
Hutchinson 三联症 3629
Hutchinson 综合征 3629
Hutchison 综合征 1354，3629
H 病 3625
iCare 回弹式眼压计 1698
ICE 综合征 1871，2168
Irvine-Gass 综合征 3631
Irvine 综合征 3631
Jackson 交叉柱镜 2696
Jacobsen-Brodwall 综合征 3631
Jacobs 综合征Ⅰ 3631
Jacobs 综合征Ⅱ 3631
Jacod 三联征 3632
Jacod 综合征 3632
Jadassohn-Lewandowsky 综合征 3632
Jakob-Creutzfeldt 病 3600
James Ramsay Hunt 美神经病学家 3628
Jensen 综合征Ⅰ 3632
Jensen 综合征Ⅱ 3632
Johnson 综合征 3632
Jolliffe 综合征 3631

Jonas 青光眼视神经损害分级 1758
Kahler-Bozzolo 综合征 3633
Kallmann 综合征 3633
Kandori 视网膜斑点综合征 3633
Kandori 综合征 3633
kappa 角 843，2857
Kartagener 三联征 3633
Kartagener 综合征 1354，3633
Kasabach-Merritt 综合征 3634
Kaufman 综合征 3634
Kayser-Fleischer 环 1325
Kearns-Sayre 综合征 3634
Kearns 综合征 3634
Kelvin 度（°K） 323
Kennedy 综合征 3614
Kiloh-Nevin 综合征 3634
Kimmelstiel-Wilson 综合征 3634
Kinsbourine 综合征 3635
Klauder 综合征 3635
Kleebla ttschüdel 三叶草样颅骨综合征 3635
Kleeblattschädel 综合征 3635
Klein 综合征 3635
Klinefelter-Reifenstein-Albright 综合征 3635
Klinefelter 综合征 3635
Klippel-Feil 综合征 3636
Klippel-Trenaunay-Weber 综合征 3636
Kloepfer 综合征 3636
Klumpke-Déjérine 综合征 3603
Klumpke 麻痹 3603
Klumpke 综合征 3603
Klüver-Bucy 综合征 3636
Koerber-Salus-Elschnig 综合征 3636
Koffka 对比图 325
Kohlrausch 曲 300
Kohn-Romano 综合征 3637
Krabbe 综合征（1） 3637
Krause-Reese-Blodi 综合征 3637
Krause 腺 135
Krause 综合征 3637
Krimsky 试验 2860
Krückmann 血管周围界膜 115
Krukenberg 梭 3637
Krukenberg 综合征 3637
Kulmeier 综合征 3603
Ladd Franklin 学说 328
Lancaster 红绿灯测量法 2865
Landry-Guillain-Barre 综合征 3623
Landry 麻痹 3623
Landry 综合征 3623
Langerhans 细胞 1197
Lange 综合征 3604
Lannois-Gradenigo 综合征 3621
LCD1、Biber-Haab-Dimmer 角膜营养不良 1331
Leber 先天性黑蒙 502
Leber 遗传性视神经病变 506，3092
Lejeune 综合征 3595
Lenois-Claret 综合征 3616
Lhermitte 综合征 3587
Lignac 综合征 3611
Lisch 上皮性角膜营养不良 1329
Listing 法则 280，2842
Lockwood 韧带 137，144
Lockwood 悬韧带 2827
LOCS Ⅰ和Ⅱ晶状体混浊分级记录法 1523
LOCS Ⅲ晶状体混浊分级记录法 1524
logMAR 视力表 645
Luschka-Magendie 孔闭锁综合征 3602
L 视蛋白 258
L 视色素 258
Mackay Marg 压平眼压计 1698
Maddox 杆试验 2865
Magendie-Hertwig 综合征 3626
Manz 腺 135
Marchesani 综合征 501
Marcus-Gunn 征 3222
Marcus-Gunn 综合征 2856
Marfan 综合征 3576
Marfan 综合征并发视网膜脱离 2371
Marie 遗传性运动失调 3591
Mariotte 暗点 1760
Maroteaux-Lamy 综合征 1355
Martegiani 区 111
Maumenee 角膜营养不良 1338
McCune-Albright 综合征 3578
McIntyre 综合征 3633
Meekeren-Ehlers-Danlos 综合征 3608
Meesmann 角膜营养不良 432，496，1328
Meibomian 腺 130
Meige 综合征 2939
MEM 法 2628
Meretoja 型格子状角膜营养不良 1332
Meretoja 综合征 1332
Meyer 环 162
Mikulicz 病 958
Mittendorf 斑 2419
Mobius-Crouzon 综合征 3600
Möbius 综合征 2876，2942，2958
Moll 腺 128

Monge 综合征　3576
Mooren 角膜溃疡　461
Mooren 溃疡　1283
MT 区　331
Müller 肌　128，143
Müller 细胞　95，101
Munson 征　1341
M 胆碱受体阻断药　583
M 视蛋白　258
M 视色素　258
M 通道　331
M 细胞　1776
Nagri-Jacod 综合征　3632
Neill-Dingwall 综合征　3598
Norrie 病　3580
Octopus 自动视野计　1762
Oculus 视野计　1763
off 反应　340
off 反应区域　340
off 中心型　340
Ollier-Klippel 综合征　3636
on-off 反应　340
on-off 反应区域　340
on 反应　340
on 区　340
on 中心型感受野　340
Pal-Ebstein 综合征　3626
Parinaud-von Monakow 综合征　3623
Parinaud 综合征　3623
Parkes-Weber 综合征　3636
Parks 切口　2972
Parks 三步法　2863
PARM 技术　2767
Parry 病　3585
Patau 综合征　3584
Pelizaeus-Merzbacher 综合征　3166
Pentacam 节分析系统　613
Pepper 综合征　3629
Perkins 手持式压平眼压计　1697
Peters 异常　498，1919
Peter 综合征　1355
Petit 腔隙　1895
Pfaundler-Hurler 综合征　3629
pH 活化性即型凝胶　523
Pick 综合征　3581
Plateaux 系统　1201
Purkinje 位移　288
Purkinje 现象　325
Purkinje 效应　288，325
Purtscher 视网膜病变　3331
PXE、Darier 综合征　3622
P 通道　331
P 细胞　1776
Ramsay Hunt 综合征　3628
Reifenstein-Albright 综合征　3635
Reis-Bücklers 角膜营养不良　1330
Reis-Bucklers 角膜营养不良　433，496
Reiter 综合征　2093
Rhese 位　730
Rho 激酶抑制剂　1943
Ricco 定律　290
Richner 综合征　3624
Rieger 异常　1918，1919
Rieger 综合征　1355，1919
Riolan 肌　129
RNA 分析　513
Roske-De Toni-Caffey 综合征　3592
Ruiter-Pompen 综合征　3610
Salzmann 结节状角膜变性　1321
Sanger Brown 综合征　3591
Schachenmann 综合征　3595
Scheie 分级法　1707
Schlemm 管　34，84，184
Schlemm 环管　84
Schlichting 营养不良　1337
Schmid-Fraccaro 综合征　3595
Schmincke 肿瘤单侧脑神经麻痹综合征　3618
Schnyder 角膜营养不良　1334
Schnyder 结晶状角膜营养不良　497，1334
Schnyder 遗传性结晶状基质性角膜营养不良　1334
Scholz 综合征　3622
Schüller Christian 综合征　3624
Schultz 综合征　3577
Schwalbe 环　87
Schwartz-Jampol 综合征　3576
Schwartz-Matsuo 综合征　2372
Scott 术　2984
Seidel 暗点　1783
Selter 综合征　3612
Shaffer 分级法　1707
Sherrington 法则　281，2842
Siemems-Bloch 综合征　3588
Sjögren 综合征　462，957，1282，1355
Smolandiensis 变异型 ERED　1328
Snellen 视力表　644
Sondermann 管　85
Spaeth 分级法　1708
Spaeth 青光眼视神经损害分级　1757

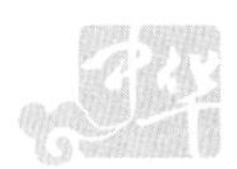



Spillan-Scott 综合征　3618
Spurway 病　1461
Stargardt 病　2139，2266
Sternberg 综合征　3626
Stevens-Johnson 综合征　1281，1355
Stickler 综合征　2138，2424
Stieda 裂　1201
Stiles-Crawford 效应　288
Stilling-Turk-Duane 综合征　3606
Stilling 综合征　3606
Stocker-Holt 角膜营养不良　1328
Stocker 线　1325
Sturge-Weber 综合征　1891
Sturm 光锥　2602
Susac 综合征　2223
Swan 综合征　1896
Sweeley-Klionsky 综合征　3610
Swift-Feer 综合征　3612
Swift 病　3612
Sylvius 导水管综合征　3636
Sylvius 综合征　3636
S 电位　339
S 视蛋白　258
S 视色素　258
Tangent 视野屏　1761
Tenon 囊　144
Terrien 角膜边缘性变性　1323
Terson 综合征　3341
Thiel-Behnke 角膜营养不良　496，1331
Thygeson 浅层点状角膜炎　1280
Tillaux 螺旋　2828
TNT 白内障　3403
Tolosa-Hunt 综合征　2910
Toni-Fanconi 综合征　3611
Tono-Pen 笔式眼压计　1698
Treacher Collins-Franceschetti 综合征　3614
Treacher-Collins 综合征　3614
Trenaunay 综合征　3636
Troland 单位　1764
Troxler 效应　1765
TSNIT 标准差　2559
TSNIT 平均值　2559
Tukel 综合征　2941
Turk-Stilling 综合征　3606
*t* 检验　850
T 淋巴细胞　447
T 细胞　445
T 细胞依赖性免疫调节组织　1197
T 形切开术　2769
Ullrich-Bonnevie 综合征　3589
Ullrich-Fremerey-Dohna 综合征　3614
*u* 检验　850
V1 区　331
Valsalva 视网膜病变　3341
van Bogaert-Nijssen 综合征　3622
Van der Hoeve（Lobstein）综合征　1355
Van der Hoeve 综合征　1461
Van Herick 分级法　1707
Vesalius 孔　154
Vieth-Müller 圆周　2847
Virchow 尖头综合征　3600
Vogt 线　1341
Vogt- 小柳原田病　463
Vogt 栅栏　82，1199
von Hippel-Lindau 病　3167
von Monakow 综合征　3623
Von Recklinghausen 病　1023
von Rustitski 综合征　3633
Vossius 环　3301
Waardenburg-Jonker 角膜营养不良　1331
Wagner 玻璃体视网膜变性　2137
Wagner 综合征　2424
Water 位　730
Weber（PF）综合征　3636
Weber-Cockayne 综合征　3620
Weber 法则　300
Wegener 肉芽肿　970，1043，1467
Wernicke 感觉语言区　166
Wernicke 偏盲性瞳孔强直　699
Whitnall-Norman 综合征　3580
Wieger 韧带　110
Wilson 病　1326，1353
Wolfring 腺　135，1198
Worth 四点试验　2869
Wright 综合征（2）　3578
W 型的神经节细胞　341
XXX 综合征　3631
XYZ 综合征　3635
X- 连锁角膜内皮营养不良　1339
X 连锁显性遗传　487
X 连锁隐性遗传　487
X 线显像　730
X 型神经节细胞　341
Young-Helmholtz 学说　328
Y 型细胞　341
Zeis 腺　128
Zinn 动脉环　84，95，115，1458
α- 平滑肌肌动蛋白　220

α平滑肌肌动蛋白 222
α曲 300
γ-氨基丁酸 263

A

吖啶橙染色 769
阿达木单抗 546
阿卡他定 548
阿可乐定 1934
阿罗综合征 3581
阿米巴 379
阿奈可他醋酸盐 582
阿奇霉素 532
阿司匹林 560
阿糖胞苷 537
阿替普酶 561
阿托品 583，2703
阿昔洛韦 537
阿熙提 1761，1763
艾里斑 2463
艾司唑仑 567
艾滋病 481，2086，3577
安静眼位 2837
安那度尔 569
安普乐定 549
安全性观察 527
安西他滨 537
氨基多尿症 3611
氨基己酸 562
氨基酸 231
氨基酸类 337
氨基糖苷类 531
氨甲环酸 562
按等级分组资料 846
暗点 321，593，1765，1770，3045
暗电流 299，333
暗反应 333
暗光光谱 323
暗光觉 64
暗视ERG 683
暗视蛋白 296
暗视力 64
暗适应 288，325，648
暗适应混合反应 683
暗适应曲线 300
暗细胞 1202
奥布卡因 566
奥洛他定 547
奥美沙坦酯 1942

B

巴比妥 567
靶眼压 1829
白点状视网膜变性 2295
白喉性结膜炎 1221
白化病 2019，3578
白内障 227，237，3616
白内障病理学 1478
白内障超声乳化术 801
白内障的病理改变 435
白内障检查 1520
白内障联合青光眼手术 1573
白内障视觉损伤的评价 1549
白内障手术覆盖率 826
白内障手术率 826，2775
白内障术后 3631
白内障摘除联合玻璃体手术 1577
白内障摘除术联合穿透性角膜移植术 1582
白血病 2322
百里胺 1933
班氏丝虫 383
斑点视网膜病变 3633
斑点状角膜营养不良 433
斑痣性错构瘤病 2401
斑状角膜营养不良 497，1333
瘢痕性睑内翻 901
板层白内障 500，1530
板层分离 607
板层角膜移植 1388
半侧多发性脑神经病变神经麻痹综合征 3618
半侧颅底综合征 3618
半侧面小体综合征 3615
半胱氨酸 575
半桥粒 78
半球优势综合征 3619
半乳糖激酶缺乏 500
半乳糖性白内障 1536
半乳糖血症 500
半月神经节 149
半月皱襞 137，1208，2965
伴先天异常的视网膜脱离 2370
伴有其他发育异常的青光眼 1908
伴有瞳孔异位的晶状体脱位 501
棒状杆菌属 354
包裹性滤过泡的再建术 1981
包涵体性结膜炎 456，1225
包涵小体 1214
胞饮 168

饱和度 326
保目明 1933
豹纹状眼底 2585
暴发 826
暴发性脉络膜上腔出血 1613
暴露 831
暴露性角膜炎 1317
杯/盘比 2558
杯状细胞 135,1200,1356
贝伐珠单抗 580
贝美前列素 554,1928
贝他根 1932
贝他斯汀 547
贝特舒 1931
背驮式人工晶状体植入 1606
倍频视野计 664
倍频视野检查 1778
倍他洛尔 551,1931
倍他心安 1931
倍西沙星 534
被动牵拉试验 2864
被盖中脑麻痹 3586
被盖综合征 3586
被激发的二聚体 2510,2758
苯巴比妥 567
苯酚 586
苯甲酸 588
苯酮尿性白痴综合征 3613
苯酮尿性智力发育不全 3613
苯酮尿症 3613
苯扎氯铵 2734
苯扎溴铵 587,2735
苯唑卟啉衍生物 810
鼻侧阶梯 1771,1781
鼻窦炎支气管炎内脏反位综合征 3633
鼻睫神经 149
鼻睫状神经 111
鼻睫状神经综合征 3596
鼻泪管 137,139
鼻梁动脉 131,153
鼻神经综合征 3596
鼻咽部海绵窦新生物 3620
鼻翼沟 127
比较性休息眼位 280
比较值 1789
比值比 832,2792
吡罗昔康 543
吡嘧司特 548
闭合眼球伤 3292
闭睑反射 3174
闭路电视 2807
闭锁小带 79
臂-视网膜循环时间 709
边缘群细胞 221
边缘上皮性角膜炎 1300
边缘性角膜溃疡 461
边缘性角膜炎 1279
扁颅底综合征 3581
扁平角膜 496,1347
扁平型双极细胞 101
苄达赖氨酸 575
变态反应性结膜炎 1227
变形杆菌性角膜炎 1292
变性 1477
变性近视 2153
变性性视网膜劈裂症 439
变异系数 849
变质 393
辨增阈 288
标准标记法 2708
标准差 848
标准光心位置 2711
标准误 849
标准影像计 2662
标准自动视野检查 1831
表层粗点状角膜炎 1304
表层点状或星芒状角膜炎 1306
表层点状角膜上皮病变 1309
表层角膜成形术 2755
表层角膜镜片术 2755
表层细胞 78
表面角膜镜片术 2582,2618,2768
表面麻醉 565,1554,2993
表面清洁剂 2735
表面外胚叶 17
表面细胞 79
表皮生长因子 218,585
表皮样囊肿 1046
表现度 487
髌状窝 110
丙胺卡因 566
丙美卡因 566
丙酸杆菌属 357
并发性白内障 1508,1535
并发性小眼球 1922
并发症和风险 2453
病毒 368,3533
病毒性角膜炎内皮型 1284

病毒学检查法　772
病理性钙化　407
病理性近视　2153，2584
病理性近视黄斑病变　2257，2277
病理性远视　2578
病例报告　828
病例对照研究　831
病史　590
病死率　826
病因论　827
波前引导的“个体化切削”　2762
波形蛋白　220
波阵面　2461，2566
波阵面像差　2506，2566
玻璃工人白内障　3421
玻璃膜疣　2133，2139
玻璃酸钠　569
玻璃体　110，592，607
玻璃体凹　110
玻璃体变性　2336
玻璃体的起始部　111
玻璃体动脉　37
玻璃体后界膜　111
玻璃体后脱离　2336，2415
玻璃体黄斑界面疾病　2279
玻璃体黄斑牵引综合征　2279，2441
玻璃体活检　2449
玻璃体积血　2431，3322，3607
玻璃体积血的病理生理学　2432
玻璃体积血的临床表现和诊断　2435
玻璃体积血的原因　2431
玻璃体积血的治疗　2436
玻璃体基础部　610
玻璃体基底　111
玻璃体检查　599
玻璃体囊膜韧带　110
玻璃体囊肿　2419
玻璃体皮质　110，610
玻璃体前间隙　609
玻璃体前界膜　111
玻璃体腔抽液术　1979
玻璃体腔注射的药物　2452
玻璃体腔注药　2452
玻璃体腔注药的操作流程　2452
玻璃体腔注药适应证　2452
玻璃体切除术　2349
玻璃体手术并发症　2360
玻璃体手术在葡萄膜炎中的应用　2128
玻璃体手术治疗黄斑疾病　2441
玻璃体手术治疗孔源性视网膜脱离　2448
玻璃体手术治疗糖尿病性视网膜病变　2438
玻璃体束　609
玻璃体退化　607
玻璃体脱出　1615
玻璃体细胞　111，243
玻璃体纤维细胞　111
玻璃体星状变性　2417
玻璃体血管系统　20
玻璃样变性　1247
玻璃状膜　23
剥脱综合征　1479，1878，3610
播散性纤维性骨炎　3578
播散性脂性肉芽肿病综合征　3611
伯氏包柔螺旋体　362
泊沙康唑　536
搏动性眼球突出综合征　3593
补体激活　446
补体系统　446
捕捉试验　1787
不动杆菌属　351
不对称设计或非对称设计　2724
不发酵革兰阴性杆菌性角膜炎　1293
不规则垂直跳动偏斜　3635
不规则散光　2572
不交叉纤维　317
不连续型毛细血管　119
不良反应　527
不认识错误综合征　3593
不适感　595
不适眩光　2780
不同年龄儿童视力的正常值下限　3007
不透明气泡层　2762
不完全显性　487
不完全性瞬目　270
布比卡因　566
布桂嗪　569
布林佐胺　553，1939
布鲁杆菌属　354
部分调节性内斜视　2882
部分三染色体综合征　3595

## C

彩色多普勒超声　734
彩色多普勒血流超声成像　3056
彩色绒线团挑选　651
彩色视　594
参数　847
残象　325

残余的调节　2582
蚕食性角膜溃疡　1283
苍白球色素变性综合征　3623
糙皮病小脑共济失调肾性氨基酸尿综合征　3625
侧动脉炎综合征　3628
侧视时　3587
侧抑制现象　338
测量分划板　2540
测试光标　2540
差别光阈值　1765
差异显示　492
颤动光线照射法　598
长波长敏感视蛋白　258
长期波动　1766，1793，1798
长期节律性眼压变动　203
长周期节律性眼压变动　203
长轴突的主神经元　159
肠杆菌科　353
肠源性肢皮(肢体皮肤)炎综合征　3602
常规房水外流途径　1683
常年性过敏性结膜炎　1230
常染色体病　484
常染色体显性视神经萎缩　3098
常染色体显性遗传　487
常染色体显性遗传病　484
常染色体显性遗传视神经萎缩　506
常染色体隐性遗传　487
常染色体隐性遗传病　484
超常视力　2762
超弹性纤维发育异常　3608
超辐射发光二极管　2562
超极化型　339
超敏反应　448
超敏反应疾病　3474
超女性综合征　3631
超全视网膜光凝　804
超声波疗法　800
超声的反射　733
超声的分辨率　733
超声的吸收　733
超声活体显微镜检查　735
超声活体显微镜图像　736
超声检查　733，1005
超声乳化白内障吸除术　1562
超声生物显微镜　1716，2171
超声影像检查　512
超阈值静点检查　1763
巢蛋白　220
撤反应　340
撤光反应区域　340
撤光区　342
撤光-中心型　339
沉箱综合征　3593
晨起睁眼即感疼痛　3634
成骨不全　498
成交感瘤细胞综合征　3629
成年型纤维肉瘤　420
成人垂体幼稚型综合征　3616
成人低视力或称工作年龄人的低视力　2790
成纤维细胞　79，244
成像眼　47
成行视力表　2788
弛张型发热　3610
迟缓充盈　709
呎朗伯　2467
侈开性聚散运动　2647
赤道　77，107
赤道部　108
赤道部葡萄肿　1469
充血性青光眼　1886
充盈倒置　709
充盈缺损　709
抽样调查　829
抽样误差　847
出血　3634
出血性青光眼　1886
初级眼保健　821
穿透性角膜移植　1404，1430
传出纤维　105
传出性瞳孔障碍　275
传导麻醉　565
传导性角膜成形术　2582，2763，2767，2769
传递　295
传染性软疣性角膜炎　1311
传入纤维　105
传入性瞳孔障碍　275
传统遮盖法　3031
窗孔型毛细血管　119
吹口哨面容综合征　3615
垂体蝶窦综合征　3612
垂体性嗜碱细胞增多症　3601
垂直后退综合征　2923
垂直三棱镜试验　2854
垂直同向运动　285
垂直细胞柱　161
垂直性隐斜　2896
垂直异向运动　286，2840
春季性眼炎　1214

纯度 326
唇裂眼畸形综合征 3584
磁共振波谱 3054
磁共振成像 749，1010
磁共振血管成像 3143
磁共振血管造影 1011
次级玻璃体 32
次位 280
丛状型神经纤维瘤 1104
粗一致性 842
促甲状腺素释放因子 337
促性腺激素分泌不足性腺功能减退嗅觉缺失综合征 3633
醋氮酰胺 1937
醋甲唑胺 553，1937
醋酸阿奈 1942
醋酸可的松 542
错构瘤 3084

D

达克珠单抗 546
达哌拉唑 1933
达托霉素 533
大环内酯类 532
大角膜 1346，1914
大块渗出性视网膜炎 3597
大理石骨病 3577
大流行 826
大脑后动脉阻塞综合征 3596
大泡性角膜病变 1261，1318
大疱性表皮松解症 3620
大扫视运动 286
大视症 594
代偿头位 2933
代偿头位的分析 2862
代替定律 327
代谢病 1543，3464
代谢性白内障 1536
代谢性调节 174
带状凹 64
带状光检影镜 2527
带状和涡旋状微囊性角膜上皮营养不良 1329
带状角膜病 431
带状角膜病变 1320
带状疱疹性角膜炎 1303
带状突触 100
丹参 563
丹毒 885
单侧面部发育不全 3615
单侧全部脑神经损害综合征 3618
单侧所有脑神经受累麻痹 3618
单侧眼全眼肌麻痹 3632
单层神经节细胞 104
单层无长突细胞 102
单纯疱疹病毒 455，1852
单纯随机抽样 830
单纯性表层巩膜炎 1464
单纯性虹膜缺损 498
单纯性或真性小眼球 1922
单纯性近视眼 2584
单纯性晶状体异位 1512
单纯性先天性晶状体异位 500
单纯性展神经麻痹 3587
单次全视野视锥系统反应 683
单光子发射 CT 1011
单核 - 巨噬细胞 445
单核细胞趋化蛋白 -1 219
单基因遗传病 484
单睑 127
单盲法 836
单泡黏液腺 1201
单疱病毒性角膜炎 1299
单体 488
单体 21 号染色体部分缺失综合征 3580
单眼 43
单眼复视 595
单眼盲 3636
单眼视 2643
单眼视式 LASIK 2767
单眼运动 285，2836，2861
单一设计 2724
单重睑 494
胆固醇斑 3593
胆固醇细胞内蓄积症 3624
胆碱受体配基类 337
蛋白聚糖 212，223
蛋白银 587
蛋白质 1496
蛋白质组 234
氮革斯汀 547
导素 222
倒几何 2512
倒睫 901
倒数视力表 643
倒位 488
倒转型视网膜 48
登山者综合征 3576
等臂染色体 488
等视线 1767，1779

等视线局限性压陷　1771
等效镜度　2548
等效球镜度　2743
低 NK 细胞综合征　3597
低层超复杂细胞　343
低分子量肝素　559
低钙性白内障　1536
低级视中枢　158
低视力生存质量调查问卷　2783
低视力增强系统　2808
低相干干涉测量原理　2560
低血氯糖尿骨肾病综合征　3611
低眼压　2005
低脂血症综合征　3627
滴眼液　518，522
滴状角膜　1337
狄氏膜前角膜营养不良　1336
底顶线　2709
底向内　2649
底向外　2649
地巴唑　563
地方性　827
地匹福林　549，1933
地塞米松　542
地图状 - 点状 - 指纹状角膜营养不良　1326
地图状角膜炎　1299
地图状角膜营养不良　1330
地图状萎缩　2138
地西泮　567
递增法　1767
第二斜视角　2905
第二眼位　280，2838
第三眼位　280，2838
第四脑室侧孔 - 中孔闭锁综合征　3602
第四脑室导水孔闭锁综合征　3602
第一斜视角　2905
第一眼位　280，2838
典型性缺损　2015
点扩散函数　2505，2545
点数　2671
点头痉挛　3218
点状光检影镜　2527
点状内层脉络膜病变　2140
点状染色性角膜炎　2745
碘酊　586
碘苷　537
碘化磷酰胆碱　1936
碘磷灵　1936
电光性眼炎　3417
电荷粒子束放疗　2184
电荷耦合器件　2561
电击性白内障　3439
电脚综合征　3621
电离辐射　3414
电离辐射性白内障　1490，3425
电透热法　796
淀粉样变性　407，895，1247
淀粉样变性Ⅴ型　1332
淀粉样变性病　1331
雕刻和刻槽　1564
碟子样改变　1743
蝶鞍　156
蝶窦　143
蝶额缝　142
蝶腭神经节　152
蝶颧缝　142
蝶筛缝　142
丁卡因　565
顶点距离　2737
顶尖头综合征　3600
定位克隆　492
定向与活动　2810
定向与活动指导员　2810
动静脉交叉　115
动脉瘤样骨囊肿　1092
动脉硬化　2313
动态轮廓眼压计　1699
动态视像不等　2612
动态视野检查　1767
动态视野检查法　654
动眼神经　132，148，3058
动眼神经麻痹　699，2908，2960，3267
动眼神经麻痹性上睑下垂　3164
动眼神经锥体外系交叉综合征　3586
冻伤　3434
豆状核后综合征　3603
豆状核性张力障碍综合征　3591
窦性组织细胞增多病　1128
毒扁豆碱　1937，2623
独眼畸形　495
独眼畸形综合征　3601
杜塞酰胺　1939
度米芬　587
短波长敏感视蛋白　258
短波长视野检查　1777
短波长自动视野检查　1831
短颈综合征　3636
短期波动　1765，1791，1792，1798

短期瞬间眼压变动 203
短尾猴 2592
短暂扩充细胞或称瞬时放大细胞 1437
短周期节律性眼压变动 203
队列研究 833
对比 325
对比度 289，306
对比度阈值 289
对比敏感度 289，305，646，1807，3018
对比敏感度函数 289，305，646，2688
对比敏感度仪 647
对称设计 2724
对视紫红质 259
对数视力表 643
对照法 666
顿挫性遗传性共济失调 3586
多导 VEP 地形图的研究 3020
多发性骨发育不良综合征 1354
多发性骨发育障碍综合征 3629
多发性骨髓瘤 1122
多发性骨髓瘤综合征 3633
多发性基底细胞痣综合征 3621
多发性浆细胞瘤性骨髓瘤 3633
多发性角膜上皮糜烂 1309
多发性面部异常综合征 3614
多发性神经根神经病变 3604
多发性纤维性骨发育异常 3578
多发性痣样基底细胞癌 3621
多功能护理液 2736
多基因遗传 488
多基因遗传病 484
多级抽样 830
多焦 ERG 346
多焦 VEP 346
多焦晶状体 2767
多焦视觉诱发电位 690，1812，3014
多焦视网膜电图 690，3014
多焦图像视网膜电图 1810
多泪点 495
多连合神经元 161
多囊瘤 3621
多黏菌素 B 532
多普勒超声检查 735
多通道理论 307
多瞳孔 498
多西环素 533
多形大疱性恶性红斑病 1355
多形性黄斑变性 2139
多样设计 2724
多中心临床试验 528
多佐胺 553，1939
噻唑拉胺 1939
惰性溃疡 1317

## E

额鼻发育异常综合征 3616
额蝶缝 140
额动脉 131，153
额窦 143
额颌缝 142
额静脉 131
额泪缝 142
额筛缝 142
额神经 111，150
额眼区 165
恶丝虫 383
恶性白细胞减少综合征 3577
恶性白血病 3577
恶性高血压 2317
恶性黑色素瘤 1133，1367，1893
恶性贫血综合征 3588
恶性青光眼 1721，1821
恶性肉芽肿综合征 3626
恶性萎缩性丘疹病 3603
恶性血胆固醇正常黄色瘤病 3624
腭颌缝 142
腭筛缝 142
鳄鱼泪 3589
鳄鱼泪综合征 3589
儿茶酚胺 263
儿茶酚胺类 337
儿童视力测定 646
耳部带状疱疹 3628
耳蜗瞳孔反射 699，3174
耳下颌骨发育障碍 3615
耳椎骨综合征 3620
二氟泼尼酯 543
二联体 103，337
二硫化碳 3405
二硫键 237
二氯磺胺 1938

## F

发病率 825
发射 CT 1011
发育性白内障 1531
发育性青光眼 1908
发作性睡眠综合征 3619

伐昔洛韦　537
反(倒)蒙古样白痴综合征　3580
反 Argyll Robertson 瞳孔　699
反 Horner 综合征　3587
反复发作　3607
反射　295
反射性瞬目　270
反先天愚型综合征　3580
反义技术　515
反转遮盖法　3024
泛魔识别模型　293
泛昔洛韦　537
方差　848
方差分析　851
方位柱　343
方形肌　68
防盲治盲　821
房角分级方法　1707
房角激光光凝术　1889
房角开放距离$_{500}$　1719
房角切开术　1916
房角隐窝　84
房水　107，184，1679
房水蛋白含量　190
房水的功能　1688
房水静脉　85，201，1205
房水流畅系数　1701
房水流畅系数(C值)　1891
房水流出通路　201
房水闪辉　603
房水生成　1679
房水生成率　188，1682
房水引流植入物　1960
放射疗法　799
放射纤维部分　92
放射性白内障　3425，3428
放射性核素显像　764
放射性视网膜病变　2184，2235
放射状角膜切开术　2607，2755
放射状突起　102
放线菌性角膜炎　1293
放线菌属　357
飞点电视检眼镜　2558
飞秒　2511，2761
飞秒激光　810，2756
非常规的房水外流途径　1685
非穿透小梁术联合白内障超声乳化吸除术　1977
非穿透性滤过手术　1955
非穿透性小梁手术　1836
非倒转型视网膜　48
非典型β-内酰胺类抗生素　531
非典型分支杆菌性角膜炎　1292
非典型颗粒状角膜营养不良Ⅲ型　1330
非典型性缺损　2016
非电离辐射　3414
非调节性内斜视　2883
非对称性视动性眼球震颤　2875
非畸胎瘤　2170
非接触式间接镜　633
非接触眼压计　1699
非拮抗型的双极细胞　340
非结核分支杆菌性角膜病变　1297
非梅毒性角膜实质炎　3598
非侵犯性泪膜破裂时间　1238
非球面性　2509
非屈光性调节性内斜视　2880
非视性反射　2841
非随机对照试验　836
非特异性抗菌免疫　454
非特异性滤泡性结膜炎　1307
非甾体抗炎药　543
非正视　2571
非洲锥虫　383
肥大细胞　89，445
肥大性间质性神经根神经病变　3604
肥大性神经炎综合征　3604
肥厚性巩膜炎　1463
肥胖性脑垂体幼稚型综合征　3616
肥胖性生殖无能综合征　3616
肺间质性纤维化综合征　3624
肺泡毛细血管阻塞综合征　3624
肺炎链球菌性角膜炎　1288
肺炎衣原体　360
费—卡弹性眼压计　1698
分贝　1763
分层抽样　830
分层弥散型神经节细胞　104
分层照明　2793
分而治之法　1568
分光光谱仪　2561
分核　1565
分界线　2718
分开不足　2928
分开过强　2929
分开麻痹　2887，2928
分开异常　2928
分开运动　2840
分离律　486

分离性垂直偏斜　2876，2897
分离性水平斜视　2898
分泌过多性青光眼　1843
分泌物　595
分泌作用　187
分析性研究　831
分枝杆菌属　354
分子遗传学　491
芬太尼　568
酚磺乙胺　561
粉红色病　3612
风疹病毒　1852
风疹性角膜炎　1310
风疹性胎儿症　3622
峰浓度（$C_{max}$）　519
峰时间（$T_{max}$）　519
蜂窝形角膜营养不良　1331
蜂窝状网　102
缝合性白内障　1530
缝隙连接　228
缝线反应　2989
缝性白内障　500
否认失明综合征　3581
否认视幻觉综合征　3581
伏立康唑　536
氟比洛芬　543
氟比汀　569
氟桂利嗪　1943
氟康唑　536
氟喹诺酮类　533
氟磷酸二异丙酯　1937
氟米龙　542
氟尿嘧啶　556
氟硝西泮　567
符号　2788
符号失认症　165
符号图　1790
福米韦生　538
辐射热白内障　3421
辐射性白内障　1502，1538
辅酶A　574
辅助镜片　2696
负担得起　2773
负镜法　2627
负相对性调节　2648
负相对性集合　2649
负向融合性聚散运动　2647
附属镜片　2696
复发性软骨炎　2100
复发性上皮糜烂性营养不良　1328
复发性遗传性角膜糜烂　1328
复视　2850，2904，2988
复眼　44
副泪腺　137，1198
副肉芽肿　3626
傅里叶变化　2561
傅里叶域OCT　2561
蝮蛇抗栓酶　561

## G

伽利略　2551
伽马刀　2184
改变分析　1799
钙沉着性角膜病变　1320
钙离子通道阻滞剂　556
概率　847
概率图　1789
“干性”验光　2581
干扰素　538
干性老年性黄斑变性　439
干性年龄相关性黄斑变性　2245
干眼　595，954，1236
干眼病　1236
干眼症　1236
干燥性角膜炎　1306
甘氨酸　263
甘露醇　555，1940
甘油　555，1940
杆菌肽　532
杆体外节盘膜蛋白　260
肝豆状核变性　1353，3166
肝素　559
肝素结合性生长因子　1887
肝细胞生长因子　218，586
感染性结晶样角膜病变　1291
感受器理论　2670
感受野　338
感受野定向　342
橄榄体脑桥小脑综合征　3604
刚地弓形虫　377
高层超复杂细胞　343
高度近视眼　507
高分辨染色体显带技术　510
高胱氨酸尿综合征　3594
高空病　3593
高空减压病　3441
高空近视　3445
高赖氨酸血症　2615

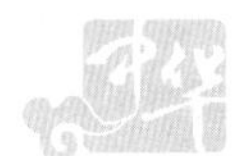



高频截止频率　289，308
高山病　3576
高通分辨视野计　665
高通分辨视野检查　1777
高血压　2314
高血脂性肝脾肿大症　3592
高压氧疗法　811
高眼压症　1825，1844
高原眼病　3563
高原紫外线角结膜炎　3565
高张力神经血管病变　3577
高褶虹膜构型　1820
高褶虹膜综合征　1820
高脂蛋白血症　1349
格鲁米特　568
格栅样光凝　804
格子样变性　2335
格子状角膜营养不良　433，497
格子状角膜营养不良2型　1332
个体化切削　2762
各向同性摄影验光　2536
给-撤反应　340
给-撤反应区域　340
给光反应　340
给光区　342
给光-中心型　339
给药途径　520
跟随运动　285
更昔洛韦　538，2087
工作年龄视力损害　2790
弓形暗点　1782
弓形虫检查法　774
弓形体病　2075
公共卫生眼科学　820
公立学校　2815
功能磁共振成像　3051
功能克隆　492
功能性屏障　170
功能性视力　2782，2811
功能性视力评估　2782
功能柱　343
巩膜　36，82，591，1457，2965
巩膜表面敷贴放疗　2183
巩膜唇　2136
巩膜管　83
巩膜黑变病　1461
巩膜化角膜　1348
巩膜基质层　1458
巩膜扩张带　2766
巩膜扩张术　2767
巩膜脉络膜钙化　2190
巩膜膨出　1468
巩膜破裂　3310
巩膜葡萄肿　1468
巩膜切开排液术　1980
巩膜筛板　83
巩膜筛状板　1457
巩膜上组织　1458
巩膜实质层　83
巩膜隧道切口　1557，1562
巩膜突　83，87，1457
巩膜外层　83
巩膜压陷器　629
巩膜炎　1464
巩膜咬切术　1955
巩膜硬度　204
巩膜灼瘘术　1955
巩膜棕黑板　83
共轭运动　2839
共轭注视麻痹综合征　3598
共济失调-白内障综合征　3166
共焦激光扫描检眼镜　1830，2558，2564
共焦激光扫描显微镜　2564
共焦激光扫描仪　1752
共焦显微镜　614，1258
共同疾病　2799
共同性内斜视　2873
钩端螺旋体病　457，2076
孤立性脉络膜血管瘤　725
孤立性纤维性肿瘤　420
谷氨酸　263
谷氨酸拮抗剂　556
谷胱甘肽　232，575
骨斑纹症　3577
骨干发育异常综合征　3609
骨化纤维瘤　1094
骨畸形　747
骨瘤　1091
骨膜下皮质性骨肥厚(症)　3592
骨破坏　747
骨缺失　747
骨肉瘤　1092
骨肾病综合征　3611
骨石化症　3577
骨纤维异常增殖症　1093
骨性迷芽瘤　1360
骨营养障碍性纤维化　3578
固定性斜视　2922

固视丢失　1787
固有性眼震　1775
胍氨酸　1943
关反应　340
观察性研究　831
观察者间的差异　843
观察者内差异　842
冠状体层　743
管状视野　1783
灌注液　570
光程差　2566，2762
光蛋白聚糖　212
光的波长　295
光的波动理论　2670
光的频率　295
光的速度　295
光动力疗法　809
光动力学治疗　2182
光反射　152
光分解　333
光感受器的生理功能及再生过程　252
光感受器膜蛋白　258
光感受器细胞　95
光觉　294，3018
光阑　2554
光量子　294
光路追迹　2762
光谱　323
光视紫红质　259
光适应　288
光通量　1764
光学矫正　3024
光学相干断层扫描仪　2560
光异构化　298
光致变色现象　2712
胱氨酸病　2333
广泛性弹力纤维发育异常　3608
广谱青霉素　529
规则散光　2572
规则性角膜散光　1347
硅胶光可调式晶状体　2767
硅油　570
国际视力表　644
国际照明委员会　291
国际烛光　2466
过度诊断的偏倚　845
过氟三丁烷胺　570
过敏性白内障综合征　3580
过敏性结膜炎　1227

## H

海德堡视网膜断层扫描仪　2558
海丁格光刷疗法　3030
海绵窦　154
海绵窦鼻咽部肿瘤综合征　3620
海绵窦鼻咽肿痛综合征　3613
海绵窦段眼球运动神经影像解剖　2950
海绵窦神经痛综合征　3613，3620
海绵窦新生物神经痛综合征　3620
海绵窦综合征　2910，3612
海绵状血管瘤　423，1062，1368
含水量　216
含铁血黄素性青光眼　1861
寒性麻痹　3586
韩-薛-柯病　1125
汉氏巴尔通体　356
毫朗伯　2467
合并支气管肺癌肌无力综合征　3607
合理用药　521
核/浆（N/C）比值　1216
核爆炸闪光盲　3429
核黄素缺乏症　1351
核黄素缺乏综合征　3631
核间性眼肌麻痹综合征　3587
核酸　231
核酸分子杂交　491
核糖核酸病毒　373
核心蛋白聚糖　212，222
核性白内障　238，1530
核性年龄相关性白内障　1534
盒形图　1794，1799
颌下腺移植　1444
褐黄病　1248
褐黄病综合征　3618
黑变病　425
黑朦偏瘫综合征　3610
黑朦性家族性白痴综合征　3579
黑蒙性瞳孔强直　699
黑色肝黄疸综合征　3607
黑色素瘤　426，919，2168
黑色素瘤溶解性青光眼　1893
黑色素细胞瘤　425，1894
黑视　3444
黑素细胞　88
黑酸尿病　3618
黑体　323
黑耀斑　60
恒磁铁　3371

恒定性外斜视　2894
横纹肌瘤　421，1076
横纹肌肉瘤　421，1076
横向角膜切口　2607
红变性青光眼　1886
红玻璃片试验　2869
红核脊髓小脑角综合征　3597
红核下综合征　3597
红绿色盲　508
红霉素　532
红色滤光片疗法　3030
红外偏心验光仪　2592
红外线白内障　3421
红细胞生成缺陷眼肾损害综合征　3631
红眼　595
红眼短路综合征　1891
虹膜　28，87，591
虹膜大环　35，124
虹膜动脉大环　89，116
虹膜动脉小环　117
虹膜断离　3297
虹膜发育异常双眼距增宽精神运动阻滞综合征　3631
虹膜隔人工晶状体植入术　1599
虹膜根部断离　697
虹膜骨骼发育异常综合征　1355
虹膜黑色素瘤　2169
虹膜红变　2034
虹膜红变期　1888
虹膜厚度　1719
虹膜或睫状体囊肿　1894
虹膜基质萎缩与变性　2131
虹膜及睫状体色素痣　2168
虹膜角膜内皮综合征　1306，1871，2140，2168
虹膜睫状体切除术　2170
虹膜睫状突距离　1720
虹膜晶状体接触距离　1719
虹膜卷缩轮　87
虹膜囊肿　2170
虹膜皮肤听觉发育障碍综合征　3635
虹膜平滑肌瘤　2168，2170
虹膜嵌闭综合征　1897
虹膜嵌顿术　1957
虹膜切除术　1949
虹膜色素上皮脱色素及增生　2131
虹膜瞳孔缘撕裂　697
虹膜突　86
虹膜萎缩　604，2134
虹膜萎缩青光眼综合征　3596
虹膜小环　87，124
虹膜小梁切除术　2170
虹膜小梁网发育不良　1908
虹膜新生血管　2034
虹膜悬韧带距离　1719
虹膜血管　124
虹膜异色　2170，3616
虹膜粘连　604
虹膜震颤　700
虹膜植入性囊肿　2167
虹膜痣　1893，2168，2170
虹膜痣综合征　1894，2168，3599
虹膜肿瘤　2168
虹膜转移癌　2170
虹膜转移性肿瘤　2168
猴头畸形　3601
后板层角膜移植　1389
后板削薄　1565
后部多形性营养不良　1337，1875
后部反光照射法　597
后部无定形角膜基质营养不良　1336
后部无定形角膜营养不良　1336
后部型圆锥角膜　1347
后部永存性玻璃体　2421
后弹力层　78，602
后弹力层撕除角膜内皮移植术（DSEK）　1431
后弹力层脱离　1611
后弹力膜　34，1257
后顶点度　2548
后顶点屈光力　2736
后发性白内障　1539
后发性疱疹性角膜炎　3634
后房　107
后房超声乳化技术　1566
后房型人工晶状体植入　1591
后巩膜固定缝线术　2978
后巩膜加固术　2769
后巩膜孔　1457
后巩膜葡萄肿　2155，2586
后巩膜炎　1464
后极性白内障　500
后界膜　111
后颈部交感神经综合征　3584
后马托品　584
后囊膜破裂　1614
后葡萄膜炎　2055
后葡萄肿　1469
后丘脑综合征　3603
后绕环　317
后色素上皮　90

后天性动眼神经麻痹　2909
后天性麻痹性斜视　2907
后天性内斜视　2879
后天性婴幼儿青光眼　1469
后退综合征　3606
后膝　317
后像　325
后像疗法　3029
后映照法检查　623
后圆锥形晶状体　2515
弧形斑　2586
弧形视野计　656
胡言乱语综合征　3618
虎红染色　1238
互补色　327
华法林　560
滑车凹　140
滑车上神经　150
滑车上下神经　133
滑车神经　148
滑车神经麻痹　2913，2961，3267
滑车下神经　150
化脓性肉芽肿　1360
化学毒剂　3394
化学感受器瘤　1105
化学去神经法　2879
化学去神经疗法　2936
化学烧伤　3387
化学性眼灼伤　3390
坏死性前巩膜炎　1464
坏死性视网膜炎　3535
坏血病　1351
环孢素　544，578
环丙沙星　534
环磷酰胺　545
环鸟苷酸　260
环鸟苷酸(cGMP)假说　335
环喷托酯　584
环曲面　2540
环曲面性　2509
环形暗点　321，1782
环形染色体　488
环形纤维部分　92
环形血管暴露　1744
环旋散光面　2601
缓释药物　523
幻觉视力综合征　3581
幻视　594
唤醒麻醉　2995
换能器　733
换元神经元　159
患病率　826，2800
患者自我选择偏倚　845
黄斑　26，95，106，635
黄斑板层裂孔　2282
黄斑部　608，2200
黄斑光敏度　1808
黄斑回避　675，3114
黄斑裂孔　608，2442，3338
黄斑裂孔性视网膜脱离　2363
黄斑脉络膜新生血管　2255
黄斑囊样水肿　1632
黄斑囊肿　608，3339
黄斑前膜　2280，2441
黄斑区　3587
黄斑区和周边部毛细血管网　114
黄斑下出血　2445
黄斑下手术　2445
黄斑下无血管中心　2036
黄斑纤维　317
黄斑营养不良　2263
黄斑营养不良合并新生血管膜　2259
黄斑营养障碍聋哑综合征　3605
黄斑转位术　2446
黄疸肝色素沉着综合征　3607
黄色斑点眼底　503
黄色瘤　916
黄氧化汞　587
磺胺醋酰钠　535
磺胺甲噁唑　535
磺胺嘧啶　535
灰度图　1780，1789
灰视　3444
灰线　126
恢复点　2649
回旋状脉络膜视网膜萎缩　2146
回旋状视网膜脉络膜萎缩　503
会聚　3182
会聚透镜　2705
混合性青光眼　1904
混淆视　2850，2904
获得性　2610
获得性免疫　444
获得性免疫缺陷综合征　481，2086，3577
获得性免疫系统　471
获得性免疫应答　444

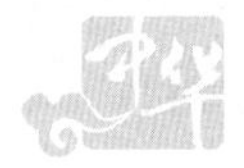


## J

机体适应综合征　3440
机械法准分子激光上皮瓣下角膜磨镶术　2582
机械学说　1733
肌苷　574
肌间膜　2826
肌腱延长术　2976
肌腱异常　2921
肌静脉　136
肌鞘　2825
肌肉滑脱　2988
肌肉撕裂伤　2925
肌无力综合征　3607
肌星　92
肌原纤维　90
肌原性调节　174
肌圆锥　145，2826
肌支　153
基本康复　2810
基本视标　2665
基本视力　2787
基底膜　119
基底细胞　78
基底细胞癌　415，916，1135
基底细胞层　78
基弧　2708，2737
基因　238，486
基因的表达　486
基因的调控　486
基因的复制　486
基因定位　492
基因连锁　491
基因替代　515
基因添加　515
基因突变　486
基因修正　515
基因抑制和（或）基因失活　515
基因增强　515
基因诊断　511
基因治疗　514，1944
基因组错配扫描　492
基因组扫描　492
基元　235
基质　88，91，94
基质层　78，602
基质坏死性角膜炎　1301
基质金属蛋白酶　224
基质内角膜环植入术　2755
畸胎瘤　1360，2170
激发滤光片　703
激光　802，1984
激光的特性　802
激光工作物质　802
激光共聚焦显微镜　616
激光虹膜周边成形术　1817
激光虹膜周边切开术　1817
激光角膜热成形术　2582，2755，2763，2767，2769
激光角膜原位层状重塑术　808
激光老视逆转术　2767
激光扫描偏振仪　1752，1831
激光上皮角膜重塑术　808
激光视网膜视力　305
激光小梁成形术　1996
激光医学　802
激光周边虹膜成形术　1994
激光周边虹膜切除术　1989
激励源　802
即时曲率　2544
即型凝胶　523
极差　848
极度脑积水综合征　3635
极性白内障　1529
急性闭角型青光眼　1814
急性播散性脑脊髓神经根病　3612
急性多发性神经根炎　3623
急性发热性多发性神经炎　3623
急性腹部高血脂综合征　3592
急性感染性多发性神经根炎　3623
急性感染性神经炎　3623
急性共同性内斜视　2886
急性共同性外斜视　2895
急性过敏性结膜炎综合征　3580
急性后极部多灶性鳞状色素上皮病变　724
急性卡他性结膜炎　1214，1219
急性泪囊炎　983
急性沙眼　1214
急性视网膜坏死　3536
急性视网膜坏死综合征　2087
急性圆锥角膜　1341
疾病分布　825
疾病筛查　837
疾病组分分析法　491
棘颚口线虫　383
棘球绦虫　382
棘状红细胞β脂蛋白缺乏症　3585
集合　276，286，2645
集合不足　2927

集合反应　152
集合功能不全　2652
集合功能过度　2654
集合过强　2928
集合近点　2647，2861
集合痉挛　2887
集合麻痹　2928
集合异常　2927
集合运动　285，2839
几何均数　847
挤眼　270
脊髓腹侧综合征　3586
脊髓软化综合征　3586
计量资料　846
计数资料　846，852
计算机断层成像　1008
计算机辅助角膜地形图　2509
继发性白内障　1486
继发性闭角型青光眼　438
继发性虹膜囊肿　2167
继发性开角型青光眼　438
继发性内斜视　2884
继发性葡萄膜萎缩　2134
继发性青光眼　437，1619
继发性外斜视　2895
继发性眼眶肿瘤　1132
加替沙星　534
家系连锁分析　492
家族聚集现象　490
家族性淀粉样沉着多发神经病变Ⅳ型　1332
家族性肺囊性纤维变　3624
家族性高乳糜微粒血症　3592
家族性高脂蛋白血症　3592
家族性过敏性白内障　3580
家族性疾病　484
家族性青年性肾萎缩　3611
家族性溶血性黄疸　3618
家族性溶血性黄疸骨病变综合征　3618
家族性溶血性贫血　3618
家族性渗出性玻璃体视网膜病变　504，2425
家族性性腺功能障碍综合征　3611
家族性遗传性黑矇性痴呆　3579
家族性疣　504
家族性运动失调性双瘫　3611
家族性脂导性高脂血症　3592
家族性组织细胞皮肤关节炎综合征　3611
甲氨蝶呤　545
甲丙氨酯　568
甲醇　3408
甲酚　586
甲酚磺酸　586
甲壳胺　577
甲喹酮　568
甲哌卡因　566
甲泼尼龙　542
甲烯土霉素　533
甲状旁腺功能亢进　1350
甲状腺功能亢进　1349
甲状腺功能亢进症　3585
甲状腺相关性免疫眼眶病　1891
甲状腺相关性眼病　1891，2938
甲状腺相关眼病　1145，2923
假 Argyll Robertson 综合征　3576
假单胞菌属　351
假分辨力　2505
假晶状体眼的青光眼　1865
假设检验　850
假树枝状角膜炎　1304
假同色图　291，649
假性 Graefe 综合征　3617
假性痴呆综合征　3618
假性晶状体囊膜剥脱　1540
假性裂孔　3339
假性麻痹综合征　3609
假性上皮瘤性增生　1362
假性外斜视　2889
假性眼球突出　1002
假阳性错误　1787
假阳性反应　1775，1787
假阴性错误　1787
假阴性反应　1775，1787
假荧光　710
尖头并指(趾)畸形综合征　3594
尖头并指(趾)生殖腺异常综合征　3594
尖头并指(趾)综合征　3581
尖头畸形　1015
尖头指(趾)骨畸形　3581
间充质　18
间接对光反射　273
间接光反应　698
间接检眼镜　619，2554
间接前房角镜检查　1703
间接眼　48
间接照射法　598
间视紫红质 1　259
间视紫红质 2　259
间歇性外斜视　2887，2890
间质性肥大性进行性婴儿性神经炎　3604

监测下麻醉管理　2993
监察员　524
监狱精神病综合征　3618
减压病　3593
检眼镜　2553
睑板　126，130
睑板阔韧带　130
睑板前肌　128
睑板上弓　135
睑板下弓　136
睑板下沟　134，1197
睑板腺　128，130
睑板腺癌　1135
睑板腺导管　127
睑板腺功能障碍　1244
睑板腺囊肿　130
睑沟　127
睑结膜　126，134，600，1197
睑眶沟　127
睑裂　126，271
睑裂斑　430，1247
睑裂狭小上睑下垂和倒转型内眦赘皮综合征　494
睑裂异常　2989
睑裂增大或变小　595
睑裂轴　126
睑内侧动脉　131
睑内翻　901
睑球粘连　906
睑缘　126
睑缘动脉弓　131，136
睑缘睫部　127
睑缘泪部　127
睑缘炎　897
碱性成纤维细胞生长因子　218，585
健康，老龄，退休在欧洲的研究　2791
渐变多焦点镜片　2722
腱鞘异常　2921
浆细胞瘤　1120，1360
交叉纤维　317
交叉柱镜　2697
交感性眼炎　463，477，478，3316
交感眼　3317
交替灯光照射试验　2687
交替遮盖试验　2859，3178
胶滴状角膜营养不良　497
胶滴状营养不良　1329
胶体系统　523
胶原　212
胶原纤维缺乏　3620
矫正模式标准差　1792
角蛋白聚糖　212
角巩膜小梁网　86，195
角巩膜缘　34，1946
角巩膜缘分光照射法　598
角结膜干燥症　1236
角瘤综合征　3601
角膜　33，78，591
角膜、眼底反光同时摄影　2536
角膜 Kayser-Fleischer　1353
角膜瓣　2760
角膜变性　1320
角膜表面非对称性指数　2543
角膜表面非对称指数　1342，2606
角膜表面规则性指数　1342，2543
角膜表面规则指数　2606
角膜表面形状系数　2606
角膜擦伤　3293
角膜层间镜片术　2767
角膜的曲率形态　1846
角膜的生物张力　1846
角膜滴状赘疣　1337
角膜地形图　612
角膜地形图引导的个体化切削　2762
角膜碘沉着　1353
角膜淀粉样变性　432
角膜顶部　2509
角膜盾　2765
角膜虹膜发育不全　3583
角膜后沉着物　603
角膜后弹力层内皮移植(DMEK)　1434
角膜后胚胎弓　498
角膜后胚胎环　1348，1919，3583
角膜后胎生环　497
角膜后周边环状混浊　3583
角膜环　1322
角膜混浊颅骨发育障碍综合征　3625
角膜肌　70
角膜基质　79，1257
角膜基质干细胞　220
角膜基质内囊肿　1361
角膜基质炎　1279
角膜金质沉着症　1353
角膜镜片术　2619，2755，2768
角膜磨损　2745
角膜磨镶术　2619，2755，2768
角膜内镜片植入术　2755
角膜内皮干细胞　221
角膜内皮上皮营养不良　1336

角膜内皮失代偿　3294
角膜内皮细胞显微镜　613
角膜内皮炎　1301
角膜内皮移植　3294
角膜内皮移植（EK）　1430
角膜葡萄肿　1221
角膜前胚胎环　1348
角膜前胎生环　497
角膜切除术　1400
角膜曲率计　612
角膜曲率计法　2509
角膜曲率轴　2507
角膜染色术　1401
角膜软化症　1350
角膜散光　2602
角膜散射　2508
角膜上皮　1256
角膜上皮剥脱　2989
角膜上皮短暂增殖细胞　220
角膜上皮基底膜营养不良　432
角膜上皮铁质线沉着　1325
角膜上皮下雾状混浊　2765
角膜上皮移植术　1437，1443
角膜实质炎耳聋综合征　3598
角膜水肿　1260，1617，1624
角膜松弛切开术　2607
角膜塑形镜　2732
角膜梭形色素病　3637
角膜铁质沉着症　1353
角膜铜质沉着症　1353
角膜小梁发育不良　1908
角膜楔状切除术　2607
角膜新生血管　2746
角膜形态　2509
角膜移植　467
角膜移植术后内皮型免疫排斥反应　1284
角膜异物　3294
角膜银质沉着症　1353
角膜营养不良　1320，1326
角膜营养不良症　3591
角膜营养障碍综合征　3591
角膜映光法　2860
角膜缘　81，600，1356
角膜缘部　134
角膜缘干细胞　82，219，1437
角膜缘干细胞移植　1438，1444
角膜缘麻风节结　1295
角膜缘切口　1557，2972
角膜缘上皮干细胞　1267
角膜缘上皮移植术　1438
角膜缘移植术　1438，1444
角膜缘栅栏带　1199
角膜知觉　217
角膜脂肪变性　1321
角膜周边部沟状变性　1323
角膜周边部溃疡　1279
角视野　2553
角性放大　2803
角质细胞生长因子　586
绞盘形环曲面　2708
矫正比较值　1789
矫正缺损变异　1792
脚气病　1351
酵母型真菌　366
阶段特异性胚胎抗原　221
阶段学说　329
阶梯法　1767
接触式间接镜　632
接近性集合　2840
节段性虹膜切除术　1952，2170
节细胞的感光性　253
节肢动物、昆虫　383
节制韧带　2826，2965
拮抗肌　283，2835
拮抗色觉学说　329
结构性屏障　170
结果变量　2791
结核性巩膜角膜炎和硬化性角膜炎　1294
结核性角膜基质炎　1294
结核性角膜溃疡　1294
结核性葡萄膜视网膜炎　2069
结核性视网膜静脉周围炎　3607
结核性中央性角膜炎　1294
结节病　1043，1468
结节性表层巩膜炎　1464
结节性弹力纤维病综合征　3612
结节性多动脉炎　970
结节性多发性动脉炎　2097
结节性前巩膜炎　1464
结节性硬化　3085
结晶样视网膜变性　2295
结晶状基质性角膜营养不良　1334
结膜　39，134，591，1197，2965
结膜半月皱襞　126
结膜充血　600
结膜淀粉样变性　430
结膜干燥症　431
结膜后动脉　136

结膜角膜缘自体移植　1438
结膜结核　1222
结膜结石　1247
结膜淋巴管瘤　1368
结膜囊　134，1197
结膜囊冲洗　779
结膜囊内给药　520，779
结膜囊肿　2989
结膜前动脉　136
结膜切口　2971
结膜上皮层　1199
结膜上皮内上皮癌　1363
结膜水肿　3273
结膜松弛症　1248
结膜吸吮线虫　381
结膜下出血　3274
结膜下浸润麻醉　2967
结膜下注射　779
结膜下阻滞　2993
结膜炎(93%)　3631
结膜移植　1443
结膜异物　3294
结膜周边性充血　136
睫毛　127
睫状长神经　111，112，136，150
睫状充血　136，601
睫状短神经　112，136，151
睫状后长动脉　115
睫状后动脉　115，153
睫状后短动脉　115
睫状环　90
睫状环阻滞性青光眼　1821
睫状肌　92，272
睫状肌麻痹剂　2703
睫状前动脉　116，136
睫状前神经　136
睫状神经节　111，151，152
睫状神经节长根　111，112，150
睫状体　29，90，184
睫状体冠　90
睫状体光凝术　806
睫状体黑色素瘤　2171
睫状体厚度　1719
睫状体激光光凝术　1971
睫状体晶状体距离　1719
睫状体冷凝术　1971
睫状体破坏性手术　1971
睫状体色素上皮的腺瘤　2170
睫状体上腔　92
睫状体上植入术　2767
睫状体萎缩　2134
睫状体血管　124
睫状体炎　3616
睫状体肿瘤　2170
睫状突　90
睫状突长度　1719
睫状突厚度　1719
睫状小带　109
解剖休息眼位　280
解释(说明)变量　2791
解释变量　2791
介入性CT　741
芥子气　3394
金属蛋白酶类组织抑制剂　224
筋膜囊下麻醉　1553
紧密连接　80
紧张性集合　2840
近点　2577，2625
近反射　152，273，285
近感性集合　2646
近视　2117，2571
近视弧　2154
近视力　645
近似镜度　2548
近用望远镜　2806
进行性苍白球变性综合征　3623
进行性骨干发育异常综合征　3609
进行性视力减退　3636
进展期青光眼干预研究　1795
浸润麻醉　565，785
浸润性突眼　1891
经典型GCD　1332
经典型格子状角膜营养不良　1331
经济成本　2790
经颅入路开眶术　1186
经瞳孔温热疗法　795
经瞳孔温热治疗　2182
经线性弱视　2604
经验计算方法　2538
晶状体　30，107，227，591，605
晶状体/眼球容积比值　1922
晶状体板　19
晶状体表面色素性沉着物　3630
晶状体不全脱位　1514
晶状体蛋白　229
晶状体调节　229
晶状体弓　108
晶状体沟　19

晶状体过敏性葡萄膜炎　477
晶状体过敏症　1864
晶状体合缝　31
晶状体核　605，1485
晶状体核硬度分级　1524
晶状体混浊　606
晶状体囊　107，605，1478
晶状体囊剥脱综合征　3610
晶状体泡　19，30
晶状体皮质　1483
晶状体脐形凹陷　2515
晶状体前囊膜下上皮细胞　1473
晶状体全脱位　1514，1861，3302
晶状体溶解性青光眼　1863
晶状体上皮　1480
晶状体上皮细胞　108
晶状体缩肌　67
晶状体脱失　3302
晶状体位置改变　607
晶状体细胞　109
晶状体纤维　109，228
晶状体相关的葡萄膜炎　464
晶状体形状异常　607
晶状体悬韧带　107，109，230，605
晶状体悬韧带溶解　1895
晶状体悬韧带异常　607
晶状体异位　1512
晶状体源性眼内炎　477
晶状体组织形态学　1473
精神病　3497
精神性固视麻痹综合征　3584
精神性失明　3636
精神性瞳孔强直综合征　3576
颈部捩伤综合征　3584
颈动脉供血不足综合征　3593
颈动脉-海绵窦瘘　1071，1890，1891
颈动脉海绵窦瘘综合征　3593
颈动脉综合征　3593
颈动脉阻塞或狭窄　2319
颈交感神经刺激眼面综合征　3587
颈交感神经刺激综合征　3587
颈交感神经麻痹综合征　3627
颈交感神经系统麻痹　3627
颈交感系统刺激症　3587
颈内动脉　112
颈内动脉(血管)瘤综合征　3613
颈翼(蹼)淋巴管扩张综合征　3589
颈椎过度伸屈伤综合征　3599
痉挛性假性硬化综合征　3600
静脉曲张　1067
静脉性血管瘤　1064
静态检影　2537
静态屈光度　2625
静态视像不等　2612
静态视野检查　655，1767
静态阈值检查法　1767
镜面反光照射法　597
镜片变换　2634
镜片测度表　2549
镜片调控　2696
镜片焦度计(测度仪)　2548
镜片筛选　2634
镜片诱导型近视　2591
酒精(乙醇)　2759
酒渣鼻　1352
酒渣鼻性角膜炎　1352
酒渣鼻性结膜炎　1232
就业设置　2792
局部板层巩膜脉络膜切除术　2184
局部抗原呈递　468
局部麻醉　2993
局部切除　2184
局部热疗法　795
局部适应效应　1765
局限性缺损　1790
局灶性皮肤发育不全综合征　3620
局灶性视网膜光凝　804
橘红色条纹　2538
巨大的弥散型神经节细胞　104
巨大电磁铁　3371
巨大裂孔视网膜脱离　2365
巨乳头性结膜炎　1230，2746
巨噬细胞炎性蛋白　219
巨细胞病毒　2086
巨细胞病毒性视网膜炎　482，2086
巨细胞动脉炎　2221
剧痛　3599
锯齿缘　95，106，608
锯齿缘截离视网膜脱离　2364
锯齿缘组织异位　609
聚合酶链反应　491
聚合凝胶　523
聚甲基丙烯酸甲酯　2729
聚散系统　285
聚散运动　2645
聚维酮碘　586
聚乙烯醇　577
卷曲式晶状体　2767

卷曲纤维性角膜营养不良　1331
绝对安静眼位　2837
绝对暗点　1771
绝对性远视　2578
绝对休息眼位　280
绝对阈　288
均衡　835

## K

卡巴胆碱　551
卡波姆　577
卡方($\chi^2$)检验　853
卡氏肺囊虫　381
卡他布兰汉球菌　351
卡替洛尔　551，1932
开反应　340
开放眼球伤　3292
开-关反应　340
坎德拉　2467
看见频率曲线　1766
抗VEGF　2119
抗酸染色　769
抗体　448
抗铜绿假单胞菌青霉素　530
抗氧化剂　1943
抗氧化系统　1495
抗原　447
抗原呈递细胞　217
抗原提呈细胞　468
柯楠辛碱　1933
柯氏位　730
颗粒细胞瘤　1106
颗粒状-格子状结合型角膜营养不良　1333
颗粒状角膜营养不良　433，497
颗粒状角膜营养不良Ⅰ型　1332
颗粒状角膜营养不良Ⅱ型　1333
可变角膜补偿模式　2559
可持续的　2773
可见虹膜横径　2743
可见虹膜纵径　2743
可卡因　2759
可靠性　842
可乐定　1934
可溶性　212
克拉霉素　532
克霉唑　536
空蝶鞍症　3609
空蝶鞍综合征　3609
空间分辨　289
空间积累效应　1765
空间频率　306
空间频率柱　343
空间影像计　2662
空间知觉定位障碍综合征　3627
空间总合　290
空泡　607
空虚视野性近视　3445
孔源性视网膜脱离　762
扣带综合征　3582
枯草热性结膜炎　1229
跨肌肉切口　2971
快收缩纤维　2831
宽鼻症　3599
宽光照射　597
眶壁　140，731
眶壁改变　731
眶部静脉曲张　1891
眶侧位　730
眶底综合征　3603
眶隔　130
眶隔前肌　128
眶骨暴力性骨折　2926
眶尖端综合征　2910
眶尖综合征　3279
眶角　142
眶密度　730
眶内壁　140
眶内出血　3274
眶内段眼球运动神经影像解剖　2950
眶内容摘除术　1186
眶内异物　3277
眶内缘　141
眶上壁　140
眶上动脉　131，153
眶上静脉　131
眶上孔　141
眶上裂　141，731
眶上裂扩大　732，747
眶上裂综合征　2910，3282
眶上切迹　141
眶上神经　133，150
眶上缘　141
眶外壁　141
眶外侧结节　141
眶外缘　141
眶下壁　140
眶下动脉　131
眶下缝　142

眶下孔　141
眶下裂　141
眶下神经　133
眶下缘　141
眶缘　141
眶支　131
眶脂体　144
眶周围结构　731
眶轴　279
喹诺酮心安　1932
溃疡性结肠炎　2095
扩散作用　186
扩张性角膜边缘营养不良　1323
阔睑裂症　3622

L

拉贝洛尔　1933
拉坦前列素　553
拉坦前列素滴眼剂　1926
来匹芦定　560
莱姆病　2077
莱姆病　457
拦截劈裂法　1569
“蓝色尿布”综合征　3606
蓝巩膜　498
蓝巩膜脆骨耳聋综合征　1355
蓝黄视野检查　1777
蓝色巩膜　1461
蓝色盲　508
蓝色条纹　2538
篮子细胞　1213
朗伯　2467
朗格汉斯细胞　217
朗格汉斯细胞组织细胞增多病　1124
老年环　431
老年前期痴呆脑皮质变性综合征　3625
老年前期痴呆皮质盲　3625
老年性动脉炎综合征　3628
老年性黄斑变性　3458
老年性瞳孔缩小　2132
老年性远视　2575
老视　2638
老视眼　230
勒-雪病　1126
雷公藤总苷　546
雷珠单抗　580
泪道　41
泪点　127，134，137，138
泪阜　126，137，1208，2965
泪骨　140
泪河　1197
泪颌缝　142
泪后嵴　129
泪湖　126
泪筋膜　139
泪膜　178，601
泪膜的结构　178
泪膜破裂时间　1238，2744
泪囊　137，138
泪囊炎　980
泪囊造影　732
泪器　40，591
泪前嵴　129
泪乳头　127，134，138
泪筛缝　142
泪腺　40，137
泪腺动脉　131，138，153
泪腺多形性腺癌　964
泪腺多形性腺瘤　962
泪腺静脉　153
泪腺囊肿　3259
泪腺神经　111，133，150
泪腺脱垂　971，3259
泪腺窝　140
泪腺下垂　137
泪腺腺样囊性癌　965
泪腺肿大　746
泪小管　127，137，138
泪小管断裂　3261
泪小管炎　980
泪液　176
泪液的分泌　176
泪液的组成　179
泪液分泌过多　954
泪液分泌过少　954
泪液分泌试验　1238
泪液镜　2510，2737
泪溢　595
类 Laurence-Moon-Bardet-Biedl 综合征　3588
类风湿肺综合征　3624
类风湿性关节合并脾功能亢进　3612
类杆菌属　357
类角质性角膜变性　1322
类肉瘤病　1468
类脂质肉芽肿　3624
类脂质组织细胞病　3624
累计缺损曲线图　1790
棱镜度　2710

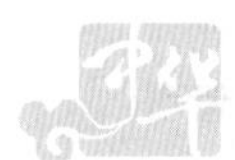


冷凝疗法　797
冷伤　3434
离焦性近视　2591
离心率　2509
离轴误差　2536
离子活化性即型凝胶　523
离子转运　228
罹患率　825
立克次体性结膜炎　1231
立式放大镜　2805
立体觉锐敏度　2684
立体视　653
立体眼底照相　1752
丽丝胺绿染色　1238
利巴韦林　538
利多格雷　560
利多卡因　566
利福平　533
利美索龙　542
利奈唑胺　535
利尿酸　1942
利什曼原虫　382
粒细胞缺乏性咽峡炎　3577
粒细胞缺乏综合征　3577
连接纤毛　98
连锁分析法　491
连续对比　325，326
连续环形撕囊术　1562
连续型毛细血管　119
连续照明　2539
联合型颗粒状和格子状角膜营养不良　433
联合用药　520
联结术　2977
镰刀细胞病　2324
镰突　62
镰状突　47
镰状细胞病　3626
镰状细胞贫血　3626
链球菌性角膜炎　1291
链球菌属　350
良性淋巴上皮病变　958
良性上皮黑色素沉着症　1365
良性遗传性角化不良　1362
良性展神经麻痹综合征　3587
两性霉素B　535
亮度　326，2467
亮度分辨　287
亮细胞　1202
量子　294
量子的能量　295
裂隙灯活体显微镜　596
裂隙灯活体显微镜联合前置镜　619
裂隙灯显微镜　2550
裂隙灯照相机　640
邻管组织　196，1825
邻视盘视网膜脉　3632
林可霉素　533
临床试验　834
临床眼科学　820
临界面积　290
临界闪烁光频率　290
临界时间　290
淋巴管扩张综合征　3589
淋巴管瘤　1066
淋巴肉瘤　3626
淋巴肉芽肿　3626
淋巴网状细胞瘤　3626
淋巴细胞　445
淋巴细胞功能性抗原　219
淋球菌性结膜炎　1220
磷酸二酯酶　260
磷酸二酯酶循环　336
磷酸化　237
磷酸戊糖途径　261
鳞状上皮癌　415
鳞状上皮乳头状癌　414
鳞状上皮乳头状瘤　414
鳞状细胞　1356
鳞状细胞癌　918
鳞状细胞乳头状瘤　1361
膦甲酸　538
灵长类　2592
灵敏度　841
领先时间的偏倚　844
流泪　595
流明　2466
流行　826
流行病学　824
流行性出血性结膜角膜炎　1308
流行性出血性结膜炎　1225
流行性感冒性角膜炎　1311
流行性角结膜炎　1226
流行性角膜结膜炎　1307
流行性结膜角膜炎　1214
硫柳汞　587，2734
硫喷妥　567
硫普罗宁　575
硫酸皮肤素　559

硫酸软骨素A　570
硫酸铜　587
硫酸锌　587
硫脂质沉积症　3622
硫唑嘌呤　545
聋哑视网膜变性综合征　3605
楼梯行为模式　2801
漏斗状肌　69
卢美根　1928
颅顶器　71
颅顶眼　71
颅骨扁薄缺损　3624
颅骨骨干发育障碍综合征　3600
颅骨下颌眼面综合征　3614
颅颈综合征　3599
颅眶面骨畸形病变　3588
颅眶视神经管闭合不全综合征　3588
颅面发育不全症　2615
颅面骨发育障碍综合征　3600
颅面骨畸形　3614
颅面畸形综合征　3621
颅面裂隙畸形　878
颅内血肿　3159
颅腕睑板营养不良症　3615
颅狭小综合征　3600
颅原节　17
滤光片　2554
滤过泡漏的修补术　1981
滤过性手术　1952
滤泡　1218
滤泡形成　601
滤泡性结膜炎　1214
路易氏气　3395
绿视杆细胞　65
氯胺酮分离麻醉　2968
氯氮草　567
氯化氨甲酰胆碱　1936
氯化钠　555
氯己定　587，2734
氯霉素　533
氯替泼诺　542
孪视锥细胞　65
卵黄样黄斑变性　502，2139
卵黄样黄斑营养不良　2266
卵黄状黄斑变性　763
卵黄状黄斑营养不良　2139
轮胎形环曲面　2708
轮胎形环旋面　2601
罗阿丝虫　378
螺旋体　362，456
螺旋体检查法　770
洛度沙胺　548
洛美利嗪　1942
洛美沙星　534

## M

麻痹性睑外翻　902
麻痹性斜视　2904
麻风性角膜基质炎　1296
麻风性角膜炎　1295
麻风性葡萄膜炎　2074
麻风眼病　3525
麻疹性角膜炎　1310
麻醉唤醒　2996
马方综合征　501
马赫带　290
马赫效应　290
马来酸心安　1930
吗替麦考酚酯　545
迈克耳逊干涉仪　2560
脉冲电位　340
脉冲染料激光光凝术　1886
脉络膜　93，608
脉络膜出血　2179
脉络膜大血管层　121
脉络膜动脉　117
脉络膜恶性黑色素瘤　1893
脉络膜黑色素瘤　725
脉络膜黑色素细胞瘤　2180
脉络膜裂　19
脉络膜毛细血管层　122
脉络膜毛细血管的基底膜　96
脉络膜毛细血管基底膜　93
脉络膜毛细血管萎缩　2150
脉络膜破裂　3336
脉络膜缺血　2033
脉络膜上腔出血　1614
脉络膜视网膜梗死综合征　3627
脉络膜脱离　2030
脉络膜脱离型视网膜脱离　2368
脉络膜萎缩　2134
脉络膜腺　47
脉络膜新生血管　2587
脉络膜血管　121
脉络膜血管间的吻合　122
脉络膜血管瘤　725，2179
脉络膜循环　2023
脉络膜耀斑　60

脉络膜痣　2179
脉络膜中血管层　122
脉络膜转移癌　2180
螨虫检查法　774
曼氏迭宫绦虫　381
慢电位　338
慢收缩纤维　2831
慢性充血性脾肿大　3584
慢性进行性眼外肌麻痹　2923
慢性卡他性结膜炎　1214，1220
慢性泪囊炎　3284
慢性疲劳综合征　3597
慢性葡萄膜炎　2101
慢性自发性黄疸　3607
慢性组织细胞病　3624
盲法　835，836
盲区　2537
猫弓蛔虫　379
猫叫综合征　3595
猫眼肛门闭锁综合征　3595
猫眼综合征　3595
猫抓病　2074
毛果芸香碱　552，1935
毛囊角化病　3602
毛囊角化不良综合征　3602
毛囊角化综合征　3602
毛细血管层　117
毛细血管间肾小球硬化综合征　3634
毛细血管瘤　423，1059，1368
毛细血管瘤合并血小板减少性紫癜综合征　3634
玫瑰红钠　589
眉　133
眉峰　133
眉梢　133
眉头　133
眉腰　133
梅毒　457，886
梅毒螺旋体　362
梅毒性耳源性眼球震颤综合征　3626
梅毒性角膜基质炎　1296
梅毒性葡萄膜视网膜炎　2072
酶性青光眼　1895
美国眼科研究所视功能调查问卷　2783
美金刚胺　1943
美开朗　1932
美他环素　533
美替卜拉洛　1933
美替洛尔　551，1933
咪康唑　536
弥漫型神经纤维瘤　1105
弥漫性脆骨硬化症　3577
弥漫性肺纤维化综合征　3624
弥漫性虹膜痣　2168
弥漫性脉络膜萎缩变性　504
弥漫性脉络膜血管瘤　725
弥漫性毛细血管角化症　3610
弥漫性前巩膜炎　1464
弥漫性全身性毛细血管角化瘤综合征　3610
弥漫性视野压陷　1783
弥漫性压陷　1771，1791
弥散光线照射法　597
弥散型神经节细胞　104
弥散型无长突细胞　102
迷走神经紧张性瞳孔反射　699
猕猴　2592
免疫　444
免疫病理　455
免疫磁珠分选　221
免疫调节功能紊乱　461
免疫调节剂　1944
免疫分子　445
免疫监视　471
免疫耐受　448
免疫球蛋白　217，446
免疫赦免　471
免疫细胞　445
免疫型和基质坏死性角膜炎　1300
免疫性角膜基质炎　1301
免疫遗传　461
免疫重建葡萄膜炎　2091
免疫重建炎症综合征　2091
免疫组织　444
面部正中裂综合征　3605
面部中裂综合征　3616
面动脉　131
面横动脉　131
面肌痉挛　2939
面前静脉　131
面深静脉　131
面神经　132，152
面神经麻痹综合征　3586
描述性横断面研究　829
描述性研究　828
敏感性　1775
明视蛋白　296
明视力　63
明视敏感曲线　288
明适应　325

模板匹配　292
模糊点　2649
模块蛋白聚糖　212
模拟角膜镜读数　2543
模式标准差　1792
模式偏差　1789
模型眼　2538
膜性（白喉性）及伪膜性结膜炎　1221
膜性肾小球肾病综合征　3609
莫拉菌性角膜炎　1291
莫拉菌属　353
莫西沙星　534
母体风疹综合征　3622
母体血清三项筛查　512
母系遗传　485
木薯样黑色素瘤　1893
目标眼压　1842
幕样眩光　2661

## N

内侧开眶术　1185
内侧纵束综合征　3587
内层毛细血管网　114
内成神经细胞层　24
内丛状层　103，2198
内巩膜沟　84
内核层　100，2197
内集合管　85
内胶原层　93
内胶原纤维层　96
内界膜　106，2198
内路房角切开术　1972
内皮层　602，1257
内皮细胞　119
内皮细胞层　78
内皮细胞小梁网　196
内屏障　171
内视现象　594
内索或臂丛神经炎　3603
内外联合开眶　1185
内斜视　2873
内隐斜　2873
内脏囊肿脑发育不良综合征　3623
内直肌　145，2829
内直肌麻痹　2911
内转　2836
内眦　126
内眦动脉　131
内眦间距　126
内眦静脉　131
内眦韧带　131
内眦赘皮　494，877，879
那他霉素　536
钠泵　215
奶油加番茄酱　3577
奈多罗米　548
奈福泮　569
奈帕芬胺　544
奈瑟菌属　351
耐酶新青霉素　529
耐受性试验　526
萘甲唑啉　546
萘中毒性白内障　3411
男子女性型乳房无精子综合征　3635
难治性青光眼　1889，1960
囊袋阻滞综合征　1897
囊膜　229
囊膜剥脱综合征　3610
囊膜下混浊性白内障　1534
囊膜下上皮细胞　1476
囊膜性白内障　1529
囊内白内障摘除术　1558
囊泡　1477
囊胚发育　18
囊性青光眼　3610
囊性纤维化综合征　3602
（脑）额叶基底部综合征　3614
脑病　3118
脑层　95
脑池段眼球运动神经影像解剖　2948
脑挫裂伤　3157
脑啡肽　337
脑干损伤　3159
脑苷脂沉积综合征　3619
脑脊液漏　3266
脑来源神经营养因子　222
脑面肾关节并指（趾）综合征　3595
脑膜瘤　424
脑膜炎　3116
脑囊虫病　3121
脑脓肿　3119
脑皮质纹状体脊髓变性综合征　3600
脑桥被盖综合征　3619
脑桥橄榄体小脑综合征　3604
脑桥小脑角肿瘤综合征　3601
脑缺血　3579
脑缺氧　3576
脑三叉神经血管瘤病　1886

脑视网膜变性综合征　3579
脑性肥胖综合征　3616
脑血管疾病　3140
脑炎　3118
脑眼　43
脑眼面骨骼综合征　3595
脑眼综合征　3637
脑震荡　3157
能量光谱　294
尼伐地平　1943
尼目克司　1937
尼特　2467
逆 Down 综合征　3580
逆规性散光　2603
逆先天性白痴综合征　3580
逆行充盈　709
年龄相关性白内障　1495，1531
年龄相关性黄斑变性　720，2138，2242，2566
年龄相关性脉络膜萎缩　2133
黏弹性保护剂　569
黏多糖　212
黏多糖沉积病　2331
黏多糖沉积病Ⅱ型　3628，3629
黏膜皮肤眼综合征　3617
黏膜相关淋巴样组织淋巴瘤　1110
黏膜移植　1443
黏液样变性　407
黏脂沉积病　2333
黏着斑　78
念珠菌性结膜炎　1231
念珠状角膜神经病变　1295
尿崩症　3624
尿黑酸尿病　3618
尿激酶　560
尿素　1940
颞侧凹　64
颞侧黄斑区　64
颞侧视岛　1783
颞侧楔形压陷　1782
颞骨综合征　3621
颞环　162
颞浅动脉　131
颞下颌关节疼痛与功能障碍综合征　3599
颞下颌关节综合征　3599
颞叶切除行为综合征　3636
凝血酶　562
牛痘苗性结膜炎　1226
牛磺酸　575
牛眼　1469，1908
牛眼症　2615
奴卡菌属　356
诺氟沙星　534

P

哌唑嗪　1933
派立明　1939
盘膜　333
盘膜边缘蛋白　260
盘沿面积　2558
盘状角膜炎　1301
旁中心暗点　1781
旁中心凹视网膜毛细血管扩张症　2227
旁中心中脑综合征　3586
旁中心注视　3019
泡性角膜炎　1283
胚裂　19
胚胎核性白内障　1530
培养的角膜缘上皮移植　1271
培养的口腔黏膜上皮移植　1271
配偶肌　283，2835
喷他佐辛　569
喷昔洛韦　537
皮肤病性白内障　3580
皮肤弹力纤维减少　3620
皮肤弹力组织假性黄色瘤　3622
皮肤口眼综合征　3586
皮肤内脏综合征　3603
皮肤黏膜发生水疱性损害　3620
皮肤黏膜葡萄膜综合征　3586
皮肤 - 黏膜 - 眼综合征　1355
皮肤丘疹样血管瘤或角化斑　3610
皮肤萎缩菲薄　3620
皮革蜂窝样视网膜变性综合征　3606
皮样囊肿　1046
皮样脂肪瘤　1087
皮样肿瘤　1360
皮脂瘤　1360
皮脂腺癌　918
皮质　111，605
皮质醇　542
皮质类固醇性青光眼　1867
皮质盲　594，3114
皮质素　542
皮质下中枢　158
皮质性年龄相关性白内障　1533
皮质性视固定麻痹综合征　3584
疲劳病　3597
脾 - 肝综合征　3584

脾功能亢进症 3584
脾性贫血 3584
匹罗卡品 1935
偏光镜 2781
偏盲 321,593
偏视协调麻痹综合征 3614
偏心摄影验光法 2536
偏振激光检测仪 1754
漂白 333
贫血 2322
频率 847
频域 OCT 755
平顶 2762
平衡盐溶液 570
平滑肌瘤 422,1081,1894
平滑肌肉瘤 422
平均光敏感度 1792
平均偏差 1792
平均缺损 1792
平均数 847
平面视野计 655
平面透镜 2706
平坦部 90
平稳跟随系统 285
平稳视跟踪运动 291
屏障滤光片 703
泼尼松 542
泼尼松龙 542
破坏性虹膜睫状体炎多发性关节脱臼综合征 3626
破裂点 2649
破裂孔综合征 3165,3613
剖面图 1790
铺路石样变性 2336
葡萄酒痣 1886
葡萄膜 87
葡萄膜恶性黑色素瘤 2125
葡萄膜 - 巩膜流出通路 201
葡萄膜巩膜通道 197
葡萄膜黑色素瘤 473,2169,2171
葡萄膜老年性萎缩 2131
葡萄膜缺损 2015
葡萄膜腮腺热 3625
葡萄膜腮腺性麻痹 3625
葡萄膜腮腺炎 3625
葡萄膜渗漏综合征 2032,2038
葡萄膜涡静脉途径 197
葡萄膜小梁网 86,195
葡萄膜炎 727,2101
葡萄膜炎并发黄斑新生血管膜 2258
葡萄膜炎并发症及处理 2126
葡萄膜炎类风湿关节炎综合征 3603
葡萄膜炎综合征 1852
葡萄球菌性角膜炎 1289
葡萄球菌属 349
葡萄糖 555
匍行性角膜溃疡 1288
匍行性脉络膜萎缩 2157
匍行性脉络膜炎 2157
普查 829
普拉洛芬 543
普兰克常数 295
普鲁卡因 565
普通学校 2815
谱域 OCT 2561

## Q

漆裂纹 2154
漆裂纹样病变 2586
奇痒,卵石样睑结膜滤泡 3580
脐静脉穿刺 512
气动压平眼压计 1698
气候性滴状角膜病变 431
气候性小滴状角膜病变 1322
气栓 3593
气阻塞 3593
器官特异性自身免疫性疾病 460
牵拉性视网膜脱离 3322
牵牛花综合征 3073
前板层角膜移植 1388
前表面层 87
前玻璃膜综合征 3631
前玻璃体膜 609
前部葡萄膜恶性黑色素瘤 1893
前部永存性玻璃体 2420
前弹力层 78,601
前弹力膜 34,1257
前顶点度 2548
前额头痛动眼神经麻痹综合征 3613
前房 33,107,591
前房穿刺术 1817
前房积脓性角膜溃疡 1288
前房积血 1613,3299
前房角 34,84
前房角镜检查 1702
前房角劈裂综合征 1918
前房角小梁网色素分级 1709
前房深度 603,1719
前房相关免疫偏离 451,468

前房形成术 1979
前房型人工晶状体植入术 1595
前房蓄脓 3630
前房珍珠肿 2167
前巩膜孔 1457
前巩膜炎 1464
前光视紫红质 259
前基底膜营养不良 1326
前极性白内障 499
前脊椎动脉综合征 3586
前脊椎动脉阻塞 3586
前睫状巩膜切开术 2767
前睫状巩膜切开术合并硅胶扩张条植入 2767
前睫状巩膜切开术合并钛板植入 2767
前界环 87
前界膜 111
前列腺素类药物 1942
前路开眶 1182
前脉络膜动脉综合征 3623
前葡萄膜炎 2053
前葡萄肿 1469
前绕环 317
前上皮与瞳孔开大肌层 89
前庭系统 285
前庭眼反射 285
前膝 317
前圆锥形晶状体 2515
前置镜 631
钱币状角膜炎 1304
潜视力 2543
潜水病 3441
潜水员麻痹 3593
浅层颗粒状角膜营养不良 1330
浅层毛细血管网 114，120
浅层无血管性点状角膜炎 1295
腔静脉阻塞综合征 3578
强化的角膜补偿 1831
强化角膜补偿模式 2559
强力霉素 533
强荧光 710
强直性集合 2646
强直性脊椎炎 462
强直性瞳孔 700
羟苯磺酸钙 563
羟苄唑 538
羟丙甲纤维素 570
羟甲唑啉 546
桥粒 78
鞘脂沉积病 2332
亲属结膜角膜缘异体移植 1438
侵入性鳞状细胞癌 1363
青光眼 1630
青光眼白内障联合手术 1975
青光眼斑 1815
青光眼半视野分析 1799
青光眼半视野检测 1762，1791
青光眼的分类 1653
青光眼的空间对比敏感度 1807
青光眼的筛查 1756
青光眼的时间对比敏感度 1808
青光眼的视神经保护 1667
青光眼分级系统 1794
青光眼改变概率分析 1762，1799
青光眼患者的筛查 1675
青光眼睫状体炎综合征 1876
青光眼进展分析 1762，1799
青光眼进展分析软件 1800
青光眼滤过性手术 1817
青光眼前期 1888
青光眼性视乳头损害的发病机制 1733
青光眼性视神经和视网膜神经纤维层 758
青光眼晕 2136
青光眼早期诊断 1664
青光眼植入物引流联合晶状体切除术 1977
青光眼治疗初始合作研究 1795
青霉胺 588
青霉素 529
青年女性 2117
青年性反复发作性视网膜玻璃体积血 3607
青少年黄色肉芽肿 1892
青少年遗传性角膜上皮营养不良 1328
氢化可的松 542
轻型中毒性表皮松解症 3617
清除皮质 1566
氰化物 3413
庆大霉素 531
穹隆部结膜 1198
穹隆结膜 134，1197
丘脑感觉过敏性缺失 3603
丘脑综合征 3603
秋水仙碱 546
球后麻醉 1553
球后阻滞 2993
球后阻滞麻醉 2967
球结膜 134，600，1198
球结膜血管 125
球镜调控 2696
球形角膜 1347

球形晶状体　2515
球样细胞白质营养障碍综合征　3637
球周麻醉　1553
曲安奈德　582
曲安西龙　542
曲伏前列素　554，1929
曲氟尿苷　537
曲克芦丁　563
曲率　2601
曲率性近视眼　2584
曲率性远视　2578
曲线下面积　519
屈光不正　2571
屈光不正性弱视　3009
屈光参差　2608
屈光参差性弱视　3008
屈光度　2601
屈光介质　229
屈光力　229，2548
屈光手术后视网膜脱离　2374
屈光性调节性内斜视　2879
屈光性屈光不正　2572
屈光性远视　2578
屈光指数性近视眼　2584
趋光眼　47
趋势分析　1801
趋向化视野检查程序　1763
去极化型　339
去氢维生素 A　296
去铁胺　588
去氧肾上腺素　584
去遮盖试验　2858
全白内障　1530
全反视黄醛　259
全基因组关联分析法研究　2589
全角膜上皮移植　1270
全角膜蕈状瓣异体移植术　1270
全葡萄膜炎　2101
全色盲　508
全色盲综合征　3621
全身给药　779
全身淋巴瘤转移至葡萄膜　2192
全身麻醉　787，2994
全身性弹力纤维碎裂综合征　3622
全身性皮肤局限病变　3620
全身用药　520
全视网膜光凝术　804
全视野心理物理学测验　1778
全视野阈值检查策略　1773
全远视　2578
醛糖还原酶　232
醛糖还原酶抑制剂　1500
颧额缝　142
颧沟　127
颧颌缝　142
颧眶动脉　131
颧面神经　133，151
颧颞神经　133，151
犬弓蛔虫　379
缺失　488
缺损变异　1792
缺损性小眼球　1922
缺血性睫状体萎缩　2135
缺血性脉络膜萎缩　2135
缺血性视神经病变　3082
雀斑　425
群体普查法　490

## R

染色体　486
染色体 13q 长臂部分缺失综合征　3597
染色体 18 长臂部分缺失综合征　3597
染色体 18 短臂部分缺失综合征　3597
染色体 18 三体综合征　3608
染色体 20 三倍体综合征　3598
染色体 21 三体综合征　3605
染色体 D 三体综合征　3584
染色体病　3463
染色体短臂缺失综合征　3595
染色体分析　512
染色体畸变　1542
染色体疾病　488
染色体显带技术　510
染色体遗传病　484
染色体原位杂交　511
热反应　333
热疗法　795
热烧伤　3387，3388
热休克蛋白　235，1944
人工角膜　1447
人工晶状体　2567
人工晶状体毒性综合征　3630
人工晶状体缝线固定术　1597
人工晶状体构型　1588
人工晶状体虹膜夹持固定术　1600
人工晶状体屈光度计算　1589
人工晶状体植入　2611
人工晶状体植入术　1587

人工泪液　577
人类免疫缺陷病毒　2086
人类免疫缺陷病毒Ⅰ型　481
认识　2773
妊娠高血压综合征　2318
日常活动视力量表　2800
日常生活的技巧　2810
日常生活视力　856，2773
日常生活视力量表　2783
日光辐射　3567
日光性视网膜炎　3454
日光性眼炎　3417
日清洁液　2735
日食盲　3422
狨猴　2592
绒毛取样　512
绒球小结叶综合征　3584
溶血性青光眼　1861
融合　2846
融合视　653
融合性集合　2646，2839
融合性交叉柱镜　2640
融合性聚散运动　2647
融合运动　286
柔红霉素　557
肉芽肿性病变　1361
肉样瘤病　892，957
乳酸　588
乳酸脱氢酶　232
乳头　1217
乳头增生　601
软骨骨营养障碍综合征　3629
软骨关节眼耳聋综合征　3594
软骨皮肤角膜营养不良综合征　3632
软骨外胚层发育异常综合征　3608
软性接触镜　2731
瑞典交互式阈值检测　1773
瑞氏位　730
瑞替普酶　561
弱视　593，3002
弱视复发　3035
弱视性瞳孔无力　699
弱荧光　709

S

塞来昔布　544
腮腺管移植术　1444
腮腺炎性角膜炎　1310
噻氯匹定　560
噻吗洛尔　550，1930
噻吗心安　550，1930
“三导程”学说　344
三X染色体综合征　3631
三倍体-20综合征　3598
三叉神经　111，133，149，1316
三叉神经痛　3620
三级玻璃体　32
三联体　333，337
三磷腺苷　574
三氯叔丁醇　587
三盲法　836
三色视　652
三色说　328
三体　488
三维超声　734
三维超声检查　735
三硝基甲苯　3403
三叶草样颅骨综合征　3635
三唑仑　568
散发　826
散光　2571，2601
散光束　2602
散光透镜　2602
散光性角膜切开术　2755
散光眼　508，2572
散开功能不足　2655
散开功能过度　2655
散开运动　286
散瞳剂　700
扫描光源OCT　2562
扫视系统　285
扫视运动　2840
色调　326
色度　290
色度图　291
色甘酸钠　548
色拮抗型的双极细胞　340
色觉　508，592，649，1806，2682
色觉镜　291，651
色觉异常　291，508，652
色觉障碍　291
色盲　291，508，594
色疲劳　325
色弱　508
色视　594
色适应　325
色素颗粒　265
色素膜　87

色素上皮层　22
色素上皮的代谢　265
色素上皮的基底膜　96
色素上皮脱离　2239
色素上皮细胞　91
色素失调症　3588
色素性静脉旁视网膜脉络膜萎缩　2163
色素性青光眼　1881
色素性视网膜类脂神经元性遗传变性　3579
色素痣　425
色温　323
色相排列法　649
色相区别子　291
沙眼衣原体　359，456
筛窦　143
筛骨孔　142
筛骨纸板　140
筛颌缝　142
筛后动脉　153
筛后静脉　153
筛后神经　150
筛前动脉　153
筛前静脉　153
筛选程序　1763，1772
山莨菪碱　563
山梨酸　2734
闪光 ERG　682
闪光视觉诱发电位　346，1811
闪辉性玻璃体液化　2417
闪烁反应　684
闪烁和时间调节视野检查　1778
伤后或后发疱疹性角膜炎　3634
上方平均值　2559
上颌窦　143
上颌神经　133，151
上睑沟　127
上睑提肌　127，128，143
上睑下垂　494，877
上角巩缘角结膜炎　2746
上泪点　138
上皮　601
上皮基底膜　1257
上皮基底膜营养不良　1326
上皮糜烂综合征　3634
上皮细胞　228
上皮细胞层　78
上皮细胞神经营养因子　223
上皮下角膜淀粉样沉着病　1329
上皮下黏蛋白性角膜营养不良　1328
上皮向内或向下生长　2168
上皮眼　43
上皮植入　2167
上腔静脉综合征　1891，3578
上丘　158
上涡状静脉　154
上斜肌　146，2829
上斜肌断腱术　2982
上斜肌腱鞘综合征　2959
上斜肌前部前徙术　2982
上斜肌手术　2982
上斜肌折叠术　2982
上直肌　146，2829
上直肌麻痹　2910
上转　2837
上子片　2718
烧脚综合征　3621
烧伤综合征　3631
少年儿童高眼压症　1847
少年型黄斑营养不良　503
少年性黄色肉芽肿　1128
舌咽迷走副神经综合征　3595
舌咽迷走舌下神经综合征　3583
舌咽迷走舌下与副神经综合征　3583
社会后果　2792
社会经济地位　2792
社会经济水平　2790
社会显著的视力损害　2792
社会心理学　2815
社区试验　835
社区眼科学　821
射频传导性热角膜成形术　2643
摄影角膜镜法　2509
申办者　524
伸舌样白痴　3605
伸舌样痴呆综合征　3605
身体失控　3584
深板层角膜移植　1388
深层毛细血管网　114，120
神经垂体功能障碍综合征　3616
神经干麻醉　565
神经沟　18
神经管　18
神经嵴　17
神经胶质　95
神经节细胞　95
神经节细胞层　104，2198
神经紧张素　337
神经精神性巨球蛋白血症综合征　3588

神经麻痹性角膜炎　1304
神经母细胞瘤　418
神经鞘瘤　1102，1367，2170
神经鞘髓磷脂沉积病　3167
神经上皮层　23，95
神经生长因子　222，556
神经视网膜血管瘤病综合征　3589
神经损伤性内斜视　2877
神经特异性烯醇化酶　220
神经外胚叶　17
神经系统遗传病　3468
神经纤维层　105，2198
神经纤维瘤　1104，2170
神经纤维瘤病　1023
神经性毒剂　3394
神经营养性角膜炎　1300
神经营养因子　222，584，1943
神经源性虹膜萎缩　2137
神经源性角膜炎　1316，2137
神经褶　18
神经症　2661
肾病糖尿侏儒低磷酸盐血症佝偻病综合征　3611
肾病综合征　3609
肾上腺功能亢进　3601
肾上腺交感神经综合征　3577
肾上腺皮质神经母细胞瘤合并眶内转移　3629
肾上腺皮质综合征　3601
肾上腺色腙　562
肾上腺素　1933
肾上腺髓质肿瘤综合征　3577
肾上腺髓质综合征　3629
肾上腺综合征　3601
肾小球透明变性糖尿病综合征　3634
渗出　393
渗出性视网膜脱离　2385
渗漏　710
生长激素抑制素　337
生长相关蛋白-α　219
生长因子　218
生腱蛋白　223
生理安静眼位　2837
生理复视　2846
生理盲点　1760，1765，1769，1780
生理盲点扩大　1780，1783
生理盲点外露　1780，1783
生理性屏障　170
生理性眼动　1775
生理性远视　2578
生理休息眼位　280
生理盐水　2735
生色团　296，333
生态学研究　831
生物利用度　519
“湿性”验光　2581
尸体角膜角膜缘异体移植　1438
尸体结膜角膜缘异体移植　1438
失读症　165
失能眩光　2781
失认症　165
失写症　165
失语失认失用综合征　3581
湿润剂　2736
湿性老年性黄斑变性　439
湿性年龄相关性黄斑变性　2248
十字形　2536
时间长度的偏倚　845
时间分辨　290
时间积累效应　1765
时间依赖眼球硬度　224
时间总合　290
时域 OCT　2561
实验性研究　834
实用　2773
实用性　843
食欲流泪综合征　3589
矢状体层　743
事件分析　1801
视杯　1825
视杯面积　2558
视标　643
视刺激疗法　3028
视蛋白　296，333
视岛　1779
视动性眼球震颤　285，3004
视动性眼震　2854
视放射　159，3043
视杆系统反应　683
视杆细胞　97，295
视杆细胞末端突触　337
视杆细胞内节　98
视杆细胞内纤维　100
视杆细胞外节　97
视杆细胞外纤维　99
视杆细胞细胞　95
视杆细胞小球　100，337
视功能　2782
视黄醇　296
视黄醛　296

视黄醛 1　258
视黄醛 2　258
视交叉　156，3040
视交叉综合征　3601
视角　303，643
视脚　159
视界圆　2684
视近光心　2718
视近训练　3031
视觉　2665
视觉电生理　680
视觉定位障碍综合征　3627
视觉动力系统　285
视觉发育可塑性　3005
视觉分离　165
视觉活动调查问卷　2783
视觉康复　2810
视觉器官　77
视觉认知　3015
视觉损伤的评价　1550
视觉训练　3015
视觉抑制　2850
视觉诱发电位　346，685，1811，2855，3014
视觉运动觉　652
视觉质量　2788
视蓝质　259，296
视力　289，303，590，643
视力表　643
视力残疾　856
视力测定　643
视力的客观测定　305
视力减退　593
视力丧失　3637
视力损伤的分类　855
视力暂时丧失　3579
视路　156
视敏度　289，303，643
视盘　95，608，635，2198，3066
视盘的先天异常　2206
视盘发育不全　505
视盘面积　2558
视盘旁萎缩　2136
视盘缺损　3072
视盘生理凹陷　635
视盘水肿　3614
视盘小凹　3073
视盘星形细胞错构瘤　3085
视盘血管　121
视盘血管瘤　3084
视盘血管炎　3080
视盘圆锥　62
视盘周围放射状毛细血管网　113，119
视盘周围脉络膜萎缩　2136
视盘周围晕　2136
视泡　18
视皮质　159，3044
视疲劳　2579
视频放大器　2808
视乳头　95，3066
视乳头出血　1744
视乳头静脉炎　3080
视乳头前膜　3072
视乳头水肿　3075
视乳头先天性小凹　1915
视乳头照相　1830
视乳头周围萎缩　1745
视色素　295，333
视神经　29，147
视神经发育不全　3068
视神经管　142
视神经管减压术　1193
视神经管扩大　747
视神经管综合征　3593
视神经脊髓炎　3605
视神经胶质瘤　424，1098，3110
视神经节苷脂质沉积综合征　3579
视神经孔　140，142，731
视神经孔改变　732
视神经脑膜瘤　3110
视神经鞘减压术亦称视神经鞘开窗术　1193
视神经鞘脑膜瘤　1099
视神经网膜炎　2236，3087
视神经萎缩　3091，3614
视神经萎缩共济失调综合征　3586
视神经纤维指数　2559
视神经炎　3535
视神经肿大　746
视神经周围炎　3087
视束　157，3041
视体反射　166
视网膜　95，2197
视网膜本部　95
视网膜变性慢　260
视网膜变性糖尿病耳聋综合征　3579
视网膜玻璃体转移癌　2408
视网膜出血　3569，3607
视网膜挫伤　3333
视网膜大动脉瘤　2224

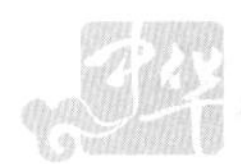


视网膜的色素异常　2205
视网膜的突触结构　254
视网膜电图　344，682，3013
视网膜电图的光适应负反应　1810
视网膜动静脉期　709
视网膜动脉期　709
视网膜动脉前期　709
视网膜动脉阻塞　2210
视网膜斗争　2849
视网膜对光的适应性　249
视网膜对应　2846
视网膜发育异常　3637
视网膜分辨力　305
视网膜感觉部　20
视网膜光敏感度　1765
视网膜光损伤　3452
视网膜海绵状血管瘤　2404
视网膜虹膜部　20，27，107
视网膜后膜　2381
视网膜厚度　757
视网膜厚度分析仪　1752，1755
视网膜睫状部　20，27
视网膜睫状动脉　95
视网膜睫状体部　107
视网膜静脉期　709
视网膜静脉周围病变　3607
视网膜静脉周围炎　2219，3607
视网膜静脉阻塞　2213
视网膜裂孔　3339
视网膜脉络膜活检　2451
视网膜盲部　20
视网膜母细胞瘤　419，474，505，1132，1892，2125，2391
视网膜囊肿　2390
视网膜胚瘤　1892
视网膜劈裂症　763，2297
视网膜铺路石样变性　439
视网膜三病征　3633
视网膜色素变性　501，763
视网膜色素变性-耳聋-共济失调-智力低下综合征　3166
视网膜色素变性耳聋运动失调综合征　3624
视网膜色素上皮　95，2087，2197
视网膜色素上皮层下出血　2179
视网膜色素上皮的基底膜　93
视网膜色素上皮的结构及生理功能　250
视网膜神经胶质　106
视网膜神经纤维层　2559
视网膜水肿　608，3587
视网膜脱离　608，2588
视网膜萎缩　3598
视网膜萎缩耳聋侏儒综合征　3598
视网膜下新生血管形成　761
视网膜像的移动　302
视网膜血管炎　2219
视网膜血管增生性肿瘤　2406
视网膜血管阻塞性疾病　760
视网膜炎　3534，3539
视网膜耀斑　60
视网膜影像侈开　2647
视网膜震荡　3331，3587
视网膜脂血症　2333
视网膜中央动脉　37，112，153
视网膜中央静脉　37，114
视网膜中央血管　2199
视网膜肿瘤　2390
视网膜灼伤　3567
视物扭曲　594
视物疲劳　2577
视像不等　2608，2611
视野　592，2680，3044
视野计　2681
视野前诊断　1841
视野缺损　593
视野指数　1792，1801
视远光心　2718
视远区　2718
视轴　279
视锥-杆细胞营养不良　503
视锥和视杆细胞层　2197
视锥细胞　97，295
视锥细胞末端突触　337
视锥细胞内节　99
视锥细胞内纤维　100
视锥细胞外节　98
视锥细胞外纤维　99
视锥细胞细胞　95
视锥细胞小足　100，337
视锥细胞营养不良　2265
视紫红质　259，296
视紫红质激酶　336
视紫红质循环　336
视紫蓝质　259，296
视紫质　259，296
适力达　1926
嗜铬细胞瘤综合征　3577
嗜碱性粒细胞　445
嗜酸性粒细胞　445
嗜酸性肉芽肿　969
嗜酸性细胞肉芽肿　1125

嗜血杆菌属　352
收缩部　97
手持电磁铁　3371
手持式放大镜　2805
手术并发症　2987
手术放大镜　2986
手术源性干眼　1370
受试者　527
梳状韧带　86
梳状纤维　86
输入性传染病　827
术后浅前房　1619
术后散光　1638
术后炎症反应　1621，1625
术后眼内出血　1620，1631
术后眼内炎　1623
术中并发症　1610
束状角膜炎　1283
树突状细胞　217
树枝状角膜炎　1299
数字　2788
数字化荧光血管造影　703
数字减影血管造影　3143
数字减影血管造影术　764，1007
双 Maddox 杆检查旋转斜视　2868
双侧面部发育不全综合征　3614
双侧眼睑痉挛综合征　3591
双层无长突细胞　102
双错觉综合征　3593
双关性　2536
双光镜或双焦点眼镜　2718
双幻象综合征　3593
双极细胞　95，101
双极细胞末端突触　337
双极细胞突触　103
双裂隙摄影验光仪　2537
双氯非那胺　553
双氯芬酸　543
双氯芬酸钠　2765
双盲试验　836
双目间接检眼镜　627
双上转肌麻痹　2915
双生子法　490
双视杆细胞　65
双视锥细胞　64
双素西平　1943
双糖链蛋白聚糖　212，222
双下转肌麻痹　2916
双相型真菌　366
双像棱镜　2540
双像系统　2540
双行睫　495
双眼单视　653
双眼单视界　2847
双眼复视　595
双眼间对称性　2559
双眼距离过远综合征　3622
双眼视　653
双眼视差　2684，2848
双眼视觉　2844，2845
双眼视野　2845
双眼同向运动　2861
双眼异常相互作用　3012
双眼异向运动　2861
双眼运动　285，2838
水痘带状疱疹病毒　1852
水痘性角膜炎　1305
水分离　1563
水合氯醛　568
水平缝　313
水平肌后徙术　2973
水平肌肌腱垂直移位术　2977
水平肌截除术　2974
水平体层　742
水平同向运动　285
水平细胞　95，101
水平纤维　102
水平注视麻痹伴进行性脊柱侧弯　2943
水平注视性麻痹伴进行性脊柱侧弯　2941
水通道蛋白　228
水隙　607
水眼　1469，1908
水肿压　216
瞬目　270
瞬目麻醉　1552
瞬态反应　346
瞬态全视野 VEP　686
瞬态图形 VEP　686
丝裂霉素　557，2765
丝状角膜炎　1281
丝状真菌　365
死亡率　826
四叠体　158
四分位数间距　848
四环素　533
四联征　3637
松果器　71
松果体神经眼综合征　3615

松果眼　71
松解性核切开　1565
苏为坦　1929
酸性黏多糖　91
算术平均数　847
随访系列图　1798
随机测量误差　847
随机点立体图测定　2872
随机对照试验　836
随机分组　835
随机化　847
随意性瞬目　270
随意性眼动　1775
随意性远视　2578
髓上皮瘤　417，1892，2170
髓质综合征　3586
梭杆菌属　357
梭状芽胞杆菌属　356
缩胆囊素　337
缩瞳剂　700

## T

他氟前列素　554
他克莫司　545
胎儿虹膜炎综合征　3580
胎儿镜检查　512
胎儿酒精综合征　3612
肽　263
肽类物质　337
酞丁安　538
弹力层　93
弹力微纤维　3552，3554
弹力纤维　3552，3553，3554，3555，3556，3557，3561
弹力纤维层　96
弹力组织假性黄色瘤综合征　3622
弹伤性脉络膜视网膜炎　3338
弹性系数　230
毯层脉络膜营养不良　2142
探测阈值　307
糖胺聚糖　242
糖代谢　1498
糖代谢性白内障　1497
糖的转运　1497
糖酵解　261
糖脑苷脂沉积病　3619
糖尿病　1348
糖尿病高血压肾病综合征　3634
糖尿病视网膜病变　760，2325
糖尿病性白内障　1536
糖尿病性肾小球硬化综合征　3634
糖尿病性眼球突出性骨发育障碍　3624
糖皮质激素　540，544，2119
糖脂质代谢障碍综合征　3610
特比萘芬　537
特发性表层巩膜静脉压升高　1892
特发性高钙血症　3606
特发性高脂血症　3592
特发性黄斑裂孔　762，2282
特发性黄斑新生血管膜　2257
特发性甲状旁腺功能减退合并念珠菌病　3576
特发性进行性虹膜萎缩　2140
特发性肾病综合征　3609
特发性视网膜血管炎、动脉瘤　2236
特发性炎性肌病　2098
特发性眼睑痉挛　3591
特发性眼眶炎症　1039
特形子片　2718
特异度　841
特异性　1775
特异性抗菌免疫　454
特应性角结膜炎　1230
疼痛脚　3621
梯度法　2651
体位改变综合征　3591
体细胞遗传病　485
体液性调节　174
替吉环素　533
替考拉宁　533
替硝唑　535
天然细胞低能综合征　3597
天文望远镜系统　2550
调节　2638，2650，3183
调节超前　277，2628
调节刺激　2627
调节反射　166
调节反应　152，277，2628
调节范围　2625
调节幅度　276，2625
调节活化正常T细胞表达和分泌因子　219
调节集合联动　273
调节近点　3182
调节灵敏度　277
调节式晶状体　2767
调节性辐辏　286
调节性会聚　3182
调节性集合　286，2646，2650，2839
调节性集合与调节的比例测定　2862
调节性内斜视　2879

调节滞后 277，2628
调整缝线术 2974
调制百分比 290
调制传递函数 289，306，2505
跳动 291
跳动眼综合征 3635
铁沉着症 1248
听神经瘤综合征 3601
同感性光反应 698
同卵双生子 490
同色异谱 328
同时对比 325
同时视 653，2845
同视机 653
同向眼球运动 2839
同向运动 285
同型胱氨酸尿症 501
铜绿假单胞菌性角膜炎 1290
酮苄香豆素 560
酮康唑 536
酮咯酸 543
酮替芬 547
瞳孔 87，272，591，695，3168
瞳孔不等 695，3184
瞳孔的闭睑反应 698
瞳孔的光反应 697
瞳孔的集合反应 698
瞳孔的前庭性反射 698
瞳孔的三叉神经反射 698
瞳孔的意识感觉性反射 698
瞳孔对光反应消失 3576
瞳孔反射 166，272
瞳孔后粘连 1632
瞳孔夹持 1632
瞳孔夹持综合征 1897
瞳孔开大肌 27，87，272
瞳孔括约肌 27，87，89，272
瞳孔膜 28
瞳孔异常 595
统计量 846
统计学 846
桶形环曲面 2708
桶形环旋面 2601
痛性眼肌麻痹 1042，2910
头孢菌素 530
头颅正侧位 730
头痛 595
头位异常 2931
透巩膜释药系统 523
透见荧光 710
透明角膜切口 1556
透明角膜隧道切口 1562
透明性边缘性角膜变性 1324
透明质酸 242
透明质酸钠 577
透气性硬性接触镜 2730
透析或超滤 186
突变体检测体系 492
突触 99
突触带 100，337
突触后电位 338
突触裂隙 100
突触小泡 337
突然发作四肢疼痛 3610
突眼尿崩、骨发育不良综合征 1354
突眼尿崩症性骨发育障碍综合征 3624
突眼性甲状腺肿 1349，3585
图像识别 292
图像视觉诱发电位 1811
图像视网膜电图 1809
图像增强 750
图形 ERG 684
图形分辨视野检查 1777
图形视觉诱发电位 346，646，3004
图形阈值 307
兔眼 1890
团块状细胞 88
推进法 2627
退缩性眼球震颤 3637
退缩性眼球震颤综合征 3636
褪黑素 263
吞噬细胞 444
吞噬作用 265
吞饮 168
托吡卡胺 584
拖布型双极细胞 101
脱氧核糖核酸病毒 370
脱抑制现象 338
妥拉唑林 563
椭圆体 333
椭圆形朦像 2538

## W

瓦氏位 730
外侧壁综合征 3613
外侧开眶术 1183
外侧膝状体 158，3042
外层毛细血管网 114

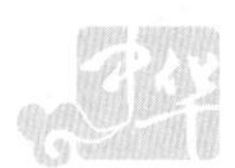



外层渗出性视网膜炎　3597
外成神经细胞层　24
外丛状层　99，2197
外核层　99，2197
外集合管　85
外胶原层　93
外胶原纤维层　96
外界膜　99，2197
外路小梁切开术　1915，1974
外胚层间质　17
外胚叶发育障碍伴眼畸形综合征　3600
外胚叶开口部糜烂综合征　3635
外屏障　171
外伤性白内障　1507，1538
外伤性虹膜睫状体萎缩　2135
外伤性晶状体脱位　1513
外伤性麻痹性斜视　3263
外伤性脉络膜萎缩　2135
外伤性视神经病变　3099
外显率　487
外显子捕获　492
外斜视　2887
外隐斜　2887
外展神经麻痹　2914
外照射放疗　1358
外直肌　145，2829
外直肌棘　141
外直肌上直肌假性麻痹综合征　3632
外直肌粘连综合征　3632
外转　2836
外眦　126
外眦间距　126
外眦韧带　131
完全性瞬目　270
万古霉素　532
网膜成像验光　2534
网织内皮组织的微小胶质细胞　106
网状内皮细胞肉芽肿　3624
望远镜显微镜　2806
危险窄房角　1821
微孢子虫　382
微波白内障　3448
微光光谱　323
微粒状角膜营养不良　1335
微囊性角膜营养障碍综合征　3598
微绒毛　79，96
微小RNA病毒　456
微小漂移　286
微小切口白内障手术　1570
微小扫视　286
微小斜视　2884
微小眼球运动　286
微小震动　286
微循环改变　3565
微皱褶　79
韦荣球菌属　358
维拉帕米　1943
维脑路通　563
维生素A　572
维生素A醛　296
维生素$B_1$　573
维生素$B_{12}$　573
维生素$B_2$　573
维生素$B_6$　573
维生素C　573
维生素D　572
维生素E　572
维生素$K_1$　561
维生素U　574
伪盲　593
伪影　739
未矫正的屈光不正　2777
畏光　595
温度敏感性即型凝胶　523
纹状旁区　164
纹状皮质　159
纹状体皮质　331
纹状周围区　165
稳态反应　346
稳态全视野VEP　686
涡状静脉　118
蜗牛迹样变性　2335
乌诺前列酮　554，1929
无β脂蛋白血症　3585
无鼻脑畸形　3601
无彩色光谱　323
无长突细胞　95，102
无长突细胞突触　103
无赤光　634
无缝线深板层角膜内皮移植术（DLEK）　1430
无感觉综合征　3618
无虹膜　1920
无虹膜Wilms瘤综合征　1921
无焦　2706
无角膜　1346
无结晶体的Schnyder结晶状角膜营养不良　1334
无晶状体性青光眼　1865
无晶状体眼　2572，2615

无晶状体眼或人工晶状体眼的视网膜脱离　2367
无菌性角膜浸润　2745
无菌性溃疡　1300
无菌性前房蓄脓　3630
无脉络膜症　503，2142
无色素睫状上皮　90
无色素上皮的肿瘤　2170
无视神经　3068
戊巴比妥　567
物理捕获　492
误差　847
雾视　2581

## X

西班牙国家防盲组织　2810
西多福韦　538
西罗莫司　545
西曲溴铵　587
吸收　295
吸收光谱　323
吸收性明胶海绵　562
息肉状脉络膜血管病变　723，2027
膝距束　159
膝状神经节综合征　3628
膝状神经痛综合征　3628
系谱分析　490
系统抽样　830
系统误差　847
系统性弹力组织病　3622
系统性红斑狼疮　890，2096
系统性硬化病　2099
细胞骨架蛋白　234
细胞间黏附分子　219
细胞膜内褶　96
细胞黏附分子　219，447
细胞色素 C　575
细胞外基质　212
细胞耀斑　60
细胞遗传学检查　510
细胞因子　218，446
细精管发育不全综合征　3635
细菌　348
细菌培养与鉴定　769
细菌性角膜炎　1287
细菌学检查法　768
细针穿刺抽吸活检术　2451
下臂丛神经根综合征　3603
下方平均值　2559
下颌发育不良　3614
下颌骨面部发育障碍综合征　3614
下颌骨面部综合征　3614
下颌瞬目综合征　3222
下颌 - 瞬目综合征　881
下颌颜面骨发育障碍　3576
下睑赘皮　494
下泪点　138
下丘　158
下丘脑交叉综合征　3630
下斜肌　146，2830
下斜肌部分切除术　2979
下斜肌断腱术　2981
下斜肌功能过强　2876
下斜肌后徙术　2981
下斜肌麻痹　2912
下斜肌转位术　2982
下直肌　146，2829
下直肌麻痹　2911
下转　2837
下子片　2718
先天畸形　484
先天性 β 脂蛋白缺乏综合征　3585
先天性白内障　499，1506，1526
先天性鼻泪管阻塞　495
先天性大角膜　496
先天性大瞳孔　697
先天性点状骨骺发育不全综合征　3599
先天性动眼神经麻痹　2908
先天性多发性骨骺发育不全综合征　3599
先天性风疹综合征　3622
先天性钙化性软骨营养不良综合征　3599
先天性骨斜颈综合征　3636
先天性虹膜缺损　697
先天性肌肥大脑病综合征　3604
先天性疾病　484
先天性睑内翻　882
先天性角膜白斑　497
先天性角膜混浊　1348
先天性角膜基质营养不良　1335
先天性角膜实质层营养不良　497
先天性颈胸椎骨结合综合征　3636
先天性静止性夜盲　504，2296
先天性局限性后圆锥角膜　3624
先天性泪囊瘘　495
先天性泪小管和泪点缺如或闭锁　495
先天性梅毒角膜炎综合征　1354
先天性免疫　444
先天性免疫系统　471
先天性免疫应答　444

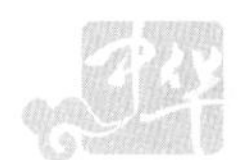




先天性内斜视　2874
先天性脑积水合并冠状缝人字缝子宫内骨结合　3635
先天性脑积水软骨营养障碍综合征　3635
先天性脑神经异常支配眼病　2941
先天性脑神经支配异常疾病　2953
先天性脑眼发育异常　3637
先天性蹼颈综合征　3636
先天性青光眼　1469，1908
先天性全身脂质营养障碍　3587
先天性缺损　2579
先天性上睑下垂　880
先天性神经母细胞瘤综合征　3629
先天性视盘弧形斑　3070
先天性视网膜劈裂　504
先天性特发眼球震颤　2944
先天性瞳孔大小不等　498
先天性瞳孔膜存留　697
先天性瞳孔散大　498
先天性外斜视　2889
先天性外展神经麻痹　2876
先天性无虹膜　498，697
先天性无眼球　495，878
先天性下直肌缺如　2911
先天性小睑裂合并全身性肌病变综合征　3576
先天性小角膜　496
先天性小晶状体　2515
先天性小瞳孔　498，697
先天性小眼球　495
先天性小眼球合并眼眶囊肿　1017
先天性眼球萎缩　3580
先天性眼球运动不能综合征　3598
先天性眼球震颤　3218
先天性眼外肌纤维化　2941，2954
先天性遗传性角膜基质营养不良　1335
先天性遗传性角膜内皮营养不良　497
先天性遗传性内皮细胞营养不良　1338
先天性阅读障碍综合征　3625
先天性周期性眼球运动麻痹　3583
先天性字盲　3625
纤维层　1200
纤维充血性脾肿大综合征　3584
纤维调节蛋白聚糖　212
纤维篮　102
纤维瘤　1082
纤维膜　77
纤维素样变性　407
纤维性组织细胞瘤　1361
纤维耀斑　60
纤维组织细胞瘤　1084
显微角膜板层刀　2760
显性遗传性黄斑囊样水肿　503
显性远视　2578
现场试验　835
现代囊外白内障摘除术　1560
现况研究　829
线粒体遗传病　485
线性回归　1762
陷入型突触　337
腺癌　2170
腺病毒　455
腺病毒性角膜结膜炎　1307
腺泡状软组织肉瘤　1107
相对暗点　1771
相对大小放大　2803
相对调节　277
相对光谱敏感曲线　288
相对距离放大　2803
相对亮度效率曲线　288
相对危险度　834
相对性传入性瞳孔反应缺陷　1747
相对性传入性瞳孔反应障碍　2687
相对性调节　2648
相对性瞳孔传入性缺陷　696
相对性瞳孔传入障碍　273
相对眼镜放大率　2741
相干光断层成像术　754
相干光断层扫描　1752
相干光断层扫描仪　1755，1831
相位传递函数　2505
“像跳”现象　2611
象限性缺损　321
橡皮样皮肤病　3608
消除速率常数　519
消化链球菌属　358
消化球菌属　358
硝苯地平　1942
硝酸甘油　562
硝酸银　587
硝西泮　567
小角膜　1346
小口病　504
小梁薄片　86
小梁发育不良　1908
小梁后弹力层隔膜　1955
小梁睫状突距离　1720
小梁切除联合白内障超声乳化吸除术　1976
小梁切除联合白内障囊外摘除术　1976
小梁切除术　1836，1954

小梁网 85，195
小梁网 -Schlemm 管通路 201
小梁网塌陷 1898
小脑脑桥角综合征 3601
小脑延髓畸形 3581
小脑蚓部综合征 3584
小脑中线综合征 3584
小牛血去蛋白提取物 575
小球形晶状体 2515
小神经胶质细胞 95
小视症 594
小头纹状体小脑钙化脑白质营养不良综合征 3598
小细胞 1776
小型双极细胞 101
小眼球 878
小油滴 65
协同肌 283，2835
斜肌 2829
斜视 291
斜视的显微手术 2985
斜视手术麻醉 2992
斜视手术器械 2968
斜视性弱视 3008
斜向同向运动 285
斜轴散光 2603
携带者的检出 513
心理治疗 814，818
心血管病 3502
心血管病变 3622
辛可卡因 566
新的视像不等检查表 2613
新霉素 531
新生儿筛查 514
新生儿眼炎 1221
新生血管性年龄相关性黄斑变性 2446
新生血管性青光眼 1886，1887
新型人工晶状体 1588
新药 523
新药临床试验 524
新月形红细胞病 3626
信号素 222
信息偏倚 831
兴奋区 342
兴奋性突触后电位 338
星形胶质细胞 95
星形图像 2536
星形细胞 106
行列视力 2787
形觉剥夺 3011
形觉剥夺型近视 2591
形觉剥夺性弱视 3009
形式转换 2708
性病传染性眼病 3541
性病淋巴肉芽肿性结膜炎 1225
性病淋巴肉芽肿衣原体 360
性连锁遗传 487
性连锁遗传病 484
性染色体病 484
性幼稚型综合征 3616
胸腺氧胺 1933
休息眼位 280
溴芬酸 544
溴化地美卡林 1937
溴己新 578
溴莫尼定 549，1934
需氧芽胞杆菌 355
序贯试验 837
悬韧带 1478
悬韧带离断 1614
旋毛线虫 381
旋盘尾丝虫 378
旋转核 1565
旋转同向运动 285
旋转斜视 2898
旋转异向运动 2840
旋转隐斜 2896
选择偏倚 830
选择性 β1 受体阻断药 551
选择性 β 受体阻断药 550
选择性观看 3004
选择性观看法 2854
选择性激光小梁成型术 1835
选择性小梁成形术 1999
选择注视法 646
眩光 2517，2661，2764
学习效应 1775
学院一体化 2815
雪花样玻璃体视网膜变性 2138
雪盲 3417
血 - 房水屏障 170
血管刺激因子 1887
血管功能不全性青光眼 1886
血管骨肌大综合征 3636
血管活性多肽 337
血管畸形 915
血管痉挛性眼耳综合征 3585
血管扩张肥大综合征 3636
血管瘤 2168

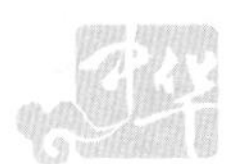




血管膜　87
血管内皮瘤　1058
血管内皮生长因子　218
血管舒缓素　563
血管外皮瘤　1058
血管形成因子　1887
血管学说　1733
血管样条纹　2160
血管翳性角膜混浊　1296
血管周围的神经胶质细胞　106
血红蛋白病　3626
血内蛋白异常　2324
血清学试验　770
血 - 视神经屏障　170
血 - 视网膜屏障　170，248
血栓闭塞性脉管炎　3592
血栓性青光眼　1886
血吸虫　382
血小板减少性紫癜　2322
血小板衍生生长因子　218
血小板源性生长因子　585
血 - 眼屏障　170
血液性代谢性骨质异常　3618
循规性散光　2603

## Y

压力依赖性房水外流路径　1890
压平眼压计　1696
压迫变白　2335
压缩空气病　3593
压陷眼压计　1694
压抑疗法　3027
牙眼皮肤综合征　3604
亚甲蓝　589
亚临床标志　491
亚硫酸氧化酶缺乏症　2615
亚硝酸异戊酯　563
氩激光小梁成形术　1835
咽结膜热　1226
咽 - 结膜热　1307
烟酸　573
烟酸肌醇酯　563
烟酰胺　573
延髓被盖麻痹　3583
延髓后橄榄体综合征　3583
延髓综合征　3583
严重不良事件　527
严重的代谢性骨病变　3618
岩部骨髓炎展神经麻痹综合征　3621
岩蝶间隙综合征　3632
岩蝶交叉综合征　3632
岩尖综合征　3621
炎症性肠道疾病　463，2095
炎症性肌纤维母细胞瘤　420
研究者　524
颜面血管瘤综合征　1891
颜色分辨　290
颜色匹配　327
颜色视觉　290
颜色温度　323
颜色柱　343
衍射　2463
衍射限制　2506
眼、口、生殖器综合征　1351
眼壁硬度　204
眼壁硬度系数　204
眼表疾病　476，1266
眼表泪液疾病　1266
眼部风疹　3622
眼部畸形　3577
眼部寄生虫　377
眼部移植物抗宿主疾病　2125
眼创伤　476
眼挫伤综合征　3615
眼大脑中动脉综合征　3610
眼带状疱疹　1352
眼的成像缺陷　302
眼底　592
眼底检查　599，619
眼底血管先天异常　2204
眼底血管样纹　3622
眼底照相机　640，703
眼电图　343，692，3013
眼动脉　112
眼耳肾综合征　3578
眼耳椎骨发育异常综合征　3620
眼反位偏斜综合征　3626
眼膏　522
眼弓蛔虫病　458，2083
眼弓形虫病　458
眼灌注压　1829
眼黑色素细胞增生症　2169
眼后节并发症　2127
眼花眩光　2661
眼肌病变综合征　3634
眼肌麻痹　3620
眼肌麻痹共济失调反射消失综合征　3612
眼肌麻痹视网膜变性综合征　3634

眼肌轻瘫性眼球震颤 3217
眼肌运动 592
眼肌阵挛综合征 3607
眼积水 3636
眼及面部畸形 3576
眼脊椎综合征 3614
眼睑 39，126
眼睑闭合不全 907
眼睑带状疱疹 887
眼睑动脉弓 1203
眼睑缝合术 1444
眼睑颊部下颌骨综合征 3614
眼睑痉挛 270，909，2939
眼睑痉挛口下颌肌张力障碍综合征 3591
眼睑皮肤松垂症 3617
眼睑气肿 3249，3283
眼睑缺损 494
眼睑水肿 884
眼睑四联综合征 3637
眼睑松弛症 895
眼睑退缩 905
眼睑血肿 3249
眼睑原位重建术 1445
眼镜放大率 2608，2740
眼镜式助视器 2805
眼镜相对放大率 2609
眼酒渣鼻 1231
眼局部用药 520
眼科电疗法 798
眼科毒理学 517
眼科药剂学 517
眼科药物动力学 517
眼科药效学 517
眼科遗传学 485
眼科治疗学 517
眼口腔阴囊综合征 3631
眼库 1376
眼眶 38，140，2823
眼眶淀粉样变性 959
眼眶蜂窝织炎 1028
眼眶骨髓炎 1033
眼眶骨折 3283
眼眶挤压伤 3282
眼眶减压术 1191，1192
眼眶睑板韧带 130
眼眶静脉造影 765
眼眶密度增高 731
眼眶脑膜 - 脑膨出 1021
眼眶黏液囊肿 1053
眼眶脓肿 1030
眼眶视神经鞘囊肿 1056
眼眶手术入路 1182
眼眶血管造影 764
眼眶真菌病 1036
眼眶重建术 1188
眼裂 19
眼轮匝肌 40，126，128
眼眉 269
眼迷走神经反射 2998
眼免疫 443
眼面异常综合征 3576
眼内淋巴瘤 2190
眼内麻醉 1554
眼内脉络膜视网膜局部切除术 2185
眼内屈光手术 1603
眼内压 201
眼内炎 2987
眼内异物 3342
眼内注射 520，779
眼囊尾蚴病 458
眼脑脊髓病综合征 3605
眼黏膜皮肤干燥综合征 1355
眼疲劳 2660
眼前节 OCT 扫描仪 758
眼前节并发症 2126
眼前节毒性反应综合征 1284
眼前节发育不良 498
眼前节缺血 2988
眼球 77
眼球壁损伤 2987
眼球穿孔伤 477，3342
眼球穿通伤 3294，3304
眼球挫伤综合征 3615
眼球的变位运动 279
眼球的旋转 2763
眼球贯通伤 3304，3323
眼球后退运动综合征 3606
眼球后退综合征 2953，3606
眼球筋膜 39，144，2965
眼球筋膜囊 1457
眼球筋膜囊肿 1981
眼球筋膜系统 2824
眼球内陷 3266，3636
眼球内旋 280
眼球内转 279
眼球前段重建术 1427
眼球上转 279
眼球缩肌 69

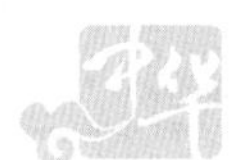



眼球提肌　70
眼球突出　595，1002，3266，3273
眼球突出（双侧或单例）　3624
眼球外旋　280
眼球外转　279
眼球下转　279
眼球旋转　2837
眼球旋转中心　279
眼球运动法则　2841
眼球运动神经脑池段　2947
眼球运动系统影像检查　2947
眼球震颤　291，2876，2930，3216，3583，3584，3586
眼球震颤阻滞综合征　2876，2931，2932
眼上静脉　153
眼上静脉扩张　746
眼神经　111，149
眼铁质沉着症　3343
眼铜质沉着症　3344
眼痛　595
眼外观　591
眼外肌　39，145，2828，2965
眼外肌麻痹　3634
眼外肌纤维化　2922
眼外肌营养障碍综合征　3634
眼外肌肿大　746
眼下颌颅骨畸形综合征　3614
眼下静脉　154
眼-心反射　2987
眼血管的代谢性调节　174
眼血管的神经支配和调节　173
眼压　201，592
眼压的神经性调节　206
眼压的体液性调节　207
眼压计测量　208
眼压描记　1700
眼压描记法　201
眼遗传病诊断　510
眼用激光器　802
眼用片剂　522
眼用注射液　522
眼优势柱　343
眼植入剂　523
眼肿瘤免疫　471
眼周注射　520
厌氧菌性角膜炎　1293
验光仪　2531
羊膜　1440
羊膜充填术　1441
羊膜腔穿刺　512
羊膜移植　1443
羊膜移植术　1441
羊膜遮盖术　1441
阳性后像　325
氧氟沙星　534
氧化亚氮（笑气）吸入麻醉　2968
样本　846
样本量估计　836
摇晃婴儿综合征　3341
药动学参数　519
药物毒性结膜炎　1233
药物敏感试验　770
药物浓度时间曲线　519
药物性皮炎综合征　3617
药物诱导玻璃体后脱离　2416
药物治疗弱视　3031
药物中毒性视网膜病变　2271
耀斑　60
叶酸　573
夜间近视　3445
夜盲　594
一分　2665
一过性黑矇综合征　3579
一过性注视麻痹　3584
一氧化氮合酶（NOS）抑制剂　556
一氧化碳　3410
伊曲康唑　536
衣原体　456
医学遗传学　490
依地酸二钠　588
依美斯汀　547
依诺沙星　534
依匹斯汀　547
依色林　1937
依维莫司　545
胰蛋白酶　574
胰岛素样生长因子　218，586
胰腺囊性纤维变性　3602
胰腺纤维囊性病　3602
移近放大　2803
移位神经节细胞　104
移心　2711
遗传标志　491
遗传病　484，1545
遗传病的登记　513
遗传物质　484，486
遗传性　2610
遗传性迟发性晶状体半脱位　501
遗传性弹力组织营养不良　3622

遗传性共济失调多发性神经炎　3167
遗传性肌萎缩综合征　3604
遗传性脊髓共济失调　3616
遗传性家族性先天性出血性肾炎　3578
遗传性角膜营养不良　496
遗传性视网膜变性　2289
遗传性视网膜劈裂症　2263
遗传性视网膜营养障碍　2786
遗传性血尿肾病耳聋综合征　3578
遗传性烟酸缺乏症　3625
遗传性运动失调综合征　3591
遗传异质性　485
遗传易感性　485
遗传咨询　513
疑核脊髓丘脑综合征　3583
乙醇　587
乙酰胆碱　262
乙酰奎宁　1936
乙酰唑胺　552，1937
乙氧基醋唑磺胺　1938
以牙根为特征且合并眼与皮肤病变的综合征　3604
异常神经支配　2921
异常视网膜对应　2850
异常投射　2905
异常性白细胞包涵体病　3596
异氟磷　1937
异卵双生子　490
异色性白质营养不良症　3622
异色性睫状体炎综合征　3616
异山梨醇　555
异体角膜缘移植　1269
异位泪腺　1360
异戊巴比妥　567
异物感　595
异向眼球运动　2839
异向运动　285
异质性　485
抑制蛋白　336
抑制区　342
抑制性突触后电位　338
易位　488
易于达到　2773
翼状胬肉　430，1250
翼状细胞　78
癔症性注视麻痹综合征　3584
因果推断　827
阴性后像　325
银沉着症　1248
银膜　47
吲哚菁绿　589，702，716
吲哚菁绿眼底血管造影　702，715
吲哚美辛　2765
吲哚美辛　543
隐斜计法　2862
隐性眼球震颤　3218
隐性眼震　2931
隐性遗传性视神经萎缩　506
隐性远视　2578
隐性暂时性动脉炎综合征　3628
隐性掌跖角化病　3624
隐眼并指(趾)综合征　3600
隐眼畸形　496
隐眼综合征　3600
应激　3440
应用生命过程流行病学　2792
英利昔单抗　546
婴儿多发性硬化性肥厚性骨病　3609
婴儿进行性共济失调综合征　3589
婴儿皮质性骨肥厚(症)　3592
婴儿肾上腺肉瘤综合征　3629
婴儿异色性白质营养不良症　3622
婴儿肢痛症　3612
婴幼儿调节性内斜视　2877
婴幼儿视力检查　3022
鹦鹉热性结膜炎　1225
鹦鹉样头综合征　3600
荧光光度计直接测量法　201
荧光激活细胞分选技术　221
荧光素钠　588，703
荧光素染色　1238
荧光素眼底血管造影　702
荧光原位杂交　511
营养不良性白内障　1509
营养不良性弹力组织变性　3622
营养性溃疡　1317
营养性肢痛综合征　3621，3631
营养障碍性白内障　1537
硬化型角膜基质炎　1280
硬化性角膜炎　1465
硬脑膜综合征　1891
硬式设计　2723
硬性接触镜　2729
“拥挤”现象　1771
拥挤现象　3018
永存玻璃体动脉　3074
永存性胚胎血管　2420
永存原始玻璃体增生症　1921，2420
优势眼　2643

有晶状体眼老视晶状体　2767
有晶状体眼人工晶状体植入术　1604
有效镜度　2548
有效屈光力　2737
有效视野　3443
有氧氧化　261
幼年型慢性关节炎　462
幼年型特发性关节炎　2091
诱发眼　3317
鱼样面综合征　3614
预测值　842
阈上值静点检查法　1767
阈值程序　1763，1772
阈值眼压和靶眼压　1833
原虫检查法　773
原发性闭角型青光眼　1720
原发性闭角型青光眼　437，499
原发性低眼压　2005
原发性虹膜囊肿　2167
原发性获得性黑色素沉着症　1365
原发性家族性淀粉样变性　2416
原发性家族性淀粉样沉着病　1329
原发性进行性弥漫性视锥细胞变性伴有靶样黄斑损害　2138
原发性开角型青光眼　437，499，1825
原发性脉络膜淋巴瘤　2192
原发性慢性闭角型青光眼　1818
原发性胚胎性眼远距综合征　3622
原发性脾性合并关节炎的中性白细胞减少症　3612
原发性少年儿童型青光眼　1908，1917
原发性视网膜色素变性　2289
原发性先天性青光眼　499
原发性眼内淋巴瘤　474
原发性婴幼儿型青光眼　1908
原发性阅读障碍　3625
原路滤过道再通术　1981
原始玻璃体　32，607
原始视皮质　331
原始血管系统　36
原位癌　414，1363
原位碎核技术　1568
原型匹配　293
原在位　280
圆形朦像　2536
圆形子片　2718
圆柱散光面　2601
圆锥光线　597
圆锥角膜　434，496，1339，1405
圆锥形环带　2643
缘间部　126
缘间线　126
远点　2572，2577，2625
远近法　2650
远内眦畸形　131
远视　2571，2577
远视力　645
远视眼　507
约登指数　842
阅读区　2718
运动后像　331
运动觉　331
运动缺陷型眼震　2930
运动失调性双瘫　3611
运动视觉　331
运动自动视野检查　1778

## Z

暂时性黑矇综合征　3579
暂时性及永久性泪小点封闭术　1444
早产儿视网膜病变　2228
早老症　3629
早老综合征　3629
早期青光眼诊断试验　1800
早期视神经交叉前压迫综合征　3630
增减透镜法　2862
增生　394
增生性玻璃体视网膜病变　2375，3236，3292
增生性骨肥厚(症)　3593
增生性糖尿病性视网膜病变　1887
增效平衡盐液　570
增殖性视网膜炎　3607
眨眼　270
窄光照射　597
粘连小带　99
粘连性房角关闭　1887
粘连性角膜白斑　1221
粘连综合征　2989，3632
粘质沙雷菌性角膜炎　1292
展神经　152
展神经反射　699
展神经麻痹　2961，3267
张力性调节　2581
张力性会聚　3182
遮蔽荧光　709
遮盖法　3024
遮盖试验　2858
遮盖性弱视　3035
遮盖厌恶试验　2854
折叠式　2805

折射　295
折射率　2513
针刺状白内障　500
珍珠肿　2167
真菌　364，456
真菌感染　889
真菌性角膜炎　1298
真菌性结膜炎　1231
真菌学检查法　771
真皮超弹性皮肤松弛症　3608
真性晶状体囊膜剥脱　1540
真性小眼球　1922
诊断镜　2744
诊断眼位　2834
枕形畸变　2616
枕眼区　165
阵发性流泪综合征　3589
振荡电位　682，683
振动综合征　3446
整群抽样　830
正 kappa 角　2857
正常眼压　209
正常眼压青光眼　1825
正常眼压性青光眼　1838
正电子发射 CT　1011
正电子发射断层成像　3056
正交弧　2708
正交摄影验光　2536
正视　2571
正视化　2575
正相对性调节　2648
正相对性集合　2649
正向融合性聚散运动　2647
支原体性结膜炎　1231
知觉盲　594
知觉缺陷型眼震　2930
知觉性内斜视　2877，2884
肢痛症　3612
脂肪瘤　422，1086
脂肪肉瘤　423
脂肪软骨营养不良综合征　3629
脂褐素　266
脂褐素及 N- 亚视黄基 -N- 视黄基乙醇胺（A2E）　267
脂质角膜病　432
脂质性角膜病变（继发性）　1321
脂质性肾病综合征　3609
直肌滑车　2827
直肌移位术　2977
直接对光反射　273
直接光反应　698
直接检眼镜　619，625
直接焦点照射法　597
直接前房角镜检查　1703
直接眼　48
直接眼球硬度　224
职业治疗师　2811
植入前遗传学诊断　512
植入性囊肿　1051，2167
止血棉　562
指导性进展分析　1801
指数性远视　2578
指趾骨异常　3620
栉膜　62
致病性自由生活阿米巴性角膜炎　1313
致盲率　826
智力发育不全少年性痴呆　3636
智力发育不全小眼球综合征　3580
滞后现象　224
痣　1366
痣疣肥大综合征　3636
中波长敏感视蛋白　258
中低度近视眼　507
中毒性白内障　1504，1537
中毒性表皮松解症　3617
中毒性甲状腺肿　3585
中毒性上皮坏死溶解综合征　3617
中间部　108
中间神经元　159
中脑导水管综合征　3636
中脑震颤　3597
中胚叶　17
中期成年人生活中　2792
中枢神经系统缺陷综合征　3618
中枢神经系统——眼淋巴瘤　2190
中外胚层　17
中位数　848
中线特发性破坏性疾病　1044
中心暗点　321
中心凹　64，95，106
中心等视线　1769
中心旁注视　2851
中心视野　1780
中心性（核性）白内障　500
中心性浆液性脉络膜视网膜病变　723，761，2029，2268
中心性晕轮状脉络膜营养不良　2152
中心注视　2851，3019
中性粒细胞　445
中眼　71

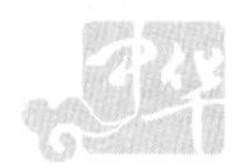



中央玻璃体　110，111
中央部　108
中央管　110
中央黄斑区　64
中央角膜的厚度　1846
中央角膜厚度　1829，1838
中央实质层结晶状角膜营养不良　1334
中央型脉络膜萎缩变性　504
终位性眼球震颤　3217
肿瘤干细胞　411
肿瘤疫苗　473
重睑　127
重症肌无力　2924，3220，3609
舟状畸形　1016
周/度　306，2688
周边部视网膜微小囊样变性　438
周边部吸除　1565
周边部新生血管网　1888
周边部眼底压陷检查法　599
周边等视线　1770
周边虹膜前粘连　1852
周边虹膜切除术　1949
周边囊样变性　2336
周边视网膜变性　2335
周边视野　1780
周边位移阈值　1778
周期性动眼神经麻痹　700，3583
周期性斜视　2925
周期性眼球运动麻痹与痉挛　3583
周围动脉弓　131
周细胞　119
周细胞瘤　420
轴-树连接　103
轴-体连接　103
轴突　99
轴向曲率　2544
轴性近视眼　2584
轴性屈光不正　2572
轴性远视　2577
轴-轴连接　103
绉部　90
昼光觉　63
昼盲　594
皱眉肌　128
侏儒　3598
猪带绦虫　377
猪囊虫病　1038
猪囊尾蚴病　2079
烛光　2466
主导眼　2849
主动肌　283，2835
主动脉弓综合征　2222，2321
主动收缩试验　2864
主截面　2709
主片　2718
主要组织相容性复合体　447
主要组织相容性抗原　467
主子午线　2707
注射前荧光　710
注射用血凝酶　561
注视　291
注视微动　2840
注视性质　3019
注视眼位　2857
注视野　2845
注视异常　2851
转化生长因子　218，585
转移性恶性肿瘤　1893
追随运动　291，2840
锥虫蓝　589
锥细胞功能障碍综合征　3621
锥状肌　68
准分子　2510，2758
准分子激光　2756
准分子激光光学角膜切削术　808
准分子激光前弹力层下角膜磨镶术　2756
准分子激光屈光性角膜切削术　2582，2755
准分子激光上皮瓣下角膜磨镶术　2582
准分子激光上皮下角膜磨镶术　2755，2759
准分子激光原位角膜磨镶术　2582，2755，2760
准确性　841
着色性干皮病　3605
资料的分类　846
子片　2718
子片顶　2718
子片光心　2718
子午纤维部分　92
紫轨迹　328
紫红视杆细胞　65
紫外线　3416
字母　2788
自动/手控板层角膜成形术　2755
自动调节　174
自动瞳孔视野检查法　666
自发性放电　340
自发性晶状体脱位　1513
自发性瞬目　270
自发荧光　710

自然杀伤细胞　445
自身抗原　460
自身免疫疾病　460
自身免疫性疾病　3477
自适应光学　2565
自适应光学系统　2762
自体角膜缘移植　1269
自体角膜转位移植术　1428
自由组合定律　486
综合疗法　3031
综合征　3576
棕黑板层　1458
棕色斑点综合征　3578
总腱环　141，145，2824
总偏差　1789
总体　846
纵向角膜切口　2607
纵向色差　2593
足底灼痛综合征　3621
阻滞麻醉　785
组胺性头痛综合征　3628
最大调节量　276
最大反应　683
最佳矫正视力　2777
最小分辨角　2666
最小角膜镜读数　2543
最小弥散圈　2603
最小弥散圆　2602
最小视角　303
最正之最佳视力　2697
左布诺洛尔　551，1932
左侧角回综合征　3619
左卡巴斯汀　547
左旋丁萘酮洛尔　1932
左氧氟沙星　534

# 英文索引

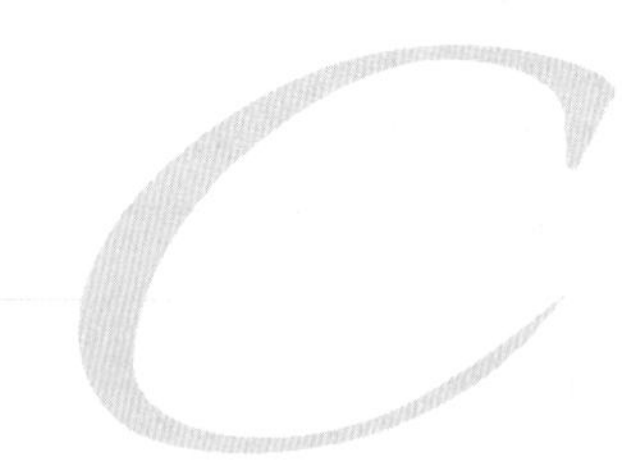


1 minute of arc　2665
3 and 9 o'clock staining　2745
5-fluorouracil，5-FU　556
654-2，anisodamine　563

A

a slight constriction　97
ABCG2　220
abducent mydriatic reflex　699
absolute hyperopia　2578
absorbable gelatin sponge　562
ACAID　468
accessibility　2773
accommodating IOL　2767
accommodation　2638，2650，3183
accommodation-convergence synkinesis　273
accommodative convergence　2646，2650，3182
accommodative facility　277
accommodative IOL　2767
accommodative response　277，2628
accommodative stimulus　2627
accuracy　841
Aceclidine　1936
acetazolamide　552，1937
achromatopsia　508
acid mucopolysaccharide　91
Acinetobacter　351
acquired　2610
acquired immune deficiency syndrome，AIDS　481
acquired immunodeficiency syndrome　3577
acquired immunodeficiency syndrome，AIDS　2086
activities of daily vision scale，ADVS　2800
aculeiform cataract　500
acute dacryocystitis　983
acute hydrops　1341
acute posterior multifocal placoid pigment epitheliopathy，APMPPE　724
acute retinal necrosis syndrome，ARN　2087
acyclovir，ACV　537
adalimumab　546
adaptive immune response　444
adaptive immune system　471
adaptive optics　2565，2762
adenoid cystic carcinoma of the lacrimal gland　965
adenosine triphosphate，ATP　574
adrenal sympathetic syndrome　3577
adrenosem　562
Advanced Glaucoma Intervention Study，AGIS　1795
afferent pupillary defect　275
affordability　2773
afocal　2706
against the rule astigmatism　2603
age-related choroidal atrophy　2133
age-related macular degeneration　720，2566
agranulocytosis syndrome　3577
ahalysantinfarctasum　561
AIDS　3577
Airy pattern　2463
albinism　3578
alcaftadine　548
alcohol　2759
alkaptonuria　3618
allergic conjunctivitis　1227
Alphagan　1934
alphaprodine　569
alteplase　561
alternate -cover test　3178
alveolar soft part sarcoma　1107
amacrine cells　102
amacrine synapses　103
amaurosis fugax syndrome　3579
amaurotic family idiocy syndrome　3579
amaurotic pupil rigidity　699
ambiguity　2536
amblyopic pupillary inertia　699
ametropia　2571
aminocaproic acid　562
amniotic membrane，AM　1440
amobarbital　567
amphotericin B　535

amplitude of accommodation 276，2625
amyl nitrite 563
amyloid degeneration 1247
amyloidosis 895，1331
amyloidosis Ⅴ 1332
anaphylactic conjunctivitis 1227
ancillary units 2696
ancitabine 537
anecortave acetate 1942
anecortave acetate，Retaane 582
aneurysmal bone cyst 1092
angiokeratoma corporis diffusum 3610
angle of anterior chamber 84
angle opening distance，$AOD_{500}$ 1719
angle recess 84
angular field 2553
angular magnification 2803
aniridia 498
aniseikonia 2608，2611
anisocoria 3184
anisometropia 2608
ankylosing spondylitis 462
annulus iridis major 89
anterior basement membrane dystrophy 1326
anterior border layer 87
anterior border ring 87
anterior chamber 107
anterior chamber associated immune deviation，ACAID 451
anterior chamber distance，ACD 1719
anterior ciliary sclerotomy with silicone expansion plug implantation 2767
anterior ciliary sclerotomy with titanium implants 2767
anterior ciliary sclerotomy，ACS 2767
anterior embryotoxon 497，1348
anterior epithelium and dilation muscle layer 89
anterior hyaloid membrane 111
anterior lamellar keratoplasty 1388
anterior lenticonus 2515
anterior limiting membrane dystrophy type Ⅰ，ALMD I 1330
anterior limiting membrane dystrophy，type Ⅱ 1331
anterior mombran vitrea syndrome 3631
anterior orbitotomy 1182
anterior polar cataracts 499
anterior scleral foramen 1457
anterior scleritis 1464
anterior segment dysgenesis，ASD 498
anterior segment reconstruction 1427
anterior staphyloma 1469
Antimongolism syndrome 3580
antisense technology 515
APC 468
aperture 2554
aphakia 2572，2615
aphakic glaucoma 1865
aplasia of optic nerve 3068
apostilb，asb 1761，1763
applanation tonometer 1696
approach magnification 2803
approximate power 2548
apraclonidine 549，1934
aqueous drainage implant 1960
aqueous humor 107
aqueous vein 85
aqueous veins 1205
arcus corneae 1322
area under the curve，AUC 519
argon laser trabeculoplasty 1835
argyrol 587
argyrosis 1248，1353
ariboflavinosis 1351
Armaly-Drance Technique 1771
arm-retinal circulation time，A-RCT 709
arterial arcades of lids 1203
artifact 739
asphericity 2509
aspirin 560
assessment functional vision 2782
asteroid hyalosis 2417
asthenopia 2577，2579
asthenopia，eye-strain，eye-fatigue 2660
astigmatic eye 2572
astigmatic keratotomy，AK 2755
astigmatism 2571，2601
astigmatism bundle 2602
astigmatism lens 2602
astrocytes 106
astrocytic hamartoma of the optic disc 3085
astronomical telescope 2550
asymmetrical design 2724
ataxia-cataract syndrome 3166
atopic kerato conjunctivitis 1230
atropine 583，2703
attack rate 825
atypical granular corneal dystrophy type 3 1330
autofluorescence 710
autoimmune disease 460
automated eccentric infrared photorefractor 2592
automated/manual lamellar keratoplasty，ALK/MLK 2755
autosomal dominant inheritance 487
autosomal dominant optic atrophy，ADOA 3098

autosomal dominant optic atrophy; DOA 506
autosomal recessive inheritance 487
auxiliary lens knob/aperture control 2696
availability 2773
average 847
awareness 2773
Axenfeld-Rieger syndrome, ARS 498
axial ametropia 2572
axial curvature, or axial diopter 2544
axial hyperopia 2577
axial myopia 2584
axoaxonic contacts 103
axodendritic contacts 103
axons 99
axosomatic contacts 103
azathioprine, AZP 545
azelastine 547
azithromycin 532

## B

bacitracin 532
back optical power, BVP 2736
back vertex power 2548
BAK, benzalkonium chloride 2734
balanced sa1t solution plus, BSS p1us 570
balanced salt solution, BSS 570
band keratopathy 1320
band-shaped and whorled microcystic dystrophy of the corneal epithelium 1329
barbital 567
baring of circumlinear vessel 1744
barrel-shaped surface 2601
Bartonella henselae 356
basal cell carcinoma 916, 1135
basal cells 78
base curve 2708, 2737
base in, BI 2649
base out, BO 2649
base-apex direction 2709
basement membrane 1257
basement membrane of the choriocapillaris 93
basement membrane of the retinal pigment epithelium 93
basic fibroblast growth factor, bFGF 585
basic rehabilitation 2810
basic target 2665
basic visual acuity 2787
Behçet's disease 464
bendazac lysine, BND 575
bendazol 563
benign abducent nerve paralysis syndrome 3587
benign epithelial melanosis 1365
benign hereditary dyskeratosis 1362
benzalkonium bromide 587
benzalkonium chloride, BAK 2735
benzoic acid 588
benzoporphyrin derivative, BPD 810
bepotastine 547
Bergmeister papilla 2419
beriberi 1351
Berlin edema 3331
besifloxacin 534
best corrected visual acuity, BCVA 2777
Best macular dystrophy, BMD 502
Betaxolol 551, 1931
bevacizumab 580
bifocal lenses 2718
bimatoprost 554
Bimatoprost, Lumigan 1928
bincocular disparity 2684
binocular indirect ophthalmoscope 627
bioavailability, F 519
bipolar cells 101
bipolar synapses 103
biprism 2540
bistratified amacrine cells 102
blackout 3444
blepharitis 897
blepharochalasis 895
blepharophimosis, ptosis, and epicanthus inversus syndrome; BPES 494
blepharospasm 909
blocked fluorescence 709
blue fringe 2538
blue sclera 498, 1461
blur circle 2536
blur ellipse 2538
blur-point 2649
box plot summaries 1794, 1799
brain abscess 3119
brain concussion 3157
brain contusion 3157
brain stem injury 3159
Branhamella catarrhalis 351
break-point 2649
brightness 2467
Brimonidine 549, 1934
brinzolamide 553
brinzolamide azopt 1939
bromfenac 544
bromhexine 578

Brucella 354
Bruch's membrane 93
bucinnazine 569
bulbar conjunctiva 1198
bullous keratitis 1318
bullous keratopathy 1261
Bunazosin 1933
buphthalmos 1469, 1908, 2615
bupivacaine 566


## C


CA/C（convergence accommodation/convergence） 2621
cadaveric conjuntival limbal alltograft, c-CLAL 1438
caisson disease 3441
Caisson syndrome 3593
calcific band keratopathy 1320
calcium dobesilate 563
canaliculitis 980
canalis opticus syndrome 3593
candela 2467
candidal conjunctivitis 1231
candle 2466
capillary hemangioma 1059, 1368
capstan-shape surface 2708
carbachol 551
Carbacholine 1936
carbomer 577
carbon disulfide, $CS_2$ 3405
carbon monoxide, CO 3410
carcinoma in situ 1363
carotid artery syndrome 3593
carotid artery-cavernous sinus fistula syndrome 3593
carotid-cavernous fistula, CCF 1071
Carteolol 551, 1932
cartilaginous-arthritic-ophthalmic-deafness syndrome 3594
cat cry syndrome 3595
cat eye syndrome 3595
cataract surgery rate, CSR 2775
cataract surgical coverage rate 826
cataract surgical rate 826
catch trials 1787
cat-scratch disease, CSD 2074
cavernous hemangioma 1062, 1368
CCDDs 2941, 2953
CCK 337
celecoxib 544
cell adhesion molecules 447
cell membrane infolding 96
central canal 110
central cloudy dystrophy of Francois, CCDF 1336
central corneal thickness 1846
central retinal artery 112
central stromal crystalline corneal dystrophy 1334
central vitreous 110, 111
central zone 108
centrifugal 105
centripelal 105
cerebral cysticercosis 3121
cerebrofacial-reno-arthro-syndactylia syndrome 3595
cerebro-oculo-facio-skeletal syndrome 3595
cerebrovascular disease, CVD 3140
cetrimonium bromide 587
chalcosis 1353
change analysis 1799
charge coupled device, CCD 2561
charged particle radiotherapy 2184
chemical burns 3387
chemodectoma 1105
chemosis 3273
chitosan 577
chloral hydrate 568
chloramphenicol 533
chlordiazepoxide 567
chlorhexidine 587, 2734
chlorobutanol 587
cholesterosis bulbi 2417
chondroitin sulfate, CSA 570
chorioretinitis sclopetaria 3338
choroid 93
choroidal hemangioma 725
choroidal neovascularization 2587
choroidal rupture 3336
choroideremia; CHM 503
chromosome 13q-partial deletion-long arm syndrome 3597
chromosome 18 partial deletion short arm syndrome 3597
chromosome 18 partial deletion-long arm syndrome 3597
chromosome disease 484
chromosome in situ hybridization 511
chronic fatigue syndrome 3597
chrysiasis 1353
cicatricial entropion 901
cidofovir 538
CIE 291
ciliary body 90
ciliary body lens distance, CBLD 1719
ciliary body thickness, CBT 1719
ciliary ganglion 111
ciliary muscle 92
ciliary process length, CPL 1719
ciliary process thickness, CPT 1719

ciliary processes 90
ciliary zonule 109
cinchocaine 566
ciprofloxacin 534
circle of least confusion 2602
circle of least diffusion 2603
circular portion 92
clarithromycin 532
classic lattice corneal dystrophy，Classic LCD 1331
climatic droplet keratopathy 1322
clinical ophthalmology 820
clinical trial 834
Clonidine 1934
closed-circuit television，CCTV 2807
clotrimazole 536
clump cell 88
cluster sampling 830
CNV 2117
Coats' white ring 1326
cocaine 2759
cochlea pupillary reflex 3174
cochleo-pupillary reflex 699
coenzyme A 574
Cogan's microcystic dystrophy 1326
Cogan-Reese syndrome 1894
cohort study 833
colchicine 546
Collaborative Initial Glaucoma Treatment Study，CIGTS 1795
coloboma 2579
coloboma of optic disc 3072
color Doppler flow imaging，CDFI 3056
color vision 508，1806，2682
colorblindness，CBD 508
combined granular-lattice corneal dystrophy 1333
commotio retinae 3331
community ophthalmology 821
community trial 835
comorbid condition 2799
component analysis 491
computed tomographic angiography，CTA 3142
computed tomography 740
computed tomography，CT 1008
computer-assisted videokeratography 2509
conductive keratoplasty，CK 2582，2643，2763，2767，2769
cone 97
cone inner segments 99
cone outer segments 98
cone pedicle 100
cone-rod dystrophy，CORD 503
confocal laser scanning microscopy，CLSM 2564
confocal microscope 1258
confocal microscope through focusing 614
confocal scanning laser ophthalmoscope，CSLO 1752
confrontation 666
congenital aniridia 697
congenital anomaly 484
congenital cataract 499
congenital conus of optic papilla 3070
congenital corneal opacity 1348
congenital disease 484
congenital entropion 882
congenital glaucoma 1908
congenital hereditary endothelial dystrophy，CHED 1338
congenital hereditary stromal dystrophy 1335
congenital iridocoloboma 697
congenital macrocoria 697
congenital microcoria 697
congenital microphthalmos with orbital cyst 1017
congenital nystagmus，CN 3218
congenital ptosis 880
congenital residual papillary membrane 697
congenital retinoschisis 504
congenital stationary night blindness；CSNB 504
congenital stromal corneal dystrophy 497，1335
conjunctiva 1197
conjunctival concretion 1247
conjunctival epithelium 1199
conjunctival intraepithelial neoplasia，CIN 1363
conjunctival lymphangioma 1368
conjunctival transplantation，CT 1443
conjuntival limbal autograft，CLAU 1438
connecting cilium 98
consensual light reaction 698
continuous illumination 2539
contrast sensitivity 1807
contrast sensitivity function，CSF 646，2688
convergence 2645，3182
convergence excess 2654
convergence insufficiency 2652
converging lens 2705
copper sulfate 587
Coppock-like cataract；CCL 500
cornea 78
cornea guttata 1337
cornea plana 496，1347
corneal abrasions 2745
corneal absence 1346
corneal apex 2509
corneal astigmatism 2602
corneal degeneration 1320

corneal dystrophy 1320，1326
corneal dystrophy of Bowman layer type Ⅱ，CDB2 1331
corneal dystrophy of Bowman layer，type Ⅰ，CDB Ⅰ 1330
corneal edema 1260
corneal epithelium iron deposition 1325
corneal flap 2760
corneal inlay 2767
corneal neovascularization 2746
corneal scatter 2508
corneal shield 2765
corneal specular microscope 613
Corneal spindle melanosis 3637
corneal topography 612，2509
corneoscleral meshwork 86
corneotrabeculodysgenesis 1908
corona ciliaris 90
corrected loss variance，CLV 1792
Corrected Pattern Standard Deviation，CPSD 1792
cortex 111
cortical blindness 3114
corticosteroid glaucoma 1867
cortisone acetate 542
Corynanthine 1933
cpd 306
cranio-cervical syndrome 3599
craniodiaphyseal dysostosis syndrome 3600
craniofacial dysostosis 2615
crescent conus 2586
cresol 586
cresol sulfonic acid 586
Crohn disease 2095
cromolyn sodium 548
cross curve 2708
cruciform shape 2536
crude agreement 842
crying cat syndrome 3595
cryotherapy 797
cryptophthalmia syndrome 3600
cryptophthalmos 496
crystalline stromal dystrophy 1334
CsA 578
CSC 2029
CT 740
cultivated limbal epithelial transplantation，CLET 1271
cultivated oral mucosal epithelial transplantation，COMET 1271
cup 635
cup area 2558
cup/disc ratio 2558
curly fibers corneal dystrophy 1331
curvature 2601
curvature hyperopia 2578
curvature myopia 2584
customized ablation 2762
cyanides 3413
cycles/degree，c/d 2688
cyclopentolate 584，2703
cyclophosphamide 545
cyclopia 495
cyclopia syndrome 3601
cycloplegic drugs 2703
cyclosporin A，CsA 544
cyclotorsion 2763
cylindrical surface 2601
cysteine，L-cys 575
cystic fibrosis syndrome 3602
cysticercosis 1038，2079
cytarabine，Ara-C 537
cytochrome C 575
cytomegalovirus，CMV 2086
cytomeglavirus，CMV 1852

## D

daclizumab 546
dacryocystitis 980
daily cleaner 2735
daily living skills，DLS 2810
Dapiprazole 1933
daptomycin 533
daunomycin 557
dazzling glare 2661
dead zone 2537
decentration 2711
decibels，dB 1763
decompression of the optic nerve canal 1193
deep anterior lamellar keratoplasty，DALK 1388
deferoxamin 588
defocus myopia 2591
delayed filling 709
deletion 488
Demcarium 1937
dental-ocular-cutaneous syndrome 3604
deproteinized calf blood extractives，DCBE 575
dermatan sulfate，DS 559
dermoid 1360
dermoid cyst 1046
dermolipoma 1087，1360
Descemet’s membrane 1257
descriptive study 828
desmosomes 78
developmental glaucoma 1908

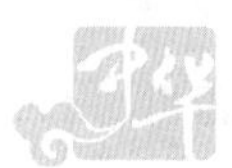


dexamethasone 542
diabetes 1348
diad 103，337
diagnostic lenses 2744
Diamox 1937
diazepam 567
dichlorphenamide 1938
diclofenac 543
diclofenac sodium 2765
diclofenamide 553
differential display 492
differential light threshold 1765
diffraction 2463
diffraction-limited 2506
diffuse amacrine cells 102
diffuse anterior scleritis 1464
diffuse ganglion cells 104
diffuse neurofibroma 1105
difluprednate，DFBA 543
digital substraction angiography，DSA 3143
digital subtraction angiography，DSA 764，1007
diopter，D 2601
dipivefrin 1933
dipivefrin，DPE 549
direct light reaction 698
direct ophthalmoscope 625
direct pupillary light reflex 273
disability glare 2781
disc area 2558
disc hemorrhages 1744
disc，D 635
discomfort glare 2780
dislocated lens，ectopia lentis 1861
disodium edetate，EDTA-$Na_2$ 588
disparity vergence 2647
displace ganglion cells 104
distance optical center 2718
distance portion 或 DP 2718
distichiasis 495
divergence excess 2655
divergence insufficiency 2655
dividing line 2718
dizocipine 1943
dizygotic twin，DZ 490
DNA chip 491
DNA microchip technology 492
dominant eye 2643
domiphen bromide 587
Dorzolamide 553，1939
double-slits eccentric photorefractometer 2537
doubling system 2540
downcurve bifocals 2718
doxycycline 533
drusen 2133
dry eye 1236
dry refraction 2581
dynamic aniseikonia 2612
dynamic contour tonometer，DCT 1699

## E

Early Manifest Glaucoma Trial，EMGT 1800
eccentric photorefraction 2536
eccentricity，e 2509
eclipse blindness 3422
economic cost 2790
ectopic lacrimal gland 1360
ectopic lentis et pupillae 501
effective field of vision 3443
effective power 2548，2737
efferent pupillary defect 275
elastic layer 93
electric ophthalmia 3417
electrical therapy 798
electrodiathermy 796
emedastine 547
emission computed tomography，ECT 1011
emmetropia 2571
emmetropization 2575
employment setting 2792
emprical calibration 2538
empty field myopia 3445
empty sella syndrome 3609
encephalitis 3118
encephalofacial angiomatosis 1886
encephalopathy 3118
encephalotrigeminal angiomatosis 1886
endemic 827
endoepithelial corneal dystrophy 1336
endothelioma 1058
endothelium 78
end-position nystagmus 3217
enhanced corneal compensation 1831
enhanced corneal compensation algorithm，ECC 2559
ENK 337
enoxacin 534
eosinophilic granuloma 969，1125
Ephrins 223
epicanthus 494，879

epidemic hemorrhagic conjunctivitis　1225
epidemic keratoconjunctivitis　1226
epidemics　826
epidermal growth factor　585
epidermoid cyst　1046
epikeratophakia　2582，2618，2755，2768
epikeratoplasty　2755
epinastine　547
epinephrine　1933
epipolis laser in situ keratomileusis，Epi-LASIK　2582，2755
epiretinal membranes　2441
episclera　83
episcleral plaque radiotherapy　2183
episcleral tissue　1458
epithelial basement membrane dystrophy，EBMD　1326
epithelial ingrowth or downgrowth　2168
epithelial recurrent erosion dystrophy，ERED　1328
epithelium　78
equator　107
equatorial staphyloma　1469
equatorial zone　108
equivalent power　2548
error　847
erysipelas　885
erythromycin　532
eserine　2623
essential hypotension　2005
estazolam　567
ethacrynic acid　1942
ethamsylate　561
ethanol　587
ethoxzolamide　1938
Event Analysis　1801
everolimus　545
excimer　2510，2758
excimer laser　2756
excited-dimer　2510，2758
exenteration　1186
exfoliation syndrome　3610
exfoliation syndrome，pseudoexfoliation　1878
exon trapping　492
explanatory　2791
explanatory variable　2791
exposure　831
exposure keratitis　1317
expressivity　487
external beam radiotherapy　1358
external collector channel　85
eye ball　77
eye bank　1376

F

facultative hyperopia　2578
false-negative errors，FN　1787
false-positive errors，FP　1787
famciclovir，FCV　537
familial amyloidosis，Finnish，FAF　1332
familial amyloidotic polyneuropathy Ⅳ，FAP-Ⅳ　1332
familial disease　484
familial drusen　504
familial exudative vitreoretinopathy，FEVR　504，2425
familial histiocytic dermatoarthritis syndrome　3611
familial hypogonadism syndrome　3611
family aggregation　490
far point　2572，2577，2625
far/near method　2650
fatality rate　826
FDH（focal dermal hypoplasia）　1459
Fehr spotted dystrophy　1333
femtosecond　2761
femtosecond laser　2756
fentanyl　568
fetal alcohol syndrome　3612
fiber baskets　102
fibroblasts　79
fibrocytes　111
fibroma　1082
fibrous dysplasia　1093
fibrous histiocytoma　1084，1361
fibrous layer　1200
fibrous tunic　77
field trial　835
filling　1441
filling defect　709
filter　2554
fixation losses，FL　1787
flash visual evoked potential　1811
flat bipolar cells　101
fleck corneal dystrophy，FCD　1335
flicker and temporal modulation perimetry　1778
fluconazole，FCZ　536
flunitrazepam　567
Fluorescein Staining Test，FL　1238
fluorescence in situ hybridization，FISH　511
fluorometholone　542
fluoroquinolones　533
flupirtine　569
flurbiprofen　543
flying spot TV ophthalmoscope　2558
focimeter，lensmeter　2548

fogging 2581
foldable 2805
folic acid 573
fomivirsen 538
foot-Lambert 2467
foramen lacerum syndrome 3165，3613
form deprivation myopia，FDM 2591
fornical conjunctiva 1198
fossa hyaloidea 110
fossa patellaris 110
Fourier domain OCT，FD-OCT 2561
Fourier transformation 2561
fovea centralis 95，106
foveal avascular zone，FAZ 2036
Francois-Neetens speckled corneal dystrophy 1335
frequency 847
frequency-doubling technology perimetry，FDTP 1778
front vertex power 2548
frontonasal dysplasia syndrome 3616
ftibamzone 538
Fuchs endothelial corneal dystrophy 497
Fuchs endothelial corneal dystrophy，FECD 1336
Fuchs heterochromic iridocyclitis/uveitis 1877
Fuchs Uveitis Syndrome，FUS 1852
Fuchs' dimples/Dellen 1324
Fuchs'endothelial-epithelial dystrophy 1874
Fuchs'spot 2586
Full Threshold Strategy 1773
functional clone 492
functional magnetic resonance imaging，fMRI 3051
functional vision 2782，2811
fundus fluorescein angiography，FFA 702
fungal conjunctivitis 1231
fungal infections 889
fused cross cylinder，FCC 2640
fusional convergence 2646
fusional vergence 2647

## G

galactokinase deficiency 500
galactosemia 500
Galilean 2551
ganciclovir，GCV 538
ganglion cell layer 104
gatifloxacin 534
GDx 1754
GDx nerve fiber analyzer，GDx NFA 2559
$GD_X$-ECC 1831
$GD_X$-VCC 1831
gelatinous droplike corneal dystrophy 497
gelatinous drop-like corneal dystrophy，GDLD 1329
gene augmentation 515
gene correction 515
gene diagnosis 511
gene expression 486
gene mutation 486
gene replacement 515
gene replication 486
general adaptation syndrome 3440
genetic marker 491
genetic spontaneous late subluxation of the lens 501
genome screening 492
genome-wide association study 2589
genomic mismatch scanning，GMS 492
gentamycin 531
geographic corneal dystrophy/Weidle 1330
geometric mean，G 847
GHT 1799
giant magnet 3371
giant papillary conjunctivitis 1230
giant papillary conjunctivitis，GPC 2746
glare 2517，2661，2764
glassblower cataract 3421
glaucoma associated with developmental disorders 1908
glaucoma change probability analysis，GCP 1762
glaucoma change probability plots，GCP 1799
glaucoma filtering surgery 1952
Glaucoma Hemifield Test，GHT 1762，1791
glaucoma progression analysis，GPA 1762，1799，1800
Glaucoma Progression Index，GPI 1801
Glaucoma Staging System，GSS 1794
glaucomatocyclitis crisis 1876
glioma of optic nerve 3110
glucocorticoid，GC 540
glucose 555
glutathione，GSH 575
glutethimide 568
glycerine 555
glycerol 1940
goblet cell 1200
goblet cells 1356
Goldmann three-mirror lens 631
Goldmann-Favre syndrome 2427
goniotomy 1915
gradient method 2651
granular cell tumor 1106
granular corneal dystrophy 497
granular corneal dystrophy，GCD 1332
granular corneal dystrophy，Type 2，GCD2 1333
granulomatous lesions 1361

gray out or tunnel vision 3444
Grayson-Wilbrandt corneal dystrophy, GWCD 1331
Groenouw corneal dystrophy type Ⅱ 1333
ground substance 79
GSS-2（Enhanced Glaucoma Staging System, eGSS） 1794
Guided Progression Analysis 1801
gyrate atrophy of choroid and retina; GACR 503

## H

haemostatic sponge 562
hamartoma 3084
hand magnet 3371
hand-held magnifier 2805
Hand-Schuller-Christian disease 1125
hard contact lens, HCL 2729
hard design 2723
hay fever conjunctivitis 1229
haze 2765
heat shock protein HSP 1944
heat-ray cataract 3421
Heidelberg retina tomograph, HRT 2558
hemangioma of the optic disc 3084
hemangiopericytoma 1058
hemidesmosome 78
hemorrhagic glaucoma 1886
hemosiderosis glaucoma 1861
heparin 559
Heparin-binding growth factors 1887
hepatocyte growth factor, HGF 586
hepato-lenticular degeneration 3166
hereditary 2610
hereditary crystalline stromal dystrophy of Schnyder 1334
hereditary disease 484
hereditary dystrophy of the cornea 496
hereditary retinal dystrophy 2786
heredopathia atactica polyneuritiformis 3167
Herpes Simplex Virus, HSV 1852
herpes zoster of the eyelids 887
heterogeneity 485
high-pass resolution perimetry, HPRP 1777
high-plus spectacles 2805
homatropine 584
homocystinuria 501
honey comb meshwork 102
honeycomb-shaped corneal dystrophy 1331
horizontal cells 101
horizontal fibers 102
horizontal visible iris diameter, HVID 2743
horopter circle 2684
human immunodeficiency virus, HIV 2086
human immunodeficiency virus Ⅰ, HIV-Ⅰ 481
hyaline degeneration 1247
hyalocytes 111
hydrobenzole 538
hydrocortisone 542
hydrophthalmos 1908
hydrophthalomos 1469
hydroxyethylrutin 563
hyperbaric oxygen therapy, HBO 811
hyperfluorescence 710
hyperlipoproteinemia 1349
hyperlysinemia 2615
hyperopia 2571, 2577
hyperparathyroidism 1350
hypersecretion glaucoma 1843
hypersensitivity 448
hyperthyroidism, hyperthyreosis 1349
hypoactivity natural killer syndrome 3597
hypofluorescence 709
hypoplasia of optic nerve 3068
hypo-tension 2005
hypothalamique-carrefour syndrome 3630
hypromellose 570

## I

ICGA 715
idiopathic inflammatory myopathies 2098
idiopathic macular hole, IMH 762
idiopathic midline destructive disease 1044
idiopathic orbital inflammation 1039
idoxuridine, IDU 537
immune privilege 471
immune reconstitution inflammation syndrome, IRIS 2091
immune reconstitution uveitis, IRU 2091
immune surveillance 471
immunoglobulin, Ig 446
immunological tolerance 448
Immunomodulation 1944
imported infectious disease 827
in situ activated gel-forming systems 523
incidence rate 825
incipient prechiasmal optic nerve compression syndrome 3630
inclusion conjunctivitis 1225
incomplete dominant 487
index hyperopia 2578
index myopia 2584
indirect light reaction 698
indirect ophthalmoscopes 2554
indirect pupillary light reflex 273
indocyanine green angiography, ICGA 702

indocyanine green，ICG　589，702
indometacin　2765
indomethacin　543
inferior average，IA　2559
inferior epiblepharon　494
inflammatory bowel disease　463，2095
infliximab　546
inlay/graft　1441
innate immune responses　444
innate immune system　471
inner collagenous zone　93
inner limiting membrane　106
inner nuclear layer　100
inosine　574
inositol nicotinate　563
instantaneous curvature，or tangential curvature　2544
insulin-like growth factor，IGF　586
inter-eye symmetry　2559
interferon　538
intermediate zone　108
internal collector channel　85
internal cone fiber　100
internal plexiform layer　103
internal rod fiber　100
internal scleral sulcus　84
international candle　2466
interobserver agreement　843
intracorneallenses，ICL　2755
intracranial hematoma　3159
intraobserver agreement　842
intraocular foreign body　3342
intraocular lens implantation，IOL implantation　2611
intraocular lens，IOL　2567
intrastromal corneal ring，ICR　2755
intrastromal cyst　1361
intravitreous injection　2452
invasive squamous cell carcinoma　1363
inversion　488
iodine tincture　586
iodinosis　1353
IOL toxication syndrome　3630
ion-activated　523
ionizing radiation　3414
ionizing radiational cataractionizing radiational cataract　3425
iridectomy　1949
iridocorneal endothelial syndrome　1871，2168
iridodialysis　697
iridotrabeculodysgenesis　1908
iris　87
iris ciliary process distance，ICPD　1720
iris dysplasia-hypertelorism-psychomotor retardation syndrome　3631
iris frill　87
iris processes　87
iris thickness，IT　1719
iris zonule distance，IZD　1719
iris-lens contact distance，ILCD　1719
irregular astigmatism　2572
irrigation fluid　570
ischemic optic neuropathy，ION　3082
island of vision　1779
isochromosome　488
isoflurophate，DFP　1937
isopter　1779
isosorbide　555
isotropic photorefraction　2536
Isthmo-opticus　106
itraconazole，ICZ　536

## J

jack in the box　2611
Jackson cross cylinders　2696
JCC，Jackson cross cylinder　2697
juvenile chronic arthritis，JCA　462
juvenile glaucoma　1908
Juvenile hereditary epithelial dystrophy　1328
juvenile idiopathic arthritis，JIA　2091
juvenile xanthogranuloma　1128，1892

## K

kallidinogenase　563
Ke　519
keratectomy　1400
keratinocyte growth factor，KGF　586
keratinoid corneal degeneration　1322
keratoconus　496，1339
keratoepithelioplasty，KEP　1437，1443
keratoglobus，corneaglobosa　1347
keratolimbal allograft，KLAL　1438
keratomalacia　1350
keratometer　612
keratometric axis　2507
keratometry　2509
keratomileusis　2619，2755，2768
keratophakia　2619，2755，2768
ketoconazole，KCZ　536
ketorolac　543
ketotifen　547
kinetic perimetry　654
Krukenberg’s spindle　3637

# L

Labetalol 1933
lacquer crack lesion 2586
lacrimal hypersecretion 954
lacrimal hyposecretion 954
lacrimal lens 2737
lacrimal punctal occlusion 1444
lactic acid 588
lag of accommodation 277，2628
Lambert 2467
lamellar cataract 500
lamellar keratoplasty 1388
lamina cribrosa 1457
lamina cribrosa sclerae 83
lamina elastica anterior 78
lamina elastica posterior 78
lamina fusca 1458
Langerhans cell histocytosis 1124
large diffuse ganglion cells 104
laser 802
laser assisted in site keratomileusis，LASIK 808
laser epithelial keratomileusis or laser epithelial keratoplasty，LASEK 808
laser epithelial keratomileusis，LASEK 2582，2755，2759
laser in situ keratomileusis，LASIK 2582，2755，2760
laser presbyopia reversal，LAPR 2767
laser thermal keratoplasty，LTK 2582，2763，2769
laser thermokeratoplasty，LTK 2755，2767
latanoprost 553
latanoprost，Xalatan 1926
latent hyperopia 2578
latent nystagmus 3218
lateral geniculate body 3042
lateral orbitotomy 1183
Latrunculins（Lat） 1942
lattice corneal dystrophy，LCD 497
lattice corneal dystrophy，Meretoja type 1332
lattice corneal dystrophy，type2，LCD2 1332
law of independent assortment 486
law of segregation 486
layered lighting 2793
lead of accommodation 277，2628
lead time bias 844
leakage 710
Leber congenital amaurosis，LCA 502
Leber hereditary optic neuropathy 506
Leber hereditary optic neuropathy，LHON 3092
leiomyoma 1081，1894
length time bias 845
lens 107
lens bow 108
lens capsule 107
lens cells 109
lens controls 2696
lens epithelium 108
lens fibers 109
lens induced myopia，LIM 2591
lens lubricants/rewetting 2736
lens measure，spherometer 2549
lens sorting 2634
lens/eye volume ratio 1922
lens-associated uveitis 464
lens-induced endophthalmitis 477
lepirudin 560
leptospirosis 457
LESC 1267
letter 2788
Letterer-Siwe disease 1126
Levobunolol 1932
levobunolol 551
levocabastine 547
levofloxacin 534
lid closure reflex of the pupil 3174
lidocaine 566
ligamentum hyaloideocapsulare 110
limbal allograft 1269
limbal autograft 1269
limbal keratoepithelioplasty 1438
limbal stem cell transplantation，LSCT 1444
limbal stem cells transplantation，LSCT 1438
limbal stem cells，LSC 1437
limbal transplantation，LT 1438，1444
limbus 81，1356
lincomycin 533
line acuity 2787
line tests 2788
linear regression 1762
linezolid 535
linkage 491
linkage analysis 492
lipid corneal degeneration 1321
lipoma 1086
lisch epithelial corneal dystrophy，LECD 1329
Lissamine Green Staining Test 1238
living related conjuntival limbal allograft，Lr-CLAL 1438
LMBBS 3588
lodoxamide 548
lomefloxacin 534
lomerizine DE-090 1942

long ciliary nerve 111
Long Term Fluctuation, LF 1793
longitudinal chromatic aberration, LCA 2593
longitudinal incision 2607
long-term fluctuation, LF 1766
loose lens rock 2634
loss variance, LV 1792
loteprednol 542
low molecular weight heparins, LMWHs 559
low vision enhancement system, LVES 2808
low vision in working age persons 2790
Low Vision Quality of Life Questionnaire, LVQoL 2783
low-coherence interference 2560
lumen, lm 2466
lumina fusca 83
luminous flux 1764
Lyme disease 2077
Lyme disease, LD 457
lymphangioma 1066
lymphoma of mucosa associated lymphoid tissue, MALT 1110

## M

MAC 2993
macaca arctoides, stump-tailed macaque 2592
macrocornea 496
macula 26
macula adherens 78
macula lutea 95, 106
macular corneal dystrophy 497
macular corneal dystrophy, MCD 1333
macular cysts 3339
macular hole, MH 2442
macular light sensitivity 1808
macular sparing 3114
magalocornea 1914
magnetic rasonance imagine, MRI 749, 1010
magnetic resonance angiography, MRA 1011, 3143
magnetic resonance spectroscopy, MRS 3054
magnocellular cell 1776
main lens 2718
mainstream school 2815
major histocompatibility antigen 467
major histocompatibility complex, MHC 447
malignant glaucoma 1721
malignant melanoma 1133, 1367, 2125
manifest hyperopia 2578
mannitol 555, 1940
Map-dot-fingerprint dystrophy 1326
Marcus Gunn's jaw-winking syndrome 881
Marcus-Gunn test 2687
Marfan syndrome 501
marginal ulcers 461
marmoset 2592
mast cell 89
Maumenee corneal dystrophy 497
maximum amount of accommodation 276
mean 847
mean defect, MD 1792
mean deviation 1792
mean sensitivity, MS 1792
measuring graticule 2540
mechanical theory 1733
medial orbitotomy 1185
median, M 848
medulloepithelioma 2170
Meesmann's corneal dystrophy 496
Meesmann's corneal dystrophy, MECD 1328
megalocornea 1346
meibomian gland carcinoma 1135
meibomian gland dysfunction, MGD 1244
melanocytes 88
melanocytomas 1894
melanoma 919
melanoma of ciliary body 2171
melanoma of iris 2169
Melanomatic glaucoma 1893
melanosis of scleral 1461
memanyine 1943
meningioma of the optic nerve 3110
meningitis 3116
meningo-encephalocele 1021
mepivacaine 566
meprobamate 568
mercuric oxide yellow 587
meridional amblyopia 2604
meridional portion 92
metacycline 533
methanol 3408
methaqualone 568
methazolamide 553, 1937
methotrexate, MTX 545
methylene blue 589
methylprednisolone 542
Metipranolol 551, 1933
Michelson interferometer 2560
miconazole, MCZ 536
microcornea 496, 1346
microkeratome 2760
microphakia 2515
microphthalmos 495

microplicae 79
microspherophakia 2515
microvilli 79，96
mid-adult life 2792
midget bipolar cell 101
milli-Lambert，m-L 2467
minimum angle of resolution，MAR 2666
minimum keratoscope reading，Min K 2543
minus lens method 2627
miotics 700
mitochondrial genetic disease 485
Mitomycin 2765
mitomycin C，MMC 557
Mittendorf spot 2419
mixed glaucoma 1904
modulation transfer function，MTF 2505
monocular estimation method 2628
mono-design 2724
monosomy 488
monovision 2643
monovision with LASIK 2767
monozygotic twin，MZ 490
Mooren's ulcer 461
mop bipolar cells 101
morning glory syndrome 3073
mortality rate 826
motion automated perimetry 1778
moxifloxacin 534
MPMVA（maximum plus to maximum visual acuity） 2697
MPS Ⅰ（mucopolysaccharidosis Ⅰ） 3629
MPSⅡ（mucopolysaccharidosis Ⅱ） 3628
mucocele 1053
mucosal transplantation，MT 1443
Müller cells 101
multi purpose solution，MPS 2736
multi-design 2724
multifocal IOL 2767
multifocal pattern electroretinogram 1810
multifocal visual evoked potential 1812
multifocal visual evoked potential，mfERG and mfVEP 690
multi-stage sampling 830
muscle paretic nystagmus 3217
muscle stars 92
mutant detection 492
myasthenia gravis，MG 3220
mycophenolate mofetil，MMF 545
mycoplasma conjunctivitis 1231
mydriatics 700
myofilaments 90
myopia 2571

N

nanophthalmos 1922
naphazoline 546
natamycin 536
National Eye Institute Visual Function Questionnaire，NEI-VFQ 2783
National Organization of the Blind，ONCE 2810
near optical center 2718
near point 2577，2625
near point accommodation，NPA 3182
near point of convergence，NPC 2647
necrotizing anterior scleritis 1464
nedocromil 548
nefopam 569
negative fusional vergence 2647
negative relative accommodation，NRA 2648
negative relative convergence，NRC 2649
neomycin 531
neovascular age-relatedmacular degeneration，nAMD 2446
neovascular glaucoma 1886，1887
neovascularization of iris，NVI 2034
nepafenac 544
nerve fiber index，NFI 2559
nerve fiber layer 105
neurilemmoma 1102
neurofibroma，NF 1104
neurofibromatosis，NF 1023
neuroretinitis 3087
neurosis 2661
nevus 1366
nevus of iris 2168
new aniseikonic test 2613
nicotinamide 573
nicotinic acid 573
Nit 2467
nitrazepam 567
nitroglycerin 562
nodular anterior scleritis 1464
nodular episcleritis 1464
non-contact tonometer，NCT 1699
non-invasive tear break-up time，NIBUT 1238
nonionizing radiation 3414
non-randomized controlled trial 836
nonsteroidal anti-inflammatory drugs，NSAIDs 543
norfloxacin 534
normal saline 2735
normal tension glaucoma 1838
NT 337
number 2788
nystagmus 3216

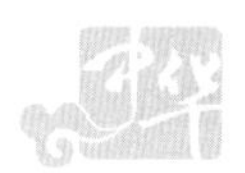


## O


oblique-axis astigmatism 2603
occupational therapist 2811
ochronosis 1248，3618
ocular chalcosis 3344
ocular cysticercosis 458
ocular graft-versus-host disease，GVHD 2125
ocular melanocytosis 2169
ocular pharmaceutics 517
ocular pharmacodynamics 517
ocular pharmacokinetics 517
ocular rosacea 1231
ocular surface & tear disease 1266
ocular surface disease，OCD 476
ocular surface disease，OSD 1266
ocular therapeutics 517
ocular toxicologics 517
ocular toxocariasis 458，2083
ocular toxoplasmosis 458
ocular trauma 476
oculomotor nerve 3058
oculomotor nerve paralytic ptosis 3164
odds radio，OR 2792
odds ratio，OR 832
oedema of the eyelids 884
off-axis errors 2536
off-center 340
ofloxacin 534
Oguchi disease 504
olmesratan，DE-092 1942
olopatadine 547
on-center 340
onlay/patch 1441
opaque bubble layer，OBL 2762
ophthalmic zoster 1352
ophthalmoscopes 2553
optic atrophy，OA 3091
optic chiasm 3040
optic disc 95，3066
optic disc vasculitis 3080
optic nerve glioma 1098
optic nerve sheath cyst 1056
optic nerve sheath fenestration 1193
optic nerve sheath meningiomas 1099
optic papilla 95，3066
optic pits 1915
optic radiation 3043
optic tract 3041
optical coherence tomography，OCT 754，1752，1831，2560
optical path difference，OPD 2566，2762
optometer，refractometer 2531
ora serrata 95，106
orange red fringe 2538
orbiculus ciliaris 90
orbit 2823
orbit apex syndrome 3279
orbital abscess 1030
orbital amyloidosis 959
orbital cellulitis 1028
orbital crush injury 3282
orbital decompression 1192
orbital foreign body 3277
orbital fracture 3283
orbital hemorrhage 3274
orbital mycosis 1036
orbital osteomyelitis 1033
orbital venography 765
organ specific autoimmune disease 460
orientation and mobility instructor 2810
orientation and mobility，O&M 2810
orthogonal photorefraction 2536
Ortho-K CL 2732
oscillatory potentials，OPs 682
osseous choristoma 1360
ossifying fibroma 1094
osteogenesis imperfecta type Ⅰ 498
osteoma 1091
osteosarcoma 1092
outbreak 826
outcome variable 2791
outer collagenous zone 93
outer cone fiber 99
outer nuclear layer 99
outer plexiform layer 99
outer rod fiber 99
overdiagnosis bias 845
overview printout 1798
oxybuprocaine 566
oxycephaly 1015
oxycephaly-acrocephaly 3600
oxymetazoline 546


## P


painful ophthalmoplegia 1042
palisades of vogt 82
palpebral conjunctiva 1197
pandemic 826
Panel D-15 651
papillaphelibitis 3080

papilledema 3075
paragranuloma 3626
paralytic ectropion 902
parameter 847
pars plana 90
pars plicata 90
partial lamellar sclerouvectomy 2184
partial thickness hole 3339
parvocellular cell 1776
pathologic myopia 2584
pathological hyperopia 2578
pattern discrimination perimetry 1777
pattern electroretinogram 1809
Pattern Standard Deviation，PSD 1792
pattern visual evoked potential 1811
PCR 491
pectinate fibers 86
pectinate ligament 87
pedigree analysis 490
Pelizaeus-Merzbacher syndrome 3166
pellucid marginal corneal degeneration 1324
pemirolast，TBX 548
penciclovir，PCV 537
penetrance 487
penetrating injury 3304
penetrating keratoplasty 1404
penicillamine 588
pentazocine 569
pentobarbital 567
perennial allergic conjunctivitis 1230
perfluorotributylamine 570
perforating injury 3304，3323
perimeter 2681
perineuritis 3087
peripapillary atrophy 1745
peripheral anterior synechia，PAS 1852
peripheral displacement threshold 1778
perivascular neuroglia 106
permanent magnet 3371
persistent fetal vasculature，PFV 2420
persistent hyaloid artery 3074
persistent hyperplastic primary vitreous，PHPV 1921，2420
PET-CT 766
Peters anomaly 498
phacoallergic uveitis 477
phacoanaphyaxis 1864
phacolytic glaucoma 1861，1863
pH-activated 523
pharyngeal conjunctival fever 1226
phase transfer function，PTF 2505
phenobarbital 567
phenol 586
phenylephrine 584
phospholine iodine，echothiophate iodine 1936
phosphonoformate acid 538
photochromic phenomena 2712
photodynamic therapy，PDT 809，2182
photokeratoscopy 2509
photoptic-nective response of the elctroretinogram 1810
photorefractive keratectomy，PRK 808，2582，2755
physical trapping 492
physiological hyperopia 2578
physostigmine，Eserine 1937
pigmentary glaucoma 1881
pigmented epithelium 91
pilocarpine 552，1935
pincushion distortion 2616
pinguecula 1247
piroxicam 543
pit of optic papilla 3073
plano lens 2706
plasmacytoma 1120
plasmomas 1360
plateau iris configuration 1820
plateau iris syndrome 1820
platelet-derived growth factor，PDGF 585
pleomorphic adenoid carcinoma of the lacrimal gland 964
pleomorphic adenoma of the lacrimol gland 962
plexiform neurofibroma 1104
plica semilunaris 1208
pneumatic applenation tonometen 1698
point spread function，PSF 2505，2545
point system 2671
polarizing lenses 2782
polyarteritis nodosa 970
polyarteritis nodosa，PAN 2097
polygenic inheritance 488
polygenic or multifactorial inherited disease 484
polymethyl methacrylate，PMMA 2729
polymyxin B 532
polypoidal choroidal vasculopathy，PCV 723，2027
polyvinylalcohol，PVA 577
population 846
population survey 490
posaconazole 536
positional clone 492
positive fusional vergence 2647
positive relative accommodation，PRA 2648
positive relative convergence，PRC 2649
positron emission computed tomography，PET 1011

positron emission tomography 3056
Posner-Schlossman syndrome 1876
posterior amorphous corneal dystrophy, PACD 1336
posterior amorphous stromal dystrophy 1336
posterior chamber 107
posterior embryotoxon 497, 1348, 1919
posterior hyaloid membrane 111
posterior keratoconus 1347
posterior lamellar keratoplasty 1389
posterior lenticonus 2515
posterior pigment epithelium 90
posterior polar cataract-1; CTPP1 500
posterior polymorphous corneal dystrophy, PPCD 1337
posterior polymorphous dystrophy, PPMD 1337, 1875
posterior scleral foramen 1457
posterior scleral reinforcement 2769
posterior scleral staphyloma 2586
posterior scleritis 1464
posterior staphyloma 1469
postsynaptic 100
potential visual acuity, PVA 2543
povidone iodine 586
pranoprofen 543
Prazosin 1933
pre-descemet corneal dystrophy, PDCD 1336
prednisolone 542
prednisone 542
preferential looking 646
preimplantation genetic diagnosis, PGD 512
preinjection fluorescence 710
prepapillary membrane 3072
preperimetric diagnosis 1841
presbyopia 2638
presbyopia avalos and rozakis method 2767
presbyopic phakic IOL 2767
presenting visual acuity, PVA 856, 2773
presynaptic 100
prevalence of blindness 826
prevalence rate 826
prevalence ratio, PR 2800
prevalence study 829
prilocaine 566
primary acquired melanosis 1365
primary angle closure glaucoma, PACG 1720
primary angle-closure glaucoma, PACG 499
primary congenital glaucoma, PCG 499
primary familial amyloidosis 1329
primary infantile glaucoma 1908
primary intraocular lymphoma, primary vitreoretinal lymphoma 474
primary open-angle glaucoma, POAG 499
primates 2592
principal meridians 2707
principal section 2709
prism dioptre 2710
probability 847
procaine 565
progeria 3629
progressive addition lens 2722
progressive power lens 2722
proliferative vitreo-retinapathy, PVR 3236
Proliferative vitreoretinopath, PVR 3292
proparacaine 566
propria sclerae 1458
Prostanoid Agents 1942
proximal convergence 2646
pseudoepitheliomatous hyperplasia 1362
pseudofluorescence 710
pseudoholes 3339
pseudophakic glaucoma 1865
pseudoproptosis 1002
psittacosis conjunctivitis 1225
psychosociology 2815
psychotherapy 814
pterygium 1250
ptosis 494
public health ophthalmology 820
public school 2815
pulsed dye laser photocoagulation 1886
punctuate corneal staining 2745
pupil 87, 3168
push up method 2627
pyogenic granuloma 1360
pyridoxine 573

## Q

quality of vision 2788
quartile, Q 848

## R

radial keratotomy 2607
radial keratotomy, RK 2755
radial portion 92
radial processes 102
radiation cataract 3425
radionuclide imaging 764
randomization 847
randomized controlled trial, RCT 836
range 848
range of accommodation 2625

ranibizumab 580
Ray tracing 2762
reading portion 或 RP 2718
receptor theory of resolution 2670
recovery-point 2649
recurrent hereditary corneal erosion 1328
red-free light 634
refractive ametropia 2572
refractive error 2571
refractive hyperopia 2578
refractive index 2513
refractive power 2548
refractory glaucoma 1960
regular astigmatism 2572
regular corneal astigmatism 1347
Reis-Bücklers corneal dystrophy, RBCD 1330
Reis-Bucklers dystrophy 496
relapsing polychondritis 2100
relative accommodation 277, 2648
relative afferent papillary defect, RAPD 696, 2687
relative afferent pupillary defect, RAPD 273, 699, 1747
relative risk, RR 834
relative spectacle magnification, RSM 2609, 2741
relative-distance magnification 2803
relative-size magnification 2803
relaxing incision 2607
reliability 842
reptilase 561
resident accommodation 2582
reteplase 561
reticuloendothelial microglial cells 106
retina 95
retina proper 95
retinal degeneration slow, RDS 260
retinal detachment 2588
retinal disparity 2647
retinal image refraction 2534
retinal nerve fiber layer, RNFL 2559
retinal neuroglia 106
retinal pigment epithelium 95
retinal pigment epithelium, RPE 2087
retinal thickness analysis, RTA 1752, 1755
retinitis pigmentosa, RP 501, 763
retinitis plgmentosa-deafness-ataxia syndrome 3166
retinoblastoma 1132, 2125
retinoblastoma, RB1 505
retinoschisis, RS 763
retrograde filling 709
reverse filling 709
reverse geometry 2512
rhabdomyoma 1076
rhabdomyosarcoma 1076
rhegmatogenous retinal detachment, RRD 762
rhesus monkey or macaque 2592
Rho kinase inhibitors 1943
ribavirin 538
riboflavin 573
rickettsial conjunctivitis 1231
ridogrel 560
rifampicin 533
rigid gas permeable contact lens, RGPCL 2730
rim area 2558
rimexolone 542
ring chromosome 488
rod 97
rod inner segments 98
rod outer segments 97
rod spherule 100
rollable IOL 2767
rosacea 1352
rosacea conjunctivitis 1232
rosacea keratitis 1352
rose bengal sodium 589
Rose Bengal Staining Test, RB 1238
round segment 2718
RPC 119
Rubella Virus 1852
rubeosis iridis 2034
rubeotic glaucoma 1886

## S

salvia miltiorrhiza 563
sample 846
sarcoidosis 892, 957, 1043, 1468
saucerization 1743
scanning laser polarimetry 1752, 1831
scaphocephaly 1016
schematic eye 2538
Schirmer's Test 1238
Schlemm's canal 84
Schlichting's dystrophy 1337
Schnyder corneal dystrophy, SCD 1334
Schnyder crystalline corneal dystrophy 497
Schnyder crystalline corneal dystrophy, SCCD 1334
Schnyder crystalline dystrophy sine crystals 1334
scholastic integration 2815
Schwalbe's ring 87
schwannoma 1367
sclera 82, 1457
scleral ectasia 1468

scleral expansion band，SEB　2643，2766，2767
scleral spur　87，1457
scleral staphyloma　1468
scleral stroma　83
scleritis　1464
sclerochoroidal calcification　2190
sclerocornea　1348
sclerokeratitis　1465
scotoma　3045
screening　837
Screening test　1772
scurvy　1351
sebaceous gland carcinoma　918
secondary orbital tumors　1132
sector iridectomy　1952
segment　2718
segment optical center　2718
segment top　2718
selection bias　845
Selective laser trabeculoplasty　1835
selective laser trabeculoplasty，SLT　1999
Senile hypermetropia　2575
sequential trial　837
serous implantation cyst　1051
shape factor，SF　2606
shaped segment　2718
sheet　86
short ciliary nerve　112
short-term fluctuation，SF　1765
short-wavelength automated perimetry　1831
short-wavelength automated perimetry，SWAP　1777
siderosis　1248，1353
siderosis bulbi　3343
silicone light adjustable IOL，LAL　2767
silicone oil　570
silver nitrate　587
simple congenital ectopia lentis　500
simple episcleritis　1464
simple myopia　2584
simple random sampling　830
simulated keratoscope reading，Sim K　2543
simultaneous photography of the corneal and fundus reflexes　2536
single photon emission computed tomography，SPECT　1011
single-gene disease　484
sinus histiocytosis　1128
sirolimus　545
slitlamp microscope　2550
Slits　222
small-bistratified cell　1776
snow blindness　3417
social outcomes　2792
socially significant visual impairment　2792
socio-economic level　2790
socioeconomic status，SES　2792
sodium chloride　555
sodium fluorescein　588
sodium hyaluronate　569
sodium hyaluronate，SH　577
sodium sulfacetamide，SA　535
soft contact lens，SCL　2731
solar ophthalmia　3417
somatic cell genetic disease　485
sorbic acid　2734
space eikonometer　2662
space myopia　3445
spasmus nutans　3218
spatial contrast sensitivity in glaucoma　1807
spectacle magnification，SM　2608，2740
spectral domain OCT，SD-OCT　2562
spectrometer　2561
spherical equivalent，SE　2743
spherical lens control　2696
spherophakia　2515
sphincter muscle　89
sphingomyelin-sterol lipidosis　3167
sporadic　826
spot retinoscopes　2527
spurious resolution　2505
squamous cell carcinoma　918
squamous cell papilloma　1361
squamous cells　1356
SRIF　337
stair behavior model　2801
stand magnifier　2805
standard automated perimetry　1831
standard eikonometer　2662
standard notation　2708
standard optical center position　2711
Stargardt disease，STGD　503
star-shaped images　2536
static aniseikonia　2612
static perimetry　655
static refraction　2625
statie skiascopy　2537
statistic　846
stereoacuity　2684
sterile infiltrates　2745
Stickler Syndrome　2424
stratified diffuse ganglion cells　104

stratified sampling 830
streak retinoscopes 2527
stress 3440
stroma 78, 88, 91, 94, 1257
Sturm conoid 2602
subatmospheric decompression sickness 3441
sub-Bowman's keratomileusis, SBK 2756
subclinical marker 491
subepithelial amyloidosis 1329
subepithelial mucinous corneal dystrophy, SMCD 1328
submacular hemorrhage 2445
sulfadiazine, SD 535
sulfamethoxazole 535
sulfite oxidase deficiency 2615
super luminescent diode, SLD 2562
superficial cells 78
superficial granular corneal dystrophy 1330
superior average, SA 2559
superior limbal keratoconjunctivitis 2746
supernormal vision 2762
supraciliary 92
supraciliary segment implant, SCI 2767
surface asymmetric index, SAI 2606
surface asymmetry index, SAI 1342, 2543
surface regular index, SRI 2606
surface regularity index, SRI 1342, 2543
surfactant cleaner 2735
Survey of Health, Ageing and Retirement in Europe, SHARE 2791
sustainability 2773
sutural cataract 500
Swedish Interactive Threshold Algorithm, SITA 1773
swept source OCT, SS-OCT 2562
symbol 2788
symmetrical design 2724
sympathetic ophthalmia 463
sympathetic ophthalmitis, SO 478
sympathetic ophthalmitis/ophthalmia, SO 477
synapse 99
synaptic 100
synaptic cleft 100
synaptic ribbon 100
syphilis 457, 886
systematic sampling 830
systemic lupus erythematosus 890
systemic lupus erythematosus, SLE 2096
systemic sclerosis 2099

## T

tacrolimus, FK506 545
tafluprost 554
tafluprost DE-085 1942
tangent screen 655
Tapioca melanoma 1893
tarsorrhaphy 1444
taurine 575
tear break up time, TBUT 2744
tear breakup time, BUT 1238
tear lens 2510
teicoplanin 533
telemicroscope 2806
telescope for near 2806
temperature-sensitive 523
temporal contrast sensitivity in glancoma 1808
temporal, superior, nasal, inferior, temporal average 2559
tendency oriented perimetry, TOP 1763
Tenon's capsule 1457
Tenon's capsule cyst 1981
teratoma 1360
terbinafine 537
Terrain's marginal corneal degeneration 1323
tertiary vitreous 32
tessellated fundus 2585
test object 2540
tetracaine 565
tetracycline 533
the outer limiting membrane 99
thermotherapy 795
Thiel-Behnke corneal dystrophy 496
Thiel-Behnke corneal dystrophy, TBCD 1331
thimerosal 2734
thiomersal 587
thiopental 567
Threshold test 1772
thrombin 562
thrombotic glaucoma 1886
Thymoxamine 1933
thyroid associated ophthalmopathy, TAO 1145
ticlopidine 560
tigecycline 533
tight junction 80
time domain OCT, TD-OCT 2561
Timolol 550, 1930
T-incision 2769
tinidazole 535
tiopronin 575
tolazoline 563
tonic accommodation, TA 2581
tonic convergence 2646, 3182
tonic pupil 700

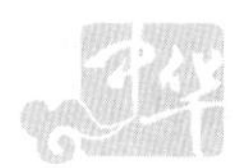


top hat 2762
topography guided ablation 2762
toric 2540
toricity 2509
toroidal surface 2601
total hyperopia 2578
toxoplasmosis 2075
trabecular ciliary process distance, TCPD 1720
trabecular meshwork 85
trabeculo-Descemetic membrane 1955
trabeculodysgenesis 1908
trabeculotomy ab externo 1915
tranexamic acid 562
transducer 733
transforming growth factor-beta 585
transfrontal orbitotomy 1186
transient amplifying cells, TAC 1437
translocation 488
transmitted fluorescence 710
transposition 2708
transpupillary themotherapy, TTT 2182
transpupillary thermotherapy, TTT 795
transverse incision 2607
traumatic optic neuropathy, TON 3099
traumatic paralytic strabismus 3263
Travoprost 554, 1929
Trend Analysis 1801
TRH 337
triamcinolone 542
triamcinolone acetonide, TA 582
triazolam 568
trifluridine, F3T 537
trinitrotoluene, TNT 3403
trisomy 488
tritanopia 508
tropicamide 584
trypan blue 589
trypsin 574
TSNIT SD 2559
tuberous sclerosis 3085
tunica pigmentosa 87
tyre-shape surface 2708
tyre-shaped surface 2601

## U

ulcerative colitis 2095
ultrasonography 733, 1005
ultrasound biomicroscope, UBM 735, 1716
ultrasound biomicroscopy, UBM 2171
ultraviolet yays 3416
umbilication of lens 2515
uncorrected refractive errors 2777
unistratified amacrine cells 102
unistratified ganglion cells 104
unoprostone 554
unpigmented ciliary epithelium 90
upcurve bifocals 2718
urea 1940
urokinase, UK 560
using life-course epidemiology 2792
uvea 87
uveal effusion syndrome 2032
uveal effusion syndrome, UES 2038
uveal trabecular meshwork 86

## V

vaccinal conjunctivitis 1226
vagotonic pupillary reflex 699
valaciclovir, VCV 537
vancomycin 532
variable corneal compensation algorithm, VCC 2559
Varicella Zoster Virus, VZV 1852
varix, varicocele 1067
vascular theory 1733
vascular tunic 87
vasoformative factor 1887
vasostimulating factor 1887
veiling glare 2661
venereal lymphogranulomal conjunctivitis 1225
venous angioma 1064
vergence 2645
vertex distance 2737
vertical visible iris diameter, VVID 2743
vestibular reflex of the pupil 698
vibration syndrome 3446
video magnifiers 2808
VIP 337
viscoulastic agents 569
vision 2665
Visual Activities Questionnaire, VAQ 2784
visual acuity 643
visual cortex 3044
visual evoked potential 1811
visual evoked potential, VEG 646
visual evoked potential, VEP 685
visual field 2680, 3044
Visual Field Index, VFI 1801
visual function 2782
visual impairment in the working age person 2790
visual organ 77

visual rehabilitation 2810
vitamin A 572
vitamin $B_1$ 573
vitamin $B_{12}$ 573
vitamin C 573
vitamin D 572
vitamin E 572
vitamin $K_1$ 561
vitamin U 574
vitelliform macular dystrophy 763
vitreomacular traction syndrome，VMTS 2441
vitreous 110
vitreous base 111
vitreous cortex 110
vitreous cyst 2419
Vogt-Koyanagi-Harada disease 463
voriconazole，VCZ 536


## W


Waardenburg-Jonkers corneal dystrophy 1331
Wagner Syndrome 2424
warfarin 560
wave aberration 2506
wave theory of resolution 2670
wavefront 2461，2566
wavefront aberration 2566
wavefront guided ablation 2762
wedge resection 2607
Wegener granulomatosis 1043
Wegener’s granulomatosis，WG 1467
wet refraction 2581
whole-field psychophysical tests 1778
wing cells 78
with the rule astigmatism 2603


## X


xanthelasma 916
X-linked endothelial corneal dystrophy，XECD 1339
X-ray radiography 730

## Y


Youden index 842


## Z


zinc sulfate 587
zonula adherens 99
zonula occludens 79

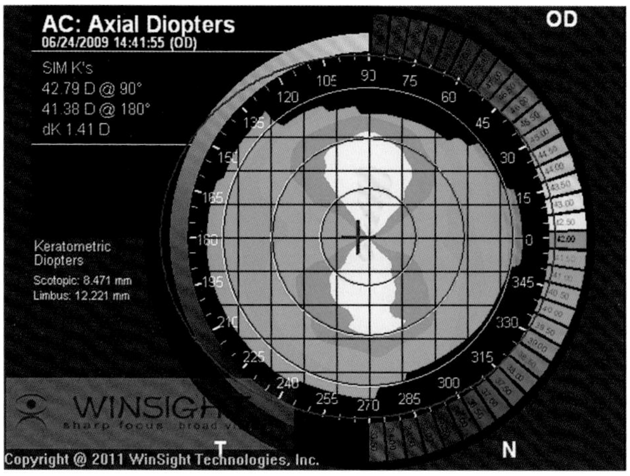

彩图 8-175　轴向曲率图（Axial Diopter）

轴向曲率图（Axial Diopter）表征角膜表面每一点的斜率，即表面任意一点，沿垂线方向与光轴相交的距离的倒数。绿色表示正常，蓝色表示曲率半径大，Diopter 低。红色表示曲率半径小，Diopter 高。对于球体，球面上任意一点，沿垂线方向与角膜地形图轴线相交的距离都是该球体的半径，是常数，其倒数也是常数

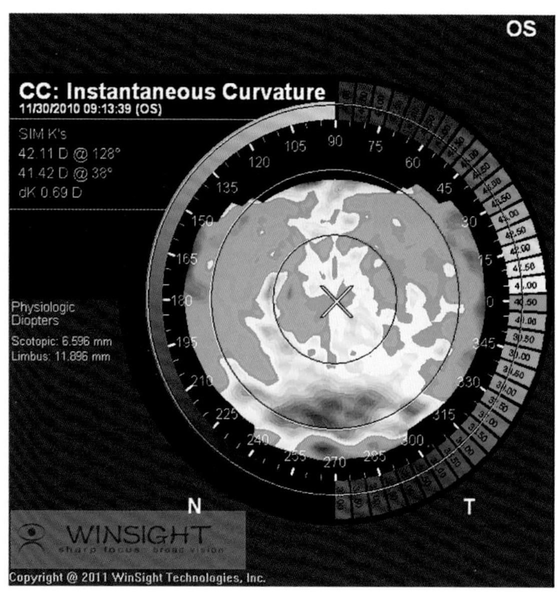


彩图 8-176　即时曲率图（Instantaneous Curvature）

即时曲率图（Instantaneous Curvature）表征角膜任意一点的真实曲率，代表曲面的形状

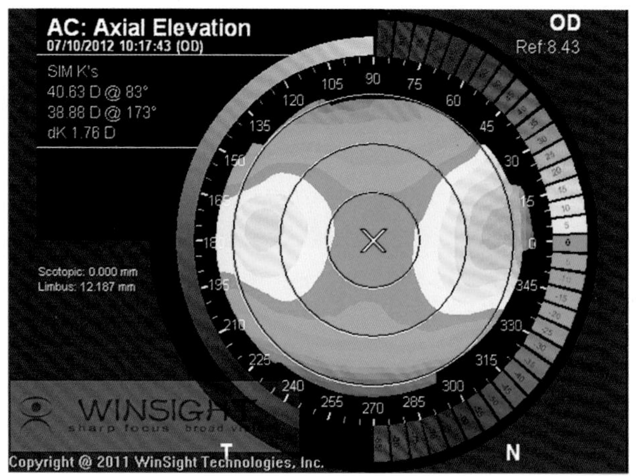


彩图 8-177　角膜地形图高度图

角膜地形图高度图 通常只高度差别图，即高度图与一个最佳拟合的球形的差别图，以显示差别。红色区间表示高于球面，蓝色表示低于球面，绿色表示等于球面。右上角显示的是最佳拟合的球面半径。对于该散光体，陡的轴向是垂直方向（83°），平的轴向市水平方向（173°）。陡向表示曲率半径小，平向表示曲率半径大，最佳拟合的球面半径是介于陡平曲率半径之间，因此得到以上图案：水平方向高于参考球面（蓝色），垂直方向低于参考球面（红黄色）。而在 3mm 之内，该散光角膜很接近球面（绿色）

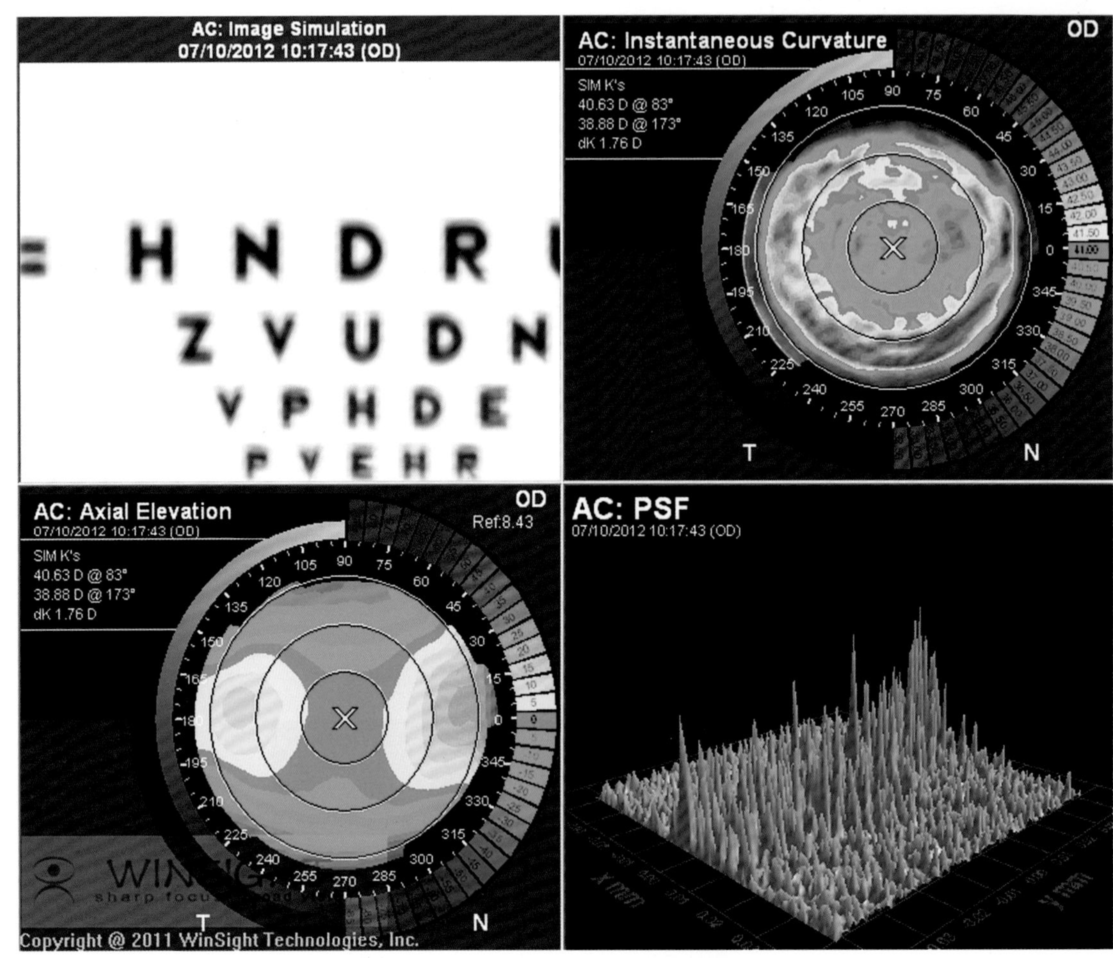


彩图 8-178　角膜地形图的 4 联图

这样的图用于表征不同的特征。在 WinMax 中，4 幅图中的任意一幅都可以根据用户的需求自己选择。软件具有可设置功能

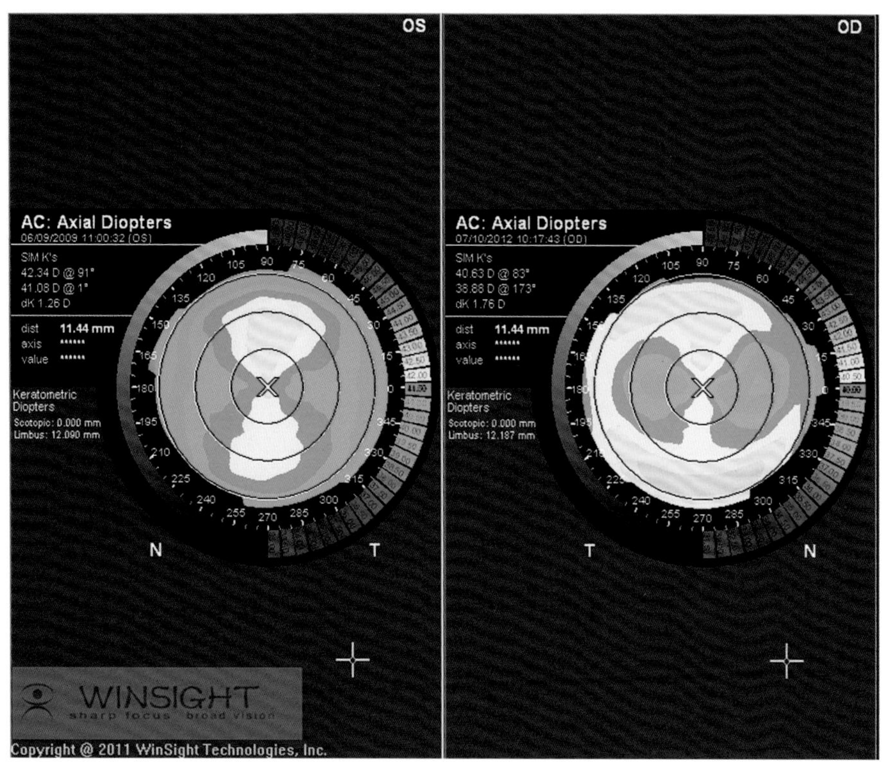


彩图 8-179　同一患者的左右双眼图

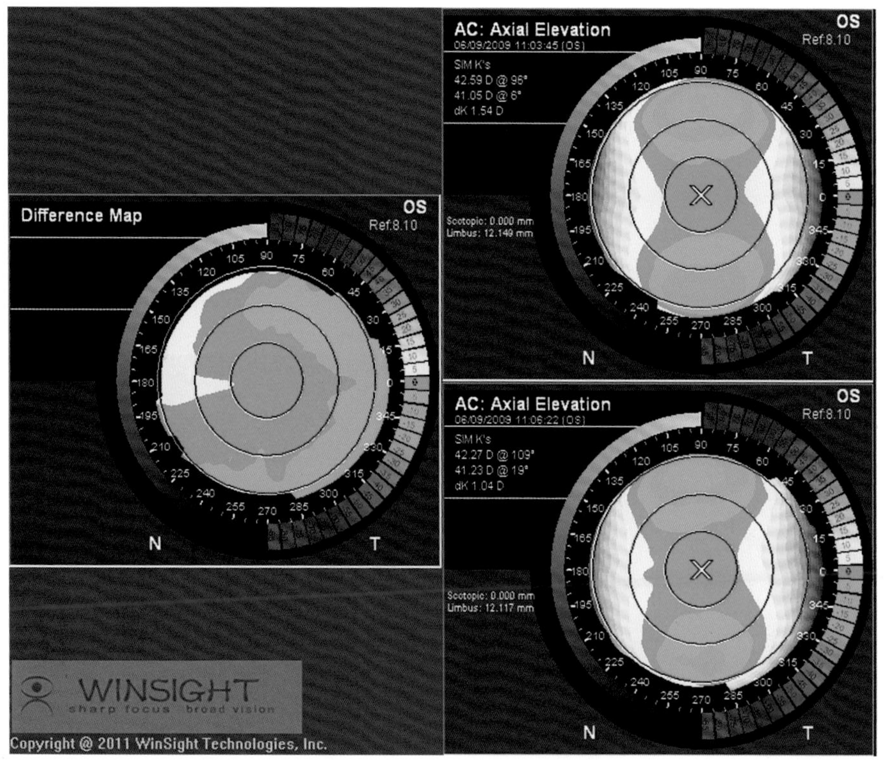


彩图 8-180　同一角膜的差别图

可以用于比较地形图的可重复性。也可以用于比较手术前后的曲率半径图，高度图，等等。当用于比较可重复性时，左侧的通常是绿色，表示两次测量很一致。当比较术前术后时，左侧的图示表示的是手术引起的差别：在用激光治疗屈光不正的时候，这一差别图非常有用，左侧通常显示的就是手术矫正参数，比如，-5D 的近视的治疗，左侧表示的图案就是接近 -5D 和光学区域的大小，用鼠标可以移动而显示任意一点的读数

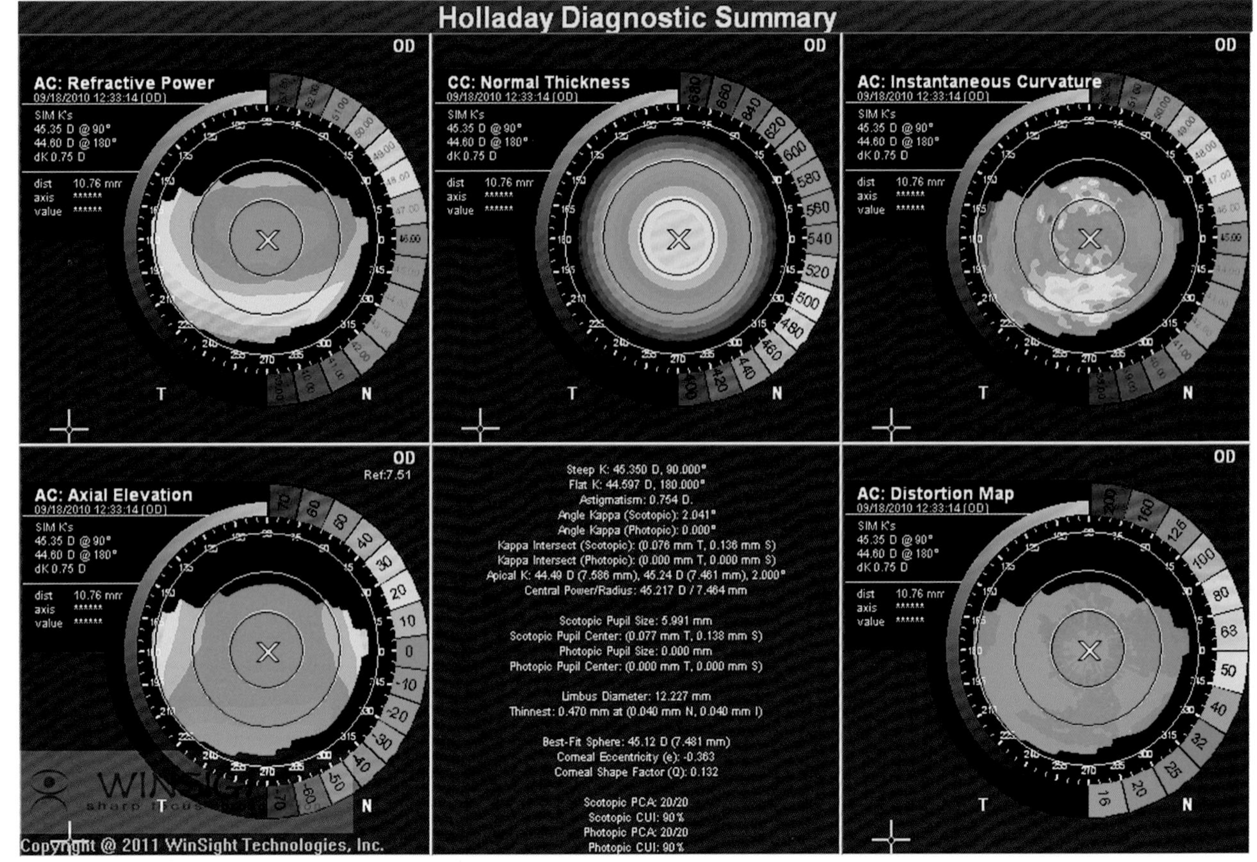


彩图 8-183　Holladay 诊断综述（Holladay Diagnostic Summary）

在许多厂家的角膜地形图中都有类似的显示。图中的六种显示都比较直接，包含了最常用的图示和信息。右下角的是角膜表面变形图，它表现的是角膜表面，去除球、柱两项后的高阶相差与角膜的 BSCVA 的相关图。它的色彩图示表示的是最佳可矫正视力，即 20/20、20/10、20/40 等等。蓝绿色表示角膜的最佳可矫正视力好，黄红色表示角膜的最佳可矫正视力差。该图对于圆锥角膜显示较为突出，可作为判断依据之一

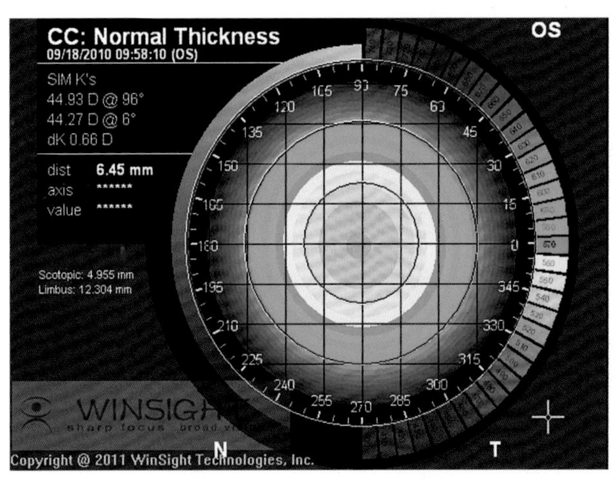


彩图 8-185　角膜厚度分布图

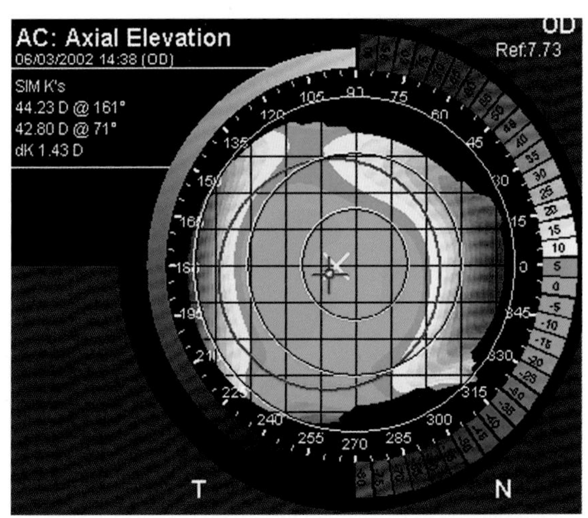


彩图 8-187　角膜地形图和瞳孔中心和轮廓的叠加

图中红色的线表示瞳孔的中心和轮廓，可以看出，这是一个激光手术出现的偏中心，治疗中心与瞳孔中心重合，这是早期准分子手术中经常出现的状况

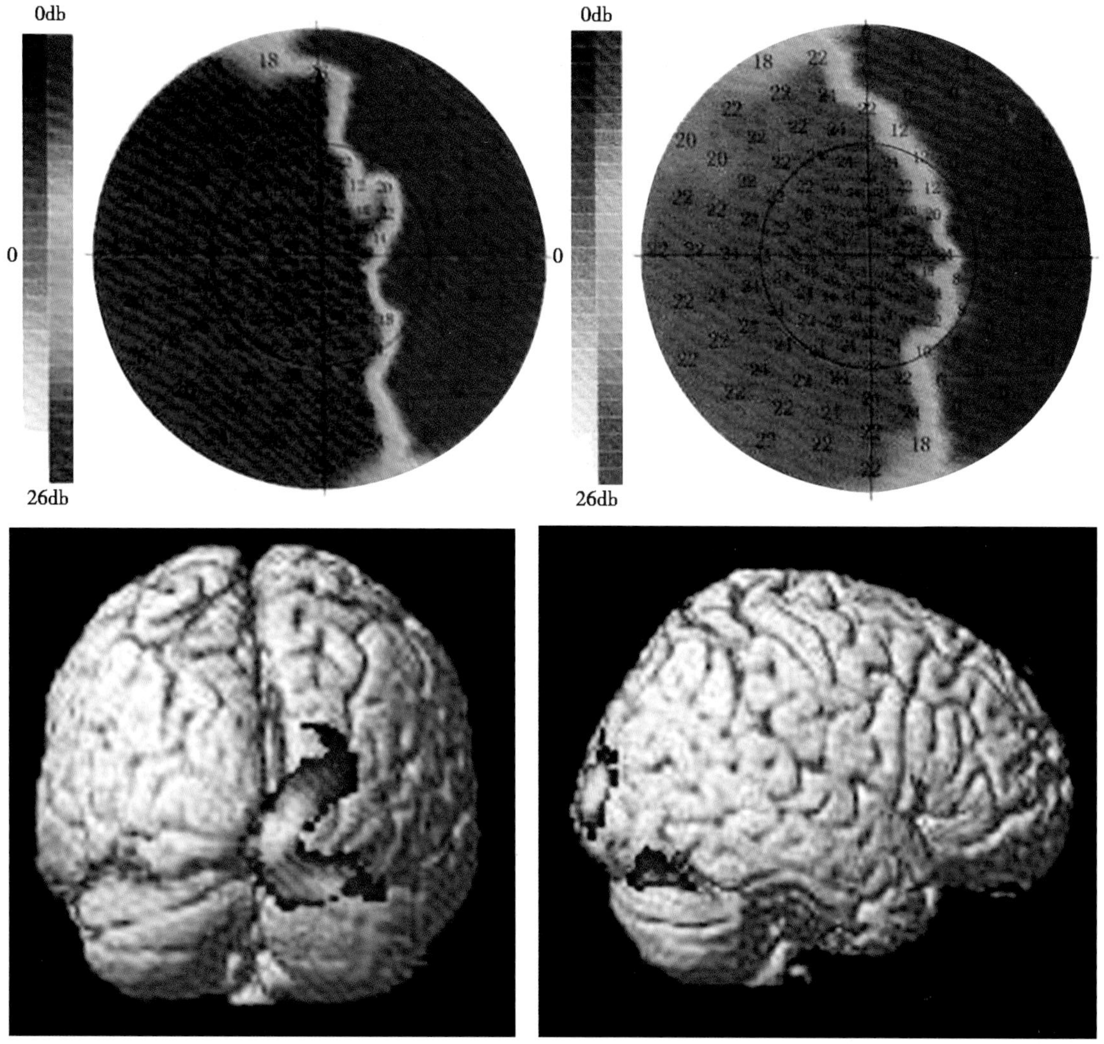

彩图 10-24　患者，男，52 岁，车祸后颅脑损伤，行 CT、MRI 检查无异常。视力：右 1.0，左 1.0，双眼右半视野缺损，伴黄斑回避。fMRI 显示右侧枕叶信号明确，而相应左侧枕叶视皮质区无信号

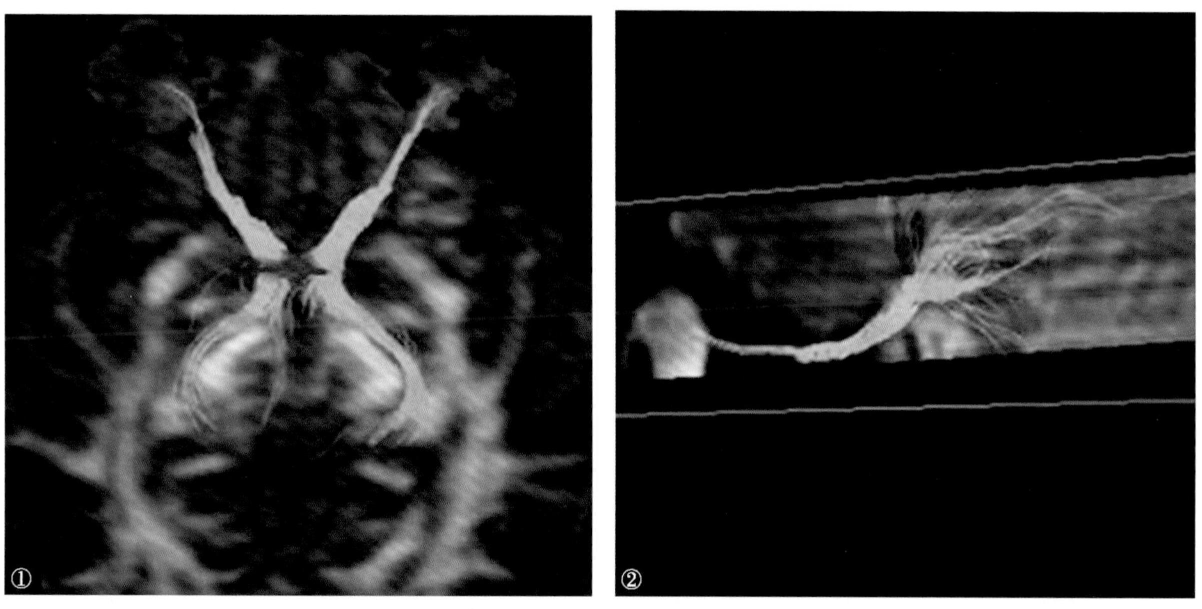


彩图 10-25　正常视放射 DTI 图

① DTI 正常视放射横轴位（不同方向以不同颜色表示），显示双侧视放射在方向性及形态上对称　② DTI 视放射成像（矢状位）显示整个后视路

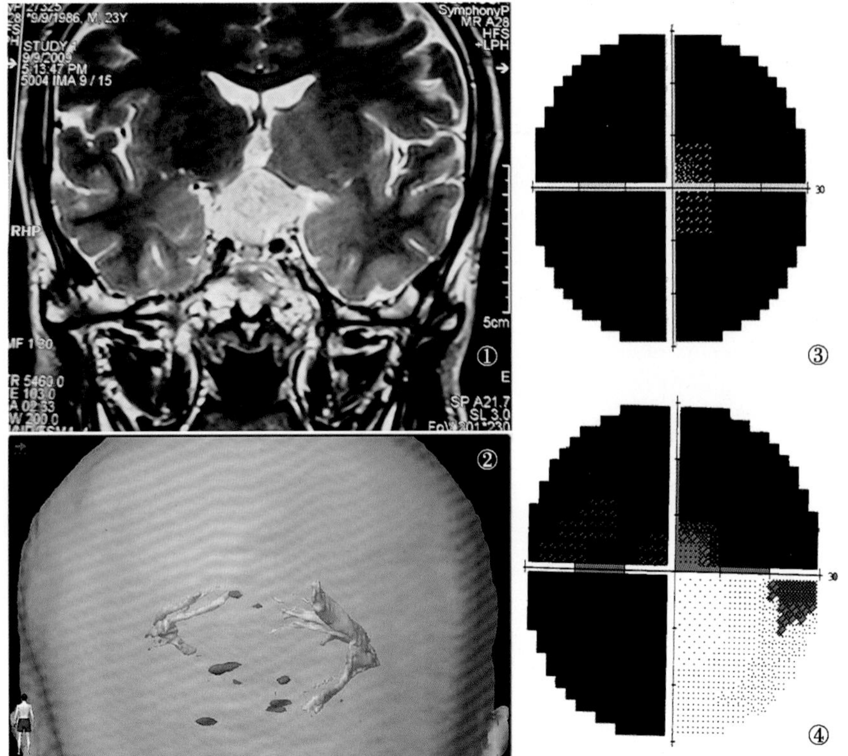

彩图 10-26　垂体瘤患者视放射 DTI 图

① MRI 显示垂体瘤　②视放射 DTI 显示双侧视放射纤维明显减少，左侧明显　③右眼视野图，显示弥漫视野缺损　④左眼视野图，显示左眼鼻侧视野右侧视放射对应的是右眼鼻侧视野和左眼颞侧视野

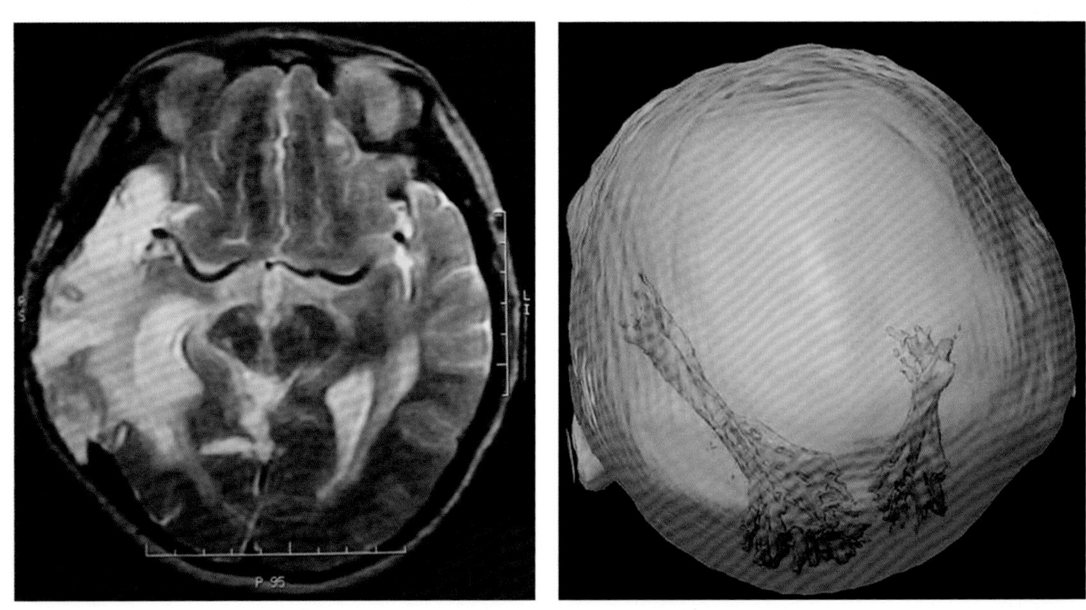

彩图 10-27　一例右后视路损伤的视放射 DTI 图

左图 MRI 显示颞叶广泛病变，右图 DTI 显示右侧的视放射明显较左侧受损

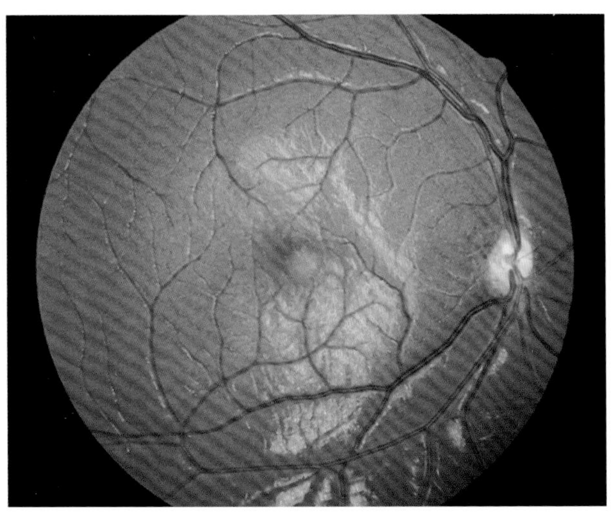

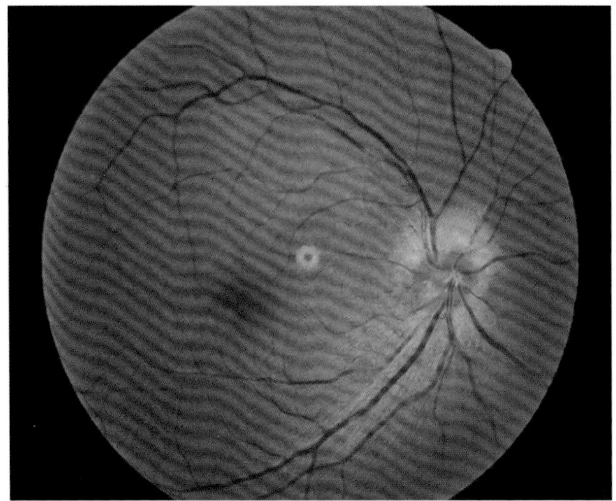

彩图 10-49 视盘双环征

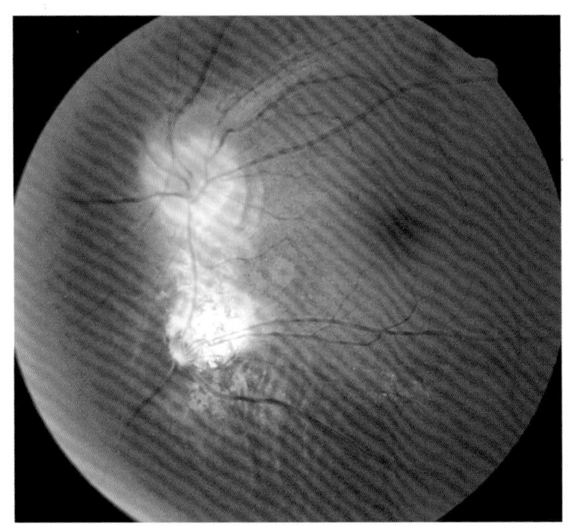

彩图 10-52 双视盘眼底图

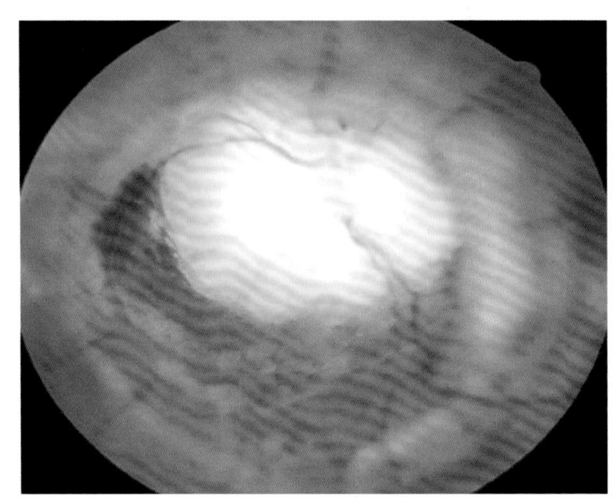

彩图 10-54 视盘凹陷眼底彩图

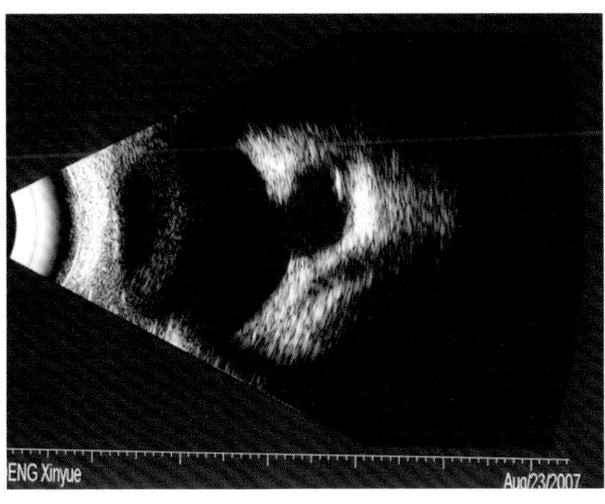


彩图 10-55 视盘凹陷 B 超表现

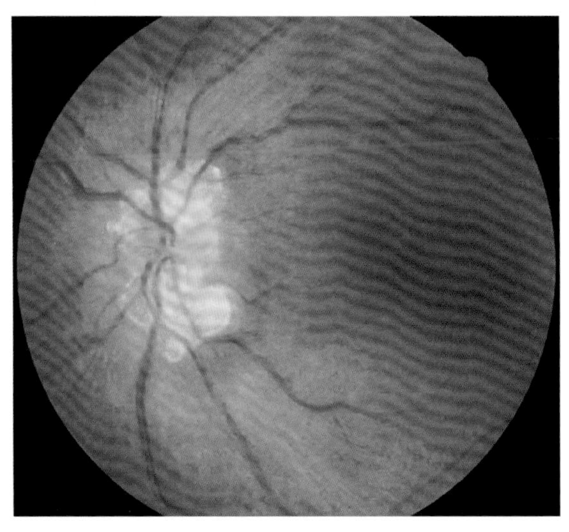

彩图 10-56 视盘玻璃膜疣眼底彩图

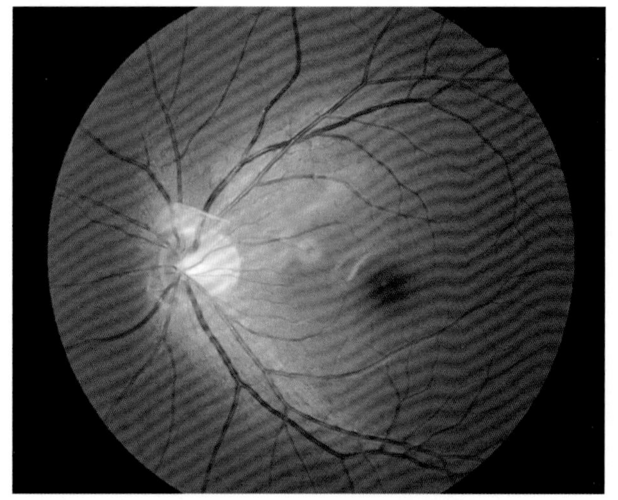

彩图 10-57　视盘前膜眼底彩照

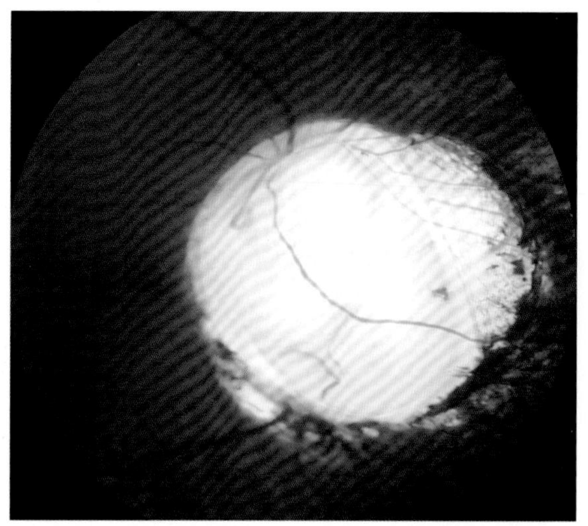

彩图 10-58　视盘缺损眼底彩照

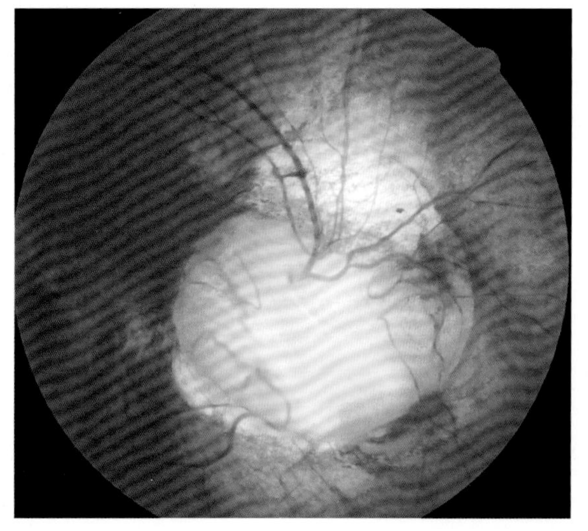

彩图 10-59　视盘缺损眼底彩照

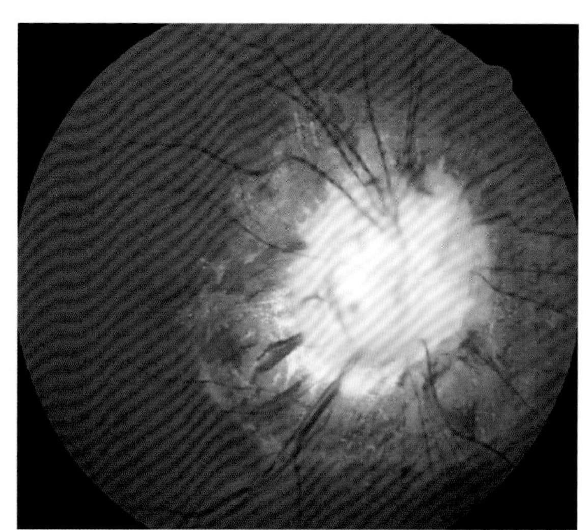

彩图 10-61　牵牛花综合征

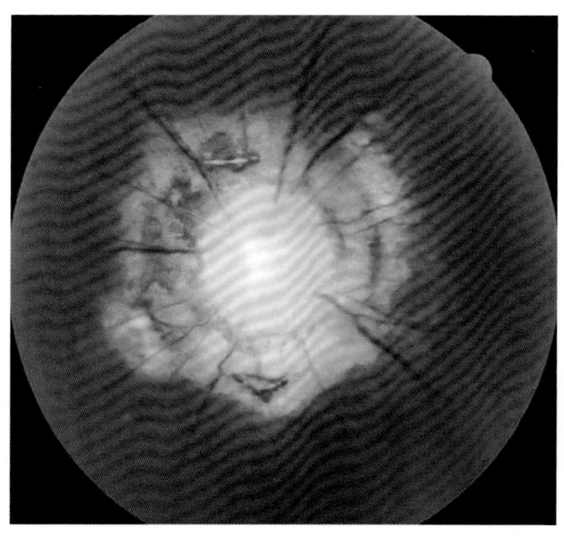

彩图 10-62　牵牛花综合征

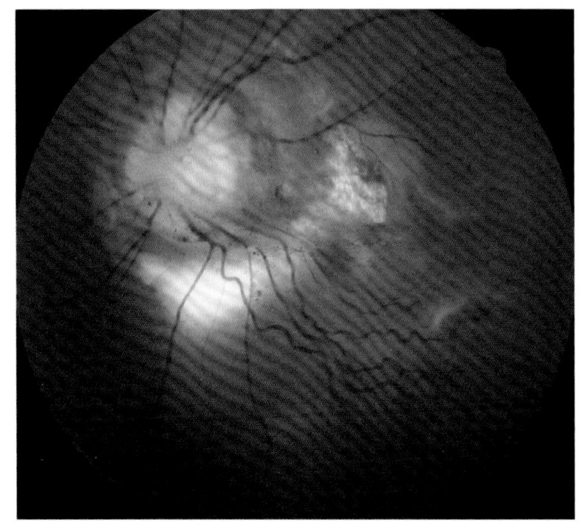

彩图 10-63　牵牛花综合征伴视网膜脱离

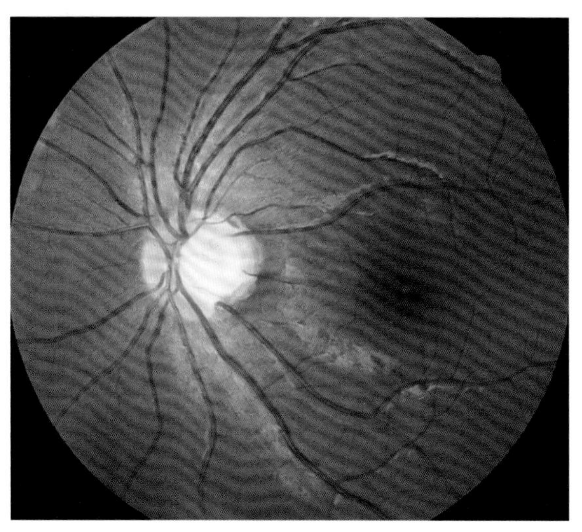

图 10-64　视盘小凹眼底彩图

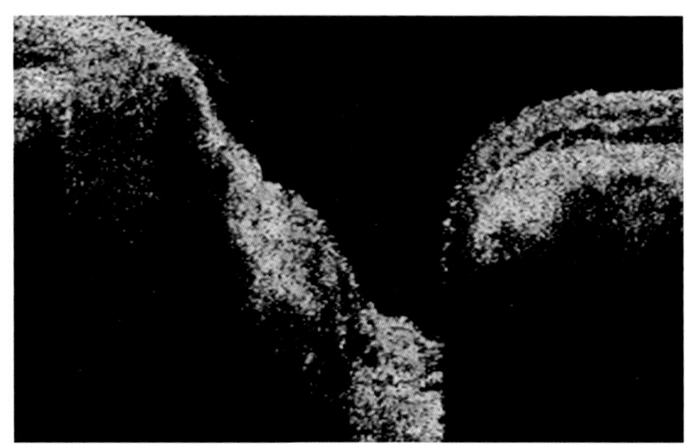

图 10-65　视盘小凹 OCT 图像

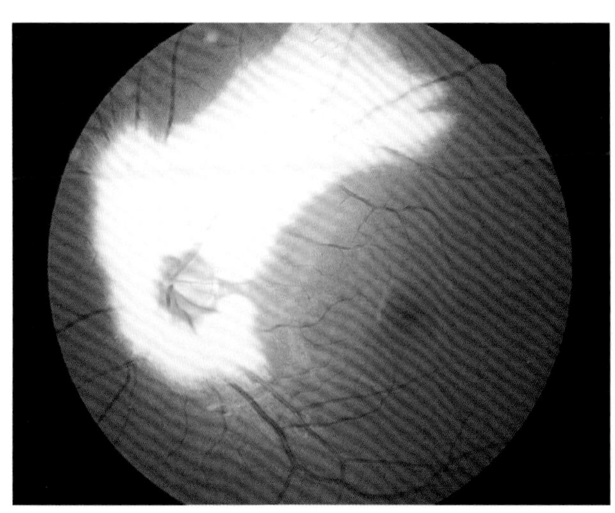

彩图 10-66　视盘有髓神经纤维眼底彩照

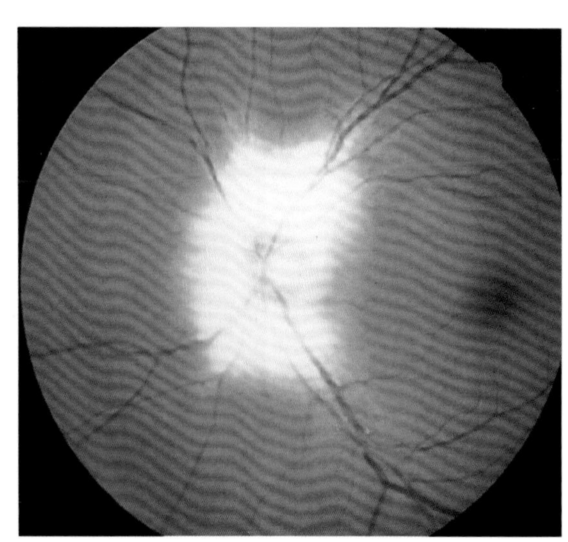

彩图 10-67　视盘有髓神经纤维眼底彩照

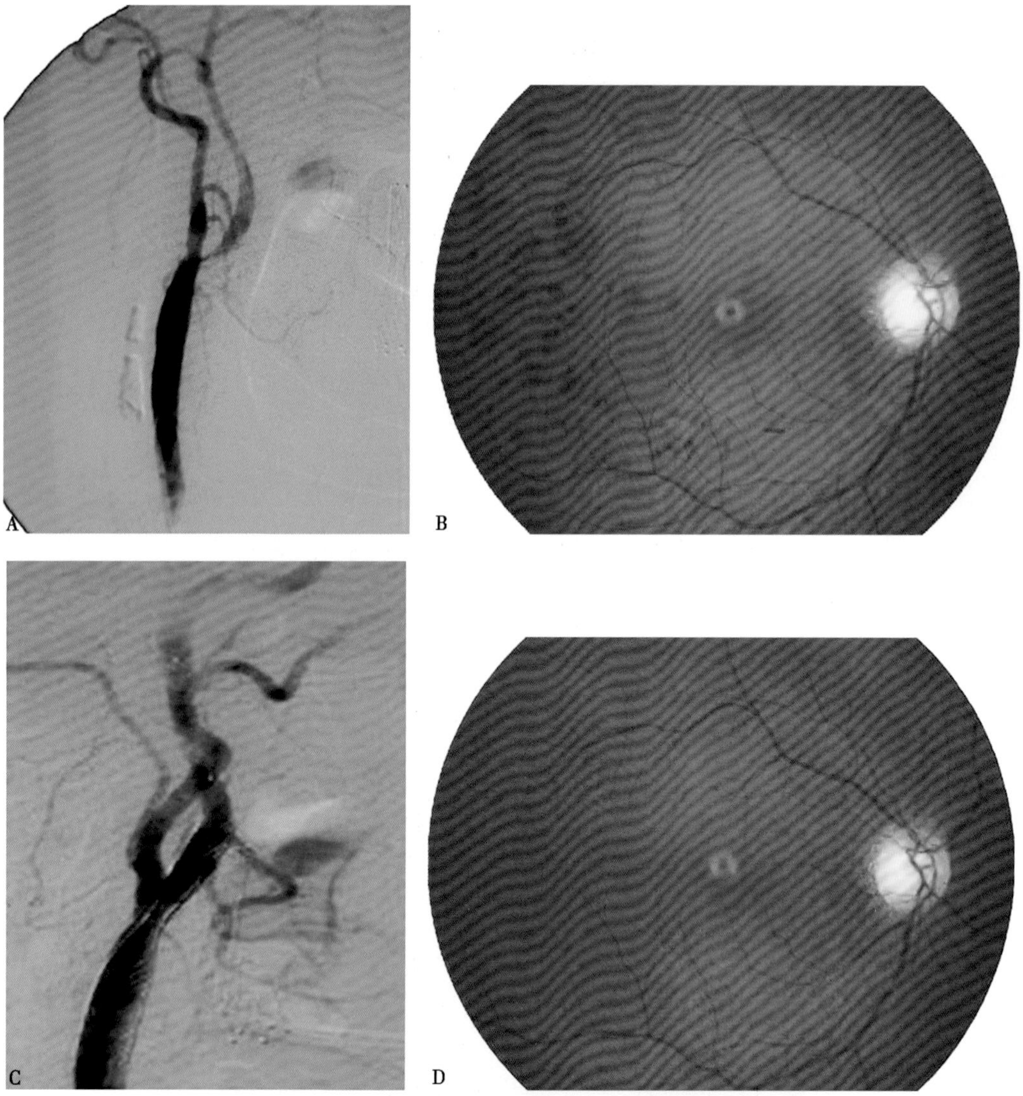

彩图 10-88　右侧颈内动脉狭窄伴低灌注视网膜病变患者行支架成形术

A. 支架植入术前 DSA 图像，显示颈内动脉狭窄　B. 支架植入术前眼底彩像，显示视网膜多量斑点状深层出血

C. 支架植入术后 DSA 图像，显示颈内动脉血流恢复　D. 支架植入术后眼底彩像，视网膜出血基本吸收

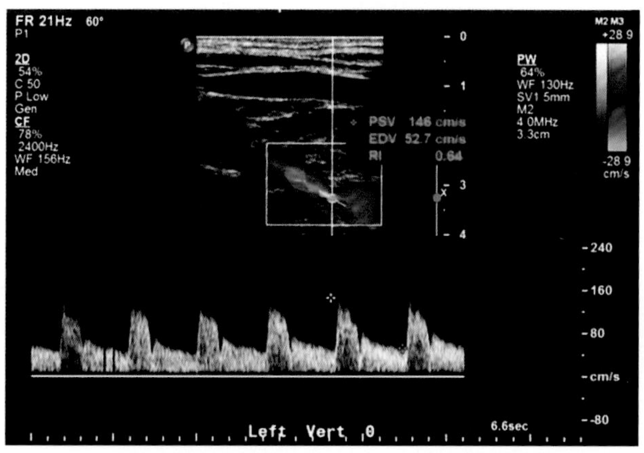


彩图 10-89　左侧椎动脉狭窄彩色超声多普勒图像

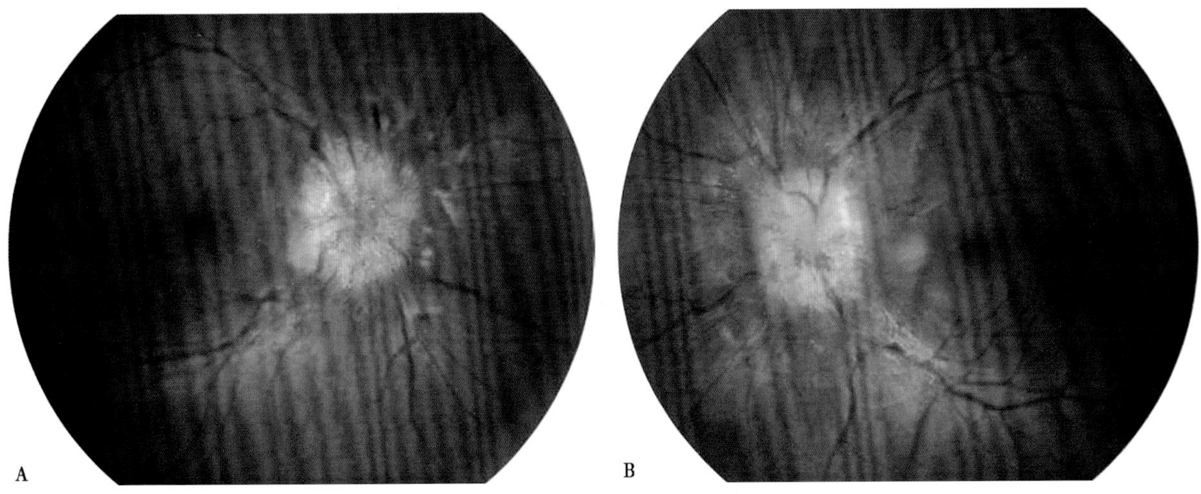


彩图 10-95　颅内静脉窦血栓引起的双眼视盘水肿

A. 右眼　B. 左眼

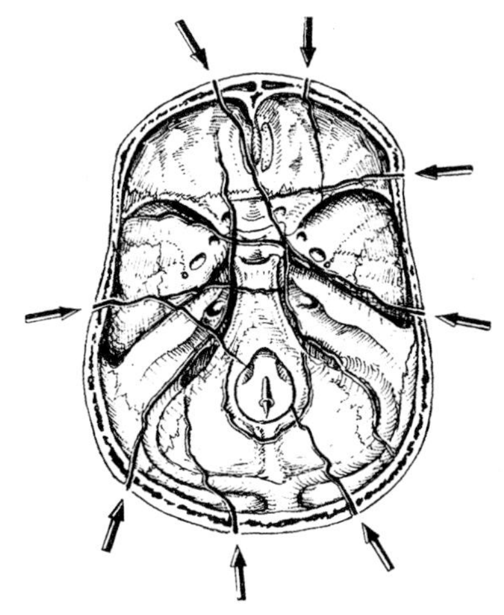

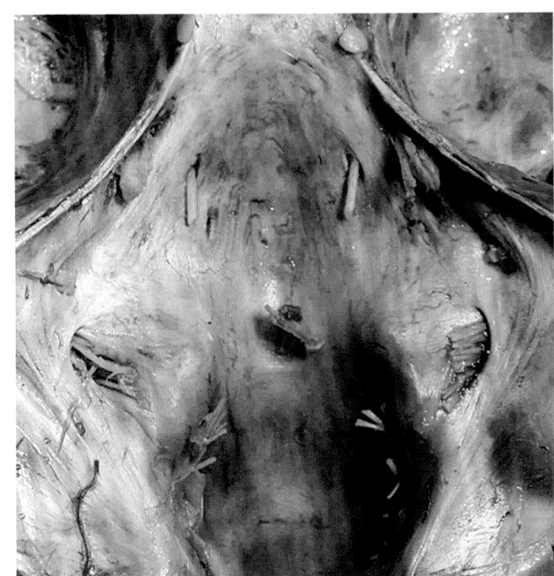

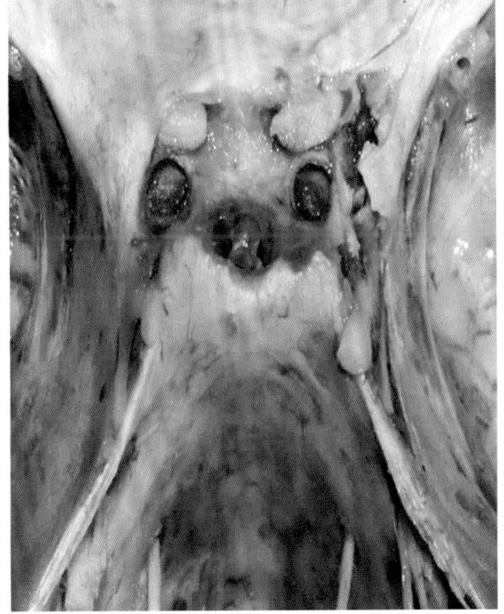

彩图 10-105　颅底骨折涉及神经示意图

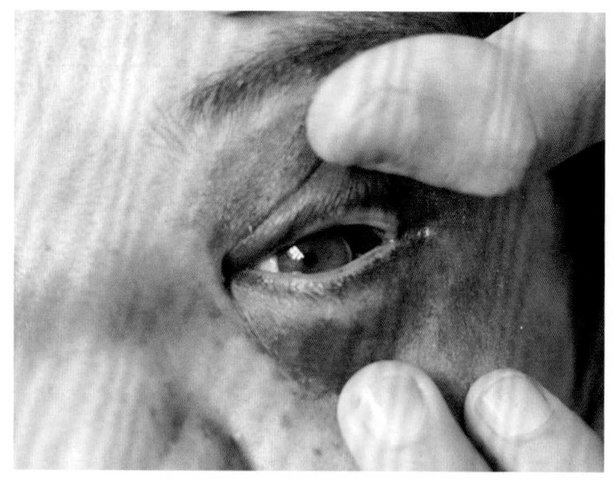

彩图 10-106　颅前窝骨折熊猫眼征

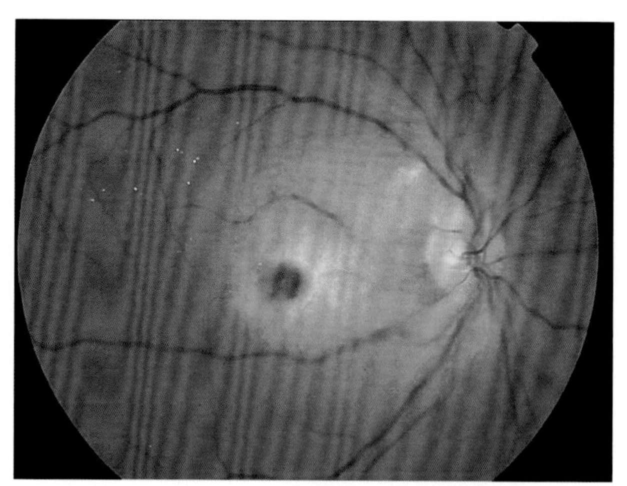

彩图 12-4　视网膜中央动脉栓塞

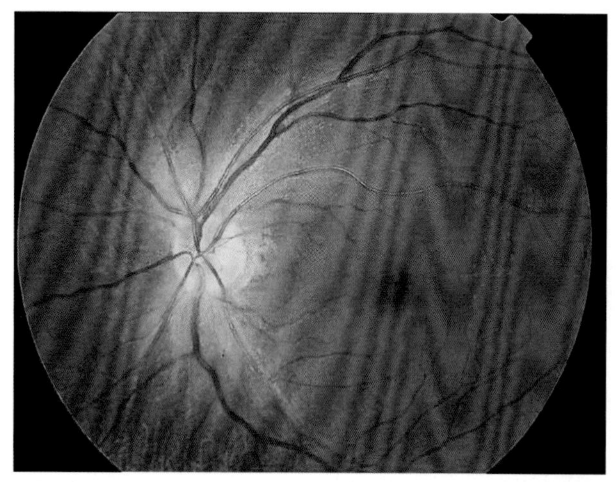

彩图 12-5　静脉变尖并缩窄和偏移（Gunn 征）

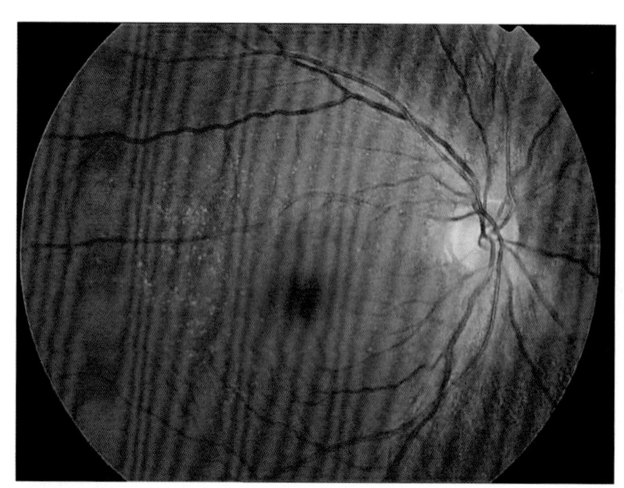

彩图 12-6　静脉在交叉外稍远处可现轻度膨胀，称为静脉“斜坡”

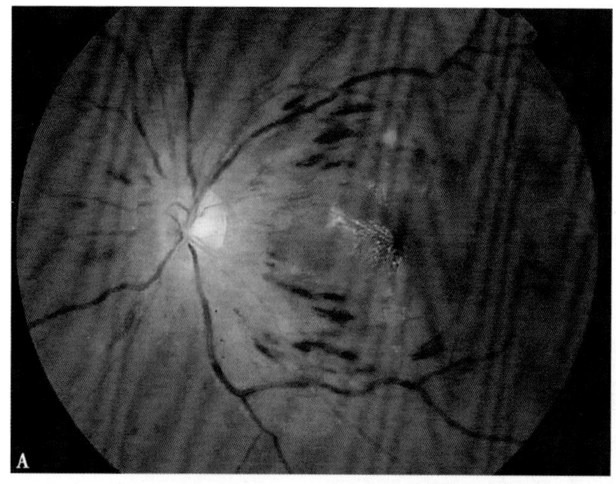


彩图 12-7A　高血压视网膜病渗出期，小的线状或焰状出血，硬性蜡样渗出（左眼）

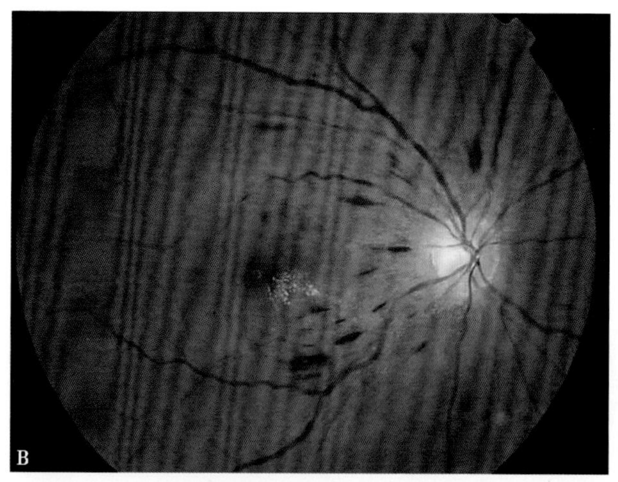


彩图 12-7B　高血压视网膜病渗出期，小的线状或焰状出血，硬性蜡样渗出（右眼）

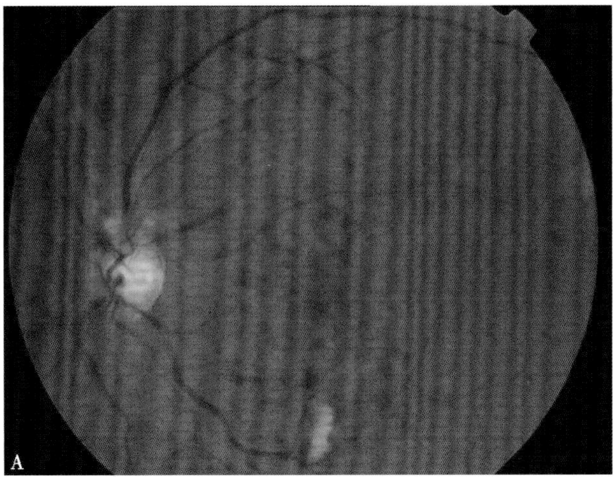

彩图 12-8A　高血压视网膜病渗出期，棉絮状斑（左眼）

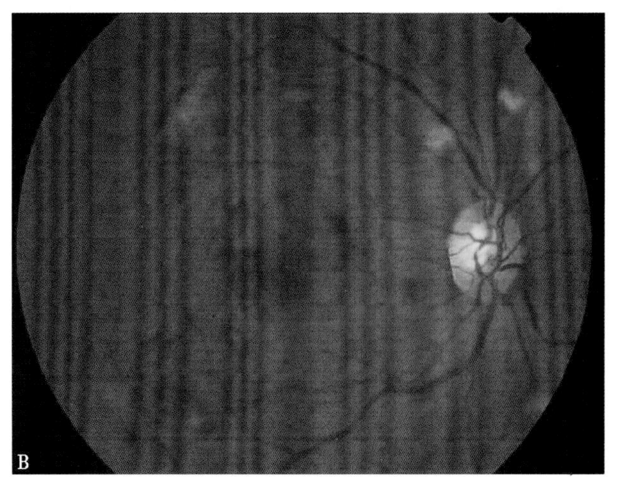


彩图 12-8B　高血压视网膜病渗出期，棉絮状斑（右眼）

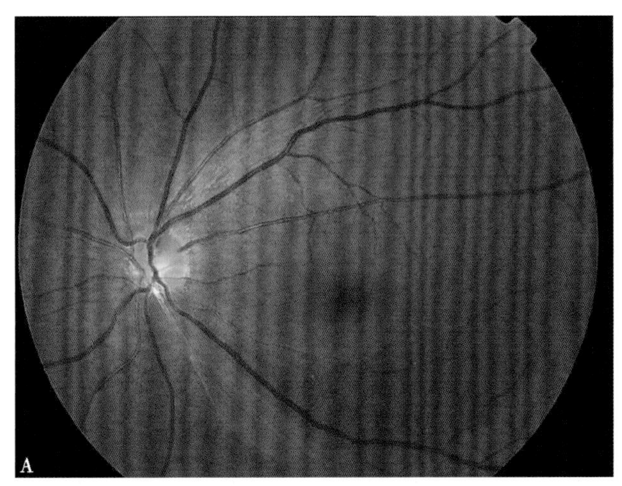


彩图 12-9A　视网膜分支动脉阻塞，彩色眼底像

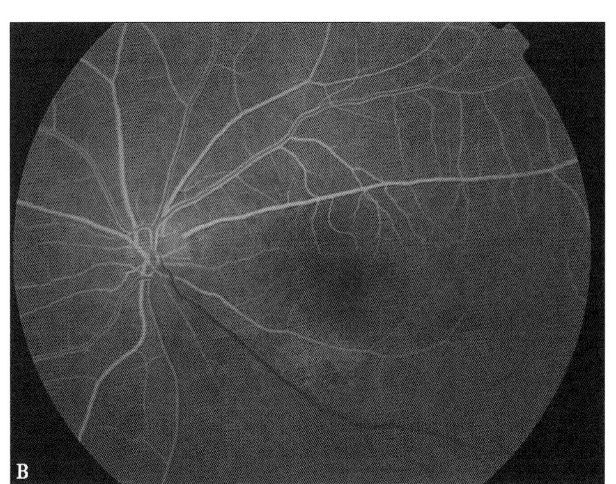


彩图 12-9B　视网膜分支动脉阻塞，荧光素眼底血管造影像

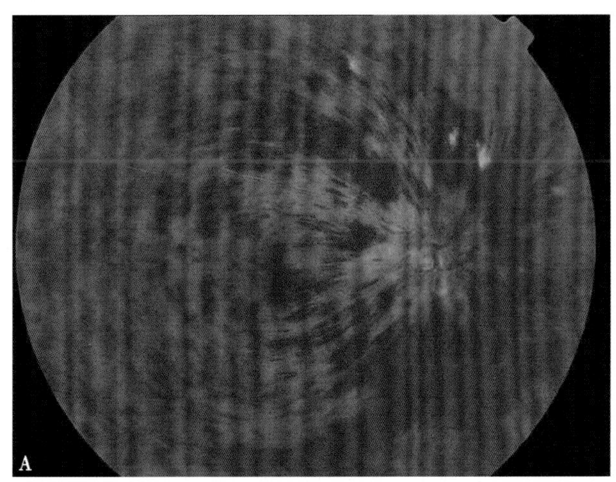


彩图 12-10A　视网膜中央静脉阻塞，彩色眼底像

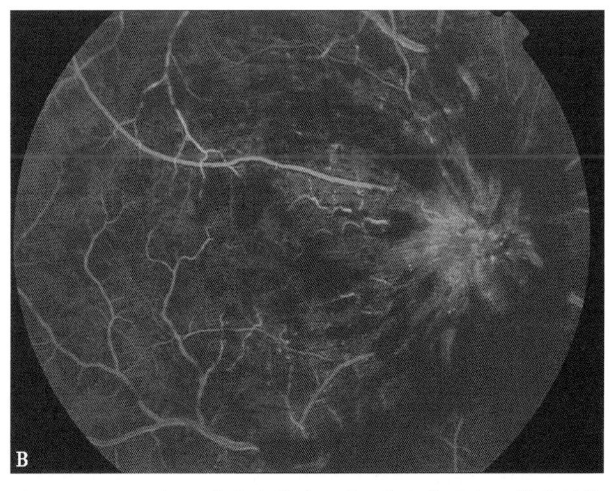


彩图 12-10B　视网膜中央静脉阻塞，荧光素眼底血管造影像

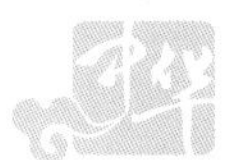


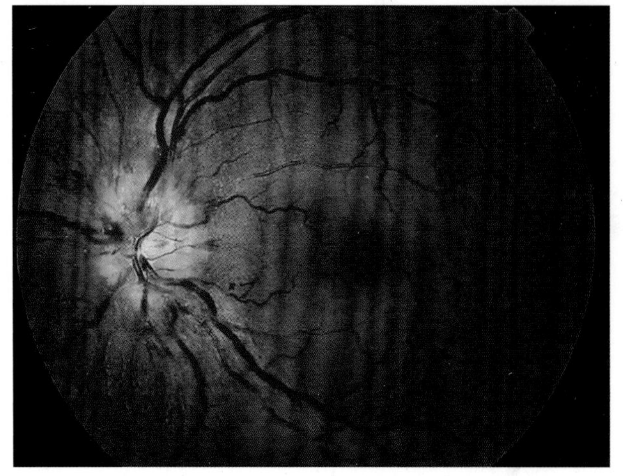

彩图 12-11　恶性高血压可见视乳头水肿

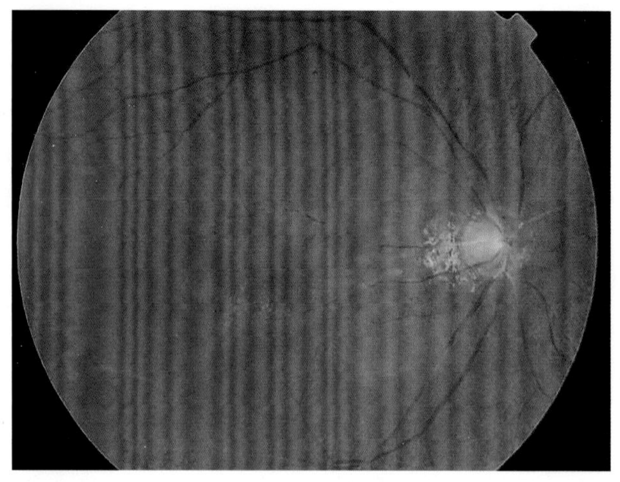

彩图 12-12　粥样斑块纤维化形成白色混浊斑点或呈白鞘。甚至如白线样

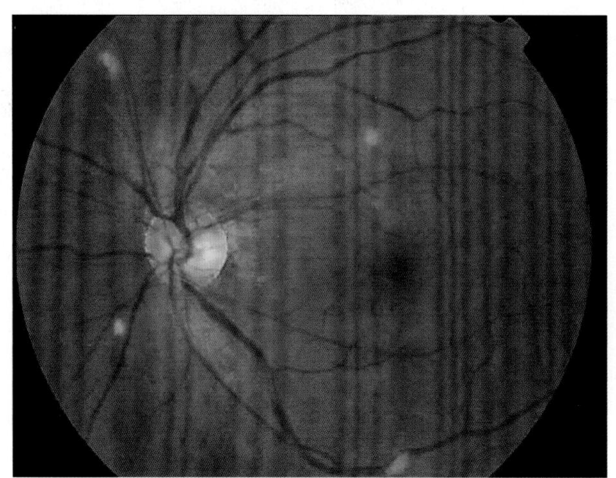

彩图 12-15　眼缺血综合征，棉絮斑